FARMACOLOGIA CLÍNICA E TERAPÊUTICA

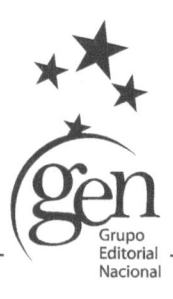

O GEN | Grupo Editorial Nacional – maior plataforma editorial brasileira no segmento científico, técnico e profissional – publica conteúdos nas áreas de ciências da saúde, exatas, humanas, jurídicas e sociais aplicadas, além de prover serviços direcionados à educação continuada e à preparação para concursos.

As editoras que integram o GEN, das mais respeitadas no mercado editorial, construíram catálogos inigualáveis, com obras decisivas para a formação acadêmica e o aperfeiçoamento de várias gerações de profissionais e estudantes, tendo se tornado sinônimo de qualidade e seriedade.

A missão do GEN e dos núcleos de conteúdo que o compõem é prover a melhor informação científica e distribuí-la de maneira flexível e conveniente, a preços justos, gerando benefícios e servindo a autores, docentes, livreiros, funcionários, colaboradores e acionistas.

Nosso comportamento ético incondicional e nossa responsabilidade social e ambiental são reforçados pela natureza educacional de nossa atividade e dão sustentabilidade ao crescimento contínuo e à rentabilidade do grupo.

FARMACOLOGIA CLÍNICA E TERAPÊUTICA

Flávio Danni Fuchs
Professor Titular de Cardiologia da Faculdade de Medicina,
Hospital de Clínicas de Porto Alegre,
Universidade Federal do Rio Grande do Sul (UFRGS).
Pesquisador IA do CNPq.

Lenita Wannmacher
Mestre em Medicina: Nefrologia pela Universidade Federal do Rio Grande do Sul (UFRGS).
Foi Professora de Farmacologia Clínica da UFRGS e da Faculdade de Medicina
da Universidade de Passo Fundo (UPF), RS.
Membro do Comitê de Expertos para Seleção de Medicamentos para o
Fundo Estratégico da OPS-OMS, Washington D.C.

Quinta edição

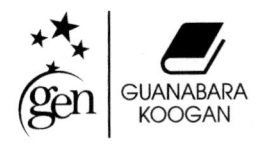

- Os autores deste livro e a EDITORA GUANABARA KOOGAN LTDA. empenharam seus melhores esforços para assegurar que as informações e os procedimentos apresentados no texto estejam em acordo com os padrões aceitos à época da publicação, *e todos os dados foram atualizados pelos autores até a data da entrega dos originais à editora*. Entretanto, tendo em conta a evolução das ciências da saúde, as mudanças regulamentares governamentais e o constante fluxo de novas informações sobre terapêutica medicamentosa e reações adversas a fármacos, recomendamos enfaticamente que os leitores consultem sempre outras fontes fidedignas, de modo a se certificarem de que as informações contidas neste livro estão corretas e de que não houve alterações nas dosagens recomendadas ou na legislação regulamentadora.

- Os autores e a editora se empenharam para citar adequadamente e dar o devido crédito a todos os detentores de direitos autorais de qualquer material utilizado neste livro, dispondo-se a possíveis acertos posteriores caso, inadvertida e involuntariamente, a identificação de algum deles tenha sido omitida.

- **Atendimento ao cliente:** (11) 5080-0751 | faleconosco@grupogen.com.br

- Direitos exclusivos para a língua portuguesa
  Copyright © 2017 by
  EDITORA GUANABARA KOOGAN LTDA.
  Uma editora integrante do GEN | Grupo Editorial Nacional
  Travessa do Ouvidor, 11
  Rio de Janeiro – RJ – CEP 20040-040
  www.grupogen.com.br

- Reservados todos os direitos. É proibida a duplicação ou reprodução deste volume, no todo ou em parte, em quaisquer formas ou por quaisquer meios (eletrônico, mecânico, gravação, fotocópia, distribuição pela Internet ou outros), sem permissão, por escrito, da EDITORA GUANABARA KOOGAN LTDA.

- Capa: Rubens Lima
  Editoração eletrônica: Edel

- Ficha catalográfica

F966f
5. ed.

    Fuchs, Flávio Danni
    Farmacologia clínica e terapêutica / Flávio Danni Fuchs, Lenita Wannmacher. - 5. ed. - [Reimpr.] - Rio de Janeiro : Guanabara Koogan, 2025.
    il.

    ISBN: 978-85-277-3104-1

    1. Farmacologia. I. Wannmacher, Lenita. II. Título.

17-39032
    CDD: 615.1
    CDU: 615

Colaboradores

Ajácio Bandeira de Mello Brandão
Médico Gastroenterologista. Doutor em Medicina: Ciências Médicas pela Universidade Federal do Rio Grande do Sul (UFRGS). Coordenador do Programa de Pós-Graduação: Hepatologia da Universidade Federal de Ciências da Saúde de Porto Alegre (UFCSPA).

Aline Lins Camargo
Farmacêutica pela Universidade Federal do Rio Grande do Sul (UFRGS). Mestre em Medicina: Ciências Médicas pela UFRGS. Professora Assistente do Departamento de Farmacociências da Universidade Federal de Ciências da Saúde de Porto Alegre (UFCSPA).

Camila Hubner Dalmora
Médica Infectologista formada pela Universidade Federal de Santa Maria (UFSM).

Carla Beatrice Crivellaro Gonçalves
Doutora em Ciências da Saúde: Cardiologia e Ciências Cardiovasculares pela Universidade Federal do Rio Grande do Sul (UFRGS). Professora Adjunta da Faculdade de Farmácia da Universidade de Passo Fundo (UPF), RS.

Caroline Deutschendorf
Médica Infectologista. Mestre em Ciências Médicas pela Universidade Federal do Rio Grande do Sul (UFRGS).

Cassiano Mateus Forcelini
Neurologista e Especialista em Medicina do Sono. Mestre em Ciências da Saúde pela Universidade Federal de Ciências da Saúde de Porto Alegre (UFCSPA). Doutor em Gastroenterologia pela Universidade Federal do Rio Grande do Sul (UFRGS). Professor de Farmacologia na Faculdade de Medicina da Universidade de Passo Fundo (UPF). Presidente da Comissão de Estudo, Uso e Padronização de Medicamentos, Equipamentos e Materiais (Cesumem) do Hospital São Vicente de Paulo (HSVP), de Passo Fundo, RS.

Charles Edison Riedner
Médico Urologista. Mestre e Doutor em Ciências Médicas pela Universidade Federal do Rio Grande do Sul (UFRGS).

Clarissa Severino Gama
Médica Psiquiatra. Professora do Departamento de Psiquiatria e Medicina Legal da Universidade Federal do Rio Grande do Sul (UFRGS). Livre-Docente pela Universidade Federal de São Paulo (UNIFESP). Mestre e Doutor pelo PPG Medicina: Ciências Médicas pela UFRGS. Pós-Doutorado na Universidade de Melbourne-Austrália. Pesquisadora 1D do CNPq.

Claudia Garcia Serpa Osorio-de-Castro
Doutora em Ciências. Pesquisadora Titular do Núcleo de Assistência Farmacêutica da Escola de Saúde Pública Sergio Arouca, Fundação Oswaldo Cruz.

Cristina Rosat Simoni
Graduação em Farmácia pela Universidade Federal do Rio Grande do Sul (UFRGS). Mestre em Ciências Farmacêuticas pela UFRGS.

Cristofer Farias da Silva
Farmacêutico. Especialista em Controle de Infecção Hospitalar.

Eduardo Franco Carvalhal
Mestre em Urologia pela Universidade de São Paulo (USP). Doutor em Cirurgia pela Pontifícia Universidade Católica do Rio Grande do Sul (PUCRS). Membro do Serviço de Urologia da PUCRS. Coordenador do Serviço de Urologia do Hospital Moinhos de Vento.

Elza Daniel de Mello
Médica Pediatra pela Sociedade Brasileira de Pediatria e Nutróloga pela Associação Brasileira de Nutrologia, com área de atuação em Gastropediatria e Nutrologia Pediátrica pela Sociedade Brasileira de Pediatria. Professora Associada da Faculdade de Medicina da Universidade Federal do Rio Grande do Sul (UFRGS).

Ernani Luis Rhoden
Médico. Doutor em Urologia. Professor de Urologia da Universidade Federal de Ciências da Saúde de Porto Alegre (UFCSPA).

Felipe Costa Fuchs
Médico Cardiologista e Hemodinamicista. Mestre e Doutor pelo Programa de Pós-Graduação em Cardiologia e Ciências Cardiovasculares pela Universidade Federal do Rio Grande do Sul (UFRGS). Especialista em Cardiologia Intervencionista pela Universidade de Toronto, Canadá e em Intervenções Percutâneas Estruturais pela Universidade de Bonn, Alemanha.

Fernando Herz Wolff
Médico Gastroenterologista. Doutor em Ciências Médicas pela Universidade Federal do Rio Grande do Sul (UFRGS). Pós-Doutorado em Epidemiologia e Avaliação de Tecnologias em Saúde pela UFRGS. Professor do Programa de Pós-Graduação em Gastroenterologia e Hepatologia da UFRGS.

Gerson Luiz da Silva Nunes
Médico. Mestre em Nefrologia pela Universidade Federal do Rio Grande do Sul (UFRGS).

Guilherme Becker Sander
Mestre e Doutor em Gastroenterologia e Hepatologia pela UFRGS. Gastroenterologista e Endoscopista Digestivo do Hospital de Clínicas de Porto Alegre (HCPA). Médico Executivo da Comissão de Medicamentos do HCPA.

Gustavo Franco Carvalhal
Doutor em Urologia pela Universidade de São Paulo (USP). Professor da Pós-Graduação em Medicina e Ciências da Saúde, Faculdade de Medicina da Pontifícia Universidade Católica do Rio Grande do Sul (PUCRGS).

Isabela Heineck
Farmacêutica. Doutora em Ciências Farmacêuticas pela Universidade Federal do Rio Grande do Sul (UFRGS). Professora Associada do Departamento de Produção e Controle de Medicamentos da Faculdade de Farmácia da UFRGS.

Jaqueline Neves Lubianca
Mestre e Doutora em Ciências Médicas pela Universidade Federal do Rio Grande do Sul (UFRGS). Professora Associada de Ginecologia e Obstetrícia da Faculdade de Medicina da UFRGS. *Fellowship* em Ginecologia Infantopuberal no Children's Hospital, Boston, EUA. Coordenadora do Ambulatório de Planejamento Familiar: Situações Especiais, do Hospital de Clínicas de Porto Alegre (HCPA).

Jerônimo de Conto Oliveira
Médico Gastroenterologista. Especialista em Endoscopia Digestiva pelo Hospital de Clínicas de Porto Alegre.

José Faibes Lubianca Neto
Professor Associado da Disciplina de Otorrinolaringologia do Departamento de Clínica Cirúrgica da Faculdade de Medicina da Universidade Federal de Ciências da Saúde de Porto Alegre (UFCSPA). Mestre e Doutor em Medicina: Ciências Médicas pela Universidade Federal do Rio Grande do Sul (UFRGS). Chefe do Serviço de Otorrinolaringologia Pediátrica do Hospital da Criança Santo Antônio. *Fellowship* na Divisão de Otorrinolaringologia Pediátrica do Massachusetts Eye & Ear Infirmary, Harvard Medical School, Boston, EUA.

Juliana Mastella Sartori
Médica Psiquiatra. Graduação em Medicina pela Universidade Federal do Rio Grande do Sul (UFRGS). Residência em Psiquiatria pelo Hospital de Clínicas de Porto Alegre (HCPA). Doutoranda do Programa de Pós-Graduação em Psiquiatria e Ciências do Comportamento da UFRGS. Pesquisadora no Laboratório de Psiquiatria Molecular do HCPA.

Leandro Branchtein
Médico Endocrinologista. Mestre e Doutor em Medicina pela Universidade Federal do Rio Grande do Sul (UFRGS).

Leila Beltrami Moreira
Graduação em Medicina e Ciências Biológicas pela Universidade Federal do Rio Grande do Sul (UFRGS). Mestre e Doutora em Medicina: Ciências Médicas pela UFRGS. Professora Titular do Departamento de Farmacologia da UFRGS. Coordenadora da Comissão de Medicamentos e do Núcleo de Avaliação de Tecnologias em Saúde do Hospital de Clínicas de Porto Alegre.

Loriane Rita Konkewicz
Enfermeira da Comissão de Controle de Infecção Hospitalar (CCIH) do Hospital de Clínicas de Porto Alegre (HCPA). Mestre em Microbiologia Clínica.

Luiz Fernando de Souza Passos
Professor de Reumatologia e Imunologia da Universidade Federal do Amazonas (UFAM). Mestre em Patologia Tropical pela UFAM. Doutor em Bioctecnologia pela UFAM.

Maria Angélica Pires Ferreira
Doutora em Ciências Pneumológicas pela UFRGS. Médica Executiva da Comissão de Medicamentos do Hospital de Clínicas de Porto Alegre.

Maria Beatriz Cardoso Ferreira
Médica pela Universidade Federal do Rio Grande do Sul (UFRGS). Doutora em Fisiologia pela UFRGS. Especialista em Anestesiologia (TSA/SBA). Professora Titular do Departamento de Farmacologia do Instituto de Ciências Básicas da Saúde da UFRGS. Membro consultivo da Comissão de Medicamentos do Hospital de Clínicas de Porto Alegre.

Maria Cristina Gomes Matos
Médica Endocrinologista. Especialista em Endocrinologia. Mestre e Doutora em Medicina pela Universidade Federal do Rio Grande do Sul (UFRGS).

Mathias Hasse de Sousa
Graduando de Psicologia na Pontifícia Universidade Católica do Rio Grande do Sul (PUCRGS). Pesquisador no Laboratório de Psiquiatria Molecular do Hospital de Clínicas de Porto Alegre.

Mauro Silveira de Castro
Doutor em Ciências Médicas pela UFRGS. Professor Associado da Faculdade de Farmácia da UFRGS.

Miguel Gus
Doutor em Cardiologia pelo Instituto de Cardiologia do Rio Grande do Sul da Fundação Universitária de Cardiologia (IC-FUC). Médico Cardiologista do Hospital de Clínicas de Porto Alegre (HCPA).

Rafael da Veiga Chaves Picon
Médico Residente em Gastroenterologia no Hospital Nossa Senhora da Conceição, Porto Alegre, RS. Especialista em Clínica Médica pelo Hospital de Clínicas de Porto Alegre. Médico e Doutor em Cardiologia pela Universidade Federal do Rio Grande do Sul (UFRGS).

Rafael Selbach Scheffel
Médico Endocrinologista, Doutor em Endocrinologia pela Universidade Federal do Rio Grande do Sul (UFRGS).

Renan Stoll Moraes
Doutor em Ciências Médicas pela Universidade Federal do Rio Grande do Sul (UFRGS). Professor Adjunto do Departamento de Biologia e Farmácia da Universidade de Santa Cruz do Sul, RS. Médico Intensivista do Hospital Nossa Senhora da Conceição, Porto Alegre, RS.

Renato Gorga Bandeira de Mello
Médico Geriatra pela Sociedade Brasileira de Geriatria e Gerontologia/Associação Médica Brasileira (SBGG/AMB). Doutor em Cardiologia e Ciências Cardiovasculares pela Universidade Federal do Rio Grande do Sul (UFRGS). Professor do Departamento de Medicina Interna da Faculdade de Medicina da UFRGS. Preceptor do Programa de Residência Médica em Geriatria do Hospital São Lucas/PUCRS.

Ricardo de Souza Kuchenbecker
Mestre em Epidemiologia pela Universidade Federal de Pelotas (UFPel). Doutor em Epidemiologia pela UFRGS. Professor de Epidemiologia da Faculdade de Medicina da UFRGS.

Rodrigo Blaya
Mestre em Ciências da Saúde pela Universidade Federal de Ciências da Saúde de Porto Alegre (UFCSPA). Médico Urologista dos Serviços de Urologia da Irmandade da Santa Casa de Misericórdia de Porto Alegre (ISCMPA) e do Hospital Moinhos de Vento (HMV). Membro Titular da Sociedade Brasileira de Urologia (TisBU).

Rogério Hoefler
Farmacêutico. Especialização em Farmácia Hospitalar pelo Hospital das Clínicas da Faculdade de Medicina da Universidade de São Paulo. Mestrando do Programa de Pós-Graduação em Ciências Farmacêuticas da Universidade de Brasília. Editor-chefe do Boletim Farmacoterapêutica do Conselho Federal de Farmácia. Membro pleno da International Society of Drug Bulletins (ISDB).

Sandra Costa Fuchs
Professora Titular do Departamento de Medicina Social da Faculdade de Medicina da Universidade Federal do Rio Grande do Sul (UFRGS). Doutora pela UFRGS. Pós-Doutorado na School of Public Health, Johns Hopkins University, USA. *Fellow* da American Heart Association.

Dedicatória

Para Therezinha, Sandra, Felipe, Paulo, Laura, Cláudia, minha família.

FDF

A meus filhos Carlos Frederico, Liane e Eduardo,
e a meus netos Lucas, Tiago e Felipe.

LW

Prefácio à quinta edição

Ao longo de sucessivas edições, este livro propôs-se a oferecer subsídios para a terapêutica medicamentosa fundamentada em evidências. Como tal, cumpriu sua missão de livro-texto de Farmacologia Clínica para diversos cursos de formação das ciências da saúde, permitindo ao aluno aprender a racionalidade na escolha de medicamentos, a partir de meticulosa revisão de literatura. Abordou, também, a descrição de dados farmacocinéticos, potenciais efeitos adversos e interações medicamentosas. Introduziu também o princípio de que a tomada de decisão terapêutica deve ser fortemente baseada em adequada metodologia científica, em substituição a modismos, preferências pessoais ou influências da propaganda midiática ou corporativa.

Nesta edição, decidiu-se pela inovação dos conteúdos do livro com vista a estender sua aplicabilidade clínica. Mantêm-se as tradicionais unidades de *Fundamentos e Métodos em Farmacologia Clínica* (Unidade 1), de *Farmacologia Geral* (Unidade 2) e de *Situações Especiais em Farmacologia* (agora Unidade 5). A Unidade 3, *Farmacologia dos Sistemas de Regulação e dos Processos Dolorosos, Inflamatórios Imunitários e Infecciosos*, antes chamada *Fármacos que Atuam nos Sistemas de Regulação*, foi estendida a fim de propiciar ao leitor de graduação a compreensão e a atualização em aspectos farmacológicos fundamentais.

O aspecto mais inovador é a fusão das Unidades 4 e 5 das edições anteriores, o que originou a atual Unidade 4, *Tratamento de Manifestações e Doenças Prevalentes*. Neste contexto, os capítulos explicitam, do ponto de vista terapêutico, as melhores opções dirigidas ao tratamento de doenças prevalentes. Os colaboradores dos capítulos recomendam a melhor terapêutica indicada para as doenças abordadas, baseando-se em informações atualizadas, fidedignas e de qualidade, expressas por grau de recomendação e nível de evidência. Como tal, não se restringem à terapêutica medicamentosa, citando, quando pertinente, medidas terapêuticas não medicamentosas, quer seja como alternativa ou complemento aos medicamentos. As recomendações podem assemelhar-se as de diretrizes ou consensos vigentes, mas também delas discordar com base na visão crítica e independente dos autores. Com isso, muitos fármacos de discutível indicação terapêutica não foram incluídos na obra.

A nova Unidade 4 contempla a simplificação dos aspectos relativos a prescrição e ao seguimento dos tratamentos indicados. Esquemas terapêuticos não mais incluem detalhes e tabelas farmacocinéticos. Mudanças de formas de administração frente a situações especiais são destacadas. Da mesma maneira, apontam-se efeitos adversos e interações clinicamente relevantes, exclusivamente dos fármacos indicados na situação em tela.

Farmacologia Clínica e Terapêutica estende sua utilização e aplicabilidade a profissionais graduados, que nele encontrarão recomendações fortemente fundamentadas para sua atividade profissional.

FDF e LW

Prefácio à primeira edição

A Farmacologia Clínica é a expressão contemporânea do emprego do método científico para a racionalização da terapêutica medicamentosa. Utilizando-se dos ensinamentos da Farmacologia e incorporando os métodos de áreas afins, como a Epidemiologia Clínica e a Medicina Interna, gera um conhecimento diretamente aplicado à prática médica, preocupando-se em investigar o mais adequado dentre os tratamentos disponíveis e avaliar se as novas opções acrescentam uma objetiva vantagem às existentes.

Este livro apresenta os fundamentos farmacológico-clínicos que embasam a terapêutica medicamentosa, à luz de uma revisão bibliográfica atualizada, criteriosamente selecionada e interpretada.

A abordagem dos assuntos está orientada para a solução de problemas, visando fornecer subsídios para a escolha do tratamento, sua forma de emprego, a mensuração de seus efeitos desejados e adversos e a interação com outros medicamentos administrados. Não é, entretanto, um manual, pois revisa os fundamentos que justificam as orientações sugeridas pelos autores. Essas podem diferir das contidas nos manuais e em outras fontes, e mesmo dos hábitos de prescrição dos profissionais, pois provêm de uma análise crítica das informações existentes. Mesmo que contribuições relevantes não tenham sido revisadas, ainda assim o método de valorização do que é publicado é universal, podendo ser aplicado frente a novas evidências. Neste contexto, a experiência pessoal, mesmo que rica e ilustrativa, tem pouco peso para fundamentar a escolha dos tratamentos, pois não controla muitas variáveis que intervêm na associação observada, como o efeito placebo, o seguimento parcial dos casos, a observância irregular dos esquemas posológicos, entre outras.

Este livro é dirigido ao médico e ao estudante de graduação. Há mais de 10 anos, o ensino da Farmacologia na Universidade Federal do Rio Grande do Sul vem sendo orientado para a solução dos problemas que o estudante, dentro em pouco, estará legalmente habilitado a resolver. A avaliação continuada dessa abordagem didática autoriza imaginar que um texto com a presente estrutura possa ser de inequívoca utilidade em sala de aula, não só para aqueles já acostumados com essa metodologia, mas também para os alunos de disciplinas de Farmacologia ministradas de forma mais convencional. Essa abordagem também orienta, atualmente, o Programa de Farmacologia Clínica do Hospital de Clínicas de Porto Alegre, que atua em estreita vinculação com a prática clínica. Aí também se documentam a aplicabilidade do método e a utilidade deste livro para os profissionais de todas as especialidades médicas que se utilizam de terapêutica medicamentosa.

A Unidade 1 — Fundamentos e Métodos em Farmacologia Clínica — visa indicar ao leitor os objetivos e a metodologia farmacológico-clínicos, a fim de que possa avaliar o que tem valor no estudo dos efeitos dos medicamentos no homem. Sua leitura permite entender a postura crítica na abordagem dos usos dos medicamentos.

A Unidade 2 — Farmacologia Geral — familiariza o leitor com a linguagem e a conceituação farmacológicas utilizadas nas Unidades subsequentes.

A Unidade 3 — Fármacos que Atuam nos Sistemas de Regulação — sintetiza os efeitos dos fármacos sobre os sistemas de controle, favorecendo a compreensão de muitos processos fisiológicos ou fisiopatológicos influenciados pelos medicamentos.

A Unidade 4 — Farmacologia Aplicada a Manifestações Gerais de Doenças — abrange o manejo medicamentoso de dor, inflamação, infecção e neoplasia. Os capítulos dessa unidade e os da seguinte estão estruturados de acordo com a sequência do raciocínio médico: escolha, administração e seguimento dos efeitos dos medicamentos.

A Unidade 5 — Farmacologia Aplicada aos Sistemas — refere-se aos diferentes grupos farmacológicos utilizados no tratamento de doenças prevalentes.

Embora as Unidades 4 e 5, por serem mais diretamente relacionadas ao ato de prescrever, contenham informações de pronta aplicabilidade, é recomendável a leitura das Unidades precedentes, facilitando o entendimento dos princípios que fundamentam a escolha e a prescrição dos medicamentos.

A Unidade 6 — Situações Especiais em Farmacologia — aborda os aspectos particulares do uso de medicamentos em algumas situações fisiológicas e patológicas, ferro e vitaminas e inclui uma meticulosa revisão das intoxicações medicamentosas agudas.

A expectativa é de que este livro se constitua em um real aporte para o uso crítico, ético e racional dos medicamentos.

FDF & LW

Sumário

Unidade 1 Fundamentos e Métodos em Farmacologia Clínica, 1

1. Farmacologia Clínica | Princípios e Aplicações, 3
   Flávio Danni Fuchs
2. Métodos de Investigação Farmacológico-clínica, 9
   Sandra Costa Fuchs ▪ Flávio Danni Fuchs
3. Fundamentos de Bioestatística Aplicada à Farmacologia Clínica, 22
   Maria Beatriz Cardoso Ferreira
4. Fontes de Evidência em Farmacologia Clínica, 34
   Maria Angélica Pires Ferreira
5. Aspectos Éticos em Farmacologia Clínica, 38
   Lenita Wannmacher
6. Processos para Uso Racional de Medicamentos, 43
   Carla Beatrice Crivellaro Gonçalves
7. Adesão a Medicamentos, 53
   Mauro Silveira de Castro ▪ Cristina Rosat Simoni

Unidade 2 Farmacologia Geral, 61

8. Processos Farmacocinéticos, 63
   Lenita Wannmacher
9. Farmacocinética Clínica, 76
   Flávio Danni Fuchs
10. Farmacodinâmica, 82
    Flávio Danni Fuchs
11. Interações Medicamentosas, 91
    Claudia Garcia Serpa Osorio-de-Castro
12. Reações Adversas a Medicamentos, 98
    Isabela Heineck ▪ Aline Lins Camargo

Unidade 3 Farmacologia dos Sistemas de Regulação e dos Processos Dolorosos, Inflamatórios, Imunitários e Infecciosos, 111

13. Farmacologia dos Sistemas Nervosos Central e Autônomo, 113
    Cassiano Mateus Forcelini
14. Farmacologia do Sistema Endócrino, 140
    Lenita Wannmacher
15. Farmacologia dos Processos Dolorosos, 145
    Lenita Wannmacher
16. Farmacologia dos Processos Inflamatórios e Imunitários, 151
    Luiz Fernando de Souza Passos
17. Farmacologia dos Processos Infecciosos, 161
    Flávio Danni Fuchs

Unidade 4 Tratamento de Manifestações e Doenças Prevalentes, 189

Seção 1 Tratamento da Dor, 191

18. Anestesia Geral, 191
    Maria Beatriz Cardoso Ferreira
19. Anestesia Local, 216
    Maria Beatriz Cardoso Ferreira
20. Analgesia em Dores Agudas e Crônicas, 236
    Maria Beatriz Cardoso Ferreira

Seção 2 Tratamento da Inflamação e da Alergia, 267

21. Doenças Inflamatórias e Autoimunes, 267
    Lenita Wannmacher
22. Doenças Alérgicas, 281
    José Faibes Lubianca Neto

Seção 3 Tratamento da Infecção, 295

23. Infecções do Trato Respiratório, 295
    Camila Hubner Dalmora ▪ Cristofer Farias da Silva
24. Infecções do Trato Urinário, 303
    Caroline Deutschendorf
25. Outras Infecções, 310
    Guilherme Becker Sander ▪ Jerônimo De Conto Oliveira
26. Tuberculose, 315
    Caroline Deutschendorf
27. Infecções Parasitárias, 324
    Rafael da Veiga Chaves Picon
28. Infecções Fúngicas, 344
    Ricardo de Souza Kuchenbecker
29. Infecção pelo HIV e AIDS, 363
    Ricardo de Souza Kuchenbecker
30. Outras Infecções Virais e Hepatites, 377
    Guilherme Becker Sander ▪ Jerônimo De Conto Oliveira
31. Profilaxia Anti-infecciosa, 387
    Guilherme Becker Sander ▪ Jerônimo De Conto Oliveira
32. Uso de Antissépticos e Desinfetantes, 396
    Loriane Rita Konkewicz

Seção 4 Tratamento de Doenças do Sistema Nervoso Central, 410

33 Epilepsias, 410
Cassiano Mateus Forcelini

34 Doença de Parkinson e Outros Distúrbios do Movimento, 425
Cassiano Mateus Forcelini

35 Transtornos de Sono e Ansiedade, 438
Cassiano Mateus Forcelini ■ Lenita Wannmacher

36 Esquizofrenia e Outros Transtornos Psicóticos, 456
Clarissa Severino Gama ■ Mathias Hasse de Sousa ■ Juliana Mastella Sartori

37 Transtornos do Humor, 469
Lenita Wannmacher

38 Transtornos Relacionados a Fármacos de Uso Não Médico, 489
Flávio Danni Fuchs

39 Transtornos Neurocognitivos, 510
Cassiano Mateus Forcelini

Seção 5 Tratamento de Doenças do Sistema Cardiovascular, 519

40 Cardiopatia Isquêmica, 519
Flávio Danni Fuchs ■ Felipe Costa Fuchs

41 Hipertensão Arterial Sistêmica, 537
Flávio Danni Fuchs

42 Insuficiência Cardíaca, 559
Flávio Danni Fuchs

43 Arritmias Cardíacas, 571
Flávio Danni Fuchs

44 Doença Tromboembólica, 580
Miguel Gus ■ Flávio Danni Fuchs

45 Choque, 594
Renan Stoll Moraes ■ Flávio Danni Fuchs

Seção 6 Tratamento de Doenças do Sistema Respiratório, 602

46 Oxigenoterapia, 602
Renan Stoll Moraes ■ Flávio Danni Fuchs

47 Asma Brônquica, 613
Maria Angélica Pires Ferreira

Seção 7 Tratamento de Doenças do Sistema Digestivo, 626

48 Doenças Ulcerosa Péptica e do Refluxo Gastroesofágico, 626
Ajácio Bandeira de Mello Brandão ■ Fernando Herz Wolff

49 Êmese, 636
Ajácio Bandeira de Mello Brandão ■ Fernando Herz Wolff

50 Constipação Intestinal e Diarreia, 646
Fernando Herz Wolff ■ Ajácio Bandeira de Mello Brandão

51 Hemorragia Digestiva Alta, 655
Fernando Herz Wolff ■ Ajácio Bandeira de Mello Brandão

Seção 8 Tratamento de Doenças do Sistema Endócrino e Anticoncepção Hormonal Oral, 662

52 Diabetes Melito, 662
Lenita Wannmacher

53 Menopausa | Controle de Sintomas Vasomotores e Urogenitais, 680
Jaqueline Neves Lubianca ■ Lenita Wannmacher

54 Anticoncepção Hormonal Oral, 688
Jaqueline Neves Lubianca

55 Osteoporose, 700
Lenita Wannmacher

56 Doenças da Tireoide, 709
Leandro Branchtein ■ Maria Cristina Gomes Matos ■ Rafael Selbach Scheffel

57 Obesidade e Sobrepeso, 718
Lenita Wannmacher

Seção 9 Tratamento de Distúrbios do Sistema Geniturinário, 729

58 Indução do Parto, 729
Jaqueline Neves Lubianca

59 Disfunção Erétil, 735
Eduardo Franco Carvalhal ■ Gustavo Franco Carvalhal

60 Hiperplasia Benigna de Próstata, 748
Ernani Luis Rhoden ■ Charles Edison Riedner ■ Rodrigo Blaya

Unidade 5 Situações Especiais em Farmacologia, 757

61 Prescrição de Vitaminas e Antianêmicos em Situações Carenciais e Não Carenciais e Anemias, 759
Leila Beltrami Moreira

62 Uso de Fármacos em Gestação e Lactação, 772
Lenita Wannmacher

63 Prescrição de Medicamentos em Pediatria, 779
Elza Daniel de Mello

64 Prescrição de Medicamentos em Geriatria, 786
Renato Gorga Bandeira de Mello

65 Repercussão do Uso de Medicamentos sobre Funções Renais, 792
Gerson Luiz da Silva Nunes

66 Intoxicações Agudas por Medicamentos, 800
Rogério Hoefler

Índice Alfabético, 814

UNIDADE 1
Fundamentos e Métodos em Farmacologia Clínica

CAPÍTULO 1
Farmacologia Clínica | Princípios e Aplicações

Flávio Danni Fuchs

▶ Introdução

No homem, o instinto de preservação é modulado pelo pensamento abstrato. Assim, além das respostas reflexas de autoproteção comuns aos seres vivos, a espécie humana utiliza formas elaboradas de preservação e restauração da saúde. Ao longo da história da humanidade, registraram-se inúmeras ações com tais objetivos, como feitiços, sacrifício de animais, rituais religiosos, atos cirúrgicos, ingestão de substâncias com presumível poder terapêutico, dentre outras. Muitas delas levavam ao alívio do sofrimento por motivos diversos de qualquer efeito intrínseco da intervenção, como a própria história natural das doenças e outras. Sua inserção na cultura universal – recomendada ou aplicada por sacerdotes, pastores, curandeiros e médicos, dentre outros – consolidou a expectativa de sucesso. Isso propiciou o uso continuado de muitas abordagens com pretensos efeitos, tanto curativos quanto preventivos.

O desenvolvimento do método científico levou tempo para demonstrar a inutilidade de muitas medidas com pretenso efeito terapêutico. Imaginou-se que o tratamento de indivíduos reproduzisse o experimento, quase um sinônimo do método científico; nele, há intervenção em condições controladas sobre determinado substrato, aferindo-se objetivamente a mudança na condição original. Por exemplo, em um experimento químico, a adição de água a cloro elemento provoca, inexoravelmente, a sua transformação em ácido clorídrico (HCl) e ácido hipocloroso (HClO). Por analogia, entendeu-se que a intervenção sobre o homem doente fosse, primordialmente, a causa de sua cura, quando ocorria. Somente em tratamentos excepcionais pode-se chegar a tal conclusão. Um exemplo é a cirurgia de catarata – se corretamente indicada e conduzida, recupera a visão de todos os pacientes acometidos, mediante a substituição do cristalino opaco por lente eficiente.

Há, no entanto, diversas razões que podem explicar a evolução para a cura na maioria das doenças (Figura 1.1). Tal diversidade de razões dificulta identificar o efeito intrínseco, biologicamente aferível, da intervenção presumivelmente terapêutica.

História natural da doença

Poucas doenças ou afecções têm evolução inexoravelmente negativa. No dia a dia, dores de cabeça e coluna, febre, diversas dermatoses, infecções diversas (p. ex., resfriado comum), intoxicações alimentares, ansiedade e depressão leves evoluem naturalmente para cura ou arrefecimento, pelo menos durante um tempo. Até mesmo situações

```
Doença ────► Saúde
        ▲
1. História natural da doença
2. Arte do terapeuta
3. Efeito placebo
4. Regressão à média
5. Efeito intrínseco do método
```

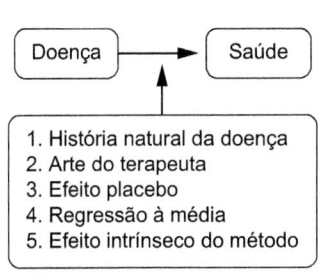

Figura 1.1 ▪ Razões que explicam o efeito de tratamentos.

mais graves – tais como hepatite, úlcera péptica, angina de peito, asma brônquica, doenças do tecido conjuntivo e até alguns casos de sepse – evoluem para cura completa ou remissão prolongada à revelia dos tratamentos.

Medidas terapêuticas são geralmente instituídas durante a intensidade máxima dos sintomas, a partir da qual começa a evolução natural para cura. O sucesso de muitas terapias e de vários terapeutas provém, em parte, do emprego de pretensas medidas curativas nessa fase – exemplo característico corresponde ao emprego de medicamentos antitérmicos. Com raríssimas exceções, como a hipertermia maligna induzida por alguns fármacos, a febre evolui para arrefecimento natural e não se demonstrou ainda outra utilidade de antitérmicos que não a sintomática. Ainda assim, está no inconsciente de todos que febres se curam com remédios específicos para febre, usados liberalmente por automedicação e prescrição médica em ambulatórios e hospitais. Alguns medicamentos antitérmicos, inclusive, como a dipirona, são considerados mais eficazes – desconsiderando-se que são usados em etapas mais tardias e, portanto, mais próximas do arrefecimento –, ainda contando com o efeito dos medicamentos ditos menos potentes usados previamente, como o paracetamol. Até mesmo doenças de curso variado têm evolução favorável atribuída a tratamentos, pois poucos indivíduos deixam de fazer uso de automedicação ou de requerer auxílio de um terapeuta que se apressa a prescrever.

Arte do terapeuta

O terapeuta tem como característica a capacidade de convencimento – propriedade importante no exercício de sua arte. Por vezes, sua mera presença e atenção controlam sofrimentos corriqueiros. Se a doença evolui favoravelmente, o sucesso do conselheiro é reforçado.

O ato artístico, originário da experiência pessoal e subjetiva de seu executante, é capaz de gerar repercussões empáticas em outros indivíduos. Os resultados de modelagem de uma pedra, desenho em uma tela e encadeamento de palavras diferenciam-se como arte na medida em que propiciam percepções gratificantes nos observadores do objeto de criação.

O ato terapêutico eficiente também é, em parte, artístico, pois gera gratificação em quem a ele se submete e simultaneamente o avalia: o homem em sofrimento, seus familiares e amigos. A satisfação do paciente e dos circunstantes não é suficiente para avaliar a boa prática médica, pois podem persistir riscos subjacentes da doença não corretamente tratada ou dos próprios medicamentos erroneamente indicados.

O ato terapêutico, enquanto objeto da criatividade do executor, é individualizado, empático, mutável e adaptável a cada nova situação. A sustentação subjetiva das condutas e a dificuldade de repassar tal ensinamento, pelo fato de ser peculiar a cada profissional, são outras das características que aproximam o ato terapêutico do artístico.

O ato personalizado – a relação médico-paciente única a cada vez – reflete valores e objetivos individuais do paciente, influências sociais e culturais e características de personalidade do profissional, levando à mutabilidade na prática clínica. Isso constitui um constante desafio, o qual deve ser enfrentado mediante seguimento contínuo e avaliação crítica das condutas adotadas.

Reconhecidos por diferentes nomes, terapeutas constituíram-se em profissionais presentes em todas as sociedades. Atualmente, médicos e outros profissionais da saúde são legalmente investidos nessa condição. Além deles, outros indivíduos também exercem a função de terapeutas, até porque detêm capacidade de convencimento superior à de muitos dos egressos de escolas profissionalizantes. O abrandamento da angústia humana por crenças e práticas religiosas talvez seja o ato terapêutico mais universalmente distribuído na humanidade, sendo muitas vezes exercido coletivamente.

Regressão à média

Parâmetros biológicos costumam se distribuir em ampla margem de valores. Em geral, se agrupam ao redor da média e tendem a diminuir de frequência à medida que se afastam dela. Na Figura 1.2 A, demonstra-se a clássica distribuição gaussiana de muitos parâmetros biológicos. Os valores extremos da curva frequentemente têm sido considerados anormais pelo fato de serem muito diferentes daqueles aferidos na maioria dos indivíduos, tal como ser muito alto ou muito baixo, muito gordo ou muito magro, ter muitos ou poucos leucócitos, pressão muito alta ou muito baixa, o que configura uma diferença, sem ser necessariamente uma anormalidade. Modernamente, condições extremas de distribuição são reconhecidas como anormalidades somente quando se associam a abreviação da vida ou perda de qualidade de vida. Pressão arterial continuamente elevada é exemplo de que valores extremos conferem risco. Ainda assim, o risco cardiovascular não decorre somente de porcentagens extremas, podendo associar-se a valores próximos ou inferiores à média de populações.

Na aferição repetida de parâmetros, pode ocorrer o fenômeno de regressão à média. Indivíduos selecionados por estarem no extremo da distribuição têm maior probabilidade matemática de ficarem mais próximos à média em aferições subsequentes. Por exemplo, se os valores aferidos corresponderem ao ponto em que houver 5% a mais de valores elevados, haverá 95% de chances na próxima aferição de o valor ser mais baixo e somente 5% de chances de o valor ser mais elevado (Figura 1.2 B). Se houver qualquer intervenção entre os dois momentos de aferição, será possível entender, espuriamente, que a redução observada deveu-se à intervenção.

Efeito placebo

Efeito placebo corresponde ao efeito terapêutico não explicado pela atividade intrínseca da intervenção. Decorre, em parte, de história natural da doença, relação empática com o terapeuta e regressão à média, mas acrescenta outros mecanismos de produção.

A responsabilidade do profissional pelo sofrimento do paciente já confere segurança, exercendo efeito terapêutico. O alívio se inicia quando as queixas são verbalizadas a quem, na visão do paciente, conhece a origem do sofrimento e é capaz de extingui-lo. Assim, há diminuição de medos e fantasias inerentes ao desconhecido, e nasce a expectativa positiva da cura. Repasse de atenção, conforto e explicações lógicas se somam à medida terapêutica, podendo, até mesmo independentemente dela, ser determinantes de eficácia. Às vezes, há expectativa específica quanto a efeitos de determinado medicamento, cirurgia, fisioterapia ou outro procedimento, decorrente da aura de eficiência e do senso comum que os cercam, mesmo na ausência de efeito intrínseco da medida empregada. Tais efeitos são percebidos como indicadores do poder do terapeuta, aumentando a eficiência de seu ato. É relativamente frequente que pacientes menos informados, submetidos a procedimentos diagnósticos complexos (p. ex., endoscopias e angiografias), refiram melhora sintomática após o procedimento. Esse extenso conjunto de causas explica o efeito placebo.

Inversamente, também ocorrem reações indesejáveis de tratamentos não explicadas por seu efeito intrínseco, mas decorrentes da crença ou expectativa de que a intervenção produza efeitos adversos. A esse fenômeno se deu a denominação de efeito nocebo.

Efeito intrínseco da terapia

Algumas intervenções terapêuticas tiveram, ao longo da história, claro efeito intrínseco. Assim, contenção de sangramento por simples compressão, alinhamento de ossos fraturados, ressecção de tumores e membros gangrenados certamente contribuíram para prolongamento de vida e alívio de sofrimento. Mesmo modernamente, pode-se demonstrar o efeito terapêutico pelo modelo experimental tradicional, sem grupo de comparação, como a cirurgia de catarata.

Alguns dos medicamentos usados no passado também detinham poder intrínseco, tais como opioides e álcool, mas a maioria dos pretensos remédios era certamente desprovida de qualquer efeito. Fármacos mais recentemente introduzidos na prática médica, como anestésicos gerais, também mostraram indiscutível valor nas situações a que se destinam, sem necessidade inicial de teste em estudos comparativos. Nesses casos, no entanto, como em muitas outras situações, é necessário comparar diferentes medicamentos que atuam com o mesmo objetivo, com vista a identificar se algum deles detém supremacia no balanço entre benefício e risco.

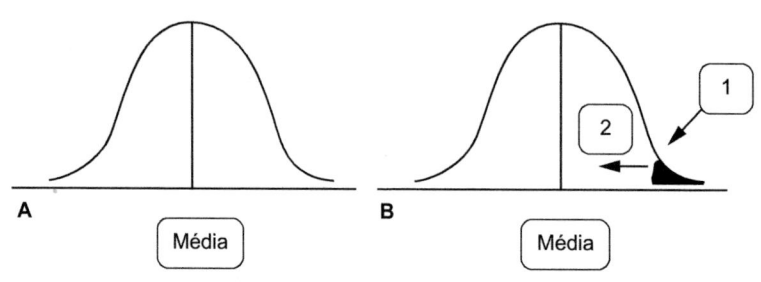

Figura 1.2 ▪ **A.** Distribuição gaussiana de um parâmetro biológico. **B.** Parâmetro com valor situado na condição extrema da curva (1) tem maior probabilidade matemática de apresentar valor (2) mais próximo da média (regressão à média) em nova aferição.

Ao utilizar observação sistematizada e experimentação, estabelecer relações de causa e efeito mais precisas, estipular mensuração mais criteriosa e ser mais facilmente aprendido, o método científico surgiu como fidedigno fiador de condutas terapêuticas. Demonstrou que grande parte dos resultados obtidos com tratamentos antigos provinha de fatores diversos do efeito intrínseco, sendo muitos deles, inclusive, deletérios. O efeito intrínseco da maioria dos atos terapêuticos é identificado somente pelo emprego de comparações de tratamentos, devendo haver grupo-controle não tratado ou submetido a outro tipo de intervenção (placebo ou medicamento de efeito consolidado).

A quantificação de efeito intrínseco de medicamentos é feita por métodos farmacológico e farmacológico-clínico.

■ Método farmacológico

Utilizando o método experimental, com grupo-controle submetido a veículo inerte, fisiologistas isolaram efeitos de inúmeras substâncias de diversas origens, incluindo o próprio homem. Por meio desses experimentos, construíram um sólido corpo de conhecimentos, descobrindo função de hormônios, neuromediadores e outros reguladores endógenos.

Substâncias capazes de modificar uma função orgânica, originadas do próprio homem, de fontes biológicas ou inorgânicas ou sintetizadas em laboratório, foram denominadas fármacos. Suas propriedades foram identificadas e descritas por farmacologistas, que utilizaram modelos experimentais similares aos dos fisiologistas, constituídos por animais de experimentação, órgãos isolados ou outros efetores. Neles, incluiu-se o conceito de grupo-controle, que recebe somente o veículo do presumível princípio ativo ou fármaco. Essa é a maneira de distinguir respostas não atribuíveis ao efeito intrínseco do fármaco em teste (Figura 1.3). O desenho geral do experimento farmacológico diferencia-se do desenho geral de experimento simples pela existência de grupo-controle. Esse paradigma foi incorporado à investigação farmacológico-clínica, quase sempre orientada por estudos comparativos.

Nesses modelos, a detecção de efeito é essencial para caracterizar determinada substância como fármaco. As concentrações do agente, capazes de produzir efeitos, devem ser toleradas pelos seres vivos, o que configura a segurança do fármaco. Agentes farmacológicos com efeitos favoráveis em mecanismos produtores de doenças são potenciais medicamentos; por exemplo, fármacos que inibem a multiplicação celular em modelos experimentais de neoplasias são potenciais medicamentos antineoplásicos.

O subsídio científico da terapêutica medicamentosa tornou-se valorizado em uma das primeiras obras da farmacologia científica – *The Pharmacological Basis of Therapeutics*, de Goodman e Gilman, publicada em 1941, com edições contemporâneas que ainda se constituem em texto maior de Farmacologia.

A experimentação contribuiu para racionalizar a terapêutica, livrando-a de muitos procedimentos mágicos e farmacologicamente inertes que não contribuíam para o alívio de sofrimento. Principalmente durante o período de 1940 a 1960, fármacos com efeitos benéficos em modelos experimentais de doenças passaram a ser medicamentos de uso clínico. Retomando o exemplo dos antineoplásicos, mostarda nitrogenada foi o primeiro agente a ser introduzido na terapêutica de acordo com tal paradigma.

Contudo, por nem sempre encontrar adequados modelos de doenças, a experimentação farmacológica restringiu o emprego de substâncias com provável utilidade. Isso aconteceu com sais de bismuto, atualmente reconhecidos como antiulcerosos, mas por muitos anos vistos como "não científicos". Contrariamente, evidências laboratoriais justificaram, pelo menos por algum tempo, o emprego clínico de fármacos que, depois, se mostraram ineficazes ou até prejudiciais ao homem. Um exemplo seria *torcetrapib*, fármaco com presumível efeito protetor cardiovascular, mas que se associou a aumento da mortalidade em estudos farmacológico-clínicos.

Paralelamente ao estudo de ações e efeitos de fármacos em modelos experimentais (Farmacodinâmica), passou-se a investigar seu destino no organismo; ou seja, seu acesso a diversos compartimentos e sua eliminação (Farmacocinética), fundamentando e racionalizando esquemas de administração.

A Farmacologia Experimental ou de bancada, por meio de vários modelos de investigação, visa predizer o comportamento clínico de um fármaco. O efeito de um fármaco não é sinônimo de eficácia medicamentosa, só demonstrável em portador de doença ou sofrimento e detectável pelo método farmacológico-clínico.

■ Método farmacológico-clínico

Parte do conhecimento gerado pela Farmacologia aplicou-se à espécie humana. Contudo, também ficou claro que muitas respostas farmacológicas, benéficas ou adversas, são dependentes da espécie, e que o balanço final entre benefício e risco somente pode ser obtido em pacientes com a condição específica a ser tratada. O exemplo dramático de que a experimentação animal nem sempre subsidia o uso no homem foi a teratogênese induzida por talidomida, exclusiva da espécie humana.

A Farmacologia Clínica também utiliza o experimento comparativo como principal método de pesquisa, construindo grupos-controle e experimental similares a partir de diferentes seres humanos. O método mais eficaz é o ensaio clínico randomizado que aloca pacientes, aleatoriamente, em grupo que recebe a intervenção (novo tratamento) e em grupo-controle (receptor de placebo ou tratamento convencional eficaz). Inexistindo erros metodológicos que distorçam a associação entre tratamento e resposta obtida, pode-se concluir que o novo fármaco é realmente um medicamento se, em eficácia, superar o placebo ou igualar a do medicamento mais antigo, sendo ainda desprovido de efeitos adversos superiores aos benéficos (segurança).

A eficácia farmacológico-clínica consiste em reversão ou prevenção de condição desagradável para o paciente. É medida pelo chamado desfecho (resultado) de interesse ou de relevância clínica, aqui denominado desfecho primordial. São exemplos desses desfechos o alívio de sintomas, como dor, ansiedade e dispneia, e a prevenção de agravos importantes, como infarto agudo do miocárdio e incidência e recorrência de neoplasias. Pelas dificuldades de medida algumas vezes existentes, pode-se aferir um desfecho intermediário ou substituto (do inglês, *surrogate endpoint*), que pressupostamente mensure a eficácia desejada. Assim, a redução da pressão arterial é desfecho intermediário, e a morbimortalidade cardiovascular é desfecho primordial do tratamento anti-hipertensivo. Avaliação de desfechos intermediários ou substitutos facilita a pesquisa farmacológico-clínica, mas tem menos valor na definição de eficácia de um medicamento. Por isso, atualmente, exige-se que prevaleçam estudos com desfechos de real interesse clínico.

A Farmacologia Clínica também utiliza, para definir eficácia e segurança de medicamentos, estudos quase experimentais, em que a alocação do medicamento a um dos grupos de comparação não é feita de maneira aleatória. Vale-se, também, de estudos observacionais, nos quais não há manuseio artificial (alocação aleatória ou sistemática) do fator em estudo pelos investigadores. Esses modelos de investigação podem ser úteis para caracterizar efetividade, cor-

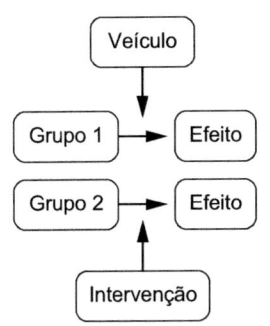

Figura 1.3 ■ O experimento farmacológico: o efeito intrínseco do fármaco corresponde à diferença de resposta em relação ao grupo-controle.

respondente ao efeito dos medicamentos em condições de emprego real. Aqui, além da eficácia e dos riscos, importam: o modo de administrar o tratamento, a adesão do paciente à prescrição e os aspectos econômicos. Os integrantes de ensaios clínicos randomizados muitas vezes diferem dos pacientes em geral, ao menos por sua disposição em participar voluntariamente de estudos dessa natureza.

Por algum tempo, imaginou-se que evidência de eficácia demonstrada em estudos observacionais pudesse ser tomada como base para emprego de medicamentos. Em muitas condições, houve adequada predição da eficácia, posteriormente confirmada em ensaios clínicos randomizados. O efeito de estreptoquinase, trombolítico empregado em infarto agudo do miocárdio, é exemplo de adequada predição de eficácia por estudos observacionais. Em outras situações, no entanto, observou-se dissociação entre resultados de estudos observacionais e ensaios clínicos randomizados. Assim, nos dias atuais, entende-se que somente o ensaio clínico randomizado é capaz de demonstrar a eficácia da maioria dos tratamentos.

A Farmacologia Clínica objetiva caracterizar eficácia e segurança de fármacos, e não somente seus efeitos no homem. Por eficácia, entende-se o benefício sobre a condição específica que se quer tratar. Segurança é condição indispensável para autorizar o emprego clínico. Eficácia e segurança de intervenções terapêuticas são predominantemente demonstradas por meio de ensaio clínico randomizado. Dados experimentais em animais de experimentação e estudos observacionais no homem apenas excepcionalmente podem demonstrar a eficácia de intervenções. Exemplos são a cirurgia de catarata e o implante coclear, em que a recuperação de visão e audição, respectivamente, é percebida imediatamente por praticamente todos os pacientes operados. Para a maioria dos tratamentos, é impossível descrever os benefícios e riscos sem constituir grupos de comparação.

A realização de ensaios clínicos randomizados e sua incorporação à cultura terapêutica consistem em um fenômeno relativamente recente, embora tenham ocorrido relatos esporádicos de estudos comparativos ao longo da história da humanidade, como o que referiu a prevenção do escorbuto por dieta com frutas cítricas, demonstrada em marinheiros ingleses. O primeiro ensaio clínico em que pacientes foram aleatoriamente alocados a grupos de comparação, única forma de equalizar outras diferenças entre os grupos comparados, foi publicado somente em 1948.[1] Nele, foi demonstrado que pacientes com tuberculose avançada tiveram a mortalidade reduzida em aproximadamente 50% quando tratados com estreptomicina comparativamente ao grupo-controle, tratado com dieta e outras medidas vigentes à época. Esse e outros onze estudos clássicos foram descritos e homenageados em revisão sobre o tema.[2] Por meio da leitura desses magníficos ensaios clínicos, pode-se perceber o motivo de terem mudado radicalmente o entendimento da eficácia de tratamentos, promovendo inimaginável revolução da medicina.

Contemporaneamente, há acúmulo de muitas evidências sobre a necessidade de avaliar tratamentos com ensaios clínicos. Por exemplo, a administração de hormônios sexuais femininos a mulheres em pós-menopausa constituiu-se em prática recomendada por diretrizes e especialistas para evitar a incidência de doença cardiovascular, dentre outros objetivos. O fundamento dessa indicação baseou-se em múltiplos efeitos farmacológicos daqueles hormônios, demonstrados em experimentação animal. Observações não experimentais (estudos de casos e controles e de coorte) contribuíram para reforçar tal indicação. Ensaios clínicos em pacientes, demonstrando o efeito sobre desfechos substitutos, aparentemente consolidaram o entendimento de que esses medicamentos preveniam infarto agudo do miocárdio. Somente com a realização de ensaio clínico adequadamente desenhado, demonstrou-se que os hormônios não evitavam doença cardiovascular, além de se associarem a risco aumentado de câncer de mama, dentre outros. Há muitos exemplos similares: antiarrítmicos e inotrópicos cardíacos têm efeito arritmogênico e aumentam mortalidade por insuficiência cardíaca, respectivamente.

Cabe ressaltar que pesquisas farmacológicas anteciparam sucesso terapêutico de muitos medicamentos, posteriormente demonstrado em modelos clínicos. Dentre eles, estão antimicrobianos, anestésicos e anticonvulsivantes.

A Farmacologia Clínica propiciou a reinterpretação da ética de pesquisa em seres humanos. Anteriormente, "experimentos" no homem eram, por princípio, considerados atentatórios à ética, visão que se acentuou durante o terror nazista. Uma visão atualizada sobre pesquisas de eficácia e segurança de tratamentos novos na espécie humana, incluindo crianças e gestantes (desde que atendidas normas éticas definidas nacional e internacionalmente), define como não ética a ausência de investigação. A dúvida é o substrato ético para a realização de ensaios clínicos randomizados, delineamento que segue estritamente as diretrizes do método científico, respeitando três princípios éticos de igual força moral: respeito pelas pessoas, beneficência e justiça.

■ Etapas da pesquisa farmacológico-clínica

A investigação de novos medicamentos segue fases convencionalmente estabelecidas. A princípio, o fármaco com efeito demonstrado experimentalmente é submetido a testes de toxicidade e teratogenia em diferentes espécies animais. Aprovado nessa etapa, passa-se à fase 1, na qual se testa tolerabilidade em pequeno grupo de voluntários normais, estabelecendo-se também parâmetros farmacocinéticos iniciais. Na fase 2, avaliam-se efeito e farmacocinética em série de pacientes com a doença-alvo do medicamento, sem comparação com grupo-controle. Na fase 3, desenvolve-se ensaio clínico randomizado propriamente dito, comparando-se o medicamento em teste com placebo ou tratamento convencional. Estudos observacionais também sugerem hipóteses ou possibilidades a serem igualmente testadas em ensaios clínicos randomizados. Demonstrada a eficácia de um medicamento, é necessário realizar farmacovigilância após sua introdução no mercado, com intuito de detectar efeitos adversos mais raros, não identificados durante as fases iniciais da pesquisa.

Aplicabilidade da Farmacologia Clínica

■ Incorporação clínica, limitações e distorções

Ensaios clínicos randomizados são indispensáveis para identificar eficácia e segurança da maioria dos tratamentos. Informações fornecidas por eles não são, como regra, imediatamente incorporadas à prática profissional. Alguns estudos originais incorrem em insuficiente poder estatístico, levando a instáveis estimativas de eficácia, com probabilidade de se deverem ao acaso ou magnitude imprecisa. Nesses casos, recorre-se a revisões sistemáticas e metanálises de um conjunto deles, estimando-se com maior precisão a eficácia clínica. Poucos estudos, até mesmo adequadamente desenhados e com suficiente poder estatístico, são capazes de estabelecer isoladamente a utilidade de tratamentos.

Para o emprego de ensaios clínicos, constituem limitações: o longo prazo decorrido entre exposição ao risco e aparecimento de suas consequências e a complexidade de algumas condições clínicas. No primeiro caso, inclui-se, por exemplo, a avaliação de efeito de intervenções na fase pré-natal e o desenvolvimento cognitivo na vida adulta, ou condições vividas nessa fase e repercussões em décadas mais avançadas da vida. Doenças complexas, como algumas patologias mentais, são mais dificilmente estudadas por ensaios clínicos representativos de todas as manifestações clínicas.

Demonstração de que medicamentos são eficazes e têm efeitos adversos toleráveis não é suficiente para subsidiar seu irrestrito uso clínico. Primeiramente, é necessário comparar sua utilidade com a de outros medicamentos e até mesmo com intervenções não medicamentosas. Isso valoriza as comparações feitas com placebo ou não tratamento. Além disso, é necessário realizar estudos farmacoeconômicos, a fim de verificar se magnitude do benefício clínico justifica os custos do tratamento. Diretrizes clínicas devem avaliar o conjunto dessas informações, indicando tratamentos preferenciais para determinadas condições, de preferência apontando o grau de evidência que sustenta essa indicação. A Figura 1.4 reúne os passos pelos quais um fármaco chega à condição de medicamento a ser incorporado à prática clínica.

O irrestrito respeito científico e ético às diversas etapas da investigação farmacológica e farmacológico-clínica e aos passos subsequentes possibilita estabelecer as bases racionais da terapêutica medicamentosa. Interesses econômicos gerados pela possibilidade de comercializar medicamentos têm propiciado forte influência de corporações farmacêuticas na produção do conhecimento, atuando em todos os passos da Figura 1.4. Novos medicamentos dominam a agenda de pesquisa, visto que, com eles, as indústrias têm a remuneração do investimento de pesquisa e produção. Além disso, são responsáveis por estudos de farmacovigilância e apoiam e influenciam publicações, congressos médicos e diretrizes clínicas.

Muitas vezes, a influência da indústria é benéfica, propiciando descoberta e validação de novos agentes terapêuticos para mitigar o sofrimento humano.[3] Em outras situações, no entanto, tal influência é deletéria para o processo de produção do conhecimento, levando a distorções que resultam somente em ganhos econômicos e discutíveis benefícios para pacientes e comunidades. A influência mais crítica ocorre exatamente na realização de ensaios clínicos randomizados. De início, patrocinam exclusivamente estudos de medicamentos que detêm patente, criando a falsa realidade de serem somente esses os que detêm utilidade clínica potencial. Profissionais de instituições acadêmicas são comumente envolvidos e realizam muitas dessas pesquisas, às vezes misturando reais interesses da ciência com aqueles das corporações farmacêuticas. Por fim, os investigadores divulgam resultados dessa investigação em periódicos médicos, congressos e diretrizes clínicas, mais uma vez induzindo o uso clínico dos medicamentos pesquisados. Ao conjunto de influências indesejáveis da indústria farmacêutica em planejamento, apresentação e interpretação de ensaios clínicos, deu-se o nome de viés corporativo.[4]

A associação entre grandes indústrias de medicamentos (afastadas da boa prática de investigação), médicos e cientistas posicionados em universidades líderes tem promovido deletéria modelagem de práticas terapêuticas. Na referência em pauta, descrevem-se essas práticas no tratamento da hipertensão arterial, as quais levaram à preferência mundial de fármacos anti-hipertensivos menos eficazes, e até inertes ou deletérios, na prevenção de desfechos clínicos.[5,6]

Exemplos similares são encontrados em todas as áreas da terapêutica. Vasopressina, hormônio natural com atividade vasopressora, está progressivamente assumindo o lugar de norepinefrina como fármaco de escolha para tratamento de choque. O ensaio clínico que sustenta essa preferência, comparativo de vasopressina com norepinefrina, teve como critério de seleção de pacientes a ausência de resposta a reposição de volume e doses baixas de norepinefrina.[7] Com esse critério, estudaram-se pacientes *a priori* menos responsivos à norepinefrina, enviesando os resultados em favor de vasopressina.

Contudo, não houve diferença significativa na mortalidade em 28 dias entre os dois grupos experimentais, mas análises de subgrupos e interpretações distorcidas terminaram por incutir em médicos a pretensa vantagem de vasopressina.

Esse cenário mostra ser absolutamente necessário que haja competência e independência intelectual para interpretar estudos, identificando aqueles que significam real avanço, a fim de incorporar seus resultados à prática terapêutica.[8]

■ Avaliação de medidas terapêuticas não medicamentosas

Os modelos de pesquisa desenvolvidos por Farmacologia Clínica e Epidemiologia Clínica foram originalmente utilizados para a avaliação de eficácia de tratamentos medicamentosos. De modo precoce, os métodos se estenderam à avaliação de eficácia e efetividade de outras intervenções, tais como cirurgias, dietas, prática de exercícios etc. Com o intuito de evitar o uso excessivo de medicamentos, indicam-se muitas abordagens não medicamentosas, anteriormente a seu emprego. Em hipertensão, por exemplo, recomenda-se aos pacientes a mudança de estilo de vida, incorporando dieta hipossódica e hipocalórica (quando cabível), dieta rica em frutas, verduras e laticínios (dieta DASH), prática de exercícios físicos, restrição de bebidas alcoólicas, dentre outros. Apesar da expectativa favorável de que essas medidas funcionem, é necessário submetê-las à avaliação rigorosa de eficácia, para não postergar tratamentos sabidamente ativos. A dificuldade nesse contexto é constituir grupo-controle submetido à intervenção sabidamente inerte. Em algumas situações, comparam-se intervenções não medicamentosas com medicamentos.

Estudos com intervenções cruentas, como cirurgias e procedimentos endoscópicos e endovasculares, também devem ser avaliados com grupo submetido à intervenção simulada (*sham*). Em cirurgias, corresponde a incisões sem proceder ao ato cirúrgico propriamente dito; em procedimentos endovasculares (como na denervação renal de pacientes hipertensos), procede-se ao cateterismo vascular, sem realizar a denervação. Os procedimentos simulados são muito importantes para demonstrar a atividade intrínseca dessas intervenções, pois se acompanham de importante efeito placebo.

■ Avaliação de métodos diagnósticos

Métodos diagnósticos também têm sido avaliados por ensaios clínicos randomizados. Esses estudos têm maior hierarquia que a avaliação mais corriqueira de exames complementares, pois visam descrever a acurácia do método em teste comparativamente a padrão-ouro (sensibilidade, especificidade, valores preditivos). Na avaliação da utilidade de métodos diagnósticos por ensaio clínico randomizado, são aferidos desfechos clínicos em pacientes alocados à realização do exame ou a algum tipo de controle. São exemplos: rastreamento de tumores de mama por mamografia periódica e de tumores de próstata por toque retal ou dosagem do antígeno prostático específico (PSA). O desfecho nesses estudos não é o diagnóstico de câncer, mas a mortalidade e a qualidade de vida de pacientes submetidos ao procedimento diagnóstico comparativamente aos não submetidos. Pelo menos no caso do câncer de próstata, ensaios clínicos demonstraram que o exame periódico antecipa o diagnóstico de tumores, mas não modifica a sobrevida. Além disso, foram detectados efeitos adversos importantes nos pacientes submetidos a rastreamento, decorrentes da intervenção cirúrgica.

■ Aprimoramento da pesquisa farmacológica de bancada

A falta de reprodutibilidade de experimentos farmacológicos de bancada é objeto de preocupação contemporânea.[9] Nos últimos anos, o número de artigos retirados após publicação aumentou 10 vezes.[10] Inúmeras razões são apontadas para o fenômeno, tais como dificuldade de reproduzir os protocolos originais, falta de talento de pesquisadores, descuido experimental e fraude. Até mesmo experimentos que se reproduzem em diferentes laboratórios falham, por vezes, no cenário clínico. Há mais de 20.000 experimentos que mostram a eficácia de alguma modalidade de redução da área de infarto do

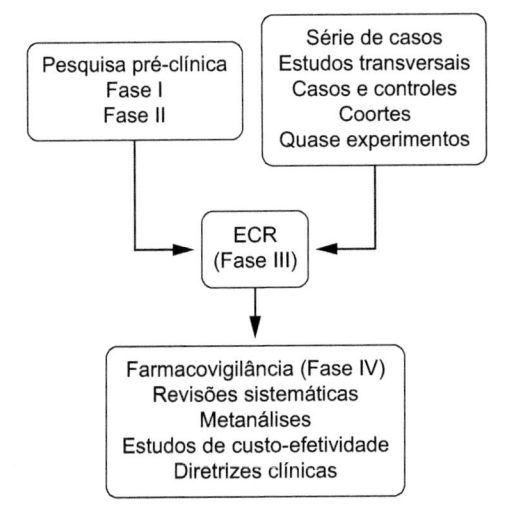

Figura 1.4 ■ Etapas para caracterização de medicamentos para emprego clínico, destacando-se o papel central dos ensaios clínicos randomizados (ECR) para o estabelecimento de utilidade de tratamentos.

miocárdio, sendo que nenhuma se confirmou em pacientes.[9] Dez modalidades terapêuticas, eficazes em prolongar a vida de animais com esclerose lateral amiotrófica, não tiveram o efeito reproduzido em condições experimentais estritas e em pesquisas clínicas.[11]

A vivência em laboratórios experimentais mostra que, em geral, falta o rigorismo científico exigido para a pesquisa clínica. Experimentos são repetidos inúmeras vezes, pressupondo-se falhas na preparação experimental. Por analogia, seria como se um ensaio clínico negativo fosse repetido várias vezes até que fosse encontrado resultado positivo. Não há, como regra, cálculo de tamanho amostral, investigando-se número arbitrário de animais de experimentação. A pressão por resultados, decorrente da necessidade de manter as fontes de custeio, deve também contribuir para a busca de resultados a qualquer custo, visto ser bem mais difícil publicar estudos negativos. Observe-se que parte do conhecimento assumido como verdadeiro – reproduzido, por sinal, em diferentes laboratórios – pode ser falsa, pois estudos negativos são sequer enviados à publicação. O pretenso conhecimento resulta, portanto, da seleção de estudos positivos. Repercussões deletérias desses fatos para a sociedade são imensuráveis e demonstram que o cientista é o homem, com suas imperfeições e desvios de comportamento.

Implementação dos cuidados metodológicos empregados na pesquisa clínica em pesquisa de bancada tem sido proposta por lideranças de pesquisa biomédica. Há alguns anos, foram publicadas diretrizes para melhorar a qualidade das publicações e, portanto, das próprias pesquisas.[12] Essa proposta ainda não teve repercussão na qualidade das publicações.[13]

▪ Farmacologia Clínica e Terapêutica

Os métodos da Farmacologia Clínica estenderam-se à avaliação de outras abordagens terapêuticas, buscando evidências comparativas entre medicamentos e entre estes e outras modalidades terapêuticas. Assim, consolidou-se como método fundamental para o exercício da terapêutica racional. Contudo, terapêutica não é sinônimo de Farmacologia Clínica. A primeira continua sendo executada mediante interação muito particular de médico ou outros profissionais de saúde com o paciente, sendo influenciada por fatores que não se restringem exclusivamente à avaliação da eficácia de intervenções medicamentosas e não medicamentosas. Sob esse enfoque, continua a ser arte, individualizada, sensível e empática com as necessidades de cada paciente. Há, no entanto, limite para opções individualizadas, que não podem se afastar da melhor evidência disponível. Não se pode deixar de oferecer aos pacientes os fármacos que reduzam mortalidade substancialmente, nem é viável continuar a administrar fármacos comprovadamente desprovidos de eficácia ou indutores de efeitos adversos importantes ou, ainda, a custos intoleráveis e com reduzido benefício.

▪ Farmacologia Clínica na Academia

A expansão da Farmacologia Clínica tem ocorrido de modo desigual em diferentes locais. Muitos farmacologistas clínicos dedicam-se, exclusivamente, a avaliações de farmacocinética e estudos de fases 1 e 2, trabalhando para a indústria farmacêutica. Em alguns países europeus, farmacologistas clínicos estão diretamente envolvidos com estudos de eficácia, além de estenderem o método para investigação de outros aspectos relacionados com os medicamentos. Conforme postulado por Tognoni e Bonati há muitos anos,[14] a Farmacologia Clínica deveria se aproximar do laboratório natural, treinando pesquisadores, promovendo investigações colaborativas e respondendo a questões práticas. Na Itália, esses pesquisadores executaram sua proposta, tendo publicado inúmeros ensaios clínicos de grande importância, reconhecidos pelo acrônimo GISSI (*Gruppo Italiano per lo Studio della Streptochinasi nell Infarto Miocardico*, seu primeiro estudo importante). Nos EUA e em outros países, grandes estudos farmacológico-clínicos são feitos por especialistas de outras áreas, atualmente com predomínio do financiamento da indústria de medicamentos e equipamentos. Epidemiologistas e bioestatísticos estão frequentemente associados a grupos de pesquisa.

Independentemente da atuação do especialista, é importante que qualquer investigador se aproprie dos métodos de investigação para contribuir com pesquisas relevantes. Ao profissional, cabe também atualizar-se na produção científica com base em adequada metodologia, tornando-se capaz de avaliar criticamente a avassaladora literatura publicada em periódicos médicos.

▶ Referências bibliográficas

1. Marshall G, Blacklock JW, Cameron C, Capon NB, Cruickshank R, Gaddum JH et al. Streptomycin treatment of pulmonary tuberculosis. *Br Med J* 1948; 2:769-782.
2. Fuchs FD, Klag MJ, Whelton PK. The classics: a tribute to the fiftieth anniversary of the randomized clinical trial. *J Clin Epidemiol* 2000; 53: 335-342.
3. Fuchs FD. Corporate influence over planning and presentation of clinical trials: the beauty and the beast. *Expert Rev Cardiovasc Ther* 2010; 8:7-9.
4. Fuchs FD. The corporate bias and the molding of prescription practices: the case of hypertension. *Braz J Med Biol Res* 2009; 42: 224-228.
5. Fuchs FD. The role of angiotensin receptor blockers in the prevention of cardiovascular and renal disease: time for reassessment? *Evid Based Med* 2013; 18(2):44-47.
6. Fuchs FD, DiNicolantonio JJ. Angiotensin receptor blockers for prevention of cardiovascular disease: where does the evidence stand? *Open Heart* 2015; 2(1):e000236.
7. Russell JA, Walley KR, Singer J, Gordon AC, Hébert PC, Cooper DJ et al. Vasopressin versus norepinephrine infusion in patients with septic shock. *N Engl J Med* 2008; 358:877-887.
8. Redberg RF. Sham controls in medical device trials. *N Engl J Med* 2014; 371:892-893.
9. Bolli R. Reflections on the irreproducibility of scientific papers. *Circ Res* 2015; 117:665-666.
10. Williams R. Can't get no reproduction: leading researchers discuss the problem of irreproducible results. *Circ Res* 2015; 117:667-670.
11. Perrin S. Preclinical research: make mouse studies work. *Nature* 2014; 507:423-425.
12. Kilkenny C, Browne WJ, Cuthill IC, Emerson M, Altman DG. Improving Bioscience Research Reporting: The ARRIVE guidelines for reporting animal research. *PLoS Biol* 2010; 8(6):e1000412.
13. Baker D, Lidster K, Sottomayor A, Amor S. Two years later: journals are not yet enforcing the ARRIVE Guidelines on reporting standards for preclinical animal studies. *PLoS Biol* 2014; 12(1):e1001756.
14. Tognoni G, Bonati M. Second-generation clinical pharmacology. *Lancet* 1986; 2:1028-1029.

CAPÍTULO 2
Métodos de Investigação Farmacológico-clínica

Sandra Costa Fuchs ▪ Flávio Danni Fuchs

▶ Introdução

A ciência – entendida como observação sistematizada da realidade e experimentação – estendeu-se à Medicina por meio de investigações básica, clínica e epidemiológica. Áreas, ao mesmo tempo distintas e confluentes, levaram a grande parte das práticas diagnósticas contemporâneas. Contribuições de Fisiologia (entre as ciências básicas), Patologia (entre as clínicas) e Epidemiologia destacam-se como exemplos.

As três vertentes científicas da prática médica também confluem na área de tratamentos (Figura 2.1). A contribuição da ciência básica é dada pela Farmacologia que estuda novos medicamentos, desvenda sua atuação e movimentação no organismo, demonstra efeitos farmacológicos em diversos modelos, indica prováveis efeitos terapêuticos e os potencialmente adversos. A ciência clínica, fundamentada na observação, descreve efeitos de medicamentos nas doenças em geral, muitas vezes entrelaçando-se com a intuição empírica, reconhecida como raciocínio clínico. A Epidemiologia ofereceu à prática clínica, por meio da Epidemiologia Clínica, métodos de quantificação de prognóstico, risco, diagnóstico e de intervenções que têm reorientado muitos atos médicos na atualidade.

Farmacologia, Farmacologia Clínica e Epidemiologia Clínica vinculam-se pela indicação do tratamento (Figura 2.2). Na Farmacologia, a indicação é o passo final do processo de investigação, fundamentado pelos aspectos farmacológicos precedentes. A indicação de tratamentos é um dos segmentos típicos da quantificação do ato médico, oferecida pela Epidemiologia Clínica. A Farmacologia Clínica tem início na avaliação de indicação de tratamentos. Os demais aspectos comuns aos métodos farmacológico e farmacológico-clínico são estudados somente se a indicação for justificada. A Farmacologia Clínica compartilha com a Epidemiologia os métodos quantitativos de investigação de eficácia de medicamentos ou outros tratamentos. Valendo-se desses métodos, procura identificar associações independentes entre tratamentos e desfechos clínicos e quantificar sua magnitude. Quando a primeira condição é satisfeita, e a magnitude do efeito tem relevância clínica, afirma-se haver evidência que embasa o ato terapêutico.

O conhecimento das etapas da investigação científica e a familiarização com o método epidemiológico constituem pressupostos para o entendimento da literatura farmacológico-clínica contemporânea. Ao serem atendidos, é possível quantificar o grau de evidência sobre o efeito terapêutico de um medicamento, estimar seu potencial benefício ou risco e avaliar seu potencial impacto. São temas enfocados neste capítulo que se encerra com ficha de leitura orientadora da análise de um trabalho farmacológico-clínico.

Figura 2.1 ▪ A inserção da Farmacologia Clínica nas bases científicas da terapêutica.

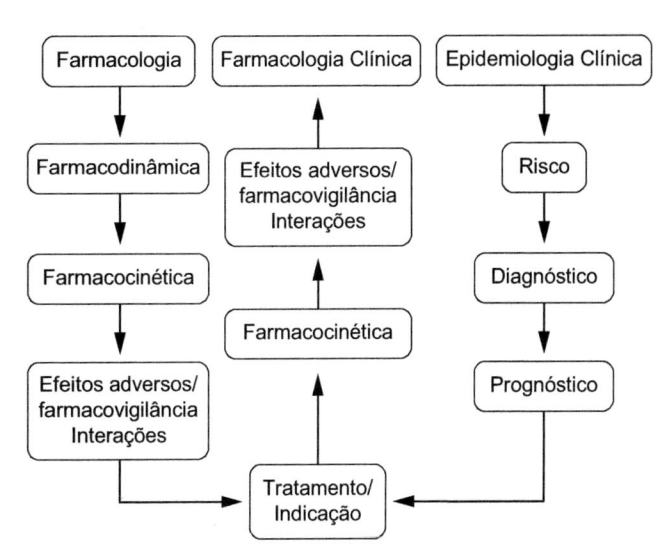

Figura 2.2 ▪ Etapas de investigações farmacológica, farmacológico-clínica e epidemiológico-clínica: a vinculação pela indicação de tratamentos.

Método científico

O método científico propiciou que o homem se afastasse progressivamente das interpretações metafísica e escolástica da realidade, substituindo-as pela observação quantitativa dos fenômenos. Descartes foi provavelmente o primeiro a propor a sistematização dessas observações, demonstrando que a razão provinda de avaliações quantitativas se sobrepunha à interpretação dos fenômenos com base nos sentidos, a regra da evidência. A sistematização do método científico é atribuída a Francis Bacon, quando propôs a filosofia da experiência, em oposição ao aristotelismo escolástico de que foi um crítico severo. Para ele, a ciência, com base em rica revisão dos fatos conhecidos e em observações e experimentos bem ordenados, era capaz de explicar a realidade, além do que a lógica conseguia. Essa percepção é ainda reconhecida como uma definição do método científico. Suas ideias – ampliadas, depuradas e sofisticadas – constituem a interpretação *indutiva* da Ciência. De acordo com ela, cientistas realizam experimentos ou observações na fronteira entre o conhecimento e a ignorância, produzindo novos fatos que ampliam o primeiro. A partir desse enfoque, caminha-se das observações para a teoria, acreditando-se que o acúmulo de evidências positivas a respeito de um fato prove sua veracidade.

Karl Popper propôs que a Ciência é *dedutiva* e não indutiva. De acordo com ele, o conhecimento avança das teorias para os experimentos e as observações. Uma boa teoria científica é aquela que mais bem explica os fatos conhecidos, sendo passível de teste e refutação. Segundo Popper, nada pode ser provado. Mesmo que grande número de observações tenha gerado resultados similares, há sempre possibilidade de produzir-se evidência contrária. Exemplifica com as leis de Newton (que receberam esse nome para caracterizar sua inquestionabilidade), refutadas em parte por experimentos e substituídas pelas teorias de Einstein, que, filiado à visão popperiana, aceitou que elas eram somente as melhores disponíveis, até ocorrer a refutação. Popper foi um crítico dos seguidores de Marx e Freud pelo dogmatismo com que acatavam suas brilhantes teorias. Ao serem refutadas (e o foram em diversos aspectos), logo eram aditadas explicações para as incongruências. Para Popper, ciência é o método de interpretação lógica da realidade, passível de ser testada e, portanto, refutada.

Em termos pragmáticos, as visões indutiva e dedutiva do método científico podem ser vistas integradamente na Figura 2.3. A dedução começa com a formulação de uma teoria, que seria a melhor explicação da realidade. Tal teoria, em geral, nasce de conhecimentos preexistentes que não forneceram resposta a todas as indagações pertinentes. O corpo de conhecimento prévio é denominado base teórica. Da teoria proposta se extrai a hipótese conceitual, que espelha o entendimento do investigador sobre o problema enfocado. Após, escolhe-se o delineamento investigativo, que contempla a natureza do problema e possibilita formular a hipótese operacional. Esta é testada pela coleta e análise de dados, que propiciam inferir sobre a hipótese operacional (ou de nulidade), aceitando-a ou rejeitando-a. As conclusões do trabalho consistem na interpretação de seus resultados à luz da hipótese conceitual. Caso esta seja refutada, deve-se construir nova teoria para explicar a realidade. Esse ponto poderia ser visto, também, como indutor de novas teorias.

O método científico é aplicado às ciências da saúde para evidenciar associação entre fatores envolvidos em perda ou recuperação da saúde. Por exemplo, pode identificar causa de doenças infecciosas por microrganismos, predisposição a elas por condições socioeconômicas, efeitos de vacinação em sua prevenção e de antimicrobianos em sua cura.

A Figura 2.3 contempla a aplicação do método farmacológico-clínico para avaliar efeito de tratamentos medicamentosos sobre curso de doenças, como ilustra o exemplo adiante. Mediante observações e experimentos, Fisiologia, Patologia, Medicina Interna e Cirurgia produziram extensa explicação sobre mecanismos de produção, manifestações e evolução de doenças tromboembólicas. A Farmacologia demonstrou que vários agentes – tais como heparina, anticoagulantes orais, ácido acetilsalicílico e trombolíticos – interferem em uma ou mais etapas da

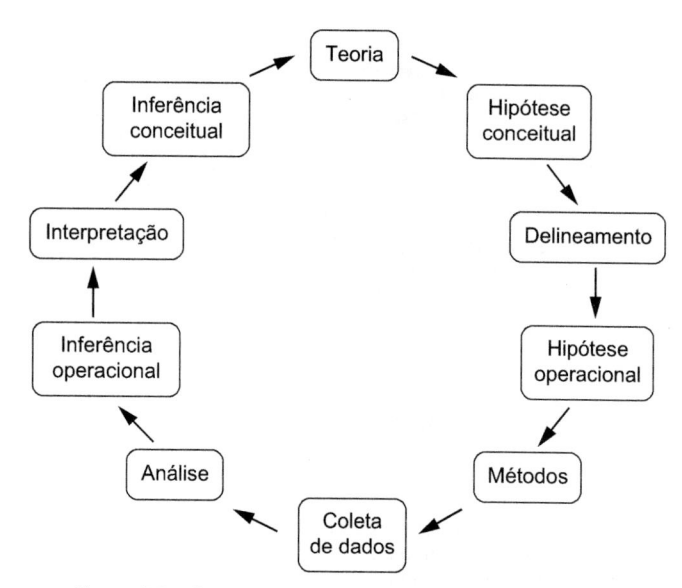

Figura 2.3 ■ Conceituação operacional do método científico

hemostasia. Uma boa hipótese conceitual admitiria que tais fármacos teriam efeito preventivo ou curativo em pacientes com predisposição ou manifestações daquelas doenças. Para testá-la, o modelo de investigação mais adequado é o *ensaio clínico*, o de maior poder para refutar a hipótese conceitual. Inúmeros estudos de eficácia realizados com tal propósito estabeleceram a utilidade de cada um daqueles fármacos nas diversas manifestações de doença tromboembólica.

Delineamentos de pesquisa

A investigação farmacológico-clínica tem como objetivo estimar a ocorrência de determinados eventos em populações específicas, evidenciar associação entre exposição de interesse ou fator em estudo e desfecho clinicamente relevante e avaliar efeito de fármaco, tratamento ou intervenção sobre redução de incidência, gravidade ou mortalidade de doenças. Além disso, possibilita quantificar o risco de tais medidas em indivíduos ou populações. As duas abordagens científicas para alcançar esses objetivos são *experimentação* e *observação controlada*.

Estudos experimentais

Caracterizam-se pela manipulação artificial da *intervenção* (fator em estudo) pelo pesquisador. Ou seja, o pesquisador administra um tratamento (intervenção) e observa seu efeito sobre um desfecho. A alocação da intervenção é feita de maneira completamente aleatória; ou seja, por meio de *randomização*, a característica fundamental do paradigma experimental. A randomização objetiva produzir grupos com características semelhantes, de tal modo que as diferenças detectadas ao final do estudo possam ser atribuídas à intervenção. A Figura 2.4 mostra o desenho geral dos estudos experimentais, ilustrando com intervenção que visa à prevenção de um dado *desfecho clínico*. De uma amostra selecionada a partir de bases populacionais, hospitalares, ou outras, identificam-se indivíduos livres de doença (desfecho clínico), que são aleatoriamente alocados para a intervenção preventiva (medicamentosa ou de outra natureza, o *fator em estudo*) e seu controle. Seguindo-se os indivíduos alocados ou não à intervenção, afere-se a incidência do desfecho clínico, que costuma ser uma doença, mas pode ser, por exemplo, a mudança de hábitos dietéticos decorrente da intervenção. Toda a árvore de intervenção na Figura 2.4 pode ser deslocada para pacientes com desfecho clínico (doença) presente na linha de base. Nesse caso, o *benefício da intervenção* é aferido pela cura ou redução dos sintomas da doença tratada, caracterizando um ensaio clínico randomizado terapêutico.

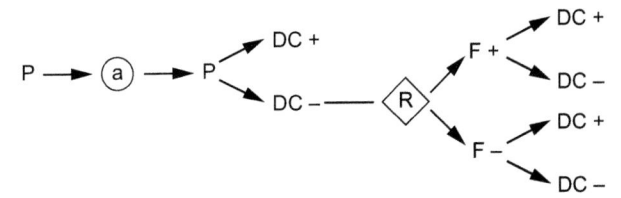

Figura 2.4 ■ Delineamento geral dos estudos experimentais. P: população-alvo; a: amostragem; p: população em estudo; DC: desfecho clínico; R: randomização; F: fator em estudo; +: presente; –: ausente.

Tipos de estudos experimentais

Ensaio clínico randomizado (*clinical trial* ou *randomized clinical trial*)

Trata-se do delineamento com maior poder para estabelecer *relação de causa e efeito* como, por exemplo, a eficácia de um fármaco na cura de uma doença. Sendo a amostra de indivíduos suficientemente grande, a randomização produz grupos comparáveis em tamanho e características aferidas e, muito provavelmente, também naquelas não aferidas antes da randomização. Ensaio clínico randomizado consiste no principal método utilizado pela Farmacologia Clínica para determinar eficácia e benefício de tratamentos. A demonstração da eficácia de um fármaco é imprescindível para que ele se transforme em medicamento. No ensaio clínico randomizado, os participantes são alocados aleatoriamente para *grupo intervenção* (que recebe o fator em estudo) ou *grupo-controle*, que pode receber substância desprovida de efeito intrínseco (*placebo*) ou tratamento convencional. Os grupos são seguidos por período de tempo especificado e, ao final, os resultados são analisados quanto a desfechos estabelecidos no início do estudo. Para condições médicas em que há tratamento comprovadamente eficaz, o grupo-controle deve ser constituído por este tratamento, não havendo justificativa ética para emprego de placebo.

A existência de grupo-controle que receba placebo torna possível controlar o *efeito placebo* – ou seja, o efeito resultante de outros fatores, como crença de que o tratamento funciona e evolução natural para a cura. Quando o efeito de um tratamento medicamentoso é aferido por sintomas, é necessário controlar o efeito placebo, a fim de identificar se a atividade do fármaco o supera. Nessa condição, os ensaios clínicos randomizados podem ser *controlados por placebo*, tendo por finalidade isolar o poder intrínseco da intervenção. No caso de o controle ser exercido por outro tratamento, a finalidade é testar superioridade ou igualdade de efeito da intervenção em teste em relação a ele.

Na Figura 2.4, após randomização, um grupo recebeu tratamento ativo e o outro, placebo ou tratamento convencional. Ambos os grupos foram acompanhados em paralelo. Esse desenho configura o *ensaio clínico randomizado em paralelo*. Para a maioria das nosologias, como doenças infecciosas e dor pós-operatória, é necessário utilizar essa modalidade de ensaio clínico randomizado. Em algumas doenças de natureza crônica, como asma brônquica e hipertensão arterial, pode ser empregado o *ensaio clínico randomizado cruzado*. Nesse caso, os indivíduos são randomizados para grupos intervenção e controle. Após a aferição do desfecho clínico, inverte-se a sequência, de onde vem a expressão "cruzado". Portanto, o mesmo grupo de indivíduos recebe a intervenção e o tratamento-controle, ou vice-versa, em tempos diferentes. Assim, os participantes são seus próprios controles. A sequência de uso das preparações é randomizada, de modo que toda a amostra recebe a intervenção e o tratamento-controle ou placebo. Mesmo que estudos cruzados tenham maior poder estatístico para demonstrar diferenças atribuíveis a um tratamento, apresentam a desvantagem de possível efeito residual da primeira intervenção sobre a segunda (efeito *carry-over*), o qual decorre de propriedade biológica do primeiro tratamento ou do simples fato de a segunda intervenção ser matematicamente dependente da primeira.

O efeito biológico pode ser amenizado pelo espaçamento entre as duas intervenções (período de *wash-out*). A sequência randomizada de exposição pretende minimizar parte desse problema; contudo, é impossível, em tese, saber se a interação de uma dada sequência aumenta ou diminui o efeito do tratamento. Por isso, ensaios clínicos randomizados em paralelo são vistos como mais adequados, visto que, além de evitarem o efeito citado, descartam as variações temporais das nosologias crônicas. Estudos cruzados estão caindo em franco desuso experimental.

O sigilo da alocação assegura que o pesquisador responsável pela implementação da randomização desconheça a sequência de alocação e, portanto, de que grupo de tratamento o próximo paciente fará parte. Alocação sigilosa pode ser implementada para todos os tipos de ensaios clínicos randomizados, incluindo ensaios sem cegamento. Participantes alocados para grupos de tratamento placebo ou tratamento padrão devem desconhecer o que estão recebendo, o que os caracteriza como "cegados" para o tipo de intervenção. De modo similar, o investigador que administra ou avalia o tratamento deve desconhecer o que o paciente está recebendo. Se participantes e investigadores estiverem cegados para a intervenção, diz-se que o ensaio clínico é *duplo-cego*. Em muitas pesquisas, a avaliação do efeito é realizada por uma terceira pessoa, como um médico em consultório, e até por um comitê de avaliadores de desfechos. Tais avaliadores também devem ser cegados quanto à alocação do tratamento ativo e controle, caracterizando-se o triplo cegamento. Este evita que médicos e investigadores tratem de maneira diferente os participantes dos grupos, eventualmente dando mais atenção aos recebedores da intervenção. Do ponto de vista dos participantes, o cegamento é indispensável para controlar o efeito placebo. Para tanto, o medicamento em teste e seu placebo devem ter as mesmas características farmacotécnicas, sendo identificados apenas por código, para que o ensaio seja realmente duplo-cego.

Por razões de logística, pode haver dificuldade para produzir um placebo adequado para a intervenção em teste. Nesse caso, realizam-se pesquisas sem cegamento, também chamadas de estudos abertos, em que pacientes, pesquisadores e avaliadores estão cientes da alocação aos grupos de tratamento ou controle. Nesses casos, incluem-se intervenções dietéticas, educacionais, atividade física e procedimentos cirúrgicos, dentre outros. Algumas intervenções não medicamentosas são difíceis de mascarar, como as educativas. Cirurgias simuladas (*sham*) no grupo-controle de ensaios clínicos de procedimentos cirúrgicos são possíveis, mas seriam percebidas como tal em procedimentos de maior porte, como a cirurgia bariátrica. Nesses casos, procura-se avaliar como desfecho condições menos influenciáveis pelo efeito placebo, como morbidade relevante (mortalidade, incidência de diabetes, infarto e outros). A ausência de cegamento é inaceitável para estudos que empregam sintomas como desfechos clínicos.

Em ensaios clínicos em que se comparam tratamentos fisicamente diferentes, como a de um administrado por via oral, com outro administrado por via intramuscular, é possível realizar o cegamento com a técnica de dupla simulação dos tratamentos (*double-dummy*). Por ela, pacientes alocados ao tratamento ativo por via oral também tomam o placebo do medicamento-controle por via injetável e vice-versa.

Uma alternativa para dificuldades logísticas de cegamento consiste em estudos nos quais pacientes e médicos não são cegados e apenas o responsável pela avaliação de desfechos é cegado (*probe design*), geralmente como membros de comitês de desfecho. Essa possibilidade também se aplica a ensaios clínicos com eventos menos suscetíveis a efeito placebo, tais como infarto, acidente vascular encefálico, recorrência de neoplasia e mortalidade. Nos estudos com mortalidade, é necessário definir a causa, o que geralmente é feito por comitês cegados para a intervenção. Por motivos de custo e logística, o *probe design* (de fato, um estudo unicego) tem sido empregado em ensaios clínicos com medicamentos. Até mesmo eventos como infarto do miocárdio podem ser influenciados pelas crenças de investigadores e pacientes, que podem valorizar mais sintomas, estando cientes do não tratamento. A busca da confirmação diagnóstica também pode ficar desbalanceada. O emprego de estudos com *probe design* deve ser evitado nesses casos.

Cointervenção é outro fator capaz de enviesar o resultado de ensaios clínicos abertos. Ocorre quando procedimentos adicionais são necessários para implementar a intervenção de interesse. Dentre exemplos de cointervenção, incluem-se, por exemplo, ida mais frequente à clínica de pesquisa para receber orientações sobre a intervenção, medidas e cuidados que circundam orientações dietéticas, ambiente ou acompanhamento de pacientes para prática de exercício ou outras atividades (p. ex., ioga, meditação etc.). A maior atenção com o participante, como regra no grupo presumivelmente ativo, pode enviesar os resultados em favor da intervenção em teste. Grau de atenção equivalente a participantes tratados e controles deve ser parte do protocolo de pesquisa, alocando-se ao grupo-controle alguma intervenção presumivelmente inerte.

Em geral, ensaios clínicos randomizados visam determinar a superioridade de um tratamento sobre outro; no entanto, eventualmente, objetivam determinar a equivalência (*não inferioridade*) entre tratamentos. Em ensaios de superioridade, os pesquisadores assumem que há diferença entre tratamentos se o valor P, para significância estatística, for menor que 0,05. Em ensaios de equivalência, por definição, o teste de hipóteses é unicaudal, e o novo tratamento é inferior ou não. Contudo, é necessário estabelecer a margem de equivalência. Ensaio de equivalência é geralmente realizado para subsidiar licenciamento de novo fármaco de grupo que já tem representante no mercado.

A justificativa ética para realização de ensaio clínico randomizado assenta-se na ausência de evidências de superioridade do tratamento testado sobre placebo ou outro tratamento. A investigação é feita para configurar sua eventual superioridade. A caracterização de equivalência entre dois medicamentos depende da comparação entre eles. Havendo evidência de benefício advindo de tratamento convencional, não é eticamente aceitável que seja testado medicamento novo exclusivamente contra placebo.

Ensaio clínico randomizado na comunidade e em *clusters* (*community and cluster randomized clinical trials*)

Utilizando o mesmo desenho geral de ensaio clínico randomizado de indivíduos, o ensaio clínico randomizado na comunidade difere porque as comunidades são randomizadas para receber a intervenção ou participar do grupo-controle, e o efeito é aferido nelas. É importante entender que, nesse contexto, comunidade representa um segmento de uma população ou sociedade. Do mesmo modo, randomização pode ter como base *clusters* – agregados com menor número de indivíduos do que toda uma comunidade – podendo representar centros de atenção à saúde, hospitais, escolas etc. Ensaio clínico randomizado na comunidade e ensaio clínico randomizado em *clusters* visam analisar a efetividade de intervenção aplicada à comunidade como um todo ou *clusters*, e não em indivíduos. Esses tipos de ensaios são úteis para orientar a implementação de programas e políticas de promoção de saúde. Obviamente, esses estudos têm alto custo e sua operacionalização é complexa, devendo haver sólido fundamento para sua realização. Por esse motivo, são infrequentes.

Estudos quase experimentais (*quasi-experiment*)

O *quase experimento* é muito semelhante ao ensaio clínico randomizado, mas lhe falta a randomização. A alocação dos indivíduos em grupos intervenção e controle é feita de maneira sistemática, sem randomização. Esse delineamento também é conhecido como *ensaio clínico não randomizado*. Seu delineamento está apresentado na Figura 2.5. É mais suscetível a vieses, pois, na ausência de randomização, as características que definem os grupos na linha de base também estão frequentemente associadas ao prognóstico. Os controles podem ser *contemporâneos* (pacientes tratados ao mesmo tempo) ou *históricos* (obtidos em registros médicos de tratamentos anteriores). Apesar das limitações, é modelo empregado em pesquisa

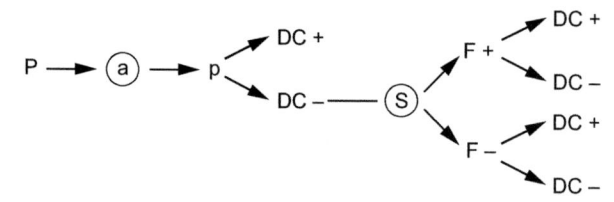

Figura 2.5 ▪ Delineamento geral dos estudos quase experimentais; difere dos estudos experimentais pela alocação não aleatória à exposição (S). P: população-alvo; a: amostragem; p: população em estudo; DC: desfecho clínico; S: alocação sistemática; F: fator em estudo; +: presente; –: ausente.

aplicada às condições reais de oferta de rotinas, métodos diagnósticos e tratamentos. Muitas decisões técnicas e administrativas implementadas em serviços são assim avaliadas, aferindo-se eficiências prévia e posterior à modificação de rotinas ou condutas. A avaliação de tratamentos também pode ser feita dessa maneira. No caso de medicamentos com eficácia não demonstrada, os resultados desses estudos criam hipóteses para teste em estudos randomizados. Em geral, nova intervenção, medicamentosa ou de outra natureza, tende a ser superior à antiga, independentemente de seu efeito intrínseco, devido a expectativas favoráveis em torno dela, diagnóstico mais precoce de casos menos graves, maior experiência com manejo da doença, dentre outros.

Estudos quase experimentais com intervenções de eficácia provável são úteis para avaliação de sua efetividade. Algumas vezes, pode-se avaliar integradamente eficácia e efetividade de tratamentos, mantendo registro sistemático de dados e utilizando análise multivariada para controle de fatores de confusão.

Estudos observacionais

Na ausência de evidências experimentais sobre efeito de fármacos em desfechos clinicamente relevantes, utilizam-se estudos observacionais, nos quais o pesquisador determina a existência de associação entre fator em estudo e desfecho clínico a partir de sua observação sistematizada. Costuma-se analisar a associação de tratamentos à ocorrência de eventos. Portanto, o pesquisador não está envolvido no manuseio artificial (por randomização ou alocação sistemática) do fator em estudo, nem lhe cabe a administração da intervenção. Em alguns estudos, analisa-se prevalência de comportamentos e hábitos de vida potencialmente associados à frequência de doenças. Igualmente, comportamentos e hábitos não recebem a interferência do pesquisador.

A primeira etapa de qualquer *delineamento observacional* é a descrição das características da população em estudo, por meio da quantificação dos dados coletados. A segunda etapa busca determinar se a associação entre exposição e desfecho é real ou decorrente de fatores de confusão. Nessa etapa, o teste de hipótese está previsto a partir de hipóteses formuladas previamente ao início da coleta dos dados e com base na teoria vigente. Portanto, os delineamentos testam hipóteses operacionais por meio de análise estatística. Para tal, algumas características dos estudos observacionais devem ser levadas em consideração, particularmente sua vulnerabilidade a vieses.

▪ Caracterização dos estudos observacionais

Descritivos

Descrevem a presença de caracteres e eventos em determinada população ou grupo. Não há, *a priori*, hipóteses a testar, sendo estas geradas a partir de quantificação dos dados coletados e análise da associação entre eles. São corriqueiramente empregados como instrumentos de vigilância em saúde pública. É o modelo de estudos de farmacovigilância, por exemplo, no qual se descrevem efeitos adversos raros de medicamentos.

Analíticos

Têm seu desenho observacional moldado por hipóteses conceituais prévias, com base na teoria vigente – ou seja, são delineados para teste de hipóteses operacionais. Nesse caso, procura-se constituir grupos de observação para se identificar a associação entre o fator em estudo e o desfecho de interesse. Outras características devem ser levadas em consideração na análise estatística.

Estudos observacionais descritivos e analíticos utilizam os mesmos instrumentos de medida. De fato, ambos constituem extremos de um contínuo, e seus objetivos dependem do estado do conhecimento.

■ Direcionalidade dos estudos observacionais

Anterógrado

Inicia-se com a observação do fator (fatores) em estudo e segue a população/amostra para detecção de desfechos clínicos. Há clara determinação de que a exposição precede o desfecho clínico.

Retrógrado

Inicia-se com a observação dos desfechos clínicos (casos e não casos) e investiga a presença de fatores (risco/intervenção) que precedem a ocorrência do desfecho.

Não direcional

Observa eventos e fatores em estudo ao mesmo tempo, sem possibilitar discernir, na análise, a antecedência de um deles. O referencial teórico torna possível, muitas vezes, presumir a sequência temporal.

■ Sentido temporal dos estudos observacionais

Prospectivo ou contemporâneo

A coleta de dados (exposição, eventos etc.) inicia-se após o planejamento da investigação.

Retrospectivo ou histórico

Tanto o fator em estudo quanto o evento ocorreram antes do início da investigação. Nesse caso, o pesquisador se vale de registros de dados já existentes. Por vezes, há combinação de dados contemporâneos e históricos em um mesmo estudo, cabendo descrever em que condição foram coletados aqueles empregados na análise.

■ Tipos de estudos observacionais

Estudo de coorte (*cohort study*)

O *estudo de coorte* também é conhecido como estudo longitudinal ou *follow-up study*. Caracteriza-se pela delimitação da população em estudo livre do desfecho clínico (população em risco), classificando os indivíduos em *expostos* ou *não expostos* a uma determinada condição. Acompanham-se todos os indivíduos para detectar a ocorrência de *eventos incidentes* em cada grupo. Em alguns casos, todos os indivíduos não podem ser acompanhados por todo o seguimento, fazendo com que alguns participantes sejam observados por diferentes períodos de tempo. Nos dois casos, excluem-se da população em estudo todos os participantes que apresentem o desfecho clínico antes do início do estudo. No primeiro caso, a população em estudo é composta por toda a população livre do desfecho. No segundo, avalia-se o somatório de unidades de tempo em que cada indivíduo em risco permaneceu em observação; ou seja, é constituído um *binômio de pessoa-tempo*. Em Farmacologia Clínica, estudos de coorte apresentam pelo menos duas coortes em acompanhamento – a dos expostos ao medicamento e a dos não expostos ao medicamento. Estudos em que apenas um grupo (em geral, o dos expostos ao medicamento) é acompanhado chamam-se *estudos de incidência* ou apenas *coortes*.

A direcionalidade dos estudos de coorte é sempre anterógrada; ou seja, a observação inicia-se pela determinação da exposição, e os indivíduos são acompanhados para identificar-se a existência do desfecho clínico. Com relação à temporalidade da observação, os estudos de coorte podem ser *contemporâneos*, quando a coleta de dados inicia-se após o planejamento da investigação, ou *históricos*, com dados coletados previamente à investigação. A Figura 2.6 mostra o desenho geral do estudo de coorte. Em alguns destes estudos, o objetivo é avaliar o prognóstico de pacientes submetidos a determinado tratamento. Por exemplo, pacientes diabéticos são acompanhados no tempo para investigar-se retinopatia diabética. Nesse caso, a população em risco consiste em pacientes livres de retinopatia, a exposição é o grau de controle glicêmico alcançado com insulina ou metformina e o desfecho clínico é a incidência de retinopatia diabética. O seguimento a longo prazo de pacientes usuários de determinado medicamento, inicialmente alocados para um ensaio clínico randomizado, exemplifica uma coorte útil e viável para investigar efeitos adversos infrequentes de fármacos.

A grande utilidade dos estudos de coorte é determinar a causa da doença, quando indivíduos são expostos a fatores de risco (Figura 2.6). Alguns fatores de risco são conhecidos por pacientes a eles expostos e outros (de natureza ambiental, genética ou até mesmo comportamental) podem ser desconhecidos em um determinado momento.

A opção por estudos de coorte para avaliar a utilidade de medicamentos tem caído em descrédito. Pela alocação não aleatória do tratamento, as razões que levam indivíduos a utilizá-los são mais importantes que o próprio medicamento (desejo de viver, por exemplo, expresso pelo uso do medicamento e por várias outras atitudes saudáveis). Assim, inúmeros benefícios atribuídos a tratamentos (vitaminas, terapia de reposição hormonal e outros) em estudos de coorte foram desmentidos em ensaios clínicos randomizados. Somente nestes todas as características prognósticas se distribuem homogeneamente entre os grupos de comparação. Em coortes, persiste a utilidade de geração de hipóteses a serem testadas em subsequentes ensaios clínicos randomizados.

Estudo de caso-coorte (*case-cohort study*)

O estudo de caso-coorte aninha-se em estudo de coorte, para testar nova hipótese, com avaliação mais detalhada dos participantes. Compreende a seleção aleatória de "subcoorte" de indivíduos que participarem da coorte original (amostrados independentemente do *status* do desfecho clínico) e daqueles que desenvolverem o desfecho clínico (casos). A subcoorte representa uma fração do tamanho da coorte e, frequentemente, uma fração dos casos detectados. A principal vantagem do estudo de caso-coorte é que os dados completos de variáveis independentes são necessários somente em indivíduos da subcoorte e para os casos, economizando tempo e custos. Outra vantagem de estudo de caso-coorte é que a mesma subcoorte pode ser usada para estudar doenças diferentes.

Estudo de casos e controles (*case-control study*)

No *estudo de casos e controles*, o pesquisador seleciona indivíduos com o desfecho clínico de interesse e investiga exposições pregressas ou atuais, potencialmente associadas a ele. Para o grupo de comparação, selecionam-se indivíduos sem o desfecho clínico de interesse e, da mesma forma, se investigam exposições. A comparação da

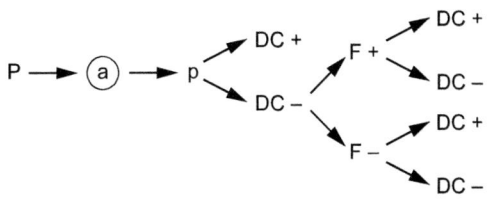

Figura 2.6 ■ Delineamento geral dos estudos de coorte; a alocação à exposição não é feita pelos investigadores (autoalocação à exposição a fatores de risco ou tratamentos). P: população-alvo; a: amostragem; p: população em estudo; DC: desfecho clínico; F: fator em estudo; +: presente; –: ausente.

frequência de exposição entre casos e controles possibilita inferir se a exposição está associada ao desfecho. A Figura 2.7 mostra o desenho geral do estudo de casos e controles, em que casos provêm de uma população "A" e controles provêm de uma população "B", fato inerente ao delineamento. A linha pontilhada apresentada na Figura 2.7 demonstra que o estudo inicia-se com a seleção de pacientes com desfechos clínicos (casos) e seus controles, inferindo-se suas populações de origem.

Esse modelo é particularmente apropriado para investigar eventos raros, pois requer amostra bem menor que aquela necessária em estudo de coorte. Como o número de casos é frequentemente limitado, podem ser selecionados até cinco controles por caso, assegurando que haja relação custo-efetiva entre o custo para detectar controles e o ganho em poder estatístico do estudo para o teste de hipóteses. A seleção de controles é particularmente propensa à introdução de vieses, uma vez que sua origem é determinada arbitrariamente pelo pesquisador. A adequada seleção de controles pressupõe que estes sejam provenientes da mesma população de onde se originaram os casos, e que seu nível de exposição reproduza aquele da população na qual o estudo foi realizado. A escolha do grupo-controle depende da hipótese em investigação, sendo frequentemente utilizados controles de vizinhança, hospitalares, amigos ou parentes dos casos. É importante avaliar se o tipo de controle não afetou o nível da exposição de interesse. Exemplo clássico constitui estudo de casos e controles de câncer de pâncreas, que implicou, erroneamente, o consumo de café como uma de suas causas. Casos foram definidos pela presença de câncer de pâncreas; pacientes hospitalizados por outras doenças do trato gastrointestinal, atendidos pelos mesmos médicos dos casos, constituíram os controles. A seleção de controles com sintomas gastrointestinais acarretou a exclusão de participantes expostos ao consumo de café no grupo-controle, criando frequência artificialmente aumentada de consumidores entre os pacientes com câncer de pâncreas. Apesar dessas limitações, trata-se de um delineamento amplamente utilizado, e os vieses podem ser minimizados com planejamento rigoroso dos aspectos metodológicos e, principalmente, com sua inserção (*estudo aninhado*) em estudo de coorte. Estudo de casos e controles aninhados à coorte viabiliza obter estimativas para a amostra, similares às provenientes da análise de toda a coorte, com a garantia de que a exposição precede temporalmente a ocorrência do desfecho. Estudos de casos e controles aninhados têm sido amplamente utilizados, possibilitando análise eficiente de dados de grandes coortes e ensaios clínicos randomizados, reduzindo custo e tempo. Sua maior aplicabilidade em Farmacologia Clínica consiste na investigação de efeitos adversos raros de medicamentos.

Estudo transversal (*cross-sectional study*)

No *delineamento transversal*, o pesquisador investiga exposição e prevalência do desfecho clínico em momento único. Portanto, não há seguimento dos participantes, sendo o delineamento não direcional. Não é possível estabelecer o que precede na sequência de eventos, exposição ou desfecho. É utilizado em Farmacologia Clínica para estudar, por exemplo, padrões de emprego de fármacos em comunidades. Quando a prevalência de um desfecho clínico é aferida apenas no grupo exposto, chama-se de *estudo de prevalência* ou *estudo transversal não comparado*. A observação da prevalência de utilização de antimicrobianos em um hospital constitui exemplo desse estudo. Seu desenho é mostrado na Figura 2.8. O referencial teórico pode possibilitar que se estabeleça, em alguns casos, a temporalidade entre exposição e desfecho. A descrição transversal de que maior proporção de indivíduos com determinada condição clínica (p. ex., reação de hipersensibilidade) está exposta a certo medicamento torna possível estabelecer boas hipóteses sobre temporalidade, orientadas pelos efeitos conhecidos do medicamento. Sendo um antialérgico, muito provavelmente terá maior frequência de uso determinada pela doença; sendo reconhecido como alergênico, muito provavelmente será a causa da alergia.

Estudo ecológico (*ecologic study*)

Também conhecido como *estudo agregado*, visto que os dados estão disponíveis ou são analisados para grupos de indivíduos. A unidade do estudo é constituída por grupos de pessoas ou pacientes, agregados (comunidades) ou populações, geralmente delimitados geograficamente (Figura 2.9). As associações entre exposição e desfecho clínico são avaliadas, comparando-se frequência do fator de risco e prevalência do desfecho clínico entre populações. Investigou-se, por exemplo, o efeito protetor do consumo de vinho sobre doença coronariana em modelo ecológico, comparando-se produção de vinho e prevalência de doença coronariana em cada um dos países investigados. Nesse delineamento, não é possível saber se os indivíduos não bebedores de vinho foram os que desenvolveram doença coronariana. A associação entre exposição e desfecho, detectada para o agregado, nem sempre se aplica a indivíduos; caso seja transposta a esses, constitui a chamada *falácia ecológica*. Facilidade de execução e emprego de dados disponíveis, coletados para outras finalidades, são atrativos que justificam o emprego do estudo ecológico para criar ou testar plausibilidade de novas hipóteses. Caso os resultados pareçam

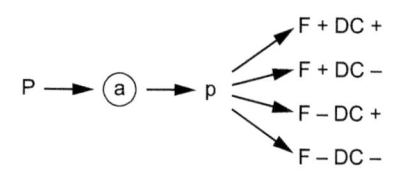

Figura 2.8 ■ Delineamento geral dos estudos transversais. P: população-alvo; a = amostragem; p: população em estudo; F: fator em estudo; DC: desfecho clínico; +: presente; –: ausente.

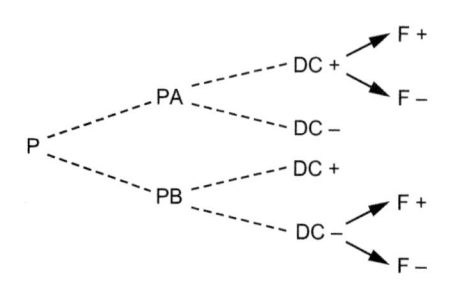

Figura 2.7 ■ Delineamento geral dos estudos de casos e controles; as linhas tracejadas representam a direção retrógrada da inferência. P: população comum de origem presumível; PA: população de onde foram selecionados os casos; PB: população de onde foram selecionados os controles; DC: desfecho clínico; F: fator em estudo; +: presente; –: ausente.

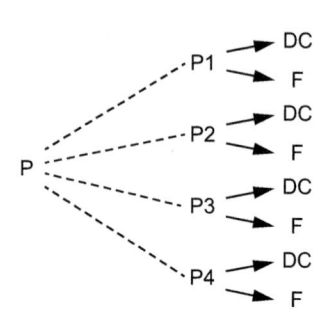

Figura 2.9 ■ Delineamento geral dos estudos ecológicos. P: população comum de origem presumível; P1 a P4: diferentes populações estudadas; DC: desfecho clínico (aferido em frequência [%] ou intensidade); F: fator em estudo (aferido em frequência [%] ou intensidade).

interessantes, o passo seguinte é realizar outro estudo, utilizando o indivíduo como unidade de análise para testar efetivamente a hipótese. Em Farmacologia Clínica, é pouco frequente seu emprego. Alguns estudos criaram hipóteses ao observarem aumento na incidência de eventos (possíveis efeitos adversos) em comunidade exposta a fármacos suspeitos. Dois surtos de aumento de mortalidade por asma brônquica, na Inglaterra e na Nova Zelândia, foram inicialmente atribuídos à introdução no mercado de novos antiasmáticos – observações feitas a partir de estudos ecológicos.

Estudo de série de casos

Esse delineamento originou grande parte do conhecimento anterior à era dos ensaios clínicos randomizados. Nele, são descritas características clínicas de pacientes com condição particular quanto a aspectos diagnósticos, terapêuticos e de efeitos adversos de fármacos. Investigação de exposições prévias, descrição detalhada do curso clínico da doença e detecção de determinados efeitos de medicamentos possibilitam levantar hipóteses. Esse tipo de estudo descreveu casos de focomielia relacionados com emprego de talidomida e síndrome do choque tóxico com emprego de tampões. Quando a doença é rara ou grave, descrição e publicação de casos tornam possível chamar a atenção de grande número de profissionais. Ainda é bastante empregado em algumas áreas médicas, em que especialistas acumulam experiência em certas nosologias. Frequentemente, os casos fazem parte da "casuística" de determinado profissional ou serviço, não representando a totalidade de pacientes com aquela condição. Falta de grupo-controle impossibilita teste de hipótese, dificulta interpretação dos resultados e torna esse delineamento de pouca utilidade na verificação de eficácia de fármacos. A exceção consiste em tratamentos com efeito muito acentuado – como foi insulina para cetoacidose diabética, é a prótese coclear para alguns casos de surdez e será um anticancerígeno altamente eficaz em neoplasia de mau prognóstico. Quando o número de participantes é muito reduzido (até 10 indivíduos) configura-se um *relato de casos*.

▶ Qualificação dos desfechos clínicos

Desfechos avaliados em investigações farmacológico-clínicas podem ter ampla gama de relevância clínica. Mudanças em parâmetros bioquímicos, alívio de sintomas instalados, prevenção de incidência de doenças, qualidade de vida e sobrevida são exemplos de desfechos que podem ser especificamente investigados. A classificação dos desfechos clínicos pode antecipar sua relevância quando da leitura de um trabalho.

Desfecho primordial

Tal denominação se aplica a eventos de maior hierarquia na pesquisa clínica e corresponde, em termos práticos, a condições percebidas como relevantes pelo próprio paciente. Alívio de dor ou outros sintomas, prevenção de doenças, aumento de expectativa e qualidade de vida são exemplos típicos. Desfechos de grande impacto, tais como incidência de infarto do miocárdio, acidente vascular encefálico, câncer e morte, costumam ser denominados *hard endpoints* ou *clinical outcomes* em língua inglesa. A dificuldade logística de conduzir estudos de grande porte para a investigação de desfechos primordiais determina que se estudem desfechos que presumivelmente os representem, chamados de desfechos intermediários e substitutos.

Desfecho intermediário

Corresponde a parâmetro fisiológico, fisiopatológico, comportamental ou de outra natureza que se associa de maneira causal ao desfecho primordial. Níveis de pressão arterial representam desfechos intermediários para eventos primordiais cardiovasculares; parar de fumar é desfecho intermediário para câncer, dentre outros. A caracterização de desfecho intermediário requer a demonstração de que está na linha causal do desfecho primordial, para o que em muito contribui o ensaio clínico randomizado. Pressão arterial é considerada como desfecho intermediário porque sua redução se acompanha de diminuição de mortalidade e de eventos cardiovasculares. Há exemplos em que desfechos presumivelmente intermediários não corresponderam a desfechos primordiais. Estrógenos determinam vários efeitos favoráveis em lipídios séricos, função endotelial e outros parâmetros. No entanto, sua administração a mulheres após a menopausa (terapia de reposição hormonal) não produziu a esperada prevenção de doença cardiovascular, que foi até mais frequente entre as pacientes tratadas com aqueles hormônios.

Desfecho substituto

Corresponde a desfecho mais facilmente aferível e passível de espelhar o efeito da intervenção sobre o desfecho primordial. Difere do desfecho intermediário por não estar associado à produção do desfecho primordial. Frequência de internação hospitalar é bom desfecho substituto para controle de sintomas em ensaio clínico randomizado. Efeito de fármacos sobre concentração sérica de homocisteína – considerada como fator de risco para doença cardiovascular – é desfecho substituto (*surrogate endpoint*), pois ainda não demonstrou ser capaz de reduzir incidência de doença cardiovascular.

Desfecho primário

Trata-se de hierarquia estatística, às vezes confundida com o conceito de desfecho primordial. Corresponde ao parâmetro que será primariamente avaliado em determinado estudo. Em torno dele, calcula-se o tamanho de amostra necessário para não incorrer em erro alfa e beta (ver adiante), e planejam-se análises interinas para eventual interrupção precoce do estudo. Idealmente, o desfecho primário deve corresponder ao desfecho primordial. No entanto, muitos estudos investigam primariamente desfechos intermediários ou substitutos, tendo, eventualmente, desfechos primordiais como desfechos secundários.

Quando, em ensaio clínico com validade interna, um tratamento tem efeito de magnitude clínica relevante sobre desfecho simultaneamente primário e primordial, está-se diante de evidência de nível I (ver adiante).

Desfecho secundário

Estatisticamente, corresponde a desfecho não nomeado como primário em estudos clínicos. Desfechos secundários podem ser definidos *a priori* em estudos com suficiente poder estatístico. A evidência com base em desfecho secundário pode ser qualificada como de nível II. Frequentemente, investigações enfocam resultados secundários não definidos *a priori*, o que constitui procedimento de risco pela possibilidade de incorrer em erro alfa; ou seja, podem ser encontradas diferenças entre grupos somente pelas múltiplas comparações realizadas na análise dos dados. Nessa condição, os resultados devem ser considerados como geradores de hipótese para futura pesquisa clínica. Em estudo desenhado para investigar o efeito de uma intervenção sobre a taxa de mortalidade por cardiopatia isquêmica (desfecho primário), a incidência de infarto do miocárdio não fatal constitui desfecho secundário. Em termos de relevância clínica, desfechos secundários podem ser primordiais, intermediários ou substitutos.

Desfecho composto

A seleção de desfechos clínicos em ensaios clínicos randomizados sobre tratamentos é aspecto importante para a interpretação de resultados. Em geral, é o desfecho clínico primário que determina se o ensaio clínico forneceu evidências aceitáveis de eficácia, justificando o emprego de tal tratamento. Tratamentos que deveriam ter efeito sobre mortalidade ou eventos maiores não fatais frequentemente são testados em ensaios clínicos randomizados com desfechos primários compostos; englobam, em conjunto, medidas de mortalidade e de eventos não fatais. Essa estratégia reduz o tamanho de amostra e o custo, e aumenta a taxa de eventos. O aumento na precisão da estimativa numérica do efeito do tratamento ocorre à custa de maior imprecisão na interpretação dos resultados. Há três recomendações para emprego de desfechos compostos: inclusão de componentes igualmente importantes para o paciente, com incidências de frequência similar e suscetibilidade similar à intervenção. Muitas vezes, estudos eivados pelo viés corporativo (ver adiante) corrompem esses pressupostos, agregando desfechos de diferente hierarquia – por exemplo, na avaliação de eficácia de procedimentos preventivos de manifestações de cardiopatia, juntar desfecho primordial (como infarto do miocárdio) a outros de menor relevância (como necessidade de nova angiografia).

▶ Aferição de resultados

A quantificação de eventos de interesse pode ser feita por meio de medidas de frequência ou distribuição. Contudo, medidas de associação entre exposição e desfecho têm maior utilidade clínica. Em estudos experimentais ou de coorte, medidas de efeito (do tratamento) possibilitam comparar impacto, benefício e risco de tratamento.

Medidas de frequência e distribuição

▶ **Frequência**. Refere-se à contagem de dados qualitativos, em que se verifica o número absoluto (frequência absoluta) ou relativo (frequência relativa, em percentual) de eventos. Torna possível aferir o número de óbitos, doentes, expostos etc.

▶ **Média**. Medida de localização central, representada pela média aritmética dos valores obtidos.

▶ **Mediana**. Medida de localização central que divide os valores observados em duas metades, em ordem ascendente ou descendente, acima de 50% e abaixo de 50%.

▶ **Moda**. Valor mais frequente entre os dados obtidos.

▶ **Variância**. Medida de dispersão dos valores que originam uma média, mas apresenta o inconveniente de que a unidade também é elevada ao quadrado.

▶ **Desvio padrão**. Medida de dispersão ou variabilidade mais comumente usada; é calculada pela raiz quadrada da variância. Sessenta e oito por cento das observações em uma população estão compreendidas dentro de um desvio padrão acima ou abaixo da média, e 95% das observações estão entre dois desvios padrão acima ou abaixo da média.

▶ **Erro padrão**. Corresponde à estimativa da variabilidade de uma variável na população, calculada a partir do desvio padrão obtido em uma amostra. É obtido pela divisão do desvio padrão pela raiz quadrada do número de observações.

▶ **Intervalo de confiança**. Corresponde ao intervalo de valores passíveis de ocorrer na população, situados em torno da média calculada para a amostra, com grau de confiança de 95% ou 99%.

▶ **Proporção**. Magnitude de uma parte em relação ao total; o numerador está contido no denominador.

▶ **Razão** (*ratio*). Magnitude de um número em relação a outro; o numerador não está contido no denominador.

▶ **Taxa** (*rate*). Definida como o número de eventos por unidade da população em período de tempo especificado. O emprego mais rigoroso do termo aplica-se a eventos incidentes, mas também é utilizado com referência a proporções como, por exemplo, prevalência.

▶ **Prevalência** (*prevalence*). Proporção da população que apresenta a doença ou a condição em um ponto no tempo (prevalência no ponto ou prevalência-ponto) ou em qualquer momento durante um período de tempo (prevalência no período). Tipo particular de prevalência no período é a prevalência na vida; ou seja, a proporção de pessoas que apresentou o evento durante a vida, em qualquer momento do passado até o presente.

▶ **Incidência** (*incidence*). Medida de frequência de doença, correspondendo ao número de novos casos ou eventos que ocorrem durante período específico de tempo em população sob risco de desenvolvimento de doença ou eventos no mesmo período de tempo. Possibilita o cálculo direto do risco de desenvolver doença ou evento.

▶ **Incidência cumulativa** (*cumulative incidence*). Determinada em estudos de coorte por meio da divisão do número de casos novos no tempo "t" pelo número de pessoas suscetíveis no tempo "t".

▶ **Incidência de densidade** (*incidence density*). Também calculada em estudos de coorte e corresponde à divisão do número de casos novos pelo número de pessoas-ano em risco de desenvolver doença ou evento.

▶ **Taxa de mortalidade** (*mortality rate*). Envolve o número total de óbitos durante o período de 1 ano em população em risco, dividido pela população em risco, geralmente a população na metade do ano calendário. Constitui caso especial de medida de incidência, usada pela clara definição do evento.

Medidas de associação

■ Fator de risco

É atributo presente no indivíduo ou no ambiente, associado a aumento de incidência de um evento. Alguns autores consideram fatores de risco aqueles que, por plausibilidade biológica ou experimental, podem ser determinantes de um evento. Por isso são também chamados *fatores etiológicos*. Evita-se denominá-los fatores causais, por não atenderem aos clássicos critérios que definem causa (postulados de Koch). Hipercolesterolemia, tabagismo e hipertensão arterial são fatores de risco para aterosclerose. Para determinar se uma característica é fator de risco para desenvolver doença, compara-se a frequência de eventos em duas populações em estudo, com e sem fator de risco.

■ Fator prognóstico

É atributo ambiental ou presente em indivíduo já doente que se associa a aumento, diminuição ou ausência de complicações da doença. Caracteriza-se pela comparação da frequência de complicações em duas populações em estudo, com e sem fator prognóstico. Para definir se controle glicêmico é fator prognóstico para nefropatia diabética, devem ser selecionados apenas pacientes diabéticos, comparando-se a frequência de nefropatia diabética entre os que mantêm bom controle glicêmico e os que não o conseguem.

■ Fator de detecção (*screening*, fator diagnóstico)

Trata-se de dado obtido por história, exame físico ou exames complementares de um paciente, o qual se associa ou concorre para estabelecimento de diagnóstico.

■ Risco relativo (*relative risk* = RR)

Medida de associação utilizada em estudos de coorte. Corresponde à comparação das incidências do evento observado em indivíduos expostos e não expostos. Calcula-se a magnitude do risco relativo por meio da fórmula: IE+/IE–, em que IE+ significa incidência de desfecho nos expostos e IE–, incidência de desfecho nos não expostos. Esta medida de associação também é usada em estudos de intervenção.

Usam-se tabelas de contingência para cálculo das medidas de associação. Considerando-se as células do Quadro 2.1, calcula-se o risco relativo pela fórmula:

$$RR = \frac{a/a + b}{c/c + d}$$

Os fatores envolvidos no desenvolvimento de uma doença são identificados por risco relativo superior a 1. Se for inferior a 1, o fator em estudo é, de fato, protetor para a doença em questão.

Quadro 2.1 ■ Tabela de contingência utilizada para cálculo das medidas de associação dos estudos transversal, de intervenção, coorte e casos e controles.

	Desfecho clínico +	Desfecho clínico –	
Fator em estudo presente	a	b	A + B
Fator em estudo ausente	c	d	C + D
	A + C	B + D	Total

■ Razão de prevalência (*prevalence ratio* = RP)

Trata-se da medida de associação utilizada nos estudos transversais. Calcula-se pela divisão da prevalência de eventos no grupo de expostos sobre a prevalência de eventos nos não expostos. Considerando o Quadro 2.1, é expressa pela fórmula:

$$RP = \frac{a/a + b}{c/c + d}$$

■ Razão de chances, razão de *odds*, risco relativo estimado, razão de produtos cruzados (*odds ratio* = OR)

Medida de associação de estudos de casos e controles. Avalia a chance de exposição entre casos comparativamente à chance de exposição entre controles. Considerando a tabela apresentada no Quadro 2.1, pode-se calcular a OR por meio da fórmula:

$$OR = \frac{a/c}{b/d}$$

Resolvendo:

$$OR = \frac{a \times d}{b \times c}$$

Se a frequência de exposição for maior entre os casos, o resultado excederá a 1, indicando risco. Valores inferiores a 1 indicam proteção.

Em doenças raras, o risco relativo obtido em estudos de coorte pode ser calculado pela fórmula de *odds ratio*, visto que "a + b" é praticamente igual a "b" e "c + d", a "d".

Medidas de impacto e benefício

■ Risco atribuível (RA)

Possibilita identificar quanto do risco total de desenvolver uma doença em pessoas expostas deve-se à exposição, ou seja, o impacto da exposição. Calcula-se subtraindo a incidência do evento em indivíduos não expostos da incidência nos expostos (IE+ – IE–). A Figura 2.10 ilustra este conceito.

■ Risco atribuível na população (RAP)

Possibilita identificar risco atribuível à exposição para toda a população (que inclui indivíduos expostos e não expostos). Calcula-se multiplicando o risco atribuível no grupo exposto pela prevalência de pessoas expostas na população (RAP = RAP × P).

■ Fração de risco atribuível na população (FAP)

Possibilita identificar que proporção da incidência total na população é atribuível à exposição. Avalia o impacto de uma intervenção capaz de abolir a exposição na população. É calculada pelo quociente entre o risco atribuível na população e a incidência total da doença na população (FAP = RAP/I total).

■ Benefício atribuível à exposição

O efeito de tratamentos pode ser expresso pela quantificação de benefício ou malefício. Benefício corresponde à redução absoluta de risco (ou redução de risco absoluto) e à redução relativa de risco (ou redução de risco relativo).

■ Redução absoluta de risco (RRA)

Expressa, em termos absolutos, quanto um tratamento é superior a outro, mediante cálculo das diferenças entre eles. De maneira análoga ao risco atribuível, que aferia o risco devido a uma exposição, a RRA torna possível avaliar a redução de risco atribuível a uma exposição ou tratamento. Calcula-se subtraindo a incidência de eventos no grupo experimental (expostos) – IEE – da incidência de eventos no grupo controle (não expostos) – IEC. Por exemplo: sendo 0,6 e 0,8 as incidências de eventos em grupos experimental e controle, respectivamente, o benefício absoluto é de 0,20 (20%). RRA pode ser calculada a partir de ensaios clínicos randomizados e estudos de coorte, utilizando-se incidência cumulativa ou de densidade.

■ Redução relativa de risco (RRR)

Expressa, em termos relativos, quanto um tratamento é superior a outro. Corresponde à proporção de redução do risco determinada pelo tratamento. Calcula-se dividindo a redução do risco absoluto pela incidência de eventos no grupo-controle. Utiliza-se a fórmula: IEC – IEE/IEC. Alternativa a essa fórmula é o cálculo da redução relativa de risco a partir do próprio risco relativo: 1 – RR. Por exemplo, se as incidências de eventos nos grupos tratado e controle forem 0,6 e 0,8, o benefício relativo será de 25%.

■ Redução relativa de risco *versus* redução absoluta de risco

A mesma redução relativa de risco pode se expressar por reduções absolutas muito diversificadas. Por exemplo, a redução relativa de óbitos de 10 para 5 em 1.000 pacientes tratados com determinado fármaco por 1 ano representa benefício relativo de 50%, mas

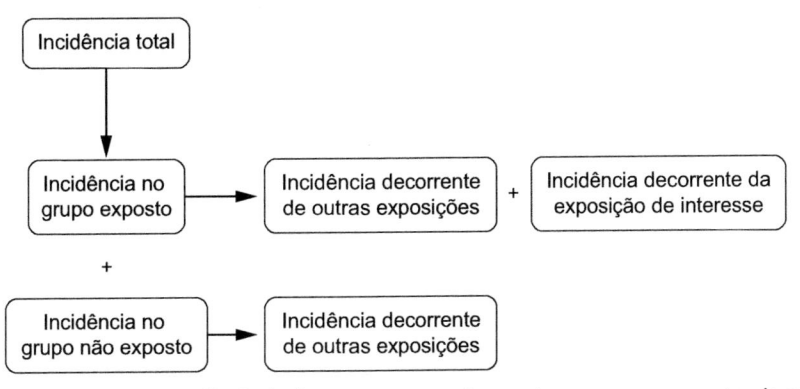

Figura 2.10 ■ Expressão da incidência de doença ou evento de acordo com os componentes de exposição.

corresponde a benefício absoluto de somente cinco pacientes por 1.000 pacientes tratados por 1 ano. Redução relativa de risco similar poderia ser obtida se a intervenção aplicada a 1.000 pacientes reduzisse a taxa de eventos de 100 eventos para 50 eventos, correspondendo, no entanto, à redução absoluta de risco de 50 óbitos em 1.000 pacientes tratados. Assim, a redução de risco absoluto expressa com maior precisão a magnitude dos benefícios e malefícios de tratamentos.

■ Número necessário de pacientes a serem tratados (*number needed to treat* = NNT)

Corresponde ao número de pacientes que necessitam ser tratados por determinado período de tempo para curar ou evitar um evento. Calcula-se pelo inverso da RRA; ou seja, NNT = 1/RRA. No exemplo anterior, o benefício absoluto de 5 por 1.000 pacientes por ano corresponde a NNT de 200 pacientes por ano. Ou seja, 200 pacientes precisam ser tratados com determinado medicamento por 1 ano para evitar um óbito. No segundo exemplo, somente 20 pacientes necessitariam ser tratados por 1 ano para evitar 1 óbito.

■ Número necessário de pacientes a serem tratados para detectar dano (NND; *number needed to harm* = NNH)

Em muitos ensaios clínicos, o tratamento ativo determina dano ou lesão. Pelas mesmas fórmulas aplicadas ao cálculo do NNT, utilizando-se o módulo dos valores, é possível calcular o número de pacientes que, ao serem tratados no ensaio clínico, apresentaram dano – o NND.

▶ Validação da investigação clínica

Resultados de investigações que utilizam qualquer um dos modelos descritos possibilitam determinar se há ou não relação entre fator em estudo e desfecho clínico observado. A relação detectada pela medida de associação pode dever-se somente ao acaso (chance) ou ser falsa (espúria), em função de erro sistemático cometido em alguma fase do estudo. No primeiro caso, é preciso definir a probabilidade de que os resultados sejam decorrentes do acaso (*erro aleatório*). A análise do delineamento é capaz de detectar a possibilidade de erros sistemáticos. Assim, deve-se quantificar o erro aleatório e controlar os potenciais fatores de confusão para validar a investigação farmacológico-clínica.

Erros aleatórios

Decorrem da variabilidade inerente aos fenômenos biológicos ou à imprecisão dos instrumentos de medida. Assim, tão somente pelo acaso (por chance), resultados de uma amostra podem não corresponder à verdade para toda a população-alvo.

Erro aleatório pode ser quantificado por *testes estatísticos*. Nestes, convenciona-se aceitar como verdadeira uma associação que tem remota probabilidade de dever-se ao acaso; por exemplo, menor que 5% ($P < 0,05$) ou 1% ($P < 0,01$).

Outra forma estatística de avaliar se determinada associação pode dever-se ao acaso é a estimativa de *intervalos de confiança*, correspondentes à gama de valores que originam determinada medida de frequência ou associação. Podem ser calculados para médias, proporções, taxas, riscos relativos, coeficientes de correlação etc. Em geral, estimam-se limites de 95% para os intervalos de confiança, correspondendo a uma imagem em espelho da chance inferior a 5%, exigida nos testes estatísticos.

Quando se afirma haver associação entre exposição e desfecho na amostra, e ela inexiste na população de origem, comete-se o chamado *erro alfa* (erro tipo I). Quando se afirma não haver associação entre o fator em estudo e o evento medido na amostra, mas ela existe na população de origem, comete-se o chamado *erro beta* (erro tipo II).

No delineamento de investigações, estabelece-se o limite de erro alfa que se está disposto a aceitar (P alfa, geralmente 0,05). Os estudos devem ser também planejados com *poder estatístico* suficiente para evitar erro beta, o qual costuma ser superior a 80% (0,8). Isso é conseguido com tamanho de amostra adequado à magnitude da associação que se espera observar.

Erros sistemáticos

Consistem em desvios da verdade que distorcem os resultados de pesquisas. Não acontecem pelo acaso, mas por erros sistemáticos introduzidos no processo de seleção dos participantes, aferição de exposição ou eventos, análise ou interpretação dos dados, dentre outros. São comuns em investigações clínicas, particularmente em estudos observacionais, devido a múltiplos fatores que interferem em causação de doenças e efeitos de tratamentos. São denominados *biases* em língua inglesa, traduzidos como *vieses* ou *tendenciosidades*. Apesar de existirem mais de 70 vieses já catalogados, os três principais são vieses de seleção, aferição e confusão. Ensaios clínicos não são invulneráveis a vieses, especialmente se o número de participantes for reduzido.

■ Vieses de seleção

Acontecem por inadequada seleção dos participantes, especialmente nos estudos observacionais. Constitui viés de seleção a escolha de indivíduos que diferem de maneira sistemática dos que não foram selecionados – seja por critério de amostragem, perda de participantes por recusa ou não localização ou falha de seguimento. Nos ensaios clínicos randomizados, viés de seleção determina diferenças entre grupos intervenção e controle, detectadas na tabela descritiva dos grupos após a randomização. Os grupos mostram-se diferentes em várias características, não só pela existência do fator em estudo. Para evitar ou minimizar potencial viés de seleção, podem ser adotadas estratégias em desenho do estudo ou análise dos dados.

Restrição

O grupo é restringido a participantes com algumas características previamente determinadas, com base em critérios relevantes para o teste de hipóteses. Por exemplo: limitam-se a sexo feminino estudos de doenças/intervenções próprias do sexo (como anticoncepcionais hormonais orais); limita-se a hipertensos a observação de fatores prognósticos da doença; limita-se a habitantes de certa região geográfica a observação de riscos de poluentes etc.

Emparelhamento

Selecionam-se pares de indivíduos para constituir o grupo de casos e o de controles, no estudo de casos e controles, ou o grupo de expostos e não expostos, no estudo de coorte. Assim, a característica utilizada para emparelhamento terá distribuição semelhante nos dois grupos e, por isso mesmo, não deve fazer parte dos objetivos do estudo. Por exemplo, se idade for potencial fator de confusão na associação de hipertensão arterial com *ictus* isquêmico transitório, pode ser mais eficiente selecionar controles emparelhados por idade com os casos.

Randomização

Caracteriza-se pela alocação aleatória do fator em estudo nos estudos experimentais, formando grupos semelhantes quanto a características conhecidas e, presumivelmente, quanto a características não aferidas no estudo. Sendo a amostra suficientemente grande, a randomização é extremamente eficiente em produzir grupos experimentais absolutamente idênticos em relação a todas as características prognósticas. Assim, se houver evolução diversa nos dois grupos, é possível atribuí-la com certeza à administração de diferentes tratamentos a um e outro grupo.

Estratificação

Trata-se de procedimento utilizado na amostragem – amostra aleatória estratificada – ou na análise dos dados. Alguns fatores prognósticos interferem nos resultados de uma intervenção ao se distribuírem desigualmente entre dois grupos observados. Para controlar tal viés, estratificam-se os indivíduos pela existência daqueles fatores, geralmente não mais que dois ou três. Por exemplo, em ensaio clínico desenhado para avaliar a eficácia de um fármaco em diminuir mortalidade, os pacientes podem ser estratificados pela gravidade da doença e, somente após, proceder-se à randomização em cada um dos estratos.

Vieses de migração

Em estudos com seguimento – estudo de coorte e ensaio clínico randomizado – os participantes podem ficar expostos a fator externo ou modificar a adesão à intervenção ao longo do tempo. Por exemplo, o grupo-controle (randomizado para receber placebo) pode passar a usar o tratamento ativo, ou fumantes (grupo exposto) podem parar de fumar. Quando isso ocorre com frequência crítica, há subestimativa da associação entre exposição e desfecho clínico.

Vieses de seguimento

Decorrem da perda de pacientes no acompanhamento. Não há número crítico que seja fatal para um estudo, pois depende da incidência do evento de interesse e da distribuição das perdas entre os grupos. Ensaios clínicos randomizados têm apresentado seguimento próximo a 100%. Em estudos de coorte, aceitam-se perdas de até 20%, desde que a incidência do evento de interesse não seja muito baixa, e que as perdas estejam distribuídas de forma semelhante nas coortes de expostos e não expostos. Há duas maneiras principais para avaliar a repercussão desse viés. Na primeira, comparam-se características iniciais de pacientes seguidos e perdidos para identificar eventuais aspectos importantes associados ao abandono do seguimento. Na segunda, em análise de sensibilidade, pressupõe-se que todos os casos perdidos tenham sofrido, ou não, o evento de interesse, estimando-se a repercussão dessas possibilidades sobre as associações observadas nos remanescentes. A probabilidade de que aquelas hipóteses tenham ocorrido costuma ser mínima, podendo-se reforçar a interpretação dos dados disponíveis.

Vieses de aferição

Resultam de mensuração sistematicamente errônea de variáveis em estudo. Apresentam múltiplas causas, tais como erros do observador (técnica de aferição aplicada incorretamente), dos instrumentos de medida (equipamento não bem calibrado), dos respondentes (resposta equivocada por lembrança incorreta) etc. Deve-se atentar para que observadores cientes da hipótese em estudo não influenciem, consciente ou inconscientemente, a medição da exposição ou efeitos.

Vieses de confusão

Acontecem quando uma ou mais variáveis se associam simultaneamente ao fator em estudo e ao evento de interesse, e não fazem parte do elo causal entre exposição e desfecho. O viés de confusão pode ser a verdadeira causa de determinada associação. Por exemplo, a mortalidade geral tende a ser maior em indivíduos magros comparativamente aos de peso médio. Contudo, mais indivíduos magros são fumantes, o que também eleva a taxa de mortalidade. Portanto, tabagismo tem associação ao peso e à mortalidade, sendo o viés que confunde a associação entre peso e mortalidade. Idade, gravidade da doença, etnia e outros tratamentos são exemplos de potenciais vieses de confusão. Seu controle pode ser feito no planejamento (idealmente) ou na análise dos resultados, utilizando-se estratificação ou modelos estatísticos.

Vieses de análise

Bancos de dados são geralmente extensos e possibilitam muitos cruzamentos e análises matemáticas sofisticadas, especialmente com a disponibilidade de programas estatísticos. Esse viés é relativamente comum na análise secundária de ensaios clínicos. A melhor prevenção contra ele consiste em estabelecimento ou identificação de hipóteses operacionais *a priori*, privilegiando-as na apresentação de resultados. Caracterizam-se as associações não previstas como geradoras de hipóteses a serem testadas em outros estudos.

Vieses de interpretação

Caracterizam-se por interpretação de resultados em desacordo com as evidências produzidas. Em geral, procedem de fortes convicções conceituais dos autores que terminam por identificar achados compatíveis com sua base teórica. Quando do patrocínio de indústrias farmacêuticas, vieses de apresentação e interpretação dos resultados tendem a favorecer seus produtos, sendo componentes do viés corporativo.

Vieses de publicação

Caracterizam-se pelo privilégio de publicação de resultados positivos. Pesquisas com resultados negativos são menos publicadas, pelo fato de haver maior impacto de resultados positivos, sentimento de "falha" dos próprios autores e resistência de revisores de periódicos, identificados com o entendimento convencional. Editores têm tentado exercer controle sobre essa tendência, mas cabe ao leitor reconhecer que parte do conhecimento produzido não lhe está sendo comunicado.

Viés corporativo

Consiste no conjunto de tendenciosidades em planejamento, apresentação e interpretação de resultados de ensaios clínicos patrocinados pela indústria farmacêutica, que visa favorecer seus produtos. Exemplo recente pode ser observado no planejamento e na condução do ensaio clínico *ADVANCE*, que alocou pacientes idosos, com diabetes melito e doença cardiovascular ou fatores de risco para grupo placebo, deixando de administrar doses plenas de diurético e inibidor da ECA, apesar de existirem evidências concretas de benefícios desses medicamentos em pacientes com diabetes.

Viés cognitivo

Trata-se de viés único, por não originar-se em falhas da investigação, mas na interpretação e aceitação de estudos por parte dos leitores. Corresponde a fenômeno descrito em psicologia, em que indivíduos apresentam desvios de lógica, tomando decisões irracionais. Ocorre quando estudos fornecem informações que contradizem o entendimento do leitor ou leitores, podendo ser especialistas com entendimento comum sobre o fato. Há tendência em aceitar a mentira reconfortante em vez da verdade inconveniente. Um exemplo é a disseminação de certas condutas diagnósticas e terapêuticas, apesar de a melhor evidência apontar para sua inadequação. Exemplo contemporâneo é a preferência mundial por antagonistas de receptores de angiotensina no tratamento da hipertensão (em boa parte incutida por estudos eivados pelo viés corporativo), apesar de a melhor evidência demonstrar que não são tão eficazes quanto outros anti-hipertensivos.

Validade interna

Diz-se que uma investigação tem validade interna quando as evidências de associação (ou sua falta) têm mínima chance de dever-se ao acaso e quando não há erros sistemáticos. Corresponde à refutação ou aceitação da hipótese operacional (hipótese de nulidade).

Validade externa

Um trabalho tem validade externa quando seus resultados podem ser generalizados para outras amostras ou populações. Corresponde à inferência sobre a hipótese conceitual.

Significância farmacológico-clínica e aplicabilidade

Corresponde à aplicação pragmática dos resultados de uma investigação com validades interna e externa. A magnitude do efeito observado e outros aspectos relacionados com intervenção justificam seu emprego em pacientes. Por exemplo, redução de 5 a 10% na intensidade de dor, observada em estudo com validades interna e externa, pode não ter relevância farmacológico-clínica se produzida por analgésico que exige administração intravenosa, a curtos intervalos.

Critérios de Bradford Hill

Foram propostos para validar a investigação clínica, em virtude de fatores que conferem confiabilidade à associação observada, em ordem crescente de importância. São úteis principalmente no estabelecimento de relação de causalidade. São primariamente aplicáveis a estudos observacionais, pois incluem desempenho experimental como um dos critérios de validação. A Figura 2.11 apresenta tais critérios.

Metanálises, revisões sistemáticas e revisões narrativas

A incorporação de novos medicamentos à prática clínica decorre da aplicação do conhecimento epidemiológico para identificar fontes de evidências mais robustas, julgar sua validade, analisar efeitos potenciais do tratamento e seu impacto sobre o paciente e sua doença e, apenas então, discutir com o paciente suas preferências e opções. Muitas vezes, estudos individuais não são capazes de estabelecer, acima de dúvida razoável, a utilidade e a segurança dos tratamentos. Assim, a análise conjunta de diversos estudos pode contribuir para melhor discernir o benefício de tratamentos. Há três técnicas para realizar tal análise: revisões narrativas, revisões sistemáticas e metanálises.

▪ Revisão narrativa

Caracteriza-se pela ausência de métodos sistemáticos aplicados à busca de artigos originais e padronização de procedimentos para seleção e análise dos artigos incorporados. Artigos de revisão, diretrizes clínicas e avaliações econômicas são alguns exemplos de publicações que integram conhecimento por meio dessa estratégia.

▪ Revisão sistemática

Caracteriza-se pela utilização de métodos padronizados para identificar estudos originais, a partir da definição de delineamentos e características dos estudos elegíveis, sendo descritas as bases de dados consultadas. Há tentativa de minimizar vieses por meio de busca sistematizada de todos os artigos relevantes e utilização de critérios explícitos e reprodutíveis. Os resultados dos estudos selecionados são sintetizados e interpretados. Embora os resultados possam ser sumarizados, não há análise estatística com agregação de dados, sendo chamada revisão sistemática qualitativa. Como parte do processo, há avaliação da qualidade metodológica dos artigos originais.

▪ Metanálise

Caracteriza-se por ser revisão sistemática seguida por análise estatística para levar à medida sumarizada de efeito, no teste de novas hipóteses. Também é conhecida como revisão sistemática quantitativa. A agregação de artigos originais é responsável por grande número de participantes, conferindo poder estatístico para testar hipóteses que, de outra maneira, dificilmente seriam testadas em tempo adequado para sua aplicação clínica. Como parte do processo, há avaliação da qualidade metodológica dos artigos originais e recomendações para sua descrição. Na escala de hierarquia de evidências, muitos autores colocam metanálise de ensaios clínicos randomizados como a de maior relevância, seguida por ensaios clínicos randomizados individuais com grande número de participantes, cegamento de participantes e investigadores e alocação sigilosa do tratamento.

Metanálises mais eficientes são as que compilam dados individuais de participantes dos estudos. Somente são possíveis quando autores disponibilizam seus dados. Há constituição, por vezes, de grupos de investigadores de área afim, que juntam seus dados e publicam em conjunto resultados de análises adicionais às feitas nos estudos de origem. Em geral, metanálises não se valem de dados individuais dos estudos, compilando tão somente os resultados formalmente publicados.

Proposta há alguns anos, metanálise em rede (*network meta-analysis*) está se disseminando. Por ela, grupos para comparação são constituídos por braços de diferentes estudos. Por exemplo, em um ensaio clínico, comparou-se o fármaco A com o fármaco B e, em outro, o fármaco B com o fármaco C, e assim por diante. A metanálise constitui-se dos grupos de fármacos A, B e C de diferentes estudos, assumindo que A tenha sido diretamente comparado com B e C.

Há grande volume de metanálises sendo publicadas atualmente, por vezes por interesse de periódicos, a fim de aumentar seus índices de citação. É necessário, nesse caso, estar atento para todo o cabedal de necessidades técnicas que deve ser atendido para garantir a qualidade da metanálise. Por vezes, não há problema com a metanálise em si, mas com a qualidade dos estudos disponíveis. Mesmo assim, elas podem contribuir para a expansão do conhecimento, pois são capazes de diferenciar estudos heterogêneos, estimando diferenças entre tratamentos com base nos estudos mais confiáveis. Detalhes da metodologia de realização de metanálises e de controle de sua qualidade fogem ao escopo deste capítulo, mas podem ser encontrados em fontes de literatura sugeridas.

▶ Graus de recomendação e níveis de evidência

Os métodos aqui descritos e o corpo de conhecimento decorrente estão englobados na denominada *Medicina Baseada em Evidência*. Sackett propôs que desenho dos estudos, intensidade dos efeitos observados e possibilidade de ocorrência de erros aleatórios qualificassem a tomada de decisão terapêutica em diferentes graus de certeza. Dessas ideias, derivaram inúmeras propostas para qualificar o grau de recomendação de condutas com base em seu nível de evidência.

Dentre as diversas classificações existentes, incluindo as anteriormente utilizadas neste livro, decidiu-se empregar versão adaptada dos graus de recomendações e níveis de evidência propostos por duas instituições norte-americanas – American Heart Association e American College of Cardiology (Quadro 2.2). Originalmente restritos à cardiologia, têm sido difundidos a outras áreas, dada sua relativa simplicidade e poder discriminatório. A adaptação corresponde à qualificação do peso da evidência de estudos observacionais, que na classificação original correspondem ao nível de evidência B. A frustração de muitos estudos observacionais, não confirmados por ensaios clínicos, torna temerário categorizá-los como nível de evidência intermediário.

Fraco

1. Chance
2. Intensidade da associação
3. Consistência (outros estudos)
4. Especificidade (E/I)
5. Temporalidade
6. Dose/resposta (gradiente biológico)
7. Plausibilidade biológica
8. Coerência (outras disciplinas)
9. Predição do desempenho experimental
10. Modelos análogos

Não devido a chance
Validade interna
Validade externa
Intervenção experimental

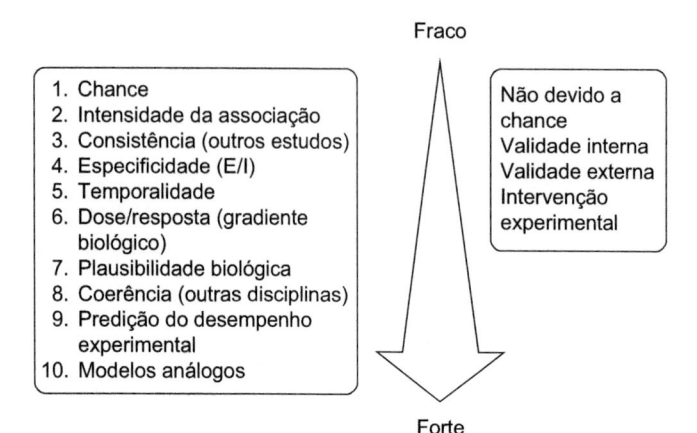

Forte

Figura 2.11 ▪ Critérios de causalidade de Bradford Hill.

Quadro 2.2 ▪ Categorização dos graus de recomendação e níveis de evidência.

Graus de recomendação	
Classe I	Condição em que há evidência/concordância geral de que a intervenção é eficaz e útil.
Classe II	Condição em que há evidência conflitante/divergência de opinião sobre eficácia e utilidade da intervenção.
Classe IIa	Peso da evidência/opinião favorece a eficácia e a utilidade de emprego.
Classe IIb	Peso da evidência/opinião está menos bem estabelecido sobre eficácia e utilidade da intervenção.
Classe III	Condição em que há evidência/concordância geral de que a intervenção não é eficaz e útil, podendo ser danosa.

Peso da evidência	
Nível A	Vários ensaios clínicos randomizados convergentes ou um ensaio clínico de alta qualidade.
Nível B	Ensaios clínicos randomizados de menor qualidade.
Nível C	Estudos não randomizados ou opinião de especialistas.

Em geral, há paralelismo entre nível de evidência e grau de recomendação; no entanto, para algumas situações, é possível conferir altos graus de recomendação para condutas, mesmo com a inexistência de estudos de qualidade. Em geral, correspondem a procedimentos consagrados, com eventual dificuldade de estudar em ensaios clínicos, e que os autores entendem como plenamente recomendáveis. Para qualificar o nível de evidência, privilegiaram-se estudos com desfechos clinicamente relevantes ou primordiais (sobrevida, qualidade de vida, incidência de doença etc.). Dados de pesquisas que utilizam desfechos intermediários ou substitutos (marcadores fisiopatológicos, bioquímicos etc.) têm menor impacto direto na prática clínica, embora possam ser relevantes para melhor compreensão da doença e posterior realização de ensaios clínicos com desfechos primordiais. Mesmo que esses efeitos tenham sido demonstrados em ensaios clínicos, não costumam ser suficientes para configurar nível de evidência A ou B.

Nos capítulos da Unidade 4, incluiu-se sumário de graus de recomendação para as condutas medicamentosas e não medicamentosas avaliadas criticamente pelos autores do capítulo e avalizadas por editores. Tais recomendações não reproduzem, obrigatoriamente, consensos externos, mas representam o que os autores entendem como aplicável a cada indicação. Com isso, são exigidos fundamentos consistentes para propor graus inequívocos de recomendação, valorizando a evidência existente.

▶ Ficha de leitura

Este é um roteiro para leitura de trabalhos que utilizam metodologia farmacológico-clínica.

1. Qual é a base teórica do assunto investigado? Identifique a hipótese conceitual.
2. Qual é o delineamento geral do modelo de investigação?
3. Descreva os critérios para seleção de participantes.
4. Caracterize as intervenções ou exposições estudadas.
5. Identifique os desfechos clínicos e métodos empregados em sua avaliação.
6. Qual é a hipótese operacional? Há hipóteses secundárias definidas *a priori*?
7. Houve controle adequado de erros sistemáticos? Como foi feito?
8. Como se procedeu para controle de erros aleatórios? Analise se houve estimativa de P alfa e cálculo do tamanho da amostra no planejamento; se houve controle para múltiplas comparações na análise dos resultados; se foram estimados os intervalos de confiança.
9. Identifique tabelas ou figuras produzidas em função da hipótese operacional e do método empregado.
10. Os resultados possibilitam inferir sobre a hipótese operacional? Se afirmativo, qual é a inferência adequada?
11. O trabalho tem validade interna?
12. O trabalho tem validade externa? Qual é a inferência sobre a hipótese conceitual?
13. Os resultados têm significância farmacológico-clínica? Qual é sua aplicabilidade?

▶ Bibliografia sugerida

Fletcher RH, Fletcher SW, Fletcher GS. Epidemiologia Clínica. 5 ed. Porto Alegre: Artmed; 2014. 296 p.

Gordis L. Epidemiology. 5 ed. Philadelphia (PA): Saunders, Elsevier; 2014. 416 p.

Guyatt G, Rennie D, Meade M, Cook DJ. Users' Guides to the Medical Literature: Essentials of Evidence-Based Clinical Practice. 2 ed. New York (NY): McGraw-Hill Professional; 2008. 359 p.

Moher D, Hopewell S, Schulz KF, Montori V, Gøtzsche PC, Devereaux PJ et al.; Consolidated Standards of Reporting Trials Group. CONSORT 2010 Explanation and Elaboration: Updated guidelines for reporting parallel group randomised trials. *J Clin Epidemiol*. 2010; 63(8):e1-37.

Moher D, Liberati A, Tetzlaff J, Altman DG; The PRISMA Group. Preferred Reporting Items for Systematic Reviews and Meta-Analyses: The PRISMA Statement. *PLoS Medicine*. 2009; 6:e1000097.

Stewart LA, Clarke M, Rovers M, Riley RD, Simmonds M, Stewart G, Tierney JF; PRISMA-IPD Development Group. Preferred Reporting Items for Systematic Review and Meta-Analyses of individual participant data: the PRISMA-IPD Statement. *JAMA*. 2015; 313(16):1657-1665.

Szklo M, Nieto FJ. Epidemiology: Beyond the basics. 3 ed. Burlington (Ma): Jones & Bartlett Publishers; 2014. 516 p.

Zorzela L, Loke YK, Ioannidis JP, Golder S, Santaguida P, Altman DG, Moher D, Vohra S; PRISMA harms group. PRISMA harms checklist: improving harms reporting in systematic reviews. *BMJ*. 2016; 352:i157.

CAPÍTULO 3
Fundamentos de Bioestatística Aplicada à Farmacologia Clínica

Maria Beatriz Cardoso Ferreira

▶ Introdução

Apesar de sua inquestionável importância, Bioestatística é comumente vista como uma "ciência para iniciados". Em geral, profissionais da área de saúde têm dificuldade de entender como conceitos matemáticos são aplicados à Biologia. Paralelamente, muitas publicações enfatizam as equações matemáticas e não abordam o raciocínio envolvido na sua execução e interpretação. Para quem se dedica a atividades de pesquisa, a informática disponibilizou diversos pacotes estatísticos. Mesmo assim, há a necessidade de conhecer os fundamentos da Bioestatística, para que se possa selecionar a abordagem matemática mais adequada à análise dos dados. Para profissionais com atividades eminentemente assistenciais, a familiaridade com essa ciência possibilita analisar corretamente as probabilidades apresentadas em publicações científicas com aplicabilidade clínica.

Quando se procura obter respostas a partir de experimentos, clínicos ou não, as conclusões podem ser mascaradas por diversos fatores – os chamados vieses ou erros. Os *erros sistemáticos* decorrem de problemas no delineamento do estudo. Inadequada seleção da amostra, aferição não fidedigna do fenômeno avaliado e falta de controle de outras variáveis que podem estar interferindo no resultado determinam vieses de seleção, aferição e confusão, dentre outros, os quais fazem as observações diferirem sistematicamente dos valores reais.[1-3] Já o *erro aleatório* é inerente a todas as observações. Mesmo com adequadas montagem e execução do experimento, os resultados podem ser influenciados por fatores que estão fora do controle dos pesquisadores, até mesmo por serem desconhecidos. Esta é a fonte do erro aleatório. Este pode ser minimizado, mas nunca completamente evitado.[1-3] Erros aleatórios e sistemáticos são componentes do *erro amostral*, que pode prejudicar o estabelecimento de inferências para a população, a partir da análise dos sujeitos em estudo.[3]

Amostragem e erro aleatório

A incapacidade de se aferirem e entenderem todos os condicionantes de comportamentos biológicos propicia que muitas de suas medidas sejam imprecisas. Uma limitação corriqueira decorre da impossibilidade de se avaliar toda a população de interesse, o que leva ao estudo de apenas uma parte dela, selecionada pelo processo de amostragem. Imprecisão nesse processo, devido à seleção de indivíduos não representativos de toda a população ou em diferentes ritmos biológicos (variabilidade), pode determinar que os parâmetros medidos (variáveis) se distanciem dos parâmetros da população de origem.

Estatística é a ciência que avalia o erro aleatório, cujo objetivo é orientar coleta, resumo, apresentação, análise e interpretação dos dados. Já a Bioestatística é a ciência que trata da aplicação dos métodos estatísticos à solução de problemas biológicos.[1]

A Estatística abarca dois componentes – o descritivo e o analítico. O primeiro descreve fenômenos biológicos em amostras ou populações, valendo-se de diversas medidas que expressam as características de interesse. Além de descrever os fenômenos, a *estatística descritiva* pode calcular a precisão das medidas, ou seja, a estimativa de que o parâmetro aferido corresponde ao da população de origem. Já a *estatística analítica* ou *inferencial* é empregada para avaliar a influência do erro aleatório na comparação de duas ou mais amostras.

Em Medicina e Farmacologia Clínica, frequentemente, são necessárias comparações de grupos (amostras) expostos a diversos fatores (terapias). Na aferição de parâmetros que podem ser influenciados por esses fatores (p. ex., efeitos de tratamentos), deve-se estimar a probabilidade – *valor P* – de que as diferenças observadas também possam ser decorrentes de erro aleatório, o que é feito pela estatística.[1-3]

A análise estatística de um estudo científico tem o objetivo de verificar em que proporção seus resultados provêm de erro aleatório ou decorrem de fenômeno existente na realidade. Contudo, seu papel não se restringe apenas a isso. No planejamento da pesquisa, auxilia na escolha das situações experimentais e na determinação do tamanho da amostra. Na fase de análise, indica técnicas de apresentação e comparação de dados; na elaboração das conclusões, possibilita generalizações a partir dos resultados obtidos.[1]

Fontes de variações de dados

Há duas fontes para a variação aleatória. Esta pode surgir do próprio *método de aferição* do fenômeno biológico em estudo, sendo dependente do desempenho de instrumentos e observadores.[2] Distintos instrumentos ou técnicas de laboratório podem produzir resultados diferentes para uma mesma amostra. Por exemplo, o valor de pressão sanguínea proveniente da aferição por meio de cateter arterial difere do obtido com esfigmomanômetro. Isso não significa que as medidas estejam erradas, mas, sim, que cada técnica tem uma variabilidade de valores que lhe é própria. Em alguns casos, no entanto, as variações se devem a *erros de aferição*.[4] Manguitos de diversos tamanhos podem fornecer leituras diferentes de uma mesma pressão arterial. Aparelhos mal calibrados ou obtenção de dados por distintos observadores, sem que haja treinamento prévio para uniformizar a coleta de informações, podem causar divergências nos resultados. Condições diversas de medição – hora do dia, temperatura ambiental, silêncio ou barulho, fadiga ou ansiedade – também contribuem para as variações observadas entre indivíduos. É possível reduzir essas fontes de erro, empregando técnicas de aferição de reconhecida acurácia, padronizando as condições sob as quais os dados são obtidos e treinando observadores para que apresentem desempenho similar.[2]

A variação também pode advir de *fatores biológicos*, representando mudanças que ocorrem no indivíduo ao longo do tempo ou são induzidas por influências genéticas, nutricionais e ambientais.[2] Muitas doenças evoluem para a cura, independentemente da abordagem terapêutica adotada. Exemplos clássicos são o resfriado comum e a infecção herpética oral. Pode-se, então, atribuir erroneamente a um dado tratamento a remissão do quadro, o que, de fato, se deveu à evolução natural do processo. Além disso, há parâmetros que variam no tempo, enquanto outros permanecem relativamente constantes. Pressão sanguínea e frequência cardíaca, por exemplo, modificam-se muito de momento a momento. Leitura única pode não representar o comportamento usual naquele indivíduo. Como medidas individuais podem ser enganosas, a variação resultante daí é minimizada pelo estudo em amostra com muitos indivíduos ou em diferentes momentos.[2] Já medidas de gases sanguíneos (oxigênio e dióxido de carbono) são mais constantes. Valores de parâmetros laboratoriais (como níveis hormonais) e padrões de respostas comportamentais ou a fármacos podem variar de acordo com gênero ou faixa etária.

▶ Estatística descritiva

Ocupa-se da descrição dos fenômenos observados por meio de frequência e distribuição dos dados. Está envolvida com resumo e apresentação desses dados.[1] De acordo com a informação obtida no estudo, pode ser suficiente, por si só, para interpretação de eventos e formulação de conclusões.

A *população em estudo* compreende todo o conjunto de indivíduos que apresenta pelo menos uma característica em comum. O conceito estatístico é mais amplo que o demográfico, que inclui somente pessoas. A *amostra estatística* corresponde à parte da população que será estudada.

Dados estatísticos

Dados estatísticos são todas as observações que resultam em valores numéricos ou atributos. São apresentados por meio de frequência absoluta (número real de ocorrência) ou relativa (porcentagem ou proporção) de valores da variável analisada.

Variável é qualquer qualidade ou característica de pessoa ou coisa que pode ser mensurada. Por definição, está sujeita a mudanças. Pode classificar-se em qualitativa ou quantitativa.

Variáveis qualitativas ou *nominais* correspondem a atributos estudados na amostra, tais como gênero, ocupação, coloração da pele, tipo sanguíneo, dentre outros. Os dados podem ser expressos ou não por meio de números. No entanto, mesmo que os dados possam ser apresentados sob a forma numérica, como masculino = 1 e feminino = 2, os números são apenas símbolos, sem valor quantitativo.[1]

Variáveis quantitativas são expressas por números e podem ser contínuas ou discretas:[1]

- *Variáveis quantitativas contínuas* podem ter infinidade contínua de valores numéricos, ou seja, não estão restritas a certos valores. São expressas por números reais, como 500 mℓ de sangue ou 5,7 mg/mℓ de concentração plasmática de determinado fármaco[1]
- *Variáveis quantitativas discretas*, embora resultem de uma contagem, podem assumir apenas determinados valores (número finito). Têm valores inteiros, como número de filhos, dentes, medicamentos ou eventos mórbidos. Diferem das variáveis contínuas pela impossibilidade, mesmo teórica, de se observarem valores fracionários.[1] Não é possível, assim, obter como resultado 1,5 filho ou 2,3 infartos do miocárdio.

Variáveis categóricas, qualitativas ou quantitativas, são empregadas para definir categorias de certa característica avaliada. São exemplos: tabagismo (categorizando os indivíduos em fumantes e não fumantes) e intensidade de dor (escore 0, correspondendo à ausência de dor; escores superiores a 0 até 30, equivalendo à dor leve; escores superiores a 30 até 60, à dor moderada; escores superiores a 60, à dor intensa, em escala analógica visual). Quando agrupadas em apenas dois níveis, são consideradas *dicotômicas, binomiais ou binárias*, como no exemplo de tabagismo.[1] Quando apresentam mais de duas categorias, recebem o nome de *polinomiais ou politômicas*, como exemplificado nos escores de dor.[1]

As variáveis qualitativas são, por si sós, categóricas. As quantitativas discretas também podem ser analisadas diretamente ou agrupadas em categorias para fins de análise, como, por exemplo, a categorização do número prévio de infartos do miocárdio em nenhum, um ou mais de um. As variáveis quantitativas contínuas também podem ser transformadas em categóricas por agrupamento, de acordo com a análise de interesse para o pesquisador. Assim, o escore de dor pode ser apresentado como valor único por indivíduo (p. ex., 50) ou categorizado (faixa entre valor superior a 30 até 60).

Quatro tipos de escalas são usados para medir variáveis e, assim, obter dados estatísticos:

- *Escala nominal ou classificadora* emprega nomes, números ou outros símbolos para classificar objeto, pessoa ou característica em número limitado de categorias que não são ordenadas. As categorias devem ser mutuamente exclusivas, como, por exemplo, gênero e tipo sanguíneo
- *Escala ordinal ou por pontos* também distribui cada medida em número limitado de categorias; estas, no entanto, são ordenadas de acordo com critérios preestabelecidos (de maneira crescente ou decrescente), como os escores de Apgar (em escala de 0 a 10), graus de intensidade de dor (leve, moderada ou grave) ou estágios de doença. Estágio I de doença indicará, por exemplo, menor comprometimento orgânico que estágio III. Assim, não só os elementos são agrupados por categorias, como há relação entre essas ("maior ou menor que"), dando a ideia de ordenação
- *Escala intervalar* prevê a distribuição das medidas em número ilimitado de categorias, que são igualmente espaçadas, como se observa com as temperaturas ambientais ou corporais. Como a diferença entre dois números quaisquer é mantida, a escala caracteriza-se por unidade constante e comum de mensuração, que atribui número real a todos os componentes do conjunto de dados. Assim, a diferença existente entre temperaturas de 20°C e 30°C é a mesma observada entre temperaturas de 30°C e 40°C. Não há ponto zero; isto é, não há ausência real ou teórica da variável em estudo. Assim, 0°C é o ponto em que a água congela, não representando ausência de temperatura
- *Escala de razões ou proporções*, em que as medidas iniciam realmente no ponto zero e distribuem-se em intervalos iguais, como ocorre com tempo, massa e volume. A razão de dois pontos quaisquer da escala é independente da unidade de mensuração. Por exemplo, ao se determinarem massas de dois objetos diferentes em libras e gramas, a razão entre eles é idêntica nas duas unidades de medida.

Dados quantitativos, obtidos a partir de medições ou contagens, são apresentados em escalas ordinais, intervalares ou de proporção. Dados qualitativos, obtidos a partir de escalas de atributos mutuamente exclusivos (p. ex., pertencer ao grupo fumante ou não fumante), são descritos em escalas nominais ou ordinais.

Os tipos de apresentação de dados e seus respectivos exemplos são mostrados no Quadro 3.1.

Medidas de tendência central e de variabilidade

■ Medidas de tendência central (de locação ou de posição)

Procuram representar o valor em torno do qual os demais valores de uma população ou amostra oscilam. Podem ser expressas como média, mediana ou moda.[1,4]

Quadro 3.1 ■ Tipos de apresentação de dados e respectivos exemplos.

Variável qualitativa (não numérica)		
Variável categórica	Escala nominal	Gênero, tipos sanguíneos, tabagismo (sim ou não), teste diagnóstico (positivo ou negativo)
	Escala ordinal	Intensidade de dor (leve, moderada, intensa), estágio de doença (leve, moderada, intensa)
Variável quantitativa (numérica)		
Variável contínua	Escala intervalar	Temperatura ambiental ou corporal
	Escala de proporção	Glicemia, pressões arteriais diastólica e sistólica, concentrações plasmáticas (Cpl) de fármacos
Variável contínua categórica	Escala ordinal	Cpl inferior a 5 mg/mℓ e Cpl igual ou maior que 5 mg/mℓ
Variável discreta	Escala de proporção	Frequência de infartos do miocárdio (absoluta ou relativa)
Variável discreta categórica	Escala ordinal	Zero, um ou mais de um infarto do miocárdio prévio

Quadro 3.2 ■ Exemplos de medidas de tendência central.

Amostra A 12 14 17 20 22	**Série de dados com distribuição simétrica** Média = 17 Neste exemplo, o valor da mediana também é 17.
Amostra B 12 14 17 20 220	**Série de dados com distribuição assimétrica** Mediana = 17 O alto valor de um dos extremos causaria deslocamento da média nesta direção (seria igual a 56,6). Mediana é mais útil.
Amostra C 12 14 17 20 ≥ 25	**Série de dados em que um dos extremos não é totalmente definido** Mediana = 17 Ocorre, por exemplo, quando o aparelho de aferição é incapaz de detectar medidas além de certo valor. Todos os dados acima desse limite serão expressos com o mesmo valor numérico. Uso de média subestimaria a medida de tendência central. Usa-se mediana.
Amostra D 12 14 17 17 20	Moda = 17 Neste exemplo, como há apenas uma moda, diz-se que a distribuição é unimodal. O valor da mediana também é 17.

Média é obtida pelo cálculo da média aritmética dos dados. Quando mensurada na população, é indicada pela letra grega μ (lê-se "mi"). Em uma amostra, é representada pela letra X com uma barra sobreposta – $\overline{X}$ – e se lê "X barra".

Mediana (Md ou Mdn) é o valor que ocupa a posição central de uma série de dados, quando estes estão ordenados (seja de forma crescente ou decrescente), dividindo a distribuição em duas partes iguais. Pode não pertencer ao conjunto original de valores. Assim, em amostras com número par de valores, há duas posições centrais na lista ordenada, e a mediana é representada pela média aritmética dos dois valores que ocupam aquelas posições. Mediana também é chamada de percentil 50% da amostra (P_{50}), pois representa o ponto acima e abaixo do qual 50% das observações ocorrem.[4] Esta medida de tendência central é útil em séries de dados com distribuição assimétrica (pois sofre menor influência de valores extremos) e naquelas em que um dos extremos não está totalmente definido (p. ex., valores extremos limitados pelo sistema de aferição).[1] Expressão LD50, usada em Farmacologia, corresponde, por exemplo, à dose letal mediana. Representa o percentil 50% das doses letais, de modo que 50% dos indivíduos da amostra sobrevivem a essa dose, enquanto 50%, não.[4]

Moda (Mo) é o valor que ocorre com maior frequência em uma série de dados. É útil por ser medida que praticamente não exige cálculo. Se perguntado sobre a média de escovações diárias nos últimos meses, o indivíduo pode responder três. Contudo, tal valor não é uma média, obtida a partir de dados coletados durante certo período de tempo; é, sim, o valor mais frequente – ou seja, a moda. Esta também pode ser usada em substituição à média em série de dados pouco simétrica. Quando todos os valores da amostra têm a mesma frequência, diz-se que a distribuição é amodal, ou seja, não há moda. Caso haja uma, duas, três e quatro ou mais modas, diz-se que as distribuições são, respectivamente, unimodal, bimodal, trimodal e polimodal ou multimodal.

Exemplos de medidas de tendência central são apresentados no Quadro 3.2.

■ Medidas de variabilidade ou de dispersão

Expressam maior ou menor dispersão dos dados de uma população ou amostra, a partir da medida de tendência central. Podem ser apresentadas como amplitude, variância, desvio padrão, coeficiente de variação ou quantis.[1,4] Quanto menor a variabilidade dos dados, mais homogênea é a amostra estudada.

Amplitude é calculada pela diferença entre o maior e o menor dos valores obtidos em dada série de dados. Se, por exemplo, a pressão arterial diastólica em certo grupo de pacientes variou de 60 a 90 mmHg, amplitude dos dados é igual a 30 mmHg. É a medida mais simples de representação da variabilidade de dados.

Variância tem por base a avaliação dos desvios de cada valor obtido em uma população ou amostra em relação à média. Emprega-se o símbolo σ^2 (letra sigma minúscula ao quadrado) para representar a variância calculada com os dados de uma população, e s^2 para a variância de uma amostra. É calculada a partir da seguinte equação:[1,4]

$$\text{Variância} = \frac{\Sigma d^2}{n-1}$$

Em que: d (desvio de cada dado em relação à média) = (valor obtido – média da amostra); Σd^2 = soma dos desvios ao quadrado; n = número de observações (tamanho da amostra).

Inicialmente, era possível imaginar que a soma dos desvios de cada valor obtido (d), em relação à média da amostra, expressaria adequadamente a dispersão dos dados. No entanto, esse somatório (Σd) é igual a zero.[4] Como artifício matemático para superar esse problema, os cálculos de variância e desvio padrão são feitos a partir de d^2, eliminando, assim, a influência do sinal de cada valor de d.

Ao contrário da amplitude, expressa na mesma unidade de medida dos dados analisados, a variância apresenta a unidade de medida elevada ao quadrado (d^2). Assim, a pressão arterial diastólica, por exemplo, é expressa em mmHg, mas, na variância, aparecerá como $mmHg^2$. Portanto, para facilitar a interpretação dos dados, extrai-se a raiz quadrada da variância, dando origem ao chamado *desvio padrão* (DP ou *standard deviation*, em inglês), que volta a ser expresso na mesma unidade de medida da variável em estudo. O símbolo σ representa o desvio padrão da população, e s, o da amostra.

O desvio padrão é calculado de acordo com a expressão a seguir:[1,4]

$$DP = \frac{\sqrt{\Sigma d^2}}{n-1} \quad ou \quad DP = \sqrt{var}$$

Em que: Σd^2 = soma dos desvios ao quadrado; n = número de observações (tamanho da amostra); var = variância.

Coeficiente de variação (CV) relaciona desvio padrão e média.[1,4] É calculado com base no seguinte raciocínio: se a média corresponde a 100%, o desvio padrão corresponderá a uma dada porcentagem da média. Logo:

$$CV(\%) = \frac{DP}{\overline{X}} \cdot 100 \quad ou \quad \frac{CV}{\overline{X}} = DP$$

Em que: DP = desvio padrão; $\overline{X}$ = média da amostra.

O coeficiente de variação, assim como a variância, não está expresso na mesma unidade de medida da variável estudada.

Quando a distribuição das observações é relativamente simétrica, variância e desvio padrão são as medidas de dispersão preferidas. Quando a distribuição é marcadamente assimétrica ou os dados são qualitativos, tais medidas deixam de ser fidedignas. Nesses casos, a mediana é a medida de tendência central escolhida, e é possível usar *quantis* como medida de dispersão.[1,4] Estes últimos correspondem a medidas que dividem um grupo de dados ordenados em partes iguais. Se estes forem divididos em quatro partes iguais, fala-se em *quartis*. Um quarto de todas as observações ordenadas é menor que o valor do primeiro quartil (Q_1), enquanto um quarto das observações é maior que o valor do terceiro quartil (Q_3). O segundo quartil (Q_2) corresponde à mediana.[4]

O conjunto ordenado das observações pode ser dividido em 5, 8, 10 ou 100 partes iguais, constituindo, respectivamente, os *quintis, octis, decis* ou *centis*. Estes últimos também são chamados de percentis. Mediana corresponde ao percentil 50% da amostra (P_{50}). O primeiro quartil corresponde ao percentil 25% (P_{25}) e o terceiro, ao percentil 75% da amostra (P_{75}). Entre esses dois valores, estão 50% dos dados obtidos na amostra estudada, e essa distância é denominada *amplitude ou intervalo interquartil*.[1,4]

Dados referentes a variáveis contínuas são geralmente expressos sob forma de média e desvio padrão. Variáveis discretas, apesar de numéricas, são expressas por percentis. Para valores numéricos qualitativos, expressos em escalas nominais ou ordinais, não é possível realizar cálculos de média aritmética ou desvio padrão, visto que os valores representam atributos e não números reais. Assim, somente são admissíveis moda ou mediana e quartis (ou percentis) para representar tendência central e variabilidade, respectivamente. Como escalas intervalares e de razão são verdadeiramente quantitativas, seus valores podem ser expressos por meio de média e desvio padrão.

Distribuição de frequências

Observações feitas para determinada variável podem ser apresentadas visualmente, colocando-se seus valores em um eixo (denominado *x*), e a frequência com que esses valores aparecem no outro (eixo *y*). Isso é conhecido como *distribuição de frequências* e pode ser visto na Figura 3.1.[2]

A configuração simétrica, também denominada *curva de distribuição normal, distribuição gaussiana ou curva de Gauss*, é modelo matemático que serve de referência para a análise de dados.[1,4] A curva normal tem formato similar ao de um sino visto de lado. Quanto mais afastados os valores estiverem da média, mais a frequência tende a zero.[1,4]

A partir de histogramas de frequência de aparecimento de determinados valores na amostra ou população estudada, são obtidas as chamadas *curvas de distribuição de dados*, que podem ter diversas configurações (Figura 3.2).

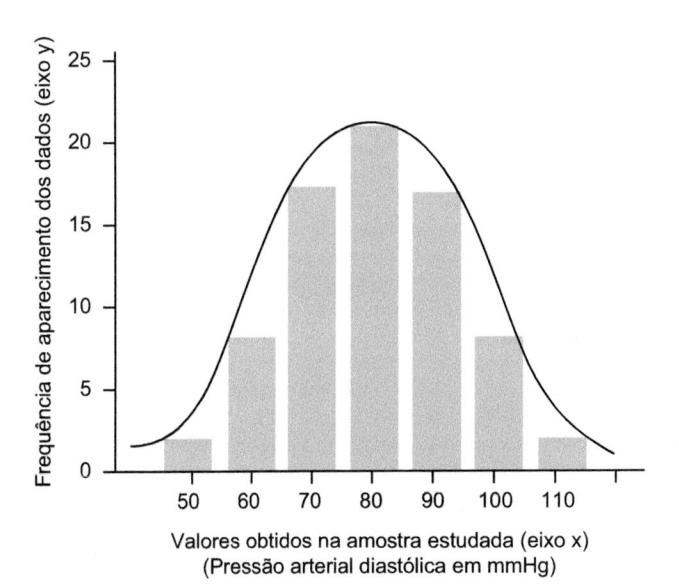

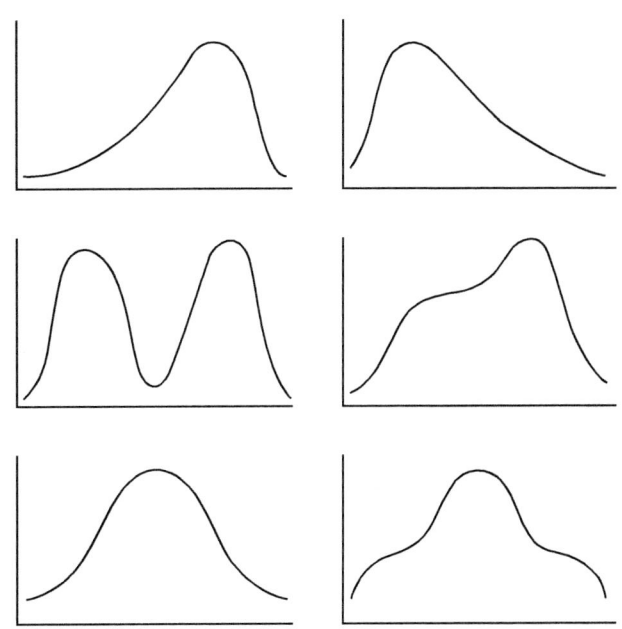

Figura 3.2 ■ Diferentes configurações de curvas de distribuição de frequências.

Figura 3.1 ■ Distribuição de frequências.

No entanto, é importante ter em mente que, em Biologia, não se encontra curva matematicamente exata, e as distribuições reais raramente têm as características de uma distribuição gaussiana perfeita. Além disso, o termo "normal" não deve ser interpretado como indicativo de que a distribuição gaussiana ocorre apenas em indivíduos sadios. É possível observar características com distribuição normal também em indivíduos categorizados como doentes.[1]

Para definição da curva de distribuição normal, são necessários dois parâmetros – medidas de tendência central e de dispersão. A partir deles, estabelecem-se as propriedades da curva, descritas a seguir (Figura 3.3):[1,4]

- A média está no ponto em que ocorre a maior frequência da variável em estudo. Se a média não coincide com a maior frequência, não é considerada curva de distribuição normal. Média, mediana e moda são coincidentes
- A curva é simétrica em relação ao eixo que passa pela média, de modo que as frequências tendem a zero à medida que os valores se afastam da medida de tendência central
- A área sob a curva normal engloba todos os dados obtidos sobre a variável em estudo e pode ser representada pelo valor 1 ou 100%

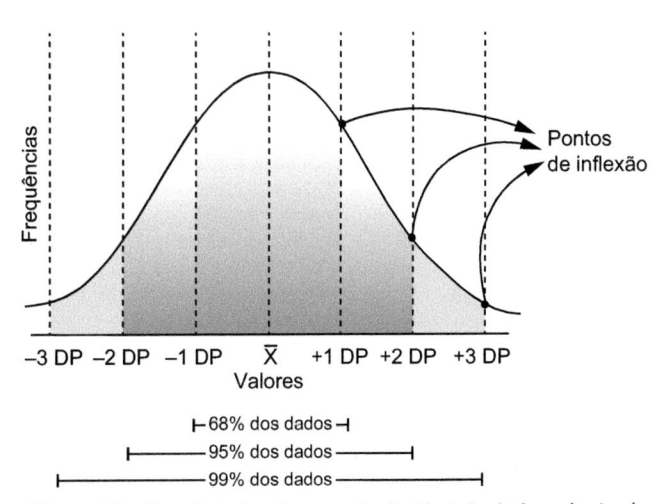

Figura 3.3 ■ Propriedades da curva de distribuição de frequências.[4]

- Há pontos de inflexão, demarcados por perpendiculares levantadas a partir de desvios padrão da média
- A área sob a curva normal compreendida no intervalo de [média – 1 DP] até [média + 1 DP] engloba 68% dos dados obtidos
- A área sob a curva normal compreendida no intervalo de [média – 1,96 DP] até [média + 1,96 DP] engloba 95% dos dados obtidos. Valor 1,96 é arredondado para 2 DP
- A área sob a curva normal compreendida no intervalo de [média – 2,58 DP] até [média + 2,58 DP] engloba 99% dos dados obtidos. Valor 2,58 é arredondado para 3 DP.

Assim, se, em pacientes atendidos em ambulatório de Medicina Interna durante 1 mês, a pressão arterial diastólica média é de 80 mmHg, com desvio padrão de 10, calcula-se que 68% dos indivíduos dessa amostra têm pressões diastólicas que variam de 70 a 90 mmHg (correspondendo a 80 ± 10) e 95% dos indivíduos, pressões de 60 a 100 mmHg (correspondendo a 80 ± [2 × 10]). Para englobar 99% dos pacientes, deve-se considerar a faixa que vai de 50 a 110 mmHg (80 ± [3 × 10]).

Ao analisar os dados obtidos, considera-se que valores próximos da média correspondem aos de indivíduos pertencentes a uma dada população em estudo. No entanto, se esses valores se afastam, não é possível afirmar se pertencem ou não a ela. Para estabelecer parâmetros que caracterizem determinada população, procura-se estabelecer uma faixa dita de "normalidade", englobando valores baixos e altos. Se corresponder à média ± 3 DP, pode-se categorizar como normal um indivíduo com valores extremos da variável estudada. Se corresponder à média ± 1 DP, corre-se o risco de ser muito rigoroso e considerar indivíduos sadios como doentes. Assim, costuma-se empregar o valor correspondente a 2 DP em relação à média como limite para a faixa de valores ditos normais, de modo que haja menor risco de deixar de diagnosticar indivíduos doentes. No entanto, esse método tem uma desvantagem – a definição de doença tem base matemática e não biológica. Assim, o indivíduo pode apresentar um valor anormal em certo teste e não ser necessariamente doente.

Intervalos de confiança

Na prática, geralmente não é possível calcular parâmetros populacionais de maneira direta. Assim, eles são estimados a partir de amostras obtidas da população em estudo. Como os valores de um dado parâmetro variam de uma amostra para outra, incerteza é introduzida nesse processo. O cálculo do *intervalo de confiança* (IC) possibilita expressar a precisão dessa estimativa, considerando as variações observadas de amostra para amostra.[4] Quando se estabelece IC95%, por exemplo, pode-se afirmar que há 95% de confiança de que o intervalo obtido inclui o real valor da média da população (µ).[1,4]

A amplitude do intervalo de confiança é determinada por tamanho de amostra e precisão das medidas. Aumentando o tamanho da amostra observada, diminui-se a dispersão dos dados e, portanto, a amplitude do intervalo de confiança. Maiores amostras fornecem melhor estimativa dos parâmetros da população de origem, diminuindo a probabilidade de ocorrer erro de amostragem. Assim, comparando IC95% = 0,1 a 9,2 com IC95% = 0,9 a 1,4, conclui-se que o resultado do primeiro é menos preciso que o do segundo, provindo de amostra mais heterogênea.

O intervalo de confiança também pode ser calculado para dados apresentados como risco relativo (RR) ou razão de chances (RC ou OR = *odds ratio*, em inglês). Nesse caso, se o intervalo englobar o valor 1, que representa ausência de risco ou de chance, infere-se que não há diferença estatisticamente significativa entre os grupos experimentais. Segue-se raciocínio similar para dados apresentados sob a forma de tamanho de efeito. Se o intervalo de confiança englobar o valor zero (ausência de efeito), conclui-se pela aceitação da igualdade entre grupos.

Curvas de sobrevida

Mortalidade tem sido avaliada como desfecho principal em diversos estudos. No entanto, a mera apresentação do número absoluto de mortes ocorridas durante o período de observação é inadequada, pois não leva em conta tempo de observação de cada paciente, período em que ocorreu a morte, perda de seguimento de alguns pacientes e taxa de mortalidade esperada para a faixa etária da amostra investigada. Assim, dados de estudos de mortalidade são apresentados por meio de tabelas e curvas atuariais de sobrevida, que levam em consideração o número de indivíduos sob risco no início do estudo e a cada momento em que ocorre uma morte. A expressão *atuarial* significa que a curva se atualiza – a amostra volta a ser analisada de novo como 100%, a cada perda de seguimento.

Curvas de sobrevida não incluem somente a mortalidade como desfecho. Cita-se, como exemplo, a análise de sobrevida livre de infarto do miocárdio. Além disso, tais curvas também podem ser construídas com dois ou três desfechos, como, por exemplo, sobrevida livre de morte por qualquer causa ou infarto. A *curva de Kaplan-Meier* é a mais comumente descrita em trabalhos científicos.

As curvas de sobrevida apenas descrevem a frequência de aparecimento do evento, não se tratando de testes de hipótese.

▶ Estatística inferencial ou analítica

Inferência significa o estabelecimento de conclusões a partir de um conjunto de dados. A estatística inferencial procura estabelecer conclusões sobre grande número de eventos com base na observação de apenas parte da população (amostra). Estima matematicamente, por meio de testes estatísticos, a probabilidade de um dado desfecho dever-se a erro aleatório.[1,2]

Parâmetros são valores que resumem informações relativas a uma dada variável estudada na população.[1] São exemplos a altura média de todas as pessoas que moram em Porto Alegre e a porcentagem de indivíduos do gênero masculino na população brasileira. As primeiras técnicas de inferência formularam hipóteses sobre a natureza da população da qual se extraíam os dados. Pelo fato de se denominarem "parâmetros" as características ou valores relacionados com a população, tais técnicas foram denominadas *paramétricas*. Originam conclusões que contêm qualificadores – "se as hipóteses sobre a população estiverem corretas, então é possível concluir que...". Posteriormente, desenvolveram-se técnicas que não exigiam pressupostos prévios muito numerosos ou rigorosos sobre os parâmetros, que foram chamadas de *distribuição livre* ou *não paramétricas*. Suas conclusões exigem menos qualificações – "independentemente do modo de distribuição da população, pode-se concluir que...".[1] Isso não significa, no entanto, que as últimas tenham valor menor que as primeiras, apenas que têm por base princípios diferentes.

A *distribuição paramétrica* caracteriza-se mais comumente pela configuração simétrica dos dados em um histograma, podendo ser assim descrita por uma curva normal. São exemplos: distribuição de peso corporal, frequência cardíaca e pressão arterial em determinada população ou amostra. Técnicas estatísticas paramétricas requerem que certas condições a respeito dos parâmetros a serem avaliados sejam atendidas, como mensuração em escalas intervalares ou de razão (valores realmente numéricos). Seus cálculos envolvem adição, multiplicação e divisão dos conjuntos de valores obtidos, aplicando-se, portanto, apenas a dados numéricos (números aritméticos reais), expressos como média e desvio padrão.

A *distribuição não paramétrica* ou livre caracteriza-se pelo fato de os valores poderem assumir qualquer distribuição, até paramétrica eventualmente. Para as provas estatísticas não paramétricas, não há exigências sobre os parâmetros da população, sendo aplicáveis a dados ordinais e nominais, geralmente expressos como mediana e quartis. Não dependem do conhecimento da distribuição da variável na população. Os cálculos estatísticos tomam como base o ordenamento dos dados e não seus valores numéricos, sendo aplicáveis a qualquer tipo de valor obtido. Assim, a ideia é determinar se, por exemplo, dois grupos de dados contêm igualmente valores baixos, médios e altos, ou se, em algum deles, estão apenas os valores altos e, no outro, os valores médios e baixos. Nesse aspecto, é importante atentar para o tipo de dado trabalhado, pois valores numéricos podem sê-lo apenas na aparência. Há ainda técnicas não paramétricas aplicáveis mesmo que não seja possível o ordenamento dos dados.

Técnicas não paramétricas ou de distribuição livre são provas de hipóteses particularmente úteis na análise de dados em Biologia. São os testes mais apropriados quando se desconhece a distribuição dos dados na população. Também são úteis em situações de distribuição assimétrica dos dados ou presença de heterogeneidade nas variâncias. Seus cálculos são simples e aplicam-se a dados expressos em "postos" ou números de ordem (escala ordinal). Servem para analisar pequenas amostras, como as de um estudo-piloto ou que o sejam por sua própria natureza (portadores de doenças ou manifestações raras). Têm, portanto, aplicação mais ampla que os testes paramétricos.[1,4] Suas desvantagens são menor eficiência para análise de dados paramétricos (exigência de maior tamanho amostral para detectar diferenças reais) e menor obtenção de informações a partir do experimento realizado.[1]

Testes de hipóteses

Estudos buscam respostas para dúvidas ou lacunas existentes no conhecimento científico. Com base em informações já disponíveis na literatura, os pesquisadores estabelecem *hipóteses de trabalho* – ou seja, os autores esperam encontrar determinados resultados a partir do experimento delineado. Assim, muitas vezes, espera-se que diferentes tratamentos medicamentosos determinem respostas terapêuticas diversificadas. No entanto, isso pode ou não ser confirmado pela análise dos dados obtidos. Para tal, estabelecem-se *hipóteses estatísticas*, que visam realizar sua avaliação matemática.

Assim como em matemática, em que as comparações – feitas por meio de equações – preveem igualdade, os testes estatísticos procuram, a princípio, comprovar a *hipótese de nulidade* (nula, de igualdade ou H_0) ou seja, que os grupos são similares. Se, por exemplo, na comparação de eficácia entre fármaco B, recentemente lançado no comércio, e fármaco A, de uso tradicional e efeito comprovado, o teste estatístico demonstrar igualdade de resposta, aceita-se a hipótese de nulidade e conclui-se que ambos têm igual eficácia. Por outro lado, se o teste indicar que as respostas de A e B não são iguais, rejeita-se a hipótese de nulidade (H_0) e aceita-se a *hipótese alternativa* (H_A ou H_1), inferindo-se, então, que há diferença estatisticamente significativa de eficácia entre os fármacos.[1,4]

Deve-se salientar que a hipótese de nulidade é um artifício usado por motivos matemáticos. Dizer que há ausência de diferença entre grupos é uma simplificação. Dificilmente se obtêm dados absolutamente iguais na avaliação de grupos experimentais.[2] Assim, aceitar a hipótese de igualdade significa, na verdade, dizer que a diferença observada é menor que certo valor, considerado crítico, para que seja considerada importante.

Paralelamente, também se deve ter em mente que testes estatísticos apontam para presença ou ausência de diferenças estatisticamente significativas entre as amostras estudadas, constituídas de número limitado de indivíduos, de modo que os resultados obtidos podem ou não corresponder à realidade da população. Assim, há quatro possibilidades de relação entre as conclusões dos testes estatísticos e a realidade, esquematizadas no Quadro 3.3.[1]

Há duas possibilidades de acerto em teste estatístico: (a) os grupos estudados são realmente diferentes ou (b) os grupos, de fato, se comportam de modo semelhante, em comparação (teórica) com o que ocorre na população. Há também duas possibilidades de erro: (a) o teste detecta diferença entre grupos que, na realidade, são similares, propiciando conclusão "falsamente positiva", denominada *erro alfa* ou *tipo I*, ou (b) o teste estatístico conclui pela igualdade entre grupos que são, de fato, diferentes, levando à conclusão "falsamente negativa", chamada de *erro beta* ou *tipo II*. Assim, erro alfa é a probabilidade de ser apontada diferença entre grupos, inexistente na realidade. Portanto, somente deve ser considerado em estudos que concluem pela diferença entre grupos. Erro beta é a probabilidade de dizer que não há diferença entre os grupos, quando, na realidade, ela existe. Pode ser cogitado somente quando não há diferença estatisticamente significativa entre os grupos estudados, tendo maior risco de ocorrência em experimentos com pequena amostragem.[2,4] Os conceitos de erros α e β são análogos, respectivamente, a valores falsamente positivos e falsamente negativos de um teste diagnóstico.

A taxa de erro de tipo I ou alfa que o estudo se propõe a tolerar é chamada de *nível de significância* do teste estatístico (nível α). Em geral, é estabelecido em 0,05 ou 0,01; ou seja, a probabilidade de afirmar que há diferença significativa entre os grupos, quando, na verdade, ela não existe, é igual ou inferior a 5% ou 1%, respectivamente. Por convenção, são consideradas chances suficientemente pequenas de erro de tipo I, de modo que se aceita a afirmativa de que a diferença deve existir. No entanto, como são níveis arbitrários, quando se estabelece, por exemplo, nível α de 0,05, deve-se ter cuidado em rejeitar a hipótese de nulidade se P for igual a 0,049, e não rejeitar se for obtido P de 0,051. Nessas situações, exame adicional e, talvez, repetição do experimento são recomendados.[4]

Erro beta é menos comumente calculado, tendo recebido menor atenção que alfa. O cálculo de sua probabilidade é mais difícil, pois é necessário conhecer o valor do parâmetro μ na população estudada.[1] Além disso, os autores tendem a não submeter resultados negativos à publicação, visto que se prefere "o que funciona".[2] Editores de jornais científicos têm tendência similar, o que provoca, na atualidade, movimento de resgate "do que pode ser igual", pois a inexistência de diferença estatisticamente significativa também é importante. É possível encontrar dados especificamente a esse respeito em publicações como *Journal of Negative Results in Biomedicine* (http://www.jnrbm.com/), *Journal of Articles in Support of the Null Hypothesis* (http://www.jasnh.com/) e *International Journal of Negative & Null Results* (http://www.journalnetwork.org/pt/journals/international-journal-of-negative-and-null-results). Nesse contexto, concluir, por exemplo, que diferentes tratamentos têm igual eficácia possibilita ao prescritor utilizar outros critérios de seleção terapêutica, tais como segurança, existência de contraindicações, comodidade do esquema de administração, facilidade de acesso e custo. Paralelamente, igualdade na comparação de eficácia entre fármaco novo e agente padrão condiciona a permanência de uso do último, contrariando a postura de usar o novo apenas "por ser novo".

Erro beta pode ser controlado em dois momentos: na fase de montagem da pesquisa, quando se faz o cálculo do tamanho de amostra necessário para se atingir determinado objetivo, ou após sua realização, estabelecendo-se o poder da amostra para detectar uma diferença previamente estabelecida.[1]

Valor P

Probabilidade corresponde à frequência relativa de um evento. Probabilidade P de que um evento E ocorra é estimada pela seguinte equação:[1]

$$P(E) = \frac{\text{Número de vezes que E ocorre}}{\text{Número de vezes que E pode ocorrer}}$$

Os valores de P variam de 0 (evento impossível de ocorrer) a 1 (evento que certamente vai ocorrer).[1] Tome-se como exemplo uma moeda jogada para o ar. O evento a ser observado é o aparecimento

Quadro 3.3 ■ Relação entre as conclusões de um teste estatístico e a diferença realmente existente na população.

Conclusão do teste estatístico (na amostra estudada)	Resultado real (na população)	
	Diferença presente	Diferença ausente
Diferença significativa	Resultado correto	Erro tipo I ou alfa (resultado falsamente positivo)
Diferença não significativa	Erro tipo II ou beta (resultado falsamente negativo)	Resultado correto

da face "cara" ao cair no chão. Se essa face (ou esse evento) aparecer 50 vezes em 100 das quais a moeda é jogada para o ar (número de vezes que o evento pode ocorrer), a probabilidade de ocorrência do evento em avaliação é de 0,5 (ou seja, de 50%).

O valor P, encontrado em muitos estudos de área de saúde, também expressa a frequência relativa de um evento – a eventual ocorrência de erros aleatórios. Estima, portanto, a probabilidade de os resultados observados se deverem a erros de tipo alfa (P_α) ou beta (P_β) e não à influência das variáveis analisadas no estudo.[2] No entanto, na maior parte das publicações, aparece apenas a probabilidade de P_α ou simplesmente P.

Em Biologia, não se aceita probabilidade de resultado falsamente positivo (P_α) maior que 5%. Assim, valores de P iguais ou inferiores a 0,05 são considerados "estatisticamente significativos", pois é pouco provável que se esteja errado ao afirmar que o resultado (evento) obtido se deve à intervenção (ou exposição) em estudo. Considera-se que 5 chances em 100 (ou 1 chance em 20) de encontrar diferença significativa (quando, na verdade, ela não existe) constituem probabilidade de erro suficientemente pequeno e aceitável. Como esse é um ponto de corte arbitrário, os estudos expressam, preferencialmente, a probabilidade exata ($P = 0,10$; $P = 0,03$ etc.), sem dividi-la em duas categorias: ≤ 0,05 ou > 0,05. A interpretação do que é estatisticamente significativo é deixada para o leitor, dependendo das consequências de uma conclusão falsamente positiva.[2]

Ao concluir que P_α excede determinado limite, não havendo diferença significativa entre grupos, seu valor específico deixa de ser relevante. Nessa situação, adquire maior relevância a probabilidade de erro de tipo II ou P_β, que expressa a probabilidade de se concluir que os grupos estudados são iguais, quando, de fato, são diferentes. Também se pode dizer que responde ao seguinte questionamento: "se houver diferença entre os grupos experimentais, e o estudo for repetido muitas vezes, que proporção dessas repetições levaria à conclusão errônea de que os grupos não diferem entre si?" Em Biologia, o ponto de corte para P_β é arbitrariamente estabelecido em 0,20, correspondendo a 1 chance em 5 (ou 20 chances em 100) de não encontrar diferença significativa quando, na verdade, ela existe. Admite-se, assim, probabilidade maior de erro β em relação ao α. Isso se deve ao fato de as repercussões daquele erro serem potencialmente menores, visto que, ao afirmar que não há diferença entre os grupos, não se está, por exemplo, privilegiando um tratamento em detrimento de outro. Quando se diz que a probabilidade de erro β é pequena, infere-se que os grupos experimentais são similares entre si, e a conduta terapêutica fica menos sujeita a mudanças. Ao afirmar equivocadamente que essa diferença existe (erro α), é estabelecida uma relação de importância entre os grupos, em que um tratamento passa a ser considerado "melhor" ou "pior" que o outro.[2] A maior valorização de P_α deve-se ao fato de a diferença significativa estabelecer marca de importância para a variável analisada.

Em ensaios clínicos que concluem pela diferença significativa entre grupos experimentais, com $P = 0,01$, por exemplo, este valor é muitas vezes erroneamente interpretado como equivalendo à chance de 1% de a diferença se dever ao acaso. No entanto, na verdade, deve-se ler esse resultado da seguinte maneira: "a probabilidade (P) de se cometer um erro, ao afirmar que os grupos avaliados são diferentes, quando, de fato, são iguais, é de 1%". Como a probabilidade de se estar errado ao fazer aquela afirmativa é pequena, abaixo do valor de referência de 0,05, diz-se que os grupos são estatisticamente diferentes. Também é possível dizer que o valor P responde à seguinte questão: "se não houvesse diferença entre os grupos experimentais, e o estudo fosse repetido muitas vezes, que proporção dessas repetições levaria à conclusão errônea de que os grupos diferem entre si?". Logo, o objetivo do pesquisador ao obter essa probabilidade é saber qual é a chance de as diferenças observadas no seu estudo serem falsamente significativas (erro de tipo I ou alfa). Relatar que P equivale a 0,01 significa dizer que, não havendo real diferença entre os grupos e repetindo o experimento 100 vezes, em apenas 1 se encontraria uma falsa significância. Assim, é muito pequena (1%) a probabilidade de afirmar que os grupos diferem entre si, e isso não ser verdadeiro (erro de tipo I). Diz-se, então, que há diferença estatisticamente significativa entre os grupos.

Também erroneamente, alguns leitores consideram o valor de P como medida de quantificação do efeito a exposições ou intervenções. O valor de P não diz quão eficaz é um tratamento ou quão perigosa é a exposição a um poluente. Apenas expressa a probabilidade de a diferença de efeitos observada no grupo submetido a tratamento ou exposição, em relação ao grupo-controle, se dever a um erro aleatório e não a efeitos da variável em estudo.

Valor P_α e nível α

Embora similares em termos da informação que simbolizam, apresentam definições diferentes. Valor Pα representa a probabilidade de obter diferença de desfecho em certa amostra de uma população para a qual H_0 é verdadeira. É, portanto, a probabilidade de erro de tipo I. Seu valor varia de uma amostra para outra. Já o nível de significância α representa a probabilidade máxima de cometer um erro falsamente positivo (tipo I) que o investigador está disposto a aceitar. É escolhido pelo investigador e, assim, independe dos dados obtidos em certa amostra. Por tradição, o nível α é estabelecido em 0,05, o que significa que o pesquisador se propõe a tolerar um risco de 5% (mas não mais) de estar em erro quando afirma que os grupos tratados e controles diferem significativamente.

Valor P mede a força da evidência contra H_0. Quanto menor, mais forte a evidência contra H_0. O valor P no qual a evidência contra H_0 é declarada decisiva corresponde ao nível α de significância. Assim, como geralmente se estabelece um nível α de 0,05, P crítico para rejeitar H_0 é igual a esse mesmo valor.

Poder estatístico

Ao contrário de P_α e P_β, o poder não se relaciona com a chance de um erro em particular. Corresponde à probabilidade de um experimento detectar diferença significativa quando ela realmente existe.[2,4] É assim expresso:

Poder estatístico = 1 – probabilidade de erro de tipo II (P_β)

Poder estatístico e P_β são, portanto, complementares. O poder de um teste estatístico é análogo à sensibilidade de um teste diagnóstico, equivalendo à taxa de verdadeiros positivos. Quanto maior o poder do estudo, maior é a probabilidade de detectar diferença realmente significativa.[2]

A probabilidade de cometer erro de tipo II decresce à medida que o tamanho de amostra aumenta. Logo, o poder aumenta com a realização de maior número de observações.

Arbitrariamente, poder de 0,8 (probabilidade de detectar diferenças significativas = 80%) é visto como suficiente para detectar certo tamanho de efeito. Seu estabelecimento tem sido considerado importante na fase de montagem do estudo, sendo usado no cálculo do tamanho da amostra a ser testada. Após a realização do experimento, no entanto, a amplitude do intervalo de confiança seria mais relevante.

Tamanho da amostra

Ao iniciar projeto de pesquisa ou analisar estudo já publicado, investigadores ou leitores frequentemente se questionam sobre quantos pacientes precisam ser avaliados para minimizar a influência de erros aleatórios sobre os resultados obtidos. O número de observações necessárias para adequada comparação de distintos grupos experimentais depende de magnitude da diferença do efeito observado, valores de P_α e P_β e natureza dos dados coletados.[1,2]

Estudos lidam com efeitos de qualquer magnitude, esperando-se que detectem inclusive diferenças muito pequenas. Quanto maior a magnitude de efeito, menos pacientes serão necessários para evidenciar diferenças entre grupos experimentais. Para observação, por exemplo, do efeito hipoglicemiante de um agente como insulina, é necessário avaliar número bem menor de indivíduos do que o necessário em estudos com outros antidiabéticos com efeito de menor amplitude. Nessa última condição, deve-se ampliar o tamanho da amostra.

Riscos de erros alfa ou beta também são importantes. É preciso definir a magnitude aceitável desses riscos. Comumente, para erro alfa (P_α), é estabelecida em valores iguais ou inferiores a 0,05 e, para erro beta (P_β), em 0,20.

As características dos dados coletados também influem no cálculo do tamanho da amostra. Se os valores do parâmetro avaliado oscilam dentro de faixa estreita (p. ex., pH sanguíneo), menor variabilidade dos dados favorecerá menor tamanho de amostra. Se o parâmetro estudado varia muito de um indivíduo para outro, será necessária amostra maior para que se possam observar diferenças reais entre grupos, descartando-se a influência da inerente variabilidade biológica. Se o fenômeno estudado for expresso em escala nominal e, portanto, descrito como proporção ou frequência de eventos, é importante conhecer sua taxa de ocorrência.[2] Em ensaios clínicos que estimam mortalidade ou complicações ante condutas terapêuticas específicas, o número de pacientes a serem avaliados depende mais de quantos pacientes morrem ou complicam do que do número de pacientes incluídos no estudo. Para verificar, por exemplo, o efeito protetor de ácido acetilsalicílico em cardiopatia isquêmica, foi necessário avaliar uma amostra bem maior que a empregada em estudos de analgesia, pois a magnitude dos efeitos e a taxa de ocorrência dos eventos de interesse (prevenção de infarto do miocárdio ou alívio da dor) são diferentes.

Há equações matemáticas que fazem o cálculo do tamanho amostral, estando disponíveis em pacotes estatísticos. Para tal, é possível avaliar magnitude de efeito e natureza dos dados por meio de estudos-piloto ou trabalhos prévios, algumas vezes publicados por outros autores.

Em publicações científicas, tem aumentado a exigência para que os autores refiram o tamanho de amostra calculado. Nos estudos em que não se observa diferença significativa entre grupos experimentais, é possível calcular o tamanho de amostra necessário (mantida a tendência de resultados) para detectar diferença estatisticamente significativa, se esta realmente existir. Se a avaliação de tal número de pacientes for factível, o estudo deve ser ampliado para que conclusões mais fidedignas sejam obtidas. Caso o número estimado de pacientes seja extremamente grande, questiona-se a validade de avaliar tal amostra, pois, se houver diferença estatística, será requerido tratamento de muitos pacientes para beneficiar apenas alguns. No entanto, mesmo requerendo grande tamanho de amostra, o estudo estará justificado em situações em que o benefício tem grande relevância clínica, como prevenção de morte ou complicações graves.

Testes estatísticos

Avaliam influência de variações aleatórias sobre resultados da pesquisa. Há tendência a superestimar seu papel, que consiste em permitir conclusões a respeito das hipóteses de trabalho inicialmente formuladas. É importante ter em mente que a estatística analisa dados fornecidos, sem considerar a adequação do delineamento de pesquisa. Se este não for adequado para testar as hipóteses formuladas, se houver erros sistemáticos importantes, a estatística, por mais primorosa que seja, não será capaz de validar as conclusões do experimento.[2]

Para avaliação do papel de erros aleatórios em observações clínicas, o pesquisador questiona se os grupos estudados (amostras) são similares (*hipótese de nulidade*) ou se a diferença entre eles é estatisticamente significativa (*hipótese alternativa*). Para tal, se obedece, de modo geral, à sequência de etapas a seguir:

1. Estabelecimento da hipótese a ser testada
2. Seleção da amostra
3. Coleta dos dados
4. Realização de teste estatístico apropriado
5. Avaliação da evidência a favor ou contra a hipótese de nulidade (H_0)
6. Estabelecimento da conclusão.

A escolha do teste estatístico a ser empregado baseia-se em certos pressupostos sobre os dados coletados. Para análise de hipóteses que utilizam dados nominais ou ordinais, usam-se testes não paramétricos, como teste *U* de Mann-Whitney, *T* de Wilcoxon, Kruskal-Wallis ou qui-quadrado (χ^2). Provas paramétricas, que utilizam média e desvio padrão (*i. e.*, exigem cálculos aritméticos), são aplicáveis a dados intervalares e de razão, desde que as suposições do modelo estatístico paramétrico sejam preenchidas.[4] Provas não paramétricas podem ser aplicadas a dados quantitativos (intervalares e de razão); no entanto, são obtidas menos informações a partir dos dados pesquisados (menor poder estatístico).

No Quadro 3.4 apresentam-se escalas de mensuração de dados e provas estatísticas adequadas a cada uma delas.

Na escolha do teste estatístico, consideram-se, ainda, o número dos grupos a serem avaliados e a relação de dependência entre os dados. Chamam-se de *amostras dependentes* ou *pareadas* aquelas em que os dados são coletados dos mesmos indivíduos, em diferentes intervalos de tempo ou por distintos observadores. Exemplo comum é a avaliação de resposta "antes e depois" da administração de um fármaco. O efeito observado no segundo momento depende do valor prévio. Também se pode citar a atribuição de nota à avaliação escrita de um mesmo grupo de alunos por dois professores. Cada aluno terá, portanto, um par de notas para o mesmo instrumento de avaliação – a nota do professor A e a do professor B.

Amostras independentes ou *não pareadas* são formadas por diferentes indivíduos, avaliados em um mesmo momento. Assim, dois grupos distintos de portadores de hipertensão arterial sistêmica – cada um recebendo anti-hipertensivo 1 ou 2 – constituem amostras independentes.

Em um mesmo experimento, é possível realizar as duas análises: medida de efeito "antes e depois" em cada grupo estudado (dados dependentes) e comparação de efeitos entre grupos distintos (dados independentes) (Quadro 3.5). Por exemplo, as medidas de pressão arterial antes e após o tratamento 1 constituem amostras de dados dependentes, enquanto aquelas obtidas após os tratamentos nos grupos 1 e 2 constituem amostras independentes.

Quadro 3.4 ■ Escalas de mensuração de dados com as apropriadas medidas de tendência central e variabilidade e provas estatísticas.

Escala	Medidas de tendência central e variabilidade	Provas estatísticas
Nominal	Moda/Mediana	Não paramétricas
	Quartis (percentis)	
Ordinal	Mediana	Não paramétricas
	Quartis (percentis)	
Intervalar	Média	Paramétricas
	Desvio padrão	Não paramétricas
Razão	Média	Paramétricas
	Desvio padrão	Não paramétricas

Quadro 3.5 ■ Comparação de amostras pareadas e não pareadas em experimento fictício, no qual se avalia a pressão arterial sistêmica antes e após a administração de tratamento 1 ou 2.

	Pressão arterial prévia	Pressão arterial posterior	Comparações
Tratamento 1	A	C	A × C: amostras pareadas
Tratamento 2	B	D	B × D: amostras pareadas
	A × B: amostras não pareadas	C × D: amostras não pareadas	

Para testar a significância estatística de diferenças

Dados numéricos aritméticos, expressos como média e desvio padrão, com distribuição normal, podem ser submetidos à análise paramétrica. Teste *t* de Student e ANOVA (análise de variância) são testes paramétricos.

Dados não numéricos ou numéricos não aritméticos, expressos como mediana e quartis (ou percentis), são analisados em testes não paramétricos. Estes não consideram o valor numérico absoluto de cada dado e, sim, seu ordenamento, de maneira crescente ou decrescente. Ordenam-se os dados e verifica-se se os de maior ou menor valor pertencem a um grupo específico ou se estão distribuídos uniformemente entre os grupos. No primeiro caso, há provável significância estatística entre as amostras; no segundo, ela inexiste.

As questões que devem ser feitas, com o intuito de testar a significância estatística de uma diferença, são as seguintes:

- Qual é o tipo de dado em questão?
- No caso de variáveis contínuas, apresentam distribuição normal?
- Quantos grupos serão avaliados – dois ou mais de dois?
- Os dados avaliados são dependentes (mesmo indivíduo em diferentes momentos ou avaliações) ou independentes (vários indivíduos em um mesmo momento)?
- No caso de proporções, qual é o número de observações feitas?

Para análise comparativa entre médias ou medianas e suas respectivas medidas de variabilidade, utilizam-se os testes descritos no Quadro 3.6.[4]

Em análise paramétrica, há testes estatísticos específicos para comparação de duas ou várias médias. O *teste t de Student* é apropriado para avaliar diferença na *comparação de duas médias*. Se múltiplos testes *t* forem usados na comparação de várias médias, a probabilidade de detectar erroneamente pelo menos uma diferença significativa (erro α) é maior que o nível de significância selecionado para cada teste individual. Quanto maior o número de comparações feitas, maior a probabilidade de que uma delas mostre significância estatística, o que pode ser calculado por meio da seguinte fórmula:[1,4]

$$P_\alpha \text{ (erro tipo I)} = 1 - (0,95)^n$$

Em que: nível de significância α = 0,05; P_α = erro de tipo I para o conjunto de testes *t* de Student realizados; n = número de testes *t* realizados.

Suponha-se que um pesquisador queira comparar cinco grupos experimentais. Se testes *t* de Student forem usados para comparar cada um dos 10 pares possíveis de médias (grupos 1 e 2, 1 e 3, 1 e 4, 1 e 5, 2 e 3 etc.) e se cada teste tiver nível de significância α = 0,05, a probabilidade de rejeitar H_0 em pelo menos um dos testes é:

$$P_\alpha = 1 - (0,95)^{10} = 0,4013$$

Quadro 3.6 ▪ Testes utilizados para avaliar a significância estatística dos dados.

		Testes paramétricos	Testes não paramétricos
Comparação de duas amostras	Independentes ou não pareadas	Teste *t* de Student para amostras independentes	Prova da mediana Teste *U* de Mann-Whitney
	Dependentes, relacionadas ou pareadas	Teste *t* de Student para amostras dependentes	Teste de Wilcoxon Teste dos sinais
Comparação de mais de duas amostras	Independentes ou não pareadas (teste de comparações múltiplas)	Análise de variância (ANOVA) (testes de comparações múltiplas de Bonferroni, Tukey, SNK etc.)	Teste de Kruskal-Wallis (teste de comparações múltiplas de Kruskal-Wallis; teste de Dunn)
	Dependentes ou pareadas (teste de comparações múltiplas)	ANOVA de medidas repetidas (testes de comparações múltiplas de Bonferroni, Tukey, SNK etc.)	Teste de Friedman (teste de comparações múltiplas de Friedman)

Logo, há uma chance de 40% de que pelo menos um dos 10 testes *t* de Student realizados detecte diferença estatisticamente significativa entre um par de médias que, de fato, não existe.

Se, por exemplo, o número de grupos experimentais elevar-se a 10, são 45 pares possíveis de médias a serem comparadas (45 testes *t* de Student), e a probabilidade de encontrar erroneamente pelo menos uma comparação estatisticamente significativa alcança a taxa de 90%.[4]

$$P_\alpha = 1 - (0,95)^{45} = 0,90$$

Já ao se realizar a comparação correta de apenas dois grupos experimentais, ou seja, um par possível de médias, obtém-se a probabilidade de erro adequada, de 5%.

$$P_\alpha = 1 - (0,95)^1 = 0,05$$

Para adequada análise de diferença entre *mais de duas médias*, emprega-se a *análise de variância* (ANOVA ou teste *F*), que informa sobre a existência ou não de diferença significativa entre mais de dois conjuntos de dados. Tem como objetivo avaliar a igualdade de várias médias, sem aumentar a probabilidade de erro de tipo I. Quando o valor calculado do teste (valor *F*) é estatisticamente significativo, isso indica que o valor médio da variável estudada não é igual nos grupos experimentais; ou seja, pelo menos duas médias são diferentes. Não significa que todas as médias diferem entre si, e não há indicação de quais grupos são diferentes. É necessário, portanto, realizar *testes de comparações múltiplas* (*a posteriori* ou *post-hoc*) para determinar quais são os pares de médias significativamente diferentes.[1,4] São exemplos dos testes de comparações múltiplas de Newman-Keuls (Student-Newman-Keuls ou SNK), Duncan, Dunnett, Scheffé, Tukey e Bonferroni, além da mínima diferença significativa de Fisher. Tais testes somente podem ser usados quando o resultado do teste *F* é estatisticamente significativo.[1,4]

Não há concordância na literatura sobre o melhor teste de comparações múltiplas.[4] No teste de Tukey (também chamado de *Honestly Significant Difference Test* [*HSD Test*] ou *Wholly Significant Difference Test* [*WSD Test*]), o número de indivíduos deve ser igual em todos os grupos. É método considerado mais restritivo por alguns autores, embora outros, como Zahr, o considerem excelente e o privilegiem.[4] Já quanto ao de Student-Newman-Keuls, há considerável número de opiniões contrárias a seu uso, por falsamente apontar diferenças com probabilidade maior que o nível alfa estabelecido.[4] Da mesma maneira, os testes da mínima diferença significativa, de Duncan e de Scheffé, não são comumente recomendados. Este último, embora considerado adequado por muitos autores, associa-se a maior chance de erro de tipo II e apresenta relativa falta de poder. É indicado para casos específicos, como em contrastes múltiplos, em que se deseja comparar um grupo de tratamentos com outro (p. ex., A + B *versus* C).[1,4] Teste de Dunnett é utilizado para comparar uma média, em geral a do grupo-controle, com as demais. Aplica-se a casos em que não há interesse em realizar todas as comparações possíveis, mas apenas as de cada tratamento ao controle.[1]

Quando o número de comparações é grande, o teste de comparações múltiplas de Bonferroni é muito rigoroso, ou seja, para que a diferença seja considerada significativa, deve apresentar um valor maior. Apesar de ter baixa frequência de resultados falso-positivos, a taxa de falso-negativos é alta. À medida que o número de comparações aumenta, também aumenta o valor crítico tabelado. Em consequência, cresce a dificuldade para detectar diferenças entre pares de médias.[1] Assim, grupos podem não ser iguais em outros testes e se mostrarem similares na análise de Bonferroni (rejeitando-se H_0 no primeiro caso e aceitando no segundo caso). Por geralmente ser mais rígido do que realmente necessário, o uso de teste de comparações múltiplas menos exigente é preferível nessa circunstância.

Em análise não paramétrica, os testes *U* de Mann-Whitney, *T* de Wilcoxon e Kruskal-Wallis correspondem, respectivamente, aos testes *t* de Student para amostras independentes, para amostras dependentes e ANOVA. O teste de Friedman equivale à ANOVA de medidas repetidas. Em idêntico raciocínio ao observado na análise não paramétrica de mais de dois grupos experimentais, para se comparar cada par de amostras, empregam-se testes de comparações múltiplas – de Kruskal-Wallis, Dunn ou Friedman.[1,4]

Em se tratando de *proporções*, a comparação de dois ou mais grupos independentes, com grande número de observações, é feita por meio do *teste de qui-quadrado* (χ^2). Quando há pequeno número de observações (algum valor esperado menor que 5 ou número total de indivíduos estudados inferior a 20 a 25), em tabelas 2 × 2, emprega-se o *teste exato de Fischer*. O *teste de McNemar* corresponde ao qui-quadrado para amostras dependentes.[1,4]

O teste de χ^2 quantifica a diferença entre números observados e esperados de eventos nos grupos estudados. Se os grupos avaliados apresentarem o mesmo comportamento, espera-se que haja distribuição uniforme dos indivíduos nas diversas categorias estudadas. Comparam-se, então, os valores esperados com aqueles observados na amostra. Para tal, emprega-se a chamada *tabela de contingência* (ou de dupla entrada), exemplificada no Quadro 3.7.

Considere-se o exemplo fictício proposto. Ensaio clínico com 300 pacientes avaliou o efeito da administração pré-operatória de antimicrobiano ou placebo sobre a ocorrência de infecção após procedimento cirúrgico. Foram observados 25 casos de infecção, correspondendo à frequência de 8,3%, sendo 7 no grupo que recebeu antimicrobiano e 18 no placebo. Houve ausência de infecção em 275 indivíduos (91,7%). Essas são as chamadas "frequências observadas". Se a taxa de infecção pós-operatória fosse igual, seria necessário obter a mesma porcentagem de casos nos dois grupos. Idêntico raciocínio é feito para a ausência de infecção. São as chamadas "frequências esperadas".

Com base na tabela de contingência, calcula-se χ^2 da amostra.

$$\chi^2 = \frac{\Sigma (\text{frequência observada} - \text{frequência esperada})^2}{\text{Frequência esperada}}$$

Valor do χ^2 calculado é, então, comparado a valores encontrados em tabelas específicas. Quanto maior o χ^2 calculado, menor a probabilidade de erro alfa e, portanto, considera-se a diferença estatisticamente significativa.[2,4] No exemplo, os resultados demonstraram a presença de efeito do fármaco testado, visto que as frequências esperadas foram significativamente distintas das observadas.

▪ Para descrever a extensão de associação entre duas variáveis

Empregam-se *testes de correlação* ou de *regressão linear*.

É comum a pesquisa de possível associação entre duas características, como, por exemplo, o nível de pressão arterial sistêmica e a idade. Quando demonstrada, diz-se que as variáveis estão correlacionadas. A correlação linear avalia se duas variáveis quantitativas estão associadas, ou seja, se "variam juntas", sem que isso implique relação de causa e efeito. São exemplos: a correlação de Pearson (r) para dados intervalares e a correlação de postos de Spearman para dados ordinais.[2] Os dados são apresentados em gráfico cartesiano de pontos, denominado diagrama de pontos ou de dispersão.[1]

A correlação pode ser direta ou inversa. Na primeira, as duas variáveis se alteram no mesmo sentido. À medida que uma variável aumenta (como número de anos em que fuma), a outra também o faz (como frequência de câncer de pulmão). Em correlações inversas, a variação ocorre em sentidos opostos. À medida que uma variável diminui (frequência de escovações), a outra aumenta (número de cáries).

Coeficiente de correlação (r) é o valor numérico que expressa o grau de correlação entre as variáveis em estudo.[4] É um número abstrato, ou seja, independe da unidade de medida das variáveis estudadas;[1] determina a intensidade da correlação e seu sentido, estendendo-se de +1 a –1. Quando igual a zero, representa correlação nula. Nesse caso, a relação entre as variáveis não é linear ou, alternativamente, as variáveis não estão relacionadas. Quando igual a +1, expressa correlação perfeita direta (ou positiva); quando igual a –1, correlação linear perfeita inversa (ou negativa) (Figura 3.4).[1,4]

Estudo de regressão é útil quando se supõe existir relação de causa e efeito entre duas variáveis quantitativas, pois avalia a relação de dependência entre elas (*y* depende de *x* ou *y* é função de *x*), expressa pelo coeficiente *b*.[1,4] Se não houver dependência de *y* em relação a *x*, o coeficiente de regressão é igual a zero.[1]

A regressão pode ser linear ou não (Figura 3.5). A primeira é representada graficamente por uma linha reta, significando que, a partir dos valores de uma variável, é possível estimar os valores da outra. Quanto às regressões não lineares, há vários tipos, mas as de maior interesse em Biologia são as curvas dose-resposta e de crescimento.

A regressão avalia a influência de uma variável, chamada independente (explanatória, explicativa, preditiva ou fator), sobre o valor de outra, dita dependente (resposta ou desfecho). A variável independente (*x*) é usada para predizer a outra, dependente (*y*). Correlação, por outro lado, é utilizada com o objetivo de desenvolver um índice que caracterize extensão ou magnitude da relação entre duas variáveis numéricas. Na primeira, há predição; na segunda, magnitude ou força da associação.

▪ Para modelar o efeito de variáveis múltiplas

É comum observar-se influência de muitas variáveis sobre a ocorrência de certo desfecho clínico. Doença péptica, por exemplo, é resultado de um conjunto de fatores que favorece a agressão tecidual por *Helicobacter pylori*. Para facilitar a análise do efeito de múltiplas variáveis, primeiramente procura-se estabelecer essas relações por meio de arranjos simples de dados em tabelas de dupla entrada ou de contingência. Assim, avaliam-se isoladamente os efeitos de tabagismo, etilismo, uso de anti-inflamatórios não esteroides, eventos vitais de impacto negativo, patologias sistêmicas concomitantes etc. A seguir, empregam-se *modelos de regressão* – linear múltipla, logística múltipla ou modelo de riscos proporcionais (modelo de Cox) –, visando examinar, ao mesmo tempo, o efeito conjunto dessas variáveis.[2]

▪ Emprego de provas estatísticas

O procedimento geralmente envolve vários passos:[1,4]

1. Definir a hipótese de nulidade (H_0)
2. Escolher a prova estatística para testar H_0
3. Especificar o nível de significância (α) e o tamanho de amostra (n)
4. Após a coleta, determinar a distribuição amostral dos dados (curva normal ou não)
5. Calcular o valor da prova estatística
6. Decidir sobre H_0: aceitar ou rejeitar H_0, de acordo com P_α calculado.

Em pesquisa, o investigador coleta os dados e utiliza testes estatísticos para determinar o valor de P_α e, portanto, a significância das diferenças observadas entre grupos experimentais. Nesse processo,

Quadro 3.7 ▪ Exemplo de tabelas de contingência utilizadas para análise de associação entre variáveis categóricas.

A. Distribuição observada Administração de antimicrobiano ou placebo para prevenção de infecção pós-operatória			
	Antimicrobiano	**Placebo**	**Total**
Infecção pós-operatória	7	18	25 (8,3%)
Ausência de infecção	143	132	275 (91,7%)
Total	150	150	300 (100%)
B. Distribuição esperada			
	Intervenção	**Ausência de intervenção**	**Total**
Presença do evento	12,5	12,5	25
Ausência do evento	137,5	137,5	275
Total	150	150	300

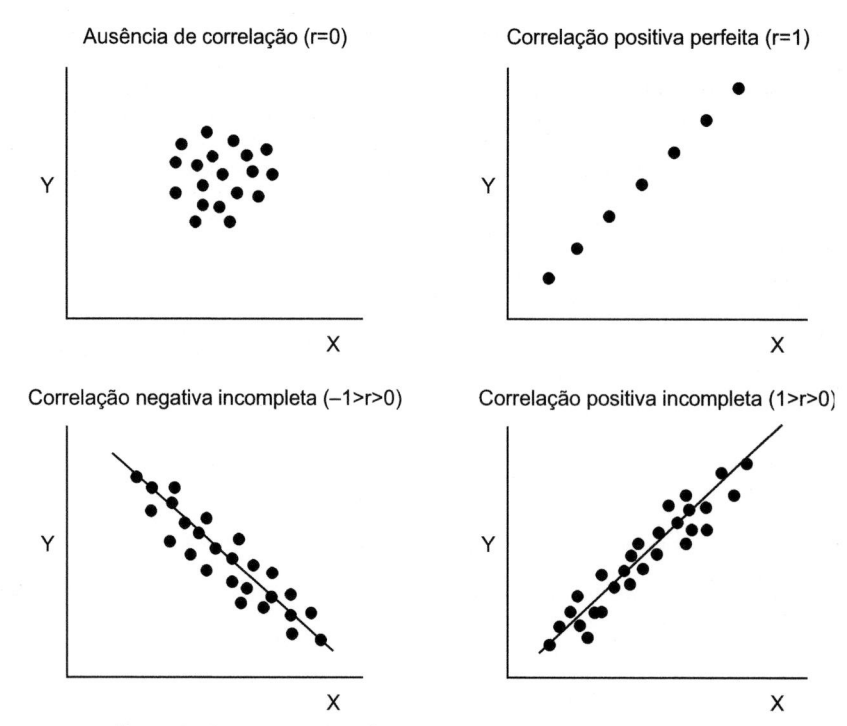

Figura 3.4 Representação gráfica de diferentes padrões de correlação.

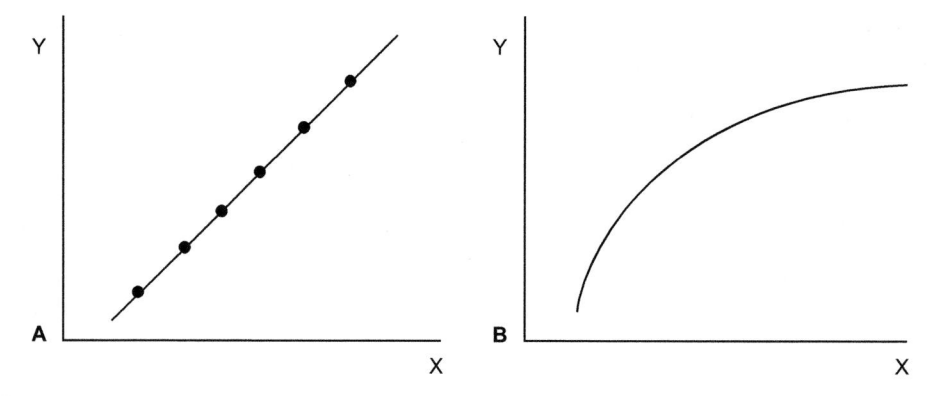

Figura 3.5 Representação gráfica de análises de regressão. **A.** Regressão linear. **B.** Regressão não linear.

a etapa inicial da prova estatística consiste em calcular o valor que passará a representar os dados da amostra, chamado de valor t, F, χ^2, U etc., conforme o teste empregado (teste t de Student, ANOVA, qui-quadrado, Mann-Whitney etc.). A seguir, consultam-se tabelas padrão dos valores possíveis de P_α, considerando nível de significância (α), tamanho de amostra (n) e/ou número de grupos avaliados. Obtém-se, assim, o chamado valor crítico da tabela. A partir desses dois valores – calculado e de tabela –, estabelece-se a significância dos resultados. Se o valor crítico de P_α determinado pela tabela for igual ou inferior ao nível α preestabelecido, a hipótese de igualdade é rejeitada, e a hipótese alternativa, aceita. Se o valor crítico de P for superior ao nível α previamente estabelecido, a hipótese de igualdade é aceita e se diz que não há diferença significativa entre os grupos.[4]

Significâncias estatística e clínica

Relevância ou significância clínica refere-se à utilidade dos resultados obtidos em pesquisa para a prática clínica. Não é sinônimo, no entanto, de significância estatística. A falha na ênfase da importância clínica tem levado a frequentes concepções errôneas e discordâncias a respeito da interpretação dos resultados de ensaios clínicos e à tendência de igualar significância estatística com significância clínica. Paralelamente, significâncias estatísticas têm sido comumente usadas para convencer profissionais de saúde sobre benefícios clínicos de certa intervenção.[5-7]

Diferenças de pequena repercussão clínica podem ser altamente significativas do ponto de vista estatístico, e o inverso também pode ser verdadeiro.[2] Resultados estatisticamente não significativos, com frequência, são vistos como clinicamente não relevantes, o que é incorreto. Estudos que avaliaram o papel da vitamina C (ácido ascórbico) em prevenção e tratamento de resfriado comum têm mostrado, por exemplo, resultados negativos.[8] Tais evidências mostram-se relevantes na medida em que é comum o uso profilático de megadoses de vitamina C pela população em geral. Por outro lado, resultados com significância estatística podem não ter importância clínica. Diferença estatisticamente significativa, mesmo com P_α muito pequeno, não implica presença de desfecho clínico importante. Estudo sobre efeito de tratamento farmacológico pode mostrar significativa redução (ou elevação) de desfechos de interesse na análise matemática, sem, no entanto, representar alteração clínica de importância. Ao se compararem, por exemplo, as latências para início de efeito dos analgésicos A e B – 5 e 10 min, respectivamente –, observa-se diferença estatisticamente significativa ($P < 0,05$), pois o efeito de B demora o dobro de tempo para iniciar, em relação ao de A. É provável que alguns leitores concluam que A é melhor opção analgésica, privilegiando seu uso por ter início de efeito mais precoce. No entanto, é importante considerar a repercussão clínica desse achado; ou seja, se ter início de efeito aos 5 ou 10 min é fator relevante, especialmente em análise mais ampla que envolva eficácia (redução de escores de dor), margem de segurança, contraindicações, comodidade de administração e custo. Logo, resultado estatisticamente significativo indica que a diferença observada no estudo é bastante confiável, com pequena probabilidade de o resultado ser espúrio. No entanto, o que isso pode representar na prática clínica ou experimental depende do contexto em que o resultado está inserido.[1]

Diferença mínima clinicamente importante ou DMCI (do inglês, *Minimal Clinically Important Difference* ou MCID) tem sido proposta como um parâmetro útil nesse contexto. É definida como a menor diferença de escores ou respostas que os pacientes percebem como benéfica, e que deveria resultar em alteração no seu tratamento, sempre que potenciais reações adversas e custo forem toleráveis. É específica para cada doença e população em estudo, assim como para cada instrumento de aferição empregado. Tem sido descrita em diferentes áreas, como neurologia, pneumologia, reumatologia e tratamento da dor.[9-14] É particularmente útil na avaliação dos chamados desfechos relatados pelos pacientes (do inglês, *Patient-reported Outcomes* ou PROs), como ocorre, por exemplo, com o tratamento de dores e limitações funcionais.[15-17]

DMCI é conceito que procura valorizar a análise de eventos de maior impacto clínico, em detrimento da supervalorização de resultados meramente estatísticos ou que determinam pouca ou nenhuma repercussão sobre a qualidade de vida dos pacientes. Na fase de montagem de ensaios clínicos, a magnitude do efeito esperado, parâmetro utilizado para o cálculo de tamanho de amostra, deveria refletir DMCI das intervenções em estudo. Já no momento da interpretação dos dados, deveria ser feita a comparação dos resultados do estudo com valores de DMCI. Especialmente quando se aplicam clinicamente as evidências encontradas, deveriam ser consideradas as alterações que pacientes e familiares consideram suficientemente relevantes para que se assumam potenciais reações adversas e custos econômicos dos tratamentos prescritos. A importância clínica dos resultados esperados é central para a obtenção do consentimento informado dos pacientes no início do tratamento.

Várias técnicas para estimativa de DMCI têm sido descritas e podem ser divididas em três categorias – método Delphi e métodos com base em distribuição e em âncoras. O primeiro considera as informações provindas de especialistas, profissionais de saúde em geral, pacientes e cuidadores. O método com base em distribuição estima DMCI a partir da distribuição ao redor da média dos escores da medida de interesse, em população não tratada. Por fim, o método com base em âncoras compara escores da medida de interesse a outros desfechos, preferentemente aqueles que têm importância universalmente aceita e aqueles com DMCI já estabelecidas. Embora todos proporcionem estimativas úteis, podem resultar em diferentes DMCI, não havendo consenso quanto à melhor técnica. Assim, em um processo sequencial, tem sido sugerida sua combinação. Inicia-se com o método estatístico (com base na distribuição), a fim de se obter estimativa inicial da diferença mínima clinicamente importante. A seguir, avalia-se a validade dessa estimativa, comparando-a com as medidas de outros desfechos e modificando-a se necessário (método com base em âncoras). Por fim, obtêm-se informações de profissionais, pacientes e cuidadores, em processo de retroalimentação a respeito da estimativa inicial, de modo a se estabelecer a DMCI final.

▶ Referências bibliográficas

1. Callegari-Jacques SM. *Bioestatística: princípios e aplicações*. Porto Alegre: Artmed; 2003.
2. Fletcher RH, Fletcher SW, Fletcher GS. *Epidemiologia clínica. Elementos essenciais*. 5 ed. Porto Alegre: Artmed; 2014.
3. Hulley SB, Cummings SR, Browner WS, Grady DG, Newman TB. *Delineando a pesquisa clínica*. 4 ed. Porto Alegre: Artmed; 2014.
4. Zar JH. *Biostatistical Analysis*. 5 ed. New Jersey: Pearson Prentice-Hall, 2010.
5. Mariani AW, Pêgo-Fernandes PM. Statistical significance and clinical significance. *Sao Paulo Med J*. 2014; 132(2):71-72.
6. Fethney J. Statistical and clinical significance, and how to use confidence intervals to help interpret both. *Aust Crit Care*. 2010; 23(2):93-97.
7. Hayat MJ. Understanding statistical significance. *Nurs Res*. 2010; 59(3): 219-223.
8. Hemilä H, Chalker E. Vitamin C for preventing and treating the common cold *Cochrane Database Syst. Rev.* 2013 Jan 31; (1):CD000980.
9. Shabbir SH, Sanders AE. Clinical significance in dementia research: a review of the literature. *Am J Alzheimers Dis Other Demen*. 2014; 29(6):492-497.
10. Bushnell C, Bettger JP, Cockroft KM, Cramer SC, Edelen MO, Hanley D et al. Chronic stroke outcome measures for motor function intervention trials: Expert Panel Recommendations. *Circ Cardiovasc Qual Outcomes*. 2015; 8(6 Suppl 3):S163-S169.
11. Mallinson T, Pape TL, Guernon A. Responsiveness, minimal detectable change, and minimally clinically important differences for the disorders of consciousness scale. *J Head Trauma Rehabil*. 2016; 31(4):E43-51.
12. Rai SK, Yazdany J, Fortin PR, Aviña-Zubieta JA. Approaches for estimating minimal clinically important differences in systemic lupus erythematosus. *Arthritis Res Ther*. 2015; 17:143-150.
13. Gatchel RJ, Mayer TG. Testing minimal clinically important difference: consensus or conundrum? *Spine J*. 2010; 10(4):321-327.
14. Doganay EB, Leung YY, Pohl C, Tennant A, Conaghan PG. Minimal clinically important difference as applied in rheumatology: An OMERACT Rasch Working Group Systematic Review and Critique. *J Rheumatol*. 2016; 43(1):194-202.
15. Deshpande PR, Rajan S, Sudeepthi BL, Nazir CPA. Patient-reported outcomes: A new era in clinical research. *Perspect Clin Res*. 2011; 2(4): 137-144.
16. Patrick DL, Guyatt GH, Acquadro C. Patient-reported outcomes. In: Higgins JPT, Green S, eds. *Cochrane Handbook for Systematic Reviews of Interventions*. The Cochrane Collaboration. Version 5.1.0 [updated March 2011]. Disponível em: http://handbook.cochrane.org/chapter_17/17_patient_reported_outcomes.htm. Acessado em: 30 Outubro 2015.
17. Nelson EC, Eftimovska E, Lind C, Hager A, Wasson JH, Lindblad S. Patient reported outcome measures in practice. *BMJ*. 2015;350:g7818. Disponível em: http://www.bmj.com/content/bmj/350/bmj.g7818.full.pdf. Acessado em: 30 Outubro 2015.

CAPÍTULO 4
Fontes de Evidência em Farmacologia Clínica

Maria Angélica Pires Ferreira

▶ Introdução

Conforme conceituado por David L. Sackett, a Medicina Baseada em Evidências (MBE) pressupõe "o uso consciente, explícito e judicioso da melhor evidência disponível para a tomada de decisão em pacientes individuais". Assim, ter acesso aos resultados dos estudos científicos mais bem delineados e conduzidos sobre determinado assunto é pressuposto básico para a prática da MBE.[1]

Praticamente a totalidade das contemporâneas evidências científicas em saúde pode ser acessada por meio da rede mundial de computadores. A possibilidade de se realizar pesquisa em fontes eletrônicas, obtendo-se os resultados da busca em tempo real, tornou o processo muito mais rápido e produtivo. Apesar de a maioria das referências ser em forma de resumo, em muitos casos é possível o acesso aos artigos na íntegra. Entretanto, certas habilidades de pesquisa são necessárias para se tirar o melhor proveito das fontes de evidências disponíveis. Essas habilidades incluem o conhecimento das principais bases de dados de referências científicas, bem como o domínio de ferramentas de busca de informação. A adoção de uma estratégia de busca de evidências sistematizada, além de aumentar a eficiência da busca em termos de agilidade, reduz o risco de ignorar informações relevantes e evita a tendência de direcionar os resultados da busca de forma enviesada.[2,3]

▶ Estratégia de busca por evidências

A pesquisa por evidências científicas em saúde geralmente surge a partir da necessidade de se responder a um determinado questionamento. No que se refere à farmacologia clínica, geralmente são questões referentes à prática assistencial, que podem ser elaboradas utilizando-se a estratégia PICO – acrônimo para população, intervenção, comparação e desfechos (*outcomes*).

O tipo de estudo científico, cujos resultados fornecerão as evidências desejadas, dependerá da natureza da questão, ou seja, de suas características e do objetivo final da informação. Assim, além de elaborar uma questão clara e objetiva do ponto de vista clínico, é necessário ter em vista o objetivo da busca (definir conduta para um caso específico, decidir sobre política pública a ser implementada, elaborar guia de prática clínica etc.). Isso irá definir se aquela será efetuada em estudos primários (ensaios clínicos, estudos de coorte, de casos e controles etc.), sínteses da evidência (revisões sistemáticas da literatura, avaliações críticas da literatura sobre determinado tópico, avaliações de tecnologias em saúde), diretrizes clínicas ou outro tipo de evidência.[2-4]

O tipo de estudo ou publicação científica capaz de responder a uma questão clínica é um dos norteadores da busca por evidências. Para responder a questões sobre eficácia e segurança terapêuticas de determinada intervenção (p. ex., "Qual a eficácia dos corticoides de inalação no tratamento de bronquiolite em crianças com menos de 1 ano?"), idealmente deverão ser obtidos resultados de estudos clínicos de fases III e IV, avaliando o efeito da intervenção sobre desfechos definidos *a priori* (p. ex., reinternação e incidência de sibilância/asma na infância). Sabidamente, ensaios clínicos randomizados e, quando disponíveis, revisões sistemáticas de ensaios clínicos (com ou sem metanálises) são os estudos com delineamento mais adequado para responder a esse tipo de questão. Nesse caso, é adequado proceder à busca em bases de dados que fornecem referências acerca desses tipos de estudos.[2,3]

Dado o grande volume de literatura científica e sua constante atualização, é difícil para o profissional de saúde, em sua rotina diária, identificar e analisar todos os estudos de forma individual, mesmo para responder questões relativamente simples sobre terapêutica ou prevenção. Dessa forma, sínteses de evidências, realizadas com metodologia rigorosa para a avaliação da qualidade dos estudos primários, têm grande utilidade prática. Além de reduzir o tempo necessário para leitura e avaliação de todos os artigos, as revisões sistematizadas da literatura fazem avaliação abrangente da qualidade dos estudos que fornecem evidências referentes a determinada questão, reduzindo o risco de conclusões enviesadas devido à falta de conhecimento de toda a evidência disponível.

O grande número de revisões sistemáticas com metanálise – metodologia de cálculo estatístico passível de utilização quando há vários estudos com delineamento semelhante para avaliar determinada hipótese – permite identificar aspectos como melhor ou pior estimativa de benefício/risco de intervenções, bem como heterogeneidade entre resultados de diferentes estudos. Revisões sistemáticas e, especialmente, metanálises de elevada qualidade metodológica são capazes de fornecer as melhores evidências científicas sobre determinada questão; não é por acaso que a maioria dos bancos de dados de literatura biomédica permite que se filtrem os resultados das buscas para este tipo de publicação, assim como para ensaios clínicos randomizados.[2-4]

Do ponto de vista prático, considerando-se a pergunta previamente exemplificada, busca na biblioteca Cochrane com o termo *bronchiolitis* irá localizar revisões sistemáticas disponíveis sobre o tema na Colaboração Cochrane. Busca adicional em outra base que dê acesso a revisões sistemáticas de boa qualidade aumenta a possibilidade de se detectarem evidências mais relevantes e de maior qualidade sobre o tema.

Quando a pergunta se refere a tecnologia em saúde específica (como é o caso dos corticoides de inalação), é adequado procurar também por estudos de avaliação de tecnologias em saúde (ATS), que fornecem avaliação sistematizada sobre qualidade da evidência e força de recomendação a respeito de determinada tecnologia. Em muitos casos a busca pode ser encerrada nessa etapa.

Caso não se identifiquem revisões sistemáticas (com ou sem metanálise) ou avaliações de tecnologia capazes de responder completamente à questão de pesquisa, deve-se partir para a busca de estudos primários (ensaios clínicos). Nesse caso, a busca deve ser feita em bases de dados com grande abrangência para o tipo de estudo desejado, sendo a PubMed/Medline a base de acesso público mais utilizada para este fim.[2-4]

Outra forma de obter resposta a questionamento sobre conduta terapêutica é buscar guia de prática clínica ou diretriz sobre o tema em questão (doença, fator de risco, sintoma etc.). Guias de prática ou diretrizes clínicas são documentos geralmente elaborados por especialidades médicas, agências governamentais ou outras entidades públicas ou privadas que se destinam a fazer recomendações sobre abordagem diagnóstica, preventiva e terapêutica de agravos à saúde, com vistas a aumentar o uso de práticas cientificamente embasadas e reduzir a variabilidade de condutas. Entretanto, apesar de a maior parte das diretrizes referir a aplicação de metodologia de análise e gradação de evidências na sua elaboração, diretrizes clínicas não são estudos primários geradores de evidências.

Além disso, geralmente refletem de alguma maneira interpretações e interesses de colaboradores e da entidade financiadora. Assim, previamente à sua implementação, faz-se necessária a avaliação crítica quanto ao rigor científico e metodológico das recomendações, à luz dos preceitos da medicina baseada em evidências. Diretrizes publicadas em periódicos de artigos revisados por pares geralmente estão indexadas em bancos de dados referenciais como PubMed/Medline e Embase, os quais possibilitam que se filtrem os resultados para esse tipo de publicação (*guidelines* ou *practice guidelines*).

Agências internacionais que disponibilizam gratuitamente diretrizes na íntegra incluem o *National Guidelines Clearinghouse* (www.guideline.gov), *NICE/NHS – Guidelines* (www.nice.org.uk), *Guidelines International Network* (www.g-i-n.net) e *SIGN-Guidelines* (www.sign.ac.uk). No Brasil, os Protocolos Clínicos e Diretrizes Terapêuticas do Ministério da Saúde são elaborados seguindo os preceitos da MBE e podem ser acessados no Portal da Saúde (www.portalsaude.saude.gov.br).[2-4]

Questões epidemiológicas devem também ser consideradas ao se definir as bases de dados a serem pesquisadas. Por exemplo, para pesquisar sobre tratamento de doenças endêmicas na América Latina, recomenda-se dar ênfase à busca por estudos na LILACS (http://lilacs.bvsalud.org/).

▶ Principais fontes para busca de evidências

A seguir são descritas as características das principais bases de referências em literatura biomédica, bem como das publicações especializadas em avaliação crítica de evidências em saúde e avaliação de tecnologias em saúde. Apesar de poderem ser usadas para pesquisas de literatura médica, não serão abordadas em detalhe plataformas virtuais de acesso pago que cobrem várias áreas do conhecimento científico, como *Web of Science®* e *SciVerse Scopus*.

Biblioteca Cochrane

Em 1979 o Professor de Medicina Archibald Cochrane propôs organizar resumos críticos da melhor evidência disponível para cada especialidade, os quais seriam prontamente disponíveis e atualizados periodicamente. A Colaboração Cochrane (*Cochrane Collaboration*) é organização científica internacional que promove elaboração e difusão de revisões sistemáticas da literatura, realizadas com metodologia explícita e padronizada para identificação, avaliação e interpretação de todas as evidências disponíveis relevantes sobre determinado tema.

Além das revisões sistemáticas elaboradas por grupos de especialistas em metodologia da Colaboração Cochrane, disponibilizadas em texto completo, a Biblioteca Cochrane (*Cochrane Library*) dá acesso a referências de ensaios clínicos, estudos de avaliação econômica em saúde, informes de avaliação de tecnologias em saúde e resumos de revisões sistemáticas avaliadas criticamente por metodologistas da Cochrane. Disponibiliza também diretrizes para realização de revisões sistemáticas.

As buscas podem ser feitas por unitermos, possibilitando diversos filtros como tipo e data de publicação. É uma base amplamente utilizada para buscas em farmacologia clínica, uma vez que dá acesso a evidências atualizadas e de boa qualidade sobre a eficácia de diferentes intervenções de saúde.[3-5]

CRD – Centre for Reviews and Dissemination (DARE, NHS EED, HTA database)

Trata-se de centro de pesquisa em saúde localizado na Universidade de York (Inglaterra), cujo objetivo é prover informações científicas para a prática de MBE. Além de revisões sistemáticas, são disponibilizados estudos de avaliação econômica e avaliações de tecnologias em saúde, destinados a subsidiar a tomada de decisões por parte de gestores do National Health Service (NHS). Também são disponibilizados resumos com avaliação crítica de estudos de revisão sistemática, bem como diretrizes metodológicas. O CRD engloba três bases de dados, dedicadas, respectivamente, a um tipo de estudo. São elas:

- *Database of Abstracts of Reviews of Effects (DARE)*
- *NHS Economic Evaluation Database (NHS EED)*
- *Health Technology Assessment Database (HTA Database).*

PubMed/Medline (U.S. National Library of Medicine®, NLM®)

Base de dados de acesso gratuito, especializada em ciências biomédicas e ciências da vida e desenvolvida pelo U.S. National Institutes of Health (NIH). O mecanismo de busca utiliza a lógica booleana, a qual permite diferentes combinações entre termos padronizados (*MeSH terms – Medical Subject Headings*) por meio dos operadores OR e AND (escritos em maiúsculas); isso significa que quando se usa OR para relacionar dois termos *MeSH* (p. ex., *asthma* OR *bronchitis*), ambos serão buscados de forma intercambiável, recuperando todas as referências de estudos em que um ou outro está presente entre os termos indexadores; quando se usa o operador AND, a busca identificará apenas referências de estudos que estão indexados com ambos os termos, sendo portanto mais restrita. Pode-se também buscar por termos que apareçam em qualquer parte do texto ou da referência, e não somente por termos indexadores (MeSH). A ferramenta *Clinical queries* permite que se apliquem filtros para diferentes enfoques clínicos (terapêutico, preventivo, diagnóstico, prognóstico e etiológico). É possível ainda buscar por tipos específicos de delineamentos de estudos (*Publication Types*), bem como filtrar os resultados por faixa etária, língua de publicação, estudos em humanos ou animais e data de publicação.[3,4]

LILACS

Base de dados da Literatura Latino-Americana e do Caribe em Ciências da Saúde é base cooperativa do Sistema Bireme, a qual compreende a literatura relativa às Ciências da Saúde, publicada nos países da região, a partir de 1982. Agrega-se à base o conceito de repositório com apresentação do endereço eletrônico da página da revista ou hospedagem do documento em texto completo, possibilitando acesso imediato ao seu conteúdo por todo e qualquer usuário conectado à Internet. De acesso aberto, indexa mais de 900 periódicos, além de teses, livros, anais de congressos, conferências, relatórios técnico-científicos e publicações governamentais oriundas de 27 países da região. É acessada pelo portal regional da Biblioteca Virtual em Saúde (http://bvsalud.org/).

Embase (Excerpta Medica dataBASE)

Base de literatura biomédica e farmacêutica da editora Elsevier. Sua utilização é condicionada à assinatura paga, sendo menos consultada que a Medline. O mecanismo de busca é semelhante ao do PubMed/Medline, com utilização de descritores padronizados (*Emtree*). Conta com ferramenta de busca chamada *evidence based medicine* que possibilita selecionar revisões sistemáticas da Cochrane e delineamentos de estudos específicos, como ensaios clínicos, revisões sistemáticas e metanálises. Conforme o editor, o Embase tem maior cobertura para referências sobre ciências básicas em saúde e farmacologia. Há significativa sobreposição entre as bases Embase e PubMed/Medline, sendo que a busca no Embase localiza referências indexadas no Medline; entretanto, se o objetivo da busca é revisão sistemática formal, recomenda-se que as duas sejam consultadas.[4-6]

Periódicos Capes

O Portal de Periódicos da Coordenação de Aperfeiçoamento de Pessoal de Nível Superior (Capes) é uma biblioteca virtual que reúne e disponibiliza a instituições de ensino e pesquisa no Brasil uma coleção internacional de publicações científicas. Conta com acervo de mais de 37 mil títulos com texto completo, 126 bases referenciais, 11 bases dedicadas exclusivamente a patentes, além de livros, enciclopédias, obras de referência, normas técnicas, estatísticas e conteúdo audiovisual.

O portal é utilizado principalmente para localizar periódicos específicos na área de saúde, bem como ter acesso a textos completos de referências obtidas por meio de pesquisa nas bases de dados previamente citadas, como PubMed/Medline e Embase. Professores, pesquisadores, alunos e funcionários vinculados às instituições participantes possuem acesso livre e gratuito ao conteúdo do Portal de Periódicos A busca deve ser realizada preferencialmente em inglês.

Up To Date®

Trata-se de publicação eletrônica americana de grande divulgação no Brasil, dedicada à síntese de conhecimentos para utilização na prática médica; aborda desde aspectos epidemiológicos até diagnóstico, prevenção e tratamento.

Em forma de livro, com capítulos separados por doenças, a avaliação da qualidade de evidências é um tanto heterogênea entre os capítulos, assim como os critérios para estabelecer recomendações; desta forma, possui as limitações inerentes a referência terciária, cujas recomendações são embasadas em evidências de qualidade variável.

BMJ Clinical Evidence

Trata-se de publicação eletrônica do Grupo BMJ, que realiza síntese de evidências sobre situações comuns na prática clínica. Os artigos são revisados por pares e sumarizam o "estado da arte" sobre determinado tema, fazendo análise rigorosa da qualidade da evidência sobre prevenção e tratamento de condições clínicas. A atualização se dá a cada 6 meses.

Clinical evidence está disponível em formatos impresso e eletrônico, sendo os artigos obtidos na íntegra mediante assinatura paga. O grupo *BMJ* também publica os *POEM* (*Pieces of Evidence that Matters*), disponíveis no endereço www.infopoems.com e a *Evidence Based Medicine* (http://ebm.bmj.com/), publicação eletrônica destinada à avaliação crítica da evidência com ênfase em terapêutica. Ambas as publicações exigem assinatura para acesso aos artigos integrais.[5]

Boletins científicos

A International Society of Drug Bulletins (ISDB) é rede mundial de boletins e periódicos sobre fármacos e terapêutica, independente financeira e intelectualmente da indústria farmacêutica. Foi fundada em 1986, com suporte do WHO Regional Office for Europe. Objetiva incentivar o desenvolvimento de boletins sobre medicamentos em todos os países, dentro de princípios de informação fidedigna e independente.

Drug and Therapeutics Bulletin (*DTB*; http://dtb.bmj.com), *Buttletí Groc* (http://www.icf.uab.es/informacion/boletines/bg/asp/bg_e.asp), *Australian Prescriber* (http://www.australianprescriber.com), *Prescrire* (http://english.prescrire.org/en/) e *Bandolier* (http://www.medicine.ox.ac.uk/bandolier/journal.html), todos de divulgação internacional, são exemplos de publicações independentes dedicadas à revisão crítica de evidências e à elaboração de recomendações sobre intervenções terapêuticas. Apenas *DTB* e *Prescrire* requerem assinatura paga para acesso aos artigos na íntegra. Todas oferecem a modalidade de assinatura das *newletters* para recebimento via correio eletrônico, sem custos, oferecendo acesso livre aos resumos dos artigos a cada edição.

O Boletim Brasileiro de Avaliação de Tecnologias em Saúde (BRATS) é publicação eletrônica bimestral voltada para a difusão de conceitos e informações em ATS; resulta da colaboração entre Agência Nacional de Vigilância Sanitária (Anvisa), Agência Nacional de Saúde Suplementar (ANS) e Secretaria de Ciência, Tecnologia e Insumos Estratégicos do Ministério da Saúde. Para se tornar assinante e receber gratuitamente as edições do BRATS, basta se cadastrar no sítio eletrônico da Anvisa (www.anvisa.gov.br), na seção "Anvisa Divulga", "Boletins Eletrônicos".

Periódicos revisados por pares (peer-reviewed)

Uma forma de estar a par de publicações na área de interesse é assinar periódicos de literatura científica que publicam artigos originais. De forma geral, as revistas biomédicas, além de *newletters*, disponibilizam mecanismos de busca de artigos publicados em edições anteriores. Entretanto, não é recomendável que o profissional se restrinja a obter informação científica de uma única publicação, dada a diversidade de publicações, diferenças nas linhas editoriais etc. Alguns periódicos podem ser acessados pelo portal Periódicos Capes (www.periodicos.capes.gov.br), ou via bibliotecas universitárias, hospitais de ensino etc. *The Lancet, New England Journal of Medicine, The Journal of the American Medical Association (JAMA), Science, Nature* e *British Medical Journal* (BMJ) são exemplos de revistas de boa reputação científica e alto índice de impacto.[4]

Existem ainda fontes de informação sobre estudos em andamento, que antecedem a publicação final de resultados de trabalhos científicos. A mais importante é ClinicalTrials.gov (https://clinicaltrials.gov/), que funciona como registro de estudos clínicos com seres humanos, tornando obrigatória a publicação dos resultados da pesquisa. Essa é ferramenta importante a utilizar na elaboração de revisões sistemáticas da literatura, pois colabora para reduzir o viés de publicação.

No Quadro 4.1 constam informações sobre acesso referentes às principais bases eletrônicas de dados em saúde, úteis para a pesquisa de evidências em farmacologia clínica.

Quadro 4.1 ■ Endereços eletrônicos das bases de dados mais utilizadas em Farmacologia Clínica.

Base	Endereço eletrônico	Observações
Cochrane	www.cochranelibrary.com/	Revisões sistemáticas da Colaboração Cochrane também são localizadas por meio de buscas nas bases Medline e Embase Tutorial: http://library.medschl.cam.ac.uk/files/2015/10/Cochrane-Library-Aug-2015.pdf
CRD	www.york.ac.uk/crd	Permite busca integrada ou individual nas três bases de dados (estudos de ATS, revisões sistemáticas, estudos de avaliação econômica) Tutorial: http://www.crd.york.ac.uk/CRDWeb/GuideToSearching.asp
LILACS	http://lilacs.bvsalud.org/	Uma das bases acessada pela BVS,* juntamente com Medline; Tutorial: http://lilacs.bvsalud.org/blog/2010/10/08/searching-lilacs/
PubMed/Medline	http://www.ncbi.nlm.nih.gov/pubmed	Ao acessar o Medline via PubMed a Cochrane também é acessada A base Medline pode ser acessada via BVS,* sendo a busca por assunto em português Tutorial: http://library.medschl.cam.ac.uk/files/2015/10/PubMed-Aug2015-.pdf
Embase	www.embase.com	Acesso mediante assinatura (pago) Tutorial: https://www.elsevier.com/solutions/embase-biomedical-research/learn-and-support
Periódicos Capes	http://www-periodicos-capes-gov-br.ez45.periodicos.capes.gov.br	Busca em português; disponível por convênio com instituições brasileiras de ensino superior Tutorial: http://www-periodicos-capes-gov-br.ez45.periodicos.capes.gov.br/?option=com_pmetabusca&mn=88&smn=89

*BVS: Biblioteca Virtual em Saúde.

▶ Referências bibliográficas

1. Sackett DL, Rosemberg WV, Gray JM, Haynes RB. Evidence based medicine: what it is and what it isn't. *BMJ* 1996; 312:71-2.
2. Institute of Medicine (IOM). Finding what Works in health care: standards for systematic reviews. The National Academies Press. 2011. Disponível em: http://www.nap.edu/read/13059/chapter/1. Acesso em 15/12/2015.
3. Bartkowiak BA. Searching for Evidence-Based Medicine in the Literature. Part 2: Resources. *Clinical Medicine and Research* 2005; 3(1):39-40.
4. Berwanger O, Avezum A, Guimarães HP. Cardiologia baseada em evidências: onde buscar evidências? *Arq Bras Cardiol* 2006; 86 (1): 56-60.
5. Miccioli G. Researching Medical Literature on the Internet. 2008. Disponível em: http://www.llrx.com/features/medical2008.htm. Acesso em 01/12/2015.
6. Wilkins T, Gillies RA, Davies K. EMBASE versus MEDLINE for family medicine searches. Can MEDLINE searches find the forest or a tree? *Can Fam Physician* 2005; 51: 848-849. Disponível em: http://www.cfpc.ca/cfp/2005/Jun/vol51-jun-research-1.asp. Acesso em 09/12/2015.

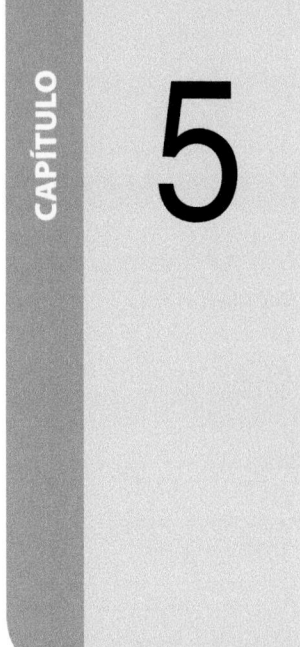

CAPÍTULO 5
Aspectos Éticos em Farmacologia Clínica

Lenita Wannmacher

▶ Introdução

Assim como em diferentes setores de pensamento e atuação do ser humano, a ética também permeia a promoção da saúde e do bem-estar físico e social, direito inalienável a todos os indivíduos. No que se refere a uso de medicamentos e procedimentos na atenção à saúde, é crucial adotar os princípios éticos de beneficência, não maleficência e justiça.

Por isso tratar da ética dos medicamentos visa instruir, educar e convencer todos os que transitam neste contexto sobre sua importância e aplicabilidade para que as terapias atinjam objetivos de beneficência e não maleficência.

Assim, criou-se o *conceito de ética global em saúde*,[1] termo relativamente novo para designar o processo que aplica valores morais a ações de saúde, quer para produzir um efeito global ou para requerer uma ação coordenada. No sentido mais amplo, este conceito propõe o desafio de desenvolver valores comuns e normas universais para responder às demandas de saúde no mundo. Por meio dele, pode-se lançar mão de argumentos morais relevantes a favor ou contra uma ação potencial (incluindo a inação). O conceito se aplica aos macrofenômenos (pandemias, desastres naturais, pobreza etc.) que atingem grandes populações, mas também aos microcontextos (pesquisa clínica, interação médico-paciente, direito de escolha do paciente etc.). Assim, engloba a atuação de profissionais da saúde e gestores de saúde pública, quando têm a necessidade de atender, de forma racional e ética, às necessidades de pacientes em níveis mundial, nacional, estadual, municipal, institucional e individual.

Como transpor o conceito à prática da saúde pública? Como introduzi-lo nas grandes decisões, quais sejam estimular a produção de medicamentos para doenças negligenciadas ou as de pior prognóstico, selecionar medicamentos em listas mundiais, regionais, nacionais e institucionais, incorporar medicamentos a serem subvencionados pelos órgãos públicos, analisar novas tecnologias em saúde, acatar as decisões judiciais exaradas por pessoas que, levando em conta o direito individual, desconhecem o real benefício ou o dano consequente, e tantas outras. Para fundamentá-las, valem as evidências comprovadoras de eficácia, segurança, conveniência ao paciente e custo comparativamente favorável para indivíduos e comunidades, mas também as justificativas éticas explícitas, em uma combinação orientada para a prática, dentro de um sistema estruturado de saúde pública.[2] A tomada de decisão baseada em evidência, sempre essencial, algumas vezes cede espaço para considerações de ordem social e até de compassividade. O mais importante é fazer intervenções e ter políticas de saúde éticas e isentas com o fito maior de benefício ao paciente.

Uma questão ética que se coloca é a eventual divergência entre a responsabilidade do profissional da saúde e os limites da autonomia de decisão do paciente com relação aos riscos e benefícios de intervenções médicas. Se a evidência se apresenta conflitante na literatura especializada, como profissionais e seus clientes poderão recomendar e decidir a melhor conduta? O uso responsável da evidência contemporânea envolve uma *ética da informação*, que deve ser levada em conta nas tomadas de decisões referentes à saúde.[3]

No que refere ao *ensino da Farmacologia*, é importante que estudantes de todas as áreas da saúde sejam precocemente treinados a adquirir a habilidade de pensar criticamente sobre as intervenções farmacológicas e de tomar decisões no âmbito do *uso racional de medicamentos*. Este visa, acima de tudo, ao benefício (sobrevida, cura, alívio sintomático, prevenção de doença, qualidade de vida) do usuário. Ao mesmo tempo, os estudantes devem evitar o paradigma, mais cômodo, de acreditar piamente na instrução do professor e de confiar em diretrizes ou opinião de especialistas. Ao contrário, é preciso desenvolver a habilidade de saber onde procurar a informação mais fidedigna, interpretá-la e aplicá-la quando pertinente.[4]

Na educação da ética para atendimento clínico, muitas barreiras ainda impedem que os estudantes tenham uma visão empática da prática da medicina. Não reconhecem dilemas éticos e não têm uma postura compassiva em relação a seus pacientes.[5]

A *tomada de decisão farmacológica* é ditada pela avaliação de *desfechos clinicamente relevantes*. Há uma hierarquia entre desfechos primordiais, secundários e substitutos (ver Capítulo 2). Em estudos de mais pobre qualidade (e com menor poder para orientar decisões), é frequente a utilização de desfechos menos importantes, porque são mais fáceis de medir. Por vezes, por razões puramente mercadológicas, novas estratégias são apregoadas como mais eficazes e seguras do que antigos tratamentos. Em ambas as circunstâncias falha a ética, se tais intervenções forem escolhidas.

A *seleção racional* é crucial premissa frente ao elevado número de opções disponíveis, quer pela contínua descoberta de novos fármacos, quer por recentes indicações para medicamentos já conhecidos. A competência para selecioná-los judiciosamente provém do conhecimento de *evidências contemporâneas* construídas a partir de consolidada metodologia científica, por isso capazes de gerar graus de recomendação.

O processo de seleção deve ser permeado pela ética. É ético o profissional que estuda e se atualiza de forma contínua para escolher a intervenção com comprovada eficácia. É ético que se sensibilize com a segurança do paciente, selecionando o medicamento cujo suficiente tempo de uso o identificou como tendo aceitável segurança. É ético que busque medicamento com propriedades farmacocinéticas que permitam maior comodidade de uso para o paciente. É ético que se preocupe com custo dos medicamentos, tanto do ponto de vista individual (gasto de bolso) quanto coletivo, a fim de favorecer *acesso*, o que também é prerrogativa universal.

São exemplos de processos de seleção: em nível mundial – Lista de Medicamentos Essenciais da Organização Mundial da Saúde; em nível regional – Seleção e Inclusão de Medicamentos no Fundo Estratégico da Organização Pan-Americana da Saúde; em nível nacional – Relação Nacional de Medicamentos Essenciais; em nível institucional (hospitalar) – Seleção de Medicamentos.

A *prescrição medicamentosa* é igualmente processo racional e ético no qual, além do profissional da saúde, entra outro ator: o *paciente*. A decisão de fazer determinada intervenção deve ser claramente justificada e compartilhada. No tratamento medicamentoso, essa é premissa essencial que constitui um dos fatores de sucesso: a *adesão do paciente*.

Ajudar o paciente a participar da decisão envolve pesar benefícios e risco das opções de tratamento. Esse *compartilhamento na decisão terapêutica* motivou uma revisão Cochrane de 115 ensaios clínicos randomizados (34.444 participantes),[6] em que se compararam intervenções que proviam informação sobre o tratamento (diferentes opções e desfechos associados) com o cuidado usual ou intervenções alternativas. Ficou bem evidente que a ajuda na tomada de decisão *versus* o cuidado usual aumentou o entendimento do paciente sobre as diversas opções e reduziu seu conflito relativo à escolha, por estar mais esclarecido e seguro face a seus valores pessoais.

Uma dificuldade para tomar decisões conjuntas ocorre quando se tratam pacientes em fase final da vida. Os dilemas éticos abrangem profissionais e familiares desses pacientes. A tomada de decisão envolve direito de recusar tratamento, enfrentamento da futilidade médica, eutanásia *versus* o suicídio assistido e confidencialidade. É necessário que toda a equipe de cuidadores tenha conhecimento dos aspectos éticos pertinentes ao cuidado no final da vida.[7]

O conceito de *futilidade médica* refere-se à ausência de propósito ou resultado útil no procedimento diagnóstico ou intervenção terapêutica. Aplica-se à condição de um paciente cujo estado não será melhorado pelo tratamento, o que acontece em estados terminais.

A informação deve ser dada em linguagem acessível e de fácil compreensão, não sendo utilizado o jargão da especialidade, que muitas vezes serve para esconder a insegurança do profissional ou é onipotente demonstração de "saber". Em decisões que envolvam fármacos ou procedimentos com potencial de risco, é necessário obter o *consentimento informado*. Este é um processo complexo que informa o paciente de modo a entender e reter a explicação, oportunizando-lhe considerar as opções e expressar suas opiniões e questionamentos. O consentimento informado é parte importante e ética no atendimento de pacientes. Revisão Cochrane[8] de 65 ensaios clínicos randomizados e realizados em 12 países (n = 9.020 pacientes submetidos a procedimentos hospitalares invasivos) mostrou o resultado de oferecer aos pacientes material escrito, material audiovisual e estratégias de ajuda para a decisão. As intervenções consistentemente melhoraram o conhecimento do paciente, pré-requisito para o consentimento informado. Porém, não se definiu a intervenção preferível. Apesar da heterogeneidade de resultados, os pacientes foram beneficiados com a aplicação pragmática das intervenções.

Aspecto peculiar é o de crianças com doenças graves que exigem tratamentos de exceção (por vezes em caráter experimental). Não podem decidir por si mesmas, sendo os pais ou responsáveis quem compartilha a tomada de decisão. Para crianças com câncer há intervenções, adaptadas a idade, experiência e habilidades, no sentido de fazê-las tomar parte no processo de decisão. Revisão Cochrane[9] não encontrou ensaios clínicos randomizados que permitissem conclusões sobre essas tomadas de decisão.

Na questão do consentimento informado vale enfatizar que se está trabalhando com dados de incidência e prevalência de benefício e risco, sem levar em conta variabilidades no contexto individual, tais como comorbidades e interações medicamentosas, o que pode dificultar a aplicação de determinada conduta a diferentes pacientes. Dentro dessa individualização, é fundamental atender a preceitos éticos, tais como respeito por crenças e peculiaridades do paciente, preocupação com a informação a lhe ser fornecida, estímulo para garantir sua adesão a tratamento e desejo de contribuir para sua satisfação e qualidade de vida. É ético adotar o compromisso subjetivo de garantir que as condutas prescritas atinjam os objetivos terapêuticos e sejam satisfatórias para o paciente. Não é ético que o interesse individual do profissional da saúde suplante o interesse coletivo de proteger os pacientes.

O profissional da saúde deve tomar decisões com absoluta ausência de *conflito de interesses*. Esse conflito abrange ações diretas (viagens, jantares, presentes etc.) provenientes da indústria farmacêutica, bem como publicações, quer leigas (artigos em jornais, revistas, internet, nas quais os que escrevem estejam também cooptados), quer "científicas", nas quais profissionais sejam financiados pelos produtores. Em periódicos sérios, é necessário que o autor declare seus conflitos de interesse. No entanto, a declaração não cura o conflito, pois não delimita as práticas e situações que geram conflitos de interesses, nem é estratégia efetiva para supervisionar os médicos, sendo claramente insuficiente para proteger os pacientes.[10]

Portanto a solução é fazer criteriosa leitura com séria avaliação crítica.

Análise desses conflitos e sua explicitação fazem parte da *transparência* necessária para fundamentar as tomadas de decisão. As decisões éticas são necessariamente independentes. Na atualidade, cada vez mais se propugna por condutas transparentes, que permitam, entre outras iniciativas, expandir acesso de medicamentos para no mínimo 1,7 bilhão de pessoas – 80% das quais vivem em países pobres. Para chegar à transparência, necessita-se declarar ausência de conflito de interesses, isto é, inexistência de benefício pessoal, financeiro ou de outra natureza, decorrente de determinada decisão. Requer-se tal declaração de pesquisadores, autores, editores de revistas especializadas e membros de comissões de regulação, seleção e compra de medicamentos, bem como de organizações internacionais ligadas a políticas de medicamentos.

Transparência e isenção são o cerne de uma dessas organizações – *Medicines Transparency Alliance* (MeTA)[11] – que desenvolveu projeto referente a políticas em sete países (Gana, Jordânia, Peru, Filipinas, Uganda, Zâmbia e Quirguistão) para melhorar o acesso a medicamentos essenciais de qualidade. Para isso envolveu representantes dos setores público e privado e a sociedade civil. O processo estimulou geração, disseminação, discussão e *análise da informação* sobre qualidade, disponibilidade, custo e promoção de medicamentos. Em 2011, a Organização Mundial da Saúde e a Health Action International encamparam a segunda fase dessa iniciativa, desenvolvida entre 2011 e 2015.

A International Society of Drug Bulletins (ISDB)[12] – rede mundial de boletins sobre medicamentos, financeira e intelectualmente independente da indústria farmacêutica – também propugna transparência e independência na informação científica, definindo-a como a que consiste em dados e interpretação de dados produzidos com o mais alto grau possível de objetividade. No corpo da informação independente não pode haver interesse comercial ou outro que promova um tratamento em particular. Seu único objetivo deve ser recomendar um tratamento no interesse de pacientes e sociedade.

Fidedignidade e isenção também são características éticas a serem perseguidas nas *publicações de saúde* destinadas ao público leigo, veiculadas em mídia escrita, falada e televisionada e na internet. O hábito de recorrer à informação rapidamente disponível e de fácil leitura é usual nos consumidores. Deveria ser um recurso alternativo para veicular informação educativa sobre eficácia e segurança de medicamentos e sua forma racional de uso. Isso é necessário principalmente quando se trata de medicamentos de venda sem prescrição médica ou em locais onde o acesso a profissionais não é viável. A educação multimídia para leigos se mostra superior a cuidado usual ou não educação na habilidade de lidar com medicamentos.[13] No entanto, a preocupação maior é com promoção e venda dos medicamentos de mais recente introdução no mercado. Reportagens inteiras, por vezes sensacionalistas e de pouca fidedignidade, são veiculadas por profissionais que recebem benesses dos fabricantes.

Em relação à *pesquisa sobre medicamentos*, também a ética é essencial. Para Willison e colaboradores,[14] a fronteira entre a pesquisa em saúde pública e a prática deveria desaparecer, ou seja, a primeira deveria consubstanciar o trabalho da segunda, bem como as ações dos executores desses serviços. Geração de evidências, melhoria da qualidade do atendimento, programas de avaliação e monitoramento não são vistos como pesquisas formais. No entanto, as fronteiras entre essas e as atividades de avaliação não são distintas, ambas sendo sujeitas a preceitos e reflexões éticas para que os resultados obtidos sejam fidedignos. Os autores apresentam um documento estruturado que se propõe a gerar uma cultura de integridade ética entre investigadores, revisores e formadores de opinião em saúde pública, mais do que meramente sugerir adesão a regras.

A complexidade da pesquisa biomédica aumentou consideravelmente na última década, gerando novos desafios éticos. Por isso, em muitos centros se criaram serviços de consulta ética para a pesquisa, a fim de ajudar os pesquisadores nos cuidados éticos a serem incluídos no planejamento dos estudos. Os desafios enfrentados pela consultoria são: manejar múltiplos papéis e responsabilidades, trabalhar com informação sensível e comunicar aos consultantes como os preceitos éticos devem ser manejados.[15]

Particularmente as pesquisas realizadas com crianças e jovens envolvem preocupações éticas. As mais importantes surgem quando os pacientes estão incapacitados ou quando as intervenções têm potencial de efeitos adversos de longo prazo. É necessário fazer um balanço entre o acesso à pesquisa e os tratamentos associados a risco. Também é fundamental tomar a decisão centrada na criança e em seus familiares.[16]

A pesquisa farmacológica em adolescentes desconhece suas necessidades. Os medicamentos são frequentemente *off label* (uso não indicado pela bula), e os estudos se desenrolam em áreas da saúde que não representam essa faixa etária. Os adolescentes não se beneficiam com a pesquisa oncológica, em que os desfechos não melhoraram nas últimas duas décadas, ao contrário do que acontece com crianças e adultos. Os conceitos da pesquisa não são explicados ao adolescente em linguagem clara e compreensível, assim como os formulários de aceitabilidade e consentimento informado. Há incentivos para a indústria farmacêutica engajar adolescentes em seus projetos de pesquisa. Comitês de ética protegem o adolescente de risco proveniente da pesquisa.[17]

▶ Alguns cenários específicos

O emprego de medicamentos em algumas situações clínicas tem sido alvo de ponderações éticas em especial. Isso acontece face a grande prevalência de uso, gravidade dos pacientes, evolução da doença e surgimento de novas classes farmacológicas, o que geralmente pressiona no sentido de aumento do interesse prescritivo. Cria-se um "modismo" de uso, que não deixa de ser uma falácia, já que as respostas são diversas dependendo das circunstâncias. Ao contrário, a ausência de produção, dispensação, distribuição e prescrição, como no caso das doenças negligenciadas, também suscita dilemas de natureza ética.

Antibióticos

Os agentes infecciosos têm respostas variáveis aos antimicrobianos de uso comum porque seu padrão de resistência varia de acordo com local, tempo de uso, quantidade do inóculo, frequência de emprego etc. Em ambiente hospitalar, é frequente a suspensão temporária de um dado antibiótico em função de seu alto grau de resistência. É uma contingência que obriga a não dar aos atuais pacientes aquilo que seria em teoria a melhor escolha para tratamento de sua doença. Por outro lado, futuros pacientes se beneficiariam com a restauração de sensibilidade dos agentes infecciosos ao dado antibiótico. A decisão confronta o individual com o coletivo, e deve ser tomada em conjunto com a comissão de infecção da instituição e transparentemente informada ao paciente.[18]

Quando se trata de pacientes idosos, demenciados, sem qualidade de vida ou com baixa expectativa de sobrevida, o debate entre o eventual benefício do momento deve ser balanceado com as futuras consequências para outros pacientes. Decisões coletivas e consensuais, incorporando custo-benefício, qualidade de vida e risco de resistência podem obviar as dificuldades éticas do prescritor.[19]

A administração de antibióticos a crianças enfrenta alguns problemas devido a: formas farmacêuticas inadequadas – soluções injetáveis, comprimidos revestidos ou não sulcados, drágeas, cápsulas ou supositórios, de difícil administração em crianças pequenas; concentrações maiores do que as utilizadas em pediatria; representantes cuja eficácia e segurança não foram testadas em crianças; ausência de pesquisas clínicas com crianças pelo medo de efeitos adversos etc.

Por isso, o uso *off label* é uma realidade e um desafio ético, exigindo segurança, eficácia e custo-efetividade. O compartilhamento na decisão e o consentimento informado são premissas.[20]

Quando o uso *off label* de medicamentos for incontestavelmente necessário, deve ser realizado com cautela e cuidados próprios de um experimento não controlado ao qual o paciente está sendo submetido. Havendo resultados promissores, as terapias devem ser testadas em ensaios clínicos controlados. Com base em resultados positivos, os medicamentos devem ser incorporados.[21]

Psicofármacos

A psicofarmacologia revolucionou a prática psiquiátrica nos últimos 50 anos, mas acarretou certos problemas éticos. São tantas as opções de tratamento, muitas vezes levando a conclusões contraditórias, que os prescritores se defrontam com dilemas relacionados a risco-benefício.[22]

Os avanços científicos transformaram-se em ferramentas poderosas na área da psicofarmacologia, que demandam responsabilidade do ponto de vista ético. O uso de medicamentos afeta a personalidade e o comportamento de pessoas que, muitas vezes, não têm o poder de discriminar seu benefício. Por isso, deve ser praticado com equidade, sensibilidade e relevância ética para todos. A psicofarmacologia ética inicia-se com treinamento e educação apropriados e continua com a pesquisa e o atendimento clínico.[23]

O uso *off label* de psicofármacos pode constituir um problema ético. Isso pode acontecer com os fármacos estimuladores cognitivos, usados em pacientes com falta de atenção ou memória ou outros problemas cognitivos, associados a trauma cerebral, doença de Alzheimer, esquizofrenia e transtorno de déficit de atenção e hiperatividade. No entanto, ocorreu melhora da função cognitiva em voluntários sadios e sem doença psiquiátrica, o que motivou o uso nessa população. No momento, não há descrição de benefícios e riscos nos indivíduos sadios. Pesquisa para esclarecer esse tópico seguramente envolverá um debate sobre as implicâncias éticas e sociais daí oriundas.[24]

Outro exemplo de uso *off label* que merece cuidado é o tratamento com cetamina para pacientes com depressão maior resistente a antidepressivos usuais. Relatos de casos, séries de casos e alguns ensaios demonstraram rápido efeito na redução de escores de escalas de depressão, mas a permanência de benefício permanece desconhecida.[25] Por isso, tal uso é considerado ética e clinicamente inapropriado no momento atual.[26]

Revisão Cochrane[27] analisou os tratamentos medicamentosos oferecidos a pacientes psicóticos hospitalizados. Durante o período de latência dos fármacos específicos, a prática de medicar "se necessário" para acalmar os pacientes nas enfermarias chega a 20 a 50%. A avaliação de real benefício *versus* risco de tal prática não foi evidenciada em estudos randomizados, decorrendo da experiência clínica em vez da evidência de qualidade. Mais um aspecto a discutir sob o ponto de vista ético: o emprego de fármacos visa ao bem-estar do paciente ou do meio que o cerca?

Outro aspecto nas doenças psiquiátricas consiste na perda da autonomia do indivíduo, pela incapacidade de compreender e entender a desadaptabilidade de seu estado. Quadros psicóticos graves, cursando com delírios e alucinações, e casos de depressão com risco de suicídio ilustram bem essa condição. Há ainda outros quadros psiquiátricos que, mesmo não apresentando desorganização das funções psíquicas, como a consciência e o pensamento, muitas vezes demandam internação contra a vontade do paciente, como nos transtornos alimentares. Apesar de a legislação amparar a internação involuntária, muitas vezes ela ocasiona embates éticos no âmbito da família. Até porque os responsáveis legais têm o direito de retirar o paciente, apesar da eventual discordância do profissional. Em caso de risco iminente, a alta pode ser recusada.[28]

O cuidado paliativo tem sido considerado em demência, sobretudo no que se refere a manejo de dor, nutrição e hidratação. Esses aspectos são atribuições de cuidadores, não se encontrando muito suporte relativo às evidências sobre condutas e resultados. Na realidade, as condutas devem visar à melhora da qualidade de vida que ainda resta a esses pacientes.[29]

Oncológicos

Pela natureza da doença e seu prognóstico por vezes sombrio, não é fácil manejar o paciente com câncer. A fundamentação ética das tomadas de decisão, sobretudo no que se refere a cuidados paliativos, deve ser compartilhada com o paciente e seus familiares. É importante discutir conjunta e cuidadosamente os objetivos desse cuidado. Necessidades, preferências e valores do paciente e da família continuam a ser o objetivo. É também importante que o profissional esteja ciente das leis aplicáveis a essa situação.[30]

Em oncologia pediátrica, a pesquisa é fundamental para orientar a prática. Pacientes, seus familiares e profissionais percebem o valor dessa combinação, mas não são suficientemente críticos quanto a potenciais conflitos. Estabelecer o papel dual de pesquisadores e clínicos nas condutas adotadas serve de importante proteção aos interesses das crianças com câncer. Um estudo qualitativo que envolveu todos esses atores mostrou que a pesquisa é considerada de maior importância na oncologia pediátrica, e que combiná-la a tratamento traz benefícios. Todavia, houve ambiguidade em categorizar os estudos como pesquisa ou tratamento. O papel dos conflitos apareceu no trabalho dos oncologistas pediátricos.[31]

Como muitos dos medicamentos usados no tratamento do câncer são caros, seu suprimento falha em diversos momentos. É uma questão ética quando o suprimento de um medicamento essencial é insuficiente frente à demanda.[32]

Com base em critérios éticos, as instituições devem priorizar recursos para manter a distribuição antes que a escassez se instale.[33]

Doenças negligenciadas

Doenças negligenciadas (doença de Chagas, leishmaníase, filariose, esquistossomose, tripanossomíase, febre amarela, dentre outras) permanecem como uma grande causa mundial de morbidade e mortalidade, com grande gasto para a saúde pública, já que acontecem com mais frequência em populações pobres. Em grande parte isso se deve à inexistência do suprimento de fármacos apropriados para doenças específicas, bem como de políticas de saúde equivocadas. Como os medicamentos unitariamente são baratos, a indústria farmacêutica não tem interesse em produzi-los, bem como reduz os investimentos na pesquisa com antibióticos, o que fere a ética. É a lógica do lucro em detrimento da compassividade por milhares de pessoas acometidas. As dificuldades se devem a pequeno investimento em pesquisa e desenvolvimento, limitado acesso a diagnóstico e tratamento, falta de ferramentas de controle e pobre entendimento do ônus que acarretam. Governos e entidades internacionais de saúde têm trabalhado em conjunto para diminuir o custo de medicamentos que são subvencionados mediante compra em larga escala. Em 2015, iniciativas da Organização Mundial da Saúde e da Organização Pan-Americana da Saúde tentaram minorar o ônus dessas doenças no mundo.[34]

Recentemente, redescobriram-se novos alvos como alternativas para tratar tais doenças. Trata-se de novos usos para medicamentos já existentes e aprovados para outros propósitos. Pesquisas *in vitro* e *in vivo* têm sido encorajadoras no sentido de revelar eficácia antimicrobiana em antipsicóticos, fármacos cardiovasculares, anti-inflamatórios e antineoplásicos. O desenvolvimento de novos usos para medicamentos antigos pode levar à melhor saúde de pacientes em países tropicais pobres.[35]

▶ Conclusão

"Lapsos éticos quase nunca são casos de pessoas ruins, tomando atitudes ruins, por motivos ruins. Ao contrário, são boas pessoas, fazendo coisas ruins, por bons motivos."

Marcia Angell, MD (Senior Lecturer in the Department of Global Health and Social Medicine at Harvard Medical School in Boston, Massachusetts).

▶ Referências bibliográficas

1. Stapleton G, Schröder-Bäck P, Laaser U, Meershoek A, Popa D. Global health ethics: an introduction to prominent theories and relevant topics. *Glob Health Action* 2014; 7: 23569.
2. Marckmann G, Schmidt H, Sofaer N, Strech D. Putting public health ethics into practice: a systematic framework. *Front Public Health*. 2015; 3: 23.
3. de Vries RG, Paruchuri Y, Lorenz K, Vedam S. Moral science: ethical argument and the production of knowledge about place of birth. *J Clin Ethics* 2013; 24 (3): 225-238.
4. Wilcock J, Strivens J. A study to enhance medical students' professional decision-making, using teaching interventions on common medications. *Med Educ Online* 2015; 20:27097.
5. Terndrup C. A student's perspective on medical ethics education. *J Relig Health* 2013; 52 (4):1073-1078.
6. Stacey D, Légaré F, Col NF, Bennett CL, Barry Michael J, Eden Karen B, Holmes-Rovner M, Llewellyn-Thomas H, Lyddiatt A, Thomson R, Trevena L, Wu JHC. Decision aids for people facing health treatment or screening decisions. Cochrane Database of Systematic Reviews. In: *The Cochrane Library*, Issue 6, 2015 Art. No. CD001431.
7. Ilemona ER. An appraisal of ethical issues in end-of-life care. *Niger J Med* 2014; 23 (4): 358-364.
8. Kinnersley P, Phillips K, Savage K, Kelly MJ, Farrell E, Morgan B et al. Interventions to promote informed consent for patients undergoing surgical and other invasive healthcare procedures. Cochrane Database of Systematic Reviews. In: *The Cochrane Library*, Issue 6, 2015 Art. No. CD009445.
9. Coyne I, O'Mathúna DP, Gibson F, Shields L, Sheaf G. Interventions for promoting participation in shared decision-making for children with cancer. Cochrane Database of Systematic Reviews. In: *The Cochrane Library*, Issue 6, 2015 Art. No. CD008970.
10. Murcia N. La declaración no cura el conflicto: propuesta de una tipología de estrategias para enfrentar los conflictos de interés. In: http://www.nogracias.eu/2015/08/07/la-declaracion-no-cura-el-conflictos/. Acesso em 09/08/2015.
11. WHO. Essential medicines and health products. Medicines Transparency Alliance (MeTA) Initiative. In: http://www.who.int/medicines/areas/coordination/meta/en/. Acesso em 08/08/2015.
12. International Society of Drug Bulletins (ISDB). In: http://www.isdbweb.org/en/publications/view/. Acesso em 08/08/2015.
13. Ciciriello S, Johnston RV, Osborne RH, Wicks I, deKroo T, Clerehan R, O'Neill C, Buchbinder R. Multimedia educational interventions for consumers about prescribed and over-the-counter medications. Cochrane Database of Systematic Reviews. In: *The Cochrane Library*, Issue 6, 2015 Art. No. CD008416.
14. Willison DJ, Ondrusek N, Dawson A, Emerson C, Ferris LE, Saginur R, Sampson H, Upshur R. What makes public health studies ethical? Dissolving the boundary between research and practice. *BMC Med Ethics* 2014; 15: 61.

15. Sharp RR, Taylor HA, Brinich MA, Boyle MM, Cho M, Coors M, Danis M, Havard M, Magnus D, Wilfond B. Research ethics consultation: ethical and professional practice challenges and recommendations. *Acad Med* 2015; 90 (5): 615-620.
16. Rumney P, Anderson JA, Ryan SE. Ethics in pharmacologic research in the child with a disability. *Paediatr Drugs* 2015; 17 (1): 61-68.
17. Welisch E, Altamirano-Diaz LA. Ethics of pharmacological research involving adolescents. *Paediatr Drugs* 2015; 17 (1): 55-59.
18. Leibovici L, Paul M, Ezra O. Ethical dilemmas in antibiotic treatment. *J Antimicrob Chemother* 2012; 67 (1): 12-16.
19. Leibovici L, Paul M. Ethical dilemmas in antibiotic treatment: focus on the elderly. *Clin Microbiol Infect* 2015; 21 (1): 27-29.
20. Gazarian M, Morris S. Off-label prescribing. *Med J Aust* 2014; 200 (11): 637.
21. Fugh-Berman A, Melnick D. Off-label promotion, on-target sales. *PLoS Med* 2008: 5(10): e210.
22. Gutheil TG. Reflections on ethical issues in psychopharmacology: an American perspective. *Int J Law Psychiatry* 2012; 35(5-6): 387-391.
23. Strous RD. Ethical considerations in clinical training, care and research in psychopharmacology. *Int J Neuropsychopharmacology* 2011; 14 (3): 413-424.
24. Mohamed AD, Sahakian BJ. The ethics of elective psychopharmacology. *Int J Neuropsychopharmacol* 2012; 15 (4): 559-571.
25. Covvey JR, Crawford AN, Lowe DK. Intravenous ketamine for treatment-resistant major depressive disorder. *Ann Pharmacother* 2012; 46 (1): 117-123.
26. Sisti D, Segal AG, Thase ME. Proceed with caution: off-label ketamine treatment for major depressive disorder. *Curr Psychiatry Rep* 2014; 16 (12): 527.
27. Chakrabarti A, Whicher EV, Morrison M, Douglas-Hall P. 'As required' medication regimens for seriously mentally ill people in hospital. Cochrane Database of Systematic Reviews. In: *The Cochrane Library*, Issue 6, 2015 Art. No. CD003441.
28. Barros DM de, Serafim AP. Parâmetros legais para a internação involuntária no Brasil. *Rev Psiq Clín* 2009; 36 (4): 175-177.
29. Barber J, Murphy K. Challenges that specialist palliative care nurses encounter when caring for patients with advanced dementia. *Int J Palliat Nurs* 2011; 17(12): 587-591.
30. McCabe MS, Coyle N. Ethical and legal issues in palliative care. *Semin Oncol Nurs* 2014; 30 (4): 287-295.
31. Dekking SA, van der Graaf R, Kars MC, Beishuizen A, de Vries MC, van Delden JJ. Balancing research interests and patient interests: a qualitative study into the intertwinement of care and research in paediatric oncology. *Pediatr Blood Cancer* 2015; 62 (5): 816-822.
32. de Vries MC, Houtlosser M, Wit JM, Engberts DP, Bresters D, Kaspers GJL, van Leeuwen E. Ethical issues at the interface of clinical care and research practice in pediatric oncology: a narrative review of parents' and physicians' experiences. *BMC Med Ethics* 2011; 12: 18.
33. Beck JC, Smith LD, Gordon BG, Garrett JR. An ethical framework for responding to drug shortages in pediatric oncology. *Pediatr Blood Cancer* 2015; 62 (6): 931-934.
34. World Health Organization. Neglected tropical diseases. In: http://www.who.int/neglected_diseases/diseases/en/. Acesso em 08/09/2015.
35. Savoia D. New antimicrobial approaches: reuse of old drugs. *Curr Drug Targets* 2015 Aug 6. [Epub ahead of print]

CAPÍTULO 6
Processos para Uso Racional de Medicamentos

Carla Beatrice Crivellaro Gonçalves

▶ Introdução

A Assistência Farmacêutica (AF) trata de *um conjunto de ações voltadas à promoção, proteção e recuperação da saúde, tanto individual como coletiva, tendo o medicamento como insumo essencial, para o qual visa acesso e uso racional. Este conjunto envolve pesquisa, desenvolvimento e produção de medicamentos e insumos, bem como sua seleção, programação, aquisição, distribuição, dispensação, garantia da qualidade dos produtos e serviços, acompanhamento e avaliação de sua utilização, na perspectiva da obtenção de resultados concretos e da melhoria da qualidade de vida da população.*[1]

No Brasil aquele conceito engloba o Ciclo da Assistência Farmacêutica, que desenvolve diversas atividades a serem desempenhadas de forma coordenada: *pesquisa e desenvolvimento, produção, registro, seleção, programação, aquisição, armazenamento, distribuição, utilização (prescrição, dispensação, uso/administração e monitoramento)*, devendo ainda incluir avaliação farmacoterapêutica. Para que esse ciclo seja efetivo, há necessidade de que ocorram gestão, planejamento e organização, financiamento, informações, recursos humanos, monitoramento e avaliação de todos os processos.[2]

A conhecida representação da AF na forma de ciclo tem como objetivo o medicamento. Entretanto, documento da Organização Pan-Americana da Saúde (OPS)[3] propõe que a representação da AF enfatize o usuário como objetivo final, sendo os processos-chave direcionados a indivíduo, família e comunidade. Pelos aspectos apresentados, a etapa da utilização na AF deve ser entendida como um sistema de medicação.

Define-se *sistema de medicação* como o conjunto de processos e normas, entrelaçados de forma lógica e complexa, que visa ao ato de medicar, ou seja, o uso da terapia medicamentosa.

Oliveira e Melo[4] indicam que o sistema de medicação é bastante complexo e se compõe de vários processos, tais como prescrição, dispensação e administração de medicamentos. Dele participam diferentes profissionais. Dependendo do maior número de elementos envolvidos, haverá maior probabilidade de ocorrência de erros e problemas relacionados ao sistema.

Considerando a complexidade do sistema de medicação e o fato de os medicamentos serem o recurso terapêutico mais utilizado na sociedade moderna, o acesso aos mesmos, sua utilização e os resultados que proporcionam devem ser melhorados.[3]

O sistema de medicação deve garantir uma terapia medicamentosa efetiva e segura. Portanto, os seguintes parâmetros devem ser observados:[5]

- O medicamento correto deve ser prescrito na dose correta por período de tempo adequado
- O medicamento precisa estar acessível ao paciente
- A prescrição precisa ser adequadamente preenchida
- O paciente precisa aderir ao tratamento
- O paciente precisa ser monitorado para garantir o melhor resultado, alcançando os objetivos da terapia e minimizando os efeitos adversos
- A terapia medicamentosa precisa acompanhar-se de educação e aconselhamento para ser adequadamente manejada.

O presente capítulo objetiva apresentar o papel de prescrição, acompanhamento e avaliação na promoção do uso racional dos medicamentos, visando à obtenção de resultados concretos e à melhoria da qualidade de vida da população.

▶ Segurança do paciente e erros de medicação

Diversas entidades internacionais focam padrões de qualidade e segurança de medicação para os pacientes. O Institute for Safe Medication Practices (ISMP) associa-se a outros organismos na defesa de garantia da segurança do paciente no processo que envolve o uso de medicamentos. Tais medidas passaram a ser empreendidas principalmente após relatório do Institute of Medicine (IOM), divulgado em 1999 e intitulado *"To Err is Human: Building a Safer Health System"*,[6] que indicou a ocorrência de 44.000 a 98.000 mortes anuais nos EUA em consequência de erros médicos ocorridos somente em hospitais, com incremento de 7.000 mortes anuais devido a erros de medicação.

No Brasil, o Programa Nacional de Segurança do Paciente (PNSP)[7] define *segurança do paciente* como *a redução, a um mínimo aceitável, do risco de dano desnecessário associado ao cuidado de saúde*. Dentre as estratégias de implantação, indica elaboração e apoio à implementação de protocolos, guias e manuais, bem como promoção de processos de capacitação de gerentes, profissionais e equipes de saúde em segurança do paciente sobre os processos de prescrição, transcrição, dispensação e administração de medicamentos, sangue e hemoderivados.

Portanto, um dos objetivos do PNSP é prevenir *erro de medicação* que, segundo o National Coordinating Council for Medication Error Reporting and Prevention, é "qualquer evento evitável que pode causar ou conduzir a uso inadequado de medicamentos ou dano ao paciente, enquanto o medicamento estiver sob controle de profissional de saúde, paciente ou consumidor. Tais eventos podem estar relacionados com prática profissional, produtos, procedimentos e sistemas de saúde, incluindo prescrição, ordens verbais, rotulagem, embalagem, nomenclatura, composição, dispensação, distribuição, administração, educação, monitoramento e uso de medicamentos".[8]

São inúmeros os fatores que contribuem para ocorrência de erros na prática assistencial. Dentre eles, a falta de inter-relação dos profissionais envolvidos – cada um acreditando estar fazendo a sua parte e agindo informalmente, sem controle e sem processos sistematizados – cria falha no processo e na organização/estrutura. Assim, é imprescindível a cultura de identificar a falha e de rever possíveis planos de ação e reestruturação que venham a impedir novos eventos adversos, especialmente os do tipo sentinela que levam a dano permanente e/ou morte.[9]

Os erros de medicação podem ocorrer em qualquer etapa do sistema de medicação. A American Hospital Association (AHA) aponta as causas mais comuns:[10]

- Fatores ambientais: luz, calor, ruídos e interrupções que podem distrair os profissionais da saúde enquanto realizam tarefas envolvendo medicamentos (prescrição, separação, preparação, embalagem etc.)
- Informações incompletas sobre os pacientes (história de alergias, uso de outros medicamentos, diagnósticos prévios e resultados de exames laboratoriais)
- Orientações incompletas, inadequadas ou incorretas sobre o uso de medicamentos, as quais podem envolver inadequações na prescrição manual, confusão entre medicamentos com nomes similares, esquecimento de colocar zeros e casas decimais, confusão com sistema métrico e outras unidades de dosagem e abreviaturas inapropriadas
- Informações sobre os medicamentos não disponíveis
- Falta de rotulagem apropriada quando o medicamento é preparado e reembalado em unidades menores.

O NCCMERP, em sua taxonomia,[11] propõe classificação, padronização de linguagem e estruturação de dados relacionados a erros de medicação para uso no desenvolvimento de bancos de dados e análise de relatórios, que podem ser utilizados em combinação com sistemas de notificação e prevenção de erros de medicação.

Nigam e colaboradores[12] coordenaram um painel de especialistas para elaborar consenso canadense sobre uso seguro de medicamentos, por meio do estabelecimento de 20 indicadores relacionados aos diferentes processos do sistema de medicação (ver Quadro 6.1).

Como indicadores relacionados a prescrições/ordens e preparação/dispensação são dados obtidos em todos os locais de cuidado em saúde, ambos estão sujeitos à diversidade de condutas dos profissionais.

Quadro 6.1 ■ Indicadores relacionados ao sistema de medicação.

Indicadores	Nº de indicadores	Locais de obtenção dos dados*
Prescrições/ordens	5	Todos
Preparação/dispensação	1	Todos
Administração	3	Hospitais e clínicas
Monitoramento e avaliação	3	Hospitais
Gestão de compras e inventários	1	Hospitais e clínicas
Processo de cuidado	7	Hospitais, clínicas e asilos

*Hospitais, clínicas, consultórios médicos particulares ou de unidades de saúde, farmácias comunitárias e asilos (instituições de longa permanência para idosos e residenciais terapêuticos).

Como aqueles são essenciais ao uso de medicamentos por indivíduos e comunidades, faz-se necessário ponderar a generalização do processo de monitoramento e avaliação, ora restrito aos hospitais. Nesses, as taxas de eventos adversos em pacientes hospitalizados e nos atendidos nas emergências devem ser monitoradas. A presença de farmacêuticos nos *rounds* associa-se à redução de eventos adversos. Os processos específicos de monitoramento e avaliação farmacoterapêutica devem coletar informações sobre história medicamentosa dos pacientes, reconciliação medicamentosa, comunicação de informações sobre a farmacoterapia entre os diferentes profissionais (médicos e farmacêuticos dos hospitais e comunidade) e segurança na manipulação de misturas intravenosas. Com exceção do último item, as demais podem ocorrer em todos os locais de assistência (comunidade, hospitais, clínicas e asilos).

Entretanto, avaliações baseadas em indicadores devem ser utilizadas com cuidado na comparação de diferentes estabelecimentos de saúde, pois diferenças culturais, de definição de erros de medicação, de população de pacientes e de tipos de relato e sistemas de detecção podem ser vieses de avaliação. Portanto não deve existir taxa aceitável de erros de medicação, uma vez que se trata de eventos a serem evitados, sendo imprescindível que profissionais, estabelecimentos de saúde e organizações busquem alcançar metas de taxas zero.[13]

▶ Categorias de medicamentos

De acordo com as normas brasileiras, medicamentos são produtos farmacêuticos tecnicamente obtidos ou elaborados, com finalidades profilática, curativa, paliativa ou de diagnóstico,[14] classificados em diferentes categorias que consideram características como origem de princípios ativos e fármacos, processo de elaboração, proteção de patente, aspectos biofarmacêuticos, necessidade de controle e uso por automedicação.

Medicamento referência

É produto inovador, registrado no órgão federal responsável pela vigilância sanitária e comercializado no país, com eficácia, segurança e qualidade comprovadas cientificamente junto ao órgão federal competente, por ocasião do registro.[15] Eficácia e segurança do medicamento de referência são comprovadas por meio de ensaios clínicos de adequada qualidade metodológica, preferencialmente reproduzidos no país. A RDC 35 de 15/06/2012 dispõe sobre os critérios de indicação, inclusão e exclusão de medicamentos na Lista de Medicamentos de Referência.[16]

Medicamento genérico

É similar a produto de referência ou inovador, pretendendo ser com este intercambiável, geralmente produzido após expiração ou renúncia da proteção da patente ou de outros direitos de exclusividade, com eficácia, segurança e qualidade comprovadas por testes de bioequivalência. Não possui nome comercial, sendo designado pela Denominação Comum Brasileira (DCB) ou, na sua ausência, pela Denominação Comum Internacional (DCI). Na embalagem dos genéricos deve estar escrito "Medicamento Genérico" dentro de tarja amarela. Além disso, deve constar a Lei nº 9.787/99.[15]

Medicamento similar

É aquele que contém o mesmo ou os mesmos princípios ativos, apresenta a mesma concentração, forma farmacêutica, via de administração, posologia e indicação terapêutica, preventiva ou diagnóstica, do medicamento de referência registrado no órgão federal responsável pela vigilância sanitária. Somente pode diferir em características relativas a tamanho e forma do produto, prazo de validade, embalagem, rotulagem, excipientes e veículo, devendo sempre ser identificado por nome comercial ou marca.[16] Desde 2003, com a publicação das resoluções RDC 133 e RDC 134, o medicamento similar deve apresentar testes de biodisponibilidade relativa e equivalência farmacêutica para obtenção do registro, comprovando que possui o mesmo comportamento no organismo (*in vivo*) e as mesmas características de qualidade (*in vitro*) do medicamento de referência.[17]

A apresentação de testes de biodisponibilidade relativa para medicamentos similares já registrados seguiu uma ordem de prioridade: medicamentos considerados de maior risco (antibióticos, antineoplásicos, antirretrovirais) e alguns medicamentos com princípios ativos realizariam esta adequação na primeira renovação após a publicação das resoluções; os demais deveriam apresentar aqueles testes na segunda renovação do registro. A previsão foi de que, até 2014, todos os medicamentos similares teriam a comprovação de biodisponibilidade relativa. Além disso, os medicamentos similares passam por testes de controle de qualidade que asseguram a manutenção da qualidade dos lotes industriais produzidos. Em 2007, foi publicada a Resolução RDC 17/2007 com todos os pré-requisitos necessários para o registro do medicamento similar, determinando a apresentação das mesmas provas necessárias para registro de medicamento genérico.[17]

Medicamento dinamizado

Medicamentos preparados a partir de substâncias que são submetidas a triturações sucessivas ou diluições seguidas de sucussão, ou outra forma de agitação ritmada, com finalidade preventiva ou curativa a serem administrados conforme a terapêutica homeopática, homotoxicológica ou antroposófica. O registro de medicamentos dinamizados é regulamentado pela RDC 26/2007 e engloba os *medicamentos homeopáticos* que são medicamentos dinamizados preparados com base nos fundamentos da homeopatia, cujos métodos de preparação e controle estejam descritos na Farmacopeia Homeopática Brasileira, outras farmacopeias homeopáticas, ou compêndios oficiais reconhecidos pela Anvisa. Devem ter ação terapêutica descrita em matérias médicas homeopáticas ou compêndios homeopáticos oficiais reconhecidos pela Anvisa, estudos clínicos ou revistas científicas.[18]

Medicamento fitoterápico

São obtidos com emprego exclusivo de matérias-primas ativas vegetais. Não se considera medicamento fitoterápico aquele que inclui na sua composição substâncias ativas isoladas, sintéticas ou naturais, nem as associações dessas com extratos vegetais. Assim como todos os medicamentos, são caracterizados pelo conhecimento de eficácia e riscos de seu uso, assim como pela reprodutibilidade e constância de sua qualidade. Eficácia e segurança devem ser validadas por levantamentos etnofarmacológicos, estudos de utilização, documentações técnico-científicas em bibliografia e/ou publicações indexadas e/ou estudos farmacológicos e toxicológicos pré-clínicos e clínicos. A qualidade deve ser alcançada mediante o controle das matérias-primas, do produto acabado, materiais de embalagem e estudos de estabilidade.[19]

Medicamento com exigência de prescrição para venda

Deve ser prescrito por médico, dentista ou médico-veterinário. Aqui há uma subdivisão em dois grupos.

▶ **Medicamento sem retenção de receita**. Apresenta *tarja vermelha* na embalagem e contém o seguinte texto: *venda sob prescrição médica*.[20]

▶ **Medicamento com retenção de receita**. É medicamento sujeito a controle especial, elencado na Portaria nº 344 de 12 de maio de 1998.[21] Em 13 de fevereiro de 2015 atualizaram-se Anexo I, Listas de Substâncias Entorpecentes, Psicotrópicas, Precursoras e Outras sob Controle Especial da Portaria nº 344.[22]

Fazem parte desta lista: entorpecentes, psicotrópicos, retinoides para uso sistêmico, imunossupressores como a talidomida, antirretrovirais e anabolizantes.

Os rótulos de embalagens de medicamentos à base de substâncias das listas "A1" e "A2" (entorpecentes) e "A3" (psicotrópicos) têm faixa horizontal de *cor preta*, abrangendo todos os lados na altura do terço médio e contendo os dizeres: "*Venda sob Prescrição Médica*" – "*Atenção: Pode Causar Dependência Física ou Psíquica*". Os rótulos de embalagens de medicamentos à base de substâncias constantes das listas "B1" e "B2" (psicotrópicos) têm faixa horizontal de *cor preta*, abrangendo todos seus lados na altura do terço médio e contendo os dizeres: "*Venda sob Prescrição Médica*" – "*O Abuso deste Medicamento pode causar Dependência*".

Para os medicamentos das listas "C1" (outras substâncias sujeitas a controle especial), "C4" (antirretrovirais) e "C5" (anabolizantes) têm faixa horizontal de *cor vermelha*, abrangendo todos os seus lados obrigatoriamente, contendo em destaque e em letras de corpo maior de que o texto a expressão: "*Venda Sob Prescrição Médica*" – "*Só Pode ser Vendido com Retenção da Receita*".

Medicamento isento de prescrição (MIP)

Os medicamentos que fazem parte dos Grupos e Indicações Terapêuticas Especificadas (GITE) são de venda sem prescrição médica, à exceção daqueles administrados por via parenteral, desde que respeitadas restrições textuais da resolução específica e de outras normas legais e regulamentares pertinentes.[23] Sua embalagem não possui tarja.

Este grupo de medicamentos foi alvo de consulta pública da Anvisa em abril de 2015,[24] que propôs para enquadramento de medicamento como MIP os seguintes requisitos: comprovação de no mínimo dez anos de comercialização no Brasil; documentação de comprovada segurança; indicação para tratar sinal ou sintoma identificável pelo paciente; utilização por curto período (após o qual, o médico deverá ser consultado); fácil manejo pelo paciente ou mediante orientação pelo farmacêutico; baixo risco de mau uso/abuso/intoxicação pelo paciente; não ser injetável. Estes requisitos não constam na resolução atual (Resolução RDC nº 138, de 29 de maio de 2003),[23] que se limita a indicar os GITE. Até o momento não houve publicação de nova resolução a respeito dos MIP.

▶ Prescrição

Considerando a complexidade do processo de prescrição medicamentosa e suas consequências, a Organização Mundial da Saúde (OMS) propôs seis passos para uma boa prescrição:[25]

- Definir o problema do paciente
- Especificar o objetivo terapêutico
- Verificar a adequação do medicamento para o paciente
- Iniciar o tratamento
- Dar informações, instruções e advertências
- Monitorar (parar) o tratamento.

O impacto de um curto curso de treinamento em farmacoterapia, usando o Guia da Boa Prescrição, foi mensurado em estudo controlado, envolvendo 219 estudantes de medicina de sete universidades. Nas respostas de três testes com perguntas abertas e estruturadas sobre problemas de pacientes (antes do curso, imediatamente após e 6 meses depois), houve diferença significativa após o curso ($P < 0,05$) em relação à resolução dos problemas propostos nas avaliações. Nas sete universidades, os efeitos de retenção e transferência do aprendizado se mantiveram por no mínimo 6 meses após o treinamento.[26]

A prescrição constitui documento legal pelo qual se responsabilizam quem prescreve (médico, médico-veterinário e cirurgião-dentista), quem dispensa o medicamento (farmacêutico) e quem o administra (enfermeiro), estando sujeito a legislações de controle e vigilância sanitários.[13]

No Brasil, esses profissionais são habilitados à prescrição de medicamentos, observadas as especificidades de suas atuações e com direito assegurado nos respectivos códigos de ética.

Outros profissionais possuem regulamentação específica para prescrição em situações específicas. Enfermeiros, segundo a Política Nacional de Atenção Básica,[27] podem "realizar consulta de enfermagem, procedimentos e atividades em grupo e, conforme protocolos ou outras normativas técnicas estabelecidas por gestor federal, estadual, municipal ou do Distrito Federal, observadas as disposições legais da profissão, solicitar exames complementares, prescrever medicamentos e encaminhar, quando necessário, usuários a outros serviços".

A prescrição farmacêutica de MIP é regulamentada pelo Conselho Federal de Farmácia, que define: "O ato da prescrição farmacêutica constitui prerrogativa do farmacêutico legalmente habilitado e registrado no Conselho Regional de Farmácia de sua jurisdição."[28]

Por este ato, o farmacêutico seleciona e documenta terapias farmacológicas e não farmacológicas, e outras intervenções relativas ao cuidado à saúde do paciente, visando a promoção, proteção e recuperação da saúde e prevenção de doenças e de outros problemas de saúde. Esta *atribuição clínica* do farmacêutico é realizada com base em necessidade de saúde do paciente, melhores evidências científicas, princípios éticos e conformidade com as políticas de saúde vigentes. Ainda, o farmacêutico poderá prescrever medicamentos cuja dispensação exija prescrição médica, desde que condicionado à existência de diagnóstico prévio e apenas quando estiver previsto em programas, protocolos, diretrizes ou normas técnicas aprovados para uso no âmbito de instituições de saúde ou quando da formalização de acordos de colaboração com prescritores ou instituições de saúde. É importante salientar que é vedado ao farmacêutico modificar a prescrição de medicamentos do paciente, emitida por prescritor, salvo quando previsto em acordo de colaboração, sendo que, neste caso, a modificação, acompanhada da justificativa correspondente, deverá ser comunicada ao prescritor.

Os regramentos da prescrição medicamentosa no Brasil são aqueles de ordem legal, sanitária e ética. Embora não haja definição em documentos legais, a prescrição medicamentosa poderá estar arranjada em sequência definida, conforme mostra o Quadro 6.2.[13]

O artigo 35 da Lei 5.991/73,[14] que dispõe sobre o controle sanitário do comércio de drogas, medicamentos, insumos farmacêuticos e correlatos, define que somente será aviada a receita que:

- Estiver escrita a tinta, em vernáculo, por extenso e de modo legível, observados a nomenclatura e o sistema de pesos e medidas oficiais
- Contiver o nome e o endereço residencial do paciente
- Expressar o modo de como usar o medicamento
- Contiver data e assinatura do profissional, endereço do consultório ou residência, e número de inscrição no respectivo Conselho profissional.

Um exemplo de receita pode ser visto na Figura 6.1.

Quadro 6.2 ▪ Prescrição medicamentosa.

Cabeçalho
Impresso, com nome e endereço do profissional ou da instituição onde trabalha (clínica ou hospital), registro profissional e número de cadastro de pessoa física ou jurídica; ainda pode conter a especialidade do profissional
Superinscrição
Nome e endereço do paciente, idade quando pertinente, e símbolo **Rx** ("receba")
Inscrição
Nome do fármaco, forma farmacêutica e concentração
Subinscrição
Quantidade total a ser fornecida; para fármacos de uso controlado, esta quantidade deve ser expressa em algarismos arábicos, escritos por extenso, entre parênteses
Adscrição
Orientações do profissional para o paciente
Data e assinatura

Dr. Josimar X. Nunes
Avenida dos Caetés, 332, conjunto 1001.
Porto Alegre, Rio Grande do Sul.
Telefone: (051) 88 74 90 99
CRM 00001 - CPF 055 230 908/10

Sr. Sigismundo da Silva
Avenida das Cerejeiras, 777.
Porto Alegre, Rio Grande do Sul.

Rx

Paracetamol 500 mg

Dispensar 12 (doze) comprimidos.

Tomar um comprimido, por via oral, a cada 6 horas, para alívio da dor, por 3 dias.

Porto Alegre, 22 de setembro de 2015.

Assinatura do profissional

Figura 6.1 ▪ Exemplo de receita.

Os aspectos descritos anteriormente são válidos para todos os medicamentos de venda sob prescrição. O receituário de medicamentos de controle especial obedecerá também às disposições da legislação federal específica. Portanto a RDC 344 de 1998, que aprova o Regulamento Técnico sobre substâncias e medicamentos sujeitos a controle especial, define a Notificação de Receita[21] como documento padronizado destinado à notificação da prescrição de medicamentos:

- A1 e A2 sujeitas à Notificação de Receita "A" – cor amarela
- B1 sujeitas à Notificação de Receita "B" – cor azul
- B2 sujeitas à Notificação de Receita "B2" – cor azul
- C1 e C5 sujeitas à Receita de Controle Especial em duas vias – cor branca
- C2 e C3 sujeitas à Notificação de Receita Especial
- C4 sujeita a Receituário do Programa da DST/AIDS ou sujeita à Receita de Controle Especial em duas vias.

A notificação relativa aos três primeiros grupos (a, b, c) deverá ser firmada por profissional devidamente inscrito nos Conselhos Regionais de Medicina ou de Medicina Veterinária ou de Odontologia. A relativa aos demais grupos deverá ser firmada exclusivamente por profissional devidamente inscrito no Conselho Regional de Medicina, pois a lista C1 inclui outras substâncias sujeitas a controle especial, como anticonvulsivantes, antidepressivos, antipsicóticos, antiparkinsonianos, dissulfiram, lítio, loperamida, naloxona, sibutramina etc.; a lista C2 engloba substâncias retinoicas (acitretina, adapaleno, isotretinoína e tretinoína); a lista C3 inclui substâncias imunossupressoras (talidomida); a lista C4 relaciona substâncias antirretrovirais e a lista C5 abrange substâncias anabolizantes (androstanolona, clostebol, etilestrenol, nandrolona), somatotrofina (hormônio do crescimento humano), testosterona etc.

O Quadro 6.3 sumariza as principais informações quanto à prescrição desses medicamentos.[13]

Quadro 6.3 ■ Aspectos pertinentes à prescrição de medicamentos sujeitos a controle especial.

Lista	Cor NR	Receita de controle especial	Quantidade de comprimidos para	Quantidade de ampolas	Quantidade de especialidade por prescrição	Validade da receita	Termo de esclarecimento	Termo de responsabilidade ou consentimento	Manipulação proibida
A1	Amarela	-	30 dias	5	1	30 dias	Não	Não	Não
A2	Amarela	-	30 dias	5	1	30 dias	Não	Não	Não
A3	Amarela	-	30 dias	5	1	30 dias	Não	Não	Não
B1	Azul	-	60 dias	5	1	30 dias	Não	Não	Não
B2	Azul	-	60 dias	5	1	30 dias	Não	Não	Não
C1	-	Sim	60 dias	5	3	30 dias	Não	Não	Não
C2	Branca	S/retenção	30 dias	5	1	30 dias	Não	Sim	Uso sistêmico
C3	Branca	-	30 dias	-	1	15 dias	Sim	Sim	Sim
C4	-	Sim	-	-	5	30 dias	Não	Não	Não
C5	-	Sim	60 dias	5	-	30 dias	Não	Não	Não
D1	-	S/retenção	-	-	-	-	Não	Não	Não

A1, substâncias entorpecentes; A2, substâncias entorpecentes de uso permitido somente em concentrações especiais; A3, substâncias psicotrópicas; B1, substâncias psicotrópicas; B2, substâncias psicotrópicas anorexígenas (para sibutramina a quantidade de comprimidos pode ser para 60 dias); C1, substâncias sujeitas a controle especial; C2, substâncias retinoicas; C3, substâncias imunossupressoras; C4, substâncias antirretrovirais; C5, substâncias anabolizantes; D1, substâncias precursoras de entorpecentes e/ou psicotrópicos; D2, insumos químicos utilizados como precursores para fabricação e síntese de entorpecentes ou psicotrópicos.

A prescrição de medicamentos antimicrobianos deverá ser realizada em receituário privativo do prescritor ou do estabelecimento de saúde, não havendo modelo de receita específico. A receita é válida em todo o território nacional por 10 (dez) dias a contar da data de sua emissão e deve ser prescrita de forma legível, sem rasuras, em duas vias e contendo os seguintes dados obrigatórios:[29]

- Identificação do paciente: nome completo, idade e sexo
- Nome do medicamento ou da substância prescrita, de acordo com a DCB, concentração, forma farmacêutica, posologia e quantidade necessária ao tratamento (em algarismos arábicos)
- Identificação do emitente: nome do profissional com sua inscrição no Conselho Regional ou nome da instituição, endereço completo, telefone, assinatura e marcação gráfica (carimbo)
- Data da emissão.

No âmbito do Sistema Único de Saúde (SUS), as prescrições médicas e odontológicas de medicamentos adotarão obrigatoriamente a DCB ou, na sua falta, a DCI.[15]

O Código de Ética Médica vigente apresenta dois artigos que se referem ao receituário. No artigo 11 veda "Receitar, atestar ou emitir laudos de forma secreta ou ilegível, sem a devida identificação de seu número de registro no Conselho Regional de Medicina da sua jurisdição, bem como assinar em branco folhas de receituários, atestados, laudos ou quaisquer outros documentos médicos"; e no artigo 82, veda "Usar formulários de instituições públicas para prescrever ou atestar fatos verificados na clínica privada".[30]

No Código de Ética Odontológica[31] são consideradas infrações éticas: "dar consulta, diagnóstico, prescrição de tratamento ou divulgar resultados clínicos por meio de qualquer veículo de comunicação de massa, bem como permitir que sua participação na divulgação de assuntos odontológicos deixe de ter caráter exclusivo de esclarecimento e educação da coletividade"; "usar formulários de instituições públicas para prescrever, encaminhar ou atestar fatos verificados na clínica privada"; "receitar, atestar, declarar ou emitir laudos, relatórios e pareceres técnicos de forma secreta ou ilegível, sem a devida identificação, inclusive com o número de registro no Conselho Regional de Odontologia da sua jurisdição, bem como assinar folhas de receituários em branco, atestados, laudos ou quaisquer outros documentos odontológicos".

É direito do médico-veterinário prescrever tratamento que considere mais indicado, bem como utilizar recursos humanos e materiais que julgar necessários ao desempenho de suas atividades. Sendo-lhe vedado: prescrever medicamentos sem registro no órgão competente, salvo quando se tratar de manipulação; prescrever ou executar qualquer ato que tenha a finalidade de favorecer transações desonestas ou fraudulentas. Frequentemente medicamentos para uso humano são utilizados em animais, considerando a escassez de especialidades farmacêuticas específicas para este fim.[32]

Para que os resultados da prescrição, compreendida como parte do processo de cuidado, sejam efetivos, é preciso facilitar e promover a cooperação ativa entre profissionais, paciente, seus familiares ou cuidadores.

▶ Dispensação

Em geral, o contato inicial com usuário de medicamentos ocorre na farmácia.[33] Entretanto, também é na farmácia o contato após o atendimento em serviços de saúde para obtenção da terapia medicamentosa prescrita. Neste momento, é direito do farmacêutico:[34]

- Interagir com o profissional prescritor, quando necessário, para garantir segurança e eficácia da terapêutica, observando o uso racional de medicamentos
- Exigir dos profissionais da saúde o cumprimento da legislação sanitária vigente, em especial quanto à legibilidade da prescrição.

Esses dois aspectos objetivam garantir a qualidade no processo de dispensação de medicamentos, que é o ato de fornecimento ao consumidor de drogas, medicamentos, insumos farmacêuticos e correlatos, a título remunerado ou não.[14] Esse conceito é incompleto e não expressa o real significado de dispensação, também definida como o *ato profissional do farmacêutico de proporcionar um ou mais medicamentos a um paciente, geralmente como resposta à apresentação de uma prescrição elaborada por um profissional autorizado.*[35] Esse ainda não exprime o conceito adequado para este ato, faltando o quesito "*deve o farmacêutico informar e orientar o paciente sobre o uso adequado do medicamento,*" como proposto pela OPAS.[36]

O conceito mais completo agrega todos os aspectos importantes: "*O ato profissional farmacêutico consiste em distribuir um ou mais medicamentos, geralmente como resposta à apresentação de receita elaborada por profissional autorizado. Neste ato, o farmacêutico informa e orienta o paciente sobre o uso adequado do medicamento.*"[36] Há necessidade de considerar fatores socioeconômicos e psicossociais, patologias, crenças, valores, hábitos de vida, cultura, acesso aos serviços e relação entre os profissionais de saúde,[37] visando garantir uso racional de medicamentos e qualidade de vida de seus usuários.

A orientação farmacêutica – com vista a esclarecer o paciente sobre relação entre benefício e risco, conservação e utilização de fármacos, efeitos adversos inerentes à terapia, interações medicamentosas e importância do correto manuseio – está definida como atribuição obrigatória do farmacêutico no exercício de suas atividades.[38]

Portanto, os objetivos principais da orientação no momento da dispensação são adesão do paciente ao tratamento e prevenção de potenciais problemas relacionados aos medicamentos. Tais objetivos são alcançados mediante informação educativa, promovendo otimização dos resultados terapêuticos, motivando mudanças para a prática de estilo de vida saudável e conscientizando o usuário da responsabilidade por sua saúde. Alguns aspectos técnicos devem ser objeto de informação, como: cumprimento do regime posológico; influência dos alimentos e interação com outros medicamentos; reconhecimento de efeitos adversos potenciais; e condições de conservação dos produtos.[5]

Importa considerar que a não dispensação em determinadas circunstâncias é ato que visa à proteção da saúde. A legislação proíbe o farmacêutico de aviar receitas médicas ou de outras profissões que estejam em desacordo com técnica farmacêutica e legislação vigentes.[34]

O ato de dispensação é regulado por resolução da Anvisa que dispõe sobre boas práticas farmacêuticas para o controle sanitário de funcionamento, dispensação, comercialização de produtos e prestação de serviços farmacêuticos em farmácias e drogarias. O artigo 44 da RDC 44 determina que o farmacêutico deverá avaliar as receitas, observando os seguintes itens:[39]

- Legibilidade e ausência de rasuras e emendas
- Identificação do usuário
- Identificação do medicamento, concentração, dosagem, forma farmacêutica e quantidade
- Modo de usar ou posologia
- Duração do tratamento
- Local e data da emissão
- Assinatura e identificação do prescritor com o número de registro no respectivo conselho profissional.

A norma determina ainda que o prescritor deva ser contatado para esclarecer eventuais problemas ou dúvidas detectadas no momento da avaliação da receita, não podendo ser dispensados medicamentos cujas receitas estejam ilegíveis ou possam induzir erro ou confusão.

▶ Administração

A administração do medicamento é de responsabilidade do usuário ou de seu cuidador e, quando sob os cuidados dos profissionais em serviços de saúde, fica sujeita aos profissionais de enfermagem.

Papel do paciente

A administração do medicamento pelo próprio paciente faz parte do autocuidado (prática de cuidados executados pela pessoa portadora de uma necessidade para manter a saúde e o bem-estar). Outro termo utilizado é autogestão, definida como competência usada pelas pessoas na tentativa consciente de estar no controle de sua doença e não serem controladas por ela.[40]

Autogestão também é considerada como subdivisão do autocuidado, focada no impacto atual ou potencial sobre a doença, podendo ser exercida pelo paciente ou em conjunto com família, comunidade e profissionais de saúde. Objetiva gerenciar sintomas físicos e psicossociais, tratamentos, mudanças no estilo de vida, bem como consequências culturais e espirituais das doenças.[41]

O déficit de autocuidado constitui a essência da Teoria Geral do Déficit de Autocuidado por delinear a necessidade da assistência de enfermagem.[41] Essa é requerida ante a incapacidade de o paciente se autogerir. Dorothea Orem, enfermeira norte-americana, a partir de 1958 formulou três teorias relacionadas: teoria do autocuidado, teoria do déficit de autocuidado e teoria dos sistemas de enfermagem.

A teoria de Orem[42] apresenta cinco princípios norteadores para determinar déficit para autocuidado. Segundo ela, o ser humano: (1) exige contínua e deliberadamente insumo para si próprio e seu ambiente, objetivando permanecer vivo e em acordo com a função humana natural; (2) tem o poder de agir de maneira autônoma, na forma de cuidados de si próprio e de terceiros, caso haja identificação de necessidades e insumos necessários; (3) em processo de envelhecimento apresenta limitações em cuidado de si mesmo, provisão de insumos de sobrevivência e função reguladora do corpo; (4) é estimulado a descobrir, desenvolver meios e transmitir aos outros suas necessidades de insumos; (5) pode delegar tarefas e imputar responsabilidades da prestação de cuidados a membros do grupo social, quando vivencia alguma dificuldade de autocuidado.[43]

Papel do profissional de enfermagem

De acordo com a Teoria do Autocuidado, há cinco princípios de ajuda a pessoas dependentes de cuidados, os quais orientam a atividade de profissionais de enfermagem: (1) agir ou fazer pelo outro; (2) guiar ou direcionar; (3) prover suporte físico ou psicológico; (4) proporcionar e manter ambiente que dê suporte ao desenvolvimento pessoal; (5) ensinar.[41]

No caso de necessidade de cuidados de enfermagem, os processos de administração de medicamentos têm papel central nas práticas desenvolvidas por enfermeiros. Tais ações são reguladas pelo código de ética, que define os direitos desses profissionais (ver anteriormente), bem como lhes veda administrar medicamentos sem conhecer sua ação e possibilidade de riscos e executar prescrições de qualquer natureza, que possam comprometer a segurança do paciente.[44]

Papel do farmacêutico

Os estabelecimentos farmacêuticos também possuem regulamentação para a administração de medicamentos, no contexto do seguimento farmacoterapêutico. Ao farmacêutico, é vedada a administração de medicamentos de exclusivo uso hospitalar. Fora do âmbito hospitalar, pode administrar medicamentos mediante apresentação de receita e após avaliação farmacêutica.

A administração de medicamentos deverá ser realizada em ambiente específico e com condições sanitárias preconizadas pela legislação. Deve haver registro de todos os procedimentos executados e dos resultados deles decorrentes, bem como identificação do profissional responsável pela execução do serviço.[39]

▶ Monitoramento do uso de medicamentos e resultados terapêuticos

O uso eficiente dos medicamentos exige trabalho articulado da equipe de profissionais que assistem diretamente ao usuário. O médico tradicionalmente seleciona e prescreve uso de medicamentos, enquanto farmacêuticos e enfermeiros implementam o uso e ajustam o plano terapêutico, dando suporte ao usuário, monitorando os resultados terapêuticos, realizando *feedback* à equipe e permitindo que todo o sistema se mantenha organizado.[45]

Método clínico

O método clínico inclui coleta de dados (exame físico, aferição de parâmetros fisiológicos e bioquímicos e avaliação de resultados de exames), identificação de problemas, implantação de um plano de cuidado e seguimento do paciente. De modo geral, todas as profissões da saúde seguem estas mesmas etapas no processo de cuidado do paciente, sendo a principal característica de uma profissão sua *expertise e autonomia* na resolução de um grupo específico de problemas do paciente.[46] A tarefa de registrar a necessidade presente de traduzir de forma fiel o estado de saúde do paciente, bem como de, no futuro, planejar e monitorar seu acompanhamento.

É obrigação do registro ordenar a informação colhida, facilitando a tomada de decisões, a autoaprendizagem e o processo de comunicação com pacientes e entre profissionais da saúde.[47]

Conforme a necessidade do paciente, procedimentos e prioridades do plano de cuidado variam, como proposto por Correr e Otuki (Quadro 6.4).[46]

Abordagem multiprofissional

O sucesso desta etapa depende de práticas colaborativas, em que profissionais de saúde interagem uns com os outros para prestar assistência. Crescentes evidências e fundamentação em pesquisa identificam a colaboração interprofissional como benefício a pacientes individuais, sistemas de saúde e comunidades. As abordagens assistenciais colaborativas objetivam promover a segurança do paciente, maximizar os recursos limitados de saúde, deslocar o cuidado à saúde do campo das emergências para centros de atenção primária e incentivar o trabalho mais integrado.[48]

Residências médicas centradas no paciente que exigem equipe interprofissional (médicos, enfermeiros, assistentes sociais, farmacêuticos, gestores e outros prestadores de cuidados em saúde) têm influência mais positiva na evolução do paciente do que outras estratégias.[49] Portanto, é preciso rever a atuação profissional isolada e refletir sobre os benefícios do trabalho interativo referente aos cuidados com a saúde e ao uso dos medicamentos.[50]

Tornar os pacientes conscientes e participativos de forma contínua em conservação da saúde e prevenção de doenças implica encorajá-los no aumento da autonomia.[50]

Adesão à terapia medicamentosa

Um dos aspectos centrais no monitoramento terapêutico é a identificação do *grau de adesão* do paciente à terapia proposta, sabendo em que extensão o comportamento pessoal corresponde às recomendações acordadas entre ele e o profissional da saúde, com relação a uso de medicamentos, seguimento de dietas e mudanças no estilo de vida.[51] A adesão ao tratamento deve ser vista como atividade conjunta, na qual o paciente não apenas obedece às orientações médicas, mas entende, concorda e segue a prescrição estabelecida. Significa que deve existir uma "aliança terapêutica" entre médico e paciente, na qual são reconhecidas não apenas as responsabilidades específicas de cada um, mas de todos os envolvidos (direta ou indiretamente) no tratamento.[52]

Muitas barreiras contribuem para a não adesão plena aos regimes terapêuticos.[53,54] Primeiro, o paciente resiste em ser rotulado como doente[53,55] e tende a não seguir recomendações e prescrição medicamentosa. Reações adversas temporárias aos medicamentos podem levar a interrupção da terapia, redução de doses ou não aceitação da prescrição médica. Toxicidade tardia e reações como impotência sexual ou outras que trazem grande desconforto ou preocupação são causa de não adesão, muitas vezes ocultada do médico. Se referidas, poderiam ser minoradas com aconselhamento adequado ou ajuste de regime terapêutico. Mesmo quando os regimes terapêuticos são simples e bem tolerados, adesão pode não ser total.[53]

A falta de adesão é fenômeno multidimensional, determinado pela interação de cinco grupos de fatores.

Os socioeconômicos se relacionam a sistema público de saúde não acessível ou inoperante, falta de profissionais da saúde na rede pública, condições adversas à saúde ligadas à economia ou ao ambiente, alto custo da terapia e insuficiente poder aquisitivo dos pacientes.[51] Adicione-se a isso a insuficiente educação de muitos pacientes, impedindo-lhes de assimilar as razões que subsidiam tratamentos, particularmente de doenças que cursam sem sintomas.

Dos fatores relacionados à terapia, os mais notáveis correspondem a complexidade do regime terapêutico, duração do tratamento, falha de tratamentos prévios, mudanças frequentes no tratamento, expectativa de efeitos benéficos imediatos, reações adversas e indisponibilidade de suporte médico de apoio.[51,53]

Os referentes à falta de informação dos pacientes englobam: não saber a correta duração do tratamento e o correto horário de administração dos medicamentos, desconhecer as reais reações adversas dos mesmos e acreditar ser melhor omitir medicamentos em dias de consulta, dentre outros motivos.[56]

Medir adesão do paciente ao tratamento não é tarefa fácil, haja vista a complexa definição e inexistência de método acurado para fazê-lo. Formas variadas são utilizadas para tal: autorrelato, relatos de familiares, observação clínica indireta (dosagens plasmáticas ou urinárias e correlações fisiológicas com adesão)[57] e métodos qualitativos.[58] Ainda podem ser empregados monitoramento eletrônico (*Medication Event Monitoring System* – MEMS)[59,60] e contagem dos medicamentos em posse do paciente após a última aquisição (*Measuring adherence with medication possession ratios* – MPR).[61] Contudo, esses métodos são imprecisos, pois os pacientes podem não informar corretamente como estão utilizando os medicamentos e também podem retirá-los da embalagem sem tomá-los.

Papel do médico

Em geral, os médicos não se sentem confortáveis em discutir o cumprimento das prescrições com seus pacientes, por considerar tais questionamentos como invasão da privacidade ou, ainda, não saber lidar com as situações particulares que interferem na adesão ao tratamento. Assim, há necessidade de aperfeiçoamento na qualidade de comunicação entre médico e paciente. O apoio médico, reforçado pelos demais membros da equipe, é necessário para o sucesso do processo educativo que melhora adesão ao tratamento e, consequentemente, obtenção dos resultados terapêuticos desejados.[50]

Papel do farmacêutico

O farmacêutico monitora o uso de medicamentos por meio da prática da atenção farmacêutica (AtenFar), definida por Hepler e Strand[62] a partir da necessidade de determinar as necessidades medicamentosas de um dado indivíduo e prover não somente o medicamento, mas também serviços necessários para assegurar tratamento efetivo e qualidade de vida do paciente sob sua responsabilidade, na atuação conjunta com a equipe multiprofissional.[5]

A AtenFar foi definida como:

... provisão responsável de terapia medicamentosa com o propósito de obter resultados definidos que melhorem a qualidade de vida dos pacientes;[62]
... prática centrada no paciente, na qual o profissional assume a responsabilidade por suas necessidades relacionadas com medicamentos e responde por este compromisso.[63]

No Brasil, devido a equívocos na interpretação dos objetivos da AtenFar e confusão com AF, foi definido consenso para definir a AtenFar, adotado na Política Nacional de Assistência Farmacêutica:

Quadro 6.4 ■ Características do plano de cuidado segundo as necessidades do paciente.

Condição	Duração do problema	Foco/objetivos terapêuticos	Prioridade no plano de cuidado	Duração do seguimento
Aguda	Limitada (dias, semanas)	Cura e alívio de sintomas	Alta. Requer ação imediata	Curto prazo. Focado na resolução do problema e na alta
Crônica	Longa (> 3 meses, anos) e não autolimitada	Controle e prevenção de complicações	Variável. Depende da presença de agravo e controle da condição	Longo prazo. Focado na estabilização e no suporte ao autocuidado

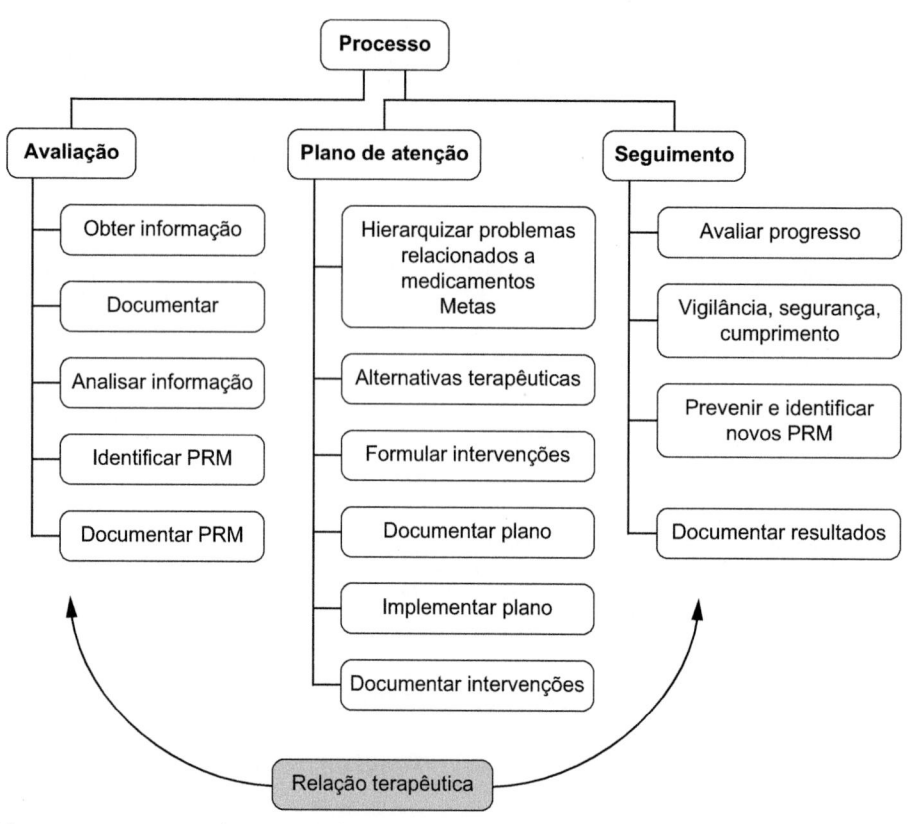

Figura 6.2 Componentes e etapas do processo de atenção farmacêutica. PRM: problemas relacionados a medicamentos.

```
Processo
├── Avaliação
│   ├── Obter informação
│   ├── Documentar
│   ├── Analisar informação
│   ├── Identificar PRM
│   └── Documentar PRM
├── Plano de atenção
│   ├── Hierarquizar problemas relacionados a medicamentos / Metas
│   ├── Alternativas terapêuticas
│   ├── Formular intervenções
│   ├── Documentar plano
│   ├── Implementar plano
│   └── Documentar intervenções
└── Seguimento
    ├── Avaliar progresso
    ├── Vigilância, segurança, cumprimento
    ├── Prevenir e identificar novos PRM
    └── Documentar resultados

Relação terapêutica
```

É modelo de prática farmacêutica, desenvolvido no contexto da Assistência Farmacêutica. Compreende atitudes, valores éticos, comportamentos, habilidades, compromissos e corresponsabilidades na prevenção de doenças, promoção e recuperação da saúde, de forma integrada à equipe de saúde. É a interação direta do farmacêutico com o usuário, visando melhoria da qualidade de vida. Esta interação deve respeitar concepções e especificidades biopsicossociais dos seus sujeitos, sob a ótica da integralidade das ações de saúde.[64]

Considerando conceitos e documentos apresentados, Ev e Gonçalves[5] propõem componentes e etapas do processo de AtenFar (Figura 6.2).

A prática da AtenFar está legalmente regulamentada, consistindo nas atribuições clínicas do farmacêutico,[65] as quais visam proporcionar cuidado a paciente, família e comunidade, de forma a promover uso racional de medicamentos, otimizar a farmacoterapia e alcançar resultados definidos que melhorem a qualidade de vida do paciente. Com foco no indivíduo, essas ações são desenvolvidas por meio do acompanhamento ou seguimento farmacoterapêutico de pacientes internados ou não, em estabelecimentos hospitalares ou ambulatoriais, de natureza pública ou privada, ou no domicílio, definindo ainda as seguintes atividades:

- Estabelecer protocolos de vigilância farmacológica de medicamentos, produtos farmacêuticos e correlatos, visando assegurar uso racionalizado, segurança e eficácia terapêutica
- Estabelecer o perfil farmacoterapêutico no acompanhamento sistemático do paciente, mediante elaboração, preenchimento e interpretação de fichas farmacoterapêuticas.

Para a prática da AtenFar ainda são definidos requisitos como a necessidade de protocolos, com referências bibliográficas, documentação sistemática e contínua, consentimento expresso do usuário e definição de indicadores para avaliação dos resultados. Ainda, o farmacêutico deve orientar o usuário a buscar assistência de outros profissionais de saúde, quando julgar necessário, considerando informações ou resultados decorrentes das ações de AtenFar.

Papel do enfermeiro

A importância do enfermeiro está muito ligada ao processo de educação, motivando o paciente a realizar o autocuidado, utilizando estratégias de ensino-aprendizagem, implementando a comunicação com o paciente e o estímulo à verbalização dos seus problemas. O enfermeiro pode ser identificado como elemento de confiança no compartilhamento dos problemas e questões de ordem física, social, familiar, econômica e emocional. Muitas vezes os pacientes desejam não só esclarecimentos para suas dúvidas, mas, também, precisam de alguém que amenize seus anseios. O enfermeiro, além de realizar aferição de parâmetros fisiológicos e avaliações físicas, ainda orienta sobre aspectos psicossociais, bem como colabora para orientação e administração correta dos medicamentos.[50]

▶ Referências bibliográficas

1. Brasil. Ministério da Saúde. Conselho Nacional de Saúde. Resolução Nº 338, de 06 de maio de 2004. Disponível em: http://bvsms.saude.gov.br/bvs/saudelegis/cns/2004/res0338_06_05_2004.html. Acesso em 21/10/2015.
2. Jaramillo NM, Cordeiro BC. Assistência Farmacêutica. In: Osório-de-Castro CGS, Luiza VL, Castilho SR, Oliveira MA, Jaramillo NM (org). *Assistência Farmacêutica: gestão e prática para profissionais da saúde*. Rio de Janeiro: Editora FIOCRUZ, 2014: 27-38.
3. Organización Panamericana de la Salud. Servicios farmacéuticos basados en la atención primaria de salud. Documento de posición de la OPS/OMS. *La Renovación de la Atención Primaria de Salud en las Américas, n.6*. Washington, DC: OPS, 2013. 91 p. Disponível em: http://www.paho.org/hq/index.php?option=com_docman&task=doc_view&gid=21582&Itemid. Acesso em: 21/10/2015.
4. Oliveira RB, Melo ECP. Sistema de medicação em um hospital especializado no município do Rio de Janeiro. *Esc Anna Nery* (impr.) 2011; 15 (3):480-489.
5. Ev LS, Gonçalves CBC. Utilização de Medicamentos. In:Osório-de-Castro CGS, Luiza VL, Castilho SR, Oliveira MA, Jaramillo NM (org). *Assistência Farmacêutica: gestão e prática para profissionais da saúde*. Rio de Janeiro: Editora FIOCRUZ, 2014:119-134.

6. Kohn LT, Corrigan JM, Donaldson MS., Editors; Committee on Quality of Health Care in America, Institute of Medicine. To Err Is Human: Building a Safer Health System. National Academy Press: Washington, D.C.; 2000. 287 p.
7. Brasil. Ministério da Saúde. Portaria nº 529, de 1º de abril de 2013. Institui o Programa Nacional de Segurança do Paciente (PNSP). 2013. Disponível em: http://bvsms.saude.gov.br/bvs/saudelegis/gm/2013/prt0529_01_04_2013.html. Acesso em 21/10/2015.
8. NCCMERP. National Coordinating Council for Medication Error Reporting and Prevention. About medication errors. Disponível em: http://www.nccmerp.org/about-medication-errors. Acesso em 21/10/2015.
9. Hinrichsen SL, Oliveira CLF, Campos MA, Possas LCM, Sabino G, Vilella TAS. Gestão da Qualidade e dos riscos na segurança do paciente: estudo-piloto. RAHIS - Revista de Administração Hospitalar e Inovação em Saúde – jul./dez. 2011. Disponível em: http://revistas.face.ufmg.br/index.php/rahis/article/viewFile/1400/957. Acesso em 21/10/2015.
10. American Hospital Association (AHA) Advisory: Improving Medication Safety. Disponível em: http://www.aha.org/advocacy-issues/tools-resources/advisory/96-06/991207-quality-adv.shtml. Acesso em 22/10/2015.
11. NCCMERP. National Coordinating Council for Medication Error Reporting and Prevention. Taxonomy of Medication Errors Now Available. Disponível em: http://www.nccmerp.org/taxonomy-medication-errors-now-available. Acesso em 21/10/2015.
12. Nigam R, Mackinnon NJ, U D, Hartnell NR, Levy AR, Gurnham ME, Nguyen TT. Development of canadian safety indicators for medication use. Healthcare Quarterly 2008.11: 47-53.
13. Luiza VL, Gonçalves CBC. Prescrição medicamentosa: aspectos formais e legais. In: Fuchs FD, Wannmacher L. Farmacologia clínica: fundamentos da terapêutica racional. 4. ed. Rio de Janeiro: Guanabara Koogan, 2010.
14. Brasil. Lei nº 5991, de 17 de dezembro de 1973 (Versão Consolidada pela Procuradoria da ANVISA). D.O.U. – Diário Oficial da União; Poder Executivo, de 19 de dezembro de 1973 Disponível em< http://e-legis.anvisa.gov.br/leisref/public/showAct.php?id=16614&word. Acesso em 27/06/2009.
15. Brasil. Lei nº 9787, de 10 de fevereiro de 1999 (Versão Consolidada pela Procuradoria da ANVISA). D.O.U. – Diário Oficial da União; Poder Executivo, de 11 de fevereiro de 1999. Disponível em< http://e-legis.anvisa.gov.br/leisref/public/showAct.php?id=16622&word. Acesso em 27/06/2009.
16. Brasil. Ministério da Saúde. RDC nº 35, DE 15/06/2012 DOU 19/06/2012 Disponível em: http://portal.anvisa.gov.br/wps/wcm/connect/84fce9804d642e10b823f9c116238c3b/RESOLU%C3%87%C3%83O+rdc+35+de+2012.pdf?MOD=AJPERES>. Acesso em: 26/10/2015.
17. Brasil. Ministério da Saúde. Agência Nacional de Vigilância Sanitária (Anvisa). Medicamentos similares. Disponível em: http://portal.anvisa.gov.br/wps/content/Anvisa+Portal/Anvisa/Inicio/Medicamentos/Assunto+de+Interesse/Medicamentos+similares. Acesso em 15/09/2015.
18. Brasil. Ministério da Saúde. Agência Nacional de Vigilância Sanitária (Anvisa). Disponível em: http://portal.anvisa.gov.br/wps/content/Anvisa+Portal/Anvisa/Inicio/Medicamentos/Assunto+de+Interesse/Medicamentos+dinamizados. Acesso em15/09/2015.
19. Brasil. Ministério da Saúde. Agência Nacional de Vigilância Sanitária (Anvisa). Disponível em: http://portal.anvisa.gov.br/wps/content/Anvisa+Portal/Anvisa/Inicio/Medicamentos/Assunto+de+Interesse/Medicamentos+fitoterapicos. Acesso em 15/09/2015.
20. Brasil. Ministério da Saúde. Brasil. Agência Nacional de Vigilância Sanitária (Anvisa). O que devemos saber sobre medicamentos. 2010. Disponível em: http://portal.anvisa.gov.br/wps/wcm/connect/92aa8c00474586ea9089d43fbc4c6735/Cartilha%2BBAIXA%2Brevis%C3%A3o%2B24_08.pdf?MOD=AJPERES. Acesso em 12/09/2015.
21. Brasil. Ministério da Saúde. Secretaria de Vigilância Sanitária. Portaria nº 344, de 12 de maio de 1998. Disponível em: http://e-legis.anvisa.gov.br/leisref/public/showAct.php. Acesso em 23/10/2015.
22. Brasil. Ministério da Saúde. Agência Nacional de Vigilância Sanitária. Diretoria Colegiada. Resolução – RDC nº 8, de 13 de Fevereiro de 2015. Disponível em: http://portal.anvisa.gov.br/wps/wcm/connect/188beb804775db238667a697f5c37773/42+-+RDC+n%C2%BA+08-2015-DOU-republicada.pdf?MOD=AJPERES. Acesso em 23/10/2015.
23. Brasil. Ministério da Saúde. Anvisa. Resolução RDC nº 138, de 29 de maio de 2003. Disponível em: http://portal.anvisa.gov.br/wps/content/Anvisa+Portal/Anvisa/Pos+-+Comercializacao+-+Pos+-+Uso/Farmacovigilancia/Assunto+de+Interesse/LegislacaoLegislation/Resolucao+RDC+n+138,+de+29+de+maio+de+2003. Acesso em 23/10/2015.
24. Brasil. Ministério da Saúde. Brasil. Agência Nacional de Vigilância Sanitária. Consulta Pública nº 27, de 06 de abril de 2015. Disponível em: http://portal.anvisa.gov.br/wps/wcm/connect/8af4d78047f122ca9fa7bfbdc15bfe28/Consulta+P%C3%BAblica+n%C2%B0+27+GGMED+SUMED.pdf?MOD=AJPERES. Acesso em 21/10/2015.
25. de Vries TPGM, Henning, RH, Hogerzeil HV, Fresle DA. Guide to good prescribing. A practical manual. Geneva: World Health Organization, 1994. 108 p. Disponível em: http://archives.who.int/PRDUC2004/RDUCD/INRUD_2000_CDROM/Manuals/Guide%20to%20Good%20Prescribing.doc. Acesso em 21/10/2015.
26. de Vries TP, Henning RH, Hogerzeil HV, Bapna JS, Bero L, Kafle KK et al. Impact of a short course in pharmacotherapy for undergraduate medical students: an international randomised controlled study. Lancet 1995; 346 (8988):1454-1457.
27. Brasil. Ministério da Saúde. Portaria nº 2.488, de 21 de outubro de 2011. Aprova a Política Nacional de Atenção Básica. Disponível em: http://bvsms.saude.gov.br/bvs/saudelegis/gm/2011/prt2488_21_10_2011.html. Acesso em 21/10/2015.
28. Conselho Federal de Farmácia (CFF). Resolução nº 586 de 29 de agosto de 2013. Regula a prescrição farmacêutica e dá outras providências. Disponível em: http://www.cff.org.br/userfiles/file/resolucoes/586.pdf. Acesso em 21/10/2015.
29. Brasil. Agência Nacional de Vigilância Sanitária (Anvisa). Resolução-RDC nº 20, de 5 de maio de 2011. Disponível em: http://portal.anvisa.gov.br/wps/wcm/connect/4d67008046834fb98a629e99223cd76e/RDC+20+2011.pdf?MOD=AJPERES. Acesso em 17/08/2015.
30. Conselho Federal de Medicina (CFM). Código de Ética Médica. Resolução CFM nº 1931 de setembro de 2009). Disponível em: http://www.cremers.org.br/pdf/codigodeetica/codigo_etica.pdf. Acesso em 15/09/2015.
31. Conselho Federal de Odontologia (CFO) Código de Ética Odontológica. Aprovado pela Resolução CFO-118/2012. Disponível em: http://www.cropr.org.br/uploads/arquivo/6e78019d4c01c2576de61febb33ff295.pdf. Acesso em 22/10/2015.
32. Conselho Federal de Medicina Veterinária (CFMV). Código de ética do médico veterinário. Disponível em: http://portal.cfmv.gov.br/portal/pagina/index/id/62/secao/2. Acesso em 22/10/2015.
33. OPAS. La Renovación de la Atención Primaria de Salud en las Américas, n.6. Servicios farmacéuticos basados en la atención primaria de salud. Documento de posición de la OPS/OMS. Washington, DC: OPS, 2013. Disponível em: http://www.paho.org/hq/index.php?option=com_docman&task=doc_view&gid=21582&Itemid. Acesso em: 21/10/2015.
34. Conselho Federal de Farmácia (CFF). Resolução Nº 596 de 21 de fevereiro de 2014. Disponível em: http://www.cff.org.br/userfiles/file/resolucoes/596.pdf [Acesso em 22/10/2015]
35. Brasil. Ministério da Saúde. Secretaria de Políticas de Saúde. Departamento de Atenção Básica. Política nacional de medicamentos. Brasília: Ministério da Saúde, 2001.
36. Arias T. Glosario de medicamentos: desarrollo, evaluación y uso. Washington, D.C.: Organización Panamericana de la Salud; 1999: 224-226.
37. Alencar TOS, Bastos VP, Alencar BR, Freitas IV. Dispensação farmacêutica: uma análise dos conceitos legais em relação à prática profissional. Rev Ciênc Farm Básica Apl 2011; 32(1):89-94.
38. Brasil. Lei nº 13.021, de 8 de agosto de 2014. Disponível em: http://www.planalto.gov.br/ccivil_03/_Ato2011-2014/2014/Lei/L13021.htm. Acesso em 22/10/2015.
39. Brasil. Agência Nacional de Vigilância Sanitária (Anvisa). Resolução da Diretoria Colegiada – RDC nº 44, de 17 de agosto de 2009. Disponível em: http://cfo.org.br/wp-content/uploads/2010/02/180809_rdc_44.pdf. Acesso em 22/10/2015.
40. Bub MBC, Medrano C, da Silva CD, Wink S, Liss PE, dos Santos EKA. A noção de cuidado de si mesmo e o conceito de autocuidado na Enfermagem. Texto Contexto Enferm, Florianópolis, 2006; 15 (Esp): 152-157.
41. Galvão MTRLS, Janeiro JMSV. Self-care in nursing: self-management, self-monitoring, and the management of symptoms as related concept. Rev Min Enferm 2013; 17 (1): 231-235.
42. Colunista Portal - Educação. Teoria de Dorothea E. Orem. Portal – Educação, 27 de dezembro de 2012. Disponível em: http://www.portaleducacao.com.br/educacao/artigos/25162/teoria-de-dorothea-e-orem. Acesso em 18/09/2015.
43. Vitor AF, Lopes MVO, Araujo TL. Teoria do déficit de autocuidado: análise da sua importância e aplicabilidade na prática de enfermagem. Esc Anna Nery (impr.) 2010; 14 (3): 611-616.
44. Conselho Federal de Enfermagem (COFEN). Resolução COFEN- 311/2007. Disponível em: http://www.cofen.gov.br/resoluo-cofen-3112007_4345.html. Acessao em 22/10/2015.
45. Correr CJ. O medicamento enquanto insumo essencial das ações de saúde. In: Cuidado Farmacêutico na Atenção Básica. Caderno 1: Serviços Farmacêuticos na Atenção Básica. Brasília: Ministério da Saúde. Secretaria de Ciência, Tecnologia e Insumos Estratégicos. Departamento de Assistência Farmacêutica e Insumos Estratégicos; 2014: 37-52.

46. Correr CJ, Otuki MF. Método clínico de atenção farmacêutica. Março de 2011. Disponível em: http://www.saude.sp.gov.br/resources/ipgg/assistencia-farmaceutica/otuki-metodoclinicoparaatencaofarmaceutica.pdf. Acesso em 15/09/2015.
47. Queiroz MJ. SOAP revisitado. *Rev Port Clin Geral* 2009; 25: 221-227.
48. Organização Mundial da Saúde (OMS). *Marco para Ação em Educação Interprofissional e Prática Colaborativa*. Genebra: OMS; 2010. Disponível em: http://new.paho.org/bra/images/stories/documentos/marco_para_acao.pdf%20. Acesso em 23/10/2015.
49. Leasure EL, Jones RR, Meade LB, Sanger MI, Thomas KG, Tilden VP. There Is No "I" in Teamwork in the Patient-Centered Medical Home: Defining Teamwork Competencies for Academic Practice. *Academic Medicine* 2013; 88 (5): 585-592.
50. Junior DPL, Amaral RT, Veiga EV, Cárnio EC, Nogueira MS, Pelá IR. A farmacoterapia no idoso: revisão sobre a abordagem multiprofissional no controle da hipertensão arterial sistêmica. *Rev Latino-am Enfermagem* 2006; 14 (3): 435-441.
51. World Health Organization. Adherence to long-term therapies: evidence for action. Geneva: World Health Organization; 2003.
52. Vitória MAA. Conceitos e recomendações básicas para melhorar a adesão ao tratamento antirretroviral. 2003. Disponível em: http://bvsms.saude.gov.br/bvs/publicacoes/15 conceitos_rec_basicas.pdf. Acesso em 24/10/2015.
53. Rudd P. Clinicians and patients with hypertension: unsettled issues about compliance. *Am Heart J* 1995; 130 (3 pt 1): 572-579.
54. Caro JJ, Salas M, Speckman JL, Raggio G, Jackson JD. Persistence with treatment for hypertension in actual practice. *CMAJ* 1999; 160 (1): 31-37.
55. McInnes GT. Integrated approaches to management of hypertension: promoting treatment acceptance. *Am Heart J* 1999; 138 (3 pt 2): 252-255.
56. Ogunyemi O. Reasons for failure of antihypertensive treatment. *Br Med J (Clin Res Ed)* 1983; 286 (6382): 1956-1957.
57. Sherbourne CD, Hays RD, Ordway L, DiMatteo MR, Kravitz RL. Antecedents of adherence to medical recommendations: Results from the Medical Outcomes Study. *J Behav Med* 1992; 15:447-468.
58. Svensson S, Kjellgren K, Ahlner J, Säljö R. Reasons for adherence with antihypertensive medication. *International Journal of Cardiology* 2000; 76:157-163.
59. Wetzels GEC, Nelemans PJ, Schouten JSAG, Wijk BLG van, Prins MH. All that glisters is not gold: a comparison of electronic monitoring *versus* filled prescriptions – an observational study. *BMC Health Services Research* 2006; 6:8. Disponível em: http://www.biomedcentral.com/1472-6963/6/8. Acesso em 23/10/2015.
60. Vaur L, Vaisse B, Genes N, Elkik F, Legrand C, Poggi L. Use of electronic pill boxes to assess risk of poor treatment compliance – results of a large-scale trial. *AJH* 1999; 12: 374-380.
61. Piette JD, Heisler M, Ganoczy D, McCarthy JF, Valenstein M. Differential medication Adherence among patients with schizophrenia and comorbid diabetes and hypertension. *Psychiatric Services* 2007; 58 (2): 207-212. Disponível em: http://ps.psychiatryonline.org/doi/10.1176/ps.2007.58.2.207. Acesso em 23/10/2015.
62. Hepler CD, Strand LM. Opportunitties and responsibilities in pharmaceutical care. *Am J Hosp Pharmacy* 1990: 47: 533-544.
63. Cipolle RJ, Strand LM, Morley PC. *Pharmaceutical Care: the Clinician's Guide*. New York: Mc Graw Hill; 2004.
64. Ivama AM, Noblat L, Castro MS, Villas Boas N, Oliveira V, Jaramillo NM, Rech N. *Consenso Brasileiro de Atenção Farmacêutica: proposta*. Brasília: Organização Pan-Americana de Saúde/Organização Mundial de Saúde; 2002. 24 p.
65. Conselho Federal de Farmácia (CFF). Resolução nº 585 de 29 de agosto de 2013. Regulamenta as atribuições clínicas do farmacêutico e dá outras providências. Disponível em: http://www.cff.org.br/userfiles/file/resolucoes/585.pdf. Acesso em 21/10/2015.

7 Adesão a Medicamentos

Mauro Silveira de Castro ■ Cristina Rosat Simoni

▶ Introdução

Nos EUA, falta de adesão a tratamento é considerada como problema de saúde pública, tão grave quanto o do uso de drogas ilícitas, sendo tratada como "o outro problema americano das drogas",[1,2] visto ser responsável por desnecessária progressão de enfermidades ou suas complicações, redução de habilidades funcionais, perda de qualidade de vida e, mesmo, morte prematura. Estimam-se custos diretos e indiretos de pouca adesão na ordem de 290 bilhões de dólares anuais nos EUA.[3] Somente com hipertensão arterial sistêmica, dislipidemia, diabetes melito, acidente vascular encefálico e HIV os custos são da ordem de 105 bilhões de dólares.[4,5] Dados semelhantes foram encontrados em análises no Reino Unido,[6] com custos da ordem de 100 milhões de libras esterlinas.

A Organização Mundial da Saúde[7] estima que a taxa média de não adesão em pacientes com enfermidades crônicas seja de 50% nos países desenvolvidos. Como exemplo, pode-se verificar o que acontece no caso da hipertensão arterial sistêmica. Apesar da disponibilidade de diversos medicamentos eficazes e bem tolerados, estudos realizados em vários países demonstram que apenas 25% dos hipertensos tratados atingem os resultados terapêuticos desejados.[8] As melhores estimativas indicam que, em dois terços dos casos em que não há controle, a causa se relaciona a não adesão ao tratamento.[9] Em países em desenvolvimento, provavelmente, a magnitude e o impacto de não adesão sejam mais elevados, devido a exiguidade de recursos e dificuldade de acesso a cuidados de saúde.

Sabe-se que a prevalência de hipertensão no Brasil é de aproximadamente 30%, sendo que apenas um quarto dos hipertensos apresenta valores pressóricos controlados.[9] Entretanto, não existem dados de abrangência nacional referentes à adesão. Barbosa e Lima[10] relatam alguns dos poucos estudos existentes no Brasil que trataram da adesão ao tratamento anti-hipertensivo. A adesão de pacientes participantes da Liga de Hipertensão Arterial do Hospital das Clínicas da Faculdade de Medicina da Universidade de São Paulo foi de 33,5%. Principalmente pacientes de sexo masculino compareceram a apenas uma consulta agendada. Após uma década oferecendo atendimento médico fixo a cada paciente, o abandono inicial caiu para 25%, mas o comparecimento a mais de quatro consultas previamente agendadas ocorreu em apenas 41% dos casos. O mesmo fato ocorreu em Salvador, onde 37% dos pacientes tiveram adesão às consultas. Em relato dos atendidos no Hospital das Clínicas de Ribeirão Preto, São Paulo, verificou-se que os pacientes com maior assiduidade obtiveram melhores resultados terapêuticos, mas 33,3% dos pacientes não tinham recursos para aquisição dos medicamentos necessários. É importante ressaltar que um dos indicadores de não adesão é o não comparecimento às consultas.

Outro problema relacionado a não adesão é a ausência de sua consideração em ensaios clínicos.[11,12] Os pesquisadores assumem alta adesão dos participantes, não medindo este parâmetro durante a realização dos estudos ou não padronizando métodos para avaliá-la.[13] Farmer[14] cita como exemplo o *Beta-blocker Hearth Attack Trial,* em que mulheres com menos de 75% de adesão a tratamento tiveram taxa de mortalidade de 13,6%, enquanto a taxa foi de 5,6% para aquelas com adesão maior.

Deve-se levar em conta que a medida da adesão faz parte da avaliação de eficácia e efetividade de tratamentos e deve ser descrita no planejamento de um estudo. Por outro lado, também deve ser considerada a possibilidade de diferenças entre participantes com e sem adesão, o que pode levar a comprometimento da validade de um ensaio clínico.[14,15] Outro problema metodológico da avaliação da adesão em ensaios clínicos é a utilização de uma pré-fase, em que os indivíduos sem adesão são retirados do estudo, podendo este fato gerar distorções nos resultados,[12] bem como o sujeito de pesquisa apresentar o viés de ser mais aderente a intervenções do que a população em geral.[16]

A relação entre adesão e resultado terapêutico não é perfeita e pode ser bastante complexa. Outros fatores, tais como eficácia de recomendações e tratamentos, influência de variações genéticas nas respostas terapêuticas e limitações do conhecimento atual sobre enfermidades, também afetam desfechos clínicos. Em alguns casos, diagnóstico errôneo, reações adversas ou erros de prescrição ocorrem, sendo a estrita adesão a tratamento potencialmente danosa. O Institute of Medicine (US) aponta erros de medicação como a oitava causa de morte nos EUA, com aumento nos últimos anos. Nesses casos, adesão a tratamentos pode ser crítica.[17,18]

▶ Definição de adesão

Em 1957, Dixon *et al.*[19] trouxeram à discussão os fundamentos do conceito de adesão a tratamento, expresso como *compliance* em língua inglesa. Definia que o paciente deveria cumprir as ordens de determinado profissional da saúde em quem acreditava. Mais de 30 anos depois, Wright[20] reafirmava que o cenário não mudara, mesmo após a publicação de mais de 4.000 artigos.

Atualmente, a definição mais amplamente utilizada engloba o comportamento de uma pessoa (em termos de usar um medicamento, seguir uma dieta ou executar mudanças de estilo de vida), coincidente com conselhos médicos ou de saúde.[21] Outros autores expandem essa definição, incluindo comparecimento a consultas agendadas e realização das investigações clínicas (exames) recomendadas.[22]

A maior crítica é o caráter compulsório das definições referidas[1,2,23,24] que exigem submissão do paciente aos atos do prescritor, abrindo mão de sua autonomia e autodeterminação. Portanto, o paciente pode ser submetido à punição por "não tomar seu medicamento como devia". A grande contradição está em que os paradigmas propostos para atendimentos em saúde baseiam-se exatamente na visão oposta, enfatizando, pelo menos no discurso, a parceria com os pacientes, que devem ser tratados como capacitados para tomar decisões. Assim, advoga-se a utilização do termo concordância.[1,2] Debate-se esta conduta traria benefícios ao paciente. O peso de sua decisão e opinião sobre a conduta médica constitui ponto frágil que necessita de melhor definição. O conceito de concordância torna-se falho também por não levar em consideração se o paciente realmente gostaria de participar do processo decisório, pois implica que ele tenha mais responsabilidade sobre o tratamento, o que pode não ser desejado.

Segundo Bell e colaboradores,[25] é preciso cuidado ao utilizar o termo *concordance* como sinônimo de *compliance*, já que aquele não se refere ao comportamento do paciente quanto à tomada de medicamentos, mas sim à natureza da interação de profissional e paciente. Devido a esta incapacidade de conceituar adequadamente o tema, um terceiro termo foi pensado: *adherence*. Sua origem vem da palavra latina *adhaerere* que quer dizer aderir a, permanecer constante. Como em português "aderência" tem outra conotação, o mais correto é utilizar "adesão", no sentido de aceitação dos princípios de uma ação terapêutica.

A Organização Mundial da Saúde[7] reconhece que a efetividade do tratamento é caracterizada pela demonstração de resultados terapêuticos em condições usuais de cuidados de saúde.

Assim, propõe a seguinte definição: "adesão corresponde ao comportamento de uma pessoa – em termos de tomar um medicamento, seguir uma dieta ou executar mudanças de estilo de vida – que está em concordância com recomendações advindas de profissionais da saúde". Em realidade, adesão implica mútua colaboração e corresponsabilidade entre profissionais da saúde, pacientes e seus cuidadores, resultando em consenso quanto ao tratamento do paciente.[26] Nesse contexto, não se deve utilizar a palavra "cumprimento" do tratamento.

▶ Métodos de aferição de adesão a tratamento

Dependendo do método empregado e de suas possibilidades, adesão pode ser tratada como variável dicotômica ou nominal. Quando existe a identificação de uso ou não de um medicamento, a variável normalmente é considerada dicotômica. Quando existe a possibilidade de cálculo do número de administrações, pode ser trabalhada como variável nominal. Atualmente, novas formas de abordagem da adesão vêm sendo utilizadas, como a estimativa por métodos de modelagem "bayesiana".[27]

Para alguns autores, paciente sem adesão é aquele que segue menos de 80% do tratamento. Para algumas enfermidades foram estabelecidos parâmetros semelhantes.[28] A limitação dessa forma de interpretação de dados é o não estabelecimento de limiares para muitos tratamentos. Além disso, permanece uma questão de base: se 80% do tratamento são considerados satisfatórios e suficientes, por que submeter pacientes ao tratamento total? O que esse tratamento "adicional" representaria em termos de custos para o sistema de saúde?

Por outro lado, em realidade, "boa" ou "má" adesão pode não existir, porque o fenômeno dose-resposta terapêutica, após uso adequado de determinado medicamento, é função contínua. Devido às dificuldades na construção dessas curvas em situações de adesão parcial, faz-se necessário estabelecer definições operacionais para diferentes terapêuticas.[7]

Os métodos de aferição da adesão são classificados em diretos e indiretos. Os métodos diretos possibilitam a identificação do medicamento em líquidos biológicos ou na direta observação do uso do medicamento, enquanto os indiretos baseiam-se na avaliação, feita pelo próprio indivíduo ou outra pessoa, sobre como estão sendo administrados os medicamentos. No Quadro 7.1 encontram-se dados referentes aos testes empregados e avaliação resumida de seus pontos positivos e negativos.[14,29-36]

Como se depreende dos dados apresentados, métodos diretos geralmente fornecem maior taxa de não adesão que os indiretos. No entanto, ainda não foram desenvolvidos para todos os medicamentos. Embora autores citem como padrão-ouro alguns dos métodos diretos em uso,[35,37] o posicionamento da Organização Mundial da Saúde[7] é de que tal padrão não existe, pois cada um deles apresenta pontos favoráveis e limitações quanto à sua utilização. O método ideal seria aquele que permitisse precisar a hora da administração e a quantidade administrada, bem como apresentasse alta sensibilidade e especificidade para a identificação de adesão.

Desfechos clínicos relacionados ao tratamento medicamentoso possuem relação não somente com a correção de seguimento do esquema de administração, mas também com a continuidade dessa ação (período de tempo compreendido entre o início da terapia até o paciente descontinuá-la), que corresponde à persistência ao tratamento. Para isso, adesão e persistência devem ser definidas e medidas separadamente, permitindo a caracterização do comportamento do paciente em relação ao tratamento de uma maneira mais completa.[38-40]

▶ Fatores associados a não adesão ao tratamento

Tão complexo quanto a determinação dos níveis de adesão é o estabelecimento dos fatores que levam a não adesão. Muitos estudos são controversos. Mais de duzentas diferentes variáveis foram estudadas, envolvendo prescritores, pacientes e o encontro dos mesmos, em cenário sociocultural e econômico, bem como integrados a determinado sistema de saúde.[1,2,7,41] No entanto, o que está definido é que o processo de adesão a tratamentos é pessoal e intransferível, podendo sofrer a ação de múltiplos fatores, tanto de ordem interna quanto externa.[42-44]

Existem duas formas básicas de não adesão por parte do paciente. A primeira é fundamentada na vontade individual em não seguir o preconizado (não adesão intencional); a segunda ocorre por motivos alheios à vontade do paciente (não adesão não intencional).[45] Tomando por base essa classificação, o trabalho do profissional da saúde é de identificar a não adesão e classificá-la, para assim poder planejar uma intervenção. Entretanto, avaliações mais aprofundadas levaram ao surgimento de outra classificação: não adesão primária e não adesão secundária. A não adesão primária fundamenta-se em que nem todos pacientes aviam suas receitas em período de até 120 dias após receberem sua primeira prescrição. A não adesão secundária acontece quando o paciente não administra corretamente o medicamento ou para de utilizar o medicamento, não possuindo persistência no uso.[45] Em análise de 195.930 prescrições nos EUA, identificou-se que 72% das novas prescrições foram aviadas, sendo que a não adesão primária foi mais comum quando envolveu medicamentos para tratamento de condições crônicas, tais como hipertensão (28,4%), dislipidemia (28,2%) e diabetes (31,4%).[46] Estudos realizados no Canadá encontraram que 31% de novas prescrições não foram aviadas dentro de 9 meses após sua entrega aos pacientes.[47] Revisão sistemática McHorney,[48] buscando identificar as causas da não adesão primária, encontrou que não acesso a medicamentos estava envolvido em 80% dos estudos, não percepção da necessidade do uso de medicamento em 67%, não percepção da importância do uso de medicamento em 53%, barreiras para acesso ao medicamento em 33% e conhecimento do paciente em 27%. Observando essas classificações, pode-se afirmar que a não adesão primária pode ser tanto intencional como não intencional, o mesmo ocorrendo com não adesão secundária.

Quadro 7.1 ■ Principais métodos de aferição de adesão a tratamento farmacológico.

Método	Vantagens	Desvantagens
Indiretos		
Autorrelato	Baixo custo e facilidade de execução possibilitam a obtenção de dados adicionais quanto ao uso dos medicamentos É bastante específico no diagnóstico de não adesão	Superestimação Baixa sensibilidade
Relato do prescritor	Facilidade de execução	Superestimação Baixa sensibilidade
Contagem de comprimidos	Simplicidade e baixo custo	Superestimação Ausência de comprimidos não assegura que os mesmos tenham sido administrados
Monitoramento eletrônico da administração	É o método indireto mais fidedigno. Tem grande aceitabilidade por parte dos pacientes. Permite a verificação dos horários de administração dos medicamentos e da "adesão ao jaleco branco"	O ato de abrir o recipiente não garante a tomada dos medicamentos
Frequência da retirada de medicamentos na farmácia (medida do refil)	Possibilita a detecção de não adesão por falta de acesso aos medicamentos	Pode ser realizada apenas com algumas formas farmacêuticas. Não identifica horários de administração. Não considera outras formas de aquisição dos medicamentos (subestimação). A simples aquisição não garante a real utilização do medicamento Complexidade de aplicação do método (múltiplas formas e tratamento dos dados)
Diretos		
Identificação de fármaco, metabólito ou marcador biológico em fluidos corpóreos	Melhor medida para se verificar o uso do medicamento, proporcionando curva dose-resposta	A concentração do fármaco pode ser alterada por diferenças individuais em absorção, distribuição, metabolização e excreção. É dispendiosa e invasiva, podendo levar a baixa aceitabilidade. Nem todos os fármacos são passíveis de serem dosados
Observação direta	Simplicidade	Passível de ser realizada apenas em doses únicas, administração intermitente ou em pacientes hospitalizados. O paciente pode deixar o medicamento na cavidade bucal e após descartar

Análises das evidências dos fatores relacionados com a adesão a tratamento prescrito – realizadas pelo Projeto sobre Adesão a Tratamentos Crônicos da Organização Mundial da Saúde[7] e pela Rede Mundial Interdisciplinar sobre Adesão Terapêutica, bem como os informes do National Council on Patient Information and Education (NCPIE)[1,2] – identificaram os seguintes domínios: paciente, profissionais da saúde, condição da doença, tratamento em si, farmácia e sistema e políticas de saúde.

Paciente

O indivíduo possui alguns controles pessoais importantes frente a uma prescrição: a decisão de seguir ou não o tratamento, a definição pessoal de quão seguro é este tratamento, a determinação da maneira apropriada de administrar-se o medicamento. Portanto, o paciente precisa ser esclarecido e auxiliado quanto a suas próprias decisões para, dentro do possível, manter a adesão ao tratamento. Para isso faz-se necessário entender algumas características dos indivíduos e do processo de atendimento em saúde.[49-50]

Quase sempre as informações em saúde são prestadas verbalmente e se fazem acompanhar de prescrição escrita, muitas vezes ininteligível ou ilegível. Em prazo de 10 a 80 min após uma consulta, é normal que o indivíduo não recorde totalmente o que lhe foi explicado. Além disso, muitos pacientes não possuem habilidades para entender o que lhes foi indicado ou para executar um dado procedimento.[51] Nos EUA, estima-se que 90 milhões de norte-americanos possuam dificuldades em ler, entender e proceder conforme as informações em saúde.[1,52] O insuficiente letramento muitas vezes não é assumido, e, por vergonha, o paciente não solicita ajuda.

Outro aspecto é que, devido ao modo de vida atual, muitos indivíduos não conseguem incorporar adequadamente ao seu dia a dia o tratamento. Por exemplo, número de comprimidos ou intervalos entre administrações são esquecidos.

Alguns pacientes possuem problemas cognitivos ou emocionais que comprometem a percepção sobre natureza e gravidade de sua doença, podendo chegar a negá-la e estendendo a falta de entendimento à não necessidade de tratá-la.[52-54] Por outro lado, problemas cognitivos podem ser barreiras para a administração adequada de medicamentos.

Preocupações e medos podem contribuir para a não adesão, tais como estigma social associado a uso de medicamentos, efeitos indesejáveis, dependência de medicamentos, receio de uso de agulhas ou mesmo falta de confiança na habilidade de administrar-se determinada forma farmacêutica.[1,2,28]

Fator limitante é o senso comum de que regressão ou melhora de sintomas tornam desnecessária a persistência do tratamento. Maior ainda é a barreira para uso de medicamentos com propósitos preventivos ou para tratar doenças assintomáticas.[28,55]

Na atualidade, a mídia tem exercido influência a respeito de risco associado a uso de medicamentos ou anunciado a existência de tratamentos miraculosos, a serem utilizados em substituição ao que foi prescrito. Dependendo da forma com que o profissional apresenta o tratamento ao paciente e da visão deste sobre o mesmo, pode existir falta de motivação e incentivo para a adesão ao mesmo. A decisão a respeito pode advir de influências de mídia, familiares e amigos.[1,2]

Tratamentos crônicos necessitam de persistência de comportamento, o que é bastante difícil, podendo aumentar o abandono ao longo do tempo, o que também ocorre por períodos, como durante férias ou na presença de estado depressivo.[2,53,55]

A situação econômica do indivíduo também contribui para a tomada de decisão acerca de adesão ou não a tratamento, bem como sua condição de acesso a serviços de saúde.[42] Estudo realizado no sul do Brasil demonstrou que indivíduos com baixa renda que necessitam adquirir seus medicamentos possuem risco maior de não aderirem ao tratamento.[56] Esses resultados também foram encontrados em países desenvolvidos como a Suécia, estando relacionados a não adesão primária.[57]

Outro fator que dificulta a adesão é a jornada de trabalho, pois muitas vezes as atividades comprometem os horários de tomadas de medicamentos. Além disso, o afastamento periódico das atividades laborais pode levar a mal-entendidos, com consequências implícitas.[1,28,58]

Profissional de saúde

Profissionais de saúde tendem a superestimar o grau de habilidade de seus pacientes em seguir regimes terapêuticos e o nível em que a adesão ocorre. Também tendem a achar que a responsabilidade de adesão a determinado tratamento é do paciente. Essa postura contribui fortemente para o processo de não adesão e está relacionada à falta de conhecimento e consciência dos profissionais sobre os princípios básicos do manejo da adesão a tratamento. Essa situação poderia ser contornada se tais conhecimentos fizessem parte dos currículos dos cursos da saúde.[1-2,7]

Outro fator que contribui é a falta de diálogo e de qualidade da comunicação entre profissionais da saúde e pacientes para adequada orientação sobre os tratamentos prescritos, dispensados e administrados. Para tanto, aqueles devem desenvolver habilidades para serem mais efetivos na orientação de pacientes,[2,22,59] procurando promover relação terapêutica otimizada com o paciente, de forma empática e contínua, a fim de promover a adesão ao longo do tratamento.[60]

Por outro lado, o sistema de saúde onde está inserido o profissional pode influenciar de forma inadequada a relação do mesmo com o paciente, devido a, por exemplo, determinação do tempo de atendimento e seleção de medicamentos disponibilizados para prescrição. Estes fatores, geralmente, desestimulam aconselhamento e orientação a pacientes.[2,30]

Condição de doença

Alguns determinantes da condição de doença têm alto impacto sobre a adesão a tratamento. Caso a enfermidade não leve o paciente a sentir seu adoecimento ou o próprio paciente não se sinta adoecido, existe a possibilidade de não utilização de medicamentos. Portanto, gravidade dos sintomas, nível de deficiência (física, psicológica e social), taxa de progressão da doença e disponibilidade de tratamento efetivo, que influenciem a percepção de risco do paciente e a importância dada ao seguimento dos tratamentos, influem diretamente nos resultados terapêuticos relacionados a não adesão.[45, 61-66]

Tratamento

Existem muitos fatores relacionados ao tratamento que podem interferir na adesão. Os mais relevantes são aqueles que se relacionam à complexidade do regime medicamentoso (múltiplos medicamentos, múltiplos horários), sua duração, dificuldades de administração (medicamentos injetáveis ou que exigem procedimentos especiais), falhas terapêuticas prévias, mudanças frequentes no tratamento, período de latência prolongado e efeitos adversos. Quando o tratamento farmacológico vem acompanhado de medidas não medicamentosas que exigem mudanças comportamentais, maiores são as possibilidades de não adesão.[2,7]

Ao planejar um tratamento, os profissionais da saúde por vezes não procuram saber se existe alguma prescrição sendo utilizada, ou se o paciente faz automedicação. Isso pode ocorrer durante a internação hospitalar. Tal negligência acarreta duplicação de medicamentos com a mesma finalidade, interações farmacológicas indutoras de efeitos indesejáveis, gasto desnecessário, dentre outros fatores que desfavorecem a adesão. Se houvesse conciliação medicamentosa,[67] ou seja, harmonização entre novos medicamentos e os já em uso, haveria simplificação de tratamento, colaborando com a adesão.

Farmácia

Constitui-se em local onde existem contatos diretos e frequentes com pacientes, sendo um dos elos que pode contribuir para a adesão a tratamento. Alguns estudos evidenciam esse aspecto.[7, 68-70]

Entretanto, em sua maioria, as farmácias não estão inseridas dentro dos propósitos de estímulo à adesão a tratamentos. Os aspectos operacionais das farmácias não auxiliam para que se ofertem serviços farmacêuticos adequados, ao contrário, contribuem para erros com medicamentos. As exigências administrativas retiram o profissional farmacêutico das atividades clínicas, além de que sua formação não o prepara para a prática de serviços farmacêuticos clínicos, principalmente aqueles voltados ao aumento da adesão ao tratamento por parte de pacientes.

Outro fator que contribui para a não existência de atividades de orientação ao paciente é a limitação de espaço físico, além do tempo reduzido de permanência do profissional habilitado para tal e do custo dos recursos utilizados na orientação de pacientes. Geralmente, também falta suporte governamental para essas atividades.[1]

Sistema de saúde e políticas de governo

Serviços de saúde pouco desenvolvidos que não atendam à demanda da população quanto a consultas, aliados à deficiente distribuição de medicamentos, contribuem decisivamente para não adesão a tratamento.[71] Mesmo em países desenvolvidos, o baixo acesso a medicamentos é responsável por não adesão primária ao tratamento e resultados clínicos negativos, com maiores níveis de morbimortalidade. Dessa forma, as iniquidades em saúde, representadas por políticas de governo ou regras de sistemas de saúde, contribuem para não adesão ao tratamento.[72] Estudo realizado no Canadá demonstrou que pacientes com acesso assegurado a medicamentos aviaram suas receitas em percentual maior de 63%, quando comparados a pacientes que deveriam realizar copagamento.[47]

Falta de treinamento e incentivo para profissionais da saúde sobre adesão, ausência de monitoramento de seu desempenho, pouco tempo para consultas, baixa capacidade do sistema em educar pacientes e prover continuidade de cuidados, incapacidade em estabelecer adequadas estruturas de apoio à comunidade e não conhecimento sobre adesão local e estratégias efetivas de melhora são aspectos que interferem na adesão a tratamento.[1,7]

Também se insere neste contexto a falta de incentivo governamental para realização de pesquisas sobre o tema, ações educativas de pacientes e programas de incentivo para adesão baseados em farmácias.[1,2] Portanto, não adesão não está ligada somente às exigências recomendadas e às habilidades do paciente para realizá-las. Faz parte de um universo maior, em que o sistema de saúde como um todo precisa se posicionar e organizar para minorar o problema.

▶ Intervenções para melhorar a adesão ao tratamento

Teoricamente, conhecendo-se os modelos que explicam plausivelmente a não adesão ao tratamento, seria fácil estabelecer intervenções que levassem a comportamentos de adesão a tratamento por pacientes. As intervenções poderiam ser planejadas para estimular o comportamento pelo qual o paciente responderia às exigências do tratamento, com aceitáveis frequência, consistência, intensidade e motivação. Com isso, os resultados terapêuticos seriam otimizados, provavelmente custos diretos e indiretos seriam reduzidos, e os indicadores de saúde tenderiam a mudanças, demonstrando os benefícios dessas intervenções. Ensaios clínicos são realizados, revisões sistemáticas os avaliam na busca de evidências dos benefícios de intervenções, mas os resultados apresentados ainda são parcos.

Metanálises sobre intervenções que buscam melhorar a adesão são prejudicadas pela disparidade de métodos utilizados para medir a adesão a tratamento ou pela falta de descrição correta das intervenções realizadas, além de grande potencial de vieses dos estudos. Nieuwlaat e colaboradores,[73] em revisão abrangente sobre intervenções que visavam aumentar a adesão a tratamento, concluíram que evidências e efeitos eram inconsistentes entre os estudos avaliados, e apenas uma minoria dos ensaios clínicos foi bem executada e evidenciou intervenções com eficácia em melhorar adesão e resultados clínicos concomitantemente. A maioria das intervenções era complexa e não muito efetiva, demonstrando a lacuna existente nessa área do conhecimento. Em 182 ensaios clínicos, somente cinco conseguiram referir aumento de adesão e incremento em resultados clínicos, mas sem ter uma área comum no processo de intervenção. van Eijken e colaboradores[11] também identificaram problemas como pequena duração dos estudos, reduzido tamanho da amostra e a própria definição de adesão.

Em revisão sistemática de 38 ensaios clínicos que testaram 58 intervenções diferentes, Schroeder e colaboradores[74] assinalaram a baixa qualidade metodológica dos estudos e observaram otimização de adesão com redução do número de tomadas diárias, porém não acompanhada de melhora na pressão arterial (desfecho de interesse). Intervenções educacionais se mostraram ineficazes. Já as motivacionais, juntamente com as complexas, mostraram-se promissoras, mas não foi possível avaliar seus reais efeitos devido ao grande número de vieses dos estudos selecionados.

González-Bueno e colaboradores realizaram revisão sistemática de ensaios clínicos e de revisões sistemáticas em múltiplas doenças crônicas e concluíram que a efetividade das intervenções foi modesta, sem diferença relevante entre os efeitos das intervenções comportamentais, educacionais ou complexas.[75]

Até o momento, entre as múltiplas intervenções estudadas, a simplificação das tomadas dos medicamentos, seja para uma ao dia ou uma semanal, parece ser a intervenção que mais bem evidencia melhora clínica segundo revisões sistemáticas.[76-78] Seguindo o mesmo raciocínio da simplificação nas tomadas dos medicamentos, metanálise foi realizada a partir de estudos que compararam pacientes que recebiam associações medicamentosas em doses fixas, em uma única forma farmacêutica, com aqueles que usavam medicamentos não associados na mesma formulação farmacêutica.[79] A razão de chances (OR) encontrada foi de 1,46, favorecendo a associação em dose fixa em que se necessita menor número de administrações diárias. O Quadro 7.2[74,80-83] apresenta proposta de classificação para as intervenções que visam aumentar a adesão a tratamentos, corroborada por outras publicações.[79,84,85]

O sistema de saúde pode estruturar intervenções que afetem diretamente a questão organizacional, o sistema de financiamento dos cuidados e a qualificação dos programas de atenção à saúde.

Batal e colaboradores[86] encontraram relação entre adesão e quantidade de medicamentos entregue por prescrição a cada retirada. Pacientes que obtinham estatinas a cada 60 dias eram mais propensos a terem adesão ao tratamento do que aqueles que obtinham o medicamento a cada 30 dias (RR = 1,41; IC95%: 1,28 a 1,55; $P < 0,01$).

Revisão sistemática[87] mostrou que lembretes eletrônicos enviados aos pacientes de forma sistemática, a fim de lembrá-los e motivá-los na tomada de medicamentos crônicos, mostraram-se efetivos em relação à adesão. Entretanto, os efeitos a longo prazo ainda são incertos.

O processo decisório quanto às condutas necessárias para melhoria do processo saúde-doença é fortemente influenciado por crenças, atitudes, motivações e capacidade cognitiva dos indivíduos. A abordagem proposta pelo Modelo Transteórico integra e abrange esses elementos e busca explicar e prever como e quando os indivíduos mudarão seus comportamentos.[88] Nesse modelo, o processo de mudança se dá a partir de uma sequência de estágios: pré-contemplação em que os indivíduos não pretendem tomar nenhuma atitude em um futuro próximo (cerca de 6 meses); contemplação em que os indivíduos estão seriamente pretendendo mudar nos próximos meses,

Quadro 7.2 ▪ Classificações das intervenções direcionadas a aumentar a adesão a tratamento e estratégias correspondentes.

Roter et al., 1998[80]	Schroeder et al., 2004*[74]	Haynes, 2001;[81] McDonald et al., 2002[82]
Educacional: intervenções pedagógicas, verbais ou escritas, com ênfase na transmissão de informação • Ensino face a face ou em grupo • Uso de materiais escritos ou audiovisuais, postagem de materiais e instruções por telefone	Educação de pacientes: • Programa educacional por meio de diapositivos, livros, material educativo impressos, recursos audiovisuais • Educação em grupo, com leitura, discussão e testes de conhecimento	Cognitiva: informações claras, inteligíveis e simples verbais ou escritas • Calendário de administração de medicamento • Momento de interromper tratamento • Efeitos adversos potenciais e seus sintomas e sinais • Possíveis interações medicamentosas • Antecipação e correção de interpretações errôneas • Simplificar tratamento e adaptá-lo dia a dia do paciente • Tratamentos farmacológicos e não farmacológicos devem ser escalonados
Comportamental: intervenções com foco na mudança de padrões específicos de comportamento • Desenvolvimento de habilidades e prática de atividades, modelagem comportamental e estabelecimento de acordos • Modificações posológicas e de embalagem • Personalização, recompensas, combinação de comunicação e telefonemas	Motivação de pacientes: • Dispensadores especiais, planilhas usadas como lembretes, autorregistro • Visitas mensais domiciliares • Aconselhamento por telefone ou programa de computador • Lembretes postais • Suporte social	Comportamental: recompensas e lembretes para aderir à terapêutica proposta e às consultas • Dicas sobre comportamentos como comparecimento a consultas, adaptação da administração do medicamento às atividades diárias • Recompensas: reconhecimento e elogio pelos esforços realizados • Retroalimentação ao paciente sobre o tratamento • Entrevistas segundo a necessidade de cada paciente • Possibilitar ao paciente monitorar sua condição em domicílio
Afetiva: apelo a sentimentos ou emoções ou relacionamento social ou suporte social • Suporte familiar: aconselhamento por meio de visitas domiciliares	Simplificação do regime terapêutico: 1 vez *versus* 2 vezes/dia; transdérmico *versus* oral; combinação de medicamentos em um comprimido *versus* uso separado dos mesmos	Suporte social: emocional, motivacional, com envolvimento de familiares, amigos e profissionais da saúde. Intervenção do profissional junto aos familiares para que compreendam a situação do paciente, lembrem-no de tomar o medicamento, reforcem a necessidade de seguir tratamento, monitorem resultados terapêuticos e ajudem no comparecimento às consultas
Profissionais da saúde: intervenções que diretamente neles interferem • Programas educacionais para aperfeiçoar comunicação que otimize a adesão a tratamento • Provisão de lembretes dos profissionais ao paciente, objetivando ações preventivas	Intervenções complexas em saúde, incluindo combinações de abordagens: • Visita domiciliar + educação + dispositivo especial de dosificação Material educativo impresso + lembrete telefônico + lembrete postal + carta educacional	Combinação das acima descritas, principalmente para condições crônicas

*Tipos de intervenção: (1) Educação de pacientes ou cuidadores (aconselhamento e educação em saúde); (2) simplificação de regime terapêutico; (3) envolvimento de outros profissionais da saúde (enfermeiras e farmacêuticos, por exemplo); (4) monitoramento especial (p. ex., embalagens especiais, automonitoramento da pressão arterial); (5) motivação (p. ex., incentivos financeiros, embalagens com lembretes, diários de administração e apontamentos de seguimento).

mas ainda não conseguem se comprometer para tal; preparação em que os indivíduos pretendem mudar nos próximos 30 dias e adotam alguns pequenos passos para mudança maior; ação em que os indivíduos modificaram seus hábitos com sucesso por pelo menos 6 meses; manutenção em que o comportamento modificado é mantido por mais de 6 meses. O movimento entre estes estágios não é linear, mas cíclico. A maioria das pessoas migra por entre os estágios várias vezes até que haja modificação de comportamento. Intervenções baseadas neste método demonstraram resultados positivos no aumento da adesão ao tratamento anti-hipertensivo.[89] Este método vem sendo amplamente aplicado em obesidade, sedentarismo, modificação de padrões alimentares, manejo de situações de estresse e em adictos a drogas.[90-94]

Intervenções por equipes multiprofissionais também podem aumentar o grau de adesão a tratamentos e o grau de controle de doenças crônicas. Novamente a hipertensão arterial é um bom exemplo. Atenção farmacêutica tem sido proposta como medida particularmente útil neste contexto. Em ensaio clínico conduzido em Porto Alegre, demonstrou-se que esta abordagem aumentou o grau de controle de pressão arterial de pacientes com hipertensão arterial.[95] Este ensaio clínico foi incluído em duas metanálises: uma com outros 36 ensaios clínicos de intervenções multiprofissionais, particularmente com farmacêuticos e enfermeiras[83] e outra de 39 ensaios clínicos, com intervenções conjuntas de farmacêuticos e médicos.[96] Ambas demonstraram eficácia em hipertensão arterial. Esse serviço farmacêutico ofertado para pacientes hipertensos demonstrou ser custo-efetivo no contexto da atenção primária.[97]

No tratamento de tuberculose, revisão sistemática concluiu que a intervenção por meio de observação direta não solucionou má adesão, apesar do grande montante de recursos e custos envolvidos.[98]

Organizações comunitárias, educação de pacientes iletrados, avaliação das necessidades sociais e preparo familiar, bem como apoio por parte da sociedade, são intervenções sociais efetivas para a melhoria da adesão. Bons exemplos de programas comunitários implementados são os de grupos que abordam uso de medicamentos e de grupos de suporte com especialistas. Os objetivos desses programas são promover o intercâmbio de experiências sobre como lidar com a doença e seu tratamento, prover informação médica ampla e promover a responsabilidade do paciente pelo seu próprio cuidado.[7]

A Agency for Healthcare Research and Quality do Department of Health and Human *Services* dos EUA patrocinou revisão sistemática, buscando preencher a lacuna no conhecimento sobre intervenções efetivas para melhoria de adesão a medicamentos. Definiu-se que as intervenções possuem diferente potencial de benefício frente a diferentes condições clínicas. Levando-se em consideração algumas das doenças mais prevalentes, as intervenções avaliadas encontram-se relatadas no Quadro 7.3. Em relação às políticas públicas, avaliaram-se as que reduziram custo de aquisição de medicamentos (por diminuição do custo do pagamento ou fornecimento sem pagamento), obtendo efeito moderado as intervenções para doenças cardiovasculares e diabetes. Não houve aumento da adesão para corticosteroides. Entretanto, com o passar do tempo, ocorreu diminuição da adesão, ou seja, diminuição da persistência.[99,100] Isso pode dever-se à tendência de focar em fatores unidimensionais, principalmente relacionados ao paciente. É consensual a ideia de que nenhuma intervenção isolada sobressai em relação às demais. A solução estaria na personalização segundo as necessidades do paciente, por meio de abordagem centrada na pessoa, utilizando-se a gama de intervenções descritas na literatura e adaptando-as às realidades locais.[1,2,7,49,84] Deve-se ter em mente que adesão é processo dinâmico que necessita ser acompanhado, e não problema que, uma vez resolvido, não necessita ser reavaliado.

Até que existam conhecimentos mais aprofundados sobre intervenções específicas na melhoria da adesão, devem ser adotadas medidas multicomponentes para auxiliar os pacientes a seguirem os tratamentos. Os profissionais da saúde devem tomar conhecimento das baixas taxas de adesão, receber treinamento sobre como aconselhar os pacientes de maneira construtiva e sem julgamentos, com objetivo principal de ajudá-los a ter adesão ao tratamento proposto.[7]

Quadro 7.3 ■ Evidências de intervenções realizadas em doenças crônicas mais prevalentes.

Tipo de intervenção	Diabetes	Dislipidemia	Hipertensão
Embalar na forma de blister			A: P(+) PER: P(+)
Gestão de caso	A: P(+)		A: P(+)
Cuidado colaborativo (telefone + pessoalmente)	A: P(+)	A: INS	A: P(–)
Apoio à decisão		A: INS	
Educação (face a face por farmacêutico)			A: P(+)
Educacional + suporte comportamental (telefone, e-mail e/ou vídeo)		A: P(+)	A: P(+)
Educacional + suporte social	A: INS		A: INS
Orientador em saúde (*health coaching*)	A: INS		
Multicomponentes ou complexa		A: INS	
Comunicação de risco			A: INS

A: adesão ao tratamento; PER: persistência na adesão ao tratamento; INS: dados insuficientes para identificar evidência; P(+): baixa evidência de benefício; P(–): baixa evidência de não benefício.

Uma das abordagens mais recentes é a preconizada pelo National Council on Patient Information and Education (NCPIE),[2] a qual estrutura alguns passos para implantação de política institucional ou para desempenho de um profissional da saúde. São eles:

- Pacientes devem ser comprometidos com seu tratamento, tornando-se corresponsáveis pelo sucesso terapêutico. Devem participar da decisão da escolha da terapia. Deve-se aperfeiçoar o processo de comunicação entre profissional e paciente, provendo-o das informações necessárias à decisão
- O profissional deve dar suporte para a adesão ao tratamento, buscando identificar se existe real adesão ou se é necessário realizar alguma intervenção, buscando otimizá-la
- Ao longo do processo de cuidado, o tratamento farmacológico deve ser revisado e avaliado. Deve-se monitorar que conhecimento tem o paciente sobre medicamentos prescritos, objetivos terapêuticos que justificam sua utilização e eventos que podem acontecer se não existir adesão
- Deve-se melhorar a comunicação entre profissionais da saúde, pois o compartilhamento de informações ajuda a prevenir problemas relacionados a medicamentos e a melhorar o alcance de resultados terapêuticos.

Portanto, a nova abordagem começa pela mudança de comportamento do profissional da saúde, passa pela necessidade de o sistema de saúde garantir acesso aos recursos terapêuticos e termina com intervenções personalizadas e divisão de responsabilidades entre profissionais da saúde e pacientes. São promissoras essas atitudes na tentativa do aumento da adesão ao tratamento, talvez muito mais do que a descoberta de algum novo medicamento.

▶ Referências bibliográficas

1. National Council on Patient Information and Education (NCPIE). *Enhancing Prescription medicine adherence: A national action plan*. Bethesda: NCPIE; 2007. Disponível em: www.talkaboutrx.org/documents/enhancing_prescription_medicine_adherence.pdf. Acesso em: 03/01/2016.
2. Bullman WR. Adherence Improvement Efforts are Popping Up All Over. Bethesda: National Council on Patient Information and Education (NCPIE), 2012. Disponível em: http://www.talkaboutrx.org/documents/Adherence%20Efforts%20Popping%20Up%20All%20Over%204-13-12.pdf. Acesso em 03/01/2016.

3. National Community Pharmacists Association. Medication Adherence in America: A national report card. NCPA, 2013. Disponível em: http://www.ncpanet.org/pdf/reportcard/AdherenceReportCard_Full.pdf. Acesso em 03/01/2016.
4. IMS Institute for Healthcare Informatics. Avoidable Costs in U.S. Healthcare: The 200 billion Opportunity from Using Medicines More Responsibly. IMS, 2013. Disponível em: http://www.quotidianosanita.it/allegati/allegato4982969.pdf. Acesso em: 03/01/2016.
5. Nasseh K, Frazee SG, Visaria J, Vlahiotis A, Tian Y. Cost of medication nonadherence associated with diabetes, hypertension, and dyslipidemia. *Am J Pharm Benefits* 2012; 4(2): e41-e47.
6. National Collaborating Centre for Primary Care and Royal College of General Practitioners. Nunes V, Neilson J, O'Flynn N, Calvert N, Kuntze S, Smithson H et al. *Clinical Guidelines and Evidence Review for Medicines Adherence: involving patients in decisions about prescribed medicines and supporting adherence*. London: National Collaborating Centre for Primary Care and Royal College of General Practitioners; 2009. Disponível em: http://www.ncbi.nlm.nih.gov/books/NBK55440/. Acesso em: 03/01/2016.
7. World Health Organization. *Adherence to long-term therapies: evidence for action*. Geneva (Switzerland): WHO; 2003.
8. Chobanian AV, Bakris GL, Black HR, Cushman WC, Green LA, Izzo JL Jr et al.; Joint National Committee on Prevention, Detection, Evaluation, and Treatment of High Blood Pressure. National Heart, Lung, and Blood Institute; National High Blood Pressure Education Program Coordinating Committee. Seventh Report of the Joint National Committee on Prevention, Detection, Evaluation, and Treatment of High Blood Pressure. *Hypertension* 2003; 42 (6): 1206-1252.
9. Picon RV, Fuchs FD, Moreira LB, Riegel G, Fuchs SC. Trends in prevalence of hypertension in Brazil: a systematic review with meta-analysis. *PLoS ONE* 2012, 7 (10): e48255.
10. Barbosa RGB, Lima NKC. Índices de adesão ao tratamento anti-hipertensivo no Brasil e no mundo. *Rev Bras Hipertens* 2006; 13 (1): 35-38.
11. van Eijken MV, Tsang S, Wensing M, Smet PAGM, Grol RPTM. Intervention to improve medication compliance in older patients living in the community. *Drugs Aging* 2003; 20: 229-239.
12. Ellis S, Shumaker S, Sieber W, Rand C. Adherence to pharmacological interventions: current trends and future directions. The Pharmacological Intervention Working Group. *Control Clin Trials* 2000; 21 (5 Suppl): 218S-225S.
13. Zhang Z, Peluso MJ, Gross CP, Viscoli CM, Kernan WN. Adherence reporting in randomized controlled trials. *Clinical Trials* 2014; 11(2): 195-204.
14. Farmer KC. Medication adherence in health care: are we utilizing what we have learned? *Clin Ther* 2011; 33(8): 1081-1083.
15. Svensson S, Kjellgren KI, Ahlner J, Säljo R. Reasons for adherence with antihypertensive medication. *Int J Card* 2000; 76: 157-163.
16. Horne R, Clatworthy J, Hankins M; ASCOT Investigators. High adherence and concordance within a clinical trial of antihypertensives. *Chronic Illn* 2010; 6 (4):243-251.
17. Institute of Medicine (US) Committee on Quality of Health Care in America; Linda T. Kohn, Janet M. Corrigan, and Molla S. Donaldson (Editors). *To Err is Human. Building a Safer Health System*. Washington (DC): National Academies Press (US); 2000.
18. Johnson NB, Hayes LD, Brown K, Hoo EC, Ethier KA; Centers for Disease Control and Prevention (CDC). CDC National Health Report: leading causes of morbidity and mortality and associated behavioral risk and protective factors--United States, 2005-2013. *MMWR Surveill Summ* 2014; 63 (Suppl 4): 3-27.
19. Dixon WM, Stradling P, Woolton DP. Outpatient PAS therapy. *Lancet* 1957; 2: 871-872.
20. Wright EC. Non-compliance – or how many aunts has Matilda? *Lancet* 1993; 342: 909-913.
21. Haynes RN. Introduction. *In*: Haynes RB, Taylor DW, Sackett DL (eds). *Compliance in Health Care*. Baltimore: Johns Hopkins University Press; 1979:1-7.
22. National Coordinating Centre for National Health System Service Delivery and Organisation R & D (NCCSDO). *Concordance, Adherence and compliance in medicine taking*. Londres: NCCSDO; 2005. Disponível em: http://www.medslearning.leeds.ac.uk/pages/documents/useful_docs/76-final-report[1].pdf. Acesso em 03.01.2016.
23. Blekinsopp A. From compliance to concordance: how are we doing? *Int J Pharm Pract* 2001; 9: 65-66.
24. Chakrabarti S. What's in a name? Compliance, adherence and concordance in chronic psychiatric disorders. *World J Psychiatry* 2014; 4 (2): 30-36.
25. Bell JS, Airaksinen MS, Lyles A, Chen TF, Aslani P. Concordance is not synonymous with compliance or adherence. *Br J Clin Pharmacol* 2007; 64 (5): 710-701.
26. Williams AB. Issue Brief: Medication Adherence and Health IT. The Office of the National Coordinator for Health Information Technology, Department of Health and Human Services. 2014 Jan 9.
27. Fellows K, Stoneking CJ, Ramanathan M. Bayesian population modeling of drug dosing adherence. *J Pharmacokinet Pharmacodyn* 2015; 42 (5): 515-525.
28. Jin J, Sklar GE, Oh VMS, Li SC. Factors affecting therapeutic compliance: a review from the patient's perspective. *Ther Clin Risk Manag* 2008; 4: 269-286.
29. Berg KM, Arnsten JH. Practical and conceptual challenges in measuring antiretroviral adherence. *JAIDS* 2006; 43 (Suppl 1): S79-87.
30. Crystal S, Akincigil A, Bilder S, Walkup JT. Studying prescription drug use and outcomes with medicaid claims data: strengths, limitations, and strategies. *Med Care* 2007; 45 (10, Suppl 2): S58-65.
31. Brain C, Sameby B, Allerby K, Lindström E, Eberhard J, Burns T et al. Twelve months of electronic monitoring (MEMS®) in the Swedish COAST-study: a comparison of methods for the measurement of adherence in schizophrenia. *Eur Neuropsychopharmacol* 2014; 24 (2): 215-222.
32. McRae-Clark AL, Baker NL, Sonne SC, DeVane CL, Wagner A, Norton J. Concordance of direct and indirect measures of medication adherence in a treatment trial for cannabis dependence. *J Subst Abuse Treat* 2015; 57: 70-74.
33. Burden AM, Paterson JM, Gruneir A, Cadarette SM. Adherence to osteoporosis pharmacotherapy is underestimated using days supply values in electronic pharmacy claims data. *Pharmacoepidemiol Drug Saf* 2015; 24 (1): 67-74.
34. Glass T, Cavassini M. Asking about adherence – from flipping the coin to strong evidence. *Swiss Med Wkly* 2014; 144: w14016.
35. Morrison A, Stauffer ME, Kaufman AS. Defining medication adherence in individual patients. *Patient Prefer Adherence* 2015; 9: 893-897.
36. Lam WY, Fresco P. Medication adherence measures: an overview. *Biomed Res Int* 2015; 2015: 217047.
37. Osterberg L, Blaschke T. Drug therapy: adherence to medication. *N Engl J Med* 2005; 353 (5): 487-497.
38. Robiner WN, Flaherty N, Fossum TA, Nevins TE. Desirability and feasibility of wireless electronic monitoring of medications in clinical trials. *Transl Behav Med* 2015; 5 (3): 285-293.
39. Catalan VS, Lelorier J. Predictors of long-term persistence on statins in a subsidized clinical population. *Value Health* 2000; 3 (6): 417-426.
40. Cramer JA, Roy A, Burrell A, Fairchild CJ, Fuldeore MJ, Ollendorf DA et al. Medication compliance and persistence: terminology and definitions. *Value Health* 2008; 11(91): 44-47.
41. Hasford J, Schröder-Bernhardi D, Rottenkolber M, Kostev K, Dietlein G. Persistence with antihypertensive treatments: results of a 3-year follow-up cohort study. *Eur J Clin Pharmacol* 2007; 63 (11): 1055-1061.
42. Hincapie AL, Taylor AM, Boesen KP, Warholak T. Understanding reasons for nonadherence to medications in a medicare part d beneficiary sample. *J Manag Care Spec Pharm* 2015; 21(5): 391-399.
43. Zeber JE, Manias E, Williams AF, Hutchins D, Udezi WA, Roberts CS, Peterson AM; ISPOR Medication Adherence Good Research Practices Working Group. A systematic literature review of psychosocial and behavioral factors associatedwith initial medication adherence: a report of the ISPOR medication adherence & persistence special interest group. *Value Health* 2013; 16 (5): 891-900.
44. Kardas P, Lewek P, Matyjaszczyk M. Determinants of patient adherence: a review of systematic reviews. *Front Pharmacol* 2013; 4: 91.
45. Jackevicius CA, Li P, Tu JV. Prevalence, predictors, and outcomes of primary nonadherence after acute myocardial infarction. *Circulation* 2008; 117(8): 1028-1036.
46. Fischer MA, Stedman MR, Lii J, Vogeli C, Shrank WH, Brookhart MA et al. Primary medication non-adherence: analysis of 195,930 eletronic prescriptions. *J Gen Intern Med* 2010; 25 (4): 284-290.
47. Tamblyn R, Eguale T, Huang A, Winslade N, Doran P. The incidence and determinants of primary nonadherence with prescribed medication in primary care: a cohort study. *Ann Intern Med* 2014; 160 (7): 441-450.
48. McHorney C. Patient-centered reasons for primary non-adherence as derived from the peer-reviewed literature. *Value Health* 2015; 18 (7):A737.
49. Hugtenburg JG, Timmers L, Elders PJ, Vervloet M, van Dijk L. Definitions, variants, and causes of nonadherence with medication: a challenge for tailored interventions. *Patient Prefer Adherence* 2013; 7: 675-682.
50. Laba TL, Lehnbom E, Brien JA, Jan S. Understanding if, how and why non-adherent decisions are made in an Australian community sample: a key to sustaining medication adherence in chronic disease? *Res Social Adm Pharm* 2015; 11 (2): 154-162.
51. Davis TC, Wolf MS, Bass PF 3rd, Thompson JA, Tilson HH, Neuberger M, Parker RM. Literacy and misunderstanding prescription drug labels. *Ann Intern Med* 2006; 145: 887-884.
52. Institute of Medicine. Health Literacy: A prescription to end confusion. Washington D.C.: National Academies Press; 2004.
53. Weidenbacher HJ, Beadles CA, Maciejewski ML, Reeve BB, Voils CI. Extent and reasons for nonadherence to antihypertensive, cholesterol, and

diabetes medications: the association with depressive symptom burden in a sample of American veterans. *Patient Prefer Adherence* 2015; 9: 327-336.
54. Marzec LN, Carey EP, Lambert-Kerzner AC, Del Giacco EJ, Melnyk SD, Bryson CL et al. Cognitive dysfunction and poor health literacy are common in veterans presenting with acute coronary syndrome: insights from the MEDICATION study. *Patient Prefer Adherence* 2015; 9:745-751.
55. Krueger KP, Felkey BG, Berger BA. Improving adherence and persistence: a review and assessment of interventions and description of steps towards a national adherence initiative. *J Am Pharm Assoc* 2003; 43: 668-678.
56. Santa-Helena ET, Nemes MI, Eluf Neto J. Risk factors associated with non-adherence to anti-hypertensive medication among patients treated in family health care facilities. *Cad Saude Publica* 2010; 26 (12): 2389-2398.
57. Wamala S, Merlo J, Bostrom G, Hogstedt C, Agren G. Socioeconomic disadvantage and primary non-adherence with medication in Sweden. *Int J Qual in Health Care* 2007; 19 (3):134-140.
58. Dunbar-Jacob J, Erlen JA, Schlenk EA, Ryan CM, Sereika SM, Doswell WM. Adherence in chronic disease. *Annu Rev Nurs Res* 2000; 18: 48-90.
59. Soumerai SB, Pierre-Jacques M, Zang F, Ross-Degnan D, Adams AS, Gurwitz J et al. Cost-related medication nonadherence among elderly and disabled Medicare beneficiaries: a National Survey 1 year before The Medicare Drug Benefit. *Arch Intern Med* 2006; 166 (17):1829-1835.
60. Koudriavtseva T, Onesti E, Pestalozza IF, Sperduti I, Jandolo B. The importance of physician-patient relationship for improvement of adherence to long-term therapy: data of survey in a cohort of multiple sclerosis patients with mild and moderate disability. *Neurol Sci* 2012; 33 (3): 575-584.
61. Dimatteo MR, Giordani PJ, Lepper HS, Croghan TW. Patient adherence and medical treatment outcomes: a meta-analysis. *Med Care* 2002; 40 (9): 794-811.
62. Pound P, Britten N, Morgan M, Yardley L, Pope C, Daker-White G et al. Resisting medicines: a synthesis of qualitative studies of medicine taking. *Soc Sci Med* 2005; 61(1):133-155.
63. Leutwyler HC, Fox PJ, Wallhagen M. Medication adherence among older adults with schizophrenia. *J Gerontol Nurs* 2013; 39 (2): 26-34.
64. Deegan PE. The importance of personal medicine: a qualitative study of resilience in people with psychiatric disabilities. *Scand J Public Health* 2005; 33 (Suppl 66): 29-35.
65. Lewis MP, Colbert A, Erlen J, Meyers M. A qualitative study of persons who are 100% adherent to antiretroviral therapy. *AIDS Care* 2006; 18 (2):140-148.
66. Ogedegbe G, Harrison M, Robbins L, Mancuso CA, Allegrante JP. Barriers and facilitators of medication adherence in hypertensive African Americans: a qualitative study. *Ethn Dis* 2004; 14 (1): 3-12.
67. Smith KJ, Handler SM, Kapoor WN, Martich GD, Reddy VK, Clark S. Automated communication tools and computer-based medication reconciliation to decrease hospital discharge medication errors. *Am J Med Qual* 2015 Mar 9. pii: 1062860615574327. [Epub ahead of print]
68. Zhong H, Ni XJ, Cui M, Liu XY. Evaluation of pharmacist care for patients with chronic obstructive pulmonary disease: a systematic review and meta-analysis. *Int J Clin Pharm* 2014; 36(6):1230-1240.
69. Rocha BS, Silveira MP, Moraes CG, Kuchenbecker RS, Dal-Pizzol TS. Pharmaceutical interventions in antiretroviral therapy: systematic review and meta-analysis of randomized clinical trials. *J Clin Pharm Ther* 2015; 40 : 251-258.
70. Lee JK, Grace KA, Taylor AJ. Effect of a pharmacy care program on medication adherence and persistence, blood pressure, and low-density lipoprotein cholesterol: a randomized controlled trial. *JAMA* 2006; 296 (21): 2563-2571.
71. Maimaris W, Paty J, Perel P, Legido-Quigley H, Balabanova D, Nieuwlaat R et al. The influence of health systems on hypertension awareness, treatment, and control: a systematic literature review. *PLoS Med* 2013; 10 (7):e1001490.
72. Hovstadius B, Petersson G. Non-adherence to drug therapy and drug acquisition costs in a national population – a patient-based register study. *BMC Health Serv Res* 2011; 11: 326.
73. Nieuwlaat R, Wilczynski N, Navarro T, Hobson N, Jeffery R, Keepanasseril A et al. Interventions for enhancing medication adherence. *Cochrane Database Syst Rev* 2014 Nov 20; 11: CD000011.
74. Schroeder K, Fahey T, Ebrahim S. How Can We Improve Adherence to Blood Pressure-Lowering Medication in Ambulatory Care? Systematic Review of Randomized Controlled Trials. *Arch Intern Med* 2004; 164 (7): 722-732.
75. González-Bueno J, Vega-Coca MD, Rodríguez-Pérez A, Toscano-Guzmán MD, Pérez-Guerrero C, Santos-Ramos B. Interventions for improving adherence to treatment in patients with multiple pathologies: overview of systematic reviews. *Aten Primaria* 2015 Jun 8. pii: S0212-6567(15)00157-2.
76. Kripalani S, Yao X, Haynes B. Interventions to enhance medication adherence in chronic medical conditions: a systematic review. *Arch Intern Med* 2007; 167 (6): 540-550.
77. Iglay K, Cao X, Mavros P, Joshi K, Yu S, Tunceli K. Systematic literature review and meta-analysis of medication adherence with once-weekly *versus* once-daily therapy. *Clin Ther* 2015; 37 (8): 1813-1821.
78. Srivastava K, Arora A, Kataria A, Cappelleri JC, Sadosky A, Peterson AM. Impact of reducing dosing frequency on adherence to oral therapies: a literature review and meta-analysis. *Patient Prefer Adherence* 2013; 7: 419-434.
79. van Galen KA, Nellen JF, Nieuwkerk PT. The effect on treatment adherence of administering drugs as fixed-dose combinations *versus* as separate pills: systematic review and meta-analysis. *AIDS Res Treat* 2014: 2014: 967073.
80. Roter DL, Hall JA, Merisca R, Nordstrom B, Cretin D, Svarstad B. Effectiveness of interventions to improve patient compliance: a meta-analysis. *Med Care* 1998; 36 (8): 1138-1161.
81. Haynes RB. Improving patient adherence: state of the art, with a special focus on medication taking for cardiovascular disorders. *In*: Burke LE, Okene IS, eds. *Patient Compliance in Healthcare and Research*. American Heart Association Monograph Series. Armonk, NY: Futura Publishing Co; 2001: 3-21.
82. McDonald HP, Garg AX, Haynes RB. Interventions to enhance patient adherence to medication prescriptions: scientific review. *JAMA* 2002; 288 (22): 2868-2879.
83. Carter BL, Rogers M, Daly J, Zheng S, James PA. The potency of teambased care interventions for hypertension: a meta-analysis. *Arch Intern Med* 2009; 169 (19): 1748-1755.
84. Hamilton GA. Measuring adherence in a hypertension clinical trial. *Eur J Cardiovasc Nurs* 2003; 2 (3): 219-228.
85. George J, Elliott RA, Stewart DC. A systematic review of interventions to improve medication taking in elderly patients prescribed multiple medications. *Drugs Aging* 2008; 25 (4): 307-324.
86. Batal HA, Krantz MJ, Dale RA, Mehler PS, Steiner JF. Impact of prescription size on statin adherence and cholesterol levels. *BMC Health Serv Res* 2007; 7: 175.
87. Vervloet M, Linn AJ, van Weert JC, de Bakker DH, Bouvy ML, van Dijk L. The effectiveness of interventions using electronic reminders to improve adherence to chronic medication: a systematic review of the literature. *J Am Med Inform Assoc* 2012; 19 (5): 696-704.
88. Hyman D, Pavlik VN, Taylor WC, Goodrick GK, Moye L. Simultaneous vs sequential counseling for multiple behavior change. *Arch Intern Med* 2007; 167 (11): 1152-1158.
89. Johnson SS, Driskell M, Johnson JL, Prochaska JM, Zwick W, Prochaska JO. Efficacy of a transtheoretical model-based expert system for antihypertensive adherence. *Dis Manag* 2006; 9 (5): 291-301.
90. Johnson JL, Mauriello LM, Padula JA, Prochaska JM. A randomized clinical trial of a population and transtheoretical model–based stress-management intervention. *Health Psychol* 2006; 25 (4): 521-529.
91. Zhu LX, Ho SC, Sit JW, He HG. The effects of a transtheoretical model-based exercise stage-matched intervention on exercise behavior in patients with coronary heart disease: a randomized controlled trial. *Patient Educ Couns* 2014; 95 (3): 384-392.
92. Mckee G, Bannon J, Kerins M, Fitzgerald G. Changes in diet, exercise and stress behaviours using the stages of change model in cardiac rehabilitation patients. *Eur J Cardiovasc Nurs* 2007; 6 (3): 233-240.
93. Johnson SS, Paiva AL, Cummins CO, Johnson JL, Dyment SJ, Wright JA et al. Transteoretical model-based multiple behavior intervention for weight management: effectiveness on a population basis. *Prev Med* 2008; 46 (3):238-246.
94. Evers KE, Paiva AL, Johnson JL, Cummins CO, Prochaska JO, Prochaska JM et al. Results of a transtheoretical model-based alcohol, tobacco and other drug intervention in middle schools. *Addict Behav* 2012; 37 (9):1009-1018.
95. de Castro MS, Fuchs FD, Santos MC, Maximiliano P, Gus M, Moreira LB et al. Pharmaceutical care program for patients with uncontrolled hypertension. Report of a double-blind clinical trial with ambulatory blood pressure monitoring. *Am J Hypertens* 2006; 19 (5): 528-533.
96. Santschi V, Chiolero A, Colosimo AL, Platt RW, Taffé P, Burnier M et al. Improving blood pressure control through pharmacist interventions: a meta-analysis of randomized controlled trials. *J Am Heart Assoc* 2014; 3 (2): e000718.
97. Polgreen LA, Han J, Carter BL, Ardery GP, Coffey CS, Chrischilles EA et al. Cost-effectiveness of a physician-pharmacist collaboration intervention to improve blood pressure control. *Hypertension* 2015; 66 (6): 1145-1151.
98. Karumbi J, Garner P. Directly observed therapy for treating tuberculosis. *Cochrane Database Syst Rev* 2015 May 29; 5: CD003343.
99. Viswanathan M, Golin CE, Jones CD, Ashok M, Blalock SJ, Wines RCM et al. Interventions to improve adherence to self-administered medications for chronic diseases in United States. *Ann Intern Med* 2012; 157 (11): 785-795.
100. Peterson AM, Takiya L, Finley R. Meta-analysis of trials of interventions to improve medication adherence. *Am J Health-Syst Pharm* 2003; 60 (7): 657-665.

UNIDADE 2
Farmacologia Geral

8 Processos Farmacocinéticos

Lenita Wannmacher

▶ Introdução

A Farmacologia, dentro de um enfoque aplicado, fundamenta o ato de prescrever, permitindo que se efetue terapêutica medicamentosa mais científica e racional. Essa se caracteriza pela seleção do fármaco adequado para prevenir, reverter ou atenuar um dado processo patológico. Mas isso pode não ser suficiente para o sucesso do tratamento, pois é necessário garantir que o medicamento escolhido atinja, em concentrações adequadas, o órgão ou sistema suscetível ao efeito benéfico. Para tal, é necessário escolher doses, vias de administração e intervalos entre doses que garantam a chegada e a manutenção das concentrações terapêuticas junto ao sítio-alvo. Esquemas inapropriados podem produzir concentrações insuficientes ou subterapêuticas – que falseiam a interpretação sobre a eficácia do fármaco escolhido – ou excessivas, que acarretam toxicidade medicamentosa (Quadro 8.1). A faixa terapêutica se situa entre as concentrações geradoras de efeitos parcialmente eficazes (limite mínimo) e potencialmente tóxicos (limite máximo). A esse intervalo se denomina "janela terapêutica".

O estabelecimento de esquemas posológicos padrão e de seus ajustes em presença de situações fisiológicas (idade, sexo, peso, gestação), hábitos do paciente (fumo, ingestão de álcool) e algumas doenças (insuficiências renal e hepática) é orientado por informações provenientes da Farmacocinética. Essa corresponde ao estudo do destino dos fármacos no organismo após sua administração e abrange os processos de absorção, distribuição, biotransformação e excreção. A ideia de "cinética" (movimento) é adequada para ilustrar essa área da Farmacologia, pois indica a movimentação dos fármacos pelos diferentes sítios orgânicos.

Quadro 8.1 ▪ Representação esquemática da relação entre concentração de fármaco em sítio-alvo e efeitos correspondentes.

Concentração em sítio-alvo	Efeitos
Excessiva	Tóxicos
Máxima permitida	Potencialmente tóxicos
Ótima	Terapêuticos
Limiar	Parcialmente eficazes
Insuficiente	Ausentes

A absorção consiste na transferência do fármaco desde seu local de aplicação até a corrente circulatória. Por meio desta, o fármaco é distribuído aos vários tecidos e compartimentos orgânicos. A biotransformação modifica a estrutura do fármaco, inativando-o na maioria das vezes e facilitando sua eliminação. A excreção implica a saída do fármaco do organismo.

Por meio da Farmacocinética quantificam-se esses diversos processos, geradores das contínuas variações de concentração dos fármacos ao correr do tempo. Na realidade, todos os processos citados ocorrem simultaneamente, como se esquematiza na Figura 8.1.

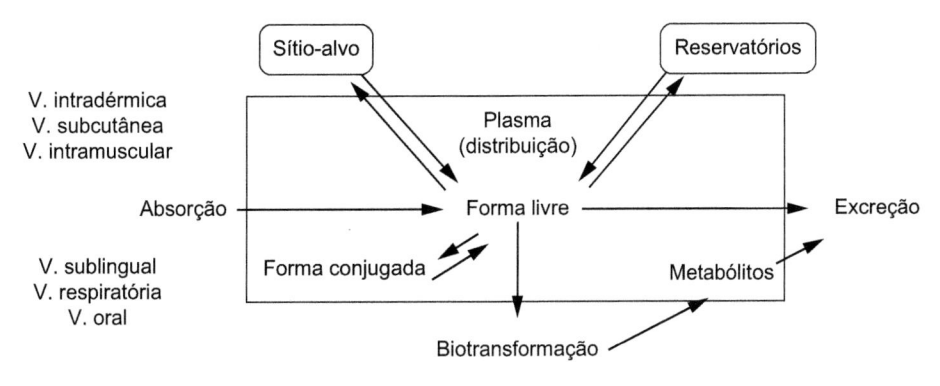

Figura 8.1 ▪ Representação esquemática das inter-relações dos processos farmacocinéticos.

Os processos farmacocinéticos são determinantes dos passos de uma prescrição medicamentosa que, além de dose, inclui via de administração – definida pelos processos de absorção, distribuição e biodisponibilidade – e intervalos entre as doses, calculados, geralmente, em função do tempo de eliminação do medicamento a ser prescrito.

Essa escolha é tão mais importante quanto mais próxima for a concentração terapêutica da tóxica, como no caso de digitálicos, lítio, antibióticos aminoglicosídeos e anticonvulsivantes. Com tais medicamentos, a prescrição apropriada é crucial para obter o benefício terapêutico, mas, igualmente importante, é evitar efeitos adversos tóxicos.

A farmacocinética permite definir os parâmetros de uma prescrição correta, bem como informar sobre início de resposta (latência do fármaco), alcance de pico sérico, duração e magnitude do efeito e seu desaparecimento.

Embora a farmacocinética permita a compreensão geral do destino dos fármacos no organismo, é incapaz de prever exatamente o comportamento de um dado agente em um indivíduo em particular. Muitas vezes, as respostas terapêuticas variam de um para outro paciente e no mesmo, de um momento para outro. Dosagem sérica de alguns fármacos nessas situações permite os ajustes adequados. O monitoramento de níveis plasmáticos é útil quando há resposta inadequada ao tratamento em paciente que cumpre a prescrição ou se ocorrem efeitos tóxicos. Isso não se aplica a todos os fármacos, mas àqueles com faixa terapêutica estreita e com ampla variabilidade farmacocinética entre indivíduos.

Para outros fármacos, entretanto, parâmetros farmacocinéticos não têm importância crítica. Isso porque as concentrações terapêuticas são muito distantes das tóxicas (p. ex., antibióticos betalactâmicos) ou os dados conhecidos não são operacionais, como acontece com alguns antineoplásicos e antipsicóticos. É de lembrar, ainda, que a maioria dos dados farmacocinéticos publicados provém de estudos realizados com limitado número de indivíduos sadios ou restrita amostra de pacientes estáveis com a condição que se quer tratar. O emprego clínico, no entanto, abrange pacientes instáveis, ou com múltiplas condições de doença ou sob tratamentos simultâneos diversificados. Nessas circunstâncias, os esquemas terapêuticos são monitorados e reajustados de acordo com os níveis plasmáticos dos fármacos e pelos efeitos positivos e adversos observados.

Os aspectos farmacocinéticos influenciam a prescrição, bem como permitem prever, aliados a dados farmacodinâmicos, a relação risco/benefício do uso de fármacos. Isso constitui a base de "Farmacologia para a Segurança", disciplina em corrente desenvolvimento, que permite detectar a vulnerabilidade a efeitos adversos, projetada a partir do cálculo de margem de segurança e do monitoramento clínico. Desde 2000, a Sociedade de Farmacologia para a Segurança (SPS) disseminou o papel da segurança na descoberta de novos fármacos, incentivando o uso de modelos e métodos na avaliação de estudos de segurança.[1]

Em pesquisa clínica, a margem terapêutica substitui a margem de segurança, sendo a relação entre a dose máxima tolerada, ou também tóxica, e a dose terapêutica (dose tóxica/dose terapêutica). Em farmacologia clínica se emprega como equivalente de Índice Terapêutico.

A validação do modelo de avaliação de risco poderá ajudar na testagem da segurança das abordagens terapêuticas com agentes biológicos (anticorpos, terapia gênica etc.).

Outra aplicação clínica consiste na determinação do melhor manejo de pacientes expostos a intoxicações exógenas. Porém, os processos e parâmetros farmacocinéticos podem mudar no paciente intoxicado em função da saturação de processos fisiológicos originada pela alta dose. As alterações podem ocorrer em absorção (saturada por metotrexato, por exemplo), distribuição (saturação de proteínas plasmáticas, aumentando o volume de distribuição, como no caso de intoxicação por salicilatos), biotransformação (p. ex., saturada por altas doses de fenitoína) e excreção por saturação de mecanismos de transporte ativo ou diminuição de fluxo sanguíneo renal. Os dados farmacocinéticos podem ser previstos em função do tempo decorrido a partir da intoxicação, permitindo predição de prognóstico e mais acurado tratamento das manifestações clínicas.

A lesão de órgão importantemente envolvido na excreção, como o rim, é crucial para determinar as doses empregadas para tratar uma dada doença. É o exemplo de choque séptico com falência de múltiplos órgãos. Terapia antimicrobiana adequada é crucial para as chances de sobrevida. No entanto, as doses empregadas de antibióticos hidrofílicos podem gerar concentrações aumentadas em função da diminuição da depuração renal.[2]

▶ Movimentos transmembrana

A entrada dos fármacos no organismo, seus deslocamentos entre diferentes tecidos e sua saída pressupõem a passagem através de membranas, influenciada pelas características físico-químicas de ambos. Os fármacos em geral passam através de células, não em espaços intercelulares que são diminutos, permitindo apenas trânsito de água, sais e outros compostos de pequeno peso molecular. Em algumas membranas, como a epitelial, as células ainda apresentam estruturas de junção que vedam a passagem pelo espaço intercelular.

Membrana celular é estrutura dinâmica, mutável e adaptável à passagem de diferentes substâncias. Seu comportamento funcional é bastante variável de um sítio a outro do organismo, o que explica as diferenças observadas em velocidade, quantidade e tipo de substâncias transportadas pelas diversas membranas celulares. Dentre seus vários constituintes, salientam-se os de natureza lipídica, já que há maior permeabilidade às substâncias lipossolúveis do que às polares, explicada pela dissolução daquelas na fase lipídica da membrana. Mas também há transporte de fármacos por meio de complexos proteicos.

Mecanismos de transporte

Fármacos podem atravessar a membrana celular por processos passivos – difusão simples e difusão por poros – e especializados, que envolvem componentes da membrana na transferência – difusão facilitada, difusão por troca, transporte ativo, pinocitose, fagocitose, exocitose.

Difusão simples através de lipídios, a forma mais comum de passagem de fármacos, processa-se passivamente, sem gasto de energia, graças a um gradiente resultante da diferença de concentração transmembrana. Quando as concentrações de cada lado da membrana se igualam, cessa a difusão. Esse é o tipo de transporte dos fármacos lipossolúveis, diretamente proporcional à magnitude do gradiente de concentração transmembrana, ao coeficiente de partição lipídio-água do fármaco e à superfície da membrana exposta ao fármaco.

Já substâncias hidrossolúveis de pequeno tamanho (íons inorgânicos, ureia, metanol, água) podem transpor a membrana através de poros virtuais, verdadeiros canais aquosos. Essa passagem envolve fluxo de água, resultante de diferenças de pressão hidrostática ou osmótica através da membrana, o qual arrasta pequenos solutos (até 100 a 200 dáltons). O diâmetro dos canais é variável. Nas células endoteliais dos capilares, tem cerca de 30 ângströns, impedindo a passagem de moléculas tão grandes quanto albumina. Por isso os fármacos ligados a proteínas plasmáticas não passam, em condições fisiológicas, ao líquido intersticial. O processo de difusão por poros é importante nos tecidos renal, hepático e cerebral.

Transportes especializados são utilizados por fármacos hidrossolúveis de maior tamanho molecular, o que os impede de transpor a membrana pelos processos passivos. Deslocam-se mediante a complexação com carreadores, componentes da membrana celular (proteínas, lipoproteínas) que a atravessam segundo seu próprio gradiente de difusão, depositando o substrato no outro lado e liberando-se para voltar ao lado original. Os carreadores têm especificidade pelo substrato e são saturáveis.

Processos especializados requerem ou não gasto de energia. Na *difusão facilitada* o carreador transporta o fármaco a favor de gradiente de concentração, com velocidade superior à da difusão simples. Na *difusão por troca* o carreador, após transportar o fármaco, retorna ao lado original, trazendo outra molécula. No *transporte ativo*, a movimentação se faz contra gradiente de concentração, gradiente elétrico ou uma combinação de ambos. A energia necessária ao transporte é fornecida por hidrólise de ATP ou de outras ligações altamente energéticas. Substâncias similares ao fármaco, endógenas ou exógenas, podem competir pelos sistemas de transporte especializado.

Outros processos ativos são endocitose e exocitose. O primeiro se configura quando partículas sólidas (fagocitose) ou líquidas (pinocitose) são englobadas pela membrana, mediante sua invaginação, seguida de estrangulamento, formando-se vacúolos que se situam na própria membrana ou no interior da célula. Na exocitose, após a fusão com a membrana, há liberação do conteúdo vacuolar para o exterior.

Fatores que influenciam os transportes

Constituintes de membrana, sua inter-relação, sua polaridade e o diâmetro dos poros conferem permeabilidade seletiva a essa estrutura celular. Velocidade de transporte é influenciada por espessura e área permeável da membrana e características do fármaco, como tamanho e forma molecular, coeficiente de partição lipídio/água e constante de dissociação.

A concentração de íons hidrogênio (pH) nos diferentes líquidos do organismo influencia a velocidade de transporte dos fármacos que se comportam como eletrólitos fracos, determinando seu grau de dissociação em solução. Para cada fármaco, há um valor de pH do meio em que 50% estão em forma ionizada. Esse valor corresponde à constante de dissociação (pKa). Qualquer pH diferente desse origina proporções diversas das formas ionizada e não ionizada. Assim, em um meio rico em íons hidrogênio (como o suco gástrico), ácidos fracos (doadores de prótons) se dissociam pouco, permanecendo predominantemente em forma apolar, mais lipossolúvel e com melhor capacidade de difusão. Na expressão geral, há predomínio do primeiro termo da equação:

$$AH \rightleftharpoons H^+ + A^-$$
forma não dissociada / forma dissociada

No mesmo meio ácido, bases fracas (aceptoras de hidrogeniontes) estão, predominantemente, em forma ionizada, polar, mais hidrossolúvel e, portanto, com maior dificuldade para transpor a membrana celular. Na expressão geral, predomina o segundo termo da equação:

$$B + H^+ \rightleftharpoons BH^+$$
forma não ionizada / forma ionizada

Em meio alcalino, os processos são inversos.

O equilíbrio entre os dois lados da membrana na difusão passiva se dá entre as formas não ionizadas. Assim, uma membrana que separa fluidos com diferente pH terá maior concentração de um fármaco ácido no lado alcalino e vice-versa. O pH de alguns compartimentos pode ser modificado, mediante adição de ácidos ou bases, com a finalidade terapêutica de facilitar ou dificultar os transportes através de membranas. Exemplificando, a alcalinização urinária acelera a excreção renal de um barbitúrico (ácido orgânico fraco) que, em forma ionizada, tem dificuldade em sofrer reabsorção tubular, favorecendo o controle da intoxicação determinada por aquele fármaco.

A forma polar também é importante, pois permite, através do estabelecimento de pontes de hidrogênio com a água, a suspensão do fármaco nos fluidos e seu contato com as membranas. O fármaco mais competente para transportar-se através de membranas é o que reúne adequadas lipo e hidrossolubilidade.

▶ Absorção, formas farmacêuticas, vias e métodos de administração

A menos que um fármaco seja administrado para produzir efeito local, ou seja, injetado diretamente na corrente circulatória, necessita fazer um primeiro movimento de aproximação do sítio de ação, indo do local de aplicação até a corrente circulatória. Esse movimento denomina-se *absorção*. Influencia início e magnitude de efeito farmacológico e é um dos determinantes de escolha de vias de administração e doses. Se um fármaco é inadequadamente absorvido, seus efeitos sistêmicos inexistem. Se é pouco absorvido pelo tubo digestivo, suas doses orais devem exceder as parenterais. Se é destruído por sucos digestivos, outras vias devem ser utilizadas. Se a absorção é lenta, o efeito pode ser retardado; e se é errática, a resposta clínica é imprevisível.

A absorção depende de movimentos transmembrana, sendo influenciada pelas características anteriormente analisadas. Também depende de fluxo sanguíneo no sítio absortivo, extensão e espessura da superfície de absorção, formas farmacêuticas e vias de administração escolhidas. A captação dos fármacos é muitas vezes limitada pelo rápido tempo de contato entre a formulação e a membrana absortiva. O fator que interfere no tempo de contato do fármaco é a mucoadesão que justifica os variados tempos absortivos nos vários sítios do trato gastrintestinal, especialmente estômago e intestino delgado. O íntimo contato com a mucosa pode aumentar a absorção digestiva. Usando polímeros mucoadesivos, o tempo de permanência da forma farmacêutica aumenta significativamente. Também na mucosa retal, dispositivos apropriados têm mostrado resultados positivos *in vivo*.[3]

Algumas situações fisiológicas (menstruação, puerpério) ou patológicas (edema, inflamação, ulceração) modificam a absorção de fármacos. Esta pode ser intencionalmente retardada, por meio de complexação do fármaco com outro composto que o retém no sítio de administração (p. ex., penicilina G associada a procaína), modificação estrutural ou forma farmacêutica que o retém temporariamente antes da absorção completa (p. ex., comprimidos de liberação prolongada). A participação desses fatores na intensidade e na velocidade de absorção pode ser vista no Quadro 8.2.

Quadro 8.2 ▪ Fatores que influenciam a absorção de fármacos.

Fatores	Maior absorção	Menor absorção
Concentração (dosagem)	Maior	Menor
Peso molecular	Pequeno	Grande
Solubilidade	Lipossolubilidade*	Hidrossolubilidade
Ionização	Forma não ionizada	Forma ionizada
Forma farmacêutica	Líquida**	Sólida
Dissolução das formas sólidas	Grande***	Pequena
pH local		
Ácido	Ácidos fracos	Bases fracas
Alcalino	Bases fracas	Ácidos fracos
Área absortiva	Grande	Pequena
Espessura da membrana absortiva	Menor	Maior
Circulação local	Grande[†]	Pequena
Condições fisiológicas	Menstruação, puerpério	
Condições patológicas	Inflamação, ulceração, queimaduras	Edema, choque

*A lipossolubilidade aumenta com uso de veículos que são solventes orgânicos ou detergentes. **Soluções aquosas se absorvem mais rapidamente que as oleosas e essas que as suspensões. ***Sais sódicos ou potássicos de fármacos puros aumentam sua dissolução. [†]Fluxo sanguíneo pode ser aumentado por vasodilatadores, calor e massagem em locais e diminuído por frio e uso de vasoconstritores.

Forma farmacêutica é uma apresentação farmacêutica específica que contém o fármaco geralmente em associação com adjuvantes. Também pode conter mais de um fármaco, e uma ou mais substâncias adjuvantes. A forma farmacêutica é o produto resultante do processo tecnológico, que confere aos medicamentos características adequadas para sua administração, correto doseamento e eficácia terapêutica.

As formas farmacêuticas podem ser classificadas em líquidas, sólidas e semissólidas, vistas no Quadro 8.3.

As definições que correspondem a cada forma farmacêutica aparecem no Quadro 8.4.

Vias de administração são estruturas orgânicas com as quais o fármaco toma contato para penetrar no organismo a fim de exercer seu efeito. Esse primeiro contato, salvo para fármacos de ação local, se processa longe do efetor, órgão ou tecido que sedia o sítio de ação. As propriedades relacionadas a absorção, distribuição e eliminação do medicamento são bastante influenciadas pela via de administração.

A escolha da via de administração do medicamento deve considerar o tipo de ação desejada, a rapidez de ação da mesma e a natureza do medicamento.

As vias denominam-se *enterais* quando o fármaco entra em contato com qualquer segmento do trato digestivo (vias sublingual, bucal, oral e retal). As demais são designadas *parenterais*, já que não utilizam o tubo digestivo. Esse termo não deve ser confundido com um método de administração que é o da injeção, como frequentemente se observa em prescrições médicas. Vias parenterais compreendem as acessadas por injeção (intravenosa, intramuscular, subcutânea e outras) e as que dela prescindem (cutânea, respiratória, conjuntival etc.), respectivamente chamadas de *diretas* e *indiretas*.

As diversas vias estão listadas no Quadro 8.5. Definições das diferentes vias de administração comumente utilizadas podem ser vistas no Quadro 8.6.

Geralmente, cada via pode ser abordada por diversos *métodos de administração* (injeção, infusão, instilação, deglutição, inalação, sondagem nasogástrica, fricção etc.), nela se usando variadas *formas farmacêuticas* (Quadro 8.7).

Fármacos administrados pelas vias consideradas podem ter efeitos *locais* e *sistêmicos*. Assim, um agente administrado por via oral pode absorver-se e produzir efeitos a distância. Outro, introduzido pela mesma via, mas não absorvível, serve para exercer efeitos locais no tubo digestivo. A via cutânea é preferencialmente empregada para obtenção de efeitos locais de fármacos, o que não impede que esses possam ser absorvidos, acarretando reações sistêmicas.

Gera confusão designar as vias como tópicas ou sistêmicas. Na realidade, empregam-se diferentes vias para administrar fármacos com *finalidade tópica* ou *sistêmica*.

Quadro 8.3 ■ Formas farmacêuticas de uso corrente.

Líquidas
Solução oral, solução para bochecho ou gargarejo, solução tópica, solução oftálmica, solução nasal, solução ótica, solução injetável,* suspensão oral, suspensão injetável,** suspensão oftálmica, xarope, elixir, colutório, verniz, emulsão, líquido volátil***
Sólidas
Cápsula, comprimido, comprimido mastigável, comprimido revestido, comprimido sulcado, comprimido de liberação prolongada, comprimido de ação sustentada, comprimido de ação repetida, comprimido sublingual, comprimido efervescente, pastilha, pílula, pó,† supositório
Semissólidas
Pomada, pasta, creme, gel, unguento, óvulo
Outras
Adesivo transdérmico, implante, dispositivo intraoral de liberação prolongada, filme, gás,*** goma de mascar

*Preparações líquidas contendo uma ou mais substâncias totalmente dissolvidas em solventes miscíveis. Podem ser usadas por via intravenosa. **Preparações líquidas constituídas por partículas sólidas dispersas em fase líquida aquosa ou oleosa, na qual não são solúveis. Não podem ser utilizadas por via intravenosa. ***Administração por meio de dispositivos apropriados (p. ex., anestésicos gerais). †Pós podem ser empregados por via oral, geralmente dissolvidos em água; pós para uso parenteral são estéreis, acondicionados em seus recipientes definitivos; pó impelido por gás comprimido pode ser contido em aerossol.

Quadro 8.4 ■ Definições das formas farmacêuticas de uso corrente.[6,7]

Adesivo transdérmico
Sistema de liberação lenta do produto ativo que se difunde a partir de um reservatório colocado sobre uma membrana microporosa de permeabilidade específica, recoberta por camada adesiva. Deve ser colocado sobre a pele. Efeito sistêmico é obtido após uma ou várias substâncias ativas serem liberadas e passarem através da pele.

Aerossol
Produto enfrascado sob pressão e liberado por ativação de sistema valvular apropriado. Pode ser usado para aplicação tópica em pele, nariz (aerossol nasal), boca (aerossol bucal) ou pulmões (aerossol respiratório). O produto pode estar em forma de pó ou líquido, sendo impelido por gás comprimido.

Cápsula
Constituída por um receptáculo ou coberta por gelatina hidratada, apresentando forma e capacidade variáveis. Contém em seu interior o fármaco e excipientes. Pode ser rígida ou mole. A primeira, em geral de forma cilíndrica, apresenta dois elementos independentes, nos quais estão contidos pós, granulados etc. A segunda é formada por uma só peça, de forma esférica ou ovoide, em cujo interior se encontram as substâncias ativas em forma de dispersão líquida de natureza oleosa, embora também possa conter produtos sólidos.

Colutório
Solução aquosa de certa viscosidade de aplicação tópica em cavidade bucal e orofaringe.

Comprimido
Forma sólida, obtida principalmente por compressão mecânica de granulados ou misturas de pós de uma ou várias substâncias ativas, com adição, na maioria das ocasiões, de excipientes ou aditivos. Podem variar em relação a forma, tamanho e peso.

Creme
Forma semissólida que contém uma ou mais substâncias dissolvidas em emulsão óleo-água ou como dispersão aquosa microcristalina de ácidos graxos de cadeia longa ou alcoóis.

Drágea
Forma sólida, revestida por invólucro gastrorresistente que não permite a dissolução imediata no estômago, só liberando o princípio ativo no suco intestinal.

Elixir
Líquido hidroalcoólico adoçado e flavorizado no qual se dissolve o produto que deve ser ingerido.

Emulsão
Sistema de duas fases em que um líquido é disperso em outro sob forma de gotículas, para uso oral ou parenteral.

Filme
Fina camada contendo o preparado ativo.

Gel
Preparação semissólida consistindo em suspensões de pequenas partículas inorgânicas ou grandes moléculas orgânicas interpenetradas por um líquido.

Goma de mascar
Material plástico insolúvel, adoçado e flavorizado, que, ao ser mascado, libera o medicamento na cavidade oral.

Implante
Preparação sólida, pequena e estéril, contendo medicamento altamente purificado (com ou sem excipientes), feita por compressão ou moldagem. Deve ser inserido no tecido subcutâneo, liberando continuamente o fármaco por longos períodos de tempo.

Óvulo
Forma semissólida com formato adequado à introdução intravaginal. Funde-se à temperatura corporal, liberando o fármaco.

Pasta
Preparação semissólida que contém elevadas proporções de sólidos finamente dispersos no excipiente. Diferenciam-se das pomadas por conterem grande quantidade de sólidos em dispersão. Geralmente apresentam consistência bastante elevada. Devido a suas qualidades de firmeza e absorção, permanecem no local após a aplicação, com pouca tendência de amolecer ou escorrer.

Pastilha
Preparação sólida, confeccionada ou não por compressão, para dissolução lenta na boca. Costumam ser discoides, flavorizadas e com alto teor de sacarose.

(continua)

Quadro 8.4 ■ Definições das formas farmacêuticas de uso corrente.[6,7] (*continuação*)

Pílula
Forma pequena e globular feita com sacarose, lactose ou outros polissacarídeos, embebida pelo produto medicinal e seca em temperaturas abaixo de 40°C. Tem uso oral.

Pó
Forma sólida para dissolução ou suspensão em água (uso oral) ou em líquidos apropriados e estéreis (uso parenteral), dando origem a solução límpida e praticamente isenta de partículas ou a suspensão uniforme.

Pomada
Forma semissólida, constituída de base monofásica, em que podem estar dispersos fármacos sólidos ou líquidos. Aplicada por fricção cutânea.

Supositório
Forma sólida de vários tamanhos e formas para introdução retal, vaginal ou uretral, em geral amolecido ou dissolvido à temperatura corporal.

Suspensão injetável
Preparação líquida que consiste em partículas sólidas dispersas em fase líquida aquosa ou oleosa na qual não são solúveis. Não pode ser administrada por via intravenosa.

Suspensão injetável lipossomal
Preparação líquida que consiste em fase oleosa dispersa em fase aquosa de tal maneira que são formados lipossomas (vesícula com dupla camada lipídica usada para encapsular a substância ativa; essa também pode estar entre as duas camadas ou na fase aquosa).

Xarope
Solução oral viscosa contendo altas concentrações de sacarose ou outros açúcares.

Quadro 8.5 ■ Principais vias de administração de fármacos.

Enterais	Parenterais	
	Diretas*	Indiretas**
Oral	Intravenosa	Cutânea
Bucal	Intramuscular	Respiratória
Sublingual	Subcutânea	Ocular
Dental	Intradérmica	Rino e orofaríngea
Retal	Intra-arterial	Geniturinária
	Intracardíaca	Vaginal
	Intraperitoneal	Nasal
	Intrapleural	Auricular
	Intratecal	
	Peridural	
	Intra-articular	

*Utilizam o método de injeção ou infusão para introduzir o fármaco diretamente no tecido. **Não causam efração de tegumento ou mucosas.

Administração enteral

Dentre as vias enterais a mais utilizada é a *oral*, face a comodidade de aplicação e alcance mais gradual das concentrações plasmáticas, o que minimiza a intensidade dos efeitos adversos. Essa via também pode ser empregada para obtenção de efeitos locais de fármacos não absorvíveis, utilizados no controle de distúrbios gastrintestinais. Quando se desejam efeitos sistêmicos, a administração oral não é adequada para fármacos que se absorvem mal pela mucosa digestiva, inativam-se frente aos sucos digestivos, formam complexos insolúveis com os alimentos, sofrem metabolismo de primeira passagem ou são muito irritantes para a mucosa digestiva. Também não deve ser usada quando há êmese ou impossibilidade de deglutição. Sabor ou odor desagradáveis do fármaco igualmente dificultam a ingestão.

Quadro 8.6 ■ Definições das vias de administração de fármacos.[7]

Nome	Classificação	Definição
Oral	Enteral	Administração pela boca, com deglutição
Bucal	Enteral	Administração diretamente dentro da boca
Sublingual	Enteral	Administração sob a língua
Dental	Enteral	Administração no dente
Intracanal	Enteral	Administração através do canal dentário
Retal	Enteral	Administração pelo ânus, no canal retal
Cutânea	Parenteral, indireta	Administração através da pele, sem efração do tegumento
Percutânea ou transdérmica	Parenteral, indireta	Administração através da pele, sem efração do tegumento
Subcutânea	Parenteral, direta	Administração dentro do tecido celular subcutâneo
Submucosa ou transmucosa	Parenteral, direta	Administração através da mucosa, com efração de tegumento
Intradérmica	Parenteral, direta	Administração através da derme, com efração de tegumento
Intravaginal	Parenteral, indireta	Administração dentro do canal vaginal
Intracervical	Parenteral, indireta	Administração dentro do canal da cérvice uterina
Intrauterina	Parenteral, indireta	Administração dentro de útero
Extra-amniótica	Parenteral, direta	Administração externa à membrana que envolve o feto
Intra-amniótica	Parenteral, direta	Administração dentro do âmnio
Intramuscular	Parenteral, direta	Administração dentro do músculo
Intravenosa	Parenteral, direta	Administração dentro da veia
Intraocular	Parenteral, direta	Administração dentro do globo ocular
Conjuntival	Parenteral, indireta	Administração sobre a conjuntiva
Nasal	Parenteral, indireta	Administração dentro das fossas nasais
Intrapleural	Parenteral, direta	Administração dentro da pleura
Intratraqueal	Parenteral, direta	Administração dentro da traqueia
Intrabrônquica	Parenteral, direta	Administração dentro do brônquio
Respiratória	Parenteral, indireta	Administração sobre a mucosa respiratória por inalação oral ou nasal
Intracardíaca	Parenteral, direta	Administração dentro do coração
Intra-arterial	Parenteral, direta	Administração dentro da artéria
Intracoronária	Parenteral, direta	Administração dentro das artérias coronárias
Intraperitoneal	Parenteral, direta	Administração através ou sobre o peritônio
Intratecal	Parenteral, direta	Administração dentro do fluido cerebroespinal, incluindo ventrículos cerebrais
Epidural	Parenteral, direta	Administração sobre a dura-máter da medula espinal
Peridural	Parenteral, direta	Administração fora da dura-máter da medula espinal
Intra-articular	Parenteral, direta	Administração dentro da articulação
Intracavernosa	Parenteral, direta	Administração dentro de espaços dilatáveis no corpo cavernoso do pênis
Intravesical	Parenteral, direta	Administração dentro da bexiga
Uretral	Parenteral, indireta	Administração através da uretra
Intralesional	Parenteral, direta	Administração por introdução direta na lesão
Intratumoral	Parenteral, direta	Administração dentro de tumor

Quadro 8.7 ▪ Vias de administração e exemplos de formas farmacêuticas e métodos de administração correspondentes.[6]

	Vias de administração	Formas farmacêuticas (exemplos)	Métodos de administração (exemplos)
Enterais	Via oral	Cápsula, comprimido, drágea, pastilha, solução oral, suspensão oral, emulsão oral, elixir, xarope	Deglutição, sondagem gástrica ou duodenal
	Via bucal	Pastilha, comprimido bucal, solução, gel, colutório, dispositivo intraoral	Aplicação, fricção, instilação, irrigação, aerossol e bochecho
	Via sublingual	Comprimido sublingual	Aplicação
	Via retal	Solução, suspensão e supositório	Aplicação, enema
	Via dental	Verniz, gel, pó dentifrício, pasta dentifrícia, solução para enxágue, solução	Aplicação, bochecho, administração intracanal
Parenterais diretas	Via intravenosa	Solução, pó para solução, emulsão para uso injetável	Injeção, infusão
	Via intramuscular	Solução, suspensão e pó para soluções ou suspensões de uso injetável	Injeção profunda
	Via subcutânea	Solução ou suspensão injetáveis, implante	Injeção, implantação cirúrgica
	Via intradérmica	Solução injetável	Injeção
	Vias intratecal e peridural	Solução injetável (isenta de conservantes)	Injeção
	Vias intra-arterial, intra-articular e intracardíaca	Solução injetável	Injeção
Parenterais indiretas	Via cutânea	Pomada, pasta, creme, solução, óleos, loções, unguentos, geleias e adesivos sólidos	Aplicação, fricção, banho
	Via respiratória	Gás, líquido volátil, solução, aerossol	Inalação, nebulização
	Via ocular	Pomada oftálmica, solução e suspensão oftálmicas	Instilação, aplicação
	Via vaginal	Comprimido vaginal, óvulo, pomada, creme, gel	Aplicação
	Via transdérmica	Sistema transdérmico	Aplicação

A absorção oral de fármacos requer sua prévia dissolução no suco gástrico, precedida por desintegração no caso de formas sólidas. Logo se inicia o esvaziamento gástrico que impele os fármacos para duodeno e segmentos proximais do intestino delgado, sítios absortivos principais para a maioria deles. Atravessando a mucosa digestiva, atingem a circulação porta. Somente depois de transpor a vascularização hepática é que chegam à circulação sistêmica. Por isso o período de latência – tempo que medeia entre o momento da ingestão e o início do aparecimento de efeito mensurável – dura em torno de 5 a 60 min. A velocidade absortiva depende de dosagem, emprego de formas sólidas (cristalinas ou amorfas) ou líquidas, grau de hidratação e dissolução, estabilidade química nos sucos digestivos, esvaziamento gástrico, trânsito intestinal, fluxo sanguíneo, flora bacteriana digestiva, presença de alimentos e de outros fármacos que alterem pH do suco gástrico ou motilidade gastrintestinal. Variabilidade e demora do processo não são desejáveis quando há urgência na intervenção medicamentosa ou necessidade de picos plasmáticos estritamente previsíveis.

Em terapia crônica, instalação mais lenta de efeitos pode ser até desejável. Essa tem sido a justificativa para o uso de preparações de liberação controlada, com as quais os picos são atenuados e a duração de efeito prolongada, o que propicia menores efeitos tóxicos e maiores intervalos entre doses, aumentando adesão a tratamento e evitando administrações durante a noite. Apesar de parecer razoável, não há evidência clínica de que sempre redundem em maior benefício terapêutico, pois pode ocorrer absorção errática.

A absorção oral é influenciada pela alimentação. A de fármacos lipossolúveis aumenta em presença de alimentos ricos em gorduras. O aumento do pH do suco gástrico dificulta a absorção de ácidos fracos no estômago. Retardo ou aceleração de esvaziamento gástrico afetam a velocidade de absorção nos primeiros segmentos intestinais. Alguns fármacos quelam sais metálicos contidos nos alimentos, formando compostos insolúveis, excretados pelas fezes. Esses fatores determinam se um fármaco deve ser administrado junto ou afastado das refeições.

Crianças pequenas têm dificuldade para engolir formas sólidas de fármacos. Para evitar o problema, muitas vezes o fármaco é trocado por outro que admite formas líquidas ou as formas farmacêuticas são trituradas ou são misturadas a alimentos. Em um estudo, 4 formas farmacêuticas (minicomprimido, pó, suspensão e xarope) foram administradas a 151 crianças. Se havia aceitação pela primeira forma administrada, essa não era mudada. A aceitabilidade aumentou quando o fármaco foi administrado com alimento ou bebida. A forma de minicomprimido teve administração favorável em crianças pequenas.[4]

A cavidade oral, por ser revestida por fino epitélio ricamente vascularizado, apresenta condições absortivas adequadas e é facilmente acessível. Entretanto a *via bucal* não é quase utilizada, salvo para a administração de fármacos de efeitos locais, porque há dificuldade de conservar soluções ou outras formas farmacêuticas em contato com a mucosa oral devido à ação diluidora da saliva. Associação do fármaco a veículos com capacidade de maior aderência à mucosa favorece esse uso. O desenvolvimento de sistemas adesivos bucais para liberação de fármacos tem auxiliado a utilização desta via. É o caso das resinas selantes, cuja retenção em superfícies oclusais, bucais e palatais foi testada em 112 crianças, demonstrando que a adição de um agente adesivo à base de etanol aumentou significativamente a retenção dos selantes, particularmente em fissuras palatais em molares maxilares permanentes.[5]

A colocação sob a língua – *via sublingual* – permite a retenção por tempo mais prolongado. A rica vascularização propicia rápida absorção de pequenas doses. Sua maior vantagem é permitir a chegada do fármaco à circulação sem sofrer inativação pelos sucos digestivos e metabolismo de primeira passagem. Os comprimidos devem ser dissolvidos inteiramente pela saliva, não podendo ser deglutidos.

Via retal é utilizada em pacientes que têm vômitos, estão inconscientes ou não sabem deglutir, como as crianças pequenas. Protege fármacos suscetíveis da inativação gastrintestinal e hepática, pois somente 50% do fluxo venoso retal têm acesso à circulação porta. A absorção pode ser errática ou incompleta, especialmente em pacientes com motilidade intestinal aumentada. Além disso, pode irritar a mucosa retal.

Administração parenteral

Por *via cutânea* se absorvem medicamentos para efeitos tópico e sistêmico e também toxinas. A pele íntegra funciona como barreira, sendo a absorção muito lenta e ineficaz para a maioria dos fármacos. Por isso é fundamentalmente utilizada para obtenção de efeitos locais. Isso não impede que haja indução de toxicidade sistêmica por exposição acidental ou ocupacional a agentes químicos externos, em área extensa ou por tempo prolongado. Mesmo a absorção de pequenas quantidades pode gerar reações de hipersensibilidade local ou sistêmica a alguns medicamentos. A absorção cutânea é aumentada por uso de veículos lipossolúveis, efração de tegumento (queimaduras, ulcerações, lacerações), aumento de temperatura e grau de hidratação (curativos oclusivos e adesivos cutâneos).

Os sistemas transdérmicos (adesivos ou *patches* cutâneos) são formas farmacêuticas de liberação contínua e prolongada. Facilitam a liberação controlada de princípios ativos através da pele até a circulação sistêmica. Os fármacos administrados por esses sistemas escapam do metabolismo de primeira passagem, e o nível sérico de manutenção se assemelha ao da infusão intravenosa contínua por vários dias. A absorção transdérmica depende da difusão através das diferentes camadas da pele. A estrutura desta se modifica com vários fatores, dentre os quais está a velhice, quando o tegumento se torna menos hidratado e com menos lipídios, o que afeta a difusão dos fármacos. Porém, na prática não se observam diferenças de absorção transdérmica entre jovens e idosos. Evitar o uso de injeções, constituir uma opção para pacientes que não conseguem deglutir medicamentos, minimizar efeitos adversos que ocorrem no pico da concentração plasmática e melhorar a adesão a tratamento são algumas das vantagens desses sistemas. Todavia podem causar irritabilidade cutânea ou reações de hipersensibilidade no local do adesivo. Dentre os primeiros adesivos transdérmicos aprovados estão os de nitroglicerina, nicotina e estradiol.[6]

A *via respiratória* pode ser usada para obtenção de efeitos locais ou sistêmicos. A grande área absortiva (estende-se da mucosa nasal ao epitélio alveolar), a vascularização praticamente justaposta às membranas e o rico fluxo sanguíneo justificam o alcance de picos séricos tão precoces como os obtidos com a via intravenosa. Compostos inalados podem estar sob forma de gás ou contidos em pequenas partículas líquidas ou sólidas, geradas por nebulização ou aerossóis. Gases são absorvidos nos alvéolos e os demais se depositam ao longo da via respiratória, na dependência do tamanho da partícula. Uma desvantagem dessa via é a potencial irritação da mucosa, ocasionada por várias substâncias. A via respiratória é porta de entrada de fármacos de uso extramédico, de poluentes ambientais e de alergênios inalados.

Vias conjuntival, rinofaríngea, orofaríngea e *genitourinária* são em geral empregadas para a obtenção de efeitos locais. Fármacos lipossolúveis são mais bem absorvidos.

A *via intravenosa* propicia a obtenção de efeito imediato e níveis plasmáticos inteiramente previsíveis, pois a absorção não é necessária. A biodisponibilidade é de 100%. É a via indicada em emergências médicas e doenças graves para garantir obtenção rápida de níveis plasmáticos satisfatórios. É também utilizada quando as substâncias são irritantes por outras vias ou grandes volumes precisam ser infundidos. No entanto, é falsa a ideia de que os processos patológicos curam mais depressa graças ao emprego da via intravenosa ou de outras injetáveis. Também apresenta inconvenientes como necessidade de assepsia, incomodidade para o paciente, dificuldade de execução, menor segurança – já que efeitos agudos e intensos podem ser também adversos –, maior custo das preparações injetáveis e efeitos indesejáveis locais (flebite, infecção, trombose).

Soluções aquosas puras podem ser injetadas de forma intermitente ou por infusão contínua, usada quando níveis plasmáticos mais atenuados e constantes se fazem necessários. Enquanto o primeiro método tem a desvantagem de múltiplas punções, exigindo viabilidade permanente de uma veia, o segundo apresenta a vantagem da fácil suspensão na ocorrência de reações indesejadas. A injeção intermitente deve ser executada lentamente, em geral com monitoramento dos efeitos apresentados pelo paciente. Com injeções em bolo (administração muito rápida), há o perigo de alcançar imediatas e altas concentrações, indutoras de efeitos adversos não relacionados ao fármaco e sim à chegada de soluções muito concentradas a alguns tecidos. As reações mais comuns são respiração irregular, queda da pressão sanguínea e arritmias cardíacas. Outro perigo da injeção intravenosa é a introdução acidental de material particulado ou de ar na veia, acarretando embolização a montante, eventualmente fatal. Por tudo isso, a via intravenosa é considerada a menos segura, devendo ser reservada para situações em que está especificamente indicada.

Os segmentos venosos que se prestam à infusão podem ser periféricos, para administração intermitente ou contínua de fármacos pouco irritantes, ou centrais para administração contínua de fármacos irritantes ou de grandes quantidades. O acesso central se dá através das veias subclávia ou jugular, posicionando-se o cateter na altura da veia cava superior.

A absorção por *via intramuscular* é geralmente rápida, havendo pronto início dos efeitos terapêuticos. É considerada mais segura do que a via intravenosa. Para que fármacos sejam por ela administrados, é necessário que permaneçam em solução nos líquidos intersticiais até serem absorvidos, e para isso se exige suficiente solubilidade em água no pH fisiológico. Se assim não ocorrer, os fármacos precipitam no local de injeção e não difundem até os capilares, sendo a absorção incompleta e muito lenta. Algum grau de lipossolubilidade é necessário para permear as células endoteliais dos capilares.

O fluxo sanguíneo na massa muscular, determinante da velocidade absortiva por essa via, aumenta durante o exercício, diminui no repouso e praticamente cessa na vigência de choque, hipotensão, insuficiência cardíaca congestiva e outras situações que afetam a perfusão sanguínea. Pode se acelerar a absorção intramuscular mediante calor local, massagem e exercício. O fluxo é maior no músculo deltoide, intermediário no *vastus lateralis* e menor na massa glútea, especialmente em mulheres. Isso se deve às diferenças de distribuição de gordura entre homens e mulheres, pois a gordura é pobremente perfundida. As soluções utilizadas são aquosas, oleosas e suspensões. Todas devem ser administradas pelo método da injeção profunda, para que sejam ultrapassados pele e tecido subcutâneo. Podem ocorrer efeitos adversos locais como dor, desconforto, dano celular, hematoma, abscessos estéreis ou sépticos e reações alérgicas. As manifestações sistêmicas se devem ao fármaco e não à via em si. Por via intramuscular também podem ser administradas formulações de absorção sustentada, constituídas de suspensões ou compostos tipo éster ou associações com solventes orgânicos viscosos. Essas preparações de depósito são gradualmente solubilizadas, oferecendo pequenas frações de dose para serem absorvidas ao longo do tempo. Essas formas farmacêuticas eliminam a necessidade e o desconforto de injeções frequentes, mas podem ter absorção errática. Um aspecto que diz respeito à administração de fármacos por via intramuscular é o questionamento sobre a aspiração prévia à injeção, que objetiva assegurar que o fármaco não será injetado no interior de um vaso sanguíneo. A maioria dos profissionais de enfermagem não aspira pelos recomendados 5 a 10 s, talvez pelo fato de que aspirar e injetar lentamente determine mais dor do que não aspirar. A aspiração é particularmente recomendada em injeção no sítio glúteo dorsal, pela proximidade da artéria glútea.[7]

Vias subcutânea e *submucosa*, abrangendo, respectivamente, áreas abaixo de pele e mucosas, preveem absorção rápida, pois o fármaco só necessita ultrapassar células endoteliais para chegar à corrente circulatória. O fluxo sanguíneo regional é o maior determinante da velocidade de absorção. Uso de vasoconstritores prolonga os efeitos locais, e aplicação de calor ou massagem acelera a absorção. A via subcutânea pode ser depositária de formas farmacêuticas que liberam pequenas e constantes quantidades de fármaco durante certo período de tempo. Isso é conseguido com suspensões ou implantes, formas sólidas de lenta desintegração, implantadas no tecido. A via subcutânea não é adequada para administração de grandes volumes (somente de 0,5 a 2 mℓ são injetados confortavelmente) ou de substâncias irritantes. Seus inconvenientes incluem dor local, abscessos estéreis, infecções e fibrose.

A *via intradérmica* contacta o fármaco com a derme mediante injeção ou por raspado da epiderme. Aí fármacos se absorvem mais lentamente que por via subcutânea. Devido às pequenas quantidades administradas, é utilizada somente para testes diagnósticos e vacinação.

A *via intraperitoneal* propicia absorção rápida, por ser superfície ampla e ricamente vascularizada. É corriqueiramente empregada para administrar fármacos em pequenos animais de experimentação, sendo de mais difícil acesso no homem, em quem se temem formação de aderências e surgimento de infecções.

A *via intratecal* (espaço subaracnoidiano e ventrículos cerebrais) é utilizada para administrar fármacos que não atravessam a barreira cérebro-sangue, como alguns antimicrobianos. Requer técnica especializada e não é isenta de riscos, sendo excepcionalmente usada com esse objetivo. Mais frequentemente, entretanto, a via subaracnoidiana é acessada na medula para raquianestesia.

A *via peridural* utiliza o espaço delimitado pela dura-máter que circunda a medula, sendo alternativa à via subaracnoidiana para anestesia de medula espinal e raízes nervosas.

A *via intra-arterial* também é raramente empregada, por dificuldades técnicas e riscos que oferece. A justificativa de uso tem sido a de obter altas concentrações locais de fármacos, antes de ocorrer sua diluição por toda a circulação. Uma variante dessa é a *via intracardíaca*, hoje em desuso, desde que foi substituída pela punção de grandes vasos venosos para administrar fármacos em reanimação cardiorrespiratória.

Por via *intra-articular* se injetam fármacos no interior da cápsula articular.

A escolha de uma ou outra via é determinada pelo objetivo terapêutico e por características próprias do fármaco. Leva também em conta a conveniência do paciente e a factibilidade nos serviços de saúde. No Quadro 8.8 listam-se as principais utilidades das vias de administração mais comuns.

Quadro 8.8 ▪ Vantagens e desvantagens da utilização de diferentes vias de administração.

Via	Utilidade terapêutica
Oral	Mais conveniente, mais econômica e comparativamente mais segura. Necessita da cooperação do paciente. Demora certo tempo para o fármaco ter o efeito esperado.
Intravenosa	Útil em situações de emergência. Os efeitos são intensos e imediatos. Possibilita a administração de grandes volumes e de substâncias irritantes, desde que diluídas. Só admite a administração de soluções puras. Há comparativamente mais risco. Precisa de condições especiais para a realização de injeções ou infusão contínua.
Intramuscular	Admite a administração de soluções, emulsões e suspensões injetáveis, em volumes moderados. Permite o uso de preparações de depósito.
Subcutânea	Admite a administração de moderados volumes de soluções, emulsões oleosas, substâncias irritantes e a introdução de implantes. Permite o uso de preparações de depósito. Podem ocorrer dor e necrose com a administração de substâncias irritantes.

▶ Bioequivalência e biodisponibilidade

Fármacos são considerados *equivalentes farmacêuticos* quando apresentam as mesmas quantidades e concentrações dos mesmos princípios ativos, a mesma forma farmacêutica e idêntica via de administração. Dois produtos farmaceuticamente equivalentes são considerados *bioequivalentes* quando as taxas de biodisponibilidade dos ingredientes ativos nos dois produtos não diferirem significativamente nas condições de testagem.

Biodisponibilidade descreve proporção (expressa em porcentagem) e velocidade de aparecimento na corrente sanguínea de determinada dose administrada. Esse parâmetro farmacocinético é avaliado por meio de curvas de concentração do fármaco, relacionadas ao tempo e obtidas em tecidos ou líquidos orgânicos. Quando 100% da dose atingem a corrente circulatória, diz-se que a biodisponibilidade equivale a 1. Proporções menores são expressas por números entre 1 e zero, os quais devem ser levados em conta no cálculo das doses necessárias ao estabelecimento de concentrações terapêuticas. Mais frequentemente, estudos de biodisponibilidade se fazem com formas sólidas de fármacos, administradas por via oral. No entanto podem ser estendidos a outras formas farmacêuticas e vias de administração.

A biodisponibilidade pode ser afetada pelo grau de desintegração e dissolução das formas farmacêuticas nos fluidos orgânicos. Um mesmo princípio ativo pode ter variável biodisponibilidade em diferentes formulações farmacêuticas, provenientes de fabricantes diversos ou até entre lotes de um mesmo fabricante. Isso decorre de ingredientes farmacotécnicos empregados, métodos de manufatura, controle de qualidade, procedimentos de embalagem e estocagem. Quando as concentrações plasmáticas dos fármacos são críticas para obtenção de efeito terapêutico ou surgimento de efeitos adversos, deve-se utilizar produto de mesma procedência. A biodisponibilidade é decrescente conforme os preparados se apresentem em forma de solução, emulsão, suspensão, cápsula, comprimido e drágea. Fatores que influenciam a absorção de fármacos também fazem variar a biodisponibilidade.

Absorção adequada não garante biodisponibilidade, pois alguns fármacos são biotransformados no fígado antes de atingirem a circulação sistêmica. A esse fenômeno se denomina *metabolismo de primeira passagem*. Embora se refira em geral a metabolismo hepático, também pode abranger a biotransformação efetuada em parede intestinal, pulmão e outros órgãos.

A biodisponibilidade influencia resposta clínica e escolha de doses e vias de administração. Situações clínicas que alteram a farmacocinética também podem modificar a biodisponibilidade. É o caso da diminuição de metabolização hepática provocada por doença própria desse órgão ou de sua perfusão, secundária a insuficiência cardíaca.

▶ Distribuição

O fármaco penetra na circulação sistêmica por administração direta ou após absorção a partir do sítio de aplicação. Do sangue o fármaco se distribui a diferentes tecidos do organismo, funcionalmente classificados em suscetíveis (que sofrem a ação farmacológica), ativos (que metabolizam o fármaco), indiferentes (que servem como reservatório temporário) e emunctórios (encarregados da eliminação do fármaco). Velocidade e extensão da distribuição dependem de fluxo sanguíneo tecidual, propriedades físico-químicas do fármaco, características da membrana de transporte e ligação a proteínas plasmáticas e teciduais.

Quando as características do fármaco propiciam sua fácil passagem através da membrana endotelial, a velocidade de distribuição depende da *taxa de perfusão*. Assim, os medicamentos se distribuem mais rapidamente em tecidos altamente perfundidos (p. ex., pulmão); o contrário ocorre nos de baixa perfusão (p. ex., músculo em repouso).

Se características do fármaco, como polaridade e grande peso molecular, dificultam seu transporte através da membrana celular, a velocidade de distribuição é limitada pela *taxa de difusão*. Essa também é influenciada pela ligação do fármaco às proteínas plasmáticas.

Como a velocidade de distribuição de um fármaco no organismo costuma ser maior que a de metabolização e excreção, um pseudoequilíbrio entre plasma e tecido é atingido ao se completar a distribuição, mas a concentração plasmática continua a diminuir graças à eliminação. Um verdadeiro equilíbrio pode ser estabelecido durante a infusão contínua de fármacos.

Quantificação da distribuição

Geralmente não é possível determinar quantitativamente a distribuição de um fármaco nos diversos tecidos. Do ponto de vista prático, só se mede a concentração de fármacos no sangue, no plasma e, eventualmente, no líquido cefalorraquidiano, embora haja acessibilidade a outros fluidos orgânicos. Porém, depois de se completar a distribuição, existe relação constante entre as quantidades de fármaco no plasma e no restante do organismo.

A distribuição é quantificada, a partir do conceito de compartimentos, pelo volume de distribuição. Compartimento, em farmacocinética, é uma simplificação matemática do organismo, correspondendo ao espaço (volume) onde se distribui o fármaco.

Conhecendo-se concentração sanguínea e quantidade total administrada (dose) do fármaco, pode-se calcular o volume em que esse se distribuiu, segundo a fórmula:

$$\text{Volume de distribuição} = \frac{\text{Dose}}{\text{Concentração plasmática}}$$

O volume de distribuição é uma medida da extensão da distribuição além do plasma. Pode ser conceituado como o volume no qual o fármaco deve dissolver-se para que sua concentração se iguale à do plasma. Para alguns fármacos, restritos ao compartimento intravascular, o volume de distribuição é similar ao do plasma. Ao contrário, há fármacos que se concentram nos tecidos, por isso têm volume de distribuição maior que o plasmático.

A determinação do volume de distribuição (VD) dos diversos fármacos, em litros, mostra, muitas vezes, números irreais. O diazepam, por exemplo, tem um volume de distribuição de 140 ℓ, correspondente aproximadamente ao dobro do volume de um indivíduo de 70 kg. A causa desse fato é que o diazepam se concentra mais em outros tecidos do que no sangue. Já o clordiazepóxido tem volume de distribuição de 28 ℓ. Esses valores ilustram ser "volume de distribuição" um conceito matemático e não anatômico, sendo por isso referido como "volume aparente de distribuição" (VAD). Em geral os fármacos mais lipossolúveis e de menor peso molecular têm maior volume de distribuição, dada a sua maior facilidade em atravessar membranas.

O volume de distribuição dos fármacos, apresentado em litros por quilograma, é um dos parâmetros empregados para o cálculo de doses e intervalos de dose dos medicamentos.

Ligação a proteínas plasmáticas e teciduais

Após serem distribuídos no sangue circulante, os fármacos se ligam a proteínas plasmáticas em vários graus. A ligação é não específica, reversível, e um equilíbrio dinâmico se estabelece entre a forma ligada e a não ligada. A albumina humana atua como reservatório e meio de transporte de vários compostos endógenos (ácidos graxos, bilirrubina) e exógenos (fármacos ou nutrientes) no sangue. A ligação de um fármaco à albumina constitui importante determinante em seu perfil farmacocinético e farmacodinâmico. Essa ligação pode ser útil ao aumentar a eficácia de um agente terapêutico ou o acúmulo de um radiofármaco usado com finalidade diagnóstica. Além disso, vários procedimentos dialíticos extracorpóreos que usam dialisados contendo albumina provaram eficácia em remover toxinas endógenas ou fármacos em superdosagem.[8]

A ligação depende da afinidade do fármaco pelas proteínas do plasma, especialmente por albumina e alfa-1-glicoproteína ácida. Albumina possui sítios específicos para fármacos ácidos e básicos e pode interagir com eles no plasma. Também pode haver complexação com lipoproteínas circulantes, proteínas das membranas dos eritrócitos, leucócitos e plaquetas e as transportadoras específicas, como a globulina fixadora de tiroxina e a transferrina. Essas proteínas têm sítios receptores para fármacos, chamados de receptores silenciosos, pois sua interação com aqueles não gera efeitos biológicos.

Há mudanças de conformação nesses receptores, evidenciadas por várias técnicas, em certas condições patológicas, como insuficiências renal e hepática, doenças inflamatórias e condições de estresse, com consequente modificação na ligação dos fármacos às proteínas, o que afeta significativamente sua farmacocinética. A reduzida ligação em pacientes urêmicos pode ser explicada pelo deslocamento direto de ácidos graxos livres, bem como efeitos em cascata desses ácidos em combinação com toxinas urêmicas livres que inibem significativamente a ligação com proteínas séricas.

A fração ligada é considerada farmacologicamente inerte. Em geral, só o fármaco livre sai do compartimento intravascular, exercendo ações farmacológicas e sendo metabolizado e excretado. A concentração de moléculas livre nos tecidos é proporcional à sua concentração sérica.

À medida que a fração livre deixa a circulação, o complexo se dissocia e a forma livre fica disponível para difusão ao espaço extravascular. Assim:

Fármaco livre + proteína ⇔ Complexo fármaco-proteína

Na condição de equilíbrio, há concentrações relativamente constantes de forma ligada (fração ligada) e não ligada (fração livre) de fármacos. Essa última representa a fração ou porcentagem da quantidade total do fármaco no plasma ou soro que não se encontra ligada a proteínas. É assim representada:

$$\text{Fração livre} = \frac{\text{Concentração da forma livre}}{\text{Concentração total (fração livre + ligada)}}$$

A soma das duas formas corresponde à unidade, quantificando-se a forma ligada da seguinte maneira:

Forma ligada = 1 − forma livre

Valores de ambas as formas podem variar de 0,0 a 1,0 (0 a 100%), dependendo da extensão da ligação. A determinação de níveis séricos ou plasmáticos de fármacos com intuito de monitorar efeitos terapêuticos avalia em geral a concentração total (forma ligada e não ligada). No entanto, a concentração da forma livre é a mais relevante, uma vez que só essa fração pode difundir para fora dos vasos e produzir ações farmacológicas. Alta proporção de ligação (90%, por exemplo) não implica que somente 10% do fármaco circulante terão acesso aos tecidos, pois sempre que parte da fração livre abandona o plasma, proporção correspondente se desliga das proteínas. No equilíbrio, fármacos com alto volume de distribuição estarão predominantemente nos tecidos, mesmo que se liguem importantemente às proteínas plasmáticas.

Outra característica é a saturação dos sítios de ligação proteica. À medida que a concentração do fármaco aumenta, também aumenta sua forma livre, porque a capacidade de ligação pode estar saturada. Isso na realidade só ocorre em concentrações de fármacos tão altas que são clinicamente irrelevantes. Em uma ampla margem de concentrações totais, a fração livre não se altera porque há abundância de sítios de ligação.

A fração livre tende a aumentar em situações de hipoalbuminemia (cirrose, síndrome nefrótica, desnutrição grave, uremia, sangramento prolongado), velhice (em que a capacidade de ligação a fármacos se torna menor) e gestação (em que ocorre hemodiluição). Se os sistemas de depuração (biotransformação e excreção) estiverem íntegros, a concentração da fração livre tende a se estabilizar, pois somente ela tem acesso aos órgãos depuradores.

Fármacos competem entre si pelos sítios de ligação proteica, sendo deslocado o que tem menor afinidade pelos mesmos. Este fica, consequentemente, com a fração livre aumentada no plasma. Condições como câncer, artrite, infarto agudo do miocárdio e doença de Crohn elevam os níveis de alfaglicoproteína ácida, aumentando a ligação de fármacos básicos.

Condições de estresse alteram os níveis de proteínas plasmáticas e aumentam os ácidos graxos livres devido à mobilização de gordura induzida por cortisol. Os ácidos graxos livres antagonizam a ligação de muitos fármacos a sítios na albumina plasmática, resultando em alteração de suas concentrações (p. ex., anticoagulantes orais, betalactamatos, fluoroquinolonas, anestésicos locais). Sob estresse, ocorrem mudanças na velocidade do fluxo sanguíneo e na função vascular, alterando a distribuição de fármacos.[9]

O complexo fármaco-proteína age como reservatório temporário na corrente sanguínea, retardando a chegada de fármacos a órgãos-alvo e sítios de eliminação. Para os fortemente ligados a proteínas (fração livre inferior a 0,1), a complexação traz consequências sobre a resposta clínica, ocorrendo efeitos de menor intensidade e maior duração. Quanto aos fármacos com fração livre superior a 0,25, as consequências da ligação proteica são pouco importantes.

Os fármacos ainda podem interagir reversivelmente com moléculas intra- e extracelulares, tais como proteínas de membranas celulares, ácidos nucleicos, polipeptídios e polissacarídeos. Essas ligações teciduais igualmente influenciam a distribuição. Podem ser responsáveis pela cessação de efeito do fármaco consequentemente à baixa concentração sanguínea fruto da redistribuição do agente a outros tecidos. A ligação tecidual, com eventual acúmulo, pode gerar toxicidade local.

Distribuição de fármacos a sítios especiais

▶ **Sistema nervoso central**. Muitos fármacos têm acesso limitado ao cérebro devido às restrições impostas pela barreira hematencefálica ou porque alguns deles (íons orgânicos) são ativamente bombeados para fora do sistema nervoso central. A barreira é estrutura dinâmica interposta entre cérebro e sangue e serve para estabelecer trocas entre eles. Já é encontrada no primeiro trimestre de vida intrauterina. As células endoteliais dos capilares cerebrais são unidas por junções íntimas, provenientes da fusão dos folhetos externos das membranas plasmáticas de duas células adjacentes, o que faz com que praticamente não existam espaços intercelulares. Assim, a única forma de transpor essa barreira é através das células endoteliais, o que só é logrado por fármacos altamente lipossolúveis, ou por meio de sistemas especializados de transporte. A função de barreira ainda é reforçada por pequeno nível de transporte vesicular, falta de fenestração e presença de enzimas que evitam o acesso de alguns fármacos ao sistema nervoso central. A permeabilidade é alterada por inflamação, isquemia, hipertensão e soluções hipertônicas. Os carreadores de efluxo de substâncias a partir do sistema nervoso central estão presentes em células endoteliais dos capilares cerebrais. Um dos mais importantes é a glicoproteína P que exporta ativamente, através de células endoteliais, algumas substâncias que entraram no tecido cerebral. Essa situação parece ocorrer com antirretrovirais inibidores de proteases e com loperamida.

Devido às dificuldades de acesso, várias estratégias têm sido usadas para que fármacos atinjam o sistema nervoso central. Algumas são invasivas, como a canulação intraventricular. A predição do volume de distribuição do fármaco mediante esse método de administração tem sido estudada por meio de modelos farmacocinéticos aliados a conhecimento da geometria cerebral visualizada por ressonância magnética. Desse modo, é possível determinar a infusão ótima e a profundidade de penetração do cateter.

A via intratecal é um método eficiente de administrar fármacos ao sistema nervoso central. Entretanto o fluxo do líquido cerebroespinal varia de paciente a paciente e pode levar a diferente distribuição do fármaco.[10]

Outra alternativa é a administração nasal de substâncias lipossolúveis, já que o espaço submucoso do nariz está em contato direto com o espaço subaracnóideo dos lobos olfatórios. A progesterona assim administrada atinge concentrações no líquido cerebroespinal superiores às sanguíneas. Outra estratégia tem sido transformar agentes hidrossolúveis em lipossolúveis ou usar fármacos que têm afinidade por sistemas de transporte de nutrientes circulantes e peptídios endógenos. Finalmente, o acoplamento de peptídios não transportáveis com outros transportáveis tem permitido sua transposição por processo endocítico.

▶ **Tecido adiposo**. A gordura corporal serve como reservatório de fármacos lipossolúveis. Isso é significativo em pessoas obesas em que o conteúdo de gordura pode chegar a 50% do peso corporal. Fármacos podem perdurar no organismo dos obesos. Porém a gordura é um reservatório estável porque tem pouca irrigação sanguínea.

▶ **Tecido ósseo**. Também pode funcionar como reservatório de fármacos com propriedades quelantes na superfície cristalina do osso (p. ex., tetraciclinas). Isso também pode acontecer com substâncias tóxicas, como chumbo e rádio, cujos efeitos podem perdurar até depois de a exposição ter cessado. O mesmo pode ocorrer com a adsorção ao esmalte dentário, como é o caso de sais ferrosos em solução.

▶ **Globo ocular**. Pouco se conhece da distribuição de fármacos administrados aos fluidos oculares. Os humores aquoso e vítreo parecem limitar a penetração da maioria dos fármacos. Daí se usar aplicação tópica ou injeção subconjuntival para tratamento de afecções oculares.

▶ **Testículos**. As células de Sertoli apresentam junções íntimas próximas à lâmina basal, sendo consideradas como barreira hematotesticular. Uma de suas funções é impedir contato entre proteínas específicas de espermatozoides maduros (que, por ocorrerem somente na puberdade, são encarados como material antigênico) e anticorpos circulantes. Fármacos administrados sistemicamente têm, pois, pouco acesso ao lúmen de túbulos seminíferos. Glicoproteína P também se expressa nos testículos, exercendo a função de transportadora de efluxo.

▶ **Unidade materno-placentário-fetal**. Essa distribuição se processa livremente, fazendo com que os fármacos administrados à mãe, desde que em concentrações adequadas, cheguem à circulação fetal. Face à importância clínica desse fenômeno ele será descrito em capítulo específico. Glicoproteína P se encontra na placenta com a função de limitar a exposição fetal a substâncias potencialmente tóxicas.

▶ **Leite materno**. Fármacos, na dependência de suas propriedades físico-químicas, passam ao leite materno, o que pode gerar consequências no lactente.

▶ **Abscesso**. A penetração de um antibiótico em lesão purulenta encapsulada é limitada e dependente do grau de maturação do abscesso. Para que a penetração ocorra, são necessárias substanciais concentrações de agente apropriado em esquema de dose ótimo. Ainda a eficácia dos antibióticos é afetada por pus, baixo pH intralesional, ligação a proteínas e degradação por enzimas bacterianas.

▶ Eliminação

Os fármacos são reconhecidos como substâncias estranhas ao organismo, devendo ser eliminados após exercer seus efeitos terapêuticos. Os principais processos que determinam o fim de efeito dos fármacos são biotransformação hepática e excreção renal. Distribuição de fármacos que atuam em órgãos de alta perfusão também pode promover o fim da ação.

A duração de efeito de alguns fármacos está relacionada à sua meia-vida (t1/2), tempo necessário para que a quantidade original no organismo se reduza à metade. A cada intervalo de tempo correspondente a uma meia-vida, a concentração decresce em 50% do valor que tinha no início do período. Esse conceito é operacionalizado pela observação da variação da concentração no plasma (meia-vida plasmática). Para a maioria dos fármacos, a meia-vida é constante em uma larga faixa de concentrações. A Figura 8.2 apresenta a expressão gráfica da meia-vida.

O decréscimo é sempre constante, embora as quantidades absolutas variem. Por exemplo, na primeira t1/2 a concentração plasmática corresponde a 50% do total e no quarto cai a 6,25. Teoricamente, nunca se eliminam 100% do fármaco, mas para fins práticos o processo se completa após quatro meias-vidas.

A maior parte dos fármacos tem meia-vida constante em ampla faixa de concentrações. Essa situação é denominada *farmacocinética de primeira ordem*.

Outros, entretanto, não são eliminados em proporção constante, mas em quantidade constante. Assim, quanto maior a concentração no plasma, maior a meia-vida que é, pois, proporcional à dose. Nesses casos, há *farmacocinética de ordem zero*. Essa maior duração pode estar na dependência de saturação dos mecanismos de eliminação (enzimas hepáticas, por exemplo).

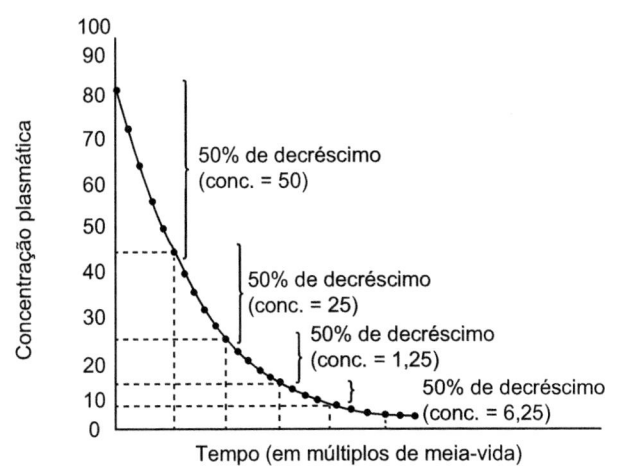

Figura 8.2 ▪ Representação da meia-vida plasmática.

Eixo Y: Concentração plasmática (0 a 100)
Eixo X: Tempo (em múltiplos de meia-vida)

- 50% de decréscimo (conc. = 50)
- 50% de decréscimo (conc. = 25)
- 50% de decréscimo (conc. = 1,25)
- 50% de decréscimo (conc. = 6,25)

Biotransformação

A *biotransformação* submete o fármaco a reações químicas, geralmente mediadas por enzimas, que o convertem em composto diferente do originalmente administrado. Fármacos mais lipossolúveis necessitam ser transformados previamente à excreção. A biotransformação se processa sobretudo no fígado (também ocorrendo em pulmões, mucosa intestinal, pele, placenta) e consiste em carregar eletricamente o fármaco para que, ao passar pelos túbulos renais, não seja reabsorvido. Esse processo em geral inativa o fármaco, pois, além de modificar pontos fundamentais de sua estrutura, diminui a possibilidade de que chegue aos tecidos suscetíveis. A biotransformação é, para esses fármacos, sinônimo de eliminação. Algumas vezes, entretanto, originam-se metabólitos ativos ou até mais ativos que o fármaco administrado, então denominados "profármacos". Neste processo, o fígado tem o papel estratégico de proteger o organismo de compostos potencialmente lesivos. Para tanto utiliza várias reações fortemente aliadas à expressão gênica de membranas transportadoras que excretam os produtos da biotransformação na bile e evitam sua reabsorção via intestino. Também no fígado ocorrem variadas e raras lesões idiossincrásicas induzidas por fármacos, que se desenvolvem independentemente de dose, via de administração e duração de tratamento e cuja fisiopatogenia é desconhecida. Estudos com biomarcadores tentam prover informação que possa ser útil no diagnóstico e prognóstico dessa situação. Polimorfismos de nucleotídios têm-se associado à hepatotoxicidade idiossincrásica atribuída a fluocloxacino, ximelagatrana, lapatinibe e amoxicilina/ácido clavulânico. Não se descobriram mecanismos genéticos para explicar tal idiossincrasia.[11]

Mecanismos de biotransformação hepática envolvem reações químicas dependentes de enzimas desse órgão. Há vários sistemas enzimáticos, sendo importante o sistema do citocromo P450, constituído por hemeproteínas. Metabolismo oxidativo de fármacos, poluentes ambientais, hormônios e ácidos graxos garante sua excreção do organismo, mas, em certos casos, leva a bioativação e aumento de toxicidade. A expressão e os níveis de atividade do sistema podem estar elevados por indução que envolve ativação de fatores de transcrição de receptores de pregnano X, androsterona e aril-hidrocarbono.

Um fármaco pode sofrer uma ou mais transformações até que se produza derivado com real possibilidade de excreção. Nessa segunda circunstância, a primeira reação é preparatória, produzindo composto intermediário que ainda deverá sofrer nova reação, gerando-se ao final um metabólito polar, hidrossolúvel, capaz de ser excretado. As reações iniciais são chamadas de fase I e incluem oxidações, reduções e hidrólises. As outras, de fase II ou sintéticas, compreendem conjugações e acetilações. As reações de fase I podem originar metabólitos ativos ou inativos. Após a fase II, a grande maioria dos fármacos está inativada.

Conjugações se fazem em geral com ácidos glicurônico e sulfúrico e podem ocorrer sem reações de fase I. As conjugações também incluem metilação, fosforilação, acetilação e formação de conjugados com coenzima A e glutatião, este em processo não enzimático.

A velocidade das acetilações depende de traço herdado que se denomina "fenótipo acetilador". O efeito terapêutico dos fármacos acetilados (p. ex., isoniazida), entretanto, não costuma ser diferente em acetiladores rápidos ou lentos, mas a toxicidade, sobretudo hepática, tende a ser maior nos lentos.

Todos esses processos envolvem ação catalítica de superfamílias ou categorias enzimáticas. O sistema P450 tem papel primário nos processos de oxidação, enquanto a *UDP-glicuronosil transferase* é fundamental nas glicuronidações. Porém, outros sistemas enzimáticos têm marcada importância em várias reações.[12]

A capacidade de biotransformação hepática pode ainda estar alterada em algumas situações fisiológicas (período neonatal, gestação, velhice) e patológicas (cirrose, hepatite, insuficiência cardíaca, desnutrição, alcoolismo). O desconhecimento da biotransformação em neonatos, lactentes e crianças conduz a erros nos esquemas de administração de fármacos. A capacidade do fígado é geralmente baixa ao nascimento. Fármacos primariamente metabolizados pelo fígado devem ser cuidadosamente administrados até 2 meses de idade.

Uma forma de estimar a depuração hepática em função da idade é determinar a maturação do sistema enzimático citocromo P450 (CIP) e sua capacidade de eliminar fármacos.

Alguns fármacos podem influenciar a biotransformação (própria e de outros fármacos lipossolúveis), diminuindo-a (inibidores metabólicos) ou aumentando-a (estimulantes metabólicos). A inibição enzimática determina maior permanência do fármaco ativo, com eventual aumento de toxicidade, principalmente durante administração crônica. Com a indução enzimática acelera-se a biotransformação, acarretando redução em intensidade e duração de resposta aos medicamentos.

Alguns medicamentos causam comprometimento hepático, alterando a capacidade de biotransformação. Revisão sistemática analisou as alterações hepáticas causadas por uso crônico de antidepressivos, considerando-as de tipo idiopático, isto é, não associadas a dose ou a fatores de risco específicos. A maioria desses fármacos tem potencial para lesar o fígado, o que obriga o monitoramento clínico e suspensão de tratamento em caso de suspeita daquele acometimento.[13]

O efeito farmacológico pode prolongar-se além da meia-vida em fármaco que gera metabólitos ativos. No caso de profármacos, precursores sem atividade farmacológica ou que atingem o plasma em quantidades muito pequenas, metabólitos ativos são responsáveis pela atividade farmacológica.

Excreção

Pela *excreção* os compostos são removidos do organismo para o meio externo. Fármacos hidrossolúveis, carregados ionicamente, são filtrados nos glomérulos ou secretados nos túbulos renais, não sofrendo reabsorção tubular, pois têm dificuldade em atravessar membranas. Excretam-se, portanto, na forma ativa. Os sítios de excreção denominam-se emunctórios e, além do rim, incluem pulmões, fezes, secreção biliar, suor, lágrimas, saliva e leite materno. Afora os pulmões para os fármacos gasosos ou voláteis, os demais sítios são quantitativamente menos importantes.

O fígado é capaz de excretar ativamente fármacos através da bile para o lúmen intestinal, onde podem ser reabsorvidos pelo circuito êntero-hepático ou excretados pelas fezes. A reintrodução de composto ativo na circulação sistêmica pode prolongar seus efeitos.

Por essa via se excretam fármacos de alto peso molecular, os muito polares e aqueles que são ativamente englobados em micelas de sais biliares, colesterol e fosfolipídios.

Pelos rins são excretados fármacos intactos, em forma ativa, ou metabólitos ativos e inativos. Em um primeiro momento, o fármaco é filtrado ou secretado para o lúmen tubular. A partir daí podem ser eliminados com a urina ou reabsorvidos, ativa ou passivamente, pelo epitélio tubular. Só fármacos não ligados a proteínas plasmáticas são filtrados. A depuração (clearance) renal é difícil de prever, em função de transporte tubular passivo e ativo bidirecional, diferenças na capacidade de captação do fármaco, pH urinário, permeabilidade e capacidade metabólica.

A velocidade do processo depende de fração livre do fármaco, taxa de filtração glomerular e fluxo plasmático renal. Os que são essencialmente secretados por túbulos renais utilizam difusão simples (quando lipossolúveis) ou sistemas de transporte ativo de ânions e cátions, estando a velocidade de excreção limitada pela perfusão renal. A ligação proteica não a afeta significativamente. O processo de transporte é mediado por carreadores, apresentando alta velocidade e podendo ser saturável (capacidade máxima de transporte). Como ambos os mecanismos (de ácidos e bases) são relativamente não seletivos, pode ocorrer competição entre ácidos ou bases orgânicos pelos sítios de ligação nos carreadores. Por exemplo, probenecida retarda excreção urinária de benzilpenicilina, aumentando sua duração de efeito.

A reabsorção tubular renal de fármacos lipossolúveis se processa por difusão passiva, sendo potencialmente bidirecional. Mas, como a água é progressivamente abstraída do lúmen tubular ao longo do néfron, o aumento da concentração intraluminal do fármaco estimula a difusão no sentido túbulo-sangue. Esse mecanismo sofre influência de propriedades físico-químicas do fármaco e pH urinário. Ácidos orgânicos fracos (pKa de 3,0 a 7,5) não se dissociam em pH ácido, permanecendo lipossolúveis e sendo reabsorvidos. Para acelerar sua excreção, pode-se alcalinizar a urina, convertendo-os em formas ionizadas, hidrossolúveis e, portanto, não livremente difusíveis. Esse procedimento é aplicado em envenenamentos por ácidos orgânicos fracos, como ácido acetilsalicílico e barbitúricos. Outro fator que condiciona a velocidade da reabsorção tubular é a perfusão tecidual.

A função renal influencia decisivamente a excreção de fármacos por essa via. Pode haver variações nessa função em decorrência de fatores fisiológicos e patológicos. Dentre os primeiros, figura a idade. Em recém-nascidos e prematuros, filtração glomerular e fluxo plasmático renal são aproximadamente 30 a 40% inferiores aos dos adultos. Logo, a cinética dos fármacos é diferente, aproximando-se da do adulto apenas aos 3 meses de idade. Isso deve ser levado em conta no cálculo de doses de fármacos a serem administrados no período pós-natal, especialmente em prematuros, não bastando diminuí-las em função de peso ou superfície corporal.

Nos primeiros 2 anos de vida, a excreção renal deve ser determinada por marcadores da função renal, como creatinina sérica, a qual serve para orientar o esquema de administração.

Em idosos, a excreção renal de fármacos declina, em decorrência da diminuição de número de néfrons funcionantes, transporte tubular renal de ácidos orgânicos e fluxo sanguíneo renal. Isso causa impacto nos idosos, pelo risco de toxicidade dos inúmeros medicamentos que costumam usar. Portanto, os esquemas de tratamento devem ser ajustados.[14]

▶ Aplicações da farmacocinética

Os conhecimentos descritos são utilizados para otimização de esquemas de administração de fármacos, tanto em indivíduos normais como naqueles com alterações em órgãos ou sistemas envolvidos nos processos farmacocinéticos (pacientes com insuficiências renal ou hepática).

Dentre as situações em que a farmacocinética pode variar, embora se trate de indivíduos sadios, está a gestação, em que há modificações farmacocinéticas fisiológicas significativas, eventualmente comprometendo a eficácia e a segurança das respostas na mãe e no feto. O monitoramento da terapêutica pode minimizar esse problema, corrigindo esquemas de administração que demonstrem sinais de toxicidade ou inexplicável ineficácia.[15]

Igualmente é importante avaliar indicações e métodos para aumentar a eliminação do veneno em pacientes com intoxicações exógenas. Porém, é preciso observar que os processos e parâmetros farmacocinéticos podem modificar-se na intoxicação aguda. Isso pode resultar da saturação da capacidade de processos fisiológicos (absorção, trânsito intestinal, ligação a proteínas, alteração do equilíbrio acidobásico, metabolismo, transporte tubular renal) devido a alta dose que pode afetar diretamente aqueles processos. Para o controle das intoxicações, usam-se substâncias que impedem a absorção a partir do trato gastrintestinal (carvão ativado, agentes quelantes) ou aceleram sua excreção (alcalinização urinária). Outra estratégia é o tratamento extracorpóreo, que potencialmente reverte a toxicidade clínica e encurta a duração do envenenamento.[16]

O desenvolvimento de novos fármacos melhorou nas últimas décadas, por meio de refinamento em técnicas analíticas, modelos e simulações de populações farmacocinéticas e farmacodinâmicas e novos biomarcadores de eficácia e tolerabilidade.

Fármacos novos já têm esquemas de administração baseados em parâmetros farmacocinéticos antes de sua introdução no mercado. Dados farmacocinéticos devem servir como recomendações evidenciadas para a correta prescrição, com vista ao melhor uso. A bibliografia promocional costuma apresentar esses dados, mas deve ser verificada sua confiabilidade.

Esquemas de administração, mesmo ditados por estudos farmacocinéticos, podem não se adequar a todos os indivíduos, pois variabilidade biológica e anormalidades em sistemas de depuração determinam significativas diferenças no comportamento dos fármacos.

Para individualizar tratamentos, pode-se utilizar a determinação plasmática de fármacos, pressupondo-se que, atingido o equilíbrio, ela espelhe a concentração no sítio de ação. Situações que requerem monitoramento incluem inadequada resposta a tratamento, reações adversas que sugiram toxicidade e insuficiência de rim e fígado.

Porém o monitoramento é complexo, requer múltiplos procedimentos e validação, além de avaliação crítica das evidências. É também necessário o interesse dos fabricantes e das autoridades reguladoras, muitas vezes insuficiente. É também necessário avaliar os procedimentos de monitoramento, por meio de estudos observacionais e de intervenção. A indústria farmacêutica, as agências reguladoras e os farmacologistas clínicos da academia devem compartilhar a responsabilidade de julgar as inovações, a fim de que os pacientes aufiram o maior benefício e sofram o menor risco com seus medicamentos.[17]

▶ Referências bibliográficas

1. Pugsley MK, Dalton JA, Authier S, Curtis MJ. Safety pharmacology in 2014: new focus on non-cardiac methods and models. *J Pharmacol Toxicol Methods* 2014;70 (2):170-174.
2. Blot SI, Pea F, Lipman J. The effect of pathophysiology on pharmacokinetics in the critically ill patient--concepts appraised by the example of antimicrobial agents. *Adv Drug Deliv Rev* 2014; 77:3-11.
3. Hombach J, Bernkop-Schnürch A. Mucoadhesive drug delivery systems. *Handb Exp Pharmacol* 2010; 197: 251-266.
4. van Riet-Nales DA, Ferreira JA, Schobben AF, de Neef BJ, Egberts TC, Rademaker CM. Methods of administering oral formulations and child acceptability. *Int J Pharm* 2015; 491 (1-2): 261-267.

5. McCafferty J, O'Connell AC. A randomised clinical trial on the use of intermediate bonding on the retention of fissure sealants in children. *Int J Paediatr Dent* 2016; 26(2): 110-115.
6. Miller K. Transdermal patches: past, present and future. *Ther Deliv* 2015; 6 (6); 639–641.
7. Sisson H. Aspirating during the intramuscular injection procedure: a systematic literature review. *J Clin Nurs* 2015; 24(17-18): 2368-2375.
8. Chuang VT, Maruyama T, Otagiri M. Albumin-drug interaction and its clinical implication. *Biochim Biophys Acta* 2013; 1830(12): 5435-5443.
9. Antonia K, Anastasia A, Tesseromatis C. Stress can affect drug pharmacokinetics via serum/tissues protein binding and blood flow rate alterations. *Eur J Drug Metab Pharmacokinet* 2012; 37(1): 1-7.
10. Hsu Y, Hettiarachchi HD, Zhu DC, Linninger AA. The frequency and magnitude of cerebrospinal fluid pulsations influence intrathecal drug distribution: key factors for interpatient variability. *Anesth Analg* 2012; 115(2): 386-394.
11. Fontana RJ. Pathogenesis of idiosyncratic drug-induced liver injury and clinical perspectives. *Gastroenterology* 2014; 146(4): 914-928.
12. Testa B, Pedretti A, Vistoli G. Reactions and enzymes in the metabolism of drugs and other xenobiotics. *Drug Discov Today* 2012; 17(11-12): 549-560.
13. DeSanty KP, Amabile CM. Antidepressant-induced liver injury. *Ann Pharmacother* 2007; 41(7): 1201-1211.
14. Gabardi S, Tullius SG, Krenzien F. Understanding alterations in drug handling with aging: a focus on the pharmacokinetics of maintenance immunosuppressants in the elderly. *Curr Opin Organ Transplant* 2015; 20(4): 424-430.
15. Panchaud A, Weisskopf E, Winterfeld U, Baud D, Guidi M, Eap CB, Csajka C, Widmer N. Pharmacokinetic alterations in pregnancy and use of therapeutic drug monitoring. *Therapie* 2014; 69 (3):223-234.
16. Bouchard J, Roberts DM, Roy L, Ouellet G, Decker BS, Mueller BA, Desmeules S, Ghannoum M. Principles and operational parameters to optimize poison removal with extracorporeal treatments. *Semin Dial* 2014; 27(4): 371-380.
17. Buclin T, Gotta V, Fuchs A, Widmer N, Aronson J. Monitoring drug therapy. *Br J Clin Pharmacol* 2012; 73(6): 917-923.

CAPÍTULO 9

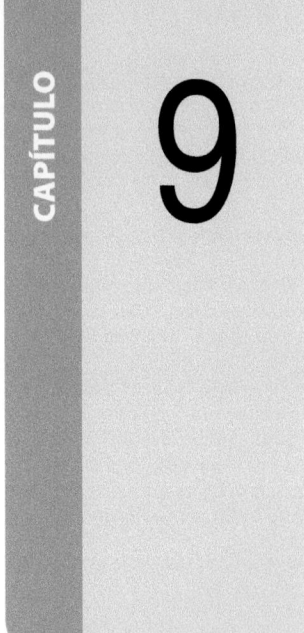

Farmacocinética Clínica

Flávio Danni Fuchs

▶ Introdução

O estudo de processos e parâmetros farmacocinéticos (especialmente os da fase de eliminação) permitiu que o destino de fármacos no organismo pudesse ser descrito por modelos matemáticos. Esses modelos têm maior aplicabilidade clínica para fármacos com cinética de primeira ordem, ou seja, aqueles que são eliminados em proporção constante. Sistemas de eliminação eficazes em ampla margem de concentração plasmática de fármacos depuram qualquer quantidade contida em determinado volume de plasma, fazendo com que a concentração caia em proporções constantes (p. ex., 50% da anterior a cada 4 h, a meia-vida beta). Fármacos eliminados em forma ativa pelo rim têm mais comumente cinética de primeira ordem. Sendo filtrados nos glomérulos e não reabsorvidos nos túbulos, o volume de plasma depurado corresponde ao filtrado glomerular.

Fármacos eliminados por biotransformação podem não ter cinética de primeira ordem, pois o sistema de biotransformação é muitas vezes saturável. Neste caso, a meia-vida tende a aumentar com a concentração plasmática (ou dose), o que configura a cinética de ordem zero. Há também modelos matemáticos para descrever essa cinética, mas são complexos e de baixa aplicabilidade. A cinética de fármacos assim eliminados é em geral descrita por modelos de primeira ordem para determinada concentração plasmática conhecida. Alguns fármacos com cinética de ordem zero são ácido acetilsalicílico, fenitoína, heparina e álcool.

Os conhecimentos farmacocinéticos permitem evitar concentrações subterapêuticas (ineficazes) ou supramáximas (potencialmente tóxicas). Além disso, possibilitam modificar esquemas de administração em presença de anormalidades nos processos de absorção, distribuição e eliminação. A essa abordagem se denomina *farmacocinética clínica*.

Neste capítulo descrevem-se modelos e equações utilizados em esquemas posológicos de dose única, doses repetidas e infusão contínua, empregados em presença de processos farmacocinéticos normais e alterados, encerrando-se com avaliação global dos fundamentos que norteiam a escolha de doses e intervalos de administração de fármacos.

▶ Modelos compartimentais

Correlação entre tempo e ação de um fármaco no organismo tem interesse em três momentos distintos: tempo que decorre entre momento de administração e início de efeito – *latência* – influenciado por velocidade de absorção, distribuição, localização no sítio-alvo e, indiretamente, pela eliminação; tempo necessário ao atingimento do *pico de efeito*, correspondente à concentração máxima, resultante do balanço entre processos que levam o fármaco ao sítio de ação e os que de lá o retiram; e *duração de efeito*, dependente da velocidade dos processos de eliminação e, em alguns casos, da distribuição.

Para fins práticos, correlacionam-se níveis sanguíneos de fármacos com amplitude de efeitos em diferentes tempos pós-administração, pressupondo-se que, atingido o equilíbrio, espelhem a concentração no sítio de ação. Há exceções adiante comentadas.

Em modelos matemáticos que descrevem parâmetros farmacocinéticos, o organismo é representado como sistema de compartimentos, cujo número é determinado arbitrariamente, já que o corpo pode ser dividido por número de órgãos, sistemas ou tecidos. *Modelo de um compartimento* é a simplificação extrema, considerando o organismo como único e homogêneo, onde o fármaco administrado é instantaneamente distribuído, sem levar em conta a realidade anatômica ou fisiológica. Nele o fim da ação se dá por eliminação. *Modelo de dois compartimentos* divide o organismo em compartimentos central e periférico, entre os quais o fármaco se move livremente. No primeiro, composto por sangue e tecidos de alta perfusão (cérebro, coração, rins, pulmões, fígado e glândulas endócrinas), as concentrações dos fármacos são altas logo após sua administração. Ao segundo (tecido adiposo, pele e músculo estriado), os fármacos chegam mais lentamente. A atividade de fármacos presentes em órgãos de alta perfusão (compartimento central) pode cessar tanto por eliminação como por distribuição a tecido periférico (compartimento periférico), como ilustra a Figura 9.1.

Também há modelos mais complexos – *multicompartimentais não lineares* e *não compartimentais ou fisiológicos*.

A pressuposição de compartimentos tem limitações, pois apenas se aproxima da realidade. Os fisiológicos descrevem mais realisticamente a disposição do fármaco em cada tecido ou órgão, mas perdem a universalidade por serem demasiado complexos. Assim, a farmacocinética clínica descreve o organismo como modelo de um e, especialmente, de dois compartimentos.

▶ Cinética de dois compartimentos

Cinética de dois compartimentos baseia-se na correlação entre concentrações plasmáticas e tempo após administração intravenosa única e rápida (injeção em bolo) de um fármaco, a qual é vista na Figura 9.2. De início há alta concentração no sangue (compartimento

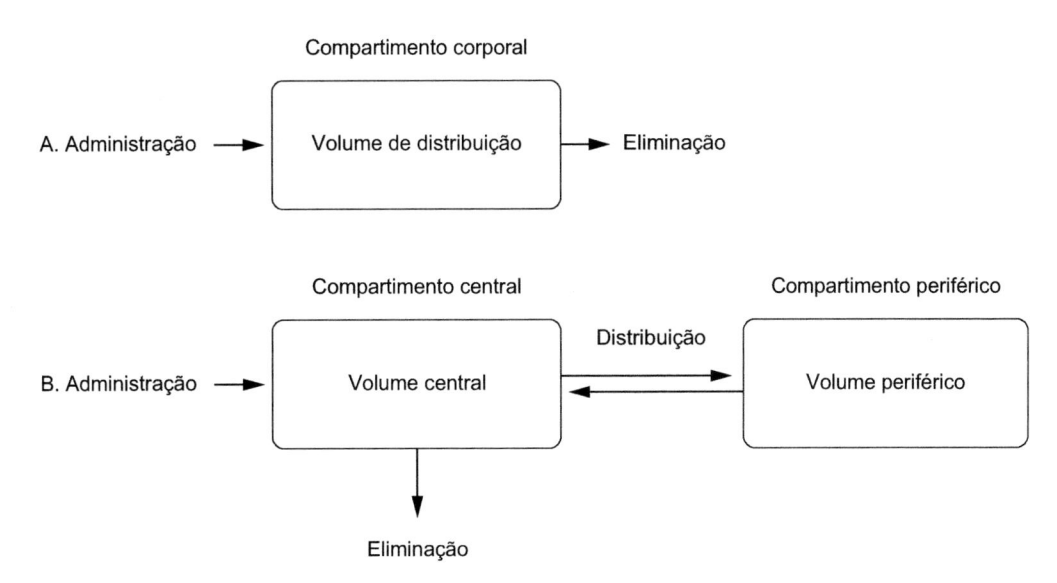

Figura 9.1 ■ Representação esquemática da cinética de um (**A**) e dois (**B**) compartimentos.

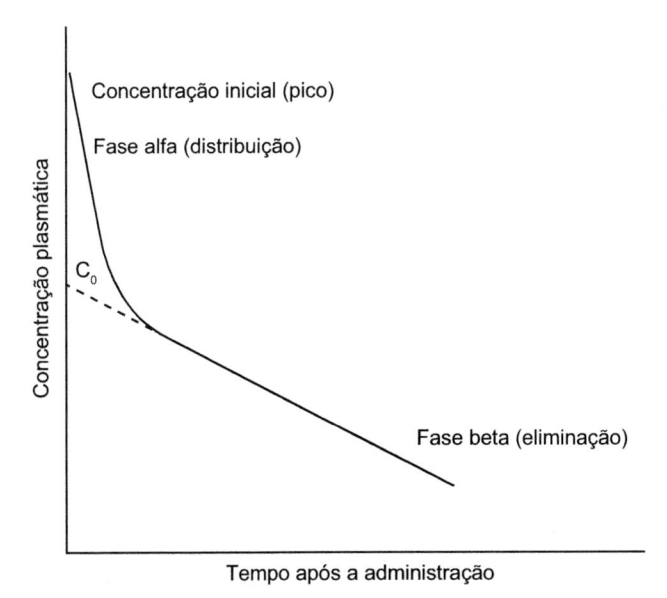

Figura 9.2 ■ Representação esquemática da concentração plasmática de um fármaco administrado intravenosamente, em dose única, em um modelo de dois compartimentos.

central), a qual diminui abruptamente, em função da distribuição do fármaco a compartimento periférico. Esse período é definido como fase alfa ou de distribuição, cuja duração é medida pela *meia-vida alfa* (t1/2 de distribuição). A atividade clínica pode terminar na fase alfa se os níveis plasmáticos caírem abaixo da concentração eficaz mínima. Após ocorrer equilíbrio entre compartimentos central e periférico, a diminuição da concentração plasmática dependerá da eliminação do fármaco por biotransformação ou excreção. Essa é denominada de fase beta ou de eliminação e medida pela *meia-vida beta* (t1/2 de eliminação). Em geral, concentrações plasmáticas caem abaixo do nível terapêutico na fase de eliminação, mais lenta que a de distribuição.

Usando-se a curva de concentração plasmática, é possível calcular os volumes dos compartimentos matemáticos. O volume de distribuição no compartimento central (Vc) pode ser medido pela fórmula:

$$\text{Volume de distribuição central} = \frac{\text{Dose}}{\text{Concentração inicial}} \quad [9.1]$$

Volume de distribuição no equilíbrio (VE), verificado após ocorrer distribuição entre compartimentos central e periférico, é calculado pela fórmula:

$$\text{Volume de distribuição de equilíbrio} = \frac{\text{Dose}}{C_0} \quad [9.2]$$

"C_0" corresponde à concentração plasmática hipotética do fármaco, se a distribuição ocorresse instantaneamente. Esse artifício repõe a concentração perdida pela eliminação simultânea à fase de distribuição. O volume de distribuição no equilíbrio corresponde ao volume aparente de distribuição (V_{AD}).

Após ocorrer equilíbrio, a queda da concentração plasmática depende, exclusivamente, da eliminação do fármaco do organismo. Em farmacocinética clínica, eliminação se expressa pela *depuração* plasmática, correspondente ao volume de plasma (mililitros, litros) que fica completamente limpo (depurado) de um determinado fármaco na unidade de tempo (minutos, horas). A depuração pode ser feita por excreção do fármaco em forma ativa ou de metabólitos inativos resultantes de sua biotransformação.

Para fármacos com cinética de primeira ordem, a concentração plasmática decresce em proporção fixa (exponencial) porque o plasma é depurado em volume constante na unidade de tempo, qualquer que seja a quantidade contida nesse volume. A depuração de determinado fármaco por um órgão é assim expressa:

$$\text{Depuração} = Q \times E \quad [9.3]$$

em que "Q" é o fluxo plasmático do órgão e "E", a capacidade intrínseca de extração, assim calculada:

$$E = \frac{\text{Concentração na artéria} - \text{concentração na veia}}{\text{Concentração na artéria}} \quad [9.4]$$

Se um dado órgão extrai todo o fármaco que ingressou pela circulação arterial, sua capacidade intrínseca de extração é igual a 1. Será zero, se nada extrair. No primeiro caso, a depuração exercida por esse órgão terá o mesmo valor de seu fluxo plasmático, qualquer que seja a quantidade de fármaco contida no volume circulante. Como consequência, a meia-vida será constante, caracterizando a cinética de primeira ordem. Se a capacidade intrínseca de extração for saturável, ou seja, se o órgão conseguir biotransformar ou excretar somente uma quantidade constante, a meia-vida será proporcional à dose, caracterizando a cinética de ordem zero.

Aliando altos fluxos plasmáticos a elevadas capacidades intrínsecas de extração, rins e fígado são os órgãos que mais contribuem para a depuração de fármacos. Depuração total no organismo é igual à soma de depurações de diversos órgãos. Depuração renal é a mais facilmente determinada, a partir de concentrações plasmática e urinária do fármaco. Depuração extrarrenal, geralmente correspondente à biotransformação hepática, pode ser calculada pela diferença entre depurações total e renal.

A meia-vida beta (eliminação) é diretamente proporcional ao volume de distribuição de equilíbrio e inversamente proporcional à depuração. Esses três parâmetros se correlacionam pela fórmula:

$$t1/2\ beta = \frac{0{,}693 \times \text{volume de distribuição}}{\text{Depuração}} \qquad [9.5]$$

O valor 0,693 procede da natureza exponencial da fase de eliminação. A estimativa de inclinação da fase beta, ou seja, da velocidade de eliminação do fármaco, é dada pela *constante fracional de eliminação* (K) e corresponde à razão:

$$K = \frac{0{,}693}{t1/2\ beta} \qquad [9.6]$$

As expressões matemáticas apresentadas aplicam-se no planejamento de esquemas posológicos de dose única, doses repetidas e infusão contínua.

▶ Esquema de administração de dose única

Algumas situações clínicas podem ser tratadas com dose única de fármaco. Para seu cálculo, utiliza-se fórmula derivada de [9.2], na qual se substitui C_0 pela concentração terapêutica:

$$\text{Dose única} = \text{Concentração eficaz} \times V_{AD} \qquad [9.7]$$

Se a administração for feita por via diversa da intravenosa, deve-se levar em conta a biodisponibilidade (f), a qual é incluída como denominador na fórmula anterior:

$$\text{Dose única} = \frac{\text{Concentração eficaz} \times V_{AD}}{f} \qquad [9.8]$$

Algumas vezes se atinge nível terapêutico durante a fase alfa, especialmente com administração intravenosa rápida de fármacos, utilizando-se o volume de distribuição central (V_c) para cálculo da dose. Durante a própria fase alfa, a concentração cai abaixo da terapêutica. Verapamil, antiarrítmico empregado em taquicardia atrial paroxística, reverte a arritmia com apenas 5 ou 10 mg administrados rapidamente por via intravenosa, o que não se consegue com 80 mg ou mais, dados oralmente.

Com fármacos de pequena margem de segurança, níveis iniciais altos podem associar-se a efeitos adversos, o que se evita substituindo a injeção em bolo pela intravenosa lenta ou a infusão contínua, atenuantes das concentrações de pico. Administração por vias que requerem absorção determina concentrações plasmáticas mais baixas, pelo que as doses são em geral maiores.

Concentrações plasmáticas relacionadas a diferentes velocidades de administração intravenosa única e a vias com absorção, como a oral, podem ser vistas na Figura 9.3.

Às vezes, é necessário repetir a dose única devido à recorrência da situação clínica. Para estimar o quanto da dose inicial perdura no organismo, deve-se considerar que a cada meia-vida a concentração cai à metade. Portanto, em quatro meias-vidas a concentração é 6,25% da inicial, significando, em termos práticos, que o fármaco foi eliminado.

▶ Esquemas de administração de doses repetidas

Tratamentos medicamentosos utilizam, com maior frequência, esquemas de doses repetidas. Neles o fármaco tende a acumular-se no organismo, a menos que o espaçamento entre doses permita que a anterior seja totalmente eliminada antes da administração da seguinte. Após início de tratamento com doses fixas a intervalos determinados,

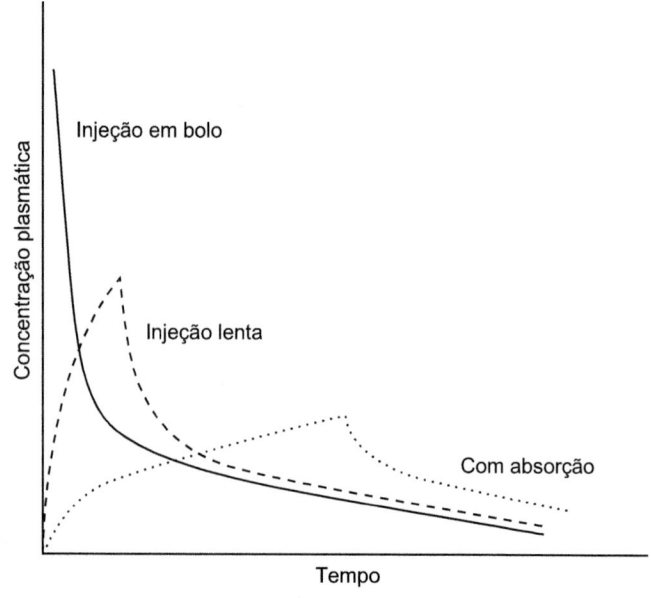

Figura 9.3 ■ Evolução da concentração plasmática de um fármaco administrado em dose única por via intravenosa rápida (dose de bolo), intravenosa lenta e por via na qual há absorção.

a acumulação se processa até atingir a *concentração plasmática de equilíbrio* (C_E), além da qual não há acúmulo adicional. No equilíbrio, a quantidade de fármaco que entra no organismo iguala a que é removida por biotransformação e excreção.

Para fármacos com cinética de primeira ordem, o equilíbrio ocorre sempre em torno da quarta meia-vida, independentemente de dose e intervalo utilizados.

A concentração de equilíbrio depende de dose, intervalo entre doses e depuração. Quanto maior a dose, maior a concentração de equilíbrio. Quanto maiores intervalos de dose e depuração, menor a concentração de equilíbrio. Essas proporções diretas e inversas podem ser integradas na fórmula:

$$C_E = \frac{fD}{T \times Cl} \qquad [9.9]$$

em que f é a biodisponibilidade, D a dose, T o intervalo entre doses e Cl a depuração (*clearance*).

Considerando-se C_E como concentração terapêutica média, podem-se escolher doses e intervalos mais adequados e corrigi-los na presença de anormalidades de depuração.

Também se calcula a concentração de equilíbrio, substituindo depuração por sua expressão matemática derivada da fórmula [9.5]:

$$C_E = \frac{fD \times t1/2}{T \times V_{AD} \times 0{,}693} \qquad [9.10]$$

Em algumas revisões, a fórmula [9.9] é apresentada com 1,44 no numerador em lugar de 0,693 no denominador, resultado da divisão de 1 por 0,693.

Em esquemas de administração crônica de fármacos, procura-se utilizar o maior intervalo de dose possível, para aumentar a adesão dos pacientes. É sem dúvida mais fácil tomar um comprimido por dia do que a cada 3 h. Ao espaçar o intervalo, é necessário aumentar a dose para manter a concentração de equilíbrio, como se deduz pelas fórmulas [9.9] e [9.10]. Esquemas de administração com marcadas diferenças em doses e intervalos podem produzir a mesma concentração de equilíbrio com diferente flutuação entre doses (Figura 9.4).

Espaçamento de intervalos com aumento compensatório de doses é limitado por potencial toxicidade da concentração máxima e ocorrência de níveis mínimos subterapêuticos. Com fármacos de baixa toxicidade, como penicilinas, podem ser utilizadas altas doses em intervalos bem superiores à meia-vida. Se concentrações efetiva e

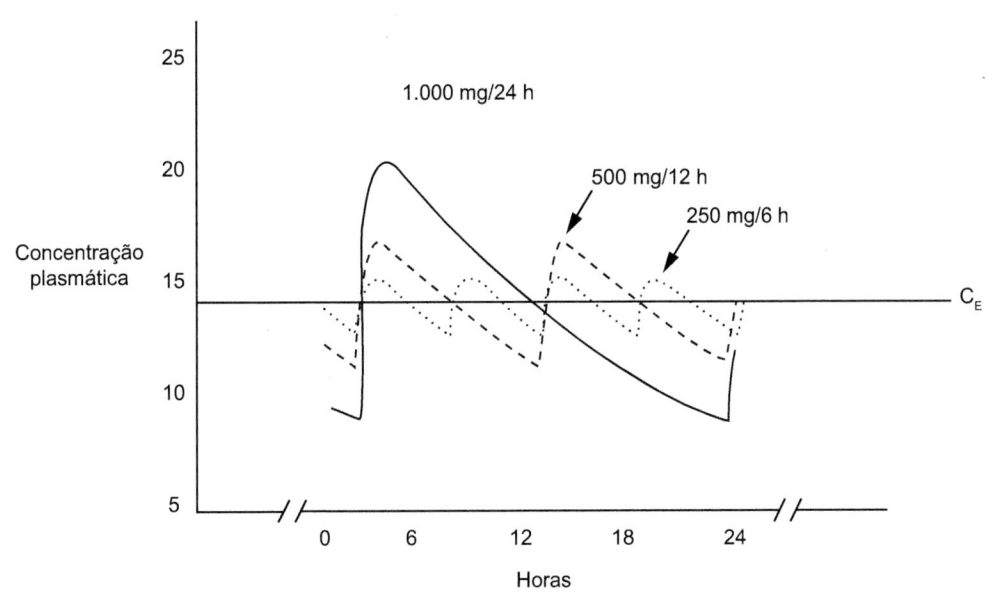

Figura 9.4 ▪ Concentrações plasmáticas decorrentes do uso crônico de diferentes esquemas posológicos de fármacos com a mesma concentração de equilíbrio.

tóxica forem próximas (digoxina, aminoglicosídeos, fenitoína, entre outros), intervalos de dose devem ser próximos da meia-vida. A fórmula a seguir ilustra a relação entre concentrações máxima e mínima produzidas na dependência de meia-vida do fármaco e intervalo de dose utilizado.

$$\frac{C_{máx}}{C_{mín}} = 2 \frac{T}{t1/2} \quad [9.11]$$

Se o intervalo de dose (T) for igual à meia-vida (t1/2), a concentração máxima será o dobro da mínima.

Influência de dose sobre concentrações máxima e mínima, considerando-se intervalo fixo, é demonstrada pelas fórmulas [9.12] e [9.13] que representam somente uma aproximação, pois são influenciadas pela velocidade de absorção:

$$C_{máx} = C_E + \frac{fD}{2V_{AD}} \quad [9.12]$$

$$C_{mín} = C_E + \frac{fD}{2V_{AD}} \quad [9.13]$$

Com absorção lenta, menor será a concentração máxima, como ocorre em apresentações de liberação retardada, administradas por vias oral, subcutânea e intramuscular.

Administração por infusão intravenosa contínua

Consiste em caso particular de esquema de doses repetidas, sendo frequentemente utilizada em hospitais. Por meio dela se repõe, instantaneamente, o depurado. Esse esquema serve para fármacos com meia-vida muito curta ou concentração tóxica próxima da terapêutica. É, pois, respectivamente usado para evitar frequentes repetições de administração e altas concentrações de pico. Usa-se infusão intravenosa contínua para administrar nitroprusseto de sódio, norepinefrina, dopamina, lidocaína, heparina não fracionada, dentre outros. Insulina, mesmo com meia-vida mais longa e menor risco de toxicidade, é mais eficaz em infusão contínua para tratamento de descompensações agudas de diabetes, por permitir melhor aproveitamento metabólico das concentrações sustentadas. Outros fármacos, tais como corticoides, antimicrobianos, furosemida e amiodarona, são desnecessariamente administrados de forma contínua. Ensaios clínicos randomizados comparativos entre diferentes esquemas de administração, com vista a verificar superioridade de algum deles em desfechos clínicos, têm confirmado a predição de modelos farmacocinéticos. É o caso da administração intravenosa contínua de furosemida, que não se mostrou superior à intermitente no controle de insuficiência cardíaca.

Dose de ataque

Tanto esquema de doses repetidas como infusão intravenosa contínua podem ser precedidos por *dose de ataque*. Sua importância foi em parte desmitificada, pois a concentração de equilíbrio não depende dela. Poucas vezes é necessário administrá-la, podendo-se aguardar 4 meias-vidas para que se atinja equilíbrio dentro da janela terapêutica, especialmente com fármacos de reduzida t1/2. Quando é preciso atingir rapidamente a concentração eficaz (heparina em tromboembolismo, por exemplo), utiliza-se dose de ataque estimada pela fórmula de cálculo da dose única [9.8].

▶ Aplicações e limitações de modelos farmacocinéticos

Os conhecimentos descritos aprimoraram esquemas de administração de muitos fármacos. No passado, imaginava-se ser indispensável utilizar altas doses de ataque para saturar tecidos e proteínas, com isso se propiciando tão somente risco de toxicidade. A maior utilidade cotidiana de modelos farmacocinéticos aplica-se a fármacos que necessitam concentrações sustentadamente superiores ao nível mínimo eficaz para promover efeito farmacológico.

Fármacos novos já têm esquemas de administração baseados em parâmetros farmacocinéticos antes de sua introdução no mercado. A bibliografia promocional costuma apresentar esses dados, mas deve ser verificada sua confiabilidade.

Farmacocinética como preditiva de efeito farmacológico e eficácia tem limitações ou insuficiente poder explanatório para alguns fármacos de uso corrente.

No primeiro caso, se insere a dissociação entre níveis plasmáticos e intensidade de efeitos farmacológicos. Sendo o processo de passagem por barreiras mais lento, ou sendo o fármaco biotransformado a metabólitos ativos, sua concentração no plasma pode estar caindo, e o efeito ainda aumentando. O inverso também pode ocorrer em caso de tolerância farmacodinâmica aos efeitos de alguns fármacos, ou seja, quando – frente às mesmas concentrações – o efetor passa a responder menos ao fármaco.

As relações entre modelos farmacocinéticos e eficácia clínica de medicamentos podem ser complexas. Muitas vezes, a escolha de esquemas de administração de fármacos testados em ensaios clínicos baseia-se em parâmetros farmacocinéticos. Resultados de ensaios clínicos que empregaram esses esquemas aplicam-se especificamente a eles. Não é possível mudar esses esquemas com base em novas informações farmacocinéticas, pois serão requeridos novos ensaios clínicos para testar a eficácia da nova proposta. Exemplos clássicos foram os de heparina e insulina regular, administradas de forma intermitente no passado em situações críticas. A sugestão de que infusões contínuas pudessem ser mais eficazes requereram avaliação por ensaios clínicos comparativos entre diferentes esquemas.

Alguns fármacos são administrados empiricamente, identificando-se doses e intervalos que produzem maior efeito desejado com menores efeitos adversos. Antipsicóticos, anti-hipertensivos, hipolipemiantes, diuréticos e antitireoidianos têm esquemas determinados pela eficácia clínica. Para eles, avalia-se a eficácia de diferentes esquemas sobre desfechos primordiais, intermediários ou substitutos, independentemente do conhecimento de níveis plasmáticos e parâmetros de cinética clínica. Interações de fármacos e oscilações temporais na capacidade depuradora de certos medicamentos podem levar a relevantes variações de comportamento farmacocinético e, portanto, de resposta clínica.

Esquemas de administração, mesmo ditados por estudos farmacocinéticos, não se adéquam a todos os indivíduos, pois variabilidade biológica e anormalidades em sistemas de depuração determinam significativas diferenças no comportamento dos fármacos. Para individualizar tratamentos, utiliza-se determinação plasmática de fármacos.

Dosagens plasmáticas de fármacos

Níveis plasmáticos ou séricos de fármacos estimam suas concentrações no sítio de ação, correlacionando-se melhor do que doses com respostas clínicas. Dosagens devem ser requisitadas quando se suspeita de concentrações subterapêuticas (falha terapêutica) ou potencialmente tóxicas, se tateia o melhor esquema posológico no início dos tratamentos ou se necessita reajustar esquemas frente a doenças que determinam alterações farmacocinéticas. O Quadro 9.1 lista os critérios que justificam utilização de dosagem plasmática de fármacos. No Quadro 9.2 há alguns fármacos que podem ter esquema de administração aperfeiçoado pelo conhecimento de suas concentrações terapêutica e tóxicas.

Em geral medem-se concentrações totais de fármacos (fração ligada a proteínas e fração livre), por meio de ensaios químicos, cromatográficos e imunológicos. O momento das coletas tem importância crucial na interpretação de resultados. Costumam ser feitas logo antes de uma próxima administração do fármaco, quando se mede a concentração mínima atingida pela dose anterior, e após a administração, em tempo suficiente para se atingir concentração máxima. Se os valores medidos estiverem de acordo com as concentrações terapêuticas usuais, devem-se procurar outras causas para falha de tratamento ou manifestações atribuíveis à toxicidade do medicamento. Se as concentrações diferirem do esperado, deve-se corrigir o esquema

Quadro 9.1 ■ Critérios que justificam a determinação de níveis plasmáticos de fármacos.

1. Concentrações mínima eficaz e tóxica muito próximas
2. Necessidade de estabelecimento de concentrações de equilíbrio em tratamentos com doses repetidas
3. Efeito farmacológico proporcional à concentração plasmática
4. Efeito farmacológico de difícil mensuração (uso profilático)
5. Existência de significativas diferenças individuais em absorção, distribuição ou eliminação
6. Existência de conhecimentos farmacocinéticos padrão
7. Disponibilidade de método de dosagem confiável

Quadro 9.2 ■ Concentrações plasmáticas eficazes e adversas de alguns fármacos de uso corrente (µg/mℓ, exceto digoxina e lítio).

Fármaco	Eficácia*	Efeitos adversos**
Amicacina (pico)	20	40
Carbenicilina	100†	300
Carbamazepina	3	10
Digoxina	0,8 ng/mℓ	2,0 ng/mℓ
Etossuximida	40	100
Gentamicina (pico)	5	10
Lidocaína	1,5	5
Lítio	0,5 mEq/ℓ	1,3 mEq/ℓ
Penicilina G	1 a 25‡	
Fenitoína	10	20
Vancomicina	5 a 20	60
Teofilina	8	20

*O efeito terapêutico é infrequente ou discreto em níveis inferiores a estes. **A frequência de efeitos adversos aumenta intensamente quando se excedem estes níveis. †Concentração inibitória mínima (MIC) para a maior parte das cepas de *Pseudomonas aeruginosa*. ‡Há grande variação do MIC de penicilina para vários microrganismos, mas em geral os sensíveis à penicilina respondem a menos de 20 µg/mℓ.

de administração. o monitoramento dos níveis plasmáticos não deve ser valorizado isoladamente, mas sim considerado no contexto de sintomas e sinais apresentados pelos pacientes.

Modificações dos esquemas de administração de fármacos

Quando se identifica anormalidade no sistema de depuração do fármaco, seu esquema de administração deve ser modificado para prevenir ocorrência de concentrações tóxicas. Insuficiência renal é a situação que mais significativamente altera níveis plasmáticos de fármacos. Anormalidades hepáticas têm, em geral, menor influência sobre a depuração, dada a maior reserva funcional do fígado. Redução de fluxo plasmático também diminui a depuração (ver fórmula [9.3]). É o que ocorre com lidocaína em presença de insuficiência cardíaca.

Depuração renal de fármacos relaciona-se diretamente com a da creatinina, propiciando cálculo de doses (D) ou intervalos (T) corrigidos (c) com base em dose e intervalo normais (n) e depurações de creatinina normal (Clcr n) e reduzida (Clcr r). Esses dados são integrados na fórmula:

$$\frac{D/T\ (n)}{D/T\ (c)} = \frac{Clcr\ (n)}{Clcr\ (c)} \qquad [9.14]$$

Depuração de creatinina reduzida pode ser estimada a partir de dosagem de creatinina sérica, nomogramas ou fórmulas, como a que segue:

$$Clcr\ (r) = \frac{(140 - \text{idade}) \times \text{peso (kg)}}{72 \times Cr} \qquad [9.15]$$

Correções de esquemas de dosagem baseadas nas fórmulas [9.14] e [9.15] proporcionam aproximações das concentrações plasmáticas efetivas. Persiste, no entanto, a possibilidade de o novo esquema produzir concentrações tóxicas ou concentrações subterapêuticas. Variabilidade individual e modificação instantânea na capacidade depuradora renal motivam essa dissociação, o que pode ser contornado com reajuste de esquemas orientado pela determinação de níveis plasmáticos (fórmula [9.16]).

$$\text{Nova dose} = \frac{\text{Concentração desejada}}{\text{Concentração medida}} \times \text{dose velha} \qquad [9.16]$$

Concentrações desejada e medida devem ser correspondentes, ou seja, as duas devem ser a máxima ou a mínima.

Modelagem farmacocinética embasada fisiologicamente

Physiologically based pharmacokinetic (PBPK) modeling corresponde ao estabelecimento de parâmetros farmacocinéticos baseados em experimentos *in vitro*, simulações computacionais e experimentos *in vivo*, se necessário. Baseia-se, fundamentalmente, na constituição de um organismo virtual, com base em parâmetros fisiológicos conhecidos, que associados às características dos fármacos, permitem estimar o real comportamento farmacocinético. Foram desenvolvidos para investigar parâmetros farmacocinéticos de novos medicamentos, abreviando o tempo empregado com exclusiva avaliação *in vivo*. Os programas desenvolvidos já estão em aplicação por indústrias farmacêuticas, mas ainda carecem de avaliação mais precisa da capacidade de predição biológica.

▶ Conclusão

A utilização de conceitos farmacocinéticos para escolha de esquemas de administração é útil para muitos fármacos. Atualmente estão disponíveis aplicativos para computador ou *smartphones* que, alimentados com dados pertinentes, fornecem doses e intervalos adequados para o paciente. O farmacêutico é o profissional responsável pelo controle de esquemas de administração orientados por parâmetros farmacocinéticos em alguns serviços médicos, facilitando também o entendimento da prescrição por parte dos pacientes e monitorando níveis plasmáticos e efeitos adversos. Independentemente dessas facilidades, cabe a todo profissional de saúde, envolvido com a prescrição de medicamentos, se apropriar dos fundamentos aqui revisados, para evitar a possibilidade de que uma prescrição inadequada anule o benefício de escolhas adequadas.

▶ Bibliografia sugerida

Bouzom F, Ball K, Perdaems N, Walther B. Physiologically based pharmacokinetic (PBPK) modelling tools: how to fit with our needs? *Biopharm Drug Dispos* 2012; 33(2):55-71.

Buxton ILO, Benet LZ. Pharmacokinetics: The dynamics of drug absorption, distribution, metabolism, and elimination. *In*: Brunton LL, Chabner B, Knollman B (eds). *Goodman & Gilman's the pharmacological basis of therapeutics*. 12 ed. New York: McGraw-Hill, 2011:17-40.

Felker GM, Lee KL, Bull DA, Redfield MM, Stevenson LW, Goldsmith SR et al. Diuretic strategies in patients with acute decompensated heart failure. *N Engl J Med* 2011; 364:797-805.

Kang JS, Lee MH. Overview of therapeutic drug monitoring. *Korean J Intern Med* 2009; 24:1-10.

Nicholas HG, Holford MB. Farmacocinética e farmacodinâmica: determinação racional das doses e sequência temporal de ação de fármacos. In: Katzung BG, Masters SB, Trevor AT ed. *Farmacologia básica e clínica*. 12 ed. Porto Alegre: AMGH; 2013:37-52.

Roden DM. Principles of clinical pharmacology. In: Kasper DL, Fauci AS, Hauser SL, Longo DL, Jameson JL, Loscalzo J, eds. *Harrison's principles of internal medicine*. 19 ed. New York: McGraw Hill; 2015:31-45.

Starkey ES, Sammons HM. Practical pharmacokinetics: what do you really need to know? *Arch Dis Child Educ Pract Ed*. 2015; 100(1):37-43.

CAPÍTULO 10
Farmacodinâmica

Flávio Danni Fuchs

▶ Introdução

Farmacodinâmica é o termo utilizado para descrever e explicar os efeitos de um fármaco no indivíduo, sendo aqueles o resultado de integrações moleculares entre agentes farmacológicos e estruturas orgânicas que lhes são afins ou mecanismos funcionais orgânicos. É importante descrever os efeitos de um fármaco em termos quantitativos, para estabelecer faixas de doses apropriadas para gerar efeitos terapêuticos (desejáveis) e evitar os tóxicos (indesejáveis), bem como para comparar potência, eficácia e segurança de um fármaco em relação a outro. A farmacodinâmica ainda trata das interações de diferentes substâncias, o que também tem importante significado em terapêutica.

No estudo da farmacodinâmica vai-se falar em *ação* e *efeito* de um fármaco. A primeira corresponde à série de alterações bioquímicas ou fisiológicas que modificam funções celulares. Já efeito é a resposta à ação, observável e mensurável, sendo clinicamente expressa por redução de sintomas (objetivo terapêutico) ou aparecimento de manifestações indesejadas (reações adversas).

Portanto, *eficácia* e surgimento de reações adversas de medicamentos relacionam-se às ações farmacológicas. Do ponto de vista terapêutico, a eficácia de um fármaco pode expressar-se evitando doenças (efeito preventivo), combatendo diretamente a causação das doenças (efeito curativo), aliviando manifestações clínicas (efeito sintomático) ou impedindo o efeito deletério de outro fármaco (efeito corretivo). Entretanto, a real resposta aos tratamentos é influenciada por outros fatores concomitantes ao uso dos fármacos (dieta, exercício físico, horário de administrações, regularidade de uso, associações medicamentosas, condição farmacocinética do hospedeiro, idade, estado emocional etc.). Desse conjunto de influências resulta o efeito farmacológico. Em geral, fármacos não criam efeitos, apenas modulam funções fisiológicas intrínsecas. São notáveis exceções os antimicrobianos, que exercem seu efeito terapêutico sobre microrganismos e parasitas.

▶ Receptor celular

O *receptor* é composto por 5 subunidades proteicas, dispostas de maneira circular, que internamente constituem um canal iônico; em cada uma delas a cadeia peptídica é contorcida em 4 alfa-hélices. A hélice 1 de todas as subunidades apresenta alça extracelular (sítio de ligação), e as hélices 2, no interior do canal iônico, aproximam-se, ocluindo-o, em resposta à ação de um ligando. A Figura 10.1 expressa o modelo de um receptor ionotrópico. Fármaco ou ligando endógeno (como hormônio ou neurotransmissor) precisa ligar-se ao receptor para produzir uma resposta, cuja intensidade será geralmente proporcional ao número de receptores ocupados.

O *sítio de ligação* refere-se ao local onde o fármaco se liga ao receptor. Cada sítio de ligação de fármacos tem características químicas singulares, determinadas pelas propriedades específicas das moléculas que o compõem. A premissa é que haja *afinidade* entre fármaco e estrutura orgânica desse sítio. A ligação fármaco–receptor resulta de múltiplas interações químicas das duas moléculas, as quais induzem recíprocas modificações de conformação, permitindo complementaridade dinâmica. A soma total dessas interações proporciona a *especificidade* da interação fármaco–receptor. O local da proteína (ou de subunidade proteica) em que ocorre união do fármaco ao receptor é chamado de *domínio de ligação*. A parte da molécula envolvida nesse desencadeamento é denominada *domínio efetor*. A ação decorrente de todo esse processo é denominada *atividade intrínseca*.

Sítios de ação podem ter localização extracelular (heparina se combina com proteínas da coagulação sanguínea), intracelular (anti-inflamatórios esteroides influenciam a transcrição gênica, ligando-se a receptores citoplasmáticos) ou em superfície da membrana celular (grande número de fármacos acoplam-se a receptores da membrana celular).

Algumas famílias de receptores afetam indiretamente canais iônicos. O sítio de ligação pertence à proteína da membrana, funcionalmente acoplada a outras proteínas celulares, enzimas inclusive, regulando síntese de *mensageiros*. Estes são substâncias intracelulares moduladoras de inúmeras funções celulares, dentre as quais excitabilidade, mediante controle de abertura ou fechamento de canais iônicos. Segundos mensageiros proporcionam efeitos farmacológicos.

Como consequência da ligação e das mudanças de conformação do receptor, produzem-se os *efeitos farmacológicos*.

As representações esquemáticas de acoplamento e ativação do receptor são vistas nas Figuras 10.2 e 10.3.

Receptores acoplados a proteínas G (Figura 10.2) são numerosos e heterogêneos, assim como fármacos que a eles se ligam. Acoplamento de norepinefrina a receptores beta-adrenérgicos, por exemplo, provoca ativação de proteína G estimuladora (Gs) que, por sua vez, aciona a enzima adenililciclase (AC), aumentando a síntese de AMPc (segundo mensageiro). Este, além de controlar abertura de canais iônicos, participa da regulação de outras funções, como reações metabólicas, diferenciação e divisão celulares. Parte desses efeitos decorre de ativação de proteinoquinase A (PKA) que, mediante fosforilação de enzimas, pode modular suas atividades. Proteínas G (Gq) podem acoplar-se à enzima fosfolipase C (FLC) que, ao ser ativada, aumenta

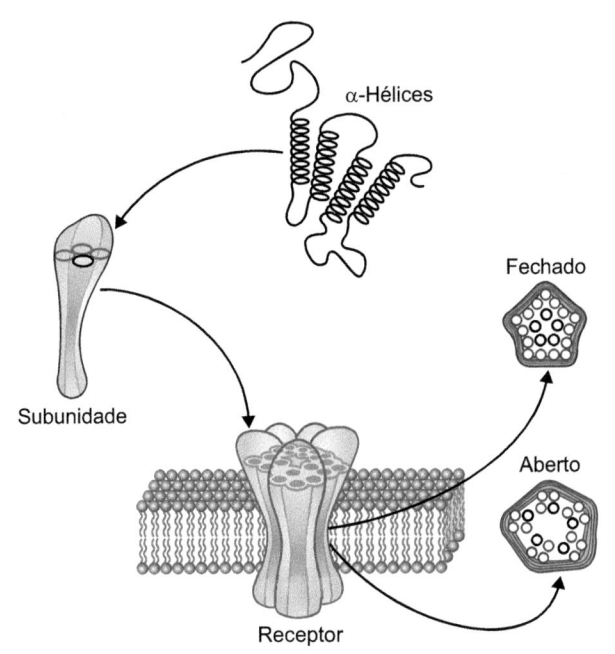

Figura 10.1 ▪ Modelo de receptor ionotrópico.

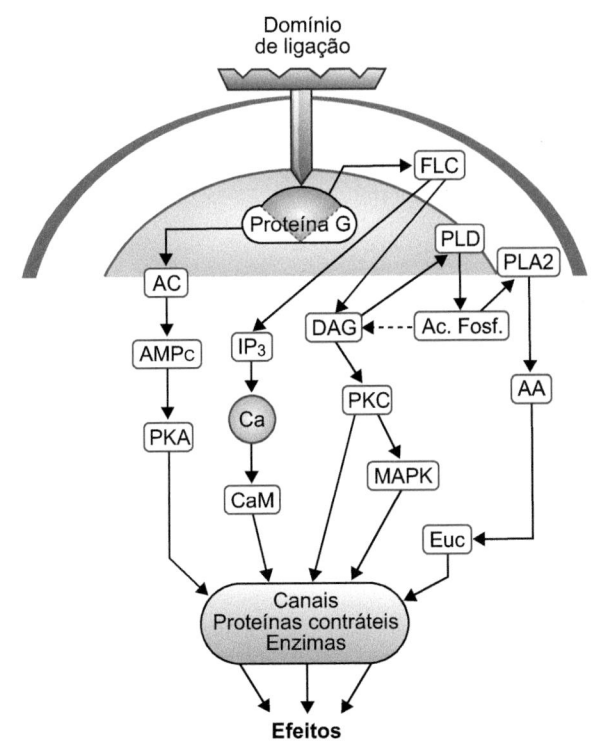

Figura 10.2 ▪ Representação esquemática de receptor acoplado a proteína G. (Siglas: ver no texto.)

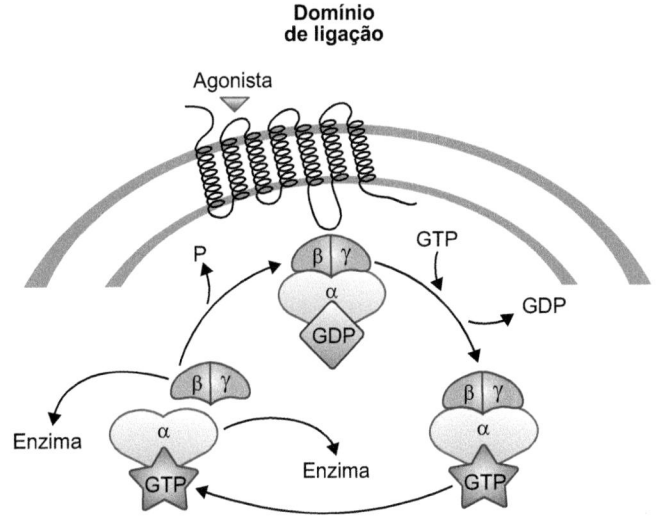

Figura 10.3 ▪ Modelo representando a ativação da proteína G. (Siglas: ver no texto.)

Estruturalmente, receptores acoplados a proteínas G apresentam sete segmentos peptídicos interligados (alfa-hélices) que serpenteiam o espaço transmembrana. O sítio de ligação fica na extremidade extracelular do receptor ou embutido entre os segmentos da alfa-hélice. Uma das alças intracelulares (geralmente a terceira) é maior que as outras e interage com proteína G. Essa é composta pelas subunidades α, β e γ. Enquanto o receptor não aciona a proteína G (na ausência do ligando), as três subunidades permanecem unidas, sendo que à α conecta-se GDP. Quando o sistema é acionado, ocorre uma troca: GDP é liberado e GTP toma seu lugar na subunidade α, que se separa do conjunto β γ. Tanto a subunidade α (que caracteriza a proteína G) quanto o conjunto das outras duas têm capacidade de regular atividade de enzimas (ou de canais) após a ativação por GTP. Retorno ao estado inativo acontece quando GTP é hidrolisado, restabelecendo GDP, com perda de um fosfato inorgânico.

Receptores metabotrópicos atuam mediante segundos mensageiros. A Figura 10.4 esquematiza a ativação de um desses receptores.

Em relação a receptores metabotrópicos, a Figura 10.4 mostra que, às vezes, efeitos são produzidos por proteínas ativadas por segundos mensageiros (proteinoquinases), que se comportam como terceiros mensageiros. Esse conceito pode ser ampliado. Tomando-se como exemplo sinapses em receptores beta-adrenérgicos, o neurotransmissor norepinefrina (NE) seria o primeiro mensageiro, AMPc, o segundo mensageiro e proteinoquinase A (PKA), o terceiro mensageiro. PKA e calmodulina (ativada por cálcio liberado por IP_3, por exemplo) fosforilam CREB (elemento de ligação responsivo ao cálcio e AMPc) que é translocado ao núcleo celular, ligando-se a CRE (elemento responsivo a cálcio e AMPc). Este, ao ser acionado, interfere na transcrição gênica. Como resultado haveria, em curto ou longo prazo, alterações em síntese proteica, quantidade de receptores, neurotransmissores e, até mesmo, em contatos sinápticos. Isso explicaria efeitos farmacológicos de longa latência como os de antidepressivos e antipsicóticos. Nesse exemplo, o complexo CREB/CRE funcionaria como quarto mensageiro. Por outro lado, pode haver curtíssima latência no controle de abertura de canais iônicos, promovido diretamente por proteína G em resposta à estimulação do receptor de membrana a ela acoplado.

Ainda se reconhecem *receptores com atividade enzimática*, sob forma de dímeros, cujo domínio efetor fosforila resíduos de tirosina (atividade de tirosinoquinase). Outros tipos desse receptor têm atividade de guanililciclase (GC), aumentando síntese de GMPc (segundo mensageiro). Este ativa proteinoquinase G (PKG), modulando fosfodiesterases (PDE), que degradam nucleotídios cíclicos (AMPc). GC citoplasmática também pode ser acionada por óxido nítrico (NO), aumentando níveis intracelulares de GMPc.

síntese de diacilglicerol (DAG) e trifosfato de inositol (IP_3). Esses segundos mensageiros acionam proteinoquinase C (PKC) e liberam cálcio intracelular, respectivamente. Cálcio é também considerado segundo mensageiro, atuando diretamente ou por intermédio de calmodulina (CaM) em inúmeros processos celulares. PKC pode interagir com quinases ativadas por mitógenos (MAPK) na regulagem de processos intracelulares, sendo aquelas também responsivas a sinais extracelulares (as ERK). Ao ativar fosfolipase D (PLD), DAG promove síntese de ácido fosfatídico que, por sua vez, se interconverte em DAG ou interage com fosfolipase A2 (PLA2) e aumenta síntese de eucosanoides, derivados do ácido araquidônico (AA).

Também há *receptores de citocinas*, cuja parte intracelular está ligada a tirosinoquinases da família Janus-quinase. Quando o domínio de ligação é acionado por ligando, há dimerização, e os domínios internos ativam JAKs que os fosforilam, possibilitando associação funcional a proteínas transdutoras de sinal e ativadoras da transcrição (STAT). Estas, fosforiladas em dímeros, se deslocam ao núcleo, modulando a transcrição gênica.

Os três exemplos de receptores estão configurados em A, B e C, respectivamente, na Figura 10.5.

Receptores intracelulares (citoplasmáticos ou nucleares) de hormônios esteroides e tireoidianos, vitamina D e retinoides regulam transcrição de genes específicos. O dos glicocorticoides (GC) é um exemplo: o GC liga-se a globulina específica (GLC) e migra para o núcleo do receptor, para ligar-se a elemento responsivo ao glicocorticoide (ERG) e interferir na transcrição do DNA, ativando ou inibindo a transcrição de gene próximo, bem como complexar-se a outros fatores de transcrição, No citoplasma, há receptor para glicocorticoides complexado a outras proteínas, quando não está acionado pelo hormônio. São pelo menos duas moléculas de HSP (proteína do choque térmico) com papel estabilizador, mantendo o complexo na forma inativa. Quando o esteroide se liga a seu sítio, a molécula do receptor afasta-se das outras proteínas, iniciando a migração ao núcleo (Figura 10.6).

Há sítios proteicos ou reservatórios celulares onde o fármaco não exerce, diretamente, qualquer ação ou efeito. São chamados de *receptores silenciosos* ou *aceptores*. Em muitos receptores ocorrem múltiplos estados de conformação, podendo estar em *estado inativo* (ou fechado), *ativo* (ou aberto), *dessensibilizado* (inativado) ou em repouso, conforme representado na Figura 10.1.

Estado ativo corresponde à abertura plena de canais iônicos (receptores ionotrópicos) ou à ativação máxima de processos intracelulares mediados por proteínas G (receptores metabotrópicos) ou

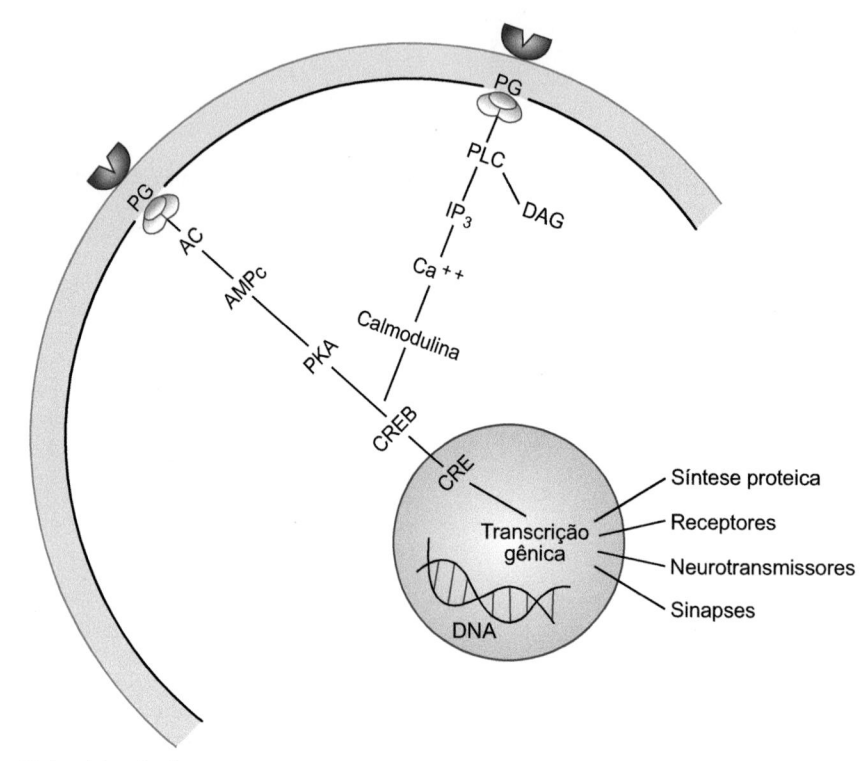

Figura 10.4 ▪ Ativação de receptor metabotrópico mediante atuação de mensageiros. (Siglas: ver no texto.)

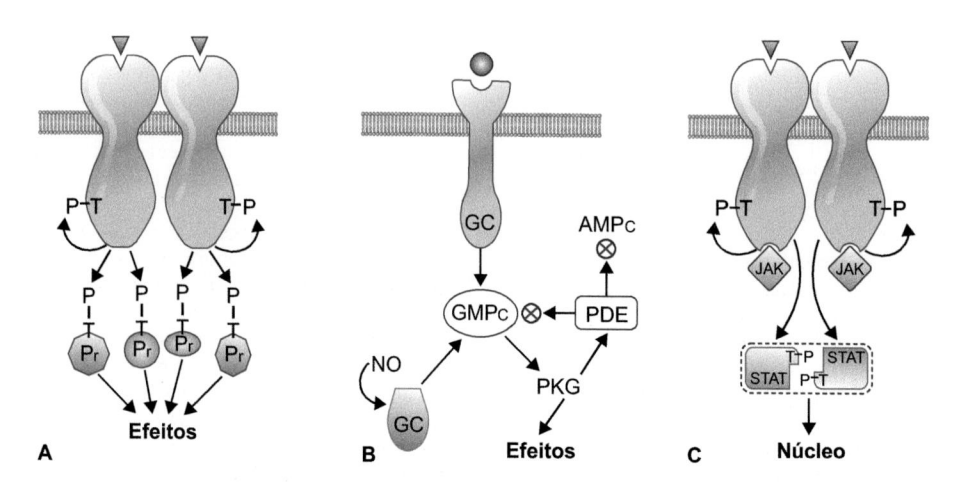

Figura 10.5 ▪ Receptores com diferentes atividades. **A.** Tirosinoquinase. **B.** Guanililciclase. **C.** Citocinas. Pr: proteína; T: resíduos de tirosina; P: fosfato.

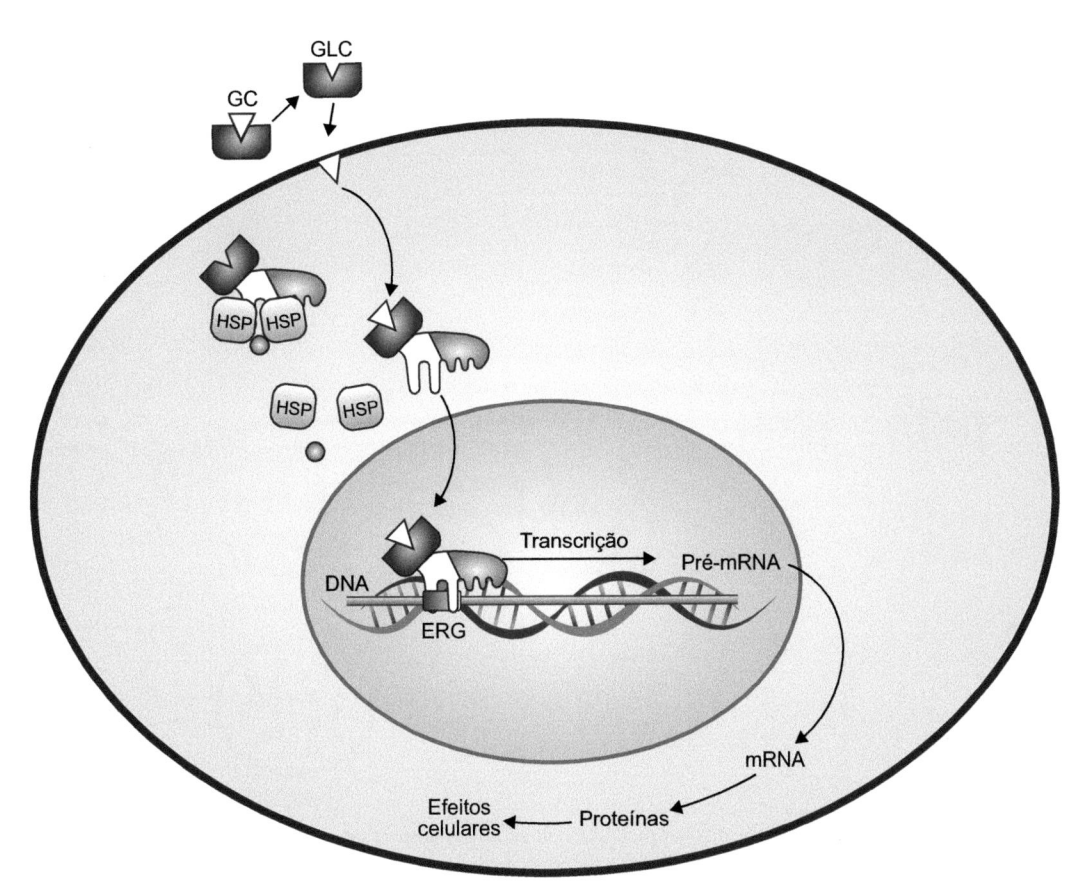

Figura 10.6 ■ Receptores citoplasmáticos de corticosteroides. (Siglas: ver no texto.)

outras formas de transdução (receptores intracelulares ou ligados a proteinoquinases). No estado inativo, os processos descritos têm atividade inibida. Na ausência de ligandos, o receptor permanece em repouso, e o ponto de equilíbrio entre os estados tende a fixar-se próximo ao estado de inatividade; é preservada, no entanto, atividade residual.

Alguns fármacos são capazes de produzir resposta máxima quando menos de 100% de seus receptores estão ocupados; os receptores remanescentes são denominados *receptores de reserva*.

Acredita-se que pelo menos dois mecanismos moleculares sejam responsáveis pelo fenômeno do receptor de reserva. Em primeiro lugar, é possível que o receptor permaneça ativado após a saída do agonista, permitindo a ativação de vários receptores por uma molécula de agonista. Em segundo lugar, as vias de sinalização celulares poderiam propiciar amplificação significativa de um sinal relativamente pequeno, e a ativação de apenas alguns receptores poderia ser suficiente para produzir uma resposta máxima.

Também se reconhecem novos tipos e *subtipos de receptores*. Alguns deles têm em comum o mecanismo de ação, outros estão ligados a atividades bioquímicas e reguladoras celulares completamente distintas. Estímulo de mesmo subtipo de receptor em tecidos diversos pode produzir efeitos desiguais, decorrentes de particularidades na interação de processos farmacodinâmicos específicos com a região subcelular. Quando ligandos específicos não são conhecidos, os receptores são chamados "órfãos" e os subtipos, *isoformas*.

Receptores apresentam mecanismos homeostáticos de *autorregulação*. Mediante contínua exposição ao ligando, pode ocorrer redução gradual do número de receptores ou modificação de conformação dos mesmos, não mais permitindo adequada ligação do agonista. Isso gera *dessensibilização* ou *refratariedade* de receptores, o que justifica a *tolerância farmacodinâmica* que se segue a tratamentos crônicos; maiores doses serão necessárias para produzir efeitos inicialmente obtidos com doses convencionais. Ao contrário, redução crônica na estimulação de receptores provoca aumento de número ou responsividade destes (*suprarregulação*), intensificando resposta de fármacos que diretamente os estimulam.

Taquifilaxia se diferencia de tolerância por se instalar agudamente.

Outro fator que influencia a ligação a receptores é a *variabilidade biológica*. Pessoas hiper ou hiporreativas apresentam diferenças genéticas, farmacodinâmicas ou farmacocinéticas, em relação à maioria. Também há doenças causadas por distúrbios de receptores. Miastenia *gravis* (receptor nicotínico de placa motora) e diabetes melito insulino-independente (receptor de insulina) são exemplos.

Vários mecanismos concorrem nos processos adaptativos dos receptores (sub ou suprarregulação). Na dessensibilização, o receptor pode ser inativado, internalizado, ter sua síntese reduzida ou ser, literalmente, destruído. Em receptores metabotrópicos, excesso de atuação de agonistas ativa uma quinase (GRK) anexa ao complexo receptor-proteína G, a qual fosforila resíduos de serina da cauda terminal (intracelular) do receptor. Isso permite sua ligação com outra proteína citoplasmática, β-*arrestina*, que, por sua vez, impede a interação receptor-proteína G (Figura 10.7). Cessada a exposição ao agonista, essa dessensibilização fugaz é revertida por fosfatases. Se, ao contrário, a estimulação do agonista persistir, β-arrestina mobilizará outras proteínas, provocando endocitose do receptor que poderá retornar à membrana (finda a estimulação) ou ser conduzido a lisossomos e destruído. Quando a adaptação se restringe a um tipo de receptor e ao respectivo (específico) sistema de transdução, denomina-se *dessensibilização homóloga*. Se mecanismos intracelulares (segundos mensageiros, por exemplo) forem comuns a mais de um tipo de receptor, o efeito adaptativo poderá ser mais generalizado, ocorrendo *dessensibilização heteróloga*. Na *suprarregulação*, receptores têm sua síntese aumentada. Aqueles internalizados em vacúolos endossômicos são reativados e relocalizados na membrana.

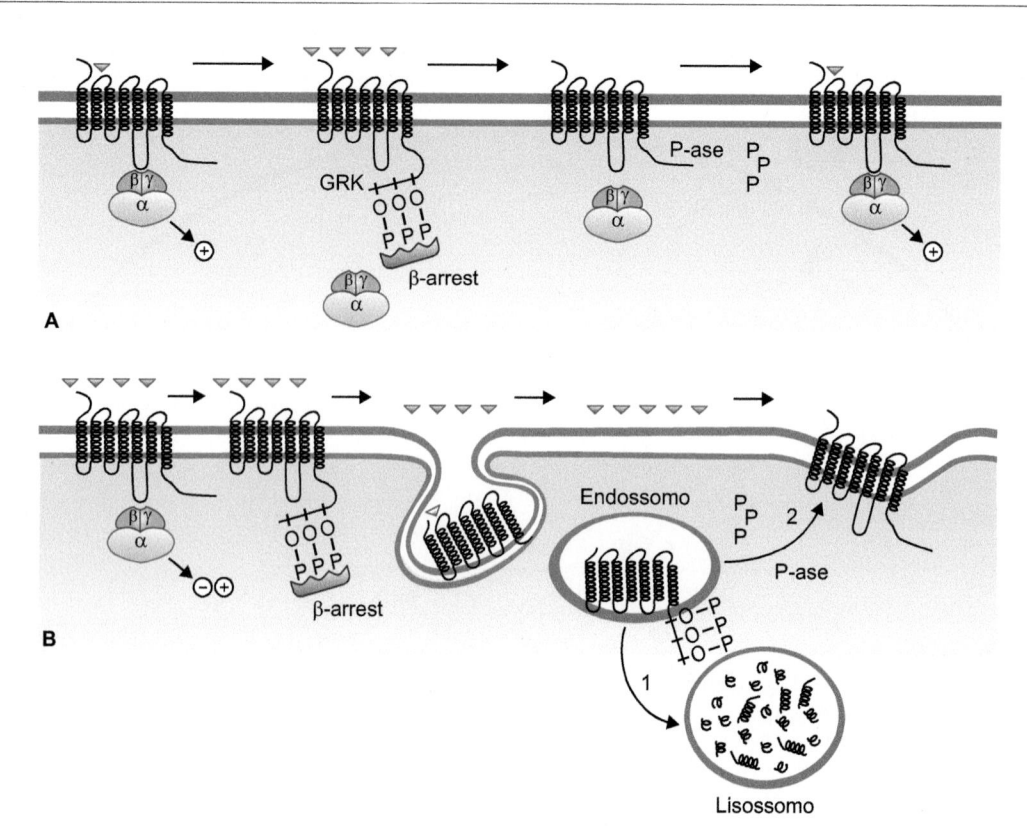

Figura 10.7 ■ Processos de dessensibilização em receptores metabotrópicos. **A.** Dessensibilização breve. **B.** Dessensibilização duradoura. β-arrest: β-arrestina; P-ase: fosfatase; GRK: quinase do complexo receptor-proteína G.

▶ Interação fármaco-receptor

O estudo da farmacodinâmica se baseia no conceito de *interação fármaco-receptor*.

A ligação fármaco–receptor raramente é produzida por tipo único de interação; na verdade, é a combinação de forças de ligação que propicia ao fármaco e a seu receptor formar um complexo fármaco-receptor estável.

Mecanismo de ação compreende processos moleculares subjacentes à atuação farmacológica. Muitos compostos não têm, ainda, seus mecanismos de ação completamente elucidados. Fármacos geralmente apresentam vários efeitos que podem originar-se de mecanismo de ação único, exercido em diferentes sítios (atropina bloqueia receptores muscarínicos em encéfalo, globo ocular e trato gastrintestinal, por exemplo), ou de múltiplos mecanismos de ação (efeitos de anti-histamínicos clássicos, dependentes e independentes de bloqueio de receptores histaminérgicos).

Chama-se de *efetor* o segmento do organismo onde se verificam os efeitos farmacológicos. Estes se expressam junto ou à distância dos sítios de ação. Por exemplo, morfina constringe a pupila por meio de sua ação no sistema nervoso central, ao passo que pilocarpina o faz por atuação local.

Com mais frequência, as ligações entre fármaco e receptor se caracterizam por *reversibilidade*, fruto da dispersão da concentração original do fármaco no sítio de ligação ou das forças de ligação, que podem ser mais fracas. Raramente há ligações covalentes, que conferem irreversibilidade. Mesmo que nessas haja forças de acoplamento mais fortes, conferindo maior estabilidade e duração à ligação, o termo irreversível não é absoluto.

Em ligação covalente, fármaco e receptor formam um complexo inativo. Para readquirir a sua atividade, a célula precisa sintetizar nova molécula de receptor para substituir a proteína inativada. Por outro lado, a molécula do fármaco que também faz parte do complexo inativo, não está disponível para inibir outras moléculas do receptor. Os fármacos que assim modificam seus receptores-alvo (frequentemente enzimas) são denominados *substratos suicidas*.

A magnitude de resposta à interação fármaco-receptor em geral depende da existência de *número suficiente de receptores* ligados (ou "ocupados") sobre uma célula ou em seu interior. O efeito cumulativo dessa "ocupação" pode tornar-se aparente nessa célula. Em algum momento, todos os receptores podem estar ocupados, sendo a resposta desencadeada em muitas células, com efeito observado ou mensurado em nível de órgão ou de todo o organismo. Pode-se observar então uma resposta máxima. Exceção a isso é representada pelos receptores silenciosos. A resposta visível ou mensurável também é consequência do *aumento de concentração do fármaco ou ligando*, sendo proporcional à *dose* administrada, definida como a quantidade necessária à produção de uma dada resposta em tempo determinado. Como as respostas aos fármacos ocorrem ao longo de ampla faixa de doses (concentrações), são utilizadas *curvas dose-resposta* para apresentar dados da ligação fármaco–receptor.

Pressupõe-se que a relação entre a dose (concentração) do fármaco e a resposta do organismo a este fármaco espelhe a interação fármaco–receptor, reunindo os dois elementos antes comentados: quantidade de receptores ocupados pelo fármaco e concentração (dose) do mesmo. Todavia, aquela concentração é também dependente do tempo que o fármaco leva para chegar ou sair do referido sítio. Logo, há inter-relação de efeito, dose e tempo.

Por meio da curva dose-resposta se observa que o efeito só é discernível quando se atinge certa dose: *dose limiar*, capaz de produzir concentração mínima efetiva no sítio de ação. Doses inferiores (*subliminares*) não induzem respostas detectáveis. A partir de seu início, o efeito aumenta de forma contínua, primeiro com maiores, depois com menores incrementos, em resposta ao acréscimo de doses, até atingir magnitude que não mais se modifica, correspondendo a efeito máximo (*platô da curva*), mesmo que se adicionem maiores doses (*supramáximas*). Em farmacologia clínica, concentrações plasmáticas correlacionam-se melhor que doses com as respostas observadas, devido à variabilidade individual nos processos farmacocinéticos por que passam os compostos.

Existem dois tipos principais de relações dose-resposta – *gradual* e *quantal*. O primeiro corresponde ao efeito de várias doses de um fármaco sobre o indivíduo, enquanto a relação quantal mostra o efeito de várias doses de um fármaco sobre uma população de indivíduos.

Dois parâmetros importantes – *potência* e *eficácia* – podem ser deduzidos a partir da curva dose-resposta gradual. Potência (EC_{50}) de um fármaco refere-se à concentração em que o fármaco produz 50% de sua resposta máxima. Eficácia ($E_{máx.}$) refere-se à resposta máxima produzida pelo fármaco.

Para compostos que produzem resposta mediante interação fármaco-receptor, a intensidade do efeito na curva é diretamente proporcional à porcentagem de receptores ocupados pelo fármaco (relativa ao número total deles). Tal porcentagem é função da concentração do fármaco e de sua habilidade em se ligar aos receptores, designada como *constante de afinidade*. Se for observada a curva dose-efeito de um ligando, o efeito cresce até chegar ao platô ($E_{máx.}$). Da metade deste efeito, visto no eixo das ordenadas, pode-se traçar uma linha que corta horizontalmente a curva; desse ponto outra linha, vertical, é traçada até encontrar o eixo das abscissas. O ponto exato desse encontro corresponde à concentração que produz 50% do efeito máximo (EC50); isso corresponderia à ocupação da metade dos receptores responsáveis pela $E_{máx.}$. Pode-se presumir, portanto, que no mesmo momento a outra metade dos receptores está livre, o que corresponde à *constante de dissociação* (Kd). Em valor numérico, Kd iguala EC50 (Figura 10.8 A). Há relação de Kd com a afinidade pelo receptor, mas na razão inversa: quanto maior a afinidade de um fármaco por receptor específico, menor a Kd, assim como a concentração necessária para produzir um determinado efeito. Dessa maneira, a posição da curva dose-efeito sobre o eixo das abscissas reflete a afinidade do fármaco, sendo tanto mais próxima do eixo das ordenadas quanto maior a afinidade. Como potência é proporcional à afinidade, a posição da curva também expressa a potência dos fármacos. Portanto curvas de agonistas mais potentes localizam-se à esquerda relativamente aos de menor potência, demonstrando que para atingir os mesmo níveis de efeito, o mais potente necessita de menores doses (Figura 10.8 B). Intensidade máxima de efeito produzido por determinado ligando é expressa pela eficácia. Entre dois fármacos, o de maior eficácia apresentará o platô de sua curva em altura maior no eixo das ordenadas, quando ambos forem administrados em doses plenas (concentrações máximas ou supramáximas); seus $E_{máx}$ são diferentes (Figura 10.8 C).

Em linguagem coloquial, potência tem desavisada conotação de maior ou melhor. Na linguagem de fabricantes de medicamentos (e dos que fazem sua publicidade), utiliza-se essa conotação no sentido de maior eficácia. Como se vê na discussão das curvas dose-resposta, a equiparação de efeito pode ser obtida pela variação de doses. Potência não é critério de escolha de um fármaco. Baixa potência só se torna inconveniente se o incremento de doses necessário a produzir o efeito desejado for difícil de ser administrado ou gerar efeitos adversos não toleráveis. Aqui entra o conceito de *segurança*, que também pode ser expresso pela inclinação da curva dose-resposta sobre o eixo das abscissas: curvas íngremes refletem menor segurança do que as achatadas, mesmo que os respectivos fármacos tenham eficácias equivalentes (Figura 10.8 D).

A relação dose-resposta quantal representa graficamente a fração da população que expressa determinado efeito ante determinada dose de um fármaco. É aplicável no cálculo da *dose efetiva média* (DE50), com a qual 50% dos indivíduos testados mostram resposta. Em pesquisa, calculam-se a *dose tóxica média* (DT50) e a *dose letal média* (DL50) em animais de experimentação, que servem apenas de aproximação quando se deseja aferir a segurança de um fármaco na

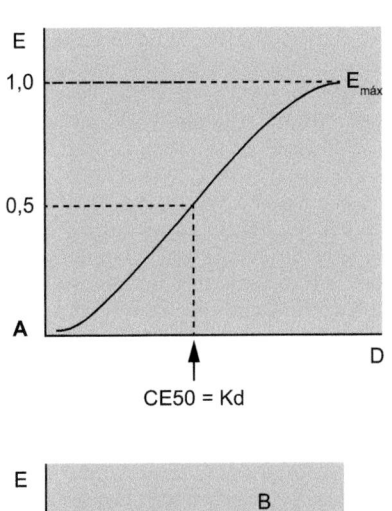

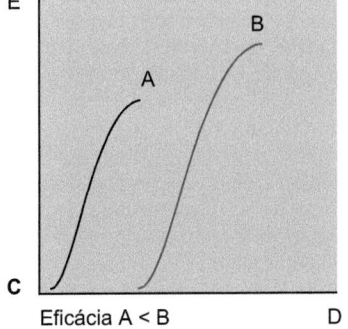

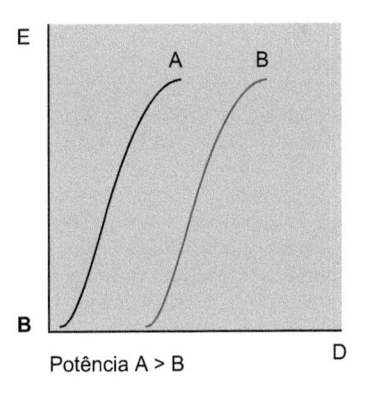

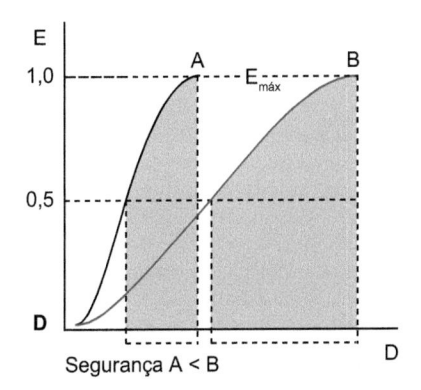

Figura 10.8 ■ Curvas dose-efeito de agonistas. **A.** Efeito máximo ($E_{máx}$); concentração eficaz média (*CE50*); constante de dissociação (*Kd*). **B.** Efeitos de agonistas com diferentes potências. **C.** Efeitos de agonistas com diferentes eficácias. **D.** Característica de inclinação das curvas.

espécie humana. Para estabelecer segurança relativa pode-se comparar DT50 com DE 50. A razão entre as duas doses é chamada de *índice terapêutico*. Quanto maior for a diferença entre a dose terapêutica média e a que pode intoxicar (I = DT50/DE50), maior será a segurança do medicamento. Índice terapêutico reflete, numericamente, o tamanho da *janela terapêutica*, que corresponde à faixa de doses (concentrações) de um fármaco que produz resposta terapêutica sem efeitos adversos inaceitáveis (toxicidade) em uma população de pacientes. Para fármacos com pequena janela terapêutica, é preciso efetuar estreito monitoramento de níveis plasmáticos para manter dose efetiva, sem ultrapassar o nível capaz de provocar toxicidade. Fármacos que apresentam índices terapêuticos muito pequenos, como digitálicos e sais de lítio, são de difícil manejo clínico, sendo frequentes as intoxicações.

Assim, os tipos de respostas que podem ser examinados com a relação de dose-resposta quantal incluem efetividade (efeito terapêutico), toxicidade (efeito adverso) e letalidade (efeito letal).

Ainda no que se refere à resposta farmacológica, interessa saber o tempo que decorrerá entre a administração e o início de efeito (latência) e a duração do efeito.

Latência entre acoplamento do ligando e resposta celular varia conforme o tipo de complexo receptor. Menores latências (milissegundos) ocorrem em receptores ionotrópicos (como o nicotínico, ao ser estimulado por acetilcolina). No caso de hormônios esteroides, ao contrário, decorrem horas ou dias para que seus efeitos se manifestem. *Duração de efeitos* relaciona-se a período de tempo em que receptores ficam expostos a concentrações relevantes de moléculas farmacológicas, o que é dependente de processos farmacocinéticos, como a depuração. Assim como início de efeito de um fármaco pode evidenciar-se muito tempo depois da estimulação dos receptores, a duração de seus efeitos pode persistir mesmo quando as concentrações plasmáticas caírem a níveis insignificantes. Neste caso as modificações biológicas iniciadas pelo fármaco persistem após a exposição; é o que ocorre em alguns tratamentos hormonais ou com antimicrobianos.

▶ Agonistas e antagonistas

Agonista é o fármaco que, ligando-se a seu receptor, o estabiliza em sua conformação ativa. Dependendo do receptor, os agonistas podem ser fármacos ou ligantes endógenos. Agonistas têm afinidade pelo domínio de ligação do receptor, conseguindo ativar o domínio efetor (atividade intrínseca). Classificam-se em *plenos ou totais* (atividade intrínseca igual a 1) e *parciais* (atividade intrínseca maior que zero e menor que 1). Estes são incapazes de evocar resposta máxima, mesmo quando todos os receptores estão ocupados (ligados) pelo agonista. Podem ser utilizados em terapêutica se a menor eficácia, em relação à de agonistas plenos, for compensada por maior efetividade.

Como agonistas parciais e plenos ligam-se ao mesmo sítio no receptor, o agonista parcial pode reduzir a resposta produzida por um agonista integral. Dessa maneira, o agonista parcial pode exercer antagonismo parcial, porque impede a ligação de agonistas mais fortes ao receptor. Por essa razão, agonistas parciais são algumas vezes denominados *antagonistas parciais* ou *agonistas inversos*.

Atualmente, sugere-se a existência de um terceiro modelo para agonistas parciais que atuam em canais iônicos regulados por ligantes, no qual o receptor exige uma alteração "indutora" de conformação antes de sua ativação. Neste modelo, embora o agonista parcial possa ligar-se com alta afinidade ao receptor, é menos eficiente que o agonista pleno na indução da alteração da conformação do receptor. Visto que essa alteração é essencial à ativação do receptor, o receptor permanecerá mais tempo na conformação aberta, e o agonista parcial será menos eficaz que o agonista pleno.

Agonistas inversos atuam de modo a abolir a atividade intrínseca (constitutiva) do receptor não ocupado, uma espécie de "tônus" do receptor, mesmo na ausência de ligante endógeno ou agonista exógeno.

Ao contrário, o fármaco que impede a ativação do receptor pelo agonista é designado *antagonista*. O antagonista não exerce nenhum efeito na ausência do agonista. O *antagonista de receptor* liga-se reversivelmente a sítio ativo (sítio de ligação do agonista) ou alostérico de um receptor. A ligação do antagonista ao sítio ativo impede o acoplamento do agonista ao receptor. Mesmo ligado ao sítio ativo do receptor, o antagonista competitivo não estabiliza a conformação necessária para a ativação do receptor. A ligação do antagonista a sítio alostérico altera a Kd para a ligação do agonista ou impede a mudança de conformação necessária para a ativação do receptor. Podem ser divididos em *antagonistas reversíveis* e *irreversíveis*, dependendo das características da ligação ao sítio.

Antagonistas competitivos (ou bloqueadores) de receptor apresentam alta afinidade, mas não produzem resposta consequente à interação (não ativam o domínio efetor). Colocados junto a agonistas, diminuem ou anulam suas respostas, devido à competição por alguns ou a maioria dos receptores. Por conseguinte, o antagonista bloqueia a ligação do agonista a seu receptor, mantendo-o em sua conformação inativa. Só há reversão desse processo quando se aumenta a concentração do agonista, superando a do antagonista. Isso se explica porque no antagonismo competitivo diminui a *potência* do agonista, proporcionalmente ao aumento de concentração do antagonista, mas a eficácia do agonista não é afetada. A potência do agonista pode ser aumentada para contrapor-se ao antagonista ("superá-lo"), revertendo, assim, o efeito do antagonista.

Antagonistas não competitivos de receptores são os que impedem a resposta do agonista por provocar nos receptores modificações estruturais ou de função que os inativam de maneira estável. Podem ligar-se a sítio ativo ou alostérico de um receptor. No primeiro caso, fazem-no de modo covalente ou com afinidade muito alta; em ambos os casos, a ligação é efetivamente irreversível. Sendo irreversivelmente ligados ao sítio ativo, não podem ser "superados", mesmo com altas concentrações do agonista. Os que antagonizam sítio alostérico impedem a ativação do receptor, mesmo quando o agonista está ligado ao sítio ativo. O antagonista alostérico exibe antagonismo não competitivo, independente da reversibilidade de sua ligação, visto que sua ação consiste em impedir a ativação do receptor. Antagonistas não competitivos reduzem a *eficácia* de um agonista, porque se ligam a receptores que não mais respondem à ligação de um agonista.

Atente-se para a seguinte diferença: antagonistas competitivos reduzem a potência do agonista, enquanto antagonistas não competitivos diminuem a eficácia do agonista. Essa diferença pode ser explicada com base no fato de que os primeiros competem continuamente por sua ligação ao receptor, diminuindo efetivamente a afinidade entre este e o agonista, sem limitar o número de receptores disponíveis. Em contrapartida, antagonistas não competitivos removem receptores funcionais do sistema, limitando, assim, o número de receptores disponíveis.

Considerem-se, agora, semelhanças e diferenças entre as ações de agonistas inversos e antagonistas competitivos. Ambos atuam no sentido de reduzir a atividade de um receptor. Se houver um agonista pleno, tanto antagonistas competitivos quanto agonistas inversos reduzirão a potência do agonista. Entretanto, convém lembrar que antagonista competitivo não exerce nenhum efeito na ausência do agonista, enquanto agonista inverso desativa os receptores que estão constitutivamente ativos (tônus), mesmo na ausência do agonista.

Antagonistas sem receptores não se ligam ao receptor do agonista; entretanto, inibem a capacidade do agonista de iniciar resposta. Em nível molecular, essa inibição pode ocorrer por inibição direta do agonista (p. ex., utilizando anticorpos), inibição de molécula localizada distalmente na via de ativação ou ativação de via que se opõe à ação do agonista. Podem ser classificados em antagonistas químicos e fisiológicos (ou de efeito).

Antagonistas químicos sequestram o agonista, impedindo sua interação com o receptor (p. ex., mediante neutralização química). *Antagonistas fisiológicos* induzem resposta fisiológica oposta àquela do agonista, por meio de mecanismo molecular que não envolve o receptor do agonista.

Na realidade, são agonistas de seus receptores específicos, mas exercem efeitos contrários aos de outros sobre a mesma função. Nesse tipo de antagonismo a reversão de efeitos é muito rápida e prescinde de altas concentrações plasmáticas para deslocar o agonista dos receptores, pois atua em receptores próprios. Em choque anafilático, epinefrina pode reverter mais prontamente efeitos de histamina endógena do que anti-histamínicos, tendo a vantagem adicional de exercer antagonismo fisiológico com outros autacoides mais importantes, liberados nesse quadro de emergência médica.

Afinidade que agonistas e antagonistas têm pelos respectivos receptores é dependente não só da estrutura molecular do fármaco, mas de estereoisomerismo. A maioria das moléculas farmacológicas apresenta um ou mais centros de assimetria, o que possibilita a existência de enantiômeros (+) e (–) em mistura racêmica. Um deles pode ter, por determinado receptor, potência dezenas ou centenas de vezes maior que a do outro. Esse fenômeno também é referido como *quiralidade*.

Agonista pleno aciona totalmente o receptor no sentido de ativá-lo. Agonista parcial também o aciona no mesmo sentido, mas incompletamente. Antagonista competitivo não altera equilíbrio entre estados conformacionais, e o receptor permanece inativo. Por outro lado, se o agonista pleno atuar em presença de antagonista competitivo, sua ação (e efeito) será diminuída ou anulada, dependendo das afinidades e, principalmente, das concentrações de ambos nos sítios de ligação. Já agonistas inversos exercem antagonismo parcial, contrapondo-se a agonistas parciais (Figura 10.9).

As respostas a diferentes tipos de agonistas e antagonistas podem ser expressas em curvas dose-efeito. A curva dose-efeito do agonista se desloca paralelamente para a direita, a cada aumento de dose do antagonista competitivo, mantendo a mesma configuração (Figura 10.10 A). No antagonismo não competitivo, o antagonista modifica o receptor, evitando sua interação efetiva com o agonista. O poder inibitório sobre o efeito do agonista não fica evidente quando pequena dose desse tipo de antagonista é utilizada: os receptores de reserva possibilitam ao agonista, nesse caso, efeito máximo. Quando a dose é aumentada, inibindo também esses receptores sobressalentes, a eficácia do agonista nitidamente diminui (achata-se a curva) e não é recuperável, mesmo aumentando-se ao máximo a dose deste, refletindo a inabilidade de o agonista ligar-se a ou acionar 100% dos receptores (Figura 10.10 B).

▶ Ações, efeitos e usos de fármacos

Convém repetir que fármacos não criam funções biológicas, apenas modificam as já existentes. Alguns tipos de ações gerais possibilitam determinadas abordagens terapêuticas. Assim, há ações que aumentam (*estimulantes*) ou diminuem (*depressoras*) funções orgânicas, as que agridem (*irritativas*) ou até mesmo destroem células (*citotóxicas*), as que inibem o desenvolvimento ou matam células de microrganismos (*antimicrobianas*), as que substituem funções de compostos endógenos insuficientes no organismo (*substitutivas*) e as que suprimem certas funções endógenas (*supressivas*). Imunodepressão e contracepção hormonal são exemplos de fármacos supressivos.

Por meio dessas ações realizam-se tratamentos específicos ou curativos, orientados à cessação do fator causal de doença, e também os inespecíficos, direcionados a alívio de manifestações clínicas, sendo sintomáticos ou de suporte.

Ação preventiva de fármacos objetiva evitar uma doença não presente no organismo (prevenção primária) ou impedir a recorrência de processo patológico (prevenção secundária).

Como já discutido, a ação de um fármaco pode decorrer de sua ocupação em receptores celulares. Porém, há fármacos cuja ação prescinde da interação com receptor. Sua simples presença na biofase propicia reações com constituintes orgânicos, resultando em efeito farmacológico. Isso acontece com antiácidos, diuréticos, purgativos osmóticos e agentes quelantes de metais pesados, dentre outros.

Certos fármacos são *análogos estruturais* de substâncias biológicas normais, podendo a elas incorporar-se e alterar sua função. Outros medicamentos não têm atividade farmacológica na forma molecular em que foram administrados: são *pró-fármacos* e necessitam ser metabolizados para serem ativados. A *inibição de enzimas catabólicas*, além das presumíveis repercussões farmacocinéticas, pode fazer parte do mecanismo de ação de fármacos. *Interferências nos processos de transporte através de membrana* (recaptação e efluxo pré-sinápticos, captação vesicular) têm relevância farmacodinâmica.

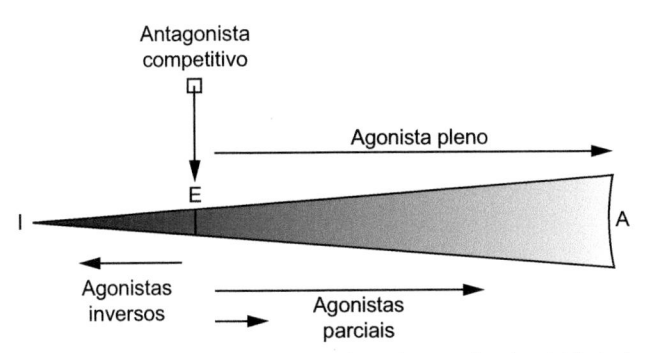

Figura 10.9 ■ Representação esquemática dos estados de atividade do receptor; interações com agonistas e antagonista competitivo. A: estado de ativação máxima; I: estado de inatividade; E: estado de equilíbrio.

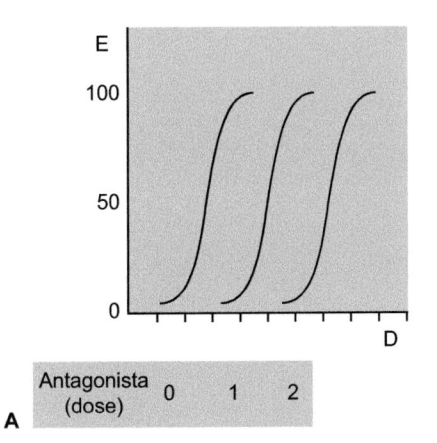

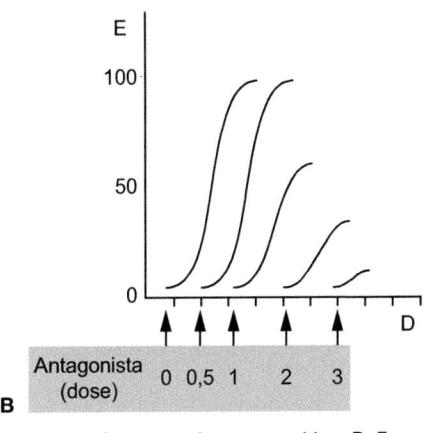

Figura 10.10 ■ Curvas dose-efeito de agonista. **A.** Em presença de doses crescentes de antagonista competitivo. **B.** Em presença de doses crescentes de antagonista não competitivo.

Como consequência da ação farmacológica surge o *efeito farmacológico*, em sua quase totalidade decorrente de alterações quantitativas das funções orgânicas.

O emprego terapêutico, do ponto de vista farmacodinâmico, visa corrigir disfunções (para mais ou para menos), reparando distorções e cooperando com a homeostasia. Isso constitui o *benefício* dos tratamentos, considerado um *desfecho primordial* para avaliar a eficácia de um fármaco.

Nem sempre os efeitos farmacológicos são desejáveis, ocorrendo *reações adversas* por dose excessiva do agente terapêutico (*superdosagem*) ou de outra natureza (*hipersensibilidade, idiossincrasia* etc.)

Também pode ocorrer perda de eficácia farmacológica, o que não deixa de ser um resultado inconveniente da terapêutica. Exemplos são: *resistência microbiana* a antimicrobianos, *tolerância* (necessidade de doses crescentes para produzir o efeito inicial) e *hiporreatividade* (pequena responsividade farmacológica apresentada por número reduzido de pessoas já na primeira dose).

De toda a gama de potenciais respostas cabíveis com uso de fármacos, algumas serão compreendidas e controladas pelos conceitos emitidos pela Farmacodinâmica, como índice terapêutico, janela terapêutica, margem de segurança, especificidade, sensibilidade, toxicidade etc. Outras são mais difíceis de mensurar, como *variabilidade individual* e *polimorfismo genético*, presente em cerca de 1% de algumas populações, com distribuição étnica heterogênea. Polimorfismo pode ser determinante de alterações fenotípicas tanto em processos farmacodinâmicos quanto farmacocinéticos.

De qualquer modo, a farmacodinâmica é um campo em expansão, que muito auxiliará na compreensão e no desenvolvimento de novas áreas do conhecimento farmacológico, como a farmacogenômica e a terapia biológica alvo-específica.

▶ Bibliografia sugerida

Baca QJ, Golan DE. Farmacodinâmica. In: Golan DE, Tashjian AH Jr., Armstrong EJ, Armstrong AW. *Princípios de farmacologia: a base fisiopatológica da farmacoterapia*. 3. ed. Rio de Janeiro: Guanabara Koogan, 2014: 17-26.

Blumenthal DK, Garrison JC. Pharmacodynamics: molecular mechanisms of drug action. In: Brunton LL, Chabner BA, Knollman BC, eds. *Goodman & Gilman's The pharmacological basis of therapeutics*. 12 ed. New York: McGraw-Hill, 2011: 41-72.

Cotrim AP, Baum BJ. Gene therapy: some history, applications, problems, and prospects. *Toxicol Pathol* 2008; 36 (1): 97-103.

Lindemann, MJ, Hu Z, Benczic M, Liu KD, Gaffen SL. Differential regulation of il-17 receptor by c cytokines inhibitory signaling by the phosphatidylinositol 3-kinase pathway. *J Bio Chem* 2008; 283 (20):14100-14108.

Lorenz S, Frenzel R, Paschke R, Breitwieser GE, Miedlich SU. Functional desensitization of the extracellular calcium-sensing receptor is regulated via distinct mechanisms: role of g protein-coupled receptor kinases, protein kinase c and ß-arrestins. *Endocrinology* 2007; 148 (5): 2398-2404.

McKeen HD, McAlpine K, Valentine A, Quinn DJ, McClelland K, Byrne C et al. A novel fk506-like binding protein interacts with the glucocorticoid receptor and regulates steroid receptor signaling. *Endocrinology* 2008; 149 (11): 5724-5734.

Parachoniak CA, Park M. Distinct recruitment of eps15 via its coiled-coil domain is required for efficient down-regulation of the met receptor tyrosine kinase. *J Biol Chem* 2009; 284 (13): 8382-8394.

Shin J, Kayser SR, Langaee TY. Pharmacogenetics: from discovery to patient care. *Am J Health Syst Pharm* 2009; 66 (7): 625-637.

Takahashi S, Lin H, Geshi N, Mori Y, Kawarabayashi Y, Takami N et al. Nitric oxide-cGMP-protein kinase G pathway negatively regulates vascular transient receptor potential channel TRPC6. *J Physiol* 2008; 586 (17): 4209-4223.

Watts VL, Motley ED. Role of protease-activated receptor-1 in endothelial nitric oxide synthase-thr495 phosphorylation. *Exp Biol Med (Maywood)* 2009; 234(2):132-139.

CAPÍTULO 11

Interações Medicamentosas

Claudia Garcia Serpa Osorio-de-Castro

▶ Conceituação e importância

Fármacos são agentes terapêuticos por excelência, merecendo largo emprego clínico ao longo dos últimos dois séculos, em função de seus efeitos característicos e teoricamente reprodutíveis. A intensidade no desenvolvimento desses agentes, especialmente nos últimos cem anos, resultou na multiplicidade de oferta e de modos de emprego, aumentando a exposição das populações.

Fármaco corresponde ao princípio ativo de uma formulação, o qual exerce a ação farmacológica. No *medicamento*, o fármaco está complementado por ingredientes inativos, denominados auxiliares, em uma formulação. A combinação de todas essas substâncias, em dose específica e em forma farmacêutica particular, fornecerá o produto medicamentoso. Desta forma, as características intrínsecas do medicamento, que correspondem a propriedades físicas (aparência, sabor, uniformidade e solubilidade), químicas (estrutura molecular dos princípios ativos e inativos, pureza, integridade e estabilidade da formulação, potência declarada no rótulo dentro de limites especificados) e biofarmacêuticas (desintegração, dissolução, capacidade de absorção no organismo) podem modular os desfechos do uso de cada medicamento presente na terapêutica.[1]

O uso de mais de um medicamento traz o potencial de interação entre eles. Atualmente, os regimes terapêuticos tornam-se mais complexos e mais intensos. No regime denominado *polifarmácia*, em que maior número de medicamentos é ingerido (4 a 5, ou mais), esse potencial é incrementado.[2-4]

O uso e os efeitos dos medicamentos estão também modulados pelas condições apresentadas pelo próprio paciente, como enfermidades e metabolismo determinado pela herança gênica. Fatores concomitantes – dieta, exposições ambientais, uso de outras substâncias e medicamentos, nível de autocuidado – interferem com a resposta a tratamento. A ocorrência de interações se faz não apenas entre medicamentos, mas entre eles e qualquer exposição à qual o paciente esteja submetido. Inclusive, podem ocorrer interferências entre alguns medicamentos e a doença-base do paciente.[5]

É no momento da prescrição que possíveis fatores que determinarão o resultado da terapêutica se conjugam. Ao selecionar medicamento ou medicamentos e suas condições de uso a serem indicados ao paciente, o prescritor precisa ter em mente o escopo das variáveis envolvidas. Correta determinação de dose, intervalo entre doses, horários e modo de administração podem harmonizar as variáveis possíveis e lograr melhor resultado terapêutico. A prescrição medicamentosa completa deve trazer claras instruções de uso. Prescrições hospitalares em geral incluem maior abrangência de informações, como dieta, medidas terapêuticas adicionais e processo de cuidado.

O uso de mais de um medicamento simultaneamente, configurando uma associação medicamentosa, pode determinar alguns possíveis resultados. Um deles é o chamado *indiferentismo farmacológico*, onde cada substância associada age independentemente das demais, sem alteração de ação ou efeito. Outra possibilidade é a *interação farmacológica*.

A interação é evento clínico, que se traduz por alteração detectável, mensurável, de cunho quantitativo ou qualitativo e acarreta manifestação não terapêutica. Esta pode influenciar a magnitude e/ou a duração de efeito do medicamento e, portanto, modificar o rumo esperado da terapêutica. A interação é, portanto, real apenas *in loco* (seja ela *in vitro* ou *in vivo*) e incide mediante uma ocorrência ou fator desencadeante.

As interações medicamentosas podem ser do tipo medicamento-alimento, medicamento-enfermidade, medicamento-teste diagnóstico, medicamento-substância química e medicamento-medicamento. As últimas têm sido mais estudadas, tendo em vista a diversidade e a multiplicidade de medicamentos no mercado, a intensidade de seu uso no estágio atual do cuidado em saúde[4] e os custos associados. Estima-se que 6,5% das hospitalizações sejam consequência de interações medicamentosas.[2] Teoricamente evitáveis, a incidência desses eventos é pouco percebida pela maioria dos clínicos, que não avaliam adequadamente sua frequência, tampouco suas consequências.[6] Por outro lado, esta inadequada percepção é também fruto da informação disponível sobre interações, muitas vezes de baixa qualidade, incompleta ou excessivamente teórica e acadêmica.

Poucas interações tiveram seus mecanismos e efeitos completamente estudados, e a maior parte das informações sobre interações vem de relatos de casos. Há certa discrepância entre prescritores a respeito do risco proporcionado pelas associações e de seu potencial de ocasionarem interações.[7-9] Felizmente, nos últimos anos, tem havido incremento na percepção da importância clínica das interações medicamentosas. Isso é favorecido por novos conhecimentos sobre sistemas de metabolização enzimática (CYP450) e transportador de glicoproteínas, e sua influência nos níveis plasmáticos de substâncias farmacologicamente ativas. Atualmente, a meta é compreender a rede biológica pautada por múltiplos alvos ligantes no organismo, onde interagem, em nível das nanopartículas, diversas substâncias terapêuticas, possibilitando maior entendimento quanto a interações, outros efeitos adversos e mecanismos farmacogenéticos.[10,11] A procura pelos alvos terapêuticos dos medicamentos ou pelas formas de contorná-los (evitando assim possíveis efeitos adversos) vem conduzindo o modo de compreender as interações. Esta área é denominada *polifarmacologia*.[12,13]

▶ Classificação

Muito embora não seja fácil a determinação do mecanismo de produção das interações medicamentosas, elas são classificáveis, a partir de dados em estudos pré-clínicos e clínicos.

O primeiro tipo de interação ocorre *in vitro*, isto é, fora do organismo. São as chamadas *interações farmacêuticas* (físico-químicas)[7] ou *incompatibilidades*. Podem ocorrer em solução ou suspensão (líquidos) ou a seco (sólidos), entre componentes ativos e inativos da preparação, entre eles e diluentes ou reconstituintes e entre eles e equipamentos de administração, como equipos plásticos, seringas e agulhas. As monografias dos fabricantes dos medicamentos devem trazer as possibilidades de produção dessas interações, pois podem ocorrer no momento da diluição, em caso de injetáveis, por exemplo, podendo resultar em interação no sítio da administração. A depender das condições do meio ou de fatores ambientais, as reações podem ser imediatas ou retardadas. Alguns fatores podem afetar a compatibilidade entre substâncias. A estrutura molecular pode oferecer grupamentos químicos reativos e sensíveis, seja na estrutura espacial da molécula ou no sistema de veiculação cuja função é tanto proteger a integridade do fármaco até que chegue ao sítio de absorção, como torná-lo mais rápida e completamente absorvido. Outros fatores predisponentes são natureza do soluto ou do solvente (estado físico, polaridade), natureza do continente (vidro, polietileno, PVC [cloreto de polivinila], EVA [etil-vinil acetato] etc.), pH do meio, constante(s) de dissociação do(s) fármaco(s), solubilidade, concentração, temperatura, luminosidade, existência de veículos, excipientes, tampões, estabilidade dos demais solutos e tempo de contato entre os compostos.

Há vários resultados possíveis e esperados dessas interações, sendo mais comuns as que alteram as características organolépticas dos medicamentos. Essas modificações se caracterizam por mudanças em cor, consistência, forma física (formação de cristais, depósitos, precipitados e floculados, turvação, espessamento, diluição).

A ausência de modificações visíveis não significa, necessariamente, a inexistência da interação. Por outro lado, a incompatibilidade entre substâncias não é preditiva de interações *in vivo*. Um exemplo é a interação de hidralazina com o aço inox das agulhas. O fármaco muda de cor (adquire coloração rósea), mas seu efeito não é modificado. Algumas alterações podem interferir na ação farmacológica, diminuindo, inativando ou aumentando a toxicidade de algum dos fármacos ou produzindo a formação de um novo composto (que pode ser tóxico). Mesmo não previsíveis, as incompatibilidades podem ser muitas vezes evitadas, desde que algumas medidas sejam implementadas. São elas:

- A administração intravenosa de fármacos deve ser feita, na medida do possível, por *bolus* ou bomba infusora. Sempre que possível, é conveniente usar diferentes sítios de infusão, ou equipo em Y, para diferentes fármacos. Misturas de fármacos com soluções nutritivas parenterais devem ser definitivamente evitadas
- Leitura atenta das instruções do fabricante quanto a reconstituição, diluição, temperatura e condições de armazenamento pós-diluição deve preceder o preparo da infusão. A adição de diluentes (glicose ou soro fisiológico) à infusão deve respeitar a monografia do fabricante; é conveniente lembrar que mesmo essas soluções poderão afetar alguns fármacos
- A intervalos regulares, é preciso verificar se houve completa diluição do fármaco na solução de infusão, ou se há presença de alterações organolépticas
- O medicamento, diluído ou não, não deve ser exposto à luz direta e ao calor. Diluições não devem ser reaproveitadas sem certeza de sua estabilidade. Desta forma, reconstituição e preparação de diluições devem ser feitas logo antes do horário de administração
- O recipiente de infusão deve receber rotulagem adequada. Além dos dados do paciente, devem constar dose, composição, concentração final dos componentes, horário de início e fim.

O Quadro 11.1 oferece exemplos de interações farmacêuticas comuns e suas consequências.

Interações farmacocinéticas envolvem as etapas constituintes do trânsito do medicamento no organismo: absorção, distribuição, biotransformação e excreção.[9] Expressam-se por modificações dessas funções, causadas pelo fármaco precipitante sobre o afetado. Os resultados possíveis das interações cinéticas são incremento ou inibição de processos enzimáticos e modificação de parâmetros farmacocinéticos e da biodisponibilidade.[1]

Para que se proceda a *absorção*, condições biofarmacêuticas ideais de desintegração do medicamento e dissolução do fármaco precisam ocorrer. As características no sítio de absorção (pH do meio, pKa do fármaco, coeficiente de partição óleo/água, interação com alimentos, tamanho da molécula e reatividade) influem na dissolução do fármaco nos líquidos orgânicos e na concentração resultante no sítio de absorção. Espessura e vascularização da membrana absortiva, trânsito intestinal, atividade metabólica da flora microbiana intestinal, integridade do transporte enzimático e competição ativa de fármacos por carreadores (p. ex., digoxina e ciclosporina competem por glicoproteína P)[11,14-16] também determinam as possibilidades de absorção. Neste complexo rol de requisitos, a concomitância de substâncias adicionais alterará as resultantes possíveis. A absorção pode ser aumentada ou diminuída, acelerada ou retardada.

Alimentos normalmente interferem na absorção dos fármacos. Por vezes, a presença do alimento é bem-vinda e essencial à atividade do fármaco. Um exemplo é omeprazol, um pró-fármaco. Clivagem da molécula e consequente liberação do princípio ativo só são conseguidas com pH em certa faixa ácida. O alimento estimula a produção de ácido; assim, a ingestão do medicamento antes da refeição ajuda a garantir a ativação.[17]

Na fase de *distribuição*, fatores ligados ao organismo (idade, peso, integridade das barreiras, perfusão, composição das proteínas teciduais, polimorfismo enzimático e condições patológicas) podem favorecer o aparecimento de interações. Mas o processo é

Quadro 11.1 ▪ Exemplos de interações farmacêuticas.

Fármaco	Causa de incompatibilidade	Interação resultante
Amicacina	Amido hidroxietílico em glicose 5% e NaCl 0,9%	Formação de cristais
Aminofilina	Amido hidroxietílico em glicose 5% e NaCl 0,9% Soluções ácidas	Formação de cristais Precipitação
Anfotericina B	Glicose 5% e solução de lactato de Ringer Álcool benzílico NaCl 0,1 a 0,9% Soluções com pH < 5	Precipitação Inespecífica
Cefotaxima	Amido hidroxietílico em glicose 5% e NaCl 0,9% Soluções com pH > 7,5	Formação de cristais Precipitação
Ceftriaxona	Glicose 5% e NaCl 0,9% em vidro ou PVC	Inespecífica
Dobutamina/ Dopamina	Soluções alcalinas	Inespecífica
Furosemida	Soluções ácidas com pH < 5,5 Frutose	Inespecífica Precipitação
Metronidazol	Alumínio	Precipitação
Midazolam	Soluções de Ringer Soluções de lactato de Ringer Fenobarbital	Inespecífica
Fenitoína	Glicose 5% NaCl 0,45 a 0,9%	Precipitação Formação de cristais
Fenobarbital	Soluções aquosas Midazolam	Precipitação Inespecífica
Heparina	Soluções de lactato de Ringer Glicose 5% (com ou sem NaCl 0,18 a 0,9%)	Diminuição de atividade da heparina

também dependente de características físico-químicas do fármaco, sua solubilidade e reatividade. Um fármaco pode ser afetado por outro que altere o fluxo sanguíneo ou sua capacidade de ligação a proteínas plasmáticas e teciduais. Se dois fármacos competem pelos mesmos sítios de ligação nas proteínas, o de menor afinidade é deslocado, aumentando sua fração livre no plasma. A competição por glicoproteína P, por exemplo, regula a entrada de fármacos no líquido cefalorraquidiano.[11,15,16]

O tipo de processo cinético envolvido é determinante. Caso apresente cinética de ordem zero (eliminação saturável, decaimento da concentração a velocidade constante), o fármaco exercerá mais intensa e rapidamente suas ações nos tecidos suscetíveis. Esse mecanismo de interação não repercute nas concentrações de equilíbrio dos fármacos com cinética de primeira ordem (velocidade de eliminação proporcional ao decaimento da concentração).

É na *biotransformação* que os fatores farmacogenéticos exercem maior influência. Ressalte-se que a atividade de enzimas participantes em processos de metabolização no organismo é determinante tanto da intensidade quanto da duração de ação/efeito dos fármacos. A descoberta de polimorfismo genético expresso no citocromo CYP450 pode explicar por que alguns pacientes apresentam efeitos inesperados, toxicidade e maior possibilidade de sofrer interações com outros fármacos. São os polimorfismos apresentados pelas diferentes isoformas que produzem as diferenças individuais, incluindo a velocidade de metabolização. Na população, esses polimorfismos são geralmente expressos como quatro diferentes fenótipos de metabolizadores: lentos, intermediários, rápidos e ultrarrápidos. Os *metabolizadores lentos* são os mais suscetíveis, posto que doses equivalentes produzem efeitos maiores nesses indivíduos. Esta informação é muitas vezes crucial na clínica, por preditora de risco. Fornece também base para a discussão da individualização do tratamento medicamentoso e da titulação de doses. O complexo CYP450 é constituído por hemoproteínas, em sua maioria mono-oxigenases. Já foram caracterizadas mais de 150 diferentes isoformas, que atuam sobre fármacos, alimentos ou outros xenobióticos, principalmente as frações CYP3A4 (responsável pela oxidação metabólica de 50% dos fármacos de uso clínico), CYP2C9, CYP2D6 e CYP2C19 e a N-acetiltransferase 2 (NAT 2).[10,14,17-19]

Os processos enzimáticos envolvidos são as chamadas *reações de fase I* (oxidação, redução e hidrólise), de modo a tornar os compostos mais hidrossolúveis e conjugáveis, e, portanto, mais passíveis de excreção. O principal sítio de metabolização de fase I é o fígado, e os sistemas enzimáticos envolvidos são parte do complexo CYP450 hepático. As *reações de fase II* (conjugação) são aquelas nas quais o substrato da fase I é ligado covalentemente a uma molécula endógena (ácido glicurônico, sulfato etc.), produzindo um composto conjugado ionizável em pH fisiológico e reconhecido por enzimas carreadoras de fígado, rim, pulmões e intestino.[14,16]

As enzimas do citocromo CYP450 podem sofrer indução ou inibição; um fármaco pode induzir ou inibir enzimas metabolizadoras de outro, e ainda competir pelos mesmos sítios de metabolização, alterando a quantidade disponível da forma ativa. Exemplos clássicos de *indutores enzimáticos* são fenobarbital, fenitoína, carbamazepina e alguns anti-infecciosos, como rifampicina. Em situações de polifarmácia intensa, a imbricação dos mecanismos de indução/inibição dos múltiplos fármacos envolvidos pode tornar agudo o quadro do paciente, com resultados incertos. Por exemplo, sinvastatina é biotransformada pela isoforma CYP3A4 hepática e entérica, esta última produzindo metabólitos ativos.[20] Em casos de interação nesta isoforma, os resultados não são previsíveis. Entre os indutores da isoforma estão macrolídios, rifampicina, glicocorticoides, carbamazepina, erva-de-são-joão. A inibição dura de 2 a 3 dias, mas há casos em que a isoenzima é destruída, tendo que ser sintetizada *de novo*. Entre os indutores estão antifúngicos azólicos, inibidores seletivos de recaptação de serotonina, inibidores de protease, outros macrolídios, alimentos como suco de pomelo. Interações antes sugestivas de ligação a proteínas plasmáticas, hoje são reconhecidas como produto de inibição/indução metabólica, como no caso de anticoagulantes, cujo metabolismo no sítio CYP2C9 pode ser inibido.[14]

Excreção e *reabsorção* sofrem influência de pH urinário, fluxo plasmático renal, capacidade funcional do rim e presença de carreadores no túbulo renal. Carreadores também estão presentes nos intestinos. Mas as interações podem se manifestar por meio da competição entre fármacos, em especial pela glicoproteína P e por transportadores de íons orgânicos.[11,15,16] Os mecanismos de transporte tubular renal algumas vezes são utilizados terapeuticamente (probenecida e penicilinas).

Por fim, existem as *interações farmacodinâmicas*,[9,14] de ação e de efeito.

Interações de ação resultam da ação dos fármacos envolvidos no mesmo receptor ou enzima. Um fármaco pode aumentar o efeito do agonista por estimular a receptividade de seu receptor celular ou inibir enzimas que o inativam no local de ação. A diminuição de efeito pode dever-se à competição pelo mesmo receptor, tendo o antagonista puro maior afinidade e nenhuma atividade intrínseca. O efeito, modificado, é consequência da modificação da ação.

Interações de efeito acontecem por vias farmacológicas distintas, em sítios diferentes, ocasionando efeitos semelhantes ou opostos ou ainda influenciando os mecanismos de toxicidade dos fármacos envolvidos.

Há pelo menos três possíveis resultados das interações de ação e de efeito:

- Dois fármacos desempenham papéis contrários, anulando ou diminuindo os efeitos resultantes esperados para cada um individualmente. Diz-se então que há *antagonismo*. A diminuição de efeito pode ocorrer por competição no mesmo receptor celular (antagonismo farmacodinâmico), tendo o *antagonista puro* maior afinidade pelo receptor e nenhuma atividade intrínseca. Também pode haver antagonismo farmacocinético: um exemplo é o uso de rifampicina com anticoncepcionais orais (etinilestradiol e noretindrona), em que o antituberculoso aumenta a atividade enzimática do fígado e, consequentemente, a taxa da metabolização dos hormônios, podendo comprometer o nível plasmático dos mesmos e diminuir sua eficácia. Exemplos clássicos de antagonismo terapêutico ocorrem no *antidotismo*. Acetilcisteína pode combater os efeitos do paracetamol em altas doses; penicilamina é usada para tratamento de intoxicações por metais pesados; naloxona se contrapõe aos efeitos da morfina; flumazenil pode neutralizar benzodiazepínicos; desferroxamina neutraliza intoxicações por ferro[14]
- Dois fármacos desempenham papéis semelhantes, em que um reforça a ação ou o efeito do outro. Fala-se então de *sinergismo*. Haverá *sinergia de efeito*, quando diferentes fármacos atuarem mediante diferentes mecanismos, em diferentes tecidos. Quando um fármaco aumentar o efeito do agonista porque estimula a reatividade de seu receptor celular ou porque inibe enzimas que o inativam no local de ação, fala-se em *sinergia de ação*. Outra forma de sinergia consiste na atuação em diferentes pontos de uma mesma rota metabólica. Como exemplo de sinergismo, em que participam diferentes mecanismos biofarmacêuticos e fisiológicos, existe o uso concomitante de fármacos isolados e de associações em dose fixa com emprego terapêutico. Assim, há associações de antibacterianos, como sulfametoxazol + trimetoprima; associações de antirretrovirais (em inglês HAART, *highly active antiretroviral therapy*) para AIDS; associações de antituberculosos (esquema RHZE); fármacos junto com inibidores de sua metabolização (amoxicilina/clavulanato, imipeném/cilastatina, penicilina/probenecida), associação de dois fármacos que se complementam em seus perfis cinéticos (benzilpenicilina e penicilina procaína)
- Dois fármacos possuem características terapêuticas e emprego distintos. A ação ou efeito de um deles pode aumentar ou diminuir o limiar de toxicidade do outro. Nestes casos, o incremento de eficácia pode ser suplantado pela diminuição da segurança, o que potencialmente torna o fármaco afetado mais tóxico. Um exemplo é o uso de diuréticos com outros fármacos. Diminuindo a água no organismo, torna tóxicas concentrações antes terapêuticas, em especial de fármacos com estreito índice terapêutico, como digoxina e outros glicosídeos cardíacos, anti-hipertensivos de ação central, medicamentos com ação no SNC, entre outros.

As interações farmacodinâmicas são mais previsíveis que as interações cinéticas, uma vez que há menos influência de variações genéticas ou biológicas. Espera-se que fármacos de mesmo grupo ou classe farmacológica se comportem de forma semelhante.[9,14]

Algumas vezes os efeitos sinérgicos ou antagônicos podem ser desejáveis, quer para propiciar maior efeito, como no caso de certos efeitos sinérgicos, ou para nulificar ou minimizar os efeitos danosos da substância, como no caso do antidotismo. Estas características podem ser exploradas terapeuticamente.

Nos Quadros 11.2 a 11.4, exemplificam-se as diferentes classes de interações farmacológicas. Casos adicionais serão abordados nos demais capítulos.

▶ Características e determinantes

Nas interações farmacológicas, os elementos ou substâncias farmacologicamente ativos envolvidos são basicamente de dois tipos, cada qual com características especiais:

- Precipitantes. Normalmente, essas substâncias evidenciam um ou mais perfis: possuem alta afinidade por proteínas plasmáticas, alteram metabolismo de outras substâncias, fármacos ou xenobióticos (por inibição ou indução de enzimas hepáticas) ou afetam a função renal, modificando a depuração renal de outros fármacos
- Afetados. São aqueles que em geral apresentam a curva dose-resposta íngreme (pequena alteração de dose causando grande alteração de efeito) e/ou estreito índice terapêutico.[17]

Quadro 11.3 ■ Fármacos potencialmente envolvidos em interações farmacocinéticas.

No metabolismo de primeiro passo	
CYP3A4	Amiodarona, amitriptilina, bromocriptina, nefazodona, ciclosporina, diltiazem, eritromicina, felodipino, imipramina, losartana, lovastatina, midazolam, nefazodona, nicardipino, nimodipino, omeprazol, saquinavir, tacrolimo, triazolam, venlafaxina, verapamil
CYP2D6	Amitriptilina, desipramina, imipramina, metoprolol, propafenona, propranolol, venlafaxina
CYP2C9	Ciclosporina, losartana, nefazodona
CYP2C19	Omeprazol
Na utilização de transportadores enzimáticos	
Glicoproteína P	Amiodarona, antibióticos, antifúngicos, azólicos, antineoplásicos, digoxina, diltiazem, dipiridamol, espironolactona, estatinas, inibidores de protease, imunossupressores, quinidina, verapamil
Transportadores de ânions org.	AINE, cimetidina, metotrexato, análogos de nucleotídios
Transportador de peptídios	Antibióticos, betalactâmicos, enalapril, probenecida, rosuvastatina
Ânions org. transportadores polipeptídios	Cerivastatina, ciclosporina, genfibrozila, rifampicina

Fonte: adaptado da Referência 14. AINE = anti-inflamatórios não esteroides.

Quadro 11.2 ■ Exemplos de interações farmacocinéticas.

Processo	Agente precipitante	Agente afetado	Mecanismo proposto
Absorção	Sais de alumínio, cálcio, magnésio e ferro	Tetraciclina	Quelação, diminuição da ação antimicrobiana
	Sais de ferro	Micofenolato mofetila	(Não determinado)
	Sais de zinco	Vitamina A	(Não determinado)
	Epinefrina	Anestésicos locais	Vasoconstrição, com preservação anestésica
	Metoclopramida	Paracetamol	Aceleração do esvaziamento gástrico
	Rifampicina, ampicilina, tetraciclina, sulfas, cefalotina, cefalexina	Contraceptivos orais	Alteração de flora e menor absorção, com falha na contracepção
Distribuição	Ácido acetilsalicílico	Naproxeno	Competição pelas proteínas plasmáticas
	Sulfonamidas	Tolbutamida	
Biotransformação	Barbitúricos	Varfarina, antidepressivos	Indução enzimática Metabolismo aumentado
	Suco de pomelo (*grapefruit*)	Albendazol, antagonistas do cálcio, ciclosporina, hipolipemiantes, sildenafila, benzodiazepínicos	Inibição enzimática
	Carbamazepina	Fenitoína	Indução enzimática
	Tabaco	Teofilina	Indução enzimática
	Alopurinol	Azatioprina	Inibição enzimática
	Dissulfiram, metronidazol	Álcool etílico, claritromicina, metadona	Metabolismo diminuído
	Cimetidina	Propranolol, quinidina, teofilina, fenobarbital, carbamazepina, varfarina, imipramina, triptanas	Indução enzimática
	Propofol	Alfentanila	Retarda depuração
	Ciprofloxacino	Glibenclamida, teofilina	Inibição enzimática
	Nefazodona	Loratadina	Inibição enzimática
	Rifampicina, rifabutina	Varfarina, contraceptivos orais, ciclosporina, glicocorticoides, cetoconazol, itraconazol, teofilina, quinidina, digoxina, digitoxina, verapamil, inibidores de protease, zidovudina, nifedipino, midazolam	Indução enzimática (para todos)
Excreção	Bicarbonato de sódio	Barbitúricos, ácido acetilsalicílico	Alcalinização urinária
	Diuréticos osmóticos	Lítio	Aumento de excreção
	Probenecida	Penicilinas	Retardo na excreção
	Tiazidas	Lítio	Alcalinização urinária
	Inibidores da ECA	Lítio	Aumento na reabsorção tubular

Quadro 11.4 ▪ Exemplos de interações farmacodinâmicas.

Agente precipitante	Agente afetado	Interação resultante	Mecanismo proposto
Trimetoprima	Sulfametoxazol	Sinergia	Atuação em etapas diferentes de mesma rota metabólica
Aminoglicosídeos	Pancurônio	Sinergia	Sensibilização de receptor
Neostigmina	Suxametônio	Sinergia	Inibição de enzimas inativadoras
Naloxona	Morfina	Antagonismo	Competição por receptor
Flumazenil	Benzodiazepínicos	Antagonismo	Competição por receptor
Ondansetrona	Tramadol	Antagonismo	Bloqueio de receptores

No âmbito da polifarmacologia e das redes biológicas, entretanto, esta distinção está cada vez mais difícil de ser feita. A questão colocada é a necessidade de entender que ligantes correspondem a quais alvos terapêuticos. Estima-se que haja ligantes para múltiplos alvos, mas que nanofragmentos que se conectam, tanto nos ligantes como nos alvos, sejam específicos. Haveria uma série de pareamentos possíveis, que, em conjunto, resultariam em mapeamento da maior parte das interações medicamentosas. No entanto, o reconhecimento da multiplicidade de relações entre alvos, ligantes e efeitos resultantes, sem que haja completa explicitação dos pares envolvidos, pode vir a impedir uma taxonomia estrita, no futuro próximo, baseada nestes preceitos.[10,12,13]

A maior parte das interações ocorre inadvertidamente nas situações de polifarmácia, as quais são danosas ao organismo. Quando há pequeno número de fármacos envolvidos, o número de interações é potencialmente menor; mas em polifarmácia e face à cinética dos fármacos e às características do organismo envolvido, o perfil de interações pode tornar-se bastante complexo.[2,4,14,15,17] Em situações de tratamento intensivo, o cuidado ao paciente em estado grave deve ser redobrado, uma vez que muitos opioides (codeína, fentanila, tramadol, entre outros) são metabolizados no CYP450.[21]

Um fator determinante na resposta a fármacos e xenobióticos é a *variação individual*, de cunho genético.[10,19] Esta característica tem influência decisiva tanto no grau de ação/efeito esperado, quanto nas possíveis consequências adversas dos fármacos utilizados. A *farmacogenética* é o campo de estudo que examina o modo como a diversidade genética nas populações influencia a efetividade e a toxicidade dos fármacos. A partir de 1950 fica firmemente estabelecida a importância da variação genética sobre os efeitos do uso de medicamentos. Até 1990, cerca de 100 características monogênicas e polimórficas de interesse farmacogenético haviam sido identificadas, número que vem crescendo pelo advento da biologia molecular e de técnicas de DNA recombinante, tornando possível a investigação por meio de clonagem e sequenciamento do material genético.[10]

Há fármacos mais propensos a precipitarem interações, especialmente aqueles que possuem baixo índice terapêutico (em que a dose terapêutica é próxima da dose tóxica), como anticoagulantes, digitálicos, hipoglicemiantes, lítio, antineoplásicos e agentes nefrotóxicos. Alguns fármacos, de classes e mecanismos farmacológicos diferentes, são os mais frequentemente envolvidos em interações: ciclosporina, tolbutamida, digoxina, carbonato de lítio, metotrexato, fenitoína, teofilina, heparina e varfarina.[9,14,22]

A população mundial está mais longeva. Idosos são mais sujeitos a apresentarem efeitos de interações. Seus processos cinéticos já são mais afetados pela idade, e frequentemente se utiliza polifarmácia.[2,3,5,23] Os índices de interações têm aumentado significativamente, e a literatura é pródiga em relatos sobre essa população.[23-25] Outros grupos de pacientes também se encontram sob risco, em função de polifarmácia e debilidade de funções orgânicas: insuficientes renais, hepáticos, cardíacos e respiratórios, pacientes com hipotireoidismo, distúrbios mentais,[26] epilepsia grave, asma aguda e diabetes descompensado.

Crianças constituem grupo de risco, devido à falta de maturidade de algumas vias metabólicas. O emprego de métodos para estimar a probabilidade de interações específicas em subgrupos populacionais tem tido sucesso. Já é possível verificar a associação de variáveis como sexo, idade, peso, etnia, etilismo, tabagismo, função renal, parâmetros farmacocinéticos e certos medicamentos na produção de interações.[2,4,27]

Alimentos interagem com muitos fármacos, em geral observando-se diminuição da absorção. Exemplos são penicilinas, tetraciclinas, teofilina. Em algumas situações, ocorre aumento da absorção. O uso de alimentos graxos pode potencializar a absorção de antifúngicos, como griseofulvina e itraconazol. Dietas específicas podem ter mais importância clínica na produção de interações. Dietas hiperproteicas estimulam o sítio CYP450, enquanto dietas ricas em carboidratos possuem efeito contrário.[14]

O uso de sucos cítricos, em especial de laranjas amargas e de pomelo (*grapefruit*), modifica o perfil cinético de mais de 40 fármacos, entre eles: sinvastatina, atorvastatina, lovastatina, ciclosporina, saquinavir, antagonistas de cálcio, benzodiazepínicos. As substâncias presentes no suco, em especial a 6,7-di-hidroxibergamotina, inibem o sítio CYP34A no intestino delgado, diminuindo a eliminação pré-sistêmica dos fármacos e aumentando sua biodisponibilidade. O uso de um copo de suco (200 mℓ) já proporciona quantidade suficiente para promover interações, e seu efeito perdura por 24 h. Outras interações desencadeadas por sucos de frutas com componentes ativos vêm sendo investigadas; por exemplo, o *cranberry*, usado larga e preventivamente em prevenção de infecções das vias urinárias.[14,28,29]

Os efeitos de substâncias de abuso podem ainda comprometer o uso seguro de muitos fármacos, acentuado nesses casos por estresse e mecanismos fisiológicos envolvidos nos casos da drogadição.[30] Alcaloides e outras espécies presentes no tabaco (cerca de 3.800 substâncias diferentes, dentre as quais várias substâncias carcinogênicas, como os hidrocarbonetos aromáticos policíclicos) possuem efeitos de indução nas enzimas CYP1A1, CYP1A2 e CYP2E1. Outras vias metabólicas, como a conjugação com ácido glicurônico, são também afetadas por compostos presentes no tabaco. Por fim, a nicotina que possui ação estimulante pela liberação de catecolaminas pode interagir com diversos fármacos, contrapondo-se a eles ou somando seus efeitos. Como tabagismo é condição prevalente na população, rastrear esse hábito em conjunto com a história clínica do paciente é fator importante para a terapêutica. Em caso de drogas e álcool, muitos pacientes omitem a informação sobre uso, e o rastreamento da possível interação fica prejudicado. Drogas podem influir no metabolismo de diversas substâncias terapêuticas, entre elas, antirretrovirais.[31] Indução ou inibição enzimáticas podem ocorrer com uso do álcool. Na ingestão aguda, álcool age como inibidor do metabolismo enzimático, aumentando, por exemplo, a concentração do diazepam. O consumo crônico causa indução enzimática (CYP2EI), diminuindo, por exemplo, as concentrações plasmáticas de fenitoína e varfarina. Dissulfiram inibe o metabolismo do álcool etílico, por inibição irreversível de acetaldeído desidrogenase, causando efeitos como náuseas, vômitos, cefaleia, rubor facial. Este efeito é usado terapeuticamente no tratamento do alcoolismo. Sulfas, cloranfenicol, metronidazol, antifúngicos, nitratos e sulfonilureias, além de monossulfiram, causam reações tipo dissulfiram (Antabuse®) com álcool. Depressores do SNC normalmente acentuam os efeitos do álcool.[14,32] Álcool pode afetar mecanismos de conjugação hepática, contribuindo para a diminuição do metabolismo de fármacos como paracetamol, aumentando assim sua toxicidade.[22]

Associações em doses fixas podem ser produzidas industrialmente ou preparadas em farmácias magistrais, podendo ser extemporâneas ou não. Poucas são suas justificativas de uso; entre elas a de aumentar a adesão a tratamento por pacientes que referem dificuldade em tomar mais de um medicamento. Esse aspecto é importante na adesão a terapias crônicas, como as de tuberculose e AIDS. É importante salientar que quaisquer associações devem conter fármacos com farmacocinéticas compatíveis.[33,34] Em pacientes tratados com antirretrovirais, por exemplo, fluconazol é o antifúngico mais seguro, por sua reduzida interação com CYP450.[35]

Essas associações podem definitivamente aumentar a probabilidade de ocorrência de interações. Primeiramente porque reúnem dois ou mais fármacos no mesmo medicamento, o que já incorpora a possibilidade de ocorrência de interações no interior da formulação. Em segundo lugar, porque, ao fixar a dose, perde-se a possibilidade de modular as faixas de dose de cada medicamento isoladamente, de forma a conseguir o maior efeito terapêutico possível aliado ao menor efeito tóxico de cada componente. E por fim, porque fica bem difícil determinar qual fármaco foi responsável pelo efeito adverso. Sabe-se que preparados magistrais são especialmente sujeitos a causar danos, quando inadequadamente prescritos e formulados. Exemplo desta última situação é a formulação conjunta de sais minerais, analgésicos, vitaminas, diuréticos etc., e a associação de inibidores de apetite ou anfetaminas e benzodiazepínicos na mesma formulação.

O uso de produtos de origem vegetal, seja a própria planta, seja seu extrato ou outras formas de apresentação, possui grande potencial de causar interações com medicamentos, uma vez que o fitocomplexo (com diversas substâncias ativas) é que é ingerido. Produtos naturais possuem composição intrincada, com muitos componentes desconhecidos ou analiticamente indeterminados, e sujeita a variações geográficas, de clima, solo e luminosidade, ou mesmo por intervenção humana, como momento da coleta, secagem, processamento da planta etc.[20] Nos medicamentos fitoterápicos, produtos farmacêuticos padronizados obtidos a partir de plantas medicinais, podem existir as mesmas associações naturais de vários princípios ativos encontradas na planta, a despeito dos processos de purificação e isolamento.

Caso a padronização seja incompleta ou deficiente, a dose de cada princípio ativo por unidade posológica torna-se indeterminada. A avaliação não clínica e clínica dos fitoterápicos, que deveria seguir os mesmos padrões que a dos medicamentos obtidos por síntese ou biotecnologia, é feita de forma aproximada, tendo em vista as possibilidades de padronização do produto final, e o registro é simplificado.[36,37]

Todas essas questões – aliadas a fatores culturais, que incentivam o uso de plantas medicinais e fitoterápicos em automedicação, sob o argumento de que o que é "natural" é inócuo – favorecem o uso de fitoterápicos associados entre si e com outros medicamentos e aumentam as probabilidades de interações entre eles. Exemplos comuns são chás, infusões e "garrafadas", feitos a partir de plantas da flora medicinal, e compostos fitoterápicos (definidos na legislação sanitária brasileira). Para alguns está descrito alto potencial de interações, relacionado à isoenzima CYP3A4 intestinal e hepática e à capacidade transportadora da glicoproteína P influenciando o metabolismo pré-sistêmico.[14,16,37] *Ginkgo biloba*, kava-kava (*Piper methysticum*) e erva-de-são-joão (*Hypericum perforatum*) são reguladas, no Brasil, como medicamentos sujeitos à prescrição médica.[38,39]

São ainda deficientes o reconhecimento e a detecção de interações pelos clínicos. O uso de novos medicamentos, cujo perfil de segurança é desconhecido ou pouco conhecido, constitui-se em fonte potencial de interações. A prescrição de novos medicamentos pode não seguir padrões aceitáveis de segurança.[6] Diretrizes clínicas nem sempre trazem procedimentos adequados e alertas referentes a interações, mesmo quando já amplamente relatadas.[40,41]

Possibilidades de interações podem ser inferidas no momento de determinação dos parâmetros cinéticos, na fase I de ensaios clínicos.[2,27] Grandes ensaios clínicos com qualidade metodológica são importante fonte de balizadas informações sobre a segurança dos medicamentos. Não obstante, seu desenho é feito para determinar a eficácia do fármaco ou do medicamento, sendo pouco produtivo para aferir efeitos adversos advindos de interações. Para determinação de efeitos mais raros são necessários grandes contingentes de pacientes. Em situação de uso real, efeito raro só seria detectável em população de cerca de 100.000 pessoas. Assim, é a análise dos dados agrupados de vários ensaios – de preferência pragmáticos (que estudam situações reais de uso) e expressos em revisões sistemáticas e metanálises – que vai muitas vezes fornecer indicações sobre a segurança de novos medicamentos.

No entanto, o longo tempo entre uso pela população e produção e publicação dos dados de segurança, bem como a aprovação cada vez mais rápida pelos órgãos reguladores de novos medicamentos para entrada no mercado, tornam perigosa a utilização dos medicamentos recém-lançados.[42,43] Estima-se que haja limitada divulgação de categorias terapêuticas associadas a interações potencialmente graves.[9]

▶ Manejo das interações medicamentosas

O manejo da interação começa pela decisão quanto à sua relevância clínica, na qual o processo de produção é determinante. Isto porque, nas interações farmacodinâmicas, fundamentadas nos mecanismos de ação farmacológica, a predição é mais fácil.[14] No entanto, o mesmo não ocorre com as interações farmacêuticas (em que muitas variáveis não clínicas influem) ou farmacocinéticas, em que fatores individuais desfavorecem sua prevenção e manejo.

De modo a contribuir no manejo preventivo de interações cinéticas, pode-se estimar a concentração plasmática do fármaco, pelo cálculo da concentração plasmática no estado estacionário. Para tanto é necessário conhecer dose, intervalo de administração, biodisponibilidade e valor do *clearance* sistêmico. Os dois últimos parâmetros são os mais importantes para a relevância clínica de interações cinéticas. Sabe-se que 70 a 80% de interações cinéticas se relacionam a modificações na depuração sistêmica (na qual têm especial importância a biotransformação hepática e a depuração renal), e 20 a 30% delas são devidas a modificações de biodisponibilidade.[14]

É impossível que os prescritores saibam todas as possíveis interações de interesse clínico e seus fármacos precipitantes e afetados. As inferências provêm de: perfil de paciente com maior risco – mais idoso, com doença mais grave e em uso de polifármacia; perfil de medicamento mais sujeito a interações – via única de biotransformação, elevada depuração pré-sistêmica, estreito índice terapêutico e efeitos adversos tipo A (dose-dependentes).[6,44]

De toda forma, algumas atitudes podem ajudar a identificar e prevenir interações:

- Conhecer bem as características dos fármacos a prescrever
- Rever evidências sobre interações já relatadas e utilizar *softwares* para *screening* da prescrição
- Realizar adequada anamnese farmacológica, incluindo terapias pregressas, dados clínicos e laboratoriais, fatores predisponentes para interações (farmacogenéticos)
- Evitar polifármacia, mas em sua vigência, suspeitar de interações, em caso de efeitos adversos
- Evitar associações em doses fixas
- Em caso de interação, diferenciar efeitos dinâmicos dos cinéticos e ajustar doses, se necessário
- Em caso de interação, suspender os medicamentos suspeitos e documentar a interação. Se possível não utilizar medicamentos para tratamento de interações
- Instruir o paciente e os profissionais de saúde quanto a corretos intervalos entre doses dos medicamentos orais, os quais devem sempre ser os maiores possíveis
- Rever suas práticas prescritivas, eliminando medicamentos desnecessários (*deprescribing*)[45] ou diminuindo doses, de sorte a minimizar ou eliminar interações e resultantes efeitos adversos
- Efetuar o seguimento do paciente, de forma a evitar, mitigar ou contornar efeitos indesejáveis da terapêutica.

▸ Referências bibliográficas

1. Ruiz AM, Osorio-de-Castro CGS. *Medicamentos: falando de qualidade.* Rio de Janeiro: Associação Brasileira Interdisciplinar de Aids; 2008. In: http://abiaids.org.br/?s=cartilha+medicamentos&lang=pt-br. Acesso em: 20/09/2015.
2. Guthrie B, Makubate B, Hernandez-Santiago V, Dreischulte T. The rising tide of polypharmacy and drug-drug interactions: population database analysis 1995-2010. *BMC Med* 2015; 13: 74.
3. Doan J, Zakrzewski-Jakubiak H, Roy J, Turgeon J, Tannenbaum C. Prevalence and risk of potential cytochrome P450-mediated drug-drug interactions in older hospitalized patients with polypharmacy. *Ann Pharmacother* 2013; 47(3): 324-332.
4. Hovstadius B, Hovstadius K, Astrand B, Petersson G. Increasing polypharmacy – an individual-based study of the Swedish population 2005-2008. *BMC Clin Pharmacol* 2010; 10: 16.
5. Lorgunpai SJ, Grammas M, Lee DS, McAvay G, Charpentier P, Tinetti ME. Potential therapeutic competition in community-living older adults in the U.S.: use of medications that may adversely affect a coexisting condition. *PLoS One* 2014; 9(2): e89447.
6. Lindh JD, Andersson ML, Mannheimer B. Adherence to guidelines for avoiding drug interactions associated with warfarin – a Nationwide Swedish Register Study. *PLoS One* 2014; 9 (5): e97388.
7. Fuhr U. Improvement in the handling of drug–drug interactions. *Eur J Clin Pharmacol* 2008; 64: 167-171.
8. Hennessy S, Flockhart DA. The need for translational research on drug-drug interactions. *Clin Pharmacol Ther* 2012; 91 (5): 771-773.
9. Strandell J, Wahlin S. Pharmacodynamic and pharmacokinetic drug interactions reported to VigiBase, the WHO global individual case safety report database. *Eur J Clin Pharmacol* 2011; 67 (6): 633-641.
10. Pérez-Nueno VI. Using quantitative systems pharmacology for novel drug discovery. *Expert Opin Drug Discov* 2015; Sep 2: 1-17.
11. Devers R, Dallas S, Dickmann LJ, Fahmi OA, Kenny JR, Kraynov E *et al.* Critical review of preclinical approaches to investigate cytochrome p450-mediated therapeutic protein drug-drug interactions and recommendations for best practices: a white paper. *Drug Metab Dispos* 2013; 41(9): 1598-1609.
12. Takigawa I, Tsuda K, Mamitsuka H. Mining significant substructure pairs for interpreting polypharmacology in drug-target network. *PLoS One* 2011; 6 (2):e16999.
13. Reddy AS, Zhang S. Polypharmacology: drug discovery for the future. *Expert Rev Clin Pharmacol* 2013; 6 (1): 41-7.
14. Morales-Olivas FJ, Estañ L. Interacciones medicamentosas. Nuevos aspectos. *Med Clin (Barc)* 2006; 127 (7): 269-275.
15. Aszalos A. Drug–drug interactions affected by the transporter protein, P-glycoprotein (ABCB1, MDR1). I. Preclinical aspects. *Drug Discov Today* 2007; (19/20): 833-837.
16. Aszalos A. Drug–drug interactions affected by the transporter protein, P-glycoprotein (ABCB1, MDR1). II. Clinical aspects. *Drug Discov Today* 2007; (19/20): 838-843.
17. Ministério da Saúde. Comissão Técnica e Multidisciplinar de Atualização da Relação Nacional de Medicamentos Essenciais (COMARE). *Formulário Terapêutico Nacional 2010*. Brasília: Ministério da Saúde; 2010.
18. Sevrioukova IF, Poulos TL. Understanding the mechanism of cytochrome P450 3A4: recent advances and remaining problems. *Dalton Trans* 2013; 42 (9): 3116-3126.
19. Tang C, Lin JH, Lu AYH. Metabolism-based drug-drug interactions: what determines individual variability in cytochrome P450 induction? *Drug Metab Disp* 2005; 33: 603-613.
20. Loi CM, Smith DA, Dalvie D. Which metabolites circulate? *Drug Metab Dispos* 2013; 41 (5): 933-951.
21. Overholser BR, Foster DR. Opioid pharmacokinetic drug-drug interactions. *Am J Manag Care* 2011; Suppl 11: S276-287.
22. Hersh EV, Pinto A, Moore PA. Adverse drug interactions involving common prescription and over-the-counter analgesic agents. *Clin Ther* 2007; 29: 2477-2497.
23. Sharifi H, Hasanloei MA, Mahmoudi J. Polypharmacy-induced drug-drug interactions; threats to patient safety. *Drug Res (Stuttg)* 2014; 64(12): 633-637.
24. Singh M, Chaudhary S, Azizi S, Green J. Gastrointestinal drug interactions affecting the elderly. *Clin Geriatr Med* 2014; 30 (1): 1-15.
25. Pasina L, Djade CD, Nobili A, Tettamanti M, Franchi C, Salerno F *et al.* Drug-drug interactions in a cohort of hospitalized elderly patients. *Pharmacoepidemiol Drug Saf* 2013; 22 (10): 1054-1060.
26. Guo JJ, Wu J, Kelton CM, Jing Y, Fan H, Keck PE, Patel NC. Exposure to potentially dangerous drug-drug interactions involving antipsychotics. *Psychiatr Serv* 2012; 63 (11): 1080-1088.
27. Zhou H. Population-based assessments of clinical drug-drug interactions: qualitative indices or quantitative measures? *J Clin Pharmacol* 2006; 46: 1268-1289.
28. Srinivas NR. Cranberry juice ingestion and clinical drug-drug interaction potentials; review of case studies and perspectives. *J Pharm Pharm Sci* 2013; 16(2): 289-303.
29. Mertens-Talcott SU, Zadezensky I, De Castro WV, Derendorf H, Butterweck V. Grapefruit-drug interactions: can interactions with drugs be avoided? *J Clin Pharmacol* 2006; 46: 1390-1416.
30. Uhart M, Wand GS. Stress, alcohol and drug interaction: an update of human research. *Addiction Biol* 2008; 14: 43-64.
31. Kumar S, Rao PS, Earla R, Kumar A. Drug-drug interactions between anti-retroviral therapies and drugs of abuse in HIV systems. *Expert Opin Drug Metab Toxicol* 2015; 11(3): 343-355.
32. Wannmacher L. Interações de medicamentos com álcool: verdades e mitos. In: Organização Panamericana da Saúde, ed. *Uso Racional de Medicamentos: Temas Selecionados*. Brasília: OPAS; 2007: 4(2).
33. Yamamoto Y, Takahashi Y, Imai K, Takahashi M, Nakai M, Inoue Y, Kagawa Y. Impact of cytochrome P450 inducers with or without inhibitors on the serum clobazam level in patients with antiepileptic polypharmacy. *Eur J Clin Pharmacol* 2014; 70(10): 1203-1210.
34. Kalafutova S, Juraskova B, Vlcek J. The impact of combinations of non-steroidal anti-inflammatory drugs and anti-hypertensive agents on blood pressure. *Adv Clin Exp Med* 2014; 23 (6): 993-1000.
35. Vadlapatla RK, Patel M, Paturi DK, Pal D, Mitra AK. Clinically relevant drug-drug interactions between antiretrovirals and antifungals. *Expert Opin Drug Metab Toxicol* 2014; 10 (4): 561-580.
36. Hussain MS. Patient counseling about herbal-drug interactions. *Afr J Tradit Complement Altern Med* 2011; 8 (5 Suppl): 152-163.
37. Skalli S, Zaid A, Soulaymani R. Drug interactions with herbal medicines. *Ther Drug Monit* 2007; 29: 679-686.
38. Ministério da Saúde. Agência Nacional de Vigilância Sanitária. Resolução RDC nº 356, de 28 de fevereiro de 2002. *Diário Oficial da República Federativa do Brasil*.
39. Ministério da Saúde. Agência Nacional de Vigilância Sanitária. Resolução RDC nº 357, de 28 de fevereiro de 2002. *Diário Oficial da República Federativa do Brasil*.
40. Muth C, Kirchner H, van den Akker M, Scherer M, Glasziou PP. Current guidelines poorly address multimorbidity: pilot of the interaction matrix method. *J Clin Epidemiol* 2014; 67 (11): 1242-1250.
41. Dumbreck S, Flynn A, Nairn M, Wilson M, Treweek S, Mercer SW *et al.* Drug-disease and drug-drug interactions: systematic examination of recommendations in 12 UK national clinical guidelines. *BMJ* 2015; 350: h949.
42. Avorn J, Kesselheim AS. The 21 st Century Cures Act-Will It Take Us Back in Time? *N Engl J Med* 2015; 372 (26): 2473-2475.
43. Downing NS, Aminawung JA, Shah ND, Krumholz HM, Ross JS. Clinical trial evidence supporting FDA approval of novel therapeutics, 2005–2012. *JAMA* 2014; 311 (4): 368-377.
44. Zigman D, Blier P. A framework to avoid irrational polypharmacy in psychiatry. *J Psychopharmacol* 2012; 26(12): 1507-11.
45. Scott IA, Hilmer SN, Reeve E, Potter K, Le Couteur D, Rigby D, Gnjidic D, Del Mar CB, Roughead EE, Page A, Jansen J, Martin JH. Reducing inappropriate polypharmacy: the process of deprescribing. *JAMA Intern Med* 2015; 175(5): 827-34.

CAPÍTULO 12
Reações Adversas a Medicamentos

Isabela Heineck ■ Aline Lins Camargo

▶ Introdução

Reações adversas podem ocorrer sempre que medicamentos são utilizados. Constituem importante problema de saúde pública por estarem relacionadas a alta morbidade, mortalidade e custos elevados aos sistemas de saúde.[1,2]

A Organização Mundial da Saúde (OMS) define reação adversa como sendo "qualquer resposta prejudicial ou indesejável e não intencional a um medicamento, a qual se manifesta após a administração de doses normalmente utilizadas no homem para profilaxia, diagnóstico ou tratamento de doença ou para modificação de função fisiológica".[3] Esse conceito não considera como reações adversas a medicamentos (RAM) efeitos que ocorrem após uso acidental ou intencional de doses maiores que as habituais (toxicidade absoluta). Também não inclui reações indesejáveis determinadas por falha terapêutica, abuso, erros de administração e não adesão a tratamento (uso maior ou menor do que o prescrito). Embora esta definição seja amplamente utilizada, outros conceitos têm sido propostos por inúmeros autores e instituições, indicando a falta de homogeneidade dos termos que são utilizados no contexto da segurança do paciente relacionado à medicação. Isso dificulta interpretação e comparação de resultados da literatura científica, e, consequentemente, a compreensão da real magnitude do problema.[4]

Os termos reação e efeito adverso a medicamentos têm sido utilizados como sinônimos. No entanto, especialistas em segurança do paciente afirmam que se referem ao mesmo fenômeno, mas visto em ótica diferente. Efeito adverso é aquilo que é causado por medicamento, enquanto reação adversa é o que é manifestado pelo usuário do medicamento. Ou seja, medicamento causa efeito, enquanto usuário de medicamento apresenta reação adversa.[5,6]

É importante diferenciar reação adversa a medicamento de evento adverso, definido como qualquer ocorrência desfavorável passível de aparecer enquanto o paciente está usando o medicamento, mas que pode ou não ser atribuída a este último.[3] Evento adverso pode ser causado por incorreções de dose, via ou intervalo de administração ou omissão de doses. Assim, por exemplo, superdosagem de medicamento não é considerada reação adversa, mas pode ser um evento adverso.

Atribuição de sintomas a medicamentos em uso é frequente na prática clínica, mas muitas vezes eles não são a causa dos sintomas. A crença do paciente em eventos adversos não determinados por medicamentos é denominada de efeito nocebo (evento adverso placebo), como se detalha adiante.

Não se recomenda o uso dos termos "efeitos tóxicos" ou "efeitos colaterais" para se referir a RAM, pois, na verdade, são tipos específicos de reações ou eventos adversos.

Falha no reconhecimento de reação adversa pode contribuir para debilitar ainda mais a saúde das pessoas, especialmente quando é confundida com o sintoma de um novo problema de saúde, levando ao que é chamado de "cascata de prescrição". Uma cascata de prescrição ocorre quando um novo medicamento é prescrito para tratar reação adversa associada a outro fármaco, por esta reação ser interpretada com nova condição médica que requer tratamento. Esta prática coloca o usuário de medicamento em risco adicional relacionado a tratamento potencialmente desnecessário. Medicamentos frequentemente prescritos estão associados a prescrições em cascata, como medicamentos para demência, anti-hipertensivos, sedativos, opioides, anti-inflamatórios não esteroides, antiepilépticos e antibióticos. A cascata de prescrição pode ser prevenida, adotando algumas medidas como: iniciar novo medicamento com dose baixa e ajustá-la gradualmente até obtenção do efeito desejado; ao ocorrer reação adversa a medicamento, adotar medidas não farmacológicas ou redução da dose, quando a reação é dose-dependente; orientar os pacientes a identificar possíveis reações adversas e os meios para se contrapor a elas; avaliar cuidadosamente a necessidade de prescrição de um segundo medicamento para controlar reação adversa do primeiro medicamento prescrito, o que somente deve ocorrer quando os benefícios da continuidade da terapia com o primeiro medicamento forem superiores aos riscos adicionais de efeitos indesejáveis com o segundo medicamento.[7]

Estudos têm sido desenvolvidos para determinar a incidência de RAM em diferentes locais, mostrando que essa varia muito, o que reflete diferenças de definições adotadas e métodos empregados para detectar suspeitas de reações adversas. Revisão de 47 estudos observacionais avaliou a epidemiologia das reações adversas na Europa. A porcentagem média de admissão hospitalar devido a RAM foi de 3,5% (variando de 0,5 a 12,8% de todos os pacientes), baseada em 22 estudos. Em relação às RAM durante a internação, a porcentagem média de pacientes que manifestaram pelo menos uma RAM durante internação foi de 10,1% (variando de 1,7 a 50,9% de todos os pacientes), baseada em 13 estudos.[8] Estudo observacional desenvolvido em hospital austríaco indica que idade avançada, insuficiência renal, número de medicamentos na admissão e na alta estão significativamente associados à RAM na admissão.[9] Os dados no Brasil são limitados, mas estudo desenvolvido em 4 hospitais de Salvador/Bahia, onde todos os pacientes admitidos no período de abril a dezembro de 2007 foram avaliados para determinar a prevalência de admissão por RAM, indicou taxa ajustada aos expostos de 2,1%. Os principais órgãos afetados foram sistema hematológico (32,6%), pele (18,7%) e sistema gastrointestinal (14,6%), e os medicamentos mais envolvidos foram antineoplásicos (40,4%) e antibióticos (7,8%).[10] Revisão sistemática de 51 estudos analisou o impacto comparativo de RAM adquirida em hospital em pacientes adultos e pediátricos. RAM adquiridas em hospital são mais estudadas em adultos do que em crianças. A taxa de incidência tem ampla variação no mundo todo em ambos os grupos. Em adultos varia de 2,2 a 30,8%, e em crianças, de 0,14 a 21,5%. A disparidade mundial nesta taxa de incidência pode ser explicada pela diferença no método de detecção de RAM, mas outros fatores também podem estar envolvidos, como aspectos étnicos, hábitos dietéticos, variabilidade genética, prevalência heterogênea de doenças, disparidade cultural, condições financeiras nacionais, currículo de educação médica, entre outros.[11]

Na Europa, há limitado conhecimento a respeito de ocorrência de RAM em pacientes ambulatoriais, quando o sistema de saúde não é usado.[8] Para reações adversas que ocorrem na comunidade, a incidência relatada varia de 2,6 a 41% dos pacientes. Estudos nessa área são mais difíceis de realizar e poucos são bem delineados.[12] Revisão sistemática estimou a prevalência de eventos adversos a medicamentos ocorridos em nível ambulatorial e encontrou taxa média de prevalência de 3,3% (estudos retrospectivos) e 9,65% (estudos prospectivos), variando de 2,45% em crianças a 16,1% em idosos.[13]

Reações adversas a medicamentos também se associam a óbitos. O sistema de estatística vital dos EUA investigou, de 1999 a 2006, a tendência de mortalidade relacionada à RAM. Durante esse período, identificaram-se 2.341 mortes relacionadas à RAM. As taxas anuais variaram de 0,08/100.000 a 0,12 por 100.000, com aumentos de 0,0058 por ano. Indivíduos mais idosos, homens, negros e residentes em áreas rurais apresentaram maiores taxas de morte por RAM. As classes dos medicamentos mais associadas às mortes foram anticoagulantes, opioides e imunossupressores.[14]

Além do impacto sobre a vida humana, RAM também influencia significativamente os custos despendidos com saúde. Revisão sistemática indicou que o custo global de um paciente hospitalizado com RAM é de 2.401 dólares, equivalente a aumento no custo total do cuidado de 19,86%. Também há aumento de 8,25% no tempo de hospitalização.[15] Outra revisão sistemática indicou que RAM determina 3,5 dias a mais de internação, a um custo adicional atribuível de 3.332 dólares americanos. Embora sejam ressaltadas heterogeneidade e limitações metodológicas dos estudos, os resultados mostram importante carga econômica gerada por RAM.[16]

Com base nesses dados, tem-se proposto que reações adversas a medicamentos sejam consideradas e abordadas como grave problema de saúde pública.[16] A preocupação com a utilização segura de medicamentos é de suma importância e deve colaborativamente envolver médicos, dentistas, farmacêuticos, enfermeiros, agências reguladoras, indústria farmacêutica e comunidade em geral.

▶ Classificação

Várias classificações têm sido propostas para reações adversas a medicamentos. Uma das mais utilizadas é a de Rawlins e Thompson, que divide as reações adversas em: *tipo A*, dose-dependentes e previsíveis pelo que se conhece do fármaco; *tipo B*, independentes da dose e imprevisíveis, tendo em vista as propriedades farmacológicas do medicamento (ver Quadro 12.1).

Em função de algumas reações não se enquadrarem em qualquer dos dois tipos, como as carcinogênicas e as teratogênicas, a classificação foi sendo progressivamente ampliada, incluindo *tipo C* (reações crônicas, dose e tempo-dependentes), *tipo D* (reações retardadas), *tipo E* (reações de retirada) e *tipo F* (insucesso da terapêutica). Estas modificações têm atenuado algumas das dificuldades do sistema de classificação, mas têm introduzido outras.[17,18]

Em função das limitações, propôs-se um sistema de classificação tridimensional (DoTS), baseado na resposta à dose, tempo de aparecimento e suscetibilidade do indivíduo (idade, gênero, fatores genéticos, por exemplo).[19,20] Classificação complementar à DoTS – EIDOS – considerou os mecanismos determinantes dos efeitos adversos, incluindo cinco elementos: espécie química extrínseca (E = *Extrinsic chemical species*) causadora do efeito (fármaco, excipiente, contaminante etc.); espécie química intrínseca (I = *Intrinsic chemical species*) afetada pelo agente causador (proteínas, canais transportadores de íons etc.); distribuição (D = *Distribution*) dessas espécies no organismo; resultado (O = *Outcome*) fisiológico ou patológico; e sequela (S = *Sequela*) que é o efeito adverso. A proposta é que estes dois sistemas de classificação, utilizados em conjunto, abordem de forma mais abrangente todos os aspectos importantes relacionados às RAM.[5]

De acordo com a *gravidade*, reações adversas a medicamentos podem ser classificadas como leves, moderadas, graves ou letais, conforme apresentado no Quadro 12.2.[21]

Reações leves são de aparecimento comum. Incluem náuseas, desconforto abdominal, cefaleia ou tontura. Reações graves têm menor frequência e, eventualmente, podem levar à morte, como discrasias sanguíneas ou necrólise epidérmica tóxica. No entanto, deve-se ter em mente que mesmo reações leves causam com frequência desconforto e sofrimento aos pacientes e podem afetar cumprimento do tratamento prescrito e qualidade de vida.

Quanto à *frequência*, reações adversas a medicamentos podem ser classificadas como muito frequentes, frequentes, pouco frequentes, raras e muito raras (Quadro 12.3).[3]

Quadro 12.1 ■ Comparação entre RAM de tipo A e tipo B.

	Tipo A	Tipo B
Resposta ao medicamento	Efeito exagerado	Efeito bizarro
Reação farmacologicamente previsível	Sim	Não
Reação dependente de dose	Sim (em geral)	Não (em geral)
Incidência	Alta	Baixa
Morbidade	Alta	Baixa
Mortalidade	Baixa	Alta
Manejo	Ajuste de dose	Suspensão do fármaco
Exemplos	Bradicardia por bloqueadores beta-adrenérgicos Hemorragia por anticoagulantes orais Hipoglicemia com antidiabéticos Nefrotoxicidade por aminoglicosídeos	Choque anafilático por penicilina Hipertermia maligna por anestésicos gerais

Quadro 12.2 ■ Classificação da RAM de acordo com a gravidade.

Categoria	Características das reações adversas
Leves	Não requerem suspensão do medicamento, tratamentos específicos ou antídotos
Moderadas	Exigem modificação da terapêutica, embora não necessariamente levem à suspensão do fármaco, e podem prolongar hospitalização e exigir tratamento específico
Graves	Potencialmente fatais, requerem interrupção da administração do medicamento, tratamento específico e hospitalização ou prolongamento da internação
Letais	Contribuem direta ou indiretamente para a morte do paciente

Quadro 12.3 ▪ Classificação de reações adversas segundo a frequência.³

Categoria	Frequência
Muito frequente	> 1/10 (> 10%)
Frequente	> 1/100 e < 1/10 (> 1% e < 10%)
Pouco frequente	> 1/1.000 e < 1/100 (> 0,1% e < 1%)
Rara	> 1/10.000 e < 1/1.000 (> 0,01% e < 0,1%)
Muito rara	< 1/10.000 (< 0,01%)

Fonte: Uppsala Monitoring Centre. Glossary of Terms used in Pharmacovigilance. Jan 2015. Disponível em: http://www.who-umc.org/graphics/28401.pdf Acesso em 06 dez. 2015.

▶ Fatores predisponentes

Relacionam-se a propriedades do fármaco ou características do paciente.

Idade

Indivíduos em extremos de idade são mais suscetíveis a RAM. Essa relação está bem estabelecida. Estudos indicam que a taxa de admissão hospitalar devido a reação adversa a medicamentos é maior em idosos (10,7%) do que em adultos em geral (6,3%) ou crianças (4,1%).²² Diversas razões contribuem para isso – polifarmácia, comorbidades, uso de medicamentos desnecessários, seleção inadequada do medicamento, uso a longo prazo sem avaliação (p. ex., agentes hipoglicemiantes orais em pacientes que perdem peso à medida que envelhecem), regime de dose inadequado, duplicidade terapêutica e uso incorreto do medicamento por parte do paciente ou de seus cuidadores.²³⁻²⁵ Desta forma a relação de RAM com idade avançada é complexa. Estudos têm demonstrado que apenas idade elevada não deve ser considerada fator preditivo para RAM, sendo o número de medicamentos prescritos o fator que independentemente está relacionado com aparecimento de RAMs.²⁶ No entanto, idade ≥ 65 anos parece ser fator de risco independente para reações adversas agudas graves, e a chance de experimentar este desfecho aumentaria 3% a cada ano.²⁷ Evidências sugerem que prescrição inapropriada é altamente prevalente em pacientes idosos e se associa com aumento de risco de eventos adversos a medicamentos, morbidade, mortalidade e utilização dos serviços de saúde.²⁸

Critério de Beers é o método mais amplamente utilizado para detecção de medicamentos potencialmente inapropriados em prescrições de idosos. Contém 53 medicamentos ou classes de medicamentos, divididos em três categorias: medicamentos e classes potencialmente inapropriados, medicamentos e classes potencialmente inapropriados que podem exacerbar doenças e síndromes preexistentes e medicamentos que devem ser usados com precaução. Benzodiazepínicos (curta, intermediária e longa ação) fazem parte da lista, devendo ser evitados para tratamento de insônia, agitação ou delírio, pois aumentam risco de quedas, fraturas e acidentes com veículos; também digoxina deve ser evitada em doses superiores a 0,125 mg/dia, devido a risco de efeitos tóxicos exacerbados. Na lista de medicamentos a serem evitados em idosos com condições clínicas específicas encontram-se antidepressivos tricíclicos em idosos com constipação intestinal crônica. Entre os medicamentos que devem ser usados com precaução está ácido acetilsalicílico em idosos com mais de 80 anos.²⁹ Outras ferramentas semelhantes são START (*Screening Tool to Alert doctors to Right Treatment*) e STOPP (*Screening Tool of Older Person's Prescriptions*). No entanto, são mais complexas, exigindo maior tempo para aplicação. Segundo Poudel e colaboradores, seria necessário melhorar as ferramentas existentes no sentido de deixá-las mais amigáveis e evitar o uso inadequado de medicamentos principalmente em idosos frágeis.²⁹

Crianças, particularmente neonatos e lactentes, também são mais suscetíveis a RAM. Características farmacocinéticas e farmacodinâmicas nessa faixa etária diferem daquelas detectadas em adultos.³⁰ A faixa etária de 0 a 4 anos de idade responde por 43,2% das consultas relacionadas com RAM na pediatria.³¹ Uma preocupação adicional é que muitos fármacos utilizados em crianças não foram registrados (*unlicensed*) para uso em pacientes desta faixa etária ou são prescritos em condições não aprovadas no registro (*off-label*).³²,³³ Estudos realizados no Brasil detectaram elevados percentuais de uso de medicamentos não registrados (12%) e *off-label* (39%) em pacientes internados³⁴ e na atenção primária (31,7%).³⁵ A utilização de medicamentos não registrados e *off-label* não pode ser considerada inadequada em muitas situações, mas, devido à associação com RAM,³⁶,³⁷ só deve ser posta em prática na ausência de outros medicamentos em pediatria.

Fármacos e adjuvantes com grande potencial de efeitos adversos em neonatos incluem cloranfenicol, por desencadear a síndrome do bebê cinzento; dexametasona, devido à paralisia cerebral causada com altas doses; álcool benzílico (usado como conservante em preparações parenterais), associado a síndrome de *gasping* e oxigênio, à retinopatia da prematuridade e displasia broncopulmonar.³⁸

Gênero

Estudos têm apontado maior frequência de efeitos adversos a fármacos em mulheres.²⁷,³⁹ A probabilidade de relatarem espontaneamente efeitos adversos é duas vezes maior, em comparação com pacientes do sexo masculino.⁴⁰,⁴¹ No entanto, as mulheres parecem ter menor risco de experimentar reações adversas graves. Isso porque procuram atendimento médico mais cedo do que os homens.²⁷ Estudo holandês, considerando todas as hospitalizações relacionadas com reações adversas no período entre 2000 e 2005, observou que uso de medicamentos foi maior entre mulheres (57%). Análise ajustada para o número de prescrições mostrou que o risco de reação adversa é diferente entre os sexos, variando de acordo com a classe de medicamentos utilizada. Mulheres foram internadas mais que homens por efeitos adversos decorrentes do uso de antidepressivos e medicamentos para transtornos neurológicos, enquanto antineoplásicos, imunossupressores e antirreumáticos estiveram mais relacionados com internações de pacientes masculinos.⁴¹

Potenciais razões para diferença no risco de aparecimento de RAM seriam fatores psicossociais e de estilo de vida, diferenças hormonais, bem como aspectos farmacodinâmicos e farmacocinéticos.⁴²

Há sugestão de serem as mulheres mais sensíveis a reações adversas hepáticas do que homens e de apresentarem maior incidência de tosse por inibidores da enzima conversora de angiotensina (IECAs) e taquicardia ventricular polimórfica (*torsade de pointes*) com a administração de medicamentos que prolongam a repolarização cardíaca.⁴³

Raça e características genéticas

Diferenças étnicas podem afetar os processos farmacocinéticos de determinados fármacos e aumentar o risco de desenvolvimento de RAM em alguns indivíduos. Com frequência fatores genéticos estão envolvidos nestes fenômenos.⁴⁴,⁴⁵ Análise de 6 ensaios clínicos sobre o uso de olanzapina identificou aumento de peso clinicamente significativo entre pacientes negros (36,1%) em relação aos brancos (30,4%).⁴⁶ A elevada incidência de síndrome de Stevens-Johnson e necrólise epidérmica tóxica vista em Taiwan, Tailândia, Malásia e Filipinas, em comparação às taxas observadas em Europa, EUA ou Japão, foi atribuída aos antígenos leucocitários humanos alelos HLA-B*15:02 ou HLA-A*31:01 e HLA-B*58:01, associados respectivamente a carbamazepina e alopurinol na indução de síndrome de Steven Johnson e necrólise epidérmica tóxica.⁴⁷ O alerta para evitar o uso do medicamento em pacientes com testagem positiva para HLA-B*1502 pode ser encontrado em algumas bulas do medicamento.

Variações genéticas em padrões de metabolização enzimática, receptores e transportadores celulares de compostos químicos têm sido associadas à variabilidade individual de eficácia e toxicidade a determinados fármacos. Polimorfismo em genes que codificam enzimas do citocromo P450 produz, por exemplo, fenótipos de "metabolizadores lentos" ou "rápidos" para numerosos medicamentos (isoniazida, procainamida, hidralazina, sulfapiridina e dapsona), e o caráter de acetilação lenta se associa a maior risco de reações adversas. Da mesma forma, presença de colinesterase atípica, característica determinada geneticamente, prolonga a duração de ação de bloqueadores neuromusculares como succinilcolina, determinando paralisia muscular por mais tempo, inclusive da musculatura respiratória (apneia) – cerca de uma hora, em vez de alguns minutos.[48]

Na última década houve grande avanço no campo da farmacogenética (estudo de variações interindividuais na sequência do DNA de genes específicos que afetam a resposta aos medicamentos), especialmente em relação à terapia antirretroviral, do câncer e cardiovascular. Resultados de testes na rotina clínica podem auxiliar em seleção de medicamentos e estabelecimento de doses e duração dos tratamentos. Revisão sistemática e metanálise de ensaios clínicos randomizados objetivou verificar se a prescrição guiada por genótipo pode reduzir eventos adversos e melhorar a resposta ao tratamento com medicamentos, concluindo que até o momento as evidências favorecem aquela estratégia no uso de varfarina e abacavir.[44] No entanto, há ainda necessidade de demonstrar de forma sólida a relação favorável custo/eficácia da tecnologia, sobretudo para prevenir e tratar RAM.

Presença de doenças ou condições clínicas associadas

Pacientes com alterações de função renal ou hepática apresentam maior risco de efeitos adversos a medicamentos eliminados por esses órgãos. A complexidade no manejo desses pacientes é determinada por alterações funcionais do órgão excretor e implicações metabólicas associadas, como retenção de sódio e água, hiperpotassemia, acidose metabólica, uremia etc.[12] Diversas equações para estimar a função renal foram propostas e podem auxiliar na realização de ajustes de doses proporcionando maior segurança nos tratamentos. No entanto, estudos relatam a baixa aplicação destes instrumentos na rotina de algumas instituições.[49]

Há situações clínicas específicas que predispõem a reações adversas, como a síndrome da imunodeficiência adquirida (AIDS) que aumenta a incidência de efeitos adversos a cotrimoxazol.[12] Na gestação, o uso de medicamentos deve levar em consideração alterações fisiológicas e farmacocinéticas próprias da gravidez e repercussões sobre o desenvolvimento fetal (ver Capítulo 62, Fármacos em Gestação e Lactação). A placenta está sob influência dos mesmos fatores que controlam o transporte transmembrana de fármacos em outros tecidos. Características físico-químicas e gradiente de concentração determinam a velocidade de transferência de fármacos da mãe para o feto, com repercussões variáveis de acordo com o momento da gestação em que ocorre a exposição ao medicamento. Nas duas primeiras semanas de gestação (período de fertilização e implantação), lesões levam à morte do embrião. No período embrionário (da terceira à décima semana) acontece a maior parte dos efeitos teratogênicos, sendo crítico para o consumo de medicamentos. Podem ocorrer defeitos funcionais ou morfológicos irreversíveis que se manifestam já ao nascimento. No estágio subsequente – período fetal – a exposição a agentes teratogênicos comumente leva a lesões em áreas mais restritas ou alterações funcionais ou comportamentais menos evidentes.[12,50]

Durante o período de amamentação, a presença de fármacos no leite materno pode levar a reações adversas no lactente, mas são menos frequentes (ver Capítulo 62, Fármacos em Gestação e Lactação).[12,50]

Associação de medicamentos

Associação positiva entre número de fármacos consumidos e incidência de efeitos adversos é bem documentada. Estudo, realizado com dados ambulatoriais e de serviços de emergência dos EUA por 11 anos, revelou que o risco de consulta médica devido à reação adversa a medicamentos aumenta com o número de medicamentos utilizados. A chance de uma pessoa que utiliza de 3 a 4 medicamentos consultar um médico por RAM é de 1,45 (intervalo de confiança de 95% [IC95%]:1,25 a 1,58), aumentando para 1,88 (IC95%: 1,58 a 2,25) com uso de 5 ou mais medicamentos.[38] Idosos geralmente apresentam comorbidades, estão mais expostos à polifarmácia e, consequentemente, apresentam maior risco de sofrer interações medicamentosas e reações adversas.[51] Estudo desenvolvido em hospital do Reino Unido observou variação nos percentuais de RAM de acordo com o número de medicamentos usados por pacientes idosos: 2,5%, 12,2% e 30%, respectivamente com consumo de 1 a 3, 7 a 9 e 16 a 18 medicamentos.[52] Outro estudo realizado a partir de bases de dados de atendimento de emergência na cidade de Ontário observou que, comparativamente a pacientes expostos a até 5 medicamentos, os em uso de 6 a 10 apresentaram aumento de 48% no risco de RAM graves.[26]

O número de medicamentos prescritos é o mais importante fator preditivo de risco, independentemente de prescrição inapropriada, para eventos adversos em idosos.

Em função disso tem sido proposta a adoção de processo sistemático de identificação e descontinuação de medicamentos quando danos existentes ou potenciais sobrepuserem benefícios existentes ou potenciais, levando em consideração objetivos do tratamento, nível funcional, expectativa de vida, valores e preferências de um determinado paciente. Essa deve ser uma intervenção centrada no paciente, a qual não está livre de incertezas, requerendo tomada de decisão compartilhada, consentimento informado do paciente e monitoramento cuidadoso dos efeitos. Embora seja muito preconizada para idosos, os mesmos princípios podem ser adotados para pacientes de qualquer idade que tenham prescrição de múltiplos medicamentos por período prolongado.[53]

É importante também considerar o uso de medicamentos de venda sem prescrição médica. Muitos consumidores consideram fitoterápicos e suplementos (vitaminas, minerais, aminoácidos etc.) como tratamentos "naturais" e, portanto, isentos de efeitos adversos. Paralelamente, profissionais de saúde muitas vezes não estão conscientes de potenciais reações prejudiciais induzidas por essas substâncias. No entanto, para muitas delas não há garantia de segurança e, muitas vezes, de eficácia. No banco de dados da OMS, existem pelo menos 12.679 relatos de casos de suspeita de RAM envolvendo apenas substâncias derivadas de plantas e 21.951 relatos que incluem além destas, substâncias não vegetais. Dentre os mais envolvidos estão maconha (*Cannabis sativa*), com 1.057 relatos, ginkgo (*Ginkgo biloba*), com 960 e erva-de-são-joão (*Hypericum perforatum*), com 713.[54] Alho (*Allium sativum*) e ginkgo, por exemplo, apresentam efeito antiagregante plaquetário, não devendo ser associados a antiplaquetários ou anticoagulantes orais. Erva-de-são-joão (*Hypericum perforatum*) apresenta interações com anticoncepcionais orais, inibidores da bomba de próton (omeprazol), medicamentos cardiovasculares (digoxina, varfarina), antidepressivos (fluoxetina, sertralina, paroxetina), entre outros.[55]

Consumo de álcool

Consumo de álcool pode potencializar RAM ou mesmo ser causa alternativa de doença atribuída à RAM. Uso agudo ou crônico de álcool pode causar alterações transitórias para muitas respostas fisiológicas em diferentes sistemas orgânicos, resultando em interações farmacocinéticas e farmacodinâmicas.[42,56] Há maior risco de distúrbios gastrointestinais com ácido acetilsalicílico e AINE, depressão de sistema nervoso central com fenotiazinas, benzodiazepínicos e barbitúricos e efeito tipo dissulfiram.[57]

▶ Detecção e monitoramento de RAM

O estabelecimento de relação causal entre um fármaco específico e certo evento clínico é fundamental na avaliação de reações adversas. Serve não apenas para auxiliar profissionais de saúde na tomada de decisões prescritivas ou formular recomendações para aquele paciente, como também para evitar, se possível, que essa mesma reação se manifeste em outros pacientes. No entanto, não há um padrão-ouro quando se aborda esse tópico, e a identificação de RAM permanece difícil em muitos casos. Para reações idiossincrásicas (tipo B), alguns testes *in vitro* podem ser ferramentas úteis na identificação de reações imediatas (mediadas por IgE) e reações não imediatas (mediadas por células T). Por definição, devem ser seguros para o paciente. No entanto, nem sempre estão disponíveis na prática clínica.[58]

É necessário avaliar a probabilidade de as reações serem decorrentes de uso farmacológico ou de situação clínica subjacente. Doenças induzidas por fármacos são raramente específicas e quase sempre mimetizam as que ocorrem naturalmente.[12] Em ensaios clínicos duplos-cegos realizados em pacientes com diferentes doenças, a interrupção devida a efeitos adversos nos que receberam placebo apresenta taxas de 0,3 a 26%. A maioria dos efeitos adversos se caracteriza por sintomas subjetivos não atribuíveis a efeito farmacológico do medicamento.[59] Isso configura o efeito nocebo.

A forma como o paciente é questionado também influencia a frequência de efeitos indesejáveis. O número de reações adversas relatadas aumenta quando pacientes são especificamente questionados sobre tais manifestações, em comparação a simples e generalizado questionamento.[60] Isso pode confundir o reconhecimento de dada reação adversa, por não apresentar padrão claramente definido.

No Quadro 12.4 estão listados fatores que dificultam o estabelecimento de relação causal entre RAM e medicamento.

Ante caso suspeito de RAM, o profissional deve averiguar alguns aspectos específicos junto ao paciente para avaliar adequadamente a probabilidade de relação causal entre uso de fármaco e surgimento de reação adversa. Tais aspectos são apresentados no Quadro 12.5.[12]

História completa é importante para detecção de reações adversas. Deve-se obter descrição detalhada dos medicamentos consumidos, incluindo os de venda livre e fitoterápicos, natureza e tempo de aparecimento de sinais e sintomas e sua ocorrência no passado. Relação temporal entre administração do medicamento e aparecimento da reação adversa é importante, especialmente para aquela de aparecimento tardio. Eventos que resultam da extensão das propriedades farmacológicas são fáceis de diagnosticar (efeitos colaterais). No entanto, reconhecimento de reações do tipo B pode ser difícil, a menos que se relatem reações semelhantes anteriores. O diagnóstico pode às vezes ser inferido a partir de elevadas concentrações plasmáticas do fármaco ou por histopatologia (p. ex., digoxina, lítio). A suspeita cresce com a regressão do quadro mediante suspensão de tratamento, mas isto pode levar algum tempo em certos casos e, ocasionalmente, a reação é irreversível. Readministração raramente é justificada clinicamente para confirmação de diagnóstico. Nova ocorrência após readministração é em geral considerada como prova de relação causal, mas nem sempre é o caso, particularmente quando a reação em questão tem natureza subjetiva.[12,61]

Por vezes, o próprio paciente é capaz de distinguir corretamente prováveis reações a medicamentos de outras formas de eventos clínicos adversos. Pacientes portadores de HIV foram os primeiros a suspeitar da possível associação entre inibidores da protease e lipodistrofia, por exemplo.[12] Também muitos deles desejam participar das decisões que envolvem sua saúde. No entanto, resultados de estudos brasileiros sugerem que durante o atendimento os profissionais de saúde têm priorizado repassar informações básicas sobre medicamentos, como nome e posologia, deixando aspectos de segurança em segundo plano.[62,63] Estudo realizado em farmácias da Eslovênia, também aponta para esta direção. Apenas 20% dos pacientes tinham conhecimento sobre reações adversas, e menor proporção saberia o que fazer diante de possível RAM.[64] É razoável pensar que adequada educação dos pacientes sobre sua terapia medicamentosa possa auxiliar em prevenção ou minimização de reações adversas. Tal tipo de iniciativa educacional pode ser dispendioso, mas é compensado com economia a longo prazo em decorrência da redução de efeitos adversos e morbidade associada.[12]

Várias abordagens desenvolveram-se na tentativa de racionalizar a avaliação de causalidade de reações adversas, embora com valor limitado. Para estabelecer a probabilidade (definitiva, provável, possível ou improvável) de tal reação, usam-se três métodos principais: julgamento clínico, abordagem Bayesiana ou algoritmos.[65]

Nenhum método é universalmente aceito para estabelecimento de causalidade de RAM. Embora ajuizamento clínico seja o método mais comumente empregado, está sujeito à variabilidade de resultados pelo não treinamento de observadores e pelo fato de o processo de decisão não ser explícito ou replicável. No entanto, mesmo quando se empregam os outros dois métodos, faz-se necessária análise por profissionais clínicos da área. A abordagem Bayesiana prevê tomada de decisão com base em duas fontes de informação: dados epidemiológicos e de ensaios clínicos e análise detalhada do caso em questão. Suas limitações relacionam-se a complexidade metodologia e tempo necessário para aplicação.[65,66]

Algoritmos

Algoritmos ou tabelas de tomada de decisão foram desenvolvidos com o intuito de auxiliar no estabelecimento da relação causa-efeito entre administração de fármaco e surgimento de RAM. Permitem

Quadro 12.4 ■ Fatores que dificultam o estabelecimento de relação causal entre RAM e medicamentos.

Uso de múltiplos medicamentos, dificultando a determinação do agente efetivamente responsável pela RAM
Interações medicamentosas, propiciando que mais de um medicamento contribua para o aparecimento ou o agravamento da RAM
Uso de tratamentos não medicamentosos que também podem causar manifestações indesejáveis
Ausência de testes diagnósticos específicos para detecção de RAM
Presença de patologias ou condições clínicas associadas que também poderiam ser causa da reação adversa em questão
Dificuldade no estabelecimento do tempo de ocorrência dos eventos
Relato de reações comuns mesmo em pacientes saudáveis que não usam qualquer medicação
Ocorrência de reações episódicas e transitórias
Ocorrência de reações irreversíveis, já que a reversibilidade de efeito após a suspensão é critério favorável à possibilidade de RAM
Introdução recente do medicamento no mercado

Quadro 12.5 ■ Aspectos a considerar para determinação de relação de causalidade.

Relação temporal   A exposição foi anterior à reação? Qual o tempo entre o início da terapia e a RAM?
Reexposição   A reação reaparece no caso de o medicamento ser readministrado?
Exclusão   Existem outros fatores, além do medicamento suspeito, que possam ter causado o efeito adverso?
Novidade   A reação foi relatada anteriormente?
Retirada/Suspensão   O paciente melhora após a retirada do medicamento ou redução da dose?

estabelecer dados de incidência mais acurados, facilitando monitoramento e tomada de decisão. Embora não evitem totalmente a subjetividade das decisões médicas, diminuem as dúvidas. Consistem em questionamentos ordenados que auxiliam no estabelecimento da força de relação causa-efeito de RAM[67] e adotam critérios de compatibilidade: (a) temporal, entre exposição ao medicamento e evento observado; (b) farmacológica, entre propriedades do agente e manifestação clínica observada; (c) plausibilidade biológica (sinais e sintomas, testes de laboratório, anatomia patológica, mecanismos) e possibilidade de exclusão de outras causas. Estes critérios são semelhantes aos preconizados por Bradford Hill para o estabelecimento de causalidade.[63]

Diversos algoritmos têm sido propostos.[67-69] No Quadro 12.6, exemplifica-se o algoritmo de Naranjo[68] um dos mais utilizados.

A aplicação de algoritmos apresenta dificuldades para estabelecer diagnósticos diferenciais, relacionadas à inexistência de padrão-ouro para reação adversa, ausência de dados sobre incidência de muitos eventos clínicos e sua ocorrência em presença ou ausência de medicamentos. Isto, no entanto, não os invalida, e sua aplicação dentro de situações rotineiras pode ser ferramenta importante para diagnóstico e tratamento adequados de RAM.[65,67]

A OMS não adota um algoritmo específico. Utiliza critérios para avaliação de causalidade, considerando as condições a seguir (Quadro 12.7).[67]

- Existência de relação temporal entre exposição ao medicamento e evento adverso observado
- Possibilidade de exclusão de outras causas (medicamentos, doença)
- Redução/cessação do efeito com suspensão ou redução de dose do medicamento
- Manifestação do efeito com readministração do medicamento.

Quadro 12.7 ■ Critérios para estabelecimento de causalidade da OMS.

Critérios	Categorias			
	Definida	Provável	Possível	Improvável
Sequência temporal	Sim	Sim	Sim	Não
Exclusão de outras possíveis causas	Sim	Sim	Não	Não
Retirada	Sim	Sim	Não	Não
Readministração	Sim	Não	Não	Não

Prevenção e tratamento de RAM

Embora haja reações imprevisíveis, a maioria das RAM é evitável, incluindo as que motivam internações hospitalares.[58] Podem ser prevenidas pelo uso das menores doses possíveis, dentro dos intervalos de administração preconizados, respeitando-se o quadro fisiopatológico do paciente e situações clínicas associadas. Individualização de doses é considerada a melhor forma de prevenção para reações dependentes de dose. É processo simples quando se aplicam parâmetros clínicos específicos ou testes laboratoriais de fácil execução, o que permite avaliar efeito do medicamento e indicar ajustes de dosagem. A dose de manutenção de varfarina, por exemplo, em geral situa-se entre 2,5 e 10 mg/dia, devendo ser ajustada de acordo com a *international normalized ratio* (INR), alvo para cada condição clínica.[57] Já para anticonvulsivantes, pode ser necessário monitoramento da concentração plasmática do medicamento, além de parâmetros clínicos. No entanto, nem sempre a concentração plasmática correlaciona-se com a concentração no local de ação, podendo não predizer efeitos farmacológicos. Assim, só se justifica a determinação de concentrações plasmáticas de medicamentos quando está estabelecida a correlação entre elas e o efeito terapêutico.

Para reações que não dependem de dose, cuidadosa anamnese sobre história de hipersensibilidade ou manifestações indesejáveis prévias pode auxiliar na redução de tais eventos. Deve-se, sempre que possível, evitar medicamentos com alto potencial imunogênico em pacientes com asma brônquica ou história prévia de alergias. Para determinadas reações alérgicas, terapia de dessensibilização, com aumento gradual da dose, tem sido proposta.[70,71] Também formulações parenterais não devem ser escolhidas em detrimento das orais que apresentam menor risco de hipersensibilidade.

RAM podem associar-se a características específicas de pacientes que, por desconhecê-las, se expõem a maiores riscos.[58] Paralelamente, efeitos indesejáveis podem advir de fatores ambientais ou de interações de medicamentos ou destes com alimentos. Automedicação responsável e cuidados básicos de saúde são temas a serem enfatizados junto aos pacientes. Reconciliação medicamentosa faz parte do processo da anamnese farmacológica e objetiva evitar adição, omissão ou mudança inadvertida da terapia durante os momentos de transição do cuidado. Essa atividade pode auxiliar na prevenção de RAM decorrentes de interação medicamentosa e erros de medicação.[72]

Quadro 12.6 ■ Algoritmo de Naranjo.

Perguntas	Sim	Não	Não se sabe
1. Existem estudos prévios sobre esta reação?	+1	0	0
2. A reação adversa ocorreu após a administração do medicamento?	+2	−1	0
3. O paciente melhora quando o medicamento é retirado ou quando se administra um antagonista específico?	+1	0	0
4. A reação reaparece quando se readministra o medicamento?	+2	−1	0
5. Excluindo o uso deste medicamento, existem outras causas capazes de determinar o surgimento da reação?	−1	+2	0
6. A reação reaparece ao se administrar placebo?	−1	+1	0
7. O medicamento foi detectado em sangue ou outros líquidos orgânicos, em concentrações consideradas tóxicas?	+1	0	0
8. A reação foi mais intensa quando se aumentou a dose ou menos intensa quando a dose foi reduzida?	+1	0	0
9. O paciente já apresentou alguma reação semelhante ao mesmo medicamento ou a outro similar?	+1	0	0
10. A reação adversa foi confirmada por meio de alguma evidência objetiva?	+1	0	0

Tipo de reação	Pontuação
Definida (provada)	Maior ou igual a 9
Provável	Entre 5 e 8
Possível	Entre 1 e 4
Duvidosa (condicional)	Menor ou igual a 0

Dependendo de mecanismo envolvido e gravidade, o tratamento de RAM envolve as seguintes condições.[73-75]

- Manejo de manifestações provocadas pelo medicamento
- Redução de dose
- Aumento de intervalo de administração
- Suspensão da administração, temporária ou definitiva
- Administração de outros medicamentos ou medidas terapêuticas corretivas (antagonistas específicos ou antídotos, hemodiálise ou diálise peritoneal etc.)
- Estabelecimento de medidas gerais de suporte (manutenção de vias respiratórias, correção de distúrbios eletrolíticos ou acidobásicos etc.)

Certas RAM passíveis de prevenção ocorrem mesmo em doses baixas. Nesses casos a redução da dose não é possível ou razoável. Assim ocorre com hemorragia digestiva devida a ácido acetilsalicílico usado em baixa dose como antiagregante plaquetário. Certos medicamentos causam RAM graves, porém evitáveis, e podem resultar em admissões hospitalares, tais como vasodilatadores, psicotrópicos e diuréticos.[76,77]

▶ Farmacovigilância

O fato de os medicamentos causarem efeitos prejudiciais é conhecido pelo homem desde o início de sua utilização. Porém os primeiros estudos sobre segurança medicamentosa datam do século 19, quando uma comissão foi formada com o intuito de estudar casos de morte súbita ocorridos em pacientes anestesiados com clorofórmio. No entanto, foram as mortes provocadas pelo xarope de sulfanilamida (contendo dietilenoglicol) nos EUA e a epidemia de focomelia e outras malformações congênitas produzidas pela talidomida em outros países que alertaram a comunidade científica para a importância do estudo de reações adversas a medicamentos. São exemplos contemporâneos a ocorrência de problemas cardiovasculares com uso de roziglitasona ou sibutramina e transtornos psiquiátricos com rimonabanto, que, por terem determinado mortes, foram retirados do mercado dos EUA em 2008 e 2010. No total, 19 fármacos foram suspensos por motivos de segurança nos EUA, entre 2002 e 2011. Em dois terços dos casos, a decisão se baseou em coortes, estudos de casos e controles, ensaios clínicos randomizados e metanálises.[78]

A tragédia da talidomida, além de provocar modificações na legislação sanitária de vários países, deu origem a programas e estudos de farmacovigilância desenvolvidos em comunidades e hospitais. No Brasil, embora registro e fiscalização de medicamentos existam desde a época colonial, o campo estruturou-se na década de 1970 com a criação da Vigilância Sanitária, no âmbito do Ministério da Saúde.

Antes da aprovação de um medicamento para comercialização, estudos clínicos são em geral realizados em sujeitos com características relativamente homogêneas, o que não permite completo estabelecimento de perfil de reações adversas do medicamento. São limitações comuns dos estudos clínicos: amostra pequena, tempo curto de exposição ao medicamento e exclusão de pacientes com características especiais, como gestantes, idosos, crianças, pessoas com comorbidades e em uso de múltiplos medicamentos. Sendo assim, não é incomum o aparecimento de reações adversas após medicamentos serem aprovados e introduzidos no mercado para consumo de população bastante heterogênea.[18,79] Assim, é essencial monitorar a segurança dos medicamentos em todas as fases de pesquisa e utilização.

Definição

Farmacovigilância é "a ciência e as atividades relacionadas com detecção, avaliação, compreensão e prevenção de reações adversas ou qualquer outro possível problema relacionado com medicamento".[3] Além dos medicamentos, também são de interesse para farmacovigilância: fitomedicamentos e plantas medicinais, terapias tradicionais, produtos biológicos, vacinas e hemoderivados, com intuito de identificar novas informações a respeito de reações adversas e prevenir danos aos usuários dos produtos.[80]

Seus principais objetivos são vistos a seguir.[81]

- Melhorar o atendimento ao paciente
- Melhorar a saúde pública e a segurança em relação ao uso de medicamentos
- Contribuir para avaliação de benefícios, danos, efetividade e riscos de medicamentos, incentivando uso seguro, racional e mais eficaz
- Promover compreensão, educação e formação clínica em farmacovigilância, com comunicação eficaz para a comunidade.

Atenção especial deve ser dada a medicamentos recentemente lançados no mercado. Vigilância pós-comercialização é fundamental para saúde pública em termos de uso racional, seguro e custo-efetivo de medicamentos. Em países que não contam com serviços reguladores estruturados, a Farmacovigilância pode detectar e minimizar as consequências negativas daquela ausência e evitar desastres relacionados ao uso de fármacos.

Métodos em Farmacovigilância

Farmacovigilância compreende, basicamente, atividades de relato e registro de RAM, sua análise e estabelecimento de causalidade, a partir de dados obtidos de duas fontes principais que são apresentadas na sequência.[12,79]

■ Estudos epidemiológicos clássicos

Relatos de casos ou *séries de casos* são importantes meios para detecção de novas e graves reações adversas a medicamentos, particularmente de tipo B. Estudo observou que relatos de casos foram citados em combinação com evidências provenientes de outros estudos epidemiológicos em 95% dos casos de retirada de medicamentos do mercado americano entre 2002 e 2011.[78]

Estudos de casos e controles podem ser úteis, demonstrando associação de manifestações prejudiciais do fármaco quando a prevalência de doença for maior no grupo de usuários (casos), em comparação ao grupo de indivíduos que não o utilizam (controles). Requerem menor tempo de avaliação que os estudos de coorte, aumentando sua aplicabilidade. No entanto, erros metodológicos em sua aplicação, especialmente pela seleção inadequada de controles, são apontados como desvantagens desse método.[61] Tal metodologia é especialmente útil para o estudo de reações adversas em populações que normalmente não participam de ensaios clínicos. A partir das bases de dados de dois estudos multicêntricos – SCAR e EuroScar que consideraram população pediátrica, confirmou-se a associação entre sulfonamidas, fenobarbital, carbamazepina e lamotrigina e síndrome de Stevens-Johnson e necrólise epidérmica tóxica.[82] Os autores enfatizam a necessidade de melhorar a avaliação de segurança de medicamentos pediátricos em fases pré- e pós-comercialização, tanto para novos fármacos, como para aqueles utilizados por vários anos de modo *off-label*, prática tão comum em pediatria. Estudos de casos e controles são especialmente úteis para estudar a causalidade de reações do tipo B e também RAM raras do tipo A.[82]

Em *estudos de coorte* pacientes são acompanhados por tempo mais prolongado, o que permite averiguar a incidência de reações adversas decorrentes do uso de medicamentos específicos. É abordagem menos suscetível a vieses. No entanto, é mais cara e menos operacional para detecção de efeitos adversos em hospitais, identificando mais comumente efeitos adversos menores.[60] Estudo de coorte retrospectivo foi realizado para determinar se a exposição à fluoroquinolona oral associa-se a aumento do risco de descolamento da retina. Apesar do elevado tamanho de amostra (3.413.498 pacientes do Reino Unido) e do período de acompanhamento de 1 ano, os autores não observaram associação entre a exposição e o desfecho.[84]

Ensaios clínicos randomizados constituem o método mais adequado para avaliação de efeitos adversos frequentes de fármacos. Embora não planejados com esse objetivo, são utilizados para avaliar tanto eficácia quanto segurança.[61] No entanto, dados relacionados à segurança dos medicamentos em ensaios clínicos controlados costumam ser menos valorizados que as informações sobre eficácia. A metodologia, em geral, não é suficientemente detalhada em relação ao método adotado para determinação da causalidade, e há grande variação na adotada definição de reação adversa. Documento contendo recomendações para apresentação adequada de ensaios clínicos sobre avaliação de risco das intervenções pesquisadas foi organizado por membros do Grupo CONSORT (*Consolidated Standards of Reporting Trials*) e objetiva melhorar as evidências sobre RAM provenientes de ensaios clínicos controlados.[85,86] Evidências provenientes de ensaios clínicos foram citadas em 63% dos casos de retirada de medicamentos do mercado americano entre 2002 e 2011.[78]

Ensaios clínicos randomizados permitem diferenciar efeitos adversos provenientes de medicamentos dos determinados pelo placebo. Nesse caso, as reações adversas se devem ao efeito nocebo, correspondente a manifestações nocivas ou desagradáveis que se seguem à administração de substância inerte, quimicamente inativa (placebo).[87] Os mecanismos responsáveis pelo efeito nocebo não são claros. Aventa-se sua associação a condicionamento clássico, expectativas do paciente por determinadas respostas, ações de sistemas neuro-hormonais específicos (como os relacionados à colecistocinina), fatores culturais e étnicos.[88] Sendo assim, efeitos adversos de determinado fármaco são, em realidade, aqueles que excedem o efeito nocebo em ensaios clínicos randomizados.

Também no ensaio clínico é possível detectar o chamado *evento adverso* que engloba reações adversas. A maior proporção, no entanto, não está relacionada a efeito intrínseco do medicamento, sendo atribuída a efeito nocebo. Metanálises têm investigado o efeito nocebo em ensaios clínicos relacionados a fibromialgia,[89] depressão,[90] doença de Alzheimer,[91] doença de Parkinson,[92] cefaleias,[93] entre outros. A frequência de pelo menos um evento adverso atribuído a placebo variou de 18,45 a 67,7%, e a taxa de abandono do tratamento com placebo por intolerância foi de 0,33 a 9,5%.[89-93] Essa alta incidência de efeitos indesejáveis atribuída a efeito nocebo pode ter importante implicação na adesão ao tratamento, pois a pacientes não é dado discernir entre real reação adversa e efeito nocebo.

▪ Técnicas epidemiológicas específicas para Farmacovigilância

Sistemas de monitoramento intensivo em ambiente hospitalar

Monitoramento hospitalar intensivo para identificação de RAM se faz por meio de várias estratégias: visitas diárias por profissionais encarregados especificamente dessa tarefa, alertas disparados pela equipe no sistema informatizado da instituição, revisão de exames laboratoriais e monitoramento de medicamentos a partir do Serviço de Farmácia. É possível selecionar pacientes a serem monitorados por especialidade, medicamento utilizado e patologias diagnosticadas.[21]

O método de busca baseado na revisão de exames laboratoriais permite identificar pacientes que poderiam apresentar reações adversas associadas a resultados daqueles exames, especialmente de determinações que demonstram alterações de funções hepática (bilirrubina, alanina aminotransferase, aspartato aminotransferase etc.), hematológica (hemoglobina, trombócitos, leucócitos etc.), renal (ureia, creatinina sérica) e de níveis de fármacos de janela terapêutica estreita (p. ex., digoxina, teofilina).

RAM podem ser detectadas também a partir do Serviço de Farmácia, por meio do monitoramento de medicamentos que alerta para a ocorrência de possíveis efeitos indesejáveis induzidos por anti-histamínicos, antídotos, entre outros.

Para facilitar o monitoramento intensivo têm-se utilizado "ferramentas de gatilho" ou "medicamentos rastreadores", que, se presentes no prontuário do paciente, indicam a necessidade de monitoramento pela equipe, com intuito de detectar eventos adversos de forma precoce. É metodologia que não exige alta tecnologia, tem custo relativamente baixo e permite detecção de eventos adversos de forma rápida.[94] O Quadro 12.8 apresenta exemplos de ferramentas de gatilho

Quadro 12.8 ▪ Exemplos de ferramentas de gatilho utilizadas para identificação de RAM.[94]

Ferramenta de gatilho	Utilidade para identificação
Medicamentos	
Difenidramina	Reações alérgicas
Flumazenil	Sedação excessiva por benzodiazepínico
Naloxona	Sedação excessiva por opioides
Vitamina K	Anticoagulação excessiva por varfarina
Exames laboratoriais	
Nível sérico de digoxina > 2 ng/mℓ	Efeitos relacionados à toxicidade de digoxina
INR > 6	Anticoagulação excessiva por varfarina
Tempo de protrombina > 100 s	Anticoagulação excessiva por heparina

INR: *International Normalized Ratio*.

que têm sido preconizadas. É importante que cada instituição eleja as ferramentas (medicamentos e exames laboratoriais) adequadas à sua realidade.

Sistemas de monitoramento intensiva na comunidade

Prescription-Event Monitoring (PEM) é sistema ativo de busca de acontecimentos relacionados à prescrição, adotado há muitos anos na Grã-Bretanha e, similarmente, na Nova Zelândia. Estudos piloto com metodologia semelhante têm sido introduzidos no Japão e em alguns países africanos. É técnica desenvolvida para monitorar segurança global de medicamentos recém-introduzidos no mercado e forma de utilização na prática clínica corrente.[95] Pacientes com dispensação de prescrições do medicamento de interesse são identificados pelo *National Health Service* (NHS), que fornece a informação à Drug Safety Research Unit (DSRU), responsável pelo programa. Este, por sua vez, envia ao médico prescritor um formulário padrão a ser preenchido sempre que ocorrer qualquer acontecimento ao usuário do fármaco sob monitoramento. *Acontecimento* é definido como qualquer diagnóstico novo ou motivo para ir à consulta, hospitalização, deterioração ou melhora de determinada patologia, reação adversa ou qualquer outro tipo de queixa que o médico considere importante durante um período de tempo específico após o início do estudo, em geral seis a doze meses. A DSRU já completou mais de 100 estudos PEM, acompanhando em média 11.680 pessoas em cada coorte.[95] Os dados do programa têm trazido importantes contribuições para o conhecimento sobre o perfil de segurança de inúmeros medicamentos como vareniclina,[96] levocetirizina[97] e oxcarbazepina,[98] entre outros.

Mais recentemente a DSRU tem trabalhado com o método PEM modificado, que combina as vantagens dos estudos PEM convencionais (monitoramento da segurança geral e identificação de riscos imprevistos de um medicamento), com as de estudo de segurança mais direcionado. O questionário utilizado inclui questões desenvolvidas para auxiliar na melhor compreensão de riscos conhecidos ou parcialmente conhecidos de determinado medicamento. Além disso, inclui questões relacionadas à adesão ao tratamento, a eventos de maior interesse das autoridades reguladoras ou a população ou subgrupo específico. Desta forma, o método PEM modificado oferece oportunidades adicionais de aplicação em pesquisa. Diferente do PEM convencional, é oferecido aos médicos que respondem ao questionário um pequeno reembolso financeiro para cobrir custos administrativos, em reconhecimento ao aumento do tempo despendido para completar um formulário mais completo. Tem sido observado aumento na taxa de resposta quando há este reembolso financeiro.[95] Essa metodologia tem auxiliado a compreender, por exemplo, o uso *off-label* de medicamentos[99] ou razões para abandono de determinada terapia.[100]

Estes métodos são considerados complementares ao sistema de notificação espontânea e têm sido denominados de Coortes de Monitoramento de Eventos.[101]

Utilização de banco de dados

Serve para avaliar associação entre exposição a medicamentos e desfechos de interesse. Em combinação com notificação espontânea, monitoramento de acontecimentos relacionados com a prescrição e outros métodos farmacoepidemiológicos podem reduzir o tempo de detecção de sinais e qualificar a informação sobre os eventos.[102] Para que sejam úteis em Farmacovigilância, recomenda-se que contenham três tipos de informações: demográficas (data de nascimento do paciente, gênero, período de seguimento e estado vital); medicamentosas (apresentações, doses, intervalo de administração, datas de início e fim do tratamento); e clínicas (diagnósticos, consultas a especialistas, internações hospitalares). Existem limitações inerentes à pesquisa nesses bancos, entre elas a falta de informação sobre fatores de confusão.

General Practice Research Database (GPRD) é exemplo de banco de dados que começou a ser desenvolvido no final dos anos 1980. Constitui o arquivo das histórias clínicas da população atendida por médicos de assistência primária da Grã-Bretanha. Recebe dados de médicos generalistas, pertencentes a equipes de atenção primária, abrangendo população de mais de cinco milhões de pessoas, equivalente a aproximadamente 9% da população do Reino Unido. As informações coletadas incluem dados demográficos, diagnósticos médicos, todas as prescrições, eventos que levaram à retirada do medicamento ou tratamento, encaminhamentos para hospitais, desfechos dos tratamentos e outras informações relacionadas ao cuidado dos pacientes (utilização de tabaco, peso, altura, imunizações, resultados de exames laboratoriais).[103] Com essas informações, têm-se realizado inúmeros estudos de Farmacovigilância. Por exemplo, um deles avaliou se o uso de pramipexol e outros agonistas dopaminérgicos aumentavam o risco de pneumonia. Essa coorte que incluiu 13.183 pacientes tratados com antiparkinsonianos não observou aumento de risco para pneumonia com estes fármacos.[104]

Outro exemplo de banco de dados é o PHARMO, desenvolvido na Holanda em 1993, que relaciona dados de uso de medicamentos por pacientes de uma região específica, baseando-se em data de nascimento do paciente, sexo e outras variáveis. O sistema é composto por bases de dados de registro de medicamentos dispensados pelas farmácias, utilizados em hospitais, além de bases de dados de atenção primária, de exames clinicolaboratoriais, sobre câncer e período perinatal. Só a base de dados alimentada pelos médicos de família tem cobertura de 1,9 milhão de pacientes. Essa base de dados tem sido utilizada para estudos de casos e controles, coortes e outros estudos epidemiológicos analíticos para avaliação de efeitos induzidos por medicamentos.[105]

Sistema de notificação espontânea é o método mais difundido internacionalmente para detecção e quantificação de RAM. Nele, todos os profissionais de saúde são incentivados a relatar todas as reações suspeitas, tanto com preparações antigas quanto com medicamentos novos. A suspeita é registrada em ficha específica e encaminhada para centro nacional ou regional, dependendo da organização adotada no país. Nesses centros, as suspeitas são avaliadas, utilizando-se algoritmos para estabelecimento da relação causal. A informação resultante é registrada em banco de dados e enviada periodicamente a centro coletor regional ou nacional. Caso o país pertença ao Programa de Farmacovigilância da Organização Mundial da Saúde (OMS), o conjunto de notificações é encaminhado para o centro internacional, situado em Uppsala, Suécia, e coordenado pela OMS. Este congrega dados sobre RAM e divulga novas informações periodicamente. De acordo com o Relatório Anual de 2015, o Sistema VigiBase®, possui mais de 11 milhões de casos individuais de suspeitas de RAM registrados.[106]

Em 2001, o Brasil inseriu-se nesse processo, por meio da instituição do Centro Nacional de Monitoramento de Medicamentos (CNMM), sediado na Unidade de Farmacovigilância da Agência Nacional de Vigilância Sanitária (Anvisa), bem como por meio da admissão no Programa Internacional de Monitoramento de Medicamentos da OMS. Suspeitas de RAM, bem como queixas técnicas relacionadas com qualidade de produtos, podem ser notificadas *online*, por meio do Sistema de Notificações em Vigilância Sanitária (NOTIVISA), disponível na Internet (http://www.anvisa.gov.br). Entre 2006 e 2014, a Anvisa recebeu 38.730 notificações de eventos adversos por medicamentos, tendo como principal notificadora a rede de hospitais sentinela.[107] Resolução da Anvisa normatizou as ações de farmacovigilância para os detentores de registro de medicamentos de uso humano. Várias exigências foram estabelecidas, como codificar e avaliar gravidade, causalidade e previsibilidade das suspeitas das reações adversas recebidas; encaminhar as notificações ao Sistema Nacional de Vigilância Sanitária; realizar o seguimento dos casos graves, sem desfecho clínico; possuir sistema para registro sistemático, atualizado e rotineiro das atividades e informações relacionadas às notificações de eventos adversos recebidas; entre várias outras.[108]

O sucesso do sistema de notificação espontânea de RAM depende fundamentalmente da participação dos notificadores. Em pelo menos 46 países, o próprio paciente pode notificar a suspeita de reação adversa.[109] Relatos de suspeitas de RAM por parte de pacientes representam importante contribuição para a segurança no uso dos medicamentos, na medida em que permitem identificar reações não detectadas por profissionais de saúde.[110] Estudos mostram que classes de medicamentos e proporção de RAM consideradas graves são semelhantes nas notificações realizadas por pacientes e profissionais de saúde, e que os pacientes levam mais tempo para notificar os casos, mediana de 104 (27 a 463) *versus* 28 (13 a 75) dias. No Reino Unido, os pacientes tomam conhecimento do sistema de notificação de reações adversas (*Yellow Card Scheme*) principalmente nas farmácias (49% dos notificadores entrevistados) e com os médicos de família (16,2%).[109]

Alguns estudos mostram que as diferentes categorias de profissionais observam tipos diferentes de problemas relacionados com medicamentos. Assim, médicos e farmacêuticos identificam, por exemplo, reações relacionadas ao Sistema Nervoso com maior frequência que a equipe de enfermagem, enquanto esta identifica mais reações relacionadas com anti-infecciosos de uso sistêmico que os outros profissionais.[110]

Os sistemas de notificação espontânea tornaram-se o principal método de coleta de informações sobre a segurança de fármacos pós-comercialização.[102] Sua principal função é detectar precocemente sinais de RAM novas, raras e graves. Por meio deles é possível controlar todos os medicamentos do mercado durante todo seu ciclo de vida a custo relativamente baixo. A principal crítica a esta abordagem é o potencial de notificação seletiva e de subnotificação.[12]

Estudo norte-americano estimou que em torno de 90% das RAM permanecem não declaradas.[111] Subnotificação pode levar à falsa conclusão de que o risco está ausente, enquanto notificação seletiva pode dar falsa impressão de risco inexistente. No entanto, subnotificação e notificação seletiva também são vistas como vantagens, pois só os casos mais graves e inesperados são relatados, tornando mais fácil detectar novos sinais de RAM. Os sistemas de notificação espontânea não permitem estabelecer relações de causa-efeito, ou taxas precisas de incidência. Também não possibilitam identificar fatores de risco ou elucidar padrões de utilização de medicamentos. Embora se reconheça que não é o método ideal para acompanhamento da segurança de fármacos, já provou seu valor ao longo dos anos. Vários produtos já foram retirados do mercado ou tiveram restrição de uso com base em notificações espontâneas.[78]

Todos os métodos utilizados em Farmacovigilância contribuem no sentido de subsidiar ações para tornar o mercado farmacêutico mais seguro. Dentre estas ações incluem-se retirada de medicamentos do mercado, alterações nas bulas de medicamentos, inserção de caixas de alertas (*black boxes warnings*) e restrição de uso a partir de requerimentos especiais para prescrição ou distribuição restrita a hospitais ou centros especializados.

Estudo que considerou o registro de medicamentos nos EUA no período de 1996 a 2012 observou que mais de 40% dos 522 novos medicamentos aprovados acrescentaram caixas de alerta após comercialização (mediana de 4 anos).[112] No Brasil, talidomida e isotretinoína são exemplos de medicamentos restritos a programas especiais, devido a seus efeitos teratogênicos.[113]

Ampla revisão de dados da OMS, páginas eletrônicas de agências reguladoras e Pubmed, entre outras fontes, identificou 95 medicamentos retirados do mercado entre 1950 e dezembro de 2013 sob justificativa de causarem morte. As retiradas foram mais comuns em países europeus. Em 47% dos casos, mais de 2 anos transcorreram entre o primeiro relato de morte e a suspensão do medicamento. Esse intervalo de tempo não se reduziu ao longo dos últimos 60 anos. Os autores concluíram que algumas mortes associadas a esses produtos poderiam ter sido evitadas se os fabricantes e as entidades reguladoras agilizassem as investigações a partir dos primeiros relatos de casos. Maior transparência na publicação de dados de ensaios clínicos e colaboração internacional para evitar discrepâncias de medidas entre países também são estratégias importantes.[114]

Além dos métodos já descritos, novas abordagens têm sido propostas e investigadas para a vigilância pós-comercialização, tal como a utilização de informações postadas em redes sociais por pacientes sobre suas experiências com uso de medicamentos. As informações têm sido extraídas tanto de redes sociais relacionadas à saúde, como *PatientslikeMe*, *DailyStrength*, sem similares no Brasil, como de redes sociais gerais, como grupos de *Twiter* e *Yahoo!*. Os estudos têm indicado que as redes associadas à saúde apresentam maior proporção de dados relevantes, enquanto o volume de informações disponível nas redes gerais é significativamente maior. Alguns resultados são promissores e indicam que as informações disponíveis nas redes sociais podem vir a ter impacto positivo nos sistemas de farmacovigilância.[115,116]

Ressalta-se que a farmacovigilância é ciência colaborativa, onde profissionais da saúde devem atuar juntamente com agências reguladoras, indústrias farmacêuticas, instituições de ensino e pacientes para melhorar o conhecimento sobre RAM e outros problemas relacionados a medicamentos, para que seja possível detectá-los precocemente e preveni-los.

▶ Referências bibliográficas

1. Gonzalez-Gonzalez C, Lopez-Gonzalez E, Herdeiro MT, Figueiras A. Strategies to improve adverse drug reaction reporting: a critical and systematic review. *Drug Saf* 2013; 36 (5): 317-328.
2. Edwards IR. Pharmacovigilance. *Br J Clin Pharmacol* 2012; 73 (6): 979-982.
3. Uppsalla Monitoring Centre. Glossary of terms used in pharmacovigilance. Jan 2015. Disponível em: http://www.who-umc.org/graphics/28401.pdf [Acesso em 06 dez. 2015]
4. Pintor-Mármol A, Baena MI, Fajardo PC, Sabater-Hernández D, Sáez-Benito L, García-Cárdenas MV et al. Terms used in patient safety related to medication: a literature review. *Pharmacoepidemiol Drug Saf* 2012; 21 (8): 799-809.
5. Ferner RE, Aronson JK. EIDOS: a mechanistic classification of adverse drug effects. *Drug Saf* 2010; 33 (1): 15-23.
6. Aronson JK. Distinguishing hazards and harms, adverse drug effects and adverse drug reactions: implications for drug development, clinical trials, pharmacovigilance, biomarkers, and monitoring. *Drug Saf* 2013; 36 (3): 147-153.
7. Kalisch LM, Caughey GE, Roughead EE, Gilbert AL The prescribing cascade. *Aust Prescr* 2011; 34: 162-166.
8. Bouvy JC, De Bruin ML, Koopmanschap MA. Epidemiology of adverse drug reactions in Europe: a review of recent observational studies. *Drug Saf* 2015; 38 (5): 437-453.
9. Hofer-Dueckelmann C, Prinz E, Beindl W, Szymanski J, Fellhofer G, Pichler M, Schuler J. Adverse drug reactions (ADRs) associated with hospital admissions – elderly female patients are at highest risk. *Int J Clin Pharmacol Ther* 2011; 49 (10): 577-586.
10. Noblat AC, Noblat LA, Toledo LA, Santos P de M, Oliveira MG, Tanajura GM, Spinola SU, Almeida JR. Prevalence of hospital admission due to adverse drug reaction in Salvador, Bahia. *Rev Assoc Med Bras* 2011; 57(1): 42-45.
11. Khan LM. Comparative epidemiology of hospital-acquired adverse drug reactions in adults and children and their impact on cost and hospital stay--a systematic review. *Eur J Clin Pharmacol* 2013; 69 (12): 1985-1996.
12. Beard K, Lee A. Introdução. In: Lee A. *Reações adversas a medicamentos*. 2 Ed. Porto Alegre: Artmed; 2009:19-40.
13. Taché SV, Sönnichsen A, Ashcroft DM. Prevalence of adverse drug events in ambulatory care: a systematic review. *Ann Pharmacother* 2011; 45 (7 a 8): 977-989.
14. Shepherd G, Mohorn P, Yacoub K, May DW. Adverse drug reaction deaths reported in United States vital statistics, 1999-2006. *Ann Pharmacother* 2012; 46 (2):169-175.
15. Khan LM. Comparative epidemiology of hospital – acquired adverse drug reactions in adults and children and their impact on cost and hospital stay – a systematic review. *Eur J Clin Pharmacol* 2013; 69(12): 1985-1996.
16. Vallano Ferraz A, Agustí Escasany A, Pedrós Xolvi C, Arnau de Bolós JM. Systematic review of studies assessing the cost of adverse drug reactions. *Gac Sanit* 2012; 26 (3): 277-283.
17. Carvalho WS, Magalhães SMS, Reis AMM. Eventos adversos a medicamento. In: Acurcio FA (Org.). *Medicamentos – Políticas, assistência farmacêutica, farmacoepidemiologia e farmacoeconomia*. Belo Horizonte: Coopmed; 2013:147-178.
18. Varallo FR, Mastroianni P. Fundamentos teóricos em farmacovigilância e promoção do uso racional de medicamentos. In: Mastroianni P, Varallo FR (Org.) *Farmacovigilância para promoção do uso correto de medicamentos*. Porto Alegre: Artmed; 2013: 27-45.
19. Aronson JK, Ferner RE. Joining the DoTS: new approach to classifying adverse drug reactions. *BMJ* 2003; 327(7425):1222-1225.
20. Calderón-Ospina C, Bustamante-Rojas C. The DoTS classification is a useful way to classify adverse drug reactions: a preliminary study in hospitalized patients. *Int J Pharm Pract* 2010; 18(4): 230-235.
21. Camargo AL, Dos Santos L, Heineck I. Farmacovigilância: reações adversas e queixas técnicas de medicamentos. In: Santos L, Torriani MS, Barros E (Org.). *Medicamentos na prática da farmácia clínica*. Porto Alegre: Artmed; 2013: 197-206.
22. Kongkaev C, Noyce PR, Ashcroft DM. Hospital admissions associated with adverse drug reactions: a systematic review of prospective observational studies. *Ann Pharmacother* 2008; 42 (7): 1017-1025.
23. Davies EA, O'Mahony MS. Adverse drug reactions in special populations– the elderly. *Br J Clin Pharmacol* 2015; 80 (4): 796-807.
24. Hubbard RE, O'Mahony MS, Woodhouse KW. Medication prescribing in frail older people. *Eur J Clin Pharmacol* 2013; 69: 319-326.
25. Saedder EA, Lisby M, Nielsen LP, Bonnerup DK, Brock B. Number of drugs most frequently found to be independent risk factors for serious adverse reactions: a systematic literature review. *Br J Clin Pharmacol* 2015; 80 (4): 808-817.
26. Wu C, Bell CM, Wodchis WP. Incidence and economic burden of adverse drug reactions among elderly patients in Ontario Emergency Departments: a retrospective study. *Drug Saf* 2012; 35 (9): 769-781.
27. Alhawassi TM, Krass I, Bajorek BV, Pont LG. A systematic review of the prevalence and risk factors for adverse drug reactions in the elderly in the acute care setting. *Clinical Interventions in Aging* 2014; 9: 2079-2086.
28. Campanelli CM. American Geriatrics Society updated beers criteria for potentially inappropriate medication use in older adults: The American Geriatrics Society 2012 Beers Criteria Update Expert Panel. *J Am Geriatr Soc* 2012; 60 (4): 616-631.
29. Poudel A, Hubbard RE, Nissen L, Mitchell C. Frailty: a key indicator to minimize inappropriate medication in older people. *Q J Med* 2013; 106: 969-975.
30. Allegaert K, Anker JN. Adverse drug reactions in neonates and infants: a population-tailored approach is needed. *Br J Clin Pharmacol* 2014; 80(4): 788-795.
31. Bourgeois FT, Mandl KD, Valim C, Shannon MW. Pediatric adverse drug events in the outpatient setting: an 11-year national analysis. *Pediatrics* 2009; 124(4): e744-e750.
32. Jeunne CL, Billon N, Dandon A, Berdaï D, Adgibi Y, Bergmann JF et al. Off-label prescriptions: how to identify them, frame them, announce them and monitor them in practice? *Thérapie* 2013; 68 (4): 233-239.
33. Silva D, Ansotegui I, Morais-Almeida M. Off-label prescribing for allergic diseases in children. *World Allergy Organization Journal* 2014; 7 (4): 1-12.
34. Dos Santos L, Heineck I. Drug utilization study in pediatric prescriptions of a university hospital in Southern Brazil: off-label, unlicensed and high-alert medications. *Farm Hosp* 2012; 36: 180-186.
35. Gonçalves MG, Heineck I. Frequência de prescrições de medicamentos *off label* e não licenciados para pediatria na atenção primária à saúde em município do sul do Brasil. *Revista Paulista de Pediatria in press*. doi:10.1016/j.rpped.2015.06.008.
36. Smyth RMD, Gargon E, Kirkham J, Cresswell L, Golder S, Smyth R, Williamson P. Adverse drug reactions in children–a systematic review. *PLoS ONE* 2012; 7 (3): e24061.

37. Phan H, Leder M, Fishley M, Moeller M, Nahata M. Off-label and unlicensed medication use and associated adverse drug events in a pediatric emergency department. *Pediatric Emergency Care* 2010; 26: 424-430.
38. Bourgeois FT, Shannon MW, Valim C, Mandl KD. Adverse drug events in the outpatient setting: An 11-year national analysis. *Pharmacoepidemiol Drug Saf* 2010; 19 (9): 901-910.
39. Yu YM, Shin WG, Lee J-Y, Choi SA, Jo YH, Youn SJ et al. Patterns of adverse drug reactions in different age groups: analysis of spontaneous reports by community pharmacists. *PLoS ONE* 2015; 10 (7): e0132916.
40. Marques J, Ribeiro-Vaz I, Pereira AC, Polónia J. A survey of spontaneous reporting of adverse drug reactions in 10 years of activity in a pharmacovigilance centre in Portugal. *Int J Pharm Pract* 2014; 22 (4): 275-282.
41. Rodenburg EM, Stricker BHC, Visser LE. Sex-related differences in hospital admissions attributed to adverse drug reactions in the Netherlands. *Br J Clin Pharmacol* 2010; 71 (1): 95-104.
42. Alomar MJ. Factors affecting the development of adverse drug reactions. *Saudi Pharmaceutical Journal* 2014; 22: 83-94.
43. Mennecozzi M, Landesmann B, Palosaari T, Harris G, Whelan M. Sex differences in liver toxicity–do female and male human primary hepatocytes react differently to toxicants in vitro? *PLoS ONE* 2015; 10 (4): e0122786.
44. Goulding R, Dawes D, Price M, Wilkie S, Dawes M. Genotype-guided drug prescribing: a systematic review and meta-analysis of randomized control trials. *Br J Clin Pharmacol* 2014; 80 (4): 868-877.
45. Kurose K, Sugiyama E, Saito Y. Population differences in major functional polymorphisms of pharmacokinetics/pharmacodynamics-related genes in Eastern Asians and Europeans: implications in the clinical trials for novel drug development. *Drug Metab Pharmacokinet* 2012; 27 (1): 9-54.
46. Stauffer VL, Sniadecki JL, Piezer KW, Gatz J, Kollack-Walker S, Hoffmann VP et al. Impact of race on efficacy and safety during treatment with olanzapine in schizophrenia, schizophreniform or schizoaffective disorder. *BMC Psychiatry* 2010; 10: 89.
47. Kaniwa N, Saito Y. Pharmacogenomics of severe cutaneous adverse reactions and drug-induced liver injury. *Journal of Human Genetics* 2013; 58: 317 a 326.
48. Pirmohamed M, Atuah KN. Farmacogenética e reações adversas a medicamentos. in: lee a. *reações adversas a medicamentos*. 2 ed. Porto Alegre: Artmed, 2009 p. 61-92.
49. Corsonello A, Onder G, Bustacchini S, Provinciali M, Garasto S, Gareri P, Lattanzio F. Estimating renal function to reduce the risk of adverse drug reactions. *Drug Saf* 2012; 1: 47 a 54.
50. Yaffe SJ. Introduction. In: Briggs,GG; Freeman RK. *Drug in pregnancy and lactation*. 10th ed. Philadelphia: Wolters Kluver Health, 2015, p. xiii-xv.
51. Kojima T, Akishita M, Kameyama Y et al. High risk of adverse drug reactions in elderly patients taking six or more drugs: analysis of inpatient database. *Geriatr Gerontol Int* 2012;12 (4): 761-762.
52. Tangiisuran B, Davies JG, Wright JE, Rajkumar C. Adverse drug reactions in a population of hospitalized very elderly patients. *Drugs Aging* 2012; 29 (8): 669-679.
53. Scott IA, Hilmer SN, Reeve E, Potter K, Le Couteur D et al. Reducing inappropriate polypharmacy: the process of deprescribing. *JAMA Intern Med* 2015; 175 (5): 827-834.
54. Uppsala Monitoring Center. Classification and monitoring safety of herbal medicines. Disponível em: http://www.who-umc.org/graphics/24727.pdf [Acesso em: 7 nov. 2015]
55. US National Library of Medicine. MedlinePlus. Disponível em: https://www.nlm.nih.gov/medlineplus/spanish/druginfo/herb_All.html [Acesso em: 7 nov. 2015]
56. Chan LN, Anderson GD. Pharmacokinetic and pharmacodynamic drug interactions with ethanol (alcohol). *Clinical Pharmacokinetics* 2014, 53 (12): 1115-1136.
57. Truven Health Analytics Inc. Micromedex Solutions. Disponível em: http://www.periodicos.capes.gov [Acesso em 7 nov. 2015]
58. Elzagallaai AA, Rieder MJ. *In vitro* testing for diagnosis of idiosyncratic adverse drug reactions: Implications for pathophysiology. *Br J Clin Pharmacol* 2015; 80 (4): 889-900.
59. Häuser W, Hansen E, Enck P. Nocebo phenomena in medicine: their relevance in everyday clinical practice. *Dtsch Arztebl Int* 2012; 109 (26): 459-465.
60. Allen EN, Chandler CIR, Mandimika N, Pace C, Mehta U, Barnes KI. Evaluating harm associated with antimalarial drugs: a survey of methods used by clinical researchers to elicit, assess and record participant-reported adverse events and related data. *Malar J* 2013, 12: 325.
61. Fletcher, RH, Fletcher, SW, Fletcher GS. *Epidemiologia clínica*. 5ª ed. Porto Alegre: Artmed; 2014: 208-23; 280.
62. Oenning D, Oliveira BV, Blatt CR. Conhecimento dos pacientes sobre os medicamentos prescritos após consulta médica e dispensação. *Cien Saude Colet* 2011; 16 (7): 3277-3283.
63. Ferreira MBC, Heineck I, Flores LM, Camargo AL, dal Pizzol TS, Torres ILS et al. Rational use of medicines: prescribing indicators at different levels of health care. *Brazilian Journal of Pharmaceutical Sciences* 2013; 49 (2): 329-340.
64. Horvat N, Kos M. Contribution of Slovenian community pharmacist counseling to patients' knowledge about their prescription medicines: a cross-sectional study. *Croat Med J* 2015; 56: 41-49.
65. Théophile H, André M, Miremont-Salamé G, Arimone Y, Bégaud B. Comparison of three methods (an updated logistic probabilistic method, the Naranjo and Liverpool algorithms) for the evaluation of routine pharmacovigilance case reports using consensual expert judgement as reference. *Drug Saf* 2013; 36 (10): 1033-1044.
66. Théophile H, Arimone Y, Miremont-Salamé G, Moore N, Fourrier-Réglat A, Haramburu F, Bégaud B. Comparison of three methods (consensual expert judgement, algorithmic and probabilistic approaches) of causality assessment of adverse drug reactions: an assessment using reports made to a French pharmacovigilance centre. *Drug Saf* 2010; 33 (11):1045-1054.
67. Uppsala Monitoring Center. The use of the WHO-UMC system for standardised case causality assessment. Disponível em: http://who-umc.org/Graphics/24734.pdf [Acesso em: 7 nov. 2015]
68. Agbabiaka TB, Savović J, Ernst E. Methods for Causality Assessment of Adverse Drug Reactions *Drug Saf* 2008; 31 (1): 21-37.
69. Naranjo CA, Busto U, Sellers EM, Sandor P, Ruiz I, Roberts E et al. A method for estimating the probability of adverse drug reactions. *Clin Pharm Ther* 1981; 46: 239 a 245.
70. Wheatley LM, Plaut M, Schwaninger JM, Banerji A, Castells M, Finkelman FD et al. Report from the National Institute of Allergy and Infectious Diseases workshop on drug allergy. *J Allergy Clin Immunol* 2015; 136 (2): 262-271.
71. Mirakian R, Leech SC, Krishna MT, Richter AG, Huber PA, Farooque S et al. Management of allergy to penicillins and other betalactams. *Clin Exp Allergy* 2015; 45 (2): 300-327.
72. Mangoni AA. Predicting and detecting adverse drug reactions in old age: challenges and opportunities. *Expert Opin Drug Metabol Toxicol* 2012; 8 (5): 527-530.
73. Vinks AA, Emoto C, Fukuda T. Modeling and simulation in pediatric drug therapy: Application of pharmacometrics to define the right dose for children. *Clin Pharmacol Ther* 2015; 98 (3): 298-308.
74. Nguyen AT, Gentry CA, Furrh RZ. A comparison of adverse drug reactions between high- and standard-dose trimethoprim-sulfamethoxazole in the ambulatory setting. *Curr Drug Saf* 2013; 8 (2): 114-119.
75. Kowalski ML, Woessner K, Sanak M. Approaches to the diagnosis and management of patients with a history of nonsteroidal anti-inflammatory drug-related urticaria and angioedema. *J Allergy Clin Immunol* 2015; 136 (2): 245-251.
76. McLachlan CY, Yi M, Ling A, Jardine DL. Adverse drug events are a major cause of acute medical admission. *Intern Med J* 2014; 44 (7): 633-638.
77. Jolivot PA, Hindlet P, Pichereau C, Fernandez C, Maury E, Guidet B, Hejblum G. A systematic review of adult admissions to ICUs related to adverse drug events. *Crit Care* 2014; 18 (6): 643.
78. McNaughton R, Huet G, Shakir S. An investigation into drug products withdrawn from the EU market between 2002 and 2011 for safety reasons and the evidence used to support the decision-making. *BMJ Open* 2014; 4 (1): e004221.
79. Hoffman KB, Dimbil M, Erdman CB, Tatonetti NP, Overstreet BM. The Weber effect and the United States Food and Drug Administration's Adverse Event Reporting System (FAERS): analysis of sixty-two drugs approved from 2006 to 2010. *Drug Saf* 2014; 37 (4): 283-294.
80. Uppsala Monitoring Centre. Viewpoint – watching for safer medicines. Part 1. 2.ed. Uppsala: WHO Collaborating Centre for International Drug Monitoring, 2010. Disponível em: http://www.who-umc.org/graphics/27872.pdf [Acesso em 06 dez 2015]
81. World Health Organization. The importance of pharmacovigilance – safety monitoring of medicinal products. 2002; 52 pages Diponível em: http://apps.who.int/medicinedocs/en/d/Js4893e/3.html [Acesso em: 06.12.2015]
82. Castro-Pastrana LI, Carleton BC. Improving pediatric drug safety: need for more efficient clinical translation of pharmacovigilance knowledge. *J Popul Ther Clin Pharmacol* 2011; 18: e76-88.
83. Lapeyre-Mestre M, Sapède C, Moore N, Bilbault P, Blin P, Chopy D et al. studies: what levels of evidence and how can they be reached? *Therapie* 2013 Jul-Aug;68(4):241-252.

84. Eftekhari K, Ghodasra DH, Haynes K, Chen J, Kempen JH, VanderBeek BL. Risk of retinal tear or detachment with oral fluoroquinolone use: a cohort study. *Pharmacoepidemiol Drug Saf* 2014; 23 (7): 745-752.
85. Schulz KF, Altman DG, Moher D; CONSORT Group. CONSORT 2010 Statement: updated guidelines for reporting parallel group randomised trials. *Trials* 2010; 11: 32.
86. Ioannidis JA, Evans SJW, Gotzsche PC, O'Neill RT, Altman, DG, Schulz K, Moher D. Better reporting of harms in randomized trials: an extension of the CONSORT Statement. *Ann Intern Med* 2004; 141(10): 781-788.
87. Požgain I, Požgain Z, Degmečić D. Placebo and nocebo effect: a minir-review. *Psychiatr Danub* 2014; 26 (2): 100-107.
88. Arnold MH, Finniss DG, Kerridge I. Medicine's inconvenient truth: the placebo and nocebo effect. Intern Med J. 2014 Apr;44(4):398-405.
89. Mitsikostas DD, Chalarakis NG, Mantonakis LI, Delicha EM, Sfikakis PP. Nocebo in fibromyalgia: meta-analysis of placebo-controlled clinical trials and implications for practice. *Eur J Neurol* 2012; 19 (5): 672-680.
90. Mitsikostas DD, Mantonakis L, Chalarakis N. Nocebo in clinical trials for depression: a meta-analysis. *Psychiatry Res* 2014; 215 (1): 82-86.
91. Zis P, Mitsikostas DD. Nocebo in Alzheimer's disease; meta-analysis of placebo-controlled clinical trials. *J Neurol Sci* 2015; 355 (1-2): 94-100.
92. Stathis P, Smpiliris M, Konitsiotis S, Mitsikostas DD. Nocebo as a potential confounding factor in clinical trials for Parkinson's disease treatment: a meta-analysis. *Eur J Neurol* 2013; 20 (3): 527-533.
93. Mitsikostas DD, Mantonakis LI, Chalarakis NG. Nocebo is the enemy, not placebo. A meta-analysis of reported side effects after placebo treatment in headaches. *Cephalalgia* 2011; 31 (5): 550-561.
94. Rozich JD, Haraden CR, Resar RK. Adverse drug event trigger tool: a practical methodology for measuring medication related harm. *Qual Saf Health Care* 2003; 12 (3): 194-200.
95. Layton D, Hazell L, Shakir SA. Modified prescription-event monitoring studies: a tool for pharmacovigilance and risk management. *Drug Saf* 2011; 34 (12): e1-9.
96. Harrison-Woolrych M, Ashton J. Psychiatric adverse events associated with varenicline: an intensive postmarketing prospective cohort study in New Zealand. *Drug Saf* 2011; 34 (9): 763-772.
97. Layton D, Osborne V, Gilchrist A, Shakir SA. Examining the utilization and tolerability of the non-sedating antihistamine levocetirizine in England using prescription-event monitoring data. *Drug Saf* 2011; 34 (12): 1177-1183.
98. Buggy Y, Layton D, Fogg C, Shakir SA. Safety profile of oxcarbazepine: results from a prescription-event monitoring study. *Epilepsia* 2010; 51 (5): 818-829.
99. Davies M, Wilton L, Shakir S. Safety profile of modafinila across a range of prescribing indications, including off-label use, in a primary care setting in England: results of a modified prescription-event monitoring study. *Drug Saf* 2013; 36 (4): 237-246.
100. Willemen MJ, Mantel-Teeuwisse AK, Buggy Y, Layton D, Straus SM, Leufkens HG, Egberts TC. Reasons for and time to discontinuation of rimonabant therapy: a modified prescription-event monitoring study. *Drug Saf* 2012; 35 (12): 1147-1158.
101. Pal SN, Duncombe C, Falzon D, Olsson S. WHO strategy for collecting safety data in public health programmes: complementing spontaneous reporting systems. *Drug Saf* 2013; 36 (2): 75-81.
102. Johansson S1, Wallander MA, de Abajo FJ, García Rodríguez LA. Prospective drug safety monitoring using the UK primary-care General Practice Research Database: theoretical framework, feasibility analysis and extrapolation to future scenarios. *Drug Saf* 2010; 33 (3): 223-232.
103. Tate AR, Beloff N, Al-Radwan B, Wickson J, Puri S, Williams T et al. Exploiting the potential of large databases of electronic health records for research using rapid search algorithms and an intuitive query interface. *J Am Med Inform Assoc* 2014; 21 (2): 292-298.
104. Ernst P, Renoux C, Dell'Aniello S, Suissa S. Pramipexole use and the risk of pneumonia. *BMC Neurol* 2012; 12: 113.
105. The PHARMO Institute Disponível em: http://www.pharmo.nl [Acesso em 09.12.2015]
106. Uppsala Monitoring Center. Annual Report 2015. Disponível em: http://who-umc.org/graphics/30657.pdf [Acesso em 7 nov. 2015]
107. Agência Nacional de Vigilância Sanitária. Sistema Nacional de Notificação e Investigação em Vigilância Sanitária. Relatório de notificações de eventos adversos, intoxicações e queixas técnicas por tipo de notificação (2006 a 2014). Disponível em: http://www.anvisa.gov.br/hotsite/notivisa/relatorios/index.htm. [Acesso em: 06 dez. 2015]
108. Agência Nacional de Vigilância Sanitária. Resolução – RDC nº 4, de 10 de fevereiro de 2009. Dispõe sobre as normas de farmacovigilância para os detentores de registro de medicamentos de uso humano. *Diário Oficial da República Federativa do Brasil*, Brasília, DF, 2009. Disponível em: http://www.anvisa.gov.br [Acesso em 06 dez 2015]
109. Avery AJ, Anderson C, Bond CM, Fortnum H, Gifford A, Hannaford PC et al. Evaluation of patient reporting of adverse drug reactions to the UK Yellow Card Scheme: literature review, descriptive and qualitative analyses, and questionnaire surveys. *Health Technol Assess* 2011; 15(20): 1-224.
110. Hazell L, Cornelius V, Hannaford P, Shakir S, Avery AJ; Yellow Card Study Collaboration. How do patients contribute to signal detection? A retrospective analysis of spontaneous reporting of adverse drug reactions in the UK's Yellow Card Scheme. *Drug Saf* 2013; 36 (3): 199-206.
111. Classen DC, Resar R, Griffin F, Federico F, Frankel T, Kimmel N, Whittington JC, Frankel A, Seger A, James BC: 'Global trigger tool' shows that adverse events in hospitals may be ten times greater than previously measured. *Health Affairs* 2011; 30 (4): 581-589.
112. Cheng CM, Shin J, Guglielmo BJ. Trends in boxed warnings and withdrawals for novel therapeutic drugs, 1996 through 2012. *JAMA Intern Med.* 2014; 174 (10): 1704-1705.
113. Agência Nacional de Vigilância Sanitária. Portaria nº 344, de 12 de maio de 1998 Aprova o Regulamento Técnico sobre substâncias e medicamentos sujeitos a controle especial. *Diário Oficial da República Federativa do Brasil*, Brasília, DF, 19 de maio de 1998. Disponível em: http://portal.anvisa.gov.br/[Acesso em 08.12.15]
114. Onakpoya IJ, Heneghan CJ, Aronson JK. Delays in the post-marketing withdrawal of drugs to which deaths have been attributed: a systematic investigation and analysis. *BMC Med* 2015; 13: 26.
115. Sarker A, Ginn R, Nikfarjam A, O'Connor K, Smith K, Jayaraman S et al. Utilizing social media data for pharmacovigilance: A review. *J Biomed Inform* 2015; 54: 202-212.
116. Lardon J, Abdellaoui R, Bellet F, Asfari H, Souvignet J, Texier N et al. Adverse drug reaction identification and extraction in social media: a scoping review. *J Med Internet Res* 2015; 17 (7): e171.

UNIDADE 3

Farmacologia dos Sistemas de Regulação e dos Processos Dolorosos, Inflamatórios, Imunitários e Infecciosos

CAPÍTULO 13
Farmacologia dos Sistemas Nervosos Central e Autônomo

Cassiano Mateus Forcelini

▶ Farmacologia do sistema nervoso central

O estudo da farmacologia do sistema nervoso central (SNC) reveste-se de grande importância, tendo em vista a ampla gama de agentes que ali atuam, sejam fármacos com efeitos terapêuticos específicos, sejam aqueles que, tratando doenças em outros órgãos ou sistemas, acarretam efeitos indesejáveis, sejam substâncias de uso não médico. No primeiro caso, incluem-se agentes que visam especificamente atuar sobre o SNC, como anticonvulsivantes, antidepressivos, antipsicóticos, antiparkinsonianos, hipnossedativos e ansiolíticos, dentre outros. Medicamentos usados para tratamento de condições patológicas de outros órgãos podem induzir reações adversas psiquiátricas (corticosteroides, por exemplo). Diversas substâncias de emprego não médico interferem em funções do SNC, desde produtos de uso corriqueiro como cafeína até drogas de uso ilícito.

É importante o conhecimento de algumas estruturas anatômicas e particularidades funcionais do SNC para a adequada compreensão dos principais aspectos farmacológicos.

Anatomia funcional

O SNC é constituído por encéfalo e medula espinal, aquele dividido em cérebro, cerebelo e tronco encefálico (Figura 13.1). Este é subdividido em mesencéfalo, ponte e bulbo. Diencéfalo, na linha média, e telencéfalo formam o cérebro propriamente dito. Foram os hemisférios cerebrais do telencéfalo as estruturas nervosas que mais cresceram com a evolução das espécies animais. Outra divisão, frequentemente citada e que remonta às três vesículas do encéfalo primitivo do embrião, engloba prosencéfalo (cérebro), mesencéfalo e rombencéfalo (tronco encefálico e cerebelo). Assim, quando se fala em prosencéfalo basal, área importante do ponto de vista farmacológico, está-se fazendo referência ao diencéfalo e estruturas hemisféricas próximas à base do crânio, em oposição ao córtex junto à calvária.

No embrião, prosencéfalo se localiza anteriormente (rostralmente), ao passo que rombencéfalo está posteriormente (caudalmente) situado. Outra terminologia de origem embriológica denomina tronco encefálico e medula espinal em conjunto – sistema nervoso segmentar – cujas características principais são: (1) localização da substância cinzenta (agrupamentos de corpos neuronais na forma de núcleos e colunas, respectivamente em tronco encefálico e medula espinal) internamente à substância branca formada por feixes de axônios mielinizados; (2) segmentação funcional de metâmeros ligados a nervos típicos. Por sua vez, cérebro e cerebelo formam o sistema nervoso suprassegmentar, apresentando camada cortical externa fina de substância cinzenta (córtex) rica em neurônios, dispondo-se internamente à substância branca composta de axônios. Destoando dessa regra, importantes agrupamentos neuronais se localizam na profundidade da substância branca cerebral e cerebelar (no cérebro, chamados de núcleos da base). Nervos olfatórios e ópticos se ligam ao cérebro, porém não são considerados nervos típicos em face de sua estrutura diferenciada.

Na evolução, a parte segmentar do sistema nervoso surgiu antes da suprassegmentar e serve de comunicação entre órgãos periféricos e cérebro ou cerebelo. Tronco encefálico abriga estruturas filogeneticamente antigas ligadas a equilíbrio homeostático (centros respiratório e vasomotor na formação reticular do bulbo) e exploração do ambiente (núcleos dos nervos cranianos, áreas envolvidas no reflexo do vômito). No tronco encefálico se encontra também o sistema reticular ativador ascendente, que se estende do bulbo até os tálamos, sendo essencial para ativação de áreas corticais e subcorticais sobrejacentes, ou seja, para estado de vigília e atenção. Outras estruturas

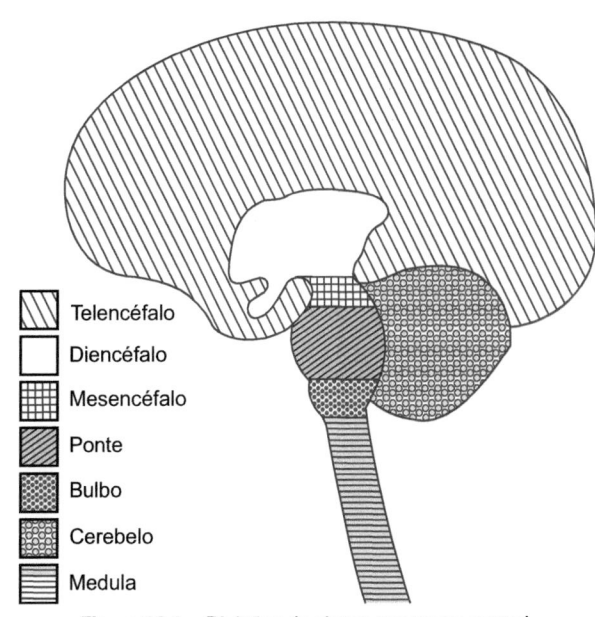

Figura 13.1 ▪ Divisões do sistema nervoso central.

de importância farmacológica são núcleos da rafe, *locus ceruleus* e substância negra, localizadas no tronco encefálico e constituídas de agrupamentos de neurônios que produzem predominantemente (mas não exclusivamente) transmissor específico, diferente para cada grupo neuronal. Medula espinal, tronco encefálico, cerebelo e núcleos da base, em conjunto, permitem execução de movimentos básicos, percepção sensitiva do ambiente e pequena gama de comportamentos simples, como alguns reflexos e automatismos.

A medula espinal apresenta colunas (cornos) de substância cinzenta em toda a sua extensão, as anteriores sendo motoras e as posteriores, sensitivas, conectadas com suas respectivas raízes. Em medula torácica e parte da lombar existem cornos laterais ligados a funções autônomicas. Feixes de fibras ascendentes e descendentes, mielinizadas ou não, correm externamente à substância cinzenta na medula, formando funículos (ou cordões), e conectam neurônios próximos ou distantes entre si.

Na face medial de cada hemisfério e no diencéfalo existem áreas primitivas e funcionalmente associadas, constituindo o sistema límbico que inclui giros do cíngulo e para-hipocampal, hipocampo, amígdala, núcleo *accumbens*, área septal e partes de tálamo e hipotálamo. Tal conjunto de estruturas relaciona-se à geração de emoções, comportamentos mais refinados, memória e controle dos sistemas nervoso autônomo e endócrino. Por exemplo, hipocampo desempenha papel crucial na memória; amígdala relaciona-se a medo e ansiedade; área septal envolve-se em obtenção de algumas sensações prazerosas. Hipotálamo, estrutura mediana do diencéfalo, está intimamente relacionado com regulação de diversos processos cíclicos (cronobiológicos) do organismo, como apetite, sono, temperatura e ciclo menstrual. Mais posterior e superiormente na linha média do cérebro, localiza-se o corpo pineal, também associado à regulação do sono.

As circunvoluções cerebrais aumentaram notavelmente a superfície do telencéfalo nos mamíferos, especialmente nos primatas. Neurônios corticais se dispõem em camadas verticais e se comunicam, assim como com neurônios a distância. O córtex de cada hemisfério cerebral é dividido em cinco lobos (frontal, parietal, temporal, occipital e o pequeno lobo da ínsula, não visível na superfície), por sua vez subdivididos em regiões corticais menores. Muitas dessas áreas guardam relação com algumas funções específicas.

No *lobo frontal*, próximo à divisa com o parietal (sulco central), encontra-se o córtex motor primário que comanda motricidade do hemicorpo contralateral. Ampla região de planejamento motor se situa anteriormente (área pré-frontal). Comando motor voluntário proveniente do lobo frontal desce pelo trato piramidal que corre através da parte segmentar do sistema nervoso até os núcleos dos nervos cranianos motores e cornos anteriores da medula espinal. Dessa, fibras eferentes de neurônios motores inferiores (em oposição àqueles do córtex motor primário) emergem em direção à musculatura estriada. Ocorre modulação da motricidade por cerebelo e sistema extrapiramidal (inclui núcleos da base), a fim de garantir adequada execução dos movimentos no que se refere a coordenação e amplitude, bem como a grau e sequência de contratura dos diferentes músculos necessários à ação.

O *lobo parietal* abriga área sensitiva primária, logo posteriormente ao sulco central, que recebe informação sensitiva do hemicorpo contralateral, via tálamo.

No *lobo occipital* situam-se regiões corticais responsáveis pela visão consciente.

No *lobo temporal*, proximamente ao córtex auditivo primário, encontra-se a área de Wernicke, relacionada à compreensão da linguagem, enquanto a emissão desta requer integridade do giro frontal inferior (ou área de Broca) no hemisfério dominante, o esquerdo na maioria dos indivíduos. Essas duas regiões são ligadas entre si pelo fascículo arqueado. Distúrbios de linguagem comumente advêm de disfunções no hemisfério dominante, mas lesões em outras topografias também podem produzir dificuldades na capacidade de comunicação. Diversas áreas corticais, inclusive a ínsula, são consideradas associativas no que tange à integração da informação aferente (sensitiva ou sensorial) com seus respectivos significados cognitivos e emocionais, estes últimos envolvendo participação de sistema límbico.

Para a função cognitiva, são essenciais as intercomunicações entre diversas regiões corticais, por meio de feixes, e entre hemisférios, mediante as comissuras, das quais o corpo caloso é a principal.

O SNC possui algumas características distintivas e importantes do ponto de vista farmacológico em relação aos demais órgãos. Entre elas figuram as barreiras hematoencefálica e hematoliquórica que limitam a penetração de substâncias pouco lipossolúveis em tecido nervoso e líquido cefalorraquidiano (liquor), respectivamente.[1] Células de endotélio capilar do SNC e epitélio do plexo coroide, produtor do liquor, não apresentam espaços intercelulares. Assim, somente fármacos com adequada lipossolubilidade conseguem atravessar a barreira lipídica da membrana celular. Subjacente ao endotélio capilar, astrócitos, pericitos e micróglia completam o arcabouço da barreira hematoencefálica. Seus mecanismos já se formam no período fetal, porém o grau de seletividade aumenta no decorrer do desenvolvimento. A evidência evolucionária mostra que a principal pressão sobre o refinamento dos sistemas de barreira origina-se da necessidade de homeostasia iônica ao redor de sinapses centrais.[2] A permeabilidade a pequenas moléculas pouco lipossolúveis é maior no encéfalo em desenvolvimento, como o do neonato prematuro, em relação ao do adulto. Baixa atividade pinocítica do endotélio e presença de enzimas na barreira hematoencefálica dificultam ainda mais o acesso de alguns fármacos ao SNC. Ademais, há mecanismos de transporte através das barreiras que bombeiam ativamente alguns tipos de moléculas para dentro do SNC (glicose, por exemplo) ou dificultam a entrada de fármacos como loperamida, penicilina e antirretrovirais inibidores de protease e de transcriptase reversa.[3-5]

Diversos processos patológicos envolvendo o encéfalo – inflamação, infecções, neoplasias, lesões traumáticas ou mesmo hipertensão arterial e soluções hipertônicas – diminuem a integridade das barreiras, permitindo alguma penetração no SNC de moléculas e microrganismos que não o fariam em situação normal. Além disso, algumas substâncias, como cocaína e metanfetamina, também danificam a barreira hematoencefálica, o que pode potencializar seus efeitos sobre o encéfalo.[6,7] Quando concomitantes, o uso de cocaína facilita a disseminação do vírus HIV para o SNC.[7] Dentre fármacos com dificuldade de penetrar no SNC estão aminoglicosídeos, vancomicina, anfotericina B e metotrexato. Emprego de via intratecal pode constituir alternativa válida para uso desses agentes, especialmente para tratamento de afecções das meninges, mas de duvidosa utilidade para doenças intraparenquimatosas. Processos que causam dano à barreira hematoencefálica podem facilitar a penetração dos referidos fármacos no SNC,[8,9] cuja relevância clínica não foi determinada.

Pesquisas direcionadas ao aumento da penetração de fármacos no SNC têm investido no desenvolvimento de agentes terapêuticos combinados a nanopartículas ou lipossomos, especialmente para tratamento de doenças degenerativas e tumores encefálicos,[10,11] mas ainda sem aplicabilidade prática. Por outro lado, a diminuição da passagem de linfócitos ativados pela barreira é um dos mecanismos de ação de medicamentos para tratamento da esclerose múltipla, como fingolimode, betainterferon e natalizumabe.[12-14]

Fisiologia

A mais importante de todas as particularidades do SNC é a extensa e diversificada rede de transmissão entre neurônios. Informações que trafegam por eles são impulsos de natureza elétrica, ou seja, potenciais de ação transmembrana. Tal rede está baseada em comunicações entre neurônios (sinapses), as quais podem ser elétricas ou químicas.

Sinapses elétricas constituem canais que transmitem potenciais elétricos entre membranas interligadas de diferentes neurônios, e a corrente que chega ao terminal pré-sináptico se propaga necessariamente ao pós-sináptico. São numerosas, porém pouco influenciáveis por fármacos.

Por sua vez, sinapses químicas representam a principal forma de modulação da transmissão de estímulos excitatórios e inibitórios entre neurônios. Esse tipo de comunicação envolve liberação de substâncias (transmissores) no espaço intercelular de membranas neuronais e representa um dos paradigmas de modificação da função de um órgão mediante uso de fármacos. Sinapses podem ocorrer entre axônios (axoaxônicas), axônios e dendritos (axodendríticas), dendritos (dendrodendríticas) ou entre essas estruturas e corpos neuronais (axossomáticas, dendrossomáticas). Atualmente, também células gliais – como oligodendrócitos, produtores de mielina no SNC – são relacionadas à propagação de impulsos.[15]

O conhecimento da intimidade da transmissão sináptica é essencial para a compreensão do mecanismo de ação de fármacos no SNC. O corpo do neurônio produz as vesículas sinápticas onde se armazenam transmissores. Mediante auxílio do citoesqueleto, elas migram pelo axônio ou dendrito até a extremidade (botão ou terminal sináptico). Neste, a chegada do potencial de ação aumenta a permeabilidade ao cálcio que ativa uma proteinoquinase (calmodulina), levando à liberação de moléculas do transmissor na fenda sináptica, mediante fusão das vesículas com a membrana celular (exocitose). Há participação de diversas proteínas das membranas vesicular e plasmática nesse processo, as quais podem ser alvo da ação de fármacos. Toxina botulínica, por exemplo, interfere em algumas dessas proteínas nos botões sinápticos das junções musculares e das terminações parassimpáticas, onde é liberada acetilcolina. Tal efeito acaba inutilizando o terminal, havendo recuperação de função após alguns meses graças ao *turnover* das proteínas-alvo, degradação da cadeia leve da toxina no citosol e brotamento de novo botão sináptico a montante no axônio para inervação.[16] Isso explica a duração de efeito da toxina botulínica na junção muscular e efetora parassimpática e a necessidade de sua reaplicação em músculos, em que relaxamento e fraqueza são desejados, ou em áreas onde se almeja a supressão da sudorese (ver adiante).

A transmissão clássica, também chamada de secreção neurócrina, envolve liberação de uma substância por terminal sináptico no espaço intercelular adjacente a outro neurônio (fenda sináptica). O transmissor atua de forma breve (milissegundos a segundos) sobre receptores de membrana, produzindo alteração na condutância que aumenta ou diminui a excitabilidade da célula pós-sináptica. Frequentemente age também sobre o próprio neurônio liberador, regulando sua função por meio de receptores pré-sinápticos que influenciam excitabilidade, síntese e liberação do transmissor. Alguns tipos de neurônios não apresentam o padrão clássico de liberação de transmissores em sinapses, mas, sim, no espaço extracelular, a partir de dilatações ao longo de axônios e dendritos, alcançando difusamente sinapses próximas (secreção parácrina).

Há gradiente de concentração de íons entre lados externo e interno da membrana neuronal, com sódio, cálcio e cloro mais concentrados no meio extracelular, ao passo que potássio tem maior concentração no interior da célula. Tal gradiente é mantido em parte pela bomba de sódio/potássio que consome trifosfato de adenosina (ATP). A membrana neuronal apresenta canais iônicos para sódio, cálcio, potássio e cloro. Em condições de repouso, os canais para os três primeiros estão fechados. Por sua vez, canais de potássio estão permeáveis, levando à saída deste íon. Isso deixa a face interna da membrana mais negativa em relação ao lado externo até que cargas positivas ali acumuladas cessem esse efluxo por oposição do gradiente elétrico ao químico, o que resulta em diferença de potencial elétrico transmembrana (potencial de membrana ou de repouso) de cerca de 70 mV. Se o somatório de micropotenciais – produzidos pela molécula na interação com seu receptor no neurônio pós-sináptico – for suficiente, ocorre aumento transitório da permeabilidade da membrana a cátions predominantemente no meio extracelular, principalmente ao sódio. Esse fenômeno é chamado de potencial excitatório pós-sináptico (PEPS). Com incremento de cargas positivas na face intracelular, ocorre inversão de polaridade (despolarização). No momento em que esta atinge o limiar (cerca de 30 mV negativos), há propagação de potencial de ação pelo dendrito, corpo neuronal ou axônio, mediante abertura de canais de sódio voltagem-dependentes. Ao contrário, se a interação de moléculas de transmissores for predominantemente com receptores inibitórios que promovam abertura de canais de cloro ou de potássio, a diminuição da condutância provoca o potencial inibitório pós-sináptico (PIPS), havendo hiperpolarização do neurônio. Após despolarização, abertura de canais de potássio voltagem-dependentes contribui significativamente para a estabilização da membrana neuronal.

Vários fármacos anticonvulsivantes diminuem excitabilidade de membrana mediante ação sobre canais de sódio voltagem-dependentes, ligando-se a esses em estado inativado (pós-potencial de ação). Dessa forma, impedem retorno ao estado de repouso e, consequentemente, diminuem o número de canais aptos para deflagrar novo potencial de ação. Assim agem fenitoína, carbamazepina, oxcarbazepina, lamotrigina, lacosamida e, provavelmente, esse seja um dos mecanismos de ação do topiramato e valproato.[17] Pela mesma razão apresentam efeitos adversos, como sonolência e incoordenação, decorrentes de inibição de transmissão sináptica de outras vias. Adicionalmente, são úteis para diminuir hiperexcitabilidade neuronal associada a dores neuropáticas, sendo uma das formas de tratamento. Anestésicos locais, como lidocaína e bupivacaína, causam bloqueio temporário de canais de sódio voltagem-dependentes de nervos periféricos, ainda quando abertos (durante a despolarização).[18] Paradoxalmente, são capazes de causar tremores, irritabilidade, confusão mental, agitação e crises convulsivas quando alcançam o SNC, por mecanismos ainda não totalmente esclarecidos.

Facilitação da abertura de canais de potássio voltagem-dependentes, levando à estabilização da membrana, é mecanismo anticonvulsivante e antinociceptivo proposto para retigabina.[17] Etossuximida combate crises epilépticas de tipo ausência mediante ação inibitória sobre canais de cálcio voltagem-dependentes no tálamo, impedindo influxo deste cátion e consequente despolarização neuronal prolongada.[17] Outros anticonvulsivantes alteram condutância da membrana, atuando em canais iônicos regulados por transmissores (ver adiante).

Por muito tempo se acreditou que cada neurônio produzisse um único tipo de molécula sinalizadora. Contudo, tal dogma foi sendo derrubado com as demonstrações de liberação de mais de um transmissor por vários terminais sinápticos, fenômeno denominado cotransmissão.[19] Outras modalidades de modulação da função neuronal foram sendo descritas com o decorrer dos anos. Sabe-se que mediadores químicos no SNC também podem produzir efeitos mais lentos e de duração maior que milissegundos, não somente modificando condutância iônica de células pós-sinápticas, mas também influenciando síntese de transmissores ou expressão de seus receptores pré- ou pós-sinápticos. O termo modulador é atribuído a esses mediadores, cujas ações não se adaptam ao conceito clássico de transmissor, mas que influenciam a função deste. São substâncias liberadas neuronalmente por botão sináptico adjacente (origem neurócrina), terminais a distância (origem parácrina) ou células não neuronais. Geralmente se relacionam com regulação da liberação pré-sináptica de transmissores ou excitabilidade pós-sináptica, mas também atuam, em alguns casos, na expressão gênica. Modulador e transmissor comumente atuam em sítios diferentes de mesmo receptor.

Fatores tróficos consistem em substâncias liberadas principalmente por neurônios e outras células, os quais influenciam crescimento e morfologia neuronal, bem como algumas de suas propriedades funcionais, mediante interações genômicas. Além disso, há substâncias produzidas fora do SNC que atuam como moduladores ou mesmo na regulação gênica, como hormônios (origem endócrina). Citocinas como o fator de necrose tumoral (TNF) também influenciam a função neuronal, facilitando o fenômeno de excitotoxicidade mediado por glutamato (ver adiante).[20]

Plasticidade neuronal ou sináptica é conceito que denota mutabilidade de regulação neuronal, conexões e função sinápticas. Depende mais de moduladores, fatores tróficos e transmissores que atuam em receptores mediadores de respostas neuronais lentas do que daqueles com ação mais rápida. Essa mutabilidade funcional torna possível a adaptação do SNC às exigências do ambiente.

Neurotransmissores podem atuar sobre dois tipos básicos de receptores: os que contêm canal iônico em sua estrutura e aqueles acoplados a proteínas G ou enzimas (guanilato ciclase ou proteinoquinase) na face interna da membrana.

Canais iônicos regulados por ligantes medeiam respostas rápidas sobre a condutância de neurônio pós-sináptico, como resultado da abertura de canais de sódio, cálcio ou cloro. Influxo nos dois primeiros favorece a despolarização, ao passo que entrada de cloro tem potencial hiperpolarizante.

Já receptores acoplados a proteínas G desencadeiam efeitos mais lentos e prolongados, podendo localizar-se em terminais pré- e pós-sinápticos. No neurônio pós-sináptico, o efeito é variado e complexo, dependendo de repostas intracelulares desencadeadas por proteínas G em enzimas ou proteínas efetoras (fosfolipases, adenilato ciclase, proteínas de transporte etc.). Estas levam a alterações celulares ou produzem um segundo mensageiro (mediador) que consiste em molécula ou íon que leva sinal até outra proteína ou enzima distante do receptor, a qual executa resposta intracelular final. Adenilato ciclase, por exemplo, produz monofosfato de adenosina cíclico (AMPc) como segundo mensageiro, ao passo que em receptores com guanilato ciclase é gerado monofosfato de guanosina cíclico (GMPc). Outros segundos mensageiros são diacilglicerol (DAG), trifosfato de inositol (IP_3) e cálcio. Receptores ligados a canais iônicos não envolvem segundos mensageiros.

Moléculas transmissoras podem atuar em receptores pré- e pós-sinápticos, difundir-se pelas bordas da fenda para o espaço intersticial, degradar-se por ação de enzimas ou, em alguns casos, serem recaptadas para o interior do neurônio pré-sináptico mediante proteínas transportadoras de membrana e rearmazenadas em vesículas para novo uso. Há reversibilidade no processo de acoplamento de moléculas transmissoras com receptores, o que permite ajustes rápidos em diversas funções do sistema nervoso. O transmissor pode influenciar sua própria liberação mediante autorreceptores presentes em várias partes do neurônio pré-sináptico. Quantidade elevada de moléculas transmissoras na fenda sináptica é contrabalançada pela inibição da síntese e liberação das mesmas, por ação preponderante em receptores inibitórios (*feedback* ou retroalimentação negativa). Ao contrário, quando a concentração se torna baixa, há predomínio de atividade sobre receptores excitatórios.

Neuromoduladores também podem interferir em produção e liberação do transmissor pelo neurônio pré-sináptico, expressão de proteínas transportadoras de membrana responsáveis pela recaptação de moléculas transmissoras e afinidade dos receptores pós-sinápticos a elas. Produzem respostas pré- ou pós-sinápticas lentas, mediadas principalmente por receptores acoplados à proteína G ou guanilato ciclase. Ajustes comportamentais precisam de influências sinápticas mais persistentes do que aquelas da transmissão clássica, em geral produzidas por moduladores em níveis pré- e pós-sinápticos. Alguns moduladores também atuam em canais iônicos regulados por ligantes, em sítio diferente daquele do transmissor. Este, no caso, tem ação potencializada pelo modulador.

Neurotransmissores podem atuar sobre mais de um tipo de receptor. Vários deles, como glutamato, ácido gama-aminobutírico (GABA), norepinefrina e serotonina, operam em canais iônicos regulados por ligantes e receptores acoplados a guanilato ciclase ou proteína G. Outros, como acetilcolina, atuam apenas neste último tipo de receptor. Conforme o receptor predominante em determinada sinapse, o transmissor pode ter efeito excitatório ou inibitório. Porém, GABA e glicina são sempre inibitórios, ou seja, produzem hiperpolarização neuronal, ao passo que glutamato e aspartato são exclusivamente excitatórios, facilitando a despolarização. Resposta de um dado neurônio à ação de moléculas transmissoras nos receptores de membrana depende da preponderância de PEPS ou PIPS, podendo haver deflagração de potencial de ação ou hiperpolarização. Alguns transmissores executam ações difusas no SNC e têm seus neurônios produtores amplamente distribuídos, como é o caso de GABA, glicina, glutamato e aspartato. Porém, a maior parte dos demais transmissores é produzida em grupos de neurônios localizados (núcleos) que projetam seus axônios para outras áreas.

No SNC, os principais sítios de ação de fármacos são canais iônicos regulados por ligantes, receptores acoplados a proteínas G ou enzimas, enzimas de síntese ou metabolização, proteínas transportadoras em membranas, receptores no citosol ou núcleo para regulação gênica. Os dois primeiros tipos são os mais utilizados, nos quais fármacos comportam-se como antagonistas, agonistas, agonistas parciais e agonistas inversos (descrição no Capítulo 10, Farmacodinâmica). Porém há vários fármacos que interferem com enzimas de síntese ou degradação de transmissores, inibem proteínas recaptadoras de membrana ou mesmo influenciam a plasticidade sináptica por meio da regulação gênica. Corticosteroides, por exemplo, atravessam livremente membranas celulares e se ligam a receptores intracelulares específicos de algumas populações de neurônios, especialmente em áreas corticais, hipocampo, hipotálamo e tronco encefálico, onde interferem na transcrição de genes que expressam enzimas controladoras da atividade de neurotransmissores.[21] Os chamados esteroides ativos (pregnenolona, progesterona, deidroepiandrosterona, testosterona e estradiol) exibem numerosos efeitos moduladores em funções neuronais. Além de efeitos em receptores pós-sinápticos, induzem liberação de transmissores como glutamato, GABA, acetilcolina, norepinefrina, dopamina e serotonina. Atuam por múltiplos mecanismos, como os que envolvem rápidos efeitos não genômicos em receptores pré-sinápticos e canais iônicos, resultando em respostas sobre aprendizado e memória, emoção, motivação, cognição e motricidade.[22]

Moléculas receptoras são expressas em subtipos, cujos complexos apresentam monômeros que diferem um do outro, e cada qual pode ser expresso em variadas isoformas. Isso leva a grande heterogeneidade genética de subtipos de receptores que pode influenciar efeito de fármacos. Podem ocorrer mutações em genes que codificam enzimas ou proteínas constituintes de receptores e transportadores de membrana, com importante repercussão clínica, como é o caso de alguns raros distúrbios de movimento e epilepsias.[23-25]

A ação de um fármaco sobre um sistema neuronal pode desencadear respostas adaptativas secundárias. Em contraposição a aumento em liberação ou diminuição de recaptação de um transmissor, podem acontecer mecanismos compensatórios, tais como inibição de síntese do transmissor, aumento na expressão do transportador ou redução da expressão de receptores. Essas respostas de desenvolvimento lento são relevantes e explicam fenômenos clínicos como tolerância e dependência (com uso prolongado) e síndrome de abstinência (depois de retirada abrupta), relacionados a psicofármacos como álcool, benzodiazepínicos, nicotina e opioides. Há indícios de que outros efeitos farmacológicos retardados provavelmente decorram de regulação de receptores e genes por moduladores e fatores tróficos, com consequentes modificações da plasticidade sináptica. Latência de efeito de antidepressivos tem sido atribuída a esse processo. Demonstrou-se, por exemplo, aumento de expressão de fator trófico derivado do cérebro (BDNF), a trofina mais amplamente distribuída no SNC, induzida por antidepressivos inibidores da recaptação da serotonina, como fluoxetina, duloxetina e citalopram.[26]

Neurotransmissores "clássicos" (GABA, glicina, glutamato, norepinefrina, dopamina, serotonina, acetilcolina, histamina e opioides endógenos) e suas vias neuronais são abordados neste capítulo mais pormenorizadamente. Porém, outras substâncias endógenas com atuação em SNC vêm sendo descritas e serão aqui citadas com suas implicações clinicofarmacológicas (Quadro 13.1).

■ Ácido gama-aminobutírico (GABA)

GABA é transmissor inibitório do SNC, com neurônios e receptores presentes abundante e difusamente no encéfalo, sem núcleos específicos. Em geral, seus neurônios possuem axônios curtos com atuação local. É formado a partir de glutamato por ação de duas isoenzimas de ácido glutâmico descarboxilase, encontradas em neurônios que sintetizam GABA. Outra enzima, GABA transaminase (aminotransferase), é responsável pela degradação do transmissor. Neurônios gabaérgicos possuem sistema de recaptação ativa que recolhe o transmissor depois da liberação na fenda sináptica. Alguns anticonvulsivantes atuam sobre os passos citados.[17] Vigabatrina e, provavelmente, valproato inibem a GABA transaminase. Tiagabina diminui a recaptação das moléculas transmissoras pela proteína transportadora de membrana. Embora gabapentina e pregabalina sejam análogos do

Quadro 13.1 ▪ Principais mediadores químicos do SNC.

Aminoácidos
Inibitórios: GABA, glicina
Excitatórios: glutamato, aspartato
Aminas biogênicas
Norepinefrina
Epinefrina
Dopamina
Serotonina
Histamina
Agente colinérgico
Acetilcolina
Peptídios
Opioides: endorfinas, encefalinas, dinorfinas
Hipofiseotróficos: CRH, GRH, TRH, GnRH, somatostatina
Neuro-hipofisários: ocitocina, vasopressina
Digestivos e centrais: peptídio Y, substância P, polipeptídio intestinal vasoativo (VIP), colecistocinina (CCK), tensina, cininas
Outros: peptídio relacionado ao gene da calcitonina (CGRP), hipocretina/orexina
Canabinoides endógenos
Anandamida
2-araquidonoilglicerol
Melatoninérgico
Melatonina
Purinas
ATP
AMP
Adenosina
Substâncias difusíveis
Óxido nítrico
Monóxido de carbono
Metabólitos do ácido araquidônico

AMP: monofosfato de adenosina; ATP: trifosfato de adenosina; CHH: hormônio liberador de corticotropina; GNRH: hormônio liberador de somatropina; GRH: hormônio liberador do hormônio do crescimento; TRH: hormônio liberador de tirotropina.

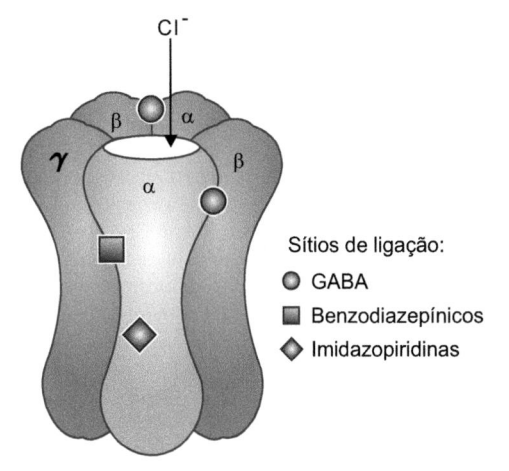

Figura 13.2 ▪ Receptor $GABA_A$.

Sítios de ligação:
- GABA
- Benzodiazepínicos
- Imidazopiridinas

GABA, seu principal mecanismo de ação é inibição do influxo de cálcio através de canais iônicos voltagem-dependentes, com consequente prejuízo para despolarização e liberação de diversos transmissores.

Ações de GABA derivam de seu acoplamento a receptores $GABA_A$ – canal iônico cuja ativação permite rápido influxo de cloro para o interior do neurônio, levando à hiperpolarização – e $GABA_B$, receptor associado à proteína G intracelular. Receptores $GABA_A$ possuem localização pós-sináptica, sendo canais multiméricos regulados por ligantes e constituídos por cinco diferentes subunidades, formando alfa-hélices em torno do poro central (o canal iônico). No cérebro, o pentâmero mais comum inclui duas subunidades alfa, duas beta e uma gama. Há uma parte extracelular que aloja locais para ligação de duas moléculas de GABA (entre subunidades alfa e beta) e outros sítios, onde atuam alguns dos fármacos que modulam esse receptor (Figura 13.2).

O receptor $GABA_B$ possui distribuição disseminada e localização pré- e pós-sináptica. Ativação de proteína G acoplada a este receptor resulta em efeitos inibitórios, como abertura de canais de potássio, reduzindo excitabilidade pré- e pós-sináptica, e diminuição de condutância de canais de cálcio regulados por voltagem, mediante inibição da adenilato ciclase. Assim, diminui a liberação de transmissores pelos neurônios pré-sinápticos. $GABA_C$, expresso na retina, é o terceiro tipo de receptor gabaérgico (ionotrópico).[27] Estudos em animais com agonistas do receptor $GABA_C$ diminuíram a atividade de neurônios retinianos, o que pode ser interessante para o restabelecimento do balanço entre oferta e demanda sanguínea no caso doenças vasculares envolvendo a retina.[28]

Diversos fármacos atuam no canal iônico $GABA_A$, mas o local específico de sua interação com o receptor varia: canal iônico propriamente dito, sítio de ligação do GABA ou sítio modulador. Picrotoxina é agente convulsivante que bloqueia diretamente o canal de cloro. Muscinol, derivado de um cogumelo alucinogênico, é poderoso agonista gabaérgico que atua no próprio sítio do ligante endógeno, enquanto bicuculina, outra substância convulsivante de ocorrência natural, age como antagonista específico do receptor. Picrotoxina, muscinol e bicuculina não têm aplicação terapêutica, sendo mais utilizados em modelos animais. Penicilinas e cefalosporinas podem agir de forma semelhante à bicuculina se injetadas diretamente no cérebro ou espaço subaracnoide, em modelos experimentais de epilepsia. Quando empregadas em altas doses intravenosas, podem desencadear convulsões.[29]

Há diversos moduladores que promovem modificação alostérica da regulação do canal iônico e potencializam ação de GABA, prolongando tempo de abertura do canal para entrada do cloro. Álcool, barbitúricos, etomidato, propofol e, provavelmente, anestésicos voláteis atuam em subunidades do canal iônico $GABA_A$, em sítios de modulação distintos.[30,31] Promovem influxo de cloro no compartimento intracelular, com hiperpolarização e depressão difusa da atividade neuronal de forma dose-dependente. Atuação inicial sobre vias inibitórias do sistema límbico explica efeito euforizante do álcool. Interação intensa e duradoura dessas substâncias com o receptor traz risco com uso de altas doses. Podem causar coma, depressão respiratória e morte pela ação em bulbo e formação reticular. Pelo mesmo motivo, retirada abrupta de álcool e barbitúricos após uso intenso e prolongado pode levar a sintomas de hiperatividade do SNC, tais como insônia, confusão mental, agitação e crises convulsivas no caso dos barbitúricos e tremores, convulsões e *delirium tremens* na abstinência alcoólica. Em quadros de abstinência alcoólica, uso de outros estimuladores da ação do GABA em seu canal iônico, como benzodiazepínicos, prova-se eficaz e mais seguro. Também neuroesteroides agem sobre receptor $GABA_A$, em sítio específico.[32,33] Dentre os sintéticos, alfaxalona vem sendo empregada em anestesia geral de animais.[34]

Benzodiazepinas atuam em sítio próprio no receptor $GABA_A$, entre subunidades alfa e gama, gerando mudança conformacional no receptor. Com isso aumenta afinidade entre GABA e seu local de ligação, com consequente efeito hiperpolarizante. Aumentam a frequência de acionamento do canal, mas não prolongam tempo de abertura.

Estudos iniciais sobre modificações em população de receptores GABA$_A$ expressa em neurônios do hipocampo, com redução da inibição mediada por GABA, deram suporte à elucidação da patogênese da manutenção do estado de mal epiléptico. Estudos subsequentes identificaram que aquelas rápidas modificações eram em parte devidas a redução no receptor da expressão de subunidade gama-2 sensível a benzodiazepínicos e preservação da expressão de subunidade delta, insensível a eles. Inter-relações aí existentes também explicam a farmacorresistência e suas implicações no tratamento de estado epiléptico refratário a benzodiazepinas.[35] Esses fármacos são mais seguros que barbitúricos quanto a risco de diminuir sensório e inibir centros bulbares cardiorrespiratórios. Quando empregados em baixas doses, benzodiazepínicos atuam em sistema límbico com certa seletividade, consistindo em boa escolha para manejo agudo de ansiedade. Contudo, sua associação a barbitúricos, álcool ou anestésicos é perigosa. Flumazenil é antagonista dos benzodiazepínicos em seu sítio de ligação.

Outra classe de moduladores de receptor GABA$_A$ são as imidazopiridinas, ou novos hipnóticos não benzodiazepínicos, cujos representantes zolpidem, zopiclona e zaleplona interagem seletivamente na subunidade alfa-1, também aumentando afinidade do receptor pelo ligante endógeno. Embora sejam tidos como mais seguros, compartilham com benzodiazepínicos outros efeitos além do hipnótico, como amnésia, comportamentos automáticos e possibilidade de dependência e abstinência.[36] Imidazopiridinas também têm sua ação antagonizada por flumazenil.[37]

Receptor GABA$_B$ acoplado à proteína G é alvo de baclofeno, agente altamente lipofílico que potencializa a ação do ligante endógeno. Exerce pouco efeito pós-sináptico, predominando inibição em canais de cálcio regulados por voltagem, o que diminui a liberação de transmissores pelos neurônios pré-sinápticos. Clinicamente combate rigidez muscular espástica decorrente de lesões no trato piramidal. Pode causar sonolência.

■ Glicina

É o principal transmissor inibitório na substância cinzenta da medula espinal, mas ocorre também em tronco encefálico e retina. Produz hiperpolarização neuronal por ação sobre receptores de membrana acoplados a canais iônicos agonista-regulados, semelhantes a receptor GABA$_A$. Trata-se de canal de cloro multimérico, com cinco subunidades. Em geral, encontra-se em neurônios pós-sinápticos, onde tem efeito hiperpolarizante, mas também pode ser encontrado pré-sinapticamente, inibindo liberação de transmissores.[38]

Estricnina, veneno que atua principalmente sobre medula espinal, age como antagonista em receptores glicinérgicos. Causa espasmos e rigidez musculares, além de crises convulsivas, denotando estado de intensa excitabilidade reflexa. Similarmente, toxina tetânica produz contratura muscular extrema, decorrente da sua ação impeditiva à liberação da glicina por interneurônios inibitórios na medula espinal. Diante dessa semelhança, justifica-se a consideração de intoxicação estricnínica dentre diagnósticos diferenciais de tétano. Foram identificadas mutações em genes que codificam subunidades do receptor da glicina em alguns distúrbios neurológicos hereditários associados à hiperexcitabilidade reflexa (hiperecplexia).[39] Beta-alanina e taurina são substâncias endógenas com efeitos semelhantes aos de glicina, sendo agonistas em seus receptores.[40]

Paradoxalmente, glicina atua como modulador necessário para que transmissores excitatórios – glutamato e aspartato – deflagrem potenciais despolarizantes pós-sinápticos por meio de receptores NMDA, acoplados a canais iônicos para influxo de sódio (Figura 13.3). O sítio da glicina é de ocupação obrigatória para funcionamento do referido receptor.

■ Glutamato/Aspartato

Chamados também de aminoácidos excitatórios, esses neurotransmissores produzem despolarização em neurônios pós-sinápicos. Glutamato representa o principal transmissor excitatório do SNC, com distribuição difusa de receptores e neurônios produtores, assim como aspartato. Derivados da homocisteína endógena possivelmente atuem de forma semelhante, tornando-se agentes tóxicos de neurônios dopaminérgicos em casos de hiper-homocisteinemia.[41]

Glutamato neuronal provém de glicose, por meio do ciclo de Krebs, ou glutamina sintetizada por células gliais e captada por neurônios. Há conexões entre vias para síntese de aminoácidos excitatórios e inibitórios. Glutamato é armazenado em vesículas e liberado por exocitose cálcio-dependente. Existem proteínas transportadoras de membrana específicas que são responsáveis por sua captação por neurônios e células gliais e seu acúmulo em vesículas sinápticas. Recaptação constitui a principal forma de cessar atuação de glutamato.

Existem quatro tipos de receptores para os aminoácidos excitatórios: NMDA, AMPA, cainato e metabotrópicos, todos difusamente expressos no SNC. Os três primeiros, denominados conforme o nome de seus agonistas (N-metil-D-aspartato; alfa-amino-3-hidroxi-5-metil-4-isoxazol propionato; cainato), consistem em canais iônicos regulados por ligantes, pelo que são chamados de ionotrópicos.[42] Possuem estrutura pentamérica similar à dos receptores GABA$_A$ e glicinérgico. Receptores NMDA são formados a partir de dois tipos de subunidades, NR1 e NR2, podendo, cada uma delas, existir em diferentes isoformas. AMPA e cainato apresentam subunidades parecidas entre si, mas diferentes daquelas dos receptores NMDA. Receptores metabotrópicos, também com subtipos múltiplos, são estruturas monoméricas acopladas à proteína G. Receptores NMDA e AMPA têm mesma localização no SNC, sendo mais abundantes em córtex, gânglios da base e vias sensoriais. Todos os receptores ionotrópicos são acoplados a canais que permitem influxo de cátions no neurônio (sódio e/ou cálcio), estimulando a geração de PEPS, e são passíveis de ação de moduladores em sítios distintos daquele dos aminoácidos.

Receptores NMDA apresentam canais altamente permeáveis a cátions, principalmente cálcio (Figura 13.3). Glutamato e aspartato atuam sobre esses receptores em localização pós-sináptica, levando a PEPS de instalação lenta. Em condições de repouso (célula polarizada), estes canais encontram-se bloqueados por íon magnésio, cuja remoção ocorre facilmente em presença de despolarização (desbloqueio voltagem-dependente) provocada por ação sobre outros receptores excitatórios, AMPA e cainato, que produzem PEPS rápido no mesmo neurônio. Abertura do canal do receptor NMDA requer glicina como modulador. Sítios de glicina e glutamato/aspartato precisam estar ocupados para a abertura do canal, sendo suficientes baixas concentrações de glicina no espaço extracelular para sua ação como moduladora. Respostas veiculadas por receptores NMDA são relativamente lentas em termos fisiológicos. Cetamina, utilizada em indução anestésica e proposta como antidepressivo, e fenciclidina são antagonistas seletivos de canais operados por NMDA. Podem facilmente produzir alucinações e *delirium*, tendo inclusive potencial de abuso e de prejuízo cognitivo-comportamental.[43] Algumas substâncias podem atuar como antagonistas de glicina em seu sítio modulador no receptor NMDA, como é o caso de ácido cinurênico (também antagonista de receptores nicotínicos de acetilcolina).

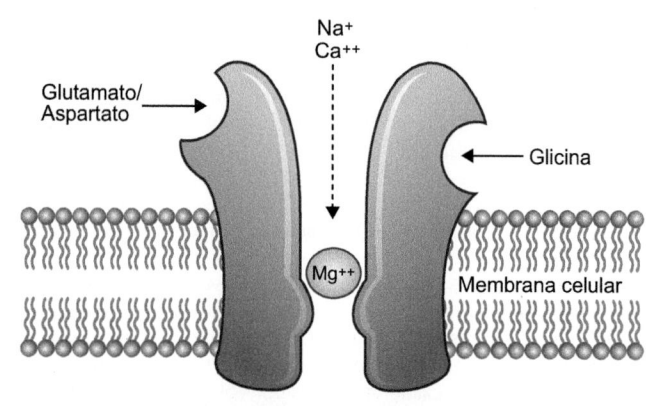

Figura 13.3 ■ Receptor NMDA.

Aventa-se a possibilidade de essa substância – cuja síntese pode ser modulada pelo sistema imune – participar da fisiopatologia de doenças psiquiátricas.[44]

Receptores AMPA têm glutamato como ligante do sítio receptor, além dos agonistas AMPA e quisqualato.[42] Têm ampla distribuição no encéfalo e também apresentam canal de cátions regulado por ligantes, com cinética mais rápida que a de NMDA e maior permeabilidade a sódio do que a cálcio. De localização pós-sináptica, são os principais responsáveis pela transmissão excitatória imediata no SNC, enquanto NMDA causa PEPS de ocorrência mais retardada. Receptores AMPA podem ter sua função modulada por fármacos, como piracetam e seus derivados (ampacinas), potencializadores da ação de glutamato nesses receptores.[45] Foram apregoados como otimizadores da cognição, por estimular vias excitatórias neuronais, mas não demonstraram benefício a longo prazo.[46]

Receptores de cainato têm estrutura e atividade semelhante aos AMPA. Apresentam localização pré- e pós-sináptica e provavelmente participam na propagação rápida excitatória em algumas áreas do encéfalo, assim como de inibição pré-sináptica. Têm como agonistas glutamato, cainato e quisqualato. Injeção local de ácido caínico é utilizada experimentalmente para produzir lesões tóxicas e epilepsia, dentro do fenômeno de excitotoxicidade (ver adiante).

Receptores metabotrópicos têm como ligante endógeno o glutamato. Acoplam-se à proteína G e se valem de segundos mensageiros para induzir efeitos intracelulares. Exibem distribuição pré- e pós-sináptica e estão envolvidos com respostas intracelulares lentas, incluindo modulação sináptica. Produzem principalmente efeitos excitatórios pós-sinápticos (por meio de inibição de canais de potássio) e inibitórios pré-sinápticos (bloqueio de canais de cálcio). Junto com receptores NMDA, contribuem com um componente lento para PEPS, cuja magnitude varia conforme as vias neuronais. Receptores metabotrópicos e NMDA participam em vários eventos adaptativos fisiológicos como plasticidade sináptica, potenciação de longo prazo, excitotoxicidade e, provavelmente, adição ao álcool.[47]

Potenciação de longo prazo descreve a otimização prolongada (de horas a dias) da transmissão ("força" sináptica) que ocorre em vias neuronais após surto condicionante de estimulação pré-sináptica. O reverso, *depressão de longo prazo*, pode ser produzido por série mais longa de estímulos, em uma frequência menor. Necessitam de atividade simultânea em neurônios pré e pós-sinápticos. Acredita-se que tais fenômenos estejam subjacentes a certos aspectos de aprendizagem e memória e ocorram, entre outros lugares, no hipocampo que tem função central nesses processos cognitivos. Na potenciação de longo prazo, liberação de glutamato está aumentada, da mesma forma que sensibilidade da membrana pós-sináptica a ele. Embora ligada primordialmente a receptores que veiculam respostas lentas como NMDA e metabotrópicos, potenciação a longo prazo envolve também remodelação de receptores rápidos como AMPA após ativação de NMDA, bem como receptores de dopamina e adenosina. Mediadores intracelulares, como proteinoquinases C e A, tirosinoquinase, óxido nítrico e a proteína neuronal Homer 1c, estão envolvidos em potenciação de longo prazo dependente de ativação de receptores metabotrópicos de glutamato.[48-49]

Por mecanismo semelhante, glutamato e aspartato têm sido associados ao processo patológico de excitotoxicidade, presente em várias doenças neurológicas.[50] Em razão de hiperestimulação por aminoácidos excitatórios, a despolarização excessiva do neurônio pós-sináptico leva a demasiado influxo de cálcio, o que pode ocasionar dano e morte neuronal. Danos ocorrem se o processo é repetido ou tem muita intensidade. O mesmo se dá se mecanismos para diminuir cálcio intracelular, como bomba de efluxo de cálcio e sequestro do mesmo para dentro de retículo endoplasmático e mitocôndrias, forem sobrepujados. Sobrecarga das reservas mitocondriais compromete a função da organela, reduzindo síntese de ATP e, consequentemente, a energia disponível para bombas de membrana e acúmulo de cálcio pelo retículo endoplasmático. Sobrevém formação de espécies reativas de oxigênio, como óxido nítrico, superóxido e peroxinitrito, fenômeno chamado de estresse oxidativo. Estas espécies reativas causam dano em lipídios de membrana, proteínas e DNA, assim como ativação, pelo cálcio intracelular excessivo, de proteases e lipases que também atacam a membrana. Aumento de liberação de ácido araquidônico facilita esse processo.

Dano neuronal via excitotoxicidade participa de lesões secundárias causadas por estado de mal epiléptico, trauma craniano grave, isquemia encefálica e doenças neurológicas degenerativas, como esclerose lateral amiotrófica (ELA), doença de Alzheimer e doença de Parkinson. Tentativas farmacológicas de minorar esse processo trouxeram algum benefício. Riluzol, agente que reduz liberação de glutamato e diminui ação excitatória pós-sináptica mediante bloqueio de canais de sódio,[51] levou a pequeno aumento médio de sobrevida (de 2 a 3 meses) de pacientes com ELA quando empregado na dose de 100 mg/dia.[52] Memantina, que bloqueia NMDA semelhantemente a cetamina, porém com menor intensidade e algumas nuances qualitativas diferentes, confere algum benefício cognitivo-comportamental nas fases moderada e avançada da doença de Alzheimer (Ver Capítulo 39, Transtornos Neurocognitivos).[53]

■ Norepinefrina (noradrenalina) e epinefrina (adrenalina)

Catecolaminas (norepinefrina, epinefrina e dopamina), acetilcolina, serotonina, histamina e outros transmissores típicos possuem grupamentos neuronais localizados, com feixes de axônios que se comunicam com diversas áreas encefálicas e medulares. Muitos dos agentes psicotrópicos de uso corrente devem seus efeitos a vias neuronais protagonizadas por esses mediadores. Esses transmissores não são exclusivamente excitatórios ou inibitórios e estão envolvidos em comportamentos e funções encefálicas elaboradas.

Conversão de tirosina em DOPA, seguida de descarboxilação, leva à formação de dopamina. A seguir, por ação de dopamina beta-hidroxilase produz-se norepinefrina. Núcleos noradrenérgicos encontram-se no tronco encefálico e emitem axônios extensamente ramificados para muitas partes de cérebro, cerebelo e medula espinal (Figura 13.4). O principal agrupamento de neurônios noradrenérgicos é o *locus ceruleus*, na ponte, de onde emergem fibras que transitam pelo feixe prosencefálico medial e terminam em córtex, sistema límbico e outras regiões. Seus terminais nervosos liberam norepinefrina de forma parácrina, a alguma distância da célula-alvo. Outros núcleos, como o caudal da rafe, situam-se próximo ao *locus ceruleus* e inervam hipotálamo, hipocampo, outras partes do prosencéfalo, cerebelo e medula espinal. Há também pequeno número de neurônios adrenérgicos no tronco encefálico (contêm feniletanolamina-N-metiltransferase, enzima que converte norepinefrina em epinefrina), cujas fibras se dirigem, juntamente com outras noradrenérgicas, para ponte e diencéfalo. Provavelmente estejam envolvidas no controle cardiovascular realizado pelo sistema nervoso autônomo (SNA), aumentando descarga simpática na periferia.

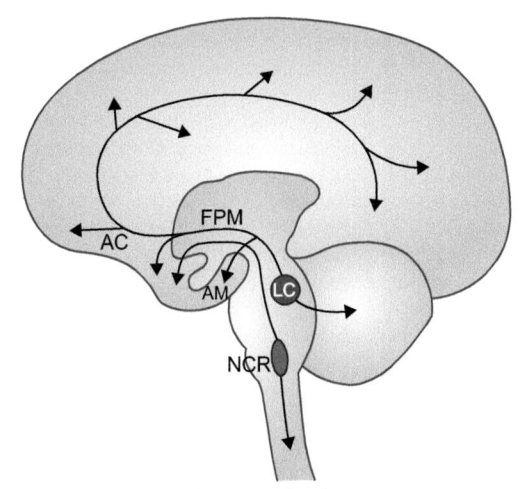

Figura 13.4 ■ Vias noradrenérgicas. AC: núcleo *accumbens*; AM: amígdala; FPM: feixe prosencefálico medial; LC: *locus ceruleus*; NCR: núcleo caudal da rafe.

No botão do neurônio pré-sináptico, vesículas liberam moléculas de norepinefrina à medida que chega potencial de ação às ramificações axonais e dendríticas. No meio extracelular, o transmissor liga-se a receptores pré- e pós-sinápticos, todos acoplados à proteína G. São classificados conforme duas grandes famílias, alfa (α) e beta (β), subdivididas em α1, α2, β1, β2 e β3. Receptores α2 geralmente são autorreceptores (pré-sinápticos) e diminuem a liberação do próprio transmissor, mas também podem ser pós-sinápticos. Inibem a enzima adenilato ciclase e produzem aumento de efluxo de potássio ou diminuição de entrada de cálcio, levando à hiperpolarização. No neurônio pós-sináptico, a ação de norepinefrina varia conforme a distribuição dos receptores. Os beta-adrenérgicos costumam ser inibitórios, mas receptor β1 tem efeito excitatório por diminuir efluxo de potássio. Por esse mesmo mecanismo, receptores α1 facilitam a despolarização, seguindo-se ativação de fosfolipase C e produção de IP_3 e DAG. Moléculas que não se acoplam a receptores podem ser recaptadas para dentro dos neurônios pré-sinápticos, onde são rearmazenadas em vesículas, ou podem difundir-se pelo espaço intersticial, encontrando seu destino final mediante ação de enzimas metabolizadoras (monoamina oxidases A e B, a primeira predominando em neurônios noradrenérgicos, e catecol-O-metil transferase [COMT]) em encéfalo e outros tecidos. A recaptação de norepinefrina é o principal mecanismo de remoção desse transmissor.

Norepinefrina relaciona-se a diversas funções fisiológicas, como regulação do ciclo sono/vigília, comportamento, cognição e processamento sensitivo. Nesse cenário, *locus ceruleus* seguramente atua como protagonista, havendo boa correlação entre sua promoção de liberação de norepinefrina em diversas áreas encefálicas e grau de reatividade (alerta).[54,55] Essa atividade vai decaindo (juntamente com aquela de neurônios serotoninérgicos em núcleos da rafe) durante sono não REM e atinge o mínimo no período REM (*rapid eye movements*), fase mais relacionada à atividade colinérgica.[56] O processamento da memória emocional envolve vias noradrenérgicas que ativam amígdala, hipocampo e córtex pré-frontal.[57] O uso de betabloqueadores atenua esse processo.[58] Fármacos antiadrenérgicos que atuam em receptores alfa ou beta no SNC, como betabloqueadores, metildopa, clonidina e guanabenzo, podem causar sonolência, depressão e, mais raramente, *delirium* e alucinações.[59] Antagonistas alfa-adrenérgicos como doxazosina e prazosina não costumam causar efeitos psiquiátricos.[59]

Vias noradrenérgicas estão entre as mais utilizadas direta ou indiretamente por meios farmacológicos, seja para fins terapêuticos, seja para uso não médico. Seu manejo é amplo e variado. Estimulantes como anfetaminas têm como principal mecanismo de ação o aumento da liberação de aminas biogênicas (catecolaminas, serotonina e particularmente dopamina) pelos neurônios. Em menor grau, interferem na recaptação desses transmissores.[60] Promovem aumento de estado de alerta e atividade motora e diminuem apetite, sendo indiscriminadamente utilizadas para emagrecer ou manter vigília artificialmente. Estimulação noradrenérgica em centros de saciedade de hipotálamo e substância reticular ascendente explica tais efeitos. Muito eficazes no início, comumente determinam tolerância decorrente de plasticidade sináptica. Com a retirada ocorre efeito rebote e, em alguns casos, síndrome de abstinência. Além disso, há risco de morbimortalidade cardiovascular como infarto agudo do miocárdio e acidente vascular cerebral por efeito estimulante simpático periférico. *Ecstasy* (3-4-metilenodioximetanfetamina ou MDMA) tem efeitos estimulantes ainda mais proeminentes que as anfetaminas, pois inibe a recaptação de aminas biogênicas, interfere com seu metabolismo via MAO e estimula diretamente receptores serotoninérgicos 5-HT2.[61] Além disso, promove liberação de óxido nítrico, facilita excitotoxicidade de glutamato e ainda produz metabólitos tóxicos, o que leva a alterações degenerativas cerebrais, estabelecendo diminuição de transmissão serotoninérgica e consequente prejuízo cognitivo e comportamental.[61] Cocaína inibe recaptação de catecolaminas no SNC e, perifericamente, bloqueia canais de sódio (ação anestésica local). Produz euforia, alucinações, insônia, agitação psicomotora, dependência e síndrome de abstinência característica,

com tolerância farmacológica mínima. Efeitos euforizantes tendem a ser mais intensos com repetidas utilizações da droga. Há indícios de que isso decorra de sua ação em núcleo *accumbens* – que recebe fibras dopaminérgicas e de outros transmissores – em virtude da hipersensibilização de receptores glutamatérgicos do tipo AMPA na retirada de cocaína após uso prolongado.[62] À semelhança das anfetaminas, estimula a atividade simpática periférica, com aumento do risco cardiovascular.

Metilfenidato, fármaco utilizado em transtorno de déficit de atenção com hiperatividade (TDAH) e para diminuir sonolência excessiva associada à narcolepsia, é estimulante do SNC, com estrutura semelhante à de anfetamina. Promove inibição da recaptação de catecolaminas.[60] Seus efeitos são mais proeminentes sobre a atividade mental. Catecolaminas que controlam atenção em nível cortical estariam debilitadas em TDAH. Acredita-se que a eficácia de metilfenidato derive da correção daquela deficiência. Compartilha com anfetaminas efeitos de diminuição do apetite, insônia, chance de convulsões, além de risco cardiovascular em pacientes cardiopatas.

Pemolina tem eficácia próxima à de metilfenidato, menores efeitos cardiovasculares e meia-vida maior, o que permite dose única matinal. Pode causar dor abdominal e sintomas centrais típicos de anfetaminas, como insônia, anorexia e perda de peso. Um fármaco de uso mais recente para TDAH é atomoxetina, que inibe a recaptação de norepinefrina e, em menor grau, de dopamina, com menor efeito estimulante que anfetaminas e metilfenidato.[63] Modafinila, empregada para tratamento de narcolepsia e outras causas de sonolência excessiva, é promotor da transmissão catecolaminérgica mediante mecanismos ainda não totalmente esclarecidos, mas que incluem a inibição da recaptação de dopamina, sem estimulação simpática periférica significativa.[64] Outros fármacos com efeito estimulante simpático na periferia (efedrina, pseudoefedrina, nafazolina, fenilefrina e fenilpropanolamina), geralmente utilizados como descongestionantes nasais, podem cruzar a barreira hematoencefálica e exercer estimulação noradrenérgica no SNC por ação em receptor alfa ou beta, especialmente se utilizados em doses altas por via sistêmica.

Reserpina, antigo anti-hipertensivo em desuso, liga-se às vesículas de armazenamento dos neurônios produtores de catecolaminas e serotonina, impedindo ação transportadora que permite armazenamento das moléculas transmissoras. Então, as catecolaminas são degradadas pela MAO localizada na superfície das mitocôndrias. Em virtude da deficiência de catecolaminas em vias simpáticas centrais e periféricas ocorre queda de pressão, além de depressão, sonolência e dificuldade de concentração.

Outros anti-hipertensivos que atuam em vias noradrenérgicas no SNC são metildopa, clonidina e guanabenzo. Metildopa é profármaco, ou seja, exerce sua função por meio de metabólito ativo. Captada por neurônios noradrenérgicos, converte-se em alfametilnorepinefrina que, por sua vez, armazena-se em vesículas secretoras, substituindo a própria norepinefrina. Consequentemente, ocorre liberação de alfametilnorepinefrina em lugar de norepinefrina. Esta provavelmente atua como agonista de receptores α2 pré-sinápticos inibitórios no tronco encefálico, atenuando liberação de norepinefrina e reduzindo chegada de sinais adrenérgicos para o sistema simpático periférico. Pela mesma ação agonista α2 no tronco encefálico inibe centros responsáveis pela vigília, como *locus ceruleus*; produzindo efeitos adversos como sedação e depressão. Clonidina e guanabenzo produzem semelhante efeito ao estimularem diretamente receptores α2 pré-sinápticos do tronco encefálico.

Em analogia com sintomas depressivos observados com uso de reserpina, aventou-se a hipótese monoaminérgica para depressão, resultante de deficiência funcional de norepinefrina, dopamina ou serotonina em certas áreas do cérebro. Inibidores não seletivos de MAO estão entre os primeiros antidepressivos utilizados na prática clínica. Diminuem metabolismo de todas as aminas biogênicas por até 2 semanas após interrupção de seu emprego. Seus representantes de uso corrente, como fenelzina, têm efeito antidepressivo notável, porém carregam potencial de interação medicamentosa ominosa com diversos fármacos que aumentam aminas, como inibidores da recaptação de norepinefrina e serotonina, e alimentos ricos em tiramina, como queijos e vários outros. Há risco de quadro hiperaminérgico nessa interação, o que envolve desde aumento súbito da pressão arterial até quadro confusional, alucinações e crises convulsivas.

Inibidores da recaptação neuronal de norepinefrina e serotonina – antidepressivos tricíclicos (imipramina, amitriptilina, nortriptilina, clomipramina e outros) – promovem rápido aumento de sua disponibilidade nas fendas sinápticas, mas não bloqueiam transporte de dopamina. Nortriptilina é relativamente seletiva para recaptação de norepinefrina, e clomipramina, para serotonina. Antidepressivos tricíclicos também interagem com receptores adrenérgicos (especialmente α1), histaminérgicos e muscarínicos. Bloqueio das últimas duas classes de receptores explica efeitos adversos centrais como sedação, aumento do apetite e predisposição a convulsões, além dos reflexos do antagonismo muscarínico (parassimpaticolítico) e da inibição da recaptação de norepinefrina (simpaticomimético), ambos em nível periférico: xerostomia, constipação intestinal, palpitações, dificuldade visual, entre outros. Sua eficácia no tratamento de dores crônicas, especialmente de origem neuropática, parece dever-se à interação com receptores adrenérgicos. Sibutramina causa bloqueio na recaptação de norepinefrina e serotonina, por isso considerada moderadora do apetite. Contudo, detém alguns efeitos semelhantes aos das anfetaminas, com aumento de risco cardiovascular por provável estimulação simpática, o que não a faz recomendável para aquela indicação.[65] Lítio, utilizado em tratamento de doença bipolar, diminui liberação de norepinefrina e dopamina, mas apresenta ação agonista em receptores serotoninérgicos, entre outros mecanismos. Seu uso como agente protetor é tema de pesquisas atuais.[66]

Efeito antidepressivo de inibidores de recaptação demora 3 a 4 semanas para iniciar, levantando a hipótese de que isso se deva mais a modificações de longo prazo nas vias sinápticas (plasticidade) do que a simples aumento de moléculas de norepinefrina (e serotonina) aptas a se conectar em receptores pós-sinápticos. Há remodelações secundárias a esse aumento de moléculas transmissoras, como diminuição do número de receptores α2 e β1 e aumento de afinidade dos α1 em sinapses adrenérgicas. Ocorre também aumento de produção de fator trófico derivado do cérebro (BDNF) em pacientes que usam esses fármacos.[26]

▪ Dopamina

Sua distribuição no cérebro é mais restrita que a de norepinefrina. Grande parte de dopamina é liberada em corpo estriado e núcleos da base, integrantes de sistema extrapiramidal de controle motor. Também há muitos receptores dopaminérgicos em sistema límbico e hipotálamo. Síntese de dopamina segue a mesma via da de norepinefrina, com conversão de tirosina em DOPA, seguida de descarboxilação para formar dopamina. Neurônios dopaminérgicos carecem de dopamina beta-hidroxilase e, portanto, não produzem norepinefrina. Localizam-se em núcleos de mesencéfalo (substância negra e área tegmentar ventral mesencefálica) e hipotálamo (núcleo arqueado). Dopamina é, em grande parte, recaptada após liberação das terminações nervosas por transportador específico de dopamina, semelhante ao de outras monoaminas. É metabolizada por MAO e COMPT em ácidos di-hidroxifenilacético e homovanílico. Vias dopaminérgicas estão envolvidas em controle motor (sistema nigroestriatal), regulação comportamental (sistemas mesolímbico e mesocortical), secreção endócrina (sistema túbero-hipofisário) e controle do vômito (bulbo) (Figura 13.5).

Duas famílias de receptores são conhecidas, D1 e D2, acopladas à proteína G. A família D1 inclui tipos D1 e D5, e D2 é constituída por tipos D2, D3 e D4. Receptores da família D1 ativam adenilato ciclase e aumentam síntese de AMPc. Os do grupo D2 apresentam mecanismos diversificados, como inibição de adenilato ciclase, com diminuição de AMPc e aumento de IP_3. Efeitos inibitórios ou excitatórios são variáveis até dentro de mesma família de receptores. Receptores D1 e D2 são abundantes em corpo estriado, sistema límbico, tálamo e hipotálamo. Os do tipo D2 também ocorrem na hipófise. Receptores D3 têm distribuição pré- e pós-sináptica e são encontrados principalmente em

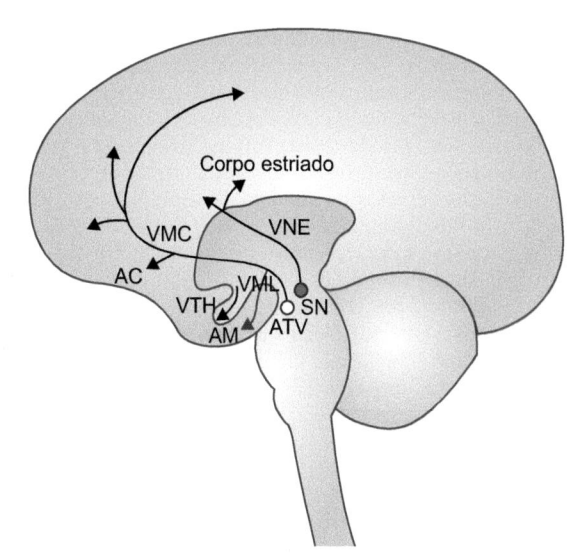

Figura 13.5 ▪ Vias dopaminérgicas, AC: núcleo *accumbens*; AM: amígdala; ATV: área tegmentar ventral; SN: substância negra; VMC: via mesocortical; VML: via mesolímbica; VNE: via nigroestriatal; VTH: via túbero-hipofisária.

neurônios dopaminérgicos, inclusive em corpo estriado e sistema límbico, onde tendem a inibir síntese e liberação de dopamina. Receptor D4 é pouco expresso, concentrando-se em córtex e sistema límbico.

Em via mesolímbico-mesocortical, agrupamentos neuronais dopaminérgicos do mesencéfalo projetam fibras para partes do sistema límbico, particularmente para núcleo *accumbens* e amígdala, bem como para o córtex. Em vigência de sintomas psicóticos e dependência de substâncias psicoativas, há diminuição da relação glutamato/dopamina em núcleo *accumbens*, fornecendo embasamento para uso de fármacos que restaurem equilíbrio nessas condições.[62]

Modulação comportamental e de motricidade, com aplicabilidade clínica, parece ser mediada por receptores D2. Antipsicóticos típicos são antagonistas de receptores D2, tendo efeito inibidor sobre volição e atividade motora. Grau de bloqueio D2 parece ser diretamente proporcional a efeito antipsicótico de fenotiazinas (clorpromazina, levomepromazina) e butirofenonas (haloperidol, droperidol). Já antipsicóticos atípicos (olanzapina, clozapina, quetiapina, aripiprazol, sulpirida, amissulpirida e risperidona) têm diferentes perfis de mecanismo de ação. Variam desde moderado (risperidona, sulpirida, amissulpirida) até ausente (clozapina, quetiapina) bloqueio de receptores D2, ou mesmo agonismo parcial de D2 (aripiprazol). Os antipsicóticos atípicos podem exibir maior antagonismo em D1 e D4 e/ou atuação em receptores de outros transmissores, principalmente serotoninérgicos (ver adiante).

Na hipófise anterior, receptores D2 causam inibição da secreção de prolactina, e agentes bloqueadores desse receptor a aumentam. Bromocriptina (agonista de receptores D2 e fraco agonista parcial de D1) e carbegolina (agonista de receptores D2) suprimem secreção de prolactina em adenomas de hipófise (prolactinomas). Apomorfina é agonista D2 em hipotálamo, tendo sido empregada com pequena eficácia para manejo de disfunção erétil, queixa não rara entre usuários de bloqueadores dopaminérgicos.

Existem também numerosos interneurônios dopaminérgicos locais em córtex olfatório, retina e bulbo. Receptores D2 em área do bulbo (zona do gatilho quimiorreceptora) estão associados ao desencadeamento de vômito. Agonistas dopaminérgicos, como levodopa e bromocriptina, frequentemente produzem vômitos e náuseas, ao passo que antagonistas, como fenotiazinas, metoclopramida e domperidona, possuem atividade antiemética.

A maior parte da dopamina encefálica ocorre na via nigroestriatal, cujos corpos celulares se situam na substância negra do mesencéfalo, de onde projetam fibras para corpo estriado, na profundidade de cada hemisfério. Este núcleo tem grande importância na regulação de movimentos automáticos. Neurônios colinérgicos curtos também projetam seus axônios para corpo estriado, de modo que há equilíbrio entre transmissão colinérgica e dopaminérgica. Há clara relação entre deficiência dopaminérgica no sistema extrapiramidal e sintomas parkinsonianos. Em doença de Parkinson há perda significativa de neurônios dopaminérgicos em substância negra e degeneração de suas terminações nervosas no estriado. Desequilíbrio de inervação no estriado (diminuição de dopamina, com predomínio de efeitos de acetilcolina) leva ao aparecimento de tremor de repouso, rigidez plástica, lentidão de movimentos (bradicinesia) e perda de alguns movimentos automáticos. O sintoma mais relacionado com deficiência de dopamina é hipocinesia, ao passo que tremor está particularmente associado à hiperfunção colinérgica. Praticamente todos os fármacos usados em doença de Parkinson visam diminuir transmissão colinérgica (biperideno, triexifenidil) ou aumentar a dopaminérgica (levodopa, bromocriptina, pramipexol, rotigotina, entacapona, tolcapona, selegilina, rasagilina), reequilibrando-as. Geralmente, agentes dopaminérgicos melhoram hipocinesia, ao passo que tremor tem maior resposta a fármacos anticolinérgicos. O uso dos últimos tem sido desestimulado por conta de indícios de aumento de risco de desenvolvimento de demência.[67]

Levodopa, precursor do ligante endógeno (dopamina) de receptores dopaminérgicos, constitui tratamento eficaz para doença de Parkinson, combinado com carbidopa ou benserazida, inibidores de dopadescarboxilase de ação periférica (não cruzam a barreira hematoencefálica) que reduzem a dose necessária de levodopa e seus efeitos adversos periféricos. No cérebro, essa descarboxilação ocorre rapidamente. Eficácia de levodopa diminui com a progressão da doença, e sua ação pode basear-se em neurônios dopaminérgicos funcionais. Combinação com inibidores da COMT (entacapona, tolcapona), uma das enzimas metabolizadoras de dopamina, otimiza seu efeito. Prescrição desses inibidores somente tem sentido em associação com levodopa, devendo ainda ser monitorados quanto a potencial hepatotoxicidade. Selegilina e rasagilina são inibidoras de MAO-B, enzima que atua no metabolismo das catecolaminas, mas é pouco expressa nos neurônios noradrenérgicos. Costumam ser úteis em quadros iniciais da doença de Parkinson em razão da pequena intensidade de efeito. Embora se tenha sugerido efeito protetor, especialmente para rasagilina, não há evidência clínica convincente de que possam retardar a progressão da doença.[68] Se usada em doses maiores que 10 mg/dia, selegilina pode atuar também sobre MAO-A, passando a inibir metabolismo de outras catecolaminas, com potencial de interação medicamentosa com alimentos ricos em tiramina e fármacos que aumentam liberação ou diminuem recaptação de aminas biogênicas. Esse risco parece menor com rasagilina que inibe mais seletivamente MAO no SNC, com pouca atividade na enzima presente em fígado e intestino.[69] Safinamida foi lançada em 2014 como antiparkinsoniano adjuvante na Europa. Tem ação tanto dopaminérgica, via inibição de MAO-B, como moduladora de canais de cálcio e bloqueadora seletiva de canais de sódio, diminuindo a excitotoxicidade mediada via glutamato.[70] Outro fármaco vem sendo testado para doença de Parkinson: zonisamida, antiepiléptico com vários mecanismos de ação propostos, incluindo bloqueio de canais de sódio e de cálcio e aumento da liberação de dopamina. Acredita-se, porém, que a inibição da MAO-B seja a principal responsável pela resposta antiparkinsoniana.[71]

Bromocriptina, pramipexol, ropinirol, rotigotina e pergolida são agonistas dopaminérgicos em D2 que melhoram sintomas parkinsonianos. Costumam ser úteis, assim como levodopa e outros fármacos não dopaminérgicos, em síndrome das pernas inquietas e transtorno de movimentos periódicos de membros, transtornos do sono comuns e geralmente relacionados entre si, cuja fisiopatologia ainda não está bem esclarecida.[72] Podem ser usados isoladamente na doença inicial ou associados à levodopa. Amantadina, originalmente antiviral, não tem seu mecanismo de ação totalmente esclarecido. Há indícios de que aumente liberação de dopamina, iniba sua recaptação e incremente afinidade em receptores dopaminérgicos, porém resulta em pequena melhora clínica.

Fármacos que diminuem transmissão dopaminérgica, como antipsicóticos típicos, metoclopramida, cinarizina e flunarizina, não são desejáveis em pacientes parkinsonianos. Os dois últimos, classificados como bloqueadores de canais de cálcio, figuram entre as principais causas de parkinsonismo induzido por fármacos.[73] O mecanismo parece ser inibição de recaptação de dopamina para dentro de vesículas pré-sinápticas. Parkinsonismo causado por uso crônico de antidopaminérgicos é mais comum em idosos em virtude da diminuição progressiva de neurônios da substância negra com o envelhecimento.

■ Serotonina (5-hidroxitriptamina, 5-HT)

Núcleos da rafe (dorsal, magno e outros) são agrupamentos neuronais localizados na linha média ao longo de ponte e parte superior do bulbo, constituindo os principais centros produtores de serotonina no SNC. Núcleos situados rostralmente projetam-se através do feixe prosencefálico medial para muitas partes de córtex, hipocampo, núcleos da base, sistema límbico e hipotálamo. Células de localização mais caudal projetam-se para cerebelo, bulbo e medula espinal (Figura 13.6). Vias serotoninérgicas relacionam-se a regulações comportamentais, sono, vigília, humor e dor.

Serotonina assemelha-se à norepinefrina em síntese, armazenamento e liberação. Seu precursor é triptofano – aminoácido derivado de proteína dietética e ativamente captado pelos neurônios – que sofre ação de duas enzimas até tornar-se serotonina. Após sua liberação, serotonina é, em grande parte, recaptada. Degrada-se quase totalmente por ação de MAO (predominantemente MAO-B).

A sinapse serotoninérgica assemelha-se à noradrenérgica. Há diversos tipos de receptores serotoninérgicos, mas os principais são as famílias 5-HT1, 5-HT2 e 5-HT3, havendo subdivisões em cada uma delas. Receptores 5-HT3 atuam sobre canais de cátions agonista-regulados com característica excitatória por permitir entrada de sódio no compartimento intracelular. Os demais receptores são acoplados à proteína G.

Receptores 5-HT1 são predominantemente inibitórios, reduzem atividade de adenilato ciclase, diminuem entrada de cálcio ou aumentam efluxo de potássio. Apresentam cinco subtipos diferentes. Sub-receptores 5-HT1A são expressos em neurônios do núcleo dorsal da rafe, mas também estão presentes em áreas do sistema límbico (hipotálamo e amígdala) e córtex cerebral. Provocam hiperpolarização por facilitarem abertura de canais para efluxo de potássio. Representam potenciais alvos de medicamentos ansiolíticos, como o faz seu agonista buspirona. Hipofunção desses receptores também foi associada a prejuízo cognitivo em esquizofrenia e doença de Parkinson, sugerindo-se que fármacos capazes de atuar tanto em receptores

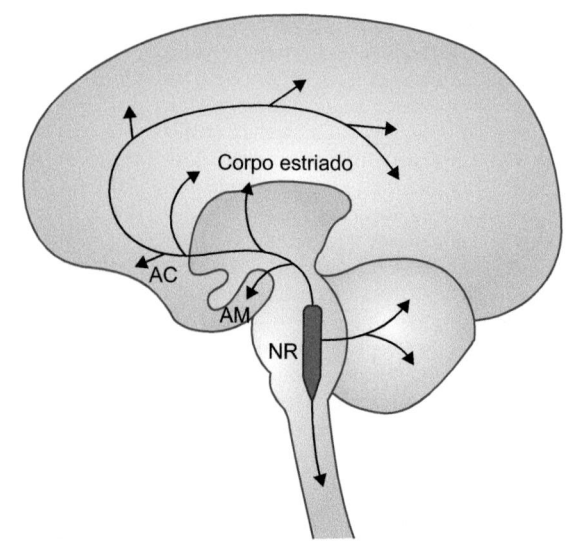

Figura 13.6 ■ Vias serotoninérgicas. AC: núcleo *accumbens*; AM: amígdala; NR: núcleos da rafe.

5-HT1 quanto em D2 possam ser úteis para as referidas condições.[74] É possível também que alguns antipsicóticos atípicos (clozapina, quetiapina, olanzapina, aripiprazol, sulpirida, amissulpirida e risperidona) devam sua eficácia, em parte, à ação estimuladora direta ou indireta sobre receptores 5-HT1A, 5-HT2, 5-HT3, 5-HT6 e 5-HT7 no sistema límbico.[75] A substância alucinógena mescalina, por sua vez, tem estrutura semelhante à de dopamina, mas é agonista inespecífico de receptores serotoninérgicos.[76]

Serotonina exerce efeito inibitório sobre transmissão dolorosa em medula espinal e cérebro. Há sinergia entre fármacos serotoninérgicos e analgésicos. Antidepressivos inibidores da recaptação de serotonina são utilizados no manejo de alguns tipos de condições dolorosas crônicas. Agonistas de receptores 5-HT1B e 5-HT1D (sumatriptana, naratriptana, zolmitriptana, rizatriptana e eletriptana) são empregados em tratamento de enxaqueca, com sucesso em parcela considerável dos pacientes. Atuam menos em vasos sanguíneos intracranianos do que sobre lâminas superficiais do núcleo caudal do nervo trigêmeo e das raízes dorsais dos segmentos C1 e C2 da medula espinal, o chamado complexo trigeminocervical. Esse complexo representa estrutura central para desencadeamento de enxaqueca, ali provavelmente existindo, além de receptores para serotonina, outros para glutamato e para peptídio relacionado ao gene da calcitonina (CGRP).[77] CGRP constitui novo alvo terapêutico que está sendo explorado (ver adiante).

Receptores 5-HT2 (principalmente 5-HT2A, 5-HT2B e 5-HT2C) ativam fosfolipase C e exercem efeito excitatório pós-sináptico. Aparecem em abundância em prosencéfalo, hipocampo e plexo coroide, com potencial de influenciar produção de liquor nessa última localização. Muitos análogos de serotonina, como dietilamida do ácido lisérgico (LSD), são alucinógenos, inibindo deflagração de neurônios serotoninérgicos do tronco encefálico, por sua vez inibidores de neurônios corticais. Com perda da inibição cortical, sobrevém o efeito alucinógeno que, provavelmente, também decorre da ação em receptores fora dos núcleos da rafe. Antipsicóticos atípicos antagonizam receptores 5-HT2. Metisergida, utilizada no passado para profilaxia de enxaqueca, bloqueia receptores 5-HT2A e 5-HT2C.

Há consistente ligação entre diminuição de atividade serotoninérgica em certas partes do cérebro e sintomas de depressão. Fluoxetina, sertralina, fluvoxamina e outros antidepressivos inibem seletivamente recaptação de serotonina pelo transportador de membrana, aumentando sua disponibilidade em fendas sinápticas. Alguns deles inibem também recaptação de norepinefrina, porém em menor intensidade. Efeitos antidepressivos provavelmente se devam mais a rearranjo sináptico tardio, com a participação de fatores tróficos.[26]

Receptores 5-HT3 são encontrados em área postrema (região do bulbo envolvida no vômito), outras partes do tronco encefálico e córtex cerebral. Seus antagonistas ondansetrona, granisetrona e palonosetrona são antieméticos potentes utilizados para prevenção e tratamento da êmese relacionada à quimioterapia, situação em que comumente são associados a corticosteroide (dexametasona) e, por vezes, a antagonistas da cinina 1 (ver adiante).

Serotonina exerce efeitos em controle da ingestão de alimentos e regulação de temperatura corporal, pressão arterial e função sexual. Fármacos que aumentam a transmissão de serotonina, como inibidores de sua recaptação, podem ter efeito anorexígeno e diminuir libido.

Acetilcolina

Acetilcolina tem ampla distribuição no SNC, ocorrendo em todas as partes de prosencéfalo basal (diencéfalo e áreas profundas e corticais dos lobos cerebrais), mesencéfalo e tronco encefálico. Cornos anteriores e núcleos de nervos cranianos motores são ricos em acetilcolina, refletindo a presença de motoneurônios colinérgicos que suprem a musculatura esquelética. Ampla inervação colinérgica existe em todo o prosencéfalo a partir de corpos neuronais situados em pequena área do prosencéfalo basal, o núcleo basal de Meynert (Figura 13.7). Outros grupos de neurônios colinérgicos ocorrem no septo, a partir do qual surge a projeção septo-hipocampal. Substância reticular ascendente do tronco encefálico é rica em neurônios colinérgicos, e suas fibras seguem para tálamo e córtex, sendo importantes

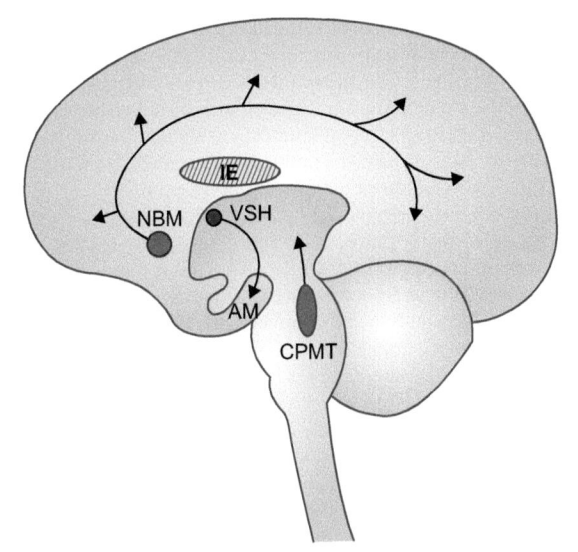

Figura 13.7 ■ Vias colinérgicas. AM: amígdala; CAMT: complexo pontomesencefálico tegmental; IE: interneurônios estriatais; NBM: núcleo basal de Meynert; VSH: via septo-hipocampal.

para manutenção de vigília. Ocorrem ainda interneurônios colinérgicos curtos em muitas áreas, particularmente em corpo estriado e núcleo *accumbens*.

Acetilcolina provém da colina, que é levada para o interior dos neurônios por proteínas de transporte de membrana. No espaço intracelular, colina e fração acetil de acetilcoenzima A são catalisadas em acetilcolina por colina acetiltransferase. O transmissor é, então, transportado para dentro de vesículas sinápticas, onde é armazenado. Essas vesículas liberam seu conteúdo em fendas sinápticas de junções musculares e terminais parassimpáticos, processo que pode ser impedido por toxina botulínica. Moléculas de acetilcolina não ligadas a receptores se difundem pelas bordas das junções sinápticas e, em grande parte, são degradadas pelas enzimas acetilcolinesterase e, em menor grau, pela butirilcolinesterase presente em vários tecidos, inclusive no encéfalo.

Vias colinérgicas têm grande importância para controle motor, reatividade e processos cognitivos como aprendizagem. Acredita-se que projeção colinérgica via feixe prosencéfalo ventral para córtex intermedeie essa resposta. Administração de fisostigmina (anticolinesterásico que atravessa a barreira hematoencefálica) produz reatividade no eletroencefalograma (EEG), ao passo que atropina, bloqueador muscarínico, tem efeito oposto. Acetilcolina está marcadamente associada a sono REM, período em que há ativação cortical no EEG.[56] Há indícios de que vias colinérgicas, em particular a septo-hipocampal, estejam envolvidas em aprendizagem e memória de curto prazo.

Acetilcolina possui efeitos predominantemente excitatórios que são mediados por receptores nicotínicos N1 e N2 (canais regulados por ligantes) e muscarínicos M1, M2 e M3 (acoplados à proteína G). Receptores de subtipo M1 são inibitórios, atuando em nível pré-sináptico e diminuindo liberação do próprio transmissor. Provavelmente receptores muscarínicos e nicotínicos tenham papel em aprendizagem, memória e reatividade comportamental.

Receptores nicotínicos estão espalhados pelo encéfalo, porém de modo mais esparso que os muscarínicos. Assemelham-se aos nicotínicos periféricos, constituindo conjuntos pentaméricos de subunidades alfa e beta, apresentando cada um vários padrões heterogêneos. A maioria parece localizar-se pré-sinapticamente, abrindo canais de cátions (cálcio, sódio e potássio). Em geral, facilitam liberação de outros transmissores, como glutamato e dopamina.

Nicotina exerce efeitos centrais, como aumento do estado de alerta, por ação agonista sobre receptores nicotínicos. É amplamente reconhecida a dificuldade dos tabagistas para superar síndrome de abstinência da nicotina após a suspensão do hábito de fumar. Suplementação de nicotina por meio de adesivos transdérmicos ou gomas por via oral, uso de fármaco agonista parcial de receptor nicotínico (vareniclina) ou de um antidepressivo (bupropiona e nortriptilina) por um período prolongado durante e após retirada do tabaco são medidas úteis, desde que associadas a sistema de apoio psicológico.[78] Há indícios de participação de receptores nicotínicos também em atividade antinociceptiva, visto que agonistas nicotínicos derivados da epibatidina têm-se mostrado úteis nesse sentido em contexto experimental.[79]

Receptores muscarínicos, aos quais se liga o alcaloide muscarina como agonista, têm atropina como antagonista. Muitas funções comportamentais, cognitivas, sensoriais e motoras são influenciadas por ação de acetilcolina sobre esses receptores. Antagonistas muscarínicos, ao bloquearem inibição pré-sináptica via receptores M1, aumentam liberação de acetilcolina. No entanto, ação antagonista em receptores pós-sinápticos prepondera, com potencial de prejudicar funções cognitivas. Fármacos com propriedades anticolinérgicas, como antidepressivos tricíclicos, causam alucinações e *delirium*, especialmente em pacientes idosos e naqueles com demência. Podem, ainda, causar sonolência e facilitar ocorrência de crises convulsivas em pacientes suscetíveis, como epilépticos. Recentemente, o uso crônico de medicamentos anticolinérgicos (antidepressivos tricíclicos, oxibutinina, biperideno, triexifenidil e outros) tem sido associado ao desenvolvimento de demência.[67]

Doença de Alzheimer associa-se a diminuição geral do tecido cerebral, com perda mais acentuada de neurônios colinérgicos, principalmente em hipocampo e prosencéfalo basal. Atrofia do núcleo basal de Meynert constitui achado anatomopatológico típico dessa doença. Daí serem empregados fármacos facilitadores de transmissão em sinapses colinérgicas, tais como inibidores de acetilcolinesterase (tacrina, galantamina, donepezila e rivastigmina) nas fases inicial e intermediária da doença (ver Capítulo 39, Transtornos Neurocognitivos). Rivastigmina inibe também butirilcolinesterase, o que não se traduz em vantagem clínica em relação aos outros representantes da classe.

Envenenamento com inseticidas organofosforados ou gases tóxicos (sarin, soman, tabun) inibe irreversivelmente a enzima acetilcolinesterase no SNA (ver adiante). A penetração, ainda que parcial, da barreira hematoencefálica causa intensa estimulação de transmissão colinérgica no SNC, podendo levar a *delirium*, diminuição de reflexos, convulsões, coma e paralisia do centro respiratório, além de sintomas parassimpaticomiméticos.

Fármacos com propriedades anticolinérgicas ou que aumentam transmissores como serotonina e norepinefrina costumam diminuir o percentual de sono REM e a intensidade de suas manifestações. Isso pode ser útil no manejo de doenças em que há intromissão de sono REM na vigília, como narcolepsia, ou em situações com sintomas relacionados a sono REM, como pesadelos, paralisia do sono e transtorno comportamental do sono REM, situação em que o paciente executa atos com os quais está sonhando.

Corpo estriado recebe inervação dopaminérgica da substância negra e colinérgica de neurônios estriatais curtos, sendo receptores muscarínicos predominantes nessa localização. Na doença de Parkinson há aumento relativo da atividade colinérgica em razão do déficit dopaminérgico. Tremor é o sintoma mais relacionado com essa hiperfunção colinérgica, melhorando com uso de anticolinégicos como biperideno e triexifenidil.

■ Histamina

É amina biogênica, cujos neurônios se localizam no hipotálamo posterior (núcleos tuberomamilares), de onde se originam feixes ascendentes e descendentes longos para todo o encéfalo. Esse transmissor está envolvido na regulação de ciclo sono/vigília, apetite, sede, reflexo do vômito, acidez gástrica, temperatura corporal, memória e aprendizado.[80]

Histamina produz efeitos excitatórios ou inibitórios no SNC, por meio de receptores H1, H2 e H3 acoplados à proteína G. Receptores H1 são mais comuns no SNC, localizando-se em neurônios e células da glia. Estão acoplados à fosfolipase C e produzem, sobretudo, efeitos excitatórios, facilitando influxo de cálcio. Receptores H2 atuam mediante adenilato ciclase, sendo principalmente inibitórios. Os do tipo H3 predominam em núcleos da base e atuam como autorreceptores inibitórios sobre neurônios histaminérgicos mediante diminuição do influxo de cálcio. Há incerteza quanto à presença de receptores H4 no SNC.

A atividade da histamina no SNC ainda não está bem elucidada. Anti-histamínicos utilizados no combate a reações de hipersensibilidade são antagonistas de receptores H1 (prometazina, hidroxizina, por exemplo), mas também bloqueiam receptores muscarínicos, serotoninérgicos e adrenérgicos. Provocam sonolência e efeitos anticolinérgicos, aumentam apetite e possuem efeito antinauseoso. Seus congêneres mais recentes, como loratadina e fexofenadina, têm menor chance de apresentar tais efeitos adversos, pois são mais seletivos por receptores H1 e atravessam menos a barreira hematoencefálica.

Estudos têm apontado anormalidades na atividade histaminérgica do SNC como participantes no desenvolvimento de doenças. Na narcolepsia, condição relacionada à deficiência de hipocretina (ver adiante), demonstrou-se aumento significativo de neurônios histaminérgicos.[81] Disfunção da transmissão histaminérgica também foi ligada a dois distúrbios do movimento (doença de Parkinson e síndrome de Gilles de la Tourette) por mecanismo ainda não esclarecido.[82]

■ Opioides endógenos

Constituem classe à parte no grupo de peptídios. São divididos em famílias: peptídios endorfínicos (pró-opiomelanocortina, encefalina e dinorfina), endomorfinas e orfanina/nociceptina. Encefalina e endorfinas são liberadas por neurônios curtos de distribuição ampla em encéfalo e medula. Betaendorfina provém da pró-opiomelanocortina encefálica, assim como hormônios adrenocorticotrófico (ACTH) e melanotrófico (MSH), liberados na hipófise anterior. Neurônios hipotalâmicos betaendorfínicos emitem axônios para tronco encefálico e prosencéfalo.

Opioides exógenos têm ação diversificada sobre as famílias de receptores opioides. Por sua ação em tronco (substância cinzenta periaquedutal, núcleos da rafe, *locus ceruleus*), medula espinal e tálamo, opioides exercem efeito analgésico, diminuindo a chegada da percepção álgica ao encéfalo. Além disso, ativam circuitos descendentes de controle de dor a partir do mesencéfalo. Interferem sobre interpretação afetiva da dor, provavelmente por receptores localizados no sistema límbico. Há receptores opioides também em terminações nervosas periféricas, o que pode explicar parte dos efeitos analgésicos. Opioides endógenos possivelmente estejam envolvidos em modulação da memória. Presença de receptores em áreas bulbares associadas a controle de vômito explica a ocorrência desse frequente efeito adverso dos opioides.

Receptores opioides estão acoplados a proteínas G que controlam atividade de adenilato ciclase e fosfolipase. Opioides impedem liberação de vários transmissores pelos seus neurônios. No *locus ceruleus*, por exemplo, estimulação de receptores μ provoca hiperpolarização por aumento do efluxo de potássio. Receptores opioides são denominados com as letras gregas mu (μ 1 e 2), delta (δ 1 e 2), kappa (κ 1, 2 e 3), sigma (σ) e épsilon (ε). A afinidade relativa dos peptídios opioides por seus receptores é desigual. Encefalinas combinam-se preferencialmente com receptores δ e μ, endorfinas agem em μ e dinorfinas têm mais afinidade por κ.

Analgésicos opioides têm ação heterogênea sobre receptores μ, δ e κ. Codeína, morfina, fentanila, remifentanila e levorfanol atuam sobre receptores opioides em níveis medular e supramedular. Naloxona, naltrexona e *nalmefene* (ainda não comercializado no Brasil) atuam como antagonistas na maior parte dos receptores. Opioides inibem, via receptores μ2, δ2 e κ1, liberação de transmissores nociceptivos (como a substância P) por terminais pré-sinápticos de medula espinal e tronco encefálico. Também diminuem efeitos pós-sinápticos destes transmissores. Sobre receptores μ atuam morfina, fentanila, metadona e levorfanol. Em receptores δ e κ atua levorfanol. Seu congênere butorfanol age somente em receptores κ. Pentazocina apresenta atividade sobre receptores σ. Opioides endógenos medeiam ainda efeito analgésico de acupuntura, o qual é inibido por uso prévio de naloxona.

Liberação de dopamina em via mesolímbica, especialmente em núcleo *accumbens*, e área tegmentar ventral explica parte dos efeitos comportamentais de opioides, como euforia e bem-estar. Esse mecanismo parece comum a outras drogas de abuso, sendo que o emprego de antagonistas de opioides tem-se mostrado eficaz e seguro no tratamento do transtorno de uso do álcool.[83] Mecanismos de tolerância ao uso de opioides podem ser secundários a modificações na plasticidade sináptica, incluindo *down-regulation* (infrarregulação) de receptores por meio da internalização dos mesmos.

Neuropeptídios

Diversos peptídios atuam no SNC, seja de forma independente, seja em conjunto com outros transmissores (em cotransmissão ou como moduladores). Podem ser classificados em hipofiseotróficos, neuro-hipofisários, digestivos e centrais. Porém, alguns não se encaixam nessa classificação, como o peptídio relacionado ao gene da calcitonina (CGRP) que atua no complexo trigeminocervical no desencadeamento de enxaqueca.[84] Antagonistas do CGRP foram testados com sucesso em ensaios clínicos de fases II e III, tanto para tratamento agudo de enxaqueca, com eficácia maior que a de placebo e comparável à de triptanos,[85-90] quanto para profilaxia de crises.[91]

Neuropeptídios hipofiseotróficos, também chamados de "fatores de liberação", são produzidos pelo hipotálamo e atuam sobre adeno-hipófise, estimulando produção de hormônios dali originários. Incluem fatores liberadores de tireotrofina (TRH), gonadotrofina (GnRH), hormônio de crescimento (GRH) e corticotropina (CRH).

Os neuro-hipofisários são produzidos no hipotálamo e liberados pela neuro-hipófise (ocitocina, hormônio antidiurético). Esses peptídios também são encontrados em outras áreas do encéfalo.

Neuropeptídio Y, peptídio Agouti-relacionado (AgRP), substância P, pró-opiomelanocortina, colecistocinina (CCK), polipeptídio intestinal vasoativo (VIP) e tensina encontram-se em encéfalo e trato digestivo. Neurônios produtores de peptídio Y/AgRP e de pró-opiomelanocortina localizados no núcleo arqueado do hipotálamo têm funções antagônicas com relação ao controle do apetite: enquanto peptídio Y e AgRP aumentam o apetite, a atividade da pró-opiomelanocortina é anorexigênica.[92] Dados de modelos animais indicam que peptídio Y também participa das respostas endógenas para controle de estresse e medo, aumentando a resiliência frente a tais emoções.[93]

VIP é cotransmissor em terminais colinérgicos no SNA, mas também está presente no SNC. VIP e polipeptídios pituitários ativadores de adenilato ciclase (PACAPs) são similares estruturalmente, havendo indícios experimentais de que compartilhem receptores acoplados à proteína G no SNC, geralmente estimulando adenilato ciclase e aumentando AMPc.[94] Acredita-se que participem na regulação do ciclo sono-vigília.

Substância P atua como transmissor excitatório ou cotransmissor, juntamente com o transmissor principal, em geral serotonina. Tem relação com funções como controle motor, dor e comportamento. Sua maior concentração é na substância negra, estando envolvida com controle de motricidade. Libera-se por terminais de nervos sensitivos em substância cinzenta periaquedutal, lâminas de núcleo trigeminal caudal e cornos posteriores da medula espinal, estando envolvida em nocicepção.[95] Acredita-se que o efeito analgésico da toxina botulínica, hoje em dia amplamente explorado clinicamente, se deva não apenas ao bloqueio da junção muscular, mas também à ação inibidora da liberação de CGRP e substância P.[96] Este peptídio participa, ainda, de regulações comportamentais via sistema límbico, havendo conexões em núcleos da rafe e entre amígdala, hipotálamo e septo por feixes que a liberam. Está envolvido especialmente em geração de agressividade.[97]

O receptor da cinina-1 (NK1R) é o principal receptor para a família de peptídios chamada de taquicininas, da qual faz parte a substância P. Tais receptores localizam-se na periferia e no SNC, participando de funções como transmissão de dor, secreção endócrina e parácrina, vasodilatação e modulação da proliferação celular, bem como em processos cerebrais ligados ao desenvolvimento de depressão, ansiedade e estresse.[98] Os receptores para cinina-1 e substância P são encontrados em áreas do tronco encefálico ligadas à êmese (núcleo do trato solitário e área postrema), o que levou ao desenvolvimento de novos antieméticos empregados como adjuvantes em esquemas de quimioterapia muito emetizantes. São exemplos de antagonistas de NK1R o aprepitanto e o fosaprepitanto, frequentemente combinados com dexametasona e antagonistas de receptores 5-HT3, como ondansetrona, granisetrona ou palonosetrona.[99]

Colecistocinina (CCK) apresenta receptores em córtex, amígdala, hipocampo, septo, giro do cíngulo e núcleo *accumbens*. Via mesolímbica libera CCK em cotransmissão com dopamina ou isoladamente. É comumente associada aos mecanismos de desenvolvimento de ansiedade, transtorno do pânico, reações aversivas, comportamento antissocial, agressividade e memória de emoções desagradáveis, quando parece haver hiperfunção deste peptídio.[100] A administração de agonista de receptores de CCK produziu comportamentos ansiedade-símiles em modelos animais. Ao contrário, antagonistas resultaram em variáveis efeitos no tratamento de distúrbios de ansiedade. Porém, antagonistas específicos de subtipos de receptores CCK1 e CCK2 comportaram-se diferentemente. Estudos em humanos demonstraram relação entre mutações nos receptores de CCK e de neurorregulina-1 com o desenvolvimento de esquizofrenia, abrindo a possibilidade de nova vertente de estudos com possibilidade de criação de novas terapêuticas para esta grave condição psiquiátrica.[101]

Neurotensina é tridecapeptídio que age no SNC como transmissor e, em alguns casos, modulador, principalmente de vias dopaminérgicas. Há relação íntima entre neurotensina e dopamina em sistema límbico e corpo estriado. Apresenta-se difusamente distribuída no SNC e parece envolvida em regulação endócrina, comportamento, controle motor e nocicepção.[102] Nesta última função é que se concentram as pesquisas sobre esse peptídio, cujos receptores NT1 e NT2 se encontram amplamente expressos nos circuitos de dor do SNC. Neurotensina, que não consegue atravessar a barreira hematoencefálica por conta da ação das peptidases, quando injetada por via intratecal tem efeito analgésico, inclusive para dor neuropática.[103] A possibilidade de desenvolvimento de agonistas de receptores de neurotensina que atinjam o SNC é, portanto, tema atraente para pesquisas direcionadas ao controle da dor.

Hipocretina/Orexina

Hipocretinas A e B (orexinas) constituem família de transmissores peptídicos muito semelhantes, sendo produzidos em neurônios localizados em regiões laterais e dorsais do hipotálamo, cujas fibras se projetam para o todo o cérebro, com destaque para o noradrenérgico *locus ceruleus*, o colinérgico prosencéfalo basal, a dopaminérgica área tegmentar ventral, os serotoninérgicos núcleos dorsais da rafe, os histaminérgicos tuberomamilares, entre outras áreas.[104] Depreende-se daí sua inter-relação com diversos outros neurotransmissores, participando da regulação do ciclo sono/vigília, apetite, atenção, emoções e sistemas de recompensa (prazer).[105] Demonstraram-se mutações em genes relacionados a receptores das hipocretinas em modelos animais caninos de narcolepsia.[105] Além disso, pacientes com esta doença costumam apresentar baixos níveis de hipocretina no liquor.[106] Hipotálamo lateral e, por conseguinte, as hipocretinas, também vêm sendo relacionados com comportamentos de reforço motivacional na adição às drogas, bem como na formação da memória aversiva e medo.[107]

Purinas

Adenosina e trifosfato de adenosina (ATP) atuam como transmissores e/ou moduladores no SNC. Cotransmissão entre norepinefrina e ATP foi demonstrada em vias simpáticas da pineal. Os receptores de ATP são encontrados em todo o encéfalo, tanto em neurônios quanto em células gliais.[108] ATP atua sobre receptores P2, sendo P2x um canal de cátions regulados por ligantes, e P2y, receptor acoplado à proteína G. Estes produzem efeitos principalmente inibitórios, ao passo que os primeiros são excitatórios, exercendo efeitos pré e pós-sinápticos. Há receptores P2x em hipófise e hipotálamo.[109] Podem relacionar-se à nocicepção, pois ATP é liberado em lesões teciduais, provocando dor por estimular terminações nervosas aferentes que expressam receptores P2x. ATP é metabolizado a adenosina e ADP. Tem sido crescente a pesquisa acerca do papel da transmissão purinérgica (ATP e adenosina) em diversos processos patológicos encefálicos, como crises epilépticas e isquemia,[108,110] com destaque para o subtipo de receptor ionotrópico P2x7. ATP é liberado em grandes quantidades no espaço extracelular como consequência de atividade neuronal aumentada e mediante inflamação ou morte celular, atuando como neuro- e gliotransmissor.[108]

No SNC, adenosina exerce função de modulador sobre a função neuronal e glial. Níveis extracelulares são constantemente regulados por processos de síntese (a partir do ATP), liberação, recaptação e metabolismo. Produz seus efeitos por meio de receptores acoplados à proteína G (A1, A2, A2A, A2B e A3). Adenosina e vários agonistas de receptores A1 exercem efeito inibitório sobre excitabilidade neuronal, resultando em sonolência, incoordenação motora, analgesia e atividade anticonvulsivante. Liberação de adenosina e sua ação em receptores de medula espinal e nervos periféricos auxilia no controle de estímulos álgicos, particularmente via receptores A1,[111] sendo esta uma fronteira de estudo em busca de novos analgésicos. Além disso, é crescente a evidência de que esta purina modula a atividade dopaminérgica no corpo estriado, o principal centro de controle motor no SNC, o que é de interesse para desenvolvimento de novos antiparkinsonianos.[112] Por outro lado, o incremento da atividade de adenosina aumenta a permeabilidade da barreira hematoencefálica.[113] Antagonismo de receptores A2 aumenta estado de alerta e reatividade, sendo este o mecanismo de ação de metilxantinas (cafeína e teofilina).

■ Canabinoides endógenos

Endocanabinoides têm receptores distribuídos no encéfalo, estando ligados à regulação de comportamento, funções cognitivas e apetite. Um dos fenômenos que parecem ser facilitados por eles é depressão de longo prazo em vias neuronais, a qual participa da plasticidade sináptica.[114] Os principais receptores são CB1 e CB2, ambos acoplados à proteína G, mas novos receptores do sistema endocanabinoide vêm sendo identificados, cujo papel ainda não foi esclarecido. Ligantes endógenos conhecidos são anandamida e 2-araquidonoilglicerol, mas provavelmente há outros ligantes ignorados. Ativação de receptores canabinoides por *Canabis sativa* (maconha) provoca típica sensação de bem-estar, apatia e aumento de apetite. Rimonabanto, antagonista de receptores CB1 com efeito moderador do apetite, foi retirado precocemente do mercado por associar-se a graves transtornos psiquiátricos.[115] São mais de 545 substâncias derivadas da planta, sendo provável que algumas delas possam ter potencial de uso médico.[116] Reconhece-se que tetraidrocanabinol seja o principal veiculador dos efeitos psicotrópicos pelo que usuários de maconha o empregam com fim recreativo. Por outro lado, muito se tem comentado acerca do canabidiol, cujo uso incipiente como antiepiléptico e antiparkinsoniano de base fitoterápica ainda carece de comprovação. Apenas estudos descritivos relataram alguma melhora no controle de crises epilépticas, sendo necessária a avaliação criteriosa por ensaios clínicos randomizados. Apesar disso, o assunto é tratado com grande alarde pela mídia.[116]

■ Melatonina

Estrutura importante para mecanismos de sono, corpo pineal se localiza posteriormente na linha média do diencéfalo, sendo sítio exclusivo de síntese de melatonina. Esta estrutura contém duas enzimas exclusivas que convertem serotonina em melatonina, cuja secreção é elevada à noite. Esse ritmo é controlado por impulsos da retina, por meio do trato retinotalâmico noradrenérgico que termina no núcleo supraquiasmático do hipotálamo, o "relógio biológico", o qual gera o ritmo circadiano. Fibras simpáticas deste núcleo alcançam a pineal, liberando norepinefrina e ATP em cotransmissão. Em presença de luminosidade elevada sobre a retina, essas fibras inibem secreção de melatonina pela pineal.[117] Receptores de melatonina são disseminados pelo SNC e apresentam diferentes tipos acoplados à proteína G. Dividem-se em grupos MT1 e MT2, encontrados principalmente em cérebro e retina, mas também em tecidos periféricos. Quando administrada por via oral, melatonina é bem absorvida, mas rapidamente metabolizada, com meia-vida plasmática de alguns minutos. Administração de dose única pode ajudar a sincronizar o ciclo secretório fisiológico, causando sonolência. Também tem sido relacionada a mecanismos antinociceptivos espinais e supraespinais por meio de receptores próprios MT1 e MT2 ou indiretamente, mediante vários mecanismos propostos: ativação de receptores opioides, abertura de canais de potássio com consequente hiperpolarização, inibição da expressão de ciclo-oxigenase-2, entre outros. Melatonina ou seus derivados sintéticos (rameltona, *tasimelteon* e agomelatina) têm sido utilizados para tratamento de depressão, insônia e distúrbios do ritmo circadiano.[118]

■ Substâncias difusíveis

Algumas substâncias difusíveis atuam como mediadoras químicas no SNC. Óxido nítrico proveniente de neurônios (via óxido nítrico sintetase) sofre rápida difusão através das membranas celulares, não pode ser armazenado e tem meia-vida de no máximo alguns minutos nos tecidos. Apenas alguns dos neurônios do SNC expressam a enzima sintetizadora, especialmente em cerebelo e hipocampo. Essa enzima depende de calmodulina e é ativada por elevação no cálcio intracelular, efeito de PEPS produzidos por muitos transmissores. Óxido nítrico atua por meio da ativação de guanilato ciclase solúvel, com consequente produção de GMP cíclico, resultando em várias cascatas de fosforilação. Agindo em níveis pré- e pós-sinápticos, participa na potenciação de longo prazo.[119] Todavia, tem seu lugar também no processo de excitotoxicidade, participando do chamado "estresse oxidativo". Provavelmente, também monóxido de carbono atue como mediador no SNC.[120]

A formação de ácido araquidônico em células no SNC decorre de diversos processos, entre os quais a clivagem de fosfolipídios em resposta à ativação de receptores para muitos mediadores. Segue-se sua conversão em eicosanoides, principalmente prostaglandinas e leucotrienos. Ácido araquidônico pode atuar diretamente como mensageiro intracelular, controlando canais de íons e enzimas. Todos os passos anteriores são descritos, em conjunto, como "cascata do ácido araquidônico", havendo indícios experimentais de que fármacos antimania como lítio, carbamazepina, lamotrigina e valproato diminuam seu *turnover*.[121] Provavelmente participe também de alterações mais tardias relacionadas à plasticidade. Seus metabólitos podem atuar como segundos mensageiros e, inclusive, exercer efeito autócrino, atravessando a membrana e atuando em células vizinhas, seja mediante receptores de membrana, seja como mediadores internos. Esse fenômeno é chamado de "sinalização retrógrada", podendo ocorrer também com outras substâncias difusíveis, como óxido nítrico e monóxido de carbono.

▶ Farmacologia do sistema nervoso autônomo

Do ponto de vista funcional, o sistema nervoso (central e periférico), pode ser dividido em duas partes: o somático e o vegetativo.

O *somático* engloba as estruturas relacionadas com a percepção do ambiente externo (sensibilidade, sentidos especiais) e as respostas ao ambiente (execução e coordenação da motricidade), com o papel crucial das funções cognitivas para interpretação de estímulos e planejamento de ações.

O *vegetativo* congrega núcleos, gânglios e nervos que participam da autorregulação corporal involuntária, ou seja, do controle das funções digestivas, cardiovasculares, respiratórias e excretórias, dentre outras. Atua intimamente ligado ao sistema endócrino para a manutenção da homeostase – o equilíbrio interno do organismo.

A parte *aferente* do sistema nervoso vegetativo traz informações dos órgãos por fibras não mielinizadas – nervos espinais, cranianos (V, VII, IX) e vegetativos (vago, esplâncnico, pélvico) – até os centros integradores, localizados em encéfalo e medula espinal. Um dos principais centros receptores dos estímulos aferentes é o núcleo do trato solitário, o qual se integra a outras áreas encefálicas, com destaque para o hipotálamo.

Sistema límbico (amígdala, com seu papel proeminente na geração de sensações aversivas, por exemplo), áreas corticais (ínsula, giro do cíngulo, por exemplo), tálamo e núcleos da base (caudado, por exemplo) e tronco podem influenciar a integração do influxo (*input*) de informações vegetativas com o efluxo (*output*) de respostas veiculadas por vias autonômicas. Pode-se afirmar que somente pequena parte dessa aferência se torna consciente; isso pode ocorrer especialmente na presença de algum distúrbio como distensão ou isquemia de algum órgão, aumento excessivo da frequência cardíaca ou da temperatura corporal, impactação demasiada das fezes etc. Estudos com exames funcionais do encéfalo, especialmente mediante ressonância magnética, começam a desvendar com mais detalhes características e extensão das ativações corticossubcorticais de estímulos viscerais, conscientes ou inconscientes.[122,123]

O sistema nervoso autônomo (SNA) constitui a parte *eferente* do sistema vegetativo, aquela que executa a regulação dos órgãos por meio de impulsos que saem de neurônios localizados no encéfalo e medula espinal e cujos axônios fazem sinapse (fibras pré-ganglionares) com gânglios autonômicos fora do SNC. Esses gânglios são agrupamentos de corpos neuronais que, por sua vez, emitem axônios (fibras pós-ganglionares, em geral não mielinizadas) que chegam até os órgãos efetores para aí liberar transmissores (junção efetora) que vão provocar ações sobre receptores, influenciando a função daqueles órgãos. O funcionamento do SNA é, em sua maior parte, independente do controle voluntário.

O SNA é constituído por dois sistemas que, quase sempre, atuam de forma antagônica: simpático e parassimpático. O simpático age de forma a ajustar rapidamente diversas funções orgânicas para situações de estresse. Assim, as respostas desencadeadas por dor, medo ou raiva e que preparam o corpo para "luta" ou "fuga" são mediadas pela transmissão eferente simpática. O parassimpático, por sua vez, atua de forma contrária, regulando funções na direção de poupança energética e aumento da absorção de nutrientes ("repouso e digestão").

Estrutura do SNA

O controle visceral é mediado pelo hipotálamo, sob a égide do ritmo ditado pelos núcleos supraquiasmáticos, os principais relógios biológicos dos mamíferos, que regulam ciclos como os de sono-vigília, temperatura corporal e apetite, mas também participam da oscilação diuturna de atividade de SNA e sistema endócrino.[124] Esses núcleos executam ajustes homeostáticos das funções vegetativas por variação da demanda, causada por fatores externos (atividade física, temperatura ambiental etc.) ou internos (emoções, doenças etc.).

▪ Sistema nervoso simpático

O hipotálamo posterolateral influencia diretamente os *neurônios simpáticos centrais*, localizados no corno lateral da substância cinzenta, presente nos segmentos torácico e lombar da medula espinal (de T1 a L2) (Figura 13.8). Tal localização justifica a denominação de

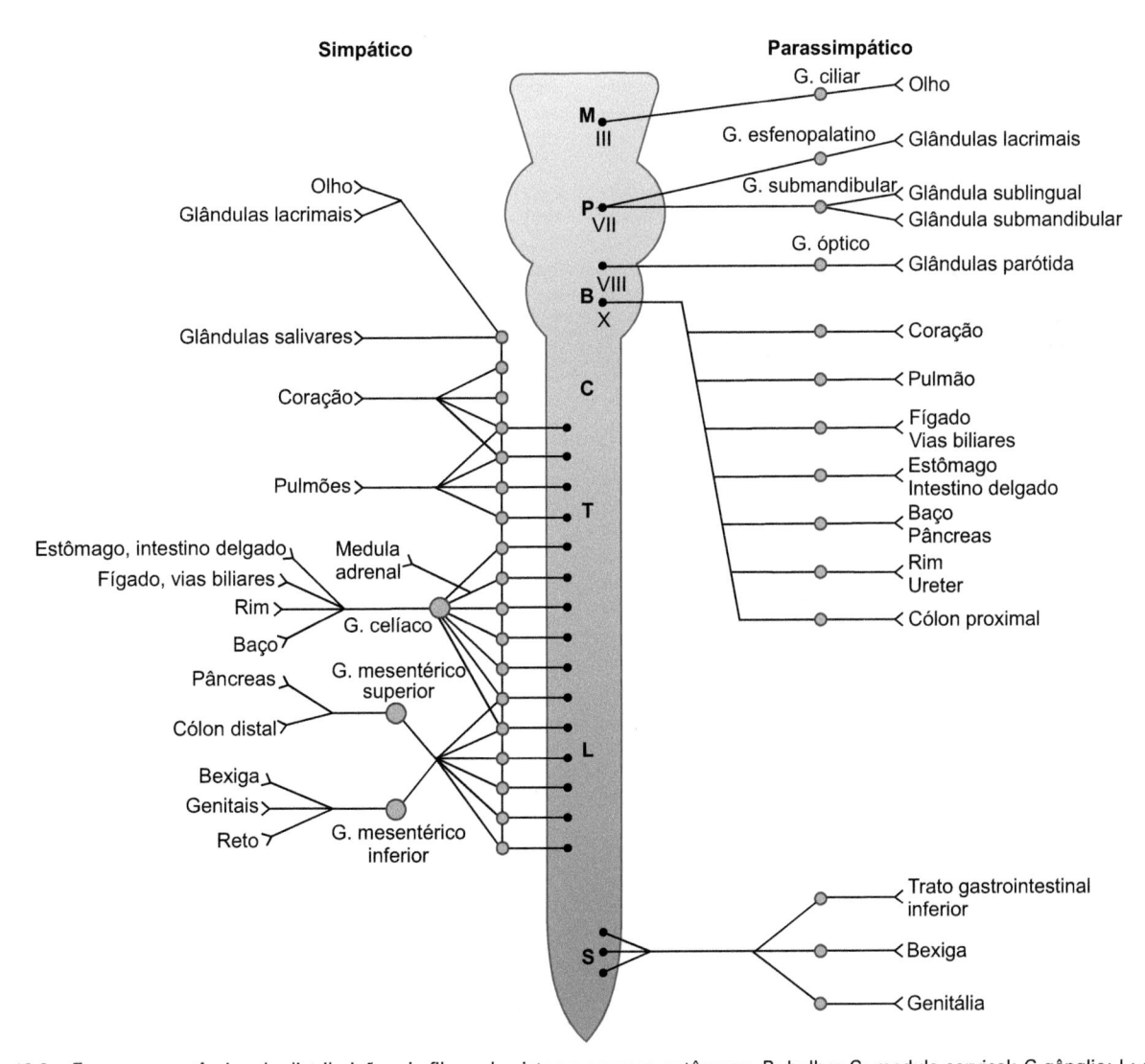

Figura 13.8 ▪ Esquema anatômico de distribuições de fibras do sistema nervoso autônomo. B: bulbo; C: medula cervical; G gânglio; L: medula lombar; M: mesencéfalo; P: ponte; S: medula sacral; T: medula torácica.

"toracolombar" para o sistema simpático. As *fibras pré-ganglionares* destes neurônios deixam a medula pelos nervos espinais e descrevem um trajeto curto até fazer sinapse com os neurônios presentes nos *gânglios simpáticos* da *cadeia paravertebral simpática*, a qual se dispõe bilateralmente à coluna vertebral. A proximidade entre gânglios simpáticos e medula espinal é uma das características anatômicas distintivas do simpático em relação ao parassimpático, pois neste os gânglios estão, em sua maioria, junto aos órgãos efetores. Cada fibra pré-ganglionar simpática divide-se e estabelece contato sináptico com vários gânglios paravertebrais, em uma ampla cadeia de ramificações que forma o *tronco simpático*. Tal arranjo permite ativação rápida, generalizada e sincrônica frente a estímulos internos ou externos. Dos neurônios ali localizados partem axônios (*fibras pós-ganglionares*) que chegam aos *órgãos efetores* por meio de nervos espinais. Porém, numerosas fibras pré-ganglionares ultrapassam os gânglios paravertebrais para fazer sinapse com neurônios localizados em três *gânglios simpáticos pré-vertebrais* ímpares (celíaco, mesentérico superior e mesentérico inferior), os quais dão origem a *ramos pós-ganglionares* que inervam vísceras abdominais e pélvicas.

Exceção a este arranjo é a medula da glândula adrenal, que funciona como um gânglio simpático: recebe fibras pré-ganglionares e secreta epinefrina na corrente sanguínea, sem emitir fibras pós-ganglionares. Não à toa, tanto gânglios do SNA quanto medula adrenal têm a mesma origem embriológica (cristas neurais resultantes da separação do tubo neural do restante do ectoderma do embrião).

Sistema nervoso parassimpático

O sistema parassimpático é também chamado de "craniossacro", pois seus neurônios centrais localizam-se em *núcleos do tronco encefálico* e do pequeno segmento de *medula espinal sacral* (Figura 13.8). É influenciado pela atividade do hipotálamo ventromedial, o qual é "informado" dos estímulos aferentes periféricos pelo núcleo do trato solitário. De cada lado do tronco encefálico, partem fibras pré-ganglionares para músculo esfíncter da íris e músculo ciliar (via nervo oculomotor – III par craniano), glândulas lacrimais (via nervo facial – VII par craniano), glândulas salivares (via nervo facial – VII par craniano) e parótida (via nervo glossofaríngeo – IX par craniano) e vasos e mucosas nasal e orofaríngea (via nervo glossofaríngeo – IX par craniano). O nervo vago (X par craniano) carrega fibras que medeiam impulsos parassimpáticos para: coração, traqueia e brônquios, sistema hepatobiliar (fígado, vesícula e canais biliares), trato gastrointestinal (esôfago, estômago, intestino delgado, cólon proximal), baço e sistema urinário (rins e ureteres). O efeito parassimpático nessas vísceras é também chamado de estímulo ou *resposta vagal*.

A medula sacral emite fibras por meio de raízes espinais de S2, S3 e S4 que formam os plexos hipogástrico e pélvico, de onde emergem nervos parassimpáticos (nervos pélvicos) que chegam a estruturas como bexiga, esfíncter interno da uretra, genitália e cólon distal. Diferentemente do sistema simpático, a maioria dos gânglios parassimpáticos se situa próximo aos órgãos efetores, sendo de difícil identificação. Tem íntima relação com o sistema nervoso entérico (ver adiante). Os principais gânglios da porção cefálica (ciliar, esfenopalatino, submandibular e óptico) são mais facilmente identificáveis.

Sistema nervoso entérico

O sistema nervoso entérico (SNE) é formado por mais de 15 classes diferentes de neurônios – cujos corpos celulares se localizam nos plexos intramurais (submucoso de Meissner e mioentérico de Auerbach) do intestino.[125] Esses neurônios não se enquadram na classificação dual do SNA. Nervos provenientes do simpático e do parassimpático terminam em neurônios entéricos, mas também seguem para musculatura lisa, glândulas e vasos sanguíneos intestinais (junção efetora), denotando a participação direta do SNA sobre as funções gastrointestinais. Todavia, muitos neurônios do SNE atuam como mecano ou quimiorreceptores, com capacidade de desencadear respostas reflexas sobre a atividade gastrointestinal sem estímulos originados do SNA. Além disso, os transmissores ali presentes são diversificados, incluindo serotonina, peptídios, ATP, GABA, entre outros. O SNE deriva das cristas neurais, assim como os gânglios autonômicos e a medula adrenal. A ausência de sua formação no intestino distal configura a doença de Hirschsprung, a qual ocorre em 1 para 5.000 nascidos vivos e determina constipação intestinal grave em lactentes, com complicações que podem incluir até o óbito.[125]

Mediadores autonômicos e seus efeitos fisiológicos

Transmissão pré-ganglionar

Fibras pré-ganglionares do SNA, tanto do simpático quanto do parassimpático, liberam o mesmo transmissor – *acetilcolina* – em suas sinapses com os neurônios dos gânglios e a medula adrenal (Figura 13.9). Neste nível, tem *receptores nicotínicos*, tanto pós- quanto pré-sinápticos (autorreceptores). Tais receptores são constituídos por cinco subunidades dispostas em volta de um canal iônico que, quando acionado pelo ligante endógeno (acetilcolina) ou por agonistas, permite a entrada de sódio e cálcio. O aumento crescente de estimulação colinérgica desses receptores leva a incremento de efeito que passa a ser revertido com quantidades maiores de moléculas de acetilcolina (curva em forma de "U" invertido ou de sino), denotando provável inativação dos receptores nicotínicos com concentrações demasiadas do ligante endógeno.

Além do nicotínico, outros receptores são encontrados no neurônio ganglionar: dopaminérgicos, adrenérgicos e muscarínicos. Porém, sua pequena quantidade torna a modulação praticamente irrelevante, de modo que, na prática, a transmissão ganglionar pode ser considerada apenas nicotínica. Exceção a essa regra é o efeito bradicardizante da atropina em doses médias, por conta da ação antagonista sobre o receptor M1 ganglionar (ver adiante).

Na prática, a modulação dos receptores nicotínicos pré-ganglionares não se mostrou muito útil, pois os efeitos acabam ocorrendo em sistemas simpático e parassimpático. Assim, antagonistas ou bloqueadores ganglionares nicotínicos – trimetafana, tetraetilamônio, hexametônio, pentolínio, mecamilamina e pempidina – são mais utilizados em pesquisa básica realizada em modelos animais, com o intuito de avaliar o efeito de fármacos sobre o SNA sem a interferência dos receptores nicotínicos ganglionares. O único representante empregado clinicamente, como anti-hipertensivo em emergências, foi trimetafana. No entanto, caiu em desuso pelo fato de estar disponível somente para infusão intravenosa contínua e por produzir muitos efeitos adversos advindos do antagonismo da atividade autonômica como um todo.

Transmissão simpática

As *terminações simpáticas* exercem suas ações nas junções efetoras por meio da liberação de *norepinefrina* (Figura 13.9). *Epinefrina*, por sua vez, é diretamente secretada na corrente sanguínea pela medula adrenal (Figura 13.9), a qual também produz pequena quantidade de norepinefrina. Em alguns sítios, outras substâncias são liberadas em cotransmissão, sendo relevantes dopamina na vasculatura arterial renal e mesentérica, onde tem efeito vasodilatador (receptores D1), e ATP na musculatura lisa dos canais deferentes e das artérias. Peptídio Y também é cotransmissor em muitas junções efetoras noradrenérgicas (nas artérias, por exemplo), intensificando os efeitos de norepinefrina.

Norepinefrina, epinefrina e dopamina são chamadas de catecolaminas, por possuírem um núcleo catecólico em sua estrutura. A origem é comum, proveniente do aminoácido tirosina, o qual é hidroxilado a DOPA pela tirosina hidroxilase. DOPA sofre a ação da dopadescarboxilase para se tornar dopamina. A dopamina β-hidroxilase, por sua vez, transforma dopamina em norepinefrina, dentro das vesículas sinápticas. Norepinefrina é o substrato da feniletanolamina-N-metil transferase citoplasmática, encontrada principalmente na medula adrenal, para gerar epinefrina. A ação desta enzima

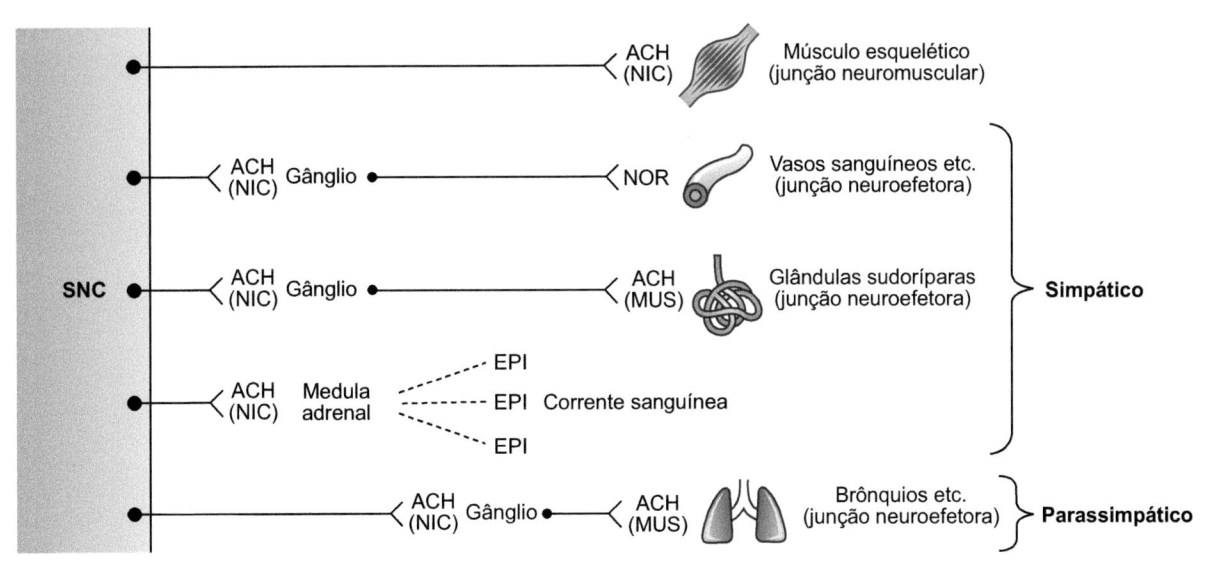

Figura 13.9 ■ Tipos de fibras do sistema nervoso autônomo e sua comparação com a transmissão neuromuscular. ACH: acetilcolina; EPI: epinefrina; MUS: receptores muscarínicos; NIC: receptores nicotínicos; NOR: norepinefrina.

é estimulada por corticosteroides do próprio córtex adrenal que chegam à medula pelo sistema porta da glândula. Epinefrina é armazenada em células cromafínicas, derivadas das cristas neurais do ectoderma do embrião, presentes na medula adrenal e, em menor quantidade, em parede intestinal, pâncreas, gânglios simpáticos e outros órgãos. Essas células não neuronais são a origem de neoplasias como feocromocitoma (na medula adrenal) e tumor carcinoide (neoplasia endócrina). Feocromocitoma comumente leva a sinais e sintomas "simpáticos" (taquicardia, aumento da pressão arterial), além de mal-estar e cefaleia, geralmente em crises relacionadas à liberação súbita de catecolaminas na corrente sanguínea. O tumor carcinoide gastrointestinal pode ter tal apresentação em pequena proporção de casos.

A maioria das moléculas de norepinefrina que não se liga a receptores nas junções efetoras é recaptada pelo terminal pré-sináptico por mecanismo de transporte ativo, para rearmazenamento nas vesículas sinápticas, as quais sofrerão exocitose em próxima despolarização neuronal. Mecanismo semelhante de recaptação ocorre nos terminais dopaminérgicos. Epinefrina, dopamina e norepinefrina circulantes são degradadas por enzimas intracelulares: monoamina oxidase (MAO), com seus subtipos MAO-A e MAO-B, e COMT. Tais enzimas são abundantes em terminações nervosas simpáticas, fígado, epitélio intestinal e encéfalo. MAO-A converte catecolaminas e serotonina (monoaminas) em aldeídos que, perifericamente, são transformados em metabólitos. MAO-B participa mais seletivamente da oxidação da dopamina. A segunda via importante de metabolismo das catecolaminas é a ação de COMT. O principal metabólito final da epinefrina e da norepinefrina liberadas na periferia (fora do SNC), após a ação de MAO e COMT, é o ácido 3-metoxi-4-hidroximandélico, também chamado de ácido vanilmandélico. Detectável na urina quando produzido em grande quantidade, pode ser usado para o diagnóstico de feocromocitoma, assim como outros metabólitos de catecolaminas: ácido homovanílico (proveniente da dopamina), metanefrina e normetanefrina.

Receptores adrenérgicos pós-sinápticos de norepinefrina e epinefrina são alfa-1 (α1), beta-1 (β1), beta-2 (β2) e beta-3 (β3). Os autorreceptores (receptores pré-sinápticos) denominam-se alfa-2 (α2), inibitório, e β2, excitatório. A inibição promovida pelo receptor α2 pré-sináptico limita a despolarização do botão sináptico e, consequentemente, a liberação de norepinefrina. Tanto receptores α (incluindo todos os subtipos A, B, C e D dos tipos α1 e α2) como β são acoplados à proteína G. Receptores β1 são predominantes no coração (Quadro 13.2), onde são responsáveis por efeitos cronotrópicos e inotrópicos positivos. Já receptores β2 são responsáveis pelo relaxamento da musculatura lisa em muitos órgãos (brônquios, artérias musculares, veias, musculatura lisa gastrointestinal), mas também estão presentes no coração em proporção menor que os β1 (Quadro 13.2).[126] É importante frisar que a seletividade por um ou outro receptor β não é absoluta, ou seja, fármacos que atuam em β1 podem ter alguma ação, em menor escala, em β2, e vice-versa. Os receptores α, em geral, têm efeito vasoconstritor arterial e venoso, entre outras funções (Quadro 13.2).

■ **Transmissão parassimpática**

Fibras pós-ganglionares parassimpáticas liberam *acetilcolina* na junção efetora (Figura 13.9). Ali estão presentes *receptores muscarínicos* pós-sinápticos (M1, M2, M3, M4 e M5), sendo mais comuns os do tipo M2 ("cardíacos") e M3 ("glandulares e musculares lisos") (Quadro 13.2). Diferem dos *nicotínicos* existentes nas sinapses entre fibras pré-ganglionares e gânglios e nas junções musculares (Figura 13.9). No terminal pré-sináptico está geralmente expresso o receptor M2, que é inibitório, diminuindo a liberação de acetilcolina. Os receptores M4 e M5 são pouco expressos no SNA. Todos os receptores muscarínicos são acoplados à proteína G, e sua estimulação com doses crescentes de acetilcolina aumenta o efeito até o desenvolvimento de um platô. Outras substâncias podem ser liberadas em cotransmissão colinérgica em alguns sítios, com destaque para o polipeptídio intestinal vasoativo (VIP) nas glândulas salivares e vias respiratórias. Óxido nítrico é importante mediador da função do parassimpático, pois o estímulo em receptores muscarínicos M3 presentes no endotélio leva a sua formação e consequente vasodilatação arterial por relaxamento da musculatura lisa, ao contrário da contração muscular de outros sítios (trato gastrointestinal, brônquios, vias biliares, ureteres, bexiga). A liberação de óxido nítrico explica parte do efeito hipotensor do parassimpático (acrescida à cardiodepressão mediada pelos receptores M2) e o desencadeamento da ereção, via nervos pélvicos.

Acetilcolina é sintetizada na terminação nervosa a partir da colina, a qual é captada do espaço extracelular por sistema de transporte ativo. Em todas as sinapses envolvendo acetilcolina (junções musculares e efetoras, sinapses das fibras pré-ganglionares com os neurônios dos gânglios autonômicos), as moléculas deste transmissor circulantes na fenda sináptica são degradadas pela enzima acetilcolinesterase, gerando acetato e colina. Mesmo as moléculas que se ligam aos receptores ali permanecem por apenas alguns milissegundos, sofrendo a ação da acetilcolinesterase na sequência. Outra enzima que atua sobre a acetilcolina é a butirilcolinesterase, presente em vários tecidos e no SNC, mas de importância clínica escassa.

Quadro 13.2 ▪ Principais efeitos do sistema nervoso autônomo e seus receptores respectivos.

Órgão	Simpático	Receptor adrenérgico	Parassimpático	Receptor colinérgico
Coração				
Nó sinoatrial	↑ Frequência	β1, β2	↓ Frequência	M2
Músculo atrial	↑ Força de contração	β1, β2	↓ Força	M2
Nó atrioventricular	↑ Automaticidade	β1, β2	↓ Velocidade de condução, bloqueio atrioventricular	M2
Músculo ventricular	↑ Força de contração	β1, β2	–	–
Vasos sanguíneos				
Artérias				
Coronárias	Constrição	α	Dilatação	M3 (ON)
Viscerais abdominais	Constrição	α	Dilatação	M3 (ON)
	Dilatação	D1		
Renais	Constrição/dilatação	α/D1	Dilatação	M3 (ON)
Cutâneas	Constrição	α	Dilatação	M3 (ON)
Cerebrais	Dilatação	α	Dilatação	M3 (ON)
Tecido erétil	Constrição	α	Dilatação	M3 (ON)
Musculares	Dilatação	β2	Dilatação	M3 (ON)
Veias sistêmicas	Constrição/dilatação	α/β2	Dilatação	M3 (ON)
Pele				
Glândulas sudoríparas	Secreção	M3 (Ach)	–	–
Músculos piloeretores	Contração	α	–	–
Músculos esqueléticos	↑ Contração Glicogenólise Termogênese	β2 β2 β3	–	–
Tecido adiposo				
Lipólise	Inibição	β1, β2, β3	–	–
Termogênese	Aumento	α		
Vísceras				
Brônquios				
Músculo liso	Dilatação	β2	Constrição	M3
Glândulas	Inibição/aumento	α/2	Aumento	M3
Trato gastrointestinal				
Músculo liso	Relaxamento	α1, β2, β2	Contração	M3
Esfíncter	Contração	α	Relaxamento	M3
Glândulas	–	–	Secreção ácida gástrica (células parietais)	M1
Glândulas salivares	Secreção	α, β	Secreção	M3
Fígado				
Glicogenólise Gliconeogênese	Estímulo	α, β2	–	–
Pâncreas		α2	–	–
Secreção de insulina	Diminuição/aumento	α, β2	–	–
Baço				
Cápsula	Contração	α, β2	–	–
Útero	Contração Relaxamento	α β2	–	–
Rim				
Secreção de renina	Diminuição Aumento	α β2	Relaxamento	M3
Vias urinárias				
Esfíncter interno uretra	Constrição Relaxamento	α, β2	Relaxamento	M3
Detrusor da bexiga	↑ Tônus e motilidade	α	–	M3
Ureteres	↑ Tônus e motilidade	α	↑ Tônus e motilidade	M3
Genitália masculina				
Pênis	Ejaculação, orgasmo	α, β2	Ereção	M3
Vias seminais	Contração Relaxamento	α, β2	–	–
Olhos				
Musculatura ocular				
Radial da íris	Contração (midríase)	α	–	–
Esfíncter da íris	–	–	Contração (miose)	M3
Ciliar	Relaxamento	β2	Contração	M3
Glândulas oculares				
Lacrimais	Secreção	α	Secreção	M3
Glândula pineal	Síntese de melatonina	β	–	–
Hipófise posterior				
Hormônio antidiurético	Secreção de ADH	β1	–	–

A: alfa; B: beta; D: dopaminérgico; ON: óxido nítrico; ADH: hormônio antidiurético.

A colina é, então, recaptada pelo botão pré-sináptico, passando por acetilação intracelular via enzima colina acetiltransferase para se tornar, novamente, acetilcolina. As moléculas do transmissor são transportadas ativamente para dentro das vesículas, as quais migram para a membrana do botão sináptico para sofrer exocitose em resposta à despolarização. Essa migração pode ser interrompida por ação de toxina botulínica (ver anteriormente).

Terminais *parassimpáticos* também apresentam receptores α2, os quais são os autorreceptores inibitórios nos botões pré-sinápticos *simpáticos*. Estes, por sua vez, possuem receptores M2, inibitórios nas fibras parassimpáticas. Esse arranjo cruzado indica que simpático e parassimpático podem inibir-se mutuamente em sítios onde ocorra a dupla inervação. Ou seja, uma forte "descarga" simpática pode, além de seus próprios efeitos, levar à diminuição da liberação colinérgica por ação nos receptores α2 inibitórios das terminações parassimpáticas. O contrário também pode ocorrer, via receptores M2 nos botões pré-sinápticos simpáticos.

Efeitos simpáticos e parassimpáticos

O Quadro 13.2 traz os principais efeitos do SNA sobre as funções orgânicas e os receptores que medeiam a ação dos transmissores liberados nas junções efetoras. O simpático aumenta a pressão arterial por conta do incremento no débito cardíaco (via receptores β1 e β2), do estimulo à secreção de renina (β2) e da vasoconstrição em pele, mucosas e vísceras (α). A estimulação β2 leva à vasodilatação das artérias da musculatura estriada e alargamento do calibre dos brônquios, ao mesmo tempo que receptores α diminuem a secreção respiratória por vasoconstrição arterial de mucosas. Os mesmos receptores α medeiam a contração da cápsula esplênica e do músculo radial da íris (midríase, para aumento do campo de visão), enquanto os β promovem glicogenólise e lipólise, além de relaxamento do músculo ciliar (facilitação da visão em profundidade).

Se sua atividade é inibida pelo simpático, os sistemas gastrointestinal e geniturinário são estimulados pelo parassimpático (via receptores M3), tanto em termos de motilidade e relaxamento de esfíncteres quanto em aumento de secreções no tubo digestivo. Acredita-se que receptores M1 no sistema nervoso entérico também medeiem o incremento da motilidade intestinal.[127] Ocorre queda da pressão arterial causada pela diminuição do débito cardíaco (M2) e por vasodilatação mediada pelo óxido nítrico produzido em células endoteliais em reposta ao acionamento de receptores M3. Tal fenômeno pode levar, em casos de resposta exacerbada, até síncope (*cardiogênica* ou *vasovagal*), causa comum de desmaios frente a estímulos aversivos físicos ou emocionais. O parassimpático promove estreitamento do calibre brônquico (M3) e incremento da secreção respiratória (M3). Miose também é resultado de estimulação parassimpática sobre o músculo esfíncter da íris (M3). O parassimpático promove a ereção (M3), enquanto o simpático leva à ejaculação e ao orgasmo (α e β2).

Em alguns sítios não há antagonismo entre simpático e parassimpático, mas sim ausência de efeito por parte de um dos sistemas. Nas glândulas salivares, tanto simpático quando parassimpático exibem a mesma estimulação à produção de saliva. Há, ainda, notável exceção à regra de mediadores descrita antes: glândulas sudoríparas são inervadas exclusivamente pelo simpático, mas tais fibras simpáticas não liberam catecolaminas na junção efetora, e sim acetilcolina (Figura 13.9). Essa combinação única enseja a possibilidade de dois tipos de tratamento para hiperidrose (sudorese excessiva e desconfortável em palmas das mãos, axilas ou plantas dos pés), quais sejam: tratamento cirúrgico definitivo com simpatectomia torácica (retirada dos gânglios de T2, T3 e T4 da cadeia simpática dorsal superior) para hiperidrose axilar, palmar e craniofacial e com simpatectomia lombar para hiperidrose plantar, ainda que acarrete riscos cirúrgicos e complicações posteriores;[128,129] ou aplicação periódica de toxina botulínica nas regiões afetadas, bloqueando a liberação de acetilcolina, da mesma forma que o faz nas junções musculares (ver anteriormente), e assim impedindo a inervação simpática das glândulas sudoríparas. Embora mais segura que o tratamento cirúrgico e com evidência significativa de eficácia para hiperidrose palmar (recomendação de grau B) e axilar (recomendação de grau A),[130] o que a torna tratamento de escolha, o uso da toxina requer reaplicações semestrais.

Modulação farmacológica do SNA

O SNA pode ser modulado farmacologicamente com o uso de quatro classes de medicamentos:

- Parassimpaticomiméticos: estimulam o parassimpático
- Parassimpaticolíticos: diminuem a função parassimpática
- Simpaticomiméticos: aumentam o efeito do simpático
- Simpaticolíticos: inibem o simpático.

Parassimpaticomiméticos

Parassimpaticomiméticos são divididos em *diretos* e *indiretos* (Quadro 13.3). Os diretos são agonistas dos receptores muscarínicos (M), simulando a ação do ligante endógeno (acetilcolina), enquanto os indiretos são inibidores da acetilcolinesterase, promovendo aumento das moléculas de acetilcolina na junção neuroefetora.

Parassimpaticomiméticos diretos desencadeiam potencial pós-sináptico excitatório nos órgãos onde os receptores muscarínicos estão presentes, produzindo efeitos parassimpáticos (Quadro 13.2). Em face dos seus efeitos adversos decorrentes da estimulação parassimpática em vários órgãos, o uso clínico é pequeno. O emprego sistêmico desta classe frequentemente gera diarreia, náuseas, vômitos, cólicas abdominais, sudorese, sialorreia, sensação de peso na bexiga, rinorreia e dificuldade de acomodação visual. Tal quadro também pode surgir com o consumo inadvertido ou proposital (para fins alucinógenos) de alguns cogumelos ricos em alcaloides. O antídoto indicado para os referidos sintomas é o uso de atropina (parassimpaticolítico), na dose de 1 a 2 mg (ampolas de 0,25 e 0,5 mg/mℓ), via intramuscular, a cada 30 min até a resolução do quadro muscarínico.

Cloreto de metacolina é utilizado como solução em diferentes concentrações, por nebulização, no teste de reatividade brônquica em laboratórios de espirometria.

Betanecol foi proposto para aumentar a motilidade intestinal em casos de íleo paralítico (pseudo-obstrução intestinal), porém não há estudos para embasar tal indicação. Em experimento fisiológico com apenas 30 pacientes, o uso intravenoso do inibidor da acetilcolinesterase neostigmina superou betanecol na avaliação de parâmetros de motilidade intestinal.[127] Com relação ao uso para facilitação da micção, há apenas pequenos ensaios clínicos de fase II com discreto benefício em termos de aumento da contração do detrusor da bexiga em pós-operatório de histerectomia.[131,132] Outro estudo de fase II sugeriu que a combinação de betanecol ou inibidor da acetilcolinesterase com antagonista simpático de receptores α1 é mais eficaz que qualquer dos fármaco isoladamente para hiporreatividade do detrusor.[133] Betanecol também foi testado para aumento salivar em pacientes em radioterapia de cabeça e pescoço, com vistas à diminuição da incidência de mucosite e outras complicações actínicas. Embora tenha amenizado a disfunção das glândulas salivares,[134] não trouxe benefícios no que se refere a mucosite, candidíase e prejuízo da gustação.[135] Experimentos iniciais têm explorado a possibilidade

Quadro 13.3 ■ Classes de parassimpaticomiméticos.

Diretos	
Ésteres da colina	**Alcaloides e derivados**
Acetilcolina, metacolina, carbacol, betanecol	Muscarina, arecolina, aceclidina, oxotremorina, pilocarpina
Indiretos	
Reversíveis	**Irreversíveis**
Neostigmina, fisostigmina, piridostigmina, edrofônio, ambenônio, demecário	Paration, malation, fention, dimpilato, carbamatos, di-isopropil-fosforofluoridato (DFT), tabun, soman, sarin

de betanecol melhorar a motilidade esofágica,[136,137] havendo necessidade de melhor avaliação com estudos clínicos. As doses para adultos variam de 10 a 20 mg, 2 a 4 vezes/dia, junto às refeições, para diminuir a chance de náuseas e vômitos.

Carbacol e pilocarpina são utilizados como agentes antiglaucomatosos. Carbacol está disponível como solução a 0,1 mg/mℓ (0,01%) para uso injetável intraocular e como colírio, na mesma concentração. A formulação injetável visa promover miose transoperatória. Em alguns países, a própria acetilcolina em solução injetável a 1% também está disponível para tal fim. Pilocarpina pode ser encontrada como colírios a 10 mg/mℓ (1%), 20 mg/mℓ (2%) ou 40 mg/mℓ (4%).

Glaucoma é a segunda maior causa de cegueira no mundo, relacionado à lesão do disco óptico por conta, principalmente, de aumento da pressão intraocular.[138] Pode ser de dois tipos: *de ângulo estreito* (ou fechado) o qual consiste no bloqueio à drenagem do humor aquoso pela malha trabecular; *de ângulo aberto* (crônico), causado pela degeneração da rede trabecular. O tratamento é restrito ao controle da pressão intraocular, e a terapia consiste no uso de medicamentos tópicos (colírios) que contraiam o músculo esfíncter da íris para aumentar a drenagem do humor aquoso, presente na câmara anterior do olho, pelo ducto de Schlemm. Tais fármacos são parassimpaticomiméticos diretos (carbacol ou pilocarpina) ou simpaticolíticos, como os betabloqueadores adrenérgicos (timolol, betaxolol, levobunolol). Os betabloqueadores necessitam de menos aplicações diárias e têm menos efeitos adversos. Pacientes com asma e arritmias cardíacas têm contraindicação relativa para ambas as classes. Na primeira década dos anos 2000 surgiu nova classe farmacológica para tratamento de glaucoma: análogos das prostaglandinas (latanoprosta, travoprosta, bimatoprosta). Após aplicação tópica, são biotransformados em prostaglandinas, incluindo a PGE2. Promovem a remodelação extracelular do músculo ciliar da íris, aumentando o efluxo da via uveoescleral e na rede trabecular. Configuram tratamento de primeira linha para glaucoma, pois têm efeito hipotensor ocular maior que betabloqueadores e melhor perfil de segurança.[139,140] Existem formulações comerciais com associações entre um dos análogos de prostaglandinas e o timolol. Outras classes medicamentosas podem ser utilizadas no tratamento de glaucoma, como inibidores da anidrase carbônica (dorzolamida, brinzolamida) e agonistas de receptores α2 adrenérgicos (apraclonidina, brimonidina), para aplicação tópica, cujo mecanismo de ação é provavelmente a diminuição da produção de humor aquoso. No glaucoma de ângulo fechado agudo, uma emergência médica, medidas farmacológicas variadas podem ser necessárias: além das classes supracitadas, podem ser empregados inibidores da acetilcolinesterase (parassimpaticomiméticos indiretos: piridostigmina 60 mg, por via oral, de 6/6 h), inibidores da anidrase carbônica de uso sistêmico (acetazolamida, 250 mg, por via oral, de 6/6 h), diurético osmótico (solução de manitol a 20%, na dose de 0,5 g/kg = 2,5 mℓ/kg, intravenoso, em *bolus*, de 6/6 h) e, por fim, procedimentos invasivos (trabeculoplastia a *laser*; cirurgia de trabeculotomia ou ciclofotocoagulação endoscópica).

Parassimpaticomiméticos indiretos podem ser inibidores reversíveis (de uso médico) ou "irreversíveis" da acetilcolinesterase (inseticidas organofosforados e alguns gases tóxicos) (Quadro 13.3). Atuam em todos os botões sinápticos que liberam acetilcolina, na junção muscular efetora (fibras pós-ganglionares parassimpáticas) e nas sinapses ganglionares (entre as fibras pré-ganglionares do SNA e os gânglios) (Figura 13.9). É por sua ação nos receptores muscarínicos (junção efetora) que são classificados como parassimpaticomiméticos. Os reversíveis compreendem demecário, ambenônio, edrofônio, fisostigmina, neostigmina, piridostigmina, rivastigmina, galantamina e donepezila. Todos se ligam ao centro ativo da enzima, retardando a capacidade de hidrólise da acetilcolina. Os três últimos têm grande penetração na barreira hematoencefálica, sendo empregados no tratamento da doença de Alzheimer (ver anteriormente).

Piridostigmina está disponível no Brasil sob forma de comprimidos (60 mg) para tratamento da miastenia *gravis*, doença autoimune com produção de anticorpos contra receptores nicotínicos na junção muscular, na maioria dos casos,[141] e que cursa comumente com quadro oscilante e insidioso de diplopia e ptose (e por vezes disfonia, disfagia, fraqueza generalizada e dispneia). Tais autoanticorpos atuam como antagonistas, podendo ser deslocados com o aumento da disponibilidade de moléculas de acetilcolina propiciado pela inibição da enzima acetilcolinesterase. Assim, o tratamento com piridostigmina oferece alívio sintomático, não alterando o processo fisiopatológico em si. Deve-se lembrar que o uso excessivo de piridostigmina pode piorar os sintomas, a chamada curva em "U" invertido (ver anteriormente), denotando a inutilização de receptores nicotínicos pela concentração exagerada de acetilcolina. Pode-se suspeitar disso em pacientes miastênicos em uso de piridostigmina em dose alta (admitida ou não) com sintomas muscarínicos (náuseas, sialorreia, diarreia, sudorese etc.), a chamada "crise colinérgica". Nesta situação deve-se diminuir a dose de piridostigmina, além de antagonizar os receptores muscarínicos com atropina injetável intravenosa. Pacientes miastênicos com pesquisa positiva no sangue para anticorpos contra a tirosinoquinase específica do músculo (MuSK), em geral negativos para os anticorpos contra os receptores de acetilcolina, são mais propensos a sofrerem efeitos muscarínicos e a piorarem os sintomas da miastenia, mesmo em doses pequenas de inibidores de acetilcolinesterase.[142] Piridostigmina também pode ser usada excepcionalmente no manejo emergencial de glaucoma de ângulo fechado agudo (ver anteriormente).

Neostigmina (apresentação de 0,5 mg/mℓ) constitui ferramenta essencial para o *teste miastênico*, quando o fármaco é aplicado por via intramuscular (0,02 mg/kg) para avaliar a melhora dos sintomas de paciente com suspeita de miastenia *gravis*, no decorrer da hora subsequente. É frequentemente necessária a aplicação de atropina intravenosa para controle de sintomas muscarínicos durante o teste miastênico. Neostigmina também é útil para acelerar a reversão do bloqueio muscular (0,03 a 0,07 mg/kg, com máximo de 5 mg em adultos) em procedimentos anestésicos em que se empregou agente competitivo não despolarizante (alcurônio, *d*-tubocurarina, metocurarina, pancurônio, galamina, doxacúrio, pipecurônio, verucônio, atracúrio, cisatracúrio, mivacúrio). A ocorrência de sintomas muscarínicos desencadeados pela neostigmina pode ser extremamente indesejável em alguns casos (bradicardia em pós-operatório de cirurgia cardíaca, por exemplo). Além disso, sua capacidade de reversão do bloqueio muscular poder ser menor em pacientes com doença da placa motora (miastenia *gravis*, por exemplo). Em tais situações pode ser alternativa o sugamadex, gamaciclodextrina que encapsula as moléculas circulantes de rocurônio, vecurônio e pancurônio, gerando um gradiente de concentração que os desloca rapidamente das moléculas ligadas ao receptor nicotínico para a corrente sanguínea.[143]

Inibidores "irreversíveis" (na verdade, reversíveis após longo tempo) usados no Brasil são inseticidas organofosforados. A exposição acidental ou proposital a tais agentes provoca proeminentes sintomas muscarínicos, incluindo perda de esfíncteres, além da possibilidade de uma miríade de sinais de comprometimento neurológico, como fraqueza muscular, convulsões, incoordenação, desequilíbrio e distúrbio comportamental.[144] Adredita-se que 300.000 pessoas morrem anualmente por conta da exposição aos organofosforados, e parcela importante dos sobreviventes fique com sequelas neurológicas definitivas.[145] A exposição a alguns gases utilizados como armas químicas (tabun, soman, sarin) produz quadro idêntico. Atropina é o fármaco de escolha para o manejo sintomático (2 a 4 mg, por via intravenosa, podendo-se repetir 2 mg, a cada 5 a 10 min até a cessação dos sintomas muscarínicos), mas medidas de suporte e fármacos adjuvantes são necessários. Um dos fatores associado a pior prognóstico é o índice de massa corporal elevado, pois o volume de distribuição é maior para tais produtos altamente lipofílicos, sendo a remoção das moléculas e a consequente duração do quadro clínico mais longa.[146] Questiona-se a eficácia clínica e a segurança do uso de oximas, as quais se ligariam às moléculas de organofosforados (pralidoxima, por exemplo) e de gases venenosos (obidoxina, por exemplo) e liberariam a acetilcolinesterase.[145] Além disso, o custo desses antídotos é elevado.

Parassimpaticolíticos

Parassimpaticolíticos são antagonistas competitivos nos receptores muscarínicos. Por isso, fármacos desta classe também são chamados de *antimuscarínicos* ou *anticolinérgicos* e atuam diminuindo a atividade fisiológica parassimpática (Quadro 13.2). Seus representantes são atropina (hiosciamina), escopolamina (hioscina), homatropina, tropicamida, ciclopentolato, pirenzepina, ipratrópio, metantelina, propantelina, diciclomina, difemanila, benztropina, triexifenidil e biperideno. Há diferenças no perfil de efeito dos anticolinérgicos relacionadas à afinidade heterogênea pelos receptores.

Atropina é o protótipo do grupo e tem amplo uso para reversão de efeitos muscarínicos de parassimpaticomiméticos diretos e indiretos. Diminui motilidade e secreção gastrointestinais, incluindo salivação, relaxa musculatura brônquica e reduz secreção de vias respiratórias. Causa midríase e paralisia da acomodação ocular (cicloplegia). Diminui a secreção cloridropéptica. Produz taquicardia, embora efeito bradicardizante leve e inicial possa ocorrer em doses médias (0,4 a 0,6 mg) ou com administração intramuscular ou subcutânea, por conta da ação antagonista sobre o receptor M1 ganglionar; isto é, o desestímulo simpático acaba sendo maior que o parassimpático neste caso de incipiente "bloqueio ganglionar". Com doses intravenosas mais altas (1 mg), tem pronta biodisponibilidade e aumenta a frequência cardíaca pelo bloqueio de receptores M2 cardíacos. Essa é a dose de atropina indicada no infarto agudo do miocárdio com hiperatividade vagal (bradicardia e hipotensão). *Flush* (eritema cutâneo difuso súbito) atropínico pode eventualmente ocorrer, causado pela vasodilatação cutânea reflexa compensatória da diminuição da sudorese, a fim de permitir a dissipação do calor. A atropina tem apresentações injetáveis de 0,25 mg/mℓ e 0,5 mg/mℓ.

Atropina e escopolamina são em geral empregadas como antiespasmódicos em quadros de cólica intestinal, renal ou uterina. Porém, o efeito sobre a musculatura lisa de ureteres, bexiga, útero e vesícula biliar tende a ser muito discreto e só obtido mediante altas doses. Escopolamina tem efeito cardíaco quase nulo, sendo comum seu uso para cólicas intestinais associadas a náuseas, pois apresenta também efeito antiemético decorrente de bloqueio de receptores muscarínicos no tronco encefálico. Está disponível para uso oral em drágeas (10 mg), em associação com analgésicos como dipirona ou paracetamol em algumas apresentações, e solução oral de (10 mg/mℓ). A solução para infusão intravenosa, intramuscular ou subcutânea é de 10 mg/mℓ. O intervalo entre doses é comum para todas as formulações (6/6 h) e deriva da meia-vida de aproximadamente 5 h do fármaco. Homatropina também é oralmente empregada como antiespasmódico em associação com dimeticona, agente inerte com pretenso efeito diminuidor da flatulência.

Colírios de atropina (concentração de 0,5% ou 1%), ciclopentolato (a 1%, ou seja, 10 mg/mℓ) e tropicamida (a 1%) são empregados para dilatação da pupila para fundoscopia, exames de refração e para prevenir aderências da íris ao cristalino nas irites, iridociclites, coroidites e ceratites. Todos os medicamentos com efeitos parassimpaticolíticos são contraindicados em pacientes com glaucoma, especialmente de ângulo fechado, pois podem aumentar rapidamente a pressão intraocular. O colírio de atropina tem sido utilizado, em caráter ainda exploratório, para provocar xerostomia em pacientes que não podem deglutir a saliva, como portadores de neoplasia de esôfago avançada e doenças neurológicas com disfagia extrema,[147,148] embora sem evidência de eficácia.

Brometo de ipratrópio é utilizado como antiasmático por via inalatória, sendo abordado em capítulo específico (ver Capítulo 47, Asma Brônquica). Biperideno e triexifenidil são antiparkinsonianos com efeito predominante sobre o tremor, mas têm sido cada vez menos prescritos em face dos efeitos antimuscarínicos periféricos e por indícios de que, como outros anticolinérgicos de uso sistêmico, aumentam a chance de demência e provoquem estado confusional agudo em parcela significativa de usuários.[67] Pelo mesmo motivo, questiona-se a segurança a longo prazo de antimuscarínicos utilizados, com grande eficácia, para incontinência urinária, como a oxibutinina. Pacientes com taquiarritmias cardíacas também não devem consumir medicamentos anticolinérgicos sob risco de descompensação da arritmia.

Simpaticomiméticos

Simpaticomiméticos são divididos em *diretos* e *indiretos* (Quadro 13.4). Os diretos são agonistas dos receptores adrenérgicos (α ou β) ou dopaminérgicos (D1), simulando a ação dos ligantes endógenos (epinefrina, norepinefrina, dopamina), enquanto os indiretos são promotores da liberação de norepinefrina na junção efetora. Porém, tal separação não é estanque, tendo em vista que alguns agonistas diretos também exercem efeito estimulante indireto, como dopamina, dobutamina e nafazolina. Na verdade, uma terceira classe de fármacos com efeito simpaticomimético poderia ser delineada com os inibidores da recaptação da norepinefrina em nível central, sendo que o fazem também perifericamente. O grupo que espelha esse efeito é o dos antidepressivos tricíclicos (amitriptilina, nortriptilina, imipramina) (ver anteriormente), além da cocaína. O ponto comum a todos os fármacos citados é o desencadeamento de efeitos decorrentes da estimulação simpática periférica (Quadro 13.2).

Epinefrina, norepinefrina, dopamina e dobutamina são fármacos usados no manejo do choque (ver Capítulo 45, Choque). O ponto comum é a estimulação, direta ou indireta, de receptores α e β-adrenérgicos. Não têm biodisponibilidade oral, sendo utilizados por via parenteral.

De forma idêntica ao ligante endógeno liberado pela medula adrenal, a epinefrina administrada atua como agonista de receptores α, β1 e β2. Produz aumento da pressão arterial por vasoconstrição periférica (via receptores α1) e aumento do débito cardíaco (receptores β), mas em doses menores e uso continuado pode causar queda da pressão por estímulo em receptores β2 da musculatura estriada, com consequente vasodilatação neste sítio. Por esse motivo, não é empregada em infusão contínua no manejo do choque. Porém, constitui medida eficaz em diversas situações emergenciais.

No choque anafilático e na crise aguda grave de asma brônquica, epinefrina administrada por via parenteral induz broncodilatação (receptores β2), vasoconstrição da mucosa e diminuição da secreção brônquica (receptores α1). Além disso, exibe antagonismo para histamina e outros autacoides e produz vasoconstrição periférica (receptores α1), medidas desejáveis no choque anafilático, para o qual é o fármaco de escolha.

Em paradas cardíacas por assistolia ou fibrilação ventricular de baixa voltagem, epinefrina intravenosa constitui medida útil para reanimação por conta do efeito cronotrópico positivo (receptores β1). Quanto mais precoce a administração no atendimento pré-hospitalar, maior a chance de sobrevida e menores as sequelas neurológicas do hipofluxo sanguíneo encefálico.[149] Porém, na reanimação intra-hospitalar, a vantagem do seu uso parece estar mais associada à sobrevida imediata do que a benefícios de longo prazo,[150] sendo que administrações mais frequentes estão ligadas a pior prognóstico.[151] O uso alternativo ou aditivo de vasopressina neste contexto ainda não dispõe de evidência suficiente para suplantar epinefrina,[150] além de

Quadro 13.4 ■ Classes de simpaticomiméticos.

Diretos (estimuladores dos receptores)
Epinefrina
Norepinefrina
Dopamina
Dobutamina
Isoproterenol
Agonistas β2
Fenilefrina e metaraminol
Nafazolina e derivados
Indiretos (promotores da liberação de norepinefrina)
Anfetamina e derivados
Efedrina e pseudoefedrina

possuir custo muito mais elevado. A via intravenosa também pode ser empregada no choque anafilático, mas se recomenda a administração de epinefrina em veias profundas, pois o extravasamento para o subcutâneo pode causar isquemia tecidual. A infusão em dose única tem efeito imediato, mas fugaz, pois a pronta metabolização da maior parte das moléculas via sistema enzimático MAO e COMT presente em fígado e rins confere meia-vida de apenas dois minutos.

Como as vias intramuscular e intravenosa são mais desafiadoras, em face do potencial de arritmias cardíacas, podem-se considerar vias subcutânea e intratraqueal para tratamento de urgências que não parada cardiorrespiratória. Administração intramuscular, intraóssea e intratraqueal são alternativas ao uso intravenoso em reanimação cardiopulmonar. Uso intracardíaco não traz vantagem sobre as demais vias. Epinefrina está disponível em ampolas (1 mg/mℓ), e a dose em geral recomendada por vias intravenosa e intraóssea é de 1 mg (1 mℓ = uma ampola), a qual pode ser repetida a cada 3 a 5 min em parada cardiorrespiratória, embora evidência recente sugira melhor prognóstico com intervalos maiores (entre 8 e 10 min).[151] A dose intratraqueal é de 2 a 2,5 mg (2 a 2,5 mℓ = 2 a 2,5 ampolas). Existem apresentações na forma de "canetas" para uso intramuscular a fim de permitir autoaplicação em caso extremo, ou seja, anafilaxia ou crise aguda grave de asma. A apresentação de 0,3 mg (0,3 mℓ) é para adultos e crianças acima de 30 kg de peso, enquanto a de 0,15 mg (0,15 mℓ) é para crianças abaixo de 30 kg.[152] Para manejo hospitalar de anafilaxia sem choque, a via subcutânea é mais segura, em doses de 0,01 mg/kg (0,01 mℓ/kg) para crianças e 0,5 mg (0,5 mℓ) para adultos.

A propriedade vasoconstritora periférica é o motivo para associar epinefrina a anestésicos locais para suturas em ferimentos cutâneos, a fim de facilitar a hemostasia local, diminuir a absorção sistêmica do anestésico, em geral lidocaína, e prolongar o seu efeito.[153] Recomenda-se uso de anestésico *sem* epinefrina em extremidades (dedos, genitais, queixo, orelhas), pelo risco de isquemia pelo efeito vasoconstritor. Embora metanálise recente não tenha exibido poder suficiente para concluir sobre o risco de tal prática,[153] recomenda-se a manutenção da restrição, tendo em vista a ocorrência de casos esporádicos de isquemia distal de membros.

Norepinefrina estimula receptores α e β1 adrenérgicos. Não atua sobre receptores β2, motivo pelo que não é empregada em crises de asma grave, e não provoca vasodilatação da musculatura estriada. Por esse último fator, é mais vasopressora do que epinefrina. Além disso, o aumento da pressão arterial causa inibição do centro vasomotor simpático e liberação da atividade vagal, levando à diminuição da frequência cardíaca. Constitui o fármaco mais utilizado no manejo do choque, sempre em infusão contínua intravenosa, pois sua farmacocinética é a mesma da epinefrina.

Dopamina, além de ser agonista em receptores D1 da vasculatura arterial mesentérica e renal, dilatando-a, estimula direta e indiretamente (por aumentar a liberação de norepinefrina) receptores α e β1-adrenérgicos. Em face da estimulação deste último receptor, produz taquicardia excessiva. Pode ser usada em doses médias para manejo do choque visando manter a perfusão renal e mesentérica (ver Capítulo 45, Choque). Porém, estudos comparando os fármacos utilizados para choque têm mostrado piores resultados em pacientes que receberam dopamina.[154,155] Necessita de infusão intravenosa contínua, pois tem meia-vida de apenas dois minutos.

Dobutamina age como agonista de receptores adrenérgicos do tipo α e, principalmente, β1. Apresenta atividade cardioestimulante predominante, especialmente inotrópica, pelo que seria preferida em choque cardiogênico e insuficiência cardíaca. Contudo, alternativas com menor morbimortalidade têm emergido e colocado em xeque a preferência de dobutamina.[156,157] Além disso, desenvolvimento de tolerância farmacológica à dobutamina é comum ao cabo de poucos dias. Assim como dopamina e norepinefrina, não prescinde de administração intravenosa contínua em face da farmacocinética similar.

Isoproterenol (isoprenalina) é agonista seletivo de receptores β-adrenérgicos, com intenso efeito cardioestimulador, tanto inotrópico quanto cronotrópico. Por isso, foi suplantado pelos agonistas β2 no manejo de descompensações de asma em nível hospitalar. Não é utilizado no tratamento do choque, pois a vasodilatação da musculatura estriada (via receptores β2) leva à queda da pressão arterial após leve incremento inicial (por estimulação cardíaca). Seu uso clínico é restrito a quadros agudos de bradicardia, bloqueios cardíacos e algumas arritmias (síndrome de Brugada, *torsade de pointes*), sendo administrado por via intravenosa.

Agonistas β2-adrenérgicos constituem a classe de escolha para tratamento sintomático de crises de asma, administrados por vias inalatória, oral e por vezes subcutânea (ver Capítulo 47, Asma Brônquica). Também são úteis em trabalho de parto prematuro, quando administrados por via intravenosa, a fim de diminuir as contrações uterinas. Podem apresentar alguma ação em receptores β1, pelo que provocam taquicardia e tremores, em doses elevadas. São representantes desta classe salbutamol (albuterol), fenoterol, salmeterol, terbutalina, formoterol, metaproterenol (orciprenalina), procaterol, isoetarina, pirbuterol, bitolterol e ritodrina.

O protótipo dos agonistas α1-adrenérgicos é fenilefrina, muito empregada como descongestionante nasal, por causar vasoconstrição de mucosas. A administração tópica é rapidamente eficaz, mas induz congestão de rebote que se agrava com o uso crônico (rinite vasomotora). Para o mesmo fim, uso sistêmico oral, em associação com outros componentes com pretenso efeito antigripal, traz risco de aumento da pressão arterial por vasoconstrição cutânea, mucosa e esplâncnica. Isso ocorre também com a apresentação injetável (10 mg/mℓ; 1 mℓ/ampola) para aplicação subcutânea, intramuscular ou intravenosa lenta ou em infusão contínua, sendo por vezes usada para contrabalançar a hipotensão causada por anestesia inalatória ou espinal ou até mesmo para manejo do choque. É empregada, ainda, como agente vasoconstritor em anestesia locorregional. Em função da bradicardia reflexa ao aumento pressórico, pode ser indicada em taquicardia supraventricular paroxística. Traz risco de arritmias cardíacas, aumento demasiado da pressão arterial, insônia e cefaleia. Fenilefrina na forma de colírio tem efeito midriático, sendo contraindicada no glaucoma.

Metaraminol, representante do grupo das aminas simpaticomiméticas, também é agonista α1-adrenérgico, direta e indiretamente. Tem perfil semelhante ao da fenilefrina no tocante à administração parenteral concomitante à raquianestesia e no choque, assim como quanto a efeitos adversos. Porém, não deve ser combinada com anestesia inalatória.

Nafazolina e derivados são agonistas alfa-adrenérgicos que atuam sobre receptores α1 e α2. Tetra-hidrozolina (tetrizolina) e nafazolina são os princípios ativos de colírios midriáticos. Nafazolina, oximetazolina e xilometazolina são descongestionantes nasais tópicos. Também podem desencadear congestão nasal de rebote e rinite vasomotora.

Anfetaminas e derivados, incluindo metilfenidato, produzem intensa estimulação no SNC (ver anteriormente) por meio do aumento da liberação de norepinefrina, o que perifericamente explica a atividade simpaticomimética indireta, tanto em receptores alfa quanto beta-adrenérgicos. Efedrina também exibe tais propriedades. Levam a aumento da pressão arterial e estimulação cardíaca, o que implica risco em pacientes com doenças cardiovasculares. O mesmo se espera da cocaína, a qual inibe recaptação de catecolaminas no SNC e periferia, tendo efeito simpaticomimético. Pseudoefedrina é utilizada como descongestionante nasal, por via oral, em composto antigripal contendo também paracetamol. Traz o risco de aumento da pressão arterial e estimulação cardíaca, especialmente em pacientes com hipertensão e cardiopatia.

Simpaticolíticos

Agentes simpaticolíticos podem ser divididos em várias classes, sumarizadas no Quadro 13.5.

Antagonistas centrais consistem em agonistas α2-adrenérgicos de ação central: metildopa, clonidina, guanabenzo e guanfacina, utilizados como anti-hipertensivos (ver Capítulo 41, Hipertensão Arterial

Quadro 13.5 ■ Fármacos simpaticolíticos.

Antagonistas centrais (agonistas alfa-2 seletivos)
Metildopa, clonidina, guanabenzo, guanfacina, rilmenidina
Depletores do terminal sináptico
Reserpina, guanetidina, debrisoquina, betanidina
Bloqueadores alfa
Doxazosina, prazosina, terazosina, alfuzosina, tansulosina, tolazolina, indoramida, urapidil, fenoxibenzamida, fentolamina, ioimbina
Bloqueadores beta
Não seletivos
Propranolol, nadolol, timolol, pindolol, sotalol, oxprenolol
Seletivos
Metoprolol, atenolol, esmolol, acebutolol, bisoprolol
Bloqueadores alfa e beta
Labetalol, carvedilol
Bloqueador beta e liberador de óxido nítrico
Nebivolol

Sistêmica). O protótipo do grupo é metildopa, um profármaco: metabolizada nos neurônios adrenérgicos, acaba sendo convertida em alfametilnorepinefrina, que por sua vez é armazenada em vesículas secretoras dos neurônios adrenérgicos, substituindo a própria norepinefrina. Por conseguinte, quando o neurônio adrenérgico descarrega seu transmissor, ocorre liberação de alfametilnorepinefrina em lugar de norepinefrina. A alfametilnorepinefrina provavelmente atua como agonista nos receptores α2-adrenérgicos pré-sinápticos no tronco encefálico, atenuando a liberação de norepinefrina e, portanto, reduzindo o efluxo de sinais adrenérgicos vasoconstritores para o sistema nervoso simpático periférico, com consequente efeito hipotensor. Pela mesma ação agonista α2-adrenérgica no tronco encefálico, inibe centros responsáveis pela vigília (a norepinefrina participa de processos geradores de sono não REM no tronco encefálico). Assim, produz efeitos adversos como sedação, podendo até chegar à depressão. Os centros medulares que controlam a salivação também são inibidos, o que provoca xerostomia. Redução de libido, parkinsonismo e hiperprolactinemia, com consequente ginecomastia e galactorreia, também pode ocorrer. Nos indivíduos que apresentam disfunção do nó sinoatrial, metildopa pode precipitar bradicardia grave e parada sinusal. Hepatotoxicidade, que algumas vezes está associada à febre, constitui efeito incomum, porém potencialmente grave, assim como anemia hemolítica e leucopenia. Seus efeitos adversos limitam seu uso clínico atualmente. A retirada de agonistas α2-adrenérgicos de ação central, após a introdução de outro fármaco anti-hipertensivo, deve ser sempre lenta e gradual para se evitar marcada hipertensão de rebote.

Apraclonidina e brimonidina são empregadas topicamente como redutoras da pressão ocular, tendo como provável mecanismo de ação a diminuição da produção de humor aquoso via estimulação de receptores α2-adrenérgicos locais.

Depletivos de terminais adrenérgicos, como reserpina, são anti-hipertensivos antigos, hoje em desuso. Reserpina, com eficácia estabelecida e ainda disponível em alguns países,[158] depleta vesículas sinápticas simpáticas de seus receptores e ainda bloqueia a recaptação de norepinefrina. Guanetidina, debrisoquina e betanidina são incorporadas à vesícula sináptica dos terminais simpáticos como falsos transmissores, destituídos de atividade intrínseca. Como deslocam o transmissor das vesículas, pode haver efeito simpaticomimético fugaz inicial se a norepinefrina for liberada rapidamente.

Bloqueadores alfa-adrenérgicos apresentam perfil heterogêneo de ligação a receptores α1 e α2-adrenérgicos, mas quase todos são antagonistas competitivos. A exceção é fenoxibenzamina, bloqueador irreversível. Prazosina, doxazosina, terazosina e alfuzosina são anti-hipertensivos de uso clínico corrente, mas não em esquema de primeira linha, e também servem para tratamento da obstrução benigna da próstata e sintomas de dificuldade urinária (ver Capítulos 41 e 60, Hipertensão Arterial Sistêmica e Hiperplasia Benigna de Próstata, respectivamente),[159] sendo tansulosina mais indicada para as últimas condições. Tal utilidade decorre do fato de serem agonistas α1-adrenérgicos puros, sem atuar sobre receptores α2-adrenérgicos pré-sinápticos inibitórios. Induzem hipotensão postural e, consequentemente, taquicardia reflexa, pois a queda da pressão libera o centro vasomotor da inibição tônica de pressorreceptores, ativando o simpático endógeno. Além disso, causam congestão nasal, miose e inibição da ejaculação. Há indícios de que agonistas α1-adrenérgicos sejam úteis também para auxiliar na passagem de cálculos ureterais e uretrais em adultos e crianças,[160-162] e mesmo para sintomas de dificuldade urinária em mulheres.[163] Outros medicamentos como antipsicóticos fenotiazínicos (clorpromazina, por exemplo) também detêm atividade bloqueadora alfa-adrenérgica, o que pode explicar a frequente hipotensão que ocorre quando da infusão intravenosa ou intramuscular de tais fármacos.

Ioimbina bloqueia seletivamente receptores α2-adrenérgicos pré-sinápticos inibitórios, aumentando a transmissão simpática. Não é propriamente um simpaticolítico, pois produz taquicardia intensa e até aumento da pressão, pelo que pode ser empregada para hipotensão postural.[164] Com benefício discreto para disfunção erétil e perfil de efeitos adversos potencialmente significativos,[165] foi suplantada pelos inibidores da fosfodiesterase.

Bloqueadores de receptores beta-adrenérgicos (betabloqueadores) são amplamente utilizados no tratamento da hipertensão arterial sistêmica, insuficiência cardíaca, cardiopatia isquêmica, arritmias cardíacas (ver capítulos específicos), além de terem lugar no tratamento de enxaqueca e tremor essencial. Constituem um grupo diversificado de medicamentos (Quadro 13.5), o qual pode ser dividido em quatro subclasses.

Bloqueadores β1 seletivos, cujo representante típico é atenolol, atuam com relativa seletividade como antagonistas sobre os receptores β1 cardíacos, com efeitos crono e inotrópico negativos. Alguns representantes (pindolol e acebutolol) são, na verdade, agonistas parciais. Isto é, ligam-se aos receptores β1, nos quais têm alguma atividade intrínseca, mas menor que a dos ligantes endógenos (catecolaminas).

Propranolol é o protótipo dos *bloqueadores de receptores β não seletivos* (β1 e β2). Além da cardioinibição via receptores β1, o antagonismo β2 pode promover contração de musculatura lisa de diversos órgãos. Nebivolol é bloqueador de receptores β1 e liberador de óxido nítrico. A última propriedade não se traduziu em vantagem clinicamente significativa sobre os demais representantes da classe. Labetalol e carvedilol são *bloqueadores de receptores α1 e β*.

O bloqueio de receptores β, por si só, não é suficiente para explicar o efeito hipotensor da classe como um todo. Uma das teorias aceitas é de que a eficácia anti-hipertensiva resulte também do bloqueio de receptores beta pré-sinápticos (estimuladores da liberação da própria catecolamina), diminuindo a transmissão adrenérgica.

Betabloqueadores podem acarretar os seguintes efeitos adversos: broncospasmo em pacientes predispostos, como asmáticos (contraindicação absoluta para betabloqueadores), sendo mais comum com os bloqueadores não seletivos; fadiga; sonolência; alteração do padrão de sono; extremidades frias; bradicardia; mascaramento de sintomas de hipoglicemia (sudorese, taquicardia) de pacientes diabéticos em insulinoterapia, grupo que, portanto, constitui contraindicação relativa para o uso de betabloqueadores. Pela mesma capacidade, são empregados por muitas pessoas em situações estressoras predeterminadas, como apresentações e provas, a fim de controlar taquicardia, tremor e sudorese decorrentes da ansiedade aguda.

▶ Referências bibliográficas

1. Tajes M, Ramos-Fernández E, Weng-Jiang X, Bosch-Morató M, Guivernau B, Eraso-Pichot A et al. The blood-brain barrier: structure, function and therapeutic approaches to cross it. Mol Membr Biol 2014;31(5): 152-167.
2. Banerjee S, Bhat MA. Neuron-glial interactions in blood-brain barrier formation. Annu Rev sci 2007; 30(Goldmann 1913):235-258.
3. Eilers M, Roy U, Mondal D. MRP (ABCC) transporters-mediated efflux of anti-HIV drugs, saquinavir and zidovudine, from human endothelial cells. Exp Biol Med (Maywood) 2008; 233(9):1149-1160.
4. Montesinos RN, Moulari B, Gromand J, Beduneau A, Lamprecht A, Pellequer Y. Coadministration of p-glycoprotein modulators on loperamide pharmacokinetics and brain distribution. Drug Metab Dispos 2014; 42(4):700-706.
5. Spector R, Keep RF, Robert Snodgrass S, Smith QR, Johanson CE. A balanced view of choroid plexus structure and function: Focus on adult humans. Exp Neurol 2015; 267:78-86.
6. Northrop NA, Yamamoto BK. Methamphetamine effects on blood-brain barrier structure and function. Front Sci 2015 Mar 4;9:69.
7. Dahal S, Chitti SVP, Nair MPN, Saxena SK. Interactive effects of cocaine on HIV infection: implication in HIV-associated cognitive disorder and AIDS. Front Microbiol 2015 Sep 8; 6:1-7.
8. Takemoto K, Yamamoto Y, Ueda Y. Influence of the progression of cryptococcal meningitis on brain penetration and efficacy of AmBisome in a murine model. Chemotherapy 2006; 52(6):271-278.
9. Wang Q, Shi Z, Wang J, Shi G, Wang S, Zhou J. Postoperatively administered vancomycin reaches therapeutic concentration in the cerebral spinal fluid of surgical patients. Surg Neurol 2008; 69(2):126-129.
10. Dinda SC, Pattnaik G. Nanobiotechnology-based drug delivery in brain targeting. Curr Pharm Biotechnol 2013; 14(15):1264-1274.
11. Alyautdin R, Khalin I, Nafeeza MI, Haron MH, Kuznetsov D. Nanoscale drug delivery systems and the blood-brain barrier. Int J Nanomedicine 2014; 9:795-811.
12. Kieseier BC. The mechanism of action of interferona-β in relapsing multiple sclerosis. CNS Drugs 2011; 25(6):491-502.
13. McCormack PL. Natalizumabe: a review of its use in the management of relapsing-remitting multiple sclerosis. Drugs 2013; 73(13):1463-1481.
14. di Nuzzo L, Orlando R, Nasca C, Nicoletti F. Molecular pharmacodynamics of new oral drugs used in the treatment of multiple sclerosis. Drug Des Devel Ther 2014; 8:555-568.
15. Fields RD. Oligodendrocytes changing the rules: action potentials in glia and oligodendrocytes controlling action potentials. Neuroscientist 2008; 14(6):540-543.
16. Lam KH, Yao G, Jin R. Diverse binding modes, same goal: The receptor recognition mechanism of botulinum toxin. Prog Biophys Mol Biol 2015; 117(2-3):225-231.
17. Lasoń W, Dudra-Jastrzębska M, Rejdak K, Czuczwar SJ. Basic mechanisms of antiepileptic drugs and their pharmacokinetic/pharmacodynamic interactions: an update. Pharmacol Rep 2011; 63(2):271-292.
18. de Oliveira CM, Issy AM, Sakata RK. Intraoperative intravenous lidocaine. Rev Bras Anestesiol. 2010; 60(3): 325-333.
19. Vaaga CE, Borisovska M, Westbrook GL. Dual-transmitter ns: functional implications of correlease and cotransmission. Curr Opin Neurobiol 2014; 29:25-32.
20. Olmos G, Lladó J. Tumor Necrosis Factor Alpha: A Link between inflammation and Excitotoxicity. Mediators Inflamm 2014; 2014:1-12.
21. Gomez-Sanchez EP. Brain mineralocorticoid receptors in cognition and cardiovascular homeostasis. Steroids 2014; 91:20-31.
22. Zheng P. active steroid regulation of transmitter release in the CNS: action, mechanism and possible significance. Prog Neurobiol 2009; 89 (2):134-152.
23. Kurian MA, Zhen J, Cheng SY, Li Y, Mordekar SR, Jardine P et al. Homozygous loss-of-function mutations in the gene encoding the dopamine transporter are associated with infantile parkinsonism-dystonia. J Clin Invest 2009;119 (6):1595-1603.
24. Dibbens LM, Harkin LA, Richards M, Hodgson BL, Clarke AL, Petrou S et al. The role of nal GABA(A) receptor subunit mutations in idiopathic generalized epilepsies. Neurosci Lett 2009; 453 (3): 162-165.
25. Fountain-Capal JK, Holland KD, Gilbert DL, Hallinan BE. When should clinicians order genetic testing for Dravet syndrome? Pediatr neurol 2011; 45 (5): 319-323.
26. Duclot F, Kabbaj M. Epigenetic mechanisms underlying the role of brain-derived trophic factor in depression and response to antidepressants. J Exp Biol 2015; 218 (1): 21-31.
27. Nakahara T, Mori A, Kurauchi Y, Sakamoto K, Ishii K. vascular interactions in the retina: physiological and pathological roles. J Pharmacol Sci 2013; 123(2):79-84.
28. Lukasiewicz PD, Eggers ED, Sagdullaev BT, McCall MA. GABAC receptor-mediated inhibition in the retina. Vision Res 2004; 44 (28): 3289-3296.
29. Sugimoto M, Uchida I, Mashimo T, Yamazaki S, Hatano K, Ikeda F et al. Evidence for the involvement of GABA(A) receptor blockade in convulsions induced by cephalosporins. Neuropharmacology 2003; 45(3): 304-314.
30. Franks NP. Molecular targets underlying general anaesthesia. Br J Pharmacol 2006; 147(Suppl): S72-S81.
31. Olsen RW, Li GD, Wallner M, Trudell JR, Bertaccini EJ, Lindahl E et al. Structural models of ligand-gated ion channels: sites of action for anesthetics and ethanol. Alcohol Clin Exp Res 2014; 38 (3): 595-603.
32. Smith SS, Shen H, Gong QH, Zhou X. Neurosteroid regulation of GABA(A) receptors: Focus on the alpha4 and delta subunits. Neuropharmacol Ther 2007; 116 (1): 58-76.
33. Veleiro AS, Burton G. Structure-activity relationships of active steroids acting on the GABAA receptor. Curr Med Chem 2009; 16 (4): 455-472.
34. Warne LN, Beths T, Whittem T, Carter JE, Bauquier SH. A review of the pharmacology and clinical application of alfaxalone in cats. Vet J 2015; 203 (2):141-148.
35. Goodkin HP, Kapur J. The impact of diazepam's discovery on the treatment and understanding of status epilepticus. Epilepsia 2009; 50 (9): 2011-2018.
36. Victorri-Vigneau C, Gérardin M, Rousselet M, Guerlais M, Grall-Bronnec M, Jolliet P. An update on zolpidem abuse and dependence. J Addict Dis 2014; 33(1):15-23.
37. Gunja N. The Clinical and Forensic Toxicology of Z-drugs. J Med Toxicol 2013; 9(2):155-162.
38. Lynch JW. Native glycine receptor subtypes and their physiological roles. Neuropharmacology 2009; 56 (1): 303-309.
39. Atak S, Langlhofer G, Schaefer N, Kessler D, Meiselbach H, Delto C et al. Disturbances of ligand potency and enhanced degradation of the human glycine receptor at affected positions G160 and T162 originally identified in patients suffering from hyperekplexia. Front Mol Neurosci 2015; 8: 1-15.
40. Chau P, Söderpalm B, Ericson M. The mGluR5 antagonist MPEP elevates accumbal dopamine and glycine levels; interaction with strychnine-sensitive glycine receptors. Addict Biol 2011;16 (4): 591-599.
41. Bhatia P, Singh. Homocysteine excess: delineating the possible mechanism of toxicity and depression. Fundam Clin Pharmacol 2015; 29 (6): 522-528.
42. Lodge D. The history of the pharmacology and cloning of ionotropic glutamate receptors and the development of idiosyncratic nomenclature. Neuroharmacology 2009; 56 (1): 6-21.
43. Morgan CJ, Muetzelfeldt L, Curran HV. Consequences of chronic ketamine self-administration upon cognitive function and psychological wellbeing: a 1-year longitudinal study. Addiction 2010; 105 (1):121-133.
44. Török N, Majláth Z, Fülöp F, Toldi J, Vécsei L. Brain ageing and disorders of the central nervous system: kynurenines and drug metabolism. Curr Drug Metab 2016: 17 (5): 412-429.
45. Arai AC, Kessler M. Pharmacology of ampakine modulators: from AMPA receptors to synapses and behavior. Curr Drug Targets 2007; 8 (5): 583-602.
46. Malykh AG, Sadai MR. Piracetam and piracetam-like drugs: from basic science to novel clinical applications to CNS disorders. Drugs 2010;70 (3): 287-312.
47. Meyers JL, Salling MC, Almli LM, Ratanatharathorn A, Uddin M, Galea S et al. Frequency of alcohol consumption in humans; the role of metabotropic glutamate receptors and downstream signaling pathways. Transl Psychiatry 2015; 5 (6): e586.
48. Anwyl R. Metabotropic glutamate receptor-dependent long-term potentiation. Neuropharmacology 2009; 56 (4): 735-740.
49. O'Riordan K, Gerstein H, Hullinger R, Burger C. The role of Homer1 c in metabotropic glutamate receptor-dependent long-term potentiation. Hippocampus 2014; 24 (1): 1-6.

50. Lewerenz J, Maher P. Chronic glutamate toxicity in degenerative diseases–what is the evidence? *Front Neurosci* 2015; 9: 469.
51. Blasco H, Mavel S, Corcia P, Gordon PH. The glutamate hypothesis in ALS: pathophysiology and drug development. *Curr Med Chem* 2014; 21(31): 3551-3575.
52. Miller RG, Mitchell JD, Moore DH. Riluzol for amyotrophic lateral sclerosis (ALS)/motor n disease (MND). *Cochrane Database Syst Rev* 2012 Mar 14; 3: CD001447.
53. Rive B, Gauthier S, Costello S, Marre C, François C. Synthesis and comparison of the meta-analyses evaluating the efficacy of memantine in moderate to severe stages of Alzheimer's disease. *CNS Drugs* 2013; 27 (7): 573-582.
54. Szabadi E. Functional anatomy of the central noradrenergic system. *J Psychopharmacol* 2013; 27(8): 659-693.
55. Zitnik GA. Control of arousal through peptide afferents of the *locus* coeruleus. *Brain Res* 2016; 1641 (Pt B): 338-350.
56. Kalia M. biology of sleep. *Metabolism* 2006; 55 (10 Suppl 2): S2-S6.
57. Soeter M, Kindt M. Noradrenergic enhancement of associative fear memory in humans. *Biol Learn Mem* 2011;96(2):263-271.
58. van Stegeren AH. The role of the noradrenergic system in emotional memory. *Acta Psychol (Amst)* 2008; 127 (3): 532-541.
59. Huffman JC, Stern TA. Neuropsychiatric consequences of cardiovascular medications. *Dialogues Clin Sci* 2007; 9 (1):29-45.
60. Sitte HH, Freissmuth M. Amphetamines, new psychoactive drugs and the monoamine transporter cycle. *Trends Pharmacol Sci* 2015; 36 (1): 41-50.
61. Sarkar S, Schmued L. toxicity of ecstasy (MDMA): an overview. *Curr Pharm Biotechnol* 2010; 11(5): 460-469.
62. Bachtell RK, Self DW. Renewed cocaine exposure produces transient alterations in nucleus accumbens AMPA receptor-mediated behavior. *J Sci* 2008; 28 (48): 12808-12814.
63. Bari A, Aston-Jones G. Atomoxetine modulates spontaneous and sensory-evoked discharge of locus coeruleus noradrenergic neurons. *Neuropharmacology* 2013; 64: 53-64.
64. Wisor J. Modafinila as a catecholaminergic agent: empirical evidence and unanswered questions. *Front Neurol* 2013; 4: 139.
65. Yun J, Chung E, Choi KH, Cho DH, Song YJ, Han KM et al. Cardiovascular safety pharmacology of sibutramine. *Biomol Ther (Seoul)* 2015; 23(4): 386-389.
66. Quiroz JA, Machado-Vieira R, Zarate CA Jr, Manji HK. Novel insights into lithium's mechanism of action: trophic and protective effects. *Neuropsychobiology* 2010; 62 (1): 50-60.
67. Gray SL, Anderson ML, Dublin S, Hanlon JT, Hubbard R, Walker R et al. Cumulative use of strong anticholinergics and incident dementia a prospective cohort study. *JAMA Intern Med* 2015; 98195(3): 401-407.
68. Knudsen Gerber DS. Selegiline and rasagiline: twins or distant cousins? *Consult Pharm* 2011; 26 (1): 48-51.
69. Youdim MB, Weinstock M. Therapeutic applications of selective and nonselective inhibitors of monoamine oxidase A and B that do notcause significant tyramine potentiation. *Neurotoxicology* 2004; 25 (1-2):243-250.
70. Fabbri M, Rosa MM, Abreu D, Ferreira JJ. Clinical pharmacology review of safinamide for the treatment of Parkinson's disease. *Degener Dis Manag* 2015; 5(6): 481-496.
71. Grover ND, Limaye RP, Gokhale DV, Patil TR. Zonisamide: a review of the clinical and experimental evidence for its use in Parkinson's disease. *Indian J Neuroharmacol* 2013; 45 (6): 547-555.
72. Högl B, Comella C. Therapeutic advances in restless legs syndrome (RLS). *Mov Disord* 2015; 30 (11): 1574-1579.
73. Teive HA, Troiano AR, Germiniani FM, Werneck LC. Flunarizine and cinnarizine-induced parkinsonism: a historical and clinical analysis. *Park Relat Disord* 2004; 10 (4): 243-245.
74. Haleem DJ. 5-HT1A receptor-dependent control of nigrostriatal dopamine transmission in the pharmacotherapy of Parkinson's disease and schizophrenia. *Behav Pharmacol* 2015; 26 (1-2):45-58.
75. Gareri P, Segura-García C, Manfredi VG, Bruni A, Ciambrone P, Cerminara G et al. Use of atypical antipsychotics in the elderly: a clinical review. *Clin Interv Aging* 2014; 9: 1363-1373.
76. Kovacic P, Somanathan R. Novel, unifying mechanism for mescaline in the central nervous system: electrochemistry, catechol redox metabolite, receptor, cell signaling and structure activity relationships. *Oxid Med Cell Longev* 2009; 2 (4): 181-190.
77. Ramírez Rosas MB, Labruijere S, Villalón CM, Maasen Vandenbrink A. Activation of 5-hydroxytryptamine1B/1D/1F receptors as a mechanism of action of antimigraine drugs. *Expert Opin Pharmacother* 2013; 14 (12): 1599-1610.
78. Hughes JR, Stead LF, Hartmann-Boyce J, Cahill K, Lancaster T. Antidepressants for smoking cessation. *Cochrane Database Syst Rev* 2014 Jan 8; 1: CD000031.
79. Carroll FI, Ma W, Deng L, Navarro HA, Damaj MI, Martin BR. Synthesis, nicotinic acetylcholine receptor binding, and antinociceptive properties of 3'-(substituted phenyl)epibatidine analogues. Nicotinic partial agonists. *J Nat Prod* 2010; 73 (3): 306-312.
80. Cacabelos R, Torrellas C, Fernándes-Novoa L, Aliev G. Neuroimmune crosstalk in CNS disorders: the histamine connection. *Curr Pharm Des* 2016; 22 (7): 819-848.
81. Shan L, Dauvilliers Y, Siegel JM. Interactions of the histamine and hypocretin systems in CNS disorders. *Nat Rev Sci* 2015; 11(7): 401-413.
82. Panula P, Nuutinen S. The histaminergic network in the brain: basic organization and role in disease. *Nat Rev Neurosci* 2013; 14 (7): 472-487.
83. Serecigni JG. Opioid receptor antagonists in the treatment of alcoholism. *Adicciones* 2015; 27 (3): 214-230.
84. Durham PL, Vause CV. CGRP Receptor antagonists in the treatment of migraine. *CNS Drugs* 2010; 24 (7): 539-548.
85. Olesen J, Diener H, Husstedt IW, Goadsby P, Hall D, Meier U et al. Calcitonin gene–related peptide receptor antagonist BIBN 4096 BS for the acute treatment of migraine. *N Engl J Med* 2004; 350 (11): 1104-1110.
86. Ho TW, Mannix LK, Fan X, Assaid C, Furtek C, Jones CJ et al. RAM-0974 P 004 study group. Randomized controlled trial of an oral CGRP receptor antagonist, MK-0974, in acute treatment of migraine. *Neurology* 2008; 70 (16): 1304-1312.
87. Ho TW, Ferrari MD, Dodick DW, Galet V, Kost J, Fan X et al. Efficacy and tolerability of MK-0974 (telcagepant), a new oral antagonist of calcitonin gene-related peptide receptor, compared with zolmitriptan for acute migraine: a randomised, placebo-controlled, parallel-treatmenttrial. *Lancet* 2008; 372 (9656): 2115-2123.
88. Diener HC, Barbanti P, Dahlöf C, Reuter U, Habeck J, Podhorna J. BI 44370 TA, an oral CGRP antagonist for the treatment of acute migraine attacks: results from a phase II study. *Cephalalgia* 2011; 31(5): 573-584.
89. Hewitt DJ, Aurora SK, Dodick DW, Goadsby PJ, Ge YJ, Bachman R et al. Randomized controlled trial of the CGRP receptor antagonist MK-3207 in the acute treatment of migraine. *Cephalalgia* 2011; 31(6): 712-722.
90. Marcus R, Goadsby PJ, Dodick D, Stock D, Manos G, Fischer T. BMS-927711 for the acute treatment of migraine: a double-blind, randomized, placebo controlled, dose-rangingtrial. *Cephalalgia* 2014; 34(2): 114-125.
91. Ho TW, Connor KM, Zhang Y, Pearlman E, Koppenhaver J, Fan X et al. Randomized controlled trial of the CGRP receptor antagonist telcagepant for migraine prevention. *Neurology* 2014; 83(11): 958-966.
92. Sohn JW. Network of hypothalamic ns that control appetite. *BMB Rep* 2015; 48(4):229-233.
93. Bowers ME, Choi DC, Ressler KJ. Neuropeptide regulation of fear and anxiety: Implications of cholecystokinin, endogenous opioids, and peptide Y. *Physiol Behav* 2012; 107(5):699-710.
94. Dickson L, Finlayson K. VPAC and PAC receptors: From ligands to function. *Pharmacol Ther* 2009; 121(3):294-316.
95. Wiley RG. Substance P receptor-expressing dorsal horn ns: lessons from the targeted cytotoxin, substance P-saporin. *Pain* 2008; 136 (1-2):7-10.
96. Kim D-W, Lee SK, Ahnn J. Botulinum toxin as a pain killer: players and actions in antinociception. *Toxins (Basel)* 2015; 7:2435-2453.
97. Katsouni E, Sakkas P, Zarros A, Skandali N, Liapi C. The involvement of substance P in the induction of aggressive behavior. *Peptides* 2009; 30 (8):1586-1591.
98. Garcia-Recio S, Gascón P. Biological and pharmacological aspects of the NK1-receptor. *Biomed Res Int* 2015; 2015(Table 1):1-14.
99. Dos Santos LV, Souza FH, Brunetto AT, Sasse AD, da Silveira Nogueira Lima JP. Neurokinin-1 receptor antagonists for chemotherapy-induced nausea and vomiting: A systematic review. *J Natl Cancer Inst* 2012; 104 (17):1280-1292.
100. Katsouni E, Zarros A, Skandali N, Tsakiris S, Lappas D. The role of cholecystokinin in the induction of aggressive behavior: a focus on the available experimental data (review). *Acta Physiol Hung* 2013; 100 (4):361-377.
101. Cáceda R, Kinkead B, Nemeroff CB. Involvement of peptide systems in schizophrenia: human studies. *Int Rev Biol* 2007; 78: 327-376.

102. Katsanos GS, Anogianaki A, Castellani ML, Ciampoli C, De Amicis D, Orso C et al. Biology of tensin: revisited study. *Int J Immunopathol Pharmacol* 2007; 21 (2):255-259.
103. Feng YP, Wang J, Dong YL, Wang YY, Li YK. The roles of tensin and its analogues in pain. *Curr Pharm Des* 2015; 21 (7):840-848.
104. Li SB, Jones JR de Lecea L. Hypocretins, neural systems, physiology, and psychiatric disorders. *Curr Psychiatry Rep* 2016; 18 (1):7.
105. Tonokura M, Fujita K, Nishino S. Review of pathophysiology and clinical management of narcolepsy in dogs. *Vet Rec* 2007; 161(11):375-380.
106. Mignot E, Lammers GJ, Ripley B, Okun M, Nevsimalova S, Overeem S et al. The role of cerebrospinal fluid hypocretin measurement in the diagnosis of narcolepsy and other hypersomnias. *Arch Neurol* 2002; 59(10):1553-1562.
107. Sears RM, Fink AE, Wigestrand MB, Farb CR, de Lecea L, Ledoux JE. Orexin/hypocretin system modulates amygdala-dependent threat learning through the *locus* coeruleus. *Proc Natl Acad Sci U S A* 2013; 110 (50):1-6.
108. Engel T, Alves M, Sheedy C, Henshall DC. ATPergic signalling during seizures and epilepsy. *Neuropharmacology* 2016: 104: 140-53.
109. Zemková H, Balík A, Jindrichová M, Vávra V. Molecular structure of purinergic P2X receptors and their expression in the hypothalamus and pituitary. *Physiol Res* 2008; 57 (Suppl 3): S23-S38.
110. Pedata F, Dettori I, Coppi E, Melani A, Fusco I, Corradetti R et al. Purinergic signalling in brain ischemia. *Neuropharmacology* 2016; 104: 105-130.
111. Sawynok J. Adenosine receptor targets for pain. *Neuroscience* 2015 Oct 21. pii: S0306-4522(15)00950-1.
112. Navarro G, Borroto-Escuela DO, Fuxe K, Franco R. Purinergic signaling in Parkinson's disease. Relevance for treatment. *Neuropharmacology* 2016; 104: 161-168.
113. Bynoe MS, Viret C, Yan A, Kim DG. Adenosine receptor signaling : a key to opening the blood – brain door. *Fluids Barriers CNS* 2015:1-12.
114. Heifets BD, Castillo PE. Endocannabinoid signaling and long-term synaptic plasticity. *Annu Rev Physiol* 2009; 71:283-306.
115. Johansson K, Neovius K, DeSantis SM, Rössner S, Neovius M. Discontinuation due to adverse events in randomized trials of orlistate, sibutramine and rimonabant: a meta-analysis. *Obes Rev* 2009; 10(5): 564-575.
116. Friedman D, Devinsky O. Cannabinoids in the treatment of epilepsy. *N Engl J Med* 2015; 373(11):1048-1058.
117. Liu J, Clough SJ, Hutchinson AJ, Adamah-Biassi EB, Popovska-Gorevski M, Dubocovich ML. MT1 and MT2 melatonin receptors: a therapeutic perspective. *Annu Rev Pharmacol Toxico* 2016; 6(56): 361-383.
118. Laudon M, Frydman-Marom A. Therapeutic effects of melatonin receptor agonists on sleep and comorbid disorders. *Int J Mol Sci* 2014;15(9): 15924-15950.
119. Garthwaite J. Concepts of neural nitric oxide-mediated transmission. *Eur J Neurosci* 2008; 27(11): 2783-2802.
120. Kim HP, Ryter SW, Choi AM. CO as a cellular signaling molecule. *Annu Rev Pharmacol Toxicol* 2006; 46: 411-449.
121. Rapoport SI. Lithium and the other mood stabilizers effective in bipolar disorder target the rat brain arachidonic acid cascade. *ACS Chem Neurosci* 2014; 5(6): 459-467.
122. Mayer EA, Aziz Q, Coen S, Kern M, Labus JS, Lane R et al. Brain imaging approaches to the study of functional GI disorders: a Rome working team report. *Neurogastroenterol Motil* 2009; 21(6): 579-596.
123. Forcelini CM, Tomiozzo JC, Farré R, Van Oudenhove L, Callegari-Jacques SM, Ribeiro M et al. Effect of nortriptyline on brain responses to painful esophageal acid infusion in patients with non-erosive reflux disease. *Gastroenterol Motil* 2014; 26 (2):187-195.
124. Takahashi J, Hong H. Ko CH, McDearmon EL. The genetics of mammalian circadian order and disorder: implications for physiology and disease. *Nat Rev Genet* 2008;9 (10):764-775.
125. Lake JI, Heuckeroth RO. Enteric nervous system development: migration, differentiation, and disease. *Am J Physiol Gastrointest Liver Physiol* 2013; 305 (1): G1-G24.
126. Barros RDA, Okoshi MP, Cicogna AC. Via beta-adrenérgica em corações normais e hipertrofiados. *Arq Bras Cardiol* 1999; 72(5): 642-648.
127. Law NM, Bharucha AE, Undale AS, Zinsmeister AR. Cholinergic stimulation enhances colonic motor activity, transit, and sensation in humans. *Am J Physiol Gastrointest Liver Physiol* 2001; 281(5):G1228-G1237.
128. Singh S, Davis H, Wilson P. Axillary hyperhidrosis: A review of the extent of the problem and treatment modalities. *Surgeon* 2015; 13(5): 279-285.
129. Nicholas R, Quddus A, Baker DM. Treatment of primary craniofacial hyperhidrosis: a systematic review. *Am J Clin Dermatol* 2015;16(5): 361-370.
130. Naumann M, Dressler D, Hallett M, Jankovic J, Schiavo G, Segal KR, Truong D. Evidence-based review and assessment of botulinum toxin for the treatment of secretory disorders. *Toxicon* 2013; 67:141-152.
131. Manchana T, Prasartsakulchai C. Bethanechol chloride for the prevention of bladder dysfunction after radical hysterectomy in gynecologic cancer patients: a randomized controlled trial study. *Int J Gynecol Cancer* 2011; 21(4):730-736.
132. Madeiro AP, Rufino AC, Sartori MG, Baracat EC, Lima GR, Girão MJ. The effects of bethanechol and cisapride on urodynamic parameters in patients undergoing radical hysterectomy for cervical cancer. A randomized, double-blind, placebo-controlled study. *Int Urogynecol J Pelvic Floor Dysfunct* 2006; 17(1):248-252.
133. Yamanishi T, Yasuda K, Kamai T, Tsujii T, Sakakibara R, Uchiyama T et al. Combination of a cholinergic drug and an alpha-blocker is more effective than monotherapy for the treatment of voiding difficulty in patients with underactive detrusor. *Int J Urol* 2004; 11(2):88-96.
134. Jaguar GC, Lima EN, Kowalski LP, Pellizzon AC, Carvalho AL, Boccaletti KW et al. Double blind randomized prospective trial of bethanechol in the prevention of radiation-induced salivary gland dysfunction in head and neck cancer patients. *Radiother Oncol* 2009; 115(2): 253-256.
135. Jham BC, Chen H, Carvalho AL, Freire AR. A randomized phase III prospective trial of bethanechol to prevent mucositis, candidiasis, and taste loss in patients with head and neck cancer undergoing radiotherapy: a secondary analysis. *J Oral Sci* 2009; 51(4):565-572.
136. O'Rourke A, Weinberger P, Morrison M, Conklin J, Postma G. Topical bethanechol for the improvement of esophageal dysmotility: a pilot study. *Ann Otol Rhinol Laryngol* 2013; 122(8):481-486.
137. Blonski W, Vela MF, Freeman J, Sharma N, Castell DO. The effect of oral buspirone, pyridostigmine, and bethanechol on esophageal function evaluated with combined multichannel esophageal impedance-manometry in healthy volunteers. *J Clin Gastroenterol* 2009; 43(3):253-260.
138. Baudouin C, Denoyer A, Rosténe W. Glaucoma today: detection and therapeutic progress. *Biol Aujourdhui* 2013; 207(2):87-95.
139. Li SM, Chen R, Li Y, Yang ZR, Deng QJ, Zhong Z et al. Meta-analysis of randomized controlled trials comparing latanoprosta with timolol in the treatment of asian populations with chronic angle-closure glaucoma. *PLoS One* 2014; 9(5): e96852.
140. Li J, Lin X, Yu M. Meta-analysis of randomized controlled trials comparing latanoprosta with other glaucoma medications in chronic angle-closure glaucoma. *Eur J Ophthalmol* 2015; 25(1):18-26.
141. Meriggioli MN, Sanders DB. Muscle autoantibodies in myasthenia gravis: beyond diagnosis? *Expert Rev Clin Immunol* 2012; 8 (5): 427-438.
142. Shin HY, Park HJ, Lee HE, Choi YC, Kim SM. Clinical and electrophysiologic responses to acetylcholinesterase inhibitors in MuSk-antibody-positive myasthenia gravis: Evidence for cholinergic muscular hyperactivity. *J Clin Neurol* 2014; 10(2): 119-124.
143. Schaller SJ, Fink H. Sugammadex as a reversal agent for muscular block: an evidence-based review. *Core Evid* 2013; 8: 57-67.
144. Peter JV, Sudarsan TI, Moran JL. Clinical features of organophosphate poisoning: A review of different classification systems and approaches. *Indian J Crit Care Med* 2014; 18 (11):735-745.
145. Worek F, Thiermann H. The value of novel oximes for treatment of poisoning by organophosphorus compounds. *Pharmacol Ther* 2013; 139(2): 249-259.
146. Lee DH, Jung KY, Choi YH, Cheon YJ. Body mass index as a prognostic factor in organophosphate-poisoned patients. *Am J Emerg Med* 2014; 32(7): 693-696.
147. Rapoport A. Sublingual atropine drops for the treatment of pediatric sialorrhea. *J Pain Symptom Manag* 2010; 40 (5):783-788.
148. De Simone GG, Eisenchlas JH, Junin M, Pereyra F, Brizuela R. Atropine drops for drooling: a randomized controlled trial. *Palliat Med* 2006; 20(7): 665-671.
149. Ewy GA, Bobrow BJ, Chikani V, Sanders AB, Otto CW, Spaite DW et al. The time dependent association of adrenaline administration and survival from out-of-hospital cardiac arrest. *Resuscitation* 2015; 96: 180-185.

150. Pan J, Zhu JY, Kee HS, Zhang Q, Lu YQ. A review of compression, ventilation, defibrillation, drug treatment, and targeted temperature management in cardiopulmonary resuscitation. *Chin Med J (Engl)* 2015; 128 (4): 550-554.
151. Warren SA, Huszti E, Bradley SM, Chan PS, Bryson CL, Fitzpatrick AL et al. Adrenaline (epinephrine) dosing period and survival after in-hospital cardiac arrest: A retrospective review of prospectively collected data. *Resuscitation* 2014; 85(3): 350-358.
152. Halbrich M, Mack DP, Carr S, Watson W, Kim H. CSACI position statement: epinephrine autoinjectors and children < 15 kg. *Allergy Asthma Clin Immunol* 2015; 11(1):20.
153. Prabhakar H, Rath S, Kalaivani M, Bhanderi N. Adrenaline with lidocaine for digital nerve blocks. *Cochrane Database Syst Rev* 2015 Mar 19; 3:CD010645.
154. De Backer D, Biston P, Devriendt J, Madl C, Chochrad RD, Aldecoa C et al. *N Engl J Med* 2010; 362(9): 779-789.
155. Oba Y, Lone NA. Mortality benefit of vasopressor and inotropic agents in septic shock: A Bayesian network meta-analysis of randomized controlled trials. *J Crit Care* 2014; 29(5): 706-710.
156. Wang XC, Zhu DM, Shan YX. Dobutamine therapy is associated with worse clinical outcomes compared with nesiritide therapy for acute decompensated heart failure: a systematic review and meta-analysis. *Am J Cardiovasc Drugs* 2015; 15(6): 429-437.
157. Gong B, Li Z, Yat Wong PC. Levosimendana treatment for heart failure: a systematic review and meta-analysis. *J Cardiothorac Vasc Anesth* 2015; 29 (6):1415-1425.
158. Shamon SD, Perez MI. Blood pressure lowering efficacy of reserpine for primary hypertension. *Cochrane Database Syst Rev* 2009 Oct 7;(4): CD007655.
159. Yuan JQ, Mao C, Wong SY, Yang ZY, Fu XH, Dai XY et al. Comparative effectiveness and safety of monodrug therapies for lower urinary tract symptoms associated with benign prostatic hyperplasia: a network meta-analysis. *Medicine (Baltimore)* 2015; 94 (27):e974.
160. Seitz C, Liatsikos E, Porpiglia F, Tiselius HG, Zwergel U. Medical therapy to facilitate the passage of stones: what is the evidence? *Eur Urol* 2009; 56(3): 455-471.
161. Glina FP, Castro PM, Monteiro GG, Del Guerra GC, Glina S, Mazzurana M et al. The use of alpha-1 adrenergic blockers in children with distal ureterolithiasis: a systematic review and meta-analysis. *Int Braz J Urol* 2015; 41(6): 1049-1057.
162. Li M, Wang Z, Yang J, Guo X, Wang T, Wang S et al. Adjunctive medical therapy with α-blocker after extracorporeal shock wave lithotripsy of renal and ureteral stones: a meta-analysis. *PLoS One* 2015; 10(4): e0122497.
163. Zhang P, Hu WL, Cheng B, Cheng L, Xiong XK. α1-adrenergic receptor antagonists *versus* placebo for female lower urinary tract symptoms: A meta-analysis. *Exp Ther Med* 2015; 10(1): 251-256.
164. Logan IC, Witham MD. Efficacy of treatments for orthostatic hypotension: A systematic review. *Age Ageing* 2012; 41(5): 587-594.
165. Ernst E, Pittler MH. Yohimbine for erectile dysfunction: a systematic review and meta-analysis of randomized clinical trials. *J Urol* 1998;159 (2): 433-436.

CAPÍTULO 14
Farmacologia do Sistema Endócrino

Lenita Wannmacher

▶ Introdução

O sistema endócrino é aqui enfocado quanto à sua participação na regulação das funções orgânicas, incluindo os hormônios secretados, seus correlatos e antagonistas utilizados em terapêutica.

Esse sistema compõe-se de glândulas endócrinas tais como hipófise, tireoide, paratireoides, adrenais, pâncreas endócrino e gônadas. Essas estruturas secretam hormônios, definidos classicamente como substâncias químicas liberadas na corrente sanguínea para atuar em tecidos a distância. O controle da secreção hormonal é determinado pela quantidade de hormônio plasmático. Assim, sua diminuição sinaliza no sentido de produzir mais hormônio. Ao contrário, altos níveis circulantes estimulam menor secreção de hormônio. Sistemas de retroalimentação podem envolver uma ou mais glândulas. A regulação de secreção de hormônios hipofisários é feita pelo hipotálamo, parte do diencéfalo que tem importância vital na coordenação de diversas funções orgânicas.

Alterações causadoras de déficit de hormônios endógenos acarretam variados distúrbios (diabetes, hipotireoidismo, hipogonadismo, insuficiência adrenal etc.). Ao contrário, hiperfunção das glândulas endócrinas origina outras doenças como hipertireoidismo, doença de Cushing, gigantismo, acromegalia etc.

Hormônios e agentes correlatos atuam terapeuticamente de diferentes formas. A correção de déficits de secreção endógena com hormônios exógenos caracteriza a terapia de reposição hormonal (insulina no diabetes de tipo 1, hormônio da tireoide no hipotireoidismo, corticoide na insuficiência adrenal etc.). Hormônios ou seus derivados são também empregados com objetivos terapêuticos não relacionados diretamente à sua função fisiológica. Por exemplo, corticosteroides são utilizados como anti-inflamatórios ou imunodepressores no tratamento de diversas doenças (asma, certas hepatites, doenças reumáticas e alérgicas).

Há ainda medicamentos que visam reduzir a atividade hormonal endógena. Antiestrógenos (clomifeno e derivados) antagonizam a atividade estrogênica para induzir ovulação. Também há fármacos que aumentam a secreção de hormônios endógenos, como as sulfonilureias em relação à insulina endógena. Revisão breve dos aspectos fisiológicos dos eixos hormonais e dos principais exemplos da interface farmacológica é apresentada a seguir.

▶ Hormônios hipofisários

A hipófise está dividida em lobos anterior (adeno-hipófise) e posterior (neuro-hipófise). A adeno-hipófise produz hormônio de crescimento, prolactina, gonadotrofinas, tireotrofina, corticotrofina, lipotrofinas e hormônio estimulante dos melanócitos, sob controle de hormônios reguladores, sintetizados no hipotálamo e secretados na circulação porta-hipofisária. A neuro-hipófise produz ocitocina e vasopressina, secretadas diretamente na circulação sistêmica por terminais nervosos.[1]

A regulação da função hipofisária é ainda exercida por sistema de retroalimentação, a partir da secreção de hormônios das glândulas endócrinas periféricas ou por outras substâncias, como, por exemplo, dopamina que inibe a secreção de prolactina (Quadro 14.1).

Em humanos, ainda se inclui gonadotrofina coriônica de origem placentária na família de hormônios glicoproteicos e hormônio estimulante de melanócitos (α-MSH) na família dos peptídios produzidos pelas células do lóbulo intermediário da hipófise.

As principais funções fisiológicas dos hormônios hipofisários podem ser vistas no Quadro 14.2.

Os usos terapêuticos desses hormônios e seus estimuladores ou inibidores podem ser vistos no Quadro 14.3.

▶ Hormônios tireoidianos e antagonistas

Sob estímulo de tireotrofina (TSH), a tireoide produz tiroxina (T_4), tri-iodotironina (T_3) e calcitonina. Os dois primeiros são fundamentais em vários processos metabólicos, incluindo crescimento, desenvolvimento e metabolismo celular. Ainda inibem a secreção hipofisária de TSH. Atuam também sobre a função cardiovascular. Em humanos, hormônios da tireoide influenciam o desenvolvimento cerebral, desde a metade da gestação até o segundo ano de vida.[2]

Calcitonina regula níveis plasmáticos de cálcio e ressorção óssea. Sua secreção ocorre em resposta a discretos aumentos na concentração iônica de cálcio. Tem como órgãos-alvo rins e ossos, restaurando a concentração de cálcio extracelular.

Os hormônios T_4 e T_3 são derivados iodados do aminoácido tirosina. Sua síntese requer quantidades adequadas de iodo exógeno proveniente da dieta. Baixo consumo diário de iodo impede a síntese normal dos hormônios e leva a hipertrofia da glândula (bócio) e hipotireoidismo. O iodo absorvido na dieta é convertido a iodeto no trato gastrointestinal, antes de ser absorvido e distribuído. A tireoide capta o iodeto, contendo o maior *pool* corporal de iodo. A maior parte deste iodo encontra-se organificado, ou seja, ligado aos resíduos de tirosina da molécula de tireoglobulina. Os compostos iodados de tirosina são posteriormente acoplados para formação dos hormônios. T_3 e T_4 são estocados dentro da molécula de tireoglobulina e, dali, secretados para a circulação após clivagem proteolítica da molécula de

Quadro 14.1 ■ Inter-relações de hormônios hipotalâmicos e hipofisários e de glândulas periféricas.

Hormônio hipotalâmico	Hormônio hipofisário	Órgão-alvo	Hormônio de glândula periférica e outros estímulos
Liberador de somatotrofina (GHRH)	Hormônio de crescimento ou somatotrofina (GH)	Fígado, osso, adipócito, músculo	Fator de crescimento tipo insulina-1 (IGF-1) Grelina gástrica Secretagogos Obesidade Terapia estrogênica
Hormônio inibidor de hormônio de crescimento (GIH) ou somatostatina (SST)	↓ GH ↓ TSH	–	–
Liberador de corticotrofina (CRH)	Adrenocorticotrofina (ACTH)	Córtex adrenal	Glicocorticoides Mineralocorticoides Androgênios
Liberador de tireotrofina (TRH)	Tireotrofina (TSH)	Tireoide	Tiroxina (T_4) Tri-iodotironina (T_3) Calcitonina
Liberador de gonadotrofinas (GnRH)	Hormônio folículo-estimulante (FSH) Hormônio luteinizante (LH)	Gônadas Órgãos sexuais acessórios	Inibinas Estrogênio Progesterona Testosterona
Liberador de prolactina (TRH)	Prolactina (PRL)	Mama Outros tecidos	Sucção do mamilo Dopamina (inibidor)
–	Ocitocina	Útero Mama	Sucção do mamilo
–	Vasopressina	Vasos sanguíneos Rins	–

Quadro 14.2 ■ Funções fisiológicas de hormônios hipofisários.

Hormônio	Principais efeitos
Hormônio de crescimento (GH)	Ganho de estatura (estimulação óssea longitudinal), aumento da densidade mineral óssea, ganho de massa muscular, aumento da filtração glomerular, diferenciação de pré-adipócitos em adipócitos, desenvolvimento e função de sistema imunitário
Adrenocorticotrofina (ACTH)	↑ síntese e secreção de glicocorticoides, mineralocorticoides e androgênios adrenocorticais Ação melanocitoestimulante
Tireotrofina (TSH)	↑ tamanho e vascularização da tireoide ↑ secreção de T_3 e T_4
Hormônio foliculoestimulante (FSH)	Crescimento folicular ovariano, esteroidogênese em células da granulosa (produção de 17β-estradiol) Crescimento testicular Estímulo da maturação do esperma ↑ concentrações testiculares de testosterona
Hormônio luteinizante (LH)	Síntese de androgênios em células da teca Ovulação Produção de testosterona por células de Leydig testiculares
Prolactina (PRL)	↑ produção de leite, por diferenciação de glândulas mamárias e produção de proteínas lácteas (caseína e lactoalbumina) Participação na regulação do equilíbrio hidrossalino Maturação folicular e esteroidogênese gonadal
Ocitocina	↑ contrações uterinas em trabalho de parto ↑ dilatação da cérvice uterina ↑ excitação sexual e orgasmo ↑ contrações das células mioepiteliais mamárias Favorecimento da ejeção de leite
Hormônio estimulante dos melanócitos	Estimulação da produção e liberação de melanina em pele e pelos
Vasopressina ou hormônio antidiurético (HAD)	Vasoconstrição ↑ pressão arterial ↑ tônus arteriolar e resistência vascular periférica ↓ perda sanguínea ↑ reabsorção renal de água ↓ diurese

tireoglobulina. Na corrente sanguínea, T_3 e T_4 são transportados ligados a proteínas plasmáticas, como globulina de ligação da tiroxina (TBG), prealbumina de ligação da tiroxina (TBPG), albumina e algumas lipoproteínas. Apenas pequena porcentagem desses hormônios está presente no plasma em forma livre. Embora T_4 seja o principal hormônio secretado pela tireoide, virtualmente todos os efeitos hormonais são mediados por T_3, pois há conversão periférica de T_4 em T_3.

A principal indicação terapêutica de T_4 e T_3 exógenos é a reposição hormonal, quando sua secreção endógena é deficiente (hipotireoidismo, cretinismo) ou há resistência congênita ao hormônio (com leve hipotireoidismo, bócio e outros defeitos) ou ainda em síndrome de Pendred, em que um defeito congênito limita a incorporação de iodo no hormônio da tireoide.

Tiroxina (T_4) é o hormônio de escolha para tratamento de hipotireoidismo. Já T_3 é usado em casos de mixedema e na preparação de pacientes com carcinoma de tireoide para terapia com iodo radioativo.

Medicamentos antitireoidianos têm a finalidade de corrigir hiperfunção glandular – hipertireoidismo. Os de uso corrente são carbimazol, metimazol e propiltiouracila (ver Capítulo 56, Doenças da Tireoide).

▶ Hormônio da paratireoide

Glândulas paratireoides produzem um pró-hormônio que é convertido em hormônio paratireóideo ou paratormônio (PTH). Este exerce papel regulador no metabolismo de cálcio, fosfato e magnésio. A homeostase mineral óssea envolve PTH, calcitonina e 1,25-di-hidroxicolecalciferol (calcitriol), metabólito ativo da vitamina D, os quais agem em rins, intestino e ossos.[3]

PTH é rapidamente liberado da paratireoide em resposta à diminuição da concentração plasmática de cálcio iônico. Age diretamente em rins e ossos e indiretamente no intestino para restaurar o nível plasmático de cálcio. Alterações no nível extracelular de magnésio têm efeito similar na secreção de PTH.

Hiperparatireoidismo primário, câncer e doença renal crônica são as causas mais comuns de hipercalcemia. Hiperparatireoidismo secundário é importante complicação em doença renal crônica avançada. Cloridrato de cinacalcete, modulador de receptor sensível a cálcio expresso nas paratireoides, foi aprovado para tratar hiperparatireoidismo em pacientes em diálise. Cinacalcete reduz os níveis séricos de PTH, cálcio e fósforo inorgânico, permitindo maior controle do hiperparatireoidismo e das lesões ósseas da doença renal crônica avançada.[4]

PTH e seu fragmento sintético teriparatida (TPTD) têm nítido efeito anabólico no osso, prevenindo fraturas osteoporóticas e contribuindo para a recuperação após fratura em pacientes selecionados. No entanto mais estudos clínicos são necessários para validar tal indicação.[5]

Outros fatores que não paratormônio são considerados mais importantes nos distúrbios da calcificação. Assim, presença diária de cálcio na alimentação e exposição solar ajudam a manter a homeostasia do sistema ósseo, sem acarretar os efeitos adversos descritos com suplementos de cálcio e vitamina D (ver Capítulo 55, Osteoporose).

Calcitonina é hormônio hipocalcêmico cujas ações se opõem àquelas de PTH.

Quadro 14.3 ■ Usos diagnósticos e terapêuticos de hormônios hipofisários e correlatos.

Hormônios ou correlatos	Aplicações clínicas
Hormônio de crescimento (GH)	Terapia substitutiva em baixa estatura em crianças, idiopática ou secundária (deficiência de HC, insuficiência renal crônica, síndrome de Turner, síndrome de Prader-Willi), crianças com pequeno peso ao nascer em relação à idade gestacional e crescimento insuficiente até os 2 anos de idade, adultos com deficiência ou insuficiência de HC (por lesões hipofisárias) e perda importante de massa muscular pelo HIV/AIDS
Octreotida (análogo de somatostatina)	Terapia inibitória de GH e TSH em acromegalia e no crescimento tumoral, especialmente em adenomas de tireoide; sangramento de varizes esofágicas; oftalmopatia de Graves; sintomas de tumores carcinoides metastáticos
Pegvisomanto (antagonista de GH)	Tratamento de acromegalia
Prolactina	Não tem usos terapêuticos
Bromocriptina e cabergolina (agonista de receptores de dopamina)	Tratamento de hiperprolactinemia associada a acromegalia ou induzida por risperidona. Inibição de lactação em portadoras de HIV
Gonadorrelina (GnRH sintético), goserrelina e leuprolida (agonistas de GnRH)	Diagnóstico diferencial de hipogonadismo hipogonadotrófico de origem hipotalâmica ou hipofisária. Manejo da infertilidade e de puberdade precoce. Tratamento paliativo de tumores de próstata e mama
Gonadotrofina coriônica (hCG)	Diagnóstico de gravidez. Tratamento de criptorquidia
Gonadotrofinas	Tratamento da infertilidade e de hipogonadismo hipogonadotrófico. Indução de ovulação
Ocitocina	Indução de parto. Tratamento de abortamento incompleto e de hemorragia pós-parto. Estímulo à ejeção do leite
Atosibana (antagonista de ocitocina)	Tratamento de trabalho de parto prematuro
Vasopressina (HAD)	Tratamento de diabetes insípido hipofisário. Tratamento de sangramento digestivo

HC: hormônio do crescimento.

▶ Hormônios pancreáticos

O pâncreas (a maior glândula digestiva do organismo) exerce funções exócrina e endócrina (produção de insulina, glucagon, somatostatina e peptídios pancreáticos). As enzimas digestivas pancreáticas são responsáveis pelo processamento do alimento ingerido a fim de que este seja absorvido. Os hormônios secretados pelo pâncreas endócrino controlam todos os outros aspectos da nutrição celular, desde a taxa de absorção até o metabolismo dos nutrientes.

Insulina, produzida em células beta das ilhotas de Langerhans, liga-se a receptores específicos na superfície da membrana celular de tecidos-alvo. Alterações em concentração e afinidade do receptor afetam a ação do hormônio. Obesidade, grande ingestão de glicídios e hiperinsulinemia exógena prolongada associam-se a aumento crônico dos níveis de insulina e consequente diminuição do número de receptores (*down regulation*), enquanto exercício físico e jejum induzem o inverso (*up regulation*). Embora atue de forma direta ou indireta em virtualmente todos os tecidos, seus mais importantes efeitos metabólicos ocorrem em fígado, músculo esquelético e tecido adiposo, onde afeta o metabolismo de glicídios, lipídios e proteínas. A insulina endógena aumenta a captação celular de glicose, promove a conversão de glicose em glicogênio e diminui a neoglicogênese. É hormônio anabolizante, incluindo armazenamento de nutrientes celulares.

A secreção de insulina é estimulada por ação de glicose, aminoácidos, ácidos graxos, corpos cetônicos e sulfonilureias (antidiabéticos). Aminoácidos (principalmente arginina), hormônios gastrointestinais (gastrina, secretina, enteroglucagon, colecistocinina, polipeptídio inibitório gástrico) e estimulação vagal e beta-adrenérgica potencializam a resposta das células beta pancreáticas à glicose.[6]

Estimulação alfa-adrenérgica, somatostatina, diazóxido, fenitoína, vimblastina e colchicina inibem a liberação da insulina pelas células beta do pâncreas.

A secreção de insulina evocada por glicose é bifásica: o primeiro pico ocorre em 1 a 2 min e tem curta duração; a segunda fase tem início demorado e duração mais longa.

A insulina circulante tem meia-vida de 5 a 6 min em indivíduos normais. Em jejum, a concentração de insulina na circulação periférica é de 0,5 nanograma/mℓ. Depois de uma refeição, essa concentração se eleva rapidamente.

Sua deficiência absoluta ou relativa determina o diabetes melito. A prevalência dessa doença tem aumentado mundialmente, predominantemente devido a mudanças no estilo de vida e obesidade. Constitui importante problema de saúde já que prolongada hiperglicemia e dislipidemia levam a aterosclerose, nefropatia, oftalmopatia e neuropatia diabéticas.

A terapia do diabetes melito consiste na administração substitutiva de insulinas exógenas ou de seus análogos ou de antidiabéticos orais de variadas classes farmacológicas (ver Capítulo 52, Diabetes Melito).

Glucagon é produzido por células alfa das ilhotas de Langerhans. Sua ação é mediada por receptor acoplado à proteína G, localizado em fígado, rins, músculo liso intestinal, cérebro, tecido adiposo, coração, células beta pancreáticas e placenta. Estimula a mobilização da glicose proveniente dos nutrientes. Também favorece a produção de glicose a partir de outras fontes que não glicídios, provendo a glicose necessária durante infecção e estresse. Está envolvido em resposta ao gosto doce, efeitos inotrópicos e cronotrópicos cardíacos, saciedade, filtração glomerular renal, secreção de insulina e sinalização hipotalâmica supressora da produção de insulina. Sua secreção é inibida por glicose, aminoácidos, catecolaminas e hormônios gastrointestinais (colecistocinina, gastrina, peptídio inibitório gástrico). Glicocorticoides estimulam essa secreção, como também o fazem estimulação simpática e parassimpática, de fundamental importância na resposta pancreática à hipoglicemia.

A falta de sinalização no receptor associa-se a hipoglicemias na gravidez, pobre crescimento fetal e aumento de mortalidade fetal-neonatal. Também produz hiperplasia de células pancreáticas alfa e consequente hiperglucagonemia. Alteram-se a composição corpórea, a capacidade energética e a resposta a prolongado jejum e exercício.[7]

Agonistas do receptor de glucagon representam novos agentes da classe de anti-hiperglicêmicos. Têm perfil cardíaco favorável, preservam células neuronais, protegem contra esteatose hepática, aumentam a sensibilidade à insulina, promovem perda de peso e aumentam a saciedade,[8] mas se requerem ensaios clínicos demonstrativos de sua eficácia em pacientes.

Somatostatina, polipeptídio cíclico presente na periferia das células delta pancreáticas e em outros tecidos (diversas regiões do córtex cerebral, trato gastrointestinal), foi identificada pela primeira vez no hipotálamo. Deve seu nome à propriedade de inibir a liberação do hormônio do crescimento (somatotrofina) pela hipófise. Secretada em resposta a glicose, arginina, hormônios gastrointestinais e tolbutamida, serve como reguladora parácrina de pâncreas endócrino e trato gastrointestinal (retarda esvaziamento gástrico, diminui secreção de gastrina e fluxo esplênico). A importância da somatostatina circulante ainda não foi esclarecida. Teria usos terapêuticos no manejo de tumores neuroendócrinos, mas sua meia-vida é muito restrita. Seus análogos – octreotida e lanreotida – têm demonstrado prolongamento da sobrevida livre de doença em pacientes com esses tumores.[9]

Polipeptídio pancreático (PP) é encontrado em células F pancreáticas, cuja função fisiológica é desconhecida até o momento. Em indivíduos normais, os níveis basais de PP aumentam em abuso de álcool, diarreia, insuficiência renal crônica, hipoglicemia e doenças inflamatórias.

As células pancreáticas são também reguladas por hormônios secretados nas células adjacentes, determinando *efeitos parácrinos*.

▶ Hormônios intestinais

Hormônios intestinais regulam a homeostasia de glicose e energia em conexão com hipotálamo e tronco cerebral. Essas estruturas são sensíveis à informação proveniente de órgãos periféricos e do intestino (via hormônios circulantes ou nutrientes) sobre o estado nutricional do organismo. Sabe-se haver um eixo neural intestino-cérebro que regula a homeostasia metabólica, auxiliando no equilíbrio energético.[10]

O apetite é regulado por sinais que transitam por esse eixo. Hormônios intestinais são produzidos pelas células enteroendócrinas em resposta à ingestão de nutrientes e ao estado energético. Esses hormônios chegam ao hipotálamo pela circulação ou pelo nervo vago, via o núcleo do trato solitário. Dentre os peptídios intestinais, grelina é o único hormônio orexígeno, levando a aumento da ingestão alimentar e do peso corporal. Todos os outros, como colescistocinina, glucagon, oxintomodulina e polipeptídio pancreático são anorexígenos. Também derivados endocanabionoides intestinais são orexígenos, o que pode concorrer para o crescente problema da obesidade.[11]

▶ Hormônios gonadais

São secretados por ovários e testículos.

Ovários produzem hormônios esteroides (estrogênios e progesterona) e peptídicos (inibina e ativina) que atuam sobre trato genital e eixo hipotálamo-hipófise. Na mulher, a síntese hormonal segue padrão cíclico durante a idade reprodutiva e reflete dois fenômenos: crescimento de folículos – que passam por processo de recrutamento, seleção e dominância, culminando com ovulação – e, na fase pós-ovulatória, atividade de corpo lúteo. Também regulam a preparação cíclica do trato reprodutor para a fertilização e a implantação.

Estrogênios são responsáveis por modificações físicas e comportamentais que caracterizam a puberdade no sexo feminino, tais como crescimento de mamas, deposição de gordura subcutânea no padrão ginecoide, estirão de crescimento seguido de fechamento de epífises e transformações uterinas que culminam na primeira menstruação. Na pele, têm efeito antiandrogênico, definindo padrão feminino de distribuição de pelos sexuais, além de reduzir oleosidade e formação de acne. Influenciam crescimento uterino peripuberal e aumentam motilidade tubária e queratinização do epitélio vaginal. No endométrio, induzem proliferação celular e espessamento de epitélio e estroma, além de aumentar receptores de progesterona. A flutuação de níveis de estradiol ao longo do ciclo menstrual interfere com proliferação de endométrio e libido. Na gravidez, observam-se crescimento mamário, pigmentação das aréolas, cloasma e hipertrofia uterina, devidos a quantidades consideráveis de estriol placentário. Já no climatério ocorrem alterações de humor, perda de massa óssea, atrofia urogenital, distúrbios vasomotores e dislipidemia, sinais e sintomas comprovadamente associados à carência estrogênica. Estrogênios também têm importantes ações nos homens, influenciando espermatogênese e comportamento e tendo efeitos sobre os ossos.

Progesterona produz modificações no endométrio durante a gravidez, possibilitando alojamento e desenvolvimento do embrião na cavidade uterina. Também determina transformações cíclicas, como alterações de humor (tensão pré-menstrual), elevação de temperatura basal, turgência mamária, aumento de viscosidade do muco cervical, as quais acompanham a fase ovulatória. Menstruação regular é decorrente de redução abrupta na progesterona circulante. No endométrio, antagoniza efeitos proliferativos de estradiol e induz diferenciação e atividade secretora de glândulas endometriais. No miométrio, também por ação antiestrogênica, diminui excitabilidade de células musculares, tornando-as menos sensíveis à ocitocina, o que é fundamental para evitar contrações prematuras que interrompam a gravidez. A ação miorrelaxante também explica pirose e constipação intestinal, comuns em gestantes. Ainda prepara glândulas mamárias para a lactação.

Hormônios femininos, estrogênicos e progestogênicos, são usados em contracepção hormonal (Ver Capítulo 54, Anticoncepção Hormonal Oral) e foram preconizados na terapia de reposição hormonal na menopausa, que, desde 2000, é prática contestada pelos resultados de grandes ensaios clínicos randomizados que apontaram mais malefícios que benefícios nas mulheres sob uso hormonal prolongado. Contemporaneamente, esses hormônios são prescritos para controle sintomático de sintomas vasomotores (fogachos) e urogenitais (secura e atrofia vulvovaginal) em mulheres peri e pós-menopáusicas.[12] Estrogênios, associados ou não a progestógenos, têm indicação para controle sintomático desses distúrbios por tempo que não exceda 5 anos.[13] (Ver Capítulo 53, Menopausa | Controle de Sintomas Vasomotores e Urogenitais.)

Nos testículos produzem-se androgênios, fundamentais para amadurecimento sexual e fertilidade masculina.[14] A partir da puberdade masculina, determinam caracteres sexuais secundários. Nas células intersticiais de Leydig, sintetiza-se testosterona a partir de colesterol. Sua secreção é regulada pela liberação de hormônio luteinizante (LH) pela hipófise. Nas mulheres, testosterona parece influenciar libido, energia, força muscular e óssea. A maior indicação terapêutica de testosterona é no hipogonadismo masculino. Há derivados absorvíveis por via oral, os esteroides anabolizantes.

Na atualidade, o uso de testosterona no hipogonadismo é controverso, devido a associação não esclarecida entre seu uso e doença cardiovascular. Entretanto, sugere-se que em indivíduos idosos, os níveis de testosterona endógena decresçam e o risco cardiovascular aumente, sendo que esse não se modifica com a suplementação do hormônio.[15]

▶ Hormônios adrenais

A glândula adrenal se divide em zonas medular e cortical. A principal secreção da medula adrenal é epinefrina, considerada substância autonômica. As secreções corticais incluem glicocorticoides (cortisol e corticosterona) – com predominantes efeitos em metabolismo de carboidratos, estresse e respostas inflamatória e imune; mineralocorticoide (aldosterona) – regulador de concentrações de sódio e potássio no meio extracelular; e androgênios (desidroepiandrosterona e androstenediona). As adrenais produzem ainda desoxicorticosterona (mineralocorticoide fraco) e mínima quantidade de estradiol. Sua maior contribuição para a síntese de estrogênios consiste no fornecimento de androstenediona para conversão periférica em estradiol.

A secreção de glicocorticoides é determinada pelas flutuações na liberação de hormônio adrenocorticotrófico hipofisário. O nível circulante dos corticoides retroalimenta negativamente o hormônio liberador de corticotrofina no hipotálamo. Os três órgãos constituem o eixo hipotálamo-hipófise-adrenal. Há três características desse eixo: ritmo circadiano (pico de corticoides circulantes às 8 h da manhã), retroalimentação reguladora negativa e ativação em resposta a estresse.[16]

A secreção de glicocorticoides em resposta a estresse varia marcadamente entre indivíduos. Nessa resposta é importante o fator FK505 ligado à proteína 51 (FKBP5/FKBP51), que modula a atividade do receptor de glicocorticoides acionado por agentes estressores, além de outros processos celulares no cérebro e na periferia. Essa interação resulta em desinibição do fator FKBP5, contribuindo para vários comportamentos aberrantes. Consequentemente, o bloqueio de FKBP5 poderá constituir intervenção terapêutica nos distúrbios gerados por estresse, se forem confirmados os resultados promissores das pesquisas *in vitro* e em modelos animais.[17]

A hiperfunção da glândula se dá por doença (síndrome de Cushing primária) ou administração crônica de corticoides exógenos (hipercorticismo medicamentoso). A insuficiência primária ou secundária da adrenal requer terapia substitutiva com corticoides. O mesmo ocorre em hiperplasia adrenal congênita que se caracteriza pela deficiência de síntese endógena desses compostos.

Há inúmeros análogos sintéticos de cortisol, utilizados principalmente como anti-inflamatórios, antialérgicos e imunodepressores. Eles também são usados, tópica ou sistemicamente, em várias condições patológicas (Ver Capítulo 21, Doenças Inflamatórias e Autoimunes).

Observam-se muitos efeitos adversos sistêmicos em consequência a uso prolongado de corticosteroides. Esses efeitos são categorizados como imediatos (retenção de fluidos, visão borrada, alterações de humor, insônia, ganho de peso, modulação da resposta imune), graduais (hiperglicemia, osteopenia, osteoporose, dislipidemia, obesidade central, supressão adrenal, acne, afinamento da pele, dispepsia) e idiossincrásicos (necrose avascular, cataratas, glaucoma de ângulo aberto e psicose). Esteroides constituem a maior causa de hiperglicemia induzida por fármacos. Não só a exacerbam nos pacientes diabéticos, como também originam diabetes em indivíduos que não a apresentavam antes do início da corticoterapia. Glicocorticoides aumentam a resistência à insulina, acarretando hiperinsulinismo. Em pessoas sadias, isso é compensado pelo aumento da secreção de insulina pancreática, e os níveis de glicose se mantêm normais. Porém, em indivíduos normoglicêmicos com reduzida sensibilidade à insulina, o efeito compensador é perdido, resultando em hiperglicemia.[18]

Outro efeito adverso induzido por corticoides é a osteoporose, dependente de dose e tempo de administração. Em concentrações fisiológicas, os corticoides endógenos são reguladores de diferenciação de células mesenquimais, desenvolvimento ósseo e metabolismo renal e intestinal de cálcio. Porém, em concentrações suprafisiológicas, afetam os mesmos sistemas de maneira desfavorável.[19]

Para melhorar o balanço entre efeitos desejáveis e indesejáveis de glicocorticoides, têm-se desenvolvido novos compostos que favorecem as ações repressoras no receptor corticoide (p. ex., efeitos anti-inflamatórios) e diminuem as ações de transativação, envolvidas nas reações adversas. Esses compostos são classificados como agonistas ou moduladores seletivos dos receptores glicocorticoides, coletivamente conhecidos pela sigla AMSRGs (ou SEGRAMs, em inglês). A expectativa é de que os experimentos nesse campo contribuam para o entendimento dos processos que controlam os efeitos adversos mediados por corticoides, bem como a resistência a eles. Isso poderia tornar a corticoterapia mais eficaz e segura.[20]

▶ Referências bibliográficas

1. Parker KL, Schimmer BP. Hypothalamic-pituitary axis. In: Brunton LL, Chabner BA, Knollman BC, eds. *Goodman & Gilman's The pharmacological basis of therapeutics.* 12 ed. New York: McGraw-Hill; 2011: 1103-1128.
2. Brent GA, Koenig RJ. Thyroid and antithyroid drugs. In: Brunton LL, Chabner BA, Knollman BC, eds. *Goodman & Gilman's The pharmacological basis of therapeutics.* 12 ed. New York: McGraw-Hill; 2011: 1129-1162.
3. Friedman PA. Agents affecting mineral ion homesostasis and bone turnover. In: Brunton LL, Chabner BA, Knollman BC eds. *Goodman & Gilman's The pharmacological basis of therapeutics.* 12 ed. New York: McGraw-Hill; 2011: 1275.
4. Massy ZA, Hénaut L, Larsson TE, Vervloet MG. Calcium-sensing receptor activation in chronic kidney disease: effects beyond parathyroid hormone control. *Semin Nephrol* 2014; 34 (6): 648-659.
5. Campbell EJ, Campbell GM, Hanley DA. The effect of parathyroid hormone and teriparatide on fracture healing. *Expert Opin Biol Ther* 2015; 15(1): 119-129.
6. Powers AC, D'Alessio D. Endocrine pancreas and Pharmacotherapy of Diabetes mellitus and Hypoglycemia. In: Brunton LL, Chabner BA, Knollman BC, eds. *Goodman & Gilman's The pharmacological basis of therapeutics.* 12 ed. New York: McGraw-Hill; 2011: 1237-1274.
7. Charron MJ, Vuguin PM. Lack of glucagon receptor signaling and its implications beyond glucose homeostasis. *J Endocrinol* 2015; 224 (3): R123-30.
8. Saraiva FK, Sposito AC. Cardiovascular effects of glucagon-like peptide 1 (GLP-1) receptor agonists. *Cardiovasc Diabetol* 2014; 13: 142.
9. Caplin ME, Pavel M, Ćwikła JB, Phan AT, Raderer M, Sedláčková E et al. Lanreotide in metastatic enteropancreatic neuroendocrine tumors. *N Engl J Med* 2014; 371 (3): 224-233.
10. De Vadder F, Mithieux G. Glucose homeostasis and gut-brain connection. *Med Sci (Paris)* 2015; 31(2):168-173.
11. Marić G, Gazibara T, Zaletel I, Labudović Borović M, Tomanović N, Ćirić M, Puškaš N. The role of gut hormones in appetite regulation (review). *Acta Physiol Hung* 2014; 101(4): 395-407.
12. Takahashi TA, Johnson KM. Menopause. *Med Clin North Am* 2015; 99 (3): 521-534.
13. Levin ER, Hammes SR. Estrogens and progestins. In: Brunton LL, Chabner BA, Knollman BC, eds. *Goodman & Gilman's The pharmacological basis of therapeutics.* 12 ed. New York: McGraw-Hill; 2011: 1163-1194.
14. Snyder PJ. Androgens. In: Brunton LL, Chabner BA, Knollman BC, eds. *Goodman & Gilman's The pharmacological basis of therapeutics.* 12 ed. New York: McGraw-Hill; 2011: 1195-1208.
15. Thirumalai A, Rubinow KB, Page ST. An update on testosterone, HDL and cardiovascular risk in men. *Clin Lipidol* 2015; 10(3): 251-258.
16. Schimmer BP, Funder JW. ACTH, Adrenal Steroids and Pharmacology of Adrenal Cortex. In: Brunton LL, Chabner BA, Knollman BC, eds. *Goodman & Gilman's The pharmacological basis of therapeutics.* 12 ed. New York: McGraw-Hill; 2011: 1209-1236.
17. Zannas AS, Wiechmann T, Gassen NC, Binder EB. Gene-stress-epigenetic regulation of FKBP5: clinical and translational implications. *Neuropsychopharmacology* 2016; 41(1):261-274.
18. Tamez-Pérez HE, Quintanilla-Flores DL, Rodríguez-Gutiérrez R, González-González JG, Tamez-Peña AL. Steroid hyperglycemia: Prevalence, early detection and therapeutic recommendations: A narrative review. *World J Diabetes* 2015; 6 (8): 1073-1081.
19. Seibel MJ, Cooper MS, Zhou H. Glucocorticoid-induced osteoporosis: mechanisms, management, and future perspectives. *Lancet Diabetes Endocrinol* 2013; 1(1): 59-70.
20. Sundahl N, Bridelance J, Libert C, De Bosscher K, Beck IM. Selective glucocorticoid receptor modulation: New directions with non-steroidal scaffolds. *Pharmacol Ther* 2015; 152: 28-41.

CAPÍTULO 15
Farmacologia dos Processos Dolorosos

Lenita Wannmacher

▶ Introdução

Definições, estruturas envolvidas e mecanismos de produção

Dor é definida como experiência sensorial e emocional desagradável, relacionada com dano tecidual real ou potencial, ou descrita em termos deste tipo de dano (International Association for the Study of Pain – IASP). Apresenta, pois, dois componentes: percepção dolorosa e reatividade emocional à dor.

A percepção dolorosa depende de receptores neuronais (nociceptores), que respondem a vários estímulos dolorosos, vias nervosas periféricas sensitivas aferentes, que conduzem esses estímulos ao sistema nervoso central (SNC), e áreas deste sistema (tálamo, córtex cerebral), que detectam, interpretam e modulam a dor. A partir da percepção dolorosa, desencadeiam-se respostas comportamentais que protegem o organismo de danos atuais ou posteriores nos tecidos. Tais respostas consistem em reações reflexas e também em ações preventivas contra estímulos que podem causar lesão tecidual.

O entendimento dos mecanismos moleculares envolvidos na dor é alvo atual de pesquisa.[1] Contextualizam-se 1.002 interações proteína–proteína (IPPs), especificamente associadas com dor. São interconectadas e formam uma rede que se expressa no estado de dor. Sugere-se haver sub-redes específicas para dor de natureza inflamatória e neuropática, situadas em várias regiões anatômicas.

A dor nociceptiva é originada nos nociceptores (terminações nervosas livres não especializadas e não mielinizadas), a partir de estímulos mecânicos, térmicos, químicos, biológicos, isquêmicos, inflamatórios etc., que geram potenciais de ação nos axônios de células sensoriais, cujos corpos neuronais localizam-se no gânglio dorsal da medula espinal. Esses gânglios periféricos contêm um conjunto de fibras aferentes transmissoras dos impulsos sensoriais ao SNC.

O exame dos potenciais de membrana na região somática/perissomática dos neurônios sensoriais mostra que aqueles podem influenciar a transmissão sensorial periférica. O controle do potencial de repouso da membrana é importante mecanismo para regular a excitabilidade. A manipulação de canais iônicos na membrana de neurônios nociceptivos evidencia que é possível filtrar os estímulos dolorosos, o que poderá ter aplicabilidade na abordagem analgésica.[2]

Em tecidos normais, nociceptores não respondem a estímulos leves. Porém, na presença de agressão tecidual, podem ser sensibilizados por substâncias algógenas (histamina, serotonina, bradicinina e prostaglandinas) liberadas pelos tecidos lesados. A hiperalgesia primária caracteriza-se por redução de limiar de nociceptores, aumento da frequência de resposta à mesma intensidade de estímulo, redução na latência dessa resposta e ocorrência de disparos espontâneos, mesmo após cessação dos estímulos. Paralelamente, a estimulação nociceptiva inicia resposta inflamatória neurogênica (hiperalgesia secundária), caracterizada por vermelhidão no sítio de lesão e ao seu redor (eritema), edema local e sensibilização a estímulo nocivo. Tal resposta decorre de liberação de vários neurotransmissores (particularmente substância P, neurocinina A e peptídio relacionado ao gene da calcitonina – *calcitonin gene-related peptide* ou CGRP) de terminações de fibras aferentes primárias. Isso resulta em excitabilidade alterada de fibras nervosas sensoriais e simpáticas, vasodilatação, extravasamento de plasma e proteínas plasmáticas e liberação de mediadores químicos por células inflamatórias.

Em sequência, estímulos nocigênicos são conduzidos por meio de fibras nervosas sensitivas até o corno dorsal da medula espinal. A partir daí, partem duas vias – paleoespinotalâmica (trato espinotalâmico medial) e neoespinotalâmica (trato espinotalâmico lateral) – que alcançam o sistema nervoso central, onde, em nível talâmico e cortical, se faz a integração da sensação dolorosa. Fibras do trato paleoespinotalâmico projetam-se também para a substância cinzenta periaquedutal, representando importante ligação entre vias que trazem informações nociceptivas e aquelas que as modulam, reduzindo percepção de dor. Fibras colaterais desse trato alcançam, ainda, o sistema reticular ativador e hipotálamo, sendo responsáveis pela resposta de alerta associada à presença de dor. Sua projeção para estruturas do sistema límbico explica o aparecimento de respostas emocionais desagradáveis.

Quando impulsos fortes e prolongados chegam da periferia, a resposta dos neurônios do corno dorsal da medula pode aumentar. Esse fenômeno é denominado de sensibilização central (ou "memória da dor"). Deixa de existir simples relação de estímulo e resposta, e passa a ocorrer gradual elevação de atividade neuronal medular. Assim, quando o organismo é exposto a estimulação igual ou similar, há reação mais rápida e prolongada do sistema nervoso central. Isso significa que estímulos adicionais serão amplificados e apresentarão duração mais longa. Outro aspecto relacionado àquela memória é o que ocorre na "dor do membro fantasma", em indivíduos amputados, que permanecem sentindo dor e outras sensações em membro não mais existente. A importância da "memória da dor" compeliu os pesquisadores a conceber sua extinção como forma de tratamento analgésico. Ao mesmo tempo, este evento se relacionou a processos de sensibilização e associação, que se tornaram o cerne da dor crônica.

O sistema de memória e a neurobiologia subjacente existem desde o nascimento e se desenvolvem ao correr da infância. Assim, experiências dolorosas muito precoces (procedimentos cirúrgicos em recém-nascidos, por exemplo) se relacionam a alterações somatossensoriais uma década mais tarde.[3]

Transmissão de estímulos nocivos desde a periferia até os centros cerebrais não é processo linear. Circuitos em diferentes níveis têm a capacidade de alterar marcadamente a passagem dos impulsos e, portanto, a resposta à estimulação nociva. Balanço da atividade entre circuitos excitatórios e inibitórios determinará quais mensagens chegarão ao cérebro.

A reatividade emocional à dor corresponde a respostas emocionais complexas, expressas por padrões de comportamento inatos e aprendidas, bem como por sensações subjetivas de desconforto e sofrimento. Essas respostas regulam a intensidade da dor, que pode ser amplificada por medo, ansiedade, sofrimento etc. É, pois, experiência subjetiva e pessoal, que envolve variáveis socioculturais e psíquicas do indivíduo e do meio. Essa experiência é influenciada por interações de crenças prévias, predições futuras e informação aferente. Expectativas de dor muito intensa podem exacerbar a dor real (hiperalgesia nocebo), enquanto expectativa de pouca dor durante um estímulo nocivo produz significativo alívio de dor (analgesia placebo). A hiperalgesia nocebo se associa a aumento da ativação cerebral relacionada à dor, enquanto a analgesia placebo é mediada por ativação da região pré-frontal cerebral.

Investigação[4] que examinou, por meio de neuroimagem, áreas cerebrais ativadas durante estímulos térmicos em indivíduos sadios concluiu haver substancial diferença entre a intensidade de dor esperada e a experimentada. Essa brusca violação na expectativa de dor foi processada por distintas regiões do lobo parietal inferior, onde se integram discriminação sensorial percebida, detalhes da incongruência contextual e processos de aprendizado associativo. Essa ativação relacionada à dor foi consistente com as noções de analgesia placebo, hiperalgesia nocebo e expectativas de dor violadas. Transpondo tais resultados para a prática clínica, pode-se compreender que expectativas não realísticas de dor interferem com a eficácia dos tratamentos analgésicos.

Os aspectos discutidos podem explicar efeito independente do farmacológico propriamente dito, produzidos pelo efeito placebo.

Algumas pessoas relatam dor na ausência de lesão tecidual ou de qualquer outra causa fisiopatológica provável: geralmente isto acontece por motivos psicológicos. Por acharem que a motivação é psicológica, os profissionais não valorizam, nem investigam adequadamente, a queixa de dor. No entanto, é necessário lembrar que fatores emocionais também merecem consideração e abordagem terapêutica. Além disso, alguns quadros de neuropatias não têm lesão detectável, apenas alteração funcional, como as neuralgias pós-herpética e de trigêmeo.

Um fator interessante é a valorização que o indivíduo confere à dor que sente. A isso se convencionou chamar de "viés de atenção para a dor", no qual o paciente tem atenção seletiva para a informação relacionada ao que o preocupa.[5]

No atendimento médico é importante valorizar a queixa do paciente e abordar o sofrimento e o comportamento associados à dor. O autorrelato constitui padrão-ouro para avaliação de dor, pois reflete a subjetividade inerente à sua natureza.

Dor não é apenas uma sensação desagradável, mas também uma modalidade sensorial complexa essencial à sobrevivência. Funciona como sistema de alarme, que afasta o indivíduo de circunstâncias de dano tecidual. Existem casos raros de pessoas sem sensação de dor (analgesia congênita). Nelas ocorrem frequentes acidentes, que determinam pobre qualidade de vida e que podem levar à morte precoce.[6]

Para mostrar como percepção e reatividade emocional à dor são influenciadas por fatores físicos, ecológicos, sociais e econômicos, históricos ou atuais, bem como pelos comportamentos dos cuidadores da saúde, Craig propõe um modelo de comunicação social de dor (Quadro 15.1).[7]

Quadro 15.1 ■ Modelo de comunicação social da dor.

Determinantes	Históricos	Atuais
Biológicos	Herança genética, saúde familiar, experiência sensorial de dor	Medicamento em uso, expressão verbal ou não verbal de dor
Psicológicos	Etnia, sociabilização, predisposição antecipatória	Nível de estresse e de expectativas
Sociais	Significado social	Motivações sociais, atividades exercidas, audiência

▶ Tipos de dor

A dor pode ser classificada por diferentes critérios (Quadro 15.2).

▶ **Dor aguda.** Manifesta-se transitoriamente, por curto período, na maioria das vezes com causas facilmente identificáveis. Funciona como um alerta do corpo para traumas, inflamações, alterações funcionais musculares e viscerais ou doenças subjacentes. Costuma ser primeiramente centralizada, tornando-se depois difusa. Geralmente, constitui-se em resposta nociceptiva à agressão. Na maioria dos casos, cessa com resolução do quadro básico ou administração de analgésicos. A avaliação de sua localização, aspecto temporal e intensidade é em geral suficiente para defini-la na prática clínica.

▶ **Dor crônica.** É a que persiste ou recorre por mais de 3 meses, quase sempre associada a câncer, doenças reumáticas, alterações de estruturas musculoesqueléticas (osteoartrose, lombalgia) ou nervosas (dor do membro fantasma, neuralgia pós-herpética, síndrome da dor regional complexa). Afeta a execução de atividades de vida diária e pode acarretar ansiedade, depressão e transtornos de sono. E tais fatores, consumo extramédico de fármacos etc. levam à persistência da dor, em um ciclo de doença. A dor crônica representa um ônus muito grande e um custo equivalente ao da combinação de câncer e diabetes nos países ocidentais. Dor crônica apresenta difícil tratamento, sendo que persiste por mais de 1 ano em 60% dos indivíduos que a sentem. Várias teorias tentam explicá-la. Uma delas salienta que dor crônica deve ser considerada uma resposta, não um estímulo. A dor é uma experiência consciente, muitas vezes associada com nocicepção, mas sempre modulada por uma diversidade de fatores cognitivos, neurobiológicos e ambientais. Plasticidade ou alteração nos padrões estímulo-resposta ocorre ao longo do tempo, tendo importante papel na dor crônica. A plasticidade é dita não associativa quando há mudanças nas respostas em virtude de exposição repetida a um particular estímulo. Habituação à dor é um exemplo de plasticidade não associativa, a qual faz com que a resposta diminua frente a um dado estímulo. Ao contrário, sensibilização à dor aumenta a resposta ao estímulo que se repete. Dor determina comportamento defensivo imediato, considerado resposta não condicionada. O medo que acompanha a dor e a influencia é também considerado resposta não condicionada.[8]

▶ **Dor visceral.** Origina-se em órgãos e cavidades internas do corpo. Frequentemente se associa com manifestações autonômicas, tanto simpáticas quanto parassimpáticas, como náuseas, vômito, sudorese, alterações de pressão arterial, frequência respiratória e frequência cardíaca. Com menos receptores sensoriais nestas áreas, produz sensação dolorosa de maior duração, muitas vezes associada a partes do corpo totalmente diferentes do local da lesão. Por exemplo, a dor isquêmica cardíaca pode primeiramente manifestar-se em ombro, braço ou mão.

▶ **Dor tegumentar.** Advém de processos nociceptivos em pele, tecido subcutâneo e mucosas. É bem localizada, aguda e descrita como cortante, latejante, em pontada ou em queimação. Tem menor influência de aspectos afetivos.

▶ **Dor somática profunda.** Tem origem em ossos, músculos, tendões ou articulações. Em geral é mal localizada e descrita como dolente e limitante. Quanto maiores forem intensidade e duração do estímulo, maior é a área afetada.

▶ **Dor neuropática**. Pode ser diferenciada da dor nociceptiva com base em sinais e sintomas. Não tem fisiopatogenia completamente elucidada. Propõem-se mecanismos que incluem os sistemas nervosos central e periférico, envolvendo sensibilização periférica e central, prejuízo da modulação inibitória, inflamação neurogênica e a teoria do túnel do vento (*wind up theory*). Nesta, a dor é percebida com intensidade crescente ao correr do tempo, sendo causada por estímulos dolorosos repetidos sobre fibras nervosas periféricas do grupo C, o que leva a aumento da resposta elétrica nos neurônios do corno posterior da medula. A doença afeta cerca de 8% da população. O impacto sobre a qualidade de vida do paciente é importante e prolongado. O diagnóstico dessa situação clínica requer anamnese e exame físico detalhados e testagem neurofisiológica apropriada.[9] O difícil tratamento provê somente alívio sintomático e inclui uso de antidepressivos e anticonvulsivantes. Medidas coadjuvantes abrangem estratégias psicológicas, fisioterapia, acupuntura e, eventualmente, cirurgia. A evolução para a cura demanda longo prazo.[10]

▶ **Dor psicogênica**. É mal definida e localizada pelo paciente. Para ela não se encontra uma causa orgânica e não é facilmente aliviada com analgésicos convencionais. É mais bem abordada por medidas não medicamentosas. Muitas vezes, os profissionais reagem negativamente à dor psicogênica, não a encarando como queixa real, o que contraria o próprio conceito de dor.

▶ Avaliação da dor[11]

Sendo fenômeno multidimensional, dor inclui aspectos fisiológicos, sensoriais, afetivos, cognitivos, comportamentais e socioculturais. Na prática clínica, o autorrelato revela intensidade e natureza da experiência vivida pelo paciente e permite análise de nocicepção e resposta emocional. Em crianças com menos de 3 anos, sua aplicabilidade é limitada pela idade, bem como em pacientes impossibilitados de efetiva comunicação, por estarem sedados, anestesiados ou incapacitados cognitivamente. Neles, a avaliação de dor pode ser feita por medidas indiretas, que analisam alterações comportamentais (respostas motoras simples, expressões faciais, choro, posturas específicas e comportamentos mais complexos) ou medidas fisiológicas (aumento de frequências cardíaca e respiratória, pressão arterial, alterações de sudorese palmar etc.). Tais medidas, por serem inespecíficas, devem ser interpretadas com cautela. A frequência de avaliação de dor depende de sua etiologia, gravidade e intensidade. Em dores agudas intensas, como no período pós-operatório, deve ser feita a cada 30 a 60 min. Em dores menos intensas, os períodos de avaliação são determinados pela duração de efeito dos analgésicos empregados.

Em dores crônicas, o monitoramento será feito de forma individualizada. Alguns pacientes necessitam de consultas mensais, outros de avaliações semestrais.

Havendo necessidade de avaliação mais precisa, como em situações de pesquisa, utilizam-se escalas multidimensionais (*McGill Pain Questionnaire* [MPQ] e *Wiscosin Brief Pain Questionnaire* [BPQ]) ou unidimensionais (verbal – *verbal rating scale* [VRS], numérica – *numeric rating scale* [NRS] e analógica visual – *visual analog scale* [VAS]). O ponto-chave nessa avaliação refere-se à diferença mínima clinicamente importante ou DMCI (do inglês *Minimal Clinically Important Difference*), correspondente à menor diferença em escores de dor percebida como benéfica pelos pacientes e que determina alteração de tratamento, com toleráveis reações adversas e custo.

Outra medida de impacto clínico é o número de pacientes que é necessário tratar com determinada intervenção para obter uma resposta desejada (*number-needed-to-treat* [NNT]), em comparação ao controle, sendo utilizada como descritor de eficácia em estudos farmacológico-clínicos. O NNT é específico para cada tratamento avaliado, o que é útil para a avaliação de eficácia relativa entre diferentes abordagens. Utiliza-se raciocínio análogo para a avaliação de reações adversas, por meio do número necessário de pacientes tratados para provocar dano ou NND (*number-needed-to-harm* ou NNH, em inglês). Quanto maior for o NND, maior será a segurança do tratamento.

▶ Epidemiologia da dor[11]

A prevalência de dor crônica em países de média e baixa economias é consistente com os dados do *Global Burden of Disease*, mostrando mais altas taxas em idosos e trabalhadores do que na população em geral. Isso acarreta um ônus global de 28%. Trauma, câncer, complicações de parto, defeitos congênitos e doenças cirúrgicas potencialmente levam a dor crônica, quando não tratadas ou tratadas incorretamente.[12]

Nos EUA, mais da metade dos idosos (estimada como sendo 18,7 milhões de pessoas) experimentou dor no mês anterior à enquete domiciliar ou realizada em residenciais geriátricos. A dor acompanhou-se de diminuição funcional e requereu atenção de saúde pública especializada. A localização predominante abrangeu coluna, quadris ou joelhos. A prevalência de dor na população investigada chegou a 52,9%. É maior em mulheres, obesos, indivíduos depressivos e com condições musculoesqueléticas. A maioria dos idosos (74,9%) referiu dor em múltiplos sítios. Como o envelhecimento, a dor cresce globalmente, sendo aspecto importante a considerar em saúde pública.[13]

Quadro 15.2 ▪ Tipos de dor.

Intensidade			
Intensa	Moderada		Leve
Localização			
Central	Periférica		
Área de abrangência			
Localizada	Regional		Generalizada
Duração			
Aguda	Crônica		
Origem			
Tegumentar ou superficial	Visceral	Somática profunda	Psicogênica
Qualidade			
Em ardência ou queimação	Em cólica	Em aperto	Lancinante
Periodicidade			
Contínua	Intermitente		

Em Londrina, Paraná, inquérito domiciliar,[14] respondido por 172 idosos residentes na área de abrangência de uma Unidade Básica de Saúde (UBS), mostrou presença de dor crônica em 107 indivíduos (62,21%); no sexo feminino, a prevalência foi de 69,3%, e no masculino, 52,1% ($P = 0,004$). Os idosos com 80 anos ou mais referiram mais dor crônica, assim como os idosos com depressão.

▶ Consequências clínicas da dor

▶ **Incapacidade funcional.** Os mecanismos pelos quais dor leva à incapacidade funcional não são bem compreendidos. Revisão sistemática e metanálise[15] de 12 estudos de baixa qualidade (2.961 participantes com dor lombar ou cervical) examinaram esta questão, por meio de análise de mediação. Potenciais mediadores podem explicar o efeito da dor na incapacidade funcional. Demonstrou-se que aflição e medo mediaram a relação entre dor e incapacidade.

▶ **Interferência no sono.** A interrupção do sono por dor pode ser indicação da intensidade desta e do impacto funcional que causa. A relação é bidirecional, pois a tolerância à dor diminui quando os pacientes têm insônia e dor crônica concomitantemente. Indivíduos com privação do sono mais frequentemente experimentam dor em diversos locais do organismo.[16]

▶ **Dor e cognição.** Com o aumento global da longevidade, déficits cognitivos serão mais frequentes, assim como dores posturais, por exemplo. Isso se traduz por vários problemas: a verbalização de dor fica prejudicada, as dores musculoesqueléticas se acentuam e os medicamentos analgésicos podem interagir com a polifarmácia usual na idade avançada. Processos como atenção e cognição podem modular a dor. Pelo fato de não verbalizar adequadamente a dor, o idoso com demência pode ser subtratado.[17]

▶ **Ansiedade e depressão.** Indivíduos com dor crônica apresentam grande vulnerabilidade para depressão e raiva, em comparação aos que não têm dor. Também mostram dificuldades interpessoais e incapacidade física. Em revisão de 675 pacientes ambulatoriais,[18] observou-se que a intensidade de dor era fator significativamente preditivo de depressão e ansiedade. Essas eram amenizadas por atividade física e satisfação com o desempenho em relações sociais. Tais resultados sugerem que o processo pelo qual dor crônica rompe o bem-estar emocional relaciona-se com funções físicas e sociais, com o predomínio dessas últimas.

Alta sensibilidade à ansiedade (ASA) tem sido associada com elevada ansiedade relacionada à dor (ARD). Oitenta indivíduos em tratamento para ASA (36 anos em média; 79% mulheres) foram randomizados para entrevista telefônica na oitava semana ou para uma lista de espera. Dados basais mostravam que ASA com preocupação de ordem física e cognitiva, mas não social, se associavam significativamente a ARD e excitação, sem comportamentos de escape ou aversivos. O estudo mostrou que ASA de ordem física, mas não cognitiva ou social, predisse a ARD. O contato telefônico reduziu essa ansiedade, e tratamento relacionado a ASA global e ASA com preocupações de ordem física mediaram as modificações no grau de ARD. Tais resultados sugerem que intervenção com alvo em ASA pode ter implicações na redução de ARD.[19] Uma inferência do exposto é que pessoas de traço ansioso predominante possam ter maior ansiedade relacionada à dor, apresentando o viés de atenção para a dor, já discutido.

▶ Manejo da dor

Medidas medicamentosas

Aqui serão considerados aspectos gerais, sendo o detalhamento dos diferentes fármacos remetido para os capítulos respectivos.

Os tratamentos medicamentosos abrangem medidas específicas (uso de antineoplásicos, por exemplo) ou sintomáticas (uso de anestésicos, analgésicos etc.). Tratamento etiológico deve ser feito sempre que possível. O manejo sintomático depende de caráter, duração prevista e intensidade da dor, bem como da reação do paciente frente à dor e de suas experiências prévias em alívio de dor.

A Organização Mundial da Saúde[20] propõe escalonamento para tratamento de dores de diferentes intensidades em adultos: para dor leve, analgésicos comuns; para dor moderada, se adiciona opioide fraco a agente não opioide; e, para dor intensa, usam-se analgésicos fortes, até o paciente ficar livre de dor, o que corresponde à administração regular, e não ao emprego de esquema por demanda (Figura 15.1). Em dores intensas, as doses podem ser crescentes, pois opioides isolados não apresentam efeito teto. Entretanto, o aumento de dose é restrito pelo aparecimento de efeitos adversos. Nesse degrau, também se pode associar analgésico não opioide.

Para acalmar ansiedade e medo em qualquer etapa, adicionam-se fármacos específicos, designados genericamente como "adjuvantes". Incluem antidepressivos, anticonvulsivantes, anestésicos locais, corticosteroides, relaxantes musculares e outros.

Essa abordagem prevê utilizar o medicamento adequado, na dose correta, por tempo suficiente, mostrando-se eficaz em 80 a 90% dos casos e sendo pouco onerosa. Embora originalmente descrito para dores oncológicas, tal esquema também se emprega em tratamento de outras dores, crônicas e agudas. Para alívio de dor moderada a intensa, a escolha analgésica deve ser guiada por considerações de segurança, disponibilidade, palatabilidade e custo.

Quanto ao tratamento analgésico para dor persistente em crianças, a Organização Mundial da Saúde[21] recomenda escalonamento de duas etapas, de acordo com o nível de intensidade de dor.

Anestésicos gerais e locais têm importante papel na erradicação da dor cirúrgica. Ainda para redução de dor pós-cirúrgica, pode-se utilizar a analgesia preemptiva, como intervenção que precede o ato operatório. Inúmeros fármacos têm sido administrados oralmente.

Medidas não medicamentosas

■ Terapias psicológicas

Terapias psicológicas podem ajudar as pessoas a lidar com dor crônica e suas consequências, como depressão, ansiedade e incapacidade. Compreendem relaxamento, hipnose, treinamento de habilidades

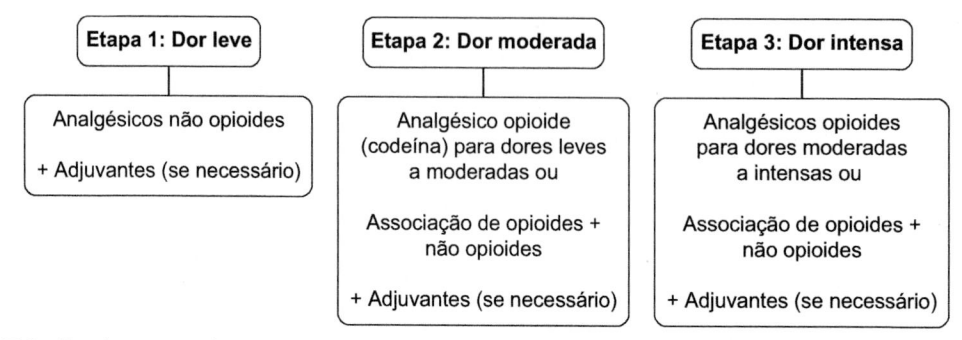

Etapa 1: Dor leve	Etapa 2: Dor moderada	Etapa 3: Dor intensa
Analgésicos não opioides + Adjuvantes (se necessário)	Analgésico opioide (codeína) para dores leves a moderadas ou Associação de opioides + não opioides + Adjuvantes (se necessário)	Analgésicos opioides para dores moderadas a intensas ou Associação de opioides + não opioides + Adjuvantes (se necessário)

Figura 15.1 ■ Escalonamento de tratamento para alívio de dor em 3 etapas, proposto pela Organização Mundial da Saúde.

por imitação, *biofeedback*, terapia comportamental cognitiva e terapia motivacional. Podem ser feitas durante atendimento hospitalar, em consultas de ambulatório individuais ou em grupos e, atualmente, via *Internet*.

▪ Fisioterapia

Essa abordagem se direciona fundamentalmente a dores que envolvem o sistema musculoesquelético, visando reduzir dor, corrigir postura, melhorar equilíbrio e reforçar musculatura, dentre outros objetivos. No atendimento fisioterápico, utilizam-se medidas como aplicação de frio ou calor, repouso ou exercício físico, massagem, estimulação nervosa elétrica transcutânea (*transcutaneous electrical nerve stimulation* ou TENS), aplicação de *laser* e ultrassom.

▪ Acupuntura

Acupuntura tem sido empregada no tratamento de dores de diversas origens, agudas e crônicas, bem como em outras condições clínicas. Inúmeras publicações apontam o papel da acupuntura como indutora de analgesia, atuando em várias partes do sistema nervoso central (córtex cerebral, medula espinal, tronco cerebral, sistema límbico e gânglios cerebrais). Os mecanismos subjacentes aos efeitos da acupuntura envolvem vias neuro-humorais e liberação de diversos neurotransmissores, como opioides e ácido gama-aminobutírico. Também o sistema imune participa desses mecanismos, por meio da liberação de citocinas.[22]

▪ Outras terapias

Uma delas consiste em *reabilitação multidisciplinar biopsicossocial* (componentes físico, psicológico e social), exercida por profissionais da saúde com pelo menos duas profissões, em pacientes com dor lombar crônica, cuja duração tinha em média mais de 1 ano.

Algumas investigações têm sido feitas no sentido de avaliar a redução de dor provocada em neonatos e crianças pequenas. Observa-se que dor conduz a alterações fisiológicas que contribuem para o desenvolvimento de morbidade em recém-nascidos. Sugere-se que medidas não farmacológicas, como segurar, embrulhar, amamentar e administrar açúcares, possam minorar a dor.

▶ Considerações sobre determinados tipos de dor

Neste capítulo serão considerados aspectos gerais de algumas dores importantes e prevalentes. O detalhamento dos fármacos nelas empregados será abordado nos capítulos respectivos.

Dor em idosos

A epidemiologia da dor crônica em idosos mostra que esse sintoma é prevalente, relevante, oneroso economicamente e determinante de prejuízo na qualidade de vida das pessoas, interferindo com sua capacidade de movimentação, sono, humor e relacionamento social. A idade avançada determina modificações em percepção e expressão de dor. Múltiplas são as condições clínicas determinantes de dor crônica em idosos, prevalecendo o comprometimento do sistema osteoarticular. A capacidade de comunicar a dor também pode estar afetada pelo estado cognitivo apresentado pelo idoso. Isso faz com que muitas vezes a dor seja subtratada. O manejo de dor se faz por medidas medicamentosas e não medicamentosas. Estas últimas são importantes e menos indutoras de iatrogenia. Cada vez mais se estimula o exercício físico no idoso, o que contribui favoravelmente para tônus muscular, equilíbrio e interação social. Privilegiar essas intervenções reduz significativamente a necessidade de tratamentos farmacológicos.[23]

Dor pós-operatória

Prevenção e controle de dor pós-operatória (DPO) aguda são essenciais. Subtratamento continua a ser o maior problema depois de muitas cirurgias, acarretando piores desfechos, inclusive dor crônica pós-cirúrgica. O adequado manejo de DPO requer compreensão da fisiopatogenia da dor, identificação de métodos não invasivos para reduzir dor e reconhecimento de fatores emocionais (ansiedade, depressão, medo) associados a aumento de dor. O manejo peroperatório com variadas modalidades aumenta o controle de dor pós-operatória, com otimização da analgesia, diminuição de efeitos adversos e aumento da satisfação do paciente.[24]

Uma das causas do inadequado tratamento da dor cirúrgica e de outras importantes dores manejadas em hospital, com emprego insuficiente de analgésicos, é o esquema por demanda ("se necessário"), que determina que o paciente module o esquema de acordo com a intensidade de sua dor. No entanto, o arraigado medo de analgésicos opioides faz com que os profissionais prescrevam e dispensem doses insuficientes, não acatando, por vezes, a solicitação dos pacientes ou esquecendo que dores intensas precisam ser coibidas com administrações desses fármacos a intervalos regulares.

Assim como subtratamento, supertratamento também causa problemas, como sedação exagerada e outros eventos adversos que impedem a reabilitação e aumentam o tempo de internação.

Dor oncológica

A dor do câncer é prevalente e frequentemente multifatorial. Para um segmento da população com câncer, o controle de dor é insatisfatório, mesmo com adequada adesão a tratamento, segundo as diretrizes da OMS sobre analgésicos e coanalgésicos. A dor refratária deve ser manejada com intervenções que envolvam várias modalidades. A intenção é aliviar rapidamente a dor, reduzindo a necessidade de analgésicos sistêmicos, diminuindo efeitos adversos e promovendo melhor qualidade de vida.

Dor regional complexa

A síndrome da dor regional complexa determina dores muito intensas, descritas como em ardência ou descarga elétrica no trajeto do nervo e acometendo membros, preferentemente. Classifica-se em tipos I e II. É induzida por trauma, e sua origem é desconhecida. Tem longa duração, associando-se a pobre qualidade de vida e consideráveis custos individuais e de saúde pública. Sua fisiopatogenia envolve inflamação, hipoxia tecidual, desregulação do simpático, lesão de pequenas fibras, autoanticorpos séricos, sensibilização central e persistência de memória de dor. Sua abordagem terapêutica é multidisciplinar, abrangendo redução de dor, educação do paciente, restauração do membro afetado e suporte psicológico.[25]

▶ Referências bibliográficas

1. Jamieson DG, Moss A, Kennedy M, Jones S, Nenadic G, Robertson DL, Sidders B. The pain interactome: Connecting pain-specific protein interactions. *Pain* 2014: 155: 2243-2252.
2. Du X, Hao H, Gigout S, Huang D, Yang Y, Li L *et al*. Control of somatic membrane potential in nociceptive neurons and its implications for peripheral nociceptive transmission. *Pain* 2014; 155: 2306-2322.
3. Noel M, Palermo TM, Chambers CT, Taddio A, Hermann C. Remembering the pain of childhood: applying a developmental perspective to the study of pain memories. *Pain* 2015; 156 (1): 31-34.
4. Zeidan F, Lobanov OV, Kraft RA, Coghill RC. Brain mechanisms supporting violated expectations of pain. *Pain* 2015; 156: 1772-1785.
5. Crombez G, Heathcote LC, Fox E. The puzzle of attentional bias to pain: beyond attention. *Pain* 2015; 156 (91): 1581-1582.
6. Kopf A, Patel NB (eds). *Guide to pain management in low-resource settings*. Seattle: ASP Press; 2010. 387 p.
7. Craig KD. Social communication model of pain. *Pain* 2015; 156: 1198–1199.
8. Moseley GL, Vlaeyen JW. Beyond nociception: the imprecision hypothesis of chronic pain. *Pain* 2015; 156 (1): 35-38.
9. Gilron I, Baron R, Jensen T. Neuropathic pain: principles of diagnosis and treatment. *Mayo Clin Proc* 2015; 90 (4): 532-545.
10. Taverner T. Neuropathic pain in people with cancer (part 2): pharmacological and non-pharmacological management. *Int J Palliat Nurs* 2015; 21 (8): 380-384.

11. Ferreira MBC. Princípios gerais no tratamento de dor. In: Fuchs FD, Wannmacher L, eds. *Farmacologia clínica. Fundamentos da terapêutica racional.* 4 ed. Rio de Janeiro: Guanabara Koogan; 2010: 214-230.
12. Jackson T, Thomas S, Stabile V, Han X, Shotwell M, McQueen K. Prevalence of chronic pain in low-income and middle-income countries: a systematic review and meta-analysis. *Lancet* 2015; 385 (Suppl 2): S10.
13. Patel KV, Guralnik JM, Dansie EJ, Turk DC. Prevalence and impact of pain among older adults in the United States: Findings from the 2011 National Health and Aging Trends Study. *Pain 2013;* 154 (12): 2649-2657.
14. Dellaroza MSG, Furuya RK, Cabrera MAS, Matsuo T, Trelha C, Yamada KN, Pacola L. Caracterização da dor crônica e métodos analgésicos utilizados por idosos da comunidade. *Rev Assoc Med Bras* 2008; 54 (1): 36-41.
15. Lee H, Hübscher M, Moseley GL, Kamper SJ, Traeger AC, Mansell G, McAuley JH. How does pain lead to disability? A systematic review and meta-analysis of mediation studies in people with back and neck pain. *Pain* 2012; 153 (9): 1883-1889.
16. Straube S, Heesen M. Pain and sleep. *Pain* 2015; 156 (8): 1371-1372.
17. Hugenschmidt CE, Sink KM. No pain, functional gain: the importance of pain management in older adults with cognitive impairment. *Pain* 2015; 156 (8): 1377-1378.
18. Sturgeon JA, Dixon EA, Darnall BD, Mackey SC. Contributions of physical function and satisfaction with social roles to emotional distress in chronic pain: A Collaborative Health Outcomes Information Registry (CHOIR) study. *Pain* 2015; 156 (12): 2627-2633.
19. Olthuis JV, Watt MC, Mackinnon SP, Potter SM, Stewart SH. The nature of the association between anxiety sensitivity and pain-related anxiety: evidence from correlational and intervention studies. *Cogn Behav Ther* 2015; 44 (5): 423-440.
20. World Health Organization. *WHO's Cancer pain ladder for adults.* Disponível em: http://www.who.int/cancer/palliative/painladder/en/ [Acesso em 07.09.2015]
21. World Health Organization. *WHO guidelines on the pharmacological treatment of persisting pain in children with medical illnesses.* Geneva: World Health Organization; 2012. 172 p.
22. Gao P, Gao XI, Fu T, Xu D, Wen Q. Acupuncture: emerging evidence for its use as an analgesic (Review). *Exp Ther Med* 2015; 9 (5): 1577-1581.
23. Bicket MC, Mao J. Chronic pain in older adults. *Anesthesiol Clin* 2015; 33 (3): 577-590.
24. Lovich-Sapola J, Smith CE, Brandt CP. Postoperative pain control. *Surg Clin North Am* 2015; 95 (2): 301-318.
25. Casale R, Atzeni F, Sarzi-Puttini P. The therapeutic approach to complex regional pain syndrome: light and shade. *Clin Exp Rheumatol* 2015; 33 (1 Suppl 88): S126-139.

CAPÍTULO 16
Farmacologia dos Processos Inflamatórios e Imunitários

Luiz Fernando de Souza Passos

▶ Introdução

Inflamação essencialmente consiste em convocação, agregação e ativação de células especializadas no manejo de lesões tissulares. Compreende não só a mais usual agressão por microrganismos, mas também os danos causados por agentes físicos, químicos, tóxicos, isquêmicos, e até mesmo aquele autoinflingido pelas doenças autoimunes.

O objetivo da inflamação é combater e, se possível, eliminar microrganismos, reparar lesões físicas do dano asséptico e restabelecer a homeostase, entendida como manutenção de condições estáveis e sustentáveis de um sistema, na normalidade fisiológica ou sob situações externas adversas. Esse conceito, criado inicialmente com foco nos líquidos intersticiais, hoje tem abrangência muito maior, incluindo a viabilidade de células e tecidos, seus instrumentos de comunicação e mecanismos de defesa e reparação.[1]

Há, em toda a escala filogenética, elementos humorais e celulares selecionados para lidar com agressões ao meio interno.

O acúmulo de células inflamatórias no sítio de lesão é fenômeno essencialmente vascular. Implica adesão leucócito-endotélio e produção de moléculas que promovem vasodilatação, aumento da permeabilidade capilar e migração do leucócito através do endotélio (diapedese). Eis a origem dos clássicos sinais da inflamação já descritos por Hipócrates: tumor, calor, dor, rubor.

Para garantir o funcionamento integrado dessa complexa engrenagem fisiológica, existe um eficiente sistema de comunicação, composto de moléculas proteicas (citocinas, interleucinas, adesinas, proteases, interferons), lipídios (prostaglandinas) e aminas vasoativas (histamina, serotonina). Citocinas têm código de denominação ordinal, como nas interleucinas (IL-1, IL-2 e sucessivamente), ou nomes descritivos, como fator de necrose tumoral (*tumoral necrosis factor* – TNF), fator de crescimento transformante (*transforming growth factor* – TGF), interferon (IFN), fator vascular de crescimento endotelial (*vascular endothelial growth factor* – VEGF) e muitos outros.

Citocinas, seus receptores e outras moléculas de comunicação desempenham papéis determinantes na patogenia de doenças. Tem-se aí chance única de interferência terapêutica, precisa e pontual, bloqueando-as ou ativando-as. Hoje, inovações nas técnicas de desenvolvimento de fármacos possibilitam modificação na relação ciência *versus* doença. Vive-se uma nova era de dissecção – a dissecção celular e molecular das doenças – para localizar pontos-chave passíveis de intervenção pela nova Farmacologia.

▶ Células participantes de inflamação e resposta imune

Para ocorrer inflamação é necessário o concurso de grande número de células, com diferentes morfologias e funções. O primeiro contingente mobilizado são células já prontas e alertas, preparadas para de imediato identificar o dano e combatê-lo. Constituem o chamado sistema imune inato.

Seu componente mais simples é o neutrófilo – leucócito polimorfonucleado, peça frágil, que fagocita, destrói bactérias em seus lisossomos e morre.[2] Como alternativa à fagocitose, o neutrófilo pode exteriorizar linhas de DNA ao seu redor, formando uma rede provida de enzimas proteolíticas e perforinas – uma armadilha (*neutrophyl extracelular traps* – NET) que captura bactérias, fungos e o que houver no entorno.[3]

Outro componente inato, mais complexo e importante, é o sistema monocítico-macrofágico, composto por células de origem mieloide que inicialmente circulam sob forma de monócitos. Convocadas, migram para o extravascular, ganham forma ameboide e perambulam pelos tecidos, sendo então chamadas de macrófagos e histiócitos. Hábeis em fagocitar, fragmentam o microrganismo e expõem seus epítopos (menor porção de antígeno com potencial de gerar a resposta imune). Possuem lisossomos com proteases e enzimas geradoras de radicais livres a partir de oxigênio e nitrogênio, capazes de destruir patógenos internalizados.[3] São excelentes secretoras de citocinas, moléculas protagonistas que amplificam a resposta inflamatória e a moldam conforme sítio, tempo e natureza do patógeno.

Algumas células da linhagem monocítico-macrofágica se modificam ainda mais, originando células dendríticas, que viajam por pele e mucosas – portas de entrada de bactérias e patógenos. Têm maior capacidade de processar e apresentar antígenos e migram para linfonodos regionais, onde encontram linfócitos que reconhecerão o antígeno e iniciarão resposta mais direcionada e específica, chamada de imunidade adaptativa.

Outros macrófagos eventualmente se fixam em determinados tecidos, onde exercem a mesma função de fagocitose, digestão lisossômica, apresentação de antígenos e produção de citocinas – são as células de Kupffer no fígado, as que atapetam sinusoides esplênicos e membranas serosas e sinoviais e se instalam em glomérulos renais (mesângio), alvéolo pulmonar e parênquima cerebral (micróglia).

Células inatas são importantíssimas em mucosas povoadas por bactérias, onde cumprem a função de tolerar a flora normal simbionte e combater patógenos ocasionais. Produzem citocinas necessárias à amplificação do processo e à defesa tissular. Macrófagos ainda podem organizar-se em granulomas[4] e se transformar em fibroblastos, na fase de reparação do processo. O sistema imune inato conta ainda com outras células coadjuvantes, como mastócitos, eosinófilos, basófilos, células NK (*natural killer*), e células Tγδ.

O linfócito é a célula básica do sistema imune adaptativo, assim chamado porque só expressa sua resposta, poderosa e pontual, quando o patógeno aparece. Nesse momento, o linfócito, com receptor exato e específico contra um epítopo do patógeno, multiplica-se exponencialmente e gera um clone de células idênticas (portanto uma expansão monoclonal), com reatividade única contra aquele epítopo. A diversidade reativa dos linfócitos é imensa, pois a fenda peptídica que identifica o epítopo é gerada aleatoriamente por recombinação de pequenos segmentos de DNA. Na ontogênese nascem milhões de linfócitos, uns "T", amadurecidos no timo, outros "B", amadurecidos na medula óssea. Cada um é único em sua exclusiva especificidade. Do ponto de vista evolutivo é solução econômica – poupa massa e energia – pois comporta grande diversidade que só eclode, *ad hoc*, no momento em que o clone é necessário para complementar a resposta inata.

Epítopos, também chamados determinantes antigênicos, são pequenos peptídios de 12 a 16 aminoácidos lineares ou conformativos, provenientes de proteína ingerida por macrófago ou célula dendrítica. Essa proteína, que pode ser chamada de antígeno, geralmente comporta diversos epítopos. Uma resposta natural é, em geral, policlonal – cada clone gerado sendo proveniente de um linfócito *naïve* (virgem) específico ao respectivo epítopo. Pequenos peptídios aparecem na superfície das células por meio de moléculas apresentadoras de antígeno: componentes do sistema HLA (*human leucocyte antigen*), codificado no cromossomo 6 pelo complexo maior de histocompatibilidade (*major histocompatibility complex – MHC*). Detalhamento desses processos foge ao escopo deste capítulo.

Como essa delicada especificidade se traduz em resposta de defesa? Células B ativadas transformam-se em plasmócitos, que produzem anticorpos que se ligarão ao antígeno (uma bactéria, por exemplo), perfurando-a ou apoiando sua fagocitose por opsonização. IgG, anticorpo típico, tem forma de Y, com dois braços que seguram o antígeno e uma cauda à qual se liga o sistema complemento. Daí receber o nome de fragmento Fc. Células fagocíticas têm receptores para fragmento Fc e complemento, e a fagocitose facilitada por esses receptores chama-se de opsonização.

Células T, por sua vez, reconhecem o epítopo por meio do receptor de membrana TCR (*T cell receptor*). Células T comportam diversos subtipos: T-auxiliares (*T-helper*) com a proteína CD4 em sua superfície; T-citotóxicas (*T-killer*) com a proteína CD8, e T-reguladoras com o fator de transcrição Fox-P3. T-auxiliares produzem diferentes citocinas em diferentes situações. Frente a patógeno intracelular, geram citocinas ditas pró-inflamatórias (IL-1, IL-6, TNF, IL-12, IFNγ), que auxiliam a capacidade fagocítica e digestória de macrófagos, o que se convencionou chamar resposta Th1. Frente a patógeno extracelular, geram citocinas que estimulam a produção de anticorpos (IL-4, IL-5, IL-10), chamada de resposta Th2. Respostas Th1 e Th2 são dicotômicas, mas é inexato dizer que citocinas Th2 são anti-inflamatórias. Havendo necessidade de mais polimorfonucleados, produzem IL-17 na chamada resposta Th17. A interleucina 17 é muito mais abundante e importante na imunidade inata, que pede resposta aguda e exsudativa.[5] Quando a multiplicação do patógeno está contida, o macrófago produz TGFβ e induz a resposta T-reguladora (T-reg) que estimula a reparação, eventualmente fibrose, e restaura a homeostase.

A reatividade B ou T deve dar-se contra epítopos exógenos, como os de microrganismos invasores. A formação de linfócitos autorreativos é inerente à recombinação aleatória de segmentos de DNA, mas eles são deletados no timo na vida pré-natal ou tornados tolerantes perifericamente, mediante comportamento T-reg. Caso ocorra reconhecimento de epítopos próprios, haverá dano ao organismo.

Neste intrincado jogo de células – leucócitos, endotélio, parênquima – há complexa linguagem de comunicação: citocinas, moléculas de adesão, receptores de membrana, moléculas de estímulo e coestímulo, moléculas inibitórias, moléculas pró-apoptóticas, fatores de transcrição. Todos esses elementos são potenciais candidatos à intervenção farmacológica, mediante terapia direcionada com proteínas recombinantes ou pequenas moléculas de síntese.

O aspecto morfológico da inflamação varia conforme tempo e intensidade do estímulo. Nas agressões agudas, a resposta imediata vem do sistema inato, com vasodilatação intensa, diapedese e visíveis sinais flogísticos. Aquelas correspondem a situações súbitas e de rápida resolução, com dor e inflamação tendo funções de alerta, nitidamente benéficas. Mas há inflamações em que o mecanismo agressor perdura, por persistência microbiana ou autoimunidade. Neste cenário, diminuem polimorfonucleados e predominam linfócitos, monócitos e fibroblastos. As células mobilizadas para o sítio inflamatório deveriam frear o processo quando cessada a ameaça. Se a restauração da homeostase não é alcançada, a inflamação deixa de ser a solução e passa a ser o problema, sob forma de doenças autoimunes, crônicas e destrutivas.

▶ Inflamação | Mediadores e mecanismos de controle

O estado de homeostase começa com procedimentos muito discretos. Inclui a faina cotidiana da manutenção dos tecidos, chamada remodelamento (*turnover*). Quase despercebida, essa atividade consiste em clivar moléculas e estruturas senescentes e sintetizá-las de novo.

Pequenos insultos pontuais, que causam avarias no DNA e estresse citoplasmático,[6] são resolvidos intrinsecamente pela célula, com recursos próprios, como a produção de chaperonas moleculares[7] para estabilizar proteínas desnaturadas e de *poly (adp) ribose-polymerase* (parp), para reparação do ácido nucleico.

Porém tais recursos são insuficientes para insultos maiores. A célula então opta por seu autodesmonte: produz enzimas endolíticas (caspases, endonucleases) e morre por apoptose. Células locais e macrófagos participam da fagocitose de restos apoptóticos, praticamente sem expressão histopatológica. Remodelamento e apoptose são fatos corriqueiros que se situam no polo "leve" da inflamação (podem ser chamados de parainflamação).[8] Proteínas senescentes são marcadas para deleção mediante aposição de radicais glicídicos, como a hemoglobina glicada, que serão detectados pelos receptores RAGE (*receptors for advanced glycation end-products*)[9] de macrófagos, gerando resposta inflamatória moderada.

Admite-se que doenças antes tidas como meramente degenerativas ou metabólicas – aterosclerose, obesidade, diabetes, degeneração macular, doença de Alzheimer, osteoartrose – encerrem significativo componente inflamatório. Por sua vez, agressões maiores e necróticas exigem a convocação completa e total do aparato de defesa e reparação.

Nesse cenário, fica claro que: (1) inflamação é, antes de tudo, um processo útil e benéfico para o organismo, resolvendo quebras de homeostasia e repondo a normalidade tissular; (2) inflamação visa essencialmente acumular no sítio lesado células sanguíneas e proteínas plasmáticas comprometidas com defesa e reparação, sendo assim fenômeno essencialmente vascular que implica vasodilatação, aumento de permeabilidade capilar e diapedese (migração de células do espaço intravascular para o intercelular); (3) endotélio e leucócitos são elementos centrais no processo, cabendo-lhes detectar estímulos e mediadores de lesão tissular e reagir/interagir para a resposta migratória; (4) tumor, calor, rubor e dor – expressão clínica da inflamação – explicam-se a partir da configuração histológica (vasodilatação, exsudação) do processo; (5) caso haja persistência do microrganismo ou da agressão autoimune, e a homeostase não puder ser restabelecida, instala-se inflamação crônica: algumas vezes silente, como na tuberculose latente; algumas vezes deletérias, destrutivas ou mesmo letais quando envolvem órgãos nobres, como em lúpus eritematoso sistêmico e esclerose múltipla.

Do ponto de vista farmacológico, deve haver cautela no tratamento da inflamação. Processo inflamatório localizado e autolimitado merece apenas medidas não medicamentosas ou medicamentos sintomáticos, como analgésicos. Inflamação causada por microrganismos justifica uso racional de antimicrobianos. Processos com maior repercussão sistêmica e caráter subagudo ou crônico exigem medidas sintomáticas e outras mais efetivas, para limitar diretamente a inflamação – anti-inflamatórios não esteroides (AINEs) ou corticosteroides, e medidas que modifiquem mecanismos causais básicos, anteriores à inflamação, nesse caso imunomoduladores ou fármacos modificadores do curso da doença (em inglês, *disease modifying antirheumatic drugs* – DMARDs).

Desta forma, impõe-se a compreensão minuciosa das diversas vias de percepção do dano, bem como de ativação, execução e controle da inflamação, para que se possam identificar moléculas protagonistas a serem escolhidas como alvo terapêutico na terapia direcionada e inteligente do processo de lesão.

Indutores e sensores

Quebra de integridade tissular pode ocorrer por vários mecanismos. O mais comum é invasão por elemento microbiano estranho e lesivo, ou seja, um patógeno; a flora natural, por outro lado, é comensal, inócua e muitas vezes simbionte, devendo ser tolerada. O mesmo efeito lesivo é provocado por estímulo de diversas naturezas – mecânico (trauma), actínico (radiação), químico (peritonite clorídrica), isquêmico (infarto do miocárdio), imunopatológico e em resposta a corpos estranhos (asbesto, sílica) ou cristais (ácido úrico, pirofosfato), sendo mediado por anticorpos ou células reativas.

A característica da resposta inflamatória poderá diferir conforme a causa da lesão e o órgão envolvido, mas, de forma geral, pode-se esquematizar o processo pelo estudo de seus indutores, sensores, mediadores e efetores (Figura 16.1).

Indutores podem ser exógenos (microrganismos, alergênios, irritantes, corpos estranhos) ou endógenos. Indutores exógenos microbianos (bactérias, fungos, vírus) apresentam padrões moleculares repetitivos próprios, de natureza polissacarídica, lipossacarídica ou, quando vírus, nucleotídica. São chamados PAMPs – *pathogen associated molecular patterns* – e são percebidos por receptores tipo Toll (TLR, *toll-like receptors*) e NOD (*nucleotide-binding oligomerization domain*) localizados em membrana celular e citoplasma de células dendríticas e macrófagos, apresentados esquematicamente na Figura 16.2.

O caminho entre a ativação do receptor e a resposta transcriptiva do núcleo dá-se por meio de moléculas intermediárias (sinalizadores citoplasmáticos) e fatores de transcrição nuclear, como o NFκB, que induzirão citocinas e moléculas de adesão. Produtos bacterianos também ativam a via clássica do complemento com geração de fragmentos (C3a, C5a) quimiotáxicos e vasoativos.[10] Partículas exógenas inertes (asbesto, sílica) e cristais (uratos) são processados no inflamassoma – estrutura citoplasmática complexa, multimolecular, que dá seu alarme pró-inflamatório por meio de interleucina-1 (IL-1).[11] Indivíduos portadores de formas polimórficas (mutações) de proteínas componentes do inflamassoma produzem IL-1 por estímulos triviais e inespecíficos, gerando as chamadas doenças autoinflamatórias[12] que se caracterizam por febres e artrites recorrentes, como ocorre na febre familial do Mediterrâneo (FFM). A compreensão molecular de sua patogenia permitiu a terapia com proteínas recombinantes antagonistas da IL-1 (anacinra, *canakinumab*).[13] Colchicina, usada empiricamente há longa data, interfere na função do inflamassoma, daí sua efetividade em artrite gotosa (por cristais de ácido úrico) e sua ineficácia em outros tipos de artrite.[14]

Indutores endógenos são moléculas próprias, inócuas quando compartimentalizadas intracelularmente ou em tecidos restritos, mas que ativam sensores de macrófagos se extravasadas por lesão citotóxica ou necrótica, comuns em lesões físicas (trauma, radiação) e isquêmicas. Funcionam como sinais de dano ou perigo (DAMPs – *danger/damage-associated molecular patterns*).[15] ATP, íons K⁺, ácido úrico, HMGB1 (*high mobility group Box-1 protein*)[16] e membros da "família S100 de proteínas ligantes de cálcio"[17] são exemplos de

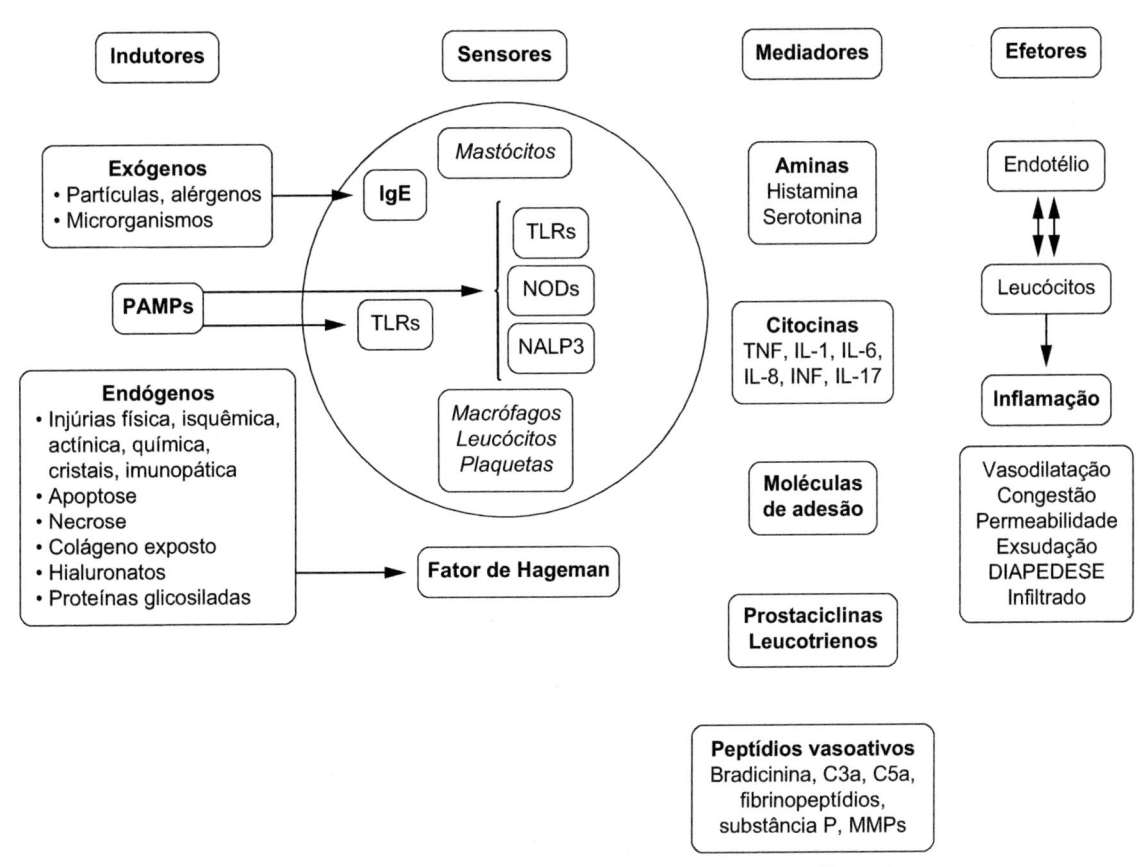

Figura 16.1 ▪ Vias fisiológicas e mecanismos moleculares na inflamação.

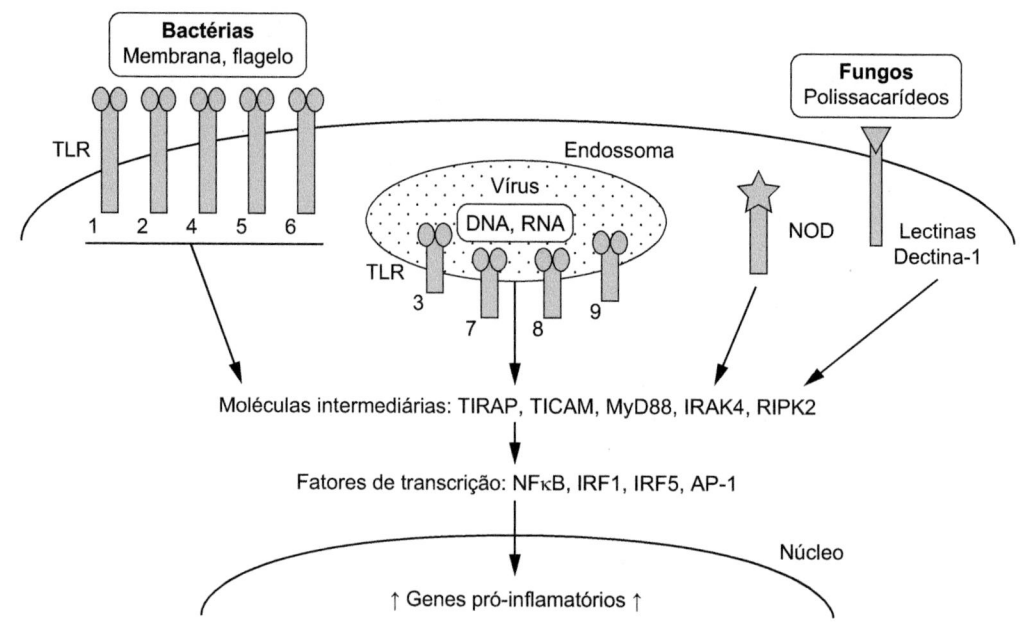

Figura 16.2 ■ Sensores de PAMPs e DAMPs, e sinalização citoplasmática.

substâncias que se originam de células rotas e desencadeiam resposta inflamatória. São percebidas por purinorreceptores (P2X$_7$) na membrana de macrófagos, inflamassoma-NLRP3[18] e receptores do tipo Toll (TLR), capazes de monitorar membros da família S100.

Fator de Hageman (fator XII da coagulação)[19] é sensor importante de dano tissular. Proteína constitutivamente presente no plasma, ativa-se ao entrar em contato com colágeno da matriz extracelular, caso haja descontinuidade de cobertura endotelial e da membrana basal subendotelial. Assim ativado, age em quatro cadeias de proteases plasmáticas – coagulação, fibrinólise, cininas e complemento – que gerarão produtos finais específicos (trombina, plasmina, calicreína, bradicinina, C3a, C5a) com atributos quimiotáxicos e vasoativos, portanto pró-inflamatórios. Plaquetas também são ativadas por contato com colágeno e liberam mediadores pró-inflamatórios, como serotonina, prostaglandinas, tromboxanos e fator ativador derivado de plaquetas (PAF – *platelet activating factor*).

Mediadores

Uma vez acionadas, as células sensoras liberam mediadores que agirão em endotélios e leucócitos. Histamina e serotonina são liberadas de vesículas pré-formadas em mastócitos e plaquetas, com efeito imediato (ocasionalmente deletério – asma, choque anafilático – e com envolvimento de imunoglobulina E). Aminas vasoativas determinam pronta exposição de selectinas – moléculas de adesão pré-armazenadas em citoplasma de endotélios (selectinas-E) e leucócitos (selectinas-L) que, realocadas à superfície, reagirão entre si, promovendo contato bicelular, fixação, rolamento e finalmente diapedese. Peptídios com ação vasoativa e quimiotáxica podem ser produtos de proteases plasmáticas após ativação do fator de Hageman (fibrinopeptídio-A, fibrinopeptídio-B, C3a, C5a, calicreína, bradicinina) ou secretados por elementos neuroaxonais (substância P). Bradicinina e substância P têm ação algógena, pois se ligam a receptores em terminais nervosos que transmitem o estímulo doloroso, como alerta de lesão, ao sistema nervoso central.[20]

A ativação celular de leucócitos e endotélios promove a ação da fosfolipase A2 sobre a membrana celular, ocorrendo liberação do ácido araquidônico, que será transformado em diversos ácidos graxos com 20 átomos de carbono (eicosanoides).[21]

Sob ação das enzimas ciclo-oxigenases 1 e 2 (COX1 e COX2), sintetizam-se prostaglandinas (PGE$_2$, flogógena, algógena, pirógena), prostaciclina (PGI$_2$, vasodilatadora) e tromboxanos (TBX, vasoconstritores).

Sob ação de lipo-oxigenases, formam-se leucotrienos (ação pró-inflamatória) e lipoxinas (ação anti-inflamatória). COX1 e COX2 são passíveis de inibição por anti-inflamatórios não esteroides (AINEs). COX1 é constitutiva na maioria de células e tecidos, tendo funções citoprotetoras em rim e mucosa do estômago. Sua inibição pode trazer dano gástrico (minimizado por inibidores de bomba de prótons ou de receptores H2) ou disfunção renal em pacientes sob risco. COX2 é induzida *de novo* na cena inflamatória, mas também é expressa constitutivamente em certas áreas de rim e cérebro. Sua inibição seletiva traz teórico benefício gastrointestinal, muitas vezes de pequena duração e parca significância clínica. Compostos lipídicos (resolvinas e protectinas) derivados de ácidos graxos ômega-3 (ω3) da dieta têm função semelhante à das lipoxinas, com modulação negativa da resposta inflamatória.[22]

Diversas citocinas – IL-1, IL-6, IL-8, IL-17, IL-18, IL-21, IL-23, TNFα, IFNγ – têm poderoso efeito pró-inflamatório mediante ativação de receptores mútuos de endotélio e leucócitos. TNF e interleucina-6 (IL-6), além do efeito local autócrino e parácrino, podem atingir níveis elevados na circulação e exercer importante efeito sistêmico, com febre, anorexia, sonolência. O quadro clínico de sepse e choque séptico nada mais é do que a expressão de ativação endotelial sistêmica intensa, com consequente exsudação plasmática e vasoplegia. Todas essas citocinas e seus receptores, sinalizadores, agonistas e antagonistas são potenciais candidatos à terapia direcionada por meio de anticorpos monoclonais e fármacos afins.

Moléculas de adesão são elementos-chave no processo inflamatório, acoplando leucócitos a endotélios.[23] Há várias famílias: selectinas, integrinas, quimiocinas e caderinas. Integrinas, com 2 peptídios associados, despertam interesse como alvo de terapia direcionada. Compostas por cadeia α (19 isotipos) e cadeia β (8 isotipos), posicionam-se em entroncamentos vasculares de forma a direcionar o fluxo de linfócitos entre linfonodos e periferia, havendo integrinas órgão-específicas, como a α4-β7 que direciona linfócitos para o trato digestivo. Bloqueio desta integrina com o monoclonal vedolizumabe é utilizado na doença de Crohn e colite ulcerativa.[24]

Resolução

A inflamação é um contínuo de fases sequenciais: (1) inicial, em que ocorrem percepção e amplificação do estímulo; (2) platô, em que atuam mecanismos efetores (combate à bactéria, depuração de restos celulares); (3) resolução, em que declinam ativação endotelial e infiltração celular, dando lugar à regeneração do tecido original ou fibrose. Nesta fase, o perfil celular muda para linfócitos T-reg e fibroblastos. Dentre as citocinas, predomina TGF-β. Entre os lipídios reguladores, predominam lipoxinas, resolvinas e protectinas.[25]

O eixo hipotálamo-hipófise-adrenal tem importante papel na resolução do processo. Citocinas inflamatórias circulantes (IL-6, TNFα) agem no hipotálamo, que produz o fator liberador de corticotrofina (CRF – *corticotrophin releasing factor*), estimulando a secreção hipofisária de ACTH que, por sua vez, estimula a adrenal a produzir cortisol. Este auxilia na adaptação ao estresse físico sistêmico, quando o organismo precisa poupar sódio (ação mineralocorticoide) e energia (ação glicocorticoide) e contrabalançar a resposta inflamatória (ação imunossupressiva). O receptor de cortisol é citoplasmático; ativado, mobiliza-se a vários *loci* cromossômicos, onde inibe genes de citocinas e adesinas pró-inflamatórias e estimula genes de proteínas antiinflamatórias, promovendo o desarme da estrutura vascular e celular que sustentava a inflamação.[26]

▶ Produção de fármacos com alvos direcionados

Várias moléculas orquestram as múltiplas interações celulares e sinalizam ativação e desativação de elementos efetores. Interferência farmacológica com algumas dessas moléculas pode constituir oportunidade única na terapia racional e direcionada de muitas doenças. Modernos métodos em química de síntese, proteínas recombinantes e engenharia de ácidos nucleicos estão promovendo verdadeira revolução no mundo da Farmacologia. Tradicionalmente, abordavam-se *processos*, de maneira empírica, com base em etnofarmacologia ou prospecções intuitivas, embasadas em firme rigor experimental. Hoje se abordam *moléculas*, minuciosamente escolhidas como alvo da intervenção, por sua participação dominante nos mecanismos patogenéticos da doença. Bloqueando um elemento-chave ou um ponto-controle, tenta-se restabelecer a homeostase. É importante conhecer as categorias desses fármacos, sua farmacodinâmica e farmacocinética, para então definir sua aplicabilidade clínica. É também útil ter a noção da tecnologia utilizada em sua produção.[27] A aplicabilidade atual permeia doenças inflamatórias, autoimunes, oncológicas, cardiovasculares, infecciosas, neurológicas, degenerativas e praticamente toda a gama de agravos à saúde passíveis de dissecção molecular.

A interação de uma molécula escolhida como alvo terapêutico com outra desenvolvida como fármaco ocorre se as duas se encaixam fisicamente, em sítios que se complementam (enanteomórficos), definidos por massa e carga elétrica dos átomos que os compõem. Se ambas as moléculas são proteínas, encaixam-se conforme o perfil espacial e elétrico dos aminoácidos que compõem os domínios interativos, com maior ou menor afinidade e avidez. Para lipídios, polissacarídeos e pequenas moléculas, aplica-se a mesma regra. Não há ligação covalente, definitiva, salvo quando se trata de atividade enzimática.

Essas interações podem ter consequências funcionais: da ligação de agonista com receptor eclode a função biológica; ligação de antagonista com receptor faz cessar essa função. É comum a ativação citoplasmática secundária, pós-receptor, mediante cascata de outras moléculas – e aí novas interações – até chegar à meta final, que envolve a função para a qual célula está programada. Essas interações, teoricamente previsíveis, podem ser visualizadas, confirmadas e até antecipadas por modernos métodos investigativos como espectrometria de massa[28] e cristalografia.[29]

Interações fora do sítio ativo (ditas alostéricas) podem determinar modificações conformacionais na proteína e ativar ou bloquear a resposta funcional.[30]

Basicamente, há três possíveis meios para desenvolver fármacos que interajam com moléculas-alvo: (1) gerar proteínas recombinantes por tecnologia de DNA; (2) gerar pequenas moléculas por síntese química; (3) interferir com transcrição e processamento do RNA mensageiro por meio de pequenos segmentos de RNA exógenos.

Proteínas recombinantes

"Toda proteína é uma sequência de aminoácidos codificada por trios nucleotídicos do DNA" enuncia o axioma máximo da biotecnologia. Logo, é "teoricamente simples" sintetizar proteínas *in vitro*: basta clonar os segmentos do gene que efetivamente codificam parte da sequência de aminoácidos de uma proteína (éxons); introduzi-los no genoma de uma bactéria (o que se chama de recombinação, daí a proteína produzida denominar-se recombinante); deixar a bactéria produzir em cultura a proteína; e então purificá-la.

No entanto, proteína não é só uma sequência de aminoácidos – há que se fazerem dobraduras de sua estrutura terciária e modificações pós-translacionais, como aposição de polissacarídeos e lipídios, o que é limitado em procariontes como bactérias. Daí a necessidade de usar células eucariontes (como células de ovário de hamster) para a produção da complexa proteína final.[31]

A reprodução da sequência de aminoácidos é previsível e factível, mas não as modificações pós-translacionais: dependem de célula-suporte, condições de cultivo e outros detalhes do projeto de produção. Outra dificuldade é que uma molécula proteica normalmente não ultrapassa membranas celulares; logo, a terapia com proteínas recombinantes deve visar, sempre, alvos solúveis no interstício ou receptores de membrana. Não funciona para alvos intracelulares.

Para obter o encaixe perfeito do fármaco-alvo, utiliza-se a interação do agonista com seu receptor natural ou a interação da molécula-alvo com anticorpos específicos, em geral com alta afinidade, especificidade e capacidade de sinalização. Como o receptor geralmente é preso a membranas por segmentos transmembrana, cabe à engenharia genética eliminar a codificação desses segmentos. Assim se terá um receptor solúvel recombinante que, injetado, dissolver-se-á nos líquidos intersticiais e capturará o alvo antes que ele possa acoplar-se a seu receptor. É como fazem os chamados receptores disfarçados (*decoy receptors*),[32] que reconhecem algumas citocinas com alta afinidade e especificidade e impedem sua interação com o receptor de membrana. Se o instrumento para atingir o alvo for um anticorpo, este deve ter estrutura, componentes e especificidade de ligação homogêneos (portanto, devem ser monoclonais). Uma vez ligado ao epítopo da molécula-alvo, deve gerar resposta biológica (ativação ou bloqueio de uma função). Como essas proteínas recombinantes simulam elementos partícipes de processos biológicos naturais, costumam ser chamadas de terapias biológicas, e os fármacos simplesmente de biológicos monoclonais.[33] O primeiro intento foi fusão de linfócito murino com célula de mieloma múltiplo humano (plasmócito neoplásico, dito "imortal"). Anticorpo murino pode ser modificado, mantendo a parte variável murina, à qual se acopla parte constante de imunoglobulina humana. Daí resulta a molécula quimérica, parte murina e parte humana. Já é utilizável, mas passível de gerar hipersensibilidade e anticorpos neutralizantes (do paciente contra o segmento murino). Pode-se utilizar apenas a região hipervariável do anticorpo murino e acoplá-lo à imunoglobulina humana; diz-se, então, que é um monoclonal humanizado, teoricamente menos sensibilizante. O próximo passo na evolução tecnológica foram anticorpos monoclonais totalmente humanos, usando-se camundongos transgênicos.[34] São animais sem cadeias leves e pesadas de imunoglobulinas, mas que apresentam cadeias leves e pesadas humanas. Esses animais podem ser imunizados com a molécula-alvo desejada, e a unidade formadora de colônia específica pode então ser selecionada para expansão monoclonal. A maioria dos monoclonais humanos sintetizados atualmente provém deste método. Depois apareceu a técnica do painel de bacteriófagos (*phage display*) que evita a trabalhosa seleção de unidades formadoras de colônias dos linfócitos murinos transgênicos. Nessa técnica, preparam-se de antemão segmentos peptídicos de aproximadamente 16 aminoácidos, sintetizados em laboratório por combinação aleatória dos 22 aminoácidos naturais ditos proteinogênicos. Isso gera grande número de peptídeos; esses poderão atuar como sítios reativos se for inserida a parte hipervariável às partes constantes de cadeias leves e pesadas de imunoglobulinas humanas. Esse material genético é inserido em bacteriófagos programados para apresentar a parte reativa em filamentos proteicos existentes em sua superfície. Tem-se então uma grande coleção de fagos (*library*), da ordem de 10^{23} espécimes, que são expostos em plataformas de microarranjo. Nesta plataforma se introduz o epítopo da molécula-alvo escolhida e seleciona-se o fago específico. É técnica automatizada e de alta vazão. Obtém-se rapidamente um monoclonal humano de alta especificidade, pronto para produção industrial.

Anticorpos monoclonais são designados com a terminação mabe (*monoclonal antíbodies*); omabe para monoclonais murinos; ximabe para os quiméricos; zumabe para os humanizados; e umabe para os humanos. Utiliza-se a sílaba "tu" quando a intenção original do monoclonal são tumores (oncologia), como em ri*tu*ximabe, epi*tu*momabe e epra*tu*zumabe; e a sílaba "li" quando o objetivo original for o sistema imune (linfócito), como em ada*li*mumabe e nata*li*zumabe. A intenção original não é rigorosa, e anticorpos desenvolvidos para oncologia podem ser incorporados para uso em imunologia e vice-versa. Os receptores solúveis recombinantes recebem o sufixo "cepte" como em etanercepte.

Com o avanço da tecnologia, podem-se utilizar substratos vegetais, como tabaco, para a produção em larga escala da proteína recombinante.[35] E o suporte para o sítio reativo, hipervariável, não precisa necessariamente ser uma imunoglobulina. É mais interessante (e econômico) usar pequenos peptídios (nanômeros),[36] da ordem de 10 a 30 kDa, sem pontes dissulfeto, com fáceis dobraduras conformacionais, que permitem melhor solubilidade, maior difusão tissular, termoestabilidade e resistência a enzimas. Essas substâncias são chamadas de miméticos de anticorpos (*antibody mimetics*) ou peptidomiméticos ou peças com afinidade ("afímeros").[37] *Ecallantide* é afímero de 60 aminoácidos, desenvolvido como inibidor da calicreína, aprovado para uso em angioedema hereditário.[38] Icatibanto é peptidomimético de dez aminoácidos que antagoniza o receptor de bradicinina, sendo aprovado para angioedema induzido por inibidores da enzima de conversão de angiotensina.[39]

A molécula IgG natural é bivalente e monoespecífica, isto é, tem dois braços pelos quais se liga a duas moléculas idênticas do mesmo antígeno. A bioengenharia, entretanto, é capaz de produzir anticorpos biespecíficos, nos quais cada braço se liga a um antígeno diferente. Em um modelo em desenvolvimento,[40] um braço com estrutura de adalimumabe liga-se a TNF, e o outro se liga à ICAM-1, molécula de adesão presente em abundância em sítios inflamatórios. São interligados por um terceiro segmento proteico sensível a metaloproteinases, que se apresentam em alta concentração nos mesmos sítios. Quando o anticorpo biespecífico se liga à ICAM-1, a metaloproteinase libera o segmento anti-TNF, que será disponibilizado no ponto exato da patologia, como a membrana sinovial artrítica, aí atingindo grandes concentrações.

A proteína recombinante pode ser mera terapia de substituição da proteína natural em falta. São exemplos: insulina no diabetes tipo 1, hormônio do crescimento no nanismo hipofisário e eritropoetina na uremia. Pode ser a forma recombinante da proteína natural, administrada em doses suprafisiológicas, como o fator estimulador de colônias de granulócitos e monócitos (GM-CSF) nas agranulocitoses, e interferon no tratamento de hepatite C e esclerose múltipla. Há monoclonais que se ligam a receptor de membrana e induzem apoptose, como o rituximabe, anti-CD-20, que depleta linfócitos B em doenças neoplásicas e autoimunes.[41] Há recombinantes antagonistas de receptor de membrana, como anacinra que compete com interleucina-1 (IL-1) e é usado em doenças autoinflamatórias mediadas por IL-1. Também há recombinantes que capturam a molécula-alvo livre no interstício, como os antagonistas de fator de necrose tumoral (TNF) e interleucina-6 (IL-6).

Outro aspecto importante dos anticorpos monoclonais é a imunogenicidade. Terapia anti-TNF apresenta insucesso da ordem de 40% em pacientes com artrite reumatoide, por ineficácia primária ou perda da resposta. Em coorte de 160 pacientes tratados com adalimumabe (monoclonal humano) e 171 tratados com etanercepte (receptor solúvel), 24,8% dos pacientes no grupo adalimumabe apresentaram anticorpos antidroga e baixa concentração do fármaco, enquanto no grupo etanercepte nenhum apresentou anticorpos antidroga. A presença desses anticorpos foi fator preditivo independente de resposta insatisfatória.[42]

A existência de anticorpos recombinantes policlonais consiste em mistura de monoclonais. *Rozrolimupab* tem 25 monoclonais humanos contra o fator Rhesus D, sendo proposto para prevenção da doença hemolítica do recém-nascido e tratamento de púrpura trombocitopênica imune. A terminação "pab" designa policlonais recombinantes.

Moléculas de síntese química

Outra maneira de interferir com alvo molecular estrategicamente escolhido é analisar sua estrutura terciária e seus epítopos conformacionais, isto é, conjunto de aminoácidos não necessariamente lineares, mas considerados como dobraduras da linha básica, e suas ligações dissulfeto. Modernos métodos de química analítica têm essa capacidade. E mais: têm a capacidade de desenhar a estrutura de pequenas moléculas, cuja massa e carga elétrica permitem que se encaixem com afinidade e avidez em um segmento da estrutura terciária da molécula-alvo, interferindo com sua função: inibindo-a ou, mais raramente, ativando-a.

As vantagens das pequenas moléculas consistem em não sofrerem digestão péptica, serem administradas por via oral e atravessarem membranas celulares, atingindo alvos citoplasmáticos ou nucleares. Além disso, como são terapias direcionadas, geralmente não são aplásicas como as terapias citotóxicas usadas em câncer e autoimunidade (que matam indiscriminadamente diversas linhagens celulares) e não têm efeitos metabólicos difusos como os corticosteroides.

Os principais alvos estudados são moléculas de sinalização citoplasmática, aquelas que, após a ativação do receptor de membrana, ativam por fosforilação em cascata uma segunda, terceira, ou mais proteínas citoplasmáticas. São enzimas que fosforilam tirosina (tirosinoquinases) ou aminoácidos das proteínas da cascata. Também podem ativar a próxima etapa da sequência por proteólise ou por modificação iônica (influxo de cálcio). O resultado é uma proteína final que executa a função biológica, como fator de transcrição nuclear (um exemplo é o NFκβ, pró-inflamatório), que atuará em diversos pontos do genoma, determinando transcrição ou parada de transcrição de diversos genes. Mudam, portanto, a proteômica da célula, assim corrompendo sua função original.

Mais uma vez, o fator limitante é a ubiquidade dos sinalizadores citoplasmáticos e o risco de a interação farmacológica ocorrer em múltiplos tecidos, tirando assim a direcionalidade original e aumentando a gama de efeitos adversos. Outras moléculas-alvo podem ser candidatas à inibição por pequenas moléculas de síntese, tais como receptores (de membrana ou citoplasmáticos) e os próprios fatores de transcrição.[43] A experiência pioneira com essa tecnologia foi o uso bem-sucedido de imatinibe na leucemia mieloide crônica.[44] Depois surgiram outras pequenas moléculas inibidoras da sinalização citoplasmática, com indicações na área da oncologia e em doenças inflamatórias e autoimunes. Tofacitinibe, inibidor da Janus-quinase, foi recentemente aprovado por agências reguladoras para tratamento da artrite reumatoide.[45]

Interferência em RNA

Outra forma de alterar a ação da molécula-alvo escolhida é bloqueá-la em sua formação e no processamento de seu RNA mensageiro. Pequeno segmento de RNA (s-RNA) pode ser sintetizado *in vitro*, sendo exatamente complementar a segmento do RNA mensageiro da molécula-alvo. Esse pequeno RNA complementar também costuma ser chamado de RNA *antisense*, micro-RNA (micRNA) ou RNA de interferência (iRNA).

Uma vez introduzido na célula, irá hibridizar-se com o RNA-alvo, impedindo-o de ser transcrito em proteína.[46] Há mais de 20 anos é tido como promissor,[47] mas sua utilização é parca: fomivirseno interfere no RNA do citomegalovírus e é aprovado para uso intravítreo na retinite por citomegalovírus; mipomerseno interfere no RNA da proteína PCSK9 que se liga ao receptor de LDL-colesterol, inativando-o. Esse receptor efetua o catabolismo do LDL. Na ausência de PCSK9, o receptor degrada livremente o LDL-colesterol.[48] Como alvo atrativo,[49] também já existem vários monoclonais contra a PCSK9 – evolocumabe, *bococizumab* e alirocumabe.

▶ Papel de alguns anticorpos monoclonais em diferentes doenças

Anticorpos monoclonais encontram aplicação em diversos campos da medicina, como já especificado. Para várias doenças, há anticorpos monoclonais em uso ou em fase adiantada de estudos pré-clínicos e clínicos. Não há compartimentalização nesse tema: alvos em oncologia podem igualmente estar em imunologia; alvos em imunologia podem mediar doenças degenerativas, neurológicas ou cardiovasculares. Por sua vez, quando empregados em infectologia, agem mais como imunoterapia passiva do que propriamente como biológicos, pois se direcionam contra o microrganismo patogênico e não contra um alvo fisiológico próprio. Com o domínio da tecnologia *phage display* para confecção de anticorpos monoclonais e assemelhados, existe hoje verdadeira pletora de produtos farmacêuticos do gênero registrados no INN (International Nonproprietary Name), com centenas deles já aprovados por agências reguladoras – FDA, EMA, Anvisa.

É importante frisar que demonstração de eficácia e segurança em ensaio clínico randomizado e aprovação por agências reguladoras não significam que o medicamento tenha indicação automática e irrestrita para a doença em que foi testado. Normalmente há outras opções terapêuticas, sendo necessário hierarquizá-las e balizar os momentos em que cada opção deva ser prescrita. Levam-se em consideração nível das evidências, cenário clínico em que o doente se situa, comorbidades, experiência prévia do médico e do paciente, disponibilidade e preço. Metanálises e revisões sistemáticas de bom padrão metodológico são úteis como orientadoras. Diretrizes e consensos de sociedades científicas devem ser olhados com criticismo quanto a viés corporativista e independência de julgamento e recomendação.

Doenças inflamatórias e autoimunes

Os alvos em doenças inflamatórias e autoimunes participam como mediadores, e não são causas dessas doenças. Em geral são polimorfismos genéticos modulados por gatilhos ambientais, ambos de difícil manejo terapêutico. Desta forma, biológicos não oferecem a cura da doença; são na verdade meros sintomáticos. Se seu uso é interrompido, a doença tende a voltar. Têm efeito mais prolongado que AINEs e esteroides porque a meia-vida é mais longa, e a supressão da resposta inflamatória mais completa, demandando mais tempo para a recorrência. Nesse sentido comparam-se aos DMARDs (*disease modifying antirheumatic drugs*) de meia-vida longa (metotrexato e hidroxicloroquina, que são fármacos de depósito). Em que categoria os biológicos poderiam ser enquadrados é ainda questão aberta a debate.[50]

Os principais alvos são citocinas tipicamente pró-inflamatórias, como fator de necrose tumoral (TNF), interleucina-6 (IL-6), interleucina-1 (IL-1), interleucina-17 (IL-17) e interferon-alfa (IFNα). Outros alvos são receptores de membrana e moléculas de adesão. Geralmente, biológicos anti-inflamatórios têm efeito imunossupressivo e aumentam o risco de infecção, incluindo tuberculose e sepse. Podem ocorrer efeitos locais quando aplicados por via subcutânea e reações à infusão quando usados por via intravenosa. Por outro lado, a tolerância nas áreas digestiva, renal e hepática costuma ser boa, como esperado para um produto biológico.[51] Na falta de dados mais conclusivos, recomenda-se não usar durante gravidez e amamentação. Recomenda-se triagem para tuberculose latente e seu tratamento, previamente ao uso de biológicos.[52] Biológicos não devem ser associados em qualquer situação, pois o risco de infecção aumenta significativamente. Mas se admite e recomenda-se a associação com DMARDs, sobretudo metotrexato, em artrite reumatoide e psoríase.

Bloqueadores de TNF são aprovados para artrite reumatoide, psoríase e espondilite anquilosante, com base em ensaios clínicos randomizados. É comum, todavia, uso *off label* em condições mais raras, em que a não obtenção de número suficiente de pacientes dificulta o ensaio clínico.

Peculiaridades que distinguem diferentes anticorpos monoclonais registrados no Brasil podem ser vistas no Quadro 16.1.

Vale lembrar que uma proteína tem múltiplos epítopos, cada um gerando um respectivo anticorpo monoclonal. Cada monoclonal registrado como produto farmacêutico tem modificações pós-translacionais, estrutura de imunoglobulinas e comportamento farmacocinético próprios. Justifica-se, portanto, utilizar monoclonais diferentes para a mesma molécula-alvo. Qual escolher?[53] Em artrite reumatoide, os perfis de segurança e eficácia até agora investigados são extremamente semelhantes, tanto em ensaios que usam metotrexato como controle ou nos raros estudos "face a face" que comparam um monoclonal com outro.[54] Os preços de todos são igualmente altos. Talvez a opção venha a recair, em função do fator preço, sobre biossimilares, equivalentes a produtos genéricos de biológicos cuja patente industrial se extinguiu. Um anticorpo monoclonal é proteína

Quadro 16.1 ■ Peculiaridades de biológicos monoclonais utilizados em doenças inflamatórias e autoimunes.

Anticorpo monoclonal	Origem	Via de administração	Periodicidade	Indicação
Abciximabe	Quimérica (humana/murina)	Intravenosa	Mensal	Artrite reumatoide, espondilite anquilosante, doença de Crohn
Adalimumabe	Humana	Subcutânea	Quinzenal	Artrites reumatoide e psoriásica, espondilite anquilosante em adultos, doença de Crohn, psoríase em placas, artrite idiopática juvenil poliarticular
Infliximabe	Quimérica (humana/murina)	Intravenosa	Mensal	Artrite reumatoide, espondilite anquilosante, doença de Crohn
Golimumabe	Humana	Subcutânea	Mensal	Artrites reumatoide e psoriásica, espondilite anquilosante em adultos
Certolizumabe pegol	Humanizada	Subcutânea	Quinzenal	Artrite reumatoide e doença de Crohn
Rituximabe	Quimérica (camundongo/humano)	Intravenosa	Semanal	Linfomas não Hodgkin, artrite reumatoide
Tocilizumabe	Humanizada	Intravenosa	Mensal	Artrite reumatoide e artrite idiopática juvenil
Etanercepte	Receptor solúvel recombinante	Subcutânea	Semanal	Espondilite anquilosante, artrite reumatoide, artrite reumatoide juvenil, psoríase, artrite psoriásica, artrite associada a doença intestinal inflamatória

recombinante, complexa e glicosilada. Não há garantia de que seu genérico seja exatamente igual ao original. Portanto, os biossimilares precisam passar por toda uma etapa de validação clínica, incluindo ensaios randomizados, para avaliar eficácia e segurança.[55]

Tocilizumabe é monoclonal humanizado que se liga ao receptor de interleucina-6 (IL-6), bloqueando-o. É aprovado para tratamento de artrite reumatoide[56] e artrite idiopática juvenil.[57]

Canakinumab liga-se a interleucina-1-β, sendo aprovado para síndromes autoinflamatórias. Anacinra não é um anticorpo, mas sim antagonista recombinante do receptor de IL-1, aprovado para artrite reumatoide. Não há ensaios comparando anacinra com outros biológicos, mas se admite a superioridade dos anti-TNF.

Há indícios da participação de interleucina-17 em artrite reumatoide, psoríase e esclerose múltipla. A IL-23 é produzida na resposta Th-17 e estimula de forma autócrina mais produção de IL-17 (*feed forward*). *Ustekinumab*, anti-IL-12/23, é aprovado para psoríase em placas; ensaio comparativo com etanercepte demonstrou superioridade.[58]

Outra linha de interesse é a depleção de linfócitos B, que possuem marcadores de membrana próprios, como CD-19, CD-20 e CD-22. O monoclonal rituximabe direciona-se à molécula CD-20 e induz essas células à apoptose. Inicialmente desenvolvido para linfomas não Hodgkin, demonstrou eficácia em doenças autoimunes como a artrite reumatoide,[59] para a qual foi aprovado por agências reguladoras. *Ocrelizumab* e ofatumumabe também são agentes anti-CD-20; o primeiro está em fase experimental e o segundo tem aprovação da FDA para leucemia linfocítica crônica. Obinutuzumabe é agente anti-CD-20 com glicolisação diferenciada. Má resposta ao rituximabe em lúpus e artrite reumatoide é associada à endocitose rápida da molécula, impedindo seu efeito apoptótico. Obinutuzumabe apresenta maior estabilidade e permanência na ligação à membrana e associa-se a maior depleção dos linfócitos B.[60] Não está claro se esses achados têm algum significado em desfechos clínicos.

CD-22 é outra molécula própria do linfócito B. Epratuzumabe é monoclonal direcionado ao CD-22. Em ensaio randomizado em pacientes com lúpus, interrompido por falta de suprimento do fármaco, houve pequena superioridade deste em eficácia e igualdade nos efeitos adversos.[61] Estudos randomizados são particularmente difíceis no lúpus eritematoso sistêmico devido à heterogeneidade dos pacientes, inerente à doença que envolve tão diferentes órgãos e sistemas. Resultados negativos de ensaios de rituximabe em nefrite lúpica[62] podem ser atribuídos a desenho inadequado com critérios de inclusão difusos.

Há vários relatos de sucesso para indicações *off label*, como vasculites, esclerose múltipla, citopenias autoimunes, lúpus e esclerodermia. A depleção de linfócitos B e o efeito terapêutico perduram por 6 a 12 meses, após o que é possível repetir a dose.[63]

Também se interfere no ciclo de linfócitos B por meio de citocinas que promovem sua proliferação, como a molécula BLyS (*B lymphocyte stimulator*), também denominada BAFF (*B-cell activating factor*). O monoclonal belimumabe, anti-BLyS, demonstrou eficácia em doentes com lúpus com comprometimentos cutâneo, articular e hematológico, sem comprometimento renal e neural.[64]

Após o estímulo imune inicial (molécula apresentadora de antígeno + peptídio antigênico + *T cell*-receptor), entram em ação moléculas de coestímulo. CD-28 no linfócito liga-se a CD-80 e CD-86 na célula apresentadora. É o ponto de partida para a ativação do linfócito. Imediatamente surgem na membrana do linfócito as moléculas CTLA-4 (*cytotoxic T-lymphocyte-associated protein 4*) que se ligam às mesmas CD-80 e CD-86 com afinidade cem vezes maior e paralisam a ação de CD-28. O estímulo contínuo e inadvertido com monoclonal anti-CD-28 resulta em explosão incontida de linfócitos T e síndrome inflamatória sistêmica grave (*cytokine storm*).[65] O bloqueio de CD-80 e CD-86 com receptor solúvel (CTLA-4 sem o segmento transmembrana) impede a ação primária em CD-28 e a ativação do linfócito T. É como agem abatacepte, aprovado para tratamento de artrite reumatoide,[66] e belatacepte, aprovado para uso em transplantes renais.[67]

Moléculas de adesão são alvos atrativos, uma vez que determinam trânsito e endereçamento (*homing*) de células imunes. A integrina α4β7 situa-se na membrana de linfócitos gerados na mucosa intestinal (*MALT – mucosa associated lymphoid tissue*) e interage com a adressina MAdCAM-1 (*mucosal addressin cell adhesion molecule-1*), localizada no endotélio alto de vênulas intestinais. *Etrolizumab*[68] e vedolizumabe[69] são monoclonais que bloqueiam a integrina α4β7, com aplicação nas doenças inflamatórias intestinais – colite ulcerativa e doença de Crohn. Natalizumabe liga-se apenas à fração α4 e bloqueia mais difusamente o fluxo linfocitário, inclusive para o sistema nervoso central, sendo utilizada com cautela para tratamento de esclerose múltipla. Em alguns pacientes foram observados casos de leucoencefalopatia progressiva multifocal causada pelo vírus JC, que está presente de forma assintomática no tecido neural da maioria das pessoas. Admite-se que natalizumabe possa impedir o fluxo de linfócitos que fisiologicamente mantêm o vírus sob controle.[70]

Doenças alérgicas e asma estão ligadas a imunoglobulina E, eosinofilia e diversas citocinas que sustentam o braço humoral, como IL-4, IL-5, IL-10, IL-13 e moléculas de adesão relacionadas. Vários monoclonais estão em investigação para o tratamento da asma: *benralizumab*[71] bloqueia o receptor de IL-5; mepolizumabe[72] e reslizumabe[73] antagonizam diretamente IL-5; omalizumabe liga-se à fração Fc da imunoglobulina E, com resultados positivos em asma[74] e urticária crônica.[75]

Eculizumabe[76] bloqueia a sequência final da via do complemento e tem indicação em hemoglobinúria paroxística noturna, mas sem modificar o risco de morte.[77]

Doenças cardiovasculares

A integrina αIIbβ3, também chamada de glicoproteína IIb/IIIa, promove a adesão das plaquetas a fibrinogênio e fator von Willebrand, evento inicial na coagulação do sangue. O monoclonal quimérico abciximabe tem ação anticoagulante ao bloquear essa integrina, oferecendo a vantagem do efeito imediato quando administrado em infusão venosa no acme de processo trombótico coronariano.[78] O risco de sangramento, entretanto, deve ser considerado.

Evolocumabe,[79] *bococizumab*[80] e alirocumabe[81] são monoclonais que bloqueiam a proteína PCSK9, aumentando a degradação do LDL-colesterol.

Idarucizumab é monoclonal que captura o fármaco dabigatrana, anticoagulante não cumarínico que não possui antídoto natural. Demonstrou eficácia em situações hemorrágicas durante o uso de dabigatrana.[82]

Doenças infecciosas

Afelimomabe é monoclonal que bloqueia TNF, sendo proposto como coadjuvante no tratamento de sepse.[83] É bom exemplo de significância estatística mínima, com significância clínica nula.[84]

Anticorpos monoclonais têm sido desenvolvidos com vista a atingir diretamente o agente microbiano, atuando mais como imunoterapia passiva do que como terapia biológica. Quase vinte agentes foram estudados, nem todos certificados por agências reguladoras, e muitos deles ainda em fase final de investigação.

Oncologia

A abordagem terapêutica no câncer é tarefa extremamente complexa. Às modalidades consagradas – cirurgia, quimioterapia, radioterapia – agora se soma a terapia direcionada às moléculas-alvo situadas em pontos-chave da patogenia da doença.[85-88] Cada tipo de câncer, conforme o órgão originário e o estágio da doença, tem patogenia própria, com fatores genéticos, epigenéticos e ambientais exclusivos, gerando abordagens terapêuticas individualizadas. O sistema imune é peça importante no cenário, havendo pugna constante entre mecanismos imunes fisiológicos de defesa anticâncer e mecanismos de escape e resistência por parte do tumor.[85,86] A terapia direcionada a moléculas-alvo pode ser feita com peptídios (anticorpos monoclonais e assemelhados), moléculas de síntese e, teoricamente, interferência em RNA. Está fora do escopo deste capítulo cobrir todas essas alternativas. Para tal, há revisões minuciosas na literatura especializada.[87,88]

▶ Referências bibliográficas

1. Kotas ME, Medzhitov R. Homeostasis, inflammation, and disease susceptibility. *Cell* 2015; 160 (5): 816-827.
2. Brown GC1, Vilalta A, Fricker M. Phagoptosis – cell death by phagocytosis – plays central roles in physiology, host defense and pathology. *Curr Mol Med* 2015; 15(9):842-851.
3. MacMicking JD. Cell-autonomous effector mechanisms against mycobacterium tuberculosis. *Cold Spring Harb Perspect Med* 2014; 4 (10). pii: a018507.
4. Paige C, Bishai WR. Penitentiary or penthouse condo: the tuberculous granuloma from the microbe's point of view. *Cell Microbiol* 2010; 12 (3): 301-309.
5. Cua DJ, Tato CM. Innate IL-17-producing cells: the sentinels of the immune system. *Nat Rev Immunol* 2010; 10 (7): 479-489.
6. Chovatiya R, Medzhitov R. Stress, inflammation, and defense of homeostasis. *Mol Cell* 2014; 54 (2): 281-288.
7. Niforou K, Cheimonidou C, Trougakos IP. Molecular chaperones and proteostasis regulation during redox imbalance. *Redox Biol* 2014; 2: 323-332.
8. Xu H1, Chen M, Forrester JV. Para-inflammation in the aging retina. *Prog Retin Eye Res* 2009; 28 (5): 348-368.
9. Rojas A, Pérez-Castro R, González I, Delgado F, Romero J, Rojas I. The emerging role of the receptor for advanced glycation end products on innate immunity. *Int Rev Immunol* 2014; 33 (1): 67-80.
10. Bajic G, Degn SE, Thiel S, Andersen GR. Complement activation, regulation, and molecular basis for complement-related diseases. *EMBO J* 2015; 34(22):2735-2757.
11. Dinarello CA. An expanding role for interleukin-1 blockade from gout to cancer. *Mol Med* 2014; 20 (Suppl 1):S43-S58.
12. Goldbach-Mansky R. Immunology in clinic review series; focus on autoinflammatory diseases: update on monogenic autoinflammatory diseases: the role of interleukin (IL)-1 and an emerging role for cytokines beyond IL-1. *Clin Exp Immunol* 2012; 167 (3): 391-404.
13. Gül A, Ozdogan H, Erer B, Ugurlu S, Kasapcopur O, Davis N, Sevgi S. Efficacy and safety of canakinumab in adolescents and adults with colchicine-resistant familial Mediterranean fever. *Arthritis Res Ther* 2015; 17: 243.
14. Leung YY, Yao Hui LL, Kraus VB. Colchicine-Update on mechanisms of action and therapeutic uses. *Semin Arthritis Rheum* 2015; 45(3):341-350.
15. O'Reilly S. Pound the alarm: danger signals in rheumatic diseases. *Clin Sci (Lond)* 2015; 128 (5): 297-305.
16. Tsung A, Tohme S, Billiar TR. High-mobility group box-1 in sterile inflammation. *J Intern Med* 2014; 276 (5): 425-443.
17. Schiopu A, Cotoi OS. S100A8 and S100A9: DAMPs at the crossroads between innate immunity, traditional risk factors, and cardiovascular disease. *Mediators Inflamm* 2013; 2013: 828354.
18. Ozaki E, Campbell M, Doyle SL. Targeting the NLRP3 inflammasome in chronic inflammatory diseases: current perspectives. *J Inflamm Res* 2015; 8:15-27.
19. Kenne E, Renné T. Factor XII: a drug target for safe interference with thrombosis and inflammation. *Drug Discov Today* 2014; 19 (9): 1459-1464.
20. Kaplan AP. The bradykinin-forming cascade: a historical perspective. *Chem Immunol Allergy* 2014; 100: 205-213.
21. Dennis EA, Norris PC. Eicosanoid storm in infection and inflammation. *Nat Rev Immunol* 2015; 15 (8): 511-523.
22. Chandrasekharan JA, Sharma-Walia N. Lipoxins: nature's way to resolve inflammation. *J Inflamm Res* 2015; 8: 181-192.
23. Muller WA. How endothelial cells regulate transmigration of leukocytes in the inflammatory response. *Am J Pathol* 2014; 184 (4): 886-896.
24. Pan WJ, Hsu H, Rees WA, Lear SP, Lee F, Foltz IN et al. Pharmacology of AMG 181, a human anti-α4 β7 antibody that specifically alters trafficking of gut-homing T cells. *Br J Pharmacol* 2013; 169 (1): 51-68.
25. Serhan CN, Chiang N, Dalli J. The resolution code of acute inflammation: Novel pro-resolving lipid mediators in resolution. *Semin Immunol* 2015; 27 (3): 200-215.
26. Nicolaides NC, Charmandari E, Chrousos GP, Kino T. Recent advances in the molecular mechanisms determining tissue sensitivity to glucocorticoids: novel mutations, circadian rhythm and ligand-induced repression of the human glucocorticoid receptor. *BMC Endocr Disord* 2014; 14:71.
27. Mina-Osorio P. Basics of Drug Development in Rheumatology. *Arthritis Rheumatol* 2015; 67 (10): 2581-2590.
28. Singh SA, Miyosawa K, Aikawa M. Mass spectrometry meets the challenge of understanding the complexity of the lipoproteome: recent findings regarding proteins involved in dyslipidemia and cardiovascular disease. *Expert Rev Proteomics* 2015; 12 (5): 519-532.
29. Chabner B, Richon V. Structural approaches to cancer drug development. *N Engl J Med* 2015; 373 (5): 402-403.
30. Cossins BP, Lawson AD. Small molecule targeting of protein-protein interactions through allosteric modulation of dynamics. *Molecules* 2015; 20 (9):16435-16445.
31. Butler M, Meneses-Acosta A. Recent advances in technology supporting biopharmaceutical production from mammalian cells. *Appl Microbiol Biotechnol* 2012; 96 (4): 885-894.
32. Lin WW, Hsieh SL. Decoy receptor 3: a pleiotropic immunomodulator and biomarker for inflammatory diseases, autoimmune diseases and cancer. *Biochem Pharmacol* 2011; 81 (7): 838-847.
33. Steinitz M. Three decades of human monoclonal antibodies: past, present and future developments. *Hum Antibodies* 2009; 18 (1-2): 1-10.
34. Lonberg N, Huszar D. Human antibodies from transgenic mice. *Int Rev Immunol* 1995; 13 (1): 65-93.
35. Jul-Larsen Å, Madhun AS, Brokstad KA, Montomoli E, Yusibov V, Cox RJ. The human potential of a recombinant pandemic influenza vaccine produced in tobacco plants. *Hum Vaccin Immunother* 2012; 8 (5): 653-661.
36. Helma J, Cardoso MC, Muyldermans S, Leonhardt H. Nanobodies and recombinant binders in cell biology. *J Cell Biol* 2015; 209 (5): 633-644.
37. Groff K, Brown J, Clippinger AJ. Modern affinity reagents: recombinant antibodies and aptamers. *Biotechnol Adv* 2015 Oct 16. pii: S0734-9750-(15)30042-2.
38. Stolz LE, Sheffer AL. Prospective, double-blind, placebo-controlled trials of ecallantide for acute attacks of hereditary angioedema. *Expert Rev Clin Immunol* 2012; 8 (1): 25-32.
39. Baş M, Greve J, Stelter K, Havel M, Strassen U, Rotter N et al. A randomized trial of icatibant in ACE-inhibitor-induced angioedema. *N Engl J Med* 2015; 372 (5): 418-425.
40. Onuoha SC, Ferrari M, Sblattero D, Pitzalis C. Rational design of antirheumatic prodrugs specific for sites of inflammation. *Arthritis Rheumatol* 2015; 67 (10): 2661-2672.
41. Sellam J1, Marion-Thore S, Dumont F, Jacques S, Garchon HJ, Rouanet S et al. Use of whole-blood transcriptomic profiling to highlight several pathophysiologic pathways associated with response to rituximab in patients with rheumatoid arthritis: data from a randomized, controlled, open-label trial. *Arthritis Rheumatol* 2014; 66 (8): 2015-2025.
42. Jani M, Chinoy H, Warren RB, Griffiths CE, Plant D, Morgan AW et al. Clinical utility of random anti-tumour necrosis factor drug testing and measurement of anti-drug antibodies on long-term treatment response in rheumatoid arthritis. *Lancet* 2015; 385 (Suppl 1): S48.
43. G'Sell RT, Gaffney PM, Powell DW. A20-binding inhibitor of NF-κB activation 1 is a physiologic inhibitor of NF-κB: a molecular switch for inflammation and autoimmunity. *Arthritis Rheumatol* 2015; 67 (9): 2292-2302.
44. Jabbour E, Kantarjian H, Cortes J. Use of second- and third-generation tyrosine kinase inhibitors in the treatment of chronic myeloid leukemia: an evolving treatment paradigm. *Clin Lymphoma Myeloma Leuk* 2015; 15 (6): 323-334.
45. Mota LM, Cruz BA, Albuquerque CP, Gonçalves DP, Laurindo IM, Pereira IA et al. Update on the 2012 Brazilian Society of Rheumatology Guidelines for the treatment of rheumatoid arthritis: position on the use of Tofacitinib. *Rev Bras Reumatol* 2015 Sep 26. pii: S0482-5004(15)00127-8.
46. Bernat V, Disney MD. RNA Structures as mediators of neurological diseases and as drug targets. *Neuron* 2015; 87(1): 28-46.
47. Bonn D. Prospects for antisense therapy are looking brighter. *Lancet* 1996; 347 (9004): 820.
48. Thomas GS, Cromwell WC, Ali S, Chin W, Flaim JD, Davidson M. Mipomersen, an apolipoprotein B synthesis inhibitor, reduces atherogenic lipoproteins in patients with severe hypercholesterolemia at high cardiovascular risk: a randomized, double-blind, placebo-controlled trial. *J Am Coll Cardiol* 2013; 62 (23): 2178-2184.
49. Bergeron N, Phan BA, Ding Y, Fong A, Krauss RM. Proprotein convertase subtilisin/kexin type 9 inhibition: a new therapeutic mechanism for reducing cardiovascular disease risk. *Circulation* 2015; 132 (17): 1648-1666.
50. Smolen JS, van der Heijde D, Machold KP, Aletaha D, Landewé R. Proposal for a new nomenclature of disease-modifying antirheumatic drugs. *Ann Rheum Dis* 2014; 73 (1): 3-5.
51. Mota LM, Cruz BA, Brenol CV, Pollak DF, Pinheiro G da R, Laurindo IM et al. Safe use of biological therapies for the treatment of rheumatoid arthritis and spondyloarthritides. *Rev Bras Reumatol* 2015; 55 (3): 281-309.

52. Mota LM, Cruz BA, de Albuquerque CP, Gonçalves D, Laurindo IM, Pereira IA et al. Preliminary guidelines of the Brazilian Society of Rheumatology for evaluation and treatment of tuberculosis latent infection in patients with rheumatoid arthritis, in face of unavailability of the tuberculin skin test. *Rev Bras Reumatol* 2015; 55 (4): 390-393.
53. Tvete IF, Natvig B, Gåsemyr J, Meland N, Røine M, Klemp M. Comparing effects of biologic agents in treating patients with rheumatoid arthritis: a multiple treatment comparison regression analysis. *PLoS One* 2015; 10 (9): e0137258.
54. Favalli EG, Bugatti S, Biggioggero M, Caporali R. Treatment comparison in rheumatoid arthritis: head-to-head trials and innovative study designs. *Biomed Res Int* 2014; 2014: 831603.
55. Azevedo VF, Meirelles ES, Kochen J de A, Medeiros AC, Miszputen SJ, Teixeira FV et al. Recommendations on the use of biosimilars by the Brazilian Society of Rheumatology, Brazilian Society of Dermatology, Brazilian Federation of Gastroenterology and Brazilian Study Group on Inflammatory Bowel Disease--Focus on clinical evaluation of monoclonal antibodies and fusion proteins used in the treatment of autoimmune diseases. *Autoimmun Rev* 2015; 14 (9):769-773.
56. Burmester GR, Rubbert-Roth A, Cantagrel A, Hall S, Leszczynski P, Feldman D et al. A randomised, double-blind, parallel-group study of the safety and efficacy of subcutaneous tocilizumab versus intravenous tocilizumab in combination with traditional disease-modifying antirheumatic drugs in patients with moderate to severe rheumatoid arthritis (SUMMACTA study). *Ann Rheum Dis* 2014; 73 (1): 69-74.
57. De Benedetti F, Brunner HI, Ruperto N, Kenwright A, Wright S, Calvo I et al. Randomized trial of tocilizumab in systemic juvenile idiopathic arthritis; PRINTO; PRCSG. *N Engl J Med* 2012; 367 (25): 2385-2395.
58. Griffiths CE, Strober BE, van de Kerkhof P, Ho V, Fidelus-Gort R, Yeilding N et al.; ACCEPT Study Group. Comparison of ustekinumab and etanercept for moderate-to-severe psoriasis. *N Engl J Med* 2010; 362 (2): 118-128.
59. Edwards JC1, Szczepanski L, Szechinski J, Filipowicz-Sosnowska A, Emery P, Close DR et al. Efficacy of B-cell-targeted therapy with rituximab in patients with rheumatoid arthritis. *N Engl J Med* 2004; 350 (25): 2572-2581.
60. Reddy V, Cambridge G, Isenberg DA, Glennie MJ, Cragg MS, Leandro M. Internalization of rituximab and the efficiency of B Cell depletion in rheumatoid arthritis and systemic lupus erythematosus. *Arthritis Rheumatol* 2015; 67 (8): 2046-2055.
61. Wallace DJ, Gordon C, Strand V, Hobbs K, Petri M, Kalunian K et al. Efficacy and safety of epratuzumab in patients with moderate/severe flaring systemic lupus erythematosus: results from two randomized, double-blind, placebo-controlled, multicentre studies (ALLEVIATE) and follow-up. *Rheumatology (Oxford)* 2013; 52 (7): 1313-1322.
62. Rovin BH, Furie R, Latinis K, Looney RJ, Fervenza FC, Sanchez-Guerrero J et al.; LUNAR Investigator Group. *Arthritis Rheum* 2012; 64 (4): 1215-1226.
63. Keystone EC, Cohen SB, Emery P, Kremer JM, Dougados M, Loveless JE et al. Multiple courses of rituximab produce sustained clinical and radiographic efficacy and safety in patients with rheumatoid arthritis and an inadequate response to 1 or more tumor necrosis factor inhibitors: 5-year data from the REFLEX study. *J Rheumatol* 2012; 39 (12): 2238-2246.
64. Manzi S, Sánchez-Guerrero J, Merrill JT, Furie R, Gladman D, Navarra SV et al.; BLISS-52 and BLISS-76 Study Groups. Effects of belimumab, a B lymphocyte stimulator-specific inhibitor, on disease activity across multiple organ domains in patients with systemic lupus erythematosus: combined results from two phase III trials. *Ann Rheum Dis* 2012; 71 (11): 1833-1838.
65. Suntharalingam G, Perry MR, Ward S, Brett SJ, Castello-Cortes A, Brunner MD, Panoskaltsis N. Cytokine storm in a phase 1 trial of the anti-CD28 monoclonal antibody TGN1412. *N Engl J Med* 2006; 355 (10): 1018-1028.
66. Emery P, Burmester GR, Bykerk VP, Combe BG, Furst DE, Barré E et al. Evaluating drug-free remission with abatacept in early rheumatoid arthritis: results from the phase 3b, multicentre, randomised, active-controlled AVERT study of 24 months, with a 12-month, double-blind treatment period. *Ann Rheum Dis* 2015; 74 (1): 19-26.
67. Dobbels F, Wong S, Min Y, Sam J, Kalsekar A. Beneficial effect of belatacept on health-related quality of life and perceived side effects: results from the BENEFIT and BENEFIT-EXT trials. *Transplantation* 2014; 98 (9): 960-968.
68. Vermeire S, O'Byrne S, Keir M, Williams M, Lu TT, Mansfield JC et al. Etrolizumab as induction therapy for ulcerative colitis: a randomised, controlled, phase 2 trial. *Lancet* 2014; 384 (9940): 309-318.
69. Feagan BG, Rutgeerts P, Sands BE, Hanauer S, Colombel JF, Sandborn WJ et al.; GEMINI 1 Study Group. Vedolizumab as induction and maintenance therapy for ulcerative colitis. *N Engl J Med* 2013; 369 (8): 699-710.
70. Chen Y, Bord E, Tompkins T, Miller J, Tan CS, Kinkel RP et al. Asymptomatic reactivation of JC virus in patients treated with natalizumab. *N Engl J Med* 2009; 361 (11): 1067-1074.
71. Nowak RM, Parker JM, Silverman RA, Rowe BH, Smithline H, Khan F et al. A randomized trial of benralizumab, an anti-interleukin 5 receptor α monoclonal antibody, after acute asthma. *Am J Emerg Med* 2015; 33 (1): 14-20.
72. Ortega HG, Liu MC, Pavord ID, Brusselle GG, FitzGerald JM, Chetta A et al.; MENSA Investigators. Mepolizumab treatment in patients with severe eosinophilic asthma. *N Engl J Med* 2014; 371 (13): 1198-1207.
73. Castro M, Zangrilli J, Wechsler ME, Bateman ED, Brusselle GG, Bardin P et al. Reslizumab for inadequately controlled asthma with elevated blood eosinophil counts: results from two multicentre, parallel, double-blind, randomised, placebo-controlled, phase 3 trials. Lancet Respir Med 2015; 3 (5): 355-366.
74. Normansell R, Walker S, Milan SJ, Walters EH, Nair P. Omalizumab for asthma in adults and children. *Cochrane Database Syst Rev* 2014;1:CD003559.
75. Saini SS, Bindslev-Jensen C, Maurer M, Grob JJ, Bülbül BE, Bradley MS et al. Efficacy and safety of omalizumab in patients with chronic idiopathic/spontaneous urticaria who remain symptomatic on H1 antihistamines: a randomized, placebo-controlled study. *J Invest Dermatol* 2015; 135 (1): 67-75.
76. Brodsky RA. Paroxysmal nocturnal hemoglobinuria. *Blood* 2014; 124 (18): 2804-2811.
77. Martí-Carvajal AJ, Anand V, Cardona AF, Solà I. Eculizumab for treating patients with paroxysmal nocturnal hemoglobinuria. *Cochrane Database Syst Rev* 2014 Oct 30; 10: CD010340.
78. Bledzka K, Smyth SS, Plow EF. Integrin αIIbβ3: from discovery to efficacious therapeutic target. *Circ Res* 2013; 112 (8): 1189-1200.
79. Sabatine MS, Giugliano RP, Wiviott SD, Raal FJ, Blom DJ, Robinson J et al.; Open-Label Study of Long-Term Evaluation against LDL Cholesterol (OSLER) Investigators. Efficacy and safety of evolocumab in reducing lipids and cardiovascular events. *N Engl J Med* 2015; 372 (16): 1500-1509.
80. Ballantyne CM, Neutel J, Cropp A, Duggan W, Wang EQ, Plowchalk D et al. Results of bococizumab, a monoclonal antibody against proprotein convertase subtilisin/kexin type 9, from a placebo-controlled, dose-ranging study in statin-treated subjects with hypercholesterolemia. *Am J Cardiol* 2015; 115 (9): 1212-1221.
81. Robinson JG, Farnier M, Krempf M, Bergeron J, Luc G, Averna M et al.; ODYSSEY LONG TERM Investigators. Efficacy and safety of alirocumab in reducing lipids and cardiovascular events. *N Engl J Med* 2015; 372 (16): 1489-1499.
82. Pollack CV Jr, Reilly PA, Eikelboom J, Glund S, Verhamme P, Bernstein RA et al. Idarucizumab for Dabigatran Reversal. *N Engl J Med* 2015; 373 (6): 511-520.
83. Gallagher J, Fisher C, Sherman B, Munger M, Meyers B, Ellison T et al. A multicenter, open-label, prospective, randomized, dose-ranging pharmacokinetic study of the anti-TNF-alpha antibody afelimomab in patients with sepsis syndrome. *Intensive Care Med* 2001; 27 (7): 1169-1178.
84. Jaimes FA. MONARCS: statistical or clinical meaning? *Crit Care Med* 2005; 33 (9): 2144.
85. Ribas A. Releasing the brakes on cancer immunotherapy. *N Engl J Med* 2015; 373 (16):1490-1492.
86. Dranoff G. Immunotherapy at large: Balancing tumor immunity and inflammatory pathology. *Nat Med* 2013; 19 (9): 1100-1101.
87. Mullard A. New checkpoint inhibitors ride the immunotherapy tsunami. *Nat Rev Drug Discov* 2013; 12 (7): 489-492.
88. Hall RD, Gray JE, Chiappori AA. Beyond the standard of care: a review of novel immunotherapy trials for the treatment of lung cancer. *Cancer Control* 2013; 20 (1): 22-31.

17 Farmacologia dos Processos Infecciosos

Flávio Danni Fuchs

▶ Introdução

Neste capítulo introdutório da Farmacologia da infecção se apresenta, a par dos princípios gerais de diagnóstico e manejo de doenças infecciosas, a farmacologia de antibacterianos empregados em infecções de sistemas. Os agentes utilizados em diferentes infecções são abordados nos capítulos específicos.

O homem vive em complexo e tênue equilíbrio com o mundo microbiológico e parasitário. Alternam-se períodos de sucessos preventivos e curativos com a turbulência das epidemias de doenças antigas e emergentes. Síndrome da imunodeficiência adquirida (AIDS), influenza A H1N1 e Zika vírus são exemplos contemporâneos. Afora as epidemias, persistem ocorrências infecciosas e endemias próprias de países pobres, como malária, doença de Chagas e tuberculose. Essa realidade requer sólido conhecimento sobre prevenção e tratamento de doenças infecciosas por todos os profissionais da saúde.

A prevenção tem produzido os mais significativos resultados no controle de infecções. Vacinação destaca-se entre as abordagens preventivas. Por meio dela erradicam-se muitas doenças (varíola, paralisia infantil e sarampo), ou se reduz acentuadamente sua prevalência. Modernas tecnologias têm permitido desenvolver vacinas específicas em período relativamente curto, como as atualizadas anualmente para o vírus influenza. Desenvolvimento econômico e social, com melhora de condições higiênicas e sanitárias, também reduz a prevalência de muitas doenças infecciosas, como tuberculose, hanseníase e infecções parasitárias. Uso de antissépticos e desinfetantes é outra eficiente abordagem preventiva de infecções. Tais agentes eliminam microrganismos, respectivamente em superfícies vivas e ambiente, liberando biocidas, substâncias com atividade antibacteriana direta. Exemplos maiores de biocidas são os elementos químicos halogenados, liberados por diferentes antissépticos à base de iodo e desinfetantes à base de cloro. Antissépticos em conjunto com esterilização propiciam que cirurgias tenham taxas aceitáveis de infecção. A desinfecção ambiental cria barreiras à disseminação de microrganismos, mas aqui importam mais o bloqueio da transmissão por profissionais de saúde e o uso parcimonioso de anti-infecciosos, para evitar desenvolvimento de germes multirresistentes.

O tratamento de infecções é feito por meio de cirurgia, imunoterapia passiva e antimicrobianos. Tratamento cirúrgico é primordial em algumas situações, especialmente quando há acúmulo de pus e insuficiente aporte circulatório, como em abscessos e pé diabético. Imunoterapia passiva corresponde ao emprego de anticorpos contra determinados agentes infecciosos. É medida preventiva e terapêutica única para algumas doenças, como raiva. Tem-se tornado mais específica, com o desenvolvimento de anticorpos monoclonais, ainda não corriqueiramente incorporada ao manejo de doenças infecciosas. Antimicrobianos, por sua vez, têm sido utilizados com finalidades profilática e curativa.

Antimicrobianos classificam-se em antibacterianos, antifúngicos, antiprotozoários, anti-helmínticos e antivirais. Antibacterianos dividem-se em antibióticos, sintetizados por fungos, e quimioterápicos, produzidos em laboratório. Os primeiros ainda predominam, mas frequentemente são manipulados quimicamente (semissintéticos). Antibióticos são sintetizados por alguns microrganismos para se defender de outros, sendo caracteristicamente muito tóxicos para a célula bacteriana e, em geral, pouco tóxicos para o homem. A denominação de antibióticos prevalece na prática clínica diária, independentemente da origem natural ou sintética.

A descoberta dos antimicrobianos – a partir da identificação da atividade antibacteriana de sulfas (os primeiros quimioterápicos) e penicilinas (os primeiros antibióticos) – é reconhecida como um dos grandes avanços da humanidade. Mudou-se o curso inexorável de muitas doenças infecciosas graves, como tuberculose e endocardite bacteriana. Mais recentemente, novos sucessos foram obtidos, como a descoberta de antirretrovirais empregados no manejo de AIDS e hepatite C. A evidente eficácia em séries de casos, inicialmente, e de ensaios clínicos posteriormente, criou a expectativa de que antimicrobianos fossem eficazes em toda doença infecciosa. Tal fato só ocorreu parcialmente. Em algumas infecções corriqueiras, como as de vias respiratórias altas e diarreias infecciosas, e em outras graves, como septicemia, ainda não se delimitou claramente a utilidade de antimicrobianos.

A grande expectativa de benefício levou a frequente e inadequado emprego de antimicrobianos. Uso em infecções não sensíveis e doenças não infecciosas, sob esquemas inadequados, especialmente em profilaxia, terminaram por gerar resistência microbiana, decorrente da capacidade infinita de desenvolver mecanismos de defesa por muitos microrganismos. A velocidade de produção de novos antimicrobianos não acompanha a da emergência de cepas resistentes. Criou-se um ciclo vicioso: o aumento de taxas de resistência a antimicrobianos de uso corrente requer a descoberta de novos representantes, que, expostos ao mesmo desgaste, exigem o desenvolvimento de outros agentes, realimentando o processo. Dois fatores dificultam o desenvolvimento de novos anti-infecciosos: dificuldades técnicas para identificação de novos agentes ativos e relativo desinteresse da indústria farmacêutica. Antibióticos, em particular, datam das décadas de 1940 e 1950, reconhecendo-se haver esgotamento de descobertas de novos agentes sintetizados por fungos. O primeiro entrave tem sido superado por técnicas inovadoras, altamente eficientes no desenvolvimento de alguns medicamentos, como antivirais para a hepatite C. Aqui houve também forte interesse comercial, pela baixa eficácia dos tratamentos disponíveis. O mesmo não ocorre com muitas infecções prevalentes e negligenciadas, com menor margem de faturamento. Para as negligenciadas, como malária, Chagas e outras, há pouco potencial de compra e rapidamente se requer a distribuição humanitária. Para infecções corriqueiras, novos produtos têm dificuldade de comercialização, pois são imediatamente reservados para infecções resistentes às primeiras opções.

O manejo de doenças infecciosas requer evidências robustas, provindas de estudos controlados que avaliem a utilidade de estratégias diagnósticas e terapêuticas. Notórios exemplos, que se reproduzem em outras infecções, incluem a terapia de infecções fúngicas sistêmicas. Muitas vezes, agentes antifúngicos são indicados empiricamente, sem haver documentação de infecção por técnicas diagnósticas adequadas. Novos representantes são comercializados com base em estudos de não inferioridade, aferindo desfechos substitutos e utilizando comparadores nem sempre adequados, sem avaliar a eficácia sobre desfechos primordiais, como mortalidade.

O uso racional de antimicrobianos pode minimizar o problema da resistência microbiana, preocupação mundial. Para fazê-lo, é necessário o conhecimento e a aplicação dos fundamentos descritos a seguir.

▶ Critérios de escolha de antimicrobianos

De forma similar aos fármacos em geral, o uso de antimicrobianos fundamenta-se em seu mecanismo de ação e efeitos farmacológicos (farmacodinâmica), tanto em modelos experimentais de doença quanto em pacientes (eficácia farmacológico-clínica). A ação farmacológica é ímpar nesse grupo de medicamentos, pois ocorre em agentes infecciosos estranhos ao organismo, podendo não agir ou agir pouco sobre o hospedeiro. Tal ação costuma ser denominada de eficácia microbiológica. A eficácia microbiológica tem grande importância dentre os critérios de seleção desses fármacos. Como regra, se aceita que a eficácia do antimicrobiano contra determinado microrganismo *in vitro* corresponda à eficácia clínica, desde que se atinjam concentrações adequadas *in vivo*. Apesar de tal expectativa ter-se confirmado em muitos casos, as exceções requerem demonstração de eficácia farmacológico-clínica para subsidiar emprego de antimicrobianos.

Eficácia microbiológica

▪ Métodos microbiológicos de avaliação de eficácia

Eficácia microbiológica corresponde à capacidade de um antibacteriano eliminar bactérias (efeito bactericida) ou inibir sua multiplicação (efeito bacteriostático). Medem-se essas propriedades por métodos microbiológicos. Microrganismos causadores de infecção podem ser identificados por imunofluorescência direta, aglutinação e identificação de anticorpos, imunoensaios enzimáticos e PCR (*polymerase chain reaction*), mas isolamento e crescimento em culturas *in vitro* persistem como padrão-ouro, sendo a forma usual de testar atividade de antimicrobianos.

A menor concentração capaz de inibir a multiplicação das bactérias, medida em microgramas por mililitro, é denominada *concentração inibitória mínima*, em geral descrita pelas iniciais em língua inglesa (MIC). *Concentração bactericida mínima* (MBC) é aquela capaz de eliminar culturas já existentes. Mesmo antibióticos e quimioterápicos primariamente bactericidas têm sua eficácia microbiológica em geral analisada pela MIC. O fato de um antimicrobiano ser bactericida pode ser útil para alguns pacientes, como imunodeprimidos e aqueles com infecções muito graves, em que se utilizam preferencialmente antimicrobianos bactericidas.

A eficácia antibacteriana *in vitro* pode ser avaliada por vários métodos.

▶ **Teste de diluição em meio líquido de cultura.** Realizado em tubos de ensaio com concentrações crescentes do antibiótico ou quimioterápico, é considerado o padrão-ouro para determinação de MIC e MBC. No caso de MIC, avalia-se a menor concentração em que não crescem microrganismos. Já para MBC, é determinada a menor concentração que erradica a cepa inoculada. Este método tem utilidade apenas experimental, pois não é possível testar na prática assistencial grande número de cepas de vários microrganismos, para diversas concentrações de vários antimicrobianos.

▶ **Teste de diluição em placas de ágar.** Nesse, preparam-se placas de ágar (hidrocoloides gelatinosos extraídos de algas marinhas) com concentrações crescentes e conhecidas de antimicrobianos, nas quais se semeiam vários isolados clínicos. Com essa abordagem, pode-se estimar MIC do antimicrobiano.

▶ **Teste de difusão em ágar (Kirby-Bauer).** Avalia a capacidade de o germe se multiplicar em presença de concentrações presumíveis de antimicrobiano, obtidas pela aplicação em ágar de pequenos discos embebidos com diferentes antimicrobianos. Assim, com somente uma placa de Petri, podem-se testar sensibilidade e resistência a diversos fármacos simultaneamente. A partir do disco, o antimicrobiano se difunde no ágar, em concentrações decrescentes. A cepa bacteriana ali semeada cresce até encontrar a concentração inibitória mínima. A partir daí, forma-se um halo de inibição ao redor do disco. Estimando-se que, até certo diâmetro, as concentrações no ágar sejam similares às do plasma, conclui-se que a bactéria, sensível ou resistente *in vitro*, também o será *in vivo*. Esses são os resultados comunicados ao clínico, os quais são acrescidos, em algumas situações, do resultado da sensibilidade intermediária, correspondente a halos dúbios. Este método qualitativo pode orientar decisão de emprego, especialmente se realizado com estrito respeito aos aspectos técnicos.

▶ **Métodos automatizados.** Consistem em testes de diluição em meios de cultura líquidos ou ágar miniaturizados. Em sistemas de microdiluição de soluções, com microrganismos semeados em diversos meios de cultura, testa-se o efeito de diluições crescentes de antimicrobianos. Miniaturização e processamento eletrônico, a par de maior número de meios de cultura, propiciam resultados mais rápidos, indicando tipo de agente infeccioso e sua MIC. Há diversos sistemas em uso, com diferentes padronizações e meios de cultura. Utilizam, basicamente, pequenos filmes plásticos com vários recipientes, pelos quais passa o semeado clínico através de tubos capilares. Leitura do crescimento de microrganismos é feita por sistema óptico ou por reações químicas. Os processos automatizados podem agilizar escolha ou mudança de antimicrobianos, especialmente pelas informações mais precoces, mas não se aplica a todos os microrganismos. A par das vantagens, reconhecem-se limitações econômicas e problemas bacteriológicos específicos, como concentrações insuficientes para estimar MIC mais precisamente e não detecção de resistência de algumas cepas. O último problema decorre da lentidão de expressão de certas resistências *in vitro*, como a de algumas betalactamases induzidas (em *Serratia, Pseudomonas, Citrobacter, Enterobacter, Providencia, Proteus* indol-positivo), e incapacidade de detectar resistência de *Enterococcus faecalis* à vancomicina.

▶ **Avaliação do efeito bactericida.** Atraente do ponto de vista teórico, é de difícil execução na rotina de laboratórios assistenciais e não está universalmente padronizada. Outros métodos microbiológicos mais refinados, como velocidade bactericida e atividade bactericida do soro, também não se incorporaram à rotina diagnóstica. Dissociação entre concentrações bactericidas e bacteriostáticas ocorre nos fenômenos de persistência e tolerância bacterianas (ver adiante).

▪ Parâmetros farmacocinéticos/farmacodinâmicos | Sensibilidade e resistência bacterianas

Conceitos de sensibilidade e resistência bacterianas derivam da correlação de MIC com níveis teciduais obtidos com administração de antimicrobianos. Como regra, bactérias são sensíveis a todos os antimicrobianos *in vitro*. Mas, para alguns desses, as altas concentrações necessárias à ação antibacteriana tornam inexequível seu uso clínico, pois seriam tóxicas para o paciente. Nesse caso, as bactérias são resistentes às doses usuais dos antimicrobianos. Do ponto de vista prático, correlaciona-se MIC com concentrações plasmáticas obtidas em esquemas posológicos factíveis e não tóxicos, afirmando-se que há sensibilidade quando MIC for inferior a essas concentrações. Em geral valores eficazes de MIC são inferiores a 1 micrograma/mℓ, mas há bactérias só sensíveis a concentrações de até 64 microgramas/mℓ, valores atingidos *in vivo* com altas doses do antibacteriano. Aceita-se haver correlação entre eficácia em laboratório e resposta clínica quando as concentrações *in vitro* suplantam a MIC. A concentração *in vitro* que é presumivelmente eficaz *in vivo* é o ponto de corte (*breakpoint*). Comitês americano, como o Clinical and Laboratory Standards Institute (CLSI), que abriga o National Reference System for the Clinical Laboratory (NRSCL) e inglês, como a British Society for Antimicrobial Chemotherapy (BSAC), estabelecem esses valores com base em MIC, parâmetros farmacocinéticos e eventualmente experiência clínica.

A íntima relação entre atividade farmacodinâmica e concentração *in vivo* de antimicrobianos é avaliada por estudos de correlação farmacocinética/farmacodinâmica. Três parâmetros, expressos por meio de razões, são utilizados para medir a relação farmacocinética/farmacodinâmica: área sob a curva/MIC (ASC/MIC), concentração máxima/MIC ($C_{máx}$/MIC) e tempo/MIC (Figura 17.1). Esse último parâmetro corresponde ao tempo em que a concentração plasmática permanece acima da MIC, entre as doses de um antimicrobiano. Acredita-se que esses parâmetros possam prever o comportamento clínico de um antimicrobiano. Em modelos experimentais de infecção, tem-se demonstrado sua utilidade, mas há poucos estudos no homem. A atividade de alguns antimicrobianos (aminoglicosídeos e quinolonas) parece ser mais bem descrita pelas relações de ASC/MIC e $C_{máx}$/MIC. Maiores valores de $C_{máx}$/MIC explicam a persistência de efeito antimicrobiano, a despeito da queda de valores abaixo da MIC no intervalo entre as doses, o denominado efeito pós-antibiótico. Para penicilinas e macrolídios, é mais importante a relação tempo/MIC. Para betalactâmicos, requer-se que a concentração plasmática se mantenha acima da MIC por períodos mais prolongados, em geral em pelo menos 30 a 40% do intervalo entre as doses.

Pode haver dissociação entre efeitos observados *in vitro* e nos pacientes. Na prática clínica, pode-se observar boa evolução após a indicação empírica de antimicrobiano que se mostra ineficaz em testes de laboratório, devido a efeitos produzidos por concentrações inferiores à MIC ou a concentrações mais elevadas obtidas no sítio da infecção, como o trato urinário. O inverso também ocorre, ou seja, a não erradicação de microrganismos sensíveis *in vitro*. Para esta situação são propostas três explicações: persistência, efeito paradoxal e tolerância, que ocorrem predominantemente com antimicrobianos que atuam sobre a síntese da parede bacteriana, como betalactâmicos e vancomicina. A dissociação de efeitos *in vivo* e *in vitro* também pode ser explicada pelo fato de *in vivo* existirem dificuldades de absorção ou barreiras à distribuição do fármaco.

Persistência bacteriana vista em pequena proporção de microrganismos (< 0,1%) deve-se à inatividade metabólica no momento da exposição, impedindo a expressão do efeito bactericida.

Efeito paradoxal (fenômeno de Eagle) decorre do uso de altas concentrações de betalactâmicos, as quais comprometem a síntese proteica bacteriana, impedindo que os microrganismos tenham maturidade suficiente para sofrer os efeitos bactericidas sobre a síntese da parede bacteriana.

Mecanismos de tolerância (ausência de efeito do antimicrobiano) são menos entendidos, sendo atribuídos a proteínas ligantes de penicilinas que não ativam autolisinas endógenas.

Independentemente do mecanismo, bactérias não lisadas persistem suscetíveis ao efeito bacteriostático. A importância clínica desses eventos não está esclarecida.

■ Efeitos de concentrações subinibitórias de antimicrobianos

Algumas bactérias expostas a concentrações subinibitórias de antimicrobianos (subMIC) apresentam importantes alterações morfológicas e funcionais que não chegam a se expressar por morte ou inibição de multiplicação. O conceito de *concentração antimicrobiana mínima* (MAC, em língua inglesa) foi cunhado para descrever esse fenômeno. Características morfológicas repercutem sobre o reconhecimento de formas não usuais de microrganismos em exames microbiológicos. Do ponto de vista clínico, especula-se que muitas destas alterações podem contribuir para diminuição de virulência do germe, reduzindo aderência, produção de toxinas e resistência aos mecanismos de defesa orgânica. Efeitos imunomoduladores e sobre função fagocitária são também descritos para antimicrobianos em concentrações subMIC. As concentrações subMIC que se seguem a concentrações supraMIC parecem ter maior importância clínica, discutindo-se a real importância de efeitos de concentrações subMIC isoladas.

■ Efeito pós-antibiótico

Antimicrobianos com parâmetros farmacocinéticos/farmacodinâmicos dose-dependentes (altas relações ASC/MIC ou $C_{máx}$/MIC) inibem a multiplicação bacteriana mesmo após a queda de suas concentrações abaixo da MIC por tempos prolongados. A este fenômeno se conferiu a denominação de efeito pós-antibiótico, caracteristicamente presente em aminoglicosídeos e quinolonas. Antimicrobianos com parâmetros farmacocinéticos/farmacodinâmicos tempo-dependentes, como os betalactâmicos, são desprovidos de efeito pós-antibiótico, requerendo-se concentrações supraMIC por períodos mais prolongados entre as doses. Aparentemente, não há prejuízo no maior espaçamento de doses de antimicrobianos com efeito pós-antibiótico. A maior eficácia decorrente de maiores concentrações máxima ou da área sob a curva foi demonstrada em modelos animais, e pelo menos aminoglicosídeos têm sido administrados em intervalos de doses maiores, sem prejuízo da eficácia clínica.

■ Mecanismos de resistência bacteriana

Os tipos de resistência bacteriana estão apresentados no Quadro 17.1. Os mecanismos subcelulares de resistência (mecanismos bioquímicos) estão apresentados no Quadro 17.2.

▶ **Resistência natural ou intrínseca.** Algumas espécies bacterianas são naturalmente resistentes aos antibacterianos (resistência primária), como bactérias anaeróbias a aminoglicosídeos. O principal mecanismo é a inexistência de sistema metabólico ou organela, alvos da ação do antimicrobiano no microrganismo. Antibióticos betalactâmicos, que inibem a síntese da parede bacteriana, são, por exemplo, primariamente ineficazes para microrganismos desprovidos de parede, como *Mycoplasma pneumoniae*.

▶ **Resistência fisiológica.** Ocorre em condições especiais de crescimento bacteriano. Biofilmes constituem o exemplo mais típico. São produzidos por algumas bactérias, consistindo em matriz extracelu-

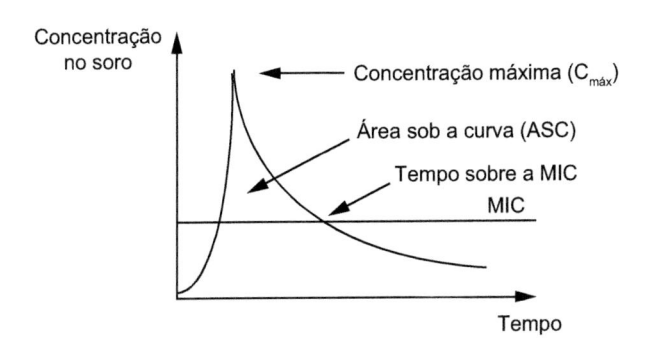

Figura 17.1 ■ Parâmetros farmacocinéticos/farmacodinâmicos (ver texto).

Quadro 17.1 ■ Tipificação da resistência bacteriana.

Resistência natural (intrínseca)
Resistência fisiológica (biofilmes)
Resistência adquirida • Mutação • Transferência genética: plasmídeos e transpossomas

Quadro 17.2 ■ Mecanismos bioquímicos de resistência bacteriana.

Perda de permeabilidade de membrana
Alterações de receptores de membrana
Redução da captação
Exclusão ativa do antimicrobiano
Alterações do sítio de ligação ribossômico
Superprodução de enzimas-alvo
Derivação de síntese enzimática
Hidrólise ou modificação estrutural do antimicrobiano

lar polimérica. Ocorrem somente em bactérias fixadas em superfícies, dificultando a penetração de antimicrobianos e originando ambiente para trocas genéticas entre os microrganismos. A resistência de bactérias em biofilmes também pode decorrer de estado estacionário da multiplicação bacteriana. As bactérias podem produzir biofilmes em superfícies inanimadas, como cateteres e outros dispositivos, como órteses e próteses, e em superfícies orgânicas (placas dentárias, lentes de contato, trato respiratório de pacientes com fibrose cística e outras). Nessas circunstâncias, ocorre resistência a antimicrobianos e biocidas. *Pseudomonas aeruginosa* destaca-se entre os microrganismos capazes de produzir biofilme.

▶ **Resistência adquirida.** Decorre do desenvolvimento de novos mecanismos de defesa ante exposição continuada a antimicrobianos. Pode gerar-se por mutação ou transferência horizontal de material genético. A mutação se dá em material genético próprio da bactéria, resultando em prole resistente ao antimicrobiano.

▶ **Resistência por transferência.** Decorre da indução de síntese de DNA extracromossômico, capaz de orientar síntese de enzimas ou outras substâncias que inativem ou antagonizem o antimicrobiano. Esse DNA pode estar sob forma de plasmídeos ou transpossomas. Os primeiros, também denominados fatores de resistência, são mais complexos e possuem códigos genéticos para resistência e transmissão entre bactérias. Transmissão de plasmídeos pode ocorrer por bacteriofagia (bactéria permanece com plasmídeo da bactéria digerida), conjugação ou transdução. Transpossomas são partículas de DNA que se agregam a plasmídeos ou ao próprio cromossomo da bactéria.

▶ **Resistência por mutação.** É relevante para alguns antimicrobianos, como a do bacilo de Koch para tuberculostáticos e a de alguns bacilos gram-negativos, produtores de betalactamase de espectro estendido. Resistência por transferência horizontal tem importância para maior número de microrganismos. Quanto mais exposta a antibiótico ou quimioterápico, a bactéria tem maior chance de tornar-se resistente. Plasmídeos podem carrear códigos de síntese de enzimas capazes de inativar até 20 antibacterianos. Podem transferir-se entre bactérias, inclusive de diferentes espécies, e armazenar-se em organismos não patogênicos.

A resistência pode expressar-se de duas formas quanto à modificação de MIC. Nas clássicas e mais antigas, os microrganismos resistentes têm grande diferença de MIC em relação aos sensíveis, na ordem, por exemplo, de 0,01 µg/mℓ para 64 ou 128 µg/mℓ. Mais recentemente, entretanto, tem-se identificado o desenvolvimento de resistência progressiva de microrganismos, de modo que MIC aumenta de 0,01 µg/mℓ para 0,1 µg/mℓ, 1 µg/mℓ ou 2 µg/mℓ. Essa resistência dificulta a definição do ponto de corte (*breakpoint*), pois pode ser compensada, pelo menos parcialmente, pelos parâmetros farmacocinéticos/farmacodinâmicos, por meio de aumento de dose ou bloqueio de depuração.

Cepas de mesma espécie bacteriana podem responder a MICs muito diversas, incluindo valores que denotariam sensibilidade (menores que as concentrações teciduais) e outros, resistência. Para estimar a probabilidade empírica de resposta clínica a infecções causadas por essa bactéria, desenvolveu-se o conceito de MIC_{90}, que corresponde a valores de MIC que inibem 90% dos isolados clínicos. Se esses valores correspondirem a concentrações teciduais obtidas pelos esquemas posológicos, conclui-se que essa bactéria é, na época dessa avaliação, sensível ao antimicrobiano em tela. É aceito que valores de MIC_{50} (inibidores de 50% dos isolados) inferiores a concentrações teciduais também sejam indicadores de sensibilidade clínica. A variação temporal desses parâmetros permite estimar o desenvolvimento de resistência, caracterizada pela progressiva aproximação dos valores de MIC_{50} e MIC_{90}.

■ **Exemplos de resistência bacteriana crítica**

A resistência do *Staphylococcus aureus* é um dos exemplos clássicos e mais significativos desse problema. Quando da descoberta das penicilinas, *S. aureus* era sensível a concentrações muito baixas de penicilina G. Com o passar do tempo, algumas cepas passaram a sintetizar betalactamase, enzima capaz de inativar penicilina G (penicilinase). Penicilinas penicilinase-resistentes (meticilina e congêneres) contornaram este problema por um tempo, mas hoje são muitas vezes inativadas por novas betalactamases, produzidas por estafilococos meticilinorresistentes (MRSA). Para esses microrganismos, restou o tratamento com vancomicina, mas atualmente já há cepas de estafilococos que também lhe são resistentes.

Resistência de *Enterococcus faecalis* à vancomicina (*vancomycin resistent Enterococcus* – VRE) é muito preocupante, não tanto pela bactéria, que é combatida por outras opções terapêuticas, mas pelo risco de tal resistência se transferir a *Staphylococcus aureus* meticilinorresistente, muitas vezes só sensível à vancomicina. Essa transferência, já demonstrada em laboratório, ainda não tem expressão clínica.

Cepas de *Streptococcus pneumoniae* resistentes progressivamente à penicilina têm-se difundido muito rapidamente pelo mundo, consistindo em um dos maiores exemplos da discussão sobre mudança de ponto de corte. Alteração em esquemas terapêuticos para meningite tem sido postulada por alguns autores em face da probabilidade de infecção por germe resistente. Em pneumonias, no entanto, parece não haver mudança na resposta clínica, mesmo em presença de pneumococos que requerem maior MIC. Já há *Streptococcus pneumoniae* resistente a cefalosporinas, como ceftriaxona, consideradas substitutas de penicilinas em meningite.

Neisseria gonorrhoeae é outro microrganismo com resistência crescente a penicilinas, inicialmente contornada por inibidores de depuração e aumento da dose. Hoje há preferência por outros antimicrobianos considerados de primeira linha.

A resistência do *Haemophilus influenzae* encapsulado do tipo B tem sido contornada com associação de inibidores de betalactamase a amoxicilina e ampicilina. Para outros bacilos gram-negativos, a associação de betalactâmicos e inibidores da betalactamase também pode aumentar a eficácia antimicrobiana.

A resistência de bacilos aeróbios gram-negativos, como *Pseudomonas aeruginosa* e *P. cepacea*, *Acinetobacter* sp., *Klebsiella pneumoniae* e *Serratia* sp., entre outros, é hoje um dos grandes problemas encontrados no tratamento de pacientes criticamente enfermos. Mais comumente decorre de depressão da imunidade, por doenças ou tratamentos (quimioterapia antineoplásica, por exemplo), e do uso de dispositivos invasivos, como respirador artificial e cateteres vasculares. As unidades de terapia intensiva são centros particularmente críticos nesse contexto, sendo comum que pacientes sejam tratados por diversos ciclos de antimicrobianos, durante meses. Algumas vezes, testes de sensibilidade atestam que nenhum ou somente um antimicrobiano é ativo *in vitro*. Nesses casos, instala-se tratamento na expectativa de que atividade *in vivo* exceda a observada *in vitro*. Dada a dificuldade de desenvolvimento de novas alternativas terapêuticas, reforça-se a necessidade de racionalizar o uso de antimicrobianos para amenizar a pressão seletiva de microrganismos multirresistentes.

▪ Estratégias para reduzir a resistência bacteriana

Resistência a antimicrobianos vem de há muito preocupando autoridades, profissionais de saúde e até o público leigo. Suas taxas são diretamente proporcionais ao volume de emprego de antimicrobianos em diversos contextos, desde o manejo ambulatorial de doenças banais até o tratamento hospitalar de doentes imunodeprimidos graves. Redução de emprego de antimicrobianos acompanha-se de diminuição de taxas de resistência. Muito difícil tem sido promover essa redução, pois depende de mudanças em prescrição médica. Profissionais treinaram-se de forma inadequada, agindo reflexamente frente à suspeita de doença infecciosa. Paira, na visão de muitos, o medo de não agir e de ser por isso responsabilizado. Assim, dores de garganta, ouvidos com tímpano inflamado, sinusismo (dor em seios da face por congestão nasal), tosse prolongada (às vezes até sem secreção), febre inexplicada, bacteriúria assintomática em mulheres não grávidas e outras condições costumam receber prescrição de antimicrobianos. Entre as situações clínicas corriqueiramente tratadas com antimicrobianos, e que deles não se beneficiam, incluem-se laringite aguda, sinusite maxilar aguda não complicada, bronquite aguda e otite média aguda em crianças. Em outras, antimicrobianos eliminam a bactéria, como *B. pertussis* na coqueluche, mas não alteram o curso clínico da doença. Dor de garganta é outra condição na qual os antimicrobianos possuem benefício modesto (redução média de 1 dia dos sintomas), e seu uso deve ser considerado com vista à prevenção de febre reumática em zonas endêmicas.

Diversas estratégias, como intervenções educacionais, disseminação de diretrizes, protocolos assistenciais e medidas restritivas têm sido usadas para mudar essa situação, mas os resultados mostram-se frustrantes no que tange a aumento da resistência de microrganismos. A tentativa de influenciar hábitos de médicos pode ser um exercício de futilidade, um objetivo inatingível. A autonomia do profissional, resultado de inúmeros anos de estudo e preparação altamente competitiva, levam-no a assumir condutas próprias, sendo pouco sensível a opiniões de terceiros.

Em hospitais é possível monitorar e influenciar mais importantemente a atuação dos profissionais. Comissões ou serviços de controle de infecção, presentes em muitos países e obrigatórios nos hospitais brasileiros, têm, entre suas atribuições, a de propor medidas de racionalização de uso de antimicrobianos. Intervenções restritivas são por vezes necessárias e influenciam o padrão de sensibilidade dos microrganismos, mas resultados similares foram evidenciados, em ensaios clínicos randomizados, com intervenções persuasivas.

A situação é particularmente crítica em unidades fechadas, especialmente em UTIs. Ali há facilidade na transmissão de microrganismos entre pacientes, processo que é foco de múltiplas tentativas de bloqueio. As mãos dos profissionais são veículos maiores dessa transmissão, mas a despeito de medidas educativas e até de controle externo sob visão direta, os microrganismos terminam por se difundir entre pacientes, como se documenta por estudos microbiológicos. Por vezes a infecção se origina no próprio paciente, sendo facilitada por superinfecção (ver a seguir). A racionalização do emprego de antimicrobianos é particularmente crítica nesse contexto, mas a gravidade dos pacientes baixa o limiar para o uso de antimicrobianos pretensamente mais eficazes, de maior espectro, incluindo a associação entre diversos agentes. Não é incomum associarem-se tratamentos empíricos para muitos microrganismos com piora clínica em mais de dez medicamentos. Protocolos assistenciais, políticas restritivas, uso de antimicrobianos com espectro reduzido, cursos breves de tratamento, suspensão de tratamento demonstradamente ineficaz no paciente (persistência de infecção), entre outras, são medidas propostas, mas de difícil implementação.

A extensão de medidas de controle de resistência no contexto ambulatorial é mais difícil para infecções inespecíficas, mas é sistematicamente posta em prática na dispensação de tratamentos padronizados para algumas infecções, como tuberculose, AIDS e hepatite C.

▪ Terapia específica *versus* empírica

Quando a escolha do antimicrobiano se orienta por testes de eficácia microbiológica para microrganismos isolados do paciente alvo do tratamento, caracteriza-se a *terapia específica*. A identificação pode preceder o início do tratamento ou orientar a mudança do mesmo, após a chegada do resultado do laboratório.

Muitas vezes antimicrobianos são administrados antes do isolamento dos microrganismos e da descrição de sua sensibilidade, por meio da chamada *terapia empírica*. Gravidade da infecção, impossibilidade de obter isolado clínico confiável e ineficiência de testes de eficácia microbiológica para algumas bactérias são fatores que justificam indicação empírica. Entre microrganismos de difícil análise microbiológica, destacam-se os anaeróbios.

Indicação empírica tem maior garantia de sucesso se levar em conta alguns aspectos. Coloração pelo Gram de fluidos e secreções (bacterioscopia) pode sugerir qual é o microrganismo infectante, pois evidencia predomínio de cocos ou bacilos, gram-positivos ou negativos. Conhecimento prévio da flora prevalente em um dado sítio de infecção também orienta a escolha mais adequada de fármacos. Por fim, reconhecimento de padrões epidemiológicos de resistência bacteriana no ambiente em que se está tratando o paciente também é útil para a escolha empírica. Essa dura, em geral, 72 h, até se obterem resultados de identificação do germe e testes de sensibilidade realizados a partir de cultura de fluidos e secreções. A coleta desses deve, sempre que possível, preceder o emprego empírico de antimicrobianos, pois resultados de testes de sensibilidade podem orientar a mudança de conduta, passando-se de terapia empírica para específica. Isso tem óbvias vantagens para o paciente, mas também repercute no ambiente, permitindo que se preservem antimicrobianos mais novos, eficazes e onerosos, para indicações empíricas em ambientes com alta taxa de resistência bacteriana.

Quer para objetivos individuais, quer para avaliação epidemiológica, a eficácia microbiológica e seu corolário, os parâmetros farmacocinéticos/farmacodinâmicos, constituem-se somente em indicadores para a decisão de escolher antimicrobianos. Tecido orgânico infectado e ágar ou outros meios de cultura são, sem dúvida, diferentes. Pode haver maior atividade *in vivo*, devido à obtenção de concentrações mais elevadas em determinados fluidos do que as existentes no ágar. É o caso da urina, na qual antibacterianos excretados na forma ativa podem atingir concentrações muitas vezes superiores às do plasma (e do ágar). Defesas do hospedeiro também favorecem a atividade do fármaco *in vivo*. Por outro lado, existem fatores desfavoráveis no paciente, como barreiras à chegada do antimicrobiano ao sítio da infecção, acúmulo de secreções, condições variadas de pH, entre outras. Como barreiras, destacam-se a hematoencefálica que impede a entrada da maioria dos antimicrobianos no sistema nervoso central e os abscessos, dificilmente penetrados pelos fármacos.

Para orientar a escolha empírica de antimicrobianos é útil reconhecer os padrões de resistência de microrganismos avaliados em determinada região ou hospital. Esta sensibilidade, aliada ao conhecimento dos níveis de antimicrobiano atingidos em sítios de infecção, pode favorecer a precisão da escolha de antimicrobianos.

▪ Estimativas de eficácia microbiológica

O conhecimento de epidemiologia de agentes infectantes e padrões de resistência locais, como em distritos sanitários, hospitais e até em unidades de hospitais, como Unidades de Tratamento Intensivo, orienta a escolha de agentes antimicrobianos em terapia empírica. Há múltiplas iniciativas internacionais para descrever prevalência de agentes infectantes e padrões de resistência epidemiológicos, representativos de países, regiões e até continentes. Em 2015, a Organização Mundial da Saúde propôs sistema global de avaliação de padrões de resistência, o Programa GLASS (*Global Antimicrobial Resistance Surveillance System*), com intuito de levantar esses dados de forma padronizada (http://www.who.int/drugresistance/surveillance/en/, acesso em 04 de março de 2016). Nesse documento, listam-se diversas iniciativas de vigilância existentes, incluindo programas de alimentação contínua de dados e ferramentas de busca de informações.

As estimativas de prevalência de sensibilidade encontradas nesses relatórios devem ser tomadas como indicadores aproximados, pois se deve proceder à avaliação de resistência local, por vezes em cada hospital.

■ Níveis teciduais de antimicrobianos

Presumível eficácia de antimicrobianos com base em parâmetros farmacocinéticos/farmacodinâmicos aferidos no plasma – concentrações plasmáticas superiores à MIC – não garante que o antimicrobiano seja ativo no sítio da infecção. Barreiras à distribuição podem impedir que se reproduzam naquele local as concentrações do plasma. Fontes de concentrações em diversos tecidos e fluidos orgânicos, incluindo plasma, urina, líquido cerebroespinal, secreção brônquica, humor aquoso, tecido prostático, tecido ósseo e outros, estão disponíveis. Em geral, as concentrações são menores e proporcionais às plasmáticas, mas suficientes para suplantar a MIC. Notáveis exceções são concentrações encontradas em líquido cefalorraquidiano (Quadro 17.3) e urina (Quadro 17.4). As concentrações no líquido cefalorraquidiano costumam ser muitas vezes inferiores aos níveis plasmáticos, devido à barreira hematoencefálica. Em presença de inflamação de meninges, há tendência a aumento de permeabilidade a antimicrobianos, e a maior parte das estimativas apresentadas no Quadro 17.3 foi obtida em pacientes com meningite. Na urina, as concentrações excedem as plasmáticas, fruto da excreção renal na forma ativa. Concentrações determinadas em diferentes sítios são estimativas, influenciadas por doses, via de administração, relação temporal entre a coleta no sangue e nos tecidos, entre outros.

■ Espectro de antimicrobianos

O conjunto de espécies bacterianas inibidas por concentrações operacionais (parâmetros farmacocinéticos/farmacodinâmicos aceitáveis) constitui o espectro antimicrobiano. Sua classificação em amplo ou reduzido foi proposta quando se descobriram tetraciclinas e cloranfenicol (década de 1940), que tinham atividade antimicrobiana mais extensa do que a de penicilina G e estreptomicina, os antibióticos então disponíveis. Por um tempo, essa classificação orientou a escolha de tratamentos empíricos (ver adiante), utilizando-se preferentemente antimicrobianos de amplo espectro para cobrir vários microrganismos. Ao contrário, em terapia empírica privilegia-se a escolha de antimicrobianos altamente eficazes sobre pequeno conjunto de microrganismos, ou até sobre apenas um microrganismo muito provável, sendo menos importante a extensão do espectro. Para cada grupo de antimicrobianos e, em alguns casos, para representantes desses grupos, há espectro preliminarmente conhecido, moldado por resistência natural ou adquirida. O espectro de grupos e representantes é apresentado nos capítulos específicos.

Eficácia experimental

Investigação de efeitos antibacterianos em modelos de infecção nos animais de experimentação constitui indicador indireto de atividade antimicrobiana no homem. Esse método apresenta vantagem teórica em relação à avaliação de eficácia microbiológica, pois testa efeitos antimicrobianos em condições mais próximas das encontradas nos pacientes. Existem inúmeros modelos de infecção experimental: sepse, peritonite, endocardite, pneumonia, abscessos, infecção de ferida operatória, suturas e próteses, doenças sexualmente transmissíveis, infecção urinária, meningite, osteomielite e gastrite por *Helicobacter pylori*. Alguns desses se desmembram em modelos agudos e crônicos, como os de pneumonias. Em todos é possível estudar diferentes agentes infectantes e atividades terapêuticas e profiláticas de antimi-

Quadro 17.3 ■ Concentrações (μg/mℓ) de alguns antimicrobianos em plasma e líquido cefalorraquidiano.

Antimicrobiano	Dose[a] (g)	Via	Concentração no plasma[b]	Concentração no liquor
Betalactâmicos				
Penicilinas				
Penicilina G	2,5 × 10⁵ U/dia	IV	9,5	0,8
Amoxicilina	1,0	IV	20,0	2,0
Ampicilina	15 mg/kg	IV	8,8	0,3
Piperacilina	324 a 436 mg/kg/dia	IV	79,0	23,0
Cefalosporinas				
Cefalotina	4,0	IV	34,0	"Muito baixas"
Cefazolina	6,0/dia	IV	29,1	Zero
Cefuroxima	3,0	IV	5,2	5,6
Ceftraxiona	100 mg/kg/dia	IV	128,2	11,0
Ceftazidima	2,0	IV	28,2	7,2
Carbepenêmicos				
Imipeném	1,0	IV	20,0	1,7
Meropeném	40 mg/kg	IV	13,3	2,8
Monobactâmico				
Aztreonam	2,0	IV	44,7	2,9
Aminoglicosídeos				
Gentamicina	1,5 mg/kg	IM	1,4	0,03
Amicacina	7,5 mg/kg	IV	15,0	5,2
Quinolonas				
Ciprofloxacino	0,2	IV	1,59	0,39
	0,5	Oral	2,4	0,06
Ofloxacino	0,2	Oral	3,1	1,3
Pefloxacino	0,5	IV	10,3	4,8
Tetraciclina				
Doxiciclina	400 mg/dia	Oral	5,8	1,3
Outros antimicrobianos				
Sulfametoxazol	25 mg/kg	IV	82,5	33,0
Trimetropina	5 mg/kg	IV	3,7	≤ 1,1
Cloranfenicol	100 mg/kg/dia	IV	15,2	5,7
Vancomicina	500 mg/kg	IV	6,3	Zero
Metronidazol	2,4	Oral	33,7	14,5

[a]Dose única ou repetida, média de determinações em pequeno número de indivíduos, em geral com meningite, com variável tempo de determinação após a administração. [b]Concentrações médias, com grande variabilidade em alguns casos, expressa por grande desvio padrão ou intervalos de confiança.

crobianos, permitindo verificar a importância de parâmetros farmacocinéticos/farmacodinâmicos. Apesar da similitude com a infecção no homem, diferenças de espécie não podem ser relegadas. Aspectos éticos de experimentos com animais também não podem ser desconhecidos, pois as pesquisas só se justificam frente à possibilidade de avanços significativos nessa área do conhecimento.

Pesquisas com modelos em animais contribuíram para o delineamento de abordagens profiláticas efetivas, posteriormente confirmadas no homem. Dentre outras contribuições, destaca-se cobertura para germes anaeróbios, especialmente *Bacteroides fragilis*, em infecções intra-abdominais.

Quadro 17.4 ■ Concentrações (μg/mℓ) de alguns antimicrobianos na urina.[a]

Antimicrobiano	Dose (mg)	Concentração na urina[b,c]
Betalactâmicos		
Penicilinas		
Penicilina G	500	597
Amoxicilina	250 a 500	300 a 1.300
Ampicilina	500	160 a 700
Piperacilina	2.000	13.000
Cefalosporinas		
Cefalexina	500	2.300
Cefalotina	500	707
Cefazolina	1.000	700 a 2.000
Cefuroxima	750	1.000 a 7.000
Ceftraxiona	1.000	855
Carbepenêmico		
Imipeném	500	500
Monobactâmico		
Aztreonam	1.000	1.000 a 5.000
Aminoglicosídeos		
Gentamicina	1,6 mg/kg	400 a 500
Amicacina	300 mg/m^2	170 a 1,720
Quinolonas		
Norfloxacino	400	168 a 417
Ciprofloxacino	500	> 2,0
Pefloxacino	800	42
Ofloxacino	100	126 a 438
Tetraciclina		
Doxiciclina	100	134
Macrolídio		
Eritromicina	1000	30
Outros antimicrobianos		
Sulfametoxazol	500	100 a 600
Trimetropina	100	70 a 100
Vancomicina	1000	800

[a]Administração predominantemente por via oral, com exceção dos não absorvidos por esta via. [b]Grande variação, dependendo do tempo de coleta e volume urinário. [c]Dois valores decorrem de coleta em tempos diferentes após a administração.

Eficácia farmacológico-clínica

O primeiro ensaio clínico randomizado foi feito exatamente em doenças infecciosas, quando se demonstrou o efeito de estreptomicina na prevenção da morte de pacientes com tuberculose bilateral (NNT de 4 para prevenir uma morte em 6 meses), um dos estudos clássicos em Farmacologia Clínica.

Apesar dessa pesquisa pioneira, a consolidação do emprego clínico de antimicrobianos se deu predominantemente por meio de séries de casos, algumas vezes comparadas com séries históricas, de certa forma um quase experimento. Diferenças na evolução do quadro infeccioso foram geralmente muito nítidas, como na endocardite bacteriana, consolidando-se a ideia de que utilização de grupos não tratados ativamente era desnecessária e até antiética. Essa se tornou área única da terapêutica, em que a atividade farmacodinâmica (eficácia microbiológica) passou a prevalecer como critério de indicação de fármacos. Porém a análise de parâmetros farmacocinéticos/farmacodinâmicos deixa claro que podem ocorrer muitos erros em sua projeção no cenário clínico. Um exemplo é a falta de homogeneidade de conduta frente a aumento de resistência do *Streptococcus pneumoniae* à penicilina, o que, em alguns países, levou a seu abandono e, em outros, não. Há muito para ser compreendido quanto à relevância clínica da resistência ao pneumococo, especialmente naquelas infecções fora do sistema nervoso central. Além disso, não há evidências conclusivas em relação a diferenças de desfechos clínicos em infecções pneumocócicas causadas por cepas com sensibilidade reduzida tratadas com doses habituais de agentes betalactâmicos. Ensaios clínicos poderiam responder mais claramente qual a melhor conduta, mas não têm sido feitos neste contexto. Outro exemplo é a progressiva redução da viremia plasmática no tratamento crônico da infecção pelo HIV observada em múltiplas coortes internacionais, a qual não se tem traduzido em redução de mortalidade.

Ensaios clínicos têm avaliado a utilidade de antimicrobianos em algumas doenças, inclusive com grupo-controle recebendo placebo. O benefício da antibioticoprofilaxia cirúrgica em muitos procedimentos foi estabelecido por meio desses estudos. A eficácia de antimicrobianos em AIDS e algumas de suas infecções oportunistas também foi demonstrada por ensaios clínicos randomizados, como a de zidovudina para prevenir a morte desses pacientes, outro estudo clássico da Farmacologia Clínica.

Há muitos ensaios clínicos contemporâneos que avaliam o efeito de novos representantes, comparando-os a opções tradicionais. Como regra geral, esses estudos demonstram eficácia equivalente (não inferioridade) entre novos representantes e opções tradicionais, até porque se baseiam em parâmetros farmacocinéticos/farmacodinâmicos que antecipam atividade eficaz em pacientes. Os desfechos nesses estudos são microbiológicos (erradicação do microrganismo), substitutos (redução da carga viral, por exemplo) ou clínicos, geralmente cura clínica. Diferenças muito discretas em desfechos menos relevantes (comodidade de administração e incidência de efeitos adversos menores) são frequentemente exploradas para fins comerciais. Há notoriamente poucos ensaios clínicos avaliando terapia antimicrobiana com desfechos primordiais de maior relevância em algumas situações, como progressão de doença ou mortalidade. Ensaios clínicos também têm sido utilizados para comparar esquemas de administração, como o de dose única *versus* o de duas ou três administrações diárias de aminoglicosídeos.

O real efeito clínico de antimicrobianos ainda carece de clara comprovação farmacológico-clínica em algumas infecções, como sepse, peritonite e algumas infecções de vias respiratórias. Nessas situações, a indicação de antimicrobianos é recomendada por diretrizes, tendo nível de evidência C (opinião de especialistas). Há anos se sugere que a liberação de endotoxinas pela lise de microrganismos, induzida por antimicrobianos na sepse, possa ser deletéria, mas não há estudos comparativos entre estratégias terapêuticas como, por exemplo, estudar momentos diversos de início da administração de antimicrobianos.

Exemplo contemporâneo de adequado desenvolvimento de opções antimicrobianas inovadoras é o de agentes ativos no tratamento da hepatite C (ver Capítulo 30, Hepatite e Outras Infecções Virais). Indústrias desenvolveram medicamentos especificamente dirigidos ao bloqueio de rotas metabólicas virais. Aprovados com relação a eficácia e toxicidade em modelos experimentais, foram testados em ensaios clínicos randomizados de grande porte comparativamente aos antivirais em uso, mostrando-se amplamente superiores na erradicação do vírus C.

Indicações de antimicrobianos para microrganismos prevalentes

A escolha de determinado antimicrobiano baseia-se em parâmetros farmacocinéticos/farmacodinâmicos, perfil de efeitos adversos e, quando existentes, em ensaios clínicos comparativos. Muitas vezes não é possível estabelecer a real vantagem de uma ou outra opção, considerando-se, então, como parâmetros de escolha a tradição de indicação (inexistência de razões para substituir tratamento tradicional) e o custo. Com raras exceções, representantes mais antigos são menos onerosos.

Nos primórdios da terapêutica antimicrobiana estabeleceram-se indicações de antimicrobianos preferenciais para todos os microrganismos a eles sensíveis. Novos representantes não disputavam a preferência de escolha, pois os agentes tradicionais mantinham sua eficácia, sendo as listagens de diferentes fontes muito similares. Com o progressivo desenvolvimento de resistência bacteriana, essa realidade se modificou, pois novas alternativas surgiram para inúmeras bactérias. Atualmente, a primazia de indicações é mutável para muitas infecções, tornando menos úteis diretrizes gerais. Adicionalmente, estabelecem-se preferências diferenciadas de tratamento, com base em padrões de resistência local. Assim, se excluem na presente edição as tabelas de indicações preferenciais de antimicrobianos para o tratamento de infecções. Os leitores encontrarão mais fundamentadas indicações para tratamento nos capítulos de tratamento de infecções.

▶ Associações de antimicrobianos

Associação de antimicrobianos pode resultar em benefícios e malefícios. Os primeiros consistem em sinergia de efeito sobre mesmo microrganismo, prevenção de emergência de resistência, tratamento de infecções polimicrobianas e diminuição de doses, o que conduz a menos efeitos tóxicos de cada um dos fármacos associados. Antagonismo entre antimicrobianos e aumento de efeitos adversos constituem malefícios.

Sinergia e antagonismo entre antimicrobianos

Diferentes técnicas microbiológicas determinam sinergia e antagonismo *in vitro*. Na placa de ágar, observa-se sinergia de potenciação quando a área de inibição propiciada por dois discos impregnados de antimicrobianos supera a que corresponde a cada um deles, isoladamente. Na sinergia de adição, a área de inibição é equivalente à soma das áreas de cada disco e, no antagonismo, é menor do que a soma das áreas individuais.

■ Interações antagônicas

▶ **Antimicrobianos bacteriostáticos e antibióticos betalactâmicos.** O conhecimento dessa interação data de clássica observação clínica dos anos 1940, na qual 21% dos pacientes com meningite pneumocócica tratados com penicilina morreram *versus* 79% dos tratados com penicilina e aureomicina, uma tetraciclina. Da mesma época, datam as primeiras observações *in vitro* de Jawetz, demonstrando que combinações de antibióticos bactericidas, especialmente penicilinas, com cloranfenicol e tetraciclinas eram claramente antagônicas. Aventou-se que o efeito bacteriostático desses impedia a expressão de efeito de penicilinas. A partir de tais informações, por muitos anos evitou-se a prescrição simultânea desses fármacos.

▶ **Antimicrobianos que se ligam à fração 50S do ribossomo.** Incluem macrolídios (eritromicina e congêneres), cloranfenicol e lincosaminas (lincomicina e clindamicina). Provável competição pelo mesmo sítio de ligação explica antagonismo observado *in vitro*. Essa interação tem interesse menor, pois não há indicação clínica para a associação desses fármacos. Eventualmente pode-se observar tentativa de cobertura polimicrobiana com dois deles, como eritromicina e clindamicina. Antagonismo *in vivo* não foi avaliado.

▶ **Aminoglicosídeos e antimicrobianos bacteriostáticos.** Antagonismo entre os primeiros e cloranfenicol ou tetraciclinas foi demonstrado *in vitro* e em modelos animais, especialmente em meningite e em presença de imunossupressão. Não há razões para associar esses fármacos em pacientes. Resultados díspares (antagonismo e sinergia) foram descritos para a associação entre aminoglicosídeos e eritromicina *in vitro*, sugerindo ser pouco provável um antagonismo clinicamente relevante.

▶ **Inativação de aminoglicosídeos por betalactâmicos.** Ocorre quando colocados por longo período no mesmo frasco (antagonismo químico), motivo formal para que sejam administrados separadamente. Parece pouco provável que o mesmo ocorra em fluidos orgânicos, pois concentrações de uns e outros são acentuadamente menores.

▶ **Combinação de betalactâmicos.** Alguns antimicrobianos betalactâmicos, em especial cefoxitina, são potentes indutores de betalactamases. Em alguns casos, a repercussão é sobre o próprio antimicrobiano que deixa de ter atividade ao correr do tratamento. Em outros, o indutor pode facilitar clivagem do anel betalactâmico do congênere associado. Este antagonismo está também documentado em modelos animais, aventando-se que alguns fracassos clínicos possam daí advir. Em termos práticos, recomenda-se não associar betalactâmicos, especialmente quando um deles for cefoxitina.

▶ **Quinolonas e outros antimicrobianos.** Descreve-se discreto antagonismo *in vitro* de ciprofloxacino com cloranfenicol, vancomicina e rifampicina contra *Staphylococcus aureus*. Repercussão clínica parece pouco provável.

■ Interações sinérgicas

▶ **Inibição sequencial da mesma via metabólica.** É exemplificada na associação de sulfametoxazol com trimetoprima e de sulfadiazina com pirimetamina, entre outras. Acredita-se que sulfas competem com ácido para-aminobenzoico (PABA), e diaminopirimidinas inibem a di-hidrofolato redutase, antagonizando síntese de folato bacteriano ativo, metabólito essencial para muitos microrganismos. Comprovação microbiológica, experimental e clínica, desta sinergia é abundante, mas não impede resistência.

▶ **Inibição de enzimas degradadoras.** Ocorre na associação de inibidores de betalactamase (sulbactam, tazobactam e ácido clavulânico, isentos de atividade antimicrobiana) e antibióticos betalactâmicos. Sua eficácia microbiológica é maior para alguns germes (*Bacteroides fragilis*, por exemplo) e absolutamente necessária para outros (*Klebsiella pneumoniae*, por exemplo).

▶ **Combinação de antimicrobianos que atuam sobre síntese de parede bacteriana.** O potencial teórico para sinergia não se confirmou clinicamente, não havendo indicações de associações baseadas nessa condição.

▶ **Inibidores de síntese de parede e aminoglicosídeos.** Sinergia entre penicilinas e aminoglicosídeos foi sugerida em pacientes com endocardite bacteriana por enterococo, os quais, evoluindo mal sob tratamento com penicilina, melhoravam após a adição de estreptomicina. O mecanismo classicamente proposto é o de que agentes betalactâmicos, por ação sobre a parede bacteriana, aumentem a permeabilidade dessa última a aminoglicosídeos. Sinergia similar foi demonstrada *in vitro* e em modelos animais para gentamicina e oxacilina sobre *Streptococcus viridans*, para carbenicilina e ticarcilina com gentamicina e outros aminoglicosídeos sobre *Staphylococcus aureus*, *Pseudomonas aeruginosa* e outros bacilos gram-negativos. Altos graus de resistência a um dos componentes, especialmente aminoglicosídeo, conferem resistência *in vitro* à associação.

▶ **Somação de eficácia microbiológica.** Em algumas situações clínicas, a associação de antimicrobianos visa à prevenção de emergência de cepas resistentes, particularmente quando a resistência se dá por mutação. Cepas resistentes a um representante são erradicadas por outro e vice-versa. Manejo de tuberculose e AIDS é exemplo da associação de antimicrobianos para impedir a emergência de cepas resistentes. A eficácia dessas associações está documentada por ensaios clínicos randomizados.

Tratamento de infecções polimicrobianas

Essas infecções não são tão frequentes, e muitas são controladas com tratamento eficaz de um ou alguns dos agentes causais. Diretrizes recomendam que infecções mistas intra-abdominais e pélvicas sejam tratadas com dois antimicrobianos que cubram germes aeróbios e anaeróbios. Também se justifica o emprego de mais de um antimicrobiano em indicação empírica para infecção grave por germe desconhecido, particularmente em pacientes imunodeprimidos, em que as manifestações clínicas podem se resumir a febre. Escolhem-se os agentes com base em indicadores clínicos e bacteriológicos (gram ou outros exames diretos) para subsidiar tratamento mais dirigido. Muitas associações tradicionais não se demonstraram mais eficazes que agentes isolados nestas condições, podendo haver aumento de toxicidade e superinfecção (ver a seguir).

Avaliação de benefícios de associações em ensaios clínicos randomizados

Mecanismos de sinergias e antagonismos se baseiam principalmente em experimentos farmacológicos *in vitro* e em modelos experimentais. No cenário clínico, algumas se confirmaram, e outras não. Há sinergia entre antituberculosos, antimaláricos e antirretrovirais, demonstradas em ensaios clínicos. Associação fixa de fármacos que atuam na mesma rota metabólica (sulfas e diaminopirimidinas) e de fármacos que inativam enzimas que degradam antimicrobianos (inibidores de betalactamases para antibióticos betalactâmicos) têm maior eficácia microbiológica. Associações de betalactâmicos com inibidores de betalactamase têm sido comparadas com outros agentes, incluindo diferentes betalactâmicos isolados, mas raramente com o agente da associação isoladamente. Para muitas condições, no entanto, ensaios clínicos têm frustrado a expectativa de benefício de associações. Entre elas se incluem associações para sepse, endocardite bacteriana, neutropenia febril e infecção intra-abdominal.

Essas evidências demonstram que associações de antimicrobianos devem ser avaliadas por ensaios clínicos randomizados, pois muitas vantagens sugeridas em modelos farmacológicos não se têm confirmado.

▶ Formas de administração de antimicrobianos

Antimicrobianos são considerados eficazes quando atingem, em esquemas de administração factíveis, concentrações pelo menos equivalentes à MIC no sítio da infecção. Com exceção de globo ocular e compartimento intratecal, infecções em outros tecidos requerem administração sistêmica do antimicrobiano, que deve distribuir-se aos diversos compartimentos orgânicos para atingir o microrganismo infectante. Assim, conceitos e práticas de farmacocinética são inteiramente aplicáveis aos antimicrobianos.

Vias de administração

Via intravenosa garante obtenção de níveis plasmáticos elevados de muitos antimicrobianos, mas é acompanhada de riscos próprios, como irritação venosa, e dificuldades técnicas. Deve ser reservada para pacientes com infecções graves, especialmente quando outras vias de administração não se mostrarem exequíveis.

Para fármacos sem biodisponibilidade oral, como aminoglicosídeos, conseguem-se concentrações praticamente equivalentes às da via intravenosa com administração intramuscular. Esta via também propicia emprego de formulações de depósito, como benzilpenicilina procaína e benzatina, prolongando a ação antimicrobiana.

Alguns antimicrobianos têm excelente absorção oral, como quinolonas, atingindo concentrações de equilíbrio até superiores às obtidas com vias parenterais.

Via conjuntival é utilizada no tratamento de infecções oculares.

Via cutânea, além de não garantir fornecimento de concentrações adequadas às camadas mais profundas da derme, pode ocasionar reações de hipersensibilidade.

Via intraperitoneal era, no passado, empregada por cirurgiões com o intuito de tratar e prevenir infecções intra-abdominais. Os fármacos são rapidamente absorvidos, não permanecendo concentrações relevantes no peritônio. Atualmente é via de administração empregada em pacientes submetidos à diálise peritoneal.

Excepcionalmente se usa a via intratecal, restrita a antimicrobianos de indicação insubstituível que não penetram no sistema nervoso central (SNC). Inflamação de meninges favorece a passagem de penicilinas e outros agentes, mas não a de aminoglicosídeos, cefalosporinas em sua maioria e clindamicina. O não desenvolvimento da barreira hematoencefálica em recém-nascidos, especialmente prematuros, permite passagem desses antimicrobianos. Cloranfenicol, metronidazol e ceftriaxona têm boa penetração no SNC.

Doses e intervalos de administração

Doses e intervalos de administração de antimicrobianos são ditados por parâmetros farmacocinéticos/farmacodinâmicos, toxicidade e comodidade posológica. Para antimicrobianos com efeito dependente de concentração (ASC/MIC, $C_{máx}$/MIC) e provável efeito pós-antibiótico, como aminoglicosídeos e quinolonas, recomendam-se maiores doses, podendo-se espaçar o intervalo. Essa conduta não apenas permite administração única diária, como também alcance de concentrações tissulares maiores e presumível redução dos efeitos adversos. Para antimicrobianos com efeito dependente de tempo, como betalactâmicos e macrolídios, é necessário usar intervalos menores.

Esses conceitos já se estenderam à prática clínica, apesar de não terem importância definidamente esclarecida. Sua mais significativa aplicação se deu na mudança do intervalo de administração de aminoglicosídeos. Não há razão para administrar antimicrobianos de forma contínua.

Distribuição e depuração de antimicrobianos

Antimicrobianos, em geral hidrofílicos, apresentam pequeno grau de ligação a proteínas plasmáticas, dificuldade de acesso a certos sítios e depuração predominantemente renal. Cloranfenicol, metronidazol, ceftriaxona, sulfametoxazol e trimetoprima são exceções, pois detêm maior solubilidade em lipídeos.

A ligação a proteínas plasmáticas não parece influenciar a atividade antimicrobiana. A ideia de que somente a fração livre exerce efeito está conceitualmente correta, mas isto não impede que fármacos muito ligados tenham acesso ao sítio da infecção em concentrações eficazes. Ceftriaxona e os demais agentes lipofílicos, por exemplo, têm alta ligação a proteínas, mas adequadas concentrações nos sítios da infecção. Isso decorre da reversibilidade da ligação. À medida que a fração livre se difunde, maior quantidade absoluta se libera da proteína.

Há diversificado acesso de antimicrobianos a diversos sítios orgânicos. Muitos têm dificuldades de chegada ao líquido cefalorraquidiano, alguns não penetram a barreira hematoencefálica e poucos atingem concentrações liquóricas razoáveis (Quadro 17.3). Na urina, ao contrário, a concentração é várias vezes maior que a do plasma para todos os representantes (Quadro 17.4), como também, em geral, na bile. Nos demais sítios, o padrão de concentração relaciona-se mais ao antimicrobiano, mas a maioria atinge fração satisfatória da concentração plasmática (entre 20 e 50% na maioria das vezes). Em humor aquoso e leite, há baixas concentrações. Concentrações em fluido sinovial, seios da face, orelha média, vesícula biliar, próstata (tecido e secreção) e músculos esquelético e cardíaco são satisfatórias.

Depuração renal de antimicrobianos é passível de interferência farmacológica, permitindo maior espaçamento entre doses. Probenecida inibe secreção tubular renal de penicilinas, prolongando sua permanência no organismo. Insuficiência renal exige ajuste de esquemas de dosagem de muitos antimicrobianos, como penicilinas e aminoglicosídeos. Determinação de níveis séricos, sobretudo de aminoglicosídeos, é particularmente necessária nessa situação. Mesmo penicilinas, pouco tóxicas, podem acumular-se quando há deficiente função renal. Ajuste de dosagem tem menor importância para antimicrobianos com depuração extrarrenal predominante, como cloranfenicol, ceftriaxona e doxiciclina. Já que biotransformação hepática é o principal processo de eliminação desses representantes, a insuficiência avançada do fígado diminui sua depuração.

Duração de tratamento

No início da terapia antimicrobiana estabeleceu-se que o tempo de tratamento deveria ser prolongado, devido à observação de recorrência de algumas infecções com tratamentos curtos, como em endocardite bacteriana e febre tifoide. Ainda há, genericamente, a ideia de estender tratamentos, mas ensaios clínicos comparativos entre tempos de tratamento estabeleceram períodos específicos para muitas infecções. Em algumas delas, tem-se testado a eficácia de diferentes períodos de uso, demonstrando que algumas podem ser tratadas até com dose única, como gonorreia, ou por 3 dias, como infecção urinária aguda não complicada. Algumas condições foram investigadas, como a sepse, mas a qualidade dos estudos ainda não permite definir a duração ideal.

▶ Seguimento da prescrição de antimicrobianos

Monitoramento de efeitos positivos

Cessação de febre, melhora de estado geral e desaparecimento de outros sintomas dependentes do tipo de infecção (disúria, tosse com expectoração purulenta, dor etc.) indicam respostas favoráveis a tratamento. Exames complementares, como leucograma, urocultura e radiografia de tórax, são úteis em algumas situações. A resolução radiológica de muitas pneumonias, por exemplo, é mais lenta do que melhora sintomática. PCR, marcador inespecífico de inflamação, tem sido progressivamente incorporado à avaliação de resposta clínica.

Muitas vezes resultados de testes de sensibilidade microbiológica ficam prontos na vigência de esquemas de antimicrobianos selecionados empiricamente. Devem ser valorizados à luz da evolução clínica. Não se muda esquema quando há melhora evidente, mesmo que o antimicrobiano em uso mostre atividade intermediária ou fraca *in vitro*. Frequentemente se observa resistência a antimicrobianos em uroculturas, sendo eles ativos *in vivo*, pelos motivos já comentados. Se a evolução clínica for desfavorável, orienta-se a mudança do esquema pelo resultado dos testes de sensibilidade.

Atividade bactericida do soro avalia a eficácia de concentrações obtidas *in vivo* sobre o microrganismo causador da infecção. Diluições crescentes do soro do paciente são colocadas em contato com culturas bacterianas, detectando-se a maior diluição capaz de exercer efeito bactericida. Esse método tem sido utilizado em pacientes com endocardite bacteriana, com resultados muito variados. O fato de lidar com determinação de MBC, por si só difícil, complica seu emprego, que, apesar de tentativas de padronização, continua restrito ao terreno da pesquisa.

Dilema frequente no tratamento de pacientes com infecção, especialmente os hospitalizados, diz respeito à conduta a tomar frente à falha terapêutica. Possíveis causas de falha são apresentadas no Quadro 17.5.

Ineficácia microbiológica – presente de início, desenvolvida durante o tratamento ou apresentada por novo agente infeccioso – é causa provável de falha terapêutica. Excluídos os demais fatores apontados no Quadro 17.5, cabe suspender os antimicrobianos ineficazes em uso. Nova identificação microbiológica deve ser tentada, mas muitas vezes não logra êxito. Mesmo clinicamente ineficazes, os antimicrobianos podem ter atividade suficiente para impedir crescimento de bactérias em cultura, especialmente hemoculturas. Com condições clínicas suficientemente estáveis, pode-se manter o paciente somente com as demais medidas terapêuticas, suspendendo-se

Quadro 17.5 ■ Causas reais e aparentes de falha da terapia antimicrobiana.

Ineficácia microbiológica
Baixos níveis plasmáticos ou teciduais
Colonização
Explicações alternativas para febre e outras manifestações

os antimicrobianos em uso por 24 a 48 h para coleta de isolados clínicos e, eventualmente, até a chegada de nova identificação microbiológica. Muitos pacientes melhoram durante esse período, sugerindo não ser o quadro clínico primariamente infeccioso ou dever-se a superinfecção, muitas vezes controlada com o restabelecimento de equilíbrio de floras bacterianas.

Acúmulo de pus em abscessos desfavorece a chegada de níveis eficazes do antimicrobiano ao sítio da infecção. Osteomielite é outra situação clínica geradora de dificuldade de acesso. Drenagem cirúrgica está formalmente indicada nessas condições.

Distinção entre colonização e infecção é difícil em muitos casos. Usam-se outros indicadores de infecção, sistêmicos ou locais, para diagnóstico diferencial. A abordagem desta condição é objeto de debate e investigação, pois a colonização precede a infecção, mas seu tratamento indiscriminado aumenta taxas de resistência. Contemporaneamente recomenda-se tratar colonização determinada por microrganismos com altas taxas de resistência em pacientes criticamente enfermos, conjuntamente com as demais medidas de controle de infecção hospitalar. Há evidência de que a descolonização de pele com antissépticos de todos os pacientes da UTI, comparativamente a rastreamento de pacientes colonizados ou medidas de bloqueio, diminui a taxa de infecção por germes multirresistentes.

Quando persistem sinais sistêmicos ou locais à revelia de tratamento correto, é necessário excluir outras causas. Febre é efeito adverso de muitos antimicrobianos, quer por destruição de bactérias em fases iniciais (indistinguível da própria evolução da doença) ou por hipersensibilidade, mais tardiamente. Critérios sugestivos de origem medicamentosa consistem em melhora de outros indicadores, como estado geral, e presença de outras manifestações de alergia, como eczemas. No leucograma pode persistir leucocitose, mas eventualmente aumentam os eosinófilos.

Em alguns pacientes faltam dados que permitam diagnóstico diferencial inequívoco entre infecção persistente e outras etiologias. Casos de resposta inflamatória sistêmica, como síndrome da angústia respiratória do adulto (SARA), leucocitose e colonização de algum sítio acarretam maior dificuldade diagnóstica.

Monitoramento dos efeitos adversos

Antimicrobianos podem produzir efeitos adversos tóxicos, colaterais, secundários e reações de hipersensibilidade. Os três primeiros resultam de sua atividade farmacológica previsível, sendo, portanto, de tipo I. Reações de hipersensibilidade, bem como idiossincrásicas, são de tipo II.

▶ **Efeitos tóxicos.** Decorrem de concentrações superiores às terapêuticas junto ao órgão ou sistema suscetível. Aminoglicosídeos, com baixo índice terapêutico, podem induzir oto- e nefrotoxicidade. Betalactâmicos, mesmo com ampla margem de segurança, não estão isentos de toxicidade. Altas doses, especialmente em insuficientes renais, determinam neurotoxicidade.

▶ **Efeitos colaterais.** Ocorrem com esquemas posológicos que produzem concentrações terapêuticas. Dor epigástrica por efeito irritativo de tetraciclinas e eritromicina e gosto metálico induzido por metronidazol são exemplos característicos.

▶ **Efeitos secundários.** Dois tipos de efeitos podem resultar da ação primária de antimicrobianos. O primeiro é a superinfecção, devida ao desequilíbrio de floras bacterianas normais, com favorecimento de crescimento de bactérias ou outros microrganismos resistentes. Diarreia é efeito adverso frequente de antimicrobianos, em geral decorrente de desequilíbrio da flora intestinal. Candidíase oral ou vaginal é exemplo corriqueiro. O curso dessas superinfecções é em geral benigno, melhorando com a suspensão do antibacteriano.

Superinfecções mais graves devem ser suspeitadas quando pacientes, recuperando-se das infecções, apresentam inexplicável recaída. Desequilíbrio de floras bacterianas em pacientes criticamente enfermos e com baixa imunidade é condição que predispõe à superinfecção recorrente em Unidades de Tratamento Intensivo, muitas vezes por microrganismos multirresistentes. A suspensão temporária de antimicrobianos nesta condição pode até ter efeito terapêutico, por permitir a reconstituição de floras bacterianas, mas algumas podem se tornar crônicas, com dificuldade de erradicação por outros antibióticos. A gastroenterite por *Clostridium difficile* é um exemplo. A recomposição da flora intestinal mediante administração de fezes colhidas de indivíduos normais (procedimento conhecido como bacterioterapia ou transplante fecal) tem-se mostrado eficaz em estudos iniciais, constituindo-se em prova do conceito de que algumas infecções decorrem de desequilíbrio de floras bacterianas.

Efeitos sistêmicos decorrentes da lise de microrganismos (p. ex., reação de Jarich-Herxheimer) são também reações secundárias a antibióticos e quimioterápicos.

▶ **Reações de hipersensibilidade.** São ocasionadas por resposta imunológica a antimicrobianos que funcionam como haptenos. São independentes de dose e de difícil previsibilidade. Todos os tipos de reações alérgicas imediatas ou tardias podem ser induzidos por qualquer antimicrobiano. Penicilinas são antimicrobianos comumente envolvidos com essas reações, em parte por sua frequente utilização.

▶ Fármacos antibacterianos

Os grupos de anti-infecciosos empregados em infecções de sistemas estão apresentados no Quadro 17.6. Os representantes dos grupos de uso clínico estão apresentados nos quadros subsequentes.

Betalactâmicos

Penicilina G (benzilpenicilina) foi o primeiro antibiótico descoberto, por Alexander Fleming, em 1928. Sua bela história, que levou a vários prêmios Nobel, está descrita em edições anteriores. Outros representantes naturais e inúmeros derivados semissintéticos mantiveram o anel ativo básico, betalactâmico, origem da denominação do grupo. Representantes de penicilinas, cefalosporinas, carbapenêmicos e monobactâmicos estão apresentados no Quadro 17.7. Classificação de cefalosporinas em gerações tem a utilidade didática de reconhecer época de sua introdução e aspectos próprios de espectro. Não deve ser entendida como evidência de supremacia, pois cada grupo, e até cada representante, tem indicação específica, baseada em espectro e tradição de emprego.

Quadro 17.6 ▪ Antimicrobianos empregados no manejo de infecções bacterianas de sistemas orgânicos.

Betalactâmicos: penicilinas, cefalosporinas, monobactâmicos e carbapenêmicos
Macrolídios
Clindamicina e lincomicina
Tetraciclinas
Cloranfenicol e tianfenicol
Aminoglicosídeos
Quinolonas
Sulfas
Trimetoprima/sulfametoxazol
Antissépticos urinários
Metronidazol
Glicopeptídios
Estreptograminas
Oxazolidinonas
Lipopeptídios
Polimixinas

■ **Espectro antimicrobiano**

O anel betalactâmico confere afinidade por enzimas – transpeptidases e carboxipeptidases, reconhecidas como proteínas ligadoras de penicilinas (PLP) – que realizam a ligação de peptidoglicanos, último passo da síntese da parede bacteriana. A parede malformada ocasiona lise da bactéria (ação bactericida) em meios de menor osmolaridade, como são, em geral, os fluidos orgânicos. Inibição de PLPs também libera autolisinas que destroem parede já existente. Não têm, portanto, atividade contra microrganismos desprovidos de parede celular, como *Mycoplasma pneumoniae*, *Rickettsia* sp. e *Pneumocystis carinii*.

Uso de sucessivas gerações de betalactâmicos nos últimos 60 anos tem ocasionado aumento de resistência bacteriana, especialmente em *Pseudomonas aeruginosa*, *Acinetobacter baumanii*, *Klebsiella pneumoniae*, e surgimento de novas betalactamases (há centenas descritas). As mais importantes incluem CTX-M ESBLs (betalactamases de espectro ampliado), AmpC betalactamases mediadas por plasmídeo e KPC carbapenemases que conferem resistência a todos os betalactâmicos. Inibidores de algumas betalactamases – sulbactam, ácido clavulânico e tazobactam – são coadjuvantes de antibióticos betalactâmicos. São desprovidos de atividade antimicrobiana relevante, mas aumentam a eficácia contra alguns microrganismos.

▶ **Benzilpenicilina.** Ainda é primeira escolha para muitas infecções, como faringoamigdalites, escarlatina e erisipela (causadas por *Streptococcus* sp.), meningite por *Neisseria meningitidis* (virtualmente 100% delas são sensíveis às penicilinas), pneumonia de aspiração (doses elevadas de penicilinas), sífilis, tétano, leptospirose, gangrena gasosa e actinomicose. Resistência de *Streptococcus pneumoniae* à benzilpenicilina é objeto de preocupação, devido à resistência mediada por menor afinidade de PLPs, tornando-se inútil a associação com inibidores de betalactamase. As indicações atuais de benzilpenicilina são apresentadas nos capítulos de tratamento de infecções de sistemas.

▶ **Fenoximetilpenicilina.** Tem espectro similar ao de benzilpenicilina. Absorção oral de seu sal potássico excede em 2 a 5 vezes a de benzilpenicilina, motivo pelo qual é o representante de uso oral.

▶ **Ampicilina e amoxicilina.** Seu espectro abrange algumas bactérias aeróbias gram-negativas, como enterobacteriáceas, além daquelas sensíveis à benzilpenicilina. Pela comodidade do uso oral, substituem a benzilpenicilina no manejo de muitas infecções. Amoxicilina tem maior absorção digestiva, levando a níveis teciduais mais altos, mas não há estudos clínicos comparativos com ampicilina. *Helicobacter pylori* faz parte do espectro de amoxicilina, motivo de seu emprego em doença ulcerosa péptica causada por esse microrganismo (ver Capítulo 48, Doenças Ulcerosa Péptica e do Refluxo Gastroesofágico).

▶ **Oxacilina e congêneres.** São isoxazolilpenicilinas, cujo protótipo era meticilina, não mais disponível comercialmente. São também chamadas de penicilinas penicilinaserresistentes, propriedade que justifica sua indicação exclusiva em infecções por *Staphylococcus aureus* produtor de penicilinase (a maioria das cepas, especialmente em hospitais). *Staphylococcus epidermidis* é frequentemente resistente (40 a 60% dos isolados clínicos). O restante do espectro é aproximadamente similar ao de penicilina G, mas as MICs são maiores. Adição de uma ou duas moléculas de cloro (cloxa e dicloxacilina, respectivamente) aumenta a biodisponibilidade oral. Esses derivados não estão comercialmente disponíveis no Brasil há vários anos, determinando que cefalosporinas orais ou associação de amoxicilina com clavulanato sejam utilizadas para tratamento oral de infecções por estafilococos sensíveis à oxacilina. Estafilococos tornaram-se progressivamente resistentes à oxacilina (*methicilin resistant Staphylococcus aureus* – MRSA); MRSA comunitário é resistente também aos demais betalactâmicos, mas em geral sensível a cloranfenicol, clindamicina, sulfametoxazol + trimetoprima, quilononas e vancomicina. Ao contrário, MRSA hospitalar é com frequência sensível somente à vancomicina.

▶ **Penicilinas com inibidores de betalactamases.** As associações disponíveis no Brasil são amoxicilina + clavulanato, amoxicilina + sulbactam, ampicilina + sulbactam, piperacilina + tazobactam e ticarcilina + clavulanato. Oferecem cobertura contra bactérias gram-positivas (*Streptococcus* sp., *Staphylococcus aureus* sensível à oxacilina), bacilos gram-negativos (*Haemophilus influenzae*, algumas enterobactérias e bacilos não fermentadores) e anaeróbios (*Peptococcus, Peptostreptococcus* e *Bacteroides fragilis*). Não há diferença de eficácia entre inibidores de betalactamases. As indicações dessas associações se baseiam em parte na atividade do betalactâmico associado.

▶ **Cefalosporinas de primeira geração (cefazolina, cefalotina e cefalexina).** Apesar de mais antigas, são ainda as mais ativas contra cocos aeróbios gram-positivos (exceto enterococo). Atuam contra *Staphylococcus aureus* produtores de penicilinase, mas não contra os resistentes à oxacilina. *Escherichia coli, Proteus mirabilis* e *Klebsiella pneumoniae* são em geral sensíveis, mas *Pseudomonas aeruginosa* e *Haemophilus influenzae* são resistentes. Não podem ser usadas em meningites, pois não penetram a barreira hematoencefálica. Não têm atividade anaerobicida.

▶ **Cefalosporinas de segunda geração (cefoxitina, cefaclor, cefuroxima, cefamandol).** Atuam também contra microrganismos gram-negativos, incluindo *Haemophilus influenzae*, mantendo ação contra gram-positivos. Não têm ação anaerobicida, com exceção da cefoxitina.

▶ **Cefalosporinas de terceira geração (cefotaxima, ceftriaxona, ceftazidima, cefoperazona).** Possuem melhor atividade contra bacilos gram-negativos anaeróbios em comparação a cefalosporinas de primeira e segunda gerações. Ceftriaxona é útil em meningites por sua excelente penetração no sistema nervoso central e ação contra *Streptococcus pneumoniae, Neisseria meningitidis* e *Haemophilus influenzae*. Cefoperazona e ceftazidima possuem ação contra *Pseudomonas* sp.

▶ **Cefalosporina de quarta geração (cefepima).** É ativa contra microrganismos gram-positivos e negativos, mas sem ação anaerobicida. Mantém atividade contra *Streptococcus pneumoniae, Staphylococcus aureus* sensível à meticilina e *Haemophilus influenzae*. Maior atividade contra *Pseudomonas aeruginosa* e enterobacteriáceas constitui-se na diferença de espectro em relação a agentes de terceira geração.

▶ **Cefalosporinas de quinta geração (ceftobiprol, ceftarolina).** Caracterizam-se principalmente por ter atividade anti-MRSA, mantendo a cobertura de agentes mais antigos. Seu espectro ainda inclui *Streptococcus pneumoniae* resistente à penicilina.

▶ **Aztreonam.** É o único representante monobactâmico. Tem espectro de ação que abrange exclusivamente bacilos gram-negativos aeróbios, inclusive bactérias nosocomiais como *Pseudomonas aeruginosa*. Sua cobertura é pobre para *Klebsiella* sp., *Enterobacter* sp. e *Citrobacter* sp. Tem limitada utilização por espectro restrito e rápido desenvolvimento de resistência bacteriana.

▶ **Carbapenêmicos (imipeném, meropeném, ertapeném, doripeném).** Esses betalactâmicos têm atividade contra muitas bactérias gram-positivas, gram-negativas e anaeróbias, devido à resistência contra muitas betalactamases. São notáveis exceções (MRSA, *Enterococcus faecium, Clostridium difficile, C. perfringens, Peptostreptococcus* sp., *Prevotella* sp. e *Bacteroides fragilis*). Ertapeném tem menor atividade que os demais. São reservados para infecções nosocomiais causadas por bactérias resistentes a outras opções.

■ **Prescrição**

Antibióticos betalactâmicos são, em geral, hidrofílicos. Isso explica pobre absorção oral, difícil penetração no SNC e depuração renal na forma ativa da maioria dos representantes. Fenoximetilpenicilina, ampicilina, amoxicilina (esta também com clavulanato), sultamicilina (profármaco da ampicilina + sulbactam), cefalexina, cefaclor, cefuroxima e cefdinir são empregados por via oral. Benzilpenicilina, ampicilina, amoxicilina, cefalosporinas (ceftriaxona, cefotaxima, ceftazidima, cefepima) e especialmente meropeném penetram a barreira hematoencefálica em proporção suficiente para permitir emprego em meningites. No Quadro 17.7 estão apresentados esquemas de administração desses antibióticos.

Quadro 17.7 ■ Esquema de administração de antibióticos betalactâmicos.

Representantes	Dose diária (g ou UI)	Via de administração	Intervalo de dose (h)
Penicilinas			
Benzilpenicilina			
cristalina	2 a 24 milhões UI	IV	2 a 6
procaína	400 a 800 mil UI	IM	12
benzatina	1,2 milhão UI[b]	IM	Mensal
Fenoximetilpenicilina	1 a 4 milhões UI	Oral	6
Ampicilina[a]	2 a 12	Oral, IM, IV	6
Amoxicilina[a]	0,75 a 3,0	Oral	8
Oxacilina	2 a 12	Oral, IM, IV	6
Cloxacilina	2 a 4	Oral	6
Dicloxacilina	1 a 2	Oral	6
Carbenicilina	4 a 24	IV	4 a 6
Ticarcilina[a]	4 a 18	IV	4 a 6
Piperacilina[a]	4 a 24	IV	4 a 6
Azlocilina	8 a 24	IV	4 a 6
Mezlocilina	8 a 24	IV	4 a 6
Cefalosporinas			
Cefalotina	2 a 12	IV, IM	4 a 6
Cefazolina	2 a 8	IV, IM	6 a 8
Cefalexina	1 a 4	Oral	6
Cefaclor	0,75 a 1,5	Oral	8
Cefuroxima	1,5 a 4,5	Oral, IM, IV	8
Cefoxitina	3 a 8	IV, IM	6 a 8
Cefamandol	4 a 8	IV, IM	4 a 6
Cefotaxima	3 a 6	IV, IM	6 a 8
Ceftriaxona	1 a 4	IV, IM	12 a 24
Cefoperazona	4 a 6	IV, IM	8 a 12
Ceftazidima	2 a 8	IV, IM	6 a 8
Cefepima	2 a 4	IV, IM	8 a 12
Carbapenêmicos			
Imipeném	2-4	IV	6 a 8
Meropeném	2-4	IV	6 a 8
Ertapeném	1	IV	24
Monobactâmicos			
Aztreonam	2 a 4	IV, IM	6 a 8

[a]Doses desses betalactâmicos, quando associados a inibidores de betalactamase, estão apresentadas no texto. [b]Dose única em faringoamigdalites e sífilis primária (2,4 milhões); administração mensal para a prevenção de recorrência de febre reumática. IM: intramuscular; IV: intravenosa.

Associação de ácido clavulânico com ticarcilina para uso injetável contém 100 mg e 3 g, respectivamente. Associação de amoxicilina (500 mg) a ácido clavulânico (125 mg) existe em apresentação para uso oral, e amoxicilina (1 g) e ácido clavulânico (200 mg), para uso injetável. Ampicilina (1 ou 2 g) associa-se a sulbactam (0,5 ou 1 g) em apresentação para uso injetável. Há ainda a associação de piperacilina (4 g) com tazobactam (0,5 g).

Todas as associações têm esquema de administração determinado pelo antimicrobiano ativo, mas podem ser empregadas menores doses em alguns casos.

Benzilpenicilina e fenoximetilpenicilina são ainda apresentadas em unidades internacionais (UI), estabelecidas em ensaios biológicos. Cada miligrama corresponde a 1.660 UI (500 mg = 830.000 UI).

Formas de depósito (com benzatina e procaína) só podem ser administradas por via intramuscular, pois são suspensões, proscritas para administração intravenosa. Sua vantagem consiste em aumentar a duração de efeito de penicilina G, mas o período de latência é alongado. Por isso, existe associação de penicilina G cristalina com penicilina G procaína, visando a menor latência e maior duração de efeito. Devido a baixos níveis séricos, penicilina benzatina só é utilizada em tratamento de sífilis e faringoamigdalites e profilaxia de febre reumática. Nessa última situação, apresenta a vantagem de duração de efeito de 15 a 30 dias. Probenecida bloqueia secreção tubular renal de penicilinas e cefalosporinas, impedindo sua rápida excreção. É empregada com ampicilina, amoxicilina e penicilina G. Dose de 1 g, por via oral, duplica níveis séricos desses antibióticos. Deve ser ingerida 1 h antes do antibiótico.

Em insuficiência renal reduzem-se doses de betalactâmicos depurados em forma ativa pelo rim. Hemodiálise, mas não diálise peritoneal, depura quantidades significativas da maioria dos antibióticos desse grupo.

Imipeném é o único antibiótico betalactâmico metabolizado por peptidases renais. Para aumentar suas concentrações, especialmente no trato urinário, é empregado em associação com cilastatina (proporção de 1:1), inibidor daquelas enzimas. Apesar de ser estruturalmente similar a imipeném, cilastatina é desprovida de atividade antimicrobiana. Imipeném é utilizado em dose de 500 a 1.000 mg, por via intravenosa, a cada 6 horas, quando a depuração da creatinina for normal (ou em 750 mg, por via intramuscular, a cada 12 h).

■ Efeitos adversos

Betalactâmicos são em geral bem tolerados, pois atuam sobre rotas metabólicas exclusivas dos antimicrobianos. Ainda assim estão associados a alguns efeitos adversos, particularmente hipersensibilidade (Quadro 17.8). Pelo grande uso ambulatorial em décadas passadas, geralmente por via injetável, associados a possíveis impurezas dos extratos industriais, as reações alérgicas às apresentações de benzilpenicilina assumiram primazia entre as alergias a medicamentos.

As reações de hipersensibilidade às penicilinas podem ocorrer em 0,7 a 4% dos pacientes tratados. Reações graves, como choque anafilático, ocorrem em 0,01 a 0,05% dos pacientes (1 a 5 em 10.000), com taxa de fatalidade ao redor de 1 em 50.000 pacientes tratados. No Quadro 17.9 estão classificadas as manifestações de alergia penicilínica.

Quadro 17.8 ■ Efeitos adversos de penicilinas e cefalosporinas.

Penicilinas
Reações de hipersensibilidade
Neurotoxicidade (doses elevadas de penicilinas)
Diarreia, náuseas, vômitos e anorexia
Flebite e tromboflebite
Hiperpotassemia (penicilina G potássica)
Sobrecarga de sódio (penicilinas com ação antipseudômonas – piperacilina + tazobactam e ticarcilina + clavulanato)
Intoxicação por procaína
Cefalosporinas
Flebite e tromboflebite
Diarreia, náuseas, vômitos e anorexia
Hemorragia
Pseudolitíase biliar (ceftriaxona)
Nefrotoxicidade
Hepatotoxicidade
Neurotoxicidade
Reação tipo dissulfiram

Quadro 17.9 ■ Classificação das reações alérgicas às penicilinas.

Tipo de reação	Tempo de início (h)	Manifestações
Imediatas	0 a 1	Anafilaxia, hipotensão ou choque, angioedema (inclusive de laringe), urticária, broncospasmo
Aceleradas	1 a 72	Urticária, angioedema (inclusive de laringe), broncospasmo
Tardias	> 72	Erupções morbiliformes, urticária, angioedema, nefrite intersticial, anemia hemolítica, neutropenia, trombocitopenia, doença do soro, síndrome de Stevens-Johnson, artralgia, febre (isolada), dermatite esfoliativa, vasculite de hipersensibilidade, infiltrado pulmonar

▶ **Manifestações.** As reações alérgicas às penicilinas classificam-se em tipo I (imediatas e aceleradas), tipo II (reações citotóxicas, como anemia hemolítica, nefrite e neutropenia), tipo III (doenças de complexos imunes, como doença do soro e febre), tipo IV (hipersensibilidade celular retardada, como dermatite de contato) e tipo V (idiopáticas, como erupções maculopapulares, dermatite esfoliativa e reação de Stevens-Johnson).

Reações imediatas e aceleradas são intermediadas por anticorpos tipo IgE. A principal diferença entre elas é o tempo de instalação e o fato de anafilaxia grave praticamente não ocorrer na forma acelerada. Assim, reações aceleradas têm melhor prognóstico e podem ser manuseadas com menor premência. Deve-se estar atento, no entanto, porque edema de laringe ainda pode ser fatal nesse momento. Choque anafilático é predominantemente determinado por alergênios menores. Alergênios maiores são responsáveis por reações aceleradas. Algumas das reações tardias são intermediadas por IgG e IgM, mas outras, como as frequentes erupções maculopapulares, não têm substrato imunitário claramente definido. Estas são mais comuns com ampicilina e amoxicilina do que com benzilpenicilina.

▶ **Fatores de risco.** Idade entre 20 e 40 anos, história prévia de alergia à penicilina, doença viral concomitante (mononucleose para reações maculopapulares secundárias a ampicilina ou amoxicilina), administração injetável e cursos intermitentes de tratamento constituem fatores de risco. História de atopia, como asma, rinite e dermatite atópica, não parece ser fator de risco independente para alergia a penicilinas, mas somente para a intensidade da reação. Sensibilização prévia deve ter ocorrido, obrigatoriamente, por contato com penicilina, apesar de muitas vezes faltar história de contato.

▶ **Prevenção.** Obtenção de história prévia de alergia a penicilinas é abordagem prática para prevenir novas reações, evitando-se emprego de benzilpenicilina e penicilinas semissintéticas em pacientes que apresentam risco dessa reação adversa. História prévia de reação imediata ou acelerada confere maior risco de nova ocorrência de mesmo tipo. Há, em geral, substitutivos terapêuticos disponíveis para a maioria das situações, prescindindo-se do uso de penicilinas.

▶ **Testes de hipersensibilidade foram indicados para as ocasiões em que penicilina seria insubstituível.** No Brasil, empregava-se teste dérmico com diluição da própria apresentação comercial de penicilina, abordagem absolutamente ineficaz para detectar, com segurança e eficácia, a existência de alergia. Há diversos alergênios derivados da própria penicilina que não seriam detectados no teste. Foram desenvolvidos produtos com diferentes alergênios, mas que nunca estiveram disponíveis no Brasil. De qualquer forma, os *kits* desenvolvidos não incluíam cobertura completa, caindo em desuso. Dessensibilização com doses crescentes de penicilina também caiu em desuso. Julgando-se imprescindível administrar penicilina em casos suspeitos de alergia, cabe fazê-lo em ambiente adequado para pronto tratamento de alergia grave.

▶ **Tratamento das reações alérgicas às penicilinas.** Epinefrina é o fármaco capaz de reverter a maioria das manifestações de hipersensibilidade imediatas e aceleradas. A escolha da via de administração (subcutânea, intramuscular, respiratória, intravenosa) depende da gravidade do caso. A utilidade de corticoides e anti-histamínicos não está claramente estabelecida, mas esses fármacos costumam ser administrados após o manejo agudo. Erupções morbiliformes não respondem à terapia antialérgica e tendem a desaparecer espontaneamente, mesmo com manutenção de ampicilina ou amoxicilina.

Recomenda-se dessensibilização com doses crescentes de penicilina em pacientes que realmente necessitam utilizá-la. Sua eficácia nunca foi realmente comprovada, e as situações nas quais o uso de penicilina é obrigatório praticamente desapareceram ante novas alternativas medicamentosas existentes.

▶ **Alergias a outros antibióticos betalactâmicos.** São reações similares às das penicilinas, mas a incidência de manifestações graves, como choque anafilático, é substancialmente menor. Atribui-se às estruturas ligadas ao anel betalactâmico o menor potencial alergênico. Reações cruzadas entre betalactâmicos são incomuns.

▶ **Superinfecções.** Como todos os antimicobianos, betalactâmicos se associam à possibilidade de produzir superinfecção. Há maior probabilidade com aumento do espectro. Superinfecção pelo *Clostridium difficile* é comum a todos betalactâmicos, particularmente os com atividade contra enterobacteriáceas.

▶ **Outros efeitos adversos.** Neurotoxicidade é o efeito de maior morbidade de penicilinas em concentrações tóxicas, decorrente de irritação direta do SNC, principalmente na vigência de insuficiência renal. Manifesta-se por sonolência, torpor ou coma, hiper-reflexia, mioclonia e convulsões. Redução de doses totais e ajuste em insuficiência renal evitam essas manifestações. Casos de neurotoxicidade com cefalosporinas mais novas, como ceftazidima e cefepima (principalmente esta última), têm sido descritos, com confusão mental, mioclonias e franca convulsão. Meropeném é tipicamente associado a maior incidência de neurotoxicidade, motivo para não ser usado em infecções do SNC. Neurotoxicidade é reversível após suspensão do fármaco.

Irritação gastrointestinal, expressa principalmente por diarreia, é comum. Ocorre mais frequentemente com uso oral, sobretudo de ampicilina (até em 20% dos pacientes, em algumas séries). Manifestações locais aparecem como flebite – que pode ser diminuída por uso de soluções mais diluídas, aplicadas em veias calibrosas – e dor e reação inflamatória consequentes à administração intramuscular. Ceftriaxona pode precipitar na parede da vesícula biliar, especialmente se usada em altas doses com outros fatores para colestase em crianças. Pode, então, produzir pseudolitíase biliar.

Predisposição a sangramento é o efeito adverso tóxico de maior morbidade de algumas cefalosporinas. Hipoprotrombinemia, decorrente de antagonismo à vitamina K, e inibição da função plaquetária foram evidenciadas com agentes de menor uso (moxalactam, retirado do mercado, cefamandol e cefoperazona). O radical metiltiotetrazol, presente em moléculas de moxalactam, cefoperazona e cefamandol, é responsável por propriedades similares às do dissulfiram.

■ Interações medicamentosas

A presumível interação sinérgica de betalactâmicos e aminoglicosídeos, com base em somação dos mecanismos de ação, não tem confirmação na prática. Potencial antagonismo entre antibióticos bacteriostáticos e bactericidas contraindica, em geral, esta associação. Cloranfenicol e ampicilina constituíram-se em primeira linha para tratamento de meningite por *Haemophilus influenzae* até caracterizar-se ser ele produtor de penicilinase. Experiência e resultados de alguns ensaios clínicos sugerem que a interação não tem importância *in vivo*, recomendando-se, de qualquer forma, que não sejam administrados no mesmo horário.

Macrolídios

Macrolídios incluem eritromicina, azitromicina, claritromicina, espiramicina, roxitromicina e diritromicina. Ligam-se às frações 50S dos ribossomos bacterianos, inibindo a síntese de proteínas RNA-dependentes. O efeito resultante pode ser bacteriostático ou bactericida, dependendo de concentrações plasmáticas e teciduais, tamanho do inóculo e microrganismos infectantes. Tendo estrutura diferente dos betalactâmicos, podem ser usados em pacientes alérgicos a eles.

Todos os macrolídios estão disponíveis no Brasil, mas eritromicina, azitromicina e claritromicina são os de uso clínico corrente. Eritromicina, pioneira da classe, foi extraída do fungo *Streptomyces erythreus* na década de 1950. As modificações estruturais dos novos derivados determinaram maior estabilidade em meio ácido, aumento de penetração tecidual e de espectro antimicrobiano, melhor disponibilidade por via oral e maior duração de efeito, o que contribui para maior comodidade de esquema de administração.

■ Espectro antimicrobiano

Eritromicina, protótipo do grupo, tem espectro relativamente extenso, incluindo cocos aeróbios gram-positivos (*Staphylococcus aureus, Streptococcus* sp.) bacilos gram-positivos (*Corynebacterium diphteriae*), bacilos aeróbios gram-negativos (*Campylobacter foetus, Legionella pneumophila* e *Bordetella pertussis*), *Chlamydia* sp., *Treponema pallidum, Mycoplasma pneumoniae* e complexo *M. avium. Neisseria* sp. não produtora de penicilinase lhe é sensível. Proporção progressivamente crescente de cepas de *S. pneumoniae* tem-se mostrado resistente a eritromicina e outros macrolídios, em particular aquelas com resistência às penicilinas. *S. aureus* meticilinorresistentes são resistentes à eritromicina. Tem pouca atividade contra *H. influenzae*. Enterobacteriáceas e *Bacteroides fragilis* são, em geral, resistentes. Azitromicina tem maior atividade contra bactérias gram-negativas, e menor ação contra gram-positivas. É ativa contra *Chlamydia trachomatis, U. urealyticum, H. ducreyi* (cancroide), *N. gonorrhoeae, C. trachomatis, M. hominis* e *T. pallidum*. Azitromicina apresenta resistência cruzada com eritromicina.

Claritromicina apresenta menores MICs contra bactérias gram-positivas sensíveis, como estreptococos, mas estreptococos e estafilococos resistentes à eritromicina também o são a claritromicina e azitromicina. A atividade contra gram-negativos é similar à da eritromicina. Azitromicina e claritromicina têm atividade contra *Mycobacterium avium* em imunodeprimidos por AIDS. Claritromicina é utilizada na erradicação de *Helicobater pylori*. Claritromicina tem atividade contra *H. influenzae*.

Os mecanismos de resistência a esses macrolídios incluem resistência intrínseca por baixa permeabilidade de germes gram-negativos, aumento de efluxo e modificação do sítio de ligação no ribossomo. Mecanismos de resistência são mediados por plasmídeos e inativação por clivagem enzimática, também intermediada por plasmídeos.

■ Prescrição

Eritromicina base, estearato, estolato e etilsuccinato são sais de eritromicina para uso oral. Os dois últimos ésteres têm maior absorção. Lactobionato e gluceptato de eritromicina são utilizados por via intravenosa. Não se empregam eritromicina base ou estearato com alimentos. Sendo acidolábil, eritromicina decompõe-se no estômago em dois metabólitos inativos, um dos quais pode ser responsável pela irritação gastrointestinal. Em razão da instabilidade do estearato, sua absorção digestiva é imprevisível. Ao contrário, estolato de eritromicina não tem absorção prejudicada pelos alimentos. Estudos em crianças sugerem que estolato de eritromicina tenha maior biodisponibilidade do que etilsuccinato. Após absorção oral de 500 mg, o pico sérico (1 a 2 microgramas/mℓ) é atingido em 4 h. As concentrações teciduais variam entre 30 e 70% das plasmáticas em diversos tecidos, com exceção do fluido cerebrorraquidiano, em que se observa concentração de 5 a 10% da plasmática em presença de meningite. Assim, utilizam-se altas doses intravenosas de sais injetáveis para tratamento de infecções por germes sensíveis nesse sítio. Para evitar flebite, a dose intravenosa deve ser diluída em 250 mℓ de solução glicosada ou soro fisiológico, sendo infundida por 40 a 60 min em veia de grosso calibre. A via intramuscular não é utilizada. Eritromicina atravessa a placenta, mas não causa danos ao feto. É também excretada no leite.

Eritromicina não é removida por diálise, mas não é necessário modificar doses em presença de insuficiência renal, pois a depuração é predominantemente hepática. Principalmente a forma de estolato deve ser administrada com cautela a pacientes com doença hepática. A meia-vida é de 1 a 2 h, e níveis terapêuticos perduram por 6 h.

Azitromicina absorve-se igualmente com e sem alimentos. Sua biodisponibilidade oral após dose única de 500 mg é de 37%. Tem rápida penetração nos tecidos, aí atingindo concentrações maiores (10 a 100 vezes) que as plasmáticas. Isso se deve à rápida distribuição a sítios intracelulares, de onde é liberada lentamente. Penetra em várias células, incluindo leucócitos polimorfonucleares que a transportam ao sítio de infecção. Concentrações teciduais atingem pico em 48 h e aí persistem por vários dias. Azitromicina penetra pobremente a barreira hematoencefálica. Seus níveis no liquor são quase indetectáveis, mas há distribuição no tecido cerebral. A maior parte da dose absorvida é eliminada sem transformação nas fezes, sendo o restante excretado na urina. Tem meia-vida de eliminação de 2 a 4 dias. Com a administração de doses usuais diárias por 5 dias, as concentrações terapêuticas teciduais perduram por 5 dias ou mais após o término do tratamento. A duração do tratamento depende da condição tratada. Pode ser administrada em dose única (DST, tracoma) ou por 5 a 7 dias. Não há necessidade de ajuste de esquemas em cirrose e insuficiência renal. Pode ser administrada na gestação. Presumivelmente se secreta no leite materno.

Claritromicina é bem absorvida por via oral, com ou sem alimento. Tem biodisponibilidade de 50%, aumentada pela ingestão com alimentos. Distribui-se adequadamente a vários tecidos, à exceção do nervoso. É metabolizada no fígado pelo sistema P-450, dando origem a metabólito 14-OH. O fármaco original e esse metabólito atingem concentrações no líquido da orelha média que superam as MICs da maioria das bactérias. A meia-vida é de cerca de 3 a 4 h, permitindo intervalo entre doses de 12 h. A excreção é renal.

Macrolídios são antimicrobianos com parâmetros farmacocinéticos/farmacodinâmicos tempo-dependentes. Assim, é aconselhável que se mantenha a concentração plasmática acima da MIC por períodos prolongados entre as doses. Os esquemas de administração dos macrolídios estão apresentados no Quadro 17.10.

▪ Efeitos adversos e interações

Eritromicina é caracteristicamente isenta de efeitos adversos graves, por isso considerada um dos antibióticos mais seguros para uso clínico. Seus efeitos adversos incluem dor abdominal, náuseas, vômitos, diarreia e flatulência, independentemente da via de administração. Essas manifestações podem ser minoradas pelo uso do sal estolato ou pela ingestão com alimentos. Manifestações alérgicas de eritromicina incluem *rash* cutâneo, febre e eosinofilia. O uso de doses elevadas pode determinar perda auditiva temporária, condição mais frequente em pacientes idosos e portadores de insuficiência renal. Hepatite colestática é manifestação rara de hipersensibilidade, em geral associada à formulação com estolato em adultos. Aparece cerca de 10 dias após o início da terapia e reverte com a suspensão do fármaco. Há relatos de prolongamento do intervalo QT no eletrocardiograma em pacientes tratados com eritromicina ou claritromicina, razão para raras descrições de arritmia ventricular como *torsade de pointes* com a administração intravenosa. Superinfecção por *Candida* sp. e bactérias é descrita, assim como colite pseudomembranosa por *Clostridium difficile*. Reações de hipersensibilidade são infrequentes (0,2 a 2%).

Eritromicina pode aumentar a biodisponibildade de digoxina, por provável interferência na inativação da mesma pela flora intestinal. O uso sequencial de eritromicina e clindamicina deve ser evitado, em função do risco potencial de desenvolvimento de resistência cruzada.

Claritromicina é bem tolerada. Queixas digestivas raramente requerem descontinuação de tratamento. Descreveram-se casos de alergia e cefaleia (2%). As reações são mais intensas em indivíduos portadores de infecção pelo HIV que recebem altas doses ou em idosos em terapia para micobacteriose atípica.

Azitromicina também é bem tolerada. Sintomas gastrointestinais (náuseas, diarreia, desconforto abdominal) são os mais comuns com altas doses, mas menos frequentes que os induzidos por eritromicina e claritromicina. Cefaleia leve e tontura foram descritas. *Rash* cutâneo é raro. Pacientes alérgicos a eritromicina não devem receber azitromicina.

Carbamazepina, ciclosporina, buspirona, bromocriptina, teofilina, colchicina, fenitoína, rifampicina, metilprednisolona, valproato, estatinas, midazolam, alfentanila e varfarina podem ter suas concentrações aumentadas por inibição do metabolismo (citocromo P-450) por eritromicina e claritromicina. Digoxina pode ter suas concentrações aumentadas por aumento de absorção, e zidovudina pode ter níveis séricos diminuídos por mecanismo não esclarecido.

Azitromicina não interage com outros fármacos, característica diferencial com outros macrolídios.

Clindamicina e lincomicina

São representantes das lincosaminas. Lincomicina foi um dos últimos antimicrobianos a ser isolado, provindo de culturas de *Streptomyces lincolnensis*. É derivado semissintético, com maior taxa de absorção oral, sendo o representante do grupo de maior uso clínico atualmente. Ambas inibem a síntese proteica bacteriana, atuando em ribossomo 50S. São bactericidas ou bacteriostáticas, na dependência de dose empregada, tamanho do inóculo e espécie bacteriana. Modificações de RNA mediadas por plasmídeo são os principais mecanismos de resistência, de forma similar à resistência a macrolídios.

▪ Espectro antimicrobiano

Seu espectro abrange cocos aeróbios gram-positivos, como *Streptococcus pneumoniae*, *Streptococcus pyogenes* e *Staphylococcus aureus* sensível a meticilina e microrganismos anaeróbios. A atividade contra anaeróbios inclui *Bacteroides fragilis*, *Fusobacterium* sp., *Peptococcus* sp., *Peptostreptococcus* sp. Enterobactérias, *Pseudomonas* sp. e *Acinetobacter* sp. são intrinsicamente resistentes a lincomicina e clindamicina. *Enterococcus* sp., *H. influenzae* e *N. meningitidis* também são pouco sensíveis a concentrações obtidas clinicamente.

▪ Prescrição

Apesar de boa biodisponibilidade oral e de difundir-se a vários tecidos, clindamicina não atinge concentrações liquóricas. Tem boa penetração em tecido ósseo, mas não está estabelecida a relevância clínica desse fato. Elimina-se por biotransformação hepática. Lincomicina foi praticamente abandonada em EUA e Inglaterra, sendo ainda disponível no Brasil. Por ser menos lipossolúvel, tem menor biodisponibilidade oral e é parcialmente excretada em forma ativa pelo rim. As doses de clindamicina no adulto dependem de sítio e gravidade da infecção e condições do paciente. As doses recomendadas são 2 a 4 g/dia no adulto e 30 a 60 mg/kg/dia na criança. O espaçamento habitual de dose é de 6 h.

Quadro 17.10 ▪ Esquemas de administração de macrolídios.

	Dose diária			
	Adulto (g)	Criança (mg/kg)	Via de administração	Intervalo de dose (h)
Eritromicina	2 a 4	20 a 40	Oral	6
	1 a 4	50	IV	6
Claritromicina	0,5 a 1[a]	15	Oral	12 a 24
Azitromicina	0,5[b,c]	5 a 10[b]	Oral	24
	0,5	–	IV[d]	24

[a]Dose de 1 g, a cada 24 h, em comprimido de liberação lenta. [b]Suspensão e cápsulas devem ser administradas 1 h antes ou depois das refeições; comprimidos podem ser dados junto com alimentos. [c]Dose única de 1 g para tratamento de DST. [d]Dose infundida durante 60 min, em pacientes com mais de 16 anos. IV: intravenosa.

Clindamicina pode ser administrada por vias oral, intramuscular e intravenosa. Absorção pelo trato gastrointestinal é alta (90%) e não influenciada pela presença de alimentos. Administração oral única de 150 e 300 mg, em adultos, determina máxima concentração sérica em 60 a 90 min, atingindo valores de 2,5 e 3,6 µg/mℓ, respectivamente. Após 6 h, esses valores caem para 0,7 e 1,1 µg/mℓ, respectivamente. Dose de 600 mg, por via intravenosa, leva a pico plasmático de 10 a 12 µg/mℓ.

Clindamicina tem boa penetração tecidual. Sua concentração óssea é particularmente alta quando comparada aos níveis séricos. Não ultrapassa barreira hematoencefálica ou membrana de cistos odontogênicos apicais, mas é capaz de atravessar a placenta. É metabolizada principalmente no fígado, necessitando de ajuste de dose ou intervalo de administração em presença de insuficiência hepática grave ou de insuficiências hepática e renal combinadas, situações em que a meia-vida aumenta para 8 a 12 h. Como somente 10% de uma dada dose são excretados em forma ativa pelo rim, não há necessidade de ajuste de dose em insuficiência renal.

Doses orais usuais variam de 150 a 300 mg, a cada 6 h, em adultos. Para crianças recomendam-se doses diárias de 10 a 25 mg/kg, divididas em quatro tomadas. Para uso intravenoso, são indicadas doses de 600 a 900 mg, a cada 8 h. Devem ser diluídas em solução glicosada a 5% ou solução fisiológica e administradas por infusão contínua, durante 10 a 40 min. Para uso intramuscular, são administrados 300 a 450 mg, a cada 8 h (14 a 20 mg/kg/dia para crianças). Em infecções moderadas e graves, recomendam-se 20 a 40 mg/kg/dia, divididos em três a quatro doses, por vias oral ou intravenosa.

Como agente alternativo em profilaxia de endocardite bacteriana, clindamicina é administrada em dose única de 600 mg (20 mg/kg para crianças), por via oral, 1 h antes do procedimento de risco.

■ Efeitos adversos e interações

São antimicrobianos associados com alta taxa de eventos adversos. Segundo Centers for Disease Control and Prevention, dos EUA, efeitos adversos de clindamicina estão entre os mais frequentemente atribuídos a antimicrobianos. Diarreia é a queixa mais frequente, ocorrendo entre 2 e 20% dos pacientes. Proporção variada desses casos pode ser devida a colite pseudomembranosa causada por C. difficile. Reações alérgicas, glossite, estomatite e gosto metálico também podem ocorrer. Esofagite e discrasias sanguíneas são efeitos adversos raros, mas graves. Dor local e flebite podem ocorrer com uso parenteral. Há que se ter cuidado com a ingestão, garantindo suficiente ingestão de água, pois pode ficar retida na mucosa esofágica, induzindo esofagite.

Segurança para gestantes não está determinada, devendo-se evitar seu uso sempre que outras opções estiverem disponíveis (categoria B de risco da Food and Drug Administration). Como clindamicina é detectada no leite materno (mais de 50% da concentração sérica), e haveria risco de diarreia para o lactante, a decisão de uso deve levar em conta a importância do fármaco para tratamento da infecção materna.

Clindamicina pode aumentar o efeito de relaxantes musculares periféricos e diminuir o efeito de ciclosporina. É incompatível em solução com ampicilina, fenitoína, barbitúricos, aminofilina, gliconato de cálcio e sulfato de magnésio.

Tetraciclinas

Tetraciclina foi descoberta em 1948, como produto natural da bactéria de solo *Streptomyces aurefaciens*. Todos os representantes subsequentes deste grupo têm a mesma estrutura básica que consiste em sistema de anel tetracíclico de carboxamida naftaceno. O grupo dimetilamino no carbono 4 (C4) do anel A é fundamental para a ação antimicrobiana. Modificações químicas da zona superior aumentam as atividades dos compostos e resultam na formação das chamadas "tetraciclinas semissintéticas". Os representantes mais antigos do grupo incluem tetraciclina, oxitetraciclina, clortetraciclina e limeciclina. Doxiciclina e minociclina são de geração intermediária, mas já estão disponíveis há mais de 40 anos. Tigeciclina é mais nova, tendo sido apresentada como representante de novo grupo de antimicrobianos, as glicilciclinas. De fato, é derivada da minociclina e tem mecanismo de ação e espectro qualitativamente similar aos dos demais agentes. Os três representantes mais novos são mais lipofílicos, têm melhor penetração tecidual e extensão de espectro.

A ação antimicrobiana de tetraciclinas se dá por meio de ligação em subunidade 30S ribossômica, bloqueando de forma reversível a síntese proteica e exercendo atividade bacteriostática contra microrganismos suscetíveis.

■ Espectro antimicrobiano

A descoberta das tetraciclinas representou grande avanço à época, pois tinham espectro antimicrobiano bem mais extenso do que os antibióticos disponíveis, basicamente benzilpenicilina e estreptomicina. O espectro de espécies sensíveis é provavelmente o mais extenso entre os antimicrobianos, incluindo microrganismos sem parede celular e protozoários. Disseminação de uso das tetraciclinas a partir de 1950 propiciou desenvolvimento e propagação de resistência bacteriana a estes compostos. Atualmente há resistência de graus variados em praticamente todas as espécies bacterianas, à exceção de alguns microrganismos intracelulares como *Chlamydia* spp., que permanecem universalmente suscetíveis. Tampouco há relato de resistência entre isolados de protozoários suscetíveis à classe, como *Plasmodium* spp., *Toxoplasma gondii*, *Trichomonas vaginalis* e *Entamoeba histolytica*. Mecanismos de resistência geralmente envolvem aquisição de genes que codificam bombas de efluxo ou produção de proteínas deslocadoras de tetraciclinas de seu sítio de ação, promovendo a chamada "proteção ribossômica". O relativo abandono dessa classe devido à resistência provavelmente propicie a recuperação de atividade farmacológica. Hoje recuperou atividade contra *Staphylococcus aureus*, incluindo MRSA. Tigeciclina é menos suscetível a alguns dos mecanismos de resistência às tetraciclinas, tendo maior atividade antibacteriana que outras tetraciclinas. Há forte pressão corporativa para incluir seu emprego em rotinas hospitalares, incluindo o tratamento de germes multirresistentes. Diretrizes as indicam para alguns microrganismos, mas é também usada com indicação *off-label*. Ensaios clínicos randomizados que avaliaram tigeciclina não têm qualidade satisfatória e, em geral, não demonstram vantagens sobre as opções comparadas.

Aventa-se que tetraciclinas apresentem diversas ações biológicas independentes da antimicrobiana, incluindo atividades anti-inflamatória, antiproteinases, antimitogênica e antiangiogênese, tornando-as potenciais candidatas a uso em outras condições clínicas. Algumas destas indicações são conhecidas há muito tempo, como é o caso do uso de minociclina na acne inflamatória, mas os estudos são heterogêneos, de baixa qualidade e não sustentam a ideia de que seja mais eficaz que outros antimicrobianos. Doença periodontal é condição similar. O uso em outras doenças, como artrite reumatoide, aneurisma de aorta abdominal, esclerodermia, entre outras, é experimental.

■ Prescrição

Tetraciclinas são absorvidas em estômago e intestino delgado proximal. Os representantes mais antigos têm absorção oral diminuída em presença de alimentos e cátions di e trivalentes. Por isso, não devem ser ingeridos com leite, antiácidos ou sais de ferro, pois quelam cálcio, alumínio, magnésio e ferro, formando compostos inativos. Tetraciciclinas mais recentes e mais lipofílicas apresentam melhor absorção, por ser menos prejudicada em presença de alimentos no trato digestivo. Doxiciclina, minociclina e tigeciclina não necessitam de reajuste de dose em casos de insuficiência renal, por apresentarem excreção extrarrenal predominante. Todas as tetraciclinas, devido a seus efeitos adversos, somente podem ser administradas em crianças a partir de 8 anos de idade. Nestes casos, geralmente as doses correspondem a 50% das administradas em adultos (Quadro 17.11).

Quadro 17.11 ■ Esquemas de administração de tetraciclinas.

Fármaco	Dose diária (g)	Vias de administração	Intervalos entre doses (h)
Tetraciclina[a]	1 a 2	Oral	6 12 a 24 (DCE entre 10 e 50 mℓ/min) 24 (DCE < 10 mℓ/min)
Doxiciclina	100 a 200 mg	Oral ou intravenosa	12 a 24
Minociclina	100 a 200 mg	Oral ou intravenosa	12 a 24
Tigeciclina	100 mg	Intravenosa	12

[a]Única com depuração renal. DCE: depuração da creatinina endógena.

■ Efeitos adversos e interações

Na maioria dos casos, apresentam efeitos adversos que se resumem à intolerância gastrointestinal leve. Em gestantes, induzem necrose gordurosa aguda do fígado, pancreatite e dano renal. Sua administração a gestantes compromete a dentição decídua dos conceptos. Em crianças com menos de 8 anos, há hipoplasia do esmalte dentário e coloração anormal dos dentes permanentes anteriores, além de retardo de crescimento ósseo, o que contraindica seu uso. Por inibirem em certo grau a síntese proteica em humanos, podem acentuar manifestações de estados catabólicos, como insuficiência renal. Com minociclina, há relatos de toxicidade vestibular, reações de hipersensibilidade (com pneumonite, eosinofilia e nefrite) e autoimunidade (com quadro semelhante ao de lúpus eritematoso sistêmico, hepatite autoimune e poliarterite nodosa) e, excepcionalmente, insuficiência hepática resultando em óbito. Tigeciclina se associou a maiores taxas de efeitos gastrointestinais (dispepsia, náuseas e vômitos) do que os comparadores em ensaios clínicos que resultaram em sua aprovação. Contudo, os efeitos foram geralmente classificados como leves a moderados e raramente levaram à suspensão de seu uso. As principais interações medicamentosas de tetraciclinas são apresentadas no Quadro 17.12.

Cloranfenicol e tianfenicol

Cloranfenicol foi isolado a partir do microrganismo de solo *Streptomyces venezuelae*. Sua ampla introdução no final da década de 1940, facilitada por síntese química tecnicamente prática, representou importante avanço quanto a espectro antibacteriano, em relação a penicilina G e estreptomicina, antimicrobianos disponíveis até então. Seu mecanismo de ação se baseia em inibição de síntese proteica bacteriana, por meio de ligação na subunidade 50S ribossômica. Bactérias podem desenvolver resistência ao fármaco mediante diversos mecanismos, como redução de permeabilidade (diminuindo seu influxo), mutações ribossômicas (reduzindo sua afinidade de ligação) ou produção de acetiltranferases (enzimas que inativam o composto), responsável por grande parte dos surtos de febre tifoide (*Salmonella typhi*) e disenteria (*Shigella* spp.) resistentes a cloranfenicol. Tianfenicol é análogo do cloranfenicol, sendo o grupo p-nitro do anel de benzeno substituído por grupo metilsulfonil. Seu espectro de ação é semelhante ao do cloranfenicol, mas, diferentemente do que ocorre com este composto, não há casos relatados de aplasia de medula com seu uso.

Quadro 17.12 ■ Principais interações medicamentosas das tetraciclinas.

Representante	Fármacos	Mecanismos	Efeitos
Tetraciclina	Antiácidos, sais de ferro, laxativos salinos, produtos lácteos	Formação de quelatos com cátions di ou trivalentes	Diminuem absorção de tetraciclinas
Doxiciclina	Fenobarbital, fenitoína, carbamazepina, etanol	Indução do metabolismo de doxiciclina	Reduzem níveis séricos de doxiciclina

■ Espectro antimicrobiano

Cloranfenicol tem amplo espectro, apresentando ação contra diversas bactérias gram-positivas, gram-negativas, anaeróbias (incluindo *Bacteroides fragilis*), *Mycoplasma* spp. e *Rickettsia* spp. Não apresenta cobertura sobre *Pseudomonas aeuruginosa*. Algumas enterobactérias também exibem resistência intrínseca. Tem atividade contra os principais agentes causais de meningites bacterianas (*Streptococcus pneumoniae*, *Haemophilus influenzae* e *Neisseria meningitidis*). Além disso, tem excelente penetração no sistema nervoso central (SNC), devido à lipossolubilidade. Cloranfenicol faz parte da composição de várias formulações oftálmicas, empregadas em quadros de conjuntivite bacteriana suspeita ou confirmada.

Tianfenicol tem atividade, como cloranfenicol, contra muitos microrganismos causadores de doenças sexualmente transmissíveis (DST) e doença inflamatória pélvica (DIP). Foi bastante utilizado no Brasil para tratamento dessas doenças, mas praticamente não é referido em literatura americana e inglesa.

■ Prescrição

Cloranfenicol está disponível em diversas formas farmacêuticas, incluindo cápsulas, suspensão oral, pó para formulação parenteral, pomadas, pó para preparação de solução oftálmica e em gotas para uso tópico. Em geral é administrado em doses de 2 a 4 g por dia, fracionadas em 4 vezes, por vias oral ou intravenosa. Em crianças, a dose é de 50 a 100 mg/kg. A duração de tratamento varia conforme a síndrome clínica.

É extremamente lipossolúvel, o que garante biodisponibilidade elevada após administração oral e excelente penetração nos tecidos. É metabolizado no fígado (conjugação com ácido glicurônico) e, por isso, algumas interações medicamentosas têm de ser observadas. Além disso, pode ocorrer acúmulo quando houver disfunção deste órgão ou quando o mesmo ainda se encontrar imaturo. Não há necessidade de ajuste de doses em casos de insuficiência renal porque a destoxificação é predominantemente hepática, com geração de metabólitos inativos.

Tianfenicol é utilizado em dose diária de 2.500 a 1.500 mg, divididos em três tomadas, por 5 a 10 dias, para a maioria das DST e DIP.

■ Efeitos adversos e interações

Os principais efeitos adversos de cloranfenicol são hematológicos. Mais comumente, cloranfenicol pode causar toxicidade dose-dependente, observada principalmente em indivíduos que recebem mais de 4 g/dia ou apresentam níveis séricos superiores a 25 μg/mℓ (o que pode ocorrer com posologias usuais em hepatopatas). Nesses casos, observam-se leucocitopenia, anemia, trombocitopenia ou combinação dessas condições. Efeitos desaparecem com suspensão do medicamento. Mais raramente, em cerca de 1 a cada 24.500 a 40.800 casos, pode ocorrer aplasia de medula, independente da dose empregada e tipicamente de início tardio (geralmente após semanas ou meses da suspensão de tratamento). Nesta circunstância, quase exclusivamente observada com administração oral, a resultante costuma ser fatal. Postula-se que o mecanismo de toxicidade hematológica do agente dependa de seu metabolismo por bactérias gastrointestinais geradoras do composto tóxico deidrocloranfenicol. Existem poucos relatos de risco de desenvolvimento de aplasia de medula com uso tópico de cloranfenicol, e o risco é extremamente baixo com a administração ocular.

A "síndrome do bebê cinzento" ocorre principalmente em neonatos prematuros, embora excepcionalmente possa ser vista em pacientes de mais idade após doses excessivas. No recém-nascido, caracteriza-se por distensão abdominal, vômitos, diarreia, hipotonia, hipotermia, cianose, taquipneia e choque. A síndrome ocorre devido a acúmulo de cloranfenicol não metabolizado, em virtude de atividade deficiente de glicuroniltransferase no fígado imaturo. Quase 50% dos casos evoluem a óbito. Está em desuso em recém-nascidos por esse motivo.

Quadro 17.13 ■ Principais interações medicamentosas do cloranfenicol.

Fármacos	Mecanismos	Efeitos
Dicumarol, fenitoína, tolbutamida, clorpropamida, ciclosporina, tacrolimo	Inibição de metabolismo hepático	Aumento de efeito dos fármacos citados
Fenobarbital, fenitoína, rifampicina	Indução do metabolismo do cloranfenicol	Redução de concentrações séricas de cloranfenicol

Neurite óptica tem sido descrita entre pacientes utilizando o fármaco por períodos prolongados de tempo. Em série de crianças com mucoviscidose, até 3,5% desenvolveram este efeito (geralmente reversível).

Interações de cloranfenicol podem ser vistas no Quadro 17.13.

Aminoglicosídeos

Aminoglicosídeos constituem uma das mais antigas classes de antimicrobianos, com eficácia estabelecida desde os anos 1940 no tratamento de infecções determinadas por bactérias aeróbias gram-negativas. Entre os aminoglicosídeos, estreptomicina teve seu uso indicado para tratamento da tuberculose já em 1943. Diferentemente de outras classes de antimicrobianos, aminoglicosídeos têm mantido sua eficácia contra bactérias gram-negativas. Seus representantes são estreptomicina, neomicina, canamicina, gentamicina, tobramicina, amicacina e netilmicina, dentre outros.

Atravessam a membrana externa da célula bacteriana e inibem a síntese proteica bacteriana por meio de ligação às subunidades 30S e 50S do ribossomo, redundando na produção de proteínas que determinam lise da membrana celular. Sua entrada na célula bacteriana se dá por transporte dependente de oxigênio, razão pela qual não têm boa atividade em meios anaeróbios ou com grande presença ácida, como abscessos e peritonites.

■ **Espectro antimicrobiano**

Sua atividade preponderante é sobre bactérias aeróbias gram-negativas – especialmente enterobactérias e *Pseudomonas aeruginosa*. Além disso, alguns aminoglicosídeos possuem ação contra micobactérias, como *Mycobacterium tuberculosis* e complexo *Mycobacterium avium* (estreptomicina), e *Neisseria gonorrhoeae* (espectinomicina). Bacilos gram-negativos aeróbios mostram variada sensibilidade aos diferentes representantes dessa classe. Tobramicina e gentamicina têm espectro microbiano similar, assim como apresentam resistência cruzada. Tobramicina é mais ativa contra *Pseudomonas aeruginosa* e *Proteus* spp. Amicacina apresenta espectro mais amplo, com atividade sobre cepas resistentes à gentamicina por ser pobre substrato para a maioria das enzimas que inativa aminoglicosídeos.

Estudos de vigilância epidemiológica têm documentado redução da suscetibilidade *in vitro* de isolados de enterobactérias e bacilos gram-negativos não fermentadores a aminoglicosídeos, incluindo *E. coli* e *Klebsiella pneumoniae* produtoras de betalactamases de amplo espectro. Tais cepas são em geral resistentes a quinolonas e aminoglicosídeos. Da mesma forma, cepas de *Acinetobacter baumanii* resistentes a aminoglicosídeos têm se mostrado resistentes também a todas as demais classes de antimicrobianos, exceto polimixinas. Há evidências *in vitro* de sinergia entre aminoglicosídeos com betalactâmicos e glicopeptídios.

A resistência intrínseca a aminoglicosídeos pode dever-se a ações não enzimática e enzimática. Bactérias anaeróbias lhes são intrinsecamente resistentes por não gerarem energia suficiente que garanta o transporte do antimicrobiano através da parede celular. Resistência bacteriana adquirida é infrequente e em geral resulta de baixa concentração do antimicrobiano no citosol bacteriano em função de: presença de bombas de efluxo; alguma modificação do antimicrobiano por ação enzimática bacteriana, impedindo a ligação com o ribossomo; e mutação do ribossomo bacteriano, impedindo a ligação, condição pouco frequente. Inativação dos aminoglicosídeos é o mecanismo mais comum para gerar resistência adquirida.

■ **Prescrição**

Aminoglicosídeos têm efeito pós-antibiótico, que consiste na supressão persistente do crescimento bacteriano após curta exposição ao medicamento. Esse efeito permite o uso de dose total única diária, a intervalos de 24 h. Isso ocasiona concentração sérica elevada, denotando aumento na ação bactericida e presumível menor frequência de efeitos adversos (discreta em ensaios clínicos randomizados). A redução na toxicidade provavelmente se deva a menor limiar de acúmulo do fármaco em orelha interna e rim. Em dose única diária, a despeito da maior concentração sérica inicial, a eliminação se processa mais lentamente, com prolongado período de exposição a menores concentrações naqueles sítios, em comparação ao que ocorre com múltiplas administrações. Doses recomendadas em pacientes sem insuficiência renal são de 3 a 5 mg/dia para gentamicina, tobramicina e netilmicina, de 15 mg/dia para amicacina e estreptomicina. O intervalo entre doses é de 24 h para todos, incluindo estreptomicina no manejo da tuberculose.

As vias de administração são intravenosa, intramuscular e respiratória. Em relação à primeira, a dose pode ser administrada em bolo ou em infusão de até 360 min. Os picos de concentração sérica ocorrem 60 min após administração intramuscular e 30 após infusão intravenosa.

Nebulização de tobramicina tem sido usada no tratamento de manutenção de infecção crônica por *P. aeruginosa* em pacientes com fibrose cística.

Aminoglicosídeos alcançam concentrações elevadas em peritônio e rins, porém são baixas em meninges e líquido cefalorraquidiano, condição essa que impõe a utilização de rota intratecal ou substituição por outros antimicrobianos capazes de alcançar concentrações adequadas.

A eliminação é renal, em forma não modificada. Assim, é necessário reajustar doses ou intervalos entre doses de acordo com a função renal calculada pela depuração de creatinina endógena (Quadro 17.14). Se a duração de tratamento exceder 3 a 4 dias, devem-se monitorar níveis plasmáticos para evitar acúmulo do fármaco.

■ **Efeitos adversos e interações**

Uso de aminoglicosídeos se associa a ototoxicidade, por dano vestibular ou nas células da cóclea, em geral irreversíveis. Deve-se a acúmulo dos fármacos em perilinfa e endolinfa. Inexistem evidências conclusivas sobre o limiar de toxicidade ou o tempo necessário para que a lesão ocorra. Toxicidade coclear se manifesta por zumbidos, hipoacusia e surdez. Disfunção vestibular exterioriza-se por cefaleia, náuseas, vômitos, dificuldade de equilíbrio, nistagmo, dificuldade de leitura e vertigem. Risco de ototoxicidade é maior na vigência de nefrotoxicidade relacionada ao tratamento com aminoglicosídeos. Exposição a ruídos fortes tem ação sinérgica com ototoxicidade

Quadro 17.14 ■ Ajuste de doses e intervalos entre doses de aminoglicosídeos na vigência de insuficiência renal.

DCE (mℓ/min)	Dose máxima diária (%)	Intervalo entre administrações (h)
100	100	24
75	75	24
50	50	24
25	25	24
20	80	48
10	60	48
< 10	40	48

DCE: depuração da creatinina endógena.

associada a aminoglicosídeos. Atenuar a intensidade do ruído e não usar outros fármacos indutores de ototoxicidade constituem medidas úteis quando o tratamento com aminoglicosídeos se faz necessário. Ototoxicidade pode surgir após o final do tratamento com aminoglicosídeos.

Nefrotoxicidade associada a uso de aminoglicosídeos ocorre por lesão em células tubulares renais, determinando redução da taxa de filtração glomerular. Há grande heterogeneidade nos estudos que estimam sua frequência. Clinicamente, manifesta-se como insuficiência renal não oligúrica, em geral reversível, mas há casos com dano permanente. Utilização de outros medicamentos nefrotóxicos (anfotericina B, vancomicina, furosemida, inibidores da enzima de conversão, cisplatina, ciclosporina e contrastes de uso intravenoso) potencializa esse efeito dos aminoglicosídeos. Entre fatores de risco para a nefrotoxicidade incluem-se idade avançada, doença renal preexistente, estados de depleção volumétrica, insuficiência hepática, tratamento prolongado (> 3 dias) e intervalos frequentes de administração.

Uso de aminoglicosídeos raramente se associa a bloqueio neuromuscular, condição potencialmente séria e fatal. Ocorre por inibição de liberação pré-sináptica de acetilcolina e bloqueio pós-sináptico de receptores colinérgicos (nicotínicos) na placa motora. Manifesta-se por paralisia flácida, insuficiência respiratória por fraqueza na musculatura e hiporreflexia. Portadores de miastenia *gravis* e pacientes curarizados apresentam maior risco de bloqueio neuromuscular. Esse pode ser prevenido mediante infusão lenta (igual ou superior a 20 a 30 min).

Quinolonas

Ácido nalidíxico, sintetizado na década de 1960, foi o precursor, a partir do qual, no início dos anos 1980, com acréscimo de um átomo de flúor na posição 6 do anel quinolônico, surgiram as fluoroquinolonas, tendo ciprofloxacino então como principal representante.

Quinolonas dividem-se em quatro classes relacionadas ao seu espectro de ação. Representantes em uso clínico são ácido nalidíxico (primeira geração); norfloxacino, ofloxacino, ciprofloxacino, levofloxacino, pefloxacino (segunda geração); gemifloxacino, gatifloxacino, moxifloxacino (terceira geração); garenoxacino (quarta geração). Tal classificação remete ao momento em que apareceram os diferentes representantes, não significando, necessariamente, melhoria microbiológica e clínica. Outros representantes foram retirados do mercado nos EUA, devido à toxicidade. Entre eles se inclui gatifloxacino para uso sistêmico (indução de hipoglicemia), o qual continua disponível em colírios.

Quinolonas inibem síntese de DNA bacteriano por meio de bloqueio de atividade enzimática de topoisomerases, DNA girase e topoisomerase IV, resultando em clivagem do DNA. O rápido efeito bactericida da classe se deve à liberação do DNA das extremidades das hélices, induzindo apoptose bacteriana.

Resistência a quinolonas decorre de mutação de genes-alvo ou por efluxo bacteriano. As taxas de resistência têm aumentado em paralelo ao uso, mas o grande número de agentes, com atividade em amplo espectro de microrganismos, fundamenta o uso de quinolonas em muitas infecções em diversos sistemas orgânicos.

■ Espectro antimicrobiano

O espectro do ácido nalidíxico é reduzido *in vivo*, devido a toxicidade e baixos níveis séricos atingidos, restringindo seu uso para infecções urinárias. Quinolonas de segunda geração têm maior atividade contra microrganismos gram-negativos e menor atividade contra gram-positivos, especificamente *Streptococcus pneumoniae* e *Staphylococcus aureus*. Há boa atividade contra gram-negativos aeróbios, membros da família das Enterobacteriaceae (*E. coli*, *Klebsiella* spp.), *Haemophilus* e cocos gram-negativos (*Neisseria* spp. e *Moraxella catarrhalis*). Além disso, ciprofloxacino e levofloxacino têm atividade contra *Pseudomonas aeruginosa*. Fluoroquinolonas de terceira geração têm atividade contra bactérias gram-positivas e anaeróbias. Ciprofloxacino é o mais ativo contra organismos gram-negativos. Moxifloxacino tem melhor atividade contra gram-positivos. Ofloxacino e levofloxacino têm atividade intermediária contra gram-positivos. Gemifloxacino tem a maior atividade contra *S. pneumoniae*.

Quinolonas ainda possuem atividade contra micobactérias. Ciprofloxacino, ofloxacino, levofloxacino, gatifloxacino e moxifloxacino são ativos contra *M. tuberculosis*, *M. fortuitum*, *M. kansasii*, *M. chelonae* e têm alguma ação contra *M. avium-intracellulare*.

Ciprofloxacino, levofloxacino, ofloxacino, gatifloxacino, moxifloxacino e gemifloxacino têm atividade contra microrganismos "atípicos", como *Mycoplasma pneumoniae*, *Legionella pneumophila*, *Chlamydia pneumoniae*, e contra patógenos genitais como *Chlamidia trachomatis*, *Ureaplasma urealyticum* e *Mycoplasma hominis*.

■ Prescrição

A maioria das quinolonas tem biodisponibilidade por via oral, o que facilita terapia ambulatorial e troca precoce para via oral em pacientes internados. Alimentos presentes no trato gastrointestinal retardam sua absorção. Com administração oral, atingem-se níveis séricos adequados a tratamento de infecções sistêmicas, à exceção de norfloxacino e quinolonas não fluoradas, só recomendados em infecções urinárias e intestinais.

Penetram bem tecidos e fluidos corporais, devido a elevado volume de distribuição e baixa ligação a proteínas plasmáticas. A forma livre se distribui amplamente, alcançando concentrações superiores às plasmáticas em urina, rim, pulmão, fezes, bile, tecido prostático, ossos, pele e tecidos moles. Concentrações urinárias são altas para quinolonas com eliminação por esta via, podendo alcançar concentrações superiores a 1.000 µg/mℓ, suficientes para inibir a maioria dos patógenos urinários. Concentrações em saliva, fluido prostático, ossos e líquido cefalorraquidiano são inferiores à sérica.

Concentração bactericida mínima para quinolonas fica entre duas e quatro vezes a concentração inibitória mínima. A atividade bactericida aumenta à medida que a concentração da quinolona também aumenta. Debate-se sobre a melhor forma de avaliar associação entre parâmetros farmacocinéticos e desfechos, se área sob a curva (ASC) ou concentração máxima ($C_{máx}$) sobre MIC. Outro ponto de debate é a razão PK/PD (farmacocinética/farmacodinâmica) necessária para se obter desfecho favorável. Atualmente é razoável afirmar que qualquer agente que atinja ASC/MIC > 100 tenha mais chance de prover desfecho favorável. Quando se considera a fração livre do fármaco, ASC/MIC deve ser superior a 30 a 40. Na maioria das vezes, níveis atingidos pelas quinolonas dão cobertura para Enterobacteriaceae. Novas quinolonas podem ter perfil farmacodinâmico mais favorável para cobertura de germes gram-positivos do que as mais antigas (ciprofloxacino e norfloxacino).

Quinolonas apresentam efeito pós-antibiótico que dura em torno de 1 a 2 h, dependendo de dose administrada e tempo de exposição ao fármaco.

Em pacientes com déficit de função renal, as meias-vidas aumentam, podendo ocorrer acúmulo de fármacos e seus metabólitos, tornando necessários ajustes de intervalos entre doses ou dosagem. Ofloxacino, levofloxacino e gatifloxacino eliminam-se predominantemente pelos rins, ácido nalidíxico e pefloxacino por via hepática, moxifloxacino por vias biliar e hepática, e os demais têm eliminação renal e não renal. Em insuficiência hepática, norfloxacino e ciprofloxacino podem acumular-se devido à diminuição de metabolismo e excreção biliar. Em pacientes com insuficiência renal, ajustes não são necessários com pefloxacino e moxifloxacino, que apresentam depuração extrarrenal predominante, pelo que não devem ser utilizados em pacientes com insuficiência hepática grave.

No Quadro 17.15 mostram-se esquemas de administração de fluoroquinolonas. O Quadro 17.16 mostra ajustes de intervalos entre administrações em presença de insuficiência renal.

Duração de tratamento com quinolonas deve ser definida por sítio e gravidade da infecção. A tendência atual é de redução do tempo de uso na maioria das infecções. Tratamento de gastroenterites pode variar de 3 a 5 dias. Infecções urinárias não complicadas requerem 3 dias de uso. Em infecções respiratórias, 3 a 5 dias de uso podem ser suficientes para cura clínica.

Quadro 17.15 ■ Esquemas de administração de fluoroquinolonas.

Fármaco	Via	Dose (mg)	Intervalo (h)
Ciprofloxacino	VO	250 a 750	12
	IV[a]	400	12[b]
Enoxacino	VO	200 a 400	12
Gatifloxacino	VO/IV	400	24
Levofloxacino	VO/IV	250[c] 500[d] 750[e] 500[f]	24 12
Lomefloxacino	VO	400	24
Moxifloxacino	VO/IV	400	24
Norfloxacino	VO	400	12
Ofloxacino	VO IV	200 a 400[g] 400	12 12
Pefloxacino	VO	400	12
	IV	400[h]	12

[a]Gotejamento intravenoso em 15 min. [b]Em sepse, neutropenia febril, meningites. [c]Em infecção urinária. [d]Em infecção respiratória comunitária. [e]Em pneumonia hospitalar, infecção grave de pele e tecidos moles. [f]Em meningites. [g]Na uretrite gonocócica, preconiza-se dose única de 400 mg; em tuberculose, empregam-se 400 mg/dia. [h]Ampola de 400 mg deve ser diluída em 250 mℓ de solução glicosada a 5%, podendo precipitar se o diluente for outro ou em menor volume; aplica-se em gotejamento por 1 h.

Quadro 17.16 ■ Ajuste de intervalos (em horas) entre administrações ou de doses em pacientes com déficit de função renal.

Fármaco	DCE mℓ/min		
	80 a 30	30 a 15	< 15
Ciprofloxacino	12	12	12[a]
Enoxacino	12	12	24
Gatifloxacino	24	50% da dose	25% da dose
Levofloxacino	24	50% da dose	25% da dose
Lomefloxacino	50 a 75% da dose	50% da dose	50% da dose
Moxifloxacino	24	24	24
Norfloxacino	12	12	24[a]
Ofloxacino	24	36	48[b]
Pefloxacino	12	12	12

[a]Outra alternativa é redução de 50% da dose. [b]Pró-dose de no máximo 300 mg.

■ Efeitos adversos e interações

Quinolonas, particularmente fluoroquinolonas, são apontadas como o grupo de antimicrobianos mais frequentemente associado a efeitos adversos. Muitos representantes foram removidos do uso clínico, devido a reações adversas com potencial dano permanente. Há litígios coletivos nos EUA, particularmente pelo rompimento espontâneo de tendões, motivo para a colocação de *Black Box Warning*, uma espécie de tarja preta, em sua bula desde 2008.

Efeitos adversos gastrointestinais manifestam-se como diarreia, náuseas, vômitos, constipação intestinal e dor abdominal (menos de 7% das vezes). Outros efeitos adversos menos comuns incluem aqueles relacionados a sistema nervoso central (menos de 5%), discrasias sanguíneas (menos de 5%), nefrotoxicidade (em torno de 4,5%), reações de hipersensibilidade e fotossensibilidade em aproximadamente 5% das vezes. Reações adversas mais raras como convulsões, psicoses e tendinites também podem acontecer.

Efeitos adversos em sistema nervoso central compreendem inquietação, cefaleia, tontura, insônia ou sonolência, depressão e raramente convulsões. As últimas não deixam sequelas, cessam com suspensão do medicamento e podem relacionar-se à inibição de receptores gabaérgicos.

Reações hematológicas incluem eosinofilia, anemia, eritrossedimentação elevada, leucocitose ou leucopenia, trombocitose, monocitose e trombocitopenia transitórias.

Tendinites e rupturas de tendões são raras. O tendão de Aquiles é o mais cometido. Em 50% das vezes, os dois tendões rompem simultaneamente. Esse efeito adverso tem sido descrito com todos os representantes. Outros fatores predisponentes são uso de glicocorticoides, doença renal e hemodiálise. Por esse motivo, em pacientes idosos não se recomenda uso concomitante de quinolonas e corticoides.

Prolongamento do intervalo QT tem sido relatado.

Como todos os antimicrobianos, em particular os de maior espectro, quinolonas promovem superinfecções. O desequilíbrio de floras facilita a seleção de microrganismos igualmente resistentes a outros antimicrobianos, como estafilococo resistente à meticilina, *Enterococcus* spp. resistentes à vancomicina, além da seleção cruzada de gram-negativos resistentes.

Interações de relevância clínica podem ser vistas no Quadro 17.17.

Sulfas

Sulfas foram os primeiros antimicrobianos sistêmicos a terem uso clínico eficaz em infecções bacterianas de seres humanos, tendo sido descobertas a partir da observação de atividade antibacteriana de um corante. Constituíram-se em quimioterápicos de origem sintética, antecipando-se a própria descoberta dos antibióticos. O avanço terapêutico representado por essa descoberta dos últimos anos da década de 1930 levou à síntese de inúmeros derivados, menos tóxicos, mais efetivos e duradouros. Criaram-se compostos mais solúveis para serem usados em infecções urinárias, e outros não absorvíveis para agir somente em trato gastrointestinal. O uso indiscriminado desses agentes gerou progressiva resistência microbiana. Isso, aliado ao surgimento dos antibióticos, fez diminuir o emprego de sulfas, restringindo-o a situações muito particulares.

Pela semelhança estrutural com ácido para-aminobenzoico (PABA), sulfas bloqueiam competitivamente a enzima bacteriana responsável pela incorporação de PABA a ácido di-hidropteroico, precursor de ácido di-hidrofólico, primeiro passo na rota de síntese do folato bacteriano, fator essencial ao crescimento celular. Ao contrário de algumas bactérias – que necessitam formar o próprio ácido fólico – humanos utilizam o fornecido pela dieta, razão pela qual as sulfas não interferem no metabolismo celular do hospedeiro. Também há bactérias que usam ácido fólico pré-formado, não sendo afetadas por sulfas. As sulfas são classificadas pelas suas propriedades farmacocinéticas (Quadro 17.18).

Quadro 17.17 ■ Interações com fluoroquinolonas.

Fluoroquinolonas	Outro(s) fármaco(s)	Mecanismo/Efeito
Todas	Antiácidos (Al^{+++}, Mg^{++})	Diminuem absorção de quinolonas, por quelação
Ciprofloxacino	Metoclopramida	Acelera absorção de ciprofloxacino
Todas	Probenecida	Diminui excreção de quinolonas
Todas	Nitrofurantoína, cloranfenicol, rifampicina	Antagonizam ação antimicrobiana *in vitro*
Enoxacino, pefloxacino e ciprofloxacino	Teofilina	Aumentam concentração plasmática de teofilina por redução do metabolismo, causando intoxicação por teofilina

Quadro 17.18 ▪ Classificação das sulfas.

Não absorvíveis (ação limitada ao trato gastrointestinal): sulfassalazina
Absorvíveis
• De absorção e excreção rápidas: sulfadiazina; sulfisoxazol
• De absorção e excreção intermediárias: sulfametoxazol
• De absorção rápida e excreção lenta: sulfadoxina
Tópicas: mafenida; sulfacetamida; sulfadiazina de prata

▪ Espectro antimicrobiano

Sulfas exercem ação bacteriostática sobre bactérias gram-positivas e negativas. *Escherichia coli* – causadora de infecções adquiridas na comunidade, especialmente urinárias – é ainda suscetível. Também são sensíveis *Neisseria meningitidis, Chlamydia, Toxoplasma* e algumas espécies de *Nocardia*. No entanto, muitos desses patógenos apresentam cepas resistentes às sulfas. Mostram atividade contra *Streptococcus pyogenes*, pelo que constituem alternativa na prevenção de febre reumática em pacientes com hipersensibilidade à penicilina. Há várias espécies bacterianas primariamente resistentes às sulfas, como *Streptococcus faecalis* e *Pseudomonas aeruginosa*. Observa-se resistência adquirida crescente, proveniente de utilização de rotas metabólicas alternativas ou aumento de PABA, principalmente com gonococo, estafilococo, meningococo, estreptococo beta-hemolítico, *Shigella* e várias cepas de *Escherichia coli*. Várias circunstâncias (pus, sangue e presença de PABA no meio, uso de anestésicos locais de tipo éster) diminuem a atividade antimicrobiana das sulfas. A resistência é cruzada em relação a todos os derivados sulfamídicos. Há mínimas diferenças de atividade antimicrobiana entre os vários representantes.

Sulfassalazina, de ação limitada praticamente ao lúmen intestinal, é usada em casos leves e moderados de colite ulcerativa aguda, colite granulomatosa e enterite regional. Mafenida tem uso limitado na prevenção de colonização bacteriana, particularmente por *Pseudomonas*, em queimaduras. Sulfadiazina de prata tem sido considerada como padrão-ouro no tratamento tópico de infecções em queimados. Sulfacetamida, sob forma de preparações oftálmicas, é usada em conjuntivites determinadas por germes sensíveis e como coadjuvante no tratamento de tracoma. Sulfadiazina tem sido usada em nocardiose, toxoplasmose e prevenção de febre reumática em pacientes com hipersensibilidade a penicilinas. Associação pirimetamina + sulfadiazina é considerada tratamento de escolha de toxoplasmose cerebral, uma das infecções oportunistas de maior morbidade em pacientes com AIDS. Sulfametoxazol pode ser agente alternativo em infecções urinárias agudas não complicadas, adquiridas na comunidade, e no tratamento supressivo de infecções urinárias recorrentes em mulheres sadias e não gestantes. Sulfas de longa ação não são mais recomendadas pelo alto potencial de reações de hipersensibilidade. Sulfadoxina associada à pirimetamina pode ser usada em profilaxia ou tratamento de malária por *P. falciparum* resistente a mefloquina e cloroquina.

▪ Prescrição

Sulfas são comumente administradas por via oral, embora sulfadiazina e sulfisoxazol possam ser usados por vias intravenosa e subcutânea. Não se usa a via intramuscular devido à irritação local. Preparados tópicos são administrados por vias conjuntival, cutânea e mucosa (vias vaginal e retal). Aplicados em queimados, sofrem significativa absorção percutânea. Sulfas não absorvíveis exercem ação no lúmen digestivo, ao passo que as absorvíveis rapidamente atingem níveis séricos bacteriostáticos. Sua biodisponibilidade é de 70 a 100%. Os picos plasmáticos variam entre 2 e 6 h. Competem com as bilirrubinas pela ligação proteica, o que leva a aumento dos níveis séricos da forma não conjugada dessas últimas. Atravessam a placenta, estando presentes em sangue fetal e líquido amniótico. Metabolizam-se no fígado, geralmente por acetilação e glicuronidação. Os produtos acetilados resultantes perdem a atividade antimicrobiana, mas retêm a potencialidade tóxica do fármaco original. Sulfas excretam-se pelo rim em forma ativa ou como metabólitos, em velocidades variáveis. Suas meias-vidas dependem da função renal. A excreção urinária é mais rápida com sulfas de pKa baixo (sulfisoxazol) e pode ser acelerada mediante alcalinização da urina. Em geral, 95% de uma dada dose excretam-se na urina em 24 h.

Sulfas de ação curta devem ser administradas a cada 4 ou 6 h, recomendando-se dose inicial dupla. Sulfametoxazol, de ação intermediária, tem intervalos entre doses de 12 h. Sulfadoxina tem meia-vida muito longa; por isso sua administração é semanal. A solubilidade das sulfas na urina é baixa, melhorando com alcalinização, aumento de diurese e associação de sulfas de ação rápida com diferentes graus de solubilidade. Sulfisoxazol é o representante mais solúvel. Os esquemas de administração de sulfas são apresentados no Quadro 17.19.

Sulfas devem sofrer reajustes de esquema em pacientes com depuração de creatinina endógena inferior a 50 mℓ/min. Insuficiência hepática não requer modificação de dosagem.

▪ Efeitos adversos e interações

Quando se faz uso de sulfas é importante monitorar seus efeitos indesejáveis. Por exemplo, em cursos mais prolongados faz-se contagem semanal de leucócitos durante as primeiras 8 semanas. Raramente ocorrem discrasias sanguíneas (agranulocitose em 0,1% dos pacientes, com reversão espontânea e lenta; anemia aplásica é muito rara, aparecendo em pacientes imunodeprimidos) e anemia hemolítica em indivíduos com deficiência da desidrogenase de glicose-6-fosfato.

Quadro 17.19 ▪ Esquemas de emprego de sulfas em algumas infecções.

Infecção	Agente	Doses orais (g)	Intervalos (h)	Duração
Urinária aguda não complicada[a]	Sulfametoxazol	2 iniciais; 1 após	12	3 a 5 dias
Nocardiose	Sulfadiazina	2 a 1,5	6	6 a 12 meses
Toxoplasmose aguda	Sulfadiazina + pirimetamina + ácido folínico	2 iniciais; 1 após 0,075 inicial; 0,025 após 0,010	24 24	3 a 6 semanas
Profilaxia de malária	Sulfadoxina/ pirimetamina	0,5/ 0,025	1 semana	2 vezes (pré-exposição) 4 a 6 vezes (pós-exposição)
Colite ulcerativa	Sulfassalazina	0,5 a 1 inicial; incremento diário de 1 g, até atingir 3 a 4/dia	12 6	
Prevenção de febre reumática em pacientes alérgicos a penicilinas	Sulfadiazina	2 iniciais; 1 após	6/12	

[a]Não são agentes de primeira escolha; quando usados isoladamente, por haver 25 a 35% de cepas resistentes de *E. coli*.

Com sulfas mais solúveis raramente se vê cristalúria, que pode ser minorada com ingestão abundante de líquidos (assegurando diurese diária de 1.200 mℓ em adultos) e alcalinização da urina, que aumenta a solubilidade das sulfas. Sulfas podem causar náuseas, vômito, diarreia, cefaleia, erupção cutânea, febre, depressão e icterícia. Podem determinar quadro similar ao da doença do soro.

Outros efeitos adversos são hiperbilirrubinemia e *kernicterus* em recém-nascidos e lactentes, se o fármaco é dado à gestante no último mês de gravidez, à puérpera que amamenta ou no período perinatal (até 2 meses de vida). Esse quadro ocorre por competição entre sulfas e bilirrubinas por sítios de ligação em proteínas plasmáticas. As segundas, deslocadas e em forma livre, distribuem-se aos núcleos da base no sistema nervoso central. A não conjugação da bilirrubina ocorre por imaturidade do sistema de acetiltransferase no feto e no neonato.

Comprometimento hepático é raro (0,1% dos pacientes), manifestando-se por cefaleia, náuseas, vômito, febre, hepatomegalia, icterícia, necrose hepática e alterações de provas funcionais hepáticas.

Sulfas são antigênicas, especialmente em uso cutâneo. Manifestações dermatológicas de intensidades variadas incluem *rash* cutâneo, dermatite esfoliativa, fotossensibilidade, vasculite necrosante, eritema multiforme, eritema nodoso, síndrome de Behçet e síndrome de Stevens-Johnson. Febre medicamentosa e anafilaxia também estão descritas. Resumo dos efeitos adversos, com alguma especificidade para cada representante, pode ser visto no Quadro 17.20.

Interações medicamentosas são frequentes com esses compostos. Alcalinizantes aumentam a velocidade de absorção. Trimetoprima e pirimetamina são sinérgicos em relação à atividade antimicrobiana. Sais de prata aumentam o efeito antibacteriano. Sulfas aumentam os efeitos de metotrexato, sulfonilureias e anticoagulantes orais, com eventual toxicidade, porque competem por ligação a proteínas plasmáticas, deixando-os em forma livre. Na vigência de tratamento simultâneo, há necessidade de reajuste de doses daqueles fármacos. Metenamina aumenta o risco de cristalúria quando dada simultaneamente. Anestésicos locais de tipo éster (procaína), derivados de PABA, diminuem a atividade das sulfas.

Trimetoprima/sulfametoxazol

Trimetoprima/sulfametoxazol (cotrimoxazol) constitui uma das poucas associações em doses fixas racionais. Trimetoprima potencializa a atividade antimicrobiana da sulfa, amplia seu espectro de ação e diminui a resistência adquirida, o que se traduz em maior eficácia clínica. Isso se deve à inibição sequencial da rota de síntese do ácido fólico bacteriano. Sulfa interfere na incorporação do PABA, ao passo que trimetoprima bloqueia a conversão de ácido di-hidrofólico em ácido tetra-hidrofólico (ácido folínico), por ligar-se fortemente à redutase do ácido di-hidrofólico. Ácido folínico é essencial à síntese de purinas e sua falta impede a formação do DNA bacteriano. Cada agente isolado tem ação bacteriostática, mas juntos são bactericidas *in vitro*.

■ Espectro antimicrobiano

Esta associação sinérgica tem extenso espectro de atividade antimicrobiana, abrangendo grande número de bactérias gram-positivas e gram-negativas (Quadro 17.21).

Há aumento de potência antimicrobiana, pois a concentração inibitória mínima para a associação é menor do que a demonstrada para sulfas ou trimetoprima, dadas isoladamente. Cotrimoxazol não é ativo contra *P. aeruginosa*, *Bacteroides fragilis* (e outros anaeróbios), *Treponema pallidum* e enterococos. Resistência microbiana processa-se por múltiplos mecanismos, cromossômicos ou mediados por plasmídeos. Está progressivamente aumentando, devido a mudanças de permeabilidade celular, perda de ligação a bactérias e alterações da di-hidrofolato redutase. Emergência de resistência em *S. aureus* e enterobactérias é problema sério em pacientes aidéticos que recebem cotrimoxazol para profilaxia de pneumonia por *P. carinii*.

■ Prescrição

Trimetoprima (entre as diaminopirimidinas) e sulfametoxazol (entre as sulfas) foram escolhidos para a associação em função de características farmacocinéticas similares. Concentrações séricas para obtenção de efeito sinérgico máximo contra bactérias sensíveis mostraram relação ótima de 1:20 (trimetoprima:sulfametoxazol), nem sempre alcançada *in vivo*. Essas concentrações são atingíveis com doses fixas orais ou intravenosas que obedecem à proporção de 1:5 (80 mg trimetoprima:400 mg sulfametoxazol). Preparações comerciais orais contêm essas quantidades ou o dobro delas (preparações reforçadas) sob forma de comprimidos. Suspensão oral apresenta a metade dessas quantidades por 5 mℓ. Apresentação para uso intravenoso tem 80 mg de trimetoprima e 400 mg de sulfametoxazol em ampolas de 5 mℓ. Apresentação para uso intramuscular contém o dobro dessas quantidades em ampolas de 3 mℓ. Pró-doses orais usuais para adultos são de 160 mg de trimetoprima e 800 mg de sulfametoxazol, determinando, respectivamente, picos plasmáticos de 1,7 a 1,8 µg/mℓ e 36,5 a 38,5 µg/mℓ. Essas concentrações abrangem MICs da maioria das bactérias.

Quadro 17.20 ■ Efeitos adversos das sulfas.

	Frequentes	Raros
Sulfassalazina	Náuseas, febre, artralgia, *rash* cutâneo (20%), cefaleia (33%), tontura, fotossensibilidade, náuseas, vômito, diarreia (33%), oligospermia	Anemia, hemólise (deficiência de G-6-PD), agranulocitose, alterações hepáticas, síndrome tipo Kawasaki
Sulfadiazina	Cristalúria (forma acetilada na urina), febre, tontura, cefaleia, fotossensibilidade, anorexia, náuseas, vômito, diarreia, *rash* cutâneo	Nefrite intersticial, hematúria, icterícia, reações tipo doença do soro
Sulfisoxazol	Reações de hipersensibilidade, febre, tontura, cefaleia, fotossensibilidade, *rash* cutâneo	Hematúria e cristalúria (0,2 a 0,3%), hepatite, vasculite
Sulfametoxazol	Cristalúria (forma acetilada na urina), febre, tontura, cefaleia, fotossensibilidade, anorexia, náuseas, vômito, diarreia, *rash* cutâneo	Nefrite intersticial, reações tipo doença do soro, discrasias sanguíneas, vasculite, icterícia
Sulfadoxina	Síndrome de Stevens-Johnson, hepatite, fotossensibilidade, ataxia, tremor, cefaleia	Cristalúria, eritema multiforme, necrose hepática
Mafenida	Dor no sítio de aplicação, reações de hipersensibilidade	Superinfecção por *Candida*, edema facial, acidose metabólica, discrasias sanguíneas, taquipneia
Sulfacetamida	Irritação local	Reações de hipersensibilidade, visão borrada
Sulfadiazina de prata		Queimação, prurido e *rash* cutâneos

Quadro 17.21 ■ Espectro antibacteriano de sulfametoxazol/trimetoprima.

Cocos gram-positivos
S. pneumoniae, S. viridans, S. aureus (meticilinorresistentes), S. epidermidis
Bacilos gram-positivos
Nocardia spp.*
Cocos gram-negativos
N. gonorrhoeae, N. meningitidis, Moraxella catarrhalis
Bacilos gram-negativos
Aeromonas hydrophila,* E. coli (infecção urinária não complicada),* Proteus spp. (indol-positivos), K. pneumoniae, H. influenzae (bronquite e infecção respiratória alta),* Legionella spp., Burkholderia cepacia,* S. typhi, Serratia, Stenotrophomonas maltophilia,* Yersinia enterocolitica*

*Patógenos contra os quais TMP/SMX é considerado primeira escolha, embora haja a possibilidade de resistência, pelo que testes de sensibilidade são desejáveis.

Metabolização hepática atinge 10 a 30% de trimetoprima e 20% da sulfa. Excreção renal é preponderante, tanto dos fármacos originais como de seus metabólitos. Na bile só ocorre a excreção dos primeiros.

Intervalo entre administrações é de 12 h, já que as meias-vidas estão em torno de 10 (sulfametoxazol) e 11 (trimetoprima) h. Também se administra a associação em doses únicas (3 comprimidos da preparação reforçada) para tratamento de algumas infecções. Esquemas de 7 ou mais dias são reservados para infecções urinárias em que há fatores agravantes ou na vigência de gravidez.

Em insuficientes renais é preciso reajustar esquemas (Quadro 17.22). Não se recomenda cotrimoxazol a indivíduos com menos de 15 mℓ/min de depuração de creatinina. Os esquemas de emprego nas infecções sensíveis à associação estão no Quadro 17.23.

■ **Efeitos adversos e interações**

A associação é geralmente bem tolerada, exceto em pacientes com AIDS que, em sua maioria, apresentam erupção cutânea, febre, hipotensão, infiltrado pulmonar, neutropenia, plaquetopenia e elevação de transaminases. Nos demais podem surgir manifestações gastrointestinais (3 a 3,5%), cutâneas (5,9%), neuropsiquiátricas (cefaleia, depressão, alucinações), hematológicas (raras) e *kernicterus*. Deficiência de ácido fólico aparece em pacientes com depleção prévia (idosos, desnutridos, alcoólatras, gestantes), manifestando-se como megaloblastose, leucopenia e trombocitopenia, ao contrário do que ocorre durante seu uso em pessoas sem deficiência. Nefrotoxicidade é incomum em pacientes com função renal normal. Cristalúria surge após uso de altas doses em pacientes com insuficiência renal. Tromboflebite local é complicação rara da administração intravenosa. Hipersensibilidade pode manifestar-se por anafilaxia. Colite pseudomembranosa é rara com cotrimoxazol. Aparentemente, não há diferença na incidência de efeitos adversos nos esquemas de dose única comparados aos de múltiplas doses por 7 dias.

As interações medicamentosas são as mesmas das sulfas. Uso concomitante com azatioprina em transplantados renais leva a neutropenia e plaquetopenia. Mesmos efeitos ocorrem com metotrexato. Cotrimoxazol eleva níveis séricos de fenitoína e rifampicina.

Quadro 17.22 ■ Reajustes da associação sulfametoxazol/trimetoprima na insuficiência renal.

	DCE (mℓ/min)		
	> 30	30 a 15	< 15*
Dose inicial	Usual	Usual	Usual
Dose subsequente	Usual	Metade da usual	1/3 da usual
Intervalo	Usual	12/12 h	24/24 h

*Se possível, substituir por antimicrobiano alternativo. DCE: depuração da creatinina endógena.

Quadro 17.23 ■ Esquemas de sulfametoxazol/trimetoprima em algumas infecções.*

Infecção	Dose oral (mg)	Intervalo (h)	Duração (dias)
Urinária aguda não complicada	800 + 160	12	3
Urinária aguda complicada	800 + 160	12	7
Urinária recorrente	200 + 40 ou	24	180
supressão	400 + 80	48	180
profilaxia pós-coital	200 + 40	Dose única	–
Pielonefrite aguda não complicada	800 + 160	12	14
Síndrome uretral com piúria	2.400 + 480	Dose única	–
Bacteriúria assintomática em gestante	800 + 160	12	7 a 10
Prostatite aguda	800 + 160; após 800 + 160	6 12	7 a 10 28
Prostatite crônica	800 + 160	12	90
Uretrite gonocócica	3.200 + 640	Dose única	–
Linfogranuloma venéreo	800 + 160	12	7 a 10
Cancroide	800 + 160	12	7
Shigelose	800 + 160	12	3 a 5
Febre tifoide	800 + 160	12	14
Diarreia (*E. coli*)	800 + 160	12	3 a 5
Otite média	40 mg/kg/dia + 8 mg/kg/dia	12	5 a 10
Bronquite aguda	800 a 1.200 + 160 a 240	12	7 a 10
Pneumocistose	100 + 20 mg/kg/dia	6 a 8	14 a 21*
Estafilococcias**	1.600 + 320	12	7 a 10

*Não aidéticos e aidéticos, respectivamente. Nesses, a terapia pode durar enquanto a contagem de linfócitos CD4 < 200/mm^3. **Em infecções moderadas ou graves por *S. aureus* meticilinossensíveis ou resistentes. Usa-se IV.

Antissépticos urinários

Esses fármacos têm estruturas químicas diferentes, mas características comuns, como altos níveis urinários (em contraposição aos séricos), eliminação renal predominantemente em forma ativa, baixa resistência induzida mesmo em uso prolongado, utilização oral e atividade contra muitas espécies microbianas.

São em geral denominados antissépticos urinários, por serem alternativas de tratamento de infecções urinárias agudas não complicadas e terapia supressiva de infecções urinárias recorrentes. Não podem ser usados em infecções sistêmicas por não atingirem níveis plasmáticos eficazes em doses seguras. Compreendem ácidos nalidíxico, pipemídico, oxolínico e mandélico, além de metenamina, trimetoprima e nitrofurantoína.

■ **Trimetoprima**

É ativa contra *E. coli*, *P. mirabilis* e *Klebsiella*, mas não contra *Pseudomonas*.

Trimetoprima isoladamente foi preconizada para tratamento de infecções urinárias agudas não complicadas, em esquema de 100 mg, a cada 12 h, por 7 dias. Também tem sido recomendada na terapia supressiva da infecção urinária recorrente, na dose de 50 mg, à noite, por 6 meses. Suas vantagens sobre a associação consistem em poder ser usada por pessoas alérgicas às sulfas, sofrer ajustes de doses diferentes das concentrações fixas e combinar-se com outros agentes antimicrobianos. No entanto, não está isenta de efeitos indesejáveis, como reações alérgicas cutâneas e manifestações digestivas. Pancitopenia e anemia megaloblástica se desenvolvem em tratamentos prolongados. Pode induzir resistência em bactérias coliformes.

▪ Nitrofurantoína

É eficaz contra *E. coli*, *Citrobacter*, *Salmonella*, *Shigella*, *Staphylococcus saprophyticus*, *Streptococcus* do grupo B e *Enterococus faecalis*. *Pseudomonas* e muitas cepas de *Proteus* são resistentes. Para atuar, necessita de acidificação urinária. Sugere-se que sua atividade antibacteriana se deva a redução enzimática dentro da célula do microrganismo.

Apresenta-se sob formas microcristalina e de macrocristais. Essa última preparação se absorve e se excreta mais lentamente e produz menos irritação digestiva. É usada como alternativa em infecção urinária aguda não complicada, em dose oral de 100 mg, a cada 6 h, por 3 a 5 dias.

Na supressão continuada de recidivas da infecção urinária recorrente, usam-se 50 mg, à noite, por 6 meses. Não há ensaio clínico que defina a duração ótima do tratamento supressivo.

Na profilaxia pós-coital, utilizada em gestantes com infecção urinária repetida, dose única de 100 mg é tomada logo após o intercurso sexual, mostrando-se eficaz.

Não se recomenda em pielonefrite aguda porque não atinge concentrações altas no parênquima renal. Na bacteriúria assintomática da gravidez, nitrofurantoína parece ser o antimicrobiano de escolha, em esquema de 7 dias.

Efeitos adversos da nitrofurantoína são fibrose pulmonar, pneumonite, febre e erupções cutâneas. Também causa hepatotoxicidade, intolerância gastrointestinal, anemia e neuropatia periférica. Não pode ser usada em insuficiência renal (DCE < 40 mℓ/minuto), insuficiência hepática e proximamente ao termo da gestação. Durante a administração crônica, é necessário monitorar presença de toxicidade pulmonar, hepática e neurológica.

▪ Metenamina

Este antisséptico urinário encontra-se como sal dos ácidos mandélico e hipúrico. Necessita de urina ácida (pH < 5,5) para atuar. Seu efeito decorre da decomposição a formaldeído livre que, em concentrações de 25 µg/mℓ, é ativo contra a maioria das bactérias. Não se desenvolve resistência. Sua combinação com sulfas é desvantajosa (precipitam-se cristais na urina), e com trimetoprima, sinérgica. No tratamento supressivo prolongado da infecção urinária recorrente, seu emprego é recomendado somente como alternativa. O esquema preconizado para adultos e crianças com mais de 12 anos é de 1 g, a cada 6 a 12 h, por via oral. Intolerância gastrointestinal é o efeito adverso mais frequente. Descrevem-se ainda cistite hemorrágica e desenvolvimento de cristais de ácido úrico em gotosos. Não é recomendada em insuficiências renal e hepática.

Antissépticos urinários constituem opções de segunda linha para infecção urinária não complicada e tratamento supressivo de infecção urinária recorrente, tendo sido pobremente avaliados por ensaios clínicos randomizados bem conduzidos.

Metronidazol

Antibiótico isolado na década de 1950, tem ímpar atividade antibacteriana e antiprotozoária, permanecendo como fármaco de escolha ou alternativa em várias infecções bacterianas e parasitárias. Age por meio de inibição da síntese de ácido nucleico, levando à degradação do DNA. Tinidazol e ornidazol são similares em mecanismo de ação, espectro e toxicidade, sendo usados como alternativa a metronidazol. Não há evidência de superioridade sobre o agente padrão.

▪ Espectro antimicrobiano

É agente bactericida com atividade contra anaeróbios, principalmente *Bacteroides fragilis* e outros, *Bacteroides* sp., *Clostridium* sp. (incluindo *C. perfringens* e *C. difficile*), *Fusobacterium*, *Peptococcus* sp. e *Peptostreptococcus* sp., *Gardnerella vaginalis* e *Helicobacter pylori*. *Propionibacterium acnes*, *Propionibacterium propionicum* e *Actinomyces* sp. são resistentes a metronidazol. Bactérias suscetíveis raramente desenvolvem resistência a esse fármaco. É também útil no tratamento de infecções por protozoários como *Entamoeba histolytica*, *Giardia lamblia* e *Trichomonas vaginalis*, embora cepas deste último possam ser resistentes. *Treponema pallidum* e outros espiroquetas são sensíveis. Seu emprego em parasitoses está apresentado no Capítulo 27 e na úlcera péptica, no Capítulo 48.

▪ Prescrição

Metronidazol é lipossolúvel, bem absorvido por via oral e penetra adequadamente em todos os sítios, incluindo a barreira hematoencefálica. Para tratamento de infecções anaeróbicas graves, principalmente nos primeiros dias, metronidazol é utilizado por via intravenosa, na dose de 2 g diários (500 mg, repetidos a cada 6 h). Em crianças, a dose diária é de 35 a 50 mg/kg. Posteriormente, passa-se para a via oral. Como níveis séricos são similares após doses orais e intravenosas equivalentes, atingindo 18 a 25 µg/mℓ com os esquemas habituais, privilegia-se a via oral sempre que possível. A apresentação para uso intravenoso contém 500 mg, que são diluídos em 100 mℓ (5 mg/mℓ). A velocidade de infusão não deve exceder 8 mg/minuto, pois a solução é muito ácida.

Por via oral, metronidazol é geralmente utilizado na dose de 2 g por dia. A ingestão de alimentos pode diminuir a velocidade de absorção. Pela meia-vida plasmática de 8 a 10 h pode ser administrado a cada 12 h, mas em infecções graves recomenda-se intervalo de 6 h. Sofre biotransformação hepática, mas um dos metabólitos retém parte de atividade antibacteriana e toxicidade. Nas insuficiências renal e hepática graves deve ter a dose diminuída à metade, no primeiro caso devido ao acúmulo do metabólito ativo. É depurado efetivamente por hemodiálise.

▪ Efeitos adversos e interações

Metronidazol é em geral bem tolerado. Náuseas, epigastralgia e anorexia são os efeitos adversos mais comuns. Menos comumente aparecem vômitos e diarreia. Pancreatite e hepatite são efeitos adversos raros. Também têm sido relatados gosto metálico na boca, neuropatia periférica, alterações em sistema nervoso central (cefaleia, tontura, vertigem, ataxia), xerostomia, estomatite e glossite. Neutropenia reversível, confusão mental, depressão e convulsões são eventos raros associados a doses altas de metronidazol ou longo período de administração.

Metronidazol é mutagênico em microrganismos, e por isso se teve muita cautela com seu emprego durante a gestação. Apesar disso, foi utilizado amplamente em mulheres gestantes, podendo-se demonstrar sua segurança em alguns estudos observacionais de grande porte. Ainda assim se contraindica o emprego no primeiro trimestre e preconiza-se evitá-lo, se possível, também nos segundo e terceiro trimestres de gestação.

Uso de metronidazol tem sido associado a aumento de colonização por enterococo resistente a vancomicina e pseudômonas multirresistentes. Presume-se que esse efeito decorra de desequilíbrio de flora intestinal.

Durante terapia com metronidazol, os pacientes não devem consumir bebidas alcoólicas, devido à produção de reações similares às do dissulfiram, caracterizadas por náuseas, vômito, cólica abdominal, alteração do gosto e cefaleia.

Interações medicamentosas de metronidazol estão apresentadas no Quadro 17.24.

Glicopeptídios

Vancomicina e teicoplanina são os representantes. Juntamente com estreptograminas, oxazolidinonas e lipopeptídios, constituem-se em antimicrobianos primariamente utilizados em infecções por *Staphylococcus aureus* e *S. epidermidis* meticilinorresistente (MRSA).

Quadro 17.24 ■ Principais interações medicamentosas de metronidazol.

Fármacos	Mecanismo	Efeito observado
Fenobarbital, rifampicina, prednisona	Indução da biotransformação de metronidazol	Redução das concentrações séricas de metronidazol
Fenitoína	Inibição da biotransformação de fenitoína	Aumento das concentrações séricas de fenitoína
Anticoagulantes orais	Inibição do metabolismo hepático	Aumento do efeito de anticoagulantes
Lítio	Inibição da excreção renal	Aumento das concentrações de lítio
Cimetidina	Inibição do metabolismo de metronidazol	Concentrações tóxicas de metronidazol
Álcool	Inibição da metabolização completa do álcool	Efeito similar ao de dissulfiram
Amiodarona	Inibição da biotransformação de amiodarona	Indução de *torsade de pointes*

Vancomicina permanece como agente de escolha. Representantes de outros grupos devem ter atividade no mínimo equivalente para constituírem alternativas. Vancomicina e teicoplanina são antibióticos com estrutura glicopeptídica complexa de alto peso molecular. Vancomicina foi obtida do *Streptomyces orientalis* em 1956, passando a ter emprego difundido para tratar infecções por estafilococos resistentes à penicilina G. À época, era reconhecida como antimicrobiano de difícil emprego, pois produzia muitos efeitos adversos. Caiu em total desuso com a descoberta das penicilinas do grupo meticilina, resistentes à penicilinase. Com o desenvolvimento de resistência estafilocócica a meticilina e congêneres, verificou-se que somente vancomicina tinha atividade sobre muitas dessas cepas. Purificação mais adequada determinou redução na incidência dos efeitos adversos. Teicoplanina, de eficácia similar, mas com maior meia-vida, pode ser infundida de maneira mais rápida ou usada por via intramuscular, alternativa para pacientes ambulatoriais com infecções por MRSA.

Vancomicina e teicoplanina inibem a síntese de parede bacteriana, bloqueando a polimerização de peptidoglicanos em sítio diverso daquele dos betalactâmicos. Postula-se que também influenciem a síntese proteica bacteriana e alterem o protoplasma bacteriano. Têm ação bactericida. Entende-se que a multiplicidade de mecanismos de ação explique o baixo desenvolvimento de resistência aos glicopeptídios.

■ **Espectro antimicrobiano**

Vancomicina e teicoplanina têm espectro que inclui a maior parte das bactérias gram-positivas. Não têm utilidade em infecções causadas por bactérias gram-negativas ou anaeróbios. Pela eficácia ímpar, seu uso está restrito a infecções por *Staphylococcus aureus* e *S. epidermidis* meticilinorresistente (MRSA) e enterocolite por *Clostridium difficile*. Constituem segunda escolha em endocardite por *Enterococcus faecalis* e *S. viridans* (quando são usadas em associação com aminoglicosídeo), endocardite em prótese valvar e infecção por bacilo diftérico em imunocomprometidos. Dependendo da prevalência local de *S. pneumoniae* resistente à penicilina, glicopeptídios são associados a cefalosporinas no tratamento empírico de meningites. Pacientes com história de anafilaxia a betalactâmicos e necessidade de tratamento para infecções graves por *S. aureus* coagulase-positivo e endocardite por *S. viridans* e *S. bovis* podem receber vancomicina.

A eficácia de vancomicina *in vitro* contra *Staphylococcus aureus* e *S. epidermidis* era constante e se dava em baixas concentrações (1 a 5 mg/ℓ) até há alguns anos. A resistência ao tratamento era restrita ao desenvolvimento de biofilmes, que necessitavam de remoção cirúrgica para haver eficácia clínica. No final dos anos 1980, desenvolveram-se cepas de enterococos resistentes à vancomicina (*vancomycin resistant enterococci* – VRE) que, no correr da década seguinte, se difundiram amplamente pelo mundo, chegando a 15% dos isolados clínicos. Isso gerou grande preocupação de que tais cepas transferissem a resistência por plasmídeos ao estafilococo. Contudo, os primeiros isolados de resistência intermediária à vancomicina (*vancomycin intermediate Staphylococcus aureus* – VISA), descritos no Japão em 1996, surgiram em decorrência do espessamento da parede celular, cujos dipeptídios se ligavam à vancomicina e diminuíam sua concentração no sítio de ação. Desde lá, diversos casos têm sido descritos, em geral em pacientes com histórico de diálise recente, bacteriemia por MRSA relacionada a infecções por cateteres e exposições prolongadas à vancomicina nos últimos 6 meses. Em 2002, surgiram os primeiros isolados de *Staphylococcus* resistentes à vancomicina, mediados pelo gene vanA transferido por plasmídeos de *Enterococci*. Atualmente se definem como sensíveis os isolados responsivos a MIC de vancomicina inferiores ou iguais a 2 µg/mℓ; são intermediários os que apresentam MIC entre 4 e 8 µg/mℓ, e resistentes aqueles com MIC igual ou superior a 16 µg/mℓ.

E. faecium resistentes à vancomicina normalmente também o são a betalactâmicos e aminoglicosídeos. Já *E. faecalis* resistentes à vancomicina são frequentemente sensíveis a betalactâmicos. Antibióticos como linezolida, daptomicina e tigeciclina têm atividade para *E. faecalis* e *E. faecium* resistentes à vancomicina, enquanto quinupristina-dalfopristina tem atividade apenas contra *E. faecium*. Todavia, a melhor alternativa para tratamento de VRE com resistência a betalactâmicos ainda é incerta.

Rifampicina e gentamicina têm ação sinérgica com vancomicina. Há preferência pela associação com a primeira em infecções por *S. aureus* e *S. epidermidis* que não respondem à vancomicina isoladamente. Gentamicina é em geral associada à vancomicina no tratamento de infecções por enterococos em pacientes alérgicos a betalactâmicos. A associação é bactericida, enquanto vancomicina é bacteriostática para enterococos.

Teicoplanina não supera vancomicina em eficácia, mas tem maior comodidade posológica e menor incidência de efeitos adversos. Todavia, vancomicina permanece como agente padrão do grupo.

■ **Prescrição**

Vancomicina é pobremente absorvida no intestino. Ao ser administrada por via oral, altas concentrações são encontradas nas fezes, pelo que é utilizada no tratamento de enterocolite estafilocócica ou por *Clostridium difficile*. Em geral administrada por via intravenosa, deve ser diluída em solução glicosada e infundida a velocidade que não exceda 500 mg em 30 min. Isso evita risco de tromboflebite e reação sistêmica, caracterizada por prurido, ruborização, taquicardia e hipotensão. Após administração intravenosa, níveis terapêuticos são alcançados em soro, líquidos sinovial, ascítico, pericárdico e pleural, mas não em bile e tecido ocular. Penetra de forma variável a barreira hematoencefálica em casos de meninge inflamada, mas se recomenda suplementação intratecal se não houver boa resposta clínica, porque as concentrações liquóricas não podem ser garantidas. A via intramuscular não é recomendada por causar muita dor no sítio da injeção. A transposição de vancomicina do soro para o líquido de diálise é variável e imprevisível. Recomenda-se a via intraperitoneal para tratamento de peritonites causadas por MRSA em pacientes em diálise peritoneal crônica intermitente. A meia-vida em indivíduos com função renal normal é de 5 a 11 h. Sua depuração é diretamente proporcional à depuração da creatinina endógena, devendo-se aumentar intervalos entre doses em presença de insuficiência renal (Quadro 17.25). Em pacientes com anúria, a meia-vida se prolonga por 7 a 12 dias. Não é dialisável.

Monitoramento de níveis séricos é controverso, e não está demonstrado que seu uso se correlacione com melhora de desfechos relevantes. A eficácia de vancomicina é proporcional ao tempo em que a concentração do medicamento permanece acima da concentração inibitória mínima da bactéria. Desta forma, quando monitoradas, as concentrações de vale são mais importantes que as concentrações de pico. Pacientes com infecções invasivas, com alteração de função

Quadro 17.25 ■ Nomograma para esquema de administração intravenosa de vancomicina em relação à função renal.

Depuração da creatinina endógena (mℓ/min)	Intervalo de dose (h)
Superior a 80	A cada 12
65 a 80	A cada 12 a 18
50 a 64	A cada 24
35 a 49	A cada 24 a 36
21 a 34	A cada 48

renal, em diálise, com instabilidade hemodinâmica ou em uso de outros medicamentos nefrotóxicos são os com maior indicação de monitoramento da concentração. A concentração de vale almejada é de 15 a 20 µg/mℓ e, uma vez alcançada, controles semanais são suficientes.

Teiclopanina tem meia-vida longa (mais de 100 h), podendo ser administrada por vias intramuscular e intravenosa, 1 vez/dia. Não apresenta absorção oral adequada. Elimina-se primariamente pelo rim. Em pacientes funcionalmente anéfricos, deve ser administrada semanalmente e ter sua dosagem monitorada. A dose de ataque recomendada é de 6 mg/kg, seguida de doses diárias de 3 mg/kg, eficazes no tratamento de infecções de média gravidade causadas por MRSA. Doses maiores provavelmente sejam necessárias para tratar infecções graves.

■ **Efeitos adversos e interações**

Efeitos adversos mais comuns de vancomicina são febre, calafrio e flebite no sítio de infusão. Flebite pode ser minimizada com a diluição do fármaco em 100 a 200 mℓ de solução glicosada 5% ou solução fisiológica. Administração intravenosa rápida pode desencadear reação eritematosa, com prurido e hipotensão, acometendo face, pescoço e tronco, denominada de síndrome do homem do pescoço vermelho, provavelmente intermediada por liberação de histamina. Também pode causar dor e espasmos musculares em dorso e face anterior do tórax, assim como manifestações cutâneas de hipersensibilidade (*rash* em 5% dos pacientes). Ototoxicidade e nefrotoxicidade são atualmente raras, pois dependiam predominantemente de impurezas das preparações iniciais. Atualmente se associam a altos níveis plasmáticos ou administração conjunta de aminoglicosídeos, sendo reversíveis as manifestações renais e menos reversível a ototoxicidade. Alterações hematológicas (neutropenia, agranulocitose) reversíveis têm-se associado a uso prolongado.

Teiclopanina é bem tolerada, não produzindo a síndrome do homem do pescoço vermelho. Casos de ototoxicidade têm sido descritos.

Interações de vancomicina se restringem a incompatibilidade com corticosteroides, cloranfenicol e heparina.

Estreptograminas

Quinupristina e dalfopristina, representantes desta classe, têm estrutura quimicamente aparentada com macrolídios e lincosaminas. Ligam-se à fração 50S do ribossomo, inibindo passos sequenciais da síntese proteica bacteriana. Atividade antimicrobiana clinicamente relevante só é obtida com uso associado de ambas, na razão de 30:70 (quinupristina-dalfopristina). São usadas no tratamento de *Enterococcus faecium* resistente à vancomicina, tendo também atividade contra MRSA e isolados de *Staphylococcus aureus* com sensibilidade intermediária à vancomicina (VISA). Têm atividade contra outros microrganismos, como *Legionella* sp., *Chlamydia pneumoniae* e *Mycoplasma pneumoniae*, mas seu uso se restringe à substituição de vancomicina.

■ **Prescrição**

A associação é administrada exclusivamente por infusão intravenosa, diluída em solução glicosada a 5% e perfundida durante 60 min. As doses são de 7,5 mg/kg, administradas de 8/8 ou 12/12 h. Não penetra adequadamente no sistema nervoso central e é depurada predominantemente pelo fígado, dando origem a vários metabólitos ativos de ambos os fármacos. Sua excreção é biliar e fecal. Portanto não requer ajuste de doses em insuficiência renal. Pode ser usada em gestantes, se houver clara indicação. Passa ao leite em animais, desconhecendo-se o comportamento em humanos. Por isso, aconselha-se cautela na administração a nutrizes.

■ **Efeitos adversos**

Irritação no sítio de administração e eventualmente flebite são os efeitos adversos mais descritos, minimizados pela diluição dos fármacos em solução glicosada (mínimo de 250 mℓ). Náuseas, vômitos e diarreia (menos de 5%), dores musculares e articulares, trombocitopenia e hiperbilirrubinemia têm sido descritos.

Oxazolidinonas

É grupo constituído por um só agente, linezolida. Esta é fundamentalmente ativa contra cocos gram-positivos, incluindo cepas de *Enterococcus* sp., *Staphylococcus aureus*, *S. epidermidis*, *Staphylococcus* coagulase-negativo e *S. pneumoniae* resistentes a vancomicina e penicilinas. Sendo assim, é fármaco substitutivo de vancomicina, sendo alvo de forte promoção comercial. Os ensaios clínicos são heterogêneos e de baixa qualidade, não havendo evidência de que deva ser preferida à vancomicina. Uso oral pode ser considerado em infecções menos graves, mas há forte recomendação de reservá-la para casos não responsivos à vancomicina. É bacteriostática, provavelmente interferindo na síntese proteica por ligação à fração 50S dos ribossomos.

■ **Prescrição**

Linezolida é administrada por via oral ou infusão intravenosa, durante 30 a 120 min. Tem absorção rápida e completa (100% de biodisponibilidade), podendo ser utilizada nas mesmas doses por ambas as vias (600 mg a cada 8 ou 12 h no adulto e 20 mg/kg em crianças). É biotransformada no fígado, dando origem a metabólitos inativos. Aproximadamente 30% são eliminados de forma inalterada na urina. Não requer ajustes de doses em insuficiências renal e hepática. A duração de tratamento depende de tipo e gravidade da infecção a que se destina.

■ **Efeitos adversos**

Cefaleia, náuseas e diarreia são os efeitos adversos mais comuns. Mielossupressão foi associada à duração de tratamento (geralmente mais de 2 semanas). Além disso, o uso prolongado pode causar neurite periférica, acidose láctica e neurite óptica, não podendo ser utilizada em período superior a 30 dias, embora aqueles efeitos também possam ocorrer com períodos mais curtos de tratamento. Inibe discretamente a monoamina oxidase (MAO), o que lhe confere potencial para interação com alimentos ricos em tiramina e agentes adrenérgicos. Deve-se evitar uso concomitante com antidepressivos seletivos de receptores de serotonina e agentes causadores de mielossupressão.

Lipopeptídios

É outro grupo com somente um representante, a daptomicina. Tem efeito bactericida sobre cocos gram-positivos aeróbios, especialmente *Staphylococcus aureus*, sensíveis ou resistentes à oxacilina. Seu uso no tratamento de *Enteroccocus* resistente à vancomicina é experimental. Está, igualmente, sob forte interesse comercial, mas os estudos comparativos com vancomicina têm baixa qualidade e não justificam que seja usada em substituição a esta.

■ **Prescrição**

As doses preconizadas são de 6 mg/kg para tratamento de bacteriemia e 4 mg/kg para tratamento de infecções de pele e subcutâneo. Deve ser infundida por via intravenosa durante 30 min. Necessita de ajuste em pacientes com insuficiência renal. Estudos em animais não mostraram influência do medicamento na gestação, mas não existem estudos adequados em mulheres grávidas. A excreção no leite materno é desconhecida. Aconselha-se cautela na administração a nutrizes. Sua segurança e eficácia não foram determinadas em crianças.

■ Efeitos adversos

Daptomicina pode causar miopatia, devendo monitorar-se creatinofosfoquinase (CPK) durante o uso. Neuropatia periférica associa-se a seu uso. Pode ainda causar supercrescimento bacteriano ou fúngico, inclusive com colite pseudomembranosa. Efeitos adversos comuns são dispepsia, diarreia, constipação intestinal, náuseas e vômitos. Reações no local da aplicação também são comuns. Outros eventos menos frequentes são edema periférico, dor no peito, hipopotassemia, hiperpotassemia, *rash* cutâneo, cefaleia, febre e tonturas. Deve ser usada com cautela em pacientes em uso de estatinas.

Polimixinas

São antibióticos muito antigos (descobertos em 1947), sintetizados por diferentes bacilos e únicos em sua natureza polipeptídica. Polimixina B, mistura de dois agentes, e colistina (também denominada polimixina E), são os representantes disponíveis para uso clínico. Atuam como detergentes catiônicos, interagindo com fosfolipídios de membrana celular, o que leva à ruptura de sua estrutura.

Eram usadas exclusivamente em apresentações tópicas, para infecções oculares e de pele, incluindo otites externas. Uso sistêmico havia caído em desuso por serem de emprego exclusivamente injetável e pelo desenvolvimento de agentes menos tóxicos, mas voltaram ao ambiente terapêutico devido à emergência de germes multirresistentes. Atuam exclusivamente contra bactérias gram-negativas, incluindo *Enterobacter, E. coli, Klebsiella* spp., *Salmonella, Pasteurella, Bordetella, Shigella, Stenotrophomonas maltophilia, P. aeruginosa, Acinetobacter. Proteus* e *Serratia* spp. apresentam resistência intrínseca. Resistência adquirida é relativamente infrequente, pois passaram muitos anos sem utilização. Resultados dos primeiros ensaios clínicos, comparando polimixinas a alternativas, não têm demonstrado superioridade clínica, mas são estudos de baixa qualidade.

■ Prescrição

Não são absorvidas por via oral, sendo depuradas pelo rim e requerendo ajuste de doses em presença de insuficiência renal. Há apresentações de colistina para uso oftálmico, otológico e respiratório, entre outras. A forma de aerossol é empregada em pacientes com fibrose cística. Os esquemas de administração sistêmica são os seguintes: Colistina: 2,5 a 5,5 a 5 mg/kg/dia, por vias intramuscular ou intravenosa, divididos a cada 6 a 12 h. Polimixina B: 15.000 a 25.000 UI/kg, em duas administrações diárias, por vias intravenosa ou intramuscular. Colistina deve ter suas doses ajustadas à função renal.

■ Efeitos adversos

Administração tópica não gera efeitos adversos sistêmicos, pois é pobremente absorvida. Na administração sistêmica são potencialmente nefro e neurotóxicas. Podem interferir com a neurotransmissão na placa motora, levando de fraqueza a apneia. Parestesias, vertigem e fala desarticulada são outros efeitos adversos neurológicos.

▶ Bibliografia sugerida

Amsterdan D, ed. *Antibiotics in Laboratory Medicine.* 6th ed. Philadelphia: Wolters Kluwer Health; 2014: 832 p.

Davey P, Brown E, Charani E, Fenelon L, Gould IM, Holmes A, Ramsay CR, Wiffen PJ, Wilcox M. Interventions to improve antibiotic prescribing practices for hospital inpatients. *Cochrane Database Syst Rev* 2013 Apr 30; 4: CD003543.

Davey P, Peden C, Charani E, Marwick C, Michie S. Time for action-improving the design and reporting of behaviour change interventions for antimicrobial stewardship in hospitals: early findings from a systematic review. *Int J Antimicrob Agents* 2015; 45(3):203-212.

Eliopoulos GM, Moellering RC. Principles of anti-infective therapy. *In:* Bennett JE, Dolin R, Blaser MJ (eds). *Mandell, Douglas, and Bennett's Principles and Practice of Infectious Diseases.* 8th ed. Philadelphia: Elsevier Saunders, 2015: 224-235.

Gumbo T. General Principles of Antimicrobial Therapy. *In:* Brunton LL, Chabner B, Knollman B (eds). *Goodman & Gilman's the pharmacological basis of therapeutics.* 12th ed. New York: McGraw-Hill, 2011: 1245-1258.

Hall MR, McGillicuddy E, Kaplan LJ. Biofilm: basic principles, pathophysiology, and implications for clinicians. *Surg Infect* 2014; 15(1):1-7.

Hooper DC, Shenoy ES, Varughese CA. Treatment and prophylaxis of bacterial infections. In: Kasper DL Fauci AS, Hauser SL, Longo DL, Jameson JL, Loscalzo J, eds. *Harrison's Principles of Internal Medicine.* 19th ed. New York: McGraw Hill; 2015: 930-946.

Huang SS, Septimus E, Kleinman K, Moody J, Hickok J, Avery TR et al. Targeted versus universal decolonization to prevent ICU infection. *N Engl J Med* 2013; 368: 2255-2265.

Jorgensen J, Turnidge J. Susceptibility test methods: dilution and disk diffusion methods, *In* Jorgensen J, Pfaller M, Carroll K, Funke G, Landry M, Richter S, Warnock D (eds). *Manual of Clinical Microbiology.* 11th ed. ASM Press: Washington, DC; 2015:1253-1273.

Kalil AC, Van Schooneveld TC, Fey PD, Rupp ME. Association between vancomycin minimum inhibitory concentration and mortality among patients with Staphylococcus aureus bloodstream infections: a systematic review and meta-analysis. *JAMA* 2014; 312 (15): 1552-1564.

Paul M, Dickstein Y, Schlesinger A, Grozinsky-Glasberg S, Soares-Weiser K, Leibovici L. Beta-lactam versus beta-lactam-aminoglycoside combination therapy in cancer patients with neutropenia. *Cochrane Database Syst Rev* 2013 Jun 29; 6: CD003038.

Paul M, Lador A, Grozinsky-Glasberg S, Leibovici L. Beta lactam antibiotic monotherapy *versus* beta lactam-aminoglycoside antibiotic combination therapy for sepsis. *Cochrane Database Syst Rev* 2014 Jan 7; 1: CD003344.

Paul M, Silbiger I, Grozinsky S, Soares-Weiser K, Leibovici L. Beta lactam antibiotic monotherapy *versus* beta lactam-aminoglycoside antibiotic combination therapy for sepsis. *Cochrane Database Syst Rev* 2009; (3): CD003344.

Spellberg B, Bartlett JG, Gilbert DN. The future of antibiotics and resistance. *N Engl J Med* 2013; 368 (4): 299-302.

Udy AA, Roberts JA, Lipman J. Clinical implications of antibiotic pharmacokinetic principles in the critically ill. *Intensive Care Med* 2013; 39 (12): 2070-2082.

Youngster I, Russell GH, Pindar C, Ziv-Baran T, Sauk J, Hohmann EL. Oral, capsulized, frozen fecal microbiota transplantation for relapsing Clostridium difficile infection. *JAMA* 2014; 312 (17): 1772-1778.

Yue J, Dong BR, Yang M, Chen X, Wu T, Liu GJ. Linezolid *versus* vancomycin for skin and soft tissue infections. *Cochrane Database Syst Rev* 2016 Jan 7; 1: CD008056.

UNIDADE 4

Tratamento de Manifestações e Doenças Prevalentes

Seção 1
Tratamento da Dor

CAPÍTULO 18 — Anestesia Geral

Maria Beatriz Cardoso Ferreira

▶ Introdução

Anestesia geral corresponde à abolição, de forma previsível e reversível, de sensações e estado de consciência, permitindo a realização de procedimentos diagnósticos e terapêuticos. Àquela condição agrega-se a criação de conforto, quietude e estabilidade fisiológica antes, durante e após a realização do procedimento proposto. O indivíduo não responde a estímulos ambientais, há inconsciência e perda de reflexos de proteção.[1–4]

Anestesia geral é habitualmente empregada para a realização de cirurgias de diferentes portes e em procedimentos diagnósticos e terapêuticos não invasivos ou minimamente invasivos, que requerem imobilização e sedação moderada ou profunda do paciente, como em radiologia e endoscopia pediátricas, eletroconvulsoterapia, radioterapia, diversos procedimentos cardiológicos, odontológicos e urológicos.[1,2]

Na prática clínica, envolve a combinação de quatro elementos: hipnose, analgesia, relaxamento muscular e bloqueio de respostas neuro-humorais ao estresse anestésico-cirúrgico. Nem sempre a presença de todos é necessária, tampouco com a mesma intensidade. O grau de analgesia desejado varia conforme o tecido a ser abordado. O bloqueio de reflexos autonômicos é útil na manipulação de vísceras ou órgãos intra-abdominais. O relaxamento muscular requerido, por exemplo, em procedimentos abdominais é desnecessário em outros tipos de cirurgia.[1,2]

Etapas da anestesia geral

No período pré-operatório, avalia-se o paciente e administra-se medicação pré-anestésica. O período transoperatório é habitualmente dividido em três fases: indução, manutenção e recuperação (emergência) da anestesia. O período pós-operatório corresponde à recuperação pós-anestésica.

No período pré-operatório, estabelece-se adequado relacionamento médico-paciente, realiza-se avaliação clínica, planeja-se a anestesia e prescrevem-se os medicamentos necessários. Uso desses medicamentos visa diminuir ansiedade, permitir indução suave da anestesia, com mínimo estresse físico e psicológico, reduzir a quantidade de anestésicos necessária ao procedimento cirúrgico, determinar amnésia para acontecimentos do período pré-operatório imediato e aliviar dor pré-operatória, quando existente.[2,5–8]

Para indução anestésica (estabelecimento do estado de inconsciência), administram-se fármacos por vias respiratória, intravenosa ou retal. A última é pouco usada por propiciar absorção imprevisível e haver potencial risco de irritação da mucosa intestinal.

Para manutenção da anestesia, administram-se anestésicos inalatórios ou intravenosos que preservam a perda de consciência e proporcionam níveis adequados de analgesia, relaxamento muscular e bloqueio de reflexos neurovegetativos.

Recuperação anestésica representa o retorno de consciência e sensações, de forma rápida, suave e sem trauma. Compreende redução e posterior interrupção da administração de anestésicos inalatórios, reversão de eventual curarização por bloqueadores neuromusculares, retorno de ventilação espontânea e consciência.

No Quadro 18.1 podem ser vistos fármacos empregados nessas diferentes fases, seus mecanismos de ação e propriedades farmacológicas.[1,2,5,9–15]

Classificação e características dos anestésicos gerais

Anestésicos inalatórios são administrados por via respiratória nas fases de indução e manutenção da anestesia. Compreendem *agentes voláteis* e gases. Os primeiros são líquidos transformados em gases por aparelhagem apropriada (vaporizadores). Incluem halotano, enflurano, isoflurano, sevoflurano e desflurano. São agentes hipnóticos, pobres analgésicos e depressores respiratórios e cardiovasculares. Quanto aos *anestésicos gasosos*, estes já estão sob essa forma no meio exterior. Compreendem xenônio e óxido nitroso (protóxido de azoto ou N_2O, também conhecido como gás hilariante),[1,2,16] sendo que somente este último está disponível no Brasil.[17] N_2O é pobre

Quadro 18.1 ■ Fármacos utilizados em diferentes fases da anestesia geral, seus mecanismos de ação e propriedades farmacológicas.

Fases/Agentes	Mecanismos de ação	Propriedades farmacológicas
Pré-medicação anestésica		
Analgésicos opioides*	Ativação de sistema opioide endógeno	Analgesia, sedação, amnésia
Benzodiazepínicos	Potenciação do sistema inibitório GABAérgico, por atuação em receptores específicos	Sedação, hipnose, amnésia, efeitos ansiolítico e anticonvulsivante
Hidrato de cloral	Potenciação de sistemas inibitórios centrais	Sedação, hipnose
Indução e manutenção anestésicas		
Agonistas alfa-2 adrenérgicos	Ativação de receptores alfa-2 adrenérgicos centrais	Analgesia, sedação e efeito ansiolítico
Anestésicos inalatórios	Alterações físico-químicas de membrana celular e/ou de transmissão sináptica	Hipnose, analgesia, amnésia, relaxamento muscular
Barbitúricos	Potenciação do sistema inibitório GABAérgico	Sedação, hipnose, amnésia, efeito anticonvulsivante
Benzodiazepínicos	Potenciação do sistema inibitório GABAérgico	Sedação, hipnose, amnésia, efeito anticonvulsivante
Bloqueadores neuromusculares periféricos	Bloqueio de receptores colinérgicos nicotínicos em junção neuromuscular	Relaxamento muscular
Cetamina	Interrupção da atividade de vias de associação cerebrais, inibição da transmissão excitatória por antagonismo glutamatérgico NMDA	Sedação, hipnose, analgesia
Etomidato	Depressão do sistema reticular ativador, ação GABAmimética	Hipnose
Propofol	Facilitação da neurotransmissão GABAérgica	Hipnose, efeito antiemético
Recuperação anestésica		
Anticolinesterásicos	Bloqueio da acetilcolinesterase, preservando acetilcolina na placa motora	Reversão do relaxamento muscular
Flumazenil	Antagonismo específico de receptores benzodiazepínicos	Reversão dos efeitos de benzodiazepínicos
Naloxona	Antagonismo específico de receptores opioides	Reversão de efeitos de analgésicos opioides

*Agentes também empregados em indução e manutenção da anestesia. GABA: ácido gama-aminobutírico; NMDA: N-metil-D-aspartato.

hipnótico, sendo utilizado em associação a outros anestésicos gerais, pois isoladamente não determina hipnose profunda. Não tem efeito relaxante muscular ou ansiolítico. Tem grande capacidade analgésica, aumentada por uso prévio de agentes opioides. Na concentração subanestésica de 20%, seu efeito analgésico equivale ao de 15 mg de morfina. Não irrita as vias respiratórias, mas restringe o suprimento de oxigênio na mistura inspirada. A maior concentração a ser administrada com segurança é de 70%. Tal concentração não é suficiente para determinar hipnose, devendo haver uso concomitante de outros agentes anestésicos. Assim, alguns pacientes perdem a consciência com 30% de N_2O em O_2, e a maioria torna-se inconsciente com 70% de N_2O em O_2, em anestesias balanceadas.[1,2]

Anestésicos intravenosos incluem agentes de diferentes grupos farmacológicos, com estruturas químicas e mecanismos de ação diversificados. Compreendem barbitúricos, cetamina, etomidato e propofol. Benzodiazepínicos, analgésicos opioides, agonistas alfa-2 adrenérgicos (dexmedetomidina e clonidina) e hidrato de cloral são considerados agentes adjuvantes da anestesia.[2]

Entre os barbitúricos, três têm sido utilizados em anestesia, especialmente na fase de indução – *tiopental sódico, tiamilal* e *metoexital*, todos com ação ultracurta.[1,2,5] Tiopental sódico é o mais frequentemente empregado. Tem eficaz capacidade hipnótica. Administração de 3 a 5 mg/kg determina perda da consciência em 10 a 30 s, com latência correspondente a um tempo de circulação braço-cérebro. Paralelamente, há pronta recuperação da consciência (em 5 a 8 min), devido à sua rápida redistribuição do cérebro para outros tecidos. Exige, em procedimentos mais longos, que a hipnose seja mantida com outros anestésicos. É destituído de propriedades analgésica e relaxante muscular. Em baixas doses (25 a 150 mg), causa hiperalgesia.[1]

Cetamina produz a chamada anestesia dissociativa, caracterizada por marcada analgesia superficial, aumento de tônus muscular esquelético, estimulação cardiovascular (hipertensão e taquicardia) e estado de catalepsia. Neste, o paciente, apesar de anestesiado, permanece com olhos abertos, em nistagmo, apresentando movimentos ocasionais, sem propósito definido. Cetamina tem rápida ação sobre o sistema nervoso central, embora mais lenta do que a observada com tiopental. A duração de efeito é curta, devido à redistribuição tecidual, de forma similar à observada com barbitúricos. Em doses subanestésicas, pode produzir analgesia sem hipnose. Significativos efeitos adversos limitam seu uso rotineiro. No entanto, tem-se mostrado útil em procedimentos diagnósticos e cirurgias superficiais de curta duração que precisam de intensa analgesia (como troca de curativos em grandes queimados).[1,2,18] Também é empregada, como agente alternativo, para indução anestésica em casos específicos, como sequência de intubação rápida, presença de choque hipovolêmico ou asma brônquica.[2,18] Embora seja habitualmente disponibilizada como mistura racêmica, cetamina consiste em dois enantiômeros: S(+) e R(–). O primeiro é mais potente e se associa a recuperação mais rápida e menos reações adversas (especialmente efeitos disfóricos). Interesse em cetamina tem crescido devido a seus efeitos em hiperalgesia e tolerância opioide, bem como por estar disponível em alguns países, inclusive no Brasil, a formulação contendo S(+)-cetamina.[1,2]

Etomidato é derivado imidazólico com eficaz capacidade hipnótica – inconsciência de início rápido e curta duração (3 a 5 min). Porém, recuperação completa da função psicomotora é mais lenta do que com tiopental. É primariamente usado para indução anestésica. Alta incidência de dor à injeção (do tipo queimação), tromboflebite e atividade mioclônica moderada a intensa durante a indução, além de náuseas e vômitos no período pós-operatório, têm limitado seu uso. Infusão prolongada resulta em inibição da síntese adrenocortical e potencial mortalidade em pacientes em unidades de cuidados intensivos (UCI), embora este último aspecto esteja em discussão na literatura.[19-21] Sua principal vantagem relaciona-se ao fato de determinar mínimos efeitos cardiovasculares e respiratórios. Isso o torna potencialmente útil para indução em idosos e pacientes com comprometimento cardiovascular, em que hipotensão e/ou isquemia miocárdica aumentam a morbidade transoperatória.[1,2,13]

Propofol é anestésico intravenoso de amplo uso. Sedativo e hipnótico de ação ultracurta, é empregado em indução e manutenção da anestesia, bem como sedação dentro e fora da sala de cirurgia. Determina inconsciência em um tempo de circulação braço-cérebro. Proporciona indução suave, com ausência de irritabilidade de vias respiratórias. Recuperação após dose única também é rápida (5 min). Tem propriedades antiemética, anticonvulsivante e antipruriginosa. Produz proteção cerebral durante isquemia focal. Não afeta tônus de musculaturas brônquica ou esquelética. Embora não tenha propriedade analgésica, parece reduzir a necessidade de analgésicos no período pós-operatório. Tem sido usado com alfentanila ou sufentanila (analgésicos opioides de curta ação) em anestesias intravenosas totais (sem associação com anestésicos inalatórios), visando recuperação anestésica mais rápida, especialmente em procedimentos de curta duração ou realizados em nível ambulatorial. Tem como características favoráveis ausência de acúmulo e tempo relativamente curto de recuperação. Entretanto, pode causar dor à injeção, hipotensão arterial, bradicardia e depressão respiratória.[1,2]

Todos os *benzodiazepínicos* têm propriedades ansiolítica, hipnótica, sedativa, amnésica, anticonvulsivante e relaxante muscular por ação central, propiciando seu uso em sedação moderada ou profunda, pré-medicação, indução ou manutenção da anestesia.[1,2,9] Não têm propriedade analgésica, mas permitem redução das doses de agentes opioides.[1,2] Midazolam, lorazepam e diazepam (protótipo do grupo) são comumente usados em anestesia, com igual eficácia. Diferem em sua duração de efeito, sendo classificados, respectivamente, como de ação curta, intermediária e longa. Para administração intramuscular, midazolam constitui a primeira escolha.[1,2,9]

Analgésicos opioides podem ser empregados durante indução e manutenção da anestesia e para obtenção de analgesia pós-operatória. *Fentanila, sufentanila, alfentanila, remifentanila* e *morfina* são os representantes utilizados.[1,2]

Agonistas alfa-2 adrenérgicos, devido a seus efeitos sedativo, ansiolítico e analgésico, têm sido empregados para sedação em UCI e serviços de emergência, para realização de diversos procedimentos diagnósticos e terapêuticos, assim como agente adjuvante em anestesias gerais e regionais. Dexmedetomidina e clonidina são os representantes utilizados.[2,22-24] O primeiro também é utilizado para prevenção e tratamento de delírio em emergência anestésica.

As necessidades decorrentes de cada procedimento anestésico-cirúrgico habitualmente levam à administração concomitante de anestésicos inalatórios e intravenosos em indução e manutenção da anestesia, permitindo manuseio mais preciso e seguro das condições do paciente e favorecendo uso de menores doses, com redução de toxicidade.

Classificação e características dos bloqueadores neuromusculares

Bloqueadores neuromusculares periféricos são compostos quaternários que atuam em receptores colinérgicos nicotínicos da junção neuromuscular, determinando relaxamento muscular.[11,25] Não têm propriedade analgésica ou amnésica. Manutenção de consciência durante cirurgias ou em UCI tem sido descrita em inúmeras publicações.[25]

São classificados segundo seu mecanismo de ação em dois tipos.[11,25] (1) *Agentes não competitivos ou despolarizantes* têm estrutura semelhante à da acetilcolina. Ligam-se a receptores colinérgicos nicotínicos e os ativam. Determinam despolarização inicial da placa motora, o que, clinicamente, se expressa como fasciculações musculares (movimentos contráteis incoordenados da musculatura esquelética), de início rápido e curta duração. Após, bloqueiam a ligação da acetilcolina ao receptor, resultando em relaxamento muscular (bloqueio despolarizante ou de fase I). Exposição repetida (múltiplas doses ou infusão contínua) faz com que menos despolarização seja necessária para ocorrer bloqueio completo da junção neuromuscular, até que este se processa sem qualquer despolarização (bloqueio adespolarizante ou de fase II). Suxametônio (também conhecido como succinilcolina) é o único agente em uso clínico. (2) *Agentes competitivos* ou *não despolarizantes* também se ligam àqueles receptores, mas não os ativam. São antagonistas competitivos e impedem a despolarização. Sem potencial de ação, não ocorre contração muscular. É o chamado bloqueio de canais fechados (ação pós-sináptica). São seus representantes pancurônio, rocurônio e vecurônio, entre outros. São classificados segundo sua classe química e duração de ação (Quadro 18.2).[11,17,25]

Bloqueadores neuromusculares diferem em início e duração de efeito. O primeiro deve ser tão rápido quanto possível. Suxametônio e mivacúrio têm rápido início de efeito (30 a 60 s e 2 min, respectivamente). Pancurônio, vecurônio e atracúrio são considerados de início intermediário. Já a duração de efeito deve englobar o período necessário à realização do procedimento, estando relacionada a mecanismos envolvidos na eliminação desses fármacos. Agentes rapidamente inativados, como suxametônio e mivacúrio, são reservados para pequenos procedimentos. Para procedimentos de duração moderada e longa (mais de 3 h), opta-se por bloqueadores não despolarizantes de ação intermediária e prolongada, respectivamente. A escolha de um agente específico dentre aqueles com duração de ação similar baseia-se principalmente na avaliação de efeitos adversos.[11,25]

Quadro 18.2 ▪ Bloqueadores neuromusculares periféricos não despolarizantes, classificados de acordo com classe química e duração de ação (após 2 vezes DE95*).

Grupos por classe química	Duração clínica		
	Longa (> 50 min)	Intermediária (20 a 50 min)	Curta (10 a 20 min)
Compostos esteroidais	Pancurônio** Pipecurônio	Vecurônio** Rocurônio**	Rapacurônio
Compostos benzilisoquinolínicos	d-tubocurarina Metocurina Doxacúrio	Atracúrio** Cisatracúrio**	Mivacúrio
Outros Éter fenólico Derivado dialil de toxiferina	Galamina** Alcurônio**	–	–

*DE95: dose que produz 95% de redução em força de contração ou amplitude (em eletromiograma) do músculo adutor do polegar, após estimulação de nervo ulnar. **Medicamentos registrados no Brasil.

▸ Seleção

Um anestésico geral ideal deveria permitir indução e recuperação rápidas e suaves e ter boa capacidade analgésica, adequado efeito relaxante muscular e larga margem de segurança, com ausência de efeitos adversos nas doses terapêuticas. Tal agente não existe. Portanto, utilizam-se combinações de diversos fármacos, visando obter os efeitos desejados e reduzir as concentrações empregadas, de modo a aumentar a segurança.[2]

Vários fatores influenciam a escolha de técnica e agente anestésico. Entre eles, incluem-se natureza e localização do procedimento, eficácia em relação aos objetivos terapêuticos, margem de segurança, perfil farmacocinético favorável e condições clínicas preexistentes. Anestésicos inalantes são mais comumente utilizados na manutenção da anestesia e agentes intravenosos, em pré-medicação e indução anestésica.[1,2,5]

Especificamente para obtenção de relaxamento muscular, são empregados bloqueadores neuromusculares periféricos. A eficácia desses agentes em relação a seu objetivo terapêutico é incontestável. Não há superioridade de eficácia de um sobre o outro. Sua seleção está basicamente relacionada a parâmetros farmacológicos (especialmente perfil farmacocinético compatível com a duração do procedimento proposto e mínimos efeitos adversos cardiovasculares) e condições clínicas preexistentes.[11,25]

Evidências que embasam o uso racional de anestésicos gerais e adjuvantes

Tendo-se optado pela realização de anestesia geral, várias técnicas e fármacos podem ser usados. E, embora essa escolha seja crítica para obtenção de sucesso no procedimento, com menor morbidade pós-operatória (incluindo dor, náuseas e vômito) e rapidez de alta da sala de recuperação ou do hospital (em procedimentos ambulatoriais), ainda há discussão sobre as opções mais adequadas para pacientes e procedimentos específicos. Quando o paciente é saudável, e não há razões cirúrgicas para uso de determinada técnica de anestesia geral, não há efetividade maior de uma em detrimento de outra.[1,2]

Para análise comparativa entre diferentes agentes anestésicos gerais, desfechos quantitativos e qualitativos têm sido empregados. Quanto aos primeiros, menores tempos de indução e recuperação anestésicas e redução do período para obtenção de alta hospitalar são vistos como benéficos, diminuindo riscos e custos. Quanto aos desfechos qualitativos, têm sido estudados escores de satisfação do paciente e medidas de morbidade pós-operatória, como ocorrência de náuseas e vômito após o procedimento. Na literatura, destaca-se a distinção a ser feita entre desfechos com maior impacto clínico (como satisfação do paciente, tempos de alta da sala de recuperação e do hospital e número de admissões não planejadas) e aqueles considerados intermediários (como rápida resposta inicial a comandos verbais). Embora não necessariamente importe se o paciente abre os olhos 10 min após o final da cirurgia, esse desfecho é muitas vezes usado como substituto para eventos de maior interesse, como tempos para extubação, alta da sala de recuperação ou do hospital.[2,25] Tais diferenças devem ser consideradas na análise dos estudos para o processo de seleção de anestésicos.

Pré-medicação em anestesias gerais e bloqueios anestésicos

Diversos agentes podem ser administrados no dia anterior ao da cirurgia ou no período que antecede o encaminhamento do paciente para o bloco cirúrgico.

Benzodiazepínicos são os mais utilizados nessa fase. Suplantaram os barbitúricos por serem mais eficazes e mais bem tolerados. Em revisão Cochrane[26] que incluiu 17 ensaios clínicos randomizados, controlados por placebo, emprego de pré-medicação ansiolítica não influenciou o tempo de alta hospitalar em pacientes submetidos a cirurgias ambulatoriais sob anestesia geral. Em cinco estudos, houve algum prejuízo motor, que foi resolvido em 3 h ou no momento da alta. Em dois estudos, função psicomotora foi significativamente prejudicada após 15 mg de midazolam, 0,25 mg de triazolam ou 10 mg de diazepam. No entanto, tendo em vista a pobre qualidade metodológica e variedade de faixas etárias e técnicas anestésicas empregadas, inferências devem ser cautelosas.

Revisão Cochrane de 28 ensaios clínicos randomizados (n = 2.681) analisou os efeitos de 17 intervenções não farmacológicas em indução anestésica pediátrica, visando reduzir ansiedade e desconforto e aumentar a cooperação.[27] Oito estudos avaliaram a intervenção mais estudada na literatura – presença dos pais durante a indução anestésica – e somente um encontrou diferenças significativas. Neste, aquela presença foi menos eficaz que midazolam para reduzir ansiedade durante a indução. Estudos que testaram intervenções diretamente relacionadas à criança (como apresentação de vídeo de sua escolha durante a indução, exposição prévia à máscara de anestesia, ambientes com pouca estimulação sensorial ou jogos em vídeos, preparação com programas interativos em computador, médicos vestidos de palhaços) mostraram-se eficazes. Apresentação de vídeo de sua escolha antes da indução, musicoterapia e hipnose foram ineficazes. Os autores concluíram que a presença dos pais durante a indução da anestesia geral não parece reduzir a ansiedade da criança. A eficácia das diferentes abordagens não farmacológicas propostas ainda carece de evidências, pois, em todos os estudos, foram consideradas de baixa ou muito baixa qualidade.

Hidrato de cloral é hipnótico relativamente seguro em pacientes pediátricos. Sua ação terapêutica deve-se ao metabólito ativo tricloroetanol. Tem sido usado em pediatria para pré-medicação e sedação em pequenos procedimentos ambulatoriais.[28-32] Embora interfira pouco sobre funções respiratória e cardiovascular nas doses recomendadas, superdosagem pode resultar em depressão respiratória grave, pelo que tem sido preterido internacionalmente.[2,28,33] No Brasil, não há medicamento registrado na Anvisa contendo esse fármaco, mas vinha sendo utilizado a partir de preparação magistral (mediante manipulação em farmácia, a partir de fórmula constante de prescrição médica). No entanto, tornou-se indisponível no mercado brasileiro. Em 2015, em resposta à consulta específica, Anvisa esclareceu que, conforme artigo 5º da Resolução RDC 204/2006, é proibida importação e comercialização de insumos farmacêuticos destinados à fabricação de medicamentos que não tenham registro naquele órgão regulador. Como este é o caso do hidrato de cloral, importação do insumo, para manipulação por farmácia, não está autorizada.[34]

Analgésicos opioides são prescritos na pré-medicação quando há presença de dor. Também têm sido usados para potencializar a sedação, mesmo não havendo dor pré-operatória. No entanto, morfina, administrada na ausência de dor, pode induzir disforia e alta incidência de outros efeitos adversos (náuseas, vômito, depressão respiratória e agitação ocasional). Reduzir a quantidade de anestésicos inalatórios no período transoperatório parece efeito de pouca significação clínica.[1,2]

Clonidina, como agente sedativo e ansiolítico, tem sido usada em adultos, tanto em ventilação mecânica, quanto em pré-medicação anestésica.[22-24] Em procedimentos pediátricos, é eficaz sedativo oral (2 ou 4 µg/kg). Paralelamente, aumenta a tolerância à máscara na indução e reduz a necessidade de anestésicos em 40 a 60%, em crianças.[22] Em revisão Cochrane, que incluiu 11 ensaios clínicos randomizados ou quase experimentos (n = 742),[24] foi avaliada eficácia e segurança de clonidina, administrada como pré-medicação, para a redução da dor pós-operatória em pacientes com menos de 18 anos. Em comparação a placebo, clonidina (dose oral de 4 µg/kg) reduziu a necessidade de analgesia adicional (risco relativo [RR] = 0,24; intervalo de confiança [IC] 95%: 0,11 a 0,51). Em comparação a midazolam (0,5 mg/kg), clonidina oral (2 ou 4 µg/kg) também reduziu a necessidade de analgesia adicional em estudo de 30 participantes (RR = 0,25; IC95%: 0,09 a 0,71). Comparativamente a fentanila (dose intravenosa de 3 µg/kg), clonidina oral (4 µg/kg) não mostrou diferença significativa em relação ao mesmo desfecho. Na comparação de doses de 2 e 4 µg/kg de clonidina, houve número significativamente menor de pacientes com necessidade de analgesia adicional com a maior dose (RR = 0,38; IC95%: 0,23 a 0,65). Não se relataram efeitos adversos importantes, como hipotensão grave, bradicardia ou sedação excessiva, requerendo intervenção. No entanto, na maior parte dos estudos, foi administrada atropina profilaticamente. Os autores concluíram haver efeito benéfico da pré-medicação sobre dor pós-operatória em pediatria, com uso de 4 µg/kg desse fármaco. Porém, pequeno número de estudos, alguns com amostra reduzida, e substancial heterogeneidade metodológica, em relação a dose e via de administração, população de pacientes analisada, tipos de cirurgia e desfechos medidos, limitam a validade das conclusões.[24]

Como agentes anestésicos em procedimentos cirúrgicos

Em indução da anestesia

Indução pode ser realizada por vias respiratória e intravenosa. A primeira é empregada em anestesias pediátricas e para alguns adultos que recusam a canulação intravenosa ou apresentam acesso venoso difícil. Em adultos, indução por inalação requer maior tempo, sendo mais sujeita a dificuldades técnicas.

Indução anestésica por inalação

Por via respiratória, diferentes anestésicos voláteis têm sido empregados.

Dentre os anestésicos halogenados, *halotano* foi o primeiro a ser introduzido na prática clínica. Atua como potente hipnótico. A perda de consciência é suave e moderadamente rápida, sendo menos irritante para vias respiratórias do que enflurano e isoflurano. Permite alterações rápidas de profundidade anestésica e rápido despertar. Não aumenta secreções e raramente causa espasmos. É eficaz broncodilatador, podendo ser útil em pacientes asmáticos. Por ação central, determina relaxamento da musculatura esquelética proporcional à dose empregada. Seu odor não é pungente, sendo bem tolerado em indução anestésica, especialmente no caso de pacientes pediátricos, devido a eventual dificuldade de obtenção de acesso venoso pré-operatório e medo de agulhas.[1,2]

Halotano é possivelmente o anestésico inalatório mais utilizado no mundo.[35,36] No entanto, seu emprego em países desenvolvidos vem decrescendo, devido a efeitos adversos cardiovasculares e, principalmente, hepáticos e à introdução de alternativas com perfil cinético e de segurança mais favorável.[1,2,36-38] A preocupação com hepatotoxicidade praticamente eliminou o uso de halotano em adultos, nos EUA.[35,36] Vem sendo substituído por sevoflurano, isoflurano e desflurano. Já em países em desenvolvimento, permanece sendo utilizado, devido a seu baixo custo.[1,2,36,37] A Organização Mundial da Saúde o inclui nas Listas Modelos de Medicamentos Essenciais para adultos e para crianças (até 12 anos de idade), juntamente com isoflurano e óxido nitroso.[39,40]

Inicialmente, não foi relatada hepatite associada a halotano em crianças. Levantamentos subsequentes, no entanto, demonstraram que ela existe, mas sua incidência é menor (1 em 82.000 a 200.000 exposições) que em adultos (1 em 10.000 a 35.000).[35-38] Paralelamente, disfunção hepática passou a ser relatada após o uso de todos os anestésicos voláteis, incluindo sevoflurano e desflurano, tanto em crianças, quanto em adultos.[1,2,41] Esses dados, aliados a custo mais acessível, boa tolerância e menores efeitos adversos nessa faixa etária, além do fato de não ser irritante ou inflamável, fez com que halotano continuasse a ser usado em pediatria.[1,35,38] Em países desenvolvidos, tem sido amplamente substituído pelo sevoflurano.[35]

Outra preocupação com halotano é a sensibilização do miocárdio a arritmias, devido à ação de catecolaminas endógenas e exógenas. No entanto, a maioria das arritmias associadas à anestesia em crianças é causada por hipercapnia ou profundidade anestésica inadequada. Frequência cardíaca está geralmente estável ou levemente diminuída. Se taquicardia se desenvolve, indica em geral nível superficial de anestesia ou hipovolemia. Esta situação é diferente daquela observada com isoflurano, desflurano ou sevoflurano, já que todos esses agentes podem causar taquicardia diretamente.[1,2,36] Halotano também é potente depressor miocárdico, podendo determinar efeitos importantes em neonatos e crianças com doenças cardíacas congênitas. Tal depressão é responsável pela inabilidade ocasional de administrar a pacientes criticamente doentes concentrações suficientes para produzir anestesia, sem induzir hipotensão grave.[1,2]

Sevoflurano é anestésico volátil com pouca solubilidade sanguínea, similar à de óxido nitroso, o que torna indução e emergência da anestesia mais suave e rápida, com controle mais fácil da profundidade anestésica. Tem odor menos pungente que isoflurano e desflurano e não irrita as vias respiratórias. Por essas características, tem sido preconizado para indução anestésica de rotina, especialmente em pacientes pediátricos e naqueles submetidos a procedimentos ambulatoriais.[1,2,42] Indução com sevoflurano é considerada segura, confiável e bem aceita pelos pacientes.[42,43]

Indução por inalação com sevoflurano pode ser feita de duas formas distintas. Na primeira delas, inicialmente são administradas baixas concentrações do anestésico e gradualmente aumenta-se a dose, até o paciente ser anestesiado. Na segunda situação, altas concentrações (4 a 8%) são administradas desde o início do procedimento, sendo assim mantidas até o paciente ser anestesiado. Fármacos adicionais podem ser usados para melhorar a qualidade desse procedimento anestésico, como óxido nitroso, sufentanila, midazolam ou clonidina. Uso de altas concentrações parece resultar em tempo de indução mais curto, o que é desejável. No entanto, pode ser acompanhado por várias complicações, como laringoespasmo, movimentação intensa e hipotensão. Também tem sido relatada apneia mais frequente e prolongada, além de maior incidência de bradicardia e EEG epileptiforme.[2,43]

Em revisão Cochrane (10 estudos clínicos; n = 729),[43] compararam-se duas técnicas de indução com sevoflurano. Não foi possível a análise em conjunto do desfecho primário "tempo para perda de reflexo palpebral", mas estudos individualmente mostraram induções mais rápidas (24 a 82 s antes) com altas concentrações iniciais do anestésico (superiores a 4%). Apneia foi mais comum neste grupo. Não houve diferença na incidência de tosse, laringoespasmo, bradicardia, salivação e hipotensão entre as duas técnicas, com baixa frequência total de complicações. Os resultados devem ser vistos com cautela, devido a pequeno tamanho amostral e heterogeneidade dos estudos. Embora os dados sugiram indução mais rápida com altas concentrações iniciais de sevoflurano, pequena magnitude de efeito e maior frequência de apneia limitam a evidência dessa superioridade.

Na comparação entre agentes, estudos têm descrito diferenças estatisticamente significativas entre halotano, enflurano e isoflurano quanto à rapidez de despertar. No entanto, essas diferenças não são clinicamente importantes, com valores que em geral oscilam entre 3 e 5 min. Por outro lado, problemas relacionados a vias respiratórias ocorrem menos frequentemente com halotano e sevoflurano, em comparação a enflurano, isoflurano ou desflurano. Assim, halotano e sevoflurano são descritos como anestésicos de escolha para a indução anestésica.[2]

Sevoflurano e halotano são aproximadamente equivalentes em termos de complicações de vias respiratórias durante a indução anestésica, mas essa fase se processa de forma levemente mais rápida com o primeiro. Ambos determinam depressão respiratória dependente de dose. Porém o último produz redução de volume corrente e aumento de frequência respiratória, enquanto o primeiro reduz ambos os parâmetros. Também têm perfil cardiovascular diferente. Crianças com mais de 3 anos têm aumento de frequência cardíaca, sem alteração de pressão arterial sistólica, com sevoflurano. Já com halotano, há redução de pressão arterial sistólica, sem alteração de frequência cardíaca.[2]

Desde o início de seu uso, têm sido descritas alterações comportamentais pós-operatórias associadas a sevoflurano, conhecidas como delírio ou agitação em emergência da anestesia, delírio pós-operatório ou excitação pós-anestésica, ocorrendo predominantemente na população pediátrica. Nesses casos, durante a fase de recuperação, há alucinações e confusão, que se manifesta por lamentação, inquietação, atividade física involuntária e ato de se debater no leito. Agitação e movimentos involuntários transitórios ocorrem em 20 a 35% dos pacientes, o que pode causar lesões ou deslocar curativos e cateteres.[1,2,42,44] Sua exata etiologia é desconhecida. Não se relaciona a dor e parece ter relação inversa com idade, sendo especialmente frequente em crianças com 5 anos ou menos.[1,2,45] Alta ansiedade pré-operatória e temperamento da criança, dor e tipo da cirurgia são fatores de risco. Rápida emergência anestésica, o que pode resultar em manifestações precoces de dor e ansiedade, também se associa à sua ocorrência. No entanto, delírio de emergência tem sido descrito também em procedimentos não dolorosos (de imagem, por exemplo). Para sua prevenção, têm sido propostas medidas farmacológicas e não farmacológicas, incluindo aquelas direcionadas a manejo de ansiedade (usando pré-medicação e abordagens psicológicas) e dor (com analgesia sistêmica ou regional).[42,44,45] Quando a agitação é intensa, com risco de autolesões, emprega-se tratamento medicamentoso, com propofol, analgésico opioide ou dexmedetomidina. Este último agente tem sido privilegiado, tendo em vista seus efeitos analgésico e preventivo de náuseas e vômito pós-operatórios.[45] Iguais distúrbios são descritos com todos os anestésicos gerais de uso corrente; porém, a incidência parece ser maior com sevoflurano e desflurano.[42,45,46]

Em metanálise de 23 ensaios clínicos randomizados, envolvendo 2.363 crianças, incidência de agitação de emergência após emprego de sevoflurano foi significativamente maior em comparação a halotano (razão de chances [RC] = 2,21; IC95%: 1,77 a 2,77).[47] Análise de subgrupos, estabelecidos de acordo com idade, procedimento cirúrgico, tratamento analgésico e pré-medicação, apresentou o mesmo resultado.

Em metanálise de 14 ensaios clínicos,[48] a incidência de agitação pós-operatória em crianças (menores de 15 anos) submetidas a anestesia com sevoflurano (n = 560) também foi superior àquela observada em crianças submetidas a anestesia com propofol (n = 548). Este último grupo apresentou menor incidência do desfecho avaliado (RC = 0,25; IC95%: 0,16 a 0,39).

Em revisão Cochrane (158 ensaios clínicos randomizados ou quase experimentos; n = 14.045),[42] comparou-se sevoflurano a outros anestésicos gerais, com ou sem adjuvantes farmacológicos e não farmacológicos, em relação a risco de agitação pós-anestésica em crianças (menores de 18 anos) durante a emergência da anestesia. Qualidade da evidência foi considerada moderada a alta. Anestesias com halotano (RR = 0,51; IC95%: 0,41 a 0,63; n = 3.534) e propofol associaram-se a menores riscos de agitação do que aquelas com sevoflurano. Propofol foi eficaz quando usado ao longo da anestesia (RR = 0,35; IC95%: 0,25 a 0,51; n = 1.098) e quando empregado somente durante a fase de manutenção, após indução com sevoflurano (RR = 0,59; IC95%: 0,46 a 0,76; n = 738). Não houve diferença significativa de risco de agitação pós-anestésica, ao se comparar sevoflurano com desflurano (n = 408) ou isoflurano (n = 379). Em comparação à ausência de adjuvante, os seguintes agentes, administrados ao final do procedimento, mostraram-se eficazes para redução do risco de agitação durante anestesia com sevoflurano: cetamina (0,25 mg/kg; RR = 0,30; IC95%: 0,13 a 0,69; n = 231); analgésicos opioides, particularmente fentanila (RR = 0,37; IC95%: 0,27 a 0,50; n = 1.247); dexmedetomidina (RR = 0,37; IC95%: 0,29 a 0,47; n = 851); clonidina (RR = 0,45; IC95%: 0,31 a 0,66; n = 739); midazolam (RR = 0,57; IC95%: 0,41 a 0,81; n = 116) ou propofol (dose em bolo de 1 mg/kg; RR = 0,58; IC95%: 0,38 a 0,89; n = 394). Pré-medicação oral com midazolam (n = 370) e presença dos pais durante a emergência da anestesia (n = 180) não reduziram o risco daquele evento. Autores concluíram que há várias estratégias eficazes para redução do risco de agitação pós-anestésica, incluindo propofol, halotano, agonistas alfa-2 adrenérgicos (clonidina e dexmedetomidina), analgésicos opioides (fentanila) e cetamina. Alertaram para a necessidade de estudos que assegurem analgesia nos grupos em estudo, especialmente naquele que recebe sevoflurano, pois dor pode ser fator que contribui ou confunde o diagnóstico de agitação de emergência anestésica.[42]

Especificamente em relação a propofol, revisão sistemática avaliou sua eficácia para prevenir delírio de emergência em anestesias gerais por inalação em crianças (0 a 13 anos).[44] Foram incluídos 9 ensaios clínicos randomizados, duplos-cegos, controlados por placebo (n = 997). Observou-se que dose profilática (1 mg/kg), administrada ao final da anestesia, associou-se com redução de incidência (29% vs. 58%; RR = 0,5; IC95%: 0,41 a 0,61) e gravidade da agitação pós-operatória. E, embora tenha prolongado o tempo para despertar (diferença média = 4 min; IC95%: 2,2 a 5,9), não aumentou o tempo de recuperação, em comparação a placebo. Não houve relato de reações adversas significativas. Autores concluíram que a administração profilática de propofol (evidência de alta qualidade) mostrou-se eficaz no contexto proposto.

Resultado similar foi encontrado com dexmedetomidina. Metanálise de 15 ensaios clínicos randomizados e controlados por placebo (n = 931) avaliou sua eficácia profilática para agitação pós-operatória relacionada a sevoflurano.[49] Observou-se redução na incidência total de agitação (RR = 0,35; IC95%: 0,27 a 0,44) e de agitação grave (RR = 0,2; IC95%: 0,03 a 0,42). Metanálise adicional,[50] que incluiu 12 ensaios clínicos randomizados e controlados por placebo (n = 812), mostrou a mesma eficácia, com redução da incidência de agitação (RR = 0,35; IC95%: 0,26 a 0,45) e dor pós-operatória (RR = 0,41; IC95%: 0,25 a 0,65) em crianças submetidas a anestesia com sevoflurano. Mas houve aumento nos tempos para extubação e de emergência da anestesia. Outra metanálise de 20 ensaios clínicos randomizados e controlados por placebo (n = 1.364)[51] mostrou que dexmedetomidina diminuiu incidência de agitação pós-operatória (RR = 0,37; IC95%: 0,30 a 0,46), náuseas e vômito (RR = 0,57; IC95%: 0,38 a 0,85) e número de pacientes que necessitaram de analgésico (RR = 0,43; IC95%: 0,31 a 0,59). Entretanto, prolongou significativamente os tempos de emergência da anestesia, extubação e alta da sala de recuperação. Em comparação a fentanila, não houve diferença significativa quanto à incidência de agitação ou dor pós-operatória. Em comparação a midazolam, também não houve diferença significativa quanto à incidência de agitação.

Metanálise de 19 ensaios clínicos randomizados (n = 1.528) analisou o papel de analgésicos opioides nesse contexto.[52] Fentanila (RR = 0,49; IC95%: 0,38 a 0,64), remifentanila (RR = 0,57; IC95%: 0,33 a 0,99), sufentanila (RR = 0,18; IC95%: 0,08 a 0,39) e alfentanila (RR = 0,56; IC95%: 0,40 a 0,78) reduziram significativamente a incidência de agitação pós-operatória em anestesias pediátricas com sevoflurano, comparativamente a placebo. Metanálise adicional (16 estudos clínicos; n = 1.362) analisou especificamente o papel de fentanila.[53] Houve redução da incidência de agitação (RR = 0,37; IC95%: 0,27 a 0,49) e dor pós-operatória (RR = 0,59; IC95%: 0,41 a 0,85), em crianças submetidas à anestesia com sevoflurano. Porém, houve aumento na incidência de náusea e vômito pós-operatórios (RR = 2,23; IC95%: 1,33 a 3,77). Tempos de extubação (diferença média de 0,7 min), emergência da anestesia (diferença média de 4,9 min) e alta da unidade de cuidados pós-anestésicos (diferença média de 2,65 min) mostraram-se estatisticamente aumentados. Não houve diferença no tempo de alta hospitalar do paciente. Autores concluíram que, embora fentanila tenha se mostrado eficaz para reduzir agitação, incidência de náuseas e vômito foi maior. Além disso, limitações dos estudos restringem a validade dos resultados.

Metanálise de 12 estudos clínicos também confirmou a eficácia de midazolam (RC = 0,45; IC95%: 0,29 a 0,70; n = 447) e clonidina (RC = 0,24; IC95%: 0,13 a 0,43; n = 767) em prevenção de agitação pós-operatória de crianças anestesiadas com sevoflurano.[54]

Desflurano teve origem a partir da substituição de cloro por flúor na molécula de isoflurano. É o menos potente dos anestésicos voláteis. Facilmente volatiliza para o meio, requerendo vaporizadores especiais, o que encarece sua administração. Embora apresente características físicas similares às do sevoflurano, é irritante para as vias respiratórias. Teoricamente, sua baixa solubilidade sanguínea induziria inconsciência em um único movimento respiratório. No entanto, concentrações inaladas superiores à concentração anestésica mínima podem causar tosse, salivação excessiva e laringoespasmo. Tem incidência considerada inaceitável de laringoespasmo (aproximadamente 50%) durante a indução anestésica em crianças, o que impossibilita seu uso nesta situação.[1,2,55] Sendo assim, tem sido proposta a indução com halotano ou sevoflurano e, então, a troca por desflurano, para manutenção da anestesia, visando à obtenção de despertar mais rápido. No entanto, uso de desflurano também se associa a agitação de emergência.[2]

Visando avaliar a eficácia de diferentes medicamentos para prevenção de agitação pós-operatória em anestesias pediátricas não só com sevoflurano, mas também com desflurano, metanálise incluiu 37 estudos (n = 3.172).[56] Midazolam e inibidores de receptores 5 HT-3 não se mostraram protetores nesse contexto. Ao contrário, propofol (RC = 0,21; IC95%: 0,16 a 0,28), cetamina (RC = 0,28; IC95%: 0,13 a 0,60), alfa 2-adrenorreceptores (RC = 0,23; IC95%: 0,17 a 0,33), fentanila (RC = 0,31; IC95%: 0,18 a 0,56) e analgesia peroperatória (RC = 0,15; IC95%: 0,07 a 0,34) apresentaram efeito preventivo. Pequeno ensaio clínico randomizado e duplo-cego (n=88) comparou os efeitos da manutenção de um daqueles dois anestésicos inalatórios (concentrações de 1 a 1,2 CAM), após indução com sevoflurano, em crianças (2 a 6 anos) submetidas a cirurgias de catarata.[46] Foi realizada anestesia sub-Tenon, sendo bupivacaína 0,5% administrada no espaço de mesmo nome, por meio de pequena cânula ao redor do olho, em todos os pacientes, antes da incisão cirúrgica. Na comparação dos dois grupos, não se observou diferença significativa quanto à agitação pós-operatória, avaliada em diferentes intervalos de tempo (18% vs. 20%, com sevoflurano e desflurano, respectivamente). Não houve correlação entre este desfecho e ansiedade pré-operatória. Entretanto, crianças com maiores escores de dor apresentaram maior probabilidade de agitação. Emergência da anestesia foi significativamente mais rápida com desflurano. Autores concluíram que este agente e sevoflurano exerceram efeitos comparáveis.[46] Em outro ensaio clínico randomizado (n = 260), avaliou-se a incidência de delírio de emergência em crianças pré-escolares submetidas a cirurgias eletivas subumbilicais, sob anestesia com sevoflurano ou desflurano, combinada com bloqueio caudal.[57] Vinte e cinco por cento das crianças de cada grupo apresentaram o desfecho de interesse.

Tem-se estudado desflurano em anestesia com máscara laríngea, dispositivo utilizado para realizar ventilação supraglótica, na presença de via respiratória difícil ou como alternativa à intubação endotraqueal.[58,59] Metanálise de 7 ensaios clínicos randomizados (n = 657)[58] avaliou incidência de morbidade respiratória em pacientes submetidos a anestesia geral com máscara laríngea, desflurano e sevoflurano. Não houve diferença na incidência de laringoespasmo. Ocorrência de tosse durante a emergência da anestesia foi maior no grupo desflurano (RC = 2,4; IC95%: 1,2 a 4,7; número necessário de pacientes a serem tratados para detectar dano [NND] = 9). Entretanto, há limitação na análise pela heterogeneidade dos estudos. Autores concluíram que não há evidências de que desflurano cause mais eventos adversos em vias respiratórias superiores em comparação a sevoflurano, em pacientes submetidos a anestesia geral com máscara laríngea. Metanálise adicional de 13 ensaios clínicos randomizados[59] comparou tempo de recuperação e eventos adversos de desflurano, sevoflurano, isoflurano e propofol em pacientes submetidos a anestesia com máscara laríngea para cirurgias gerais. Nas comparações entre desflurano e sevoflurano ou entre desflurano e o conjunto dos outros anestésicos, não se observaram diferenças em taxa de eventos adversos em vias respiratórias superiores (incluindo tosse em qualquer momento), emergência anestésica e laringoespasmo (raro). Tempos para abertura dos olhos, remoção da máscara laríngea e resposta a comandos foram significativamente mais rápidos no grupo que recebeu desflurano. No entanto, devido a variações metodológicas e pequenas amostras, os resultados devem ser vistos com cautela.

Isoflurano não tem sido usado na indução anestésica. Suas maiores desvantagens relacionam-se a odor pungente, que se mostra inaceitável para muitos pacientes pediátricos, e maior incidência de eventos relacionados às vias respiratórias (laringoespasmo e tosse). Hipertensão também é ocasionalmente observada, em especial em adolescentes, quando a concentração inspirada é rapidamente aumentada ou quando há troca súbita de sevoflurano para isoflurano. Mecanismos prováveis são similares aos propostos para desflurano: estimulação de receptores pulmonares, causando aumento de atividade simpática, e estimulação de sistema renina-angiotensina.[2]

Características aqui descritas têm levado a uso preferencial de sevoflurano para a fase de indução em pacientes pediátricos. Tendo em vista seu custo, halotano é considerado agente alternativo nesse contexto.

Indução anestésica intravenosa

Para pacientes adultos, opta-se habitualmente por indução intravenosa, mais rápida e suave e sem os inconvenientes causados por aplicação de máscara, inalação de gases com odor desagradável, maior latência de efeito e eventual agitação característica dos planos superficiais de anestesia. Além disso, reduz a poluição ambiental, diminuindo a exposição dos profissionais de saúde a agentes inalatórios.[1,2]

Barbitúricos de curta ação são os agentes intravenosos mais estudados e de menor custo. Determinam inconsciência rápida e agradável. Tiopental sódico é o barbitúrico de escolha, devido a ação ultracurta e grande capacidade hipnótica. No entanto, seu metabolismo é lento (aproximadamente 12 h), o que pode contribuir para períodos de recuperação mais longos, em relação a propofol. É especialmente indicado em casos de hipertensão intracraniana, pois reduz, de forma dependente de dose, metabolismo e fluxo sanguíneo cerebrais, com acentuada diminuição da pressão intracraniana. A perfusão cerebral não é comprometida, porque a pressão intracraniana diminui mais que a pressão arterial média. Tais efeitos, em associação com propriedade anticonvulsivante, o tornaram particularmente útil para indução anestésica em procedimentos neurocirúrgicos.[1,2] Embora as Listas Modelo da OMS para adultos e crianças proponham, como anestésicos intravenosos essenciais, cetamina e propofol, tiopental é apresentado como agente que pode ser usado alternativamente, dependendo de disponibilidade local e custo.[39,40]

Propofol substituiu os barbitúricos para indução em anestesia ambulatorial, devido a seu perfil favorável de recuperação. Por suas características farmacocinéticas, proporciona despertar significativamente mais rápido e retorno mais precoce de função psicomotora que tiopental, independentemente do agente usado para manutenção da anestesia. Além disso, é superior a barbitúricos para manutenção da anestesia, podendo ser usado em bolos intermitentes ou, preferentemente, em infusão contínua. Incidência de náuseas e vômito é marcadamente menor que a observada com outros agentes indutores intravenosos, devido à sua propriedade antiemética. Desvantagens associadas ao seu uso na indução incluem dor à injeção, mioclonia, apneia, redução de pressão arterial e, raramente, tromboflebite.[1,2]

Benzodiazepínicos em altas doses também podem produzir inconsciência. Dentre estes, midazolam é o agente de escolha para indução, devido a início de ação mais rápido e ausência de complicações venosas. No entanto, em comparação com outros hipnóticos, como tiopental e propofol, há maior latência de efeito (de até vários minutos) e recuperação mais lenta. Fatores como dose, velocidade de injeção, uso de pré-medicação e de outros anestésicos, idade e estado físico (classificação American Society of Anesthesiologists – ASA) influenciam a rapidez de ação de midazolam e outros benzodiazepínicos em indução.[1,2]

Cetamina, embora não tenha ação ultracurta, é eventualmente empregada para indução em pediatria, já que preserva a estimulação simpática. Também é útil para procedimentos diagnósticos e terapêuticos fora de salas de cirurgia. Pacientes de maior risco (estado físico ASA IV) com alterações respiratórias e cardiovasculares (excluindo doenças cardíacas isquêmicas) representam a maioria dos candidatos à indução com cetamina. Esta indução é particularmente apropriada para pacientes com doença broncoespástica ou com comprometimento hemodinâmico por hipovolemia ou cardiomiopatia (que não doença coronariana).[1,2,60-64] Embora não seja o agente de primeira escolha em indução de sequência de intubação rápida para adultos, cetamina mostrou-se alternativa eficaz, em revisão sistemática, que incluiu dois estudos.[18]

Em indução anestésica e intubação endotraqueal

Preocupação com as reações adversas associadas ao uso de bloqueadores neuromusculares, especialmente suxametônio, em pediatria, tem levado à realização de estudos sobre condições de intubação endotraqueal após a administração de anestésicos inalatórios e/ou intravenosos, na ausência daqueles primeiros agentes.[2,65-68] Condições satisfatórias de intubação são observadas em porcentagens variadas de pacientes, dependendo de agente e esquema de administração propostos. Nesse contexto, é importante colocar que apenas condições excelentes de intubação devem ser consideradas, pois as inferiores a estas (como boas ou satisfatórias) contribuem para morbidade relacionada a comprometimento laríngeo.[66] Há maior incidência de trauma, com consequente rouquidão e lesão de cordas vocais no período pós-operatório. Quando a intubação é realizada sem bloqueador neuromuscular, NND é igual a 3 e 3,5, respectivamente para rouquidão e lesões de cordas vocais.[68] Paralelamente, bloqueio neuromuscular inadequado no momento da intubação pode colocar pacientes em risco aumentado de aspiração pulmonar de conteúdo gástrico. Outro aspecto a ser considerado é que muitos estudos não têm grupo controle, em que se empregue bloqueador neuromuscular. Quando este foi incluído, agentes inalatórios e intravenosos habitualmente perderam em eficácia. Por fim, os experimentos têm sido realizados em indivíduos saudáveis, e é provável que efeitos adversos de esquemas sem bloqueador neuromuscular sejam maiores em pacientes doentes, desidratados ou em condições de emergência. Isto se deve ao fato de que, para evitar o uso de bloqueadores e obter condições excelentes de intubação, são necessárias doses significativamente maiores de agentes inalatórios e/ou intravenosos, aumentando especialmente o risco de alterações de frequência cardíaca e pressão arterial.[2,68] No entanto, há ainda discussão sobre o tema.

Indução e intubação realizadas somente com anestésicos inalatórios permanecem populares em pediatria. Embora halotano tenha sido usado por muitos anos, vem sendo largamente substituído por sevoflurano. Em revisão tradicional sobre o tema, 80% e 100% das crianças com 2 a 8 anos que receberam sevoflurano apresentaram intubação endotraqueal suave, com concentrações expiratórias finais de 4% e 4,5%, respectivamente.[65] Adição de óxido nitroso, em concentrações de 33% e 66%, reduziu a concentração alveolar mínima para intubação endotraqueal (CAM IT) de sevoflurano de 2,7% para

2,2% e 1,6%, respectivamente. Da mesma forma, pré-tratamento com fentanila ou remifentanila, em dose de 1 μg/kg, seguida por infusão de 0,25 a 1 μg/kg/min, reduziu CAM IT de sevoflurano em aproximadamente 40%. Em estudo comparativo de 3 esquemas – sevoflurano a 8% e óxido nitroso a 66% (intubação em 3 min), propofol (3 mg/kg) com alfentanila (10 μg/kg) (intubação em 1 min) e propofol (3 mg/kg) com suxametônio (1 mg/kg) (intubação em 1 min) – condições aceitáveis de intubação foram obtidas em crianças de 3 a 12 anos, respectivamente, em 87,5%, 52,5% e 97,5% dos pacientes. No primeiro grupo, concentração expiratória final para intubação com sevoflurano foi de 4,2%, concordando com dados de estudos prévios e sugerindo que concentrações expiratórias finais de sevoflurano acima de 4% são necessárias para intubação bem-sucedida na maior parte das crianças. Resultados mostraram, ainda, que anestesia por inalação foi superior à administração intravenosa concomitante de hipnótico e analgésico opioide de ação ultracurta para intubação endotraqueal; porém, a concentração expiratória final requerida foi alta, quando se administrou anestésico por inalação isoladamente. Embora nenhum desses estudos tenha relatado arritmia ou hipotensão significativa em crianças expostas a altas concentrações de sevoflurano, publicação adicional, envolvendo 90 pacientes saudáveis, relatou que administração de concentrações ao redor da CAM reduziu em 30% ou mais a pressão arterial sistólica, em 27 a 66% dos neonatos e crianças até 1 ano e 0 a 8% das crianças de 1 a 12 anos. Isto sugere que o uso de concentrações expiratórias finais de sevoflurano superiores a 4% para intubação (1,3 e 1,6 CAM em crianças menores de 1 ano e na faixa de 1 a 12 anos, respectivamente) tem potencial para produzir hipotensão, especialmente em pacientes mais jovens.[65]

Em relação a uso de agentes intravenosos, na ausência de bloqueador neuromuscular, estudos avaliaram eficácia da associação de propofol a analgésicos opioides de ação ultracurta.[2,66,68] Condições satisfatórias de intubação foram observadas em 35% a 90% das crianças que receberam propofol (3 a 4 mg/kg) e alfentanila (15 a 20 μg/kg) ou remifentanila (1 a 3 μg/kg). Para comparação, aquelas condições foram obtidas em mais de 95% das crianças que receberam, por exemplo, suxametônio (1,5 a 2 mg/kg) associado a tiopental (5 mg/kg). Por outro lado, incidência de condições ruins ou pobres de intubação chegou a 65% com propofol (2,5 mg/kg) e fentanila (3 μg/kg).[2] Além disso, houve aumento do risco de hipotensão e bradicardia pelo emprego de analgésico opioide. Assim, uso de anestésicos intravenosos para realização de intubação endotraqueal em pediatria, sem bloqueador neuromuscular associado, não é técnica recomendada por parte da literatura, sendo considerada inclusive obsoleta por alguns autores.[2,68]

Em revisão sistemática,[66] foram avaliados os efeitos de anestésicos ou adjuvantes intravenosos sobre a qualidade da intubação sem bloqueador neuromuscular (condições excelentes ≥ 80%), na indução da anestesia, em crianças de 1 a 9 anos. Os seguintes fármacos, associados a sevoflurano 8%, mostraram-se eficazes: propofol (2 ou 3 mg/kg), lidocaína (2 mg/kg), remifentanila (1 μg/kg) e N_2O 50% com remifentanila (2 μg/kg). Resultado similar foi obtido com uso isolado da associação de propofol (3,5 mg/kg) e remifentanila (4 μg/kg). Na maioria dos estudos, a administração dessas combinações foi precedida por midazolam ou cetamina, de modo que a pré-medicação pode ter contribuído para a qualidade da anestesia. Propofol causou maior supressão de reflexos laríngeos que os outros anestésicos intravenosos. Reflexo na expiração e tosse, que são as razões mais comumente relatadas como determinantes de condições abaixo das ideais na intubação, ocorreram de forma mais frequente durante anestesia com propofol, enquanto laringoespasmo foi mais frequente com sevoflurano. Sucesso da combinação de ambos os fármacos pode ser explicado pelos efeitos complementares na responsividade laríngea. Efeito benéfico da lidocaína (2 mg/kg) relaciona-se à supressão da tosse. Já o emprego de sevoflurano, isoladamente ou com N_2O, não foi eficaz. Tempo de exposição a sevoflurano e idade do paciente constituíram-se em fatores capazes de influenciar a qualidade da intubação. Prolongamento do período de administração aumentou a incidência de condições aceitáveis de intubação. Paralelamente, quanto maior a faixa etária (1 a 4 anos versus 4 a 8 anos), maior foi o tempo necessário para a obtenção daquelas condições. Na maioria dos estudos, tempo de administração de sevoflurano foi de, no mínimo, 180 s. Mas o desfecho proposto (condições excelentes de intubação ≥ 80%) somente foi obtido com a adição de adjuvante adequado. Não houve relato de reações adversas. Autores concluíram pela recomendação de uso das combinações que se mostraram eficazes, para crianças de 1 a 9 anos, embora tenham reconhecido que pequeno número de artigos, diversidade de associações e esquemas de administração, assim como de tempo de exposição ao sevoflurano, limitem a qualidade da evidência.[66] Revisão tradicional, que analisou especificamente o papel da remifentanila como adjuvante de propofol ou anestésicos inalatórios, apontou resultados similares.[67]

Em manutenção da anestesia

Anestesia geral pode ser obtida com administração exclusiva de agentes inalatórios, intravenosos ou pela combinação de ambos (anestesia balanceada), não havendo evidências claras de superioridade de uma técnica em relação às demais. A primeira é comumente empregada em pediatria. Na chamada anestesia intravenosa total, em que agentes voláteis não são administrados, utilizam-se, em geral, propofol e analgésico opioide de ação curta ou ultracurta.[2,69] Associação de analgésico opioide (fentanila) a neuroléptico (droperidol) determina a chamada neuroleptoanalgesia, que permite a realização de pequenos procedimentos cirúrgicos (trocas de curativos) e diagnósticos (estudos radiológicos). Com uso concomitante de óxido nitroso, recebe o nome de neuroleptoanestesia. Apesar de ser técnica simples, que permite grande proteção neurovegetativa e boa analgesia de base, a indução é lenta e a depressão respiratória pode ser grave, restringindo o uso.[1,2]

Já a anestesia balanceada é bastante empregada, tanto em pacientes adultos, quanto pediátricos, por proporcionar níveis adequados de hipnose, amnésia, analgesia, relaxamento muscular e redução de reflexos autonômicos. No que se refere aos anestésicos inalatórios, isoflurano, sevoflurano e desflurano têm sido usados em pacientes adultos e halotano e sevoflurano em pediatria. Óxido nitroso e agentes opioides propiciam boa analgesia de base, já que os anestésicos voláteis têm pobre efeito analgésico. No entanto, com uso de doses altas ou repetidas de agentes opioides, pode haver sedação prolongada e depressão respiratória, necessitando de suporte ventilatório no período pós-operatório imediato.[2]

Além de seus efeitos benéficos e adversos, estudos têm avaliado custos associados à realização de tipo específico de técnica anestésica. Há preocupação com o desperdício de medicamentos intravenosos, ainda contidos em frascos ou ampolas descartadas, o que talvez alcance 20 a 50% da quantidade dispensada, segundo alguns autores.[70] Observa-se progressiva mudança para uso de agentes inalatórios mais caros e de anestesia intravenosa total, na última década.[70–72] Custos com esta última técnica podem ser até 5 a 10 vezes maiores do que aqueles despendidos com uso de anestésicos inalatórios. E, dentre estes, custos com sevoflurano e desflurano podem alcançar valores 10 a 25 vezes maiores do que os com isoflurano.[70,71] Isto acentua a importância do estabelecimento de efetividade definidamente superior de uma técnica sobre outra, para que custos mais elevados possam então ser justificados.

Como comentado anteriormente, o emprego de halotano vem decrescendo, devido à preocupação com efeitos adversos hepáticos e cardiovasculares.[1,2,36–38] Comportamento similar é observado com enflurano, cujo uso tem diminuído de forma marcada, devido à introdução de agentes com melhor perfil farmacocinético e de segurança. Devido a seu coeficiente de partição sangue-gás relativamente alto, indução e recuperação são relativamente lentas. Por outro lado, isoflurano é anestésico volátil amplamente empregado em todo o mundo. É tipicamente administrado na fase de manutenção da anestesia, após indução com outros agentes, pois apresenta odor pungente.[1,2]

Sevoflurano, por seu baixo coeficiente de partição sangue-gás, permite controle mais fácil da profundidade anestésica, com emergência da anestesia mais suave e rápida.[1,2] Apresenta mínimos efeitos adversos respiratórios e cardiovasculares, tornando-o útil em anestesias de pacientes idosos ou com maior comprometimento orgânico. Também é empregado em anestesias ambulatoriais.[1,2,35] Desvantagens relacionam-se a maior poluição ambiental, ocorrência de movimentos excitatórios e distúrbios comportamentais de emergência e maior custo (em relação a isoflurano e halotano).[2]

Desflurano, na fase de manutenção, permite controle preciso da profundidade anestésica e recuperação muito rápida. Após indução intravenosa, sua introdução permite equilíbrio de concentrações entre alvéolo e cérebro em aproximadamente 5 min. Recuperação, mesmo após administração prolongada, é igualmente rápida. Pacientes respondem a comandos verbais 5 a 10 min após sua interrupção. Isso o torna agente útil em cirurgias ambulatoriais. Seu uso é restrito pelo custo, exigindo vaporizador específico.[1,2,70,71]

Metanálise de 25 ensaios clínicos randomizados (n = 1.498), envolvendo pacientes adultos e pediátricos, comparou diferenças de recuperação pós-anestésica entre sevoflurano e desflurano, empregados para manutenção de anestesias com duração média de 1,6 h (máximo de 3 h), em que não foi administrado bloqueador neuromuscular.[73] Comparativamente a sevoflurano, pacientes que receberam desflurano obedeceram a comandos 1,7 min mais cedo (IC95%: 0,7 a 2,7), foram extubados 1,3 min antes (IC95%: 0,4 a 2,2) e estavam orientados 1,8 min mais cedo (IC95%: 0,7 a 2,9). Embora as diferenças sejam estatisticamente significativas, não o são do ponto de vista clínico. Tempos de alta da unidade de cuidados pós-anestésicos e de retorno para casa e ocorrência de náuseas e vômitos pós-operatórios foram similares nos dois grupos. Concluiu-se que desflurano e sevoflurano não diferiram quanto aos parâmetros observados, embora a descrição dos estudos apresentasse falhas. Publicação envolveu patrocínio da indústria farmacêutica.

No que se refere ao emprego de analgésicos opioides em anestesia, a escolha por um agente específico baseia-se primariamente na duração de ação, já que todos, em doses apropriadas, têm perfis de eficácia e segurança similares. Doses únicas de fentanila, alfentanila e sufentanila têm durações de ação intermediárias (30, 20 e 15 min, respectivamente). No entanto, após administração prolongada, o tempo de efeito pode variar consideravelmente, sendo mais longo para fentanila e mais curto para alfentanila. Já remifentanila acumula-se minimamente com doses repetidas ou infusão. Tem rápido início de efeito e duração ultracurta (em torno de 10 min). Desvantagem é a ausência de analgesia pós-operatória.[1,2]

Em recuperação anestésica

Nesta fase, poucos fármacos são empregados. Na verdade, espera-se a eliminação daqueles agentes administrados nas fases de indução e manutenção da anestesia.

Se óxido nitroso foi administrado no período transoperatório, é importante manter oxigênio a 100% por alguns minutos, ao término da anestesia. Caso contrário, o grande volume de N_2O que se difunde de tecido e sangue para o gás alveolar reduzirá as pressões alveolar e arterial de O_2 e causará temporariamente hipoxemia (hipoxia difusional).[2]

Naloxona é antagonista competitivo específico de receptores opioides. Caso haja depressão respiratória induzida por analgésicos opioides, é administrada em repetidas doses intravenosas (0,4 mg), até que se obtenha o efeito desejado (frequência respiratória superior a 10 movimentos por minuto). Tal cuidado previne retorno abrupto da consciência e reversão total da analgesia. Eventualmente, infusão contínua de naloxona é necessária, já que sua meia-vida (1 h) é menor que a da maioria dos analgésicos opioides.[1,2]

Flumazenil é antagonista específico e competitivo de receptores benzodiazepínicos. É usado para reversão de efeito depressor significativo, após administração de benzodiazepínico para sedação consciente. Em doses de 0,2 a 1 mg, flumazenil produz melhora imediata (dentro de 1 a 3 min) na capacidade de obedecer a comandos e orientar-se em tempo e espaço. Seu efeito dura de 1 a 4 h, sendo comum a recorrência de sedação, especialmente em idosos.[1,2]

Sumário da seleção de anestésicos gerais e agentes adjuvantes para emprego em anestesia geral.			
Situação	Grau de recomendação	Nível de evidência	Comentários
■ Pré-medicação em anestesias gerais e bloqueios anestésicos			
Benzodiazepínicos	I	B	Opção de primeira escolha
Analgésicos opioides	I	A	Útil em presença de dor pré-operatória ou para potencialização de sedação
Clonidina	IIb	B	Agente alternativo
Presença dos pais	III	A	Ineficácia ou eficácia inferior à de midazolam
Intervenções diretamente relacionadas às crianças[a,b]	IIa/III	B	–
■ Indução anestésica			
Desflurano	III	A	Alta incidência de laringoespasmo; agitação em emergência anestésica; necessidade de vaporizador especial
Enflurano	III	C	Indução relativamente lenta
Halotano	IIa	B	Agente alternativo a sevoflurano
Isoflurano	III	A	Maior incidência de laringoespasmo e tosse
Sevoflurano	I	A	Primeira escolha
Cetamina	IIa	B/C	Útil em doença broncoespástica ou hipovolemia. Alternativa em indução de sequência rápida para adultos
Midazolam	IIa	A	Agente de escolha para indução, dentre os benzodiazepínicos. Alternativa para tiopental e propofol
Propofol	I	A	Primeira escolha
Tiopental sódico	I	B	Agente alternativo para propofol

(continua)

Sumário da seleção de anestésicos gerais e agentes adjuvantes para emprego em anestesia geral. (*continuação*)			
Situação	Grau de recomendação	Nível de evidência	Comentários
▪ Manutenção anestésica			
Desflurano	IIb	B	Agente alternativo (3ª ou 4ª escolha)
Enflurano	III	C	Indução e recuperação relativamente lentas. Desuso
Halotano	IIb	B	Agente alternativo a sevoflurano em pediatria
Isoflurano	I	B	Primeira escolha
Sevoflurano	I	A	Agente alternativo a isoflurano
Analgésicos opioides	I	A	Fentanila, alfentanila, sufentanila ou remifentantila. Analgesia de base
Propofol + Analgésico opioide de ação curta ou ultracurta	IIb	B	Anestesia intravenosa total: uso em situações específicas
Fentanila + Droperidol	IIb	C	Neuroleptoanalgesia: uso em pequenos procedimentos cirúrgicos e diagnósticos[c]

[a]Eficácia de apresentação de vídeo de sua escolha durante a indução, exposição prévia à máscara de anestesia, ambientes com pouca estimulação sensorial ou jogos em vídeos, preparação com programas interativos em computador, médicos vestidos de palhaços. [b]Ineficácia de apresentação de vídeo de sua escolha antes da indução, musicoterapia e hipnose. [c]Como trocas de curativos e estudos radiológicos.

Para sedação e analgesia em procedimentos diagnósticos e terapêuticos

Fármacos prescritos no período peroperatório também têm sido utilizados para obter sedação e cooperação de pacientes durante a realização de procedimentos ambulatoriais diagnósticos (como endoscopias e exames de imagem) e terapêuticos (como cirurgias de pequeno a médio porte sob anestesia local).[1-4,62,63,74-76] American College of Emergency Physicians (ACEP) define sedação procedural como "técnica de administração de sedativos ou agentes dissociativos, com ou sem analgésicos, para induzir estado que permite ao paciente tolerar procedimentos desagradáveis, mantendo a função cardiorrespiratória. Sedação e analgesia procedurais (*Procedural Sedation and Analgesia* ou PSA, em inglês) têm como objetivo reduzir o nível de consciência, permitindo ao paciente manter oxigenação e controle das vias respiratórias de forma independente".[33] Para tal, empregam-se analgésicos opioides, benzodiazepínicos, cetamina, dexmedetomidina, etomidato e propofol. Como efeitos desejáveis, além da manutenção da estabilidade hemodinâmica e respiratória, buscam-se rápidos início de efeito e recuperação.[1,33,61-63,77-79] Nesse contexto, benzodiazepínicos, para sedação, e agentes opioides, para analgesia, são os fármacos intravenosos mais frequentemente empregados. Devido ao sinergismo entre eles, mesmo pequenas doses podem resultar em perda de consciência em alguns pacientes. Especial cuidado é necessário quando anestesia local de laringe e/ou faringe é administrada para facilitar o procedimento.[4]

Benzodiazepínicos são usados para sedação intravenosa durante a realização de anestesias regionais ou locais e procedimentos diagnósticos. Seus representantes variam em início e duração de efeito. Midazolam, por ter latência em geral mais rápida (pico em 2 a 3 min), menor dor à injeção e meia-vida mais curta, é o representante mais comumente usado, seguido por diazepam e lorazepam. Duração de efeito depende da dose empregada. Porém, após administração em bolo de doses equipotentes de midazolam ou diazepam, a recuperação é provavelmente similar, porque ambos têm idêntico padrão de redistribuição. Com lorazepam, sedação e particularmente amnésia têm início mais lento e duração mais longa. Grau confiável de sedação e amnésia e preservação de funções respiratória e cardiovascular são obtidos eficazmente com benzodiazepínicos, em sedação moderada. Apesar de sua ampla margem de segurança, função respiratória deve ser sempre monitorada durante o uso.[1,2,33]

Midazolam pode ser empregado isoladamente ou em associação a analgésico opioide (fentanila, morfina). Uso da associação é privilegiado em procedimentos de duração mais longa, mas aumenta o risco de dessaturação de oxigênio e complicações cardiorrespiratórias. Reversores específicos (flumazenil e naloxona) devem estar disponíveis durante o procedimento.[33]

Cetamina tem chamado a atenção, especialmente de profissionais não anestesistas, para a realização de sedação procedural.[1,62] Por efeitos analgésico e anti-inflamatório, parece reduzir o risco de cronificação de dor. No entanto, lenta recuperação e reações adversas psicogênicas limitam seu uso, especialmente para adultos.[1,33,62] Delírio de emergência não é reação usual em crianças (menos de 15 anos) e idosos (acima de 65 anos).[1,2,33] Visando aumentar eficácia e/ou segurança (o que ainda está em debate), tem sido associada a benzodiazepínico ou propofol (em mistura 1:1, chamada de *ketofol*, em inglês).[33]

Revisão sistemática, que incluiu estudos observacionais e de intervenção, analisou os efeitos de cetamina em medicina de emergência, para adultos submetidos a procedimentos diversos.[18] Maioria dos estudos relatou sedação e analgesia adequadas, com alto grau de satisfação do paciente. Agitação no período de recuperação foi comum, mas pôde ser minimizada por pré-medicação com midazolam (número necessário de pacientes a serem tratados [NNT] = 6). Não houve evidência de superioridade da associação de cetamina e propofol, em comparação ao uso isolado de propofol. Teoricamente esta associação seria racional, por permitir o uso de menores doses de cada agente, reduzindo efeitos adversos e mantendo condições ótimas de sedação. Autores concluíram que cetamina pode ser útil, embora a evidência ainda seja fraca. Paralelamente, as evidências não apoiam o uso da associação de cetamina a propofol, em doses fixas, para sedação e analgesia. Por outro lado, em revisão descritiva,[60] que incluiu 10 estudos clínicos, houve redução de reações adversas, como hipotensão e depressão respiratória, com uso da associação.

Etomidato também tem sido estudado nesse contexto, devido à sua adequada latência de efeito e mínimos efeitos hemodinâmicos e respiratórios. No entanto, apresenta alta incidência de dor à injeção, náuseas e vômito, relacionada à administração em bolo, além de ser capaz de desencadear supressão adrenal transitória.[19-21,33]

Dexmedetomidina exerce efeitos ansiolítico, analgésico moderado e simpaticolítico, com mínima atuação sobre a função respiratória.[22,33,62,80-84] Este último aspecto constitui o seu maior benefício, em comparação a outros agentes. Em pacientes com pobre patência das vias respiratórias, obesidade e/ou movimentação limitada, produz sedação eficaz, sem comprometimento das vias respiratórias ou depressão respiratória.[22] Há, ainda, evidências de efeitos poupador de anestésico (*anaesthetic-sparing effect*, em inglês) e protetores orgânicos contra isquemia e lesões hipóxicas.[80-82] Como desvantagens, apresenta latência de efeito e recuperação mais lentas, além de serem comuns bradicardia e hipotensão.[1,33,62] É empregado isoladamente ou em associação com benzodiazepínico ou analgésico opioide.[62,63] Nos EUA, Food and Drug Administration (FDA) aprova seu uso em sedação intravenosa (em bolo ou infusão contínua, por até 24 h), para adultos intubados ou submetidos a sedação procedural em bloco cirúrgico e áreas externas às da UCI.[33,80] Na Europa, é aprovada para uso em adultos que estão em UCI (intubados ou não), a ser administrada em infusão intravenosa contínua, em doses superiores àquelas aprovadas nos EUA e sem restrição de duração de administração.[80] No momento, não é aprovada para uso em população pediátrica, em diferentes países do mundo. No entanto, este uso tem sido descrito na literatura e realizado na prática clínica.[81-84]

Revisão descritiva,[63] que incluiu 4 coortes (n = 122) e 8 séries ou relatos de casos (n = 21), buscou informações sobre os efeitos da associação de dexmedetomidina e cetamina em sedação procedural, tendo em vista que o uso isolado da primeira não tem se mostrado uniformemente eficaz na literatura. Aparentemente, cada fármaco preveniu reações adversas do outro agente – taquicardia, hipertensão, salivação e fenômeno de emergência da cetamina e bradicardia e hipotensão da dexmedetomidina. Benefício adicional da cetamina foi o encurtamento da latência de início da sedação. Vários esquemas de administração foram descritos, mas aquele que pareceu ser mais eficaz foi o uso de doses iniciais em bolo – 1 μg/kg de dexmedetomidina e 1 a 2 mg/kg de cetamina, seguido, respectivamente, por infusão (1 a 2 μg/kg/h) e doses em bolo suplementares de cada um dos fármacos (0.5 a 1 mg/kg), quando necessário.[63] Embora os resultados tenham sido favoráveis à associação, sua qualidade é baixa, tendo em vista as grandes limitações de estudos observacionais, com pequenos tamanhos de amostra.

Propofol é fármaco muito usado em sedação fora do ambiente cirúrgico. Apresenta rápido início de ação, com efeito clínico praticamente imediato (um tempo de circulação braço-cérebro). Produz hipnose geralmente em 40 s, a partir do momento da injeção, e seu pico de efeito ocorre em 92 s. Sua meia-vida é ultracurta (t½ de distribuição de 2 a 4 min), com tempo extremamente pequeno para recuperação (geralmente entre 5 e 15 min). Desvantagens incluem depressão respiratória e hemodinâmica, estreita janela terapêutica, falta de efeito analgésico direto e de agente antagonista.[1,2,77] Segundo recomendação de Australian and New Zealand College of Anaesthetists (ANZCA), deve ser administrado por um segundo médico ou dentista treinado, devido ao risco de perda não intencional de consciência.[4,33]

Devido a rápido início de efeito e pronta recuperação, propofol tem sido usado para sedação em procedimentos de emergência. Porém, há discussão na literatura sobre sua eficácia, em comparação a outras alternativas, e seu perfil de segurança.[77,85-88] Revisão sistemática, que incluiu 13 ensaios clínicos randomizados e 20 estudos observacionais, comparou propofol a outros agentes, em sedação de adultos submetidos a procedimentos variados, em serviços de emergência.[88] Independentemente do agente empregado, sucesso na realização do procedimento foi superior a 80%, e a maioria dos estudos não demonstrou diferenças significativas na incidência de depressão respiratória com propofol, em comparação aos demais fármacos. Associação com opioides não modificou dor ou satisfação do paciente, em comparação ao uso isolado de propofol, mas resultou em maior incidência de eventos adversos respiratórios. Autores concluíram que propofol apresenta eficácia e segurança comparável às dos demais agentes sedativos, mas sua associação a analgésico opioide aumentou a taxa de eventos adversos. Revisão Cochrane posterior, que incluiu 10 ensaios clínicos randomizados (n = 813), avaliou o emprego de propofol nessas situações, em comparação a benzodiazepínicos, barbitúricos, etomidato ou cetamina, para pacientes adultos e pediátricos.[77] Reações adversas tardias (pesadelos e alterações comportamentais) foram relatadas em 10% dos pacientes que receberam cetamina e midazolam e em nenhum daqueles que receberam propofol e fentanila (estudo único). Não foram observadas diferenças de efeitos adversos entre propofol (com ou sem analgésicos adjuvantes) e intervenções alternativas, incluindo cetamina, etomidato ou midazolam.

Resultado similar foi encontrado em relação a satisfação do paciente, incidência de hipoxia e dor à injeção. Qualidade da evidência foi considerada muito baixa, devido a heterogeneidade dos estudos, alto risco de vieses e pequenos tamanhos de amostra.

Especificamente quanto à segurança, em análise retrospectiva de prontuários, foram avaliados frequência e tipos de reações adversas a propofol, administrado a 215 pacientes (média de 22 anos, variando de 1 a 91) submetidos a sedação procedural, em programa de residência de medicina de emergência, nos EUA.[85] Eventos adversos foram relatados em 4,65% dos casos, sendo hipotensão o mais comum (2,3%). Observaram-se, ainda, hipoxia breve (1,4%), necessidade de reposicionamento de mandíbula para abertura de vias respiratórias (0,93%) e apneia breve, com necessidade de ventilação assistida por máscara (0,93%). Estudo similar posterior, também de caráter observacional, analisou perfil de segurança de propofol, usando base de dados de serviço de emergência do Reino Unido.[86] De 1.008 casos consecutivos, foram identificados 11 eventos adversos sentinelas (5 de hipoxia e 6 de hipotensão), 34 eventos de gravidade moderada, 25 de risco menor e 3 de risco mínimo. Concluiu-se que o uso desse fármaco por médicos de emergência foi seguro, com apenas 1% de eventos adversos sentinelas. Revisão sistemática, que incluiu 60 estudos clínicos (n = 17.066),[87] avaliou segurança de propofol, em comparação a outros agentes sedativos, especificamente em sedação procedural de crianças atendidas em serviços de emergência. Incidência de dessaturação foi de 9,3%, apneia de 1,9%, ventilação assistida de 1,4%, hipotensão de 15,4%, intubação não planejada de 0,02%, êmese após o procedimento de 0,14%, laringoespasmo de 0,1% e bradicardia de 0,1%. Não houve relato de aspiração ou êmese durante a sedação, e não houve mortes associadas à sedação. Essas taxas de eventos adversos foram similares às descritas para outros agentes sedativos. Autores concluíram que propofol, para sedação em procedimentos pediátricos de emergência, determinou baixa taxa de eventos adversos, sendo todos reversíveis com mínima intervenção e sem sequelas. Seu perfil de segurança foi comparável ao de outros fármacos empregados para sedação nesse mesmo contexto.

Agentes *opioides* proporcionam a analgesia necessária à realização de procedimentos diagnósticos e terapêuticos dolorosos. Além disso, suprimem reflexo de tosse e determinam sonolência e sedação. Fentanila é o agente preferencial, devido a seu pronto início e curta duração de ação. Ao contrário de morfina, tem menores efeitos depressores cardiovasculares, e hipotensão raramente ocorre. Não se recomenda o uso de petidina, devido a seus metabólitos ativos, com efeitos neurotóxicos, que se acumulam em presença de pobre depuração renal, uso de doses altas ou repetidas.[33] Remifentanila, por sua ação ultracurta, também tem sido empregada para sedação e analgesia em infusão tradicional, controlada pelo paciente ou em técnica combinada, mas tem maior custo.[62]

American College of Emergency Physicians propôs graus de recomendação de segurança, baseados em evidências, para diversos medicamentos administrados em sedação e analgesia procedurais, em serviços de emergência.[3] Com recomendação de nível A (alto grau de certeza clínica, com base em evidências de um ou mais estudos de classe I ou II), administração de cetamina para crianças e propofol para adultos e crianças foi considerada segura. Com recomendação de grau B (moderado grau de certeza clínica, com base em evidências de estudos de classe II ou consenso daqueles de classe III), administração de etomidato para adultos e associação de propofol e cetamina para adultos e crianças foi considerada segura. Com recomendação de grau C (evidências de estudos de classe III ou consenso de especialistas), administração de cetamina ou alfentanila para adultos e etomidato para crianças foi considerada segura. Dose inicial proposta para cetamina e propofol, em uso isolado, é de 1 mg/kg. Em associação, as doses propostas são de 0,5 a 0,75 mg/kg para cada agente.

Procedimentos eletivos ou semieletivos, exigindo sedação, analgesia ou anestesia, são comumente realizados em recém-nascidos admitidos em UCI neonatal ou blocos cirúrgicos. Incluem, por exemplo, intubação, exame ocular para retinopatia da prematuridade e alguns procedimentos cirúrgicos, como ligadura do canal arterial ou terapia com *laser* para retinopatia da prematuridade.[89] Sob tais circunstâncias, agentes sedativos, analgésicos ou ansiolíticos são utilizados, visando reduzir dor, apreensão e instabilidade hemodinâmica associadas a essas manipulações e facilitar sua tranquila conclusão. Fármacos mais comumente utilizados incluem combinações de agente bloqueador neuromuscular (suxametônio ou pancurônio), ansiolítico (midazolam) e analgésico opioide (morfina ou fentanila). No entanto, todos esses agentes podem determinar efeitos adversos. Hipotensão e depressão respiratória em neonatos podem, inclusive, requerer suporte respiratório e cardiovascular. Para sedação e anestesia de curta duração, propofol também tem sido bastante utilizado, mais comumente em UCI de adultos. Em revisão Cochrane[89] para avaliar eficácia e segurança de propofol em neonatos submetidos a sedação ou anestesia em diversos procedimentos, apenas um ensaio clínico randomizado, aberto (n = 63), controlado por morfina-atropina-suxametônio foi considerado elegível. Não houve diferença estatisticamente significativa no número de crianças que necessitaram de múltiplas tentativas de intubação endotraqueal (39% com propofol *versus* 57% com a associação). Tempo requerido para preparar a medicação, completar o procedimento e ocorrer recuperação para estado clínico prévio foram mais curtos com propofol. Não houve diferenças quanto a reações adversas, mas o número de eventos foi pequeno. Concluiu-se que não há evidências suficientes na literatura sobre o papel de propofol nessa situação. Em estudo adicional,[78] que utilizou a base de dados norte-americana *Pediatric Sedation Research Consortium*, foram avaliados 91.189 casos de sedação procedural com propofol, administrada por médicos a pacientes pediátricos (0 a 264 meses de idade) críticos (embora 82% fossem classificados como ASA I ou II). Procedimentos foram completados com sucesso em 99,9% dos casos. Dose em bolo de propofol foi empregada em 53% das vezes e dose em bolo seguida por infusão contínua, em 42%. Medicamentos adjuvantes mais usados foram lidocaína (35%), analgésicos opioides (23%) e benzodiazepínicos (16%). Incidência total de eventos adversos foi de 5% (IC95%: 4,9 a 5,2%), incluindo obstrução de vias respiratórias (1,6%), dessaturação (1,5%), tosse (1%) e intervenção de emergência em vias respiratórias (0,7%). Não ocorreu morte. Parada cardíaca foi relatada em uma criança, que recebeu propofol e cetamina, sem sequela neurológica. Por meio de análise multivariada, observaram-se, como fatores de risco associados aos eventos adversos, local de realização da sedação, número de medicamentos adjuvantes, diagnósticos relacionados a vias respiratórias superiores e inferiores, prematuridade, peso corporal, estado físico (ASA) e procedimento doloroso. Concluiu-se que sedação procedural com propofol pode ser realizada de forma segura em pacientes pediátricos críticos.

No que se refere a procedimentos específicos, analgésicos opioides e benzodiazepínicos são empregados em procedimentos endoscópicos gastrointestinais. Porém, também se usam propofol e óxido nitroso. Com o advento de programas de *screening* de câncer colorretal, maior número de colonoscopias é realizado por ano, e a sedação melhora a tolerância ao procedimento e aumenta a taxa em que eles são completados.[90,91] Efetividade de propofol foi avaliada em revisão Cochrane de 20 ensaios clínicos randomizados, controlados por sedativos tradicionais (analgésicos opioides e benzodiazepínicos).[90] Propofol reduziu os tempos de recuperação e alta hospitalar, além de aumentar a satisfação dos pacientes, sem ocorrência de mais reações adversas. Não se observaram diferenças quanto a tempo do procedimento, taxa de intubação cecal ou complicações. No entanto, o controle da dor foi maior com o uso de agentes tradicionais (RC = 3,1; IC95%: 2,15 a 4,46). Concluiu-se que uso de propofol foi eficaz e seguro para sedação durante colonoscopia para pacientes saudáveis. Outra revisão Cochrane[92,93] de 7 ensaios clínicos randomizados (n = 547) avaliou a efetividade de mistura de óxido nitroso e oxigênio, em relação a placebo ou outra técnica de sedação, com vista a alívio de dor e desconforto em colonoscopias eletivas. Tempos de recuperação ou hospitalização, reações adversas, taxa em que o procedimento foi completado e satisfação de pacientes e colonoscopistas foram considerados desfechos secundários. Os resultados foram controversos. Para o desfecho principal, 4 estudos mostraram igual eficácia analgésica, ao compararem associação de N_2O/O_2 e métodos convencionais, 1 estudo mostrou superioridade da associação e outro descreveu formas adicionais de sedação como superiores. Paralelamente, em 6 estudos, associação de N_2O/O_2 determinou tempos de recuperação e alta hospitalar mais rápidos, enquanto 1 estudo não encontrou diferenças entre os grupos. Dois trabalhos concluíram que associação de N_2O/O_2 é mais segura, enquanto outro obteve resultado oposto. Concluiu-se que os dados sugerem eficácia e segurança de N_2O, mas a evidência ainda carece de consistência. Em ensaio clínico randomizado e duplo-cego (n = 199),[93] óxido nitroso não diferiu de placebo, em relação a escores de dor, necessidade de sedativos e analgésicos adicionais e reações adversas durante colonoscopia eletiva. Em revisão sistemática de 11 ensaios clínicos randomizados (n = 623), que comparou os efeitos de óxido nitroso com os de outras formas de sedação/analgesia, para endoscopias gastrointestinais baixas (sigmoidoscopia flexível ou colonoscopia),[94] não se observaram diferenças quanto a duração, dificuldades do procedimento, tempo de alta ou complicações. Dor relatada pelos pacientes foi similar, ao se compararem N_2O e ausência de sedação, em sigmoidoscopia flexível, e N_2O e sedação intravenosa, em colonoscopia. Em todos os estudos, uso do agente gasoso associou-se com recuperação mais rápida, em comparação à sedação intravenosa. Concluiu-se que, em colonoscopia, óxido nitroso proporciona analgesia comparável à de sedação intravenosa, proporcionando recuperação mais rápida. Já em sigmoidoscopia flexível, foi ineficaz, talvez devido ao fato de a liberação ser por demanda, em vez de contínua.

Sumário da seleção de fármacos para sedação e analgesia em procedimentos diagnósticos e terapêuticos.			
Medicamentos	Graus de recomendação	Nível de evidência	**Comentários**
Analgésicos opioides[a]	I	A	Primeira escolha: analgesia. Fentanila como agente preferencial
Benzodiazepínicos[a,b]	I	B	Primeira escolha: sedação. Midazolam como agente preferencial
Cetamina[c]	IIa	B	Agente alternativo (em crianças, pacientes com asma brônquica ou hipotensão)
Dexmedetomidina[d]	IIa	B	Agente alternativo (pobre patência das vias respiratórias, obesidade e/ou movimentação limitada)
Etomidato	IIb	B	Agente alternativo
Óxido nitroso	IIb	B	Agente alternativo
Propofol[b]	IIb	B	Primeira escolha: sedação

[a]Uso isolado ou em associação (benzodiazepínico + analgésico opioide). [b]Escolha do agente para sedação na dependência de condições clínicas do paciente, ambiente de realização do procedimento e treinamento do profissional. [c]Uso isolado ou em associação a propofol, benzodiazepínico ou dexmedetomidina. [d]Uso isolado ou em associação a benzodiazepínico, analgésico opioide ou cetamina.

Evidências que embasam o uso racional de bloqueadores neuromusculares periféricos e seus agentes reversores

Todos os bloqueadores neuromusculares têm a mesma eficácia. Início e duração de efeito constituem importantes critérios de escolha. Diferem quanto a perfil de efeitos adversos, especialmente cardiovasculares.

■ Intubação endotraqueal

Suxametônio é usado em intubação endotraqueal, procedimentos de curta duração e tratamento de laringoespasmo, devido a seu rápido início de ação, obtenção de profundo relaxamento muscular e duração ultracurta de efeito. Sob esse ponto de vista, ainda é o agente de melhor perfil, apesar de apresentar vários efeitos adversos importantes.[11,25]

Entre 1990 e 1993, relataram-se casos de parada cardíaca intratável e arritmias cardíacas graves em crianças aparentemente saudáveis, com taxa de mortalidade de 55 a 60%, FDA inicialmente contraindicou uso de suxametônio em crianças e adolescentes. Tal recomendação gerou polêmica, pois se descobriu posteriormente serem as crianças portadoras de algum tipo de miopatia não diagnosticada, em geral distrofia muscular de Duchenne, patologia rara que acomete apenas meninos. Além disso, todos os casos ocorreram em crianças com menos de 8 anos, o que não justificaria a inclusão de adolescentes. Assim, FDA voltou a liberar seu uso, mas incluiu na bula a recomendação para que, em crianças, fique restrito a intubação de emergência ou circunstâncias em que imediata segurança das vias respiratórias seja necessária ou, para uso intramuscular, quando veia apropriada seja inacessível. Embora ainda não esteja claramente definida a que faixa etária corresponde exatamente o termo "criança", na prática clínica o grupo de maior risco é constituído por meninos com idade igual ou inferior a 8 anos.[11,25] Paralelamente, suxametônio é um dos agentes capazes de desencadear hipertermia maligna, síndrome congênita rara, relacionada à musculatura esquelética, potencialmente fatal.[95-98] Entidades, como Malignant Hyperthermia Associations de EUA e Alemanha, têm fortemente aconselhado a descontinuidade de sua utilização em pediatria.[25]

No entanto, apesar de seu uso estar diminuindo e, em crianças, a intubação algumas vezes ser realizada sem bloqueador neuromuscular, suxametônio permanece sendo o padrão-ouro para intubação endotraqueal, mesmo em procedimentos pediátricos.[25,66] Tem duas vantagens ainda não superadas: início rápido (30 a 60 s) e curta duração (5 a 10 min) de relaxamento muscular profundo. Rocurônio tem sido proposto como alternativa, por sua latência não ser tão curta e sua duração de ação (aproximadamente 2 h) ser superior à de suxametônio.[25]

Especificamente em intubação endotraqueal de emergência, o tempo entre indução da anestesia e intubação da traqueia deve ser o mais curto possível, a fim de proteger os pacientes de aumento da pressão intracraniana ou aspiração gástrica por vômito ou regurgitação, especialmente em obstetrícia, presença de estômago cheio, abdome agudo ou obesidade mórbida. Tal técnica anestésica é chamada de sequência rápida de intubação (sequência rápida de indução ou *crash intubation*).[25,99,100] Envolve pré-oxigenação, indução intravenosa, administração de bloqueador neuromuscular de ação rápida e aplicação de pressão cricoide, evitando-se ventilação com pressão positiva até obtenção segura de via respiratória. Agentes anestésicos para uso em sequência rápida de intubação devem induzir inconsciência no período de 60 s, determinar apneia de curta duração (caso haja dificuldades inesperadas de intubação), inibir reflexos laríngeos, não induzir broncoespasmo, laringoespasmo, rigidez muscular ou instabilidade hemodinâmica e apresentar mínima variabilidade de resposta entre os indivíduos.[11,25,100] Suxametônio é o bloqueador neuromuscular considerado de escolha, por permitir manipulação de vias respiratórias em período mais curto e em melhores condições.[25,99,100] Além disso, o desenvolvimento de condições boas ou excelentes de intubação, 60 s após sua administração, não depende de nível adequado de anestesia. Para os demais bloqueadores, mesmo os de ação rápida como rocurônio e mivacúrio, há necessidade de adequada profundidade anestésica, para se obterem condições propícias de intubação em igual período de tempo.[25,99]

Na busca de alternativas para intubação endotraqueal rápida, têm sido empregados agentes não despolarizantes de duração intermediária ou de curta ação. Para os primeiros, três técnicas são descritas. Uso de altas doses de atracúrio e vecurônio (6 vezes DE_{95}) resulta em condições excelentes a satisfatórias de intubação em 60 s. Entretanto sua duração de efeito é prolongada (83 e 71 min, respectivamente), e há maior risco de efeitos adversos, especialmente hipotensão moderada com atracúrio, devido à liberação de histamina. Uma segunda técnica utiliza o princípio da dose *priming*, em que pequenas quantidades subparalisantes de atracúrio e vecurônio são administradas minutos antes da intubação, de modo a encurtar o tempo para início de efeito. No entanto, não é isenta de riscos, não sendo considerada segura para pacientes idosos. A terceira técnica prevê administração única de alta dose (em bolo) de atracúrio ou vecurônio, e indução anestésica tão logo o paciente se queixe de fraqueza. Tem como desvantagens comprometimento de reflexos protetores de vias respiratórias e autopercepção de fraqueza muscular e dificuldade respiratória, se o agente hipnótico não for injetado no momento exato ou se o acesso venoso for perdido.[25]

Outra opção tem sido o uso de bloqueadores neuromusculares não despolarizantes de rápido início de ação. Os dois agentes que mais se aproximam a suxametônio são rocurônio e mivacúrio. Rocurônio foi o primeiro agente introduzido na prática clínica com essas características.[100-103] É o único fármaco não despolarizante com latência de efeito similar à de suxametônio, porém início e pico de efeito são dependentes de dose e a duração de ação é mais longa.[25,99] Dose habitual de intubação (0,5 a 0,6 mg/kg) é claramente inapropriada para indução de sequência rápida.[100,101] Mesmo administrado em altas doses, rocurônio tem início de ação mais lento em músculos laríngeos, em comparação a suxametônio. Sinais de bloqueio neuromuscular incompleto em cordas vocais, diafragma e outros músculos são mais frequentes. Além disso, com o aumento de doses, o efeito se prolonga.[100] Sugere-se que administração de anestésicos intravenosos seja essencial para se obterem boas condições de intubação em 60 s, com dose de 0,6 mg/kg.[25,99] Sendo assim, embora ainda contestado por alguns autores, rocurônio deve ser usado como agente alternativo para suxametônio, quando este último não puder ser usado e intubação mais prolongada estiver prevista.[25,99-103]

Revisão Cochrane,[99] que analisou dados de 50 ensaios clínicos randomizados ou quase experimentos (n = 4.151), avaliou as condições de intubação criadas por suxametônio ou rocurônio em técnica de indução rápida (doses mínimas de 1 mg/kg ou 0,6 mg/kg, respectivamente). Observou-se superioridade de suxametônio sobre rocurônio quanto ao estabelecimento de condições excelentes (RR = 0,86; IC95%: 0,81 a 0,92; n = 4.151) e clinicamente aceitáveis de intubação (RR = 0,97; IC95%: 0,95 a 0,99; n = 3.992) (evidência de moderada qualidade). Condições excelentes de intubação com suxametônio foram mais prováveis quando tiopental foi utilizado como indutor anestésico, em relação a propofol (RR = 0,81; IC95%: 0,73 a 0,88; n = 2.302). Usando dose maior de rocurônio (1,2 mg/kg), não houve diferenças entre os dois bloqueadores neuromusculares. No entanto, suxametônio foi considerado clinicamente superior, por apresentar duração de ação mais curta. Não foram relatados efeitos adversos graves. Concluiu-se que suxametônio oferece melhores condições de intubação endotraqueal em situações de emergência em qualquer idade. Rocurônio deve ser empregado apenas como agente alternativo.

Escolha de agente indutor anestésico para essa situação é guiada pelo bloqueador neuromuscular a ser utilizado. Para suxametônio, não há descrição de agente preferencial. Por outro lado, quando rocurônio é administrado em pequenas quantidades (0,6 mg/kg), sugere-se que administração de analgésico opioide (como 10 a 20 μg/kg de alfentanila) seja essencial para se obterem boas condições de intubação em 60 s. Paralelamente, estas condições são obtidas mais rapidamente após indução com propofol ou cetamina do que após uso de tiopental ou etomidato. Já com altas doses de rocurônio, condições aceitáveis de intubação endotraqueal podem ser obtidas mesmo sem opioides. Entretanto, adição desses agentes contribui para atenuar efeitos hemodinâmicos indesejáveis.[11,25,99,104]

Revisão sistemática, que incluiu 12 ensaios clínicos randomizados (n = 1.471), avaliou eficácia comparativa de rocurônio e suxametônio em dois modelos para intubação de sequência rápida.[105] Autores concluíram que esses dois fármacos podem ser igualmente eficazes, mas tal achado mostrou-se dependente de dose e agente de indução empregados. Com uso de propofol como agente indutor, rocurônio (em doses convencionais [0,6 a 0,7 mg/kg] ou altas [0,9 a 1,2 mg/kg]) e suxametônio proporcionaram condições igualmente boas ou excelentes de intubação. Quando se empregou tiopental, tais condições mostraram-se piores após administração de doses convencionais de rocurônio.

Intubação rápida com agentes de longa duração não é recomendada, devido ao período de bloqueio inaceitavelmente longo que daí resulta, além de aumentar o risco de efeitos adversos cardiovasculares, pelo uso de maiores doses após emprego de dose *priming*.[25]

Gantacúrio é bloqueador neuromuscular em fase investigacional, que está sendo proposto como substituto de suxametônio em técnica de intubação rápida. Considerado representante de uma nova classe de agentes não despolarizantes, tem ação ultracurta. Início de efeito ocorre em 1 a 2 min, e duração é de 5 a 10 min.[11]

▪ Em relaxamento cirúrgico

Relaxamento muscular é um dos elementos básicos da anestesia geral, por facilitar intubação endotraqueal e propiciar campo cirúrgico adequado. Há, no entanto, alternativas que provêm adequado relaxamento cirúrgico, como ajuste de profundidade anestésica, uso de anestesia regional (em associação ou não à anestesia geral) e posicionamento apropriado do paciente na mesa cirúrgica. Escolha entre bloqueador neuromuscular ou uma dessas opções é determinada por duração estimada da cirurgia, técnica anestésica e manobras cirúrgicas requeridas.[25]

Para relaxamento cirúrgico, privilegiam-se os bloqueadores neuromusculares não despolarizantes. Sua seleção é baseada principalmente na ocorrência de efeitos adversos, especialmente cardiovasculares, havendo diferenças significativas entre seus representantes, mesmo em doses terapêuticas. Pancurônio e vecurônio são os mais frequentemente usados. Vecurônio e rocurônio são recomendados para pacientes com doenças cardiovasculares, e atracúrio para aqueles com insuficiência renal ou hepática.[11]

Pancurônio, embora com duração de ação equivalente à de *alcurônio* e *galamina*, apresenta melhor perfil cardiovascular e autonômico (ausência de bloqueio ganglionar e liberação de histamina), além de ter leve a moderado efeito vagolítico, presumivelmente por bloqueio de receptores colinérgicos muscarínicos. Após sua administração, observam-se ausência de ação hipotensora e leve aumento de frequência cardíaca e pressão arterial (respectivamente de 20% e 10%, em média). Apesar de tais efeitos vagolíticos serem prejudiciais em pacientes com cardiopatia isquêmica ou estenose valvar, relativa estabilidade cardiovascular e grande experiência de uso tornam-no agente útil em grande parte dos pacientes. É indicado para cirurgias longas (3 a 4 h), nas quais extubações precoces não são necessárias, sendo apropriado para casos em que aumento leve a moderado de frequência cardíaca é desejável ou, pelo menos, não prejudicial. Posterior introdução no mercado de *atracúrio* e *vecurônio* – fármacos de duração intermediária – trouxe vantagens. Há início relativamente mais rápido de efeito e relaxamento com pequena ou nenhuma dependência de eliminação renal. A recuperação é mais rápida e mensurável, e o antagonismo do bloqueio residual é mais completo do que o observado com agentes de longa ação. Isto permitiu administração sob a forma de infusão contínua, para manutenção do bloqueio durante a cirurgia, e antagonismo mais rápido e completo do bloqueio residual, ao final do procedimento. Degradação do atracúrio por mecanismo químico (eliminação de Hoffmann) retirou a importante influência de situações clínicas, como idade avançada, insuficiência de órgãos ou alterações bioquímicas, sobre o padrão de bloqueio neuromuscular. Seus principais efeitos adversos associam-se à liberação de histamina, resultando com frequência em eritema localizado ou generalizado, ocasionalmente acompanhado de hipotensão, taquicardia ou broncospasmo. Ausência virtual de efeitos cardiovasculares de vecurônio em ampla faixa de doses estabeleceu um padrão de segurança com o qual outros bloqueadores são comparados. Eventualmente, observa-se bradicardia com esse fármaco, não atribuída ao medicamento em si, mas à não compensação da ação vagotônica de agentes intravenosos usados na indução, especialmente analgésicos opioides. Cisatracúrio, isômero de atracúrio, não libera histamina, tem duração de ação intermediária, facilitada pela reação de eliminação de Hoffmann, e produz menores quantidades de laudanosina (metabólito). *Rocurônio* – agente de duração intermediária – pode ser usado em infusão contínua, para manutenção de relaxamento cirúrgico. Embora habitualmente desprovido de efeitos sobre o sistema cardiovascular, em doses altas pode causar bloqueio vagal, com leve taquicardia.[11,25]

Em unidades de cuidados pós-anestésicos, descreve-se maior incidência de fraqueza residual após uso de bloqueadores de longa ação (pancurônio), em comparação aos de duração intermediária (vecurônio e atracúrio). Com os primeiros, mais tempo é necessário para antagonizar o bloqueio. Por isso, sugere-se que sejam evitados em pacientes que serão extubados ao final do procedimento. Nesses casos, mesmo em procedimentos longos (3 a 4 h), parece ser mais apropriado manter o relaxamento muscular pela infusão de agentes intermediários ou curtos, tanto por doses repetidas em bolo, quanto por infusão contínua. Os de longa ação devem ser reservados para pacientes que permanecerão intubados após procedimentos mais longos e complicados, para facilitar ventilação mecânica em UCI ou salas de recuperação pós-anestésica (SRPA). Para cirurgias ambulatoriais, privilegiam-se bloqueadores de ação curta ou intermediária, por motivos de segurança e economia.[11,25]

É difícil demonstrar que um bloqueador neuromuscular é realmente mais seguro que outro quanto à ocorrência de paralisia residual prolongada e inadequado antagonismo do bloqueio residual. A fim de evitar tais efeitos adversos, deve-se usar a menor dose possível para obtenção de adequado relaxamento cirúrgico. Deve ser feito o manejo individual dos pacientes no período transoperatório, por meio do monitoramento de nervo periférico, o que permite uso de doses adicionais apenas quando houver evidência de início de recuperação da dose prévia, evitando superdosagem.[11,25]

Entre os parâmetros clínicos condicionantes da seleção do bloqueador neuromuscular, incluem-se, ainda, condições especiais do paciente, como faixa etária e presença de doenças que afetem parâmetros farmacocinéticos.

Especificamente em anestesia pediátrica, escolha do bloqueador não despolarizante depende de perfil de segurança, facilidade de uso e condições clínicas. Para a maioria dos agentes, início e término do bloqueio neuromuscular são mais curtos em crianças do que em adultos, refletindo a presença de débito cardíaco relativamente maior e tempo de circulação mais rápido em pacientes mais jovens. Antagonismo farmacológico dos efeitos de agentes não despolarizantes também é alcançado mais rapidamente naquela faixa etária e correlaciona-se com redução na incidência de bloqueio residual no período pós-operatório imediato. Entretanto, a eliminação desses fármacos é retardada nos primeiros 12 meses de vida, com consequente aumento na duração de ação.[25] Dentre os agentes disponíveis, pancurônio apresenta a vantagem do melhor perfil cardiovascular; porém, ação é muito prolongada para a maioria dos procedimentos pediátricos. Assim, desde a introdução de atracúrio e vecurônio – agentes de duração intermediária – seu uso tem reduzido. Posteriormente, outros três bloqueadores passaram a ter lugar na prática pediátrica – rocurônio, cisatracúrio e mivacúrio. Pronta recuperação do bloqueio neuromuscular em todas as idades, duração de ação intermediária, adequada para a maioria dos procedimentos cirúrgicos em crianças, e baixa incidência de efeitos adversos significativos nas doses usuais, tornam atracúrio o bloqueador de escolha por muitos autores em pediatria. Vecurônio apresenta maior duração de efeito em neonatos e lactentes do que em crianças maiores, sendo considerado agente de longa duração de ação nesta faixa etária. Isto provavelmente se deve a maior volume de distribuição (maior volume de líquido extracelular), sem que haja diferença de depuração plasmática, observada em neonatos e lactentes. Imaturidade funcional explica a observação de que dose de 100 mg/kg (correspondendo a 2 × DF95) mantém mais de 90% do bloqueio neuromuscular por quase 1 h em neonatos e crianças com até 1 ano de idade, em comparação com somente 18 min em crianças maiores. Padrão de resposta similar é visto com rocurônio, porém de forma menos marcada, de modo que este mantém as características de agente de duração intermediária em faixa etária mais jovem. Seu uso em baixas doses pode ser útil em procedimentos de curta duração, para crianças.[11,25]

Em reversão de bloqueio neuromuscular

Recuperação neuromuscular incompleta é comum ao final de procedimentos anestésico-cirúrgicos. Sua incidência varia entre diferentes estudos e depende do tipo de bloqueador neuromuscular não despolarizante empregado. Parece ser menor com agentes de duração curta ou intermediária, em comparação com aqueles de longa ação. Mesmo assim, pode ter incidência de 16 a 45% após uso dos primeiros. Bloqueio residual e fraqueza muscular resultante podem levar a aumento de morbidade e mortalidade, tempo de hospitalização e custos. Podem determinar complicações pulmonares pós-operatórias, como dispneia, hipoxemia, aspiração e pneumonia.[25,106,107]

Recuperação adequada da força muscular é obrigatória antes de o paciente ser liberado da unidade de cuidados pós-anestésicos. Para tal, ao final do procedimento anestésico-cirúrgico, empregam-se inibidores de acetilcolinesterase, também denominados de fármacos anticolinesterásicos (neostigmina, edrofônio ou piridostigmina), que revertem o bloqueio determinado por agentes não despolarizantes. Com a inativação da acetilcolinesterase, há elevação dos níveis de acetilcolina na fenda sináptica e aumento da competição entre esse neurotransmissor e o bloqueador não despolarizante pelo sítio de ligação em receptor nicotínico. Isso possibilita que a acetilcolina desloque o antagonista competitivo. Agentes anticolinesterásicos também têm ação pré-sináptica, mobilizando e liberando acetilcolina. Porém, quando a concentração de bloqueador neuromuscular não despolarizante é muito alta (como ocorre durante bloqueio profundo, requerido para alguns procedimentos cirúrgicos), aumento da concentração de acetilcolina pode ser insuficiente para deslocar as moléculas do bloqueador. Esta é uma das principais limitações de uso de inibidores de colinesterase. Outra limitação é o fato de tais agentes também serem ativos em outros sítios de ação, fora da junção neuromuscular, aumentando a concentração de acetilcolina em outros tecidos e, consequentemente, determinando efeitos adversos.[11,25]

Neostigmina é o agente anticolinesterásico mais utilizado, por ser de baixo custo, reverter bloqueios profundos (ao contrário do edrofônio) e ser comercializado em formulação para uso parenteral (ao contrário de piridostigmina, só disponível na forma de comprimidos). Dose necessária de neostigmina para reversão depende do grau de bloqueio. Inibição de 50 a 90% da enzima é obtida com 0,03 a 0,07 mg/kg, determinando efeito clínico significativo em 2 a 5 min, com duração de 30 a 50 min. Efeito máximo é obtido com 5 mg em adultos. Na presença de insuficiências hepática ou renal, o tempo de ação é aumentado.[25]

Como neostigmina inibe a acetilcolinesterase em estruturas inervadas pelo sistema nervoso parassimpático, pode causar salivação, sudorese, lacrimejamento, aumento de secreção brônquica, broncospasmo, miose e aumento da motilidade intestinal. No sistema cardiovascular, há bradicardia, principalmente em idosos, crianças e pacientes em uso de digitálicos, bloqueadores de canais de cálcio ou betabloqueadores. Em nódulo atrioventricular (AV), causa retardo de condução, com aparecimento de distúrbios de condução, ritmo juncional ou bloqueio AV. Para evitar respostas muscarínicas, são empregados antagonistas muscarínicos, como glicopirrolato ou atropina.

Esta última deve ser administrada prévia ou simultaneamente à neostigmina, na dose de 0,015 a 0,03 mg/kg. Atropina tem rápido início de ação, 1 a 2 min antes da neostigmina. Frequência cardíaca aumenta inicialmente, retornando ao basal em 5 a 10 min. Uso de anticolinesterásicos em cardiopatas e asmáticos deve ser cuidadoso.[11,25]

De forma geral, considera-se que todos os bloqueadores não despolarizantes requerem antagonismo cuidadoso de bloqueio residual, ao final de praticamente todos os procedimentos. Quando se empregam agentes de longa ação, a reversão de efeito ao final da cirurgia é obrigatória, a menos que o paciente permaneça em ventilação mecânica. Já com aqueles de ação intermediária, a reversão não é obrigatória, embora seja aconselhável. A decisão terá por base o desempenho em testes de função neuromuscular. Apenas para agente não despolarizante de curta duração, uso de anticolinesterásicos não é necessário, apesar de eficaz. Administração de neostigmina com suxametônio não é indicada, pois prolonga a duração do bloqueio, o que é parcialmente explicado pela inibição da butirilcolinesterase e preservação do agente despolarizante.[11,25]

Estudos têm explorado o potencial de agentes reversores não clássicos. Colinesterase plasmática humana purificada tem se mostrado eficaz e segura para antagonizar bloqueio neuromuscular induzido por mivacúrio. Da mesma forma, cisteína reverte efeitos relaxantes de gantacúrio. Tanto colinesterase purificada quanto cisteína atuam independentemente da inibição de acetilcolinesterase. Seus efeitos têm sido observados apenas em nível de pesquisa, não havendo ainda indicação clínica de uso. Por outro lado, estratégia para reversão de bloqueio neuromuscular, desenvolvida a partir do encapsulamento de bloqueadores não despolarizantes de tipo esteroide com agente seletivo de ligação, vem sendo incorporada à prática clínica.[108] Essa nova molécula, com base em ciclodextrina, recebeu o nome de sugamadex e apresenta capacidade de ligação àqueles bloqueadores, levando à sua inativação. "Su" refere-se a *sugar* (açúcar, em inglês) e "gamadex" refere-se à estrutura molecular (gamaciclodextrina).[25,65]

Sugamadex é o primeiro representante de grupo chamado "agentes reversores do bloqueio neuromuscular de ligação seletiva" (*selective relaxant binding agent* ou SRBA, em inglês), que cessa o relaxamento muscular induzido por bloqueadores não despolarizantes esteroidais (rocurônio e, em menor extensão, vecurônio e pancurônio), encapsulando-os e inativando-os.[25,108] Administrado por via intravenosa, liga-se seletivamente às moléculas livres do bloqueador com alta afinidade, em proporção molar de 1:1.[108] Cria-se, assim, um gradiente de concentração favorável à movimentação das moléculas daquele fármaco, da junção neuromuscular para o plasma, o que resulta em rápida recuperação da função neuromuscular. Complexo inativo resultante é, então, eliminado do organismo. Ao contrário de neostigmina, não há inibição de acetilcolinesterase, nem necessidade de uso concomitante de agente anticolinérgico.[25] Foi aprovado para uso nos EUA, em dezembro de 2015.[109] Na União Europeia, é comercializado desde 2008, e está disponível no Brasil desde 2009 (solução injetável contendo 100 mg/mℓ).[17,25] Nesses países, é recomendado para reversão de relaxamento muscular moderado a profundo por rocurônio ou vecurônio em adultos, incluindo idosos, e para reversão de relaxamento moderado induzido por rocurônio em pacientes pediátricos (com mais de 2 anos).[110-112] É ineficaz para suxametônio e bloqueadores neuromusculares benzilisoquinolínicos, como mivacúrio, atracúrio e cisatracúrio, pela incapacidade de formar complexos de inclusão com esses fármacos.[25,108]

Eficácia clínica e segurança de sugamadex têm sido avaliadas em ensaios clínicos randomizados que o compararam a placebo ou agentes reversores convencionais.[25,106,108] Em estudos clínicos com pacientes adultos saudáveis, as doses recomendadas proporcionaram rápida reversão de bloqueio por rocurônio ou vecurônio, com baixa incidência de efeito residual ou recorrente. Em comparação com protocolos padrões de reversão, usando inibidores de acetilcolinesterase combinados a antagonistas muscarínicos, sugamadex causou recuperação mais rápida e completa do bloqueio induzido por rocurônio. Foi em geral bem tolerado. Idêntico perfil de eficácia e segurança foi observado em pacientes pediátricos que receberam rocurônio.[25,108]

Em revisão Cochrane de 18 ensaios clínicos randomizados (n = 1.321 adultos), sendo 11 publicados apenas como resumos de eventos científicos,[106,107] sugamadex (2, 4 ou 16 mg/kg) reverteu mais rapidamente o relaxamento muscular determinado por rocurônio, em comparação a placebo ou neostigmina, independentemente da profundidade do bloqueio. Não houve diferenças entre os 3 grupos de intervenção, quanto a reações adversas. Eventos graves ocorreram em menos de 1% dos casos. Os resultados são de baixa qualidade, com tamanhos de amostra pequenos e apenas 7 estudos publicados na íntegra.

Revisão sistemática, acompanhada de avaliação econômica, analisou dados sobre efetividade clínica de sugamadex para reversão de relaxamento muscular, em anestesias gerais.[113] Em 4 ensaios clínicos randomizados, controlados por placebo, e 9 controlados por associação de neostigmina e glicopirrolato, sugamadex determinou recuperação mais rápida de bloqueio neuromuscular moderado ou profundo. Tempos medianos para recuperação de bloqueio moderado foram iguais a 1,3 a 1,7 min para rocurônio + sugamadex, 17,6 min para rocurônio + neostigmina e 21 a 86 min para rocurônio + placebo. Em bloqueio profundo, tempos medianos de recuperação foram iguais a 2,7 min para rocurônio + sugamadex, 49 min para rocurônio + neostigmina e 30 a mais de 90 min para rocurônio + placebo. Resultados para vecurônio foram similares. Paralelamente, recuperação de bloqueio neuromuscular foi mais rápida com rocurônio + sugamadex (dose de 16 mg/kg, administrada 3 min após o bloqueador) do que com suxametônio (recuperação espontânea), com tempos medianos de 4,2 versus 7,1 min, respectivamente. No entanto, as evidências têm por base estudos de pequeno tamanho amostral, envolvendo pacientes relativamente jovens e em bom estado geral. Além disso, desfechos relevantes, como qualidade da experiência vivenciada pelo paciente, complicações e mortalidade pós-operatórias, não foram avaliados. Autores concluíram que sugamadex é eficaz e que, em associação a rocurônio, pode ser considerado como alternativa para reversão de bloqueio neuromuscular, embora não seja custo-efetivo em alguns tipos de pacientes, tendo em vista os preços no momento da análise.

Sugamadex mostrou-se eficaz mesmo durante infusão contínua de rocurônio. Tal estratégia terapêutica é importante, pois rocurônio tem curta latência, mas duração de ação relativamente longa. Remoção do bloqueador pela molécula de ciclodextrina permite redução do tempo de relaxamento e torna o uso de rocurônio mais flexível às necessidades de cada procedimento anestésico-cirúrgico, além de proporcionar maior segurança em indução de sequência rápida. Paralelamente, seu uso em anestesia obstétrica pode, potencialmente, trazer a vantagem de se poder administrar rocurônio e reverter de forma rápida bloqueios profundos ao final de cesarianas. Embora estudos clínicos sugiram benefício, informações sobre transferência placentária de sugamadex são esparsas e limitadas a animais. Não há informação sobre a transferência placentária do complexo sugamadex-rocurônio.[25,114-118]

Especificamente quanto à segurança de sugamadex, FDA traz, como alerta, possibilidade de reações de hipersensibilidade e anafilaxia, relatadas em ensaios clínicos randomizados. Também menciona casos de marcada bradicardia, alguns dos quais resultaram em parada cardíaca, minutos após a administração do fármaco. Recomenda monitoramento cuidadoso de alterações hemodinâmicas e uso de atropina, se necessário.[109] Porém, as reações adversas mais comumente observadas são náuseas, vômito, dor, hipotensão e cefaleia.[25] No que se refere a interações medicamentosas, FDA recomenda atenção dos médicos para redução de efeito de contraceptivos hormonais.[109]

Do ponto de vista econômico, comparado a agentes anticolinesterásicos, sugamadex tem custo significativamente maior. Em revisão clássica da literatura, observou-se escassez de estudos farmacoeconômicos baseados em evidência sobre o tema. Levantou a possibilidade, a ser comprovada, de que redução de incidência de extubação prolongada reduza a permanência dos pacientes em sala de recuperação. Mas também reconheceu que a diminuição de custos depende de outros fatores organizacionais.[119] Avaliações econômicas, realizadas paralelamente a revisões sistemáticas, buscaram dados sobre custo-efetividade de sugamadex para reversão de relaxamento muscular, em anestesias gerais realizadas no Reino Unido.[113,120,121] Evidências para modelagem proposta foram muito limitadas. No entanto, assumindo que as reduções de tempo de recuperação observadas nos estudos possam ser obtidas na prática clínica de modo produtivo, sugamadex, na dose de 2 mg/kg, é potencialmente custo-efetivo para reversão de bloqueio moderado induzido por rocurônio, se cada minuto de tempo de recuperação ganho corresponder a 2,40 libras [R$14,00] ou mais. Para dose de 4 mg/kg, visando reversão de bloqueio profundo, este valor corresponde a 1,75 libra [R$10,14]). Tais resultados são mais provavelmente alcançados se as reduções forem obtidas em sala de cirurgia que em sala de recuperação. Foram similares para vecurônio. Para reversão rápida de bloqueio neuromuscular, estudo sugeriu que é improvável que qualquer redução significativa de morbidade, pela adoção de sugamadex, resulte em diminuição importante de custos.

Sumário da seleção de bloqueadores neuromusculares periféricos.			
Medicamento	Grau de recomendação	Nível de evidência	Comentários
■ Intubação endotraqueal			
Suxametônio	I	B	Primeira escolha
Rocurônio			Agente alternativo
■ Sequência rápida de intubação			
Suxametônio	I	A	Primeira escolha
Rocurônio	IIb	A	Agente alternativo
Mivacúrio	IIb	B	Agente alternativo a suxametônio e rocurônio
Atracúrio	IIb	B	Agente alternativo a suxametônio e rocurônio
Vecurônio	IIb	B	Agente alternativo a suxametônio e rocurônio
■ Relaxamento cirúrgico			
Alcurônio	III	B	Baixa segurança. Uso não recomendado
Atracúrio	I	B	Agente alternativo (insuficiência renal ou hepática, pediatria)
Cisatracúrio	I	B	Agente alternativo (insuficiência renal ou hepática). Maior custo
Galamina	III	B	Baixa segurança. Uso não recomendado

(continua)

Sumário da seleção de bloqueadores neuromusculares periféricos. (continuação)			
Medicamento	Grau de recomendação	Nível de evidência	Comentários
Pancurônio	I	B	Primeira escolha
Rocurônio	I	B	Agente alternativo a pancurônio. Recomendado em presença de doenças cardiovasculares. Útil para procedimentos pediátricos de curta duração (baixas doses)
Vecurônio	I	B	Agente alternativo a pancurônio e rocurônio. Recomendado em presença de doenças cardiovasculares
■ Reversão de bloqueio neuromuscular			
Neostigmina	I	B	Primeira escolha. Uso associado a atropina. Uso cauteloso em cardiopatas e asmáticos
Sugamadex	IIa	B	Agente alternativo para reversão seletiva de bloqueio induzido por rocurônio, vecurônio ou pancurônio (agentes não despolarizantes esteroidais). Maior custo

▶ Prescrição

Fármacos para pré-medicação

Pré-medicação é administrada na noite anterior à cirurgia, a fim de diminuir apreensão e eventuais transtornos do sono, e 60 a 90 min antes de o paciente ser encaminhado à sala de cirurgia. Habitualmente, administram-se benzodiazepínicos por via oral. Eventualmente, utiliza-se midazolam por via intramuscular, com início de efeito em 30 a 60 min. Diazepam não é recomendado por esta via, devido à absorção irregular.

Doses e vias de administração de fármacos empregados em pré-medicação anestésica podem ser vistas no Quadro 18.3.

Anestésicos gerais e adjuvantes

Dosagem dos anestésicos inalatórios é expressa pela pressão parcial do gás na mistura inspirada, que, durante a anestesia geral, passa a ter concentrações de oxigênio maiores (entre 50 e 100%) do que as do ar ambiente. Escalas que avaliam a potência de anestésicos inalatórios têm como base concentrações alveolares (em geral expressas por meio de concentrações expiratórias finais), que estão associadas a desfechos comportamentais definidos. Medida de potência mais usada é a concentração alveolar mínima (CAM ou CAM-imobilidade), correspondente à menor concentração do anestésico, à pressão de uma atmosfera, que suprime resposta motora a estímulo nocivo padrão (incisão cirúrgica) em 50% dos pacientes. Para preveni-la em 95% dos indivíduos, é necessário empregar, em média, 1,3 CAM. Assume-se que ausência de resposta motora à incisão implique inconsciência e amnésia em indivíduos não paralisados por bloqueadores neuromusculares. Quanto menor a CAM, maior é a potência do fármaco.

Quadro 18.3 ■ Doses e vias de administração de fármacos usados em medicação pré-anestésica.

Fármaco	Dose em adultos		Dose em crianças	
	Via oral (mg)	Via intramuscular (mg/kg)	Via oral (mg/kg)	Via intramuscular (mg/kg)
Diazepam	5 a 10	–	0,2 a 0,5ᵋ	–
Lorazepam*	1 a 4	0,05***	–	–
Midazolam	7,5 a 20**	0,07 a 0,08ᵞ	0,25 a 0,5**	0,1 a 0,15**

*Não recomendado para crianças < 12 anos. **Administração 30 a 45 min antes do procedimento; dose máxima oral de 20 mg e intramuscular de 10 mg. ***Dose máxima: 4 mg; administração 2 h antes do procedimento; latência de 20 a 30 min e duração de 6 a 8 h. ᵞDose usual: 5 mg; administração 30 a 60 min antes do procedimento; latência de 15 min e duração de até 6 h (média de 2 h). ᵋAdministração 45 a 60 min antes do procedimento; dose máxima: 10 mg.

Analgesia leve aparece com administração de aproximadamente 0,3 CAM. Amnésia está presente com 0,5 CAM, de modo que o paciente pode responder a comando ou mesmo conversar e não lembrar depois. Imobilidade ocorre com 1 a 1,3 CAM. Em doses maiores (acima de 1,3 CAM), minimizam-se as respostas mediadas pelo sistema nervoso simpático.

No Quadro 18.4, observam-se valores de CAM de anestésicos inalatórios.

Valor da CAM é constante para cada anestésico. Porém, idade, alterações de temperatura corporal, emprego de analgésicos opioides, benzodiazepínicos e até de outros anestésicos inalatórios podem interferir, aumentando ou reduzindo a concentração mínima necessária para anestesiar um dado paciente.

No Quadro 18.5, podem ser vistos doses e parâmetros farmacocinéticos relacionados à prescrição de anestésicos intravenosos e adjuvantes.[1,2,22,33,80,122]

Tempo de emergência (definida como orientação em tempo e espaço) varia conforme agente e dose utilizados. Emergência de anestesia com associação de midazolam e fentanila é aproximadamente 10 min mais longa que aquela observada com associação de tiopental e fentanila e mais prolongada que a de propofol isoladamente. Essa diferença faz com que alguns anestesistas prefiram propofol para indução em procedimentos curtos.[2]

Para uso intravenoso, diazepam não deve ser adicionado a quaisquer outros fármacos, face a múltiplas incompatibilidades. Não se recomenda sua diluição em água, soluções de cloreto de sódio (NaCl) a 0,9% ou glicose, devido à baixa solubilidade em meio aquoso. Apresenta melhor estabilidade em preparações que utilizam veículos mistos com propilenoglicol (solvente orgânico). Midazolam é solúvel em meio aquoso, permitindo formulação parenteral que exclui propilenoglicol, diminuindo dor à injeção e tromboflebite.[2]

Propofol, devido à pobre solubilidade em água, é formulado em emulsão de óleo em água. Cada mililitro da emulsão contém aproximadamente 0,1 g de gordura (1,1 kcal). Deve ser utilizado dentro de

Quadro 18.4 ■ Concentração alveolar mínima (CAM-imobilidade) de anestésicos inalatórios.

Agente	CAM (volume por cento)
Halotano	0,76
Enflurano	1,68
Isoflurano	1,15
Sevoflurano	2
Desflurano	6
Óxido nitroso	104

Quadro 18.5 ■ Doses e parâmetros farmacocinéticos de anestésicos intravenosos e adjuvantes empregados em anestesia geral.

Fármaco	Doses	Latência de efeito	Duração de efeito	$t_{1/2}\beta$
Alfentanila	DI: 130 a 245 µg/kg DM: 0,5 a 1,5 µg/kg/min	1 a 1,5 min	20 min	1,5 h
Cetamina[a]	DI: 0,5 a 2,0 mg/kg DM: 15 a 90 µg/kg/min	30 a 60 s	10 a 15 min[b]	3 h
Dexmedetomidina	DI: 1 µg/kg DM: 0,2 a 0,7 µg/kg/h	5 a 10 min	1 a 2 h	2 h
Diazepam	0,3 a 0,6 mg/kg	40 a 60 s	20 a 30 min[b]	20 a 50 h
Etomidato	DI: 0,2 a 0,6 mg/kg DM: 5 a 20 µg/kg/min	30 a 60 s	3 a 8 min[b]	3 h
Fentanila	DI: 2 a 20 µg/kg DM: 1 a 2 µg/kg/h	1 min	30 a 60 min	2 a 4 h
Flumazenil	DI: 0,2 mg[c]	1 a 3 min	30 a 60 min	1 a 4 h
Midazolam	DI: 0,15 a 0,35 mg/kg DM: 0,25 a 1,5 µg/kg/min	1 a 5 min	20 min[b]	1 a 4 h
Morfina	DI: 1 a 4 mg DM: 0,07 a 0,5 mg/kg/h	5 a 10 min	4 h	2 a 4 h
Naloxona	0,4 a 0,8 mg[d]	1 a 2 min	1 h	0,5 a 1 h
Propofol	DI: 1,5 a 2,5 mg/kg DM: 100 a 300 µg/kg/min	10 a 30 s	3 a 10 min[b]	2 h
Remifentanila	DI: 0,5 a 1,0 µg/kg/min DM: 0,05 a 2,0 mg/kg/min	1 a 3 min	10 a 15 min	10 a 20 min
Sufentanila	DI: 1 a 2 µg/kg[e] DM: 5 a 20 mg (em bolo)	3 a 5 min	15 min	3 a 4 h
Tiopental[f]	2,5 a 5,0 mg/kg	10 a 30 s	5 a 8 min[b]	12 h

DI: dose inicial/indução; DM: dose de manutenção. [a]Por via intramuscular (IM): dose de 4 a 6 mg/kg, com latência de 3 a 8 min e duração de 12 a 25 min. [b]Retorno de consciência relativamente rápido, por redistribuição tecidual (curta meia-vida de distribuição). Maior duração para os demais efeitos. [c]Dose máxima: 1 mg. [d]IV ou IM; repetição a cada 2 a 3 min, se necessário; após reversão, doses adicionais a cada 20 a 60 min, dependendo do agente opioide; considerar outra causa para depressão respiratória, se ausência de resposta com dose superior a 10 mg. [e]Doses usuais: 10 a 50 µg; não exceder dose total de 1 mg/kg/h. [f]Doses maiores para crianças (5 a 6 mg/kg) e lactentes (7 a 8 mg/kg) e menores, para pacientes geriátricos (redução de 30 a 35%). Perda de consciência em 10 a 20 s, com efeito máximo em 1 min.

12 h da abertura da ampola, para evitar risco de crescimento bacteriano. Parâmetros farmacocinéticos não são influenciados por doenças renais e hepáticas, não necessitando de ajustes de dose em uso a curto prazo. Como conjugação com ácido glicurônico é pequena em recém-nascidos, doses repetidas ou infusões contínuas devem, a princípio, ser evitadas nesses pacientes.[2]

Bloqueadores neuromusculares e seus reversores de efeito

Bloqueadores neuromusculares têm estruturas hidrossolúveis, sendo pobremente absorvidos por via oral. São comumente administrados por via intravenosa, embora possam ser empregados por via intramuscular em algumas situações. No Quadro 18.6, são descritas doses e duração de ação de bloqueadores neuromusculares despolarizante e não despolarizantes.[11,25,122] Doses suplementares ou de manutenção de bloqueadores não despolarizantes variam em geral de 20 a 30% da dose inicial, para os de longa ação, a 35 a 50% da dose inicial, para os de duração curta e intermediária.[25]

Infusão contínua desses agentes pode ser realizada em anestesias e UCI. É útil para manutenção e ajuste rápido do grau de profundidade do relaxamento muscular às necessidades cirúrgicas ou clínicas. Empregam-se representantes de duração curta ou intermediária. Uso das menores doses possíveis minimiza o risco de efeitos indesejáveis cardiovasculares e limita duração do efeito relaxante à duração antecipada da cirurgia, reduzindo bloqueio residual. Em UCI, podem ser empregados agentes de ação longa ou intermediária. Atracúrio e cisatracúrio necessitam ser administrados continuamente, devido à sua meia-vida curta. Para os demais, no entanto, administração em bolo oferece vantagens potenciais, por permitir controle de taquifilaxia, monitoramento de acúmulo, analgesia e amnésia (nos intervalos entre doses) e limitação de complicações relacionadas a bloqueio excessivo ou prolongado.[25]

Bloqueio por suxametônio pode ser prolongado em situações nas quais há redução de concentração ou atividade de butirilcolinesterase. Como esta enzima é sintetizada no fígado, isto pode ocorrer em doença hepática ou neoplásica, má nutrição, idade avançada, gravidez, queimaduras, além de uso de anticoncepcionais orais, inibidores de MAO, anticolinesterásicos e metoclopramida. No entanto, a preocupação clínica não deve ser grande, pois marcadas reduções de atividade da butirilcolinesterase resultam em aumentos apenas modestos na duração de ação de suxametônio. Quando a atividade daquela enzima é reduzida a 20% do normal por doença hepática grave, duração da apneia após suxametônio aumenta da duração normal de 3 min para somente 9 min.[25]

Variações genéticas que determinam a presença de colinesterase plasmática anormal ocorrem em aproximadamente 1 em 2.000 indivíduos e fazem com que o efeito de suxametônio – que normalmente dura menos de 5 min – prolongue-se por 2 h ou mais. Observa-se que as respostas de homozigotos típicos pouco diferem do normal, ao passo que, nos homozigotos atípicos, o efeito pode perdurar por até 4 a 8 h. Nos heterozigotos atípicos, a resposta a suxametônio e mivacúrio prolonga-se em torno de 50 a 100%. Nessa situação, mantém-se o paciente em ventilação controlada até reversão espontânea e completa do bloqueio.[25]

Para reversão do bloqueio neuromuscular, pode-se administrar, por via intravenosa, sugamadex, que apresenta propriedades farmacocinéticas lineares na faixa de 1 a 16 mg/kg. Seu efeito é dependente de dose, de modo que aumento de 0,5 para 4 mg/kg reduz tempo médio de recuperação da função neuromuscular de 6,8 min (4,8 a 11,4) para 1,4 min (0,95 a 2,3), respectivamente. Doses eficazes parecem ser de 2 a 4 mg/kg, determinando reversão de bloqueio dentro de 3 min. Em adultos, 2 a 4 mg/kg revertem efeito de 0,6 mg/kg de rocurônio e 0,1 mg/kg de vecurônio significativamente mais rápido que associação de 50 a 70 mg/kg de neostigmina e 10 a 14 µg/kg de glicopirrolato. Administrados 3 min após rocurônio, 16 mg/kg de

Quadro 18.6 ■ Dose e duração de ação de bloqueadores neuromusculares periféricos registrados no Brasil.

Agentes	Infusão contínua (mg/kg/min)	DE95[a] (mg/kg)	Dose (mg/kg)		Duração (min)	
			Intubação	Relaxamento cirúrgico	Dose de intubação	Dose de manutenção
Bloqueador despolarizante						
Suxametônio	–	0,5	IV: 1 IM: 2 a 4	–	IV: 5 a 10 IM: 15 a 20	–
Bloqueadores não despolarizantes de longa duração						
Alcurônio	–	0,2	0,25 a 0,3	DI: 0,1 a 0,2 DM: 0,05 a 0,1	60 a 120	30 a 45
Pancurônio	1 a 2	0,05 a 0,07	0,08 a 0,12	DI: 0,03 a 0,06 DM: 0,01 a 0,015	60 a 120	30 a 40
Galamina	–	3,0	4 a 6	DI: 1 a 3 DM: 0,3 a 0,5	90 a 120	30 a 40
Bloqueadores não despolarizantes de ação intermediária						
Vecurônio	0,8 a 2,0	0,04 a 0,05	0,1 a 0,2	DI: 0,03 a 0,05 DM: 0,01 a 0,02	45 a 90	–
Atracúrio	4 a 12	0,23 a 0,25	0,5 a 0,6	DI: 0,2 a 0,4 DM: 0,1 a 0,15	30 a 45	15 a 20
Rocurônio	10 a 12	–	0,6 a 1,2	DM: 0,1 a 0,2	35 a 75	–
Cisatracúrio	1 a 3	0,05	0,15 a 0,20	DI: 0,03 a 0,05 DM: 0,01 a 0,02	40 a 90	15 a 20

[a]DE95: dose que produz 95% de redução em força de contração ou amplitude (em eletromiograma) do músculo adutor do polegar, após estimulação de nervo ulnar. DI: dose inicial. DM: doses subsequentes ou de manutenção.

sugamadex reverteram efeito de 1,2 mg/kg de rocurônio em tempo significativamente mais rápido que o necessário para recuperação espontânea após emprego de suxametônio.[25]

Sugamadex não parece sofrer metabolismo e é primariamente excretado na urina, em forma inalterada. Sua meia-vida é de 1,8 h. Prejuízo renal (mas não prejuízo de função hepática ou idade do paciente) retarda sua eliminação e a do complexo sugamadex-rocurônio. Uso em pacientes com insuficiência renal grave não é recomendado.[25]

▶ Seguimento

Em pré-medicação e sedação para procedimentos diagnósticos e terapêuticos

Uso racional de fármacos nesse contexto tem como objetivos fazer com que os pacientes permaneçam sedados, com grau mínimo de apreensão, mas ainda cooperativos, sem efeitos adversos intoleráveis. Sedação excessiva e amnésia prolongada podem aumentar a ansiedade de alguns pacientes.

Benzodiazepínicos são extremamente seguros. Reações adversas são raras quando se utiliza a via oral. Há pouco efeito sobre função respiratória em doses usuais. São considerados livres de efeitos alérgicos. Principais reações adversas a diazepam, por via intravenosa, são irritação venosa e tromboflebite. O problema mais significativo com uso de midazolam é depressão respiratória em sedação moderada. Benzodiazepínicos determinam depressão do sistema respiratório, de forma dependente de dose, a qual parece ser maior com midazolam do que com diazepam ou lorazepam. Início desse efeito com midazolam intravenoso (0,13 a 0,2 mg/kg) ocorre em aproximadamente 3 min. Depressão significativa permanece por 60 a 120 min. Quanto mais rápida for a injeção, mais precocemente o pico depressor é alcançado. É mais provável na presença de analgésicos opioides. Extremos de idade, doenças debilitantes e outros fármacos depressores respiratórios também aumentam incidência e grau de depressão.[1,2]

Em anestesias gerais

A medida mais frequentemente avaliada em indução anestésica é o tempo requerido para perda da consciência, observando-se tempos para perda de reflexo palpebral e para as pupilas tornarem-se centradas e constritas. Medidas menos objetivas incluem períodos decorridos até perda de tônus da mandíbula ou intubação traqueal. Durante a fase de manutenção, três sinais caracterizam a etapa de anestesia cirúrgica: ausência de reflexo palpebral, início de relaxamento muscular e respiração rítmica. Com anestésicos inalatórios, pode-se também correlacionar profundidade de anestesia com pressão arterial. Admite-se queda de até 20% em relação ao nível basal. Taquicardia, hipertensão arterial, lacrimejamento e dilatação pupilar são sinais de anestesia por inalação ou intravenosa insuficiente, requerendo aumento de concentração dos agentes.[25]

Quanto ao seguimento do bloqueio neuromuscular, este é avaliado durante e após a cirurgia. No período transoperatório, o anestesista determina se o relaxamento é adequado ao procedimento cirúrgico. No período pós-operatório imediato e em situações de desmame da ventilação mecânica, em UCI, o profissional avalia se o paciente está completamente recuperado do bloqueio. Habilidade de o paciente manter ventilação sustentada e adequada às suas necessidades e proteger suas vias respiratórias, particularmente em situações de obstrução respiratória ou vômito, é a principal preocupação no que se refere à recuperação de função. Para tal avaliação, utilizam-se medidas diretas e indiretas de atividade neuromuscular. As primeiras requerem aparelhagem especial e baseiam-se na aplicação de choques elétricos a nervo periférico motor, com observação e registro de resposta muscular. Qualquer unidade motora superficialmente localizada pode ser monitorada, mas a de emprego mais comum é aquela relacionada à estimulação de nervo ulnar, tanto em punho quanto em cotovelo, em que se observa flexão de polegar, por contração da musculatura adutora. Em certas circunstâncias, dependendo de posição do paciente (com acesso difícil ao braço) ou presença de lesões, pode ser estimulado o nervo peroneal ou o facial.[25]

Estimulação de nervo periférico é o método de monitoramento clínico de função neuromuscular mais empregado em bloco cirúrgico, unidades de recuperação pós-anestésica ou de cuidados intensivos. No entanto, devido à ampla margem de segurança da função neuromuscular, a redução de resposta contrátil não é quantitativamente proporcional à ação relaxante no receptor. Trem de 4 (aplicação de 4 estímulos elétricos repetidos, em período de 2 s), apesar de desconfortável, é indicador utilizado na avaliação de recuperação da função muscular, sendo mais sensível que presença de volume corrente normal. Estudos indicam que resposta em trem de 4 inferior a 90%

relaciona-se a menor função da musculatura faríngea e redução dos mecanismos de proteção de vias respiratórias. Observou-se que 40% dos pacientes com esse nível de resposta aspiraram e que a incidência de complicações pulmonares aumentou na presença de resposta inferior a 70% no período pós-operatório. Assim, embora os pacientes possam apresentar respiração adequada antes de alcançarem 90% de resposta no trem de 4, profissionais que atuam em sala de recuperação devem realizar cuidadoso monitoramento, até que qualquer evidência de bloqueio neuromuscular residual tenha se dissipado, e elevação da cabeça por 5 s seja inequivocamente demonstrada.[25]

Medidas indiretas de avaliação de atividade neuromuscular envolvem observação clínica de tônus muscular, volume corrente, força inspiratória, capacidade de abrir os olhos e elevar a cabeça. Para detectar bloqueio residual, testes de manter a cabeça elevada e apertar a mão do profissional por 5 s são os mais sensíveis. Presença de volume corrente normal é indicador insensível de função neuromuscular periférica, pois assegura apenas 20% de desocupação de receptores. Medida da capacidade vital requer cooperação do paciente, mas é o objetivo a ser alcançado em recuperação clínica total – valor de pelo menos 20 mℓ/kg. Tétano sustentado de 50 Hz é muito desconfortável, mas é indicador confiável de adequada recuperação. Tétano sustentado de 100 Hz é muito doloroso e nem sempre se alcança ou se demonstra ausência de fadiga. Elevação da cabeça (realizada sem ajuda, em posição completamente supina) requer cooperação do paciente, mas permanece sendo o teste padrão de função clínica normal. Embora também requeiram cooperação, aperto de mão sustentado, em nível qualitativamente similar ao obtido previamente à indução anestésica, e mordida sustentada são outros bons parâmetros de função normal. Como não há teste disponível capaz de determinar se todos os receptores estão livres da ação de um bloqueador neuromuscular, sugere-se que o profissional não confie em um único parâmetro e utilize vários deles para avaliação mais acurada.[25]

Tempo transcorrido desde descontinuidade dos agentes anestésicos e abertura dos olhos ou primeiro movimento espontâneo é comumente usado como parâmetro para avaliação de sinais mais precoces de recuperação. Em geral é referido nos estudos como tempo de emergência. Avaliação de estágios tardios é feita pelo período decorrido até resposta a comandos ou comunicação verbal. Tempo que o paciente leva para deixar a unidade de cuidados pós-anestésicos (sala de recuperação) ou receber alta hospitalar é também em geral empregado.[25]

■ Reações adversas a anestésicos gerais e bloqueadores neuromusculares periféricos

Efeitos adversos que ocorrem mais comumente durante e após anestesias gerais são instabilidade autonômica, hipotermia, arritmias cardíacas, náuseas e vômitos. Além de trazerem desconforto ao paciente, podem retardar alta da sala de recuperação pós-anestésica e aumentar custos. Em alguns casos, o emprego de anestesia geral fora de salas de cirurgia pode representar risco maior para o paciente do que o procedimento por si só (como, por exemplo, ressonância magnética em crianças).[25]

Nos Quadros 18.7 e 18.8, são apresentadas reações adversas a anestésicos gerais e adjuvantes e a bloqueadores neuromusculares periféricos.[1,2,22,80,122-126]

Anestésicos voláteis halogenados têm sido associados com hepatotoxicidade desde sua introdução na prática anestésica. Embora mais comumente relacionada a halotano, relatos com uso de enflurano, isoflurano, desflurano e sevoflurano também existem.[1,2,41]

Dois tipos distintos de lesão hepática têm sido associados a halotano.[35-38] Lesão leve ou do tipo I ocorre em 20 a 25% dos adultos, logo após exposição ao fármaco. Geralmente passa despercebida e caracteriza-se por aumento transitório e leve dos níveis de transaminases séricas, decorrente da formação de pequenas áreas de necrose hepática. A evolução é relativamente rápida e favorável. A segunda apresentação (tipo II) corresponde à forma fulminante, comumente conhecida como hepatite por halotano, de rara ocorrência (1:35.000 anestesias em adultos e ainda menor em crianças) e início tardio.

Quadro 18.7 ■ Reações adversas a anestésicos gerais e adjuvantes.

Medicamentos	Reações adversas
Analgésicos opioides	Depressão respiratória. Náuseas e vômito pós-operatórios. Rigidez torácica. Hiperalgesia induzida por opioide e tolerância opioide aguda. Ausência de repercussão cardiovascular significativa nas doses habituais
Anestésicos voláteis	Depressões respiratória e cardiovascular dependentes de dose. Hipertermia maligna
Benzodiazepínicos	Depressões respiratórias. Tolerância e dependência. Modestos efeitos hemodinâmicos
Cetamina	Aumento de pressão arterial, frequência cardíaca, débito e trabalho cardíacos. Mínimos efeitos sobre controle ventilatório e reflexos de vias respiratórias superiores
Dexmedetomidina	Hipotensão e bradicardia
Etomidato	Dor à injeção. Mioclonias (20 a 60% dos casos). Alta incidência de náuseas e vômito pós-operatórios. Depressão respiratória dependente de dose (menor intensidade do que a induzida por tiopental). Exacerbação de lesão isquêmica cerebral, por reduções regionais de fluxo sanguíneo cerebral. Supressão adrenal por até 24 h, com dose única
Flumazenil	Ansiedade e ataque de pânico. Náuseas e vômito (> 10%). Aumento de pressão intracraniana em pacientes com traumatismo e alteração de complacência intracraniana. Convulsões (mais frequentes com história de abuso de benzodiazepínicos, casos de superdosagem de antidepressivos tricíclicos e em epilépticos que recebem benzodiazepínicos por longos períodos). Sintomas de abstinência em indivíduos dependentes a benzodiazepínicos
Óxido nitroso	Restrição de suprimento de oxigênio na mistura inspirada. Aumento da frequência de náuseas e vômito pós-operatórios. Mínimos efeitos sobre sistemas cardiovascular e respiratório. Anemia megaloblástica e neuropatia subaguda, por interferência com metabolismo de vitamina B_{12}, em exposição crônica a concentrações subanestésicas (profissionais que trabalham em salas cirúrgicas)
Naloxona	Alterações de pressão arterial, frequência e ritmo cardíacos. Náuseas e vômito, dispneia e edema pulmonar. Hipertensão e reversão rápida de analgesia com uso de altas doses. Síndrome de abstinência em pacientes dependentes de opioides, com dor, hipertensão, sudorese, agitação e irritabilidade
Propofol	Dor à injeção. Depressão cardiovascular e respiratória. Queda de pressão arterial maior que a vista com tiopental. Risco de infecção. Fenômenos excitatórios (contratura muscular, movimentos espontâneos ou soluços) durante indução anestésica
Tiopental	Dor à injeção em veias de menor calibre (1 a 2%). Depressão respiratória. Redução de pressão arterial e aumento de frequência cardíaca

Caracteriza-se por necrose hepatocelular maciça. Cerca de 1 semana após a exposição (variando de 3 dias a 3 semanas), surgem febre, anorexia, náuseas, vômitos, eosinofilia e anormalidades bioquímicas típicas de hepatite. Há evolução para óbito em 50% dos casos, por insuficiência hepática. Obesidade, gênero feminino (1:2) e faixa etária acima de 50 anos seriam fatores de risco. Devido a seu potencial para reação adversa grave, esse anestésico não é geralmente recomendado para adultos.[1,2,35-38]

Em relação ao sevoflurano, duas de suas características causam preocupação: liberação de íons fluoreto durante a biotransformação e instabilidade da molécula, tornando-a quimicamente ativa em

Quadro 18.8 ■ Reações adversas a bloqueadores neuromusculares periféricos.

Medicamentos	Reações adversas
Atracúrio	Eritema localizado ou generalizado, ocasionalmente acompanhado de hipotensão, taquicardia ou broncospasmo. Reações de hipersensibilidade
Cisatracúrio	Bradicardia, hipotensão, broncospasmo (leves e transitórios; < 1%). Reações de hipersensibilidade
Galamina	Taquicardia
Pancurônio	Leve aumento de frequência cardíaca, pressão arterial e débito cardíaco. Broncospasmo. Reações de hipersensibilidade
Rocurônio	Hipotensão transitória ou hipertensão (≤ 2%). Reações de hipersensibilidade, broncospasmo, náuseas, vômito, taquicardia (≤ 1%)
Suxametônio	Dor de garganta (45 a 68%). Dores musculares pós-operatórias (até 89% dos casos). Aumento de pressões intraocular e intragástrica (risco de regurgitação, especialmente em gestantes, idosos, presença de hérnia hiatal, distensão abdominal por ascite ou obstrução). Arritmias cardíacas. Hiperpotassemia. Hipertermia maligna
Vecurônio	Bradicardia e reações de hipersensibilidade (< 1%)

presença de absorvedores de CO_2 (cal sodada ou cal baritada). Estudos têm sugerido, no entanto, que tal preocupação é mais teórica do que real. Demonstrou-se que fluoretos inorgânicos gerados por biotransformação de anestésicos inalatórios no interior do rim, e não aqueles resultantes da biotransformação hepática, são responsáveis por desenvolvimento de insuficiência renal. Como sevoflurano não é degradado por enzimas renais, não haveria risco de nefrotoxicidade, o que tem sido confirmado clinicamente. Já a degradação de sevoflurano em absorvedores de CO_2 gera diferentes compostos, sendo composto A o único de interesse por causar nefrotoxicidade em estudos experimentais. No entanto, em anestesias prolongadas com sevoflurano detectam-se apenas baixos níveis de composto A e não se evidencia risco de lesão renal.[1,2]

Propofol, quando inicialmente comercializado, não continha conservantes com efeito antimicrobiano, e casos de septicemia e morte foram associados ao uso de soluções contaminadas. Como consequência, sua preparação foi reformulada, sendo adicionado edetato dissódico (EDTA) ou metabissulfito de sódio. Mesmo assim, recomenda-se especial cuidado com preparo e manuseio do fármaco, pois há relatos de que a quantidade de conservante contido em algumas formulações não alcança o padrão recomendado por United State Pharmacopheia para prevenção de crescimento microbiano. Paralelamente, adição de conservantes levou ao aparecimento de efeitos adversos específicos – reações alérgicas com metabissulfito sódico, especialmente em asmáticos dependentes de corticosteroides ou sensíveis a sulfitos, e alterações decorrentes de quelação de cálcio e zinco com EDTA. Não se sabe se esses compostos aumentam a incidência de efeitos indesejáveis a propofol, embora sejam utilizados rotineiramente em associação com outros fármacos (dobutamina, dopamina e procainamida).[2]

Cetamina, no período pós-operatório, causa fenômenos de emergência em 5 a 30% dos pacientes. Retorno da consciência é acompanhado de desorientação, sonhos perturbadores, alucinações visuais, auditivas e proprioceptivas. Incidência é menor em idosos, crianças e pacientes pré-medicados com benzodiazepínicos. Doses intravenosas maiores que 2 mg/kg, administração rápida (mais de 40 mg/min), história prévia de distúrbios de personalidade e uso de atropina e droperidol na pré-medicação predispõem a seu aparecimento. Tais efeitos adversos podem ser reduzidos ou abolidos com tiopental (50 a 75 mg) ou diazepam (5 a 10 mg) intravenosos. Seu aparecimento limita o uso de cetamina como analgésico de rotina.[2]

Mortalidade em anestesias gerais

Embora anestésicos inalatórios possam causar depressão cardiovascular e morte em concentrações próximas àquelas que produzem anestesia profunda, avanços na prática anestesiológica reduziram a mortalidade atribuível à anestesia à taxa estimada de 1 para 250.000 pacientes sadios.[2]

Tem sido descrita maior incidência de parada cardíaca peroperatória e morte em crianças que em adultos.[2] Estudo, com base em *Pediatric Perioperative Cardiac Arrest Registry*, realizado nos EUA, detectou 373 paradas cardíacas relacionadas a anestesias pediátricas, no período de 1994 a 2005. Em 34% dos casos, os pacientes apresentavam doenças cardíacas congênitas ou adquiridas.[127,128] Em revisão sistemática (20 estudos),[129] a taxa de mortalidade total relacionada à anestesia foi similar no Brasil e em países desenvolvidos – 1 em 10.000 procedimentos. Maiores valores foram encontrados em países em desenvolvimento – 2,4 a 3,3 em 10.000 anestesias. Observou-se que estes valores reduziram ao longo dos anos. No entanto, ocorreu fenômeno inverso com a taxa de mortalidade peroperatória em anestesias pediátricas. Maiores valores foram detectados no Brasil (9,8 em 10.000 anestesias) e em outros países em desenvolvimento (10,7 a 15,9 em 10.000 anestesias), comparativamente a países desenvolvidos (0,41 a 6,8 em 10.000 anestesias), com exceção da Austrália (13,4 em 10.000 anestesias). Principais fatores de risco relacionaram-se a idade (ser neonato ou ter menos de 1 ano de idade), estado físico (ASA III ou pior), tipo de cirurgia e anestesia (cirurgia cardíaca ou de emergência, anestesia geral). Principais causas de mortalidade relacionaram-se a dificuldade de manejo de vias respiratórias e ocorrência de eventos cardiovasculares.

Interações envolvendo fármacos usados em anestesias gerais

Nos Quadros 18.9 a 18.11, são apresentadas interações medicamentosas envolvendo anestésicos gerais, adjuvantes, bloqueadores neuromusculares periféricos e anticolinesterásicos.[1,2,122]

Quadro 18.9 ■ Interações farmacológicas envolvendo anestésicos gerais e adjuvantes.

Anestésicos	Interação com	Efeitos
Agentes inalatórios	Clonidina	Redução da CAM, melhora da estabilidade cardiovascular
	Antagonistas do cálcio e bloqueadores beta-adrenérgicos	Potencialização de efeitos vasodilatador, inotrópico e cronotrópico negativos dos agentes inalatórios
	Levodopa	Hipotensão, arritmias cardíacas
	Antidepressivos tricíclicos	Arritmias ventriculares em associação com halotano e pancurônio
	Etanol	Aumento e redução da CAM, respectivamente com usos crônico e agudo
	Depressores do SNC (como barbitúricos e benzodiazepínicos)	Redução da CAM
	Bloqueadores neuromusculares	Potencialização de efeitos sobre a musculatura esquelética
	Simpaticomiméticos	Arritmias cardíacas por sensibilização miocárdica
Tiopental	Contrastes radiológicos	Aumento da profundidade e da duração do efeito anestésico

(continua)

Quadro 18.9 ■ Interações farmacológicas envolvendo anestésicos gerais e adjuvantes (*continuação*).

Anestésicos	Interação com	Efeitos
Benzodiazepínicos	Fármacos metabolizados em citocromo P450, como cimetidina	Prolongamento do efeito sedativo
	Flumazenil	Antagonismo de efeitos
	Meperidina	Aumento dos efeitos analgésicos e diminuição dos efeitos pró-convulsivantes e letais da normeperidina
	Rifampicina, carbamazepina	Antagonismo dos efeitos sedativos do diazepam por indução enzimática
	Digoxina, amitriptilina	Aumento de toxicidade de digitálico e antidepressivo
	Outros depressores de SNC	Potencialização do efeito depressor central
	Lidocaína	Aumento do limiar convulsivante de doses tóxicas de lidocaína
Propofol	Fentanila e alfentanila	Aumento das concentrações plasmáticas dos analgésicos opioides
Etomidato	Diazepam e fentanila	Redução dos efeitos excitatórios do etomidato
Cetamina	Droperidol	Bloqueio da estimulação cardiovascular induzida por cetamina
	Verapamil	Atenuação da hipertensão e aumento da taquicardia induzida por cetamina
	Benzodiazepínicos	Atenução dos efeitos cardiovasculares e dos fenômenos de emergência da cetamina
	Halotano	Redução da CAM; aumento da duração de efeito de halotano e cetamina
Analgésicos opioides	Anestésicos inalatórios	Redução da CAM
	Diazepam	Hipotensão arterial
	Inibidores de monoamina oxidase (IMAO)	Hipertensão, taquicardia, depressão respiratória, hiperpirexia, coma e morte, quando usados com meperidina
	Propofol	Redução das doses necessárias do hipnótico

Devido à liberação de catecolaminas e estimulações muscarínica cardíaca e nicotínica ganglionar induzidas por suxametônio, arritmias cardíacas tornam-se mais comuns na presença de digitálicos, antidepressivos tricíclicos e inibidores da MAO e em situações de hipoxia, hipercarpnia e hiperpotassemia.

Anestésicos inalatórios potencializam o bloqueio neuromuscular, principalmente por meio da depressão de impulsos do sistema nervoso central e redução de sensibilidade da membrana pós-sináptica. Associação com agentes inalatórios permite redução de 30 a 50% nas doses de bloqueadores de longa ação e 20 a 30% nas doses dos de ação intermediária.

Interação de bloqueadores neuromusculares com anticolinesterásicos e sugamadex, visando reversão da curarização, foi comentada previamente.

Quadro 18.10 ■ Interações farmacológicas com suxametônio.

Medicamentos	Efeitos/Cuidados
Aminoglicosídeos, colistina e polimixina B	Bloqueio prolongado (observação da ventilação no período pós-operatório)
Anticolinesterásicos (neostigmina, organofosforados)	Aumento da duração do bloqueio
Digitálicos	Propensão a arritmias cardíacas
Lítio	Aumento de latência e duração do bloqueio
Quinidina	Bloqueio prolongado (observação da ventilação no período pós-operatório)
Bloqueadores neuromusculares não despolarizantes	Redução de efeitos adversos de suxametônio com dose *priming*
	Aumento da profundidade de bloqueio dos agentes não despolarizantes administrados após suxametônio
	Efeito variável sobre a duração de ação quando administrados após suxametônio – inalterada para pancurônio, pipecurônio e mivacúrio; aumentada para atracúrio e rocurônio
Sulfato de magnésio	Aumento de duração de ação

Quadro 18.11 ■ Interações farmacológicas com bloqueadores neuromusculares não despolarizantes e anticolinesterásicos.

Medicamentos	Efeitos/Cuidados
Aminoglicosídeos	Potenciação do bloqueio
Anestésicos inalatórios	Potenciação do bloqueio
Anestésicos locais	Potenciação do bloqueio
Antidepressivos tricíclicos	Arritmias cardíacas graves com halotano e pancurônio
Betabloqueadores adrenérgicos	Potenciação do bloqueio; bradicardia grave após neostigmina, mesmo com uso prévio de atropina
Bloqueadores de canais de cálcio	Potenciação do bloqueio
Carbamazepina, fenitoína	Redução da ação dos bloqueadores não despolarizantes (antagonismo)
Ciclofosfamida, ciclosporina	Potenciação do bloqueio
Corticosteroides	Potenciação do bloqueio
Digitálicos	Arritmias cardíacas com pancurônio
Furosemida	Antagonismo do bloqueio
Lincomicina e clindamicina	Aumento do bloqueio/Reversão parcial com cálcio e neostigmina
Lítio	Aumento do bloqueio de pancurônio
Polimixinas	Aumento do bloqueio/Observação da ventilação no período pós-operatório
Quinidina	Potenciação do efeito relaxante/Recurarização no período pós-operatório imediato
Ranitidina	Redução da ação dos bloqueadores não despolarizantes (antagonismo)
Sulfato de magnésio	Potenciação do efeito relaxante
Tetraciclina	Aumento do bloqueio/Reversão parcial com cálcio e neostigmina

Referências bibliográficas

1. Patel PM, Patel HH, Roth DM. General anesthetics and therapeutic gases. In: Brunton LL, Chabner BA, Knollmann BC, eds. *Goodman & Gilman's the pharmacological basis of therapeutics.* 12 ed. New York: McGraw-Hill, 2011: 527-564.
2. Ferreira MBC. Anestésicos gerais. In: Fuchs FD, Wannmacher L, eds. *Farmacologia clínica. Fundamentos da terapêutica racional.* 4 ed. Rio de Janeiro: Guanabara Koogan; 2010: 231-275.
3. Godwin SA, Burton JH, Gerardo CJ, Hatten BW, Mace SE, Silvers SM et al. Clinical policy: procedural sedation and analgesia in the emergency department. *Ann Emerg Med.* 2014; 63(2): 247-258.e18.
4. Australian and New Zealand College of Anaesthetists (ANZCA). Faculty of Pain Medicine. *Guidelines on sedation and/or analgesia for diagnostic and interventional medical, dental or surgical procedures.* 2014. [Internet]. Disponível em: http://www.anzca.edu.au/resources/professional-documents/pdfs/ps09-2014-guidelines-on-sedation-and-or-analgesia-for-diagnostic-and-interventional-medical-dental-or-surgical-procedures.pdf. [Acesso em 20/12/2015].
5. Eilers H, Yost S. Anestésicos gerais. In: Katzung BG, Masters SB, Trevor, AJ, eds. *Farmacologia básica e clínica.* 12 ed. Porto Alegre: AMGH, 2014: 429-447.
6. Fleisher LA, Fleischmann KE, Auerbach AD, Barnason SA, Beckman JA, Bozkurt B et al. 2014 ACC/AHA guideline on perioperative cardiovascular evaluation and management of patients undergoing noncardiac surgery: a report of the American College of Cardiology/American Heart Association Task Force on Practice Guidelines. *Circulation.* 2014; 130(24): e278-e333.
7. Fleisher LA, Fleischmann KE, Auerbach AD, Barnason SA, Beckman JA, Bozkurt B et al. 2014 ACC/AHA guideline on perioperative cardiovascular evaluation and management of patients undergoing noncardiac surgery. Executive summary: a report of the American College of Cardiology/American Heart Association Task Force on Practice Guidelines. *J Nucl Cardiol.* 2015; 22(1): 162-215.
8. Chatterjee A, Hage FG. Guidelines in review: 2014 ACC/AHA guideline on perioperative cardiovascular evaluation and management of patients undergoing noncardiac surgery: a report of the American College of Cardiology/American Heart Association Task Force on Practice Guidelines. *J Nucl Cardiol.* 2015; 22(1): 158-161.
9. Mihic SJ, Harris RA. Hypnotics and sedatives. In: Brunton LL, Chabner BA, Knollmann BC, eds. *Goodman & Gilman's the pharmacological basis of therapeutics.* 12 ed. New York: McGraw-Hill, 2011: 457-480.
10. Yaksh TL. Wallace MS. Opioids, analgesia, and pain management. In: Brunton LL, Chabner BA, Knollmann BC, eds. *Goodman & Gilman's the pharmacological basis of therapeutics.* 12 ed. New York: McGraw-Hill, 2011: 481-525.
11. Hibbs RE, Zambon AC. Agents acting at the neuromuscular junction and autonomic ganglia. In: Brunton LL, Chabner BA, Knollmann BC, eds. *Goodman & Gilman's the pharmacological basis of therapeutics.* 12 ed. New York: McGraw-Hill, 2011: 255-276.
12. Taylor P. Anticholinesterase agents. In: Brunton LL, Chabner BA, Knollmann BC, eds. *Goodman & Gilman's the pharmacological basis of therapeutics.* 12 ed. New York: McGraw-Hill, 2011: 239-254.
13. Forman SA. Clinical and molecular pharmacology of etomidate. *Anesthesiology.* 2011; 114(3): 695-707.
14. Petrenko AB, Yamakura T, Sakimura K, Baba H. Defining the role of NMDA receptors in anesthesia: are we there yet? *Eur J Pharmacol.* 2014; 723: 29-37.
15. Kotani N, Akaike N. The effects of volatile anesthetics on synaptic and extrasynaptic GABA-induced neurotransmission. *Brain Res Bull.* 2013; 93: 69-79.
16. Morais R, Andrade L, Lourenço A, Tavares J. How xenon works: neuro and cardioprotection mechanisms. *Acta Med Port.* 2014; 27(2): 259-265.
17. Brasil. Ministério da Saúde. Agência Nacional de Vigilância Sanitária (ANVISA). *Medicamentos. Consulta a Bancos de Dados.* [Internet]. Disponível em: http://www7.anvisa.gov.br/datavisa/Consulta_Produto/consulta_medicamento.asp. [Acesso em: 20/12/2015].
18. Sih K, Campbell SG, Tallon JM, Magee K, Zed PJ. Ketamine in adult emergency medicine: controversies and recent advances. *Ann Pharmacother.* 2011; 45(12): 1.525-1.534.
19. Rech MA, Bennett S, Chaney W, Sterk E. Risk factors for mortality I in septic patients who received etomidate. *Am J Emerg Med.* 2015; 33(10): 1.340-1.343.
20. Hunter BR, Kirschner J. In patients with severe sepsis, does a single dose of etomidate to facilitate intubation increase mortality? *Ann Emerg Med.* 2013; 61(5): 571-572.
21. Cherfan AJ, Arabi YM, Al-Dorzi HM, Kenny LP. Advantages and disadvantages of etomidate use for intubation of patients with sepsis. *Pharmacotherapy.* 2012; 32(5): 475-482.
22. Giovannitti JA Jr, Thoms SM, Crawford JJ. Alpha-2 adrenergic receptor agonists: a review of current clinical applications. *Anesth Prog.* 2015; 62(1): 31-39.
23. Chen K, Lu Z, Xin YC, Cai Y, Chen Y, Pan SM. Alpha-2 agonists for long-term sedation during mechanical ventilation in critically ill patients. *Cochrane Database Syst Rev.* 2015 Jan 6; 1:CD010269.
24. Lambert P, Cyna AM, Knight N, Middleton P. Clonidine premedication for postoperative analgesia in children. *Cochrane Database Syst Rev.* 2014 Jan 28; 1:CD009633.
25. Ferreira MBC. Bloqueadores neuromusculares periféricos. In: Fuchs FD, Wannmacher L, eds. *Farmacologia clínica. Fundamentos da terapêutica racional.* 4 ed. Rio de Janeiro: Guanabara Koogan, 2010: 276-301.
26. Walker KJ, Smith AF. Premedication for anxiety in adult day surgery. *Cochrane Database Syst Rev.* 2009 Oct 7; 4:CD002192.
27. Manyande A, Cyna AM, Yip P, Chooi C, Middleton P. Non-pharmacological interventions for assisting the induction of anaesthesia in children. *Cochrane Database Syst Rev.* 2015, 7: CD006447.
28. Davidson PN. Sedation alternatives. *Neurodiagn J.* 2014; 54(2):110124.
29. Wilson ME, Karaoui M, Al Djasim L, Edward DP, Al Shamrani M, Friedman DS. The safety and efficacy of chloral hydrate sedation for pediatric ophthalmic procedures: a retrospective review. *J Pediatr Ophthalmol Strabismus.* 2014; 51(3): 154-159.
30. Hare M. Question 1. Chloral hydrate or midazolam: which is better for sedating children for painless diagnostic imaging? *Arch Dis Child.* 2012; 97(8): 750-752.
31. Macias CG, Chumpitazi CE. Sedation and anesthesia for CT: emerging issues for providing high-quality care. *Pediatr Radiol.* 2011; 41(Suppl 2): 517-522.
32. Starkey E, Sammons HM. Sedation for radiological imaging. *Arch Dis Child Educ Pract Ed.* 2011; 96(3): 101-106.
33. Orlewicz MS. *Procedural Sedation.* New York, USA: Medscape: 2015. [Internet]. Disponível em: http://emedicine.medscape.com/article/109695-overview. [Acesso em: 20/12/2015.]
34. Agência Nacional de Vigilância Sanitária. Central de atendimento ao público. Hidrato de cloral. [Internet]. Disponível em: http://sbnc.org.br/wp-content/uploads/2015/11/1446567352_RESPOSTA_RECENTE_ANVISA_-_HIDRATO_DE_CLORAL.pdf. [Acesso em: 01/12/2015.]
35. Larson AM. Halothane hepatitis. UpToDate. Netherlands: Wolters Kluwer; Jul 2015. [Internet]. Disponível em: http://www.uptodate.com/contents/halothane-hepatitis. [Acesso em: 18/11/2015.]
36. Chang CY, Goldstein E, Agarwal N, Swan KG. Ether in the developing world: rethinking an abandoned agent. *BMC Anesthesiology.* 2015; 15: 149-153.
37. Mahboobi N, Esmaeili S, Safari S, Habibollahi P, Dabbagh A, Alavian SM. Halothane: how should it be used in a developing country? *East Mediterr Health J.* 2012; 18(2):159-164.
38. Habibollahi P, Mahboobi N, Esmaeili S, Safari S, Dabbagh A, Alavian SM. Halothane-induced hepatitis: A forgotten issue in developing countries: Halothane-induced hepatitis. *Hepat Mon.* 2011; 11(1): 3-6.
39. WHO Model List of Essential Medicines (April 2015). 19th List. Geneva, Switzerland: World Health Organization; 2015. Disponível em: http://www.who.int/selection_medicines/committees/expert/20/EML_2015_FINAL_amended_AUG2015.pdf?ua=1. [Acesso em: 18/11/2015.]
40. WHO Model List of Essential Medicines for Children (April 2015). 5th edition. Geneva, Switzerland: World Health Organization; 2015. Disponível em: http://www.who.int/medicines/publications/essentialmedicines/EMLc_2015_FINAL_amended_AUG2015.pdf?ua=1. [Acesso em: 18/11/2015.]
41. Safari S, Motavaf M, Seyed Siamdoust SA, Alavian SM. Hepatotoxicity of halogenated inhalational anesthetics. *Iran Red Crescent Med J.* 2014; 16(9): e20.153.
42. Costi D, Cyna AM, Ahmed S, Stephens K, Strickland P, Ellwood J et al. Effects of sevoflurane *versus* other general anaesthesia on emergence agitation in children. *Cochrane Database Syst Rev.* 2014; 9:CD007084.
43. Boonmak P, Boonmak S, Pattanittum P. High initial concentration versus low initial concentration sevoflurane for inhalational induction of anaesthesia. *Cochrane Database Syst Rev.* 2012; 9:CD006837.
44. van Hoff SL, O'Neill ES, Cohen LC, Collins BA. Does a prophylactic dose of propofol reduce emergence agitation in children receiving anesthesia? A systematic review and meta-analysis. *Paediatr Anaesth.* 2015; 25(7): 668-676.
45. Dahmani S, Delivet H, Hilly J. Emergence delirium in children: an update. *Curr Opin Anaesthesiol.* 2014; 27(3): 309-315.

46. Sethi S, Ghai B, Ram J, Wig J. Postoperative emergence delirium in pediatric patients undergoing cataract surgery – a comparison of desflurane and sevoflurane. *Paediatr Anaesth*. 2013; 23(12): 1.131-1.137.
47. Kuratani N, Oi Y. Greater incidence of emergence agitation in children after sevoflurane anesthesia as compared with halothane: a meta-analysis of randomized controlled trials. *Anesthesiology*. 2008; 109(2): 225-232.
48. Kanaya A, Kuratani N, Satoh D, Kurosawa S. Lower incidence of emergence agitation in children after propofol anesthesia compared with sevoflurane: a meta-analysis of randomized controlled trials. *J Anesth*. 2014; 28(1): 4-11.
49. Sun L, Guo R, Sun L. Dexmedetomidine for preventing sevoflurane-related emergence agitation in children: a meta-analysis of randomized controlled trials. *Acta Anaesthesiol Scand*. 2014; 58(6): 642-650.
50. Zhang C, Hu J, Liu X, Yan J. Effects of intravenous dexmedetomidine on emergence agitation in children under sevoflurane anesthesia: a meta-analysis of randomized controlled trials. *PLoS One*. 2014; 9(6): e99.718.
51. Zhu M, Wang H, Zhu A, Niu K, Wang G. Meta-analysis of dexmedetomidine on emergence agitation and recovery profiles in children after sevoflurane anesthesia: different administration and different dosage. *PLoS One*. 2015; 10(4): e0123728.
52. Tan Y, Shi Y, Ding H, Kong X, Zhou H, Tian J. μ-Opioid agonists for preventing emergence agitation under sevoflurane anesthesia in children: a meta-analysis of randomized controlled trials. *Paediatr Anaesth*. 2016; 26(2): 139-150.
53. Shi F, Xiao Y, Xiong W, Zhou Q, Yang P, Huang X. Effects of fentanyl on emergence agitation in children under sevoflurane anesthesia: Meta-analysis of randomized controlled trials. *PLoS One*. 2015; 10(8): e0135244.
54. Zhang C, Li J, Zhao D, Wang Y. Prophylactic midazolam and clonidine for emergence from agitation in children after emergence from sevoflurane anesthesia: a meta-analysis. *Clin Ther*. 2013; 35(10): 1.622-1.631.
55. Jakobsson J. Desflurane: a clinical update of a third-generation inhaled anaesthetic. *Acta Anaesthesiol Scand*. 2012; 56(4): 420-432.
56. Dahmani S, Stany I, Brasher C, Lejeunc C, Bruneau B, Wood C et al. Pharmacological prevention of sevoflurane- and desflurane-related emergence agitation in children: a meta-analysis of published studies. *Br J Anaesth*. 2010; 104(2): 216-223.
57. Locatelli BG, Ingelmo PM, Emre S, Meroni V, Minardi C, Frawley G et al. Emergence delirium in children: a comparison of sevoflurane and desflurane anesthesia using the Paediatric Anesthesia Emergence Delirium scale. *Paediatr Anaesth*. 2013; 23(4): 301-308.
58. de Oliveira GS Jr, Girao W, Fitzgerald PC, McCarthy RJ. The effect of sevoflurane versus desflurane on the incidence of upper respiratory morbidity in patients undergoing general anesthesia with a Laryngeal Mask Airway: a meta-analysis of randomized controlled trials. *J Clin Anesth*. 2013; 25(6): 452-458.
59. Stevanovic A, Rossaint R, Fritz HG, Froeba G, Heine J, Puehringer FK et al. Airway reactions and emergence times in general laryngeal mask airway anaesthesia: a meta-analysis. *Eur J Anaesthesiol*. 2015; 32(2): 106-116.
60. Thomas MC, Jennett-Reznek AM, Patanwala AE. Combination of ketamine and propofol *versus* either agent alone for procedural sedation in the emergency department. *Am J Health Syst Pharm*. 2011; 68(23): 2.248-2.256.
61. Alletag MJ, Auerbach MA, Baum CR. Ketamine, propofol, and ketofol use for pediatric sedation. *Pediatr Emerg Care*. 2012; 28(12): 1.391-1.395; quiz 1.396-1.398.
62. Parashchanka A, Schelfout S, Coppens M. Role of novel drugs in sedation outside the operating room: dexmedetomidine, ketamine and remifentanil. *Curr Opin Anaesthesiol*. 2014; 27(4): 442-447.
63. Tobias JD. Dexmedetomidine and ketamine: an effective alternative for procedural sedation? *Pediatr Crit Care Med*. 2012; 13(4): 423-427.
64. Quibell R, Prommer EE, Mihalyo M, Twycross R, Wilcock A. Ketamine. *J Pain Symptom Manage*. 2011; 41(3): 640-649.
65. Meakin GH. Role of muscle relaxants in pediatric anesthesia. *Curr Opin Anaesthesiol* 2007; 20: 227-231.
66. Aouad MT, Yazbeck-Karam VG, Mallat CE, Esso JJ, Siddik-Sayyid SM, Kaddoum RN. The effect of adjuvant drugs on the quality of tracheal intubation without muscle relaxants in children: a systematic review of randomized trials. *Paediatr Anaesth*. 2012; 22(7): 616-626.
67. Fotopoulou G, Theocharis S, Vasileiou I, Kouskouni E, Xanthos T. Management of the airway without the use of neuromuscular blocking agents: the use of remifentanil. *Fundam Clin Pharmacol*. 2012; 26(1): 72-85.
68. Fink H, Hollmann MW. Myths and facts in neuromuscular pharmacology. New developments in reversing neuromuscular blockade. *Minerva Anestesiol*. 2012; 78(4): 473-482.
69. Kunst G, Klein AA. Peri-operative anaesthetic myocardial preconditioning and protection – cellular mechanisms and clinical relevance in cardiac anaesthesia. *Anaesthesia*. 2015; 70(4): 467-482.
70. Rinehardt EK, Sivarajan M. Costs and wastes in anesthesia care. *Curr Opin Anaesthesiol*. 2012; 25(2): 221-225.
71. Weinberg L, Story D, Nam J, McNicol L. Pharmacoeconomics of volatile inhalational anaesthetic agents: an 11-year retrospective analysis. *Anaesth Intensive Care*. 2010; 38(5): 849-854.
72. Weinberg L, Tay S, Aykanat V, Segal R, Tan CO, Peyton P et al. Changing patterns in volatile anaesthetic agent consumption over seven years in Victorian public hospitals. *Anaesth Intensive Care*. 2014; 42(5): 579-583.
73. Macario A, Dexter F, Lubarsky D. Meta-analysis of trials comparing postoperative recovery after anesthesia with sevoflurane or desflurane. *Am J Health-Syst Pharm* 2005; 62(1): 63-68.
74. Fein JA, Zempsky WT, Cravero JP; Committee on Pediatric Emergency Medicine and Section on Anesthesiology and Pain Medicine; American Academy of Pediatrics. Relief of pain and anxiety in pediatric patients in emergency medical systems. *Pediatrics*. 2012; 130(5): e1.391-1.405.
75. Fallah R, Ferdosian F, Shajari A. Non-parenteral medications for procedural sedation in children – A narrative review article. *Iran J Child Neurol*. 2015; 9(3): 1-8.
76. American Society of Anesthesiologists. *Practice advisory on anesthetic care for magnetic resonance imaging: An updated report by the American Society of Anesthesiologists Task Force on Anesthetic Care for Magnetic Resonance Imaging*. 2015. [Internet]. Disponível em: http://anesthesiology.pubs.asahq.org/article.aspx?articleid=2091587. [Acesso em: 20/12/2015.]
77. Wakai A, Blackburn C, McCabe A, Reece E, O'Connor G, Glasheen J et al. The use of propofol for procedural sedation in emergency departments. *Cochrane Database Syst Rev*. 2015; 7: CD007399.
78. Kamat PP, McCracken CE, Gillespie SE, Fortenberry JD, Stockwell JA, Cravero JP, Hebbar KB. Pediatric critical care physician-administered procedural sedation using propofol: a report from the Pediatric Sedation Research Consortium Database. *Pediatr Crit Care Med*. 2015; 16(1): 11-20.
79. Sahyoun C, Krauss B. Clinical implications of pharmacokinetics and pharmacodynamics of procedural sedation agents in children. *Curr Opin Pediatr*. 2012; 24(2): 225-232.
80. Mahmoud M, Mason KP. Dexmedetomidine: review, update, and future considerations of paediatric perioperative and periprocedural applications and limitations. *Br J Anaesth*. 2015; 115(2): 171-82.
81. Afonso J, Reis F. Dexmedetomidine: current role in anesthesia and intensive care. *Rev Bras Anestesiol*. 2012; 62(1): 118-133.
82. Mantz J, Josserand J, Hamada S. Dexmedetomidine: new insights. *Eur J Anaesthesiol*. 2011; 28(1): 3-6.
83. Su F, Hammer GB. Dexmedetomidine: pediatric pharmacology, clinical uses and safety. *Expert Opin Drug Saf*. 2011; 10(1): 55-66.
84. Farag E, Argalious M, Abd-Elsayed A, Ebrahim Z, Doyle DJ. The use of dexmedetomidine in anesthesia and intensive care: a review. *Curr Pharm Des*. 2012; 18(38): 6.257-6.265.
85. McGrane O, Hopkins G, Nielson A, Kang C. Procedural sedation with propofol: a retrospective review of the experiences of an emergency medicine residency program 2005 to 2010. *Am J Emerg Med*. 2012; 30(5): 706-711.
86. Newstead B, Bradburn S, Appelboam A, Reuben A, Harris A, Hudson A et al. Propofol for adult procedural sedation in a UK emergency department: safety profile in 1008 cases. *Br J Anaesth*. 2013; 111(4): 651-655.
87. Lamond DW. Review article: Safety profile of propofol for paediatric procedural sedation in the emergency department. *Emerg Med Australas*. 2010; 22(4): 265-286.
88. Black E, Campbell SG, Magee K, Zed PJ. Propofol for procedural sedation in the emergency department: a qualitative systematic review. *Ann Pharmacother*. 2013; 47(6): 856-868.
89. Shah PS, Shah VS. Propofol for procedural sedation/anaesthesia in neonates. *Cochrane Database Syst Rev*. 2011; 3:CD007248.
90. Singh H, Poluha W, Cheung M, Choptain N, Baron KI, Taback SP. Propofol for sedation during colonoscopy. *Cochrane Database Syst Rev*. 2008; 4:CD006268.
91. Landoni G, Biondi-Zoccai GG, Zangrillo A, Bignami E, D'Avolio S, Marchetti C et al. Desflurane and sevoflurane in cardiac surgery: a meta-analysis of randomized clinical trials. *J Cardiothorac Vasc Anesth* 2007; 21(4): 502-511.
92. Aboumarzouk OM, Agarwal T, Syed Nong Chek SA, Milewski PJ, Nelson RL. Nitrous oxide for colonoscopy. *Cochrane Database Syst Rev*. 2011; 8:CD008506.
93. Løberg M, Furholm S, Hoff I, Aabakken L, Hoff G, Bretthauer M. Nitrous oxide for analgesia in colonoscopy without sedation. *Gastrointest Endosc*. 2011; 74(6): 1.347-1.353.
94. Welchman S, Cochrane S, Minto G, Lewis S. Systematic review: the use of nitrous oxide gas for lower gastrointestinal endoscopy. *Aliment Pharmacol Ther*. 2010; 32(3): 324-333.

95. Schneiderbanger D, Johannsen S, Roewer N, Schuster F. Management of malignant hyperthermia: diagnosis and treatment. *Ther Clin Risk Manag.* 2014; 10: 355-362.
96. Correia AC, Silva PC, da Silva BA. Malignant hyperthermia: clinical and molecular aspects. *Rev Bras Anestesiol.* 2012; 62(6): 820-837.
97. Hopkins PM. Malignant hyperthermia: pharmacology of triggering. *Br J Anaesth.* 2011; 107(1): 48-56.
98. Glahn KPE, Ellis FR, Halsall PJ, Müller CR, Snoeck MMJ, Urwyler A, Wappler F. Recognizing and managing a malignant hyperthermia crisis:guidelines from the European Malignant Hyperthermia Group. *Brit J Anaesth.* 2010; 105(4): 417-420.
99. Tran DTT, Newton EK, Mount VAH, Lee JS, Wells GA, Perry JJ. Rocuronium *versus* succinylcholine for rapid sequence induction intubation. *Cochrane Database Syst Rev.* 2015, 10:CD002788.
100. Fuchs-Buder T, Schmartz D. The never ending story or the search for a nondepolarising alternative to succinylcholine. *Eur J Anaesthesiol* 2013; 30(10): 583-584.
101. Girard T. Pro: rocuronium should replace succinylcholine for rapid sequence induction. *Eur J Anaesthesiol* 2013; 30(10): 585-589.
102. Schreiber J-U. Con: succinylcholine should not be replaced by rocuronium for rapid sequence induction. *Eur J Anaesthesiol* 2013; 30(10): 590-593.
103. Herbstritt A, Amarakone K. Towards evidence-based emergency medicine: best BETs from the Manchester Royal Infirmary. BET 3: is rocuronium as effective as succinylcholine at facilitating laryngoscopy during rapid sequence intubation? *Emerg Med J.* 2012; 29(3): 256-258.
104. Stollings JL, Diedrich DA, Oyen LJ, Brown DR. Rapid-sequence intubation: a review of the process and considerations when choosing medications. *Ann Pharmacother.* 2014; 48(1): 62-76.
105. Lysakowski C, Suppan L, Czarnetzki C, Tassonyi E, Tramer MR. Impact of the intubation model on the efficacy of rocuronium during rapid sequence intubation: systematic review of randomized trials. *Acta Anaesthesiol Scand* 2007; 51(7): 848-857.
106. Abrishami Amir, Ho Joyce, Wong Jean, Yin Ling, Chung Frances. Sugammadex, a selective reversal medication for preventing postoperative residual neuromuscular blockade. Cochrane Database of Systematic Reviews. *Cochrane Database Syst Rev.* 2013 Oct 10; 10:CD007362.
107. Abrishami A, Ho J, Wong J, Yin L, Chung F. Cochrane corner: sugammadex, a selective reversal medication for preventing postoperative residual neuromuscular blockade. *Anesth Analg.* 2010; 110(4): 1.239.
108. Bom A, Epemolu O, Hope F, Rutherford S, Thomson K. Selective relaxant binding agents for reversal of neuromuscular blockade. *Curr Opin Pharmacol* 2007; 7: 298-302.
109. Food and Drug Administration. *FDA approves Bridion to reverse effects of neuromuscular blocking drugs used during surgery. First drug approved in new class of medications.* 2015. [Internet]. Disponível em: http://www.fda.gov/NewsEvents/Newsroom/PressAnnouncements/ucm477512.htm [Acesso em: 20/12/2015].
110. BRIDION®. Label. [Internet]. Disponível em: http://www.accessdata.fda.gov/drugsatfda_docs/label/2015/022225 lbl.pdf [Acesso em: 20/12/2015]
111. BRIDION®. Label. [Internet]. Disponível em: http://www.ema.europa.eu/docs/en_GB/document_library/EPAR_-_Product_Information/human/000885/WC500052310.pdf [Acesso em: 20/12/2015].
112. BRIDION®. Bula. [Internet]. Disponível em: http://www.anvisa.gov.br/datavisa/fila_bula/frmVisualizarBula.asp?pNuTransacao=10948532013&pIdAnexo=1920413 [Acesso em: 20/12/2015].
113. Chambers D, Paulden M, Paton F, Heirs M, Duffy S, Craig D *et al*. Sugammadex for the reversal of muscle relaxation in general anaesthesia: a systematic review and economic assessment. *Health Technol Assess.* 2010; 14(39): 1-211.
114. Varela N, Lobato F. Sugammadex and pregnancy, is it safe? *J Clin Anesth.* 2015; 27(2): 183-184.
115. Kessell G, Trapp JN. Rocuronium and sugammadex for rapid sequence induction of obstetric general anaesthesia. *Acta Anaesthesiol Scand.* 2012; 56(3): 394; author reply 394-5.
116. McGuigan PJ, Shields MO, McCourt KC. Role of rocuronium and sugammadex in rapid sequence induction in pregnancy. *Br J Anaesth.* 2011; 106(3): 418-419; author reply 419-20.
117. Williamson RM, Mallaiah S, Barclay P. Rocuronium and sugammadex for rapid sequence induction of obstetric general anaesthesia. *Acta Anaesthesiol Scand.* 2011; 55(6): 694-699.
118. Pühringer FK, Kristen P, Rex C. Sugammadex reversal of rocuronium-induced neuromuscular block in Caesarean section patients: a series of seven cases. *Br J Anaesth.* 2010; 105(5): 657-660.
119. Fuchs-Buder T, Meistelman C, Schreiber JU. Is sugammadex economically viable for routine use. *Curr Opin Anaesthesiol.* 2012; 25(2): 217-220.
120. Paton F, Paulden M, Chambers D, Heirs M, Duffy S, Hunter JM *et al*. Sugammadex compared with neostigmine/glycopyrrolate for routine reversal of neuromuscular block: a systematic review and economic evaluation. *Br J Anaesth.* 2010; 105(5): 558-567.
121. Chambers D, Paulden M, Paton F, Heirs M, Duffy S, Hunter JM *et al*. Sugammadex for reversal of neuromuscular block after rapid sequence intubation: a systematic review and economic assessment. *Br J Anaesth.* 2010; 105(5): 568-575.
122. Dana WJ, Fuller MA, Goldman MP, Golembiewski JA, Gonzales JP, Lowe JF, Snoke J. *Drug Information Handbook. 2013-2014.* 22 ed. Ohio, USA: Lexicomp; 2013.
123. Kim SH, Stoicea N, Soghomonyan S, Bergese SD. Intraoperative use of remifentanil and opioid induced hyperalgesia/acute opioid tolerance: systematic review. *Front Pharmacol.* 2014; 5: 108.
124. Rivosecchi RM, Rice MJ, Smithburger PL, Buckley MS, Coons JC, Kane-Gill SL. An evidence based systematic review of remifentanila associated opioid-induced hyperalgesia. *Expert Opin Drug Saf.* 2014; 13(5): 587-603.
125. Fletcher D, Martinez V. Opioid-induced hyperalgesia in patients after surgery: a systematic review and a meta-analysis. *Br J Anaesth.* 2014; 112(6): 991-1.004.
126. Lee M, Silverman SM, Hansen H, Patel VB, Manchikanti L. A comprehensive review of opioid-induced hyperalgesia. *Pain Physician.* 2011; 14(2): 145-161.
127. Bhananker SM, Ramamoorthy C, Geiduschek JM, Posner KL, Domino KB, Haberkern CM *et al*. Anesthesia-related cardiac arrest in children: update from the Pediatric Perioperative Cardiac Arrest Registry. *Anesth Analg.* 2007; 105(2): 344-350.
128. Ramamoorthy C, Haberkern CM, Bhananker SM, Domino KB, Posner KL, Campos JS, Morray JP. Anesthesia-related cardiac arrest in children with heart disease: data from the Pediatric Perioperative Cardiac Arrest (POCA) registry. *Anesth Analg.* 2010; 110(5):1.376-1.382.
129. Gonzalez LP, Pignaton W, Kusano PS, Modolo NSP, Braz JRC, Braz LG. Anesthesia-related mortality in pediatric patients: a systematic review. *Clinics.* 2012; 67(4): 381-387.

CAPÍTULO 19
Anestesia Local

Maria Beatriz Cardoso Ferreira

▶ Introdução

Anestésicos locais são fármacos que determinam bloqueio reversível da condução nervosa, com perda de sensações em área circunscrita do organismo, sem alteração do nível de consciência. Reversibilidade de efeito é a principal característica que os diferencia de agentes neurolíticos, como fenol e álcool. Atuam em qualquer parte do sistema nervoso central (SNC) e em qualquer tipo de fibra nervosa, determinando abolição de funções autonômicas e sensorimotoras.[1,2]

Os representantes disponíveis no Brasil, com suas respectivas formas farmacêuticas, estão listados no Quadro 19.1.[3]

▶ Seleção

A eficácia terapêutica dos anestésicos locais é incontestável, não havendo superioridade de um agente sobre o outro. Logo, sua seleção está basicamente relacionada a parâmetros farmacológicos e presença de condições clínicas específicas.

Anestésicos locais são classificados, de acordo com sua estrutura química, em agentes de tipo éster (aminoéster), amida (aminoamida), cetona ou éter (Quadro 19.2).[1,2,4-8] A importância clínica dessa divisão está associada a estabilidade química, locais de inativação dos compostos e, especialmente, risco de reações alérgicas. Os de tipo éster se caracterizam por serem mais hidrossolúveis que os de tipo amida e por apresentarem maior potencial alergênico, relativa instabilidade em solução e rápida hidrólise por enzimas amplamente encontradas em plasma e diferentes tecidos (esterases). Um dos principais produtos de quebra de anestésicos de tipo éster é o ácido para-aminobenzoico (PABA), o que os associa a maior frequência de reações de hipersensibilidade. Já anestésicos de tipo amida são relativamente estáveis em solução e raramente desencadeiam reações alérgicas.[1,2,4,5] Isto faz com que se privilegie o uso de anestésicos de tipo amida, por serem eficazes e mais seguros.

Início e duração de efeito constituem importantes critérios de escolha. O primeiro deve ser tão rápido quanto possível, estando relacionado a lipossolubilidade dos diferentes agentes e dose ou concentração empregada. Solução de bupivacaína a 0,25% tem, por exemplo, início de efeito mais lento do que aquela a 0,75%. Já a duração de efeito deve englobar o período necessário à realização do procedimento. Está condicionada a vascularização do tecido a ser anestesiado, associação com vasoconstritores, ligação do fármaco a proteínas plasmáticas (alfaglicoproteína ácida) e teciduais e rapidez de inativação. Administração em tecidos menos vascularizados ou em associação a vasoconstritores prolonga o efeito. Anestésicos que apresentam alta ligação proteica e tecidual, como bupivacaína, duram mais do que agentes de baixa ligação, como lidocaína, prilocaína e mepivacaína. Agentes rapidamente inativados, como a maioria dos anestésicos de tipo éster, apresentam menor duração de efeito.

Entre os parâmetros clínicos condicionantes da seleção do anestésico local incluem-se, ainda, natureza, localização e duração do procedimento, que determinam a técnica anestésica e a escolha do fármaco. Condições especiais do paciente, como história de hipersensibilidade a anestésicos locais e hipertermia maligna, gestação, período perinatal e presença de doenças que afetam a farmacocinética, também devem ser consideradas.[1,2]

Valores de parâmetros clínicos de anestésicos locais podem ser vistos no Quadro 19.3.[2,9]

Lidocaína é o anestésico padrão, com o qual os demais são comparados.

Bupivacaína é empregada em procedimentos de maior duração ou em que se deseja analgesia pós-operatória mais prolongada. Comparada à lidocaína, o efeito tem início mais lento (embora aceitável), mas é mais prolongado. Durante seu uso em anestesia, especialmente obstétrica, foram relatados casos de parada cardíaca de difícil recuperação. No entanto, o emprego de solução de menor concentração e baixas doses torna essa complicação improvável. Em concentrações de 0,06 a 0,25%, por via epidural, isoladamente ou em associação com analgésico opioide, produz analgesia adequada para analgesia de parto e analgesia pós-operatória obstétrica, sem bloqueio motor significativo.[2,9]

Levobupivacaína é a forma $S(-)$enantiômero da bupivacaína, para a qual tem sido atribuída menor propensão para toxicidade cardíaca e em sistema nervoso central, mantendo características similares de bloqueio nervoso e, portanto, as mesmas indicações de uso.[2,4,9-11] No entanto, há controvérsias quanto à real significância clínica dessa diferença de perfil de toxicidade.[2,4] A evidência disponível indica que, em anestesias e analgesias praticadas sobre a raque, levobupivacaína e bupivacaína produzem bloqueio sensorial comparável, efeitos adversos similares e proporcionam analgesia de parto semelhante, com desfechos materno-fetais favoráveis.[2,10] Em anestesia espinal, a regressão do bloqueio ocorre mais precocemente com levobupivacaína. Em administração epidural de iguais doses (15 mℓ a 0,5%), início do bloqueio motor é mais tardio e menos profundo com levobupivacaína, comparativamente à bupivacaína, mas com duração similar.[2,10]

Quadro 19.1 ■ Anestésicos locais disponíveis no Brasil, com suas respectivas formas farmacêuticas.

Fármacos	Formas de apresentação	Concentrações	Vasoconstritores
Amilocaína	Solução tópica[a,j]	ND	–
	Pastilha[a]	ND	–
Articaína	Solução injetável	4%[b]	Epinefrina 1:100.000[b] e 1:200.000[b]
Benzocaína	Solução oral[a]	0,2 e 4 mg/ml	–
	Solução tópica (aerossol)[a]	45 mg/ml	–
	Pastilhas[a]	5 e 10 mg	–
	Comprimido[a]	1,5 mg	–
	Pomada[l]	ND	Epinefrina (concentração: ND)
	Creme[a]	45 mg/g	–
	Gel	200 mg/g	–
	Supositório[e]	ND	–
Bupivacaína	Solução injetável	0,25, 0,5[j] e 0,75%	–
	Solução injetável	0,25, 0,5[b] e 0,75%	Epinefrina 1:100.000 e 1:200.000[b]
Butambeno (picrato)	Unguento[k]	ND	–
Cinchocaína	Pomada[e]	5[a] e 10 mg/g	–
	Supositório	0,63[a] e 24 mg	–
Levobupivacaína	Solução injetável	0,25, 0,5[m] e 0,75%	–
	Solução injetável	0,25, 0,5 e 0,75%	Epinefrina 1:100.000
Lidocaína	Solução tópica[a,g]	2 e 20%	–
	Solução injetável	0,5%, 1, 2[b] e 5%	–
	Solução injetável	2%[b]	Epinefrina 1:50.000,[b] 1:80.000,[b] 1:100.000[b] e 1:200.000[b]
	Solução injetável	2%[b]	Fenilefrina 1:2.500[b]
	Gel	2%	–
	Creme[k]	40 mg/g	–
	Pastilha[a]	4 mg	–
	Pomada[a,k]	15 ou 50 mg/g	–
	Pomada[a,e]	20 mg/g	–
	Supositório[e]	40 mg	–
Mepivacaína	Solução injetável	3%[b]	–
	Solução injetável	2%[b]	Epinefrina 1:100.000[b]
	Solução injetável	2%[b]	Norepinefrina 1:100.000[b]
	Solução injetável	2%[b]	Levonordefrina 1:20.000[b]
Oxetacaína	Suspensão oral[a,f]	2 mg/ml	–
Oxibuprocaína	Solução tópica[d]	0,4%	–
Prilocaína	Solução injetável[k]	3%[b]	Felipressina 0,03 Ui/ml[c]
Prilocaína + lidocaína	Creme[k]	25 + 25 mg/g	–
Procaína	Solução oral	2%	–
	Solução injetável	1%	–
	Solução tópica[a,g,h]	ND	–
	Pastilha[i]	ND	–
	Pomada[k]	ND	–
	Supositório[e]	ND	–
Procainamida	Solução tópica[a]	ND	–
Proximetacaína	Solução tópica[d]	0,5%	–
Ropivacaína	Solução injetável	0,2, 0,75 e 1%	–
Tetracaína	Solução tópica[g]	0,05%	–
	Solução tópica[i]	0,1%	–
	Solução tópica[d]	1%	Fenilefrina 1 mg/ml

ND: não disponível. [a]Em associação medicamentosa. [b]Em tubete odontológico de 1,8 ml. [c]Equivalente a 0,54 µg/ml. [d]Uso oftalmológico. [e]Uso proctológico. [f]Uso em preparação antiulcerosa. [g]Uso otológico (em associação) ou como colutório. [h]Uso odontológico (em associação). [i]Como colutório (isoladamente ou em associação medicamentosa). [j]Em formas isobárica e hiperbárica (associada à glicose). [k]Uso dermatológico. [l]Em associação medicamentosa, incluindo outro anestésico local. [m]Em frasco multiuso e ampola (forma isobárica).

Quadro 19.2 ▪ Classificação dos anestésicos locais de acordo com a estrutura química.

Ésteres		
De ácido benzoico		Amilocaína
		Cocaína
		Propanocaína
De ácido meta-aminobenzoico		Proximetacaína
De ácido para-aminobenzoico (PABA)		Benzocaína
		Butacaína
		Butambeno
		Butoxicaína
		Cloroprocaína
		Oxibuprocaína
		Paretoxicaína
		Procaína
		Propoxicaína
		Tetracaína
Amidas		
Agentes derivados da xilidina		Bupivacaína/Levobupivacaína
		Etidocaína
		Lidocaína
		Mepivacaína
		Oxetacaína
		Ropivacaína
Agente derivado da toluidina		Prilocaína
Agente derivado da quinolona		Cinchocaína
Com grupo éster e anel contendo enxofre		Articaína
Outros		
		Cetocaína
		Diclonina
		Octacaína

Quadro 19.3 ▪ Parâmetros clínicos de anestésicos locais.

Agente	Início de efeito	Penetração tecidual*	Duração de efeito
Procaína	Moderado a lento	Moderada	Curta
Prilocaína	Rápido	Marcada	Intermediária
Lidocaína	Rápido**	Marcada	Intermediária
Mepivacaína	Rápido/lento	Moderada	Intermediária
Tetracaína	Muito lento	Pobre	Longa
Bupivacaína	Moderado/lento	Moderada	Longa
Ropivacaína	Moderado/lento	Modesta	Longa

*Corresponde à habilidade de penetração em tecidos que se encontram entre o sítio de injeção e as fibras nervosas, de forma que quanto mais penetrante o fármaco, mais rápido e intenso o efeito resultante.**Início de efeito em 2 a 3 min.

Ropivacaína tem propriedades físico-químicas similares às da bupivacaína, determinando bloqueio de igual perfil; porém, com duração marginalmente mais curta.[1,2,9] Tem maior índice terapêutico do que a mistura racêmica de bupivacaína, de modo que, em doses equiefetivas, mostra menores toxicidades central e cardiovascular.[1,2,11] No entanto, essa vantagem em termos de segurança é superada pela reduzida potência, o que tem levado ao uso de maiores quantidades do fármaco e relato de casos de toxicidade.[1,2,9]

Mepivacaína é similar à lidocaína em termos de perfil anestésico. Associados a vasoconstritor, ambos anestésicos têm duração de ação similar. No entanto, em uso isolado, mepivacaína determina anestesia um pouco mais prolongada, devido a seu menor efeito vasodilatador. Esta última característica faz com que seja usada sem vasoconstritor em procedimentos curtos, desde que as doses previstas não sejam altas.[2,4,9]

Prilocaína tem início e duração de ação similares aos da lidocaína.[1,2] É usada em Odontologia, sendo recomendada especialmente para casos em que aminas simpaticomiméticas estão contraindicadas, pois está contida na única preparação comercialmente disponível no Brasil que tem felipressina como vasoconstritor.

Articaína, embora seja anestésico de tipo amida, difere dos demais, por apresentar um anel contendo enxofre, o que aumenta sua lipossolubilidade, e um grupo éster adicional, fazendo com que seja metabolizada em fígado e plasma (por colinesterases inespecíficas).[1,2,7] Há preocupação na literatura com relatos de meta-hemoglobinemia e parestesia envolvendo bloqueios nervosos para procedimentos odontológicos, o que parece estar associado à maior concentração empregada (4%).[6,12,13]

Para uso tópico, diversos agentes de tipo éster (isoladamente ou em associações medicamentosas) são comercializados no Brasil – *benzocaína*, *butambeno* (butil-aminobenzoato ou BAB), *cinchocaína* (dibucaína), *procaína*, *tetracaína* (ametocaína), *amilocaína*, *proximetacaína* (proparacaína), *oxibuprocaína* e *oxetacaína*. Há apenas um anestésico de tipo amida para emprego com essa finalidade – a lidocaína. Esta, por ser eficaz e mais segura, constitui o agente a ser preferencialmente utilizado.

Evidências que embasam o uso racional de anestésicos locais

Estudos sobre anestésicos locais versam sobre seu uso em situações clínicas e procedimentos cirúrgicos e obstétricos. Há definido benefício em anestesia tópica, infiltrativa, de nervos periféricos e bloqueios anestésicos praticados sobre a raque (epidural e subaracnóideo).

No Quadro 19.4, são apresentadas indicações e observações a respeito de anestésicos locais e vasoconstritores empregados no Brasil.[1,2,5]

▪ Em anestesia tópica

Para uso tópico, privilegia-se lidocaína, por apresentar eficácia (com boa absorção em mucosa), maior segurança (com menor potencial alergênico) e maior experiência de uso.

Misturando-se iguais quantidades de bases cristalinas de lidocaína (2,5%) e prilocaína (2,5%), obtém-se, em temperatura ambiente, um óleo capaz de penetrar em pele íntegra, denominado "mistura eutética de anestésicos locais" ou EMLA®. Essa mistura foi criada com o objetivo de superar irritação local, toxicidade sistêmica e inadequada analgesia associadas a uso cutâneo de lidocaína e benzocaína.[1,2,4-7,9] Sua eficácia advém do fato de ter ponto de fusão inferior ao de cada composto isoladamente, sendo, por isso, denominada eutética (que significa dissolver-se a uma temperatura inferior àquela de cada um dos seus constituintes).[9]

Embora eficaz, não há evidência de maior cooperação de pacientes pediátricos em uso de EMLA®, enfatizando a importância do componente emocional associado a medo e dor antecipatória. Em estudo com 151 crianças submetidas a injeções de rotina, observou-se que o medo relacionado à agulha foi maior do que a dor associada à punção, após aplicação prévia de EMLA®.[14] Paralelamente, com base em revisões sistemáticas e metanálises, também há evidências de eficácia de medidas não medicamentosas, como aleitamento materno, soluções de sabor doce (como aquelas contendo sacarose) e intervenções psicológicas (distração e hipnose), isoladamente ou em combinações a anestesia local tópica, para manejo de dor e ansiedade relacionados a injeções em recém-nascidos, crianças e adolescentes.[15-20]

Quadro 19.4 ■ Indicações e observações a respeito de fármacos usados em anestesia local no Brasil.

Fármacos	Indicações	Observações
Lidocaína	Tratamento de arritmias cardíacas Anestesias tópica e infiltrativa Bloqueios nervosos periféricos Bloqueios praticados sobre a raque Anestesia intravenosa regional (bloqueio de Bier) Analgesia em trabalho de parto Prevenção de eventos adversos associados a laringoscopia, intubação traqueal ou broncoscopia	Agente mais comumente utilizado, devido a rápido início de ação, moderada duração, adequadas segurança e atividade tópica e preço acessível. Rápido e intenso bloqueio sensorial e motor, em concentrações de 0,5 a 2%
Bupivacaína	Anestesia infiltrativa Bloqueios nervosos periféricos Bloqueios praticados sobre a raque Analgesia pós-operatória prolongada, em diferentes cirurgias (inclusive cesarianas) Analgesia em trabalho de parto	Anestesia e analgesia de maior duração. Contraindicação em bloqueio de Bier, pelo risco de cardiotoxicidade no momento da liberação do torniquete Contraindicação para uso de soluções a 0,75% em bloqueio epidural obstétrico
Levobupivacaína	Similares às de bupivacaína	–
Ropivacaína	Bloqueios nervosos periféricos Bloqueios praticados sobre a raque	Efeito vasoconstritor, dispensando uso concomitante de epinefrina. Menor bloqueio motor em anestesia espinal, em crianças
Mepivacaína	Anestesia infiltrativa Anestesia de nervosos periféricos	Uso direcionado à Odontologia, por ser comercializada apenas em tubetes odontológicos. Indicação da apresentação sem vasoconstritor para pacientes com contraindicações para uso de vasoconstritores adrenérgicos
Prilocaína	Anestesia infiltrativa Anestesia de nervos periféricos	Uso direcionado à Odontologia, pois é comercializada apenas em tubetes odontológicos. Primeira escolha para pacientes com contraindicações para uso de vasoconstritores adrenérgicos, pois está associada a felipressina
Articaína	Anestesia infiltrativa Anestesia de nervos periféricos	Uso direcionado à Odontologia, pois é comercializada apenas em tubetes odontológicos. Menor segurança e maior preço, em relação aos demais anestésicos disponibilizados em tubetes
Benzocaína	Anestesia tópica	Menor segurança. Maior frequência de reações de hipersensibilidade (agente de tipo éster). Relatos de meta-hemoglobinemia, com uso de altas doses
Lidocaína + prilocaína (EMLA®)	Anestesia tópica de pele e estruturas superficiais subcutâneas, para punção venosa, canulações venosa e arterial, obtenção de enxertos cutâneos, circuncisão neonatal e punção lombar em crianças	Uso limitado em procedimentos de emergência, devido à latência de 1 h. Risco de meta-hemoglobinemia em crianças suscetíveis ou com uso de doses altas ou repetidas. Contraindicação em pele com abrasões, por risco de toxicidade sistêmica
Proximetacaína, oxibuprocaína e tetracaína	Anestesia tópica ocular	–
Epinefrina	Anestesia infiltrativa Bloqueios nervosos periféricos Bloqueios praticados sobre a raque	Em associação a anestésico local, visando ao aumento da duração de efeito da anestesia (principalmente junto a agentes de ações curta e intermediária), redução de toxicidade anestésica e obtenção de hemostasia. Uso adjuvante em anestesia tópica, pela pobre penetração em pele e mucosas. Uso obrigatório em bloqueio intercostal. Contraindicação em anestesia ocular (redução de perfusão retiniana e aumento da pressão intraocular), sítios com limitada circulação colateral (orelhas, nariz e pênis) e por via intradérmica (dano hipóxico irreversível, com isquemia e necrose teciduais)
Felipressina	Anestesia infiltrativa Bloqueio de nervos periféricos	Uso direcionado à Odontologia, pois é comercializada apenas em tubetes odontológicos, em associação à prilocaína. Alta margem de segurança. Indicação para pacientes com contraindicações de uso de vasoconstritores adrenérgicos
Norepinefrina	As mesmas de felipressina	Uso direcionado à Odontologia, pois é comercializada apenas em tubetes odontológicos. Uso não recomendado, devido à menor margem de segurança, em comparação à epinefrina
Levonordefrina e fenilefrina	As mesmas de felipressina	As mesmas de norepinefrina

Para circuncisão neonatal, anestésicos locais tópicos ou em bloqueios penianos ou epidurais caudais têm sido empregados.[21,22] Literatura sugere que bloqueio de nervo dorsal peniano e bloqueio em anel com anestésico local têm maior eficácia analgésica que EMLA®. Em revisão Cochrane[21] de 35 ensaios clínicos randomizados (ECR) e controlados por placebo ou ausência de tratamento (n = 1.997), a intervenção farmacológica mais amplamente estudada foi bloqueio de nervo peniano dorsal com lidocaína, que significativamente aumentou a saturação de oxigênio, reduziu a frequência cardíaca e o tempo de choro, em comparação com placebo ou ausência de tratamento (14 ensaios clínicos; n = 592). Já EMLA®, em comparação a placebo (6 estudos, n = 200), reduziu escores de expressão facial, frequência cardíaca e tempo de choro. Comparando os dois tratamentos ativos (3 estudos, n = 139), o bloqueio peniano determinou maior diminuição de frequência cardíaca e escores de dor. Este bloqueio, em comparação com sacarose (2 estudos, n = 127), reduziu frequência cardíaca e tempo de choro. Bloqueio em anel (ao redor do pênis) e aplicação de outros cremes contendo lidocaína (excetuando EMLA®) também reduziram a dor. Pequeno sangramento, edema e hematoma foram relatados com o uso de bloqueio peniano, e eritema e palidez cutânea leve com EMLA®. Em dois estudos com EMLA®, os níveis de meta-hemoglobinemia foram normais. Concluiu-se que bloqueio de nervo dorsal peniano, bloqueio subcutâneo do pênis, sob a forma de anel, e EMLA® parecem ser eficazes e seguros para uso em recém-nascidos. Porém, nenhuma das intervenções estudadas eliminou completamente a resposta à dor da circuncisão, embora a primeira tenha se mostrado mais eficaz. Dentre outras medidas avaliadas, administração oral de sacarose ou paracetamol, música e modificações ambientais mostraram-se ineficazes.[21] No entanto, pequenos ECR (n = 76 e 90), sugerem que a associação de EMLA® (cutânea) e sacarose (oral) pode proporcionar alívio mais eficaz da dor em circuncisão neonatal do que cada um desses tratamentos isoladamente.[23,24]

▪ Em anestesia de nervos periféricos

Lidocaína é opção de primeira escolha, por apresentar eficácia, maior segurança, maior experiência de uso e menor custo. Pode ser empregada com ou sem vasoconstritor associado.

▪ Em bloqueios anestésicos praticados sobre a raque

Na *anestesia epidural* (*peridural ou extradural*), qualidade e extensão da anestesia são determinadas por volume e dose total do agente utilizado. A dispersão do anestésico pode ser maior em grávidas, já que o volume do espaço epidural é reduzido pelo ingurgitamento venoso. Efeitos aumentados podem também ser vistos em idosos e pacientes com arteriosclerose, devido ao prejuízo de absorção vascular do espaço epidural. Lidocaína e bupivacaína são em geral usadas, em injeção de bolo ou por cateter.[1,2]

Na *anestesia espinal* (*bloqueio subaracnóideo ou raquianestesia*), extensão do bloqueio depende de vários fatores, sendo posição do paciente e densidade do fármaco em relação à densidade do liquor os mais importantes.[1,2] Tem início de ação mais rápido, e a dose requerida é menor em comparação ao bloqueio epidural. Podem ser utilizadas soluções de lidocaína ou bupivacaína isobáricas, hiperbáricas ou hipobáricas (respectivamente, de densidade igual, maior ou menor do que a do liquor). Em gestantes, a compressão da veia cava inferior pelo útero gravídico leva à distensão do plexo venoso vertebral e reduz o volume do espaço subaracnóideo. Consequentemente, o grau de bloqueio está aumentado e menores doses são necessárias.[2]

Em *cirurgias pediátricas*, lidocaína e bupivacaína têm sido amplamente usadas, com sua farmacologia bem avaliada em crianças de todas as faixas etárias. Estudos clínicos mostraram que bupivacaína racêmica, levobupivacaína e ropivacaína são igualmente eficazes em bloqueios nervosos periféricos, anestesias caudais e espinais para pediatria.[25] Quando administradas as mesmas doses e concentrações, esses três fármacos apresentam perfil clínico muito similar, com mínimas diferenças, que não são relevantes clinicamente. Em injeção única, ropivacaína não representou significativo avanço em termos de menor toxicidade para crianças menores, quando comparada à bupivacaína. Já levobupivacaína parece oferecer melhor índice terapêutico do que bupivacaína racêmica e ropivacaína.[25,26] Revisão sistemática[26] de 17 ECR, avaliando eficácia e segurança de anestésicos locais de longa ação em anestesia caudal para pediatria, mostrou igual eficácia e segurança entre bupivacaína, ropivacaína e levobupivacaína. Bupivacaína determinou a maior incidência de bloqueio motor e ropivacaína, a menor.

Bloqueios anestésicos praticados sobre a raque também são amplamente usados para a realização *de cirurgias obstétricas*, como as cesarianas. É opção preferencial em relação à anestesia geral, devido aos benefícios e menores riscos para a mãe e o feto.[27,28] No entanto, a literatura sugere, além das vantagens (menor risco de aspiração e de dificuldade de manejo de vias respiratórias), desvantagens (hipotensão profunda e cefaleia pós-punção de dura-máter) para as mães submetidas a bloqueio sobre a raque.

Em revisão Cochrane[29] de 22 ECR e quase experimentos (n = 1.793), observaram-se menores perda sanguínea e queda de hematócrito com o uso de bloqueio sobre a raque (tanto epidural, quanto espinal), comparativamente à anestesia geral, mas a magnitude de efeito foi pequena. Não se observaram diferenças significativas quanto a escores de Apgar ou necessidade de reanimação neonatal com oxigênio. Pequeno tamanho de amostra não permitiu a análise de mortalidade materna, desfecho muito raro. Nenhum dos estudos analisou desfechos importantes, como mortalidade neonatal, incidência de infecções pós-operatórias de diferentes origens, efeitos sobre amamentação e relação materno-infantil ou tempo decorrido até que a mãe se sentisse em condições de cuidar de seu bebê. Concluiu-se que não há evidências que demonstrem a superioridade de quaisquer das duas técnicas – bloqueio sobre a raque e anestesia geral – sobre os desfechos maternos ou neonatais avaliados. No entanto, os estudos ainda carecem da análise de desfechos clinicamente relevantes.

Em comparação com bloqueio epidural, a anestesia espinal parece apresentar algumas vantagens – execução simples, rápido início de efeito, reduzido risco de toxicidade sistêmica e obtenção de maior profundidade anestésica. No entanto, resultados de ensaios clínicos ainda não são conclusivos.[28] Revisão Cochrane[27] de 10 ECR (n = 751) avaliou eficácia e segurança de anestesias espinais e epidurais para a realização de cesarianas. Não se observou qualquer diferença entre as duas técnicas quanto a taxa de insucesso anestésico, necessidade de analgesia transoperatória adicional, necessidade de conversão para anestesia geral, satisfação materna, necessidades analgésicas pós-operatórias e intervenção neonatal. Para mulheres submetidas à anestesia espinal, o tempo decorrido entre os inícios de anestesia e cirurgia foi menor (diferença média [DM] de menos 7,9 min [intervalo de confiança (IC)95%: –11,59 a –4,23]), mas houve aumento da necessidade de tratamento de hipotensão (risco relativo [RR] = 1,23; IC95%: 1,0 a 1,51). Concluiu-se que ambas as técnicas proporcionaram anestesia eficaz para a realização de cesarianas e associaram-se a moderados graus de satisfação materna. Anestesia espinal apresentou menor latência, mas tratamento para hipotensão foi mais provável. Não foi possível obter conclusões a respeito de outros efeitos adversos ocorridos durante o período operatório e complicações pós-operatórias, devido a sua baixa incidência ou ausência de relato nos estudos incluídos na análise.

American Society of Anesthesiologists Task Force on Obstetric Anesthesia e Society for Obstetric Anesthesia and Perinatology sugerem, com base em metanálises e ECR, que a escolha da técnica para cesariana deve ser individualizada, levando em consideração fatores de risco anestésico-obstétricos e fetais (p. ex., cirurgias eletivas *versus* de urgência). Propõem, ainda, que se privilegiem os bloqueios praticados sobre a raque, em detrimento da anestesia geral, para a maioria das cesarianas. A anestesia geral deve ficar reservada para circunstâncias específicas, como bradicardia fetal profunda, ruptura uterina, hemorragia grave ou importante descolamento de placenta.[28]

Quanto à escolha do anestésico a ser empregado em anestesia espinal para cesarianas, revisão Cochrane[30] de 6 ECR (n = 394) avaliou eficácia e segurança de bupivacaína isobárica *versus* hiperbárica, em procedimentos eletivos. O grupo que recebeu a formulação hiperbárica apresentou menor risco de conversão para anestesia geral (RR = 0,17; IC95%: 0,03 a 0,94) e tempo mais curto para o bloqueio motor alcançar nível de T4 (DM = –1,06 min; IC95%: –1,8 a –0,3). Não houve diferença quanto à necessidade de suplementação analgésica. Porém, devido a pequena magnitude de efeito, variabilidade metodológica e pequeno tamanho de amostra dos estudos analisados, a evidência favorável à bupivacaína hiperbárica é considerada, no momento, fraca. Revisão sistemática posterior[31] encontrou o mesmo resultado.

Emprego de bupivacaína em dose baixa, visando especialmente reduzir a ocorrência de hipotensão prejudicial para a mãe e o neonato tem sido proposto. Metanálise[32] de 12 estudos avaliou comparativamente a eficácia de anestesia espinal com bupivacaína em dois esquemas de dose (baixa *versus* convencional), para cesarianas eletivas. No grupo que recebeu bupivacaína em doses baixas, a necessidade de uso de suplementação analgésica durante a cirurgia foi maior (RR = 3,76, IC95%: 2,38 a 5,92). NND (número necessário para dano) para qualquer efeito prejudicial adicional foi 4 (IC95%: 2 a 7). Somente neste grupo houve conversão para anestesia geral (2 casos). No entanto, este foi o grupo que apresentou menor risco de hipotensão (RR = 0,78; IC95%: 0,65 a 0,93) e náuseas/vômito (RR = 0,71; IC95%: 0,55 a 0,93). Não houve diferença quanto a desfechos neonatais (escore de Apgar, equilíbrio acidobásico) ou variáveis clínicas de qualidade (satisfação do paciente, condições cirúrgicas). Os autores concluíram que doses baixas de bupivacaína em anestesia espinal comprometem a eficácia anestésica (risco de suplementação analgésica; alto grau de evidência), embora se associem a menos reações adversas maternas (hipotensão, náuseas e vômito; evidência de grau moderado).

▪ Em analgesia para cirurgias e outros procedimentos em geral

Dor pós-operatória é um dos problemas mais importantes enfrentados pelos pacientes cirúrgicos. Além de ser desconfortável e trazer sofrimento, afeta sistemas cardiovascular, respiratório e endócrino. Anestésicos locais têm sido usados em diferentes técnicas com objetivo analgésico nessa situação.[2,33]

Revisão Cochrane[34] de 8 ensaios clínicos (n = 746 adultos) avaliou os efeitos do uso tópico de anestésicos locais para reduzir dor e desconforto associados à faringolaringoscopia nasal. Cinco estudos não demonstram qualquer vantagem com sua administração previamente à endoscopia. Um estudo sugeriu benefício com uso isolado de vasoconstritor. Autores concluíram que não há, no momento, evidência que embase esse uso. Por outro lado, metanálise de 10 estudos (n = 837) sugere que administração de anestésico local, isoladamente ou em associação a vasoconstritor, é eficaz para redução de dor e desconforto causados por endoscopia transnasal.[35] No entanto, como a qualidade da informação obtida foi baixa, devido às diferenças metodológicas e aos pequenos tamanhos de amostra, não há ainda uma definição sobre o tema.

Já emprego rotineiro de infiltração de incisão ou ferida operatória com anestésicos locais de longa duração ou realização de bloqueios nervosos periféricos ou sobre a raque parecem melhorar o tratamento da dor após vários procedimentos cirúrgicos. Ainda, diminuem incidência de náuseas e vômitos pós-operatórios, por evitar consumo de maiores doses de analgésicos opioides (*opioid-sparing effect*). Reduzem-se complicações pós-operatórias graves, facilitando a recuperação do paciente e permitindo deambulação precoce e alta hospitalar mais rápida. Quando realizados antes da cirurgia, a administração de anestesia local também pode diminuir as necessidades anestésicas de agentes inalatórios ou intravenosos, durante o procedimento.[2]

Revisão sistemática[36] de 12 estudos (n = 650) avaliou os efeitos de analgesia epidural torácica com anestésicos locais, associados ou não a opioides, em comparação à analgesia sistêmica com analgésicos opioides, após cirurgias gastrointestinais, em pacientes adultos. Analgesia epidural torácica melhorou o tempo de recuperação gastrointestinal, reduzindo o tempo para o primeiro flato em 31 h (IC95%: −33 a −29) e para a primeira passagem de bolo fecal em 24 h (IC95%: −27 a −20). Não houve diferença quanto à incidência de deiscência de anastomose ou íleo paralítico. A ocorrência de hipotensão pós-operatória foi relativamente maior no grupo submetido à analgesia epidural (RR = 7,9; IC95%: 2,4 a 26,5). Prurido e vômitos foram similares nos dois grupos. Os autores concluíram que há evidências de que analgesia epidural torácica, em comparação à analgesia sistêmica, melhora a recuperação gastrointestinal após procedimentos gastrointestinais, sem aumento do risco de complicações.

Em revisão Cochrane[37] de 15 ECR (n = 1.498 adultos), avaliaram-se benefícios e riscos da analgesia epidural pós-operatória, em comparação a uso de opioides sistêmicos, especificamente para cirurgias eletivas em aorta abdominal. Grupo submetido à analgesia epidural obteve menores escores de dor à movimentação (até o terceiro dia pós-operatório); redução de 36 h para extubação; e redução de 6 h de permanência em unidade de tratamento intensivo. Houve menor incidência de infarto do miocárdio, insuficiência respiratória pós-operatória e sangramento gastrintestinal. Não se demonstrou redução de mortalidade em 30 dias.

Emprego de anestésicos locais visando à analgesia pós-operatória é frequente em cirurgias e diversos procedimentos traumatológicos e ortopédicos. Revisão Cochrane[38] de 5 ECR (n = 211) comparou eficácia e segurança de uso de lidocaína intra-articular para redução manual fechada de deslocamentos anteriores de ombro agudos (primeiras 48 h). Em comparação a analgesia intravenosa com sedação, não houve diferença quanto à taxa de sucesso imediato, mas o tempo despendido no serviço de emergência foi significativamente menor com lidocaína (DM = 109,5 min; IC95%: 84,6 a 134,3), assim como os efeitos adversos (RR = 0,16; IC95%: 0,06 a 0,43). Autores concluíram que não há diferenças entre as duas técnicas para taxa de sucesso imediato e falha da redução, alívio da dor durante e após a redução; no entanto, lidocaína intra-articular parece se associar a menos reações adversas e menor tempo de recuperação, além de ser menos cara.

Em fraturas de quadril, vários bloqueios nervosos com anestésicos locais têm sido usados para reduzir a dor. Em revisão Cochrane[39] de 17 ECR ou quase experimentos (n = 888, principalmente idosos e mulheres), realização de bloqueios nervosos determinou redução significativa de níveis de dor e quantidade de analgésicos orais ou parenterais empregados. Poucas complicações foram relatadas, nenhuma grave. No entanto, devido a pequeno número de pacientes, diferentes tipos de bloqueio e tempos de administração (pré, trans ou pós-operatória) empregados e limitações relacionadas a medidas e relato dos desfechos, não foi possível determinar se bloqueios nervosos conferem benefício significativo, em comparação com outros métodos analgésicos, como parte do tratamento de fraturas de quadril.

Revisão Cochrane[40] de 23 ECR (n = 571) avaliou eficácia e segurança de bloqueios nervosos periféricos para controle de dor após cirurgias de joelho de grande porte. Comparando analgesia sistêmica isolada com aquela associada a bloqueios periféricos, esta última determinou intensidade de dor significativamente menor em repouso ou ao movimento, no período pós-operatório de 72 h. Não houve diferença entre as duas técnicas analgésicas quanto ao movimento em si. Foram relatadas diversas reações adversas, mas não foi realizada análise desses dados. Autores concluíram que uso de bloqueios nervosos periféricos, como técnicas adjuvantes à analgesia sistêmica, reduz dor em cirurgias de joelho de grande porte, em comparação à analgesia apenas sistêmica.

Colocação cirúrgica de próteses de quadril e joelho são procedimentos comuns que melhoram mobilidade e qualidade de vida dos pacientes. Adequado alívio da dor no período pós-operatório é essencial, propiciando ambulação precoce e início rápido da fisioterapia. Analgesia epidural lombar é modalidade comum de analgesia nesses casos. Revisão Cochrane[41] de ECR e quase experimentos avaliou eficácia e segurança dessa técnica, em comparação a analgesia sistêmica e analgesia espinal de longa duração, para alívio da dor pós-operatória nesses pacientes. Nas primeiras 4 a 6 h após a cirurgia, os que receberam analgesia epidural apresentaram menos dor em repouso e associada à movimentação, comparativamente ao grupo submetido à analgesia sistêmica. Tal efeito desapareceu no período compreendido entre 18 e 24 h pós-operatórias. Não houve diferenças significativas de frequência de náuseas e vômitos ou depressão respiratória entre essas duas técnicas. Sedação ocorreu menos comumente com analgesia epidural (razão de chances [RC] = 0,30; IC95%: 0,09 a 0,97), com NND de 7,7 (IC95%: 3,5 a 42,0) em comparação a pacientes submetidos à analgesia sistêmica. Retenção urinária (RC = 3,50; IC95%: 1,63 a 7,51; NND = 4,5; IC95%: 2,3 a 12,2), prurido (RC = 4,74; IC95%: 1,76 a 12,78; NND = 6,8; IC95%: 4,4 a 15,8) e redução da pressão arterial (RC = 2,78; IC95%: 1,15 a 6,72; NND = 6,7; IC95%: 3,5 a 103,0) foram mais frequentes com analgesia epidural, em comparação com analgesia sistêmica. Autores concluíram que analgesia epidural pode ser útil para alívio de dor após colocação de próteses em grandes articulações de membro inferior. Entretanto, os benefícios limitam-se ao período pós-operatório imediato (4 a 6 h). Administração epidural de anestésico local ou da associação de anestésico local e analgésico opioide é mais adequada do que a deste último agente de forma isolada. A magnitude do benefício analgésico deve ser cotejada com a frequência de reações adversas. Atuais evidências são insuficientes para que se formulem conclusões a respeito dos efeitos da analgesia epidural sobre morbidade e mortalidade pós-operatórias, desfechos funcionais ou tempo de permanência no hospital.

Revisão Cochrane[42] de 45 ECR (n = 2.710) adicional avaliou benefícios e riscos de bloqueio de nervo femoral em colocação cirúrgica de prótese total de joelho. Dor em repouso e ao movimento, nas primeiras 72 h após o procedimento, foi menor com o bloqueio femoral, associado ou não a analgesia controlada pelo paciente (*patient-controlled analgesia* ou PCA, em inglês) com opioide, em comparação ao uso isolado de PCA com opioide (evidência de moderada qualidade). Aquele bloqueio também se associou a menor consumo de morfina (intravenosa) em 24 e 48 h, menor risco de náuseas e vômito (RR = 0,47; IC95%: 0,33 a 0,68; NND para desfecho prejudicial adicional = 4; evidências de alta qualidade), maior flexão de joelho (evidência de moderada qualidade) e maior satisfação do paciente (evidência de baixa qualidade), em comparação a PCA. Comparando com analgesia epidural, não houve diferença significativa em relação a dor em repouso ou movimento, nas primeiras 72 h, consumo de analgésico opioide em 24 h ou flexão do joelho (evidências de moderada e alta qualidade). Mas bloqueio femoral apresentou menor risco de náuseas e vômito (RR = 0,63; IC95%: 0,41 a 0,97; NNH = 8; evidência de moderada qualidade) e maior satisfação do paciente (evidência de baixa qualidade). Na comparação entre analgesia infiltrativa local e bloqueio femoral, ambos foram eficazes para redução de dor em repouso e movimento, em 24 h (evidência de baixa qualidade). Por fim, na comparação entre bloqueio femoral único ou contínuo, este último determinou menos dor em repouso e ao movimento, em 24 h, e menor consumo de analgésico opioide (evidências de moderada e alta qualidade). Autores concluíram que bloqueio nervoso femoral (com ou sem tratamentos concomitantes, incluindo PCA com opioide) proporciona: (1) analgesia mais eficaz do que PCA isoladamente, (2) benefício similar à analgesia epidural e (3) menos náuseas e vômito do que essas duas técnicas. Sugere-se, ainda, que bloqueio contínuo determine melhor analgesia em relação ao bloqueio único.[43]

Tem-se proposto lidocaína intravenosa, como parte de estratégias multimodais para obtenção de analgesia e melhor recuperação pós-operatória.[33,44,45]

Em revisão sistemática[44] de 16 estudos (n = 764), avaliaram-se os efeitos da infusão intravenosa de lidocaína em pacientes adultos submetidos a diversos procedimentos cirúrgicos. Em cirurgias abdominais abertas e laparoscópicas, bem como em cirurgias ambulatoriais, lidocaína intravenosa reduziu intensidade da dor pós-operatória em repouso, com tosse ou movimento, por até 48 h. O consumo de analgésico opioide diminuiu em até 85%, em comparação ao grupo placebo. Infusão de lidocaína também resultou em retorno precoce da função intestinal, permitindo mais rápida reabilitação e menor duração da internação hospitalar. Primeiros flatos ocorreram até 23 h antes, enquanto primeiros movimentos intestinais ocorreram até 28 h mais cedo, no grupo tratado com lidocaína. Duração da internação foi reduzida em torno de 1,1 dia. Seu uso não resultou em toxicidade ou eventos adversos clinicamente relevantes. Por outro lado, lidocaína não teve impacto sobre analgesia pós-operatória em amigdalectomia, artroplastia total de quadril ou cirurgia de *bypass* coronariano. Autores concluíram que infusão intravenosa de lidocaína é segura e apresenta benefício em pacientes submetidos a cirurgias abdominais, o que não foi observado em outros procedimentos cirúrgicos.[44]

Em metanálise (21 estudos clínicos),[45] lidocaína intravenosa reduziu significativamente a intensidade de dor em repouso (DM = −8 mm, em escala analógica visual de 100 mm; IC95%: −14,7 a −1,5) e durante atividade (DM = −10,6 mm; IC95%: −16,9 a −4,2), 6 h após cirurgias abdominais, em adultos. Observou-se redução no consumo cumulativo de morfina, no período pós-operatório de 48 h (DM = −7 mg; IC95%: −14,7 a −1,5). O tempo para o primeiro flato e a movimentação intestinal foi significativamente encurtado em 6,9 h (IC95%: 9,2 a 4,6) e 11,7 h (IC95%: 17 a 6,5), respectivamente. Também houve diminuição do tempo de internação hospitalar (DM = −0,7 dia; IC95%: −1,35 a −0,07). Autores concluíram que administração sistêmica de lidocaína pode ser útil como adjuvante no manejo da dor pós-operatória. No entanto, heterogeneidade dos estudos foi a principal limitação da metanálise. Além disso, a magnitude de efeito observada é pequena para a maioria dos desfechos avaliados.

No mesmo contexto, revisão Cochrane (45 ECR; n = 2.802) avaliou efeitos de lidocaína intravenosa contínua peroperatória em adultos submetidos a diversos procedimentos cirúrgicos sob anestesia geral.[33] Lidocaína foi iniciada previamente à incisão operatória e mantida pelo menos até o final da cirurgia. Em comparação a placebo ou ausência de tratamento, houve redução estatisticamente significativa da dor pós-operatória nos períodos de 1 a 4 h e 24 h, em cirurgias abertas e laparoscópicas abdominais. Porém, o impacto clínico foi pequeno (DM de escores de dor, em escala analógica visual de 10 cm: variação de 0,47 a 1,51). Além disso, não houve efeito em 48 h, assim como em outros procedimentos cirúrgicos avaliados. Embora a administração de lidocaína tenha reduzido risco de íleo paralítico (RR = 0,38; IC95%: 0,15 a 0,99), período de tempo para o primeiro flato (DM = −5,5 h; IC95%: −8 a −3) e primeiro movimento ou som intestinal (DM = −6 h; IC95%: −7 a −5), não alterou o tempo para a primeira evacuação. Evidenciaram-se efeitos positivos sobre desfechos considerados secundários – redução do tempo de internação hospitalar, náuseas pós-operatórias e necessidade de uso de analgésicos opioides nos períodos trans- e pós-operatórios. Dados sobre efeitos adversos foram limitados. Em comparação à analgesia epidural (apenas 2 estudos), não se observaram diferenças de efeito sobre desfechos relevantes. Os estudos, de modo geral, mostraram alto risco de vieses (grande e inexplicável heterogeneidade estatística, com reduzidos tamanhos de amostra), e as evidências obtidas foram consideradas de baixa qualidade.

▪ Em analgesia para trabalho de parto

Diferentes estratégias, incluindo intervenções medicamentosas (como sedativos, analgésicos opioides e anestésicos locais) e não medicamentosas, têm sido estudadas nesse contexto.[46,47] Bloqueios praticados sobre a raque (epidural, espinal ou combinação de ambos) constituem a opção mais efetiva.[46,48] Objetivo primário é proporcionar adequada analgesia materna, com mínimo bloqueio motor. Como a administração por via espinal é eficaz por períodos curtos de tempo, não é usada isoladamente para alívio da dor no trabalho de parto.[2] Administração de agentes anestésicos ou analgésicos no espaço epidural, por meio de cateter, proporciona analgesia eficaz e mais prolongada, sendo que bupivacaína epidural é usada há muitos anos com essa indicação. Soluções a 0,125 a 0,25% produzem analgesia adequada com mínimo déficit motor.[2,46]

Em revisão Cochrane[49] de 38 ensaios clínicos (n = 9.658), analgesia epidural se associou a maior alívio de dor e redução de necessidade de analgesia adicional (RR = 0,05; IC95%: 0,02 a 0,17), administração de naloxona (RR = 0,15; IC95%: 0,1 a 0,23) e risco de acidose (RR = 0,8; IC95%: 0,68 a 0,94), comparativamente a outras técnicas analgésicas ou ausência de intervenção específica para a dor em trabalho de parto. Porém, houve maior risco de instrumentação em parto vaginal (RR = 1,42; IC95%: 1,28 a 1,57), hipotensão materna (RR = 18,23; IC95%: 5,09 a 65,35), bloqueio motor (RR = 31,67; IC95%: 4,33 a 231,51), febre materna (RR = 3,34; IC95%: 2,63 a 4,23), retenção urinária (RR = 17,05; IC95%: 4,82 a 60,39), uso de ocitocina (RR = 1,19; IC95%: 1,03 a 1,39), risco de cesariana por sofrimento fetal (RR = 1,43; IC95%: 1,03 a 1,97) e prolongamento do segundo estágio do trabalho de parto. Não houve diferenças significativas quanto a risco de cesariana por qualquer causa, dor lombar a longo prazo, escore de Apgar inferior a 7 aos 5 min ou satisfação materna com o alívio da dor. Autores concluíram que a analgesia epidural parece ser eficaz na redução da dor do parto, mas seu uso aumenta o risco de instrumentação, sem apresentar impacto significativo sobre outros desfechos materno-fetais.

Em metanálise,[50] foram avaliados os efeitos da adição de analgésico opioide à analgesia epidural tradicional. Duração da analgesia foi maior com a associação de sufentanila a ropivacaína ou levobupivacaína, comparativamente à associação com bupivacaína. No entanto, a incidência de partos instrumentais também foi superior com as duas primeiras associações. A incidência de bloqueio motor foi similar nos três grupos avaliados. Diferenças de metodologia e viés de conclusão limitam a aplicabilidade dos resultados do estudo.

A técnica de anestesia epidural tradicional não só tem sido associada a maior incidência de instrumentação em parto vaginal, como também a prolongamento de trabalho de parto e maior uso de ocitocina. Combinação das técnicas espinal e epidural (*combined spinal-epidural* ou CSE, em inglês) foi introduzida na prática obstétrica objetivando reduzir efeitos adversos e proporcionar mais rápido alívio da dor, além de melhorar a mobilidade materna durante o parto, trazendo, assim, maior satisfação para a mãe. Revisão Cochrane[46] de 27 ECR (n = 3.274) comparou analgesia epidural com baixas doses de anestésicos locais *versus* combinação das técnicas espinal e epidural, iniciadas no primeiro estágio do trabalho de parto. Esta última técnica mostrou resultados estatisticamente mais favoráveis, em relação a velocidade de início da analgesia (DM = –2,87 min; IC95%: –5,07 a –0,67), necessidade de analgesia de resgate (RR = 0,31; IC95%: 0,14 a 0,7), retenção urinária (RR = 0,86; IC95%: 0,79 a 0,95) e taxa de instrumentalização do parto (RR = 0,81; IC95%: 0,67 a 0,97). Bloqueio epidural tradicional mostrou-se mais favorável em relação a pH venoso umbilical (DM = –0,03; IC95%: –0,06 a –0). Não houve diferenças significativas no que se refere a mobilização durante o parto, taxa de cesarianas, incidência de cefaleia pós-punção da dura-máter, hipotensão materna ou Apgar neonatal. Não foram avaliados outros desfechos relevantes, como satisfação materna, depressão respiratória ou complicações neurológicas. Comparativamente à analgesia epidural com baixas doses de anestésicos locais, a combinação de técnicas apresentou início de efeito analgésico mais rápido, mas se associou a maior ocorrência de prurido (RR = 1,01; IC95%: 0,98 a 1,05). Autores concluíram que oferecer a técnica combinada em vez da tradicional tem pequeno embasamento. Não houve diferenças em mobilidade, desfechos obstétricos e neonatais. Porém, a incidência significativamente maior de retenção urinária e intervenções de resgate com a técnica tradicional favorece o uso de baixas doses epidurais.

American Society of Anesthesiologists Task Force on Obstetric Anesthesia e Society for Obstetric Anesthesia and Perinatology sugerem que a técnica combinada espinal-epidural com anestésico local e opioide possa ser usada para proporcionar analgesia eficaz e de início rápido em trabalho de parto, mas não a privilegia.[28]

Também tem sido proposto uso de analgesia epidural controlada pelo paciente (*patient-controlled epidural analgesia* ou PCEA, em inglês). Metanálises de ECRs concluíram que há redução no consumo de analgésico com essa técnica, em comparação à analgesia epidural contínua tradicional.[28,51] Dados sobre desfechos maternos e fetais ainda não estão bem estabelecidos. American Society of Anesthesiologists Task Force on Obstetric Anesthesia e Society for Obstetric Anesthesia and Perinatology sugerem que PCEA possa ser utilizada como opção eficaz de analgesia durante o parto, sendo preferível ao uso da analgesia epidural com doses fixas.[28] Também preconizam que a infusão epidural contínua com anestésico local seja priorizada como analgesia eficaz para trabalho de parto, em detrimento do uso intravenoso, em bolo, de dose única de analgésico opioide. Sugerem, ainda, que seu uso seja associado a analgésico opioide. Literatura é insuficiente para avaliar a comparação em relação à infusão intravenosa contínua com opioide. Por outro lado, há preocupação quanto a eventuais efeitos adversos maternos e fetais da infusão anestésica local.[49] Embora proporcione analgesia sensorial, alguns pacientes apresentam bloqueio motor significativo com uso de concentrações maiores (0,25% ou mais), determinando fraqueza de membros inferiores, pobre mobilidade e dificuldade da mãe em contribuir para o nascimento (especialmente na fase de expulsão). Isto leva à necessidade de instrumentação do parto, com maior ocorrência de dor e incontinência maternas no período pós-parto.[46] Daí as recomendações de uso de concentrações diluídas de anestésicos locais com opioides em bloqueio epidural contínuo para analgesia de parto.[28]

São comuns os bloqueios nervosos pudendo e paracervical com anestésicos locais. Em revisão Cochrane[52] de 12 ECR (n = 1.549), a satisfação das pacientes em relação a alívio de dor, em trabalho de parto, foi maior após bloqueio com lidocaína 2%, comparativamente a placebo. No entanto, observaram-se mais reações adversas. Em comparação com analgésicos opioides (em especial, petidina intramuscular ou fentanila em analgesia controlada pelo paciente), bloqueio anestésico foi mais eficaz para alívio da dor e não se associou a maior taxa de partos vaginais assistidos ou cesarianas. Em comparação com analgésicos não opioides, o nível de satisfação das pacientes e a taxa de cesarianas não se mostraram diferentes. No entanto, a necessidade de analgesia adicional foi maior. Não foram observadas diferenças em relação ao anestésico local empregado – lidocaína, bupivacaína, carbocaína ou cloroprocaína. Dados sugerem maior eficácia dos bloqueios nervosos, em relação a placebo, analgesia opioide e não opioide. No entanto, os estudos têm qualidade questionável e pequenas amostras.

Análise conjunta de 255 revisões Cochrane e 55 revisões sistemáticas adicionais buscou estabelecer eficácia e segurança de intervenções medicamentosas e não medicamentosas, no tratamento de dor em trabalho de parto.[47] Essas intervenções foram categorizadas como "as que funcionam", "as que podem funcionar" e aquelas para as quais há "evidências insuficientes" para estabelecer conclusão. Na primeira categoria, incluem-se analgesia epidural, combinação das técnicas epidural e espinal e analgesia por inalação, para as quais há evidências de eficácia, embora possam determinar reações adversas relevantes. Analgesia por inalação associa-se a maior risco de vômito, náuseas e tontura. Quando comparada a placebo ou analgésicos opioides, a técnica epidural resulta em maior risco de instrumentalização de parto vaginal, realização de cesarianas por sofrimento fetal (mas sem influência sobre risco de cesarianas de qualquer causa), hipotensão, bloqueio motor, febre e retenção urinária. Esta última complicação é menos frequente em técnica epidural-espinal combinada.

Entre as intervenções que "podem funcionar", algumas evidências, limitadas a estudos clínicos únicos, sugerem que imersão em água, relaxamento, acupuntura, massagem, bloqueios nervosos com anestésicos locais e analgésicos não opioides podem auxiliar no alívio da dor, com menos efeitos adversos.

Por fim, na terceira categoria, há evidências insuficientes sobre a eficácia de hipnose, *biofeedback*, aromaterapia, TENS ou analgésicos opioides parenterais, em comparação a placebo ou outras opções terapêuticas. Em comparação a outros agentes opioides, petidina determina mais frequentemente reações adversas, incluindo sonolência e náuseas. Concluiu-se que a maioria das medidas não farmacológicas parece ser segura para mães e seus bebês, mas sua eficácia é incerta, devido à limitação da qualidade dos estudos. Há mais evidências para afirmar a eficácia de medidas farmacológicas, mas estas trazem em seu bojo as reações adversas, como o maior risco de instrumentalização em parto vaginal associada à analgesia epidural.[47]

▪ Para tratamento e profilaxia de dores crônicas

Embora o uso de anestésicos locais em dores crônicas pareça ser benéfico, sua real eficácia permanece desconhecida. Alívio de dores neuropáticas (imediato e prolongado) tem sido descrito após a administração sistêmica de concentrações baixas de anestésicos locais em modelos animais e em pacientes.[53] O mecanismo não é plenamente entendido. Parecem bloquear descargas ectópicas causadas por lesão de nervos periféricos, provavelmente por bloqueio de canais de sódio, embora mecanismos centrais tenham sido também propostos.[2,8]

Lidocaína (dose de 500 mg, diluída em 250 mℓ de solução salina, administrada em infusão intravenosa por 60 min e alcançando concentração plasmática de 2 a 5 µg/mℓ) e mexiletina (400 a 1.200 mg, por via oral, alcançando concentração plasmática média de 0,36 a 0,76 µg/mℓ) são os agentes mais estudados no tratamento de dores neuropáticas.[2,8] Revisão Cochrane[53] de 32 ECR, duplos-cegos, em paralelo ou cruzados e controlados por placebo ou analgésicos avaliou o uso sistêmico de lidocaína e seus análogos orais em dores neuropáticas, mensurando riscos e benefícios. Lidocaína e mexiletina mostraram-se eficazes (em relação a placebo) e seguras, sem ocorrência de reações adversas graves. No entanto, os autores concluíram que ainda há necessidade de estudos adicionais, devido a limitações metodológicas.⁵³ Além, efeitos analgésicos a longo prazo não foram sistematicamente avaliados. Não se sabe se infusões subsequentes promovem alívio mais longo. Isso determina que a administração sistêmica crônica de lidocaína não seja prática clínica comum. Quanto à mexiletina, seu uso não tem sido recomendado, pois, embora tenha apresentado benefícios, em comparação a placebo, em neuropatia diabética e lesão de nervo periférico (mas não em lesão de medula espinal ou neuropatia associada a HIV), são frequentes as reações adversas (comumente náuseas e vômitos) e as interações medicamentosas de relevância clínica.[2,8]

Bloqueio de sistema nervoso simpático com anestésico local tem sido proposto para tratamento de síndromes dolorosas, incluindo síndrome da dor regional complexa e causalgia. Revisão Cochrane⁵⁴ de 12 ECR (n = 363) procurou determinar a eficácia de bloqueio simpático com anestésico local e a frequência de reações adversas nesse contexto. Em três pequenos estudos (n = 23), foi feita a comparação com placebo ou procedimento simulado (*sham*), não se observando benefício significativo a curto prazo (redução de pelo menos 50% nos escores de dor). Resultado similar foi encontrado em estudo no qual foi avaliado o efeito adicional de bloqueio anestésico a tratamento reabilitador. Não foi possível determinar efeitos a longo prazo. Apenas cinco estudos relataram reações adversas, que foram geralmente leves. Essa revisão reforça a escassez de evidências que suportam uso de bloqueio simpático com anestésico local para tratamento de síndromes dolorosas complexas regionais. Resultados disponíveis até o momento não sugerem que seja terapêutica eficaz.

Anestésicos locais também têm sido empregados topicamente no tratamento de dores crônicas. Em revisão Cochrane⁵⁵ de 12 ECR (n = 508), controlados por placebo ou outro tratamento ativo, avaliaram-se eficácia e segurança de lidocaína tópica no tratamento de dores neuropáticas crônicas em adultos. Em todos os estudos, havia alto risco de vieses, devido a pequeno tamanho amostral e/ou avaliação incompleta dos desfechos. Concluiu-se que as evidências são insuficientes para recomendar o uso tópico de lidocaína no tratamento daquelas dores.

Lidocaína a 5%, sob forma de adesivo cutâneo, foi aprovada em Europa e EUA para tratamento de neuralgia pós-herpética, embora as evidências de eficácia sejam limitadas e com resultados controversos.⁵⁶ Mesmo assim, a European Federation of Neurological Societies (EFNS) recomenda o uso dessa apresentação, atribuindo-lhe nível A de evidência, para idosos, juntamente com antidepressivos tricíclicos, gabapentina e pregabalina.⁵⁷ Além de os dados de literatura não corroborarem esse posicionamento, deve-se ressaltar que há descrição de conflitos de interesse na referida publicação.

Em revisão Cochrane com metanálise de 23 ECR (n = 1.531) avaliou-se o papel da anestesia regional sobre a ocorrência de dor persistente após cirurgias, em adultos.[58,59] Após 6 meses de toracotomia, anestesia epidural diminuiu a dor comparativamente à analgesia convencional (RC = 0,33; IC5%: 0,20 a 0,56; NNT = 4). Resultado similar foi obtido com bloqueio paravertebral para cirurgia de câncer de mama, em seguimento de 6 meses (RC = 0,37; IC5%: 0,14 a 0,94; NNT = 5). A qualidade metodológica dos estudos foi considerada intermediária. Dificuldades metodológicas prejudicaram a análise de dados relativos a 12 meses de acompanhamento. Os autores concluíram que, embora os dados sugiram efeitos benéficos sobre o risco de ocorrência de dor crônica pós-operatória, não há evidências de peso que embasem recomendação de uso no momento, devido às limitações dos estudos.

▪ Em outras situações clínicas

Além de sua ação anestésica local, esses fármacos apresentam outras propriedades com potencial valor terapêutico – anticonvulsivante, antiarrítmica, anti-inflamatória e antimicrobiana.[2,6,9] Têm efeitos sobre coagulação e resposta imune e inibem grande variedade de enzimas e receptores.⁹

Na área oncológica, tem sido investigada a influência da técnica anestésica sobre diferentes desfechos, em pacientes submetidos a cirurgias de ressecção de tumores sólidos. Estuda-se a repercussão do uso de anestesia regional e/ou de agentes anestésicos locais específicos sobre células cancerosas.[60–62] Isso se deve ao conhecimento de que o período peroperatório de cirurgias oncológicas de maior porte caracteriza-se por imunossupressão, angiogênese e aumento da carga circulatória de células malignas. Considera-se um período em que células tumorais podem se disseminar, invadir tecidos e proliferar.[63,64] Anestesia regional poderia reduzir a incidência de recorrência de câncer, por atenuar a resposta de sistema nervoso autônomo durante a cirurgia e reduzir a necessidade de analgésicos opioides, o que diminui os efeitos imunossupressores do procedimento anestésico-cirúrgico.[61,64,65] Além disso, estudos *in vitro* e *in vivo* sugerem que anestésicos locais exercem efeitos anti-inflamatórios e antitumorais, inibindo a proliferação e a migração de células cancerosas e induzindo apoptose.[61,62] No entanto, as evidências ainda são insuficientes para estabelecer recomendações para a prática clínica.[60–65] Revisão sistemática,⁶³ publicada em 2014, apresentou como desfecho primário de interesse sobrevida após cirurgias oncológicas ortopédicas. Porém, como a literatura era limitada, também abrangeu questões de sobrevida em cirurgias por câncer gastrointestinal, geniturinário e de mama. Foram incluídos 13 estudos retrospectivos de alta heterogeneidade. Concluiu-se que, embora estudos de área básica sugiram potencial benefício da anestesia regional e redução da resposta ao estresse na formação do câncer, a evidência clínica é pequena para afirmar que anestesia regional melhore a sobrevida geral dos pacientes, após cirurgia oncológica. Metanálise de 7 estudos clínicos,⁶⁴ com foco em cirurgia por câncer colorretal, avaliou a associação entre uso (ou não) de anestesia epidural em suplementação à anestesia geral e desfechos clínicos oncológicos – sobrevida total e livre de recorrência. Aquela técnica anestésica associou-se a maior sobrevida total (*hazard ratio* [HR] = 0,72; IC95%: 0,55 a 0,94), mas não a aumento da sobrevida livre de doença ou redução de morte de todas as causas. A variabilidade metodológica observada e o fato de apenas dois estudos serem prospectivos limitaram a validade de suas conclusões. Outra revisão Cochrane⁶⁵ de 4 ECR (n = 746) avaliou influência sobre prognóstico a longo prazo de anestesia geral isolada (grupo-controle) *versus* esta técnica em combinação com anestesia e analgesia regionais (grupo intervenção), em adultos submetidos a cirurgias para ressecção primária de câncer. Seguimento variou de 9 a 17 anos. Todos os estudos constituíam-se em análise secundária de dados de ECR prévios. Metanálise não mostrou diferenças entre as técnicas estudadas quanto a sobrevida total ou livre de progressão. Tempo para progressão do tumor mostrou pequeno efeito favorável ao grupo-controle, em comparação à intervenção (HR = 1,5; IC95%: 1,0 a 2,25). Qualidade das evidências foi baixa.

Procaína é substância controvertida, que tem sido usada para promover retardo de envelhecimento, incluindo melhora da cognição em indivíduos com mais de 50 anos. Preparações contendo esse anestésico local têm sido promovidas pela indústria como capazes de prevenir, reverter e interromper quadros de demência, apresentando efeitos benéficos sobre regeneração neuronal, exercendo atividades antioxidante, antidepressiva e antiestresse, promovendo proteção contra anoxia cerebral e aumento da resistência a infecção e toxinas.² Nos EUA, Food and Drug Administration proibiu o uso dessas preparações contendo procaína e seus derivados, além de sua importação.[66,67] Revisão Cochrane⁶⁶ de 2 ECR (n = 415), duplos-cegos, em paralelo e controlados por placebo avaliou eficácia e segurança do uso de procaína (isoladamente ou em preparações em que era um dos componentes) para pacientes com demência ou para a população idosa sadia. Para pacientes com demência, pequeno estudo sugeriu efeito prejudicial sobre função cognitiva. Já para indivíduos idosos saudáveis, os dois estudos sugeriram efeito positivo. Metanálise para desfechos benéficos não foi realizada, devido a uso de diferentes preparações, por diversos períodos de tempo e pobre qualidade metodológica dos estudos (ausência de descrição de critérios para declínio cognitivo e demência). Análise conjunta dos dois ECR mostrou maior risco de reações adversas com uso de procaína (RC = 7,30; IC95%: 2,13 a 25,02). Autores concluíram que as evidências de prejuízos superaram as de benefício em prevenção ou tratamento de déficit de cognição em idosos. Em contexto cirúrgico, ensaio clínico randomizado e duplo-cego (n = 110) avaliou efeitos da adição de lidocaína (2 mg/kg) ou procaína (5 mg/kg) à solução de cardioplegia sobre função cognitiva de pacientes (20 a 70 anos) submetidos à cirurgia de revascularização miocárdica, usando *bypass* cardiopulmonar.[68] Foram aplicados *Mini Mental State Examination* (MMSE) ou teste de Folstein 1 dia antes, 10 dias e 2 meses após o procedimento. No grupo procaína, os escores se reduziram após 10 dias, em comparação ao período pré-operatório. Porém, a magnitude de efeito foi pequena (DM = 0,68; IC95%: 0,20 a 1,17). Resultado similar foi observado na comparação dos escores entre os dois grupos, aos 60 dias de seguimento. Não houve prejuízo cognitivo no grupo lidocaína. No entanto, no grupo procaína, 4 pacientes (7,7%) aos 10 dias e 1 paciente (1,9%) após 10 e 60 dias apresentaram prejuízo cognitivo.

Evidências que embasam o uso racional de vasoconstritores em associação a anestésicos locais

Os benefícios da associação de vasoconstritores a anestésicos locais são indubitáveis. Prolongam a duração da anestesia por haver contraposição ao efeito vasodilatador induzido pela maior parte dos anestésicos, impedindo rápida distribuição a sítios diversos do desejado.[2,5,6] Até a introdução da ropivacaína, cocaína era o único anestésico local capaz de contrair a musculatura lisa de vasos sanguíneos.[2,9] O aumento da duração de efeito determinado pelo uso de vasoconstritores é observado principalmente com anestésicos de durações curta e intermediária, como lidocaína, prilocaína e mepivacaína. A duração de anestesias infiltrativas pode ser aproximadamente dobrada por adição de epinefrina (5 μg/mℓ). É menor com anestésicos de longa ação, como bupivacaína. Ropivacaína prescinde de vasoconstritor.[1,2]

Vasoconstritores também são úteis para a redução da quantidade de anestésico local necessária para obtenção de adequado bloqueio da dor.[2,6] Há redução da concentração mínima de anestésico local (Cm) requerida para que haja bloqueio nervoso e melhor qualidade de anestesia e analgesia. Como consequência, o uso de vasoconstritor reduz em 50% a dose necessária de anestésico, o que também contribui para a menor incidência de reações adversas.[1,2] Há, ainda, diminuição do pico de concentração plasmática do fármaco, pela passagem mais lenta para circulação sistêmica, tanto em bloqueios centrais quanto periféricos. Isso acarreta menor risco de toxicidade sistêmica.[69] Além disso, vasoconstritores servem também como agentes hemostáticos, reduzindo o sangramento transoperatório e melhorando a visualização do campo operatório, o que facilita o transcurso do procedimento, embora sua ausência não tenha se traduzido em aumento do tempo cirúrgico. Para casos em que há necessidade de controle de sangramento excessivo, solução de epinefrina pura pode ser empregada, já que o anestésico local associado pode contrabalançar o efeito vasoconstritor do primeiro agente. O profissional deve, no entanto, estar atento para hiperemia de rebote (primariamente decorrente de isquemia tecidual e acúmulo de metabólitos vasodilatadores) quando a vasoconstrição tiver se dissipado, o que pode acentuar o sangramento pós-operatório.[1,2]

Embora epinefrina exerça efeitos primariamente farmacocinéticos (reduzindo a taxa de distribuição sistêmica e depuração local do anestésico), apresenta também efeito analgésico por si só.[7] Receptores alfa-adrenérgicos na medula espinal ativam mecanismos analgésicos endógenos. Há evidências de que epinefrina aumenta profundidade e duração de bloqueios sensitivo e motor em administração espinal, de forma dose-dependente, o que justificaria a intensificação de anestesia/analgesia observada com seu uso. Assim, aumento da profundidade analgésica pela administração epidural ou subaracnóidea da epinefrina pode decorrer tanto de mecanismos farmacodinâmicos (ativação de receptores α_2-adrenérgicos em substância gelatinosa do corno dorsal da medula espinal) quanto farmacocinéticos (relacionados à vasoconstrição).[1,2]

Apesar das vantagens terapêuticas, a administração de vasoconstritores adrenérgicos, especialmente em altas concentrações, pode associar-se a retardo na cicatrização de feridas, edema tecidual ou isquemia e necrose locais, em decorrência do aumento de consumo tecidual de oxigênio e vasoconstrição.[2] Também há estudos que demonstram aumento de sangramento pós-operatório (efeito rebote) e maior agregação plaquetária (por mecanismos mediados por receptores α_2-adrenérgicos). No entanto, tais efeitos não têm repercussão clínica suficiente para contraindicar o emprego daqueles agentes. Efeitos isquêmicos em bloqueios praticados sobre a raque têm sido refutados em diversos trabalhos. Sendo assim, qualquer vantagem advinda do não uso de vasoconstritor deve ser cotejada em relação a melhor qualidade da anestesia e menor risco de toxicidade proporcionados por seu emprego.[2]

Em quaisquer das técnicas anestésicas/analgésicas utilizadas, associação de anestésico local a vasoconstritor é opcional, exceto em bloqueio intercostal, em que seu uso é obrigatório, por se tratar de área de ampla vascularização. Por outro lado, seu uso está contraindicado em sítios com limitada circulação colateral (dedos, orelhas, nariz e pênis), assim como por via intradérmica, na qual a vasoconstrição por agentes simpaticomiméticos pode determinar dano hipóxico irreversível, com isquemia e necrose teciduais. Em anestesia tópica, epinefrina não tem significativo efeito local e não prolonga a duração de anestésicos locais aplicados em mucosas, devido à pobre penetração.[1,2]

Embora ainda descrita na maior parte da literatura, a recomendação de não uso de vasoconstritores adrenérgicos em áreas de circulação terminal, especificamente na anestesia em dedos, tem sido questionada.[70-72] Em revisão retrospectiva de bloqueios digitais realizados com lidocaína a 1%, com (n = 611) ou sem epinefrina (n = 500), em pacientes sem comprometimento vascular, submetidos a cirurgias em dedos ou mão, não se observou qualquer complicação isquêmica.[72] Revisão Cochrane[70] de 4 ECR (n = 167), avaliando eficácia e segurança de epinefrina em associação a lidocaína para bloqueios nervosos digitais, sugeriu prolongamento da anestesia e redução do risco de sangramento transoperatório, novamente sem relato de eventos isquêmicos distais ao local de injeção. Revisão sistemática[71] de 39 estudos (n = 2.797 bloqueios) avaliou segurança de epinefrina 1:100.000 ou 1:200.000 (5 ou 10 μg/mℓ), em associação a anestésicos locais, em indivíduos saudáveis ou com comorbidade vascular. Em nenhum estudo houve relato de necrose digital ou gangrena atribuível à epinefrina, independentemente do grupo de pacientes avaliado. Logo, epinefrina, nas concentrações analisadas, é segura para bloqueio digital. Porém, a qualidade da evidência é baixa, tendo em vista as limitações metodológicas dos trabalhos encontrados.[70-72]

Vasoconstritores associados a anestésicos locais pertencem a dois grupos farmacológicos: agentes adrenérgicos (epinefrina, norepinefrina, fenilefrina e levonordefrina) e não adrenérgico (sendo felipressina [análogo sintético de vasopressina] o único agente em uso).[2,6,9] Preferencialmente, privilegiam-se os primeiros, por serem mais eficazes. Felipressina mostra eficácia vasoconstritora inferior à de aminas simpaticomiméticas. Além disso, é relativamente ineficaz como agente hemostático. Por ter ação apenas local, é considerada mais segura. Assim, é utilizada em pacientes com contraindicações ao uso de vasoconstritores adrenérgicos. Em doses terapêuticas, felipressina tem pouco efeito sobre pressão arterial, frequência ou ritmo cardíacos. Apesar de se recomendar emprego cauteloso em gestantes, pelo risco de aumentar a contratilidade uterina, não há evidências científicas que embasem essa colocação. Não estão descritas contraindicações absolutas a seu uso.[2]

Dentre os vasoconstritores adrenérgicos, dá-se preferência para epinefrina, devido ao melhor perfil de eficácia e segurança. Estudos de fluxo sanguíneo regional indicam que epinefrina é mais eficaz como vasoconstritor que norepinefrina.[9] Além disso, esta última, nas concentrações presentes em associações com anestésico local, produz mais arritmias cardíacas e maior aumento de pressão arterial. Observa-se bradicardia de rebote secundária à hipertensão inicial. Por induzir vasoconstrição mais acentuada, o dano tecidual é potencialmente maior, fazendo com que alguns autores desaconselhem seu uso.[69] Nos EUA, não há mais norepinefrina em tubete odontológico, apenas epinefrina e levonordefrina.[6] Recomendação de International Federation of Dental Anesthesiology Societies (IFDAS) propõe a eliminação da norepinefrina como vasoconstritor em anestesia local para uso odontológico ou em especialidades médicas.[6]

Apesar da menor ação cardíaca, levonordefrina (corbadrina) produz efeitos cardíacos similares aos de epinefrina, por estar presente em maiores concentrações nas soluções comerciais. Pode determinar maior aumento de pressão arterial que epinefrina. Já fenilefrina, em concentrações equipotentes, prolonga a duração da anestesia de forma similar à epinefrina.[1,2,6,9]

Sendo assim, vasoconstritores são utilizados, sempre que possível, em associação a anestésicos locais, tendo em vista as vantagens que proporcionam – prolongamento da ação anestésica, maior segurança e hemostasia. Privilegiam-se os vasoconstritores adrenérgicos, devido à sua maior eficácia, em relação à felipressina, embora sejam potencialmente menos seguros. Dentre os vasoconstritores adrenérgicos, epinefrina é o agente de escolha, por sua eficácia e maior segurança, além de estar disponível em preparações com diferentes anestésicos locais. Adiciona-se a isto o fato de apresentar efeito analgésico adjuvante por si só. Felipressina fica reservada para pacientes que apresentam contraindicações para uso de vasoconstritores adrenérgicos, em anestesias odontológicas.

Uso de anestésicos locais e vasoconstritores em situações clínicas específicas

■ Em gestação e lactação

Anestésicos locais e vasoconstritores a eles associados podem, de modo geral, ser administrados com segurança em gestantes e puérperas. Na categorização da FDA, apresentam risco gestacional B ou C, conforme apresentado nos Quadros 19.5[1,5,73,74] e 19.6.[73-75]

Como em outros leitos vasculares, epinefrina pode causar vasoconstrição e reduzir fluxo sanguíneo uterino. Tem-se recomendado, assim, que seu uso deva ser cauteloso na grávida, pelo risco potencial (embora pequeno) de diminuir a irrigação placentária, em decorrência do efeito vasoconstritor em musculatura lisa uterina, circulação placentária e veias umbilicais.[5] No entanto, em avaliações feitas durante anestesia local epidural, não se observou comprometimento de fluxo sanguíneo umbilical ou uterino com epinefrina. Além disso, com uso de baixas doses, é improvável que epinefrina afete significativamente a circulação uterina. Possível exceção é a gestação complicada por presença de hipertensão, em que aquele vasoconstritor pode aumentar a resistência vascular na circulação uteroplacentária, com prejuízo de fluxo sanguíneo.[2]

Quadro 19.5 ■ Categorização de risco gestacional pela FDA e considerações sobre uso de anestésicos locais e vasoconstritores a eles associados em gestantes.

Fármacos	Categoria de risco FDA	Uso durante gestação
Articaína	C	Uso não recomendado durante a gestação. Evidências de morte e alterações esqueléticas fetais em estudos com animais, mas atribuídas à grave toxicidade materna. Ausência de estudos controlados em seres humanos
Benzocaína	C	Estudos em reprodução não foram realizados
Bupivacaína	C	Uso compatível. Aprovada pela FDA para uso em analgesia e anestesia obstétricas em gestação a termo. Menor sobrevivência de filhotes e efeitos embriocidas em estudos animais. Solução a 0,75%: não recomendada. Embora haja relatos de parada cardíaca de difícil recuperação em anestesia obstétrica com bupivacaína, emprego de soluções menos concentradas (inferiores a 0,5%) e de baixas doses torna essa complicação improvável
Epinefrina	C (doses altas)	Teratogenicidade, constrição de vasos sanguíneos placentários, diminuição do fluxo sanguíneo uteroplacentário e taquicardia fetal em seres humanos
Felipressina	–	Ausência de relatos de teratogenicidade. Não recomendado por alguns autores, devido à preocupação com potencial risco para causar aumento de contratilidade uterina. Uso considerado compatível por outros autores, tendo em vista a ausência de evidências de efeitos uterinos relevantes e o uso de doses baixas
Fenilefrina	C	Uso não recomendado durante a gestação. Reações adversas em estudos com animais (trabalho de parto prematuro, efeitos teratogênicos, aumento de letalidade fetal, redução de fluxo sanguíneo uterino e Pa_{O_2} fetal). Ausência de estudos adequados e bem controlados em mulheres grávidas. Risco potencial de constrição de vasos uterinos e redução do fluxo sanguíneo uterino, levando a hipoxia fetal
Levobupivacaína	B	–
Levonordefrina	–	Ausência de estudos em animais. Ausência de efeitos teratogênicos em relatos de caso
Lidocaína (isoladamente ou com epinefrina)	B	Uso compatível. Passagem pela placenta. Ausência de efeitos teratogênicos em estudos com animais. Bradicardia fetal foi vista apenas com uso de altas doses. Efeitos adversos (especialmente bradicardia) foram descritos em recém-nascidos, após uso em anestesia materna. Mas, em doses apropriadas, o risco fetal é baixo
Mepivacaína	C	Uso compatível (em doses menores). Ausência de estudos em modelos de reprodução animal
Norepinefrina	C	Uso não recomendado durante a gestação. Passagem pela placenta. Ausência de teratogenicidade em estudos com animais. Ausência de relatos de casos de malformações congênitas ou efeitos teratogênicos em gravidez humana. Risco potencial de estimulação de contrações uterinas e constrição do fluxo sanguíneo uterino, levando a hipoxia fetal
Prilocaína	B	Uso não recomendado durante a gestação. Passagem pela placenta. Ausência de estudos adequados e bem controlados em gestantes
Ropivacaína	B	Uso compatível. Passagem pela placenta. Ausência de efeitos teratogênicos em estudos com animais. Bloqueio peridural em trabalho de parto pode resultar em variados graus de efeitos fetais ou neonatais, com depressão de sistemas nervoso central e cardiovascular. Pode haver prolongamento de trabalho de parto

Quadro 19.6 ■ Considerações sobre uso de anestésicos locais e vasoconstritores a eles associados durante a lactação.

Fármacos	Uso durante a lactação
Lidocaína (isoladamente ou com epinefrina)	Cauteloso (American Association of Pediatrics – AAP: compatível). Passagem para o leite materno
Prilocaína	Cauteloso
Mepivacaína	Cauteloso. Excreção no leite materno desconhecida
Bupivacaína	Não recomendado. Passagem para o leite materno
Ropivacaína	Cauteloso. Excreção no leite materno desconhecida
Articaína	Cauteloso. Excreção no leite materno desconhecida
Benzocaína	Cauteloso. Excreção no leite materno desconhecida
Epinefrina	Compatível (em doses baixas)
Norepinefrina	Cauteloso. Excreção no leite materno desconhecida
Levonordefrina	Dados não disponíveis
Fenilefrina	Dados não disponíveis quanto a repercussões neonatais. Estudos com animais sugerem redução da produção de leite materno
Felipressina	Cauteloso. Excreção no leite materno desconhecida

Quanto à lactação, embora estudo tenha demonstrado que a concentração de lidocaína no leite materno possa chegar a 40% daquela obtida no plasma, considera-se que pequenas quantidades desse anestésico sejam excretadas durante a amamentação.[73]

■ Em pediatria

Recém-nascidos e crianças durante os primeiros meses de vida apresentam imaturidade do sistema enzimático responsável pela metabolização hepática de fármacos, fluxo sanguíneo hepático reduzido e níveis relativamente baixos de proteínas plasmáticas de ligação (especialmente albumina e alfa$_1$-glicoproteína ácida), o que poderia afetar distribuição e eliminação de anestésicos de tipo amida.[1,2,7] No entanto, não há evidências de que isso influencie significativamente o risco de toxicidades cardiovascular e neurológica nessa faixa etária. A principal preocupação em pediatria é a relativa facilidade de induzir toxicidade por erros de medicação, de modo que, antes de qualquer procedimento anestésico, o profissional deve pesar a criança e calcular a dose máxima permitida. Nesse sentido, a seleção de soluções com baixas concentrações de anestésico parece prudente. Em crianças, lidocaína 2% com epinefrina 1:200.000 (ou 1:100.000) menos provavelmente causa toxicidade, se múltiplas injeções forem necessárias. Pela maior segurança de uso, é considerada primeira escolha.[2]

■ Em presença de patologias cardiovasculares

Há grande polêmica quanto a uso de vasoconstritores adrenérgicos em pacientes cardiopatas, especialmente em anestesias odontológicas. Na literatura, há insuficiência de dados para responder muitas questões a esse respeito. Porém, apesar de a associação a anestésicos locais elevar níveis plasmáticos de epinefrina, nem sempre isso gera repercussões cardiovasculares. Estudos confirmam que, mesmo com alterações significativas de pressão arterial, frequência cardíaca e níveis plasmáticos de epinefrina, a resposta hemodinâmica, avaliada por meio de pressão arterial média (PAM), mantém-se inalterada. Ensaios clínicos e metanálise não têm mostrado efeitos deletérios de soluções contendo epinefrina, inclusive em pacientes com hipertensão ou doença cardiovascular.[2,69] Por fim, é importante considerar que epinefrina existente na corrente circulatória, mesmo em maior concentração, é rapidamente inativada no plasma, com meia-vida de 1 a 3 min, o que leva a curta duração de ação – aproximadamente 10 min.[1,2,69]

A Sociedade Brasileira de Cardiologia[76] propõe a utilização de epinefrina em doses restritas (36 a 54 µg, correspondendo a 2 a 3 tubetes odontológicos, contendo solução 1:100.000) por ser bem tolerada pela maioria dos pacientes com hipertensão arterial sistêmica ou outras doenças cardiovasculares e os benefícios compensarem os potenciais riscos.

No entanto, descrevem-se situações em que há contraindicação absoluta para uso de vasoconstritores adrenérgicos em anestesia local, o que pode ser visto no Quadro 19.7.[2]

Pacientes que apresentarem essas contraindicações absolutas, à exceção de hipersensibilidade a sulfitos, podem ser categorizados como tendo doença sistêmica grave. Não deveriam, pois, ser submetidos a procedimento cirúrgico ou clínico invasivo, de caráter eletivo, até terem sua condição médica estabilizada. Em casos de atendimento de urgência, pode-se optar por associação de prilocaína com felipressina ou uso de anestésico local sem vasoconstritor.[2]

Sulfitos são encontrados naturalmente em alimentos e bebidas. Há, por exemplo, 10 mg de sulfitos em 30 mℓ de vinho. Mas também são adicionados como conservantes em produtos industrializados, visando prevenir ou retardar alterações indesejáveis de cor, gosto ou textura. São empregados, ainda, em soluções anestésicas para evitar degradação de vasoconstritores adrenérgicos. Expostos a ar ou luz, estes vasoconstritores podem rapidamente perder potência, em decorrência de decomposição. Por isso, estabilizantes, como metabissulfito ou bissulfito, são usados para prolongar sua vida, reduzindo a quebra do fármaco. Para anestesias epidurais ou subaracnóideas, não se devem usar preparações com conservantes.[2,9] No Brasil, preparações de lidocaína, mepivacaína, articaína e bupivacaína, associadas a epinefrina, norepinefrina ou levonordefrina, podem conter metabissulfito de sódio, metabissulfito de potássio ou bissulfito de sódio em sua composição.[77-82] Para pacientes com hipersensibilidade a essas substâncias, recomenda-se anestesia local com prilocaína associada a felipressina ou anestésico local sem vasoconstritor.

Não há recomendações específicas quanto ao uso de vasoconstritores adrenérgicos em pacientes submetidos a transplantes cardíacos. No entanto, deve-se ter cuidado, pois tais indivíduos apresentam supersensibilidade a catecolaminas. Quando o coração é transplantado, é cirurgicamente denervado, e a perda da inervação simpática elimina as terminações nervosas adrenérgicas, responsáveis por liberação e recaptação de norepinefrina nas sinapses. Tal processo de recaptação também é o principal meio de término de ação de epinefrina e levonordefrina que alcançam os receptores adrenérgicos cardíacos, a partir da administração em anestesias locais. Assim, a exposição a esses agentes determina maior estimulação cardíaca em pacientes transplantados. Visando minimizar esse efeito, sugere-se a administração de soluções em doses divididas e monitoramento de eventuais alterações de frequência ou ritmo cardíaco.[2]

Quadro 19.7 ■ Contraindicações absolutas para uso de vasoconstritores adrenérgicos associados a anestésicos locais.

Doenças cardiovasculares: angina instável, infarto do miocárdio recente,* cirurgia de revascularização miocárdica recente,* acidente vascular cerebral recente,* arritmias cardíacas refratárias, hipertensão arterial sistêmica grave não tratada ou não controlada, insuficiência cardíaca congestiva intratável ou não controlada
Hipertireoidismo não controlado
Diabetes melito não controlado
Feocromocitoma
Hipersensibilidade a sulfitos

*Há menos de 6 meses.

Sumário da seleção de anestésicos locais em diferentes condições clínicas.

É importante ressaltar que as evidências de eficácia de cada fármaco devem ser cotejadas com seu perfil de segurança, presença de contraindicações relevantes e interações com medicamentos de uso corrente, conveniência de seu esquema de administração e acesso.

Anestésico, adjuvante e condição	Grau de recomendação	Nível de evidência	Comentários
Anestesia tópica			
Lidocaína	I	B	Opção de primeira escolha, por ser eficaz, mais segura e estar disponível em diferentes formas farmacêuticas. Em pele intacta, absorção em geral lenta, com inadequada analgesia, necessitando de alta concentração (40%), e riscos potenciais de irritação local e toxicidade sistêmica
Benzocaína	IIa	B	Medicamento alternativo: eficaz, mas com maior risco de reações adversas. Mesmas considerações de lidocaína para pele intacta (concentração de 20%)
EMLA®	IIa	A	Eficácia estabelecida em diversos procedimentos, mas sem evidência de maior cooperação em pacientes pediátricos. Menor eficácia, comparativamente a bloqueios nervosos, em circuncisão neonatal. Pouco útil em procedimentos de emergência, pelo lento início de efeito. Risco potencial de meta-hemoglobinemia
Anestesia infiltrativa			
Lidocaína	I	A	Opção de primeira escolha, por ser eficaz, segura e de menor custo
Mepivacaína, prilocaína	I	B	Agentes alternativos à lidocaína, em Odontologia
Bupivacaína	I	A	Para procedimentos mais longos ou analgesia pós-operatória prolongada
Bloqueios de nervos periféricos			
Lidocaína para cirurgias e procedimentos em geral	I	A	Opção de primeira escolha, por ser eficaz, segura e de menor custo
Lidocaína em circuncisão neonatal	I	A	Opção de primeira escolha, administrada por meio de bloqueio de nervo dorsal peniano ou em anel (ao redor do pênis)
Bloqueios sobre a raque			
Lidocaína para procedimentos cirúrgicos e analgesia	I	A	Opção de primeira escolha para a maioria dos procedimentos, por ser eficaz, segura e de menor custo
Bupivacaína para procedimentos cirúrgicos e de analgesia	I	A	Opção de primeira escolha para cirurgias ou procedimentos mais longos ou analgesia pós-operatória. Contraindicação de uso de solução a 0,75% em bloqueio epidural obstétrico (risco de morbidade e mortalidade materno-fetais)
Ropivacaína para procedimentos cirúrgicos em geral	I	A	Perfil clínico similar ao de bupivacaína, mas de maior custo. Menor incidência de bloqueio motor em anestesia caudal para pediatria
Analgesia em cirurgias e diversos procedimentos			
Em procedimentos endoscópicos nasais	IIb	B	Anestésicos em uso tópico, associados ou não a vasoconstritores
Em cirurgias de médio e grande portes	IIa/IIb	B	Anestesia infiltrativa em incisão (anestésicos de longa ação), bloqueios nervosos periféricos ou sobre a raque. Evidências de benefício e magnitude de efeito diferentes, de acordo com o procedimento avaliado
Lidocaína, em infusão intravenosa, para diversas cirurgias	IIb	B	Ausência de recomendação de uso. Dados sugestivos de benefício, mas restrito a cirurgias abdominais, em estudos de grande heterogeneidade e com pequena magnitude de efeito. Ausência de informações consistentes sobre segurança e esquema de dose (incluindo duração da administração)
Anestésicos locais em cirurgias ortopédicas e traumatológicas	IIa/IIb	B	Evidências de benefício e magnitude de efeito diferentes, de acordo com o procedimento avaliado
Lidocaína intra-articular em redução fechada de deslocamento de ombro	I	A	Maiores eficácia e segurança, com menor custo, em relação à analgesia intravenosa com sedação
Analgesia em trabalho de parto			
Anestesia infiltrativa ou bloqueios nervosos	IIb	B	Lidocaína, bupivacaína ou ropivacaína, isoladamente ou em associação com analgésicos opioides
Analgesia epidural	I	A	Opção de primeira escolha, utilizando bupivacaína em doses baixas, por meio de cateter. Prolongamento de trabalho de parto, maior uso de ocitocina e maior incidência de instrumentação em parto vaginal
Analgesia epidural com anestésicos locais e analgésicos não opioides	IIb	B	Analgesia mais prolongada com associação de sufentanila a ropivacaína ou levobupivacaína, mas com maior incidência de parto instrumental, em relação à bupivacaína
Associação de técnicas epidural e espinal	IIa	A	Opção alternativa à analgesia epidural. Maior risco de reações adversas
Analgesia por inalação	IIa	A	Opção alternativa à analgesia epidural. Maior risco de reações adversas
Imersão em água, relaxamento, acupuntura, massagem	IIb	B	Potencial benefício
Hipnose, *biofeedback*, aromaterapia, TENS	IIb	B	Evidências insuficientes de eficácia
Analgésicos opioides parenterais	IIb	B	Evidências insuficientes de eficácia

(continua)

Sumário da seleção de anestésicos locais em diferentes condições clínicas. (continuação)			
Anestésico, adjuvante e condição	Grau de recomendação	Nível de evidência	Comentários
■ **Tratamento e profilaxia de dores crônicas**			
Em dores neuropáticas	IIb	B	Lidocaína intravenosa ou tópica; mexiletina oral. Evidências insuficientes de eficácia
Em síndromes dolorosas complexas regionais	III	B	Evidências de ineficácia
Em neuralgia pós-herpética	III	B	Lidocaína a 5%, sob forma de adesivo cutâneo. Evidências insuficientes de eficácia
Em dor persistente pós-cirúrgica	IIb	B	Resultados limitados, com técnicas diversas, em distintas cirurgias
■ **Outras situações clínicas**			
Em cirurgia oncológica	IIb	B	Anestesia epidural, isoladamente ou associada a anestesia geral. Eficácia não determinada para redução de recorrência de câncer ou aumento de sobrevida
Para prevenção ou tratamento de déficit cognitivo	III	B	Lidocaína ou procaína. Uso não recomendado
■ **Ação de vasoconstritores em associação a anestésicos locais**			
Adrenérgicos			
Epinefrina	I	A	Vasoconstritor de primeira opção, por seu perfil de eficácia e segurança
Norepinefrina	III	C	Uso não recomendado
Levonordefrina	IIb	C	Igual eficácia e menor segurança, em relação à epinefrina
Fenilefrina	IIb	C	Igual eficácia e menor segurança, em relação à epinefrina
Não adrenérgico			
Felipressina	I	C	Opção alternativa à epinefrina, para pacientes com contraindicações para vasoconstritores adrenérgicos

▶ Prescrição

Início e duração de efeito dependem de local de administração e agente utilizado (Quadro 19.8).[2,6] O início é mais rápido, mas a duração é mais curta após usos subcutâneo e subaracnóideo. Latências e durações maiores são observadas após bloqueio de plexo braquial.[2]

Em meio com pH ácido, como em sítios de infecção, o anestésico local encontra-se predominantemente em forma ionizada, o que prejudica sua passagem por membranas e, consequentemente, diminui seu efeito. Nesta circunstância, substitui-se a anestesia infiltrativa por bloqueio nervoso. Em presença de hiponatremia e hipocalcemia, anestesia local é obtida com menores concentrações farmacológicas. Da mesma forma, vasoconstritor reduz em 50% a dose necessária de determinado anestésico.[2]

À medida que se utilizam doses maiores, diminui o tempo de início do bloqueio e aumenta sua duração. A dosagem pode ser aumentada pela administração de maior volume ou solução mais concentrada. Para obtenção do efeito anestésico desejado, escolhem-se doses eficazes, sem ultrapassar as máximas aceitáveis (Quadro 19.9).[2,4–8]

Embora as doses máximas recomendadas sirvam como guias úteis, a base científica para sua determinação é tênue, devendo ser tratadas com precaução, já que ignoram variações causadas por fatores como sítio de injeção, condição geral do paciente e uso concomitante de outros medicamentos. Para atingir, por exemplo, concentração plasmática tóxica de lidocaína de 5 μg/mℓ, são necessários 300 mg em bloqueio intercostal, 500 mg em bloqueio epidural, 600 mg em bloqueio de plexo braquial e 1 g em administração subcutânea.[2,4]

Há relatos de emprego de misturas de anestésicos locais e de administração de mais de um anestésico durante o mesmo procedimento. Nesses casos, misturas de anestésicos apresentam efeitos tóxicos aditivos, de modo que solução contendo 50% da dose máxima de lidocaína e 50% da dose máxima de bupivacaína corresponderá à solução com 100% da dose capaz de determinar efeitos tóxicos.[2,5]

Para obtenção de efeito em anestesia tópica, devem-se considerar concentração empregada, local e tempo de aplicação.[2] No Quadro 19.10, são apresentados pico e duração de efeito, além de cuidados de uso, para diferentes anestésicos locais.[1,2,5,9,27]

Em geral, vasoconstritores adrenérgicos associados a anestésicos locais exercem efeito imediato, que persiste por 30 a 90 min após a injeção. Epinefrina, passando para a circulação sistêmica, mesmo em maior concentração, é rapidamente inativada, com queda gradual aos níveis plasmáticos basais em 15 min.[2]

A concentração ótima de epinefrina em associação a anestésico local é de 1:200.000 (5 μg/mℓ), sendo a mais usada em bloqueios nervosos regionais e anestesia epidural. Empregam-se também preparações

Quadro 19.8 ■ Duração de efeito anestésico/analgésico (em minutos) de anestésicos locais.

Anestésicos locais	Anestesia infiltrativa[a]		Bloqueio periférico menor[a,b]		Bloqueio periférico maior[c]	Bloqueio epidural[d]	Bloqueio subaracnóideo[e]
	Sem Epi*	Com Epi*	Sem Epi*	Com Epi*			
Lidocaína	30 a 60	120	60 a 120	120 a 180	120 a 240	60 a 180	30 a 90
Mepivacaína	45 a 90	120	60 a 120	120 a 180	180 a 300	60 a 210	30 a 90
Prilocaína	30 a 90	120	60 a 120	120 a 180	180 a 300	–	–
Bupivacaína	120 a 240	180	180 a 360	240 a 480	360 a 720	180 a 450	75 a 240

*Epi: epinefrina. [a]Concentrações de 0,5 a 1% para lidocaína, mepivacaína e prilocaína; 0,25 a 0,5% para bupivacaína. [b]Volume médio de 5 a 20 mℓ. [c]Concentrações de 1 a 1,5% para lidocaína e mepivacaína; 1 a 2% para prilocaína; 0,25 a 0,5% para bupivacaína; em associação com epinefrina 1:200.000. Volume médio de 30 a 50 mℓ. [d]Concentrações de 1 a 2% para lidocaína e mepivacaína e 0,25 a 0,75% para bupivacaína. Volume usual de 15 a 30 mℓ. [e]Concentrações de 1,5 a 5% para lidocaína, 4% para mepivacaína e 0,5 a 0,75% para bupivacaína. Volume usual de 1 a 4 mℓ.

Quadro 19.9 ■ Doses máximas recomendadas de anestésicos locais e vasoconstritores.

Dose máxima	Dose máxima	
	Agentes em (mg/kg)	Total (mg)
Soluções sem vasoconstritor		
Procaína	7	500
Lidocaína	7	400
Propoxicaína	4,5	300
Prilocaína	6 a 8[c]	400 a 600
Mepivacaína	6,6[c]	400
Articaína	7 (5[a])	500
Bupivacaína	3 (2,5[a])	175 a 200
Ropivacaína	3	200
Tetracaína	2,5 a 3,0	175
Dibucaína	1	70
Vasoconstritores		
Epinefrina	3 µg/kg	0,2 (0,04[b])
Norepinefrina	ND	0,34 (0,14[b])
Levonordefrina	3 µg/kg	1 (0,2[b])
Fenilefrina	ND	4 (1,6[b])
Soluções com vasoconstritor		
Procaína com epinefrina	15	1.000
Lidocaína com epinefrina	6,6 a 7,0[c]	500
Prilocaína com epinefrina	6 a 8[c]	400 a 600
Prilocaína com felipressina	6 a 8[c]	600
Mepivacaína com levonordefrina	6,6[c]	400
Articaína com epinefrina	7[c] (5[a])	500
Bupivacaína com epinefrina	1,3 a 3,0[d] (2,5[a])	90 a 225

[a]Dose máxima para crianças. [b]Em cardiopata. [c]Doses máximas recomendadas pela FDA e fabricantes norte-americanos.[6] [d]Dose máxima recomendada pela agência reguladora de medicamentos do Canadá: 2 mg/kg.[6] ND: não disponível.

contendo 1:100.000. Soluções mais diluídas são de valor discutível. As mais concentradas aumentam o risco de toxicidade, sem aumento proporcional de eficácia.[7,9]

Em indivíduos sadios, preconiza-se dose máxima de 3 µg/kg de epinefrina, em concentrações de 1:100.000 ou menos. Não se observaram quaisquer repercussões clínicas em sistema cardiovascular quando foi obedecida a dose máxima recomendada por atendimento – 200 µg de epinefrina, contidos em 40 mℓ de solução a 1:200.000 ou 20 mℓ de solução a 1:100.000. Em cardiopatas, os resultados foram menos consistentes, e, apesar das controvérsias, consideram-se 40 a 54 µg de epinefrina como valores limites por atendimento.[6,76]

▶ Seguimento

Como o objetivo da anestesia local é a abolição das sensações, avalia-se a eficácia dos anestésicos por meio de testes de comparação das sensibilidades tátil, térmica e dolorosa. Deve-se indagar, especificamente, se a sensibilidade dolorosa foi abolida, pois a tátil profunda pode permanecer. Nos bloqueios sobre a raque, avalia-se também interferência com função motora. Razões para insucesso incluem má qualidade de solução anestésica, emprego de inadequado volume da mesma, incompatibilidade de pH, tamanho de agulha inadequado, eventual dificuldade de acesso ou variações de pontos anatômicos de referência e não cooperação por parte do paciente.[2]

Anestésicos locais são fármacos seguros. Se respeitadas as doses máximas recomendadas, reações adversas são comumente raras e de pequena monta. Também são minimizadas pela associação com vasoconstritores, o que impede a passagem rápida e maciça de anestésico local para a circulação sanguínea.[2] No entanto, mesmo uso tópico de anestésicos locais associa-se a complicações graves, potencialmente fatais.[83-87] Dois casos de morte foram relatados com uso de anestésicos antes de depilação com *laser*, gerando alerta de FDA.[83] Em 2009, FDA emitiu alerta de saúde pública, versando sobre reações adversas potencialmente fatais decorrentes do uso impróprio de anestésicos tópicos,[84] o qual compreendia aplicação de grande quantidade, em área muito ampla, sobre tecido

Quadro 19.10 ■ Pico e duração de efeito, além de cuidados de administração, associados ao uso tópico de anestésicos locais.

Medicamento	Formas farmacêuticas	Pico de efeito	Duração de efeito	Observações
Lidocaína	Solução tópica (2 ou 20%), gel (2%), pomada (15, 20 ou 50 mg/g), creme (40 mg/g), *spray* (10%)	2 a 5 min	30 a 60 min	O efeito é superficial e não se estende a estruturas submucosas. Não permite alívio de dor articular ou desconforto de lesão ou inflamação subdérmica. Aplicação em mucosa ou pele com solução de continuidade acarreta risco de toxicidade sistêmica. Absorção é particularmente rápida em árvore traqueobrônquica, alcançando concentrações sanguíneas similares às obtidas após uso intravenoso
Benzocaína	Solução tópica em aerossol (45 mg/g), pomada, creme (45 mg/g), gel (200 mg/g)	1 min	30 a 60 min	Aplicação direta em superfícies ulceradas ou incisões cirúrgicas determina atuação por longos períodos de tempo. Dose máxima recomendada é de 5 g. Há relatos de meta-hemoglobinemia
EMLA®	Creme a 5% (2,5% de cada composto: lidocaína e prilocaína)	45 a 60 min, para pequenos procedimentos;[b] 2 h ou mais, para penetração suficiente, em enxertos de pele de pequena espessura	45 a 60 min, após remoção do creme	Em geral, 1 a 2 g são aplicados para cada 10 cm² de área de pele. Recomenda-se aplicação em área máxima de 100 cm² para crianças com menos de 10 kg de peso corporal, 600 cm² para aquelas com 10 a 20 kg e 2.000 cm² para pacientes com mais de 20 kg. Profundidade de penetração é variável e aumenta com o tempo de aplicação – até 2 a 3 mm, após 1 a 2 h, e 6 mm após 3 a 4 h. A profundidade máxima alcançada é de 5 a 6 mm. Principais inconvenientes são custo e necessidade de aplicação pelo menos 45 a 60 min antes da realização do procedimento. Não deve ser usado em pele com abrasão
Proximetacaína, oxibuprocaína e tetracaína	Solução tópica de uso oftalmológico (concentrações variadas)	Proximetacaína: 20 s Oxibuprocaína: 1 a 15 min Tetracaína: 60 s	Proximetacaína: 15 a 20 min[c] Oxibuprocaína: 20 a 30 min Tetracaína: 1,5 a 3 h	Instilam-se 1 a 2 gotas por vez. Se a anestesia for insuficiente, gotas sucessivas (a cada 5 a 10 min) são aplicadas, até que condições satisfatórias sejam obtidas. Administração a longo prazo de anestésico local em olho se associa a retardo de cicatrização, escavação e descamação do epitélio corneano e predisposição a lesões oculares inadvertidas. Logo, tais fármacos não deveriam ser prescritos para autoadministração ou por longos períodos de tempo

[a]Mistura eutética de anestésicos locais. [b]Em tecidos afetados por psoríase, dermatite atópica ou eczema, latência (15 min) e duração de efeito (15 a 30 min) são menores. [c]É determinada principalmente pela vascularização do tecido. É mais longa em córnea normal e menor em conjuntiva inflamada, exigindo instilações repetidas.

irritado ou com solução de continuidade ou cobertura da superfície de aplicação com curativo ou envoltório aquecido, com aumento da absorção do fármaco. Em particular, o alerta se direcionava a uso de lidocaína para realização de mamografia, envolvendo aplicação em grande área de pele, coberta com curativo plástico. Embora não tenham sido observadas reações adversas graves ou fatais, FDA preocupou-se com a disseminação dessa prática. Alerta também abrangeu uso de benzocaína *spray* para procedimentos médicos.[85,86]

Efeitos adversos sistêmicos geralmente decorrem de concentrações plasmáticas elevadas, resultantes de superdosagem, absorção rápida a partir de sítios periféricos ou injeção intravascular acidental, afetando a fisiologia de sistema nervoso central (SNC), coração e circulação periférica. Níveis plasmáticos de lidocaína de 3 a 5 μg/mℓ associam-se a manifestações de toxicidade, sendo considerados críticos em seres humanos. Convulsão tônico-clônica ocorre com níveis sanguíneos superiores a 7,5 μg/mℓ, e parada cardiorrespiratória com níveis superiores a 20 μg/mℓ.[2,6]

No Quadro 19.11, apresentam-se manifestações de toxicidade e reações adversas sistêmicas e locais potencialmente associadas a uso de anestésicos locais e vasoconstritores, além das medidas propostas para seu manejo.[1,2,4-9,73,70,88-91]

A afinidade pelo sítio de ligação em canais de sódio relaciona-se, clinicamente, ao potencial cardiotóxico dos anestésicos locais. Lidocaína se liga e dissocia rapidamente do canal, enquanto bupivacaína se liga de forma rápida, mas se dissocia lentamente. Assim, bupivacaína tem maior potencial cardiodepressor e cardiotóxico do que lidocaína, em doses equiefetivas, podendo causar arritmias ventriculares graves e depressão miocárdica após injeção acidental intravascular de altas doses.[1,5-8] Toxicidade de bupivacaína tem difícil tratamento, e sua gravidade aumenta em presença de gestação, acidose, hipercarbia e hipoxemia. Há relatos de parada cardíaca de difícil reanimação após toxicidade sistêmica por bupivacaína, especialmente em população obstétrica. Assim, recomenda-se uso de doses reduzidas na prática obstétrica, com proibição de uso da solução a 0,75% nessa situação.[1,2]

Quadro 19.11 ■ Toxicidade e reações adversas sistêmicas e locais potencialmente associadas ao uso de anestésicos locais e vasoconstritores e medidas propostas para seu manejo.

Manifestações de toxicidade e reações adversas		Manejo
Manifestações de toxicidade e reações adversas sistêmicas a anestésicos locais		
Comprometimento de SNC[a]	Visão turva, náuseas, vômito, fala arrastada, intranquilidade, excitação, euforia ou disforia, desorientação e tremores. Sonolência (queixa mais comum). Sintomas mais precoces: dormência perioral, gosto metálico, parestesia da língua, zumbido e tontura. Convulsão clônica, única e autolimitada. Coma, parada respiratória e, eventualmente, morte	Medidas de suporte e proteção do paciente quanto a traumatismos. Em convulsões repetidas: tiopental sódico (1 a 2 mg/kg IV) ou diazepam (5 a 10 mg IV)
Comprometimento de sistema cardiovascular[a]	Redução da contratilidade miocárdica, queda de débito cardíaco. Bloqueio atrioventricular parcial ou completo. Arritmias e, eventualmente, parada cardíaca. Queda de pressão arterial (por depressão miocárdica e vasodilatação)	Monitoramento de sinais vitais e tranquilização do paciente (sinais leves). Internação hospitalar e tratamento específico (casos graves). Medidas preventivas: injeção lenta da solução anestésica e aspiração, para prevenir acidentes de punção, com rápida passagem de anestésico à circulação sistêmica
Meta-hemoglobinemia[a]	Meta-hemoglobina de 3 a 5 mg/dℓ: cianose, alterações respiratórias e circulatórias. Com níveis mais altos: náuseas, sedação, convulsões e mesmo coma e morte	Tratamento sintomático. Reversão espontânea em poucas horas, em indivíduos sadios. Monitoramento de funções respiratória e cardiovascular. Em sofrimento respiratório: azul de metileno (1 a 2 mg/kg de solução a 1%, em 5 min) ou ácido ascórbico (2 mg/kg)
Manifestações sistêmicas de hipersensibilidade	Urticária, exantema, broncospasmo, anafilaxia e reações anafilactoides	Tratamento sintomático: anti-histamínicos, epinefrina e corticosteroides, conforme a gravidade do quadro. Medidas adicionais: manutenção de via respiratória, administração de oxigênio e suporte circulatório
Reações adversas sistêmicas a vasoconstritores associados a anestésicos locais		
Comprometimento de sistema cardiovascular		
Com vasoconstritores adrenérgicos	Aumento de pressão arterial sistêmica, alterações de frequência cardíaca, arritmias cardíacas. Tremores, palpitações e cefaleia. Isquemia miocárdica	Mesmas medidas descritas para comprometimento cardiovascular associado a anestésicos locais
Com felipressina	Contração em artérias coronárias, em altas doses	Evitar o uso de doses altas
Reações adversas locais a anestésicos locais		
Manifestações citotóxicas	Neurite. Neurólise por injeção direta intraneural de formas concentradas	Ausência de tratamento específico. Prevenção: cuidado com uso de soluções muito concentradas, especialmente com vasoconstritores adrenérgicos
Manifestações alérgicas	Dermatite eczematoide, caracterizada por prurido e eritema, intumescimento, vesiculação e exsudação	Medidas locais para alívio de sintomas e anti-histamínicos
Reações cutâneas específicas	Em procedimentos oftalmológicos: sensação de queimação ou de pontada e vermelhidão local. EMLA®: eritema, alterações de sensibilidade térmica, edema e prurido; abrasão e ulcerações de córnea em exposição ocular	Medidas locais para alívio dos sintomas
Reações adversas locais a vasoconstritores associados a anestésicos locais		
Com vasoconstritores adrenérgicos	Risco de isquemia e necrose teciduais em áreas de circulação terminal, como pavilhão auricular e pênis	Medidas locais e, eventualmente, procedimento cirúrgico (casos de necrose)
Com felipressina	Ausência de registro de efeitos adversos	–

[a]Associado(a) à administração de maiores doses do anestésico local (toxicidade).

Estudos com bupivacaína (usada como mistura racêmica) sugerem que seus efeitos sobre SNC e coração devem-se principalmente ao isômero S(+). Pesquisas com animais e seres humanos têm mostrado maior segurança com o isômero R(−) (levobupivacaína) e ropivacaína, em termos de limiar convulsivo, arritmogenicidade, depressão miocárdica e facilidade de reanimação, em comparação com mistura racêmica de bupivacaína. Porém, apesar dessas vantagens, ainda há relatos de casos graves de toxicidade com todos esses anestésicos.[2]

Uso intravenoso de emulsão lipídica (*intravenous lipid emulsions* ou ILEs, em inglês) mostra-se útil para reanimação em casos de cardiotoxicidade a anestésicos locais, em especial à bupivacaína.[4,11,91-93] O mecanismo ainda não está claro. American Society of Regional Anesthesia, Association of Anaesthetists of Great Britain and Ireland (AAGBI) e Australian and New Zealand College of Anaesthetists (ANZCA) recomendam essa prática, que aparece em diretrizes de suporte cardíaco de vida avançado para parada cardíaca em situações especiais.[4,11,93-95]

Meta-hemoglobinemia tem sido associada a tetracaína, lidocaína, articaína e EMLA®; mas está mais comumente associada a prilocaína e benzocaína.[6,9,89,90,96] Pode ocorrer após infiltração local ou uso tópico em pele e mucosas. É causada pela formação do metabólito ortotoluidina. Este é agente oxidante capaz de converter oxi-hemoglobina (forma ferrosa) em meta-hemoglobina (forma férrica), prejudicando o transporte de oxigênio para os tecidos. Tal efeito depende da dose total administrada.[1,4,6,89,90] No entanto, mesmo o emprego de baixas doses pode ocasionar cianose em pacientes de risco. Assim, prilocaína não deve ser administrada a indivíduos com qualquer condição associada a oxigenação deficiente, como hemoglobinopatias (anemia falciforme) ou outras anemias. Também são fatores de risco extremos de idade, doença respiratória, deficiência de glicose-6-fosfato desidrogenase e meta-hemoglobina redutase e possivelmente combinação com agentes oxidantes, tais como sulfonamidas e antimaláricos. Há risco aumentado de meta-hemoglobinemia em pacientes com colinesterase plasmática atípica, doença hereditária comum (afetando 1 em cada 3.000 pessoas), na qual diferenças moleculares em pseudocolinesterases resultam em pobre metabolismo de moléculas de tipo éster. Nestes pacientes, há também contraindicação relativa para uso de prilocaína.[2]

Uso de prilocaína em procedimentos obstétricos deve ser limitado, pois dificulta a avaliação do recém-nascido (escores de Apgar). Além disso, meta-hemoglobinemia é mais comum em neonatos e crianças com até 3 meses de vida, devido a menor resistência da hemoglobina fetal a estresse oxidativo e imaturidade de enzimas que convertem meta-hemoglobina novamente ao estado ferroso (deficiência relativa de meta-hemoglobina redutase em eritrócitos).[1,74] Em recém-nascidos de mães que receberam prilocaína durante o parto e em pacientes com doenças pulmonares ou cardíacas, nos quais já há prejuízo no transporte de oxigênio, cianose pode ser observada.[5]

Manifestações sistêmicas de *hipersensibilidade* ocorrem fundamentalmente com anestésicos de tipo éster, por determinarem a formação de derivados do ácido para-aminobenzoico (PABA). Verdadeira hipersensibilidade com anestésicos de tipo amida é extremamente rara. Quando confirmadas, as reações mais comuns são as anafiláticas de tipo I (mais graves e potencialmente fatais) e as tardias de tipo IV.[97] Entretanto, reações alérgicas podem dever-se à presença de metilparabeno (com estrutura química similar à do ácido para-aminobenzoico) ou sulfitos nas soluções anestésicas.[5] Metilparabeno é preservativo encontrado em frascos de anestésico local para múltiplo uso e tubetes odontológicos. Já sulfitos, como metabissulfito de sódio e bissulfito sódico, são agentes encontrados em preparações contendo vasoconstritores adrenérgicos (epinefrina e levonordefrina). Usados com o objetivo de aumentar a validade da preparação, podem desencadear crise de asma grave em pacientes suscetíveis. Em asmáticos que usam corticosteroides, esses compostos devem ser evitados, preferindo-se anestésicos locais em formulações isentas de conservantes. Porém, a maioria das reações descritas pelos pacientes como "alérgicas" é, na verdade, causada por ansiedade ou resposta à administração de epinefrina. É importante que o profissional caracterize adequadamente o quadro apresentado pelo paciente, fazendo diagnóstico diferencial.[2]

Complicação mais séria, embora muito rara, é o dano de medula espinal ou raízes nervosas, resultando em sequelas neurológicas duradouras, decorrente de trauma mecânico (por agulha ou cateter) ou da ação de substâncias químicas. Frequência de lesões nervosas em bloqueios espinais e epidurais varia de 2 a 7,5 por 10.000 anestesias.[2,5,98-100]

Sintomas neurológicos transitórios (*transient neurologic symptoms* ou TNS) é condição na qual pacientes submetidos a anestesia espinal desenvolvem dor lombar e em membros inferiores (50 a 100% dos casos), após recuperação anestésica total.[101] Sua incidência varia de 4 a 36%, de acordo com o tipo de posicionamento adotado pelo paciente durante o procedimento cirúrgico. Na maior parte das vezes, o quadro tem início 12 a 24 h após a cirurgia, com duração de 6 h a 4 dias. As causas aventadas são toxicidade específica do anestésico local, trauma pela agulha, isquemia neural secundária a estiramento do nervo ciático, alterações induzidas pelo posicionamento do paciente, espasmo muscular, ativação de pontos de gatilho (*trigger points*) miofasciais ou irritação de gânglios da raiz dorsal. O tratamento é feito com analgésicos, relaxantes musculares (como ciclobenzaprina) e medidas sintomáticas (elevação das pernas e calor local), de eficácia ainda não avaliada em estudos clínicos.[98-101]

Revisão Cochrane de 15 ECR e quase experimentos que avaliaram a frequência de TNS e complicações neurológicas após anestesia espinal com lidocaína, em comparação com uso espinal de outros anestésicos locais, verificou que, de 1.437 pacientes avaliados, 120 desenvolveram TNS.[101] Emprego de lidocaína aumentou esse risco. Da amostra total, 14% dos pacientes que receberam lidocaína apresentaram sintomas neurológicos transitórios, em comparação com 0 a 3,1% daqueles que usaram outros anestésicos locais. Não houve evidência de que essa condição neurológica estivesse associada a qualquer patologia neurológica. Sintomas desapareceram espontaneamente no quinto dia pós-operatório. O risco relativo de desenvolver TNS após anestesia espinal com lidocaína, em comparação com outros anestésicos locais (bupivacaína, prilocaína, procaína, levobupivacaína e ropivacaína), foi significativamente maior – de 7,16 (IC95%: 4,02 a 12,75). NND foi de 9 (IC95%: 7 a 13).[101]

Interações medicamentosas

Pacientes submetidos à anestesia local podem estar recebendo múltiplos medicamentos, o que confere significância clínica às interações (Quadro 19.12).[2,5,73,102]

Algumas interações medicamentosas constituem contraindicações relativas a uso de vasoconstritores adrenérgicos em associação a anestésicos locais, como as que incluem: antidepressivos tricíclicos, inibidores da monoamina oxidase (com fenilefrina), tolcapona e entacapona, fenotiazínicos, betabloqueadores adrenérgicos não seletivos e cocaína (uso crônico). Nessas situações, usam-se menores doses de vasoconstritores. Embora haja a recomendação para que se administrem doses inferiores a 0,04 mg de epinefrina ou 0,2 mg de levonordefrina, isto é arbitrário, devendo servir apenas como guia para a prescrição. No entanto, em revisão tradicional a esse respeito, observaram-se somente relatos de casos, com escassez de dados que embasem aquela restrição de uso.[69]

Quanto aos antidepressivos tricíclicos, observou-se que os relatos advêm de estudos com baixa qualidade metodológica ou que envolvem o emprego de norepinefrina e não dos demais agentes adrenérgicos. Além disso, efeitos de vasoconstritor adrenérgico têm sido avaliados após a administração aguda ou por poucos dias de antidepressivos, enquanto os mesmos necessitam ser consumidos por 3 a 4 semanas para o início de seus efeitos sobre o humor.[69] Já antidepressivos atípicos (como bupropiona, duloxetina e trazodona) e inibidores seletivos da recaptação de serotonina (como fluoxetina, paroxetina, fluvoxamina, citalopram e sertralina) não estão incluídos entre aqueles fármacos que contraindicam o uso de agentes adrenérgicos.[2]

Pelo risco de desencadear crise hipertensiva, agentes simpaticomiméticos têm sido contraindicados em pacientes em uso de inibidores da enzima monoamina oxidase (IMAO), como tranilcipromina e selegilina. No entanto, esta recomendação cabe apenas para fenilefrina, que é metabolizada pela MAO. A degradação de epinefrina, norepinefrina e levonordefrina exógenas se dá por outras vias metabólicas (primariamente inativadas pela enzima catecol-O-metiltransferase ou COMT).[69]

Recomenda-se uso cauteloso de vasoconstritores adrenérgicos em pacientes usando tolcapona e entacapona, fármacos empregados no tratamento da doença de Parkinson. Tais agentes inibem a enzima COMT, que está diretamente envolvida no metabolismo de epinefrina, norepinefrina e levonordefrina. Há poucos dados sobre a significância clínica dessa interação, devido ao pouco tempo de comercialização desses medicamentos, mas se recomenda restrição da dose inicial a 18 µg de epinefrina e checagem de frequência cardíaca e pressão arterial 5 min antes da injeção de mais solução anestésica.[2]

Fenotiazinas induzem comumente hipotensão postural, que pode ser exacerbada por injeção intravascular acidental de epinefrina. Além disso, há relato de arritmias cardíacas graves em pacientes usando fenotiazinas e que receberam anestésico local com vasoconstritor adrenérgico.[2]

Tem sido recomendado que pacientes em uso de bloqueadores beta-adrenérgicos não seletivos recebam mínima dose inicial de epinefrina (9 a 18 µg) e, a seguir, sejam monitorados para efeitos sistêmicos por 5 min, antes de dose adicional ser injetada. A dose máxima indicada é 54 µg por atendimento.[2,74] Esses efeitos não ocorreriam com betabloqueadores seletivos.[2] No entanto, revisão tradicional sobre o tema contesta essa conduta.[69] Há poucos relatos de casos dessa interação, e estes estão associados à administração de doses altas de epinefrina ou presença de fatores de confusão (consumo concomitante de outros fármacos). Concluiu-se que a interação de betabloqueador e vasoconstritor adrenérgico é extremamente improvável e talvez esteja relacionada a outros agentes que não a epinefrina.[69]

Consumo de cocaína acarreta alto risco de complicações cardiovasculares graves durante a administração de soluções anestésicas com vasoconstritores adrenérgicos. Recomenda-se adiamento de procedimentos eletivos por pelo menos 24 h após a última exposição à substância.[2] Alguns autores sugerem que o próprio efeito somatório do uso de cocaína e outro anestésico local (toxicidade aditiva) poderia favorecer o aparecimento de alterações cardiovasculares, independentemente do vasoconstritor empregado.[2,69] A Sociedade Brasileira de Cardiologia sugere dose máxima de 54 µg de epinefrina (em solução 1:100.000) por atendimento, sem especificar tempo de suspensão do uso de cocaína.[76]

Uso de misturas de anestésicos locais tornou-se popular, visando compensar curta duração de efeito de agentes de ação rápida, como lidocaína, e longa latência de outros, como bupivacaína. No entanto, as evidências são limitadas quanto à superioridade dessa mistura em relação ao uso dos agentes individualmente. Dados sugerem que, se dois agentes são misturados em quantidades comparáveis, início e duração serão sempre intermediários entre os dois.[9] Isoladamente, bupivacaína determina início de efeito clinicamente aceitável. Além disso, uso de cateter para muitas formas de anestesia regional tornou possível o prolongamento de efeito de agentes de ação rápida como lidocaína. Por outro lado, os profissionais devem ser alertados para não usar doses máximas de dois anestésicos locais em combinação, na falsa crença de que a toxicidade dos dois é independente. Toxicidade deve ser presumida como aditiva.[7] Logo, uso de misturas de anestésicos locais não traz maior benefício clínico e pode aumentar risco de intoxicação.

Quadro 19.12 ▪ Interações medicamentosas com anestésicos locais.

Anestésicos locais	Fármacos com os quais interagem	Respostas observadas
Anestésicos locais em geral	Bloqueadores neuromusculares (despolarizantes e não despolarizantes)	Aumento de ação dos bloqueadores neuromusculares
	Benzodiazepínicos (pré-medicação)	Redução de neurotoxicidade, mas potencialização do efeito cardiodepressor do anestésico local
	Hialuronidase	Aumento da difusão do anestésico local, com maior risco de reações sistêmicas
Anestésicos de tipo amida	Indutores de enzimas microssomais hepáticas (como fenobarbital)	Aumento do metabolismo desses agentes anestésicos
	Propranolol	Redução da depuração hepática do anestésico por diminuir débito cardíaco e fluxo sanguíneo hepático
	Procainamida ou tocainida	Aumento do efeito cardiodepressor do anestésico
	Amprenavir	Aumento da toxicidade do anestésico
Lidocaína	Anestésicos gerais inalatórios	Redução da concentração alveolar mínima de anestésicos voláteis em 10 a 25%, com infusão intravenosa de lidocaína (2 a 3 mg/kg) ou concentrações plasmáticas de 3 a 6 mg/mℓ
	Diazepam	Aumento do limiar convulsivo da lidocaína
	Epinefrina, analgésicos opioides e agonistas α_2-adrenérgicos (como clonidina)	Efeito antinociceptivo sinérgico, com aumento da analgesia transoperatória
Bupivacaína	Propranolol	Redução em 35% da depuração hepática do anestésico, por diminuir débito cardíaco e fluxo sanguíneo hepático
Prilocaína	Fármacos que predispõem à formação de meta-hemoglobina: sulfonamidas, antimaláricos, certos compostos nítricos	Maior risco de meta-hemoglobinemia
Procaína	Penicilina	Prolongamento de efeito do antimicrobiano, sem comprometimento de sua potência ou eficácia, e redução da dor da administração intramuscular

▶ Referências bibliográficas

1. Catterall WA, Mackie K. Local anesthetics. In: Brunton LL, Chabner BA, Knollmann BC, eds. *Goodman & Gilman's the pharmacological basis of therapeutics.* 12 ed. New York: McGraw-Hill, 2011: 565-582.
2. Ferreira MBC. Anestésicos locais. In: Fuchs FD, Wannmacher L, eds. *Farmacologia clínica. Fundamentos da terapêutica racional.* 4 ed. Rio de Janeiro: Guanabara Koogan; 2010: 302-341.
3. Brasil. Ministério da Saúde. Agência Nacional de Vigilância Sanitária (ANVISA). Medicamentos. Consulta a bancos de dados. Disponível em: http://www7.anvisa.gov.br/datavisa/Consulta_Produto/consulta_medicamento.asp [Acesso em 30/11/2015].
4. Drasner K. Anestésicos locais. In: Katzung BG, Masters SB, Trevor AJ, eds. *Farmacologia básica e clínica.* 12 ed. Porto Alegre: AMGH, 2014: 449-464.
5. Butterworth J, Mackey DC, Wasnick J. Local anesthetics. In: Butterworth J, Mackey DC, Wasnick J, eds. *Morgan and Mikhail's Clinical Anesthesiology.* 5 ed. New York: McGraw Hill; 2013. Disponível em: http://accessmedicine.mhmedical.com/content.aspx?bookid=564&Sectionid=42800547 [Acesso em: 18/11/2015].
6. Malamed SF. *Handbook of local anesthesia.* 6 ed. St Louis, Missouri, USA: Elsevier Mosby; 2013.

7. Mather LE, Tucker GT. Properties, absorption, and disposition of local anesthetic agents. In: Cousins MJ, Carr DB, Horlocker TT, Bridenbaugh PO, eds. *Cousins and Bridenbaugh's neural blockade in clinical anesthesia and pain medicine*. 4 ed. Philadelphia: Wolters Klumer/Lippincott Williams & Wilkins; 2009: 48-95.
8. Strichartz GR, Pastijn E, Sugimoto K. Neural physiology and local anesthetic action. In: Cousins MJ, Carr DB, Horlocker TT, Bridenbaugh PO, eds. *Cousins and Bridenbaugh's neural blockade in clinical anesthesia and pain medicine*. 4 ed. Philadelphia: Wolters Klumer/Lippincott Williams & Wilkins; 2009: 26-47.
9. Butterworth JF. Clinical pharmacology of local anesthetics. In: Cousins MJ, Carr DB, Horlocker TT, Bridenbaugh PO, eds. *Cousins and Bridenbaugh's neural blockade in clinical anesthesia and pain medicine*. 4 ed. Philadelphia: Wolters Klumer/Lippincott Williams & Wilkins; 2009: 96-113.
10. Bajwa SJ, Kaur J. Clinical profile of levobupivacaine in regional anesthesia: A systematic review. *J Anaesthesiol Clin Pharmacol*. 2013; 29(4):530-539.
11. Bourne E, Wright C, Royse C. A review of local anesthetic cardiotoxicity and treatment with lipid emulsion. *Local Reg Anesth*. 2010; 3:11-19.
12. Garisto GA, Gaffen AS, Lawrence HP, Tenenbaum HC, Haas DA. Occurrence of paresthesia after dental local anesthetic administration in the United States. *J Am Dent Assoc*. 2010; 141(7): 836-844 [Erratum in: *J Am Dent Assoc* 2010; 141(8): 944].
13. Kakroudi SH, Mehta S, Millar BJ. Articaine hydrochloride: is it the solution? *Dent Update*. 2015; 42(1):88-90, 92-93.
14. Hedén L, von Essen L, Ljungman G. The relationship between fear and pain levels during needle procedures in children from the parents' perspective. *Eur J Pain*. 2015 Apr 2. [*Epub ahead of print*].
15. Uman LS, Birnie KA, Noel M, Parker JA, Chambers CT, McGrath PJ, Kisely SR. Psychological interventions for needle-related procedural pain and distress in children and adolescents. *Cochrane Database Syst Rev*. 2013 Oct 10; 10: CD005179.
16. Shah V, Taddio A, McMurtry CM, Halperin SA, Noel M, Riddell RP et al. Pharmacological and combined interventions to reduce vaccine injection pain in children and adults: systematic review and meta-analysis. *Clin J Pain*. 2015; 31(10 Suppl): S38-S63.
17. Birnie KA, Chambers CT, Taddio A, McMurtry CM, Noel M, Riddell RP et al. Psychological interventions for vaccine injections in children and adolescents: Systematic review of randomized and quasi-randomized controlled trials. *Clin J Pain*. 2015; 31(10 Suppl): S72-S89.
18. Harrison D, Yamada J, Adams-Webber T, Ohlsson A, Beyene J, Stevens B. Sweet tasting solutions for reduction of needle-related procedural pain in children aged one to 16 years. *Cochrane Database Syst Rev*. 2015 May 5; 5; CD008408.
19. Shah PS, Herbozo C, Aliwalas LL, Shah VS. Breastfeeding or breast milk for procedural pain in neonates. *Cochrane Database Syst Rev*. 2012 Dec 12; 12: CD004950.
20. Stevens B, Yamada J, Lee GY, Ohlsson A. Sucrose for analgesia in newborn infants undergoing painful procedures. *Cochrane Database Syst Rev*. 2013 Jan 31; 1: CD001069.
21. Brady-Fryer B, Wiebe N, Lander JA. Pain relief for neonatal circumcision. *Cochrane Database Syst Rev*. 2004 Oct 18; 4: CD004217.
22. Cyna AM, Middleton P. Caudal epidural block *versus* other methods of postoperative pain relief for circumcision in boys. *Cochrane Database Syst Rev*. 2008 Oct 8; 4: CD003005.
23. Al Qahtani R, Abu-Salem LY, Pal K. Effect of lidocaine-prilocaine eutectic mixture of local anaesthetic cream compared with oral sucrose or both in alleviating pain in neonatal circumcision procedure. *Afr J Paediatr Surg*. 2014; 11(1): 56-61.
24. Biran V, Gourrier E, Cimerman P, Walter-Nicolet E, Mitanchez D, Carbajal R. Analgesic effects of EMLA cream and oral sucrose during venipuncture in preterm infants. *Pediatrics*. 2011; 128 (1): e63-e70.
25. Jöhr M. Regional anaesthesia in neonates, infants and children: an educational review. *Eur J Anaesthesiol*. 2015; 32(5): 289-297.
26. Dobereiner EF, Cox RG, Ewen A, Lardner DR. Evidence-based clinical update: Which local anesthetic drug for pediatric caudal block provides optimal efficacy with the fewest side effects? *Can J Anaesth*. 2010; 57 (12): 1.102-1.110.
27. Ng KW, Parsons J, Cyna AM, Middleton P. Spinal *versus* epidural anaesthesia for caesarean section. *Cochrane Database Syst Rev*. 2004; 2: CD003765.
28. American Society of Anesthesiologists Task Force on Obstetric Anesthesia, Society for Obstetric Anesthesia and Perinatology. *Practice Guidelines for Obstetric Anesthesia. An Updated Report by the American Society of Anesthesiologists Task Force on Obstetric Anesthesia and the Society for Obstetric Anesthesia and Perinatology*. Draft 2015. Disponível em: https://www.asahq.org/~/media/sites/asahq/files/public/resources/ob-guidelines-update-2-08072015.pdf?la=en [Acesso em: 18/11/2015].
29. Afolabi BB, Lesi FEA. Regional versus general anaesthesia for caesarean section. *Cochrane Database Syst Rev*. 2012 Oct 17; 10: CD004350.
30. Sia AT, Tan KH, Sng BL, Lim Y, Chan ESY, Siddiqui FJ. Use of hyperbaric *versus* isobaric bupivacaine for spinal anaesthesia for caesarean section. *Cochrane Database Syst Rev*. 2013 May 31; 5: CD005143.
31. Heng Sia AT, Tan KH, Sng BL, Lim Y, Chan ES, Siddiqui FJ. Hyperbaric *versus* plain bupivacaine for spinal anesthesia for cesarean delivery. *Anesth Analg*. 2015; 120 (1): 132-140.
32. Arzola C, Wieczorek PM. Efficacy of low-dose bupivacaine in spinal anaesthesia for Caesarean delivery: systematic review and meta-analysis. *Br J Anaesth*. 2011;107 (3):308-318.
33. Kranke P, Jokinen J, Pace NL, Schnabel A, Hollmann MW, Hahnenkamp K et al. Continuous intravenous perioperative lidocaine infusion for postoperative pain and recovery. *Cochrane Database Syst Rev*. 2015 Jul 16; 7: CD009642.
34. Sunkaraneni VS, Jones SE. Topical anaesthetic or vasoconstrictor preparations for flexible fibre-optic nasal pharyngoscopy and laryngoscopy. *Cochrane Database Syst Rev*. 2011 Mar 16; 3: CD005606.
35. Hwang SH, Park CS, Kim BG, Cho JH, Kang JM. Topical anesthetic preparations for rigid and flexible endoscopy: a meta-analysis. *Eur Arch Otorhinolaryngol*. 2015; 272 (2): 263-270.
36. Shi WZ, Miao YL, Yakoob MY, Cao JB, Zhang H, Jiang YG et al. Recovery of gastrointestinal function with thoracic epidural vs. systemic analgesia following gastrointestinal surgery. *Acta Anaesthesiol Scand*. 2014; 58 (8): 923-932.
37. Guay J, Kopp S. Epidural pain relief versus systemic opioid-based pain relief for abdominal aortic surgery. *Cochrane Database Syst Rev*. 2016 Jan 5; 1: CD005059. [Epub ahead of print] Review.
38. Wakai A, O'Sullivan R, McCabe A. Intra-articular lignocaine versus intravenous analgesia with or without sedation for manual reduction of acute anterior shoulder dislocation in adults. *Cochrane Database Syst Rev*. 2011 Apr 13; 4: CD004919.
39. Parker MJ, Griffiths R, Appadu BN. Nerve blocks (subcostal, lateral cutaneous, femoral, triple, psoas) for hip fractures (Cochrane Review). *Cochrane Database Syst Rev*. 2002; 1: CD001159.
40. Xu J, Chen XM, Ma CK, Wang XR. Peripheral nerve blocks for postoperative pain after major knee surgery. *Cochrane Database Syst Rev*. 2014; 12: CD010937.
41. Choi P, Bhandari M, Scott J, Douketis JD. Epidural analgesia for pain relief following hip or knee replacement. *Cochrane Database Syst Rev*. 2003; 3: CD003071.
42. Chan EY, Fransen M, Parker DA, Assam PN, Chua N. Femoral nerve blocks for acute postoperative pain after knee replacement surgery. *Cochrane Database Syst Rev*. 2014 May 13; 5: CD009941.
43. Krych AJ, Pagnano MW. Review: femoral nerve block may be the most effective option for pain relief following total knee replacement. *Evid Based Nurs*. 2015; 18 (2):57.
44. McCarthy GC, Megalla SA, Habib AS. Impact of intravenous lidocaine infusion on postoperative analgesia and recovery from surgery: a systematic review of randomized controlled trials. *Drugs*. 2010; 70 (9): 1.149-1.163.
45. Sun Y, Li T, Wang N, Yun Y, Gan TJ. Perioperative systemic lidocaine for postoperative analgesia and recovery after abdominal surgery: a meta-analysis of randomized controlled trials. *Dis Colon Rectum*. 2012; 55 (11):1.183-1.194 (Erratum in: *Dis Colon Rectum* 2013; 52 (2): 271).
46. Simmons SW, Taghizadeh N, Dennis AT, Hughes D, Cyna AM. Combined spinal-epidural *versus* epidural analgesia in labour. *Cochrane Database Syst Rev*. 2012 Oct 17; 10: CD003401.
47. Jones L, Othman M, Dowswell T, Alfirevic Z, Gates S, Newburn M et al. Pain management for women in labour: an overview of systematic reviews. *Cochrane Database Syst Rev*. 2012 Mar 14; 3: CD009234.
48. Association of Anaesthetists of Great Britain & Ireland, Obstetric Anaesthetists' Association. *OAA/AAGBI Guidelines for Obstetric Anaesthetic Services 2013*. London, UK: Association of Anaesthetists of Great Britain & Ireland e Obstetric Anaesthetists' Association; June 2013. Disponível em: http://www.aagbi.org/sites/default/files/obstetric_anaesthetic_services_2013.pdf [Acesso em: 18/11/2015].
49. Anim-Somuah M, Smyth RMD, Jones L. Epidural versus non-epidural or no analgesia in labour. *Cochrane Database Syst Rev*. 2011 Dec 7; 12: CD000331.
50. Lv BS, Wang W, Wang ZQ, Wang XW, Wang JH, Fang F, Mi WD. Efficacy and safety of local anesthetics bupivacaine, ropivacaine and levobupivacaine in combination with sufentanil in epidural anesthesia for labor and delivery: a meta-analysis. *Curr Med Res Opin*. 2014; 30 (11): 2.279-2.289.
51. Haydon ML, Larson D, Reed E, Shrivastava V, Preslicka C, Nageotte M. Obstetric outcomes and maternal satisfaction in nulliparous women using patient-controlled epidural analgesia. *Am J Obstet Gynecol*. 2011; 205 (3): 271.e1-276.
52. Novikova N, Cluver C. Local anaesthetic nerve block for pain management in labour. *Cochrane Database Syst Rev* 2012 Apr 18; 4: CD009200.
53. Challapalli V, Tremont-Lukats IW, McNicol ED, Lau J, Carr DB. Systemic administration of local anesthetic agents to relieve neuropathic pain. *Cochrane Database Syst Rev*. 2005 Oct 19; 4: CD003345.

54. Stanton TR, Wand BM, Carr DB, Birklein F, Wasner GL, O'Connell NE. Local anaesthetic sympathetic blockade for complex regional pain syndrome. *Cochrane Database Syst Rev.* 2013 Aug 19; 8: CD004598.
55. Derry S, Wiffen PJ, Moore RA, Quinlan J. Topical lidocaine for neuropathic pain in adults. *Cochrane Database Syst Rev.* 2014 Jul 24; 7: CD010958.
56. Johnson RW, Rice ASC. Postherpetic neuralgia *N Engl J Med* 2014; 371: 1.526-1.533.
57. Attal N, Cruccu G, Baron R, Haanpää M, Hansson P, Jensen TS, Nurmikko T. EFNS guidelines on the pharmacological treatment of neuropathic pain: 2010 revision European. *J Neurol.* 2010; 17: 1.113-1.123.
58. Andreae MH, Andreae DA. Local anaesthetics and regional anaesthesia for preventing chronic pain after surgery. *Cochrane Database Syst Rev.* 2012 Oct 17; 10: CD007105.
59. Andreae MH, Andreae DA. Regional anaesthesia to prevent chronic pain after surgery: a Cochrane systematic review and meta-analysis. *Br J Anaesth.* 2013; 111 (5): 711-720.
60. Xuan W, Hankin J, Zhao H, Yao S, Ma D. The potential benefits of the use of regional anesthesia in cancer patients. *Int J Cancer.* 2015; 137 (12): 2.774-2.784.
61. Le-Wendling L, Nin O, Capdevila X. Cancer recurrence and regional anesthesia: the theories, the data, and the future in outcomes. *Pain Med.* 2015 Oct 6. [Epub ahead of print].
62. Cassinello F, Prieto I, del Olmo M, Rivas S, Strichartz GR. Cancer surgery: how may anesthesia influence outcome? *J Clin Anesth.* 2015; 27 (3): 262-272.
63. Cata JP, Hernandez M, Lewis VO, Kurz A. Can regional anesthesia and analgesia prolong cancer survival after orthopaedic oncologic surgery? *Clin Orthop Relat Res.* 2014; 472 (5): 1.434-1.441.
64. Sun X, Yang C, Li K, Ding S. The impact of anesthetic techniques on survival for patients with colorectal cancer: evidence based on six studies. *Hepatogastroenterology.* 2015; 62 (138): 299-302.
65. Cakmakkaya OS, Kolodzie K, Apfel CC, Pace NL. Anaesthetic techniques for risk of malignant tumour recurrence. *Cochrane Database Syst Rev.* 2014 Nov; 11: CD008877.
66. Szatmári S, Bereczki D. Procaine treatments for cognition and dementia. *Cochrane Database Syst Rev.* 2008 Oct 8; 4: CD005993.
67. Cochrane Library Questions. In older adults with dementia or preserved cognition, what are the benefits and harms of procaine treatments? 2015. Disponível em: http://cochraneclinicalanswers.com/doi/10.1002/cca.234/full [Acesso em: 18/11/2015].
68. Ghafari R, Baradari AG, Firouzian A, Nouraei M, Aarabi M, Zamani A, Emami ZA. Cognitive deficit in first-time coronary artery bypass graft patients: a randomized clinical trial of lidocaine *versus* procaine hydrochloride. *Perfusion.* 2012; 27 (4): 320-325.
69. Brown RS, Rhodus NL. Epinephrine and local anesthesia revisited. *Oral Surg Oral Med Oral Pathol Oral Radiol Endod.* 2005; 100 (4): 401-408.
70. Prabhakar H, Rath S, Kalaivani M, Bhanderi N. Adrenaline with lidocaine for digital nerve blocks. *Cochrane Database Syst Rev.* 2015 Mar 19; 3: CD010645.
71. Ilicki J. Safety of epinephrine in digital nerve blocks: a literature review. *J Emerg Med.* 2015; 49(5): 799-809.
72. Chowdhry S, Seidenstricker L, Cooney DS, Hazani R, Wilhelmi BJ. Do not use epinephrine in digital blocks: myth or truth? Part II. A retrospective review of 1111 cases. *Plast Reconstr Surg.* 2010; 126 (6): 2.031-2.034.
73. Dana WJ, Fuller MA, Goldman MP, Golembiewski JA, Gonzales JP, Lowe JF, Snoke J. *Drug Information Handbook.* 2013-2014. 22 ed. Ohio, USA: Lexicomp; 2013.
74. Micromedex® Healthcare Series [Internet database]. Greenwood Village, Colo: Thomson Healthcare. Disponível em: http://www.periodicos.capes.gov.br/ [Acesso em: 22/09/2015].
75. Brasil. Ministério da Saúde. Secretaria da Atenção à Saúde. Departamento de Ações Programáticas e Estratégicas. Amamentação e uso de medicamentos e outras substâncias. Ministério da Saúde, Secretaria da Atenção à Saúde, Departamento de Ações Programáticas e Estratégicas. 2 ed. Brasília: Ministério da Saúde, 2014. Disponível em: http://bvsms.saude.gov.br/bvs/publicacoes/amamentacao_uso_medicamentos_outras_substancias_2edicao.pdf [Acesso em: 22/11/2015].
76. Gualandro DM, Yu PC, Calderaro D, Marques AC, Pinho C, Caramelli B et al. II Diretriz de Avaliação Perioperatória da Sociedade Brasileira de Cardiologia. *Arq Bras Cardiol* 2011; 96 (3 supl.1): 1-68.
77. Lidostesim 3®. Bula [Internet site]. Disponível em: http://www.dentsply.com.br/bulas/diretory/l/lidostesim-3.pdf [Acesso em: 22/11/2015].
78. Lidostesim 2®. Bula [Internet site]. Disponível em: http://www.dentsply.com.br/bulas/diretory/l/lidostesim-2.pdf.
79. Articaine®. Bula [Internet site]. Disponível em: http://novadfl.com.br/fr/wp-content/blogs.dir/5/files_mf/1353684562Anestsicos_42855101076131.pdf [Acesso em: 22/11/2015].
80. Neocaína 0,5 com vasoconstritor®. Bula [Internet site]. Disponível em: http://www.bulas.med.br/bula/7895/neocaina+0+5+c+v+25carp+1+8ml.htm [Acesso em: 22/11/2015].
81. Mepivalem®. Bula [Internet site]. Disponível em: http://www.dentsply.com.br/bulas/diretory/m/mepivalem-ad.pdf [Acesso em: 22/11/2015].
82. Mepi-Levo®. Bula [Internet site]. Disponível em: http://novadfl.com.br/es/wp-content/blogs.dir/4/files_mf/1353682819Anestsicos_84326961456131.pdf [Acesso em: 22/11/2015].
83. Food and Drug Administration (FDA). FDA Public Health Advisory. Life-threatening side effects with the use of skin products containing numbing ingredients for cosmetic procedures. 2007. Disponível em: http://www.fda.gov/cder/drug/advisory/topical_anesthetics.htm [Acesso em 03/11/2015].
84. Food and Drug Administration (FDA). FDA Public Health Advisory. Potential Hazards of Skin Products Containing Numbing Ingredients for Relieving Pain from Mammography and Other Medical Tests and Conditions. 2009. Disponível em: http://www.fda.gov/Cder/drug/advisory/topical_anesthetics2009.htm [Acesso em 03/11/2015].
85. FDA Drug Safety Communication: FDA continues to receive reports of a rare, but serious and potentially fatal adverse effect with the use of benzocaine sprays for medical procedures. 2011. Disponível em: http://www.fda.gov/Drugs/DrugSafety/ucm^{2}50040.htm [Acesso em 03/11/2015].
86. Public Health Advisory: Benzocaine Sprays marketed under different names, including Hurricaine, Topex, and Cetacaine. 2013. Disponível em: http://www.fda.gov/Drugs/DrugSafety/PostmarketDrugSafetyInformationforPatientsandProviders/ucm124350.htm [Acesso em 03/11/2015].
87. Berkman S, MacGregor J, Alster T. Adverse effects of topical anesthetics for dermatologic procedures. *Expert Opin Drug Saf* 2012; 11 (3): 415-423.
88. Neal JM, Bernards CM, Butterworth JF IV, Di Gregorio G, Drasner K, Hejtmanek MR et al. ASRA Practice advisory on local anesthetic systemic toxicity. *Regional Anesth Pain Med.* 2010; 35 (2): 152-161.
89. Taleb M, Ashraf Z, Valavoor S, Tinkel J. Evaluation and management of acquired methemoglobinemia associated with topical benzocaine use. *Am J Cardiovasc Drugs.* 2013; 13 (5): 325-330.
90. Chowdhary S, Bukoye B, Bhansali AM, Carbo AR, Adra M, Barnett S et al. Risk of topical anesthetic-induced methemoglobinemia: a 10-year retrospective case-control study. *JAMA Intern Med.* 2013; 173(9): 771-776.
91. Damitz R, Chauhan A. Parenteral emulsions and liposomes to treat drug overdose. *Adv Drug Deliv Rev.* 2015; 90: 12-23.
92. Collins S, Neubrander J, Vorst Z, Sheffield B. Lipid emulsion in treatment of local anesthetic toxicity. *J Perianesth Nurs.* 2015; 30(4): 308-320.
93. Ciechanowicz SJ, Patil VK, Association of Anaesthetists of Great Britain and Ireland. Intravenous lipid emulsion – rescued at LAST. *Br Dent J.* 2012; 212(5): 237-241.
94. Cave G, Harrop-Griffiths W, Harvey M, Meek T, Picard J, Short T et al. AAGBI safety guideline. management of severe local anaesthetic toxicity. 2010. Disponível em: http://www.aagbi.org/sites/default/files/la_toxicity_2010_0.pdf [Acesso em: 03/11/2015].
95. American Society of Regional Anesthesia and Pain Medicine. Checklist for Treatment of Local Anesthetic Systemic Toxicity. The pharmacologic treatment of local anesthetic systemic toxicity (LAST) is different from other cardiac arrest scenarios. 2011. Disponível em: https://www.asra.com/advisory-guidelines/article/3/checklist-for-treatment-of-local-anesthetic-systemic-toxicity [Acesso em: 03/11/2015].
96. Tran AN, Koo JY. Risk of systemic toxicity with topical lidocaine/prilocaine: a review. *J Drugs Dermatol.* 2014; 13(9): 1.118-1.122.
97. Speca SJ, Boynes SG, Cuddy MA. Allergic reactions to local anesthetic formulations. *Dent Clin North Am.* 2010; 54(4): 655-664.
98. Neal JM, Barrington MJ, Brull R, Hadzic A, Hebl JR, Horlocker TT et al. The second ASRA practice advisory on neurologic complications associated with regional anesthesia and pain medicine: Executive summary 2015. *Regional Anesth Pain Med.* 2015; 40(5): 401-430.
99. Hampl K, Steinfeldt T, Wulf H. Spinal anesthesia revisited: toxicity of newand old drugs and compounds. *Curr Opin Anaesthesiol.* 2014; 27(5): 549-555.
100. Neal JM, Kopp SL, Pasternak JJ, Lanier WL, Rathmell JP. Anatomy and pathophysiology of spinal cord injury associated with regional anesthesia and pain medicine: 2015 update. *Regional Anesth Pain Med.* 2015; 40(5): 506-525.
101. Zaric D, Pace NL. Transient neurologic symptoms (TNS) following spinal anaesthesia with lidocaine *versus* other local anaesthetics. *Cochrane Database Syst Rev.* 2009; 2: CD003006.
102. Tatro DS. *Drug interaction facts. The authority on drug interactions. 2013.* St. Louis, Missouri, USA: Wolters Kluwer Health; 2012.

CAPÍTULO 20
Analgesia em Dores Agudas e Crônicas

Maria Beatriz Cardoso Ferreira

▶ Introdução

Dor é sintoma comum a muitos quadros clínicos. É provavelmente a razão mais frequente de procura de auxílio médico. International Association for the Study of Pain (IASP) a conceitua como "experiência sensorial e emocional desagradável, relacionada com lesão tecidual real ou potencial, ou descrita em termos deste tipo de dano".[1]

Pode ser classificada segundo critérios topográficos (localizada e generalizada; superficial, somática profunda e visceral), fisiopatológicos (orgânica e psicogênica), de intensidade (leve, moderada e intensa) e temporais (aguda e crônica).

De acordo com Institute of Medicine Report on Pain, 100 milhões de norte-americanos sofrem de dor.[2] Estima-se que 20% dos adultos europeus apresentem dores agudas ou crônicas e utilizem analgésicos.[3,4] Inquérito populacional detectou que 49,7 milhões de pessoas em Reino Unido, França, Espanha, Alemanha e Itália relataram dor no último mês. Destes, 11,2 milhões apresentaram dor intensa, 29,4 milhões, dor moderada e 9 milhões, dor leve. Prevalência populacional de dor diária foi igual a 8,8%, sendo 3,5% de alta intensidade e 4,7% moderada.[5]

Impacto da dor, especialmente quando intensa e persistente, é substancial, associando-se a alterações cognitivas e emocionais, redução de qualidade de vida, prejuízo na realização de atividades diárias e laborais, repercussões sociais e econômicas.[5-8]

Apesar de haver definição geral para o fenômeno doloroso, é importante ter em mente a diferenciação entre dor aguda e crônica, pois há marcadas diferenças entre ambas em termos de etiologia, mecanismos, fisiopatologia, sintomatologia, função biológica e condutas diagnóstica e terapêutica. Enquanto dor aguda é sintoma de doença, dor crônica representa por si só uma doença. Dor aguda é aquela de início recente, estando geralmente relacionada a processos inflamatórios (infecciosos ou não), espásticos e/ou isquêmicos. Já dor crônica é aquela que persiste além do tempo esperado para a resolução da lesão tecidual. Temporalmente, apresenta duração superior a 3 meses, de forma persistente ou intermitente. Entretanto, tal ponto de corte é arbitrário. Quando associada a disfunções de sistema nervoso central (SNC) ou periférico (SNP) é chamada de dor neuropática.

Analgésicos não opioides são os medicamentos mais comumente utilizados no tratamento de dores agudas e crônicas. Incluem paracetamol, dipirona, ácido acetilsalicílico e demais anti-inflamatórios não esteroides (AINEs). Todos têm propriedades analgésica e antitérmica. Paracetamol e dipirona são comumente agrupados com AINEs; entretanto, sua fraca atividade anti-inflamatória não tem repercussão clínica. Para ácido acetilsalicílico, efeito anti-inflamatório aparece apenas com doses altas (a partir de 4 g/dia).[9]

AINEs atuam por meio da inibição do sistema enzimático de endoperóxido sintases, mais conhecidas como ciclo-oxigenases (COX), que converte ácido araquidônico em prostaglandinas, tromboxanos e prostaciclina. De acordo com a especificidade de ação sobre essas enzimas, são categorizados em dois grandes grupos: inibidores não seletivos (também conhecidos como AINEs clássicos ou tradicionais) e inibidores seletivos de COX-2. Entre os primeiros, que inibem ambas as isoformas de COX, incluem-se ácido acetilsalicílico, ibuprofeno e naproxeno. Cetorolaco é considerado altamente seletivo para COX-1. Já o segundo grupo compreende os chamados coxibes – rofecoxibe, celecoxibe, valdecoxibe, entre outros, que apresentam efeito inibitório 200 a 300 vezes maior sobre COX-2, em relação à COX-1. A maioria deles sofreu importante restrição de uso ou foi retirada do mercado, devido a seus efeitos adversos graves. Celecoxibe é o único ainda registrado nos EUA,[9] enquanto, no Brasil, têm registro ativo celecoxibe, etoricoxibe, parecoxibe, rofecoxibe e valdecoxibe.[10] Estão incluídos, ainda, entre os agentes com ação seletiva em COX-2, diclofenaco, meloxicam, etodolaco e nimesulida. Estes AINEs exibem seletividade *in vitro* próxima à observada com os coxibes. Para diferenciá-los destes últimos, são denominados AINEs específicos para COX-2 por alguns autores. Pelo risco de hepatotoxicidade, nimesulida não é comercializada nos EUA e tem duração de tratamento restrita a 15 dias na União Europeia.[9]

Analgésicos opioides também são empregados no tratamento de dores agudas e crônicas. Abrangem agonistas puros, agonistas parciais ou mistos (agonistas/antagonistas) e antagonistas, bem como peptídios endógenos ainda não explorados como agentes terapêuticos. Diferentes representantes são apresentados no Quadro 20.1.[9]

Nas doses habituais, morfina e a maioria dos agonistas opioides são relativamente seletivas para receptores opioides de tipo μ. No entanto, em altas doses, podem interagir com subtipos adicionais de receptores, levando a alterações em seu perfil farmacológico. Isto é especialmente observado em situações em que as doses são aumentadas para sobrepujar o desenvolvimento de tolerância. Agonistas/antagonistas têm afinidade baixa ou intermediária pelos vários receptores opioides. Foram desenvolvidos para uso clínico com a esperança de que teriam menores potenciais de adição e depressão respiratória, em relação à morfina. Entretanto, para o mesmo grau de analgesia, há igual intensidade de efeitos adversos. Alguns deles,

Quadro 20.1 ■ Fármacos com ação opioide.

Agonistas de receptores opioides μ
Morfina*
Codeína*
Tramadol*
Heroína
Hidromorfona*
Oximorfona
Oxicodona*
Petidina* (ou meperidina) e congêneres (difenoxilato e loperamida*)
Fentanila* e congêneres (alfentanila,* sufentanila* e remifentanila*)
Metadona* e congêneres (propoxifeno e levometadil)
Tapentadol*
Agonistas/antagonistas (agonistas parciais)
Nalbufina*
Nalorfina
Butorfanol
Pentazocina
Buprenorfina*
Meptazinol
Dezocina
Antagonistas
Levalorfano
Nalmefeno
Naloxona[a]
Naltrexona*

*Representantes com registro ativo no Brasil.[10]

como pentazocina e nalorfina, podem produzir efeitos psicotomiméticos graves, não reversíveis com naloxona, sugerindo que não são mediados por receptores opioides clássicos. Além disso, comumente se vê efeito teto com esses fármacos, o que limita a intensidade da analgesia obtida. Podem também precipitar abstinência em pacientes dependentes a opioides. Por essas razões, uso clínico de agentes de ação mista é limitado. Antagonistas puros não produzem analgesia, servindo em geral para reverter efeitos decorrentes de intoxicação aguda por opioides. Sua administração em usuários crônicos pode desencadear síndrome de abstinência, devendo ser empregados com cuidado nessa situação.

Analgésicos adjuvantes ou *não convencionais* são aqueles que apresentam indicações primárias outras que não o alívio da dor, mas proveem ou aumentam analgesia em certas circunstâncias.[9] Podem ser utilizados isoladamente ou em associação a analgésicos opioides e não opioides. Incluem representantes de diferentes grupos farmacológicos, como antidepressivos e anticonvulsivantes. Habitualmente são empregados no tratamento de dores crônicas.

▶ Seleção

A seleção dos grupos farmacológicos está diretamente relacionada à intensidade da dor relatada pelo paciente. Analgésicos não opioides são, em geral, indicados para tratamento de dores leves a moderadas, agudas e crônicas. Analgésicos opioides são indicados no tratamento de dores agudas, moderadas ou intensas, que não respondem a agentes não opioides ou que, por sua natureza, não são a eles suscetíveis. Também são eficazes no controle de dores crônicas, porém tolerância e dependência física são fatores limitantes do uso prolongado.

Evidências que fundamentam o tratamento de dores agudas

▶ **Dores leves.** Dores leves são preferencialmente manejadas com analgésicos não opioides. Todos os representantes têm comprovada eficácia analgésica, sendo similares em doses equipotentes. Sendo assim, a seleção de um representante é regida por outros critérios: (1) segurança, mensurada por menores frequência e gravidade de reações adversas e menor número de contraindicações; (2) conveniência de esquema terapêutico, o que se relaciona a diferenças farmacocinéticas; (3) menores frequência e gravidade de interações indesejáveis com outros medicamentos; (4) acesso mais fácil, resultante de baixo custo ou distribuição gratuita pelo sistema público de saúde; (5) preferência do paciente por um dado agente, em função de sucesso terapêutico e efeitos adversos experimentados previamente.

Com base nesses critérios, *paracetamol* aparece como agente de primeira escolha, para adultos e crianças,[11] por sua eficácia e maior segurança nas doses recomendadas, especialmente devido ao menor risco de sangramento e outros eventos gastrointestinais, em comparação a AINEs. É, hoje, um dos analgésicos e antitérmicos mais populares e amplamente usados no mundo. Com emprego de doses apropriadas, raramente causa reações adversas. No entanto, é o fármaco mais frequentemente envolvido em intoxicação medicamentosa grave em diversos países, o que ressalta a necessidade de uso racional, a fim de preservar sua segurança.[12]

Sua principal vantagem em relação aos AINEs é ausência de interferência em função plaquetária,[12] sendo incapaz de inibir efeitos antiplaquetários de ácido acetilsalicílico. Tem uso seguro em pacientes com história de doença péptica.

Pode, ainda, ser prescrito para crianças, gestantes e idosos. Em puérperas, é o analgésico não opioide mais indicado, por não acarretar efeitos indesejáveis ao lactente. Além disso, pode ser combinado a analgésico opioide, como codeína, para aumento de efeito (dores moderadas).

Ácido acetilsalicílico não é habitualmente indicado em pediatria.[11] Embora seja amplamente empregado ao redor do mundo devido a seu baixo custo, a menor segurança tem levado à redução do consumo em países desenvolvidos.[13]

Dipirona é derivado de pirazolona comumente empregado em tratamento de dor pós-operatória, cólica renal, dor oncológica e enxaqueca,[14-18] embora não apresente eficácia diferenciada em relação aos demais analgésicos. Apresenta raras complicações gastrointestinais em comparação a outros AINEs. No entanto, seu emprego é controverso.[11,14-16] Em alguns países europeus (Rússia, Espanha, Bulgária) e muitas partes de África, América Central e do Sul (Brasil), é analgésico não opioide dos mais populares. Em formulações para uso oral, está disponível como medicamento de venda isenta de prescrição em Brasil, México e Espanha, sendo utilizado com equivalente de ácido acetilsalicílico e paracetamol.[1] Como Guidelines of the European Society of Cardiology não recomendam uso de AINEs em pacientes com doenças cardiovasculares,[19,20] esta tem sido uma das razões propostas para justificar o aumento em 3 vezes no consumo diário de dipirona na última década, em países europeus como Alemanha. Já em EUA e Reino Unido, dipirona foi banida, devido à ocorrência de reações alérgicas graves (como edema de glote e anafilaxia) e idiossincrásicas (agranulocitose potencialmente fatal).[21]

Tendo igual eficácia e menor segurança em relação a outros analgésicos, considera-se que não há razão para emprego de dipirona, seja em adultos ou em crianças.[11] Haveria indicação apenas para tratamento de febre intensa, não controlada por outras medidas, ou em pacientes intolerantes a outros analgésicos não opioides.[22]

Anti-inflamatórios não esteroides são considerados alternativas a paracetamol e ácido acetilsalicílico no manejo de dores leves a moderadas, em inúmeras situações clínicas. Dentre eles, ibuprofeno, naproxeno e cetoprofeno têm venda isenta de prescrição em Brasil e EUA. Os demais, exceto para uso tópico, só devem ser comercializados com prescrição médica.

Independentemente de sua classe química, AINEs apresentam igual eficácia analgésica, embora haja considerável variabilidade individual quanto a resposta terapêutica e tolerabilidade. Aproximadamente 60% dos pacientes respondem ao AINE utilizado. Para os 40% restantes, recomenda-se sua substituição por representante de diferente classe química, pois o fato de não terem respondido a um AINE não implica ausência de resposta aos demais.[22] Quando se opta por anti-inflamatório não esteroide como substitutivo a analgésicos comuns, *ibuprofeno* é representante de primeira escolha, pois apresenta eficácia e maior segurança, com menor risco gastrointestinal.[11,23] Em doses empregadas em automedicação, incidência de eventos adversos gastrointestinais em adultos e crianças é similar à de paracetamol. Mesmo em doses mais elevadas, sob supervisão médica, ulceração e sangramentos gastrointestinais são infrequentes (inferiores a 1% dos casos), estando em geral associados a tratamentos a longo prazo. Para analgesia de adultos, ibuprofeno é tão ou mais eficaz que paracetamol. Quanto a efeito anti-inflamatório, 2.400 mg/dia de ibuprofeno equivalem a 4 g diários de ácido acetilsalicílico.[22]

Quando outro AINE diverso de ibuprofeno é requerido, *naproxeno* deve ser usado, pois apresenta eficácia e risco intermediário de reações adversas, especialmente gastrointestinais.[23] Considerando dados clínicos e laboratoriais, naproxeno e paracetamol têm sido vistos como aqueles com relação benefício-risco mais favorável.

Diclofenaco é considerado agente eficaz e de segurança aceitável. Seu uso associa-se a efeitos adversos em 1 a 10% dos pacientes, incluindo úlcera péptica e sangramento gastrointestinal (0,6 a 2% dos casos).[24]

Para tratamento inicial de dores leves, *analgésicos opioides* não são indicados. Eficácia de *codeína*, em dose única de 65 mg, é equivalente à de ácido acetilsalicílico ou paracetamol (600 a 1.000 mg), no tratamento de dores leves a moderadas. Com a repetição das doses, o alívio produzido pela primeira pode superar o advindo do uso dos dois últimos, provavelmente devido à diminuição de reatividade emocional à dor. No entanto, a margem de segurança é menor. Seu efeito analgésico não aumenta apreciavelmente com administração de maiores doses. Codeína pode ser alternativa analgésica para pacientes com contraindicações de uso de agentes não opioides.[22]

▶ **Dores moderadas.** Para dores moderadas ou leves não responsivas a uso isolado de analgésicos não opioides, associa-se um desses agentes a analgésico opioide. Esta é interação medicamentosa racional, já que combina agentes com mecanismos e sítios de ação diferentes, induzindo analgesia maior do que a possível com cada fármaco isoladamente. Além disso, emprego de menores doses de cada um deles na associação reduz risco de toxicidade. Não há acentuação de reações adversas específicas, por se tratar de agentes de classes farmacológicas distintas, com diferente perfil de efeitos adversos. Crítica comum à utilização de combinações de doses fixas é que elas limitam a flexibilidade dos esquemas de administração. Estão disponíveis, no Brasil, as seguintes associações: paracetamol e codeína, paracetamol e tramadol, diclofenaco e codeína.[10] Devido a eficácia e maior segurança, comumente emprega-se associação de paracetamol e codeína.[22,25]

Em situações específicas, uso isolado de anti-inflamatório não esteroide também pode ser indicado, privilegiando-se ibuprofeno. *Cetorolaco* tem sido proposto como analgésico alternativo a curto prazo (menos de 5 dias) para morfina, no tratamento de dores moderadas a intensas. No entanto, não deve ser empregado em condições dolorosas consideradas menores ou crônicas, devido à sua baixa segurança. Embora seus efeitos adversos assemelhem-se aos de outros AINEs, uso é limitado principalmente por suas repercussões gastrointestinais e renais.[22,23] Risco é maior com emprego de doses mais altas, em uso prolongado e em pacientes idosos. Como é anti-inflamatório apenas moderadamente eficaz e apresenta importantes efeitos adversos com uso prolongado, não é empregado em doenças inflamatórias. Alta incidência de reações adversas de cetorolaco justificou sua retirada em alguns países e restrição de dose e duração máxima de tratamento em outros. Associação entre sangramento gastrointestinal e duração de tratamento superior a 5 dias justifica a recomendação de prescrevê-lo por período inferior a este.[22]

▶ **Dores intensas.** Dores moderadas não responsivas à associação ou dores intensas são mais bem tratadas com uso isolado de analgésicos opioides fortes. De modo geral, não há evidências de que um agente seja mais eficaz que outro. A seleção se baseia em seu perfil de segurança, conveniência do esquema de administração e acesso. *Morfina* é agente de escolha, com o qual outros analgésicos opioides são testados. *Petidina* é comparável à morfina, mas sua meia-vida é mais curta (2 a 4 h). Em doses equipotentes, produz mais sedação, euforia, náuseas, vômitos e depressão respiratória que morfina. Tem ação antimuscarínica adicional, causando xerostomia e visão turva. Com administrações prolongadas, uso de altas doses ou presença de insuficiência renal, há acúmulo do metabólito norpetidina, que causa excitabilidade de SNC, caracterizada por tremores, abalos musculares e convulsões. Embora com menores efeitos sobre sistemas cardiovascular e gastrointestinal, petidina não representa real vantagem sobre morfina. Antiga ideia de que seria mais adequada que outros opioides no tratamento de dor em cólica biliar e pancreatite (por causar menos espasmo do esfíncter de Oddi) não obteve respaldo em metanálises.[26-28]

Tramadol é fraco agonista de receptores opioides μ, que também inibe recaptação de norepinefrina e serotonina. Atribuíram-lhe efeitos analgésicos superiores aos de agentes não opioides e efeitos adversos inferiores aos de opioides. Na realidade, mostra-se tão eficaz quanto outros analgésicos opioides no tratamento de dores leves a moderadas, mas menos eficaz que morfina e petidina no tratamento de dores moderadas a intensas. Seu efeito analgésico é similar ao de petidina para dor em trabalho de parto.[29] De modo geral, tem perfil de efeitos adversos similar ao de opioides (tolerância, dependência, reações anafilactoides, convulsões). Depressão respiratória parece ser menor que a vista com doses equianalgésicas de morfina.[29] Em EUA e Brasil, é registrado para tratamento de dores moderadas a intensas, apenas para adultos (mais de 16 a 17 anos).[30,31] FDA tem avaliado uso *off-label* em crianças, devido ao risco – raro, mas grave – de dificuldade respiratória, especialmente após adenoamigdalectomias.[32]

Tapentadol é analgésico relativamente novo classificado como opioide, mas que também exerce efeito por meio de inibição de recaptação noradrenérgica central. Apresenta estrutura, mecanismo de ação, eficácia e perfil de efeitos adversos similares ao de tramadol.[29,33] No Brasil, a Anvisa determinou, por meio da Resolução Anvisa/DC nº 6, de 18 de fevereiro de 2014, a inclusão da substância tapentadol na Lista "A1" (Lista das Substâncias Entorpecentes) da Portaria SVS/MS nº 344, de 12 de maio de 1998. Está registrado para tratamento de dores moderadas a intensas, apenas para adultos (a partir de 18 anos).[34]

Tratamento de dores pós-operatórias

Apesar de ser prevalente e constituir importante causa de morbidade, dor pós-operatória ainda é inadequadamente tratada. Tanto seu subtratamento, como seu supertratamento, acarretam sérias consequências, com maior risco de dor pós-operatória persistente, prejuízo do processo de reabilitação, aumento do tempo de internação hospitalar ou da necessidade de readmissão ao hospital e maior frequência de reações adversas associadas ao uso excessivo de analgésicos.[35]

Novos medicamentos e técnicas vêm sendo estudados e introduzidos na prática clínica, visando ao tratamento mais eficaz e seguro da dor aguda pós-operatória. Incluem abordagens pré-operatórias (administração de AINEs ou anticonvulsivantes previamente ao procedimento), transoperatórias (analgesia neuroaxial, infusão contínua de anestésico local, administração intravenosa de cetamina e paracetamol) e pós-operatórias (analgesia controlada pelo paciente, emprego de novos medicamentos, como tapentadol, ou novas formulações, como ibuprofeno por via intravenosa). No entanto, abordagem mais tradicional ainda prevalece, com uso oral ou parenteral de analgésicos clássicos, no período posterior à cirurgia.[35,36] Não há tratamento que isoladamente seja considerado padrão-ouro.[36,37]

Analgésicos em dose única na dor pós-operatória

O Quadro 20.2 apresenta o número de pacientes adultos que necessitam ser tratados (NNT) para se obter 50% de alívio de dor pós-operatória moderada a intensa, em 4 a 6 h, com administração de *dose única* de analgésicos, em relação a placebo.[13,16,38-62]

Medicamentos são considerados eficazes clinicamente quando NNT, para o desfecho mencionado, tem valor baixo (podendo variar de 2 a 4).[63-65] Quanto menor for o seu valor, maior é a eficácia. No entanto, é importante ter em mente que, embora os dados tenham sido avaliados em conjunto, foram obtidos de pacientes submetidos a diferentes tipos de cirurgia, o que é fonte importante de heterogeneidade em metanálises.[66] Em revisões Cochrane, em que foi comparada a eficácia de analgésicos em procedimentos odontológicos e não odontológicos, por exemplo, observaram-se distintas magnitudes de efeito, expressas por meio de diferentes faixas de valores de NNT (Quadro 20.2). Além disso, para a seleção de um tratamento farmacológico específico, essa medida de impacto clínico deve ser cotejada com perfil de efeitos adversos de cada agente.

Em análise de 39 revisões Cochrane, que incluiu 467 estudos (n = 58.017),[38] avaliou-se *eficácia de dose única oral* de 41 esquemas analgésicos (agentes isolados ou em associações), para o tratamento de dores pós-operatórias, com intensidade pelo menos moderada, em comparação a placebo (evidência de alta qualidade). NNTs, para alívio da dor máxima em pelo menos 50%, ao longo de 4 a 6 h, variaram de 1,5 a 20. A proporção de pacientes que alcançaram esse benefício variou de 30% a mais de 70%. Tempo para emprego de analgesia adicional variou de 2 h (placebo) a mais de 20 h. Evidência de ineficácia (baixa qualidade, devido ao número limitado de pacientes) foi descrita para 500 mg de ácido acetilsalicílico e 5 mg de oxicodona. Nos seguintes tratamentos, com suas respectivas doses, foi observada evidência de efeito, mas os resultados são potencialmente sujeitos a vieses (NNTs maiores e/ou menor tamanho amostral): 15 mg de oxicodona; 25 mg de dextropropoxifeno ou diclofenaco de ação rápida; 50 mg de diclofenaco sódico ou etodolaco; 250 mg de gabapentina; 500 mg de ácido mefenâmico; 200/220 mg de naproxeno. Por fim, houve evidência de efeito analgésico para vários medicamentos, com base em resultados consistentes, não sujeitos a potenciais vieses de publicação. NNTs variaram de 1,5 (associação de 400 mg de ibuprofeno a 1 g de paracetamol) a 12 (60 mg de codeína), em relação a placebo. A maioria dos valores foi inferior a 3. Os fármacos que, isoladamente, apresentaram NNTs mais baixos foram ibuprofeno de ação rápida (200 mg) (2,1; intervalo de confiança [IC] 95%: 1,9 a 2,3), diclofenaco potássico (50 mg) (2,1; IC95%: 1,9 a 2,5) e etoricoxibe (120 mg) (1,8; IC95%: 1,7 a 2,0). Houve tendência de doses maiores do mesmo fármaco apresentarem menores NNTs, embora isso não tenha sido evidenciado com paracetamol, por exemplo. Longa *duração de ação* (8 h ou mais) foi obtida com etoricoxibe (120 mg), celecoxibe (400 mg) e naproxeno (500/550 mg). Nenhum estudo, que atendesse aos critérios de inclusão, foi encontrado para acemetacina, meloxicam, nabumetona, nefopam, sulindaco, tenoxicam e ácido tiaprofênico. Os autores chamaram a atenção para a inadequada informação sobre diversos medicamentos e/ou suas doses, o que deve ser considerado nas escolhas de profissionais e pacientes.

Em metanálise posterior,[67] que incluiu dez daquelas revisões Cochrane e revisão sistemática adicional, avaliaram-se especificamente analgésicos orais, com venda isenta de prescrição (*over-the-counter* ou OTC, em inglês) em Reino Unido, Austrália, Canadá, EUA e algumas outras partes do mundo. O procedimento predominante foi extração de terceiro molar, realizada em pacientes jovens. Os resultados foram similares aos obtidos previamente. Taxa de sucesso para alcançar pelo menos 50% do alívio máximo da dor foi de quase 70%. Agentes, em uso isolado, com menores NNTs (próximos a 2), incluíram formulações de ação rápida com ibuprofeno (200 mg e 400 mg) e diclofenaco potássico (50 mg). Paracetamol e ácido acetilsalicílico, em variadas doses, apresentaram valores de NNT iguais ou superiores a 3 e taxas de sucesso de 11 a 43%. A proporção de pacientes que relataram eventos adversos não foi diferente da dos pacientes que receberam placebo, exceto para ácido acetilsalicílico (1 g).

Quadro 20.2 ▪ NNTs para obtenção de 50% de alívio de dor pós-operatória de moderada a intensa, em período de 4 a 6 h, com administração de dose única de diferentes fármacos, comparativamente a placebo

Medicamentos	Doses e vias	NNT (IC95%)[a]
Ácido acetilsalicílico	600/650 mg, oral	4,2 (3,9 a 4,8)
	1.000 mg, oral	3,8 (3,0 a 5,1)
	1.200 mg, oral	2,7 (2,0 a 3,8)
Ácido mefenâmico	500 mg, oral	4,0 (2,7 a 7,1)
Celecoxibe	200 mg, oral	4,2 (3,4 a 5,6)
Cetoprofeno[b]	12,5 mg, oral	2,4 (1,9 a 3,1)
	25 mg, oral	2,0 (1,8 a 2,3)
	50 mg, oral	3,3 (2,7 a 4,3)
	100 mg, oral	2,1 (1,7 a 2,6)
Cetorolaco	10 mg, oral	2,6 (2,3 a 3,1)
	20 mg, oral	1,8 (1,4 a 2,5)
	30 mg, IM	3,4 (2,5 a 4,9)
	60 mg, IM	1,8 (1,5 a 2,3)
Codeína[c]	60 mg, oral	12,0 (8,4 a 18,0)
Dexcetoprofeno[d]	10/12,5 mg, oral	3,6 (2,8 a 5,0)
	20/25 mg, oral	3,2 (2,6 a 4,1)
Diclofenaco potássico	50 mg, oral	2,1 (1,9 a 2,5)
	100 mg, oral	1,9 (1,7 a 2,2)
Diclofenaco sódico	50 mg, oral	6,6 (4,1 a 17,0)
	100 mg, oral	4,5 (3,2 a 7,7)
Dipirona	500 mg, oral	2,4 (1,9 a 3,2)
Etodolaco	100 mg, oral	4,8 (3,5 a 7,8)
	200 mg, oral	3,3 (2,7 a 4,2)
	400 mg, oral	2,6 (2,3 a 3,0)
Etoricoxibe	120 mg, oral	1,8 (1,7 a 2,0)
Flurbiprofeno	50 mg, oral	2,7 (2,3 a 3,3)
	100 mg, oral	2,5 (2,0 a 3,1)
Ibuprofeno, formulação de ação rápida	200 mg, oral	2,1 (1,9 a 2,3)
Ibuprofeno	200 mg, oral	2,7 (2,5 a 3,0)
	400 mg, oral	2,5 (2,4 a 2,6)
	600 mg, oral	2,4 (1,9 a 3,3)
	800 mg, oral	1,6 (1,3 a 2,2)
Ibuprofeno + Paracetamol	200 mg + 500 mg, oral	1,6 (1,5 a 1,8)
	400 mg + 1.000 mg, oral	1,5 (1,4 a 1,7)
Ibuprofeno + Codeína	400 mg + 25,6 a 60 mg, oral	2,2 (1,8 a 2,6)
Ibuprofeno + Cafeína	100 mg + 100 mg, oral	2,4 (1,9 a 3,1)
	200 mg + 100 mg, oral	2,1 (1,8 a 2,5)
Lumiracoxibe	400 mg, oral	2,4 (2,1 a 2,8)
Morfina	10 mg, IM	2,9 (2,6 a 3,6)
Naproxeno/Naproxeno sódico	200/220 mg, oral	3,4 (2,4 a 5,8)
	400/440 mg, oral	2,7 (2,1 a 4,0)
	500/550 mg, oral	2,7 (2,3 a 3,2)
Oxicodona	15 mg, oral	4,6 (2,9 a 11,0)
Paracetamol	500 mg, oral	3,5 (2,7 a 4,8)
	600/650 mg, oral	4,6 (3,9 a 5,5)
	975/1.000 mg, oral	3,6 (3,4 a 4,0)

(*continua*)

Quadro 20.2 ■ NNTs para obtenção de 50% de alívio de dor pós-operatória de moderada a intensa, em período de 4 a 6 h, com administração de dose única de diferentes fármacos, comparativamente a placebo. *(continuação)*

Medicamentos	Doses e vias	NNT (IC95%)[a]
Paracetamol + Codeína	300 mg + 30 mg, oral	6,9 (4,8 a 12,0)
	600/650 mg + 60 mg, oral	3,9 (2,9 a 4,5)
	800/1.000 mg + 60 mg, oral	2,2 (1,8 a 2,9)
Paracetamol + Oxicodona	650 mg + 10 mg, oral	2,7 (2,4 a 3,1)
Parecoxibe	10 mg IM ou IV	3,1 (2,4 a 4,5)
	20 mg IM ou IV	2,4 (2,1 a 2,8)
	40 mg IM ou IV	1,8 (1,5 a 2,3)
Petidina	100 mg, IM	2,9 (2,3 a 3,9)
Piroxicam	20 mg, oral	2,7 (2,1 a 3,8)
	40 mg, oral	1,9 (1,2 a 4,3)
Rofecoxibe[e]	50 mg, oral	2,2 (2,0 a 2,3)
Tramadol	50 mg, oral	7,2 (4,6 a 18,0)
	75 mg, oral	4,3 (3,1 a 7,0)
	100 mg, oral	4,8 (3,4 a 8,2)
	150 mg, oral	2,4 (2,0 a 3,1)

[a]Número necessário para tratar (*number-needed-to-treat* ou NNT) = número de pacientes que devem ser tratados com determinada intervenção para que um deles alcance a resposta desejada, em comparação ao controle. [b]NNT = 1,8 (IC95%: 1,5 a 2,2), com 50 mg, e 1,6 (1,4 a 2,0), com 100 mg, em procedimentos odontológicos. NNT = 5,3 (3,7 a 9,9), com 50 mg, em procedimentos não odontológicos. [c]NNT = 21 (12 a 96) em cirurgias odontológicas. NNT = 6,8 (4,6 a 13,0) em outros tipos de cirurgia. [d]NNT = 3,1 (2,3 a 4,6), com 10/12,5 mg, e 2,9 (2,3 a 3,9), com 20/25 mg, em procedimentos odontológicos. NNT = 4,4 (2,8 a 9,7), com 10/12,5 mg, e 3,7 (2,5 a 7,0), com 20/25 mg, em procedimentos não odontológicos. [e]NNT = 1,9 (1,8 a 2,0) em procedimentos odontológicos. NNT = 6,8 (4,6 a 13,0) em outros tipos de cirurgias. IM = intramuscular; IV = intravenosa.

Em metanálise adicional,[68] que incluiu aquelas 39 revisões Cochrane,[38] avaliou-se especificamente a *segurança* dos fármacos citados. Para a maioria dos AINEs, paracetamol e associações não contendo analgésicos opioides, a frequência de reações adversas foi similar à do placebo. Para ácido acetilsalicílico, na dose de 1 g, ou agentes opioides, em uso isolado ou em associações com dose fixa, aquela frequência foi significativamente maior, em comparação ao controle. Complicações graves foram raras – 1 em 3.200 indivíduos. Embora com limitações metodológicas, as evidências apontam para a segurança dos analgésicos estudados, em administração oral de dose única, em adultos, com exceção de alguns fármacos em doses mais altas e associações contendo analgésicos opioides.

Paralelamente, revisões Cochrane e metanálises adicionais avaliaram fármacos específicos, quanto a seu perfil de eficácia e segurança, após administração de dose única para tratamento de dores agudas pós-operatórias moderadas a intensas, em adultos. Seus resultados são apresentados no Quadro 20.3.[13,16,39-53]

Eficácia de ácido acetilsalicílico foi considerada adequada com uso da maior dose (1,2 g). No entanto, houve redução da segurança, o que limita seu emprego na prática clínica. Informações sobre eficácia e segurança de ácido mefenâmico mostraram-se escassas, o que também limita seu uso. Codeína foi considerada ineficaz. Embora eficazes, em relação a placebo, dexcetoprofeno, etodolaco e paracetamol não proporcionaram analgesia adequada. Dexcetoprofeno [(S)-enantiômero] tem sido proposto como potencialmente capaz de determinar analgesia equivalente à de cetoprofeno, com a metade da dose, o que poderia resultar em menos efeitos adversos gastrointestinais. No entanto, essa equivalência de efeito com uso de menor dose não foi demonstrada. Cetoprofeno, diclofenaco potássico, flurbiprofeno, ibuprofeno e naproxeno foram considerados eficazes e seguros na situação proposta. Após 4 a 6 h da administração, diclofenaco potássico apresentou maior eficácia analgésica, em comparação à formulação sódica, devido, provavelmente, à sua menor latência de efeito, pois há influência da velocidade de início de ação na determinação da eficácia analgésica em dores agudas. Apresentação potássica é de liberação imediata, e a sódica apresenta início de efeito mais tardio, por ter revestimento entérico, visando suprimir dissolução no estômago. Doses de 500 mg a 2 g de dipirona determinaram resposta analgésica similar entre si e em comparação a AINEs, petidina e tramadol. Pelo pequeno tamanho amostral, os resultados não foram considerados robustos. Inibidores seletivos de COX-2 e piroxicam apresentaram perfil favorável de eficácia, mas é importante considerar seus potenciais efeitos adversos.[23,69-73]

Quanto aos agentes opioides, ainda são considerados analgésicos efetivos e de escolha em dores intensas. Praticamente não há efeito-teto para agonistas μ puros, permitindo que suas doses sejam cuidadosamente tituladas, até obtenção da resposta desejada. São geralmente baratos e estão disponíveis para emprego em diferentes vias. No entanto, sua eficácia para alívio da dor em repouso é maior do que aquela observada ao movimento, e suas reações adversas exigem atenção, incluindo efeito depressivo imunológico. Adicionalmente, há possibilidade de ocorrência de hiperalgesia por infusão ou administração de múltiplas doses. Por isso, no tratamento de dores pós-operatórias procura-se limitar seu uso ou fazê-lo em analgesia multimodal, de modo a utilizar as menores doses possíveis. Para tal, podem-se associar medicamentos como paracetamol, AINEs e anestésicos locais (em infiltração local, bloqueios periféricos ou praticados sobre a raque).[29,74]

Morfina mostra-se agente eficaz e aceitável para a maioria dos pacientes que requerem tratamento de dores intensas no período pós-operatório. Entretanto, estudos clínicos mostram ampla variabilidade de resposta e de concentração plasmática, tanto na comparação entre indivíduos, quanto naquela envolvendo repetidas doses para o mesmo indivíduo. Seu uso, por vias intramuscular ou subcutânea, no período pós-operatório, é considerado inapropriado, não só devido aos NNTs mais altos (Quadro 20.2), mas especialmente pela longa latência de efeito. Já a administração intravenosa assegura biodisponibilidade completa, e maiores concentrações plasmáticas podem ser rapidamente obtidas. Doses em bolo, a intervalos fixos, podem resultar em acúmulo do fármaco, mas asseguram concentração terapêutica. Regime de titulação de dose evita sub- ou supertratamento.[36] Petidina, em administração intramuscular única, também é considerada inadequada para tratamento de dor pós-operatória moderada a intensa (Quadro 20.2).

Associações analgésicas em dor pós-operatória

Analgésicos e adjuvantes têm sido usados de forma combinada, visando suplementar eficácia, exercer efeito corretivo sobre ação indesejável de um deles ou lograr novo efeito, de modo a evitar o uso de fármacos de maior risco.

Revisão Cochrane previamente mencionada[38] também analisou a eficácia de doses únicas de combinações, em doses fixas, de analgésicos ou analgésicos e adjuvantes, para tratamento de dor com intensidade pelo menos moderada, em adultos submetidos a cirurgias. Em comparação a placebo, os melhores NNTs foram obtidos com ibuprofeno + paracetamol (200 mg/500 mg) (1,6; IC95%: 1,5 a 1,8) e ibuprofeno + cafeína (200 mg/100 mg) (2,1; 1,9 a 3,1). Nem todos os participantes obtiveram adequado controle de dor com as associações. Com respeito à longa duração de ação (8 h ou mais), paracetamol + oxicodona (650 mg/10 mg) e ibuprofeno + paracetamol (400 mg/1.000 mg) proporcionaram efeito mais duradouro. Em metanálises adicionais,[67,68] os resultados sobre eficácia e segurança foram similares. Proporção de pacientes que relataram eventos adversos não foi diferente de placebo, exceto para associação de ibuprofeno e cafeína (220 mg + 100 mg). De modo similar ao descrito para analgésicos em uso isolado, revisões Cochrane e metanálise adicional avaliaram eficácia e segurança de associações medicamentosas específicas, após administração de dose única, para tratamento de dores agudas pós-operatórias moderadas a intensas, em adultos. Os resultados são apresentados no Quadro 20.4.[56-61]

Quadro 20.3 ■ Análise comparativa dos resultados de revisões Cochrane e metanálises adicionais sobre eficácia e segurança de fármacos administrados isoladamente, em esquema de dose oral única, para tratamento de dores agudas pós-operatórias moderadas a intensas, em adultos.

Fármaco	Eficácia analgésica		Reações adversas
	Alívio de pelo menos 50% da dor (em comparação a placebo)	Uso de analgesia adicional	
Ácido acetilsalicílico[13]	Eficácia com doses de 600/650, 990/1.000 e 1.200 mg. Efeito dependente de dose. Obtenção de NNTs baixos apenas com uso da maior dose.	Menor, em relação a placebo, em 4 a 8 h, mas não em 12 h.	600/650 mg: similares a placebo. 900/1.000 mg: maior frequência de tontura, sonolência, irritação gástrica, náuseas e vômito; reações leves a moderadas; NND = 7,5 (IC95%: 4,8 a 17,0).
Ácido mefenâmico[39]	Limitadas informações sobre eficácia de dose de 500 mg, em extração dentária, episiotomia e cirurgia ortopédica. Dados insuficientes sobre outras doses.	Menor, em relação a placebo.**	Sem diferença em relação a placebo. Ausência de relato de reações adversas graves.
Cetoprofeno[40]	Eficácia com doses de 12,5 a 100 mg. NNTs baixos.	Menor, em comparação a placebo. Tempo mediano para resgate: 5 h.	Incomuns, sem diferença em relação a placebo.
Codeína[41]	Eficácia com dose de 60 mg (26% dos casos versus 17% com placebo). NNTs altos.	Tempo médio para resgate: 2,7 h (versus 2 h com placebo).	Sem diferença em relação a placebo.
Dexcetoprofeno[40]	Eficácia similar com doses de 10/12,5 e 20/25 mg. NNTs superiores aos de cetoprofeno.	Menor, em comparação a placebo. Tempo mediano para resgate: 4 h.	Incomuns, sem diferença em relação a placebo.
Diclofenaco[42]	Eficácia com doses de 50 e 100 mg. NNTs baixos. Formulações de ação rápida (produtos dispersíveis, em soluções ou gel) com efeito similar, na dose de 50 mg (NNT = 2,4; IC95%: 2 a 3). Reduzida eficácia de diclofenaco sódico, em menor número de estudos.	Menor, em comparação a placebo. Efeito dependente de dose (de 25 até 100 mg). Tempo mediano para resgate: 4,3 e 4,9 h, respectivamente com 50 e 100 mg (versus 2 h com placebo).	Sem diferença em relação a placebo. Ausência de relato de reações graves.
Dipirona[16]	Eficácia com doses de 0,5, 1 e 2 g, sem dependência de dose. Obtenção de alívio de dor, em 4 a 6 h: 73% dos casos com 0,5 g oral (versus 32% com placebo); 69% com 1 g oral (versus 20%); 74% com 2 g IM (versus 46%). Eficácia similar, em comparação a tratamentos ativos (12,5 ou 25 mg de dexcetoprofeno oral, 10 mg de cetorolaco oral, 100 mg de petidina IM, 30 mg de cetorolaco IM ou 100 mg de tramadol IV).	Menor, em comparação a placebo (7% versus 34%).	Sonolência, desconforto gástrico e náuseas.
Etodolaco[43]	Eficácia com doses de 100 e 200 mg (em geral, cirurgias dentárias). NNTs altos. Obtenção de alívio de dor, em 4 a 6 h: 41% dos pacientes, com 100 mg, e 44%, com 200 mg.	Uso em 60% dos casos, em 6 a 8 h, com doses de 200 ou 400 mg, (versus quase 80% com placebo).	Incomuns, sem diferença em relação a placebo.
Flurbiprofeno[44]	Eficácia com doses de 50 e 100 mg (em geral, cirurgias dentárias). NNTs baixos. Obtenção de alívio de dor, em 4 a 6 h, com ambas as doses: 65 a 70% dos pacientes (versus 20 a 30% com placebo).	Uso por 25% e 16% dos pacientes, em 6 h, com doses, respectivamente, de 50 e 100 mg (versus quase 70% com placebo).	Incomuns, sem diferença em relação a placebo.
Ibuprofeno[45]	Eficácia com doses de 200 e 400 mg. NNTs baixos. Alívio de dor: 46% dos casos, com 200 mg, e 54%, com 400 mg. Influência do tipo de procedimento e formulação, havendo maior eficácia em cirurgias odontológicas e com uso de sais solúveis.	Menor em 6 h, com uso de 400 mg (48% versus 42%, com 200 mg). Tempo mediano para resgate: 5,4 h e 4,7 h, respectivamente.	Incomuns, sem diferença em relação a placebo.
Inibidores seletivos de COX-2[46-50]	Eficácia de celecoxibe, etoricoxibe, lumiracoxibe, parecoxibe e rofecoxibe, em diferentes doses.	Menor uso e maior tempo mediano para sua ocorrência (em comparação a placebo).	Comumente leves a moderadas, sem diferença em relação a placebo, mas com relato de reação grave.
Naproxeno sódico[51],*	Eficácia similar com doses de 500/550, 400/440 e 200/220 mg.	Menor, em relação a placebo. Tempo mediano para resgate: 8,9 h, com doses de 500/550 mg (versus 2 h, com placebo).	Incomuns, com intensidade leve a moderada e sem diferença em relação a placebo. Rara suspensão do tratamento.
Paracetamol[52]	Eficácia com doses de 500, 600/650 e 975/1.000 mg. Ausência de efeito dose-resposta. NNTs considerados altos.	Menor, em relação a placebo, em 4 a 6 h (aproximadamente 50% versus 70%)**	Náuseas, vômito e sonolência, de leve a moderada intensidade, sem diferença em relação a placebo.
Piroxicam[53]	Eficácia com doses de 20 e 40 mg. Resposta dependente de dose (conclusão de valor limitado, devido à sobreposição de intervalos de confiança e pequeno tamanho amostral).	Dado não disponível.	Tontura, náuseas e vômito, sem diferença em relação a placebo.

*Formulação em forma de sal sódico é empregada para aumentar a solubilidade. Dose de 550 mg de naproxeno sódico equivale a 500 mg de naproxeno. **NNT para prevenir uso de analgesia adicional: 6,5 (IC95%: 3,6 a 29,0), em 6 h, com ácido mefenâmico; 11 (6,3 a 50,0), em 4 a 6 h, com codeína 60 mg; 3,6 (IC95%: 3 a 6), com 500 mg, 7,8 (5 a 15), com 600/650 mg, e 5,2 (4 a 7), com 975/1.000 mg de paracetamol, em 4 a 6 h. IM: intramuscular; IV: intravenosa.

Quadro 20.4 ■ Análise comparativa dos resultados de revisões Cochrane e metanálise adicional sobre eficácia e segurança de associações medicamentosas, em esquema de dose oral única, para tratamento de dores agudas pós-operatórias moderadas a intensas, em adultos.

Associação medicamentosa	Eficácia analgésica		Reações adversas
	Alívio de pelo menos 50% da dor	Uso de analgesia adicional	
Ibuprofeno + Cafeína[56]	Comparação a placebo: maior eficácia com doses de 200/100 ou 100/100 mg, em 6 h; 59% dos pacientes (versus 11% com placebo), com as maiores doses.	Menor com as duas formulações.	Incomuns, sem diferença em relação a placebo. Ausência de relato de reações graves.
Ibuprofeno + Codeína[57]	Comparação a placebo: maior eficácia com doses de 400/25,6 a 60 mg (64% versus 18%). Baixos NNTs. Comparação à mesma dose de ibuprofeno: maior eficácia da associação (com codeína em qualquer dose); 69% (versus 55%); resultado marginalmente significativo, com benefício relativo de 1,3 (IC95%: 1,01 a 1,6). Comparação à mesma dose de codeína: maior eficácia da associação (69% versus 33%).	Dado não disponível.	Sem diferença entre os grupos.
Paracetamol + Codeína[58]	Comparação a placebo: maior eficácia com doses de 300/30, 600 a 650/60 e 800 a 1.000/60 mg. Efeito dependente de dose. Obtenção de NNTs baixos apenas com doses maiores. Comparação a paracetamol: aumento em 10 a 15% na proporção de pacientes que obtiveram alívio da dor.	Comparação a placebo: tempo para resgate > 4 h, com diferentes doses da associação (versus 2 h, com placebo)[a] Comparação com paracetamol: aumento em 1 h no tempo para emprego de medicação adicional; redução de 15% na proporção de pacientes que fizeram esse uso.[a]	Comparação a placebo: maior frequência de reações leves a moderadas. Comparação com paracetamol: sem diferença entre os grupos.
Paracetamol + Ibuprofeno[59]	Comparação a placebo: maior eficácia com doses de 500/200 e 1.000/400 mg; alívio de dor em 6 h: 73% com 1.000/400 mg, 69% com 500/200 mg, e 7% com placebo. Comparação à mesma dose de ibuprofeno: alívio de dor em 52% dos pacientes; NNT de 5,4 (3,5 a 12,0), com doses de 1.000/400 mg.	Menor, em comparação a placebo ou ibuprofeno (25% com 1.000/400 mg, 34% com 500/200 mg e 79% com placebo). Tempo mediano para resgate: 7,6 h com 500/200 mg, 8,3 h com 1.000/400 mg e 1,7 h com placebo.[b]	Relato de pelo menos uma reação adversa: 30% com 500/200 mg, 29% com 1.000/400 mg e 48% com placebo. Ausência de relato de reações graves. Suspensão de tratamento inferior a 5%, com distribuição similar entre os grupos.
Paracetamol + Oxicodona[60]	Comparação a placebo: maior eficácia com associação e todas as doses de oxicodona em uso isolado, exceto a de 5 mg.	Menor. Duração de efeito: 10 h com 650/10 mg e 4 h com 325/5 mg.	Oxicodona, 5 mg: sem diferença em relação a placebo, tanto em uso isolado, quanto na associação. Oxicodona, 15 mg: mais reações adversas que placebo, em geral leves a moderadas, raramente levando à interrupção de tratamento. NND para sonolência: 3,3 (IC95%: 1,9 a 12,0). Oxicodona + Paracetamol, 10 mg/650 ou 1.000 mg: NND, respectivamente, de 3,3 (1,7 a 6,4) e 36 (2,3 a 581,0) para tontura; de 2,8 (1,01 a 8,0) e 5,5 (1,6 a 18,0) para náuseas; 4,5 (2,4 a 42,0) e 8,4 (5,2 a 22,0) para vômitos.
Paracetamol + Tramadol[61]	Comparação a placebo ou tramadol em uso isolado (50 ou 100 mg): maior eficácia com doses de 325/37,5 e 650/75 mg, por pelo menos 4 e 8 h, respectivamente. Efeito dependente de dose. NNT com uso de 650/75 mg: 3,8 (IC95%: 2,9 a 5,5), em relação a placebo, e 5,1 (3,5 a 9,4), em relação a 100 mg de tramadol.	Menor, em relação a placebo (50 a 78% versus 89 a 94% dos pacientes). Tempo mediano para início desse uso mais longo, em comparação a placebo e tramadol. Redução da latência para início de efeito (17 min com associação versus 51 min com tramadol e 18 min com paracetamol, em usos isolados).	Comparação a placebo: mais náuseas, tontura e vômito (incidência > 5 a 10%); maior frequência de eventos adversos necessitando tratamento. Risco relativo de ocorrência de qualquer reação adversa ou de náuseas, tontura ou vômito individualmente, com associação ou tramadol: 2,1 a 3,1. Comparação da associação (650/75 mg) a tramadol (75 mg): sem diferença na incidência total de eventos adversos necessitando tratamento (54% versus 64%) e na frequência de suspensão de tratamento por eventos adversos; menor frequência de náuseas (14 a 33% versus 35 a 46%) e tontura (5% versus 25%).

NNT para prevenir uso de analgesia adicional, em 4 a 6 h: [a]600/60 mg de paracetamol + codeína: 5,6 (IC95%: 4 a 9), em comparação a placebo; 6,9 (4,2 a 19,0), em comparação a paracetamol; [b]1.000/400 e 500/200 mg de paracetamol + ibuprofeno: respectivamente, 2,2 (1,8 a 2,9) e 1,8 (1,6 a 2,2), em comparação a placebo; 4,3 (3,0 a 7,7), em comparação a ibuprofeno. NND: número necessário de pacientes a serem tratados para detectar dano.

No que se refere ao uso simultâneo de agentes opioide e não opioide, associação de codeína a paracetamol (apenas nas doses de 60 mg + 800/1.000 mg) ou ibuprofeno proporcionou alívio da dor clinicamente útil e seguro, mas as informações ainda são limitadas.[57,58] Associação de tramadol a paracetamol foi descrita como eficaz e segura. Emprego de menor dose de tramadol reduziu a incidência de reações adversas, enquanto associação a paracetamol aumentou analgesia e duração de ação, além de diminuir latência para início de efeito. No entanto, a literatura a esse respeito é reduzida.[61] Os resultados de revisão Cochrane[60] também sugerem eficácia de oxicodona, com ou sem paracetamol (em dose superior a 5 mg). Mas apenas com a associação de oxicodona a paracetamol, nas doses de 10 mg/650 mg, obteve-se analgesia adequada. Há o benefício adicional da duração de ação prolongada, porém à custa de mais reações adversas. Interesse em oxicodona tem por base seu perfil farmacológico favorável, com biodisponibilidade oral relativamente alta, eficácia e boa tolerabilidade, para tratamento de dor associada a diferentes tipos de cirurgias e grupos de pacientes, de crianças a idosos.[62] No entanto, a referida revisão alerta para a ocorrência de potenciais efeitos adversos, especialmente com uso de doses maiores, para obtenção de maior analgesia.[60]

No que se refere ao uso simultâneo de analgésico não opioide e agente adjuvante, adição de cafeína parece aumentar o número de pessoas que obtêm adequado alívio de dor. A combinação de cafeína com ibuprofeno existe em preparações para uso sem prescrição. Resultados de revisão Cochrane sugerem que essa associação é eficaz e segura.[56] Como formulação com maiores doses (100/200 mg) não são em geral comercializadas, autores propõem que efeito similar possa ser obtido com ingestão concomitante de ibuprofeno (200 mg) e uma taça de café moderadamente forte. Deve-se ressaltar, no entanto, que não há comprovação científica de que isso, de fato, ocorra.

No que se refere ao uso simultâneo de analgésicos não opioides, associação de ibuprofeno a paracetamol proporcionou maior analgesia que placebo ou cada fármaco isoladamente (na mesma dose), com menor necessidade de uso de administração adicional no período de 8 h e menos reações adversas.[59]

■ Tratamento para dores agudas pós-operatórias moderadas a intensas em adultos

Estabelecimento de eficácia relativa de analgésicos não é tarefa simples, pois a maior parte dos estudos compara cada fármaco ou associação medicamentosa a placebo e raramente com outros tratamentos ativos. Porém, pode-se realizar análise indireta por meio de um descritor comum – número necessário para tratar (NNT).

Dados do Quadro 20.2 apoiam a experiência clínica, na qual paracetamol e ácido acetilsalicílico, em uso isolado, apresentam menor eficácia analgésica no tratamento de dores moderadas a intensas. Dose alta de ácido acetilsalicílico (1.200 mg), embora eficaz, não se mostrou efetiva.

Adição de codeína (60 mg) aumentou a eficácia de paracetamol, reduzindo seus NNTs. Com associação a oxicodona, o ganho foi ainda maior, obtendo-se NNTs próximos a 2 com doses menores do agente não opioide. Porém, uso de analgésicos opioides aumenta a ocorrência de reações adversas.

Ibuprofeno mostrou-se mais eficaz do que paracetamol, nesse contexto. Apresentou NNT similar ao de ácido acetilsalicílico na dose de 1.200 mg, sendo, porém, mais seguro. Em doses altas ou associado a paracetamol, codeína ou cafeína, ibuprofeno proporcionou NNTs próximos a 2. No entanto, é importante lembrar que o risco de reações adversas aumenta com o uso desses esquemas terapêuticos. Diclofenaco potássico apresentou eficácia analgésica similar à de ibuprofeno, empregado isoladamente, em doses altas, ou em associações.

De forma geral, obteve-se maior eficácia com AINEs e associação de paracetamol e codeína (nas maiores doses). Ibuprofeno (em formulação rápida ou doses mais altas), diclofenaco potássico, piroxicam, dipirona, etoricoxibe e associações de paracetamol + codeína (em doses altas), ibuprofeno + paracetamol, cafeína ou codeína mostraram-se igualmente eficazes. Havendo eficácia similar, a escolha de tratamento farmacológico fica condicionada a segurança de cada um dos fármacos e condições clínicas do paciente (presença de fatores de risco e contraindicações).

Deve-se atentar para o fato de que os dados foram obtidos em estudos de dose única, controlados por placebo e com avaliação de efeito em 4 a 6 h. Emprego de maior número de doses ou de outros fármacos como grupos de controle pode, eventualmente, determinar conclusões diferentes, necessitando de avaliação em estudos adicionais. Paralelamente, é importante lembrar que os resultados foram influenciados pelo tipo de procedimento cirúrgico em análise, especialmente quando foram comparadas cirurgias odontológicas *versus* não odontológicas. Por fim, essas informações referem-se a pacientes adultos, embora esquemas similares sejam propostos em pediatria.

Sumário da seleção de fármacos para tratamento de dores agudas pós-operatórias.*			
	Graus de recomendação	Níveis de evidência	Observações
■ **Ineficácia**			
Evidências de baixa qualidade			
Ácido acetilsalicílico 500 mg	IIb	B	–
Codeína 60 mg	IIb	B	Menor segurança (efeitos opioides)
Oxicodona 5 mg	IIb	B	Menor segurança (efeitos opioides)
Evidências consistentes			
Ácido acetilsalicílico 600/650 mg	III	A	–
Etodolaco 100 ou 200 mg	III	A	–
Paracetamol	III	A	Qualquer dose
Paracetamol 300 + Codeína 30 mg	III	A	Menor segurança (efeitos opioides)
Paracetamol 600/650 mg + Codeína 60 mg	II	A	Menor segurança (efeitos opioides)
■ **Eficácia**			
Evidências sujeitas a vieses			
Ácido acetilsalicílico ≥ 900/1.000 mg	IIb	B	Menor segurança
Ácido mefenâmico 500 mg	IIb	B	–
Diclofenaco sódico 50 mg	IIb	B	–

(continua)

Sumário da seleção de fármacos para tratamento de dores agudas pós-operatórias.* (continuação)			
	Graus de recomendação	Níveis de evidência	Observações
Dipirona	IIb	B	Doses 500 a 2.000 mg
Etodolaco	IIb	B	–
Gabapentina 250 mg	IIb	B	–
Naproxeno 200/220 mg	IIb	B	Doses 200/220, 400/440, 500/550 mg
Oxicodona 15 mg	IIb	B	Menor segurança (efeitos opioides)
Paracetamol 300 mg + Codeína 30 mg	IIb	B	Menor segurança (efeitos opioides)
Paracetamol 800/1.000 mg + Codeína 50 mg	IIb	B	Menor segurança (efeitos opioides)
Paracetamol 325 mg + Oxicodona 5 mg	IIb	B	Menor segurança (efeitos opioides)
Paracetamol 325 mg + Tramadol 37,5 mg	IIb	B	Menor segurança (efeitos opioides)
Piroxicam	IIb	B	Doses 20 e 40 mg. Menor segurança
Evidências consistentes, com NNTs baixos			
Diclofenaco potássico 50 mg	I	A	–
Etoricoxibe 120 mg	I	A	Reações adversas cardiovasculares
Ibuprofeno	I	A	Doses 200 e 400 mg
Ibuprofeno 200 mg + Cafeína 100 mg	I	A	Menor segurança
Ibuprofeno 400 mg + Codeína 25,6/60 mg	I	A	Menor segurança (efeitos opioides)
Ibuprofeno 400 mg + Paracetamol 1000 mg	I	A	Maior segurança

*Tratamento de dores moderadas a intensas, com base em estudos de dose única, controlados por placebo e com avaliação de analgesia em 4 a 6 h.

Emprego de agentes poupadores de opioides

Outra finalidade para uso dos analgésicos comuns é a obtenção de efeito poupador opioide (*opioide-sparing effect*, em inglês). Nesse caso, objetiva-se reduzir a dose de agentes com ação opioide, com consequente diminuição de reações adversas. Em revisão sobre o tema,[37] que incluiu dados de revisões sistemáticas e metanálises, observou-se que paracetamol, AINEs clássicos e inibidores seletivos de COX-2, além de gabapentina, reduziram a necessidade de morfina no período de 24 h após a cirurgia, em, respectivamente, 6,3 mg (IC95%: 3,7 a 9,0), 10,2 mg (8,7 a 11,7), 10,9 mg (9,1 a 12,8) e ≥ 13 mg. Efeito poupador com uso de glicocorticoides foi menos robusto – redução de 2,33 mg de morfina (0,26 a 4,39) em 24 h. Ensaios clínicos com pregabalina, em dose superior a 300 mg/dia, sugerem efeito poupador de morfina de 13,4 mg (4,0 a 22,8) em 24 h.

Metanálise adicional,[55] que incluiu 13 ensaios clínicos randomizados e controlados por placebo (n = 782), avaliou especificamente os efeitos de administração única parenteral (IM ou IV) de cetorolaco. Com dose de 60 mg (mas não com 30 mg), decresceram consumo de morfina (–1,64 mg; IC95%: –2,90 a –0,37) e frequência de náuseas e vômito pós-operatórios (razão de chances [RC] = 0,5; IC95%: 0,3 a 0,8). Houve redução da dor em repouso, em período precoce, efeito que desapareceu em fase tardia. Nesse contexto, cetorolaco, na dose de 60 mg, parece ser eficaz. Porém, os estudos têm limitações metodológicas, e a magnitude de efeito é pequena. Adicionalmente, este é medicamento com alta frequência de reações adversas.[23]

Em revisão sistemática com meta-regressão,[75] que incluiu 133 ensaios clínicos randomizados, controlados por placebo, gabapentina reduziu escores de dor pós-operatória, em diferentes períodos de tempo (de 1 a 24 h), consumo médio de opioide (equivalente à morfina) em 24 h (8,4 mg; IC95%: 7,3 a 9,6) e risco de ocorrência de náuseas e vômito, prurido e sedação (risco relativo [RR] = 0,8 [IC95%: 0,7 a 0,9], 0,7 [0,6 a 0,7], 0,6 [0,5 a 0,8] e 1,2 [1,1 a 1,3]). Houve, ainda, diminuição da ansiedade pré-operatória e aumento da satisfação do paciente (pequenas magnitudes de efeito).

Em duas metanálises (11 e 55 ensaios clínicos randomizados, respectivamente),[76,77] pregabalina, em várias doses (≤ 75, 100 a 150 e 300 mg), determinou redução significativa no consumo médio de opioide em 24 h – menos 8,3 mg de morfina ou equivalente (IC95%: –10 a –6,5), em comparação a placebo. Analisando os dados por faixas de dose, a redução foi de 8,8 mg ou 13,4 mg, respectivamente com < 300 mg ou ≥ 300 mg daquele agente. Também houve diminuição das reações adversas opioides, como prurido (RR = 0,5; IC95%: 0,3 a 0,7), náuseas e vômito (RR = 0,6 a 0,7; IC95%: 0,5 a 0,9). Porém, os riscos de distúrbios visuais (RR = 3,3 a 3,5; IC95%: 2 a 6), sedação (RR = 1,5; IC95%: 1 a 2) e tontura (RR = 1,3; IC95%: 1,1 a 1,6) foram maiores. Concluiu-se que pregabalina exerce efeito poupador opioide, mas à custa de aumento de sedação, tontura e distúrbios visuais.

Tramadol, magnésio e cetamina, por via intravenosa, apresentaram perfil de efeitos similar. Metanálises (respectivamente, 14, 22 e 5 ensaios clínicos randomizados; n = 713, 1.177 e 266)[78-80] demonstraram redução do consumo médio de morfina, em comparação a placebo – menos 7 mg (IC95%: –2,5 a –11) e 7,4 mg (IC95%: –9 a –5), respectivamente com tramadol e magnésio. Para cetamina, esse dado não foi calculado. Porém, não se observou alteração na frequência de reações adversas opioides. Conclui-se que, embora a combinação desses fármacos à morfina determine efeito poupador opioide, isso não resulta em maior segurança.

Especificamente em pediatria, revisão Cochrane[81] e metanálises adicionais[82,83] sugerem que paracetamol em recém-nascidos e paracetamol e AINEs em crianças de diferentes idades podem exercer efeito poupador opioide. Benefício foi mais consistente com uso de múltiplas doses. Redução da intensidade da dor também foi relatada em alguns estudos. Evidência de diminuição clinicamente significativa de reações adversas determinadas por opioides mostrou-se menos robusta.

■ Tratamento para dores agudas pós-operatórias de qualquer intensidade, em adultos e crianças

Diretrizes de diferentes organizações – European Society of Regional Anaesthesia and Pain Therapy, American Pain Society, American Society of Regional Anesthesia and Pain Medicine, American Society of Anesthesiologists, American Society of Anesthesiologists Task Force on Acute Pain Management e Australian and New Zealand College of Anaesthetists – propõem o uso de analgesia multimodal como abordagem de escolha para tratamento de dores agudas pós-operatórias, para adultos e crianças (evidências de alta qualidade, nível A; classe I).[84-87]

Analgesia multimodal ou balanceada caracteriza-se pelo emprego de dois ou mais fármacos, que agem por meio de diferentes mecanismos, visando alcançar maior eficácia analgésica sem aumento de reações adversas, em comparação ao que é obtido com doses iguais ou superiores de cada agente isoladamente.[84,86] Tais fármacos podem ser administrados pela mesma via ou por diferentes vias de administração.[86,87]

Privilegiam-se paracetamol, AINEs, analgésicos opioides e/ou anestesia local (infiltrativa em incisão cirúrgica, bloqueios periféricos ou sobre a raque). Uso desses agentes pode ser realizado por meio de injeções em bolo, infusão contínua ou analgesia controlada pelo paciente ou ACP (*patient-controled analgesia* ou PCA, em inglês).[84–87] Revisão Cochrane de 49 ensaios clínicos randomizados (n = 3.412)[88] concluiu que ACP é alternativa eficaz e de segurança aceitável para controle de dor pós-operatória. Comparando eficácia e segurança de analgésicos opioides, administrados intravenosamente por ACP, à analgesia em esquema de demanda, não controlada pelo paciente, observaram-se escores de dor significativamente menores, ao longo de 48 h (evidências de baixa a moderada qualidade), maiores satisfação (81% *versus* 61%) e consumo de analgésico em 24 h (mais 7 mg de morfina ou equivalente; IC95%: 1 a 13 mg). Por outro lado, houve maior incidência de prurido (15% *versus* 8%), sem afetar a frequência de outros efeitos adversos.

Os componentes que irão integrar a analgesia multimodal de um paciente específico variam, na dependência de suas condições clínicas, procedimento proposto e ambiente em que o mesmo será realizado (ambulatorial *versus* hospitalar, dentro *versus* fora de bloco cirúrgico).[85] Escolha de medicamento, dose, via de administração e duração de tratamento deve ser individualizada.[86] No entanto, algumas diretrizes têm sido propostas.[84–86]

American Pain Society, American Society of Regional Anesthesia and Pain Medicine e American Society of Anesthesiologists recomendam que, a menos que haja contraindicações, adultos e crianças recebam *paracetamol* e/ou *AINEs* como parte da abordagem multimodal, em qualquer nível de intensidade de dor (evidências de alta qualidade, nível A; classe I).[84–86] Mesmo em pacientes para os quais se prescrevem analgésicos opioides, adição daqueles fármacos contribui para redução da dor (devido a seus diferentes mecanismos de ação) e do consumo opioide. Não há clara diferença entre administração oral ou intravenosa para alcançar esses objetivos, mas o início de ação é mais rápido com uso parenteral.[85] Perfil de menor segurança dos AINEs deve ser levado em conta no momento da seleção, especialmente no que se refere a seus efeitos adversos gastrointestinais, renais e cardiovasculares.[69–72,85] Essa é a justificativa para seleção de celecoxibe como agente preferencial por American Pain Society, American Society of Regional Anesthesia and Pain Medicine e American Society of Anesthesiologists, com recomendação de uso no período pré-operatório, em pacientes adultos sem contraindicações, a serem submetidos a cirurgias de grande porte. Por outro lado, não recomendam uso pré-operatório de AINEs clássicos, por considerarem as evidências de eficácia insuficientes.[85] No entanto, tal posicionamento está sujeito a contestações, tendo em vista o perfil de efeitos cardiovasculares dos inibidores de COX-2, dificuldade de acesso a celecoxibe no Brasil e limitações das evidências de eficácia disponíveis. Aqui, é importante ressaltar ainda que alguns dos autores dessa diretriz declararam conflitos de interesse, apresentando vínculo com a indústria farmacêutica.[85] Recomendação específica de American Society of Anesthesiologists Task Force on Acute Pain Management não privilegia qualquer tipo de AINE, admitindo o uso de inibidores seletivos e não seletivos de COX-2.[86]

Adicionalmente, American Pain Society, American Society of Regional Anesthesia and Pain Medicine e American Society of Anesthesiologists recomendam que se considere o uso de *lidocaína, cetamina* (evidências de baixa qualidade, nível B; classe IIb) *gabapentina* e *pregabalina* (evidências de moderada qualidade, nível B; classe IIb) como componentes da analgesia multimodal.[85] Por outro lado, American Society of Anesthesiologists Task Force on Acute Pain Management considera inconsistentes as evidências para uso de cetamina.[86]

Papel da lidocaína nesse contexto, administrada por via intravenosa, em infiltração local, bloqueios periféricos ou sobre a raque, é discutido no capítulo de anestesia local. Todas as organizações citadas concordam que bloqueio regional com anestésico local deve ser considerado como parte da abordagem multimodal, sempre que cabível.[85,86] Cetamina, administrada por via intravenosa, antes, durante ou após cirurgias de grande porte, reduz a dor pós-operatória, em adultos e crianças, e parece diminuir o risco de persistência dessa dor. Seus efeitos adversos, especialmente psicoticomiméticos, restringem o uso. Já gabapentina e pregabalina exercem efeito poupador opioide e, em alguns estudos, parecem reduzir a dor, tanto em uso prévio (1 a 2 h), quanto posterior à realização de cirurgias de pequeno e grande portes. Aumento da ocorrência de reações adversas com maiores doses e disponibilidade apenas por via oral são fatores limitantes de seu uso em analgesia pós-operatória. Evidências de eficácia e segurança em crianças ainda não estão estabelecidas.[85,86]

American Society of Anesthesiologists Task Force on Acute Pain Management recomenda, ainda, como modalidades isoladas de tratamento de dores agudas pós-operatórias, analgesia opioide central (neuroaxial), ACP com analgésico opioide sistêmico e técnicas regionais periféricas, como bloqueios intercostal, de plexos nervosos e infiltração de incisões com anestésico local. Sua seleção deve ser feita após avaliação cuidadosa de riscos e benefícios para cada paciente. Tais modalidades devem ser privilegiadas, em detrimento do esquema de demanda com opioides, por via intramuscular.[86]

Embora pertinentes em sua maioria, as propostas dessas organizações devem ser analisadas com cuidado, devido a qualidade dos estudos que as embasam e presença de conflitos de interesse.[84,85] Além disso, tais recomendações têm sido alvo de críticas por não contemplarem publicações mais recentes e não abordarem especificidades dos procedimentos cirúrgicos.[89] Paralelamente, os próprios organizadores de uma dessas diretrizes reconhecem a existência de numerosos "vazios", no que se refere ao estabelecimento de evidências científicas consistentes, para embasamento da melhor conduta no tratamento de dores agudas pós-operatórias.[90]

Especificamente em crianças, revisões sistemáticas e metanálises têm avaliado a eficácia de diferentes medicamentos para prevenção[81,82] e tratamento de dores agudas pós-operatórias.[91–95] Abordagem multimodal também é proposta como padrão-ouro.[85] No entanto, uso isolado de agentes analgésicos não opioides ainda é bastante empregado. O medo dos efeitos adversos de agentes opioides faz com que seu uso seja evitado pelos profissionais,[92–95] embora estes sejam fármacos considerados padrão-ouro no tratamento de dores moderadas a intensas em pacientes pediátricos.[92] Morfina continua sendo o agente de escolha, por sua eficácia, baixo custo, disponibilidade para uso em diferentes vias e em formulações líquidas. Por outro lado, revisões Cochrane[93,94] não demonstraram benefício claro para uso de tramadol e nalbufina, no tratamento de dores pós-operatórias em pediatria (evidências de baixa qualidade, devido a pequeno tamanho amostral e problemas metodológicos).

Evidências que fundamentam o tratamento de dores crônicas

Prevalência de dor crônica é alta, afetando até 46% da população adulta.[96,97] Aproximadamente 18% da população europeia relatam dores persistentes, moderadas a intensas. Estima-se que 11% dos adultos e 8% das crianças apresentem dores intensas.[98] Ocorrência de dor crônica que requeira alto nível de necessidades específicas acomete até 6% da população, dependendo da definição.[96,98] Incidência anual também é preocupante – em torno de 8,3%, com taxa de recuperação anual de 5,4%. Idade mais elevada, gênero feminino, tipos de moradia e emprego (envolvendo, por exemplo, trabalho manual pesado) são fatores preditores significativos.[99]

Impacto de dores crônicas é profundo. Especialmente as de maior intensidade têm repercussões negativas sobre atividades diárias, laborais, relacionamentos pessoais, humor, sono e aspectos de saúde geral. Custos individuais, sociais e econômicos são substanciais, o que ressalta a importância de seu adequado manejo.[98-100] Em inquérito de saúde inglês, observou-se que 67% dos indivíduos com dores persistentes referiam ansiedade ou depressão.[101] Em coorte realizada no Reino Unido (n = 5.858), dor crônica associou-se a risco aumentado de mortalidade em 10 anos, embora a natureza exata desse achado não seja clara.[102]

O tratamento de dores crônicas é complexo, obtendo-se mais sucesso com ações multimodais (uso de mais de um tipo de terapia) ou multidisciplinares (programa de tratamento que inclui mais de uma área de saúde).[96,103] Os objetivos terapêuticos devem ser claramente explicitados ao paciente, já que se trata de terapia a longo prazo, com alívio de dor e recuperação funcional, nem sempre obtidos de forma completa. Nesse contexto, a relação médico-paciente é primordial. A abordagem é direcionada para reabilitação e manejo sintomático do quadro, mais do que para cura. Deve ser iniciada precocemente, já que estímulos nociceptivos prolongados e generalizados aumentam a excitabilidade em medula espinal, e dores persistentes podem induzir danos orgânicos e emocionais.

Diversas *medidas não medicamentosas* têm sido propostas, incluindo técnicas de apoio psicológico e reabilitação, fisioterapia, procedimentos neuroablativos, acupuntura, dentre outras.

O manejo medicamentoso, por sua vez, centra-se na interrupção de mecanismos que induzem ou exacerbam a dor. *Medidas medicamentosas* incluem anticonvulsivantes, antidepressivos, benzodiazepínicos, antagonistas de receptores N-metil-D-aspartato (NMDA), AINEs, analgésicos opioides, relaxantes musculares e agentes de uso tópico (como lidocaína e capsaicina).

Em dores crônicas oncológicas, o tratamento se assemelha ao proposto para dores agudas, em que analgésicos não opioides são empregados em dores leves, associação de analgésicos opioides e não opioides em dores moderadas e analgésicos opioides em dores intensas. No entanto, empregam-se aqui, adicionalmente, fármacos adjuvantes. Este esquema tem por base a chamada "escada analgésica", que, embora desenvolvida e validada pela Organização Mundial da Saúde (World Health Organization *analgesic ladder*) para tratamento de dor por câncer, é amplamente usada como guia básico para manejo de dores agudas e crônicas de diferentes origens. Há pouca evidência de boa qualidade sobre sua eficácia em dores persistentes, mas parece ser estratégia analgésica útil para tratamentos realizados por não especialistas.[98] Já para dores crônicas não oncológicas, a terapêutica é estabelecida de forma mais específica, considerando cada condição clínica. Nenhuma fórmula simples é aplicável a todas as situações clínicas de dor crônica, pois suas origens são múltiplas e tão variadas quanto os indivíduos que as apresentam.

■ Tratamento de dores crônicas oncológicas

É alta a prevalência de dor relacionada a câncer ou dor residual em seus sobreviventes.[104] Abordagem desses pacientes é complexa e multimodal, requerendo interdisciplinaridade que enfoque qualidade de vida.

"Escada analgésica", proposta pela Organização Mundial da Saúde (OMS), é a estratégia básica adotada internacionalmente como guia para tratamento de dores crônicas em câncer e cuidados paliativos. Na etapa (ou degrau) I, em que se preveem dores leves, preconiza-se analgésico não opioide, associado ou não a adjuvante. Na etapa II, considerando dores leves a moderadas ou aquelas não controladas na etapa I, preconiza-se analgésico opioide de curta ação, associado ou não a agente não opioide e/ou adjuvante. Na etapa III, em que as dores são moderadas a intensas ou não responsivas a terapias da etapa II, recomenda-se analgésico opioide (seja de longa ação, seja em formulação de ação prolongada ou em infusão contínua), associado ou não a opioide de curta ação e/ou agente não opioide e/ou adjuvante (Figura 20.1).

A princípio, essa estratégia terapêutica tem por base pequeno número de fármacos relativamente baratos: paracetamol (dor leve), codeína em associação com paracetamol (dor moderada) e morfina (dor intensa). Na etapa I, AINEs também têm sido recomendados, embora seja importante considerar seus efeitos adversos a longo prazo. Na etapa II, alguns autores propõem uso de oxicodona ou mesmo morfina, em doses baixas. Na etapa III, são introduzidos agentes considerados "fortes". Formulações de liberação prolongada, contendo morfina ou oxicodona, ou fentanila transdérmica são comumente recomendadas. Terapia adjuvante tem papel importante, sendo indicada em dores oncológicas nas quais não houve resposta completa a agentes opioides isoladamente. Fármacos considerados de suporte devem ser empregados para prevenção e tratamento de reações adversas de opioides, especialmente constipação intestinal. Instituições específicas, como American Society of Anesthesiologists, e a literatura em geral propõem recomendações similares às da OMS.[29,103,104]

Analgésicos opioides

Embora a ampla aprovação das diretrizes da OMS e o fato de analgésicos opioides serem considerados padrão-ouro para tratamento de dores moderadas a intensas, são escassas as evidências (com base em ensaios clínicos randomizados) de sua efetividade para uso a longo prazo em oncologia. Aquelas provêm mais comumente de estudos observacionais e relatos de caso.[105] E como câncer não é mais necessariamente uma "doença terminal" (50 a 65% dos pacientes sobrevivem por pelo menos 2 anos), há preocupação com reações adversas, tolerância, abuso e adição com tratamentos longos. Revisão sistemática sobre o tema,[106] que incluiu 15 ensaios clínicos randomizados, com seguimento de até 4 semanas, observou evidências consistentes de eficácia para uso de fentanila transdérmica e pobres evidências para morfina, tramadol, oxicodona, metadona e codeína. Escassez de ensaios clínicos randomizados a longo prazo é fator limitante desse resultado.

Morfina oral permanece sendo o analgésico de eleição em dores oncológicas moderadas ou intensas.[107,108] Porém, há discussão na literatura se ainda deve ser considerado o tratamento de primeira escolha ou de referência para a etapa III da escada analgésica proposta

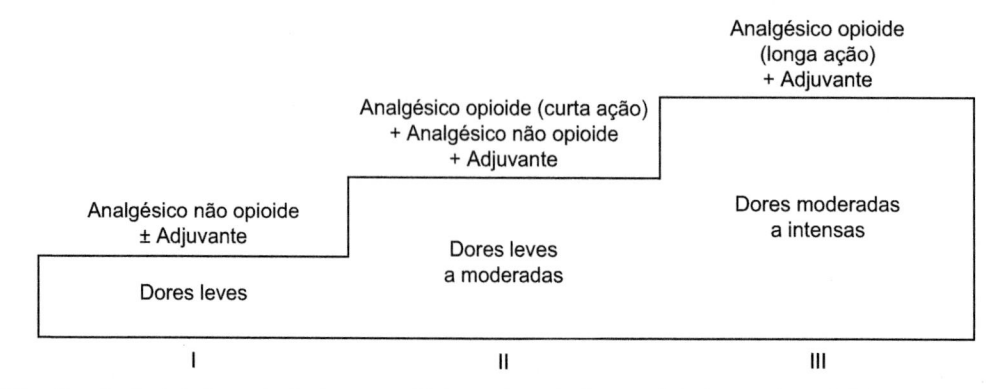

Figura 20.1 ■ Sequência de tratamento de dores oncológicas, adaptada da estratégia de escada analgésica, proposta pela OMS.

pela OMS. Em revisão sistemática de 56 ensaios clínicos randomizados (ECRs), em paralelo,[107] não houve diferença entre morfina e outros opioides, em relação a desfechos de tolerabilidade. Também não houve diferença significativa de mudança de intensidade de dor, ao compará-la com oxicodona, metadona e oximorfona. Buprenorfina, comparada à morfina, determinou maior razão de chance para descontinuidade de tratamento por ineficácia (RC = 2,3; IC95%: 1,4 a 3,9). Metadona, comparada à morfina, apresentou maior chance de descontinuidade por reações adversas (RC = 3,1; IC95%: 1,1 a 8,4), enquanto essa chance foi menor para pacientes em uso de fentanila (RC = 0,3; IC95%: 0,2 a 0,5) ou buprenorfina (RC = 0,3; IC95%: 0,2 a 0,5). Estudos apresentaram grande heterogeneidade em relação à população e intervenções analisadas, o que pode afetar as estimativas agrupadas de efeito. Concluiu-se que a evidência atual é moderada, devido a insuficiente número e pouca qualidade de estudos comparativos diretos. Não se observou clara superioridade de eficácia e tolerabilidade da morfina em relação a outros opioides. Autores consideraram que justificativa para posicionamento da morfina como padrão de referência no tratamento de dor crônica não tem apoio nas evidências disponíveis.

Em revisão Cochrane, que incluiu 62 ECRs, cruzados ou em paralelo, controlados por placebo ou outros analgésicos (n = 4.241),[108] morfina oral mostrou-se eficaz. Desfecho "não ter dor superior a leve" (escores ≤ 30 mm em escala analógica visual) foi alcançado por 96% dos pacientes e sucesso terapêutico (avaliado por meio de escalas de impressão global do[s] paciente[s]) por 63%. No entanto, o número de estudos passíveis dessa análise foi pequeno. Formulações de liberação imediata ou modificada não se mostraram diferentes. As últimas foram eficazes por 12 ou 24 h, dependendo da formulação. Doses diárias variaram de 25 mg a 2.000 mg (em geral, entre 100 mg e 250 mg). Foi necessária titulação de dose para obtenção da analgesia adequada. Reações adversas foram comuns, e 6% dos pacientes descontinuaram o tratamento devido a efeitos intoleráveis. Concluiu-se que as evidências provenientes de ECRs ainda são insuficientes, em comparação à importância desse medicamento. A maioria deles tem número de pacientes inferior a 100 e limitações metodológicas. Paralelamente, os dados não se mostraram apropriados para metanálise. Não obstante, evidências qualitativas sugerem que morfina oral apresente eficácia similar àquela descrita para outros agentes opioides. Terceira revisão sistemática[109] de 17 ECRs (n = 2.053) encontrou resultados similares. Com base nesses dados, percebe-se que a discussão sobre o papel da morfina no tratamento da dor de câncer continua. No entanto, é importante considerar que, ao lado de sua clara eficácia, tem como vantagens a disponibilidade para uso em diferentes vias de administração e o baixo custo.

Metadona, por ter ação mais prolongada (decorrente de retenção em compartimento extravascular, com lenta liberação), é empregada em tratamento de dependência à heroína e controle de dor crônica oncológica. Nesta última condição, é analgésico considerado de segunda linha, usado como alternativa à morfina, particularmente quando os efeitos adversos decorrentes do uso de altas doses tornam-se intoleráveis. Suas vantagens incluem alta biodisponibilidade oral, rápido início de efeito e esquema de dose única diária. Entretanto, há preocupação com seu perfil farmacocinético-farmacodinâmico, que determina considerável variabilidade individual de resposta e complexidade de dosagem. Em doses repetidas, metadona tem duração de aproximadamente 24 h, e o ajuste de doses é lento, podendo levar até 1 semana. Durante esse período, o paciente deve ser cuidadosamente monitorado, pelo risco de efeitos adversos graves ou analgesia ineficaz. Uso por mais de alguns poucos dias já pode resultar em acúmulo, com aumento dos efeitos adversos. Para controle da dor durante esse tempo, usam-se doses de resgate de morfina. Pela maior meia-vida, tolerância e dependência desenvolvem-se mais lentamente com metadona, em relação à morfina, e manifestações de abstinência são menos marcadas.[110,111] Em revisão Cochrane de 9 ECRs, uni- ou duplos-cegos, em paralelo ou cruzados (n = 459),[111] apresentou eficácia e tolerabilidade similares às da morfina, no tratamento do câncer. Porém, em avaliação de mais de 28 dias de uso, houve alta taxa de suspensão de tratamento, devido a reações adversas, o que também foi descrito em outra metanálise.[107]

Emprego de metadona permanece sendo um desafio, requerendo estabelecimento de dose inicial, ajustes e monitoramento cuidadosos.[110] Há, ainda, a preocupação com número crescente de mortes não intencionais por superdosagem e riscos relacionados a arritmias cardíacas (prolongamento de QTc e possibilidade de indução de *torsade de pointes*, arritmia ventricular potencialmente fatal).[29,112-116] Estima-se que esteja envolvida em aproximadamente um terço de todas as mortes relacionadas a opioides, excedendo hidrocodona e oxicodona, embora sendo prescrita menos frequentemente.[29] Há evidências de que início de uso recente, admissão psiquiátrica e uso concomitante de benzodiazepínicos estão associados com maior risco de superdosagem. Evidências de risco cardíaco estão primariamente limitadas a relatos de caso (especialmente com uso de altas doses) e estudos que mostraram associação entre emprego de metadona e prolongamento de intervalo QTc.[115] Revisão sistemática comparou metadona, por via oral, a placebo ou outro opioide, por via oral ou intradérmica, no manejo de dor em câncer.[117] Não foi identificado estudo comparativo a placebo nessa situação. Quatro estudos (n = 286) compararam metadona com morfina, por via oral, isoladamente ou em associação com fentanila transdérmica, como tratamento de primeira linha. Em todos eles, analgesia e perfil de efeitos adversos foram similares, em seguimento de 28 dias. Dados limitados sugeriram, assim, que metadona pode ser agente igualmente eficaz para tratamento opioide de primeira linha, mas com propensão a sedação e acúmulo de dose, a menos que haja monitoramento cuidadoso e seleção conservadora de doses.

Hidromorfona é mais potente, mas seu perfil farmacológico é paralelo ao da morfina, não acrescentando vantagens terapêuticas em relação a ela. Em revisão sistemática,[118] que incluiu 13 ensaios clínicos randomizados e não randomizados (n = 1.208), foram avaliadas eficácia e segurança de hidromorfona para tratamento de dor de câncer moderada a intensa. A maioria dos estudos apresentou limitações metodológicas e envolveu pacientes que já vinham recebendo opioides, comumente em doses estabilizadas. Em comparação a morfina e oxicodona, houve igual efeito analgésico. Diferença de reações adversas foi pequena e não consistente ao longo dos estudos. Concluiu-se que hidromorfona é alternativa eficaz e bem tolerada, em relação a morfina e oxicodona. Não há evidências de superioridade ou inferioridade em comparação à morfina, como opioide de primeira escolha.

Quanto à *oxicodona*, revisão Cochrane de 17 ECRs, em paralelo ou cruzados, controlados por placebo ou outros analgésicos (n = 1.390),[119] avaliou sua eficácia e segurança no tratamento de dor de base por câncer (*cancer background pain*, em inglês). Na comparação de formulações de liberação controlada ou imediata de oxicodona, assim como na de formulações de liberação controlada com morfina ou oxicodona, observaram-se efeitos similares em relação a intensidade da dor, aceitabilidade e frequência de reações adversas. Porém, os estudos apresentavam importantes limitações. Concluiu-se que oxicodona não proporcionou maior alívio da dor ou melhor perfil de segurança, em comparação a outros analgésicos opioides, como morfina. A qualidade da evidência foi considerada baixa.[119,120] Metanálise de 14 ECRs, controlados por morfina ou hidromorfona ou outros agentes opioides,[121] encontrou resultado similar. No entanto, a qualidade da evidência foi considerada alta, tendo em vista a consistência dos resultados dos estudos. Assim, os autores concluíram que oxicodona pode ser recomendada como alternativa para morfina ou hidromorfona, no tratamento de dores moderadas a intensas relacionadas a câncer.

Fentanila liberada por meio de adesivo transdérmico é eficaz por 48 a 72 h e particularmente útil em pacientes com quadro estável de dor crônica que não podem receber medicamentos orais.[29,122] Em adultos e crianças, seus efeitos foram avaliados por revisão Cochrane de 9 ECRs controlados por placebo ou outros analgésicos (n = 1.244),[122] que apresentaram importantes limitações metodológicas.

A intensidade da dor, avaliada após 2 semanas de tratamento, apresentava-se entre leve e moderada. Observou-se que 77% dos participantes em uso de fentanila transdérmica apresentaram desfecho indefinido de sucesso terapêutico. Relato de constipação intestinal foi inferior ao observado com morfina oral (28% *versus* 46%; RR = 0,6; IC95%: 0,5 a 0,8). NNT para prevenção de constipação intestinal foi 5,5 (IC95%: 3,8 a 10,0). Não foi realizada análise de outras reações adversas relatadas (náuseas, dor abdominal, sangramento gastrointestinal e confusão), pois poderiam ser atribuídas também às doenças de base. Concluiu-se que, embora os dados sugiram benefício, as evidências são de baixa qualidade.

Buprenorfina tem sido considerada útil no tratamento de dores moderadas a intensas.[123,124] Suas vantagens seriam: eficácia analgésica em dores por câncer e neuropatias; maior segurança para idosos e pacientes com prejuízo de função renal; menos constipação intestinal; menor prejuízo cognitivo; ausência de repercussão prejudicial em esfíncter de Oddi e eixo hipotálamo-hipófise-adrenal, não causando hipogonadismo; efeito teto para depressão respiratória, mas não para analgesia; ausência de efeitos imunossupressivos (ao contrário de morfina e fentanila); ausência de prolongamento de intervalo QTc (associando-se com menos mortes súbitas que metadona); menor dependência e sintomas de abstinência mais leves.[124] Alguns autores propõem que seja considerada analgésico de primeira linha, mas há discussão na literatura.[123,124] Em revisão Cochrane de 19 ECRs, em paralelo ou cruzados, controlados por placebo ou outros analgésicos opioides (n = 1.421),[123] avaliaram-se eficácia e segurança de buprenorfina no tratamento da dor oncológica de base (*cancer background pain*), em adultos e crianças. Intensidade da dor não diferiu significativamente, ao se compararem usos por vias intramuscular e retal. Porém, gravidade de tontura, náuseas e vômito e ocorrência de reações adversas como um todo foram significativamente maiores com administração intramuscular (1 estudo). Via sublingual associou-se com início mais rápido da analgesia, em relação à via subdérmica, com duração de efeito similar e sem diferença na taxa de reações adversas (1 estudo). Em relação à administração subdérmica, buprenorfina foi superior a placebo em 2 estudos, enquanto em um terceiro não houve diferença. Na comparação de diferentes doses, por via transdérmica, não se observou relação dose-resposta. Evidências para todos os desfechos foram de qualidade muito baixa. Autores concluíram que é difícil posicionar buprenorfina em relação a outros analgésicos opioides, para o tratamento de dor oncológica, mas não estaria entre as alternativas preferenciais. Talvez seja útil apenas para alguns pacientes. Vias injetáveis e sublingual parecem ter efeito analgésico mais definido, enquanto estudos levantam questionamento quanto à via transdérmica.

Em revisão sistemática de 19 ECRs, controlados por placebo ou outros analgésicos opioides, em 16 comparações diferentes (n = 1.421),[125] observou-se que buprenorfina foi superior, similar ou inferior a outro fármaco ativo, em termos de perfil de reações adversas ou preferência/aceitabilidade dos pacientes. Escores de intensidade de dor não diferiram significativamente, na comparação entre uso por via intramuscular ou por meio de supositório, embora a primeira tenha se associado a mais efeitos adversos (estudo único). Na comparação de vias sublingual e subdérmica, a primeira determinou menor latência para alívio da dor, com analgesia e taxa de efeitos adversos similares (estudo único). Em comparação a placebo, buprenorfina transdérmica foi superior ou similar, sem clara relação dose-resposta. Concluiu-se que a qualidade da evidência é limitada pelos problemas metodológicos encontrados, que não permitiram realização de metanálise. Autores sugeriram que buprenorfina seja considerada opção de quarta linha (sendo terapias padrão morfina, oxicodona e fentanila), e mesmo assim somente para alguns pacientes.

Em metanálise de 14 ensaios clínicos randomizados e quase experimentos,[126] eficácia e segurança de buprenorfina foi comparada às de fentanila ou morfina, no tratamento de dores crônicas moderadas a intensas. Como nenhum estudo comparativo direto de adesivos de buprenorfina e fentanila foi identificado, foram empregadas evidências menos robustas, advindas de comparações indiretas. Observou-se que fentanila transdérmica, em relação à buprenorfina transdérmica, determinou mais náuseas (RC = 4,7; IC95%: 1,1 a 20,4), maior número de interrupções de tratamento por reações adversas (RC = 5,9; IC95%: 1,8 a 19,9) e similaridade para outros desfechos, incluindo medidas de dor. Buprenorfina transdérmica causou maior redução da intensidade de dor que morfina, enquanto esta última determinou mais casos de constipação intestinal (RC = 7,5; IC95%: 1,4 a 38,8) e maior número de interrupções de tratamento por reações adversas (RC = 5,8; IC95%: 1,7 a 20,1). Resultados foram similares quando se analisaram apenas os estudos com melhor delineamento, exceto maior frequência de vômitos com fentanila (RC = 17,3; IC95%: 4,4 a 67,7) e morfina (RC = 15,8; IC95%: 3,9 a 64,1), em comparação à buprenorfina. Resultados indicam, assim, similaridade entre buprenorfina e fentanila transdérmicas para desfechos de dor, com frequência significativamente menor de reações adversas (náuseas e interrupção de tratamento por eventos adversos) com a primeira.

Em metanálise de 16 ECRs (n = 1.329),[127] avaliaram-se eficácia e segurança de buprenorfina, administrada por diferentes vias (transdérmica, sublingual, intramuscular e subcutânea). Muitos estudos apresentavam risco de vieses. Em análise combinada de morfina e placebo, "impressão global de alteração" foi significativamente diferente com buprenorfina transdérmica (RR = 1,3; IC95%: 1,1 a 1,6), sendo NNT igual a 4,9 (IC95%: 3,1 a 10,9). Necessidade de resgate com buprenorfina sublingual foi similar à de grupos que receberam buprenorfina transdérmica ou placebo. Concluiu-se que, devido a pequeno tamanho amostral e pequeno número de estudos, evidências são insuficientes para posicionar adequadamente buprenorfina no tratamento da dor de câncer.

Especificamente quanto ao emprego de *analgésicos opioides por via transdérmica*, como potencial tratamento de primeira linha na abordagem de dores oncológicas moderadas e intensas, revisão sistemática de 13 estudos clínicos[128] avaliou a eficácia desses agentes, paralelamente à morfina, por via oral, em formulação de liberação lenta. Observou-se baixo nível de evidência para fentanila e opioides, em análise conjunta, com força de recomendação final considerada negativa fraca. Paralelamente, o nível foi muito baixo para buprenorfina, gerando força de recomendação final negativa forte. Relação risco-benefício foi considerada incerta, tanto para os agentes isoladamente, quanto em análise conjunta.

Há poucos estudos sobre o uso de *tramadol* e *tapentadol* em dor neoplásica.

Revisão sistemática de 8 estudos clínicos[129] avaliou efeitos da administração oral de tramadol no tratamento de dores oncológicas leves a moderadas. Informações foram consideradas de baixa ou muito baixa qualidade, demonstrando relação risco-benefício incerta. Concluiu-se que não há evidências para se recomendar a inserção desse medicamento na etapa II da escada analgésica da OMS, como alternativa para associação de codeína e paracetamol.

Quanto a tapentadol, revisão sistemática de 4 ECRs,[33] em paralelo e controlados por placebo ou tratamento ativo (n = 1.029), avaliou sua eficácia e segurança em adultos com dor moderada a intensa por câncer. Após titulação inicial para determinar dose máxima eficaz e tolerável, seguiu-se fase de manutenção, com administração de doses diárias de 50 a 500 mg, em duas tomadas. Estudos apresentavam limitações metodológicas, com alto risco de vieses. Taxas de resposta para intensidade de dor foram comparáveis às de oxicodona e morfina. Observou-se alta frequência de efeitos adversos (50 a 90%), não havendo diferença entre esses 3 agentes opioides. Repercussões gastrointestinais foram as mais comuns (náuseas, vômito, constipação intestinal) (evidências de baixa qualidade). Concluiu-se que as informações sobre tapentadol são limitadas, mas sugerem perfil de efeitos similar aos de morfina e oxicodona. Em revisão sistemática adicional,[130] avaliaram-se eficácia e segurança de tapentadol em dores crônicas moderadas a intensas, oncológicas ou não. Observaram-se resultados estatisticamente favoráveis, em comparação à oxicodona, para alívio de pelo menos 30% e 50% da dor, alteração de impressão global do paciente (*Patient Global Impression of Change* ou PGIC, em inglês), qualidade de vida, frequência de reações adversas (constipação intestinal, náuseas e vômito) e interrupção de tratamento por efeitos adversos. Tapentadol foi superior para desfecho primário (intensidade da dor), em comparação a hidromorfona e morfina. Determinou menos reações adversas gastrointestinais e menor taxa de descontinuidade de tratamento de qualquer causa, em comparação a fentanila, hidromorfona, morfina e oximorfona. Autores concluíram que tapentadol tem relação risco-benefício favorável.

Associação de analgésicos opioides é prática clínica comum no tratamento de dores intensas oncológicas, mas não faz parte da proposta da OMS. Em revisão sistemática, apenas 2 estudos clínicos foram elegíveis, nos quais associação de morfina a oxicodona ou fentanila/metadona mostrou-se eficaz.[131] Porém, a evidência foi considerada fraca.

▶ **Variabilidade de resposta a opioides.** Há substancial variabilidade individual de resposta a analgésicos opioides.[29,132] Concentração analgésica minimamente eficaz para agentes como morfina, petidina, alfentanila e sufentanila pode oscilar entre 5 e 10 vezes.[29] Nesse contexto, variações de metabolismo constituem fator a ser considerado (especialmente com codeína, oxicodona, hidrocodona e tramadol), estando relacionado a perfil genético de atividade da enzima CYP2D6, pertencente ao sistema citocromo P450. Codeína, por exemplo, é profármaco, cujo efeito principal é atribuído à sua metabolização a morfina. Assim, para 5 a 10% da população, que são pobres metabolizadores, a analgesia será muito pequena, enquanto, para 5 a 10% que são hipermetabolizadores, o efeito será exacerbado.[132] Metanálise de 23 estudos (n = 5.902) avaliou impacto de polimorfismos genéticos sobre dor, consumo e reações adversas a analgésicos opioides.[132] Observou-se que carreadores do alelo 118 G do gene de receptor opioide μ (*μ-opioid receptor gene* ou OPRM1, em inglês) consomem mais opioides para analgesia, mas relatam maiores escores de dor e menos náuseas e vômito (RC = 1,3; IC95%: 1,1 a 1,5), em comparação a indivíduos homozigotos, carreadores do alelo 118AA, durante as primeiras 24 h, mas não após 48 h. Adicionalmente, carreadores de CYP3A4*1 G consomem menos agentes opioides que indivíduos homozigotos para CYP3A4*1/*1, durante as primeiras 24 h pós-operatórias. Não houve diferenças significativas em polimorfismo genético de CYP3A5*3, ABCB1 C3435T e G2477T/A.

Paracetamol e AINE

São medicamentos frequentemente usados em associação a analgésicos opioides, no tratamento de dores moderadas a intensas relacionadas a câncer. Em revisão sistemática de 12 ECRs,[133] observou-se efeito aditivo de AINEs, seja aumentando a analgesia, seja reduzindo a dose de opioide. Paracetamol foi marginalmente eficaz em estudo único. Concluiu-se que as evidências são limitadas em quantidade e qualidade, suportando fracamente a combinação de AINE a analgésico opioide na etapa III da escada analgésica da OMS. Dados sobre paracetamol foram insuficientes para apoiar ou não o uso nesse contexto.

Em revisão sistemática de 13 ECRs com abordagem analítica e não dos dados crus,[134] avaliaram-se efeitos de paracetamol e AINEs (dipirona, cetorolaco, dexcetoprofeno ou cetoprofeno subcutâneo) no tratamento de dores relacionadas a câncer. Concluiu-se que o papel desses fármacos é controverso. Não há evidências de que devam ser usados no início de tratamento, nem sobre sua duração de emprego, ao serem adicionados a tratamento opioide. Os dados sugerem benefício de AINEs, mas não de paracetamol, em associação a analgésicos opioides.

A seguir, apresenta-se sumário da seleção de fármacos para dores oncológicas.

Sumário da seleção de fármacos para tratamento de dores crônicas oncológicas.

	Graus de recomendação	Níveis de evidência	Observações
Morfina	IIa	B	Primeira escolha para tratamento de dores moderadas a intensas. Baixo custo.
Oxicodona	IIa	B	Alternativa para morfina, em dores moderadas a intensas (agente de 2ª linha), com eficácia e segurança similares.
Hidromorfona	IIa	B	Alternativa para morfina, em dores moderadas a intensas (agente de 2ª linha), com eficácia e segurança similares.
Metadona	IIa	B	Alternativa para morfina, em dores moderadas a intensas, quando houver efeitos adversos intoleráveis (agente de 2ª linha).
Fentanila	IIa	B	Adesivo transdérmico. Alternativa para morfina, em dores moderadas a intensas (agente de 2ª linha).
Buprenorfina	IIb	B	Maior descontinuidade de tratamento por ineficácia, em dores moderadas a intensas, comparada à morfina. Posicionamento como alternativa à morfina está em discussão.
Tapendatol	IIb	C	Eficácia e segurança similares a morfina e oxicodona, em dores moderadas a intensas. Relação risco-benefício incerta.
Tramadol	IIb	C	Tratamento de dores leves a moderadas, como alternativa a paracetamol + codeína. Relação risco-benefício incerta. Não recomendado no momento.
Associação de AINE a agente opioide	IIb	C	Qualidade limitada de evidências de eficácia para tratamento de dores moderadas a intensas (etapa III da OMS). Atenção para risco das reações adversas de AINEs em uso a longo prazo.
Associação de paracetamol a agente opioide	III	C	Evidências de baixa qualidade sugestivas de ausência de eficácia para tratamento de dores moderadas a intensas (etapa III da OMS).

Tratamento de dores crônicas não oncológicas

Dores crônicas não oncológicas são comuns. Acometem aproximadamente 8% da população do Reino Unido (96). Prevalência europeia dessas dores em intensidade moderada a intensa é de 19%.[135] Estão vinculadas a várias situações clínicas, incluindo neuropatias, alterações musculoesqueléticas e articulares (como dores lombares, decorrentes de osteoartrite e fibromialgia).

Dor neuropática é definida por International Association for the Study of Pain (IASP)[1] como aquela causada por lesão ou doença do sistema nervoso somatossensorial. Deve-se a dano ou alterações patológicas em neurônios de sistema nervoso central ou periférico.[96,136] Afeta 7 a 8% da população e tende a se tornar ainda mais comum devido a envelhecimento populacional, aumento de incidência de diabetes melito e sobrevivência de câncer.[137]

Para seu tratamento, são empregados diferentes fármacos, de acordo com a situação clínica. AINEs, antidepressivos e anticonvulsivantes são os medicamentos mais utilizados.[96,98,103,136-140] Antagonistas glutamatérgicos NMDA, analgésicos opioides, relaxantes musculares e fármacos de uso tópico também têm sido propostos. Indicação de alguns deles ainda suscita controvérsias, especialmente de analgésicos opioides.[141-144] Tolerância, dependência, efeitos adversos e exacerbação de incapacitações funcionais seriam razões para limitar o uso destes últimos. Além disso, estudos sugerem existência de situações não responsivas àqueles agentes. Por outro lado, associação de agentes opioides a adjuvantes parece aumentar a eficácia analgésica no tratamento de algumas neuropatias.[98,103] No entanto, independentemente do tratamento selecionado, grande proporção de pacientes ainda tem inadequado controle da dor.[3,137]

Metanálise realizada por Special Interest Group on Neuropathic Pain (NeuPSIG), vinculado a International Association for the Study of Pain, avaliou 229 ECRs duplos-cegos sobre tratamento farmacológico de dores crônicas neuropáticas.[138] Salienta-se que vários autores relataram conflitos de interesse. Observou-se que poucos estudos tiveram duração superior a 12 semanas, com tempo máximo de 24 semanas. Análise de vieses de publicação sugeriu 10% de superestimativa dos efeitos de tratamento. Desfechos foram, em geral, modestos. NNTs combinados foram superiores a 6 para *inibidores de recaptação de serotonina-norepinefrina* (sendo *duloxetina* o mais comum), *pregabalina*, *gabapentina* e adesivo com alta dose de *capsaicina*. NNTs foram menores para antidepressivos tricíclicos, analgésicos opioides e toxina botulínica A e não foram determinados para adesivo de lidocaína. Não houve evidência de efeito dose-resposta para antidepressivos tricíclicos e gabapentina. Para pregabalina, aquele efeito foi observado com 600 mg/dia, determinando maior resposta que 300 mg/dia. A maioria dos estudos com outros anticonvulsivantes obteve resultados negativos, sendo que *topiramato*, *oxcarbazepina* e *carbamazepina* apresentaram pior perfil de segurança. Tramadol (principalmente formulação de liberação prolongada, até 400 mg/dia) mostrou-se eficaz, com evidência de qualidade moderada. Tapentadol (dois estudos) mostrou resultados opostos quanto à eficácia. Oxicodona (10 a 120 mg/dia) e morfina (90 a 240 mg/dia) mostram-se eficazes, principalmente no tratamento de dores neuropáticas periféricas, com qualidade final da evidência moderada. Máxima efetividade parece estar associada a uso de 180 mg de morfina ou equivalente (ausência de benefício adicional para maiores doses). Quanto a adesivo de lidocaína 5%, em seguimento de pelo menos 3 semanas, os resultados foram negativos para dor neuropática pós-cirúrgica (estudo único) e positivos para neuralgia pós-herpética (em análise pelo protocolo; negativos em análise por intenção de tratar em um dos 2 estudos). Segurança e tolerabilidade foram boas. Capsaicina, em adesivo a 8%, apresentou eficácia sustentada, em administração única, para tratamento de neuralgia pós-herpética e polineuropatia dolorosa relacionada a HIV (melhores resultados com 60 min e 30 min de aplicação, respectivamente), em comparação a adesivo de baixa concentração (0,04%), para minimizar o risco de não mascaramento associado à sensação de queimação causada pelo fármaco. Qualidade final da evidência foi alta. Toxina botulínica mostrou-se eficaz, em administração única de 50 a 200 unidades por via subcutânea, na região da dor, em neuropatia periférica, com segurança geralmente boa.

Quanto a combinações de terapias, associação de gabapentina com morfina ou nortriptilina, em doses menores, foi superior a fármacos isolados ou placebo, sem mais reações adversas. Já em um grande estudo, não houve diferenças de eficácia e segurança entre associação de pregabalina e duloxetina, em doses moderadas (300 mg e 60 mg/dia, respectivamente), e monoterapias dos fármacos em doses altas (600 mg e 120 mg/dia, respectivamente), para pacientes sem resposta a monoterapia com doses moderadas.

Nessa metanálise,[138] observou-se que a qualidade final das evidências foi moderada ou alta para todos os tratamentos, exceto para lidocaína tópica. Tolerabilidade, segurança e preferências foram maiores para medicamentos tópicos. Antidepressivos tricíclicos, inibidores da recaptação de serotonina-norepinefrina (particularmente duloxetina), pregabalina e gabapentina foram recomendados em dores neuropáticas, sendo propostos como tratamento de primeira linha. Tramadol, adesivo de lidocaína e capsaicina em alta concentração foram propostos como agentes de segunda linha. Morfina, oxicodona e toxina botulínica A foram indicadas como agentes de terceira linha. Prescrição de opioides deve ser monitorada com cuidado, particularmente em pacientes usando altas doses. Recomendações sobre tapentadol, outros anticonvulsivantes, creme de capsaicina, antidepressivos inibidores seletivos de recaptação de serotonina, antagonistas NMDA e terapias combinadas foram inconclusivas, principalmente em decorrência da discrepância dos achados. Com *valproato de sódio* e *levetiracetam*, as recomendações foram *contrárias* a seu uso. Autores concluíram que ainda se está longe de uma terapia ideal. NNTs para alcançar alívio da dor de pelo menos 50% foi alto (entre 4 e 10, em estudos positivos) e são válidos para pacientes adultos. Estudos em pediatria não foram detectados. Além disso, a eficácia da maioria dos fármacos foi observada em uma variedade de distúrbios neuropáticos dolorosos, mais do que em uma doença específica. Assim, as recomendações foram sugeridas para tratamento de dores neuropáticas como um todo. Entretanto, isso não se aplica à neuralgia de trigêmeo, para a qual apenas um estudo foi incluído na análise. Para essa situação, outras diretrizes propõem uso de *carbamazepina* como primeira opção.[145,146]

Importante consideração a ser feita na análise de dados desses estudos é a resposta a placebo, que parece estar aumentada em dores neuropáticas, fazendo com que se subestimem os efeitos de fármacos.[138,147] No entanto, parece haver especificidades relacionadas à patologia em si. Em neuropatias relacionadas a HIV, aquela resposta parece ser maior, enquanto em neuralgia pós-herpética, é menor. Outra preocupação é a heterogeneidade de critérios diagnósticos para dores neuropáticas e a discussão sobre a variabilidade de fenótipos dos pacientes, o que poderia indicar distintos mecanismos subjacentes de doença.[138]

Anticonvulsivantes

Metanálises de ensaios clínicos randomizados têm demonstrado eficácia desses fármacos para tratamento de dores neuropáticas, em período de seguimento de 2 a 18 semanas.[98,103]

Para obtenção de moderado benefício (redução da dor em pelo menos 30%), *gabapentina* (≥ 1,2 g por dia) se mostrou superior a placebo em neuralgia pós-herpética, neuropatia diabética e dores neuropáticas mistas, mas com NNTs altos (6,8; IC95%: 5,6 a 8,7). Comportamento similar foi observado em fibromialgia (NNT = 5,4; IC95%: 2,9 a 31,0).[98]

Revisão Cochrane de 37 ECRs e duplos-cegos (n = 5.633)[148] avaliou eficácia e segurança da administração oral diária de 1,2 g ou mais de gabapentina, para tratamento de dores neuropáticas e fibromialgia. O fármaco foi mais eficaz que placebo, para redução da dor em pelo menos 50%, em neuralgia pós-herpética (34% dos casos *versus* 21%; NNT = 8; IC95%: 6 a 12) e neuropatia diabética (38% dos casos *versus* 21%; NNT = 5,9; IC95%: 4,6 a 8,3). Outras situações clínicas não foram avaliadas. Não houve diferenças quanto às doses empregadas. Reações adversas foram significativamente mais frequentes com gabapentina – pelo menos um efeito adverso em 62% dos casos, suspensão por evento adverso em 11%, tontura em 19%, sonolência em 14%, edema periférico em 7% e distúrbio da marcha em 9% dos casos. Frequência de eventos graves foi similar nos grupos tratado e placebo (3%). Concluiu-se que as evidências de benefício de gabapentina são limitadas, exceto para neuralgia pós-herpética e neuropatia diabética. Nestas situações, seus efeitos se assemelham aos obtidos com outros fármacos.

Pregabalina (300 a 600 mg, por dia) mostrou-se eficaz em vários tipos de dores neuropáticas. Dose de 150 mg é em geral ineficaz. Comparativamente a placebo, NNTs para alívio da dor em pelo menos 50%, com dose diária de 600 mg, foram de: 3,9 (IC95%: 3,1 a 5,1) para neuralgia pós-herpética; 5 (4 a 7) para neuropatia diabética dolorosa; 5,6 (3,5 a 14,0) para dor neuropática central e 11 (7 a 21) para fibromialgia. Nesta dose, descontinuidade de tratamento por reações adversas ocorre em 18 a 28% dos casos. Sonolência acomete 15 a 25% dos pacientes e tontura, 27 a 46% deles.[98]

Modelo de decisão analítica avaliou custo-efetividade de pregabalina (150 ou 225 mg, 2 vezes/dia) em comparação a placebo, duloxetina, gabapentina, tramadol, *milnaciprana* e *amitriptilina* para tratamento de fibromialgia grave (escore em *Fibromyalgia Impact Questionnaire* > 59; escore de dor > 6,5).[149] Teve por base 3 ECRs e 1 revisão sistemática. Comparada a amitriptilina, após 1 ano de tratamento, pregabalina não foi custo-efetiva nas duas doses avaliadas, embora esse resultado tenha se modificado quando foram excluídos estudos mais antigos e metodologicamente mais fracos. Em comparação aos demais fármacos, mostrou-se poupadora de custo e mais eficaz que placebo. Concluiu-se que pregabalina, no modelo proposto, mostra-se custo-efetiva para tratamento de fibromialgia grave, apesar das limitações da análise proposta.

Carbamazepina, em qualquer dose terapêutica, alivia significativamente dores neuropáticas, em comparação a placebo, com baixos NNTs. No entanto, os estudos em geral são de curta duração (em torno de 4 semanas), com limitações de delineamento e pequenos tamanhos de amostra. Frequência de reações adversas é alta, sendo *rash* a mais comum.[98] Especificamente em neuralgia de trigêmeo, é considerada opção de primeira escolha, apresentando baixos NNTs.

Revisão Cochrane de 10 ECRs (n = 480), duplos-cegos, cruzados (n = 9) ou em paralelo (n = 1),[150] avaliou sua eficácia e segurança, para tratamento de neuralgia de trigêmeo, neuropatia diabética e dor após acidente vascular cerebral. Houve, em geral, maior alívio da dor, em relação a placebo, nas três condições estudadas, mas o potencial de vieses foi alto. Pelo menos um efeito adverso foi relatado por 65% dos pacientes que receberam carbamazepina (*versus* 27% com placebo). Suspensão de tratamento por reação adversa ocorreu em 3% dos casos (*versus* 0% com placebo). Concluiu-se que carbamazepina é provavelmente eficaz em algumas situações de dor crônica, mas com reservas. Nenhum estudo tem longa duração, boa qualidade ou desfechos clínicos substancialmente relevantes.

Revisão Cochrane de 4 ECRs multicêntricos (n = 779), duplos-cegos e controlados por placebo,[151] avaliou eficácia e segurança de *oxcarbazepina* para tratamento de dores associadas a neuropatia diabética (3 estudos, n = 634) e radiculopatia (1 estudo, n = 145). Os estudos foram promovidos por fabricantes do fármaco. Em neuropatia diabética, após 16 semanas de tratamento, oxcarbazepina apresentou NNT = 6 (IC95%: 3,3 a 41,0) para redução de pelo menos 50% da dor e NNT = 6,1 (IC95%: 3,1 a 113,6) para redução de pelo menos 30% da dor, resultados provenientes de único estudo positivo (n = 146). Os outros dois, com resultado negativo, não proporcionaram dados que pudessem ser incluídos em metanálise. Para dor neuropática por radiculopatia, observou-se ineficácia. Embora a maioria dos estudos tenha relatado reações adversas leves a moderadas, a proporção de eventos que levou à suspensão de tratamento foi significativamente maior com oxcarbazepina, em comparação a placebo (RR = 3,9, IC95%: 2,3 a 6,4, para neuropatia diabética; RR = 2,8, IC95%: 1,5 a 5,2, para radiculopatia). Concluiu-se que, com base em evidências de moderada qualidade, oxcarbazepina é eficaz para neuropatia diabética. Porém, essa conclusão não leva em conta os resultados negativos de dois estudos, que não puderam ser reunidos em metanálise. A maior parte dos efeitos adversos relatados é de leve a moderada intensidade, mas reações que levam à suspensão de tratamento ou reações graves não são incomuns.

Revisão Cochrane de 3 ECRs e duplos-cegos[152] avaliou eficácia e segurança de *ácido valproico* e seu sal sódico, *valproato de sódio*, para tratamento de neuropatia diabética (n = 84) e neuralgia pós-herpética (n = 45), em seguimento de 8 a 12 semanas. Observou-se benefício em relação a placebo, mas os dados foram insuficientes para análise em conjunto. Mais efeitos adversos foram relatados com tratamento ativo, incluindo náuseas, sonolência e alterações de provas de função hepática. Um participante em uso de valproato de sódio suspendeu tratamento, devido a alteração enzimática hepática. Concluiu-se que esses anticonvulsivantes podem ser eficazes no tratamento de neuropatia diabética e neuralgia pós-herpética, mas há insuficiente evidência para considerá-los de primeira linha.

Revisão Cochrane de 12 ECRs (n = 1.511)[153] avaliou eficácia e segurança de *lamotrigina* para tratamento de dores neuropáticas, em seguimento de pelo menos 2 semanas. Não se observaram evidências conclusivas de sua eficácia, em doses diárias de 200 ou 400 mg. Quase 10% dos pacientes relataram *rash* cutâneo. Concluiu-se que lamotrigina não parece ser útil nessas situações clínicas, além de apresentar efeitos adversos preocupantes.

Revisão Cochrane de 4 ECRs duplos-cegos (n = 1.643 para neuropatia diabética e n = 41 para radiculopatia lombar)[154] avaliou eficácia e segurança de doses diárias de 200 ou 400 mg de *topiramato*. Não houve eficácia, em relação a placebo, e 82% dos pacientes apresentaram pelo menos um efeito adverso (*versus* 71% no grupo controle), com NND = 8,6 (IC95%: 4,9 a 35,0). Não houve diferença quanto a reações adversas graves (6,6% *versus* 7,5%). Suspensões por evento adverso, com dose diária de 400 mg foram muito mais comuns com o fármaco (27% *versus* 8% com placebo), obtendo-se NND = 5,4 (IC95%: 4,3 a 7,1). Suspensão por ineficácia foi mais frequente com placebo (18% *versus* 12%). Perda de peso foi relato comum na maioria dos estudos. Concluiu-se que, apesar do alto potencial para vieses, topiramato mostrou-se ineficaz no tratamento de neuropatia diabética.

Revisão Cochrane de 6 ECRs, duplos-cegos e controlados por placebo (n = 1.863 com neuropatia diabética e n = 159 com fibromialgia),[155] avaliou eficácia e segurança de *lacosamida* para tratamento de dores crônicas não oncológicas. A maior parte dos resultados é de baixa a moderada qualidade, devido a limitações metodológicas. Dose diária de 400 mg proporcionou aumento significativo nas taxas de benefício "moderado" e "substancial" (redução de intensidade da dor, respectivamente, em pelo menos 30% e 50%) e de melhora da impressão global do paciente. Em cada caso, benefício proporcional, em relação a placebo, foi de aproximadamente 10%, com NNTs de 10 a 12. Não houve diferenças quanto a reações adversas, mas suspensão por evento adverso mostrou significativa relação dose-resposta. NND foi igual a 11 para dose de 400 mg e 4 para 600 mg. Concluiu-se que lacosamida tem eficácia limitada no tratamento de neuropatia diabética. Maiores doses não se associaram a aumento consistente de eficácia, mas determinaram significativamente mais suspensões por efeitos adversos.

Revisão Cochrane de 6 ECRs, duplos-cegos, cruzados (5 estudos; n = 174) ou em paralelo (1 estudo; n = 170),[156] avaliou eficácia e segurança de *levetiracetam* (2 a 3 g diários) para tratamento de diferentes dores neuropáticas, por 4 a 14 semanas. As evidências foram consideradas de baixa qualidade, por problemas de delineamento. Não se observaram diferenças em alívio da dor, em relação a placebo. No entanto, com base em dados muito limitados, mais pacientes experimentaram reações adversas, com NND = 8 (IC95%: 4,6 a 32,0), e suspensões por estas reações, com NND = 9,7 (6,7 a 18,0). Concluiu-se que levetiracetam não está indicado no tratamento de dores neuropáticas.

Em revisão Cochrane,[157] que analisou dados de 10 revisões Cochrane prévias, compreendendo 91 ECRs (n = 17.955), avaliaram-se eficácia e segurança de anticonvulsivantes para tratamento de dor neuropática. Em neuropatia diabética, não houve benefício de lamotrigina, topiramato ou oxcarbazepina. Gabapentina, lacosamida e pregabalina apresentaram eficácia em pelo menos uma dose ou esquema. Para carbamazepina e gabapentina, benefício não foi observado com uma dose em particular, apenas em análise conjunta de diferentes esquemas de administração. Em neuralgia pós-herpética, gabapentina e pregabalina apresentaram evidência de eficácia em pelo menos um esquema de administração ou dose. NNTs menores para redução de pelo menos 30% e 50% da intensidade da dor (2,7 e 4) foram obtidos com pregabalina, na dose de 600 mg. Em dor neuropática central, estavam disponíveis dados apenas para dose diária de 600 mg de pregabalina. Embora número limitado de estudos e participantes, resultados sugerem razoável eficácia, com NNTs de 3,5 e 5,6 para redução, respectivamente, de pelo menos 30% e 50% da intensidade da dor. Em fibromialgia, dose diária de 450 mg de pregabalina determinou menores NNTs. Quando cada agente anticonvulsivante foi analisado especificamente, os estudos mostraram-se sujeitos a vieses. Carbamazepina, em doses diárias de 600 a 3.600 mg (n = 829), determinou efeito analgésico significativamente maior que placebo (40% versus 23%, respectivamente), em neuropatia diabética, com NNT = 5,8 (IC95%: 4,3 a 9,0), e neuralgia de trigêmeo (n = 98), com NNT = 1,7 (IC95%: 1,3 a 2,2). Gabapentina, em fibromialgia, reduziu significativamente a dor em pelo menos 30%, com doses diárias de até 2,4 g (49% versus 31% com placebo), obtendo-se NNT = 5,4 (IC95%: 2,9 a 31,0). Lacosamida (400 mg/dia) também foi eficaz nessa patologia. Quanto às suspensões de tratamento por todas as causas, lacosamida e oxcarbazepina determinaram maiores taxas, em relação a placebo. Já carbamazepina se igualou ao controle. Suspensões por reações adversas foram muito maiores com anticonvulsivantes, em relação a placebo, exceto para carbamazepina (estudos de curto seguimento) e pregabalina em dose baixa (150 mg). Suspensões por ineficácia apresentaram comportamento inverso, com altos NNT para prevenir esse evento, tipicamente iguais ou superiores a 15. Aproximadamente 80% dos pacientes que receberam anticonvulsivantes relataram pelo menos um efeito adverso, com NND típico próximo a 7. Reações adversas graves ocorreram com reduzida frequência (≤ 8%) e superaram o placebo apenas com oxcarbazepina. Autores concluíram que evidências suportam apenas uso de gabapentina e pregabalina em algumas dores neuropáticas (neuropatia diabética, neuralgia pós-herpética e dor neuropática central) e fibromialgia, embora apenas uma parte dos pacientes tenha alcançado alívio aceitável da dor. Para os outros anticonvulsivantes, não houve evidência de benefício ou esta foi insuficiente, inclusive para carbamazepina. Conclusões similares são descritas em outras revisões sistemáticas e metanálises.[158-160]

American Society of Anesthesiologists Task Force on Chronic Pain Management, American Society of Regional Anesthesia and Pain Medicine, Scottish Intercollegiate Guidelines Network, British Pain Society e National Institute of Health and Clinical Excellence (NICE) propõem que anticonvulsivantes sejam usados como opção de primeira linha, em estratégia multimodal de tratamento de dores neuropáticas. As recomendações variam quanto ao agente a ser inicialmente empregado, mas oscilam entre gabapentina, pregabalina e carbamazepina.[96,98,103] Gabapentina é em geral o anticonvulsivante de escolha, por ter eficácia provavelmente comparável ou superior aos demais e menor custo. No entanto, NICE privilegia pregabalina, por ter esquema de administração e titulação de doses considerado mais simples e menor frequência de reações adversas.[96] Por outro lado, Scottish Intercollegiate Guidelines Network recomenda que o uso de pregabalina (com titulação de dose até pelo menos 300 mg/dia) fique restrito a dores neuropáticas não responsivas a gabapentina e antidepressivo (1ª e 2ª linhas).[98] Para outros anticonvulsivantes, incluindo valproato de sódio, lacosamida, lamotrigina, fenitoína, clonazepam e topiramato, as evidências são de ineficácia ou a eficácia ainda está em discussão.[98]

Antidepressivos

Metanálises de ensaios clínicos randomizados indicam que *antidepressivos tricíclicos* proporcionam alívio eficaz de dores crônicas em várias situações clínicas, em seguimento de 2 a 8 semanas.[98,103,136] São benefícios adicionais seus efeitos em comorbidades, como insônia e depressão, além de serem convenientes (administração única diária) e baratos. Considera-se apropriado o uso de amitriptilina (25 a 125 mg/dia) ou agente alternativo para tratamento de fibromialgia, neuropatia diabética, neuralgia pós-herpética, polineuropatia dolorosa e dor pós-mastectomia. Eficácia foi demonstrada em pacientes com ou sem depressão associada ao quadro álgico. Por outro lado, ausência de benefício foi demonstrada em dor do membro fantasma, dor neuropática por câncer ou induzida por quimioterapia, neuropatia relacionada a HIV e dores lombares baixas crônicas.[98,136] Neuropathic Pain Special Interest Group (NeuPSIG) recomenda aminas secundárias (nortriptilina e desipramina) como tratamento de primeira linha e aminas terciárias (amitriptilina e imipramina) para casos em que as primeiras não estejam disponíveis.[138] No Brasil, amitriptilina e imipramina são habitualmente mais acessíveis.

Revisão Cochrane de 17 ECRs (n = 1.342) duplos-cegos, cruzados (n = 8) ou em paralelo (n = 9),[161] avaliou especificamente eficácia e segurança de *amitriptilina* no tratamento de 7 diferentes situações de *dor neuropática*, em adultos. A maioria dos estudos apresentava elevado risco de vieses e baixa qualidade. Resultados indicaram alguma melhora da dor. A maioria dos participantes relatou pelo menos uma reação adversa (55% vs. 36% com placebo; RR = 1,5; IC95%: 1,3 a 1,8; NND = 5,2; 3,6 a 9,1). Eventos adversos graves foram raros. Reações adversas e suspensões de todas as causas não diferiram das do placebo. Concluiu-se que, sendo amitriptilina considerada tratamento de primeira linha em neuropatias, é desapontadora a ausência de evidências consistentes de seu benefício, sem vieses importantes. No entanto, os autores salientaram que não houve evidência de ineficácia. Sugerem que esse fármaco continue a ser empregado no tratamento de neuropatias, alertando, porém, que somente uma parte dos pacientes obterá alívio satisfatório da dor.

Revisão Cochrane de 9 ECRs (n = 649) duplos-cegos, cruzados (n = 2) ou em paralelo (n = 7),[162] avaliou eficácia e segurança de *amitriptilina* no tratamento de *fibromialgia*, com seguimento de 6 a 24 semanas. Doses diárias variaram de 25 a 50 mg. Resultados indicaram melhora da dor em relação a placebo (NNT = 4,1; IC95%: 2,9 a 6,7). Não houve diferenças em relação a alívio de outros sintomas, como fadiga, transtorno do sono, qualidade de vida ou pontos sensíveis (*tender points*). A maioria dos participantes relatou pelo menos uma reação adversa (78% versus 47% com placebo; RR = 1,5; IC95%: 1,3 a 1,8; NND = 3,3; 2,5 a 4,9). Suspensões de todas as causas não diferiram do placebo, mas aquelas decorrentes de ineficácia foram mais comuns no grupo-controle (12% versus 5%; RR = 0,42; IC95%: 0,19 a 0,95). Concluiu-se que é desapontadora a ausência de evidências consistentes de eficácia de amitriptilina em fibromialgia, já que, assim como para neuropatias, é tratamento considerado de primeira linha. Aqui também os autores salientam que não houve evidência de ineficácia e sugerem que se mantenha a indicação naquela condição clínica, embora somente parte dos pacientes obtenha alívio satisfatório da dor.

Revisão Cochrane de 5 ECRs (n = 168), cruzados (n = 4) ou em paralelo (n = 1),[163] avaliou eficácia e segurança de *imipramina* no tratamento de *neuropatia diabética* e *polineuropatia*. Doses diárias oscilaram entre 25 e 350 mg, com a maioria recebendo 100 a 150 mg, em seguimento de 2 a 12 semanas. Todos os estudos apresentavam uma ou mais fontes de potencial viés. Embora dados tenham sugerido benefício, imipramina gerou mais reações adversas (especialmente xerostomia) e suspensões por evento adverso em comparação a placebo. Concluiu-se que há fraca evidência que suporte a indicação desse antidepressivo no tratamento de dores neuropáticas.

Revisão Cochrane de 6 ECRs, duplos-cegos (n = 310), cruzados (n = 5) ou em paralelo (n = 1),[164] avaliou eficácia e segurança de *nortriptilina* para tratamento de várias condições de dor neuropática, em seguimento de 3 a 8 semanas. Todos os estudos apresentavam uma ou mais fontes de potencial viés. Não houve benefício em *neuralgia pós-herpética*. Eficácia mostrou-se similar a outros tratamentos ativos (gabapentina, morfina, clorimipramina ou amitriptilina) nas situações estudadas. Relato de reações adversas com nortriptilina foi inconsistente e fragmentado, mas sua frequência foi maior, em relação a placebo, levemente maior em relação à morfina e igual em comparação a outros antidepressivos tricíclicos e gabapentina. Concluiu-se que há pouca evidência que suporte a indicação desse antidepressivo no tratamento de dores neuropáticas, especialmente como medicamento de primeira linha.

Revisão Cochrane de 5 ECRs (n = 104 para neuropatia diabética e n = 73 para neuralgia pós-herpética), duplos-cegos, cruzados (n = 4) ou em paralelo (n = 1),[165] avaliou eficácia e segurança de *desipramina*. Doses diárias oscilaram entre 12,5 e 250 mg, com a maioria recebendo 100 a 150 mg, após titulação, em seguimento de 2 a 4 semanas. Todos os estudos apresentavam uma ou mais fontes de potencial viés. Resultados indicaram alguma melhora da dor, mas com evidência de reduzida qualidade. Relato de reações adversas foi maior com desipramina, assim como as suspensões por evento adverso, em comparação a placebo (0%). Concluiu-se que há fraca evidência que suporte a indicação desse antidepressivo no tratamento de dores neuropáticas.

Inibidores seletivos de recaptação de serotonina-norepinefrina, incluindo duloxetina, venlafaxina e milnaciprana, também se mostram eficazes em dores crônicas, em seguimento de 3 a 6 meses.[103,136] Há evidências de eficácia de duloxetina (60 a 120 mg) para tratamento de dores lombares baixas crônicas, dores associadas a osteoartrite de joelho e dores neuropáticas.[98,136] Venlafaxina alivia dores neuropáticas.[136] Duloxetina e milnaciprana parecem ser analgésicos eficazes para fibromialgia.[98,136] No entanto, não parecem alterar qualidade de vida, fadiga ou distúrbios de sono. Em comparação a placebo, NNTs para alívio de pelo menos 30% da dor com milnaciprana (100 ou 200 mg) são altos.[6-10] Reações adversas mais comuns são náuseas e constipação intestinal.[98] No entanto, para tratamento de neuropatia diabética, o efeito de tais antidepressivos é questionável, quando comparado a placebo.[98,103,136] Mesmo assim, EFNS e NeuPSIG recomendam-nos como opções de primeira linha no tratamento de neuropatia diabética, enquanto, para Canadian Pain Society, são fármacos alternativos (2ª linha).[136,138,166]

Revisão Cochrane de 18 ECRs ou quase experimentos (n = 6.407)[167] avaliou eficácia e segurança de *duloxetina* no tratamento de dores crônicas não oncológicas. Dose diária de 60 mg foi eficaz no tratamento de neuropatia periférica diabética, em tratamento de curta duração (12 semanas), com NNT = 5 (IC95%: 4 a 7). Evidência provém de 8 estudos da indústria farmacêutica. Mesma dose foi eficaz para fibromialgia, com NNT = 8 (IC95%: 4 a 21), em tratamento de 12 semanas, e sintomas físicos dolorosos em depressão, com NNT = 8 (IC95%: 5 a 14). Dose diária de 120 mg foi em geral eficaz. Foi ineficaz em dor neuropática central, em estudo único de pequeno tamanho. Em todas as situações avaliadas, reações adversas foram comuns e dependentes de dose, em sua maioria leves, mas 16% dos participantes suspenderam o tratamento por reações adversas. Concluiu-se que há evidência para indicação de duloxetina no tratamento de dores neuropáticas, mas não nas demais situações estudadas.

Revisão Cochrane de 6 ECRs, duplos-cegos, cruzados ou em paralelo, controlados por placebo ou tratamento ativo (n = 460),[168] avaliou eficácia e segurança de *venlafaxina*, em tratamento de 2 a 8 semanas, para dores neuropáticas (em geral, neuropatia diabética). Em quatro destes estudos, observou-se efeito benéfico de venlafaxina. No maior deles, 56% dos participantes recebendo o antidepressivo (150 a 225 mg) alcançaram redução de pelo menos 50% na intensidade da dor (*versus* 34% no grupo placebo), com NNT = 4,5. Porém, risco de vieses foi alto. Reações adversas (fadiga, sonolência, tontura e alterações gastrointestinais) foram comuns, mas não graves. Concluiu-se que a evidência é fraca para indicar venlafaxina em neuropatia.

Por fim, *inibidores seletivos de recaptação de serotonina* apresentam menor eficácia, em relação aos outros dois grupos de antidepressivos, para tratamento de dores crônicas.[98]

Metanálise de 35 ECRs[169] avaliou eficácia e segurança de antidepressivos em tratamento de fibromialgia. Inibidores de recaptação de serotonina-norepinefrina melhoraram significativamente desfechos relacionados a dor, sono, fadiga, depressão e qualidade de vida. Mas a magnitude de efeito foi pequena. Redução de pelo menos 30% da dor foi obtida por 42% dos pacientes (*versus* 32% no grupo placebo), com NNT = 10 (IC95%: 8,0 a 13,4). Razão de risco para suspensão de tratamento por reações adversas foi igual a 1,83 (IC95%: 1,53 a 2,18). Resultados similares foram encontrados para inibidores seletivos de recaptação de serotonina e antidepressivos tricíclicos. Redução de pelo menos 30% da dor foi obtida por 36% dos pacientes com os primeiros agentes (*versus* 21% no grupo placebo), com NNT = 6,3 (IC95%: 4,1 a 14,1), e 48% dos pacientes com antidepressivos tricíclicos (*versus* 27,8% no grupo placebo), com NNT = 4,9 (IC95%: 3,5 a 8,0). Razão de risco para suspensão de tratamento por reações adversas foi igual, respectivamente, a 1,6 (IC95%: 0,84 a 3,04) e 0,84 (IC95%: 0,46 a 1,52). Concluiu-se que amitriptilina, duloxetina e milnaciprana são opções de primeira linha para tratamento de fibromialgia. Porém, marcado número de pacientes suspenderam o tratamento por intolerância a efeitos adversos ou pequeno alívio da dor.

Metanálise de 14 ECRs, duplos-cegos e controlados por placebo ou tratamento ativo (n = 383),[170] avaliou eficácia e segurança de inibidores seletivos de recaptação de serotonina (citalopram, fluoxetina, escitalopram, fluvoxamina, paroxetina e sertralina) para tratamento de fibromialgia, por tempo mediano de 8 semanas (variando de 4 a 16). Qualidade das evidências foi considerada muito reduzida. Observou-se pequena diferença de efeito (10%) entre esses agentes e placebo, quanto ao alívio de pelo menos 30% da dor (NNT = 10; IC95%: 5 a 100) e melhora da impressão global do paciente (NNT = 7; IC95%: 4 a 17). Não houve diferença em relação a fadiga, transtornos do sono, taxa de suspensão de tratamento por reações adversas (15,8% com antidepressivos e 10,1% com placebo) ou frequência de reações adversas (3,6% *versus* 4,8%, respectivamente). Concluiu-se que não há evidências sem vieses de que inibidores seletivos de recaptação de serotonina sejam superiores a placebo, no tratamento de sintomas de fibromialgia, incluindo dor, fadiga e transtornos do sono. Talvez possam ser considerados úteis no tratamento de depressão em pacientes com fibromialgia.

American Society of Anesthesiologists Task Force on Chronic Pain Management, American Society of Regional Anesthesia and Pain Medicine, Scottish Intercollegiate Guidelines Network, British Pain Society, National Institute of Health and Clinical Excellence (NICE), European Federation of Neurological Societies (EFNS) e Canadian Pain Society (CPS) recomendam uso de antidepressivos tricíclicos como agentes de primeira escolha (juntamente com anticonvulsivantes), em estratégia multimodal de tratamento, para dores neuropáticas.[96,98,103,136] American Society of Anesthesiologists Task Force on Chronic Pain Management e American Society of Regional Anesthesia and Pain Medicine fazem recomendação similar para inibidores seletivos de recaptação de serotonina-norepinefrina, exceto no tratamento de neuropatia diabética.[103] Para esta última condição, Scottish Intercollegiate Guidelines Network restringe o uso de duloxetina a tratamento de 2ª ou 3ª linha,[98] enquanto NICE a considera fármaco de escolha.[96] Scottish Intercollegiate Guidelines Network recomenda dose diária de 60 mg de duloxetina no tratamento de fibromialgia e osteoartrite. Embora a magnitude de efeito seja pequena, também indicam uso de fluoxetina (20 a 80 mg/dia) e paroxetina (12,5 a 62,5 mg/dia) em fibromialgia.[98]

Benzodiazepínicos

Sua eficácia em síndromes dolorosas neurálgicas é fraca. No entanto, American Society of Anesthesiologists Task Force on Chronic Pain Management e American Society of Regional Anesthesia and Pain Medicine consideram que esses fármacos podem ser empregados no tratamento de dores crônicas, embora não como primeira escolha.[103]

Antagonistas de receptores glutamatérgicos NMDA

Em ensaios clínicos randomizados, controlados por placebo, *dextrometorfano* e *memantina* têm efeitos discutíveis, no que se refere ao alívio de dores associadas a neuropatia diabética, neuralgia pós-herpética e outras neuropatias (como dor de membro fantasma, lesão de nervo periférico e síndromes dolorosas regionais complexas). Mesmo assim, American Society of Anesthesiologists Task Force on Chronic

Pain Management e American Society of Regional Anesthesia and Pain Medicine recomendam o uso desses fármacos no tratamento de dores neuropáticas.[103]

Anti-inflamatórios não esteroides e paracetamol

Em ensaios clínicos randomizados e controlados por placebo, AINEs apresentaram efeito analgésico eficaz para tratamento de dores lombares, em seguimento de 2 a 12 semanas. Várias sociedades científicas recomendam seu uso especificamente nessa situação clínica.[103] Já Scottish Intercollegiate Guidelines Network (SIGN) considera que o benefício do tratamento regular com AINE é modesto em dores lombares baixas não específicas (em torno de 10%). Além disso, associa-se a maiores riscos de reações adversas gastrointestinais e cardiovasculares (incluindo infarto do miocárdio, acidente vascular cerebral, insuficiência cardíaca e morte), o que deve ser ponderado no estabelecimento da terapêutica para pacientes com dores lombares.[98]

Revisão Cochrane de 2 ECRs controlados por placebo ou tratamento ativo (n = 251)[171] avaliou eficácia e segurança de AINEs orais no tratamento de dores crônicas lombares baixas com componente neuropático e neuralgia pós-herpética. Do total de participantes, 209 receberam agente em avaliação experimental, ainda não usado na prática clínica, e, dos 42 restantes, somente 16 apresentavam dor neuropática. Não houve qualquer indicação de benefício. Houve reduzida taxa de eventos adversos. Concluiu-se que há ausência de evidência de eficácia para AINEs nessas condições clínicas dolorosas.

Com uso tópico de AINEs, observou-se eficácia superior à do placebo em dores musculoesqueléticas crônicas. Em osteoartrite, NNT para alívio de pelo menos 50% da dor, por mais de 8 h, em 12 semanas, foi de 6 e 11, respectivamente, para solução e gel de diclofenaco. Scottish Intercollegiate Guidelines Network (SIGN) propõe que AINEs tópicos devam ser considerados no momento da seleção da terapêutica para alterações musculoesqueléticas, particularmente em pacientes que não toleram esses agentes por via oral.[98]

Há evidências insuficientes para determinar a eficácia de paracetamol em dores crônicas. Estudos têm mostrado benefício de pequena magnitude, em comparação a placebo, no tratamento de osteoartrite e dores lombares baixas. Scottish Intercollegiate Guidelines Network (SIGN) considera paracetamol, em doses mais altas (1 a 4 g por dia), isoladamente ou em associação a AINE, uma opção adequada para tratamento de osteoartrite, juntamente com medidas não farmacológicas.[98]

Analgésicos opioides

São comumente empregados no tratamento de dores crônicas, oncológicas ou não. Estima-se que 90% dos pacientes que comparecem a serviços de dor e fazem algum tratamento estejam em uso de analgésicos opioides.[135] No entanto, em revisão de 7 diretrizes,[172] estes agentes não foram recomendados como tratamento prolongado de primeira linha para dores crônicas não oncológicas. Observa-se que a adequação deste uso é controversa na literatura, embora prescrição de forma cuidadosa seja recomendada para algumas situações.[96,142,173-177] Formulações de liberação controlada ou prolongada (incluindo morfina, codeína e oxicodona) têm-se mostrado eficazes no tratamento de dores neuropáticas ou lombares baixas, tendo por base metanálises de ensaios clínicos randomizados, com tempo de seguimento de 1 a 9 semanas. Ensaios clínicos randomizados sugerem que tramadol também proporciona alívio de dores crônicas, em seguimento de 4 a 6 semanas. Em estudos observacionais, formulações transdérmicas, sublinguais e de liberação imediata mostraram-se eficazes para tratamento de dores neuropáticas, em seguimento de 2 semanas a 3 meses.[103] Não há clara evidência de que um agente em particular, incluindo morfina, seja melhor que outro, em termos de eficácia analgésica. No entanto, em comparação com morfina, a descontinuidade é mais provável com buprenorfina, devido à falha de resposta (RC = 2,3; IC95%: 1,4 a 3,9) e metadona, devido a reações adversas (RC = 3,0; IC95%: 1,1 a 8,4). Por outro lado, buprenorfina (RC = 0,3; IC95%: 0,2 a 0,5) e fentanila (RC = 0,3; IC95%: 0,2 a 0,5) associaram-se a menos efeitos adversos que morfina.[98] Adicionalmente, tem sido proposto que se atente também para as doses empregadas, visando aumentar a segurança. Recomenda-se manutenção de dose-teto de 120 mg de morfina ou equivalente para adultos e 50 mg em idosos.[96] American Society of Anesthesiologists Task Force on Chronic Pain Management e American Society of Regional Anesthesia and Pain Medicine recomendam, como parte de estratégia multimodal de tratamento, formulações de liberação prolongada para tratamento de dores neuropáticas ou lombares, bem como formulações sublinguais, transdérmicas ou de liberação imediata.[103] Scottish Intercollegiate Guidelines Network (SIGN) considera analgésicos opioides como opção em dores lombares baixas ou osteoartrite.[98] British Pain Society, NICE e American Academy of Pain Medicine os consideram opção de 3ª linha, a ser empregada quando tratamentos mais conservadores foram ineficazes, sob supervisão de especialistas e com revisões regulares.[96]

Revisão Cochrane de 31 ECRs[173] avaliou eficácia e segurança de 10 diferentes agonistas opioides para tratamento de dores neuropáticas centrais e periféricas de qualquer origem. Em tratamento a curto prazo, os resultados mostraram-se contraditórios, observando-se tanto ausência, quanto presença de eficácia analgésica, em geral de pequena magnitude. Metanálise de estudos com tempo de seguimento intermediário demonstrou que 57% dos pacientes que receberam opioide (versus 34% que receberam placebo) obtiveram redução de pelo menos 30% da dor, com NNT = 4 (IC95%: 2,7 a 7,7). Quando o desfecho analisado foi alívio de pelo menos 50% da dor, NNT subiu para 5,9 (IC95%: 3 a 50). Não se observou melhora em aspectos emocionais ou físicos. Constipação intestinal foi a reação adversa mais comum (34% com opioide versus 9% com placebo; NND = 4,0, IC95%: 3,0 a 5,6), seguida por sonolência (29% versus 14%; NND = 7,1, IC95%: 4,0 a 33,3), náuseas (27% versus 9%; NND = 6,3, IC95%: 4,0 a 12,5), tontura (22% versus 8%; NND = 7,1, IC95%: 5,6 a 10,0) e vômito (12% versus 4%; NND = 12,5, IC95%: 6,7 a 100,0). Mais pacientes suspenderam tratamento com opioide, devido a eventos adversos (13%) que placebo (4%) (NND = 12,5; IC95%: 8,3 a 25,0). Inversamente, mais participantes recebendo placebo suspenderam tratamento por ineficácia (12% versus 2% com opioide). Embora reações adversas tenham sido comuns, não se mostraram potencialmente fatais. Concluiu-se que, com maior tempo de tratamento, opioides reduziram intensidade da dor em neuropatias. Porém, as evidências provêm de delineamentos sujeitos a vieses significativos (pequeno tamanho amostral, curta duração de tratamento e inapropriado manejo das perdas), trazendo considerável incerteza de resultado. Conclusão similar foi obtida em revisão sistemática adicional.[142]

Revisão Cochrane de 3 ECRs, duplos-cegos, cruzados (n = 2) ou em paralelo (n = 1), controlados por placebo (n = 254),[178] avaliou especificamente eficácia e segurança de oxicodona, em tratamento de 4 ou 6 semanas, para neuropatia diabética e neuralgia pós-herpética. Utilizou-se formulação de liberação controlada, com titulação de doses, até máximo de 120 mg/dia (doses médias diárias de 37 a 45 mg). Dados sugeriram benefício analgésico e maior satisfação do paciente com uso do opioide, mas todos os estudos apresentavam uma ou mais fontes de vieses potenciais importantes. Reações adversas foram mais comuns com oxicodona. Pelo menos um evento adverso foi relatado por 86% dos participantes (versus 63% com placebo), com NND = 4,3. Não houve diferença quanto à suspensão de tratamento por reações adversas. Suspensão de tratamento por ineficácia foi menos frequente com oxicodona (1,1% versus 11% com placebo), com NNT para prevenção de uma suspensão igual a 10 (evidências de baixa qualidade).

Revisão Cochrane, que incluiu 2 ECRs cruzados (n = 95; avaliação por 20 dias ou 8 semanas) e 1 estudo retrospectivo (n = 86; avaliação média de 9 semanas),[141] concluiu que não há evidências de eficácia de metadona para tratamento de dores crônicas não oncológicas. Embora superior a placebo (doses de 10 e 20 mg), efeito analgésico foi inferior ao de outros agentes opioides de longa duração (morfina e fentanila transdérmica).

Quanto a *tapentadol*, ensaios clínicos randomizados sugerem eficácia em osteoartrite (principalmente de joelho) e dores lombares crônicas.[98,179]

Relaxantes musculares

Há informação insuficiente para estabelecer sua eficácia no tratamento de dores crônicas. Para várias entidades médicas aqui citadas, é *duvidoso* o uso desses fármacos no tratamento de dores crônicas; no entanto pode ser considerado útil em pacientes específicos (evidência de Categoria D).[88]

Fármacos de uso tópico

Em neuropatias periféricas, capsaicina, lidocaína e AINEs têm sido propostos como alternativas a agentes orais, com a vantagem de potencialmente reduzirem reações adversas sistêmicas e evitarem interações medicamentosas e metabolismo de primeira passagem (com a consequente necessidade de uso de maiores doses).[97,180,181] Em ensaios clínicos randomizados e controlados por placebo, apresentaram efeitos indefinidos para tratamento de dores periféricas, como, por exemplo, neuropatia diabética e neuralgia pós-herpética. Mesmo assim, seu uso tem sido recomendado no tratamento dessas condições clínicas.[96,97,103]

Há poucos estudos quanto à *capsaicina*, na forma de creme de baixa concentração (0,025% ou 0,075%). Seus resultados sugerem ineficácia em relação a placebo. Revisão Cochrane de 6 ECRs, duplos-cegos e controlados por placebo (n = 389),[182] avaliou efeitos de capsaicina 0,075%, para dores neuropáticas, em tratamento de pelo menos 6 semanas. Houve substancial heterogeneidade entre os estudos e limitações metodológicas. Dados foram insuficientes para análise de eficácia do desfecho primário – alívio de pelo menos 50% da dor. Reações cutâneas locais foram comuns, em geral toleráveis e atenuadas com o tempo. NND para aplicações repetidas foi igual a 2,5 (IC95%: 2,1 a 3,1). Concluiu-se que não há evidências que justifiquem o uso tópico de capsaicina em baixa concentração. Por outro lado, em adesivo de dose alta (8%), capsaicina se mostrou eficaz em neuralgia pós-herpética (NNT = 7; IC95%: 4,6 a 15,0) e neuropatia pelo HIV (NNT = 5,8; IC95%: 3,8 a 12,0), em 12 semanas de tratamento.[96,98] Em revisão Cochrane de 6 ECRs, duplos-cegos e controlados por placebo (n = 2.073),[183] observou-se eficácia para todos os desfechos analisados, em tratamento daquelas dores neuropáticas, por pelo menos 6 semanas. Aproximadamente em cada oito indivíduos que receberam tratamento, um relatou alívio da dor categorizado como bom. Efeitos adversos locais foram mais comuns, mas não consistentemente relatados. Todos os pacientes tratados com capsaicina 8% apresentaram problemas cutâneos localizados, de curta duração, como vermelhidão, sensação de queimação ou dor. Frequência de efeitos graves (4,1% *versus* 3,2%, respectivamente) e taxa de interrupção de tratamento por reações adversas não diferiram do placebo. Por outro lado, interrupção por ineficácia foi mais comum no grupo-controle. Concluiu-se que capsaicina tópica, em alta concentração, tem eficácia analgésica. Porém, o benefício deve ser cotejado com o alto custo de aplicações únicas ou repetidas e a necessidade de aplicação por especialista.[96,98,183] Tais fatores limitam seu uso a situações em que outras terapias falharam.[183] Emprego de mais de uma aplicação só se justifica se houver definida eficácia. E, mesmo nessa situação, são desconhecidos seus riscos, especialmente sobre a inervação epidérmica. Scottish Intercollegiate Guidelines Network (SIGN) propõe que adesivo a 8% deva ser considerado no tratamento de dores neuropáticas periféricas, quando terapias de primeira linha falharam ou não foram toleradas.[98]

Associações medicamentosas

Como monoterapia se associa a eficácia limitada e reações adversas dependentes de dose, propõe-se uso combinado de fármacos no tratamento de dores neuropáticas, visando aumento de efeito analgésico e segurança.[98,184] Há algumas evidências de que associações de analgésico opioide a gabapentina, pregabalina ou antidepressivo tricíclico, de gabapentina a nortriptilina e de variados medicamentos tópicos podem ser eficazes. No entanto, os estudos têm limitações de delineamento, incluindo pequeno tamanho amostral. Além disso, é comum a descrição de alta taxa de abandono de tratamento relacionada a reações adversas, tais como sedação e alterações cognitivas. Tais fatores limitam seu emprego. Scottish Intercollegiate Guidelines Network (SIGN) propõe que, em dores neuropáticas não responsivas a uso isolado de gabapentina ou pregabalina, a associação a agente opioide (morfina ou oxicodona) seja considerada como alternativa de tratamento. Não há indicação de outras combinações em diretrizes para dores crônicas.[98]

Revisão Cochrane[185] de 21 ECRs, duplos-cegos e controlados por placebo ou outro tratamento ativo, avaliou os efeitos das seguintes associações medicamentosas: analgésico opioide com antidepressivo tricíclico (n = 77), gabapentina ou pregabalina (n = 578); gabapentina com nortriptilina (n = 56) ou ácido alfalipoico (n = 120); antidepressivo tricíclico com flufenazina (n = 90); antagonista de receptores NMDA com agente de grupo farmacológico diferente (n = 90); tramadol com paracetamol (n = 313); morfina com antagonista de colecistocinina (L-365,260) (n = 44); variados medicamentos tópicos (n = 604). Para a maioria delas, foi observada eficácia analgésica. Como muitas envolveram fármacos com ação depressora em SNC, isso pode explicar a taxa de abandono de tratamento similar ou mais alta de algumas combinações, em decorrência de efeitos adversos como sedação excessiva e alterações cognitivas, o que limita sua efetividade. Só foi possível realizar metanálise de 2 estudos (n = 386), a qual demonstrou superioridade estatisticamente significativa, mas modesta, da associação de gabapentina e analgésico opioide, em comparação a gabapentina isoladamente. Paralelamente, esta associação também determinou número significativamente maior de abandono de tratamento por reações adversas. Concluiu-se que há evidência de aumento de eficácia com o uso das associações, mas esse benefício se acompanha, algumas vezes, de menor segurança e efetividade. Como há poucos estudos disponíveis para cada combinação, e eles apresentam limitações metodológicas, não foi possível estabelecer recomendação de uso de qualquer associação em dores neuropáticas.

Em revisão descritiva, associação de tramadol e paracetamol foi considerada eficaz no tratamento de vários tipos de dores crônicas não oncológicas.[186] No entanto, o benefício é limitado e tem por base ensaios clínicos de curta duração. Além disso, relacionou-se a significativa frequência de efeitos adversos. Há poucos dados comparativos com outros medicamentos, e apenas evidências esparsas sugerem efeito sinérgico dos dois medicamentos.

Em metanálise de 8 ECRs (n = 1.359), administração de anticonvulsivantes ou antidepressivos tricíclicos, como adjuvantes de analgésicos opioides, no tratamento de dores neuropáticas associadas a câncer, mostrou-se eficaz, embora a magnitude de efeito tenha sido pequena.[187]

■ Seleção de opções terapêuticas para tratamento de dores crônicas não oncológicas

Para tratamento de dores neuropáticas em geral propõem-se antidepressivos tricíclicos, gabapentina, pregabalina e inibidores de recaptação de serotonina-norepinefrina como fármacos de primeira opção (recomendação considerada forte). Em pacientes com dor neuropática localizada, adesivo de lidocaína também pode ser considerado como terapia de primeira ou segunda linha (recomendação fraca). Analgésicos opioides, incluindo tramadol, constituem tratamento de segunda ou terceira linha. Toxina botulínica de tipo A, adesivo com alta dose de capsaicina e especificamente metadona e tapentadol, dentre os analgésicos opioides, são considerados tratamentos de terceira ou quarta linha. Outros anticonvulsivantes, como lamotrigina, oxcarbazepina e lacosamida têm eficácia questionável, sendo considerados como agentes de quarta linha por alguns (recomendação fraca). Indica-se terapia combinada em pacientes com resposta insuficiente à monoterapia. Em geral o tratamento se baseia em processo de tentativa e erro e deve ser individualizado, levando em conta comorbidades (incluindo depressão e ansiedade) e interações medicamentosas. Com os tratamentos farmacológicos disponíveis, redução de dor é, em geral, de 20 a 30%, e somente 20 a 35% dos pacientes alcançarão alívio da intensidade da dor de pelo menos 50%, o que ressalta a necessidade de abordagem multidisciplinar.[138,139,166,188]

Considerando especificamente o tratamento de dores por neuropatia diabética, diretriz de American Academy of Neurology, American Association of Neuromuscular and Electrodiagnostic Medicine e American Academy of Physical Medicine and Rehabilitation considera pregabalina eficaz, com nível A de evidência.[189-191] Venlafaxina, duloxetina, amitriptilina, gabapentina, valproato, analgésicos opioides (morfina, tramadol e formulação de liberação controlada contendo oxicodona) e capsaicina são provavelmente eficazes, devendo ser considerados no tratamento dessa neuropatia (nível B de evidência). Para outros fármacos, as evidências são menos robustas ou negativas. Concluiu-se que terapias eficazes estão disponíveis, mas muitos efeitos adversos limitam seu uso.

No Quadro 20.5, são apresentados NNT, NND, vantagens e desvantagens associadas ao uso de medicamentos empregados no tratamento de dores neuropáticas, tendo por base diretrizes,[98,103,136] revisões sistemáticas e metanálises.[138,150,151,157-164]

Adiante se apresenta o sumário da seleção de tratamento farmacológico para dores neuropáticas, estabelecendo seus níveis de evidência e graus de recomendação.

Quadro 20.5 ■ NNT, NND, vantagens e desvantagens associadas ao uso de medicamentos empregados no tratamento de dores neuropáticas.

Medicamentos	NNT (IC95%)	NND	Observações
Antidepressivos tricíclicos			
Análise combinada de NNT e NND	3,6 (3,0 a 4,4)	13,4 (9,3 a 24,4)	Eficácia bem estabelecida. NNTs menores que os demais. Menos reações adversas com baixas doses. Conveniência de dose única diária. Menor custo. Com frequência, pobremente tolerados por idosos.
Amitriptilina		5,2 (3,6 a 9,1) 3,3 (2,5 a 4,9)	Em neuropatias. Em fibromialgia (doses de 25 a 50 mg, inferiores às descritas paea dores neuropáticas). Útil em transtornos do sono.
Imipramina	–	–	Sugestão de baixa eficácia (evidência de má qualidade). Reações adversas, levando à suspensão de tratamento.
Nortriptilina	–	–	Eficácia e segurança similares às de imipramina (evidência de baixa qualidade).
Desipramina	–	–	Sugestão de baixa eficácia (evidência de muito baixa qualidade). Reações adversas, levando à suspensão de tratamento.
Inibidores de recaptação de serotonina-norepinefrina			
Duloxetina e venlafaxina (análise combinada de NNT e NND)	6,4 (5,2 a 8,4)	11,8 (9,5 a 15,2)	Ausência de efeitos adversos anticolinérgicos. Conveniências da dose única diária. Doses similares às usadas em depressão e ansiedade. Maior custo. Experiência limitada com uso prolongado. Duloxetina: ausência de efeitos adversos cardíacos; fácil titulação.
Anticonvulsivantes			
Carbamazepina	5,8 (4,3 a 9,0) 1,7 (1,3 a 2,2)	2,6 (2,1 a 3,5)	Em neuropatia diabética. Em neuralgia do trigêmeo, com doses de 600 a 3.600 mg. Evidências de baixa/moderada qualidade sobre eficácia, inclusive em neuralgia de trigêmeo. Reações adversas frequentes. Acessível.
Oxcarbazepina	6 (3,3 a 41,0)	–	Discutível eficácia em neuropatia diabética. Ineficácia em radiculopatia. Reações graves ou que levam à suspensão de tratamento.
Gabapentina	5,8 (4,3 a 9,0) 7,5 (5,2 a 14,0) 5,4 (2,9 a 31,0)	25,6 (15,3 a 78,6) 6,6 (5,3 a 9,0)	Em neuropatia diabética (doses de 900 a 3.600 mg) Em neuralgia pós-herpética (doses ≥ 1200 mg/dia). Em fibromialgia. Eficácia comparável ou superior à dos demais anticonvulsivantes. Ausência de efeitos adversos anticolinérgicos e cardíacos. Administração 3 vezes/dia. Titulação lenta. Cinética não linear. Reações adversas frequentes. Suspensão por evento adverso (11%). Poucas interações medicamentosas (ausência de inibição enzimática hepática).
Pregabalina	7,7 (6,5 a 9,4)	13,9 (11,6 a 17,4)	Esquema de administração e titulação de doses mais simples, em comparação à gabapentina. Menor frequência de reações adversas. Mais alto custo. Dose de 150 a 600 mg/dia, dividida em duas administrações. Poucas interações medicamentosas e ausência de metabolism hepático.
Neuropatia diabética	11,0 (6,1 a 54,0)	6,6 (5,4 a 8,7)	Em doses de 300 mg.
Neuralgia pós-herpética	5,3 (3,9 a 8,1)	–	
Fibromialgia	14,0 (9,0 a 33,0)	–	
Neuropatia diabética	5,0 (4,0 a 6,6)	6,1 (5,1 a 7,7)	Em doses de 600 mg. Reações adversas (18 a 28%), levando à descontinuidade de tratamento. Sonolência (15 a 25%). Ttontura (27 a 46%).
Neuralgia pós-herpética	3,9 (3,1 a 5,5)	–	
Dor neuropática central	5,6 (3,5 a 14,0)	–	
Fibromialgia	11,0 (7,1 a 21,0)	–	
Outros anticonvulsivantes			
Lacosamida	10,0 (5,2 a 120,0)	-	Em neuropatia diabética (doses de 400 mg). Evidências de ineficácia ou eficácia reduzida (baixa qualidade).
Topiramato	ND	8,6 (4,9 a 35,0)	Ineficácia em neuropatia diabética.

(continua)

Quadro 20.5 ■ NNT, NND, vantagens e desvantagens associadas ao uso de medicamentos empregados no tratamento de dores neuropáticas (*continuação*).

Medicamentos	NNT (IC95%)	NND	Observações
Agentes tópicos			
Capsaicina (adesivo 8%)	10,6 (7,4 a 18,8)	ND	Menor tamanho de efeito. Alta tolerabilidade e preferência dos pacientes. Eficaz apenas em dor localizada. Uso supervisionado por especialista. Absorção sistêmica negligenciável. Segurança maior, em relação a medicamentos de uso sistêmico.
Lidocaína (adesivo)	ND	ND	Menor tamanho de efeito. Alta tolerabilidade, maior segurança e preferência dos pacientes. Eficaz apenas em dor localizada. Absorção sistêmica negligenciável.
Analgésicos opioides			
Morfina e oxicodona	4,3 (3,4 a 5,8)	11,7 (8,4 a 19,3)	Adequada eficácia. Inicio rápido e duração prolongada. NNTs baixos. Menor segurança. Potencial para abuso. Evidências limitadas de segurança a longo prazo.
Tramadol	4,7 (3,6 a 6,7)	12,6 (8,4 a 25,3)	Inicio rápido de ação. Menor potencial de abuso. Menor tolerabilidade e segurança. Risco de síndrome serotoninérgica. Evidências limitadas a longo prazo. Potencial para abuso.
Tapentadol	10,2 (5,3 a 185,5)[i]	–	–
Outro medicamento			
Toxina botulínica de tipo A	1,9 (1,5 a 2,4)	–	Eficaz em situações específicas (com NNTs baixos). Boa segurança. Inconveniente da SC.

NNT: número de pacientes que é necessário tratar para obtenção de 1 alívio de dor de pelo menos 50%; NND: número de pacientes que é necessário para induzir 1 reação adversa (dano); ND: não determinado; IC: Intervalo de confiança.

Sumário da seleção de tratamentos farmacológicos para dores neuropáticas.			
Medicamentos	**Graus de recomendação**	**Níveis de evidência**	**Comentários**
■ **Tratamento inicial**			
Amitriptilina	I	B	Primeira escolha.* NNTs baixos, segurança aceitável, menor preço e distribuição gratuita em sistema público de saúde.
Gabapentina	I	B	Primeira escolha em polineuropatias, neuralgia pós-herpética e dor neuropática central.
Pregabalina	I	A	Alternativa em casos de ineficácia ou intolerância a amitriptilina ou gabapentina. Menor conveniência e maior preço. Aprovada para neuropatia diabética, fibromialgia e neuralgia pós-herpética
Carbamazepina	I (NTG)/ IIb (demais neuropatias)	B/C	Primeira escolha em neuralgia de trigêmeo (NTG). Alternativa em dores neuropáticas em geral (eficácia limitada e pior perfil de segurança em relação às outras opções).
■ **Tratamentos alternativos**			
Outros antidepressivos tricíclicos	IIb	B	Imipramina ou nortriptilina: alternativas para amitriptilina. Demais agentes: sem clara evidência de eficácia.
Antidepressivos inibidores da recaptação de serotonina e norepinefrina	I	A	Duloxetina: alternativa para tratamento de dor associada a fibromialgia e neuropatia diabética.
	IIb	B	Venlafaxina: não aprovada por FDA para tratamento de dor. Superior a placebo em neuropatia diabética e polineuropatias dolorosas de outras etiologias.
■ **Tratamentos adicionais**			
Analgésicos opioides em geral	IIa	B	Uso de preparações de longa ação, em pacientes cuidadosamente selecionados. Úteis para uso por curto prazo em exacerbações agudas ou fase de escalonamento de doses de fármaco de 1ª linha.
Morfina	IIa	B	Agente mais comumente empregado, mas sem evidência de superioridade em relação a outros opioides.
Tramadol	IIa	B	Agente alternativo.
Oxicodona	IIb	B	Agente alternativo.
Fentanila	IIb	B	Útil, por via transdérmica, na indisponibilidade de via oral
Buprenorfina	IIb	B	Útil, por via transdérmica, na indisponibilidade de via oral
Hidromorfona	IIb	B	Grande variabilidade individual de resposta.
Tapentadol	IIb	C	Eficácia ainda em estudo, por ser mais novo. NNTs mais altos. Não recomendado no momento.
Metadona	IIb	B	Agente alternativo. Recomendação de prescrição restrita a especialistas.
Antidepressivos inibidores seletivos da recaptação de serotonina	III	C	Evidências inconclusivas quanto à eficácia.
Outros anticonvulsivantes	III	C	Evidências inconclusivas sobre de eficácia. Pobre perfil de segurança para lamotrigina, lacosamida, oxcarbazepina, topiramato, levetiracetam, ácido valproico.
Antagonistas de receptor NMDA	III	C	Resultados inconsistentes para memantina e dextrometorfano.

(*continua*)

Sumário da seleção de tratamentos farmacológicos para dores neuropáticas. (*continuação*)			
Medicamentos	**Graus de recomendação**	**Níveis de evidência**	**Comentários**
▪ **Tratamentos tópicos**			
Lidocaína (adesivo transdérmico 5%)	IIb	B	Primeira escolha para dor neuropática localizada, em tratamento por não especialista.
Capsaicina em baixa dose	III	B	Fraca evidência para tratamento de dor neuropática.
Capsaicina em alta dose	IIa	B	Eficaz em dor neuropática localizada. Tratamento reservado a especialistas.
▪ **Outro tratamento**			
Toxina botulínica de tipo A	IIa	B	Agente alternativo, em situações específicas.

▶ Prescrição

Quanto ao esquema de administração de analgésicos não opioides em *dores leves*, inicia-se pela menor dose terapêutica do agente selecionado, podendo ser dobrada ou triplicada quando houver necessidade de maior efeito analgésico. Nesta eventualidade, deve-se cotejar o benefício daí advindo com o maior risco de reações adversas. Analgésicos não opioides apresentam efeito teto (*ceiling effect*, em inglês), ou seja, após determinada dose, eficácia analgésica não aumenta mais, apenas seus efeitos indesejáveis.

Para *dores moderadas* ou *leves não responsivas* a uso isolado de analgésico não opioide, associa-se analgésico opioide. O aumento de dose da associação também determina maior eficácia analgésica, mas com maior frequência de reações adversas. Analgésicos opioides não apresentam por si sós efeito teto. Entretanto, em virtude da formulação farmacêutica, aumento de dose é limitado por efeito teto do agente não opioide e aparecimento de efeitos adversos causados por quaisquer dos fármacos da associação.

Para *dores intensas*, as doses de analgésicos opioides devem ser individualizadas. Doses equianalgésicas servem apenas como orientação, pois as respostas a elas variam de paciente para paciente. Se este solicita mais opioide, isso deve ser visto pelo profissional como sinal de controle inadequado da dor, devido a dose insuficiente, longo intervalo de administração ou uso de prescrições rígidas (inadequadas), e não necessariamente como manifestação de abuso ou dependência. Enquanto morfina praticamente não apresenta limitação de dosagem, codeína mostra efeito "teto" com administração de 60 a 90 mg, a cada 4 h, e oxicodona atinge esse limite com uso de 80 a 90 mg nas 24 h. Atividade de codeína parece estar relacionada não somente à sua conversão a morfina, mas também à atividade própria e de outros metabólitos (norcodeína e codeína-6-glucuronídeo).[25] O controle inicial da dor requer maiores doses do que as necessárias durante a manutenção. Emprego de fármacos adjuvantes minimiza a necessidade de aumentar a dose. Em idosos, dosagem inicial deve ser menor, com incrementos correspondentes a um terço ou metade da dose.

Analgésicos opioides nem sempre têm dose máxima recomendada, nem há concordância com a definição do que constitui terapia opioide com dose alta. American Pain Society Guidelines a define como sendo o uso de mais de 200 mg de morfina ou equivalente por dia, enquanto British Pain Society Guidelines propõe doses de 120 a 180 mg ou mais. Possibilidade de superdosagem aumenta com uso de doses mais elevadas, com risco estimado anual de 0,2% em pacientes recebendo 100 mg/dia de morfina.[98]

Escolha da *via de administração* depende das necessidades do paciente. Via oral é a mais comum, pois reúne biodisponibilidade adequada e comodidade de uso. Morfina, devido a metabolismo de primeira passagem, precisa de ajuste de doses (4 a 6 vezes maiores) para ser usada oralmente, em administração única. Essa é também a situação da petidina. Para dores agudas intensas, como a do pós-operatório, usam-se via parenterais, especialmente intravenosa e neuroaxial, por meio de injeção ou infusão contínua. Analgesia autocontrolada (*patient-controlled analgesia* ou *PCA*) é técnica alternativa. Nesta, o paciente controla a administração intravenosa de opioides por meio de bomba de infusão contínua, em que a dose máxima é mantida aquém daquela que produz toxicidade, equilibrando analgesia com sedação.

American Pain Society, American Society of Regional Anesthesia and Pain Medicine e American Society of Anesthesiologists recomendam uso oral de analgésicos opioides, sempre que possível, em contraposição ao intravenoso, para tratamento de dores agudas pós-operatórias (evidências de moderada qualidade, nível B; classe IIa).[85] Quando administração parenteral for necessária, propõem o emprego por meio de analgesia controlada pelo paciente (evidências de moderada qualidade, nível B; classe IIa). Não recomendam uso da via intramuscular para tratamento de dores pós-operatórias, pois pode causar dor importante e associa-se a absorção imprevisível, resultando em analgesia inconsistente (evidências de moderada qualidade, nível B; classe III). Quanto ao *momento da administração*, aquelas sociedades não consideram adequado o uso de analgésicos opioides no período pré-operatório, visando reduzir seu consumo ou a dor no período pós-operatório, pela ausência de evidências claras de benefício (evidências de moderada qualidade, nível B; classe IIb).[85]

Intervalos entre administrações devem ser estabelecidos de modo a propiciar analgesia que cubra 24 h. Nesse contexto, opção pela administração em esquema de demanda ou em doses fixas no tratamento de dores agudas deve ser adequadamente embasada. Esquemas de demanda ("se necessário") produzem flutuações de concentrações plasmáticas, permitindo alternância entre dor intensa e analgesia, o que leva à necessidade de incremento de doses. Paralelamente, esquema de uso "quando necessário" requer grande autonomia do paciente ou da equipe de enfermagem para avaliar e administrar o tratamento proposto. Ficará a cargo deles o estabelecimento de quantidade e frequência da analgesia liberada. Algumas vezes, a prescrição de "se necessário" é interpretada como "tão pouco quanto possível" ou "menos do que o prescrito", o que não é correto. Isso também deverá ser adequadamente esclarecido àqueles que ficarem responsáveis pela aplicação do esquema proposto. Sendo assim, recomenda-se, por exemplo, uso de analgésicos em doses fixas durante o período pós-operatório, especialmente imediato. Se a dor estiver adequadamente controlada, esse esquema poderá, em alguns casos, ser gradualmente alterado para o regime de demanda. Uso de doses fixas visa manter níveis séricos constantes dos analgésicos, fazer com que o paciente fique totalmente livre de dor nesse período e facilitar a organização de paciente, seus cuidadores e/ou equipe de enfermagem, que têm horários fixos para a administração dos fármacos. Contribui, ainda, para diminuir ansiedade antecipatória de alguns pacientes, que, nos esquemas de demanda, podem passar por períodos de dor mais ou menos prolongados, antes de a equipe de enfermagem atendê-los. Isso gera estresse, na medida em que passam a temer o momento do fim de efeito do fármaco e início da dor. Por outro lado, esquema prescrito em doses fixas pode eventualmente não atender às necessidades individuais do paciente, com ocorrência de dor entre intervalos previamente estabelecidos para administração do fármaco. Por isso, recomenda-se monitoramento atento da resposta analgésica e ajuste de dose e esquema, caso necessário.

Revisão Cochrane de 3 ECRs (n = 246)[192] avaliou eficácia de esquemas analgésicos pós-operatórios, com administração em doses fixas ou por demanda (*pro re nata* ou PRN, em inglês), para crianças e adolescentes abaixo dos 16 anos. Todos foram acompanhados por até 4 dias após serem submetidos a amigdalectomia, recebendo prescrição de paracetamol isoladamente ou em associação a analgésico opioide. Embora intensidade do sintoma tenha diminuído ao longo do tempo, de modo similar nos dois grupos, houve crianças que persistiram relatando dor ao final da avaliação, sugerindo que ambas as formas de administração podem apresentar falha terapêutica. Reações adversas também foram similares. Em um estudo, maior quantidade de analgésico foi consumida no grupo com esquema de doses fixas. No entanto, isso não representou maior analgesia. Concluiu-se que não há evidências suficientes para se privilegiar um esquema em detrimento do outro, para obtenção de analgesia pós-operatória em pediatria.

A *duração de tratamento* deve ser tão breve quanto possível no manejo de dores agudas, já que efeitos adversos são proporcionais a dose e tempo de uso. Já para as dores crônicas, os tratamentos têm habitualmente duração de meses, podendo chegar a anos.

Quadros 20.6 e 20.7 apresentam esquemas de administração de analgésicos opioides e não opioides de uso comum, em adultos e crianças.[9,22,24,29]

Paracetamol apresenta boa biodisponibilidade oral (63 a 90%) em adultos. Alimentos reduzem sua taxa de absorção, com queda de 49% na concentração máxima. Já o uso de cafeína a aumenta.

Para alívio rápido da dor, paracetamol não deve ser administrado com alimento ou após as refeições, especialmente se houver alta ingestão de carboidratos. Como sua absorção está relacionada à taxa de esvaziamento gástrico, fármacos pró-cinéticos (como metoclopramida) aumentam a taxa de absorção. Ao contrário, fármacos que reduzem esvaziamento (como morfina) tornam mais lenta a absorção e, em alguns casos, impedem obtenção de níveis plasmáticos terapêuticos.

Em período pós-operatório imediato, há considerável variabilidade individual na absorção oral, o que leva a marcadas e imprevisíveis variações nas concentrações plasmáticas. Isso se relaciona a retardo de esvaziamento gástrico, que, por ter alta incidência pós-operatória, pode limitar a utilidade de paracetamol oral nesse contexto. Pode haver prejuízo adicional pela administração concomitante de analgésicos opioides, que acentuam a redução de motilidade gastrointestinal. Esses efeitos também ocorrem em administração por sonda nasogástrica.

Dipirona é profármaco. Por via oral, é rápida e extensamente hidrolisada na parede do trato intestinal, de forma não enzimática, levando à formação de metabólito ativo, denominado 4-metil-amino-antipirina (4-MAA), antes da absorção. Efeito da alimentação sobre absorção é clinicamente insignificante. Nenhuma alteração de eliminação é encontrada em deficiência renal crônica. Porém, pacientes criticamente doentes, com insuficiência renal aguda, podem apresentar prolongamento da meia-vida de 4-MAA para mais de 40 h, o que pode contribuir para reações graves por acúmulo. Recomenda-se alteração de dosagem em pacientes com insuficiência renal aguda ou prejuízo de função cardiovascular devido a choque. Carreadores assintomáticos de vírus da hepatite B, com função hepática normal,

Quadro 20.6 ■ Esquemas de administração oral de analgésicos não opioides para adultos.

Fármacos	Pró-dose (mg)	Intervalo de administração (h)	Início de ação (min)	Pico de efeito (h)	Dose máxima diária
Ácido acetilsalicílico	500 a 1.000	4 a 6[a]	30	1 a 2	4 g
Cetoprofeno	25 a 50	6 a 8	30	0,5 a 2	300 mg
Cetorolaco[b]	10 a 20	4 a 6	50	2 a 3	60 a 80 mg
Diclofenaco	50	8	1 a 2	1 a 2	150 mg
Dipirona	500 a 1.000[c]	6	30 a 60	4 a 6	4 a 5 g
Ibuprofeno	200 a 400	4 a 6	30 a 60	1 a 2	1,2 g a 3,2 g[d]
Naproxeno	500	12	60	1 a 2	1,25 g
Paracetamol	500 a 1.000	4	30	1 a 2	4 mg[e]

[a]Aumento da dose corresponde a aumento de meia-vida e, portanto, requer aumento no intervalo entre doses. Meia-vida passa de 3 a 5 h, com dose de 600 mg/dia, para 12 a 16 h, com dose superior a 3,6 g/dia. [b]Não administrar por mais de 5 dias. [c]Mesmo esquema empregado IV, para adultos. Para crianças, dose oral eficaz é de 20 mg/kg, repetida por até 4 vezes no dia. Alguns autores recomendam 10 a 12 mg/kg, por até 3 vezes/dia. [d]Doses diárias máximas: 1,2 g, com finalidade analgésica e antitérmica (especialmente em automedicação); 3,2 g, no tratamento de doenças reumáticas. Dose máxima diária preconizada é de 40 mg/kg. [e]Risco de hepatotoxicidade, em adultos, após ingestão aguda de dose superiores a 7,5 g (150 a 250 mg/kg) ou crônica de doses supraterapêuticas. Doses potencialmente fatais: 20 a 25 g ou mais.[9]

Quadro 20.7 ■ Esquema de administração oral de paracetamol e ibuprofeno em crianças.

		Paracetamol		Ibuprofeno	
Peso corporal[a] (kg)	Faixa etária	Pró-dose (mg)	Intervalo (h)	Pró-dose (mg)	Intervalo (h)
2,7 a 4,9	0 a 3 meses	40	6 a 8	–	–
5 a 8	4 a 11 meses	80	6 a 8	50	6 a 8
8,1 a 10,9	12 a 23 meses	120	4 a 6	75	6 a 8
11 a 15,9	2 a 3 anos	160	4 a 6	100	6 a 8
16 a 21,9	4 a 5 anos	240	4 a 6	150	6 a 8
22 a 26,9	6 a 8 anos	320	4 a 6	200	6 a 8
27 a 32,9	9 a 10 anos	400	4 a 6	250	6 a 8
33 a 43	11 anos	480	4 a 6	300	6 a 8

[a]Recomenda-se o uso preferencial do cálculo com base em peso corporal. Caso este não esteja disponível, usa-se, então, a idade como parâmetro de escolha da dose a ser empregada.

apresentam metabolismo oxidativo hepático de dipirona prejudicado, com prolongamento de meia-vida de 4-MAA, em comparação a indivíduos sadios.

Diclofenaco está disponível em duas formulações. Diclofenaco potássico é formulado em comprimidos de liberação imediata, para ser absorvido no estômago. Já o diclofenaco sódico, em geral comercializado sob a forma de comprimidos de revestimento entérico, resiste à dissolução no meio gástrico de pH baixo, liberando o fármaco no duodeno. Formulação potássica tem como vantagem o fato de proporcionar efeito analgésico mais rápido que a formulação sódica (latência para pico sérico de 1 h *versus* 2 h, respectivamente).

Cetorolaco é usado por vias oral, intramuscular, intravenosa e sublingual. Duração máxima recomendada para terapia parenteral é de 2 dias no Reino Unido, e os pacientes devem passar para a administração oral logo que possível. A via oral fica limitada a 7 dias. Em EUA e Brasil, recomenda-se que a duração máxima da terapia não deva exceder 5 dias.

Quanto aos *analgésicos opioides*, podem ser administrados por diferentes vias. Todos são metabolizados no fígado e devem ser usados com cuidado em pacientes com doença hepática. Doença renal também afeta a farmacocinética de morfina, codeína e petidina, causando acúmulo de seus metabólitos e, consequentemente, reações tóxicas e específicas para cada um desses agentes. Morfina tem biodisponibilidade oral variável (15 a 65%), o que justifica a diferença de doses entre vias oral e parenterais.

No Quadro 20.8, apresentam-se farmacocinética clínica e dosagens de analgésicos opioides.

No Quadro 20.9, estão esquemas de administração de fármacos empregados no tratamento de dores neuropáticas.[24,98,136]

Quadro 20.8 ■ Farmacocinética clínica e dosagens de analgésicos opioides.

Agentes	Doses equianalgésicas orais (mg)[a]	Doses equianalgésicas parenterais (mg)	Doses usuais para adultos (mg)	Doses iniciais para crianças (mg/kg)	Vias	Meia-vida (h)	Intervalos de administração (h)	Início de efeito (min)	Duração de efeito[b] (h)
Morfina[c]	30 a 60	10	5 a 10	0,1 a 0,2	IV	2 a 4	3 a 4	5 a 10	4
	–	–	10 a 15	0,1 a 0,2	IM, SC		2 a 4	5 a 15	3 a 5
	–	–	10 a 30	0,2 a 0,5	VO		3 a 4	60	3 a 5
Petidina[d]	–	100	30	0,75 a 1,50	IV	2,5 a 4,0	1	5 a 10	1
Codeína[e]	130	75	30 a 60	0,5 a 1,0	VO	2,5 a 3,5	4 a 6	30 a 60	4 a 6
Hidromorfona[f]	7,5	1,5	1 a 4	0,06	VO	1 a 3	4 a 6	15 a 30	4 a 5
	–	–	1 a 4	0,015	Parenteral		4 a 6	15 a 30	4 a 5
Metadona	10 a 20	10	5 a 10	0,1 a 0,2	VO	15 a 29	4 a 6	30 a 60	6 a 8[g]
	–	–	10	0,1	IV		4	10 a 20	ND
	–	–	5 a 10	0,1 a 0,2	IM/SC		4 a 6	10 a 20	ND
Oxicodona	20 a 30	–	5 a 10	0,2	VO	2 a 3	4 a 6	10 a 15	3 a 6
Tramadol[g]	100	100	50 a 100	–	VO	6	4 a 6	60	9
	–	–	50 a 100	–	Parenteral		6	ND	ND
Buprenorfina	–	0,4	0,3 a 0,6	0,004	IM/IV	2 a 3	6	10 a 30	6 a 8
	–	–	1	–	IV		3 a 4	< 10	3 a 4
Nalbufina	–	10	10	0,1 a 0,2	IM	3,5 a 5,0	3 a 6	30	3 a 6
	–	–	10	0,1 a 0,2	IV		3 a 6	1 a 3	3 a 6

VO: via oral; IM: intramuscular; IV: intravenosa; SC: subcutânea; ND: não disponível. [a]Variações se devem a diferenças de valores encontrados na literatura. [b]Duração média da primeira dose, já que uso crônico pode determinar duração de ação variável de uma determinada dose. [c]Doses orais repetidas mantêm relação de 1:3 com as parenterais. Para infusão intravenosa contínua: 0,025 a 2 mg/kg/h. [d]Não deve ser usada por mais de 48 h ou em dose diária superior a 600 mg. [e]Para adultos, não exceder 240 mg/dia (= 24 mg de morfina); para crianças, prescrever, no máximo, 60 mg/dose VO. [f]Doses de 10 a 30 μg/kg para uso intermitente ou 7 a 15 μg/kg/h para infusão intravenosa contínua. [g]Uso em crianças não é recomendado; não exceder dose diária de 400 mg (= 80 mg de morfina).

Quadro 20.9 ■ Esquemas de administração de fármacos para tratamento de dores neuropáticas.

Medicamentos	Esquema de administração	Comentários
Amitriptilina	25 a 150 mg/dia VO	Início: 10 mg/dia. Incrementos semanais: 10 a 25 mg/dia. Administração única, à noite. Sem efetividade com doses > 125 a 150 mg/dia.
Buprenorfina (adesivo)	5 a 25 mg, via transdérmica, por semana	Inicial: adesivo 5 μg/h (total: 5 mg), aplicado a cada 7 dias. Titulação de dose, com intervalo mínimo de 72 h. Dose máxima de 20 μg/h (total: 20 mg), aplicado a cada 7 dias.
Capsaicina (creme a 0,075%)	Inicial: aplicação 5 vezes/dia Manutenção: aplicação 3 vezes/dia	Administração em áreas restritas. Início de ação imediato, mas leva até 4 semanas para dessensibilização.
Capsaicina (adesivo 8%)	Aplicação por 1 h, a cada 3 meses	Realizada por profissional treinado.
Carbamazepina	100 a 1.600 mg/dia VO	Início: 100 a 200 mg/dia. Incrementos a cada 2 semanas: 100 a 200 mg, até 1,6 g/dia, subdivididos em 2 a 4 tomadas.
Duloxetina	30 a 120 mg/dia VO	Início: 20 a 30 mg/dia (dose única). Incrementos semanais: 20 a 30 mg, até 60 mg/dia (dose máxima eficaz, alcançada em 2 a 3 semanas).
Fentanila (adesivo)	Aplicação a cada 72 h	Liberação sustentada durante 48 a 72 h.

(continua)

Quadro 20.9 ■ Esquemas de administração de fármacos para tratamento de dores neuropáticas. *(continuação)*

Medicamentos	Esquema de administração	Comentários
Gabapentina	900 a 3.600 mg/dia VO	Início: 100 a 300 mg, à noite. Incrementos semanais: 100 a 300 mg. Dose mínima usual: 1,2 g/dia. Dose máxima: 3,6 g/dia, subdividida em 3 tomadas.
Imipramina	25 a 75 mg/dia VO	Início: 25 mg/dia. Incrementos semanais: 10 a 12,5 mg/dia
Lidocaína (adesivo)	Até 3 adesivos por vez	Usar por 12 h e permanecer 12 h sem aplicação. Descontinuar após 4 semanas, se não houver resposta.
Morfina (ou equivalente)	10 a 15 mg (ou dose equianalgésica), a cada 4 h	Após 1 a 2 semanas, converter dose diária total em dose equianalgésica de morfina de liberação prolongada ou oxicodona (esquema preferencial) ou fentanila transdérmica. Dose máxima: 180 mg (sem apoio de especialista).
Nortriptilina	25 a 75 mg/dia VO	Início: 25 mg/dia. Incrementos semanais: 10 a 12,5 mg/dia, até atingir resposta ou dose máxima.
Pregabalina	150 a 600 mg/dia VO	Início: 50 mg, a cada 8 h, ou 75 mg, a cada 12 h. Incrementos semanais: 150 mg, até 300 mg, 2 vezes/dia.
Tramadol	100 a 400 mg/dia VO	Início: 50 mg, a cada 12 h ou 24 h. Incrementos semanais, até dose total máxima de 400 mg (100 mg, 4 vezes/dia). Metabolismo via CYPD, com formação de metabólitos ativos.
Venlafaxina	37,5 a 225 mg/dia VO	Início: 37,5 a 75 mg/dia. Incrementos semanais de 37,5 a 75 mg. Dose máxima: 225 mg/dia. Formulação de liberação imediata: 3 vezes/dia. Formulação de liberação prolongada: 1 vez/dia. Alcance de dose eficaz em 2 a 3 semanas.

VO: via oral.

▶ Seguimento

Avaliação da eficácia analgésica é feita pelo relato do paciente de que houve alívio da dor, comumente expresso por meio de escores em escalas específicas, e por dados objetivos, como melhora de padrão de sono e desempenho locomotor, desaparecimento de posturas antálgicas, diminuição de espasmos musculares, incapacidade funcional e outras manifestações dependentes de localização e intensidade da dor. Também pode ser aferida por melhora de incapacidade funcional e de aspectos emocionais. Relato do próprio paciente é o indicador mais confiável e válido. Localização, características e intensidade da dor, fatores que a aliviam ou exacerbam devem ser monitorados e documentados sistematicamente. Ensaios clínicos também utilizam consumo adicional de outros analgésicos como medida de eficácia. Melhora de humor, sono, relacionamento familiar e social, capacidade de realizar atividades diárias são parâmetros clinicamente relevantes, em especial para seguimento de tratamentos de dores crônicas.

Avaliação da intensidade de dor pode ser realizada por meio de diferentes instrumentos uni ou multidimensionais – escalas verbal (*verbal rating scale* ou VRS), numérica (*numeric rating scale* ou NRS), analógica visual (*visual analog scale* ou VAS), analógica visual adaptada para a forma de rampa (para crianças), de faces, *McGill Pain Questionnaire* (MPQ), *Wiscosin Brief Pain Questionnaire* (BPQ), entre outros. Também pode ser feita por meio de medidas indiretas, como alterações comportamentais (movimentação, expressão facial, postura) ou de parâmetros fisiológicos (cardiorrespiratórios, hormonais e metabólicos), biopotenciais, neuroimagem e biomarcadores biológicos.[193]

Critérios de eficácias mínima e máxima são descritos em diferentes estudos, para comparação entre tratamentos.[194] Em estudos de dores agudas, resposta de analgésicos tem sido medida como porcentagem da eficácia máxima possível. Critério de eficácia mínima (*minimum efficacy criteria* ou MEC, em inglês) de 0% ou de pelo menos 15%, 30%, 50% ou 70% de alívio da dor podem ser usados para avaliar estabilidade de efeito em determinado momento ou ao longo do tempo. Tempo decorrido até o emprego de analgesia adicional é desfecho alternativo de eficácia analgésica. Com base no benefício relativo, mensurado na comparação com placebo ou outro tratamento ativo, pode-se determinar o número de pacientes que necessitam receber o tratamento em questão, para que um deles alcance o desfecho desejado. É o chamado número necessário tratar ou NNT, comumente mensurado para obtenção de pelo menos 30% ou 50% de alívio de dor, em relação ao controle.

Segundo IMMPACT (*Initiative on Methods, Measurement, and Pain Assessment in Clinical Trials*), 4 domínios-chave são recomendados para adequada avaliação de desfechos analgésicos: intensidade da dor, funcionamento físico, funcionamento emocional, percepção do paciente de melhoria como um todo. Para o primeiro domínio, é recomendada a escala analógica visual como o método mais prático e sensível. Para o segundo, preconiza-se avaliação por meio de questionários de autorrelato previamente validados, como *Multidimensional Pain Inventory* ou *Brief Pain Inventory*. Para o terceiro domínio, *Beck Depression Inventory* e *Profile of Mood States* são recomendados. Por fim, para o último domínio, *Patient Global Impression of Change* pode ser usado.[98]

No Quadro 20.10, são apresentadas reações adversas relacionadas a analgésicos e adjuvantes empregados no tratamento de dores agudas e crônicas.[9,22,24,29,195-200]

Quadro 20.10 ■ Reações adversas e toxicidade relacionadas a tratamento farmacológico de dores agudas e crônicas.

Medicamentos	Reações adversas a medicamentos e toxicidade
Ácido acetilsalicílico	Pirose, anorexia, náuseas, dispepsia, sangramento, gastrite e erosões gástricas. Inibição da agregação plaquetária. Precipitação de crise em pacientes com asma brônquica. Síndrome de Reye em crianças com infecções virais (influenza, herpes ou varicela-zóster). Reações de hipersensibilidade.
AINEs	Gastrointestinais e cardiovasculares. Alterações de função renal e pressão arterial. Inibição da agregação plaquetária. Precipitação de crise em pacientes asmáticos. Reações de hipersensibilidade.
Analgésicos opioides	Sonolência ou sedação, tontura, boca seca, prurido, náuseas, vômito, constipação intestinal. Depressão respiratória. Convulsões. Hipogonadismo. Depressão imunológica. Dependência, abuso, adição. Maior risco de queda e piora da função cognitiva em idosos.
Antidepressivos tricíclicos	Sonolência ou sedação, boca e olhos secos, visão turva, retenção urinária, constipação intestinal, hipotensão ortostática. Taquicardia, infarto do miocárdio e morte súbita (com doses > 100 mg/dia). Redução de limiar convulsivo. Maior risco de queda e piora da função cognitiva em idosos.
Capsaicina (adesivo)	Irritação cutânea local temporária (sensação de queimação, eritema, *rash*, coceira).

(continua)

Quadro 20.10 ■ Reações adversas e toxicidade relacionadas a tratamento farmacológico de dores agudas e crônicas. *(continuação)*

Medicamentos	Reações adversas a medicamentos e toxicidade
Dipirona	Náuseas, vômito e sonolência. Queda abrupta de pressão arterial (administração intravenosa rápida). Anemia hemolítica, anemia aplásica. Anafilaxia, graves reações cutâneas, broncospasmo. Agranulocitose (rara). Prejuízo de função renal em intoxicação.
Duloxetina	Náuseas (temporária e dependente de dose). Aumento de pressão arterial e frequência cardíaca. Hepatotoxicidade (rara).
Gabapentina	Sedação e tontura. Risco de queda e piora da função cognitiva em idosos. Diarreia, confusão, náuseas, edema periférico e ganho de peso.
Lidocaína (adesivo)	Irritação cutânea local.
Paracetamol	Reações de hipersensibilidade (raras). Lesões hepáticas graves e/ou disfunção renal em intoxicação (consumo agudo de doses supraterapêuticas ou uso crônico de doses altas, no limite superior da faixa recomendada).
Pregabalina	Sonolência ou sedação, tontura, edema periférico, ganho de peso, euforia.
Tramadol	Sonolência ou sedação, tontura, boca seca, náuseas, vômito, constipação intestinal, hipotensão ortostática. Abuso, adição e dependência. Redução de limiar convulsivo.
Venlafaxina	Aumento de pressão arterial e frequência cardíaca. Alterações eletrocardiográficas (5%).

▶ Referências bibliográficas

1. International Association for the Study of Pain. *IASP Taxonomy* [Internet]. May 2012. Disponível em: http://www.iasp-pain.org/Taxonomy#Pain [Acesso em: 20/12/2015].
2. IOM Committee on Advancing Pain Research, Care, and Education Board on Health Sciences Policy. *Institute of Medicine: Relieving pain in America. A blueprint for transforming prevention, care, education, and research* [Internet]. Disponível em: http://iprcc.nih.gov/docs/032712_mtg_presentations/iom_pain_report_508 comp.pdf [Acesso em: 20/12/2015].
3. Reid KJ, Harker J, Bala MM, Truyers C, Kellen E, Bekkering GE, Kleijnen J. Epidemiology of chronic non-cancer pain in Europe: narrative review of prevalence, pain treatments and pain impact. *Curr Med Res Opin* 2011; 27:449-462.
4. van Hecke O, Torrance N, Smith BH. Chronic pain epidemiology and its clinical relevance. *Br J Anaesth*. 2013; 111: 13-18.
5. Langley PC. The prevalence, correlates and treatment of pain in the European Union. *Curr Med Res Opin.* 2011; 27(2): 463-480.
6. Langley P, Müller-Schwefe G, Nicolaou A, Liedgens H, Pergolizzi J, Varrassi G. The societal impact of pain in the European Union: health-related quality of life and healthcare resource utilization. *J Med Econ.* 2010; 13(3): 571-581.
7. Langley PC, Van Litsenburg C, Cappelleri JC, Carroll D. The burden associated with neuropathic pain in Western Europe. *J Med Econ.* 2013; 16(1): 85-95.
8. Phillips CJ, Harper C. The economics associated with persistent pain. *Curr Opin Support Palliat Care.* 2011; 5 (2):127-130.
9. Grosser T, Smyth EM, Fitzgerald GA. Anti-inflammatory, antipyretic, and analgesic agents; pharmacotherapy of gout. In: Brunton LL, Chabner BA, Knollmann BC, eds. *Goodman & Gilman's the pharmacological basis of therapeutics*. 12 ed. New York: McGraw-Hill, 2011: 959-1.004.
10. Brasil. Ministério da Saúde. Agência Nacional de Vigilância Sanitária (ANVISA). Medicamentos. *Consulta a bancos de dados* [Internet]. Disponível em: http://www7.anvisa.gov.br/datavisa/Consulta_Produto/consulta_medicamento.asp [Acesso em: 30/11/2015].
11. Bárzaga Arencibia Z, Choonara I. Balancing the risks and benefits of the use of over-the-counter pain medications in children. *Drug Saf.* 2012; 35(12): 1.119-1.125.
12. Polzin A, Hohlfeld T, Kelm M, Zeus T. Impairment of aspirin antiplatelet effects by non-opioid analgesic medication. *World J Cardiol.* 2015; 7(7): 383-391.
13. Derry S, Moore RA. Single dose oral aspirin for acute postoperative pain in adults. *Cochrane Database Syst Rev.* 2012 Apr 18; 4:CD002067.
14. Pogatzki-Zahn E, Chandrasena C, Schug SA. Nonopioid analgesics for postoperative pain management. *Curr Opin Anaesthesiol*. 2014; 27(5): 513-519.
15. Messerer B, Grögl G, Stromer W, Jaksch W. Pediatric perioperative systemic pain therapy: Austrian interdisciplinary recommendations on pediatric perioperative pain management. *Schmerz*. 2014; 28(1): 43-64.
16. Edwards J, Meseguer F, Faura C, Moore RA, McQuay HJ, Derry S. Single dose dipyrone for acute postoperative pain. *Cochrane Database Syst Rev.* 2010 Sep 8; 9:CD003227.
17. Weinman D, Nicastro O, Akala O, Friedman BW. Parenteral treatment of episodic tension-type headache: a systematic review. *Headache.* 2014; 54(2): 260-268.
18. Falch C, Vicente D, Häberle H, Kirschniak A, Müller S, Nissan A, Brücher BL. Treatment of acute abdominal pain in the emergency room: a systematic review of the literature. *Eur J Pain.* 2014; 18(7): 902-913.
19. McMurray JJ, Adamopoulos S, Anker SD, Auricchio A, Böhm M, Dickstein K et al. Guidelines for the diagnosis and treatment of acute and chronic heart failure 2012: The Task Force for the Diagnosis and Treatment of Acute and Chronic Heart Failure 2012 of the European Society of Cardiology. Developed in collaboration with the Heart Failure Association (HFA) of the ESC. *Eur Heart J*. 2012; 33: 1.787-1.847.
20. Montalescot G, Sechtem U, Achenbach S, Andreotti F, Arden C, Budaj A et al. 2013 ESC guidelines on the management of stable coronary artery disease: the Task Force on the management of stable coronary artery disease of the European Society of Cardiology. *Eur Heart J*. 2013; 34: 2.949-3.003.
21. Curtis BR. Drug-induced immune neutropenia/agranulocytosis. *Immunohematology*. 2014; 30(2):95-101.
22. Ferreira MBC. Analgésicos não-opioides. In: Fuchs FD, Wannmacher L, eds. *Farmacologia clínica. Fundamentos da terapêutica racional*. 4 ed. Rio de Janeiro: Guanabara Koogan; 2010: 342-378.
23. Castellsague J, Riera-Guardia N, Calingaert B, Varas-Lorenzo C, Fourrier-Reglat A, Nicotra F et al. Individual NSAIDs and upper gastrintestinal complications: a systematic review and meta-analysis of observational studies (the SOS project). *Drug Saf.* 2012; 35(12): 1.127-1.146.
24. Dana WJ, Fuller MA, Goldman MP, Golembiewski JA, Gonzales JP, Lowe JF, Snoke J. *Drug information handbook*. 2013-2014. 22 ed. Ohio, USA: Lexicomp; 2013.
25. Mattia C, Coluzzi F. A look inside the association codeine-paracetamol: clinical pharmacology supports analgesic efficacy. *Eur Rev Med Pharmacol Sci*. 2015; 19(3): 507-516.
26. [No authors]. Biliary colic and complications from gallstones. *BPJ*. 2014; 61:28-35.
27. Thompson DR. Narcotic analgesic effects on the sphincter of Oddi: a review of the data and therapeutic implications in treating pancreatitis. *Am J Gastroenterol*. 2001; 96:1.266-1.272.
28. Basurto Ona X, Rigau Comas D, Urrútia G. Opioids for acute pancreatitis pain. *Cochrane Database Syst Rev.* 2013 Jul 26; 7: CD009179.
29. Yaksh TL, Wallace MS. Opioids, analgesia, and pain management. In: Brunton LL, Chabner BA, Knollmann BC, eds. *Goodman & Gilman's the pharmacological basis of therapeutics*. 12 ed. New York: McGraw-Hill, 2011: 481-525.
30. Tramadol. Bulário eletrônico ANVISA. [Internet]. Disponível em: http://www.anvisa.gov.br/datavisa/fila_bula/index.asp [Acesso em 20/12/2015].
31. Ultram®. FDA label. [Internet]. Disponível em: http://www.accessdata.fda.gov/drugsatfda_docs/label/2009/020281 s032 s033 lbl.pdf [Acesso em 20/12/2015]
32. Tramadol: Drug Safety Communication – FDA Evaluating Risks of Using in Children Aged 17 and Younger. [Posted 09/21/2015]. [Internet]. Disponível em: http://www.fda.gov/Safety/MedWatch/SafetyInformation/SafetyAlertsforHumanMedicalProducts/ucm463499.htm [Acesso em 20/12/2015].
33. Wiffen PJ, Derry S, Naessens K, Bell RF. Oral tapentadol for cancer pain. *Cochrane Database Syst Rev.* 2015 Sep 25; 9: CD011460.
34. Academia Brasileira de Neurologia. ANVISA – RESOLUÇÃO ANVISA/DC n° 6, de 18 de fevereiro de 2014. Disponível em: http://abneuro.org.br/comunicados/detalhes/276/anvisa-resolucao-anvisa-dc-n-6-de-18-de-fevereiro-de-2014 [Acesso em: 20/12/2015].
35. Argoff CE. Recent management advances in acute postoperative pain. *Pain Pract.* 2014; 14(5): 477-487.
36. Aubrun F, Mazoit JX, Riou B. Postoperative intravenous morphine titration. *Br J Anaesth.* 2012; 108 (2): 193-201.
37. Dahl JB, Nielsen RV, Wetterslev J, Nikolajsen L, Hamunen K, Kontinen VK et al. Post-operative analgesic effects of paracetamol, NSAIDs, glucocorticoids, gabapentinoids and their combinations: a topical review. *Acta Anaesthesiol Scand*. 2014; 58 (10): 1.165-1.181.

38. Moore RA, Derry S, Aldington D, Wiffen PJ. Single dose oral analgesics for acute postoperative pain in adults – an overview of Cochrane reviews. *Cochrane Database Syst Rev.* 2015 Sep 28; 9: CD008659.
39. Moll R, Derry S, Moore RA, McQuay HJ. Single dose oral mefenamic acid for acute postoperative pain in adults. *Cochrane Database Syst Rev.* 2011 Mar 16; 3: CD007553.
40. Barden J, Derry S, McQuay HJ, Moore RA. Single dose oral ketoprofen and dexketoprofen for acute postoperative pain in adults. *Cochrane Database Syst Rev.* 2009 Oct 7; 4:CD007355.
41. Derry S, Moore RA, McQuay HJ. Single dose oral codeine, as a single agent, for acute postoperative pain in adults. *Cochrane Database Syst Rev.* 2010 Apr 14; 4: CD008099.
42. Derry S, Wiffen PJ, Moore RA. Single dose oral diclofenac for acute postoperative pain in adults. *Cochrane Database Syst Rev.* 2015 Jul 7; 7: CD004768.
43. Tirunagari SK, Derry S, Moore RA, McQuay HJ. Single dose oral etodolac for acute postoperative pain in adults. *Cochrane Database Syst Rev.* 2009 Jul 8; 3: CD007357.
44. Sultan A, McQuay HJ, Moore RA, Derry S. Single dose oral flurbiprofeno for acute postoperative pain in adults. *Cochrane Database Syst Rev.* 2009 Jul 8; 3: CD007358.
45. Derry C, Derry S, Moore RA, McQuay HJ. Single dose oral ibuprofen for acute postoperative pain in adults. *Cochrane Database Syst Rev.* 2009 Jul 8; 3: CD001548.
46. Derry S, Moore RA. Single dose oral celecoxib for acute postoperative pain in adults. *Cochrane Database Syst Rev.* 2013 Oct 22; 10: CD004233.
47. Clarke R, Derry S, Moore RA. Single dose oral etoricoxib for acute postoperative pain in adults. *Cochrane Database Syst Rev.* 2014 May 8; 5:CD004309.
48. Roy YM, Derry S, Moore RA. Single dose oral lumiracoxib for postoperative pain in adults. *Cochrane Database Syst Rev.* 2010 Jul 7; 7: CD006865.
49. Lloyd R, Derry S, Moore RA, McQuay HJ. Intravenous or intramuscular parecoxibe for acute postoperative pain in adults. *Cochrane Database Syst Rev.* 2009 Apr 15; 2:CD004771. [Assessed as up-to-date: 15 SEP 2011.]
50. Bulley S, Derry S, Moore RA, McQuay HJ. Single dose oral rofecoxib for acute postoperative pain in adults. *Cochrane Database Syst Rev.* 2009 Oct 7; 4:CD004604.
51. Derry CJ, Derry S, Moore RA, McQuay HJ. Single dose oral naproxen and naproxen sodium for acute postoperative pain in adults. *Cochrane Database Syst Rev.* 2009 Jan 21; 1:CD004234.
52. Toms L, McQuay HJ, Derry S, Moore RA. Single dose oral paracetamol (acetaminophen) for postoperative pain in adults. *Cochrane Database Syst Rev.* 2008 Oct 8; 4: CD004602.
53. Moore RA, Edwards J, Loke Y, Derry S, McQuay HJ. Single dose oral piroxicam for acute postoperative pain. *Cochrane Database Syst Rev.* 2000 Apr 24; 2:CD002762 [Publication status and date: Stable, published in Issue 8, 2010].
54. Zahrowski JJ. Good evidence supports acetaminophen as an effective and safe reliever of acute postoperative pain. *J Am Dent Assoc.* 2010; 141(4): 455-456.
55. De Oliveira GS Jr, Agarwal D, Benzon HT. Perioperative single dose ketorolac to prevent postoperative pain: a meta-analysis of randomized trials. *Anesth Analg.* 2012; 114(2):424-433.
56. Derry S, Wiffen PJ, Moore RA. Single dose oral ibuprofen plus caffeine for acute postoperative pain in adults. *Cochrane Database Syst Rev.* 2015 Jul 14; 7: CD011509.
57. Derry S, Karlin SM, Moore RA. Single dose oral ibuprofen plus codeine for acute postoperative pain in adults. *Cochrane Database Syst Rev.* 2015 Feb 5; 2: CD010107.
58. Toms L, Derry S, Moore RA, McQuay HJ. Single dose oral paracetamol (acetaminophen) with codeine for postoperative pain in adults. *Cochrane Database Syst Rev.* 2009 Jan 21; 1: CD001547.
59. Derry CJ, Derry S, Moore RA. Single dose oral ibuprofen plus paracetamol (acetaminophen) for acute postoperative pain. *Cochrane Database Syst Rev.* 2013 Jun 24; 6: CD010210.
60. Gaskell H, Derry S, Moore RA, McQuay HJ. Single dose oral oxycodone and oxycodone plus paracetamol (acetaminophen) for acute postoperative pain in adults. *Cochrane Database Syst Rev.* 2009 Jul 8; 3:CD002763.
61. Dhillon S. Tramadol/paracetamol fixed-dose combination: a review of its use in the management of moderate to severe pain. *Clin Drug Investig.* 2010; 30 (10):711-738.
62. Kokki H, Kokki M, Sjövall S. Oxycodone for the treatment of postoperative pain. *Expert Opin Pharmacother.* 2012; 13 (7):1.045-1.058.
63. Katz N, Paillard FC, Van Inwegen R. A review of the use of the number needed to treat to evaluate the efficacy of analgesics. *J Pain.* 2015; 16(2):116-123.
64. Moore A. Number needed to treat-just one of the cards in the pack. *J Pain.* 2015; 16 (2): 124-125.
65. Moore A. *What is an NNT? What is...?* Series. 2 ed. 2009. [Internet]. Disponível em: http://www.medicine.ox.ac.uk/bandolier/painres/download/whatis/nnt.pdf [Acesso em: 20/12/2015].
66. Espitalier F, Tavernier E, Remérand F, Laffon M, Fusciardi J, Giraudeau B. Heterogeneity in meta-analyses of treatment of acute postoperative pain: a review. *Br J Anaesth.* 2013; 111(6): 897-906.
67. Moore RA, Wiffen PJ, Derry S, Maguire T, Roy YM, Tyrrell L. Non-prescription (OTC) oral analgesics for acute pain – an overview of Cochrane reviews. *Cochrane Database Syst Rev.* 2015 Nov 4; 11: CD010794.
68. Moore RA, Derry S, Aldington D, Wiffen PJ. Adverse events associated with single dose oral analgesics for acute postoperative pain in adults – an overview of Cochrane reviews. *Cochrane Database Syst Rev.* 2015 Oct 13; 10: CD011407.
69. Patrono C, Baigent C. Nonsteroidal anti-inflammatory drugs and the heart. *Circulation.* 2014; 129(8):907-916.
70. Patrício JP, Barbosa JP, Ramos RM, Antunes NF, de Melo PC. Relative cardiovascular and gastrointestinal safety of non-selective non-steroidal anti-inflammatory drugs *versus* cyclo-oxygenase-2 inhibitors: implications for clinical practice. *Clin Drug Investig.* 2013; 33 (3):167-183.
71. Sherve K, Gerard CJ, Neher JO, St. Anna L. Cardiovascular effects of NSAIDs. *Am Fam Physician.* 2014 Aug 15; 90 (4): Online.
72. Ungprasert P, Cheungpasitporn W, Crowson CS, Matteson EL. Individual non-steroidal anti-inflammatory drugs and risk of acute kidney injury: A systematic review and meta-analysis of observational studies. *Eur J Intern Med.* 2015; 26(4): 285-291.
73. Drucker AM, Rosen CF. Drug-induced photosensitivity: culprit drugs, management and prevention. *Drug Saf.* 2011; 34(10):821-837.
74. Raeder J. Opioids in the treatment of postoperative pain: old drugs with new options? *Expert Opin Pharmacother.* 2014; 15(4): 449-452.
75. Doleman B, Heinink TP, Read DJ, Faleiro RJ, Lund JN, Williams JP. A systematic review and meta-regression analysis of prophylactic gabapentina for postoperative pain. *Anaesthesia.* 2015; 70 (10): 1.186-1.204.
76. Zhang J, Ho KY, Wang Y. Efficacy of pregabalin in acute postoperative pain: a meta-analysis. *Br J Anaesth.* 2011; 106 (4): 454-462.
77. Mishriky BM, Waldron NH, Habib AS. Impact of pregabalin on acute and persistent postoperative pain: a systematic review and meta-analysis. *Br J Anaesth.* 2015; 114 (1): 10-31.
78. Martinez V, Guichard L, Fletcher D. Effect of combining tramadol and morphine in adult surgical patients: a systematic review and meta-analysis of randomized trials. *Br J Anaesth.* 2015; 114(3): 384-395.
79. Murphy JD, Paskaradevan J, Eisler LL, Ouanes JP, Tomas VA, Freck EA, Wu CL. Analgesic efficacy of continuous intravenous magnesium infusion as an adjuvant to morphine for postoperative analgesia: a systematic review and meta-analysis. *Middle East J Anaesthesiol.* 2013; 22 (1):11-20.
80. Yang L, Zhang J, Zhang Z, Zhang C, Zhao D, Li J. Preemptive analgesia effects of ketamine in patients undergoing surgery. A meta-analysis. *Acta Cir Bras.* 2014; 29(12): 819-825.
81. Ohlsson A, Shah PS. Paracetamol (acetaminophen) for prevention or treatment of pain in newborns. *Cochrane Database Syst Rev.* 2015 Jun 25; 6: CD011219.
82. Michelet D, Andreu-Gallien J, Bensalah T, Hilly J, Wood C, Nivoche Y, Mantz J, Dahmani S. A meta-analysis of the use of nonsteroidal anti-inflammatory drugs for pediatric postoperative pain. *Anesth Analg.* 2012; 114 (2): 393-406.
83. Wong I, St John-Green C, Walker SM. Opioid-sparing effects of perioperative paracetamol and nonsteroidal anti-inflammatory drugs (NSAIDs) in children. *Paediatr Anaesth.* 2013; 23(6):475-495.
84. European Society of Regional Anaesthesia and Pain Therapy. *Postoperative pain management. Good clinical practice: general recommendations and principles for successful pain management* [Internet]. Disponível em: http://polanest.webd.pℓ/pliki/varia/books/PostoperativePainManagement.pdf [Acesso em 03/02/2016].
85. Chou R, Gordon DB, de Leon-Casasola OA, Rosenberg JM, Bickler S, Brennan T et al. Guidelines on the management of postoperative pain management of postoperative pain. A clinical practice guideline from the American Pain Society, the American Society of Regional Anesthesia and Pain Medicine, and the American Society of Anesthesiologists' Committee on Regional Anesthesia, Executive Committee, and Administrative Council. *J Pain.* 2016; 17(2): 131-157.
86. American Society of Anesthesiologists Task Force on Acute Pain Management. Practice guidelines for acute pain management in the perioperative setting: an updated report by the American Society of Anesthesiologists Task Force on Acute Pain Management. *Anesthesiology.* 2012; 116(2): 248-273.

87. Australian and New Zealand College of Anaesthetists. *Australian and New Zealand College of Anaesthetists and Faculty of Pain Medicine: Guidelines on Acute Pain Management.* 2013. [Internet]. Disponível em: http://www.anzca.edu.au/resources/professional-documents/pdfs/ps41-2013-guidelines-on-acute-pain-management.pdf. [Acesso em: 03/02/2016].
88. McNicol ED, Ferguson MC, Hudcova J. Patient controlled opioid analgesia *versus* non-patient controlled opioid analgesia for postoperative pain. *Cochrane Database Syst Rev.* 2015 Jun 2; 6:CD003348.
89. Kehlet H. Updated pain guidelines: what is new? *Anesthesiology.* 2012; 117(6): 1.397-1.398; author reply 1.398.
90. Gordon DB, de Leon-Casasola OA, Wu CL, Sluka KA, Brennan TJ, Chou R. Research gaps in practice guidelines for acute postoperative pain management in adults: findings from a review of the evidence for an American Pain Society Clinical Practice Guideline. *J Pain.* 2016; 17(2): 158-166.
91. Tobias JD. Acute pain management in infants and children. Part 1: Pain pathways, pain assessment, and outpatient pain management. *Pediatr Ann.* 2014; 43(7):e163-e168.
92. Tobias JD. Acute pain management in infants and children. Part 2: Intravenous opioids, intravenous nonsteroidal anti-inflammatory drugs, and managing adverse effects. *Pediatr Ann.* 2014; 43(7): e169-e175.
93. Schnabel A, Reichl SU, Meyer-Frießem C, Zahn PK, Pogatzki-Zahn E. Tramadol for postoperative pain treatment in children. *Cochrane Database Syst Rev.* 2015 Mar 18; 3:CD009574.
94. Schnabel A, Reichl SU, Zahn PK, Pogatzki-Zahn E. Nalbuphine for postoperative pain treatment in children. *Cochrane Database Syst Rev.* 2014 Jul 31; 7:CD009583.
95. Jitpakdee T, Mandee S. Strategies for preventing side effects of systemic opioid in postoperative pediatric patients. *Paediatr Anaesth.* 2014; 24(6): 561-568.
96. Smith BH, Lee J, Price C, Baranowski AP. Neuropathic pain: a pathway for care developed by the British Pain Society. *Br J Anaesth.* 2013; 111(1):73-79.
97. Stanos SP, Galluzzi KE. Topical therapies in the management of chronic pain. *Postgrad Med.* 2013; 125(4 Suppl 1): 25-33.
98. Scottish Intercollegiate Guidelines Network (SIGN). *Management of chronic pain. A national clinical guideline.* Edinburgh: SIGN; 2013. (SIGN publication no. 136). [December 2013]. Disponível em: http://www.sign.ac.uk/pdf/SIGN136.pdf [Acesso em 20/12/2015].
99. British Pain Society. *National Pain Audit Final Report 2010–2012* [Internet]. Disponível em: https://www.britishpainsociety.org/static/uploads/resources/files/members_articles_npa_2012_1.pdf [Acesso em 20/12/2015].
100. Price C, Lee J, Taylor AM, Baranowski AP; British Pain Society. Initial assessment and management of pain: a pathway for care developed by the British Pain Society. *Br J Anaesth.* 2014; 112(5): 816-823.
101. Health Survey for England. *Health, social care and lifestyles.* 2011. [Internet]. Disponível em: http://www.ic.nhs.uk/catalogue/PUB09300 [Acesso em: 20/12/2015].
102. Torrance N, Elliott AM, Lee AJ, Smith BH. Severe chronic pain is associated with increased 10 year mortality. A cohort record linkage study. *Eur J Pain.* 2010; 14: 380-386.
103. American Society of Anesthesiologists Task Force on Chronic Pain Management; American Society of Regional Anesthesia and Pain Medicine. Practice guidelines for chronic pain management: an updated report by the American Society of Anesthesiologists Task Force on Chronic Pain Management and the American Society of Regional Anesthesia and Pain Medicine. *Anesthesiology.* 2010; 112(4): 810-833.
104. Leppert W.Pain management in patients with cancer: focus on opioid analgesics. *Curr Pain Headache Rep.* 2011; 15(4): 271-279.
105. Colson J, Koyyalagunta D, Falco FJ, Manchikanti L. A systematic review of observational studies on the effectiveness of opioid therapy for cancer pain. *Pain Physician.* 2011; 14(2): E85-E102.
106. Koyyalagunta D, Bruera E, Solanki DR, Nouri KH, Burton AW, Toro MP, Bruel BM, Manchikanti L. A systematic review of randomized trials on the effectiveness of opioids for cancer pain. *Pain Physician.* 2012; 15(3 Suppl): ES39-ES58.
107. Bekkering GE, Soares-Weiser K, Reid K, Kessels AG, Dahan A, Treede RD, Kleijnen J. Can morphine still be considered to be the standard for treating chronic pain? A systematic review including pair-wise and network meta-analyses. *Curr Med Res Opin.* 2011; 27(7): 1.477-1.491.
108. Wiffen PJ, Wee B, Moore RA. Oral morphine for cancer pain. *Cochrane Database Syst Rev.* 2013 Jul 22; 7:CD003868.
109. Caraceni A, Pigni A, Brunelli C. Is oral morphine still the first choice opioid for moderate to severe cancer pain? A systematic review within the European Palliative Care Research Collaborative guidelines project. *Palliat Med.* 2011; 25(5):402-409.
110. Good P, Afsharimani B, Movva R, Haywood A, Khan S, Hardy J. Therapeutic challenges in cancer pain management: a systematic review of methadone. *J Pain Palliat Care Pharmacother.* 2014; 28(3):197-205.
111. Nicholson AB. Methadone for cancer pain. *Cochrane Database Syst Rev.* 2007 Oct 17; 4:CD003971.
112. Modesto-Lowe V, Brooks D, Petry N. Methadone deaths: risk factors in pain and addicted populations. *J Gen Intern Med.* 2010; 25(4): 305-309.
113. Weimer MB, Chou R. Research gaps on methadone harms and comparative harms: findings from a review of the evidence for an American Pain Society and College on Problems of Drug Dependence clinical practice guideline. *J Pain.* 2014; 15(4): 366-376.
114. Chou R, Cruciani RA, Fiellin DA, Compton P, Farrar JT, Haigney MC et al. Methadone safety: a clinical practice guideline from the American Pain Society and College on Problems of Drug Dependence, in collaboration with the Heart Rhythm Society. *J Pain.* 2014; 15(4): 321-337.
115. Chou R, Weimer MB, Dana T. Methadone overdose and cardiac arrhythmia potential: findings from a review of the evidence for an American Pain Society and College on Problems of Drug Dependence clinical practice guideline. *J Pain.* 2014; 15(4):338-65.
116. Mujtaba S, Romero J, Taub CC. Methadone, QTc prolongation and *torsade de pointes*: Current concepts, management and a hidden twist in the tale? *J Cardiovasc Dis Res.* 2013; 4(4): 229-235.
117. Cherny N. Is oral methadone better than placebo or other oral/transdermal opioids in the management of pain? *Palliat Med.* 2011; 25(5): 488-493.
118. Pigni A, Brunelli C, Caraceni A. The role of hydromorphone in cancer pain treatment: a systematic review. *Palliat Med.* 2011; 25(5): 471-477.
119. Schmidt-Hansen M, Bennett MI, Arnold S, Bromham N, Hilgart JS. Oxycodone for cancer-related pain. *Cochrane Database Syst Rev.* 2015 Feb 27; 2: CD003870.
120. Schmidt-Hansen M, Bennett MI, Hilgart J. Oxycodone for cancer pain in adult patients. *JAMA.* 2015; 314(12): 1.282-1.283.
121. King SJ, Reid C, Forbes K, Hanks G. A systematic review of oxycodone in the management of cancer pain. *Palliat Med.* 2011; 25(5): 454-470.
122. Hadley G, Derry S, Moore RA, Wiffen PJ. Transdermal fentanyl for cancer pain. *Cochrane Database Syst Rev.* 2013 Oct 5; 10:CD010270.
123. Schmidt-Hansen M, Bromham N, Taubert M, Arnold S, Hilgart JS. Buprenorphine for treating cancer pain. *Cochrane Database Syst Rev.* 2015; 3:CD009596.
124. Davis MP. Twelve reasons for considering buprenorphine as a frontline analgesic in the management of pain. *J Support Oncol.* 2012; 10(6): 209-219.
125. Schmidt-Hansen M, Taubert M, Bromham N, Hilgart JS, Arnold S. The effectiveness of buprenorphine for treating cancer pain: an abridged Cochrane review. *BMJ Support Palliat Care.* 2015 Dec 15.
126. Wolff RF, Aune D, Truyers C, Hernandez AV, Misso K, Riemsma R, Kleijnen J. Systematic review of efficacy and safety of buprenorphine *versus* fentanyl or morphine in patients with chronic moderate to severe pain. *Curr Med Res Opin.* 2012; 28(5): 833-845.
127. Naing C, Yeoh PN, Aung K. A meta-analysis of efficacy and tolerability of buprenorphine for the relief of cancer pain. *Springerplus.* 2014; 3:87 (eCollection 2014: 8 pages).
128. Tassinari D, Drudi F, Rosati M, Maltoni M. Transdermal opioids as front line treatment of moderate to severe cancer pain: a systemic review. *Palliat Med.* 2011; 25(5):478-487.
129. Tassinari D, Drudi F, Rosati M, Tombesi P, Sartori S, Maltoni M. The second step of the analgesic ladder and oral tramadol in the treatment of mild to moderate cancer pain: a systematic review. *Palliat Med.* 2011; 25(5): 410-423.
130. Riemsma R, Forbes C, Harker J, Worthy G, Misso K, Schäfer M et al. Systematic review of tapentadol in chronic severe pain. *Curr Med Res Opin.* 2011; 27(10): 1.907-1.930 [Erratum in: *Curr Med Res Opin.* 2012; 28(1): 148].
131. Fallon MT, Laird BJ. A systematic review of combination step III opioid therapy in cancer pain: an EPCRC opioid guideline project. *Palliat Med.* 2011; 25(5): 597-603.
132. Ren ZY, Xu XQ, Bao YP, He J, Shi L, Deng JH et al. The impact of genetic variation on sensitivity to opioid analgesics in patients with postoperative pain: a systematic review and meta-analysis. *Pain Physician.* 2015; 18(2): 131-152.
133. Nabal M, Librada S, Redondo MJ, Pigni A, Brunelli C, Caraceni A. The role of paracetamol and nonsteroidal anti-inflammatory drugs in addition to WHO Step III opioids in the control of pain in advanced cancer. A systematic review of the literature. *Palliat Med.* 2012; 26(4): 305-312.
134. Mercadante S, Giarratano A. The long and winding road of non-steroidal antinflammatory drugs and paracetamol in cancer pain management: a critical review. *Crit Rev Oncol Hematol.* 2013; 87(2): 140-145.

135. Manchikanti L, Vallejo R, Manchikanti KN, Benyamin RM, Datta S, Christo PJ. Effectiveness of long-term opioid therapy for chronic non-cancer pain. *Pain Physician.* 2011; 14(2): E133-E156.
136. Jefferies K. Treatment of neuropathic pain. *Semin Neurol.* 2010; 30(4): 425-432.
137. Bennett DLH. Informed drug choices for neuropathic pain. *Lancet Neurol.* 2015; 14(2): 129-130.
138. Finnerup NB, Attal N, Haroutounian S, McNicol E, Baron R, Dworkin RH et al. Pharmacotherapy for neuropathic pain in adults: a systematic review and meta-analysis. *Lancet Neurol.* 2015; 14(2): 162-173.
139. Finnerup NB, Sindrup SH, Jensen TS. Management of painful neuropathies. *Handb Clin Neurol.* 2013; 115: 279-290.
140. de Leon-Casasola O. New developments in the treatment algorithm for peripheral neuropathic pain. *Pain Med.* 2011; 12(Suppl 3): S100-S108.
141. Haroutiunian S, McNicol ED, Lipman AG. Methadone for chronic non-cancer pain in adults. *Cochrane Database Syst Rev.* 2012 Nov 14; 11:CD008025.
142. Manchikanti L, Ailinani H, Koyyalagunta D, Datta S, Singh V, Eriator I et al. A systematic review of randomized trials of long-term opioid management for chronic non-cancer pain. *Pain Physician.* 2011; 14(2): 91-121.
143. Chou R, Turner JA, Devine EB, Hansen RN, Sullivan SD, Blazina I et al. The effectiveness and risks of long-term opioid therapy for chronic pain: a systematic review for a National Institutes of Health Pathways to Prevention Workshop. *Ann Intern Med.* 2015; 162(4): 276-286.
144. Reuben DB, Alvanzo AA, Ashikaga T, Bogat GA, Callahan CM, Ruffing V, Steffens DC. National Institutes of Health Pathways to Prevention Workshop: The Role of Opioids in the Treatment of Chronic Pain. *Ann Intern Med.* 2015; 162(4): 295-300.
145. Attal N, Cruccu G, Baron R, Haanpää M, Hansson P, Jensen TS et al. EFNS guidelines on the pharmacological treatment of neuropathic pain: 2010 revision. *Eur J Neurol.* 2010; 17(9):1113-1188.
146. Cruccu G, Gronseth G, Alksne J, Argoff C, Brainin M, Burchiel K et al. AAN-EFNS guidelines on trigeminal neuralgia management. *Eur J Neurol.* 2008; 15(10): 1.013-1.028.
147. Lund K, Vase L, Petersen GL, Jensen TS, Finnerup NB. Randomised controlled trials may underestimate drug eff ects: balanced placebo trial design. *PLoS One.* 2014; 9: e84104.
148. Moore RA, Wiffen PJ, Derry S, Toelle T, Rice AS. Gabapentina for chronic neuropathic pain and fibromyalgia in adults. *Cochrane Database Syst Rev.* 2014 Apr 27; 4:CD007938.
149. Lloyd A, Boomershine CS, Choy EH, Chandran A, Zlateva G. The cost-effectiveness of pregabalin in the treatment of fibromyalgia: US perspective. *J Med Econ.* 2012; 15(3): 481-492.
150. Wiffen PJ, Derry S, Moore RA, Kalso EA. Carbamazepine for chronic neuropathic pain and fibromyalgia in adults. *Cochrane Database Syst Rev.* 2014 April 10; 4: CD005451.
151. Zhou M, Chen N, He L, Yang M, Zhu C, Wu F. Oxcarbazepine for neuropathic pain. *Cochrane Database Syst Rev.* 2013 Mar 28; 3: CD007963.
152. Gill D, Derry S, Wiffen PJ, Moore RA. Valproic acid and sodium valproate for neuropathic pain and fibromyalgia in adults. *Cochrane Database Syst Rev.* 2011 Oct 5; 10: CD009183.
153. Wiffen PJ, Derry S, Moore RA. Lamotrigine for chronic neuropathic pain and fibromyalgia in adults. *Cochrane Database Syst Rev.* 2013 Dec 3; 12: CD006044.
154. Wiffen PJ, Derry S, Lunn MP, Moore RA. Topiramate for neuropathic pain and fibromyalgia in adults. *Cochrane Database Syst Rev.* 2013 Aug 30; 8: CD008314.
155. Hearn L, Derry S, Moore RA. Lacosamide for neuropathic pain and fibromyalgia in adults. *Cochrane Database Syst Rev.* 2012 Feb 15; 2: CD009318.
156. Wiffen PJ, Derry S, Moore RA, Lunn MP. Levetiracetam for neuropathic pain in adults. *Cochrane Database Syst Rev.* 2014 Jul 7; 7: CD010943.
157. Wiffen PJ, Derry S, Moore RA, Aldington D, Cole P, Rice AS, Lunn MP, Hamunen K, Haanpaa M, Kalso EA. Antiepileptic drugs for neuropathic pain and fibromyalgia – an overview of Cochrane reviews. *Cochrane Database Syst Rev.* 2013 Nov 11; 11: CD010567.
158. Moore A, Wiffen P, Kalso E. Antiepileptic drugs for neuropathic pain and fibromyalgia. *JAMA.* 2014; 312 (2): 182-183.
159. Siler AC, Gardner H, Yanit K, Cushman T, McDonagh M. Systematic review of the comparative effectiveness of antiepileptic drugs for fibromyalgia. *J Pain.* 2011; 12(4): 407-415.
160. Tzellos TG, Toulis KA, Goulis DG, Papazisis G, Zampeli VA, Vakfari A, Kouvelas D. Gabapentina and pregabalina in the treatment of fibromyalgia: a systematic review and a meta-analysis. *J Clin Pharm Ther.* 2010; 35(6): 639-656.

161. Moore RA, Derry S, Aldington D, Cole P, Wiffen PJ. Amitriptyline for neuropathic pain in adults. *Cochrane Database Syst Rev.* 2015 Jul 6; 7: CD008242.
162. Moore RA, Derry S, Aldington D, Cole P, Wiffen PJ. Amitriptyline for fibromyalgia in adults. *Cochrane Database of Syst Rev.* 2015 Jul 31; 7: CD011824.
163. Hearn L, Derry S, Phillips T, Moore RA, Wiffen PJ. Imipramine for neuropathic pain in adults. *Cochrane Database Syst Rev.* 2014 May 19; 5: CD010769.
164. Derry S, Wiffen PJ, Aldington D, Moore RA. Nortriptyline for neuropathic pain in adults. *Cochrane Database Syst Rev.* 2015 Jan 8; 1: CD011209.
165. Hearn L, Moore RA, Derry S, Wiffen PJ, Phillips T. Desipramine for neuropathic pain in adults. *Cochrane Database Syst Rev.* 2014 Sep 23; 9: CD011003.
166. Moulin D, Boulanger A, Clark AJ, Clarke H, Dao T, Finley GA et al. Pharmacological management of chronic neuropathic pain: revised consensus statement from the Canadian Pain Society. *Pain Res Manag.* 2014; 19 (6): 328-335.
167. Lunn MP, Hughes RA, Wiffen PJ. Duloxetine for treating painful neuropathy, chronic pain or fibromyalgia. *Cochrane Database Syst Rev.* 2014 Jan 3; 1: CD007115.
168. Gallagher HC, Gallagher RM, Butler M, Buggy DJ, Henman MC. Venlafaxine for neuropathic pain in adults. *Cochrane Database Syst Rev.* 2015 Aug 23; 8: CD011091.
169. Häuser W, Wolfe F, Tölle T, Uçeyler N, Sommer C. The role of antidepressants in the management of fibromyalgia syndrome: a systematic review and meta-analysis. *CNS Drugs.* 2012; 26(4): 297-307.
170. Walitt B, Urrútia G, Nishishinya MB, Cantrell SE, Häuser W. Selective serotonin reuptake inhibitors for fibromyalgia syndrome. *Sao Paulo Med J.* 2015; 133 (5): 454.
171. Moore RA, Chi CC, Wiffen PJ, Derry S, Rice AS. Oral nonsteroidal anti-inflammatory drugs for neuropathic pain. *Cochrane Database Syst Rev.* 2015 Oct 5; 10: CD010902.
172. Cheung CW, Qiu Q, Choi SW, Moore B, Goucke R, Irwin M. Chronic opioid therapy for chronic non-cancer pain: a review and comparison of treatment guidelines. *Pain Physician.* 2014; 17(5): 401-414.
173. McNicol ED, Midbari A, Eisenberg E. Opioids for neuropathic pain. *Cochrane Database Syst Rev.* 2013 Aug 29; 8: CD006146.
174. Manchikanti L, Abdi S, Atluri S, Balog CC, Benyamin RM, Boswell MV et al. American Society of Interventional Pain Physicians (ASIPP) guidelines for responsible opioid prescribing in chronic non-cancer pain: Part I--evidence assessment. *Pain Physician.* 2012; 15 (3 Suppl): S1-S65.
175. Manchikanti L, Abdi S, Atluri S, Balog CC, Benyamin RM, Boswell MV et al. American Society of Interventional Pain Physicians (ASIPP) guidelines for responsible opioid prescribing in chronic non-cancer pain: Part 2--guidance. *Pain Physician.* 2012; 15 (3 Suppl): S67-S116.
176. Kahan M, Mailis-Gagnon A, Wilson L, Srivastava A; National Opioid Use Guideline Group. Canadian guideline for safe and effective use of opioids for chronic noncancer pain: clinical summary for family physicians. Part 1: general population. *Can Fam Physician.* 2011; 57(11): 1.257-1.266, e407-e418.
177. Kahan M, Wilson L, Mailis-Gagnon A, Srivastava A; National Opioid Use Guideline Group. Canadian guideline for safe and effective use of opioids for chronic noncancer pain: clinical summary for family physicians. Part 2: special populations. *Can Fam Physician.* 2011; 57(11): 1.269-1.276, e419-e428.
178. Gaskell H, Moore RA, Derry S, Stannard C. Oxycodone for neuropathic pain and fibromyalgia in adults. *Cochrane Database Syst Rev.* 2014 Jun 23; 6: CD010692.
179. Santos J, Alarcão J, Fareleira F, Vaz-Carneiro A, Costa J. Tapentadol for chronic musculoskeletal pain in adults. *Cochrane Database Syst Rev.* 2015 May 27; 5: CD009923.
180. Armstrong EP, Malone DC, McCarberg B, Panarites CJ, Pham SV. Cost-effectiveness analysis of a new 8% capsaicin adesive compared to existing therapies for postherpetic neuralgia. *Curr Med Res Opin.* 2011; 27(5): 939-950.
181. Derry S, Moore RA, Rabbie R. Topical NSAIDs for chronic musculoskeletal pain in adults. *Cochrane Database Syst Rev.* 2012 Sep 12; 9: CD007400.
182. Derry S, Moore RA. Topical capsaicin (low concentration) for chronic neuropathic pain in adults. *Cochrane Database Syst Rev.* 2012 Sep 12; 9: CD010111.
183. Derry S, Sven-Rice A, Cole P, Tan T, Moore RA. Topical capsaicin (high concentration) for chronic neuropathic pain in adults. *Cochrane Database Syst Rev.* 2013 Feb 28; 2: CD007393.

184. American Academy of Pain Medicine. *Use of opioids for the treatment of chronic pain. A statement from the American Academy of Pain Medicine.* Pain Guidelines 2013. [Internet]. Disponível em: http://www.painmed.org/files/use-of-opioids-for-the-treatment-of-chronic-pain.pdf. [Acesso em: 20/12/2015].
185. Chaparro LE, Wiffen PJ, Moore RA, Gilron I. Combination pharmacotherapy for the treatment of neuropathic pain in adults. *Cochrane Database Syst Rev.* 2012 Jul 11; 7: CD008943.
186. Farquhar-Smith P, Gubbay A. Tramadol and acetaminophen combination for chronic non-cancer pain. *Expert Opin Pharmacother.* 2013; 14(16): 2.297-2.304.
187. Guan J, Tanaka S, Kawakami K. Anticonvulsants or antidepressants in combination pharmacotherapy for treatment of neuropathic pain in cancer patients: A systematic review and meta-analysis. *Clin J Pain.* 2015 Oct 21.
188. Dworkin RH, O'Connor AB, Audette J, Baron R, Gourlay GK, Haanpää ML et al. Recommendations for the pharmacological management of neuropathic pain: an overview and literature update. *Mayo Clin Proc.* 2010; 85 (3 Suppl): S3-S14.
189. Bril V, England JD, Franklin GM, Backonja M, Cohen JA, Del Toro DR et al. Evidence-based guideline: Treatment of painful diabetic neuropathy – Report of the American Association of Neuromuscular and Electrodiagnostic Medicine, the American Academy of Neurology, and the American Academy of Physical Medicine & Rehabilitation. *Muscle Nerve.* 2011; 43 (6): 910-917.
190. Bril V, England JD, Franklin GM, Backonja M, Cohen JA, Del Toro D et al. Evidence-based guideline: Treatment of painful diabetic neuropathy – Report of the American Academy of Neurology, the American Association of Neuromuscular and Electrodiagnostic Medicine, and the American Academy of Physical Medicine and Rehabilitation. *Neurology.* 2011; 76(20): 1.758-1.765 [Erratum in: *Neurology.* 2011; 77(6): 603].
191. Bril V, England J, Franklin GM, Backonja M, Cohen J, Del Toro D et al. Evidence-based guideline: Treatment of painful diabetic neuropathy – Report of the American Academy of Neurology, the American Association of Neuromuscular and Electrodiagnostic Medicine, and the American Academy of Physical Medicine and Rehabilitation. *PM R.* 2011; 3(4): 345-352, 352.e1-21.
192. Hobson A, Wiffen PJ, Conlon JA. As required *versus* fixed schedule analgesic administration for postoperative pain in children. *Cochrane Database Syst Rev.* 2015 Feb 26; 2: CD011404.
193. Cowen R, Stasiowska MK, Laycock H, Bantel C. Assessing pain objectively: the use of physiological markers. *Anaesthesia.* 2015; 70 (7): 828-847.
194. Moore RA, Straube S, Paine J, Derry S, McQuay HJ. Minimum efficacy criteria for comparisons between treatments using individual patient meta-analysis of acute pain trials: examples of etoricoxib, paracetamol, ibuprofen, and ibuprofen/paracetamol combinations after third molar extraction. *Pain.* 2011; 152 (5): 982-989.
195. Chen A, Ashburn MA. Cardiac effects of opioid therapy. *Pain Med.* 2015; 16(Suppl 1): S27-S31.
196. Oosten AW, Oldenmenger WH, Mathijssen RH, van der Rijt CC. A systematic review of prospective studies reporting adverse events of commonly used opioids for cancer-related pain: A call for the use of standardized outcome measures. *J Pain.* 2015; 16(10): 935-946.
197. Dahan A, Overdyk F, Smith T, Aarts L, Niesters M. Pharmacovigilance: a review of opioid-induced respiratory depression in chronic pain patients. *Pain Physician.* 2013; 16(2): E85-E94.
198. Overdyk F, Dahan A, Roozekrans M, van der Schrier R, Aarts L, Niesters M. Opioid-induced respiratory depression in the acute care setting: a compendium of case reports. *Pain Manag.* 2014; 4(4): 317-325.
199. Niesters M, Overdyk F, Smith T, Aarts L, Dahan A. Opioid-induced respiratory depression in paediatrics: a review of case reports. *Br J Anaesth.* 2013; 110 (2): 175-182.
200. Labianca R, Sarzi-Puttini P, Zuccaro SM, Cherubino P, Vellucci R, Fornasari D. Adverse effects associated with non-opioid and opioid treatment in patients with chronic pain. *Clin Drug Investig.* 2012; 32 (Suppl 1): 53-63.

Seção 2
Tratamento da Inflamação e da Alergia

CAPÍTULO 21
Doenças Inflamatórias e Autoimunes

Lenita Wannmacher

▶ Introdução

Esta denominação abriga número expressivo de doenças com caráter inflamatório e autoimune, não órgão-específicas e órgão-específicas, de origem desconhecida ou associadas a outras patologias, e que apresentam índices elevados de morbidade e mortalidade, se não tratadas precoce e adequadamente.

No Quadro 21.1, apresenta-se uma das tantas classificações destas doenças.

Pelas características deste capítulo (abrangência e interesse terapêutico), serão abordadas as doenças difusas do tecido conjuntivo, de comprometimento crônico sistêmico (acometimento do estado geral e de vários órgãos) e relacionadas a distúrbios do sistema imunológico (processo inflamatório, com ativação de células e produção de autoanticorpos). Dentre os fármacos indicados no tratamento dessas doenças, selecionaram-se os de uso prevalente, existentes no Brasil e com sólidas evidências de benefício clínico.

O processo inflamatório é útil e benéfico ao organismo, visando, antes de tudo, manter a homeostase tissular e compensar a ruptura da mesma pela reposição da normalidade do tecido comprometido. Por isso, se for localizado e autolimitado, só necessita de tratamento sintomático com analgésicos e medidas não medicamentosas.

Processos com maior repercussão sistêmica e caráter subagudo ou crônico podem exigir medidas específicas para limitar diretamente a inflamação (expressa pelos clássicos sinais: tumor, calor, rubor e dor) e evitar manifestações sintomáticas incapacitantes e danos tissulares cumulativos, como deformidades e perdas funcionais. Nessas doenças, o componente de autoimunidade também precisa ser controlado com outras classes de agentes terapêuticos.

Em manifestações iniciais, combatem-se os sintomas do processo inflamatório com analgésicos e anti-inflamatórios não esteroides (AINEs) e esteroides (AIEs). Dependendo da evolução do processo (duração, gravidade e repercussões clínicas), outros agentes são necessários para debelar o processo agudo e evitar ou diminuir as consequências sistêmicas. Daí a inclusão de medicamentos modifi-

Quadro 21.1 ■ Classificação das doenças autoimunes.

Doenças autoimunes específicas de órgãos
Sistema nervoso central: esclerose múltipla, síndrome de Guillain-Barré, miastenia *gravis*
Sistema endócrino: tireoidite de Hashimoto, doença de Graves, doença de Addison, diabetes melito tipo 1, falência ovariana precoce
Sistema respiratório: fibrose pulmonar, alveolite pulmonar
Sistema digestivo: gastrite atrófica, anemia perniciosa, doença de Crohn, colite ulcerativa, hepatite autoimune, cirrose biliar primária
Sistema hematológico: anemia hemolítica imune, púrpura trombocitopênica
Sistema renal: glomerulonefrites primárias, síndrome de Goodpasture
Pele: pênfigo, vitiligo, psoríase, dermatomiosite
Globo ocular: episclerites, uveítes, ceratites
Doenças autoimunes sistêmicas ou não específicas
Doenças difusas do tecido conjuntivo: artrite reumatoide, lúpus eritematoso sistêmico, esclerodermia sistêmica, síndrome do anticorpo antifosfolipídio
Vasculites: poliarterite nodosa

cadores do curso da doença (MMCDs, também conhecidos pela sigla inglesa DMARDs – *disease-modifying antirheumatic drugs*) sintéticos e agentes biológicos de mecanismos diversos.

Serão aqui abordadas doenças inflamatórias autoimunes crônicas que unem maior prevalência a evidências consolidadas de benefício decorrentes do uso de medicamentos anti-inflamatórios e anti-imunitários. Constituindo campo de grande interesse científico e mercadológico, há inúmeras publicações relacionadas ao uso desses medicamentos. Privilegia-se a discussão daqueles cujo emprego é embasado por sólida e isenta investigação.

No Quadro 21.2 listam-se classes e representantes de medicamentos destinados ao manejo farmacológico das manifestações clínicas das doenças em tela.

Quadro 21.2 ▪ Classes e representantes de fármacos usados em doenças inflamatórias autoimunes sistêmicas.

Analgésicos
Derivado do para-aminofenol: paracetamol
Anti-inflamatórios não esteroides (AINEs)
Ácidos indolacéticos: indometacina, etodolaco
Ácidos heteroarilacéticos: tolmetina, diclofenaco, cetorolaco
Ácidos arilpropiônicos: naproxeno, ibuprofeno, fenoprofeno, cetoprofeno
Ácidos antranílicos: ácido mefenâmico
Derivados do ácido enólico: piroxicam, meloxicam, tenoxicam
Sulfonanilida: nimesulida
Anti-inflamatórios esteroides
Prednisona, prednisolona, metilprednisolona, betametasona, dexametasona, deflazacort, triancinolona
Agentes modificadores do curso de doença (MMCDs)
Sintéticos
Metotrexato, sulfassalazina, leflunomida, teriflunomida, hidroxicloroquina, fingolimode e congêneres, acetato de glatirâmer
Imunossupressores
Azatioprina, ciclosporina, ciclofosfamida, micofenolato de mofetila, mitoxantrona
Biológicos
Inibidores do fator de necrose tumoral (TNFα)
Infliximabe, etanercepte, adalimumabe, golimumabe, certolizumabe pegol
Antagonistas da proteína de superfície celular CD20
Rituximabe, ofatumumabe, *ocrelizumab**
Inibidor específico do estimulador de linfócitos B (BLYS)
Belimumabe
Inibidor da ativação de linfócitos T
Abatacepte
Inibidor da sinalização mediada por receptores de interleucina-6
Tocilizumabe
Inibidor da integrina α4 (IgG4κ)
Natalizumabe
Antagonista do receptor interleucina -1
Anacinra
Inibidor da atividade de enzimas Janus quinases
Tofacitinibe

*O fármaco ainda não tem registro no Brasil.

▶ Seleção

Artrite reumatoide

Artrite reumatoide (AR) é a mais comum das doenças inflamatórias autoimunes, de caráter sistêmico e curso crônico. Afeta entre 0,5 e 1% da população mundial adulta, sendo mais comum após 40 anos de idade. A incidência em mulheres é cerca de três vezes maior do que em homens. Tem causa desconhecida, mas há fatores predisponentes: alteração genética, história familiar e fatores ambientais (tabagismo, poluentes), sendo ainda muitas vezes ligada a infecções virais e bacterianas e outras doenças. Compromete principalmente as articulações, embora outros órgãos também possam ser afetados. Os sintomas mais frequentes são dor, edema, rigidez matinal e inflamação em membranas sinoviais e estruturas articulares. Fadiga também é manifestação frequente. O comprometimento de órgãos extra-articulares – vasos, olhos, pulmões, coração e sistema nervoso – corresponde a pior prognóstico. Com a progressão da doença sem tratamento adequado, os pacientes podem desenvolver deformidades osteoarticulares e incapacidade funcional, que interferem com realização de atividades cotidianas e qualidade de vida.

Para manejo inicial de AR recente (até 6 meses de evolução), preconizam-se analgésicos e anti-inflamatórios não esteroides, além de medidas não medicamentosas. Embora faltem estudos comprobatórios do benefício destas medidas, preconizam-se exercícios físicos, preferencialmente aeróbicos de baixo impacto e contra a resistência, que podem aumentar condicionamento cardiovascular e reforçar musculatura (que dá sustentação às articulações). Dieta balanceada, para evitar obesidade (redução da sobrecarga osteoarticular) pode ajudar também na diminuição de risco cardiovascular, já que as doenças inflamatórias crônicas são aterogênicas, associando-se à mortalidade tardia por eventos cardiovasculares coronarianos e cerebrais. O mesmo se aplica à abstenção do fumo.

Terapia ocupacional tem pouca evidência de validade por longo tempo, e fisioterapia pode propiciar benefício, embora os estudos sejam muito heterogêneos. Intervenções psicológicas são eficazes no tratamento de curto prazo de AR, especialmente reduzindo ansiedade e depressão. Acupuntura tem resultado controverso.

O tratamento medicamentoso obedece a etapas evolutivas da doença. A fase inicial (AR recente), a partir do diagnóstico, dura consensualmente, 6 meses. Na fase que se segue (AR estabelecida, com mais de 6 meses de evolução), monoterapia é considerada em pacientes virgens de tratamento ou naqueles com atividade de doença baixa ou moderada. Havendo atividade crescente, usam-se associações de anti-inflamatórios e anti-imunitários. Persistindo a doença, outros agentes são recomendados, em uma sequência compartilhada por diretrizes nacional e internacional.[1,2] As recomendações são consideradas *fortes* (alta qualidade dos estudos que as embasam e frequência de testagem) e *condicionais* (quando esses critérios estão ausentes).

A gradação entre as diferentes etapas é aferida mediante escores. O escore de atividade mais utilizado na artrite reumatoide é o chamado DAS28, pelo qual se aferem periodicamente dor e edema em 28 articulações, além de elementos laboratoriais. Para acessar a progressão de deformidades, há escores radiológicos.

Comorbidades também precisam ser tratadas, na medida em que aparecerem, assim como sintomas intercorrentes, fruto da própria doença ou dos medicamentos em uso. Nesse caso, tratamentos sintomáticos ou corretivos devem ser empregados.

Alguns medicamentos têm uso frequente em artrite reumatoide, pelo que serão comentados brevemente neste capítulo.

Metotrexato (MTX) antagoniza ácido fólico por ligar-se à di-hidrofolato redutase, inibindo DNA, RNA e proteínas. Revisão sistemática Cochrane[3] incluiu sete ensaios clínicos randomizados (ECR), controlados por placebo e realizados em 732 participantes não responsivos a tratamentos anteriores. MTX (5 a 25 mg) foi usado por 12 a 52 semanas. Monoterapia com MTX induziu significativas melhoras sintomáticas (risco relativo [RR] = 3,0; intervalo de confiança de 95% [IC95%]: 1,5 a 6,0; número necessário para tratar [NNT] = 7) e de função física (OR = 2,8; IC95%: 0,23 a 32,2; NNT = 4). A progressão radiográfica foi significativamente menor no grupo tratado. No entanto, o dobro de pacientes em uso de MTX descontinuou o tratamento por efeitos adversos (16% *versus* 8%; RR = 2,1; IC95%: 1,3 a 3,3; NNT = 13). Não houve diferença estatisticamente significativa no número total de eventos graves entre os dois grupos, em período de 27 a 52 semanas.

Outra revisão sistemática[4] avaliou o uso MTX em pacientes com AR, sem encontrar efeitos adversos em pulmão, fígado e função renal e sem toxicidade que justificasse a suspensão de MTX. Observou-se trombocitopenia transitória em um estudo. Tanto piroxicam quanto etodolaco superajuntados não geraram efeitos adversos clinicamente relevantes, ao contrário de ácido acetilsalicílico que influenciou negativamente funções renal e hepática, pelo que deve ser evitado.

Não havendo satisfatória resposta à monoterapia com MTX após 3 meses, deve-se associá-lo a outros agentes.

Na comparação de monoterapia *versus* associação,[5] avaliada em revisão sistemática Cochrane (19 ECR; 2.025 pacientes) de moderado nível de evidência, não se observou vantagem na combinação de MTX com outros MMCD em pacientes virgens de tratamento. As desistências por toxicidade ou falta de eficácia foram similares nos dois grupos. Houve significativa redução em dor e melhora na capacidade funcional de pacientes que receberam a combinação, mas somente nos não responsivos a prévio uso de MTX isolado. Levando em conta eficácia e toxicidade, não houve vantagem clinicamente relevante entre monoterapia de MTX e sua associação a outros congêneres.

Quando uma associação se faz necessária ainda na fase inicial (em pacientes com doença muito agressiva ou com mau prognóstico), terapia dupla ou tripla está indicada, procurando-se, então, concomitância de medicamentos que garantam eficácia e não acrescentem efeitos adversos.

Ensaio clínico[6] arrolou 400 pacientes com diagnóstico de AR recente, estratificados em alto e baixo risco e virgens de tratamento com medicamentos específicos. Os considerados de alto risco (n = 290) foram randomizados para uma de três modalidades de terapias duplas associadas a corticoide em diferentes doses: MTX + sulfassalazina + 60 mg prednisona (decrescente até 7,5 mg na semana 7); MTX + 30 mg prednisona (decrescente até 5 mg na semana 6); MTX + leflunomida + 30 mg prednisona (decrescente até 5 g na semana 6). As modificações posológicas foram obrigatórias a partir da oitava semana, à medida que a atividade de doença se reduzia. Ao fim de 16 semanas, a remissão ocorreu em 70%, 73,6% e 68,1%, respectivamente ($P = 0,713$ em todas as comparações). Efeitos adversos, na mesma sequência de combinações, ocorreram em 61,2%, 46,9% e 69,1% dos pacientes ($P = 0,006$). Assim, a associação de dois *MMDCs sintéticos* mais moderada dose de glicocorticoide (GC) mostrou similar eficácia e melhor perfil de segurança comparativamente a combinações com maior dose de GC ou diferente MMDC.

A terapia tripla foi testada no ensaio clínico duplo-cego TEAR (*Treatment of Early Rheumatoid Arthritis*),[7] no qual 755 pacientes com AR recente e mau prognóstico foram randomizados para receber inicialmente MTX em monoterapia com a possibilidade de passar para terapia combinada ou tratamento imediato com associação de MTX a outros agentes: (1) MTX + etanercepte ou (2) MTX + sulfassalazina (SSZ) + hidroxicloroquina (HCQ) (terapia tripla); ou (3) MTX inicial, adicionando etanercepte se DAS28-ESR ≥ 3.2 na semana 24; ou (4) MTX inicial, adicionando SSZ + HCQ se DAS28-ESR ≥ 3.2 na semana 24. Ao fim desse período, os escores de atividade de doença (DAS28-ESR) foram similares em todos os grupos, mas houve menor progressão radiológica nos que receberam inicialmente MTX em monoterapia. Os resultados nos que utilizaram terapia tripla e nos que receberam MTX + etanercepte foram similares. Esses resultados validaram a estratégia inicial de monoterapia com MTX.

Em AR estabelecida, foram comparadas combinações de MMCDs sintéticos com inibidores biológicos de TNF em pacientes com AR ativa resistente a MTX inicial ou outro MMCD sintético. Ensaio clínico aberto de não inferioridade[8] avaliou por 12 meses as seguintes estratégias: (1) monoterapia – iniciar com inibidor de TNF não biológico e substituir por um biológico após 6 meses em paciente sem resposta *versus* (2) iniciar com combinação de nbMMCDs e substituir por inibidores biológicos de TNF depois de 6 meses nos que não responderam à associação prévia. A redução da incapacidade em 12 meses, medida por questionário, mostrou que a estratégia de combinação de fármacos não biológicos foi não inferior à estratégia biológica. Em 12 meses, a melhora em qualidade de vida e progressão erosiva óssea foi similar entre os grupos. O custo com a estratégia de MMCDs combinados foi substancialmente menor.

Agentes biológicos tiveram seu uso aprovado para tratamento de AR recente e AR estabelecida, em estágios de doença ativa, de moderada a grave. Agem como imunossupressores capazes de reduzir inflamação e evitar dano às articulações. Até o momento, existem oito medicamentos biológicos com registro no Brasil para tratamento de AR: abatacepte, adalimumabe, certolizumabe pegol, etanercepte, golimumabe, infliximabe, rituximabe e tocilizumabe. Destes, três (etanercepte, infliximabe e adalimumabe) são atualmente disponibilizados pelo Sistema Único de Saúde, de acordo com as recomendações do Protocolo Clínico e das Diretrizes Terapêuticas do Ministério da Saúde. Na avaliação de eficácia, estudos mostraram não haver diferenças clinicamente relevantes entre diferentes biológicos nos desfechos medidos pelo critério ACR em pacientes com AR ativa que apresentaram falha ao tratamento anterior com MMCDs. Quanto à segurança comparativa, foram encontradas diferenças no perfil de eventos adversos de cada biológico.[9]

Dentre os inibidores do fator de necrose tumoral (TNFα), infliximabe foi o primeiro agente a ser consolidado, com a desvantagem de ser usado por via intravenosa, enquanto seus congêneres adalimumabe, certolizumabe pegol, etanercepte e golimumabe são apresentados em solução injetável para administração subcutânea.

Ensaio clínico randomizado, controlado, aberto e de não inferioridade[10] avaliou se adalimumabe ou etanercepte em estratégia de redução de dose (aumentar o intervalo entre doses a cada 3 meses) foram não inferiores em manter controle de AR comparativamente a cuidado usual (sem redução de dose). Estado funcional, qualidade de vida, progressão radiográfica e efeitos adversos não diferiram entre os grupos, embora agudizações de curta duração e mínimas progressões radiográficas fossem mais frequentes com a redução de dose.

Certolizumabe pegol administrado a 4.324 pacientes com AR que não responderam a MMCDs foi avaliado por revisão Cochrane de 10 ECR controlados por placebo ou placebo + MTX. Melhora estatisticamente significante foi observada em 24 semanas com dose de 200 mg de certolizumabe pegol em semanas alternadas, porém com maior frequência de efeitos adversos (diferença absoluta de 4%; número necessário de pacientes a serem tratados para detectar dano [NNH] = 32 (IC95%: 17 a 88) que motivaram suspensão de tratamento.[11]

Outros agentes biológicos, com diferentes mecanismos de ação, também foram avaliados em AR recente: abatacepte que inibe a ativação dos linfócitos T, ao inibir sua via de coestimulação; rituximabe que destrói linfócitos B, ao se ligar a marcadores CD20 na superfície dessas células e tocilizumabe que inibe a sinalização mediada pelos receptores de interleucina-6.

Revisão 10 ensaios clínicos[12] aferiu eficácia também desses agentes biológicos em AR recente, mediante comparação de MTX + biológico (infliximabe, adalimumabe, etanercepte, abatacepte, golimumabe e rituximabe) *versus* MTX + placebo. Todas as associações com biológicos superaram MTX em monoterapia em termos das respostas a escores ACR (American College of Rheumatology) equivalentes a 20%, 50% e 70% de melhora. O agente que alcançou maior proporção de resposta máxima foi adalimumabe (33,28%), seguido de etanercepte, que mais induziu respostas ACR50.

Outra revisão sistemática com metanálise de 6 estudos,[13] realizada com o mesmo objetivo, mostrou maior eficácia de respostas ACR50 e ACR70 com todos os biológicos, exceto golimumabe *versus* MTX, cujos dados foram dificilmente comparáveis com os de outros estudos, devido a diferenças metodológicas. Em respostas ACR90, abatacepte 10 mg/kg, adalimumabe 40 mg e rituximabe 500 a 1.000 mg foram significativamente melhores do que MTX. Em conjunto com um MMDC, todos os biológicos mostraram eficácia similar. Nenhum agente foi superior a outros em cada nível ACR. O pequeno número de estudos, sua heterogeneidade e a comparação indireta (entre braços experimentais de estudos diferentes) demonstram a insuficiente qualidade da evidência de superioridade de biológicos sobre MTX e de superioridade entre diferentes representantes de biológicos.

Lúpus eritematoso sistêmico

Lúpus eritematoso sistêmico (LES) também é doença inflamatória crônica de origem autoimune, caracterizada por perda de tolerância a antígenos nucleares e formação de complexos imunes, com evolução geralmente lenta e fases de atividade e remissão. Compromete um ou mais órgãos, manifestando-se clinicamente por lesões discoides, artrite, serosite, envolvimento renal, psicose, convulsões e alterações laboratoriais correlatas. Associa-se a aumento de risco de várias comorbidades, tais como infecções, hipertensão arterial, dislipidemia, diabetes melito, aterosclerose, doença coronariana, osteoporose, necrose óssea avascular e alguns tipos de câncer (linfoma não Hodgkin, carcinoma pulmonar e hepatobiliar).[15]

Algumas manifestações de LES são gerais, como artrite, febre, emagrecimento, perda de apetite, fotossensibilidade, fraqueza e desânimo. Outras são específicas de cada órgão: inflamação pleural, pericardite, hipertensão arterial e nefropatias. Manifestações cutâneas (lesão em asa de borboleta na face e manchas vermelhas ou vinhosas e dolorosas em pontas de dedos de mãos ou pés) e fotossensibilidade também podem ocorrer.

Frequentemente se manifesta em mulheres jovens, com idade entre 20 e 30 anos, podendo afetar também adolescentes. Sua prevalência é de 40 a 150 em cada 100.000 pessoas, 10 vezes mais mulheres que homens. Não se conhece a causa da doença, mas costuma haver interação de fatores predisponentes: fatores genéticos, hormonais e ambientais (irradiação solar, infecções virais ou bacterianas). Também alguns fármacos se associam ao aparecimento de LES, graças a efeito idiossincrásico, cuja etiologia é complexa e obscura.[16]

O diagnóstico se faz mediante pesquisa do fator ou anticorpo antinuclear (FAN) em pessoa com sinais clínicos da doença.

Nas últimas décadas, houve significativo aumento em sobrevida, mas a morbidade permanece alta, e há impacto negativo na qualidade de vida dos pacientes.

Para tratamento, preconizam-se AINEs, corticosteroides, antimaláricos e imunossupressores (azatioprina, ciclofosfamida e micofenolato de mofetila). Como terapia adjuntiva, recomenda-se uso de fotoprotetores como medida acessória, medicamentos específicos para controle de comorbidades e medicamentos com efeito corretivo sobre os tratamentos específicos.

Apesar de uso disseminado, há poucos ensaios clínicos randomizados que comprovem a eficácia dos medicamentos empregados em LES.[15]

Medidas não medicamentosas incluem atividade física regular (preferencialmente aeróbica), dieta balanceada, repouso adequado, evitar álcool em excesso e tabagismo, principalmente nos pacientes com risco cardiovascular aumentado.

Medicamentos preconizados no tratamento do LES estão relacionados no Quadro 21.2.

O manejo do LES é complicado por heterogeneidade das apresentações clínicas, falta de ferramentas universalmente aceitas para medir atividade de doença e introdução recente de terapias alvo-específicas sem completa comprovação de eficácia. O tratamento corrente baseia-se em uso de glicocorticoides, além de hidroxicloroquina ou sucedâneos, MTX, micofenolato de mofetila e ciclofosfamida, com os quais respostas incompletas e efeitos adversos são frequentes.[17] Hidroxicloroquina melhora sobrevida, diminui risco de trombose e exacerbações e se mostra segura na gestação, podendo ser considerada como terapia padrão na maioria dos pacientes. Terapias com biológicos emergem como novas opções. Embora sem evidência clara de superioridade, rituximabe, belimumabe e abatacepte têm sido testados em pacientes que não respondem ou são intolerantes a outros medicamentos.[18]

Em relação a *corticosteroides*, pelos efeitos adversos que acarretam em uso crônico (catarata, osteonecrose, fraturas osteoporóticas e diabetes melito), só devem ser empregados quando agudamente indicados. Esquemas voltados para eficácia e segurança têm sido preconizados. Pequeno estudo observacional comparou altas *versus* moderadas/baixas doses de prednisona em pacientes com LES em atividade. Doses de ≤ 30 mg/dia de prednisona foram similarmente eficazes e mais seguras que altas doses.[19]

Antimaláricos (hidroxicloroquina e cloroquina) são recomendados em LES, a menos que haja contraindicações.[20] Mantém a fase de remissão, associam-se a menos exacerbações e reduzem dano renal e de sistema nervoso central ao longo da doença. Em relação a esses danos, o estudo longitudinal LUMINA[21] investigou 518 pacientes com LES (duração da doença ≤ 5 anos), comparando o risco de desenvolver novo dano sob uso (56%) *versus* não uso de hidroxicloroquina (HCQ). Os não tratados tiveram maior ocorrência de doença renal ($P < 0,0001$) ou de doença de SNC ($P < 0,0025$). Após ajuste das diferenças da alocação dos tratamentos, HCQ ainda se manteve associada à diminuição de risco de novo dano (*hazard ratio* [HR] = 0,73; IC95%: 0,52 a 1,00; $P = 0,05$), resultado que se acentuou nos participantes com comprometimentos renal e nervoso no início do estudo (HR = 0,55; IC95%: 0,34 a 0,87; $P = 0,01$).

Imunossupressores (azatioprina, MTX, micofenolato de mofetila, ciclofosfamida) são administrados para reduzir a necessidade de corticosteroides.

Revisão Cochrane[22] comparou ciclofosfamida intravenosa a micofenolato de mofetila (MFM), mostrando igual eficácia na indução de remissão de nefrite lúpica. Obtiveram função renal estável (n = 523; RR = 1,05; IC95%: 0,9 a 1,18) e completa remissão de proteinúria (n = 686; RR = 1,16; IC95%: 0,85 a 1,58). Não houve diferenças em mortalidade ou infecções graves. Porém, MFM mostrou-se mais seguro, com menor risco de falência ovariana e menor incidência de alopecia. Em terapia de manutenção, MFM superou azatioprina em relação ao risco de recidiva renal (n = 371: RR = 1,83; IC95%: 1,24 a 2,71) e não apresentou efeitos adversos clinicamente relevantes. Os autores alertam para a necessidade de ensaios com maior poder a fim de mais acuradamente definir riscos desses tratamentos.

Em análise de custo-efetividade,[23] MFM (2 g/dia) foi comparado a 150 mg/dia de azatioprina (AZA) no tratamento de manutenção de nefrite lúpica proliferativa por 3 anos. Em tratamento a curto prazo, AZA aparece como a opção de menos custo, mas a eficácia de tratamento se deve à terapia de indução com metilprednisolona, ciclofosfamida ou MFM. Em médio e longo prazos, manutenção com AZA é bem inferior a MFM, e acarreta custos com hemodiálise e transplante. Em perspectiva mais prolongada, MFM foi mais custo-efetivo.

Agentes biológicos (rituximabe, belimumabe, abatacepte) têm sido indicados para pacientes lúpicos com alta atividade de doença e refratários aos tratamentos convencionais. A par de eficácia ainda questionável, efeitos adversos foram relatados em pacientes que fizeram terapia prolongada.

Em 2016, revisão descritiva[24] identificou haver 11 estudos sobre rituximabe em LES: 3 observacionais, 7 ensaios clínicos abertos e 1 ensaio clínico randomizado e controlado por placebo (estudo EXPLORER). Nesse, com a finalidade de avaliar os efeitos sobre recidivas moderadas a graves da doença, os resultados foram negativos. Dessa forma, a evidência atual é insuficiente para estabelecer o real benefício de rituximabe em LES.

Ensaio clínico de fase III, randomizado, duplo-cego e controlado por placebo (LUNAR)[25] avaliou eficácia e segurança de rituximabe em 144 pacientes com nefrite lúpica tratada concomitantemente com MFM e corticosteroides. Em eficácia, rituximabe não superou o placebo. Neutropenia, leucopenia e hipotensão ocorreram mais frequentemente no grupo de rituximabe. As taxas de efeitos graves, como infecções, foram similares nos dois grupos.

Revisão descritiva identificou estudos de fases I, II e III sugestivos de que belimumabe, anticorpo monoclonal, possa ser benéfico em outras formas de LES, além de nefrite lúpica e de comprometimento neuropsiquiátrico.[26]

Análise *post hoc* de ECRs de fase III (n = 1.684 pacientes) avaliou o efeito de belimumabe sobre parâmetros renais em comparação a placebo, mediante índice que incorpora vários escores de atividade da doença compilados em um só escore (*SLE responder index – SRI*). Após 52 semanas, desfechos renais e atividade sorológica foram favorecidos por belimumabe, sem alcançar significância estatística. Entre os 267 pacientes com comprometimento renal ou com atividade sorológica no início do estudo, a melhora com o fármaco foi maior do que a verificada no grupo placebo. Devido às limitações do estudo, os resultados apenas sugerem o benefício renal de bilimumabe em pacientes com nefrite lúpica.[27]

Ensaio clínico[28] comparou abatacepte intravenoso a placebo em 298 pacientes com nefrite lúpica, os quais recebiam MFM e glicocorticoides. O desfecho primário se compunha de manutenção da taxa de filtração glomerular, mínima proteinúria e sedimento urinário inativo. Não houve diferença entre os grupos de tratamento, não tendo sido alcançada a resposta completa que configurava o desfecho primário. Não houve diferença entre os grupos quanto à segurança, exceto por gastrenterite e herpes-zóster que ocorreram mais frequentemente com abatacepte.

Esses e outros ensaios clínicos de qualidade questionável – inadequadamente utilizando placebo como comparador – demonstram que esses fármacos não acrescentam vantagem às alternativas terapêuticas existentes para LES.

Um aspecto a considerar no LES é a contracepção hormonal. A esse respeito, os estudos são controversos. Estrógenos são banidos em casos de trombose e síndrome antifosfolipídio, só sendo admitidos em pacientes com LES estável e inativo. No entanto, podem-se usar progestógenos, DIU com levonorgestrel e implantes subdérmicos em pacientes com LES sob tratamento com ciclofosfamida, talidomida e MFM.[29]

Espondilite anquilosante

É doença inflamatória crônica que acomete preferencialmente articulações da coluna vertebral e sacroilíacas e, em menor frequência, articulações periféricas e estruturas extra-articulares, determinando limitação dos movimentos, improdutividade e invalidez. A doença não é curável, mas tratamento precoce e adequado consegue tratar sintomas (inflamação e dor), estacionar progressão da doença, manter mobilidade das articulações acometidas e postura ereta.

A causa é desconhecida. A doença é mais frequente em pessoas que herdam um determinado grupo sanguíneo dos glóbulos brancos, quando comparadas com aquelas que não possuem esse marcador genético, denominado HLA-B27. Associa-se com psoríase, uveíte e doença inflamatória intestinal.

Espondilite anquilosante (EAax radiográfica) faz parte das espondiloartrites axiais (EAax), que também incluem aquelas não detectadas radiograficamente (nr-EAax).

Há vários sistemas de escores usados para medir evolução da doença e resultado dos tratamentos. Assim, pode-se mensurar atividade de doença (*ankylosing spondylitis disease activity score* – ASDAS), capacidade funcional (*bath ankylosing spondylitis functional index* – BASFI), qualidade de vida (*ankylosing spondylitis quality of life scale* – ASQoL) e impacto de tratamento (*assessment in spondylo arthritis american society* – ASAS 20% ou 40%).

Revisão Cochrane[30] de 35 ECRs, 2 ensaios quase randomizados e 2 coortes (n = 4.356) avaliou eficácia e risco de *anti-inflamatórios não esteroides* (AINEs), recomendados como primeira linha de tratamento. AINEs superaram o placebo em 6 semanas, com relação a dor, inatividade e melhora de funcional. Efeitos adversos e descontinuação de tratamento consequente não diferiram do placebo em 12 semanas. Não houve diferença de benefícios e riscos com diferentes subclasses de AINEs.

Outra revisão Cochrane[31] de 18 ECR de curta duração avaliou *inibidores biológicos de TNFα* (adalimumabe, etanercepte, golimumabe e infliximabe) em pacientes com espondilite anquilosante refratária a tratamento convencional. Esses agentes bloqueiam a proteína-chave na cadeia inflamatória responsável por inflamação, dor e lesão das articulações comprometidas pela doença. Os desfechos avaliados foram atividade de doença, capacidade funcional, progressão de doença, qualidade de vida e efeitos adversos. Só um ensaio foi face a face (etanercepte *versus* infliximabe), e a maioria deles permitiu terapias concomitantes.

Comparativamente a placebo, os agentes anti-TNF lograram 3 a 4 vezes melhores respostas em dor espinal, capacidade funcional e inflamação após 6 meses (resposta ASAS40), correspondendo à diferença absoluta de 25 a 40% em relação ao grupo placebo. Os efeitos adversos foram poucos e não graves. Quando todos os agentes anti-TNF foram combinados contra placebo, em 16 estudos de moderada qualidade, houve aumento no risco de descontinuação por efeitos adversos (Peto OR = 2,44; IC95%: 1,26 a 4,72; total de eventos: 38/1.637 no grupo dos biológicos; 7/986 no placebo), com aumento absoluto de risco de 1% (IC95%: 0 a 2).

A falta de comparações diretas com outros agentes, em vez de placebo, gera incertezas sobre diferenças entre benefícios e riscos dos diferentes fármacos incluídos na revisão.

Esclerodermia sistêmica

É doença autoimune, inflamatória, de causa desconhecida e evolução variável, caracterizada por danos celulares, para a qual ainda não há cura. Caracteriza-se por endurecimento (esclero) da pele (dermia), que se torna mais espessa, brilhante e escura nas áreas afetadas (fibrose e calcinose). O comprometimento cutâneo pode ser limitado ou difuso, refletindo o grau de acometimento de órgãos internos. A forma sistêmica afeta órgãos e sistemas, além da pele, provocando fibrose em vasos (fenômeno de Raynaud e úlceras isquêmicas), coração (miocardioesclerose e arritmia cardíaca), rins (crise renal esclerodérmica), esôfago (hipomotilidade esofágica e refluxo gastroesofágico) e pulmões (pneumopatia intersticial, hipertensão pulmonar).[32]

A combinação de inflamação, fibrose e dano vascular e as diferentes complicações em órgãos internos levam a morbidade aumentada e mortalidade.

Essa doença autoimune se caracteriza por excessiva deposição de matriz extracelular sobre pele e órgãos viscerais, em consequência de produção de autoanticorpos, liberação de citocinas e ativação de linfócitos T.

Com a proposição dos novos critérios classificatórios – ES *sine* escleroderma, ES precoce e ES muito precoce, o espectro da doença foi consideravelmente aumentado, também permitindo o diagnóstico precoce de número significativo de pacientes.[33]

Estima-se que a prevalência de ES possa variar entre 30 e 300 indivíduos acometidos por milhão de pessoas adultas.

O tratamento da esclerodermia sistêmica, afora os fármacos que controlam manifestações órgão-específicas, foca em imunossupressão ampla e inclui medidas não farmacológicas e medicamentos (anti-inflamatórios não esteroides [AINEs], corticosteroides, imunossupressores e agentes biológicos). As evidências que no momento sustentam as indicações terapêuticas provêm de número limitado de ECRs.

Levantamento europeu[34] sobre uso de medidas não medicamentosas mostrou grande variabilidade, com citação de 105 intervenções direcionadas a funções e estruturas corporais. A maioria dos respondentes (98%) enfatizou a necessidade de intervenções educacionais sobre rigidez, dor e incapacidade funcional das mãos.

Em estudo aberto,[35] pesquisou-se a eficácia de ciclofosfamida em terapia de pulso intermitente (frequência mensal por 6 meses) com alta dose de prednisolona (1 mg/kg de peso inicialmente, diminuindo até 7,5 mg/dia) em pacientes com doença intersticial pulmonar relacionada a esclerodermia sistêmica. A terapia melhorou ou estabilizou a função pulmonar desses pacientes.

Entre os *MMCDs sintéticos*, MTX é a primeira opção terapêutica para o espessamento cutâneo progressivo nos pacientes com esclerodermia sistêmica.

Imunossupressores (ciclofosfamida, azatioprina e micofenolato de mofetila) são usados como alternativas em pacientes refratários ao tratamento com MTX.

Ensaio clínico randomizado, aberto, em paralelo, de fase III (n = 156) comparou os efeitos de transplante de medula à terapia intravenosa de pulso com ciclofosfamida em esclerodermia sistêmica cutânea difusa. No primeiro ano de seguimento, ocorreram mais mortes e dano irreversível de órgãos nos pacientes transplantados. Mas, no decorrer dos 4 anos seguintes, o transplante conferiu maior benefício na sobrevida livre de eventos em comparação à ciclofosfamida.[36]

A imunossupressão determinada por esses agentes é considerada fundamental no controle da ativação do sistema imune e dos infiltrados inflamatórios perivasculares que caracterizam a doença. No entanto, não se encontram ECRs comprobatórios atuais, exceto aqueles que os comparam com outras estratégias em manifestações órgão-específicas.

As chamadas *terapias direcionadas a alvos* também se aplicam a esta doença. Embora a patogenia permaneça obscura, uma variedade de células está envolvida no processo fibrótico, e a terapia alvo-específica se dirige especialmente a leucócitos, fibroblastos, citocinas prófibrogênicas, incluindo o fator de crescimento beta. Portanto, terapias com alvo em células beta (anticorpos monoclonais contra proteínas CD19, CD20, CD22 e fator de ativação de betacélulas, pertencentes à família de agentes anti-TNF) representam opções terapêuticas.

Outro fármaco usado no comprometimento pulmonar desta doença é o mesilato de imatinibe, inibidor da tirosinoquinase. Estudo de coorte realizado em 26 pacientes não responsivos a ciclofosfamida utilizou 200 mg/dia de imatinibe por 6 meses, com seguimento de mais 6 meses. Observaram-se melhora ou estabilização da doença pulmonar, mas não do comprometimento cutâneo. Dose baixa foi bem tolerada.[37]

Imatinibe também foi testado em fibrose cutânea difusa associada a esclerodermia sistêmica. Ensaio clínico fase III, duplo-cego, randomizou 28 pacientes para receber 400 mg/dia do fármaco ou placebo por 6 meses, com seguimento de mais 6 meses após a descontinuação do tratamento. O fármaco não diferiu do placebo em todos os desfechos pesquisados.[38]

Em estudo observacional (coorte com estudo de casos e controles aninhado),[39] 63 pacientes que receberam rituximabe (RTX), antagonista da proteína de superfície celular CD20, foram comparados a controles que não receberam RTX em relação a fibrose de pele e pulmão, capacidade vital forçada (CVF), duração de tratamento e necessidade de cotratamento. Em comparação aos controles, os pacientes com comprometimento difuso grave melhoraram significativamente os escores médios de doença ($P = 0,0001$), e naqueles com comprometimento pulmonar, o tratamento evitou o declínio progressivo da CVF ($P = 0,02$). Houve adequado perfil de efeitos adversos. Ressalte-se que o desenho observacional desse estudo determina que seus achados sejam considerados como hipóteses para teste em ensaios clínicos randomizados.

Os estudos que avaliaram, em esclerodermia sistêmica, eficácia e segurança das diferentes classes farmacológicas aqui abordadas e os que incluíram diferentes agentes biológicos tiveram amostras pequenas e seguimentos curtos, mostrando resultados sintomáticos ou radiológicos e não chegando a produzir evidência de suficiente qualidade, capaz de decidir conduta.

Esclerose múltipla

Esclerose múltipla (EM) é doença autoimune que acomete o sistema nervoso central, mais especificamente a substância branca, causando desmielinização e inflamação. Tem origem na interação de fatores genéticos e ambientais. Envolve linfócitos T e B que atacam estruturas como mielina, como se fossem autoantígenos.

Caracteriza-se por lesões (escleroses), afetando principalmente cerebelo, tronco encefálico, gânglios da base, medula espinal e nervo óptico. O sistema nervoso periférico raramente é afetado. Com a progressão da doença, há novas rupturas na barreira hematoencefálica, ocasionando edema, ativação de macrófagos e secreção de mais citocinas e outras proteínas destrutivas. Isso leva à degenerescência progressiva dos axônios neuronais. A doença se caracteriza por exacerbações e remissões. Nestas, há um processo de remielinização. Porém, com o passar do tempo, isso não mais acontece.

Há quatro formas de evolução clínica: remitente-recorrente (EM-RR), primariamente progressiva (EM-PP), primariamente progressiva com surto (EM-PP com surto) e secundariamente progressiva (EM-SP). A forma mais comum é a EM-RR, representando 85% de todos os casos no início de sua apresentação. A forma EM-SP é uma evolução natural da forma EM-RR em 50% dos casos após 10 anos do diagnóstico (em casos sem tratamento – história natural). As formas EM-PP e EM-PP com surto perfazem 10 a 15% de todos os casos. A forma secundariamente progressiva causa maior ônus socioeconômico para o indivíduo e a sociedade.

EM interfere na capacidade de o cérebro controlar funções, tais como visão, deambulação, coordenação e equilíbrio, fala e outras. Descrevem-se ainda neurite óptica, paresia ou parestesia de membros, disfunções esfincterianas e disfunções cognitivo-comportamentais, de forma isolada ou em combinação. A descrição de sintomas cognitivos, como manifestação de surto da doença, vem atualmente ganhando relevância.

Tem incidência maior em mulheres e compromete indivíduos entre 18 e 55 anos. No Brasil, sua taxa de prevalência é de aproximadamente 15 casos por cada 100.000 habitantes.[40]

Há várias terapias que objetivam restabelecer funções após um surto, prevenir novos ataques e evitar a degenerescência.

Como *medidas não medicamentosas*, preconizam-se exercícios e fisioterapia, que ajudam na recuperação das crises, aliviam a tensão muscular e treinam a musculatura para melhorar funções motoras. Em pacientes impedidos de deambular, o auxílio da locomoção por meio de aparelhos também é recomendado. Factibilidade e eficácia de manter atividade física com pacientes em cadeira de rodas foram testadas, demonstrando-se boa tolerância à intervenção, com maior força e menos fadiga para impulsionar a cadeira de rodas.

Medicamentos destinam-se às formas EM-RR e EM-SP, pois não há evidência de benefício para as demais. O elenco terapêutico é vasto, incluindo corticosteroides, imunomoduladores, imunossupressores e biológicos (Quadro 21.3). O real benefício dessas terapias em reduzir frequência de novas recidivas e piora da incapacitação física não está completamente esclarecido, devido ao limitado número de ensaios clínicos com comparações face a face.

Em pacientes com EM-RR, *corticosteroides* por vias intravenosa ou oral reduzem temporariamente os sintomas durante o surto e aceleram a recuperação pós-surto. Já interferon beta-1a mostrou-se moderadamente eficaz, pelo que aparece como medicamento combinado a outros em vários estudos.

Ensaio clínico randomizado avaliou a eficácia de metilprednisolona oral em associação a interferon beta-1a subcutânea na redução de taxa anual de recidiva da doença. Cento e trinta pacientes que não haviam respondido a interferon beta-1a nos 12 meses prévios foram randomizados para receber 200 mg de metilprednisolona ou placebo, dados em 5 dias consecutivos, a intervalos mensais, por 96 semanas, em adição a interferon. O corticosteroide significativamente reduziu a taxa de recidiva em comparação ao placebo (62% de redução; IC95%: 39 a 77; $P < 0,0001$). Devido a pequeno número de pacientes e alta taxa de desistência, os resultados devem ser corroborados por outros estudos.[41]

Interferon beta é também usada com esse propósito, mas parece ser apenas parcialmente eficaz em reduzir recidivas e progressão da doença. Por isso ensaio clínico randomizado, duplo-cego e em paralelo (MECOMBIN)[42] investigou a combinação de pulsos mensais de metilprednisolona com a terapia de interferon beta-1a sobre a progressão da incapacitação motora. Todos os 341 pacientes receberam interferon beta-1a por 3 meses; depois, foram randomizados para adicionar metilprednisolona mensal (500 mg/dia, por 3 dias consecutivos) ou placebo por 3 a 4 anos. O tempo para que ocorresse progressão sustentada da doença não diferiu entre os grupos. O grupo

Quadro 21.3 ■ Fármacos utilizados no controle de esclerose múltipla recidivante (EM-RR).

Imunomoduladores
Teriflunomida, fingolimode, *ozanimod, laquinimod*, acetato de glatirâmer, interferon beta-1a
Imunossupressor
Mitoxantrona
Biológicos
Natalizumabe, rituximabe, alentuzumabe, daclizumabe, *ocrelizumab*, ofatumumabe

Obs.: os fármacos em itálico não têm ainda registro no Brasil.

de metilprednisolona teve mais efeitos adversos do que o grupo placebo. Nesse estudo, o corticosteroide não representou vantagem sobre interferon isoladamente.

Mesmo com esse resultado, altas doses de metilprednisolona intravenosa têm sido recomendadas para tratar recidivas de EM, mas são inconvenientes e onerosas. Por isso alternativas são buscadas.

Revisão Cochrane de cinco estudos (n = 215) que compararam a eficácia de esteroides orais *versus* intravenosos na recuperação da incapacidade em recidivas de EM após 6 semanas verificou que não houve diferença significativa em recuperação de recaída em 4 semanas, imagens de ressonância magnética e eventos adversos. Com base nesses resultados, a terapia oral pode constituir alternativa eficaz e prática para tratamento das recidivas de EM. No entanto, somente dois dos 5 estudos foram metodologicamente mais rigorosos, o que determina que os resultados sejam vistos com cautela.[43]

Posteriormente, os dois métodos de administração foram testados em ECR multicêntrico, duplo-cego, de não inferioridade (n = 199 pacientes pós-surto recente),[44] que utilizou altas doses de metilprednisolona (1.000 mg/dia, por 3 dias) por vias oral ou intravenosa. Aos grupos controle, foram administradas solução fisiológica e cápsulas de placebo. Não houve diferenças de escores de melhora em 1 mês com os dois métodos de administração, bem como o perfil de segurança foi similar. Levando em conta maior conforto do paciente e menor custo da preparação, a administração oral deve ser preferida.

Quanto a *imunomoduladores*, alguns foram testados no tratamento de EM.

Teriflunomida é um desses agentes, aprovado (também no Brasil) para tratamento de EM na vigência de recidiva ou em remissão após o surto. ECR[45] duplo-cego e controlado por placebo arrolou 1.169 pacientes que haviam recidivado (1 ou mais surtos em 12 meses ou 2 ou mais, em 24 meses, mas não nos 30 dias prévios) para receber 7 mg ou 14 mg por via oral do fármaco, por 48 semanas. A taxa de recidiva em 1 ano foi significativamente maior no grupo placebo em comparação aos grupos tratamento. O grupo de 14 mg de teriflunomida reduziu o risco de incapacidade sustentada, o que não ocorreu com o grupo que recebeu 7 mg. A incidência de eventos adversos graves foi similar entre todos os grupos.

Autores de revisão sistemática Cochrane[46] – que incluiu cinco estudos muito heterogêneos e com risco de vieses por conflitos de interesse, comparando teriflunomida (7 mg e 14 mg) a placebo ou interferon beta em pacientes com EM-RR – concluíram haver evidência de baixa qualidade para embasar eficácia de monoterapia de teriflunomida em diminuição de taxas de recidivas em 1 e 2 anos comparativamente a placebo. Somente a dose de 14 mg/dia reduziu a progressão da incapacidade no mesmo tempo. Efeitos adversos relacionaram-se à dosagem e foram de leve a moderada gravidade.

Fingolimode (FTY720) foi o primeiro medicamento oral a ser aprovado para tratamento de EM em 2010 nos EUA. Em 2011, a União Europeia o aprovou para a forma EM-RR. Também foi registrado no Brasil e incorporado pelo SUS em 2014. É modulador do receptor de esfingosina-1-fosfato (lipídio mediador de atividade biológica). O benefício clínico do medicamento foi observado em três ensaios clínicos de fase III, randomizados e duplos-cegos que o compararam a placebo (FREEDOMS e FREEDOMS II)[47,48] e a interferon beta-1a intramuscular (TRANSFORMS).[49] Na comparação com placebo, fingolimode, em doses de 0,5 ou 1,25 mg, reduziu a taxa de recidiva e o risco de progressão da incapacidade em EM-RR. O segundo estudo controlado por placebo confirmou o benefício sobre a recidiva, mas não observou efeito sobre progressão da incapacidade. Fingolimode 0,5 mg causou mais efeitos adversos do que placebo, mas as taxas de eventos graves foram similares entre os grupos. Na comparação com interferon beta-1a (30 µg semanal, intramuscular), fingolimode oral (1,25 ou 0,5 mg, diariamente) diminuiu significativamente a taxa de recidiva ($P < 0,001$ para ambas as comparações), mas não diferiu em relação à progressão da incapacidade. Duas infecções fatais ocorreram no grupo que recebeu 1,25 mg de fingolimode; varicela-zóster disseminada e encefalite por herpes simples.

Estudo de extensão[50] evidenciou que a administração oral de 0,5 mg/dia ou 1,25 mg/dia durante 2 a 4 anos foi bem tolerada e reduziu taxas de recidiva, progressão da incapacidade e intensidade dos sintomas nos paciente com EM-RR.

Outro modulador com mesmo mecanismo de ação é *ozanimod*, que pode ser administrado oralmente com a finalidade de controlar as recidivas de EM. Em estudo de fase 2, randomizado e controlado por placebo, houve redução na atividade das lesões com doses de 0,5 mg e 1 mg comparativamente ao placebo. O perfil de efeitos adversos foi favorável em 24 semanas de seguimento. Estudos de fase 3 estão em andamento.[51]

Laquinimod (ABR-215062) é outro imunomodulador oral desenvolvido para tratamento de EM recidivante. É agente ainda em investigação.[52]

Ensaio clínico randomizado e controlado (n = 1.008)[53] com 3 anos de duração comparou a eficácia da combinação de interferon beta-1a e acetato de glatirâmer com a de cada fármaco isoladamente na remissão de EM-RR. A combinação não superou acetato de glatirâmer em reduzir o risco de recidiva. Ambos superaram interferon nesse desfecho. Porém a combinação superou cada agente isolado na redução de novas lesões e no acúmulo de lesões totais. Em análise *post hoc*, a terapia combinada resultou em maior proporção de participantes livres da atividade de doença.

Outro aspecto da eficácia de glatirâmer foi testado em ensaio clínico randomizado, duplo-cego e controlado por placebo.[54] Pacientes (n = 481) com síndrome clinicamente isolada, manifestação unifocal e duas ou mais lesões cerebrais randomicamente receberam acetato de glatirâmer (20 mg/dia por via subcutânea) ou placebo por 36 meses. O tratamento precoce foi eficaz em retardar (115%: 336 dias para o placebo e 722 dias para o fármaco) a conversão para EM clinicamente definitiva. Os efeitos adversos mais comumente observados com glatirâmer foram reações no sítio de injeção e reações imediatas após a injeção.

Estudo observacional multicêntrico,[55] com objetivo de verificar eficácia e segurança de acetato de glatirâmer (29 mg/mℓ, por via subcutânea, 1 vez/dia) durante o uso clínico real, avaliou 718 pacientes com EM-RR (481 – virgens de tratamento e 237 – com tratamento prévio) por 24 meses. Por meio de escores de testes, escalas e inventário, verificaram-se diminuição de sintomas depressivos e melhora cognitiva. Gravidade da doença, fadiga e qualidade de vida permaneceram estáveis durante o período de observação. Houve redução anual das recidivas, mas o desenho observacional impede inferir sobre eficácia.

Ensaio clínico duplo-cego[56] investigou os efeitos desse fármaco em pacientes adultos com o primeiro evento clínico desmielinizante sugestivo de EM e com ao menos duas lesões cerebrais silenciosas detectadas por ressonância magnética. Os participantes foram randomizados para receber interferon beta-1a por via subcutânea, 44 µg, 3 vezes/semana (n = 171) ou 1 vez/semana + placebo 2 vezes (n = 175) e placebo, 3 vezes/semana (n = 171), por 24 meses. Ambos os regimes com interferon beta-1a retardaram as recidivas e a atividade subclínica da doença.

O estudo TRACER[57] mediu a aderência dos pacientes à injeção subcutânea de interferon beta-1a por meio de um dispositivo eletrônico de autoadministração. Após 12 meses, 89,3% dos pacientes mantinham-se aderentes. Em estudo de extensão com 57 pacientes, avaliados por 19 a 26 meses, a proporção dos que alcançaram critérios de adesão foi de 63,2%.[58]

Como *medicamento imunossupressor*, mitoxantrona é usada em EM. Mitoxantrona pode ser o mais eficaz entre todos; no entanto, não é considerada terapia a longo prazo, uma vez que seu uso é restringido por efeitos adversos graves. Demonstrou ter alguns efeitos benéficos em indivíduos com EM secundária progressiva e primária recidivante. É ainda moderadamente eficaz em redução da progressão da doença e frequência das recidivas a curto prazo.

Para pacientes com EM-RR e doença muito ativa desde o início ou que não responderam ou não toleraram agentes imunomoduladores (como interferons beta ou acetato de glatirâmer), o uso de biológicos está indicado.

Dentre *agentes biológicos*, natalizumabe, anticorpo monoclonal humanizado recombinante, é usado em casos refratários, tanto os interferons beta quanto a glatirâmer, sendo considerado como terapia de segunda linha. Exibe o dobro da eficácia dos agentes de primeira linha, mas apresenta perfil de efeitos adversos menos favorável, salientando-se leucoencefalopatia multifocal progressiva. Por isso, seleção restrita e monitoramento de pacientes têm sido recomendados.[59]

Ensaio clínico de fase II, duplo-cego e controlado por placebo[60] randomizou 110 pacientes, com ao menos uma recidiva no ano precedente, para receber natalizumabe (300 mg/semana, por via intravenosa) ou placebo por 4 semanas, mais acetato de glatirâmer (20 mg/dia, por via subcutânea) por ≤ 20 semanas. A combinação, comparativamente a glatirâmer isolado, foi significativamente mais favorável em reduzir desenvolvimento de novas lesões ou agravamento das já existentes. Segurança e tolerabilidade foram similares nos dois grupos.

A 578 pacientes que não responderam às terapias convencionais, mostrando recidivas ou progressão nos 6 meses precedentes, foram administrados fingolimode (n = 171) ou natalizumabe (n = 407) por 12 meses. A substituição por natalizumabe foi significativamente mais eficaz do que a feita com fingolimode em termos de taxas de recidivas e incapacidade a curto prazo.[61]

Pacientes livres de recidiva no ano precedente, após tratamento com natalizumabe, foram randomizados para continuar com natalizumabe, substituir para placebo ou receber um imunomodulador alternativo (interferon beta-1a, acetato de glatirâmer ou metilprednisolona) por 24 semanas. Recidiva ocorreu em 4% dos que receberam natalizumabe e em 15 a 29% dos pacientes submetidos aos outros tratamentos. Reapareceu atividade de doença em 12 semanas e recidivas foram relatadas em 2 a 4 semanas após a última dose de natalizumabe. Esses pacientes retomaram o uso de natalizumabe devido à atividade da doença.[62]

Revisão Cochrane[63] de ensaio único avaliou eficácia e segurança de rituximabe em monoterapia ou associação a outros fármacos, na redução de atividade de doença em EM-RR. Em 104 pacientes com EM-RR e pelo menos uma recidiva no ano precedente, curso único de rituximabe (1.000 mg, por via intravenosa, nos dias 1 e 15) *versus* placebo reduziu o número total de lesões e a taxa anual de recidiva na semana 24. Ocorreram vários efeitos adversos. Pelas limitações metodológicas apontadas nessa revisão, os benefícios de rituximabe permanecem inconclusivos.

Daclizumabe é anticorpo monoclonal humanizado que se liga à subunidade alfa do receptor interleucina-2 (CD25), assim modulando sua sinalização. Anormalidades dessa têm sido implicadas na patogênese de distúrbios esclerosantes autoimunes.

Ensaio clínico randomizado[64] de fase III, duplo-cego, controlado e realizado em 1.841 pacientes com EM-RR comparou daclizumabe (150 mg, por via subcutânea, a cada 4 semanas) com interferon beta-1a (30 μg, por via intramuscular, 1 vez/semana) por mais de 144 semanas. Daclizumabe foi mais eficaz do que interferon em reduzir a taxa anual de recidiva ($P < 0,001$) e o número de lesões detectadas por ressonância magnética em 96 semanas ($P < 0,001$). Ao término do estudo, não houve diferença significativa entre os grupos com relação à progressão da incapacidade e à incidência de efeitos adversos graves. No entanto, eczemas, infecções e anormalidades de função hepática foram mais frequentes com daclizumabe.

Alentuzumabe, anticorpo monoclonal anti-CD52, foi comparado a interferon beta-1a em pacientes com EM-RR. Em ensaio clínico randomizado de fase III,[65] com 2 anos de duração, alentuzumabe comparativamente reduziu a taxa de recidivas (RR = 0,45; IC95%: 0,32 a 0,63). Em 2 anos, ficaram livres de recidivas 59% dos pacientes em uso de interferon beta-1a *versus* 78% dos pacientes no grupo alentuzumabe ($P < 0,0001$). Não houve diferença significativa entre os grupos no que se refere à incapacidade. Em comparação a interferon beta-1a, houve mais efeitos adversos associados a uso de alentuzumabe.

Ofatumumabe, outro anticorpo monoclonal anti-CD20 já existente no Brasil, foi comparado a placebo em estudo fase II, randomizado e duplo-cego,[66] realizado em 36 pacientes com EM-RR. Os pacientes receberam 2 infusões do fármaco (100 mg, 300 mg ou 700 mg) ou placebo, com intervalo de 2 semanas. Na semana 24, os pacientes receberam a intervenção oposta. Ofatumumabe reduziu células beta, atividade de doença e lesões cerebrais nas primeiras 24 semanas após a administração do fármaco. Reações adversas apareceram após a primeira infusão, mas não na segunda. Dois pacientes (no grupo de 300 mg) saíram do estudo devido a efeitos adversos. Devido às limitações metodológicas do estudo, não se tem definição conclusiva sobre eficácia e segurança de ofatumumabe.

Revisão Cochrane de 39 ECR (n = 25.113 participantes)[67] avaliou benefício e aceitabilidade de interferons, acetato de glatirâmer, mitoxantrona e imunoglobulina sobre EM-RR. Os estudos tiveram curta duração (em média 24 meses), e só 40% foram face a face. Metanálise em rede mostrou efeito protetor de recorrência de recidivas da doença durante os primeiros 24 meses, principalmente com alentuzumabe, mitoxantrona, natalizumabe e fingolimode. Em comparação a placebo, alentuzumabe foi o mais eficaz seguido de mitoxantrona, natalizumabe e fingolimode. Quase todos os agentes associaram-se com efeitos adversos, determinantes de suspensão de tratamento. Os autores concluem que não há, no momento, suficiente evidência para avaliar a eficácia desses medicamentos para prevenção da piora da incapacidade, questionando a relevância da melhora obtida durante 2 anos no cenário de uma doença que dura de 30 a 40 anos. Melhores respostas serão obtidas com estudos cujo desenho permita discriminar benefício e segurança a longo prazo entre as diferentes opções terapêuticas.

Síndrome antifosfolipídio

Esta síndrome é aqui considerada por ser doença autoimune sistêmica, embora a abordagem terapêutica primária não seja com os fármacos discutidos neste capítulo, salvo algumas exceções.

A síndrome antifosfolipídio (SAF) é distúrbio sistêmico, autoimune, de causa desconhecida, caracterizado por trombose arterial ou venosa, morte fetal, abortos espontâneos recorrentes e trombocitopenia. Encontram-se títulos elevados de anticorpos antifosfolipídios (AAF): anticoagulante lúpico e anticardiolipina. Também estão implicados anticorpos anti-β2 glicoproteína-I (β2 GPI). Essa síndrome foi descrita originariamente em pacientes com lúpus eritematoso sistêmico, mas nos últimos 20 anos tem-se descrito sua associação a outras doenças autoimunes, malignidades, doenças hematológicas, infecções, doenças neurológicas e uso de alguns fármacos. Manifestações cutâneas (livedo reticular e ulcerações cutâneas) são frequentes, constituindo a primeira manifestação em 41% dos pacientes. O tratamento basal é feito com antiagregantes plaquetários e anticoagulantes. Consequências desse comprometimento são aumentos em frequência de acidentes cerebrovasculares, especialmente em indivíduos jovens, ocorrência de infarto do miocárdio, doença valvar cardíaca agressiva, requerendo troca da válvula e embolia ou trombose pulmonar recorrente, que pode levar à hipertensão pulmonar.

Há manifestação rara (1%), mas grave e comumente fatal – síndrome antifosfolipídio catastrófica – caracterizada por oclusão vascular em vários órgãos em período que pode variar de dias a semanas. Não costuma responder à terapia anticoagulante isolada. O tratamento exige combinação de anticoagulantes, esteroides e plasmaférese ou imunoglobulina intravenosa.

É condição de difícil diagnóstico. Classifica-se em primária (na ausência de doenças associadas) ou secundária, associada a largo espectro de doenças, com predomínio de microangiopatia trombótica ou isquemia secundária a eventos tromboembólicos e complicações obstétricas (aborto, morte fetal, pré-eclâmpsia, retardo no crescimento intrauterino e síndrome HELLP).

Na prevenção desta condição, fatores de risco associados com trombose, como hipertensão, tabagismo, hipercolesterolemia, uso de contraceptivos e imobilização prolongada, devem ser eliminados. Uso profilático para tromboses com ácido acetilsalicílico (AAS), em baixas doses, é útil em mulheres com abortos de repetição.

Para tratamento, anticoagulantes (heparinas de baixo peso molecular, como enoxaparina 40 mg/dia e dalteparina 5.000 U/dia na gravidez e cumarínicos em não grávidas) são utilizados em tromboses, bem como hidroxicloroquina que demonstra efeito protetor. Prednisona, na dose de 40 mg/dia, diminuiu a incidência de abortos, porém aumentou número de partos pré-termo e morbidade materna, incluindo diabetes, hipertensão e sepse. Embora imunoglobulinas intravenosas sejam usadas para tratamento de algumas doenças autoimunes na gravidez, não demonstraram benefícios em SAF.

Para definir o papel de hidroxicloroquina em 30 pacientes gestantes com a síndrome e perdas fetais prévias, pequeno estudo[68] preliminar comparou tratamento convencional (AAS e heparinas de baixo peso molecular) em gravidezes anteriores à adição de hidroxicloroquina (400 mg/dia). Esta diminuiu perda fetal na ordem de 81% para 19% ($P < 0,05$).

Para tratamento da síndrome antifosfolipídio catastrófica, usam-se como terapia basal anticoagulantes e glicocorticoides. Em pacientes com LES, ciclofosfamida é também considerada. Novos fármacos em estudo são rituximabe e eculizumabe, indicados para pacientes com LES e refratários aos tratamentos anteriores, com dados que ainda são escassos e inconclusivos.[69-71]

Tem sido aventado o uso de inibidores de TNFα em gestantes com AR ativa, LES e síndrome antifosfolipídio com vista a diminuir pré-eclâmpsia e menor desenvolvimento intrauterino. Todavia, essa terapia permanece um desafio, devido aos efeitos adversos que acarreta.[72]

As debilidades metodológicas provenientes das dificuldades diagnósticas e de tratamento justificam a parca literatura concernente às duas síndromes, o que, por sua vez, explica a inexistência de evidências terapêuticas contemporâneas.

Sumário da seleção de fármacos em doenças inflamatórias e autoimunes.			
Intervenção	Grau de recomendação	Nível de evidência	Grau de recomendação
■ Artrite reumatoide (AR)			
AR recente			
Medidas não medicamentosas	IIa	C	Mesmo sem estudos comprobatórios de benefício, exercícios físicos, dieta balanceada e abstenção de fumo são aconselhados
Paracetamol e AINEs	I	C	Doença em grau pouco avançado
Metotrexato (MTX) em monoterapia	I	A	Em pacientes não responsivos a terapias anteriores, após 12 semanas do início
Associação de 2 MMCDs sintéticos + AINEs ou moderada dose de glicocorticoide	I	A	Somente em pacientes não responsivos à monoterapia com MTX. Pacientes com doença muito agressiva ou de mau prognóstico
Terapia tripla	IIb	B	Resultado similar à monoterapia inicial com MTX, com maior benefício desta em relação à progressão radiológica
AR estabelecida			
MTX em monoterapia	I	A	Pacientes com atividade de doença baixa ou moderada
Associação de MTX a outros MMCDs e anti-inflamatórios	I	A	Com manifestações crescentes da doença, somente em pacientes não responsivos a MTX em monoterapia
Associação inicial de nbMMCD passando a inibidores biológicos de TNF após 6 meses	IIb	B	Não inferior à terapia biológica inicial e de menor custo
■ Lúpus eritematoso sistêmico			
Medidas não medicamentosas	IIa	C	Principalmente em pacientes com risco cardiovascular aumentado
Glicocorticoides	IIa	C	Evitar cursos terapêuticos prolongados; doses moderadas são similarmente eficazes a altas doses
Antimaláricos	IIb	C	Hidroxicloroquina protege do risco de novos danos
Imunossupressores	IIa	A	Indução de remissão de nefrite lúpica, com superioridade de micofenolato de mofetila
Rituximabe	III	B	Não superou o placebo em eficácia sobre nefrite lúpica
Belimumabe	IIb	B	Apenas sugestão de benefício
Abatacepte	III	B	Não superou o placebo em eficácia sobre nefrite lúpica
■ Espondilite anquilosante			
AINEs	I	A	Melhora sintomática e funcional
Inibidores biológicos de TNFα	IIa	B	Melhora clínica e boa tolerabilidade relativamente a placebo; faltam comparações com outras opções

(continua)

Sumário da seleção de fármacos em doenças inflamatórias e autoimunes. (continuação)

Intervenção	Grau de recomendação	Nível de evidência	Grau de recomendação
■ Esclerodermia sistêmica			
Medidas não medicamentosas	IIa	C	Muitas intervenções propostas, pacientes destacam recomendações sobre rigidez, dor e incapacidade funcional
Prednisolona + Ciclofosfamida	IIb	C	Estudo não controlado
MTX	IIa	C	Recomendado por diretrizes como primeira opção para espessamento cutâneo progressivo
Ciclofosfamida, azatioprina e micofenolato de mofetila	IIa	C	Para pacientes refratários a MTX
Transplante de medula	IIb	B	Superior a ciclofosfamida em ensaio clínico de longa duração
Imatinibe	III	B	Ineficaz em ECR pequeno em pacientes com fibrose cutânea difusa associada a esclerodermia
Rituximabe	IIb	C	Eficácia avaliada em coorte comparada, requerendo confirmação em ECR
■ Esclerose múltipla			
Medidas não medicamentosas	IIa	C	Aumento de força e desempenho musculares
Metilprednisolona + Interferon beta	IIb	B	Redução anual de recidiva
Metilprednisolona + Interferon beta	III	B	Adição de corticoide sem benefício adicional em relação à progressão sustentada da doença
Interferon beta-1a	–	–	Atividade moderada
Teriflunomida 14 mg	IIa	B/A	Redução de progressão de incapacidade sustentada
Fingolimode	I	A	Diminuição de taxa de recidiva
Acetato de glatirâmer	IIb	B	Retardo na conversão de EM clinicamente isolada para EM clinicamente definitiva
Acetato de glatirâmer + Interferon beta-1a	III	B	A associação foi inferior a glatirâmer isolado na redução do risco de recidiva
Natalizumabe + Acetato de glatirâmer	IIb	B	Terapia de segunda linha. Combinação favorável
Daclizumabe	IIb	A	Redução de taxa anual de recidiva
Alentuzumabe	IIb	B	Redução de taxa anual de recidiva

▶ Prescrição

Revisão[73] de estudos que utilizaram *MTX* em doenças inflamatórias e autoimunes concluiu que esse medicamento pode ser administrado por vias oral, subcutânea ou intramuscular, semanalmente. A dose oral inicial é de 15 mg/semana, com incrementos de 25 a 30 mg/semana até a máxima dose tolerada; ou ser substituída por via parenteral, em caso de resposta insuficiente. A via oral é preferida pelos pacientes e tem menor custo, porém a biodisponibilidade é maior com MTX parenteral. Dentre as parenterais, a via subcutânea é considerada mais cômoda, facilitando a adesão a tratamento. Mostrou melhor tolerabilidade devido a menos efeitos gastrointestinais.

A comparação entre vias oral e subcutânea confirmou a maior biodisponibilidade desta última via, principalmente com doses maiores do que 15 mg/semana, traduzindo-se em melhor resposta clínica de pacientes com artrite reumatoide, virgens de tratamento ou que mudaram por não resposta ao tratamento oral.[74]

O modo de administração de inibidores de TNFα e de outros agentes biológicos para artrite reumatoide pode ser visto no Quadro 21.4.

Os esquemas de administração dos medicamentos utilizados em esclerose múltipla (EM-RR) estão descritos no Quadro 21.5.

▶ Seguimento

Os efeitos adversos dos fármacos discutidos neste capítulo estão resumidamente listados no Quadro 21.6.

Quadro 21.4 ■ Esquemas de administração de agentes biológicos para AR.

Medicamento	Via de administração e posologia
Abatacepte	Infusão IV – Doses variam de acordo com o peso corporal: 500 mg (pacientes com < 60 kg); 750 mg (60 a 100 kg); 1 g (> 100 kg). Administração nas semanas 0, 2 e 4 e, após, a cada 4 semanas
Adalimumabe	Injeção SC – 40 mg a cada 14 dias, por tempo indeterminado
Certolizumabe pegol	Injeção SC – 400 mg nas semanas 0, 2 e 4 e, em seguida, 200 mg a cada 14 dias. Dose de manutenção: 400 mg a cada 4 semanas
Etanercepte	Injeção SC – 25 mg, 2 vezes/semana ou 50 mg, semanalmente, por tempo indeterminado
Golimumabe	Injeção SC – 50 mg/0,5 mℓ de solução injetável, com caneta aplicadora, a cada 4 semanas
Infliximabe	Infusão IV – 3 mg/kg nas semanas 0, 2 e 6, e em seguida, a cada 8 semanas como dose de manutenção
Rituximabe	Infusão IV – Curso de tratamento de 2 infusões de 1.000 mg cada, com 2 semanas de intervalo entre elas. Não deve se administrar um segundo curso nas 16 semanas após a primeira infusão
Tocilizumabe	Infusão IV – 8 mg/kg, administrada uma vez a cada 4 semanas (solução 20 mg/mℓ)
Tofacitinibe	5 mg VO, 2 vezes/dia

IV: intravenosa; SC: subcutânea; VO: via oral.

Quadro 21.5 ■ Esquemas de administração de medicamentos usados em EM-RR.

Medicamento	Via de administração e posologia
Teriflunomida	7 a 14 mg/dia VO
Fingolimode	0,5 mg/dia VO
Acetato de glatirâmer	20 mg/dia, em injeção subcutânea, autoadministrada em braços, abdome, quadris e coxas, em sistema de rodízio
Interferon beta-1a recombinante	30 µg/mℓ de solução, administrados por injeção intramuscular, 1 vez/semana
Mitoxantrona	12 mg/m², em infusão intravenosa, por 15 a 30 min, a cada 3 meses
Natalizumabe	Dose de 15 mℓ (300 mg) de solução concentrada, diluída em 100 mℓ de solução de NaCl a 0,9%, em infusão intravenosa por 60 min, à velocidade de 2 mℓ/min; mensal
Alentuzumabe	3 mg no dia 1, 10 mg no dia 2 e 30 mg no dia 3, desde que cada dose seja bem tolerada. Posteriormente, 30 mg/dia, 3 vezes/semana, em dias alternados, por até 12 semanas; a infusão intravenosa dura aproximadamente 2 h. Tratamento com 4 a 12 semanas de duração.
Belimumabe	100 mg/kg, em infusão IV por 1 h, a intervalos de 2 semanas por 3 ciclos; após, 1 vez a cada 4 semanas
Daclizumabe	Dose de 1 mg/kg; sol. para infusão: 5 mg/mℓ; o volume contendo a dose adequada é adicionado a 50 mℓ de solução salina estéril a 0,9%, sendo administrado por via intravenosa durante um período de 15 min. Repetir a intervalos de 14 dias, em um total de 5 doses
Ofatumumabe	Dose de 100 mg; 2 infusões intravenosas com intervalo de 2 semanas; sol.concentrada 20 mg/mℓ

VO: via oral.

É importante salientar que, por suas propriedades anti-imunitárias, podem causar muito efeitos adversos, inclusive infecções graves. Como muitas vezes seus efeitos perduram até meses após o término do tratamento, é preciso que os pacientes sejam cuidadosamente monitorados durante este período.

Um dos mais comuns efeitos adversos é a irritação na área da injeção, exigindo medicamentos preventivos e corretivos antes da administração.

Pacientes que fazem autoadministração devem ser suficientemente instruídos sobre os cuidados de aplicação e o controle das reações que eventualmente ocorram.

Com natalizumabe há risco aumentado de leucoencefalopatia multifocal progressiva (LMP), infecção oportunista causada pelo vírus JC, que acomete tipicamente pacientes imunocomprometidos, e que pode ser fatal ou resultar em incapacidade grave. Nesses pacientes, o tratamento com natalizumabe deve ser definitivamente suspenso. A suspensão do fármaco pode acarretar a síndrome inflamatória de reconstituição imune (*immune reconstitution inflammatory syndrome* – IRIS), que pode resultar da restauração da função imune em pacientes com LMP. Há declínio clínico na condição do paciente após a remoção de natalizumabe, e em alguns casos após uma aparente melhora clínica. IRIS pode levar a complicações neurológicas graves ou morte.

Para efeito corretivo de MTX, antagonista do metabolismo de ácido fólico, a suplementação com ácidos fólico ou folínico pode melhorar efeitos adversos gastrointestinais, hepáticos e hematológicos. Revisão sistemática Cochrane[75] de 6 ECR (n = 624) comprovou haver proteção com suplementação desses ácidos com relação à incidência de efeitos indesejáveis, disfunção hepática e redução de suspensão de tratamento por qualquer razão. Tendência à redução de estomatite foi observada.

Quadro 21.6 ■ Efeitos adversos dos fármacos utilizados em doenças inflamatórias e autoimunes.

Medicamento	Efeitos
Paracetamol	Raros efeitos adversos em doses adequadas
Ibuprofeno	Menos efeitos adversos gastrointestinais comparativamente
Outros AINEs	Pirose, esofagite, dispepsia, anorexia, náuseas, gastrite, úlcera péptica, sangramento digestivo, redução de função renal, reações de hipersensibilidade
Prednisona	Sintomas cushingoides, equimoses, edema pré-tibial, micoses, dispneia, transtornos do sono, cataratas, glaucoma, osteonecrose, fraturas osteoporóticas, diabetes melito, depressão e aumento de pressão arterial
Metilprednisolona	Idem anterior
Metotrexato	Trombocitopenia transitória. Estomatite ulcerativa, leucopenia, náuseas e mal-estar abdominal, indisposição, fadiga excessiva, calafrios e febre, tontura e resistência reduzida a infecções
Leflunomida	Possível risco de hepatotoxicidade, leucopenia ou trombocitopenia, infecções oportunistas, reações cutâneas
Sulfassalazina	Anorexia, cefaleia, náuseas, vômitos, distensão abdominal. oligospermia, *rash* cutâneo, prurido, urticária, febre
Hidroxicloroquina	Anorexia, labilidade emocional, dor abdominal, náuseas, diarreia, vômito, cefaleia, erupção cutânea, prurido
Teriflunomida	Elevação de enzimas hepáticas, alopecia, diarreia, náuseas, neutropenia, linfopenia, aumento de pressão arterial e infecções
Fingolimode	Bradicardia transitória e distúrbio da condução atrioventricular, infecções do tipo gripe, sinusite, cefaleia, tosse, diarreia, aumento de enzimas hepáticas, edema macular
Acetato de glatirâmer	Eritema, dor, edema, prurido ou nódulo no local da injeção, rubor, erupção cutânea, dispneia e dor no peito
Interferons	Efeitos similares aos da gripe e lesões hepáticas
Azatioprina	Predisposição a infecções virais, fúngicas e bacterianas, pólipos e cistos, benignos e malignos, leucopenia, trombocitopenia, insuficiência renal ou hepática
Ciclosporina	Nefrotoxicidade, hepatotoxicidade, neurotoxicidade, indução de hipertensão arterial, hipertricose, hiperplasia gengival, náuseas, vômito, anorexia, diarreia, dor abdominal, colite, reações de hipersensibilidade, suscetibilidade a infecções
Ciclofosfamida	Leucopenia, anorexia, náuseas, vômitos, supressão gonadal, retenção hídrica
Micofenolato de mofetila	Diarreia, náuseas, dor abdominal, vômitos, dispepsia, sepse, leucopenia, anemia
Mitoxantrona	Risco de infecções graves, depressão de medula óssea; doença cardíaca; herpes-zóster, infertilidade, leucemia mieloide aguda
Infliximabe	Reações associadas à infusão (dispneia, urticária e cefaleia)
Etanercepte	Reações no local da administração, infecções sérias e fatais, insuficiência cardíaca congestiva
Adalimumabe	Predisposição a infecções, reativação da hepatite B, malignidades em crianças e adolescentes
Golimumabe	Infecções graves, reações de hipersensibilidade. reativação do vírus da hepatite B, cancros de pele

(*continua*)

Quadro 21.6 ■ Efeitos adversos dos fármacos utilizados em doenças inflamatórias e autoimunes. *(continuação)*

Medicamento	Efeitos
Certolizumabe pegol	Edema, dispneia, queda da pressão, erupção na pele, doença do soro e urticária
Rituximabe	Reação à primeira injeção (dores, cefaleia, pirexia, náuseas, prurido, fadiga, irritação de garganta, todos de intensidade leva a moderada). Infecções oportunistas. Nasofaringite, infecção de trato respiratório superior, infecção urinária e sinusite. Hipogamaglobulinemia e infecções oportunistas
Ofatumumabe	Reação após a primeira infusão, infecção por vírus da hepatite B, cansaço, náuseas, tosse, dispneia, bronquite, pneumonia, febre, *rash* cutâneo
Belimumabe	Infecções (não oportunistas), reações alérgicas, pirexia (febre), reação relacionada à infusão
Abatacepte	Reações alérgicas, inclusive anafilaxia após primeira dose, infecções graves
Tocilizumabe	Infecções, diverticulite, ativação de tuberculose, reações graves de hipersensibilidade (inclusive reação anafilática), neutropenia, trombocitopenia, aumento dos níveis de colesterol
Natalizumabe	Risco aumentado de leucoencefalopatia multifocal progressiva (LMP), infecções oportunistas, reações de hipersensibilidade até 1 h após a infusão, lesão hepática
Alentuzumabe	Edema, hipertenão, taquicardia, fadiga, tontura; insônia, depressão, sonolência, dor muscular, tremor, tosse, bronquite, pneumonia, falta de apetite, dor abdominal, má digestão, constipação intestinal, autoimunidade de tireoide
Daclizumabe	Infecções, *rash* cutâneo, eczema e elevação de transaminases hepáticas dor no peito, dispneia, edema pulmonar, febre, taquicardia, hipertensão arterial, náuseas, vômito, tremor, fraqueza
Tofacitinibe	Infecções respiratórias e urinárias, alterações de enzimas hepáticas, dor abdominal, vômito, gastrite, diarreia, náuseas, má digestão, dor muscular e articular, anemia, febre, fadiga, cefaleia, urticária

▶ **Referências bilbiográficas**

1. da Mota LMH, Cruz BA, Brenol CV, Pereira IA, Rezende-Fronza LS, Bertolo MB et al. Consenso 2012 da Sociedade Brasileira de Reumatologia para o tratamento da artrite reumatoide. *Rev Bras Reumatol* 2012; 52 (2):135-174.
2. Singh JA, Saag KG, Bridges Jr. SL, Akl EA, Bannuru RR, Sullivan MC et al. 2015 American College of Rheumatology Guideline for the treatment of rheumatoid arthritis. *Arthritis & Rheumatology* 2016; 68 (1): 1-26.
3. Lopez-Olivo MA, Siddhanamatha HR, Shea B, Tugwell P, Wells GA, Suarez-Almazor ME. Methotrexate for treating rheumatoid arthritis. *Cochrane Database Syst Rev* 2014 Jun 10; 6: CD000957.
4. Colebatch AN, Marks JL, van der Heijde DM, Edwards CJ. Safety of non-steroidal anti-inflammatory drugs and/or paracetamol in people receiving methotrexate for inflammatory arthritis: a Cochrane systematic review. *J Rheumatol Suppl* 2012; 90: 62-73.
5. Katchamart W, Trudeau J, Phumethum V, Bombardier C. Methotrexate monotherapy *versus* methotrexate combination therapy with non-biologic disease modifying anti-rheumatic drugs for rheumatoid arthritis. *Cochrane Database Syst Rev* 2010 Apr 14; (4):CD008495.
6. Verschueren P, De Cock D, Corluy L, Joos R, Langenaken C, Taelman V et al. Methotrexate in combination with other DMARDs is not superior to methotrexate alone for remission induction with moderate-to-high-dose glucocorticoid bridging in early rheumatoid arthritis after 16 weeks of treatment: the CareRA trial. *Ann Rheum Dis* 2015; 74 (1): 27-34.
7. O'Dell JR, Curtis JR, Mikuls TR, Cofield SS, Bridges SL Jr, Ranganath VK, Moreland LW; TEAR Trial Investigators. Validation of the methotrexate-first strategy in patients with early, poor-prognosis rheumatoid arthritis: results from a two-year randomized, double-blind trial. *Arthritis Rheum* 2013; 65 (8): 1985-1994.
8. Scott DL, Ibrahim F, Farewell V, O'Keeffe AG, Walker D, Kelly C et al. Tumour necrosis factor inhibitors *versus* combination intensive therapy with conventional disease modifying antirrheumatic drugs in established rheumatoid arthritis: TACIT non-inferiority randomised controlled trial. *BMJ* 2015; 350: h1046.
9. BRATS. *Boletim Brasileiro de Avaliação de Tecnologias em Saúde* 2012; 6 (19): 13 p.
10. van Herwaarden N, van der Maas A, Minten MJ, van den Hoogen FH, Kievit W, van Vollenhoven RF et al. Disease activity guided dose reduction and withdrawal of adalimumab or etanercept compared with usual care in arthritis: open label, randomised controlled, non-inferiority trial. *BMJ* 2015; 350: h1389.
11. Ruiz Garcia V, Jobanputra P, Burls A, Cabello JB, Vela Casasempere P, Bort-Marti S, Kynaston-Pearson FJ. Certolizumab pegol (CDP870) for rheumatoid arthritis in adults. *Cochrane Database Syst Rev* 2014 Sep 18; 9: CD007649.
12. Migliore A, Bizzi E, Petrella L, Bruzzese V, Cassol M, Integlia D. The challenge of treating early-stage rheumatoid arthritis: the contribution of mixed treatment comparison to choosing appropriate biologic agents. *BioDrugs* 2016; 30(2):105-115.
13. Albert DA. Are all biologics the same? optimal treatment strategies for patients with early rheumatoid arthritis: systematic review and indirect pairwise meta-analysis. *J Clin Rheumatol* 2015; 21 (8): 398-404.
14. Burmester GR, Blanco R, Charles-Schoeman C, Wollenhaupt J, Zerbini C, Benda B, et al; ORAL Step investigators. Tofacitinib (CP-690,550) in combination with methotrexate patients with active rheumatoid arthritis with an inadequate response to tumour necrosis factor inhibitors: a randomised phase 3 trial. *Lancet* 2013; 381(9865): 451-460.
15. Bertsias G, Ioannidis JP, Boletis J, Bombardieri S, Cervera R, Dostal C et al.; Task Force of the EULAR Standing Committee for International Clinical Studies Including Therapeutics. EULAR recommendations for the management of systemic lupus erythematosus. Report of a Task Force of the EULAR Standing Committee for International Clinical Studies Including Therapeutics. *Ann Rheum Dis* 2008; 67 (2): 195-205.
16. Rubin RL. Drug-induced lupus. *Expert Opin Drug Saf* 2015; 14 (3): 361-378.
17. Croyle L, Morand EF. Optimizing the use of existing therapies in lupus. *Int J Rheum Dis* 2015; 18 (2):129-137.
18. Ruiz-Irastorza G, Danza A, Khamashta M. Treatment of systemic lupus erythematosus: myths, certainties and doubts. *Med Clin (Barc)* 2013; 141 (12): 533-542.
19. Ruiz-Arruza I, Barbosa C, Ugarte A, Ruiz-Irastorza G. Comparison of high *versus* low-medium prednisone doses for the treatment of systemic lupus erythematosuspatients with high activity at diagnosis. *Autoimmun Rev* 2015; 14 (10): 875-879.
20. Kuhn A, Bonsmann G, Anders H-J, Herzer P, Tenbrock K, Schneider M. The diagnosis and treatment of systemic lupus erythematosus. *Dtsch Arztebl Int* 2015; 112 (25): 423-432.
21. Fessler BJ, Alarcón GS, McGwin G Jr, Roseman J, Bastian HM, Friedman AW et al.; LUMINA Study Group. Systemic lupus erythematosus in three ethnic groups: XVI. Association of hydroxychloroquine use with reduced risk of damage accrual. *Arthritis Rheum* 2005; 52(5):1473-1480.
22. Henderson L, Masson P, Craig JC, Flanc RS, Roberts MA, Strippoli GF, Webster AC. Treatment for lupus nephritis. *Cochrane Database Syst Rev* 2012 Dec 12;12: CD002922.
23. Nee R, Rivera I, Little DJ, Yuan CM, Abbott KC. Cost-utility analysis of mycophenolate mofetil versus azathioprine based regimens for maintenance therapy of proliferative lupus nephritis. *Int J Nephrol* 2015; 2015: 917567.
24. Zurita Gavilanes L, Costa Valarezo A. Rituximab in lupus nephritis: A non systematic review. *Reumatol Clin* 2016 Feb 18. pii: S1699-258X(16)00006-1.
25. Rovin BH, Furie R, Latinis K, Looney RJ, Fervenza FC, Sanchez-Guerrero J et al.; LUNAR Investigator Group. Efficacy and safety of rituximabe in patients with active proliferative lupus nephritis: the Lupus Nephritis Assessment with Rituximabe study. *Arthritis Rheum* 2012; 64(4):1215-1226.

26. Boyce EG, Fusco BE. Belimumab: review of use in systemic lupus erythematosus. *Clin Ther* 2012; 34 (5): 1006-1022.
27. Dooley MA, Houssiau F, Aranow C, D'Cruz DP, Askanase A, Roth DA et al.; BLISS-52 and -76 Study Groups. Effect of belimumab treatment on renal outcomes: results from the phase 3 belimumab clinical trials in patients with SLE. *Lupus* 2013; 22 (1): 63-72.
28. Furie R, Nicholls K, Cheng TT, Houssiau F, Burgos-Vargas R, Chen SL et al. Efficacy and safety of abatacepte in lupus nephritis: a twelve-month, randomized, double-blind study. *Arthritis Rheumatol* 2014; 66 (2): 379-389.
29. Sammaritano LR. Contraception in patients with systemic lupus erythematosus and antiphospholipid syndrome. *Lupus* 2014; 23 (12): 1242-1245.
30. Kroon FP, van der Burg LR, Ramiro S, Landewé RB, Buchbinder R, Falzon L, van der Heijde D. Non-steroidal anti-inflammatory drugs (NSAIDs) for axial spondyloarthritis (ankylosing spondylitis and non-radiographic axial spondyloarthritis). *Cochrane Database Syst Rev* 2015 Jul 17; 7: CD010952.
31. Maxwell LJ, Zochling J, Boonen A, Singh JA, Veras MM, Tanjong Ghogomu E et al. TNF-alpha inhibitors for ankylosing spondylitis. *Cochrane Database Syst Rev* 2015 Apr 18; 4: CD005468.
32. Sampaio-Barros PD, Zimmermann AF, Müller CS, Borges CTL, Freire EAM, Maretti GB et al. Recomendações sobre diagnóstico e tratamento da esclerose sistêmica. *Rev Bras Reumatol* 2013; 53 (3): 258-275.
33. McCray CJ, Mayes MD. Update on systemic sclerosis. *Curr Allergy Asthma Rep* 2015; 15 (5): 25.
34. Willems LM, Redmond AC, Stamm TA, Boström C, Decuman S, Kennedy AT et al. Content of non-pharmacological care for systemic sclerosis and educational needs of European health professionals: a EUSHNet survey. *Clin Exp Rheumatol* 2015; 33(4 Suppl 91): S153-159.
35. Wanchu A, Suryanaryana BS, Sharma S, Sharma A, Bambery P. High-dose prednisolone and bolus cyclophosphamide in interstitial lung disease associated with systemic sclerosis: a prospective open study. *Int J Rheum Dis* 2009;12 (3): 239-242.
36. van Laar JM, Farge D, Sont JK, Naraghi K, Marjanovic Z, Larghero J et al.; EBMT/EULAR Scleroderma Study Group. Autologous hematopoietic stem cell transplantation vs intravenous pulse cyclophosphamide in diffuse cutaneous systemic sclerosis: a randomized clinical trial. *JAMA* 2014; 311 (24): 2490-2498.
37. Fraticelli P, Gabrielli B, Pomponio G, Valentini G, Bosello S, Riboldi P et al.; Imatinibe in Scleroderma Italian Study Group. Low-dose oral imatinibe in the treatment of systemic sclerosis interstitial lung disease unresponsive to cyclophosphamide: a phase II pilot study. *Arthritis Res Ther* 2014; 16 (4): R144.
38. Prey S, Ezzedine K, Doussau A, Grandoulier AS, Barcat D, Chatelus E et al. Imatinibe mesylate in scleroderma-associated diffuse skin fibrosis: a phase II multicentre randomized double-blinded controlled trial. *Br J Dermatol* 2012;167(5):1138-1144.
39. Jordan S, Distler JH, Maurer B, Huscher D, van Laar JM, Allanore Y, Distler O; EUSTAR Rituximabe study group. Effects and safety of rituximabe in systemic sclerosis: an analysis from the European Scleroderma Trial and Research (EUSTAR) group. *Ann Rheum Dis* 2015; 74 (6): 1188-1194.
40. Brasil. Ministério da Saúde. Secretaria de Ciência, Tecnologia e Insumos Estratégicos. Fingolimode para o tratamento da esclerose múltipla. *Relatório de Recomendação da Comissão Nacional de Incorporação de Tecnologias – CONITEC*. Julho 2012.
41. Sorensen PS, Mellgren SI, Svenningsson A, Elovaara I, Frederiksen JL, Beiske AG et al. NORdic trial of oral Methylprednisolone as add-on therapy to interferon beta-1a for treatment of relapsing-remitting Multiple Sclerosis (NORMIMS study): a randomised, placebo-controlled trial. *Lancet Neurol* 2009; 8 (6):519-529.
42. Ravnborg M, Sørensen PS, Andersson M, Celius EG, Jongen PJ, Elovaara I et al. Methylprednisolone in combination with interferon beta-1a for relapsing-remitting multiple sclerosis (MECOMBIN study): a multicentre, double-blind, randomised, placebo-controlled, parallel-group trial. *Lancet Neurol* 2010; 9 (7): 672-680.
43. Burton JM, O'Connor PW, Hohol M, Beyene J. Oral versus intravenous steroids for treatment of relapses in multiple sclerosis. *Cochrane Database Syst Rev* 2012; 12: CD006921.
44. Le Page E, Veillard D, Laplaud DA, Hamonic S, Wardi R, Lebrun C et al.; COPOUSEP investigators; West Network for Excellence in Neuroscience. Oral versus intravenous high-dose methylprednisolone for treatment of relapses in patients with multiple sclerosis (COPOUSEP): a randomised, controlled, double-blind, non-inferiority trial. *Lancet* 2015; 386 (9997): 974-981.
45. Confavreux C, O'Connor P, Comi G, Freedman MS, Miller AE, Olsson TP et al.; TOWER Trial Group. Oral teriflunomide for patients with relapsing multiple sclerosis (TOWER): a randomised, double-blind, placebo-controlled, phase 3 trial. *Lancet Neurol* 2014; 13 (3): 247-256.
46. He D, Zhang C, Zhao X, Zhang Y, Dai Q, Li Y, Chu L. Teriflunomide for multiple sclerosis. *Cochrane Database Syst Rev* 2016 Mar 22; 3: CD009882.
47. Kappos L, Radue E, O'Connor P, Polman C, Hohlfeld R, Calabresi P et al. A placebo-controlled trial of oral fingolimod in relapsing multiple sclerosis. *N Engl J Med* 2010; 362: 387-401.
48. Calabresi P, Radue E, Goodin D, Jeffery D, Rammohan K, Reder A et al. Safety and efficacy of fingolimod in patients with relapsing-remitting multiple sclerosis (FREEDOMS II): a double-blind, randomised, placebo-controlled, phase 3 trial. *Lancet Neurol* 2014; 13: 545-556.
49. Cohen J, Barkhof F, Comi G, Hartung H, Khatri B., Montalban X et al. (2010) Oral fingolimod or intramuscular interferon for relapsing multiple sclerosis. N Engl J Med 362: 402-415.
50. Kappos L, O'Connor P, Radue EW, Polman C, Hohlfeld R, Selmaj K et al. Long-term effects of fingolimod in multiple sclerosis: the randomized FREEDOMS extension trial. *Neurology* 2015; 84 (15): 1582-1591.
51. Cohen JA, Arnold DL, Comi G, Bar-Or A, Gujrathi S, Hartung JP et al.; RADIANCE Study Group. Safety and efficacy of the selective sphingosine 1-phosphate receptor modulator ozanimod in relapsing multiple sclerosis (RADIANCE): a randomised, placebo-controlled, phase 2 trial. *Lancet Neurol* 2016; 15(4):373-381.
52. Constantinescu SE, Constantinescu CS. Laquinimod (ABR-215062) for the treatment of relapsing multiple sclerosis. *Expert Rev Clin Pharmacol* 2016; 9 (1): 49-57.
53. Lublin FD, Cofield SS, Cutter GR, Conwit R, Narayana PA, Nelson F et al.; CombiRx Investigators. Randomized study combining interferon and glatiramer acetate in multiple sclerosis. *Ann Neurol* 2013; 73 (3): 327-340.
54. Comi G, Martinelli V, Rodegher M, Moiola L, Bajenaru O, Carra A, Elovaara I et al.; PreCISe study group. Effect of glatiramer acetate on conversion to clinically definite multiple sclerosis in patients with clinically isolated syndrome (PreCISe study): a randomised, double-blind, placebo-controlled trial. *Lancet* 2009; 374 (9700):1503-1511.
55. Ziemssen T, Calabrese P, Penner IK, Apfel R. QualiCOP: real-world effectiveness, tolerability, and quality of life in patients with relapsing-remitting multiple sclerosis treated with glatiramer acetate, treatment-naïve patients, and previously treated patients. *J Neurol* 2016; 263(4):784-791.
56. Comi G, De Stefano N, Freedman MS, Barkhof F, Polman CH, Uitdehaag BM et al. Comparison of two dosing frequencies of subcutaneous interferona beta-1a in patients with a first clinical demyelinating event suggestive of multiple sclerosis (REFLEX): a phase 3 randomised controlled trial. *Lancet Neurol* 2012; 11 (1): 33-41.
57. Paolicelli D, Cocco E, Di Lecce V, Direnzo V, Moiola L, Lanzillo R et al. Exploratory analysis of predictors of patient adherence to subcutaneous interferona beta-1a in multiple sclerosis: TRACER study. *Expert Opin Drug Deliv* 2016; 18(6):799-805.
58. Lugaresi A, De Robertis F, Clerico M, Brescia Morra V, Centonze D, Borghesan S et al. Long-term adherence of patients with relapsing-remitting multiple sclerosis to subcutaneous self-injections of interferon β-1a using an electronic device: the RIVER study. *Expert Opin Drug Deliv* 2016; 13(7):931-935.
59. Kappos L, Bates D, Edan G, Eraksoy M, Garcia-Merino A, Grigoriadis N et al. Natalizumabe treatment for multiple sclerosis: updated recommendations for patient selection and monitoring. *Lancet Neurol* 2011; 10 (8):745-758.
60. Goodman AD, Rossman H, Bar-Or A, Miller A, Miller DH, Schmierer K et al.; GLANCE Investigators. GLANCE: results of a phase 2, randomized, double-blind, placebo-controlled study. *See comment in PubMed Commons below Neurology* 2009; 72 (9): 806-812.
61. Kalincik T, Horakova D, Spelman T, Jokubaitis V, Trojano M, Lugaresi A et al.; MSBase Study Group. Switch to natalizumabe versus fingolimod in active relapsing-remitting multiple sclerosis. *Ann Neurol* 2015; 77(3): 425-435.

62. Fox RJ, Cree BA, De Sèze J, Gold R, Hartung HP, Jeffery D et al.; RESTORE. MS disease activity in RESTORE: a randomized 24-week natalizumabe treatment interruption study. *Neurology* 2014; 82 (17):1491-1498.
63. He D, Guo R, Zhang F, Zhang C, Dong S, Zhou H. Rituximab for relapsing- remitting multiple sclerosis. *Cochrane Database Syst Rev* 2013 Dec 6; 12:CD009130.
64. Kappos L, Wiendl H, Selmaj K, Arnold DL, Havrdova E, Boyko A et al. Daclizumab HYP versus interferon beta-1a in relapsing multiple sclerosis. *N Engl J Med* 2015; 373 (15):1418-1428.
65. Cohen JA, Coles AJ, Arnold DL, Confavreux C, Fox EJ, Hartung HP et al.; CARE-MS I investigators. Alemtuzumab versus interferon beta-1a as first-line treatment for patients with relapsing-remitting multiple sclerosis: a randomised controlled phase 3 trial. *Lancet* 2012; 380(9856):1819-1828.
66. Sorensen PS, Lisby S, Grove R, Derosier F, Shackelford S, Havrdova E et al. Safety and efficacy of ofatumumab in relapsing-remitting multiple sclerosis: a phase 2 study. *Neurology* 2014; 82 (7): 573-581.
67. Tramacere I, Del Giovane C, Salanti G, D'Amico R, Filippini G. Immunomodulators and immunosuppressants for relapsing-remitting multiple sclerosis: a network meta-analysis. *Cochrane Database Syst Rev* 2015 Sep 18; 9: CD011381.
68. Mekinian A, Lazzaroni MG, Kuzenko A, Alijotas-Reig J, Ruffatti A, Levy P et al.; SNFMI and the European Forum on Antiphospholipid Antibodies. The efficacy of hydroxychloroquine for obstetrical outcome in antiphospholipid syndrome: Data from a European multicenter retrospective study. *Autoimmun Rev* 2015; 14 (6): 498-502.
69. Kazzaz NM, McCune WJ, Knight JS. Treatment of catastrophic antiphospholipid syndrome. *Curr Opin Rheumatol* 2016; 28(3):218-227.
70. Berman H, Rodríguez-Pintó I, Cervera R, Morel N, Costedoat-Chalumeau N, Erkan D et al.; Catastrophic Antiphospholipid Syndrome (CAPS) Registry Project Group (European Forum on Antiphospholipid Antibodies). Rituximabe use in the catastrophic antiphospholipid syndrome: descriptive analysis of the CAPS registry patients receiving rituximab. *Autoimmun Rev* 2013; 12 (11):1085-1090.
71. Sukara G, Baresic M, Sentic M, Brcic L, Anic B. Catastrophic antiphospholipid syndrome associated with systemic lupus erythematosus treated with rituximabe: case report and a review of the literature. *Acta Reumatol Port* 2015; 40 (2): 169-175.
72. Østensen M, Andreoli L, Brucato A, Cetin I, Chambers C, Clowse ME et al. State of the art: Reproduction and pregnancy in rheumatic diseases. *Autoimmun Rev* 2015; 14 (5): 376-386.
73. Cipriani P, Ruscitti P, Carubbi F, Liakouli V, Giacomelli R. Methotrexate in rheumatoid arthritis: optimizing therapy among different formulations. Current and emerging paradigms. *Clin Ther* 2014; 36 (3): 427-435.
74. Bianchi G, Caporali R, Todoerti M, Mattana P. Methotrexate and rheumatoid arthritis: current evidence regarding subcutaneous versus oral routes of administration. *Adv Ther* 2016; 33(3):369-378.
75. Shea B, Swinden MV, Tanjong Ghogomu E, Ortiz Z, Katchamart W, Rader T et al. Folic acid and folinic acid for reducing side effects in patients receiving methotrexate for rheumatoid arthritis. *Cochrane Database Syst Rev* 2013 May 31; 5: CD000951.

22 Doenças Alérgicas

José Faibes Lubianca Neto

▶ Introdução

A primeira descrição médica de uma doença alérgica foi referida por Bostock em 1819 que a chamou de catarro sazonal, a qual mais tarde ficaria conhecida como febre do feno. Em 1872, Morril Wyman reconheceu o pólen como sendo a causa do "catarro do outono" e, no ano seguinte, Bladsley, médico inglês, apresentou estudo implicando o pólen das gramíneas na gênese da asma.

Em 1906, Clemens von Pirquet empregou pela primeira vez o termo "alergia", ao referir-se à resposta alterada a agente ambiental estranho. Em 1921, Prausnitz e Kustner demonstraram que o estado de hipersensibilidade podia ser transferido pelo soro de pessoa alérgica para outra por meio de fator sérico sensibilizante epitelial que chamaram de reagina. A natureza dessa substância foi caracterizada em 1966, quando imunoglobulina E (IgE) foi descoberta por Ishizaka. O uso do termo atopia para designar reação alérgica implica hereditariedade, ou seja, precisa existir suscetibilidade à rinite alérgica, asma ou dermatite eczematoide (reações locais de pele ou mucosas após exposição antigênica) nas famílias dos indivíduos afetados.

Em termos epidemiológicos, a alergia tem proporções de problema de saúde pública. Várias são as entidades clínicas com substrato alérgico (Quadro 22.1).

Rinite alérgica é a forma mais comum de doença atópica. Além disso, está relacionada fisiopatogenicamente ao desenvolvimento de outras doenças atópicas. Coorte com mais de 1 milhão de indivíduos, demonstrou que o desenvolvimento de asma em quem tem rinite alérgica é 3 vezes mais comum do que nos indivíduos sem a doença.[1] Dados provenientes de grande estudo epidemiológico multicêntrico internacional, avaliando 1,2 milhão de crianças de 98 países, indicaram prevalência global de asma, rinoconjuntivite alérgica e eczema de 11,7%, 8,5% e 7,9%, respectivamente, em crianças de 6 a 7 anos. Valores correspondentes para adolescentes entre 13 e 14 anos foram 14,1%, 14,6% e 7,3%, respectivamente. Especificamente para rinite, dados brasileiros desse estudo apontaram prevalência de 12,6% e 14,6% entre crianças e adolescentes.[2] Além de ser muito frequente e aumentar significativamente a incidência de outras doenças atópicas, rinite alérgica implica custos extraordinários para o sistema de saúde. Nos EUA, em 1 ano estimou-se que indivíduos com rinite alérgica frequentaram 3 vezes mais consultórios médicos, além de serem responsáveis por custo para o sistema de saúde superior a oitocentos dólares por indivíduo, só com o seguimento das prescrições relacionadas.[3]

Quadro 22.1 ■ Situações clínicas relacionadas a fenômenos alérgicos.

Rinoconjuntivite alérgica
Asma alérgica (extrínseca)
Dermatite atópica
Urticária e angioedema
Anafilaxia

Mecanismos das reações alérgicas

Segundo Gell e Coombs, atopia é classificada como reação de hipersensibilidade de tipo I, imediata, seguindo-se à combinação de antígeno multivalente específico (alergênio) com dois anticorpos da classe IgE, previamente ligados à superfície de mastócitos e basófilos. Na primeira exposição, os antígenos são fagocitados por células apresentadoras de antígenos (células dendríticas) que são críticas em iniciação e controle da inflamação alérgica. Células dendríticas em via respiratória e células de Langerhans da pele são importantes em asma e eczema atópico, respectivamente. Apresentam antígenos para linfócitos tipo 2 (Th2 CD4+) por meio de reação típica classe II do complexo maior de histocompatibilidade. Superprodução decorrente de fator estimulante de colônias de granulócitos-macrófagos em mucosa de via respiratória de pacientes com asma aumenta apresentação de antígenos e acúmulo local de macrófagos. A primeira exposição ao antígeno induz ativação de linfócitos Th0 (linfócito T auxiliar tipo 0). Em alérgicos, esses rapidamente se diferenciarão em linfócitos Th2, e não em linfócitos Th1, o que se acredita ser geneticamente determinado. Esses linfócitos produzem interleucinas (IL – IL-2, IL-3, IL-1, IL-13) e o já comentado fator estimulante de colônia granulocítica macrofágica. Além dessas substâncias, linfócitos Th2 liberam IL-4, IL-5 e IL-9, enquanto linfócitos Th1 produzem interferon gama (IFN-gama), fator de necrose tumoral beta e óxido nítrico (NO). Parece ser IL-4 que estimula linfócitos B a se transformarem em células de memória e plasmócitos produtores de IgE. A imunoglobulina circulante se liga com alta afinidade por meio de seu domínio Fc (FcεR1) a receptores Fc (receptores FcεR1 ou receptores de alta afinidade) da superfície celular de mastócitos e basófilos e, com menor afinidade, a receptores de superfície de monócitos, eosinófilos e plaquetas (receptores FcεR2 ou receptores de baixa afinidade). Reexposição ao mesmo antígeno leva a reações bioquímicas paralelas e independentes: uma provoca degranulação de mastócito com liberação de mediadores pré-formados ou primários, e a outra origina síntese *de novo* e liberação de mediadores secundários. O Quadro 22.2 mostra ações biológicas envolvidas na reação alérgica, seus principais mediadores e fonte de onde procedem.

Reconhecem-se duas fases diferentes na reação alérgica: a imediata (dentro de 30 min após a exposição ao antígeno) e a tardia (média de 4 a 6 h após a exposição). Fase tardia bem definida ocorre menos frequentemente em rinite alérgica do que em asma.[4]

Na reação imediata, manifestações clínicas originam-se de ações de mediadores pré-formados, principalmente histamina, cuja maior fonte é o mastócito. Fatores quimiotáticos (leucotrienos), produzidos e liberados por ativação de mastócitos, desencadeiam influxo de basófilos, eosinófilos, neutrófilos e linfócitos que sinalizam o início da fase tardia, caracterizada por obstrução nasal crônica em rinite perene e broncospasmo na asma. Nessa fase, basófilo é o maior liberador de histamina. Porém outros mediadores inflamatórios têm maior importância do que histamina. Isso explica a relativa pouca eficácia de anti-histamínicos em obstrução nasal e broncospasmo crônicos. Produtos derivados de eosinófilos, particularmente a proteína básica maior, causam dano epitelial associado à inflamação da mucosa respiratória.

Seguindo a fase tardia de resposta, alguns pacientes podem apresentar hiper-reatividade a estímulos antigênicos ou não antigênicos, característica marcante e facilmente demonstrável por testes de provocação em portadores de rinite alérgica e asma. Segundo Rosenwasser,[5] ações vasoativa e espasmódica de músculo liso dos mediadores da alergia manifestam-se por meio de diferentes sinais e sintomas conforme o órgão-alvo da reação de hipersensibilidade. Assim, em rinite alérgica, obstrução nasal é causada por vasodilatação, com consequente edema dos cornetos (efeitos de histamina em receptores H1, cininas e leucotrienos E4). Rinorreia aquosa decorre de aumento de permeabilidade vascular (ação dos leucotrienos cisteínicos C4, D4, E4) e de secreção de glândulas produtoras de muco (efeito indireto da histamina, via descarga muscarínica). Prurido (ação de histamina, prostaglandinas) e espirros (histamina, leucotrienos) são secundários à estimulação de nervos sensitivos. Hiperirritabilidade e congestão são fenômenos tardios (ação de fatores inflamatórios, eicosanoides e fatores quimiotáticos de neutrófilos e eosinófilos).

Em asma brônquica extrínseca, efeitos vasoativos são responsáveis por edema de mucosa (mediados por histamina, leucotrienos C4, D4, E4, prostaglandina E, bradicinina e fator ativador de plaquetas [PAF]) e hipersecreção de muco (ação dos leucotrienos C4, D4, E4, fator gerador de prostaglandinas e ácidos 5 e 15-hidroxieicosatetranoico). Broncospasmo, secundário a ação espasmódica sobre músculos lisos, é mediado por histamina (efeitos H1), leucotrienos C4, D4 e E4, prostaglandinas, tromboxano A2, bradicinina e PAF. O componente inflamatório da mucosa da via respiratória é considerado o elemento mais importante em gênese e manutenção de asma. Seus principais mediadores são fatores quimiotáticos eosinofílico e neutrofílico, leucotrieno B4 e PAF.

Na pele, pápula é secundária a aumento de permeabilidade vascular (mediada por histamina, prostaglandina D2, PAF, bradicinina e leucotrienos C4, D4 e E4). Eritema súbito se deve a vasodilatação (mediada por histamina, prostaglandinas, PAF, bradicinina e leucotrienos C4, D4 e E4). Prurido típico decorre da estimulação de nervos sensitivos por histamina, único mediador comprovadamente causador desse sintoma.

Anafilaxia também pode ter sintomas e sinais explicados por ação desses mediadores. Urticária, angioedema, edemas laríngeo e intestinal são secundários a aumento da permeabilidade vascular, mediado por histamina (receptores H1) e eicosanoides. Cefaleia, rubor e hipotensão são consequência da vasodilatação mediada por histamina (receptores H1 e H2) e eicosanoides. Palpitações, associadas a arritmias, decorrem da ação de histamina que pode causar atraso no tempo de condução do nó atrioventricular, vasodilatação e consequente secreção de catecolaminas.

Opções terapêuticas em alergia

Manejo da alergia é feito com fármacos e medidas não medicamentosas. Estas incluem redução de exposição aos alergênios, imunoterapia alergênica e cirurgia. Medidas não medicamentosas são apresentadas ao final deste capítulo. O Quadro 22.3 lista os medicamentos que têm atividade antialérgica.

Anti-histamínicos têm alta seletividade pelos receptores H1, com pequeno efeito em receptores H2 e H3. Seus efeitos abrangem específico antagonismo à histamina associado a ações em receptores diversos. As diversas classes químicas apresentam diferenças entre si, visualizadas no Quadro 22.4.

Esses fármacos têm a capacidade de diminuir atividade de receptores H1 (por bloqueio seletivo e competitivo) e também funcionam como agonistas inversos que trocam o equilíbrio da forma ativa do receptor para a forma inativa.[6] Sua ação preventiva é mais acentuada que a curativa. Essa é limitada porque grandes quantidades de histamina já foram liberadas previamente ao início do tratamento, desencadeando reações não mais mediadas por histamina. Embora os sintomas de várias condições alérgicas possam ser evitados ou aliviados por anti-histamínicos, essa ação é frequentemente incompleta, pois não há interferência nos efeitos mediados por outros mediadores. Além disso, as limitações de dosagem impedem o atingimento de altas concentrações no receptor, necessárias para competir com a histamina já liberada. Assim, anti-histamínicos são mais eficazes em controle de manifestações alérgicas leves de início recente e prevenção das mesmas. Pelo menos em altas doses, alguns antagonistas de segunda geração, como terfenadina, loratadina e astemizol, também exercem inibição não competitiva. Embora os vários representantes

Quadro 22.2 ■ Ações biológicas na reação alérgica, seus mediadores e sítio de origem.

Ação	Mediador	Fonte
Quimiotática	Fator quimiotático eosinofílico	Grânulos dos mastócitos
	Fator quimiotático neutrofílico	Grânulos dos mastócitos
	PAF	Lipídios de membrana
Vasoativa (vasodilatação, aumento de permeabilidade vascular)	Histamina	Grânulos dos mastócitos
	PAF	Lipídios de membrana
	Proteases ativadoras de complemento	Plasma
	Cinina	Grânulos dos mastócitos
	Prostaglandina D2	Ácido araquidônico
Espasmódica de músculo liso	Leucotrieno C4	Ácido araquidônico
	Leucotrieno D4	Ácido araquidônico
	Leucotrieno E4	Ácido araquidônico
	Histamina	Grânulos dos mastócitos
	Prostaglandina D2	Ácido araquidônico

PAF: fator ativador de plaquetas.

Quadro 22.3 ■ Classificação dos antialérgicos.

Antagonistas dos receptores H1 (anti-histamínicos propriamente ditos)
Descongestionantes (agonistas alfa-adrenérgicos)
Estabilizadores de membrana
Glicocorticoides
Anticolinérgicos
Antileucotrienos
Anti-IgE
Imunoterapia

Quadro 22.4 ▪ Propriedades farmacológicas diferenciais dos antagonistas H1.

Classe e agente	Atividade anti-h1	Sedação	Efeito anticolinérgico	Efeito antiemético	Efeitos adversos digestivos
Etanolaminas Difenidramina* Dimenidrinato Carbinoxamina* Clemastina Doxilamina*	+ a ++	+ a +++	+++	++ a +++	+
Etilenodiaminas Tripelenamina* Pirilamina* Mepiramina* Difenilpirilamina*	+ a ++	+ a ++	–	–	+++
Alquilaminas Clorfeniramina* Dexclorfeniramina Triprolidina* Acrivastina**	++ a +++	+ a ++	++	–	+
Piperazinas Hidroxizina* Ciclizina Meclizina* Buclizina Cetirizina** Levocetirizina***	++ a +++	+ a ++	–	++	+
Fenotiazina Prometazina	+ a +++	+++	+++	++++	–
Piperidinas Astemizol** Cipro-heptadina Ebastina** Cetotifeno** Loratadina** Desloratadina*** Terfenadina** Fexofenadina*** Rupatadina**	++ a +++	0 a ++	0	–	0
Outros					
Mequitazina		0	+++	–	–
Azatadina	++		–	–	–
Azelastina**	+++	0	–	–	–
Bilastina***	+++	0	0	–	0

0, sem atividade; +, atividade leve; ++, atividade moderada; +++, atividade intensa; –, não encontrada referência a esta atividade. *Comercializados em associações. **Anti-histamínicos de 2ª geração. Astemizol e terfenadina não são mais comercializados no Brasil. ***Anti-histamínicos ditos de 3ª geração (são de 2ª geração, pois não atendem critérios de 3ª geração que seriam: ser livres de cardiotoxicidade, não apresentar interações medicamentosas e efeitos no sistema nervoso central).

sejam equivalentes terapeuticamente, pacientes têm respostas individuais diversas aos mesmos. Assim, quando um anti-histamínico precisa ser substituído por ineficácia ou intolerabilidade, deve-se escolher representante de outra classe química.

A ligação da maioria dos antagonistas H1 é prontamente reversível, à exceção de terfenadina e astemizol que se desligam lentamente dos receptores H1. Antagonistas de primeira geração podem também ativar receptores muscarínicos, serotoninérgicos e alfa-adrenérgicos, diferentemente dos de segunda geração, que são mais seletivos. A principal vantagem destes é a redução de sedação. Provavelmente isso se deva à sua impossibilidade de atravessar a barreira hematoencefálica. O efeito antialérgico pode ser independente do bloqueio da histamina. *In vitro*, alguns antagonistas H1 evitam a liberação de mediadores da inflamação dos basófilos e mastócitos humanos. *In vivo*, pré-tratamento de pacientes com alguns anti-histamínicos de segunda geração diminui liberação de mediadores na mucosa nasal após teste de provocação antigênica e na pele, após sensibilização naturalmente ocorrida. Eficácia de um mesmo agente anti-H1 sobre inibição da liberação de mediadores pode variar em diferentes órgãos.

Descongestionantes nasais são agonistas alfa-adrenérgicos que causam vasoconstrição por ação direta alfa-1-adrenérgica nos vasos ou, indiretamente, por liberação de norepinefrina das terminações nervosas simpáticas. Diminuem edema e hipertrofia dos cornetos, aliviando a obstrução nasal. Vasoconstritores tópicos podem ser catecolaminas (epinefrina, fenilefrina) ou derivados imidazólicos (nafazolina, oximetazolina, tetraidrozolina ou xilometazolina). Vasoconstritores sistêmicos incluem fenilefrina, fenilpropanolamina e pseudoefedrina, sendo comercializados em associações com anti-histamínicos, na tentativa de compensarem a relativa ineficácia desses no controle da obstrução nasal.

Dentre *estabilizadores de membrana* dos mastócitos, indicados em rinite alérgica e asma, está cromoglicato dissódico que impede liberação de histamina e outros autacoides (inclusive leucotrienos) de mastócitos pulmonares e de outras localizações durante reações alérgicas imediatas (mediadas por IgE). Respostas induzidas por estimuladores da secreção de histamina também são inibidas. O mecanismo íntimo dessa ação não está completamente esclarecido, embora se reconheça que possa atuar na inibição da condutância dos canais de cloro da membrana. Há diferença de respostas, dependendo de espécie e tecidos considerados. O fármaco atua nas fases imediata e tardia da reação alérgica, o que é muito importante nas rinites perenes.[7] Nedocromila tem mecanismo de ação semelhante ao de cromoglicato. *In vitro*, tem-se mostrado mais potente que este em inibir liberação de histamina dos mastócitos nas reações mediadas por IgE.

Corticosteroides são os mais eficazes antialérgicos existentes, admitindo várias vias de administração (respiratória, oral, intramuscular, mucosa) e preparações farmacêuticas (cremes, pomadas, colírios, aerossóis, soluções para uso sistêmico e tópico). Em alguns casos de rinite alérgica podem ser injetados diretamente na submucosa dos cornetos nasais. Seu mecanismo de ação envolve inicialmente a ligação com receptores no citoplasma. O complexo corticoide-receptor é então transferido para o núcleo, onde, após interação com sítios específicos das moléculas de DNA, formam RNA mensageiro que é traduzido nos ribossomos, originando diferentes proteínas. Uma dessas é a lipocortina (macrocortina) que inibe a ação da enzima fosfolipase A2, responsável pela degradação de fosfolipídios de membrana celular com formação de ácido araquidônico. A necessidade de transcrição e tradução explica a demora de atividade clínica desses fármacos.

Corticoides sistêmicos e tópicos inibem múltiplas etapas do processo inflamatório. Causam vasoconstrição, diminuem permeabilidade capilar e resposta glandular à estimulação colinérgica, interferem no metabolismo do ácido araquidônico (e, consequentemente, na produção de mediadores das vias de ciclo-oxigenase e lipo-oxigenase), reduzem liberação de mediadores, diminuem produção de citocinas dos linfócitos tipo Th2 e inibem influxo de eosinófilos e basófilos no epitélio respiratório. Existem evidências de que essas ações diferem quando se utilizam variadas vias.

Brometo de ipratrópio é *anticolinérgico* (parassimpaticolítico) com efeito broncodilator, utilizado principalmente em asma e bronquite crônica. A ação broncodilatadora decorre da inibição competitiva de receptores muscarínicos do músculo liso do brônquio, antagonizando acetilcolina e, assim, bloqueando impulsos aferentes vagais. Ipratrópio também é utilizado em alguns casos de rinite crônica, atuando somente sobre rinorreia, já que o estímulo para hipersecreção de glândulas da submucosa do nariz é predominantemente colinérgico. Não está disponível no Brasil a preparação de uso nasal.

Antileucotrienos (montelucaste, zafirlucaste) foram introduzidos para tratamento de rinite alérgica (aprovados por FDA em dezembro de 2002) com base na hipótese de que rinite alérgica e asma tivessem fisiopatologia inflamatória de via respiratória comum e pudessem ser tratadas como uma só doença.[8] Considerações mecanísticas e principalmente dados de eficácia clínica (adiante neste capítulo) não validam essa hipótese. Antileucotrienos ligam-se a receptores específicos para bloquear efeitos de leucotrienos cisteínicos liberados dos leucócitos durante a fase tardia da resposta alérgica.[9] Leucotrienos cisteínicos mediam congestão nasal durante a fase tardia da resposta alérgica, não influindo em rinorreia, prurido e espirros, o que compromete sua ação na rinite alérgica.[10]

Fármaco anti-IgE (omalizumabe) é anticorpo recombinante monoclonal humanizado IgG1 derivado do anticorpo murínico MAE11.[11] Liga-se, especificamente, ao domínio de alta afinidade FcεR1 dos anticorpos IgE livres circulantes, mas não a IgG ou IgA, dessa forma prevenindo a ligação da IgE sérica livre a mastócitos e outras células efetoras. Omalizumabe causa rápida queda nos níveis de IgE, reduz níveis de IgE livre e diminui a expressão de receptores de alta afinidade da IgE em mastócitos e basófilos. Da mesma forma, diminui a expressão de tais receptores em células dendríticas, potentes apresentadoras de antígenos, mediante dois mecanismos:

(1) captura de moléculas de IgE, após o que moléculas livres de IgE se tornam muito esparsas para se ligarem aos receptores; (2) receptores não ocupados de basófilos sofrem endocitose e não são mais renovados. O agente anti-IgE apresenta maior efeito nas reações de fase tardia do que nas de fase aguda, o que o indica em condições alérgicas crônicas. Por meio da diminuição de expressão dos receptores de alta afinidade, anti-IgE pode inibir a apresentação de antígeno às células T, possivelmente resultando em diminuição de ativação específica dependente de alergênio de célula T. Dessa forma, omalizumabe pode bloquear tanto a fase de sensibilização como a fase efetora da resposta imune alergênio-específica.[11]

▶ Seleção

A eficácia das diferentes classes de antialérgicos será discutida separadamente para algumas das situações clínicas em que participam fenômenos alérgicos. Uso de antialérgicos na asma está detalhado no Capítulo 47, Asma Brônquica. Maiores informações sobre a farmacologia clínica dos corticosteroides encontram-se nos Capítulos 16, Farmacologia dos Processos Inflamatórios e Imunitários, e 21, Doenças Inflamatórias e Autoimunes.

Desde a primeira edição deste livro, há vários eventos a destacar. Surgiram vários ensaios clínicos randomizados, em paralelo e controlados por placebo, bem como metanálises com desfechos clínicos mais objetivos, avaliando eficácia de antialérgicos e sua implicação na qualidade de vida de pacientes. Alguns desses ensaios clínicos compararam diferentes classes de antialérgicos (corticoides tópicos *versus* anti-histamínicos, corticoides tópicos *versus* antileucotrienos isolados ou em associação com anti-histamínicos etc.). Na literatura, outros marcos surgiram em 2001 e 2008, quando foram publicadas a 1ª edição e a 1ª revisão[12] do relatório do Projeto ARIA de 2007 (*Allergic Rhinitis and Its Impact on Asthma*), iniciativa apoiada pela Organização Mundial da Saúde e tendo como autores autoridades de diferentes países. Objetivou revisar evidências de cada um dos tratamentos disponíveis para rinite alérgica, além de ressaltar a importante relação entre rinite alérgica e asma, tanto em termos diagnósticos como, principalmente, terapêuticos. Em 2010, foi publicada a última recomendação do ARIA, revisada e aplicando o sistema GRADE, permanecendo até hoje como a recomendação mais sistemática e transparentemente desenvolvida sobre o tratamento da rinite alérgica em adultos e crianças.[13]

Mesmo com a crescente avalanche de artigos publicados sobre antialérgicos, há muitas limitações ainda presentes que devem ser levadas em conta na avaliação dos mesmos. Curso clínico das entidades de fundo alérgico, caracterizado por remissões espontâneas ao longo do tempo, dificulta análise de eficácia dos diferentes fármacos, diminuindo ainda mais a validade dos estudos com delineamento cruzado, os quais continuam sendo publicados. Há também risco considerável de viés de publicação, aumentando a possibilidade de superestimação dos benefícios do tratamento. Nitidamente se reconhecem também artigos semeadores disfarçados sob forma de revisões extensas ou levantamentos multicêntricos, alocando muitos pacientes, mas com delineamento não controlado ou aberto. Por fim, em poucas áreas parece tão importante avaliar declaração de conflito de interesse e procedência dos estudos, pois muitos deles são patrocinados por indústrias farmacêuticas. Isso se torna especialmente importante à luz de duas evidências. A primeira trata de estudo publicado na *Nature* em 2005, em que questionário anônimo foi respondido por renomados pesquisadores, sendo que 15,5% deles relataram que mudaram delineamento, metodologia ou resultados de estudo em resposta à pressão de fonte financiadora.[14] Outro estudo,[15] com amostra composta por 370 ensaios clínicos randomizados comparando fármacos (não especificamente em tratamento de alergia) e considerando como desfecho primário a conclusão do artigo, demonstrou que financiamento por indústria farmacêutica isoladamente pode aumentar em torno de 5 vezes a chance de se encontrarem resultados a favor do fármaco pesquisado. A influência das corporações farmacêuticas em planejamento, apresentação e interpretação de ensaios clínicos foi recentemente denominada de viés corporativo e exemplificada com tratamento da hipertensão arterial.[16] Há fortes razões para supor que este viés esteja presente no contexto de promoção de fármacos antialérgicos.

▶ Manejo farmacológico da alergia

Rinoconjuntivite alérgica

Anti-histamínicos são fármacos de primeira linha no tratamento da rinoconjuntivite alérgica. Atuam principalmente no alívio de espirros, rinorreia e prurido nasal, sintomas mediados por histamina na reação imediata da resposta alérgica. Também reduzem sintomas oculares associados. São menos eficazes no controle da obstrução nasal, característica da fase tardia da reação alérgica. Por isso, anti-histamínicos funcionam mais em rinites alérgicas de tipos intermitente e episódico do que na persistente, em que congestão é o grande problema. Há evidências, no entanto, demonstrando que desloratadina, fexofenadina e levocetirizina são superiores a placebo no alívio da congestão nasal.[17] Embora seu efeito na obstrução nasal seja reconhecidamente menor do que o dos corticosteroides tópicos, podem ser alternativas em casos menos intensos. A maioria dos estudos concorda que, na eficácia global do tratamento da rinoconjuntivite alérgica, anti-histamínicos não sedantes superam o placebo, sendo praticamente equivalentes entre si e aos anti-histamínicos clássicos.[6,18-20] Por isso, são recomendados atualmente como os anti-histamínicos de escolha no tratamento da rinoconjuntivite alérgica.[21]

Uso de anti-histamínicos por longo prazo (3 meses a 1 ano) na tentativa de melhora clínica e profilaxia de crises alérgicas encontrou respaldo em ensaios clínicos randomizados. Cetotifeno e cetirizina demonstraram ser significativamente superiores a placebo em melhora sintomática e de qualidade de vida e na necessidade de tratamento sintomático adicional nas crianças tratadas, com pequena vantagem para cetirizina em comparação com cetotifeno.[22] Para a escolha do anti-histamínico, importa o balanço entre 3 fatores: custo mais alto dos novos agentes, sua maior comodidade posológica e menor incidência de sedação em relação aos anti-histamínicos clássicos. Especificamente na conjuntivite alérgica, sabe-se que os anti-histamínicos orais podem proporcionar alívio em muitos casos, mas os de uso tópico ocular (cetotifeno e olopatadina) são mais eficazes e podem ser necessários em casos mais graves ou quando o sintoma ocular for predominante. Além disso, apresentam menos efeitos adversos.[23] O uso crônico desses agentes tópicos, no entanto, não está bem estudado.[24]

Para maior alívio de obstrução nasal, antagonistas H1 são também comercializados em associações de doses fixas com descongestionantes, como pseudoefedrina e fenilefrina. Em estudo comparativo, a eficácia da associação de pseudoefedrina com desloratadina na melhora sintomática foi maior que a dos componentes individualizados.[25] Mesmo assim, devido a potenciais efeitos adversos dos descongestionantes, combinações estão indicadas somente em casos de obstrução nasal importante. Na comparação entre descongestionantes sistêmicos, pseudoefedrina parece mais eficaz do que fenilefrina.[26] Vasoconstritores tópicos são mais eficazes e têm início de ação mais rápida do que os sistêmicos. Na medida do possível, no entanto, não devem ser utilizados pelo risco da rinite medicamentosa ("rinite de rebote"). Em situações especiais, em que há necessidade de alívio imediato (rinite alérgica associada com cefaleias específicas, rinossinusite aguda, profilaxia do barotrauma otológico e sinusal em viagens aéreas, durante início do tratamento com beclometasona ou cromoglicato dissódico), permite-se uso de simpaticomiméticos tópicos por no máximo 3 a 5 dias. Colírios de simpaticomiméticos (nafazolina, fenilefrina) são eficazes para diminuir a congestão ocular da conjuntivite alérgica, mas seu uso também deve ficar restrito a poucos dias, com contraindicação na suspeita de glaucoma.

Estabilizadores de membrana (cromoglicato dissódico e nedocromila) são profiláticos em rinite alérgica. Em pacientes com rinoconjuntivite alérgica sazonal, anti-histamínicos e cromoglicato intranasal produzem alívios semelhantes, embora cromoglicato tenha desvantagens na forma de usar (ver em Seguimento) e seja pouco efetivo na rinite perene. Cromoglicato é menos eficaz que corticoides tópicos. Atua mais eficazmente em diminuição de espirros, prurido e coriza do que na obstrução nasal. No uso ocular, mostrou-se eficaz e mais seguro que corticoides. Antigos ensaios clínicos demonstraram equivalência entre nedocromila e cromoglicato.

Corticosteroides são os mais eficazes fármacos disponíveis para tratamento de rinite alérgica. Atuam sobre todos os sintomas, especialmente obstrução nasal. Efeitos adversos do uso sistêmico levaram ao desenvolvimento de preparações tópicas. As potências dos diferentes corticoides inalatórios encontram-se no Quadro 22.5. Nesse quadro optou-se pelo ranqueamento dos corticosteroides de acordo com sua afinidade relativa ao receptor. Ranqueamentos de acordo com efeito vasoconstritor relativo e capacidade de empalidecimento localizado da pele, ou de acordo com a potência de transativação (ativação de transcrição gênica), também poderiam ter sido escolhidos. No entanto, há pequenas alterações na ordem, ficando sempre como os mais potentes, independentemente do critério escolhido, mometasona ou fluticasona.[27] Deve-se ressaltar, no entanto, que não existe relação direta entre potência e eficácia clínica, nem há platô acima do qual maior potência adicione benefício. Da mesma forma, não é evidente que composto com maior afinidade ao receptor terá eficácia clínica superior. Embora potência nos sítios intranasais pareça desejável, existe a possibilidade teórica de que aquela em outros locais possa aumentar risco de efeitos adversos sistêmicos, já que receptores para glicocorticoides são similares ao longo do corpo. A pequena biodisponibilidade dos agentes tópicos mais recentes mantém essa hipótese somente no campo da teoria.

Clinicamente, a eficácia dessas preparações é igual ou excede aquela dos utilizados por via oral, sendo mais seguros. Ensaios clínicos randomizados e controlados por placebo e metanálise demonstraram que corticoides nasais tópicos são mais eficazes do que cromoglicato dissódico, anti-histamínicos sistêmicos e tópicos, descongestionantes e antileucotrienos, produzindo alívio superior em obstrução nasal, rinorreia, espirros, prurido nasal, gotejamento pós-nasal e sintomas nasais totais.[28-30] Comparação entre diferentes corticoides tópicos revela eficácia semelhante, embora ocorram diferenças em desfechos secundários nos ensaios clínicos, o que pode dever-se às múltiplas comparações realizadas. Corticosteroides intranasais ajudam no controle da tosse e de outros sintomas de asma.[31] Há evidências de que corticosteroides intranasais diminuam a intensidade de sintomas oculares de rinoconjuntivite alérgica,[32] embora em alguns pacientes se necessite associar medicamento ocular tópico. Nesse sentido, há pelo menos um estudo demonstrando que proprionato de fluticasona associado a colírio de olopatadina é mais efetivo e causa menos secura ocular que a combinação de proprionato de fluticasona e fexofenadina.[23] Corticosteroides tópicos, associados ou não a corticoides sistêmicos no início do tratamento, mostram moderada eficácia em polipose nasal, desde que usados

Quadro 22.5 ▪ Potências comparativas dos corticoides inalatórios (afinidade pelos receptores).*

Agente	Atividade tópica
Hidrocortisona	1
Dexametasona	100
Flunisolida	177
Triancinolona	233
Budesonida	855
Ciclesonida	1.212
Beclometasona	1.345
Fluticasona (proprionato)	1.775
Mometasona	2.244
Fluticasona (furoato)	2.989

*Adaptado da referência 27.

por longo tempo.³³ Da mesma forma, em relação a placebo, parecem aumentar o tempo para recidiva da polipose após cirurgia endoscópica dos seios paranasais.³⁴ Podem ser utilizados concomitantemente ou não a antibióticos no tratamento de rinossinusites, especialmente em pacientes com sintomas alérgicos associados.³⁵ Inicialmente, corticoides tópicos foram considerados agentes de 2ª linha, porém atualmente há forte tendência de indicá-los no manejo inicial de rinite alérgica persistente, principalmente aquela cuja gravidade determina procura a serviço de saúde.²¹,³⁶ Atualmente, uso de corticoides orais em rinite alérgica restringe-se a pacientes que se apresentam com obstrução nasal total na metade da estação polínica ou têm pólipos nasais associados. Nesses casos, anti-histamínicos, com ou sem descongestionantes orais, não são eficazes, e corticoides tópicos não podem ser aplicados adequadamente. Injeções intramusculares de corticoides de depósito têm prolongada duração de ação, mas não há evidência de que sejam superiores a outras formas de tratamento, carreando risco de supressão adrenal. Embora injeções intraturbinais tenham sido consideradas úteis no manejo de rinite alérgica, rinite vasomotora e pólipos nasais, não existem estudos clínicos corretamente delineados que documentem tal impressão clínica. Risco de perda visual, embora raríssimo (inferior a 0,1%), e disponibilidade de alternativas eficazes diminuíram a utilização de tal via. Colírios com corticoides devem ser reservados para tratamento agudo de acometimento alérgico conjuntival grave porque seu uso prolongado carreia sérios efeitos adversos. Medrisona, corticoide tópico pobremente absorvido, está particularmente indicada em conjuntivite alérgica com envolvimento exclusivo das camadas superficiais do olho, pois causa menos efeitos adversos.

Atropina intranasal pode reduzir rinorreia, mas xerostomia e taquicardia limitam seu uso. *Brometo de ipratrópio* tópico é menos absorvido do que atropina. Sua atividade na rinite alérgica limita-se a controle de rinorreia, não tendo efeito em espirros e obstrução nasal. Na forma para aplicação intranasal, não é mais comercializado no Brasil.

A experiência com uso de *antileucotrienos* para tratamento de rinite alérgica não é entusiasmante. Dados de eficácia não sugerem vantagem de seu uso em relação a corticoides nasais ou anti-histamínicos. Ensaio clínico randomizado, comparando fluticasona nasal e montelucaste oral, demonstrou que a primeira significativamente superou o segundo em qualquer desfecho de eficácia, incluindo mudança média de escores nasais diurnos ranqueados pelo paciente em relação ao início do estudo (desfecho principal), escore individual para cada sintoma nasal e sintomas nasais noturnos somados ou analisados isoladamente.³⁷ Outro ensaio clínico randomizado e duplo-cego³⁸ comparou montelucaste, associado ou não à loratadina, com fluticasona nasal e placebo por 50 dias, iniciando os tratamentos 2 semanas antes da estação polínica. Durante o pico da estação polínica, fluticasona foi significativamente mais efetiva que montelucaste na melhora de obstrução nasal diurna e noturna, o mesmo acontecendo para sintomas noturnos, comparativamente à combinação montelucaste e loratadina. Nem montelucaste isolado ou o combinado à loratadina foram consistentemente efetivos em relação a placebo durante o período de tratamento. Três ensaios clínicos randomizados, em paralelo, duplos-cegos e controlados por placebo compararam montelucaste com loratadina e demonstraram que o antileucotrieno não foi superior à loratadina, embora ambos tenham sido superiores a placebo.³⁷⁻³⁹ Embora não haja mais dúvidas de que antileucotrienos sejam menos eficazes que corticoides intranasais, mais estudos comparativos são necessários para estabelecer o papel dos primeiros em relação a anti-histamínicos de 2ª geração no tratamento da rinite alérgica. Metanálise comparativa de antileucotrienos com outros fármacos confirmou que são modestamente superiores a placebo, tão efetivos quanto anti-histamínicos, mas menos eficazes do que corticosteroides nasais em melhorar sintomas e qualidade de vida em pacientes com rinite alérgica intermitente.⁴⁰ Revisões mais recentes demonstram que associação de montelucaste com anti-histamínicos de 2ª geração pode ser mais eficaz do que os dois isoladamente no tratamento da rinite intermitente, mas ainda inferior à ação do corticosteroide tópico, achado que ainda carece de mais evidências.⁴¹,⁴² Na avaliação de antileucotrienos em tratamento de rinite alérgica perene, há apenas dois ensaios clínicos com resultados divergentes, e a magnitude da eficácia de montelucaste é baixa.⁴³,⁴⁴ Em conclusão, até o momento, antileucotrienos parecem não ter representado avanço no tratamento de rinite alérgica. A previsão de que o montelucaste não apareceria mais como indicado na terapia primária da rinite alérgica pelos comitês de especialistas⁴⁵ na versão anterior deste capítulo confirmou-se em 2015 na publicação das diretrizes norte-americanas para o diagnóstico e tratamento da rinite alérgica.²¹ Atualmente o seu papel na terapia da rinite resume-se a casos que têm epistaxe ou não conseguem tolerar o uso de corticoides tópicos ou azelastina. Talvez, ainda, possam ser úteis em pacientes com rinite alérgica e asma ou polipose nasal concomitantes, embora haja evidência de baixa qualidade que justifique seu emprego na última condição⁴⁶ e que antileucotrienos tenham-se mostrado pobres antiasmáticos.

Omalizumabe por via subcutânea para tratamento de rinite alérgica sazonal foi avaliado em dois ensaios clínicos randomizados.⁴⁷,⁴⁸ Em relação a placebo, omalizumabe melhorou significativamente escores sintomáticos nasais e de qualidade de vida relacionada à rinite, bem como reduziu a necessidade de medicamento de resgate. Adicionalmente, diminuiu em 75% o número de dias perdidos de trabalho, escola ou ambos.⁴⁷ Similar eficácia foi visualizada em rinite alérgica perene de moderada a grave.⁴⁹

Ensaio clínico randomizado multicêntrico, duplo-cego, controlado por placebo e em paralelo⁵⁰ demonstrou que omalizumabe significativamente reduziu exacerbação de asma e melhorou respostas a questionário sobre qualidade de vida associada a asma e rinite em comparação a placebo. Finalmente, omalizumabe parece beneficiar indivíduos alérgicos polissensibilizados, já que age independentemente de especificidade alergênica. Não há estudos adequadamente conduzidos, no entanto, comparando efeito de omazilumabe ao de outros fármacos antialérgicos, não se conseguindo, no presente momento, mensurar sua superioridade em relação a fármacos tradicionais. Altos custos de tratamento com este medicamento devem ser pesados em relação a reais benefícios e disponibilidade de outros tratamentos. Da mesma forma, não se pode desprezar que durante cascata de resposta imune mediada por alergênio, diversos mediadores são liberados, não sendo combatidos pelo anti-IgE. Atualmente, não é um tratamento liberado para rinite alérgica, somente para asma não controlada com múltiplas medicações e urticária espontânea crônica.

Dermatite atópica ou eczema atópico

Frequentemente o componente pruriginoso domina esse quadro clínico. Para seu alívio, os *anti-histamínicos* de segunda geração podem não ser tão eficazes quanto os clássicos, como difenidramina ou hidroxizina. No entanto, as evidências que suportam tal afirmação provêm de estudos antigos com pequeno número de pacientes. Pelo menos parte da superioridade dos anti-histamínicos clássicos se deve a pronunciado efeito sedativo. Terapia local, com solução de Burow e cremes de corticoides permanece como a principal parte do tratamento. Administração de corticoides sistêmicos é raramente necessária, ficando restrita a casos de pacientes gravemente afetados.

Urticária e angioedema

Existem vários tipos de urticária, nem sempre mediados por IgE. A eficácia dos tratamentos é avaliada por ensaios clínicos randomizados, controlados por placebo, tendo como desfechos diminuição de prurido e pápula. Em urticária aguda grave, recomenda-se *epinefrina* subcutânea (1:1.000). Em urticária aguda de intensidades leve e moderada, urticária colinérgica e urticária crônica, *anti-histamínicos clássicos* são considerados a primeira escolha, principalmente hidroxizina. Ensaio clínico randomizado e duplo-cego⁵¹ comparou eficácia de hidroxizina 25 mg/dia, desloratadina 5 mg/dia, epinastina 20 mg/dia, fexofenadina 120 mg/dia à do placebo em reduzir aparecimento de pápula e eritema antes e 4 h após testes cutâneos com histamina e extrato de *Dermatophagoides pteronyssinus*. Enquanto anti-histamínicos não sedantes preveniram o desenvolvimento de reações positivas à histamina em somente 10 a 20% de todos os indivíduos testados, hidroxizina o fez em mais de 50% deles. Diferenças similares, embora menos pronunciadas, foram detectadas ao se compararem seus efeitos em teste cutâneo com extrato de *D. pteronyssinus* em pacientes sensibilizados ao ácaro. Talvez aumento de dose de anti-histamínicos não sedantes seja necessário para se obterem resultados equiparáveis. No entanto, loratadina e cetirizina – e seus congêneres mais recentes, desloratadina e levocetirizina –, assim como bilastina, parecem tão eficazes quanto os de primeira geração em urticária crônica e são preferidos no manejo primário, para se evitarem efeitos sedativos do anti-histamínico de primeira geração no uso continuado. Inclusive quando falham inicialmente, recomenda-se quadruplicar a dose antes de instituir outro tratamento.[52] Cipro-heptadina é especialmente útil na profilaxia da urticária induzida pelo frio.

Angioedema, também chamado edema de Quincke ou urticária gigante, atinge camadas profundas da pele e, frequentemente, também compromete tratos respiratório e gastrointestinal. Seu tratamento é muito semelhante ao de urticária aguda, incluindo epinefrina e corticoides sistêmicos. Em situações extremas, pode se necessitar traqueostomia para assegurar permeabilidade de via respiratória.

Anafilaxia

Na hipersensibilidade grave que resulta em anafilaxia (hipotensão, obstrução de via respiratória devida a edema laríngeo), *epinefrina* intramuscular é recomendada para tratamento imediato.[53] Anti-histamínicos são úteis como adjuvantes no tratamento de prurido, urticária e angioedema. Na anafilaxia, *antagonistas H2* são utilizados conjuntamente com *antagonistas H1* para reduzir efeitos de histamina em vascularização periférica e miocárdio. Bloqueadores H1 são utilizados também na profilaxia das reações anafilactoides aos meios de contraste.[54] No entanto, inexistem ensaios clínicos randomizados ou mesmo estudos observacionais que apropriadamente avaliem o papel dos anti-histamínicos em anafilaxia aguda, e a epinefrina não deve ser subutilizada.[55]

▶ Manejo não farmacológico da alergia

Manejo não farmacológico da alergia complementa a abordagem medicamentosa. Compreende controle ambiental, imunoterapia, acunpuntura e abordagem cirúrgica.

Controle ambiental engloba todas as ações voltadas a reduzir a exposição do paciente alérgico a alergênios e irritantes ambientais. Representa medida inicial e potencialmente importante no tratamento. Até agora, no entanto, as evidências de efeito não são robustas. Existem alguns controles específicos para os quatro tipos mais comuns de alergênios, cuja execução é difícil por implicar mudanças de hábito de vida e exigir gastos na aquisição de aparelhos. Como medidas gerais, recomendam-se não fumar em ambientes fechados e manter umidade ambiental em menos de 50%, por meio de desumidificadores e ar-condicionado. Para portadores de rinite ou asma sazonais, menos comuns que as perenes, recomenda-se que evitem atividades extradomiciliares durante a estação polínica, mantendo janelas da casa e do automóvel fechadas. Em relação a fungos, uso de exaustores em banheiro e cozinha parece diminuir a umidade em 50%. Nos locais já mofados, pode-se utilizar solução de ácido fênico a 3% ou 5%. No combate ao ácaro da poeira doméstica, toda a roupa de cama deve ser lavada em água quente com temperatura superior a 55°C, 1 vez/semana. O travesseiro deve ser de espuma, nunca de pena. Devem-se remover carpetes, tapetes, cortinas, bichos de pelúcia e livros do quarto de dormir. Uso de ácido tânico a 3% e de benzoato de benzila como acaricidas é controverso. Animais domésticos devem ser removidos da casa ou, ao menos, mantidos longe do quarto de dormir. Por fim, filtros HEPA (*high efficiency particle-arresting filters*) e precipitadores eletrostáticos demonstraram-se eficientes no controle ambiental em estudos não controlados. O fator limitante de seu emprego é o alto custo. Há ensaios clínicos randomizados que testaram eficácia de medidas de controle ambiental (acaricidas, filtros HEPA e forros impermeáveis para colchões, entre outras medidas associadas no quarto de dormir) para ácaros. Por serem estudos pequenos, heterogêneos e de má qualidade metodológica, não foi possível fazer metanálise.[56] Recomenda-se forrar cobertores, almofadas e travesseiros com capas impermeáveis. No momento, não há como confirmar definitivamente o real benefício de tais medidas no surgimento e curso clínico de doenças alérgicas. Ensaio clínico randomizado comparou o efeito de capas impermeáveis com outras não impermeáveis em travesseiros e colchões de adultos com rinite alérgica. Houve significante redução da concentração de *Dermatophagoides pteronyssinus* e *D. farinae* nos colchões do grupo que utilizou forros impermeáveis. Entretanto, não houve efeito significante nas medidas de desfecho clínico entre os grupos.[57] Outro ensaio clínico randomizado[58] comparou crianças divididas em grupo profilático (aquelas que receberam conselhos de higiene ambiental para evitar contato com ácaros e capas impermeáveis de colchões) e grupo controle (aquelas que nada receberam), mostrando redução significativa de 86% no desenvolvimento de sensibilização a ácaro da poeira doméstica. As crianças incluídas tinham que ter teste cutâneo negativo para ácaro, mas algum fator de risco para desenvolvimento de hipersensibilidade: história familiar de atopia ou teste cutâneo positivo para algum outro aeroalergênio. A magnitude clínica do efeito pode ser vista no número necessário de pacientes a serem tratados (NNT) encontrado de 15 (15 crianças tiveram que ser "tratadas" para prevenir sensibilização em uma).

Imunoterapia ou dessensibilização consiste na aplicação subcutânea ou sublingual de doses crescentes de alergênios para os quais o paciente é sensibilizado. Produz aumento de anticorpo bloqueador IgG4 específico para o antígeno, reduz níveis de anticorpos IgE específicos e degranulação de mastócitos e basófilos em resposta à provocação alérgica, diminui reatividade brônquica não específica e fatores quimiotáticos para eosinófilos e estimula supressão da produção de IgE mediada por linfócito T.

Imunoterapia só é recomendada em doenças alérgicas mediadas por IgE. Sua eficácia é debatida há anos. Ensaios clínicos, duplos-cegos e controlados por placebo inicialmente apontavam seu benefício na alergia a inalantes, diminuindo necessidade de medicamentos, reduzindo sintomas e melhorando provas de hiper-reatividade brônquica e nasal. No entanto, eram estudos com pequeno tamanho amostral e reduzido tempo de acompanhamento (geralmente inferior a 1 ano), feitos preferentemente em adultos, com resultados estatisticamente significativos, mas de pequena relevância clínica e muito variáveis. Posteriormente, surgiram várias metanálises que corroboraram o efeito demonstrado nos estudos iniciais, colocando imunoterapia com aeroalergênios como tratamento alternativo eficaz em casos selecionados.[59] Não existe, no entanto, boa resposta em alergia alimentar. Em crianças, reações urticariformes sem envolvimento de via respiratória têm prognóstico benigno, sendo desnecessária a imunoterapia. Esta é obrigatória em pacientes que tiveram reações anafiláticas graves mediadas por IgE, secundárias a veneno de insetos (abelhas, vespas) e que estejam sob risco de novas picadas.

Para pacientes com asma ou rinoconjuntivite, indica-se imunoterapia quando houver evidência de: doença mediada por IgE na qual os alergênios são os maiores desencadeadores; falha no controle ambiental; ineficácia de terapia farmacológica ou ocorrência de efeitos adversos intoleráveis; disponibilidade de extratos alergênios específicos; reatividade a pequeno número de extratos alergênios; cooperação do paciente e nenhuma contraindicação geral. São contraindicações à imunoterapia doenças do sistema imunológico, outras situações clínicas relevantes (cardiopatia isquêmica, hipertensão arterial, tratamento com betabloqueadores) que tornem difícil o manejo de reações adversas, efeitos indesejáveis graves e repetidos, gestação, a menos que o tratamento tenha iniciado antes da gravidez, e asmáticos crônicos com VEF1 consistentemente inferior a 70% do valor predito, mesmo com uso de farmacoterapia.

A via mais utilizada para imunoterapia é a subcutânea, embora via sublingual e mesmo tabletes (para alergia a gramíneas) estejam progressivamente demonstrando ser tão enficazes quanto a subcutânea.[60,61] Injeções são em geral administradas 1 ou 2 vezes/semana, em doses crescentes de extratos, até que a dose de manutenção mensal seja alcançada. A duração da imunoterapia costuma ser de 3 a 5 anos. Como regra geral, o paciente deve estar livre de ou ter reduzido substancialmente sintomas por 1 a 2 anos antes que o tratamento seja descontinuado. Pode ocorrer melhora em mais de 90% dos pacientes com diagnóstico e indicação individualizada de imunoterapia. Quando interrompida, alguns pacientes permanecem assintomáticos, outros têm recorrência de sintomas mínimos, manejáveis farmacologicamente, e poucos permanecem com sintomas tão graves como antes do início do tratamento.[59] Efeitos adversos não são comuns, porém podem ser fatais. Nos EUA, foram relatadas 46 fatalidades durante os 40 anos de uso da imunoterapia. Na Inglaterra, o relato de 26 mortes em 27 anos chegou a levar ao quase completo abandono da dessensibilização. A maioria das mortes ocorreu em pacientes com asma que tiveram respostas anafiláticas imediatas ao alergênio. Outras reações leves sistêmicas, como urticária, broncospasmo e hipotensão são infrequentes, ao contrário das reações no sítio de injeção, praticamente inevitáveis.

Em relação à *homeopatia*, existem poucos estudos de eficácia utilizando metodologia adequada. Ensaio clínico randomizado e controlado por placebo, com amostra pequena (n = 51), demonstrou melhora significativamente superior em fluxo nasal daquela estratégia em comparação à do placebo.[62] Em três outros ensaios pequenos dos mesmos autores observara-se efeito em escalas analógicas visuais para sintomas, o que não ocorreu no último estudo. Efeitos díspares, de pequena magnitude, ao lado de ausência de plausibilidade física de que reais preparados homeopáticos (com concentrações inferiores ao número de Avogadro) tenham efeito biológico, requerem a realização de estudos de maior monta para determinar se homeopatia tem algum efeito no tratamento da rinite alérgica.[63]

Probióticos são culturas de bactérias da microflora do intestino saudável, potencialmente benéficas. Existe a hipótese de que o aumento da doença atópica na civilização ocidental se deva à exposição reduzida a micróbios no início da vida (teoria higiênica). Probióticos na prevenção primária de doença atópica foram testados por ensaio clínico randomizado, duplo-cego e controlado por placebo, em que foram prescritos leites comum ou com *Lactobacillus* para gestantes das 36 semanas de gestação até 3 meses de pós-parto. Aos 6 anos de idade, houve incidência cumulativamente menor de dermatite atópica no grupo de crianças em que as mães receberam probiótico comparado ao grupo que recebeu placebo (risco relativo [RR] = 0,48; intervalo de confiança de 95% [IC95%]: 0,25 a 0,92; P = 0,027; NNT = 6). Incidência cumulativa de asma e de outras doenças atópicas não foi diferente entre os grupos.[64]

Em 2008, foi introduzido no mercado brasileiro pó de celulose inerte com finalidade profilática para rinite alérgica. É aplicado por meio de dispositivo de liberação rápida de celulose micronizada diretamente nas narinas. Supõe-se que mecanismo de ação seja secundário à reação de celulose com umidade de via respiratória, produzindo barreira protetora sobre mucosa nasal. Revisão sistemática de 2014 (envolvendo 13 estudos, sendo sete ensaios clínicos randomizados controlados por placebo e seis com metodologia inferior) demonstrou eficácia significativamente maior do que a do placebo.[65] Entretanto, o entusiasmo inicial com tal produto diminuiu bastante, seja pelo seu preço, necessidade de uso continuado com várias aplicações diárias e intensidade de efeito leve.

Acupuntura é utilizada para tratamento de rinite alérgica, principalmente em países asiáticos. Em revisão sistemática de 2009 não se mostrou eficaz em rinite alérgica intermitente enquanto em rinite alérgica persistente os resultados foram contraditórios.[66] Em 2015, metanálise demonstrou efeitos positivos significativos em rinite alérgica.[67] A acupuntura já aparece nas recomendações da última diretriz da Academia Norte-Americana de Otorrinolaringologia sobre rinite alérgica como alternativa de tratamento quando o paciente estiver interessado em manejo não farmacológico.[21]

Por fim, cirurgia tem papel adjuvante no manejo dos pacientes com rinite alérgica. Embora se possam corrigir problemas associados, como desvios de septo ou pólipos nasais, a cirurgia primária para rinite é feita nos cornetos inferiores. São turbinectomias parciais e turbinoplastias que podem ajudar pacientes com componente obstrutivo importante não responsivo a manejo farmacológico, permitindo também maior acesso a tratamentos tópicos.[68]

Sumário da seleção de antialérgicos em diferentes condições clínicas.

Condição clínica	Grau de recomendação	Nível de evidência	Comentário
■ Rinoconjuntivite alérgica			
Anti-histamínicos H1			
Sedantes	I	A	Fármacos de primeira linha em rinites intermitente e episódica, e menos no tipo persistente
Cetirizina > cetotifeno	IIb	B	Superiores a placebo em uso profilático de longo prazo, com pequena vantagem para cetirizina
Descongestionantes nasais			
Pseudoefedrina + desloratadina > componentes isolados	IIb	B	Maior eficácia da associação em doses fixas (anti-H1 e descongestionante) em obstrução nasal importante. A eficácia da associação na melhora sintomática foi maior que a dos componentes individualizados
Vasoconstritores tópicos	III	C	São mais eficazes e têm início de ação mais rápido do que os sistêmicos, mas não devem ser usados pelo risco de rinite de rebote
Estabilizador de membrana			
Cromoglicato intranasal	IIa	B	Agente profilático em rinite alérgica sazonal, mas não em rinite perene
Corticosteroides			
Todos	I	A	Atuam sobre todos os sintomas, especialmente em obstrução nasal
Tópicos vs. orais	I	A	Eficácia dos tópicos é igual ou excede àquela dos orais. Agentes tópicos são mais seguros. Manejo inicial de rinite alérgica persistente

(continua)

Sumário da seleção de antialérgicos em diferentes condições clínicas. (*continuação*)			
Condição clínica	Grau de recomendação	Nível de evidência	Comentário
Intranasais	IIa	B	Ajudam no controle de tosse, sintomas oculares associados e sintomas de asma. Moderada eficácia em polipose nasal. Indicados em rinossinusites
Orais	IIb	C	Obstrução nasal total na metade da estação polínica ou com pólipos nasais associados
IM de depósito	IIb	C	Não superiores a outras formas de tratamento; risco de supressão adrenal
Medrisona	IIb	C	Em conjuntivite alérgica, pois causa menos efeitos adversos
Anticolinérgicos			
Atropina intranasal	III	C	Reduz rinorreia, mas xerostomia e taquicardia limitam seu uso
Brometo de ipratrópio	IIb	B	Controle de rinorreia, mas sem efeito em espirros e obstrução nasal
Antileucotrienos			
Todos	I	A	Menos eficazes que corticoides e igualmente efetivos que anti-histamínicos
Anticorpo monoclonal			
Omalizumabe SC	IIb	A	Indicação em rinite alérgica sazonal e rinite alérgica perene de moderada a grave. Não é fármaco liberado para rinite
■ Dermatite atópica			
Anti-histamínicos clássicos	IIa	B	São eficazes, principalmente em alívio de prurido
■ Urticária			
Epinefrina SC	IIa	B	Em urticária aguda grave
Anti-histamínicos H1 clássicos	IIa	B	Em urticária aguda de intensidades leve e moderada, urticária colinérgica e urticária crônica
Hidroxizina *vs.* anti-H1 não sedantes	IIa	B	Hidroxizina > anti-H1 não sedantes em prevenir desenvolvimento de reações positivas à histamina
Loratadina, bilastina cetirizina > anti-H1	IIa	B	Preferidos no manejo primário de urticária crônica, para evitar efeitos sedativos de anti-H1 clássico no uso continuado
■ Anafilaxia			
Epinefrina IM	I	C	Para tratamento imediato, não devendo ser preterida por anti-histamínicos
Anti-histamínicos H1 e H2	IIb	C	A associação de antagonistas H2 e H1 visa reduzir efeitos de histamina em vascularização periférica e miocárdio
■ Asma brônquica			
Omalizumabe	IIb	A	Ver Capítulo 47, Asma Brônquica
■ Manejo não farmacológico da alergia			
Controle ambiental	IIb	B	Medidas gerais: não fumar em ambientes fechados e manter umidade ambiental em menos de 50%, por meio de desumidificadores e ar-condicionado
Imunoterapia	I IIa	A C	Benefício na alergia a inalantes Em pacientes com reações anafiláticas graves causadas por picadas de abelhas e vespas e que estejam sob risco de novas picadas
Homeopatia	III	B	Estudos de baixa qualidade, sem qualquer plausibilidade biológica
Probióticos	IIb	B	Em prevenção primária de dermatite atópica
Pó de celulose inerte	IIb	B	Profilaxia de rinite alérgica
Acupuntura	IIb	A	Tratamento alterntivo para rinite alérgica
Cirurgia	IIa	B	Turbinectomias parciais e turbinoplastias em pacientes com componente obstrutivo importante que não responda a manejo farmacológico

▶ Prescrição

Anti-histamínicos são farmacodinâmica e farmacocineticamente diferentes. Não se recomenda a administração tópica, exceção feita à azelastina, pois podem desencadear reações de hipersensibilidade. O Quadro 22.6 resume alguns dados úteis na prescrição de anti-histamínicos.

Administrações intravenosa e intramuscular produzem efeitos mais rápidos, mas a primeira pode causar hipotensão. Comumente, anti-histamínicos são prescritos por via oral. Absorção é rápida, com início de efeito em 30 min (astemizol é exceção). Importante ressaltar que com bilastina pode ocorrer diminuição considerável da absorção, se a mesma for administrada junto às refeições. Pico de efeito se dá em torno de 1 a 2 h. Na circulação, ligam-se a proteínas plasmáticas e se distribuem amplamente. Os que têm menor efeito sedativo não passam a barreira hematoencefálica. São eliminados predominantemente por biotransformação hepática. A duração total de efeito varia entre os diferentes compostos. A atividade biológica dos anti-histamínicos, refletida na capacidade de suprimir a pápula cutânea induzida por histamina, é em geral mais longa que seus níveis séricos. Esse fato suporta a noção de que uma, ou no máximo duas tomadas diárias, são suficientes para a maioria dos anti-histamínicos. Administração noturna de anti-histamínicos de meia-vida longa (com cobertura de 24 h) obvia os efeitos sedativos. Em crianças, intervalos entre administrações são mais curtos porque as meias-vidas são menores.

Descongestionantes adrenérgicos podem ser administrados por vias oral ou intranasal. Uso tópico mostra superior eficácia e mais rápido início de ação. Após aplicação nasal, vasoconstrição local em geral ocorre dentro de 1 a 10 min, durando menos de 1 h com epinefrina e de 6 a 8 h com oximetazolina. Seu uso por mais de 5 dias contínuos pode induzir congestão de rebote, levando à rinite medicamentosa. Por isso são restritos à congestão aguda, sendo dados por curto espaço de tempo. Via oral é preferida para tratamento mais prolongado. Pseudoefedrina, fenilefrina e fenilpropanolamina são os descongestionantes sistêmicos mais utilizados.

Descongestão nasal ocorre dentro de 3 min e persiste por 4 a 6 h após a administração oral de 60 mg de pseudoefedrina. Com forma de liberação lenta (120 mg por dose), a descongestão pode durar de 8 a 12 h. Fenilefrina em doses usuais é provavelmente a menos efetiva, por intenso metabolismo de primeira passagem. Pseudoefedrina é dada a cada 6 h, na dose de 1,5 mg para crianças de 2 a 5 anos de idade, 3 mg para as de 6 a 12 anos e 6 mg para adultos. Fenilpropanolamina tem propriedades farmacológicas e potência similares. Não se dispõe, no Brasil, de preparações puras de descongestionantes sistêmicos, mas somente associações com anti-histamínicos ou paracetamol.

Menos de 8% das doses intranasal e pulmonar de *cromoglicato dissódico* são absorvidos sistemicamente. A fração absorvida é rapidamente excretada inalterada em urina e bile, com meia-vida de eliminação de 1 a 2 h. O restante da dose é deglutido, pobremente absorvido no trato gastrointestinal e excretado nas fezes. Início de ação aparece durante a primeira semana de tratamento, e os sintomas frequentemente continuam a diminuir com a manutenção do medicamento. Quando suspenso, os sintomas em geral recorrem dentro de 1 semana da última aplicação. Existe em solução nasal a 2%, *spray* nasal a 4% e solução ocular a 2 e a 4%. Solução intranasal a 4% é recomendada para adultos e crianças maiores de 6 anos de idade. A dose inicial é de um jato (5,2 mg) em cada narina, 4 vezes/dia, o que limita o seu uso. Apresenta-se também em forma de pó para inalação (20 mg/cápsula) com turboinalador especial (*Spinhaler*) para casos de asma. Recomenda-se iniciar o esquema terapêutico com 1 cápsula ou 2 inalações 4 vezes/dia, por período mínimo de 4 semanas, com redução gradativa ao longo de 2 a 3 semanas. Nedocromila é comercializada em solução a 1% para uso nasal.

Corticoides inalatórios sofrem rápida degradação a metabólitos com pouca ou nenhuma atividade, por isso determinam menores riscos de reações adversas sistêmicas. A biodisponibilidade oral dessas preparações varia. Para ciclesonida e furoato de mometasona é estimada em menos de 0,1%, enquanto para furoato de fluticasona fica em torno de 0,1%. Para dipropionato de fluticasona, o valor correspondente é de 0,3%, enquanto para budesonida, beclometasona, triancinolona, flunisolida e dexametasona é de 34%, 44%, 47%, 49% e 80%, respectivamente.[27] Por via intranasal, o grau de absorção dos corticoides inalatórios é menor do que pelo sistema respiratório inferior. Início de ação se dá em até 72 h, e efeito máximo é alcançado em média 2 semanas após. Os produtos diferem na dose liberada em cada jato. Flunisolida libera 25 μg, budesonida, 32 ou 50 ou 64 μg, beclometasona, 50 μg, triancinolona, 55 μg, ciclesonida, 50 μg, fluticasona, 50 μg, e mometasona, 50 μg. Recomendam-se duas administrações por dia, mas, com a melhora dos sintomas, uma dose diária é em geral suficiente com quaisquer dessas substâncias. São mais benéficas quando usadas regularmente, e a dose deve ser ajustada para o nível em que se obteve controle sintomático. Uso "conforme necessário", em menor extensão, parece também eficaz em adultos.[69] Preparações de dose única diária podem ser mais efetivas se administradas à noite, já que a inflamação nasal é maior nesse período do que durante o dia.[70] Injeção intraturbinal de triancinolona pode aliviar congestão nasal dentro de 1 a 2 h, com duração de efeito por 4 a 6 semanas.

O Quadro 22.7 apresenta esquemas de administração dos principais corticoides inalatórios.

Brometo de ipratrópio é pobremente absorvido pela mucosa nasal e não atravessa a barreira hematoencefálica. Também é pouco absorvido pelo trato gastrointestinal. Concentração sérica máxima ocorre após 3 h, e meia-vida média é de cerca de 4 h. Seus metabólitos são isentos de ação anticolinérgica. A principal via de excreção é fecal, sendo a porção absorvida eliminada pelo rim. Efeito máximo ocorre após 1 h, e duração de ação varia de 4 a 8 h. Recomenda-se dose de 2 jatos de aerossol (20 μg/jato) em cada narina, 3 a 4 vezes/dia.

Quadro 22.6 ▪ Parâmetros farmacocinéticos dos antagonistas H1.

Agente	Pro-dose oral (mg)	Intervalo (h)	Pico (h)	Duração de efeito (h)
Difenidramina*	25 a 50	6	2	4 a 6
Dimenidrinato	50 a 100	6	2	4 a 6
Clemastina	1,34 a 2,68	8-12	5 a 7	10 a 12
Clorfeniramina*	2 a 4	6	1 a 2	4 a 6
Dexclorfeniramina	2 a 6	6	1 a 2	4 a 6
Meclizina*	25 a 50	12	1 a 2	12 a 24
Buclizina	25	12	1 a 2	4 a 6
Prometazina	25	4-6	1 a 2	10 a 14
Cipro-heptadina	2 a 4	12-24	1 a 2	24
Fexofenadina	30 a 180	24	1 a 3	24
Mequitazina	5	12 a 24	1 a 4	36
Hidroxizina*	25 a 50	12 a 24	2 a 3	36
Cetirizina	10	24	1	24
Levocetirizina	5	24	0,9	24
Cetotifeno	2	12	2 a 4	12
Loratadina	10	24	2 a 4	12 a 24
Desloratadina	5	24	3	≥ 24
Azelastina**	**	12	4 a 7	12
Bilastina	20	24	2	26
Rupatadina	10	24	2	24

*Comercializados em associações. **Anti-histamínico tópico. Azelastina libera 0,137 mg/jato, e a dose é de 2 jatos em cada narina por dia.

Quadro 22.7 ■ Esquema terapêutico de corticoides inalatórios.

Fármaco	Dose diária (μg)	Frequência diária	Margem terapêutica*
Dexametasona	800 a 1.200**	2 a 3	1
Beclometasona	200 a 400	2 a 3	5
Triancinolona	200 a 400	1 a 4	8
Flunisolida	200 a 400	2 a 3	3,5
Budesonida	256 a 512	1 a 2	4 a 8
Fluticasona	200	1	8
Fluocortina	2 a 4**	2 a 3	20 a 80
Ciclesonida	200	1	4
Mometasona	100 a 200	1 a 2	8

*Os números apresentados são múltiplos das máximas doses diárias recomendadas, determinantes de supressão significante do eixo hipotálamo-hipófise-adrenal.
**A unidade de medida é mg.

Quadro 22.8 ■ Efeitos adversos dos antagonistas H1.

Efeitos centrais (20%)
Sedação, tontura, zumbidos, lassidão, incoordenação motora, fadiga, diplopia
Euforia, nervosismo, insônia, tremores (raros)
Efeitos digestivos
Perda de apetite, náuseas, vômito, dor epigástrica, constipação intestinal, diarreia
Aumento de apetite e ganho de peso (cipro-heptadina; astemizol por mais de 2 semanas)
Efeitos anticolinérgicos (3%)
Secura de boca, garganta e vias respiratórias superiores, retenção urinária, palpitação, hipotensão, cefaleia
Efeitos hematológicos (muito raros)
Leucopenia, agranulocitose, anemia hemolítica
Efeitos alérgicos (mais em uso tópico)
Dermatite alérgica, febre, fotossensibilização

Montelucaste atinge pico de concentração plasmática aproximadamente 3 h após administração oral, sem diferença em biodisponibilidade (62%) ou meia-vida de eliminação (5 a 6 h) entre jovens e idosos. Há redução de cerca de 40% da biodisponibilidade de zafirlucaste quando ingerido com alimentos. Sua meia-vida de eliminação é de aproximadamente 10 h. Ambos os agentes são extensamente metabolizados pelo citocromo P450 hepático. Montelucaste é utilizado por via oral, na dose de 10 mg, 1 vez/dia, por 10 a 15 dias para tratamento de rinite alérgica em adultos. Em crianças maiores de 2 a 5 anos, a dose é de 4 mg, e entre 6 e 14 anos utilizam-se 5 mg. Zafirlucaste é prescrito em dose de 20 mg, 2 vezes/dia.

Omalizumabe tem frequência de doses e dose total baseadas em nível sérico de IgE total no início de tratamento e peso corporal. Em geral, dose subcutânea em adultos é de 300 mg, administrada a cada 2 a 4 semanas, dependendo dos níveis de IgE.[71,72] Concentrações estáveis são geralmente alcançadas entre 14 e 28 dias após início de administração subcutânea e intravenosa, respectivamente. Objetiva-se reduzir IgE livre para níveis inferiores a 25 ng/mℓ.[72] Após múltiplas doses, a depuração total é lenta, com meia-vida média de 2,9 semanas. O fármaco é mais concentrado no soro, sem deposição específica em qualquer órgão. Também não se detectam anticorpos contra omalizumabe. Imunocomplexos formados (omalizumabe+IgE) são eliminados por excreção urinária. Anti-IgE não suprime níveis de IgE e não altera resposta asmática ao alergênio quando usado em aerossol nasal.[72] Em rinite, omalizumabe nasal induz resposta percebida dentro de 2 semanas. Para proteger pacientes de sintomas alérgicos durante estação polínica, a administração do fármaco deve iniciar-se ao menos 1 semana antes e continuar durante toda a estação polínica.[72] Sua descontinuação determina aumento em níveis circulantes de IgE livre dentro de 8 semanas.[72] Estudo[73] demonstrou que efeito inicial de tratamento com altas doses não se manteve durante redução de dose, e IgE retornou a níveis iniciais após descontinuação. Assim, já que esse tratamento não inibe completamente a fase de sensibilização ou induz tolerância imune específica ao alergênio, anti-IgE não é curativo. Isso implica que o tratamento deva ser permanente ou repetido a cada estação polínica, dependendo dos sintomas.

▶ Seguimento

Dados em esquemas usuais, todos os *anti-histamínicos* induzem efeitos adversos de pouca intensidade e reversíveis com suspensão de tratamento. Há variações individuais nas respostas e também em função do representante utilizado. Os mais comuns efeitos adversos podem ser vistos no Quadro 22.8.

Em estudos epidemiológicos, alguns anti-histamínicos mais antigos foram associados a acidentes automobilísticos fatais. Ensaio clínico randomizado, duplo-cego e controlado por placebo comparou efeitos de fexofenadina, difenidramina e álcool na habilidade de dirigir, medida em simulador de direção. Fexofenadina foi similar a placebo, enquanto álcool e difenidramina foram significativamente piores em várias habilidades.[74] Fexofenadina e desloratadina parecem ter efeitos sobre o SNC similares aos do placebo nas doses recomendadas para uso clínico,[75,76] enquanto cetirizina e levocetirizina demonstraram efeitos sedativos em alguns pacientes.[76] Existem poucos estudos sobre potenciais efeitos adversos centrais de acrivastina, cetotifeno, azelastina e levocabastina. As duas últimas não exibem aqueles efeitos quando administradas topicamente, embora irritem a mucosa. Anti-histamínicos de primeira geração podem associar-se a prejuízos no rendimento escolar de crianças.[77] Astemizol, cetotifeno e cipro-heptadina estimulam apetite, aumentando peso. Terfenadina e astemizol foram associados a arritmias graves. Em superdosagem ou administração concomitante com antibióticos macrolídios (eritromicina, claritromicina), antifúngicos imidazólicos (cetoconazol, itraconazol) ou outros medicamentos inibidores do sistema citocromo P-450 hepático (cimetidina, ciprofloxacino, dissulfiram), podem prolongar intervalo QT ou causar taquicardia polimórfica ventricular (*torsade de pointes*) e outras arritmias cardíacas. Pacientes predispostos aos efeitos cardíacos de anti-histamínicos apresentam disfunção hepática, doenças cardíacas associadas com intervalo QT prolongado ou distúrbios metabólicos (hipopotassemia ou hipomagnesemia). A potencialidade de efeito adverso cardíaco tão grave motivou retirada de astemizol e terfenadina do mercado pelos próprios fabricantes. Efeitos sobre sistema nervoso central são potencializados por álcool e outros depressores centrais. Efeitos anticolinérgicos se agravam com uso simultâneo de neurolépticos, antidepressivos, antiparkinsonianos e inibidores da MAO. Embora existam evidências iniciais de taquifilaxia, administração prolongada de antagonistas H1 clássicos pode não provocar autoindução do metabolismo hepático ou aumento nas taxas de eliminação.[78] Recomenda-se especial atenção quanto a uso de anti-histamínicos em pacientes com hiperplasia prostática e glaucoma, devido aos efeitos antimuscarínicos. Azelastina tópica associa-se com gosto amargo em alguns pacientes.

Descongestionantes tópicos podem causar congestão de rebote e rinite medicamentosa, algumas vezes de difícil resolução clínica. Por isso, não são recomendados por mais de 5 dias contínuos. Também produzem sensação de queimação nasal e secura ou ulceração da mucosa. Com relação a agonistas alfa-adrenérgicos sistêmicos, induzem insônia e irritabilidade, bem como tremores, nervosismo, cefaleia, tonturas, arritmias, taquicardia e aumentos pouco significativos de pressão arterial. É particularmente importante ajustar dose em crianças, pois combinações contendo fenilpropanolamina ou pseudoefedrina podem provocar alucinações nesse grupo etário. Esses fármacos devem ser administrados com cuidado em pacientes com hipertensão, doença cardíaca isquêmica, distúrbios convulsivos, glaucoma, hipertireoidismo e distúrbios de micção. São contraindicados em usuários de inibidores da monoamina oxidase.

Cromoglicato dissódico associa-se a pequeno número de efeitos adversos, geralmente leves e não requerendo descontinuação de tratamento. Efeitos locais (queimação nasal, irritação ou espirros) ocorrem em 2,5 a 10% dos pacientes. Cefaleia e gosto desagradável foram relatados em aproximadamente 2% dos pacientes. Gotejamento pós-nasal, *rash* e epistaxe surgiram em menos de 1%. Inalação brônquica se associa a tosse quando é usada a forma de pó. Na gestação, categoriza-se como B (FDA).

Corticoides em uso ocular prolongado associam-se com glaucoma e catarata. Medrisona causa menor aumento de pressão intraocular do que dexametasona e metilprednisolona tópicas. Uso prolongado de corticoides inalatórios tradicionais nas doses recomendadas não se associa a efeitos adversos sistêmicos (ver Capítulo 47, Asma Brônquica).

Outros corticosteroides tópicos em doses habituais, como mometasona, não inibem o eixo hipotálamo-hipófise-adrenal.[79] Estudo aponta para potencial diminuição no ritmo de crescimento de crianças que usam beclometasona nasal a longo prazo (1 ano),[80] o que não foi demonstrado com mometasona,[81] fluticasona,[82] budesonida[83] e ciclesonida.[84] Parece, no entanto, que a estatura final da vida adulta não é afetada, pois esse efeito cessa com a interrupção do tratamento, havendo recuperação do crescimento. De qualquer forma, sugere-se acompanhar o crescimento de crianças em uso de corticosteroides intranasais e utilizar os que nunca se associaram com tal efeito adverso.[85] Corticoides tópicos nasais inicialmente foram administrados por aerossóis que utilizavam freon como veículo. A preocupação com a camada de ozônio levou ao abandono, surgindo *sprays* de bomba em soluções aquosas ou de glicol ou como pó seco. Recentemente, entraram no mercado preparações com hidrofluoroalcano que teriam algumas potenciais vantagens em relação às soluções aquosas, principalmente quanto ao menor volume de medicação liberado e menor migração para rino e orofaringe, reduzindo o gosto desagradável referido por alguns pacientes e mantendo por mais tempo a medicação atuando nas fossas nasais (já disponível com beclometasona, ciclesonida, e com a recente combinação tópica de azelastina com fluticasona).[86] Efeitos adversos locais são mais comuns com aerossóis e solução de glicol. Incluem irritação na forma de queimação nasal, espirros e dor de garganta. Especialmente se o jato for erroneamente direcionado para o septo nasal, podem ocorrer epistaxe, crostas septais e ulcerações. Raramente há perfuração septal, mais associada com dexametasona tópica. Raramente ocorre candidíase nasal, mais comum com aerossol oral. Corticosteroides tópicos nasais não causam atrofia de mucosa nasal, mesmo em uso crônico. Corticoides inalatórios devem ser utilizados com cuidado em pacientes com tuberculose ativa, infecções bacterianas não tratadas e infecções sistêmicas fúngicas ou virais. Herpes simples ocular é contraindicação relativa ao uso desses fármacos. Injeções intraturbinais de corticoides de depósito associam-se a epistaxes leves e transitórias, hiperemia de bochechas e reação vasovagal. Raramente ocorre atrofia permanente dos cornetos. Risco da embolização intra-arterial com as partículas do fármaco, podendo levar a cegueira unilateral transitória ou permanente, faz com que a maioria dos autores não recomende seu uso. Injeções intramusculares de corticoides de depósito podem causar supressão adrenocortical significativa por 4 a 6 semanas. Efeitos adversos oculares podem ocorrer com utilização de beclometasona, flunisolida e dexametasona em doses superiores às recomendadas, como é o caso de pacientes com asma e rinite concomitantes. Sugere-se precaução no uso de corticosteroides intranasais em pacientes com fatores de risco para glaucoma e catarata, empregando-se sempre a menor dose eficaz.[87,88]

O único efeito adverso significante produzido por uso agudo de *brometo de ipratrópio* nasal é secura local. Uso prolongado pode induzir congestão nasal e secreções nasais com raias de sangue, mas a administração por 1 ano não se associou a efeitos adversos importantes na maioria dos pacientes.

Dados de tolerabilidade não diferenciam *antileucotrienos* de outras terapias disponíveis para alergia nasal. Perfis de efeitos adversos de antileucotrienos, loratadina e corticoides nasais são comparáveis em ensaios clínicos randomizados. São de curta duração. Inicialmente com zafirlucaste, e após com montelucaste, vários relatos de casos associaram-nos a síndrome semelhante à de Churg-Strauss (angiite alérgica e granulomatose). Em geral a introdução do antileucotrieno determinava diminuição de corticoterapia sistêmica, com isso tornando evidente a síndrome de Churg-Strauss, antes mascarada pelo uso de corticosteroides sistêmicos. Efeitos de longa duração são desconhecidos, enquanto tolerabilidade em longo prazo e segurança de corticoides intranasais e anti-histamínicos têm sido demonstradas tanto em ensaios clínicos como na prática clínica.

Omalizumabe é bem tolerado. Não há risco de indução de anafilaxia aguda por reação cruzada de moléculas de IgE, porque esse fármaco não se liga à IgE conectada a mastócitos e basófilos. Eventos adversos induzidos por omalizumabe são geralmente leves ou moderados, e não há diferenças significantes comparativamente ao placebo.[89] Incluem com mais frequência urticária, prurido, cefaleia, parestesia e reações nos sítios de administração. Embora não se tenham identificado até agora efeitos adversos sérios, o perfil de segurança de omalizumabe requer vigilância em longo prazo, sendo atualmente liberado para maiores de 12 anos.[72] Precaução é indicada porque reações sérias com risco à vida (anafilaxia) foram relatadas após administração desse fármaco, assim como reações semelhantes à doença do soro após a sétima dose.[90] Aquelas reações manifestaram-se como broncospasmo, hipotensão, síncope, urticária e/ou angioedema de língua e faringe, e algumas delas trouxeram risco à vida. Em ensaios clínicos pré-comercialização, frequência de anafilaxia foi estimada em 0,1%, mas aumentou para ao menos 0,2% em relatos espontâneos pós-comercialização. Anafilaxia pode ocorrer após primeira dose, mas também mais de 1 ano após início do tratamento. A maioria das reações ocorreu dentro de duas horas da administração, mas há relatos de que possam ocorrer tão tardiamente quanto 24 h ou mesmo em período mais longo após injeção subcutânea. Por essa razão, omalizumabe só deve ser administrado após informar e educar pacientes sobre possíveis reações anafiláticas e em centro de saúde treinado para manejar anafilaxia. Após administração, pacientes devem ser observados ao menos por 2 h. Embora tenha havido relatos de efeitos adversos neoplásicos em pacientes tratados com omazilumabe em comparação a controles, parece improvável existir nexo causal entre esse fármaco e câncer.[72] Não há relato de superdosagem nem dados de segurança após tratamento a longo prazo com omalizumabe.

▶ Referências bibliográficas

1. Schmitt J, Stadler E, Kküster D, Wüstenberg EG. Medical care and treatment of allergic rhinitis. A population-based cohort study based on routine healthcare utilization data. *Allergy* 2016; 71(6):850-858.
2. Mallol J, Crane J, von Mutius E, Odhiambo J, Keil U, Stewart A *et al.* The International Study of Asthma and Allergies in Childhood (ISAAC) Phase Three: a global synthesis. *Allergol Immunopathol* (Madr) 2013; 41: 73.
3. Bhattacharyya N. Incremental healthcare utilization and expenditures for allergic rhinitis in the United States. *Laryngoscope* 2011; 121:1830-1833.
4. Scadding GK. Optimal management of allergic rhinitis. *Arch Dis Child* 2015; 100: 576-582.
5. Rosenwasser LJ. Current understanding of the pathophysiology of allergic rhinitis. *Immunol Allergy Clin North Am* 2011; 31: 433-439.
6. Simons FE, Simons KJ. Histamine and H1-anti-histamines: celebrating a century of progress. *J Allergy Clin Immunol* 2011; 128: 1139-1150.
7. Melvin TA, Patel AA. Pharmacotherapy of allergic rhinitis. *Otolaryngol Clin North Am* 2011; 44: 727-739.
8. Bousquet J, van Cauwenberge P, Khaltaev N, for ARIA Worshop Group; World Health Organization. Allergic rhinitis and its impact on asthma. *J Allergy Clin Immunol* 2001; 108 (Suppl): S147-S334.
9. Cobanoglu B, Toskala E, URal A, Cingi C. Role of leukotriene antagonists and antihistamines in the treatment of allergic rhinitis. *Curr Allergy Asthma Rep* 2013; 13: 203-208.
10. Scadding GW, Scadding GK. Recent advances in antileukotriene therapy. *Curr Opin Allergy Clin Immunol* 2010; 10: 370-376.

11. Ciprandi G, Marseglia GL, Castagnoli R, Valsecchi C, Tagliacarne C, Caimmi S et al. From IgE to clinical trials of allergic rhinitis. *Expert Rev Clin Immunol* 2015; 11: 1321-1333.
12. Bousquet J, Khaltaev N, Cruz AA, Denburg J, Fokkens WJ, Togias A et al. Allergic rhinitis and its impact on asthma (ARIA) 2008 update (in collaboration with the World Health Organization, GA2 LEN and AllerGen). *Allergy* 2008; 63: S8-S160.
13. Brozek JL, Bousquet J, Baena-Cagnani CE, Bonini S, Canonica GW, Casale TB et al. Allergic Rhinitis and its Impact on Asthma (ARIA) guidelines: 2010 revision. *J Allergy Clin Immunol* 2010, 126: 466-476.
14. Martinson BC, Anderson MS, de Vries R. Scientists behaving badly. *Nature* 2005; 435: 737-738.
15. Als-Nielsen B, Chen W, Fluud C, Kjaergard LL. Association of funding and conclusions in randomized drug trials: a reflection of treatment effect as adverse events? *JAMA* 2003; 290: 921-928.
16. Fuchs FD. The corporate bias and the molding of prescription practices: the case of hypertension. *Braz J Med Biol Res* 2009; 42: 224-228.
17. Bachert C. A review of the efficacy of desloratadine, fexofenadine, and levocetirizine in the treatment of nasal congestion in patients with allergic rhinitis. *Clin Ther* 2009; 31: 921-944.
18. Xiao J, Wu XW, Ye YY, Lin WJ, Wang L. A network meta-analysis of randomized controlled trials focusing on different allergic rhinitis medications. *Am J Ther* 2015 Apr 9. [Epud ahead of print]
19. Mosges R, König V, Köberlein J. The effectiveness of modern antihistamines for treatment of allergic rhinitis – an IPD metanalysis of 140.853 patients. *Allergol Int* 2013; 62: 215-222.
20. Canonica GW, Tarantini F, Compalati E, Penagos M. Efficacy of desloratadine in the treatment of allergic rhinitis: a meta-analysis of randomized, double-blind, controlled trials. *Allergy* 2007; 62: 359-366.
21. Seidman MD, Gurgel RK, Lin SY, Schwartz SR, Baroody FM, Bonner JR. Clinical practice guideline: allergic rhinitis. *Otolaryngol Head Neck Surg* 2015; 152: S1-S43.
22. Lai DS, Lue KH, Hsieh JC, Lin KL, Lee HS. The comparison of the efficacy and safety of cetirizine, oxatomide, ketotifen, and a placebo for the treatment of childhood perennial allergic rhinitis. *Ann Allergy Asthma Immunol* 2002; 89: 589-598.
23. Lanier BQ, Abelson MB, Berger WE, Granet DB, D'Arienzo PA, Spangler DL et al. Comparison of the efficacy of combined fluticasone propionate and olopatadine versus combined fluticasone propionate and fexofenadine for the treatment of allergic rhinoconjunctivitis induced by conjunctival allergen challenge. *Clin Ther* 2002; 24: 1161-1174.
24. Castillo M, Scott NW, Mustafa MZ, Mustafa MS, Azuara-Blanco A. Topical antihistamines and mast cell stabilisers for treating seasonal and perennial allergic conjunctivitis. *Cochrane Database Syst Rev* 2015 Jun 1; 6: CD009566.
25. Grubbe RE, Lumry WR, Anolik R. Efficacy and safety of desloratadine/pseudoephedrine combination vs its components in seasonal allergic rhinitis. *J Investig Allergol Clin Immunol* 2009; 19: 117-124.
26. Hatton RC, Winterstein AG, McKelvey RP et al. Efficacy and safety of oral phenylephrine: systemic review and meta-analysis. *Ann Pharmacother* 2007; 41: 381-390.
27. Derendorf H, Meltzer EO. Molecular and clinical pharmacology of intranasal corticosteroids: clinical and therapeutic implications. *Allergy* 2008; 63: 1292-1300.
28. Herman H. Once-daily administration of intranasal corticosteroids for allergic rhinitis: a comparative review of efficacy, safety, patient preference, and cost. *Am J Rhinol* 2007; 21: 70-79.
29. Rodrigo GJ, Neffen H. Efficacy of fluticasone furoate nasal spray vs. placebo for the treatment of ocular and nasal symprtoms of allergic rhinitis: a systematic review. *Clin Exp Allergy* 2011; 41: 160-170.
30. Penagos M, Compalati E, Tarantini F et al. Efficacy of mometasone furoate nasal spray in the treatment of allergic rhinitis: meta-analysis of randomized, double-blind, placebo-controlled, clinical trials. *Allergy* 2008; 63: 1280-1291.
31. Lohia S, Schlosser RJ, Soler ZM. Impact of intranasal corticosteroids on asthma outcomes in allergic rhinitis: a meta-analysis. *Allergy* 2013; 68: 569-579.
32. Lightman S, Scadding GK. Should intranasal corticosteroids be used for the treatment of ocular symptoms of allergic rhinoconjunctivitis? A review of their efficacy and safety profile. *Int Arch Allergy Immunol* 2012; 158: 317-325.
33. Zhou B, He G, Liang J, Cheng L, Mehta A, Liu S et al. Mometasone furoate nasal spray in the treatment of nasal polyposis in Chinese patients: a double-blind, randomized, placebo-controlled trial. *Int Forum Allergy Rhinol* 2016; 6: 88-94.
34. Fandiño M, Macdonald KI, Lee J, Witterick IJ. The use of postoperative topical corticosteroids in chronic rhinosinusitis with nasal polyps: a systematic review and meta-analysis. *Am J Rhinol Allergy* 2013; 27: 146-157.
35. Zalmanovici AT, Yaphe J. Intranasal steroids for acute sinusitis. *Cochrane Database Syst Rev* 2013 Dec 2; 12: CD005149.
36. Wheatley LM, Togias A. Clinical practice. Allergic rhinitis. *N Engl J Med* 2015; 372: 456-463.
37. Ratner PH, Howland WC 3rd, Arastu R, Philpot EE, Klein KC, Baidoo CA et al. Fluticasone propionate aqueous nasal spray provided significantly greater improvement in daytime and nightime nasal symptoms of seasonal allergic rhinitis compared with motelukast. *Ann Allergy Asthma Immunol* 2003; 90: 536-542.
38. Pullerits T, Praks L, Ristioja V, Lotvail J. Comparison of a nasal glucocorticoid, antileukotriene, and a combination of antileukotriene and antihistamine in the treatment of seasonal allergic rhinitis. *J Allergy Clin Immunol* 2002; 109: 949-955.
39. Nayak AS, Philip G, Lu S, Malice MP, Reiss TF. Efficacy and tolerability of montelucaste alone or in combinations with loratadine in seasonal allergic rhinitis: a multicenter, randomized, double-blind, placebo-controlled trial performed in the fall. *Ann Allergy Asthma Immunol* 2002; 88: 592-600.
40. Wilson AM, O'Byrne PM, Parameswaran K. Leukotriene receptor antagonists for allergic rhinitis: a systematic review and meta-analysis. *Am J Med* 2004; 116: 338-344.
41. Van Hoecke H, Vandenbulcke L, Van Cauwenberge P. Histamine and leukotriene receptor antagonism in the treatment of allergic rhinitis: an update. *Drugs* 2007; 67: 2717-2726.
42. Nayak A, Langdon RB. Montelukast in the treatment of allergic rhinitis: an evidence-based review. *Drugs* 2007; 67: 887-901.
43. Patel P, Philip G, Yang W et al. Randomized double-blind, placebo-controlled study of montelukast for treating perennial allergic rhinitis. *Ann Allergy Asthma Immunol* 2005; 95: 551-557.
44. Philip G, Williams-Herman D, Patel P et al. Efficacy of montelukast for treating perennial allergic rhinitis. *Allergy Asthma Proc* 2007; 28: 296-304.
45. Bousquet J, Demoly P, Humbert M. Montelukast in guidelines and beyond. *Adv Ther* 2009; 26: 575-587.
46. Ragab S, Parikh A, Darby YC, Sacadding GK. An Open audit of montelukast, a leukotriene receptor antagonist, in nasal polyposis associated with asthma. *Clin Exp Allergy* 2001; 31: 1385-1391.
47. Casale TB, Condemi J, LaForce C, Nayak A, Rowe M, Watrous M et al. Effect of omalizumabe on symptoms of seasonal allergic rhinitis. A randomized controlled trial. *JAMA* 2001; 286: 2956-2967.
48. Ädelroth E, Rak S, Haahtela T, Aasand G, Rosenhall L, Zetterstrom O et al. Recombinant humanized mAB-E25, an anti-IgE mAb, in birch pollen-induced seasonal allergic rhinitis. *J Allergy Clin Immunol* 2000; 106: 253-259.
49. Chervinsky P, Casale TB, Townley R, Tripathy I, Hedgecock S, Fowler-Taylor A et al.Omalizumabe, na anti-IgE antibody, in the treatment of adults and adolescents with perennial allergic rhinitis. *Ann Allergy Asthma Immunol* 2003; 91: 160-167.
50. Vignola AM, Humbert M, Bousquet J, Boulet LP, Hedgecock S, Blogg M et al. Efficacy and tolerability of anti-immunoglobulin E therapy with omalizumab in patients with concomitant allergic asthma and persistent allergic rhinitis: SOLAR. *Allergy* 2004; 59:709-717.
51. dos Santos RV, Magerl M, Mlynek A, Lima HC. Suppression of histamine- and allergen-induced skin reactions: comparison of first- and second-generation antihistamines. *Ann Allergy Asthma Immunol* 2009; 102: 495-499.
52. Zuberbier T, Aberer W, Asero R, Bindslev-Jensen C, Brzoza Z, Canonica G et al. Methods report on the development of the 2013 revision and update of the EAACI/GA2 LEN/EDF/WAO guideline for the definition, classification, diagnosis, and management of urticaria. *Allergy* 2014; 69: 868-887.
53. Song TT, Lieberman P. Epinephrine in anaphylaxis: doubt no more. *Curr Opin Allergy Clin Immunol* 2015; 15: 323-328.
54. Singer E, Zodda D. Allergy and anaphylaxis: principles of acute emergency management. *Emerg Med Pract* 2015; 17: 1-19.
55. Fineman SM. Optimal treatment of anaphylaxis: antihistamines versus epinephrine. *Postgrad Med* 2014; 126: 73-81.
56. Nurmatov U, van Schayck Cp, Hurwitz B, Sheikh A. House dust mite avoidance measures for perennial allergic rhinitis: an updated Cochrane systematic review. *Allergy* 2012; 67: 158-165.
57. Terreehorst I, Hak E, Oosting AJ, Tempels-Pavlica Z, de Monchy JG, Bruijnzeeel-Koomen CA et al. Evaluation of impermeable covers for bedding in patients with allergic rhinitis. *N Engl J Med* 2003; 349: 237-246.
58. Arshad SH, Bojarskas J, Tsitoura S, Matthews S, Mealy B, Dean T et al. Prevention of sensitization to house dust mite by allergen avoidance in school age children: a randomized controlled study. *Clin Exp Allergy* 2002; 32: 843-849.

59. Compalati E, Penagos M, Tarantini F, Passalacqua G, Canonica GW. Specific immunotherapy for respiratory allergy: state of the art according to current meta-analyses. *Ann Allergy Asthma Immunol* 2009; 102: 22-28.
60. Dretzke J, Medows A, Novielli N, Huissoon A, Fry-Smith A, Meads C. Subcutaneous and sublingual immunotherapy for seasonal allergic rhinitis: a systematic review and indirect comparison. *J Allergy Clin Immunol* 2013; 131: 1361-1366.
61. Nelson H, Cartier S, Allen-Ramey F, Lawton S, Calderon MA. Network meta-analysis shows commercialized subcutaneous and sublingual grass products have comparable efficacy. *J Allergy Clin Immunol Pract* 2015; 3 (2): 256-266.
62. Taylor MA, Reille D, Llewellyn-Jones RH, McShary C, Aitchison TC. Randomised controlled trial of homeopathy *versus* placebo in perennial allergic rhinitis with overview of four trial series. *BMJ* 2000; 321: 471-476.
63. Kern J, Bielory L. Complementary and alternativ therapy (CAM) in the treatment of allergic rhinitis. *Curr Allergy Asthma Rep* 2014; 14: 479.
64. Simpson MR, Datterud CK, Starro O, Johnsen R, Oien T. Perinatal probiotic supplementation in the prevention of allergy related disease: 6 year follow-up of randomized controlled trial. *BMC Dermatology* 2015; 15: 13.
65. Andersson M, Greiff L, Ojeda P, Wollmer P. Barrier-enforcing measures as treatment principle in allergic rhinitis: a systematic review. *Curr Med Res Opin* 2014; 30: 1131-1137.
66. Lee MS, Pittler MH, Shin BC, Kim JI, Ernst E. Acupuncture for allergic rhinitis: a systematic review. *Ann Allergy Asthma Immunol* 2009; 102: 269-279.
67. Feng S, Han M, Fan Y, Yang G, Liao Z, Liao W et al. Acupuncture for the treatment of allergic rhinitis: a systematic review and meta-analysis. *Am J Rhinol Allergy* 2015; 29: 57-62.
68. Chhabra N, Houser SM. Surgery of allergic rhinitis. *Int Forum Allergy Rhinol* 2014; 4(Suppl 2): S79-S83.
69. Dykewicz MS, Kaiser HB, Nathan RA, Goode-Sellers S, Cook CK, Witham LA et al. Fluticasone proprionate aqueous nasal spray improves nasal symptoms of seasonal allergic rhinitis when used as needed (prn). *Ann Allergy Asthma Immunol* 2003; 91: 44-48.
70. Storms WW. Pharmacolgic approaches to daytime and nighttime symptoms of allergic rhinitis. *J Allergy Clin Immunol* 2004; 114: S146-S153.
71. Normansell R, Walker S, Milan SJ, Walters EH, Nair P. Omalizumab for asthma in adults and children. *Cochrane Database Syst Rev* 2014 Jan 13; 1:CD003559.
72. Holgate ST, Djukanovic R, Casale T, Bousquet J. Anti-immunoglobulin E treatment with omalizumab in allergic diseases: an update on anti-inflammatory activity and clinical efficacy. *Clin Exp Allergy* 2005; 35: 408-416.
73. Corren J, Shapiro G, Reimann J, Deniz Y, Wong D, Adelman D et al. Allergen skin tests and free IgE levels during reduction and cessation of omalizumab therapy. *J Allergy Clin Immunol* 2008; 121: 506-511.
74. Weiler JM, Bloomfield JR, Woodworth GG, Grant AR, Layton TA, Brown TL et al. Effects of fexofenadine, diphenhydramine, and alcohol on driving performance. A randomized, placebo-controlled trial in the Iowa driving simulator. *Ann Intern Med* 2000; 132: 354-363.
75. Vacchiano C, Moore J, Rice GM, Crawley G. Fexofenadine effects on cognitive performance in aviators at ground level and simulated altitude. *Aviat Space Environ Med* 2008; 79: 754-760.
76. [Anonymous] Newer antihistamines. *Med Lett Drugs Ther* 2001; 43: 35.
77. Jáuregui I, Mullol J, Dávila I, Ferrer M, Bartra J, del Cuvillo A et al. Allergic rhinitis and school performance. *J Invest Allergol Clin Immunol* 2009; 19: S32-39.
78. Simons FE. Advances in H1-antihistamines. *N Engl J Med* 2004; 351: 2203-2217.
79. Bruni FM, De Luca G, Venturoli V, Boner AL. Intranasal corticosteroids and adrenal suppression. *Neuroimmunomodulation* 2009; 16: 353-362.
80. Skoner DP, Rachelefsky GS, Meltzer EO, Chervisnsky P, Morris RM, Seltzer JM et al. Detection of growth suppression in children during treatment with intranasal beclomethasone dipropionate. *Pediatrics* 2000; 105: E23.
81. Schenkel EJ, Skoner DP, Bronsky EA, Miller SD, Pearlman DS, Rooklin A et al. Absence of growth retardation in children with perennial allergic rhinitis after one year of treatment with momeasone furoate aqueous nasal spray. *Pediatrics* 2000; 105: E22.
82. Allen DB, Meltzer EO, Lemanske RF Jr, Philpot EE, Faris MA, Kral DM et al. No growth suppression in children treated with maximum recommended dose of fluticasone propionate aqueous nasal spray for one year. *Allergy Asthma Proc* 2002; 23: 407-413.
83. Möller C, Ahlström H, Henricson KA, Malmqvist LA, Akerlund A, Hildebrand H. Safety of nasal budesonide in the long-term treatment of children with perennial rhinitis. *Clin Exp Allergy* 2003; 33: 816-822.
84. Skoner D. Ciclesonide, administered once daily has no effect on growth velocity in prepubertal children with mild, persistent asthma (Abstract 44). *J Allergy Clin Immunol* 2006; 7: S11.
85. Skoner JD, Schaffner TJ, Schad CA, Kwon AYK, Skoner DP. Addressing steroid phobia: improving the risk-benefit ration with new agents. *Allergy Asthma Proc* 2008; 29: 358-364.
86. Meltzer EO, Bensch GW, Storms WW. New intranasal formulations for the treatment of allergic rhinitis. *Allergy Asthma Proc* 2014; 35: S11-S19.
87. Chylack LT Jr, Gross GN, Pedinoff A; Ciclesonide Lenticular Safety Study Group. A randomized, controlled trial to investigate the effect of ciclesonide and beclomethasone dipropionate on eye lens opacity. *J Asthma* 2008; 45: 893-902.
88. Garbe E, LeLorier J, Boivin JF et al. Inhaled and nasal glucocorticoids and the risks of ocular hypertension or open-angle glaucoma. *JAMA* 1997; 277: 722-727.
89. Hamelmann E, Rolinck-Werninghaus C, Wahn U. Is there a role for anti-IgE in combination with specific allergen immunotherapy? *Curr Opin Allergy Clin Immunol* 2003; 3: 501-510.
90. Dreyfus DH, Randolph CC. Characterization of an anaphylactoid reaction to omalizumab. *Ann Allergy Asthma Immunol* 2006; 96: 624-627.

Seção 3
Tratamento da Infecção

CAPÍTULO 23
Infecções do Trato Respiratório

Camila Hubner Dalmora ▪ Cristofer Farias da Silva

▶ Introdução

Infecções respiratórias estão entre as patologias mais comuns encontradas na prática clínica. Afetam as vias respiratórias e classificam-se de acordo com a localização: infecções respiratórias altas comprometem o trato respiratório superior (coriza ou resfriado comum, amigdalite, faringite, adenoidite, otite); infecções respiratórias baixas afetam o trato respiratório inferior (bronquite, bronquiolite, pneumonia).

Dependendo de intensidade e duração das manifestações clínicas, classificam-se em agudas e crônicas.

Podem ser causadas por bactérias e vírus. Neste capítulo, aborda-se o tratamento das infecções respiratórias bacterianas e virais mais comuns que acometem trato respiratório superior e inferior. Tuberculose e infecções fúngicas são abordadas nos Capítulos 26 e 28, respectivamente. No Capítulo 30 se detalha o tratamento de infecções virais.

Infecções respiratórias agudas altas caracterizam-se por sintomas nasais (rinorreia, obstrução nasal, dificuldade respiratória), amigdalinos/faríngeos (dor de garganta, linfadenopatias cervicais), de seios da face (sinusites) e otológicos (otalgia, hipoacusia, vertigens), com ou sem comprometimento sistêmico (mal-estar geral, prostração, falta de apetite, hipertermia).

As infecções respiratórias agudas baixas apresentam-se como dificuldade respiratória, dor torácica, tosse, febre, cansaço marcado e falta de apetite.

Segundo a Organização Mundial da Saúde, infecções respiratórias baixas foram responsáveis por 3,1 milhões de mortes em 2012 no mundo, ocupando a quarta posição entre as dez principais causas de morte no mundo.[1] No Brasil, doenças respiratórias, predominantemente infecções respiratórias baixas e DPOC, foram a quarta causa de morte em 2013, correspondendo a 56.793 óbitos.[2]

▶ Seleção

Resfriado comum

É infecção viral alta, geralmente autolimitada e de pouca gravidade. Apesar da evolução em geral benigna, tem grande prevalência e impacto socioeconômico, motivado por absenteísmo escolar ou de trabalho e despesas com médicos e medicamentos.

Pode ser causado por mais de 200 subtipos de vírus, sendo rinovírus, coronavírus e vírus sincicial respiratório os responsáveis pela maioria dos casos. Tem distribuição sazonal, especialmente em regiões de clima temperado, com surtos em outono e inverno. Alguns vírus, como o adenovírus, não são sazonais e podem causar surtos em hospitais, instituições de longa permanência, creches e escolas. Enterovírus comumente causam surtos no verão, mas podem ser encontrados esporadicamente ao longo do ano. O período de incubação da doença varia de 24 a 72 h.

Obstrução nasal, rinorreia, odinofagia e tosse são os sintomas mais comuns. Tosse em geral persiste após a resolução de rinorreia e obstrução nasal. Febre é mais comum em crianças, sendo geralmente baixa. Intensidade e variedade de sintomas estão diretamente ligadas à imunidade do paciente, e não à capacidade do vírus em causar danos ao sistema respiratório. A apresentação clínica é a base do diagnóstico, não sendo essencial a pesquisa do vírus. Esta é em geral realizada em unidades sentinelas para levantamentos epidemiológicos.

A remissão dos sintomas ocorre em aproximadamente 10 dias, e não há terapêutica específica.[3] Analgésicos e anti-inflamatórios não esteroides podem promover alívio de dor muscular e articular e odinofagia, bem como da hipertermia quando presente. Combinação de anti-histamínico com descongestionante pode ser utilizada para melhora dos sintomas nasais, assim como soluções salinas intranasais. Apesar de a doença ser extremamente comum, a qualidade da evidência sobre a terapia sintomática é muito pobre.

Influenza (gripe)

Influenza é infecção viral aguda que afeta o sistema respiratório. É de elevada transmissibilidade e distribuição global, com tendência a se disseminar facilmente em epidemias sazonais, quase sempre no inverno, com duração de 4 a 6 semanas e frequentemente associadas a aumento de taxas de hospitalização e morte. A infecção é causada pelo vírus da influenza de tipos A, B e C. Vírus A e B são responsáveis pelas epidemias sazonais. Vírus C associa-se a casos esporádicos de infecções de menor gravidade. A transmissão ocorre por meio de secreções das vias respiratórias da pessoa contaminada ao falar, tossir e espirrar ou pelas mãos que, após contato com superfícies contaminadas por secreções respiratórias, podem levar o agente infeccioso diretamente a boca, olhos e nariz.

A apresentação clínica usual inclui mialgia, tosse seca, calafrios, cefaleia, prostração e febre, muitas vezes superior a 38°C. Podem ocorrer vômitos e diarreia, especialmente em crianças. Nos primeiros dias os sintomas sistêmicos são exacerbados. Com a progressão da doença, os sintomas respiratórios tornam-se mais intensos e permanecem mesmo após a resolução da febre, que em geral dura 3 dias. Apresenta período de incubação de 1 a 4 dias, e a transmissão ocorre em geral até 3 dias após a resolução da febre, podendo prolongar-se por mais tempo, especialmente em pacientes imunossuprimidos.

Em geral, a doença é autolimitada, com resolução em torno de 7 dias, sem necessidade de tratamento médico. No entanto, em crianças, gestantes, puérperas, idosos e pessoas com doenças crônicas, a infecção pelo vírus influenza pode levar a formas clinicamente graves, com infecções bacterianas sobrepostas (pneumonia, sinusite, otite) e morte.

O diagnóstico de influenza é basicamente clínico. Para levantamento epidemiológico em períodos endêmicos e nos casos mais graves, utilizam-se testes laboratoriais confirmatórios, tais como reação em cadeia da polimerase (PCR) em tempo real, imunofluorescência, cultura viral, testes sorológicos e teste rápido (imunocromatográfico).

A mais eficaz medida para controle da infecção é a vacinação anual, feita nacionalmente e destinada a populações de risco (crianças, gestantes, trabalhadores de saúde, puérperas, idosos, indígenas e população privada de liberdade). É importante esclarecer que as manifestações clínicas envolvendo o trato respiratório são muitas vezes causadas por outros tipos de vírus (rinovírus e vírus sincicial respiratório). Esses vírus não são prevenidos pela vacina, que é específica para cepas do vírus influenza incluídas em sua composição. A eventual existência de sintomas "gripais" não significa necessariamente ineficácia da vacina.

Quando há necessidade de terapia antiviral específica, discute-se a indicação de inibidores da neuraminidase: zanamivir (inalado), oseltamivir (oral) e peramivir (intravenoso), que impedem a liberação do vírus influenza das células infectadas. Essa indicação é controversa há muitos anos. Para o período de 2009-2010, o CDC (Centers for Disease Control and Prevention) recomendou o uso de antivirais para pacientes com influenza H1N1 suspeita ou confirmada e concomitante doença grave, complicada ou progressiva ou que estejam hospitalizados. A recomendação foi de tratamento por 5 dias.[4]

Duas metanálises evidenciaram redução de mortalidade em pacientes graves com confirmação laboratorial de influenza, menor taxa de internação e menor duração dos sintomas.[5,6] Ressalta-se que estes estudos foram financiados pela indústria farmacêutica, mas revisados em análises independentes.

Ampla revisão Cochrane[7] incluiu 20 estudos com oseltamivir (9.623 participantes) e 26 ensaios com zanamivir (14.628 participantes), provenientes de publicações da European Medicines Agency (EMA) e de dois laboratórios fabricantes. Devido a relatos inadequados, a maioria dos estudos com zanamivir e metade dos referentes a oseltamivir apresentaram alto risco de vieses de seleção. Ambos os antivirais mostraram efeitos pequenos e não específicos no alívio de sintomas e redução de duração de doença em adultos, mas não em asmáticos e crianças. O uso profilático diminuiu o risco de influenza sintomática. Os estudos foram inconclusivos sobre a redução das complicações da influenza (p. ex., pneumonia). Oseltamivir aumentou o risco de efeitos adversos, como náuseas, vômito, efeitos psiquiátricos e renais em adultos e vômitos em crianças. A baixa biodisponibilidade pode explicar a menor toxicidade com zanamivir comparativamente a oseltamivir. Os autores da revisão recomendam fazer balanço entre benefícios e riscos ao considerar o uso preventivo ou terapêutico desses antivirais.

Hurt e Kelly[8] comentam que a investigação sobre efeitos de oseltamivir, mediante estudos observacionais e mesmo ensaios randomizados e controlados, se fez em pacientes ambulatoriais, com doença relativamente branda, não sendo capaz de evidenciar a eficácia do fármaco em pacientes com doença mais grave. Reforçam que a evidência existente não sustenta políticas para manejo de doença mais grave em pacientes hospitalizados.

No Capítulo 30, revisa-se a indicação de antivirais na infecção por influenza, assim como os detalhes de prescrição e seguimento desses medicamentos.

Rinossinusite

Trata-se de quadro mais arrastado que o de resfriado comum, acometendo os seios nasais. O diagnóstico deve ser considerado pela presença de manifestações sistêmicas (incluindo febre), dor sobre os seios nasais (e por sua compressão), secreção nasal, tosse, entre outros. É necessário diagnóstico diferencial com rinofaringites de outras etiologias, especialmente alérgica. O diagnóstico é primariamente clínico, cabendo exame de imagem e coleta de material em pacientes com outras morbidades. Quadros agudos podem evoluir para sinusite crônica (mais de 12 semanas), situação em que frequentemente há outras condições associadas, como pólipos, alergia ou infecção fúngica.

Antimicrobianos não são indicados no manejo de sinusite aguda não complicada.[9] Revisão Cochrane[10] de 10 ensaios clínicos de boa qualidade identificou pequena vantagem com uso de antimicrobianos na resolução de sintomas a partir do 14º dia (número necessário de pacientes a serem tratados [NNT] de 18 pacientes), mas à custa de maior incidência de efeitos adversos (número necessário de pacientes a serem tratados para detectar dano [NND] de 8 pacientes). Houve somente um caso de abscesso cerebral em todos os estudos, e o paciente estava usando antimicrobiano. Os estudos avaliaram exclusivamente adultos livres de morbidade relevante, não se aplicando também a crianças.

O manejo da sinusite crônica deve ser conduzido pelo otorrinolaringologista, dada a concomitância de causas não infecciosas.

Faringoamigdalite

Trata-se de um dos quadros infecciosos mais frequentes, especialmente em crianças, sendo causado predominantemente por grande multiplicidade de vírus. Entre as bactérias, destaca-se estreptococo do grupo A (10 a 15% dos casos), seguido de *Chlamydophila pneumoniae* e *Mycoplasma pneumoniae,* entre outros. Quadros mais localizados – sem estado gripal e tosse, de início agudo, com exsudato e placas, febre mais elevada, maior acometimento sistêmico, linfadenopatia anterior (critérios Centor) – são presumivelmente bacterianos, mas há grande superposição com os de etiologia viral. Teste rápido de detecção do antígeno (pouco disponível no Brasil) tem bom valor preditivo negativo, sendo aceito para excluir infecção por estreptococo.

Tratamento antimicrobiano está indicado frente ao diagnóstico de infecção por estreptococo do grupo A para prevenir febre reumática. Clássico ensaio clínico randomizado realizado nos anos 1960,[11] que, à época, empregou muitas técnicas inovadoras em ensaios clínicos, demonstrou eficácia de penicilina G benzatina comparativamente a sulfa administrada por via oral em prevenção de febre reumática. Esses resultados se confirmaram em estudos posteriores. Incidência de febre reumática e suas sequelas tem caído acentuadamente nas últimas décadas, mas a recomendação de tratamento de faringite por estreptococo persiste, também para prevenir casos de glomerulonefrite pós-estreptocócica, evento ainda mais raro correntemente.

Uso de antimicrobianos em presença de dor de garganta inespecífica é extremamente difundido. Revisão Cochrane[12] de 27 ensaios clínicos randomizados e quase experimentais (n = 12.835 pacientes) identificou melhora sintomática a partir do terceiro dia, com abreviação de 16 h, em média, na duração de sintomas. A melhora sintomática foi mais acentuada em pacientes com teste positivo para estreptococo. Demonstrou também redução de 50% na incidência de otite (risco relativo [RR] = 0,30; intervalo de confiança de 95% [IC95%]: 0,15 a 0,58) e de 85% em abscessos periamigdalianos (RR = 0,15; IC95%: 0,05 a 0,47). Houve redução não significativa de sinusite aguda (RR = 0,48; IC95%: 0,08 a 2,76). O benefício absoluto para a prevenção dessas complicações supurativas foi muito baixo, pois não excedeu, no total, sete casos por 1.000 pacientes no grupo placebo, propiciando NNT global superior a 300 pacientes. Em estudos mais recentes, a taxa de complicações supurativas foi menor, mesmo no grupo placebo. Os dados dessa metanálise não permitiram inferir sobre a eficácia em crianças e a incidência de efeitos adversos do tratamento. Opinião de especialistas converge na recomendação de tratar com antimicrobianos exclusivamente faringite por estreptococo do grupo A.

Benzilpenicilina (penicilina G) injetável, com procaína ou benzatina, foi o tratamento demonstradamente eficaz para prevenir febre reumática em faringites estreptocócicas. Aceita-se que penicilina V (fenoximetilpenicilina), administrada por via oral por 10 dias, seja substitutivo com eficácia equivalente. Muitos clínicos preferem amoxicilina, por presumível vantagem na cobertura de outros microrganismos, apesar de inexistirem ensaios clínicos que demonstrem superioridade de amoxicilina. Cefalosporinas e macrolídios (particularmente azitromicina) são substitutivos de penicilinas, sendo empregados por menor tempo em alguns estudos.

Alguns clínicos e pediatras receitam antimicrobianos para prevenir a recorrência de faringoamigdalite em pacientes com quadros frequentes. Revisão Cochrane[13] não encontrou nenhum estudo comparativo testando essa abordagem.

Há muitas décadas, emprega-se tratamento cirúrgico (amigdalectomia com ou sem adenoidectomia) para casos recorrentes de amigdalite. Revisão Cochrane[14] identificou cinco ensaios clínicos em crianças (987 participantes) e dois em adultos (156 participantes), sendo os estudos em crianças menos heterogêneos e de melhor qualidade. Boa informação sobre eficácia se restringiu ao primeiro ano pós-cirurgia em crianças e a 5 a 6 meses em adultos. Houve modesta redução de episódios e de sua duração no primeiro ano em crianças com quadros mais graves submetidas à cirurgia comparativamente a não cirurgia, porém a informação sobre a eficácia em adultos foi insuficiente. Muitos participantes do grupo não cirúrgico melhoraram espontaneamente. O potencial benefício da cirurgia deve ser cotejado com os efeitos adversos, tais como hemorragia secundária e dor pós-operatória.

Otite média

Otite média apresenta-se em formas aguda, com efusão e crônica. Otite média aguda (OMA) é quadro extremamente comum, particularmente em crianças com menos de 6 anos de idade. Associa-se à obstrução da tuba auditiva e se apresenta com dor de ouvido e diminuição da audição. Febre nem sempre está presente. Infecção respiratória alta frequentemente precede o quadro. O diagnóstico é feito por otoscopia, identificando-se tímpano eritematoso, opaco e abaulado. Infecções virais são responsáveis por 1/4 dos casos, mas precedem, muitas vezes, as bacterianas. *Streptococcus pneumoniae* é a bactéria mais comumente identificada, seguida por *Haemophilus influenzae*. Otite média com efusão é caracterizada pela presença de líquido na orelha média, sem sinais de flogose timpânica. Geralmente ocorre na evolução de OMA e não requer tratamento. Otite crônica caracteriza-se por perfuração timpânica e persistência da infecção, por vezes acompanhada de mastoidite e formação de colesteatoma (formação queratinizada de células epiteliais descamadas que acometem orelha média ou mastoide). Antimicrobianos tópicos (dado haver perfuração timpânica) e sistêmicos fazem parte do manejo. No entanto, muitas vezes o processo requer abordagem cirúrgica. Otite externa é tratada com antimicrobianos tópicos (quinolonas, polimixinas e aminoglicosídeos), entre outras múltiplas abordagens. As taxas de sucesso são altas.

Diretrizes recomendam tratamento de OMA com antimicrobianos, mas em alguns países europeus se aceita conduta expectante por alguns dias, empregando-se somente tratamento sintomático. Em revisão Cochrane[15] de 13 ensaios clínicos (3.401 crianças, de 2 meses a 15 anos de idade), realizados em países desenvolvidos e com baixo risco de vieses, pacientes tratados com antimicrobianos tiveram redução progressiva de dor comparativamente a placebo. Houve tendência de diminuição de dor em 24 h (de discutível relevância clínica) (RR = 0,89; IC95%: 0,78 a 1,01), mas dois terços tiveram menos dor em dez dias (RR = 0,33; IC95%: 0,17 a 0,66; NNT = 7 pacientes). Não houve redução de recorrência ou melhora da audição com o tratamento antimicrobiano. Pacientes tratados com antimicrobianos tiveram discreta redução na incidência de perfuração timpânica (NNT = 33), condição que geralmente tem resolução espontânea. Em análises estratificadas por idade, observou-se maior benefício sintomático em crianças menores de 2 anos com OMA bilateral e em crianças com otorreia. Efeitos adversos, principalmente diarreia, foram mais frequentes com o tratamento. Não há estudos de boa qualidade avaliando a eficácia de tratamento em adultos, em quem a doença é infrequente. As condutas são similares às recomendadas para crianças, mas diretrizes se posicionam pelo uso mais sistemático de antimicrobianos.[16] Amoxicilina é o antimicrobiano de eleição, com longa tradição de emprego em OMA. Cefuroxima e sulfametoxazol/trimetoprima são substitutivos, baseados no perfil de eficácia microbiológica. Amoxicilina com clavulanato e administração em três doses diárias não se mostraram superiores a amoxicilina utilizada em uma ou duas doses diárias em metanálise Cochrane.[17] Macrolídios se mostraram inferiores a amoxicilina em outra metanálise.[18]

Apesar da difusão de diretrizes clínicas que recomendam "espera monitorada" no manejo da OMA em crianças, a prescrição de antibióticos continua alta (cerca de 80% dos casos), como mostram levantamentos italiano[19] e francês.[20] Este último detectou que amoxicilina continua a ser o antibiótico mais prescrito e que diminuiu o uso de cefalosporinas de terceira geração.

Laringite

Laringite pode apresentar-se de forma aguda ou crônica (mais de 3 semanas). As causas incluem mau uso de cordas vocais, agressores químicos e agentes infecciosos. Quadros crônicos são excepcionalmente de natureza infecciosa. A distribuição de agentes infecciosos que causam laringite aguda segue o padrão das infecções de vias respiratórias superiores, com ampla predominância de vírus (rinovírus, parainfluenza, vírus sincicial, influenza, entre outros). Bactérias mais comumente identificadas são *Branhamella catarrhalis* e *Haemophilus influenzae*, podendo acentuar quadros inicialmente virais. O quadro clínico corresponde em geral ao de infecção de vias respiratórias superiores, com rinorreia, tosse, dor de garganta, ocasionalmente febre, com acréscimo de disfonia, por vezes dolorosa (odinofonia). Os sintomas podem persistir por vários dias.

O manejo básico da laringite aguda consiste no repouso das cordas vocais. Anti-histamínicos e antigripais são aparentemente desprovidos de efeitos relevantes, mas também foram pouco estudados neste contexto. O uso de antimicrobianos não está justificado na laringite aguda não complicada. Revisão Cochrane[21] identificou somente três ensaios clínicos randomizados (351 pacientes), com risco de vieses moderado a alto, e um estudo publicado sob a forma de resumo (aparentemente o de melhor qualidade). Nesse, com 100 pacientes, não houve qualquer diferença entre os tratados com penicilina V e placebo, com seguimento de até 6 meses. Em um estudo, eritromicina determinou discreta melhora dos sintomas vocais em 1 semana. Os autores concluíram que, dada a baixa qualidade da evidência, associada a potenciais efeitos adversos, custos e repercussão do uso de antimicrobianos sobre flora bacteriana, não há embasamento para emprego de antimicrobianos na laringite aguda.

Bronquite aguda

Caracteriza-se por processo inflamatório brônquico autolimitado, de curso relativamente breve, com tosse, mas sem febre. Expectoração purulenta é relatada em até 50% dos casos e representa descamação de células a partir do epitélio traqueobrônquico, juntamente com células inflamatórias. A presença de escarro purulento não é sinônimo de infecção bacteriana. É importante distingui-la de bronquite crônica, uma das formas de apresentação de doença pulmonar obstrutiva crônica (DPOC). Vírus respiratórios (influenza A e B, rinovírus, parainfluenza e vírus sincicial respiratório) são os principais agentes etiológicos. Etiologia bacteriana é pouco provável, exceto em pacientes com exacerbação de bronquite crônica, invasão de via respiratória por traqueostomia ou em ventilação mecânica. No entanto, estima-se que mais de 60% dos pacientes com bronquite aguda que procuram atendimento médico recebam prescrição de antibióticos.

Revisão sistemática de 17 ensaios clínicos, com 3.936 pacientes, não identificou vantagem substancial do tratamento com antimicrobianos.[22] Houve meio dia a menos de tosse nos pacientes tratados, mas esses aparentavam pior estado do que os que receberam placebo. Efeitos adversos foram mais frequentes com o tratamento. Pacientes com comorbidades ou fragilidades não foram investigados.

Grande parte dos pacientes apresenta quadro similar a resfriado comum e deve ser tratada somente com medicamentos sintomáticos. A prescrição rotineira de antitussígenos e beta-2-agonistas não é aconselhada. Metanálise não mostrou diferença significativa com o uso de beta-2-agonista em escores de tosse diária ou persistência de tosse em 7 dias.[23]

Doença pulmonar obstrutiva crônica | Exacerbações de causa infecciosa

Doença pulmonar obstrutiva crônica (DPOC) é caracterizada por obstrução não totalmente reversível no fluxo de ar, geralmente progressiva e associada a resposta inflamatória exacerbada das vias respiratórias frente a partículas ou gases nocivos. Pela sua alta prevalência é responsável por grande número de consultas ambulatoriais e internações. As exacerbações infecciosas de DPOC constituem problema frequente e são aqui consideradas.

Caracterizam-se por piora da tosse, dispneia e aumento de volume e alterações do escarro. Estima-se que aproximadamente 70% das exacerbações tenham causa infecciosa, e o restante esteja relacionado a fatores ambientais ou de causa desconhecida.

Vírus são responsáveis por 1/3 a 2/3 dos casos de exacerbação infecciosa, principalmente rinovírus. As bactérias são isoladas em 1/3 a 1/2 dos casos. As mais frequentes são *Haemophilus influenzae*, *Moraxella catarrhalis* e *Streptococcus pneumoniae*. *Pseudomonas aeruginosa* pode ser causa de infecção, especialmente em pacientes com internação nos últimos 90 dias, uso frequente de antibióticos, DPOC grave, isolado prévio de *Pseudomonas* spp. e uso de corticoides sistêmicos.[24]

Revisão sistemática Cochrane[25] evidenciou consistente benefício do tratamento com antibióticos para exacerbações graves de DPOC em pacientes internados em UTI. Pacientes com exacerbação grave, independentemente de internação em UTI, também podem apresentar discreto benefício em repercussões clínicas. Porém, para pacientes ambulatoriais e internados menos graves, os resultados foram heterogêneos e inconsistentes quando as análises se restringiram a uso atual de antibióticos. Nesses a vantagem clínica foi discutível. Também não houve efeito significativo sobre mortalidade e duração da internação hospitalar. Isso deve ser levado em conta quando se consideram efeitos adversos, custo e multirresistência microbiana.

Há poucos estudos comparativos entre antimicrobianos. A dificuldade na obtenção destes dados deve-se especialmente às variações de perfis de resistência antimicrobiana das principais bactérias causadoras de infecção. Metanálise não evidenciou diferença de eficácia de macrolídios, quinolonas e amoxicilina/clavulanato em bronquite crônica.[26] Pacientes tratados com amoxicilina/clavulanato apresentaram mais diarreia. Há presentemente recomendação de evitar-se o uso de quinolonas em pacientes tratáveis com outras opções, devido a seus efeitos adversos e indução frequente de resistência bacteriana.

Há muitos outros ensaios clínicos comparando antimicrobianos, sem definida vantagem de algum agente. As escolhas se fundamentam em geral na gravidade do caso e na presumível eficácia microbiológica. Uma proposta de escolhas segundo essas condições está apresentada no Quadro 23.1.[27,28]

Não há consenso sobre o tempo de tratamento. Metanálise não evidenciou diferença de efetividade e segurança entre esquemas com 5 dias de terapia comparados a 7 ou 10 dias.[29]

Especialistas recomendam antibioticoprofilaxia para pacientes com múltiplas exacerbações de DPOC. Ainda não há definições conclusivas quanto ao benefício desta intervenção, apontando-se o risco de desenvolvimento de resistência bacteriana e indução de efeitos adversos. Há demonstrado benefício em pacientes com DPOC moderada a grave com recorrência frequente. Metanálise de sete ensaios clínicos de moderada a alta qualidade (3.170 pacientes) demonstrou redução de exacerbações (RR = 0,55; IC95%: 0,39 a 0,77).[30] Em quase todos os estudos, os antimicrobianos utilizados foram macrolídios.

Pacientes com DPOC devem receber vacina contra influenza anualmente e pneumocócica em dose única com reforço em 5 anos (se com mais de 65 anos de idade), conforme as recomendações do centro de controle e prevenção de doenças dos EUA (CDC).[31] Metanálise Cochrane de 11 ensaios clínicos evidenciou redução de exacerbações de DPOC em pacientes que receberam vacinal contra influenza.[32]

Pneumonia

É infecção aguda do parênquima pulmonar, constituindo-se na mais grave infecção do trato respiratório. É operacionalmente classificada em pneumonia adquirida na comunidade e pneumonia nosocomial, que se desenvolve após 48 h de internação hospitalar. Consultas repetidas ao sistema de saúde, internações prévias e múltiplas comorbidades

Quadro 23.1 ▪ Recomendações para tratamento de exacerbação de DPOC de causa infecciosa de acordo com a gravidade da apresentação clínica.[27,28]

Gravidade	Oral	Alternativa	Parenteral
Exacerbação moderada,* sem comorbidade, sem uso de antibiótico nos últimos 90 dias, não GOLD III ou IV***	Doxiciclina Azitromicina Cefuroxima	Quinolonas Amoxicilina/clavulanato	Não recomendado
Exacerbação moderada,* com comorbidade, uso de antibiótico nos últimos 90 dias, GOLD III ou IV***	Amoxicilina/clavulanato Azitromicina	Quinolonas Cefuroxima	Amoxicilina/clavulanato Ampicilina/sulbactam Cefuroxima Quinolonas
Exacerbação grave** com comorbidade, risco para *P. aeruginosa* GOLD III ou IV***	Quinolonas	Não indicada	Betalactâmico com atividade contra *Pseudomonas* sp. (cefepima, ceftazidima, piperacilina/tazobactam) Quinolonas

*Exacerbação moderada quando apresenta 1 de 3 sintomas: aumentos de dispneia, volume de escarro ou purulência de escarro. **Exacerbação grave quando apresenta pelo menos 2 de 3 sintomas. ***A Iniciativa Global para a Doença Pulmonar Obstrutiva Crônica (GOLD) define a gravidade da doença em escala crescente de gravidade (I a IV).

podem tornar essa classificação menos decisiva para o manejo dos pacientes, sendo mais importante identificar os microrganismos prevalentes. As manifestações usuais são febre (40 a 70%), dor pleurítica (30 a 40%), dispneia e tosse purulenta (60 a 80%), associadas a sintomas sistêmicos como adinamia e anorexia. Achados do exame físico incluem taquicardia, taquipneia e estertores pulmonares, mas podem estar ausentes, especialmente em pacientes idosos. Radiografias (RX) de tórax são essenciais para diagnóstico diferencial com bronquite aguda. Entre os achados encontram-se infiltrado intersticial, consolidações lobares e cavitações. Para pacientes críticos em que RX de tórax não são conclusivas pode-se realizar tomografia, por sua maior sensibilidade.[33]

Considerando-se altas taxas de resposta a terapias empíricas, custos, condições de coleta, transporte e armazenamento de amostras, a coleta de secreções respiratórias para diagnóstico microbiológico deve restringir-se a pacientes com indicação de tratamento hospitalar e que tenham pelo menos uma das seguintes condições: internação em UTI, falha à terapêutica empírica, lesões cavitadas, imunossupressão, doença pulmonar obstrutiva grave ou presença de derrame pleural. Hemocultura está indicada somente nas condições apontadas. Pesquisa de antígenos urinários para *Legionella* spp. e pneumococo é alternativa diagnóstica rápida, mas não avalia os perfis de sensibilidade aos antibióticos.

A despeito da variedade de patógenos que causam infecções respiratórias, pequeno grupo é responsável pela maioria dos casos de pneumonia. Em pacientes com infecções comunitárias, *Streptococcus pneumoniae* é o principal agente causal, também tendo importância vírus respiratórios, *Haemophilus influenzae* e *Moraxella catharralis*, além dos microrganismos conhecidos como atípicos (*Mycoplasma pneumoniae, C. pneumoniae, C. psittaci* e *Legionella* sp.).

Pneumonia comunitária

A decisão se um paciente com pneumonia adquirida na comunidade pode ser tratado com segurança em regime ambulatorial ou requer hospitalização é essencial antes da escolha terapêutica. Devem-se considerar fatores como possibilidade de administrar medicamenteos por via oral, déficit cognitivo, acesso aos medicamentos e capacidade de seguir o tratamento. A gravidade da doença, caracterizada por diversos escores, é o fator preponderante para decidir por internação. PSI (*pneumonia severity index*) e CURB-65 (acrônimo de "confusão", "ureia", "respiração", "pressão arterial – *blood pressure*" e idade de 65 anos) são exemplos de escores para estratificar a gravidade por meio de variáveis clinicas e laboratoriais. No PSI, pacientes em classes I ou II são tratados ambulatorialmente, os de classe III precisam de breve período de internação e os de classe IV ou V necessitam internação hospitalar.

Pacientes com 2 ou mais pontos pelo escore CURB-65 devem ser hospitalizados. Quando computado o escore CRB-65 (sem incluir o valor de ureia) deve-se considerar hospitalização para pacientes com 1 ou mais pontos.

O tratamento dos episódios de pneumonia comunitária costuma ser empírico. É importante que se tenha conhecimento da flora microbiológica local para a escolha terapêutica. Em geral betalactâmicos são os antimicrobianos de primeira escolha com associação de macrolídios ou quinolonas para quadros mais graves.[34]

A necessidade da terapia combinada de betalactâmicos com macrolídios ou quinolonas é controversa. Foi tradicionalmente proposta para cobertura de germes atípicos. Em estudo de coorte, a presença de macrolídios no tratamento associou-se marginalmente com menor taxa de mortalidade de pacientes internados em UTI por pneumonia comunitária grave.[35] Contrariamente, ensaio clínico de moderado porte, que comparou monoterapia com betalactâmico, associação de betalactâmico com macrolídio ou monoterapia com fluoroquinolona em pacientes hospitalizados por pneumonia adquirida na comunidade, não demonstrou superioridade da associação de betalactâmico com macrolídio e de quinolona isolada sobre betalactâmico isolado com respeito à mortalidade em 90 dias.[36] Metanálise[37] de 16 ensaios clínicos (4.809 pacientes) incluiu comparações entre quinolonas e macrolídios, isolados e associados a betalactâmico. Não houve diferença de mortalidade. Diarreia foi mais frequente (com maior taxa de abandono) nos esquemas com betalactâmico, e houve menor frequência de falha clínica com quinolonas.

A eficácia de azitromicina foi avaliada em metanálise de 15 ensaios clínicos com 2.496 participantes. Houve discreta superioridade de azitromicina sobre amoxicilina e amoxicilina com clavulanato, mas a qualidade dos estudos foi insuficiente, requerendo-se estudos mais bem desenhados para demonstrar a eventual superioridade de algum agente.[38]

Na ausência de ensaios clínicos que demonstrem a clara superioridade de algum esquema, as recomendações se baseiam em eficácia microbiológica, tradição de emprego e tolerabilidade dos antimicrobianos. O Quadro 23.2 apresenta síntese de recomendações vigentes. Para pacientes com internações ou uso de antimicrobianos nos últimos 90 dias e com doença pulmonar estrutural grave, o tratamento deve ser definido com base em culturas de sítio respiratório e antibióticos previamente utilizados.

A duração de tratamento de pneumonias não complicadas deve ser de 5 a 7 dias. Para pacientes internados 7 dias costumam ser suficientes, devendo-se avaliar neste prazo melhora dos sintomas, curva térmica e presença ou não de complicações como infecção extrapulmonar, empiema ou abscesso pulmonar.[39]

Pneumonia hospitalar

É a pneumonia desenvolvida após 48 h de internação, incluindo a associada à ventilação mecânica. Dificuldades diagnósticas, características clínicas e perfil de risco muito variados dos pacientes, bem como frequente infecção por microrganismos multirresistentes (variável entre instituições) impedem que se apresentem recomendações universais para a escolha de antimicrobianos em pneumonias nosocomiais. Serviços de controle de infecção hospitalar estabelecem as diretrizes locais para prevenção e tratamento dessas infecções, orientados preferencialmente por terapia específica ou cobertura empírica de germes com sensibilidade avaliada na instituição. Ensaios clínicos randomizados poderiam ser utilizados mais frequentemente para avaliar condutas nesse cenário. Como exemplo, ensaios clínicos randomizados demonstraram que tratamentos mais breves (7 a 8 dias) não se associam a pior prognóstico comparativamente a tratamentos por 15 dias, e provavelmente promovem menor seleção de microrganismos multirresistentes.[40]

Quadro 23.2 ■ Recomendações para escolha de antimicrobianos em pneumonia adquirida na comunidade.*

Gravidade	Local de tratamento	Escolha	Alternativa	Tempo de tratamento
Leve	Domiciliar	Amoxicilina SMX/TMP Doxiciclina	Levofloxacino Cefuroxima	5 a 7 dias
Leve; pacientes com dificuldade de seguir prescrição domiciliar	Hospitalar	Amoxicilina ou cefuroxima	Amoxicilina/clavulanato Levofloxacino	5 a 7 dias
Moderada**	Hospitalar	Amoxicilina/clavulanato ou cefuroxima	Levofloxacino Ampicilina/sulbactam Cefepima	7 dias
Grave	Hospitalar (considerar UTI)	Amoxicilina/clavulanato e claritromicina ou cefuroxima e claritromicina	Levofloxacino Ceftriaxona e claritromicina	7 dias

SMX/TMP, sulfametoxazol/trimetoprima. *Tratamento por via oral ou intravenosa conforme aceitação do paciente, estabilidade hemodinâmica e funcionamento do trato gastrointestinal. **Indicação de macrolídio não é consenso (ver texto).

Sumário de indicação de tratamento e seleção de antimicrobianos em infecções respiratórias.

Indicação de tratamento e opções terapêuticas	Grau de recomendação	Nível de evidência	Comentários
■ Resfriado comum			
Antimicrobianos	III	C	Não há qualquer evidência de que antimicrobianos abreviem o curso clínico
Tratamento sintomático	IIa	C	Opções terapêuticas não foram avaliadas em ensaios clínicos de qualidade
■ Infecção por vírus influenza (gripe)			
Doença estabelecida (tratamento), com oseltamivir	I	A	Com confirmação laboratorial, em pacientes de risco, iniciando em até 48 h (ver Capítulo 30)
Uso empírico de oseltamivir	IIa	B	Pacientes de alto risco (ver Capítulo 30)
Profilaxia de contatos (oseltamivir, zanamivir)	IIa	A	Contatos domiciliares e próximos (ver Capítulo 30)
■ Rinossinusite aguda			
Tratamento com antimicrobianos	III	A	Apresentação sem complicações
■ Faringoamigdalite			
Antimicrobiano em presença de infecção por estreptococo do grupo A	I	A	Para prevenir febre reumática, preferencialmente com penicilina (benzilpenicilina ou fenoximetilpenicilina)
Antimicrobianos sem diagnóstico etiológico	IIb	B	Discreta melhora sintomática e prevenção de complicações com altos NNTs
Prevenção com antimicrobianos	III	C	
Amigdalectomia	IIb	B	Modesta redução de sintomas no 1º ano em crianças
■ Otite média aguda			
Tratamento com antimicrobiano	IIa	A	Benefício discreto em alívio de dor e complicações supurativas (infrequentes); preferência por amoxicilina em até duas tomadas diárias
■ Laringite			
Tratamento com antimicrobianos	III	B	
■ Bronquite aguda			
Tratamento com antimicrobianos	III	B	Em pacientes sem complicações, na ausência de DPOC
■ Exacerbações de causa infecciosa em DPOC			
Tratamento com antimicrobianos	IIa	B	Em pacientes graves internados. Benefício discutível em casos menos graves. Opções de antimicrobianos apresentadas no texto e no Quadro 23.1
Prevenção com antimicrobianos	IIa	B	Para pacientes com exacerbação recorrente, uso preferencial de macrolídios
■ Pneumonia comunitária			
Tratamento com antimicrobianos	IIa	B	Amoxicilina (com e sem clavulanato) ou azitromicina, por no máximo 7 dias; ver Quadro 23.2

▶ Prescrição

O Quadro 23.3 apresenta o esquema de administração de antimicrobianos comumente empregados em infecções respiratórias. Maiores detalhes sobre prescrição desses fármacos e de outros citados no capítulo são apresentados no Capítulo 17. Tratamentos inicialmente empregados por via intravenosa devem progredir para a via oral assim que houver estabilidade hemodinâmica, função normal do trato gastrointestinal e aceitação da via oral. Esta substituição permite a retirada de dispositivos invasivos, diminuindo risco de infecção nosocomial e custos e propiciando alta hospitalar precoce.

Ajustes de dose para déficits de função renal são apresentados no Quadro 23.4.

▶ Seguimento

A confirmação de resposta ao tratamento das infecções respiratórias é eminentemente clínica. Pacientes com pneumonia em geral apresentam melhora de febre, taquicardia e hipoxemia em aproximadamente 72 h. Tosse e fadiga podem estar presentes em torno de 15 dias após o começo dos sintomas, e as alterações radiológicas permanecem por até 6 semanas em pacientes sem patologias pulmonares prévias. Devido à permanência de alterações mesmo com a melhora clínica, não é necessária a realização rotineira de exame de imagem de controle após o término do tratamento. Excetuam-se casos em que é necessário diagnóstico diferencial com outras patologias, como neoplasia.

Quadro 23.3 ■ Esquema de administração de antimicrobianos utilizados no tratamento de infecções respiratórias.

Medicamentos	Via de administração	Dose	Intervalo entre doses
Penicilinas			
Ampicilina	VO, IV	250 a 500 mg	A cada 6 h
Amoxicilina	VO	500 mg	A cada 8 h
Amoxicilina/clavulanato	IV	875 mg	A cada 12 h
	VO	250 a 500 mg	A cada 8 h
Macrolídeos			
Azitromicina	IV	250 a 500 mg	A cada 24 h
	VO	250 a 600 mg	A cada 24 h
Claritromicina	VO	250 a 500 mg	A cada 12 h
Fluoroquinolonas			
Gemifloxacino	VO	320 mg	A cada 24 h
Levofloxacino	IV	500 mg	A cada 24 h
Moxifloxacino	VO, IV	400 mg	A cada 24 h
Cefalosporinas			
Cefuroxima (2ª geração)	VO	250 a 500 mg	A cada 12 h
	IV	750 mg	A cada 8 h
Ceftriaxona (3ª geração)	IV	1.000 a 2.000 mg	A cada 12 ou 24 h
	IM	50 a 75 mg/kg	A cada 24 h
Cefotaxima (3ª geração)	IV	1.000 a 2.000 mg	A cada 8 h
Cefepima (4ª geração)	IV	1.000 a 2.000 mg	A cada 8 h
	IM	500 a 1.000 mg	A cada 12 h
Outras			
Sulfametoxazol/trimetoprima	IV	8 a 12 mg*/kg/d	A cada 12 h
	VO	160 a 320 mg*	A cada 12 h ou 24 h

Doses usuais para pacientes adultos. IV: intravenosa; IM: intramuscular; VO: via oral; d: dia. *Dose referente à trimetoprima.

Quadro 23.4 ■ Ajustes de antimicrobianos segundo a função renal.

Medicamento	Função renal normal	Função renal alterada	
Penicilinas	DCE > 60 mℓ/min	DCE 30 a 10 mℓ/min	DCE < 10 mℓ/min
Ampicilina	250 a 500 mg a cada 6 h	250 a 500 mg a cada 6 ou 12 h	250 a 500 mg a cada 12 ou 24 h
Amoxicilina	500 mg a cada 8 h	250 a 500 mg a cada 12 h	250 a 500 mg a cada 24 h
Amoxicilina/clavulanato	875 mg a cada 12 h	250 a 500 mg a cada 12 h*	250 a 500 mg a cada 24 h*
Macrolídios	DCE > 60 mℓ/min	DCE < 30 mℓ/min	
Azitromicina	500 mg a cada 24 h	Sem ajuste de dose	
Claritromicina	250 a 500 mg a cada 24 h	Reduzir a dose pela metade ou dobrar o intervalo entre doses	
Fluoroquinolonas	DCE > 60 mℓ/min		
Gemifloxacino	320 mg/dia	DCE > 40 mℓ/min	DCE ≤ 40 mℓ/min
		Sem ajuste de dose	160 mg a cada 24 h
Levofloxacino	500 mg a cada 24 h	DCE 49 a 20 mℓ/min	DCE 19 a 10 mℓ/min
		DI: 500 mg; DM: 250 mg a cada 24 h	DI: 500 mg; DM: 250 mg a cada 48 h
Mofloxacino	400 mg a cada 24 h	Sem ajuste de dose	
Cefalosporinas	DCE > 60 mℓ/min	DCE 19 a 10 mℓ/min	DCE < 10 mℓ/min
Cefuroxima	750 mg a cada 8 h	750 mg a cada 12 h	750 mg a cada 24 h
Ceftriaxona	1.000 mg a cada 12 h	Sem ajuste de dose. Não exceder 2.000 mg/dia	
		DCE 50 a 10 mℓ/min	
Cefotaxima	1.000 a 2.000 mg a cada 8 h	1.000 a 2.000 mg a cada 12 h	
		DCE 60 a 30 mℓ/min	
Cefepima	1.000 mg a cada 12 h	1.000 mg a cada 24 h	
Outros			
Sulfametoxazol-trimetoprima	DCE > 60 mℓ/min	DCE 30 a 15 mℓ/min	
	8 a 12 mg/kg/d**	Reduzir a dose pela metade	

As doses expressas na tabela são as em geral utilizadas em pacientes adultos, podendo sofrer variações de acordo com a gravidade do paciente, o peso, entre outros fatores.
DI: dose inicial (dose de ataque); DM: dose de manutenção; DCE: depuração da creatinina endógena. *Dose referente à amoxicilina. **Dose referente à trimetoprima.

Falhas terapêuticas estão relacionadas, em sua maioria, a doenças associadas, como neoplasia e doença neurológica, levando à persistência da infecção.[41] Falha terapêutica por resistência de patógenos é infrequente.

Efeitos adversos e interações medicamentosas dos antimicrobianos citados neste capítulo estão descritos no Capítulo 17.

▶ Referências bibliográficas

1. World Health Organization. *The top 10 causes of death*. Fact sheet no. 310. Updated May 2014. Disponível em: http://www.who.int/mediacentre/factsheets/fs310/en/. Acesso em 16/05/2016.
2. Portal da Saúde. DATASUS. *Óbitos por causas evitáveis de 5 a 74 anos*. Brasil. Disponível em: http://tabnet.datasus.gov.br/cgi/tabcgi.exe?sim/cnv/evitb10 uf.def. Acesso em 16/05/2016.
3. Bennett JE, Dolin R, Blaser MJ, eds. *Mandell, Douglas, and Bennett's principles and practice of infectious diseases*. 8th Revised ed. Philadelphia: Saunders; 2014.
4. Centers for Disease Control and Prevention. Updated interim recommendations for the use of antiviral medications in the treatment and prevention of influenza for the 2009-2010 season. Disponível em: http://www.cdc.gov/h1n1flu/recommendations.htm. Acesso em: 28/05/2016.
5. Dobson J, Whitley RJ, Pocock S, Monto AS. Oseltamivir treatment for influenza in adults: a meta-analysis of randomised controlled trials. *Lancet* 2015; 385 (9979): 1729-1737.
6. Muthuri SG, Venkatesan S, Myles PR Leonardi-Bee J, Al Khuwaitir, TS, Anovadiya AP et al. Effectiveness of neuraminidase inhibitors in reducing mortality in patients admitted to hospital with influenza A H1N1 pdm09 virus infection: a meta-analysis of individual participant data. *Lancet Respir Med* 2014; 2 (5):395-404.
7. Jefferson T, Jones MA, Doshi P, Del Mar CB, Hama R, Thompson MJ et al. Neuraminidase inhibitors for preventing and treating influenza in healthy adults and children. *Cochrane Database Syst Rev* 2014 Apr 10; 4: CD008965.
8. Hurt AC, Kelly H. Debate regarding oseltamivir use for seasonal and pandemic influenza. *Emerg Infect Dis* 2016; 22 (6): 949-955.
9. Sng WJ, Wang DY. Efficacy and side effects of antibiotics in the treatment of acute rhinosinusitis: a systematic review. *Rhinology* 2015; 53 (1): 3-9.
10. Lemiengre MB, van Driel ML, Merenstein D, Young J, De Sutter AI. Antibiotics for clinically diagnosed acute rhinosinusitis in adults. *Cochrane Database Syst Rev* 2012 Oct 17; 10: CD006089.
11. Feinstein AR, Wood HF, Spagnuolo M, Taranta A, Jonas S, Kleinberg E, Tursky E. Rheumatic fever in children and adolescents: a long-term epidemiologic study of subsequent prophylaxis, streptococcal infections, and clinical sequelae. VII. Cardiac changes and sequelae. *Ann Intern Med* 1964; 60 (suppl 5):87-123.
12. Spinks A, Glasziou PP, Del Mar CB. Antibiotics for sore throat. *Cochrane Database Syst Rev* 2013 Nov 5; 11:CD000023.
13. Ng GJ, Tan S, Vu AN, Del Mar CB, van Driel ML. Antibiotics for preventing recurrent sore throat. *Cochrane Database Syst Rev* 2015 Jul 14; 7: CD008911.
14. Burton MJ, Glasziou PP, Chong LY, Venekamp RP. Tonsillectomy or adenotonsillectomy versus non-surgical treatment for chronic/recurrent acute tonsillitis. *Cochrane Database Syst Rev* 2014 Nov 19; 11: CD001802.
15. Venekamp RP, Sanders SL, Glasziou PP, Del Mar CB, Rovers MM. Antibiotics for acute otitis media in children. *Cochrane Database Syst Rev* 2015 Jun 23; 6: CD000219.
16. Limb CJ, Lustig LR, Klein JO. Acute otitis media in adults (suppurative and serous). Disponível em: http://www.uptodate.com/contents/acute-otitis-media-in-adults-suppurative-and-serous. Acesso em 25/05/2016.
17. Thanaviratananich S, Laopaiboon M, Vatanasapt P. Once or twice daily versus three times daily amoxicillin with or without clavulanate for the treatment of acute otitis media. *Cochrane Database Syst Rev* 2013 Dec 13; 12: CD004975.
18. Courter JD, Baker WL, Nowak KS, Smogowicz LA, Desjardins LL, Coleman CI, Girotto JE. Increased clinical failures when treating acute otitis media with macrolides: a meta-analysis. *Ann Pharmacother* 2010; 44(3): 471-478.
19. Palma S, Rosafio C, Del Giovane C, Patianna VD, Lucaccioni L, Genovese E et al. The impact of the Italian guidelines on antibiotic prescription practices for acute otitis media in a paediatric emergency setting. *Ital J Pediatr* 2015; 41: 37.
20. Levy C, Pereira M, Guedj R, Abt-Nord C, Gelbert NB, Cohen R et al. Impact of 2011 French guidelines on antibiotic prescription for acute otitis media in infants. *Med Mal Infect* 2014; 44 (3):102-106.
21. Reveiz L, Cardona AF. Antibiotics for acute laryngitis in adults. *Cochrane Database Syst Rev* 2015 May 23; 5: CD004783.
22. Smith SM, Fahey T, Smucny J, Becker LA. Antibiotics for acute bronchitis. *Cochrane Database Syst Rev* 2014; 3: CD000245.
23. Becker LA, Hom J, Villasis-Keever M, van der Wouden JC. Beta2-agonists for acute cough or a clinical diagnosis of acute bronchitis. *Cochrane Database Syst Rev* 2015; 9: CD001726.
24. Barlett JG, Sethi S. Management of infection in exacerbations of chronic obstructive pulmonary disease. Disponível em: http://www.uptodate.com/contents/management-of-infection-in-exacerbations-of-chronic-obstructive-pulmonary-disease. Acesso em: 28052016.
25. Vollenweider DJ, Jarrett H, Steurer-Stey CA, Garcia-Aymerich J, Puhan MA. Antibiotics for exacerbations of chronic obstructive pulmonary disease. *Cochrane Database Syst Rev* 2012; 12: CD010257.
26. Siempos II, Dimopoulos G, Korbila IP, Manta K, Falagas ME. Macrolides, quinolones and amoxicillin/clavulanate for chronic bronchitis: a meta-analysis. *Eur Respir J* 2007; 29 (6):1127-1137.
27. Segal LN, Weiden MD, Horowitz HW. Acute Exacerbations of Chronic Obstructive Pulmonary Disease. In: Bennett JE, Dolin R, Blaser MJ, eds. *Mandell, Douglas and Bennett's principles and practice of infectious diseases*. 8th Revised ed. Philadelphia: Saunders; 2014: 810-817.
28. Vestbo J, Hurd SS, Agustí AG, Jones PW, Vogelmeier C, Anzueto A et al. Global strategy for the diagnosis, management, and prevention of chronic obstructive pulmonary disease: GOLD executive summary. *Am J Respir Crit Care Med* 2013; 187 (4):347-365.
29. Falagas ME, Avgeri SG, Matthaiou DK, Dimopoulos G, Siempos II. Short-versus long-duration antimicrobial treatment for exacerbations of chronic bronchitis: a meta-analysis. *J Antimicrob Chemother* 2008; 62 (3): 442-450.
30. Herath SC, Poole P. Prophylactic antibiotic therapy for chronic obstructive pulmonary disease (COPD). *Cochrane Database Syst Rev* 2013 Nov 28; 11: CD009764.
31. Kim DK, Bridges CB, Harriman KH, Centers for Disease Control and Prevention (CDC), Advisory Committee on Immunization Practices (ACIP), ACIP Adult Immunization Work Group. Advisory committee on immunization practices recommended immunization schedule for adults aged 19 years or older – United States, 2015. *MMWR Morb Mortal Wkly Rep* 2015; 64 (4): 91-92.
32. Poole PJ, Chacko E, Wood-Baker RW, Cates CJ. Influenza vaccine for patients with chronic obstructive pulmonary disease. *Cochrane Database Syst Rev* 2006 Jan 25; (1): CD002733.
33. Mandell LA, Wunderink RG, Anzueto A, Bartlett JG, Campbell GD, Dean NC et al. Infectious Diseases Society of America/American Thoracic Society consensus guidelines on the management of community-acquired pneumonia in adults. *Clin Infect Dis* 2007; 44 (Suppl 2): S27-72.
34. Lim WS, Baudouin SV, George RC, Hill AT, Jamieson C, Le Jeune I, et al. BTS guidelines for the management of community acquired pneumonia in adults: update 2009. *Thorax* 2009; 64 Suppl 3:iii1-55.
35. Martin-Loeches I, Lisboa T, Rodriguez A, Putensen C, Annane D, Garnacho-Montero J et al. Combination antibiotic therapy with macrolides improves survival in intubated patients with community-acquired pneumonia. *Intensive Care Med* 2010; 36 (4): 612-620.
36. Postman DF, van Werkhoven CH, van Eleden LJ, Thijsen SF, Hoepelman AL, Kluytmans JA et al. Antibiotic treatment strategy for community acquired pneumonia in adults. *N Engl J Med* 2015; 372 (14): 1312-1323.
37. Raz-Pasteur A, Shasha D, Paul M. Fluoroquinolones or macrolides alone versus combined with β-lactams for adults with community-acquired pneumonia: systematic review and meta-analysis. *Int J Antimicrob Agents* 2015; 46 (3): 242-248.
38. Laopaiboon M, Panpanich R, Swa Mya K. Azithromycin for acute lower respiratory tract infections. *Cochrane Database Syst Rev* 2015 Mar 8; 3: CD001954.
39. Li JZ, Winston LG, Moore DH, Bent S. Efficacy of short-course antibiotic regimens for community-acquired pneumonia: a meta-analysis. *Am J Med* 2007; 120 (9):783-790.
40. Pugh R, Grant C, Cooke RP, Dempsey G. Short-course versus prolonged-course antibiotic therapy for hospital-acquired pneumonia in critically ill adults. *Cochrane Database Syst Rev* 2015 Aug 24; 8: CD007577.
41. Marrie TJ, Beecroft MD, Herman-Gnjidic Z. Resolution of symptoms in patients with community-acquired pneumonia treated on an ambulatory basis. *J Infect* 2004; 49 (4): 302-309.

CAPÍTULO 24
Infecções do Trato Urinário

Caroline Deutschendorf

▶ Introdução

Infecções do trato urinário (ITU) estão entre as infecções bacterianas mais comuns, afetando 150 milhões de pessoas no mundo inteiro, anualmente. A mortalidade associada a tais infecções pode chegar a 1% em homens e 3% em mulheres, devido à pielonefrite. Cistite aguda representa a infecção do trato urinário inferior, enquanto pielonefrite acomete o trato urinário superior.

As manifestações clínicas da cistite compreendem disúria, aumento da frequência urinária, urgência, dor suprapúbica e hematúria, ocorrendo na chamada ITU não complicada.

Pielonefrite apresenta-se com os sintomas acima mencionados (que podem ou não estar presentes) associados a hipertermia (> 38°C), calafrios, dor no flanco, dor no ângulo costovertebral, náuseas e vômitos. Em geral é mais causada por *E. coli* que ascende da bexiga, sendo mais comum em pessoas com anormalidades estruturais ou funcionais de trato urinário. Raramente pacientes com pielonefrite cursam com sepse, abscesso renal, choque séptico ou insuficiência renal.[1]

Geralmente, ITU complicada de trato urinário inferior ou superior se associa a condição subjacente, como obstrução, anomalias anatômicas, disfunção urológica ou patógeno multirresistente, dentre outras. Há aumento de risco de gravidade da infecção ou falha ao tratamento.[2]

Infecções sintomáticas do trato urinário são mais comuns em mulheres. Homens são protegidos por maior comprimento da uretra, ambiente periuretral mais ressecado (resultando em menor colonização uretral) e substâncias antibacterianas presentes no fluido prostático. Foi convencionado considerar as ITUs de homens como complicadas, uma vez que a maioria delas ocorre em crianças ou idosos, em associação a anormalidades urológicas, como obstrução de trato urinário ou refluxo vesicoureteral, ou instrumentação da via urinária. Apesar disso, ITUs não complicadas podem acontecer em pequeno número de homens com idade entre 15 e 50 anos, em decorrência de relações sexuais insertivas anais e não realização de circuncisão.

Infecções recorrentes do trato urinário são definidas como ≥ 2 ITUs em 6 meses ou ≥ 3 ITUs em 1 ano. ITUs não complicadas recorrentes são comuns em mulheres jovens e saudáveis, com trato urinário normal.

Em estudo epidemiológico norte-americano, infecções recorrentes não complicadas predominaram em mulheres de 18 a 34 e 55 a 64 anos. Nessa condição, a urocultura foi decisivamente benéfica, reduzindo hospitalização, uso intravenoso de antibióticos e custos relacionados.[3]

Infecções urinárias recorrentes também podem acometer em crianças com disfunção de bexiga e intestino (DBI) ou refluxo vesicoureteral (RVU). Em revisão de dois estudos longitudinais, DBI estava presente em 54% das 181 crianças incluídas, com alta frequência de constipação intestinal. Em 51% das crianças com DBI e RVU houve ITUs recorrentes, comparativamente a 20% com RVU isolado, 35% com DBI isolada e 32% sem nenhuma das duas condições predisponentes.[4]

Em gestantes, infecções urinárias recorrentes são comuns, podendo causar efeitos adversos tanto para a mãe quanto para o concepto (parto prematuro e baixo peso ao nascer). Em 305 crianças (2 meses a 5 anos) com RVU ou disfunção de bexiga e intestino, as quais não receberam profilaxia antimicrobiana, essas infecções determinaram cicatrizes renais.[5] Em 2 anos de seguimento, 8 (5,6%) crianças no grupo sem refluxo e 24 (10,2%) no grupo com RVU tinham escaras renais, mas a diferença não foi estatisticamente significativa. Assim, tanto RVU quanto DBI são fatores de risco para infecção recorrente e escaras renais. As estratégias de prevenção incluem uso profilático de antimicrobianos e tratamento da disfunção de bexiga e intestino.

Em pacientes com história de infecção urinária prévia e, principalmente, com infecções recorrentes, medidas de prevenção de novas infecções urinárias são cabíveis, abrangendo uso de antibióticos, medidas não farmacológicas e modificações de comportamento.

Bacteriúria assintomática é definida como isolamento de determinada contagem de bactérias em amostra de urina coletada de maneira apropriada em indivíduo sem sinais ou sintomas de ITU. Os pontos de corte são diferentes, dependendo do método de coleta da urina (por jato médio ou cateterismo). Presença de piúria (≥ 10 leucócitos/mm³ de urina não centrifugada) não é suficiente para o diagnóstico de bacteriúria assintomática. A bactéria comumente isolada é *Escherichia coli* (75 a 95%). Ocasionalmente aparecem outras bactérias, como *Proteus mirabilis*, *Klebsiella pneumoniae* e *Staphylococcus saprophyticus*. Os demais patógenos são raramente isolados nessa circunstância.[2]

Bacteriúria assintomática é muito comum em mulheres sadias, aumentando com a idade, mas é incomum em homens até depois de 50 anos. Dentre fatores que determinam aumento de sua frequência, estão anormalidades urogenitais, cateterização urinária, institucionalização de idosos, gestação, pós-transplante renal, trauma de mucosa com sangramento e biopsia prostática transretal.

Esse tema, por sua prevalência, tem sido amplamente estudado. Gestação, trauma de mucosa com sangramento em pacientes com bacteriemia e biopsia prostática transretal são considerados indicações para rastreamento microbiológico e tratamento, em função das consequências de não tratar: respectivamente, risco aumentado de pielonefrite (20 a 30%), risco de sepse e choque séptico (5 a 10%) e complicações infecciosas.

Outras indicações são consideradas controversas, como em receptores de transpante renal, idosos hospitalizados ou institucionalizados, com ou sem cateterização renal, pacientes a serem submetidos a procedimentos urológicos, pacientes após litotripsia, mulheres diabéticas etc. Nesses casos, alerta-se para o uso desmedido e desnecessário de antibióticos, contribuindo para crescimento de resistência microbiana aos antibióticos.

Ao contrário da bacteriúria assintomática, tratar eficientemente as infecções urinárias é imperiosa necessidade, tendo em vista suas consequências, que abrangem formação de abscesso, fístula, bacteriemia, sepse, pielonefrite e disfunção renal. As taxas de mortalidade relatadas são de 1% em homens e 3% em mulheres, devido ao desenvolvimento de pielonefrite.

▶ Seleção

Infecções urinárias agudas não complicadas

Em mulheres, ITUs não complicadas são geralmente causadas por microrganismos previsíveis, com perfis de sensibilidade conhecidos. Mesmo assim, face ao aumento de resistência antimicrobiana entre uropatógenos, a obtenção de urocultura é sempre aconselhável. Em atenção primária, esse exame pode não ser factível. Então, a escolha do antibiótico pode ser guiada por testes urinários rápidos (TUR) com tiras reagentes para leucócitos e nitritos, os quais são indicativos de infecção, mas não comprobatórios. Em estudo que arrolou 347 mulheres com 18 a 65 anos de idade, TUR e urocultura (em 78%) foram realizados. A urocultura mostrou predomínio de E. coli (71%), com suscetibilidade a nitrofurantoína (100%), fosfomicina (99%), ofloxacino (97%) e sulfametoxazol/trimetoprima (87%).[6]

Estudo[7] que comparou teste urinário rápido positivo para nitritos mostrou sensibilidade de 32,9% e especificidade de 93,7%. Para teste positivo para esterase leucocitária, os mesmos parâmetros foram, respectivamente, 80,4% e 82,8%. Contagem automatizada de leucócitos e bactérias teve acurácia comparável à dos testes mencionados. Os valores desses testes são válidos para ITU não complicada.

Para a seleção do antimicrobiano a ser usado, consideram-se taxas de resistência bacteriana, eficácia e segurança clínicas, disponibilidade, custo e risco de danos ecológicos (seleção de microrganismos resistentes e desenvolvimento de colonização ou infecção por germe multirresistente). Nenhum dos antimicrobianos disponíveis tem superioridade clara em relação aos demais em relação aos aspectos já mencionados, e o melhor tratamento pode diferir segundo o perfil de sensibilidade local.

Revisão sistemática com metanálise[8] de 27 ensaios clínicos randomizados (n = 4.807) mostrou que nitrofurantoína parece ser escolha apropriada devido a boa eficácia clínica e microbiológica (90 a 95% com tratamento por 5 a 7 dias) e mínimas resistência e propensão a efeitos adversos (5 a 16% em 17 estudos). Nitrofurantoína foi equivalente ao sulfametoxazol/trimetoprima (SMX-TMP), ciprofloxacino e amoxicilina. Sua eficácia clínica diminuiu ao ser administrada apenas por 3 dias (61 a 70%).

SMX-TMP é antibiótico também apropriado, considerando ter eficácia microbiológica de 78,5% e não haver diferença clínica significativa com ciprofloxacino e norfloxacino. No entanto, comparativamente apresentou mais efeitos indesejáveis.[9]

Fosfomicina também tem sido usada, devido a mínima resistência e pouca propensão a efeitos adversos. Ensaio clínico randomizado, controlado e multicêntrico (n = 118 mulheres pós-menopásicas) comparou fosfomicina trometamol a ciprofloxacino, ambos em esquemas a curto prazo. Demonstrou-se similar eficácia com ambos os antibióticos. Com relação a efeitos adversos, a proporção vista com fosfomicina foi de 3,5%, e a correspondente para ciprofloxacino foi de 9,1%.[10]

Em levantamento sobre uso hospitalar de fosfomicina,[11] ITU foi a indicação mais frequente (74%), seguida de bacteriúria assintomática (10%). Em 119 pacientes com ITUs, a taxa de negativação de uroculturas em 48 h foi de 74,8%. Infecções recorrentes acometeram 4,3% dos casos. Efeitos adversos foram leves e observados em 2% dos pacientes tratados. Durante o período de observação, fosfomicina manteve a atividade contra E. coli, patógeno envolvido na maioria das infecções (52%).

Agentes betalactâmicos, como amoxicilina/clavulanato ou cefaclor, em regimes de 3 a 7 dias de tratamento, podem ser opções apropriadas, se as demais não puderem ser utilizadas. Amoxicilina ou ampicilina não devem ser utilizadas, devido a baixa eficácia e grande prevalência de resistência.[2]

Se alguma condição do paciente (alergia ou tolerabilidade, por exemplo), prevalência de resistência antimicrobiana, disponibilidade, custo ou outro fator impedir o uso dos antimicrobianos citados anteriormente, fluoroquinolonas são agentes alternativos (ciprofloxacino, levofloxacino, ofloxacino). No entanto, o aumento de resistência bacteriana tem diminuído a utilidade destes antimicrobianos. Nos EUA, FDA lançou documento conjunto de Antimicrobial Drugs Advisory Committee (ADMAC) e Drug Safety and Risk Management Advisory Committee,[12] do qual consta uma metanálise de 5 ensaios antigos sobre uso desses agentes versus placebo ou ibuprofeno (1 ensaio) em mulheres jovens com ITU não complicada. Nos ensaios controlados por placebo, os antibacterianos erradicaram as bactérias e lograram resolução de sintomas. No ensaio controlado por ibuprofeno, a terapia antimicrobiana resultou em erradicação microbiológica, mas ambos os grupos de tratamento mostraram similares proporções de resolução de sintomas.

Quanto à segurança, os comitês consideram que as graves reações descritas com fluoroquinolonas merecem atenção, tais como tendinite, ruptura de tendão, neuropatia periférica e arritmias cardíacas, as quais devem ser sopesadas quando se considera o benefício sobre uma infecção não complicada que, além disso, responde a alternativas potencialmente menos lesivas.

Revisão Cochrane[13] avaliou diferentes antimicrobianos em mulheres com ITU não complicada. SMX-TMP foi tão eficaz quanto fluoroquinolonas na cura sintomática, mas menos eficaz do que betalactâmicos. Cura sintomática de curto e longo prazos foi similar entre nitrofurantoína e SMX-TMP. Fluoroquinolonas foram mais eficazes do que betalactâmicos na cura microbiológica, provavelmente com pequena significância clínica. Há escassa informação sobre emergência de resistência microbiana. Não foram observadas diferenças entre as classes de antimicrobianos com relação à cura sintomática de ITU aguda não complicada. A escolha de tratamento deve levar em conta suscetibilidade local das bactérias, desenvolvimento de resistência, possíveis eventos adversos e preferência do paciente.

Tratamento sintomático com ibuprofeno tem sido usado quando se deseja evitar antimicrobianos. Ensaio clínico randomizado[14] arrolou mulheres com sintomas típicos de ITU sem fatores de risco ou complicações. Ibuprofeno foi comparado a fosfomicina. Se necessário, cursos de antibióticos poderiam ser adicionalmente prescritos. As pacientes tratadas com ibuprofeno receberam menos cursos posteriores de antimicrobianos, tiveram maior ônus geral com sintomas e mais pielonefrite. Tais resultados devem ser interpretados com cautela, pois podem ser apresentados por mulheres com sintomas leves e moderados, em vez de ITU não complicada.

Alcalinizantes urinários foram preconizados como tratamento sintomático de ITU não complicada. Revisão Cochrane,[15] que se dispunha a avaliar eficácia e segurança de tal medida, identificou 172 potenciais estudos para inclusão. No entanto, nenhum preencheu os critérios de inclusão. A não ser que novos estudos gerem evidência sobre o assunto, o papel de alcalinizantes em ITU permanece desconhecido.

Outro fármaco sintomático é fenazopiridina, que pode ser usada durante as primeiras 48 a 72 h, em até 3 vezes ao dia. Não deve ser administrada cronicamente, pelo risco de mascarar sintomas. O uso de sais de metenamina é frequentemente recomendado para prevenção de ITU, mas não há eficácia comprovada, não devendo ser empregada para este fim.[16]

Infecções urinárias recorrentes

Frequentemente, infecções urinárias recorrentes (ITUr) acontecem em pacientes com fatores de risco, como gestação, problemas miccionais disfuncionais, uso de cateteres vesicais, refluxo vesicoureteral, alterações urogenitais e de assoalho pélvico na pós-menopausa, hipercalciúria idiopática com formação de cálculos urinários, bexiga neurogênica, dentre outros.

Diversas estratégias preventivas são propostas na tentativa de minimizar a exposição dos pacientes aos antimicrobianos.[17] Em grávidas, a prevenção de ITUr inclui antibióticos, produtos com oxicoco (*cranberry*), probióticos, acupuntura e modificação de estilo de vida. Por exemplo, mulheres com ITUr devem evitar o uso de espermicidas.

A profilaxia antimicrobiana demonstrou alta eficácia na redução do risco de ITUr em mulheres. Indica-se quando a paciente apresenta duas ou mais infecções urinárias sintomáticas nos últimos 6 meses, ou 3 ou mais episódios em 1 ano. Profilaxia contínua ou pós-coital são efetivas, com diminuição significativa do número de episódios (RR = 0,15; IC95%: 0,13 a 0,33; NNT = 2,2 para recorrências clínicas) em comparação a placebo. A escolha do antimicrobiano deve basear-se na frequência e padrão das recorrências, além da preferência da paciente. Não há superioridade entre antimicrobianos, e não há período determinado de uso, mas a duração máxima costuma ser de 6 a 12 meses. Essa profilaxia acarreta mais efeitos adversos em relação aos comparadores. Um estudo comparou profilaxia contínua com ciprofloxacino a pós-coital, não encontrando diferença nas taxas de ITUr, o que sugere ser alternativa cabível para mulheres que tiveram ITUr associadas ao intercurso sexual.[18]

Revisão Cochrane[19] de um ensaio (n = 200), que comparou dose diária de nitrofurantoína e monitoramento constante (visitas clínicas regulares, uroculturas periódicas e antibióticos quando havia positividade na cultura) *versus* somente monitoramento constante, não detectou diferenças significativas entre os grupos quanto a pielonefrite recorrente, ITUr antes do parto e parto prematuro. A incidência de bacteriúria assintomática foi reduzida nas gestantes que receberam nitrofurantoína e monitoramento constante.

Para prevenção da recorrência de infecção urinária, tem sido proposta terapia com probióticos, microrganismos vivos que podem restaurar floras bacterianas. Revisão Cochrane[20] de 9 estudos de insuficiente qualidade metodológica (n = 735) – 4 deles comparados com placebo, 2 com nenhum tratamento e 2 com antibióticos em pacientes com infecção e um comparado a placebo em mulheres sadias – mediu as diferenças em relação à recorrência da ITU. Não houve significativo benefício com uso de probióticos em comparação a placebo ou não tratamento. Houve insuficiente evidência que permitisse avaliar o efeito de probióticos *versus* antibióticos. Probióticos não induziram efeitos adversos graves. Essa abordagem ainda carece de melhores evidências que suportem o seu uso.

No decorrer dos últimos anos, outra medida preventiva de infecções urinárias de repetição tem sido discutida: uso de oxicoco (*cranberry*), que pode ser encontrado em forma de suco, concentrado, cápsulas e comprimidos. Ensaio randomizado, duplo-cego, de não inferioridade[21] comparou oxicoco a SMX-TMP, dados por 12 meses a 221 mulheres pré-menopáusicas, com o objetivo de prevenir ITUr. O antimicrobiano se mostrou mais eficaz do que oxicoco na prevenção de ITUr, mas com resistência bacteriana temporária. Ambas as estratégias foram bem toleradas.

Em 255 crianças tratadas por ITU, suco de oxicoco comparado a placebo por 6 meses não mostrou diferença na incidência de uma primeira nova infecção. Mas, durante o seguimento, reduziu significativamente o número total de episódios de recorrência e o tempo de uso de antimicrobianos.[22]

O mesmo grupo de investigadores avaliou custo-efetividade da profilaxia de oxicoco *versus* SMX-TMP sobre a incidência de ITUr no período de 12 meses. Além de menos eficaz, oxicoco custou mais caro do que o antimicrobiano.[23]

Em revisão Cochrane[24] de 24 estudos (n = 4.473), o suco de oxicoco não reduziu a ocorrência de infecção urinária em geral (RR = 0,86; IC95%: 0,71 a 1,04), havendo alto índice de suspensão de tratamento, atribuído à baixa tolerabilidade, principalmente do suco de oxicoco. Assim, não é medida que deva ser correntemente recomendada para prevenção de ITUr.

Em mulheres idosas, sintomas urinários (urgência, aumento de frequência, disúria, noctúria, incontinência urinária, ITU recorrentes) se apresentam conjuntamente a sintomas genitais e sexuais na chamada síndrome geniturinária da menopausa (SGM), em virtude da deficiência estrogênica. Baixos níveis estrogênicos induzem alterações estruturais e químicas no trato urogenital que facilitam a ITUr. A ausência de conhecimento da associação entre aumento de frequência de ITUr e SGM pode resultar em desnecessário uso profilático ou terapêutico de antibióticos, com alteração dos padrões de resistência antimicrobiana.[25] Alternativamente, há pobre a moderada evidência de benefício com aplicação local de estrógenos isolados ou em associação com lactobacilos acidófilos[26] e técnicas de treinamento muscular do assoalho pélvico voltadas à correção da incontinência urinária.[27]

As expectativas de benefício da profilaxia antimicrobiana sobre a ITUr podem ser vistas no Quadro 24.1.

Pielonefrite

Para pacientes com suspeita de pielonefrite (PN) deve ser solicitada urocultura, e o tratamento inicial deve ser consonante com o resultado do teste de sensibilidade. Pacientes com doença de leve a moderada podem receber tratamento por via oral, sem necessidade de internação hospitalar, após hidratação e doses iniciais de antimicrobianos parenterais. Internação hospitalar é necessária quando há doença grave, com febre, comprometimento do estado geral, dor acentuada, dificuldade em manter hidratação oral ou ingerir medicamentos por via oral ou possibilidade de não adesão a tratamento. Gestantes também devem ser hospitalizadas.

Sempre em resposta ao teste de sensibilidade aos antimicrobianos, as seguintes classes farmacológicas podem ser utilizadas: beta-lactâmicos, fluoroquinolonas, aminoglicosídeos e sulfamídicos (principalmente em associação com trimetoprima).

Quadro 24.1 ■ Resultados de profilaxia de infecção urinária recorrente com antimicrobianos.

Esquemas antimicrobianos	ITUs esperadas por ano
Profilaxia contínua	
Sulfametoxazol-trimetoprima 200/40 mg, a cada 24 h	0 a 0,2
Sulfametoxazol-trimetoprima 200/40 mg, 3 vezes por semana	0,1
Nitrofurantoína 50 mg, a cada 24 h	0 a 0,6
Nitrofurantoína 100 mg, a cada 24 h	0 a 0,7
Cefaclor 250 mg, a cada 24 h	0
Cefalexina 125 mg, a cada 24 h	0,1
Cefalexina 250 mg, a cada 24 h	0,2
Norfloxacino 200 mg, a cada 24 h	0
Ciprofloxacino 125 mg, a cada 24 h	0
Profilaxia pós-coital	
Sulfametoxazol-trimetoprima 200/40 mg	0,3
Sulfametoxazol-trimetoprima 400/80 mg	0
Nitrofurantoína 50 ou 100 mg	0,1
Cefalexina 250 mg	0,03
Ciprofloxacino 125 mg	0
Norfloxacino 200 mg	0
Ofloxacino 100 mg	0,06

No entanto, em tratamento empírico, prévio ao resultado da urocultura e do teste de sensibilidade, pode ser utilizado aminoglicosídeo parenteral em dose única diária. Betalactâmicos orais (menos eficazes), se usados, devem ser precedidos de aminoglicosídeo parenteral.[2]

Ciprofloxacino oral, com ou sem dose inicial por via parenteral da própria fluoroquinolona ou de aminoglicosídeo, mostra-se adequado para pacientes que não precisam de internação hospitalar, em locais onde a prevalência da resistência dos uropatógenos a quinolonas não excede 10%.

Sulfametoxazol/trimetoprima por via oral, durante 14 dias, também é escolha apropriada, se o patógeno causador da infecção for presumivelmente sensível ao fármaco.

Em pacientes com necessidade de hospitalização, a terapia inicial emprega antimicrobiano parenteral, que pode ser: fluoroquinolona; aminoglicosídeo, com ou sem ampicilina; cefalosporina ou penicilina de amplo espectro, associado ou não a aminoglicosídeo; carbapenêmico. A escolha entre estes agentes deve basear-se nos dados de resistência bacteriana local, e o tratamento substituído conforme o resultado da urocultura.

Encontram-se poucos estudos de comparação face a face entre os diferentes antimicrobianos. Mais comumente testam-se resultados clínicos e microbiológicos ao uso de cada representante ou classe farmacológica ante diferentes esquemas de administração.

Revisão sistemática[28] de estudos realizados em mulheres avaliou eficácia e segurança de diferentes antimicrobianos, suas vias de administração, uso em monoterapia ou associações e tratamento ambulatorial ou hospitalar, considerando as condições clínicas do paciente e a vigência ou não de bactérias multirresistentes. Concluiu que fluoroquinolonas podem ser mais eficazes do que ampicilina, amoxicilina ou SMX-TMP, em áreas onde a resistência a esses agentes seja comum. Não houve definição sobre diferenças entre esquemas orais ou injetáveis, bem como relativamente à duração de tratamento. Não se encontraram ensaios clínicos comparativos entre benefício de tratamento ambulatorial versus hospitalar. Com respeito a fármacos associados, anti-inflamatórios não esteroides podem piorar a função renal, devendo ser prescritos com cautela para mulheres com pielonefrite.

Em crianças (0 a 18 anos) com PN aguda, revisão Cochrane[29] de 27 estudos randomizados ou quase randomizados (n = 4.452), não cegos para a condição experimental e metodologicamente heterogêneos, avaliou 12 diferentes comparações em relação às seguintes diferenças: antibióticos; doses do mesmo antimicrobiano; duração de tratamento; vias de administração. Não se encontraram diferenças significativas em relação a duração de febre ou persistência de bacteriúria após 72 h do início do tratamento, bem como dano renal persistente após 6 a 12 meses quando se avaliaram os resultados de terapias oral e intravenosa. Os eventos adversos foram leves e incomuns, raramente exigindo suspensão de tratamento. A mesma revisão analisou diferenças frente a diversificados métodos de administração (ver em Prescrição).

A 248 mulheres adultas com PN aguda adquirida na comunidade, ensaio randomizado, duplo-cego, controlado por placebo e de não inferioridade administrou ciprofloxacino por 7 ou 14 dias, Nas pacientes analisadas (n = 156), cura clínica ocorreu em 71 (97%) pacientes tratadas com ciprofloxacino por 7 dias e em 80 (96%) das tratadas por 14 dias (P = 0,004; teste de não inferioridade). A eficácia cumulativa a longo prazo foi de 93% em cada grupo. Ambos os esquemas foram bem tolerados.[30]

A crescente resistência bacteriana aos antimicrobianos convencionais levou ao surgimento de novas opções de antibacterianos.

Em ensaio clínico randomizado, duplo-cego, de fase III e não inferioridade,[31] testaram-se eficácia e segurança de ceftolozane-tazobactam (cefalosporina associada a inibidor da β-lactamase, ainda inexistente no Brasil) versus levofloxacino, administrados a 656 pacientes adultos hospitalizados com PN aguda. A associação foi não inferior a levofloxacino no desfecho composto de cura clínica e erradicação microbiológica. Efeitos adversos foram similares nos dois grupos.

Combinação de dose fixa foi lançada – ceftazidima-avibactam – incluindo uma cefalosporina e um inibidor sintético de betalactamase não betalactâmico. Esse composto, ainda submetido à avaliação em estudos de fase III, foi comparado a doripeném (antibiótico carbapenêmico) no tratamento de infecções urinárias complicadas, incluindo PN aguda de 810 pacientes adultos hospitalizados. Desses, 19,6% tinham patógenos (enterobacteriáceas e P. aeruginosa) não suscetíveis a ceftazidima. Ambos os tratamentos mostraram similar eficácia contra esses patógenos. Critérios de não inferioridade foram satisfeitos por desfechos como resolução sintomática no quinto dia de tratamento e erradicação microbiológica. Ceftazidima-avibactam mostrou perfil de segurança similar ao de ceftazidima isolada.[32]

Bacteriúria assintomática

Em biopsia de próstata transretal guiada por ultrassom e ferimento de mucosa com sangramento, indica-se rastreamento de bacteriúria assintomática e seu apropriado tratamento.

Bacteriúria assintomática em outras populações é benigna, e tratamento não é indicado, por não modificar a evolução clínica original e se associar precocemente a infecção sintomática pós-tratamento antimicrobiano.[33]

Assim, triagem e tratamento de bacteriúria assintomática não devem ser realizados em mulheres pré-menopáusicas não gestantes, pacientes diabéticos, idosos da comunidade ou institucionalizados, entre outros, uma vez que não há evidência de que tal estratégia traga benefício sobre taxa de infecção urinária sintomática, complicações infecciosas ou morte, além de aumentar a seleção de germes resistentes.[34-36]

■ Em gestantes

Bacteriúria assintomática ocorre em 2 a 10% das gestações e se associa a prematuridade e baixo peso ao nascer. Se não tratadas, cerca de 30% das mães desenvolvem PN aguda.

Na gestação, precocemente deve ser pesquisada bacteriúria. Se presente, a escolha do antibiótico deve refletir a segurança necessária à mãe e ao feto. Depois do tratamento, as pacientes devem ser monitoradas pelo risco de bacteriúria recorrente.[37]

Revisão Cochrane[38] de 14 estudos (n = 2.000), com baixa qualidade de evidência, identificou que o tratamento de bacteriúria assintomática com antibiótico versus placebo ou não tratamento diminuiu a incidência de pielonefrite. O uso de antibiótico também se associou a redução na incidência de baixo peso ao nascer e parto prematuro. Os autores recomendam cautela na aceitação dos dados, face à pobre qualidade metodológica dos estudos.

Revisão Cochrane[39] de 13 estudos (n = 1.622) que compararam dose única de antibiótico a uso por 4 a 7 dias em gestantes mostrou que qualquer antibiótico em rápido curso conferiu menor risco de insucesso na erradicação de bacteriúria assintomática do que uso de dose única, embora os resultados fossem heterogêneos e provenientes de estudos com risco de vieses. Dados provenientes de dois estudos de alta qualidade de evidência mostraram melhores taxas de cura com esquema de curta duração (4 a 7 dias) do mesmo antimicrobiano (RR = 1,72; IC95%: 1,27 a 2,33; n = 803), também ocorrendo benefício com relação a baixo peso ao nascer em ensaio único (RR = 1,65, IC95%: 1,06 a 2,57; n = 714 mulheres; alta qualidade de evidência). Não há clara diferença entre taxas de recorrrência de bacteriúria assintomática quando diferentes antimicrobianos são comparados a grupos-controle. Não se observou diferença com respeito a parto pré-termo ou pielonefrite. Assim, esquema de dose única de antibiótico pode ser menos eficaz do que curto curso do mesmo agente, porém mais evidência é necessária para apontar benefício em desfecho importante, como taxa de cura.

■ Em biopsia prostática transretal

Biopsia de próstata transretal (BPTR) é procedimento utilizado para realizar coleta de tecido que possibilite fazer diagnóstico histológico de carcinoma de próstata. Embora considerado procedimento seguro, pode acompanhar-se de bacteriúria assintomática, infecção urinária, bacteriemia transitória e sepse. Revisão Cochrane[40] incluiu nove ensaios que compararam antibióticos *versus* placebo/não tratamento, mostrando que o uso profilático de antimicrobianos reduziu bacteriúria, bacteriemia, febre, infecção urinária e necessidade de hospitalização. Dentre os antibióticos usados, os mais analisados foram fluoroquinolonas. Ao se comparar esquema de administração de 1 dia *versus* 3 dias, este foi significativamente melhor apenas para bacteriúria. Na comparação de esquema de múltiplas doses *versus* o de dose única, este acarretou maior risco de bacteriúria (RR = 1,98; IC95%: 1,18 a 3,33). Antibióticos administrados por vias oral, intramuscular ou intravenosa não mostraram diferença de resultados quanto a bacteriúria, febre, ITU e hospitalização.

Com o mesmo objetivo, ensaio clínico randomizado[41] (n = 671) comparou duas doses de fosfomicina-trometamol (grupo B) a ciprofloxacino (grupo A). Após a biopsia, bacteriúria foi mais frequente no grupo B, sem haver, no entanto, necessidade de um segundo curso de tratamento. O índice de resistência foi maior com ciprofloxacino do que com fosfomicina-trometamol. Intolerância digestiva não diferiu entre os grupos. Os autores consideram a necessidade de mais estudos para confirmar os resultados desse estudo.

Alguns autores advogam o uso de combinações de antimicrobianos com a finalidade de diminuir a incidência de complicações infecciosas após biopsia de próstata por via transretal. Para eles, ciprofloxacino, ceftriaxona e gentamicina isoladamente são inferiores a regime combinado. No levantamento efetuado, monoterapia com qualquer desses agentes associou-se significativamente com maiores taxas de infecção comparativamente às combinações (*odds ratio* [OR] = 4; IC95%: 1,47 a 10,85; $P = 0,004$).[42]

Principalmente atribuída a crescente resistência às fluoroquinolonas, aumentada incidência de ITU tem sido observada após biopsia prostática transretal. Por isso, uma nova estratégia – profilaxia aumentada – tem sido proposta no intuito de diminuir as complicações infecciosas. Em um estudo,[43] a incidência de ITU pós-biopsia diminuiu no grupo que recebeu 100 mg de tobramicina intramuscular, 30 min antes do procedimento e repetida após 8 h mais ciprofloxacino a cada 12 h, por 3 dias *versus* o grupo que recebeu somente as mesmas doses de tobramicina.

Em outro ensaio clínico randomizado (n = 367),[44] a comparação entre os pacientes que fizeram uso de amoxicilina-clavulanato em monoterapia *versus* os que receberam amoxicilina-clavulanato + fluoroquinolona mostrou taxas de ITU pós-biopsia de 3,91% no primeiro grupo (7 de 179 pacientes) *versus* 0,53% (1 de 188 pacientes) no último.

Sumário da seleção de tratamentos para infecções urinárias.			
Intervenções	Grau de recomendação	Nível de evidência	Comentários
■ Tratamento de infecção urinária não complicada			
Nitrofurantoína, SMX-TMP, amoxicilina e outras classes de antimicrobianos	I	A	Eficácia similar
Fosfomicina-trometamol	I	A	Similar eficácia à de ciprofloxacino e maior tolerabilidade
Fluoroquinolonas	IIb	A	Agentes alternativos, face ao aumento do índice de resistência bacteriana e incidência de reações adversas graves
Alcalinizantes urinários	III	B	Efeito não determinado
■ Tratamento de infecção urinária recorrente			
Nitrofurantoína	I	A	Reduz bacteriúria assintomática em grávidas submetidas a monitoramento constante
Probióticos	III	A	Não há benefício na prevenção de ITUr em adultos e crianças
Cranberry	III	A	Ineficaz na prevenção de ITUr em mulheres e crianças
Aplicação local de estrógenos associados a lactobacilos acidófilos e treinamento muscular de assoalho pélvico	IIb	B	Pobre a moderada evidência de benefício na síndrome geniturinária da menopausa associada a ITUr
■ Tratamento de pielonefrite			
Antimicrobianos indicados por urocultura com teste de sensibilidade	I	A	Betalactâmicos, fluoroquinolonas, aminoglicosídeos e sulfamídicos (principalmente em associação com trimetoprima) são classes comumente usadas em adultos e crianças
Aminoglicosídeo	IIb	C	Em dose única parenteral diária, até o resultado da urocultura, evitando uso prolongado
Sulfametoxazol-trimetoprima	I	A	Pode ser usado por via oral em quadros leves, desde que o patógeno seja presumivelmente sensível a ele
Ciprofloxacino	IIb	C	Uso inicial em locais onde a prevalência de resistência ao fármaco não exceda 10%
Fluoroquinolona, aminoglicosídeo, com ou sem penicilina de amplo espectro ou cefalosporina, carbapenêmico	IIb	C	Terapia inicial parenteral em pacientes hospitalizados, sendo a escolha baseada em dados de resistência microbiana local
Ceftazidima-avibactam	IIa	B	Similar resposta clínica e de erradicação microbiológica em comparação a antibiótico carbapenêmico em adultos hospitalizados
■ Tratamento de bacteriúria assintomatica			
Tratamento antimicrobiano	III	A	Sem benefício em mulheres pré-menopáusicas não gestantes, pacientes diabéticos, idosos da comunidade ou institucionalizados
Tratamento antimicrobiano de curto prazo	IIa	A/B	Em gestantes, diminui a incidência de PN aguda; reduz incidência de baixo peso ao nascer e parto prematuro
Uso profilático de antimicrobianos em biopsia de próstata transretal (BPTR)	I	A	Em esquema de múltiplas doses e em combinação de antibióticos (profilaxia aumentada)

▶ **Prescrição**

Antibióticos orais em monoterapia são mais eficazes em uso curto (3 a 4 dias) de terapia *versus* doses únicas. Essas são admitidas em circunstâncias de prevenção ou de uso empírico (geralmente aminoglicosídeos) antes do resultado de urocultura com teste de sensibilidade.

Para PN aguda em crianças, uso de antibióticos orais isolados foi tão eficaz quanto o de antibióticos intravenosos por curto tempo. Quando esses foram utilizados e seguidos de terapia oral, os resultados foram similares ao uso de terapia intravenosa por 7 a 10 dias. Entre uso oral (10 a 14 dias) e intravenoso (3 dias), não houve diferenças em duração da febre, persistência da infecção 72 h após o início da terapia, persistência de bacteriúria após o término do tratamento e persistência de dano renal após 6 a 12 meses. Mais estudos são necessários para determinar a duração ótima da antibioticoterapia em PN aguda em crianças.[45]

Em crianças de 1 a 36 meses de idade, com o primeiro episódio de PN aguda, ensaio clínico randomizado (n = 171)[46] testou cefixima oral por 10 dias *versus* ceftriaxona intravenosa por 4 dias seguida de cefixima oral por 6 dias. Não houve diferenças significativas entre os dois grupos com relação a qualquer característica clínica. Cintilografia de seguimento (n = 96) mostrou incidência de cicatrização renal de 30,8% com tratamento oral *versus* 27,3% nas crianças que receberam tratamento sequencial. Esse estudo, como outros, favorece a antibioticoterapia oral em episódios primários de PN aguda em lactentes e crianças pequenas.

Em infecções leves, ou após definida melhora clínica, os antimicrobianos podem ser administrados por via oral.

Seguem-se dados que auxiliam a prescrição de antimicrobianos de uso prevalente.

▶ **Sulfametoxazol/trimetoprima**. Utilizado por via oral ou parenteral, em dose usual de 800/160 mg, a cada 12 h. Ajusta-se a dose quando a depuração da creatinina endógena (DCE) estiver entre 15 e 30 mℓ/min. Não deve ser utilizado com DCE < 15 mℓ/min.

▶ **Nitrofurantoína**. Usada por via oral, em dose de 100 mg, a cada 12 h. Não deve ser utilizada em pacientes com DCE < 30 mℓ/min, pois tem sua eficácia diminuída e risco maior de toxicidade.

▶ **Fosfomicina**. Usada por via oral, em dose única de 3 gramas. Apresenta-se em pacotes que devem ser dissolvidos em água antes de ingeridos.

▶ **Fluoroquinolonas**. Ciprofloxacino e levofloxacino são as quinolonas mais utilizadas. Usa-se ciprofloxacino na dose oral de 500 mg, a cada 12 h, ou 400 mg, a cada 12 h, por via parenteral. Levofloxacino é utilizado na dose de 500 a 750 mg, a cada 24 h, por via oral ou parenteral. Ambos devem ter sua dose ajustada em pacientes com DCE < 50 mℓ/min.

▶ **Aminoglicosídeos**. Amicacina e gentamicina são os mais utilizados. Amicacina, por via parenteral, é prescrita na dose de 15 mg/kg, a cada 24 h; sua dose deve ser ajustada em pacientes com DCE < 60 mℓ/min. Gentamicina é utilizada na dose de 4 a 7 mg/kg, a cada 24 h; tem igual restrição em pacientes com diminuição da função renal.

▶ **Outros fármacos**. Betalactâmicos como cefalexina, amoxicilina/clavulanato e cefuroxima podem ser alternativas para uso oral, conforme o perfil de sensibilidade local dos uropatógenos. Amoxicilina ou ampicilina devem ser utilizadas se houver sensibilidade confirmada do uropatógeno causador da infecção. Antimicrobianos de maior espectro como cefepima, piperacilina/tazobactam e carbapenêmicos podem ser utilizados na suspeita de infecção por uropatógenos resistentes, conforme as diretrizes locais.

▶ **Seguimento**

▶ **Sulfametoxazol/trimetoprima**. Evita-se seu uso no primeiro trimestre da gestação (por ser antagonista de ácido fólico e associar-se a risco de defeitos congênitos) e proximamente ao nascimento (pelo risco de *kernicterus*). Erupções cutâneas são mais frequentes do que com nitrofurantoína ou fluoroquinolonas.[10]

▶ **Nitrofurantoína**. Em uso prolongado associa-se a reações pulmonares (principalmente em idosos), hepatite crônica e neuropatias. Pode ser utilizado na gestação até a 38ª semana de gestação. Não deve ser utilizada em pacientes com deficiência da enzima G-6PD, pelo aumento do risco de anemia hemolítica.

▶ **Fluoroquinolonas**. São contraindicadas na gestação e em pacientes até 18 anos. Associa-se a efeitos adversos graves, tais como prolongamento do intervalo QT, *torsade de pointes*, ruptura tendínea, tendinite, neuropatia, doenças musculoesqueléticas em pacientes pediátricos, exacerbação de miastenia *gravis*.

▶ **Aminoglicosídeos**. Não podem ser utilizados na gestação, pelo risco de ototoxicidade, neurotoxicidade e nefrotoxicidade.

▶ **Referências bibliográficas**

1. Flores-Meireles AL, Walker JN, Caparon M, Hultgren SJ. Urinary tract infections: epidemiology, mechanisms of infection and treatment options. *Nat Rev Microbiol.* 2015; 13 (5):269-284.
2. Gupta K, Hooton TM, Naber KG, Wullt B, Colgan R, Miller LG et al.; Infectious Diseases Society of America; European Society for Microbiology and Infectious Diseases. International clinical practice guidelines for the treatment of acute uncomplicated cystitis and pyelonephritis in women: A 2010 update by the Infectious Diseases Society of America and the European Society for Microbiology and Infectious Diseases. *Clin Infect Dis.* 2011; 52 (5): e103-120.
3. Suskind AM, Saigal CS, Hanley JM, Lai J, Setodji CM, Clemens JQ; Urologic Diseases of America Project. Incidence and Management of Uncomplicated Recurrent Urinary Tract Infections in a National Sample of Women in the United States. *Urology.* 2016; 90: 50-55.
4. Shaikh N, Hoberman A, Keren R, Gotman N, Docimo SG, Mathews R et al. Recurrent Urinary Tract Infections in Children With Bladder and Bowel Dysfunction. *Pediatrics.* 2016 Jan; 137(1). Epub 2015 Dec 8.
5. Keren R, Shaikh N, Pohl H, Gravens-Mueller L, Ivanova A, Zaoutis L et al. Risk Factors for Recurrent Urinary Tract Infection and Renal Scarring. *Pediatrics.* 2015; 136 (1): e13-21.
6. Etienne M, Lefebvre E, Frebourg N, Hamel H, Pestel-Caron M, Caron F; Bacyst Study Group. Antibiotic treatment of acute uncomplicated cystitis based on rapid urine test and local epidemiology: lessons from a primary care series. *BMC Infect Dis.* 2014; 14: 137.
7. Middelkoop SJ, van Pelt LJ, Kampinga GA, Ter Maaten JC, Stegeman CA. Routine tests and automated urinalysis in patients with suspected urinary tract infection at the ED. *Am J Emerg Med.* 2016 May 12. pii: S0735-6757-(16)30112-7. [Epub ahead of print]
8. Huttner A, Verhaegh EM, Harbarth S, Muller AE, Theuretzbacher U, Mouton JW. Nitrofurantoin revisited: a systematic review and meta-analysis of controlled trials. *J Antimicrob Chemother.* 2015; 70 (9): 2456-2464.
9. Arredondo-García JL, Figueroa-Damián R, Rosas A, Jáuregui A, Corral M, Costa A et al.; uUTI Latin American Study Group. Comparison of short-term treatment regimen of ciprofloxacin versus long-term treatment regimens of trimethoprim/sulfamethoxazole or norfloxacin for uncomplicated lower urinary tract infections: a randomized, multicentre, open-label, prospective study. *J Antimicrob Chemother.* 2004; 54 (4): 840-843.
10. Palou J, Angulo JC, Ramón de Fata F, García-Tello A, González-Enguita C, Boada A, Sanz M; en representación de los investigadores del ensayo clínico MONE-14. Randomized comparative study for the assessment of a new therapeutic schedule of fosfomycin trometamol in postmenopausal women with uncomplicated lower urinary tract infection. *Actas Urol Esp.* 2013; 37 (3):147-155.
11. Sastry S, Clarke LG, Alrowais H, Querry AM, Shutt KA, Doi Y. Clinical Appraisal of Fosfomycin in the Era of Antimicrobial Resistance. *Antimicrob Agents Chemother.* 2015; 59 (12): 7355-7361.
12. FDA Briefing Document Joint Meeting of the Antimicrobial Drugs Advisory Committee and the Drug Safety and Risk Management Advisory Committee. The benefits and risks of systemic fluoroquinolone antibacterial drugs for the treatment of acute bacterial sinusitis (abs), acute bacterial exacerbation of chronic bronchitis in patients who have chronic obstructive pulmonary disease (ABECB-COPD), and Uncomplicated Urinary Tract Infections (uUTI). November 5, 2015.
13. Zalmanovici Trestioreanu A, Green H, Paul M, Yaphe J, Leibovici L. Antimicrobial agents for treating uncomplicated urinary tract infection in women. *Cochrane Database Syst Rev.* 2010 Oct 6; (10): CD007182.
14. Gágyor I, Bleidorn J, Kochen MM, Schmiemann G, Wegscheider K, Hummers-Pradier E. Ibuprofeno versus fosfomycin for uncomplicated

urinary tract infection in women: randomised controlled trial. *BMJ*. 2015; 351: h6544.
15. O'Kane DB, Dave SK, Gore N, Patel F, Hoffmann TC, Trill JL, Del Mar CB. Urinary alkalisation for symptomatic uncomplicated urinary tract infection in women. *Cochrane Database Syst Rev*. 2016 Apr 19; 4: CD010745.
16. Lee BS, Bhuta T, Simpson JM, Craig JC. Methenamine hippurate for preventing urinary tract infections. *Cochrane Database Syst Rev*. 2012; 10 Oct 17: CD003265.
17. Hooton TM. Clinical practice. Uncomplicated urinary tract infection. *N Engl J Med*. 2012; 366 (11):1028-1037.
18. Albert X, Huertas I, Pereiró II, Sanfélix J, Gosalbes V, Perrota C. Antibiotics for preventing recurrent urinary tract infection in non-pregnant women. *Cochrane Database Syst Rev*. 2004; (3): CD001209.
19. Schneeberger C, Geerlings SE, Middleton P, Crowther CA. Interventions for preventing recurrent urinary tract infection during pregnancy. *Cochrane Database Syst Rev*. 2012 Nov 14; 11: CD009279.
20. Schwenger EM, Tejani AM, Loewen PS. Probiotics for preventing urinary tract infections in adults and children. *Cochrane Database Syst Rev*. 2015 Dec 23; (12): CD008772.
21. Beerepoot MA, ter Riet G, Nys S, van der Wal WM, de Borgie CA, de Reijke TM, et. Cranberries vs antibiotics to prevent urinary tract infections: a randomized double-blind noninferiority trial in premenopausal women. *Arch Intern Med*. 2011; 171 (14): 1270-1278.
22. Salo J, Uhari M, Helminen M, Korppi M, Nieminen T, Pokka T, Kontiokari T. Cranberry juice for the prevention of recurrences of urinary tract infections in children: a randomized placebo-controlled trial. *Clin Infect Dis*. 2012; 54 (3): 340-346.
23. Bosmans JE, Beerepoot MA, Prins JM, ter Riet G, Geerlings SE. Cost-effectiveness of cranberries vs antibiotics to prevent urinary tract infections in premenopausal women: a randomized clinical trial. *PLoS One*. 2014; 9(4): e91939.
24. Jepson RG, Williams G, Craig JC. Cranberries for preventing urinary tract infections. *Cochrane Database Syst Rev*. 2012 Oct 17; 10: CD001321.
25. Kim HK, Kang SY, Chung YJ, Kim JH, Kim MR. The Recent Review of the Genitourinary Syndrome of Menopause. *J Menopausal Med*. 2015; 21(2): 65-71.
26. Lüthje P, Hirschberg AL, Brauner A. Estrogenic action on innate defense mechanisms in the urinary tract. *Maturitas*. 2014; 77 (1): 32-36.
27. Ayeleke RO, Hay-Smith EJ, Omar MI. Pelvic floor muscle training added to another active treatment *versus* the same active treatment alone for urinary incontinence in women. *Cochrane Database Syst Rev*. 2015 Nov 3; (11): CD010551.
28. Neumann I, Moore P. Pyelonephritis (acute) in non-pregnant women. *BMJ Clin Evid*. 2011; 2011. pii: 0807.
29. Strohmeier Y, Hodson EM, Willis NS, Webster AC, Craig JC. Antibiotics for acute pyelonephritis in children. *Cochrane Database Syst Rev*. 2014 Jul 28; (7): CD003772.
30. Sandberg T, Skoog G, Hermansson AB, Kahlmeter G, Kuylenstierna N, Lannergård A et al. Ciprofloxacino for 7 days versus 14 days in women with acute pyelonephritis: a randomised, open-label and double-blind, placebo-controlled, non-inferiority trial. *Lancet*. 2012; 380 (9840): 484-490.
31. Wagenlehner FM, Umeh O, Steenbergen J, Yuan G, Darouiche RO. Ceftolozane-tazobactam compared with levofloxacin in the treatment of complicated urinary-tract infections, including pyelonephritis: a randomised, double-blind, phase 3 trial (ASPECT-cUTI). *Lancet*. 2015; 385 (9981):1949-1956.
32. Wagenlehner FM, Sobel JD, Newell P, Armstrong J, Huang X, Stone G, Yates K, Gasink LB. Ceftazidime-Avibactam *versus* Doripeném for the Treatment of Complicated Urinary Tract Infections, Including Acute Pyelonephritis: RECAPTURE, a Phase 3 Randomized Trial Program. *Clin Infect Dis*. 2016 Jun 16. pii: ciw378. [Epub ahead of print]
33. Nicolle LE. Asymptomatic Bacteriuria and Bacterial Interference. *Microbiol Spectr*. 2015; 3(5).
34. Dull RB, Friedman SK, Risoldi ZM, Rice EC, Starlin RC, Destache CJ. Antimicrobial treatment of asymptomatic bacteriuria in noncatheterized adults: a systematic review. *Pharmacotherapy*. 2014; 34 (9):941-960.
35. Zalmanovici Trestioreanu A, Lador A, Sauerbrun-Cutler MT, Leibovici L. Antibiotics for asymptomatic bacteriuria. *Cochrane Database Syst Rev*. 2015 April 8; 4:CD009534.
36. Lin E, Bhusal Y, Horwitz D, Shelburne SA 3rd, Trautner BW. Overtreatment of enterococcal bacteriuria. *Arch Intern Med*. 2012; 172 (1):33-38.
37. Glaser AP, Schaeffer AJ. Urinary Tract Infection and Bacteriuria in Pregnancy. *Urol Clin North Am*. 2015; 42 (4): 547-560.
38. Smaill FM, Vazquez JC. Antibiotics for asymptomatic bacteriuria in pregnancy. *Cochrane Database Syst Rev*. 2015 Aug 7; (8): CD000490.
39. Widmer M, Lopez I, Gülmezoglu AM, Mignini L, Roganti A. Duration of treatment for asymptomatic bacteriuria during pregnancy. *Cochrane Database Syst Rev*. 2015 Nov 11; (11):CD000491.
40. Zani EL, Clark OA, Rodrigues Netto N Jr. Antibiotic prophylaxis for transrectal prostate biopsy. *Cochrane Database Syst Rev*. 2011 May 11; (5): CD006576.
41. Lista F, Redondo C, Meilán E, García-Tello A, Ramón de Fata F, Angulo JC. Efficacy and safety of fosfomycin-trometamol in the prophylaxis for transrectal prostate biopsy. Prospective randomized comparison with ciprofloxacino. *Actas Urol Esp*. 2014; 38 (6): 391-396.
42. Marino K, Parlee A, Orlando R, Lerner L, Strymish J, Gupta K. Comparative Effectiveness of Single versus Combination Antibiotic Prophylaxis for Infections after Transrectal Prostate Biopsy. *Antimicrob Agents Chemother*. 2015; 59 (12): 7273-7275.
43. Bosquet Sanz M, Gimeno Argente V, Arlandis Guzmán S, Bonillo García MA, Trassierra Villa M, Jiménez Cruz JF. Comparative study between tobramicina and tobramicina plus ciprofloxacino in transrectal prostate biopsy prophylaxis. *Actas Urol Esp*. 2006; 30 (9): 866-870.
44. Chan ES, Lo KL, Ng CF, Hou SM, Yip SK. Randomized controlled trial of antibiotic prophylaxis regimens for transrectal ultrasound-guided prostate biopsy. *Chin Med J (Engl)*. 2012; 125 (14): 2432-2435.
45. Strohmeier Y, Hodson EM, Willis NS, Webster AC, Craig JC. Antibiotics for acute pyelonephritis in children. *Cochrane Database Syst Rev*. 2014 Jul 28; (7): CD003772.
46. Bocquet N, Sergent Alaoui A, Jais JP, Gajdos V, Guigonis V, Lacour B, Chéron G. Randomized trial of oral *versus* sequential IV/oral antibiotic for acute pyelonephritis in children. *Pediatrics*. 2012; 129 (2): e269-275.

CAPÍTULO 25
Outras Infecções

Guilherme Becker Sander ■ Jerônimo De Conto Oliveira

▶ Introdução

Tratamento de infecções bacterianas não abordadas nos demais capítulos sobre doenças infecciosas é aqui apresentado. Entre elas se inclui *sepse*, condição com aumento de incidência nas últimas décadas. Atualmente tem incidência anual estimada de 0,5%, maior em pessoas com mais de 65 anos e em meses de inverno.[1]

A incidência de *meningites bacterianas* vem-se reduzindo, em boa parte pela vacinação de crianças para *Haemophilus influenzae* tipo b (Hib) e para *Streptococcus pneumoniae*. No entanto, essas meningites ainda persistem como infecções do SNC com alta morbidade.

A elevada mortalidade mundial por gastroenterites bacterianas e de outras etiologias, observada nos anos 1980, foi reduzida a menos da metade por difusão do aleitamento materno, melhorias em saneamento e higiene e, também, melhorias no manejo, sobretudo mediante campanhas de estímulo à reidratação oral. Contudo, ainda se estima que cerca de 2 milhões de crianças com menos de 5 anos no mundo morrem anualmente por diarreia, correspondendo a 18% das mortes nessa faixa etária.[2]

Além das infecções comentadas, abordam-se infecções cutâneas.

▶ Seleção

Sepse

Sepse é síndrome infecciosa definida como disfunção orgânica grave causada por resposta inapropriada à infecção.[3] Em 2016, consenso de sociedades internacionais propôs novas definições para sepse, unificando os termos *sepse* e *sepse grave*, além de redefinir o significado de *choque séptico*.[3,4]

O manejo da sepse é amplo, sendo indicadas diversas intervenções coordenadas. Antibioticoterapia é uma delas, essencial, porém potencialmente ineficaz se não acompanhada das demais medidas. Seleção adequada e início rápido de antibioticoterapia têm impacto na mortalidade dos pacientes com sepse.[5] Essas conclusões provêm de estudos observacionais. Apesar de, em algumas infecções, o tratamento antimicrobiano não modificar o curso clínico, não se imagina que isso possa acontecer na sepse. Evidências indiretas demonstram que escolha adequada de antimicrobianos e seu uso precoce associam-se com menor risco de letalidade.[6,7] Evidência indireta de que tratamento com maior eficácia microbiológica se traduz por melhor resposta clínica pode ser encontrada em ensaio clínico randomizado que comparou sulfametoxazol-trimetoprima com vancomicina em infecções graves por *Staphylococcus aureus* resistente à meticilina (MRSA).[8] Em 30 dias, a mortalidade entre pacientes com bacteriemia foi de 34% nos tratados com sulfa e trimetoprima e de 18% nos tratados com vancomicina (risco relativo [RR] = 1,90; intervalo de confiança de 95% [IC95%]: 0,92 a 3,93).

Após o diagnóstico de sepse, a infusão do antimicrobiano deve iniciar-se tão logo seja possível (no máximo dentro de 6 horas), visto que retardos tão curtos quanto uma hora podem influenciar negativamente a mortalidade. Embora se deva atentar para ajustes de dose para funções renal e hepática, recomenda-se que seja feita dose plena na primeira infusão (ou nas primeiras 24 horas) em todos os pacientes. Em casos extremamente graves, com necessidade de múltiplos medicamentos e eventual dificuldade de acesso venoso, pode-se inclusive dar preferência a medicamentos com infusão em *bolus* em detrimento da infusão lenta.[19]

A escolha do esquema antimicrobiano depende de diversos fatores: sítio anatômico da infecção presumido ou confirmado, histórico de hospitalizações e uso prévio de antibióticos, informações de exames culturais ou bacterioscópicos recentes, comorbidades e taxas de resistência microbiana locais.[10] Dessa forma, os esquemas terapêuticos devem ser individualizados e contextualizados para cada instituição. Ainda assim, há parâmetros gerais que devem ser seguidos para a seleção dos antimicrobianos.

Usualmente empírico, o esquema terapêutico inicial deve ser abrangente para cobrir bactérias gram-positivas e negativas. Antibiótico de amplo espectro com boa cobertura para gram-negativos deve ser utilizado (p. ex., cefepima, piperacilina-tazobactam, meropeném), associado ou não à vancomicina. O avanço do *Staphylococcus aureus* resistente à oxacilina (meticilina) (MRSA) em alguns países fez com que exista recomendação do uso empírico de vancomicina em infecções graves, mesmo em pacientes sem fatores de risco tradicionais para esse germe.[9,10] Essa recomendação deve ser contextualizada com os dados de resistência de cada hospital. O uso de duas classes para cobertura de gram-negativos não se mostrou superior a antibiótico único para esse espectro,[11,12] tendo o tratamento combinado maior toxicidade (especialmente renal nos esquemas contendo aminoglicosídeos). Dessa forma, não se recomenda uso de cobertura dupla para gram-negativos. Exceção a essa regra se dá em pacientes neutropênicos ou em casos suspeitos ou confirmados de sepse por *Pseudomonas aeruginosa*.[9]

É essencial que o esquema seja reavaliado frequentemente, conforme evolução clínica, resultados das culturas e definição do foco infeccioso, devendo-se restringir o espectro antimicrobiano sempre que possível. O uso de antimicrobiano com espectro focado para o germe isolado busca evitar surgimento de cepas resistentes, tanto locais quanto colonizando o próprio paciente. A suspensão de antimicrobianos em quadros sem indicadores evidentes de melhora deve ser considerada. Se houver suficiente estabilidade clínica, pode-se tentar identificar, por culturas, germes causais, suspendendo os antimicrobianos por 24 a 48 horas. Melhora clínica durante a suspensão de antimicrobianos é por vezes observada e provavelmente decorre de recuperação de floras bacterianas e erradicação de superinfecção, efeito adverso frequente nessa condição.

Meningite

Meningites bacterianas são infecções graves do sistema nervoso central (SNC), constituindo emergência médica devido a altas taxas de mortalidade e morbidade, o que demanda instituição de antibioticoterapia tão logo feito o diagnóstico. A letalidade de quase 100% antes do advento dos antimicrobianos foi reduzida para os atuais 25% obtidos com o tratamento antimicrobiano correto (número necessário de pacientes a serem tratados [NNT] de 1,3).[13] Trata-se de outra infecção que tem tratamento muito orientado por eficácia microbiológica, mas há ensaios clínicos comparativos entre opções terapêuticas. Outras meningites, como a tuberculosa, infecções relacionadas ao HIV e meningoencefalites virais são abordadas nos Capítulos 26, 29 e 30, respectivamente. O quadro clínico pode ser sugestivo da etiologia, mas cabe buscar o diagnóstico bacteriológico definitivo.

Fatores associados à infecção por *Neisseria meningitidis* (meningococo) são presença de surto ou epidemia de meningite na comunidade e surgimento de petéquias ou eczema equimótico progressivo. A bacterioscopia do liquor também pode ser sugestiva, por demonstrar diplococos gram-negativos. Contato prévio com caso de meningite pode indicar meningococo ou *Haemophilus influenzae* tipo b (Hib). Infecções de ouvido ou respiratórias recentes podem relacionar-se a *Streptococcus pneumoniae*. Ainda podem levar à presunção de patógeno específico uso de drogas injetáveis, trauma craniano, cirurgia recente de face ou base de crânio, infecção por HIV ou outros tipos de imunossupressão.[14] Além disso, a prevalência de cada bactéria muda de acordo com a faixa etária, devendo-se também usar essa informação na escolha do tratamento (ver a seguir). Recentemente, o perfil das meningites tem-se alterado bastante frente à disponibilidade de vacinas anti-Hib, antipneumocócica conjugada e antimeningocócica.

Aspectos farmacocinéticos e farmacodinâmicos também devem ser levados em conta, dando-se preferência aos antibióticos bactericidas (em relação aos bacteriostáticos), com características de alta penetração no SNC (lipossolubilidade, baixa ligação proteica e baixa ionização em pH fisiológico), utilizando-se altas doses por via intravenosa.[13]

Metanálise Cochrane[15] comparou o uso de cefalosporinas de terceira geração com tratamentos convencionais (penicilina ou ampicilina associadas ou não a cloranfenicol) em 1.496 crianças e adultos, não encontrando diferença em mortalidade ou sequelas. Entretanto, os autores ressaltam que taxas de resistência mudaram desde a publicação da maior parte dos estudos analisados (boa parte publicados na década de 1980), recomendando análise de perfil de resistência e disponibilidade para escolha do antimicrobiano.

Há recomendações de esquemas empíricos conforme a idade, considerando os patógenos mais prováveis, conforme diretriz da Sociedade Norte-americana de Doenças Infecciosas.[16] Em neonatos (ou seja, até 30 dias de vida), os germes mais comuns são *S. agalactiae, E. coli* e *L. monocytogenes*, sendo indicado uso de ampicilina associada a cefotaxima ou aminoglicosídeo. O uso de ceftriaxona é contraindicado em neonatos pela alta taxa incidência de barro biliar como evento adverso. Após, até 2 anos de idade, as bactérias mais prevalentes são pneumococo, meningococo e *Haemophilus influenzae* tipo b, assim como *S. galactiae* e *E. coli*. Após 2 anos até 50 anos de idade, a incidência das últimas diminui, permanecendo com agentes etiológicos pneumococo e meningococo. Após os 50 anos, além destas duas bactérias, *L. monocytogenes* e bacilos gram-negativos aumentam sua frequência como agentes etiológicos. Cefalosporinas de terceira geração (ceftriaxona e cefotaxima) costumam ser os betalactâmicos de escolha, oferecendo cobertura para *S. pneumoniae, N. meningitidis, H. influenzae, S. agalactiae* e bacilos gram-negativos aeróbicos. A emergência de *S. pneumoniae* (principal causador de meningite em adultos) resistente a penicilinas fez com que se recomende uso empírico de vancomicina para cobertura desse germe até que os testes de sensibilidade estejam disponíveis. Em pacientes acima de 50 anos de idade, deve-se adicionar ampicilina ao esquema, visando dar cobertura a *L. monocytogenes*.[14,16]

Após os resultados de exames de cultura, deve-se reavaliar o esquema terapêutico, estreitando o espectro sempre que possível. Nas meningites por *Neisseria meningitidis* e *S. pneumoniae* sensível à penicilina, indica-se penicilina cristalina. Nos casos de resistência à penicilina e sensibilidade a cefalosporinas, monoterapia com ceftriaxona ou cefotaxima é apropriada. Quando houver resistência a cefalosporinas de terceira geração, deve-se manter o uso de vancomicina e da própria cefalosporina.[14]

Em pacientes imunocomprometidos ou vítimas de trauma penetrante, deve-se dar cobertura para *P. aeruginosa*, indicando-se betalactâmico com ação antipseudômonas (p. ex., cefepima, meropeném) no lugar da cefalosporina de terceira geração.[14]

Duração da antibioticoterapia pode ser restrita a 5 dias em crianças, segundo conclusão de ensaio clínico randomizado (ECR) controlado por placebo,[17] e a 10 dias em neonatos, conforme resultado de outro ECR.[18] Em adultos, não há evidências de qualidade sobre esse aspecto do tratamento, devendo-se utilizar parâmetros clínicos tradicionais para decidir sobre a duração da antibioticoterapia.

Além de antimicrobianos, outras medidas podem ser úteis no tratamento das meningites bacterianas. O uso de corticoides (usualmente dexametasona) como tratamento adjunto, já investigado em diversos ensaios clínicos, é recomendado em parte dos casos. A lógica do seu uso vem do fato de que estudos em animais demonstraram que os danos causados pela meningite decorrem da resposta inflamatória no espaço subaracnoide.[16] Metanálise Cochrane de 25 ensaios clínicos, totalizando 4.121 pacientes, avaliou o uso de dexametasona.[19] Em adultos, houve benefício em morbidade (perda auditiva e sequelas neurológicas), com redução não estatisticamente significativa de mortalidade. Em análise de subgrupo, houve significância estatística para mortalidade em casos de *S. pneumoniae*. Em crianças, houve redução significativa de perda auditiva em infectados por *H. influenzae* (RR = 0,34; IC95%: 0,20 a 0,59), benefício que não se observou em meningites por outros patógenos. Os resultados foram semelhantes em relação à mortalidade geral. Dexametasona deve ser iniciada previamente ou junto à primeira dose do antimicrobiano, não havendo benefício se utilizada tardiamente. Dessa forma, recomenda-se prescrição de dexametasona na possibilidade de meningite por *H. influenzae* em crianças e por *S. pneumoniae* em adultos, mantendo-se apenas nos casos com exames bacterioscópicos ou culturais compatíveis com esses patógenos. Nesses casos, o tempo de uso recomendado é de 2 a 4 dias em crianças e 4 dias em adultos.[14,16]

Sugere-se que hidratação intravenosa não deva ser restritiva nas primeiras 48 horas, conforme conclusão de metanálise Cochrane,[20] embora as evidências para essa recomendação não sejam robustas. Hipotermia terapêutica em casos de extrema gravidade (com coma) foi investigada por meio de ECR multicêntrico aberto, com resultado negativo.[21] Controle de pressão intracraniana também deve ser feito, mediante elevação da cabeceira a 30° e, nos casos graves, ventilação mecânica e indução de hiperventilação podem ser benéficas.

Em casos de meningite por *N. meningitidis*, o uso de antibióticos que não ceftriaxona ou outra cefalosporina de terceira geração não garante a descolonização da orofaringe. Portanto, em casos em que outro antibiótico for usado para tratamento, deve-se proceder à descolonização com uso de rifampicina ou ciprofloxacino, ou ainda administrar dose única de ceftriaxona antes da alta hospitalar. O regime é o mesmo recomendado aos contatos do caso índice e está detalhado no Capítulo 31, Profilaxia Anti-infecciosa.[22]

Infecções de pele

Infecções de pele podem ser divididas em formas purulentas – abscessos e furúnculos – em que há coleção purulenta em pele ou tecido subcutâneo – e formas não purulentas – erisipela e celulite, em que há infecção, respectivamente, das camadas superficial e profunda da derme.[23-25]

Abscessos

Abscessos cutâneos são causados por um ou mais germes colonizadores de pele ou membranas mucosas adjacentes. *Staphylococcus aureus* causa monoinfecção em até 76% dos casos,[26] podendo apresentar cepas sensíveis ou resistentes à meticilina.

A resistência do *S. aureus* à oxacilina é definida por concentração inibitória mínima maior ou igual a 4 μg/mℓ, sendo causada por alteração na proteína ligadora de penicilinas (PBP-2a), codificada pelo gene mecA, que permite à bactéria multiplicar-se na presença de betalactâmicos. MRSA são hoje divididos em dois subgrupos com diferenças clínicas e moleculares: MRSA associado a hospitais (HA-MRSA) e o adquirido na comunidade (CA-MRSA). HA-MRSA, descrito desde 1960, causa infecções de pele e cateteres, pneumonias e bacteriemias em pacientes hospitalizados, além de poder ocasionar qualquer tipo de infecção nosocomial. É resistente a múltiplos medicamentos. CA-MRSA mais frequentemente causa infecções de pele e tecidos moles em pessoas jovens, sem comorbidades e sem atendimento recente em instituições de saúde.[27]

Na maior parte das vezes, o tratamento de pequenos abscessos e furúnculos (< 2 cm), envolve apenas uso de compressas mornas para estimular drenagem espontânea ou drenagem cirúrgica sem necessidade de antibióticos. Nos abscessos de maior dimensão, ensaio clínico randomizado controlado por placebo testou uso de sulfametoxazol-trimetoprima (SMX-TMP) em abscessos drenados cirurgicamente em 1.220 pacientes acima de 12 anos de idade. Houve maior taxa de cura no grupo com uso de antibiótico (80,5 × 73,6%), ocorrendo isolamento de MRSA em 45% dos pacientes.[28]

Outras indicações de antibióticos englobam sinais sistêmicos de infecção, celulite adjacente extensa, presença de comorbidades, imunodepressão, lesões múltiplas, ausência de resposta clínica à drenagem isoladamente ou presença de próteses ou órteses como marcapassos.[29]

Deve-se oferecer cobertura empírica para MRSA em áreas de alta prevalência ou em pacientes com fatores de risco para esse germe. Antibióticos como SMX-TMP, clindamicina e vancomicina são alternativas para esse fim.

Celulites e erisipelas

As infecções cutâneas não purulentas são causadas majoritariamente por estreptococos beta-hemolíticos, sendo *S. aureus* e bacilos gram-negativos também responsáveis em parte dos casos. Celulites em locais ou situações específicas podem ter outros patógenos implicados, como *S. pneumoniae* em celulite orbitária ou *P. aeruginosa* em pacientes diabéticos. Aqui, como em vários sítios de infecção, norteia-se a recomendação de antimicrobianos pela presumível eficácia microbiológica, carecendo-se de ensaios clínicos para demonstrar a superioridade de alguma opção.

O tratamento envolve medidas não farmacológicas como elevação da área afetada com o objetivo de melhorar a drenagem do edema local e hidratação da pele, evitando ruptura por ressecamento. Comumente há doenças que predispõem às infecções, como insuficiência venosa crônica ou intertrigo micótico, as quais também devem ser tratadas para evitar recorrência.

Em celulites simples (sem sinais de complicação ou secreção purulenta associada), recomendam-se betalactâmicos por via oral (amoxicilina ou cefalexina), podendo-se considerar clindamicina. Pacientes sem resposta adequada em até 72 horas devem receber cobertura para MRSA. Pacientes com sinais sistêmicos de infecção, secreção purulenta (sem abscesso), infecção prévia por MRSA ou comorbidades importantes devem receber cobertura para MRSA desde o início do tratamento. Esquemas antibióticos recomendados incluem associação de amoxicilina com SMZ-TMP ou doxiciclina ou clindamicina isoladamente. Em quaisquer dos tipos de infecção, quando não houver melhora em até 72 horas com antibióticos orais, deve-se considerar uso de antibióticos parenterais. Pacientes com infecções graves com potencial de complicação, como os neutropênicos ou com outro tipo de imunossupressão importante, devem ser tratados agressivamente com antibióticos de amplo espectro (p. ex., vancomicina e piperacilina-tazobactam).[25]

Pacientes com erisipela e sinais sistêmicos de infecção devem receber antibioticoterapia parenteral, sendo cefazolina e ceftriaxona opções comuns adequadas. Nos casos simples e nos com melhora nas primeiras 72 horas, pode-se fazer uso oral de amoxicilina, eritromicina ou cefalexina.

Pacientes com celulites recorrentes têm benefício profilático com penicilina oral diária ou penicilina benzatina uma a duas vezes ao mês.[29]

Gastroenterite aguda (GEA)

Diarreia aguda é definida como a ocorrência de diarreia de menos de 15 dias de duração, sendo a primeira causa de mortalidade infantil no mundo e a quinta causa de mortalidade geral.[30] É causada por vírus, bactérias e, menos comumente, protozoários. Mais de 90% dos pacientes têm doença leve e autolimitada, que responde dentro de 5 a 7 dias a terapia sintomática e reidratação, não demandando investigação complementar. Solicitação de exames fecais e hemoculturas pode auxiliar na identificação da etiologia nos casos graves e naqueles com internação ou uso recente de antibióticos.

A principal causa da mortalidade na diarreia aguda é a desidratação. As terapias de reidratação oral têm extrema importância nesses quadros, porém também são essenciais no manejo de casos com desidratação leve. O soro caseiro recomendado pela Organização Mundial de Saúde é a terapia padrão,[2] com bom resultado e de baixo custo. Porém, em locais com maiores recursos, uso de suco de maçã diluído em pacientes com gastroenterite leve é alternativa com menor índice de falhas.[31]

O uso de antibióticos não deve ser rotineiro, oferecendo benefício em casos específicos como os causados por *Shigella*, *Campylobacter* e *E. coli* enterotoxigênica (como na diarreia do viajante).[30,32] Entretanto, não há resultado de cultura na maioria dos casos. Dessa forma, antibioticoterapia empírica é indicada em pacientes com casos moderados a graves de diarreia do viajante, disenteria (*i.e.*, diarreia sanguinolenta) e febre. Ensaios clínicos demonstraram redução em intensidade e tempo de sintomas com uso de antimicrobianos.[33,34] Também podem ser indicados em pacientes com necessidade de internação hospitalar, com mais de oito evacuações ao dia ou com sintomas há mais de uma semana.

Disenteria é mais comumente causada por *Shigella*, podendo ser tratada com quinolona (ciprofloxacino, norfloxacino ou ofloxacino) ou azitromicina.[32] Nos pacientes com disenteria persistente, pode-se suspeitar de infecção por *Entamoeba histolytica*, estando indicado uso de metronidazol.[32] Deve-se evitar emprego de antibiótico em casos suspeitos ou confirmados pelo risco de desenvolvimento de síndrome hemolítico-urêmica.[32]

Em casos leves e moderados de salmonelose, antibióticos não são recomendados, pois, além de não terem benefício claro, podem prolongar o estado de carreador assintomático.[35] Em casos de febre tifoide, causada pela *Salmonella enterica* sorotipo typhi, o padrão de resistência crescente tem levado a tratamento inicial com fluoroquinolonas, azitromicina ou cefalosporinas, até o resultado do teste de sensibilidade. O tratamento de carreadores assintomáticos também deve ser tentado pelo risco epidemiológico, usualmente feito com quinolonas por 4 semanas.

Em pacientes em uso recente de antibióticos, deve-se considerar realização de pesquisa da toxina de *Clostridium difficile*, mesmo naqueles sem internação prévia. Nesses casos, indica-se metronidazol oral, reservando-se vancomicina oral aos não respondedores.[36] Transplante de microbiota fecal, para promover o reequilíbrio de flora intestinal, tem-se mostrado eficaz em ensaios clínicos randomizados,[37] mas ainda é tratamento em investigação.

Sumário de indicação de tratamento e seleção de antimicrobianos em infecções.			
Indicação de tratamento e opções terapêuticas	Grau de recomendação	Nível de evidência	Comentários
Sepse			
Uso precoce de antimicrobianos	I	C	Evidência de estudos observacionais, com cobertura antimicrobiana ampla
Vancomicina em suspeita de MRSA	IIa	B	Considerar a fonte de infecção e a bacteriologia local
Associação de dois antimicrobianos para gram-negativo	III	B	Não superior à monoterapia específica; gerador de maior toxicidade
Meningite			
Uso empírico de cefalosporinas de 3ª geração	IIa	C	Equivalente a penicilinas associadas ou não a cloranfenicol, mas os ensaios clínicos são antigos
Uso empírico de antibióticos por 5 dias em crianças e 10 dias em neonatos	IIa	B	Seleção de antimicrobianos guiada pela prevalência das bactérias segundo a idade dos pacientes
Uso empírico de vancomicina em meningite por S. pneumoniae	IIb	C	Até que resultados de testes de sensibilidade estejam disponíveis
Uso adjuntivo precoce de dexametasona (H. influenzae em crianças e S. pneumoniae em adultos)	IIa	A	Redução de morbidade em adultos e crianças
Betalactâmicos antipseudomônas	IIb	C	Em imunocomprometidos ou vítimas de trauma penetrante
Hipotermia terapêutica em casos graves (coma)	III	A	Sem demonstração de eficácia
Infecções de pele – abscessos			
Uso de SMZ-TMP para abscessos acima de 2 cm	IIa	A	Associado a drenagem cirúrgica
Cobertura empírica para MRSA em abscessos	IIb	C	Frente a suspeita epidemiológica ou em pacientes com fatores de risco
Infecções de pele – celulites			
Cefalexina, amoxicilina ou clindamicina em celulites simples	IIb	C	
Amoxicilina associada a SMX-TMP ou doxiciclina; ou clindamicina isolada	IIb	C	Frente a suspeita epidemiológica de MRSA ou em pacientes com comorbidades
Infecções de pele – erisipela			
Amoxicilina, eritromicina ou cefalexina	IIb	C	Em casos simples ou com melhora em 72 h
Cefazolina ou ceftriaxona para cobertura de MRSA em abscessos	IIb	C	Em pacientes com sinais sistêmicos de infecção
Profilaxia com penicilina	IIa	A	Para pacientes com celulite recorrente
Gastroenterite aguda			
Antimicrobianos empíricos em casos não graves	III	C	Somente terapia sintomática e reidratação
Antimicrobianos empíricos em casos graves, com disenteria e febre (incluindo diarreia do viajante)	IIa	B	Quinolonas ou azitromicina são indicados; evitar antimicrobiano em suspeita de *Escherichia coli* êntero-hemorrágica
Antimicrobiano em salmonelose leve a moderada	III	A	Pode prolongar o estado de carreador assintomático
Fluoroquinolonas, azitromicina ou cefalosporinas em febre tifoide	IIa	C	Pelo presumível aumento de resistência a cloranfenicol
Metronidazol em colite por *Clostridium difficile*	IIa	C	Vancomicina para não respondedores

▶ Prescrição

Os esquemas de administração dos antimicrobianos citados neste capítulo podem ser encontrados no Capítulo 17, Farmacologia dos Processos Infecciosos.

▶ Seguimento

Melhora sintomática é parâmetro de resposta em todas as infecções abordadas. Em sepse, há medidas indiretas que auxiliam na avaliação do tratamento, como redução de marcadores inflamatórios (p. ex., proteína C reativa) e diminuição da necessidade de vasopressores.

Na meningite, além de melhora da febre e dos sintomas neurológicos, recomenda-se repetir hemoculturas nos pacientes nos quais as iniciais foram positivas. Nos pacientes em que se prolongam rebaixamento de sensório e convulsões ou quando ocorre aumento da circunferência encefálica em crianças, deve-se suspeitar de complicações neurológicas e solicitar exame de neuroimagem. Hipotensão, rebaixamento de sensório e convulsões na apresentação são preditivos de sequelas.

Efeitos adversos e interações dos medicamentos citados neste capítulo são apresentados no Capítulo 17, Farmacologia dos Processos Infecciosos.

Referências bibliográficas

1. Neviere M. Sepsis syndromes in adults: Epidemiology, definitions, clinical presentation, diagnosis, and prognosis. In: Basow D, ed. Uptodate. Waltham, MA: *Uptodate* 2016.
2. Farthing M, Salam MA, Lindberg G, Dite P, Khalif I, Salazar-Lindo E, et al. Acute diarrhea in adults and children: a global perspective. *J Clin Gastroenterol* 2013; 47(1):12-20.
3. Singer M, Deutschman CS, Seymour CW, Shankar-Hari M, Annane D, Bauer M, et al. The Third International Consensus Definitions for Sepsis and Septic Shock (Sepsis-3). *JAMA* 2016; 315 (8):801-810.
4. Shankar-Hari M, Phillips GS, Levy ML, Seymour CW, Liu VX, Deutschman CS, et al. Developing a new definition and assessing new clinical criteria for septic shock. *JAMA* 2016: 315(8):775-787.
5. Kumar A, Roberts D, Wood KE. Duration of hypotension before initiation of effective antimicrobial therapy is the critical determinant of survival in human septic shock. *Crit Care Med* 2006; 34(6):1589-1596.
6. Kumar A, Ellis P, Arabi Y, Roberts D, Light B, Parrillo JE, et al. Initiation of inappropriate antimicrobial therapy results in a fivefold reduction of survival in human septic shock. *Chest* 2009; 136(5):1237-1248.
7. Vazquez-Guillamet C, Scolari M, Zilberberg MD, Shorr AF, Micek ST, Kollef M. Using the number needed to treat to assess appropriate antimicrobial therapy as a determinant of outcome in severe sepsis and septic shock. *Crit Care Med* 2014; 42(11): 2342-2349.
8. Paul M, Bishara J, Yahav D, Goldberg E, Neuberger A, Ghanem-Zoubi N, et al. Trimethoprim-sulfamethoxazole versus vancomycin for severe infections caused by meticillin resistant Staphylococcus aureus: randomised controlled trial. *BMJ* 2015; 350: h2219.
9. Schmidt GA, Mandel J. Evaluation and management of severe sepsis and septic shock in adults. In Basow D, ed. Uptodate. Waltham, MA: *Uptodate* 2016.
10. Dellinger RP, Levy MM, Rhodes A, Annane D, Gerlach H, Opal SM, et al; Surviving Sepsis Campaign Guidelines Committee including the Pediatric Subgroup. Surviving Sepsis Campaign: International Guidelines for Management of Severe Sepsis and Septic Shock: 2012. *Crit Care Med* 2013; 41(2):580-637.
11. Paul M, Lador A, Grozinsky-Glasberg S. Beta lactam antibiotic monotherapy versus beta lactam-aminoglycoside antibiotic combination therapy for sepsis. *Cochrane Database Syst Rev* 2014;1:CD003344.
12. Safdar N, Handelsman J, Maki DG. Does combination antimicrobial therapy reduce mortality in Gram-negative bacteraemia? A meta-analysis. *Lancet Infect Dis* 2004; 4(8): 519.
13. Tunkel AR. Initial therapy and prognosis of bacterial meningitis in adults. In: Basow D, ed. Uptodate. Waltham, MA: *Uptodate* 2016.
14. van de Beek D, Brouwer MC, Thwaites GE, Tunkel AR. Advances in treatment of bacterial meningitis. *Lancet* 2012; 380(9854):1693-1702.
15. Prasad K, Karlupia N, Kumar A. Treatment of bacterial meningitis: an overview of Cochrane systematic reviews. *Respir Med* 2009; 103(7):945-950.
16. Tunkel AR, Hartman BJ, Kaplan SL, Kaufman BA, Roos KL, Scheld WM, et al. Practice guidelines for the management of bacterial meningitis. *Clin Infect Dis* 2004; 39(9):1267-1284.
17. Molyneux E, Nizami SQ, Saha S, Huu KT, Azam M, Bhutta ZA, et al. 5 versus 10 days of treatment with ceftriaxone for bacterial meningitis in children: a double-blind randomised equivalence study. *Lancet* 2011; 377(9780):1837-1845.
18. Mathur NB, Kharod P, Kumar S. Evaluation of duration of antibiotic therapy in neonatal bacterial meningitis: a randomized controlled trial. *J Trop Pediatr* 2015; 61(2): 119-125.
19. Brouwer MC, McIntyre P, Prasad K, van de Beek D. Corticosteroids for acute bacterial meningitis. *Cochrane Database Syst Rev* 2015 Sep 12; 9:CD004405.
20. Maconochie IK, Bhaumik S. Fluid therapy for acute bacterial meningitis. *Cochrane Database Syst Rev* 2014 May 5; (5): CD004786.
21. Mourvillier B, Tubach F, van de Beek D, Garot D, Pichon N, Georges H, et al. Induced hypothermia in severe bacterial meningitis: a randomized clinical trial. *JAMA* 2013; 310(20):2174-2183.
22. Cohn AC, MacNeil JR, Clark TA, Ortega-Sanchez IR, Briere EZ, Meissner HC, et al; Centers for Disease Control and Prevention (CDC). Prevention and control of meningococcal disease: recommendations of the Advisory Committee on Immunization Practices (ACIP). *MMWR Recomm Rep* 2013; 62(RR-2):1-28.
23. Baddour LM. Skin abscesses, furuncles, and carbuncles. In: Basow D, ed. Uptodate. Waltham, MA: *Uptodate* 2016.
24. Baddour LM. Cellulitis and erysipelas. In: Basow D, ed. *Uptodate*. Waltham, MA: *Uptodate* 2016.
25. Stevens DL, Bisno AL, Chambers HF, Dellinger EP, Goldstein EJ, Gorbach SL, et al. Practice guidelines for the diagnosis and management of skin and soft tissue infections: 2014 update by the Infectious Diseases Society of America. *Clin Infect Dis* 2014; 59(2): e10-52.
26. Moran GJ, Krishnadasan A, Gorwitz RJ, Fosheim GE, McDougal LK, Carey RB, et al; Emergency ID Net Study Group. Methicillin-resistant S. aureus infections among patients in the emergency department. *N Engl J Med* 2006; 355(7):666-674.
27. Boyce J. Epidemiology of methicillin-resistant Staphylococcus aureus infection in adults. In: Waltham, MA, Basow D, ed. Uptodate. Waltham, MA: *Uptodate* 2016.
28. Talan DA, Mower WR, Krishnadasan A, Abrahamian FM, Lovecchio F, Karras DJ, et al. Trimethoprim-sulfamethoxazole versus placebo for uncomplicated skin abscess. *N Engl J Med* 2016; 374(9): 823.
29. Thomas KS, Crook AM, Nunn AJ, Foster KA, Mason JM, Chalmers JR, et al. Penicillin to prevent recurrent leg cellulitis. *N Engl J Med* 2013; 368(18):1695-1703.
30. Lozano R, Naghavi M, Foreman K, Lim S, Shibuya K, Aboyans V, et al. Global and regional mortality from 235 causes of death for 20 age groups in 1990 and 2010: a systematic analysis for the Global Burden of Disease Study 2010. *Lancet* 2012; 380(9859): 2095-2128.
31. Freedman SB, Willan AR, Boutis K, Schuh S. Electrolyte maintenance solution versus usual fluids in children with acute gastroenteritis: a randomized clinical trial. *JAMA* 2016; 315(18):1966-1974.
32. Riddle MS, DuPont HL, Connor BA. ACG Clinical Guideline: Diagnosis, Treatment, and Prevention of Acute Diarrheal Infections in Adults. *Am J Gastroenterol* 2016; 111(5): 602-622.
33. Pfeiffer ML, DuPont HL, Ochoa TJ. The patient presenting with acute dysentery – a systematic review. *J Infect* 2012; 64(4): 374-386.
34. CF, Sears CL. Infectious enteritis and proctitis. In: Sleisinger, M. H., Feldman, M., Friedman, L. S., & Brandt, L. J. *Sleisenger and Fordtran's gastrointestinal and liver disease pathophysiology, diagnosis, management*. 10th edition. Philadelphia: Saunders/Elsevier, 2016.
35. Onwuezobe IA, Oshun PO, Odigwe CC. Antimicrobials for treating symptomatic non-typhoidal Salmonella infection. *Cochrane Database Syst Rev* 2012 Nov 14; 11: CD001167.
36. Leffler DA, Lamont T. Clostridium difficile Infection. *N Engl J Med* 2015; 372(16): 1539-1548.
37. Youngster I, Russell GH, Pindar C, Ziv-Baran T, Sauk J, Hohmann EL. Oral, capsulized, frozen fecal microbiota transplantation for relapsing Clostridium difficile infection. *JAMA* 2014; 312(17): 1772-1778.

26 Tuberculose

Caroline Deutschendorf

▶ Introdução

Tuberculose é a principal causa de morbidade e mortalidade no mundo, especialmente em África e Ásia. A Organização Mundial da Saúde (OMS) estima que 9,6 milhões de novos casos de tuberculose ocorreram em 2014, dos quais 1,2 milhão de casos, em pacientes HIV-positivos. Índia, China, Indonésia, África do Sul e Nigéria são os cinco países que detêm o maior número absoluto de casos. Também em 2014, ocorreu 1,5 milhão de mortes decorrentes de tuberculose, 0,4 milhão destas em portadores do HIV. Apesar dos altos números, a mortalidade caiu 47% desde 1990. Em 2014, estimaram-se 480.000 casos de tuberculose multirresistente (resistência a pelo menos rifampicina e isoniazida) no mundo, aproximadamente 9,7% desses sendo de resistência extensiva (a rifampicina, isoniazida, uma fluoroquinolona e um medicamento injetável de segunda linha).[1]

Em 2014, foram registrados 67.966 casos novos de tuberculose no Brasil. A taxa de incidência foi de 33,5/100 mil habitantes para todas as formas de tuberculose. Do total de novos casos, 10,4% eram coinfectados por tuberculose e HIV. Ainda foram notificados 260 casos novos de monorresistência (resistência a um antituberculoso), 81 de polirresistência (resistência a dois ou mais fármacos antituberculose, exceto à associação de rifampicina e isoniazida), 374 de multirresistência e 56 casos de resistência extensiva. Em 2013, foram registrados 4.577 óbitos por tuberculose, com taxa de mortalidade de 2,3 óbitos/100 mil habitantes.[2]

O agente causal da tuberculose – *Mycobacterium tuberculosis* – é membro do grupo *Mycobacterium* complexo (*Mycobacterium tuberculosis, M. bovis, M. africanum, M. microti, M. canetti*). É bacilo de crescimento lento, com tempo de geração de 15 a 20 h, comparativamente a 1 h para a maioria das bactérias. O crescimento visível da micobactéria em meio de cultura sólido demora em torno de 3 a 6 semanas. Na baciloscopia, *Mycobacterium tuberculosis* se comporta como bacilo gram-positivo fraco, apresentando-se como bastões sem coloração, denominados *ghosts*. A presença de álcool-ácido resistência (capacidade de resistência à descoloração da fucsina com composição de álcool-ácido) é praticamente sinônimo de identificação de micobactérias, apesar de *Nocardia* sp. e outros organismos também poderem mostrar ácido-álcool resistência ao exame direto. Cultura é o padrão-ouro para diagnóstico de infecção tuberculosa.

A transmissão da tuberculose ocorre por dispersão de partículas provenientes do trato respiratório no ar ambiente. Gotículas de 1 a 5 μm de diâmetro, contendo *M. tuberculosis*, ficam suspensas no ar por horas após serem expectoradas por indivíduo com tuberculose pulmonar ou laríngea. A partícula, quando inalada, chega aos alvéolos distais. A micobactéria é então fagocitada por macrófagos alveolares, iniciando o processo chamado de complexo primário (contenção da infecção) ou doença progressiva primária. Macrófagos infectados levam as micobactérias para cadeias de linfonodos locais, que a partir daí são disseminadas por via hematogênica. O risco de desenvolvimento de doença varia de acordo com idade e imunidade do indivíduo. Estima-se que seja de 10%, cuja metade ocorre nos primeiros 2 anos após a infecção.[3]

Durante a fase pré-alérgica (antes de conversão tuberculínica), alguns tecidos favorecem retenção e multiplicação da micobactéria, tais como linfonodos, rins, epífises distais de ossos longos, corpos vertebrais, meninges e, principalmente, zonas posteriores dos lobos superiores dos pulmões. Imunidade celular se desenvolve em torno de 2 a 8 semanas após a infecção. Linfócitos T e macrófagos conseguem conter as micobactérias em granulomas, com centro necrótico dotado de micobactérias mortas. Essa fase coincide com teste tuberculínico positivo. Quando tal contenção não ocorre, pode desenvolver-se doença ativa, que é mais comum em crianças com menos de 5 anos ou em pacientes infectados pelo HIV, principal fator de risco para doença ativa em adultos.[3]

Tuberculose pulmonar crônica em adultos caracteriza-se por retenção de micobactérias nas porções posteriores dos ápices pulmonares, devido a ambiente hiperoxigenado e deficiência de fluxo linfático, facilitando a multiplicação bacilar. Esse é o principal sítio de acometimento em pacientes adultos. Após a infecção primária, a doença pode reaparecer por reativação ou nova infecção, que ocorre principalmente em pacientes submetidos à imunossupressão por infecção pelo HIV, uso de corticoides e quimioterápicos, transplantes e neoplasias. Em países com precárias condições socioeconômicas e níveis endêmicos de infecção, os pacientes podem apresentar alta probabilidade de nova infecção, tornando às vezes difícil a diferenciação entre reinfecção e reativação.

Tuberculose, especialmente pulmonar, pode acometer precocemente indivíduo infectado pelo HIV, geralmente antes de outras infecções oportunistas. À medida que a imunossupressão avança nesses pacientes, aumenta o risco de doença extrapulmonar e bacteriemia. Frequentemente pacientes com bacteriemia apresentam sinais e sintomas característicos de doença disseminada.

Tuberculose se expressa clinicamente por tosse persistente (mais de 2 semanas), com ou sem hemoptise, emagrecimento, sudorese, dispneia e dor torácica. Exame radiológico identifica a presença de cavidades em lobos superiores dos pulmões. Nos pacientes infectados pelo HIV, a apresentação clínica pode ser diversa, com maior taxa de acometimento extrapulmonar e disseminado. O diagnóstico é feito pela combinação dos dados clínicos e radiológicos. Baciloscopia é de suma importância no diagnóstico da tuberculose pulmonar e para acompanhamento da terapia, apesar de ser positiva em somente 50 a 80% dos casos de tuberculose confirmados por cultura. Em países com prevalência elevada de tuberculose, baciloscopia positiva indica doença por tuberculose em mais de 95% dos casos.

Antituberculosos aprovados pela Food and Drug Administration (FDA) são: isoniazida (H), rifampicina (R), pirazinamida (Z), rifapentina, etambutol (E), cicloserina, etionamida, capreomicina, ácido para-aminossalicílico (PAS) e estreptomicina (S). Outros medicamentos frequentemente recomendados para tratamento são: rifabutina, amicacina, canamicina, ofloxacino, levofloxacino e moxifloxacino. Rifampicina, isoniazida, pirazinamida e etambutol são fármacos de primeira linha. Rifapentina e rifabutina também podem ser consideradas de primeira linha, devido a seu uso em condições especiais. Os demais são considerados medicamentos de segunda linha.[4]

Em 2012, também foi aprovado pela FDA o uso de bedaquilina para tratamento de pacientes adultos com tuberculose pulmonar multirresistente.[5] No Brasil, manejo da tuberculose, do rastreamento ao tratamento, incluindo recomendações para organização de serviços, é regulado pelo Ministério da Saúde. A última publicação contemplando todo o manejo é de 2011.[6] É impossível, por exemplo, tratar-se com esquemas que não os recomendados pelo Ministério da Saúde, que incluem os medicamentos padronizados nos EUA.

▶ Seleção

Na década de 1940, a introdução de fármacos antituberculosos mudou a história natural da infecção. Os primeiros estudos sobre tratamento da tuberculose datam desta época. O primeiro ensaio clínico randomizado, que deu origem ao modelo atual de avaliação de tratamentos, foi realizado com estreptomicina em pacientes com tuberculose em ambos os pulmões, promovendo redução de mortalidade superior a 50% em 6 meses. Apesar deste sucesso inicial, constatou-se rápido surgimento de resistência quando o tratamento era realizado em monoterapia. Durante 3 meses de monoterapia com estreptomicina, 92% dos pacientes com cultura positiva desenvolviam resistência. Resistência a monoterapia com PAS também foi documentada em 1/3 dos pacientes após 4 meses de tratamento. Quando se combinaram aqueles agentes, a resistência diminuiu a menos de 10%. A partir daí, evidenciou-se que o tratamento deveria ser realizado com pelo menos dois fármacos com atividade contra a micobactéria. Medicamentos como isoniazida (1952), pirazinamida (1954), cicloserina (1955), etambutol (1962) e rifampicina (1963) foram subsequentemente introduzidos na terapia antituberculosa.[7]

Diretrizes brasileiras recomendavam rifampicina, isoniazida e pirazinamida (RHZ) por 2 meses, seguidos de RH por 4 meses. A partir de 2009, nota técnica do Ministério da Saúde recomendou o tratamento com quatro medicamentos (adicionando etambutol ao esquema básico) nos 2 meses iniciais, seguidos de RH por 4 meses, para pacientes adolescentes e adultos. Para crianças até 10 anos permanece a recomendação de tratamento inicial com RHZ, sem etambutol.[8] Essas recomendações foram reiteradas em 2011.[6]

Os objetivos do tratamento são garantir cura sem recidivas, prevenir mortalidade, parar a cadeia de transmissão da micobactéria e prevenir desenvolvimento da resistência.

A maioria dos tratamentos se desenvolve em duas fases. A fase intensiva objetiva eliminar bacilos em multiplicação e em estágio semidormente. Com isto há queda importante no número total de bacilos, com quebra na cadeia de transmissão e rápida negativação da baciloscopia e da cultura. Em 2 a 3 meses, 80 a 90% dos pacientes têm baciloscopia e cultura negativos. Pelo menos dois medicamentos com atividade bactericida contra a micobactéria devem ser utilizados nesta fase, geralmente, rifampicina e isoniazida. A adição de pirazinamida reduz o tempo de tratamento de 9 para 6 meses. O uso de etambutol tem benefício em locais com resistência elevada ou em que a carga de micobactérias é elevada.

A segunda fase ou de manutenção do tratamento objetiva eliminar bacilos latentes, reduzindo o número de falências e recidivas. Nesta fase há menor número de bacilos e, portanto, menor risco de desenvolvimento de resistência.

As diretrizes somente recomendam uso de medicamentos em associação para diminuir resistência, preferentemente em combinações de doses fixas para facilitar a adesão. Os esquemas são padronizados na tentativa de uniformizar as condutas para que se evite resistência bacteriana por tempo predeterminado.

Muitos países adotaram tratamentos supervisionados (DOTS – do inglês *directly observed treatment short-course*) para garantir a adesão a tratamento por tempo determinado. É estratégia preconizada como útil em casos de falência devidos a má adesão. Revisão Cochrane[9] de 11 ensaios clínicos randomizados [ECR] (n = 5.662) realizados em diferentes países atualizou resultados de DOTS supervisionados por profisisonais da saúde ou familiares em diferentes cenários *versus* autoadministração de DOTS. Esta última estratégia mostrou menor taxa de cura de tuberculose em todos os estudos (41% *versus* 67%), não melhorada pela observação direta, quer realizada por profissionais da saúde ou membros da família. O melhor resultado ocorreu em pacientes que visitaram clínicas mensalmente (risco relativo [RR] = 1,15; intervalo de confiança [IC] de 95%: 1,06 a 1,25; 2 ECRs, 900 participantes), mas não se acentuou com visitas mais frequentes. Mesmos índices foram obtidos quando tratamento completo foi analisado. Os autores concluem que, a partir dos estudos existentes, DOTS não constitui solução para pobre adesão a tratamento para tuberculose.

A internação hospitalar para tratamento de tuberculose não está mais indicada. Excetuam-se situações especiais com risco de morte em pacientes com doença disseminada – geralmente associada a imunossupressão, insuficiência respiratória, hemoptise maciça, alterações de sensório devidas a meningites tuberculosas – os quais permanecem internados até que a doença se estabilize.

Tratamento da infecção em adolescentes e adultos

O Ministério da Saúde[6] instituiu modificações no tratamento antituberculoso básico para adultos e adolescentes no Brasil. Justificou a introdução de etambutol na fase intensiva (RHZE, nos dois primeiros meses) pelo aumento da resistência primária à isoniazida, que migrou de 4,4% no inquérito nacional de 1995-1997 para 6,0% nos anos de 2007-2008. Cabe ressaltar que a resistência em pacientes hospitalizados ou infectados pelo HIV ainda pode ser maior.[10] Com a introdução de um quarto fármaco, objetivam-se aumentar o sucesso terapêutico e evitar o aumento de multirresistência (resistência a rifampicina e isoniazida simultaneamente). Também foi introduzida a apresentação de dose fixa combinada dos quatro fármacos para a fase intensiva do tratamento. Com a adoção de combinação de dose fixa, intenta-se aumentar a adesão a tratamento.[6]

Para a fase de manutenção recomendam-se rifampicina e isoniazida, também disponíveis em apresentação de dose fixa combinada. (Quadro 26.1).

Esse esquema está indicado para casos novos de todas as formas de tuberculose pulmonar e extrapulmonar (exceto meningoencefalite), em pacientes infectados ou não pelo HIV. É recomendado como retratamento em recidiva (independentemente do tempo decorrido desde o primeiro episódio) ou retorno após abandono com doença ativa.[6]

Em geral o tratamento da tuberculose deve ser feito por 6 meses em pacientes com bacilo sensível, independente de sítio, idade e grau de imunossupressão. Excetuam-se as meningites tuberculosas, em que o tratamento deve ser ampliado para 9 a 12 meses, e as infecções envolvendo articulações e ossos, em que se faz terapia por 6 a 9 meses. Em pacientes infectados pelo HIV com resposta mais lenta, especialmente naqueles em terapia observada e com cultura positiva ao final de 2 meses de tratamento, pode-se estender a fase de consolidação por 7 meses, totalizando 9 meses de uso.[6]

Quadro 26.1 ■ Esquemas para tratamento de tuberculose. Esquema básico para adultos e adolescentes (2RHZE/4RH).[14]

Esquema	Fármacos	Peso	Dose	Meses
2RHZE Fase intensiva	RHZE 150/75/400/275 mg por cápsula	Até 20 kg	R: 10 mg/kg/dia H: 10 mg/kg/dia Z: 35 mg/kg/dia E: 25 mg/kg/dia	2
		20 a 35 kg	2 comprimidos	
		36 a 50 kg	3 comprimidos	
		> 50 kg	4 comprimidos	
4RH Fase de manutenção	RH 150/75 mg por cápsula	Até 20 kg	R: 10 mg/kg/dia H: 10 mg/kg/dia	4
		20 a 35 kg	2 comprimidos	
		36 a 50 kg	3 comprimidos	
		> 50 kg	4 comprimidos	

Tratamento da infecção em pacientes infectados pelo HIV

Tuberculose pode apresentar-se de forma insidiosa em pacientes infectados pelo HIV, podendo ser até assintomática. O tratamento de tuberculose em pacientes HIV-positivos segue a mesma diretriz dos pacientes HIV-negativos.[11] O manejo do paciente com HIV é complicado devido a interações medicamentosas entre antituberculosos e antirretrovirais, dificuldades de adesão à ingestão de grande número de comprimidos, reações paradoxais que possam ocorrer com uso concomitante e sobreposição de efeitos adversos.

Na segunda fase do tratamento, combinação isoniazida e rifapentina 1 vez/semana é contraindicada em pacientes com HIV, devido a elevado risco de falha terapêutica. O tratamento deve ser feito 3 vezes/semana ou diário em pacientes com contagens de CD4 < 100 células/mm^3.[12] Pacientes em uso de antituberculosos e antirretrovirais podem apresentar exacerbações de tuberculose (reações paradoxais), ou seja, piora da sintomatologia inflamatória devido à recuperação imunológica, a chamada síndrome de imunorreconstituição. Os sintomas incluem reinício ou piora da febre, adenomegalias, dispneia, piora de lesões cerebrais, piora radiológica. O diagnóstico é de exclusão de outras doenças infecciosas.[13,14]

Ensaios clínicos multicêntricos, que avaliaram o melhor momento para início da terapia antirretroviral, demonstraram significativa redução do risco de morte com seu início precoce *versus* início tardio. O estudo CAMELIA[13] confirmou tal redução, mas identificou que o tratamento mais precoce se associou a maior risco de aparecimento da síndrome inflamatória de reconstituição imune associada a tuberculose.

Início concomitante dos tratamentos de ambas as doenças continua sendo contraindicado, uma vez que pode aumentar o risco de intolerância e toxicidade.

Presença de doença ativa pelo *M. tuberculosis*, independentemente da forma clínica, constitui indicação para iniciar terapia antirretroviral.

Rifamicinas são fármacos importantes na terapia da tuberculose, especialmente em pacientes infectados pelo HIV. A eficácia do tratamento é inferior em pacientes que não utilizaram esquemas com estes medicamentos. Há retardo da negativação do escarro, prolongando a terapia e diminuindo sua efetividade. Esquemas compostos por efavirenz são os principais esquemas antirretrovirais recomendados para uso concomitante com rifampicina.[14]

Tratamento da meningite por tuberculose

Meningite tuberculosa se associa a altos índices de morbimortalidade. Recebe o mesmo tratamento preconizado no Quadro 26.1, somente durante tempo maior, ou seja, 2 meses de RHZE, seguidos de 7 meses de RH. Além disso, revisão Cochrane recomenda utilização de glicocorticoides em todos os pacientes para reduzir mortalidade, embora o número de pacientes HIV+ incluídos fosse pequeno, não havendo segurança de que o benefício observado possa ser generalizado.[15]

Tratamento de pacientes com doença hepática

Rifampicina, isoniazida e pirazinamida podem causar hepatite. Devido à coinfecção pelo HIV e vírus de hepatite B ou C e ao uso de álcool ou outros medicamentos em pacientes com HIV, hepatotoxicidade é comum nessa circunstância.

Vinte por cento dos pacientes em uso do esquema com quatro fármacos apresentará elevação assintomática dos níveis de transaminases. Na maioria dos casos, essas alterações se resolvem espontaneamente.[6]

O diagnóstico de hepatite é firmado ante elevação de mais de três vezes nos níveis de transaminases associada a sintomas (náuseas, vômitos, dores abdominais) ou aumento de cinco vezes ou mais dos níveis normais de transaminases. Hepatite se classifica em leve (níveis de alanina aminotransferase [ALT] até cinco vezes o normal), moderada (níveis entre 5 e 10 vezes os valores normais) e grave (níveis acima de 10 vezes o normal, ou seja, acima de 500 UI).

Nos pacientes que apresentarem hepatotoxicidade após o início da terapêutica, recomendam-se a suspensão do tratamento e a reintrodução individual de cada fármaco após a redução das transaminases (até duas vezes os níveis normais). Em pacientes com alteração de base dos níveis de transaminases, a reintrodução deverá ser feita quando os níveis se aproximarem dos valores basais.

A cada 3 a 7 dias, faz-se a reintrodução de cada fármaco, iniciando-se por rifampicina (com ou sem etambutol), agente menos associado com hepatotoxicidade e com maior atividade bacilífera. Após, introduz-se isoniazida e a seguir, pirazinamida. Em caso de hepatite grave, quando não houver elevação das transaminases com a reintrodução de rifampicina e isoniazida, pode-se estimar que pirazinamida causou a hepatite. Assim sendo, não se deve reintroduzir esse fármaco. Em caso de colestase, pode-se iniciar a reintrodução por isoniazida, tendo em vista que rifampicina é o fármaco mais relacionado a colestase.

Esquemas sem isoniazida podem ser considerados. Neste caso, uma opção é tratamento com rifampicina, etambutol e pirazinamida por 6 meses. Em esquemas sem pirazinamida, pode-se usar RHE por 2 meses, seguidos de RH por mais 7 meses. Em pacientes com doença hepática avançada, quando se deseja manter apenas um fármaco hepatotóxico, geralmente se escolhe rifampicina. Outros agentes a serem utilizados são as fluoroquinolonas, ciclosserina e aminoglicosídeos. O tempo de tratamento desses esquemas varia de 12 a 18 meses, dependendo da extensão da doença.[6]

Segundo a norma técnica do Ministério da Saúde, o esquema a utilizar é 2RHE/7RH em caso de doença hepática prévia (sem cirrose), estável ou instável, com ALT 3 vezes maior que o limite superior normal. Para pacientes com níveis menores ou iguais a 3 vezes aquele limite, utiliza-se 2RHZE/4RH. Em caso de cirrose hepática, empregam-se RE + levofloxacino, moxifloxacino, ofloxacino ou ciclosserina por 12 a 18 meses.

Em doença hepática crônica estabelecida, com ALT ≤ 3 vezes o limite superior normal de ALT e sem evidências clínicas de doença, pode-se usar o esquema 2RHZE/4RH. Para pacientes com ALT > 3 vezes os limites normais e sem evidências clínicas de doença, a recomendação é de 2RHES/6 HE ou 2 HRE/6 HE ou 2 HSE/10 HE ou 3SEO/9EO (nesse esquema ofloxacino pode ser substituído por levofloxacino).[8]

Tratamento de infecções por tuberculose resistente

Resistência a antituberculosos geralmente ocorre em pacientes com doença extensa, em que grande quantidade de bacilos se multiplica dentro da cavidade pulmonar. Resistência também advém do não seguimento de esquemas terapêuticos. Pode ocorrer combinação dos dois processos.

Mutações que geram resistência para rifampicina e isoniazida ocorrem em $1/10^{10}$ a $1/10^{7}$-10^{9} divisões celulares, respectivamente, correspondendo a frequências de resistência de $1/10^{8}$ e $1/10^{6}$. Como uma cavidade pulmonar pode conter 10^{7} bacilos, espontaneamente pode ocorrer uma mutação de resistência, mais comumente para isoniazida, sem que haja pressão seletiva de antituberculosos.[6]

Resistência pode ser definida como monorresistência (resistência a um fármaco), polirresistência (resistência a isoniazida ou rifampicina, mais outro fármaco), multirresistência (resistência a rifampicina e isoniazida) e resistência estendida (resistência a rifampicina e isoniazida, a qualquer fluoroquinolona e a um dos fármacos injetáveis – amicacina, canamicina ou capreomicina).[14] As duas últimas categorias representam grande desafio ao controle da tuberculose na era da infecção pelo HIV. Para Zang e Yew,[16] a resistência gerada por mutações espontâneas têm baixa frequência no cenário clínico, ao contrário da que resulta de seleção durante o tratamento da doença, seja por acesso errático, prescrição subótima ou pobre adesão pelo paciente.

Para evitar resistência, alguns princípios devem ser respeitados: o esquema de tratamento deve incluir três fármacos ativos contra a micobactéria; medicamentos não devem ser preservados para uso futuro; o regime mais efetivo deve ser prescrito; o tratamento deve ser diário e não intermitente; resultados de exames bacteriológicos devem ser monitorados. Quando há estabelecida multirresistência, é necessária quimioterapia específica alternativa. A situação é mais grave com resistência estendida, quando poucas opções se mostram ainda eficazes. Nesse caso, o foco é o desenvolvimento de novos fármacos bactericidas, com favorável perfil de toxicidade e acesso viável às várias populações que deles necessitam.[17]

Em caso de falência a esquema de primeira linha, nunca se devem adicionar novos fármacos ao esquema em uso, devido a risco de resistência ao medicamento adicionado. A resistência à rifampicina geralmente é cruzada para rifabutina e rifapentina. Parece não haver resistência cruzada entre estreptomicina e os demais agentes injetáveis (canamicina, capreomicina e amicacina), mas resistência à canamicina indica resistência cruzada para amicacina.[14]

Se disponíveis, testes de sensibilidade *in vitro* devem ser utilizados para orientar a escolha de agentes. A maioria das recomendações envolve a prescrição de três a quatro fármacos por via oral (com uma fluoroquinolona) e uma opção intravenosa (capreomicina, canamicina ou amicacina) por 3 a 6 meses. Após, devem ser utilizados três medicamentos por via oral por 15 a 18 meses, totalizando 12 a 18 meses de tratamento após negativação da cultura. No Quadro 26.2, apresentam-se alguns exemplos de esquemas baseados no perfil de resistência.

Em tuberculose multirresistente, pacientes que receberam tratamento observado (DOT) tiveram melhores taxas de cura.[18] Os pacientes tratados por pelo menos 18 meses também tiveram melhores resultados. A combinação desses dois fatores se associou com maiores taxas de sucesso (69% de cura). A taxa de sucesso com esquemas de tratamento individualizados foi de 64% *versus* 54% para pacientes que receberam tratamento padrão.

O esquema 2S5EOZT/4S3EOZT/12EOT – estreptomicina (S), etambutol (E), ofloxacino (O), pirazinamida (Z) e terizidona (T) – está indicado para pacientes com multirresistência, falência ao esquema básico ou impossibilidade de seu uso por intolerância a dois ou mais fármacos (Quadro 26.3).[14]

Quadro 26.2 ■ Esquemas para manejo de pacientes com micobactéria resistente.

Tipo de resistência	Esquema sugerido	Duração em meses
R	2HZES5/10HE	12
H	2RZES5/7RE	9
Z	2RHE/7RH	9
E	2RHZ/4RH	6

Quadro 26.3 ■ Esquemas de tratamento de tuberculose resistente.[14]

Regime	Fármaco	Faixa de peso (kg)	Dose	Meses
2S5EOZT Fase intensiva 1ª etapa	Estreptomicina Frasco de 1 g	Até 20 kg / 20 a 50 / > 50	20 mg/kg/dia / 500 mg/dia / 1.000 mg/dia	2
	Etambutol Comprimido de 400 mg	Até 20 kg / 20 a 50 / > 50	25 mg/kg/dia / 800 mg/dia / 1.200 mg/dia	
	Ofloxacino Comprimido de 400 mg	Até 20 kg / 20 a 50 / > 50	10 mg/kg/dia / 400 mg/dia / 800 mg/dia	
	Pirazinamida Comprimido de 500 mg	Até 20 kg / 20 a 50 / > 50	35 mg/kg/dia / 1.000 mg/dia / 1.500 mg/dia	
	Terizidona Cápsula de 250 mg	Até 20 kg / 20 a 50 / > 50	250 mg/dia / 500 mg/dia / 750 mg/dia	
4S3EOZT Fase intensiva 2ª etapa	Estreptomicina Frasco de 1 g	Até 20 kg / 20 a 50 / > 50	20 mg/kg/dia / 500 mg/dia / 1.000 mg/dia*	4
	Etambutol Comprimido de 400 mg	Até 20 kg / 20 a 50 / > 50	25 mg/kg/dia / 800 mg/dia / 1.200 mg/dia	
	Ofloxacino Comprimido de 400 mg	Até 20 kg / 20 a 50 / > 50	10 mg/kg/dia / 400 mg/dia / 800 mg/dia	
	Pirazinamida Comprimido de 500 mg	Até 20 kg / 20 a 50 / > 50	35 mg/kg/dia / 1000 mg/dia / 1.500 mg/dia	
	Terizidona Cápsula de 250 mg	Até 20 kg / 20 a 50 / > 50	250 mg/dia / 500 mg/dia / 750 mg/dia	
12EOT Fase de manutenção	Etambutol Comprimido de 400 mg	Até 20 kg / 20 a 50 / > 50	25 mg/kg/dia / 800 mg/dia / 1.200 mg/dia	12
	Ofloxacino Comprimido de 400 mg	Até 20 kg / 20 a 50 / > 50	10 mg/kg/dia / 400 mg/dia / 800 mg/dia	
	Terizidona Cápsula de 250 mg	Até 20 kg / 20 a 50 / > 50	250 mg/dia / 500 mg/dia / 750 mg/dia	

*Em maiores de 60 anos, estreptomicina deve ser administrada na dose máxima de 500 mg/dia.

Há poucas opções terapêuticas para manejo da tuberculose extensamente resistente (XDR tuberculose).[19] As recomendações para tratamento são baseadas em opinião de especialistas, e não há consenso sobre o melhor tratamento dessas infecções.[20]

Bedaquilina, inibidor da ATP sintase micobacteriana, foi associada a mais rápida conversão da cultura de escarro em pacientes com tuberculose multirresistente, quando adicionada à fase intensiva de tratamento, por 8 semanas, em ensaio clinico fase 2. Este fármaco foi aprovado para tratamento da tuberculose multirresistente, pela FDA, em dezembro de 2012.[21]

Em ensaio clínico randomizado multicêntrico e controlado por placebo, *delamanid* (novo inibidor da síntese de ácido micólico) mostrou maior negativação da cultura em 2 meses, quando comparado a tratamentos sem a presença do mesmo, em pacientes com tuberculose MDR e XDR.[22,23]

Linezolida também se mostrou efetiva no tratamento de tuberculose XDR, com maior conversão de cultura em 2 meses. Seu uso prolongado foi associado a alta prevalência de efeitos adversos, devendo ser monitorado com cautela.[24]

Clofazimina, utilizada para tratamento de hanseníase, também mostra atividade contra *M. tuberculosis*, e seu uso em pacientes com tuberculose MDR foi avaliado em ensaio clínico. Sua introdução no tratamento de tuberculose resultou em conversão mais rápida de cultura e maiores taxas de sucesso do tratamento.[25]

Amoxicilina + clavulanato (ou outros betalactâmicos, como os carbapenêmicos) apresentam ação antituberculosa *in vitro*, mas não há documentação clínica de eficácia.[26]

Manejo de infecções latentes

O diagnóstico de infecção latente deve ser realizado em pacientes de alto risco e com potencial benefício de tratamento. Tais pacientes incluem infectados pelo HIV, imunossuprimidos (corticoterapia, diabetes, insuficiência renal crônica, doenças neoplásicas e transplantes), acometidos de silicose, provenientes de regiões endêmicas, moradores de rua, desnutridos, usuários de drogas injetáveis e profissionais da saúde. Cinco milímetros de diâmetro de induração no teste de Mantoux (prova tuberculínica) é o ponto de corte em pacientes imunossuprimidos ou naqueles com exposição recente em que não houve tempo de formação da resposta imunológica, ou ainda, em pacientes com alta probabilidade pré-teste do diagnóstico de tuberculose. Para os demais o ponto de corte é de 10 mm. Indivíduos HIV-positivos que recentemente (< 2 anos) contataram pacientes com TB pulmonar bacilífera ou apresentam imagem radiográfica de sequela de TB pulmonar sem história prévia de tratamento para a doença têm indicação de tratamento, independente do valor do teste de Mantoux (mesmo com induração < 5 mm).[14] Além disso, o tratamento está indicado em crianças em contato com casos bacilíferos, Mantoux ≥ 5 mm se não vacinadas com BCG e Mantoux ≥ 10 mm se vacinadas com BCG há menos de 2 anos. Em gestantes não há consenso sobre indicações de rastreamento e tratamento.[27]

Novos testes de diagnóstico de infecção latente vêm sendo estudados há anos, dada a baixa sensibilidade da reação de Mantoux. Nenhum está recomendado para uso clínico.[6]

As evidências de benefício do tratamento de infecção latente são antigas e consistentes, particularmente em pacientes infectados pelo HIV. Metanálise demonstrou redução do risco de tuberculose em 43% (RR = 0,57; IC95%: 0,41 a 0,79) dos tratados com isoniazida. Para pacientes com reação de Mantoux positiva, essa redução foi de 68% (RR = 0,32; IC95%; 0,19 a 0,51). Além disso, houve redução de mortes em 27% (RR = 0,73; IC95%: 0,57 a 0,95) em comparação a pacientes do grupo placebo.[28]

Antes do início de tratamento para infecção latente, deve ser excluída infecção ativa, por meio de exames diagnósticos, para que se evite risco de resistência ao esquema profilático. O tratamento da infecção latente pode ser feito com isoniazida por 6 a 9 meses, na ausência de infecção ativa.[6] Esquemas com dois agentes por menores períodos não se mostraram mais eficazes e se associaram com maior incidência de efeitos adversos.[29] Há evidência de que tratamentos por curto período (3 a 4 meses) com rifampicina sejam equivalentes a tratamento por 6 a 9 meses com isoniazida, apresentando menos efeitos adversos em pacientes não infectados pelo HIV.[30]

Tratamento de infecções por Mycobacterium diferente do M. tuberculosis

O aparecimento da pandemia de AIDS levou ao melhor entendimento das infecções por *Mycobacterium Other Than Tuberculosis* (MOTT), especialmente da gerada por MAC (*Mycobacterium avium complex*). Essas micobactérias raramente causavam doença, mesmo em pacientes imunossuprimidos. A deficiência de imunidade celular grave e prolongada dos pacientes infectados pelo HIV possibilitou que microrganismos praticamente sem virulência originassem doenças graves. Outro fator causal para infecções causadas por micobactérias atípicas é o uso de infliximabe em doenças reumáticas. Revisão da literatura[31] identificou quatro casos de infecções disseminadas causadas por *Mycobacterium avium complex* em paciente tratado para síndrome inflamatória de reconstituição imunológica, *Mycobacterium peregrinum* em paciente tratado para polimiosite e dermatomiosite, *Mycobacterium abscessus* em paciente com artrite reumatoide e infecção de pele e tecidos moles e *Mycobacterium fortuitum* em paciente com artrite reumatoide. Adicionalmente, relatou-se um caso de *Mycobacterium avium complex* em paciente com infecção pulmonar sem disseminação. Embora raras, essas infecções tendem a progredir rapidamente nos pacientes tratados com infliximabe, cuja suspensão pode resultar em reconstituição imunológica.

A incidência de infecções por MAC em pacientes com AIDS sem tratamento antirretroviral ou profilaxia específica pode variar de 20 a 40%.

Para *prevenção* de infecções por MAC, pacientes adultos com CD4 inferior a 50 células/mm^3 devem receber quimioprofilaxia com azitromicina ou claritromicina. A quimioprofilaxia deve ser mantida até haver resposta ao tratamento com antirretrovirais, ou seja, recuperação de CD4 acima de 100 células/mm^3 por mais de 3 meses.

O *tratamento* de infecções por MAC deve ser feito com dois ou mais agentes. Claritromicina (ou azitromicina) e etambutol são as opções de primeira escolha. Para evitar recorrência, pacientes com MAC devem receber claritromicina e etambutol até a recuperação imunológica após uso de antirretrovirais. O risco de recorrência é baixo após 12 meses de uso dessa quimioterapia, em pacientes assintomáticos e com aumento de CD4 (> 100 células/mm^3) por 6 meses ou mais. Nesse caso, pode-se suspender o uso preventivo de claritromicina e etambutol.

Sumário de esquemas de antituberculosos para diferentes condições clínicas.			
Esquemas	**Grau de recomendação**	**Nível de evidência**	**Comentários**
▪ **Tratamento de adolescentes e adultos**			
RHZE	I	A/C	Esquema quádruplo por 2 meses iniciais, seguido por RH por 4 meses
▪ **Tratamento de crianças**			
RHZ	I	C	Por 6 meses
▪ **Tratamento em coinfectados pelo HIV**			
RHZE	IIa	A/C	Iniciar tratamento antiviral 15 dias após o início do tratamento antituberculoso. Tratamento total por 9 meses
▪ **Tratamento de meningite tuberculosa**			
RHZE	I	A/C	Esquema quádruplo por 2 meses iniciais, seguido por RH por 7 meses
Corticoides	IIa	A	Para reduzir a mortalidade

(continua)

Sumário de esquemas de antituberculosos para diferentes condições clínicas. (continuação)

Esquemas	Grau de recomendação	Nível de evidência	Comentários
Tratamento de pacientes com doença hepática sem cirrose			
2RHE/7RH	IIa	C	Geralmente elevação assintomática de transaminases
RE ou RHE ou outros agentes	IIa	C	Tratamento por 12 a 18 meses
Tratamento de tuberculose resistente			
Múltiplos esquemas	IIa	C	Escolha orientada por perfil de resistência *in vitro*
Infecções latentes			
Isoniazida por 6 a 9 meses	I	A	Particularmente eficaz em pacientes infectados pelo HIV
Rifampicina por 3 a 4 meses	I	A	Menos efeitos adversos em pacientes não infectados pelo HIV
Infecção por outras micobactérias atícas			
Claritromicina ou azitromicina e etambutol	IIa	C	Macrolídio para prevenção em pacientes acentuadamente imunodeprimidos; etambutol adicionado para tratamento

R: rifampicina; H: isoniazida; Z: pirazinamida; E: etambutol.

▶ Prescrição

▶ **Isoniazida.** É usada no tratamento de infecções latentes e tuberculose ativa. É administrada por via oral, mas em alguns países há disponibilidade de apresentações intramusculares ou intravenosas. É eliminada por acetilação hepática. Tem pico sérico entre 1 e 2 h após a administração oral. A dose usual é de 3 a 5 mg/kg/dia em adultos, sendo a dose máxima de 300 mg/dia. Tem excelente penetração no sistema nervoso central, onde atinge níveis semelhantes aos séricos. Em insuficiência renal, não necessita ajuste de doses. Pode ser utilizada em paciente com doença hepática estabilizada. É segura na gestação.

▶ **Rifamicinas (rifampicina, rifabutina e rifapentina).** São indicadas na segunda fase da terapia básica e na infecção latente, pois atuam sobre bacilos com mínima atividade metabólica e eliminam os semi-dormentes (atividade esterilizante). Rifampicina é administrada por via oral, embora haja formulação injetável. A dose usual é de 10 mg/kg/dia, com dose máxima diária de 600 mg. É bem distribuída por todos os tecidos, onde atinge concentrações efetivas. A penetração no SNC determina concentrações em torno de 10 a 20% dos níveis séricos, mesmo assim se mantém efetiva clinicamente. Induz o sistema enzimático citocromo P450. Não são necessários ajustes em caso de perda de função renal. É segura na gestação. Rifabutina não se mostrou superior a rifampicina em metanálise Cochrane.[32]

▶ **Pirazinamida.** Seu uso na fase inicial do tratamento reduz o tempo total do mesmo. É administrada por via oral, sendo metabolizada no fígado e excretada como metabólitos pelos rins. A dose é de 25 mg/kg/dia, 37,5 mg/kg/três vezes/semana ou 50 mg/kg/duas vezes/semana. Tem excelente penetração no SNC, atingindo níveis semelhantes aos séricos. Necessita ajuste em pacientes com perda de função renal. Embora seja recomendada para uso na gestação, há poucos estudos sobre sua segurança.

▶ **Etambutol.** É utilizado em esquemas de primeira linha para prevenção do desenvolvimento de resistência bacteriana. É administrado por via oral, na dose de 15 a 20 mg/kg/dia ou 50 mg/kg/duas vezes/semana. Penetra adequadamente no SNC. Tem eliminação renal, sendo necessário, portanto, ajuste em pacientes com perda de função renal. É seguro na gestação.

▶ **Etionamida.** É utilizada em esquema de segunda linha para tratamento de tuberculose resistente. A dose oral é de 15 a 20 mg/kg/dia. Atinge níveis no SNC semelhantes aos séricos. Dose deve ser ajustada em pacientes com insuficiência renal. Não deve ser utilizada na gestação.

▶ **Fluoroquinolonas (ofloxacino, ciprofloxacino, levofloxacino, esparfloxacino, gatifloxacino e moxifloxacino).**[33] São ativas contra *Mycobacterium tuberculosis*. Usam-se preferencialmente em pacientes com resistência ou intolerância aos fármacos de primeira linha. As doses de levofloxacino e moxifloxacino são de 500 a 1.000 mg/dia e 400 mg/dia, respectivamente. Levofloxacino é a quinolona de escolha devido ao tempo de uso. No SNC, em presença de meninges inflamadas, ciprofloxacino, levofloxacino e ofloxacino atingem concentrações que correspondem a 50 a 90% dos níveis séricos. Não devem ser utilizadas na gestação.

▶ **Aminoglicosídeos (amicacina, canamicina e estreptomicina).** São utilizados em tratamento de segunda linha. Estreptomicina deve ser utilizada em dose única diária de 15 mg/kg. A difusão dos aminoglicosídeos no SNC é baixa. Devem ser evitados na gestação devido ao risco fetal de nefrotoxicidade e ototoxicidade.

▶ **Cicloserina.** Fármaco de segunda linha que deve ser utilizado na dose oral de 10 a 15 mg/kg/dia. Os níveis no SNC são semelhantes aos séricos. Dose deve ser ajustada em pacientes com perda de função renal. Deve ser evitado na gestação pela ausência de dados de segurança.

▶ **Terizidona.** Este derivado de cicloserina deve ser utilizado em pacientes com tuberculose resistente. A dose oral diária é de 20 mg/kg, fracionada em três administrações. A dose máxima é de 750 a 1.000 mg/dia. Não se observaram efeitos teratogênicos em estudos em animais. Deve ser avaliado o risco-benefício de uso na gestação.

▶ **Capreomicina.** É usada em pacientes com resistência aos medicamentos de primeira linha. A dose é de 15 mg/kg/dia, 5 a 7 vezes na semana. Não penetra no SNC e deve ser evitada na gestação devido a efeitos de ototoxicidade e nefrotoxicidade. Dose deve ser reajustada em pacientes com perda de função renal.

▶ **Ácido para-aminossalicílico (PAS).** É usado em tuberculose resistente, na dose de 8 a 12 g/dia, fracionada em 2 a 3 vezes/dia. Atinge concentrações correspondentes a 10 a 50% das séricas no SNC. Aproximadamente 80% do medicamento são eliminados pelos rins, portanto necessita de ajustes em paciente com perda de função renal. Apesar de não haver estudos em humanos, seu uso na gestação é considerado seguro.

▶ **Outros fármacos.** Oxazolidinonas (linezolida), *delamanid*, bedaquilina e clofazimina têm sua eficácia comprovada por ensaios clínicos recentes, e podem ser opções de tratamento, principalmente na tuberculose MDR.

As dosagens dos principais fármacos utilizados no tratamento da tuberculose estão nos Quadros 26.4 e 26.5.

Quadro 26.4 ▪ Esquemas de administração e outras características de antituberculosos.

Fármaco	Via	Ação	Penetração no SNC	Dose Adulto	Dose Criança
Isoniazida	VO/IM	Bactericida	Boa (20 a 100%)	5 mg/kg/dia	5 a 10 mg/kg/dia
Rifampicina	VO/IV	Bactericida	10 a 20%*	8 a 12 mg/kg	10 a 20 mg/kg/dia
Pirazinamida	VO	Bactericida	Boa (75 a 100%)	35 mg/kg/dia (até 20 kg) 1.000 mg/dia (20 a 50 kg) 1.500 mg/dia (> 50 Kg)	20 a 30 mg/kg/dia
Etambutol	VO	Bacteriostático	4 a 64%*	15 a 25 mg/kg/dia	15 a 25 mg/kg/dia
Estreptomicina	IM/IV	Bactericida	Ruim**	15 mg/kg/dia	15 a 30 mg/kg/dia
Capreomicina	IM/IV	Bactericida	Ruim	15 mg/kg/dia	15 a 30 mg/kg/dia
Ciprofloxacino	VO/IV	Bacteriostático	50 a 90%*	750 a 1.500 mg/dia	–
Cicloserina	VO	Bacteriostático	Boa 50 a 100%	500 a 1.000 mg/dia	15 a 20 mg/kg/dia
Etionamida	VO	Bacteriostático	Boa 100%	500 a 1.000 mg/dia	15 a 20 mg/kg/dia
Canamicina/Amicacina	IM/IV	Bactericida	Ruim**	15 mg/kg/dia	15 a 30 mg/kg/dia
Levofloxacino	VO/IV	Bacteriostático, possivelmente bactericida	50 a 90%*	500 a 1.000 mg/dia	–
Moxifloxacino	VO/IV	Bactericida	–	400 mg/dia	–
Ofloxacino	VO	Bacteriostático	50 a 90%*	600 a 800 mg/dia	–
Ácido p-aminossalicílico (PAS)	VO	Bacteriostático	–	8 g/dia	150 mg/kg/dia
Rifabutina	VO	Bactericida	Boa (30 a 70%)	5 mg/kg/dia	10 a 20 mg/kg/dia

*Com meninges inflamadas. **Possível uso intratecal.

Quadro 26.5 ▪ Doses dos tuberculostáticos para adultos e crianças na administração de duas ou três vezes por semana.

Fármaco	Dose duas vezes/semana Adulto	Dose duas vezes/semana Criança	Dose três vezes/semana Adulto	Dose três vezes/semana Criança
Isoniazida	13 a 17 mg/kg/dose	15 mg/kg/dose	8 a 12 mg/kg/dose	10 mg/kg/dose
Rifampicina	8 a 12 mg/kg/dose	10 a 20 mg/kg/dose	8 a 12 mg/kg/dose	10 a 20 mg/kg/dose
Pirazinamida	2,5 g/dose (< 51 kg) 3,0 g/dose (51 a 74 kg) 3,5 g/dose (> 74 kg)	40 a 60 mg/kg/dose	2,0 g/dose (< 51 kg) 2,5 g/dose (51 a 74 kg) 3,0 g/dose (> 74 kg)	30 a 40 mg/kg/dose
Etambutol	45 mg/kg/dose	30 a 50 mg/kg/dose	30 mg/kg/dose	30 a 50 mg/kg/dose
Estreptomicina	15 mg/kg/dose	15 mg/kg/dose	15 mg/kg/dose	15 mg/kg/dose

▶ Seguimento

Os pacientes devem ser acompanhados desde o início do tratamento para que se detectem efeitos adversos, intolerância ou falência da terapia.

A falência de tratamento é definida como persistência de baciloscopia positiva ao final do tratamento; pacientes ainda com baciloscopia fortemente positiva (++ ou +++) no início do tratamento, mantendo essa situação até o quarto mês de tratamento; ou positividade inicial seguida de negativação e nova positividade da baciloscopia a partir do quarto mês de tratamento. Ainda falência terapêutica pode ser diagnosticada em pacientes com cultura positiva após o início de terapia apropriada. A maioria dos pacientes (90 a 95%) com bacilos sensíveis terá cultura negativa ao final do terceiro mês de tratamento.[6] Presença de resistência bacteriana não demonstrada inicialmente, má absorção dos medicamentos, inadequada adesão ao tratamento e interações medicamentosas estão dentre as causas relacionadas à falência terapêutica. Reações paradoxais que ocorrem em pacientes infectados pelo HIV em uso de concomitante de terapias antirretroviral e antituberculosa, mas também em HIV-negativos que iniciam terapia antituberculosa, não significam falência terapêutica.

Doses suplementares de piridoxina (vitamina B6) são recomendadas para a maioria dos pacientes para prevenção da neurite periférica associada à isoniazida. Dentre os fatores de risco para neuropatia periférica estão desnutrição, gestação, infecção pelo HIV e uso de álcool.

Monitoramento da aspartato aminotransferase (AST), ALT e bilirrubinas para diagnóstico da *hepatite medicamentosa* só é recomendado para pacientes com algum fator de risco para hepatotoxicidade.[34,35] AST pode ser produzida por outras fontes que não somente o fígado, especialmente em pacientes com tuberculose disseminada. Níveis elevados de AST, presentes em pulmão, rins, coração, pâncreas e tecido muscular, podem ser consequência de comprometimento tecidual generalizado pela micobactéria, e não especificamente toxicidade hepática.[36] Por isso é importante monitorar ALT que tem especificidade maior para o tecido hepático.[14] A taxa de hepatotoxicidade pode variar entre 0,1 e 4%.

Outros efeitos adversos comuns relacionados ao uso de antituberculosos de primeira linha incluem *rash* cutâneo, prurido, náuseas e vômitos, trombocitopenia, sintomas *influenza-like*, artralgias e manifestações neuropsiquiátricas.

Em um estudo,[35] a taxa de eventos adversos durante algum momento do tratamento chegou a 30% ou 7,3 por 100 pacientes-mês. Para os pacientes com esquema de quatro fármacos, a taxa de incidência de eventos adversos foi de 23,3 eventos por 100 pacientes-mês. Os principais eventos adversos relatados foram: hepatite (28%), alterações gastrointestinais (19%), *rash* cutâneo (15%), fraqueza ou fadiga (7%) e dor articular (6%). A maioria dos eventos adversos ocorreu nos primeiros meses de tratamento, mais comumente nos primeiros 100 dias de tratamento. Pirazinamida se associou com o maior risco de eventos adversos.

Hepatotoxicidade é das reações adversas mais temidas e a que mais comumente determina alterações no esquema terapêutico. Rifampicina, rifabutina, isoniazida e pirazinamida podem causar hepatotoxicidade. Individualmente, isoniazida é o medicamento mais hepatotóxico (20% de hepatite), seguido de pirazinamida e rifampicina, ambos com menos de 0,1%. As taxas de toxicidade hepática aumentam em pacientes mais velhos ou com doença hepática subjacente. Há aumento sinérgico de toxicidade com a combinação de isoniazida e rifampicina, quando comparada com esquemas sem esta combinação (2,5% de hepatotoxicidade *versus* 1,1%).

Baixo índice de massa corporal, idade avançada (> 60 anos), sexo feminino, infecção pelo HIV, uso de álcool ou isoniazida e hepatites virais ou doenças hepáticas crônicas são fatores de risco para hepatotoxicidade.[36]

Colestase e elevações de bilirrubinas, alteração da função renal, reações de hipersensibilidade, artralgias, *rash* cutâneo, cor alaranjada de urina, lágrima e outro fluidos corporais, psicoses, leucopenia, anemia e trombocitopenia estão mais relacionadas com o uso de rifampicina. Neuropatia periférica, *rash* cutâneo, discrasias sanguíneas, artralgias, alterações do sistema nervoso central, síndrome lúpus-*like*, pelagra, hiperglicemia e ginecomastia podem ocorrer com isoniazida. Pirazinamida produz sintomas gastrointestinais, *rash* cutâneo e gota. Etambutol tem como efeitos adversos neurite óptica, glaucoma, neurite periférica. Estreptomicina pode promover reações vestibulares, ototoxicidade e principalmente nefrotoxicidade.

A capacidade de acetilar isoniazida pode interferir no tipo de efeito adverso relacionado com este fármaco. Acetiladores rápidos excretam mais de 90% do medicamento como acetil-isoniazida, enquanto acetiladores lentos o fazem em 67%. A possibilidade de que acetiladores lentos sejam mais sujeitos à hepatotoxicidade foi demonstrada em revisão sistemática de 14 estudos.[37]

Manifestações oculares causadas por etambutol são dose-dependentes e reversíveis. Quando a dose diária excede 15 mg/dia, testes de acuidade visual e percepção de cores devem ser efetuados mensalmente. A avaliação é feita em cada olho separadamente, pois a toxicidade pode manifestar-se unilateralmente.

Outro aspecto a observar é o das interações medicamentosas. A mais importante é a dos próprios antituberculosos que somam risco potencial de desenvolver hepatotoxicidade. Álcool também aumenta esse efeito adverso. Rifampicina diminui ação de vários fármacos por induzir seu metabolismo. Dentre eles, incluem-se corticoides, estrógenos, cumarínicos, hidantoína, fenobarbital, sulfonilureias, betabloqueadores, digoxina, antipsicóticos, quinidina e anticoncepcionais orais. Isso também acontece com rifabutina e claritromicina. que interagem com inibidores de protease, metabolizados no fígado. Outros medicamentos utilizados no tratamento de doenças oportunistas relacionadas a AIDS também interferem com os que visam tratar a doença complexo *M. avium*. Níveis séricos de azitromicina e claritromicina elevam-se com uso simultâneo de fluconazol. Isoniazida aumenta níveis e toxicidade de fenitoína e teofilina. Sua administração conjunta com dissulfiram causa episódios psicóticos. Foi descrita sua interação com queijo, efeito atribuído à inibição da MAO, e antiácidos (sais de magnésio e alumínio) que interferem com a absorção. Piridoxina (vitamina B6) previne a neuropatia induzida por isoniazida.

▶ Referências bibliográficas

1. WHO global tuberculosis report 2015. 20th edition. Disponível em: http://www.who.int/tb/publications/global_report/en/ [Acesso em 16/05/16].
2. Brasil, Ministério da Saúde, Secretaria de Vigilância em Saúde, 2014. Departamento de Vigilância das Doenças Transmissíveis. Panorama da tuberculose no Brasil: indicadores epidemiológicos e operacionais. Brasília: Ministério da Saúde, 2014. 92 p.
3. Gao J, Zheng P, Fu H. Prevalence of TB/HIV co-infection in countries except China: a systematic review and meta-analysis. *PLoS One.* 2013; 8 (5): e64915.
4. American Thoracic Society, CDC, Infectious Diseases Society of America. Treatment of tuberculosis. *MMWR Recomm Rep.* 2003; 52 (RR11):1-77.
5. Cox E, Laessig K. FDA Approval of Bedaquiline – The benefit–risk balance for drug-resistant tuberculosis. *N Engl J Med.* 2014; 371:689-691.
6. Brasil. Ministério da Saúde. Secretaria de Vigilância em Saúde. Departamento de Vigilância Epidemiológica. Manual de recomendações para o controle da tuberculose no Brasil. Brasília: Ministério da Saúde, 2011. 284 p. Disponível em: http://www.cve.saude.sp.gov.br/htm/TB/mat_tec/manuais/MS11_Manual_Recom.pdf [Acesso em 09/04/2016].
7. Herzog H. History of tuberculosis. *Respiration.* 1998; 65 (1): 5-15.
8. III Diretrizes para Tuberculose da Sociedade Brasileira de Pneumologia e Tisiologia. *J Bras Pneumol.* 2009; 35(10):1018-1048.
9. Karumbi J, Garner P. Directly observed therapy for treating tuberculosis. *Cochrane Database Syst Rev.* 2015 May 29; 5: CD003343.
10. Deutschendorf C, Goldani LZ, Santos RP. Previous use of quinolones: a surrogate marker for first line anti-tuberculosis drugs resistance in HIV-infected patients? *Braz J Infect Dis.* 2012;16 (2):142-145.
11. Sterling TR, Pham PA, Chaisson RE. HIV infection-related tuberculosis: clinical manifestations and treatment. *Clin Infect Dis.* 2010; 50 (Suppl. 3): S223-230.
12. Taylor Z, Nolan CM, Blumberg HM; American Thoracic Society; Centers for Disease Control and Prevention; Infectious Diseases Society of America. Controlling tuberculosis in the United States: Recommendations from the American Thoracic Society, CDC, and the Infectious Diseases Society of America. *MMWR Recomm Rep.* 2005; 54 (RR-12): 1-81.
13. Blanc F, SokT, Laureillard D, Borand L, Rekacewicz C, Nerrienet E et al.; CAMELIA (ANRS 1295–CIPRA KH001) Study Team. Earlier *versus* later start of antiretroviral therapy in HIV-infected adults with tuberculosis. *N Engl J Med.* 2011; 365 (16):1471-1481.
14. Brasil, Ministério da Saúde, Secretaria de Vigilância em Saúde, 2013 – atualizado em 2015. Protocolo Clinico e Diretrizes Terapêuticas para Manejo da Infecção pelo HIV em Adultos. Disponível em: http://www.aids.gov.br/publicacao/2013/protocolo-clinico-e-diretrizes-terapeuticas-paramanejo-da-infeccao-pelo-hiv-em-adul [Acesso em 16/05/16].
15. Prasad K, Singh MB, Ryan H. Corticosteroids for managing tuberculous meningitis. *Cochrane Database Syst Rev.* 2016 Apr 28; 4: CD002244.
16. Zhang Y, Yew WW. Mechanisms of drug resistance in Mycobacterium tuberculosis. *Int J Tuberc Lung Dis.* 2009; 13 (11): 1320-1330.
17. Chang KC, Yew WW. Management of difficult multidrug-resistant tuberculosis and extensively drug-resistant tuberculosis: update 2012. *Respirology.* 2013; 18 (1): 8-21.
18. Orenstein EW, Basu S, Shah NS, Andrews JR, Friedland GH, Moll AP et al. Treatment outcomes among patients with multidrug-resistant tuberculosis: systematic review and meta-analysis. *Lancet Infect Dis.* 2009; 9 (3):153-161.
19. Chan ED, Strand MJ, Iseman MD. Multidrugresistant tuberculosis (TB) resistant to fluoroquinolones and streptomycin but susceptible to second-line injection therapy has a better prognosis than exten sively drug-resistant TB. *Clin Infect Dis.* 2009; 48 (5):e50-52.
20. Migliori GB, Sotgiu G, D'Arcy Richardson M, Centis R, Guenther G, Hoffmann H et al. Consensus not yet reached on key drugs for extensively drug-resistant tuberculosis treatment. *Clin Infect Dis.* 2009; 49 (2): 315-316.
21. Diacon AH, Pym A, Grobusch MP, de los Rios JM, Gotuzzo E, Vasilyeva I et al. TMC207-C208 Study Group. Multidrug-resistant tuberculosis and culture conversion with bedaquiline. *N Engl J Med.* 2014; 371(8):723-732.
22. Gler MT, Skripconoka V, Sanchez-Garavito E, Xiao H, Cabrera-Rivero JL, Vargas-Vasquez DE, et al. Delamanid for multidrug-resistant pulmonary tuberculosis. *N Engl J Med.* 2012; 366 (23): 2151-2160.
23. Gupta R, Geiter LJ, Wells CD. Delamanid for extensively drug-resistant tuberculosis. *N Engl J Med.* 2015; 373 (3): 291-292.
24. Lee M, Lee J, Carroll MW, Choi H, Min S, Song T et al. Linezolid for Treatment of Chronic Extensively Drug-Resistant Tuberculosis. *N Engl J Med.* 2012; 367 (16):1508-1518.

25. Tang S, Yao L, Hao X, Liu Y, Zeng L, Liu G et al. Clofazimine for the treatment of multidrug-resistant tuberculosis: prospective, multicenter, randomized controlled study in China. *Clin Infect Dis.* 2015; 60 (9): 1361-1367.
26. Kurz SG, Bonomo RA. Reappraising the use of β-lactams to treat tuberculosis. *Expert Rev Anti Infect Ther.* 2012; 10 (9): 999-1006.
27. Malhamé I, Cormier M, Sugarman J, Schwartzman K. Latent tuberculosis in pregnancy: a systematic review. *PLoS One.* 2016; 11(5): e0154825.
28. Wilkinson D, Squire SB, Garner P. Effect of preventive treatment for tuberculosis in adults infected with HIV: systematic review of randomized placebo controlled trials. *BMJ.* 1998; 317 (7159): 625-629.
29. Fraser A, Paul M, Attamna A, Leibovici L. Treatment of latent tuberculosis in persons at risk for multidrug-resistant tuberculosis: systematic review. *Int J Tuberc Lung Dis.* 2006; 10:19-23.
30. Sharma SK, Sharma A, Kadhiravan T, Tharyan P. Rifamycins (rifampicin, rifabutin and rifapentine) compared to isoniazid for preventing tuberculosis in HIV-negative people at risk of active TB. *Cochrane Database Syst. Rev* 2013 Jul 5; 7:CD007545.
31. Salvana EM, Cooper GS, Salata RA. Mycobacterium other than tuberculosis (MOTT) infection: an emerging disease in infliximab-treated patients. *J Infect.* 2007; 55 (6): 484-487.
32. Davies G, Cerri S, Richeldi L. Rifabutin for treating pulmonary tuberculosis. *Cochrane Database Syst Rev.* 2007 Oct 17; (4): CD005159.
33. Ziganshina LE, Titarenko AF, Davies GR. Fluoroquinolones for treating tuberculosis (presumed drug-sensitive). *Cochrane Database Syst Rev.* 2013 Jun 6; 6: CD004795.
34. Saukkonen JJ, Cohn DL, Jasmer RM, Schenker S, Jereb JA, Nolan CM et al. ATS (American Thoracic Society) Hepatotoxicity of Antituberculosis Therapy Subcommittee. An official ATS statement: hepatotoxicity of antituberculosis therapy. *Am J Respir Crit Care Med.* 2006; 174 98): 935-952.
35. Yee D, Valiquette C, Pelletier M, Parisien I, Rocher I, Menzies D. Incidence of serious side effects from first-line antituberculosis drugs among patients treated for active tuberculosis. *Am J Respir Crit Care Med.* 2003; 167 (11):1472-1477.
36. Dos Santos RP, Scheid KL, Goldani LZ. Laboratory features for presumptive diagnosis of disseminated tuberculosis in HIV-infected patients. *Int J Tuberc Lung Dis.* 2008; 12 (11): 1340-1343.
37. Fountain FF, Tolley E, Chrisman CR, Self TH. Isoniazid hepatotoxicity associated with treatment of latent tuberculosis infection: a 7-year evaluation from a public health tuberculosis clinic. *Chest.* 2005; 128 (1): 116-123.

CAPÍTULO 27 Infecções Parasitárias

Rafael da Veiga Chaves Picon

Introdução

Protozoários. Protozoários compõem grupo heterogêneo e ubíquo de patógenos causadores de diversas doenças em humanos e animais. Tais doenças incluem infecções corriqueiras e prevalentes em todas as sociedades e endemias mundiais.

Malária, causada por *Plasmodium* spp., foi a quinta causa de morte em todo mundo em 2010. Apesar de o arsenal terapêutico antimalárico contemporâneo ser comprovadamente eficaz, o impacto da doença na saúde humana se mantém praticamente constante e imperturbável nas últimas décadas, pois era a sexta causa de óbito no planeta em 1990.[1]

No Brasil, há risco de transmissão de malária em mais de 60% do território que é favorável à transmissão da doença. Aproximadamente 95% dos casos no país ocorrem na Amazônia Legal. Nesta região são registrados perto de 500 mil novos casos por ano. No país, a doença é causada por *Plasmodium falciparum*, *P. vivax* e, mais raramente, *P. malariae*.

P. vivax é responsável pelo maior número de casos e *P. falciparum*, pelo maior número de mortes.[2]

Protozoários do gênero *Leishmania* causam doenças tegumentares e viscerais, de caráter crônico, muitas vezes deformantes e até fatais. No Brasil, as diferentes formas da doença ocorrem endemicamente nas regiões Norte, Nordeste, Centro-oeste e Sudeste. Em relação à leishmaníase visceral, resistência constitui preocupação crescente.

Toxoplasma gondii é protozoário causador da toxoplasmose, parasitose bastante comum, que pode ser grave em gestantes e indivíduos imunodeprimidos, como aidéticos. Em gestantes infectadas, a transmissão transplacentária pode acarretar risco de infecção fetal (toxoplasmose congênita).

Trypanossoma cruzi causa a doença de Chagas, que, anos após o contágio, pode chegar à fase crônica, caracterizada por envolvimento clínico de alguns órgãos, como coração, esôfago e cólon.

Giardia lamblia é protozoário flagelado que parasita o intestino delgado de humanos, principalmente em duodeno e jejuno.

O gênero *Entamoeba*, com as espécies *E. histolytica* e *E. coli*, se caracteriza por causar diarreia, importante causa de morte em todo mundo, especialmente em crianças. *Cryptosporidium* spp. também se associa a infecções entéricas. Estima-se que aproximadamente 2,5% da mortalidade infantil mundial possam ser atribuídos a esses dois gêneros. Apesar de essa mortalidade ter decaído nas últimas duas décadas, *Cryptosporidium* spp. ainda apresenta alta incidência em África Subsaariana e Ásia meridional.[1,3]

Trichomonas vaginalis causa doença sexualmente transmissível. Geralmente o homem é assintomático, mas a mulher apresenta corrimento vaginal, disúria e dispareunia, entre outras manifestações. Ambos devem ser tratados.

Helmintos. Helmintos são parasitas menos agressivos, por serem bem adaptados aos hospedeiros humanos. Logo, causam doenças indolentes, mas de alta endemicidade mundial. Aqueles transmitidos a partir do solo constituem o grupo prevalente, infestando mais de 1 bilhão de indivíduos.[4]

Ascaris lumbricoides é helminto mais frequentemente encontrado no intestino, sendo causador de ascaridíase.

Taenia solium e *Taenia saginata* são parasitas da classe dos cestódios, causadores de teníase e cisticercose. Teníase é causada por parasitas presentes no intestino delgado dos humanos (hospedeiros definitivos). Cisticercose é causada pela presença da larva em hospedeiros intermediários, sendo cisticerco de *T. solium* encontrado na musculatura dos suínos e de *T. saginata*, na de bovinos.

Há vasto e efetivo arsenal terapêutico antiparasitário. Assim, o conhecimento adequado dos fármacos mais apropriados para tratamento das diferentes parasitoses é de crucial importância para evitar que sejam infecções negligenciadas.

Neste capítulo apresentam-se fármacos usados no manejo de parasitoses causadoras de diarreia e outras manifestações gastrointestinais, bem como de infecções sistêmicas.

Seleção

Diarreia e outras manifestações gastrointestinais

Definida como sintoma, diarreia não é doença, mas manifestação clínica de dezenas de condições.[5] O aumento da fluidez das fezes ou do número de evacuações diárias é convencionalmente chamado de diarreia. Três ou mais evacuações por dia são consideradas anormais.[6] A fluidez fecal, que se eleva pelo aumento do conteúdo de água ou de gordura nas fezes, é achado semiológico de difícil mensuração direta; em pesquisa clínica, substitui-se por massa fecal, cujo limite superior normal, levando-se em conta uma dieta ocidental, é de 200 g por dia.[6] Na prática médica, a simples alusão desse sintoma pelo paciente é suficientemente fidedigna.[5]

Diarreia pode ser classificada segundo quatro parâmetros: tempo (aguda [< 4 semanas] e crônica [≥ 4 semanas]), volume de cada evacuação (grande e pequeno), mecanismo (osmótico e secretório) e conteúdo (aquoso e gorduroso). Quando acompanhada de sangue, é chamada de disenteria.[5] Em geral, infecções por protozoários intestinais se apresentam como diarreias aquosas, agudas ou crônicas, secretórias e de grande volume; já os helmintos tendem a se manifestar indolentemente, ocasionando diarreias aquosas crônicas, secretórias e de pequeno volume.[5]

Protozoários

Os protozoários causadores de diarreias estão apresentados no Quadro 27.1.

Criptosporidíase

Protozoários do filo Apicomplexa, *Cryptosporidium hominis* e *Cryptosporidium parvum*, são responsáveis por surtos de diarreia em todo o mundo. Com transmissão fecal-oral, alta infecciosidade e resistência a procedimento padrão de cloração da água, esses patógenos afligem inclusive nações desenvolvidas, sendo responsáveis por surtos de diarreia aguda nos EUA, por exemplo.[7] A ingestão de apenas 1 a 10 oocistos desses protozoários é suficiente para causar doença em humanos.[5] Apesar disso, metanálise de estudos transversais identificou que indivíduos com acesso a água tratada tinham 17% menos chance de ter isolamento nas fezes de oocistos de *Cryptosporidium* spp. do que aqueles sem tal acesso.[8]

Em hospedeiros imunocompetentes, infecção intestinal por *Cryptosporidium* spp. determina diarreia aguda autolimitada, muito embora também possa provocar, sobretudo em crianças, diarreia aguda recorrente ou até persistente – isto é, diarreia a princípio aguda, mas que se estende por período maior que o esperado, segundo definição da Organização Mundial da Saúde (OMS).[9,10] Estudo de coorte de base populacional conduzido com crianças de Fortaleza, Ceará, entre 1989 e 1993,[9] demonstrou que oocistos de *Cryptosporidium* spp. são mais frequentemente encontrados nas fezes de sujeitos com diarreia persistente do que naqueles com diarreia aguda: 16,5% *versus* 8,4%, respectivamente. Criptosporidíase é mais comum em indivíduos com menos de 5 anos de idade em comparação a adultos e, nas nações em desenvolvimento, é suplantado apenas por rotavírus como causa de óbito por diarreia em crianças menores de 1 ano.[3] Dados globais de 2010 estimaram que criptosporidíase tivesse sido responsável por 0,4%, 2,3% e 1,3% de todos os óbitos ocorridos, respectivamente, em crianças de 0 a 27 dias, 28 a 364 dias, e de 1 a 4 anos de idade.[1] Em adultos imunocomprometidos, particularmente portadores de HIV, a doença pode apresentar curso devastador, inclusive com complicações extraintestinais, como colangite esclerosante e pancreatite.[6,11]

Nitazoxanida é eficaz no tratamento da diarreia por *Cryptosporidium* spp. em indivíduos imunocompetentes. Em ensaio clínico randomizado (ECR), duplo-cego e controlado por placebo (n = 50 adultos e 50 crianças), o uso de nitazoxanida (500 mg, 2 vezes/dia, por 3 dias) associou-se a redução de duração de diarreia ($P < 0,0001$) e eliminação de oocistos de *Cryptosporidium parvum* ($P < 0,0001$). No sétimo dia após o início do tratamento, a infecção foi curada em 80% dos pacientes tratados *versus* 41% dos participantes do grupo placebo (número necessário de pacientes a serem tratados [NNT] = 3).

Quadro 27.1 ■ Espécies relevantes de protozoários associados a diarreia e outras manifestações gastrointestinais em humanos.

Apicomplexa
Cryptosporidium: *C. hominis* e *C. parvum*
Cyclospora cayetanensis
Isospora belli
Sarcomastigophora
Dientamoeba fragilis
Entamoeba histolytica
Giardia intestinalis (sinonímia: *G. lamblia* e *G. duodenalis*)
Trypanosoma cruzi

Já a negativação de oocistos no exame parasitológico de fezes (EPF) ocorreu em 67% dos tratados com nitazoxanida *versus* 22% dos que usaram placebo (NNT = 3).[12] Outro ECR[13] testou a eficácia de nitazoxanida em suspensão oral 2% (25 mℓ, 2 vezes/dia, por 3 dias) e obteve resposta clínica semelhante (87%).

Muitos antiparasitários foram avaliados no tratamento da criptosporidíase em pacientes imunocomprometidos, sem se evidenciar consistente eficácia com nenhum deles. Revisão sistemática Cochrane de sete ECR (n = 169 adultos imunocomprometidos, 130 com AIDS) não evidenciou superioridade de nitazoxanida ou paramomicina *versus* placebo em redução de duração ou frequência de diarreia. Nitazoxanida mostrou eficácia na erradicação de oocisto em crianças, mas não em pacientes HIV-positivos.[14]

Estudo único comparou espiramicina contra placebo. Não houve diferenças em taxas de mortalidade ou duração de hospitalização. Em relação às intervenções com substâncias imunoativas, o extrato leucocitário bovino reduziu a frequência de evacuações (risco relativo [RR] = 0,19; IC95%: 0,03 a 1,19). Outras terapias imunoativas não demonstraram benefícios clínicos ou parasitológicos. Os autores concluíram pela falta de evidências de terapêuticas eficazes para criptosporidíase em imunocomprometidos. Contudo, devido à capacidade de nitazoxanida em reduzir carga parasitária e às consequências potencialmente sérias da infecção, seu uso poderia ser considerado nesta população.[14]

Além disso, estudo observacional realizado em pacientes com AIDS avançada (geralmente com CD4+ < 50 células/mm³) demonstrou que nitazoxanida se associou a discreto benefício na redução da frequência geral de evacuações e eliminações de fezes líquidas.[15] No entanto, é certo que a reconstituição imunológica, por meio do uso de terapia antirretroviral, é a principal medida terapêutica para a obtenção de boa e duradoura resposta clínica.[16]

Miltefosina, agente antineoplásico com propriedades antiprotozoárias, foi testada em pequeno estudo de fase I-II em adultos HIV-positivos. O trabalho teve de ser interrompido precocemente após o desenvolvimento de insuficiência renal aguda (IRA) em três dos sete pacientes recrutados.[17]

Cabe ressaltar que a dificuldade em se tratar a criptosporidíase nesta população torna fundamental a adoção de medidas preventivas: adequada e frequente higienização das mãos e consumo preferencial de água fervida, filtrada ou engarrafada.[16]

Dada a resistência dos oocistos de *Cryptosporidium* spp. à cloração da água, estudo *in vitro* avaliou a eficácia de três germicidas na redução de cistos do esporozoíto e de infecção de cultura de células (desfechos substitutos): iodopovidona 10%, fenol 10% e glutaral 2,5%. Todos os agentes diminuíram o encistamento, mas apenas glutaral 2,5% foi capaz de reduzir a infecção celular e, mesmo assim, somente após 10 h de exposição dos oocistos a esse germicida.[18]

Ciclosporidíase

Também integrante do filo Apicomplexa, *Cyclospora cayetanensis* é protozoário que causa infecção cujo quadro clínico é muito semelhante ao induzido por *Cryptosporidium* spp., tanto em indivíduos imunocompetentes quanto em imunocomprometidos.[5]

Ciclosporidíase é doença facilmente tratável, mesmo em imunocomprometidos. É tratada com a associação fixa de sulfametoxazol-trimetoprima (SMX-TMP) ou cotrimoxazol, no esquema de 160/800 mg, 2 vezes/dia, por 7 dias.[5]

ECR duplo-cego e controlado por placebo[19] detectou, 7 dias após o término do tratamento, melhora clínica substancial em 78% dos submetidos a cotrimoxazol *versus* 22% dos alocados ao grupo placebo ($P < 0,001$; NNT = 2). Negativação do EPF ocorreu em 94% do grupo cotrimoxazol e em 12% do grupo-controle ($P < 0,001$; NNT = 2).

Em adultos HIV-positivos e portadores de diarreia crônica, cotrimoxazol foi comparado a ciprofloxacino (500 mg, 2 vezes/dia, por 7 dias), sendo ambos igualmente eficazes na cessação da diarreia no sétimo dia de tratamento. Com cotrimoxazol houve cessação da diarreia em tempo menor (3 *versus* 4 dias; $P = 0,047$). Todos os tratados com cotrimoxazol negativaram o EPF no sétimo dia de tratamento;

quatro dos 11 tratados com ciprofloxacino permaneceram com EPF positivo.[20] Havendo recorrência de ciclosporidíase, retratamento com cotrimoxazol parece ser igualmente efetivo, e a profilaxia com 160/800 mg, 1 vez/dia, 3 vezes/semana foi feita em pequeno e antigo estudo de coorte.[21]

Isosporidíase

Outro membro do filo Apicomplexa, *Isospora belli* é menos frequente que *Cryptosporidium* spp. ou *Cyclospora cayetanensis*, mas produz quadro clínico semelhante aos dos protozoários vistos anteriormente: diarreia aquosa aguda nos imunocompetentes e diarreia crônica com perda de peso nos imunocomprometidos.[5]

Cotrimoxazol é a base do tratamento da isosporidíase. Pequeno ECR comparou cotrimoxazol 800/160 mg a ciprofloxacino 500 mg, ambos 2 vezes/dia, por 7 dias, no tratamento de diarreia crônica por *Isospora belli* em 22 pacientes HIV-positivos. Diarreia cessou mais rapidamente nos tratados com cotrimoxazol: mediana de 2,0 dias *versus* 4,5 dias ($P = 0,02$).[20] Outro pequeno ECR verificou iguais resultados de cotrimoxazol e sulfadoxina + pirimetamina comparativamente a placebo na profilaxia secundária dessa infecção.[22] O Ministério da Saúde preconiza o uso de cotrimoxazol (como primeira escolha) e pirimetamina 25 mg/dia + ácido folínico (10 mg, 3 vezes/semana) como alternativa para a prevenção de recorrência de infecção oportunista por *I. belli* em portadores de HIV.[23]

Dientamebíase

O protozoário flagelado *Dientamoeba fragilis* não produz oocistos e, por isso, não sobrevive à acidez gástrica, tornando a transmissão fecal-oral direta improvável. Acredita-se que ovos do helminto *Enterobius vermicularis* sirvam de vetor para a transmissão de *D. fragilis*.[24] Em crianças, esse protozoário se associa a manifestações intestinais e extraintestinais: dor abdominal, flatulência, náuseas, anorexia, perda de peso, colite, colite alérgica, síndrome do intestino irritável, colangite, urticária e, nos pacientes HIV-positivos, diarreia.[5,25] Estudo transversal detectou prevalência de até 18,4% desse protozoário mediante análise molecular de amostras fecais de 126 indivíduos assintomáticos.[26]

Em crianças com diarreia associada a *D. fragilis*, pequeno estudo sem grupo-controle testou paramomicina (25 a 35 mg/dia, divididos em três doses iguais, por 7 dias). Quinze indivíduos foram tratados, dos quais 12 (80%) estavam assintomáticos e com EPF negativo para *D. fragilis* 28 dias após início do tratamento.[27] Em 96 crianças com diarreia crônica e diagnóstico de *D. fragilis*, ECR duplo-cego e controlado por placebo[28] avaliou eficácia clínica e microbiológica de metronidazol, 40 mg/kg/dia, dividido em três doses diárias, por 10 dias. Não houve diferença na percepção de melhora sintomática medida por escala visual analógica ($P = 0,82$); entretanto, 56 dias após tratamento, metronidazol conferiu taxa de erradicação maior que placebo: 56,1% dos tratados *versus* 81,0% dos controles estavam infestados ($P = 0,02$).[28]

Em ECR (n = 112 adultos e crianças), ornidazol (30 mg/kg, em dose única) determinou negativação do EPF em 92,9% dos tratados *versus* 69,6% do grupo metronidazol ($P = 0,001$; NNT = 5). Melhora clínica se deu em 96,4% dos tratados com ornidazol *versus* 76,8% dos controles ($P = 0,001$; NNT = 6).[29]

Secnidazol (30 mg/kg, em dose única), administrado a 18 crianças, determinou erradicação do protozoário em todas e melhora sintomática em 16 delas.[30]

Amebíase

Amebíase refere-se à doença causada especificamente por *Entamoeba histolytica*, embora outras espécies do gênero *Entamoeba* possam causar sintomas em humanos. É enfermidade de distribuição mundial, mas morbidade e mortalidade decorrentes predominam em países em desenvolvimento.[1,3] A doença é dividida em luminal, invasiva e extraintestinal (abscesso hepático e pleurite). Dez a 20% dos portadores de *E. histolytica* desenvolvem disenteria, apenas 0,5% complicam com megacólon tóxico e uma minoria cursa com abscesso hepático. Amebíase tem evolução insidiosa que pode durar por muitas semanas, e não raro ser indicação de colonoscopia diagnóstica.[5] Achados colonoscópicos incluem edema de mucosa, úlceras retais e cecais e massas ulceradas.[31]

Antiamebianos classificam-se em agentes luminais – paromomicina, diloxanida e di-iodoidroxiquinolina – e agentes com penetração epitelial – nitazoxanida, emetina, metronidazol, tinidazol, ornidazol e secnidazol.[5,32,33] Metronidazol é considerado o pilar do tratamento da amebíase.[32]

Metanálise Cochrane[34] de oito ECR (n = 477) detectou superioridade de tinidazol sobre metronidazol em relação à falha terapêutica (persistência de sintomas ou parasitas), após 15 a 60 dias de tratamento: 5% *vs.* 21%, respectivamente (RR = 0,28; IC95%: 0,15 a 0,51). Não houve diferença quanto à falha parasitológica (RR = 0,64; 0,25 a 1,64). Tinidazol ainda se associou a menos efeitos adversos (RR = 0,65; 0,46 a 0,92).

Nessa revisão, metanálise de dois ECR comparou metronidazol a ornidazol, sem encontrar diferença com relação a falhas terapêutica e parasitológica. Taxas de efeitos adversos também foram semelhantes. Não foram encontrados estudos comparativos entre metronidazol e emetina, nitazoxanida, secnidazol, paromomicina, diloxanida ou di-iodoidroxiquinolina para tratamento de disenteria por *E. histolytica*.[33,34]

Metanálise de dois ECR identificou superioridade de nitazoxanida sobre placebo, em relação à falha terapêutica 1 a 14 dias após o tratamento: 11% *versus* 55% ($P = 0,023$), respectivamente. Todavia os autores da revisão sistemática salientam a baixa qualidade dos estudos.[33,34]

Quanto ao tratamento de abscesso hepático amebiano, ECR comparou metronidazol intravenoso (IV) a metronidazol IV mais drenagem percutânea guiada por ultrassonografia em pacientes adultos com lesão solitária, não complicada e de tamanho intermediário (5 a 10 cm). Não houve diferença no tempo médio de resolução de dor abdominal e febre entre os dois grupos. Entretanto, parece haver consenso de que drenagem percutânea está indicada no tratamento de abscessos > 10 cm.[35] Após tratamento com agente intraepitelial por 7 a 10 dias, é consenso entre especialistas recorrer a fármaco luminal por 10 a 20 dias para a erradicação de protozoários residuais no trato digestivo, sendo indicados paromomicina, diloxanida ou di-iodoidroxiquinolina.[36]

Os portadores assintomáticos de *E. histolytica* nas fezes também devem ser tratados, segundo recomendação da OMS.[37] Neste contexto, ECR comparou paromomicina *versus* diloxanida em 71 pacientes com diagnóstico molecular de colonização intestinal por *E. histolytica*. Paromomicina (500 mg, 3 vezes/dia, por 10 dias) foi superior a diloxanida na cura parasitológica avaliada 20 dias após o tratamento: 85% *versus* 51% ($P = 0,003$; NNT = 3). Ambos os fármacos foram bem tolerados.[38]

Giardíase

A espécie *Giardia intestinalis* também é conhecida como *G. lamblia* e *G. duodenalis*. Trata-se de protozoário flagelado produtor de cistos altamente resistentes a cloração, desidratação e temperaturas extremas. Ingestão de apenas 10 a 25 cistos pode gerar infecção, que se apresenta, geralmente, como diarreia aquosa, crônica e de grande volume, especialmente em crianças. No entanto, em adultos, muitos dos afetados podem cursar sem diarreia e apenas com sintomas inespecíficos, como dor abdominal, cólica, flatulência, anorexia, perda de peso, fadiga, vômito e até febre.[5]

Metronidazol (250 a 500 mg, 3 vezes/dia, por 5 a 10 dias) é considerado a pedra angular da terapêutica.[5,39] Entretanto, há evidência de superioridade de outros antiprotozoários no tratamento da giardíase, pelo menos no que tange a posologia e perfil de efeitos adversos.[39-42]

Revisão sistemática com metanálise[40] de 30 pequenos ECR (n = 3.930) avaliou a classe dos 5-nitroimidazóis (metronidazol, tinidazol e secnidazol) *versus* inúmeras alternativas de tratamento ativo para cura parasitológica da giardíase (negativação do EPF). Apesar de resultados heterogêneos, os autores concluíram que aqueles fármacos são preferíveis às alternativas de tratamento, com base em resultado discretamente superior (RR = 1,06; 1,02 a 1,11; P = 0,005) e perfil favorável de efeitos adversos (baixo risco de dor abdominal e alto risco de gosto metálico e cefaleia). Os representantes mostraram resultados similares.

Outra revisão sistemática com metanálise[43] de 19 ECR comparou metronidazol dado por 5 a 10 dias *versus* metronidazol em dose única, tinidazol, albendazol, mebendazol e nitazoxanida na cura parasitológica e melhora sintomática. Albendazol (400 mg/dia, por 5 a 10 dias) foi equivalente a metronidazol em eficácia parasitológica (RR = 0,99; 0,95 a 1,03) e melhora dos sintomas (RR = 0,98; 0,93 a 1,04); e ainda se associou a menos efeitos adversos (RR = 0,29; 0,13 a 0,63). As comparações entre metronidazol e tinidazol, mebendazol ou nitazoxanida não foram confiáveis, dada a baixa qualidade dos ECR e pequeno número de participantes.[43]

Nessa revisão sistemática, metanálise de cinco ECR (n = 403 crianças) comparou a eficácia de tinidazol a albendazol na cura parasitológica. Tinidazol se mostrou superior (RR= 1,61; 1,40 a 1,85; NNT = 4) em compilação sem heterogeneidade (I^2 = 0%).[43]

Logo, em adultos, albendazol e metronidazol são opções de primeira linha para tratamento de giardíase, dando-se preferência ao primeiro em função da melhor tolerabilidade. Já em crianças, tinidazol é o fármaco de escolha.

Outro ECR comparou suplementação com retinol (100.000 a 200.000 UI/dia) *versus* placebo em 79 crianças de baixa estatura e alto risco para parasitose. Após 1 mês de seguimento, a prevalência de *Giardia intestinalis* nas fezes foi 0% *versus* 19,4% para retinol e placebo, respectivamente (P = 0,028; NNT = 6).[44]

Doença de Chagas | Comprometimento gastrointestinal

Protozoário flagelado, *Trypanosoma cruzi* causa a doença de Chagas. Não provoca sintomas gastrointestinais na infecção aguda e, na doença crônica, mais comumente acomete o aparelho cardiovascular. Logo após sua inoculação pelo inseto transmissor, pode produzir manifestações clínicas iniciais leves que resolvem de forma espontânea em praticamente todos os casos. O paciente torna-se, então, soropositivo e entra em estágio de latência clínica, ou fase indeterminada. Contudo, décadas após o contágio, aproximadamente um terço dos indivíduos infectados podem desenvolver a fase crônica.[45]

Nesta fase, quando trato digestivo é acometido, podem ocorrer megaesôfago e megacólon, manifestando-se por disfagia e constipação intestinal, respectivamente. Mais raramente, megacólon também pode provocar diarreia crônica.[5] O tratamento da doença de Chagas será abordado adiante.

Sumário da seleção de antiprotozoários indicados em doenças diarreicas.			
Fármacos	**Grau de recomendação**	**Nível de evidência**	**Comentários**
■ **Criptosporidíase**			
Miltefosina	III	B	Em imunocomprometidos (HIV +); desenvolvimento de insuficiência renal aguda
Nitazoxanida	I	A	Em imunocompetentes (adultos e crianças)
Nitazoxanida	III	A	Em adultos imunocomprometidos (HIV +)
■ **Ciclosporidíase**			
Cotrimoxazol	I	A	Em imunocompetentes
Cotrimoxazol	IIa	B	Em imunocomprometidos
Cotrimoxazol	IIb	C	Retratamento em imunocomprometidos
■ **Isosporidíase**			
Cotrimoxazol	IIb	B	Em imunocomprometidos
Cotrimoxazol	IIb	B	Profilaxia secundária em imunocomprometidos
Sulfadoxina + pirimetamina	IIb	B	Profilaxia secundária em imunocomprometidos
■ **Dientamebíase**			
Metronidazol	I	A	Em crianças
Ornidazol	I	A	Em crianças e adultos (primeira escolha)
Paromomicina	IIb	C	Em crianças
Secnidazol	IIa	C	Em crianças
■ **Amebíase**			
Metronidazol	I	A	Disenteria amebiana
Metronidazol IV com e sem drenagem percutânea	IIa	B	Abscesso hepático amebiano de 5 a 10 cm
Drenagem percutânea	IIb	C	Abscesso hepático amebiano maior que 10 cm
Nitazoxanida	IIa	B	Disenteria amebiana; baixa qualidade dos estudos
Ornidazol	I	A	Disenteria amebiana
Paromomicina	I	A	Portadores assintomáticos de *E. histolytica*
Tinidazol	I	A	Disenteria amebiana (primeira escolha)

(continua)

Sumário da seleção de antiprotozoários indicados em doenças diarreicas. (*continuação*)			
Fármacos	**Grau de recomendação**	**Nível de evidência**	**Comentários**
■ **Giardíase**			
Albendazol	I	A	Eficácia similar à de metronidazol, mas com melhor perfil de efeitos adversos (primeira escolha)
Mebendazol	IIb	B	ECR de baixa qualidade, com pequeno número de participantes
Metronidazol, tinidazol e secnidazol	IIa	B	Metanálise de ECR com alta heterogeneidade
Nitazoxanida	IIb	B	Metanálise de ECR de baixa qualidade
Tinidazol	I	A	Em crianças (primeira escolha)
Tinidazol	IIb	B	Em adultos; metanálise de ECR de baixa qualidade
Retinol	IIa	B	Redução de novas infecções por *Giardia* spp.

■ **Helmintos**

Helmintos associados a diarreia e outras manifestações gastrointestinais estão apresentados no Quadro 27.2.

Helmintos transmitidos a partir do solo

Helmintos são parasitas altamente prevalentes no mundo em desenvolvimento. No Brasil, estima-se que *Ancylostoma* spp., *Necator americanus*, *Ascaris lumbricoides* e *Trichuris trichiura* tenham, respectivamente, prevalências de 12,3% (10,8 a 14,1%), 14,3% (13,4 a 16,2%) e 10,1% (8,8 a 11,3%).[46] Já *Strongyloides stercoralis* tem prevalência nacional estimada entre 10 e 20%.[47]

Quimioterapia preventiva é a medida mais eficaz para controle dessas parasitoses, principalmente em áreas endêmicas. Para isso, conta-se com albendazol, mebendazol, levamisol e pamoato de pirantel.

Revisão sistemática com metanálise de 20 ECR controlados por placebo avaliou tratamento de helmintos com esses antiparasitários em *dose única*.[48]

Albendazol (400 mg/dia) associou-se a altas taxas de cura de ascaridíase de 88% (79 a 93%), razoáveis taxas de cura de necatorose e ancilostomíase (72%; 59 a 81%) e baixas taxas de cura de triquiuríase (28%; 13 a 39%).

Para infecção por *A. lumbricoides*, doses únicas orais de albendazol, mebendazol e pamoato de pirantel resultaram em taxas de cura de 88% (IC95%: 79 a 93%; 557 pacientes), 95% (91 a 97%; 309 pacientes) e 88% (79 a 93%; 131 pacientes), respectivamente.

Quadro 27.2 ■ Espécies relevantes de helmintos associados a diarreia e outras manifestações gastrointestinais em humanos.

Nematelmintos
Ancylostoma: *A. duodenale, A. ceylanicum* e *A. caninum*
Ascaris lumbricoides
Enterobius vermicularis
Necator americanus
Strongyloides stercoralis
Trichuris trichiura
Platelmintos
Cestódios
Diphyllobothrium latum
Echinococcus: *E. granulosus* e *E. multilocularis*
Hymenolepis: *H. nana* e *H. diminuta*
Taenia: *T. saginata* e *T. solium*
Trematódeos
Fasciola: *F. hepatica* e *F. gigantica*
Schistosoma mansoni

As taxas de cura para infecção por *T. trichiura* com doses orais únicas de albendazol e mebendazol foram 28% (IC95%: 13 a 39%; 735 pacientes) e 36% (16 a 51%; 685 pacientes), respectivamente.

A eficácia de doses orais únicas de albendazol, mebendazol e pamoato de pirantel em necatorose e ancilostomíase foi de 72% (IC95%: 59 a 81%; 742 pacientes), 15% (IC95%: 1 a 27%; 853 pacientes) e 31% (IC95%: 19 a 42%; 152 pacientes), respectivamente.

Com levamisol, dados de estudos observacionais apontam eficácias de 91,5%, 8,6% e 38,2%, respectivamente para ascaridíase, triquiuríase e infecções por *Ancylostoma* spp. ou *Necator* spp. (grau de recomendação IIa, III e IIb, respectivamente; evidência nível C).

Na revisão sistemática e metanálise anteriormente citada,[48] não foi possível calcular riscos relativos agrupados para levamisol com nenhum dos parasitas investigados.

Entretanto, *Ascaris lumbricoides*, *Necator americanus*, *Ancylostoma* spp. e *Trichuris trichiura* são mais bem erradicados com *doses repetidas* de albendazol.[49,50]

ECR[49] realizado em crianças comparou dose de 400 mg/dia de albendazol administrada por 3 dias *versus* a mesma dose em administração única na avaliação de cura parasitológica desses patógenos. O regime de três doses apresentou melhor resultado para *Trichuris trichiura* (RR = 2,1; 1,50 a 2,90) e para *Necator americanus* ou *Ancylostoma* spp. (RR = 1,7; 1,03 a 2,90).

Para tratamento de triquiuríase em crianças, ECR de quatro braços comparou albendazol + ivermectina *versus* albendazol + mebendazol *versus* albendazol + pamoato de oxantel *versus* mebendazol isoladamente. A combinação de albendazol (400 mg) + pamoato de oxantel (20 mg/kg) foi a mais eficaz em redução de ovos do parasita nas fezes (99,2%; 98,7 a 99,6%) e cura parasitológica (68,5%; 59,6 a 77,4).[51]

Entretanto, *larva migrans* cutânea – manifestação dermatológica da infecção por *Ancylostoma* spp. – é mais bem tratada com dose oral única de ivermectina (12 mg) do que com 400 mg de albendazol, segundo pequeno estudo randomizado e aberto.[52]

Strongyloides stercoralis adquiriu importância nos tempos atuais por causar quadros sistêmicos graves (hiperinfecções) em pacientes imunocomprometidos, por exemplo, transplantados sob terapia antirrejeição.[53] Deve-se fazer rastreamento da infecção e instituir tratamento específico antes de submeter o paciente à terapia imunossupressiva.

Estrongiloidíase pode ser segura e eficazmente tratada com 200 µg/kg de ivermectina, em dose única. Revisão sistemática com metanálise de sete ECR (1.147 pacientes) comparou eficácia e efeitos adversos de ivermectina *versus* albendazol ou tiabendazol. Ivermectina superou albendazol (RR = 1,79; 1,55 a 2,08) e foi idêntica a tiabendazol (RR = 1,07; 0,96 a 1,2) na obtenção de cura parasitológica. Quanto à incidência de efeitos adversos, ivermectina foi similar a albendazol (RR = 0,80; 0,59 a 1,09) e mais segura do que tiabendazol (RR = 0,31; 0,20 a 0,50). Análise de subgrupo comparou dose única *versus* duas doses de ivermectina, não identificando benefício em usar uma segunda dose do anti-helmíntico (RR = 1,02; 0,94 a 1,11).[54]

Revisão sistemática com metanálise de 53 estudos observacionais detectou que a simples medida de usar sapatos se associou a menor razão de chances (RC) de infecção por helmintos em geral (RC = 0,57; 0,39 a 0,84) e de *Strongyloides stercoralis* especificamente (RC = 0,56; 0,38 a 0,83). Contudo, o desenho observacional e a heterogeneidade dos estudos constituíram limitações dessa revisão.[55]

Em resumo, ascaridíase e estrongiloidíase podem ser curadas com dose única de albendazol e ivermectina, respectivamente, porém as demais parasitoses requerem múltiplas doses e até mais de um anti-helmíntico, como no caso da triquiuríase. Contudo, redução significativa da carga parasitária, mesmo não atingindo a cura parasitológica, pode ser suficiente para tornar o paciente assintomático e livre das morbidades associadas a essas helmintíases.[49,51]

Helmintos transmitidos por contato interpessoal

Enterobíase, causada por *Enterobius vermicularis*, tem distribuição universal e mais comumente afeta crianças em idade escolar. Tem grande transmissibilidade pela via mão-boca, o que propicia autoinfecção e transmissão pelo contato. Produz muito pouco ou nenhum sintoma, sendo que prurido anal é dos escassos achados clínicos característicos. Raramente, enterobíase pode causar enterite eosinofílica e vulvovaginite em crianças.[5]

ECR (n = 204 crianças com > 6 anos) comparou ivermectina (0,2 mg/kg) *versus* albendazol (6,7 mg/kg), ambos em doses únicas. Cura parasitológica foi superior com albendazol: 94,1% *versus* 52,9% ($P < 0,0001$; NNT = 3).[56] Estudo observacional realizado em escolares concluiu que tratar todas as crianças de uma classe e os membros das famílias dos casos positivos alcança melhor controle da enterobíase.[57]

Hymenolepis nana é a espécie mais prevalente do gênero Hymenolepis spp. A transmissão desse parasita não requer hospedeiro intermediário, sendo a via interpessoal fecal-oral a mais frequente. Geralmente causa infestação assintomática. Entretanto, devido ao potencial de autoinfecção, pode cursar com alta carga parasitária, provocando diarreia, dor abdominal e anorexia.[5]

ECR de não inferioridade comparou tratamento de himenolepíase com suspensão oral de nitazoxanida (100 a 200 mg, 2 vezes/dia) por 3 dias *versus* praziquantel (25 mg/kg) em dose única (grupo-controle): cura parasitológica ocorreu em 82,0% e 96%, respectivamente.[58] Como os ovos do parasita sobrevivem aos anti-helmínticos, o tratamento deve ser repetido em 1 semana.

Helmintos que parasitam o fígado

Equinococose ou hidatidose ocorre em todas as regiões onde cães entram em contato com pecuária bovina ou ovina. Cães que comem vísceras desses animais, contendo cistos hidáticos, tornam-se hospedeiros intermediários. Suas fezes, ricas em ovos embrionados, contaminam solo e plantas. Em humanos, a ingestão de alimentos contaminados desencadeia a infecção.

Por vias hemática e linfática, as oncosferas do parasita atingem fígado (70%), pulmões (20%), rins, baço, cérebro e ossos. Como consequência, há desenvolvimento de larvas que formam cistos nas infecções pelo *Echinococcus granulosus* ou estruturas alveolares que se disseminam à semelhança de um tumor, nos raros casos causados por *Echinococcus multilocularis*.[5]

A abordagem terapêutica clássica é a ressecção cirúrgica. Para minimizar risco de ruptura e disseminação de cistos viáveis no transoperatório, pode-se remover parte do fluido cístico e substituí-lo por agente cisticida (salina 30% ou etanol 70 a 95%) e depois proceder à sua remoção completa. Outra estratégia consiste em administrar albendazol no peroperatório. Para cistos em comunicação com a via biliar, este último deve ser o procedimento de escolha para evitar colangite esclerosante que poderia advir do uso de etanol.

Abordagem alternativa é a chamada PAIR (*puncture, aspiration, injection, and reaspiration*): punção hepática guiada por ultrassonografia ou tomografia computadorizada, seguida de aspiração de 10 a 15 mℓ de fluido cístico, injeção de salina a 30% e nova aspiração de todo o conteúdo injetado.[59] Revisão sistemática Cochrane[60] detectou que combinação PAIR e albendazol resulta em eficácia similar à ressecção cirúrgica, tendo menos efeitos adversos (respectivamente, 32% *versus* 84% [$P < 0,001$]) e exigindo menor tempo de internação (respectivamente, média de 4,2 dias *versus* 12,7 dias [$P < 0,001$]). Pequeno ECR demonstrou que albendazol (10 mg/kg/dia, por 7 dias prévios e 30 dias após a PAIR) foi superior a PAIR isolada na prevenção de recorrência da doença (respectivamente, 0% *versus* 21,4% [$P = 0,005$]).[61]

Fasciolíase, causada por *Fasciola hepatica*, é afecção endêmica, ocorrendo quando ovos contidos nas fezes de mamíferos terrestres dão origem, na água doce, a miracídios, que penetram e se maturam em moluscos. Posteriormente, emergem como cercárias que aderem em plantas aquáticas e se encistam como metacercárias, finalmente infectando humanos mediante consumo desses vegetais. Após a ingestão dos cistos, estes se abrem no lúmen do duodeno, penetram as paredes do intestino, ganham a cavidade abdominal, perfuram a cápsula hepática e se alojam dentro dos ductos biliares do fígado.[5]

A parasitose tem três fases: aguda, crônica latente e crônica obstrutiva. Na fase aguda, ocorrem febre, urticária, esplenomegalia, dor no quadrante superior direito do abdome e eosinofilia. Na crônica latente, há sintomas gastrointestinais vagos e eosinofilia, que podem perdurar por anos. Na crônica obstrutiva, ocorrem colestase e consequente coledocolitíase, colangite e, com o tempo, colangite esclerosante e cirrose biliar secundária.[5]

O tratamento é fundamentado em triclabendazol, único benzimidazol com alta atividade contra *F. hepatica*.[5] ECR (n = 165 crianças e adultos) comparou 10 mg/kg de triclabendazol, em dose única diária, administrada por 1, 2 ou 3 dias. Em casos confirmados de fasciolíase, todos os pacientes obtiveram cura parasitológica após 60 dias, não havendo diferença entre os três esquemas.[62] Pequeno ECR piloto[63] comparou triclabendazol (10 mg/kg, 2 vezes/dia, por 1 dia) a artesunato (4 mg/kg, 1 vez/dia, por 10 dias) na cessação da dor abdominal após 10 dias. Resolução de dor foi de 100% no grupo triclabendazol e 88% no grupo artesunato ($P = 0,027$). Triclabendazol foi superior no desfecho composto de resolução da dor, normalização da eosinofilia e melhora ultrassonográfica após 3 meses: 92% *versus* 76% ($P = 0,05$).

Esquistossomíase, causada pelo trematódeo *Schistosoma mansoni*, tem distribuição geográfica limitada aos trópicos. O ciclo do parasita envolve a eliminação de cercárias por parte de caramujos de água doce do gênero Biomphalaria. Uma vez na água, as cercárias penetram na epiderme dos hospedeiros humanos e ganham a circulação sanguínea na forma de esquistossômulas. A doença afeta principalmente intestino, fígado e baço. Podem ocorrer disenteria crônica, fibrose hepática periporta e até cirrose hepática (principalmente em coinfectados por agentes de hepatites virais). Esplenomegalia de grande monta por hipertensão portal é comum. Utilizam-se praziquantel e oxamniquina no tratamento da doença.

Segundo revisão sistemática Cochrane com metanálise,[64] 40 mg/kg/dia de praziquantel em administração única foi superior a placebo (RR = 3,13; 1,03 a 9,53) e a menores doses de praziquantel na obtenção de cura parasitológica. Taxas de cura variaram de 52%, no Senegal, a 92%, no Brasil, nos diferentes ECR compilados. Na mesma revisão, 40 mg/kg/dia de oxamniquina em administração única foi superior a placebo (RR = 8,74; 3,74 a 20,43) e a menores doses de oxamniquina na obtenção de cura parasitológica. Comparação direta entre os dois antiparasitários não detectou diferenças nas taxas de cura. O Ministério da Saúde do Brasil endossa uso de praziquantel e oxamniquina como primeira e segunda escolhas no tratamento de esquistossomíase, respectivamente.[65]

Cestódios que parasitam o trato digestivo

Espécies do gênero *Diphyllobothrium* são parasitas que podem chegar a 12 metros de comprimento. Ingestão de peixe cru – particularmente truta, salmão, perca e lúcio – associa-se à transmissão do representante mais comum desse gênero – *Diphyllobothrium latum* – causador indireto de sintomas, mediante deficiência de vitamina B_{12}. Esse helminto é ávido por cobalamina, podendo produzir anemia megaloblástica e neuropatia periférica no hospedeiro.[5] Repetidas descrições apontam uso de praziquantel (15 a 25 mg/kg, em dose única), com demonstrada cura clínica e parasitológica. Os principais efeitos adversos do tratamento foram indigestão, distensão abdominal e aparecimento espontâneo de segmentos do parasita nas fezes.[66]

Taenia solium e *T. saginata* são transmitidas pela ingestão de carne malcozida de porco e gado, contaminada por esses parasitas. Se a carne for infestada por cisticercos, o hospedeiro desenvolverá teníase; se, inadvertidamente, o indivíduo ingerir ovos de *T. solium*, poderá desenvolver cisticercose ou sua forma mais temida – neurocisticercose (ver adiante).

Teníase é assintomática na maioria dos hospedeiros. Indivíduos parasitados só percebem a infecção quando há eliminação fecal desses parasitas.[5]

Teníase pode ser tratada com dose única de 10 mg/kg de praziquantel ou com 400 mg/dia de albendazol, por 3 dias.[5] ECR, conduzido em crianças e adultos, comparou dose única de 400 mg/dia de albendazol à mesma dose repetida por 3 dias consecutivos, detectando, respectivamente, taxas de cura de 50% (18,7 a 81,2%) e 100% (59,0 a 100%). A análise da diferença de taxa de cura favoreceu o tratamento por 3 dias.[50]

Sumário da seleção de anti-helmínticos indicados em doenças diarreicas.

Intervenções	Grau de recomendação	Nível de evidência	Comentários
Ascaridíase			
Albendazol (dose única)	I	A	Em adultos e crianças (primeira escolha)
Levamisol	IIa	C	Em adultos e crianças
Mebendazol (dose única)	I	A	Em adultos e crianças
Pamoato de pirantel (dose única)	I	A	Em adultos e crianças
Necatorose e ancilostomíase			
Albendazol (dose única)	IIa	A	Em adultos e crianças
Albendazol (três dias)	I	A	Em crianças (primeira escolha)
Ivermectina (dose única)	IIa	B	Para *larva migrans* cutânea por *Ancylostoma* spp.
Levamisol	IIb	C	Em adultos e crianças
Mebendazol (dose única)	III	A	Em adultos e crianças
Pamoato de pirantel (dose única)	III	A	Em adultos e crianças
Triquiuríase			
Albendazol (dose única)	III	A	Em adultos e crianças
Albendazol (três dias)	I	A	Em crianças
Albendazol mais pamoato de oxantel	I	A	Em crianças (primeira escolha)
Levamisol	III	C	Em adultos e crianças
Mebendazol (dose única)	III	A	Em adultos e crianças
Estrongiloidíase			
Ivermectina	I	A	Em adultos e crianças (primeira escolha)
Tiabendazol	I	A	Eficácia é similar à da ivermectina, mas tem pior perfil de efeitos adversos
Enterobíase e himenolepíase			
Albendazol	I	A	Para enterobíase em crianças
Nitazoxanida	I	B	Para himenolepíase em crianças
Praziquantel	I	B	Para himenolepíase em crianças (primeira escolha)
Hidatidose			
Albendazol mais PAIR	IIa	A	Eficácia superior à PAIR isolada e similar à ressecção cirúrgica
Fasciolíase			
Triclabendazol	I	A	Em adultos e crianças (primeira escolha)
Esquistossomíase			
Oxamniquina	I	A	Em adultos e crianças
Praziquantel	I	A	Eficácia similar à da oxamniquina, porém, é priorizada pelo Ministério da Saúde (primeira escolha)
Difilobotríase e teníase			
Praziquantel (dose única)	IIb	C	Para difilobotríase; não há ECR
Albendazol (três dias)	I	A	Para teníase; superior a tratamento com albendazol em dose única

PAIR: *puncture, aspiration, injection, and reaspiration.*

Febre e outras manifestações sistêmicas específicas

■ Protozoários

Espécies de protozoários associadas a febre e outras manifestações sistêmicas específicas de doenças estão apresentadas no Quadro 27.3.

Quadro 27.3 ■ Espécies relevantes de protozoários associados a febre e outras manifestações sistêmicas específicas em humanos.

Apicomplexa
Plasmodium: *P. falciparum, P. ovale* e *P. vivax*
Toxoplasma gondii
Sarcomastigophora
Leishmania: *L. amazonensis, L. braziliensis, L. chagasi, L. donovani* e *L. guyanesis*
Trypanosoma cruzi

Malária

Plasmodium é protozoário unicelular que infecta os eritrócitos, causando a malária. É transmitido a seres humanos pela picada da fêmea do mosquito *Anopheles*. Há cinco espécies do gênero Plasmodium (*P. falciparum, P. vivax, P. ovale, P. malariae* e *P. knowlesi*) que infectam humanos. É a parasitose mais importante no mundo, sendo responsável, em 2010, por 219 milhões de casos globais, com a doença causando morte em 660.000 pessoas, na maioria menores de 5 anos.[67,68]

Segundo a Organização Mundial da Saúde (OMS), 104 países e territórios têm malária endêmica. Em 99 desses, há transmissão da doença. Em 2012, relatório de OPS/OMS[68] afirmou que, nas Américas, casos de malária caíram de 1 milhão no início de 2000 para 490 mil em 2011. As mortes decorrentes da doença baixaram cerca de 70% (de 439 para 113) em um decênio. Estima-se que mais de 80% dos países endêmicos da região alcançarão a meta dos Objetivos de Desenvolvimento do Milênio para 2015. No entanto, em torno de 30% da população dos 21 países endêmicos estão em risco de contaminar-se, sendo que 8% desses expõem-se a alto risco. O Brasil, ao contrário de 13 países das Américas, não alcançou a referida meta (reduzir em 75% a quantidade de casos até 2015 em comparação aos dados de 2000), nem está em fase de pré-eliminação como seis outros. No Brasil, mais de 60% do território é favorável à transmissão da malária. Aproximadamente 95% dos casos no país ocorrem na Amazônia Legal.[2]

No Brasil, *Plasmodium vivax* é mais comum, embora *P. falciparum* seja responsável pelos quadros mais graves, considerados como malária complicada. A doença complicada caracteriza-se pela presença de um ou mais dos seguintes achados clinicolaboratoriais: prostração importante, diminuição no nível da consciência, podendo chegar ao coma (malária cerebral), dificuldades respiratórias, edema pulmonar (incluindo síndrome da angústia respiratória aguda), choque circulatório, coagulação intravascular disseminada, sangramentos, icterícia, insuficiência renal aguda (IRA), acidose, hemoglobinúria ou parasitemia > 5% (mais de 5% dos eritrócitos vistos no exame apresentam infecção). Malária grave acomete principalmente crianças menores de 5 anos, viajantes não imunizados, migrantes para áreas endêmicas e pessoas que vivem em zonas de malária sazonal ou instável.[67] A malária não complicada tem letalidade < 0,1% e cursa com sintomas inespecíficos de febre alta (frequentemente > 40°C), taquicardia, mal-estar, mialgia e anemia.

Para *prevenção de malária* em viajantes, algumas medidas não medicamentosas são indicadas, tais como inseticidas em aerossol, ventiladores elétricos, ar-condicionado, repelentes eletrônicos ou fumaça nos ambientes, banhos ou óleos com substâncias químicas especiais, repelentes de mosquitos na pele e redes ou vestimentas impregnadas com inseticidas.[69] Em gestantes, o uso de redes tratadas com inseticidas, aliado a tratamento com doses repetidas de sulfadoxina-pirimetamina, reduziu a parasitemia e melhorou o nível de hemoglobina das grávidas.[70]

O tratamento da *malária não complicada* por *P. falciparum* é fundamentado na terapia combinada de um antimicrobiano mais um derivado da artemisinina: di-hidroartemisinina, artemeter (lipossolúvel; sal: lumefantrina) e artesunato (hidrossolúvel; sais: mefloquina e pironaridina). Essas combinações são dadas por 3 dias com objetivo de eliminar 90% dos *P. falciparum* na corrente sanguínea, antes de deixar que um agente de longa ação elimine os parasitas remanescentes.

Revisão sistemática Cochrane de sete ECR (n = 2.057) testou várias combinações de antimaláricos, incluindo cloroquina, artemeter-lumefantrina, sulfadoxina-pirimetamina, halofantrina e mefloclina. Mais de 50% dos participantes que receberam cloroquina não lograram sucesso com o tratamento, e regimes de 6 doses dos outros antimaláricos se mostraram mais eficazes do que os de 4 doses com artemeter-lumefantrina.[71]

No mesmo contexto, outra revisão Cochrane[72] comparou artesunato-pironaridina, artemeter-lumefantrina e artesunato mais mefloquina. Após 28 dias do tratamento, houve menos reinfecção com artesunato-pironaridina *versus* artemeter-lumefantrina (RR = 0,60; 0,40 a 0,90), mas nenhuma diferença após 42 dias. Fenômeno semelhante ocorreu na comparação com artesunato-mefloquina (RR = 0,35; 0,17 a 0,73).

Ainda outra revisão Cochrane[73] comparou di-hidroartemisinina-piperaquina a outras recomendadas combinações baseadas em artemisinina, não se encontrando diferenças de eficácia. Finalmente, revisão sistemática com metanálise de 14 ECR (n = 1.996) sugere que derivados da artemisinina devam ser usados em detrimento de regimes baseados em quinina, fundamentalmente, pelo melhor perfil de segurança.[74] Todas as combinações baseadas em artemisinina preconizadas pela OMS são administradas em pelo menos 3 dias consecutivos. Nova combinação foi desenvolvida na China – artemisinina-naftoquina – para ser administrada em um dia. Embora isso possa aumentar a adesão, e os resultados preliminares dessa combinação mostrem-se promissores, mais estudos são necessários para confirmar eficácia e segurança. Com potencial evolução para resistência ao fármaco, esse aspecto não foi avaliado por estudos de curta duração. Assim, o uso de dose única necessita maior avaliação.[75]

Para tratar malária aguda não complicada causada por *P. vivax*, terapias combinadas baseadas em artemisinina (ACTs) foram comparadas com regimes antimaláricos alternativos. ACTs foram ao menos equivalentes a cloroquina. Dentre essas combinações, di-hidroartemisinina-piperaquina manteve por mais longo tempo a cobertura profilática pós-tratamento em comparação a artemeter-lumefantrina ou artesunato mais amodiaquina.[76]

Para adultos e crianças maiores de 6 meses de idade com malária não complicada por *P. falciparum*, o Ministério da Saúde do Brasil[77] recomenda uso de artemeter-lumefantrina por 3 dias mais primaquina em dose única ou artesunato-mefloquina por 3 dias mais primaquina em dose única, com doses ajustadas por faixa etária e peso. Gestantes no primeiro trimestre e crianças menores de 6 meses devem, entretanto, fazer uso de quinina por 3 dias associado a clindamicina por 5 dias. Para malária não complicada causada por *P. ovale* ou *P. vivax*, recomenda tratamento com cloroquina + primaquina por 3 dias, seguida de primaquina isolada por 4 dias.

Segundo o Ministério da Saúde,[77] tratamento de *malária complicada* por *P. falciparum* ou *P. vivax* deve ser feito com artesunato intravenoso (IV) + clindamicina IV ou artemeter intramuscular (IM) + clindamicina IV. Para gestantes no 1º trimestre e crianças < 6 meses, a indicação é de quinina IV + clindamicina IV.

Nos casos de malária complicada há risco de rápida progressão para morte, especialmente quando ocorre evolução para malária cerebral (taxa de 20%) ou anemia grave (taxa de 13%). Em revisão sistemática[78] de 31 ECRs, a comparação entre artemeter IM *versus* quinina IV não apresentou diferenças em relação a mortalidade ou sequelas neurológicas. Contudo, quando esses dois desfechos foram combinados, houve superioridade de artemeter IM (RC = 0,77; 0,62 a 0,96). Cinco ECR subsequentes realizaram a mesma comparação e não encontraram diferenças em relação à mortalidade. Artemeter foi superior em desfechos como tempo necessário para resolução da febre, recuperação do coma e eliminação da parasitemia. O maior desses ECR (multicêntrico, incluindo 1.259 adultos e 202 crianças) encontrou menor mortalidade com artemeter IM (15% *versus* 22%; RR = 0,69; 0,54 a 0,83).

Em adultos e crianças com malária grave, revisão sistemática Cochrane de 18 ECRs (n = 2.662) comparou artemeter intramuscular com quinina e artesunato, concluindo que, embora não haja comparação direta entre artemeter e artesunato, artemeter é provavelmente menos eficaz que artesunato em prevenir mortes por malária complicada. Não havendo disponibilidade de artesunato, artemeter pode ser alternativa a quinina.[79]

O Quadro 27.4 resume a indicação dos diversos antimaláricos de acordo com o cenário clínico.

Toxoplasmose

É causada pelo protozoário *Toxoplasma gondii* que, presente em fezes de felinos, contamina o ambiente sob forma de oocistos, que podem persistir viáveis por longos períodos de tempo. O homem se infecta ao ingerir alimentos mal lavados contendo oocistos ou mediante ingestão de carne malcozida, contendo cistos teciduais do parasita. Após a infecção, formas conhecidas como taquizoítos são prontamente geradas e ganham a corrente sanguínea, disseminando-se pelos tecidos. Raramente, a fase aguda pode ser sintomática e caracterizar-se por linfadenite aguda (febre e linfonodos palpáveis), simulando mononucleose (síndrome mononucleose-símile). Em revisão sistemática de 14 ECRs,[80] um estudo bem conduzido mostrou que cotrimoxazol foi mais eficaz do que placebo no tratamento de linfadenite aguda por *T. gondii* em hospedeiros imunocompetentes. Em ensaio randomizado, duplo-cego e controlado por placebo,[81] realizado em 46 pacientes com linfadenite por toxoplasmose, cotrimoxazol (48 mg/kg/dia, dividido em 2 doses, por 1 mês) induziu resposta clínica (linfonodos impalpáveis) em 65,2% *versus* 21,7% no grupo placebo e resposta sorológica (títulos séricos de IgM anti-*Toxoplasma* < 6 UI) de 65,2% *versus* 13,1% no grupo placebo em 1 mês. A taxa de cura foi 65,2% *versus* 13,1%, respectivamente. A diferença de efeito terapêutico foi significativa entre os dois grupos (52,2%; IC95%: 32,1 a 72%).

Na maioria das infecções, a resposta imunológica celular induz estado permanente de latência, encontrando-se parasitas encistados, em forma de bradizoítos, sem causar sintomas. Em imunodeprimidos, como nos casos de AIDS, bradizoítos podem voltar a proliferar de forma descontrolada, gerando focos progressivamente maiores de necrose e dano tecidual e causando formas clínicas graves de reativação. A principal manifestação clínica daí decorrente é a meningoencefalite por toxoplasma. Revisão sistemática Cochrane de três ECR que compararam sulfadiazina + pirimetamina (S+P) com clindamicina + pirimetamina (C+P) (2 estudos) e S+P com cotrimoxazol (1 estudo) nesses pacientes não encontrou diferença significativa entre os diversos comparadores com relação a desfechos de morte, resposta radiológica parcial ou completa e eventos adversos.[82]

O Ministério da Saúde recomenda profilaxia primária para toxoplasmose com cotrimoxazol 800/160 mg 1 vez/dia para todos os portadores do HIV com sorologia IgG anti-*Toxoplasma* reagente e contagem sanguínea de linfócitos T CD4+ < 100 células/mm³. A profilaxia secundária pode ser feita com S+P ou C+P, ambos os esquemas acompanhados de suplementação com ácido folínico, 10 mg 1 vez/dia.[23]

Em prevenção primária de toxoplasmose, pacientes infectados pelo HIV receberam cotrimoxazol, independentemente da contagem de linfócitos T CD4+. Não houve diferença na incidência de toxoplasmose em 12 meses (desfecho secundário): 0,4% no grupo cotrimoxazol e 2,0% no controle (P = 0,20). Contudo, cotrimoxazol foi superior a placebo na avaliação da sobrevida livre de morte ou hospitalização em 12 meses (desfecho primário): 63,7% *versus* 45,8% (P = 0,0001; NNT = 6).[83]

Toxoplasmose congênita tem incidência anual de mais de 190 mil casos, provocando perda de 1,2 milhão de anos de vida ajustados para incapacidade (DALY – *disability-adjusted life year*).[84] De modo geral, o risco de transmissão vertical da doença é de 20% (15 a 26%), sendo maior quando a infecção materna ocorre no terceiro trimestre da gestação (32%; 24 a 41%). Em comparação às crianças de gestantes sem infecção pelo *T. gondii*, conceptos de mulheres com toxoplasmose gestacional têm maiores chances de abortamento, natimortalidade e restrição do crescimento fetal: RC = 6,63 (4,56 a 9,65), RC = 4,63 (2,72 a 7,90) e RC = 4,49 (2,10 a 9,57), respectivamente.[85]

O risco de desenvolvimento de formas graves é maior quando a infecção é mais precoce. Quando esta ocorre entre 24 e 30 semanas, há 10% de risco de desenvolvimento de manifestações graves (como hidrocefalia e retinocoroidite). Em pequenos estudos de coorte, não se identificou redução nas taxas de doença em crianças nascidas de mulheres com toxoplasmose tratada com espiramicina, pirimetamina associada a sulfonamida, ou suas combinações. O uso desses fármacos em neonatos infectados também não foi avaliado por ECR, e não há revisão sistemática de estudos observacionais publicados sobre o assunto.[86]

Revisão sistemática com metanálise de 26 estudos de coorte, com 1.438 mães tratadas após rastreamento pré-natal, mostrou fraca evidência de que tratamento instituído dentro de 3 semanas da soroconversão reduzisse a transmissão da infecção mãe-filho em comparação com aquele iniciado após 8 ou mais semanas (RC = 0,48; 0,28 a 0,80). Em 550 recém-nascidos infectados, tratamento pré-natal não reduziu significativamente o risco de manifestações clínicas (RC = 1,11; 0,61 a 2.02).[87]

Complicação relevante da toxoplasmose congênita é retinocoroidite por toxoplasma (toxoplasmose ocular). Pequeno ECR comparou a eficácia de cotrimoxazol (800/160 mg, 1 vez/dia, a cada 3 dias) *versus* nenhum tratamento (grupo-controle) em prevenção de recorrência de retinocoroidite em paciente com história de toxoplasmose ocular. Após 20 meses, o grupo cotrimoxazol apresentou 6,6% de

Quadro 27.4 ▪ Escolha de antimaláricos.

Condição	Resistência a cloroquina[a]	1ª escolha	Alternativas
Profilaxia	Não	Cloroquina	Hidroxicloroquina
	Sim	Doxiciclina Atovaquona-Proguanil	Mefloquina
Tratamento (*P. falciparum* e todos os casos até especificação excluir *P. falciparum*)	Irrelevante	*Casos não complicados*: Artemeter-Lumefantrina ou Artesunato-Mefloquina (3 dias) + Primaquina (dose única) *Casos complicados*: derivados de artemisininas de uso parenteral (IV ou IM) ou retal	Quinina + Doxiciclina (ou tetraciclina ou clindamicina) Mefloquina Amodiaquina + Sulfadoxina-Pirimetamina
Tratamento[b] (*P. vivax*,[c] *P. ovale* e *P. malariae*)	Não	Cloroquina	Hidroxicloroquina
Prevenção de recorrrência	Exclusivamente para *P. vivax* e *P. ovale*	Primaquina	

[a]*Plasmodium falciparum* é resistente à cloroquina na maioria das zonas endêmicas, inclusive no Brasil. [b]Nos raros casos de malária complicada por estes agentes, o tratamento será o mesmo preconizado para casos complicados causados por *P. falciparum*. [c]Em Papua-Nova Guiné e Indonésia, taxas de *P. vivax* resistente à cloroquina são significativas. Nestas localidades utilizam-se atovaquona-proguanil, quinina + doxiciclina (ou tetraciclina) ou mefloquina.

recorrências *versus* 23,8% no grupo controle (*P* = 0,01; NNT = 6).[88] Clindamicina e dexametasona intravítreo, segundo revisão sistemática com metanálise, é equivalente a S+P.[80]

Leishmaníase

Engloba múltiplas manifestações de doença, causadas por diversas espécies de *Leishmania*. Formas visceral (calazar), cutânea e mucosa são endêmicas no Brasil. Leishmaníase visceral ocorre em cerca de 20% dos indivíduos infectados por determinadas espécies (p. ex., *Leishmania chagasi*). Quando a doença se estabelece, ocorre acometimento progressivo de múltiplos órgãos, determinando a morte na maioria dos pacientes não tratados. Mais de 90% dos casos se concentram em regiões de cinco países: nordeste da Índia, Bangladesh, Nepal, Sudão e nordeste do Brasil. O surgimento de resistência aos derivados antimoniais (antimoniato de meglumina e estibogliconato de sódio) pode limitar a utilidade destes compostos no tratamento do calazar em algumas regiões endêmicas.[89]

A forma cutânea da doença é classicamente dividida em leishmaníase do Novo Mundo (ou Americana) e leishmaníase do Velho Mundo, cada qual com suas espécies.[90] É parasitose sem contágio interpessoal, transmitida por mosquitos do gênero *Lutzomyia* e que se utiliza de diversos reservatórios animais, tais como cães e gatos. A forma mucosa é apenas sequela metastática da doença cutânea do Novo Mundo na região naso-orofaríngea.[90]

Leishmaníase cutânea e mucosa

O Ministério da Saúde do Brasil recomenda uso de algum dos antimoniais pentavalentes (antimoniato de meglumina e estibogliconato de sódio) como primeira escolha no tratamento das leishmaníases cutâneas (LC) e mucosas (LM). Estibogliconato de sódio, entretanto, não é comercializado no Brasil. Revisão sistemática Cochrane com metanálise[91] de 38 ECR pequenos, mal conduzidos e mal relatados avaliou cura parasitológica com diversos fármacos: antimoniato de meglumina, estibogliconato de sódio, paramomicina, paromomicina mais cloreto de metilbenzetônio, pentoxifilina, alopurinol, pentamidina, bacilo de Calmette-Guérin (BCG), cetoconazol e miltefosina. A combinação de alopurinol com antimoniais foi superior a antimoniais isoladamente (2 ECR; RR = 1,90; 1,40 a 2,59), e antimoniato de meglumina foi significativamente superior a paromomicina, pentamidina e BCG.

Posteriormente, três ECR estudaram miltefosina em leishmaníase cutânea causada por diferentes espécies, mostrando maiores taxas de cura e boa segurança em relação a antimoniais pentavalentes.[92-94]

Em revisão sistemática com metanálise de oito ECRs,[95] termoterapia – aplicações locais de calor (50°C) gerado por radiofrequência por 30 s – foi avaliada e considerada equivalente a antimoniais pentavalentes no tratamento de leishmaníase cutânea.

Revisão sistemática com metanálise[96] analisou a sensibilidade de terapias disponíveis para leshmaníase cutânea causada por várias espécies de *Leishmania* em viajantes provenientes de regiões endêmicas. Muitas das terapias relatadas não eram respaldadas por evidências. Assim mesmo, foram propostos: para LC por *L. amazonensis* ou *L. braziliensis*, antimonial pentavalente sistêmico (respostas de 100% [97 a 100%] e 78% [67 a 87%], respectivamente); para LC por *L. guyanensis*, pentamidina (87% [78 a 93%]); para LM por *L. braziliensis* ou *L. amazonensis*, antimonial pentavalente sistêmico + pentoxifilina (97% [81 a 100%]).

Leishmaníase visceral

Leishmaníase visceral (LV), causada por *L. chagasi* e *L. donovani*, deve ser tratada com antimoniato de meglumina ou – em doentes renais crônicos, transplantados renais, cardiopatas e cirróticos – com anfotericina B lipossomal, segundo o Ministério da Saúde.[65] Revisão[89] de 53 estudos de diferentes desenhos experimentais (n = 7.263 pacientes), usados no tratamento de leishmaníase visceral, mostrou taxas de cura muito elevadas com todas as formulações de anfotericina B deoxicolato (convencional), mas com maior tempo de hospitalização e comum toxicidade. Os congêneres lipídicos (anfotericina B lipossomal ou anfotericina B complexo lipídico) foram eficazes e mais seguros, mas seu alto custo dificulta o acesso. Metanálise de três estudos, incluídos nessa publicação, compararam anfotericina convencional com antimoniais, demonstrando superioridade da primeira na redução de falência clínica (RC = 0,02; NNT = 3).

Estudos que compararam anfotericina lipossomal ou anfotericina complexo lipídico com a formulação convencional falharam em demonstrar superioridade das formulações lipídicas com relação às taxas de cura clínica.

Fármacos como miltefosina e paromomicina também foram analisados. Combinações desses agentes estão em estudo, objetivando melhorar o tratamento e reduzir custo.

Paromomicina foi comparada com antimoniais em cinco estudos da publicação citada, observando-se maior eficácia com seu uso. O benefício absoluto foi muito grande na comparação desse fármaco em monoterapia *versus* antimonial (NNT = 3) e entre paromomicina associada a antimoniais com antimonial isolado (NNT = 2).

Em estudo (n = 226), pacientes com leishmaníase visceral receberam anfotericina B lipossomal em dose única, isolada ou seguida de miltefosina (a primeira opção oral disponível), em diferentes doses e durações de tratamento. Todos os esquemas foram bem tolerados e tiveram aparentes respostas de cura iniciais. Nove meses depois, as taxas de cura foram similares. Nesse estudo, uso de anfotericina B lipossomal com dose de apenas 3,75 mg/kg mostrou-se efetivo. O curso sequencial de miltefosina oral gerou altas taxas de cura (94,3%) no manejo da doença, presumivelmente por eliminar parasitas que possam ter sobrevivido à administração da anfotericina B. Adicionalmente, essa estratégia possibilitou alta hospitalar mais precoce.[97]

Doença de Chagas | Infecções crônica, aguda, congênita e reativada

Doença de Chagas aguda se desenvolve 1 semana após a infecção pelo *T. cruzi* inoculado na corrente sanguínea pelo inseto hematófago *Triatoma infestans* (vulgo barbeiro). Sinais e sintomas incluem: área de induração cutânea (chagoma), linfonodomegalia local, sinal de Romaña (edema inflamatório bipalpebral e unilateral, que ocorre em 10 a 20% dos casos agudos), mal-estar, febre, anorexia, edema de membros inferiores e hepatoesplenomegalia.[45]

A doença crônica se torna sintomática somente após anos ou décadas. O coração é o órgão mais comumente acometido. Achados comuns são arritmias, miocardiopatia dilatada ou segmentar e tromboembolismo. Alterações eletrocardiográficas – bloqueio de ramo direito, bloqueio intraventricular e atrioventricular, taqui e bradiarritmias – são corriqueiras. Causas de morte são morte súbita cardíaca, insuficiência cardíaca e acidente vascular cerebral.[45]

Sobre tratamento da doença de Chagas em fases indeterminada e crônica, revisão sistemática com metanálise incluiu cinco revisões sistemáticas prévias, com oito ECRs e 11 estudos observacionais.[98] Avaliaram-se benznidazol (análogo nitroimidazólico), nifurtimox (análogo nitrofurânico) e alopurinol (inibidor da enzima xantina oxidase). Benznidazol não diferiu do placebo em redução de morte e progressão de doença cardíaca. Nifurtimox e alopurinol também não superaram o placebo em redução de morte. Alopurinol foi equivalente a placebo em redução da progressão de doença cardíaca. Entretanto, benznidazol e nifurtimox superaram o placebo em redução de transmissão vertical da doença. Assim, levando em conta melhor perfil de efeitos adversos, benznidazol parece ser mais favorável do que nifurtimox no tratamento da doença de Chagas crônica, embora não haja evidência de benefício em desfechos primários. Em suma, não ficou claro se tratamento antiparasitário é capaz de melhorar sobrevida e reduzir complicações cardíacas, devido à baixa qualidade da evidência.

Na revisão citada anteriormente, ECR (n = 2.854),[99] após seguimento médio de 5,4 anos, benznidazol foi idêntico a placebo na avaliação do desfecho composto (morte, reanimação cardíaca, taquicardia ventricular sustentada, progressão de insuficiência cardíaca, embolia, acidente vascular cerebral e transplante cardíaco): HR (*hazard ratio*) = 0,93 (0,81 a 1,07). Houve apenas redução significativa das hospitalizações por causas cardiovasculares (desfecho secundário), porém, com discutível relevância clínica.

Em pequeno ECR, posaconazol (análogo sintético de itraconazol), em doses baixa (100 mg, 2 vezes/dia) e alta (400 mg, 2 vezes/dia), foi comparado a benznidazol (150 mg, 2 vezes/dia) por 60 dias. Quarenta semanas após o término do tratamento, a parasitemia foi medida por PCR (*polymerase chain reaction*). Houve taxas de falha da terapia significativamente superiores nos grupos posaconazol doses baixa (92,3%) e alta (80,7%) em comparação ao grupo benznidazol (38,4%).[100]

Por outro lado, doença de Chagas responde bem a tratamento farmacológico em outras circunstâncias, tais como infecções congênitas (taxas de cura acima de 90%), raros casos diagnosticados durante a fase aguda (taxas de cura entre 60 e 85%) e graves formas de reativação associadas a AIDS e transplante de órgãos.[101]

O Ministério da Saúde do Brasil ainda estende sua recomendação de tratamento a crianças menores de 12 anos com doença crônica; o tripanocida indicado é benznidazol por 60 dias.[65]

Sumário da seleção de antiprotozoários indicados em doenças febris e sistêmicas.			
Intervenções	Grau de recomendação	Nível de evidência	Comentários
■ **Malária**			
Malária não complicada			
Arteméter-lumefantrina	I	A	Por *P. falciparum*
Artemisinina-naftoquina	IIb	A	Mais estudos são necessários para consolidar a eficácia de dose única
Artesunato-mefloquina	I	A	Por *P. falciparum* (primeira escolha)
Artesunato-pironaridina	I	A	Por *P. falciparum*
Cloroquina mais primaquina	I	A	Por *P. vivax* ou por *P. ovale* (primeira escolha segundo o Ministério da Saúde)
Di-hidroartemisinina-piperaquina	I	A	Por *P. vivax*
Malária complicada			
Arteméter IM	I	A	Por *P. falciparum* ou *P. vivax*
Artesunato IV	IIa	A	Por *P. falciparum* ou *P. vivax* (primeira escolha)
Quinina IV (com dose de ataque)	I	A	Por *P. falciparum* ou *P. vivax* (primeira escolha em gestantes no 1º trimestre e em menores de 6 meses)
■ **Toxoplasmose**			
Clindamicina mais dexametasona intravítreo	IIa	A	Tratamento de retinocoroidite por toxoplasma (equivalente a sulfadiazina mais pirimetamina)
Clindamicina mais pirimetamina	IIb	A	Tratamento de meningoencefalite por toxoplasma
Cotrimoxazol	I	A	Linfadenite aguda por *T. gondii*
Cotrimoxazol	IIb	A	Tratamento de meningoencefalite por toxoplasma
Cotrimoxazol	I	A	Profilaxia primária de toxoplasmose em HIV-positivos
Cotrimoxazol	IIa	B	Tratamento de retinocoroidite por toxoplasma
Espiramicina	III	C	Prevenção de transmissão vertical de *T. gondii*
Sulfadiazina mais pirimetamina	IIa	A	Tratamento de meningoencefalite por toxoplasma
Sulfadiazina mais pirimetamina	III	C	Prevenção de transmissão vertical de *T. gondii*
Sulfadiazina mais pirimetamina	III	C	Tratamento de toxoplasmose neonatal
Sulfadiazina mais pirimetamina	IIa	B	Tratamento de retinocoroidite por toxoplasma
■ **Leishmaníase**			
Formas cutânea e mucosa			
Antimoniato de meglumina	IIa	B	Superior a outras medidas em leishmaníase cutânea
Alopurinol + antimoniais	IIa	B	Superior a antimoniais isolados
Termoterapia	IIa	A	Equivalente a antimoniais
Pentamidina	IIa	B	Leishmaníase cutânea por *L. guyanensis* em viajantes
Antimonial pentavalente sistêmico	IIa	A	Leishmaníase cutânea por *L. amazonensis* ou *L. braziliensis* em viajantes
Antimonial pentavalente sistêmico + pentoxifilina	IIa	B	Leishmaníase mucosa por *L. braziliensis* ou *L. amazonensis*

(continua)

Sumário da seleção de antiprotozoários indicados em doenças febris e sistêmicas. (*continuação*)			
Intervenções	Grau de recomendação	Nível de evidência	Comentários
Forma visceral			
Anfotericina B convencional ou lipídica	I	A	Leishmaníase visceral por *L. chagasi* ou *L. donovani* (primeira escolha)
Anfotericina lipossomal seguida de miltefosina	I	A	Leishmaníase visceral por *L. chagasi* ou *L. donovani*
Antimoniato de meglumina	I	A	Leishmaníase cutânea por *L. amazonensis* ou *l. braziliensis*
Miltefosina	IIa	A	Superior a antimoniais
Paramomicina	I	A	Superior a antimoniais
■ **Doença de Chagas**			
Alopurinol	III	B	Na redução de morte ou progressão de doença cardíaca
Benznidazol	III	A	Na redução de morte ou progressão de doença cardíaca
Benznidazol	I	A	Na redução da transmissão vertical da doença
Benznidazol	IIb	A	Na redução de hospitalização por causas cardiovasculares
Nifurtimox	I	A	Na redução da transmissão vertical da doença
Nifurtimox	III	A	Na redução de morte ou progressão de doença cardíaca
Posaconazol	III	B	Inferior a benznidazol na redução da parasitemia

IV: via intravenosa; IM: via intramuscular.

■ Helmintos

Espécies relevantes de helmintos associados a febre e outras manifestações sistêmicas específicas são apresentadas no Quadro 27.5.

Toxocaríase

Toxocara canis é considerado um helminto. Trata-se de parasita do trato digestivo de cães, cujas fezes infestam o solo. A infecção humana se dá por ingestão de terra contaminada, fato que ocorre mais comumente em crianças com geofagia. A parasitose tem duas apresentações clínicas reconhecidas: *larva migrans* ocular (LMO) e *larva migrans* visceral (LMV).[45]

Ao invadir o globo ocular, forma-se um granuloma eosinofílico ao redor do parasita no polo posterior do olho, simulando retinoblastoma. A doença pode complicar-se com endoftalmite, uveíte e coriorretinite causando distúrbios visuais, estrabismo e dor unilaterais. LMV pode invadir pulmões, sistema nervoso central (SNC) e fígado, causando marcada eosinofilia.[45] Existe evidência de associação entre LMV e asma, pericardite, miocardite e epilepsia.[102-104]

O tratamento consiste no uso de albendazol. ECR comparou tiabendazol a albendazol no tratamento de LMV e LMO: albendazol (10 mg/kg, 1 vez/dia, por 5 dias) foi superior em redução de eosinofilia e cura clínica.[105] Em LMO podem-se usar corticoides adjuvantes por 5 a 20 dias.[45]

Filaríase

Wuchereria bancrofti é nematelminto que parasita vasos linfáticos, sendo transmitido por mosquitos dos gêneros *Aedes, Anopheles, Coquillettidia* e *Culex*. Filaríase afeta mais de 120 milhões de pessoas em

Quadro 27.5 ■ Espécies relevantes de helmintos associados a febre e outras manifestações sistêmicas específicas em humanos.

Nematelmintos
Toxocara canis
Wuchereria bancrofti
Platelminto
Cestódio
Taenia solium

todo o mundo.[106,107] Agudamente, pode apresentar-se com linfangite e, cronicamente, com elefantíase, linfangiectasia e hidrocele. A maioria dos indivíduos, entretanto, permanece assintomática por muitos anos.[45] O tratamento se faz com: combinação de 400 mg de albendazol mais 200 μg/kg de ivermectina ou 400 mg de albendazol mais 6 mg/kg de dietilcarbamazina, ambas repetidas anualmente para evitar reinfecção em regiões endêmicas. A primeira associação tem pequeno e não consistentemente comprovado efeito sobre microfilárias. Também há insuficiente evidência para afirmar ou infirmar se as combinações são mais eficazes do que ivermectina na erradicação de microfilárias adultas. Autores de antiga revisão Cochrane concluíram que o efeito de albendazol, isolado ou em combinação, sobre parasitas adultos e larvários precisa ser avaliado por estudos adequadamente desenhados,[108] que não foram realizados.

Neurocisticercose

Neurocisticercose é consequente ao alojamento de estágios larvais do platelminto *Taenia solium* no SNC. Isto ocorre quando o homem ingere ovos do parasita, funcionando como hospedeiro intermediário. Os ovos eclodem no intestino, liberando embriões que ganham a corrente sanguínea e se distribuem pelo corpo, incluindo músculos e SNC. A doença pode ser classificada, de acordo com a localização dos cistos formados pelo helminto, em formas intra e extraparenquimatosas.

Outra classificação, mais útil do ponto de vista terapêutico, é baseada na viabilidade ou não dos cistos. Cistos vesiculares estariam em estado de tolerância imunológica com o hospedeiro, seriam ainda viáveis e poderiam apresentar rápido crescimento, constituindo-se em potencial emergência neurocirúrgica. Do ponto de vista radiológico, apresentam forma cística, sem presença de importante impregnação anelar por meio de contraste e sem edema perilesional. Já cistos coloidais (inviáveis) seriam representados por parasitas que perderam a habilidade de gerar tolerância imunológica e sofreriam franco ataque por parte das defesas do hospedeiro. Estes cistos em degeneração aparecem com importante impregnação pelo contraste e edema perilesional em exames de neuroimagem (tomografia computadorizada contrastada ou ressonância nuclear magnética). O tratamento da neurocisticercose manteve-se controverso praticamente desde o surgimento dos anti-helmínticos específicos (praziquantel e albendazol). Estudos iniciais apontavam para taxas significativas de resolução espontânea, e muitos acreditavam que o tratamento poderia trazer benefícios apenas contra cistos ainda viáveis.[109] Uso concomitante de corticosteroides, com intuito de limitar a reação inflamatória secundária à destruição acelerada de parasitas pelo tratamento específico, também carece de comprovação sólida.

De acordo com revisão sistemática *Cochrane*,[110] albendazol é a base do tratamento. Em adultos com cistos viáveis, nenhuma diferença foi detectada entre albendazol comparado a não tratamento para recorrência de convulsões (116 participantes, 1 ECR), mas poucos participantes com albendazol tiveram lesões no seguimento (RR = 0,56; 0,45 a 0,70). Em crianças com cistos inviáveis, recorrência de convulsões foi menos comum nos tratados com albendazol em comparação a não tratamento (4 ECR: RR = 0,49; 0,32 a 0,75). Não houve diferença quanto à persistência de lesões no seguimento (570 participantes; 6 ECR). Em adultos e crianças, com cistos viáveis, inviáveis ou lesões mistas, albendazol isoladamente provoca mais cefaleia que não tratamento (2 ECR; RR = 9,49; 1,40 a 64,45). Entretanto, albendazol com corticoides não causa mais cefaleia que não tratamento (116 participantes; 1 ECR).

O Ministério da Saúde endossa o uso de praziquantel (50 mg/kg/dia, por 21 dias) mais dexametasona ou albendazol (5 mg/kg, 3 vezes/dia, por 30 dias) mais metilprednisolona (100 mg, dose única intravenosa no 1º dia) seguida de prednisona (20 mg, 1 vez/dia, por 30 dias).[65]

Sumário da seleção de anti-helmínticos indicados em doenças febris e sistêmicas.

Fármacos	Grau de recomendação	Nível de evidência	Comentários
■ Toxocaríase			
Albendazol	IIa	B	Para *larva migrans* visceral ou ocular
Albendazol + corticoide adjuvante	IIa	C	Para *larva migrans* ocular
■ Filaríase			
Albendazol	III	A	Sem evidência de benefício
Albendazol + dietilcarbamazina	IIb	B	Anualmente em indivíduos provenientes de regiões endêmicas
Albendazol + ivermectina	IIb	B	Anualmente em indivíduos provenientes de regiões endêmicas
■ Neurocisticercose			
Albendazol	I	A	Em adultos com cistos viáveis, menos lesões no seguimento
	I	A	Em crianças com cistos inviáveis, menor recorrência de convulsões
Albendazol + corticoides adjuvantes (metilprednisolona e prednisona)	I	A	Em adultos e crianças; causa menos cefaleia que albendazol isoladamente (primeira escolha)
Praziquantel + dexametasona	IIa	C	Em adultos e crianças

■ Outras parasitoses

Tricomoníase

Em todo o mundo, aproximadamente 120 milhões de mulheres sofrem de vaginite por *Trichomonas vaginalis* a cada ano. A infecção é sexualmente transmitida, acreditando-se que facilite a transmissão pelo HIV.

Em mulheres, apresenta-se com corrimento vaginal, disúria e dispareunia, entre outras manifestações. Homens infectados são geralmente assintomáticos ou apresentam manifestações que se confundem com as determinadas por outras causas de uretrite. De qualquer forma, o homem também deve ser tratado para evitar reinfecção da parceira. Metronidazol, em dose única de 2 g por via oral, é o fármaco de escolha. Vários congêneres, como tinidazol e ornidazol, detêm eficácia similar em cura clínica: aproximadamente 95%. Preconizam-se inúmeros tratamentos locais, como iodopovidona, acidificação da vagina por meio de duchas com vinagre e instilação de lactobacilos. Podem ser úteis em casos leves, mas não superam a eficácia de metronidazol sistêmico. Frente a falhas de tratamento, é preciso investigar reinfecção (parceiro não tratado) ou adesão incompleta. Resistência é conhecida há muitos anos, para a qual não há conduta alternativa consistente. Recomenda-se retratar a paciente e seu parceiro com altas doses de metronidazol.[111]

Escabiose

Sarcoptes scabiei é o ácaro causador da escabiose. Sua transmissão é interpessoal. O indivíduo pode permanecer assintomático por até 6 semanas antes do início do prurido intenso. O parasita escava túneis que se tornam rodeados por infiltrados inflamatórios compostos de eosinófilos, linfócitos e histiócitos, e erupção cutânea generalizada de hipersensibilidade se desenvolve em locais remotos.

Imunidade e o ato de coçar-se limitam a maioria das infestações em até 15 ácaros por pessoa. Porém, hiperinfestação com milhares de ácaros – escabiose crostosa, anteriormente denominada de sarna norueguesa – pode ocorrer na vigência de uso de corticoides, imunodeficiência e doenças neurológicas ou psiquiátricas que limitam o ato de coçar.[112]

Revisão Cochrane mostrou que o tratamento pode ser feito com permetrina tópica, que parece mais eficaz do que ivermectina oral e outros agentes tópicos. O tratamento tópico se associa a reações cutâneas. O tratamento mostra-se seguro, afora ocasionais relatos de cefaleia, dor abdominal, diarreia, vômito e hipotensão (grau de recomendação I; evidência nível A).[113]

Sumário da seleção para tricomoníase e escabiose.

Fármacos	Grau de recomendação	Nível de evidência	Comentários
■ Tricomoníase			
Metronidazol	I	A	Para a mulher e seu parceiro (primeira escolha)
Ornidazol	I	A	Para a mulher e seu parceiro
Tinidazol	I	A	Para a mulher e seu parceiro
■ Escabiose			
Ivermectina	I	A	Inferior a permetrina em metanálise de 2 ECR
Permetrina tópica	I	A	Primeira escolha

▶ Prescrição

Os esquemas de administração de fármacos antiprotozoários estão apresentados no Quadro 27.6.

Pentamidina (na leishmaníase), derivados antimoniais, paromomicina e anfotericina B (na leishmaníase) não têm biodisponibilidade oral e são administrados por via parenteral. Pentamidina também está disponível em forma de aerossol. Quinina, gliconato de quinidina e alguns derivados de artemisininas (na malária) são utilizados por via parenteral em casos graves e em pacientes sem condições de uso

Quadro 27.6 ■ Esquemas de administração de antiprotozoários.

Fármaco	Emprego	Dose de adulto (total diário)	Dose de criança (total diário)	Intervalo de dose (horas)	Via	Tempo de tratamento
Antimoniato de meglumina	Leishmaníase	20 mg/kg	Igual à do adulto	24	IM ou IV	Cerca de 30 dias
Arteméter	Malária complicada – tratamento	3,2 mg/kg de ataque e então 1,6 mg/kg/dia	Igual à do adulto	24	IM	4 dias
Arteméter-Lumefantrina	Malária não complicada – tratamento	20 mg/120 mg por comprimido 1º dia: 4 comp. de dose inicial; então 4 comp. após 2º e 3º dias: 4 comp. em 2 doses diárias	Mesmo intervalo temporal que o observado em adultos. Número de comp. por dose de acordo com peso – 5 a 14 kg: 1 comp. – 15 a 24 kg: 2 comp. – 25 a 34 kg: 3 comp. – ≥ 35 kg ou ≥ 12 anos: 4 comp.	8 entre a 1ª e a 2ª doses e 12 entre as demais	VO	3 dias
Artesunato	Malária complicada – tratamento	2,4 mg/kg, seguidos de 2,4 mg/kg (4 doses)	Igual à do adulto	12 entre a 1ª e a 2ª e entre 2ª e a 3ª doses 24 h entre a 3ª e a 4ª dose	IV	3 dias no esquema citado (importante variabilidade na literatura, podendo chegar a 5 a 6 dias)
Atovaquona-Proguanil	Malária – profilaxia e supressão	250 mg/100 mg por comp. adulto. 1 comp.	Comp. pediátrico: 62,5 mg/25 mg – 5 a 8 kg: ½ comp./dia – 9 a 10 kg: ¾ comp./dia – 11 a 20 kg: 1 comp./dia – 21 a 30 kg: 2 comp./dia – 31 a 40 kg: 3 comp./dia > 40 kg: 1 comp. adulto/dia	24	VO	a
	Malária não complicada – tratamento	Comp. 250 mg/100 mg 4 comp./dia	Comp. pediátrico: 62,5 mg/25 mg – 5 a 8 kg: 2 comp./dia – 9 a 10 kg: 3 comp./dia – 11 a 20 kg: 1 comp. adulto/dia – 21 a 30 kg: 2 comp. adulto/dia – 31 a 40 kg: 3 comp. adulto/dia – > 40 kg: igual à dose do adulto	12 a 24	VO	3 dias
Benznidazol	Doença de Chagas	5 a 7,5 mg/kg/dia	Igual à dose do adulto	12	VO	60 dias
Cloroquina	Malária não complicada – profilaxia e supressão	300 mg (base)	5 mg/kg (base)	7 dias	VO	a
	Malária não complicada – tratamento	600 mg (base) imediatamente e 300 mg (base) em 6, 24 e 48 h	10 mg/kg (base) imediatamente e 5 mg/kg (base) em 6, 24, 48 h	6 entre a 1ª e a 2ª dose e 24 entre a 2ª e a 3ª e a 3ª e a 4ª dose	VO	2 dias
Doxiciclina	Malária por P. vivax resistente à cloroquina – tratamento	200 mg	Contraindicada em crianças com < 8 anos De 8 a 12 anos: 4 mg/kg (até 200 mg) Acima de 13 anos: igual à dose de adultos	12	VO ou IV	7 dias
	Malária – profilaxia e supressão	100 mg	Contraindicada em crianças com < 8 anos De 8 a 12 anos: 2 mg/kg (até 100 mg) Acima de 13 anos: igual à dose de adultos	24	VO	b
Espiramicina	Toxoplasmose congênita – prevenção	2 a 4 g	Não se aplica	6 a 12	VO	Até o parto
Mefloquina	Malária – profilaxia	250 mg (sal)	≤ 9 kg: 5 mg sal/kg 10 a 19 kg: ¼ comp. 20 a 30 kg: ½ comp. 31 a 45 kg: ¾ comp. > 45 kg: 1 comp.	7 dias	VO	a
	Malária – tratamento	750 mg (sal) seguidos de 500 mg (sal) 6 a 12 h após	< 45 kg: 15 mg sal/kg, seguidos de 10 mg sal/kg, 6 a 12 h após > 45 kg: mesma dose do adulto	6 a 12 entre as 2 doses.	VO	1 dia

(continua)

Quadro 27.6 ■ Esquemas de administração de antiprotozoários. (continuação)

Fármaco	Emprego	Dose de adulto (total diário)	Dose de criança (total diário)	Intervalo de dose (horas)	Via	Tempo de tratamento
Metronidazol	Amebíase	1,5 g a 2,25 g	35 a 50 mg/kg	8	VO ou IV	10 dias
	Giardíase	0,5 g a 1,5 g	15 mg/kg	8 a 12	VO	5 a 7 dias
	Tricomoníase	2,0 g	15 mg/kg	Dose única	VO	Dose única
		750 mg		8	VO	7 dias
Miltefosina	Leishmaniase visceral	100 mg	2,5 mg/kg	12	VO	28 dias
Nifurtimox	Doença de Chagas	8 a 10 mg/kg	1 a 10 a: 15 a 20 mg/kg Adolescentes: 12,5 a 15 mg/kg	6	VO	90 dias
Nitazoxanida	Criptosporidíase[b]	1.000 mg	Dose depende da idade: 1 a 3 anos: 200 mg 4 a 11 anos: 400 mg ≥ 12 anos: 1.000 mg	12	VO	3 dias
	Giardíase	1.000 mg	Dose depende da idade: 1 a 3 anos: 200 mg 4 a 11 anos: 400 mg ≥ 12 anos: 1.000 mg	12	VO	3 dias
Ornidazol	Disenteria amebiana	1.500 mg	50 mg/kg	8 a 24	VO	3 dias
Pentamidina	Leishmaniase	4 mg/kg	3 mg/kg	24 a 48	IV	Variável, máx. de 40 infusões
Primaquina	Malária: cura radical	30 mg (base)	0,5 mg base/kg	24	VO	14 dias
Quinidina[c]	Malária – tratamento	6,25 mg base/kg infundidos em 1 a 2 h.[d] Então 0,0125 mg base/kg/min em infusão contínua por no mínimo 24 h ou 15 mg/base/kg infundidos em 4 h,[f] então 7,5 mg base/ infundidos em 4 h, a cada 8 h (iniciados 8 h após a dose de ataque)	Igual à dose do adulto	Conforme já especificado	IV	3 a 7 dias
Quinina (deidrocloreto)	Malária complicada – tratamento	20 mg/kg ataque (infundidos em 4 h), seguidos de 10 mg/kg (infundidos em 4 h), de 8/8 h[a]	Igual à dose do adulto	Conforme já especificado	IV[g]	3 a 7 dias
Quinina (sulfato)	Malária não complicada – tratamento	1.950 mg (sal)	30 mg sal/kg	8	VO	3 a 7 dias
Secnidazol	Disenteria – amebiana	2 g	30 mg/kg	24	VO	1 a 3 dias
Sulfadiazina-pirimetamina	Toxoplasmose – tratamento no imunossuprimido	4 a 6 g/50 a 100 mg	100 a 200 mg/1 a 2 mg/kg	6/24	VO	4 semanas
Sulfadoxina-pirimetamina	Malária – tratamento	500 mg/25 mg, por comprimido. 3 comp.	< 1 ano: ¼ comp. 1 a 3 anos: ½ comp. 4 a 8 anos: 1 comp. 9 a 14 anos: 2 comp.	Dose única	VO	Dose única
Sulfametoxazol-trimetoprima	Ciclosporidíase e isosporidíase	800 mg SMX/160 mg TMP	Não definido	12	VO	7 dias
Sulfametoxazol-trimetoprima	Linfangite por toxoplasmose aguda	40 mg SMX e 8 mg TMP/kg de peso	Igual à do adulto	12	VO	30 dias
Tinidazol	Disenteria amebiana	2 g	50 mg/kg	24	VO	3 dias

VO: via oral; IV: intravenosa; IM: intramuscular. Em horas, exceto quando indicado. [a]Ver texto. Juntamente com trimetoprima. [b]Doses mais altas e por períodos mais prolongados (p. ex., 7 a 14 dias) podem ser utilizadas em pacientes com imunossupressão celular grave (p. ex., AIDS, com contagens de CD4 muito baixas). Diluída em solução glicosada. [c]Dose de ataque somente não será administrada se o paciente tiver recebido > 40 mg/kg de quinina nos 2 dias prévios ou mefloquina nas últimas 12 h. [g]Até poder iniciar a via oral.

da via oral. Quinidina nunca deve ser infundida em *bolus,* sob risco de grave hipotensão postural. A maioria dos demais antiprotozoários apresenta boa absorção oral, sendo essa a via preferencial nas demais indicações.

Doses e intervalos são ditados pela necessidade de obtenção de concentrações sanguíneas e pela meia-vida dos fármacos. Assim, esquemas supressivos e profiláticos de malária – que necessitam baixas concentrações no sangue – utilizam intervalos de até 1 semana. Intervalos menores são empregados com fármacos de meia-vida mais curta (sulfadiazina, por exemplo) ou em infecções graves. Esquemas de dose única de metronidazol em tricomoníase são eficazes na maioria das mulheres, mas falham em 40% dos homens. Assim, é recomendável tratá-los por 7 dias.

A porcentagem de fármaco excretada em forma ativa orienta correção de doses ou intervalos em insuficiência renal. Necessitam ajustes sulfametoxazol-trimetoprima (em insuficiência renal avançada, deve-se duplicar o intervalo) e pentamidina (em DCE < 10 mℓ/min e < 50 mℓ/min, os intervalos são de 48 h e 24 a 36 h, respectivamente).

Esquemas de administração de anti-helmínticos são vistos no Quadro 27.7.

Piperazina deve ser evitada em presença de insuficiência renal, pois é excretada na forma ativa (seu acúmulo aumenta risco de neurotoxicidade). Recomenda-se cautela no emprego de tiabendazol em pacientes com hepatopatia, pois é biotransformado pelo fígado e tem potencial hepatotóxico. Não há necessidade de diminuir doses dos demais anti-helmínticos em presença de insuficiência renal ou hepática.

▶ Seguimento

A eficácia do tratamento é avaliada pela evolução das manifestações clínicas, laboratoriais e, em alguns casos, radiológicas. Nas indicações profiláticas e supressivas, ela corresponde a não ocorrência de surtos da doença.

Tratamento de meningoencefalite toxoplásmica geralmente é feito de forma empírica quando paciente portador de AIDS e sorologia positiva apresenta quadro clínico e radiológico compatível. Assim, é fundamental avaliar a resposta para confirmação da etiologia. Se tomografia computadorizada contrastada de encéfalo ou ressonância nuclear magnética, realizadas após 2 a 3 semanas de tratamento, não demonstrarem melhora nítida das lesões, dever-se-á prontamente considerar realização de biopsia cerebral diagnóstica.

Cura de amebíase é avaliada clinicamente, mas a eliminação de parasitas intestinais, após cura ou em portadores sãos, deve ser confirmada por EPF. O mesmo se aplica à giardíase.

Na malária complicada, devem-se repetir lâminas de sangue a cada 12 h até documentação de erradicação. Tipicamente, a parasitemia deve reduzir-se em 90% dentro de 48 h de tratamento. Se isto não ocorrer, causas potenciais devem ser buscadas (p. ex., por mensuração do nível sérico de quinidina).

Persistência de tricomoníase é relativamente comum. As principais razões são não adesão a esquemas de doses repetidas e reinfecção a partir de parceiros sexuais, daí a importância de seu tratamento concomitante. Ocasionalmente, pode haver resistência a metronidazol.

Efeitos adversos desses fármacos estão listados no Quadro 27.8. Os efeitos adversos frequentes são apontados pela literatura de revisão, mas geralmente procedem de séries de casos, sem controle para o efeito nocebo.

Benznidazol se associa à fotossensibilidade em até 30% dos casos. A dermatite resultante costuma ser leve ou moderada, respondendo a baixas doses de corticoesteroides tópicos ou sistêmicos. O fármaco deve ser suspenso nos raros casos de acometimento cutâneo grave ou quando houver sintomas sistêmicos associados, como febre e adenopatias.[13] Em adultos, a incidência de efeitos adversos com nifurtimox atinge até 70%, mas é menor em crianças.

Efeitos adversos de sulfametoxazol-trimetoprima são qualitativamente similares aos da associação de S+P. São bastante frequentes, às vezes intensos, mas em geral suportáveis. Poucos pacientes precisam suspender tratamento.

Pentamidina pode causar necrose de ilhotas pancreáticas, resultando em hipoglicemia secundária à liberação aumentada de insulina e, em casos graves, a desenvolvimento de diabetes melito (em 4 a 12%).

Compostos antimoniais apresentam cardiotoxicidade dose-dependente. Nas posologias mais usuais, estima-se sua ocorrência em 8 a 17% dos casos, levando ao óbito em 5 a 7% dos pacientes que desenvolvem a complicação.[96] Miltefosina não deve ser utilizada em mulheres em idade reprodutiva, exceto se contracepção adequada for empregada durante toda a terapia e por período adicional de 2 meses, devido a seu potencial efeito teratogênico.

Altas doses de metronidazol produzem efeitos mutagênicos em bactérias e carcinogênicos em roedores. Não há evidências de que ocorram no homem, mas seu uso está sob farmacovigilância em gestantes nutrizes.

Surgem efeitos adversos de cloroquina com esquemas empregados no tratamento de doença ativa. Em doses profiláticas e supressivas, é muito bem tolerada.

Quinina e quinidina são alcaloides extraídos da cinchona (uma árvore), daí a denominação de cinchonismo para indicar síndrome que se compõe de tontura, cefaleia, zumbido no ouvido, diminuição da audição e diarreia. Com as doses preconizadas, tende a ser leve e passageira. Quinidina apresenta índice terapêutico muito estreito, é mais cardiotóxica que quinina e pode associar-se a arritmias graves.

Quadro 27.7 ■ Esquemas de administração de anti-helmínticos de uso corrente.

Anti-helmíntico	Dose diária (adultos e crianças)	Intervalo (h)	Tempo de tratamento	Biodisponibilidade oral
Albendazol[a]	800 mg 15 mg/kg	12 12	28 dias	Bem absorvido
Ivermectina[b]	200 µg/kg	24	1 a 2 dias	Bem absorvida
Mebendazol	200 mg	12	3 dias	Menos de 4%
Niclosamida[c]	2 g	Dose única	Dose única	Desprezível
Oxamniquina[d]	5 mg/kg	Dose única	Dose única	Bem absorvida
Pamoato de pirantel	10 mg/kg	Dose única[e]	Dose única[e]	Menos de 10%
Praziquantel	*Schistosoma*: 40 mg/kg	Dose única	Dose única	80%
	Taenia: 10 mg/kg	Dose única	Dose única	
Tiabendazol	50 mg/kg	12	2 dias[f]	Bem absorvido

[a]Esquema para hidatidose; nas outras indicações, dose única de 400 mg, com eventual retratamento após 2 semanas, dependendo da helmintíase. [b]Nas hiperinfecções em imunocomprometidos, utiliza-se o medicamento diariamente até a erradicação do parasita (pode levar até algumas semanas). [c]Administrar por 5 dias para *Hymenolepis nana*. [d]Em infecções contraídas na África, dobra-se a dose (30 mg/kg). [e]Administrar por 3 dias para *Ancylostoma/Necator*. [f]Prolonga-se o tratamento em imunocomprometidos.

Quadro 27.8 ■ Efeitos adversos de antiprotozoários (ver comentários adicionais no texto).

Representante	Frequentes	Ocasionais	Raros
Antimoniato de meglumina	Dores musculares, rigidez articular, bradicardia	Cólica, diarreia, eczema, prurido, cardiotoxicidade	Hepato e nefrotoxicidade, anemia hemolítica, choque, morte súbita
Artemisinina (e seus derivados)		Intolerância gastrointestinal	Neutropenia, bradicardia transitória e prolongamento de QT, elevação de transaminases
Atovaquona-proguanil	Dor abdominal, náuseas e vômitos	Cefaleia, tontura, prurido, anorexia, diarreia e fraqueza	Sintomas *flu-like*
Benznidazol	*Rash* devido a fotossensibilidade e neuropatia periférica	Intolerância gastrointestinal	Mielossupressão
Cloroquina	–	Prurido, náuseas, vômitos, diarreia, cefaleia, eczema, opacidade da córnea, exacerbação de psoríase, mialgia, alopecia	Lesão de retina, descoloração das unhas e mucosas, discrasias sanguíneas, neuropatia, discrasia sanguínea, hematêmese
Espiramicina	–	Distúrbios gastrointestinais	Reações alérgicas
Mefloquina	–	Náuseas, vômito, dor abdominal, tontura	Desorientação, alucinações, convulsões, depressão
Metronidazol[a]	Náuseas, cefaleia, boca seca, gosto metálico	Vômitos, diarreia, insônia, estomatite, vertigem, desconforto vaginal e uretral, cólicas, urticária, dor epigástrica	Encefalopatia, convulsões, colite pseudomembranosa, leucopenia, urina escura, neuropatia periférica
Miltefosina	Vômitos	Diarreia, elevação assintomática das transaminases	Nefrotoxicidade moderada a grave
Nitazoxanida	Dor abdominal	Diarreia, cefaleia e náuseas	Vômitos, *rash*, tontura
Nifurtimox	Anorexia, vômitos, perda de peso e memória, transtornos do sono, tremor, parestesias fraqueza, polineurite	–	Convulsões, febre, derrame pleural, infiltrados pulmonares
Pentamidina	Dor no sítio da injeção, náuseas, vômitos, hipotensão, arritmias, hipoglicemia, discrasias sanguíneas, nefrotoxicidade	Agravamento do diabetes, choque, hepatotoxicidade, delírio, eczema, cardiotoxicidade, hipocalcemia	Anafilaxia, pancreatite aguda, reação similar a Herxheimer, hiperpotassemia
Pirimetamina		Anemia, leucopenia e trombocitopenia por antagonismo ao folato	Eczemas, vômitos, convulsões
Primaquina	Hemólise em deficientes de glicose-6-P desidrogenase	Desconforto abdominal, náuseas, cefaleia, neutropenia	Arritmias, hipertensão, manifestações centrais
Quinidina	Cinchonismo, taquicardia, prolongamento do QRS e do intervalo QTc	Hipotensão, hipoglicemia, arritmias ventriculares	Leucopenia e trombocitopenia
Quinina	Cinchonismo	Anemia hemolítica, discrasias sanguíneas, hipotensão, arritmias	Cegueira transitória (altas doses), alterações hematológicas
Sulfadoxina[b]	Náuseas, vômitos, anorexia, diarreia	Eczema alérgico, cefaleia, tontura	Reações de hipersensibilidade graves típicas das sulfas (pele, fígado, medula), anemia hemolítica
Sulfametoxazol-trimetoprima	Náuseas, vômitos, anorexia	Eczema alérgico, cefaleia, tontura depressão; anemia, leucopenia e trombocitopenia por antagonismo ao folato	Reações de hipersensibilidade graves típicas das sulfas (pele, fígado, medula), anemia hemolítica

[a]Tinidazol, secnidazol e congêneres têm efeitos adversos similares. [b]Disponível somente em associação com pirimetamina.

Primaquina tem alto poder oxidante. Indivíduos com deficiência de G6 PD, comum em povos do Mediterrâneo e em afrodescendentes, são incapazes de ativar o ciclo das pentoses para síntese de sistemas redutores (NADH). Quando suas hemácias são expostas ao fármaco, há oxidação de componentes da membrana celular e hemólise.

Na maioria dos casos, não há interações medicamentosas importantes com antiprotozoários, pois esses são usados por breves períodos e geralmente em pacientes sem outras patologias intercorrentes. As interações potenciais estão apresentadas no Quadro 27.9.

Interação de benznidazol, metronidazol, secnidazol, ornidazol ou tinidazol com álcool deve ser evitada, impedindo-se consumo de bebidas alcoólicas durante o tratamento.

Em pacientes sintomáticos a eficácia da prescrição é indicada pela regressão das manifestações clínicas. O monitoramento por EPF é fundamental em algumas patologias, como na hiperinfecção por *Strongyloides stercoralis* em imunocomprometidos, em que o tratamento é mantido até comprovação de erradicação em todos os materiais biológicos originalmente positivos. Em outras parasitoses, no entanto, essa prática é desnecessária, pois as opções medicamentosas disponíveis apresentam altas taxas de cura.

Efeitos adversos de anti-helmínticos estão no Quadro 27.10. A maioria dos anti-helmínticos é bem tolerada. Pacientes tratados com tiabendazol, praziquantel e oxamniquina não devem realizar tarefas que exijam atenção e reflexos prontos (dirigir veículos, por exemplo), devido à depressão do SNC.

A possibilidade de ocorrerem interações medicamentosas com esses fármacos é mínima, dado o breve tempo de uso e o fato de muitos terem biodisponibilidade oral muito baixa. Tiabendazol pode aumentar concentrações séricas de teofilina. Cimetidina inibe o metabolismo hepático de praziquantel, prolongando sua meia-vida.

Quadro 27.9 ■ Interações medicamentosas com antiprotozoários.

Antiprotozoário	Fármaco	Efeito
Benznidazol	Álcool	Efeito tipo dissulfiram
	Pirimetamina, trimetoprima	Aumenta a incidência de efeitos hematológicos Trimetoprima aumenta as concentrações de dapsona
	Didanosina	Inibe o efeito da dapsona, provavelmente por diminuir a biodisponibilidade oral
Metronidazol	Álcool	Efeito tipo dissulfiram
	Cumarínicos	Inibição do metabolismo dos anticoagulantes
	Fenobarbital	Indução do metabolismo do metronidazol
Sulfonamidas	Tolbutamida, fenitoína, cumarínicos, metotrexato	Efeito aumentado por inibição do metabolismo ou deslocamento de ligação a proteínas plasmáticas pelas sulfas
	Trimetoprima-pirimetamina	Aumenta a incidência de efeitos hematológicos

Quadro 27.10 ■ Efeitos adversos de anti-helmínticos.

Anti-helmíntico	Frequentes	Ocasionais	Raros
Albendazol	–	Diarreia, dor abdominal, migração do *Ascaris*	Leucopenia, alopecia, aumento de transaminases
Ivermectina	–	–	Febre, hipotensão, cefaleia, tontura, artralgia, mialgia, edema facial e periférico
Mebendazol	–	Diarreia, dor abdominal, migração do *Ascaris*	Neutropenia, agranulocitose, hipoespermia
Niclosamida	–	Náuseas, dor abdominal	–
Oxamniquina	–	Cefaleia, febre, tontura, sonolência, náuseas, diarreia, eczema, alterações de enzimas hepáticas e do ECG, urina avermelhada	Convulsões, transtornos neuropsiquiátricos
Pamoato de pirantel	–	Distúrbios gastrointestinais, cefaleia, tontura, eczema, febre	–
Praziquantel	Mal-estar, cefaleia, tontura	Sedação, dor abdominal, febre, sudorese, náuseas	Prurido, eczema
Tiabendazol	Náuseas, vômito, vertigens, cefaleia, sonolência, tontura, prurido	Leucopenia, cristalúria, transtornos psiquiátricos, eczema, eritema multiforme, distúrbios visuais e olfatórios	Choque, Stevens-Johnson, zumbido, edema angioneurótico, colestase intra-hepática, convulsões

▶ Referências bibliográficas

1. Lozano R, Naghavi M, Foreman K, Lim S, Shibuya K, Aboyans V et al. Global and regional mortality from 235 causes of death for 20 age groups in 1990 and 2010: a systematic analysis for the Global Burden of Disease Study 2010. *Lancet.* 2012; 380 (9859): 2095-2128.
2. Freitas LF, Chaves GC, Wannmacher L, Osório-de-Castro CGS. Malária não complicada por *Plasmodium vivax* e *P. falciparum* no Brasil: evidências sobre fármacos isolados e associações medicamentosas empregados em esquemas terapêuticos recomendados pelo protocolo terapêutico oficial. *Cad Saúde Pública,* Rio de Janeiro. 2007: 23(10): 2285-2294.
3. Kotloff KL, Nataro JP, Blackwelder WC, Nasrin D, Farag TH, Panchalingam S et al. Burden and aetiology of diarrhoeal disease in infants and young children in developing countries (the Global Enteric Multicenter Study, GEMS): a prospective, case-control study. *Lancet.* 2013; 382 (9888): 209-222.
4. Strunz EC, Addiss DG, Stocks ME, Ogden S, Utzinger J, Freeman MC. Water, sanitation, hygiene, and soil-transmitted helminth infection: a systematic review and meta-analysis. *PLoS Med.* 2014; 11 (3): e1001620.
5. Feldman M, Friedman LS, Brandt LJ, eds. *Sleisenger and Fordtran's gastrintestinal and liver disease: pathophysiology/diagnosis/management.* 10th ed. Philadelphia, PA: Saunders/Elsevier; 2016.
6. Schiller LR, Pardi DS, Spiller R,, Semrad CE, Surawicz CM, Giannella RA et al. Gastro 2013 APDW/WCOG Shanghai working party report: chronic diarrhea: definition, classification, diagnosis. *J Gastroenterol Hepatol.* 2014; 29 (1): 6-25.
7. Hlavsa MC, Roberts VA, Anderson AR et al. Surveillance for waterborne disease outbreaks and other health events associated with recreational water – United States, 2007--2008. *Morb Mortal Wkly Rep Surveill Summ Wash DC 2002.* 2011; 60 (12): 1-32.
8. Speich B, Croll D, Fürst T, Utzinger J, Keiser J. Effect of sanitation and water treatment on intestinal protozoa infection: a systematic review and meta-analysis. *Lancet Infect Dis.* 2016; 16 (1): 87-99.
9. Newman RD, Sears CL, Moore SR, Nataro JP, Wuhib T, Agnew DA et al. Longitudinal study of Cryptosporidium infection in children in northeastern Brazil. *J Infect Dis.* 1999; 180 (1):167-175.
10. No authors listed. Persistent diarrhoea in children in developing countries: memorandum from a WHO meeting. *Bull World Health Organ.* 1988; 66 (6): 709-717.
11. Davies AP, Chalmers RM. Cryptosporidiosis. *BMJ.* 2009; 339: b4168.
12. Rossignol JF, Ayoub A, Ayers MS. Treatment of diarrhea caused by Cryptosporidium parvum: a prospective randomized, double-blind, placebo-controlled study of nitazoxanide. *J Infect Dis.* 2001; 184(1): 103-106.
13. Rossignol J-F, Kabil SM, el-Gohary Y, Younis AM. Effect of nitazoxanide in diarrhea and enteritis caused by Cryptosporidium species. *Clin Gastroenterol Hepatol Off Clin Pract J Am Gastroenterol Assoc.* 2006; 4 (3): 320-324.
14. Abubakar I, Aliyu SH, Arumugam C, Hunter PR, Usman NK. Prevention and treatment of cryptosporidiosis in immunocompromised patients. *Cochrane Database Syst Rev.* 2007 Jan 24; (1):CD004932.
15. Rossignol J-F. Nitazoxanide in the treatment of acquired immune deficiency syndrome-related cryptosporidiosis: results of the United States compassionate use program in 365 patients. *Aliment Pharmacol Ther.* 2006; 24(5): 887-894.
16. Kaplan JE, Benson C, Holmes KK, Brooks JT, Pau A, Masur H; Centers for Disease Control and Prevention (CDC); National Institutes of Health; HIV Medicine Association of the Infectious Diseases Society of America. Guidelines for prevention and treatment of opportunistic infections in HIV-infected adults and adolescents: recommendations from CDC, the National Institutes of Health, and the HIV Medicine Association of the Infectious Diseases Society of America. *MMWR Recomm Rep Morb Mortal Wkly Rep Recomm Rep Cent Dis Control.* 2009; 58 (RR-4):1-207.
17. Sinkala E, Katubulushi M, Sianongo S, Obwaller A, Kelly P. In a trial of the use of miltefosine to treat HIV-related cryptosporidiosis in Zambian adults, extreme metabolic disturbances contribute to high mortality. *Ann Trop Med Parasitol.* 2011; 105 (2): 129-134.
18. Wilson JA, Margolin AB. The efficacy of three common hospital liquid germicides to inactivate Cryptosporidium parvum oocysts. *J Hosp Infect.* 1999; 42 (3): 231-237.
19. Hoge CW, Shlim DR, Ghimire M, Rabold JG, Pandey P, Walch A et al. Placebo-controlled trial of cotrimoxazole for Cyclospora infections among travellers and foreign residents in Nepal. *Lancet.* 1995; 345(8951):691-693.
20. Verdier RI, Fitzgerald DW, Johnson WD, Pape JW. Trimethoprim-sulfamethoxazole compared with ciprofloxacin for treatment and prophylaxis of Isospora belli and Cyclospora cayetanensis infection in HIV-infected patients. A randomized, controlled trial. *Ann Intern Med.* 2000; 132 (11): 885-888.
21. Pape JW, Verdier RI, Boncy M, Boncy J, Johnson WD. Cyclospora infection in adults infected with HIV. Clinical manifestations, treatment, and prophylaxis. *Ann Intern Med.* 1994; 121(9): 654-657.
22. Pape JW, Verdier RI, Johnson WD. Treatment and prophylaxis of Isospora belli infection in patients with the acquired immunodeficiency syndrome. *N Engl J Med.* 1989; 320 (16):1044-1047.

23. Secretaria de Vigilância em Saúde, Departamento de DST, AIDS e Hepatites Virais. Protocolo Clínico e Diretrizes Terapêuticas para Manejo da Infecção pelo HIV em Adultos. Disponível em: http://www.AIDS.gov.br/pcdt/16#profilaxia_de_infeccoes_oportunistas [Acesso em 09/05/2016].
24. Burrows RB, Swerdlow MA. Enterobius vermicularis as a probable vector of Dientamoeba fragilis. Am J Trop Med Hyg. 1956; 5(2): 258-265.
25. Johnson EH, Windsor JJ, Clark CG. Emerging from obscurity: biological, clinical, and diagnostic aspects of Dientamoeba fragilis. Clin Microbiol Rev. 2004; 17 (3): 553-570.
26. David ÉB, Guimarães S, de Oliveira AP, Goulart de Oliveira-Sequeira TC, Nogueira Bittencourt G, Moraes Nardi AR et al. Molecular characterization of intestinal protozoa in two poor communities in the State of São Paulo, Brazil. Parasit Vectors. 2015; 8:103.
27. Vandenberg O, Souayah H, Mouchet F, Dediste A, van Gool T. Treatment of Dientamoeba fragilis infection with paromomycin. Pediatr Infect Dis J. 2007; 26(1): 88-90.
28. Röser D, Simonsen J, Stensvold CR, Olsen KE, Bytzer P, Nielsen HV et al. Metronidazol therapy for treating dientamoebiasis in children is not associated with better clinical outcomes: a randomized, double-blinded and placebo-controlled clinical trial. Clin Infect Dis Off Publ Infect Dis Soc Am. 2014; 58(12): 1692-1699.
29. Kurt O, Girginkardeşler N, Balcioğlu IC, Ozbilgin A, Ok UZ. A comparison of metronidazol and single-dose ornidazol for the treatment of dientamoebiasis. Clin Microbiol Infect Off Publ Eur Soc Clin Microbiol Infect Dis. 2008; 14 (6): 601-604.
30. Girginkardeşler N, Coşkun S, Cüneyt Balcioğlu I, Ertan P, Ok UZ. Dientamoeba fragilis, a neglected cause of diarrhea, successfully treated with secnidazol. Clin Microbiol Infect Off Publ Eur Soc Clin Microbiol Infect Dis. 2003; 9 (2):110-113.
31. Lee K-C, Lu C-C, Hu W-H, Lin S-E, Chen H-H. Colonoscopic diagnosis of amebiasis: a case series and systematic review. Int J Colorectal Dis. 2015; 30(1): 31-41.
32. Goodman LS, Brunton LL, Chabner B, Knollmann BC, eds. Goodman & Gilman's pharmacological basis of therapeutics. 12th ed. New York: McGraw-Hill; 2011.
33. Marie C, Petri WA Jr. Amoebic dysentery. BMJ Clin Evid. 2013 Aug 30;2013. pii: 0918.38.
34. Gonzales MLM, Dans LF, Martinez EG. Antiamoebic drugs for treating amoebic colitis. Cochrane Database Syst Rev. 2009 Apr 15; (2):CD006085.
35. Bammigatti C, Ramasubramanian NS, Kadhiravan T, Das AK. Percutaneous needle aspiration in uncomplicated amebic liver abscess: a randomized trial. Trop Doct. 2013; 43(1):19-22.
36. Salles JM, Salles MJ, Moraes LA, Silva MC. Invasive amebiasis: an update on diagnosis and management. Expert Rev Anti Infect Ther. 2007; 5(5): 893-901.
37. WHO/PAHO/UNESCO report. A consultation with experts on amoebiasis. Mexico City, Mexico 28 a 29 January, 1997. Epidemiol Bull. 1997; 18 (1): 13-14.
38. Blessmann J, Tannich E. Treatment of asymptomatic intestinal Entamoeba histolytica infection. N Engl J Med. 2002; 347 (17): 1384.
39. Granados CE, Reveiz L, Uribe LG, Criollo CP. Drugs for treating giardiasis. Cochrane Database Syst Rev. 2012 Dec 12; 12: CD007787.
40. Pasupuleti V, Escobedo AA, Deshpande A, Thota P, Roman Y, Hernandez AV. Efficacy of 5-nitroimidazoles for the treatment of giardiasis: a systematic review of randomized controlled trials. PLoS Negl Trop Dis. 2014; 8(3): e2733.
41. Cañete R, Rodríguez P, Mesa L, Brito K, Prior A, Guilhem D et al. Albendazol versus metronidazol in the treatment of adult giardiasis: a randomized, double-blind, clinical trial. Curr Med Res Opin. 2012; 28 (1): 149-154.
42. Solaymani-Mohammadi S, Genkinger JM, Loffredo CA, Singer SM. A meta-analysis of the effectiveness of albendazol compared with metronidazol as treatments for infections with Giardia duodenalis. PLoS Negl Trop Dis. 2010; 4(5): e682.
43. Escobedo AA, Ballesteros J, González-Fraile E, Almirall P. A meta-analysis of the efficacy of albendazol compared with tinidazol as treatments for Giardia infections in children. Acta Trop. 2016; 153:120-127.
44. Lima AAM, Soares AM, Lima NL, Mota RM, Maciel BL, Kvalsund MP et al. Effects of vitamin A supplementation on intestinal barrier function, growth, total parasitic, and specific Giardia spp infections in Brazilian children: a prospective randomized, double-blind, placebo-controlled trial. J Pediatr Gastroenterol Nutr. 2010; 50(3): 309-315.
45. Kirchhoff LV, Rassi Jr A. Chagas disease and African Trypanosomiasis. Section 18. Protozoal Infections. Part 8. Infectious diseases. In: Kasper DL, Fauci AS, Longo DL, Hauser SL, Jameson JL, Loscalzo J, eds. Harrison's principles of internal medicine. 19th ed. New York: McGraw Hill Education; 2015: 252.
46. Chammartin F, Scholte RGC, Guimarães LH, Tanner M, Utzinger J, Vounatsou P. Soil-transmitted helminth infection in South America: a systematic review and geostatistical meta-analysis. Lancet Infect Dis. 2013; 13 (6): 507-518.
47. Buonfrate D, Mena MA, Angheben A, Requena-Mendez A, Muñoz J, Gobbi F et al.; COHEMI Project Study Group. Prevalence of strongyloidiasis in Latin America: a systematic review of the literature. Epidemiol Infect. 2015; 143 (3): 452-460.
48. Keiser J, Utzinger J. Efficacy of current drugs against soil-transmitted helminth infections: systematic review and meta-analysis. JAMA. 2008; 299 (16): 1937-1948.
49. Adegnika AA, Zinsou JF, Issifou S, Ateba-Ngoa U, Kassa RF, Feugap EN et al. Randomized, controlled, assessor-blind clinical trial to assess the efficacy of single- versus repeated-dose albendazol to treat ascaris lumbricoides, trichuris trichiura, and hookworm infection. Antimicrob Agents Chemother. 2014; 58 (5): 2535-2540.
50. Steinmann P, Utzinger J, Du ZW, Jiang JY, Chen JX, Hattendorf J et al. Efficacy of single-dose and triple-dose albendazol and mebendazol against soil-transmitted helminths and Taenia spp.: a randomized controlled trial. PloS One. 2011; 6 (9): e25003.
51. Speich B, Ali SM, Ame SM, Bogoch II, Alles R, Huwyler J et al. Efficacy and safety of albendazol plus ivermectina, albendazol plus mebendazol, albendazol plus oxantel pamoate, and mebendazol alone against Trichuris trichiura and concomitant soil-transmitted helminth infections: a four-arm, randomised controlled trial. Lancet Infect Dis. 2015; 15(3): 277-284.
52. Caumes E, Carriere J, Datry A, Gaxotte P, Danis M, Gentilini M. A randomized trial of ivermectina versus albendazol for the treatment of cutaneous larva migrans. Am J Trop Med Hyg. 1993; 49 (5): 641-644.
53. Roxby AC, Gottlieb GS, Limaye AP. Strongyloidiasis in transplant patients. Clin Infect Dis Off Publ Infect Dis Soc Am. 2009; 49 (9):1411-1423.
54. Henriquez-Camacho C, Gotuzzo E, Echevarria J, White AC Jr, Terashima A, Samalvides F et al. Ivermectina versus albendazol or thiabendazole for Strongyloides stercoralis infection. Cochrane Database Syst Rev. 2016 Jan 18; 1:CD007745.
55. Tomczyk S, Deribe K, Brooker SJ, Clark H, Rafique K, Knopp S et al. Association between footwear use and neglected tropical diseases: a systematic review and meta-analysis. PLoS Negl Trop Dis. 2014; 8 (11): e3285.
56. Wen L-Y, Yan X-L, Sun F-H, Fang Y-Y, Yang M-J, Lou L-J. A randomized, double-blind, multicenter clinical trial on the efficacy of ivermectina against intestinal nematode infections in China. Acta Trop. 2008; 106 (3): 190-194.
57. Yang YS, Kim SW, Jung SH, Huh S, Lee JH. Chemotherapeutic trial to control enterobiasis in schoolchildren. Korean J Parasitol. 1997; 35 (4): 265-269.
58. Juan JO, Lopez Chegne N, Gargala G, Favennec L. Comparative clinical studies of nitazoxanide, albendazol and praziquantel in the treatment of ascariasis, trichuriasis and hymenolepiasis in children from Peru. Trans R Soc Trop Med Hyg. 2002; 96 (2): 193-196.
59. Touma D, Serstè T, Ntounda R, Mulkay J-P, Buset M, Van Laethem Y. The liver involvement of the hydatid disease: a systematic review designed for the hepatogastroenterologist. Acta Gastro-Enterol Belg. 2013; 76 (2): 210-218.
60. Nasseri-Moghaddam S, Abrishami A, Taefi A, Malekzadeh R. Percutaneous needle aspiration, injection, and re-aspiration with or without benzimidazole coverage for uncomplicated hepatic hydatid cysts. Cochrane Database Syst Rev. 2011 Jan 19; (1):CD003623.
61. Akhan O, Yildiz AE, Akinci D, Yildiz BD, Ciftci T. Is the adjuvant albendazol treatment really needed with PAIR in the management of liver hydatid cysts? A prospective, randomized trial with short-term follow-up results. Cardiovasc Intervent Radiol. 2014; 37(6): 1568-1574.
62. Talaie H, Emami H, Yadegarinia D et al. Randomized trial of a single, double and triple dose of 10 mg/kg of a human formulation of triclabendazol in patients with fascioliasis. Clin Exp Pharmacol Physiol. 2004; 31 (11): 777-782.
63. Hien TT, Truong NT, Minh NH et al. A randomized controlled pilot study of artesunate versus triclabendazol for human fascioliasis in central Vietnam. Am J Trop Med Hyg. 2008; 78 (3): 388-392.
64. Danso-Appiah A, Olliaro PL, Donegan S, Sinclair D, Utzinger J. Drugs for treating Schistosoma mansoni infection. Cochrane Database Syst Rev. 2013; 2: CD000528.
65. Brasil. Ministério da Saúde. Secretaria de Vigilância em Saúde. Departamento de Vigilância Epidemiológica. Doenças infecciosas e parasitárias: guia de bolso. 8. ed. rev. Brasília: Ministério da Saúde, 2010. 444 p.
66. Choi HJ, Lee J, Yang HJ. Four human cases of Diphyllobothrium latum infection. Korean J Parasitol. 2012; 50(2):143-146.

67. Sheehy SH, Angus BJ. Malaria: severe, life-threatening. *BMJ Clin Evid.* 2011 Mar 7; 2011. pii: 0913.
68. Organização Panamericana da Saúde. Casos de malaria en las Américas bajaron casi 60% en la última década, según nuevo informe de la OMS. Disponível em: http://www.paho.org/hq/index.php?option=com_content&view=article&id=7908%3A2012-in-americas-malaria-cases-have-declined-nearly-60 percent-since-2000&catid=740%3Apress-releases& Item id=1926&lang=es [Acesso em 12/05/2016].
69. Croft AM. Malaria: prevention in travellers (non-drug interventions). *BMJ Clin Evid.* 2014 Nov 17; 2014. pii: 0903.
70. Fokam EB, Ngimuh L, Anchang-Kimbi JK, Wanji S. Assessment of the usage and effectiveness of intermittent preventive treatment and insecticide-treated nets on the indicators of malaria among pregnant women attending antenatal care in the Buea Health District, Cameroon. *Malar J.* 2016;15 (1): 172.
71. Omari AA, Gamble C, Garner P. Artemether-lumefantrine (four-dose regimen) for treating uncomplicated falciparum malaria. *Cochrane Database Syst Rev.* 2006 Apr19; (2):CD005965.
72. Bukirwa H, Unnikrishnan B, Kramer CV, Sinclair D, Nair S, Tharyan P. Artesunate plus pyronaridine for treating uncomplicated Plasmodium falciparum malaria. *Cochrane Database Syst Rev.* 2014 Mar 4; 3: CD006404.
73. Zani B, Gathu M, Donegan S, Olliaro PL, Sinclair D. Dihydroartemisinin-piperaquine for treating uncomplicated Plasmodium falciparum malaria. *Cochrane Database Syst Rev.* 2014 Jan 20; 1: CD010927.
74. Song T, Chen J, Huang L, Gan W, Yin H, Jiang J et al. Should we abandon quinine plus antibiotic for treating uncomplicated falciparum malaria? A systematic review and meta-analysis of randomized controlled trials. *Parasitol Res.* 2016; 115 (3): 903-912.
75. Isba R, Zani B, Gathu M, Sinclair D. Artemisinina-naphthoquine for treating uncomplicated Plasmodium falciparum malaria. *Cochrane Database Syst Rev.* 2015 Feb 23; 2: CD011547.
76. Gogtay N, Kannan S, Thatte UM, Olliaro PL, Sinclair D. Artemisinina-based combination therapy for treating uncomplicated Plasmodium vivax malaria. *Cochrane Database Syst Rev.* 2013 Oct 25; 10: CD008492.
77. Ministério da Saúde. Secretaria de Vigilância em Saúde. Departamento de Vigilância Epidemiológica. *Guia prático de tratamento da malária no Brasil.* Brasília: Ministério da Saúde; 2010. 36 p.
78. Omari AA, Garner P. Malaria: severe, life-threatening. *BMJ Clin Evid.* 2007 Jul 1; 2007. pii: 0913.
79. Esu E, Effa EE, Opie ON, Uwaoma A, Meremikwu MM. Artemether for severe malaria. *Cochrane Database Syst Rev.* 2014 Sep 11; 9: CD010678.
80. Rajapakse S, Chrishan Shivanthan M, Samaranayake N, Rodrigo C, Deepika Fernando S. Antibiotics for human toxoplasmosis: a systematic review of randomized trials. *Pathog Glob Health.* 2013; 107(4):162-169.
81. Alavi SM, Alavi L. Treatment of toxoplasmic lymphadenitis with cotrimoxazole: double-blind, randomized clinical trial. *Int J Infect Dis.* 2010;14 Suppl 3:e67-69.
82. Dedicoat M, Livesley N. Management of toxoplasmic encephalitis in HIV-infected adults (with an emphasis on resource-poor settings). *Cochrane Database Syst Rev.* 2006 Jul 19; (3): CD005420.
83. Anglaret X, Chêne G, Attia A, Toure S, Lafont S, Combe P et al. Early chemoprophylaxis with trimethoprim-sulphamethoxazole for HIV-1-infected adults in Abidjan, Côte d'Ivoire: a randomised trial. Cotrino-CL Study Group. *Lancet.* 1999 May 1; 359(9163):1463-1468.
84. Torgerson PR, Mastroiacovo P. The global burden of congenital toxoplasmosis: a systematic review. *Bull World Health Organ.* 2013; 91(7):501-508.
85. Li X-L, Wei H-X, Zhang H, Peng H-J, Lindsay DS. A meta-analysis on risks of adverse pregnancy outcomes in *Toxoplasma* gondii infection. *PloS One.* 2014; 9 (5): e97775.
86. Kravetz J. Congenital toxoplasmosis. *BMJ Clin Evid.* 2013 Aug 29;2013. pii: 0906.
87. SYROCOT (Systematic Review on Congenital Toxoplasmosis) study group, Thiébaut R, Leproust S, Chêne G, Gilbert R. Effectiveness of prenatal treatment for congenital toxoplasmosis: a meta-analysis of individual patients' data. *Lancet.* 2007; 369(9556): 115-122.
88. Silveira C, Belfort R, Muccioli C, Holland GN, Victora CG, Horta BL et al. The effect of long-term intermittent trimethoprim/sulfamethoxazole treatment on recurrences of toxoplasmic retinochoroiditis. *Am J Ophthalmol.* 2002; 134 (1): 41-46.
89. Olliaro PL, Guerin PJ, Gerstl S, Haaskjold AA, Rottingen J-A, Sundar S. Treatment options for visceral leishmaniasis: a systematic review of clinical studies done in India, 1980-2004. *Lancet Infect Dis.* 2005; 5(12): 763-774.
90. Centers for Disease Control and Prevention. CDC – Leishmaniasis – Resources for Health Professionals. Disponível em: http://www.cdc.gov/parasites/leishmaniasis/health_professionals/index.html#cL [Acesso em 21/3/2016].
91. González U, Pinart M, Rengifo-Pardo M, Macaya A, Alvar J, Tweed JA. Interventions for American cutaneous and mucocutaneous leishmaniasis. *Cochrane Database Syst Rev.* 2009 Apr 15; (2): CD004834.
92. Rubiano LC, Miranda MC, Muvdi Arenas S, Montero LM, Rodríguez-Barraquer I, Garcerant D et al. Noninferiority of miltefosine *versus* meglumine antimoniate for cutaneous leishmaniasis in children. *J Infect Dis.* 2012; 205 (4): 684-692.
93. Chrusciak-Talhari A, Dietze R, Chrusciak -Talhari C, da Silva RM, Gadelha Yamashita EP, de Oliveira Penna G et al. Randomized controlled clinical trial to access efficacy and safety of miltefosine in the treatment of cutaneous leishmaniasis caused by Leishmania (Viannia) guyanensis in Manaus, Brazil. *Am J Trop Med Hyg.* 2011; 84 (2):255-260.
94. Machado PR, Ampuero J, Guimarães LH, Villasboas L, Rocha AT, Schriefer A et al. Miltefosine in the treatment of cutaneous leishmaniasis caused by Leishmania braziliensis in Brazil: a randomized and controlled trial. *PLoS Negl Trop Dis.* 2010; 4(12): e912.
95. Cardona-Arias JA, Vélez ID, López-Carvajal L. Efficacy of thermotherapy to treat cutaneous leishmaniasis: a meta-analysis of controlled clinical trials. *PloS One.* 2015; 10 (5): e0122569.
96. Hodiamont CJ, Kager PA, Bart A, de Vries HJ, van Thiel PP, Leenstra T et al. Species-directed therapy for leishmaniasis in returning travellers: a comprehensive guide. *PLoS Negl Trop Dis.* 2014 May 1; 8 (5): e2832.
97. Sundar S, Rai M, Chakravarty J, Agarwal D, Agrawal N, Vaillant M et al. New treatment approach in Indian visceral leishmaniasis: single-dose liposomal amphotericin B followed by short-course oral miltefosine. *Clin Infect Dis.* 2008; 47(8):1000-1006.
98. Popoff F, Izcovich A. Should trypanocidal therapy be used to treat patients in the chronic phase of Chagas disease? *Medwave.* 2015; 15 Suppl 2: e6291.
99. Morillo CA, Marin-Neto JA, Avezum A, Sosa-Estani S, Rassi A Jr, Rosas F et al.; BENEFIT Investigators. Randomized Trial of Benznidazol for Chronic Chagas' Cardiomyopathy. *N Engl J Med.* 2015; 373 (14):1295-1306.
100. Molina I, Gómez i Prat J, Salvador F, Treviño B, Sulleiro E, Serre N et al. Randomized trial of posaconazol and benznidazol for chronic Chagas' disease. *N Engl J Med.* 2014; 370 (20): 1899-1908.
101. Bern C, Montgomery SP, Herwaldt BL, Bern C, Montgomery SP, Herwaldt BL et al. Evaluation and treatment of chagas disease in the United States: a systematic review. *JAMA.* 2007; 298(18):2171-2181.
102. Kuenzli E, Neumayr A, Chaney M, Blum J. Toxocariasis-associated cardiac diseases-A systematic review of the literature. *Acta Trop.* 2016;154: 107-120.
103. Quattrocchi G, Nicoletti A, Marin B, Bruno E, Druet-Cabanac M, Preux P-M. Toxocariasis and epilepsy: systematic review and meta-analysis. *PLoS Negl Trop Dis.* 2012; 6 (8): e1775.
104. Li L, Gao W, Yang X, Wu D, Bi H, Zhang S et al. Asthma and toxocariasis. *Ann Allergy Asthma Immunol.* 2014; 113 (2): 187-192.
105. Stürchler D, Schubarth P, Gualzata M, Gottstein B, Oettli A. Thiabendazole vs. albendazol in treatment of toxocariasis: a clinical trial. *Ann Trop Med Parasitol.* 1989; 83 (5):473-478.
106. Centers for Disease Control and Prevention. CDC – Lymphatic Filariasis – Biology – Life Cycle of Wuchereria bancrofti. http://www.cdc.gov/parasites/lymphaticfilariasis/biology_w_bancrofti.html. [Acesso em 26 de março de 2016].
107. WHO. Lymphatic filariasis. Disponível em: http://www.who.int/mediacentre/factsheets/fs102/en/[Acesso em 26 de março de 2016].
108. Critchley J, Addiss D, Gamble C, Garner P, Gelband H, Ejere H; International Filariasis Review Group. Albendazol for lymphatic filariasis. *Cochrane Database Syst Rev.* 2005 Oct 19; (4):CD003753.
109. Del Brutto OH, Roos KL, Coffey CS, García HH. Meta-analysis: Cysticidal drugs for neurocysticercosis: albendazol and praziquantel. *Ann Intern Med.* 2006; 145 (1):43-51.
110. Abba K, Ramaratnam S, Ranganathan LN. Anthelmintics for people with neurocysticercosis. *Cochrane Database Syst Rev.* 2010 Mar 17; (3): CD000215.
111. Forna F, Gülmezoglu AM. Interventions for treating trichomoniasis in women. *Cochrane Database Syst Rev.* 2003; (2): CD000218.
112. Prevention C-C for DC and. CDC – Scabies – Biology. Disponível em: http://www.cdc.gov/parasites/scabies/biology.html [Acesso em 26/3/2016].
113. Strong M, Johnstone P. Interventions for treating scabies. *Cochrane Database Syst Rev.* 2007 Jul 18;(3):CD000320.

CAPÍTULO 28 — Infecções Fúngicas

Ricardo de Souza Kuchenbecker

▶ Introdução

A despeito de avanços em diagnóstico e tratamento, morbidade e mortalidade associadas a infecções fúngicas permanecem em crescimento. Neoplasias, transplantes e outras doenças que causam imunossupressão, diretamente ou em consequência a tratamento, têm aumentado a suscetibilidade a infecções oportunistas, dentre elas as ocasionadas por fungos.

Diagnóstico e tratamento de infecções fúngicas permanecem como desafio à terapêutica racional, face à escassez de testes diagnósticos acurados, marcadores de doença, resposta terapêutica inequívoca e estudos com desfechos clínicos relevantes. Em um contexto de tantas incertezas, as evidências que sustentam os tratamentos antifúngicos devem considerar eficácia, segurança, custos, prevalência dos eventos e risco de emergência de resistência.

Apesar da melhoria de prognóstico ocorrida nas três últimas décadas, a falha da terapia antifúngica é problema clínico ainda significativo, atribuído a diagnóstico incorreto, resistência microbiana, problemas do hospedeiro, insuficiente concentração do fármaco no sítio de infecção e toxicidade dos antifúngicos disponíveis.[1]

Para fazer frente à importância do problema, além dos métodos diagnósticos convencionais (culturas microbiológicas e exames histopatológicos) – que apresentam baixa sensibilidade e requerem procedimentos invasivos, experimentam-se técnicas inovadoras para detectar antígenos fúngicos circulantes e identificar o genoma de muitos fungos. Também se intenta descobrir novos agentes antifúngicos com maior atividade e menor toxicidade em comparação a medicamentos mais antigos. Outra estratégia consiste em utilizar associações com potencial sinérgico, ainda sendo necessários ensaios randomizados e controlados de grande porte para confirmar sua eficácia.[2]

Clinicamente os fungos se classificam em endêmicos e não endêmicos ou oportunistas. Os primeiros comumente infectam o hospedeiro hígido e incluem *Histoplasma capsulatum*, *Coccidioides immitis* e *Blastomyces dermatitidis*. A presença de Candida spp. não é sinônimo de infecção, dado o caráter comensal desse fungo na pele. Frequentemente sua presença em urina ou outros sítios é inadvertidamente considerada como diagnóstico de infecção. Fungos oportunistas raramente causam infecções, a menos que as defesas do hospedeiro estejam diminuídas. Os exemplos mais comuns são as espécies invasivas de Candida, Phycomycetes e Aspergillus.

Infecções invasivas, principalmente candidíase orofaríngea e aspergilose, ocorrem em adultos e crianças. Existe maior risco em neonatos e crianças com imunodeficiências primárias e secundárias. Adicionalmente, o fungo *Malassezia furfur* pode causar infecção sistêmica em recém-nascidos, e zigomicose é importante causa de mortalidade.[3]

Há diferenças fisiopatológicas, epidemiológicas, farmacocinéticas e de fatores de risco em relação aos adultos, o que condiciona modificações na abordagem terapêutica.[4]

No combate às infecções fúngicas, utilizam-se estratégias de *prevenção*, *profilaxia*, *terapia empírica*, *tratamento preemptivo* e *terapia específica*, esta ao se identificar o agente causal da doença.

Prevenção

Deve ser buscada continuamente, por meio de restrição de antibioticoterapia de amplo espectro, combate a infecções fúngicas superficiais em pacientes imunodeprimidos e cuidados gerais para prevenir infecções hospitalares. Infecções invasivas determinadas por Candida spp. associam-se a elevadas taxas de morbidade e mortalidade intra-hospitalar.

Antifúngicos têm sido adicionados a outros antimicrobianos para profilaxia de infecções em pacientes neutropênicos, sem evidência consistente de benefício terapêutico e com riscos associados à emergência de resistência.

Para fundamentar adequada profilaxia, é necessário reconhecer *fatores de risco*. Para aspergilose invasiva, esses compreendem leucemia mieloide aguda, síndrome mielodisplásica, transplante de células-tronco hematopoéticas, transplantes de órgãos sólidos e outras condições de imunossupressão prolongada. Para candidíase invasiva grave, são fatores predisponentes: neoplasias hematológicas, neutropenia, indivíduos com menos de 1 mês e mais de 65 anos e cirurgia abdominal recente. O risco individual depende de variedade de fatores, tais como cateteres venosos centrais, uso de antibióticos de largo espectro, prolongada permanência em unidade de tratamento intensivo, nutrição parenteral total, colonização de mucosa por Candida spp. e insuficiência renal.[5]

Tratamento empírico

É feito em presença de, por exemplo, neutropenia febril persistente ou recorrente a despeito de 4 a 7 dias de uso de antibioticoterapia empírica, quando se julga que provável infecção fúngica acarretará risco à vida. Nessa condição, o momento ótimo para intervir e a escolha de agentes antifúngicos são motivo de controvérsia, uma vez que estudos comparativos são escassos. Esse tratamento não deve ser indiscriminado, pelo risco de toxicidade e emergência de resistência dos fungos. Para ele, anfotericina B é o principal antifúngico, pois se associa à redução da mortalidade.

Terapia empírica é prevalente em ambiente hospitalar. Como pouco se conhece da relação entre infecções fúngicas invasivas e episódios de neutropenia e febre em pacientes submetidos à quimioterapia, em decorrência de câncer hematológico ou de órgão sólido, infere-se que aquela estratégia vem sendo mal utilizada, com consequências para paciente (eventual ineficácia ou aumento de riscos), microrganismo (desenvolvimento de resistência) e instituição (aumento de tempo de internação e custos). Na tomada de decisão sobre instituição de terapia antifúngica empírica, a presença de *febre* não deve ser critério único, pois não apresenta acurácia estabelecida para diagnóstico de infecção fúngica invasiva.

Outro fator interveniente é o *tipo de quimioterapia*, que determina diferenças em ocorrência, duração e gravidade dos episódios de neutropenia, com diferentes consequências sobre potenciais infecções fúngicas invasivas.

Provavelmente há excessivo uso empírico de antifúngicos em episódios de neutropenia febril, concorrendo para elevada carga de eventos adversos, morbidade e custos associados. Estima-se que até um terço dos pacientes neutropênicos febris com câncer receberão tratamento empírico com antifúngicos, ainda que aproximadamente 4% destes efetivamente tenham infecção fúngica invasiva demonstrada.[6]

Portanto, requerem-se abordagens terapêuticas distintas, mais bem consubstanciadas por diagnóstico documentado da doença fúngica invasiva.[7]

Indiscriminado uso de terapia profilática empírica modificou a epidemiologia dos fungos causadores dessas infecções, predominando *Candida* não *albicans*, *Aspergillus* não *fumigatus* e outros fungos, como os filamentosos, a maioria deles resistente ou menos suscetível a antifúngicos correntes.[8] Espécies não *albicans* surgem especialmente em pacientes neutropênicos e nos submetidos à terapia com agentes azólicos.[9]

Terapia preemptiva

Compreende emprego de antifúngicos em pacientes que apresentam dados adicionais à mera suspeição de infecção fúngica potencialmente invasiva em estágio precoce, tais como testes sorológicos (detecção de antígenos circulantes por meio de imunoensaio enzimático, como galactomanana, presente na parede celular de *Aspergillus* spp. e encontrado em soro e lavado broncoalveolar), achados em exames de imagem (p. ex., tomografia de tórax) e métodos moleculares. Isso auxilia a reduzir a necessidade de terapia antifúngica empírica, diminuindo toxicidade e custos do tratamento e obtendo taxas de sobrevida similares.

Com a disponibilidade de novos métodos diagnósticos, o emprego de tratamento preemptivo reduziu uso de antifúngicos em 78%, com benefícios para segurança e custo.

Terapia específica

É feita após a identificação do fungo. A precocidade da intervenção concorre para redução de morbidade e mortalidade. A seleção do antifúngico depende de contagem de neutrófilos e estabilidade hemodinâmica em pacientes imunossuprimidos e gravemente enfermos. Existem situações, como maduromicose, em que os antifúngicos podem ser insuficientes ou dispensáveis, pois a remoção mecânica dos fungos, mediante cirurgia, basta para a cura do processo. A interrupção do uso de antimicrobianos de amplo espectro, quando possível, também auxilia no combate às infecções micóticas, restaurando a colonização por germes competidores.

A eficácia da terapia específica é reforçada por medidas e estratégias de precaução ambientais (higienização das mãos, cuidados com plantas e alimentos, ambiente protetor, filtragem de ar etc.), destinadas a proteger pacientes imunossuprimidos de infecções fúngicas.[6] Medidas adjuvantes no tratamento antifúngico, como redução na dosagem de imunossupressores, emprego de fatores estimulantes de granulócitos, desbridamento cirúrgico ou uso empírico de antifúngicos em pacientes neutropênicos não serão discutidas, seja em função das suas especificidades, seja pela incipiência das evidências que as consubstanciam.

Grupos e representantes farmacológicos, correntemente utilizados em infecções fúngicas sistêmicas e localizadas, são apresentados no Quadro 28.1.

■ Agentes poliênicos

Anfotericina B se liga a esteróis (primariamente a ergosterol) da membrana celular de fungos sensíveis, aumentando sua permeabilidade mediante a formação de poros que permitem o extravasamento de eletrólitos, macromoléculas e lise celular. Postula-se haver outros mecanismos para sua atuação antifúngica, por meio da via oxidativa. Tem amplo espectro, sendo ativa em infecções fúngicas invasivas graves causadas por Candida spp., Aspergillus spp. e zigomicetos e não incluindo fungos causadores de dermatofitoses superficiais. Sua farmacocinética ainda é pouco conhecida. O desenvolvimento de resistência ainda não está suficientemente esclarecido, mas se aventa que envolva a redução da síntese de ergosterol celular, o que reduziria a interação do fármaco com a membrana celular do fungo.

A atividade antifúngica de anfotericina B não é influenciada pela formulação do fármaco. A forma convencional – *anfotericina B desoxicolato* (ABD) – tem-se mantido como padrão-ouro para tratamento de infecções fúngicas invasivas graves, a despeito de nefrotoxicidade e eventos adversos associados à infusão. Apresenta reconhecida eficácia e baixo custo. Como anfotericina é insolúvel em água, foi complexada ao sal biliar desoxicolato, tendo fosfato de sódio como tampão. O pó liofilizado contém 50 mg de anfotericina e 41 mg de desoxicolato. É utilizada por meio de infusão intravenosa. Para melhorar tolerabilidade e segurança, desenvolveram-se três formulações associadas a lipídios: *dispersão coloidal* (ABDC), *complexo lipídico* (ABCL) e *lipossomal* (ABL), todas com similar eficácia à de ABD em adultos e crianças com neutropenia febril.

ABL permanece fortemente ligada a lipossomas na circulação, o que reduz seu potencial de nefrotoxicidade e de reações infusionais em comparação à ABD. Essa, no entanto, também pode ter sua toxicidade reduzida quando administrada em circunstâncias ótimas. Em ensaios clínicos bem delineados, ABL é tão bem tolerada quanto as demais formulações lipídicas de anfotericina B em adultos e crianças.[10]

Nistatina, também agente poliênico de amplo espectro, é usada em micoses superficiais. É ativa no tratamento de infecções por Candida spp., Aspergillus spp., *Coccidioides immitis*, *Cryptococcus neoformans*,

Quadro 28.1 ■ Classificação de agentes antifúngicos.

Sistêmicos
Poliênicos: anfotericina B desoxicolato, anfotericina B – formulações lipídicas
Triazólicos: fluconazol, itraconazol, voriconazol, posaconazol, isavuconazol, ravuconazol, albaconazol
Equinocandinas: caspofungina, micafungina, anidulafungina
Sulfonamidas: sulfadiazina, sulfametoxazol-trimetoprima
Pirimidina fluorada: flucitosina, griseofulvina, iodeto de potássio (solução saturada), terbinafina
Tópicos
Poliênicos: nistatina, natamicina
Imidazólicos: butoconazol, clotrimazol, cetoconazol, econazol, isoconazol, miconazol, oxiconazol, terconazol, tioconazol, sertoconazol, fenticonazol
Ciclopirox
Haloprogina
Tolnaftato
Terbinafina
Alilaminas: ciclopiroxolamina, amorolfina e butenafina

Histoplasma capsulatum e *Blastomyces dermatitidis*, mas ineficaz para fungos dermatófitos. Seu mecanismo de ação é semelhante ao da anfotericina B. Administrada oralmente, não tem absorção sistêmica, atuando localmente no trato digestivo. Seu uso se restringe a tratamento de infecções cutâneas e mucosas superficiais por Candida.

■ Agentes imidazólicos

Inibem a síntese do ergosterol, componente essencial da membrana celular fúngica. São indicados em infecções superficiais e localizadas. Têm amplo espectro, sendo virtualmente ativos contra todos os fungos causadores de infecções superficiais de pele e mucosas. *Cetoconazol*, com absorção sistêmica, é pouco empregado devido à toxicidade. Os demais representantes constam do Quadro 28.1.

■ Agentes triazólicos

Muito semelhantes aos imidazólicos (são também compostos azólicos), deles diferem porque se metabolizam mais lentamente e têm menos efeito sobre a síntese de ergosterol em humanos. Apresentam amplo espectro que inclui Candida spp. e fungos dimórficos e filamentosos. Sua ação é fungistática. Desenvolve-se resistência com uso prolongado desses agentes. *Voriconazol* e *posaconazol* apresentam atividade contra cepas de Candida resistentes a fluconazol e itraconazol. A maior diferença entre eles é que voriconazol não tem atividade contra zigomicetos.[11]

■ Equinocandinas

Inibem não competitivamente a beta-(1,3)-D-glicano sintase, enzima essencial da parede celular fúngica, mas não presente em células de mamíferos. Têm atividade fungicida contra Candida spp. e fungistática contra Aspergillus spp. São ativas contra espécies de Candida resistentes a triazólicos. *Caspofungina, anidulafungina* e *micafungina* estão apenas disponíveis em formulações parenterais para administração diária. Atingem concentrações terapêuticas adequadas em todos os locais, à exceção de urina, olhos e sistema nervoso central. Apresentam concentração inibitória mínima baixa para a maior parte das espécies de Candida, incuindo *C. krusei* e *C. glabrata*. Não mostram atividade contra *Cryptococcus, Rhodotorula* e *Trichosporon*. Têm perfil de toxicidade favorável e interagem pouco com outros fármacos. Seu custo é fator limitante à terapia inicial.[12]

■ Sulfonamidas

São antimicrobianos que bloqueiam competitivamente a enzima responsável pela incorporação de PABA a ácido di-hidropteroico, precursor de ácido di-hidrofólico, primeiro passo na rota de síntese do folato microbiano, fator essencial ao crescimento celular. A falta de ácido fólico impede a formação de purinas e timidinas, acabando por interferir na síntese de ácidos nucleicos. São eficazes em paracoccidioidomicose, mas os níveis de recaída são muito altos. *Sulfametoxazol-trimetoprima* constitui medicamento de escolha para prevenção e tratamento de infecções por *Pneumocystis jiroveci* (antes *carinii*).

■ Outros antifúngicos

Flucitosina, análogo fluorinado da citosina, é constituinte corporal normal. Inibe a síntese de DNA do fungo, causando aberrância na sua transcrição. É pouco usada em monoterapia por apresentar significativo grau de resistência, provavelmente determinada pela perda da citosina permease, enzima que habilita o fármaco a cruzar a membrana celular do fungo e a interferir, assim, em síntese de RNA ou DNA. É ativa contra *Cryptococcus neoformans, Candida* spp., alguns fungos causadores de cromoblastomicose e algumas cepas de *Sporothrix* e *Aspergillus*. Mais comumente se associa a anfotericina em infecções graves por patógenos sensíveis.

Terbinafina é fungicida que inibe a epoxidação do esqualeno, que se acumula e bloqueia a síntese de ergosterol. Tem amplo espectro de atividade. Inicialmente desenvolvida para micoses superficiais, terbinafina vem sendo empregada no tratamento de infecções profundas, em monoterapia ou, mais frequentemente, em associação com outros antifúngicos.

Griseofulvina tem ação fungistática por inibição da mitose. Seu espectro abrange apenas os dermatófitos Microsporum, Epidermophyton e Trichophyton. É efetiva para tratamento de onicomicoses, mas tem sido substituída por fluconazol, itraconazol e terbinafina, que apresentam maior eficácia e esquemas de administração mais cômodos. Sua principal indicação é no tratamento da *Tinea capitis*, em que é agente preferencial, assim como terfinabina.

Iodeto de potássio tem mecanismo de ação desconhecido, não exercendo qualquer ação direta sobre o fungo. Está indicado para tratamento de esporotricose linfocutânea e cutânea, mas apresenta muitos efeitos adversos. Sua grande vantagem em relação a itraconazol é o baixo custo. Não é eficaz em esporotricose extracutânea.

Ciclopirox, haloprogina e *tolnaftato* são antimicóticos eficazes no tratamento de dermatofitoses e pitiríase versicolor. Os dois primeiros também atingem Candida, ao contrário do tolnaftato.

Derivados de alilaminas são *ciclopiroxolamina, amorolfina* e *butenafina*. Essa mostra atividade *in vitro* contra dermatófitos e aspergilos. Tem indicação em infecções fúngicas superficiais (*Tinea pedis, Tinea corporis* e *Tinea cruris*). Penetra na epiderme, onde fica retida por longo tempo após a aplicação. Também exerce ação anti-inflamatória.

▶ Seleção

Micoses superficiais

■ Intertrigo micótico

Há poucos estudos controlados, consubstanciando o tratamento de intertrigo por *Candida albicans*, fungo mais frequentemente identificado nessa condição clínica. Os antifúngicos tópicos mais comumente utilizados incluem imidazólicos (clotrimazol, cetoconazol, econazol e miconazol), nistatina, terbinafina e alilaminas.

■ Candidíase mucocutânea

Nistatina, administrada por via oral, não se absorve, atuando localmente sobre mucosa bucal, faríngea e esofágica. Também é usada em comprometimento da mucosa vaginal, assim como os imidazólicos. Nistatina é restrita a tratamento de infecções cutâneas e mucosas superficiais por Candida. Outros fungos causadores de micoses superficiais não respondem à nistatina, pois esta não penetra suficientemente na pele para atingir o foco de infecção. O tratamento sistêmico de candidíase mucocutânea é raramente necessário, podendo ser feito com fluconazol e itraconazol.

Nitrato de miconazol, pela diversidade de formas farmacêuticas (pó, loção, creme dermatológico, creme vaginal, gel oral) é agente útil em várias localizações. Não tem emprego sistêmico devido à toxicidade. É ativo contra todos os fungos patogênicos e oportunistas, exceto Aspergillus e Phycomycetes. Raramente se desenvolve resistência adquirida. Miconazol é equivalente aos demais agentes imidazólicos, sendo usado para tratamento da maioria das micoses cutâneas.

Em 2010, revisão sistemática[13] de 61 ensaios clínicos randomizados, revisões sistemáticas e estudos observacionais do *Clinical Evidence* avaliou eficácia e segurança de múltiplas intervenções em candidíase vulvovaginal, causada por *C. albicans* em 85 a 90% dos casos. Imidazólicos intravaginais (*butoconazol, clotrimazol, miconazol*), usados por 4 a 5 semanas, reduziram sintomas persistentes em mulheres não gestantes comparativamente a placebo. Esquemas de dose única se mostraram tão eficazes quanto os de múltiplas doses. No tratamento de quadros agudos, resultados de imidazólicos não diferiram significativamente dos obtidos com *fluconazol* ou *itraconazol* por via oral.

O tratamento da vulvovaginite por Candida em gestantes deve evitar a terapia oral com azólicos, principalmente no primeiro trimestre de gestação, dado o risco ainda não suficientemente estabelecido de abortamento e defeitos congênitos. Terapia tópica é a alternativa. No terceiro trimestre, o tratamento obrigatório na mãe reduz a candidíase oral e a associada às fraldas no recém-nascido.[14]

Infecções por fungos dermatófitos (Microsporum, Epidermophyton e Trichophyton)

Dermatófitos acometem muito frequentemente pele (*Tinea pedis, Tinea cruris* e *Tinea corporis*), unhas (*onicomicoses*), couro cabeludo (*Tinea capitis*) e mucosas (principalmente orofaríngea e vaginal).

Tinha dos pés

O tratamento da tinha dos pés pode ser feito com antifúngico tópico por 4 semanas, enquanto a de localização interdigital pode requerer apenas 1 semana de tratamento.

Revisão sistemática Cochrane de 67 ensaios controlados por placebo avaliou a eficácia de vários agentes tópicos em infecções fúngicas de pele e unhas dos pés. Metanálise de onze estudos comparou alilaminas a azólicos, mostrando menos falha de tratamento com alilaminas (risco relativo [RR] = 0,63; intervalo de confiança [IC]95%: 0,42 a 0,94). Há alguma evidência de que *ciclopiroxolamina* e butenafina sejam mais eficazes, mas é necessária aplicação diária por 1 ano no mínimo. Em seis ensaios sobre infecções de unhas, ciclopiroxolamina mostrou pobres taxas de cura, e *amorolfina* foi consistentemente mais eficaz.[15]

Revisão sistemática[16] avaliou tratamento oral de onicomicoses de pés, evidenciando superioridade de *terbinafina* (250 mg/dia, durante doze semanas) sobre *itraconazol* (200 mg/dia, durante doze semanas), ainda que as taxas de cura não tenham sido estimadas adequadamente em função da heterogeneidade nos critérios definidos pelos ensaios clínicos incluídos.

Metanálise[17] de 19 ensaios clínicos controlados por placebo ou tratamento ativo (n = 2.899) comparou eficácia e segurança de várias formulações tópicas de *terbinafina* em tinha dos pés. Em cura micológica e cura clínica, terbinafina superou significativamente o placebo (RR = 3,17; $P < 0,001$ e RR = 2,75; $P < 0,001$, respectivamente). Não houve significativas diferenças de eficácia entre variadas formulações de terbinafina, duração de tratamento ou frequência de aplicações. A comparação com controle ativo mostrou tendência não significativa em favor de terbinafina em termos de cura micológica (RR = 1,03; $P = 0,423$) e clínica (RR = 1,09; $P = 0,11$). A duração média de tratamento foi mais curta com terbinafina (1 semana) comparativamente aos controles ativos (2 semanas). Os efeitos adversos não diferiram significativamente do placebo ou de outros controles.

Em ensaio clínico, multicêntrico e duplo-cego (n = 290),[18] a formulação tópica de terbinafina 1% – *solução formadora de filme* – foi comparada a placebo em tratamento tópico único de *tinea* dos pés. Após 6 semanas, o fármaco mostrou-se superior a placebo em cura micológica (86 *vs*. 12%) e clínica (30 *vs*. 6%), com significância estatística em todas as comparações ($P \leq 0,001$). Não houve diferença entre tratamento e placebo com relação a efeitos adversos.

Tinha do corpo

Revisão sistemática Cochrane[19] de 129 estudos (n = 18.086) avaliou a eficácia dos tratamentos antifúngicos tópicos em *Tinea cruris* e *Tinea corporis*. Maiores taxas de cura clínica com terbinafina foram observadas em cinco estudos controlados por placebo (RR = 4,51; IC95%: 3,10 a 6,56; número necessário de pacientes a serem tratados [NNT] = 3). Devido à heterogeneidade dos estudos, não foram computados dados de cura micológica com terbinafina. Azólicos, em forma de creme, apresentaram cura clínica inferior quando comparados à sua associação com corticosteroides (RR = 0,67; IC95%: 0,53 a 0,84; NNT = 6), sem, no entanto, nostrar diferenças nas taxas de cura micológica. Naftilina a 1% superou o placebo em curas micológica e clínica, mas a qualidade da evidência foi baixa. O mesmo ocorreu com clotrimazol a 1% em relação à cura micológica. Não se observou diferença de cura micológica entre imidazólicos e benzilaminas. Aqueles foram menos eficazes quanto à cura clínica quando comparados à sua associação com corticoides na forma de cremes, mas o mesmo não se evidenciou com cura micológica. Dada a baixa qualidade metodológica dos estudos, os resultados são geralmente imprecisos entre as intervenções ativas e o placebo.

O tratamento de *Tinea corporis* e *Tinea cruris* pode ser feito com vários antifúngicos tópicos, à exceção de nistatina, que não exerce atividade contra fungos dermatófitos.

Onicomicoses

O tratamento da infecção fúngica de unhas (causada por *Tinea unguium*) é costumeiramente pouco responsivo a antifúngicos de uso tópico. As recidivas são frequentes. Para usar antifúngicos sistêmicos, mais eficazes, deve-se cotejar benefício com efeitos adversos potenciais da terapia, seja pelo caráter benigno das lesões, seja pela baixa frequência de cura completa. Uma alternativa tópica e desapontadora foi ciclopirox 8% (como esmalte). Mais recentemente, surgiram soluções de efinaconazol 10% e tavaborol 5% para tratamento de onicomicoses por dermatófitos, as quais estão sendo testadas em ensaios clínicos de fase III. Ambas são aplicadas 1 vez/dia durante 48 semanas. As taxas de cura micológica com efinaconazol 10% e tavaborol 5% superaram as de ciclopirox 8% e parecem comparáveis às de itraconazol oral. No entanto, o autor alerta que se trata de comparações diretas entre diferentes estudos, podendo levar a conclusões pouco acuradas.[20]

Tinha do couro cabeludo

Griseofulvina é o antifúngico de escolha para tratamento dessa condição, ainda que terbinafina possa ser alternativa útil. Revisão sistemática Cochrane[21] avaliou diferentes antifúngicos na terapia sistêmica para *Tinea capitis* em crianças. Foram identificados 25 estudos (n = 4.449). Em 4 semanas, terbinafina apresentou eficácia similar a 8 semanas de uso de griseofulvina em relação a curas micológica e clínica. Resultados similares foram obtidos com itraconazol e fluconazol.

Cetoconazol tem ação sistêmica após absorção oral, mas não é mais utilizado devido ao risco de hepatotoxicidade[22] e por haver outros representantes com mesmo espectro, porém mais eficazes e menos tóxicos. Cetoconazol tem atividade *in vitro* contra a maioria dos dermatófitos, *Candida* spp., *B. dermatitidis, C. immitis, H. capsulatum, P. brasiliensis* e *C. neoformans*, mas algumas espécies de Candida são resistentes.

Além dos agentes tradicionais (antifúngicos tópicos e orais e tratamento com *laser*), há alternativas a serem utilizadas no tratamento tópico de infecções causadas por dermatófitos, tais como efinaconazol em solução a 10% e tavaborol em solução a 5% (para onicomicoses) e luliconazol creme a 1% (indicado para tratamento de *Tinea pedis, Tinea cruris* e *Tinea corporis*).[23] Esses medicamentos ainda não estão disponíveis no Brasil.

Micoses profundas

Profilaxia

Pacientes com risco elevado de desenvolvimento de infecção invasiva por Candida spp. – por leucemia aguda em quimioterapia para indução, remissão ou resgate ou transplante alogênico de medula óssea – devem receber profilaxia antifúngica. Nessas situações, imidazólicos e triazólicos (fluconazol, itraconazol, voriconazol e posaconazol) e equinocandinas (capsofungina e micafungina) são alternativas.[6]

Em revisão Cochrane[24] de 14 ensaios clínicos randomizados (n = 1.569), nistatina foi comparada a placebo, não tratamento, fluconazol ou anfotericina B em profilaxia (12 estudos) e tratamento (2 estudos) de pacientes com supressão imunológica grave. O efeito de nistatina foi similar ao do placebo na colonização fúngica (RR = 0,85; IC95%: 0,65 a 1,13). Não houve diferença significativa entre fluconazol e nistatina quanto à mortalidade (RR = 0,75; IC95%: 0,54 a1,03). Fluconazol foi mais efetivo que nistatina em prevenção da infecção fúngica invasiva (RR = 0,40; IC95%: 0,17 a 0,93) e colonização (RR = 0,50; IC95%: 0,36 a 0,68). Não houve comprovada infecção fúngica em pequeno ensaio que comparou anfotericina B a nistatina lipossomal. A revisão não recomenda nistatina para profilaxia e tratamento de infecções por Candida spp. em imunossuprimidos graves.

Revisão sistemática[25] de 10 ensaios clínicos randomizados (n = 2.837) comparou triazólicos (fluconazol, voriconazol e itraconazol) *versus* equinocandinas (micafungina, anidulafungina e caspofungina) em profilaxia (4 estudos) e tratamento (6 estudos) com antifúngicos para pacientes de alto risco. Em profilaxia, equinocandinas foram mais eficazes do que triazólicos (RR = 1,08; IC95%: 1,02 a 1,15). Em tratamento, ambas as classes mostraram similares efeitos favoráveis (RR = 1,02; IC95%: 0,97 a 1,08), assim como em relação a efeitos adversos (RR = 0,94; IC95%: 0,71 a 1,15). Os autores chamam a atenção para o fato de 7 dos 10 estudos serem financiados pela indústria, o que pode, segundo eles, "ter causado viés na aferição dos desfechos".

Metanálise[26] de 20 estudos (n = 4.823) avaliou efetividade de profilaxia antifúngica sistêmica contra infecções fúngicas invasivas (IFI) em pacientes submetidos a transplante de medula óssea. O risco geral para IFI durante a profilaxia correspondeu a 5,1% (IC95%: 3,6 a 6,8%). Com fluconazol, os riscos apontados em comparação a placebo foram: para IFI: *odds ratio* (OR) = 0,24 (IC95%: 0,11 a 0,50), NNT = 8; para candidíase sistêmica: OR = 0,11 (IC95%: 0,05 a 0,24), NNT = 7. Itraconazol determinou menor risco de aspergilose comparativamente a fluconazol (OR = 0,40; IC95%: 0,19 a 0,83; NNT = 23). Micafungina foi pouco mais eficaz do que fluconazol na prevenção de IFI (OR = 0,35; IC95%: 0,10 a 1,18; NNT = 79). Poucos estudos compararam diretamente azólicos a equinocandinas.

Ensaio clínico (n = 106 adultos) comparou soluções orais de itraconazol e anfotericina B em pacientes com câncer hematológico e neutropenia, mostrando eficácia do primeiro em reduzir taxa de colonização orofaríngea por *Candida* (19,6% *vs.* 40,6% com anfotericina; *P* < 0,05) e candidíase orofaríngea com culturas positivas (3,8% *vs.* 14,8% com anfotericina; *P* < 0,05). A maioria dos pacientes permaneceu colonizada por todo o período do estudo, apesar da profilaxia antifúngica.[27]

Revisão sistemática[28] de 86 estudos (n = 16.922 pacientes com câncer hematológico) mostrou similar eficácia em profilaxia primária contra IFIs com fluconazol (400 mg/dia), posaconazol (600 mg/dia) e anfotericina B lipossomal (ABL) sob forma de aerossol. ABL reduziu a incidência de aspergilose pulmonar invasiva.

Revisão sistemática de 25 ensaios clínicos randomizados (n = 7.062),[29] envolvendo metanálise com comparações indiretas (em rede), avaliou a eficácia da profilaxia antifúngica contra IFIs em pacientes neutropênicos que recebiam terapia para câncer hematológico. Risco de IFI após voriconazol ou posaconazol foi menor comparativamente a fluconazol (RR = 0,38; IC95%: 0,14 a 0,83 e RR = 0,34; IC95%: 0,14 a 0,83) ou itraconazol (RR = 0,22; IC95%: 0,06 a 0,72 e RR = 0,20; IC95%: 0,05 a 0,72), respectivamente. A análise tem limitação importante na avaliação comparativa, relacionada às diferenças de gravidade dos casos e dosagens dos medicamentos entre os estudos, bem como à ausência de comparações diretas, o que reduz a robustez das inferências do estudo.

Em revisão sistemática Cochrane de três ensaios clínicos randomizados,[30] voriconazol foi comparado a fluconazol ou anfotericina B lipossomal (ABL) em profilaxia e tratamento de IFI em pacientes com câncer e neutropenia. Em pacientes recebendo transplante alogênico de células-tronco, não houve diferença entre voriconazol e fluconazol com respeito à sobrevida livre de fungos ou IFIs.

Infecções fúngicas tornaram-se eventos frequentes em pacientes criticamente doentes submetidos a procedimentos invasivos em centros de tratamento intensivo, determinando morbidade e mortalidade elevadas. É comum que a terapia antifúngica seja postergada, em função de relativa falta de sensibilidade das culturas, tempo necessário para que as mesmas detectem crescimento de fungos e falta de especificidade de sinais e sintomas. Isso leva ao uso de terapia profilática empírica.

Revisão sistemática Cochrane[31] de 22 estudos (n = 2.761) avaliou uso empírico e preventivo de antifúngico sistêmico ou não absorvido *versus* placebo ou nenhum tratamento em pacientes adultos e pediátricos criticamente doentes, mas sem neutropenia. Os antifúngicos empregados foram fluconazol, cetoconazol, anidulafungina, caspofungina, micafungina, anfotericina B, nistatina e clotrimazol, na maioria dos estudos comparados a placebo ou, em alguns, a placebo e não tratamento. Os estudos apresentaram limitações metodológicas, e a qualidade da evidência foi considerada de moderada a fraca. Não houve redução de mortalidade geral (RR = 0,93; IC95%: 0,79 a 1,09). Houve redução de IFI documentada (RR = 0,57; IC95%: 0,39 a 0,83) e colonização fúngica (RR = 0,71; IC95%: 0,52 a 0,97).

Diretriz clínica norte-americana[32] sustenta que uso empírico de antifúngicos deva ser iniciado em pacientes criticamente doentes, com fatores de risco para candidíase invasiva ou outra infecção fúngica e sem outra causa conhecida de febre. Em tratamento de candidemia em pacientes não neutropênicos, recomenda uso inicial de equinocandinas: caspofungina, micafungina e anidulafungina (evidência de alta qualidade).

Como alternativa inicial, afirma que fluconazol pode ser empregado em pacientes não criticamente doentes e com prováveis espécies de Candida não resistentes ao fármaco (evidência de alta qualidade).

Ainda recomenda, como razoável alternativa, a formulação lipídica de anfotericina B em casos de intolerância, indisponibilidade ou resistência a outro agente antifúngico (evidência de alta qualidade).

Em pacientes neutropênicos, a candidemia pode ser inicialmente tratada com os mesmos fármacos, mas as recomendações são embasadas por evidências de moderada a baixa qualidade. Voriconazol pode ser usado em situações de necessidade de cobertura adicional a outros fungos ou em pacientes clinicamente estáveis e com isolados suscetíveis ao fármaco (evidência de baixa qualidade).[32]

Escassos estudos avaliaram fatores de risco para candidemia em pacientes pediátricos criticamente doentes, pelo que esta faixa etária é contemplada em diretriz atual sobre manejo de candidíase, principalmente em neonatos internados em unidade de tratamento intensivo neonatal com altas taxas de candidíase invasiva. Em neonatos com peso inferior a 1.000 g, recomenda-se profilaxia com fluconazol oral ou intravenoso por 6 semanas (evidência de alta qualidade), com a alternativa de usar nistatina oral por 6 semanas, quando o peso é superior a 1.500 g, e há condições impeditivas ao uso de fluconazol (evidência de moderada qualidade).[32]

Revisão sistemática Cochrane de 15 estudos (n = 1.690)[33] avaliou o efeito da profilaxia antifúngica sistêmica na prevenção de morbidade e mortalidade em recém-nascidos com muito baixo peso. Metanálise de dez deles (n = 1.371), comparando profilaxia antifúngica sistêmica a placebo ou nenhum tratamento, mostrou significativa redução na incidência de IFI (RR = 0,43; IC95%: 0,31 a 0,59). Nos grupos-controle, a incidência média de IFI (16%) foi mais alta do que é referida em amplos estudos de coorte, pelo que os resultados devem ser vistos com cautela. A metanálise não encontrou diferença estatisticamente significativa em risco de morte antes da alta hospitalar (RR = 0,79; IC95%: 0,61 a 1,02). Três estudos que compararam antifúngicos profiláticos sistêmicos *versus* antifúngicos tópicos não absorvíveis não detectaram diferenças significativas em efeitos sobre IFI ou mortalidade. Dois estudos que compararam diferentes doses de fluconazol intravenoso profilático não identificaram diferenças significativas em taxas de infecção e mortalidade. Não foram avaliados desfechos de neurodesenvolvimento a longo prazo.

Outra revisão sistemática Cochrane[34] de 4 estudos (n = 1.800) e metodologia similar à anterior comparou nistatina ou miconazol a placebo ou nenhum tratamento. Houve redução na incidência de IFI (RR = 0,20; IC95%: 0,14 a 0,27), sem diferenças na mortalidade. Os estudos apresentam elevado risco de viés, limitando as indicações de profilaxia provenientes da revisão.

Em geral, a profilaxia antifúngica demonstrou benefício na redução de colonização e de infecções fúngicas invasivas em diferentes sítios orgânicos de pacientes com situações clínicas ou cirúrgicas de alto risco, como evidenciado em inúmeros ensaios clínicos mais antigos.

■ Tratamento empírico

Revisão sistemática com metanálise[35] de seis ensaios clínicos randomizados comparou tratamento empírico (cinco estudos) ou preemptivo (um estudo) a placebo ou nenhuma intervenção em pacientes com febre persistente, neutropenia e câncer hematológico como doença de base. Tratamento empírico não reduziu mortalidade (RR = 0,82; IC95%: 0,50 a 1,34), mas diminuiu significativamente IFIs (RR = 0,25; IC95%: 0,12 a 0,54). A comparação entre diferentes antifúngicos apontou melhores resultados com ABL, triazólicos e caspofungina.

Em revisão sistemática Cochrane[36] de 32 estudos (n = 4.287 pacientes com câncer), profilaxia e tratamento empírico com anfotericina B reduziram significativamente mortalidade total (RR = 0,69;

IC95%: 0,50 a 0,96), enquanto intervenções com fluconazol, cetoconazol, miconazol e itraconazol não lograram esse desfecho. Não foram identificados estudos com voriconazol. Mortalidade relacionada às IFIs foi reduzida com anfotericina B e fluconazol, respectivamente (RR = 0,45; IC95%: 0,26 a 0,76) e (RR = 0,42; IC95%: 0,24 a 0,73). A incidência de IFIs reduziu-se com anfotericina B (RR = 0,41; IC95%: 0,24 a 0,73), fluconazol (RR = 0,39; IC95%: 0,27 a 0,57) e itraconazol (RR = 0,53; IC95%: 0,29 a 0,97), mas não com cetofonazol ou miconazol. Somente anfotericina B reduziu mortalidade por qualquer causa, devendo ser preferida como agente profilático ou empírico em pacientes com neutropenia associada à neoplasia.

Revisão Cochrane[37] avaliou eficácia da terapia antifúngica em crianças entre 1 mês e 16 anos de idade com infecção fúngica invasiva documentada, provável ou suspeita. Foram identificados sete estudos em crianças com neutropenia febril (infecção fúngica suspeita) e candidemia ou candidíase invasiva (infecção fúngica documentada). Compararam-se anfotericina B desoxicolato com formulações lipídicas (n = 395), equinocandina com anfotericina B em formulação lipídica (n = 82) em infecção suspeita, equinocandina com anfotericina B em formulação lipídica em crianças com candidemia ou candidíase invasiva (n = 109) e diferentes antifúngicos azólicos em crianças com candidemia (n = 43). Não houve diferenças em taxas de mortalidade por todas as causas ou relacionada à infecção fúngica, bem como em relação à resolução completa de infecções fúngicas. Crianças recebendo formulações lipídicas apresentaram menor fequência de eventos adversos que aquelas tratadas com anfotericina B desoxicolato.

Infecções na corrente sanguínea relacionadas à presença de cateteres vasculares centrais implicam remoção do dispositivo intravascular e administração precoce de terapia antifúngica, intervenções que estão associadas à redução da mortalidade.

Culturas de sangue apresentam baixa sensibilidade para a identificação de fungos, o que constitui causa frequente de retardo no início de terapia empírica. Não há evidências sustentando o benefício do uso rotineiro de testes de sensibilidade aos antifúngicos de uso corrente, devendo ser reservados a situações específicas.

O tratamento antifúngico da candidemia foi avaliado em "revisão quantitativa" de 7 ensaios clínicos randomizados,[38] em que dados individuais de 1.915 pacientes foram analisados, com relação a diferentes estratégias de terapia antifúngica no tratamento de candidemia. Equinocandinas reduziram mortalidade comparativamente a triazólicos ou diferentes formulações de anfotericina B. As limitações metodológicas desse estudo reduzem substantivamente sua validade interna. A despeito da existência de ensaios clínicos randomizados que avaliam diferentes antifúngicos no tratamento da candidemia e outras formas de candidíase invasiva, não há evidências inequívocas de superioridade de um agente antifúngico.[32]

▪ Tratamento preemptivo

Este tratamento é feito como antecipação ao surgimento da infecção, ante a presença de fatores de risco para sua ocorrência.

Estudo de não inferioridade, aberto e multicêntrico e realizado em 293 pacientes com neutropenia, febre persistente/recorrente e doenças hematológicas comparou tratamento empírico (suspeita clínica) a tratamento preemptivo realizado com anfotericina ABD ou ABL, na dependência da função renal. A sobrevida foi de 97,3% e 95,1% com tratamentos empírico e preemptivo, respectivamente. IFIs prováveis ou comprovadas foram mais frequentes em pacientes submetidos a tratamento preemptivo (13/143 vs. 4/150; P < 0,05), predominantemente durante a fase de indução da quimioterapia. Tratamento preemptivo não reduziu nefrotoxicidade, mas determinou redução de custos com antifúngicos em 35%.[39]

Outro ensaio clínico comparou tratamento antifúngico preemptivo (n = 198) baseado em reação em cadeia de polimerase (PCR) *versus* terapia empírica antifúngica (n = 211), ambos com anfotericina B lipossomal, não identificando diferenças em incidência de IFI (desfecho primário) e sobrevida em 100 dias de seguimento.[40]

Um terceiro ensaio clínico randomizado, aberto e em paralelo (n = 240) comparou estratégia diagnóstica padrão (cultura e histologia) com estratégia diagnóstica baseada em rápido biomarcador para aspergilos (galactomanana) associada a teste de PCR para direcionamento de terapia antifúngica em pacientes submetidos a transplante alogênico de células-tronco ou em quimioterapia para leucemia aguda, sem história de IFI. Esses pacientes tinham alto risco de aspergilose invasiva. Receberam terapia antifúngica empírica 39 pacientes do grupo diagnóstico padrão (32%) e 18 pacientes do grupo diagnóstico direcionado (15%). Não houve diferenças significativas em relação a efeitos adversos nefrotóxicos e hepatotóxicos. O benefício se traduziu em redução do uso empírico de antifúngicos.[41]

Ainda que os resultados desses ensaios clínicos sejam promissores em relação a estratégias de tratamento preemptivo, suas limitações metodológicas impedem conclusões definitivas sobre tais intervenções, principalmente em relação a pacientes neutropênicos. Assim, o tratamento preemptivo ainda é eminentemente experimental e não deve ser definido como prática de escolha em pacientes neutropênicos de alto risco.[6]

Revisão sistemática Cochrane[42] não identificou ensaio clínico randomizado (ECR) que avaliasse terapia antifúngica no tratamento da aspergilose broncopulmonar alérgica em indivíduos portadores de fibrose cística.

▪ Tratamento específico

Há variadas opções de tratamento para infecções fúngicas invasivas (IFIs), incluindo diferentes formulações de anfotericina B, azólicos e equinocandinas. A escolha do antifúngico vai depender de condição clínica do paciente (p. ex., neutropenia febril), uso concomitante de outros medicamentos (como agentes nefrotóxicos) e tipo e gravidade da infecção fúngica. Na presença de infecção por Candida spp., testes de sensibilidade devem ser realizados.

O diagnóstico precoce de IFIs é imperativo para facilitar o sucesso da terapia. Em todos os pacientes com suspeita de alto risco, devem-se fazer culturas de sangue, pesquisa de antígeno galactomanana de Aspergillus e diagnóstico de imagem.[5]

Anfotericina B desoxicolato, anfotericina convencional, permanece como uma das opções capazes de reduzir mortalidade. Boa parte dos demais representantes, como azólicos e equinocandinas, foi avaliada em estudos de não inferioridade, utilizando desfechos clínicos que não incluíram mortalidade.

Infecções por Candida spp. são frequentes em neonatos em unidades de terapia intensiva. Há indicação de tratamento da candidíase neonatal com anfotericina B deoxicolato, baseada em ensaio clínico com diminuto número de indivíduos e estudos observacionais.[32] O fármaco é bem tolerado e não se associa a elevado risco de nefrotoxicidade. Induz menor mortalidade em comparação a fluconazol ou anfotericina B em formulações lipídicas.[43]

Evidências sobre antifúngicos sistêmicos

Anfotericina B

Transcorridos mais de 50 anos desde a introdução de *anfotericina B convencional* (ABD), há indicação de uso desse antifúngico em infecções como histoplasmose disseminada, criptococose, zigomicose, assim como no manejo empírico dos episódios de neutropenia febril associados à quimioterapia em pacientes com doenças hematológicas ou outras neoplasias.

Embora menos nefrotóxica e com menos reações infusionais do que ABD e ABLC, o uso da *anfotericina B lipossomal* (ABL) também é limitado por esses efeitos adversos e maior custo em comparação ao de outros antifúngicos.

Há poucos ensaios clínicos bem delineados comparando as diferentes formulações de anfotericina B entre si. Não há evidências sustentando maior eficácia das formulações lipídicas da anfotericina B em relação à anfotericina B desoxicolato no tratamento de qualquer forma de infecção por *Candida* spp.[32]

▶ **Comparações entre diferentes formulações de anfotericina B.**
A eficácia de ABL como terapia empírica em pacientes com neutropenia febril persistente sem resposta à terapia antibacteriana foi avaliada em dois antigos ensaios clínicos randomizados, duplos-cegos

e multicêntricos, em que ABL foi administrada durante o período de neutropenia ou até 3 dias após a recuperação das contagens de neutrófilos.

No primeiro estudo (n = 687),[44] a taxa geral de sucesso foi similar entre ABL (3 mg/kg/dia) e ABD (0,6 mg/kg/dia), correspondendo a 50,1% *versus* 49,4%, respectivamente. Os resultados foram semelhantes em relação a sobrevida (93% *vs.* 90%), resolução da febre (58% *vs.* 58%), ausência de novas infecções fúngicas, duração da terapia (10,8 *vs.* 10,3 dias), suspensão de tratamento por não resposta e efeitos adversos. Menos pacientes apresentaram infecções fúngicas documentadas no grupo ABL comparativamente ao grupo ABD, respectivamente 11 (3,2%) e 27 (7,8%), não havendo diferenças na frequência de aspergilose pulmonar invasiva. Os pacientes do grupo ABL apresentaram menor frequência de reações à infusão do medicamento comparativamente ao grupo ABD e menor nefrotoxicidade (19% *vs.* 34%; $P < 0,001$). Cabe considerar que o estudo não permitiu a realização de pré-medicação, visando reduzir a toxicidade de ABD na primeira infusão, o que prejudicou a identificação da real diferença de frequência dessas reações entre os dois grupos. Também o desfecho relacionado à nefrotoxicidade (duplicação do valor da creatinina sérica) foi criticado como pouco usual na prática clínica.

No segundo estudo,[45] ABL (3 e 5 mg/kg/dia) em comparação a ABCL associou-se a menor frequência de calafrios, nefrotoxicidade e suspensão de tratamento por reações adversas, sendo todas as comparações significativas. Depois do primeiro dia de administração, as reações relacionadas à infusão de ABLC diminuíram, mas febre e calafrios seguiram altos (21% e 24,3% *vs.* 50,7%; $P < 0,001$). O sucesso terapêutico foi similar nos dois grupos. Cabe considerar que o desfecho primário do estudo (resolução da febre) tem sido progressivamente questionado, dada a pouca especificidade do mesmo em relação à presença de infecção fúngica invasiva em pacientes com episódios de neutropenia febril.

Revisão sistemática Cochrane[46] de 13 ECR (1.960 pacientes) comparou benefícios e efeitos adversos de formulações lipídicas solúveis a ABD em pacientes com câncer e neutropenia acompanhada de febre na vigência de quimioterapia. Aquelas formulações não foram mais eficazes do que ABD sobre mortalidade (RR = 0,50; IC95%: 0,64 a 1,14), mas diminuíram as IFIs (RR = 0,65; IC95%: 0,44 a 0,97). A incidência de nefrotoxicidade e o número de interrupções do tratamento foram menores com as formulações lipídicas/lipossomais. A revisão concluiu que não está claro se há vantagens das formulações lipídicas/lipossomais quando ABD é administrada em condições ótimas, além de que os custos daquelas formulações impedem seu uso na maior parte das situações clínicas. Há necessidade de estudos que comparem formulações lipídicas/lipossomais com ABD administrada nas mesmas doses, com pré-medicação de rotina (prevenção da toxicidade relacionada à infusão) e suplementação de líquidos, potássio e magnésio (prevenção de nefrotoxicidade). Essas medidas, aliadas à redução de dosagem de ABD, conferem caráter de reversibilidade à nefrotoxicidade por ela induzida.

Eficácia e segurança de ABLC e ABL foram comparadas no tratamento de 381 pacientes com aspergilose invasiva e câncer hematológico. Ambos os fármacos tiveram pobres resultados, tanto em terapia primária como na de resgate. ABL mostrou-se menos nefrotóxica na terapia primária.[47]

ABL foi comparada a ABD no tratamento de histoplasmose em pacientes com AIDS. As taxas de sucesso foram de 64% e 88% (diferença de 24%; IC95%: 1 a 52%) nos grupos ABD e ABL, respectivamente. O estudo não teve poder para estimar diferenças na taxa de mortalidade e não informou sobre o tratamento antirretroviral dos pacientes arrolados. A frequência de nefrotoxicidade foi de 37% e 9% ($P = 0,003$) nos grupos ABD e ABL, respectivamente.[48]

▶ **Comparações de anfotericina B com outros antifúngicos.** Metanálise[49] de três ensaios clínicos randomizados (n = 1.249) que compararam *caspofungina* a *anfotericina B lipossomal* no tratamento de pacientes com IFIs mostrou que a primeira tem igual eficácia em obtenção de respostas clínicas favoráveis (RR = 1,02; IC95%: 0,88 a 1,18; $P = 0,81$) e taxas de mortalidade (RR = 1,53; IC95%: 0,38 a 6,27; $P = $ 0,55), mas menor incidência de eventos clínicos adversos (RR = 0,20; IC95%: 0,08 a 0,54; $P = 0,001$), eventos laboratoriais adversos (RR = 0,69; IC95%: 0,57 a 0,84; $P = 0,0002$) e necessidade de suspensão de tratamento (RR = 0,26; IC95%: 0,08 a 0,83; $P = 0,02$) em comparação a ABL.

Similar comparação havia sido feita com relação a pacientes com febre persistente e neutropenia. Ensaio clínico randomizado, duplo-cego e multinacional[50] (n = 1.095) comparou terapia empírica com *caspofungina* e *anfotericina B lipossomal*, mostrando taxas de sucesso de 33,9% *versus* 33,7% (IC95% para a diferença: −5,6 a 6%), respectivamente, o que preencheu critérios estatísticos de não inferioridade de caspofungina. Entre pacientes com infecções fúngicas no início do estudo, houve sucesso discretamente superior com caspofungina (51,9% *vs.* 25,9%; $P = 0,04$), com tendência a maior sobrevida em 7 dias após a terapia (92,6 % *vs.* 89,2%; $P = 0,05$), menor suspensão de tratamento (10,3% *vs.* 14,5%; $P = 0,03$), menor nefrotoxicidade (2,6% *vs.* 11,5%; $P < 0,001$) e menor proporção de reações realacionadas à infusão (35,1% *vs.* 51,6 %; $P < 0,001$). As taxas de novas infecções fúngicas e de resolução da febre foram similares entre os dois grupos. Logo, caspofungina mostrou-se tão eficaz quanto ABL, porém com melhor perfil de segurança.

Ensaio clínico randomizado e duplo-cego[51] comparou *caspofungina* (70 mg/dia, seguidos de 50 mg/dia, por via intravenosa) a *anfotericina B desoxicolato* (0,6 a 1,0 mg/kg/dia) em tratamento primário de candidíase invasiva em adultos com candidemia (80%) e neutropenia. Após 10 dias de tratamento, ambos os grupos passaram a receber fluconazol oral, à exceção dos pacientes com infecções por *Candida krusei* ou *Candida glabrata*, os quais permaneceram utilizando os antifúngicos intravenosos até o final do tratamento. A eficácia de ambos os fármacos foi similar, com taxas de sucesso de 73,4% *versus* 61,7% nos pacientes tratados com caspofungina e ABD, respectivamente. O mesmo ocorreu em pacientes com candidemia. Após ajuste para a presença de neutropenia ou escore de APACHE II, a diferença na proporção de pacientes com resposta favorável foi 12,7% (IC95%: −0,7 a 26,0; $P = 0,09$). Na análise não ajustada, a diferença entre os grupos caspofungina e ABD foi de 15,4% (IC95%: 1,1 a 29,7; $P = $ 0,03). Houve significativamente menos efeitos adversos associados à caspofungina em comparação a ABD.

Convém salientar que o estudo não comparou *caspofungina* a *fluconazol*, considerado antifúngico de escolha no tratamento de candidíase invasiva, em função de uso oral, menor toxicidade e custo mais favorável, à exceção daqueles pacientes considerados "criticamente instáveis", para os quais antifúngico intravenoso como caspofungina e anfotericina B é recomendado.[32]

Ensaio clínico randomizado, duplo-cego, multinacional e de não inferioridade (n = 392) comparou *micafungina* (100 mg/dia) a ABL (3 mg/kg/dia) no tratamento de adultos com candidemia e candidíase invasiva. Sucesso clínico e micológico foi observado em 181 (89,6%) *versus* 170 (89,5%) pacientes tratados, respectivamente, com micafungina e ABL. Houve poucos efeitos adversos relacionados ao tratamento com ambos os fármacos.[52]

Um subestudo pediátrico (n = 98) de um ensaio clínico randomizado, duplo-cego e multinacional comparou *micafungina* (2 mg/kg) a ABL (3 mg/kg) para tratamento de candidíase invasiva em 57 pacientes com menos de 2 anos (19 prematuros ao nascimento) e 41 pacientes entre 2 e 16 anos. Taxas de sucesso foram observadas em 72,9% dos tratados com micafungina e 76% dos que receberam ABL. Ambos os tratamentos foram bem tolerados, com menor incidência de efeitos adversos que levaram à suspensão da terapia no grupo de micafungina (3,8%) comparativamente ao grupo de ABL (16,7%; $P = $ 0,05). Logo, micafungina e ABL apresentaram similar eficácia e segurança no tratamento de candidíase invasiva em crianças.[53]

Revisão sistemática[54] de 15 estudos avaliou estratégias de tratamento antifúngico para candidíase invasiva. Dentre as comparações, avaliaram-se anfotericina B *versus* fluconazol (9 ensaios), combinação de fluconazol + anfotericina B, combinação de anfotericina B + fluconazol + voriconazol e equinocandinas. Não se observou diferença em relação à mortalidade na comparação de anfotericina B *versus* fluconazol (RR = 0,92; IC95%: 0,72 a 1,17), mas a taxa de falha microbiológica foi maior no grupo de fluconazol. Caspofungina foi comparável a anfotericina B em mortalidade e eficácia, mas com menos eventos adversos que exigissem descontinuação de tratamento (RR = 0,11; IC95%: 0,04 a 0,36). Micafungina foi comparável a anfotericina B lipossomal em mortalidade.

A comparação de *anfotericina B* com *triazólicos* predominou em estudos de terapia empírica realizados em pacientes com neutropenia febril e câncer. Nessa condição, 317 pacientes neutropênicos, com febre persistente ou recrudescente a despeito da terapia antibacteriana por 4 ou mais dias, foram alocados aleatoriamente para receber *fluconazol* (400 mg/dia, por via intravenosa) ou *ABD* (0,5 mg/kg/dia), produzindo resposta satisfatória em 68% *versus* 67% dos pacientes, respectivamente. Novas infecções fúngicas ocorreram em 8% *versus* 6% dos pacientes tratados com fluconazol e ABD. Efeitos adversos associados ao tratamento ocorreram em 81% *vs*. 13% ($P = 0,001$), motivando suspensão de tratamento em 7% *versus* 1% ($P = 0,005$), nos pacientes tratados com ABD e fluconazol, respectivamente. Taxas de mortalidade total e mortalidade devida à infecção fúngica foram similares em ambos os grupos.[55]

Revisão sistemática Cochrane[56] de 17 estudos (3.798 pacientes, 381 mortes) comparou *anfotericina B* a *fluconazol* para prevenção de IFIs em pacientes neutropênicos com câncer. Dois ensaios clínicos de três braços, patrocinados pelo fabricante de fluconazol, combinaram resultados de anfotericina B oral (pobremente absorvida) com nistatina (fármaco ineficaz nesse contexto), criando um viés de favorecimento a fluconazol. Não houve diferença de eficácia entre fluconazol e anfotericina B, mas os intervalos de confiança foram amplos. Comprometimento hepático e efeitos adversos gastrointestinais ocorreram com fluconazol e reações infusionais, comprometimento renal e efeitos adversos gastrointestinais foram visto com anfotericina B. Entretanto, esta não foi administrada em condições ótimas, tais como pré-medicação para as reações de infusão e suplementação hidreletrolítica para prevenir nefrotoxicidade. Como anfotericina B intravenosa é o único antifúngico com eficácia sobre mortalidade e tem baixo custo, deve ser preferida para profilaxia desses pacientes.

Em ensaio clínico randomizado e aberto (n = 162),[57] comparou-se *itraconazol* intravenoso (por 72 h) seguido de suspensão oral a *anfotericina B convencional* (ABD) na terapia antifúngica empírica de pacientes neutropênicos e febris com câncer. Comparativamente a ABD, menos pacientes em uso de itraconazol descontinuaram o tratamento por efeitos adversos (22,2 *vs*. 56,8; $P < 0,0001$). O maior motivo para a suspensão foi o aumento da creatinina (1,2% itraconazol *vs*. 23,5% ABD), expressando maior toxicidade renal de ABD. A eficácia de itraconazol foi superior à de ABD ($P < 0,0001$).

Revisão sistemática Cochrane[30] de três ECR, já citada, comparou *voriconazol* a *ABL* (1 estudo) no tratamento empírico de infecções fúngicas suspeitas, *voriconazol* a *ABD* (1 estudo) no tratamento de *aspergilose* invasiva suspeita ou confirmada. No primeiro estudo, voriconazol foi significativamente inferior a ABL, ocorrendo mais mortes e mais novos surtos de infecção fúngica. No segundo ensaio, ABD foi usada sem pré-medicação e sem administração de eletrólitos e fluidos, meios para evitar reações adversas à infusão e nefrotoxicidade, respectivamente. Esses problemas metodológicos resultaram em marcada diferença entre o comparador e o fármaco em teste, invalidando as comparações de benefícios e riscos dos dois fármacos. ABL foi mais efetiva que voriconazol na terapia empírica de infecções fúngicas em pacientes com câncer e neutropenia. Para aspergilose, conclusões não puderam ser obtidas porque a comparação entre ABD e voriconazol não foi feita em adequadas condições.

Anfotericina B desoxicolato e suas formulações lipídicas são opções eficazes para terapia inicial ou de salvamento nas infecções por Aspergillus, ainda que diretrizes internacionais sustentem voriconazol como antifúngico de primeira escolha, restringindo o uso das formulações de anfotericina a "contextos com recursos limitados".[58]

Em estudo que ratifica o papel de *anfotericina B lipossomal* (ABL) em aspergilose pulmonar crônica, por meio de cursos curtos e repetidos de tratamento, identificaram-se taxas de resposta em 76,6% dos pacientes e melhora da qualidade de vida em 91,7% dos cursos de tratamento. No entanto, aumentou o risco de lesão aguda renal, com significativa redução de filtração glomerular, já no primeiro ou segundo curso de terapia. Os autores recomendam cautela com essa estratégia, mudando para outros tratamentos, quando disponíveis.[59]

Imidazólicos e triazólicos

Os antifúngicos azólicos podem ser divididos em imidazólicos (cetoconazol, miconazol e outros) e triazólicos (fluconazol, itraconazol, voriconazol, posaconazol, terconazol e isavuconazol).

Cetoconazol cedeu espaço para antifúngicos azólicos em função de esses apresentarem espectro de ação mais amplo e menor frequência de eventos adversos gastrointestinais e hepatotoxicidade. Portanto, cetoconazol ficou restrito a infecções fúngicas superficiais, infecções leves cutâneas, criptococose extrameníngea e histoplasmose não sistêmica.

Revisão Cochrane de 10 ECR (n = 940) avaliou estratégias de tratamento da candidíase oral em pacientes submetidos a tratamento quimioterápico ou radioterápico para câncer. Medicamentos com absorção no trato gastrointestinal apresentaram maior taxa de erradicação da infecção comparativamente àqueles não absorvidos no trato gastrointestinal (RR = 1,29; IC95%: 1,09 a 1,52). Notadamente, *cetoconazol* superou o placebo (RR = 3,61; IC95%: 1,47 a 8,88). A revisão não encontrou evidência suficiente para apontar um antifúngico com benefício inequívoco.[60]

Antifúngicos triazólicos têm diferenças importantes em relação a espectro de atividade e perfil farmacocinético.

Fluconazol é usado no tratamento de manutenção de meningite criptocócica de pacientes aidéticos. É o fármaco de escolha em meningite por *Coccidioides*, devido à menor morbidade comparativamente a anfotericina B intratecal. Não é útil contra fungos filamentosos, *C. krusei* e *Candida glabrata* em função da resistência desses fungos.

Em centros de transplante com alta incidência de infecções fúngicas invasivas ou em situações de alto risco individual, a profilaxia antifúngica com *fluconazol* não reduziu mortalidade (RR = 0,90; IC95%: 0,57 a 1,44), segundo revisão Cochrane de 14 estudos (n = 1.497).[61] Em casos de transplante hepático (10% de IFIs), fluconazol reduziu significativamente as IFIs (RR = 0,28; IC95%: 0,13 a 0,57) e não induziu aumento de infecções ou colonização por fungos resistentes a fluconazol. Considerando-se em 10% a incidência de IFIs, requer-se profilaxia em 14 receptores de transplante de fígado para prevenir uma infecção.

Itraconazol apresenta maior espectro de ação do que fluconazol, podendo ser ativo contra cepas resistentes de Candida, Aspergillus e Sporothrix. Tem indicação no tratamento de paracoccidioidomicose, histoplasmose e blastomicose norte-americana. É eficaz em todas as formas de esporotricose, sendo primeira escolha em doença linfocutânea e extracutânea. Outras indicações incluem cromomicose, coccidioidomicose não meníngea, feo-hifomicose e pseudoalesqueríase. É eficaz em tratamento e prevenção de recorrência de histoplasmose em pacientes imunocomprometidos, sendo alternativa mais prática e menos tóxica do que anfotericina B. Em histoplasmose disseminada grave, a tendência é iniciar o tratamento com anfotericina B, passando para itraconazol após melhora das condições do paciente. Também pode ser usado em aspergilose broncopulmonar.

Voriconazol tem atividade *in vitro* contra *C. glabrata*, *C. kruzei* resistente a fluconazol, Aspergillus e Fusarium.

Ensaio clínico randomizado multicêntrico e duplo-cego (n = 454), envolvendo pacientes com neoplasias hematológicas ou transplante hematopoético e suspeita de aspergilose invasiva ou infecção documentada, comparou voriconazol + anidulafungina (grupo terapia dupla) a voriconazol (grupo monoterapia). A análise primária foi realizada em 277 casos em que houve confirmação da aspergilose invasiva. Não houve diferença nas taxas de mortalidade em 6 semanas: 19,3% no grupo de terapia combinada e 27,5% no grupo monoterapia (diferença: – 8,2%; IC95%: –19,0 a 1,5; $P = 0,087$).[62]

Posaconazol, triazólico fluorinado, tem atividade *in vitro* e *in vivo* contra grande variedade de fungos, apresentando relativamente rara resistência. Está indicado em profilaxia de infecções por *Aspergillus* e *Candida* em pacientes imunocomprometidos com alto risco para essas infecções, incluindo casos refratários a fluconazol e itraconazol, e também na profilaxia de IFIs em pacientes com alto risco hematológico ou receptores de transplante de células-tronco. É utilizado em tratamento de aspergilose, fusariose, zigomicose, cromoblastomicose e coccidioidomicose em pacientes refratários ou intolerantes a outros azólicos ou anfotericina B. É considerado tratamento de primeira linha em candidíase orofaríngea grave e não responsiva a agentes tópicos. Em dose de 800 mg/dia, surge como alternativa razoável aos antifúngicos convencionais para prevenção e tratamento de IFIs em populações de alto risco.[63]

Antigos estudos sobre posaconazol têm menor qualidade metodológica (análise *post-hoc* de pequeno estudo e estudos não randomizados, por exemplo). A verdadeira eficácia desse antifúngico deve ser avaliada por meio de estudos comparativos com agentes convencionais, tendo adequado poder estatístico para avaliar desfechos primordiais. No entanto, em pesquisa que abrange os dois últimos anos, predominam estudos observacionais sobre este agente.

Em ECR (n = 527),[64] *isavuconazol* foi não inferior a voriconazol no tratamento de IFIs causadas por *Aspergillus* spp. e outros fungos filamentosos, com semelhantes taxas de mortalidade em geral (19% *versus* 20%), respectivamente.

▶ **Comparações entre azólicos.** Estratégias de prevenção e tratamento de candidíase orofaríngea em crianças e adultos portadores do HIV foram avaliadas em revisão sistemática Cochrane de 33 estudos (n = 3.445).[65] Não se identificaram diferenças nas taxas de cura clínica entre fluconazol, itraconazol, clotrimazol e posaconazol. Fluconazol apresentou resultados superiores à nistatina. Como estratégia de prevenção, fluconazol foi superior a placebo.

Em profilaxia de candidíase oral de adultos submetidos a quimioterapia ou radioterapia por câncer, *cetreferoconazol, itraconazol* e *fluconazol* reduziram significativamente a proporção da infecção em comparação a placebo ou não tratamento ou antifúngicos não absorvíveis. Igualmente, em crianças imunocompetentes e imunocomprometidas, *fluconazol* superou *nistatina* na cura clínica de candidíase orofaríngea.[66]

Em candidíase vulvovaginal de gestantes, *fluconazol oral* ou *itraconazol oral* ou imidazólicos intravaginais *(clotrimazol, miconazol, econazol)* mostraram similar eficácia em reduzir sintomas persistentes. Em dois ensaios desta revisão (n = 81), tratamento por 4 dias foi menos eficaz do que por 1 semana, mas não houve diferença de resultados entre uso por 7 ou 14 dias. Terconazol foi mais eficaz do que clotrimazol, e imidazólicos tópicos superaram nistatina.[67]

Eficácia e segurança de supositório de *nitrato de miconazol versus fluconazol* oral foram avaliadas no tratamento 577 pacientes com candidíase vulvovaginal grave. Taxas de cura micológica em 7 a 14 dias foram de 75,9% e 84,0% ($P < 0,05$), respectivamente, mas a diferença não perdurou entre os fármacos em novo seguimento.[68]

Estudo com desenho similar (n = 140)[69] comparou supositório vaginal de *terconazol* (80 mg/dia) a duas doses de *fluconazol* oral (150 mg), em uso por 6 dias, para tratamento de candidíase vulvovaginal grave. Taxas de cura clínica entre 7 e 14 dias foram 81,0% e 75,8%, respectivamente, passando a 60,3% e 56,1% entre 30 e 35 dias. Similar descenso foi observado com respeito às taxas de cura micológica ($P > 0,05$ para todas as comparações). Irritação local se associou a uso de terconazol. Com fluconazol, surgiram mínimos efeitos adversos sistêmicos.

Em pacientes submetidos a transplante alogênico de células-tronco ou com leucemia mieloide e colonizados por fungos, uso profilático de *posaconazol, fluconazol* e *itraconazol* foi comparado quanto à potencialidade de selecionar espécies resistentes de Candida. Os três fármacos reduziram as culturas positivas de *Candida albicans*. A proporção de pacientes com culturas positivas de *C. glabrata* aumentou em 2 e 4 vezes com posaconazol e itraconazol, respectivamente. No grupo de fluconazol, a proporção de pacientes com culturas positivas de *C. krusei* aumentou em duas vezes. *C. glabrata* foi a espécie que menor sensibilidade mostrou aos três fármacos profiláticos, aumentando em mais de 4 vezes as concentrações inibitórias mínimas (MIC) dos isolados durante a terapia. Novos surtos de infecção em espécies de Candida foram raros (1%).[70]

▶ **Comparações entre triazólicos e outros antifúngicos.** Ensaio clínico randomizado[71] comparou *micafungina* (100 mg/dia) a *itraconazol* intravenoso (200 mg/dia) na terapia empírica de 153 pacientes com neutropenia febril e câncer hematológico. As taxas de sucesso total foram de 64,4 *vs.* 57,3 % ($P = 0,404$), satisfazendo o critério estatístico de não inferioridade de micafungina. A duração de febre e permanência hospitalizar foi menor no grupo de micafungina. Micafungina mostrou mais aceitável perfil de efeitos indesejáveis.

Estudo quase experimental (n = 177)[72] comparou eficácia, efetividade e segurança de itraconazol (ITC) *versus* sulfametoxazol-trimetoprima (cotrimoxazol, CMX) e ITC seguido por CMX (ITC/CMX) no tratamento de paracoccidioidomicose confirmada ou provável. A fase inicial continuou até que a sedimentação eritrocitária estivesse em níveis normais. A fase complementar estendeu-se até se obter cura sorológica. Não houve diferença de eficácia e efetividade no tratamento inicial com ITC e CMX. Porém, encurtou-se o tempo para alcance de cura clínica com ITC (105 *vs.* 159 dias; $P = 0,001$), especificamente em pacientes com a forma crônica. Eficácia e efetividade dos três esquemas foram similares na fase complementar. Porém, encurtou-se o tempo para cura sorológica com os fármacos isolados em relação ao tratamento combinado ($P = 0,02$). A prevalência de efeitos adversos foi menor com ITC do que com CMX (6,4% *vs.* 20,0%, respectivamente; $P = 0,03$). Os resultados sugerem que itraconazol seja preferido no tratamento de paracoccidioidomicose.

Equinocandinas

Esses antifúngicos são fungicidas para todas as espécies de Candida spp. *Anidulafungina* tem atividade tanto para espécies de Candida quanto de Aspergillus.

▶ **Comparações entre equinocandinas.** Em ensaio clínico randomizado e duplo-cego,[73] compararam-se eficácia e segurança de *caspofungina* (70 mg dose de ataque/50 mg/dia) *versus* micafungina (150 mg) em pacientes com candidíase invasiva, candidíase esofágica e aspergilose pulmonar crônica, incluindo aspergiloma. Nas condições investigadas, a eficácia foi similar entre os antifúngicos. Não houve diferença estatística em relação à segurança de ambos. A proporção de pacientes com eventos adversos foi de 5,0 % (3/60) com caspofungina e 10,0% (6/60) com micafungina (IC95% para a diferença: –15,9%, 5,2%).

Dada a similaridade demonstrada entre os dois fármacos, passa a ser de interesse pesquisar a opção mais custo-efetiva para tratamento de candidemia e infecção invasiva por Candida. Estudo farmacoeconômico[74] mostrou que micafungina se associou a custo total discretamente inferior ao de caspofungina (160 dólares por paciente no tratamento total), sendo a variação do valor da aquisição um fator crítico, bem como o menor custo associado a alternativas de tratamento antifúngico no braço micafungina. A conclusão do estudo é de que os dois fármacos são custo-equivalentes no manejo de candidemia e candidíases invasivas.

▶ **Comparações entre equinocandinas e outros antifúngicos.** Metanálise de 10 ECRs (n = 2.837)[75] comparou *caspofungina versus fluconazol* ou *itraconazol, anidulafungina versus fluconazol, micafungina versus fluconazol, voriconazol* ou *itraconazol* com relação a eficácia e segurança em profilaxia e tratamento de infecções fúngicas invasivas. Equinocandinas e triazólicos mostraram similares taxas de sucesso em tratamento (RR = 1,02; IC95%: 0,97 a 1,08), erradicação microbiológica (RR = 0,98; IC95%: 0,90 a 1,15), cessação da infecção (RR = 1,09; IC95%: 0,59 a 2,01), efeitos adversos relacionados ao tratamento (RR = 0,94; IC95%: 0,71 a 1,15) e mortalidade geral (RR = 0,85; IC95%: 0,66 a 1,10). Adicionalmente, equinocandinas foram mais eficazes do que triazólicos para a profilaxia em pacientes com câncer hematológico ou que receberam transplante de células-tronco. Também diminuíram significativamente a suspensão de tratamento devida a eventos adversos em comparação a triazólicos (RR = 0,47; IC95%: 0,33 a 0,67). Portanto, em profilaxia e tratamento, as duas classes farmacológicas podem ser igualmente empregadas.

Em transplantados de fígado com alto risco de IFIs, ECR[76] duplo-cego (n = 200) comparou anidulafungina *versus* fluconazol, usados com objetivo profilático. Incidência das IFIs (5,1% vs. 8,0%, respectivamente; OR = 0,61; IC95%: 0,19 a 1,94; P = 0,40) e tolerabilidade dos dois antifúngicos foram similares. No entanto, a profilaxia com anidulafungina associou-se com menos colonização por Aspergillus e menos casos de resistência. Rejeição ao enxerto, sobrevida sem fungo e mortalidade foram similares entre os grupos.

Ensaio clínico randomizado, duplo-cego e de não inferioridade[77] comparou *anidulafungina* a *fluconazol,* ambos por via intravenosa, no tratamento de candidíase invasiva em 245 adultos, essencialmente não neutropênicos (97%) e com *C. albicans* (62%). Após 10 dias, todos receberam fluconazol oral. A taxa de sucesso foi de 76% e 60% (diferença de 15,4%; IC95%: 3,9 a 27,0) nos grupos tratados com anidulafungina e fluconazol, respectivamente, demonstrando não inferioridade da primeira em relação ao segundo. A frequência de efeitos adversos foi similar entre os dois grupos. A taxa de morte de todas as causas foi de 31% e 23% nos pacientes que receberam fluconazol e anidulafungina, respectivamente (P = 0,13). Cabe considerar que a margem preestabelecida para não inferioridade foi de 20%, que pode ser excessivamente alta para ensaios clínicos sobre essa condição clínica. Para além das limitações descritas, cabe considerar tratar-se do único ensaio clínico publicado comparando uma equinocandina a fluconazol, não consistindo, portanto, em evidência suficiente para justificar a definição das equinocandinas como primeira escolha no tratamento da candidíase como recomendado por diretrizes internacionais.[32]

Ensaio clínico randomizou 32 recém-nascidos com candidíase invasiva para receber *caspofungina* (n = 15) ou *anfotericina B* (n = 17) intravenosas. A resposta terapêutica com casponfungina (86,7%) superou a de anfotericina B (41,7%). Houve menos efeitos adversos com caspofungina.[78]

Ensaio clínico randomizado, aberto, de fase III comparou eficácia e segurança de *micafungina* (50 mg/dia IV) e *itraconazol* (5 mg/kg/dia VO) administrados por cerca de 42 dias, para profilaxia de IFI em pacientes neutropênicos submetidos a transplante de células-tronco. A eficácia dos fármacos foi equiparável. A tolerabilidade de micafungina foi maior, com menos efeitos adversos e suspensão de tratamento daí decorrente.[79]

Em dois ensaios clínicos, voriconazol e caspofungina foram recomendados como alternativas a anfotericina B na terapia empírica de neutropenia febril. Um estudo[80] objetivou avaliar o impacto econômico de usar um ou outro antifúngico. O uso de caspofungina levou a menor custo médio por paciente em comparação a voriconazol em 65,5% dos casos. Apesar disso, a diferença entre os dois medicamentos não parece ser estatisticamente significante.

Flucitosina

Não é considerada primeira escolha para nenhuma infecção fúngica, dada sua inferior eficácia em relação à anfotericina B, bem como pelo risco de resistência primária em infecções por *Candida* spp. e secundária em criptocosose e cromoblastomicose. Sua combinação com *anfotericina B* potencializa o efeito antifúngico de ambas no tratamento de criptococose e candidíase, possibilitando a utilização de menores doses de anfotericina B e reduzindo a emergência de resistência à flucitosina.

Meningite criptocócica associada à infecção pelo HIV responde à combinação de anfotericina B mais flucitosina. Ensaio clínico (n = 80)[81] randomizou pacientes soropositivos e virgens de tratamento com meningite criptocócica para receber por 2 semanas as seguintes intervenções: *anfotericina B + flucitosina, anfotericina B + fluconazol* em duas dosagens e *anfotericina B + voriconazol*. Não houve diferença nos quatro grupos com relação ao desaparecimento de colônias formadoras de criptococos no liquor, bem como em mortalidade geral, que ocorreu em 12% em 2 semanas e em 29% em 10 semanas. Anfotericina B + fluconazol (800 a 1.200 mg/dia) representa uma alternativa a anfotericina B + flucitosina, quando esta associação não está disponível. Quando não há risco de interação medicamentosa, anfotericina B + voriconazol é combinação eficaz.

Flucitosina (25 mg/kg, 4 vezes/dia) foi adicionada a *anfotericina B desoxicolato* (0,7 mg/kg/dia e 1 mg/kg/dia) para tratamento de meningite criptocócica associada a infecção pelo HIV em 64 pacientes. Os regimes foram dados por 2 semanas, seguidos de uso oral de fluconazol. A duração média do estudo foi de 1 ano. A atividade fungicida precoce foi significativamente maior no grupo que recebeu maior dose de ABD (P = 0,02). A incidência de disfunção renal e as taxas de mortalidade em 2 e 10 semanas não diferiram significativamente entre os grupos.[82]

A despeito do uso de maior dose de ABD nesse estudo, o potencial benefício deve ser balanceado com os riscos, e o estudo não tem poder suficiente para concluir sobre a relevância clínica das diferenças encontradas.[83]

Sulfonamidas

A prevenção primária de pneumocistose com *sulfametoxazol-trimetoprima* é feita em pacientes infectados pelo HIV com contagens de células CD4 inferiores a 200/mm³ ou com candidíase orofaríngea. Como alternativa, usa-se aerossol de pentamidina. A mesma profilaxia é recomendada para evitar infecções por *P. jiroveci* em pacientes com câncer ou não, submetidos a uso prolongado de corticosteroides ou imunossupressores. Baixa contagem de células CD4+ é útil marcador para identificar pacientes de alto risco que não devem suspender a profilaxia.[84]

Em prevenção secundária, após um primeiro episódio de pneumonia, também a associação se constitui em primeira escolha.[85]

O tratamento empírico dessa condição não é aconselhado. Tratamento específico utiliza *sulfametoxazol-trimetoprima, trimetoprima + dapsona* ou *pentamidina* intravenosa. Clindamicina é a escolha em casos leves de pneumonia, adotando-se a via oral.

Sumário da seleção de antifúngicos.			
Estratégia/antifúngico	Grau de recomendação	Nível de evidência	Comentários
Micoses superficiais			
Intertrigo por Candida albicans			
Imidazólicos, terbinafina, nistatina e alilaminas tópicos	IIa	B	Poucos estudos comparativos
Candidíase cutânea e mucosa superficial (bucal, faríngea, esofágica, vaginal)			
Nistatina e imidazólicos tópicos Triazólicos sistêmicos (fluconazol e itraconazol)	IIa	B	Poucos estudos comparativos; inclui tratamento de esofagite e vulvovaginite Raramente necessários, devem ser evitados na gestação, principalmente no primeiro trimestre

(continua)

Sumário da seleção de antifúngicos. (*continuação*)			
Estratégia/antifúngico	**Grau de recomendação**	**Nível de evidência**	**Comentários**
Tineas e onicomicoses por dermatófitos			
Imidazólicos, terbinafina, amorolfina, griseofulvina	I	A	*Tineas* podem ser tratadas topicamente; no tratamento sistêmico, necessário para onicomicose, terbinafina é mais eficaz que alternativas
■ **Micoses profundas**			
Profilaxia			
Leucemia aguda em quimioterapia ou transplante de medula óssea, quimioprofilaxia para Candida spp.: imidazólicos, triazólicos e equinocandinas	IIa	B	Poucos estudos comparativos diretos entre triazólicos e equinocandinas Equinocandinas são alternativas de custo elevado
Risco de IFI em pacientes imunossuprimidos graves	IIa	A	Fluconazol é efetivo na prevenção de IFI, sem afetar mortalidade
Pacientes cirúrgicos graves sob risco de candidíase invasiva e candidemia	IIa/IIb	B	ECR e metanálises com diferentes evidências de eficácia
Profilaxia/tratamento empírico de IFI em pacientes com câncer hematológico e neutropenia: anfotericina B lipossomal (ABL) e triazólicos	IIa	B	Menor risco de IFIs com voriconazol ou posaconazol em comparação a fluconazol ou itraconazol
Pacientes criticamente doentes e não neutropênicos, com fatores de risco para IFI	IIa	B	Uso inicial de equinocandinas Formulação lipídica de anfotericina B como alternativa
Neonatos de baixo peso com risco de IFI: fluconazol	IIb	B	Significativa redução na incidência de IFI. Sem efeito sobre mortalidade
Tratamento preemptivo			
Tratamento de pacientes com febre e neutropenia persistentes/recorrentes ou doenças hematológicas: ABD e ABL	IIb	B	Sem diferença quanto à sobrevida, comparativamente a tratamento empírico IFIs mais frequentes com tratamento preemptivo
Tratamento direcionado por biomarcador (galactomanana, β-D-glucana e testes de PCR) em pacientes submetidos a transplante de células-tronco ou em quimioterapia para leucemia aguda: anfotericina B lipossomal	IIb	B	Redução de uso empírico de antifúngicos, sem diferenças em relação a incidência de IFI, efeitos adversos nefrotóxicos e hepatotóxicos e sobrevida São necessários mais estudos definidores da vantagem de tratamento preemptivo
Tratamento empírico			
Em pacientes com câncer hematológico, neutropenia e febre persistente: ABL, triazólicos e caspofungina	IIa	B	Anfotericina B, itraconazol e fluconazol reduziram IFIs e mortalidade a elas relacionadas Somente anfotericina B reduziu mortalidade total
Em crianças com neutropenia febril e IFI suspeita, provável ou documentada: anfotericina B e equinocandinas	III	B	Sem efeito sobre resolução de IFI ou mortalidade a elas relacionada ou de todas as causas
Terapia específica			
Anfotericinas e seus comparadores			
Anfotericina B desoxicolato (ABD)	IIa	B	É tratamento de referência, reduzindo mortalidade em adultos e neonatos. Azólicos e equinocandinas foram avaliados em estudos de não inferioridade
Anfotericina B lipossomal (ABL)	IIb	B	Não há estudos de boa qualidade, mostrando maior eficácia do que ABD Menor incidência de nefrotoxicidade e reações à infusão e maior custo
Fluconazol em candidíase invasiva	IIb	B	Sem diferença de mortalidade, mas com maior falha microbiológica, em relação a ABL
Fluconazol em neutropenia febril persistente e câncer	IIb	B	Eficácia e taxas de mortalidade similares às de ABD, mas menor incidência de efeitos adversos
Itraconazol em pacientes neutropênicos febris com câncer	IIb	B	Eficácia superior à de ABD e menor incidência de efeitos adversos
Voriconazol para aspergilose invasiva	IIa	B	Comparação prejudicada em relação à ABD; ABL mostrou maior eficácia em IFI, mas maior risco de lesão renal
Itraconazol para aspergilose pulmonar cavitária crônica	IIb	B	Voriconazol é alternativa
Caspofungina	IIb	B	Similar eficácia à de ABL e ABD, mas menor incidência de efeitos adversos
Micafungina em candidemia e candidíase invasiva	IIb	B	Similar eficácia e segurança às de ABL em adultos e crianças

(*continua*)

Sumário da seleção de antifúngicos. (continuação)			
Estratégia/antifúngico	Grau de recomendação	Nível de evidência	Comentários
Triazólicos e comparadores			
Fluconazol em IFI de pacientes transplantados de fígado ou com alto risco	IIb	B	Sem redução de mortalidade. mas com redução de IFIs
Itraconazol oral em candidíase vulvovaginal de gestantes	IIb	B	Similar eficácia à de fluconazol oral ou imidazólicos intravaginais em reduzir sintomas persistentes
Itraconazol em paracoccidioidomicose	IIb	B	Sem diferença de eficácia com cotrimoxazol, mas com menos efeitos adversos
Voriconazol em neoplasias hematológicas ou transplante hematopoético ou aspergilose	IIb	B	Sem diferença em taxas de mortalidade em comparação à terapia combinada de voriconazol + anidulafungina
Equinocandinas e comparadores			
Equinocandinas em IFIs vs. triazólicos	IIb	B	Similares taxas em eficácia clínica (erradicação microbiológica e cessação da infecção), segurança e mortalidade
Anidulafungina em transplantados de fígado com alto risco de IFIs	IIb	B	Eficácia e tolerabilidade similares às de fluconazol
Micafungina em pacientes com câncer hematológico e neutropenia febril e nos submetidos a transplante de células-tronco	IIb	B	Eficácia similar à de itraconazol e maior tolerabilidade de micafungina
Caspofungina em candidíase invasiva e aspergilose pulmonar crônica	IIb	B	Eficácia similar e equivalência de custo em comparação a micafungina
Caspofungina em candidíase invasiva de recém-nascidos	IIb	B	Maior eficácia e tolerabilidade do que anfotericina B

▶ Prescrição

Micoses superficiais

A prescrição de antifúngicos para micoses superficiais utiliza como *formulações tópicas* pós, soluções, esmaltes, loções, xampus, cremes, pomadas, cremes vaginais, óvulos vaginais, gel bucal, comprimidos, pastilhas e suspensões orais. Nas lesões cutâneas, preferem-se cremes e soluções. Em lesões de pés e intertrigos, utilizam-se pós ou soluções, por vezes como aerossóis. Em lesões de unhas, esmaltes são propostos. Loções e xampus são usados em lesões de couro cabeludo. Cremes, óvulos, supositórios e comprimidos vaginais são empregados em lesões vulvovaginais. A eficácia do tratamento depende não só do tipo de lesão e do mecanismo de ação do fármaco, mas também de viscosidade, hidrofobicidade e acidez da formulação.

A administração se faz por *vias* cutânea e mucosa. A penetração do agente é pobre em lesões ceratósicas, necessitando, muitas vezes, a remoção da camada espessada de queratina por meio de medicamentos adjuvantes.

Esses fármacos requerem aplicação a cada 24 h, repetidas administrações diárias ou administração única. Para onicomicoses, fármacos em forma de esmalte admitem aplicação semanal. A *duração* de tratamento pode ser breve (uma semana, em aplicação vaginal, por exemplo) ou muito demorada (não menos de 1 ano, em caso de onicomicose).

Candidíase mucocutânea não genital pode ser tratada com pomada de *clotrimazol* (10 mg), aplicada localmente, 5 vezes/dia, ou solução de *nistatina*, durante 7 dias.

A absorção de clotrimazol é de menos de 0,5% após aplicação em pele íntegra e de 3 a 10% após administração vaginal. A pequena quantidade absorvida sistemicamente é metabolizada no fígado e excretada na bile. Em formulação bucal (pastilha de 10 mg) dissolve-se em cerca de 30 min, ocorrendo níveis salivares em 3 h.

Nitrato de miconazol penetra bem em pele e mucosa vaginal, tendo pequena absorção sistêmica. Persiste na pele até 4 dias após a aplicação. O gel oral de miconazol pode ser aplicado sobre próteses e aparelhos dentários durante a noite. Em candidíase oral, fazem-se quatro aplicações diárias com gel oral de miconazol, por 10 a 14 dias ou mais. Sua absorção é parcial a partir do sítio de aplicação, aparecendo pobremente na saliva. Tem duração de efeito de 24 h.

Comprimidos bioadesivos (50 e 100 mg) de miconazol, aplicados 1 vez/dia, produzem concentrações salivares mais altas e prolongadas do que miconazol gel (3 aplicações ao dia, cerca de 375 mg).

Nas infecções de pele e fâneros, miconazol deve ser aplicado topicamente, 2 vezes/dia, durante 10 dias ou até desaparecimento das lesões.

Vulvovaginite causada por *Candida* spp. pode ser tratada com antifúngico tópico ou oral. Formas de infecção complicada requerem tratamento tópico intravaginal por 5 a 7 dias ou fluconazol em 3 doses diárias (150 mg) a cada 72 h.

Terbinafina pode ser usada tópica ou sistemicamente (via oral).

Nistatina não se absorve através de pele e mucosas digestiva e vaginal. A administração oral produz efeito local em candidíases que comprometem o trato digestivo. A excreção é fecal. A suspensão oral contém 100.000 UI/mℓ. Doses de 1 mℓ, 2 mℓ e 4 a 6 mℓ são dadas, respectivamente, a prematuros, lactentes e crianças e adultos. Crianças maiores e adultos devem ser instruídos a rolar a suspensão dentro da boca antes de engolir, pois podem expelir o líquido amargo, não atingindo a mucosa de faringe posterior e esôfago. Soluções formuladas extemporaneamente para bochechos, contendo nistatina em carbonato sódico de hidrogênio a 1,4%, mostraram-se estáveis em propileno por 15 dias a 4°C. Estocadas à temperatura ambiente, com e sem proteção à luz, foram estáveis por 4 dias.

A associação de *ácido benzoico* e *ácido salicílico* – loção de Whitfield – reúne a ação antifúngica do primeiro à ação ceratolítica do segundo. Como ácido benzoico é fungistático, a eficácia é reduzida, e o tratamento, prolongado. É usada fundamentalmente em *tinea* dos pés.

Dados de prescrição de antifúngicos tópicos mais frequentemente utilizados encontram-se no Quadro 28.2.

Quadro 28.2 ■ Prescrição de antifúngicos de uso tópico.

Antifúngico	Apresentação	Esquema de administração
Clotrimazol	Loção 1% (30 mℓ) Solução 1% (10 e 30 mℓ)	Aplicar nas lesões cutâneas, 2 vezes/dia
	Creme vaginal 1% e 2%	Aplicar 5 g, 1 vez à noite, por 7 (a 1%) ou 3 (2%) dias
	Pastilhas 10 mg	–
	Comprimidos vaginais 100 mg, 200 mg, 500 mg	Aplicar 1 comprimido, 1 vez à noite, por 1 dia (500 mg), 3 dias (200 mg) ou 7 dias (100 mg)
Cetoconazol	Xampu 2%	Lavar a cabeça a cada 3 a 4 dias, por 4 semanas (em dermatite seborreica). Aplicar sobre a área afetada, fazer espuma e deixar por 5 min. Uso diário, por 5 dias (*P. versicolor*)
	Creme 2% (15, 30 e 60 g)	2 aplicações/dia, por 10 dias
Nitrato de miconazol	Creme 1% e 2% (30 g)	2 aplicações/dia, continuando por 10 dias após o desaparecimento das lesões
	Gel oral 2% (15 g)	1 aplicação, à noite (sobre prótese); 4 aplicações/dia, 10 a 14 dias (candidíase oral)
	Creme vaginal 2% Loção 2% Pó 2%	200 mg, por via vaginal, à noite, por 3 dias; 100 mg, por 7 dias; 1200 mg, em dose única 2 aplicações/dia
Tolnaftato	Creme 1% (15 e 30 g) Gel 1% (15 g) Pó 1% Solução tópica	2 aplicações/dia, por 7 a 21 dias
Nistatina	Suspensão oral 100.000 UI/mℓ (50 mℓ) Drágeas 500.000 UI (16 drágeas)	A: 400.000 a 600.000 UI, 3 a 4 vezes/dia; continuar até 48 h após desaparecimento das lesões C: 100.000 a 400.000 UI, 3 a 4 vezes/dia, por 14 dias
	Creme vaginal 100.000 UI/g (60 g)	1 aplicação à noite, por 14 dias
Terbinafina	Creme 10 mg/g (20 g) Solução 10 mg/mℓ (30 mℓ) Comprimido de 250 mg	2 aplicações/dia
Amorolfina	Esmalte ungueal 50 mg/mℓ (2,5 mℓ)	1 aplicação/semana

A: adultos; C: crianças.

Antifúngicos sistêmicos

■ Anfotericina B

A *forma farmacêutica* mais utilizada de ABD e ABL é solução com 5 mg/mℓ. ABL em forma de aerossol foi desenvolvida para uso em prevenção de aspergilose pulmonar invasiva. As três *formulações lipídicas* apresentam características farmacocinéticas distintas. Em *doses* equipotentes, determinam concentrações teciduais bastante superiores às de ABD, ainda que tal benefício ainda não tenha sido claramente demonstrado em termos de eficácia e segurança. A eficácia de anfotericina B é dose-dependente. ABL alcança níveis plasmáticos máximos com dose de 10 mg/kg/dia. Ensaio clínico randomizado e duplo-cego (n = 201) avaliou comparativamente dose mais alta (10 mg/kg/dia) *versus* convencional (3 mg/kg/dia) de ABL por 14 dias, seguidos de 3 mg/kg/dia, no tratamento de infecções fúngicas invasivas suspeitas ou confirmadas, notadamente aspergilose. Taxas favoráveis de resposta foram alcançadas em 50% e 46% dos pacientes em doses usual e alta, respectivamente (diferença de 4%; IC95%: –10% a 18%; $P > 0,05$). Da mesma maneira, não houve diferença na taxa de sobrevida entre os dois grupos. Pacientes que receberam ABL em dose alta apresentaram frequência significativamente maior de nefrotoxicidade e hipopotassemia.[86]

ABD é diluída em 500 mℓ de solução glicosada a 5%, sendo infundida *intravenosamente* durante duas a quatro horas ou em uma hora em indivíduos que demonstraram boa tolerância a infusões prévias. A infusão rápida pode causar hiperpotassemia, taquiarritmias e fibrilação ventricular em pacientes com insuficiência renal grave. A infusão de ABD associa-se a calafrios, febre e taquipneia que ocorrem em geral entre 30 e 45 min após seu início. Em pacientes predispostos, as reações agudas associadas à ABD podem exacerbar hipoxemia. Tais reações são menos frequentes em crianças e pacientes que utilizam corticosteroides. *Pré-medicação* – paracetamol, com ou sem difenidramina, e 50 a 100 mg de hidrocortisona, administrados 30 a 60 min antes da infusão – em geral reduz ou evita as manifestações. Meperidina pode abortar os episódios de calafrios. Pode-se administrar dose-teste de 1 mg, infundido ao longo de 20 a 30 min antes da primeira dose terapêutica. As manifestações agudas são leves e autolimitadas, não devendo ser confundidas com anafilaxia, condição raramente associada a ABD.

Outra via de administração é a *respiratória*, preconizada em prevenção de aspergiloses invasivas em pacientes imunodeprimidos. A premissa é de que tal uso reduza depósitos de esporos do fungo no tecido pulmonar. Após 2 dias da administração de ABL por inalação, as concentrações médias em primeira e terceira alíquotas do lavado brônquico foram de 11,1 μg/mℓ e 9,0 μg/mℓ, respectivamente. A partir daí, as concentrações declinaram progressivamente, mas ainda são adequadas para profilaxia após 14 dias.

Inicia-se tratamento com *intervalo* diário entre administrações, propiciado pela meia-vida prolongada de ABD. Estabelecida a resposta à terapia, pacientes recebendo infusão diária podem eventualmente beneficiar-se de doses duplicadas e administradas em *dias alternados* de maneira a reduzir a frequência de reações relacionadas à administração da ABD, especialmente anorexia. Entretanto, não há evidências documentando eficácia e segurança dessa conduta, que pode reduzir as concentrações séricas e determinar subdosagem.

Outra estratégia consiste em manter infusão contínua de ABD por 24 h. Entretanto, essa abordagem requer estudos que estabeleçam de modo inequívoco sua eficácia e segurança comparativamente à administração intermitente de ABD, principalmente considerando que o principal determinante farmacodinâmico de eficácia do fármaco é seu pico de concentração.

Formulações lipídicas da anfotericina não devem ser utilizadas no tratamento de infecções urinárias em função da excreção renal reduzida destas formulações.[32]

■ Imidazólicos

Absorção de cetoconazol é melhor do que a de nistatina, porém só é significativa em pessoas com acidez gástrica normal, já que sua hidrossolubilidade exige pH inferior a 3. Uma vez absorvido, circula ligado a proteínas plasmáticas (90%) e distribui-se a vários tecidos, aparecendo na saliva. Metaboliza-se no fígado e excreta-se em forma inativa na bile, não ocorrendo acúmulo em insuficiência renal. É comercializado em comprimidos de 200 mg, dose inicial recomendada para adultos. Em crianças, a dose varia de 3,3 a 10 mg/kg/dia. Administra-se 1 vez/dia.

▪ Triazólicos

Fluconazol é comercializado em cápsulas de 100 e 150 mg e solução injetável com 2 mg/mℓ. Tem excelente biodisponibilidade oral, sendo bem absorvido, independentemente da presença de ácidos ou alimentos. Atinge boas concentrações em saliva e mucosas. Sua meia-vida é longa, permitindo administração em dose única diária. A excreção é predominantemente renal, em forma ativa, atingindo altas concentrações em urina e parênquima renal. A dose para adultos varia entre 100 e 200 mg/dia, e a de crianças, de 3 a 12 mg/kg/dia. As maiores doses são usadas no primeiro dia de tratamento. A duração total de emprego é de 2 semanas para candidíase orofaríngea e de 3 semanas para comprometimento esofágico. Em tratamento de candidíase vaginal, pode ser usado em dose única de 150 mg. Em onicomicose, pode ser administrado semanalmente. Em adultos, a infusão intravenosa contínua é feita à velocidade máxima de 200 mg/hora. Em crianças, a infusão dura pelo menos duas horas. Entre os triazólicos, fluconazol apresenta maior penetração no liquor e vítreo, atingindo concentrações em até 70% superiores às plasmáticas, o que sustenta a indicação desse fármaco no tratamento de candidíases intraoculares e no sistema nervoso central. Também por atingir concentrações entre 10 e 20 vezes maiores na urina comparativamente às plasmáticas, fluconazol é opção preferencial para o tratamento da cistite sintomática.[32]

Itraconazol é apresentado em cápsulas e comprimidos de 100 mg e em solução oral com 10 mg/mℓ. Tem boa biodisponibilidade oral em presença de ácidos e gorduras. Sua absorção pode diminuir em pacientes com HIV e outras situações associadas à hipocloridria e aumentar com ingestão de refrigerantes do tipo cola. Em forma de cápsula deve ser ingerido com alimentos. Distribui-se aos tecidos e metaboliza-se no fígado. Nem itraconazol ou seu metabólito ativo aparecem na urina. Não ocorre acúmulo em insuficiência renal, e a hemodiálise não afeta seus níveis. Deve ser usado com cuidado em pacientes com disfunção hepática, pelo risco de hepatotoxicidade. As concentrações de equilíbrio são atingidas após vários dias. A meia-vida de eliminação é de 21 h. Doses de ataque podem ser necessárias no início do tratamento. Para candidíase oral, a dose recomendada para adulto é de 200 mg, e a pediátrica é de 5 mg/kg, em uma administração diária, por 2 semanas. Para candidíase esofágica, a dose é de 100 a 200 mg, 1 vez/dia, por 3 semanas. Continua-se o tratamento por 2 semanas após a resolução dos sintomas. Seu uso não é recomendado na lactação.

Voriconazol é comercializado em comprimidos de 50 e 200 mg e solução injetável com 200 mg/mℓ. É rapidamente absorvido após 2 h da administração oral, com biodisponibilidade de 90%, permitindo a troca entre formulações oral e intravenosa. Tem cinética de ordem zero, ou seja, dependente de dose. No entanto, em doses usadas em crianças com menos de 12 anos, a farmacocinética é linear. Concentrações de equilíbrio são alcançadas em aproximadamente 5 dias após administrações oral e intravenosa. Porém, dose de ataque propicia concentração de equilíbrio em 24 h. Distribui-se a cérebro, fígado, rim, coração, pulmão e liquor. No entanto, não deve ser utilizado no tratamento da infecção urinária, visto apresentar baixas concentrações na urina. Tem biotransformação hepática, via oxidação por sistema do citocromo P450 (CYP). É eliminado pelo rim, quase completamente, sob forma de metabólitos. Meia-vida de eliminação é de 6 h. Mostra efeito pós-antifúngico somente sobre *Aspergillus* spp.

Em estudo farmacocinético de voriconazol,[87] realizado em crianças, simulações com dose intravenosa de 7 mg/kg ou dose oral de 200 mg, 2 vezes/dia, permitiram atingir concentrações séricas de mais de 1.000 ng/mℓ na maioria dos pacientes, mas com larga margem de possíveis concentrações.

Posaconazol é comercializado sob forma de suspensão oral, na concentração de 40 mg/mℓ, sendo administrado na dose de 200 mg, 3 vezes/dia. A biodisponibilidade oral aumenta com ingestão concomitante de alimentos. Tem boa tolerabilidade. Distribui-se a ossos, sistema nervoso central e tecido ocular. Excreta-se sob forma não modificada nas fezes (77%), pelo que pode ser administrado a pacientes com pobre função renal, sem ajuste de dose. A via oral pode ser substituída por sondagem nasogástrica em pacientes criticamente doentes, sem condições de receber o fármaco por meio de ingestão. Ambos os métodos de administração são seguros e bem tolerados. A suspensão oral prové concentrações plasmáticas adequadas para prevenir IFIs.

Em pacientes com insuficiência renal, posaconazol (800 mg/dia, em doses fracionadas) mostra taxas de resposta similares às encontradas em pacientes com aceitável função renal.

▪ Equinocandinas

Acetato de caspofungina está disponível em forma de pó para solução injetável, em concentrações de 55,5 mg e 77,7 mg, que correspondem a 50 mg e 70 mg da base anidra livre de caspofungina. Em adultos, é administrada intravenosamente em dose de 70 mg no primeiro dia e de 50 mg nos dias subsequentes. Foi a única equinocandina aprovada pela Food and Drug Administration dos EUA para uso infantil, a partir de 3 meses de idade, sendo preconizada em dose de 25 mg/kg.

Micafungina encontra-se comercializada em solução injetável de 50 mg/10 mℓ. Administra-se por infusão intravenosa, com uma hora de duração, 1 vez/dia. Preconiza-se dose de 50 mg/dia para profilaxia e 100 a 150 mg/dia, em dose única, para tratamento de infecções por *Candida*. Para infecções por *Aspergillus*, a dosagem proposta é de 200 a 250 mg/dia. O regime pode ser otimizado com redução do intervalo entre administrações.

Em recém-nascidos com suspeita de candidemia ou candidíase invasiva e peso entre 1.000 e 1.500 g, sugere-se uso de doses de 7 e 10 mg/kg/dia de micafungina, respectivamente, por no mínimo 4 a 5 dias. Essas doses propiciam boa tolerabilidade e concentrações adequadas para dar cobertura a infecções no sistema nervoso central.[88]

Anidulafungina está disponível em forma de pó, em concentração de 100 mg, para solução injetável, a ser administrada por via intravenosa. Não necessita de reajustes em presença de insuficiências hepática e renal porque a destoxificação se dá por lenta degradação química não enzimática. Não há dados farmacocinéticos em crianças, pelo que seu uso deve ser evitado nessa população.[89]

▪ Sulfonamidas

A associação se comercializa sob forma de comprimidos (400/80 mg), suspensão oral (40 + 8 mg/mℓ) e solução injetável (80 + 16 mg/mℓ). Na profilaxia de pneumocistose em paciente com função renal normal, a dose oral empregada corresponde a 800/160 mg, 1 vez/dia, de 3 a 7 doses por semana, ou 400/80 mg, 1 vez/dia, todos os dias da semana. Para tratamento da pneumonia, a dose é 75 a 100 mg, por via intravenosa, seguidos de 15 a 20 mg/kg/dia, fracionados a intervalo de 6 a 8 h, durante 14 a 21 dias. Em pacientes aidéticos, a terapia pode durar enquanto a contagem de linfócitos CD4 for inferior a 200/mm^3. O pico de concentração plasmática é alcançado 1 a 4 h após administração oral. A meia-vida corresponde a 8 a 11 h para sulfametoxazol e 6 a 17 h trimetoprima. O metabolismo é hepático e a excreção, renal (10 a 30% de sulfametoxazol e 50 a 75% de trimetoprima). Há necessidade de ajuste em pacientes com déficit de função renal.

▪ Flucitosina

Está disponível em cápsulas de 250 e 500 mg. É administrada por via oral, em doses de 100 a 150 mg/kg/dia, fracionadas em quatro vezes. Requer ajuste de dose na presença de insuficiência renal.

Dados de prescrição de antifúngicos sistêmicos mais frequentemente utilizados encontram-se no Quadro 28.3.

Quadro 28.3 ■ Esquemas de administração de antifúngicos sistêmicos.

Agentes	Forma farmacêutica	Vias	Esquema de administração
Anidulafungina	Pó p/ inj. 100 mg	IV	A: 200 mg, no dia 1; depois 100 mg, 1 vez/dia, por 3 dias Neonato: 1,5 mg/kg/dia
Anfotericina B desoxicolato	Pó p/ inj. 50 mg	IV (infusão)	A: 0,5 a 1,0 mg/kg/dia ou até 1,5 mg/kg/dia, em dias alternados C: 0,25 mg/kg/dia (infusão p/ 6 h), aumentos de 0,25 mg/kg/dia, em dias alternados, até o máximo de 1 mg/kg/dia
		IT	A: 25 a 300 μg, a cada 48 a 72 h (dose máxima de 1 mg) C: 25 a 100 μg, a cada 48 a 72 h (dose máxima de 500 μg)
		VR	A: 20 a 30 mg, 1 a 3 vezes/dia
– lipossomal	Pó p/ inj. 50 mg	IV (infusão)	A e C: 2,5 a 5 mg/kg/dia, infusão única ao dia, com duração de 2 h, à velocidade de 2,5 mg/kg/h
		VR	50 mg, 1 a 3 vezes/dia
– dispersão coloidal	Pó p/ inj. 50 e 100 mg	IV (infusão)	A e C: 3 a 4 mg/kg/dia; infusão à velocidade de 1 mg/kg/h
– complexo lipídico	Sol. inj. 5 mg/mℓ	IV	A e C: 2,5 a 5 mg/kg/dia, em infusão única
Caspofungina, acetato	Pó p/ inj. 50 mg e 70 mg (base anidra livre)	IV	A: 70 mg/dia, em dose única, seguida de 50 mg/dia, por 10 dias C: 25 mg/kg (dado estimado, segurança não estabelecida)
Flucitosina	Cáps. 250 e 500 mg	VO	A e C: 50 a 150 mg/kg/dia, divididos em 4 doses, por 14 dias
Fluconazol	Sol. inj. 2 mg/mℓ	IV (infusão)	A: 100 a 200 mg/hora
	Cáps. 100 e 150 mg	VO	A: 200 mg/dia, uma vez no dia 1, seguidos de 100 a 200 mg por 14 a 21 dias (candidíase oral); 150 mg, em dose única (candidíase vaginal); 150 mg/semana (onicomicose)
	Susp. oral 10 mg/mℓ	VO	C: 3 a 12 mg/kg/dia, por 14 dias
Itraconazol	Sol. inj. 10 mg/mℓ	IV	A: 200 mg, 2 vezes/dia, seguidos de 200 mg/dia
	Cáps. e comp. 100 mg	VO	A: 200 mg, 1 vez/dia, por 14 dias (candidíase oral); 100 a 200 mg, 1 vez/dia, por 3 semanas (candidíase esofágica)
	Sol. oral 100 mg/10 mℓ	VO	C: 5 mg/kg/dia, 1 vez/dia, por 2 semanas
Micafungina	Pó p/ inj. 50 mg	IV (infusão)	A: 50 mg/dia (profilaxia); 100 a 150 mg/dia (candidíase); 200 a 250 mg/dia (aspergilose), em média por 14 dias. Infundir por 1 h C: 7 a 10 mg/kg/dia (lactentes)
Posaconazol	Susp. oral 40 mg/mℓ	VO	A: 400 mg/dia, 2 vezes/dia, com alimento ou suplemento nutricional
Voriconazol	Pó. p/ inj. 200 mg	IV	A: 6 mg/kg, a cada 12 h, inicialmente; manutenção com 4 mg/kg, a cada 12 h C > 12 anos: 7 mg/kg
	Comp. 50 e 200 mg	VO	A: 400 mg, a cada 12 h; depois, 200 mg, a cada 12 h
	Susp. oral 200 mg/5 mℓ	VO	C > 12 anos: 6 mg/kg, a cada 12 h; depois, 3 a 4 mg/kg, a cada 12 h

A: adulto; C: criança; Comp.: comprimido; Cáps.: cápsula; Sol.: solução; Susp.: suspensão; Inj.: injeção; IV: intravenosa; IT: intratecal; VR: via respiratória; VO: via oral.

▶ Seguimento

Efeitos desejados

Na maioria dos estudos, a eficácia é medida por sinais de melhora clínica (defervescência de febre, desaparecimento de lesões, melhora de estado geral) e micológica (culturas negativas).

O uso concomitante de imidazólicos e medicamentos imunossupressores como ciclosporina, tacrolimo e sirolimo, por exemplo, requer a dosagem sérica dos antifúngicos, visando otimizar a eficácia terapêutica e evitar potenciais toxicidades de ambos os grupos.

Efeitos adversos

■ Antifúngicos tópicos

Seus efeitos adversos incluem irritação local, prurido, eritema, dermatite de contato e sensação de queimação no local da aplicação. Terbinafina e antifúngicos imidazólicos utilizados no tratamento da unguelte fúngica promovem hepatotoxicidade. Além disso, imidazólicos possuem várias interações com outros medicamentos.

■ Anfotericina B

O uso de *ABD* associa-se, de modo dose-dependente, à redução da taxa de filtração glomerular, devida a efeito vasocontritor do antifúngico em arteríolas renais aferentes. Além disso, há perda de potássio, magnésio, bicarbonato e redução da produção de eritropoetina. A infusão de um litro de solução salina previamente à administração de ABD minimiza a nefrotoxicidade. Da mesma maneira, há necessidade de reposição de potássio e magnésio. Depleção de volume, transplante renal ou outras doenças renais preexistentes aumentam substantivamente o risco de nefrotoxicidade. Em geral há aumento da creatinina sérica já nos primeiros dias de uso de ABD.

No adulto sem doença renal prévia, a creatinina sérica pode atingir 2 a 3 mg/dℓ, condição não necessariamente impeditiva do uso do antifúngico. A terapia deverá ser modificada caso os níveis de azotemia excedam esses valores. O uso de ABD está ainda associado a náuseas, vômitos, diarreia e anorexia, além tromboflebite no local de infusão quando do uso de acesso vascular periférico. Anemia também é causa frequente de toxicidade relacionada ao uso de ABD, além de leucopenia, tonturas e outras manifestações no sistema nervoso central. Sem os devidos cuidados (pré-medicação), as reações associadas à infusão incluem febre e calafrios, náuseas ou vômitos, hipotensão e taquipneia. Cefaleia, dor generalizada, parestesias e hepatotoxicidade também foram descritas.

Imidazólicos e triazólicos

Cetoconazol determina intolerância gastrointestinal e hepatotoxicidade, além de cefaleia, tonturas, prurido e ressecamento cutâneo e de couro cabeludo.

Fluconazol é seguro em pacientes com câncer, o que não se aplica aos demais triazólicos. Ainda assim, pode determinar alopecia, condição em geral reversível após a suspensão do uso, cefaleia, anorexia, elevação transitória das enzimas hepáticas e raras manifestações graves, como necrose hepática, anafilaxia, angioedema e síndrome de Stevens-Johnson.

Itraconazol, *voriconazol* e *posaconazol* associam-se a efeitos adversos, principalmente náuseas, vômitos, diarreia e dor abdominal. Hepatoxicidade costuma ser leve, identificando-se por elevação discreta das enzimas hepáticas, mas também podem ocorrer hepatite, colestase e insuficiência hepática. Por isso, devem-se monitorar enzimas hepáticas, principalmente nas primeiras semanas da terapia. Monitorar concentrações séricas de triazólicos é estratégia que minimiza a toxicidade.[90]

Antifúngicos do grupo azólico não devem ser utilizados em gestação e puerpério.

Itraconazol induz efeitos adversos em 5 a 8% dos usuários, principalmente náuseas, tonturas, cefaleia e dor abdominal. Doses elevadas (acima de 600 mg/dia) podem determinar hiperaldosteronismo (hipertensão, hipopotassemia e edema periférico). Além disso, podem exacerbar insuficiência cardíaca em pacientes com disfunção ventricular esquerda.

Voriconazol associa-se a distúrbios visuais (visão turva, fotofobia, fotopsia), *rash* cutâneo, alucinações e agitação psicomotora, manifestações em geral reversíveis com a interrupção do uso. A suspensão oral de voriconazol contém sacarose.

Posaconazol associa-se a náuseas (7 a 8%), diarreia (3 a 11%), vômito (4 a 7%) e cefaleia (2 a 8%), que raramente levam à suspensão do uso. Raramente causa hepatotoxicidade, mas há elevação de enzimas hepáticas (2 a 3%). Pode determinar prolongamento do intervalo QT.

Equinocandinas

Caspofungina, *anidulafungina* e *micafungina* associam-se a efeitos adversos relacionados à liberação de histamina (*rash* cutâneo, urticária, prurido, dispneia e hipotensão). A formulação de caspofungina contém sacarose, o que deve ser controlado em pacientes com intolerância aos glicídios.

Flucitosina

Em geral se acompanha de poucos efeitos adversos, incluindo *rash* cutâneo, diarreia e insuficiência hepática. Uso concomitante de anfotericina B e presença de azotemia potencializam o risco de leucopenia, trombocitopenia e enterocolite, condições que requerem monitoramento laboratorial e eventual redução da dosagem de flucitosina. Manifestações do sistema nervoso central, incluindo confusão, alucinação, cefaleia, euforia e sedação foram relatadas. A frequência de mielotoxicidade (leucopenia e trombocitopenia) é maior em pacientes com depleção de reserva na medula óssea.

Interações medicamentosas

Ceratolíticos (p. ex., ácido salicílico) e corticoides em associação com antifúngicos tópicos mostram-se benéficos na resolução das lesões cutâneas e de fâneros. Não há comprovação de benefício com a associação de antimicrobianos.

Algumas associações entre antifúngicos sistêmicos mostram-se benéficas em termos de aumento de eficácia e segurança, pela possibilidade de emprego de menores doses. É o caso de flucitosina combinada com anfotericina B, cetoconazol + fluconazol e sulfametoxazol + trimetoprima ou trimetoprima + dapsona.

Como infecções fúngicas representam doenças oportunistas comuns em pacientes imunocomprometidos e sendo a infecção por HIV/AIDS uma prevalência mundial, as interações de antifúngicos com antirretrovirais se tornam motivo de interesse.

Uso concomitante de *anfotericina B* e *tenofovir* condiciona monitoramento de função renal. Altas doses de *itraconazol* (> 200 mg/dia) e *voriconazol* devem ser evitadas em pacientes que usam inibidores da protease reforçados por ritonavir. *Posaconazol* (400 mg, 2 vezes/dia) está contraindicado em combinação com efavirenz, atazanavir, ritonavir ou fosamprenavir. Coadministração com efavirenz resultou em diminuição de Cmáx e área sob a curva de posaconazol. Assim, na administração simultânea desses antirretrovirais e posaconazol, é necessário monitorar toxicidade e níveis séricos. A coadministração com efavirenz deve ser evitada, a menos que os benefícios superem os riscos. Foi descrita interação de voriconazol, darunavir/ritonavir e tenofovir/entricitabina em paciente aidético com aspergilose pulmonar.

Dentre os triazólicos, *fluconazol* tem menor interação nesse contexto, por fraca interação potencial com o sistema CYP450. Equinocandinas podem sobrepor-se às limitações da terapia antifúngica feita para manejo de infecções oportunistas associadas a HIV.[91]

A nefrotoxicidade de *ABD* é potencializada pela concomitância de outros agentes nefrotóxicos, como ciclosporina, pentamidina, antineoplásicos, piperacilina, ticarcilina, aminoglicosídeos, corticosteroides e diuréticos expoliadores de potássio (aumento das perdas de potássio).

Anfotericina B aumenta o risco de toxicidade de digoxina e bloqueadores neuromusculares periféricos devido à hipopotassemia induzida. A sinergia com outros antifúngicos diminui a toxicidade, por oportunizar uso de menores doses.

Antifúngicos azólicos e imunossupressores são os medicamentos mais comumente envolvidos em interações medicamentosas.[92]

Triazólicos e antidepressivos tricíclicos são metabolizados pelo sistema enzimático hepático P450, pelo que podem interagir com vários outros fármacos. Os inibidores seletivos da recaptação de serotonina mostram-se mais seguros em comparação aos tricíclicos quando do uso concomitante com triazólicos. Essa informação é relevante em pacientes com câncer ou outras doenças crônicas suscetíveis a depressão e imunodepressão, o que propicia as infecções fúngicas oportunistas.[93] *Fluconazol* aumenta os efeitos de varfarina, glibenclamida, nevirapina, saquinavir, zidovudina e fenitoína. Rifampicina diminui os efeitos de fluconazol, enquanto hidroclorotiazida, ritonavir e ciclosporina os aumentam.

Itraconazol aumenta a concentração plasmática de alfentanila, alprazolam, aripiprazol, budesonida, buspirona, inibidores de canais de cálcio, ciclosporina, corticosteroides, diazepam, derivados do *ergot*, docetaxel, estrógenos conjugados, fentanila, midazolam, quinidina, vincristina, bussulfano, digoxina, cumarínicos e estatinas (risco de miopatia ou rabdomiólise), dentre outros. Seu efeito pode ser diminuído por anfotericina B, amprenavir, efavirenz, didanosina, eritromicina, isoniazida, fenitoína, fenobarbital, carbamazepina, rifampicina, antiácidos, antagonistas H2 e inibidores da bomba de prótons.

O uso concomitante de *caspofungina* e ciclosporina potencializa o risco de hepatotoxicidade e não deve ser realizado, a não ser mediante judiciosa análise de risco-benefício. Ajustes de dosagem devem ser feitos quando há concomitância no uso de caspofungina e tacrolimo, rifampicina, efavirenz, nevirapina, carpamazepina e fenitoína.

Anidulafungina demonstra falta de interações medicamentosas porque não é substrato, nem inibe ou induz enzimas do sistema P450.

Revisão farmacocinética,[94] que analisa os efeitos de diferentes antifúngicos em neonatos e crianças pequenas, comenta que doses de ataque de fluconazol podem melhorar as concentrações do fármaco em sítios-alvo. Voriconazol necessita de monitoramento e ajustes de doses em pacientes com disfunção hepática. Neonatos tratados com formulações lipídicas de anfotericina B podem ter risco de morte aumentado, devendo-se cogitar alternativas no tratamento de IFIs, tais como micafungina e caspofungina. Neonatos rapidamente eliminam micafungina e requerem aproximadamente o triplo de dose de um adulto normal para alcançar níveis sistêmicos comparáveis. Já as concentrações de pico com caspofungina são similares entre adultos e neonatos. As duas equinocandinas mostram favoráveis perfis de segurança nessa faixa etária.

▶ Referências bibliográficas

1. Nucci M, Perfect JR. When primary antifungal therapy fails. Clin Infect Dis. 2008; 46(9): 1426-1433.
2. Shao PL, Huang LM, Hsueh PR. Invasive fungal infection-laboratory diagnosis and antifungal treatment. J Microbiol Immunol Infect. 2006; 39(3): 178-188.
3. Arendrup MC, Fisher BT, Zaoutis TE. Invasive fungal infections in the paediatric and neonatal population: diagnostics and management issues. Clin Microbiol Infect. 2009; 15(7): 613-624.
4. Lass-Flörl C. Invasive fungal infections in pediatric patients: a review focusing on antifungal therapy. Expert Rev Anti Infect Ther. 2010; 8(2): 127-135.
5. Rüping MJ, Vehreschild JJ, Cornely OA. Patients at high risk of invasive fungal infections: when and how to treat. Drugs. 2008; 68(14): 1941-1962.
6. Freifeld AG, Bow EJ, Sepkowitz KA, Boeckh MJ, Ito JI, Mullen CA et al.; Infectious Diseases Society of America. Clinical practice guideline for the use of antimicrobial agents in neutropenic patients with cancer: 2010 update by the Infectious Diseases Society of America. Clin Infect Dis. 2011; 52(4): e56-93.
7. de Pauw BE, Donnelly JP. Timely intervention for invasive fungal disease: should the road now lead to the laboratory instead of the pharmacy? Clin Infect Dis. 2009; 48(8): 1052-1054.
8. Lai CC, Tan CK, Huang YT, Shao PL, Hsueh PR. Current challenges in the management of invasive fungal infections. J Infect Chemother. 2008; 14(2): 77-85.
9. Gullo A. Invasive fungal infections: the challenge continues. Drugs. 2009; 69(Suppl 1): 65-73.
10. Moen MD, Lyseng-Williamson KA, Scott LJ. Lipossomal amphotericin B: a review of its use as empirical therapy in febrile neutropenia and in the treatment of invasive fungal infections. Drugs. 2009; 69(3): 361-392.
11. Fera MT, La Camera E, De Sarro A. New triazoles and echinocandins: mode of action, in vitro activity and mechanisms of resistance. Expert Rev Anti Infect Ther. 2009; 7(8): 981-998.
12. Sucher AJ, Chahine EB, Balcer HE. Echinocandins: the newest class of antifungals. Ann Pharmacother. 2009; 43(10): 1647-1657.
13. Spence D. Candidiasis vulvovaginal (updated). In: BMJ Clinical Evidence. 2010. [Based on March 2009 search)].
14. Mendling W, Friese K, Mylonas I, Weissenbacher E-R, Brasch J, Schaller M et al. Vulvovaginal Candidosis (excluding chronic mucocutaneous candidosis). Guideline of the German Society of Gynecology and Obstetrics (AWMF Registry No. 015/072, S2 k Level, December 2013; 75(4): 342-354.
15. Crawford F, Hollis S. Topical treatments for fungal infections of the skin and nails of the foot. Cochrane Database Syst Rev. 2007; (3): CD001434.
16. Crawford F, Young P, Godfrey C, Bell-Syer SE, Hart R, Brunt E et al. Oral treatments for toenail onychomycosis: a systematic review. Arch Dermatol. 2002; 138(6): 811-816.
17. Korting HC, Kiencke P, Nelles S, Rychlik R. Comparable efficacy and safety of various topical formulations of terbinafine in tinea pedis irrespective of the treatment regimen: results of a meta-analysis. Am J Clin Dermatol. 2007; 8(6): 357-364.
18. Li RY, Wang AP, Xu JH, Xi LY, Fu MH, Zhu M et al. Efficacy and safety of 1 % terbinafine film-forming solution in Chinese patients with tinea pedis: a randomized, double-blind, placebo-controlled, multicenter, parallel-group study. Clin Drug Investig. 2014; 34(3): 223-230.
19. El-Gohary M, van Zuuren EJ, Fedorowicz Z, Burgess H, Doney L, Stuart B et al. Topical antifungal treatments for tinea cruris and tinea corporis. Cochrane Database Syst Rev. 2014 Aug 4; (8): CD009992.
20. Del Rosso JQ. The role of topical antifungal therapy for onychomycosis and the emergence of newer agents. J Clin Aesthet Dermatol. 2014; 7(7):10-18.
21. Chen X1, Jiang X, Yang M, González U, Lin X, Hua X et al. Systemic antifungal therapy for tinea capitis in children. Cochrane Database Syst Rev. 2016 May 12; (5): CD004685.
22. Gupta AK, Foley KA, Versteeg SG. New Antifungal Agents and New Formulations Against Dermatophytes. Mycopathologia. 2016 Aug 8. [Epub ahead of print]
23. Saunders J, Maki K, Koski R, Nybo SE. Tavaborole, Efinaconazole, and Luliconazole: Three New Antimycotic Agents for the Treatment of Dermatophytic Fungi. J Pharm Pract. 2016 Aug 3. pii: 0897190016660487. [Epub ahead of print]
24. Gøtzsche PC, Johansen HK. Nystatin prophylaxis and treatment in severely immunodepressed patients. Cochrane Database Syst Rev. 2014 Sep 4; (9): CD002033.
25. Wang JF, Xue Y, Zhu XB, Fan H. Efficacy and safety of echinocandins versus triazoles for the prophylaxis and treatment of fungal infections: a meta-analysis of RCTs. Eur J Clin Microbiol Infect Dis. 2015; 34(4): 651-659.
26. Ziakas PD, Kourbeti IS, Mylonakis E. Systemic antifungal prophylaxis after hematopoietic stem cell transplantation: a meta-analysis. Clin Ther. 2014; 36(2):292-306.e1.
27. Lass-Flörl C, Gunsilius E, Gastl G, Englisch M, Koch G, Ulmer H et al. Fungal colonization in neutropenic patients: a randomized study comparing itraconazol solution and amphotericin B solution. Ann Hematol. 2003; 82(9): 565-569.
28. Cornely OA, Böhme A, Buchheidt D, Einsele H, Heinz WJ, Karthaus M et al. Primary prophylaxis of invasive fungal infections in patients with hematologic malignancies. Recommendations of the Infectious Diseases Working Party of the German Society for Haematology and Oncology. Haematologica. 2009; 94(1): 113-122.
29. Pechlivanoglou P, Le HH, Daenen S, Snowden JA, Postma MJ. Mixed treatment comparison of prophylaxis against invasive fungal infections in neutropenic patients receiving therapy for haematological malignancies: a systematic review. J Antimicrob Chemother. 2014; 69(1): 1-11.
30. Jørgensen KJ, Gøtzsche PC, Dalbøge CS, Johansen HK. Voriconazole versus amphotericin B or fluconazole in cancer patients with neutropenia. Cochrane Database Syst Rev. 2014 Feb 24; (2): CD004707.
31. Cortegiani A, Russotto V, Maggiore A, Attanasio M, Naro AR, Raineri SM, Giarratano A. Antifungal agents for preventing fungal infections in non-neutropenic critically ill patients. Cochrane Database Syst Rev. 2016 Jan 16; (1):CD004920.
32. Pappas PG, Kauffman CA, Andes DR, Clancy CJ, Marr KA, Ostrosky-Zeichner L et al. Clinical Practice Guideline for the Management of Candidiasis: 2016 Update by the Infectious Diseases Society of America. Clin Infect Dis. 2016; 62(4): e1-50.
33. Cleminson J, Austin N, McGuire W. Prophylactic systemic antifungal agents to prevent mortality and morbidity in very low birth weight infants. Cochrane Database Syst Rev. 2015 Oct 24; (10): CD003850.
34. Austin N, Cleminson J, Darlow BA, McGuire W. Prophylactic oral/topical non-absorbed antifungal agents to prevent invasive fungal infection in very low birth weight infants. Cochrane Database Syst Rev. 2015; (10): CD003478.
35. Goldberg E, Gafter-Gvili A, Robenshtok E, Leibovici L, Paul M. Empirical antifungal therapy for patients with neutropenia and persistent fever: systematic review and meta-analysis. Eur J Cancer 2008; 44 (15): 2192-2203.
36. Gøtzsche PC, Johansen HK. Routine versus selective antifungal administration for control of fungal infections in patients with cancer. Cochrane Database Syst Rev. 2014 Sep 4; (9):CD000026.
37. Blyth CC, Hale K, Palasanthiran P, O'Brien T, Bennett MH. Antifungal therapy in infants and children with proven, probable or suspected invasive fungal infections. Cochrane Database Syst Rev. 2010 Feb 17; (2):CD006343.
38. Andes DR, Safdar N, Baddley JW, Playford G, Reboli AC, Rex JH et al.; Mycoses Study Group. Impact of treatment strategy on outcomes in patients with candidemia and other forms of invasive candidiasis: a patient-level quantitative review of randomized trials. Clin Infect Dis. 2012; 54(8):1110-1122.
39. Cordonnier C, Pautas C, Maury S, Vekhoff A, Farhat H, Suarez F et al. Empirical versus preemptive antifungal therapy for high-risk, febrile, neutropenic patients: a randomized, controlled trial. Clin Infect Dis. 2009; 48(8):1042-1051.

40. Hebart H, Klingspor L, Klingebiel T, Loeffler J, Tollemar J, Ljungman P et al. A prospective randomized controlled trial comparing PCR-based and empirical treatment with liposomal amphotericin B in patients after allo-SCT. *Bone Marrow Transplant.* 2009; 43(7):553-561.
41. Morrissey CO, Chen SC, Sorrell TC, Milliken S, Bardy PG, Bradstock KF et al.; Australasian Leukaemia Lymphoma Group and the Australia and New Zealand Mycology Interest Group. Galactomannan and PCR *versus* culture and histology for directing use of antifungal treatment for invasive aspergillosis in high-risk haematology patients: a randomised controlled trial. *Lancet Infect Dis.* 2013; 13(6): 519-528.
42. Elphick HE, Southern KW. Antifungal therapies for allergic bronchopulmonary aspergillosis in people with cystic fibrosis. *Cochrane Database Syst Rev.* 2014 Nov 28; (11): CD002204.
43. Ascher SB, Smith PB, Watt K, Benjamin DK, Cohen-Wolkowiez M, Clark RH et al. Antifungal therapy and outcomes in infants with invasive Candida infections. *Pediatr Infect Dis J.* 2012; 31(5): 439-443.
44. Walsh TJ, Finberg RW, Arndt C, Hiemenz J, Schwartz C, Bodensteiner D et al. Liposomal amphotericin B for empirical therapy in patients with persistent fever and neutropenia. *N Engl J Med.* 1999; 340(10): 764-771.
45. Wingard JR, White MH, Anaissie E, Raffalli J, Goodman J, Arrieta A; L Amph/ABLC Collaborative Study Group. A randomized, double-blind comparative trial evaluating the safety of lipossomal amphotericin B *versus* amphotericin B lipid complex in the empirical treatment of febrile neutropenia. *Clin Infect Dis.* 2000; 31(5):1155-1163.
46. Johansen HK, Gøtzsche PC. Amphotericin B lipid soluble formulations *versus* amphotericin B in cancer patients with neutropenia. *Cochrane Database Syst Rev.* 2000; (3): CD000969.
47. Hachem RY, Boktour MR, Hanna HA, Husni RN, Torres HA, Afif C et al. Amphotericin B lipid complex *versus* lipossomal amphotericin B monotherapy for invasive aspergillosis in patients with hematologic malignancy. *Cancer.* 2008; 112(6): 1282-1287.
48. Johnson PC, Wheat LJ, Cloud GA, Goldman M, Lancaster D, Bamberger DM et al.; U.S. National Institute of Allergy and Infectious Diseases Mycoses Study Group. Safety and efficacy of liposomal amphotericin B compared with conventional amphotericin B for induction therapy of histoplasmosis in patients with AIDS. *Ann Intern Med.* 2002; 137(2): 105-109.
49. Zhang J, Gong Y, Wang K, Kong J, Chen Y. Caspofungin *versus* liposomal amphotericin B for treatment of invasive fungal infections or febrile neutropenia. *Chin Med J.* (Engl) 2014; 127(4): 753-757.
50. Walsh TJ, Teppler H, Donowitz GR, Maertens JA, Baden LR, Dmoszynska A et al. Caspofungin versus liposomal amphotericin B for empirical antifungal therapy in patients with persistent fever and neutropenia. *N Engl J Med.* 2004; 351(14): 1391-1402.
51. Mora-Duarte J, Betts R, Rotstein C, Colombo AL, Thompson-Moya L, Smietana J et al. Comparison of caspofungin and amphotericin B for invasive candidiasis. *N Engl J Med.* 2002; 347(25): 2020-2029.
52. Kuse ER, Chetchotisakd P, da Cunha CA, Ruhnke M, Barrios C, Raghunadharao D et al.; Micafungina Invasive Candidiasis Working Group. Micafungina *versus* liposomal amphotericin B for candidaemia and invasive candidosis: a phase III randomised double-blind trial. *Lancet.* 2007; 369(9572):1519-1527.
53. Queiroz-Telles F, Berezin E, Leverger G, Freire A, van der Vyver A, Chotpitayasunondh T et al.; Micafungina Invasive Candidiasis Study Group. Micafungina *versus* lipossomal amphotericin B for pediatric patients with invasive candidiasis: substudy of a randomized double-blind trial. *Pediatr Infect Dis J.* 2008; 27(9): 820-826.
54. Gafter-Gvili A, Vidal L, Goldberg E, Leibovici L, Paul M. Treatment of invasive candidal infections: systematic review and meta-analysis. *Mayo Clin Proc.* 2008; 83(9):1011-1021.
55. Winston DJ, Hathorn JW, Schuster MG, Schiller GJ, Territo MC. A multicenter, randomized trial of fluconazole *versus* amphotericin B for empiric antifungal therapy of febrile neutropenic patients with cancer. *Am J Med.* 2000; 108(4): 282-289.
56. Johansen HK, Gøtzsche PC. Amphotericin B *versus* fluconazole for controlling fungal infections in neutropenic cancer patients. *Cochrane Database Syst Rev.* 2014 Sep 4; (9): CD000239.
57. Schuler U, Bammer S, Aulitzky WE, Binder C, Böhme A, Egerer G et al. Safety and efficacy of itraconazol compared to amphotericin B as empirical antifungal therapy for neutropenic fever in patients with haematological malignancy. *Onkologie.* 2007; 30(4):185-191.
58. Patterson TF, Thompson GR 3rd, Denning DW, Fishman JA, Hadley S, Herbrecht R et al. Practice Guidelines for the Diagnosis and Management of Aspergillosis: 2016 Update by the Infectious Diseases Society of America. *Clin Infect Dis.* 2016; 63(4): 433-442.
59. Newton PJ, Harris C, Morris J, Denning DW. Impact of liposomal amphotericin B therapy on chronic pulmonaryaspergillosis. *J Infect.* 2016 Jun 29. pii: S0163-4453(16)30121-9. [Epub ahead of print]
60. Worthington HV, Clarkson JE, Khalid T, Meyer S, McCabe M. Interventions for treating oral candidiasis for patients with cancer receiving treatment. *Cochrane Database Syst Rev.* 2010; (7): CD001972.
61. Playford EG, Webster AC, Craig JC, Sorrell TC. Antifungal agents for preventing fungal infections in solid organ transplant recipients. *Cochrane Database Syst Rev.* 2004; (3): CD004291.
62. Marr KA, Schlamm HT, Herbrecht R, Rottinghaus ST, Bow EJ, Cornely OA et al. Combination antifungal therapy for invasive aspergillosis: a randomized trial. *Ann Intern Med.* 2015; 162(2): 81-89.
63. Clark NM, Grim SA, Lynch JP 3rd. Posaconazole: Use in the Prophylaxis and Treatment of Fungal Infections. *Semin Respir Crit Care Med.* 2015; 36(5): 767-785.
64. Maertens JA, Raad II, Marr KA, Patterson TF, Kontoyiannis DP, Cornely OA et al. Isavuconazole *versus* voriconazole for primary treatment of invasive mould disease caused by Aspergillus and other filamentous fungi (SECURE): a phase 3, randomised-controlled, non-inferiority trial. *Lancet.* 2016; 387(10020): 760-769.
65. Pienaar ED, Young T, Holmes H. Interventions for the prevention and management of oropharyngeal candidiasis associated with HIV infection in adults and children. *Cochrane Database Syst Rev.* 2010; (11): CD003940.
66. Young G, Jewell D. Topical treatment for vaginal candidiasis (thrush) in pregnancy. *Cochrane Database Syst Rev.* 2001; (4): CD000225.
67. Young GL, Jewell D. Topical treatment for vaginal candidiasis (thrush) in pregnancy. *Cochrane Database Syst Rev.* 2001; (4): CD000225.
68. Fan S, Liu X, Liang Y. Miconazole nitrate vaginal suppository 1,200 mg *versus* oral fluconazole 150 mg in treating severe vulvovaginal candidiasis. *Gynecol Obstet Invest.* 2015; 80(2):113-118.
69. Li T, Zhu Y, Fan S, Liu X, Xu H, Liang Y. A randomized clinical trial of the efficacy and safety of terconazol vaginal suppository *versus* oral fluconazol for treating severe vulvovaginal candidiasis. *Med Mycol.* 2015; 53(5): 455-461.
70. Mann PA, McNicholas PM, Chau AS, Patel R, Mendrick C, Ullmann AJ et al. Impact of antifungal prophylaxis on colonization and azole susceptibility of Candida species. *Antimicrob Agents Chemother.* 2009; 53(12): 5026-5034.
71. Jeong SH, Kim DY, Jang JH, Mun YC, Choi CW, Kim SH et al. Efficacy and safety of micafungina *versus* intravenous itraconazole as empirical antifungal therapy for febrile neutropenic patients with hematological malignancies: a randomized, controlled, prospective, multicenter study. *Ann Hematol.* 2016; 95(2): 337-344.
72. Cavalcante R de S, Sylvestre TF, Levorato AD, de Carvalho LR, Mendes RP. Comparison between itraconazole and cotrimoxazole in the treatment of paracoccidiodomycosis. *PLoS Negl Trop Dis.* 2014; 8(4): e2793.
73. Kohno S, Izumikawa K, Yoshida M, Takesue Y, Oka S, Kamei K et al. A double-blind comparative study of the safety and efficacy of caspofungina *versus* micafungina in the treatment of candidiasis and aspergillosis. *Eur J Clin Microbiol Infect Dis.* 2013; 32(3): 387-397.
74. Neoh CF, Liew D, Slavin MA, Marriott D, Chen SC, Morrissey O et al. Economic evaluation of micafungina versus caspofungina for the treatment of candidaemia and invasive candidiasis. *Intern Med J.* 2013; 43(6): 668-677.
75. Wang JF, Xue Y, Zhu XB, Fan H. Efficacy and safety of echinocandins *versus* triazoles for the prophylaxis and treatment of fungal infections: a meta-analysis of RCTs. *Eur J Clin Microbiol Infect Dis.* 2015; 34(4): 651-659.
76. Winston DJ, Limaye AP, Pelletier S, Safdar N, Morris MI, Meneses K et al. Randomized, double-blind trial of anidulafungin *versus* fluconazole for prophylaxis of invasive fungal infections in high-risk liver transplant recipients. *Am J Transplant.* 2014; 14(12): 2758-2764.
77. Reboli AC, Rotstein C, Pappas PG, Chapman SW, Kett DH, Kumar D et al.; Anidulafungin Study Group. Anidulafungina *versus* fluconazol for invasive candidiasis. *N Engl J Med.* 2007; 356: 2472-2482.
78. Mohamed WA, Ismail M. A randomized, double-blind, prospective study of caspofungin vs. amphotericin B for the treatment of invasive candidiasis in newborn infants. *Trop Pediatr.* 2012; 58(1): 25-30.
79. Huang X, Chen H, Han M, Zou P, Wu D, Lai Y et al. Multicenter, randomized, open-label study comparing the efficacy and safety of micafungina *versus* itraconazol for prophylaxis of invasive fungal infections in patients undergoing hematopoietic stem cell transplant. *Biol Blood Marrow Transplant.* 2012; 18(10): 1509-1516.

80. Al-Badriyeh D, Liew D, Stewart K, Kong DC. Pharmacoeconomic analysis of voriconazole vs. caspofungin in the empirical antifungal therapy of febrile neutropenia in Australia. *Mycoses*. 2012; 55(3): 244-256.
81. Loyse A, Wilson D, Meintjes G, Jarvis JN, Bicanic T, Bishop L et al.Comparison of the early fungicidal activity of high-dose fluconazol, voriconazol, and flucytosine as second-line drugs given in combination with amphotericin B for the treatment of HIV-associated cryptococcal meningitis. *Clin Infect Dis*. 2012; 54(1):121-128.
82. Bicanic T, Wood R, Meintjes G, Rebe K, Brouwer A, Loyse A et al. High-dose amphotericin B with flucytosine for the treatment of cryptococcal meningitis in HIV-infected patients: a randomized trial. *Clin Infect Dis*. 2008; 47(1): 123-130.
83. Powderly WG. Dosing amphotericin B in cryptococcal meningitis. *Clin Infect Dis*. 2008; 47(1): 131-132.
84. De Castro N, Pavie J, Lagrange-Xélot M, Molina JM. Pneumocystis jiroveci pneumonia in patients with cancer: is it unavoidable? *Rev Mal Respir*. 2007; 24(6): 741-750.
85. Khellaf M, Godeau B. Pneumocystis pneumonia among patients with systemic diseases. *Presse Med*. 2009; 38(2): 251-259.
86. Cornely OA, Maertens J, Bresnik M, Ebrahimi R, Ullmann AJ, Bouza E et al.; AmBiLoad Trial Study Group. Lipossomal amphotericin B as initial therapy for invasive mold infection: a randomized trial comparing a high-loading dose regimen with standard dosing (AmBiLoad trial). *Clin Infect Dis*. 2007; 44(10): 1289-1297.
87. Neely M, Rushing T, Kovacs A, Jelliffe R, Hoffman J. Voriconazole pharmacokinetics and pharmacodynamics in children. *Clin Infect Dis*. 2010; 50(1): 27-36.
88. Benjamin DK Jr, Smith PB, Arrieta A, Castro L, Sánchez PJ, Kaufman D et al. Safety and pharmacokinetics of repeat-dose micafungin in young infants. *Clin Pharmacol Ther*. 2010; 87(1): 93-99.
89. VandenBussche HL, Van Loo DA. A clinical review of echinocandins in pediatric patients. *Ann Pharmacother*. 2010; 44(1):166-177.
90. Cronin S, Chandrasekar PH. Safety of triazole antifungal drugs in patients with cancer. *J Antimicrob Chemother*. 2010; 65(3): 410-416.
91. Vadlapatla RK, Patel M, Paturi DK, Pal D, Mitra AK. Clinically relevant drug-drug interactions between antiretrovirals and antifungals. *Expert Opin Drug Metab Toxicol*. 2014; 10(4): 561-580.
92. Fernández de Palencia Espinosa MÁ, Díaz Carrasco MS, Sánchez Salinas A, de la Rubia Nieto A, Miró AE. Potential drug-drug interactions in hospitalised haematological patients. *J Oncol Pharm Pract*. 2016 Aug 10. pii: 1078155216664201. [Epub ahead of print]
93. Roussos P, Lewis RE, Kontoyiannis DP. Azoles and antidepressants: a mini-review of the tolerability of co-administration. *Mycoses*. 2009; 52(5): 433-439.
94. Roberts JK, Stockmann C, Constance JE, Stiers J, Spigarelli MG, Ward RM, Sherwin CM. Pharmacokinetics and pharmacodynamics of antibacterials, antifungals, and antivirals used most frequently in neonates and infants. *Clin Pharmacokinet*. 2014; 53(7): 581-610.

CAPÍTULO 29

Infecção pelo HIV e AIDS

Ricardo de Souza Kuchenbecker

▶ Introdução

Desde a descoberta do vírus HIV (1983) e de antirretrovirais altamente potentes (1996) para tratamento da AIDS, houve avanço notável na redução de morbidade e mortalidade associadas à doença.

Em indivíduos infectados pelo HIV e com máxima supressão de viremia plasmática (linfócitos CD4 > 350 células/mm³), o tratamento antirretroviral pode eventualmente conferir expectativa de vida até um pouco superior à da população em geral.[1]

Em 2008, resultados de coorte suíça de HIV/AIDS sustentaram que indivíduos em tratamento antirretroviral, tendo alcançado supressão completa e continuada de viremia plasmática durante pelo menos 6 meses e sem doença sexualmente transmissível (DST), deixaram de ser considerados fontes potenciais de transmissão do HIV.[2]

Esses resultados demonstram que a interrupção da progressão da doença, aliada à redução da transmissão sexual do vírus, permite hipotetizar que, em futuro próximo, a epidemia de AIDS possa ser erradicada.[3]

O tratamento da infecção pelo HIV objetiva: (1) reduzir morbidade e mortalidade associadas à infecção pelo HIV, aumentando sobrevida e qualidade de vida; (2) restaurar e preservar a função imunológica; (3) garantir máxima e duradoura supressão viral; (4) prevenir a transmissão do HIV.

Abordagens de saúde pública, visando assegurar acesso universal ao tratamento da infecção pelo HIV, devem abranger: testagem em grande escala para presença do vírus, de modo a identificar não apenas o maior número possível de indivíduos infectados como fazê-lo de modo precoce; ações de aconselhamento pré e pós-teste, incluindo mudanças de comportamento e – portanto – redução da transmissão do vírus; identificação de cônjuges e parceiros sexuais, populações vulneráveis; e utilização de medicamentos antirretrovirais, envolvendo doses fixas combinadas em esquemas preferenciais de primeira linha para crianças, adolescentes, adultos e prevenção da transmissão vertical.[4]

Existem seis classes de medicamentos antirretrovirais utilizados no tratamento da infecção pelo HIV, compreendendo mais de 25 fármacos atualmente autorizados para uso clínico: inibidores da transcriptase reversa análogos de nucleosídeos (ITRN), inibidores da transcriptase reversa não análogos de nucleosídeos (ITRNN), inibidores da protease (IP), "reforçados" por ritonavir (IP/r), inibidores da fusão (IF), antagonistas dos receptores de citoquinas (antagonistas CCR5 e CXCR4) e inibidores da integrase (IIn). ITRNs inibem a síntese do DNA por meio da transcriptase reversa, enzima viral que copia o RNA rival, transformando-o em DNA nas células infectadas. ITRNNs também bloqueiam a síntese do DNA viral ao inibir a atividade enzimática da transcriptase reversa. IPs evitam o processamento das proteínas virais, ligando-se em sítios das proteases virais; como resultado, partículas virais produzidas quando a protease está inibida não conseguem infectar novas células. Inibidores da fusão previnem a entrada do HIV nas células-alvo. Antagonistas dos receptores de citoquinas também evitam a entrada do HIV nas células-alvo, ao bloquear uma etapa da entrada do vírus. O fazem por meio da ligação a receptores de proteínas humanas, diferentemente dos demais, que agem nas enzimas virais. Inibidores da integrase ligam-se à enzima viral integrase, interferindo na incorporação do DNA transcrito reversamente nos cromossomas das células dos hospedeiros.

Atualmente, novos compostos são pesquisados em todas as classes de antirretrovirais, com vista a dar cobertura quando se instala resistência aos representantes em uso clínico.

As diferentes classes e respectivos representantes de antirretrovirais – atendo-se aos mencionados em diretrizes brasileiras, disponibilizados no país e citados no presente capítulo – estão listados no Quadro 29.1.

▶ Seleção

A seleção de antirretrovirais para tratamento inicial da infecção pelo HIV deve considerar eficácia, segurança, tolerabilidade, comodidade posológica, disponibilidade e custo dos medicamentos, além de gravidade e duração da doença e presença de mutações de resistência. É importante a escolha racional de combinações de antirretrovirais no início do tratamento da infecção pelo HIV porque duração e magnitude de resposta são maiores nesse momento. Além disso, sugere-se que devam ser preservadas opções terapêuticas eficazes para uma segunda linha de tratamento em caso de falha do esquema inicial. Fatores que reduzem a efetividade de tratamento a longo prazo incluem tolerabilidade diminuída a antirretrovirais devida a efeitos adversos, esquemas de dosagem múltiplos e múltiplas interações medicamentosas.

Diretrizes para tratamento da infecção pelo HIV sustentam que este deva ser iniciado a partir de processo decisório informado e compartilhado com o paciente, de acordo com a capacidade de o mesmo compreender benefícios e riscos, bem como as implicações para toda a vida. O tratamento antirretroviral raramente exige urgência, salvo em situações em que há doença grave concomitante ou em gestantes.[4,5]

Quadro 29.1 ■ Classificação dos antirretrovirais.

Inibidores de transcriptase reversa análogos de nucleosídeo (ITRN)
Abacavir (ABC)
Didanosina (ddI)*
Entricitabina (FTC)*
Estavudina (D4T)
Lamivudina (3TC)
Tenofovir (TDF)
Zalcitabina (ddC)
Zidovudina (AZT)

Inibidores de transcriptase reversa não análogos de nucleosídeo (ITRNN)
Efavirenz (EFZ)
Entravirina (ETV)
Nevirapina (NVP)
Rilpivirina (RPV)**

Inibidores de protease (IP)
Atazanavir (ATZ)

Inibidores da protease "reforçados" pelo ritonavir
Lopinavir/r (LPV/r)
Atazanavir/r (ATV/r)
Fosamprenavir/r (FPV/r)
Darunavir/r (DRV/r)

Inibidores de fusão (IF)
Enfuvirtida (T-20)

Antagonistas dos receptores de citoquinas
Antagonistas CCR5 e CXCR4 (maraviroque, omaraviroque, vicriviroque, aplaviroque)

Inibidores da integrase (IIn)
Elvitegravir (EVG)
Raltegravir (RAL)
Dolutegravir (DTG)

*Em associação com tenofovir no Brasil. **Ainda não liberado no Brasil.

Eficácia e segurança da terapia antirretroviral no tratamento da AIDS têm sido majoritariamente avaliadas por ensaios clínicos com desfechos laboratoriais, representados por redução da carga viral plasmática inferior a 50 cópias/mℓ, considerada o melhor preditor de sucesso virológico durável, capaz de impedir a progressão da doença.[6,7] Outro desfecho considerado como resultado da recuperação imunológica pós-tratamento é o aumento das contagens de linfócitos CD4 em sangue periférico.[8]

No entanto, devem-se valorizar desfechos clínicos de indiscutível relevância, que representem progressão de doença e mortalidade. Sempre que possível, devem ser priorizadas evidências obtidas a partir de estudos com adequada qualidade metodológica que avaliem aqueles desfechos.

Infecção aguda pelo HIV

Infecção recente pelo vírus HIV é definida como o período de 6 meses que se segue à aquisição do vírus, durante o qual anticorpos anti-HIV tornam-se detectáveis, e há estabilização dos níveis da viremia plasmática. Nesse período, a infecção pode ou não associar-se à rápida elevação da viremia e, consequentemente, expressar-se por febre, mialgias, faringite e *rash* cutâneo com duração limitada (geralmente 2 a 4 semanas).

Estudos observacionais sustentam que o tratamento da infecção aguda pelo HIV deva iniciar-se o mais precocemente possível, de forma a maximizar o benefício representado por redução de DNA pró-viral e viremia plasmática,[9,10] reduzir o patamar (*set point*) da viremia plasmática,[11] e permitir reconstituição imunológica, que, segundo alguns estudos, pode levar a contagens acima de 900 células/mm³.[12]

Uso de antirretrovirais, prévio ao surgimento de anticorpos anti-HIV, ainda que não elimine, reduz o tamanho do reservatório de HIV latente e pode oferecer proteção contra a infecção de células T de memória.[13] Tais benefícios se mantêm apenas com a continuidade do tratamento antirretroviral.[14]

Não há estudos que demonstrem benefício da suspensão intermitente ou definitiva do tratamento na vigência da infecção aguda ou crônica pelo HIV. A escolha da terapia antirretroviral na infecção aguda observa os mesmos princípios de tratamento da infecção crônica, caracterizada a seguir, salvaguardadas situações especiais como a ciência de que o paciente-fonte é portador de infecção documentadamente resistente aos fármacos utilizados como primeira linha. Exceto em situações como esta, não há evidências sustentando eficácia e segurança da realização de testes de detecção da resistência primária do vírus aos antirretrovirais de uso corrente como estratégia de escolha de esquemas de tratamento em pacientes sem experiência prévia com esses fármacos. Isso se explica por inexistência de ensaios clínicos bem delineados avaliando tais intervenções e limitações dos testes atuais de detecção de resistência em identificar a presença de populações minoritárias e o papel das mesmas na redução da resposta ao tratamento antirretroviral. Ainda não há evidências conclusivas sobre recomendações de tratamento antirretroviral em pacientes considerados como "controladores de elite", nos quais a infecção pelo HIV persiste com níveis indetectáveis de HIV RNA sem uso de terapia.

Infecção crônica pelo HIV

Diretrizes clínicas nacionais e internacionais sustentam que a seleção de esquemas iniciais de tratamento de infecção pelo HIV deve considerar comorbidades dos pacientes, possíveis interações com medicamentos concomitantes, resultados de testes de resistência primária do vírus, conveniência do regime posológico e potenciais eventos adversos.[5,15,16]

Entretanto, tais recomendações nem sempre estabelecem hierarquia entre esses aspectos, não priorizando, portanto, resultados de eficácia e segurança, expressos como redução do risco de progressão de doença e mortalidade associada à infecção. Desta forma, as diretrizes sugerem que os esquemas iniciais de tratamento devam compreender a associação entre dois ITRNN + um antirretroviral de uma das três classes: IIn, ITRNN ou IP reforçado com ritonavir ou *cobicistat* (este último ainda não disponível no Brasil).[15–18]

No entanto, há evidências disponíveis que estabelecem alguma distinção entre as combinações preferenciais de antirretrovirais, seja para compor estratégias de saúde pública, seja pela existência de estudos com resultados de eficácia e segurança baseados em desfechos relevantes, como será visto ao se considerarem vários aspectos da infecção pelo HIV.

Tratamento da infecção pelo HIV em estágio assintomático

Ainda que com objetivos, intervenções e desfechos distintos, três ensaios clínicos randomizados (ECR) avaliaram benefícios e riscos do início do tratamento em pacientes assintomáticos com contagens de linfócitos CD4 > 350 células/mm³ de sangue.

O primeiro[19] avaliou o tratamento antirretroviral quanto à redução da transmissão sexual do vírus HIV em 1.763 casais sorodiscordantes (um parceiro portador do HIV, outro não), com relacionamento conjugal estável, de duração não inferior a 3 meses. O cônjuge infectado, sem tratamento prévio e com contagens de linfócitos CD4 entre 350 e 550 células/mm³, recebeu terapia antirretroviral "precoce", imediatamente iniciada por ocasião do arrolamento no estudo, ou "posterior", iniciada com contagens de linfócitos CD4 < 250 células/mm³ ou após episódio de manifestação clínica definidora de AIDS. Cônjuges do grupo que iniciou tratamento precoce apresentaram risco 96% menor de transmissão do vírus comparativamente àqueles com início tardio. De 28 transmissões do vírus HIV, 27 ocorreram no grupo de início tardio (*hazard ratio* [HR] = 0,04; intervalo de confiança

[IC]95%: 0,01 a 0,26). Indivíduos que iniciaram a terapia "precoce" apresentaram menor risco do desfecho clínico combinado – tuberculose pulmonar, infecção bacteriana grave, doença grave ou morte (HR = 0,59; IC95% 0,40 a 0,88). Não se identificou redução no risco de mortalidade associada à AIDS (HR = 0,77; IC95%: 0,34 a 1,76).

O segundo estudo (n = 2.056)[20] avaliou o início imediato do tratamento antirretroviral em indivíduos com contagens até 800 linfócitos CD4/mm³ (41% tinham mais de 500 linfócitos CD4/mm³ na linha de base) *versus* o iniciado de acordo com as diretrizes clínicas da Organização Mundial da Saúde (OMS). Foram comparados quatro grupos, com delineamento fatorial: (a) tratamento postergado de acordo com os critérios da OMS; (b) tratamento postergado mais profilaxia antituberculosa com isoniazida durante 6 meses; (c) tratamento imediato, independentemente das contagens de linfócitos CD4; (d) tratamento imediato mais profilaxia com isoniazida durante 6 meses. O estudo avaliou desfecho composto (manifestações definidoras de AIDS, neoplasias não relacionadas a AIDS, doença bacteriana invasiva não definidora de AIDS e mortalidade por qualquer causa) em 30 meses de seguimento. Indivíduos que iniciaram tratamento precoce apresentaram menor risco de morte ou doença grave relacionada ao HIV comparativamente àqueles com início conforme o determinado por diretrizes (HR ajustada = 0,56; IC95%: 0,41 a 0,76). Houve benefício similar naqueles com contagens de CD4 ≥ 500 células/mm³ (HR ajustada = 0,56; IC95%: 0,33 a 0,94). Pacientes que receberam profilaxia com isoniazida também apresentaram menor mortalidade (HR ajustada = 0,65; IC95%: 0,48 a 0,88), incluindo aqueles com contagens de CD4 ≥ a 500 células/mm³ (HR ajustada = 0,61; IC95%: 0,36 a 1,01). Não houve diferenças substanciais na frequência de ocorrência de eventos adversos graves (graus 3 e 4).

O ensaio INSIGHT START[21] (n = 4.685) avaliou o início imediato do tratamento antirretroviral (células CD4 acima de 500/mm³) ou postergado para quando houvesse: (a) contagem de 350 células; (b) desenvolvimento de condição definidora de AIDS; (c) necessidade de início de tratamento por doença associada. O desfecho primário composto desse estudo compreendeu condição definidora de AIDS grave e não grave e mortalidade por qualquer causa, em seguimento mediano de 3 anos. Indivíduos que iniciaram terapia precoce apresentaram maior frequência do desfecho combinado (HR = 0,43; IC95%: 0,30 a 0,62). A despeito da redução significativa no risco relativo de progressão de doença associado ao tratamento precoce, o risco absoluto correspondente foi pequeno: 4,1% dos indivíduos no braço que postergou tratamento *versus* 1,5% no grupo tratamento imediato experienciaram evento grave em 3 anos.

O ensaio SMART[22] (n = 5.427) randomizou indivíduos indectados pelo HIV com contagens CD4 > 350 células/mm³ para uso contínuo de terapia antirretroviral (n = 2.720; grupo supressão viral) ou uso episódico (n = 2.752; grupo conservação do fármaco), por 16 meses em média, antes de o protocolo ser modificado para terapia continuada. O uso episódico postergava a terapia até que a contagem CD4 decrescesse a < 250 células/mm³ e então a usava até que estas retornassem a valores > 350/mm³. Nos dois grupos, os pacientes apresentavam, respectivamente, contagens médias de 597 e 250 células/mm³ por ocasião do arrolamento.

O desfecho secundário correspondia a doença cardiovascular, hepática e renal.

O desfecho primário (ocorrência de doença oportunista ou mortalidade por qualquer causa) ocorreu em 120 participantes (3,3 eventos por 100 pessoas-ano) do grupo conservação do fármaco e em 47 participantes (1,3 evento por 100 pessoas-ano) do grupo de supressão viral (HR = 2,6; IC95%: 1,9 a 3,7; *P* < 0,001). O risco de morte por qualquer causa (HR = 1,8; IC95%: 1,2 a 2,9) e o de doença cardiovascular, hepática ou renal (HR = 1,7; IC95%: 1,1 a 2,5; *P* = 0,009) também foi maior no grupo conservação.

Assim, o tratamento episódico, guiado pela contagem de células CD4, aumentou significativamente o risco de doença oportunista e morte por qualquer causa comparativamente à terapia contínua e não reduziu o risco de eventos adversos associados ao uso de antirretrovirais.

Considerando os resultados dos ensaios clínicos randomizados (ECR) citados e os já mencionados aspectos de saúde pública, cabe postular que, frente à decisão de início de terapia em pacientes assintomáticos, o tratamento precoce da infecção pelo HIV reduz morbidade, mortalidade e progressão de doença. A decisão de iniciar terapia com contagens acima de 500 linfócitos CD4/mm³ deve levar em conta disposição do indivíduo em aderir a tratamento para a vida inteira, escassez de estudos a longo prazo avaliando benefícios e riscos e impacto sobre risco absoluto de progressão de doença e mortalidade. Estudos observacionais e modelos matemáticos sustentam que o início precoce pode reduzir substantivamente a incidência do HIV em nível populacional, caso seja possível atingir patamares elevados de testagem, acesso e manutenção do tratamento antirretroviral.[23,24]

Outras indicações de início de terapia antirretroviral em indivíduos assintomáticos com CD4 > 500 células/mm³ são: (a) doença cardiovascular estabelecida ou risco elevado de doença cardiovascular (> 20%, segundo escore de Framigham); (b) neoplasias não definidoras de AIDS com indicação de radioterapia ou quimioterapia; (c) coinfecção pelo vírus da hepatite C. Neste caso, a escolha de antirretrovirais deve considerar as recomendações clínicas de tratamento da hepatite, de modo a otimizar as estratégias e resultados no tratamento de ambas as infecções.

Em casais heterossexuais sorodiscordantes, há benefício do início do tratamento mais precoce, com contagens de linfócitos CD4 entre 350 e 550 células/mm³, como estratégia de redução do risco de transmissão sexual do HIV.[19] O benefício dessa estratégia deve ser estendido a indivíduos com HIV em relacionamentos sorodiscordantes, independentemente da orientação sexual.

Tratamento da infecção pelo HIV em adultos e adolescentes

Estágio assintomático

Revisão sistemática[25] de 24 estudos (3 ECR) identificou redução do risco de mortalidade associada à infecção pelo HIV em adultos e adolescentes quando a terapia antirretroviral se iniciou com contagens inferiores a 350 linfócitos CD4/mm³. A revisão identificou apenas um ECR[19] que não demonstrou redução no risco de mortalidade associada a AIDS (HR = 0,77; IC95%: 0,34 a 1,76). Dois ECR evidenciaram redução na progressão para AIDS ou morte (risco relativo [RR] = 0,48; IC95%: 0,26 a 0,91). Um ECR identificou redução no diagnóstico de doença não definidora de AIDS e aumento em anormalidades laboratoriais de graus 3 a 4, embora a qualidade da evidência fosse baixa ou muito baixa, devido aos poucos e imprecisos eventos registrados.

Comparando benefícios de início precoce da terapia antirretroviral entre indivíduos com contagem CD4 de 350 a 500 células e acima de 500 células por mm³, os resultados foram modestos com relação a redução de morbidade, progressão de doença, melhores taxas de reconstituição imunológica e redução da transmissão do HIV.[4] Fogem ao propósito do presente capítulo análises de custo-efetividade, factibilidade e relativas à implementação de tais estratégias no âmbito de programas de acesso a tratamento em saúde pública.

Estágio sintomático

Em adultos e adolescentes com infecção grave ou avançada e contagens de linfócitos CD4 ≤ 350 células/mm³, a terapia reduz morbidade e mortalidade, permite supressão máxima e mais prolongada da viremia, restaura e preserva a função imune – quantitativa (aumento das contagens de linfóritos CD4) e qualitativamente (restituição das defesas contra doenças específicas), melhora qualidade de vida, reduz efeitos adversos e aumenta adesão a tratamento. Evidências relativas ao tratamento antirretroviral em adolescentes são em grande medida extrapoladas de ECR realizados em adultos. Ainda assim, adolescentes são majoritariamente sub-representados nas populações estudadas nesses ensaios, em vários aspectos.

Tratamento da infecção pelo HIV em crianças

Em crianças até 2 anos de idade, o tratamento antirretroviral deve ser iniciado a despeito do estágio clínico ou das contagens de linfócitos CD4. A mesma indicação existe para crianças abaixo de 5 anos, nos estágios 3 e 4 da classificação da OMS ou com contagens CD4 ≤ 750 células/mm^3.[4] Não há evidências suficientes para estabelecer o melhor momento para iniciar tratamento antirretroviral em crianças.[26]

Tratamento da infecção pelo HIV em gestantes

Gestantes portadoras do HIV devem iniciar o tratamento com duplo objetivo: evitar transmissão vertical para o bebê e interromper o risco de progressão de doença. O tratamento antirretroviral deve ser considerado como urgência em todas as gestantes e lactantes, independentemente da elegibilidade clínica, mesmo se a infecção for identificada tardiamente na gestação ou no pós-parto, pois a forma mais efetiva de prevenção da transmissão vertical é a redução da carga viral materna. Esquemas contendo efavirenz devem ser iniciados após as 8 semanas iniciais de gestação. Se mulheres em uso de efavirenz engravidam, o mesmo deve pode ser continuado sob risco de perda do controle da viremia plasmática.

Programas de prevenção da transmissão vertical do HIV propõem que antirretrovirais, uma vez iniciados na gestação, devam continuar indefinidamente para as mães, como forma de redução de transmissão vertical, progressão da doença e redução da transmissão do vírus aos parceiros sexuais.[4]

Ensaio clínico randomizado[27] avaliou três estratégias de prevenção da transmissão vertical do HIV em recém-nascidos alimentados com leite em pó formulado, cujas mães não receberam antirretrovirais (ARV) durante a gestação. Essas intervenções foram iniciadas 48 h após o nascimento: (a) zidovudina por 6 semanas (grupo um ARV); (b) zidovudina durante seis semanas associada a três doses de nevirapina durante os primeiros 8 dias de vida (grupo dois ARV); ou zidovudina por 6 semanas associada a nelfinavir e lamivudina durante 2 semanas (grupo três ARV). Nesses grupos, as taxas de transmissão intraparto corresponderam, respectivamente, a: 4,8% (IC95%: 3,2 a 7,1); 2,2% (IC95%: 1,2 a 3,9); e 2,4% (IC95%: 1,4 a 4,3). Crianças que receberam dois ARV apresentaram menor frequência de eventos adversos.

Recém-nascidos de mães portadoras do HIV devem receber profilaxia dupla compreendendo zidovudina (duas vezes/dia) e nevirapina (1 vez/dia) durante as seis primeiras semanas de vida independentemente de estar recebendo aleitamento materno ou fórmula láctea.

Em recém-nascidos expostos ao HIV a partir do aleitamento materno, a utilização de nevirapina por ocasião do nascimento até 6 meses de vida ou por ocasião do término do aleitamento materno determinou redução da transmissão vertical comparativamente a grupo placebo, respectivamente: 1,1% (IC95%: 0,3 a 1,8) e 2,4% (IC95%: 1,3 a 3,6%).[28]

A eficácia da profilaxia antirretroviral na redução da transmissão vertical do HIV em recém-nascidos recebendo aleitamento materno foi corroborada por revisão sistemática de sete ensaios clínicos randomizados.[29]

Também se preconiza que recém-nascidos de mães portadoras do HIV devam receber profilaxia dupla (zidovudina, 2 vezes/dia, e nevirapina, 1 vez/dia, nas seis primeiras semanas de vida) independentemente de estarem recebendo aleitamento materno ou fórmula láctea.

Levando em conta os diferentes seguimentos de pacientes (adultos, adolescentes, crianças) com HIV/AIDS e algumas condições clínicas peculiares (gestação, lactação,), apontam-se no Quadro 29.2 as combinações de ARV mais frequentemente fundamentadas e utilizadas.

Quadro 29.2 ▪ Combinações preferenciais para o início do tratamento da infecção pelo HIV em adultos, gestantes, lactantes, adolescentes e crianças.[4]

Paciente	Combinações preferenciais de primeira escolha	Combinações de segunda escolha
Adultos	TDF + 3TC + EFV TDF + FTC* + EFV	AZT + 3TC + EFV AZT + 3TC + NVP TDF + FTC* + EFV$_{400}$ TDF + 3TC + NVP TDF + FTC* + NVP TDF + 3TC + DTG
Gestantes ou lactantes	TDF + 3TC + EFV TDF + FTC* + EFV	AZT + 3TC + EFV AZT + 3TC + NVP TDF + 3TC + NVP TDF + FTC* + NVP
Adolescentes	TDF + 3TC + EFV TDF + FTC* + EFV	AZT + 3TC + EFV TDF + 3TC + NVP TDF + 3TC + NVP TDF + FTC* + NVP
Crianças entre 3 e 10 anos	ABC + 3TC + EFV	ABC + 3TC + NVP AZT + 3TC + EFV AZT + 3TC + NVP TDF + 3TC + EFV TDF + 3TC + NVP TDF + FTC* + EFV TDF + FTC* + NVP
Crianças até 3 anos	ABC + 3TC + LPV/r AZT + 3TC + LPV/r	ABC + 3TC + NVP AZT + 3TC + NVP

Obs.: Siglas no Quadro 29.1. *FTC: entricitabina (em associação com tenofovir no Brasil). EFV$_{400}$: efavirenz em menor dose: 400 mg/dia

Tratamento antirretroviral na vigência de tuberculose

O momento adequado para iniciar tratamento antirretroviral na vigência de tuberculose ainda não foi suficientemente estabelecido. Sete ensaios clínicos randomizados avaliaram benefícios e riscos associados ao início do tratamento da AIDS concomitantemente ao tratamento tuberculostático. Cinco ensaios abertos avaliaram tuberculose pulmonar,[30-34] um estudo envolveu tuberculose meníngea[35] e outro[36] enfocou adultos com tuberculose pulmonar de início recente.

Os ECR abertos demonstraram aumento da sobrevida no grupo de tratamento antirretroviral "precoce" (iniciado em até 2 a 4 semanas do diagnóstico da tuberculose), fundamentalmente em pacientes com contagens de linfócitos CD4 < 200 células/mm^3, à exceção do estudo envolvendo tratamento da tuberculose meníngea, no qual não houve aumento da sobrevida.[35]

Em revisão sistemática com metanálise de 22 coortes,[37] o tratamento da tuberculose não afetou a mortalidade de pacientes em tratamento antirretroviral a curto prazo, mas associou-se a aumento de mortalidade após 1 ano de tratamento.

Ainda assim, recomendações de diretriz norte-americana sustentam que a terapia antirretroviral deva iniciar-se em até 2 semanas do diagnóstico de tuberculose para aqueles indivíduos com contagens de linfócitos CD4 até 50 células e entre 2 e 8 semanas para aqueles com contagens > 50 células/mm^3.[13]

Revisão sistemática[38] de ensaios clínicos e coortes históricas e contemporâneas demonstrou que o início do tratamento do HIV com antirretrovirais previne incidência de tuberculose em todos os patamares de contagens de linfócitos de CD4: (a) < 200 células (HR = 0,16; IC95%: 0,07 a 0,36); (b) entre 200 e 350 células (HR = 0,34; IC95%: 0,19 a 0,60); (c) > 350 células (HR = 0,43; IC95%: 0,30 a 0,63); (d) com qualquer contagem (HR = 0,35; IC95%: 0,28 a 0,44).

Combinações preferenciais para início do tratamento

Efavirenz é o ITRNN preferencial no tratamento de primeira linha para adultos, adolescentes e gestantes, em função de menor frequência de eventos adversos em comparação à nevirapina, conforme revisões sistemáticas comparativas[39-41] entre os dois ARV. Demonstrou-se ausência de risco aumentado de anomalias congênitas em crianças expostas a efavirenz durante o primeiro trimestre de gestação, em metanálises que compararam esquemas com e sem efavirenz (RR = 0,78; IC95%: 0,56 a 1,08%). A incidência de defeitos do tubo neural foi baixa e similar à da população geral.[42,43]

Combinações com efavirenz são opções preferenciais para início de tratamento e têm grande frequência de uso. Embora diretrizes clínicas internacionais[4,15-18] estabeleçam outras opções (ITRNN, IP/r, IIn e antagonistas CCR5) para tratamento inicial de adultos, revisão sistemática com metanálise[44] de ensaios clínicos randomizados, avaliando desfechos clínicos relevantes (progressão de doença representada pela ocorrência de evento definidor de AIDS ou morte), sustenta não haver diferenças entre combinações de antirretrovirais de diversas classes.

Outra metanálise em rede[45] de 31 estudos (n = 17.000) comparou dolutegravir com outros ARV em pacientes infectados pelo HIV e virgens de tratamento. Houve resultados favoráveis e comparável eficácia entre dolutegravir, atazanavir/r, darunavir/r, lopinavir/r, elvitegravir/*cobicistat*, raltegravir, efavirenz e rilpivirina. Combinações diretas e indiretas, envolvendo DTG e TDF/FTC ou ABC/3TC, apresentaram maior probabilidade de supressão viral em 48 semanas. Combinações DTG/TDF/FTC e DTG/ABC/3TC apresentaram contagens de linfócitos CD4 discretamente maiores que EFV/TDF/FTC e EFV/ABC/3TC e RAL/TDF/FTC e RAL/ABC/3TC. Convém salientar que supressão viral e recuperação nas contagens de linfócitos CD4 representam desfechos laboratoriais que não substituem a necessidade de avaliação de desfechos clínicos, como progressão de doença e mortalidade.

Diferentes metanálises compararam esquemas iniciais contendo efavirenz *versus* correlatos da mesma classe (ITRNN) e demais classes de antirretrovirais, ainda em contextos com substantiva heterogeneidade clínica e estatística:

- Efavirenz *versus* outros NNRTI (nevirapina e rilpivirina): não houve diferenças significativas em relação a mortalidade, progressão de doença, morte, resposta virológica (carga viral < 50 cópias/mℓ em 48 a 52 semanas de seguimento) e risco de interrupção do tratamento por intolerância medicamentosa. A comparação entre efavirenz e nevirapina como terceiro fármaco em esquemas iniciais demonstra eficácia similar em termos de resposta virológica, progressão de doença e mortalidade.[46,47] Em metanálise[48] de ensaios clínicos e coortes, envolvendo pacientes com infecção simultânea por tuberculose, combinações com efavirenz apresentaram discreta superioridade na frequência de sucesso virológico comparativamente à nevirapina, com resultado marginalmente significativo (RR = 1,04; IC95%: 1,00 a 1,08). Nevirapina é sugerida como alternativa a efavirenz
- Efavirenz *versus* inibidores da protease reforçados com ritonavir: não houve diferenças significativas em relação a mortalidade, progressão de doença representada pela ocorrência de eventos definidores de AIDS, resposta virológica (carga viral < 50 cópias/mℓ entre 48 e 52 de seguimento) e interrupção do tratamento por intolerância ou eventos adversos graves (graus 3 e 4)[44]
- Efavirenz *versus* antagonistas dos receptores de citoquinas 5 (maraviroque): não foram identificadas diferenças na comparação entre EFV e maraviroque em relação a resposta virológica (carga viral < 50 cópias/mℓ em 48 e 96 semanas de seguimento). Houve maior risco de interrupção do tratamento por eventos adversos no grupo EFV em 48 semanas, embora não tenha havido diferença nos riscos relacionados à ocorrência de eventos adversos graves (graus 3 e 4) em 96 semanas[44]
- Efavirenz *versus* inibidores da integrase (raltegravir, dolutegravir e elvitegravir): metanálise não identificou diferenças na comparação entre EFV e inibidores da integrase em relação à mortalidade e proporção de pacientes com carga viral < 50 cópias/mℓ em 96 semanas. Mais pacientes no grupo IIn atingiram carga viral < 50 cópias/mℓ em 48 semanas. O risco de interrupção do tratamento em função de intolerância aos medicamentos foi maior no grupo efavirenz.[44]

Em ensaio clínico randomizado, duplo-cego e de fase 3 (n = 833),[49] com 48 semanas de duração, a proporção de participantes com < 50 cópias virais/mm³ foi significativamente maior no grupo DTG/ABC/3TC do que no grupo EFV/TDF/FTC (88% *vs.* 81%, P = 0,003), bem como demonstrou melhor perfil de segurança. Esse estudo teve baixa participação de mulheres (< 16%) e não relatou diferenças nos desfechos duros, como morte ou progressão de doença.

Seguimento[50] por 96 e 114 semanas do estudo anterior mostrou ainda superioridade do grupo dolutegravir/abacavir/lamivudina em comparação ao grupo efavirenz/tenofovir/entricitabina (71% *vs.* 63%; P = 0,01), provavelmente devido à menor suspensão de tratamento, consequente a menos efeitos adversos com a primeira combinação.

Dois estudos duplos-cegos de fase 3 avaliaram em coformulação elvitegravir 150 mg, *cobicistat* 150 mg, entricitabina 200 mg e tenofovir alafenamida (profármaco com menor nefrotoxicidade) 10 mg/dia 1 vez/dia (n = 866) ou elvitegravir 150 mg, *cobicistat* 150 mg, entricitabina 200 mg e tenofovir disoproxil fumarato 300 mg 1 vez/dia (n = 867). A combinação envolvendo tenofovir alafenamida apresentou resultados considerados não inferiores ao grupo tenofovir fumarato quanto à redução da carga viral < 50 cópias por mℓ em 48 semanas. Houve, respectivamente, 92% *vs.* 90% de redução de ocorrência de aumento de creatinina, proteinúria e redução da densidade mineral óssea. Não foram relatados desfechos clínicos de progressão de doença ou mortalidade.[51]

Diretrizes clínicas[52] recomendam efavirenz em pacientes com tuberculose concomitante à infecção pelo HIV, quando os antituberculosos incluírem rifampicina.

Nestes casos, combinações contendo efavirenz apresentaram pequena superioridade em relação à nevirapina quanto à supressão da viremia plasmática (RR = 1,10; IC95%: 1,03 a 1,17) sem diferenças em relação à mortalidade ou taxa de cura da tuberculose.[53]

Da mesma maneira, há contraindicação de esquemas contendo inibidores da protease com rifampicina, mesmo que aqueles estejam reforçados com ritonavir. Pacientes com história de doença psiquiátrica grave ou distúrbios do sono não devem receber esquemas contendo efavirenz.[54] Ainda assim, efavirenz constitui opção terapêutica com perfil de segurança aceitável comparativamente aos demais antirretrovirais,[55] incluindo risco de suicídio.[56,57]

Condições clínicas específicas requerem a individualização de estratégias de tratamento. Por exemplo: (a) pacientes com carga viral acima de 100.000 cópias/mℓ não devem iniciar combinações envolvendo abacavir/lamivudina com efavirenz ou atazanavir/ritonavir ou darunavir/ritonavir associado a raltegravir; (b) pacientes com doença renal crônica estabelecida (DCE < 60 mℓ/min) não devem receber tenofovir; (c) em osteoporose, deve-se evitar uso de tenofovir; (d) em doença psiquiátrica, deve-se evitar efavirenz; (e) em presença de risco cardiovascular elevado, deve-se evitar uso de abacavir.

Falhas de tratamento

Apesar de protocolos nacionais e internacionais enfatizarem adequada seleção e apropriado uso de agentes ARV, ocorrem falhas terapêuticas, que precisam ser monitoradas e corrigidas pela escolha de novas combinações de ARV.

O monitoramento de resposta e detecção de falhas do tratamento se faz por acompanhamento clínico, avaliação da supressão da viremia e contagens de linfócitos CD4.

Falha virológica é definida como viremia plasmática persistentemente detectável, acima de 1.000 cópias/mℓ, após pelo menos 6 meses de início de um novo tratamento. É representada por duas cargas virais obtidas a intervalo de 3 meses, com estímulo à adesão aos ARV após a primeira mensuração. Deve-se a resistência a um ou mais agentes, absorção gastrointestinal diminuída, resistência celular, interações medicamentosas e, principalmente, falta de adesão. A mensuração da carga viral pode auxiliar na diferenciação entre falha de tratamento e ausência de adesão ao mesmo.

No início do tratamento, aproximadamente 70% dos pacientes que apresentam carga viral inicial elevada responderão com supressão da mesma a partir de intervenções visando estimular adesão ao tratamento. Isso confirma ser esta a causa mais frequente de falha virológica.[58]

A carga viral também permite estimar risco de transmissão vertical e efetividade das intervenções de prevenção em mulheres,[59] bem como em populações.[60]

Falha virológica consequente à resistência viral aos ARV impõe avaliação do perfil de resistência por meio de testes de genotipagem e alteração das combinações medicamentosas. A nova seleção, guiada pela genotipagem, aumenta a chance de sucesso na chamada terapia de resgate.[5]

O Quadro 29.3 apresenta as definições de falhas clínica, imunológica e virológica que justificam as decisões de substituição de antirretrovirais.[4]

Caracterizados a falha virológica e o perfil de resistência aos ARV, a definição de nova estratégia de tratamento dependerá da identificação de que medicamentos e quais combinações são possíveis. Ensaios clínicos, avaliando estratégias de resgate em pacientes com falhas virológicas, têm sido mais capazes de estimar a eficácia de novo esquema do que contribuir para o manejo racional do paciente com múltipas resistências. Ainda assim, ensaios clínicos que testam combinações de "resgate" terapêutico em pacientes com múltiplas resistências demonstram ser possível atingir valores indetectáveis de carga viral plasmática.[17]

Quadro 29.3 ▪ Definições de falhas clínica, imunológica e virológica que justificam decisão de mudança de regimes antirretrovirais.[4]

Falha	Definição	Comentários
Clínica	*Adultos e adolescentes:* eventos novos ou recorrentes, indicando imunodeficiência avançada ou grave (estágios 3 e 4) após 6 meses de efetivo tratamento. *Crianças:* eventos novos ou recorrentes, indicando imunodeficiência avançada ou grave (estágios 3 e 4, com exceção de tuberculose), após 6 meses de tratamento efetivo	A condição clínica deve ser diferenciada da síndrome inflamatória da reconstituição imune, que ocorre após início de tratamento. Em adultos, tuberculose pulmonar e infecções bacterianas graves também podem sugerir falha do tratamento
Imunológica	*Adultos e adolescentes:* contagens CD4 ≤ 250 células/mm³ após falha clínica ou contagens persistentemente < 100 células/mm³ *Crianças até 5 anos:* contagens persistentemente < 200 células/mm³ *Crianças acima de 5 anos:* menos de 100 células/mm³	Na ausência de infecção recente ou concomitante que explique o declínio transitório nas contagens de linfócitos CD4 Atualmente, critérios clínicos e imunológicos da OMS têm baixa sensibilidade e baixo valor preditivo positivo para identificar falha virológica Não há proposição alternativa de critérios de falha ou definição de falha imunológica
Virológica	Carga viral acima de 1.000 cópias/mℓ baseada em duas mensurações consecutivas, a intervalo de 3 meses, com estímulo à adesão a tratamento após o primeiro teste	A falha é definida após 6 meses de tratamento antirretroviral

Para tal, são necessárias combinações de ARV que, baseadas no perfil de resistência do paciente, evitem a "monoterapia funcional", representada pela utilização de esquemas nos quais um fármaco com potencial de atividade e não usado previamente tem sua eficácia diluída em esquema parcialmente ativo.[5] Nesses casos, a utilização de dois inibidores da protease potencializados por ritonavir é condição que se impõe. Combinações de ARV para esquemas de "resgate" têm sido propostas, ainda que baseadas em escassos ensaios clínicos bem delineados e formalmente realizados com tal objetivo. Os esquemas de resgate propostos são muito variados, envolvendo fármacos de diversos grupos, ainda não suficientemente avaliados por estudos comparativos com desfechos primordiais e com suficiente tempo de seguimento.

Profilaxia pré-exposição ao HIV

A profilaxia pré-exposição ao HIV (PPrE) compreende uso de um ou mais antirretrovirais em indivíduos não portadores do HIV, visando prevenir a infecção potencial advinda do contato com o vírus por meio de relações sexuais ou uso compartilhado de seringas entre usuários de drogas injetáveis. Diferentes ECR avaliaram esse tipo de profilaxia, com ARV orais e outras medidas.

Uso de antirretrovirais como profilaxia da exposição ao HIV baseia-se na eficácia dos mesmos em bloquear a aquisição do vírus em situação de exposições sanguínea (transmissão vertical), sexual ou a partir do uso compartilhado de seringas entre usuários de drogas.

Diversos ECR avaliaram a efetividade da PPrE em: casais sorodiscordantes,[61] homens heterossexuais, mulheres,[62] homens que praticam sexo com outros homens,[63,64] usuários de drogas injetáveis[65] e mulheres transgênero.[66]

Diretrizes internacionais sustentam que estratégias de PPrE, envolvendo tenofovir, devam ser oferecidas como estratégia de "prevenção adicional" para pessoas com "risco substancial" de infecção pelo HIV como parte da estratégia de "prevenção combinada" do HIV.[4,16]

A definição de "risco substancial" de aquisição de HIV compreende grupos populacionais ou contextos em que a incidência de infecção pelo HIV é superior a 3 por 100 pessoas-ano, condição verificada em alguns grupos de homens que praticam sexo com outros homens, mulheres transgênero e homens e mulheres heterossexuais que têm parceiros sexuais com infecção pelo HIV não diagnosticada ou não tratada.[4]

Revisão sistemática e metanálise[67] de 10 ECR, que avaliaram estratégias de PPrE envolvendo tenofovir oral, evidenciou redução do risco de infecção pelo HIV (RR = 0,49; IC95%: 0,33 a 0,73). O nível de proteção não diferiu com idade, sexo, regime antiviral e modo de aquisição do HIV (exposição sexual retal, peniana ou vaginal). Quando a análise se restringiu a estudos com adesão elevada (> 70% dos indivíduos em uso de profilaxia pós-exposição ao HIV [PPEx]), houve maior redução do risco (RR = 0, 30; IC95%: 0,21 a 0,45). A PPrE incluiu um conjunto de intervenções: aconselhamento e testagem anti-HIV, disponibilização de preservativos, rastreamento e tratamento de doenças sexualmente transmissíveis, estímulo à adesão, contracepção para mulheres, entre outras.

Em revisões, seis e sete estudos incluíram, respectivamente, mulheres e homens. O risco relativo para a infecção pelo HIV no grupo PPrE *versus* placebo foi 0,57 (IC95%: 0,34 a 0,94) entre mulheres e 0,38 (IC95%: 0,20 a 0,60) entre homens. Entretanto, dois estudos que arrolaram apenas mulheres não foram capazes de demonstrar redução no risco de infecção.[62,68]

A efetividade da PPrE depende da adesão dos indivíduos à obrigatoriedade de uso diário de antirretrovirais na ausência de infecção pelo HIV. Em estudos que apontaram baixa adesão (40% ou menos), não houve redução de risco de aquisição do HIV. Não se observaram diferenças na ocorrência de eventos adversos entre os grupos.[67]

Inexistem estudos de longo prazo, estimando risco de emergência de resistência viral em indivíduos que utilizam PPrE.

Profilaxia pós-exposição ao HIV

A profilaxia pós-exposição (PPEx) ao HIV consiste na prevenção da aquisição do vírus a partir da "janela de oportunidade," representada pelo tempo transcorrido entre a entrada do vírus no organismo pós-exposição e sua chegada em linfonodos regionais, período que pode eventualmente durar até 72 h. É a partir dos linfonodos que ocorre a invasão aos linfócitos, determinando a infecção. Modelos experimentais sugerem ser este o prazo máximo para a utilização efetiva de antirretrovirais como estratégia de redução do inóculo viral, sendo as primeiras 2 h o período ideal para a ação desta estratégia.[69]

Diferentes estratégias de PPEx se sustentam a partir da extrapolação do benefício de antirretrovirais na prevenção da transmissão vertical do HIV (materno-infantil). O estudo ACTG 076 demonstrou redução a menos de 1% na transmissão do vírus entre duplas mães-bebês que receberam zidovudina durante pré-natal e trabalho de parto, cujos bebês a receberam nas primeiras 4 semanas após o parto *versus* redução de 25% no grupo placebo.[70]

Formas de contágio do HIV preveníveis mediante PPEx compreendem exposição sexual (indivíduos que praticaram atividade sexual sem uso de preservativos; relações sexuais anais receptivas), ocupacional (acidentes perfurocortantes entre profissionais de saúde, por exemplo) e uso compartilhado de seringas entre usuários de drogas. Tais situações perfazem as situações de maior risco de transmissão do vírus e compreendem risco de transmissão de difícil quantificação.[71]

Fatores determinantes do risco de transmissão do HIV compreendem carga viral, integridade da mucosa, presença de traumatismos por violência sexual, entre outros.

Estudo de casos e controles[72] estimou o risco de infecção pelo HIV após exposição ocupacional. Há maior risco se o sangue do paciente-fonte apresentar viremia plasmática elevada, o volume contactante for grande e houver exposição relacionada a ferimento profundo, como em situações de acidente perfurocortante, determinado por seringas e demais instrumentais de uso cirúrgico.

Situações que merecem estratégias de PPEx compreendem: contaminação por sangue e secreções corporais (saliva, leite materno, secreções genitais, líquido amniótico, peritoneal, sinovial, pericárdico, pleural ou liquor). Exposições que não requerem aquela profilaxia compreendem: indivíduo exposto já portador de HIV; paciente-fonte documentadamente não portador do HIV; exposição a secreções corporais sem presença de sangue visível, como saliva, lágrimas, urina e suor.

Exposições ao HIV devem ser consideradas como emergências médicas e atendidas por profissional capacitado a orientar o paciente nos riscos e benefícios da utilização da profilaxia. Também deve orientar quanto à necessidade de exames diagnósticos para HIV, hepatites virais e demais doenças sexualmente transmissíveis e aconselhar para que novas situações de exposição não venham a ocorrer.

Recomendações baseadas em especialistas sugerem profilaxia com combinação de tenofovir + lamivudina (ou entricitabina) + lopinavir/ritonavir ou atazanavir/ritonavir em adultos e adolescentes. Outras opções de terceira escolha incluem raltegravir, darunavir/ritonavir ou efavirenz, as duas primeiras condicionadas à disponibilidade e com elevado custo. Em crianças até 10 anos, a combinação de antivirais profiláticos inclui zidovudina + lamivudina e lopinavir/ritonavir. Uma alternativa pode ser abacavir + lamivudina ou tenofovir + lamivudina (ou entricitabina). A recomendação inclui uso dos antivirais durante 28 dias a partir da exposição. Medidas de aconselhamento e orientação também devem ser utilizadas para assegurar a adesão a tratamento, dada a elevada frequência de eventos adversos dos antirretrovirais. Em situações em que o paciente-fonte apresenta infecção pelo HIV com presumida ou documentada resistência, um especialista deve ser consultado para a definição de combinações de antirretrovirais, visando reduzir o risco de falha virológica.[4]

Sumário de seleção de esquemas de tratamento antirretrovirais.			
Doença/intervenção/antiviral	Grau de recomendação	Nível de evidência	Comentários
■ Tratamento da infecção aguda pelo HIV/AIDS			
Tratamento da infecção aguda independentemente das contagens de linfócitos CD4	II	B	Benefício demonstrado em estudos com curto tempo de seguimento
■ Tratamento da infecção crônica pelo HIV/AIDS em pacientes sem tratamento prévio			
Tratamento da infecção pelo HIV	I	A	Redução de morbidade, mortalidade e progressão da doença
Tratamento da infecção pelo HIV	II	B	Eficácia da prevenção da transmissão do vírus é condicionada a máxima adesão ao tratamento e ausência de DST
Iniciar tratamento independentemente de estágio clínico e contagem de linfócitos CD4/mm³	IIa	B	Redução de risco de mortalidade com início precoce é modesta
Iniciar tratamento na vigência de contagens de linfócitos CD4 < 500 células/mm³	II	B	Redução de mortalidade e progressão de doença para AIDS, tuberculose e condição clínica não definidora de AIDS. Reconstituição imunológica
Iniciar tratamento na vigência de contagens de linfócitos CD4 < 350 células/mm³	I	B	Redução de progressão para AIDS ou morte
Iniciar tratamento independentemente da contagem de linfócitos CD4 em: – Gravidez – Hepatite B crônica (coinfecção) – Nefropatia associada ao HIV – Crianças e adolescentes com HIV	I II II I	A B B A	Há evidências favorecedoras de tratamento precoce em crianças < 2 anos, gestantes portadoras de HIV e recém-nascidos de mães portadoras de HIV
Iniciar tratamento na vigência de infecção oportunista ou manifestações definidoras de AIDS	I	B	Iniciar em até 2 semanas do início da doença, exceto em meningite criptocócica Iniciar em até 2 semanas do início de tratamento antituberculoso em indivíduos com contagens de células CD4 < 50 células/mm³ Iniciar entre as primeiras 2 a 8 semanas para aqueles com contagens de CD4 > 50 células/mm³

(continua)

Sumário de seleção de esquemas de tratamento antirretrovirais. (continuação)			
Doença/intervenção/antiviral	Grau de recomendação	Nível de evidência	Comentários
Monitoramento da carga viral e linfócitos CD4 em intervalos semestrais, se viremia foi suprimida por 1 ano e contagens de CD4 ≥ 350 células/mm³	IIa	B	Para conferir estabilidade e verificar eventual resistência ou surgimento de efeitos adversos
Combinação de antivirais para tratamento inicial TDF/3TC + ITRNN (efavirenz) TDF/3TC + IP/r (ATV/r, DRV/r, LPV/r) ABC/3TC* ou TDF/FTC + DTG	I I I	A A A	EFV tem maior experiência de uso e desfechos clínicos relevantes. Não é mais contraindicado na gestação. ABC tem uso contraindicado na presença de HLA-B5701
Pacientes com carga viral > 100 mil cópias RNA/ml ou contagens de CD4 < 200 células/mm³	II	B	Especial eficácia com tratamento antirretroviral; algumas combinações de ARV apresentam supressão virológica subótima. Evitar ABC/3TC com EFV ou ATV/r Evitar DRV/r + RAL
■ Tratamento da infecção pelo HIV/AIDS em pacientes apresentando falha terapêutica			
Combinações escolhidas a partir de avaliação da resistência viral	I	C	Esquemas com 2 ARV completamente ativos
Esquemas de resgate terapêutico	I	A	Supressão máxima da viremia plasmática
■ Tratamento da infecção pelo HIV/AIDS para prevenção da transmissão do vírus			
Prevenção da transmissão do HIV em casais sorodiscordantes	IIb	A	Como estratégia de redução do risco de transmissão sexual
■ Profilaxia antirretroviral ao HIV			
Profilaxia pré-exposição ao HIV	II	A	Em indivíduos com risco substancial de infecção pelo HIV
Profilaxia pós-exposição ao HIV	III	B	Evidências originárias de estudo de casos e controles

Obs.: Siglas constantes no Quadro 29.1. ABC: contraindicado em presença de HLA-B*5701; ABC/3TC: uso recomendado somente se carga viral inicial < 100.000 cópias/ml, exceto se iniciado em combinação com DTG; TDF: não deve ser utilizado em indivíduos com depuração de creatinina < 70 ml/min; FTC: entricitabina, medicamento disponível no Brasil em associação com TDF.

▶ Prescrição

Os esquemas de administração dos antirretrovirais de uso atual são apresentados no Quadro 29.4.

Antirretrovirais costumam ser usados em associações.

Revisão sistemática[73] comparou eficácia, segurança e tolerabilidade de combinações com TDF ou AZT mais um ITRN ou ITRNN em tratamento inicial da infecção pelo HIV em pacientes virgens de tratamento. Houve equivalência em taxas de resposta virológica e frequência de eventos adversos.

Outra revisão sistemática[74] comparou a eficácia virológica de quatro combinações envolvendo tenofovir como estratégia inicial de tratamento. Tenofovir foi associado a: (1) lamivudina e nevirapina; (2) entricitabina e nevirapina; (3) lamivudina e efavirenz; (4) entricitabina e efavirenz. Associações com nevirapina apresentaram maiores taxas de falha virológica. Tenofovir associado a entricitabina e efavirenz apresentou resultados superiores.

O profármaco tenofovir disoproxil fumarato é metabolizado em nenofovir e, subsequentemente, em tenofovir-difosfato intracelularmente. Associa-se a nefrotoxicidade em pacientes com fatores de risco para doença renal ou naqueles em uso concomitante de inibidores da protease reforçados com ritonavir. Também se associa a reduções de densidade mineral óssea. A síntese de novo profármaco – tenofovir alafenamida – resulta em concentrações intracelulares maiores do metabólito ativo tenofovir difosfato, permitindo menores doses e potencial redução do risco de toxicidade renal e óssea.[75] A empresa que detém a patente da formulação tenofovir alafenamida ainda não solicitou registro no Brasil.

Em 2013, a Organização Mundial da Saúde estabeleceu equivalência farmacêutica e intercambiabilidade clínica entre lamivudina e entricitabina, inibidoras da transcriptase reversa análogas de nucleosídeos, com estruturas químicas similares. Recomendou o uso de ambas como parte de combinações de terapia tripla em tratamento inicial da infecção pelo HIV.[76]

Entricitabina não é comercializada isoladamente no Brasil, somente em combinação com tenofovir. Atualmente, a Anvisa está analisando o registro dessa combinação para uso na profilaxia pré-exposição. Lamivudina e entricitabina estão associadas à emergência da mutação de resistência M184V, mutação mais frequente entre os ITRNN, condição que levou à OMS a sugerir que a lamivudina (3TC) não esteja entre os esquemas preferenciais de início do tratamento em diretrizes de tratamento em 2010 e 2013.[76] Entretanto, metanálise avaliou diretamente a eficácia clínica de lamivudina e entricitabina entre pacientes em tratamento com carga viral inicial inferior a 100.000 cópias/ml. Não houve diferenças nas taxas de sucesso obtidas com os dois medicamentos (RR = 1,03; IC95%: 0,96 a 1,10).[77]

▶ Seguimento

Efeitos adversos

Embora o tratamento da infecção pelo HIV reduza morbidade e mortalidade associadas a AIDS, esses eventos são mais frequentes por ocasião dos três primeiros meses do tratamento em função da síndrome inflamatória de reconstituição imunológica (SIRI). Esta é condição comum na vigência de infecção avançada pelo HIV e em presença de comorbidades, como redução dos níveis de hemoglobina, desnutrição, perda acentuada de peso e contagens muito baixas de linfócitos CD4. Nesse contexto, a adesão ao tratamento pode ser afetada por vigência de infecções e eventos adversos associados à síndrome.

Após o diagnóstico da infecção pelo HIV, há recomendação de monitoramento dos níveis de linfócitos CD4 em sangue periférico a cada 6 a 12 meses. A partir do início do tratamento antirretroviral, o monitoramento da carga viral deve ser semestral até que o paciente seja considerado clinicamente estável. Uma vez estabilizado, aquele monitoramento é feito anualmente. É recomendável o monitoramento de creatinina sérica e taxa de filtração glomerular em pacientes em

Quadro 29.4 ▪ Medicamentos antirretrovirais: dados para prescrição.

Fármaco	Apresentação	Administração diária	Instrução
ABC	Cp. revestidos: 300 mg Sol. oral: 20 mg/ml	*Adultos e crianças ≥ 30 kg*: 300 mg, 2 vezes ou 600 mg *Crianças (21 a 30 kg)*: 150 mg pela manhã e 300 mg à noite *Crianças (14 a 21 kg)*: 150 mg, 2 vezes *Crianças < 14 kg*: 8 mg/kg, 2 vezes, até a dose máxima de 600 mg (30 ml) diários; 8 mg/kg 2 vezes/dia, até a dose máxima de 600 mg (30 ml)	Administrar com ou sem alimentos. Engolir comprimidos com um copo de água. Não esmagar comprimidos
ddI	Cp. tamponados: 25 e 100 mg	≥ 60 kg: 200 mg, 2 vezes ou 400 mg < 60 kg: 125 mg, 2 vezes ou 250 a 300 mg	Administrar 30 min antes ou 2 h após a refeição. Diluir em água ou mastigar
	Cp. revestidos de liberação entérica 250 e 400 mg	≥ 60 kg: 400 mg < 60 kg: 125 mg, 2 vezes ou 250 mg	Administrar 30 min antes ou 2 h após alimentação
FTC/tenofovir	Cp. revestidos 200/245 mg	*Adultos*: 1 comprimido	Administrar com alimentos. Crianças: não há eficácia e segurança estabelecidas
D4T	Pó para sol. oral 1 mg/ml	≥ 60 kg: 40 mg, 2 vezes < 60 kg: 30 mg, 2 vezes ≥ 30 kg: 30 mg, 2 vezes < 30 kg: 1 mg/kg, a cada 12 h	Administrar com ou sem alimentos
3TC	Cp. revestidos 150 mg Sol. oral 10 mg/ml	150 mg, 2 vezes ou 300 mg *Crianças de 3 meses a 12 anos de idade*: 4 mg/kg, 2 vezes até o máximo de 300 mg/dia (30 ml) *Crianças com menos de 3 meses de idade*: dados insuficientes para recomendar doses específicas	Administrar com ou sem alimentos
	Em associação: AZT 300 mg +3TC 150 mg	1 comp., 2 vezes	
TDF	Cp. 300 mg	300 mg	Administrar com alimentos
ddC	Cp. 0,75 mg	0,75 mg, 3 vezes	Administrar com ou sem alimentos
AZT	Cáps. 100 mg	300 mg, 2 vezes ou 200 mg, 3 vezes	Administrar com ou sem alimentos
EFZ	Cp. revestido 600 mg	600 mg *Crianças < 40 kg*: não é aconselhado *Crianças < 3 anos ou com peso < 13 kg*: não administrar (dados insuficientes)	Administrar com ou sem alimentos, evitando somente refeições muito gordurosas Deve ser somente deglutido
ETV	Cp. 100 mg	*Adultos*: 200 mg por 14 dias, e, na ausência de exantema, aumentar para 200 mg, 2 vezes Se interrupção > 7 dias, reiniciar com 200 mg/dia	Administrar com alimentos
NVP	Cp. 200 mg Susp. oral: 10 mg/ml	*Adultos*: 200 mg nos primeiros 14 dias e, na ausência de exantema, aumentar para 200 mg, 2 vezes *Crianças ≥ 8 anos*: 4 mg/kg por 2 semanas, após 4 mg/kg, 2 vezes *Crianças até 8 anos*: 4 mg/kg nos primeiros 14 dias; após 7 mg/kg, 2 vezes	Usar seringa dosadora com volumes até 5 ml A dose total diária não deve exceder 400 mg para nenhum paciente
RVP	Cp. revestido 25 mg	*Adultos*: 25 mg *Crianças*: não existem dados disponíveis	Deve ser tomado com uma refeição
ATZ	Cáps. 150 e 200 mg	400 mg	Administrar com alimentos
LPV/r	Cp. revestidos 200 + 50 mg 100 + 25 mg	*Adultos*: 200/50 mg, 2 vezes ou 800/200 mg *Crianças com 35 kg ou mais*: 100/25 mg, 2 vezes	Administrar com ou sem alimentos
ATV/r	Cáps. 100, 150, 200, 300 mg/100 mg	300/100 mg *Crianças 15 a < 35 kg*: 200/100 mg *Crianças > 35 kg*: 300/100 mg	Administrar com alimentos
FPV/r	Cp. revestidos 700/100 mg	700/100 mg, 2 vezes ou 1.400/200 mg	Preferencialmente administrar com alimento Segurança e eficácia em combinação com ritonavir ainda não foram estabelecidas para < 18 anos
DTG/r	Cp. revestidos 50/100 mg	50/100 mg	Administrar com ou sem alimento. Segurança e eficácia em combinação com ritonavir ainda não foram estabelecidas para < 18 anos
DRV/r	Cp. revestidos 75, 150, 300, 600/100 mg	*Adultos*: 600/100 mg, 2 vezes *Crianças e adolescentes*: dados insuficientes para recomendações de doses	Tomar junto a uma refeição. Não é necessário administrar com alimentos gordurosos
T-20	Pó liofilizado p/ sol. inj. (90 mg/ml)	*Adultos e adolescentes*: 90 mg, 2 vezes SC *Crianças (6 a 16 anos)*: 2 mg/kg, 2 vezes SC até dose máxima de 90 mg, 2 vezes	Ter especiais cuidados com a preparação da injeção
Maraviroque	Cp. revestidos 150, 300 mg	*Adultos*: 150 mg, 300 mg ou 600 mg, a cada 12 h *Crianças*: doses não estabelecidas	Administrar com ou sem alimentos.
RAL	Cp. 400 mg	400 mg, 2 vezes	Administrar com ou sem alimentos.
DTG	Cp. 50 mg	*Adultos e crianças com peso mínimo de 40 kg*: 50 mg	Não partir nem mastigar o comprimido

uso de tenofovir e naquelas situações em que houver suspeita clínica de falha do tratamento antirretroviral. A identificação de surgimento de resistência pode ser parâmetro estimado clínica e laboratorialmente, como ocorre na infecção pelo HIV.

Para a maioria dos antivirais, cujo uso é relativamente recente, ainda não estão claros os riscos oriundos da prescrição crônica. Assim, é preciso monitorar os efeitos adversos mais frequentes associados ao uso de antirretrovirais, que são apresentados no Quadro 29.5.

A toxicidade renal associada ao uso do TDF corresponde à disfunção das células tubulares proximais que pode levar à insuficiência renal aguda ou crônica e também à perda da densidade mineral óssea. A utilização de tenofovir na forma TAF, já comentada, pode reduzir a frequência de ocorrência de tais manifestações de toxicidade, mas merece maior experiência de uso e de monitoramento de eventos adversos associados à nova apresentação. Fatores associados a maior risco de nefrotoxicidade relacionada a tenofovir incluem idade superior a 50 anos, doença renal subjacente, incluindo aquela relacionada ao HIV, peso corporal < 50 kg, notadamente em mulheres, hipertensão arterial não controlada e diabetes. Além disso, o uso de agentes nefrotóxicos como anti-inflamatórios não esteroides e antirretrovirais como ATV/r podem potencializar a toxicidade renal do tenofovir. Indivíduos como função glomerular < 50 mℓ/min não devem utilizar tenofovir.

Os efeitos mais relevantes e frequentes do uso de efavirenz compreendem aqueles relacionados ao sistema nervoso central. Parcela importante desses efeitos reduz ou desaparece depois de algumas semanas de tratamento, fazendo com que mais de 90% dos pacientes permaneçam com regimes de primeira linha incluindo EFV.[78]

Substituição de antirretrovirais para redução da toxicidade

Estratégias de substituição de antirretrovirais em pacientes que já atingiram supressão virológica têm sido sugeridas como forma de reduzir a toxicidade associada aos mesmos ou para utilização de esquemas posológicos mais adequados à adesão ao tratamento a longo prazo. Visa-se incluir interações medicamentosas mais favoráveis, simplificar e reduzir doses e número de comprimidos, evitar restrições

Quadro 29.5 ■ Reações adversas de antirretrovirais.[4]

ARV	Reações mais frequentes	Fatores predisponentes	Sugestão de manejo
Abacavir (ABC)	Reação de hipersensibilidade (febre, sintomas respiratórios ou gastrointestinais)	Presença do alelo HLA-B*5701	Utilização do teste de identificação do alelo, evitando o uso de abacavir. Substituir por TDF ou AZT
Atazanavir/ ritonavir (ATV/r)	Alterações eletrocardiográficas (prolongamento dos intervalos PR e QRS)	Indivíduos com doença prévia no sistema de condução. Uso concomitante de medicamentos que prolonguem intervalos PR e QRS. Síndrome congênita do QT longo	Cautela em indivíduos com doença prévia do sistema de condução cardíaca ou em uso concomitante de medicamentos que prolonguem intervalos PR e QRS
	Hiperbilirrubinemia indireta (icterícia clínica)	Presença do alelo uridina difosfato (UDP)	Fenômeno clinicamente benigno, mas potencialmente estigmatizante. Substituir se houver risco na adesão ao tratamento
	Nefrolitíase	Histórico de nefrolitíase	Substituir por LPV/r ou DRV/r. Havendo contraindicação de IP/r e falha documentada dos ITRNN, considerar o uso de IIn
Dolutegravir (DTG)	Hepatotoxicidade. Reações de hipersensibilidade	Coinfecção por hepatite B ou C. Doença hepática	Substituir por EFV ou IP/r em esquema inicial de tratamento
Darunavir/ritonavir (DRV/r)	Hepatotoxicidade	Coinfecção por hepatite B ou C. Doença hepática. Uso concomitante de medicamentos hepatotóxicos	Substituir por ATV/r ou LPV/r
	Reação cutânea grave e hipersensibilidade	Alergia à sulfonamida	
Efavirenz (EFV)	Toxicidade persistente do SNC, com tontura, vertigem, insônia, sonhos bizarros, pesadelos, euforia, irritabilidade, agitação, ansiedade, depressão, confusão mental, amnésia, alucinações, convulsões	Depressão ou outra doença mental (prévia ou na avaliação inicial). Histórico de convulsões	Para sintomas no SNC, utilizar o medicamento à noite. Considerar menor dosagem de EFV (400 mg/dia) ou substituir por NVP ou DTG se a menor dosagem não reduzir sintomas
	Hepatotoxicidade, elevação de transaminases	Coinfecção por hepatite B ou C. Doença hepática. Uso concomitante de medicamentos hepatotóxicos	Em caso de hepatotoxicidade grave, substituir por outra classe como IIn ou IP/r. Também deve ser evitado na gestação
	Exantema, síndrome de Stevens-Johnson.	Não conhecidos	
	Ginecomastia	Não conhecidos	Substituir por NVP ou outra classe como IIn ou IP/r
Entricitabina (FTC)/tenofovir	Raros efeitos adversos. Podem ocorrer diarreia, cefaleia, náuseas e erupção cutânea	Transtornos hepáticos significativos ou medicamentos associados a toxicidade hepática	Substituir por combinações preferenciais sem FTC
Etravirina (ETV)	Reação cutânea grave e hipersensibilidade	Não conhecidos	Substituir por NVP ou por outra classe como IIn ou IP/r
Lamivudina (3TC)	Raros efeitos adversos. Potencialmente pode causar acidose láctica e esteatose hepática	Fatores de risco para doença hepática	Substituir por combinações preferenciais sem FTC

(continua)

Quadro 29.5 ▪ Reações adversas mais frequentes de antirretrovirais.[4] (*continuação*)

ARV	Reações mais frequentes	Fatores predisponentes	Sugestão de manejo
Lopinavir/ritonavir (LPV/r)	Anormalidades eletrocardiográficas: prolongamento dos intervalos PR e QRS e *torsade de pointes*	Doença prévia no sistema de condução Uso concomitante de medicamentos que prolonguem intervalos PR e QRS Síndrome congênita do QT longo Hipopotassemia	Em crianças até 3 anos, substituir por NVP ou RAL. Em crianças com mais de 3 anos, substituir por EFV. ATV pode ser utilizado em crianças acima de 6 anos. Evitar uso em tuberculose. Em falha prévia com ITRNN, considerar IIn
	Pancreatite	Doença avançada pelo HIV, uso abusivo de álcool	Evitar consumo de bebidas alcoólicas
	Dislipidemia	Fatores de risco cardiovasculares como obesidade e diabetes	Substituir por IIn
	Diarreia		Substituir por ATV/r, DRV/r ou IIn
Nevirapina (NVP)	Hepatotoxicidade *Rash* cutâneo Reação de hipersensibilidade Síndrome de Stevens-Johnson	Doença hepática subjacente Coinfecção pelos vírus das hepatites B e C Uso concomitante de medicamentos hepatotóxicos Contagens de linfócitos CD4 > 250 células/mm³ em mulheres e > 400 células/mm³ em homens	Em hepatotoxicidade leve, substituir por EFV, incluindo crianças com 3 anos de idade ou mais. Em hepatotoxicidade grave e hipersensibilidade, substituir por IIn ou IP/r, incluindo crianças com menos de 3 anos
Raltegravir (RAL)	Rabdomiólise, miopatia e mialgia	Uso concomitante de medicamentos que aumentem risco de miopatia e rabdomiólise (estatinas)	Substituir por etravirina ou IP/r
	Hepatite e insuficiência hepática *Rash* cutâneo e reação de hipersensibilidade	Não conhecidos	
Tenofovir (TDF)	Doença renal crônica Insuficiência renal aguda Síndrome de Fanconi	Déficit de função renal Idade acima de 50 anos IMC < 18,5 ou peso inferior a 50 kg, notadamente em mulheres Diabetes não tratado Hipertensão arterial não tratada Uso concomitante de fármacos nefrotóxicos ou IP/r	Substituir por AZT ou ABC Não iniciar TDF com taxa de filtração glomerular estimada < 60 mℓ/min, hipertensão não controlada ou diabetes não tratado
	Redução da densidade mineral óssea	História de osteomalacia (em adultos), raquitismo (crianças) e fraturas patológicas Fatores de risco para osteoporose e perda de densidade mineral óssea Deficiência de vitamina D	
	Acidose láctica ou hepatomegalia grave com esteatose	Exposição prolongada a ITRN Obesidade Doença hepática	
Zidovudina (AZT)	Anemia grave, neutropenia	CD4 ≤ 200 células/mm³	Substituir por TDF ou ABC Considerar uso de AZT em baixa dosagem
	Acidose láctica ou hepatomegalia grave com esteatose Lipoatrofia, lipodistrofia Miopatia	IMC > 25 (ou peso corporal acima de 75 kg) Exposição prolongada aos ITRN	Substituir por TDF ou ABC

alimentares, entre outros.[13] Esquemas de manutenção devem combinar dois antirretrovirais em vez de três. Há, no entanto, escassa evidência baseada em ECR, avaliando tais estratégias. Neste sentido, parece mais prudente circunscrever a substituição de antirretrovirais aos casos de pacientes com infecção controlada, mas com eventos adversos associados ao uso dos medicamentos, como estratégia de redução da toxicidade.

Foge ao objetivo do presente capítulo a identificação de esquemas de tratamento antirretroviral de segunda e terceira linhas, mediante a caracterização das falhas clínica, virológica e imunológica. Nestas situações, a avaliação da resistência viral aos antirretrovirais deve ser considerada. Em linhas gerais, é possível considerar que, a partir da falha de esquemas de primeira linha contendo TDF + 3TC, é recomendada a substituição por AZT + 3TC como dupla de ITRN. Caso não tenham sido utilizadas na primeira linha, combinações de inibidores da protease reforçados com ritonavir como ATV/r ou LPV/r são recomendadas. A opção DRV/r pode ser uma alternativa, ainda que limitada pelo elevado custo. A escolha de combinações de segunda e terceira linhas deve ainda considerar a presença de situações específicas como a toxicidade associada ao uso de antirretrovirais e infecções concomitantes, como tuberculose e hepatites virais B e C, entre outras.

Para indivíduos com documentada resistência viral a partir de testes de fenotipagem ou genotipagem, as recomendações incluem a escolha de dois, preferencialmente três novos antirretrovirais completamente ativos a partir dos testes de resistência, com pelo menos um inibidor da protease reforçado com ritonavir e outro antirretroviral de classe diferente, como IIn, maraviroque ou enfuvirtida, por exemplo.[17]

Interações medicamentosas

Pelas características de um tratamento realizado com combinações de ARV e gerador de muitos efeitos adversos, faz-se necessário o uso de vários medicamentos simultaneamente, o que leva à indução potencial de interações medicamentosas.

Com frequência é preciso manejar interações medicamentosas que ocorrem entre antirretrovirais, e destes com outros medicamentos. Estes são usados para corrigir efeitos adversos daqueles ou para controlar manifestações clínicas sintomáticas da própria doença.

No Quadro 29.6 são apresentadas as principais interações dos antirretrovirais e o manejo sugerido para as mesmas.

Quadro 29.6 ■ Principais interações de antirretrovirais e manejo sugerido.[4]

Antirretroviral	Principais interações	Manejo sugerido
Abacavir (ABC)	Etanol aumenta em 41% os níveis séricos do abacavir	Significado clínico desconhecido
Atazanavir (ATV)	Fenobarbital e carbamazepina	Por reduzirem níveis séricos de atazanavir, substituir por outros anticonvulsivantes
	Amiodarona	Eleva níveis séricos do atazanavir, pelo que deve ser substituída
Inibidores da protease "reforçados" por ritonavir (IP/r) ATV/r, DRV/r e LPV/r	Rifampicina	Subsituir refampicina por rifabutina
	Helofantrina e lumefantrina	Utilizar antimalárico alternativo
	Lovastatina e sinvastatina	Utilizar hipocolesterolemiante alternativo
	Contraceptivos hormonais	Utilizar formas de anticoncepção alternativas ou adicionais
	Inibidores de bomba de prótons	Evitar uso concomitante de ATV/r
	Metadona e buprenorfina	Ajustar doses de metadona e buprenorfina
	Astemizol e terfenadina	Utilizar anti-histamínico alternativo
	Tenofovir	Monitorar função renal
	Simprevir	Usar DAA* alternativo
	Ombitasvir + paritaprevir + ritonavir mais dasabuvir	Usar DAA* alternativo
Dolutegravir (DTG)	Carbamazepina, fenobarbital e fenitoína	Utilizar anticonvulsivante alternativo
	Produtos catiônicos, contendo Mg, Al, Fe, Ca e Zn	Usar DTG pelo menos 2 h antes ou 6 h após o uso de suplementos, antiácidos ou laxativos contendo esses elementos. Monitorar a eficácia virológica
Efavirenz (EFV)	Amodiaquina	Utilizar antimalárico alternativo
	Metadona	Ajustar dose de metadona
	Contraceptivos hormonais	Utilizar contraceptivos alternativos ou adicionais para prevenção da transmissão do HIV e gestações não desejadas
	Astemizol e terfenadina	Utilizar anti-histamínico alternativo
	Simeprevir	Usar DAA* alternativo
	Ombitasvir + paritaprevir + ritonavir mais dasabuvir	Usar DAA* alternativo
Entricitabina/tenofovir (FTC)	Outros medicamentos contendo entricitabina e tenofovir disoproxil (fumarato) Lamivudina	Não deve ser administrado concomitantemente com esses medicamentos
Etravirina (ETV)	Carbamazepina, fenobarbital, fenitoína	Utilizar outros anticonvulsivantes
	Rifampicina e rifapentina	Utilizar outros tuberculostáticos
Lamivudina (3TC)	Zalcitabina	Potencial antagonismo. Evitar uso concomitante
Nevirapina (NVP)	Rifampicina	Substituir NVP por EFV
	Metadona	Ajustar a dose de metadona conforme necessário
	Astemizol e terfenadina	Utilizar anti-histamínico alternativo
	Itraconazol e cetoconazol	Utilizar antifúngico alternativo
	Lopinavir/r	Aumentar a dose de LPV/r
	Simeprevir	Usar DAA* alternativo
	Ombitasvir + peritaprevir + ritonavir mais dasapuvir	Usar DAA* alternativo
Raltegravir (RAL)	Rifampicina	Reduz concentrações plasmáticas de raltegravir. Substituir o antituberculoso
	Atazanavir	Aumenta níveis plasmáticos de raltegravir, mas não é necessário ajuste de dose
Tenofovir (TDF)	Didanosina	Aumento de 40 a 60% da exposição sistêmica à didanosina, o que pode aumentar seu risco de toxicidade. Reduzir didanosina para 250 mg/dia
	Inibidores da protease	Reduz níveis séricos de alguns IP
Zidovudina (AZT)	Ribavirina e interferon alfa 2a	Substituir AZT por TDF

*DAA: antivirais de ação direta utilizados no tratamento das hepatites virais B e C.

Referências bibliográficas

1. May MT, Gompels M, Delpech V, Porter K, Orkin C, Kegg S et al.; UK Collaborative HIV Cohort (UK CHIC) Study. Impact on life expectancy of HIV-1 positive individuals of CD4+ cell count and viral load response to antiretroviral therapy. AIDS. 2014; 28 (8): 1193-1202.
2. Cohen MS, Mccauley M, Gamble TR. HIV treatment as prevention and HPTN 052. Curr Opin HIV AIDS 2012; 7 (2): 99-105.
3. No authors listed. The HIV epidemic can be stopped. Nature. 2015; 523 (7559): 127.
4. World Health Organization. Consolidated guidelines on the use of antiretroviral drugs for treating and preventing HIV infection. Recommendations for a Public Health Approach. 2nd Edition. Geneva; World Health Organization; 2016. 480 p.
5. Brasil. Ministério da Saúde. Secretaria de Vigilância em Saúde. Departamento de DST, Aids e Hepatites Virais. Protocolo Clínico e Diretrizes Terapêuticas para Manejo da Infecção pelo HIV em adultos. Brasília, 2013. Última atualização: julho de 2015.
6. Raboud JM, Montaner JS, Conway B, Rae S, Reiss P, Vella S et al. Suppression of plasma viral load below 20 copies/ml is required to achieve a long-term response to therapy. AIDS. 1998; 12 (13): 1619-1624.
7. Raboud JM, Rae S, Montaner JS. Predicting HIV RNA virologic outcome at 52-weeks follow-up in antiretroviral clinical trials. The INCAS and AVANTI Study Groups. J Acquir Immune Defic Syndr. 2000; 24 (5): 433-439.
8. Fleming TR, DeMets DL. Surrogate end points in clinical trials: are we being misled? Ann Intern Med. 1996; 125 (7): 605-613.
9. Wyl VV, Gianella S, Fischer M, Niederoest B, Kuster H, Battegay M et al. Swiss HIV Cohort Study-SHCS. Early antiretroviral therapy during primary HIV-1 infection results in a transient reduction of the viral setpoint upon treatment interruption. PLoS One. 2011; 6 (11): e27463.
10. Hocqueloux L, Avettand-Fènoël V, Jacquot S, Prazuck T, Legac E, Mélard A et al.: AC32 (Coordinated Action on HIV Reservoirs) of the Agence Nationale de Recherches sur le Sida et les Hépatites Virales (ANRS). Long-term antiretroviral therapy initiated during primary HIV-1 infection is key to achieving both low HIV reservoirs and normal T cell counts. J Antimicrob Chemother. 2013; 68 (5):1169-1178.
11. Grijsen ML, Steingrover R, Wit FW, Jurriaans S, Verbon A, Brinkman K et al. Primo-SHM Study Group. No treatment versus 24 or 60 weeks of antiretroviral treatment during primary HIV infection: the randomized Primo-SHM trial. PLoS Med. 2012; 9 (3): e1001196.
12. Le T, Wright EJ, Smith DM, He W, Catano G, Okulicz JF et al. Enhanced CD4+ T-cell recovery with earlier HIV-1 antiretroviral therapy. N Engl J Med. 2013; 368 (3): 218-230.
13. Günthard HF, Saag MS, Benson CA, del Rio C, Eron JJ, Gallant JE et al. Antiretroviral drugs for treatment and prevention of hiv infection in adults: 2016 recommendations of the International Antiviral Society-USA Panel. JAMA. 2016; 316 (2): 191-210.
14. Chen J, Han X, An M, Liu J, Xu J, Geng W et al. Immunological and virological benefits resulted from short-course treatment during primary HIV infection: a meta-analysis. PLoS One. 2013; 8 (12): e82461.
15. Panel on Antiretroviral Guidelines for Adults and Adolescents. Guidelines for the use of antiretroviral agents in HIV-1-infected adults and adolescents. Department of Health and Human Services. Disponível em: https://aidsinfo.nih.gov/contentfiles/lvguidelines//adultandadolescentgl.pdf [Acesso em 20//4/2016].
16. Marrazzo JM, del Rio C, Holtgrave DR, Cohen MS, Kalichman SC, Mayer KH et al.; International Antiviral Society-USA Panel. HIV prevention in clinical care settings: 2014 recommendations of the International Antiviral Society-USA Panel. JAMA. 2014; 312 (4): 390-409.
17. British HIV Association guidelines for the treatment of HIV-1-positive adults with antiretroviral therapy 2015. Disponível em: http://www.bhiva.org/documents/Guidelines/Treatment/2015/2015-treatment-guidelines.pdf [Acesso em 20/4/2016].
18. Hoen B, Bonnet F, Delaugerre C, Delobel P, Goujard C, L'Hénaff M et al.; 2013 French HIV expert group. French 2013 guidelines for antiretroviral therapy of HIV-1 infection in adults. J Int AIDS Soc. 2014; 17: 19034.
19. Cohen MS, Chen YQ, McCauley M, Gamble T, Hosseinipour MC, Kumarasamy N et al.; HPTN 052 Study Team. Prevention of HIV-1 infection with early antiretroviral therapy. N Engl J Med. 2011; 365 (6): 493-505.
20. TEMPRANO ANRS 12136 Study Group, Danel C, Moh R, Gabillard D, Badje A, LeCarrou J, Ouassa T et al. A Trial of Early Antiretrovirals and Isoniazid Preventive Therapy in Africa. N Engl J Med. 2015; 373 (9): 808-822.
21. INSIGHT START Study Group, Lundgren JD, Babiker AG, Gordin F, Emery S, GrundB, Sharma S et al. Initiation of Antiretroviral Therapy in Early Asymptomatic HIV Infection. N Engl J Med. 2015; 373 (9): 795-807.
22. Strategies for Management of Antiretroviral Therapy (SMART) Study Group, El-Sadr WM, Lundgren J, Neaton JD, Gordin F, Abrams D, Arduino RC et al. CD4+ count-guided interruption of antiretroviral treatment. N Engl J Med. 2006; 355 (22): 2283-2296.
23. Eaton JW, Menzies NA, Stover J, Cambiano V, Chindelevitch L, Cori A et al. Health benefits, costs, and cost-effectiveness of earlier eligibility for adult antiretroviral therapy and expanded treatment coverage: a combined analysis of 12 mathematical models. Lancet Glob Health. 2014; 2 (1): e23-34.
24. Stover J, Gopalappa C, Mahy M, Doherty MC, Easterbrook PJ, Weiler G et al. The impact and cost of the 2013 WHO recommendations on eligibility for antiretroviral therapy. AIDS. 2014; 28 (Suppl 2): S225-230.
25. Anglemyer A, Rutherford GW, Easterbrook PJ, Horvath T, Vitória M, Jan M, Doherty MC. Early initiation of antiretroviral therapy in HIV-infected adults and adolescents: a systematic review. AIDS. 2014; 28 (Suppl 2): S105-118.
26. Siegfried N, Davies MA, Penazzato M, Muhe LM, Egger M. Optimal time for initiating antiretroviral therapy (ART) in HIV-infected, treatment-naive children aged 2 to 5 years old. Cochrane Database Syst Rev. 2013; (10): CD010309.
27. Nielsen-Saines K, Watts DH, Veloso VG, Bryson YJ, Joao EC, Pilotto JH et al.; NICHD HPTN 040/PACTG 1043 Protocol team. Three postpartum antiretroviral regimens to prevent intrapartum HIV infection. N Engl J Med. 2012; 366 (25): 2368-2379.
28. Coovadia HM, Brown ER, Fowler MG, Chipato T, Moddley D, Manji K et al. Efficacy and safety of an extended nevirapine regimen in infant children of breastfeeding mothers with HIV-1 infection for prevention of postnatal HIV-1 transmission (HPTN 046): a randomised, double-blind, placebo-controlled trial. Lancet. 2012; 379 (9812): 221-228.
29. White AB, Mirjahangir JF, Horvath H, Anglemyer A, Read JS. Antiretroviral interventions for preventing breast milk transmission of HIV. Cochrane Database Syst Rev. 2014; (10): CD011323.
30. Abdool Karim SS, Naidoo K, Grobler A, Padayatchi N, Baxter C, Gray A et al. Timing of initiation of antiretroviral drugs during tuberculosis therapy. N Engl J Med. 2010; 362 (8): 697-706.
31. Abdool Karim SS, Naidoo K, Grobler A, Padayatchi N, Baxter C, Gray AL et al. Integration of antiretroviral therapy with tuberculosis treatment. N Engl J Med. 2011; 365 (16):1492-1501.
32. Blanc FX, Sok T, Laureillard D, Borand L, Rekacewicz C, Nerrienet E et al.; CAMELIA (ANRS 1295–CIPRA KH001) Study Team. Earlier versus later start of antiretroviral therapy in HIV-infected adults with tuberculosis. N Engl J Med. 2011; 365 (16):1471-1481.
33. Havlir DV, Kendall MA, Ive P, Kumwenda J, Swindells S, Qasba SS et al.; AIDS Clinical Trials Group Study A5221. Timing of antiretroviral therapy for HIV-1 infection and tuberculosis. N Engl J Med. 2011; 365 (16):1482-1491.
34. Manosuthi W, Mankatitham W, Lueangniyomkul A, Thongyen S, Likanonsakul S, Suwanvattana P et al. TIME Study Team. Time to initiate antiretroviral therapy between 4 weeks and 12 weeks of tuberculosis treatment in HIV-infected patients: results from the TIME study. J Acquir Immune Defic Syndr. 2012; 60 (4): 377-383.
35. Török ME, Yen NT, Chau TT, Mai NT, Phu NH, Mai PP et al. Timing of initiation of antiretroviral therapy in human immunodeficiency virus (HIV)-associated tuberculous meningitis. Clin Infect Dis. 2011; 52 (11): 1374-1383.
36. Mfinanga SG, Kirenga BJ, Chanda DM, Mutayoba B, Mthiyane T, Yimer G et al. Early versus delayed initiation of highly active antiretroviral therapy for HIV-positive adults with newly diagnosed pulmonary tuberculosis (TB-HAART): a prospective, international, randomised, placebo-controlled trial. Lancet Infect Dis. 2014; 14 (7): 563-571.
37. Soeters HM, Poole C, Patel MR, Van Rie A. The effect of tuberculosis treatment at combination antiretroviral therapy initiation on subsequent mortality: a systematic review and meta-analysis. PLoS One. 2013; 8(10):e78073.
38. Suthar AB, Lawn SD, del Amo J, Getahun H, Dye C, Sculier D et al. Antiretroviral therapy for prevention of tuberculosis in adults with HIV: a systematic review and meta-analysis. PLoS Med. 2012; 9 (7): e1001270.
39. Shubber Z, Calmy A, Andrieux-Meyer I et al. Adverse events associated with nevirapine and efavirenz-based first-line antiretroviral therapy: a systematic review and meta-analysis. AIDS. 2013; 27: 1403-1412.
40. Ford N, Calmy A, Andrieux-Meyer I, Hargreaves S, Mills EJ, Shubber Z. Adverse events associated with nevirapine use in pregnancy: a systematic review and meta-analysis. AIDS. 2013; 27: 1135-1143.
41. Bera E, Mia R. Safety of nevirapine in HIV-infected pregnant women initiating antiretroviral therapy at higher CD4 counts: a systematic review and meta-analysis. S Afr Med J. 2012; 102:855-859.

42. Ford N, Mofenson L, Shubber Z, Calmy A, Andrieux-Meyer I, Vitoria M et al. Safety of efavirenz in the first-trimester of pregnancy: an updated systematic review and meta-analysis. AIDS. 2014; 28(Suppl. 2): S1-9.
43. Ford N, Mofenson L, Shubber Z, Calmy A, Andrieux-Meyer I, Vitoria M et al. Safety of efavirenz in the first trimester of pregnancy: an updated systematic review and meta-analysis. AIDS. 2014; 28 (Suppl 2): S123-131.
44. Kryst J, Kawalec P, Pilc A. Efavirenz-Based Regimens in Antiretroviral-Naïve HIV-Infected Patients: A Systematic Review and Meta-Analysis of Randomized Controlled Trials. PLoS One. 2015; 10 (5): e0124279.
45. Patel DA, Snedecor SJ, Tang WY, Sudharshan L, Lim JW, Cuffe R et al. 48-week efficacy and safety of dolutegravir relative to commonly used third agents in treatment-naïve HIV-1-infected patients: a systematic review and network meta-analysis. PLoS One. 2014; 9 (9): e105653.
46. Mbuagbaw LC, Irlam JH, Spaulding A, Rutherford GW, Siegfried N. Efavirenz or nevirapine in three-drug combination therapy with two nucleoside-reverse transcriptase inhibitors for initial treatment of HIV infection in antiretroviral-naïve individuals. Cochrane Database Syst Rev. 2010; 12: CD004246.
47. Kawalec P, Kryst J, Mikrut A, Pilc A. Nevirapine-based regimens in HIV-infected antiretroviral-naive patients: systematic review and meta-analysis of randomized controlled trials. PLoS One. 2013; 8 (10): e76587.
48. Pillay P, Ford N, Shubber Z, Ferrand RA. Outcomes for efavirenz versus nevirapine-containing regimens for treatment of HIV-1 infection: a systematic review and meta-analysis. PLoS One. 2013; 8 (7): e68995.
49. Dolutegravir plus abacavir-lamivudine for the treatment of HIV-1 infection. NEJM. 2013; 369 (19): 1807-1818.
50. Walmsley S, Baumgarten A, Berenguer J, Felizarta F, Florence E, Khuong-Josses MA et al. Brief report: dolutegravir plus abacavir/lamivudine for the treatment of HIV-1 infection in antiretroviral therapy-naive patients: week 96 and week 144 results from the SINGLE randomized clinical trial. J Acquir Immune Defic Syndr. 2015; 70 (5): 515-519.
51. Sax PE, Wohl D, Yin MT, Post F, DeJesus E, Saag M et al. Tenofovir alafenamide versus tenofovir disoproxil fumarate, coformulated with elvitegravir, cobicistat, and emtricitabine, for initial treatment of HIV-1 infection: two randomised, double-blind, phase 3, non-inferiority trials. Lancet. 2015; 385 (9987): 2606-2615.
52. Günthard HF, Aberg JA, Eron JJ, Hoy JF, Telenti A, Benson CA et al.; International Antiviral Society-USA Panel. Antiretroviral treatment of adult HIV infection: 2014 recommendations of the International Antiviral Society-USA Panel. JAMA. 2014; 312 (4): 410-425.
53. Jiang HY, Zhang MN, Chen HJ, Yang Y, Deng M, Ruan B. Nevirapine versus efavirenz for patients coinfected with HIV and tuberculosis: a systematic review and meta-analysis. Int J Infect Dis. 2014; 25: 130-135.
54. Kenedi CA, Goforth HW. A systematic review of the psychiatric side-effects of efavirenz. AIDS Behav. 2011; 15 (8):1803-1818.
55. Gazzard B, Balkin A, Hill A. Analysis of neuropsychiatric adverse events during clinical trials of efavirenz in antiretroviral-naïve patients: a systematic review. AIDS Rev. 2010; 12 (2): 67-75.
56. Smith C, Ryom L, Monforte Ad, Reiss P, Mocroft A, El-Sadr W et al. Lack of association between use of efavirenz and death from suicide: evidence from the D:A:D study. J Int AIDS Soc. 2014; 17 (4 Suppl 3): 19512.
57. Napoli AA, Wood JJ, Coumbis JJ, Soitkar AM, Seekins DW, Tilson HH. No evident association between efavirenz use and suicidality was identified from a disproportionality analysis using the FAERS database. J Int AIDS Soc. 2014; 17: 19214.
58. Bonner K, Mezochow A, Roberts T, Ford N, Cohn J. Viral load monitoring as a tool to reinforce adherence: a systematic review. J Acquir Immune Defic Synd. 2013; 64 (1): 74-78.
59. Warszawski J, Tubiana R, Le Chenadec J, Blanche S, Teglas JP, Dollfus C et al.; ANRS French Perinatal Cohort. Mother-to-child HIV transmission despite antiretroviral therapy in the ANRS French Perinatal Cohort. AIDS. 2008; 22 (2): 289-299.
60. Miller WC, Powers KA, Smith MK, Cohen MS. Community viral load as a measure for assessment of HIV treatment as prevention. Lancet Infect Dis. 2013; 13 (5): 459-464.
61. Baeten JM, Donnell D, Ndase P, Mugo NR, Campbell JD, Wangisi J et al. Partners PrEP Study Team. Antiretroviral prophylaxis for HIV prevention in heterosexual men and women. N Engl J Med. 2012; 367 (5):399-410.
62. Marrazzo JM, Ramjee G, Richardson BA, Gomez K, Mgodi N, Nair G et al. VOICE Study Team. Tenofovir-based preexposure prophylaxis for HIV infection among African women. N Engl J Med. 2015; 372 (6):509-518.
63. Grant RM, Lama JR, Anderson PL, McMahan V, Liu AY, Vargas L et al. iPrEx Study Team. Preexposure chemoprophylaxis for HIV prevention in men who have sex with men. N Engl J Med. 2010; 363 (27): 2587-2599.
64. Grohskopf LA, Chillag KL, Gvetadze R, Liu AY, Thompson M, Mayer KH et al. Randomized trial of clinical safety of daily oral tenofovir disoproxil fumarate among HIV-uninfected men who have sex with men in the United States. J Acquir Immune Defic Syndr. 2013; 64 (1):79-86.
65. Choopanya K, Martin M, Suntharasamai P, Sangkum U, Mock PA, Leethochawalit M et al. Bangkok Tenofovir Study Group. Antiretroviral prophylaxis for HIV infection in injecting drug users in Bangkok, Thailand (the Bangkok Tenofovir Study): a randomised, double-blind, placebo-controlled phase 3 trial. Lancet. 2013; 381(9883):2083-2090.
66. Grant RM, Anderson PL, McMahan V, Liu A, Amico KR, Mehrotra M et al.; iPrEx study team. Uptake of pre-exposure prophylaxis, sexual practices, and HIV incidence in men and transgender women who have sex with men: a cohort study. Lancet Infect Dis. 2014; 14 (9): 820-829.
67. Fonner G, Grant R, Baggaley R. Oral pre-exposure prophylaxis (PrEP) for all populations: a systematic review and meta-analysis of effectiveness, safety, and sexual and reproductive health outcomes. Disponível em: http://goo.gl/pyI7 gF [Acesso em 20 de junho de 2016].
68. Van Damme L, Corneli A, Ahmed K, Agot K, Lombaard J, Kapiga S et al.; FEM-PrEP Study Group. Preexposure prophylaxis for HIV infection among African women. N Engl J Med. 2012; 367 (5): 411-422.
69. Irvine C, Egan KJ, Shubber Z, Van Rompay KK, Beanland RL, Ford N. Efficacy of HIV Postexposure Prophylaxis: Systematic Review and Meta-analysis of Nonhuman Primate Studies. Clin Infect Dis. [Internet] 2015; 60 (suppl 3): S165-169. Disponível em: http://cid.oxfordjournals.org/lookup/doi/10.1093/cid/civ069 [Acesso em: 20 de junho de 2016].
70. Connor EM, Sperling RS, Gelber R, Kiselev P, Scott G, O'Sullivan M et al. Reduction of maternal-infant transmission of human immunodeficiency iirus type 1 vith zidovudine treatment. Pediatric AIDS Clinical Trials Group Protocol 076 Study Group. N Engl J Med. 1994;331 (18): 1173-1180.
71. Ford N, Mayer KH; World Health Organization Postexposure Prophylaxis Guideline Development Group. World Health Organization Guidelines on Postexposure Prophylaxis for HIV: Recommendations for a Public Health Approach. Clin Infect Dis. 2015; 60 (Suppl 3):S161-164.
72. Cardo D, Culver D, Ciesielski C, Srivastava P, Marcus R, Abitebour D et al. A case-control study of HIV seroconversion in health care workers after percutaneous exposure. N Engl J Med. 1997;337:1485-1490.
73. Spaulding A, Rutherford GW, Siegfried N. Tenofovir or zidovudine in three-drug combination therapy with one nucleoside reverse transcriptase inhibitor and one non-nucleoside reverse transcriptase inhibitor for initial treatment of HIV infection in antiretroviral-naïve individuals. Cochrane Database Syst Rev. 2010; (10): CD008740.
74. Tang MW, Kanki PJ, Shafer RW. A review of the virological efficacy of the 4 World Health Organization-recommended tenofovir-containing regimens for initial HIV therapy. Clin Infect Dis 2012; 54 (6): 862-875.
75. Sax PE, Wohl D, Yin MT, Post F, DeJesus E, Saag M et al. Tenofovir alafenamide versus tenofovir disoproxil fumarate, coformulated with elvitegravir, cobicistat, and emtricitabine, for initial treatment of HIV-1 infection: two randomised, double-blind, phase 3, non-inferiority trials. Lancet. 2015; 385(9987): 2606-2615.
76. World Health Organization. Consolidated Guidelines on the use of antiretroviral drugs for treating and preventing HIV infection. Recommendations for a public health approach. Geneva. WHO; June 2013.
77. Ford N, Shubber Z, Hill A, Vitoria M, Doherty M, Mills EJ, Gray A. Comparative efficacy of Lamivudine and emtricitabine: a systematic review and meta-analysis of randomized trials. PLoS One. 2013; 8 (11): e79981.
78. Ford N, Shubber Z, Pozniak A, Vitoria M, Doherty M, Kirby C et al. Comparative safety and neuropsychiatric adverse events associated with efavirenz use in first-line antiretroviral therapy: asystematic review and meta-analysis of randomized trials. JAIDS. 2015; 69 (4): 422-429.

CAPÍTULO 30

Outras Infecções Virais e Hepatites

Guilherme Becker Sander ■ Jerônimo De Conto Oliveira

▶ Introdução

Existe mais de uma centena de vírus patogênicos ao homem, contudo, medicamentos antivirais estão disponíveis para tratamento principalmente de infecções causadas pela família herpes-vírus, hepatites virais B, C e delta, influenza e HIV/AIDS. Este capítulo aborda o tratamento antiviral dessas doenças, com exceção dos fármacos utilizados no tratamento da infecção HIV/AIDS, apresentados no Capítulo 29.

A verdadeira revolução do século passado – com erradicação de varíola, controle de poliomielite e diminuição significativa de infecções infantis como sarampo e gripe – deu-se pela prevenção, com a introdução de vacinas. Com frequência, mesmo medicamentos antivirais são mais eficazes na prevenção do que no tratamento.[1] Por exemplo, aciclovir, efetivo na prevenção de recorrência de manifestações de herpes genital, é pouco eficaz em abreviar surto instalado.

Vírus são seres vivos dependentes de célula hospedeira para replicação, dificultando o desenvolvimento de medicamentos que os afetem, mas não o hospedeiro.

Medicamentos utilizados no tratamento de doenças virais atuam diretamente sobre o vírus ou aumentam a resposta imunológica.

Antivirais diretos mais comumente são inibidores de polimerase viral, protease viral ou proteínas da cápsula viral. Inibidores da polimerase, semelhantes a ácidos nucleicos naturais, podem ser nucleosídicos (aciclovir e ganciclovir), nucleotídicos (tenofovir) ou não nucleosídicos não nucleotídicos. Outros antivirais inibem proteases virais (simeprevir, usado contra vírus da hepatite C) ou alguma outra proteína viral, não estrutural ou estrutural (oseltamivir, inibidor de neuramidase).

Antivirais com mecanismo imunológico ativam o sistema imune do hospedeiro (interferons) ou são anticorpos monoclonais (palivizumabe, por exemplo).

Uso excessivo de antivirais também tem o potencial de desencadear resistência viral, causa de insucesso terapêutico em infecções como herpes-vírus, entre outros. Existem ainda muitas infecções virais prevalentes não suscetíveis a antivirais, como infecções por Papilomavírus humano (HPV).

▶ Seleção

Infecções causadas por vírus da família Herpesviridae

A família de vírus DNA (Herpesviridae) é composta por mais de uma centena de vírus, sendo que pelo menos oito infectam seres humanos (herpes simples 1 e 2, varicela-zóster, Epstein-Barr, citomegalovírus humano, herpes-vírus humano 6, herpes-vírus humano 7 e herpes-vírus humano 8). Destes os herpes-vírus simples 1 e 2, varicela-zóster e citomegalovírus respondem a tratamento antiviral específico.

■ Infecções por herpes-vírus simples

Estratégias de tratamento e prevenção de infecções causadas por herpes-vírus simples (VHS) devem considerar sítio de infecção, intensidade de sintomas, frequência de recorrência e condição imunológica do paciente. Aciclovir é eficaz em tratamento inicial e profilaxia de infecções recorrentes causadas pelo VHS tipos 1 e 2. Essas infecções abrangem formas mucosas (oral e genital), bem como encefalites. O antiviral também atua em infecções causadas pelo vírus varicela-zóster (VVZ) e na supressão de algumas formas da infecção pelo citomegalovírus (CMV). Aciclovir não é eficaz na prevenção da neuralgia pós-herpética. Na infecção pelo VVZ, aciclovir deve ser iniciado até 72 h do aparecimento do *rash* cutâneo.

Gengivoestomatite herpética

Acomete principalmente crianças pequenas e deve ser tratada com aciclovir. Ensaio clínico randomizado com crianças até 6 anos de idade mostrou benefício do uso de aciclovir por 7 dias em redução de tempo de doença (4 *versus* 10 dias), aparecimento de novas lesões orais e extraorais e dificuldade de ingestão oral.[2] O tratamento deve ser administrado em até 72 a 96 h do início dos sintomas.

Herpes oral

Aciclovir, fanciclovir e valaciclovir podem ser usados nas seguintes condições: terapia intermitente episódica (tratamento de crise), terapia supressiva crônica (prevenção de recorrência) e terapia supressiva intermitente (uso antecipado frente a provável ocorrência de surto). Em adultos, os resultados mais consistentes aparecem quando do uso precoce em episódios recorrentes. Em terapia supressiva crônica, antivirais não impedem surtos, mas diminuem sua frequência em aproximadamente 50%. Seu uso deve ser considerado somente em pacientes com episódios frequentes e de repercussão clínica importante. Tratamento da infecção primária não reduz risco de recorrência. Terapia supressiva intermitente pode ser empregada frente à antecipação de que vai ocorrer crise (estresse, ciclo menstrual, procedimentos dentários, contato em competições esportivas, como luta livre). Tanto terapias sistêmicas quanto tópicas podem reduzir a taxa de infecção clínica em aproximadamente 50%.[3]

Aciclovir, fanciclovir e valaciclovir reduzem significativamente a duração do episódio, tanto em termos de cicatrização quanto de sintomas, mas o benefício absoluto não é de grande magnitude (1 a 2 dias de abreviação do surto). O benefício é mais evidente com administração sistêmica, mas algum benefício foi descrito com aplicação tópica.

Em tratamento e prevenção de infecções por VHS-1 em pacientes transplantados e imunocomprometidos, o benefício de aciclovir foi estabelecido em ensaios clínicos, o que justifica sua inclusão e de congêneres em muitos protocolos de transplante.[4] Isso também se observa em pacientes imunocompetentes, basicamente discreta redução da duração do surto. Hepatite por VHS-1 é rara e grave, sendo recomendado tratamento com aciclovir, com base em série de casos.[4] Revisões Cochrane evidenciaram eficácia de antivirais na prevenção de recorrência em pacientes com câncer[5] (afastando potenciais vantagens de valaciclovir sobre aciclovir) e em imunocompetentes.[6]

Herpes genital

VHS-2 causa a maioria das manifestações genitais determinadas por herpes-vírus. Seu tratamento com aciclovir ou congêneres reduz duração de lesões, dor e disseminação de vírus, sem alterar a frequência de recorrência. Preferencialmente inicia-se o antiviral nas primeiras 24 h a partir do surgimento das lesões, para obter o benefício esperado. Terapia supressiva crônica reduz taxa de crises em aproximadamente 50% durante o uso, mas há retorno à frequência anterior quando da suspensão do tratamento,[3] não havendo diferença entre os antivirais.[7] Efeitos adversos são relevantes. Por isso uso supressivo é recomendado somente para pacientes com crises frequentes e muito incomodados por sua ocorrência. Profilaxia por tempo indefinido é recomendada para pacientes imunocomprometidos. Terapia supressiva intermitente é empregada com intuito de diminuir contágio de parceiros, mas não há ensaios clínicos descrevendo a eficácia dessa estratégia. Aciclovir e valaciclovir apresentaram resultados equivalentes em ensaios clínicos que avaliaram duração das lesões herpéticas genitais em indivíduos imunossuprimidos[8] e imunocompetentes.[9]

Revisão Cochrane[10] de 14 ensaios clínicos (1.249 participantes) avaliou o efeito de aciclovir e valaciclovir – administrados no terceiro trimestre da gestação – para prevenção de recorrência de herpes genital na mãe e infecção no neonato. Não houve casos de infecção neonatal, nem no grupo-controle. A taxa de infecções clínicas na mãe, incluindo a frequência de cesarianas, foi reduzida por aciclovir ou valaciclovir. Outra revisão Cochrane identificou somente dois antigos estudos sobre o tratamento de herpes no neonato com vidarabina ou aciclovir, sugerindo haver prevenção de mortalidade em infecções generalizadas ou de sistema nervoso central.[11]

Herpes ocular

Terapia tópica tem sido o tratamento padrão.[12] Não há vantagens na associação de aciclovir sistêmico, embora possa ser usado por maior comodidade. Antivirais tópicos estão indicados em ceratite herpética superficial, havendo rápida resolução da ceratite epitelial e redução na incidência de ceratite necrosante. Aciclovir e trifluridina têm eficácia maior em comparação a idoxuridina e vidarabina, embora com efetividade clínica semelhante.[13] É importante lembrar a contraindicação ao uso de corticoide na suspeita de ceratite herpética.

Encefalite herpética

Encefalite herpética é causada majoritariamente por VHS-1. Em 30% dos casos, ocorre durante a infecção primária. As demais situações resultam da reativação de infecção latente. Comumente apresenta quadro clínico devastador, com sequelas importantes em até 2/3 dos sobreviventes. A eficácia de aciclovir no manejo desta situação foi estabelecida em ensaio clínico randomizado[14] em que morreram 54% dos pacientes randomizados para vidarabina e 28% dos tratados com aciclovir ($P = 0,008$). Desde então, aciclovir é agente de escolha para o tratamento, cujo início deve ser precoce, antes de perda de consciência.

Paralisia de Bell

A paralisia facial periférica ou paralisia de Bell é síndrome clínica com várias causas, tendo a infecção por herpes simples como fator determinante. Outros vírus têm sido implicados, como citomegalovírus, vírus Epstein-Barr, adenovírus, vírus influenza B, vírus de rubéola etc. O tratamento padrão é com corticoides isoladamente.[15] A combinação de antivirais (como aciclovir) e corticoide tem pequeno benefício em diversos níveis de gravidade, mais evidente em formas graves. Antivirais isoladamente não mostram benefício estabelecido quando comparados a placebo.[15,16]

■ Infecções por vírus varicela-zóster

Vírus varicela-zóster (VVZ) causa duas síndromes clínicas distintas. A infecção primária é representada pela varicela, forma contagiosa e em geral benigna, que atinge crianças suscetíveis. Outra forma – herpes-zóster – é constituída por manifestações mucocutâneas decorrentes de reativação do vírus que persiste por anos em gânglios da raiz dorsal dos nervos cranianos ou espinais após a resolução da primoinfecção.

Varicela

Trata-se de doença relativamente benigna e autolimitada, podendo apresentar maior incidência de complicações em indivíduos imunossuprimidos. Vacinação para varicela é recomendada em crianças após doze meses de idade. Revisão Cochrane[17] de três ensaios clínicos randomizados mostrou que aciclovir reduziu número de dias de febre e de lesões, sem diminuir prurido. Os autores concluíram que aciclovir não está claramente indicado em crianças imunocompetentes, pois a intensidade do benefício é discreta.[17,18]

Herpes-zóster

Recorrência de VVZ em forma de herpes-zóster é resultante de alteração na imunidade celular, decorrente de envelhecimento ou imunossupressão. A manifestação é em geral autolimitada, ainda que os sintomas determinados pela neurite inflamatória possam ter intensidade suficiente para interferir em apetite e sono. Dor, muitas vezes descrita como facada, é o sintoma mais comum e ocasionalmente único no herpes-zóster agudo. Pode preceder as manifestações cutâneas por dias ou semanas. Dor em queimação da neurite crônica pode persistir após a cessação do quadro agudo, constituindo a neuralgia pós-herpética. Aciclovir eficazmente abrevia curso agudo de dor e lesões cutâneas. Em prevenção de neuralgia pós-herpética, os resultados têm sido frustrantes. Revisão Cochrane[19] de seis ensaios clínicos de suficiente qualidade não identificou qualquer tendência de efeito preventivo de neuralgia 6 meses após a manifestação inicial de doença. Os autores ressaltaram serem necessários estudos de melhor qualidade, arrolando pacientes imunocomprometidos.

A despeito da eficácia marginal, artigo de revisão[20] recomenda aciclovir ou derivados no manejo de herpes-zóster em pacientes com mais de 50 anos, salientando a necessidade de emprego precoce (até 72 h de início dos sintomas). Nos estudos comparativos entre os representantes, há maior comodidade posológica de novos agentes, como valaciclovir e fanciclovir, embora não haja vantagem clínica substancial.

Com base em antigos ensaios clínicos, preconizou-se associação de corticoesteroides a aciclovir para reduzir intensidade de sintomas em pacientes selecionados.[20] Revisão Cochrane de cinco ensaios clínicos randomizados (n = 787) não evidenciou tendência de benefício quanto à prevenção de neuralgia pós-herpética.[21]

■ Infecções por citomegalovírus

Infecções por citomegalovírus (CMV) são relevantes em pacientes imunossuprimidos, em especial portadores de HIV e receptores de transplante. Ganciclovir foi o primeiro antiviral aprovado pela FDA para uso nessa infecção. O espectro de ganciclovir ainda abrange outros herpes-vírus (VHS-I e II), VEB e VHH-6, sendo usado em infecções por eles causadas, particularmente em pacientes com AIDS e em receptores de transplantes de medula óssea e de órgãos sólidos.

Retinite

Retinite por CMV é manifestação tardia da imunodeficiência relacionada a AIDS. Com o advento de terapia antirretroviral altamente potente, houve marcado decréscimo na incidência de infecções por CMV em portadores do HIV. Em países pobres, no entanto, seu diagnóstico e manejo são ainda negligenciados.[22] Inúmeros ensaios clínicos realizados há mais de 10 anos demonstraram eficácia de ganciclovir, foscarnet e cidofovir em interromper progressão de doença.[23] Implantes intraoculares com ganciclovir também podem ser utilizados para esse fim, mas precisam ser acompanhados por agentes sistêmicos para prevenir infecções em olho contralateral e sistêmica. Valganciclovir (profármaco de ganciclovir) é recomendado para a manutenção em lugar de aciclovir, com base exclusivamente em vantagens farmacocinéticas, a despeito do custo elevado.

Citomegalovirose em pacientes transplantados

Profilaxia de infecção por CMV é obrigatória em pacientes transplantados com sorologia positiva (recipiente ou doador). Metanálise[24] de 37 estudos, com 4.342 participantes, demonstrou que uso profilático de aciclovir, ganciclovir ou valganciclovir reduz risco de doença (risco relativo [RR] = 0,42; intervalo de confiança [IC]95%: 0,34 a 0,52), infecção ativa (RR = 0,61; IC95%: 0,48 a 0,77) e mortalidade (RR = 0,63; IC95%: 0,43 a 0,92), principalmente devida à infecção por CMV. Em sete ensaios, ganciclovir mostrou-se superior a aciclovir para prevenir doença subclínica (RR = 0,37; IC95%: 0,23 a 0,60). Duração estendida da profilaxia com valganciclovir (mais de 6 meses *versus* 3 meses) mostrou benefício contra doença por CMV.

Infecções por vírus respiratórios

Doenças respiratórias virais manifestam-se por obstrução nasal, rinorreia, tosse, febre e dor de garganta. São causadas por larga variedade de agentes, tais como adenovírus, vírus parainfluenza, rinovírus, vírus sincicial respiratório, enterovírus, coronavírus e influenza. Existem mais de 100 diferentes sorotipos de rinovírus, os quais determinam aproximadamente 30 a 50% das doenças respiratórias.[25] Uso de antivirais em seu tratamento ainda aguarda maiores evidências de que possa reduzir sintomas, formas graves como síndrome respiratória aguda e complicações, incluindo internação hospitalar, infecções bacterianas e mortalidade.

▪ Vírus sincicial respiratório

Vírus sincicial respiratório (VSR) causa infecções de vias respiratórias inferiores em pessoas de qualquer idade, mas principalmente em crianças com menos de 1 ano de idade. A circulação do VSR é sazonal, geralmente próxima ao inverno (a partir de maio no hemisfério sul) ou acompanhando a temporada de chuvas nas regiões tropicais. É responsável por até 25% do excesso de mortalidade nessa estação, anteriormente atribuída apenas a influenza. Palivizumabe, anticorpo monoclonal contra a glicoproteína F do VSR, é utilizado para prevenção de infecções respiratórias graves pelo vírus, sendo recomendada, no primeiro ano de vida, para crianças de alto risco (prematuros de menos de 29 semanas, displasia broncopulmonar em prematuros de menos de 32 semanas, cardiopatia congênita com repercussão hemodinâmica).[26] A redução de risco de hospitalizações (sem separação de grupos) foi de 101 para 50 a cada 1.000 pacientes em metanálise Cochrane.[27] No segundo ano de vida, profilaxia pode ser considerada naqueles que estarão profundamente imunossuprimidos no inverno. Não há redução de risco de asma ou sibilância futura com uso de palivizumabe.[26]

▪ Influenza

A doença respiratória causada pelos vírus influenza A e B se apresenta em surtos anuais, atingindo principalmente indivíduos com idade acima de 50 anos, residentes em instituições e doentes portadores de doenças crônicas. A principal estratégia de combate à influenza é a vacinação. A dificuldade em estabelecer estratégias de tratamento e vacinação contra o vírus está na grande capacidade de mudanças periódicas nas características antigênicas das glicoproteínas (hemaglutininas e neuraminidases) que compõem seu envelope.

Há duas classes de fármacos para tratamento e prevenção de influenza. A primeira, representada por rimantadina e amantadina, é efetiva somente contra o vírus influenza A. Os inibidores da neuraminidase (oseltamivir, zanamivir e peramivir) correspondem à segunda classe e são efetivos contra vírus influenza A e B. Atualmente, somente inibidores de neuramidase são utilizados. Antivirais são moderadamente eficazes em tratamento e prevenção de influenza sazonal e têm sido utilizados também em situações de surtos, como a pandemia de influenza A H1N1 em 2009-2010.

Inibidores de neuraminidase podem ser considerados como alternativas para redução de sintomas em influenza sazonal, mas não há ensaios clínicos randomizados avaliando seu benefício em formas graves de influenza sazonal. Com a pandemia de influenza A H1N1, houve estudos que determinaram benefício do uso de antivirais em alguns grupos.

Para profilaxia (uso em pessoas sob risco de contato), oseltamivir foi benéfico, com redução de influenza sintomática (NNT = 33). Em contatos domiciliares de casos confirmados, o benefício foi maior (NNTB = 7).[28] Não houve redução em transmissibilidade e influenza assintomática.

Em relação a tratamento, metanálise Cochrane[28] mostrou benefício sobre início da resolução dos sintomas em crianças (-29 h) e adultos (-16,7 h), com benefício questionável em incidência de pneumonia e ausência de diferença em outras infecções. Em pacientes com influenza A confirmada laboratorialmente, duas metanálises[29,30] (financiadas pela indústria, com análise independente) demonstraram benefício na duração dos sintomas (98 h *versus* 123 h), menor uso de antibióticos (4,9% *versus* 8,7%) e menor taxa de internações (0,6% *versus* 1,7%)[29] e, em pacientes admitidos em hospital, redução de mortalidade.[30] O benefício não foi demonstrado em pacientes com diagnóstico clínico (sem confirmação laboratorial de influenza A). Houve aumento significativo de náuseas e vômitos (NND de 28 e 22, respectivamente) no grupo do oseltamivir.[28] Conclui-se que, em pacientes com confirmação laboratorial de influenza A, é recomendável a prescrição de oseltamivir. Entretanto, não há benefício em pacientes com quadro gripal de diagnóstico clínico. O uso deve ser tão precoce quanto possível, idealmente em 48 h do início dos sintomas.

O tratamento é recomendado para pacientes com risco aumentado para ocorrência de complicações, tais como crianças até 2 anos de idade, adultos acima de 65 anos, gestantes ou mulheres com até 2 semanas pós-parto, imunossuprimidos de qualquer natureza, obesos e portadores de comorbidades como doença pulmonar obstrutiva crônica (DPOC), cardiopatias, insuficiência renal e doenças hepáticas crônicas).[31]

Hepatites virais

Hepatites virais têm prevalência significativa na população, merecendo atenção em políticas públicas de saúde e pesquisas de novos antivirais. Anteriormente dependente de interferon, o arsenal terapêutico aumentou consideravelmente, primeiro para hepatite B e, mais recentemente, para hepatite C, havendo atualmente diversas opções de medicamentos atuantes contra esses vírus.

▪ Hepatite B

O tratamento da hepatite causada pelo vírus B (VHB) objetiva impedir evolução para doença crônica, especialmente cirrose, transmissão de doença e ocorrência de complicações, como carcinoma hepático.

Hepatite B crônica tem evolução complexa, e seu detalhamento está além dos objetivos deste capítulo. Resumidamente, há quatro fases distintas, sendo que o portador não necessariamente passa por todas elas. Fase de imunotolerância e fase de portador inativo cursam com baixa atividade inflamatória, não sendo recomendado tratamento. Este é preconizado na fase imunoativa, em que há replicação viral (cujo marcador é o antígeno viral HBeAg), carga viral elevada e atividade inflamatória (traduzida por elevação de aminotransferases). Após fase inativa, pode haver reativação (com ou sem positivação do HBeAg) da hepatite, espontaneamente ou após imunossupressão, também necessitando de tratamento. Pacientes cirróticos com DNA viral detectável também têm indicação de tratamento.[32] As diretrizes terapêuticas do Ministério da Saúde, emitidas em 2011, seguem, aproximadamente, essas recomendações.[33]

O VHB gera inclusão do DNA viral no DNA do hepatócito, sendo que não há cura para a infecção atualmente. A maior segurança de que paciente tratado não terá recidiva ou complicação provém da negativação do antígeno de superfície viral HBsAg, sendo esse o ponto mais próximo da cura. Infelizmente, esse desfecho é incomum, abrindo espaço para outros desfechos intermediários, sendo que diversos deles foram analisados em ensaios clínicos: normalização de enzimas hepáticas, eliminação de viremia, melhora na histologia hepática, soroconversão de HBeAg para anti-HBe. A heterogeneidade dos estudos dificulta a comparação entre diferentes estratégias de tratamento.

Há dezenas de ensaios clínicos publicados, avaliando a eficácia de antigos (alfainterferon e lamivudina) e novos (alfapeginterferon e novos antivirais) agentes, sem análise comparativa entre eles. Metanálise avaliou desfechos em diversas situações clínicas.[34] Diretrizes e revisões[32,35] tentam sistematizar a apresentação de taxas de resposta, muito variáveis para diferentes desfechos intermediários.

Por exemplo, para negativação de reação em cadeia da polimerase (PCR) em pacientes com HBeAg positivo, a taxa de resposta foi de 0 a 17% com placebo ou controle, 37% com alfainterferon, 40 a 44% com lamivudina, 21% com adefovir, 67% com entecavir, 76% com tenofovir, 60% com telbivudina, 25% com alfapeginterferon e 69% com alfapeginterferon associado a lamivudina.[35,36] Os resultados são melhores em pacientes HBeAg negativos. As taxas de negativação do HBsAg são de 3 a 7% para interferon e de no máximo 3% (entecavir) para os antivirais orais.[32]

Em ensaios clínicos com desfechos primordiais, a ausência de inequívoca vantagem de algum representante privilegia outras características para a escolha. Literatura de revisão[35] destaca as seguintes condições:

- *Alfainterferon*: preferível em pacientes jovens, que não necessitam tratamento longo. Assim se preserva indução de resistência a outros antivirais. A diretriz do Ministério da Saúde[33] recomenda alfainterferon como primeira escolha em pacientes HBeAg positivos com transaminases elevadas. Quando da coexistência de infecção pelo vírus da hepatite delta, condição endêmica na bacia do Amazonas, o protocolo do Ministério da Saúde recomenda alfapeginterferon
- *Lamivudina*: destaca-se pela extensa experiência de emprego, segurança, inclusive em gestação, e baixo custo. É também útil em coinfecções pelo HIV, pois apresenta atividade contra esse vírus. Tem baixa barreira genética, fazendo com que seu uso a longo prazo fique limitado devido ao surgimento de resistência
- *Adefovir*: tido inicialmente como substituto de lamivudina quando da resistência a essa, tem seu uso limitado pela atividade antiviral insatisfatória e ainda assim limitada barreira genética contra resistência. Três a nove por cento dos pacientes têm elevação da creatinina no tratamento prolongado
- *Entecavir*: destaca-se por intensa atividade antiviral e baixas taxas de resistência. É a primeira escolha do Ministério da Saúde para pacientes cirróticos[33]
- *Telbivudina*: não apresenta vantagens relevantes em relação a outros representantes e associa-se com raros casos de miopatia e neuropatia periférica
- *Tenofovir*: apresenta potente atividade antiviral e alta barreira contra resistência; é o antiviral de primeira opção do protocolo do Ministério da Saúde para pacientes virgens de tratamento não cirróticos.[33] A incidência de nefropatia é menor em relação ao seu uso para HIV.

O uso profilático de antivirais em pacientes sob risco de reativação da hepatite B após uso de quimioterapia ou imunossupressores foi alvo de diretriz da Associação Americana de Estudos de Doenças do Fígado (AASLD).[37] Recomenda-se uso de profilaxia em grupos de alto risco de reativação durante e por pelo menos 6 meses após a imunossupressão. Pacientes portadores inativos de HBsAg e aqueles com HBsAg negativo, mas anti-HBc total positivo, devem receber entecavir ou lamivudina em caso de uso de rituximabe, derivados da antraciclina (p. ex., doxorrubicina), agente antifator de necrose tumoral (anti-TNF; p. ex., infliximabe), inibidores de integrina (ustequinumabe), inibidores de tirosinoquinase (imatinibe) ou prednisona (na dose de 10 mg ou mais ao dia por mais de 4 semanas).[37]

▪ Hepatite C

O vírus C (VHC) determina hepatite aguda e crônica, sendo esta associada a cirrose e carcinoma hepatocelular. A hepatite aguda é frequentemente assintomática. Em 60 a 80% das vezes a infecção aguda leva à infecção crônica, que é a causa mais frequente de transplante hepático no Brasil.

Por muitos anos e até recentemente, o tratamento de hepatite C foi baseado em regime de interferon (*alfainterferon*) e ribavirina. A despeito de larga experiência no uso desses medicamentos, sua exata ação antiviral não é completamente conhecida. Interferon é molécula endógena produzida em resposta a infecções e com ações múltiplas, incluindo atividades antivirais e imunomoduladoras. Ribavirina é análogo sintético da guanosina, agindo contra diversos vírus RNA e DNA e inibindo replicação viral, entre outros efeitos. Com uso exclusivo desses dois fármacos, o tratamento implicava uso parenteral (interferon), por tempo prolongado (de 16 até 72 semanas), com diversos efeitos adversos e atingia taxas de cura de 35 a 45% para genótipo 1 e 65,80% para genótipos 2 e 3.[38] Essas taxas históricas foram utilizadas para comparação nos ensaios clínicos de novos antivirais.

Nos últimos anos, surgiram diversos medicamentos de ação antiviral direta (DAAs, na sigla em inglês), que revolucionaram o tratamento de hepatite C. DAAs têm ação em proteínas não estruturais do VHC.

Os primeiros DAAs foram os inibidores de protease (NS3/4A) de primeira geração, boceprevir e telaprevir, com atividade restrita ao genótipo 1 e necessariamente em combinação com interferon e ribavirina. Houve incremento de aproximadamente 30% na taxa de cura, passando a cerca de 70%. Entretanto, posologia complexa, custo elevado e maior taxa de efeitos adversos – principalmente anemia grave – restringiram seu uso, principalmente em pacientes com fibrose avançada. Esses medicamentos foram rapidamente suplantados por novos DAAs, que, com ainda maior eficácia e ótima tolerabilidade, abriram possibilidade de tratamento a todos os portadores de hepatite C.[38] Assim, houve progressivamente aumento da taxa de cura, redução do tempo de tratamento e melhor tolerabilidade, possibilitando, inclusive, tratamento de pacientes com contraindicações à terapia prévia (baseada em interferon). Atualmente há a comodidade do tratamento completamente oral, estando interferon reservado para casos específicos, como será detalhado a seguir. A seleção da terapia antiviral depende do genótipo do VHC e de fatores do paciente. Devido ao custo elevado dos novos antivirais, sociedades especializadas internacionais discutem a priorização de pacientes com fibrose avançada, política adotada pelo Ministério da Saúde brasileiro no protocolo nacional.[39]

Sofosbuvir é inibidor da proteína NS5B, pangenotípico, com alta barreira contra mutações, sendo medicamento-chave de diversos esquemas terapêuticos. Não é metabolizado pelo citocromo P450, tendo poucas interações medicamentosas. A mais importante delas, com amiodarona, gera risco de bradicardia grave.

Simeprevir, inibidor de protease (NS3/4A), apenas apresenta atividade contra genótipo 1, com melhores eficácia e tolerabilidade que telaprevir e boceprevir. Todavia, interage com diversos medicamentos, devido a seu metabolismo no citocromo P450.

Daclatasvir, inibidor da região NS5A, também tem atividade pangenotípica, sendo utilizado em esquemas com e sem interferon. Ledipasvir, também inibidor NS5A, não tem atividade significativa contra genótipos 1 e 2. Coformulação de paritaprevir (chamado veruprevir no Brasil), ombitasvir, dasabuvir e ritonavir une substâncias que agem nos três principais alvos terapêuticos, com atividade para genótipo 1. Ribavirina, com ou sem interferon, é adicionada a alguns dos esquemas terapêuticos, conforme o genótipo.

Em pacientes não cirróticos, a erradicação do VHC cura a hepatopatia. Em cirróticos, estudos de seguimento de longo prazo evidenciam menores mortalidade, incidência de carcinoma hepatocelular e falência hepática nos pacientes que erradicaram VHC.[40] Dessa maneira, embora a taxa de resposta virológica sustentada (RVS) seja desfecho substituto, passa a ser de grande magnitude frente à alteração expressiva da eliminação do VHC na história natural da doença, sendo utilizada como desfecho primário nos ensaios clínicos de tratamento do VHC.

Genótipo 1

O tratamento do genótipo 1 tem diversos esquemas terapêuticos possíveis. Os esquemas de 12 semanas, contendo sofosbuvir acompanhado de ledipasvir, simeprevir ou daclatasvir atingiram RVS acima de 90% nos estudos de registro.[41-43] Pacientes com uso prévio de boceprevir ou telaprevir têm contraindicação ao uso de simeprevir por resistência cruzada entre inibidores de protease. Em cirróticos, para manter a mesma eficácia, recomenda-se associar ribavirina ao esquema, ou estender o tratamento por 24 semanas nos intolerantes à ribavirina (p. ex., com anemia pré-tratamento).[44] Esquemas com ledipasvir têm taxas de RVS superiores, mas não há comparações diretas entre os tratamentos.

O uso da combinação de paritaprevir, ombitasvir, dasabuvir com ritonavir também atinge RVS acima de 90%,[45] devendo-se atentar para as indicações de uso de ribavirina e extensão por 24 semanas, conforme subgenótipo (1a ou 1b) e presença de cirrose.[38]

Estudos de vida real[46] mostraram taxas de RVS discretamente inferiores aos estudos de registro, porém sem comprometer a prescrição desses esquemas, que atualmente são recomendados em diretrizes internacionais. O protocolo brasileiro de 2015 recomenda uso de sofosbuvir associado a simeprevir ou daclatasvir.[39]

Esquemas contendo interferon estão em desuso no genótipo 1.

Genótipo 2

Combinação de sofosbuvir com ribavirina por 12 semanas – único esquema para esse genótipo no protocolo brasileiro de 2015 – tem taxas de cura de 97 a 100% em não cirróticos.[47] Em cirróticos, estudos de fase 3 com pequeno número de casos mostraram RVS de 83 a 100%, porém essas taxas não se confirmaram em estudos de vida real, quando RVS foi de 78 a 60% em pacientes virgens de tratamento e experimentados, respectivamente. Com essa resposta subótima, advoga-se extensão do esquema para 16 ou 24 semanas (RVS de 87% e 100%, respectivamente) ou uso de esquema com alfapeginterferon, sofosbuvir e ribavirina por 12 semanas (RVS de 94%).[48] Alternativamente, pode-se utilizar sofosbuvir com daclatasvir, esquema que atingiu 92% de cura com 24 semanas de terapia em estudo de fase 2 com 26 pacientes.[38] As taxas de cura devem ser analisadas com cautela, haja vista ausência de comparação direta entre as terapias.

Genótipo 3

Atualmente, DAAs têm menor eficácia contra genótipo 3 comparativamente aos demais genótipos – ainda assim substancialmente maior que a de interferon ou ribavirina isoladamente. Uso de alfapeginterferon, sofosbuvir e ribavirina por 12 semanas apresentou RVS de 96% em não cirróticos, e de 91% e 86% em cirróticos (virgens de tratamento e experimentados, respectivamente).[48]

Em esquema livre de interferon, uso de sofosbuvir e daclatasvir por 12 semanas tem 96% de RVS em não cirróticos, mas apenas 63% em cirróticos.[49] Associação desse esquema com ribavirina por 24 semanas aumentou essa taxa para 88%, sendo recomendado pelas sociedades internacionais.[38]

Grupos especiais

Por não conterem interferon, novos tratamentos de hepatite C têm uso em pacientes transplantados, sem que haja risco de rejeição. Pacientes coinfectados com HIV deixaram de ser grupo especial para tratamento, recebendo os mesmos esquemas que os monoinfectados – embora devam ser priorizados independentemente do grau de fibrose, assim como os coinfectados com VHB e os com manifestações extra-hepáticas de VHC.[38,39]

Para hepatite aguda por VHC, o tratamento de escolha permanece sendo com interferon em monoterapia, com taxas de cura acima de 90%.[39]

Em pacientes com cirrose descompensada, pode-se usar esquema com sofosbuvir, daclatasvir e ribavirina por 12 semanas ou sofosbuvir e daclatasvir (sem ribavirina) por 24 semanas para qualquer genótipo. Outros esquemas também são possíveis.[38]

Sumário de seleção de tratamentos antivirais.			
Doença/intervenção antiviral	Grau de recomendação	Nível de evidência	Comentários
Herpes simples (VHS)			
Gengivoestomatite (Ac)	IIb	B	Uso oral por 7 dias, iniciado até 72 h após início das lesões
Herpes oral (Ac, Fa, Va)	IIa	A	Uso oral melhor que tópico
Herpes ocular (Ac, T)	I	A	Uso tópico melhor que oral
Herpes genital (Ac e congêneres)			Uso precoce (primeiras 24 h após surgimento das lesões)
Encefalite (Ac)	I	A	Tratamento iniciado antes da perda da consciência
Paralisia de Bell (Ac, Va)	IIa	B	Sempre associado a corticoides. Benefício em formas graves
Varicela-zóster (VVZ)			
Varicela (primoinfecção) (Ac)	IIb	A	Discreto benefício em crianças imunocompetentes
Herpes-zóster (Ac, Fa, Va)	I	A	Pacientes acima de 50 anos com sintomas há menos de 72 h
Citomegalovírus (CMV)			
Retinite (G, Fo, C)	I	A	Eficácia em progressão da doença
Profilaxia em transplantados (G, Vg)	I	A	Uso profilático obrigatório
Vírus sincicial respiratório (VSR)			
Profilaxia (P)	IIa	A	Pacientes de alto risco (ver texto)

(continua)

Sumário de seleção de tratamentos antivirais. (continuação)			
Doença/intervenção antiviral)	Grau de recomendação	Nível de evidência	Comentários
Influenza			
Doença estabelecida (tratamento) (O, Z)	I	A	Com confirmação laboratorial, em pacientes de risco, iniciando em até 48 h (ver texto)
Uso empírico (O, Z)	IIa	B	Pacientes de alto risco (ver texto)
Profilaxia de contatos (O, Z)	IIa	A	Contatos domiciliares e próximos
Hepatite B (VHB)			
Fase imunoativa	I	A	Ver texto para detalhes de antivirais
Profilaxia de reativação em imunossuprimidos	I	A	Ver texto para indicações de acordo com o imunossupressor
Hepatite C (VHC)			
Antivirais de ação direta	I	A	Ver texto para detalhes de antivirais

Ac: aciclovir; C: cidofovir; Fa: fanciclovir; Fo: foscarnet; G: ganciclovir; T: tifuridina; O: oseltamivir; P: palivizumabe; Va: valaciclovir; Vg: valganciclovir; Z: zanamivir.

▶ Prescrição

Os esquemas de administração dos antivirais – ditados por localização, intensidade de manifestações clínicas e evidência oriunda de ensaios clínicos – estão apresentados no Quadro 30.1.

Aciclovir administrado por via oral pode ser acompanhado de alimentos. Apresenta baixa taxa de absorção digestiva, necessitando uso de altas doses orais. Ainda que tenha pequena biodisponibilidade, as concentrações plasmáticas excedem a concentração inibitória mínima de 50% em relação ao VHS quando 200 mg são administrados. Concentrações maiores são necessárias para superar CIM50% em relação ao VVZ, exigindo 800 mg, a cada quatro ou seis horas. Tem meia-vida relativamente curta. Aciclovir deve ser iniciado até 72 h após início das lesões. Quando administrado por via intravenosa, deve-se evitar infusão inferior a uma hora, para prevenir dano renal. Essa administração deve associar-se a hidratação rigorosa.

Ganciclovir tem sua dosagem baseada no peso corporal total, tendo apresentação em comprimidos, suspensão para uso intravenoso e implantes intraoculares. A infusão intravenosa deve ter duração não inferior a uma hora. A administração oral deve ser acompanhada de alimentos.

Quadro 30.1 ■ Esquemas de administração de antivirais em diferentes infecções.

Agente/via	Indicação	Pacientes	Dose (mg/kg/dose)	Intervalos	Duração (dias)
Aciclovir					
Intravenoso[a]	**VHS**				
	Encefalite	Adultos	10	8 h	10
		Crianças entre 3 meses e 12 anos	10 ou 500 mg/m²/dia	–	–
	Infecção neonatal	–	10	8 h	10
	Infecções graves	Adultos IC	5	8 h	10
		Adultos ID	10	8 h	10
		Crianças IC	250 mg/m²/dia	–	5
		Crianças ID	500 mg/m²/dia	–	10
	VVZ	Adultos e crianças IC	10	8 h	7
		Crianças ID	10 ou 500 mg/m²/dia	8 h	7 a 14
	EBV (HHV 4)	Adultos e crianças IC	10	8 h	10 a 14
	CMV	Profilaxia em transplantados de medula óssea	500 mg/m²/dia	8 h	5 a 30 (após o transplante)
Oral[b]	**VHS**				
	Infecção mucocutânea	Adultos e crianças > 2 a	200[c]	5 vezes/dia	5
		Crianças < 2 a	20	4 vezes/dia	5
	Infecção genital	Adultos IC/ID			
	Episódio inicial		200[c]	5 vezes/dia	10
	Recidiva		200[c]	5 vezes/dia	5
	Supressão[d]		200[c]	3 vezes/dia	180
	Profilaxia	Adultos IC/ID	200[c]	4 vezes/dia	360
		Crianças IC	200[c]	4 vezes/dia	360

(continua)

Quadro 30.1 ■ Esquemas de administração de antivirais em diferentes infecções. (*continuação*)

Agente/via	Indicação	Pacientes	Dose (mg/kg/dose)	Intervalos	Duração (dias)
	VVZ Tratamento Profilaxia pós-contato com varicela	Adultos Crianças	800[c] 20	5 vezes/dia 4 vezes/dia	7 5 a 7 dias, a partir do 9º dia pós-exposição
	CMV Profilaxia em transplantados com sorologia positiva	Adultos e crianças IC	10-20	6 h	90
Tópico[e]	VHS				
	Infecção mucocutânea Infecção ocular	Adultos e crianças IC	1 cm de pomada liberada pela bisnaga	5 vezes/dia	5 a 10
Alfainterferon alfa 2a e 2b	VHB	Adultos e crianças	5 a 10 milhões de unidades	3 vezes/semana	4 meses
	VHC	Adultos	180 mcg/kg (alfa 2a) 1,5 mcg/kg (alfa 2b)	1 vezes/semana	12 a 48 semanas
Cidofovir (intravenoso)	CMV (retinite)	Adultos ID	5 mg/kg associados a probenecida	1 vezes/semana	Indeterminado
Daclatasvir	VHC (hepatite crônica)	Adultos	60 mg[c] 30 mg[c] (se associado a atazanavir/ritonavir – ver texto) 90 mg[c] (se associado a efavirenz – ver texto)	24 h	12 a 24 semanas
Fanciclovir	VHS (1º episódio) VVZ	Adultos Adultos	250[c] 500[c]	8 h 8 h	5 a 7 7
Foscarnet (infusão intravenosa por 1 ou 2 h)	CMV (indução) CMV (manutenção)		20 90 a 120	8 h 24 h	14 Indefinidamente
Ganciclovir (intravenoso e oral)	CMV Tratamento Ataque Manutenção Pós-transplante Indução Manutenção	Adultos	5 a 6 (intravenoso) 1.000 (oral) 5 (intravenoso) ou 1.000 mg[c] (oral) 5 (intravenoso) ou 3.000 mg[c] (oral)	12 h 8 h 24 h	14 a 21 7 a 14 100 a 120
Lamivudina	VHB	Adultos Crianças	150 a 300[c] 4	12 h 12 h	Indeterminado
Ledipasvir	VHC	Adultos	90[c]	24 h	12 a 24 semanas
Oseltamivir (cápsula e pó para suspensão oral)	Influenza Tratamento Profilaxia	Adultos e crianças > 8 anos Crianças de 1 a 8 anos Adultos e crianças > 8 anos Crianças de 1 a 8 anos	30 mg 30 a 60[c] 75[c] 30 a 60[c]	12 h 12 h 24 h 24 h	5 5 10 10
Ribavirina	VHC	Adultos e crianças	1.000 a 1.250[c]	12 h	6 a 12 meses
Rimantadina	Influenza	Adultos e crianças	100[c]	12 h	5 a 7
Simeprevir	VHC	Adultos	150[c]	24 h	12 semanas
Sofosbuvir	VHC	Adultos	400[c]	24 h	12 a 24 semanas
Vidarabina (intravenosa[f] e pomada oftálmica)	VHS	Adultos e crianças IC	10[c]	24 h	5 a 7
			1,3 cm[g]	24 h	21
Tenofovir	VHB	Adultos	300[c]	24 h	Indeterminado
Valaciclovir	VVZ	Adultos	1.000[c]	8 h	7
Zanamivir	Influenza Tratamento Profilaxia	Adultos e crianças > 5 a	2 inalações (10 mg no total)	12 h 24 h	5 28

IC: imunocompetentes; ID: imunodeprimidos. [a]Doses intravenosas de aciclovir devem ser infundidas durante pelo menos 1 h, e as concentrações não devem exceder 7 mg/mℓ. Preparação injetável: 250 mg/frasco; guardar a 25°C; após diluir, a solução é estável por 12 h a 20°C. [b]Aciclovir oral em comprimidos de 200 mg. [c]Pró-dose em mg. [d]Tratamento supressivo para herpes recidivante (6 ou mais episódios/ano). [e]Preparações tópicas (creme a 5% e pomada oftálmica a 3%). [f]Vidarabina intravenosa em infusão contínua por 24 h, diluída em grande volume de solução glicosada a 5%, pois é muito insolúvel. [g]Filete da pomada oftálmica a 3% (vidarabina) e a 0,5% (idoxuridina).

Foscarnet somente é utilizado por via intravenosa, com bomba de infusão, de modo a que a velocidade de administração não seja superior a 1 mg/kg/minuto.

Cidofovir deve ser precedido da administração de probenecida, dada 2 a 3 h antes do antiviral, e de um litro de solução salina intravenosa.

Oseltamivir é utilizado por via oral, na dose de 75 mg, 2 vezes/dia, iniciado até 48 h a partir da instalação do quadro viral. A duração de tratamento é de 5 dias. Quando em uso profilático, 75 mg são administrados 1 vez/dia, durante pelo menos 7 dias. Pacientes com infecção grave internados em unidade de terapia intensiva podem requerer mais de 5 dias de tratamento, embora não haja evidências conclusivas quanto a essa medida. Da mesma forma, a utilização de dose elevada (150 mg) de oseltamivir em pacientes criticamente doentes tem sido preconizada, embora não consubstanciada em estudos clínicos controlados. Nas situações em que há indicação de quimioprofilaxia ante exposição ao vírus influenza, é recomendado oseltamivir na dose de 75 mg durante 10 dias.

Zanamivir é utilizado por via respiratória, em duas inalações diárias, por 5 dias, quando do tratamento da influenza. A profilaxia da infecção requer duas inalações, 1 vez/dia, durante o período de exposição. Nos EUA, é permitido utilizar *peramivir* se o paciente não respondeu à terapia antiviral administrada por outra via que não intravenosa, e a gravidade do caso sustentar o benefício dessa indicação.

Palivizumabe é aplicado por via intramuscular na dose de 15 mg/kg de peso, mensalmente durante o período de circulação do vírus sincicial respiratório e por no máximo 5 doses. Caso haja infecção por VSR, as doses subsequentes devem ser suspensas.

É importante atentar para a necessidade de ajuste dos esquemas de antivirais excretados predominantemente em forma ativa pelos rins em pacientes com insuficiência renal. Doses devem ser diminuídas e intervalo entre administrações, aumentado. Também se minimiza o comprometimento renal, infundindo lentamente os fármacos e hidratando adequadamente o paciente para evitar a precipitação tubular de antivirais, como é o caso do aciclovir. Naqueles pacientes com insuficiência cardíaca é preciso atentar aos volumes administrados com vidarabina (2 a 3 ℓ/dia).

Interferons não têm ação por via oral, sendo prescritos por via subcutânea. Metabolismos hepático e renal são responsáveis pelo seu desaparecimento, sendo insignificante a quantidade eliminada por via renal.

Em hepatite aguda por VHC, o Protocolo Brasileiro de Tratamento da Hepatite C[44] preconiza uso de alfainterferon convencional, na dose única diária (5.000.000 UI se alfa 2a; 6.000.000 UI se alfa 2b), por via subcutânea, durante 4 semanas, a qual decresce para 3.000.000 UI, administrada pela mesma via, durante 20 semanas. Para pacientes intolerantes ou com dificuldade de adesão à dose maior e diária de interferon, pode-se realizar terapia combinada com ribavirina 15 mg/kg/dia em duas tomadas, passando a dose de interferon (alfa 2a ou alfa 2b) para 3.000.000 UI 3 vezes/semana.

Em hepatite crônica por VHC, a dose de alfapeginterferon-2a é de 180 µg, dada semanalmente, não sofrendo variação com o peso de pacientes adultos. A dose de *ribavirina* (disponível no Brasil em comprimidos de 250 mg) proposta pelo Protocolo Brasileiro de Tratamento da Hepatite C é de 1.000 mg para pacientes com menos de 75 kg e de 1.250 mg para pacientes com peso igual a ou maior que 75 kg.

Todos os DAAs têm uso oral. Os tempos de uso variam conforme o esquema de tratamento em que o medicamento é utilizado (ver anteriormente).

Sofosbuvir é administrado na dose de 400 mg em tomada única diária. Embora de excreção 80% renal, não há recomendações de alteração de dose em DCE < 30 mℓ/min, nem em pacientes com cirrose descompensada. Os efeitos adversos mais comuns são fadiga e cefaleia. Uso concomitante de amiodarona em conjunto com outros DAAs é contraindicado.

Simeprevir é utilizado na dose de 150 mg 1 vez/dia.

Ledipasvir tem dose de 90 mg 1 vez/dia, não necessitando de ajuste de dose.

Daclatasvir, administrado sempre 1 vez/dia, tem duas apresentações, de 60 mg e 30 mg. Esta é utilizada quando há necessidade de ajuste de dose. No uso concomitante de atazanavir/ritonavir, a dose de daclatasvir deve passar para 30 mg, assim como com alguns antimicrobianos como fluconazol e claritromicina. Outros esquemas antirretrovirais contendo ritonavir (p. ex., lopinavir e darunavir) não demandam ajuste de dose, mantendo-se 60 mg/dia de daclatasvir. O uso de efavirenz demanda aumento de dose de daclatasvir para 90 mg/dia. Não é necessário ajuste de dose para função renal ou hepática.

A coformulação de *paritaprevir* 75 mg, *ombitasvir* 12,5 mg, com *ritonavir* 50 mg é administrada 1 vez/dia junto com alimento, associada a *dasabuvir* 250 mg 2 vezes/dia. Por já conter ritonavir, alguns antirretrovirais necessitam ser administrados sem esse medicamento, como atazanavir e lopinavir. Uso concomitante de efavirenz e nevirapina é contraindicado.

▶ Seguimento

O benefício do tratamento antiviral é em geral avaliado a partir da resposta clínica, dada a dificuldade de documentar a cura virológica em muitas infecções. Em hepatites, a resposta virológica é útil e está incorporada a algoritmos terapêuticos. Muitos vírus persistem por anos ou toda a vida, como é o caso de VVZ e VHB em sua forma crônica.

É importante informar ao paciente que o uso de aciclovir não resulta em cura da infecção herpética, cuja recorrência aparece com alguma frequência. Da mesma forma, não reduz risco de transmissão do VHS enquanto as lesões estiverem presentes, incluindo risco de transmissão sexual. Da mesma forma, ganciclovir não cura a infecção por CMV, requerendo manutenção e acompanhamento clínico indefinidamente.

Para condições em que há risco de morte, alguns antivirais possibilitam evitar esse desfecho, como é o caso de infecção por CMV e encefalite herpética. Em outras situações, terapias de manutenção se fazem necessárias, conforme a condição imunológica do paciente.

Antivirais têm potencial para múltiplas interações medicamentosas que devem ser atentamente observadas. Interações de antivirais entre si e com outras classes farmacológicas podem potencializar benefício terapêutico, atingir maiores concentrações plasmáticas, favorecer tolerabilidade e aumentar eficácia clínica. Algumas interações conhecidas entre diversos antivirais são apresentadas no Quadro 30.2.

Para a maioria dos antivirais, cujo uso é relativamente recente, ainda não estão claros os riscos oriundos da prescrição crônica. Assim, é preciso monitorar os efeitos adversos apresentados no Quadro 30.3.

Por exemplo, uso intravenoso de aciclovir associa-se à flebite. A administração de foscarnet deve ser acompanhada por dosagens séricas de cálcio, potássio e magnésio.

Os efeitos adversos mais comuns de alfainterferon incluem sintomas semelhantes aos da gripe, como febre, mialgias, artralgias e distúrbios gastrointestinais. Esse fármaco ocasiona supressão medular dose-dependente com consequente diminuição de neutrófilos e plaquetas. Pode também ocasionar efeitos psiquiátricos como transtornos do comportamento, depressão e psicose. Outros efeitos adversos incluem perda de peso, desencadeamento de distúrbios autoimunes (especialmente tireoidites) e agravamento de insuficiência hepática. Seu uso deve ser realizado com cautela em pacientes cirróticos, sendo contraindicado na cirrose descompensada.

Os principais efeitos adversos de ribavirina são anemia e teratogenicidade. Homens e mulheres em uso de ribavirina não devem procriar durante o tratamento.

Quadro 30.2 ■ Interações de antivirais.

Antiviral	Fármaco/substância	Efeitos/recomendações
Alfainterferon 2a e 2b	Inibidores da enzima de conversão da angiotensina Varfarina	Aumento do risco de ocorrência de neutropenia Aumento do efeito anticoagulante
Alfapeginterferon 2a e 2b	Inibidores da enzima de conversão da angiotensina Varfarina	Aumento do risco de ocorrência de neutropenia Aumento do efeito anticoagulante
Aciclovir	Probenecida Metotrexato	Redução na depuração de aciclovir Diminuição da eliminação, aumentando a toxicidade do metotrexato
Cidofovir	Anfotericina B, aminoglicosídeos, foscarnet, pentamidina	Aumento do risco de nefrotoxicidade
Fanciclovir	Probenecida	Aumento dos níveis séricos
Foscarnet	Pentamidina Anfotericina B, aminoglicosídeos	Aumento da nefrotoxicidade; hipocalcemia Aumento da nefrotoxicidade
Ganciclovir	Anfotericina B, 5-flucitosina, pentamidina, interferon, zidovudina Imipeném/cilastina	Aumento de mielo e citotoxicidade; evitar a interação Maior risco de convulsão
Lamivudina	Zalcitabina	Potencial antagonismo. Evitar uso concomitante
Ribavirina	Inibidores da transcriptase reversa análogos de nucleosídios	Aumento do risco de ocorrência de acidose láctica, em especial com didanosina, lamivudina, estavudina, zalcitabina e zidovudina
Simeprevir	Indutores ou inibidores do CYP3A4 (p. ex., carbamazepina, rifampicina, cetoconazol, entre outros)	Aumento ou redução do nível sérico de simeprevir. Não administrar em conjunto
Sofosbuvir	Amiodarona	Risco de bradicardia grave
Tenofovir	Didanosina Inibidores da protease	Aumento de toxicidade da didanosina. Reduzir didanosina para 250 mg/dia Redução dos níveis séricos de alguns IP
Valaciclovir	Cimetidina e probenecida	Aumento dos níveis séricos de aciclovir

Quadro 30.3 ■ Efeitos adversos de antivirais.

Aciclovir – tópico – oral – intravenoso	Queimação local (4%); eritema leve; secura do tegumento; queratopatia superficial punctata com uso de colírio (9,8%) Náuseas e vômito (2 a 3%, em tratamento curto); náuseas, vômito, diarreia (8 a 9%), epigastralgia, erupção cutânea, cefaleia (13%), durante a profilaxia prolongada Flebite e inflamação no local da injeção (14%); inflamação e necrose em extravasamentos; neurotoxicidade: letargia, tremores, confusão, alucinações, com altas doses elevação transitória da creatinina sérica (4 a 5%); erupção cutânea e urticária (4 a 5%); náuseas e vômitos
Alfainterferon 2a e 2b	Dor torácica, edema, hipertensão, manifestações psiquiátricas incluindo depressão, comportamento ou ideação suicida, cefaleia, fadiga, irritabilidade, insônia, tonturas, sonolência, letargia, confusão mental, fraqueza motora, vertigem, *rash* cutâneo, pele seca, prurido, hipcalcemia, hiperglicemia, elevação das transaminases, neutropenia, trombocitopenia, anemia, diarreia, dor abdominal
Alfapeginterferon 2a e 2b	Cefaleia, fadiga, insônia, depressão, tontura, irritabilidade, ansiedade, alopecia, prurido, dermatite, diarreia, dor abdominal, neutropenia, linfopenia, anemia, reação local (injeção), dores musculares
Amantadina	Insônia e dificuldade de concentração (7%), ansiedade, depressão, confusão, psicose, ataxia, anorexia (13%), náuseas e vômito (5%), fadiga, hipotensão ortostática, leucopenia (rara), retenção urinária, erupção cutânea
Cidofovir	Febre, cefaleia, amnésia, ansiedade, confusão, crise convulsiva, insônia, alopecia, *rash* cutâneo, náuseas, diarreia, anorexia, dor abdominal, constipação intestinal, trombocitopenia, neutropenia, anemia, fraqueza, parestesia, ambliopia, conjuntivite
Fanciclovir	Cefaleia, náuseas, diarreia
Foscarnet	Queda na hemoglobina, nefrotoxicidade; hiper ou hipocalcemia; hipomagnesemia; hipopotassemia; alucinações e tremor (em superdosagem); náuseas; convulsões; neuropatia periférica; arritmias; úlceras penianas; diabetes insípido nefrogênico
Ganciclovir	Neutropenia (30%), trombocitopenia (19%), erupção cutânea (6%), náuseas (6%), febre (6%), reação no local da injeção, anemia (4%), eosinofilia (3%), confusão mental e convulsões (3%), dano fetal (evitar na gestação)
Lamivudina	Raramente associado a efeitos adversos. Embora, como todos ITRN, possa potencialmente causar acidose láctica, com esteatose hepática, parece estar entre os mais seguros quanto a estes efeitos
Oseltamivir	Insônia, vertigem, náuseas, vômitos, cefaleia, diarreia
Ribavirina	Mutagenicidade (discutível); hipotensão; arritmias cardíacas; diminuição de função respiratória em DBPOC; inibição reversível da síntese de hemoglobina; fadiga, gosto metálico, boca seca, flatulência, cefaleia, irritabilidade, insônia
Simeprevir	*Rash* cutâneo, fotossensibilidade, prurido, náuseas, hiperbilirrubinemia leve
Sofosbuvir	Fadiga, cefaleia
Valaciclovir	Semelhante ao aciclovir
Tenofovir	Em geral, bem tolerado e pouco associado a efeitos adversos. Raros relatos de insuficiência renal. Embora possa potencialmente causar acidose láctica e esteatose hepática como todos ITRN, parece ser mais seguro quanto a estes efeitos
Zanamivir	Cefaleia, tontura, náusea, diarreia, vômitos, sinusite, bronquite, tosse, infecção no ouvido

DBPOC: doença broncopulmonar obstrutiva crônica; ITRN: inibidor da transcriptase reversa análogo de nucleosídeo.

Referências bibliográficas

1. Crumpacker CS. Use of antiviral drugs to prevent herpes virus transmission. N Engl J Med. 2004; 350: 67-68.
2. Amir J, Harel L, Smetana Z, Varsano I. Treatment of herpes simplex gingivostomatitis with aciclovir in children: a randomised double blind placebo controlled study. BMJ. 1997; 314 (7097):1800-1803.
3. Cernik C, Gallina K, Brodell RT. The treatment of herpes simplex infections: an evidence-based review. Arch Intern Med. 2008; 168 (11):1137-1144.
4. Klein RS. Treatment and prevention of herpes simplex virus type 1 infection. In: Basow D, ed. Uptodate. Waltham, MA: Uptodate; 2016.
5. Glenny AM, Fernandez Mauleffinch LM, Pavitt S, Walsh T. Interventions for the prevention and treatment of herpes simplex virus in patients being treated for cancer. Cochrane Database Syst Rev. 2009 Jan 21; (1): CD006706.
6. Chi CC. Interventions for prevention of herpes simplex labialis (cold sores on the lips). Cochrane Database Syst Rev. 2015 Aug 7;8: CD010095.
7. Le Cleach L. Oral antiviral therapy for prevention of genital herpes outbreaks in immunocompetent and nonpregnant patients. Cochrane Database Syst Rev. 2014 Aug 3;8:CD009036.
8. Conant MA, Schacker TW, Murphy RL, Gold J, Crutchfield LT, Crooks RJ. International Valaciclovir HSV Study Group. Valaciclovir versus aciclovir for herpes simplex virus infections in HIV-infected individuals: two randomized trials. Int J STD AIDS. 2002; 13: 12-21.
9. Corey L, Wald A, Patel R, Sacks SL, Tyring SK, Warren T, Douglas JM et al. Once-daily valacyclovir to reduce the risk of transmission of genital herpes. N Engl J Med. 2004; 350:11-20.
10. Hollier LM, Wendel GD. Third trimester antiviral prophylaxis for preventing maternal genital herpes simplex virus (HSV) recurrences and neonatal infection. Cochrane Database Syst Rev. 2008 Jan 23 (1):CD004946.
11. Jones CA, Walker KS, Badawi N. Antiviral agents for treatment of herpes simplex virus infection in neonates. Cochrane Database Syst Rev. 2009 Jul 8;(3):CD004206.
12. Sugar A. Herpes simplex keratitis. In: Basow D, ed. Uptodate. Waltham, MA: Uptodate; 2016 (Acesso em 23/02/2016).
13. Wilhelmus KR. Antiviral treatment and other therapeutic interventions for herpes simplex virus epithelial keratitis. Cochrane Database Syst Rev. 2015 Jan 9;1:CD002898.
14. Whitley RJ, Alford CA, Hirsch MS, Schooley RT, Luby JP, Aoki FY, Hanley D, Nahmias AJ, Soong SJ. Vidarabine versus acyclovir therapy in herpes simples encephalitis. N Engl J Med. 1986 Jan; 314(3): 144-149.
15. Ronthal M. Bell's palsy: Prognosis and treatment in adults. In: Basow D, ed. Uptodate. Waltham, MA: Uptodate; 2016.
16. Gagyor I1, Madhok VB, Daly F, Somasundara D, Sullivan M, Gammie F, Sullivan F. Antiviral treatment for Bell's palsy (idiopathic facial paralysis). Cochrane Database Syst Rev. 2015 Nov 9; 11: CD001869.
17. Klassen TP, Hartling L, Wiebe N, Belseck EM. Acyclovir for treating varicella in otherwise healthy children and adolescents. Cochrane Database Syst Rev. 2005 Oct 19; (4): CD002980.
18. Albrecht MA. Treatment of varicella (chickenpox) infection. In: Basow D, ed. Uptodate. Waltham, MA: Uptodate; 2016.
19. Li Q, Chen N, Yang J, Zhou M, Zhou D, Zhang Q, He L. Antiviral treatment for preventing postherpetic neuralgia. Cochrane Database Syst Rev. 2014 Feb 6; 2: CD006866.
20. Whitley RJ. A 70-year-old woman with shingles: review of herpes zoster. JAMA. 2009; 302: 73-80.
21. He L, Zhang D, Zhou M, Zhu C. Corticosteroids for preventing postherpetic neuralgia. Cochrane Database Syst Rev. 2010 Dec 8; (12): CD005582
22. Heiden D, Ford N, Wilson D, Rodriguez WR, Margolis T, Janssens B et al. Cytomegalovirus retinitis: the neglected disease of the AIDS pandemic. PLoS Med. 2007; 4: e334.
23. Jacobson MA. Treatment of AIDS-related cytomegalovirus retinitis. In: Basow D, ed. Uptodate. Waltham, MA: Uptodate; 2016.
24. Hodson EM, Craig JC, Strippoli GF, Webster AC. Antiviral medications for preventing cytomegalovirus disease in solid organ transplant recipients. Cochrane Database Syst Rev. 2013 Feb 28; 2: CD003774
25. Heikkinen T, Jarvinen A. The common cold. Lancet 2003; 361: 51-59.
26. Commitee on Infectious Diseases and Bronchiolitis Guidelines Comitee. Updated guidance for palivizumab prophylaxis among infants and young children at increased risk of hospitalization for respiratory syncytial virus infection. Pediatrics. 2014;134;415.
27. Andabaka T, Nickerson JW, Rojas-Reyes MX, Rueda JD, Bacic Vrca V, Barsic B. Monoclonal antibody for reducing the risk of respiratory syncytial virus infection in children. Cochrane Database Syst Rev. 2013; 4:CD006602.
28. Jefferson T, Jones M, Doshi P, Spencer EA, Onakpoya I, Heneghan CJ. Oseltamivir for influenza in adults and children: systematic review of clinical study reports and summary of regulatory comments. BMJ. 2014; 348: g2545.
29. Dobson J, Monto A S, Pocock S, Whitley R J. Oseltamivir treatment for influenza in adults: a meta-analysis of randomised controlled trials. Lancet. 2015; 385: 1729-1737.
30. Muthuri SG, Venkatesan S, Myles PR et al. Effectiveness of neuraminidase inhibitors in reducing mortality in patients admitted to hospital with influenza A H1N1 pdm09 virus infection: a meta-analysis of individual participant data. Lancet Respir Med. 2014; 2: 395-404.
31. Zachary KC, Hirsch MS, Thorner AR. Treatment of seasonal influenza in adults. In: Basow D, ed. Uptodate. Waltham, MA: Uptodate; 2016.
32. European Association for the Study of the Liver. EASL Clinical Practice Guidelines: Management of chronic hepatitis B virus infection. J Hepatol. 2012; 57(1):167-185.
33. Ministério da Saúde, Secretaria de Vigilância em Saúde Departamento de DST, Aids e Hepatites Virais. Protocolo Clínico e Diretrizes Terapêuticas para o Tratamento da Hepatite Viral Crônica B e Coinfecções. 2010. Disponível em: http://bvsms.saude.gov.br/bvs/publicacoes/protocolo_clinico_diretrizes_terapeuticas_hepatite_viral_b.pdf
34. Lok AS, McMahon BJ, Brown RS Jr, Wong JB, Ahmed AT, Farah W et al. Antiviral therapy for chronic hepatitis B viral infection in adults: A systematic review and meta-analysis. Hepatology. 2016; 63(1): 284-306.
35. Lok AS. Overview of the management of chronic hepatitis B and case examples. In: Basow D, ed. Uptodate. Waltham, MA: Uptodate; 2015.
36. Lok AS, McMahon BJ. Chronic hepatitis B. Hepatology. 2007; 45: 507-539.
37. Reddy KR, Beavers KL, Hammond SP, Lim JK, Falck-Ytter YT. American Gastroenterological Association Institute Guideline on the Prevention and Treatment of Hepatitis B Virus Reactivation During Immunosuppressive Drug Therapy. Gastroenterology. 2015;148(1):215-219.
38. European Association for the Study of the Liver. EASL Recommendations on Treatment of Hepatitis C 2015. J Hepatol. 2015; 63(1):199-236.
39. Brasil. Ministério da Saúde. Secretaria de Vigilância em Saúde. Departamento de DST, Aids e Hepatites Virais. Protocolo Clínico e Diretrizes Terapêuticas para Hepatite C e Coinfecções – 2015. Disponível em: http://www.aids.gov.br/publicacao/2015/protocolo-clinico-e-diretrizes-terapeuticas-para-hepatite-c-e-coinfeccoes
40. van der Meer AJ1, Veldt BJ, Feld JJ, Wedemeyer H, Dufour JF, Lammert F et al. Association between sustained virological response and all-cause mortality among patients with chronic hepatitis C and advanced hepatic fibrosis. JAMA. 2012; 308(24):2584-2593.
41. Afdhal N, Zeuzem S, Kwo P, Chojkier M, Gitlin N, Puoti M et al.; ION-1 Investigators. Ledipasvir and sofosbuvir for untreated HCV genotype 1 infection. N Engl J Med. 2014; 370 (20):1889-1898.
42. Lawitz E, Sulkowski MS, Ghalib R, Rodriguez-Torres M, Younossi ZM, Corregidor A et al. Simeprevir plus sofosbuvir, with or without ribavirina, to treat chronic infection with hepatitis C virus genotype 1 in non-responders to pegylated interferon and ribavirin and treatment-naive patients: the COSMOS randomised study. Lancet. 2014; 384(9956):1756-1765.
43. Sulkowski MS, Gardiner DF, Rodriguez-Torres M, Reddy KR, Hassanein T, Jacobson I et al., AI444040 Study Group. Daclatasvir plus sofosbuvir for previously treated or untreated chronic HCV infection. N Engl J Med. 2014;370(3):211-221.
44. Bourlière M, Bronowicki JP, de Ledinghen V, Hézode C, Zoulim F, Mathurin P et al. Ledipasvir-sofosbuvir with or without ribavirin to treat patients with HCV genotype 1 infection and cirrhosis non-responsive to previous protease-inhibitor therapy: a randomised, double-blind, phase 2 trial (SIRIUS). Lancet Infect Dis. 2015;15(4):397-404.
45. Feld JJ, Kowdley KV, Coakley E, Sigal S, Nelson DR, Crawford D et al. Treatment of HCV with ABT-450/r-ombitasvir and dasabuvir with ribavirin. N Engl J Med. 2014; 370(17):1594-1603.
46. A special meeting review edition: Highlights in the Treatment of Hepatitis C Virus From the 2014 Liver Meeting: A Review of Selected Hepatol Presentations From the 2014 Liver Meeting November 7-11, 2014 – Boston, Massachusetts. Gastroenterol. (N Y) 2014; 10 (12 Suppl 6):1-19.
47. Zeuzem S, Dusheiko GM, Salupere R, Mangia A, Flisiak R, Hyland RH et al., VALENCE Investigators. Sofosbuvir and ribavirin in HCV genotypes 2 and 3. N Engl J Med. 2014; 370 (21):1993-2001.
48. Foster GR, Pianko S, Brown A, Forton D, Nahass RG, George J et al., BOSON Study Group. Efficacy of sofosbuvir plus ribavirin with or without peginterferon-alfa in patients with hepatitis C virus genotype 3 infection and treatment-experienced patients with cirrhosis and hepatitis C virus genotype 2 infection. Gastroenterology. 2015; 149 (6):1462-1470.
49. Nelson DR, Cooper JN, Lalezari JP, Lawitz E, Pockros PJ, Gitlin N et al., ALLY-3 Study Team. All-oral 12-week treatment with daclatasvir plus sofosbuvir in patients with hepatitis C virus genotype 3 infection: ALLY-3 phase III study. Hepatology. 2015; 61(4):1127-1135.

CAPÍTULO 31

Profilaxia Anti-infecciosa

Guilherme Becker Sander ■ Jerônimo De Conto Oliveira

▶ Introdução

Quimioprofilaxia anti-infecciosa consiste no uso de antimicrobianos para prevenir infecção em situações de alto risco. Essas correspondem a pacientes portadores de doenças ou submetidos a procedimentos que favoreçam o surgimento de infecções.

Estudos têm determinado a utilidade de antibióticos profiláticos em circunstâncias selecionadas. Nesses casos, a análise da relação risco-benefício deve favorecer a prevenção. Assim, custo, risco de superinfecção, desenvolvimento de resistência e toxicidade devem ser menores do que a eficácia da medida adotada.

Quimioprofilaxia antimicrobiana não deve ser encarada como medida capaz de impedir qualquer processo infeccioso posterior a procedimento invasivo. O uso de antimicrobianos não substitui medidas como esterilização adequada do instrumental, lavagem das mãos, técnicas cirúrgicas rápidas e adequadas, imunizações ativa e passiva.

Os princípios gerais da quimioprofilaxia adequada abrangem:

- Seleção criteriosa dos pacientes
- Análise das situações que definidamente se beneficiam com a profilaxia
- Identificação de microrganismos prevalentes
- Seleção de antimicrobianos sabidamente eficazes contra microrganismos prevalentes
- Demonstração de eficácia em ensaios clínicos randomizados
- Uso preferencial de único agente (monoterapia)
- Aplicação em momento adequado, para que níveis teciduais e sanguíneos do antibiótico sejam os mais altos possíveis durante o procedimento
- Duração curta da profilaxia, em acordo com a proteção a ser conferida.

Em geral, a profilaxia deve ser direcionada a microrganismo patogênico específico. Se antibióticos de amplo espectro são usados, a quimioprofilaxia deve ser de curta duração para evitar superinfecção e resistência bacteriana.

Além das características microbiológicas dos agentes causais prevalentes em um dado sítio, há que levar em conta o padrão de resistência dos mesmos, variável para cada local de atendimento. Sabe-se que microrganismos de origem comunitária respondem mais facilmente a antimicrobianos do que agentes de infecções hospitalares.

Do mesmo modo, germes sensíveis a certos antimicrobianos em uma dada localização geográfica (cidade, hospital, clínica) podem ser resistentes em outro local.

Indicações de antibioticoprofilaxia para procedimentos clínicos e cirúrgicos, se possível embasadas em estudos comparativos, são revisadas a seguir.

▶ Seleção

Antibioticoprofilaxia em situações clínicas

■ **Em febre reumática**

Febre reumática é complicação não supurativa da infecção causada por estreptococo do grupo A. Pode-se fazer profilaxia primária, que consiste no tratamento precoce de faringite estreptocócica. Em geral é feito com penicilina, exceto nos indivíduos a ela alérgicos.

A profilaxia secundária, em pacientes com histórico de surto prévio, objetiva impedir recidivas, que podem agravar as sequelas do primeiro surto. Nesses pacientes, a infecção pelo estreptococo do grupo A não necessita ser sintomática para que ocorra novo surto, e é necessário uso contínuo de antibiótico, que deve ser iniciado logo após o tratamento do quadro inicial.

A duração da profilaxia depende da gravidade das manifestações. Para pacientes com cardite e valvulopatia residual, a profilaxia deve continuar até os 40 anos de idade ou, pelo menos, por 10 anos após o último episódio de atividade reumática, o que for mais longo. Em pacientes com cardite, sem doença residual, o tratamento deve ser mantido até os 21 anos ou por pelo menos 10 anos, o que for mais longo. Para paciente sem cardite, o tratamento deve ser mantido até os 21 anos ou por pelo menos 5 anos.[1] Ao final desses períodos, os pacientes devem ser reavaliados quanto à exposição a infecções estreptocócicas e à gravidade da valvulopatia, antes ser decidida a interrupção da profilaxia.

O regime preferido consiste em dose única de 1.200.000 UI de penicilina G benzatina, administrada por via intramuscular profunda, a cada 3 ou 4 semanas, dependendo da frequência local de infecções por estreptococos. Alternativa a esse tratamento é penicilina V (250.000 UI, 2 vezes/dia) ou, em pacientes a ela alérgicos, sulfadiazina oral (500 a 1.000 mg, em dose única diária). Fármacos orais são menos eficazes, por isso reservados a casos de baixo risco de recorrência.[2] Pacientes alérgicos a penicilinas e sulfadiazina podem receber eritromicina ou azitromicina.

■ Em meningite bacteriana

Antibioticoprofilaxia para contatos de pacientes com meningite meningocócica é proposta desde a década de 1940. O risco de doença nos contatantes próximos é de 1 em 250 expostos, pelo menos 500 vezes superior ao risco na população em geral. Os contatantes com indicação de profilaxia são aqueles que estiveram a menos de um metro de um paciente por mais de 8 h, assim como aqueles expostos a secreções orais de pacientes, no intervalo de 1 semana antes dos sintomas até 1 dia após o início do tratamento antimicrobiano apropriado. Essa definição inclui principalmente contatos domiciliares, colegas de quarto ou de alojamento, contatos íntimos, contatos em creches e escolas e profissionais de saúde que tenham aspirado secreções respiratórias ou intubado o paciente. Recomenda-se rifampicina por 2 dias, na dose oral de 5 mg/kg, a cada 12 h, para crianças com menos de 1 mês; 10 mg/kg, a cada 12 h, para crianças com mais de 1 mês; e 600 mg, a cada 12 h, para adultos. Alternativas para erradicação do meningococo são ciprofloxacino, em dose única oral de 500 mg, e ceftriaxona, em dose única intramuscular (250 mg em adultos e 125 mg em crianças com menos de 12 anos), essa sendo o antibiótico de escolha em contatantes grávidas.[3]

Azitromicina não é recomendada como antibiótico profilático de primeira linha. Em virtude do controle rigoroso de tuberculostáticos, ciprofloxacino é opção mais acessível na maior parte das vezes. O uso de ciprofloxacino não é recomendado para indivíduos com menos de 18 anos, devido a potencial dano em cartilagens. Se para tratamento da meningite não foram utilizados rifampicina, ceftriaxona ou ciprofloxacino, o próprio paciente deve receber tratamento para eliminar o meningococo da orofaringe.

Antes da introdução de vacinas conjugadas, meningite por *Haemophilus influenzae* sorotipo B (Hib) era a principal causa de meningite na primeira infância. O risco de meningite para contatantes familiares é 585 vezes superior ao da população em geral. O risco é maior em crianças até 2 anos.[4] Rifampicina elimina a colonização da faringe em 95% dos contatantes familiares. Profilaxia é recomendada para pessoas que tiveram contato diário superior a 4 h com o caso índice, nos 5 dias anteriores à internação do paciente, e que mantém contato com crianças não imunizadas para o Hib ou crianças imunodeprimidas, independentemente da idade. Também se recomenda profilaxia em contatantes de pré-escola, onde pelo menos 2 casos tenham sido registrados nos últimos 60 dias, se houver crianças não completamente imunizadas frequentando o local. Se a meningite foi tratada com antibiótico que não ceftriaxona ou cefotaxima, o próprio paciente deve receber quimioprofilaxia, se tiver menos de 2 anos de idade ou tiver familiar com menos de 4 anos e não imunizado ou imunodeprimido. O antibiótico de escolha é rifampicina, na dose oral de 20 mg/kg (máximo de 600 mg), 1 vez/dia, por 4 dias, iniciada logo que possível até 2 semanas do início do quadro. Menores de 1 mês devem receber 10 mg/kg.

Não se recomenda profilaxia para contatantes de meningite pneumocócica.

■ Em endocardite bacteriana

Não existem ensaios clínicos que comprovem a utilidade do uso de antibióticos profiláticos nessa situação. Considerando morbidade e mortalidade importantes, frequente comprovação de bacteriemia em alguns tipos de procedimentos invasivos e evidência de que antimicrobianos diminuem a frequência de bacteriemias, recomendam-se antimicrobianos com esse objetivo. Estudo francês estimou que o risco de endocardite após procedimento dentário em paciente com válvula protética é de 1 em 10.700 pacientes, enquanto o risco de endocardite em pacientes que recebem profilaxia é de 1 em 150.000 pacientes.[5] Assim, grande número de pacientes precisa realizar profilaxia para ser evitado um caso de endocardite, sugerindo que apenas procedimentos e condições cardíacas de alto risco necessitam de profilaxia. É importante salientar também que, em pacientes com condições cardíacas de alto risco, é possível que boa parte dos casos de endocardite infecciosa se origine com atividades habituais diárias, como a escovação dos dentes. Dessa forma, é mister realizar revisões odontológicas frequentes nesses pacientes, que devem manter adequada higiene e saúde de dentes e gengivas. Essa conduta previne maior número de casos de endocardite do que apenas a antibioticoprofilaxia. As diretrizes da American Heart Association[6] definiram em 2007 as condições clínicas de alto risco que têm indicação de profilaxia de endocardite infecciosa (Quadro 31.1), ratificadas em diretriz europeia mais recente.[7] Profilaxia não é recomendada em outras doenças valvulares.

São procedimentos de risco, reconhecidamente associados a bacteriemia, tratamentos dentários, especialmente se incluírem manipulação de gengiva, região periapical dos dentes ou perfuração da mucosa oral. Profilaxia para procedimentos respiratórios é necessária apenas em procedimentos que incluam incisão ou biopsia da mucosa respiratória. Para procedimentos geniturinários e gastrointestinais, deve-se instituir profilaxia apenas em casos com infecção ou colonização estabelecida, privilegiando-se tratamento completo dessas condições antes da realização do procedimento, quando possível. Em pacientes com condição cardiológica de alto risco, também se recomenda profilaxia antes de parto normal, procedimentos cirúrgicos em pele, subcutâneo ou tecido musculoesquelético infectados.

Como os microrganismos prevalentes na gênese da endocardite bacteriana são estreptococos, enterococos e estafilococos, geralmente sensíveis a penicilinas, essas se constituem em primeira escolha, salvo em pacientes a elas alérgicos ou em ambientes de reconhecida resistência microbiana. A American Heart Association preconiza administração oral única de 2 g de amoxicilina, 1 h antes do procedimento, por ser mais bem absorvida no trato gastrointestinal, proporcionar níveis séricos mais altos e sustentados e aumentar a adesão à medida preventiva. A última diretriz da AHA recomenda que o antibiótico seja administrado 30 a 60 min antes do procedimento, independente da via de administração. Uma segunda dose não é necessária. Se inadvertidamente a dose não foi administrada antes do procedimento, isso pode ser feito até 2 h após o procedimento. Pacientes sem via oral disponível podem usar ampicilina ou cefazolina intravenosa. Nos indivíduos alérgicos às penicilinas, clindamicina, cefalexina, claritromicina ou azitromicina são alternativas para profilaxia oral e cefazolina ou clindamicina são alternativas para profilaxia parenteral.[6] Cefalosporinas não são alternativas para pacientes alérgicos a penicilina, os quais experimentaram reações alérgicas graves, como choque anafilático. Para pacientes que realizam procedimentos cirúrgicos em tecidos moles com suspeita de infecção por estafilococo resistente à meticilina, clindamicina ou vancomicina são recomendadas.

■ Em infecções respiratórias

Em tuberculose, a quimioprofilaxia está indicada para comunicantes domiciliares de pacientes bacilíferos, com alto risco de contrair a doença e não vacinados com BCG, como recém-nascidos, crianças com idade inferior a 4 anos, indivíduos que apresentam viragem tuberculínica recente (e são reatores fortes) ou imunodeprimidos. Administram-se 300 mg/dia de isoniazida em adultos ou 10 a 15 mg/kg/dia em crianças, por 9 meses, sem exceder a dose de adultos. Hepatotoxicidade é importante efeito adverso da isoniazida, e os pacientes

Quadro 31.1 ■ Condições cardíacas de alto risco para desenvolvimento de endocardite bacteriana.

Prótese valvar cardíaca
Endocardite bacteriana prévia
Doença cianótica congênita não corrigida
Doença cianótica congênita corrigida com material protético nos últimos 6 meses
Doença cianótica congênita corrigida com defeitos residuais persistentes próximos a material protético
Valvulopatia cardíaca em pacientes com transplante cardíaco

devem ser monitorados e orientados a se abster de álcool durante o tratamento. Piridoxina pode ser suplementada para prevenir neuropatia periférica.

Em centros de tratamento intensivo, descontaminação de orofaringe e trato digestivo é estratégia preconizada para reduzir pneumonias relacionadas à ventilação mecânica. Ensaio clínico realizado em pacientes com mais de 48 h de ventilação mecânica comparou eficácia preventiva de três regimes: (1) cefotaxima intravenosa por 4 dias, associada à aplicação tópica de anfotericina, tobramicina e colistina em orofaringe e estômago até a alta; (2) anfotericina, tobramicina e colistina aplicadas topicamente somente em orofaringe; (3) cuidado usual. Houve redução de mortalidade (razão de chances [RC] ajustada = 0,86; intervalo de confiança [IC] 95%: 0,74 a 0,99) com descontaminação seletiva de trato gastrointestinal; e em orofaringe exclusivamente (RC ajustada = 0,83; IC95%: 0,72 a 0,97).[8] Contudo, essas medidas não têm sido amplamente adotadas, pois implicariam em grande aumento no consumo de antimicrobianos em CTI, com prováveis consequências nas taxas de resistência bacteriana.

Em crianças com doença de células falciformes, o risco de pneumonia pneumocócica se reduz com uso profilático de penicilina, feito até a idade de 5 anos (RC = 0,37; IC95%: 0,16 a 0,86), acima da qual aquele risco é muito pequeno. Os efeitos adversos foram raros e de pequena monta. A resistência microbiana não foi pesquisada.[9]

Uso profilático de antibióticos orais em crianças de 0 a 7 anos com fibrose cística foi avaliado em revisão Cochrane.[10] Observou-se redução na prevalência de *Staphylococcus aureus* em secreção desses pacientes, ao receberem antibióticos específicos para esse germe. Não houve alteração em relação a outros patógenos comuns. Não há dados sobre efeitos adversos e resistência microbiana com profilaxia antimicrobiana prolongada. A partir dos 6 anos de idade, uso de azitromicina tem sido recomendado a crianças com evidência de inflamação crônica de vias respiratórias (p. ex., tosse crônica).[11] Ensaios clínicos randomizados mostraram redução de 40 a 50% nas exacerbações infecciosas com 24 semanas de uso. A dose recomendada é de 250 mg 3 vezes/semana.

Segundo revisão Cochrane de sete ensaios clínicos (n = 1.263 crianças), profilaxia antimicrobiana reduziu a incidência de pneumonia, otite média aguda e tonsilite após sarampo. Porém, não houve benefícios para conjuntivite e gastrenterite. Sugere-se usar sulfametoxazol-trimetoprima (SMX-TMP) ou penicilina, não estando ainda definidos melhores dose e duração de tratamento.[12]

Em infecções no paciente com HIV

Pneumonia por *Pneumocystis carinii* (PPC) é uma das infecções oportunistas mais comuns no paciente com HIV, e sua prevenção faz parte das prioridades no tratamento desses pacientes. Faz-se profilaxia primária ou secundária quando a contagem de linfócitos CD4 é inferior a 200/mm^3 ou há candidíase orofaríngea, segundo as diretrizes do CDC NIH e da Infectious Diseases Society of America (IDSA).[13] SMX-TMP é o agente profilático preferido, sendo administrado na dose de 800 mg de sulfametoxazol + 160 mg de trimetoprima (comprimido reforçado), em dose única diária. Comprimido de 400 mg + 80 mg, respectivamente, também pode ser utilizado e parece ser mais bem tolerado. Para pacientes que apresentam eventos adversos não graves, incluindo febre e *rash* cutâneo, preconiza-se a reintrodução do tratamento com aumento gradual da dose. Para pacientes realmente intolerantes a SMX-TMP, regimes alternativos incluem dapsona, associação de dapsona + pirimetamina + ácido folínico, pentamidina em aerossol e atovaquona, essa significativamente mais cara. O Centers of Disease Control and Prevention (CDC, EUA) não recomenda, por falta de evidência inequívoca, pentamidina intravenosa intermitente e associação de clindamicina e primaquina.

A associação SMX-TMP mostrou-se também útil em reduzir frequência de toxoplasmose e infecções por pneumococo e *Haemophilus influenzae*. Em pacientes com sorologia positiva para *Toxoplasma*, intolerantes a SMZ-TMP, o esquema profilático de escolha deve ser dapsona + pirimetamina + ácido folínico ou atovaquona com ou sem pirimetamina e ácido folínico. Em pacientes infectados pelo HIV que recebem antirretrovirais altamente ativos, a profilaxia primária e secundária contra PPC pode ser suspensa com segurança, se a contagem de leucócitos CD4 atingir 200/mm^3 por mais de 3 meses.

Profilaxia primária de toxoplasmose está indicada para todos os pacientes com IgG positiva para *Toxoplasma* e menos de 100 linfócitos CD4/mm^3; usa-se cotrimoxazol nos mesmos esquemas da profilaxia de pneumocistose até que a contagem de leucócitos CD4 atinja 200/mm^3 por mais de 3 meses. Em pacientes que já tiveram encefalite por toxoplasmose, recomenda-se profilaxia secundária após o tratamento completo do episódio inicial até que desapareça qualquer sintoma de toxoplasmose, e haja aumento de CD4 acima de 200/mm^3 por mais de 6 meses. Esquemas alternativos para pacientes intolerantes ao SMX-TMP são dapsona + pirimetamina + ácido folínico ou atovaquona com ou sem pirimetamina e ácido folínico.

Todos os pacientes sem tuberculose ativa, independentemente da idade, devem receber tratamento para tuberculose latente se estiverem em uma das seguintes situações: (1) rastreamento para tuberculose latente positivo (reação de Mantoux igual ou acima de 5 mm ou ensaio de liberação de gamainterferon positivo) sem história de passado de tratamento para tuberculose ou profilaxia prévia; (2) rastreamento para tuberculose latente negativo, mas contato próximo com pacientes com tuberculose pulmonar infectante; (3) sequelas de tuberculose secundárias a doença não tratada ou inadequadamente tratada. As opções para tratamento de tuberculose latente incluem isoniazida diária ou 2 vezes/semana por 9 meses. Pacientes em uso de isoniazida devem receber piridoxina para diminuir o risco de neuropatia. Alternativas incluem rifampicina ou rifabutina por 4 meses, para pacientes com contraindicação à isoniazida, ou contatantes de casos de tuberculose com confirmada resistência a isoniazida.

Em pacientes com menos de 50 linfócitos CD4/mm^3, recomenda-se profilaxia primária de micobacterioses atípicas, com claritromicina (500 mg, 2 vezes/dia) ou azitromicina (500 mg, 3 vezes/semana). Caso estes macrolídios não possam ser utilizados, a alternativa é rifabutina (300 mg, 1 vez/dia), devendo-se atentar para o maior número de interações medicamentosas. Esta profilaxia pode ser suspensa se a contagem de leucócitos CD4 atingir mais de 100/mm^3 por mais de 3 meses.[12]

Para pacientes com exposição ocupacional ou que vivem em regiões de alta endemicidade de histoplasmose (> 10 casos por 100 pacientes-ano), pode-se utilizar itraconazol profilático, 200 mg/dia, se a contagem de leucócitos CD4 for inferior a 150/mm^3 nos últimos 6 meses.

Para prevenção de criptosporidiose, preconiza-se evitar a exposição ao patógeno e iniciar terapia antirretroviral antes de o paciente estar gravemente imunossuprimido, sendo essa a única medida profilática comprovadamente efetiva. Também para a infecção por citomegalovírus, a profilaxia primária preferencial consiste em terapia antirretroviral efetiva.[13]

Em pacientes neutropênicos

Para a maior parte dos pacientes com neutropenia de curta duração induzida por quimioterapia, o uso rotineiro de antibióticos profiláticos é desnecessário. Profilaxia antimicrobiana pode ser útil em alguns casos de quimioterapia para doenças hematológicas com supressão da medula óssea por longos períodos (mais de 7 dias),[14] como no tratamento da leucemia mieloide aguda. Metanálise Cochrane (109 estudos, 13.579 pacientes) mostrou redução de mortalidade geral (risco relativo [RR] = 0,66, IC95%: 0,55 a 0,79; número necessário de pacientes a serem tratados [NNT] = 34) e de incidência de infecções (RR = 0,65, IC95%: 0,56 a 0,76), não havendo diferenças entre escolha de quinolona ou SMX-TMP.[14] Profilaxia antiviral é recomendada em pacientes com comprovadas infecções prévias por herpes-vírus simples ou nos que recebem quimioterapia para leucemia mieloide aguda.[15] Em quimioterapias associadas à neutropenia prolongada, antifúngicos podem reduzir mortalidade associada a infecções fúngicas.[16,17]

Em receptores de transplantes de órgãos sólidos

Na área de transplante há relativa ausência de estudos bem desenhados de profilaxia. As estratégias preventivas incluem profilaxias universais e profilaxias direcionadas. SMX-TMP é administrada a todos os pacientes transplantados sem alergia a sulfas. É útil na profilaxia de *Pneumocystis jirovecii*, tendo ainda ação contra *Listeria monocytogenes*, *Toxoplasma gondii* e *Nocardia asteroides*. A profilaxia direcionada é baseada no histórico de imunizações do paciente e exposições prévias. Todos os pacientes listados para transplante devem receber vacinas para pneumococo, influenza e ser rastreados para tuberculose latente, por meio da reação de Mantoux, ou ativa, mediante radiografia de tórax. Pacientes com tuberculose latente devem receber tratamento com isoniazida por 6 a 9 meses ou, alternativamente, rifampicina por 4 meses. Profilaxia cirúrgica com antimicrobianos também é indicada, mas a escolha do antimicrobiano varia de acordo com o transplante realizado e com a epidemiologia local de sensibilidade antimicrobiana. Profilaxia antifúngica também é indicada, mas dado o alto potencial de resistência e toxicidade, não deve ser universal, mas decidida com base em risco individual e epidemiologia local. Profilaxia para citomegalovírus também é necessária, pois citomegalovirose é uma das principais causas de morbidade e mortalidade nos primeiros meses pós-transplante. O risco é maior em pacientes soronegativos que recebem órgão de doador soropositivo ou naqueles com infecção latente que recebem tratamento com anticorpos antilinfócitos. Profilaxia universal é mais eficaz que estratégia preemptiva (direcionada apenas àqueles positivos para CMV em rastreamento imunológico ou por biologia molecular) em reduzir mortalidade. A profilaxia deve ser realizada com ganciclovir ou valganciclovir, ou altas doses de aciclovir.

Em receptores de transplantes de células hematopoéticas

Receptores de transplantes de células hematopoéticas (TCH) têm indicação de receber vários tipos de quimioprofilaxia, pois infecções por gram-negativos, em particular, durante o período de neutropenia, são frequentes e potencialmente graves. Fluoroquinolonas diminuem a frequência de infecções por gram-negativos, assim como vancomicina diminui o risco de infecções por gram-positivos, mas seus usos devem ser contrabalançados com o risco de emergência de resistência bacteriana. Recomenda-se que sejam seguidos protocolos institucionais desenvolvidos em conjunto com a Comissão de Controle de Infecção local. O tempo de uso de profilaxia antibacteriana é variável, sendo que alguns centros o prolongam até a recuperação medular. Pacientes com doença do enxerto contra o hospedeiro sob altas doses de imunossupressor necessitam manter a profilaxia até que a imunossupressão seja reduzida. Profilaxia de infecções virais também é necessária. Utiliza-se aciclovir até a recuperação medular para prevenção de infecções por *herpes simples*. Nos pacientes com sorologia positiva para *herpes-zóster*, a profilaxia com aciclovir deve ser de pelo menos 1 ano pós-transplante. Advoga-se uso preemptivo de ganciclovir (ou seja, apenas nos pacientes com resultado positivo em rastreamento de rotina, seja por cultura, sorologia, reação em cadeia da polimerase [PCR]), com o intuito de minimizar a toxicidade, que poderia retardar a recuperação medular. Alternativamente, pode-se utilizar foscarnet, enquanto cidofovir é menos estudado nesta situação. Infecções fúngicas também são causa de mortalidade no período pós-transplante, especialmente por *Candida* e *Aspergillus*. O tratamento das infecções é difícil, e a prevenção, claramente preferida. A profilaxia de candidíase é em geral realizada com fluconazol, iniciado com a neutropenia e mantido no mínimo até a recuperação medular, preferencialmente por pelo menos 100 dias pós-transplante. A prevenção de aspergilose é realizada em geral com estratégia preemptiva, após detecção seriada de galactomanana sérica ou em lavado broncoalveolar ou PCR para *Aspergillus* no soro. Pacientes com testes positivos devem ser avaliados com exames de imagem de tórax ou seios da face, devendo ser tratados se for provável o diagnóstico de aspergilose invasiva. Receptores de TCH também devem receber profilaxia para pneumocistose, em geral com SMX-TMP, que também é útil na prevenção de toxoplasmose, ou atovaquona se for considerado alto o risco de toxicidade medular com a associação.

Em pacientes esplenectomizados

Pacientes com esplenectomia anatômica ou funcional estão sob risco aumentado de infecções invasivas por germes encapsulados, incluindo pneumococos, *H. influenzae*, e espécies de *Salmonella*. Pacientes com esplenectomia eletiva devem ser vacinados pelo menos 14 dias antes da cirurgia para bactérias encapsuladas, como pneumococo, meningococo e hemófilo tipo B. Como infecções por influenza podem ser secundariamente complicadas por infecções bacterianas, sugere-se também a vacinação anual para influenza nestes pacientes. A profilaxia diária com antibióticos é feita em crianças com penicilina V ou amoxicilina até o paciente completar 5 anos, ou por pelo menos 3 anos após a esplenectomia. Em pacientes muito imunossuprimidos, considera-se a profilaxia até os 18 anos ou por toda vida.

Em viajantes

A profilaxia da diarreia dos viajantes não deve ser feita de rotina. Em algumas situações é racional o seu uso, embora não haja evidências que comprovem seu benefício. Para pacientes com doença inflamatória intestinal grave, insuficiência renal ou cardíaca (que podem ter graves consequências da desidratação), AIDS avançada e em transplantados sob altas doses de imunossupressor, a profilaxia pode ser considerada. O antibiótico a ser utilizado é controverso. Alternativas são SMX-TMP 800 mg + 160 mg 2 vezes/dia), norfloxacino (400 mg, 1 vez/dia), rifaximina (200 mg, 1 a 2 vezes/dia) e doxiciclina (100 mg, 1 vez/dia), sendo essa última também útil para prevenção de malária. Alternativa não antimicrobiana consiste no uso de subsalicilato de bismuto, embora tenha pouca comodidade posológica, pois necessita ser utilizado 4 vezes/dia.

Em diarreia associada a antibióticos

Uso de probióticos para prevenção de diarreia associada a antibióticos e infecção por *Clostridium difficile* tem sido alvo de diversos estudos, porém muitos com baixa qualidade. Metanálise Cochrane de 2013[18] mostra benefício na prevenção de diarreia por *C. difficile* na amostra conjunta, porém essa análise é dificultada pelo grande número de cepas e doses utilizadas nos estudos, sendo questionável atribuir a todas elas um efeito de classe. Ensaio clínico com preparação de lactobacilos e bifidobactérias[19] randomizou 2.981 pacientes acima de 65 anos e hospitalizados para receber o probiótico ou placebo, demonstrando ausência de diferença entre os grupos. Atualmente não há evidência robusta para recomendar uso de probióticos para prevenção de diarreia, Entretanto, o conhecimento sobre microbiota e probióticos (assim como pré-bióticos e simbióticos) vem crescendo, e novos estudos são necessários para reavaliar essa recomendação no futuro.

Em obstetrícia e ginecologia

Profilaxia de infecção neonatal por estreptococo do grupo B

O estreptococo do grupo B (*Streptococcus agalactie*) é coco gram-positivo encapsulado que infecta 10 a 40% das gestantes. Na mulher, em geral é colonizador do aparelho digestivo ou genital. Contudo, sua transmissão vertical pode ocorrer no parto e causar infecção nos primeiros dias de vida neonatal. Algumas características aumentam a suspeita de colonização na gestante, como febre durante o parto, trabalho de parto antes de 37 semanas de gestação, ruptura de membranas por mais de 18 h, infecção neonatal por estreptococo do grupo B em gestação prévia, bacteriúria por estreptococo do grupo B durante a gestação. A bactéria pode também ser identificada por cultura. Existem diferentes estratégias de seleção de gestantes que necessitam quimioprofilaxia. O CDC propõe administrar antibiótico para todas as gestantes com urocultura positiva para estreptococo do grupo B durante a gestação e para mães que tiveram filhos com infecção neonatal por estreptococo do grupo B previamente.[20] Nos demais casos, devem-se realizar culturas de vagina inferior e reto entre 35 e 37 semanas de gestação. Teste de sensibilidade não é necessário, pois não há registro de resistência às penicilinas. Outros testes estão em estudo para a realização desse rastreamento, como PCR, mas ainda não constituem padrão-ouro. O antibiótico deve ser administrado durante o parto, pois a erradicação do estreptococo do grupo B é difícil. Pacientes submetidas a cesariana sem ter tido trabalho de parto ou ruptura de membranas não necessitam de quimioprofilaxia. Penicilina, ampicilina ou cefazolina devem ser administradas pelo menos 4 h antes do parto. Em geral o antibiótico é iniciado na admissão e mantido até o parto. Se a paciente for alérgica à penicilina, teste de sensibilidade deve ser realizado no material da cultura. Alternativas são escolhidas com base no teste. Na ausência deste, preferem-se clindamicina ou vancomicina.

Profilaxia em abortamento incompleto

O valor do uso rotineiro de antibióticos antes do esvaziamento uterino em mulheres com abortamento incompleto é controverso. Revisão Cochrane[21] incluiu apenas um ensaio clínico com 140 mulheres, o qual não detectou diferença em taxa de infecção pós-aborto com e sem profilaxia. Sendo assim, não há suficiente evidência que fundamente o uso rotineiro de antibióticos antes da evacuação cirúrgica do útero.

Profilaxia em inserção de dispositivo intrauterino (DIU)

Em revisão Cochrane,[22] verificou-se que a administração oral de azitromicina e doxiciclina conferiu pequeno benefício, expresso por modesta redução do número de consultas ginecológicas não agendadas (RC = 0,82; IC95%: 0,70 a 0,98). Não houve efeito quanto à proteção para doença inflamatória pélvica e remoção do DIU dentro de 90 dias após a inserção. A profilaxia antibiótica rotineira não é recomendada.

Profilaxia de enterocolite necrosante em recém-nascidos prematuros

Em revisão Cochrane[23] de 5 ensaios clínicos randomizados (n = 456), profilaxia com antibióticos enterais reduziu significativamente a incidência de enterocolite necrosante (RR = 0,47; IC95%: 0,28 a 0,78; NNT = 10) e de morte associada à doença (RR = 0,32; IC95%: 0,10 a 0,96; NNT = 14). Entretanto, há evidências de aumento de enterocolite necrosante com uso de antibioticoterapia empírica. Profilaxia antibiótica não é recomendada atualmente.[24]

Em cirróticos com sangramento gastrointestinal

Infecções bacterianas são observadas em 20% dos cirróticos com sangramento gastrointestinal. O uso de antibióticos profiláticos reduz incidência de infecções e mortalidade. Revisão sistemática[25] de 12 ensaios clínicos (n = 1.241) – que compararam quimioprofilaxia bacteriana a placebo ou ausência de profilaxia em pacientes cirróticos hospitalizados por sangramento digestivo – demonstrou diminuição em mortalidade (RR = 0,79; IC95%: 0,63 a 0,98), mortalidade por infecções bacterianas (RR = 0,43; IC95%: 0,19 a 0,97), incidência de infecções bacterianas (RR = 0,35; IC95%: 0,26 a 0,47) e novo sangramento (RR = 0,53, IC95%: 0,38 a 0,74). Não se detectou superioridade entre os diferentes esquemas de antimicrobianos: quinolonas isoladamente ou em associação com amoxicilina/ácido clavulânico. Foram utilizados ofloxacino (400 mg), norfloxacino (400 a 800 mg) e ciprofloxacino (400 a 1.000 mg), em dose única ou por até 10 dias. Ensaio clínico comparou norfloxacino com ceftriaxona intravenosa, havendo menor risco de infecções com ceftriaxona, contudo sem diferença na mortalidade.[20] O uso oral da quinolona pode ter sido a causa do insucesso, pois nas primeiras horas do sangramento a via enteral fica prejudicada, e o choque pode reduzir a biodisponibilidade dos medicamentos. Uso de SMX-TMP é outra alternativa possível.

Em cirróticos com risco de peritonite bacteriana espontânea

Peritonite bacteriana espontânea (PBE) é complicação séria e frequente em pacientes com cirrose, tendo alta mortalidade. Metanálise de oito ensaios clínicos randomizados mostrou redução da mortalidade com uso de antibióticos profiláticos (RR = 0,65; IC95%: 0,48 a 0,88), diminuindo o risco de infecções, incluído o de PBE.[26] A profilaxia deve ser restrita a casos de maior risco, incluindo pacientes que já tiveram PBE e aqueles com proteínas no líquido de ascite < 1,5 g/dℓ e pelo menos um dos seguintes critérios: creatinina sérica ≥ 1,2 mg/dℓ, sódio sérico ≤ 130 mEq/ℓ ou escore Child-Pugh ≥ 9 com bilirrubina sérica ≥ 3 mg/dℓ. Os antibióticos de escolha são SMX-TMP ou norfloxacino, utilizados diariamente.[27]

Em infecção associada à implantação de marca-passo permanente

Infecções localizadas e sistêmicas relacionadas a implante de marca-passo permanente não são comuns, mas constituem complicações que potencialmente acarretam risco de vida. Estudo observacional prospectivo avaliou a eficácia da profilaxia com 2 g de cefazolina diluídos em 50 mℓ de solução salina, administrados por via intravenosa, 20 min antes do procedimento, a 852 pacientes submetidos a implantação de marca-passo permanente ou substituição por gerador de pulso. Durante os dois primeiros meses pós-implante, complicações infecciosas ocorreram em 9 pacientes (1%). Durante o seguimento de longo prazo (média de 25,6 meses), infecções foram observadas em 6 pacientes (0,7%).[28] Em 2010, atualização de diretriz da American Heart Association preconiza esse esquema profilático, observando a possibilidade de usar vancomicina em centros onde a resistência à oxacilina for alta e em pacientes com alergia comprovada a penicilinas. Vancomicina deve ser administrada por infusão intravenosa, 90 a 120 min antes do procedimento.

Ensaio clínico realizado no Brasil foi interrompido com 649 pacientes dos 1.000 previstos, pois o comitê de segurança identificou redução estatisticamente significativa do risco relativo de 81% a favor do uso de antibiótico profilático.[29]

Em mordedura animal ou humana

Mordeduras são responsáveis por até 1% de todos os atendimentos em emergências. O tratamento de mordeduras animais e humanas envolve inspeção e exame para exclusão de lesão de estruturas profundas, limpeza e debridamento, decisão quanto à possibilidade de sutura, avaliação da necessidade de profilaxia antibiótica e avaliação da necessidade de profilaxia para tétano e raiva.

Quando ocorre infecção, essa em geral é causada por germes da boca do agressor e por germes da flora cutânea do agredido. Bactérias comuns incluem *Pasteurella* sp., *Staphylococcus*, *Streptococcus*, bactérias anaeróbias, *Capnocytophaga canimorsus* (em pacientes asplênicos ou hepatopatas) e *Bartonella henselae* (em mordidas de gatos). Mordeduras humanas geralmente diferem das de animais na frequência destes patógenos. Cocos gram-positivos (aeróbios e anaeróbios) são comuns em mordeduras humanas, assim como *Eikenella corrodens* (anaeróbio gram-negativo). Já *Pasteurella multocida* é infrequente.[30]

Antibioticoprofilaxia não deve ser realizada de rotina, e sim em situações de alto risco, que incluem: mordeduras profundas (especialmente por gatos), lesões extensas associadas a áreas de esmagamento, mordeduras em áreas com comprometimento da irrigação sanguínea ou linfática, lesões em mãos, genitália, face ou próximas a superfícies ósseas ou articulares, mordeduras que necessitem correção cirúrgica, mordeduras em pacientes imunodeficientes e mordeduras humanas (exceto mordeduras superficiais entre crianças). O antibiótico deve ser iniciado assim que possível e mantido por 3 a 5 dias. As opções para tratamento intravenoso em mordeduras animais são ampicilina-sulbactam ou a associação de ciprofloxacino e metronidazol, alternativamente para pacientes alérgicos. Para o tratamento por via oral, opta-se por amoxicilina com ácido clavulânico (500 mg/125 mg, por via oral, a cada 8 h, por 3 a 5 dias), se não houver contraindicações. Em pacientes alérgicos às penicilinas, podem ser utilizados cefuroxima (se reações alérgicas à penicilina não forem graves), ciprofloxacino, doxiciclina ou SMX-TMP associados a clindamicina, preferencialmente, ou metronidazol. Em mordeduras humanas, deve-se evitar o uso de cefalexina ou eritromicina profiláticos pela falta de cobertura a *Eikenella*.[30]

Revisão sistemática Cochrane[31] de 8 ensaios clínicos que compararam antibióticos profiláticos com placebo e ausência de profilaxia não evidenciou diferenças significativas entre antibiótico e placebo na taxa de infecção depois de mordidas por cães, gatos ou humanos. No entanto, quando analisados os sítios de lesão, antibióticos reduziram significativamente a taxa de infecção em mãos (2% *versus* 28%; *odds ratio* [OR] = 0,10; IC95%: 0,01 a 0,86; NNT = 4). Como os ensaios são pequenos, a real vantagem da profilaxia nesse contexto permanece pouco clara.

Antibioticoprofilaxia em situações cirúrgicas

Infecções de sítio cirúrgico constituem importante causa de infecções nosocomiais. Em geral são restritas à ferida operatória, mas podem estender-se a estruturas profundas. O critério para a infecção ser considerada associada a procedimento cirúrgico é o desenvolvimento de infecção na incisão, próximo à incisão, ou em região profunda manipulada durante a cirurgia, dentro de 30 dias após o procedimento, ou dentro de 1 ano em cirurgias envolvendo a colocação de próteses. A partir de banco de dados norte-americano, identificaram-se 870.778 procedimentos cirúrgicos vasculares eletivos com taxa de infecção pós-operatória de 3,70%. Cirurgias localizadas em abdome apresentaram o maior índice de infecção pós-operatória. Pneumonia foi a mais comum complicação infecciosa, predominando em octogenários, mulheres e negros. As infecções nosocomiais aumentaram significativamente a duração da internação e os custos hospitalares ($P < 0,001$ para ambas as associações).[32]

As mais importantes medidas para prevenir infecção em sítio cirúrgico são promoção do estado geral de saúde do paciente peroperatoriamente, uso de adequada técnica cirúrgica e emprego de antibióticos profiláticos. Esses devem ser iniciados no máximo 1 h antes do procedimento com o objetivo de reduzir número e viabilidade de bactérias que contaminariam o campo cirúrgico. No caso de uso de vancomicina ou fluoroquinolonas, preconiza-se início de infusão intravenosa 2 h antes da cirurgia, para que se minimizem efeitos adversos secundários à infusão rápida.

O risco de infecção cirúrgica correlaciona-se com o tipo de cirurgia realizada. A categorização dos procedimentos operatórios segundo o grau de contaminação pode ser vista no Quadro 31.2. Essa classificação, amplamente referida, serve como base para a recomendação de uso de antibiótico profilático.

Quadro 31.2 ■ Classificação das cirurgias pelo potencial de contaminação.

Tipo de cirurgia	Taxa de infecção	Critérios
Limpa	< 2%	Cirurgia eletiva e primariamente fechada, sem inflamação local, sem entrada em tratos gastrointestinal, respiratório, urinário, biliar
Potencialmente contaminada	< 10%	Cirurgia eletiva de urgência ou emergência ou com abertura controlada de tratos respiratório, urinário, gastrointestinal, biliar, reoperação dentro de 7 dias, via de incisão limpa, trauma contuso
Contaminada	20%	Sem infecção local, perfuração de víscera oca, trauma penetrante há menos de 4 h, incisões abertas crônicas a serem enxertadas
Infectada	40%	Presença de pus ou abscesso, perfuração pré-operatória de víscera oca, trauma penetrante há mais de 4 h

Nas cirurgias limpas não há necessidade de uso de antibiótico profilático. Exceções são cirurgias com colocação de próteses intravasculares ou articulares, ou naquelas situações de risco especial, em que uma infecção de sítio cirúrgico seria catastrófica, como nas cirurgias cardíacas de revascularização miocárdica ou com circulação extracorpórea ou em neurocirurgia.[32]

Geralmente, entradas em víscera oca (cirurgias potencialmente contaminadas) necessitam de antibioticoprofilaxia. Ensaios clínicos e metanálises mostraram benefício com o uso de antimicrobiano profilático em histerectomias por via vaginal ou abdominal, apendicectomias não complicadas e cesarianas. Especificamente, a profilaxia de apendicectomia foi avaliada em metanálise Cochrane de 45 ensaios clínicos (n = 9.576), sugerindo a incorporação dessa profilaxia em todas as apendicectomias.[33]

Em geral, cirurgias contaminadas e infectadas não necessitam de profilaxia, pois o paciente já tem indicação de *tratamento* com antimicrobianos, sendo escolha do medicamento, dose e tempo de uso baseados na infecção a tratar.

A escolha do antimicrobiano para profilaxia cirúrgica deve levar em consideração vários fatores. A toxicidade deve ser reduzida. O número que é necessário tratar (NNT) para prevenir uma infecção é de cerca de 30 a 50 pacientes, relativamente alto. O percentual de eventos adversos necessita ser pequeno o bastante para que a profilaxia tenha adequada relação risco-benefício. O espectro antimicrobiano deve cobrir as bactérias mais frequentemente encontradas no campo cirúrgico, especialmente *Staphylococcus aureus* e bactérias anaeróbias, como *Bacteroides fragilis*, em cirurgias colorretais. A dose do antimicrobiano deve ser elevada, para atingir a concentração inibitória mínima (MIC) das bactérias-alvo, o tempo de tratamento deve ser curto, para não induzir resistência bacteriana. A via deve ser preferencialmente intravenosa, facilitando a administração logo antes do início da cirurgia. Não obstante, o custo deve ser reduzido, para que haja boa relação de custo-efetividade, dado o NNT relativamente alto para a prevenção de uma infecção.

Levando em consideração esses fatores, cefalosporinas de primeira geração são os medicamentos de escolha e os mais estudados para profilaxia antimicrobiana da maioria das cirurgias. São preferidas em função de seu espectro antimicrobiano, perfil de efeitos adversos, baixa incidência de reações alérgicas, baixo custo e meia-vida adequada, sendo em geral escolhidas cefazolina ou cefalotina.

Para pacientes com alergia a betalactâmicos, antimicrobiano alternativo deve ser elencado. Todavia, sabe-se que a incidência real de alergia antimicrobiana é menor do que a frequentemente referida pelos pacientes. A história médica deve averiguar se realmente o paciente apresentou reação alérgica. Além disso, é rara a incidência de reações alérgicas a cefalosporinas em pacientes que reportam alergia às penicilinas. Em pacientes com alergia a betalactâmicos confirmada, a escolha do antimicrobiano baseia-se na cirurgia a ser realizada. Quando se objetiva primariamente prevenção de infecções por grampositivos, clindamicina é alternativa às cefalosporinas.

Evita-se uso de antimicrobianos de amplo espectro em profilaxia cirúrgica para diminuir o risco de emergência de resistência bacteriana.

■ Cirurgias em situações especiais

Cirurgias ginecológicas e cesarianas

Em cirurgias ginecológicas realizadas em pacientes com alergia a betalactâmicos, recomenda-se uso de clindamicina em monoterapia ou associada a gentamicina ou ainda metronidazol associado a gentamicina.[34]

Ensaio clínico randomizado, duplo-cego e controlado por placebo mostrou não haver diferença sobre morbidade infecciosa de gestantes submetidas a cesarianas quando cefazolina foi administrada antes da incisão da pele (grupo A; n = 153) ou logo após o clampeamento do cordão umbilical (grupo B; n = 149). Assim, a última estratégia é preferida, uma vez que o antibiótico não poderá mascarar alguma manifestação infecciosa no recém-nascido.[35]

Cirurgia em cavidade oral

Estudo avaliou 215 pacientes submetidos a cirurgia de implante dentário. Todos os pacientes receberam lavagem da cavidade oral pré- e pós-operatoriamente com clorexidina 0,12%. Um grupo (n = 125) recebeu profilaxia antimicrobiana com dose pré-operatória única de antimicrobiano e o outro grupo (n = 90) recebeu antimicrobiano por 7 dias. Não houve diferença estatística na incidência de infecções cirúrgicas entre os grupos, mostrando que, embora seja prática frequente nesta situação, não há benefício com o uso de antimicrobianos por tempo maior que o do ato cirúrgico.[36]

Cirurgia colorretal

A profilaxia antimicrobiana em cirurgias colorretais deve dar cobertura contra bactérias anaeróbias. Pode ser realizada com antimicrobiano oral, antimicrobiano parenteral na hora que precede a cirurgia ou combinação dos dois. Para preparo por via oral, recomenda-se uso de neomicina e metronidazol ou de neomicina e eritromicina, iniciado de 18 a 24 h antes da cirurgia e associado à limpeza mecânica do cólon.

No preparo intravenoso, utiliza-se cefoxitina ou a associação de cefazolina e metronidazol, administradas 1 h antes da cirurgia.

Para pacientes com alergia a betalactâmicos, usam-se clindamicina associada a gentamicina, clindamicina associada a ciprofloxacino, metronidazol associado a gentamicina ou metronidazol associado a ciprofloxacino.[34]

Cirurgia urológica

Pacientes com infecção urinária devem ser adequadamente tratados antes do procedimento cirúrgico. Em ensaio clínico aberto, pacientes submetidos à ressecção transuretral de próstata com uroculturas com menos de 10.000 bactérias/mℓ foram randomizados para receber levofloxacino 500 mg, SMX-TMP (1.600 + 920 mg) ou placebo, por via oral, 1 a 3 h antes do início da cirurgia. A taxa de bacteriúria pós-operatória foi significativamente menor nos grupos antibióticos do que no grupo placebo, não tendo havido diferença entre levofloxacino e SMX-TMP. Embora não fosse desfecho primordial, a menor incidência de bacteriúria pós-operatória relacionou-se com menores taxas de complicações e menor uso total de antimicrobianos em comparação a placebo. Dose única de SMX-TMP deve ser preferida pelo menor potencial de indução de resistência bacteriana.[37]

Cirurgias de hérnias

Tem-se usado mais material protético em correções de hérnias inguinais nos últimos anos. Ensaio clínico randomizou 360 pacientes submetidos a herniorrafia inguinal com colocação de tela de polipropileno para receber cefazolina pré-operatória ou placebo. Infecções cirúrgicas superficiais ocorreram em três pacientes do grupo antibiótico *versus* seis no grupo placebo (P = 0,5). Um paciente de cada grupo teve infecção profunda no sítio cirúrgico. Concluiu-se não haver benefício com a administração de antibiótico profilático nesse contexto.[38] Revisão Cochrane[39] mostrou pequena redução de infecção de sítio cirúrgico (2,4% × 4,2%) nos pacientes submetidos à hernioplastia (com colocação de tela), gerando recomendação fraca em favor da profilaxia e apontando que custo-efetividade dessa medida deva ser mais bem analisada. Esse benefício não existiu para herniorrafia (sem colocação de tela), portanto não havendo indicação de profilaxia.

Cirurgias de mama

Profilaxia não é recomendada em cirurgias limpas sem outros fatores de risco para infecção. Em cirurgias para câncer de mama, realizadas em pacientes com outros fatores de risco, uso de cefazolina é recomendado. Metanálise Cochrane[40] mostrou benefício de profilaxia em pacientes que não realizam reconstrução imediata da mama; apenas um estudo incluiu pacientes com reconstrução imediata. Porém, sem separação dos dados, não foi possível recomendar antibioticoprofilaxia nesses casos.

Sumário de seleção de antimicrobianos em profilaxia.

Intervenção	Grau de recomendação	Nível de evidência	Comentários
Penicilina para profilaxia secundária de febre reumática	I	A	–
Antibiótico pré-procedimento para prevenção de endocardite	IIa	C	Apenas em procedimentos e grupos de alto risco
Pós-exposição em meningite meningocócica (rifampicina ou ciprofloxacino)	I	B	Contatos próximos e profissionais de saúde
Isoniazida para tuberculose latente	I	A	–
Penicilina na prevenção de pneumonia em anemia falciforme	I	A	Até 5 anos de idade
Profilaxia contra *S. aureus* em fibrose cística	IIb	B	–
Pacientes com HIV/AIDS: – SMX-TMP para CD4 < 200 – SMX-TMP para CD4 < 100 – Azitromicina para CD4 < 50	I I I	A B A	Pneumocistose Toxoplasmose Complexo *M. avium*
Fluoroquinolonas para neutropenia pós-quimioterapia	IIa	A	Alto risco, < 500 neutrófilos por mais de 7 dias
Transplantados de órgãos sólidos: – SMX-TMP – Aciclovir/ganciclovir	I I	B A	Pneumocistose/toxoplasmose CMV (conforme sorologia)
Transplantados hematológicos: – Fluoroquinolonas – SMX-TMP – Antivirais – Antifúngico	IIa I I I	B B A A	Infecções bacterianas Pneumocistose/toxoplasmose HSV/CMV Candidíase
Probióticos para diarreia associada a antibióticos	IIb	B	–
Profilaxia de infecção neonatal por *Streptococcus* do grupo B	I	A	–
Profilaxia no aborto incompleto	III	A	–

(continua)

Sumário de seleção de antimicrobianos em profilaxia. *(continuação)*			
Intervenção	Grau de recomendação	Nível de evidência	Comentários
Profilaxia na colocação de dispositivo intrauterino	III	A	–
Cirróticos com sangramento gastrointestinal	I	A	–
Cirróticos com alto risco de peritonite bacteriana espontânea	IIa	A	–
Pré-implante de marca-passo	I	A	–
Mordedura animal ou humana	IIa	B	Ver texto para indicações
Cirurgias limpas	III	A	Ver texto para exceções
Cirurgias potencialmente contaminadas	I	A	Em geral cefalosporinas de 1ª geração
Correção de hérnia com tela	IIb	B	–
Cirurgia de câncer de mama sem reconstrução imediata	IIa	A	–

▶ Prescrição

Em antibioticoprofilaxia, escolha de agente inadequado, administração muito precoce de dose inicial, omissão de dose intraoperatória em cirurgias longas e prolongamento de uso de antibiótico além do necessário são erros comuns. O momento correto para iniciar a profilaxia é, em acordo com a latência do agente terapêutico, aquele que propicia a maior concentração sérica no momento da incisão operatória, assim impedindo significativa disseminação de germes invasores. Estudos em modelos experimentais de infecção demonstraram a importância desse fato, confirmado no homem por numerosos ensaios clínicos randomizados. Errar quanto ao momento correto de realizar a antibioticoprofilaxia é muito comum, constituindo ainda um desafio para a correta profilaxia cirúrgica. Esse parâmetro, bem como os demais aspectos da prescrição de antibiótico profilático, pode ser corrigido por intervenções de ensino que garantam a eficácia com menor custo. Em coorte de 2.847 pacientes cirúrgicos submetidos a cirurgias limpas ou potencialmente contaminadas, observou-se que o tempo ideal de administração do antimicrobiano se situa dentro das 2 h que antecedem o início da cirurgia (Quadro 31.3). Em torno de três pacientes entre cem que recebem antimicrobiano no momento adequado deixam de ter infecção, comparativamente aos tratados em momentos incorretos. O número de pacientes que precisa ser tratado corretamente (NNT) para prevenir um evento é 32.[41] Novo ensaio clínico randomizado aprofundou a investigação sobre o melhor momento de administração pré-operatória, demonstrando que deve ser 30 min antes da incisão cirúrgica para cefalosporinas e 60 min, para vancomicina e quinolonas.[42]

Doses profiláticas adequadas correspondem a duas vezes as doses terapêuticas, para propiciar altas concentrações plasmáticas e teciduais. As doses preconizadas de cefazolina, cefalotina e cefoxitina são de 1 a 2 g para adultos. Para pacientes de maior peso corporal, recomendam-se 2 g. Para clindamicina, sugere-se utilizar 600 a 900 mg por dose. A dose recomendada de vancomicina para adultos é de 1 g.

Em cirurgias realizadas sob anestesia geral, administra-se intravenosamente o antimicrobiano no *momento* da indução anestésica (20 a 30 min antes da incisão cirúrgica). Em cirurgias prolongadas, a dose é repetida intraoperatoriamente a intervalos correspondentes a duas meias-vidas plasmáticas, o que equivale a 2 h para cefalotina e cefoxitina, 4 h para cefazolina, 6 h para clindamicina e 12 h para vancomicina. Demonstrou-se que a máxima eficácia da profilaxia ocorre quando o antibiótico impregna o tecido no momento em que a bactéria entra em contato com o mesmo.

Salvo em situações específicas, *administração única* é suficiente para a grande maioria das cirurgias.[43] Antimicrobiano administrado 3 h após contaminação bacteriana não tem qualquer influência preventiva. Mesmo quando se repetem doses, como no caso das cirurgias cardíacas, a *duração* do uso profilático não excede 24 h. A cobertura por tempo reduzido é importante mudança na quimioprofilaxia moderna, pois mantém eficácia, reduz custo, limita toxicidade e diminui a pressão de antibióticos sobre a ecologia do meio.

▶ Seguimento

A eficácia da quimioprofilaxia cirúrgica nas situações indicadas é evidenciada pela ausência de infecção. Cefalosporinas determinam reações adversas aceitáveis, e, na maioria das vezes, reversíveis. Deve-se ter cautela com pacientes que têm história de hipersensibilidade imediata às penicilinas, circunstância que obriga ao uso profilático de substitutivos de cefalosporinas.

Mesmo com dose única de antibiótico, há aumento na prevalência de colonização por *Clostridium difficile*. Administração prolongada se associa a maior prevalência de germes resistentes aos antimicrobianos,[43] com presumível aumento de risco para infecções de mais difícil tratamento.

▶ Referências bibliográficas

1. Gerber MA, Baltimore RS, Eaton CB, Gewitz M, Rowley AH, Shulman ST et al. Prevention of rheumatic fever and diagnosis and treatment of acute Streptococcal pharyngitis: a scientific statement from the American Heart Association Rheumatic Fever, Endocarditis, and Kawasaki Disease Committee of the Council on Cardiovascular Disease in the Young, the Interdisciplinary Council on Functional Genomics and Translational Biology, and the Interdisciplinary Council on Quality of Care and Outcomes Research: endorsed by the American Academy of Pediatrics. *Circulation*. 2009; 119:1541-1551.
2. Feinstein AR, Wood HF, Epstein JA, Taranta A, Simpson R, Turski E. A controlled study of three methods of prophylaxis against streptococcal infection in a population of rheumatic children. II. Results of the first three years of the study, including methods for evaluating the maintenance of oral prophylaxis. *N Engl J Med*. 1959; 260: 697-702.
3. Cohn AC1, MacNeil JR, Clark TA, Ortega-Sanchez IR, Briere EZ, Meissner HC et al.; Centers for Disease Control and Prevention (CDC). Prevention and control of meningococcal disease: recommendations of the Advisory Committee on Immunization Practices (ACIP). *MMWR Recomm Rep*. 2013; 62 (RR-2):1-28.
4. Tunkel AR, Van De Beek D, Scheld WM. Acute meningitis. In: Mandell GL, Bennett JE, Dolin R, eds. *Mandell, Douglas, and Bennett's principles and practice of infectious diseases*. 7 ed. New York: Churchill Livingstone; 2009.

Quadro 31.3 ▪ Relação entre o momento da antibioticoprofilaxia cirúrgica e a taxa de infecção.[34]

Momento de administração	Nº de pacientes	Percentual de infecções	Risco relativo
2 a 24 h antes	369	3,8	6,7
2 h antes	1.708	0,6	1,0
3 h após	282	1,4	2,4
3 a 24 h após	488	3,3	5,8

5. Duval X, Alla F, Hoen B, Danielou F, Larrieu S, Delahaye F et al. Estimated risk of endocarditis in adults with predisposing cardiac conditions undergoing dental procedures with or without antibiotic prophylaxis. *Clin Infect Dis*. 2006; 42 (12): e102-107.
6. Wilson W, Taubert KA, Gewitz M, Lockhart PB, Baddour LM, Levison M et al. Prevention of infective endocarditis: guidelines from the American Heart Association: a guideline from the American Heart Association Rheumatic Fever, Endocarditis, and Kawasaki Disease Committee, Council on Cardiovascular Disease in the Young, and the Council on Clinical Cardiology, Council on Cardiovascular Surgery and Anesthesia, and the Quality of Care and Outcomes Research Interdisciplinary Working Group. *Circulation*. 2007; 116 (15): 1736-1754.
7. Habib G, Lancellotti P, Antunes MJ, Bongiorni MG, Casalta JP, Del Zotti F et al. 2015 ESC Guidelines for the management of infective endocarditis: The Task Force for the Management of Infective Endocarditis of the European Society of Cardiology (ESC) Endorsed by: European Association for Cardio-Thoracic Surgery (EACTS), the European Association of Nuclear Medicine (EANM). *Eur Heart J*. 2015; 36 (44):3075-3128.
8. de Smet AM, Kluytmans JA, Cooper BS, Mascini EM, Benus RF, van der Werf TS et al. Decontamination of the digestive tract and oropharynx in ICU patients. *N Engl J Med*. 2009; 360 (1): 20-31.
9. Hirst C, Owusu-Ofori S. Prophylactic antibiotics for preventing pneumococcal infection in children with sickle cell disease. *Cochrane Database Syst Rev*. 2014 Nov 6; 11: CD003427.
10. Smyth AR, Walters S. Prophylactic antibiotics for cystic fibrosis. *Cochrane Database Syst Rev*. 2014 Nov 24; 11: CD001912.
11. Simon RH, Mallory GB, Hoppin AG. Cystic fibrosis: Overview of the treatment of lung disease. In: Basow D, ed. *Uptodate*. Waltham, MA: Uptodate; 2016.
12. Kabra SK, Lodha R. Antibiotics for preventing complications in children with measles. *Cochrane Database Syst Rev*. 2013 Aug 14; 8: CD001477.
13. Panel on Opportunistic Infections in HIV-Infected Adults and Adolescents. Guidelines for the prevention and treatment of opportunistic infections in HIV-infected adults and adolescents: recommendations from the Centers for Disease Control and Prevention, the National Institutes of Health, and the HIV Medicine Association of the Infectious Diseases Society of America. Disponível em: http://aidsinfo.nih.gov/contentfiles/lvguidelines/adult_oi.pdf [Acesso em 28/02/2016].
14. Gafter-Gvili A, Fraser A, Paul M, Vidal L, Lawrie TA, van de Wetering MD et al. Antibiotic prophylaxis for bacterial infections in afebrile neutropenic patients following chemotherapy. *Cochrane Database Syst Rev* 2012; 1: CD004386.
15. Glenny AM, Fernandez Mauleffinch LM, Pavitt S, Walsh T. Interventions for the prevention and treatment of herpes simplex virus in patients being treated for cancer. *Cochrane Database Syst Rev*. 2009 Jan 21; (1): CD006706.
16. Bow EJ, Laverdière M, Lussier N, Rotstein C, Cheang MS, Ioannou S. Antifungal prophylaxis for severely neutropenic chemotherapy recipients: a meta-analysis of randomized-controlled clinical trials. *Cancer*. 2002; 94 (12): 3230-3246.
17. Freifeld AG, Bow EJ, Sepkowitz KA, Boeckh MJ, Ito JI, Mullen CA et al.; Infectious Diseases Society of America. Clinical practice guideline for the use of antimicrobial agents in neutropenic patients with cancer: 2010 update by the infectious diseases society of America. *Clin Infect Dis*. 2011; 52 (4):e56-93.
18. Goldenberg JZ, Ma SS, Saxton JD, Martzen MR, Vandvik PO, Thorlund K, Guyatt GH, Johnston BC. Probiotics for the prevention of Clostridium difficile-associated diarrhea in adults and children. *Cochrane Database Syst Rev*. 2013 May 31; 5: CD006095.
19. Allen SJ, Wareham K, Wang D, Bradley C, Hutchings H, Harris W et al. Lactobacilli and bifidobacteria in the prevention of antibiotic-associated diarrhoea and Clostridium difficile diarrhoea in older inpatients (PLACIDE): a randomised, double-blind, placebo-controlled, multicentre trial. *Lancet*. 2013; 382 (9900):1249-1257.
20. Verani JR, McGee L, Schrag SJ, Division of Bacterial Diseases, National Center for Immunization and Respiratory Diseases, Centers for Disease Control and Prevention (CDC). Prevention of perinatal group B streptococcal disease--revised guidelines from CDC, 2010. *MMWR Recomm Rep*. 2010; 59 (RR-10):1-36.
21. May W, Gulmezoglu AM, Ba-Thike K. Antibiotics for incomplete abortion. *Cochrane Database Syst Rev*. 2007 Oct 17; (4): CD001779.
22. Grimes DA, Schulz KF. Antibiotic prophylaxis for intrauterine contraceptive device insertion. *Cochrane Database Syst Rev*. 2001; (2):CD001327.
23. Bury RG, Tudehope D. Enteral antibiotics for preventing necrotizing enterocolitis in low birthweight or preterm infants. *Cochrane Database Syst. Rev* 2001; (1): CD000405.
24. Schanler RJ, Abrams SA, Kim MS. Prevention of necrotizing enterocolitis in newborns. In: Basow D, ed. *Uptodate*. Waltham, MA: Uptodate; 2016.
25. Soares-Weiser K, Brezis M, Tur-Kaspa R, Leibovici L. Antibiotic prophylaxis for cirrhotic patients with gastrintestinal bleeding. *Cochrane Database Syst Rev*. 2002; (2): CD002907.
26. Fernández J, Ruiz del Arbol L, Gómez C, Durandez R, Serradilla R, Guarner C et al. Norfloxacin vs ceftriaxone in the prophylaxis of infections in patients with advanced cirrhosis and hemorrhage. *Gastroenterology*. 2006; 131 (4): 1049-1056.
27. Runyon BA. American Association for the Study of Liver Diseases Practice Guideline management of adult patients with ascites due to cirrhosis 2012. Disponível em: www.aasld.org/practiceguidelines/Documents/AscitesDueToCirrhosisManagementUpdate2012.pdf [Acesso em 28/02/2016].
28. Bertaglia E, Zerbo F, Zardo S, Barzan D, Zoppo F, Pascotto P. Antibiotic prophylaxis with a single dose of cefazolin during pacemaker implantation: incidence of long-term infective complications. *Pacing Clin Electrophysiol*. 2006; 29 (1): 29-33.
29. de Oliveira JC, Martinelli M, Nishioka SA, Varejão T, Uipe D, Pedrosa AA et al. Efficacy of antibiotic prophylaxis before the implantation of pacemakers and cardioverter-defibrillators: results of a large, prospective, randomized, double-blinded, placebo-controlled trial. *Circ Arrhythm Electrophysiol*. 2009; 2 (1): 29-34.
30. Endom E, Danzl D, Wiley J. Initial management of animal and human bites. In: Basow D, ed. *Uptodate*. Waltham, MA: Uptodate; 2016.
31. Medeiros IM, Saconato H. Antibiotic prophylaxis for mammalian bites. *Cochrane Database Syst Rev*. 2001; (2): CD001738.
32. Vogel TR, Dombrovskiy VY, Carson JL, Haser PB, Lowry SF, Graham AM. Infectious complications after elective vascular surgical procedures. *J Vasc Surg*. 2010; 51(1): 122-129.
33. Andersen BR, Kallehave FL, Andersen HK. Antibiotics versus placebo for prevention of postoperative infection after appendicectomy. *Cochrane Database Syst Rev*. 2005 Jul 20; (3): CD001439.
34. Bratzler DW, Houck PM. Antimicrobial prophylaxis for surgery: an advisory statement from the National Surgical Infection Prevention Project. *Clin Infect Dis*. 2004; 38 (12): 1706-1715.
35. Thigpen BD, Hood WA, Chauhan S, Bufkin L, Bofill J, Magann E, Morrison JC.. Timing of prophylactic antibiotic administration in the uninfected laboring gravida: a randomized clinical trial. *Am J Obstet Gynecol*. 2005; 192 (6): 1864-1868.
36. Binahmed A, Stoykewych A, Peterson L. Single preoperative dose versus long-term prophylactic antibiotic regimens in dental implant surgery. *Int J Oral Maxillofac Implants*. 2005; 20 (1): 115-117.
37. Wagenlehner FM, Wagenlehner C, Schinzel S, Naber KG; Working Group "Urological Infections" of German Society of Urology. Prospective, randomized, multicentric, open, comparative study on the efficacy of a prophylactic single dose of 500 mg levofloxacin versus 1920 mg trimethoprim/sulfamethoxazole versus a control group in patients undergoing TUR of the prostate. *Eur Urol*. 2005; 47 (4): 549-556.
38. Perez AR, Roxas MF, Hilvano SS. A randomized, double-blind, placebo-controlled trial to determine effectiveness of antibiotic prophylaxis for tension-free mesh herniorrhaphy. *J Am Coll Surg*. 2005; 200 (3): 393-397.
39. Sanchez-Manuel FJ, Lozano-García J, Seco-Gil JL. Antibiotic prophylaxis for hernia repair. *Cochrane Database Syst Rev* 2012 Feb 15; 2:CD003769.
40. Jones DJ, Bunn F, Bell-Syer SV. Prophylactic antibiotics to prevent surgical site infection after breast cancer surgery. *Cochrane Database Syst Rev*. 2014 Mar 9; 3: CD005360.
41. Classen DC, Evans RS, Pestotnik SL, Horn SD, Menlove RL, Burke JP. The timing of prophylactic administration of antibiotics and the risk of surgical-wound infection. *N Engl J Med*. 1992; 326 (5): 281-286.
42. Steinberg JP, Braun BI, Hellinger WC, Kusek L, Bozikis MR, Bush AJ et al.; Trial to Reduce Antimicrobial Prophylaxis Errors (TRAPE) Study Group. Timing of antimicrobial prophylaxis and the risk of surgical site infections: results from the Trial to Reduce Antimicrobial Prophylaxis Errors. *Arch Surg*. 2009; 250 (1):10-16.
43. Talbot TR. Surgical site infections and antimicrobial prophylaxis. In: Mandell GL, Bennett JE, Dolin R, eds. *Mandell, Douglas, and Bennett's principles and practice of infectious diseases*. 7 ed. New York: Churchill Livingstone; 2009.

CAPÍTULO 32
Uso de Antissépticos e Desinfetantes

Loriane Rita Konkewicz

Antissépticos

▶ Introdução

Antissépticos e desinfetantes são utilizados há muito tempo na assistência à saúde de pacientes em hospitais, ambulatórios, clínicas e consultórios, representando papel importante nas práticas de controle e prevenção de infecções.[1-6] Compreendem ampla variedade de agentes químicos que proporcionam antissepsia, desinfecção e preservação.

O Quadro 32.1 apresenta algumas definições importantes na área de antissepsia e desinfecção.

Antissépticos são agentes biocidas normalmente utilizados para inibir crescimento de microrganismos em tecidos vivos, pele e/ou mucosas, enquanto desinfetantes são mais utilizados em artigos e superfícies, podendo inibir a formação de esporos, dependendo de algumas condições de uso e tipo de agente.[1-6]

Existem vários tipos de antissépticos disponíveis no mercado, com diferentes características (Quadro 32.2).

Quadro 32.1 ■ Algumas definições importantes para a utilização adequada de antissépticos e desinfetantes.

Descontaminação: eliminação parcial ou total de microrganismos em materiais ou superfícies inanimadas
Antissepsia: eliminação de microrganismos de pele, mucosa ou tecidos vivos, com auxílio de antissépticos, substâncias microbicidas ou microbiostáticas
Assepsia: métodos empregados para impedir contaminação de determinado material ou superfície
Limpeza: remoção mecânica e/ou química de sujidade (oleosidade, umidade, matéria orgânica, poeira) de determinado local
Desinfecção: eliminação de microrganismos, exceto esporulados, de materiais ou artigos inanimados, por meio de processo físico ou químico, com auxílio de desinfetantes
Esterilização: destruição de todos os microrganismos, inclusive esporulados, por meio de processo químico ou físico
Preservação: prevenção da multiplicação de microrganismos em produtos, incluindo produtos farmacêuticos e alimentos
Agente bactericida: capaz de matar microrganismos, podendo ser bactericida, fungicida, virucida, esporicida
Agente bacteriostático: capaz de inibir o crescimento de microrganismos, podendo ser bacteriostático, fungistático, esporostático

Álcool

Vários tipos de álcool apresentam ação antimicrobiana. Os mais utilizados são alcoóis etílico, isopropílico e propílico. Agem rapidamente sobre bactérias vegetativas (inclusive micobactérias), vírus e fungos, mas não são esporicidas. Por isso não são recomendados para esterilização, apenas para desinfecção de superfícies e antissepsia de pele. Atuam por meio do rompimento de membranas, com rápida desnaturação de proteínas e consequente lise celular.[5,6] A eficácia antimicrobiana depende de tipo de álcool, concentrações empregadas e microrganismos presentes em um dado sítio. Em baixas concentrações, alcoóis são utilizados como preservantes, potencializando a atividade de outros biocidas. Têm baixa eficácia antimicrobiana em concentrações inferiores a 50%, mas ótima atividade em concentrações entre 60 e 90%. A ação antimicrobiana aumenta em presença de água, por isso concentrações acima de 90% não são tão eficazes.[5,6]

Clorexidina

Gliconato de clorexidina é biguanida catiônica, desenvolvida na Inglaterra em 1950. Age por rompimento das membranas citoplasmáticas, precipitando os conteúdos celulares. Tem melhor atividade contra bactérias gram-positivas, menor atividade contra bactérias gram-negativas e fungos e mínima atividade contra o bacilo da tuberculose. Não é esporicida. Demonstra melhor atividade *in vitro* contra vírus esporulados do que contra não esporulados.[5-7] Pode ser encontrada em formulações aquosas, alcoólicas ou detergentes. As concentrações variam entre 0,12 a 4%. Concentrações aquosas ou degermantes com concentrações entre 0,5, 0,75, 1 e 2% são mais ativas do que o sabão comum, mas levemente menos ativas do que as soluções com concentrações a 4%.[5-7] Apresenta excelente ação residual, especialmente com a adição de álcool. Utiliza-se principalmente em antissepsia de pele, mucosas e cavidade oral. Isso se deve a amplo espectro de ação e baixa irritabilidade. A incidência de irritação e hipersensibilidade na pele é baixa, quando se utilizam concentrações adequadas. Não é prejudicial em mucosas expostas (feridas ou queimaduras). Entretanto, uso de soluções com concentrações mais elevadas de clorexidina deve ser evitado em orelha interna, olhos e tecidos nervosos (cérebro e meninges).[5-7]

Quadro 32.2 ■ Antissépticos tópicos mais utilizados em estabelecimentos de saúde.[5,6]

Antisséptico	Concentração	Ação/Espectro	Vantagens	Desvantagens
Alcoóis: – etílico – propílico – isopropílico	60 a 90% (maior eficácia)	Desnaturação de proteínas Bactérias gram-positivas e negativas, bacilo da tuberculose, fungos, vírus	Baixa toxicidade Ação rápida Baixo custo	Baixa ação residual Ressecamento de pele Líquido volátil e inflamável Não esporicida
Gliconato de clorexidina	2% e 4% (detergente) 0,5% (alcoólico) 0,12 a 1% (aquoso)	Rompimento da parede celular e precipitação das proteínas Bactérias gram-positivas e gram-negativas (menos eficaz), vírus, bacilo da tuberculose e fungos	Boa ação residual Grande eficácia	Resistência microbiana Ototoxicidade, irritação ocular e de tecidos nervosos Risco de contaminação com bactérias gram-negativas
Iodóforo: Iodopovidona	10% de iodopovidona (1% de iodo ativo)	Penetração na parede celular e oxidação Bactérias gram-positivas e negativas, bacilo da tuberculose, fungos, vírus	Boa ação residual Ação rápida Grande eficácia	Irritabilidade e manchas na pele Reações alérgicas Níveis séricos de iodo aumentados em recém-nascidos Contaminação em concentrações abaixo de 1% Atividade reduzida em presença de matéria orgânica
Hexaclorofeno	3%	Rompimento da parede celular e precipitação das proteínas Bactérias gram-positivas e gram-negativas (menor eficácia), vírus, fungos, bacilo da tuberculose	Boa ação residual	Ação lenta Resistência microbiana Sem indicação em mucosas e tecidos cruentos, por risco de neurotoxicidade Não uso em recém-nascidos
Triclosana	0,3 a 2,0%	Rompimento da parede celular Bactérias gram-positivas e negativas, vírus, fungos e micobactérias (menor eficácia)	Baixa toxicidade Pequena irritação	Menor eficácia em comparação a outros antissépticos Risco de contaminação com gram-negativos
Quaternário de amônio	Variadas	Mais ativo contra bactérias gram-positivas do que gram-negativas Baixa atividade contra fungos e micobactérias Boa atividade contra vírus lipofílicos	Baixa toxicidade Baixo custo	Risco de contaminação com bactérias gram-negativas Atividade afetada por matéria orgânica Incompatibilidade com detergentes
Cloroxilenol	0,3 a 3,75%	Rompimento da parede celular e inativação enzimática Bactérias gram-positivas e gram-negativas (menor eficácia)	Baixa toxicidade Pequena irritação	Ação menos rápida e menos duradoura em comparação com outros antissépticos Risco de contaminação com bactérias gram-negativas

Cloroxilenol

Também conhecido como paraclorometaxilenol, é muito usado como preservativo em cosméticos e outros produtos e como agente ativo em sabões. Sua atividade antimicrobiana ocorre por inativação das enzimas bacterianas e alteração da parede celular. Tem boa ação *in vitro* contra bactérias gram-positivas e menor atividade contra gram-negativas, micobactérias e alguns vírus. É pouco ativo contra *Pseudomonas aeruginosa*, a menos que seja adicionado ácido etilenodiaminotetracético (EDTA). Exerce atividade menos rápida e ação residual menos pronunciada que outros antissépticos. Sua atividade antimicrobiana é minimamente afetada pela presença de matéria orgânica, mas é neutralizada por surfactantes não iônicos. As concentrações ideais variam entre 0,3 e 3,75%.[5]

Hexaclorofeno

É composto de dois grupos fenólicos e três moléculas de cloro. Sua atividade resulta da inativação das enzimas microbianas. Age bem contra *S. aureus* e apresenta menor eficácia em relação a bactérias gram-negativas, fungos e micobactérias. Apresenta melhores atividade e ação residual após múltiplos e sequenciais usos. A concentração ideal é de 3%. Foi muito usado no passado em banho de recém-nascidos, até que sua toxicidade fosse demonstrada, com evidência da presença do hexaclorofeno em amostras de sangue e neurotoxicidade em crianças. Como resultado, a Food and Drug Administration (FDA) proibiu seu uso em banhos de recém-nascidos, e a Academia Americana de Pediatria e o Colégio Americano de Obstetrícia e Ginecologia também não recomendam esse uso.[5]

Compostos iodados

Em sua composição apresentam iodo e polímero carreador de alto peso molecular. A quantidade de moléculas de iodo (chamadas de iodo "livre") determina o nível de atividade antimicrobiana. As moléculas de iodo penetram rapidamente na parede celular dos microrganismos. Aí formam complexos com aminoácidos e ácidos graxos insaturados, prejudicando a síntese proteica. Seu espectro abrange bactérias gram-positivas e gram-negativas, certas bactérias formadoras de esporos (p. ex., *Clostridium* e *Bacillus* sp.), micobactérias, vírus e fungos. Entretanto, nas concentrações antissépticas normalmente utilizadas não são esporicidas.[5,6]

A combinação do iodo com vários polímeros aumenta sua solubilidade, promove liberação gradativa, aumenta ação residual e reduz irritação cutânea. Uma das formulações mais conhecidas é a polivinilpirrolidona-iodo (iodopovidona; PVPI) que contém 10% de iodopovidona e 1% de iodo livre, possui boa ação residual e é pouco irritante para a pele. Iodopovidona pode ser encontrada em formulações aquosas, alcoólicas, associadas a sabão e pomadas.[5,6]

A atividade antimicrobiana dos compostos iodados pode ser alterada por pH, temperatura, matéria orgânica (p. ex., sangue ou escarro), tempo de exposição, concentração de iodo e quantidade e tipo de materiais orgânicos e inorgânicos associados.[5,6]

Compostos quaternários de amônio

Apresentam um átomo de nitrogênio ligado diretamente a quatro alquilas que podem variar em estrutura e complexidade. Os mais comumente utilizados são cloretos de benzalcônio e benzetônio.

A atividade antimicrobiana é atribuída à adsorção na membrana citoplasmática, com consequente perda de constituintes do citoplasma. São mais ativos contra bactérias gram-positivas e vírus lipofílicos e menos eficazes contra gram-negativas, micobactérias e fungos. Os efeitos sofrem interferência de matéria orgânica e não são compatíveis com detergentes.[5]

Triclosana

Apresenta o nome químico de éter tricloro-hidroxidifenol. É substância não iônica, sem cor nem odor, que penetra na célula bacteriana e afeta a membrana citoplasmática e a síntese de RNA, ácidos graxos e proteínas. Sua atividade é maior contra bactérias gram-positivas, micobactérias e *Candida* spp., mas tem atividade limitada contra fungos filamentosos. As concentrações antimicrobianas variam entre 0,2 e 2%.[5,6] Tem sido amplamente incorporada a sabão para uso hospitalar e está presente em desodorantes, sabonetes, xampus, cremes, dentifrícios e aromatizantes bucais.[5,8,9] Exerce atividade bactericida prolongada quando impregnada em alguns tipos de materiais, como fios de sutura, próteses e acessórios, restaurações dentárias, roupas hospitalares, entre outros.[8-10] Tem eficácia antimicrobiana e ação residual menores do que as de clorexidina, compostos iodados e álcool.

▶ Seleção

Antissépticos são geralmente usados em pele ou mucosas para diminuir a quantidade de microrganismos ali presentes. A seleção depende basicamente da eficácia em determinado local de aplicação e do objetivo de uso. Diferentes graus de toxicidade e irritabilidade também influem na escolha.

Presume-se que maior eliminação de microrganismos se traduza por menores taxas de infecção. Idealmente, deveriam ser feitos ensaios clínicos randomizados, comparando opções quanto à sua capacidade de prevenir infecções em pacientes e de mudar taxas de infecção em ambientes hospitalares. Porém tais estudos são infrequentes.

Higienização e antissepsia das mãos

As mãos representam importantes veículos de transmissão de infecções, pois frequentemente se apresentam colonizadas por microrganismos. Contagens bacterianas de mãos de profissionais que atuam em serviços de saúde são variáveis (de $3,9 \times 10^4$ a $4,6 \times 10^6$), apresentando-se de forma transitória ou persistente.[5,6] A flora transitória compõe-se de microrganismos encontrados na pele, não presentes em todas as situações, geralmente adquiridos durante contato direto com pacientes ou materiais contaminados. São rapidamente removidos ou eliminados por lavagem ou antissepsia. A flora residente é constituída por microrganismos persistentemente encontrados na pele da maioria das pessoas e não tão rapidamente removidos por meio da lavagem das mãos. Os profissionais podem apresentar colonização transitória das mãos por diversas bactérias gram-positivas e gram-negativas, inclusive multirresistentes, vírus e fungos, especialmente se as mesmas apresentarem lesões ou dermatites.[11]

Isoladamente, a adequada higienização das mãos é a ação mais importante para prevenção e controle de infecções hospitalares.[12,13] O termo higienização das mãos contempla a lavagem das mãos, com sabão neutro ou sabão contendo antissépticos, e a posterior fricção das mãos com antissépticos alcoólicos. Os antissépticos mais utilizados para higiene de mãos são álcool, clorexidina, triclosana e iodóforos, como iodopovidona.

A escolha do antisséptico adequado para cada tipo de procedimento deve basear-se em estudos que comprovem sua eficácia por meio de avaliações clínicas. Custo, tipo de dispensador, tolerabilidade e adaptação aos procedimentos predominantes em cada clínica são fatores que muitas vezes interferem na escolha.

Antissépticos mais comumente associados a sabonetes são clorexidina, PVPI e triclosana, nessa mesma ordem de eficácia.[5,6]

Antissépticos em formulações alcoólicas podem ou não estar associados a outros tipos de antissépticos, como clorexidina, PVPI ou triclosana. Os produtos exclusivamente à base de álcool geralmente contêm etanol, isopropanol ou propanol, em concentrações que devem estar entre 60 e 80%, para melhor eficácia.[5,6]

A eficácia dos antissépticos na redução da contaminação das mãos depende de concentração, adequada associação de antissépticos e volume utilizado na ação de antissepsia.[14-17]

Quando se comparam sabonetes neutros com sabonetes associados a antissépticos e produtos alcoólicos, os primeiros sempre têm menor eficácia na eliminação microbiana das mãos.[5,6] Quando se comparam sabonetes com antissépticos a produtos alcoólicos, esses últimos mostram superioridade na eliminação microbiana, inclusive contra a maioria dos vírus, entre eles o H1N1.[18,19]

Portanto, já está consolidada a alternativa de higienização das mãos com produto alcoólico. A fricção das mãos com álcool diminui contagens microbianas e transmissão de microrganismos. Além disso, tem boa tolerabilidade, aceitação, e sua adesão tem aumentado entre profissionais da saúde.[5,6]

Fricção das mãos dos profissionais de saúde com álcool tem definidos benefícios: menor irritabilidade da pele, menor gasto de tempo para realização de antissepsia, menor custo, maior acessibilidade, maior adesão ao procedimento e facilidade de aplicação. Com isso reduz a infecção hospitalar. Comparações entre formulações de álcool sob formas de gel, líquido ou espuma não apresentam consenso quanto à superioridade de eficácia, mas podem demonstrar variações em sua aceitabilidade e consequente maior adesão à higiene de mãos.[5,6,19]

A maioria dos hospitais e outros estabelecimentos de assistência à saúde já adotou utilização do álcool para higiene de mãos, com comprovados resultados positivos no aumento da adesão, redução da transmissão de microrganismos e consequente queda nas taxas de infecções hospitalares.[5,6,20] Organização Mundial da Saúde (OMS), Organização Pan-Americana de Saúde (OPAS) e Agência Nacional de Vigilância Sanitária (Anvisa) recomendam fricção das mãos com álcool para prevenir infecções relacionadas à assistência à saúde e promover segurança do paciente, como parte da estratégia "Uma Assistência Limpa é uma Assistência mais Segura", da Aliança Mundial para a Segurança do Paciente.[5,6]

Antissepsia pré-operatória das mãos

Estudos que avaliam antissepsia pré-operatória de mãos demonstram mesma eficácia e até superioridade na descontaminação por meio de fricção com produto alcoólico comparada com fricção com água e sabonete contendo antissépticos à base de clorexidina ou iodopovidona.[5,21-23] A utilização de escovas para preparo das mãos e antebraços antes de procedimentos cirúrgicos não é mais recomendada, podendo inclusive aumentar a incidência de lesões de pele e consequente colonização das mãos. O desfecho infecção pós-operatória também não demonstra diferença na comparação entre diferentes métodos de preparo das mãos dos profissionais antes das cirurgias.[23]

Antissepsia da pele do paciente para procedimentos cirúrgicos e invasivos

Antissepsia da pele antes de procedimentos cirúrgicos e invasivos visa diminuir a quantidade de microrganismos ali presentes, evitando sua penetração em tecidos subjacentes e na corrente sanguínea, com consequente infecção. *Os antissépticos mais utilizados são álcool, iodopovidona e clorexidina, nas concentrações já discutidas.*

Para procedimentos rápidos, emprega-se álcool 70%, com menor ação residual. *Antissépticos alcoólicos devem ser utilizados sempre que possível, pois apresentam melhor ação do que os aquosos.*[24-28]

Soluções antissépticas aquosas são reservadas para contato com mucosas, ao se fazer antissepsia em região perineal, próxima aos olhos ou em áreas cruentas, por exemplo.

Para procedimentos mais demorados, especialmente cirúrgicos, deve-se optar por iodopovidona 10% (tintura alcoólica ou solução aquosa) ou clorexidina 0,5%, 1%, 2% e 4% (alcoólica ou aquosa), que apresentam maior ação residual.

Ensaio clínico randomizado (n = 1.147)[29] comparou a eficácia antisséptica pré-operatória de solução alcoólica de clorexidina *versus* tintura alcoólica de iodo na prevenção de infecção superficial ou profunda no sítio cirúrgico de parto cesáreo dentro de 30 dias. A infecção superficial ocorreu em 23 pacientes (4%) do grupo clorexidina e em 42 no grupo com solução alcoólica de iodo (7,3%) (risco relativo [RR] = 0,55; intervalo de confiança [IC] 95%: 0,34 a 0,90; *P* = 0,02); a infecção profunda teve taxas de 1,0% e 2,4%, respectivamente (*P* = 0,07). A frequência de reações adversas cutâneas foi similar em ambos os grupos. Ficou, assim, comprovado o benefício de clorexidina.

Campos plásticos aderentes impregnados com antissépticos, como por exemplo clorexidina 2%, também podem ser utilizados em domicílio na pele da área operatória, com benefícios.[30]

Para antissepsia da pele antes da inserção de cateteres venosos periféricos podem ser utilizados álcool 70%, iodopovidona e clorexidina, enquanto na inserção e ao longo da manutenção de cateteres periféricos arteriais e cateteres vasculares centrais (CVC) a recomendação é de uso específico de clorexidina alcoólica 0,5%, conforme última diretriz do Centers for Disease Control and Prevention (CDC) sobre prevenção de infecções relacionadas a esses cateteres.[31] Também são recomendados curativos impregnados com clorexidina no local da inserção de cateteres centrais de curta permanência, especialmente em situações de alta incidência de infecções relacionadas a esses dispositivos. *Clorexidina alcoólica a 1% apresentou melhores resultados comparativamente a iodopovidona 10% na antissepsia da pele prévia à inserção de cateteres centrais em pacientes hematológicos.*[32]

Cateteres intravasculares centrais (CVC) impregnados com clorexidina, sulfadiazina de prata, rifampicina e minociclina são recomendados em situações de alta incidência de infecções, em que outras medidas básicas (treinamento e educação para a inserção, cuidados com cateteres, barreiras máximas de precaução e uso de clorexidina alcoólica 0,5% durante inserção) não tenham sido suficientemente efetivas.[31,33,34]

O antisséptico recomendado para bloqueio neuroaxial central e inserção e manutenção de cateteres epidurais é clorexidina alcoólica 0,5%, conforme diretrizes da Associação Britânica de Anestesia.[35]

Antissepsia da pele antes de coleta de exames microbiológicos pode evitar falso-positivos em hemoculturas, fruto de contaminação. Nesse contexto, comparou-se a antissepsia da pele com clorexidina 2% em álcool 70% versus iodopovidona 10% em pacientes pediátricos submetidos a hemoculturas. O estudo demonstrou menor incidência de contaminação com uso de clorexidina alcoólica 2% associada a álcool 70%.[36]

Banhos com antissépticos

Sabão contendo antisséptico usado em banhos pré-operatórios mostra-se superior a sabão comum na diminuição das contagens microbianas da pele. Entretanto, ainda permanece controversa a eficácia de banhos com antissépticos no pré-operatório sobre redução das infecções cirúrgicas.[7] Em virtude de eficácia não comprovada e aumento de custos, *algumas instituições utilizam banhos com antissépticos apenas no preparo de cirurgias de maior risco, como as que envolvem próteses e transplantes.*

Em relação a banho com antisséptico na redução de infecções em adultos internados em unidade de tratamento intensivo, a maioria dos estudos demonstra tal redução, incluindo sepses relacionadas a cateteres venosos centrais (CVC), infecções urinárias relacionadas a sonda vesical e pneumonias associadas a ventilação mecânica, além da redução da incidência de microrganismos multirresistentes.[7,37-39] Entretanto, um estudo realizado em sete UTIs, embora com adesão a higienização das mãos e banhos antissépticos, não reduziu as taxas de bactérias multirresistentes.[40]

Estudos também demonstram *redução de infecções com utilização de banho com clorexidina em unidades de terapia intensiva pediátrica*[41] e neonatal.[42]

Em banhos de recém-nascidos a termo, clorexidina tem mostrado benefícios na redução de colonização e consequente ocorrência de infecções, especialmente por Staphylococcus aureus.[43] Deve ser evitada em recém-nascidos prematuros extremos, abaixo de 1.000 g e com menos de 28 dias de vida.

O antisséptico mais recomendado para banho corporal é clorexidina 4%. Quando em formulação de sabonete, pode ser aplicada diretamente no corpo, com enxágue posterior. A formulação ideal é a solução aquosa, que pode ser aplicada na pele mediante compressas ou lenços descartáveis umedecidos com o antisséptico. Nessa formulação aquosa, clorexidina não deve ser removida após sua aplicação, para melhor efeito residual. Deve ser evitada sua aplicação em rosto e mucosas.

Antissepsia ocular

Antissépticos são usados profilaticamente em pré e pós-operatórios oculares e em recém-nascidos, bem como no tratamento de conjuntivites bacterianas.

A instilação de colírios contendo iodopovidona 2,5%, nitrato de prata, eritromicina e tetraciclina em recém-nascidos apresenta bons resultados na profilaxia de oftalmia neonatal.[44]

Para profilaxia de endoftalmite em pós-operatório de cirurgias oculares, a recomendação com maior evidência é a instilação ocular pré-operatória com solução oftálmica (colírio) de iodopovidona 5% e antissepsia da pele ao redor do olho com iodopovidona 10% aquosa.[45-47] Alguns antissépticos podem causar toxicidade para a mucosa ocular. Apesar de clorexidina ser contraindicada para antissepsia ocular quando em concentrações mais elevadas, estudos já avaliaram sua utilização, sem riscos de toxicidade, mas também com benefício marginal na diminuição da microbiota ocular previamente a cirurgias de catarata.[48]

Antissepsia oral

Antissépticos orais são recomendados para a redução das contagens microbianas de cavidade e mucosa oral, tendo em vista a grande quantidade de microrganismnos ali presentes. *Vários estudos têm mostrado benefícios com a utilização de higiene oral com clorexidina 0,12% na prevenção de pneumonias em pacientes submetidos a ventilação mecânica, internados em terapia intensiva, especialmente pacientes cirúrgicos.*[49-52]

Antissepsia do coto umbilical em recém-nascidos

Cuidados neonatais com o coto umbilical visam sua separação e queda o mais precoce possível, além da prevenção de complicações, como onfalites e sepses, que podem resultar em mortalidade. Devem ser adotados cuidados rigorosos de higiene, mantendo o local limpo e seco. *Podem também ser aplicados antissépticos alcoólicos ou aquosos no local, como álcool 70%, clorexidina alcoólica 0,5% e clorexidina aquosa 4%.* Alguns estudos têm demonstrado a superioridade do uso da clorexidina no coto umbilical para prevenção de onfalites e mortalidade, além de sua separação mais precoce, em hospitais[53,54] e também na comunidade.[55,56]

Conclusão

Em conclusão, o conjunto de informações apresentado demonstra que clorexidina é o antisséptico preferencial para prevenção de infecção em múltiplos procedimentos invasivos (cirurgias, inserção de cateteres vasculares periféricos e centrais, bloqueio neuroaxial central, inserção e manutenção de cateteres epidurais, coletas para hemocultura), banhos pré-operatórios, banhos em adultos internados em UTIs, banhos em recém-nascidos a termo, antissepsia oral e antissepsia do coto umbilical em hospitais e comunidade.

▶ Métodos de uso

A lavagem das mãos com água e sabão remove bactérias transitórias e algumas residentes, bem como células descamativas, pelos, suor, sujidade e oleosidade da pele. As mãos devem ser ensaboadas e friccionadas em todas as suas faces, espaços interdigitais, articulações, unhas e extremidades dos dedos. Posteriormente devem ser enxaguadas, com remoção total de espuma e resíduos de sabão, e enxugadas com papel toalha descartável. No caso de fricção com produto alcoólico, utiliza-se a mesma técnica.[5,6,20]

A antissepsia das mãos diferencia-se da técnica comum de lavagem das mãos pela substituição do sabão neutro ou comum por sabão contendo antisséptico ou solução antisséptica alcoólica. Para adequada penetração do antisséptico nas camadas mais profundas da pele, recomenda-se rigorosa fricção das mãos. Estas devem ser mantidas em altura superior aos cotovelos. As etapas devem ser processadas sempre obedecendo à direção mãos-cotovelo. A técnica de secagem correta deve ser feita com movimentos compressivos e não de esfregação.[5,6,20-23]

A utilização de escovas tornou-se polêmica nos últimos anos, por haver a possibilidade de lesões, com subsequente aumento de colonização da pele, e pelo risco de uso de escovas contaminadas, a partir de inadequada desinfecção ou esterilização. Quando utilizadas, devem ser descartáveis, com cerdas macias e direcionadas principalmente para limpeza das unhas. Estudos já demonstraram a eficácia da antissepsia apenas com fricção das mãos e antebraços em comparação à escovação, inclusive utilizando apenas produtos alcoólicos.[5,6,20-23]

A eficácia da antissepsia pode ser afetada por vários fatores, incluindo tipo de antisséptico, sua concentração, seu volume, tempo de contato e situação em que se encontra a pele, por exemplo, muito suja ou muito molhada. Educação e treinamento dos profissionais quanto à técnica adequada de antissepsia das mãos, inclusive quanto a volume de antisséptico a ser utilizado, são fundamentais para eficiente descontaminação.[5,6,14-17] O volume recomendado é de 2 a 3 mℓ, apesar de poder variar de acordo com o tipo de produto. Já foi demonstrado que volumes menores que 2 mℓ não são eficazes na descontaminação.[17] Durante a fricção das mãos com solução alcoólica, o volume deve ser suficiente para manter a esfregação até a secagem. Se houver necessidade de tempo maior de antissepsia, o produto deve ser reaplicado quantas vezes forem necessárias. Para antissepsia de mãos durante a assistência a pacientes, por meio de fricção com solução alcoólica ou lavagem com antisséptico, o tempo recomendado é de 15 a 30 s. Já a antissepsia das mãos como preparo pré-operatório deve durar mais tempo.[21-23] O tempo historicamente preconizado de duração da antissepsia pré-operatória das mãos era de 5 min com uso de água, antissépticos degermantes e escovas. Novas evidências demonstram que esse tempo pode ser diminuído para 3 min, mediante fricção das mãos com produto alcoólico. A nova técnica, além de eficaz, mostra benefícios em diminuição de tempo, custos e importante impacto ecológico, por economia de consumo de água e outros insumos.[22] A segurança é mantida.[23]

Os passos sequenciais que configuram o procedimento de higienização *versus* antissepsia pré-operatória das mãos podem ser vistos no Quadro 32.3.

Na higienização das mãos ainda devem ser observadas as seguintes recomendações: manter unhas naturais, limpas e curtas; não usar unhas postiças, nem adornos (alianças, anéis, pulseiras, relógios). Essas medidas constam como obrigatórias na última resolução nacional sobre segurança no trabalho.[57] Adornos devem ser removidos antes da higienização das mãos, especialmente no preparo para procedimentos cirúrgicos, pois a área da pele onde se encontra o adorno permanece mais colonizada, mesmo após a antissepsia.[5,6]

As torneiras devem ser de acionamento não manual. Preferem-se as que podem ser manejadas por pedal, cotovelo, célula fotoelétrica ou equivalentes. Quando forem do tipo manual, seu fechamento deve ser feito com papel toalha para evitar recontaminação. Sabonetes e produtos alcoólicos líquidos devem ser acondicionados em sachês descartáveis, instalados em dispensadores de parede, de acionamento por tecla, pedal, cotovelo, célula fotoelétrica ou em frascos descartáveis. Soluções alcoólicas podem ser disponibilizadas em pequenos frascos, para facilitar seu transporte em bolsos de jalecos ou aventais. A disponibilização de preparação alcoólica para fricção antisséptica das mãos, proximamente aos locais de assistência aos pacientes, em todos os serviços de saúde do país, é obrigatória, conforme resolução da Anvisa em 2010.[58]

As mãos devem ser higienizadas sempre antes e após contato pessoal com pacientes, seja em procedimentos neles realizados ou por contato com materiais e equipamentos neles utilizados. Também antes de colocar luvas e após retirá-las e após contato com qualquer material, equipamento ou superfície potencialmente contaminados.[5,6,20] As mãos devem ser obrigatoriamente lavadas com água e sabão sempre que estiverem visivelmente sujas e/ou após contato com matéria orgânica.[5,6]

Dentro da estratégia "Uma assistência Limpa é uma Assistência mais Segura", da Aliança Mundial para a Segurança do Paciente, promovida pela OMS/OPAS/Anvisa, são definidos 5 momentos para higienização das mãos durante a assistência: (1) antes do contato com o paciente; (2) antes de realização de técnica asséptica; (3) após exposição a fluidos corporais; (4) depois do contato com o paciente e (5) depois do contato com superfícies e equipamentos ao redor do paciente.[59]

Já que higienização das mãos comprovadamente contribui para a redução das infecções hospitalares, estratégias multimodais para aumento dessa prática são recomendadas pela OMS/OPAS/Anvisa, incluindo educação dos profissionais, estímulo audiovisual, insumos disponíveis e adequados, monitoramento, retorno e divulgação das taxas de adesão.[5,6] Em vários hospitais do mundo, a vigilância sobre o processo de higiene de mãos mostra que essa prática nem sempre é adequadamente adotada por profissionais de saúde, estando aquém da adesão de 70% recomendada pela OMS, apesar da implementação de múltiplas estratégias.[60-70]

Quadro 32.3 ▪ Higienização simples das mãos *versus* antissepsia pré-operatória das mãos, sem e com solução alcoólica.

Higienização simples das mãos

Lavagem de mãos com sabão comum ou antisséptico:
- Abrir a torneira e molhar as mãos
- Aplicar 2 a 3 mℓ de sabão líquido comum ou com antisséptico e ensaboar
- Friccionar as mãos durante aproximadamente 15 a 30 s, em todas as suas faces, espaços interdigitais, articulações, unhas, extremidades dos dedos, punhos
- Enxaguar com água, removendo totalmente a espuma e os resíduos de sabão
- Secar as mãos com papel toalha descartável
- Fechar torneira com o papel toalha e desprezá-lo

Antissepsia das mãos com solução alcoólica:
- Aplicar 2 a 3 mℓ de antisséptico
- Friccionar as mãos durante aproximadamente 15 a 30 s, em todas as suas faces, espaços interdigitais, articulações, unhas, extremidades dos dedos, punhos

Antissepsia pré-operatória das mãos

Antissepsia das mãos com água e sabonete com antisséptico ou esponja embebida com antisséptico:
- Abrir a torneira (de acionamento não manual) e molhar as mãos
- Aplicar 2 a 3 mℓ de sabão líquido com antisséptico nas mãos ou acessar esponja embebida com antisséptico
- Friccionar durante 3 min todas as faces das mãos, espaços interdigitais, articulações, unhas, extremidades dos dedos, punhos, antebraços
- Quando for utilizada escova e esponja contendo antisséptico, escovar somente as unhas
- Enxaguar com água, removendo totalmente a espuma e os resíduos de sabão
- Fechar a torneira com o acionamento não manual
- Secar as mãos com compressa estéril

Antissepsia das mãos com produto alcoólico:
- Primeiramente lavar as mãos com água e sabonete, para remover sujidades, secar com papel toalha
- Aplicar 2 a 3 mℓ do produto alcoólico nas mãos secas e limpas
- Friccionar durante 3 min todas as faces das mãos, espaços interdigitais, articulações, unhas, extremidades dos dedos, punhos, antebraços, aplicando mais álcool, conforme necessidade

A adesão à higienização das mãos parece sofrer influências sociais, culturais, educacionais, comportamentais, sazonais e de exemplo de lideranças, entre outras. Algumas estratégias para estimular aumento em frequência e qualidade de higienização de mãos têm sido implementadas, como utilização de câmeras, dispensadores de álcool eletrônicos, com alarme e alertas.[71-73]

O Quadro 32.3 sintetiza a diferença no método de antissepsia das mãos e da técnica comum de lavagem das mãos.

▶ Seguimento

Os efeitos indesejáveis dos antissépticos relacionam-se a irritação cutânea, alergias e toxicidade, além da contaminação dos mesmos.

Profissionais que lavam as mãos muitas vezes/dia queixam-se de descamação, ardência e ressecamento que podem ser contornados por escolha adequada dos degermantes ou antissépticos e uso posterior de loções ou cremes. Entretanto, deve ser observado e controlado o risco de contaminação destes produtos emolientes, a fim de evitar recontaminação das mãos e transmissão de microrganismos.[5,6]

Alergias associadas a determinados antissépticos podem ser resolvidas por sua substituição por agentes mais bem tolerados.

Lavagem de mãos pelo método tradicional com antissépticos ocasiona maior irritabilidade e sensibilidade da pele, quando comparada à fricção das mãos com álcool, principalmente pelos efeitos indesejáveis do sabão na pele.[5,6]

Álcool, dentre os diferentes antissépticos, é o que apresenta melhor tolerabilidade, melhor aceitação, menores irritação e contaminação.[74] Para melhor aceitação e maior tolerância dérmica, o álcool deve ser acrescido de emoliente.[5,6] As reações cutâneas também podem ocorrer com uso continuado do álcool nas mãos, mas aparecem mais cedo e duram menos tempo, quando comparadas aos efeitos dos antissépticos utilizados em lavagem de mãos.

Incidência de irritação e hipersensibilidade de pele e mucosas expostas (feridas ou queimaduras) após uso de *clorexidina* é baixa, quando utilizada em concentrações adequadas.[5-7] Pode causar ototoxicidade, neurotoxicidade (cérebro e meninges) e toxicidade ocular, também em concentrações mais elevadas. Recentes relatos de casos de complicações relacionadas a clorexidina englobam anafilaxia após seu uso com gel lubrificante para cateterização uretral,[75] anafilaxia após uso de cateteres intravasculares e vesicais por ela impregnados,[76] queimadura na pele de recém-nascidos com baixo peso,[77] aracnoidite relacionada a antissepsia da pele pré-anestesia epidural[78] e necrose da pele no local de utilização de curativos impregnados para cateterismo venoso central.[79]

Associação de corantes a soluções de clorexidina é prática muito utilizada em anestesia, para auxiliar a visualização da área onde foi realizada a antissepsia. Estudo demonstrou perda significativa da eficácia do antisséptico adicionado a corante.[80]

Cloroxilenol é bem tolerado, e as reações alérgicas são incomuns.[5]

A maioria das formulações contendo 2% ou menos de *triclosana* são bem toleradas e raramente causam reações alérgicas.[5,6]

Dispensadores e recipientes de produtos alcoólicos para higiene de mãos dificilmente apresentam *contaminação*. Estudo que avaliou 625 recipientes encontrou pequeno percentual de contaminação, com contagens microbianas pouco significativas e microrganimos não patogênicos.[74]

Contaminação de sabão líquido (sabão comum ou sabão contendo antisséptico) também pode ocorrer, se não for dispensado e armazenado de maneira correta.

Contaminação de antissépticos com potencial ocorrência de surtos de infecções hospitalares já foi descrita no passado. Estudo realizado em pacientes onco-hematológicos relatou ocorrência de surto de infecções por *Pseudomonas aeruginosa* relacionado à contaminação de sabão líquido para mãos contendo triclosana.[81]

Resistência de microrganismos a antissépticos tem sido pouco descrita e com poucas evidências laboratoriais adequadas. Parece mais provável que uso e concentrações inadequadas favoreçam a ineficácia do antisséptico. Relatou-se resistência de *Staphylococcus aureus* meticilinarresistente a clorexidina, após uso prolongado de banhos com clorexidina na população estudada.[82] Também se observou resistência de *S. aureus* e cepas de estafilococos coagulase-negativos a compostos quaternários de amônia, em amostras clínicas de pacientes com infecções cirúrgicas.[83] Por fim, detectou-se resistência de isolados de estafilococos a cloreto de benzalcônio em amostras ambientais da comunidade.[84]

Apesar disso, a maioria das bactérias multirresistentes aos antimicrobianos é eliminada com uso de antissépticos em geral utilizados. Na prática de assistência aos pacientes portadores desses microrganismos, o uso de antissépticos não é diferente dos demais pacientes.[85-88]

Entretanto, cabe ressaltar a comprovada ineficácia de álcool contra cepas de *Clostridium difficile*, não por indução de resistência, mas provavelmente causada por baixa ação esporicida.[89]

Nenhum dos antissépticos comumente utilizados (álcool, clorexidina, hexaclorofeno, cloroxilenol, triclosana) tem ação esporicida contra bactérias como *Clostridium* spp. ou *Bacillus* spp. *A fricção rigorosa das mãos e higiene da pele do paciente com sabonete neutro é a única opção durante assistência a pacientes colonizados ou infectados por esses patógenos*.[5,6,89]

Desinfetantes

▶ Introdução

Os desinfetantes mais comuns são álcool, compostos clorados, glutaraldeído, formaldeído, iodóforos, ácido peracético, compostos fenólicos, quaternário de amônio, peróxido de hidrogênio e glucoprotamina. No Quadro 32.4 estão descritas suas concentrações ideais, formas de ação, propriedades e indicações.[1-4]

Glutaraldeído

É dialdeído saturado, apresentado sob forma de líquido incolor ou amarelo pálido viscoso. Exerce atividade bactericida, esporicida, fungicida, virucida e micobactericida. Sua atividade biocida é consequência da alquilação de sulfidrilas, hidroxilas, carboxilas e grupos amino de microrganismos, o que altera RNA, DNA e síntese de proteínas. A ação esporicida se deve ao fato de a substância reagir com a superfície do esporo, provocando endurecimento das camadas externas e morte do esporo.[1-4]

Glutaraldeído a 2%, em pH de 7,5 a 8,5, elimina bactérias vegetativas em menos de 2 min; fungos e vírus, em menos de 10 min; *M. tuberculosis*, em 25 min; e esporos de *Bacillus* sp. e *Clostridium* sp. em 3 h. Outras espécies de micobactérias, como *M. avium*, *M. intracellulare* e *M. gordonae* parecem ser mais resistentes, exigindo até 60 min de contato.[4]

Deve ser utilizado para desinfecção e esterilização de artigos e materiais termossensíveis, por imersão líquida. Não se usa por fricção, já que necessita maior tempo de ação. É mais estável em pH ácido, porém mais ativo em pH alcalino (7,5 a 8,5). Em sua apresentação original, formulação ácida, não é esporicida. É necessário torná-lo alcalino antes do uso, ou seja, acrescentar produto que mantenha o pH entre 7,5 e 8,5, tornando-o esporicida. Após essa ativação, sua validade é temporária, variando entre 14 e 28 dias. Sua atividade pode ser influenciada por concentração, tempo de contato, pH (maior atividade em pH alcalino), temperatura (acima de 40°C, a atividade da solução ácida é igual à da solução alcalina), microrganismo (mais ou menos resistente), presença de matéria orgânica (diminui a

Quadro 32.4 ▪ Desinfetantes mais utilizados em estabelecimentos de saúde.[1-4]

Desinfetantes	Concentrações	Ação e atividade antimicrobianas	Propriedades	Indicações de uso
Alcoóis: – etílico – isopropílico	60 a 90% Ideal: 70%	Desnaturação de proteínas. Ação bactericida, virucida, tuberculocida, fungicida e não esporicida	Baixa toxicidade Ação rápida. Baixa ação residual. Ressecamento da pele. Líquido volátil e inflamável	Superfícies Termômetros Estetoscópios Artigos que não toleram outros tipos de desinfecção ou esterilização
Composto clorado: – hipoclorito de sódio	0,02 a 1,0% de cloro ativo	Desnaturação de proteínas, inibição de reações enzimáticas intracelulares e inativação de ácido nucleico. Bactericida, tuberculocida, fungicida, virucida, esporicida	Baixo custo Ação rápida Ação corrosiva para metais Inatividade em presença de matéria orgânica Líquido instável e volátil Desinfecção por imersão em 30 min	Superfícies Artigos não metálicos Artigos de berçários e lactários Tratamento de água
Glutaraldeído	Ideal: 2%	Alquilação e alteração da síntese de proteínas e ácidos nucleicos Bactericida, tuberculocida, fungicida, virucida, esporicida	Baixa corrosividade Necessidade de ativação antes do uso Validade variável após ativação (concentração a ser verificada com fita-teste) Desinfecção por imersão durante 30 min Esterilização por imersão durante 8 h Necessidade de enxágue exaustivo Toxicidades cutânea e inalatória	Artigos metálicos Plásticos Borrachas Lentes Hemodialisadores Endoscópios
Ortoftaldeído	0,55%	Alquilação e alteração da síntese de proteínas e ácidos nucleicos Bactericida, tuberculocida, fungicida, virucida	Baixa corrosividade Não necessita ativação antes do uso Desinfecção por imersão durante 10 min Não esterilizante Necessidade de enxágue exaustivo Toxicidades cutânea, mucosa e inalatória	Artigos metálicos Plásticos Borrachas Lentes Hemodialisadores Endoscópios Não recomendado para materiais urológicos
Iodóforo: – álcool iodado	1% de iodo livre em álcool etílico a 70%	Penetração na parede celular, interferência em síntese e estrutura de proteínas e ácidos nucleicos	Oxidação, corrosão, irritação da pele Alergia cutânea Tingimento da pele e materiais Risco de contaminação em baixas concentrações Inatividade em presença de matéria orgânica	Antissepsia de pele Artigos que não toleram outros tipos de desinfecção ou esterilização
Formaldeído	Solução aquosa: 1 a 4%	Alquilação de proteínas Bactericida, tuberculocida, fungicida, virucida, esporicida	Odor desagradável Agente carcinogênico Extrema toxicidade Necessidade de enxágue exaustivo	Hemodialisadores Preservação de peças anatômicas
Peróxido de hidrogênio	Solução aquosa: 3 a 6% Concentrações mais altas: esterilização	Produção de radicais livres, ataque a componentes celulares Bactericida, tuberculocida, fungicida, virucida, esporicida	Oxidação Toxicidade (enxágue insuficiente) Necessidade de enxágue exaustivo	Superfícies Lentes de contato Tonômetros Ventiladores
Ácido peracético	0,2 a 0,35%	Desnaturação de proteínas, rompimento da parede celular Bactericida, tuberculocida, fungicida, virucida, esporicida	Sem resíduos tóxicos nos materiais Eficácia em presença de matéria orgânica Esporicida em baixas concentrações Corrosão e instabilidade	Hemodialisadores Endoscópios Tratamento de água Artigos termossensíveis
Fenólicos	Variadas	Rompimento da parede celular e precipitação de proteínas Bactericida, tuberculocida, fungicida, virucida	Eficácia em presença de matéria orgânica Acúmulo de resíduos em materiais porosos. Irritação e despigmentação da pele. Hiperbilirrubinemia em recém-nascidos Necessidade de enxágue exaustivo Desinfecção por imersão em 30 min ou exposição de superfícies durante 10 min	Superfícies
Quaternário de amônio	Variadas	Inativação de enzimas, desnaturação de proteínas, rompimento da parede celular Bactericida, fungicida, virucida	Facilidade de contaminação Desinfecção por imersão durante 30 min	Superfícies Equipamentos em áreas de alimentação Lentes de contato
Glucoprotamina	Variadas	Bactericida, tuberculocida, fungicida, virucida, não esporicida Ineficaz contra alguns tipos de vírus	Baixa toxicidade, não irritante para pele e mucosas Ação rápida Não corrosivo, compatível com metais, plásticos, borrachas Necessita diluição para sua utilização	Superfícies Equipamentos Ópticas Telas de computador Transdutores

atividade, especialmente em concentrações inferiores a 2%). A concentração mínima aceitável é de 1,5%, para eliminação de todos os microrganismos, inclusive os mais resistentes, como algumas micobactérias. Durante o uso, pode haver diluição, com consequente queda de concentração do produto e risco de ineficácia na eliminação de microrganismos. Por isso é recomendada a aferição periódica da concentração por meio de fitas medidoras específicas.[90]

Não é corrosivo para metais e não danifica lentes, vidros, plásticos ou borracha.[4]

Formaldeído

É monoaldeído que contém metanol + CH_2O. Apresenta-se como gás incolor, cáustico para pele e mucosas, com odor característico. Inativa microrganismos por meio da alquilação de suas proteínas. É bactericida, micobactericida, fungicida, virucida e esporicida, mas age mais lentamente do que glutaral. Enquanto glutaral elimina 10^4 logs de esporos de *B. anthracis* em 15 min, formaldeído necessita 2 h para tal ação.[3,4]

Em concentrações superiores a 20 mg/ℓ, polimeriza-se à temperatura ambiente, dando origem a precipitado branco que conserva o odor e as propriedades irritantes do gás. Este polímero (paraformaldeído) libera formaldeído à temperatura ambiente ou sob aquecimento. Comercialmente está disponível em solução (aquosa e alcoólica) e pastilhas, denominadas formol e formalina, respectivamente. A forma de solução é mais comumente utilizada como desinfetante ou esterilizante. Pode ser colocado em autoclaves a vapor de baixas temperaturas e utilizado para esterilização de materiais termossensíveis.[3,4] A Anvisa proíbe o uso de pastilhas contendo paraformaldeído ou formaldeído nos processos de desinfecção e esterilização[91] e apenas permite o uso de formaldeído para esse fim em equipamentos para esterilização (autoclaves).[92]

Cloro

Os mais importantes compostos clorados são hipoclorito de sódio, hipoclorito de cálcio, dióxido de cloro e dicloroisocianureto de sódio. O primeiro é o mais utilizado. Tem amplo espectro de ação, não deixa resíduos, atua rapidamente e seu custo é baixo. O cloro ativo é bactericida, fungicida, micobactericida e virucida, dependendo da concentração. O exato mecanismo de ação não está bem elucidado, mas parece inibir algumas reações enzimáticas intracelulares, desnaturar proteínas e inativar ácido nucleico.[1-4]

As concentrações recomendadas variam de acordo o tipo de microrganismo a erradicar: micoplasmas (25 ppm), bactérias vegetativas (< 5 ppm), micobactérias (1.000 ppm), esporos de *Bacillus atrophaeus* (100 ppm, em 5 min), fungos (100 ppm, em menos de 1 h), vírus (200 ppm, em 10 min), *Clostridium difficile* (5.000 ppm, em 10 min).[3,4] Como alvejante para uso doméstico, hipoclorito de sódio é solução de 2,0 a 2,5% no momento da fabricação (20.000 a 25.000 ppm).[4] A concentração varia de uma formulação a outra e diminui gradualmente com o tempo de prateleira. Diluição de 1:20 de alvejante doméstico em água proporciona hipoclorito de sódio 0,1% (1.000 ppm), em concentração suficiente para desinfecção de artigos.

A estabilidade dos agentes clorados depende de concentração, pH, temperatura, presença de matéria orgânica, presença de agentes catalisadores e redutores do cloro (cobre, cobalto, níquel e outros) e irradiação ultravioleta. As soluções devem ser manuseadas em ambiente afastado da luz ultravioleta e com temperatura agradável e armazenadas em recipiente plástico escuro com tampa. A validade das soluções em uso é muito relativa, dependendo do manuseio e das condições citadas anteriormente.[3,4]

Peróxido de hidrogênio

É agente biocida, sem cor, comercialmente disponível em concentrações que variam de 3 a 25%. Atua por meio da produção de radicais livres de hidroxilas que atacam os componentes celulares. Exerce atividade contra vírus, fungos, bactérias, micobactérias e esporos, mas com variações e combinações de tempo e concentrações. Altas concentrações (10%) e 60 min de contato são necessários para a atividade esporicida. Efeitos esporicidas sinergísticos são observados quando os esporos são expostos à combinação de peróxido de hidrogênio e ácido peracético. Se devidamente armazenado, peróxido de hidrogênio é bastante estável.[1,2,4] Como agente esterilizante, pode ser utilizado em autoclaves de baixa temperatura, em concentrações mais elevadas, sendo efetivo até contra príons.[93]

Ácido peracético

É composto peroxigênico, comercialmente disponível em formulações líquidas, com várias concentrações. Atua por desnaturação de proteínas e enzimas e aumento da permeabilidade da parede celular, pelo rompimento das cadeias sulfídricas e sulfúricas. É bactericida, esporicida, virucida e fungicida em baixas concentrações (menos de 0,3%). Suas vantagens consistem em ser esporicida em baixas concentrações, mesmo em baixas temperaturas, além de ser efetivo em presença de matéria orgânica. Não deixa resíduos nos artigos e é pouco danoso para a maioria dos materiais. Pode corroer materiais em cobre, latão, bronze, aço puro e ferro galvanizado, mas esses efeitos podem ser minimizados por modificação do pH e colocação de aditivos. Apresenta instabilidade, especialmente quando diluído.[2-4]

Existem preparações contendo somente ácido peracético, com concentrações entre 0,2 e 0,35%, e associações de ácido peracético (AP) e peróxido de hidrogênio (PH), como por exemplo 0,08% AP + 1% PH ou 0,23% AP + 7,35% PH. Esses produtos são eficazes na eliminação da grande maioria dos microrganismos, dependendo do tempo e concentração.[3,4]

Ortoftaldeído

É desinfetante do grupo dos aldeídos, composto de benzenodicarboxaldeído. Apresenta excelente atividade microbicida, atingindo micobactérias atípicas que são mais resistentes aos desinfetantes.[4] Apresenta-se como líquido de cor azul-clara, com pH 7,5 e concentração de 0,55%. Tem sido sugerido como substituto de glutaraldeído, por terem os mesmos mecanismos de ação. Apresenta algumas vantagens em relação a este: ação mais rápida, não requer ativação, tem excelente estabilidade sob grande variabilidade de pH (de 3 a 9), não requer monitoramento de exposição e possui odor pouco perceptível. É compatível com grande variedade de materiais. Apesar de ser menos irritante para pele e mucosas durante seu manuseio, pode manchar a pele de cinza, por isso, deve ser manipulado com luvas, proteção ocular e aventais impermeáveis de mangas longas. As recomendações quanto ao tempo de desinfecção variam de 5 a 12 min.

Fenóis sintéticos

São compostos resultantes de síntese orgânica. Os mais utilizados são cloroxilenol, clorocresol, orto-fenilfenol, paraterciário-butilfenol, orto-benzila-paraclorocresol, paraterciário amilfenol e orto-paraclorocresol. São agentes antimicrobianos utilizados há bastante tempo como desinfetantes e preservativos. Induzem progressiva perda dos constituintes intracelulares por destruição da parede celular. São bactericidas, esporicidas, virucidas e fungicidas, mas essas capacidades biocidas dependem das concentrações e do tipo de fenol. São geralmente disponíveis em formulações adicionadas a sabões e/ou detergentes aniônicos e muito utilizados em superfícies e pisos.[2-4]

Água superoxidada | Água eletrolítica ácida

Resulta da eletrólise de solução salina, gerando ácido hipocloroso e íons cloro. É eficaz na eliminação de vários microrganismos em menos de 2 min (*M. tuberculosis*, *M. chelonae*, poliovírus, HIV, *S. aureus*, *E. coli*, *Candida albicans*, *Enterococcus faecalis*, *P. aeruginosa*). Existem máquinas que realizam esse processo e produzem a água superoxidada para consumo. Também existem máquinas que utilizam esse processo para desinfecção de endoscópios. Apresentam vantagens por não causarem nenhuma toxicidade para profissionais e ambiente. As propriedades biocidas dessa solução resultam de efeitos sobre constituintes das células bacterianas, incluindo proteínas e ácidos nucleicos.[4,94]

Glucoprotamina

É produto final da reação do ácido L-glutâmico com cocopropileno-1,3-diamina, ativo contra micobactérias, bactérias e vírus. Não volátil, é altamente solúvel em água, biodegradável, de baixa toxicidade e odor característico e agradável.[95] Recomenda-se principalmente para desinfecção de superfícies e equipamentos fixos. Possui a vantagem de ter ação contra material biológico, portanto, pode ser usado diretamente em superfícies sujas, eliminando a etapa de limpeza prévia à desinfecção.

▶ Seleção

A prática hospitalar inclui grande diversidade de materiais e instrumentais, atualmente fabricados de forma a facilitar limpeza, desinfecção, esterilização e descarte.

Para fins de utilização e tratamento, os materiais são divididos em críticos, semicríticos e não críticos, que entram em contato, respectivamente, com tecidos cruentos, mucosas e pele íntegra somente. De forma geral, durante os processos de tratamento, os materiais críticos devem ser esterilizados ou de uso descartável. Os semicríticos devem sofrer esterilização ou no mínimo desinfecção, enquanto os não críticos são desinfetados ou pelo menos limpos. Esses processos devem ser realizados após o atendimento de cada paciente.[1,4]

Limpeza, desinfecção e esterilização de materiais devem ser centralizadas em local especial – sala de tratamento de materiais – para onde devem ser levados após cada atendimento.[96] Instrumentais não devem ser lavados em áreas de internação ou atendimento de pacientes. As pias existentes nessas áreas devem servir exclusivamente para a lavagem de mãos ou outras necessidades durante os procedimentos.

Antes de desinfecção ou esterilização de qualquer tipo de material, é fundamental que seja realizada adequada limpeza, para que resíduos de matéria orgânica não interfiram na qualidade daqueles processos.[4] Materiais de difícil limpeza, com lumens, por exemplo, podem criar biofilmes que dificultam o processo de limpeza e descontaminação. Biofilmes são comunidades biológicas, onde as bactérias formam comunidades estruturadas, coordenadas e funcionais. Essas comunidades encontram-se embebidas em matrizes poliméricas produzidas por elas próprias, que constituem forma de protecção ao seu desenvolvimento, favorecendo relações simbióticas e permitindo a sobrevivência em ambientes hostis.[97]

Para a limpeza, utilizam-se métodos mecânicos, físicos ou químicos. Nos primeiros, diferentes tipos de utensílios auxiliam na remoção de sujidades dos materiais, como escovas de diversos formatos, esponjas e outros. O profissional que realiza a limpeza dos materiais deve usar proteção individual, como luvas grossas de borracha e de cano longo, máscara e óculos de proteção.[96]

Processos químicos incluem uso de desencrostantes, soluções enzimáticas ou aparelhos de ultrassom (lavadoras ultrassônicas), que auxiliam na remoção de matéria orgânica.[96,98,99] As soluções enzimáticas são detergentes adicionados a enzimas (protease, lipase, amilase e carboidrase) que degradam a matéria orgânica, mas não desempenham atividade bactericida. Ao contrário, a maioria dos desinfetantes é bactericida sem degradar matéria orgânica.

Podem ser utilizadas soluções antiferrugem em instrumentais e materiais metálicos, para aumentar a vida útil dos mesmos.

Após a limpeza, adequado enxágue é necessário para remover todos os resíduos de detergente e outras substâncias. A qualidade da água é fundamental durante todo o processo de limpeza.[96,98,99]

Somente após limpeza, enxágue e secagem, os materiais estão aptos para sofrer desinfecção ou esterilização. A desinfecção de materiais é recomendada para materiais termossensíveis que não podem ser esterilizados em estufa ou autoclave e para artigos com urgência de utilização. Esta última opção não deve ser empregada como rotina. Utilizam-se desinfetantes líquidos, preferentemente pouco tóxicos e de baixo custo, com definida atividade antimicrobiana. A escolha do desinfetante não é tarefa fácil, pois raramente apresenta todas as características desejáveis. O Quadro 32.4 mostra as indicações de uso de cada desinfetante. O Quadro 32.5 mostra as propriedades de um desinfetante ideal.[100] É importante que o desinfetante seja recomendado e aprovado para uso pela Anvisa, que classifica os mesmos em 3 tipos: esterilizantes, desinfetantes de alto nível e de nível intermediário, de acordo com seu espectro de ação.[101]

Álcool, glucoprotamina e hipoclorito de sódio são recomendados para desinfecção de superfícies.

Álcool constitui-se em boa alternativa para desinfecção de termômetros e estetoscópios, mas não é recomendado para esterilização de artigos, devido à sua fraca ação esporicida. Também por esse motivo, não é recomendado para superfícies ou equipamentos contaminados por *Clostridium difficile*. Nessas situações são indicados produtos à base de cloro.[102,103]

Cloro e ácido peracético são comumente usados para tratamento da água utilizada em hospitais, especialmente em áreas críticas, como hemodiálise.

Hipoclorito de sódio pode ser usado para desinfecção de materiais de terapia respiratória, tonômetros e em lactários.

Formaldeído é bastante utilizado para preservação de peças anatômicas e preparo de vacinas. Também é utilizado em autoclaves a vapor de baixas temperaturas para esterilização de materiais termossensíveis. A Anvisa apenas permite o uso de formaldeído para esterilização nessas condições.[92]

Fenóis podem ser usados em superfícies, ambientes e equipamentos, desde que nas concentrações adequadas, sendo, após, devidamente enxaguados. Não são recomendados para materiais, devido à possibilidade de serem absorvidos por artigos porosos e causar efeitos residuais irritativos para a pele e mucosas.[4]

Glutaraldeído pode ser usado para desinfecção de endoscópios, materiais de terapia respiratória, dialisadores, sistemas de diálise, transdutores, equipamentos de anestesia, espirômetros e outros materiais termossensíveis. Não deve ser empregado em desinfecção de superfícies. Devido à alta toxicidade, glutaraldeído tem sido substituído por outras alternativas menos tóxicas. Recomendações rigorosas de controle de toxicidade durante sua manipulação e, até, estímulo à descontinuidade de sua utilização, já constam em resoluções nacionais e internacionais.[90]

Quadro 32.5 ■ Propriedades de um desinfetante ideal.[100]

Espectro de ação amplo
Rapidez de ação
Atividade em presença de matéria orgânica (sangue, saliva, escarro etc.)
Baixa toxicidade e pequena capacidade irritativa
Compatibilidade com sabão, detergente e outros agentes químicos
Compatibilidade com materiais metálicos, plásticos e de borracha
Efeito residual
Facilidade de uso
Odor agradável
Baixo custo
Solubilidade em água
Estabilidade nas concentrações e diluições em uso
Facilidade de limpeza

Peróxido de hidrogênio 3% pode ser usado como efetivo desinfetante de superfícies. Em concentrações de 3 a 6% é recomendado para desinfecção de lentes de contato, tonômetros, ventiladores, endoscópios. Concentrações maiores podem ser utilizadas para esterilização química. Também é utilizado em autoclaves a baixas temperaturas, para esterilização de materiais termossensíveis. Nesse processo consegue-se até a eliminação de príons, causadores da doença de Creutzfeldt-Jakob, os quais são bastante resistentes aos processos de esterilização.[93]

Associação de ácido peracético com peróxido de hidrogênio pode ser utilizada em dialisadores, causando menos toxicidade e irritabilidade do que formaldeído, glutaraldeído e desinfetantes à base de cloro.[4]

O ácido peracético é também recomendado para a desinfecção de materiais termossensíveis. Pode apresentar efeito corrosivo em materiais em cobre, latão, bronze, aço puro e ferro galvanizado, mas esses efeitos podem ser minimizados por modificação do pH e colocação de aditivos.[4] Pode ser danoso para ópticas usadas em equipamentos de videocirurgia, dependendo da concentração e tipo de material.

Recentemente vários surtos de micobacterioses associadas a cirurgias videolaparoscópicas foram descritos na maioria dos estados brasileiros, causados provavelmente pela inadequação nos procedimentos de desinfecção/esterilização dos materiais. Diante disso, a Anvisa[104] publicou resolução que proibiu a esterilização química por imersão e permitiu uso de agentes esterilizantes líquidos para instrumental cirúrgico e produtos para saúde utilizados em procedimentos cirúrgicos e diagnósticos (videoscopias) com penetração de pele, mucosas adjacentes, tecidos subepiteliais e sistema vascular, cirurgias abdominais e pélvicas convencionais, cirurgias plásticas com o auxílio de ópticas, mamoplastias e procedimentos de lipoaspiração. Diretriz regulamentou uso de desinfetantes e esterilizantes para desinfecção de endoscópios gastrintestinais de alto nível.[105] Esses materiais devem ser esterilizados em autoclaves.

Desinfecção de materiais termossensíveis

Materiais termossensíveis geralmente incluem nebulizadores, máscaras, sistemas de pressão positiva contínua nas vias respiratórias (CPAP) e Venturi, acessórios de ventiladores mecânicos e de aparelhos de anestesia, conectores, umidificadores etc. Utilizam-se, então, glutaraldeído 2%, hipoclorito de sódio 0,1%, ambos agindo por imersão durante 30 min, e ácido peracético 0,2 e 0,3%, também por imersão, durante 10 a 30 min, respectivamente na dependência da concentração do produto utilizado. Todos apresentam similares efeitos antimicrobianos. O desinfetante de escolha para esse fim tem sido ácido peracético, pela menor toxicidade e rapidez de ação. Recomendações da Anvisa estabelecem muitos requisitos a serem seguidos para uso de glutaraldeído, o que obviamente dificulta e encarece sua utilização, e até sugerem sua substituição, principalmente pelos efeitos tóxicos.[90]

Desinfecção de endoscópios

Limpeza e desinfecção de endoscópios têm sido muito discutidas na literatura. As recomendações visam alcançar métodos eficazes e seguros, em vista da grande dificuldade da limpeza interna e do risco de dano aos aparelhos. Além disso, são necessários métodos cada vez mais rápidos e práticos para realizar a desinfecção de endoscópios, a fim de agilizar e operacionalizar melhor os procedimentos.

Para prevenir a transmissão de infecções hospitalares, todos os endoscópios devem ser adequadamente limpos e desinfetados após cada uso. Os desinfetantes recomendados são ácido peracético, glutaraldeído, ortoftaldeído, dióxido de cloro, peróxido de hidrogênio e água eletrolítica ácida.[4,105–108]

Métodos automatizados tanto para limpeza quanto desinfecção dos endoscópios são recomendados, devido a facilidade e praticidade do uso, além de diminuir a exposição dos profissionais aos agentes tóxicos.[4,105–108] Existem máquinas automatizadas de desinfecção de endoscópios, as quais podem utilizar glutaraldeído, ácido peracético, água eletrolítica ácida ou ainda mais de um tipo de desinfetante. Apesar dos benefícios da utilização de métodos automatizados, deve haver monitoramento rigoroso e periódico quanto a eficácia desse processo e possibilidade de contaminação da máquina.[4,105–108]

Endoscópios também podem ser esterilizados em autoclaves de óxido de etileno e plasma de peróxido de hidrogênio, a baixas temperaturas.

Desinfecção de ambiente, superfícies e equipamentos fixos

Ambiente e equipamentos fixos que cercam o paciente podem contaminar-se por espirramento de secreções ou sangue. Bactérias Grampositivas e Gram-negativas, inclusive multirresistentes, micobactérias, fungos e alguns esporulados podem sobreviver em superfícies durante meses, enquanto vírus sobrevivem por tempo menor.[109]

Em unidades de atendimento ambulatorial, os equipamentos utilizados devem ser limpos e desinfetados após cada procedimento realizado em diferentes pacientes. No caso de pacientes hospitalizados, as superfícies e equipamentos devem ser desinfetadas pelo menos diariamente. Os desinfetantes recomendados para uso em superfícies e equipamentos são álcool a 70%, glucoprotamina, hipoclorito de sódio 1%, peróxido de hidrogênio, quaternário de amônia. Existem vários produtos comercialmente disponíveis, contendo essas formulações isoladas ou associadas. Cada instituição deve adotar o produto mais adequado à sua realidade, avaliando custos, praticidade, compatibilidade e outros requisitos.[100]

Limpeza e desinfecção do ambiente e superfícies devem ser monitoradas, já que nem sempre são relizadas de forma adequada e eficaz. Os métodos de monitoramento podem ser simples, como um *check list* visual, ou mais complexos, como avaliação de sujidade por trifosfato de adenosina (ATP) por bioluminescência ou análise microbiológica.[110]

Desinfecção é especialmente recomendada na prevenção de transmissão de microrganismos multirresistentes, tais como enterobactérias, *Acinetobacter* sp. e *Pseudomonas aeruginosa* resistentes a carbapenêmicos, *Staphyloccocus aureus* resistentes a oxacilina e *Enterococcus* sp. resistentes a vancomicina. Após qualquer procedimento realizado em pacientes portadores desses germes, por ocasião de transporte desses pacientes e durante sua internação, todas as superfícies, equipamentos e artigos próximos ao paciente ou que tiveram contato com o paciente devem ser desinfetados. Chão, paredes e teto parecem não estar muito comprometidos na transmissão de microrganismos, mas não se deve esquecer de qualquer superfície próxima ou em contato com o paciente, ou ainda, que possa ser manipulada dentro do ambiente onde o paciente se encontra, como camas, colchões, mesas, cadeiras, maçanetas de portas e janelas, botões de acionamento de luzes, TV, campainhas, grades de camas, maçanetas ou botões de movimentação de leitos, torneiras, pastas, prontuários e uma infinidade de outros locais, superfícies e objetos.[85,87,111]

Em superfícies e equipamentos contaminados com *Clostridium* spp. ou *Bacillus* spp. não devem ser utilizados desinfetantes que não tenham ação esporicida, como por exemplo álcool, fenol, quaternário de amônia. Produtos com ação esporicida, como peróxido de hidrogênio, ácido peracético e cloro, são mais efetivos na eliminação desses bacilos do ambiente. Como os produtos à base de cloro são efetivos e de baixo custo, permanecem sendo a melhor opção nessas situações.[102,103]

Em síntese, álcool vem sendo substituído pela glucoprotamina, por ser mais compatível com a maioria dos produtos e associar limpeza com desinfecção. Compostos clorados são muito utilizados para desinfecção de água. Glutaraldeído tem sido substituído por outros desinfetantes, especialmente ácido peracético.

▶ Métodos de uso

▶ **Álcool**. Recomendado para superfícies e equipamentos, na concentração 70%. Sua melhor ação é consequente a fricção rigorosa, com panos embebidos com a solução.[3,4]

- **Glutaraldeído.** Imersão de artigos durante 30 min, para desinfecção, e 8 h, para esterilização, em solução contendo concentração de 2%.[4,90]
- **Hipoclorito de sódio.** Fricção de panos embebidos com solução a 1% (10.000 ppm), para desinfecção de superfícies. Para desinfecção de artigos não metálicos, especialmente materiais de terapia respiratória, imersão em solução, contendo concentração de 0,1% (1.000 ppm), durante 30 min. Também é bastante usado no tratamento de água, em diferentes concentrações, dependendo da qualidade microbiológica da água desejada.[3,4]
- **Ortoftaldeído.** Similar a glutaraldeído, imersão de artigos durante 10 min, para desinfecção, em solução a 0,5%. Não é recomendado para esterilização, devido a sua fraca ação esporicida.[4]
- **Formaldeído.** Para desinfecção de capilares do sistema de dialisadores, deve ser usada concentração de 4%, durante 24 h. Devem ser usadas luvas e máscaras para seu manuseio, devido aos efeitos tóxicos. Também é usado para preservação de peças anatômicas e preparo de vacinas. Além disso, é utilizado em autoclaves a vapor de baixas temperaturas para esterilização de materiais termossensíveis.[4]
- **Peróxido de hidrogênio.** Em concentração a 3% pode ser usado como efetivo desinfetante de superfícies. Concentrações de 3 a 6% são recomendadas para desinfecção de lentes de contato, tonômetros, ventiladores e endoscópios. Os artigos devem ser bem enxaguados após a desinfecção para evitar irritação em mucosas (mucosa ocular, por exemplo).[4] Pode ser utilizado em autoclaves, em baixas temperaturas, nas quais cassetes de plasma de peróxido de hidrogênio em concentrações bem altas (58%) são adicionados em cada ciclo, proporcionando esterilização de artigos termossensíveis, inclusive endoscópios.[93] Esse método é também capaz de eliminar príons.[93]
- **Ácido peracético.** Indicado para desinfecção de artigos por imersão em solução líquida, 10 min em concentração de 0,35%, ou 30 min em concentração de 0,2%. Compatível com grande variedade de materiais. Produtos comerciais contendo associações de ácido peracético e peróxido de hidrogênio também podem ser utilizados para desinfecção de materiais. Por exemplo, em dialisadores podem ser utilizados produtos que contêm mistura de ácido peracético 4,5%, ácido acético 6% e peróxido de hidrogênio 28%.[4]
- **Quaternários de amônio.** Recomendado para desinfecção de superfícies, por fricção. Também utilizado em materiais e equipamentos em áreas de alimentação. Artigos devem ser desinfetados por imersão, durante 30 min.[3,4]
- **Fenóis sintéticos.** O tempo de exposição mínimo para desinfecção é de 10 min para superfícies e de 30 min para artigos. Estão disponíveis em formulações adicionadas a sabões e/ou detergentes aniônicos para serem utilizados em superfícies e pisos.[3,4]
- **Glucoprotamina.** Recomendado para desinfecção de superfícies e equipamentos, por fricção. Exerce ação de limpeza e desinfecção. É compatível com a maioria dos materiais, inclusive telas de computador, botões digitais de equipamentos diversos, transdutores, fios e extensores.[95]

▶ Seguimento

Desinfetantes apresentam efeitos indesejáveis, tais como irritabilidade da pele, alergias, toxicidade e contaminação.

Glutaraldeído é tóxico, teratogênico, mutagênico e carcinogênico. É irritante para pele, olhos, garganta e nariz, podendo causar epistaxe, dermatite alérgica de contato e problemas respiratórios, como asma e rinite, em pessoas expostas ao material. Os vapores podem causar rinite, conjuntivite e tosse; os líquidos podem causar dermatites e despigmentação cutânea. Náuseas, vômito, cefaleia e mudança no paladar podem também ser observados. Funcionários que o manipulam devem ter funções hepática e pulmonar monitoradas, além de usar luvas, máscara com filtro especial e avental durante o manuseio. A solução em uso deve ficar localizada em locais arejados, e o limite de glutaraldeído no ar deve ser de no máximo 0,5 ppm. As exigências para sua manipulação são grandes em virtude de sua toxicidade.[90]

Fenóis sintéticos podem provocar despigmentação da pele e irritação de mucosas. É também necessário uso de luvas, máscara com filtro especial e avental durante seu manuseio. Não são recomendados para uso em materiais, equipamentos e superfícies em áreas de assistência a recém-nascidos, devido ao risco de hiperbilirrubinemia.[3,4]

Efeito carcinogênico, irritação e odor desagradável limitam o uso do *formaldeído*.[4]

Quaternários de amônio podem causar efeitos respiratórios indesejados, como asma, quando aspirados indevidamente.[3,4]

Cloro corrói metais, altera a cor de tecidos, danifica plásticos e apresenta muita instabilidade.[3,4]

Peróxido de hidrogênio pode ser danoso para alguns componentes de endoscópios, devido à sua capacidade oxidativa, e tem efeito irritante em mucosas. Apesar de ocasionar menos irritabilidade da pele comparativamente a glutaraldeído e outros agentes, usam-se luvas durante sua manipulação.[1,4]

Ácido peracético em altas concentrações pode ser irritante para pele e olhos. Nas concentrações normalmente utilizadas (0, 2 a 0,35%) esse efeito fica bem diminuído.[3,4]

Desinfetantes podem contaminar-se devido a inadequações de manipulação, armazenamento e diluição. Agentes associados a detergentes são os mais suscetíveis à contaminação. Máquinas que utilizam desinfetantes para tratamento de endoscópios também podem apresentar contaminação microbiana se não forem bem manipuladas.[4]

A resistência de microrganismos a desinfetantes, assim como a antissépticos, ainda não apresenta evidências adequadas. Também com desinfetantes, parece que concentrações inadequadas favoreçam a ineficácia contra alguns microrganismos. Sensibilidade ou resistência dos microrganismos aos antimicrobianos parece não estar relacionada à resistência aos desinfetantes.[4]

A capacidade de adaptação dos microrganismos a condições ambientais adversas parece predispor à resistência, tais como a habilidade em esporular, a capacidade de adaptação de algumas espécies e o efeito protetor do biofilme, por exemplo. O termo mais correto é tolerância, ou seja, a capacidade do microrganismo de sobreviver na presença do agente biocida. Resistência ou tolerância podem estar relacionadas a limpeza inadequada de material ou superfície, diluição e mau uso do produto.[112]

▶ Referências bibliográficas

1. Rutala WA, Weber DJ. Disinfection and sterilization: an overview. *Am J Infect Control*. 2013; 41(5 Suppl): S2-5.
2. Rutala WA, Weber DJ. Disinfectants used for environmental disinfection and new room decontamination technology. *Am J Infect Control*. 2013; 41(5 Suppl): S36-41.
3. Brasil. Ministério da Saúde. Agência Nacional de Vigilância Sanitária. *Segurança do paciente em serviços de saúde. Limpeza e desinfecção de superfícies*. Brasília. 2010. 116 p.
4. Rutala WA, Weber DJ, and the Healthcare Infection Control Practices Advisory Committee(HICPAC). *Guideline for disinfection and sterilization in healthcare facilities*, 2008. Disponível em: www.cdc.gov/ncidod/dhqp/pdf/guidelines/Disinfection_Nov_2008.pdf.
5. Pittet D, Allegranzi B, Boyce J, and the World Health Organization World Alliance for Patient Safety First Global Patient Safety Challenge Core Group of Experts. *WHO Guideline*. The World Health Organization Guidelines on Hand Hygiene in Health Care and Their Consensus Recommendations. *Infect Control Hosp Epidemiol* 2009; 30: 611-622.
6. Brasil. Ministério da Saúde. Agência Nacional de Vigilância Sanitária. *Segurança do Paciente. Higienização das Mãos*. 2008. Disponível em: http://www.anvisa.gov.br/servicosaude/manuais/paciente_hig_maos.pdf.
7. Edmiston Jr CE, Bruden B, Rucinski MC, Henen C, Graham MB, Lewis BL. Reducing the risk of surgical site infections: Does chlorhexidine gluconate provide a risk reduction benefit? *Am J Infect Control*. 2013; 41(5 Suppl): S49-55.
8. Yueh MF, Tukey RH. Triclosana: a widespread environmental toxicant with many biological effects. *Annu Rev Pharmacol Toxicol*. 2016; 56: 251-272.
9. Weber DJ, Rutala WA. Self-disinfecting surfaces: review of current methodologies and future prospects. *Am J Infect Control*. 2013; 41(5 Suppl): S31-35.

10. Chang WK, Srinivasa S, Morton R, Hill AG. Triclosana-impregnated sutures to decrease surgical site infections: systematic review and meta-analysis of randomized trials. *Ann Surg*. 2012; 255(5): 854-859.
11. Salmon S, Truong AT, Nguyen VH, Pittet D, McLaws ML. Health care workers' hand contamination levels and antibacterial efficacy of different hand hygiene methods used in a Vietnamese hospital. *Am J Infect Control*. 2014; 42(2): 178-181.
12. Marimuthu K, Pittet D, Harbarth S. The effect of improved hand hygiene on nosocomial MRSA control. *Antimicrob Resist Infect Control*. 2014; 3: 34.
13. Koff MD, Corwin HL, Beach ML, Surgenor SD, Loftus RW. Reduction in ventilator associated pneumonia in a mixed intensive care unit after initiation of a novel hand hygiene program. *J Crit Care*. 2011; 26(5): 489-495.
14. Kampf G, Ostermeyer C, Werner HP, Suchomel M. Efficacy of hand rubs with a low alcohol concentration listed as effective by a national hospital hygiene society in Europe. *Antimicrobial Resistance and Infection Control*. 2013; 2: 19-26.
15. Macinga DR, Edmonds SL, Campbell E, Mccormack RR. Comparative efficacy of alcohol-based surgical scrubs: the importance of formulation. *AORN J*. 2014; 100(6): 641-650.
16. Edmonds SL, Macinga DR, Mays-Suko P, Duley C, Rutter J, Jarvis WR, Arbogast JW. Comparative efficacy of commercially available alcohol-based hand rubs and World Health Organization-recommended hand rubs: Formulation matters. *Am J Infect Control*. 2012; 40(6): 521-525.
17. Kampf G, Ruselack S, Eggerstedt S, Nowak N, Bashir M. Less and less–influence of volume on hand coverage and bactericidal efficacy in hand disinfection. *BMC Infectious Diseases*. 2013; 13: 472-479.
18. Steinmann J, Paulmann D, Becker D, Bischoff B, Steinmann E. Comparison of virucidal activity of alcohol-based hand sanitizers versus antimicrobial hand soaps in vitro and in vivo. *J Hosp Infection*. 2012; 82: 277-280.
19. Larson EL, Cohen B, Baxter KA. Analysis of alcohol-based hand sanitizer delivery systems: Efficacy of foam, gel, and wipes against influenza A(H1N1) virus on hands. *Am J Infect Control*. 2012; 40: 806-809.
20. Boyce JM. Update on hand hygiene. *Am J Infect Control*. 2013, 41(5 Suppl): S94-96.
21. Barbadoro P, Martini E, Savini S, Marigliano A, Ponzio E, Prospero E, D'Errico MM. In vivo comparative efficacy of three surgical hand preparation agents in reducing bacterial count. *J Hosp Infection*. 2014; 86: 64-67.
22. Graf ME, Machado A, Mensor LL, Zampieri D, Campos R, Faham L. Antissepsia cirúrgica das mãos com preparações alcoólicas: custo-efetividade, adesão de profissionais e benefícios ecológicos no cenário de saúde. *J Bras Econ Saúde*. 2014; 6(2): 71-80.
23. Tanner J, Dumville JC, Norman G, Fortnam M. Surgical hand antisepsis to reduce surgical site infection. *Cochrane Database Syst Rev*. 2016 Jan 22; 1: CD004288.
24. Charehbili A, Swijnenburg RJ, van de Velde C, van den Bremer J, van Gijn W. A retrospective analysis of surgical site infections after chlorhexidine-alcohol versus iodine-alcohol for pre-operative antisepsis. *Surg Infect(Larchmt)*. 2014; 15(3): 310-313.
25. Hakkarainen TW, Dellinger EP, Evans HL, Farjah F, Farrokhi E, Steele SR et al. Comparative effectiveness of skin antiseptic agents in reducing surgical site infections: a report from the Washington State Surgical Care and Outcomes Assessment Program. *J Am Coll Surg*. 2014; 218(3): 336-344.
26. Rodrigues AL, Simões MLPB. Incidence of surgical site infection with pre-operative skin preparation using 10% polyvidone-iodine and 0.5% chlorhexidine-alcohol. *Rev Col Bras Cir*. 2013; 40(6): 443-448.
27. Dumville JC, McFarlane E, Edwards P, Lipp A, Holmes A, Liu Z. Preoperative skin antiseptics for preventing surgical wound infections after clean surgery. *Cochrane Database Syst Rev*. 2015 Apr 21; 4: CD003949.
28. Maiwald M, Chan ESY. The forgotten role of alcohol: a systematic review and meta-analysis of the clinical efficacy and perceived role of chlorhexidine in skin antisepsis. *PLoS ONE*. 2012; 7(9): e44277.
29. Tuuli MG, Liu J, Stout MJ, Martin S, Cahill AG, Odibo AO et al. A Randomized Trial Comparing Skin Antiseptic Agents at Cesarean Delivery. *New Engl J Med*. 2016 Feb 4. [Epub ahead of print]
30. Murray MR, Saltzman MD, Gryzlo SM, Terry MA, Woodward CC, Nuber GW. Efficacy of preoperative home use of 2% chlorhexidine gluconate cloth before shoulder surgery. *J Shoulder Elbow Surg*. 2011; 20(6): 928-933.
31. O'Grady NP, Alexander M, Burns LA, Dellinger EP, Garland J, Heard SO et al. and the Healthcare Infection Control Practices Advisory Committee (HICPAC). Guidelines for the prevention of intravascular catheter-related infections. *Clinical Infect Dis*. 2011; 52(9): e162-e193.
32. Yamamoto N, Kimura H, Misao H, Matsumoto H, Imafuku Y, Watanabe A et al. Efficacy of 1.0% chlorhexidine-gluconate ethanol compared with 10% povidone-iodine for long-term central venous catheter care in hematology departments: A prospective study. *Am J Infect Control*. 2014; 42: 574-576.
33. Jamal MA, Rosenblatt J, Jiang Y, Hachem R, Chaftari AM, Raad I. Prevention of transmission of multidrug-resistant organisms during catheter exchange using antimicrobial catheters. *Antimicrob Agents and Chemotherapy*. 2014; 58(9): 5291-5296.
34. Lorente L, Lecuona M, Jiménez A, Lorenzo L, Diosdado S, Marca L, Mora ML. Cost/benefit analysis of chlorhexidine-silver sulfadiazine-impregnated venous catheters for femoral access. *Am J Infect Control*. 2014; 42(10): 1130-1132.
35. Campbell JP, Plaat F, Checketts MR, Bogod D, Tighe S, Moriarty A, Koerner R, and the Association of Anaesthetists of Great Britain, Ireland Obstetric Anaesthetists' Association, Regional Anaesthesia UK, Association of Paediatric Anaesthetists of Great Britain and Ireland. Safety guideline: skin antisepsis for central neuraxial blockade. *Anaesthesia*. 2014; 69(11): 1279-1286.
36. Tangsathapompong A, Banjongmanee P, Unrit K, Sritipsukho P, Mungkornkaew N, Sajak S. The efficacy of 2% chlorhexidine gluconate in 70% alcohol compared with 10% povidone iodine in reducing blood culture contamination in pediatric patients. *J Med Assoc Thai*. 2014; 97(Suppl 8): S34-40.
37. Climo MW, Yokoe DS, Warren DK, Perl TM, Bolon M, Herwaldt LA et al. Effect of daily chlorhexidine bathing on hospital-acquired infection. *N Engl J Med*. 2013; 368(6): 533-542.
38. Huang SS, Septimus E, Kleinman K, Moody J, Hickok J, Avery TR et al., and CDC Prevention Epicenters Program and AHRQ DECIDE Network and Healthcare-Associated Infections Program. Targeted versus universal decolonization to prevent ICU infection. *N Engl J Med*. 2013; 368(24): 2255-2265.
39. Viray MA, Morley JC, Coopersmith CM, Kollef MH, Fraser VJ, Warren DK. Daily bathing with chlorhexidine-based soap and the prevention of *Staphylococcus aureus* transmission and infection. *Infect Control Hosp Epidemiol*. 2014; 35(3): 243-250.
40. Derde LP, Cooper BS, Goossens H, Malhotra-Kumar S, Willems RJ, Gniadkowski M et al. Interventions to reduce colonisation and transmission of antimicrobial-resistant bacteria in intensive care units: an interrupted time series study and cluster randomised trial. *Lancet Infect Dis*. 2014; 14(1): 31-39.
41. Noto MJ, Domenico HJ, Byrne DW, Talbot T, Rice TW, Bernard GR et al. Chlorhexidine bathing and healthcare-associated infections: a randomized clinical trial. *JAMA*. 2015; 313(4): 369-378.
42. Milstone AM, Elward A, Song X, Zerr DM, Orscheln R, Speck K et al. Daily chlorhexidine bathing to reduce bacteraemia in critically ill children: a multicentre, cluster-randomised, crossover trial. *Lancet*. 2013; 381(9872): 1099-1106.
43. Quach C, Milstone AM, Perpête C, Bonenfant M, Moore DL, Perreault T. Chlorhexidine bathing in a tertiary care neonatal intensive care unit: impact on central line-associated bloodstream infections. *Infect Control Hosp Epidemiol*. 2014; 35(2): 158-163.
44. Darling EK, McDonald H. A meta-analysis of the efficacy of ocular prophylactic agents used for the prevention of gonococcal and chlamydial ophthalmia neonatorum. *J Midwifery Women's Health*. 2010; 55(4):319-327.
45. Nentwich MM, Ta CN, Kreutzer TC, Li B, Schwarzbach F, Yactayo-Miranda YM et al. Incidence of postoperative endophthalmitis from 1990 to 2009 using povidone–iodine but no intracameral antibiotics at a single academic institution. *J Cataract Refract Surg*. 2015; 41(1): 58-66.
46. Behndig A, Cochener B, Guell JL, Kodjikian L, Mencucci R, Nuijts R et al. Endophthalmitis prophylaxis in cataract surgery: Overview of current practice patterns in 9 European countries. *J Cataract Refract Surg*. 2013; 39(9): 1421-1431.
47. Yu CQ, Ta CN. Prevention of postcataract endophthalmitis: evidence-based medicine. *Curr Opin Ophthalmol*. 2012; 23(1): 19-25.
48. Ali T, Jung K, Montan PG. Eyelid skin disinfecting and conjunctival bacteria in cataract surgery. *Acta Ophthalmol*. 2013; 91(2): 114-117.
49. Vilela MCN, Ferreira GZ, Santos PSS, Rezende NPM. Oral care and nosocomial pneumonia: a systematic review. *Einstein*. 2015; 13(2): 290-296.
50. Klompas M, Speck K, Howell MD, Greene LR, Berenholtz SM. Reappraisal of routine oral care with chlorhexidine gluconate for patients receiving mechanical ventilation: systematic review and meta-analysis. *JAMA. Intern Med*. 2014; 174(5): 751-761.
51. Silvestri L, Weir I, Gregori D, Taylor N, Zandstra DF, Van Saene JJM et al. Effectiveness of oral chlorhexidine on nosocomial pneumonia, causative micro-organisms and mortality in critically ill patients: a systematic review and meta-analysis. *Minerva Anestesiol*. 2014; 80(7): 805-820.

52. Nicolosi LN, Rubio MC, Martinez CD, Gonzalez NN, Cruz ME. Effect of oral hygiene and 0.12% chlorhexidine gluconate oral rinse in preventing ventilator-associated pneumonia after cardiovascular surgery. *Respir Care.* 2014; 59(4): 504-509.
53. Sinha A, Sazawal S, Pradhan A, Ramji S, Opiyo N. Chlorhexidine skin or cord care for prevention of mortality and infections in neonates. *Cochrane Database Syst Rev.* 2015 Mar 5; 3: CD007835.
54. Sharma D, Gathwala, G. Impact of chlorhexidine cleansing of the umbilical cord on cord separation time and neonatal mortality in comparison to dry cord care – a nursery-based randomized controlled trial. *J Maternal-Fetal & Neonatal Med.* 2014; 27(12): 1262-1265.
55. Imdad A, Mullany LC, Baqui AH, El Arifeen S, Tielsch JM, Khatry SK et al. The effect of umbilical cord cleansing with chlorhexidine on omphalitis and neonatal mortality in community settings in developing countries: a meta-analysis. *BMC Public Health.* 2013; 13(Suppl 3): S15-S26.
56. El Arifeen S, Mullany LC, Shah R, Mannan I, Rahman SM, Talukder MRR et al. The effect of cord cleansing with chlorhexidine on neonatal mortality in rural Bangladesh: a community-based, cluster-randomised trial. *Lancet.* 2012; 379: 1022-1028.
57. Brasil. Ministério do Trabalho e Emprego. Portaria nº 485. Aprova a Norma Regulamentadora nº 32, Segurança e Saúde no Trabalho em Estabelecimentos de Saúde. *Diário Oficial da União*, 16 de novembro de 2005 – Seção 1.
58. Brasil. Ministério da Saúde. Agência Nacional de Vigilância Sanitária. Resolução RDC nº 42/2010. Dispõe sobre a obrigatoriedade de disponibilização de preparação alcoólica para fricção antisséptica das mãos, pelos serviços de saúde do país. Diário Oficial da União, 25 de outubro de 2010.
59. Sax H, Allegranzi B, Uckay I, Larson E, Boyce J, Pittet D. "My five moments for hand hygiene": a user-centred design approach to understand, train, monitor and report hand hygiene. *J Hosp Infect.* 2007; 67: 9-21.
60. Luangasanatip N, Hongsuwan M, Limmathurotsakul D, Lubell Y, Lee AS, Harbarth S et al. Comparative efficacy of interventions to promote hand hygiene in hospital: systematic review and network meta-analysis. *BMJ.* 2015; 351: h3728.
61. Rodriguez V, Giuffre C, Villa S, Almada G, Prasopa-Plaizier N, Gogna M et al.; Argentinian Group Hand Hygiene Improvement. A multimodal intervention to improve hand hygiene in ICUs in Buenos Aires, Argentina: a stepped wedge trial. *Int J Qual Health Care.* 2015; 27(5): 405-411.
62. Thi Anh Thu L, Thi Hong Thoa V, Thi Van Trang D, Phuc Tien N, Thuy Van D, Thi Kim Anh L et al. Cost-effectiveness of a hand hygiene program on health care-associated infections in intensive care patients at a tertiary care hospital in Vietnam. *Am J Infect Control.* 2015; 43(12): e93-e99.
63. White KM, Starfelt LC, Jimmieson NL, Campbell M, Graves N, Barnett AG et al. Understanding the determinants of Australian hospital nurses' hand hygiene decisions following the implementation of a national hand hygiene initiative. *Health Educ Res.* 2015; 30(6): 959-970.
64. Allegranzi B, Conway L, Larson E, Pittet D. Status of the implementation of the World Health Organization multimodal hand hygiene strategy in United States of America health care facilities. *Am J Infect Control.* 2014; 42(3): 224-230.
65. Schweizer ML, Reisinger HS, Ohl M, Formanek MB, Blevins A, Ward MA et al. Searching for an optimal hand hygiene bundle: a meta-analysis. *Clinical Infectious Diseases.* 2014; 58(2): 248-259.
66. Allegranzi B, Gayet-Ageron A, Damani N, Bengaly L, McLaws ML, Moro ML et al. Global implementation of WHO's multimodal strategy for improvement of hand hygiene: a quasi-experimental study. *Lancet Infect Dis.* 2013; 13: 843-851.
67. Marra AR, Noritomi DT, Cavalcante AJW, Camargo TZS, Bortoleto RP, Durao Jr MS et al. A multicenter study using positive deviance for improving hand hygiene compliance. *Am J Infect Control.* 2013; 41(11):984-988.
68. Santos RP, Konkewicz LR, Nagel FM, Lisboa T, Xavier RC, Jacoby T et al. Changes in hand hygiene compliance after a multimodal intervention and seasonality variation. *Am J Infect Control.* 2013; 41(11): 1012-1016.
69. Barrera L, Zingg W, Mendez F, Pittet D. Effectiveness of a hand hygiene promotion strategy using alcohol-based handrub in 6 intensive care units in Colombia. *Am J Infect Control.* 2011; 39(8): 633-639.
70. Lee A, Chalfine A, Daikos GL, Garilli S, Jovanovic B, Lemmen S et al. Hand hygiene practices and adherence determinants in surgical wards across Europe and Israel: a multicenter observational study. *Am J Infect Control.* 2011; 39(6): 517-520.
71. Monsalve MN, Pemmaraju SV, Thomas GH, Herman T, Segre AM, Polgreen PM. Do peer effects improve hand hygiene adherence among healthcare workers? *Infect Control Hosp Epidemiol.* 2014; 35(10):1277-1285.
72. Diller T, Kelly JW, Blackhurst D, Steed C, Boeker S, McElveen DC. Estimation of hand hygiene opportunities on an adult medical ward using 24-hour camera surveillance: Validation of the HOW2 Benchmark Study. *Am J Infect Control.* 2014; 42(6): 602-607.
73. Ellison RT, Barysauskas CM, Rundensteiner EA, Wang D, Barton B. A prospective controlled trial of an electronic hand hygiene reminder system. *Open Forum Infect Dis.* 2015; 2(4): 121-129.
74. Steinhauer K, Meyer B, Ostermeyer C, Rödger HJ, Hintzpeter M. Hygienic safety of alcohol-based hand disinfectants and skin antiseptics. *GMS Hyg Infect Control.* 2013; 8(2): 1-10.
75. Dyer JE, Nafie S, Mellon JK, Khan MA. Anaphylactic reaction to intraurethral chlorhexidine: sensitisation following previous repeated uneventful administration. *Ann R Coll Surg Engl.* 2013; 95: e105-e106.
76. Odedra KM, Farooque S. Chlorhexidine: an unrecognised cause of anaphylaxis. *Postgrad Med J.* 2014; 90(1070): 709-714.
77. Kutsch J, Ottinger D. Neonatal skin and chlorhexidine: a burning experience. *Neonatal Netw.* 2014; 33(1): 19-23.
78. Hirai T, Kato T, Kawabata S, Enomoto M, Tomizawa S, Yoshii T et al. Adhesive arachnoiditis with extensive syringomyelia and giant arachnoid cyst after spinal and epidural anesthesia. *Spine.* 2012; 37(3): E195-E198.
79. Wall JB, Divito SJ, Talbot SG. Chlorhexidine gluconate-impregnated central-line dressings and necrosis in complicated skin disorder patients. *J Crit Care.* 2014; 29(6): 1130.e1-1130.e4.
80. Chow J, Ng J, Pun A. Effects of food colouring added to 2% chlorhexidine gluconate and 70% alcohol for surgical site antisepsis. *J Perioper Pract.* 2013; 23(11): 255-257.
81. D'Arezzo S, Lanini S, Puro V, Ippolito G, Visca P. High-level tolerance to triclosan may play a role in *Pseudomonas aeruginosa* antibiotic resistance in immunocompromised hosts: evidence from outbreak investigation. *BMC Research Notes.* 2012; 5: 43-48.
82. Schlett CD, Millar EV, Crawford KB, Cui T, Lanier JB, Tribble DR et al. Prevalence of chlorhexidine-resistant methicillin-resistant *Staphylococcus aureus* following prolonged exposure. *Antimicrobial Agents and Chemotherapy.* 2014; 58(8): 4404-4410.
83. Temiz M, Duran N, Duran GG, Eryılmaz N, Jenedi K. Relationship between the resistance genes to quaternary ammonium compounds and antibiotic resistance in staphylococci isolated from surgical site infections. *Med Sci Monit.* 2014; 20: 544-550.
84. He GX, Landry M, Chen H, Thorpe C, Walsh D, Varela MF et al. Detection of benzalkonium chloride resistance in community environmental isolates of staphylococci. *J Med Microbiol.* 2014; 63(Pt 5): 735-741.
85. Tacconelli E, Cataldo MA, Dancer SJ, De Angelis G, Falcone M, Frank U et al. ESCMID guidelines for the management of the infection control measures to reduce transmission of multidrug-resistant Gram-negative bacteria in hospitalized patients. *Clin Microbiol Infect.* 2014; 20(Suppl 1): 1-55.
86. Marimuthu K, Pittet D, Harbarth S. The effect of improved hand hygiene on nosocomial MRSA control. *Antimicrobial Resistance and Infection Control.* 2014; 3: 34-39.
87. Kuplich NM, Gastal SL, Deutschendorf C, Jacoby TS, Lovatto CG, Konkewicz LR et al. Política de prevenção da disseminação de germes multirresistentes no Hospital de Clínicas de Porto Alegre. *Rev HCPA.* 2011; 31(1): 80-89.
88. Santos RP, Jacoby T, Machado DP, Lisboa T, Gastal SL, Nagel FM et al. Hand hygiene, and not ertapenem use, contributed to reduction of carbapenem-resistant Pseudomonas aeruginosa rates. *Infect Control Hosp Epidemiol.* 2011; 32(6): 584-590.
89. Weber DJ, Anderson DJ, Sexton DJ, Rutala WA. Role of the environment in the transmission of *Clostridium difficile* in health care facilities. *Am J Infect Control.* 2013; 41(5 Suppl): S105-S110.
90. Brasil. Ministério da Saúde. Agência Nacional de Vigilância Sanitária. Informe técnico nº 04, de março de 2007. *Glutaraldeído em estabelecimentos de assistência à saúde. Fundamentos para a utilização.* 2007.
91. Brasil. Ministério da Saúde. Agência Nacional de Vigilância Sanitária. Resolução RDC nº 37, de 3 de junho de 2008. *Proíbe o uso de pastilhas contendo paraformaldeído ou formaldeído nos processos de desinfecção e esterilização.* Diário Oficial da União, 4 de junho de 2008.
92. Brasil. Ministério da Saúde. Agência Nacional de Vigilância Sanitária. Resolução RDC nº 91, de 28 de novembro de 2008. *Proíbe o uso isolado de produtos que contenham paraformaldeído ou formaldeído, para desinfecção e esterilização, regulamenta o uso de produtos que contenham tais substâncias em equipamentos de esterilização e dá outras providências.* Diário Oficial da União, 01 de dezembro de 2008.

93. McDonnell G, Dehen C, Perrin A, Thomas V, Igel-Egalon A, Burke PA et al. Cleaning, disinfection and sterilization of surface prion contamination. *J Hosp Infect.* 2013; 85(4): 268-273.
94. Gunaydin M, Esen S, Karadag A, Unal N, Yanik K, Odabasi H et al. In vitro antimicrobial activity of Medilox® superoxidized water. *Ann Clin Microbiol Antimicrob.* 2014; 14: 13-29.
95. Meinke R1, Meyer B, Frei R, Passweg J, Widmer AF. Equal efficacy of glucoprotamin and an aldehyde product for environmental disinfection in a hematologic transplant unit: a prospective crossover trial. *Infect Control Hosp Epidemiol.* 2012; 33(11): 1077-1080.
96. Brasil. Ministério da Saúde. Agência Nacional de Vigilância Sanitária. Resolução – RDC nº 15, de 15 de março de 2012. *Dispõe sobre requisitos de boas práticas para o processamento de produtos para saúde e dá outras providências.* Diário Oficial da União, nº 54, 19/03/12, seção 1, p. 43.
97. Roberts CG. The role of biofilms in reprocessing medical devices. *Am J Infect Control.* 2013; 41(5 Suppl): S77-S80.
98. Rutala WA, Gergen MF, Weber DJ. Efficacy of a washer-disinfector in eliminating healthcare-associated pathogens from surgical instruments. *Infect Control Hosp Epidemiol.* 2014; 35(7): 883-885.
99. Alfa MJ. Monitoring and improving the effectiveness of cleaning medical and surgical devices. *Am J Infect Control.* 2013; 41(5 Suppl): S56-S59.
100. Rutala WA, Weber DJ. Selection of the Ideal Disinfectant. *Infect Control Hosp Epidemiol.* 2014; 35: 855-865.
101. Brasil. Ministério da Saúde. Agência Nacional de Vigilância Sanitária. Resolução – RDC nº 31, de 04 de julho de 2011. *Dispõe sobre a indicação de uso dos produtos saneantes na categoria "Esterilizante", para aplicação sob a forma de imersão, a indicação de uso de produtos saneantes atualmente categorizados como "Desinfetante Hospitalar para Artigos Semicríticos" e dá outras providências.* Diário Oficial da União – Seção I – Nº 129, de 07 de julho de 2011.
102. Rutala WA, Gergen MF, Weber DJ. Efficacy of different cleaning/disinfection methods against *Clostridium difficile* spores: importance of physical removal *versus* sporicidal inactivation. *Infect Control Hosp Epidemiol.* 2012; 33: 1255-1258.
103. Doan L, Forrest H, Fakis A, Craig J, Claxton L, Khare M. Clinical and cost effectiveness of eight disinfection methods for terminal disinfection of hospital isolation rooms contaminated with *Clostridium difficile* 027. *J Hosp Infection.* 2012; 82: 114-121.
104. Brasil. Ministério da Saúde. Agência Nacional de Vigilância Sanitária. Resolução – RDC nº 8, de 27 de fevereiro de 2009. *Dispõe sobre as medidas para redução da ocorrência de infecções por Micobactérias de Crescimento Rápido – MCR em serviços de saúde.* 2009.
105. SGNA Practice Committee 2013-14. Guideline for use of high-level disinfectants and sterilants for reprocessing flexible gastrointestinal endoscopes. *Gastroenterol Nurs.* 2015; 38(1): 70-80.
106. Kovaleva J, Peters FTM, van der Mei HC, Degenera JE. Transmission of Infection by Flexible Gastrointestinal Endoscopy and Bronchoscopy. *Clinical Microbiology Reviews.* 2013; 26(2): 231-254.
107. Ribeiro MM, de Oliveira AC, Ribeiro SM, Watanabe E, de Resende Stoianoff MA, Ferreira JA. Effectiveness of flexible gastrointestinal endoscope reprocessing. *Infect Control Hosp Epidemiol.* 2013; 34(3): 309-312.
108. Alfa MJ, Sepehri S, Olson N, Wald A. Establishing a clinically relevant bioburden benchmark: a quality indicator for adequate reprocessing and storage of flexible gastrointestinal endoscopes. *Am J Infect Control.* 2012; 40(3): 233-236.
109. Otter JA, Yezli S, Salkeld JAG, French GL. Evidence that contaminated surfaces contribute to the transmission of hospital pathogens and an overview of strategies to address contaminated surfaces in hospital settings. *Am J Infect Control.* 2013; 41(5 Suppl): S6-S11.
110. Carling P. Methods for assessing the adequacy of practice and improving room disinfection. *Am J Infect Control.* 2013; 41(5) Suppl 1: S20-S25.
111. Chemaly RF, Simmons S, Dale C Jr, Ghantoji SS, Rodriguez M, Gubb J, Stachowiak J, Stibich M. The role of the healthcare environment in the spread of multidrug-resistant organisms: update on current best practices for containment. *Ther Adv Infect Dis.* 2014; 2(3-4): 79-90.
112. Meyer B, Cookson B. Does microbial resistance or adaptation to biocides create a hazard in infection prevention and control? *J Hosp Infection.* 2010; 76(3): 200-205.

Seção 4
Tratamento de Doenças do Sistema Nervoso Central

CAPÍTULO 33 — Epilepsias

Cassiano Mateus Forcelini

▶ Introdução

Epilepsias – termo genérico – têm múltiplas definições e origens, apresentam-se sob variadas formas clínicas e requerem diferenciados manejos terapêuticos medicamentosos e não medicamentosos. No tratamento medicamentoso, é importante definir a aplicabilidade dos fármacos em dois níveis: controle de crises focais ou generalizadas, em um primeiro momento, independentemente da causa; e manejo de síndromes epilépticas específicas, em segunda etapa. Aqui também serão abordadas particularidades relacionadas a situações especiais. Para o entendimento dessas diferenças, é necessário definir crise epiléptica, epilepsia e síndrome epiléptica, segundo a Comissão em Classificação e Terminologia da International League Against Epilepsy (ILAE) de 2010,[1] amplamente contestada na literatura.[2]

Crise epiléptica é a ocorrência transitória de sintomas e sinais devidos à atividade anormal, excessiva e sincrônica dos neurônios cerebrais. Pode acontecer no contexto de situação transitória, em que as crises são provocadas e configuram apenas mais uma das manifestações (p. ex., traumatismo cranioencefálico, encefalite, intoxicações medicamentosas, distúrbios metabólicos) ou são expressão principal de doença recorrente – a epilepsia.

Crises epilépticas são classificadas em *focais/parciais* ou *generalizadas*, sendo que as últimas são separadas por subtipos (Quadro 33.1).[1] Apenas os espasmos epilépticos não se aplicam a essa divisão, configurando categoria à parte.

Crises focais se originam em redes neuronais, corticais ou subcorticais, limitadas a um hemisfério cerebral, podendo ser restritas ou distribuídas de forma mais ampla no hemisfério.[1] Em alguns casos, contudo, há mais de uma rede neuronal epileptogênica e mais de um tipo de crise epiléptica, mas cada tipo de crise individual tem local de início consistente. Crises focais podem ter generalização secundária, ou seja, podem se disseminar para o hemisfério contralateral pouco tempo depois do início localizado.

Crises focais são descritas pelas manifestações que as acompanham. Assim, crises sem perturbação da consciência podem ter sintomas motores (abalos clônicos), sensitivos (parestesias), sensoriais (cacosmia), psíquicos (*déjà vu*) ou autonômicos. Nas crises "descognitivas", até recentemente chamadas de *parciais complexas*, há alguma perturbação de consciência, atenção ou memória, ainda que o paciente não se encontre totalmente incapaz de responder a estímulos durante os episódios.[1]

Crises generalizadas, por sua vez, originam-se em algum ponto de uma rede neuronal e imediatamente evoluem e se distribuem a redes bilaterais. Estas podem envolver estruturas corticais e subcorticais dos dois hemisférios cerebrais, mas não necessariamente afetam todo o córtex. Característicamente, os pacientes mostram-se não responsivos durante as crises. Eventualmente são assimétricas, podendo induzir um diagnóstico errôneo de crises focais.[1]

A Comissão 2010 considera pragmática a terminologia crises focais e generalizadas, embora reconheça que esses termos não representam uma clara dicotomia.[1]

Espasmos infantis constituem forma singular de crise epiléptica, ocorrendo quase exclusivamente no primeiro ano de vida. Caracterizam-se por contrações súbitas, generalizadas e simétricas da musculatura do tronco, pescoço e extremidades, de curta duração,

Quadro 33.1 ■ Classificação das crises epilépticas.[1]

Crises focais
Crises generalizadas
Clônicas
Tônicas
Tonicoclônicas
Atônicas
Mioclônicas: atônicas, tônicas
Ausências
Típicas
Atípicas
Com características especiais: mioclônicas, com mioclonias palpebrais
Espasmos epilépticos

muitas vezes em série. Redundam em movimentos corporais bruscos em flexão ou extensão, parecendo "sustos". Costumam aumentar progressivamente de frequência após seu surgimento e configuram uma das manifestações da síndrome de West, grave encefalopatia epiléptica infantil.[3] Na última classificação publicada,[1] o termo espasmos infantis foi substituído por espasmos epilépticos, porque podem ocorrer precocemente ou após o período de lactância. Há insuficiente conhecimento para classificar espasmos como crises focais, generalizadas ou ambas.

Epilepsia, por sua vez, é distúrbio cerebral caracterizado por predisposição persistente para gerar crises, podendo manifestar-se assim: (1) pelo menos duas crises não provocadas ocorrendo com intervalo superior a 24 h; (2) uma crise não provocada isolada, mas com chance de recorrência em 10 anos seguintes (p. ex., presença de anormalidades epileptogênicas no eletroencefalograma); (3) diante do diagnóstico de síndrome epiléptica. Epilepsia resolvida é aquela relacionada a determinada faixa etária, que já foi ultrapassada; ou aquela cuja última crise ocorreu há mais de 10 anos, mantendo-se o paciente sem uso de antiepilépticos há pelo menos 5 anos. Falar em "resolvida" não necessariamente significa remissão ou cura.[4]

Epilepsia apresenta risco cumulativo de uma convulsão não provocada ao longo da vida de 3,1 a 4,1% em países desenvolvidos. Nesses, a incidência anual de epilepsia é de 43 casos por 100.000 pessoas, dado que dobra em países não desenvolvidos. Há diferenças de gênero na epilepsia: mulheres marginalmente têm menor incidência de epilepsia em relação aos homens, provavelmente porque esses sejam mais expostos a fatores de risco. Ao contrário, epilepsias generalizadas idiopáticas são mais frequentes em mulheres.[5]

Epilepsia é mais frequente na infância do que em outras faixas etárias, podendo atingir até 4,4% em crianças de regiões mais pobres do mundo. As formas mais comuns são espasmos epilépticos nos primeiros 2 anos de vida e convulsões febris. Intervenção aguda no momento em que estas ocorrem não altera o risco de subsequente epilepsia, bem como o uso de antipiréticos não modifica a taxa de recorrência. Não há evidência que justifique uso regular de antiepilépticos para simples convulsões febris.[6,7]

Epilepsia deve sempre ser investigada, tanto com neuroimagem (preferivelmente a ressonância magnética de encéfalo) quanto com exames neurofisiológicos (eletroencefalograma; em alguns casos, com videoeletroencefalograma prolongado). Testes genéticos podem ter lugar quando da suspeita de doenças cromossômicas ou gênicas ou para a averiguação de marcadores genéticos, como na síndrome de Dravet.[7]

Epilepsia traz prejuízos cognitivos, dentre os quais se destaca a dificuldade de memória, com risco de desenvolvimento de demência nos casos de epilepsia não controlada. Com o decorrer da doença, quadros depressivos e de ansiedade podem sobrevir por conta das repetidas crises, redundando em prejuízo no convívio social. Isso configura a epilepsia refratária que ocorre em 30 a 40% dos pacientes não responsivos a antiepilépticos ou outros tratamentos, exigindo especial atenção dos profissionais de saúde e representando maior ônus econômico e desgaste psicológico. Esse tipo de epilepsia pode ser progressivo, levando a riscos de lesão estrutural cerebral e de sistema nervoso, comorbidades (osteoporose, fraturas), transtornos psicológicos (ansiedade, depressão), mortalidade (suicídio, acidentes) e ônus social e educacional.[8]

As epilepsias podem ser classificadas conforme a causa em:[1]

- *Genética*: epilepsia não relacionada a lesões estruturais, mas com predisposição genética preponderante. São as *síndromes eletroclínicas*
- *Estrutural-metabólica*: representam os casos claramente causados por lesões estruturais cerebrais ou distúrbios metabólicos, infecciosos ou autoimunes envolvendo o encéfalo. Quando um tipo de lesão estrutural provoca manifestações consistentemente singulares, ou seja, crises epilépticas e outros comprometimentos característicos, está configurada a chamada *entidade clinicorradiológica* ("constelação"). São exemplos epilepsia do lobo temporal gerada por esclerose mesial hipocampal, hamartoma hipotalâmico com crises gelásticas (crises com riso desproposital), epilepsia com hemiconvulsão e hemiplegia e síndrome de Rasmussen, entre outras
- *Desconhecida*: epilepsia que não fecha critérios para as duas categorias anteriores.

É conduta comum aguardar pelo menos 2 anos após se obter o controle total das crises, para empreender descontinuação gradual dos antiepilépticos. Revisão sistemática Cochrane[9] estimou risco de recidiva de crises após controle da epilepsia e subsequente retirada de medicamentos. Há suficiente evidência para a espera por 2 anos antes da descontinuação em caso de crianças, particularmente se sofreram crises focais ou tiveram alterações eletroencefalográficas, ou ambos. Não há recomendação estabelecida para crianças que sofrem crises generalizadas e tampouco para adultos.

Apenas parte dos pacientes com epilepsia alcança a remissão completa das crises com o tratamento e o tempo. Algumas epilepsias relacionadas a lesões estruturais cerebrais e síndromes eletroclínicas de mau prognóstico não têm perspectiva de cura.

Síndromes epilépticas (*síndromes eletroclínicas*) têm forte caráter genético e englobam características clínicas e eletroencefalográficas que, juntas, definem distúrbios epilépticos distintos, com particularidades clínicas complexas, cujo diagnóstico é imprescindível para que se façam terapias adequadas e se estabeleça prognóstico. Há situações muito específicas e altamente reconhecíveis, como a ausência epiléptica infantil e outras pobremente diferenciadas, como a epilepsia de lobo parietal criptogênica. Algumas características auxiliam no diagnóstico: idade de início, tipo de convulsão e características eletroencefalográficas específicas.

As síndromes eletroclínicas, segundo a idade de início, são apresentadas no Quadro 33.2.

Quadro 33.2 ■ Síndromes epilépticas (eletroclínicas).

Período neonatal
Epilepsia neonatal familiar autolimitada
Encefalopatia mioclônica precoce
Síndrome de Ohtahara
Lactância (< 2 anos de idade)
Crises febris e crises febris *plus*
Epilepsia do lactente com crises parciais migratórias
Síndrome de West (espasmos infantis)
Epilepsia mioclônica (benigna) da infância
Epilepsia infantil autolimitada
Epilepsia infantil familiar autolimitada
Síndrome de Dravet (epilepsia mioclônica grave da infância)
Encefalopatia mioclônica em distúrbios não progressivos
Infância
Crises febris e crises febris *plus*
Epilepsia occipital de início na infância precoce (síndrome de Panayiotopoulos)
Epilepsia com crises mioclônico-atônicas
Epilepsia autolimitada com descargas centrotemporais (rolândica)
Epilepsia frontal noturna autossômica dominante
Epilepsia occipital de início na infância tardia (tipo Gastaut)
Epilepsia ausência da infância
Epilepsia com ausências mioclônicas
Síndrome de Lennox-Gastaut
Encefalopatia epiléptica com descargas ponta-onda contínuas durante o sono
Síndrome de Landau-Kleffner (afasia epiléptica adquirida)
Adolescente-adulto
Epilepsia ausência juvenil
Epilepsia mioclônica juvenil
Epilepsia com crises tônico-clônicas generalizadas exclusivas
Epilepsias mioclônicas progressivas
Epilepsia parcial autossômica dominante com manifestações auditivas
Outras epilepsias do lobo temporal familiares
Síndromes epilépticas familiares sem relação estreita com faixa etária
Epilepsia focal familiar com focos variáveis
Epilepsias genéticas com crise febril *plus*

▶ Seleção

Nas últimas décadas observou-se o surgimento de numerosos antiepilépticos, mas se questiona o quanto (e se) estes medicamentos são mais eficazes que os anteriores. Estudo que avaliou o grau de controle da epilepsia com medicamentos na década de 1980 a 1990 mostrou que 64% dos pacientes ficaram livres de crises. Em 2000, 86,4% dos pacientes requereram 2 antiepilépticos para obterem este desfecho em pelo menos 1 ano. Em 2010, a análise foi repetida, descrevendo o mesmo desfecho em 81,3%.[10] Ou seja, após duas décadas, pouco mudou a taxa de sucesso terapêutico total, apesar do advento de novas opções.

O tratamento medicamentoso das diferentes formas de epilepsia é feito com antiepilépticos que costumam ser classificados conforme seus mecanismos de ação (Quadro 33.3). De maneira geral, espera-se "efeito de classe" em termos de eficácia e reações adversas quando são comparados fármacos que compartilham o mesmo mecanismo. Nessa linha de raciocínio, carece de sentido associação que combine fármacos de mesma classe.

Grande parte dos estudos que enfocam novos antiepilépticos os compara a placebo ou uso aditivo (adjuvante) a tratamento padrão (em geral fármaco antigo) em casos de epilepsia refratária. Há escassez de ensaios clínicos comparando fármacos novos entre si ou com representantes antigos.[10,11] Isso reforça o conceito de que os tratamentos inovadores não vieram a substituir os antiepilépticos clássicos como pedra angular do manejo farmacológico da maior parte das epilepsias.

Falta evidência de qualidade para o embasamento das indicações de antiepilépticos para todos os diferentes tipos de crises e de síndromes epilépticas, com algumas exceções.[12] Por conseguinte, mesmo revisões sistemáticas e metanálises carecem de qualidade ou magnitude de efeito para mostrar diferenças entre os fármacos, principalmente quando se aborda a epilepsia refratária.[13] Dentre as razões para tal, destaca-se a heterogeneidade dos pacientes incluídos em ensaios clínicos, muitas vezes agrupados pelo tipo de crise, independentemente da diversidade das etiologias e da gravidade da epilepsia. Por outro lado, é difícil, embora desejável, agrupar casuística considerável de pacientes com determinada epilepsia, suficiente para empreender um ensaio clínico.

Para a escolha do medicamento faz-se necessária a correta identificação do tipo de crise e, quando for o caso, da síndrome epiléptica. Quando mal indicados, alguns antiepilépticos podem até mesmo piorar a epilepsia. O principal exemplo é o dos bloqueadores rápidos de canal de sódio (fenitoína, carbamazepina, oxcarbazepina, lamotrigina), que podem aumentar a frequência de crises generalizadas mioclônicas e ausências (excetuando-se lamotrigina para as ausências), a exemplo do que também fazem vigabatrina, modificadores dos canais de cálcio (gabapentina e pregabalina) e, eventualmente, levetiracetam.[14,15]

O objetivo do tratamento é a total supressão das crises, salvo no caso de síndromes epilépticas catastróficas, cuja natureza da doença não permitirá controle total (p. ex., síndrome de Dravet). Inicia-se preferencialmente com um só medicamento. Caso não haja sucesso com a monoterapia inicial, recomenda-se a introdução de um segundo fármaco. A terapia combinada deve ser também instituída gradualmente. O racional é que o segundo fármaco não pertença à mesma classe que o primeiro, e que também esteja entre os indicados para o tipo de crise/epilepsia. Exceção a esta regra é quando o fator limitante ao sucesso terapêutico for desenvolvimento de efeitos adversos, cogitando-se, neste caso, um antiepiléptico da mesma classe com perfil de segurança diferente (p. ex., em pacientes que tiveram reação de hipersensibilidade à carbamazepina, pode-se tentar lamotrigina). Somente após se atingir a dose terapêutica eficaz do segundo fármaco é que se retira o primeiro, em decrementos rápidos; a descontinuação do primeiro medicamento antes de uma dose segura do segundo pode precipitar o agravamento da epilepsia.

Não é rara a falha de controle das crises na monoterapia inicial. No estudo SANAD,[16] que incluiu 2.627 pacientes com crises generalizadas ou focais, a taxa de falha de controle com o primeiro tratamento foi de 44%. Posteriormente, 75% daqueles que ainda sofriam de crises após o uso do primeiro antiepiléptico alcançaram a remissão com a troca por um segundo fármaco. Fatores de bom prognóstico de controle foram: pacientes jovens com crises tônico-clônicas generalizadas; normalidade nos exames de imagem encefálicos; pacientes que apresentaram reações adversas significativas com o primeiro tratamento. De fato, elemento importante para o sucesso terapêutico é o perfil de segurança do fármaco, o qual impacta diretamente na adesão dos pacientes e, portanto, na efetividade do tratamento. Antiepilépticos costumam causar efeitos adversos com frequência e, quando intensos, podem levar à interrupção de uso, mesmo que tenham sido corretamente indicados.

Em geral, somente após uma ou duas monoterapias racionais tentadas de forma adequada, ou seja, utilizadas em doses terapêuticas altas, é que se cogita uma associação de antiepilépticos. A prescrição deve combinar fármacos de classes diferentes, mas indicadas para o tipo de crise/epilepsia. A combinação de três medicamentos pode eventualmente ser necessária em casos de epilepsia de difícil controle, mas é improvável se obter benefício do uso continuado de mais de três antiepilépticos em associação. Não há estudos que suportem a preferência por uma ou outra combinação farmacológica.[17]

Quadro 33.3 ▪ Fármacos antiepilépticos e seus mecanismos de ação.

Mecanismo de ação	Fármaco
Bloqueio rápido de canais de sódio	Carbamazepina, oxcarbazepina, eslicarbazepina,* fenitoína, lamotrigina
Bloqueio lento de canais de sódio	Lacosamida
Prolongamento do estado inativo dos canais de sódio	Rufinamida*
Modificação dos canais de cálcio	Gabapentina, pregabalina
Aumento da transmissão GABAérgica (receptor GABA-A)	Clobazam, clonazepam, nitrazepam, diazepam, midazolam, lorazepam,** estiripentol,* losigamona,* fenobarbital,† primidona†
Diminuição da degradação do GABA	Vigabatrina
Bloqueio dos canais de cálcio do tipo T	Etossuximida
Ligação à proteína SV2A da vesícula sináptica	Levetiracetam,** brivaracetam*
Prolongamento da abertura de canais de potássio	Retigabina (ezogabina)*
Bloqueio dos receptores aspartato/glutamatérgicos AMPA	Perampanel*
Bloqueio dos receptores GAT-1 neuronais e gliais	Tiagabina*
Inibição da anidrase carbônica	Acetazolamida, *sultiame**
Múltiplos mecanismos	
Bloqueio de canais de sódio	Felbamato,* valproato, topiramato
Bloqueio de receptores asparto/glutamatérgicos NMDA	Zonisamida*
Aumento do *turnover* do GABA	Felbamato,* valproato
Aumento da transmissão GABAérgica (receptor GABAA)	Valproato
Bloqueio de receptores aspartato/glutamatérgicos	Felbamato,* topiramato
AMPA/cainato	Topiramato
Bloqueio dos canais de cálcio do tipo T	Zonisamida*
Inibição da anidrase carbônica	Zonisamida,* topiramato

GABA: ácido gama-aminobutírico. *Não disponível no Brasil. **Não disponível no Brasil na apresentação injetável intravenosa utilizada para manejo de estado de mal epiléptico. †O principal mecanismo de ação é o aumento da transmissão GABAérgica.

Situações especiais como gestação, mulheres em idade fértil, presença de hepatopatia e pacientes em polifarmácia com possibilidade significativa de interações medicamentosas influenciam sobremaneira a escolha de um ou outro antiepiléptico.

Crises focais

Carbamazepina (CBZ) tradicionalmente é considerada fármaco de primeira linha para tratamento de crises epilépticas focais, sendo também indicada em outras formas de epilepsia. No entanto, fenobarbital ainda é usado em países menos desenvolvidos devido ao menor custo. Em revisão sistemática Cochrane,[18] CBZ foi comparada a *fenobarbital*, mostrando vantagem da primeira quanto ao tempo para descontinuação do tratamento, mas houve sugestão de superioridade de fenobarbital quanto ao tempo necessário para ocorrer a primeira recorrência de convulsão em pacientes com crises focais. Carbamazepina também foi comparada a *lamotrigina* (LTG) e *levetiracetam* (LEV) em 359 idosos com diagnóstico recente de crise parcial. A retenção de tratamento por 1 ano foi maior com LEV versus CBZ devido à melhor tolerabilidade. LTG não diferiu significativamente dos outros comparadores.[19] Ensaio clínico randomizado e duplo-cego[20] comparou monoterapia com CBZ *versus zonisamida* em adultos com crises focais recém-diagnosticadas, evidenciado similaridade entre os dois fármacos em relação a todos os desfechos pesquisados.

Similarmente, revisão Cochrane[21] não logrou identificar diferenças entre *oxcarbamazepina* e *fenitoína*, embora a primeira leve a menos descontinuação de tratamento.

Fenitoína foi comparada a *valproato*, ambos em monoterapia, sem evidenciar diferenças significativas entre os fármacos em relação aos desfechos pesquisados.[22] Outra revisão Cochrane[23] comparou *fenitoína* a *fenobarbital*, encontrando, em pacientes com crises parciais, maior taxa de descontinuação de tratamento com fenobarbital, devido a efeitos adversos.

Revisão Cochrane[24] comparou *clobazam versus* placebo e *versus* outros fármacos em pacientes com crises parciais e generalizadas. Houve discreta vantagem de clobazam sobre CBZ na retenção do tratamento por 12 meses em crianças, e o mesmo aconteceu na comparação com *fenitoína*, quando administrados a adultos e adolescentes por 6 meses. Os autores opinam não haver dados suficientes para tecer recomendações sobre a seleção desses fármacos nas crises epilépticas.

Revisão Cochrane de dois estudos[25] – um comparando *pregabalina* (PGL) a *lamotrigina* (LTG) em pacientes com recente diagnóstico de crises parciais e outro que investigou os efeitos de PGL *versus gabapentina* (GBP) em pacientes hospitalizados com epilepsia parcial refratária – mostrou menor eficácia e similar tolerabilidade de PGL vs. LTG, e os dados foram insuficientes para comparar PGL com GBP.

A maioria dos fármacos novos propostos para controle de crises parciais refratárias à monoterapia foi testada em uso aditivo ao tratamento padrão (um antiepiléptico antigo). Neste contexto, levetiracetam,[26] brivaracetam,[27] topiramato,[28] tiagabina,[29] retigabina,[30] zonisamida,[31] pregabalina,[32] eslicarbazepina[33] e vigabatrina[34] demonstraram-se úteis, ao passo que estudos com felbamato[35] não tiveram poder suficiente para mostrar alguma vantagem *versus* placebo. Não há estudos comparativos diretos entre as diversas opções com qualidade suficiente para se distinguir um ou outro antiepiléptico como preferível para compor associação medicamentosa com um fármaco antigo para melhorar o controle de crises focais refratárias à monoterapia ou para diminuir a incidência de crises secundariamente generalizadas.[36-40]

Em resumo, embora com nível de evidência baixo, recomenda-se monoterapia com um bloqueador rápido dos canais de sódio, em especial *carbamazepina*. Alternativas comparáveis de outras classes são *levetiracetam*, *valproato* e *clobazam*. Deixa-se a possibilidade de associação com um segundo antiepiléptico de classe diferente no caso de falha a uma ou duas monoterapias. Conforme citado, não há estudos que justifiquem a preferência por alguma combinação específica de fármacos.[17]

Crises generalizadas

Representam um conjunto de epilepsias por conta de suas semelhanças clínicas e eletroencefalográficas. Classificam-se em epilepsias generalizadas idiopática e sintomática. Podem manifestar-se com combinações variáveis de crises tônico-clônicas generalizadas, mioclônicas e de ausências.[41] A atividade eletroencefalográfica de base tende a ser normal, mas as descargas ictais (durante as crises) e interictais passam a ocorrer nos períodos suscetíveis às crises, expressando-se como pontas (espículas), polipontas (poliespículas), ponta/polipontas-onda lenta, ritmados a três ou mais Hz (ciclos por segundo).

Parcela significativa das crises generalizadas ocorre como manifestação precípua de síndromes eletroclínicas. No contexto de epilepsia de causa estrutural ou desconhecida, o tratamento de crises primariamente generalizadas não foi tão extensamente avaliado em ensaios clínicos de monoterapia ou tratamento aditivo como o foi o de antiepilépticos para crises focais, o que dificulta as condutas baseadas em evidências. Indicações provenientes de ensaios controlados e randomizados, que redundaram em recomendação de grau A, limitam-se ao uso de: *etossuximida* e *valproato* para epilepsia ausência da infância; *topiramato* como monoterapia ou terapia aditiva para tratamento de crises tônico-clônicas generalizadas; *lamotrigina* para tratamento de epilepsia tônico-clônica generalizada primária; e levetiracetam como terapia adjuntiva em epilepsias mioclônicas e epilepsia tônico-clônica generalizada primária.[41]

Outras síndromes epilépticas generalizadas e seus respectivos medicamentos (epilepsia ausência juvenil – *valproato*, *zonisamida*; epilepsia mioclônica juvenil – *valproato*, *acetazolamida*, *lamotrigina*; epilepsias generalizadas genéticas inespecíficas – *topiramato*, *valproato*) foram avaliados em estudos terapêuticos de baixo nível de evidência.

Ensaio clínico aberto sugeriu *valproato* como tratamento discretamente superior a *topiramato* e *lamotrigina*.[42] Valproato (ácido valproico, divalproato) tem amplo espectro clínico, atuando em todos os tipos de crises epilépticas, sem piorar qualquer uma delas. Contudo, seu perfil de segurança não é favorável em gestantes e mulheres jovens com potencial para engravidar. Como terapias alternativas ou aditivas a valproato, despontam *levetiracetam*, *lamotrigina* e *topiramato*.[43-45]

Síndromes epilépticas da infância

- Epilepsia benigna com descargas centrotemporais (epilepsia rolândica benigna)

Constitui uma das epilepsias mais comuns da infância, sendo a mais frequente das síndromes epilépticas focais.[46] Predomina em meninos e costuma iniciar-se entre três e dez anos de idade. Tipicamente se manifesta por crises focais motoras (face, musculatura orofaríngea, membro superior), sem perturbação de consciência ou atenção, esporádicas, mais comuns durante o sono, podendo ocorrer também durante a vigília. Em geral, o eletroencefalograma em sono demonstra paroxismos centrotemporais do tipo ondas agudas, frequentemente seguidas por ondas lentas, sendo o restante do exame normal, assim como tende a ser o traçado durante a vigília.

Na maioria dos casos, esta epilepsia tem ótimo prognóstico, evoluindo para o desaparecimento das crises na adolescência, o que enseja a possibilidade de conduta puramente expectante em casos de crises raras e restritas ao período do sono. Contudo, tem-se discutido a extensão de leve comprometimento de linguagem e aprendizado que pode ocorrer neste tipo de epilepsia, não estando claro se o tratamento medicamentoso poderia ou não amenizar estes sintomas.

Têm-se recomendado antiepilépticos para crianças com crises mais frequentes e diurnas. *Sultiame ou sulthiame*, inibidor da anidrase carbônica disponível em alguns países europeus, exibiu benefício frente ao placebo. Pequeno ensaio clínico[47] randomizado e duplo-cego (n = 42) comparou levetiracetam com *sultiame*, demonstrando maior número de falha de tratamento (recorrências) e reações adversas no grupo de levetiracetam, o que ocasionou maior número de desistências do tratamento. Outro estudo[48] comparou *clobazam* (CLB) *versus* carbamazepina (CBZ) em pacientes com frequentes episódios de epilepsia de Roland. Ambos os fármacos controlaram efetivamente as convulsões ($P = 0,26$). CLB teve efeito mais precoce em comparação a CBZ (33 dias *versus* 48,2 dias, respectivamente) e menos efeitos adversos. Dois pacientes tomando CBZ tiveram piora das convulsões, e apareceram complicações cognitivo-comportamentais. Logo, CLB em monoterapia parece ser similarmente eficaz e mais bem tolerado neste tipo de epilepsia. Todavia, a amostra foi pequena, e o nível de evidência não permitiu recomendar com segurança um dos tratamentos estudados como preferencial. Presentemente, *sultiame* não está disponível no Brasil.

▪ Epilepsia mioclônica (benigna) da infância

Constitui forma rara de epilepsia, afetando crianças entre os 6 meses e 3 anos de idade e se expressando por mioclonias generalizadas fugazes. Também podem ocorrer crises febris e, na adolescência, crises tônico-clônicas generalizadas. O eletroencefalograma demonstra descargas de espícula-onda lenta generalizadas no início do sono.[49] Embora apenas estudos observacionais embasem sua escolha, *valproato* costuma controlar as mioclonias na maioria dos casos.[49,50] Outros fármacos que podem ser úteis são *clobazam, etossuximida, topiramato* e *levetiracetam*, embora este eventualmente possa agravar a epilepsia mioclônica.[14]

O prognóstico desta síndrome epiléptica depende da precocidade de diagnóstico e tratamento. Costuma cursar sem anormalidade estrutural cerebral, não se associa a distúrbios psicomotores e é sensível ao tratamento com antiepilépticos. Em se obtendo resposta ótima, pode-se considerar a retirada gradual e lenta dos medicamentos, após 3 a 5 anos de controle. Caso a criança não seja tratada, poderá permanecer com crises mioclônicas, sobrevindo também atraso cognitivo e de linguagem e distúrbios de comportamento.[50,51] Embora esta rara possibilidade exista, segue-se utilizando o termo "benigna" para esta síndrome epiléptica, em oposição à epilepsia mioclônica grave da infância (síndrome de Dravet).

▪ Epilepsia com crises mioclônico-atônicas (síndrome de Doose)

Com frequência de 1/1.000, costuma ter início até os 5 anos de idade, sendo mais comum em meninos. Caracteriza-se por diversos tipos de crises generalizadas: mioclônicas; atônicas; mioclônico-atônicas; ausências com componentes clônicos e tônicos; tônico-clônicas. Nas formas mais graves podem surgir crises tônicas e estado de mal epiléptico. As crises tendem a ser mais comuns no período final de sono, cedo pela manhã. O eletroencefalograma inicialmente pode ser normal, exceto por ritmo parietal de 4 a 7 Hz. Porém se altera paralelamente ao agravamento da doença, com padrões variáveis conforme os tipos de crises.[52]

Apenas estudos observacionais sugerem a terapêutica desta doença de difícil manejo e evolução imprevisível. Dieta cetogênica apresenta-se como medida válida.[52] Em geral, *hormônio adrenocorticotrófico (ACTH), valproato, etossuximida, topiramato, clonazepam* e *levetiracetam* oferecem benefício. Até mesmo a *lamotrigina* pode ser útil, embora possa piorar as mioclonias. Bloqueadores dos canais de sódio, como *fenitoína, carbamazepina* e *oxcarbazepina* têm o potencial de piorar a epilepsia. Esses e *vigabatrina* devem ser evitados. Embora mais da metade das crianças tratadas atinja a cura da epilepsia, há pacientes que evoluem com retardo mental.[53]

▪ Epilepsia ausência da infância

Mais comum entre meninas, geralmente eclode entre 2 e 8 anos de idade e tem remissão até os 12 anos. Manifesta-se com crises de ausências típicas, diversas vezes/dia, de curta duração (em geral, menos de 15 segundos). Com o decorrer do tempo, podem surgir também crises tônico-clônicas generalizadas. O eletroencefalograma exibe descargas bilaterais, síncronas e simétricas de espícula-onda lenta a 3 Hz, com atividade de base normal.[54]

Esta forma de epilepsia é das poucas que apresenta tratamento baseado em estudos randomizados e controlados, resultando em recomendação de grau A. *Etossuximida* e *valproato* são equivalentes em termos de eficácia, mas o valproato apresenta maior incidência de efeitos adversos, provavelmente devido às altas doses necessárias. Como segunda linha, *lamotrigina* pode ser utilizada, embora com eficácia claramente menor (recomendação de grau D). *Vigabatrina, gabapentina, tiagabina* e, eventualmente, *levetiracetam* podem piorar as crises de ausência.[55] O prognóstico é muito bom. A recomendação é de se tentar a retirada gradual do antiepiléptico após 2 anos sem convulsões e com eletroencefalograma de controle normal. Algumas crianças com manifestações atípicas podem desenvolver crises tônico-clônicas generalizadas ou epilepsia mioclônica juvenil quando adolescentes ou adultos jovens.[54]

▪ Epilepsia ausência juvenil

Esta epilepsia surge na adolescência, sem predileção por um dos sexos. Além de crises de ausência, as tônico-clônicas generalizadas são frequentes, geralmente ao despertar, podendo preceder as crises de ausência na evolução da doença. Crises mioclônicas podem também ocorrer. O eletroencefalograma demonstra descargas bilaterais, síncronas e simétricas de espícula-onda lenta, porém mais rápidas que 3 Hz.

O tratamento costuma ser muito eficaz, embora embasado em estudos terapêuticos de baixo nível.[41,56] *Valproato, etossuximida, lamotrigina* e *zonisamida* são úteis terapeuticamente, havendo preferência pelo *valproato* por conta da necessidade de serem controladas também crises tônico-clônicas generalizadas. Em mulheres de idade fértil, prefere-se *lamotrigina. Carbamazepina, oxcarbazepina, fenitoína, vigabatrina, gabapentina, tiagabina* e, eventualmente, *levetiracetam* podem piorar as crises de ausência e até mesmo levar a estado de mal de ausência atípica.[15] O prognóstico é bom, mas podem persistir ausências e crises tônico-clônicas generalizadas esporádicas ao longo da vida em parcela significativa dos afetados, além do surgimento de mioclonias.[57]

▪ Epilepsia mioclônica juvenil

Constitui uma das formas mais comuns de epilepsia idiopática, acometendo ambos os sexos no início da adolescência. Manifesta-se com mioclonias bilaterais, irregulares, simples ou repetitivas, mais comumente nos membros superiores, podendo levar o paciente à queda.[58] As crises sobrevêm tipicamente nas primeiras horas após o despertar matinal e podem ser facilitadas por privação de sono, fadiga, estresse e uso de bebidas alcoólicas. Em cerca de 90% dos pacientes as mioclonias podem ser seguidas de crises tônico-clônicas generalizadas, e em 10% dos casos, por crises de ausência.[59] O eletroencefalograma costuma demonstrar descargas generalizadas de espículas isoladas ou multiespículas-onda lenta de 3 a 5 Hz, mais evidentes nas regiões frontocentrais. Fotossensibilização é comum no laboratório EEG, mas incomum ou não reconhecida na vida diária.[60]

As crises são facilmente controladas com *valproato*, com boa resposta em 80% dos casos. A evidência é proveniente de estudos observacionais, resultando em recomendação de grau D.[41] Porém, há alta recorrência se não for observada rotina favorável no estilo de vida (dormir adequadamente, evitar bebidas alcoólicas) ou se o tratamento for descontinuado. Opções terapêuticas são *topiramato, levetiracetam, zonisamida* e até mesmo *lamotrigina*, ainda que bloqueadores de canais de sódio, como a última, possam aumentar as crises.[61] A refratariedade aos antiepilépticos ocorre em torno de 10 a 20% dos casos. Mesmo pacientes com controle adequado da epilepsia podem ter problemas sociais e comportamentais.[57]

Síndromes epilépticas "catastróficas" da infância (encefalopatias epilépticas)

■ Síndrome de West (espasmos infantis)

A síndrome de West constitui rara (cerca de três casos a cada 10.000 nascidos vivos) e grave condição que afeta lactentes, iniciando antes de 1 ano de idade em 90% dos casos.[3] Os espasmos infantis são a manifestação inicial; esporádicos no início, aumentam progressivamente de frequência, podendo chegar a dezenas ou centenas de episódios por dia. Paralelamente a isso, sobrevém deterioração neuropsicomotora que evolui comumente para retardo mental.[62] O eletroencefalograma desenvolve um padrão caótico, assincrônico e desorganizado com descargas de ponta-onda lenta de alta voltagem, chamado de hipsarritmia. Cerca de dois terços dos pacientes apresentam alguma anormalidade neurológica subjacente prévia (como paralisia cerebral), o que confere pior prognóstico em termos de sequelas cognitivas da síndrome epiléptica.[63]

Em ensaios clínicos, altas doses de *prednisolona* e *tetracosactídeo* injetável de depósito (molécula afim do ACTH) se mostraram mais eficazes do que *vigabatrina* para o tratamento dos espasmos, com tendência a melhor prognóstico cognitivo.[62] Outros antiepilépticos são recomendados apenas com base em estudos observacionais pequenos, geralmente como terapêutica aditiva aos corticosteroides: *topiramato, valproato, zonisamida, sultiame, levetiracetam* e *lamotrigina*.[64]

■ Síndrome de Dravet (epilepsia mioclônica grave da infância)

Representa uma das formas mais graves de síndromes epilépticas na infância, com mortalidade elevada em relação às demais epilepsias.[65] Geralmente se apresenta com crises febris prolongadas entre os 5 e os 8 meses de idade, com exame neurológico e eletroencefalograma normais. Posteriormente, no segundo ou terceiro ano de vida, surgem crises mioclônicas, ausências, tônico-clônicas generalizadas e focais, com regressão neurológica gradual. Em 85% dos casos desta síndrome é encontrada a mutação da subunidade alfa-1 do canal de sódio (SCNA1), cuja pesquisa é possível em amostra de sangue. Há 3 critérios que mais bem predizem a mutação e justificam sua pesquisa em crianças com suspeita de síndrome de Dravet: exacerbação com hipertermia, desenvolvimento normal antes do início da epilepsia e aparecimento de ataxia, sinais piramidais e mioclonia interictal.[66]

Estiripentol é antiepiléptico usado como adjuvante a *valproato* e *clonazepam* no tratamento dessa forma de epilepsia. Ensaio clínico randomizado e duplo-cego, realizado em crianças inadequadamente controladas com valproato e clobazam, mostrou que a terapia adjuntiva com estiripentol por 2 meses superou o placebo (71% *versus* 5%; $P < 0,0001$), com redução de ≥ 50% na frequência das crises clônicas e tônico-clônicas em relação ao período basal do estudo.[67] O nível de evidência para a terapêutica padrão (valproato e clonazepam) e outros antiepilépticos adjuvantes (topiramato, levetiracetam) é baixo (recomendação de grau D).[68,69] Em geral, bloqueadores de canais de sódio, vigabatrina e fenobarbital podem agravar as crises.

A refratariedade é comum, especialmente nos primeiros anos. Com o tempo, permanecem as crises tônico-clônicas generalizadas e o comprometimento cognitivo-comportamental. Além do tratamento medicamentoso, evitar situações que possam levar à hipertermia, desencadeante comum das crises, pode ser útil.

■ Síndrome de Lennox-Gastaut

Esta forma de epilepsia inicia-se entre 3 e 5 anos de idade, sendo pouco mais comum em meninos. Pode ser precedida por espasmos infantis no primeiro ano de vida. Apresenta crises epilépticas de diversos tipos, eletroencefalograma anormal e prejuízo cognitivo associado a alterações comportamentais. Quase todos os pacientes desenvolvem retardo mental.[70]

O tratamento desta doença não é norteado por ensaios clínicos, de modo que o nível de evidência é muito baixo. Rufinamida, felbamato, lamotrigina e topiramato são sugeridos como úteis,[71] sendo clobazam particularmente indicado para manejo das crises atônicas.[72]

Situações especiais

■ Mulheres em idade fértil

Antiepilépticos clássicos indutores de enzimas hepáticas (via sistema citocromo P450) diminuem significativamente a eficácia dos contraceptivos hormonais, sendo esse o caso de fenobarbital, primidona, fenitoína e carbamazepina.[73,74] Topiramato, oxcarbazepina e eslicarbazepina também são leves indutores enzimáticos, tendo o potencial de aumentar a taxa de falha anticoncepcional. Lamotrigina, gabapentina, levetiracetam, lacosamida, perampanel, retigabina e zonisamida não alteram as concentrações séricas de etinilestradiol, mas lamotrigina e perampanel interferem nos níveis séricos dos progestógenos. Ou seja, dos antiepilépticos disponíveis no Brasil, somente gabapentina (e possivelmente pregabalina), levetiracetam e lacosamida não têm qualquer efeito sobre a contracepção hormonal. Valproato não é indutor enzimático, podendo até levar a leve diminuição do metabolismo hepático, assim como felbamato, rufinamida e estiripentol.[75] Porém, como é um dos representantes mais associados à teratogênese, seu uso é desaconselhado em mulheres em idade fértil, a menos que seja imprescindível para o controle da epilepsia. Valproato administrado a mulheres e adolescentes em idade gestacional tem sido associado a risco de malformações e a problemas de desenvolvimento nos conceptos expostos intraútero. Como é importante controlar as convulsões, que de *per se* também acarretam riscos fetais, foram feitas as seguintes recomendações: valproato deve ser evitado sempre que possível; riscos e benefícios devem ser avaliados quando esse fármaco for primeira escolha; a tomada de decisão deve ser compartilhada com a paciente; valproato não deve ser prescrito para crises focais.[76]

Sendo inevitável a concomitância do tratamento com a contracepção hormonal, é preferível usar medicamentos sem interação medicamentosa significativa (gabapentina, levetiracetam e lacosamida). Recomenda-se o emprego adicional de métodos contraceptivos de barreira (condom, diafragma) no caso do uso de antiepilépticos com leve indução enzimática, como topiramato, oxcarbazepina, eslicarbazepina e lamotrigina.

Etinilestradiol, por sua vez, induz a atividade da enzima hepática glicuronosil transferase, diminuindo níveis séricos de lamotrigina, carbamazepina e valproato. É possível que outros representantes antigos também sofram essa indução enzimática. Levetiracetam, lacosamida, retigabina e zonisamida não têm suas concentrações alteradas por conta de uso de contraceptivos hormonais.[73]

■ Gestantes e lactantes

Levantamento populacional norte-americano (1997-2011) mostrou que valproato foi o antiepiléptico mais ligado à teratogenia (9,3%), seguido por fenobarbital (5,5%) e topiramato (4,2%).[77] Em 2 a 3% das gestações em vigência de uso de carbamazepina, fenitoína, lamotrigina e levetiracetam houve malformações nos conceptos. O perfil de teratogenia foi diversificado: fenda palatina ocorreu com topiramato, fenobarbital ou valproato; defeitos cardíacos associaram-se ao uso de fenobarbital ou valproato; apenas o valproato redundou em hipospadia, defeitos do tubo neural, déficit cognitivo e transtornos do espectro autista.[77-80] Em outro estudo, os benzodiazepínicos mostraram proporção de 10,6% de malformações congênitas.[81]

Conclui-se que bloqueadores rápidos de canais de sódio e levetiracetam são mais seguros que fenobarbital, topiramato, benzodiazepínicos ou valproato. Doses de valproato acima de 700 mg/dia parecem ser mais propensas a defeitos do tubo neural, motivo pelo que se recomenda o emprego de doses entre 500 e 600 mg/dia, quando seu uso for imperioso (epilepsias refratárias a outros antiepilépticos ou com primazia de indicação do valproato).[76] Como em toda gestação, é obrigatório o uso de ácido fólico na dose de 5 mg/dia no mês pré-concepcional e no primeiro trimestre de gravidez, a fim de diminuir a chance de defeitos do tubo neural e outros comprometimentos congênitos.

Níveis séricos de lamotrigina, levetiracetam, topiramato, zonisamida e oxcarbazepina diminuem de 20 a 40% durante a gestação, o que pode perdurar até 2 semanas após o parto.[73] Tal consequência das alterações fisiológicas da gravidez gera maior propensão à ocorrência de crises epilépticas, sendo prudente o aumento da dose dos medicamentos, principalmente de lamotrigina e levetiracetam. Mesmo com o incremento de doses, é comum o agravamento da epilepsia na gestação. Há indícios de que os níveis de carbamazepina não sofrem modificações, não existindo ainda dados fidedignos acerca da repercussão sobre outros antiepilépticos.

Mulheres com epilepsia têm maior risco de pré-eclâmpsia, hipertensão gestacional, sangramento na gravidez e hemorragia pós-parto. Apresentam maior incidência de anomalias congênitas e retardo de desenvolvimento cognitivo nos conceptos. É difícil mensurar o que se deve à doença ou a seu tratamento ou a ambos. Por isso é tão importante selecionar adequadamente os medicamentos e sua dosagem.[82]

Antiepilépticos são detectados no leite materno, em maior ou menor grau.[83] Alguns têm o potencial de alcançar níveis mais elevados, como lamotrigina, etossuximida, barbitúricos e benzodiazepínicos. Porém, raramente são relatados efeitos adversos significativos nos lactentes, o mais frequente é sonolência, e não há relatos de prejuízo a longo prazo. Logo, deve-se estimular a manutenção da amamentação no caso de nutrizes epilépticas em tratamento, mas dando atenção a potenciais efeitos adversos nos lactentes.

■ Transplantados e portadores de outras doenças

Fármacos indutores de enzimas hepáticas como fenobarbital, primidona, fenitoína, carbamazepina e, em menor grau, oxcarbazepina, eslicarbazepina e topiramato podem levar à diminuição dos níveis séricos de imunossupressores utilizados após transplantes. A consequência disso é a menor eficácia da imunossupressão, levando à necessidade de incremento de dose e até a maior risco de rejeição. Neste cenário, recomenda-se emprego de antiepilépticos não indutores, como gabapentina, levetiracetam e lacosamida.

No caso de transplante de fígado, o valproato também deve ser evitado por sua maior hepatotoxicidade. Pelo mesmo motivo, pacientes com outras hepatopatias (p. ex., cirrose) ou uso concomitante de fármacos com potencial hepatotóxico, além de neonatos e lactentes, não devem receber este medicamento. Além do valproato, outros antiepilépticos como fenobarbital, fenitoína e carbamazepina estão entre as principais causas de lesão hepática idiossincrásica (não tóxica) induzida por medicamentos, enquanto representantes mais novos têm perfil de segurança melhor em relação ao fígado. Fenitoína, valproato, carbamazepina, tiagabina e rufinamida são eliminadas predominantemente por biotransformação, tornando-se perigosa a administração em casos de disfunção hepática grave, mas factível na presença de insuficiência renal.[84,85]

■ Crises convulsivas febris

São crises precipitadas exclusivamente por febre, ocorrendo entre 1 mês e 5 anos de idade, sendo mais comuns nos dois primeiros anos. São vistas em 2 a 3% das crianças, sendo a causa mais comum de crises epilépticas neste período.[7] A chance de recorrência é de 30% após o primeiro episódio, com prognóstico benigno em termos de autorresolução.[86] Geralmente são tônico-clônicas generalizadas, curtas, sem período pós-ictal prolongado, associadas a aumento rápido da temperatura corporal (crises febris "típicas"). Qualquer desvio em relação a esse perfil requer investigação mais aprofundada: crises febris prolongadas podem corresponder à apresentação inicial da síndrome de Dravet; crises focais com generalização secundária ou paralisia de Todd (hemiparesia) no pós-ictal sugerem a presença de alguma anormalidade estrutural cerebral. Mesmo quando típicas e com foco causador de infecção estabelecido, preconiza-se pelo menos punção lombar para exame de liquor em crianças com até 18 meses de idade pela possibilidade de indivíduos desta faixa etária não apresentarem sinais de irritação meningorradiculares (rigidez de nuca, sinal de Brudzinski) em vigência de meningite.

O manejo das crises convulsivas febris ainda é controverso, não havendo evidência estabelecida para a profilaxia farmacológica intermitente (quando a criança começa a apresentar febre), seja via oral ou retal.[7,86] Neste contexto, pequenos ensaios clínicos com fenobarbital, diazepam, fenitoína, valproato, piridoxina ou antipiréticos por via oral ou retal não demonstraram eficácia a longo prazo. Pequeno estudo comparando clobazam com diazepam, ambos por via oral, mostrou vantagem para o primeiro. Porém, há necessidade de replicação do ensaio com amostra maior e em outras populações para mais bem avaliar a real eficácia do clobazam. Além da eficácia não comprovada, os antiepilépticos empregados para profilaxia de crises febris produzem efeitos adversos em até 30% das crianças.[86,87]

■ Pós-operatório neurocirúrgico

É prática comum entre neurocirurgiões a prescrição de antiepilépticos no pós-operatório de procedimentos cirúrgicos envolvendo o encéfalo. Porém, tal conduta – após craniotomias ou em pós-operatório de tumores – não encontra amparo em estudos, mostrando que a prescrição profilática não interferiu no risco de desenvolvimento de crises, de forma que se recomenda apenas o tratamento das mesmas, se ocorrerem, como qualquer outra epilepsia de causa estrutural.[88,89]

■ Manejo do estado de mal epiléptico

Estado de mal epiléptico constitui uma emergência médica, atingido mortalidade de até 20%. É definido como a persistência de uma crise epiléptica generalizada tônico-clônica com duração maior que cinco minutos. Seu manejo pode ser dividido em quatro estágios:[90] (I) inicial (de 5 a 10 min); (II) estabelecido (de 10 a 30 min); (III) refratário (de 30 a 60 min); (IV) super-refratário (continua apesar da anestesia geral). Os dois primeiros estágios apresentam diretrizes de tratamento baseadas em evidências, o que não é o caso dos estágios mais avançados.

Revisão sistemática confirmou a superioridade de lorazepam intravenoso em relação a diazepam e fenitoína no controle do estado de mal epiléptico.[91] Porém, a apresentação de lorazepam intravenoso indicada para o estágio inicial do estado de mal não está disponível no Brasil. Lorazepam intravenoso e midazolam intramuscular resolvem em torno de 70% dos casos de estado de mal.[90] Diante de carência do lorazepam, a conduta hospitalar para o estágio estabelecido é a administração de diazepam intravenoso em *bolus*, o qual se mostrou melhor que placebo,[91] podendo-se repetir a dose mais uma vez em 10 min, se necessário. Paralelamente, empreende-se a administração intravenosa contínua de fenitoína por 20 a 30 min. Alternativas são uso intravenoso de valproato, levetiracetam, lacosamida, fenobarbital ou midazolam. Valproato e levetiracetam são considerados mais seguros, e lacosamida e levetiracetam não têm eficácia suficientemente embasada em ensaios clínicos. Além disso, a formulação de levetiracetam intravenosa não é comercializada no Brasil. Fenitoína acarreta risco de arritmia cardíaca, devendo ser evitada em pacientes cardiopatas. Midazolam intravenoso requererá suporte de ventilação, enquanto o uso de fenobarbital algumas vezes também poderá necessitar de tal cuidado. Metanálises não detectaram diferença nas comparações entre valproato, fenobarbital, fenitoína, diazepam e levetiracetam no controle do estado de mal dentro de 30 min.[91,92] O tratamento dos estágios III e IV deve ser feito em unidade de tratamento intensivo, face à gravidade do quadro e das diversas complicações que podem suceder. De preferência faz-se monitoramento eletroencefalográfico (BIS). O Quadro 33.4 sumariza o manejo do estado de mal,[90,93] mas somente com os fármacos disponíveis no país.

A possibilidade de intervenção ainda antes da chegada na emergência hospitalar, ou seja, no estágio inicial, é algo desejável no intuito de diminuir a morbimortalidade. Sob esse prisma, midazolam intramuscular se apresentou como medida eficaz em comparação a outras opções não intravenosas e até mesmo contra lorazepam intravenoso.[90,91,94,95] A chance de se necessitar de intubação endotraqueal está em torno de 14%, comparável à do lorazepam intravenoso.[95] As apresentações de midazolam injetável disponíveis no Brasil também são próprias para a via intramuscular, mais fácil de ser obtida em paciente convulsionando, de modo que se pode contar com esta opção para o atendimento pré-hospitalar do estado de mal.

Quadro 33.4 ■ Manejo do estado de mal epiléptico.

Estágio	Tratamento
I	Descartar (ou tratar) hipoglicemia (administração concomitante de tiamina IV em alcoolistas) **e** Diazepam 10 mg (crianças 0,3 mg/kg), injeção IV em *bolus*; pode-se repetir uma vez (dose total máxima: 20 mg) **ou** Midazolam 10 mg (5 mg em idosos, pacientes < 50 kg e crianças > 12 kg), injeção IM
II[†]	Fenitoína 15 a 20 mg/kg diluídos em 100 mℓ de soro fisiológico, em infusão IV (taxa de infusão máxima: 50 mg/min) **ou** Fenobarbital 10 a 20 mg/kg diluídos em 100 mℓ de soro fisiológico, em infusão IV (taxa de infusão máxima: 100 mg/min) **ou** Valproato 15 a 30 mg/kg diluídos em 100 mℓ de soro fisiológico, em infusão IV (taxa de infusão: 3 a 6 mg/min) **ou** Lacosamida 400 mg, injeção IV lenta, em *bolus*, durante 5 min, em pacientes a partir de 16 anos
III*	Propofol 2 mg/kg (1 a 5 mg/kg em crianças), injeção IV em *bolus*, seguida de infusão contínua inicial de 5 a 10 mg/kg/h, passando a 1 a 3 mg/kg/h **ou** Tiopental 100 a 250 mg (3 mg/kg em crianças, podendo ser repetida em 2 min), injeção IV em *bolus* (doses adicionais de 50 mg se necessário, em adultos, até a supressão das crises), seguida de infusão contínua (taxa de infusão: 3 a 5 mg/kg/h; 1 a 15 mg/kg/h em crianças) **ou** Midazolam 0,1 a 0,3 mg/kg em infusão IV contínua inicial de 4 mg/min
IV**	Manutenção dos agentes utilizados no estágio III **e/ou** Cetamina 1 a 3 mg/kg, injeção IV em *bolus*, seguida de infusão contínua de até 5 mg/kg/h **ou** Lidocaína 2 mg/kg, injeção IV em *bolus*, (não ultrapassando 50 mg/min, podendo ser repetida), seguida de infusão contínua a 2 mg/kg/h Possibilidade de uso de outros fármacos (piridoxina, corticosteroides) e terapias (dieta cetogênica, hipotermia), especialmente em crianças

IV: intravenosa; IM: intramuscular. [†]Lacosamida pode ser tentada em caso de falha aos agentes indicados no estágio II, embora ainda não haja evidência conclusiva de eficácia. *Manutenção dos fármacos por pelo menos 12 h, com retirada gradual. **Sem estudos que suportem as indicações de tratamento no estágio IV.

Outro antiepiléptico de apresentação intramuscular aqui encontrado é fenobarbital 200 mg/mℓ, mas não há estudo que embase seu emprego no estado de mal. Ademais, deve-se atentar que tal apresentação é exclusiva para uso intramuscular, não podendo ser administrada por via intravenosa. Para tal via, há produto específico no mercado, na formulação de 100 mg/mℓ.

Tratamento da epilepsia

■ Dieta cetogênica

Dieta cetogênica é caracterizada por elevado teor de gordura e baixa quantidade de carboidratos. Embora ainda não se tenha certeza, é provável que tal dieta atue sobre diversos alvos metabólicos ligados a canais iônicos e mediadores bioquímicos, ambos relacionados ao fenômeno da hiperexcitabidade neuronal.[96,97] Ensaios clínicos abertos, envolvendo crianças e adolescentes, em grande parte com epilepsia de difícil controle, mostraram redução do número de crises a curto e médio prazo. Porém, tal efeito pode não perdurar a longo prazo, principalmente devido à adesão limitada à dieta.[96] Dentre as condições epilépticas para as quais tal dieta pode ser usada com primazia estão alguns erros inatos do metabolismo glicídico,[98] como a deficiência do transportador-1 da glicose e a deficiência de piruvato desidrogenase, além da epilepsia mioclônico-atônica (síndrome de Doose).[52,98,99] Outras que poderão ter melhora são algumas condições catastróficas como a síndrome de Dravet e os espasmos infantis (síndrome de West), além de epilepsias relacionadas à esclerose tuberosa e à síndrome de Rett.[99]

■ Estimulação do nervo vago

Há vários anos sabe-se que estimulação elétrica intermitente do nervo vago produz inibição de processos neurais, podendo levar a melhora da epilepsia. O mecanismo ainda não está esclarecido, mas estudos abertos têm demonstrado diminuição em torno de 50% na frequência de crises em pacientes com epilepsia refratária.[100-102]

■ Estimulação elétrica cortical e eletromagnética profunda transcraniana

Neuromodulação cortical e profunda cerebral para controle da epilepsia tem já uma longa história experimental, mas só recentemente seu uso clínico começou a ser avaliado à luz do entendimento das vias neurais subjacentes ao processo de surgimento e propagação das crises epilépticas.[103] Ensaios clínicos de curta duração (de 1 a 3 meses) avaliaram o papel de estimulação magnética transcraniana talâmica anterior para epilepsia focal/multifocal ou do hipocampo para epilepsia do lobo temporal, assim como de estimulação elétrica de zonas ictais para epilepsia focal/multifocal, mostrando diminuição de crises em pacientes refratários. Porém, as preocupações quanto a efeitos adversos relatados (depressão e prejuízo de memória) com estimulação magnética transcraniana, e até mesmo aumento do risco de morte suspeitado com a estimulação elétrica cortical, colocam tais práticas entre as que devem ser mais bem avaliadas em termos de segurança e eficácia a longo prazo.[104]

■ Cirurgia para epilepsia

Cerca de 30% dos pacientes com epilepsia não alcançam controle total das crises com qualquer esquema farmacológico, configurando o quadro chamado de epilepsia de difícil controle ou epilepsia refratária. Implica tentativas frustradas com pelo menos duas monoterapias racionais, otimizadas ao máximo, em sequência e/ou em combinação.[105] Esses pacientes devem ser avaliados em centros especializados quanto à possibilidade de tratamento cirúrgico, o qual pode variar conforme a etiologia e ter objetivos diferentes. A ressecção temporomesial é a cirurgia mais realizada em adultos, indicada para tratamento de esclerose mesial hipocampal, muitas vezes obtendo resultado ótimo em termos de controle de crises, mantendo-se frequentemente doses menores de antiepilépticos.[106] Outras técnicas como transecção subpial múltipla, ressecção de zonas epileptogênicas, desconexão multilobar e hemisferectomia podem ser aplicadas à epilepsia extratemporal, comumente com o intuito de diminuir a frequência de crises focais ou de suas generalizações secundárias.[107]

■ Canabinoides

Embora o canabidiol, apenas um dentre as dezenas de produtos derivados da maconha (canabinoides), tenha sido relatado esporadicamente como útil no controle de crises de pacientes com epilepsia de difícil controle e síndromes epilépticas catastróficas da infância, não há evidência disponível de sua eficácia. Metanálise identificou apenas quatro ensaios clínicos, perfazendo um total de 48 pacientes. O pequeno tamanho amostral, a curta duração e a baixa qualidade dos estudos não permitiram demonstrar eficácia. A administração oral de 200 a 300 mg/dia de canabidiol foi bem tolerada pelos pacientes durante o curso do tratamento.[108]

A seguir, sumarizam-se algumas diferenças entre anticonvulsivantes destinados ao controle de diversas condições epilépticas, chamando a atenção para a falta de robustez dos estudos/revisões que embasam as recomendações de uso. Não serão mencionados fármacos que mostraram similaridade com outros, em relação a desfechos clínicos relevantes.

Sumário da seleção de antiepilépticos disponíveis no Brasil.			
Fármacos	**Nível de evidência**	**Grau de recomendação**	**Comentários**
■ Monoterapia inicial em crises focais			
Carbamazepina	I	B	Primeira escolha por sua efetividade (menos efeitos adversos, mais adesão)
Fenobarbital	IIa	B	Útil se menor custo for fator significativo; mais tempo para aparecimento da primeira convulsão
Levetiracetam	IIa	B	Em idosos, maior retenção de tratamento em 1 ano, devido a maior tolerabilidade
Fenitoína	IIa	B	Induz menos desistência de tratamento do que fenobarbital
Clobazam	IIa	B	Discreta vantagem sobre carbamazepina na retenção de tratamento por 1 ano em crianças
Lamotrigina	IIa	B	Maior eficácia do que pregabalina
■ Terapia adjuntiva em crises focais refratárias			
Levetiracetam	IIa	B	Reduz frequência de crises comparativamente a placebo
Topiramato	IIb	B	Reduz frequência de crises, mas apresenta efeitos adversos significativos a curto prazo
Pregabalina	IIa	B	Reduz frequência de crises em estudos a curto prazo. Efeito dependente de dose
Vigabatrina	IIb	B	Reduz frequência de crises em estudos a curto prazo, com aparecimento de efeitos adversos
Lacosamida	IIa	B	Terapia adjuntiva
■ Tratamento de síndromes epilépticas focais em crianças			
Clobazam	IIa	B	Em *epilepsia rolândica benigna*, com crises frequentes e diurnas. Efeito mais precoce e menos reações adversas *vs.* carbamazepina
■ Tratamento de crises tônico-clônicas generalizadas em adultos			
Valproato	I	A	Agente de primeira linha, à exceção de gestantes
■ Tratamento de crises tônico-clônicas generalizadas refratárias			
Levetiracetam	I	A	Terapia adjuntiva. Boa tolerabilidade
Lamotrigina	IIb	B	Terapia adjuntiva
Topiramato	IIb	B	Reduz frequência de crises, mas apresenta efeitos adversos significativos a curto prazo
■ Tratamento de síndromes epilépticas generalizadas em crianças			
Valproato	IIa	C	Em *epilepsia mioclônica benigna da infância*, promove controle da epilepsia na maioria dos casos
(Tetracosactídeo), valproato, etossuximida, topiramato, clonazepam, levetiracetam	IIb	C	Em *epilepsia com crises mioclônico-atônicas (síndrome de Doose)*. Dieta cetogênica é coadjuvante
Lamotrigina, fenitoína, carbamazepina, oxcarbazepina, vigabatrina, gabapentina, pregabalina	III	C	Podem piorar a epilepsia (menor chance com lamotrigina), devendo ser evitadas[52]
■ Epilepsia ausência da infância			
Etossuximida, valproato	IIa	B	São mais eficazes que lamotrigina. Etossuximida associa-se a menos efeitos adversos de atenção
Levetiracetam	III	C	Pode piorar as crises de ausência
Lamotrigina, fenitoína, carbamazepina, oxcarbazepina, vigabatrina, gabapentina, pregabalina	III	C	Podem piorar a epilepsia (menor chance com lamotrigina), devendo ser evitadas
■ Epilepsia ausência juvenil			
Valproato, etossuximida	IIb	C	Os fármacos mais eficazes nesse contexto
Lamotrigina, fenitoína, carbamazepina, oxcarbazepina, vigabatrina, gabapentina, pregabalina	III	C	Podem piorar a epilepsia, devendo ser evitadas (menor chance com lamotrigina, a qual é alternativa em caso de gestação)
Levetiracetam	III	C	Pode piorar as crises de ausência
■ Epilepsia mioclônica juvenil			
Valproato, topiramato, lamotrigina, levetiracetam	IIa	C	Valproato é a melhor opção, mas não é considerado seguro em gestantes (indicação de lamotrigina). Os demais fármacos são alternativas
Lamotrigina, fenitoína, carbamazepina, oxcarbazepina, vigabatrina, gabapentina, pregabalina	III	C	Podem piorar a epilepsia (menor chance com lamotrigina), devendo ser evitadas

(continua)

Sumário da seleção de antiepilépticos disponíveis no Brasil. (*continuação*)			
Fármacos	Nível de evidência	Grau de recomendação	Comentários
■ **Encefalopatias epilépticas da infância**			
Prednisolona, (tetracosactídeo), vigabatrina	IIa	B	Em *síndrome de West*, tratamento hormonal logrou resolução mais rápida dos espasmos do que vigabatrina[64]
Valproato, clobazam, estiripentol, lamotrigina, carbamazepina, fenobarbital	IIa	B	Em *síndrome de Dravet*, uso adjuntivo de estiripentol diminuiu frequência de crises (50%). Devem ser evitados por agravarem as convulsões
Lamotrigina, topiramato, clobazam	IIb	B	Em *síndrome de Lennox-Gastaut*, ótimo tratamento permanece incerto. Esses fármacos são sugeridos como úteis. Clobazam mostrou especial resultado em convulsões atônicas
■ **Estado de mal epiléptico**			
(Lorazepam IV), midazolam IM, diazepam IV, fenitoína IV	I	A	Utilizados em estágios de I a IV, segundo diretrizes. Lorazepam IV foi superior a diazepam IV em cessar a convulsão e evitar continuidade do estado epiléptico, mas por ora não há aquela formulação no Brasil. Em manejo pré-hospitalar, midazolam IV foi mais efetivo em cessar convulsão e evitar internação e admissão em UTI
Valproato IV, fenobarbital IV	IIa	B	Alternativas de manejo para o estágio II
Lacosamida IV	IIb	C	Alternativa de manejo para o estágio II

Obs.: os fármacos citados entre parênteses na primeira coluna não estão disponíveis no Brasil, mas foram citados dada sua relevância para as situações indicadas.

▶ Prescrição

Para manejo inicial da epilepsia, recomenda-se sempre *monoterapia racional*, isto é, prescrição de um antiepiléptico indicado para o tipo de crise ou a síndrome epiléptica diagnosticada. Deve-se começar com *doses baixas* e empreender *incrementos graduais* no decorrer de dias ou semanas, tendo em vista a frequente ocorrência de efeitos adversos, até se atingir a faixa de dose terapêutica preconizada (*dose de manutenção*). A velocidade de aumento depende da gravidade da epilepsia.

O Quadro 33.5 traz doses diárias iniciais e de manutenção dos antiepilépticos disponíveis no Brasil para uso oral/parenteral em crianças e adultos, intervalos recomendados para fracionamento da dose, vias de administração e apresentações farmacêuticas. Preconiza-se a observância dos *intervalos regulares* de horários, o que deve ser claramente orientado aos pacientes. Esquemas de doses e intervalos irregulares e omissões de tomadas podem levar a insucesso terapêutico.

Uma das principais causas para o não controle da epilepsia é o emprego de subdoses dos antiepilépticos, mesmo com persistência de crises. Uma vez introduzido um agente corretamente indicado para o tipo de crise/epilepsia, a dose total diária deve ser aumentada até se obter o controle desejado ou o desenvolvimento de efeitos adversos intensos ou tóxicos.

Alguns desses antiepilépticos têm formulações de liberação lenta, a fim de diminuir o número de tomadas diárias para apenas duas e produzir menos efeitos adversos.

▶ Seguimento

Os antiepilépticos têm janela terapêutica (índice terapêutico) estreita, sendo que o monitoramento de níveis séricos pode ser útil, sobretudo nas seguintes situações: suspeita de não adesão por parte do paciente; quando estão sendo prescritas doses elevadas, próximas às tóxicas; diante de um quadro que sugira intoxicação medicamentosa; suspeita de interação medicamentosa que possa estar interferindo no nível sérico do antiepiléptico. O nível sérico deve ser colhido um pouco antes da primeira dose do dia, pela manhã, refletido o nadir da curva de concentração. Não se recomenda a solicitação de níveis séricos em epilepsias controladas com doses baixas ou médias, sem sintomas de intoxicação, e tampouco para pacientes em uso de fármacos mais recentes. Ademais, tem-se discutido a precisão das determinações séricas e a correlação clínica das mesmas. Níveis séricos terapêuticos de referência devem ser pesquisados, quando disponíveis. São mencionados no Quadro 33.6.

Mais importante que o monitoramento de níveis séricos é o acompanhamento de potenciais repercussões laboratoriais clinicamente significativas dos antiepilépticos. Não é raro o desenvolvimento de leucopenia, plaquetopenia, hiponatremia ou alteração das enzimas hepáticas durante o tratamento. Uma conduta prudente é a solicitação de exames laboratoriais periódicos, sendo que o momento inicial mais indicado para tal é logo após se atingir nível estável da dose de um dado fármaco. Daí por diante, devem-se repetir os exames pelo menos semestralmente ou com frequência até maior. A maioria dos medicamentos usados para tratamento de epilepsia aumenta leve ou moderadamente a gamaglutamil transferase (GGT), de modo que tal achado é esperado e não deve ser valorizado. Prefere-se o monitoramento de outros testes de função hepática.

Levetiracetam, gabapentina, pregabalina e vigabatrina não têm metabolismo hepático e são excretados pelo rim, podendo ser de particular utilidade em pacientes com epilepsia concomitante à hepatopatia descompensada, mas arriscados no caso de insuficiência renal. Lacosamida, zonisamida, primidona, fenobarbital, retigabina, oxcarbazepina, eslicarbazepina, etossuximida e felbamato são eliminados por uma combinação de metabolismo hepático e excreção renal, devendo haver cautela no seu emprego em presença de insuficiência renal ou hepática.

A ligação proteica de alguns medicamentos, como fenitoína e valproato, pode reduzir-se significativamente na presença de insuficiência renal, levando à interferência na validade da determinação dos níveis séricos desses fármacos. A hemodiálise altera a farmacocinética de antiepilépticos, podendo até removê-los parcialmente da corrente sanguínea; é o caso de etossuximida, gabapentina, pregabalina, lacosamida, levetiracetam e topiramato.

Fenitoína, carbamazepina, oxcarbazepina e lamotrigina não devem ser prescritos para pacientes com história de arritmias cardíacas ventriculares ou distúrbios da condução, pelo risco de precipitar arritmias. A administração intravenosa de fenitoína é sobremaneira ominosa nesses pacientes.

Pacientes em uso de múltiplos fármacos podem sofrer consequências de interações medicamentosas indesejáveis com a maioria dos antiepilépticos. Gabapentina, pregabalina, lacosamida, levetiracetam e tiagabina são praticamente livres de interações medicamentosas, constituindo interessantes opções em caso de polifarmácia.

Pacientes epilépticos fazendo quimioterapia para tratamento de alguma neoplasia devem preferivelmente fazer uso de medicamentos que não interfiram significativamente com os quimioterápicos, como é o caso de topiramato, oxcarbazepina, eslicarbazepina, lacosamida, levetiracetam e valproato. Os dois últimos podem exibir alguma ação inibitória sobre tumores, o que pode ser particularmente interessante em portadores de neoplasias.

Quadro 33.5 ■ Esquemas de administração de antiepilépticos.

Agente	Apresentação	Dose diária do adulto (mg) Inicial	Dose diária do adulto (mg) Manutenção	Dose diária da criança (mg/kg) Inicial	Dose diária da criança (mg/kg) Manutenção	Vias	Intervalos (h)
Acetazolamida	Cp.: 250 mg	500	500 a 1.000	5 a 8	8 a 30	VO	8
Carbamazepina	Cp.: 200 a 400 mg CR: 200 a 400 mg Sol. oral: 20 mg/mℓ	400	400 a 1.600	5 a 10	10 a 20	VO	6 ou 8
Clobazam	Cp.: 10, 20 mg	10	10 a 60	0,3 a 0,5	0,5 a 1,5	VO	12 ou 8
Clonazepam	Sol. oral: 2,5 mg/mℓ (1 gota = 0,1 mg) Cp.: 0,25, 0,5, 2 mg	0,5	2 a 10	0,01 a 0,03	0,05 a 0,2	VO	8
Diazepam	Cp.: 5, 10 mg Sol. inj.: 10 mg/2 mℓ	10	–	0,3	–	IV	–
Etossuximida	Sol. oral: 50 mg/mℓ	500	750 a 1.500	5 a 15	15 a 40	VO$	6 ou 8
Fenitoína	Cp.: 100 mg Sol. inj.: 50 mg/mℓ	200	200 a 400	3 a 5	5 a 10	IV, VO	8 ou 12
Fenobarbital	Sol. oral: 40 mg/mℓ (1 gota = 1 mg) Cp.: 50, 100 mg Sol. inj.: 100 mg/mℓ (uso intravenoso) Sol. inj.: 200 mg/mℓ (uso intramuscular)	50	50 a 200	3 a 5	3 a 7	IV, IM,# VO	12 ou 24
Gabapentina	Cáps.: 300, 400 mg Cp.: 600 mg	600	900 a 3.600	10 a 20	20 a 40	VO	8
Lacosamida	Cp.: 50, 100, 150 e 200 mg Sol. oral: 10 mg/mℓ Sol. inj.: 10 mg/mℓ	50 a 400	100 a 400	2,5 a 5	5 a 12	IV, VO	12
Lamotrigina	Cp.: 25, 50, 100 mg	50	200 a 700	1 a 2	2 a 10	VO	12
Levetiracetam	Cp.: 250, 750 mg Sol. oral: 100 mg/mℓ	250 a 500	1.000 a 3.000	10	20 a 60	IV,* VO	12
Midazolam	Cp.: 7,5, 15 mg	10	–	5	–	IM	–
Oxcarbazepina	Cp.: 300 e 600 mg Sol. oral: 60 mg/mℓ	300 a 600	600 a 2.400	8 a 10	10 a 50	VO	8 ou 12
Pregabalina	Cáps.: 75, 150 mg	75 a 150	150 a 600	–	–	VO	12
Primidona	Cp.: 100, 250 mg	100 a 125	500 a 2.000	2,5	5 a 10	VO	8 ou 12
Topiramato	Cp.: 25, 50 e 100 mg	25 a 50	100 a 400	1 a 2	5 a 9	VO	12
Valproato	Ác. valproico: cp. ou dr. 200, 300 e 500 mg Divalproato: cáps. 125, 250 e 500 mg Valproato de sódio: sol. inj. 100 mg/mℓ Sol. oral 50 e 200 mg/mℓ	500	750 a 2.500	10 a 15	15 a 60	IV, VO	8 ou 12
Vigabatrina	Cp.: 500 mg	1.000	1.000 a 3.000	40	50 a 150	VO	12 ou 24

Cp.: comprimido; Cáps.: cápsulas; IV: intravenosa; IM: intramuscular; VO: oral; CR: comprimidos de liberação prolongada. *Formulação não comercializada no Brasil. #Apresentação comercial exclusiva para uso intramuscular, não podendo ser administrada por via intravenosa. $Somente em solução oral (50 mg/mℓ).

Quadro 33.6 ■ Níveis séricos de referência dos antiepilépticos.

Agentes	Níveis séricos de referência (μg/mℓ)
Acetazolamida	–
Carbamazepina	4 a 12
Clobazam	–
Clonazepam	–
Diazepam	–
Etossuximida	40 a 100
Fenitoína	10 a 20
Fenobarbital	15 a 45
Gabapentina	12 a 20
Lacosamida	–
Lamotrigina	3 a 14
Levetiracetam	10 a 40
Midazolam	–
Oxcarbazepina	5 a 40
Pregabalina	–
Primidona	5 a 12
Topiramato	5 a 25
Valproato	50 a 100
Vigabatrina	–

Outro fator determinante para a descompensação das crises é o uso concomitante de fármacos que diminuem o limiar anticonvulsivante, mais comumente os antipsicóticos e antidepressivos tricíclicos. Em menor grau, mesmo outros antidepressivos podem facilitar as crises epilépticas, como inibidores seletivos da recaptação da serotonina e bupropiona. O racional é que pacientes com epilepsia evitem tomar tais fármacos. Sendo indispensável o uso, preferir um representante com menor potencial de descompensação (p. ex., inibidor da recaptação da serotonina em vez de um tricíclico).

O consumo de álcool também interfere no efeito dos antiepilépticos, especialmente em padrões de ingestão frequente e/ou copiosa. Tal noção faz parte do conhecimento leigo, em geral. Não obstante, muitos pacientes resolvem suprimir temporariamente o tratamento antiepiléptico por temor a reações adversas da combinação com o álcool, o que potencializa notadamente a chance de crises. Deve-se sempre frisar, junto aos pacientes, a necessidade do tratamento regular e ininterrupto, desaconselhando o consumo de álcool ou, pelo menos, limitando-o a um padrão esporádico e em pequena quantidade.

É comum a reação de hipersensibilidade cruzada entre os antiepilépticos, especialmente entre os bloqueadores rápidos dos canais de sódio (fenitoína, carbamazepina, lamotrigina, oxcarbazepina). O significado prático disso é que, na presença de uma reação de hipersensibilidade a um dos representantes do grupo, os demais não sejam tentados como substitutos.[109] A acetazolamida tem efeito antagonista do ácido fólico, pelo que é contraindicada no período pré-concepcional e no primeiro trimestre da gestação.

Dentre as interações medicamentosas relevantes está o uso concomitante com paracetamol e anti-inflamatórios, que determina precipitação no trato digestivo, com diminuição da absorção desses medicamentos.[110] Antiepilépticos podem causar: aumento da toxicidade da ciclosporina;[111] aumento do efeito de diuréticos; diminuição da absorção de primidona; aumento dos níveis séricos de fenitoína; maior chance de acidose metabólica com o uso concomitante de salicilatos em alta dose, incluindo o ácido acetilsalicílico; aumento da excreção do lítio; diminuição da eliminação renal das anfetaminas.

Há pretensa diminuição de efeitos adversos com a formulação de liberação lenta de carbamazepina, fato não confirmado em metaanálise.[112]

Efeitos adversos e interações medicamentosas dos antiepilépticos são reunidos no Quadro 33.7.

Quadro 33.7 ▪ Efeitos adversos e interações de antiepilépticos.

Antiepiléptico	Efeitos adversos	Interações
Acetazolamida	Fraqueza muscular, cefaleia, fadiga, reações alérgicas, distúrbios gastrointestinais, discrasias sanguíneas, parestesias cutâneas	Antagonista de ácido fólico, contraindicada no período periconcepcional e 1º trimestre da gestação
Carbamazepina	Sonolência, tonturas, náuseas, tremores, desequilíbrio, nistagmo, incoordenação e hiponatremia. Bloqueio atrioventricular, arritmias, insuficiência cardíaca congestiva, necrólise epidérmica tóxica, hipocalcemia, síndrome de secreção inapropriada do hormônio antidiurético, exacerbação de porfiria aguda intermitente, agranulocitose, anemia aplásica, depressão da medula óssea, eosinofilia, leucocitose, leucopenia, pancitopenia, trombocitopenia, hepatite medicamentosa, agravamento de lúpus eritematoso sistêmico, reação de Stevens-Johnson, insuficiência renal aguda, angioedema, nefrotoxicidade, risco teratogênico (3%)	Indução enzimática, diminuindo a atividade de: contraceptivos orais, anticoagulantes cumarínicos, outros antiepilépticos (valproato, topiramato, etossuximida, oxcarbamazepina e lamotrigina) Hiponatremia em associação com diuréticos Uso concomitante com paracetamol e AINEs determina precipitação no trato digestivo, com diminuição da absorção desses medicamentos
Clobazam	Sonolência, tonturas, dificuldade de memória, agitação paradoxal, exacerbação do ronco e da apneia obstrutiva do sono	Potencializa ação depressora de barbitúricos, antidepressivos tricíclicos, opioides, antipsicóticos, anti-histamínicos e álcool. Cautela na combinação com outros depressores do sistema nervoso central Deve ser evitado na gestação, pois tem potencial teratogênico considerável
Clonazepam	Potencial teratogênico, evitar na gestação	Evitar uso concomitante de álcool pelo risco de diminuição do nível de consciência
Diazepam	Potencial teratogênico, evitar na gestação	Evitar uso concomitante de álcool pelo risco de diminuição do nível de consciência
Etossuximida	Anorexia, perda de peso, ataxia, tontura, sonolência, cefaleia, fotofobia, irritabilidade, dificuldade de concentração, pesadelos, discrasias sanguíneas, agranulocitose, anemia aplásica, eosinofilia, leucopenia, pancitopenia, insuficiência hepática/renal, crises tônico-clônicas, psicose paranoica, exantema eritematoso. Potencial teratogênico, efeitos gastrointestinais	Pode ser eventualmente combinada como para o tratamento das crises de ausência Uso concomitante com álcool e depressores do SNC aumenta a depressão central e diminui o limiar convulsivo
Fenitoína	Sonolência, tonturas, náuseas, tremores, desequilíbrio, nistagmo, incoordenação, dermatoses bolhosas, púrpura, eczema, síndrome de Stevens-Johnson, distonia, leucopenia, pancitopenia, trombocitopenia, hepatite tóxica, distonia, hiperplasia gengival, hirsutismo, arritmias cardíacas. Alto potencial de intoxicação	Risco de intoxicação em situações ou uso de fármacos (cloranfenicol, dissulfiram, isoniazida, sulfonamidas, topiramato, oxcarbazepina) que reduzem metabolização hepática Álcool, valproato e vigabatrina aumentam o metabolismo da fenitoína. Hidróxido de alumínio reduz sua absorção intestinal Fenitoína reduz a eficácia de contraceptivos orais e de folato
Fenobarbital	Prejuízo cognitivo em crianças maiores e adultos, dificuldade de aprendizado escolar, potencial teratogênico, eczema, síndrome de Stevens-Johnson (rara), osteopenia, agranulocitose, anemia megaloblástica, hepatopatia, trombocitopenia, raquitismo, osteoporose	Cautela na associação com depressores do SNC, risco de diminuição do nível de consciência e ventilação. Indutor enzimático, interage com contraceptivos, doxiciclina, anticoagulantes orais, vitamina D, corticosteroides. Diminui os níveis séricos de etossuximida, carbamazepina, valproato, oxcarbazepina, lamotrigina e topiramato. Vigabatrina, gabapentina e fenitoína não sofrem modificação significativa Fenitoína, oxcarbazepina e valproato reduzem o metabolismo de fenobarbital. Vigabatrina aumenta sua degradação hepática
Gabapentina	Sonolência, vertigem, ataxia, fadiga, confusão, irritabilidade, euforia, diminuição de libido, insônia, aumento do apetite, edema periférico	Não há interações medicamentosas significativas
Lacosamida	Zumbidos, tonturas, sonolência, desequilíbrio, náuseas, vômitos, borramento visual, diplopia, fadiga, bloqueio atrioventricular de 2º grau	Interação com pregabalina (aumento do intervalo PR) e antiarrítmicos da classe I Carbamazepina, fenitoína e fenobarbital reduzem os níveis séricos de lacosamida
Lamotrigina	Cefaleia, vertigem, ataxia, sonolência, náuseas, diplopia, visão embaçada, amnésia, anemia e eosinofilia, eritema multiforme, síndrome de Stevens-Johnson, necrose epidérmica tóxica, coagulação intravascular disseminada, leucopenia, trombocitopenia, insuficiência hepática, *rash* cutâneo	Interfere no nível sérico de progestógenos Valproato reduz o metabolismo de lamotrigina e aumenta sua meia-vida. Fenitoína, carbamazepina, fenobarbital e primidona aumentam o metabolismo de lamotrigina
Levetiracetam	Cefaleia, sonolência, nasofaringite, fadiga, erupções cutâneas, tosse, vertigens, dor abdominal, diarreia, náuseas, vômitos, dispepsia, tonturas, desequilíbrio, tremor, anorexia, irritabilidade e insônia	Não interfere na anticoncepção hormonal Reduz a depuração de metotrexato, aumentando seus efeitos imunossupressores

(*continua*)

Quadro 33.7 ■ Efeitos adversos e interações de antiepilépticos. (*continuação*)

Antiepiléptico	Efeitos adversos	Interações
Midazolam	Redução da frequência respiratória, tosse, hipotensão, tontura, cefaleia, nistagmo, náuseas, vômito, dor no sítio de injeção	Aumento de toxicidade determinado por inibidores de CYP3A4 (antifúngicos azólicos, claritromicina, doxiciclina, diclofenaco, eritromicina, isoniazida, nicardipina, propofol, inibidores da protease). Uso contraindicado com amprenavir, atazanavir e ritonavir. É necessária redução de dose (30%) em uso concomitante de opioides e outros depressores do SNC em idosos (> 65 anos). Indutores de CYP3A4 (carbamazepina, nevirapina, fenobarbital, fenitoína e rifamicina) diminuem os níveis de midazolam
Oxcarbazepina	Hiponatremia, vertigem, sonolência, cefaleia, ataxia, fadiga, náuseas, dor abdominal, tremor, diplopia, nistagmo, visão borrada, síndrome de Stevens-Johnson, necrose epidérmica tóxica, angioedema	Aumenta a taxa de falha de contraceptivos hormonais; diminui níveis séricos de ciclosporina e anticoagulantes orais; aumenta a concentração sérica de fenobarbital e não interfere com valproato, vigabatrina ou gabapentina
Pregabalina	Mesmos efeitos de gabapentina. Aumenta o intervalo PR no ECG	Não interfere com anticoncepção hormonal
Primidona	Ataxia, vertigem, anorexia, sonolência, reação paradoxal (excitação), náuseas ou vômitos, fadiga, disfunção erétil, tonturas, alterações do humor, diplopia, nistagmo, erupções cutâneas morbiliformes, hipoplasia da série vermelha, agranulocitose, anemia megaloblástica (raras), reações psicóticas agudas	Não é compatível com contraceptivos hormonais. Reduz níveis séricos de anticoagulantes orais, corticosteroides, carbamazepina e fenitoína
Topiramato	Parestesias distais nos membros, diminuição de apetite e peso, ataxia, sonolência, fadiga, atividade psicomotora lenta, nervosismo, dificuldade de memória, problemas na fala, diplopia, glaucoma, tremor, nistagmo, acidose metabólica, hepatopatia, anemia, leucopenia, nefrolitíase, pancreatite	Diminui a eficácia dos contraceptivos hormonais e os níveis séricos de valproato. Aumenta a concentração sérica da fenitoína. Uso concomitante de valproato e topiramato aumenta o risco de hiperamonemia e encefalopatia. Carbamazepina e fenitoína diminuem níveis de topiramato
Valproato	Efeitos teratogênicos, defeitos do tubo neural, potencial hepatotóxico, sonolência, vertigens, nervosismo, insônia, alopecia, náuseas, diarreia, vômito, dor abdominal, dispepsia, anorexia, trombocitopenia, tremor, fadiga, palpitações e taquicardia, hiperamonemia (com ou sem encefalopatia), hematêmese, reação de hipersensibilidade, ototoxicidade	Aumenta níveis séricos de fenobarbital, lamotrigina e carbamazepina, mas diminui os de fenitoína e topiramato; tem concentrações séricas diminuídas por fenobarbital, primidona, fenitoína, carbamazepina, etossuximida, topiramato, ritonavir, meropeném, imipeném, ertapeném e rifampicina; AAS diminui sua ligação proteica, aumentando a fração livre, bem como efeitos biológicos
Vigabatrina	Defeitos do campo visual irreversíveis, encefalopatia, psicose, fadiga, ganho de peso, sintomas depressivos e agitação (em crianças)	Interações são incomuns e não significativas clinicamente

▶ Referências bibliográficas

1. Berg AT, Berkovic SF, Brodie MJ, Buchhalter J, Cross JH, Boas WVE et al. Revised terminology and concepts for organization of seizures and epilepsies: Report of the ILAE Commission on Classification and Terminology, 2005–2009. *Epilepsia*. 2010; 51(4): 675-685.
2. Panayiotopoulos CP. The new ILAE report on terminology and concepts for the organization of epilepsies: critical review and contribution. *Epilepsia*. 2012; 53(3): 399-404.
3. Pellock JM, Hrachovy R, Shinnar S, Baram TZ, Bettis D, Dlugos DJ et al. Infantile spasms: A U.S. consensus report. *Epilepsia*. 2010; 51(10): 2175-2189.
4. Fisher RS, Acevedo C, Arzimanoglou A, Bogacz A, Cross JH, Elger CE et al. ILAE official report: a practical clinical definition of epilepsy. *Epilepsia*. 2014; 55(4): 475-482.
5. McHugh JC, Delanty N. Epidemiology and classification of epilepsy: gender comparisons. *Int Rev Neurobiol*. 2008; 83: 11-26.
6. Camfield P, C. C. Incidence, prevalence and aetiology of seizures and epilepsy in children. *Epileptic Disord*. 2015; 17: 117-123.
7. Wilmshurst JM, Gaillard WD, Vinayan KP, Tsuchida TN, Plouin P, Van Bogaert P et al. Summary of recommendations for the management of infantile seizures: Task Force Report for the ILAE Commission of Pediatrics. *Epilepsia*. 2015; 56(8): 1185-1197.
8. Laxer, KD, Trinka E, Hirsch LJ, Cendes F, Langfitt J, Delanty N et al. The consequences of refractory epilepsy and its treatment. *Epilepsy Behav*. 2014; 37: 59-70.
9. Strozzi I, Nolan SJ, Sperling MR, Wingerchuk DM, Sirven J. Early *versus* late antiepileptic drug withdrawal for people with epilepsy in remission. *Cochrane Database Syst Rev*. 2015 Feb 11; 2: CD001902.
10. Stephen LJ, Forsyth M, Kelly K, Brodie MJ. Antiepileptic drug combinations--have newer agents altered clinical outcomes? *Epilepsy Res*. 2012; 98(2-3): 194-198.
11. Brigo F. New anti-epileptic drugs: overcoming the limits of randomised controlled trials. *Int J Evid Based Heal*. 2011; 9(4): 440-443.
12. French JA, Gazzola DM. Antiepileptic drug treatment: new drugs and new strategies. *Continnuum (Minneap Minn)*. 2013; 19(3 Epilepsy): 643-655.
13. Brodie MJ. Meta-analysis of antiepileptic drugs for refractory partial(focal) epilepsy: an observation. *Br J Clin Pharmacol*. 2013; 76(5): 630-631.
14. Liu YH, Wang XL, Deng YC, Zhao G. Levetiracetam-associated aggravation of myoclonic seizure in children. *Seizure*. 2012; 21(10): 807-809.
15. Auvin S, Chhun S, Berquin P, Ponchel E, Delanoë C, Chiron C. Aggravation of absence seizure related to levetiracetam. *Eur J Paediatr Neurol*. 2011; 15(6): 508-511.
16. Bonnett LJ, Tudur SC, Donegan S, Marson AG. Treatment outcome after failure of a first antiepileptic drug. *Neurology*. 2014; 83(6): 552-560.
17. Brigo F, Ausserer H, Tezzon F, Nardone R. When one plus one makes three: the quest for rational antiepileptic polytherapy with supraadditive anticonvulsant efficacy. *Epilepsy Behav*. 2013; 27(3): 439-442.
18. Nolan SJ, Marson AG, Weston J, Tudur SC. Carbamazepine versus phenobarbitone monotherapy for epilepsy: an individual participant data review. *Cochrane Database Syst Rev*. 2015 Jul 23; 7: CD001904.
19. Werhahn KJ, Trinka E, Dobesberger J, Unterberger I, Baum P, Deckert-Schmitz M et al. A randomized, double-blind comparison of antiepileptic drug treatment in the elderly with new-onset focal epilepsy. *Epilepsia*. 2015; 56(3): 450-459.
20. Baulac M, Patten A, Giorgi L. Long-term safety and efficacy of zonisamide *versus* carbamazepine monotherapy for treatment of partial seizures in adults with newly diagnosed epilepsy: results of a phase III, randomized, double-blind study. *Epilepsia*. 2014; 55(10): 1534-1543.
21. Nolan, SJ, Muller M, Tudur SC, Marson AG. Oxcarbazepine *versus* phenytoin monotherapy for epilepsy. *Cochrane database Syst Rev*. 2013 May 31; 5: CD003615.

22. Nolan SJ, Marson AG, Pulman J, Tudur SC. Phenytoin *versus* valproate monotherapy for partial onset seizures and generalised onset tonic-clonic seizures. *Cochrane database Syst Rev.* 2013 Aug 23; 8: CD001769.
23. Nolan SJ, Tudur SC, Pulman JM, Marson AG. Phenobarbitone versus phenytoin monotherapy for partial onset seizures and generalised onset tonic-clonic seizures. *Cochrane Database Syst Rev.* 2013 Jan 31;1: CD002217.
24. Arya R, Anand V, Garg SK, Michael BD. Clobazam monotherapy for partial-onset or generalized-onset seizures. *Cochrane Database Syst Rev.* 2014 Oct 4; 10: CD009258.
25. Zhou Q, Zheng J, Yu L, Jia X. Pregabalin monotherapy for epilepsy. *Cochrane Database Syst Rev.* 2012 Oct 17; 10: CD009429.
26. Mbizvo GK, Dixon P, Hutton JL, Marson AG. Levetiracetam add-on for drug-resistant focal epilepsy: an updated Cochrane Review. *Cochrane Database Syst Rev.* 2012 Sep 12; 9: CD001901.
27. Ma J, Huang S, You C. Adjunctive brivaracetam for patients with refractory partial seizures: A meta-analysis of randomized placebo-controlled trials. *Epilepsy Res.* 2015; 114: 59-65.
28. Pulman J, Jette N, Dykeman J, Hemming K, Hutton JL, Marson AG. Topiramate add-on for drug-resistant partial epilepsy. *Cochrane Database Syst Rev.* 2014 Feb 25; 2: CD001417.
29. Pulman J, Hutton JL, Marson AG. Tiagabine add-on for drug-resistant partial epilepsy. *Cochrane Database Syst Rev.* 2014 Feb 5; 2: CD001908.
30. Martyn-St James M, Glanville J, McCool R, Duffy S, Cooper J et al. The efficacy and safety of retigabine and other adjunctive treatments for refractory partial epilepsy: a systematic review and indirect comparison. *Seizure.* 2012; 21(9): 665-678.
31. Carmichael K, Pulman J, Lakhan SE, Parikh P, Marson AG. Zonisamide add-on for drug-resistant partial epilepsy. *Cochrane Database Syst Rev.* 2013 Dec 19;12: CD001416.
32. Pulman J, Hemming K, Marson AG. Pregabalin add-on for drug-resistant partial epilepsy. *Cochrane Database Syst Rev.* 2014 Mar 12; 3: CD005612.
33. Chang XC, Yuan H, Wang Y, Xu HQ, Zheng RY. Eslicarbazepine acetate add-on for drug-resistant partial epilepsy. *Cochrane Database Syst Rev.* 2011 Dec 7; 12: CD008907.
34. Hemming K, Maguire MJ, Hutton JL, Marson AG. Vigabatrin for refractory partial epilepsy. *Cochrane Database Syst Rev.* 2013 Jan 31; 1: CD007302.
35. Shi LL, Dong J, Ni H, Geng J, Wu T. Felbamate as an add-on therapy for refractory epilepsy. *Cochrane Database Syst Rev.* 2014 Jul 18; 7: CD008295.
36. Talati R, Scholle JM, Phung OP, Baker EL, Baker WL, Ashaye A et al. Efficacy and safety of innovator versus generic drugs in patients with epilepsy: a systematic review. *Pharmacotherapy.* 2013; 32(4): 314-322.
37. Costa J, Fareleira F, Ascenção R, Borges M, Sampaio C, Vaz-Carneiro A. Clinical comparability of the new antiepileptic drugs in refractory partial epilepsy: a systematic review and meta-analysis. *Epilepsia.* 2011; 52(7): 1280-1291.
38. Bodalia PN, Grosso AM, Sofat R, Macallister RJ, Smeeth L, Dhillon S et al. Comparative efficacy and tolerability of antiepileptic drugs for refractory focal epilepsy: systematic review and network meta-analysis reveals the need for long term comparator trials. *Br J Clin Pharmacol.* 2013; 76(5): 649-667.
39. Gao L, Xia L, Zhao FL, Li SC. Clinical efficacy and safety of the newer antiepileptic drugs as adjunctive treatment in adults with refractory partial-onset epilepsy: a meta-analysis of randomized placebo-controlled trials. *Epilepsy Res.* 2013(1); 103: 31-44.
40. Hemery C, Ryvlin P, Rheims S. Prevention of generalized tonic-clonic seizures in refractory focal epilepsy: a meta-analysis. *Epilepsia.* 2014; 55(11): 1789-1799.
41. Beydoun A, D'Souza J. Treatment of idiopathic generalized epilepsy – a review of the evidence. *Expert Opin Pharmacother.* 2012: 13(9): 1283-1298.
42. Marson AG, Al-Kharusi AM, Alwaidh M, Appleton R, Baker GA, Chadwick DW et al.; SANAD Study group. The SANAD study of effectiveness of valproate, lamotrigine, or topiramate for generalised and unclassifiable epilepsy: an unblinded randomised controlled trial. *Lancet.* 2007; 369(9566): 1016-1026.
43. Fang Y, Wu X, Xu L, Tang X, Wang J, Zhu G, Hong Z. Randomized-controlled trials of levetiracetam as an adjunctive therapy in epilepsy of multiple seizure types. *J Clin Neurosci.* 2014; 21(1): 55-62.
44. Tjia-Leong E, Leong K, Marson AG. Lamotrigine adjunctive therapy for refractory generalized tonic-clonic seizures. *Cochrane Database Syst Rev.* 2010 Dec 8; 12: CD007783.
45. Trevathan E, Kerls SP, Hammer AE, Vuong A, Messenheimer JA. Lamotrigine adjunctive therapy among children and adolescents with primary generalized tonic-clonic seizures. *Pediatrics.* 2008; 118(2): e371-378.
46. Guerrini R, Pellacani S. Benign childhood focal epilepsies. *Epilepsia.* 2012; 53(Suppl 4): 9-18.
47. Borggraefe I, Bonfert M, Bast T, Neubauer BA, Schotten KJ, Mabmann K et al. Levetiracetam vs. sulthiame in benign epilepsy with centrotemporal spikes in childhood: a double-blinded, randomized, controlled trial(German HEAD Study). *Eur J Paediatr Neurol.* 2013; 17(5): 507-514.
48. Andrade R, García-Espinosa A, Machado-Rojas A, García-González ME, Trápaga-Quincoses O, Morales-Chacón LM. A prospective, open, controlled and randomised study of clobazam versus carbamazepine in patients with frequent episodes of Rolandic epilepsy. *Rev Neurol.* 2009; 49(11): 581-586.
49. Caraballo RH, Flesler S, Pasteris MC, Lopez Avaria MF, Fortini S, Vilte C. Myoclonic epilepsy in infancy: An electroclinical study and long-term follow-up of 38 patients. *Epilepsia.* 2013: 54(9): 1605-1612.
50. Domínguez-Carral J, García-Peñas JJ, Pérez-Jiménez MA, Fournier-Del Castillo MC, Carreras-Sáez I, Jiménez-Echevarría S. Benign myoclonic epilepsy in infancy: natural history and behavioral and cognitive outcome. *Rev Neurol.* 2014; 58(3): 97-102.
51. Park JT, Shahid AM, Jammoul A. Common pediatric epilepsy syndromes. *Pediatr Ann.* 2015; 44: e30-35.
52. Kelley SA, Kossoff EH. Doose syndrome(myoclonic-astatic epilepsy): 40 years of progress. *Dev Med Child Neurol.* 2010; 52(11): 988-993.
53. Trivisano M, Specchio N, Cappelletti S, Di Ciommo V, Claps D, Specchio LM et al. Myoclonic astatic epilepsy: an age-dependent epileptic syndrome with favorable seizure outcome but variable cognitive evolution. *Epilepsy Res.* 2011; 97(1 a 2):133-141.
54. Shinnar S, Cnaan A, Hu F, Clark P, Dlugos D, Hirtz DG et al.; Childhood Absence Epilepsy Study Group. Long-term outcomes of generalized tonic-clonic seizures in a childhood absence epilepsy trial. *Neurology.* 2015; 85(13): 1108-1114.
55. Glauser TA, Cnaan A, Shinnar S, Hirtz DG, Dlugos D, Masur D et al.; Childhood Absence Epilepsy Study Group. Ethosuximide, valproic acid, and lamotrigine in childhood absence epilepsy. *N Engl J Med.* 2010; 362(9): 790-799.
56. Vrielynck P. Current and emerging treatments for absence seizures in young patients. *Neuropsychiatr Dis Treat.* 2013; 9: 963-975.
57. Seneviratne U, Cook M, D'Souza W. The prognosis of idiopathic generalized epilepsy. *Epilepsia.* 2012; 53(12): 2079-2090.
58. Koepp MJ, Thomas RH, Wandschneider B, Berkovic SF, S. D. Concepts and controversies of juvenile myoclonic epilepsy: still an enigmatic epilepsy. *Expert Rev Neurother.* 2014; 14: 819-831.
59. Tikka SK, Goyal N, Umesh S, Nizamie SH. Juvenile myoclonic epilepsy: Clinical characteristics, standard and quantitative electroencephalography analyses. *J Pediatr Neurosci.* 2013; 8(2): 97-103.
60. Genton P, Thomas P, Kasteleijn-Nolst Trenité DG, Medina MT, Salas-Puig J. Clinical aspects of juvenile myoclonic epilepsy. *Epilepsy Behav.* 2013; 28(Suppl 1): S8-14.
61. Crespel A, Gelisse P, Reed RC, Ferlazzo E, Jerney J, Schmitz B, Genton P. Management of juvenile myoclonic epilepsy. *Epilepsy Behav.* 2013; 28(Suppl 1): S81-S86.
62. Hancock EC, Osborne JP, Edwards SW. Treatment of infantile spasms. *Cochrane Database Syst Rev.* 2013 Jun 5; 6: CD001770.
63. Widjaja E, Go C, McCoy B, Snead OC. Neurodevelopmental outcome of infantile spasms: A systematic review and meta-analysis. *Epilepsy Res.* 2015; 109: 155-162.
64. Riikonen R. Recent advances in the pharmacotherapy of infantile spasms. *CNS Drugs.* 2014; 28(4): 279-290.
65. Kalume S. Sudden unexpected death in Dravet syndrome: respiratory and other physiological dysfunctions. *Respir Physiol Neurobiol.* 2013; 189(2): 324-328.
66. Fountain-Capal JK, Holland KD, Gilbert DL, Hallinan BE. When should clinicians order genetic testing for Dravet syndrome? *Pediatr Neurol.* 2011; 45(5): 319-323.
67. Plosker GL. Stiripentol: in severe myoclonic epilepsy of infancy(dravet syndrome). *CNS Drugs.* 2012; 26(11): 993-1001.
68. Brigo F, Igwe SC. Antiepileptic drugs for the treatment of severe myoclonic epilepsy in infancy. *Cochrane Database Syst Rev.* 2015 Oct 19; 10: CD010483.
69. Chiron C. Current therapeutic procedures in Dravet syndrome. *Dev Med Child Neurol.* 2011; 53(Suppl 2): 16-18.
70. Bourgeois BF, Douglass LM, Sankar R. Lennox-Gastaut syndrome: a consensus approach to differential diagnosis. *Epilepsia.* 2014; 55(Suppl 4): 4-9.
71. Hancock EC, Cross JH. Treatment of Lennox-Gastaut syndrome. *Cochrane Database Syst Rev.* 2013 Feb 28; 2: CD003277.

72. Faulkner MA. Comprehensive overview: efficacy, tolerability, and cost-effectiveness of clobazam in Lennox-Gastaut syndrome. *Ther Clin Risk Manag.* 2015; 8: 905-914.
73. Reimers A. New antiepileptic drugs and women. *Seizure.* 2014; 23(8): 585-591.
74. Brodie MJ, Mintzer S, Pack AM, Gidal BE, Vecht CJ, Schmidt D. Enzyme induction with antiepileptic drugs: Cause for concern? *Epilepsia.* 2013; 54(1): 11-27.
75. Johannessen SI, Landmark CJ. Antiepileptic drug interactions – principles and clinical implications. *Curr Neuropharmacol.* 2010; 8: 254-267.
76. Tomson T, Marson A, Boon P, Canevini MP, Covanis A, Gaily E et al. Valproate in the treatment of epilepsy in girls and women of childbearing potential. *Epilepsia.* 2015; 56(7):1006-1019.
77. Hernández-Díaz S, Smith CR, Shen A, Mittendorf R, Hauser WA, Yerby M, Holmes L; North American AED Pregnancy Registry; North American AED Pregnancy Registry. Comparative safety of antiepileptic drugs during pregnancy. *Neurology.* 2012; 78(21): 1692-1699.
78. Tomson T, Battino D, Bonizzoni E, Craig J, Lindhout D, Sabers A et al.; study group. Dose-dependent risk of malformations with antiepileptic drugs: an analysis of data from the EURAP epilepsy and pregnancy registry. *Lancet Neurol.* 2011; 10: 609-617.
79. Bromley R, Weston J, Adab N, Greenhalgh J, Sanniti A, McKay AJ et al. Treatment for epilepsy in pregnancy: neurodevelopmental outcomes in the child. *Cochrane Database Syst Rev.* 2014 Oct 30; 10: CD010236.
80. Ornoy A, Weinstein-Fudim L, E. Z. Prenatal factors associated with autism spectrum disorder(ASD). *Reprod Toxicol.* 2015; 56: 155-169.
81. Deck GM, Nadkarni N, Montouris GD, Lovett A. Congenital malformations in infants exposed to antiepileptic medications in utero at Boston Medical Center from 2003 to 2010. *Epilepsy Behav.* 2015; 51: 166-169.
82. Borthen I, Gilhus NE. Pregnancy complications in patients with epilepsy. *Curr Opin Obstet Gynecol.* 2012; 24(2):78-83.
83. Devarbhavi H, Andrade RJ. Drug-induced liver injury due to antimicrobials, central nervous system agents, and nonsteroidal anti-inflammatory drugs. *Semin Liver Dis.* 2014; 34(2): 145-161.
84. Asconapé JJ. Use of antiepileptic drugs in hepatic and renal disease. *Handb Clin Neurol.* 2014; 119: 417-432.
85. Jankovic SM, Dostic M. Choice of antiepileptic drugs for the elderly: possible drug interactions and adverse effects. *Expert Opin Drug Metab Toxicol.* 2012; 8(1): 81-91.
86. Offringa M, Newton R. Prophylactic drug management for febrile seizures in children(Review). *Evid Based Child Health.* 2013; 8(4): 1376-1485.
87. Khosroshahi N, Faramarzi F, Salamati P, Haghighi SM, Kamrani K. Diazepam *versus* clobazam for intermittent prophylaxis of febrile seizures. *Indian J Pediatr.* 2011; 78: 38-40.
88. Sayegh ET, Fakurnejad S, Oh T, Bloch O, Parsa AT. Anticonvulsant prophylaxis for brain tumor surgery: determining the current best available evidence. *J Neurosurg.* 2014; 121(5): 1139-1147.
89. Weston J, Greenhalgh J, Marson AG. Antiepileptic drugs as prophylaxis for post-craniotomy seizures. *Cochrane Database Syst Rev.* 2015 Mar 4; 3: CD007286.
90. Trinka E, Höfler J, Leitinger M, Brigo F. Pharmacotherapy for Status Epilepticus. *Drugs.* 2015; 75(13): 1499-1521.
91. Prasad M, Krishnan PR, Sequeira R, Al-Roomi K. Anticonvulsant therapy for status epilepticus. *Cochrane Database Syst Rev.* 2014 Sep 10; 9: CD003723.
92. Brigo F, Igwe SC, Nardone R, Tezzon F, Bongiovanni LG, T. E. A common reference-based indirect comparison meta-analysis of intravenous valproate *versus* intravenous phenobarbitone for convulsive status epilepticus. *Epileptic Disord.* 2013; 15: 314-323.
93. Capovilla G, Beccaria F, Beghi E, Minicucci F, Sartori S, Vecchi M. Treatment of convulsive status epilepticus in childhood: Recommendations of the Italian League Against Epilepsy. *Epilepsia.* 2013; 54(Suppl 7): 23-34.
94. Arya R, Kothari H, Zhang Z, Han B, Horn PS, Glauser TA. Efficacy of nonvenous medications for acute convulsive seizures: A network meta-analysis. *Neurology.* 2015; 85(21): 1859-1868.
95. Welch RD, Nicholas K, Durkalski-Mauldin VL, Lowenstein DH, Conwit R, Mahajan PV et al.; Neurological Emergencies Treatment Trials (NETT) Network Investigators. Intramuscular midazolam *versus* intravenous lorazepam for the prehospital treatment of status epilepticus in the pediatric population. *Epilepsia.* 2015; 56(2); 254-262.
96. Levy RG, Cooper PN, Giri P. Ketogenic diet and other dietary treatments for epilepsy. *Cochrane Database Syst Rev.* 2012 Mar 14; 3: CD001903.
97. Rho JM. How does the ketogenic diet induce anti-seizure effects? *Neurosci Lett.* 2015 July 26 [Epub ahead of print]
98. Nangia S, Caraballo RH, Kang HC, Nordli DR, Scheffer IE. Is the ketogenic diet effective in specific epilepsy syndromes? *Epilepsy Res.* 2012; 100(3): 252-257.
99. Wang H-S, Lin K-L. Ketogenic diet: an early option for epilepsy treatment, instead of a last choice only. *Biomed J.* 2013; 36(1): 16-17.
100. Ogbonnaya S, Kaliaperumal C. Vagal nerve stimulator: Evolving trends. *J Nat Sci Biol Med.* 2013; 4(1): 8-13.
101. Ghani S, Vilensky J, Turner B, Tubbs RS, Loukas M. Meta-analysis of vagus nerve stimulation treatment for epilepsy: correlation between device setting parameters and acute response. *Childs Nerv Syst.* 2015 Oct 22 [Epub ahead of print]
102. Englot DJ, Rolston JD, Wright CW, Hassnain KH, Chang EF. Rates and Predictors of Seizure Freedom With Vagus Nerve Stimulation for Intractable Epilepsy. *Neurosurgery.* 2015 Nov 28. [Epub ahead of print]
103. Laxpati NG, Kasoff WS, Gross RE. Deep brain stimulation for the treatment of epilepsy: circuits, targets, and trials. *Neurotherapeutics.* 2014: 11(3): 508-526.
104. Sprengers M, Vonck K, Carrette E, Marson AG, Boon P. Deep brain and cortical stimulation for epilepsy. *Cochrane Database Syst Rev.* 2014 Jun 17; 6: CD008497.
105. Téllez-Zenteno JF, Hernández-Ronquillo L, Buckley S, Zahagun R, Rizvi S. A validation of the new definition of drug-resistant epilepsy by the International League Against Epilepsy. *Epilepsia.* 2014; 55:829-834.
106. Ladino LD, Hernández-Ronquillo L, Téllez-Zenteno JF. Management of antiepileptic drugs following epilepsy surgery: a meta-analysis. *Epilepsy Res.* 2014; 108(4): 765-774.
107. Dorfmüller G, Delalande O. Pediatric epilepsy surgery. *Handb Clin Neurol* 2013: 111: 785-795.
108. Gloss D, Vickrey B. Cannabinoids for epilepsy. *Cochrane Database Syst Rev.* 2014 Mar 5; 3: CD009270.
109. Wang XQ, Lang SY, Shi XB, Tian HJ, Wang RF, Yang F. Cross-reactivity of skin rashes with current antiepileptic drugs in Chinese population. *Seizure.* 2010: 19(9): 562-566.
110. Jabeen E, Qureshi R, Shah A. Interaction of antihypertensive acetazolamide with nonsteroidal anti-inflammatory drugs. *J Photochem Photobiol B.* 2013; 125: 155-163.
111. Ruokoniemi P, Tertti R, Paalosmaa-Puusa P, Kareranta H, Laine K. Acetazolamide may provoke cyclosporine toxicity--a case report. *Clin. Kidney J.* 2009; 2: 298-299.
112. Powell G, Saunders M, Rigby A, Marson AG. Immediate-release *versus* controlled-release carbamazepine in the treatment of epilepsy. *Cochrane Database Syst Rev.* 2014 Dec 3; 12: CD007124.

CAPÍTULO 34
Doença de Parkinson e Outros Distúrbios do Movimento

Cassiano Mateus Forcelini

▶ Introdução

Os distúrbios do movimento compreendem ampla gama de condições heterogêneas que se caracterizam, entre outros sinais e sintomas, pela ocorrência constante ou intermitente de movimentos involuntários. O representante mais conhecido dessa classe é a doença de Parkinson, mas outras variadas condições, desde o comum tremor essencial até as raras distonias, também perfazem exemplos de tais distúrbios. O Quadro 34.1 lista as principais entidades desta classe.

Quadro 34.1 ▪ Principais distúrbios dos movimentos.

Tremor essencial
Outros tipos de tremor
Doença de Parkinson
Parkinsonismo secundário
Parkinsonismo vascular
Parkinsonismo induzido por fármacos
Parkinsonismo atípico
Doença de corpos de Lewy
Paralisia supranuclear progressiva (síndrome de Steele-Richardson-Olszewski)
Atrofia de múltiplos sistemas (síndrome de Shy-Drager)
Degeneração corticobasal
Distonias
Outros distúrbios dos movimentos
Síndrome de Tourette
Síndrome das pernas inquietas
Mioclonias
Síndromes do susto
Distúrbios dos movimentos causados por fármacos

Tremor

Tremor é o mais comum distúrbio de movimento.[1] Em estudo de coorte, abarcando idosos de pequena cidade brasileira, a prevalência de tremor foi de 17,4%: tremor essencial – 7,4%; tremor parkinsoniano – 5,4%; tremor fisiológico exacerbado – 2,8%; e formas mais raras de tremor – 1,6%.[2]

Tremor essencial geralmente começa na vida adulta, embora possa estar presente desde a infância ou adolescência. Tipicamente se manifesta com tremor fino e de alta frequência nas mãos, durante posturas ou movimentos, como ao estender os braços, segurar um copo ou escrever, desaparecendo com os membros superiores em repouso e apoiados. Tende a aumentar com a idade, podendo exibir leve sinal da roda denteada ao exame físico (o que pode confundir com parkinsonismo). Raramente mostra leve assimetria. Tremor de cabeça é outra forma de apresentação, com movimentos do tipo "sim-sim" ou "não-não". Em metade dos casos há história familiar de tremor. Alguns pacientes notam que o tremor diminui transitoriamente mediante consumo de pequenas doses de bebida alcoólica.

Tremor parkinsoniano tipicamente se manifesta em repouso, ao contrário do essencial, persistindo aos movimentos e posturas. Assemelha-se, nas mãos, ao ato de contar cédulas. Frequentemente está associado a outros estigmas parkinsonianos (ver adiante).

Tremor fisiológico exacerbado apresenta-se em posturas ou movimentos em certos contextos, como crises de ansiedade ou sob efeito de substâncias estimulantes (uso copioso de cafeína).

Alguns fármacos são propensos à geração de *tremor postural*, semelhante ao tremor essencial ou tremor fisiológico exacerbado. São exemplos: antidepressivos (especialmente inibidores seletivos da recaptação de serotonina), antiepilépticos, lítio, broncodilatadores (agonistas beta-2) e quimioterápicos. Hipertireoidismo descompensado ou iatrogênico (uso excessivo de levotiroxina) também produz tremor postural. Além disso, algumas distonias podem exibir tremor simultaneamente a mioclonias, posturas distônicas ou coreia.[3]

Doença de Parkinson

Doença de Parkinson é o segundo transtorno neurodegenerativo mais comum, depois da doença de Alzheimer. No estudo de coorte citado, a prevalência de parkinsonismo em idosos acima de 64 anos foi de 7,4%, sendo de 3,3% a prevalência de doença de Parkinson, proporção semelhante à encontrada em outros países.[4]

A degeneração de neurônios dopaminérgicos da substância negra do mesencéfalo tem relação direta com o aparecimento dos sintomas e sinais da doença de Parkinson. Acredita-se que sinais e sintomas motores apareçam somente quando já houve perda de 70% dos neurônios dopaminérgicos mesencefálicos, mas há também sintomas não motores que podem anteceder ou acompanhar a doença.

Na fase pré-motora, com anos de antecedência, podem ocorrer perda da olfação (anosmia) e desenvolvimento de transtorno comportamental do sono REM – parassonia, na qual o indivíduo perde momentaneamente a inibição motora espinal do sono REM e executa atos motores durante sonhos.

É comum a coexistência de depressão quando do início da fase motora. Com a progressão da doença, sobrevém demência após período variável de anos ou décadas do início dos sintomas motores. Isso ocorre paralelamente à acentuação de outros achados anatomopatológicos, como atrofia cerebral e aparecimento de corpos de Lewy disseminadamente no encéfalo. O surgimento de demência paralelamente à eclosão dos sinais motores não é habitual na doença de Parkinson, devendo levar à suspeição de outras condições, como demência de corpos de Lewy, na qual as alucinações também são comuns desde o início do quadro.

Tanto doença de Parkinson quanto outras condições neurodegenerativas que cursam com parkinsonismo podem ter predisposição genética, mas ainda há incerteza sobre o papel determinante e a natureza de variados genes na origem e expressão das referidas entidades.[5] Há mais de 20 genes ligados ao desenvolvimento da doença de Parkinson, refletindo heterogeneidade genética: a mutação do gene PARK2, por exemplo, está ligada ao desenvolvimento da doença em pacientes mais jovens com padrão autossômico recessivo;[6] mutação de PARK8, por sua vez, leva a expressão autossômica dominante.[7]

Contudo, a maioria dos casos de doença de Parkinson não tem origem genética. O papel de fatores ambientais e seus mecanismos na eclosão da doença ainda são pouco conhecidos. Dentre eles, destaca-se a exposição a pesticidas, consistentemente apontada em estudos observacionais como fator de risco.[8]

O diagnóstico da doença de Parkinson requer a presença de sinais motores: tremor em repouso, bradicinesia (alentecimento de movimentos), rigidez do tipo plástica (com sinal da roda denteada) e prejuízo de reflexos posturais. A progressão é lenta, desde sinal isolado inicial até o quadro inequívoco, de forma que o diagnóstico pode ser incerto no início da doença. Outros elementos que se revelam no decorrer da doença de Parkinson são: comum assimetria, em que apenas ou predominantemente um lado do corpo exibe os achados; micrografia (diminuição do tamanho da letra escrita); face hipomímica (com pouca expressão); voz monótona (hipomodulada); perda de movimentos automáticos relacionados à marcha, como o balançar dos braços (em geral, assimétrica); dor no ombro ou cotovelo do lado afetado, em função da rigidez corporal; sinal de Myerson (piscar de olhos persistente, ante tênue percussão repetida da glabela a cada segundo); postura com lordose; marcha com passos pequenos e exibindo o fenômeno de festinação (aceleração), quando da perda de equilíbrio; travamento da marcha ante obstáculos, como portas e cadeiras.

Empreender teste terapêutico com levodopa pode ser útil no caso de suspeita de doença de Parkinson, mas ampla é a faixa de doses necessárias até que o paciente melhore. Além disso, resposta plena não é imediata e requer até 2 semanas de uso do fármaco.

Parkinsonismo secundário

No Brasil, parkinsonismo secundário ocorre com uso de medicamentos e parkinsonismo vascular (2,7% e 1,1% dos idosos na coorte citada, respectivamente).[4] Ou seja, o *parkinsonismo iatrogênico,* produzido por fármacos como flunarizina, cinarizina e antipsicóticos (típicos, risperidona e afins) é quase tão comum quanto a doença de Parkinson. Recomenda-se evitar a prescrição de tais agentes em idosos, grupo em que o decremento da atividade dopaminérgica mesencefálica é acelerado. Nesta faixa etária, o uso por apenas alguns meses já pode ser capaz de induzir parkinsonismo, tipicamente simétrico e nem sempre reversível. Resposta a teste terapêutico com levodopa costuma ser significativa no caso de parkinsonismo medicamentoso, desde que o agente causador seja removido.

Parkinsonismo vascular, por sua vez, tende a ser assimétrico e coexistir com outras anormalidades do exame neurológico que expressam o comprometimento de área(s) encefálica(s) específica(s). São comuns déficits motores, hiper-reflexia e outros sinais de liberação piramidal, bem como variável comprometimento cognitivo e instabilidade postural (quedas) precoce. O parkinsonismo vascular pode ser secundário tanto a acidente vascular cerebral (AVC) como a múltiplas e pequenas áreas isquêmicas, de surgimento assintomático na maioria dos casos. Resposta a teste terapêutico com levodopa pode ser variável no parkinsonismo vascular, mas em geral é menos intensa do que na doença de Parkinson.

Parkinsonismo atípico

Sob essa designação incluem-se distúrbios neurodegenerativos mais raros que a doença de Parkinson, mas que podem ser inicialmente com ela confundidos, apresentando pior prognóstico em termos de resposta à levodopa e comprometimento progressivo.

Com o decorrer do tempo, sinais distintivos de cada condição podem ser percebidos, de forma que o diagnóstico acertado se torne possível.[9] Vários sinais ou sintomas diferenciais entre essas condições devem ser valorizados.

Quedas frequentes nos primeiros anos do quadro são mais observadas em paralisia supranuclear progressiva (PSP), ocorrendo somente em fases mais avançadas da doença de Parkinson. Prejuízo da movimentação ocular vertical (nistagmo, limitação à movimentação), especialmente para baixo, costuma ser visto na PSP, embora possa não ser evidente no início da doença.

Da mesma forma, em atrofia de múltiplos sistemas (AMS) ocorre disautonomia precoce (hipotensão postural, síncopes),[10] sendo encontrada só tardiamente na doença de Parkinson (tanto pela doença como por altas doses de levodopa). Disfunção vesical (urgência ou incontinência urinária) e erétil é muito comum no primeiro ano de surgimento da AMS, sendo comprometimento tardio na doença de Parkinson.

AMS se apresenta com parkinsonismo, alucinações e demência, geralmente simultâneos no primeiro ano de doença. Ao contrário, na doença de Parkinson o surgimento de demência costuma ocorrer após anos do início do quadro. Ao exame físico, achados sugestivos de outras síndromes neurológicas podem ser encontrados, tais como sinais cerebelares (dismetria) e piramidais (hiper-reflexia e reflexo cutaneoplantar extensor). A degeneração corticobasal tipicamente se manifesta com parkinsonismo marcadamente assimétrico e disfunções corticais, como apraxia (perda da habilidade de realizar alguns atos) e distúrbios sensitivos corticais, como dificuldade para discernir a localização de estímulos cutâneos, e mesmo o não reconhecimento de parte do corpo.[11]

Teste terapêutico com levodopa é útil quando da suspeita de parkinsonismo atípico. Em geral, a resposta é nula ou pobre, destoando da melhora marcada que ocorre na doença de Parkinson.

Outras doenças raras, como algumas ataxias espinocerebelares, com proeminente prejuízo de marcha devido a síndromes cerebelar e piramidal, podem cursar com parkinsonismo, por vezes com alguma resposta à levodopa.[12] A apresentação de parkinsonismo (e distonia) nas primeiras décadas de vida não é usual, devendo-se pesquisar a possibilidade de condições pouco comuns, como doença de Wilson e neurodegeneração com acúmulo cerebral de ferro.[13,14]

Síndrome de Tourette

Síndrome de Tourette é distúrbio motor e comportamental caracterizado por tiques motores e vocais que se iniciam na infância ou na adolescência. Há ampla gama de manifestações: desde sintomas leves, socialmente aceitáveis, até quadros incapacitantes e constrangedores. Morbidades psiquiátricas associadas são comuns, com destaque para transtorno de déficit de atenção e transtorno obsessivo-compulsivo.[15] A ocorrência de tiques intermitentes é comum em crianças em idade escolar, devendo ser diferenciada do quadro crônico e mais pronunciado da síndrome de Tourette, com tiques motores e vocais frequentes e proeminentes.

Tiques motores também ocorrem, em menor escala, em outras condições, como autismo, síndrome do X frágil, doença de Huntington, discinesia tardia e uso de cocaína. O início dos tiques na vida adulta deve levar à suspeição de causa subjacente que não a síndrome de Tourette.

Distonias

Distonias são distúrbios do movimento, caracterizados por contratura muscular intermitente ou sustentada, que causam frequentes e repetidos movimentos ou posturas anormais.[16] Compreendem diversificadas condições que cursam com movimentos involuntários do tipo atetose, coreia e balismo (similares, respectivamente, a movimentos serpentiformes, de dança e de arremesso de objeto). Também podem expressar-se por posturas fixas momentâneas (tônicas), mioclonias e tremores, dependendo da doença (Quadro 34.2).

Uma variação consiste na distribuição corporal: focal (somente uma região corporal); segmentar (duas regiões corporais contíguas); multifocal; hemidistonia (acometendo metade do corpo); generalizada. A utilidade de tal abordagem é a noção de que, quanto mais localizada a distonia, maior o benefício a ser obtido de terapia medicamentosa local, a saber, uso de toxina botulínica na musculatura onde ocorre a contração involuntária.[17] As distonias mais extensas, como as generalizadas e segmentares, não são indicações usuais de toxina botulínica.

Existem ainda outros raros distúrbios do movimento agrupados como "síndromes do susto", nos quais o reflexo do susto frente a estímulos é exagerado.[18] Neste grupo, destaca-se a hiperecplexia, congênita ou adquirida. A forma congênita se manifesta desde o período neonatal, tem heterogeneidade genética e é causada por mutações em genes relacionados aos receptores de glicina, importante neurotransmissor inibitório da medula espinal. Quadros semelhantes podem ser desencadeados em qualquer idade, a partir de lesões destrutivas ou compressivas de medula espinal ou tronco encefálico. Caracterizam-se por reflexo do susto exagerado, que provoca súbita rigidez, tremores e quedas frente a estímulos que podem ser auditivos ou de outra ordem (exemplo: ao se deparar com escada ou cadeira). Tipicamente não há perda de consciência, mas a condição é comumente confundida com epilepsia e transtornos psicológicos. Embora não haja ensaios clínicos indicativos de tratamento dessa condição, dada a baixa frequência dos casos, clonazepam é considerado útil no controle dos sintomas.[18]

Distúrbios do movimento induzidos por medicamentos

Diversos medicamentos podem causar distúrbios do movimento. O Quadro 34.3 ilustra tal diversidade.

Recomenda-se suspender o medicamento suspeito de estar causando os sintomas, a menos que isso não seja factível. Em geral, segue-se melhora progressiva, embora algumas situações não sejam sempre reversíveis (discinesia tardia, alguns casos de parkinsonismo).

É prática comum a prescrição de fármacos anticolinérgicos em associação a antipsicóticos típicos (neurolépticos) em pacientes com esquizofrenia, para prevenção do desenvolvimento de complicações motoras induzidas pelos últimos, como acatisia e discinesia tardia. Todavia, apesar do efeito protetor, anticolinérgicos são relacionados a declínio cognitivo. Há evidência de que sua retirada melhora a função cognitiva de pacientes esquizofrênicos ou com transtorno esquizoafetivo.[19]

Uma situação, porém, exige conduta urgente: o início abrupto de discinesia, em geral coreia ou posturas distônicas (inclusive com crises oculogíricas), após administração parenteral de antagonistas dopaminérgicos, como haloperidol, metoclopramida e bromoprida. Constitui quadro que causa intenso desconforto aos pacientes e pode ser revertido imediatamente com a administração de biperideno intravenoso (ver em Prescrição).

▶ Seleção

Tremor essencial

Propranolol é o tratamento de escolha para tremor essencial, ainda que tal indicação se embase apenas em opiniões de especialistas. Outros betabloqueadores também podem ser úteis. A relação entre eficácia e segurança é favorável, desde que se evite o uso em pacientes asmáticos, com tendência a hipotensão, depressão descompensada e diabéticos que estejam experimentando episódios de hipoglicemia.

Quadro 34.2 ■ Caracterização das distonias.

Idade de início
0 a 2 anos (lactente)
3 a 12 anos (infância)
13 a 20 anos (adolescência)
21 a 40 anos (adulto-jovem)
> 40 anos (maturidade)
Padrão temporal
Evolução
Progressiva
Estática
Variabilidade
Persistente
Ação-específica
Flutuações diurnas
Paroxística
Distribuição
Focal
Segmentar
Multifocal
Hemidistonia
Generalizada
Características associadas
Distonia isolada
Distonia combinada
Síndromes distônicas
Distonia isolada generalizada com início precoce
Distonia isolada focal ou segmentar com início na vida adulta
Distonia-parkinsonismo
Mioclonia-distonia
Padrão de envolvimento do sistema nervoso central
Processo degenerativo
Lesão estática
Sem evidência de lesão ou degeneração
Etiologia
Genéticas
Adquiridas
Idiopáticas

Quadro 34.3 ■ Distúrbios dos movimentos causados por medicamentos.

Parkinsonismo
Antipsicóticos típicos (neurolépticos), risperidona, flunarizina/cinarizina, tetrabenazina, reserpina, valproato, lítio, metildopa, verapamil, metoclopramida/bromoprida
Acatisia
Aripiprazol, neurolépticos, metoclopramida/bromoprida, tetrabenazina, reserpina
Discinesia tardia
Neurolépticos, clozapina, metoclopramida/bromoprida, antidepressivos tricíclicos
Distonia aguda (incluindo crises oculogíricas)
Risperidona, neurolépticos, metoclopramida/bromoprida, cocaína
Coreoatetose
Ciclosporina, contraceptivos orais, antiepilépticos (especialmente fenitoína), antidepressivos tricíclicos, biperideno/triexifenidil, levodopa, anfetaminas, cocaína
Tremor
Ciclosporina, lítio, amiodarona, procainamida, antiepilépticos, inibidores da recaptação da serotonina, antidepressivos tricíclicos, broncodilatadores (agonistas beta-2), tamoxifeno, quimioterápicos, interferons, neurolépticos, tiroxina (em excesso)

Primidona, antigo antiepiléptico análogo a fenobarbital, também é eficaz em grande parte dos pacientes com tremor essencial. Porém, apresenta mais efeitos adversos que propranolol, como sonolência, vertigens, ataxia, náuseas, vômitos e cefaleia. Tais sintomas podem ser minimizados com incrementos graduais de doses e tomada noturna única inicial.

Apesar de usados na prática clínica, primidona e propranolol mostram-se ineficazes em 25 a 55% dos pacientes e produzem eventos adversos em larga porcentagem dos portadores de tremor essencial.

Dentre os demais medicamentos propostos para tremor essencial, topiramato (anticonvulsivante neuroprotetor) é o agente com maior evidência de utilidade, embora os frequentes efeitos adversos restrinjam sua efetividade. Em metanálise de 3 ensaios clínicos randomizados (n = 294), topiramato superou o placebo em escores de uma escala de tremor, mas produziu mais intenso tremor de membro superior e impedimento de função motora e atividade funcional comparativamente a placebo, determinando alto índice de suspensão de tratamento.[20]

Para casos avançados de tremor essencial, com refratariedade ou intolerância ao tratamento medicamentoso, pode ser considerada a estimulação cerebral profunda (DBS), que consiste na implantação cirúrgica de um ou mais eletrodos em áreas específicas do cérebro, os quais modulam padrões neurais anormais em região-alvo.[21]

Doença de Parkinson

■ Antiparkinsonianos

Na doença de Parkinson emprega-se levodopa associada a um dos dois inibidores da dopa-descarboxilase (carbidopa ou benserazida).[22] Esse tratamento objetiva manejo de sintomas, especialmente rigidez e bradicinesia.

Não há ensaio clínico que compare diretamente todas as terapias farmacológicas disponíveis para a doença de Parkinson inicial.

Revisão sistemática que incluiu estudos de monoterapia com selegilina, rasagilina (ambos inibidores da monoamina oxidase B – IMAO B), pramipexol (agonista dopaminérgico) ou levodopa *versus* placebo, executando comparação indireta, mostrou que levodopa foi mais eficaz na redução de 60,1% dos escores de escala UPDRS I, II e III (*Unified PD Rating Scale*) para doença de Parkinson.[23]

Metanálise de 11 estudos[24] comparou uso isolado de levodopa *versus* terapia poupadora de levodopa (IMAO B e agonistas dopaminérgicos) em pacientes com doença de Parkinson de início precoce. Levodopa isolada alcançou os melhores escores nas escalas UPDRS I, II e III e total e apresentou menos eventos adversos (discinesias e flutuações) motivadores de suspensão de tratamento em comparação à terapia poupadora (15,8% *versus* 43,7%). L-Dopa isolada mostrou-se o mais eficaz tratamento inicial para sintomas motores em pacientes com doença de Parkinson, apesar da maior incidência de movimentos involuntários.

A grande discussão acerca de levodopa reside em seu uso em pacientes com menos de 60 anos, ou que apresentam somente tremor ou com sintomas leves, tendo em vista o temor, muitas vezes exagerado, do desenvolvimento de discinesias (movimentos involuntários do tipo coreia) por ela induzido após anos de tratamento em doses médias a elevadas.[22]

As flutuações motoras podem ser controladas com modificação da dosagem de levodopa ou com emprego de outros medicamentos em estágios precoces da doença, tais como IMAO B, agonistas dopaminérgicos, inibidores da catecol-O-metil transferase, betabloqueadores, anticolinérgicos e mesmo amantadina, que tem pequena eficácia antiparkinsoniana, mas é útil para controlar as discinesias induzidas pela levodopa.

Embora tal prática possa atrasar o início da terapêutica com levodopa ou diminuir suas doses, o temor das discinesias não deve sobrepor-se ao objetivo de controlar sintomas, promover máxima funcionalidade possível e melhor qualidade de vida em qualquer fase da doença. Dessa forma, pode ser adequado começar o tratamento de um paciente mais jovem com sintomas iniciais somente com selegilina ou rasagilina ou com agonista dopaminérgico. Mas, com o decorrer da progressão da doença, os IMAO B tornam-se insuficientes, dada sua pequena eficácia antiparkinsoniana, e doses altas de agonistas dopaminérgicos podem não ser exequíveis em função dos frequentes efeitos adversos. Além disso, há que se considerar o custo elevado de fármacos de introdução mais recente. Nesse contexto, torna-se inevitável a associação de levodopa, mesmo em dose baixa, a agonistas dopaminérgicos quando esses são tolerados.

A pretensa capacidade de retardar a progressão da doença de Parkinson dos IMAO B é discutível. Os ensaios clínicos iniciais com selegilina sugeriram tal efeito, porém pode ter sido interpretação equivocada da melhora sintomática que o fármaco promove.[25] Em revisão Cochrane[26] de dez ensaios, IMAO B não retardaram a progressão da doença. Reduziram significativamente flutuações motoras, mas esse resultado não se mostrou robusto em análises de sensibilidade. Não apresentaram efeito em discinesia. Não houve relatos de morte associada a seu uso, mas o risco não foi afastado. Embora os efeitos adversos fossem geralmente leves e infrequentes, a desistência de tratamento a eles atribuída foi maior. Assim, os autores não recomendaram seu uso rotineiro em doença de Parkinson de início precoce. Em outra revisão Cochrane (2 ensaios, n = 593), selegilina foi comparada a agonistas dopaminérgicos e levodopa. Sua eficácia foi inferior à de levodopa e agonistas de dopamina, mas superou L-Dopa na redução de flutuações e teve menos efeitos adversos do que os agonistas, mas os dados são insuficientes para fornecer conclusões confiáveis.[27]

Os estudos envolvendo rasagilina (TEMPO e ADAGIO) não demonstraram convincentemente algum efeito retardante na progressão da doença.[28] Não há evidência de que rasagilina seja mais eficaz que selegilina,[29] e a pretensa menor segurança da selegilina[30] é discutível. Assim, há vantagem duvidosa frente ao elevado custo da rasagilina.[31] Há indícios de que o uso de inibidores de monoamina oxidase B possa diminuir a incidência futura de discinesia induzida por levodopa.[32]

Comumente, fármacos anticolinérgicos (biperideno e triexifenidil) são prescritos para controle do tremor parkinsoniano, mas não há evidência de sua eficácia.[33] Ademais, tais medicamentos exibem proeminentes efeitos adversos antimuscarínicos (parassimpaticolíticos) e podem causar quadro confusional agudo (*delirium*). A indicação de que uso crônico de anticolinérgicos possa ser fator de risco para demência[34] tem desencorajado ainda mais o emprego dessa classe no tratamento da doença de Parkinson, mesmo quando tremor é manifestação proeminente.

A classe farmacológica com maior evidência de eficácia em qualquer fase da doença, depois da levodopa, é a dos agonistas dopaminérgicos ergóticos (bromocriptina, cabergolina, lisurida, piribedil e pergolida) e não ergóticos (pramipexol, ropinirol, rotigotina). Comparações diretas entre eles são escassas. Comparações indiretas mostraram que agentes ergóticos (cabergolina, pergolida) foram tão eficazes quanto derivados não ergóticos (pramipexol, ropinirol) em melhorar sintomas parkinsonianos em qualquer estágio da doença. Também não se verificaram diferenças significativas quanto à segurança.[35]

Em revisão de 13 estudos observacionais, compararam-se agonistas dopaminérgicos ergóticos e não ergóticos em relação à cardiotoxicidade (risco de doença valvar cardíaca e insuficiência cardíaca) em pacientes com doença de Parkinson. Comparativamente a agentes não ergóticos e outros fármacos parkinsonianos, pergolida e cabergolina associaram-se a maior risco de doença valvar cardíaca, principalmente em tratamento prolongado e com mais altas doses. Moderada evidência sugeriu que carbegolina e pramipexol se associaram a maior risco de insuficiência cardíaca, assim também pergolida.[36]

Agonistas dopaminérgicos não ergóticos constituem uma das alternativas em pacientes mais jovens e classe de escolha para associação com levodopa nas fases mais avançadas da doença.

À medida que a doença de Parkinson progride, torna-se imperioso o aumento das doses de fármacos como levodopa e agonista dopaminérgico até as máximas toleradas para se obter benefício. Com o aumento da perda dos neurônios da substância negra mesencefálica, os pacientes se tornam cada vez mais dependentes dos fármacos para promover neurotransmissão dopaminérgica. A associação de outros medicamentos pode permitir controle adequado dos sintomas, sem que inaceitáveis efeitos adversos associados a alta dose de agente isolado ocorram, ou para diminuir as típicas flutuações de levodopa na doença avançada, quando a atividade dopaminérgica endógena praticamente se esgotou. Assim, é comum a associação de levodopa e agonistas dopaminérgicos, ou de levodopa e entacapona (com ou sem agonistas dopaminérgicos), e mesmo de levodopa e amantadina, esta claramente empregada para diminuir as discinesias decorrentes de doses altas ou do uso prolongado de levodopa. Nesta fase da doença não faz sentido a manutenção de IMAO B, pois a eficácia antiparkinsoniana é pequena. O acréscimo de inibidor da catecol-ortometil transferase (COMT) – entacapona – à levodopa pode aumentar eficácia e manter benefício clínico, com redução das flutuações e sem a exacerbação de efeitos adversos gastrointestinais e neuropatia que ocorreriam com o aumento de doses de levodopa. Porém, o aumento da ação dopaminérgica pode igualmente provocar discinesias. Essa indicação não se fundamenta em estudos comparativos de suficiente qualidade para gerar recomendações.

Para tentar controlar os sintomas típicos de decremento da ação da dopamina no decorrer do dia ("congelamentos"), várias estratégias podem ser tentadas: combinar formulação de levodopa de liberação rápida com a de liberação lenta; usar a apresentação de levodopa + benserazida com as duas formas de liberação no mesmo comprimido; associar pramipexol ou entacapona à levodopa; usar pramipexol de liberação lenta em dose única matinal ou aplicar adesivo de rotigotina, paralelamente ao programa de doses de levodopa.

Medicamentos para controle de sintomas associados à doença de Parkinson

O benefício existente, embora pequeno, de inibidores da acetilcolinesterase para *demência* na doença de Parkinson é comentado no Capítulo 39, Transtornos Neurocognitivos. *Alucinações* são frequentes, em decorrência da própria condição ou como efeito adverso de agonistas dopaminérgicos e, menos comumente, da própria levodopa. O uso de antipsicóticos típicos com potencial de bloqueio de receptores dopaminérgicos é contraindicado, pois piora marcadamente os sintomas motores da doença. Quetiapina, antipsicótico não bloqueador de receptores dopaminérgicos, é o fármaco de escolha para alucinações na doença de Parkinson,[22] e pode ser indicada, por extensão, para outras doenças que cursam com parkinsonismo. Alternativas são olanzapina e clozapina, mas esta acarreta risco de leucopenia grave. Como alucinações e psicose podem ser efeitos adversos de estimulação dopaminérgica, diminuição ou retirada de agonistas dopaminérgicos ou amantadina e, em menor escala, redução da levodopa podem ser suficientes para controle dos sintomas. Dessa forma, pode-se encurtar o período de uso de antipsicótico, ou mesmo evitá-lo, consideração importante para a segurança de pacientes que, em geral, são polimedicados e podem ter morbidades associadas que aumentam os riscos cardiovasculares de quetiapina ou olanzapina.

Náuseas e *vertigens* do parkinsonismo não devem ser controladas com antieméticos (metoclopramida e bromoprida) e antivertiginosos (flunarizina e cinarizina), pois prejudicam a transmissão dopaminérgica. Alternativas mais indicadas são domperidona, meclizina, dimenidrinato e antagonistas dos receptores serotoninérgicos 5 HT-3 (ondansetrona e afins) como antieméticos, e betaistina e dimenidrinato como antivertiginosos.

Tratamento não medicamentoso

Pacientes com doença de Parkinson podem ser candidatos a tratamento cirúrgico com estimulação cerebral profunda (*deep brain stimulation* – DBS). Há indicação dessa estratégia em cenários diversos: presença de sintomas motores decorrentes das oscilações de levodopa (discinesias, "congelamentos" etc.); tremor resistente a tratamento farmacológico; doença avançada com terapia farmacológica já otimizada, desde que sem demência ou depressão/psicose. Em revisão que cita seis ensaios clínicos randomizados e controlados, DBS mostra melhora de qualidade de vida, redução da gravidade dos sintomas motores no estado sem medicação, aumento no tempo sem complicações relacionadas a tratamento medicamentoso (p. ex., discinesias), bem como capacidade de diminuir as doses necessárias de antiparkinsonianos.[37] Os custos inicialmente elevados e o risco de complicações deste procedimento neurocirúrgico podem ser compensados pela diminuição do uso de medicamentos e melhora na qualidade de vida.[38]

■ Síndrome de Tourette

O diagnóstico de síndrome de Tourette não implica, necessariamente, tratamento farmacológico. Em casos mais leves, o simples esclarecimento de pacientes e familiares pode ser suficiente, tendo em vista a melhora parcial que pode ocorrer espontaneamente a partir da adolescência. Quando necessário, o manejo deve ser multidisciplinar, envolvendo terapia comportamental, tratamento farmacológico e, em alguns casos, aplicações intramusculares de toxina botulínica.[15] DBS pode ser aventada em casos graves e refratários.

Antipsicóticos típicos são eficazes para o controle dos tiques, com destaque para haloperidol e pimozida, cujo efeito foi bem demonstrado em ensaios clínicos.[15] Porém, reações adversas de curto e longo prazos (sonolência, ganho de peso, hiperprolactinemia, reações distônicas, parkinsonismo, discinesia tardia e síndrome neuroléptica maligna) devem ser consideradas para a tomada de decisão terapêutica, que deve ser compartilhada com pacientes e familiares. Estudos menores sugeriram benefício com outros antipsicóticos menos bloqueadores de receptores dopaminérgicos (risperidona e aripiprazol), assim como com tetrabenazina, fármaco depletivo de dopamina.[15] Tais medicamentos apresentam menor incidência de efeitos extrapiramidais em relação aos antipsicóticos típicos. Clonidina, anti-hipertensivo com ação agonista central em receptores alfa-adrenérgicos, tem eficácia menor que antipsicóticos, estando particularmente indicada em casos de síndrome de Tourette associada a transtorno de déficit de atenção e hiperatividade (TDAH).[15]

Toxina botulínica pode ser utilizada no caso de tiques motores focais e simples,[15] em que fique evidente a musculatura recrutada, mas é de pouca utilidade em tiques motores complexos. Hipotonia muscular após aplicação, que deve ter periodicidade de 3 a 4 meses, é o efeito adverso mais comum.

Distonias

Fármacos de uso sistêmico, administrados por via oral, são recomendados para distonias generalizadas e segmentares. Fatores limitantes são efeitos adversos, motivo pelo qual devem ser iniciados em doses pequenas e aumentados gradualmente, a fim de melhorar a tolerabilidade.[17] Anticolinérgicos (biperideno, triexifenidil), baclofeno, antipsicóticos típicos (haloperidol) e atípicos (clozapina), tetrabenazina, benzodiazepínicos (clonazepam), oxibato de sódio, zolpidem e anticonvulsivantes (carbamazepina) têm nível de evidência baixo (estudos observacionais, ensaios clínicos pequenos), mas são comumente usados em distonias extensas por conta da falta de um agente de escolha. Alguns representantes são empregados em situações particulares, como a tetrabenazina (agente depletivo de dopamina) na doença de Huntington, e clonazepam na distonia com mioclonia.

As respostas obtidas com medicamentos sistêmicos não costumam ter efeito muito significativo, mas há uma exceção: a distonia levodopa-responsiva. Tal condição inicia-se na infância, podendo ser de origem genética, e se deve a defeito na síntese de dopamina. Manifesta-se com predominante distonia de membros inferiores, a qual se alastra para outras partes do corpo com o passar do tempo. Há característica oscilação sintomática temporal, com tendência à piora progressiva no decorrer do dia. Pode ser confundida com paralisia cerebral extrapiramidal. A resposta a doses baixas de levodopa é dramática e sustentada.[17] Crianças com distonia generalizada ou segmentar (restrita a membros inferiores) devem ser submetidas a teste terapêutico com levodopa.

Distonias focais constituem indicação para terapia intramuscular local de toxina botulínica, por ser altamente efetiva e ter menos efeitos adversos que a terapia sistêmica.[17] Esta, porém, pode ser aditiva em pacientes com distonia focal, cujo controle não foi totalmente satisfatório apenas com a toxina botulínica.

Casos refratários de distonias extensas e mesmo de algumas focais, como a discinesia tardia, podem se beneficiar do tratamento cirúrgico, mormente DBS.

Sumário da seleção para tratamento dos distúrbios dos movimentos.

Situação/Intervenção	Grau de recomendação	Nível de evidência	Comentários
Tremor essencial			
Propranolol	IIb	C	Relação eficácia/segurança favorável. Não pode ser usado em asmáticos
Primidona	IIb	C	Eficácia significativa, porém com maior incidência de efeitos adversos que propranolol
Topiramato	IIb	B	Efeitos adversos sobrepujam o pequeno benefício
Estimulação cerebral profunda	IIb	C	Procedimento invasivo proposto para quadros graves e refratários
Sintomas motores na doença de Parkinson			
Levodopa	I	A	Considerado medicamento de escolha pela eficácia e segurança
Agonistas dopaminérgicos	IIa	A	Eficácia significativa, em doença inicial ou terapia aditiva à levodopa em qualquer fase. Maior incidência de efeitos adversos que levodopa
Inibidores da monoamina oxidase B	IIb	A	Alternativa (ou terapia aditiva) à levodopa para doença em fase inicial, mas com eficácia inferior à levodopa e menos efeitos adversos do que agonistas dopaminérgicos
Inibidor da COMT (entacapona)	IIa	B	Terapia obrigatoriamente aditiva à levodopa em fases intermediária e avançada da doença. Não pode ser usada isoladamente
Amantadina	IIb	B	Pequena eficácia antiparkinsoniana; uso restrito ao controle de discinesias induzidas por levodopa
Anticolinérgicos	III	C	Sem evidência de eficácia e frequentes efeitos adversos, com potencial aumento de demência
Estimulação cerebral profunda (DBS)	IIa	A	Indicada em casos graves não responsivos a tratamento medicamentoso; riscos neurocirúrgicos e elevados custos
Alucinações/psicose na doença de Parkinson			
Quetiapina	IIa	B	Eficácia estabelecida em alucinações; não piorar os sintomas motores; aumento do risco cardiovascular em idosos
Olanzapina	IIb	C	Alternativa à quetiapina
Clozapina	IIb	C	Alternativa à quetiapina, risco de leucopenia grave
Náuseas e vertigens na doença de Parkinson			
Metoclopramida e bromoprida	III	C	Antieméticos que prejudicam a transmissão dopaminérgica, agravando os sintomas parkinsonianos
Flunarizina e cinarizina	III	C	Antivertiginosos que prejudicam a transmissão dopaminérgica, agravando os sintomas parkinsonianos
Domperidona, meclizina, dimenidrinato, ondansetrona	IIb	C	Antieméticos que não prejudicam a transmissão dopaminérgica, não afetando os sintomas da doença
Betaistina e dimenidrinato	IIb	C	Antivertiginosos que não prejudicam a transmissão dopaminérgica, não afetando os sintomas da doença

(continua)

Sumário da seleção para tratamento dos distúrbios dos movimentos. (continuação)			
Situação/Intervenção	Grau de recomendação	Nível de evidência	Comentários
▪ Síndrome de Tourette			
Terapia comportamental	I	C	Eficácia e segurança estabelecidas em casos leves
Haloperidol e pimozida	IIb	C	Controle de tiques; efeitos adversos de curto e longo prazos
Clonidina	IIb	C	Menos eficaz que antipsicóticos; indicada em TDAH associado
Toxina botulínica	IIb	C	Indicada somente para tiques motores focais e simples
▪ Hemidistonias, distonias generalizadas e segmentares			
Anticolinérgicos Antipsicóticos Baclofeno Oxibato de sódio Zolpidem Carbamazepina Tetrabenazina Clonazepam	IIb	C	Apesar da falta de evidência de eficácia, constituem o tratamento mais empregado, por não haver melhor opção Indicada em coreia de Huntington Indicado em distonia com mioclonia
Levodopa	I	C	Indicada somente para distonia levodopa-responsiva
Clonazepam	I	C	Tratamento consensual para hiperecplecsia
Estimulação cerebral profunda (DBS)	IIb	C	Alternativa para casos refratários de distonias extensas
▪ Distonias focais			
Toxina botulínica	I	C	Eficácia e menos efeitos adversos que a terapia sistêmica
Anticolinérgicos Antipsicóticos Tetrabenazina Oxibato de sódio Baclofeno Benzodiazepinas Zolpidem Antiepilépticos	IIb	C	Terapia adjuvante em casos sem resposta satisfatória à toxina botulínica
Estimulação cerebral profunda (DBS)	IIb	C	Alternativa para casos refratários

▸ Prescrição

Tremor essencial

A decisão de tratar ou não depende da percepção do paciente em termos de prejuízo funcional ou constrangimento social por conta da ocorrência do tremor. Além disso, deve-se frisar que o objetivo realista a ser obtido com o tratamento é a redução do tremor, e não seu desaparecimento. Mesmo pacientes que inicialmente optam por conduta apenas expectante podem decidir iniciar terapêutica medicamentosa no decorrer dos anos devido ao esperado agravamento do tremor.

Os medicamentos para tratamento de tremor essencial devem ser empregados na menor dose eficaz, com doses iniciais pequenas e incrementos graduais conforme a necessidade. Propranolol e demais betabloqueadores têm de ser prescritos de modo a privilegiar o período do dia, seja com dose única matinal (atenolol ou propranolol de liberação lenta) ou duas tomadas diárias (exemplo: propranolol de liberação rápida no primeiro horário da manhã e no início ou meio da tarde). O mesmo vale para topiramato. Primidona deve ser iniciada à noite, pois frequentemente causa sonolência. Posteriormente, pode ser passada para duas tomadas diárias (manhã ou meio-dia e à noite). O Quadro 34.4 traz as faixas de doses dos fármacos empregados para o tremor essencial.

Doença de Parkinson e parkinsonismo de outras causas

Todos os antiparkinsonianos devem ser iniciados em doses orais baixas (ver Quadro 34.5), com aumentos graduais somente a cada 1 ou, preferivelmente, 2 semanas, em função da latência até o efeito

Quadro 34.4 ▪ Dados para prescrição oral de fármacos em tremor essencial.

Agente	Apresentação (mg)	Dose diária do adulto (mg)		Número de tomadas diárias
		Inicial	Manutenção	
Propranolol	Cp.: 10 e 40 Cáp.:* 80 e 160	10 a 40	40 a 320	1 ou 2
Primidona	Cp.: 100 e 250	50	100 a 500	1 ou 2
Topiramato	Cp.: 25, 50 e 100	25	50 a 200	1 ou 2

Cp.: comprimidos; Cáp.: cápsula. *Formulação de liberação lenta e tomada única matinal.

biológico pleno. Além disso, incrementos gradativos diminuem frequência e intensidade de efeitos adversos.

De maneira geral, tanto as suspeitas de doença de Parkinson como de parkinsonismo atípico e vascular requerem teste terapêutico com levodopa. Mesmo nos casos de parkinsonismo secundário a fármacos, pode ser necessária a prescrição, ainda que temporária, de levodopa, tendo em vista que a simples suspensão de antipsicóticos ou de flunarizina/cinarizina não é suficiente para reverter rapidamente o quadro (se ainda for reversível). O teste terapêutico pode ser feito tanto com levodopa/benserazida quanto com levodopa/carbidopa. Não existe formulação de levodopa sem um dos inibidores da dopadescarboxilase, os quais diminuem a conversão periférica de levodopa em dopamina e, por conseguinte, as reações adversas gastrointestinais: náuseas, vômitos, dor abdominal, diarreia. Como tais fármacos não penetram a barreira hematoencefálica, não há prejuízo para a conversão central da levodopa em dopamina.

Quadro 34.5 ■ Dados para prescrição oral de fármacos antiparkinsonianos.

Agente	Apresentação (mg)	Dose diária (mg) Inicial	Dose diária (mg) Manutenção	Número de tomadas diárias
Inibidores da MAO: – Selegilina – Rasagilina	Cp.: 5 e 10 Cp.: 1	5 1	5 a 10 1	1 a 2 1 (matinal)
Amantadina	Cp.: 100	100	200 a 400	2
Anticolinérgicos: – Biperideno – Triexifenidil	Cp.: 2, Cp.:* 4 Cp.: 2 e 5	2 1	2 a 16 2 a 15	2 ou 3 2 ou 3
Agonistas dopaminérgicos: – Pramipexol – Rotigotina	Cp.: 0,125, 0,25 e 1 Cp.:* 0,375, 0,75, 1,5 e 3 Adesivos transdérmicos: 4, 6 e 8	0,375 2	0,75 a 1,5 4 a 24	3 1 (adesivo matinal)
Levodopa/Carbidopa	Cp.: 250/25 Cp.: 200/50, 100/25	250**	250 a 2.000**	3 ou 4
Levodopa/Benserazida	Cáp.: 100/25 (liberação lenta)* Cp.: 200/50 (liberação lenta e rápida combinada)	100** 200**	250** 300 a 800**	1 3 ou 4
Entacapona (concomitante à levodopa)	Cp.: 200	200	300 a 2.000	3 ou 4

Cp.: comprimidos; Cáp.: cápsula; MAO: monoamina oxidase. *Formulação de liberação lenta e tomada única noturna ou matinal. **Doses da levodopa.

A prescrição de levodopa deve privilegiar o período do dia, tendo em vista que os sintomas parkinsonianos ocorrem durante a vigília. Como o efeito das formulações convencionais de levodopa dura poucas horas, intervalos de 3 a 5 h durante o dia são recomendados. Além disso, ocorre interação medicamentosa da levodopa com proteína de origem animal, no sentido de que ambas competem pelo sistema de absorção intestinal. Em face disso, preconizam-se esquemas com quatro a cinco tomadas diárias, antecedendo refeições com proteína animal em, pelo menos, 45 a 60 min a fim de permitir o máximo de absorção de levodopa. Por exemplo, pode-se adotar o esquema de quatro tomadas diárias (7 h, 11 h, 15 h e 19 h), mantendo-se as refeições para 1 h após cada tomada. Contudo, se a ingestão de proteína animal em uma refeição for copiosa, isso acarretará prejuízo da absorção da levodopa em doses subsequentes no mesmo dia, com repercussão clínica em termos de controle dos sintomas motores.

A formulação de levodopa/benserazida de liberação lenta pode ser opção interessante para tomada única noturna, antes de dormir, a fim de diminuir a rigidez e a bradicinesia dos pacientes durante eventual despertar noturno (p. ex., para mudança de decúbito ou deambulação até o banheiro) ou ao acordar, pela manhã. A combinação de formulação de liberação lenta com liberação rápida (três a quatro tomadas diárias) é uma tentativa de diminuir as flutuações do controle de sintomas motores durante o dia. O mesmo pode ser obtido com a associação de outros antiparkinsonianos com a levodopa.

Rotigotina transdérmica também pode ser particularmente útil para diminuir o congelamento noturno/matinal, pois a absorção e o efeito são constantes até a retirada do adesivo pela manhã.

Rotigotina é apresentada exclusivamente sob a forma de adesivo transdérmico. Sugere-se administração única matinal, sendo o adesivo aplicado em pele seca após o banho e retirado na manhã seguinte. No Brasil não é comercializado o adesivo com a dose inicial preconizada (2 mg), de modo que se deve recortar pela metade o adesivo de 4 mg para as primeiras semanas de tratamento. Deve-se lembrar que as doses efetivas são aquelas superiores a 4 mg/dia. O adesivo de rotigotina deve ser retirado para a realização de exame de ressonância magnética, pois apresenta componentes metálicos em sua superfície.

Inibidores da MAO B requerem tomada única matinal, embora selegilina possa ser administrada 2 vezes/dia. Porém, selegilina pode causar insônia, o que corrobora a sugestão de tomada matinal única. Inibidores da MAO B não podem ser empregados em doses mais elevadas que as máximas preconizadas por dia (1 mg para rasagilina e 10 mg para selegilina), pelo risco de inibição da MAO A e, assim, uma série de interações medicamentosas e alimentares potencialmente perigosas (tiramina, antidepressivos, simpaticomiméticos, entre outros).

A formulação de liberação lenta de pramipexol também requer tomada matinal exclusiva. Amantadina é preconizada em duas tomadas diárias, uma no início da manhã e outra no final da tarde. Biperideno e as formulações convencionais de pramipexol devem ser administrados 3 vezes/dia, em tomadas diárias distanciadas por 5 a 6 h (p. ex., 7 h, 13 h e 19 h) não necessitando da observância de intervalos com as refeições. O mesmo esquema é preconizado para biperideno.

Amantadina é prescrita em 2 tomadas diárias, uma no início da manhã e outra no final da tarde.

Entacapona, único inibidor da COMT de uso corrente, deve acompanhar cada dose de levodopa. Carece de sentido seu emprego isolado.

Ropinirol, agonista dopaminérgico, teve sua comercialização descontinuada no Brasil por questões logísticas, entre elas a necessidade de ser mantido em refrigeração quando em temperaturas ambientais elevadas.

Síndrome de Tourette

A prescrição de antipsicóticos, tetrabenazina ou clonidina para o controle dos tiques motores e vocais deve almejar o controle satisfatório dos sintomas (não necessariamente total) com as menores doses possíveis e incrementos graduais (ver Quadro 34.6), se necessário, tendo em vista os frequentes efeitos adversos dos referidos medicamentos e o provável uso prolongado (anos). A tetrabenazina não está disponível no Brasil.

Quadro 34.6 ■ Dados para prescrição oral de fármacos em síndrome de Tourette.

Agente	Apresentação (mg)	Dose diária (crianças) (mg) Inicial	Dose diária (crianças) (mg) Manutenção	Intervalos (horas)
Haloperidol	Cp.: 1 e 5 Sol. oral: 2 mg/mℓ (1 gt. = 0,1 mg)	0,01/kg	0,15/kg	8 a 12
Pimozida	Cp.: 1 mg e 4 mg	1 a 2	1 a 12	12 ou 24
Aripiprazol	Cp.: 10, 15, 20 e 30	2,5	5 a 15	24
Risperidona	Cp.: 0,25, 0,5, 1, 2 e 3	0,25 a 0,5	1 a 4	8 ou 24
Clonidina	Cp.: 0,1, 0,15 e 0,2	0,005 a 0,01/kg	0,05*	8 ou 12

Cp.: comprimidos; Sol.: solução; gt.: gota. *Incrementos semanais até dose total diária de 0,25 mg.

Distonias

A prescrição de medicamentos sistêmicos para distonia requer doses iniciais baixas e incrementos graduais, pois todos os representantes utilizados são prolíficos em efeitos adversos. O Quadro 34.7 traz esquemas de terapia inicial e de manutenção dos principais fármacos empregados para distonias extensas. As doses de biperideno e triexifenidil para adultos são, respectivamente: 2 mg/dia iniciais, com aumentos gradativos até ocorrer resposta clínica satisfatória (dose máxima diária: 16 mg); 5 a 20 mg/dia, divididos em 3 tomadas. As de clonazepam e outros antiepilépticos podem ser consultadas no Capítulo 33, Epilepsias; as de antipsicóticos, no Capítulo 36, Esquizofrenia e Outros Transtornos Psicóticos. Baclofeno está disponível em comprimidos de 10 mg, sendo a dose diária inicial de 10 a 15 mg, dividida em duas, três ou quatro tomadas; a dose máxima diária é de 80 mg para adulto. Oxibato de sódio não está disponível no Brasil. Triexifenidil tem recomendação em bula para não ser utilizado em crianças.

Embora haja diversas marcas de toxina botulínica, apenas uma diferença tem importância clínica significativa: a concentração por frasco – 500 U, 100 U ou 50 U. A taxa de conversão é de 4:1, ou seja, a dose equipotente a 1 U nas apresentações com 100 U é de 4 U na apresentação de 500 U. A distribuição da toxina na musculatura afetada é variável conforme a intensidade da distonia, em geral devendo abarcar vários pontos por músculo. Há diversas fontes de aplicação disponíveis, com guias de distribuição e faixas de doses. Em músculos pequenos, como os da face e orbiculares dos olhos, quantidades relativamente menores de toxina são aplicadas em poucos pontos. Em alguns grupos musculares – de acometimento heterogêneo e não óbvio ao exame físico, como em distonia cervical e cãibra do escrivão – é útil a avaliação prévia com eletroneuromiografia, a fim de se definir exatamente quais músculos estão mais afetados e estimar o número de pontos e quantidade de toxina a ser usada, recomendando-se também a aplicação guiada por eletroneuromiografia.

Para evitar complicações sistêmicas da toxina botulínica (botulismo iatrogênico), deve-se respeitar a dose teto de 300 a 400 U por aplicação (considerando as apresentações de 100 U ou 50 U por frasco). As formulações de toxina botulínica comercializadas no Brasil são de frasco-ampola, contendo pequena quantidade de pó liofilizado que deve ser reconstituído com soro fisiológico (e não água destilada). A quantidade de soro a ser utilizada na diluição é diretamente proporcional à extensão de músculos que se deseja atingir. Para a fina musculatura da face, por exemplo, pode-se utilizar apenas 1 mℓ de soro fisiológico. Já para grandes músculos de um membro, é necessária maior quantidade de soro, a fim de, mais eficazmente, difundir a toxina nos ventres musculares. Uma vez diluída, a toxina deve ser imediatamente aplicada; pode também ser mantida em temperatura em torno 4°C (geladeira), conservando efeito biológico por ainda alguns dias. O frasco de toxina nunca deve ser congelado, seja antes ou depois da diluição.

O início abrupto de discinesia, causado pela administração parenteral de agonistas dopaminérgicos, pode ser revertido imediatamente com administração de biperideno intravenoso. O Quadro 34.8 traz o esquema de doses conforme a idade.

Quadro 34.7 ▪ Dados para prescrição oral de fármacos utilizados para distonias em crianças.

Agente	Apresentação (mg)	Dose diária (mg/kg) Inicial	Dose diária (mg/kg) Manutenção	Intervalos (horas)
Haloperidol	Cp: 1 e 5 Sol. oral: 2 mg/mℓ (1 gt. = 0,1 mg)	0,01	0,15	8 ou 12
Baclofeno	Cp.: 10	0,3 a 0,5	0,7 a 1	6, 8 ou 12
Clonazepam	Sol. oral: 2,5 mg/mℓ (1 gt. = 0,1 mg)	0,01 a 0,03	0,05 a 0,2	8 ou 12
Biperideno	Cp.: 2 Cp.:* 4	1	4 a 6	8 ou 12

Cp.: comprimidos; Sol.: solução; gt.: gota. *Formulação de liberação lenta e tomada única matinal.

▶ Seguimento

Tremor essencial

O tremor essencial é condição lentamente progressiva, de modo que pode ser necessário o incremento da dose do(s) medicamento(s) utilizado(s) ao longo da evolução da doença. Na vigência de efeitos adversos intoleráveis, a dose inicial deve ser diminuída, considerando-se substituição ou associação com outro agente. O Quadro 34.9 traz as principais reações adversas e interações dos medicamentos indicados para tremor essencial.

Raramente pacientes em estágio avançado, refratários ou intolerantes à terapia medicamentosa, podem ser referidos para estimulação cerebral profunda.

Quadro 34.8 ▪ Doses de lactato de biperideno* para tratamento de distonia medicamentosa aguda.

Idade (anos)	Dose (mg)
< 1	1
1 a 5	2
6 a 10	3
> 10	5

*Apresentação em ampola com 5 mg/mℓ, a ser administrada por via intravenosa. A dose pode ser repetida uma vez, no mínimo 30 min depois, se necessário.

Quadro 34.9 ▪ Efeitos adversos e interações de medicamentos para tremor essencial.

Fármaco	Efeitos adversos	Interações
Propranolol	Sonolência, tonturas, hipotensão postural, desmaios, fadiga, bradicardia, humor deprimido, exacerbação da asma, edema periférico, vasoconstrição arterial periférica, falta de percepção de sintomas de hipoglicemia Estudos com animais indicam que propranolol em doses muito elevadas possa ser embriotóxico, devendo ser evitado na gestação	Álcool e hidróxido de alumínio reduzem absorção de propranolol Fenitoína, fenobarbital e rifampicina aumentam o seu metabolismo hepático, mas clorpromazina e cimetidina o diminuem Uso concomitante de propranolol e tiroxina pode levar a nível menor que o esperado de T3. Teofilina e lidocaína têm seu metabolismo reduzido pelo propranolol
Primidona	Ataxia, vertigem, anorexia, sonolência, reação paradoxal (excitação), náuseas ou vômitos, fadiga, disfunção erétil, tonturas, alterações do humor, diplopia, nistagmo, erupções cutâneas, hipoplasia da série vermelha, agranulocitose, anemia megaloblástica, reações psicóticas agudas. Categoria de risco na gravidez: C	Não é compatível com contraceptivos hormonais Reduz níveis séricos de anticoagulantes orais e corticosteroides Interage com vários antiepilépticos (ver Capítulo 33, Epilepsias)
Topiramato	Parestesias distais nos membros, diminuição de apetite e peso, ataxia, sonolência, fadiga, atividade psicomotora lenta, nervosismo, dificuldade de memória, problemas na fala, diplopia, glaucoma, tremor, nistagmo, acidose metabólica, hepatopatia, anemia, leucopenia, nefrolitíase, pancreatite Categoria de risco na gravidez: D (maior potencial teratogênico)	Diminui a eficácia dos contraceptivos hormonais Interage com vários antiepilépticos (ver Capítulo 33, Epilepsias).

Doença de Parkinson e parkinsonismo de outras causas

Antiparkinsonianos apresentam muitas reações adversas (ver Quadro 34.10), muitas vezes impedindo ou limitando o uso de um ou outro medicamento. Geralmente, levodopa é mais bem tolerada por idosos que agonistas dopaminérgicos não ergóticos. Rasagilina tende a ser mais segura que selegilina e biperideno. Este, mais comumente, causa efeitos adversos significativos. Agonistas dopaminérgicos não ergóticos são mais seguros que os ergóticos (bromocriptina), estando estes em desuso. Mesmo assim, recomenda-se cautela no uso de agonistas dopaminérgicos em insuficiência renal, sendo ao menos necessário diminuir dose; o mesmo deve ser feito com amantadina. Entacapona tem maior potencial de hepatotoxicidade, devendo ser evitada em pacientes hepatopatas. Testes de função hepática periódicos são preconizados durante a vigência do tratamento com este fármaco. A congênere tolcapona foi retirada do mercado justamente por hepatotoxicidade não infrequente.

Quando da ocorrência de efeitos adversos limitantes frente determinada dose de um medicamento, é prudente a diminuição da mesma e a combinação com outros antiparkinsonianos com mecanismo de ação diferente. Deve-se atentar para a possibilidade da ocorrência de reações adversas, mesmo as pouco usuais, por vezes com semanas de latência. São exemplos as crises de sonolência súbita com agonistas dopaminérgicos, disfunção hepática com entacapona e desenvolvimento de comportamentos compulsivos com agonistas dopaminérgicos e, em menor grau, com levodopa. A arte de mesclar fármacos até as doses máximas toleradas, o que é extremamente variável individualmente, torna-se cada vez mais evidente à medida que a doença progride.

Síndrome de Tourette

O uso de antipsicóticos, tetrabenazina ou clonidina para a síndrome de Tourette pode ser temporário, pois alguns pacientes melhoram parcialmente com os anos. No entanto, outros pacientes podem sofrer progressivo agravamento, necessitando até mesmo associações medicamentosas. Casos particularmente refratários da doença podem ser candidatos à DBS. O Quadro 34.11 traz as principais reações adversas e interações medicamentosas dos fármacos disponíveis no Brasil para esta doença.

Quadro 34.10 ■ Efeitos adversos e interações de medicamentos para doença de Parkinson.

Fármaco	Efeitos adversos	Interações
Selegilina	Insônia (comum), vertigens ou tonturas, cefaleia, náuseas, hipotensão ortostática, agitação, bradicinesia, coreias, delírios, hipertensão, síncope, aumento de movimentos involuntários, arritmia, episódios novos ou recidivantes de angina, edema de membros inferiores, queda de cabelos, perda de peso e nervosismo, ansiedade, obstipação, letargia, distonia, sudorese, sangramento gastrointestinal, exacerbação da asma, aumento das enzimas hepáticas. Categoria de risco na gravidez: C.	A selegilina potencializa os efeitos adversos da levodopa Interage com meperidina e outros opioides (evitar se houve uso de selegilina até 2 semanas antes), podendo levar a complicações graves Selegilina em dose alta (20 mg) interage com a tiramina presente em alguns alimentos, antidepressivos inibidores da recaptação da serotonina ou norepinefrina, erva-de-São-João (*Hypericum perforatum*) e simpaticomiméticos em geral, incluindo descongestionantes nasais, podendo causar crise hipertensiva súbita e intensa. Tem interação com carbamazepina. Pode facilitar a coreia induzida por levodopa.
Rasagilina	Cefaleia e discinesias (comuns), dor abdominal, quedas, alergia, febre, quadro gripal, indisposição, torcicolo, angina, hipotensão postural, anorexia, constipação intestinal, xerostomia, náuseas, vômitos, flatulência, leucopenia, artralgia, dor muscular, síndrome do túnel do carpo, perda de peso, pesadelos, desequilíbrio, depressão, vertigens, distonia, rinite, dermatite, conjuntivite, urgência urinária, *rash* cutâneo. Categoria de risco na gravidez: C.	Interage com meperidina e outros opioides (evitar se houve uso de rasagilina até 2 semanas antes), podendo levar a complicações graves. Rasagilina em dose alta (2 mg) interage com a tiramina presente em alguns alimentos, antidepressivos inibidores da recaptação da serotonina ou norepinefrina, erva-de-São-João (*Hypericum perforatum*) e simpaticomiméticos em geral, incluindo descongestionantes nasais, podendo causar crise hipertensiva súbita e intensa. Rasagilina é metabolizada pelo citocromo P450 1A2, devendo-se evitar o uso concomitante com ciprofloxacino, enoxacino e fluvoxamina, inibidoras do citocromo. Tabagismo estimula atividade deste citocromo. Pode facilitar a coreia induzida por levodopa.
Amantadina	Náuseas, tontura, desequilíbrio, insônia, depressão, irritabilidade, alucinações, confusão, anorexia, boca seca, constipação intestinal, edema (de membros inferiores), *livedo reticularis*, hipotensão, cefaleia, sonolência, nervosismo, pesadelos, agitação, diarreia, fadiga. Categoria de risco na gravidez: C.	Fármacos anticolinérgicos, como antidepressivos tricíclicos, anti-histamínicos, fenotiazinas, quinidina, quinina, trimetoprima/sulfametoxazol (clotrimoxazol) podem potencializar efeitos anticolinérgicos da amantadina. A amantadina reduz a tolerância ao álcool. A associação com clotrimoxazol ou quinidina pode prejudicar a depuração renal da amantadina, resultando em aumento de suas concentrações plasmáticas. Necessita de diminuição de dose se houve insuficiência renal ou hepática. Associada à levodopa, costuma diminuir a coreia induzida por esta.
Pramipexol	Comportamentos anormais (transtornos do controle dos impulsos e comportamento compulsivo, tipo compulsão alimentar, por compras, hipersexualidade e jogo patológico), sonhos anormais, amnésia, falência cardíaca, confusão, constipação intestinal, delírio, tontura, discinesia, dispneia, fadiga, alucinações, cefaleia, soluços, hipercinesia, hiperfagia, hipotensão, secreção inadequada do hormônio antidiurético, insônia, aumento ou diminuição da libido, náuseas, paranoia, edema periférico, pneumonia, prurido, *rash* cutâneo, hipersensibilidade, inquietação, sonolência (inclusive repentina), síncope, distúrbios visuais (diplopia, visão embaçada e acuidade visual reduzida), vômito, náuseas, perda de peso/apetite, aumento de peso. Categoria de risco na gravidez: C.	Medicamento que inibe a secreção tubular renal de fármacos de pH básico (catiônicas), tais como cimetidina, ou que sejam eliminadas por meio da secreção ativa dos túbulos renais podem interagir com pramipexol, resultando na redução da depuração de um dos medicamentos ou de ambos. Os efeitos sobre o SNC são mais intensos se associado ao uso de levodopa, inclusive a chance de coreia.

(continua)

Quadro 34.10 ■ Efeitos adversos e interações de medicamentos para doença de Parkinson. (*continuação*)

Fármaco	Efeitos adversos	Interações
Rotigotina	Hipotensão postural, síncope, sonolência (inclusive repentina), comportamento compulsivo, confusão, paranoia, alucinações, náuseas, vômitos, tonturas, cefaleia, reações no local da aplicação do adesivo, insônia, pesadelos, discinesia, palpitações, hipertensão, constipação intestinal, xerostomia, dispepsia, edema periférico, fadiga, mal-estar, quedas, perda de peso, prurido, hiperidrose, *rash* cutâneo. Categoria de risco na gravidez: C.	Sonolência potencializada por fármacos depressores do SNC, como álcool, barbitúricos, benzodiazepínicos e opioides. Os efeitos sobre o SNC são mais intensos se for associada a levodopa, inclusive a chance de coreia.
Anticolinérgicos (biperideno, triexifenidil)	Sonolência, xerostomia, constipação intestinal, taquicardia, arritmias cardíacas, retenção urinária, aumento da pressão intraocular, delírio, alucinações, risco aumentado para demência, ansiedade, euforia, diminuição do limiar convulsivo em epilépticos, incoordenação, insônia, hipertermia, *rash* cutâneo. Categoria de risco na gravidez: C.	Fármacos que teê ação anticolinérgica, ainda que secundária, como analgésicos opioides (meperidina, tramadol), fenotiazinas, antipsicóticos, antidepressivos tricíclicos, alguns antiarrítmicos, sais de quinidina e anti-histamínicos exacerbam os efeitos adversos dos anticolinérgicos. Associados à levodopa, podem desencadear coreia. Quinidina pontencializa a arritmogenicidade dos anticolinérgicos. Álcool e outros depressores do SNC exacerbam a sedação.
Entacapona	Diarreia, agravamento do parkinsonismo, tontura, dor abdominal, insônia, boca seca, fadiga, alucinações, constipação intestinal, distonia, náuseas, aumento da transpiração, hipercinesia, cefaleia, cãibras nas pernas, confusão, pesadelos, queda, hipotensão postural, vertigem e tremor, alteração da função hepática, anemia, urina castanho-avermelhada. Categoria de risco na gravidez: C.	Deve sempre ser associada à levodopa, podendo exacerbar feitos desta, como discinesias. A entacapona pode formar quelantes com sais de ferro no trato gastrointestinal, devendo ambos ser administrados separadamente em intervalos de no mínimo 2 a 3 h. Entacapona pode ser administrada com inibidores da MAO-B (selegilina e razagilina), desde que estes não sejam utilizados em doses supramáximas. Entacapona pode diminuir o efeito da varfarina.
Levodopa	Movimentos involuntários, episódios psicóticos, angina, constipação intestinal, perda de peso, anorexia, dispneia, anemia hemolítica, leucopenia, trombocitopenia, agitação, ansiedade, insônia, alucinações, delírios, ageusia/disgeusia, arritmias cardíacas, náuseas, vômito, diarreia, *rash*. Em todo tratamento de longo prazo com levodopa, recomenda-se monitoramento periódico hematológico e de funções hepática e renal. Comportamento compulsivo. Categoria de risco na gravidez: C.	Alimentos com proteína animal, sais de ferro e antiácidos diminuem a absorção de levodopa, enquanto domperidona a aumenta. Uso concomitante de simpaticomiméticos pode causar exagerada estimulação adrenérgica. O resultado para o teste de Coombs pode dar falso-positivo nos pacientes em uso de levodopa. Além disso, esta pode alterar os resultados de testes laboratoriais para catecolaminas, creatinina, ácido úrico e glicose. Levodopa pode causar discinesias, as quais podem ser minoradas com amantadina e facilitadas por inibidores da MAO-B, agonistas dopaminérgicos e entacapona.

Quadro 34.11 ■ Efeitos adversos e interações de medicamentos para síndrome de Tourette.

Fármacos	Efeitos adversos	Interações
Antipsicóticos típicos (pimozida e haloperidol)	*Comuns*: sonolência, constipação intestinal, diminuição da libido, xerostomia, vertigens, cefaleia, hiperidrose, aumento do apetite, noctúria, polaciúria, parkinsonismo, distonia, hipotensão. *Raros*: insônia, diminuição do apetite, depressão, agitação, acatisia, discinesia tardia, síndrome neuroléptica maligna, prolongamento do intervalo QT, distúrbios visuais, aumento da prolactina (e galactorreia). Necessita diminuição de dose ou suspensão em caso de insuficiência hepática. Categoria de risco na gravidez: C.	Antirretrovirais inibidores da protease, antibióticos macrolídios, antifúngicos imidazólicos, nefazodona, quinidina, sertralina, paroxetina, fluvoxamina, buspirona, venlafaxina, fluoxetina, prometazina, alprazolam e pomelo (*grapefruit*) inibem o metabolismo da pimozida. Indutores enzimáticos hepáticos, como rifampicina, fenobarbital, carbamazepina e fenitoína podem diminuir os níveis séricos dos antipsicóticos típicos. Fármacos que também aumentam o intervalo QT devem ser evitados, como diversos antiarrítmicos (sotalol, amiodarona, quinidina, procainamida, disopiramida), citalopram, antidepressivos tricíclicos, maprotilina, alguns anti-histamínicos (astemizol, tefenadina) e esparfloxacino, cetoconazol, entre outros. Uso concomitante com diuréticos deve ser evitado, em particular os que causam hipopotassemia, por facilitar arritmias cardíacas. Antipsicóticos combinados a outros depressores do SNC podem causar sonolência excessiva. Haloperidol inibe o metabolismo hepático de antidepressivos tricíclicos. Haloperidol combinado com lítio pode causar grave comprometimento neurológico, incluindo síndrome cerebelar, distonia, encefalopatia e coma.
Aripiprazol	*Comuns*: náuseas, vômito, constipação intestinal, sonolência, cefaleia, vertigem, acatisia, ansiedade, insônia e inquietação. *Raros*: visão embaçada, tremores, distonia, ganho de peso. Aripiprazol tem metabolização hepática, não sendo necessária a diminuição da dose em caso de insuficiência renal. Se houver disfunção hepática grave, deve-se diminuir a dose pela metade, por precaução. Deve ser evitado na gestação, por falta de dados de segurança.	Potencializa ação depressora do sistema nervoso central de barbitúricos, antidepressivos tricíclicos, opioides, outros antipsicóticos, anti-histamínicos e álcool. O seu metabolismo pode ser inibido por itraconazol, cetoconazol, quinidina, fluoxetina, paroxetina e eritromicina. Indutores enzimáticos como rifampicina, fenobarbital, fenitoína e carbamazepina podem reduzir os níveis séricos de aripiprazol.

(*continua*)

Quadro 34.11 ■ Efeitos adversos e interações de medicamentos para síndrome de Tourette. *(continuação)*

Fármacos	Efeitos adversos	Interações
Risperidona	**Comuns:** sonolência, aumento do apetite e peso, confusão, constipação intestinal, fadiga, vertigens, taquicardia, tremor, vertigens **Raros:** parkinsonismo, distonia, infecções do trato respiratório inferior, boca seca, leucopenia O metabolismo é hepático, com posterior eliminação renal e pelas fezes Deve ser evitada na gestação, por falta de dados de segurança	Potencializa ação depressora do sistema nervoso central de barbitúricos, antidepressivos tricíclicos, opioides, outros antipsicóticos, anti-histamínicos e álcool Antagonismo aos principais antiparkinsonianos, como levodopa e seus agonistas. Indutores enzimáticos como rifampicina, fenobarbital, fenitoína e carbamazepina podem reduzir os níveis séricos de risperidona O seu metabolismo pode ser inibido por fluoxetina e paroxetina Potencialização de hipotensão causada por anti-hipertensivos. Relato de mortalidade aumentada se uso concomitante com furosemida
Clonidina	**Comuns:** tontura, sedação, hipotensão ortostática, boca seca, depressão, transtorno do sono, cefaleia, constipação intestinal, náuseas, dor nas glândulas salivares, vômito, disfunção erétil, fadiga **Raros:** ginecomastia, diminuição da lacrimação, secura nasal, bloqueio atrioventricular, pseudo-obstrução do cólon, alopecia, aumento da glicemia, estado confusional, diminuição da libido, distúrbios da acomodação visual, bradiarritmia Categoria de risco na gravidez: C	A redução da pressão arterial induzida por clonidina pode ser potencializada pela administração concomitante de outros anti-hipertensivos. Digitálicos e betabloqueadores associados à clonidina podem causar bradicardia significativa Clonidina pode potencializar os efeitos de substâncias depressoras centrais e do álcool

Distonias

Para distonias, medicamentos de uso sistêmico causam diversos efeitos adversos que devem ser considerados, especialmente pela necessidade de emprego prolongado. Os Quadros 34.10 e 34.11 trazem as principais reações adversas de antipsicóticos, anticolinérgicos e levodopa. Benzodiazepínicos e antiepilépticos são abordados no Capítulo 33, Epilepsias. Baclofeno tem como principal efeito adverso sonolência, a qual muitas vezes limita a utilização de doses mais elevadas.

A toxina botulínica tem menor chance de efeitos sistêmicos, mas pode causar fraqueza excessiva na musculatura onde foi aplicada. Em geral, o efeito da toxina botulínica dura de 3 a 6 meses, após o que deve ser reaplicada.

▶ Referências bibliográficas

1. Puschmann A, Wszolek ZK. Diagnosis and treatment of common forms of tremor. *Semin Neurol.* 2014; 31(1):65-77.
2. Barbosa MT, Caramelli P, Cunningham MC, Maia DP, Lima-Costa MF, Cardoso F. Prevalence and clinical classification of tremor in elderly a community-based survey in Brazil. *Mov Disord.* 2013; 28(5):640-646.
3. Gövert F, Deuschl G. Tremor entities and their classification: an update. *Curr Opin Neurol.* 2015; 28 (4): 393-399.
4. Barbosa MT, Caramelli P, Maia DP, Cunningham MC, Guerra HL, Lima-Costa MF et al. Parkinsonism and Parkinson's disease in the elderly: a community-based survey in Brazil (the Bambuí study). *Mov Disord .*2006; 21(6): 800-808.
5. Fujioka S, Wszolek ZK. Update on genetics of parkinsonism. *Neurodegener Dis.* 2012; 10 (1-4): 257-260.
6. La Cognata V, Iemmolo R, D'Agata V, Scuderi S, Drago F, Zappia M et al. Increasing the coding potential of genomes through alternative splicing: the case of PARK2 gene. *Curr Genomics.* 2014; 15 (3): 203-216.
7. Belin AC, Westerlund M. Parkinson's disease: A genetic perspective. *FEBS J.* 2008; 275 (7): 1377-1383.
8. van der Mark M, Brouwer M, Kromhout H, Nijssen P, Huss A, Vermeulen R. Is pesticide use related to Parkinson disease? Some clues to heterogeneity in study results. *Environ Health Perspect.* 2012; 120 (3): 340-347.
9. Bohlhalter S, Kaegi G. Parkinsonism: Heterogeneity of a common neurological syndrome. *Swiss Med Wkly.* 2011; 141:w13293.
10. Nwazue VC, Raj SR. Confounders of vasovagal syncope: Orthostatic hypotension. *Cardiol Clin.* 2013; 31 (1): 89-100.
11. Levin J, Kurz A, Arzberger T, Giese A, Höglinger GU. The differential diagnosis and treatment of atypical Parkinsonism. *Dtsch Ärztebl Int.* 2016; 113 (5): 61-69.
12. Park H, Kim H, Jeon BS. Parkinsonism in Spinocerebellar Ataxia. *Biomed Res Int.* 2015; 2015:125273.
13. Bandmann O, Weiss KH, Kaler SG. Wilson's disease and other neurological copper disorders. *Lancet Neurol.* 2016; 14 (1):103-113.
14. Tonekaboni SH, Mollamohammadi M. Neurodegeneration with Brain Iron Accumulation: an Overview. *Iran J Child Neurol.* 2014; 8 (4): 1-8.
15. Thenganatt MA, Jankovic J. Recent advances in understanding and managing Tourette syndrome. *F1000Res* 2016; 5. pii: F1000 Faculty Rev-152.
16. Albanese A, Bhatia K, Bressman SB, DeLong MR, Fahn S, Fung VSC et al. Phenomenology and classification of dystonia: a consensus update. *Mov Disord.* 2013; 28 (7): 863-873.
17. Thenganatt MA, Jankovic J. Treatment of dystonia. *Neurotherapeutics.* 2014; 11 (1):139-152.
18. Dreissen YEM, Tijssen MAJ. The startle syndromes: physiology and treatment. *Epilepsia.* 2012; 53 (Suppl 7): 3-11.
19. Desmarais J E, Beauclair L, Annable L, Bélanger MC, Kolivakis TT, Margolese HC. Effects of discontinuing anticholinergic treatment on movement disorders, cognition and psychopathology in patients with schizophrenia. *Ther Adv Psychopharmacol.* 2014;4 (6): 257-267.
20. Chang KH, Wang SH, Chi CC. Efficacy and safety of topiramate for essential tremor: a meta-analysis of randomized controlled trials. *Medicine (Baltimore).* 2015; 94 (43): e1809.
21. Hyam JA, Pereira EA, McCulloch P, Javed S, Plaha P, Mooney L et al. Implementing novel trial methods to evaluate surgery for essential tremor. *Br J Neurosurg.* 2015; 29 (3): 334-339.
22. Connolly BS, Lang AE. Pharmacological treatment of Parkinson disease: a review. *JAMA.* 2014; 311(16):1670-1683.
23. Márquez-Cruz M, Díaz-Martínez JP, Soto-Molina H, Jorge De Saráchaga A, Cervantes-Arriaga A, Llorens-Arenas R et al. A systematic review and mixed treatment comparison of monotherapy in early Parkinson's disease: implications for Latin America. *Expert Rev Pharmacoecon Outcomes Res.* 2016; 16 (1): 97-102.
24. Xie CL, Zhang YY, Wang XD, Chen J, Chen YH, Pa JL et al. Levodopa alone compared with levodopa-sparing therapy as initial treatment for Parkinson's disease: a meta-analysis. *Neurol Sci.* 2015; 36 (8):1319-1329.
25. Teo K, Ho S-L. Monoamine oxidase-B (MAO-B) inhibitors: implications for disease-modification in Parkinson's disease. *Transl Neurodegener.* 2013; 2 (1): 19.
26. Macleod AD, Counsell CE, Ives N, Stowe R. Monoamine oxidase B inhibitors for early Parkinson's disease. *Cochrane Database Syst Rev.* 2005 Jul 20; (3): CD004898.
27. Caslake R, Macleod A, Ives N, Stowe R, Counsell C. Monoamine oxidase B inhibitors *versus* other dopaminergic agents in early Parkinson's disease. *Cochrane Database Syst Rev.* 2009 Oct 7; (4): CD006661.
28. Ahlskog JE, Uitti RJ. Rasagiline, Parkinson neuroprotection, and delayed-start trials: Still no satisfaction? *Neurology.* 2010; 74 (14): 1143-1148.

29. Marconi S, Zwingers T. Comparative efficacy of selegiline *versus* rasagiline in the treatment of early Parkinson's disease. *Eur Rev Med Pharmacol Sci.* 2014; 18 (22): 3349.
30. Knudsen Gerber DS. Selegiline and rasagiline: twins or distant cousins? *Consult Pharm.* 2011; 26(1):48-51.
31. Degli Esposti L, Piccinni C, Sangiorgi D, Nobili F, Buda S. Prescribing pattern and resource utilization of monoamine oxidase-B inhibitors in Parkinson treatment:comparison between rasagiline and selegiline. *Neurol Sci.* 2016; 37 (2): 227-234.
32. Dashtipour K, Chen JJ, Kani C, Bahjri K, Ghamsary M. Clinical outcomes in patients with Parkinson's disease treated with a monoamine oxidase type-B inhibitor: a cross-sectional, cohort study. *Pharmacotherapy.* 2015; 35(7): 681-686.
33. De Germay S, Montastruc JL, Rousseau V, Chebane L, Bondon-Guitton E, Moulis F *et al*. Atropinic (anticholinergic) burden in Parkinson's disease. *Mov Disord.* 2016; 31 (5): 632-636.
34. Gray SL, Anderson ML, Dublin S, Hanlon JT, Hubbard R, Walker R *et al*. Cumulative use of strong anticholinergics and incident dementia a prospective cohort study. *JAMA Intern Med.* 2015;175(3):401-407.
35. Bonuccelli U. Comparing dopamine agonists in Parkinson's disease. *Curr Opin Neurol.* 2003; 16 (Suppl 1): S13-S19.
36. Tran T, Brophy JM, Suissa S, Renoux C. Risks of cardiac valve regurgitation and heart failure associated with ergot- and non-ergot-derived dopamine agonist use in patients with Parkinson's disease: a systematic review of observational studies. *CNS Drugs.* 2015; 29 (12): 985-998.
37. Hickey P, Stacy M. Deep brain stimulation: a paradigm shifting approach to treat Parkinson's disease. *Front Neurosci.* 2016;10:173.
38. Becerra JE, Zorro O, Ruiz-Gaviria R, Castañeda-Cardona C, Otálora-Esteban M, Henao S *et al*. Economic analysis of deep brain stimulation in Parkinson's disease: systematic review of the literature. *World Neurosurg.* 2016; pii:S1878-8750(16)30302-3.

CAPÍTULO 35
Transtornos de Sono e Ansiedade

Cassiano Mateus Forcelini ■ Lenita Wannmacher

▶ Introdução

Transtornos do sono

Sono é processo fisiológico cuja natureza começou a ser desvendada somente nas últimas décadas. Constitui estado de quietude e diminuição da responsividade a estímulos ambientais e orgânicos, tendo papel crucial sobre a homeostase do sistema nervoso central (SNC) e de outros órgãos.

Divide-se em duas fases claramente diferentes em termos fisiológicos: 1. sono REM (sigla clássica da denominação *rapid eye movements*, em alusão a um dos fenômenos que ocorrem nesta etapa) é chamado de "sono paradoxal" ou "sono dos sonhos"; 2. sono não REM, subdividido nos estágios N1, N2 e N3: os dois primeiros constituindo fases mais superficiais do sono, e N3 sendo conhecido por "sono de ondas lentas" ou "sono profundo".

A alternância entre sonos, não REM – normalmente o primeiro a ocorrer após o adormecer – e REM, configura os *ciclos de sono*, ocorrendo de três a cinco vezes por período de sono, em geral à noite, na maioria das pessoas.

A orquestração dos ciclos de sono é regida por diversos neurotransmissores, cuja atividade predomina em momentos diferentes. Um deles é melatonina, sintetizada pelo corpo pineal, localizado posteriormente na linha média do diencéfalo. Esta estrutura contém duas enzimas exclusivas que convertem serotonina em melatonina, cuja secreção é elevada à noite. Esse ritmo é controlado por impulsos da retina, que migram através de trato retinotalâmico noradrenérgico. Este termina no núcleo supraquiasmático do hipotálamo, o "relógio biológico", que dita o ritmo circadiano (ciclo sono/vigília). Fibras simpáticas deste núcleo alcançam a pineal, liberando norepinefrina e ATP em cotransmissão. Em presença de luminosidade elevada sobre a retina, essas fibras inibem secreção de melatonina pela pineal. Ao contrário, a diminuição da luz ambiental estimula a liberação da melatonina, cujos receptores (MT1 e MT2) são disseminados pelo SNC.[1] Aumento da temperatura corporal é fator inibidor da secreção de melatonina, o que explica a dificuldade para iniciar o sono após atividades aeróbicas realizadas nas horas que antecedem o horário de dormir.

Norepinefrina relaciona-se à regulação do ciclo sono/vigília, mas não somente pela inervação noradrenérgica da pineal promovida pelo núcleo supraquiasmático. *Locus ceruleus* destaca-se pela liberação de norepinefrina em diversas áreas encefálicas para manter o estado de reatividade (alerta).[2,3] Essa atividade vai decaindo (juntamente com a de neurônios serotoninérgicos em núcleos da rafe e dopaminérgicos na área tegmental ventral) durante o sono não REM, atingindo o mínimo no período de sono REM, fase mais relacionada à atividade colinérgica.[4] De fato, a liberação de acetilcolina por núcleos no prosencéfalo basal atinge o auge no sono REM, período de hipotonia muscular máxima, quando ocorre a maior parte dos sonhos e importante consolidação da memória.

Histamina, amina biogênica que percorre neurônios localizados no hipotálamo posterior, também está envolvida na regulação de ciclo sono/vigília, sendo promotora do estado de alerta. Feixes de axônios provenientes de núcleos histaminérgicos (tuberomamilares) do hipotálamo distribuem-se no encéfalo. Como esperado, fármacos anti-histamínicos, com penetração pela barreira hematoencefálica, comumente causam sonolência como efeito adverso.

As hipocretinas A e B (orexinas) são neurotransmissores peptídicos produzidos em neurônios localizados em regiões laterais e dorsais do hipotálamo, cujas fibras se projetam para todo o cérebro.[5] Também estão relacionadas à manutenção da vigília, entre outras funções, sendo que se demonstraram mutações em genes relacionados a receptores de hipocretinas em modelos experimentais de narcolepsia.[6] Além disso, pacientes com esta doença costumam apresentar baixos níveis de hipocretina no liquor.[7]

Em suma, os processos de desencadeamento e manutenção do sono dependem da ação coordenada e sequencial de grupamentos neuronais e neurotransmissores diversos. O conhecimento crescente sobre esta rede tem ensejado o desenvolvimento de estratégias farmacológicas para tratamento de alguns dos vários transtornos do sono que serão apresentados a seguir.

Em 2014, a American Academy of Sleep Medicine publicou a terceira edição da Classificação Internacional dos Distúrbios do Sono,[8] que divide os transtornos do sono em sete classes, apresentadas no Quadro 35.1. Os principais representantes de cada classe serão abordados a seguir.

■ Insônia

Insônia é definida como dificuldade persistente com relação a início, duração, consolidação ou qualidade do sono, ocorrendo apesar de condições adequadas para dormir e gerando algum grau de prejuízo no funcionamento diurno da pessoa. A nomenclatura dos subtipos desta entidade mudou consideravelmente com o decorrer dos anos, sendo atualmente reconhecidos basicamente o *transtorno de insônia crônica*, o qual deve estar presente por pelo menos 3 meses, e o de

Quadro 35.1 ■ Classificação dos distúrbios do sono.

Insônia
Distúrbios respiratórios relacionados ao sono
Distúrbios centrais causadores de hipersonolência
Distúrbios do ritmo circadiano de sono-vigília
Parassonias
Distúrbios do movimento relacionados ao sono
Outros distúrbios do sono

insônia de curto prazo.[8] Em ambos, além da dificuldade em conciliar o sono, deve haver pelo menos um dos seguintes sintomas relatados pelos pacientes ou familiares/cuidadores: fadiga; dificuldade de memória, atenção ou concentração; prejuízo na *performance* social, familiar, acadêmica ou ocupacional; irritabilidade/transtorno do humor; sonolência diurna; problemas comportamentais (hiperatividade, impulsividade, agressividade); redução da motivação/energia/iniciativa; propensão a erros e acidentes; insatisfação ou preocupação com relação à qualidade do sono.

Insônia pode ser manifestação de doenças bem definidas, como ansiedade, depressão, síndrome das pernas inquietas, apneia obstrutiva do sono, entre outras. Porém, tem-se considerado que insônia possa configurar condição nosológica independente em muitos casos, podendo ser chamada de *transtorno de insônia*[8,9] Insônia persistente dobra o risco de desenvolvimento de depressão maior.[10]

Levantamento epidemiológico verificou que aproximadamente 76% da população brasileira apresenta alguma queixa relacionada ao sono, sendo insônia uma das mais frequentes (21%), ao lado de sono superficial (27%), ronco (25%), excesso de movimentação durante o sono (22%) e tempo de sono insuficiente (22%).[11] É mais comum em mulheres (24%) em relação a homens (18%). Em nível mundial, as adolescentes costumam dormir mais que seus coetâneos do sexo masculino, mas, ainda neste período da vida, a porcentagem de tempo de sono vai declinando a cada ano, até a vida adulta.[12] Estudos observacionais demonstram leve, mas claro, aumento de risco de morte em pessoas adultas e idosas que dormem pouco ou demais, em relação ao período de 7 h de sono.[13,14] A mortalidade nos "dormidores longos" costuma ser mais representada por causas cardiovasculares,[13] incluindo hemorragia cerebral.[15] Estudos de coorte mostraram associação entre período curto de sono (menor que 7 h), despertar prolongado frequente ("insônia de manutenção") ou despertar precoce matinal ("insônia terminal") e risco de hipertensão arterial sistêmica.[16]

■ **Distúrbios do movimento relacionados ao sono**

Esta classe engloba síndrome das pernas inquietas, transtorno de movimentos periódicos de membros, cãibras de pernas relacionadas ao sono e bruxismo relacionado ao sono. Essas são condições comuns. São mais raros movimentos rítmicos relacionados ao sono e mioclonias benignas do sono na infância, entre outros.[8]

Síndrome das pernas inquietas

Afeta até 6,4% dos brasileiros durante algum período da vida, sendo mais comum em mulheres.[17] Consiste em sensação desagradável nas pernas (e, eventualmente, nos membros superiores), que resulta em necessidade incontrolável de mexê-las, o que alivia os sintomas. Predomina à noite, ao deitar, ou em permanência prolongada na posição sentada, causando dificuldade para iniciar o sono ou desconforto em viagens de longa duração. Embora a maior parte dos casos seja primária (hereditária), alguns pacientes desenvolvem a condição a partir de outras doenças, como deficiência de ferritina, insuficiência renal, polineuropatias ou insuficiência vascular periférica de membros.[18]

Transtorno de movimentos periódicos de membros

É entidade de caracterização polissonográfica e clínica, em que ocorrem movimentos involuntários de membros inferiores (mais de 15/h em adultos e 5/h em crianças) durante o sono, geralmente extensão dos dedos e flexão de perna(s) e coxa(s). Esses frequentemente levam o paciente a despertares e consequentes fragmentação do sono, fadiga matinal e sonolência diurna. Real prevalência e magnitude dessa entidade não são conhecidas no Brasil, mas estimativas internacionais indicam acometimento em 26% das mulheres,[19] 31% dos homens,[19] e 7,7% das crianças.[20] Sabe-se que até 90% dos pacientes com síndrome das pernas inquietas também sofrem de transtorno de movimentos periódicos de membros.[21]

Cãibras noturnas de perna

Essas são queixas comuns, especialmente em idosos e gestantes,[22,23] mas não têm dados de prevalência fidedignos. Alguns medicamentos predispõem a tais eventos: agonistas beta-2 inalatórios de longa ação, diuréticos e, em menor grau, estatinas.[24] Além disso, diabetes melito, doença vascular periférica e distúrbios metabólicos e hidreletrolíticos também facilitam a ocorrência das cãibras.[8] Ainda assim, a maior parte dos casos é idiopática.[25] Estudo canadense sugeriu sazonalidade na demanda de tratamento das cãibras noturnas de perna, verificando maior procura no verão.[26]

Bruxismo relacionado ao sono

Ocorre aproximadamente em 10% dos adultos e 25% das crianças,[27,28] caracterizando-se por presença regular ou frequente de ranger de dentes durante o sono, associado a pelo menos um dos seguintes sintomas ou sinais: desgaste dentário; dor e/ou fadiga mandibular transitória matinal; cefaleia temporal matinal; contratura matinal de masseteres.[8] São fatores predisponentes: personalidade competitiva e hiperalerta, ansiedade, eventos estressores, consumo excessivo de cafeína e tabagismo.[8] Tabagismo de familiares residentes no mesmo domicílio associa-se a desenvolvimento de bruxismo em crianças.[29] O uso de antidepressivos inibidores da recaptação de serotonina e antipsicóticos também é causa de bruxismo.[30]

■ **Distúrbios respiratórios relacionados ao sono**

O principal distúrbio respiratório relacionado ao sono é, sem dúvida, *apneia obstrutiva do sono* (AOS), em função de sua frequência e da magnitude de sintomas e complicações para o indivíduo portador e, até mesmo, para a sociedade. A prevalência da AOS em crianças brasileiras é estimada em 4,8%,[28] mas chega a 32,8% em adultos, com claro predomínio em homens e obesos.[31] Dentre os fatores predisponentes destacam-se incremento de peso no decorrer dos anos e morfologia craniofacial, determinada principalmente pela hereditariedade. AOS é classificada pelo número de apneias/hipopneias por hora de sono, medido em polissonografia de noite inteira: índice até 5/h é considerado normal em adultos (até 1/h em crianças); acima de 5/h e até 15/h corresponde a grau leve; acima de 15/h e até 30/h constitui grau moderado; índice de apneia maior que 30/h indica AOS grave.[8] Não há correlação linear entre gravidade e sintomas: alguns pacientes com grau leve são mais sintomáticos que outros com apneia grave. Frequentemente, AOS se associa a ronco, despertares frequentes à noite, fadiga matinal, sonolência diurna, dificuldade de memória, irritabilidade, sintomas depressivos, dores no corpo, cefaleia matinal e disfunção erétil.[8,32,33] Além disso, especialmente em casos graves, há aumento de risco de desenvolvimento (ou agravamento) de hipertensão arterial, cardiopatia isquêmica, arritmias cardíacas, insuficiência cardíaca, acidente vascular cerebral (AVC), bem como de aumento de tempo de internação e de mortalidade cardiovascular e geral.[34–39] Ademais, o fator que pode ser imediatamente mais ameaçador à vida do paciente e de outras pessoas é o aumento da frequência de acidentes de trânsito por conta de sonolência ou desatenção causada pela fadiga ao volante.

▪ Transtornos centrais de hipersonolência

Este grupo engloba doenças raras que se manifestam por sonolência excessiva determinadas por disfunções do sistema nervoso central, em especial do hipotálamo. Destaca-se narcolepsia, que se inicia mais tipicamente dos 10 aos 25 anos com crises de sonolência súbita irresistível, várias vezes por dia, que redundam na necessidade de pequenas sonecas, das quais o paciente acorda restaurado (narcolepsia do tipo 2). Quando, além dessas crises, sobrevêm episódios de cataplexia (perda súbita e transitória do tônus muscular corporal, generalizada ou parcial, sem perturbação da consciência, comumente frente a emoções), pode ser estabelecido o diagnóstico de narcolepsia do tipo 1. Este subtipo está mais claramente ligado à deficiência de hipocretina (orexina), a qual pode ser mensurada no liquor.[8]

Narcolepsia é mais comum em pessoas portadoras do alelo HLA-DQB1*0602. Crises de sonolência súbitas e cataplexia são sinais de "intromissão" do sono REM durante a vigília, sendo que outras manifestações dessa disfunção podem ser crises frequentes de paralisia do sono (despertar súbito com paralisia transitória da musculatura espinal) e alucinações hipnagógicas e hipnopômpicas (início de sonhos um pouco antes de dormir ou continuação fugaz do sonho após acordar).

Transtornos de ansiedade

Ansiedade ocasional é parte normal da vida, podendo ocorrer em face de circunstâncias que envolvam preocupações ou medos temporários. Algumas vezes, no entanto, atinge graus patológicos, com sentimentos que interferem em atividades diárias, tomadas de decisão cotidianas e relacionamentos.[40]

A expressão clínica da ansiedade patológica é variada, em decorrência dos diferentes tipos de transtornos de ansiedade. Na ansiedade generalizada, comumente ocorrem inquietação, fadiga fácil, dificuldade de concentração, irritabilidade, tensão muscular, dificuldade de controlar temor e preocupação e problemas de sono.[40] Como consequências, incapacidades social e laboral, pobre qualidade de vida, aumento no risco de suicídio e frequente procura por atendimento médico podem ocorrer, em diferentes graus.

Nos transtornos de ansiedade, os sintomas se diferenciam de medo e ansiedade adaptativos ou provisórios por serem excessivos ou persistirem além de períodos apropriados ao nível de desenvolvimento ou à situação de ocorrência. Em geral, indivíduos com transtornos de ansiedade superestimam o perigo nas situações que temem ou evitam.[41]

Na população em geral, ansiedade patológica é condição comum, que tem prevalência de 17% ao correr da vida. Transtornos de ansiedade ocupam a sexta posição no elenco de distúrbios que acarretam anos vividos com incapacidade.[42]

Nos EUA, a prevalência anual é de 18,1% em adultos, com predominância em mulheres.

O substrato dos transtornos de ansiedade parece envolver sistema límbico (septo, hipocampo, giro do cíngulo, porções do hipotálamo, amígdala e outras porções do lobo temporal) e córtex pré-frontal medial, bem como suas conexões com sistemas monoaminérgicos (serotonina, norepinefrina e dopamina) e outras áreas de tronco cerebral (como a substância cinzenta periaquedutal dorsal).[43] Também funções de receptores metabotrópicos glutamatérgicos (mGlu4 e mGlu8) pré-sinápticos, que modulam neurotransmissão excitatória, podem estar envolvidas nos transtornos de ansiedade.[44] Finalmente, neurogênese em adultos parece associar-se a ansiedade patológica, mas os estudos são experimentais e ainda com resultados incertos.[45]

Possíveis fatores predisponentes ou desencadeantes englobam crise conjugal, perda por morte ou separação, doença pessoal ou familiar, nascimento de irmãos, desenvolvimento da criança, comportamentos infantis (inibição, apego excessivo aos pais), estilo de cuidados paternos (p. ex., superproteção), além de comorbidades.[46]

A ansiedade patológica diferencia-se em várias entidades. Sua classificação na última edição do Manual Estatístico e Diagnóstico dos Transtornos Mentais (DSM-V), da Associação Psiquiátrica Americana aparece no Quadro 35.2. Neste capítulo, serão abordadas

Quadro 35.2 ▪ Classificação dos transtornos de ansiedade.

Transtorno de ansiedade de separação
Mutismo seletivo
Fobia específica
Transtorno de ansiedade social (fobia social)
Transtorno de ansiedade generalizada
Transtorno de pânico
Agorafobia
Transtorno de ansiedade induzido por substância/medicamento
Transtorno de ansiedade devido a outra condição médica
Outro transtorno de ansiedade especificado
Transtorno de ansiedade não especificado

aquelas que predominantemente surgem nas consultas de clínica médica, devendo ser corretamente diagnosticadas, sendo os pacientes encaminhados a especialistas ou tratados, mesmo no âmbito da atenção primária ou secundária à saúde. Também se abordará o manejo da ansiedade em pacientes com condições clínicas geradoras dessa condição.

▶ Seleção

Diferentes intervenções, não medicamentosas e medicamentosas, são propostas para controle dos transtornos do sono e da ansiedade.

Transtornos do sono

▪ Insônia

Para insônia crônica e de curto prazo, o tratamento com maior evidência de eficácia é a terapia cognitivo-comportamental (TCC). Além de ser isenta de efeitos adversos, mostra-se útil em crianças, idosos, pacientes com condições dolorosas crônicas, câncer ou doenças psiquiátricas concomitantes.[47-53] Essa técnica, aliada à educação para higiene do sono, tem-se mostrado eficaz em crianças e adolescentes. A intervenção, em caráter individual, é de simples aplicação, pois consiste em corrigir hábitos errados e propiciar ambiente propício para início e manutenção do sono (Quadro 35.3).[9] Mostra efeitos benéficos persistentes em desfechos clínicos (primordiais) e polissonográficos (substitutos). Em grupo, não tem evidência claramente estabelecida.[47]

A prática de atividade física regular também pode ajudar no manejo da insônia,[54] desde que não muito tarde da noite, pois o aumento da temperatura corporal inibe a liberação da melatonina. Não há evidência conclusiva sobre utilidade de acupuntura.[55,56]

Durante muitos anos hipnóticos benzodiazepínicos (benzodiazepinas) prevaleceram na prescrição para pacientes com insônia, ainda que não houvesse evidência de eficácia e segurança a longo prazo, sendo apoiada somente em experiência clínica individual. Com o decorrer do tempo, crescente preocupação com os efeitos adversos resultantes do emprego de tais fármacos foi emergindo. Benzodiazepinas associam-se a desenvolvimento de tolerância (com necessidade de doses maiores para se obter o mesmo efeito hipnótico), sonolência diurna, quedas, fraturas, acidentes de trânsito, síndrome de abstinência, agravamento de ronco e apneia obstrutiva do sono, malformações congênitas e problemas de memória em curto e longo prazo, incluindo demência.[9,57]

Na década de 1990, surgiram imidazopiridinas (Z-drugs) ou hipnóticos não benzodiazepínicos, representados por zolpidem, zopiclona e zaleplona, que são agonistas gabaérgicos no receptor $GABA_A$. À sua introdução, seguiu-se extensa propaganda acerca de pretensas vantagens sobre os predecessores. Porém, efetividade e segurança pós-comercialização não se mostraram tão diferentes. Amnésia, sonolência, quedas, comportamentos automáticos e possibilidade de dependência e abstinência estão associados a seu uso.[58,59] Agentes de longa duração de efeito, como clonazepam, têm maior propensão a causar sintomas diurnos, como sonolência e dificuldade de memória. Representantes de curta ação, como midazolam e zolpidem, tendem a provocar comportamentos automáticos (sonambulismo, síndrome do comer/beber noturno) e despertares associados a amnésia. Levantamento japonês mostrou que tal risco é pequeno, mas presente, com o uso de zolpidem em idosos com 80 anos ou mais.[58]

Tanto benzodiazepinas quanto imidazopiridinas induzem potencialmente reação paradoxal em alguns pacientes, levando a agitação e alucinações, em vez do efeito hipnótico. Tal resposta é idiossincrásica, ou seja, depende de propensão neuroquímica individual, identificada em história médica pregressa e familiar do paciente.

Assim, a semelhança quanto a perfil farmacodinâmico e efeitos clínicos coloca benzodiazepinas e imidazopiridinas no mesmo patamar. Fato ilustrativo da semelhança entre benzodiazepinas e imidazopiridinas é que o efeito de ambas pode ser revertido pelo mesmo antagonista – flumazenil.[60]

Metanálises de ensaios clínicos envolvendo benzodiazepínicos e imidazopiridinas para *insônia crônica* mostraram melhora em padrões polissonográficos (desfechos substitutos).[61,62] Segundo a percepção do paciente, eszopiclona[63] e zolpidem[64] se mostraram eficazes na melhora da insônia por 6 meses ou mais. Diferentemente de benzodiazepínicos, imidazopiridinas não pioraram índice de apneia em pacientes com apneia obstrutiva do sono.[65] Ainda assim, tais fármacos devem ser evitados no tratamento da insônia crônica, pelo risco de tolerância, dependência e demência, desfechos de segurança pouco avaliáveis em estudos de seguimento de apenas 6 meses. Embora a prescrição desses fármacos para manejo temporário de *insônia de curto prazo* seja prática corrente,[9,66] a relação entre benefícios e riscos potenciais em cada paciente deve ser ponderada. Por exemplo, idosos podem melhorar de insônia circunstancial, transitória, mas ficam expostos ao risco de sonolência residual, quedas e fraturas.

Anti-histamínicos foram pouco avaliados no contexto do tratamento de insônia leve e intermitente em idosos. Em dois únicos ensaios clínicos, difenidramina mostrou benefícios modestos, e as reações adversas foram relativamente frequentes: sonolência diurna e efeitos anticolinérgicos (boca seca, constipação intestinal).[67,68]

Quetiapina, antipsicótico atípico, tem indicação *off-label* para tratamento de insônia. Devido a seus efeitos adversos (diabetes, obesidade, hiperlipidemia, hepatotoxicidade fatal, síndrome das pernas inquietas, acatisia), relatados mesmo com baixas doses, só foi recomendada para pacientes com comorbidades psiquiátricas específicas. No entanto, por falta de robustos estudos que comprovem sua eficácia e segurança, mesmo esses pacientes não devem receber o fármaco.[69]

Antidepressivos são comumente empregados para insônia em doses menores que as prescritas para tratamento da depressão, mas o nível de evidência é baixo. Valem-se de ações antagonistas à transmissão colinérgica, histaminérgica, adrenérgica ou serotoninérgica. Antidepressivos tricíclicos (amitriptilina, nortriptilina) em uso prolongado, por seus efeitos anticolinérgicos, apresentam risco aumentado de desenvolvimento de demência.[70] Além disso, sonolência diurna, constipação intestinal, retenção urinária, xerostomia, palpitações, aumento da pressão intraocular e ganho de peso são efeitos adversos frequentes. Trazodona também é frequentemente empregada para insônia,[71] embora o embasamento para tal seja pequeno.[9] Seu efeito adverso mais comum é sonolência matinal residual, mas hipotensão postural e raramente priapismo podem ocorrer.

Melatonina, produto de origem animal ou sintetizado, não é comercializada no Brasil, mas há décadas está disponível em diversos países como suplemento dietético. Metanálise de ensaios clínicos com doses e formulações variadas de melatonina revelou benefício pequeno em termos de diminuição da latência para o sono e aumento do seu tempo total.[72] O subgrupo de pacientes constituído por crianças com comprometimento mental e/ou transtorno do espectro autista parece obter melhora mais evidente.[73-75] Contudo, o controle de qualidade dos produtos contendo melatonina é incerto.[9]

Desenvolveram-se novos fármacos, como agonistas melatoninérgicos – *ramelteon, tasimelteon,* agomelatina – e antagonista da orexina/hipocretina (suvorexanto), dos quais agomelatina e suvorexanto estão disponíveis no Brasil. Ensaios clínicos controlados por placebo e metanálises avaliando *ramelteon* por 6 meses revelaram benefício pequeno em insônia crônica, com sonolência matinal residual como a principal reação adversa.[76-78] Em 2014, a agência americana Food and Drug Administration (FDA) aprovou o uso do suvorexanto para tratamento de insônia, com base em eficácia – menor latência para iniciar o sono – detectada em ensaios clínicos controlados por placebo, de curta duração e patrocinados pelo fabricante. Com esse fármaco, sonolência matinal foi comum.[79]

Gabapentina, conhecido anticonvulsivante, foi avaliado em insônia primária e intermitente em adultos, por meio de polissonografia, demonstrando menor latência para iniciar o sono e maior duração e profundidade do mesmo em comparação a placebo, em estudo de curta duração e financiado pelo fabricante.[80]

Embora muito propalado no meio não médico, o uso de fitoterápicos (valeriana, passiflora, camomila, kava) para insônia não apresenta eficácia estabelecida. Revisão sistemática com metanálise de 14 ensaios clínicos (n = 1.602) demonstrou ausência de diferença significativa entre fitoterápicos e placebo ou outros controles ativos. Além disso, a valeriana causou efeitos adversos frequentes, como tonturas, cefaleia e indisposição gastrintestinal.[81]

Síndrome das pernas inquietas

O corpo de evidência em prol dos agonistas dopaminérgicos, especialmente do pramipexol, provém de dezenas de ensaios clínicos, demonstrando superioridade *versus* placebo e controles ativos.[82-84] Em revisão Cochrane,[85] cabergolina e pramipexol superaram levodopa em eficácia, mas não em todos os desfechos. Levodopa, sempre associada a inibidor da dopa-descarboxilase periférica, demonstrou eficácia em tratamento de curto prazo em comparação a placebo, apresentando-se como tratamento de segunda linha.[86] Em um terceiro escalão aparecem antiepilépticos (gabapentina e pregabalina) e opioides.[83,87] A apresentação de gabapentina enacarbila, profármaco da gabapentina, a qual demonstrou eficácia alta em alguns ensaios clínicos,[87] não está disponível no Brasil. Deve-se ter em mente que a síndrome das pernas inquietas predomina à noite, ao deitar, e em períodos de longa inatividade dos membros inferiores. Logo, deseja-se que o fármaco esteja em pleno efeito nestes momentos, pelo que se recomenda a tomada oral 1 h antes de deitar. Por esse motivo, é questionável o uso de rotigotina, que se apresenta unicamente como adesivo para absorção transdérmica, com efeito prolongado por 24 h e custo elevado.

Fenômeno digno de nota, por sua importância clínica, é a necessidade de aumento de dose tanto de levodopa quanto de pramipexol (e provavelmente de outros agonistas dopaminérgicos) durante o curso do tratamento. Avaliação adequada desse efeito não foi empreendida por ensaio clínico algum, pois o acompanhamento, em geral, foi de poucos meses. Assim, há incerteza sobre o quanto as terapêuticas que envolvem o aumento da transmissão dopaminérgica são eficazes e seguras a longo prazo (escala de anos), pois o aumento progressivo de dose denota uma forma de tolerância à ação dos referidos fármacos e enseja, ao mesmo tempo, a possibilidade de ocorrência de mais reações adversas.

Transtorno de movimentos periódicos de membros

Não há estudos avaliando tratamento somente para esta condição.[82] Porém, desfechos secundários de eficácia sobre o transtorno de movimentos periódicos de membros aparecem em estudos que objetivaram tratar a síndrome de pernas inquietas (em que até 90% dos pacientes apresentam os movimentos periódicos de membros). Neste contexto, agonistas dopaminérgicos, levodopa, gabapentina e pregabalina foram úteis para diminuir os índices de movimentos periódicos de membros.

Cãibras noturnas de pernas

Em metanálise de 7 estudos, suplementação com magnésio não se mostrou benéfica na população adulta em geral, mas houve discreto benefício em gestantes.[88]

Quinino mostra modesto benefício no tratamento de cãibras noturnas de pernas, mas é considerado inseguro, pelo que não deve ser rotineiramente recomendado. Para pacientes muito sintomáticos e não responsivos a outras medidas, uso por 4 semanas pode ser uma opção, desde que os pacientes sejam completamente informados. Vitaminas do complexo B, lidocaína e diltiazem são eventualmente úteis, mas o nível de evidência é muito baixo.[89]

Bruxismo relacionado ao sono

O tratamento do bruxismo relacionado ao sono ainda carece de embasamento robusto, pois, em geral, estudos com fins terapêuticos englobam pequeno número de pacientes.[30] Estudos avaliaram amitriptilina, propranolol, levodopa, clonidina, triptofano, bromocriptina, hidroxizina e gabapentina, havendo insuficiente evidência sobre a eficácia da farmacoterapia no tratamento do bruxismo em comparação a placebo ou uso de aparelho intraoral durante o sono.[90-92] Este constitui o cerne do tratamento sintomático do bruxismo,[30] podendo ser combinado com massagem dos masseteres para o alívio de sintomas.[93,94] No entanto, a frequência de contratura muscular a longo prazo não é afetada pelo uso dessas medidas físicas.[30,94]

Na concomitância de bruxismo e síndrome da apneia obstrutiva do sono, o uso de aparelhos de avanço mandibular durante o sono pode ser útil para ambas as condições.[95] O emprego de aplicações periódicas de toxina botulínica nos masseteres foi proposto inicialmente para casos de bruxismo intenso, tanto diurno quanto noturno, associado a distúrbios neurológicos como distonias e espasticidade.[30] Estudos sobre uso de toxina botulínica no bruxismo relacionado ao sono são ainda incipientes, sugerindo eficácia.[96] *Biofeedback*, técnica de relaxamento muscular, isoladamente não trouxe benefício para bruxismo.[97]

Apneia obstrutiva do sono

Diversas medidas podem ser úteis para a atenuação da apneia obstrutiva do sono (AOS) e costumam ser ordenadas para tratamento dos diferentes graus de AOS (leve, moderada e grave), conforme o índice de apneia/hipopneia (IAH) na polissonografia (desfechos intermediários). Em geral, quanto maior a queda do IAH, mais significativa a melhora dos sintomas. Poucas medidas diminuem desfechos primordiais, como eventos cardiovasculares.

Em pacientes obesos ou com sobrepeso, perda de peso é recomendação universal, mas pouco eficaz isoladamente. Geralmente, diminuição em torno de 4,8 kg/m² no índice de massa corporal corresponde à queda de 14,2 no IAH.[98] Ou seja, é necessária perda significativa de peso para se obter apenas atenuação de AOS de moderada a grave.[99] Por outro lado, em pacientes sedentários, a prática regular de atividade física pode atenuar AOS, mesmo sem perda de peso.[100] Outra medida costumeiramente preconizada é evitar decúbito dorsal (mediante colocação de objetos presos no dorso da roupa de dormir) em pacientes cujos eventos de AOS ocorram predominante ou exclusivamente na posição supina. Contudo, mesmo nesse grupo, a utilização do aparelho de pressão positiva contínua nas vias respiratórias (CPAP, sigla clássica) é mais eficaz que medidas posicionais.[101]

Não há evidência significativa de que medicamentos possam ser úteis no manejo da AOS no adulto.[102] Foram testados em ensaios clínicos de pequeno poder estatístico ou em subgrupos muito restritos de pacientes, o que impede a recomendação de tratamento farmacológico. Em crianças, há dúvida sobre a validade de efeitos benéficos discretos de corticosteroides nasais para diminuição de IAH em AOS leve, face a tamanho amostral pequeno e erros metodológicos dos escassos ensaios realizados.[103] A controvérsia é maior na avaliação de estudos que envolvem colocação de órteses (trompetas) na nasofaringe de pacientes adultos com AOS. À afirmação de que trompetas nasais são bem toleradas e muito eficazes, se contrapõem os resultados de trabalhos, mostrando pequena adesão e eficácia limitada.[104]

Outra estratégia é a terapia miofacial, baseada em exercícios regulares e frequentes orientados por profissional treinado (fonoaudiólogo), com a finalidade de aumentar o tônus da musculatura oral e orofaríngea, diminuindo seu colabamento durante o sono. Tal tratamento tem eficácia parcial, podendo ser útil para graus leve e moderado de AOS.[105] Necessidade de adesão às sessões terapêuticas e posterior continuidade da prática são limitantes da efetividade.

Cirurgia nasal isolada não demonstrou diminuição significativa de IAH.[106] Porém, quando indicada para pacientes com dificuldade de respirar pelo nariz, pode levar à adoção de menor pressão no CPAP, em pacientes com indicação de usá-lo, o que impacta positivamente na adesão ao aparelho.[107]

Resultados a respeito de glossectomia parcial isolada são ainda inconsistentes, em parte pelas diferentes técnicas usadas nos estudos.[108]

Adenotonsilectomia em crianças, obesas ou não, atenua AOS sem levar à cura, provavelmente porque os estudos não incluem somente pacientes com hipertrofia de amígdalas e adenoides.[109,110]

Traqueostomia, procedimento de exceção em AOS, é extremamente eficaz.[111] Pacientes com a rara combinação de AOS de moderada a grave e rinofístula liquórica são candidatos potenciais à traqueostomia, pois têm contraindicação ao uso de CPAP, pelo risco de desenvolvimento de pneumoencéfalo. Em pacientes com obesidade mórbida e AOS grave, dados sobre eficácia e segurança da combinação de traqueostomia com cirurgia de avanço maxilomandibular ainda são muito limitados para que essa conduta possa ser recomendada.[112] Similarmente, a tentativa de melhorar AOS com suplementação de oxigênio em pacientes sem doença pulmonar oxigênio-dependente gerou benefício incerto: de um lado, melhora da saturação de oxigênio sanguínea; de outro, aumento da duração de apneias e hipopneias.[113]

Cirurgia de avanço maxilomandibular em adultos associou-se a diminuição significativa de IAH e mostrou ser procedimento seguro, com baixa taxa de complicação (entre 1 e 3%).[114-116] No entanto, a falta de estudos comparativos entre essa cirurgia e o aparelho CPAP não permite asseverar a apregoada evidência defendida pelos entusiastas do procedimento.

Uso de aparelho de avanço mandibular constitui medida eficaz, segura e bem aceita pelos pacientes com AOS de grau leve a moderado,[117,118] mas são inferiores ao aparelho CPAP para graus moderado e grave.[119] Doença periodontal e disfunção de articulação temporomandibular costumam ser algumas das contraindicações a seu uso. Aparelhos de avanço mandibular e de CPAP estão entre as poucas medidas que comprovadamente diminuem a pressão arterial em pacientes com AOS e hipertensão como comorbidade.[120,121]

A modalidade de tratamento que detém a maior eficácia sobre sintomas, IAH e desfechos primordiais é o aparelho de CPAP. A pressão positiva de ar do CPAP ou do BiPAP (aparelho com dois níveis de pressão: inspiratória, mais alta, e expiratória, mais baixa), regulada segundo a necessidade estimada do paciente, e a do CPAP automático (que se autorregula continuamente) suprimem os eventos respiratórios, conferindo resultado imediato do ponto de vista sintomático e polissonográfico. Na fase inicial de uso, pacientes precisam vencer as dificuldades relativas aos diversos ajustes necessários (de máscara, pressão do aparelho, necessidade de umidificador), no que podem ser auxiliados por médicos ou fisioterapeutas experientes nessa modalidade. Não há diferença em termos de desfechos de eficácia entre CPAP com pressão fixa e CPAP automático, cuja pressão varia conforme a necessidade.[122,123]

O uso constante do aparelho de CPAP diminui sintomas de sonolência, fadiga, ronco, dificuldade de memória e até mesmo depressivos apresentados por pacientes com AOS.[124]

Estudos observacionais sugerem que o CPAP, por suprimir a sonolência, também diminua a incidência de acidentes de trânsito.[125] No entanto, alguns pacientes com AOS permanecem com leve sonolência diurna apesar do uso adequado do CPAP, sendo candidatos a tratamento medicamentoso para hipersonolência diurna (ver adiante).

A terapia com o CPAP diminui a pressão arterial em hipertensos,[126] desde que o uso do aparelho seja superior a 4 h por noite.[127] Pacientes com hipertensão arterial refratária e AOS exibem as melhores respostas em termos de controle pressórico a partir da adoção do CPAP.[128]

Há descrição da melhora da função cardíaca e diminuição da pressão da artéria pulmonar em pacientes com AOS usuários de CPAP.[129-131] Há controvérsia sobre seu efeito no perfil lipídico.[132]

Nova modalidade de tratamento da AOS é o aparelho nasal de pressão expiratória positiva (EPAP nasal). Com mecanismo valvular, permite livremente a inspiração, mas estabelece leve pressão positiva na expiração. Diferentemente do CPAP, não necessita de fonte de energia e é aplicado diretamente sobre as narinas. Metanálise mostrou redução parcial do IAH e melhora de sintomas mediante seu uso, sugerindo que resistência ao fluxo nasal causada por alguma condição local possa levar à falha no tratamento.[133] Não há estudos comparando EPAP nasal com outras formas de tratamento e tampouco sobre seu efeito em desfechos primordiais.

Outras formas de tratamento de AOS, ainda sem eficácia comprovada no manejo da doença, são cirurgia com radiofrequência[134] e estimulação do nervo hipoglosso.[135]

Narcolepsia

Modafinila, empregada para tratamento de narcolepsia e outras causas de sonolência excessiva (hipersonia idiopática, sonolência residual em pacientes com AOS tratados), ainda não tem mecanismos totalmente esclarecidos. Promove transmissão catecolaminérgica que inclui inibição da recaptação de dopamina, sem estimulação simpática periférica significativa. Constitui tratamento de escolha para a hipersonolência da narcolepsia, por sua eficácia e segurança.[136]

Gama-hidroxibutirato e seu sal, oxibato de sódio, são fármacos com mecanismo de ação ainda não esclarecido, mas provavelmente com efeito estimulador de receptores gabaérgicos.[137] No tratamento de narcolepsia, melhoraram crises de sonolência e cataplexia.[138] Seus efeitos adversos (náuseas, vômitos e tonturas) são geralmente leves ou moderados. Como no Brasil tais fármacos não estão disponíveis, manejo de cataplexia se restringe a uso de antidepressivos. Porém, a sua evidência de eficácia é muito baixa.[139]

Sumário da seleção de tratamentos usados nos principais transtornos do sono.			
Intervenção	Grau de recomendação	Nível de evidência	Comentários
Insônia			
Terapia cognitivo-comportamental	I	A	Terapêutica com efeitos benéficos persistentes em diversos contextos e isenta de efeitos adversos
Atividade física	I	A	Efeito moderadamente benéfico
Imidazopiridinas	III	A	Potenciais efeitos adversos desestimulam o uso. Emprego para *insônia crônica* não é recomendado
Benzodiazepinas	III	C	Riscos potenciais desestimulam o uso
Anti-histamínicos	III	B	Benefício < efeitos adversos
Antidepressivos tricíclicos	IIb	B	Para insônia leve e intermitente. Perfil de segurança a longo prazo é desfavorável
Trazodona	IIb	C	Perfil de segurança melhor que o de tricíclicos
Quetiapina	III	C	Sem estudos robustos que embasem o seu uso
Gabapentina	III	C	Sem estudos robustos que embasem o seu uso
Agomelatina e suvorexanto	IIb	A	Pequeno benefício em insônia crônica. Sonolência matinal comum
Fitoterápicos	III	A	Além da ineficácia dos fitoterápicos em geral, valeriana apresenta efeitos adversos frequentes
Apneia obstrutiva do sono grave			
Aparelho de CPAP	I	A	Benefício sobre sintomas, polissonografia e desfechos primordiais
Cirurgia de avanço maxilomandibular	IIa	C	Eficácia e segurança razoável
Traqueostomia	IIa	C	Reservada para casos extremos, sem indicação para as terapias anteriores
Apneia obstrutiva do sono moderada			
Aparelho de CPAP	I	A	Benefício sobre sintomas, polissonografia e desfechos primordiais
Aparelho de avanço mandibular	IIa	A	Inferior ao CPAP em termos de eficácia, mas com maior adesão
EPAP nasal	IIa	C	Sem estudos comparativos com outros tratamentos. Resistência ao fluxo respiratório nasal pode levar à falha terapêutica
Terapia miofacial	IIb	B	Benefício condicionado à adesão ao tratamento
Adenotonsilectomia (em crianças)	IIa	B	Tratamento de escolha para crianças portadoras de hipertrofia amigdaliana
Apneia obstrutiva do sono leve			
Aparelho de avanço mandibular	IIa	A	Tratamento eficaz
EPAP nasal	IIa	C	Sem estudos comparativos com outros tratamentos
Terapia miofacial	IIb	B	Benefício condicionado à adesão ao tratamento

(continua)

Sumário da seleção de tratamentos usados nos principais transtornos do sono. (*continuação*)			
Intervenção	Grau de recomendação	Nível de evidência	Comentários
Adenotonsilectomia (em crianças)	IIa	B	Tratamento de escolha para crianças portadoras de hipertrofia amigdaliana
Perda de peso, atividade física, terapia posicional	IIb	B	Pequeno benefício demonstrado
■ **Síndrome das pernas inquietas**			
Pramipexol, ropinirol	I	A	Tratamento de escolha, com eficácia e segurança. Pramipexol tem custo menor
Rotigotina	III	A	Terapêutica eficaz, mas com cinética insatisfatória e custo elevado
Levodopa/carbidopa ou benserazida	IIa	A	Indicação *off-label*. Eficácia menor que pramipexol, mas custo acessível
Pergolida, carbegolina	III	A	Podem causar dano de válvulas cardíacas, pelo que devem ser evitadas
Opioides	IIb	B	Escassa evidência de benefício significativo, a ser confirmada
Gabapentina, pregabalina	IIa	B	Balanço entre eficácia e segurança razoável
Carbamazepina	IIb	B	Balanço entre eficácia e segurança incerto
Clonidina	IIb	B	Balanço entre eficácia e segurança incerto
Ferro (em pacientes com ferritina baixa)	IIb	C	Balanço entre eficácia e segurança incerto
■ **Cãibras noturnas de perna**			
Quinino	III	A	Embora eficaz, pode causar reações adversas graves, não sendo recomendado
Magnésio	IIb	B	Discreto benefício apenas em gestantes
Vitaminas do complexo B	IIb	C	Eficácia duvidosa, mas segurança aceitável
Diltiazem	IIb	C	Eficácia duvidosa, mas segurança discutível
■ **Bruxismo relacinado ao sono**			
Aparelhos intraorais	IIa	B	Terapêutica eficaz para reduzir sintomas e dano dentários
Toxina botulínica nos masseteres	IIb	B	Dados incipientes sugerindo eficácia
■ **Narcolepsia**			
Modafinila	I	A	Reduz sonolência diurna, mas não cataplexia
Antidepressivos	IIb	C	Sem estudos que embasem o seu uso

Transtornos de ansiedade

De modo geral, o tratamento é constituído por abordagem com múltiplas modalidades, selecionadas em função de diagnóstico causal da ansiedade, intensidade da manifestação clínica, idade e características do paciente. Com frequência, pacientes procuram atendimento em serviços de atenção primária, em vez de especialistas, atentando para manifestações somáticas consequentes aos problemas psicológicos.

Dentre os tratamentos farmacológicos, salientam-se inibidores seletivos da recaptação de serotonina (ISRS) e inibidores da recaptação de serotonina e norepinefrina (IRSN), que – em função de sua eficácia e abrangência de espectro para a maioria dos transtornos de ansiedade – são atualmente considerados agentes de primeira linha, em detrimento de ansiolíticos benzodiazepínicos. No entanto, substancial número de pacientes se mostra resistente a esse tratamento, quando, então, passam a ser indicados antipsicóticos (especialmente em transtorno obsessivo-compulsivo), como agentes preferenciais ou em terapia adjuntiva. Também se observa alguma eficácia com anticonvulsantes em tratamento adjuntivo de antidepressivos em transtorno obsessivo-compulsivo refratário.[140]

A abordagem terapêutica da ansiedade patológica também pode ser feita com medidas não medicamentosas, algumas vezes em associação com as medicamentosas. O sucesso das terapias deve-se também à preferência dos pacientes. Metanálise[141] de 34 estudos que enfocaram esse aspecto mostrou que adultos preferiram tratamento psicológico na proporção de 75% (intervalo de confiança [IC] 95%: 69% a 80%), predominando essa decisão em pacientes jovens e mulheres.

■ Tratamento não medicamentoso

Em crianças e adolescentes, frequentemente transtornos de ansiedade se apresentam com manifestações somáticas, mascarando o real diagnóstico. Profissionais da saúde não especializados e mesmo educadores devem estar alertas para esta possibilidade. Naquelas faixas etárias, intervenções farmacológicas não devem ser consideradas para tratamento de transtornos de ansiedade fora de setores especializados. Em atenção primária e secundária, é não só importante reconhecer a eficácia dos tratamentos, mas também seus potenciais danos em crianças e adolescentes.[142]

As intervenções não farmacológicas são preferíveis, incluindo abordagens psicossociais, que envolvam pacientes e seus pais ou responsáveis.

Terapia cognitivo-comportamental

Terapia cognitivo-comportamental (TCC) é a mais documentada intervenção não farmacológica para tratar transtornos de ansiedade em crianças e adolescentes. Revisão Cochrane[143] de 41 ensaios clínicos randomizados (1.806 crianças e adolescentes, com ansiedade de moderada a grave) detectou remissão do diagnóstico de ansiedade com TCC *versus* controles em lista de espera (26 estudos; n = 1.350; *odds ratio* [OR] = 7,85 [IC95%: 5,31 a 11,60]; número necessário para tratar [NNT] = 6), mas com moderada heterogeneidade. Análises revelaram que TCC não foi mais eficaz do que tratamentos ativos não TCC (6 estudos; 426 participantes) ou tratamento usual (2 estudos; 88 participantes) em reduzir diagnósticos de ansiedade. Quatro estudos de seguimento concluíram que os ganhos na remissão do diagnóstico de ansiedade não foram estatisticamente significativos. Assim, TCC se mostra eficaz como tratamento de ansiedade na infância e na adolescência, mas os resultados comparativos com outras estratégias são limitados e inconclusivos.

Mais modernamente, testou-se disponibilizar TCC via Internet para tratamento de diferentes transtornos de ansiedade, com vista a remissão do diagnóstico de ansiedade e redução dos sintomas correspondentes. Revisão de 38 estudos (3.214 participantes) comparou a estratégia de interesse (ITCC) com controles em lista de espera; ITCC conduzida por terapeuta *versus* sem terapeuta; e ITCC *versus* TCC presencial. Após tratamento, não houve significativas diferenças entre todas as modalidades testadas quanto à melhora clínica. Entretanto, baixa qualidade dos estudos e grande heterogeneidade de resultados impediram conclusões firmes que sustentassem recomendações.[144]

Em adultos, seis diferentes técnicas (psicoeducação, atenção e técnica comportamental baseada em aceitação, relaxamento, exposição, reestruturação cognitiva e ativação comportamental)[145] integraram protocolos de TCC, mostrando-se eficazes no tratamento de ansiedade em atenção primária, quando em formatos mais simples e adaptados a esse tipo de cuidado e executados por profissionais especializados.

Outra abordagem para tratamento de diferentes entidades de ansiedade patológica e transtornos correlatos consistiu em obter sinergismo entre d-ciclosserina (DCS) e terapias cognitivo-comportamentais (TCC) comparativamente ao sinergismo determinado por placebo aliado a TCC. Revisão Cochrane[146] de 21 ensaios clínicos randomizados (ECR) (n = 788 adultos e crianças) não identificou diferença entre DCS ou placebo quanto a sinergismo com TCC sobre transtornos de ansiedade. A baixa qualidade da evidência sobre as respostas clínicas não permitem conclusões presentemente.

Outras terapias psicológicas

Terapias psicológicas, isoladas ou com medicamentos, têm sido estudadas para controle da doença do pânico – caracterizada por ataques inesperados e súbitos de medo e ansiedade, acompanhados de taquicardia, dor no peito, sudorese e tremor – com ou sem agorafobia (medo mórbido de grandes espaços abertos e lugares públicos). Metanálise em rede,[147] com inclusão de 54 estudos de baixa qualidade de evidência (n = 3.021 pacientes) comparou oito diferentes terapias psicológicas e três condições de controle para manejo dessa condição em pacientes adultos. Dentre os tratamentos, predominou TCC (32 estudos). Pelas condições metodológicas, os resultados foram imprecisos, não havendo evidência de superioridade de uma estratégia psicológica sobre as demais. TCC mostrou-se superior, mas com pequeno tamanho de efeito, muitas vezes insuficiente ou clinicamente irrelevante. Psicoterapia de suporte mostrou alguma viabilidade no tratamento das crises de pânico, enquanto terapia comportamental não pareceu ser alternativa válida nesta circunstância. Terapia psicodinâmica pareceu ser bem tolerada e promissora, mas os resultados foram esparsos.

O transtorno de ansiedade social (fobia social) impacta funcionamentos social, ocupacional e acadêmico. Em seu tratamento, examinou-se o efeito de treinamento de habilidades sociais, terapia de exposição (TE – por meio de imagens ou ao vivo), combinação das duas (terapia de efetividade social – TES) ou controle (espera em lista) em 106 pacientes com fobia social. Ambas as estratégias superaram os resultados de lista de espera. Após o tratamento, 67% dos que se submeteram a TES e 54% dos tratados somente com TE não apresentaram mais os critérios diagnósticos de transtorno de ansiedade social (NS). Comparada com TE isolada, a combinação de estratégias mostrou-se significativamente superior em estado clínico geral e medidas de habilidades sociais.[148]

Fitoterapia

Em revisão descritiva da literatura,[149] identificaram-se 53 plantas cujo extrato apresentava putativa atividade ansiolítica. Dessas plantas, 21 foram investigadas em estudos clínicos. Demonstração de eficácia em uso crônico ocorreu com: *Piper methysticum*, *Matricaria recutita*, *Ginkgo biloba*, *Scutellaria lateriflora*, *Silybum marianum*, *Passiflora incarnata*, *Withania somniferum*, *Galphimia glauca*, *Centella asiatica*, *Rhodiola rosea*, *Echinacea* spp., *Melissa officinalis* e *Echium amoenum*. No entanto, as conclusões provieram de ensaios com pequenas amostras, pequena duração da intervenção e não replicação. A evidência atual não sustenta a indicação de *Hypericum perforatum* ou *Valeriana* spp. para nenhum transtorno de ansiedade. Em geral, a indicação de fitoterapia para transtornos de ansiedade requer maior investigação.

Tratamento medicamentoso

Fármacos ansiolíticos são comumente prescritos no tratamento deste grande e heterogêneo grupo de distúrbios, quer modulando múltiplos neurotransmissores ou mecanismos fisiológicos.

Nos últimos 50 anos, pouco se progrediu no desenvolvimento de novos representantes, talvez por terem mostrado diferenças individuais, grande potencial de efeitos adversos e algum grau de falha terapêutica.[150] Também resultados de estudos pré-clínicos muito raramente se traduziram em efetividade clínica. Outra razão foi que, por muito tempo, o foco das pesquisas centrou-se no prototípico sistema benzodiazepinas-ansiedade associada a GABA (ácido gama-aminobutírico), marca da descoberta de ansiolíticos na metade dos anos 1950. A partir dos anos 1980, esforços foram despendidos no sentido de desenvolver novos compostos ou estudar os já existentes no contexto da ansiedade, tais como inibidores seletivos da recaptação de serotonina, neuropeptídeos (fator liberador de corticotrofina, colecistocinina e taquicinina) e sistemas glutamatérgico e endocanabinoide.[151]

No cenário dos tratamentos dos transtornos de ansiedade, a pesquisa revela o papel de estimuladores cognitivos na extinção do medo, avaliando que possam ser facilitadores de farmacoterapia e psicoterapia na remissão dos sintomas e mais duradoura recuperação. Os estudos descrevem o potencial clínico de d-ciclosserina, ioimbina, cortisol e L-DOPA.[152]

As classes farmacológicas mais estudadas nos transtornos de ansiedade são benzodiazepinas, antidepressivos, antipsicóticos e anticonvulsivantes.

Em transtorno de ansiedade generalizada – doença crônica, recidivante, debilitante e associada a mau funcionamento social e ocupacional – o tratamento farmacológico envolve as classes anteriormente citadas. Presentemente, com base em sua eficácia e boa tolerabilidade, inibidores seletivos da recaptação de serotonina (ISRS) e inibidores da recaptação de serotonina e norepinefrina (IRSN) são considerados tratamentos de primeira linha. Se houver resposta clínica inicial, ao menos moderada, o tratamento deverá continuar por 12 meses, no mínimo. Embora esses fármacos sejam costumeiramente prescritos, terapias alternativas, como antipsicóticos atípicos e anticonvulsivantes, podem ser indicadas. Benzodiazepinas podem ainda ser usadas, em pacientes selecionados e com monitoramento clínico durante o tratamento.[153]

Em adultos

Benzodiazepinas

Benzodiazepinas (BDZs), como já mencionado, foram sendo substituídas no controle da ansiedade, em função de sua associação com dependência e efeitos adversos de longo prazo. Apesar do uso crescente de antidepressivos, ainda são prescritas.

Em ansiedade de pacientes geriátricos, tal emprego é frequente. Porém os riscos são maiores nessa população, ocorrendo mesmo com doses inferiores às consideradas eficazes. Isso se acentua proporcionalmente ao aumento da idade e à duração de tratamento. Por isso, nessa faixa etária, só devem ser utilizados como tratamento adjuntivo, por curto espaço de tempo e como último recurso.

Estudos mais recentes enfocam situações particulares para seu emprego, como controle da ansiedade que antecede tratamentos odontológicos e cirúrgicos, sedação pré-operatória e efeitos mensurados por desfechos secundários, bem como sua combinação com antidepressivos e terapias psicológicas para obtenção de resultados mais expressivos em transtorno do pânico, ansiedade generalizada e ansiedade social. Todavia, o número desses estudos é inferior aos das outras classes de medicamentos direcionados ao tratamento dos transtornos de ansiedade.[154]

Em ensaio randomizado e duplo-cego,[155] comparou-se alprazolam por 28 dias *versus* placebo em relação a padrão cerebral temporal (medido por ressonância magnética funcional) e escores de Escala de Ansiedade de Hamilton e Questionário *Penn State Worry*, aplicados a pacientes com transtorno de ansiedade generalizada (TAG), submetidos a duas tarefas geradoras de ansiedade. As medidas foram feitas em situação basal, 1 h depois da administração e 28 dias mais tarde. Alprazolam significativamente reduziu os escores após 1 semana e 28 dias depois do início do tratamento. A ativação cerebral em amígdala e ínsula se reduziu 1 h após a administração de alprazolam, mas retornou às imagens basais no dia 28.

Pré-medicação ansiolítica na véspera de cirurgias não ambulatoriais em adultos também perdeu importância, mas uso de hipnótico oral na véspera ainda é feito para diminuir ansiedade e propiciar melhor noite de sono. Em ensaio randomizado e controlado por placebo, pacientes que iam para a cirurgia geral no dia seguinte receberam zopiclona (7,5 mg, na véspera; n = 204), alprazolam (0,5 mg, na manhã da cirurgia; n = 206) e placebo (n = 68). Por meio de escalas, avaliaram-se ansiedade pré-operatória, medo da cirurgia e da anestesia e humor, 1 dia antes da cirurgia e na sala cirúrgica. Os dados pré-operatórios não diferiram entre os grupos. Na sala de cirurgia, também não houve diferenças significativas entre as três estratégias. Os pacientes já mais ansiosos pré-operatoriamente, permaneceram assim na sala cirúrgica. Efeito placebo foi observado em 38% dos pacientes que o receberam. Os pacientes que receberam zopiclona relataram melhor noite de sono. Portanto, a pré-medicação cirúrgica não foi mais eficaz do que placebo no controle da ansiedade.[156]

Antidepressivos

Pacientes com depressão maior apresentam sintomas de ansiedade e déficit neurocognitivo. Estudo[157] objetivou verificar se controle de ansiedade e melhora de concentração e memória poderiam ser influenciados pelo tratamento antidepressivo e, com isso, o quadro depressivo ser melhorado. Ensaio clínico randomizado (n = 164 pacientes com depressão) alocou pacientes para receber tianeptina (antidepressivo tricíclico) e escitalopram (ISRS) por 12 semanas. Ansiedade foi medida pela Escala de Ansiedade de Hamilton (HAM-A) e déficit de cognição e memória, por vários testes. Durante as 12 semanas de tratamento, a diminuição de escores de HAM-A associou-se significativamente com melhora subjetiva de déficits cognitivos de memória e concentração e medidas objetivas de memória pregressa e capacidade de raciocínio. No entanto, a mesma associação não ocorreu com memória imediata e erros por omissão. Em idosos deprimidos, a melhora da ansiedade beneficiou significativamente funções neurocognitivas objetivas e subjetivas.

Pacientes (n = 58) com transtorno de ansiedade generalizada foram randomizados para tratamento com venlafaxina ou técnica de relaxamento por 8 semanas (fase I). Nos pacientes que não apresentaram remissão, a terapia combinada foi usada por mais 8 semanas (fase II). Na fase 1, ocorreu remissão clínica em 13 pacientes em cada grupo. Na fase 2, 7 pacientes entraram em remissão. Medidas psicofisiológicas não se associaram com a resposta a tratamento. Medidas eletrofisiológicas (eletromiografia frontal) mostraram menor atividade no grupo submetido a relaxamento *versus* o grupo de venlafaxina na semana 4. O tratamento combinado aumentou a resposta em pacientes não responsivos à terapia inicial.[158]

Vortioxetina, outro antidepressivo, reduz depressão e ansiedade. Metanálise[159] de quatro estudos mostrou que o fármaco foi significativamente mais eficaz do que placebo no tratamento de pacientes com ansiedade generalizada, sendo o benefício maior em pacientes com maior gravidade desse transtorno. Seus efeitos adversos foram marginalmente superiores aos do placebo. Embora os resultados sejam promissores, deve-se considerar que provêm de pequeno número de estudos.

Entretanto, outro ensaio clínico randomizado e controlado por placebo,[160] que avaliou vortioxetina em doses diárias de 2,5 e 10 mg no tratamento agudo de 457 pacientes com ansiedade generalizada, não encontrou diferença significativa em relação a placebo nos desfechos avaliados.

Vilazodona, um ISRS e agonista parcial de receptor 5-HT$_{1A}$, foi avaliada em ensaio clínico randomizado,[161] duplo-cego e controlado por placebo em adultos com transtorno de ansiedade generalizada. Os pacientes foram alocados para três grupos: placebo (n = 223), vilazodona 20 mg/dia (n = 230) ou 40 mg/dia (n = 227). Após 8 semanas, escores medidos por escalas mostraram significativa melhora com dose de 40 mg, mas não de 20 mg, em relação a placebo. A incidência de efeitos adversos foi similar entre as duas doses e discretamente superior à vista com placebo.

Estudos com ISRS e IRSN em idosos (> 60 anos) mostraram resultados similares aos de adultos mais jovens. Isso foi visto com venlafaxina e duloxetina. No entanto, houve maior incidência de efeitos adversos em idosos.

Mirtazapina, antidepressivo não ISRS/IRSN, também se mostrou eficaz em transtorno de ansiedade generalizada, com algum benefício específico em idosos institucionalizados.[162]

O antidepressivo agomelatina é potente agonista de receptores de melatonina (MT1 e MT2) e antagonista dos receptores de serotonina-2C (5-HT$_{2C}$). Tem sido considerado eficaz no tratamento de transtorno de ansiedade generalizada e ansiedade somática. Também é eficaz na restauração do sono. Dose de 25 mg mostra-se eficaz e oportuniza tratamento mais prolongado.[163]

Em transtorno de ansiedade generalizada, mostrou-se eficaz em reduzir sintomas e evitar recidiva. Ensaio clínico randomizado, em paralelo, duplo-cego, controlado por placebo e escitalopram (20 a 40 mg/dia) e com duração de 12 semanas[164] confirmou a eficácia de agomelatina (25 a 50 mg/dia) em reduzir significativamente o escore total de HAM-A e mostrar efeitos significativos em subescalas psíquicas e somáticas, redução de sintomas, impedimento funcional e qualidade do sono. Esses achados foram confirmados em pacientes mais gravemente doentes. Agomelatina não apresentou mais eventos adversos do que placebo. Escitalopram foi igualmente eficaz, mas com maior incidência de eventos adversos em comparação a placebo.

Antipsicóticos

Como alternativas para pacientes que não responderam a tratamento convencional com antidepressivos, antipsicóticos têm sido investigados no tratamento de transtornos de ansiedade, principalmente os chamados antipsicóticos atípicos, como quetiapina, aripiprazol, olanzapina e risperidona. Em ansiedade generalizada, a maior evidência acumulada é com quetiapina, em monoterapia ou como terapia adjuntiva. Demonstra-se benefício com efeitos adversos toleráveis.[165]

Revisão descritiva[166] avaliou os efeitos de quetiapina de liberação estendida como monoterapia (3 estudos e 1 estudo para tratamento de manutenção) ou terapia adjuntiva (2 com quetiapina de liberação estendida e 3 de liberação imediata) para tratamento agudo de transtorno de ansiedade generalizada. Em monoterapia, quetiapina mostrou eficácia e tolerabilidade em tratamento agudo e de longo prazo. Em terapia adjuntiva, os cinco estudos, embora com limitações e heterogêneos, mostraram melhora estatisticamente significativa nos escores das escalas de ansiedade de Hamilton e de impressões clínicas globais e gravidade de doença. Com apropriados monitoramento e manejo de efeitos adversos, os benefícios potenciais de quetiapina podem suplantar os riscos associados a seu uso em pacientes refratários a outros tratamentos.

Ensaio clínico randomizado,[167] com 11 semanas de duração, comparou quetiapina de liberação prolongada (n = 209) *versus* placebo (n = 200) como terapia adjuntiva a antidepressivos em pacientes com transtorno de ansiedade generalizada, não demonstrando diferença significativa no escore total de escala HAM-A em relação a placebo na oitava semana.

No tratamento de transtorno do pânico, muitos estudos investigaram eficácia e tolerabilidade de antipsicóticos atípicos. Revisão[168] de sete estudos prospectivos – realizados em pacientes com transtornos do pânico como comorbidade de depressão bipolar e depressão maior – mostrou eficácia de todos os antipsicóticos atípicos testados, à exceção de risperidona. Entretanto, os estudos eram pequenos e de desenho aberto, podendo-se apenas sugerir potencial benefício dos fármacos testados.

Outra revisão sistemática de 5 estudos[169] investigou eficácia e tolerabilidade de antipsicóticos de segunda geração (quetiapina, risperidona e ziprasidona) no tratamento de transtorno do pânico, como monoterapia ou terapia adjuntiva, com ou sem comorbidades psiquiátricas. Como um todo, observou-se falta de eficácia com os fármacos testados. Exceto para ziprasidona, os demais antipsicóticos foram bem tolerados em estudos de curta duração. As limitações metodológicas impedem a geração de recomendações em transtorno do pânico.

Transtorno depressivo maior acompanhado de altos níveis de ansiedade parece ser difícil de tratar com antidepressivos tradicionais em monoterapia. Ziprasidona em monoterapia foi testada em 120 pacientes com depressão ansiosa *versus* depressão sem ansiedade, por 12 semanas, comparativamente a placebo. Ziprasidona não diferiu significativamente do placebo em ambos os grupos de pacientes, relativamente aos desfechos medidos. Logo, monoterapia com ziprasidona não melhorou significativamente a depressão ansiosa.[170]

Anticonvulsivantes

Pregabalina é anticonvulsivante usado no tratamento de transtorno de ansiedade generalizada em adultos, com mecanismo diferente: liga-se a canais de cálcio pré-sinápticos dependentes de voltagem, inibindo a neurotransmissão excitatória. Tem rápido início de efeitos (1 semana) e eficácia contra sintomas psíquicos e somáticos da doença. Melhoras nos sintomas de ansiedade vistas em estudos de curta duração mantiveram-se em avaliações de longo prazo, e houve diminuição da taxa de recidiva em comparação a placebo. Comorbidades como insônia, sintomas gastrointestinais e depressão não interferiram com a eficácia ansiolítica. Apresenta boa tolerabilidade, mas ocorrem sonolência, tontura e aumento do peso corporal. Tem sido considerada como agente de primeira linha, assim como ISRS e IRSN. Não há, no entanto, estudos de comparação direta com esses agentes, pelo que os resultados positivos necessitam de confirmação.[171]

Pregabalina foi testada em transtorno de ansiedade social. Em revisão[172] de três estudos controlados por placebo, demonstrou-se eficácia de pregabalina em doses de 450 a 600 mg/dia no tratamento dessa condição. Portanto é alternativa em pacientes que não se beneficiam com ISRS e IRSN. Cogita-se que possa ser adjuntiva a estratégias medicamentosas e não medicamentosas.

Outros

No tratamento da ansiedade combinam-se intervenções farmacológicas e não farmacológicas e terapias adjuvantes com objetivo de reforçar os resultados terapêuticos. Um antibiótico usado para tratar tuberculose – d-ciclosserina (DCS) – foi testado para aumentar os efeitos ansiolíticos de outras intervenções. Revisão sistemática com metanálise[173] de 13 ensaios randomizados, duplos-cegos e controlados avaliaram os efeitos desse fármaco em transtorno obsessivo-compulsivo, doença do pânico, transtorno de ansiedade social, transtorno do estresse pós-traumático, agorafobia e fobia a cobras. Os resultados atestaram que d-ciclosserina aumentou os efeitos ansiolíticos do tratamento dessas condições, facilitando o processo de extinção do medo. O fármaco parece promissor na abordagem terapêutica para pacientes com transtornos de ansiedade refratários ou não responsivos aos tratamentos usuais. Também foi visto como estratégia de aumento do efeito de terapia cognitivo-comportamental.

Tratamentos para ansiedade decorrente de condições clínicas

No atendimento clínico de doenças ou procedimentos em que os pacientes se sentem ameaçados por dor, desconforto, medo do procedimento e das consequências (incapacidade, déficit permanente, morte), a ansiedade, quando presente, precisa ser adequadamente tratada, com a expectativa de, assim, o problema de base ser mais bem manejado. Além do conforto que o paciente pode obter a partir da competência e compreensão do profissional que o atende, muitas vezes é necessário tratamento ansiolítico.

Ansiedade também pode fazer parte do espectro de sintomas psíquicos decorrente do uso agudo ou crônico de substâncias psicotrópicas, também merecendo atenção terapêutica.

De forma geral, ansiolíticos não curam a ansiedade, constituindo-se, apenas, em tratamento sintomático. No entanto, ao restabelecerem certo grau de "funcionalidade normal", permitem que as causas subjacentes à ansiedade possam ser enfrentadas e mais bem tratadas.

Uma situação corriqueira é o medo de cirurgias. Melatonina tem sido testada no controle dessa condição em pré e pós-operatório. Revisão sistemática Cochrane[174] de 12 ensaios clínicos randomizados comparou melatonina com placebo e benzodiazepinas. Incluíram-se 774 pacientes adultos, submetidos a procedimento cirúrgico que exigia anestesia tópica, regional ou geral. Em 4 estudos melatonina foi comparada a placebo e midazolam. Nos outros oito, a comparação se fez com placebo somente, mostrando superioridade de melatonina na ansiedade pré-operatória, medida por escala analógica visual. A estimativa de efeito relativo (–13,36; IC95%: –16,13 a –10,58; alta qualidade de evidência) foi baseada na metanálise de sete estudos. Dois estudos não mostraram diferença em relação a placebo. Dois estudos compararam melatonina a midazolam, não identificando diferenças entre os grupos. Em pós-operatório, as medidas não diferiram entre melatonina e placebo ou midazolam, mas em dois estudos houve sugestão de efeito ansiolítico medido 6 h após a cirurgia. Melatonina (oral ou sublingual) reduziu a ansiedade pré-operatória quando medida após 50 a 100 min da administração.

No entanto, pré-medicação com lorazepam *versus* placebo ou não pré-medicação em pacientes submetidos à cirurgia eletiva sob anestesia geral não melhorou o autorrelato sobre a experiência dos mesmos, em termos de satisfação e ansiedade pré-operatória, acessado por meio de questionário no dia seguinte da cirurgia. A terapia associou-se a tempo de extubação mais prolongado e menor taxa de recuperação cognitiva. Isso sugere menor benefício com uso rotineiro de lorazepam como pré-medicação sedativa e ansiolítica nesses pacientes.[175]

Para controle de ansiedade e depressão decorrentes de eventos cardíacos agudos recentes, frequentemente geradores de medo da morte, utilizou-se modelo de baixa intensidade de intervenção no manejo concomitante de cuidado cardíaco (CC). Esse foi aplicado em 183 pacientes, admitidos em unidade cardíaca de um hospital geral por síndrome coronária aguda, arritmia ou insuficiência cardíaca, nos quais se detectaram depressão, transtorno de ansiedade generalizada ou transtorno de pânico. Os participantes foram randomizados para receber a intervenção mediante telefonemas por 24 semanas ou cuidado usual aumentado com notificações seriadas de médicos de atenção primária. A primeira estratégia significativamente produziu maior melhora na aferição de saúde mental relacionada à qualidade de vida do que o atendimento do grupo-controle.[176]

Em crianças e adolescentes

Nessas faixas etárias, transtornos de ansiedade são razoavelmente comuns e têm impacto adverso em múltiplos aspectos da personalidade e da integração social.

Para transtornos de ansiedade em crianças a adolescentes, ensaios clínicos randomizados sugerem terapia cognitivo-comportamental (TCC) e ISRS, isolados ou em conjunto, como as abordagens mais efetivas na melhora sintomática e do funcionamento emocional. Todavia, cerca de 40 a 50% desses pacientes não respondem aos tratamentos.

O estudo CAMS (*The Child/Adolescent Anxiety Multimodal Study*),[177] em que 488 participantes, entre 7 e 17 anos e com ansiedade da separação, fobia social ou transtorno de ansiedade generalizada, receberam tratamento multimodal por 12 semanas, mostrou que terapias combinadas (TCC + sertralina) lograram mais benefícios do que monoterapias, e todas foram superiores a placebo.

Em desdobramento desse estudo, verificou-se que piores resultados ocorreram com maior gravidade da doença, comorbidades, pior funcionamento familiar e diagnóstico de fobia social.[178]

Antidepressivos

Avanços no entendimento epidemiológico, neurobiológico e terapêutico dos transtornos de ansiedade em pediatria permitem afirmar que ISRS e IRSN são eficazes no manejo dessas doenças, demonstrando moderado tamanho de efeito. Sua combinação com terapia cognitivo-comportamental mostra maior resultado do que monoterapia.[179]

Revisão descritiva sugere que sertralina tenha eficácia em ansiedade generalizada em crianças, e que fobia social possa ser tratada com venlafaxina e fluoxetina (com fluvoxamina como segunda escolha).[180]

Fluoxetina tem sido amplamente estudada em adolescentes com diagnóstico de depressão, transtorno obsessivo-compulsivo e transtorno de ansiedade generalizada. Entretanto, 30 a 40% desses pacientes não respondem a tratamento. Em seguimento de 74 participantes, entre 10 e 17 anos, as respostas a fluoxetina foram influenciadas por sexo e diagnóstico. Não houve diferença de concentrações séricas de fluoxetina em pacientes que responderam ou não ao tratamento.[181]

Antipsicóticos

Antipsicóticos de segunda geração (aripiprazol, quetiapina, olanzapina e risperidona) têm sido usados *off-label*, para tratar crianças com transtornos de ansiedade e outras patologias neuropsiquiátricas. No entanto, esta prática não é recomendada, porque esses fármacos se associam a múltiplos efeitos adversos, sobretudo metabólicos e endócrinos.[182,183]

Sumário da seleção de tratamentos usados em transtornos de ansiedade.			
Intervenção	Grau de recomendação	Nível de evidência	Comentários
Terapia não medicamentosa			
Terapia cognitivo-comportamental (TCC)	IIa/IIb	A	Eficácia em transtornos de ansiedade em crianças e adolescentes; resultados comparativos com outras estratégias ainda inconclusivos
TCC via Internet	II	B	Sem conclusões geradoras de recomendação
TCC + d-ciclosserina	III	A	Sem diferença em comparação a placebo
Terapia psicodinâmica	IIb	A	Em doença do pânico, aparente benefício, mas com resultados imprecisos e não diferentes de outras terapias
Terapias de exposição e de efetividade social	IIa	B	Em transtorno de ansiedade social, há benefício com ambas as estratégias
Fitoterapia	III	C	Estudos que não permitem recomendações
Terapia medicamentosa			
d-ciclosserina	IIa	A	O mais estudado estimulador cognitivo, adjuntivo de psicoterapia e farmacoterapia, em pacientes não responsivos a terapias usuais
Benzodiazepinas	IIb/III	B	Eficácia em pacientes selecionados; em terapias curtas, devido a efeitos adversos; contraindicadas em idosos
Antidepressivos (ISRS e IRSN)	IIa	A	Considerados agentes de primeira linha, em função de abrangente eficácia e boa tolerabilidade
Vortioxetina	IIb	B	Evidência provém de poucos estudos
Vilazodona	IIb	B	Eficácia vista com maior dose
Agomelatina	IIa	A	Eficácia e segurança razoáveis
Antipsicóticos atípicos em adultos	IIb/III	B	Indicados em doença do pânico e depressão ansiosa
Antipsicóticos atípicos em crianças	III	A	Ganho de peso foi maior com olanzapina e menor com ziprasidona
Pregabalina	IIb	B	Em ansiedade generalizada e transtorno de ansiedade social
Melatonina	IIa	A	Eficácia em ansiedade pré-operatória similar à de midazolam
TCC + sertralina	IIa	B	Eficácia da associação em crianças e adolescentes, superando cada estratégia isoladamente

▶ Prescrição

Muitos são os fármacos usados para tratamento de insônia a curto prazo. Vários *benzodiazepínicos* foram lançados no mercado e, por terem o mesmo mecanismo de ação, podem ser resumidos em "efeito de classe". Sua principal diferença farmacocinética é a meia-vida. Representantes com meia-vida mais curta têm pico de ação mais rápido e menor chance de sonolência residual matinal. Esse é o caso também de *imidazopiridinas*, que receberam a alcunha mercadológica de "indutores do sono". Porém, agentes com pico de ação mais rápido costumam estar mais ligados à ocorrência de comportamentos automáticos durante o sono (sonambulismo, síndrome do comer-beber noturno), associados à amnésia. O Quadro 35.3 sumariza apresentações e doses usuais dos medicamentos utilizados para tratamento dos transtornos do sono no Brasil, dando destaque para as comparações de meia-vida.

A prescrição habitual dos benzodiazepínicos e imidazopiridinas deve conter a orientação da tomada logo antes de deitar. Recomenda-se o emprego inicial da menor dose possível. O paciente com insônia a curto prazo que iniciará o uso desses medicamentos deve ser encorajado a adotar, sempre que possível, o esquema de tomada sob demanda ("se necessário"). Além disso, preconiza-se o uso por um período curto, de dias a poucas semanas, acompanhado da diminuição gradual da dose do fármaco a fim de evitar insônia rebote e síndrome de abstinência.

A todo paciente com insônia, seja crônica ou de curto prazo, devem ser orientadas as medidas da terapia cognitivo-comportamental (Quadro 35.4).

Quadro 35.3 ■ Medicamentos utilizados para tratamento dos transtornos do sono em adultos.

Agente	Apresentação (em mg)	Doses preconizadas (mg/noite)	Meia-vida (horas)
Benzodiazepinas			
Alprazolam	Cp.: 0,25, 0,5 e 1	0,125 a 2	11
Bromazepam	Cp.: 3 e 6	1,5 a 6	20
Clobazam	Cp.: 10 e 20	5 a 20	20
Clonazepam	Cp.: 0,25, 0,5 e 2 Gotas: 2,5 mg/ml	0,25 a 4	33 a 40
Diazepam	Cp.: 5 e 10	5 a 10	20 a 50
Flunitrazepam	Cp.: 1 e 2	0,5 a 2	10 a 20
Lorazepam	Cp.: 1 e 2	0,5 a 3	12 a 16
Midazolam	Cp.: 15	7,5 a 15	1,5 a 2,5
Nitrazepam	Cp.: 5	5 a 10	25
Imidazopiridinas			
Zaleplona	Cáps.: 5 e 10	5 a 10	0,9
Zolpidem	Cp.: 6,25, 10 e 12,5 Cp. sublingual: 5	5 a 12,5	0,7 a 3,5
Zopiclona	Cp.: 7,5	3,75 a 7,5	3,5 a 6
Trazodona	Cp.: 50 e 100 Cp. liberação lenta: 150	25 a 300	5 a 9 12
Agonistas dopaminérgicos			
Pramipexol	Cp.: 0,125, 0,25 e 1	0,125 a 1	8 a 12
Ropinirol	Cp.: 0,25, 0,5, 1 e 2	0,25 a 4	6
Levodopa			
+ benserazida	Cp.: 100/25 e 200/50	50/12,5 a 200/50	1,5
+ carbidopa	Cp.: 250/25	100/12,5 a 250/25	1 a 2
Gabapentina	Cáps.: 300 e 400 Cp.: 600	300 a 600	5 a 7
Modafinila	Cp.: 100 e 200	100 a 400	8 a 18

Cp.: comprimidos; Cáps.: cápsulas.

Quadro 35.4 ■ Terapias não medicamentosas para insônia.

Componente	Instruções
Restrição de sono	Redução do tempo na cama (não menos que 5-6 h), em horário adaptado ao ciclo sono-vigília do indivíduo. Aumentar gradativamente o tempo na cama à medida que se obtém sucesso
Controle de estímulos	Diminuir luminosidade ambiental e outros fatores promotores de alerta, como televisão, computador, celular, estudo, trabalho Procurar ir para cama somente quando iniciar a sonolência Usar a cama apenas para sono e atividade sexual
Terapia cognitiva	Manter expectativas realistas com relação aos progressos (evitar a ideia de uma "solução mágica" para a insônia) Desconstruir a percepção catastrófica dos pacientes com relação à insônia
Terapia de relaxamento	Praticar atividades que causem relaxamento físico e mental no período que antecede o horário próximo de dormir Exemplos: terapias de relaxamento, meditação, escutar música, ler (literatura não relacionada a estudo ou trabalho)
Higiene do sono	Limitar uso de produtos estimulantes (cafeína, erva-mate, energéticos, chocolate, refrigerantes, chá-preto) ao período diurno Não consumir álcool à noite Evitar cochilos diurnos. Remover relógios à vista no quarto Estimular atividade física diurna, evitando-a à noite

Usuários crônicos de benzodiazepinas e imidazopiridinas devem ser encorajados a empreender diminuição gradual lenta daqueles agentes (p. ex., redução de 25% da dose a cada semana), acompanhada das medidas não farmacológicas.[9] Embora não lastreada pela evidência, é comum a associação de antidepressivos causadores de sonolência nesse processo. Em face da recomendação de serem evitados os fármacos com propriedades anticolinérgicas, pelo risco de demência, a escolha pela trazodona tem sido crescente nesta situação, mais pelo seu perfil de segurança do que por eficácia. De fato, aproximadamente 1% da população adulta americana emprega tal medicamento para insônia.[71] Na insônia crônica, a estratégia de substituição gradual de benzodiazepinas e imidazopiridinas por antidepressivos é válida; a mesma lógica vale posteriormente, no intuito da retirada dos antidepressivos em prol das medidas não farmacológicas somente. Porém, muitos pacientes com insônia crônica não conseguem empreender tais medidas. Neste caso, a conduta de "redução de danos" deve ser a tônica: a manutenção das menores doses possíveis dos hipnóticos.

Para a síndrome das pernas inquietas e, provavelmente, para o transtorno de movimentos periódicos de membros, a recomendação é um pouco diferente. O importante é que o fármaco esteja exercendo ao máximo o seu efeito biológico no momento em que o paciente pretende dormir. Assim, o mais lógico é que o agonista dopaminérgico ou a levodopa sejam administrados *1 h antes* de ir dormir, ou de iniciar viagens em que se permanecerá muitas horas sentado. Os agonistas dopaminérgicos de liberação lenta por via oral ou transdérmica, por vezes prescritos para pacientes com parkinsonismo, não são a opção mais interessante para síndrome das pernas inquietas ou transtorno dos movimentos periódicos de membros, pois prosseguirão tendo efeito biológico mesmo em longos períodos em que isso seria desnecessário. Uma medida não farmacológica que pode ser útil para pacientes com estas condições é a prática de atividades físicas com envolvimento de membros inferiores no início da noite ou final de tarde, pois costuma melhorar a síndrome das pernas inquietas em alguns pacientes. Não se recomenda que tal atividade seja realizada muito tarde à noite, pois o aumento da temperatura corporal inibe a liberação de melatonina, o que pode causar insônia inicial.

A modafinila, por sua vez, deve ser sempre administrada ao acordar, pois seu uso visa diminuir a sonolência diurna. Deve-se começar com a dose menor (100 mg/dia), incrementando-a gradualmente, de semana a semana, até a dose que confira melhora significativa da sonolência com boa tolerabilidade. É prática comum, por parte dos pacientes, a utilização de tal medicamento somente em dias úteis, deixando-se de usá-lo quando for possível fazer as sonecas diurnas.

Os aparelhos de avanço mandibular preconizados para a AOS de leve a moderada são confeccionados por dentistas, os quais devem sempre avaliar os pacientes quanto à presença de condições que limitem o uso dos referidos dispositivos, como doença periodontal e disfunção de articulação temporomandibular.

Para o uso de aparelho de CPAP nasal de pressão fixa, que é mais acessível que os automáticos, é necessária a estimativa da pressão ideal para suprimir os eventos respiratórios do paciente, processo esse chamado de "titulação". Esta pode ser empreendida de duas formas: a *titulação manual* realizada durante uma polissonografia de noite inteira, processo esse no qual o técnico aumenta gradualmente a pressão no decorrer da noite até atingir a pressão ideal; a *titulação automática*, que é feita por um aparelho automático ao cabo da utilização domiciliar por algumas noites. Alternativamente, o aparelho de CPAP nasal *automático* pode ser indicado, situação na qual não é necessária a titulação de pressão, pois o próprio aparelho detecta eventual variação de necessidade de pressão durante a noite e se autoajusta a esta. Não raramente, é necessário o acoplamento de um umidificador ao aparelho de CPAP, especialmente em regiões ou épocas do ano mais secas, para diminuir eventual sensação de boca e garganta secas. Muitos aparelhos já vêm com este dispositivo instalado.

No Quadro 35.5, listam-se os dados de prescrição mais frequentemente apresentados nos estudos citados neste capítulo para os diferentes transtornos de ansiedade.

Quadro 35.5 ■ Dados de prescrição dos medicamentos usados no controle da ansiedade patológica.

Agente	Dose usual (mg)	Apresentação	Via	Intervalo (horas)
Antidepressivos				
Agomelatina	25 a 50	Comp. rev. 25 mg	Oral	24
Duloxetina	40 a 60	Cáps. liberação prolongada 30 e 60 mg	Oral	12
Escitalopram	10 a 20	Comp. rev. 10, 15 e 20 mg	Oral	24
Fluoxetina	20 a 40	Cáps. 20 mg	Oral	24
Fluvoxamina	150 a 300	Comp. rev. 50 e 100 mg	Oral	24
Mirtazapina	15 a 45	Comp. rev. 30 e 45 mg	Oral	24
Sertralina	50 a 200	Comp. rev. 50 mg	Oral	24
Vortioxetina	2,5 a 10	Comp. rev. 10 mg	Oral	24
Vilazodona	40	Comp. 10, 20 e 40 mg	Oral	24
Antipsicóticos				
Aripiprazol	20 a 30	Comp. 10, 15, 20 e 30 mg	Oral	24
Olanzapina	10	Comp. 2,5, 5 e 10 mg	Oral	24
Quetiapina	50 – dia 1 100 – dia 2 200 – dia 3 300 – dia 4	Comp. rev. 25, 100 e 200 mg (liberação imediata) Comp. rev. 25, 100, 200 e 300 mg (liberação retardada)	Oral	24
Risperidona	4 a 6	Comp. rev. 1, 2 e 3 mg	Oral	24
Ziprasidona	10 a 20	Cáps. 40 e 80 mg 30 mg + 1 amp. c/diluente	Intramuscular	24
Anticonvulsivante				
Pregabalina	450 a 600	Cáps. 75 e 150 mg	Oral	24
Outro fármaco				
Melatonina	20	Cáps. 5 mg Pastilhas 3 mg ou comp. 5 mg	Oral Sublingual	24

Cp.: comprimidos; Cáps.: cápsulas.

▶ Seguimento

Reações adversas

Todas as benzodiazepinas podem ser tratadas como representantes de uma mesma classe, pelo que se depreende que os efeitos adversos sejam muito semelhantes entre um agente e outro. Assim, podem causar sonolência diurna, dificuldade de memória, desatenção, acidentes de trânsito, quedas, fraturas, tolerância, síndrome de abstinência, agravamento do ronco e da AOS e malformações congênitas no concepto. Há descrição, também, do risco de desenvolvimento de demência. As imidazopiridinas não são muito diferentes dos benzodiazepínicos em termos de efeitos adversos, mas aparentam ser mais seguras em alguns contextos, como pacientes idosos e com AOS.

Benzodiazepinas e imidazopiridinas têm potencial para produzir reação paradoxal idiossincrásica em alguns pacientes, levando a agitação e alucinações em vez do efeito hipnótico. Uma vez ocorrida tal resposta, é provável que os demais representantes da classe também a apresentem.

Doses tóxicas de benzodiazepinas e imidazopiridinas podem levar à diminuição do nível de consciência, incluindo coma. Flumazenil é o antagonista de ambas as classes, devendo ser empregado por via intravenosa em caso de suspeita de intoxicação. Em função de a metabolização desses fármacos ser pelo fígado, pacientes hepatopatas graves são mais propensos a desenvolver intoxicação em caso de superdosagem. Pacientes com distúrbios neuromusculares, como a miastenia *gravis*, devem evitar o uso de hipnóticos em doses altas, pelo risco de depressão respiratória.

Antidepressivos tricíclicos (amitriptilina, nortriptilina) e mirtazapina apresentam efeitos adversos frequentes, como sonolência diurna, constipação intestinal, retenção urinária, xerostomia, palpitações, aumento da pressão intraocular e ganho de peso. Além disso, há risco aumentado de desenvolvimento de demência. Trazodona tem como efeito adverso mais comum a sonolência matinal residual, ao lado de cefaleia, náuseas e xerostomia. Hipotensão postural, arritmias cardíacas, priapismo e leucopenia raramente podem ocorrer.

Levodopa pode causar náuseas, vômitos, diarreia e hipotensão por conta do seu efeito periférico residual, apesar de sempre vir combinada com um inibidor da enzima dopa-descarboxilase. Também pode provocar sonolência e, raramente, disgeusia, arritmias cardíacas e psicose (alucinações e *delirium*), esta mais comum em pacientes com antecedentes psiquiátricos e idosos.

Agonistas dopaminérgicos costumam causar sonolência e náuseas. A sonolência pode acontecer subitamente, mas está mais relacionada a doses e esquemas empregados na doença de Parkinson, não sendo comum no tratamento da síndrome das pernas inquietas. Efeitos adversos menos comuns são ilusões, alucinações, confusão mental e compulsões (por compras, jogo patológico, hipersexualidade). Sofrem excreção renal, devendo a dose ser diminuída em vigência de insuficiência renal. O ropinirol também sofre metabolização hepática, sendo prudente evitar seu uso em pacientes hepatopatas graves.

Modafinila pode causar insônia, principalmente se houver uma segunda tomada diária à tarde. Cefaleia é o efeito adverso mais comum (em mais de 10% dos pacientes). Mania, ilusões e alucinações são usuais. Outros efeitos adversos que podem ocorrer mais raramente são arritmias cardíacas e pressão arterial aumentada. O fármaco deve ser evitado em pacientes com histórico de transtorno bipolar, psicose, hipertensão arterial moderada a grave e cardiopatias.

Com respeito ao manejo da ansiedade patológica, os estudos aqui revisados enfatizaram alguns efeitos adversos do elenco de fármacos em geral empregados. Muitas de suas peculiaridades já foram abordadas no contexto dos transtornos do sono.

Em primeiro lugar, salientam-se os efeitos de *benzodiazepinas* sobre idosos, tais como quedas, incapacidade funcional e acentuação de declínio cognitivo, o que contraindica seu uso nessa faixa etária.

Em seguida, o uso de *antipsicóticos atípicos* em crianças e adolescentes, acarretando suspensão de tratamento em 22% dos casos. Salientam-se ganho de peso, dislipidemia, hiperprolactinemia, resistência à insulina e aumento da pressão arterial.[182] Em revisão sistemática[183] de 24 estudos (n = 3.048 pacientes pediátricos), ziprasidona se associou com o menor ganho de peso (0,04 kg), estando olanzapina no extremo oposto (3,45 kg). Quetiapina, principalmente com liberação prolongada, acompanhou-se de sedação, sonolência, tonturas, fadiga, cefaleia e boca seca.

Dentre os antidepressivos inibidores seletivos de recaptação de serotonina, fluvoxamina mostrou boa tolerabilidade e segurança. Todavia, sua interação com o sistema enzimático CYP450 limita o uso em idosos e pacientes com comorbidades que exijam politerapia.[184]

Em adultos com mais de 60 anos, venlafaxina e duloxetina associaram-se a quedas, perda óssea, sangramento gastrointestinal e hiponatremia.

Com vortioxetina, os efeitos mais comuns foram náuseas, vômitos, diarreia, constipação intestinal, xerostomia e cefaleia.

Já agomelatina mostrou perfil de segurança similar ao do placebo.

Interações medicamentosas

Benzodiazepinas e imidazopiridinas sofrem metabolização hepática, de modo que agentes que interferem com os sistemas enzimáticos do fígado podem levar a aumento (itraconazol, cetoconazol) ou diminuição (carbamazepina, fenobarbital, fenitoína, rifampicina) da atividade dos hipnóticos. A interação medicamentosa mais relevante, porém, é a com outros medicamentos com potencial depressor do SNC, como álcool, barbitúricos, anti-histamínicos, opioides e antipsicóticos. A somação de sonolência/sedação conferida pelo uso concomitante dessas classes aumenta o risco de diminuição do nível de consciência dos pacientes. Devem ser evitadas tais associações. Compostos que inibem o efeito do citocromo P450 tendem a aumentar os níveis de benzodiazepínicos e imidazopiridinas.

Trazodona pode causar hipotensão grave se utilizada em doses altas associadas a anti-hipertensivos. O uso concomitante com álcool e outros depressores do SNC também pode causar sedação excessiva. Há relatos do aumento dos níveis séricos de digoxina e fenitoína, bem como de variações na atividade dos anticoagulantes orais durante uso concomitante com trazodona, por conta de interações em nível hepático.

Pramipexol compete com alguns poucos fármacos (amantadina, cimetidina) por uma via de excreção renal, havendo aumento dos seus níveis séricos no caso de uso simultâneo. Como pramipexol e ropinirol podem causar sonolência, por vezes em crises, deve ser proscrito e emprego de outros sedativos, como álcool e hipnóticos. O ropinirol sofre metabolização hepática via isoenzima CYP1A2 do citocromo P450. Com efeito, ciprofloxacino e fluvoxamina têm potencial de aumentar os níveis séricos de ropinirol, ao passo que o tabagismo age em direção contrária, por induzir atividade da isoenzima CYP1A2. Há relatos de alteração da atividade de anticoagulantes orais mediante a simultaneidade de prescrição com ropinirol. Os agonistas dopaminérgicos terão sua eficácia obviamente diminuída na presença de bloqueadores dopaminérgicos, como antipsicóticos típicos e metoclopramida, não fazendo sentido tal associação.

Levodopa também sofre antagonismo farmacodinâmico com antipsicóticos típicos e metoclopramida. Sulfato ferroso e proteína animal da dieta (carnes, lácteos, ovos) diminuem a absorção da levodopa, devendo ser tomada a pelo menos 1 a 2 h de uma refeição com proteína animal ou da ingestão de sal e ferro.

A modafinila não deve ser associada com outros estimulantes do SNC, como as anfetaminas. O resultado da combinação com álcool não é bem conhecido, devendo este ser proscrito quando da utilização do medicamento. A modafinila tem leve potencial de indução de enzimas hepáticas via citocromo CYP3A4, podendo levar à diminuição dos níveis séricos de contraceptivos hormonais e do efeito biológico de vários outros fármacos, incluindo anticoagulantes orais e ciclosporina. Por outro lado, há inibição da atividade do citocromo P450, causando aumento dos níveis séricos de diversos medicamentos, como benzodiazepínicos e propranolol. Pode haver aumento, também, dos níveis e atividade dos antidepressivos tricíclicos. Fármacos indutores dos citocromos CYP3A4 e/ou P450, como carbamazepina, fenobarbital e rifampicina, diminuem o efeito da modafinila. O contrário pode ocorrer com inibidores dos citocromos, como os antifúngicos itraconazol e cetoconazol.

Todos os medicamentos citados devem ser evitados na gestação, por não haver dados de segurança que permitam o seu uso. Benzodiazepínicos têm potencial teratogênico estabelecido.

▶ Referências bibliográficas

1. Liu J, Clough SJ, Hutchinson AJ, Adamah-Biassi EB, Popovska-Gorevski M, Dubocovic ML. MT1 and MT2 melatonin receptors: a therapeutic perspective. *Annu Rev Pharmacol Toxico*. 2016; 56: 361-383.
2. Szabadi E. Functional neuroanatomy of the central noradrenergic system. *J Psychopharmacol*. 2013; 27 (8): 659-693.
3. Zitnik GA. Control of arousal through neuropeptide afferents of the *locus coeruleus*. *Brain Res*. 2015; Dec 10. pii: S0006-8993(15)00949-X.
4. Kalia M. Neurobiology of sleep. *Metabolism*. 2006; 55(10 Suppl 2):S2-S6.
5. Li SB, Jones JR, de Lecea L. Hypocretins, neural systems, physiology, and psychiatric disorders. *Curr Psychiatry Rep*. 2016; 18 (1): 7.
6. Tonokura M, Fujita K, Nishino S. Review of pathophysiology and clinical management of narcolepsy in dogs. *Vet Rec*. 2007;161(11):375-380.
7. Mignot E, Lammers GJ, Ripley B, Okun M, Nevsimalova S, Overeem S et al. The role of cerebrospinal fluid hypocretin measurement in the diagnosis of narcolepsy and other hypersomnias. *Arch Neurol*. 2002; 59 (10):1553-1562.
8. American Academy of Sleep Medicine. *The International Classification of Sleep Disorders*. 3rd ed. Darien, Il: American Academy of Sleep Medicine, 2014.
9. Winkelman JW. Insomnia Disorder. *N Engl J Med*. 2015; 373(15):1437-1444.
10. Baglioni C, Battagliese G, Feige B, Spiegelhalder K, Nissen C, Voderholzer U et al. Insomnia as a predictor of depression: a meta-analytic evaluation of longitudinal epidemiological studies. *J Affect Disord*. 2011;135 (1-3): 10-19.
11. Hirotsu C, Bittencourt L, Garbuio S, Andersen ML.Tufik S. Sleep complaints in the Brazilian population: Impact of socioeconomic factors. *Sleep Sci*. 2014; 7 (3):135-142.
12. Olds T, Blunden S, Petkov J, Forchino F. The relationships between sex, age, geography and time in bed in adolescents: a meta-analysis of data from 23 countries. *Sleep Med Rev*. 2010; 14(6): 371-378.
13. Silva AA, Mello RG, Schaan CW, Fuchs FD, Redline S, Fuchs SC. Sleep duration and mortality in the elderly: a systematic review with meta-analysis. *BMJ Open*. 2016; 6 (2): e008119.
14. Shen X, Wu Y, Zhang D. Nighttime sleep duration, 24-hour sleep duration and risk of all-cause mortality among adults: a meta-analysis of prospective cohort studies. *Sci Rep*. 2016; 6: 21480.
15. Kim TJ, Kim CK, Kim Y, Jung S, Jeong HG, An SJ et al. Prolonged sleep increases the risk of intracerebral haemorrhage: a nationwide case-control study. *Eur J Neuro*. 2016; Mar 4. [Epub ahead of print].
16. Meng L, Zheng Y, Hui R. The relationship of sleep duration and insomnia to risk of hypertension incidence: a meta-analysis of prospective cohort studies. *Hypertens Res*. 2013; 36 (11):985-995.
17. Eckeli AL, Gitaí LL, Dach F, Ceretta H, Sander HH, Passos AD et al. Prevalence of restless legs syndrome in the rural town of Cassia dos Coqueiros in Brazil. *Sleep Med*. 2011;12 (8):762-767.
18. Brindani F, Vitetta F,Gemignani F. Restless legs syndrome: differential diagnosis and management with pramipexole. *Clin Interv Aging*. 2009; 4: 305-313.
19. Haba-Rubio J, Marti-Soler H, Marques-Vidal P, Tobback N, Andries D, Preisig M et al. Prevalence and determinants of periodic limb movements in the general population. *Ann Neurol*. 2016; 79 (3): 464-474.
20. Marcus CL, Traylor J, Gallagher PR, Brooks LJ, Huang J, Koren D et al. Prevalence of periodic limb movements during sleep in normal children. *Sleep*. 2014; 37 (8): 1349-1352.
21. Koo BB. Restless Legs syndrome : would you like that with movements or without? *Tremor and Other Hyperkinetic Movements*. 2015; 5: 316.
22. Monderer RS, Wu WP, Thorpy MJ. Nocturnal leg cramps. *Curr Neurol Neurosci Rep*. 2010; 10 (1): 53-59.
23. Hensley JG. Leg cramps and restless legs syndrome during pregnancy. *J Midwifery Womens Heal*. 2009; 54 (3): 211-218.
24. Garrison SR, Dormuth CR, Morrow RL, Carney GA, Khan KM. Nocturnal leg cramps and prescription use that precedes them: a sequence symmetry analysis. *Arch Intern Med*. 2012; 172 (2): 120-126.
25. Silber MH. Sleep-related movement disorders. *Continuun (Minneap Minn)*. 2013; 19 (1 Sleep Disorders):170-184.
26. Hogan DB. Quinine : not a safe drug for treating nocturnal leg cramps. *CMAJ*. 2015; 187 (4): 237-238.
27. Castrillon EE, Ou KL, Wang K, Zhang J, Zhou X, Svensson P. Sleep bruxism: an updated review of an old problem. *Acta Odontol Scand*. 2016; Jan 12: 1-7.
28. Ferreira NM, Dos Santos JF, dos Santos MB, Marchini L. Sleep bruxism associated with obstructive sleep apnea syndrome in children. *Cranio*. 2015; 33 (4):251-255.
29. Montaldo L, Montaldo P, Caredda E, D'Arco A. Association between exposure to secondhand smoke and sleep bruxism in children: a randomised control study. *Tob Control*. 2012; 21 (4): 392-395.
30. Guaita M, Högl B. Current treatments of bruxism. *Curr Treat Options Neurol*. 2016; 18 (2):10.
31. Tufik S, Santos-Silva R, Taddei JA, Bittencourt LR. Obstructive sleep apnea syndrome in the Sao Paulo Epidemiologic Sleep Study. *Sleep Med*. 2010; 11 (5):441-446.
32. Wallac A, Bucks RS. Memory and obstructive sleep apnea: a meta-analysis. *Sleep*. 2013; 36 (2): 203-220.

33. Yilmaz E, Sedky K, Bennett DS. The relationship between depressive symptoms and obstructive sleep apnea in pediatric populations: a meta-analysis. *J Clin Sleep Med.* 2013; 9 (11):1213-1220.
34. Pedrosa RP, Drager LF, Gonzaga CC, Sousa MG, de Paula LK, Amaro AC et al. Obstructive sleep apnea: The most common secondary cause of hypertension associated with resistant hypertension. *Hypertension.* 2011; 58 (5): 811-817.
35. Raghuram A, Clay R, Kumbam A, Tereshchenko LG, Khan A. A systematic review of the association between obstructive sleep apnea and ventricular arrhythmias. *J Clin Sleep Med.* 2014; 10 (10): 1155-1160.
36. Ge X, Han F, Huang Y, Zhang Y, Yang T, Bai C et al. Is obstructive sleep apnea associated with cardiovascular and all-cause mortality? *PLoS One.* 2013; 8 (7): e69432.
37. Fonseca MIP, Pereira T, Caseiro P. death and disability in patients with sleep apnea – a meta-analysis. *Arq Bras Cardiol.* 2014; 104 (1): 58-65.
38. Xie W, Zheng F, Song X. Obstructive sleep apnea and serious adverse outcomes in patients with cardiovascular or cerebrovascular disease A PRISMA-compliant systematic review and meta-Analysis. *Medicine (Baltimore).* 2014; 93 (29): e336.
39. Munoz R, Duran-Cantolla J, Martínez-Vila E, Gallego J, Rubio R, Aizpuru F et al. Severe sleep apnea and risk of ischemic stroke in the elderly. *Stroke.* 2006; 37 (9): 2317-2321.
40. National Institute of Mental Health. *Anxiety disorders.* Disponível em: http://www.nimh.nih.gov/health/topics/anxiety-disorders/index.shtml [Acesso em 21/04/2016].
41. American Psychiatric Association. *Manual Diagnóstico e Estatístico de Transtornos Mentais DSM-5.* Porto Alegre: Artmed; 2014: 992 p.
42. World Health Organization. *Data and statistics. Prevalence of mental disorders.* Disponível em: http://www.euro.who.int/en/health-topics/noncommunicable-diseases/mental-health/data-and-statistics [Acesso em: 22/04/2016]
43. Canteras NS, Resstel LB, Bertoglio LJ, Carobrez AP, Guimarães FS. Neuroanatomy of Anxiety. In: Stein MB, Steckler T, eds. *Behavioral neurobiology of anxiety and its treatment.* Heidelberg: Springer-Verlag; 2010:77-96.
44. Raber J, Duvoisin RM. Novel metabotropic glutamate receptor 4 and glutamate receptor 8 therapeutics for the treatment of anxiety. *Expert Opin Investig Drugs.* 2015; 24 (4): 519-528.
45. Miller BR, Hen R. The current state of the neurogenic theory of depression and anxiety. *Curr Opin Neurobiol.* 2015; 30: 51-58.
46. Castillo ARGL, Recondo R, Asbahr FR, Manfro GG. Transtornos de ansiedade. *Rev Bras Psiquiatr.* 2000; 22 (Suppl. 2): 20-23.
47. Koffel EA, Koffel JB, Gehrman PR. A meta-analysis of group cognitive behavioral therapy for insomnia. *Sleep Med Rev.* 2015; 19: 6-16.
48. Ho FY, Chung KF, Yeung WF, Ng TH, Kwan KS, Yung KP et al. Self-help cognitive-behavioral therapy for insomnia: a meta-analysis of randomized controlled trials. *Sleep Med Rev.* 2015; 19: 17-28.
49. Trauer JM, Qian MY, Doyle JS, Rajaratnam SM, Cunnington D. Cognitive Behavioral Therapy for Chronic Insomnia: A Systematic Review and Meta-analysis. *Ann Intern Med.* 2015; 163 (3): 191-204.
50. Johnson JA, Rash JA, Campbell TS, Savard J, Gehrman PR, Perlis M et al. A systematic review and meta-analysis of randomized controlled trials of cognitive behavior therapy for insomnia (CBT-I) in cancer survivors. *Sleep Med Rev.* 2016; 27: 20-28.
51. Wu JQ, Appleman ER, Salazar RD, Ong JC. Cognitive behavioral therapy for insomnia comorbid with psychiatric and medical conditions: a meta-analysis. *JAMA Intern Med.* 2015; 175 (9): 1461-1472.
52. Geiger-Brown JM, Rogers VE, Liu W, Ludeman EM, Downton KD, Diaz-Abad M. Cognitive behavioral therapy in persons with comorbid insomnia: A meta-analysis. *Sleep Med Rev.* 2015; 23: 54-67.
53. Pedder H, Vesterinen HM, Macleod MR, Wardlaw JM. Systematic review and meta-analysis of interventions tested in animal models of lacunar stroke. *Stroke.* 2014; 45 (2): 563-570.
54. Yang P-Y, Ho K-H, Chen H-C, Chien M-Y. Exercise training improves sleep quality in middle-aged and older adults with sleep problems: a systematic review. *J Physiother.* 2012; 58 (3): 157-163.
55. Bezerra AG, Pires GN, Andersen ML, Tufik S, Hachul H. Acupuncture to treat sleep disorders in postmenopausal women: a systematic review. *Evidence-based Complement Altern Med.* 2015; 2015:563236.
56. Lan Y, Wu X, Tan HJ, Wu N, Xing JJ, Wu FS et al. Auricular acupuncture with seed or pellet attachments for primary insomnia: a systematic review and meta-analysis. *BMC Complement Altern Med.* 2015; 15: 103.
57. No authors. Sleep complaints: Whenever possible, avoid the use of sleeping pills. *Prescrire Int.* 2008; 17 (97):206-212.
58. Kajiwara A, Yamamura M, Murase M, Koda H, Hirota S, Ishizuka T et al. Safety analysis of zolpidem in elderly subjects 80 years of age or older: adverse event monitoring in Japanese subjects. *Aging Ment Heal.* 2016; 20 (6): 611-615.
59. Victorri-Vigneau C, Gérardin M, Rousselet M, Guerlais M, Grall-Bronnec M, Jolliet P. An update on zolpidem abuse and dependence. *J Addict Dis.* 2014; 33 (1): 15-23.
60. Gunja N. The clinical and forensic toxicology of Z-drugs. *J Med Toxicol.* 2013; 9 (1): 155-162.
61. Winkler A, Auer C, Doering BK, Rief W. Drug treatment of primary insomnia: a meta-analysis of polysomnographic randomized controlled trials. *CNS Drugs.* 2014; 28 (9): 799-816.
62. Huedo-Medina TB, Kirsch I, Middlemass J, Klonizakis M, Siriwardena AN. Effectiveness of non-benzodiazepine hypnotics in treatment of adult insomnia: meta-analysis of data submitted to the Food and Drug Administration. *BMJ.* 2012; 345: e8343.
63. Walsh JK, Krystal AD, Amato DA, Rubens R, Caron J, Wessel TC et al. Nightly treatment of primary insomnia with eszopiclone for six months: effect on sleep, quality of life, and work limitations. *Sleep.* 2007; 30 (8): 959-968.
64. Krystal AD, Erman M, Zammit GK, Soubrane C, Roth T. Long-term efficacy and safety of zolpidem extended-release 12.5 mg, administered 3 to 7 nights per week for 24 weeks, in patients with chronic primary insomnia: a 6-month, randomized, double-blind, placebo-controlled, parallel-group, multicenter study. *Sleep.* 2008; 31 (1): 79-90.
65. Zhang XJ, Li QY, Wang Y, Xu HJ, Lin YN. The effect of non-benzodiazepine hypnotics on sleep quality and severity in patients with OSA: a meta-analysis. *Sleep Breath.* 2014; 18 (8): 781-789.
66. Brasure M, MacDonald R, Fuchs E, Olson CM, Carlyle M, Diem S et al. *Management of Insomnia Disorder. Comparative Effectiveness Review No.159.* AHRQ Publication No. 15(16)-EHC027-ef. Rockville, MD: Agency for Healthcare Research and Quality. December 2015.
67. Morin CM, Koetter U, Bastien C, Ware JC, Wooten V. Valerian-hops combination and diphenhydramine for treating insomnia: a randomized placebo-controlled clinical trial. *Sleep.* 2005; 28 (11): 1465-1471.
68. Glass JR, Sproule BA, Herrmann N, Busto UE. Effects of 2-week treatment with temazepam and diphenhydramine in elderly insomniacs: a randomized, placebo-controlled trial. *J Clin Psychopharmacol.* 2008; 28 (2): 182-188.
69. Anderson SL, Vande Griend JP. The safety and efficacy of quetiapine for the treatment of insomnia in adults are reviewed. *Am J Health Syst Pharm.* 2014; 71 (5): 394-402.
70. Gray SL, Anderson ML, Dublin S, Hanlon JT, Hubberd R, Walker R et al. Cumulative use of strong anticholinergics and incident dementia a prospective cohort study. *JAMA Int Med.* 2015; 175 (3): 401-407.
71. Bertisch SM, Herzig SJ, Winkelman JW, Buettner C. National use of prescription medications for insomnia: NHANES 1999-2010. *Sleep.* 2014; 37 (2): 343-349.
72. Ferracioli-Oda E, Qawasmi A, Bloch MH. Meta-analysis: melatonin for the treatment of primary sleep disorders. *PLoS One.* 2013; 8 (5): e63773.
73. Rossignol DA, Frye RE. Melatonin in autism spectrum disorders: A systematic review and meta-analysis. *Dev Med Child Neurol.* 2011; 53 (9): 783-792.
74. Appleton RE, Jones AP, Gamble C, Williamson PR, Wiggs L, Montgomery P et al. The use of melatonin in children with neurodevelopmental disorders and impaired sleep: A randomised, double-blind, placebo-controlled, parallel study (mends). *Health Technol Assess.* 2012; 16 (40): i-239.
75. Braam W, Smits MG, Didden R, Korzilius H, Van Geijlswijk IM, Curfs LM. Exogenous melatonin for sleep problems in individuals with intellectual disability: A meta-analysis. *Dev Med Child Neurol.* 2009; 51 (5): 340-349.
76. Mayer G, Wang-Weigand S, Roth-Schechter B, Lehmann R, Staner C, Partinen M. Efficacy and safety of 6-month nightly ramelteon administration in adults with chronic primary insomnia. *Sleep.* 2009; 32 (3): 351-360.
77. Kuriyama A, Honda M, Hayashino Y. Ramelteon for the treatment of insomnia in adults: a systematic review and meta-analysis. *Sleep Med.* 2014; 15(4):385-392.
78. Liu J, Wang LN. Ramelteon in the treatment of chronic insomnia: systematic review and meta-analysis. *Int J Clin Pr.* 2012; 66 (9):867-873.
79. Herring WJ, Connor KM, Ivgy-May N, Snyder E, Liu K, Snavely DB et al. Suvorexant in Patients With Insomnia: Results From Two 3-Month Randomized Controlled Clinical Trials. *Biol Psychiatry.* 2016; 79 (2): 136-148.
80. Furey SA, Hull SG, Leibowitz MT, Jayawardena R, Roth T. A randomized, double-blind, placebo-controlled, multicenter, 28-day, polysomnographic study of gabapentina in transient insomnia induced by sleep phase advance. *J Clin Sleep Med.* 2014; 10 (10):1101-1109.

81. Leach MJ, Page AT. Herbal medicine for insomnia: a systematic review and meta-analysis. *Sleep Med Rev.* 2015; 24: 1-12.
82. Aurora R N, Kristo DA, Bista SR, Rowley JA, Zak RS, Casey KR et al. The treatment of restless legs syndrome and periodic limb movement disorder in adults--an update for 2012: practice parameters with an evidence-based systematic review and meta-analyses: an American Academy of Sleep Medicine Clinical Practice Guideline. *Sleep.* 2012; 35 (8): 1039-1062.
83. Hornyak M, Scholz H, Kohnen R, Bengel J, Kassubek J, Trenkwalder C. What treatment works best for restless legs syndrome? Meta-analyses of dopaminergic and non-dopaminergic medications. *Sleep Med Rev.* 2014; 18 (2): 153-164.
84. Liu GJ, Wu L, Lin Wang S, Xu LL, Ying Chang L, Fu Wang Y. Efficacy of pramipexole for the treatment of primary restless leg syndrome: a systematic review and meta-analysis of randomized clinical trials. *Clin Ther.* 2016; 38 (1): 162-179.
85. Scholz H, Trenkwalder C, Kohnen R, Riemann D, Kriston L, Hornyak M. Dopamine agonists for restless legs syndrome. *Cochrane Database Syst Rev.* 2011; Mar 16; (3): CD006009.
86. Scholz H, Trenkwalder C, Kohnen R, Riemann D, Kriston L, Hornyak M. Levodopa for restless legs syndrome. *Cochrane Database Syst Rev.* 2011; Feb 16; (2): CD005504.
87. Wilt T J, MacDonald R, Ouellette J, Khawaja IS, Rutsk I, Butler R et al. Pharmacologic therapy for primary restless legs syndrome: a systematic review and meta-analysis. *JAMA Intern Med.* 2013; 173 (7): 496-505.
88. Sebo P, Cerutti B, Haller DM. Effect of magnesium therapy on nocturnal leg cramps: A systematic review of randomized controlled trials with meta-analysis using simulations. *Fam Pract.* 2014; 31: 7-19.
89. Katzberg HD, Khan AH, So YT. Assessment: symptomatic treatment for muscle cramps (an evidence-based review): report of the therapeutics and technology assessment subcommittee of the American academy of neurology. *Neurology.* 2010; 74 (8): 691-696.
90. Macedo CR, Macedo EC, Torloni MR, Silva AB, Prado GF. Pharmacotherapy for sleep bruxism. *Cochrane Database Syst Rev.* 2014; Oct 23; 10: CD005578.
91. Ghanizadeh A, Zare S. A preliminary randomised double-blind placebo-controlled clinical trial of hydroxyzine for treating sleep bruxism in children. *J Oral Rehabil.* 2013; 40: 413-417.
92. Madani AS, Abdollahian E, Khiavi HA, Radvar M, Foroughipour M, Asadpour H et al. The efficacy of gabapentina versus stabilization splint in management of sleep bruxism. *J Prosthodont.* 2013; 22 (2): 126-131.
93. Gomes CA, El-Hage Y, Amaral AP, Herpich CM, Politti F, Kalil-Bussadori S et al. Effects of massage therapy and occlusal splint usage on quality of life and pain in individuals with sleep bruxism: a randomized controlled trial. *J Japanese Phys Ther Assoc.* 2015; 18 (1): 1-6.
94. Gomes CA, Politti F, Andrade DV, de Sousa DF, Herpich CM, Dibai-Filco AV et al. Effects of massage therapy and occlusal splint therapy on mandibular range of motion in individuals with temporomandibular disorder: A randomized clinical trial. *J Manipulative Physiol Ther.* 2014; 37:164-169.
95. Singh PK, Alvi HA, Singh BP, Singh RD, Kant S, Jurel S et al. Evaluation of various treatment modalities in sleep bruxism. *J Prosthet Dent.* 2015; 114 (3):426-431.
96. Lee SJ, McCall WD Jr, Kim YK, Chung SC, Chung JW. Effect of botulinum toxin injection on nocturnal bruxism: a randomized controlled trial. *Am J Phys Med Rehabil.* 2010; 89 (1): 16-23.
97. Wang LF, Long H, Deng M, Xu H, Fang J, Fan Y et al. Biofeedback treatment for sleep bruxism: a systematic review. *Sleep Breath.* 2014; 18 (2): 235-242.
98. Anandam A, Akinnusi M, Kufel T, Porhomayon J, El-Solh AA. Effects of dietary weight loss on obstructive sleep apnea: a meta-analysis. *Sleep Breath.* 2013; 17 (1), 227-234.
99. Araghi MH, Chen YF, Jaqielski A, Choudhury S, Banerjee D, Hussain S et al. Effectiveness of lifestyle interventions on obstructive sleep apnea (OSA): systematic review and meta-analysis. *Sleep.* 2013; 36 (10):1553-1562.
100. Iftikhar IH, Kline CE, Youngstedt SD. Effects of exercise training on sleep apnea: A meta-analysis. *Lung.* 2014; 192 (1): 175-184.
101. Ha SC, Hirai HW, Tsoi KK. Comparison of positional therapy *versus* continuous positive airway pressure in patients with positional obstructive sleep apnea: a meta-analysis of randomized trials. *Sleep Med Rev.* 2014; 18 (1):19-24.
102. Mason M, Welsh EJ, Smith I. Drug therapy for obstructive sleep apnoea in adults. *Cochrane Database Syst Rev.* 2013; May 31:5:CD003002.
103. Kuhle S, Urschitz MS. M. Anti-inflammatory medications for obstructive sleep apnea in children. *Cochrane Database Syst Rev.* 2011; Jan 19; (1):CD007074.
104. Kumar AR, Guilleminault C, Certal V, Li D, Capasso R, Camacho M. Nasopharyngeal airway stenting devices for obstructive sleep apnoea: a systematic review and meta-analysis. *J Laryngol Otol.* 2015; 129 (1): 2-10.
105. Camacho M, Certal V, Abdullatif J, Zaghi S, Ruoff CM, Capasso R et al. Myofunctional therapy to treat obstructive sleep apnea: a systematic review and meta-analysis. *Sleep.* 2015; 38: 669-675.
106. Ishii L, Roxbury C, Godoy A, Ishman S, Ishii M. Does nasal surgery improve osa in patients with nasal obstruction and OSA? A meta-analysis. *Otolaryngol Head Neck Surg.* 2015; 153 (3): 323-333.
107. Camacho M, Riaz M, Capasso R, Ruoff CM, Guilleminault C, Kushida CA et al. The effect of nasal surgery on continuous positive airway pressure device use and therapeutic treatment pressures: a systematic review and meta-analysis. *Sleep.* 2015; 38 (2): 279-286.
108. Murphey AW, Kandl JA, Nguyen SA, Weber AC, Gillespie MB. The effect of glossectomy for obstructive sleep apnea: a systematic review and meta-analysis. *Otolaryngol Head Neck Surg.* 2015; 153 (3): 3340-3342.
109. Friedman M, Wilson M, Lin HC, Chang HW. Updated systematic review of tonsillectomy and adenoidectomy for treatment of pediatric obstructive sleepapnea/hypopnea syndrome. *Otolaryngol Head Neck Surg.* 2009; 140 (6): 800-808.
110. Costa DJ, Mitchell R. Adenotonsillectomy for obstructive sleep apnea in obese children: a meta-analysis. *Otolaryngol Head Neck Surg.* 2009;140 (4): 455-460.
111. Camacho M, Certal V, Brietzke SE, Holty JE, Guilleminault C, Capasso R. Tracheostomy as treatment for adult obstructive sleep apnea: a systematic review and meta-analysis. *Laryngoscope.* 2014; 124 (3): 803-811.
112. Camacho M, Teixeira J, Abdullatif J, Acevedo JL, Certal V, Capasso R et al. Maxillomandibular advancement and tracheostomy for morbidly obese obstructive sleep apnea: a systematic review and meta-analysis. *Otolaryngol Head Neck Surg.* 2015; 152 (2): 619-630.
113. Mehta V, Vasu TS, Phillips B, Chung F. Obstructive sleep apnea and oxygen therapy: a systematic review of the literature and meta-analysis. *J Clin Sleep Med.* 2013; 9 (3): 271-279.
114. Caples SM, Rowley JA, Prinsell JR, Pallanch JF, Elamin BD, Katz SG et al. Surgical modifications of the upper airway for obstructive sleep apnea in adults: a systematic review and meta-analysis. *Sleep.* 2010; 33 (10): 1396–1407.
115. Holty JE, Guilleminault C. Maxillomandibular advancement for the treatment of obstructive sleep apnea: a systematic review and meta-analysis. *Sleep Med Rev.* 2010; 14 (5): 287-297.
116. Quinnell TG, Clutterbuck-James AL. Alternatives to continuous positive airway pressure 2: mandibular advancement devices compared. *Curr Opin Pulm Med.* 2014; 20 (6): 595-600.
117. Okuno K, Sato K, Arisaka T, Hosohama K, Gotoh M, Taga H et al. The effect of oral appliances that advanced the mandible forward and limited mouth opening in patients with obstructive sleep apnea: a systematic review and meta-analysis of randomised controlled trials. *J Oral Rehabil.* 2014; 41(7): 542-554.
118. Sharples L, Glover M, Clutterbuck-James A, Bennett M, Jordan J, Chadwick R et al. Clinical effectiveness and cost-effectiveness results from the randomised controlled Trial of Oral Mandibular Advancement Devices for Obstructive sleep apnoea–hypopnoea (TOMADO) and long-term economic analysis of oral devices and continuous positive airway pressure. *Health Technol Assess.* 2014; 18 (67): 1-296.
119. Li W, Xiao L, Hu J. The comparison of CPAP and oral appliances in treatment of patients with OSA: a systematic review and meta-analysis. *Respir Care.* 2013; 58(7):1184-1195.
120. Iftikhar IH, Hays ER, Iverson M-A, Magalang UJ, Maas AK. Effect of oral appliances on blood pressure in obstructive sleep apnea: a systematic review and meta-analysis. *J Clin Sleep Med.* 2013; 9(2): 165-174.
121. Bratton DJ, Gaisl T, Wons AM, Kohler M. CPAP vs mandibular advancement devices and blood pressure in patients with obstructive sleep apnea: a systematic review and meta-analysis. *JAMA.* 2015; 314 (21): 2280-2293.
122. Ip S, D'Ambrosio C, Patel K, Obadan N, Kitsios GD, Chung M et al. Autotitrating *versus* fixed continuous positive airway pressure for the treatment of obstructive sleep apnea: a systematic review with meta-analyses. *Syst Rev.* 2012; Mar 8.1:20.
123. Gao W, Jin Y, Wang Y, Sun M, Chen B, Zhou N, Deng Y. Is automatic CPAP titration as effective as manual CPAP titration in OSAHS patients? A meta-analysis. *Sleep Breath.* 2012; 16 (2):329-340.
124. Povitz M, Bolo CE, Heitman SJ, Tsai WH, Wang J, James MT. Effect of treatment of obstructive sleep apnea on depressive symptoms: systematic review and meta-analysis. *PLoS Med.* 2014; 11 (11):e1001762.

125. Tregear S, Reston J, Schoelles K, Phillips B. Continuous positive airway pressure reduces risk of motor vehicle crash among drivers with obstructive sleep apnea: systematic review and meta-analysis. *Sleep.* 2010; 33(10):1373-1380.
126. Bakker JP, Edwards BA, Gautam SP, Montesi SB, Durán-Cantolla J, Aizpuru F et al. Blood pressure improvement with continuous positive airway pressure is independent of obstructive sleep apnea severity. *J Clin Sleep Med.* 2014; 10 (4): 365-369.
127. Bratton DJ, Stradling JR, Barbé F, Kohler M. Effect of CPAP on blood pressure in patients with minimally symptomatic obstructive sleep apnoea: a meta-analysis using individual patient data from four randomised controlled trials. *Thorax.* 2014; 69(12):1128-1135.
128. Hu X, Fan J, Chen S, Yin Y, Zrenner B. The role of continuous positive airway pressure in blood pressure control for patients with obstructive sleep apnea and hypertension: a meta-analysis of randomized controlled trials. *J Clin Hypertens.* 2015; 17 (3): 215-222.
129. Sun H, Shi J, Li M, Chen X. Impact of continuous positive airway pressure treatment on left ventricular ejection fraction in patients with obstructive sleep apnea: a meta-analysis of randomized controlled trials. *PLoS One.* 2013; 8 (5):1-6.
130. Sun X, Luo J, Xiao Y. Continuous positive airway pressure is associated with a decrease in pulmonary artery pressure in patients with obstructive sleep apnoea: a meta-analysis. *Respirology.* 2014; 19 (5): 670-674.
131. Aggarwal S, Nadeem R, Loomba RS, Nida M, Viera D. The effects of continuous positive airways pressure therapy on cardiovascular end points in patients with sleep-disordered breathing and heart failure: a meta-analysis of randomized controlled trials. *Clin Cardiol.* 2014; 37 (10): 57-65.
132. Nadeem R, Singh N, Nida M, Kwon S, Sajid H, Witkowski J et al. Effect of CPAP treatment for obstructive sleep apnea hypopnea syndrome on lipid profile: a meta-regression analysis. *J Clin Sleep Med.* 2014; 10 (12):1295-1302.
133. Riaz M, Certal V, Nigam G, Abdullatif J, Zaghi S, Kushida CA et al. Nasal expiratory positive airway pressure devices (Provent) for OSA: a systematic review and meta-analysis. *Sleep Disord.* 2015; 2015: 734-798.
134. Veer V, Yang WY, Green R, Kotecha B. Long-term safety and efficacy of radiofrequency ablation in the treatment of sleep disordered breathing: ameta-analysis. *Eur Arch Otorhinolaryngol.* 2014; 271(11): 2863-2870.
135. Certal VF, Zaghi S, Riaz M, Vieira AS, Pinheiro CT, Kushida C et al. Hypoglossal nerve stimulation in the treatment of obstructive sleep apnea: A systematic review and meta-analysis. *Laryngoscope.* 2015; 125 (5):1254-1264.
136. Golicki D, Bala MM, Niewada M, Wierzbicka A. Modafinil for narcolepsy: systematic review and meta-analysis. *Med Sci Monit.* 2010; 16 (8): RA177-186.
137. Boscolo-Berto R, Viel G, Montagnese S, Raduazzo DI, Ferrara SD, Dauvilliers Y. Narcolepsy and effectiveness of gamma-hydroxybutyrate (GHB): a systematic review and meta-analysis of randomized controlled trials. *Sleep Med Rev.* 2012; 16 (5):431-443.
138. Alshaikh MK, Tricco AC, Tashkandi M, Mamdani M, Straus SE, BaHammam AS. Sodium oxybate for narcolepsy with cataplexy: Systematic review and meta-analysis. *J Clin Sleep Med.* 2012; 8(4):451-458.
139. Vignatelli L, D'Alessandro R, Candelise L. Antidepressant drugs for narcolepsy. *Cochrane Database Syst Rev.* 2008; Jan 23;(1): CD003724.
140. Ammar G, Naja WJ, Pelissolo A. Treatment-resistant anxiety disorders: a literature review of drug therapy strategies. *Encephale.* 2015; 41(3): 260-265.
141. McHugh RK, Whitton SW, Peckham AD, Welge JA, Otto MW. Patient preference for psychological vs. pharmacologic treatment of psychiatric disorders: a meta-analytic review. *J Clin Psychiatry.* 2013; 74 (6): 595-602.
142. World Health Organization. Pharmacological interventions for anxiety disorders in children and adolescents. Disponível em: http://www.who.int/mental_health/mhgap/evidence/child/q12/en/ [Acesso em: 26/04/2016].
143. James AC, James G, Cowdrey FA, Soler A, Choke A. Cognitive behavioural therapy for anxiety disorders in children and adolescents. *Cochrane Database Syst Rev.* 2015 Feb 18; 2: CD004690.
144. Olthuis JV, Watt MC, Bailey K, Hayden JA, Stewart SH. Therapist-supported Internet cognitive behavioural therapy for anxiety disorders in adults. *Cochrane Database Syst Rev.* 2016 Mar 12; 3: CD011565.
145. Shepardson RL, Funderburk JS, Weisberg RB. Adapting evidence-based, cognitive-behavioral interventions for anxiety for use with adults in integrated primary care settings. *Fam Syst Health.* 2016 Apr 11. [Epub ahead of print]
146. Ori R, Amos T, Bergman H, Soares-Weiser K, Ipser JC, Stein DJ. Augmentation of cognitive and behavioural therapies (CBT) with d-cycloserine for anxiety and related disorders. *Cochrane Database Syst Rev.* 2015; May 10; 5: CD007803.
147. Pompoli A, Furukawa TA, Imai H, Tajika A, Efthimiou O, Salanti G. Psychological therapies for panic disorder with or without agoraphobia in adults: a network meta-analysis. *Cochrane Database Syst Rev.* 2016; Apr 13; 4: CD011004. [Epub ahead of print]
148. Beidel DC, Alfano CA, Kofler MJ, Rao PA, Scharfstein L, Wong Sarver N. The impact of social skills training for social anxiety disorder: a randomized controlled trial. *J Anxiety Disord.* 2014; 28 (8): 908-918.
149. Sarris J, McIntyre E, Camfield DA. Plant-based medicines for anxiety disorders, part 2: a review of clinical studies with supporting preclinical evidence. *CNS Drugs.* 2013; 27 (4): 301-319.
150. Stewart AM, Nguyen M, Poudel MK, Warnick JE, Echevarria DJ, Beaton EA et al. The failure of anxiolytic therapies in early clinical trials: what needs to be done. *Expert Opin Investig Drugs.* 2015; 24 (4): 543-556.
151. Griebel G, Holmes A. 50 years of hurdles and hope in anxiolytic drug discovery. *Nat Rev Drug Discov.* 2013; 12 (9): 667-687.
152. Singewald N, Schmuckermair C, Whittle N, Holmes A, Ressler KJ. Pharmacology of cognitive enhancers for exposure-based therapy of fear, anxiety and trauma-related disorders. *Pharmacol Ther.* 2015; 149: 150-190.
153. Reinhold JA, Rickels K. Pharmacological treatment for generalized anxiety disorder in adults: an update. *Expert Opin Pharmacother.* 2015; 16 (11): 1669-1681.
154. Starcevic V. The reappraisal of benzodiazepines in the treatment of anxiety and related disorders. *Expert Rev Neurother.* 2014; 14 (11): 1275-1286.
155. Brown GG, Ostrowitzki S, Stein MB, von Kienlin M, Liu TT, Simmons A et al. Temporal profile of brain response to alprazolam in patients with generalized anxiety disorder. *Psychiatry Res.* 2015; 233 (3): 394-401.
156. Beydon L, Rouxel A, Camut N, Schinkel N, Malinovsky JM, Aveline C et al. Sedative premedication before surgery – a multicentre randomized study versus placebo. *Anaesth Crit Care Pain Med.* 2015; 34 (3):165-171.
157. Yoo I, Woo JM, Lee SH, Fava M, Mischoulon D, Papakostas GI et al. Influence of anxiety symptoms on improvement of neurocognitive functions in patients with major depressive disorder: A 12-week, multicenter, randomized trial of tianeptine versus escitalopram, the CAMPION study. *J Affect Disord.* 2015; 185: 24-30.
158. Zullino D, Chatton A, Fresard E, Stankovic M, Bondolfi G, Borgeat F, Khazaal Y. Venlafaxine versus applied relaxation for generalized anxiety disorder: a randomized controlled study on clinical and electrophysiological outcomes. *Psychiatr Q.* 2015; 86(1): 69-82.
159. Pae CU, Wang SM, Han C, Lee SJ, Patkar AA, Masand PS, Serretti A. Vortioxetine, a multimodal antidepressant for generalized anxiety disorder: a systematic review and meta-analysis. *J Psychiatr Res.* 2015; 64: 88-98.
160. Mahableshwarkar AR, Jacobsen PL, Serenko M, Chen Y. A randomized, double-blind, fixed-dose study comparing the efficacy and tolerability of vortioxetine 2.5 and 10mg in acute treatment of adults with generalized anxiety disorder. *Hum Psychopharmacol.* 2014; 29(1): 64-72.
161. Gommoll C, Durgam S, Mathews M, Forero G, Nunez R, Tang X, Thase ME³. A double-blind, randomized, placebo-controlled, fixed-dose phase III study of vilazodone in patients with generalized anxiety disorder. *Depress Anxiety.* 2015; 32 (6): 451-459.
162. Bourgeois J, Elseviers MM, Van Bortel L, Petrovic M, Vander Stichele RH. The use of antidepressants in Belgian nursing homes: focus on indications and dosages in the PHEBE study. *Drugs Aging.* 2012; 29 (9): 759-769.
163. Demyttenaere K. Agomelatine in treating generalized anxiety disorder. *Expert Opin Investig Drugs.* 2014; 23 (6): 857-864.
164. Stein DJ, Ahokas A, Márquez MS, Höschl C, Oh KS, Jarema M et al. Agomelatine in generalized anxiety disorder: an active comparator and placebo-controlled study. *J Clin Psychiatry.* 2014; 75 (4): 362-368.
165. Hershenberg R, Gros DF, Brawman-Mintzer O. Role of atypical antipsychotics in the treatment of generalized anxiety disorder. *CNS Drugs.* 2014; 28 (6): 519-533.
166. Kreys TJ, Phan SV. A literature review of quetiapine for generalized anxiety disorder. *Pharmacotherapy.* 2015; 35 (2): 175-188.
167. Khan A, Atkinson S, Mezhebovsky I, She F, Leathers T, Pathak S. Extended release quetiapine fumarate as adjunct to antidepressant therapy in patients with major depressive disorder: pooled analyses of data in patients with anxious depression versus low levels of anxiety at baseline. *Ann Clin Psychiatry.* 2014; 26 (1): 3-18.

168. Wang HR, Woo YS, Bahk WM. The potential role of atypical antipsychotics in the treatment of panic disorder. *Hum Psychopharmacol.* 2014; 29 (5): 405-413.
169. Giampaolo P, Alessandra A, Raffaele B, Elisa M, Giuseppina D, Paolo C et al. Is there room for second-generation antipsychotics in the pharmacotherapy of panic disorder? A systematic review based on PRISMA guidelines. *Int J Mol Sci.* 2016 Apr 13; 17(4). pii:E551.
170. Heo JY, Jeon HJ, Fava M, Mischoulon D, Baer L, Clain A et al. Efficacy of ziprasidone monotherapy in patients with anxious depression: a 12-week, randomized, double-blind, placebo-controlled, sequential-parallel comparison trial. *J Psychiatr Res.* 2015; 62: 56-61.
171. Frampton JE. Pregabalin: a review of its use in adults with generalized anxiety disorder. *CNS Drugs.* 2014; 28 (9): 835-854.
172. Kawalec P, Cierniak A, Pilc A, Nowak G. Pregabalin for the treatment of social anxiety disorder. *Expert Opin Investig Drugs.* 2015; 24 (4): 585-594.
173. Rodrigues H, Figueira I, Lopes A, Gonçalves R, Mendlowicz MV, Coutinho ES, Ventura P. Does D-cycloserine enhance exposure therapy for anxiety disorders in humans? A meta-analysis. *PLoS One.* 2014 Jul 3; 9 (7): e93519.
174. Hansen MV, Halladin NL, Rosenberg J, Gögenur I, Møller AM. Melatonin for pre- and postoperative anxiety in adults. *Cochrane Database Syst Rev.* 2015 Apr 9; 4: CD009861.
175. Maurice-Szamburski A, Auquier P, Viarre-Oreal V, Cuvillon P, Carles M, Ripart J et al.; PremedX Study Investigators. Effect of sedative premedication on patient experience after general anesthesia: a randomized clinical trial. *JAMA.* 2015; 313 (9): 916-925.
176. Huffman JC, Mastromauro CA, Beach SR, Celano CM, DuBois CM, Healy BC et al. Collaborative care for depression and anxiety disorders in patients with recent cardiac events: the Management of Sadness and Anxiety in Cardiology (MOSAIC) randomized clinical trial. *JAMA Intern Med.* 2014; 174 (6): 927-935.
177. Compton SN, Walkup JT, Albano AM, Piacentini JC, Birmaher B, Sherrill JT et al. Child/Adolescent Anxiety Multimodal Study (CAMS): rationale, design, and methods. *Child Adolesc Psychiatry Ment Health.* 2010; 4:1.
178. Compton SN, Peris TS, Almirall D, Birmaher B, Sherrill J, Kendall PC et al. Predictors and moderators of treatment response in childhood anxiety disorders: results from the CAMS trial. *J Consult Clin Psychol.* 2014; 82 (2): 212-224.
179. Wehry AM, Beesdo-Baum K, Hennelly MM, Connolly SD, Strawn JR. Assessment and treatment of anxiety disorders in children and adolescents. *Curr Psychiatry Rep.* 2015; 17 (7): 52.
180. Gentile S. Efficacy of antidepressant medications in children and adolescents with non-obsessive-compulsive disorder anxiety disorders: a systematic assessment. *Expert Opin Drug Saf.* 2014; 13 (6):735-744.
181. Blázquez A, Mas S, Plana MT, Gassó P, Méndez I, Torra M et al. Plasma fluoxetine concentrations and clinical improvement in an adolescent sample diagnosed with major depressive disorder, obsessive-compulsive disorder, or generalized anxiety disorder. *J Clin Psychopharmacol.* 2014; 34 (3): 318-326.
182. Devlin AM, Panagiotopoulos C. Metabolic side effects and pharmacogenetics of second-generation antipsychotics in children. *Pharmacogenomics.* 2015; 16 (9): 981-996.
183. De Hert M, Dobbelaere M, Sheridan EM, Cohen D, Correll CU. Metabolic and endocrine adverse effects of second-generation antipsychotics in children and adolescents: A systematic review of randomized, placebo controlled trials and guidelines for clinical practice. *Eur Psychiatry.* 2011; 26 (3):144-158.
184. Altamura AC, Caldiroli A, Buoli M. Pharmacokinetic evaluation of fluvoxamine for the treatment of anxiety disorders. *Expert Opin Drug Metab Toxicol.* 2015; 11(4): 649-660.

CAPÍTULO 36
Esquizofrenia e Outros Transtornos Psicóticos

Clarissa Severino Gama ■ Mathias Hasse de Sousa ■ Juliana Mastella Sartori

▶ Introdução

Psicoses são diagnósticos sindrômicos que podem decorrer de diversos quadros clínicos. Classicamente são caracterizadas pela presença de delírios ou alucinações. Delírios são processos ilógicos do pensamento. Já alucinações são sintomas que, fenomenologicamente, se apresentam como provenientes da sensopercepção. Exemplos clássicos são vozes escutadas por indivíduos acometidos por sintomas psicóticos. Delírios e alucinações podem levar a julgamento prejudicado da realidade, paranoia, hostilidade e risco de agressão.

Por constituírem diagnóstico sindrômico, não nosológico, psicoses se apresentam em doenças que acometem outros sistemas que não o sistema nervoso central (SNC). Essas alterações podem decorrer de problemas na percepção adequada de estímulos ou na integração destes e da formação de julgamentos a partir da integração de estímulos, que conduzem ao planejamento de ação e condutas frente à alteração de percepção, integração ou julgamento. Sua duração é variável, podendo ocorrer por minutos a anos, com curso (único, persistente ou intermitente), prejuízo (sobre adaptação e funcionalidade do indivíduo) e mortalidade variáveis, de acordo com a alteração patológica subjacente.

Na prática médica, as formas clínicas mais comuns de transtornos psicóticos em diferentes grupos etários são:

- Adolescência (11 a 18 anos): transtornos esquizofrênicos e quadros psicóticos induzidos por substâncias psicoativas (SPA)
- Fase adulta (18 a 30 e 31 a 64 anos): transtornos esquizofrênicos, psicoses induzidas por SPA, reações psicóticas induzidas por trauma (na primeira etapa da vida adulta)
- Velhice (65 anos ou mais): psicoses devidas a lesão ou disfunção cerebral e doença física orgânica (demência/*delirium*).

Entre os transtornos mentais graves que cursam com psicose, esquizofrenia é o que mais chama a atenção por invariavelmente incluir sintomas psicóticos em sua evolução. É entidade nosológica conhecida há mais de um século, permanecendo como a mais grave e desafiante patologia mental. É doença mental crônica, caracterizada por distorções do pensamento, delírios bizarros, alterações na sensopercepção, déficits cognitivos e respostas emocionais inadequadas que podem levar o paciente a significativa mudança na qualidade de vida. Critérios diagnósticos claros baseados em características fenomenológicas são apresentados no Quadro 36.1. Atinge de 1 a 4% da população. Considerando todo seu espectro de sintomas, se caracteriza por ser grave e produzir, inexoravelmente, comprometimento do funcionamento

Quadro 36.1 ■ Critérios diagnósticos de esquizofrenia.

A	Dois (ou mais) dos sintomas a seguir, cada um presente por uma porção significativa de tempo em período de 1 mês (ou menos, se tratado com sucesso). Ao menos um dos sintomas deve ser (1), (2) ou (3). 1. Delírios 2. Alucinações 3. Fala desorganizada (sem nexo ou incoerente) 4. Comportamento altamente desorganizado ou catatônico 5. Sintomas negativos (inexpressão emocional, desmotivação etc.)
B	Perceptível prejuízo na funcionalidade psicossocial do indivíduo, como trabalho, relações interpessoais ou autocuidado, se comparado ao período anterior ao início dos sintomas.
C	Persistência dos sintomas por ao menos 6 meses. Esse período deve incluir ao menos 1 mês de sintomas (ou menos, se tratado com sucesso) que atenda ao critério "A", podendo ser incluídos sintomas residuais ou prodrômicos. Durante esses sintomas residuais ou prodrômicos, os sinais do transtorno podem ser manifestados apenas por sintomas negativos ou por dois sintomas do critério "A" em forma atenuada.
D	Descartar transtorno esquizoafetivo, bipolar ou depressão maior como possíveis diagnósticos, seja porque (1) não foram registrados episódios depressivos ou maníacos concomitantes com a fase ativa dos sintomas, ou (2) se episódios de humor ocorreram durante a fase ativa dos sintomas, eles estiveram presentes na minoria da duração total dos sintomas ativos e residuais do transtorno.
E	Descartar sintomas como consequência de efeitos de uma substância (abuso de drogas ou medicamentos) ou outra condição médica.
F	Se há histórico de espectro autista ou transtorno de comunicação iniciado na infância, o diagnóstico adicional de esquizofrenia é feito apenas se delírios ou alucinações, somados aos outros sintomas necessários, estão presentes por ao menos 1 mês (ou menos, se tratado com sucesso).

Especificar se:
– Primeiro episódio, atualmente em episódio agudo: primeira manifestação do transtorno, atendendo aos sintomas e períodos definidos. Episódio agudo é o período de tempo em que os critérios dos sintomas são preenchidos
– Primeiro episódio, atualmente em remissão parcial: Remissão parcial é o período de tempo em que melhora após episódio anterior é mantida, porém ainda há sintomas que preenchem os critérios
– Primeiro episódio, atualmente em remissão total: Remissão total é o período de tempo após um episódio anterior em que nenhum sintoma específico do transtorno é percebido
– Episódios múltiplos, atualmente em episódio agudo: episódios múltiplos podem ser determinados após um mínimo de dois episódios (como um primeiro episódio, uma remissão e ao menos um relapso)
– Episódios múltiplos, atualmente em remissão parcial
– Episódios múltiplos, atualmente em remissão total
– Contínuo: sintomas que preenchem os critérios e se mantêm pela maior parte do curso da doença, com atenuação por período não significativo
– Não especificado.

global do indivíduo. Costuma ocorrer no final da adolescência e início da vida adulta, afetando ambos os sexos. A patologia tende a interferir no desempenho escolar e profissional desses indivíduos, ocasionando dificuldades como ingressar na universidade, concluir estudos e assumir posições de trabalho que exijam maior responsabilidade. Como resultado, seu *status* socioeconômico tende a ser reduzido. O indivíduo, na maioria das vezes, torna-se incapaz de gerenciar sua vida e constitui então um ônus para sua rede social e para o estado.[1]

Antipsicóticos são fármacos direcionados ao tratamento das psicoses, os quais modificaram acentuadamente o modo de tratamento das doenças mentais graves, proporcionando mudança radical de tratamento institucional para manejo predominantemente ambulatorial.

Dopamina foi o principal neurotransmissor estudado na fisiopatologia dos transtornos psicóticos. A hipótese dopaminérgica nasceu após a demonstração de que antipsicóticos alteravam o nível de catecolaminas no cérebro. Foi reforçada após a descoberta de que a eficácia dos antipsicóticos era diretamente relacionada à sua capacidade de antagonizar receptores dopaminérgicos D_2. Nas últimas décadas, houve a introdução de antipsicóticos de segunda geração, que apresentam a mesma eficácia antipsicótica que os agentes tradicionais (típicos), porém com menor propensão a induzir efeitos extrapiramidais, sendo então chamados de "atípicos".[2]

Em esquizofrenia, há fortes evidências de que exista aumento na capacidade de síntese e liberação de dopamina e possível sensibilização pós-sináptica; é sugerido ainda que o desequilíbrio regulador pré-sináptico desse neurotransmissor caracterize a disfunção dopaminérgica no transtorno.[3] Apesar de a regulação inadequada do sistema dopaminérgico estar implicada na fisiopatologia da esquizofrenia, os antagonistas dopaminérgicos (antipsicóticos) têm efeitos limitados sobre sintomas negativos e prejuízo cognitivo, embora sejam eficazes com relação aos sintomas positivos.

Em qualquer das formas de apresentação, psicose deve ser abordada como síndrome ou sintoma a serem combatidos de forma assertiva, visando à extinção. Essa abordagem orienta o uso de medicamentos antipsicóticos.

▸ Seleção

Agitação psicomotora

Frequentemente pacientes com quadro de psicose se encontram em estado de agitação psicomotora. Contenção mecânica e uso de psicofármacos estão indicados, pois é necessário controle imediato dos sintomas. Para tanto, o clínico pode lançar mão de medicamentos intramusculares de eficácia comprovada. Ensaio clínico randomizado[4] e parcialmente cegado comparou haloperidol (5 a 10 mg, por via intramuscular) com a associação de haloperidol e prometazina (50 mg, por via intramuscular) em 316 pacientes que necessitavam sedação devido a agitação ou comportamento perigoso. Pacientes do segundo grupo tiveram maior probabilidade de tranquilizar-se ou adormecer em 20 min (risco relativo [RR] = 1,3; intervalo de confiança [IC]95%: 1,1 a 1,5; número necessário de pacientes a serem tratados [NNT] de 6; IC95%: 4 a 16), sem diferenças posteriores.

Para rápida traquilização de pacientes agitados, estão à disposição fármacos como olanzapina, ziprasidona, zuclopentixol, clorpromazina e haloperidol; bem como as combinações haloperidol-midazolam e haloperidol-prometazina.[5,6] Entre essas opções, apesar da equivalência de eficácia entre os fármacos, a associação haloperidol-prometazina apresentou menor necessidade de novas intervenções médicas em curto prazo e menor ocorrência de efeitos extrapiramidais em três ensaios clínicos randomizados (ECR), sendo, portanto, o tratamento inicial recomendado.[4–6]

Esquizofrenia

A neurobiologia da esquizofrenia passou a ser explorada a partir da descoberta dos efeitos antipsicóticos da clorpromazina, servindo como base para a teoria dopaminérgica. Posteriormente, a caracterização de três grupos de sintomas cardinais deu início à investigação sobre o envolvimento de outros neurotransmissores na fisiopatologia deste transtorno. Estes grupos são definidos como: positivos, como delírios e alucinações; negativos, como embotamento afetivo, anedonia e falta de motivação; e cognitivos, como respostas emocionais inadequadas.

O diagnóstico se dá após o início dos sintomas psicóticos, porém alguns sintomas relacionados à doença podem estar presentes antes do diagnóstico, na chamada fase prodrômica. No momento, não existe prevenção específica para a esquizofrenia. Diversos estudos têm sido realizados para identificação de indivíduos em alto risco e possíveis intervenções para prevenção. Dentre elas, destacam-se terapia cognitiva comportamental, uso de antipsicóticos atípicos em baixa dose e suplementação com ácido graxo ômega-3. Embora os dados sobre prevenção ainda não sejam conclusivos, as intervenções superaram significativamente os controles (não tratamento ou conduta usual) no retardo da transição para psicose. No entanto, os efeitos dos tratamentos não perduraram após a cessação de uso.[7,8]

Após início dos sintomas e estabelecimento do diagnóstico, o foco do tratamento deve ser remissão dos sintomas e reabilitação ativa do paciente. Embora não sejam curativos, antipsicóticos se estabeleceram como o tratamento primário para todos os estágios da doença. O uso continuado em doses ajustadas individualmente possibilita redução no tempo de hospitalização e manutenção dos pacientes por mais tempo em seus lares. Administrar antipsicóticos (p. ex., haloperidol ou clorpromazina), por pelo menos 6 meses após um episódio agudo, reduz o risco de recidiva. Porém, esses antipsicóticos mais antigos apresentam importantes efeitos adversos, o que deve ser levado em conta na decisão de com o que tratar.[9,10]

Antipsicóticos constituem o tratamento de escolha para *esquizofrenia*, tanto na fase aguda como na de manutenção. Entretanto, sua ação sobre sintomas negativos e cognitivos ainda deixa bastante a desejar. A presença desses sintomas está diretamente relacionada à piora no funcionamento do indivíduo. Por estas razões, outros fármacos, com novos alvos terapêuticos (p. ex., receptores de N-metil-d-aspartato – NMDA), têm sido estudados como tratamentos adjuvantes aos antipsicóticos.[11]

No primeiro episódio psicótico há tendência maior para desenvolvimento de sintomas extrapiramidais induzidos por antipsicóticos. Por esse motivo, é sugerida menor dose comparada àquelas usadas para tratamento de pacientes em fases mais crônicas.

Apesar da controvérsia, algumas diretrizes discutem a descontinuação do antipsicótico após um período de tratamento nos pacientes em primeiro episódio.[12] Metanálise[13] avaliou descontinuação ou tratamento intermitente em pacientes com esquizofrenia estabilizados após tratamento contínuo por pelo menos 6 meses. Para tratamento intermitente e interrupção total do tratamento, o risco de recaídas foi três vezes maior (*odds ratio* [OR] = 3,4; IC95%: 2,4 a 5,5) e 6 vezes maior (OR = 5,6; IC95%: 4,5 a 7,1), respectivamente, quando ambos foram comparados a tratamento contínuo. Portanto, tratamento contínuo permanece como padrão-ouro na prática clínica, para evitar subsequentes recidivas, que podem contribuir para deterioração funcional do paciente, bem como para resistência a futuros tratamentos.

O tratamento na fase aguda necessita ser feito em ambiente protegido, muitas vezes requerendo internação hospitalar. A brevidade dessa fase, por si só, não assegura boa evolução clínica. O fator decisivo é o seguimento ambulatorial pós-alta, além do criterioso uso de antipsicóticos. Ao iniciar o tratamento farmacológico, recomenda-se utilizar doses divididas, com o objetivo de minimizar o impacto inicial dos efeitos indesejáveis (como sedação e bloqueio adrenérgico). Além disso, no esquema de aumentos gradativos, há maior facilidade de obtenção da dose adequada.

Uma vez estabelecida a dose desejada do medicamento, é possível prescrevê-lo em dose única à noite, pois não há razões farmacocinéticas para que as doses sejam divididas (exceto para clozapina). Não há necessidade de internar todos os pacientes em fase aguda, a não ser que apresentem risco de condutas autoagressivas (automutilações, suicídio) ou heteroagressivas (incluindo homicídio). Ambiente hospitalar é o mais indicado para reavaliar diagnóstico ou utilização de esquemas medicamentosos mais complexos. O tratamento na fase aguda pode ser ambulatorial, com observações clínicas mais frequentes (diárias, sempre que possível).

Atualmente existe número bastante grande de medicamentos antipsicóticos para tratamento dos sintomas positivos, tendo diferentes perfis de efeitos adversos, porém eficácia semelhante quando usados em doses equivalentes.[14]

Não faz sentido manter o paciente paralisado por efeito extrapiramidal, ou *impregnado*, segundo a antiga tradição manicomial da "cura pela impregnação". Maior ou menor segurança constitui a justificativa para a classificação de antipsicóticos em primeira e segunda gerações.

Em metanálise[15] de 150 estudos que compararam antipsicóticos de segunda geração com os de primeira geração, encontrou-se superioridade de eficácia global de pequena a moderada magnitude com quatro antipsicóticos atípicos: amissulprida (–0,31; IC95%: –0,44 a –0,19), clozapina (–0,52; –0,75 a –0,29), olanzapina (–0,28; –0,38 a –0,18) e risperidona (–0,13; –0,22 a –0,05). Os demais antipsicóticos de segunda geração não foram mais eficazes do que os de primeira geração, mesmo para sintomas negativos. Comparativamente, efeitos extrapiramidais foram mais frequentes com haloperidol, mesmo em baixas doses. Com exceção de aripiprazol e ziprasidona, antipsicóticos de segunda geração induziram maior ganho de peso do que haloperidol. Os fármacos de segunda geração variaram em relação à sedação. Os efeitos não são homogêneos, não se podendo generalizar, inclusive, a maior eficácia de alguns agentes de segunda geração sobre sintomas negativos. A única evidência de superioridade consiste na eficácia de clozapina, e possivelmente de risperidona, em casos refratários.

O efeito dos antipsicóticos não depende de suas ações extrapiramidais. Os fármacos mais novos são antipsicóticos, mas não neurolépticos, isto é, não produzem a síndrome neurológica característica da clorpromazina e de todos os outros antipsicóticos típicos. Entre os antipsicóticos típicos, nenhum demonstrou ser mais eficaz do que outro.

Em metanálise[14] de 212 ensaios clínicos (43.049 participantes), 15 antipsicóticos foram comparados a placebo no tratamento agudo da esquizofrenia. Todos os fármacos foram mais eficazes do que o placebo. As diferenças médias estandardizadas com intervalos de confiança de 95% foram: clozapina (0,88; 0,73 a 1,03); amissulprida (0,66; 0,53 a 0,78); olanzapina (0,59; 0,53 a 0,65); risperidona (0,56; 0,50 a 0,63); paliperidona (0,50; 0,39 a 0,60); zotepina (0,49; 0,31 a 0,66); haloperidol (0,45; 0,39 a 0,51); quetiapina (0,44; 0,35 a 0,52); aripiprazol (0,43; 0,34 a 0,52); sertindol (0,39; 0,26 a 0,52); ziprasidona (0,39; 0,30 a 0,49); clorpromazina (0,38; 0,23 a 0,54); asenapina (0,38; 0,25 a 0,51); lurasidona (0,33; 0,21 a 0,45); e iloperidona (0,33; 0,22 a 0,43). Efeitos extrapiramidais variaram de 0,30 (clozapina) a 4,76 (haloperidol). Sedação variou de 1,42 (amissulprida) a 8,82 (clozapina). Quanto a ganho de peso, o melhor fármaco foi haloperidol e o pior, olanzapina. O aumento de prolactina foi maior com aripiprazol e menor com paliperidona. O prolongamento do intervalo QT foi maior com lurasidona e menor com sertindol. Isso mostra como os antipsicóticos variam em seus efeitos adversos, o que deve ser considerado para a tomada de decisão terapêutica. Portanto, é importante escolher medicamentos com perfil mais favorável de efeitos adversos. Todavia, em vez de classificar os diferentes antipsicóticos em primeira e segunda gerações, seria preferível hierarquizá-los nos diferentes domínios, o que ajudaria na escolha dos mais adequados agentes para as necessidades individuais dos pacientes.

Objetivando esclarecer os efeitos de intervenções na prática clínica real, foram conduzidos paralelamente os estudos CATIE e CUtLASS. No primeiro,[16] 74% dos pacientes suspenderam espontaneamente o fármaco para o qual tinham sido randomizados para 18 meses de tratamento. A olanzapina teve a menor taxa de desistência (64%); paradoxalmente, apresentou mais efeitos adversos. Quetiapina, risperidona e ziprasidona não diferiram entre si e tampouco de ferfenazina, antipsicótico de primeira geração de média potência. Os participantes que descontinuaram o estudo por falta de eficácia (n = 99) foram randomizados novamente para comparar o tempo de suspensão de clozapina com o de outros antipsicóticos de segunda geração. Clozapina apresentou o maior tempo médio para suspensão (10 meses), o dobro em relação ao segundo melhor, olanzapina. Em outro braço do estudo,[17] 115 pacientes que não responderam à ferfenazina foram randomizados para olanzapina, quetiapina ou risperidona. O tempo para descontinuação foi mais longo para pacientes tratados com quetiapina (9,9 meses; $P = 0,04$) e olanzapina (7,1 meses; $P = 0,02$) do que com risperidona (3,6 meses).

O estudo CUtLASS[18] reforçou os achados do estudo CATIE e concluiu que em pacientes com esquizofrenia que necessitaram trocar de antipsicótico por motivos clínicos não houve desvantagem com uso de antipsicóticos de primeira geração em termos de qualidade de vida, sintomas e custos com assistência, no período de 1 ano.

Como a escolha precoce do tratamento no primeiro episódio de esquizofrenia é crítico, metanálise[19] de 13 ensaios clínicos randomizados avaliou eficácia e tolerabilidade de antipsicóticos de segunda geração comparativamente aos de primeira geração. Concluiu-se que o efeito dos típicos e dos atípicos é similar quanto a psicopatologia geral, depressão, resposta a tratamento e mudanças metabólicas (exceto por olanzapina, que apresentou maiores mudanças metabólicas). Os atípicos foram melhores quanto à descontinuação do tratamento, sintomas negativos, cognição global e menos efeitos extrapiramidais, mas aumentaram mais o peso (olanzapina, risperidona e clozapina).

No estudo observacional SOHO[20] que seguiu 563 pacientes por 3 anos, constatou-se que 60,6% lograram remissão sintomática. Alguns fatores preditivos para alcance de remissão se salientaram, tais como: não tratamento prévio com antipsicóticos e ter trabalho remunerado. Menor índice de remissão ocorreu entre os que tinham quadros clínicos mais graves no início do estudo. Comparativamente a olanzapina, outros agentes atípicos e antipsicóticos convencionais se associaram com menor probabilidade de remissão.

Revisão Cochrane[21] de 13 ECRs (n = 1.112 participantes) investigou os efeitos de antipsicóticos atípicos em adolescentes com psicose, comparando-os a placebo, outra intervenção farmacológica, intervenções psicológicas, tratamento convencional ou não intervenção. Não houve convincente evidência de que antipsicóticos atípicos sejam superiores aos típicos no tratamento de adolescentes com essa condição. Porém, aqueles apresentaram menos efeitos adversos sintomáticos a curto prazo, aumentando a adesão a tratamento. Houve discreta evidência de que um antipsicótico atípico seja superior a outro, mas os perfis de efeitos indesejáveis diferem entre representantes. Olanzapina, risperidona e clozapina associaram-se a ganho de peso. Aripiprazol não se associou a aumento de prolactina ou dislipidemia. Com risperidona, adolescentes responderam mais efetivamente a doses usuais do que a baixas doses, o que não ocorreu com aripiprazol e ziprasidona, em que baixas doses foram igualmente eficazes.

A falta de adesão aparece como causa de recorrências, devendo ser particularmente considerada no tratamento crônico. Há vários indicadores de não adesão a tratamento: acentuada onipotência ou ideias delirantes de grandeza, pacientes que não se reconhecem como doentes mentais e efeitos adversos, especialmente quando não identificados pelo médico. Ante suspeita ou confirmação daquele evento, tem-se indicado administração de injeções intramusculares de depósito que permitem grande espaçamento entre doses e garantem adesão. Algumas antigas metanálises de ECRs sugeriram que medicamentos de depósito eram superiores a agentes orais na redução de hospitalização. Entretanto, quando o desfecho primário foi recorrência, considerada no mais longo momento examinado (≥ 6 meses), revisão sistemática e metanálise[22] de 21 ECRs mais recentes (n = 5.176) mostraram que *injeções intramusculares de depósito* foram similares a *antipsicóticos orais* na prevenção de recidiva (RR = 0,93; IC95%: 0,80 a 1,08). Esse achado foi confirmado quando a análise se restringiu a estudos com seguimento igual ou maior que 1 ano (12 estudos; RR = 0,93; IC95%: 0,71 a 1,07). Também não foram detectadas diferenças quanto a hospitalização e ineficácia de tratamento. Porém, ao se utilizarem na comparação antipsicóticos de primeira geração (10 estudos) e 8 estudos publicados até 1991 (com flufenazina injetável, exclusivamente), agentes injetáveis foram superiores aos orais. Contemporaneamente, conclui-se que antipsicóticos injetáveis de longa ação não reduzem a recorrência de surtos psicóticos em comparação a antipsicóticos orais.

Clozapina apresenta eficácia superior comparada aos demais antipsicóticos, sendo indicada para casos refratários. O conceito de refratariedade requer o uso prévio de pelo menos 2 antipsicóticos em doses adequadas por 6 semanas, se não houver melhora de pelo menos 30% na *Brief Psychiatric Rating Scale* – BPRS. Se o paciente preencher esses critérios, pode ser diagnosticado como refratário, tendo indicação de uso de clozapina. Essa indicação se inclui nas diretrizes do Ministério da Saúde do Brasil para tratamento de esquizofrenia, bem como seu uso em pacientes com discinesia ou distonia tardia ou com persistentes pensamentos e comportamentos suicidas.[23,24]

Clozapina foi descoberta em 1959 e retirada de uso logo em seguida devido à ocorrência de óbitos por agranulocitose. Foi reintroduzida no mercado em 1989, por sua superioridade terapêutica em sintomas positivos e negativos em pacientes refratários, efeitos adversos agudos mínimos e retardamento de manifestações extrapiramidais. Entretanto, seu uso deve basear-se em protocolo rígido de controle hematológico, mundialmente utilizado.

Dessa forma, a clozapina continua sendo indicada como fármaco de escolha para pacientes esquizofrênicos refratários ou que não tolerem os efeitos adversos de outros medicamentos. Em casos de refratariedade, clozapina mostrou-se superior a antipsicóticos típicos, diminuindo os riscos de ausência de resposta e recidiva.[25] Os demais antipsicóticos de segunda geração apresentam efetividade inferior no tratamento de pacientes refratários, não havendo evidência para indicar outras opções que não clozapina no tratamento de esquizofrenia resistente a tratamento. Seu efeito clínico máximo pode demorar até 6 meses, razão pela qual a suspensão de clozapina por falha terapêutica deve ocorrer somente após esse prazo. No entanto, os efeitos clínicos de clozapina, ao menos a curto prazo, não se refletem em medidas de funcionamento global e capacidade de deixar o hospital e manter uma ocupação. Por isso, os benefícios devem ser balanceados com os efeitos adversos. O declínio na contagem de células brancas se observa mais em crianças, adolescentes e idosos do que em adultos de meia-idade.

Apesar dos favoráveis resultados com clozapina, um a dois terços das pessoas ainda persistem com sintomas positivos apesar da monoterapia em doses e duração adequadas. Por isso, nesses casos, adicionar outro antipsicótico à clozapina tornou-se prática frequente. Revisão Cochrane[26] de três pequenos ensaios clínicos randomizados de baixa qualidade metodológica avaliou eficácia e tolerabilidade dessa estratégia. Nenhuma das combinações analisadas se mostrou melhor do que a outra, e não se evidenciou que associação de antipsicóticos confira alguma vantagem em casos resistentes. O benefício da associação de antipsicóticos e antidepressivos carece de evidências. Os autores da presente revisão consideram que o alto risco de vieses, pela pobre qualidade dos estudos, impede conclusão capaz de gerar recomendação de uso ou não do tratamento combinado em pacientes que não respondem adequadamente à monoterapia.

Estudo observacional[27] de 153 pacientes que não respondiam à monoterapia com clozapina e eram tratados em serviço especializado em psicoses mostrou que a associação com ácido valproico, lítio, amissulprida e quetiapina, nesta ordem, maximizou as respostas. Dados exploratórios indicam que clozapina abrange vários domínios de sintomas, enquanto olanzapina tem benefício específico em alucinações e lamotrigina, em sintomas afetivos comórbidos. Esses benefícios específicos carecem de comprovação em ensaios clínicos randomizados.

Coorte[28] de âmbito nacional comparou mortalidade de todas as causas em 66.881 portadores de esquizofrenia por 11 anos em média *versus* a população geral (5,2 milhões) entre 1996 e 2006, com a finalidade de neles verificar resultados do uso de antipsicóticos.

Apesar de a prescrição de antipsicóticos de segunda geração aumentar de 13 para 64% ao longo do estudo, a diferença entre expectativa de vida na população em geral e nos indivíduos com esquizofrenia não se ampliou: em 1996 era de 25 anos, em 2006 foi de 22,5 anos. Exposição cumulativa (7 a 11 anos) a qualquer antipsicótico associou-se com menor mortalidade em comparação a não uso (0,84; 0,77 a 0,84). Também foi vista relação inversa entre mortalidade e duração de uso cumulativo de antipsicótico (razão de risco por ano de exposição = 0,991; 0,985 a 0,997).

Este estudo chama a atenção para o benefício dos antipsicóticos em esquizofrenia como agentes, sugerindo que também estão associados à diminuição de mortalidade. Dentre os antipsicóticos, clozapina associou-se substancialmente a menor mortalidade.

Transtornos delirantes

Transtornos psicóticos agudos e transitórios incluem paranoia (transtorno delirante), transtornos paranoides agudos e *folie à deux* (transtorno delirante induzido). Esses quadros se caracterizam pela presença de ideias delirantes, às vezes persistentes e organizadas, de perseguição ou ciúme, não devidas a qualquer outro transtorno mental (esquizofrenia, psicose esquizofreniforme, quadros psicóticos maníacos ou depressivos ou transtornos mentais orgânicos, especialmente aqueles produzidos pelas anfetaminas).

Devem ser diferenciados clinicamente das personalidades paranoides, em que não há ideias delirantes persistentes e, quando existem, são ocasionais. Também devem ser diferenciados das psicoses reativas, cuja duração é curta (inferior a 2 semanas).

São aspectos clínicos associados a ressentimento e raiva, podendo chegar à violência física. Também podem estar presentes ideias delirantes de grandeza e referência, isolacionismo, comportamento excêntrico e desconfiança.

Transtornos paranoides são raros. Contudo, em atenção primária, ocorrem aproximadamente 19% dos casos de primeiro episódio de psicose não orgânica. Não há evidência conclusiva quanto à participação de fatores genéticos na origem dos transtornos paranoides, como ocorre no caso da esquizofrenia. Também não há razão para considerá-los relacionados geneticamente com a esquizofrenia. As investigações clínicas falam a favor da importância de fatores psicológicos no desenvolvimento desses transtornos: personalidade mais vulnerável (paranoide ou esquizoide) e fatores desencadeantes estressantes (imigração, emigração, surdez etc.). Transtornos paranoides transitórios são prevalentes em mulheres e se iniciam na meia-idade. Têm evolução mais favorável do que outros transtornos agudos, mas podem recidivar. Metade dos casos pode converter-se em esquizofrenia ou transtornos afetivos.[29]

Este grupo de pacientes está entre os mais difíceis de tratar, já que iniciam o tratamento contra a sua vontade e tendem a incorporar as medidas terapêuticas (os fármacos, particularmente) no seu sistema delirante. Todavia, se o clínico tiver autenticidade, for caloroso, sem ser possessivo, e tiver empatia, poderá ajudar o paciente a reduzir a sua ansiedade, estabelecendo uma comunicação realística. O resultado poderá ser um melhor ajustamento do paciente, mesmo que as suas crenças delirantes não possam ser modificadas (no caso da paranoia).

Os fármacos e os cuidados necessários são os mesmos utilizados no tratamento da esquizofrenia, com a ressalva de que não está estabelecido o valor terapêutico da manutenção dos medicamentos por longo prazo na prevenção de reagudizações psicóticas. É especialmente importante que o paciente não seja marginalizado das comunicações entre os profissionais, para evitar o aumento de suas desconfianças.

Demência

Os quadros demenciais costumam cursar com sintomas neuropsiquiátricos, como delírios, alucinações, humor deprimido, apatia, desinibição, transtornos do sono, agitação e agressividade.[30]

Sugere-se que esses sintomas sobrecarreguem os cuidadores de pacientes demenciados e acabem determinando a institucionalização dessas pessoas.

Grande variedade de antipsicóticos atípicos (risperidona, olanzapina, quetiapina, aripiprazol, ziprasidona e clozapina) é largamente usada no controle de sintomas neuropsiquiátricos vistos em demência. Metanálise[31] de 23 ensaios clínicos randomizados controlados por placebo (n = 5.819) demonstrou eficácia em sintomas e funções cognitivas, principalmente com aripiprazol e risperidona, mas também com olanzapina e quetiapina. Os efeitos adversos foram sonolência, infecção urinária, edema e ganho de peso. Não houve diferença no risco de quedas. Dados sobre mortalidade não foram referidos.

Inicialmente, deve-se realizar ampla investigação clínica a fim de excluir causa orgânica subjacente que possa ser a responsável pelo surgimento de agitação, alteração de comportamento ou sintomas psicóticos. São considerados fatores desencadeantes: quadro infeccioso, toxicidade medicamentosa, dor, alteração de sono ou quadro de *delirium* sobreposto, comum em pacientes demenciados.[32]

Antipsicóticos de primeira geração (típicos) foram usados durante muito tempo para tratamento de sintomas comportamentais associados à demência, mas em virtude de sintomas extrapiramidais e outros efeitos adversos são menos bem tolerados do que os antipsicóticos de segunda geração (atípicos). Risperidona supera haloperidol no tratamento de sintomas neuropsiquiátricos na demência. Ao contrário, revisão sistemática não encontrou evidência de benefício com tratamento de haloperidol, tioridazina e clorpromazina em pacientes com demência. Já revisão Cochrane[33] concluiu que haloperidol em baixas doses tem similar eficácia em comparação com olanzapina e risperidona no manejo de delírio, o mesmo acontecendo com os efeitos adversos. Altas doses de haloperidol associam-se a maior incidência de parkinsonismo do que antipsicóticos atípicos.

Revisão sistemática[34] de 14 ensaios clínicos randomizados e controlados por placebo demonstrou pequena, mas estatisticamente significativa redução de sintomas tais como psicose, alterações de humor e agressividade em pacientes idosos com demência em uso de aripiprazol, olanzapina e risperidona. Para ansiedade generalizada, quetiapina associou-se com resposta favorável (definida com ao menos 50% de melhora na escala de ansiedade de Hamilton). Risperidona associou-se a resposta favorável em transtorno obsessivo-compulsivo. Em idosos, os efeitos adversos incluíram risco aumentado de morte (número necessário de pacientes a serem tratados para detectar dano [NND] = 87), acidente vascular encefálico (NND = 53 para risperidona), sintomas extrapiramidais (NND = 1 para olanzapina e NND = 20 para risperidona) e sintomas de trato urinário (NND = 16 a 36). Em não idosos, os eventos adversos foram fadiga, sedação, acatisia (com aripiprazol) e sintomas extrapiramidais.

Outra metanálise,[31] já citada, demonstrou eficácia favorável aos antipsicóticos atípicos na redução de sintomas psiquiátricos e melhora cognitiva quando comparados a placebo. As mudanças de escores para sintomas psiquiátricos foram favoráveis a aripiprazol e risperidona.

Resumindo, agentes antipsicóticos como risperidona, olanzapina e aripiprazol apresentam pequena superioridade no tratamento de sintomas neuropsiquiátricos em geral em comparação ao placebo. Contudo, devido a aumento da morbimortalidade relacionada ao uso desses fármacos, a duração do tratamento deve ser pelo menor tempo possível.

Delirium

É estado confusional agudo, caracterizado por distúrbio de consciência e incapacidade de dirigir, focar e manter a atenção. Acompanha-se de alteração da cognição basal, que não pode ser mais bem explicada por quadro neurocognitivo prévio. No domínio cognitivo, há déficit de memória e aprendizado, prejuízo na linguagem, desorientação em tempo e espaço. Também são encontradas alterações de sensopercepção, como ilusões e alucinações, as quais mais comumente são visuais (simples, como sombras, ou complexas, como pessoas e faces), mas também podem ser auditivas (sons ou vozes, com discurso claro) ou somatossensoriais.[35]

O quadro costuma instalar-se em curto período de tempo (horas a dias) e cursa com flutuações durante o dia, sendo comum a piora em final da tarde e noite, quando os estímulos sensoriais se reduzem. Pode haver alteração do ciclo sono-vigília, aumento de atividade psicomotora e atividade simpática, labilidade afetiva, caracterizando o *delirium* hiperativo, mas também pode haver redução da atividade psicomotora, com letargia e sonolência, no subtipo hipoativo.[35]

Delirium é tipicamente causado por condição médica, intoxicação ou abstinência de substância e efeito adverso de medicamento. A suspensão de álcool, assim como de barbitúricos e benzodiazepínicos, pode gerar sintomas de síndrome de abstinência e *delirium*. No caso do álcool, os sintomas podem ser de leves a moderados, incluindo insônia, tremor, ansiedade, anorexia, desconforto gastrointestinal, cefaleia e palpitações até quadros mais graves, com ocorrência de convulsões, predominantemente entre pacientes com longa história de dependência de álcool. Não tratamento ocasiona *delirium tremens*, forma complicada de síndrome de abstinência de álcool, que se caracteriza por agitação, alucinações, desorientação e instabilidade autonômica (taquicardia, hipertensão, hipertermia e diaforese).

É essencial, também, que dados de história, exame físico ou exames complementares indiquem a presença de um ou mais dos fatores etiológicos a seguir relacionados:

- Intoxicação por álcool ou outras drogas
- Abstinência de álcool ou outras drogas
- Efeitos do álcool a longo prazo
- Infecções
- Distúrbios endócrinos
- Distúrbios respiratórios: hipoxia, hipercapnia,
- Distúrbios metabólicos: desequilíbrio hidreletrolítico
- Deficiências nutricionais: ácido nicotínico (pelagra)
- Traumatismos cranioencefálicos
- Distúrbios cardiovasculares
- Neoplasias: lesões primárias ou metastáticas no sistema nervoso central
- Epilepsia: grande mal e epilepsia do lobo temporal
- Distúrbios imunológicos e do colágeno: lúpus eritematoso sistêmico
- AIDS
- Doenças degenerativas
- Outras: Gilles de La Tourette (*maladie de tics*) etc.

Delirium está entre os distúrbios neuropsiquiátricos mais comuns em pacientes doentes, particularmente idosos, chegando a afetar até 50% dos pacientes hospitalizados com mais de 65 anos e apresentando altos custos associados. As maiores incidências são encontradas entre pacientes em unidades de terapia intensiva e de cuidados paliativos e em situação de pós-operatório, principalmente de cirurgias complexas, como ortopédicas e cardíacas. Não há evidência convincente de que prevenção e tratamento com fármacos sejam eficazes. Sedação, analgesia e medidas não farmacológicas são recomendadas.[36]

Apesar de comum, é muitas vezes de difícil reconhecimento, por alterações cognitivas e de comportamento serem atribuídas erroneamente à idade do paciente, a quadro demencial ou a outros transtornos mentais, como depressão.

Estudos mostram que *delirium* tem impacto importante na saúde dos pacientes idosos, uma vez que determina declínio funcional e cognitivo, aumentando tempo de internação, taxas de institucionalização e mortalidade até 1 ano após a internação, principalmente em pacientes com demência e outras comorbidades médicas.[37,38]

Devido à dificuldade de se realizarem ensaios clínicos em pacientes com prejuízo cognitivo, o manejo do *delirium* é baseado primordialmente em estudos observacionais e consensos de especialistas. Sendo quadro complexo e de etiologia multifatorial, abordagens não farmacológicas que visam à redução dos fatores de risco parecem ser a estratégia mais efetiva.[39-41]

Neste sentido, tanto a prevenção quanto o tratamento são baseados em:

- Evitar fatores que possam causar ou agravar o *delirium*, como múltiplos medicamentos (benzodiazepinas, opioides, di-hidropiridinas, antagonistas H1), desidratação, imobilização, dor e transtornos do sono
- Promover estímulo sensorial e cognitivo apropriado: relógios, calendários, janelas com vista externa; reorientar verbalmente sobre o ambiente desconhecido; receber visitas de familiares e amigos; evitar estímulo excessivo, principalmente à noite, além de óculos e aparelhos auditivos para pacientes com deficiências nestas áreas
- Identificar e tratar doenças agudas subjacentes
- Evitar ou usar com cautela medicamentos com potencial risco de precipitar quadro de *delirium*, como benzodiazepínicos, neurolépticos, opioides, antiparkinsonianos, antidepressivos tricíclicos, anti-histamínicos H1 e H2, antimuscarínicos, anti-inflamatórios não esteroides e esteroides, di-hidropiridinas, digoxina, anti-hipertensivos, antiarrítmicos, hipoglicemiantes, antieméticos, relaxantes musculares, entre outros.[41]

Em relação ao uso de antipsicóticos para a prevenção do *delirium*, três metanálises[42-44] de ensaios clínicos randomizados demonstraram, com resultados modestos, que o tratamento pode reduzir a incidência de *delirium*.

Em uma delas,[44] que incluiu seis ensaios clínicos (n = 1.710), *antipsicóticos* (haloperidol, risperidona e olanzapina) reduziram a incidência de *delirium* no pós-operatório, principalmente em cirurgias ortopédicas e em pacientes com alto risco para *delirium* (OR = 0,44; IC95%: 0,28 a 0,70). A maior redução foi observada com antipsicóticos atípicos (OR = 0,25; IC95%: 0,16 a 0,39) em comparação com haloperidol (OR = 0,59; IC95%: 0,41 a 0,88). Ao contrário, ensaio clínico randomizado e controlado por placebo[45] mostrou que a administração peroperatória de olanzapina (5 mg, por via oral, imediatamente antes e após a cirurgia), apesar de reduzir significativamente a incidência de *delirium* pós-operatório em idosos, induziu quadro mais grave e prolongado de delírio comparativamente a placebo (2,2 dias *versus* 1,6 dia; P = 0,020).

Assim, deve-se ressaltar que as conclusões são limitadas, pois se trata de poucos ensaios clínicos, heterogêneos (tipo e dose do antipsicótico, tipo de cirurgia e risco cardíaco) e com tamanho de amostra pequeno.

Nos casos de agitação e sintomas psicóticos, pode ser necessário o uso de antipsicóticos, caso as intervenções não farmacológicas ou de tratamento da causa subjacente não sejam suficientes. Porém existem dados limitados para orientar o tratamento, porque os estudos disponíveis têm restrições metodológicas significativas.[39,46]

Haloperidol segue como tratamento padrão, devido à longa experiência de uso, embora antipsicóticos atípicos, como quetiapina,[47] risperidona e olanzapina tenham demonstrado eficácia semelhante em pequenos ensaios clínicos.

Metanálise[48] incluiu 15 pequenos ensaios clínicos randomizados com limitações metodológicas. Na análise combinada de três estudos (n = 240), haloperidol, quetiapina e olanzapina foram significativamente superiores a placebo/terapia convencional (RR = 0,22; IC95%: 0,15 a 0,34; NNT: 2) e quando foram analisados escalas e tempo de resposta, antipsicóticos se associaram a maior incidência de efeitos adversos, como boca seca e sedação em comparação com placebo/terapia convencional. Antipsicóticos atípicos mostraram menor tempo de resposta e menor incidência de sintomas extrapiramidais.

Uso de benzodiazepínicos está indicado somente em *delirium* por abstinência de álcool (*delirium tremens*) e drogas sedativas, ou quando os neurolépticos estão contraindicados. Mostram particular benefício em convulsões. No entanto, não há conclusões definitivas sobre eficácia e segurança, devido à heterogeneidade dos estudos com relação a intervenções e desfechos.[49]

Sumário das indicações de terapias em esquizofrenia e outros transtornos psicóticos.			
Intervenção	Grau de recomendação	Nível de evidência	Comentário
■ Agitação psicomotora			
Haloperidol + prometazina	I	A	Menor necessidade de terapias de resgate
Haloperidol, clopromazina, olanzapina e outros antipsicóticos isolados	IIa	A	–
■ Esquizofrenia			
Haloperidol, clopromazina[a]	I	A	Mais efeitos extrapiramidais
Risperidona, clozapina, olanzapina[b]	I	A	Maior ganho de peso e alterações metabólicas / Maior eficácia em sintomas negativos e cognitivos / Clozapina superior aos demais
■ Transtornos delirantes			
Antipsicóticos de primeira e segunda gerações	IIb	C	A escolha do fármaco deve ser feita como na esquizofrenia
■ Demência			
Haloperidol	IIb	B	Efeitos adversos menos toleráveis
Risperidona, olanzapina, aripiprazol[b]	IIb	B	Usar em doses baixas e pelo menor tempo possível / Provável aumento de morbimortalidade
■ *Delirium*			
Haloperidol	IIa	B	Longa experiência clínica favorece indicação de uso
Risperidona, quetiapina[b]	IIb	B	–

[a]Ou outros antipsicóticos de primeira geração. [b]Ou outros antipsicóticos de segunda geração.

▶ Prescrição

Doses de antipsicóticos

Doses eficazes dos diversos representantes divergem devido à diferença de potência absoluta. A eficácia máxima é similar para todos, sendo atingida com doses equipotentes. Como a biotransformação produz muitos metabólitos, vários ativos, há pobre correlação entre níveis plasmáticos e efeito antipsicótico. A escolha de doses depende, portanto, da observação da curva dose-efeito. De doses relativamente baixas, passaram a ser usadas altas doses, com vantagem discutível pelo aumento de efeitos adversos. Doses intermediárias têm determinado a melhor relação entre benefício e risco. Após controle da crise aguda, indica-se redução progressiva de doses com intuito de prevenir a ocorrência de efeitos adversos. O Quadro 36.2 apresenta antipsicóticos orais e sublinguais disponíveis atualmente no Brasil, com particularidades de cada fármaco e a amplitude de doses recomendadas.

Quadro 36.2 ▪ Antipsicóticos orais e sublinguais comumente usados no Brasil.

Classe/Nome	Apresentações	Equivalência a 100 mg de clorpromazina	Doses médias	Efeitos adversos/Observações
Benzaminas				
Sulpirida	Cp. de 50 e 200 mg	200 mg	600 mg (400 a 800 mg)	Efeito dopaminérgico dose-dependente. Em doses altas, com frequência causa galactorreia por aumento da prolactina
Amissulprida	Cp. de 50 e 200 mg	120 a 150 mg	800 mg (600 a 1.200 mg)	Idem
Benzisotiazolilpiperazina				
Ziprasidona	Cáps. de 40 e 80 mg	40 mg	120 mg (80 a 160 mg)	Prolongamento do segmento QTc no eletrocardiograma, aumento da prolactinemia
Benzisoxazóis				
Risperidona	Cp. de 1, 2 e 3 mg	0,6	4 mg (2 a 6 mg)	Insônia, ansiedade, sialorreia
Paliperidona	Cp. de 3, 6 e 9 mg	?	6 mg (3 a 12 mg)	Efeitos extrapiramidais, cefaleia e taquicardia
Butiroferonas				
Haloperidol	Cp. de 1 e 5 mg Solução oral com 2 mg/mℓ (0,1 mg/gota)	1,6 mg	7 mg (2 a 12 mg)	Efeitos extrapiramidais, hiperprolactinemia, sedação
Pipotiazina	Cp. de 10 mg	?	10 mg (10 a 20 mg)	Efeitos extrapiramidais
Dibenzodiazepina				
Quetiapina	Cp. de 25, 100, 200 e 300 mg	80 mg	400 mg (300 a 800 mg)	Sedação, hipotensão, aumento de peso, desenvolvimento de síndrome metabólica
Dibendiazozepínico				
Clozapina	Cp. de 25 e 100 mg	100 mg	400 mg (200 a 800 mg)	Sem efeitos extrapiramidais. Risco de agranulocitose. Sedação, hipotensão, desenvolvimento de síndrome metabólica e efeitos decorrentes da ação anticolinérgica
Difenilbutilpiperidínicos				
Pimozida	Cp. de 1 e 4 mg	1,5 mg	6 mg (2 a 10 mg)	Parkinsonismo
Di-hidroquinolinona				
Aripiprazol	Cp. de 5, 10, 15 e 20 mg	?	15 mg (10 a 30 mg)	Cefaleias, náuseas, vômitos, sonolência, insônia, acatisia, constipação intestinal, dispepsia e tonturas
Fenotiazínicos alifáticos				
Clorpromazina	Cp. de 25 e 100 mg Solução oral com 1 mg por gota	100 mg	400 mg (250 a 600 mg)	Sedação, hipotensão postural, efeitos extrapiramidais
Levomepromazina	Cp. de 25 e 100 mg Solução oral com 1 mg/gota	120	480 mg (240 a 720 mg)	Idem
Fenotiazínicos piperazínicos				
Trifluperazina	Cp. de 2 e 5 mg	2 a 8 mg	3 mg (5 a 20 mg)	Efeitos extrapiramidais
Flufenazina	Cp. de 5 mg Drágeas de 1 mg	1 a 2 mg	6 mg (2,5 a 10 mg)	Efeitos extrapiramidais, parkinsonismo
Fenotiazínicos piperidínicos				
Tioridazina	Cp. 200 mg Drágeas de 50 e 100 mg Solução oral com 30 mg/mℓ	100 mg	400 mg (200 a 600 mg)	Sedação, prolongamento do QTc, hipotensão postural, retinite pigmentosa com doses maiores de 600 mg/dia
Perciazina	Cp. de 10 mg Solução oral com 1 mg por gota	?	15 a 30 mg	Sedação, hipotensão, efeitos extrapiramidais
Tienobenzodiazepínico				
Olanzapina	Cp. de 2,5, 5 e 10 mg	4 mg	10 mg (5 a 15 mg)	Sedação, ganho de peso, síndrome metabólica
Tioxantênico				
Zuclopentixol	Cp. de 10 e 25 mg	?	20 a 40 mg	Sedação, efeitos extrapiramidais
Outras classes				
Asenapina	Cp. de 5 e 10 mg para uso sublingual	4 mg	15 mg (10 a 20 mg)	Sonolência, aumento de peso, aumento de apetite, parkinsonismo, acatisia, sedação, distonia e hipoestesia oral

Cp.: comprimidos; cáps.: cápsulas.

Vias e intervalos de administração

No controle de crises agudas, frequentemente se utilizam vias parenterais, preferentemente a intramuscular. Mesmo que o efeito demore alguns minutos, sendo necessária contenção do paciente nesse ínterim, há menores riscos do que os vistos com a via intravenosa, como embolia, extravasamento ou injeção acidental em artéria, determinando gangrena. Havendo adesão, prefere-se a via oral no uso crônico. Formulações líquidas aumentam a biodisponibilidade oral. Em casos de recusa de ingestão ou suspeita de comportamentos enganosos, deve-se usar a via intramuscular, com doses duas vezes menores que as orais, pois fármacos por aquela via não sofrem metabolismo de primeira passagem.

O intervalo entre doses nas crises agudas é determinado pela obtenção do efeito tranquilizante. Repetem-se as administrações a intervalos de minutos até obter-se sedação. Raramente é necessário administrar mais de 20 a 30 mg de flufenazina ou haloperidol em 24 h para controlar os sintomas. Em estudo naturalista (experimento tipo antes e depois), olanzapina (10 mg, por via intramuscular) foi administrada em sala de emergência a 40 pacientes com esquizofrenia e agitação aguda. O escore na escala PANSS caiu de 28,6 ± 4,13 para 16,8 ± 4,8 em 2 h. Somente 5% dos pacientes necessitaram de segunda dose de olanzapina intramuscular. Não se observaram efeitos extrapiramidais ou cardiovasculares clinicamente relevantes, mas ocorreu significativa redução de pressão arterial e frequência cardíaca.[50] Eficácia e segurança de olanzapina sugeridas por esse estudo devem ser confirmadas por ensaio clínico randomizado.

No tratamento crônico, utilizam-se intervalos de 12 h. Pode-se tentar espaçamento de 24 h em alguns pacientes, especialmente com haloperidol e pimozida. No tratamento de manutenção com injeções intramusculares profundas, emprega-se forma de depósito, em administração quinzenal ou mensal. A rotação dos locais de aplicação é fundamental, dando-se preferência à musculatura glútea e deltoide.

A suspensão de tratamentos longos deve ser lenta e gradual, pelo risco de recaídas, que deve ser cuidadosamente monitorado.

▶ Seguimento

Antipsicóticos compartilham a propriedade de remitir os sintomas psicóticos. A resposta ao tratamento pode ser lenta, devendo-se aguardar pelo menos 3 semanas antes de realizar alterações posológicas ou substituição de medicamentos. Quando o paciente não responde a duas tentativas adequadas de antipsicóticos (4 a 6 semanas com doses plenas), fica caracterizada a refratariedade. Estado funcional basal e remissão nos primeiros 3 meses foram preditivos de resposta em estudo observacional que acompanhou por 3 anos 392 pacientes com esquizofrenia, não tratados anteriormente.[51] A proporção de pacientes que alcançou remissão de sintomas, funcionalidade e adequada qualidade de vida por pelo menos 6 meses foi de 60%, 45,4% e 57%, respectivamente.

Em análise posterior do mesmo estudo (n = 6.642 pacientes),[52] 33% atingiram remissão sintomática a longo prazo, 13% lograram recuperação funcional, 27% referiram adequada qualidade de vida e 4% tiveram recuperação de sintomas, funcionalidade e qualidade de vida ao longo de 3 anos. Funcionamento social (emprego, vida independente e atividades sociais) no início do tratamento e adesão a tratamento farmacológico estão diretamente associados com recuperação. Ao contrário, maior intensidade de sintomas negativos, maior índice de massa corporal e refratariedade foram preditivos de menor probabilidade de recuperação.

Em 2015, metanálise[53] de 34 estudos (n = 9.460) identificou que redução inferior a 20% em escores de escalas PANSS (*Positive and Negative Symptoms Scale*) ou BPRS (*Brief Psychiatric Rating Scale*) em 2 semanas de tratamento predisse a não resposta com antipsicóticos, com especificidade de 86% e valor preditivo positivo de 90%. Logo, pacientes que não melhoraram minimamente em 2 semanas com tratamento de antipsicóticos têm pouca probabilidade de responder posteriormente e beneficiar-se com alteração do tratamento.

Incluindo mortes por suicídio, que correspondem a menos de 30% das mortes prematuras, pacientes com esquizofrenia têm redução na expectativa de vida de menos de 9 a 12 anos comparativamente à população geral. Dados de diferentes centros corroboram esta afirmação.

Efeitos adversos

Os efeitos adversos dos antipsicóticos estão listados no Quadro 36.3.

▪ Efeitos no sistema nervoso central

Sedação é mais comum com fenotiazínicos que têm radicais alifáticos e radicais piperidínicos. Desenvolve-se tolerância a esse efeito com o uso crônico. Antipsicóticos também podem diminuir o limiar convulsivante, facilitando a ocorrência de convulsões em pacientes epilépticos. Pode ser necessário aumentar a dose do anticonvulsivante.

Efeitos extrapiramidais têm grande importância por sua gravidade e frequência. A descrição do quadro e o tratamento dos sintomas extrapiramidais encontram-se no Quadro 36.4.

A reação distônica aguda ocorre em 2,5% dos pacientes, sendo mais frequente em homens jovens. É a manifestação extrapiramidal que surge mais precocemente, ocorrendo quase sempre nos cinco primeiros dias de tratamento. Doses únicas de antipsicóticos potentes podem provocá-la.

Acatisia é definida pela presença de impulso subjetivo de se manter em constante movimento. Os pacientes são incapazes de permanecer sentados. Geralmente acontece na segunda ou terceira semana de tratamento, devendo ser diferenciada da exacerbação da psicose.

Parkinsonismo é a manifestação extrapiramidal mais frequente. Quinze a 25% dos usuários de doses médias de clorpromazina podem apresentá-lo. É pouco comum com tioridazina e mais frequente com piperazínicos e butirofenonas. Em geral acontece entre um e 2 meses de tratamento. As manifestações podem ser indistinguíveis da doença de Parkinson. Micrografia e bradicinesia surgem primeiramente, mas podem acontecer todas as manifestações clássicas. É mais comum em mulheres. Muitos pacientes desenvolvem tolerância, e há boa resposta a vários antiparkinsonianos.

Em coorte[54] com 1 ano de seguimento, analisaram-se os efeitos adversos neurológicos de antipsicóticos em 265 crianças (primeiro tratamento ou não) e adolescentes. Discinesia e parkinsonismo aumentaram significativamente no decorrer de 1 ano. Risperidona associou-se a maiores aumentos de discinesia, e risperidona e olanzapina aumentaram as manifestações extrapiramidais, todas em comparação com quetiapina.

Quadro 36.3 ▪ Efeitos adversos de antipsicóticos.

Neurológicos	Síndromes extrapiramidais: reação distônica aguda, acatisia, parkinsonismo, síndrome neuroléptica maligna, discinesia tardia
	Sedação
	Diminuição do limiar convulsivante
Anticolinérgicos	Visão borrada, boca seca, constipação intestinal, retenção urinária e delírio tóxico, deterioração cognitiva
Cardiovasculares	Hipotensão postural, alterações eletrocardiográficas, arritmias, alteração do perfil lipídico
Endócrinos	Galactorreia, amenorreia, ginecomastia, ganho de peso, disfunção sexual, risco para diabetes
Oculares	Pigmentação de córnea, cristalino e retina; catarata; glaucoma
Hematológicos	Agranulocitose e leucopenia
Hepáticos	Icterícia colestática
Cutâneos	Alergia e fotossensibilidade

Quadro 36.4 ■ Manifestações e tratamento dos efeitos extrapiramidais de antipsicóticos.

Reação	Manifestações	Tratamento
Distonia aguda	Espasmo dos músculos da língua, face, pescoço e costas; pode gerar convulsões. Dura de 1 a 5 dias.	Na fase aguda, deve ser feito biperideno ou triexifenidil ½ ou 1 ampola IM ou IV a cada 30 min (máx. 4 ampolas).
Parkinsonismo	Máscara facial, marcha arrastada. Pode ocorrer por 5 a 30 dias, podendo persistir por mais tempo.	Considerar reduzir dose de antipsicótico. Biperideno ou triexifedinil VO 2 a 6 mg/dia, divididos em duas tomadas podem ser usados.
Acatisia	Inquietude motora, sensação de ansiedade ou agitação. Pode durar entre 5 e 60 dias.	Se aguda, reduzir doses ou trocar de fármaco; Antiparkinsonianos VO (biperideno/triexifenidil), benzodiazepínicos em dose baixa (lorazepam 1 mg 3×/dia ou clonazepam 0,5 mg 2×/dia), e propranolol (20 a 40 mg 3×/dia) podem ajudar.
Discinesia tardia	Discinesia orofacial; coreoatetose. Costuma ocorrer por meses a anos, com piora do sintoma na retirada.	Melhor prevenir: altas doses de antipsicóticos (principalmente típicos) a longo prazo estão mais associados a esse efeito. Se persistente, trocar antipsicótico para clozapina.
Rabbit syndrome	Tremor perioral (parkinsonismo tardio); em geral reversível.	Reduzir doses de neurolépticos. Antiparkinsonianos VO (biperideno/triexifenidil) podem ajudar.
Síndrome neuroléptica maligna	Catatonia, estupor, febre, hipertensão, aumento de creatinoquinase, transaminases, aldolase e desidrogenase láctica. Instável; pode ser fatal. Pode durar por semanas.	Suspender antipsicóticos imediatamente. Deve ser tratado em ambiente de terapia intensiva. Monitorar sinais vitais e função renal. Diante de suspeita clínica, deve-se encaminhar o paciente para avaliação em serviço de emergência pelo potencial risco de morte.

IM: intramuscular; IV: intravenosa; VO: via oral.

Apesar de rara, síndrome neuroléptica maligna deve ser identificada imediatamente por representar risco à vida. Caracteriza-se por rigidez muscular, hipertermia e disfunção autonômica. O tratamento consiste em suspensão do antipsicótico e instituição de medidas de suporte.

Quando ocorrem reações extrapiramidais, associam-se fármacos anticolinérgicos. Ainda não há consenso sobre uso concomitante e inicial de medicamentos anticolinérgicos para tratar efeitos adversos extrapiramidais, provocados especialmente por antipsicóticos de alta potência.

Discinesia tardia é manifestação extrapiramidal tardia que ocorre após semanas, meses ou anos (mais usual) de uso contínuo de antipsicóticos. Caracteriza-se por movimentos involuntários estereotipados, de gravidade variável (de leves a incapacitantes), exacerbados por tensão emocional e que desaparecem durante sono. Predomina acometimento de musculatura orofacial, mas outros músculos podem estar comprometidos. A primeira manifestação costuma ser leve tremor da língua. Seguem-se movimentos com lábios (similares ao ato de sugar ou beijar) ou acentuada movimentação da língua, incluindo protrusão, enrolamento e impulsão, similar à tentativa de caçar moscas (*fly catching movement*). O paciente frequentemente reconhece esses movimentos e tenta escondê-los, mantendo a boca fechada. Pode haver prejuízo de deglutição e respiração. Outros músculos da face podem ser acometidos. Extremidades podem apresentar movimentos coreiformes (involuntários, rápidos e sem propósito) ou atetósicos (contrações involuntárias, arrítmicas e contínuas, similares a movimentos de um réptil). O tronco também pode ser acometido, apresentando hipercinese axial – movimentos clônicos da coluna para frente e para trás – com prejuízo da postura. Estimativas de incidência variam muito, situando-se em torno de 10 a 20% nos usuários de medicamentos orais e 30% nos pacientes internados e tratados com formulações de depósito. Idade superior a 60 anos e sexo feminino são fatores de risco definidos. Quantidade total de antipsicótico, tempo de tratamento e uso de antiparkinsonianos são fatores de risco prováveis.

Não há tratamento específico para discinesia tardia induzida por antipsicóticos. Alguns relatos sugerem que piridoxina (vitamina B6) possa reduzir a gravidade dos sintomas dessa manifestação em pacientes com esquizofrenia. Em revisão Cochrane[55] de 3 estudos (n = 80; idades de 18 a 71 anos), piridoxina melhorou significativamente a gravidade dos sintomas em comparação a placebo. Entretanto, a baixa qualidade da evidência não permite fazer recomendação.

No Quadro 36.5 comparam-se as atividades farmacodinâmicas envolvidas nos efeitos adversos dos antipsicóticos.

■ Efeitos anticolinérgicos

Compreendem boca seca, constipação intestinal, borramento de visão, taquicardia e retenção urinária. O aumento de pressão intraocular, perturbação da regulação de temperatura corporal, íleo adinâmico e delírio tóxico são manifestações de maior gravidade.

■ Efeitos cardiovasculares

Hipotensão arterial é relativamente frequente com antipsicóticos que bloqueiam receptores alfa-adrenérgicos. É mais intensa com a administração injetável, consistindo na principal limitação de uso dos antipsicóticos como tranquilizantes em casos não psiquiátricos, por exemplo, pacientes conscientes em ventilação mecânica assistida. O uso oral pode induzir hipotensão postural, especialmente em pacientes idosos, ocorrendo tolerância com o uso continuado. Alterações de repolarização ventricular no eletrocardiograma, de significado discutível, também se observam com antipsicóticos. Raros casos apresentam arritmias cardíacas, especialmente com tioridazina. Tem-se sugerido, no entanto, que morte súbita pode ser mais frequente em pacientes tratados com fenotiazinas. Estudo de casos e controles[56] não mostrou risco de prolongamento do intervalo QT em pacientes sob politerapia com antipsicóticos atípicos *versus* monoterapia, diferentemente de ensaio clínico que comparou adição de risperidona ou ziprasidona em pacientes com resposta parcial a clozapina, tendo ziprasidona aumentado discretamente o intervalo QT.[57]

■ Efeitos endócrinos e metabólicos

Aumento em níveis séricos de prolactina explica a ocorrência de galactorreia. Prolactina é hormônio secretado por células lactotróficas na hipófise anterior. A principal regulação inibitória é feita por dopamina, que se liga a receptores D2 na membrana dessas células. Antipsicóticos bloqueiam esses receptores (neurolépticos convencionais, amissulprida, risperidona) e removem o efeito inibitório da dopamina na secreção de prolactina, daí a hiperprolactinemia. Estima-se que 18% e 47% de homens e mulheres, respectivamente, tratados com antipsicóticos tenham níveis de prolactina acima do normal. Os sintomas são mais frequentes com níveis mais altos de prolactina, abrangendo disfunção sexual, infertilidade, amenorreia, ginecomastia ou galactorreia. Ao se detectar baixo nível de prolactina, excluindo-se outras causas de hiperprolactinemia, pode-se diminuir a dose do antipsicótico ou trocar por um poupador de prolactina (clozapina, aripiprazol e olanzapina).[58]

Alterações de ciclos menstruais ocorrem em 10 a 60% das pacientes tratadas com antipsicóticos. Contudo, essas e outras irregularidades sexuais também se associam à própria doença, incluindo inibição parcial e retardo de ejaculação, ocasionados por bloqueio alfa-adrenérgico. Há redução de libido em homens e mulheres.

Quadro 36.5 ■ Atividades farmacodinâmicas comparativas de antipsicóticos.

Fármacos	Sedativa	Extrapiramidal	Hipotensora	Antimuscarínica
Asenapina	++	+	++	+
Aripiprazol	0/+	0/+	0/+	++
Clorpromazina	+++	++	++	++
Clozapina	+++	0	+	+++
Flufenazina	+	+++	+	+
Haloperidol	+	+++	+	+
Levomepromazina	+++	++	++	++
Olanzapina	+	+	++	++
Paliperidona	+	+	+	+
Pimozida	+	+++	+	+
Quetiapina	+++	0	++	+++
Risperidona	+	+	+	+
Tioridazina	+++	+	++	+++
Trifluoperazina	+	+++	+	+
Ziprasidona	+/++	0/+	+	+
Zuclopentixol	+/++	++	+	+

Está também descrita ginecomastia em homens. Não há evidência de associação entre uso de antipsicóticos e ocorrência de câncer de mama.

Há menores níveis de hormônio do crescimento sem afetar crescimento.

Estilo de vida e tratamento antipsicótico podem contribuir para causar ou piorar parâmetros metabólicos de indivíduos com transtornos psicóticos. As características da síndrome metabólica são bastante frequentes em pacientes com esquizofrenia.

Há evidências sobre efeitos do tratamento com antipsicóticos em aumento de peso e lipídios séricos, alterações glicêmicas e consequente risco metabólico e cardiovascular. As alterações metabólicas não são equivalentes entre os diferentes agentes antipsicóticos.

Em revisão[59] do que se publicou de 2005 a 2014 sobre efeitos metabólicos ligados a psicoses e seus tratamentos, verificou-se que ganho de peso e obesidade aumentaram o risco de diabetes melito e doenças cardiovasculares, não adesão às intervenções farmacológicas, qualidade de vida e readmissões psiquiátricas. Pacientes com esquizofrenia têm ingestão de alimentos com alto teor calórico e despendem pouca energia. Em modelos experimentais, olanzapina aumentou a estimulação orexígena em área hipotalâmica responsável pela homeostasia energética.

Avaliação clínica e metabólica (medidas de peso e estatura para cálculo do IMC, circunferência abdominal e pressão arterial e dosagens de glicemia, colesterol total, HDL-colesterol e triglicerídeos em jejum) pode determinar se o paciente tem sobrepeso/obesidade, obesidade visceral, intolerância à glicose, diabetes, HAS e dislipidemia. Se alguma destas condições for identificada, tratamento apropriado deve ser iniciado. O paciente e seus familiares devem ser avisados de que uso de antipsicóticos pode aumentar o peso e favorecer o risco de desenvolver diabetes e dislipidemia.

■ **Efeitos oculares**

Pigmentação em sequência de lente anterior, córnea posterior, córnea anterior, conjuntiva e retina ocorrem após longo tempo de emprego de antipsicóticos. Pode provocar deficiências funcionais que vão desde a dificuldade de adaptação ao escuro até a cegueira. Não há consenso sobre a reversibilidade dessa alteração. A detecção deve ser precoce (exames de lâmpada de fenda e oftalmoscópico) para prevenir o agravamento. Para controle do quadro, recomenda-se substituir o antipsicótico por outro não implicado com esse efeito adverso.

Desencadeamento ou exacerbação de glaucoma pode ocorrer, como consequência do bloqueio muscarínico.

■ **Efeitos hematológicos**

Altas doses de representantes com menor potência provocam alguma depressão na produção de leucócitos em boa parte dos pacientes, mas não há repercussão clínica. A agranulocitose é grave e raro efeito adverso descrito em pacientes que receberam fenotiazínicos. Porém, agranulocitose pode ser induzida por qualquer antipsicótico. Estima-se incidência de 1 em 10.000 tratados, ocorrendo geralmente nos três primeiros meses de uso. O risco se mantém durante o primeiro ano de tratamento. Há abrupto desaparecimento de granulócitos, predispondo à infecção e acarretando morte em 20% dos acometidos. É reação definida como idiossincrásica, mas o mecanismo pode ser alérgico.

Clozapina é o representante mais implicado com agranulocitose. Foi liberada para comercialização nos EUA sob um sistema especial de vigilância (*Clozaril Patient Management System*) que detectou 73 casos de agranulocitose em 11.555 pacientes que receberam o fármaco em 1,5 ano de observação (incidência cumulativa 0,91%), com dois óbitos por infecção. O risco aumentou com idade e sexo feminino, diminuindo após 6 meses de tratamento. Existem poucos dados sobre segurança a longo prazo com uso de clozapina em pacientes com menos de 20 anos.[12] Em estudo retrospectivo com 172 crianças, a probabilidade cumulativa em 8 meses de efeito adverso hematológico – neutropenia predominantemente – foi de 16,1%, mas o de agranulocitose foi de 0,99%.[60]

Com uso de clozapina, recomenda-se realização de hemograma completo antes do início do tratamento e em intervalos semanais nas primeiras 18 semanas de tratamento e mensalmente ao longo de todo o tempo de tratamento. Citopenia caracterizada por leucopenia (leucócitos totais abaixo de 3.000 ou neutrófilos abaixo de 1.500/mm^3) ou plaquetopenia (contagem de plaquetas inferior a 100.000 por mm^3) são critérios para suspensão do medicamento.

Também é recomendado iniciar clozapina com 25 mg à noite. Pode-se aumentar gradualmente a dose em 25 mg a cada 1 a 2 dias até atingir 300 a 400 mg/dia. Após 30 dias sem melhora, aumentar 50 mg a cada 3 a 4 dias até atingir 800 mg/dia. Doses acima de 400 mg deverão ser divididas em duas ou mais tomadas. Recomenda-se administrar doses maiores à noite.

Em alguns pacientes com neutropenia prévia, clozapina foi readministrada devido à refratariedade a outros antipsicóticos. Coorte[61] analisou 19 pacientes nesta condição. Quatro pacientes (21%) desenvolveram neutropenia, dois deles com agranulocitose. Em comparação aos que não tiveram problemas com a readministração, os que apresentaram alterações foram mais velhos, mostraram neutropenia mais precoce e usaram valproato de sódio simultaneamente. Uso de lítio contribuiu para a continuidade da terapia com clozapina.

Efeitos hepáticos

Clorpromazina e outros fenotiazínicos raramente provocam icterícia no início do tratamento. O mecanismo é alérgico, pois decorre de colestase intracanalicular e se acompanha de outras manifestações de hipersensibilidade. Com a suspensão, há regressão do quadro que tem curso clínico benigno. Aumento de transaminases sem colestase ocorre frequentemente em usuários de clozapina. Os fenotiazínicos em geral estão relacionados ao aparecimento de icterícia neonatal quando usados no terceiro trimestre da gestação.

Efeitos cutâneos

São classificados como reações de hipersensibilidade, constituindo-se em erupções urticariformes e maculopapulares e fotossensibilidade. A última caracteriza-se por resposta aumentada às manifestações normais da pele exposta ao sol. Alguns autores referem que as reações cutâneas são raras, mas outros apontam incidência de até 10%. Predominam com clorpromazina.

Tolerância e dependência

Há desenvolvimento de tolerância a efeitos sedativos, hipotensores e anticolinérgicos. Afirma-se não haver tolerância a efeitos antipsicóticos, mas relatos sugerem que possa ocorrer em até 10% dos tratados cronicamente. Discreta manifestação de abstinência (náuseas, vômitos, insônia, inquietude e cefaleia) pode surgir na suspensão abrupta de tratamentos prolongados.[62] Não são fármacos utilizados com o objetivo de abuso, pois não produzem "reforço" farmacológico. Indivíduos normais que tomam antipsicóticos apresentam a chamada síndrome ataráxica, composta de desligamento do meio externo, sedação e embotamento das sensações.

Intoxicação aguda

Há grande margem de segurança para produção de efeitos fatais, pois são preservados os centros vitais, como respiratório e vasomotor.

Interações medicamentosas

O Quadro 36.6 apresenta interações de antipsicóticos atípicos que têm relevância clínica. O fumo (nicotina), por indução do metabolismo hepático, pode levar à diminuição do efeito de antipsicóticos em geral.

Quadro 36.6 ▪ Resumo das interações medicamentosas dos antipsicóticos atípicos (APA).[35]

Fármaco	Inibitor	Indutor	Efeitos farmacocinéticos nos APA
Asenapina	Fluvoxamina, cimetidina, paroxetina, ácido valproico	Carbamazepina	Asenapina ↑ 29% com fluvoxamina; coadministre com cuidado. Não são necessários ajustes nas outras medicações.
Aripiprazol	Cetoconazol, quinidina	Carbamazepina	Aripiprazol ↑ 63% com cetoconazol, ↑ também com quinidina, ↓ 70% com carbamazepina. Todos necessitam ajuste de doses.
Ziprasidona	Cetoconazol	Carbamazepina	Ziprasidona ↑ com cetoconazol ↓ com carbamazepina. Não há sugestão de ajuste de dose.
Paliperidona	Paroxetina, ácido valproico	Carbamazepina	Paliperidona ↑ 50% com paroxetina e ácido valproico, ↓ 50% com carbamazepina.
Risperidona	Fluoxetina, paroxetina	Carbamazepina	Risperidona ↑ 2,5 a 9× com fluoxetina e paroxetina, ↓ 50% com carbamazepina. É necessário o ajuste de doses.
Quetiapina	Cetoconazol	Fenitoína	Quetiapina ↓ 84% com cetoconazol, ↑ 5× com fenitoína. É necessário o ajuste de doses.
Olanzapina	Fluvoxamina	Carbamazepina	Olanzapina ↑ 54% em não fumantes, ↑ 108% em fumantes com fluvoxamina, ↓ 50% com carbamazepina. É necessário o ajuste de doses.
Clozapina	Fluvoxamina, paroxetina, fluoxetina, sertralina e cimetidina	Fenitoína	↑ 40 a 70% nas concentrações plasmáticas de clozapina com fluvoxamina, paroxetina, fluoxetina, sertralina e cimetidina. É necessário o ajuste de doses.

▶ Referências bibliográficas

1. Salomon JA, Vos T, Hogan DR, Gagnon M, Naghavi M, Mokdad A et al. Common values in assessing health outcomes from disease and injury: disability weights measurement study for the Global Burden of Disease Study 2010. *Lancet.* 2012; 380 (9859): 2129-2143.
2. Tandon R, Belmaker RH, Gattaz WF, Lopez-Ibor JJ Jr, Okasha A, Singh B et al.; Section of Pharmacopsychiatry, World Psychiatric Association. World Psychiatric Association Pharmacopsychiatry Section statement on comparative effectiveness of antipsychotics in the treatment of schizophrenia. *Schizophr Res.* 2008; 100 (1-3): 20-38.
3. Howes OD, Kambeitz J, Kim E, Stahl D, Slifstein M, Abi-Dargham A, Kapur S. The nature of dopamine dysfunction in schizophrenia and what this means for treatment. *Arch Gen Psychiatry.* 2012; 69 (8): 776-786.
4. Huf G, Coutinho ES, Adams CE. Rapid tranquillisation in psychiatric emergency settings in Brazil: pragmatic randomised controlled trial of intramuscular haloperidol *versus* intramuscular haloperidol plus promethazine. *BMJ.* 2007; 335 (7625): 869.
5. Baldaçara L, Sanches M, Cordeiro DC, Jackoswski AP. Rapid tranquilization for agitated patients in emergency psychiatric rooms: a randomized trial of olanzapine, ziprasidone, haloperidol plus promethazine, haloperidol plus midazolam and haloperidol alone. *Rev Bras Psiquiatr.* 2011; 33 (1): 30-39.
6. Raveendran NS, Tharyan P, Alexander J, Adams CE; TREC-India II Collaborative Group. Rapid tranquillisation in psychiatric emergency settings in India: pragmatic randomised controlled trial of intramuscular olanzapine *versus* intramuscular haloperidol plus promethazine. *BMJ.* 2007; 335 (7625): 865.
7. Amminger GP, Schäfer MR, Papageorgiou K, Klier CM, Cotton SM, Harrigan SM et al. Long-chain omega-3 fatty acids for indicated prevention of psychotic disorders: a randomized, placebo-controlled trial. *Arch Gen Psychiatry.* 2010; 67 (2): 146-154.
8. Preti A, Cella M. Randomized-controlled trials in people at ultra high risk of psychosis: a review of treatment effectiveness. *Schizophr Res.* 2010; 123 (1): 30-36.
9. Adams CE, Bergman H, Irving CB, Lawrie S. Haloperidol versus placebo for schizophrenia. *Cochrane Database Syst Rev.* 2013 Nov 15; (11):CD003082.

10. Adams CE, Awad GA, Rathbone J, Thornley B, Soares-Weiser K. Chlorpromazine versus placebo for schizophrenia. Cochrane Database Syst Rev. 2014 Jan 6; (1):CD000284.
11. Citrome L. Unmet needs in the treatment of schizophrenia: new targets to help different symptom domains. *J Clin Psychiatry*. 2014; 75 (Suppl 1): 21-26.
12. Hasan A, Falkai P, Wobrock T, Lieberman J, Glenthoj B, Gattaz WF et al.; World Federation of Societies of Biological Psychiatry (WFSBP) Task Force on Treatment Guidelines for Schizophrenia. World Federation of Societies of Biological Psychiatry (WFSBP) Guidelines for Biological Treatment of Schizophrenia, part 1: update 2012 on the acute treatment of schizophrenia and the management of treatment resistance. *World J Biol Psychiatry*. 2012; 13 (5): 318-378.
13. De Hert M, Sermon J, Geerts P, Vansteelandt K, Peuskens J, Detraux J. The use of continuous treatment versus placebo or intermittent treatment strategies in stabilized patients with schizophrenia: a systematic review and meta-analysis of randomized controlled trials with first- and second-generation antipsychotics. *CNS Drugs*. 2015; 29 (8): 637-658.
14. Leucht S, Cipriani A, Spineli L, Mavridis D, Orey D, Richter F et al. Comparative efficacy and tolerability of 15 antipsychotic drugs in schizophrenia: a multiple-treatments meta-analysis. *Lancet*. 2013; 382 (9896): 951-962.
15. Leucht S, Corves C, Arbter D, Engel RR, Li C, Davis JM. Second-generation *versus* first-generation antipsychotic drugs for schizophrenia: a meta-analysis. *Lancet*. 2009; 373 (9657): 31-41.
16. McEvoy JP, Lieberman JA, Stroup TS, Davis SM, Meltzer HY, Rosenheck RA et al.; CATIE Investigators. Effectiveness of clozapine *versus* olanzapine, quetiapine, and risperidone in patients with chronic schizophrenia who did not respond to prior atypical antipsychotic treatment. *Am J Psychiatry*. 2006; 163 (4): 600-610.
17. Stroup TS, Lieberman JA, McEvoy JP, Swartz MS, Davis SM, Capuano GA et al.; CATIE Investigators. Effectiveness of olanzapine, quetiapine, and risperidone in patients with chronic schizophrenia after discontinuing perphenazine: a CATIE study. *Am J Psychiatry*. 2007; 164 (3): 415-427.
18. Jones PB, Barnes TR, Davies L, Dunn G, Lloyd H, Hayhurst KP et al. Randomized controlled trial of the effect on Quality of Life of second- vs first-generation antipsychotic drugs in schizophrenia: Cost Utility of the Latest Antipsychotic Drugs in Schizophrenia Study (CUtLASS 1). *Arch Gen Psychiatry*. 2006; 63 (10): 1079-1087.
19. Zhang JP, Gallego JA, Robinson DG, Malhotra AK, Kane JM, Correll CU. Efficacy and safety of individual second-generation vs. first-generation antipsychotics in first-episode psychosis: a systematic review and meta-analysis. *Int J Neuropsychopharmacol*. 2013; 16 (6): 1205-1218.
20. Gasquet I, Haro JM, Tcherny-Lessenot S, Chartier F, Lépine JP. Remission in the outpatient care of schizophrenia: 3-year results from the Schizophrenia Outpatients Health Outcomes (SOHO) study in France. *Eur Psychiatry*. 2008; 23 (7): 491-496.
21. Kumar A, Datta SS, Wright SD, Furtado VA, Russell PS. Atypical antipsychotics for psychosis in adolescents. Cochrane Database Syst Rev. 2013 Oct 15(10):CD009582.
22. Leucht C, Leucht S, Watanabe K, Mimura M et al. Long-acting injectable vs oral antipsychotics for relapse prevention in schizophrenia: a meta-analysis of randomized trials. *Schizophr Bull*. 2014; 40 (1): 192-213.
23. Brasil. Ministério da Saúde. Protocolo Clínico e Diretrizes Terapêuticas: Esquizofrenia. Portaria SAS/MS nº 364, de 9 de abril de 2013. Disponível em: http://portalsaude.saude.gov.br/images/pdf/2014/abril/02/pcdt-esquizofrenia-livro-2013.pdf [Acesso em: 08/12/2015].
24. Hasan A, Falkai P, Wobrock T, Lieberman J, Glenthøj B, Gattaz WF et al.; WFSBP Task Force on Treatment Guidelines for Schizophrenia. World Federation of Societies of Biological Psychiatry (WFSBP) Guidelines for Biological Treatment of Schizophrenia. Part 3: Update 2015 Management of special circumstances: depression, suicidality, substance use disorders, and pregnancy and lactation. *World J Biol Psychiatry*. 2015; 16 (3): 142-170.
25. Essali A, Al-Haj Haasan N, Li C, Rathbone J. Clozapine *versus* typical neuroleptic medication for schizophrenia. Cochrane Database Syst Rev. 2009 Jan 21; (1):CD000059.
26. Cipriani A, Boso M, Barbui C. Clozapine combined with different antipsychotic drugs for treatment resistant schizophrenia. Cochrane Database Syst Rev. 2009 Jul 8; (3):CD006324.
27. Tracy DK, Joyce DW, Sarkar SN, Mateos Fernandez MJ, Shergill SS. Skating on thin ice: pragmatic prescribing for medication refractory schizophrenia. *BMC Psychiatry*. 2015; 15: 174.
28. Tiihonen J, Lönnqvist J, Wahlbeck K, Klaukka T, Niskanen L, Tanskanen A, Haukka J. 11-year follow-up of mortality in patients with schizophrenia: a population-based cohort study (FIN11 study). *Lancet*. 2009; 374 (9690): 620-627.
29. Castagnini A, Berrios GE. Acute and transient psychotic disorders (ICD-10 F23): a review from a European perspective. *Eur Arch Psychiatry Clin Neurosci*. 2009; 259 (8): 433-443.
30. Savva GM, Zaccai J, Matthews FE, Davidson JE, McKeith I, Brayne C; Medical Research Council Cognitive Function and Ageing Study. Prevalence, correlates and course of behavioural and psychological symptoms of dementia in the population. *Br J Psychiatry*. 2009; 194: 212.
31. Tan L, Tan L, Wang HF, Wang J, Tan CC, Tan MS et al. Efficacy and safety of atypical antipsychotic drug treatment for dementia: a systematic review and meta-analysis. *Alzheimer's Research & Therapy*. 2015; 7 (1):20.
32. Gitlin LN, Kales HC, Lyketsos CG. Nonpharmacologic management of behavioral symptoms in dementia. *JAMA*. 2012; 308 (19): 2020-2029.
33. Lonergan E, Britton AM, Luxenberg J. Antipsychotics for delirium. Cochrane Database Syst Rev. 2007 Apr 18; (2):CD005594.
34. Maher AR, Maglione M, Bagley S, Suttorp M, Hu JH, Ewing B et al. Efficacy and comparative effectiveness of atypical antipsychotic medications for off-label uses in adults: a systematic review and meta-analysis. *JAMA*. 2011; 306 (12): 1359-1369.
35. American Psychiatric Association. *Diagnostic and statistical manual of mental disorders*. 5th ed, Washington, DC: APA Press; 2013.
36. Inouye SK, Westendorp RG, Saczynski JS. Delirium in elderly people. *Lancet*. 2014; 383 (9920): 911-922.
37. Witlox J, Eurelings LS, de Jonghe JF, Kalisvaart KJ, Eikelenboom P, van Gool WA. Delirium in elderly patients and the risk of postdischarge mortality, institutionalization, and dementia: a meta-analysis. *JAMA*. 2010; 304 (4): 443-451.
38. Salluh JI, Wang H, Schneider EB, Nagaraja N, Yenokyan G, Damluji A et al. Outcome of delirium in critically ill patients: systematic review and meta-analysis. *BMJ*. 2015; 350: h2538.
39. O'Mahony R, Murthy L, Akunne A, Young J; Guideline Development Group. Synopsis of the National Institute for Health and Clinical Excellence guideline for prevention of delirium. *Ann Intern Med*. 2011; 154 (11): 746-751.
40. Reston JT, Schoelles KM. In-facility delirium prevention programs as a patient safety strategy: a systematic review. *Ann Intern Med*. 2013; 158 (5 Pt 2): 375-380.
41. Clegg A, Young JB. Which medications to avoid in people at risk of delirium: a systematic review. *Age Ageing*. 2011; 40 (1): 23-29.
42. Hirota T, Kishi T. Prophylactic antipsychotic use for postoperative delirium: a systematic review and meta-analysis. *J Clin Psychiatry*. 2013; 74 (12): e1136-1144.
43. Zhang H, Lu Y, Liu M, Zou Z, Wang L, Xu FY, Shi XY. Strategies for prevention of postoperative delirium: a systematic review and meta-analysis of randomized trials. *Crit Care*. 2013; 17 (2): R47.
44. Fok MC, Sepehry AA, Frisch L, Sztramko R, Borger van der Burg BL, Vochteloo AJ, Chan P. Do antipsychotics prevent postoperative delirium? A systematic review and meta-analysis. *Int J Geriatr Psychiatry*. 2015; 30 (4): 333-344.
45. Larsen KA, Kelly SE, Stern TA, Bode RH Jr, Price LL, Hunter DJ et al. Administration of olanzapine to prevent postoperative delirium in elderly joint-replacement patients: a randomized, controlled trial. *Psychosomatics*. 2010; 51 (5): 409-418.
46. Barr J, Fraser GL, Puntillo K, Ely EW, Gélinas C, Dasta JF et al.; American College of Critical Care Medicine. Clinical practice guidelines for the management of pain, agitation, and delirium in adult patients in the intensive care unit. *Crit Care Med*. 2013; 41(1): 263-306.
47. Hawkins SB, Bucklin M, Muzyk AJ. Quetiapine for the treatment of delirium. *J Hosp Med*. 2013; 8 (4): 215-220.
48. Kishi T, Hirota T, Matsunaga S, Iwata N. Antipsychotic medications for the treatment of delirium: a systematic review and meta-analysis of randomised controlled trials. *J Neurol Neurosurg Psychiatry*. 2016; 87(7):767-774.
49. Amato L, Minozzi S, Vecchi S, Davoli M. Benzodiazepines for alcohol withdrawal. Cochrane Database Syst Rev. 2010 Mar 17; (3):CD005063.
50. Damsa C, Adam E, Lazignac C, De Gregorio F, Mihai A, Lejeune J et al. Intramuscular olanzapine in patients with schizophrenia: an observational study in an emergency room. *Bull Soc Sci Med Grand Duche Luxemb*. 2008; 2: 209-216.

51. Lambert M, Naber D, Schacht A, Wagner T, Hundemer HP, Karow A et al. Rates and predictors of remission and recovery during 3 years in 392 never-treated patients with schizophrenia. *Acta Psychiatr Scand.* 2008; 118(3): 220-229.
52. Lambert M, Schimmelmann BG, Schacht A, Karow A, Wagner T, Wehmeier PM et al. Long-term patterns of subjective wellbeing in schizophrenia: cluster, predictors of cluster affiliation, and their relation to recovery criteria in 2842 patients followed over 3 years. *Schizophr Res.* 2009; 107 (2-3): 165-172.
53. Samara MT, Leucht C, Leeflang MM, Anghelescu IG, Chung YC, Crespo-Facorro B et al. Early improvement as a predictor of later response to antipsychotics in schizophrenia: a diagnostic test review. *Am J Psychiatry.* 2015; 172 (7): 617-629.
54. Garcia-Amador M, Merchán-Naranjo J, Tapia C, Moreno C, Castro-Fornieles J, Baeza I et al. Neurological adverse effects of antipsychotics in children and adolescents. *J Clin Psychopharmacol.* 2015; 35(6): 686-693.
55. Adelufosi AO, Abayomi O, Ojo TM. Pyridoxal 5 phosphate for neuroleptic-induced tardive dyskinesia. *Cochrane Database Syst Rev.* 2015 Apr 13; (4):CD010501.
56. Correll CU, Frederickson AM, Figen V, Ginn-Scott EJ, Pantaleon MRA, Kane JM, Manu P. The QTc interval and its dispersion in patients receiving two atypical antipsychotics. *Eur Arch Psychiatry Clin Neurosci.* 2009; 259 (1):23-27.
57. Zink M, Kuwilsky A, Krumm B, Dressing H. Efficacy and tolerability of ziprasidone *versus* risperidone as augmentation in patients partially responsive to clozapine: a randomised controlled clinical trial. *J Psychopharmacol.* 2009; 23: 305-314.
58. Besnard I, Auclair V, Callery G, Gabriel-Bordenave C, Roberge C. Antipsychotic-drug-induced hyperprolactinemia: physiopathology, clinical features and guidance. *Encephale.* 2014; 40 (1): 86-94.
59. Manu P, Dima L, Shulman M, Vancampfort D, De Hert M, Correll CU. Weight gain and obesity in schizophrenia: epidemiology, pathobiology, and management. *Acta Psychiatr Scand.* 2015; 132 (2): 97-108.
60. Gerbino-Rosen G, Roofeh D, Tompkins DA, Feryo D, Nusser L, Kranzler H et al. Hematological adverse events in clozapine-treated children and adolescents. *J Am Acad Child Adolesc Psychiatry.* 2005; 44(10): 1024-1031.
61. Meyer N, Gee S, Whiskey E, Taylor D, Mijovic A, Gaughran F et al. Optimizing outcomes in clozapine rechallenge following neutropenia: a cohort analysis. *J Clin Psychiatry.* 2015; 76 (11): e1410-1416.
62. Cerovecki A, Musil R, Klimke A, Seemüller F, Haen E, Schennach R et al. Withdrawal symptoms and rebound syndromes associated with switching and discontinuing atypical antipsychotics: theoretical background and practical recommendations. *CNS Drugs.* 2013; 27 (7): 545-572.

CAPÍTULO 37

Transtornos do Humor

Lenita Wannmacher

▶ Introdução

Transtornos afetivos correspondem a condições mentais caracterizadas fundamentalmente por alterações de humor – como depressão, distimia, doença bipolar – que devem ser cuidadosamente definidas e diagnosticadas, segundo critérios bem estabelecidos, incluindo tipo, frequência e duração dos sintomas, bem como fatores predisponentes e fatos excludentes. A obtenção da saúde mental se inicia com um diagnóstico acurado.

Em 2013, a Associação Psiquiátrica Americana publicou oficialmente a quinta edição do *Manual diagnóstico e estatístico de transtornos mentais*[1] – DSM-5 – classificando os transtornos de humor como se visualiza no Quadro 37.1.

No DSM-5, a ênfase do diagnóstico centrou-se na identificação das necessidades de alguém com um determinado transtorno, como este afeta sua vida e com que intensidade.

Neste capítulo serão abordados os tratamentos cabíveis para os tipos prevalentes de transtornos de humor, com ênfase naqueles que se baseiam na melhor evidência disponível.

▶ Transtorno bipolar e outros transtornos associados

Dados do National Institute of Mental Health[2] mostram que o transtorno bipolar afeta 2,6% da população norte-americana adulta a cada ano, estando igualmente presente em homens e mulheres. Comumente, a doença se inicia após a quarta ou quinta décadas, mas também afeta crianças e adolescentes e pessoas mais velhas. Irritabilidade é a característica diferencial entre crianças/adolescentes e adultos, estando mais presente nos primeiros. Mais de 2/3 dos afetados têm pelo menos um familiar próximo com o distúrbio ou com depressão maior unipolar, o que aponta para um componente hereditário no desenvolvimento do transtorno. A doença resulta em redução de 9,2 anos na expectativa de vida, já que um em cada cinco pacientes comete suicídio.

A Organização Mundial da Saúde refere que o transtorno bipolar é a sexta causa de invalidez no mundo.[3]

Este transtorno inclui alterações no humor que se manifestam como mania, hipomania e depressão. Mania se caracteriza por euforia, expansividade ou irritabilidade, associadas a excesso de autoestima, prolixidade, atividade aumentada, fuga de ideias, menor necessidade de sono, envolvimento em atividades de risco sem avaliar as consequências. Os critérios diagnósticos para mania e hipomania passam a dar maior ênfase às mudanças em nível de atividades e energia.

Na doença bipolar, o componente depressivo, com sintomas de depressão maior, costuma ser mais frequente do que o maníaco. Mania raramente ocorre sem depressão. A doença bipolar costuma ser recorrente. Divide-se em tipos I e II. Pacientes com transtorno bipolar tipo I apresentam episódios de mania e episódios mistos de mania e depressão. O transtorno bipolar tipo II caracteriza-se pelo menos por um episódio de hipomania ou um episódio de depressão, na ausência de episódios de mania e mistos.

A diferenciação entre transtornos bipolar I (BP-I com sintomas de mania) e bipolar II (BP-II com sintomas de hipomania) não é nítida, pois seus sintomas são os mesmos, apenas com mais grave comprometimento e necessidade de hospitalização no primeiro.

Quadro 37.1 ■ Classificação dos transtornos do humor, segundo o DSM-5.[1]

Transtornos bipolares
Transtorno bipolar I
Transtorno bipolar II
Transtorno ciclotímico
Transtorno bipolar e outros relacionados induzidos por uso de substância/medicamento
Transtorno bipolar e outros relacionados devidos a outra condição médica
Transtorno bipolar e outros relacionados especificados
Transtorno bipolar e outros relacionados não especificados
Transtornos depressivos
Transtorno da oscilação disruptiva do humor
Transtorno depressivo maior (episódio único ou recorrente)
Transtorno depressivo persistente (distimia)
Transtorno disfórico pré-menstrual
Transtorno depressivo induzido por uso de substância/medicamento
Transtorno depressivo devido a outra condição médica
Outro transtorno depressivo especificado
Outro transtorno depressivo não especificado

Estimativas apontam que a prevalência de transtorno bipolar I (BP-I) seja de aproximadamente de 1,0% na população geral, enquanto a de bipolar II (BP-II) alcance 1,2%.[4]

Embora polaridade seja o elemento que caracteriza a divisão dos transtornos de humor em unipolar e bipolar, há estudos que indicam haver mais um *continuum* do que uma divisão nesses quadros. Outro fato que reforça essa ideia é que depressão frequentemente sucede hipomania (ciclicidade). Conversão para mania ou hipomania pode ser consequência do tratamento ativo da depressão bipolar.

No Quadro 37.2 encontram-se os medicamentos utilizados nos transtornos bipolares.

Seleção

O tratamento do transtorno bipolar constitui um desafio, em razão da diversidade de quadros clínicos que o compõem e da variabilidade de respostas individuais aos diversos agentes terapêuticos. Na comparação entre um algoritmo coreano de tratamento (KMAP-BP 2014) e quatro diretrizes internacionais, não se observou importante diferença para tratamento inicial da mania: todos recomendaram estabilizadores do humor ou antipsicóticos atípicos em monoterapia ou associação. Lítio e ácido valproico foram os estabilizadores do humor mais comumente usados em todas as fases do transtorno bipolar. Dentre os antipsicóticos, haloperidol, aripiprazol, olanzapina, quetiapina e risperidona foram citados como primeira linha em todas as fases do transtorno bipolar por todas as diretrizes. Lamotrigina foi recomendada para fases de manutenção e episódios depressivos.[5]

■ Tratamento do episódio maníaco bipolar

Estabilizadores de humor (carbonato de lítio e ácido valproico) e antipsicóticos (haloperidol, risperidona, aripiprazol, olanzapina, quetiapina, ziprasidona) podem ser usados no episódio maníaco do transtorno bipolar.

Quanto a carbonato (ou citrato) de lítio, seu benefício predominante na vigência de um episódio é prevenir a recorrência, fazendo com que a remissão se prolongue. O mesmo não acontece com episódios depressivos. Lítio remove sintomas maníacos sem apreciavelmente alterar outras funções mentais. Em revisão sistemática[6] lítio superou placebo e outros tratamentos (inclusive anticonvulsivantes) na prevenção de novos episódios maníacos. Pelas consistentes evidências de eficácia no controle dessa condição, lítio permanece como válida opção de emprego.

Metanálise de múltiplos tratamentos,[7] levando em conta comparações diretas e indiretas, compilou os resultados de 68 ensaios clínicos randomizados (16.073 adultos) sobre vários medicamentos utilizados no manejo da mania aguda. Mudança nos escores de escalas de mania e número de pacientes que abandonaram tratamento em 3 semanas foram os principais desfechos avaliados. Anticonvulsivantes (gabapentina, lamotrigina e topiramato) não diferiram do placebo. Em diferentes estudos, haloperidol, risperidona, olanzapina, lítio, aripiprazol, carbamazepina, asenapina, valproato e ziprasidona foram significativamente mais eficazes do que placebo. Haloperidol, risperidona e olanzapina mostraram efeito mais intenso. Essa tendência de superioridade de antipsicóticos comparativamente a placebo foi confirmada em relação aos demais medicamentos testados, incluindo lítio. Como um todo, antipsicóticos foram mais eficazes do que estabilizadores do humor no controle do episódio em si. Nessa revisão, risperidona, olanzapina e haloperidol foram considerados como as melhores opções disponíveis para tratamento de episódios maníacos.

Metanálises individualizadas de medicamentos empregados no controle da mania aguda e alguns ensaios clínicos não incluídos nessas metanálises confirmaram, em geral, a superioridade de antipsicóticos para o controle de episódios de mania aguda.

Revisão Cochrane[8] de 10 ensaios comparou ácido valproico a outras intervenções no tratamento agudo de doença bipolar. Valproato mostrou-se consistentemente eficaz, mas menos do que olanzapina.

Quadro 37.2 ■ Medicamentos indicados nos transtornos bipolares.

Episódio maníaco bipolar (tratamento agudo)
Estabilizadores do humor
Carbonato de lítio[a]
Ácido valproico e divalproato de sódio
Antipsicóticos
Haloperidol
Risperidona
Olanzapina (embonato de olanzapina monoidratado)
Clozapina
Aripiprazol
Ziprasidona
Quetiapina
Manutenção na fase maníaca bipolar
Estabilizadores do humor
Carbonato de lítio[b]
Ácido valproico[c]
Antipsicóticos
Hemifumarato de quetiapina
Olanzapina
Episódio depressivo bipolar (tratamento agudo)
Estabilizador do humor
Carbonato de lítio[d]
Antidepressivos
Inibidores seletivos de recaptação de serotonina
Fluoxetina e outros
Inibidor seletivo de recaptação de dopamina e norepinefrina
Bupropiona
Inibidor da recaptação de serotonina, norepinefrina e dopamina
Venlafaxina (succinato de desvenlafaxina monoidratado)
Anticonvulsivante
Lamotrigina
Antipsicótico
Lurasidona
Manutenção na fase depressiva bipolar
Estabilizador do humor
Carbonato de lítio
Antidepressivos
Inibidores seletivos de recaptação de serotonina
Fluoxetina e outros
Inibidor seletivo de recaptação de dopamina e norepinefrina
Bupropiona
Inibidor da recaptação de serotonina, norepinefrina e dopamina
Venlafaxina
Anticonvulsivante
Lamotrigina
Antipsicóticos
Lurasidona
Olanzapina
Quetiapina

[a]Superou significativamente o placebo em: proporção de recidivas; admissão hospitalar; instituição de tratamento adicional. [b]Superou significativamente o placebo em: proporção de recidivas; admissão hospitalar; instituição de tratamento adicional. [c]Superou significativamente o placebo. [d]Superou significativamente o placebo em: proporção de recidivas; admissão hospitalar; exerce efeito corretivo sobre a eventual ciclicidade induzida pelos antidepressivos.

Revisão Cochrane[9] de 15 ensaios clínicos comparou haloperidol a outros antipsicóticos, em monoterapia ou como adjuntivo de lítio ou ácido valproico, na redução de sintomas de episódio maníaco. Haloperidol mostrou-se pouco menos eficaz do que aripiprazol, mas não houve diferença significativa em relação a risperidona, carbamazepina ou valproato. Haloperidol associou-se a menos ganho de peso do que olanzapina, mas a maior incidência de tremor e outros distúrbios dos movimentos.

Metanálise[10] de 7 ensaios clínicos randomizados e duplos-cegos (n = 2.037) comparou haloperidol a antipsicóticos de segunda geração na rapidez de início do efeito antimaníaco. Haloperidol foi mais eficaz do que olanzapina e ziprasidona, houve tendência à superioridade em relação a aripiprazol e nenhuma diferença significativa em relação a quetiapina e risperidona. Haloperidol mostrou mais rápido início de ação do que outros antipsicóticos e pode ser considerado uma opção de tratamento em pacientes com mania grave que requerem alívio urgente dos sintomas.

Em outra revisão Cochrane[11] aripiprazol não diferiu de carbonato de lítio e haloperidol na redução de sintomas maníacos. Ao fim de 12 semanas, haloperidol induziu mais distúrbios de movimentos do que aripiprazol; não se observou diferença significativa em relação à acatisia. Risco de vieses, desistência de tratamento superior a 20%, utilização de desfechos substitutos para mensurar eficácia/efeitos adversos e variação de resultados não permitiu definir o real papel de aripiprazol no tratamento da mania aguda.

Quanto a olanzapina, em monoterapia ou combinada a lítio/valproato, não superou haloperidol, e poucos pacientes descontinuaram o tratamento em relação a placebo, apesar de olanzapina causar maior ganho de peso e induzir sonolência e distúrbios dos movimentos.[12]

Risperidona em monoterapia foi comparada à sua associação a ácido valproico. Essa mostrou diferença significativamente favorecedora somente nas três primeiras semanas de tratamento. Ao fim de 7 semanas, a diferença quanto à remissão de sintomas não mais se evidenciou entre as duas formas de tratamento.[13]

Ziprasidona foi ineficaz como fármaco adicionado a tratamento de base com carbonato de lítio ou ácido valproico.[14]

Quetiapina foi mais um agente inadequadamente comparado com placebo em 277 crianças e adolescentes com episódio maníaco associado a transtorno bipolar I (BP-I), superando-o na redução média de escores de escala de mania. Houve ganho médio de 1,7 kg nos pacientes tratados ao término do estudo e de 0,4 kg nos que receberam placebo.[15]

Cariprazine é novo agente que segue o inadequado padrão de comparação com placebo. Há dois ensaios clínicos publicados, um com pequeno número de pacientes e de curta duração.[16] No de melhor qualidade quanto ao número de pacientes estudados (367),[17] mas também de curta duração (3 semanas), redução no escore total de escala de mania (*Young Mania Rating Scale*) foi superior com ambas as doses do fármaco *versus* placebo. Houve maior frequência de acatisia (em ambos os grupos de tratamento) e tremor, náuseas e constipação intestinal só nos que receberam 6 a 12 mg/dia.

▪ Tratamento de manutenção da fase maníaca do transtorno bipolar

A recidiva é comum, os episódios tendem a recorrer, e há risco de suicídio. Assim, o tratamento de manutenção, após mania aguda, visa à prevenção de novos episódios maníacos ou mistos e à minimização da iatrogenia do tratamento prévio.

Estabilizadores do humor e antipsicóticos estão também indicados na terapia de manutenção do transtorno bipolar. Ao contrário, antidepressivos, sempre associados a estabilizadores de humor, só são eficazes no tratamento do episódio depressivo do transtorno bipolar. Lítio ainda é a primeira escolha no tratamento preventivo da recorrência do transtorno bipolar. Porém, estima-se que 20 a 40% dos pacientes não respondam adequadamente a lítio. Valproato é frequentemente usado como alternativa em tratamento de manutenção.

Sendo previsto tratamento a longo prazo, é pertinente atentar ao perfil de efeitos adversos de cada agente.

Não há evidência sobre a duração ótima do tratamento de manutenção em pacientes com transtorno bipolar. Diretrizes sugerem que o tratamento seja mantido até 2 anos após um episódio agudo.

Revisão Cochrane[18] de nove estudos (n = 825) avaliou os efeitos de lítio *versus* placebo na terapia de manutenção. Os efeitos do lítio predominaram nos pacientes com doença bipolar. Não houve efeitos negativos com lítio, embora os estudos fossem muito heterogêneos.

A manutenção do tratamento a longo prazo em crianças e adolescentes é aspecto crítico e foi pouco estudado. Estudo aberto e não randomizado[19] avaliou a sustentação do efeito do lítio após a fase aguda, identificando que pacientes que tinham apresentado resposta parcial na fase aguda tiveram melhor controle no seguimento de 16 semanas. Note-se que outros medicamentos puderam ser adicionados de forma aberta e que o tempo de seguimento foi de somente 16 semanas.

Revisão Cochrane[20] de seis estudos randomizados (n = 876) avaliou durante 6 a 24 meses efeitos dos estabilizadores do humor em comparação a placebo nesta fase da doença. Valproato foi mais eficaz do que placebo, mas não mostrou diferença de eficácia comparativamente a lítio, ocasionando menos desistências de tratamento por qualquer causa do que os comparadores. A combinação de lítio com valproato superou a monoterapia com valproato. Lítio associou-se com mais frequência a diarreia, poliúria, aumento de sede e enurese, enquanto valproato induziu sedação e infecção.

Vários outros antipsicóticos foram comparados a placebo na fase de manutenção da mania, como risperidona[21] e quetiapina,[22] com previsível superioridade na melhora dos sintomas maníacos e no tempo médio para recorrência de novo episódio maníaco.

Olanzapina[23] foi avaliada para os mesmos desfechos. Em monoterapia, diferiu significativamente do placebo e foi mais eficaz do que lítio na prevenção de recidivas sintomáticas maníacas. Comparativamente a placebo e lítio, apresentou maior ganho de peso.

Pacientes com episódios maníacos ou mistos, após estabilizados em estudo monocego, entraram em ensaio randomizado e duplo-cego,[24] que comparou aripiprazol *versus* placebo como adjuntivos de lítio ou valproato por 52 semanas. O tempo para recidiva de episódio maníaco foi mais longo no grupo de aripiprazol como adjuntivo *versus* monoterapia com lítio ou valproato, efeito que não se evidenciou no grupo de pacientes com episódio misto prévio. Em geral, os efeitos adversos foram similares entre os grupos.

▪ Tratamento do episódio depressivo bipolar

A depressão no transtorno bipolar é grande desafio terapêutico em função de incapacitação e excesso de mortalidade que acarreta.

Estudos apontam para eficácia limitada de estabilizadores de humor no tratamento da depressão bipolar. Desses, lítio é a primeira opção em episódios depressivos leves e moderados nos portadores de transtorno bipolar. Ácido valproico e carbamazepina não apresentam efeitos antidepressivos robustos.

Antidepressivos, sempre associados a estabilizadores de humor, têm sido considerados no tratamento do episódio depressivo do transtorno bipolar. Porém, o uso isolado de antidepressivos, principalmente tricíclicos, se associa a piores desfechos clínicos, induzindo conversão maníaca. Metanálise[25] de 14 ensaios clínicos randomizados (n = 1.244) concluiu que antidepressivos, independentemente das subclasses, não foram melhores do que placebo ou outros medicamentos em redução de sintomas ou remissão de episódios depressivos bipolares.

Diferentes antipsicóticos, geralmente em monoterapia e administrados por poucas semanas, foram comparados a placebo no controle e remissão de episódios depressivos bipolares.

Revisão sistemática e metanálise[26] de 11 ensaios clínicos randomizados (n = 3.488) estimaram eficácia e tolerabilidade de quetiapina (faixa de 150 a 600 mg), em monoterapia ou associação, em episódio depressivo de transtorno bipolar I e II. Em comparação a placebo, quetiapina mostrou significativa melhora em escores de escalas de depressão já na primeira semana de tratamento, taxa de remissão, qualidade de vida e funcionamento social. Os efeitos adversos apresentados foram sinais extrapiramidais, sedação, tontura, cefaleia, fadiga, constipação intestinal, xerostomia, aumento de apetite e ganho de peso, acarretando maior desistência do tratamento em comparação ao grupo placebo. Não ocorreu conversão maníaca/hipomaníaca. Em monoterapia, quetiapina mostrou-se mais eficaz do que paroxetina. Comparada a sertralina, como adjuntiva, não mostrou diferença significativa em eficácia e segurança após 8 semanas de uso. Em dose de 600 mg/dia mostrou-se superior a lítio, mas apresentou maior ganho de peso. Há vários vieses que limitam a interpretação dos dados desse estudo: os autores foram financiados pela indústria produtora e poucos estudos compararam quetiapina a outros fármacos, o que torna difícil a decisão terapêutica.

Lurasidona, novo antipsicótico atípico, foi testada em ensaio clínico randomizado, duplo-cego e controlado por placebo em 505 pacientes com episódios depressivos maiores associados a transtorno bipolar I durante 6 semanas.[27] Houve melhora nos escores de depressão comparativamente a placebo, sem haver diferença entre duas faixas de doses (20 a 60 mg e 80 a 160 mg). Lurasidona induziu náuseas, cefaleia, acatisia e sonolência. Houve poucas alterações de peso ou parâmetros metabólicos.

Eventos mistos (hipomaníacos e depressivos) são prevalentes na depressão bipolar, associando-se a mais gravidade e complexidade da doença, expressas por aumento no risco de tentativas de suicídio, maior ciclagem durante a terapia antidepressiva e maior taxa de recorrência. Análise *post hoc* de ensaio randomizado e controlado por placebo – em que pacientes com diagnóstico de episódio depressivo maior e definidos eventos mistos, com ou sem ciclagem rápida, receberam lurasidona (20 a 60 mg ou 80 a 120 mg) por 6 semanas – concluiu que o fármaco reduziu similar e significativamente o quadro depressivo em pacientes com e sem eventos mistos. Nenhum dos grupos aumentou o risco de mania emergente com o tratamento.[28]

■ Tratamento de manutenção da fase depressiva do transtorno bipolar

A duração de tratamento após a remissão do episódio depressivo é questão controversa, que envolve risco da ciclagem, por um lado, e de recaída depressiva quando da retirada do antidepressivo, por outro. Alguns autores sugerem continuar por 3 a 6 meses, podendo-se considerar período mais longo em casos mais graves.[29]

A meta principal do tratamento é remissão completa, e não apenas resposta clínica (redução de 50% dos sintomas observados). A eutimia – em geral definida como remissão dos sintomas – deve englobar não apenas a redução desses, mas a reintegração do paciente em suas atividades habituais.[30]

Medicamentos usados neste cenário incluem lítio, anticonvulsivantes, antidepressivos e antipsicóticos. Vázquez e colaboradores[31] caracterizaram o benefício (em termos de número necessário de pacientes a serem tratados para obter um benefício [NNT]) e o dano (em termos de número necessário de pacientes a serem tratados para detectar um dano [NND]) de diferentes agentes, descritos em 22 estudos, alguns de curta duração pela preocupação de induzir a ciclagem para mania. Os antidepressivos mais modernos mostraram a relação risco/benefício mais favorável (NND/NNT = 18,1). Anticonvulsivantes também foram eficazes (NNT < 5,06), mas carbamazepina e valproato não foram bem tolerados (NND/NNT = 3,75). Lamotrigina teve desempenho melhor. Alguns antipsicóticos (lurasidona, olanzapina + fluoxetina e quetiapina (NNT para todos < 10) foram eficazes, ao contrário de aripiprazol e ziprasidona (NNT ≥ 45). Olanzapina em monoterapia foi fracamente eficaz (NNT = 11,3). Todos os antipsicóticos não foram bem tolerados (NND ≤ 4,18), exceto lurasidona (NND = 20,2). Somente um estudo mencionou lítio.

Em depressão bipolar, uso adjuntivo de antidepressivo ou placebo a estabilizador do humor mostrou-se ineficaz em ensaio clínico randomizado, duplo-cego, controlado por placebo e com 26 semanas de duração. No primeiro grupo, 42 pacientes tiveram recuperação durável; no grupo com placebo, 51 pacientes atingiram o mesmo desfecho ($P = 0,40$). A ciclagem foi igual nos dois grupos.[32]

Vários antipsicóticos foram testados como adjuntivos de estabilizadores de humor no tratamento de manutenção da fase depressiva bipolar.

Nesse contexto, quetiapina *versus* placebo diminuiu o risco de recorrência de novo evento depressivo. Porém, a recorrência de eventos maníacos/hipomaníacos não foi significativamente reduzida.[33]

Lamotrigina foi comparada a lítio no tratamento de manutenção de adultos com transtorno bipolar I. Não houve diferença entre os tratamentos. Lamotrigina foi mais bem tolerada do que lítio, com o qual os pacientes referiram diarreia, tremor, poliúria e sede. Lamotrigina induziu *rash* em dois pacientes.[34] Lamotrigina como adjuntiva de estabilizadores de humor foi usada em 109 pacientes com depressão bipolar por 52 semanas, demonstrando eficácia na redução dos sintomas e boa tolerabilidade em geral.[35]

Lurasidona (n = 183) foi randomicamente comparada a placebo (n = 165), ambos adicionados a níveis terapêuticos de lítio ou valproato, por 6 semanas, em pacientes com depressão bipolar I. Houve redução em sintomas e gravidade da depressão, bem como melhora em qualidade de vida, incapacitação funcional e sintomas de ansiedade. Descontinuação por efeitos adversos ocorreu em 6% e 7,9% nos grupos lurasidona e placebo, respectivamente. Os eventos adversos mais frequentes foram náuseas, sonolência, tremor, acatisia e insônia.[36]

Ainda no contexto da doença bipolar, há que considerar algumas circunstâncias indesejáveis, associadas ao agravamento da condição basal ou à ciclagem.

A primeira delas é comportamento suicida (tentativas e mortes), associado ao uso de antidepressivos, principalmente tricíclicos, nos indivíduos com doença bipolar de tipos I e II. A mortalidade por suicídio é especialmente alta em pacientes bipolares.

Estudo observacional[37] de 27 anos (1981-2008) mostrou que pacientes mais gravemente doentes iniciam tratamento com antidepressivos. Em análises de sobrevida, observou-se que pacientes com doença bipolar têm significativo menor risco de comportamento suicida quando submetidos à exposição de antidepressivos.

Seguiram-se por 3,5 anos 826 pacientes bipolares, hospitalizados por tentativa de suicídio. O risco de tentativas de suicídio foi menor (NS) com uso de lítio e maior com ácido valproico, antidepressivos e benzodiazepinas ($P < 0,001$ para todos). Lítio também se associou a menor mortalidade decorrente de suicídio e decréscimo de mortalidade de todas as causas em 49%. Assim, o tratamento de manutenção com lítio, mas não com os outros medicamentos, apresenta nítidas vantagens no que concerne à prevenção de suicídio e à diminuição de mortalidade em pacientes bipolares.[38]

Outro risco consiste na indução de conversão maníaca quando pacientes em episódio depressivo ou fase depressiva são tratados exclusivamente com antidepressivos (ADs) em monoterapia, ou até mesmo associados a estabilizador de humor. Essas duas condições foram analisadas em levantamento sueco nacional em que os autores identificaram 3.240 pacientes que iniciaram o tratamento com antidepressivos e não haviam usado os mesmos durante o ano anterior. Nos pacientes que receberam ADs em monoterapia (35%) praticamente triplicou o risco de mania emergente. Nos pacientes que usaram a associação, não houve risco agudo de mania durante os 3 primeiros meses de tratamento, e houve decréscimo de risco durante o período de 3 a 9 meses após o início do tratamento. Esses resultados enfatizam a importância de evitar a monoterapia antidepressiva no transtorno depressivo bipolar.[39]

Alguns pacientes com doença bipolar transitam diretamente de episódios depressivos para maníacos ou hipomaníacos ou mistos, mesmo na ausência de tratamento antidepressivo. Estudo de coorte[40] examinou o tempo dessa transição em 2.166 pacientes. No total, 461 indivíduos em episódio depressivo maior (21,3%) ciclaram para mania, hipomania ou estado misto antes da remissão, incluindo 289 (19,6%) tratados com antidepressivos durante o episódio. Como fatores predisponentes, registraram-se episódios depressivos no passado, ciclagem rápida recente ou passada, uso de álcool, tentativa de suicídio prévia e história de transição quando do uso de antidepressivos (ADs). A intensidade dos sintomas maníacos também se associou ao risco de transição maníaca, tanto em tratados como nos não tratados com ADs. História de tentativa de suicídio, início precoce da doença e subtipo bipolar exibem efeitos diferenciais tanto em tratados com ADs, como nos que não o são. Assim, há muitos fatores predisponentes, nem sempre associados ao tipo de tratamento escolhido.

■ Tratamentos não medicamentosos no transtorno bipolar

Tratamento medicamentoso é a principal intervenção em doença bipolar. Porém, isoladamente, não mantém o funcionamento psicossocial.

Algumas abordagens não medicamentosas são usadas em tipos e fases diversas do transtorno bipolar, como alternativas ou coadjuvantes aos medicamentos. Em geral, não há estudos de porte que evidenciem eficácia ou as comparem aos tratamentos convencionais.

No entanto, intervenções envolvendo familiares e cuidadores são importantes para facilitar a tarefa de dar suporte ao paciente. Sendo doença recorrente, é importante que familiares e cuidadores identifiquem indícios de recidiva, objetivando intervir precocemente no episódio bipolar, aumentar tempo entre crises e evitar hospitalização. Deve-se considerar que o paciente dificilmente reconhece o episódio maníaco como doença, resistindo a tratamento. A identificação é mais fácil quando se apresentam sintomas depressivos agudos.

Terapias psicológicas

Certas formas de psicoterapia são úteis para dar apoio aos pacientes com transtorno bipolar e seus familiares. Intervenções psicossociais incluem terapia cognitiva comportamental, psicoeducação, terapia de família, terapia interpessoal e terapia do ritmo social. Em seu conjunto, auxiliam o paciente a modificar padrões de pensamento e comportamentos, a reconhecer sinais de recidiva, a procurar ajuda imediata, a adaptar-se às condições sociais e ambientais, podendo também ser úteis para a família, a fim de que, com suas angústias, não contribua para a evolução desfavorável da doença. É necessário estabelecer um plano de tratamento, em que se enfatizem rotinas diárias e horários regulares.

Revisão sistemática Cochrane[41] de sete ensaios clínicos randomizados (n = 393) analisou métodos psicoeducacionais e psicoterapia como adjuvantes da farmacoterapia. Não se evidenciou eficácia dessas intervenções no manejo da doença bipolar, provavelmente devido à heterogeneidade de resultados.

Ensaio clínico randomizado,[42] realizado em 123 adolescentes com transtorno bipolar I e II que haviam tido um episódio maníaco, hipomaníaco, depressivo ou misto nos 3 meses precedentes, comparou terapia focada na família (com técnicas de psicoeducação) por 9 meses + farmacoterapia *versus* breve psicoeducação (3 sessões semanais) + farmacoterapia em recuperação do episódio, redução no tempo de recuperação, aumento do tempo de recorrência e redução na intensidade dos sintomas. Os desfechos pesquisados não diferiram entre os grupos, exceto por sintomas maníacos menos graves na recorrência durante os 2 anos do estudo.

Revisão sistemática Cochrane[43] de seis estudos comparou intervenções psicológicas e de autoavaliação para reconhecer e manejar sintomas e sinais de aviso. Aquelas se mostraram mais eficazes do que não intervenção em aumentar tempo para a primeira recidiva, reduzir duração de episódio maníaco/hipomaníaco/depressivo e porcentagem de pessoas hospitalizadas e melhorar funcionamento psicossocial. Tais desfechos redundam em maior custo-efetividade, pelo que essas intervenções devem constar da rotina de serviços de saúde mental.

Minoria de pacientes com transtorno bipolar (31%) procura atendimento em clínicas de psicoterapia. Aqueles que o fazem, sentem-se muito onerados pela doença e pelos tratamentos que acarretam muitos efeitos adversos. Também apresentam risco moderado a alto de suicídio e algum componente de ansiedade. Pacientes que não utilizam medicamentos ou psicoterapia apresentam sintomas mais graves, são mais jovens e menos educados do que os que usam medicamentos.[44]

Eletroconvulsoterapia

Outro tratamento consiste na eletroconvulsoterapia (ECT), cogitada quando outras intervenções (medicamentosas ou não) se mostram ineficazes ou agem de maneira demasiado lenta. É especialmente considerada para aliviar sintomas graves, como psicose ou tendências suicidas, ou quando há condições médicas que impedem o uso de medicamentos. A possibilidade de problemas de memória de longa duração foi significativamente reduzida pelas técnicas modernas de ECT.[45]

Ensaio clínico randomizado[46] de 6 semanas de duração comparou efeitos de ECT unilateral à direita com algoritmo de tratamento farmacológico sobre a função neurocognitiva de 73 pacientes internados com depressão bipolar aguda resistente a tratamento. Trinta e nove indivíduos completaram o estudo: 19 receberam ECT e 20 foram tratados segundo o algoritmo medicamentoso. Ambos os grupos evidenciaram melhoras na doença bipolar, sem haver diferenças significativas entre eles. Com relação ao desempenho neurocognitivo, os pacientes submetidos à ECT mostraram consistente redução na memória autobiográfica após a ECT.

Exercício

A associação entre exercício, qualidade de vida e sintomas do humor foi estudada em pacientes com transtorno bipolar, por meio de relatos pessoais. Pacientes sedentários (40%) apresentavam pior curso da doença e maior taxa de recorrência. Os que menos frequentemente se exercitavam semanalmente apresentavam maior índice de massa corporal, maior tempo com depressão, mais sintomas depressivos e pior qualidade de vida. Ao contrário, exercício mais frequente associou-se a maior experiência maníaca no último ano e mais sintomas maníacos. A associação entre frequência de exercício e polaridade sugere que aumentar ou diminuir o exercício pode ser intervenção a considerar em pacientes com sintomas depressivos ou maníacos, respectivamente.[47]

Sumário da seleção de fármacos e de medidas não medicamentosas nos transtornos de humor bipolares.			
Situação	Grau de recomendação	Nível de evidência	Comentário
■ Episódio maníaco			
Estabilizadores do humor			
Lítio	IIa	A	Comprovada eficácia e mais válida opção
Ácido valproico	IIa	A	Medicamento alternativo ou adjuntivo a lítio
Antipsicóticos			
Haloperidol, olanzapina, risperidona	I	A	Eficácia similar; ação mais rápida com haloperidol
Ziprasidona	III	A	Sem diferença em relação a placebo
Anticonvulsivantes			
Gabapentina, topiramato, lamotrigina	III	A	Sem diferença em relação a placebo

(continua)

Sumário da seleção de fármacos e de medidas não medicamentosas nos transtornos de humor bipolares. (continuação)			
Situação	Grau de recomendação	Nível de evidência	Comentário
■ Tratamento de manutenção da fase maníaca			
Estabilizadores do humor			
Lítio	I	A	1ª opção na prevenção de novos episódios maníacos em pacientes responsivos no uso agudo
Ácido valproico	I	A	Medicamento alternativo ou adjuntivo a lítio, com menos abandono de tratamento
Antipsicóticos			
Aripiprazol	IIa	B	Aumento do tempo para recorrência de episódios maníacos, mas não mistos
Olanzapina	II	A	Prevenção de recidivas sintomáticas maníacas
Quetiapina	IIa	B	Cessação de sintomas e remissão da doença
Risperidona injetável	IIa	B	Menor recorrência de episódios maníacos, mas não de episódios depressivos
Terapias psicológicas	III	B	Resultados pouco promissores
■ Episódio depressivo			
Estabilizador do humor			
Lítio	I	A	Em episódios leves a moderados, com menor risco de comportamento suicida
Antidepressivos			
Em monoterapia	III	A	Piores desfechos clínicos, com conversão maníaca
Antipsicóticos			
Quetiapina	IIb	B	Eficácia não definida devido a possíveis vieses do estudo
Lurasidona	IIb	B	Eficaz no controle dos episódios depressivos em pacientes com e sem eventos mistos
Olanzapina	IIb	B	Eficaz na redução de sintomas e remissão do quadro, porém mais efeitos metabólicos
Eletroconvulsoterapia	IIa	B	Alternativa quando há sintomas psicóticos graves e tendências suicidas
■ Tratamento de manutenção da fase depressiva			
Estabilizador do humor			
Lítio	I	A	Manutenção a longo prazo em pacientes responsivos a lítio no uso agudo; prevenção de suicídio
Antipsicóticos			
Lamotrigina	IIa	B	Eficácia igual à de lítio, porém mais tolerabilidade
Lurasidona	IIb	B	Adição a lítio ou ácido valproico
Quetiapina	IIa	B	Menor recorrência de eventos depressivos, mas não de maníacos/hipomaníacos
Antidepressivos			
Em monoterapia	IIb	C	Redução de sintomas em doença bipolar, porém maior risco de conversão maníaca
Em associação	III	A	Remissão similar à do placebo
Terapias psicológicas	III	B	Resultados pouco promissores

Prescrição

Os esquemas empregados nas diferentes fases dos transtornos bipolares são variáveis, em função de respostas clínicas, efeitos adversos e receio de ciclagem. Geralmente as doses são flexíveis e escalonadas semanalmente. A duração de tratamento também é variável: deve durar o suficiente para que os sintomas sejam controlados.

Diante do primeiro episódio de mania ou quando há história de poucos episódios anteriores, o tratamento poderia ser suspenso em 2 a 4 meses, pois é discutível a indicação de manutenção prolongada. Se já houve vários episódios de mania ou depressão, o tratamento do episódio índice deve prolongar-se para evitar recidiva. Nos tratamentos agudos, os estudos privilegiam o uso dos medicamentos por 6 semanas.

A duração do tratamento de manutenção é controversa. Durações longas são desaconselhadas devido aos riscos de conversão maníaca ou dependência ao fármaco, com sintomas de abstinência na retirada. Recidivas independem do tempo de tratamento.

Não é preciso reduzir gradualmente os fármacos, já que não ocorrem síndrome de abstinência e efeito rebote.

Após a administração oral, lítio tem absorção digestiva rápida e independente do conteúdo gástrico. Sua biodisponibilidade varia conforme a preparação farmacêutica utilizada. Circula em forma livre no sangue, atingindo pico sérico em 1 a 1,5 h. Lítio não se liga a proteínas nem sofre metabolismo. A concentração sanguínea cai, em parte devido à distribuição aos tecidos e já pelo início da excreção da forma original pelo rim. A meia-vida de eliminação é de 18 a 24 h. Níveis de equilíbrio se verificam em 5 a 6 dias. Independentemente de sua farmacocinética, seu período de latência pode demorar de 1 a 3 semanas.

Concentrações séricas consideradas eficazes e seguras para tratamento agudo de mania estão entre 0,9 e 1,4 mEq/ℓ. Para tratamento de manutenção, aceitam-se níveis séricos mais baixos (0,4 a 1,2 mEq/ℓ). Em idosos, os limites inferiores mostram-se mais seguros. Considerando a estreita janela terapêutica deste fármaco, bem como as diferenças de sensibilidade e variações na velocidade com que é excretado, as doses devem ser individualmente tituladas, com determinações repetidas da litemia no início do tratamento e posterior monitoramento periódico durante a fase de manutenção. O nível sérico deve ser monitorado de 3 a 7 dias após cada aumento de dose.

O monitoramento deve ser repetido sempre que ocorrer alguma situação que afete os níveis de lítio, como mudanças na dieta, doenças febris, uso de outros fármacos e ocorrência de novo episódio de mania ou depressão. Coleta-se sangue próximo a 12 h após a última administração, sem necessidade de o paciente estar em jejum.

Apesar de lítio não ser substância lipofílica, verificou-se aumento de 50% na depuração de lítio em voluntários obesos. Obesos possivelmente necessitem de doses maiores de lítio.

A dose de lítio é inversamente proporcional à idade. Pacientes acima de 65 anos necessitam de doses em média 30% menores que indivíduos com menos de 50 anos para obter as mesmas litemias. A meia-vida de eliminação é mais prolongada em idosos, devido à queda na taxa de filtração glomerular.

Em crianças acima de 12 anos, lítio pode ser usado da mesma forma que no adulto (dosagem de 300 a 2.400 mg/dia e litemias entre 0,5 e 1,2 mEq/ℓ). Entretanto, em crianças com peso inferior a 25 kg, é mais adequado iniciar com 150 a 300 mg/dia. A dose pode ser aumentada em 150 a 300 mg/dia a cada 3 a 7 dias, administrada em duas tomadas ao dia ou conforme tolerância. Não é incomum ver crianças usando mais de 2.100 mg/dia em doses fracionadas para manter níveis séricos adequados. Crianças apresentam depuração renal relativamente maior do que adultos e toleram doses maiores de lítio.

Lítio passa pela placenta e pelo leite materno. Na fase intrauterina, os níveis séricos são os mesmos da mãe e, durante a amamentação, a litemia do bebê cai para aproximadamente 50% da materna.

No Quadro 37.3 são considerados doses médias, via e intervalos de administração de lítio, assim como forma farmacêutica existente no Brasil e suas concentrações. Esquemas de administração mais detalhados dos outros fármacos serão apresentados nos capítulos de suas indicações primárias.

Seguimento

Efeitos benéficos de lítio na mania aguda se evidenciam em 1 semana. Já o resultado do tratamento de manutenção só pode ser visualizado ao correr do tempo, pois é de instalação lenta e gradual. Assim, nos primeiros 6 a 12 meses, recidivas ainda podem ocorrer, predominando as depressões, mas se tornam gradativamente mais espaçadas e acabam por desaparecer. Não se evidencia tolerância aos efeitos terapêuticos. Logo, o esquema de dosagem pode ser mantido por muito tempo sem que perca sua eficácia.

Por ser longo o tratamento e haver aparecimento de efeitos adversos, há pobre adesão dos pacientes à terapia.

▶ **Efeitos adversos.** Lítio tem índice terapêutico baixo. Mesmo com doses adequadas, alguns efeitos adversos (náuseas e fadiga) podem ocorrer no início do tratamento. Os demais aparecem ao longo da manutenção.

Efeitos adversos podem ser minorados com diminuição de dose. Alguns, relacionados ao alcance do pico sérico após a administração oral (p. ex., tremores que aparecem 2 h após a administração do fármaco), podem ser controlados com uso de preparação de liberação prolongada ou administração em tomada única antes de dormir.

Idosos são mais suscetíveis a eventos adversos potenciais devidos a desidratação, distúrbios hidreletrolíticos, diminuição de filtração glomerular, hipotensão, comorbidades e polifarmácia.

Lítio é contraindicado no primeiro trimestre de gestação, pois existe risco raro (0,01 a 0,05%) de teratogênese, especialmente relacionada a anomalias cardíacas (como anomalia de Ebstein). A tomada de decisão deve provir do balanço entre o risco fetal e o risco de recidiva materna pela interrupção do tratamento.[48]

Em relação a esse fato, é preciso atentar que mulheres previamente hospitalizadas por transtorno bipolar têm risco aumentado de desfechos perinatais adversos em comparação à população em geral. O cuidado com fatores de risco potencialmente modificáveis como obesidade, diabetes e hipertensão antes e durante a gravidez pode reduzir os eventos adversos perinatais.[49]

Durante a gestação, o monitoramento deve ser mensal, devido ao aumento do volume de distribuição do lítio, quando doses maiores serão necessárias. Litemias acima de 0,64 mEq/ℓ no momento do parto foram associadas a complicações perinatais no recém-nascido, e a suspensão do lítio 24 a 48 h antes do parto resultou na queda para 0,28 mEq/ℓ. Orienta-se parar o tratamento com lítio próximo ao parto e reinstituí-lo imediatamente depois, na dose utilizada antes da gravidez, para evitar intoxicação e recorrência precoce de episódios da doença. Lítio passa ao leite, mas em baixas concentrações, não havendo contraindicação durante aleitamento natural.

Essa questão está aberta à avaliação de cada caso, com a possibilidade tanto de manter o lítio e a amamentação como de suspender a amamentação em pacientes com transtorno bipolar grave responsivo a lítio.

Há contraindicação formal para uso do lítio em pacientes com insuficiências cardíaca ou renal graves e distúrbios do equilíbrio hidreletrolítico, bem como no primeiro trimestre da gestação. Medidas conservadoras paliativas, acompanhamento constante ou outros tratamentos, como antipsicóticos ou eletroconvulsoterapia, podem ser considerados.

A intoxicação por lítio (concentração sérica superior a 1,5 mEq/ℓ) caracteriza-se por sonolência, confusão mental, fraqueza muscular e peso nos membros, tremores e abalos musculares, disartria, dor epigástrica, diarreia, náuseas e vômitos. Níveis plasmáticos acima de 2 mEq/ℓ determinam turvação da consciência, fasciculação, ataxia, hiper-reflexia, convulsões epileptiformes e finalmente coma. Dano cerebral irreversível e morte surgem com concentrações superiores a 3 mEq/ℓ. Este quadro requer tratamento hospitalar. Há necessidade de controle hidreletrolítico, de função cardiorrespiratória e, sobre-

Quadro 37.3 ■ Dados úteis na prescrição de sais de lítio em transtornos bipolares.

Nome	Apresentação	Dose*	Via	Intervalo	Modo de administração
Carbonato de lítio	Cp.: 300 mg Cp.: 450 mg (liberação prolongada)	A: 900 a 2.400 mg/dia C: 15 a 60 mg/dia Idoso:** 300 a 900 mg/dia	Oral	12 h	Ingerir o comprimido com bastante líquido Administrar junto às refeições Comprimidos de liberação prolongada devem ser engolidos inteiros, sem partir ou mastigar

*A dose deve ser individualmente titulada, com determinações repetidas da litemia no início do tratamento e posterior monitoramento periódico durante a fase de manutenção. **Iniciar com 300 mg, 1 ou 2 vezes/dia; incrementos semanais de 300 mg. Cp.: comprimido; A: adulto; C: criança.

tudo, renal. Por vezes, há necessidade de hemodiálise para remover lítio do organismo. Medidas para diminuir absorção do lítio, como lavagem gástrica, podem também ser empregadas.

Descrevem-se sequelas persistentes e irreversíveis pós-intoxicação pelo lítio, denominadas *syndrome of irreversible lithium-effectuated neurotoxicity* (SILENT). Comumente ocorrem disfunção cerebelar, déficit cognitivo e neuropatia periférica sensório-motora. O mecanismo permanece incerto, mas a principal hipótese seria uma desmielinização causada pelo lítio em vários locais do sistema nervoso, inclusive o cerebelo.

Apresentam-se no Quadro 37.4 os efeitos adversos mais frequentes de lítio e no Quadro 37.5 os sintomas que podem ocorrer no quadro de intoxicação e pós-intoxicação.

▶ **Interações.** Uso concomitante de lítio com diuréticos tiazídicos deve ser evitado ou, ao menos, estreitamente controlado, pela depleção salina ocasionada pelos últimos, bem como por reduzirem a depuração renal de lítio, elevando a litemia em 30 a 50%. O mesmo não acontece com diuréticos poupadores de potássio e com furosemida. Amilorida é usada para tratar a poliúria e diabetes insípido causados por lítio. Anti-inflamatórios não esteroides elevam o nível sérico de lítio e potencializam suas reações tóxicas. Não há impedimento do uso de quantidades sociais de álcool. Associação de antipsicóticos em altas doses a lítio pode aumentar seus efeitos neurotóxicos. Lítio, por sua vez, aumenta efeitos antidopaminérgicos de haloperidol, resultando em condição similar à síndrome neuroléptica maligna. Uso simultâneo com antidepressivos ou outros estabilizadores do humor geralmente é bem tolerado. Inibidores da enzima conversora de angiotensina (captopril, enalapril e lisinopril) podem elevar a litemia e causar hiponatremia.

Relevantes interações farmacológicas com lítio podem ser vistas no Quadro 37.6.

Quadro 37.4 ▪ Efeitos adversos de lítio.

Sistema nervoso central	Tremor, sonolência, fraqueza muscular, lentidão de resposta, dificuldades de memória
Sistema digestivo	Perda de apetite, dispepsia, náuseas, vômito, diarreia, dor estomacal, gosto metálico
Sistema renal e geniturinário	Poliúria, polidipsia, redução de concentração urinária, incontinência, diabetes insípido nefrogênico, redução da taxa de filtração glomerular
Sistema cardiovascular	Alterações benignas de onda T, disfunção do nó sinusal, hipotensão, bradicardia, edema
Sistema hematológico	Leucocitose
Sistema endócrino	Bócio atóxico, hipotireoidismo, hipertireoidismo, hiperglicemia
Sistema ocular	Nistagmo, visão borrada, escotomas transitórios
Pele	*Rash* cutâneo, perda de cabelo, acne, piora da psoríase

Quadro 37.5 ▪ Intoxicação por lítio.

Intoxicação leve (litemia 1,5 a 2,0 mEq/ℓ)
Náuseas, vômitos, dor abdominal, diarreia persistente, boca seca, ataxia, tonturas, fala arrastada, nistagmo, letargia ou excitação, fraqueza muscular
Intoxicação moderada a grave (litemia 2,0 a 2,5 mEq/ℓ)
Anorexia, náuseas, vômitos persistentes, visão turva, fasciculações musculares, convulsões, *delirium*, síncope, estupor, hipotensão
Intoxicação grave (litemia > 2,5 mEq/ℓ)
Convulsões generalizadas, oligúria, insuficiência renal, morte
Pós-intoxicação (*syndrome of irreversible lithium-effectuated neurotoxicity* – SILENT)
Disfunção cerebellar, déficit cognitivo, neuropatia periférica sensório-motora

Quadro 37.6 ▪ Interações farmacológicas com lítio.

Fármaco	Interação
Diuréticos tiazídicos	Aumentam níveis séricos do lítio por diminuírem sua depuração. Toxicidade relatada
Diuréticos poupadores de potássio	Podem aumentar a concentração de lítio
Diuréticos osmóticos (manitol e ureia)	Aumentam a depuração de creatinina e reduzem a concentração de lítio
Anti-inflamatórios não esteroides (exceto ácido acetilsalicílico e sulindaco)	Aumentam níveis séricos do lítio por diminuírem sua depuração. Toxicidade relatada
Teofilina, cafeína, aminofilina	Aumentam a depuração de creatinina e reduzem a concentração de lítio
Inibidores da enzima conversora da angiotensina e antagonistas de recepores de angiotensina II	Aumentam níveis séricos do lítio por diminuírem sua depuração. Toxicidade relatada
Bloqueadores neuromusculares	Lítio pode prolongar o bloqueio neuromuscular
Neurolépticos	Lítio pode piorar sintomas extrapiramidais e aumentar risco de síndrome neuroléptica maligna
Haloperidol	Síndrome encefalopática (rara)
Inibidores da monoamina oxidase (IMAO)	Uso contraindicado por risco de síndrome neuroléptica maligna
Antidepressivos tricíclicos, fluoxetina, fluvoxamina	Risco de síndrome serotoninérgica
Carbamazepina	Pode ocorrer efeito nefrotóxico aditivo. Neurotoxicidade relatada

▶ Transtornos depressivos

No Quadro 37.1, aparece a classificação dos transtornos depressivos. Sua característica comum é a presença de tristeza persistente, desinteresse pelas atividades cotidianas, sentimento de culpa e desesperança, baixa autoestima, transtornos de sono e apetite, baixa energia, dificuldade de concentração, irritabilidade e ideação suicida, sintomas que se expressam por alterações cognitivas e somáticas, afetando a capacidade e o funcionamento do indivíduo. As várias modalidades diferem entre si em duração, momento de ocorrência e presumível etiologia.

Depressão maior (em episódio único ou de forma recorrente) e distimia (ou neurose depressiva, transtorno de humor crônico, de mais leve comprometimento) compartilham sintomas, mas a segunda perdura por dois ou mais anos. Transtorno da oscilação disruptiva do humor é novo diagnóstico relacionado a crianças e adolescentes, constante da categoria de transtornos depressivos.

A compreensão da natureza desses transtornos é ainda incompleta. O enfoque biológico considera que monoaminas endógenas – serotonina, norepinefrina e dopamina – existam em menor quantidade nas sinapses de neurônios cerebrais em quadros de depressão. A falta de norepinefrina relacionar-se-ia com perda de energia, atenção e interesse pela vida; a de serotonina explicaria ansiedade, obsessões e compulsões; a de dopamina ligar-se-ia a redução de atenção, motivação, prazer e interesse pela vida. O tratamento medicamentoso direciona-se fundamentalmente a essa causação.

Propõem-se vários fatores desencadeantes de transtornos depressivos: sociais (pobreza, isolamento social, mau funcionamento familiar, negligência ou abuso na infância), psicológicos (traços de personalidade, emocionalidade negativa, falta de autoestima), biológicos (aumento de cortisol no estresse, alteração do ritmo circadiano, privação da luz em meses de inverno, diminuição de estrógenos na menopausa, alterações de nutrientes), hereditários e de desenvolvimento.

Depressão ainda se associa a doenças, geralmente crônicas e incapacitantes (como demência), uso de álcool ou outras drogas ilícitas, certos medicamentos (anti-hipertensivos, antineoplásicos, propranolol, corticosteroides) e etapas de vida que necessitam de adaptações, tais como adolescência, gravidez, período puerperal e senectude.

Os vários determinantes aventados na causação dos transtornos depressivos são representados na Figura 37.1.[50]

Identificar distúrbios de humor reveste-se de importância, na medida em que são comuns, sérios, incapacitantes e tratáveis. Aspecto a considerar é que pacientes acometidos são frequentemente vistos por médicos gerais, não só por psiquiatras. Cabe àqueles estarem alertas para a exteriorização dos distúrbios, desenvolverem habilidade diagnóstica e reconhecerem adequadas estratégias de tratamento. Essa assertiva é reforçada por estudo transversal[51] em três Unidades Básicas de Saúde vinculadas à Universidade Católica de Pelotas, RS, no qual a prevalência de depressão foi de 23,9% (n = 256), apresentando-se mais evidente nas mulheres, com 4 a 7 anos de escolaridade, de classe socioeconômica D ou E, que abusavam ou eram dependentes de álcool, com algum transtorno de ansiedade e com risco de suicídio ($P < 0,05$).

Em 2012, a Organização Mundial da Saúde estimou que mais de 350 milhões de pessoas sofressem de depressão no mundo. Esse transtorno costuma surgir em pessoas jovens, mais em mulheres. Como esse diagnóstico é estigmatizante, muitas pessoas não recebem adequados tratamentos.[52]

Revisão sistemática[53] de 116 estudos sobre prevalência e incidência globais de depressão maior encontrou, após ajustes da heterogeneidade dos dados, prevalência global de 4,7% (4,4 a 5,0%) e incidência anual de 3,0% (2,4 a 3,8%). A duração média da doença foi de 30 semanas após o episódio índice.

Dentre as consequências da depressão maior, encontram-se aumento de morbidade, absenteísmo e reduzido desempenho em trabalho e escola, diminuindo significativamente a produtividade dos indivíduos acometidos. Isso representa ônus econômico, acrescido do custo de consultas, gasto com medicamentos e eventuais hospitalizações.

A mais grave consequência é suicídio, na maioria das vezes não fatal. Também merece consideração e monitoramento a ideação suicida que ocorreu em considerável número de pacientes, mesmo após 12 semanas em tratamento. De um total de 565 pacientes hospitalizados, 206 (36,4%) resolveram o problema com a continuidade do tratamento. Os que persistiram com ideação suicida tinham níveis basais mais graves, e não houve remissão com inibidores seletivos da recaptação de serotonina. A persistência da ideação suicida em pacientes em remissão foi muito baixa.[54]

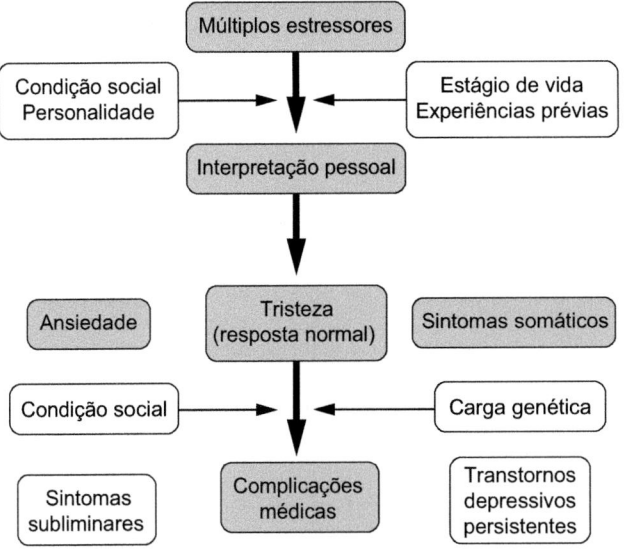

Figura 37.1 ▪ Fatores implicados na depressão.

Diferentemente dos pacientes com depressão bipolar, antidepressivos não protegem os que têm depressão unipolar de apresentar comportamento suicida. Inclusive aos antidepressivos mais novos foi imputado maior risco de suicídio.

Seleção

Os tratamentos dos transtornos depressivos abrangem medidas medicamentosas e não medicamentosas.

Antidepressivos constituem o esteio do tratamento. Compreendem diferentes classes, em função do mecanismo de ação predominante. A maioria deles exerce ações em metabolismo de neurotransmissores (principalmente norepinefrina e serotonina e, menos, dopamina) e seus receptores no sistema nervoso central. Bloqueiam recaptação neuronal ou inibem metabolismo de norepinefrina ou serotonina, preservando-as nas sinapses. Alguns agentes são relativamente mais seletivos inibidores do transporte de serotonina, enquanto outros o são para norepinefrina, havendo ainda os que inibem a recaptação de ambas as aminas ou de serotonina, norepinefrina e dopamina. Antidepressivos menos seletivos interagem com receptores muscarínicos, alfa-1-adrenérgicos e histamínicos H1, o que explica alguns dos efeitos adversos. Agomelatina é agonista em receptores de melatonina e antagoniza serotonina ao se acoplar a receptores $5-HT_{2c}$. Uso repetido desses agentes leva a adaptações nucleares e celulares, incluindo acúmulo intraneuronal de AMP cíclico e fatores reguladores nucleares.

Inibidores seletivos da monoamina oxidase A (IMAO-A) inibem a enzima responsável pela degradação metabólica de norepinefrina, serotonina e dopamina em sistema nervoso central e periferia. Os reversíveis (moclobemida) são em geral mais bem tolerados e causam poucas interações alimentares, porém são em geral menos eficazes. Os irreversíveis são mais eficazes, mas induzem mais efeitos adversos, uma vez que a inibição não é seletiva.

Com a evolução das pesquisas e o crescimento do elenco de antidepressivos, é comum o surgimento de "famílias" desses fármacos, acarretando a existência de *me toos*, sem diferença de eficácia e segurança e com preços mais altos, por serem mais novos no mercado.

Já a abordagem de inibição concomitante de mais neurotransmissores envolvidos na depressão ou de ação em diferentes receptores desses neurotransmissores gerou novos antidepressivos com diferenças mais marcantes, principalmente em relação à segurança. Porém, demonstram similar eficácia.

Antidepressivos em monoterapia (ADM) e combinados (ADC) não mostraram diferenças em termos de resposta a tratamento, taxas de recidiva e abandono de tratamento. Ambas as modalidades produziram relevante redução de sintomas em tratamento agudo de pacientes com depressão resistente.[55]

As evidências que sustentam sua seleção estão contidas nos diferentes cenários que compõem este capítulo.

O elenco de medicamentos em uso atual está expresso no Quadro 37.7.

Prescrição

Os esquemas empregados nas diferentes fases dos transtornos depressivos são variáveis, em função de respostas clínicas, efeitos adversos e receio de ciclagem.

Os esquemas usuais de administração constam do Quadro 37.8.

Com antidepressivos tricíclicos, inicia-se o tratamento com pequenas doses, incrementando-as gradualmente, por esquema de tateio. Nortriptilina, amitriptilina, clomipramina e imipramina apresentam boas relações entre concentração e efeito. Inibidores seletivos da recaptação de serotonina são administrados na dose recomendada, após um ou poucos dias de uso de menor dose. Esta diferença se deve provavelmente ao melhor perfil de reações adversas.

Quadro 37.7 ■ Fármacos utilizados no tratamento dos transtornos depressivos.

Antidepressivos tricíclicos:	imipramina, desipramina, trimipramina, clomipramina, norclomipramina, amitriptilina, nortriptilina, protriptilina, doxepina, amoxapina, dotiepina
Antidepressivos atípicos:	mianserina, trazodona, nefazodona, bupropiona, maprotilina, viloxazina
Inibidores seletivos da recaptação de serotonina:	fluoxetina, fluvoxamina, sertralina, paroxetina, citalopram, escitalopram, norcitalopram, dotiepina, tianeptina, trazodona, mianserina
Inibidores seletivos da recaptação de norepinefrina:	reboxetina, lofepramina, viloxazina
Inibidores da recaptação de serotonina e norepinefrina:	milnaciprana, duloxetina, mirtazapina
Inibidores da recaptação de serotonina, norepinefrina e dopamina:	venlafaxina, desvenlafaxina
Agonista de receptores de melatonina (MT_1 e MT_2) e antagonista dos receptores de serotonina-2C ($5-HT_{2C}$):	agomelatina
Inibidores da MAO-A:	
Irreversíveis: fenelzina, isocarboxazida, tranilcipromina	
Reversíveis: moclobemida	
Outros: lítio, alprazolam e outras benzodiazepinas, olanzapina, psicoestimulantes	

Quadro 37.8 ■ Esquemas de administração de antidepressivos de uso corrente.

Agente	Dose usual (mg/dia)	Apresentação	Via	Intervalo	Condições de uso
Agomelatina	25 a 50	Cp. rev. 25 mg	Oral	24 h	Não recomendada para idosos e crianças
Amitriptilina	75 a 150	Cp. rev. 25 mg	Oral	12 h	A: dose inicial até 75 mg/dia, dividida em 3 tomadas Máximo: até 150 mg/dia. Administrar no início da noite e/ou ao deitar C: dose de 1 mg/kg/dia, dividida em 3 tomadas
Bupropiona	300 a 450	Cp. rev. 150 mg	Oral	8 h	A: 100 mg, 3 vezes/dia. Aumento gradual I: 50 a 100 mg/dia, aumento gradual
Citalopram (bromidrato)	20 a 40	Cp. rev. 20 mg (25 mg bromidrato de citalopram)	Oral	24 h	I: dose máxima diária = 20 mg
Clomipramina	25 a 100	Cp. rev. 10 e 25 mg	Oral	24 h	Ingerir à noite. Crianças > 5 anos
Desipramina	125 a 150	Cp. rev. 25 mg	Oral	8 h	Administrar ao deitar. A: 25 a 50 mg C (6 a 12 anos): 10 a 30 mg/dia Máximo: 5 mg/kg/dia fracionados em 3 doses I: 10 a 25 mg/dia
Doxepina	100 a 200	Cáp. 25 mg	Oral	8 h	Administrar ao deitar A: 25 a 150 mg/dia C: 1 a 3 mg/kg/dia I: usar dose inicial baixa e ajuste gradual Adolescentes: 25 a 50 mg/dia
Duloxetina (cloridrato)	40 a 60	Cáp. liberação prolongada de 30 ou 60 mg	Oral	12 h	A: 40 a 60 mg/dia Máximo: 60 mg/dia I: 20 mg, 1 a 2 vezes/dia; aumentar até 40 mg/dia fracionados em 1 ou 2 vezes
Escitalopram (oxalato)	10 a 20	Cp. rev. 10, 15 e 20 mg	Oral	24 h	A: 10 mg/dia; ajuste para 20 mg/dia, em 1 semana I: 10 mg/dia
Fenelzina (sulfato)	45 a 90	Cp. 15 mg	Oral	8 h	Cuidado com interações com alimentos Cautela no uso em idosos Não usar em crianças < 16 anos
Fluoxetina	20 a 40	Cáp. 20 mg	Oral	24 h	Não foi estabelecida a segurança em crianças
Fluvoxamina	150 a 300	Cp. rev. 50 e 100 mg	Oral	24 h	Quando a dose diária exceder 50 mg, dar em 2 tomadas C (8 a 17 anos): 25 mg ao deitar. Aumento de dose a cada 4 a 7 dias
Imipramina	100 a 200	Drágea 10 ou 25 mg	Oral	8 a 24 h	Adultos e crianças > 5 anos Dose inicial: 25 mg, 1 a 3 vezes ao dia. Aumentar dose diária gradualmente até 150 a 200 mg
Maprotilina (cloridrato)	150 a 200	Cp. rev. 25 ou 75 mg	Oral	24 ou 8/8 h	A: 75 mg/dia, aumentar 25 mg a cada 2 semanas I: iniciar com 25 mg
Mianserina (cloridrato)	30 a 200	Cp. rev. 30 mg	Oral	24 h	Dose inicial: 30 mg/dia, administrados na hora de deitar. Ajustar a dose até 60 mg/dia C: segurança não estabelecida
Milnaciprana	50 a 100	Cáp. gelatinosa de 25 ou 50 mg	Oral	12 h	Dose recomendada: 100 mg/dia, em 2 tomadas de 50 mg (1 cáp.), pela manhã e à noite, de preferência às refeições Idosos não necessitam de ajuste de dose

(continua)

Quadro 37.8 ■ Esquemas de administração de antidepressivos de uso corrente. *(continuação)*

Agente	Dose usual (mg/dia)	Apresentação	Via	Intervalo	Condições de uso
Mirtazapina	15 a 45	Cp. rev. 30 e 45 mg	Oral	24 h	A: dose inicial de 15 mg, ao deitar. Incremento a cada 1 a 2 semanas C: segurança não estabelecida
Moclobemida	300 a 600	Cp. rev. e com ranhura 150 e 300 mg	Oral	12 h	A: 300 mg/dia dose máxima: 600 mg/dia
Nortriptilina	75 a 300	Cáp. 10 e 25 mg	Oral	8 h	A: 25 mg, 3 vezes/dia até 150 mg/dia I: 10 a 25 mg, ao deitar
Paroxetina (cloridrato)	20 a 40	Cp. rev. 20 mg	Oral	24 h	A: 20 mg/dia, incrementos de 10 mg/dia, até 50 mg/dia I: 10 mg/dia, incrementos de 10 mg/dia, até 40 mg/dia
Reboxetina	4 a 8	Cp. 2 e 4 mg	Oral	12 h	A: 4 mg, 2 vezes/dia; depois de 3 semanas a dose pode ser aumentada I: 2 mg, 2 vezes/dia; depois de 3 semanas a dose pode ser aumentada até 6 mg/dia
Sertralina	50 a 200	Cp. rev. 50 mg	Oral	24 h	A: 50 mg/dia C (6 a 12 anos): 25 mg/dia C (13 a 17 anos): 50 mg/dia I: 25 mg/dia, pela manhã; incrementos de 25 mg/dia a cada 2 a 3 dia Dose máxima: 200 mg/dia
Trazodona	200 a 400	Cp. 50 e 100 mg	Oral	8 h	Período de latência de 6 semanas. A: 150 mg/d, divididos em 3 doses. C (6-12 anos): 1,5 a 2 mg/kg/d, divididos em 3 doses Dose máxima: 6 mg/kg/d I: 25 a 50 mg, ao deitar, com incrementos a cada 3 dias, até 75 a 150 mg/d
Tranilcipromina (sulfato)	30 a 60	Cp. 14,385 mg (equivalente a 10 mg de tranilcipromina base)	Oral	12 h	A: 10 mg, 2 vezes/dia; incrementos a cada 3 semanas; dose máxima de 60 mg/dia
Venlafaxina (cloridrato)	75 a 150	Cp. 37,5, 50 e 75 mg	Oral	8 ou 12 h	A: 75 mg/dia, divididos em 2 ou 3 administrações com alimentos Incrementos de até 75 mg/dia em intervalos de no mínimo 4 dias

A: adultos; C: crianças; I: idoso.

Evitam-se efeitos adversos iniciais com fracionamento da dose diária. Incrementos iniciais se fazem a cada 2 dias e, depois, semanalmente, pois há que esperar o estado de equilíbrio plasmático.

Como nos representantes mais comuns a excreção total é lenta, as administrações podem ser a intervalos de 24 h. O horário preferencial é à noite, antes de dormir, para os antidepressivos mais sedativos. Com os que estimulam o estado de alerta, doses únicas matinais são convenientes. Às vezes, por questão de intolerância, necessita-se dividir a dose diária, administrando a maior quantidade à noite e o restante pela manhã.

Não se deve descartar resposta farmacológica – e com isso substituir o agente originalmente dado – antes que transcorra o período de latência (2 a 3 semanas). Este pode ser mais longo em idosos: geralmente o efeito ótimo ocorre após 6 semanas.

A duração de tratamento, feito com doses convencionais e toleradas pelo paciente, costuma ser de 4 a 6 semanas ou até o paciente tornar-se assintomático. Mantém-se o tratamento com a mesma dose até completar 4 a 6 meses para consolidar a remissão. Considera-se continuar tratamento além desse tempo para reduzir risco de recidiva em paciente que teve dois ou mais episódios nos últimos 5 anos. A suspensão do antidepressivo tricíclico deve ser lenta e gradual, para evitar sintomas de retirada (tontura, cefaleia, parestesias, náuseas, ansiedade e irritabilidade).

Seguimento

Durante o tratamento, é importante garantir e monitorar a adesão do paciente, os possíveis efeitos adversos e as interações medicamentosas.

Independentemente do tipo de antidepressivo, entre 50 e 60% dos pacientes com depressão maior respondem à terapia inicial. Resposta é definida como decréscimo de no mínimo 50% nos sintomas ou em escalas de depressão nas primeiras 4 a 8 semanas de tratamento. Dos demais, alguns respondem parcialmente, e outros não são responsivos. Devem-se avaliar melhoras de sono e apetite, retomada de tarefas habituais e interesse pelo ambiente, aumento da autoestima, diminuição de labilidade emocional e de manifestações fóbicas, histriônicas e somáticas.

▶ **Efeitos indesejáveis**. Com antidepressivos clássicos, são mais comuns efeitos anticolinérgicos (boca seca, midríase, cicloplegia, retenção urinária, diminuição da motilidade gastrointestinal, taquicardia e, em altas doses, delírio), hipotensão postural, sonolência e ganho de peso. Com novos antidepressivos, por serem mais seletivos, supostamente há menos efeitos adversos. No entanto, persistem ou sobressaem outros que precisam ser mensurados e controlados. Inibidores irreversíveis da MAO (IMAOs) têm nos efeitos adversos sua limitação de uso. Frequentemente causam hipotensão postural, tonturas, hiperpirexia, agitação e insônia. Ocasionalmente surgem retenção urinária, tremores, cãibras, parestesias, distúrbios sexuais, xerostomia, náuseas, constipação intestinal, anorexia, ganho de peso e edema. Mais raros são hepatite, zumbidos, mania, erupção cutânea, espasmos musculares e reação lúpica.

▶ **Interações**. Antidepressivos tricíclicos podem ter seus níveis plasmáticos aumentados por ação de antipsicóticos, metilfenidato, dissulfiram e fenfluramina. Ajustes de dosagem são, pois, necessários nos pacientes severamente deprimidos e com delírios que se beneficiam do uso concomitante de antidepressivos e antipsicóticos. Benzodiazepínicos não interferem farmacocineticamente com antidepressivos tricíclicos.

Inibidores seletivos de serotonina interferem no metabolismo oxidativo de inúmeros medicamentos, como antidepressivos tricíclicos, benzodiazepínicos, fenitoína e carbamazepina.

Inibidores da monoamina oxidase (IMAO) interagem com outros fármacos e com alimentos e bebidas ricos em tiramina (cerveja, vinho tinto, queijos envelhecidos, arenque, fígado de gado ou galinha, iogurtes, bananas, chocolate, figos, bebidas com cafeína), podendo ocasionar crise hipertensiva. Quando se deseja trocar antidepressivo convencional por IMAO (ou vice-versa), é necessário *wash out* de 2 semanas, a fim de evitar interação farmacológica.

Extratos de erva-de-são-joão interagem com ciclosporina, inibidores seletivos da recaptação de serotonina (ISRS), contraceptivos orais, antirretrovirais (p. ex., indinavir, nevirapina) e antineoplásicos (p. ex., irinotecano, imatinibe).

Interações significativas com antidepressivos podem ser vistas no Quadro 37.9.

No que tange aos transtornos depressivos, vários cenários, a seguir comentados, consistentemente têm merecido atenção na literatura contemporânea. Em seu manejo, consideram-se medidas medicamentosas e não medicamentosas, com as evidências que sustentam seu emprego.

Quadro 37.9 ■ Interações farmacológicas clinicamente significantes com antidepressivos.

Fármaco	Possível interação
Álcool e outros depressores do sistema nervoso central	Efeito potencializado por antidepressivos
Anticolinérgicos	Efeito aditivo com antidepressivos tricíclicos
Barbituratos e outros anticonvulsivantes, cigarro	Aumento do metabolismo hepático de antidepressivos tricíclicos
Clonidina	Bloqueio do efeito anti-hipertensivo central da clonidina
Fenitoína, fenilbutazona, ácido acetilsalicílico, escopolamina, fenotiazinas	Aumento da fração livre sérica dos antidepressivos tricíclicos por competição com sítios na albumina
ISRS	Inibição de metabolismo hepático, aumentando a concentração de diversos fármacos (ADT, anticonvulsivantes e benzodiazepínicos)
IMAO	Uso concomitante de ISRS ou triptofano; alimentos ricos em tiramina
Neurolépticos, contraceptivos orais e metilfenidato	Inibição do metabolismo de antidepressivos tricíclicos orais
Norepinefrina	Potencialização de efeito por bloqueio de recaptação
Tiramina e guanetidina	Bloqueio de efeitos de ADT

ADT: antidepressivos tricíclicos; IMAO: inibidores da monoamina oxidase; ISRS: inibidores seletivos da recaptação de serotonina.

■ **Depressão maior em adultos**

A maioria dos antidepressivos foi testada em adultos com depressão maior. A seguir são apresentadas algumas evidências de seu desempenho na doença.

Em pacientes deprimidos com menos de 65 anos e atendidos em serviços de atenção primária, revisão sistemática[56] de 14 estudos comparou a eficácia e a tolerabilidade de ADTs e ISRSs (n = 1.364) *versus* placebo (n = 919) por 6 a 8 semanas. Ambos os antidepressivos superaram o placebo em eficácia (NNT médios de 9 e 7, respectivamente para ADTs e ISRSs), mas mostraram mais efeitos adversos que levaram à suspensão de tratamento (NND = 4 a 30 para ADT e NND = 20 a 90 para ISRS).

Antidepressivos tricíclicos (ADTs) ainda são extensamente prescritos, apesar de seus efeitos adversos. Revisão sistemática[57] comparou baixas doses (≤ 100 mg/dia) de ADTs com placebo (35 ensaios clínicos randomizados – 2013 participantes) e com dosagem estandardizada (6 ensaios clínicos randomizados – 551 participantes) no tratamento de fase aguda de depressão. Baixas doses de ADTs (entre 75 e 100 mg/dia) superaram a resposta do placebo e não produziram resposta inferior a doses estandardizadas dos mesmos ADTs. Com estas se observaram maiores taxas de desistência do tratamento devido a reações adversas.

Amitriptilina, um dos primeiros ADTs, foi comparada a novos compostos para depressão em adultos. Revisão sistemática[58] que incluiu 194 estudos mostrou que mais participantes responderam à amitriptilina (NNT = 50), em comparação a antidepressivos controles. Houve significância estatística, mas a relevância clínica foi menos clara. Na estratificação por classes de antidepressivos, não houve diferença de eficácia ou de suspensão do tratamento com outros ADTs ou ISRS. Com respeito a efeitos adversos, amitriptilina foi inferior (NND = 40) aos comparadores. Amitriptilina se mostrou mais eficaz em pacientes hospitalizados (NNT = 24) do que nos ambulatoriais (NNT = 200).

Dentre os ISRSs, fluoxetina foi comparada a outros ADTs, ISRSs, e ISRSNs, IMAOs e novos agentes no tratamento de adultos com depressão maior unipolar. Em revisão sistemática[59] de 171 estudos (24.868 participantes), fluoxetina foi tão eficaz (redução em 50% nos escores da escala de Hamilton para depressão) quanto os ADTs considerados como grupo. No entanto, foi menos eficaz do que dotiepina, sertralina, mirtazapina e venlafaxina e mais eficaz do que milnaciprana. Fluoxetina foi mais bem tolerada do que ADTs como grupo ou outros ADTs isoladamente, em particular amitriptilina.

Revisão sistemática[60] de 54 estudos (n = 5.122) que comparou fluvoxamina, um dos mais antigos ISRSs, a outros antidepressivos não encontrou evidência de diferenças relacionadas a resposta, remissão e tolerabilidade. Porém, fluvoxamina se associou a mais alta incidência de vômito e náuseas em comparação a imipramina, clomipramina e amitriptilina.

Citalopram, um dos primeiros ISRSs, foi comparado a tricíclicos, heterocíclicos, outros ISRSs, mirtazapina, venlafaxina e reboxetina no tratamento agudo da depressão maior. Revisão sistemática[61] de 37 ensaios mostrou que citalopram foi significativamente menos eficaz do que escitalopram, porém mais efetivo do que paroxetina e reboxetina. A desistência de tratamento devida a eventos adversos foi significativamente menor com citalopram em comparação a tricíclicos, e menos pacientes relataram ao menos um efeito adverso em comparação a reboxetina e venlafaxina.

Escitalopram é derivado de citalopram. Revisão sistemática[62] de 14 ensaios comparou-o a outros ISRSs e de 8 estudos, a novos agentes (venlafaxina, bupropiona e duloxetina) no tratamento agudo da depressão maior. Escitalopram superou citalopram e fluoxetina em termos de eficácia e remissão. A tolerabilidade de escitalopram foi melhor do que a dos comparadores, e menos pacientes descontinuaram o tratamento devido a qualquer causa em comparação a duloxetina.

Eficácia, aceitabilidade e tolerabilidade de sertralina foram comparadas às de ADTs e ISRSs no tratamento da fase aguda da depressão maior. Em revisão[63] de 59 estudos, as evidências favoreceram sertralina, em termos de eficácia (fluoxetina) e de aceitabilidade e tolerabilidade (amitriptilina, imipramina, paroxetina e mirtazapina). Sertralina associou-se a maior aparecimento de diarreia.

Paroxetina é o mais potente inibidor da recaptação de serotonina dentre todos os ISRSs. Revisão sistemática[64] de 115 ensaios clínicos randomizados (26.134 participantes) comparou a eficácia de paroxetina à de ADTs, ISRSs e novos ADs. No desfecho primário de resposta a tratamento, paroxetina foi mais eficaz do que reboxetina e menos eficaz do que mirtazapina e citalopram. Paroxetina induziu menos eventos adversos do que amitriptilina, imipramina e outros ADTs como classe, mas foi menos bem tolerada do que agomelatina e erva-de-são-joão. É possível que haja diferenças clínicas com outros agentes, mas a revisão não chegou a conclusões definitivas.

Duloxetina, ISRSN, também foi comparada a outros ADs no tratamento da fase aguda da depressão maior. Revisão sistemática[65] de 16 ensaios clínicos randomizados (n = 5.735) não evidenciou diferenças estatisticamente significativas entre duloxetina e paroxetina, escitalopram, fluoxetina, venlafaxina, desvenlafaxina e quetiapina (antipsicótico usado em depressão) quanto à eficácia. Porém, a taxa de desistência de tratamento por qualquer causa foi maior com duloxetina em comparação a venlafaxina e escitalopram. Houve fraca evidência de que o uso de duloxetina tenha induzido mais efeitos adversos do que o de paroxetina.

Milnaciprana, também um ISRSN, foi comparado a outros ADs. Metanálise[66] de 16 ensaios clínicos randomizados (n = 2.277) não evidenciou diferenças estatisticamente significativas em eficácia, aceitabilidade e tolerabilidade entre os antidepressivos testados. Quando comparada a ADTs, milnaciprana associou-se a menos desistência devida a eventos adversos. Houve sugestão de que os pacientes em uso de milnaciprana tivessem menos perturbação do sono, xerostomia ou constipação intestinal em comparação a ADTs.

Em revisão sistemática[67] de 29 estudos (n = 4.974), mirtazapina não mostrou diferenças consistentes em relação à resposta quando comparada a ADTs em 2 semanas ou ao fim da fase aguda de tratamento (6 a 12 semanas). Comparativamente a ISRSs e a venlafaxina, mirtazapina foi significantemente mais eficaz em 2 semanas e ao fim da fase aguda de tratamento. Desistências ocorreram similarmente nos pacientes tratados com mirtazapina e outros ADs.

Agomelatina é um novo antidepressivo que atua em receptores de melatonina (MT1 e MT2) e de serotonina (5-HT2B e 5-HT2C). Revisão sistemática[68] de 13 estudos (4.495 participantes) comparou agomelatina a paroxetina, fluoxetina, sertralina, escitalopram e venlafaxina por 6 a 12 semanas. Agomelatina não mostrou vantagens ou desvantagens em relação aos desfechos pesquisados: resposta, tolerabilidade, aceitabilidade e remissão, à exceção de ter menor índice de desistência e menor incidência de tontura do que venlafaxina. Assim, agomelatina não parece prover significativa vantagem quanto à eficácia de tratamento da fase aguda da depressão maior.

Venlafaxina (75 a 225 mg/dia) foi comparada a paroxetina e milnaciprana, não mostrando diferenças em redução dos sintomas, remissão e volta ao estado funcional normal.[69]

Desvenlafaxina foi comparada com escitalopram em tratamento de 8 semanas. Escitalopram demonstrou superioridade nos escores de depressão e na tolerabilidade, mas sem alcançar significância estatística.[70]

Pela longa latência e incidência de efeitos adversos, a adesão a tratamento pode ser dificultada. Um dos problemas em homens que fazem uso de antidepressivos compreende disfunção erétil, ausência de orgasmo e diminuição de libido, por vezes determinantes de suspensão do tratamento. Uso breve de sildenafila é considerado nessa circunstância, para que não haja a necessidade de interromper o antidepressivo.

Outras classes, como antipsicóticos e ansiolíticos, em monoterapia ou associação, têm sido estudados na depressão maior.

A ansiedade coexiste com a depressão. Logo, é comum adicionar benzodiazepinas (BDZ) a antidepressivos, embora não haja evidências de que essa associação seja superior ao uso isolado de antidepressivo. O uso crônico de BDZ acarreta perda de eficácia e risco de dependência. Em revisão sistemática[71] de 10 estudos (n = 731), a terapia combinada foi superior ao AD isolado na primeira semana, mas a diferença não se evidenciou ao fim de 6 a 12 semanas. A desistência do tratamento devida a efeitos adversos foi menor com a associação, mas a incidência de pelo menos um efeito adverso relatado não variou entre os grupos.

Alprazolam foi comparado a placebo (7 estudos – 771 participantes) ou ADTs convencionais (20 estudos – 1.765 participantes) por 4 a 6 semanas em pacientes ambulatoriais com depressão. Mostrou-se igualmente eficaz a placebo e tricíclicos. As taxas de desistência por todas as causas não diferiram entre alprazolam e placebo, e foram menos frequentes com alprazolam em relação a ADTs.[72]

Pesquisou-se a influência da combinação de olanzapina/fluoxetina (COF) em pacientes depressivos resistentes a tratamento. Após remissão do episódio índice e estabilização dos pacientes, esses foram alocados para COF ou fluoxetina por 27 semanas, em estudo preventivo de recaída. O tempo para recidivar foi significativamente mais longo com COF. Igualmente, houve maior ganho de peso e algumas alterações metabólicas com a associação.[73]

Uso de lítio em tratamento de depressão unipolar proveio de sua eficácia em doença bipolar e em depressão resistente. Porém há considerável incerteza sobre sua eficácia em depressão unipolar recorrente.

Para diminuir recidiva de depressão, não há suficiente evidência que identifique a melhor opção: lítio ou antidepressivos. Revisão sistemática[74] de 8 ensaios (n = 475) pesquisou os efeitos de lítio *versus* antidepressivos em tratamento a longo prazo do transtorno afetivo recorrente. Dois desses estudos arrolaram pacientes tanto com doença bipolar quanto unipolar. A recidiva foi definida como admissão ao hospital. Quando a recidiva considerou ambos os transtornos (mania e depressão), lítio mostrou-se significativamente superior a antidepressivos.

Eficácia e efeitos adversos de psicoestimulantes (PS) também foram pesquisados em depressão. Revisão sistemática[75] de 24 ensaios clínicos randomizados avaliou dexanfetamina, metilfenidato, metilanfetamina, pemolina e modafinila por 4 semanas, em monoterapia ou como adjuvantes, em formas orais ou injetáveis e em comparação a placebo ou medicamento ativo. Como monoterapia, PS orais significativamente reduziram sintomas depressivos em comparação a placebo. A curto prazo, mostraram-se aceitáveis e bem tolerados. Não houve diferença estatisticamente significativa entre modafinila e placebo com relação a sintomas depressivos. A significância clínica desse estudo é pouco clara.

■ Depressão perinatal

Depressão gestacional e depressão pós-parto são agora designadas como depressão perinatal (DP), período que se inicia mais frequentemente no terceiro trimestre gestacional e continua até 3 meses após o parto. Seus sintomas são similares aos da depressão em outras fases da vida, adicionados de culpa pela incapacidade de cuidar adequadamente do recém-nascido. De fato, depressão não tratada compromete ligação mãe-filho, desenvolvimento cognitivo e emocional do recém-nascido, amamentação e outros cuidados exigidos pela criança. Também se demonstra que depressão durante a gravidez é preditiva para baixo peso ao nascer, prematuridade e depressão pós-parto.

Mulheres com piores condições socioeconômicas têm duas vezes mais probabilidade de ter DP do que mulheres de classe média. Gestantes de baixa renda ou mulheres que tiveram filho há menos de 6 meses com risco de DP foram randomizadas para receber intervenção cognitivo-comportamental ou visitas domiciliares usuais. Após 6 meses, 15% das mulheres submetidas à intervenção *versus* 32% das em cuidado usual tiveram um episódio de depressão maior.[76]

É controversa a questão de se depressão perinatal materna é fator de risco para depressão do concepto na adolescência. Coorte britânica que englobou 4.500 pais e seus adolescentes mostrou que a depressão perinatal foi fator de risco independente de depressão aos 18 anos (1,28 vez mais depressão; $P = 0,003$). Isso se acentuou em filhos de mães com baixo nível educacional. A depressão paterna antenatal não se associou à depressão no filho adolescente, ao contrário da depressão paterna pós-natal que mostrou padrão similar ao da depressão perinatal. Sendo assim, é importante tratar a depressão perinatal para prevenir a depressão do concepto na adolescência.[77]

Prevalência de depressão nesse período é similar à de mulheres não gestantes, tendendo a ser maior em países em desenvolvimento. Para Hanley e Oberlander,[78] depressão, ansiedade ou ambos ocorrem em 15 a 20% das mulheres em algum momento de sua gestação. O problema consiste em balancear os riscos de não tratar (consequências imediatas e tardias) *versus* tratar com antidepressivos (risco de efeitos adversos fetais e neonatais). É também importante atentar para o monitoramento de sintomas depressivos para detectar riscos tardios de desenvolvimento.

Em outra revisão,[79] afirma-se que a exposição aos antidepressivos determinou gestações mais curtas, menor crescimento fetal e sinais neonatais transitórios. Esses efeitos foram de pequena monta. Não se identificou um padrão específico de malformações devidas a antidepressivos, à exceção de possível associação de paroxetina a malformações cardíacas.

O tratamento envolve medidas de suporte, intervenções psicológicas, terapia da luz intensa e uso de antidepressivos.

Em relação a ADTs, o potencial teratogênico permanece indeterminado. A exposição pré-natal de clomipramina parece associar-se a risco aumentado de defeitos cardíacos. Também têm sido descritos efeitos associados aos inibidores seletivos da recaptação de serotonina. Portanto, substituir ISRSs por ADTs não se justifica na depressão perinatal, a não ser no final de gestação, quando ADTs parecem ter pequena vantagem relativa à segurança. Nortriptilina parece ser mais segura durante o aleitamento materno.[80]

Em relação a uso de ISRSs, também não há informação concludente. A maioria dos estudos não mostra aumento de malformações maiores, exceto por risco aumentado de defeitos septais cardíacos. Entretanto isso parece também ocorrer em mulheres com depressão prévia não tratada. Hipertensão pulmonar persistente do recém-nascido mostra risco absoluto menor do que 1%. A adaptação neonatal é descrita como pobre, mas não há problemas de desenvolvimento significativos. Quando se avalia o risco/benefício do tratamento com ISRS na gestação, o risco associado a não tratamento (alta frequência de recidivas, risco aumentado de parto pré-termo, depressão pós-parto) parece preponderar.[81]

Mesmo sem expressamente causar malformações, ISRSs tomados no final da gestação expõem 20 a 30% dos neonatos a agitação, problemas de tônus e sucção, convulsões e hiponatremia.

■ Depressão em crianças e adolescentes

Nesta faixa etária, depressão tem início mais insidioso do que a de adultos, sendo irritabilidade o sintoma mais proeminente, em vez de tristeza. Associa-se a outras condições, tais como ansiedade, distúrbio de conduta, hipermotricidade e problemas de aprendizagem. Pode afetar 2% das crianças (6 a 12 anos) e 4 a 8% dos adolescentes (13 a 18 anos), com pico de incidência em torno da puberdade. Na pré-adolescência, meninos e meninas são igualmente afetados pela doença. Porém predominam meninas entre os adolescentes. Depressão em crianças é atribuída à combinação de vulnerabilidade genética, experiências negativas durante o desenvolvimento precoce e exposição a estresse. Filhos de pais deprimidos apresentam duas a três vezes mais risco de desenvolver transtorno depressivo.

Intervenções psicológicas e medicamentosas são utilizadas na fase aguda da depressão em crianças e adolescentes, mas há poucas evidências que embasem esses tratamentos.

Um ensaio clínico randomizado e cego[82] arrolou adolescentes com diagnóstico de depressão e identificados em serviço de atenção primária para intervenção de cuidado colaborativo (sessões presenciais + seguimento médico) ou cuidado usual (em que os jovens recebem os resultados da avaliação e poderiam ter acesso a serviços de saúde mental) por 12 meses. A primeira intervenção diminuiu significativamente os escores de escala de depressão ($P < 0,001$), bem como obteve maior índice de resposta ($P < 0,009$) e remissão ($P < 0,007$) em comparação ao cuidado usual.

Revisão sistemática[83] de 9 estudos (n = 882) de pobre qualidade metodológica apontou para a fragilidade dos dados referentes a intervenções medicamentosas e psicológicas com relação à prevenção de recorrência de depressão em crianças e adolescentes. Em 3 desses estudos, observaram-se menores taxas de recorrência e recidivas com uso de fármacos em comparação a placebo. Um estudo não encontrou diferença significativa entre a combinação de medicamentos + tratamento psicológico e o uso isolado do medicamento.

Revisão sistemática[84] de 14 estudos (n = 590) não encontrou diferença de resposta entre ADTs e placebo na depressão em crianças. Nos adolescentes, o resultado foi discretamente melhor, mas à custa de efeitos adversos, como vertigem, hipotensão ortostática, tremor e boca seca.

Avaliando ISRN e ISRS, estudo[85] de 36 semanas comparou duloxetina (30 a 60 mg), fluoxetina (20 mg como controle ativo) e placebo em crianças (7 a 11 anos) e adolescentes (12 a 17 anos) com depressão maior. Os dois fármacos em separado não diferiram do placebo nos escores das escalas empregadas. Os efeitos adversos totais e a descontinuação de tratamento foram significativamente mais altos com duloxetina *versus* placebo. Não ocorreram anormalidades laboratoriais e eletrocardiográficas. Nenhum suicídio se completou durante o estudo. Em alguns pacientes, a ideação suicida piorou durante o tratamento em comparação aos dados basais. Os resultados foram considerados inconclusivos.

Um dos riscos decorrentes da depressão é o da tentativa de suicídio. Tal risco tem sido atribuído a tratamento com inibidores seletivos da recaptação de serotonina (ISRS) ou inibidores seletivos da recaptação de serotonina e norepinefrina (ISRSN). Coorte retrospectiva[86] incluiu 36.842 crianças e adolescentes (6 a 18 anos) que haviam recebido esses novos antidepressivos nos 365 dias precedentes. Dentre eles, 409 pacientes haviam tentado suicídio, e quatro o perpetraram. O estudo foi desenhado para comparar o mencionado risco sob uso de sertralina, paroxetina, citalopram, escitalopram e venlafaxina *versus* o risco de novos usuários de fluoxetina. As taxas ajustadas de tentativas de suicídio não diferiram significativamente entre usuários de ISRS ou ISRNS *versus* fluoxetina. No entanto, os que usaram concomitantemente múltiplos antidepressivos tiveram risco aumentado de tentativas de suicídio.

Revisão sistemática[87] de 19 estudos (n = 3.335) comparou eficácia e segurança de novos antidepressivos a placebo no tratamento de depressão em crianças e adolescentes. Em geral, os tratados com antidepressivos tiveram menores escores de gravidade da doença e mais altos índices de resposta e remissão em comparação a placebo, embora os efeitos fossem de pequena magnitude. Evidenciou-se maior risco de suicídio (58%) naqueles sob uso de antidepressivos e maiores taxas de efeitos adversos. Em relação a esses desfechos não se observaram diferenças entre as várias classes de antidepressivos. Esses resultados provêm de estudos com limitações metodológicas, o que interfere com sua validade interna e externa. Porém, face ao risco da associação de não tratamento com suicídio completo e mau funcionamento, a decisão de tratar medicamentosamente é consensual, sendo fluoxetina a primeira escolha. No entanto, é preciso monitorar os pacientes quanto ao risco aumentado de desfechos relacionados a suicídio.

Em crianças e adolescentes, ISRS induzem excitação, hipermotricidade, desinibição social, alterações de comportamento e ideação suicida.

■ Depressão em idosos

A depressão maior em idosos pode diferir da que se apresenta em adultos mais jovens, em termos de etiologia, manifestações, tratamento e desfechos. Pode associar-se a inúmeras condições: processos crônicos relacionados à idade (cardiovasculares, inflamatórios, endócrinos, autoimunes), uso continuado de alguns medicamentos (anti-hipertensivos, antineoplásicos, propranolol, corticosteroides), adversidades psicológicas (empobrecimento, isolamento social, abandono ou falta de solicitude de familiares, incapacidade funcional, vulnerabilidade social), mudanças de estilo de vida (diminuição de atividades diárias, dependência de outras pessoas no exercício de atividades cotidianas, moradia em casas geriátricas), déficits cognitivos e demência. Fatores hereditários também contribuem. Nessas pessoas, a depressão piora a comorbidade, aumenta a incapacitação, diminui a qualidade de vida e aumenta o risco de morte por suicídio. Ansiedade costuma associar-se a depressão nos idosos.

Revisão sistemática[88] de estudos realizados em pessoas com 55 anos ou mais mostrou que a prevalência de depressão é de 14,4% em média no âmbito hospitalar, 10,4% na comunidade e 7,7% em pacientes da atenção primária. Os fatores de risco associados incluíram gênero feminino, história de doenças cerebrovasculares, distúrbio de ansiedade generalizada, solidão e atendimento institucional a longo prazo.

Coorte[89] de 3 anos de duração (n = 3.214 pacientes não dementados com 75 anos ou mais) mostrou incidência de depressão de 36,8 e 46 por 1.000 pessoas-anos em homens e mulheres, respectivamente (diferença de sexo: $P = 0,069$), a qual aumentou significativamente com idade (85 anos ou mais), incapacidade de locomoção, diminuição de visão, prejuízo cognitivo leve, percepção subjetiva de perda de memória e tabagismo atual.

Para manejo de depressão em idosos contribuem medicamentos e medidas não medicamentosas.

Diferentes classes e representantes dos antidepressivos mais frequentemente prescritos, além de medidas não medicamentosas podem ser vistas no Quadro 37.10.

Tratamento medicamentoso

Aproximadamente 2/3 dos pacientes com sintomas graves respondem ao tratamento com antidepressivos, mas também são mais vulneráveis aos efeitos adversos. Assim, os resultados da farmacoterapia devem ser bem balanceados com relação à sua segurança. A necessidade de uso prolongado, as comuns comorbidades nessa faixa etária e a frequente polifarmácia acentuam potenciais efeitos adversos e interações perigosas.

Dentre os antidepressivos, inibidores seletivos da recaptação de serotonina constituem a primeira linha de tratamento da depressão para a maioria dos idosos, inclusive aqueles que apresentam doença física crônica.

Revisão Cochrane[90] de 17 estudos realizados em idosos e em pacientes com doenças físicas graves analisou a eficácia de antidepressivos tricíclicos (n = 245) *versus* placebo (n = 223), inibidores seletivos da recaptação de serotonina (n = 365) *versus* placebo (n = 372) e inibidores da monoamina oxidase (n = 58) *versus* placebo (n = 63), todos em doses convencionais e administrados por ao menos 6 semanas. Todas as três classes se mostraram significativamente superiores ao placebo (*odds ratio* [OR]: 0,32, 0,51 e 0,17, respectivamente).

Revisão sistemática[91] de 32 estudos não identificou diferenças estatisticamente significativas de eficácia entre diferentes classes de antidepressivos em idosos. Entretanto, antidepresssivos tricíclicos (ADTs) mostraram resultados menos favoráveis do que inibidores seletivos da recaptação de serotonina (ISRSs) em relação à desistência do tratamento por qualquer causa e por efeitos adversos. Já antidepressivos relacionados a ADTs (mianserina, trazodona, maprotilina, viloxazina) tiveram taxas de suspensão de tratamento similares às dos ISRSs. ADTs originaram mais efeitos gastrointestinais e neuropsiquiátricos.

Quadro 37.10 ■ Categorização de diferentes medidas terapêuticas em depressão maior em idosos.

Opção terapêutica	Benefício definido	Benefício provável	Benefício não definido
ADTs mesmo em baixas doses	X		
ISRSs	X		
IMAO em falha de tratamento com outros ADs	X		
Venlafaxina	X		
Prescrição continuada de ADs para reduzir recidivas	X		
Prescrição de lítio para aumentar a eficácia de ADs em depressão resistente			X
Eletroconvulsoterapia em depressão aguda grave	X		
Erva-de-são-joão (*Hypericum perforatum*)		X	
Exercício			X
Abordagens psicológicas (psicoterapia, terapia de solução de problemas, terapia cognitivo-comportamental)	X		
Mudanças de estilo de vida			X

ADs: antidepressivos; ADT: antidepressivos tricíclicos; IMAO: inibidores da monoamina oxidase; ISRS: inibidores seletivos da recaptação de serotonina.

Outra revisão sistemática[92] de 98 estudos comparou a eficácia de ISRS (n = 5.044) com a de outros antidepressivos (n = 4.510). Os ISRSs se mostraram significativamente superiores aos antidepressivos alternativos ($P < 0,001$), mas foram similares aos antidepressivos tricíclicos. Os autores consideraram que a escolha do tratamento deva ser baseada em aceitabilidade pelo paciente, toxicidade e custo.

Revisão sistemática[93] de 19 estudos quantificou a extensão de prescrições inapropriadas a idosos (> 65 anos) em atendimento primário de saúde, identificando amitriptilina como o quarto medicamento de uma relação decrescente, com alto risco de reações adversas.

Referências atuais relativas ao efeito de inibidores da monoamina oxidase (IMAO) sobre depressão são parcas. Em pequeno ensaio clínico randomizado, em paralelo e controlado por placebo,[94] moclobemida (450 mg/dia) foi comparada com imipramina (150 mg/dia) em depressão breve recorrente (DBR), transtorno depressivo sem comprovado tratamento farmacológico ou psicológico. Nenhum dos fármacos evidenciou eficácia em comparação ao placebo em redução de gravidade, duração ou frequência dos episódios depressivos.

Nos idosos, as recidivas e a recorrência são frequentes. Revisão sistemática[95] de 7 estudos (n = 803) avaliou a eficácia de tratamento antidepressivo prolongado sobre esses desfechos. Diferentes classes de antidepressivos usados por 12 meses pareceram obter bons resultados.

Há que atentar para maior suscetibilidade a alguns efeitos adversos, como quedas, muitas delas determinando fraturas.

Como esses pacientes usam muitos medicamentos para tratamento de comorbidades, também há maior risco de interações medicamentosas.

Tratamento não medicamentoso

A atividade física, por conhecidas razões, tende a diminuir com a idade avançada. Estudo observacional e transversal[96] estimou a prática do exercício físico em pacientes com idade média de 55,3 anos, diagnosticados com ansiedade e/ou depressão em centros de atenção primária e em uso de antidepressivos ou ansiolíticos. O exercício foi prescrito por profissionais durante o atendimento, e a adesão ao mesmo foi da ordem de 60%. A prática do exercício foi similar à da população em geral. A prescrição por profissionais da saúde se mostrou insuficiente.

Metanálise[97] de 39 estudos (n = 2.326) analisou a eficácia do exercício no controle da depressão em adultos comparativamente a não tratamento ou outra intervenção. O exercício mostrou-se moderadamente mais eficaz do que a intervenção controle para reduzir os sintomas de depressão. Quando comparado a terapias psicológicas e farmacológicas, o exercício não foi mais eficaz, embora as conclusões provenham de poucos ensaios com problemas metodológicos.

Em ensaio clínico randomizado,[98] 1.054 residentes com mais de 65 anos de 78 casas geriátricas do Reino Unido foram treinados (sessões de exercício em grupo) por seus cuidadores, com supervisão de fisioterapeutas, sem demonstração de efeito sobre os sintomas depressivos.

Análise farmacoeconômica[99] concluiu que a intervenção controle foi mais eficaz e menos onerosa do que o exercício. Logo, os resultados não fundamentam um programa de exercícios para reduzir a depressão em residentes de casas geriátricas.

As causas do insucesso foram atribuídas a: ampla variação na atividade física basal das instituições, baixa adesão ao exercício (50%), maior preocupação do *staff* em proteger os residentes de eventual risco do que em estimular a atividade física, maioria dos exercícios executados em posição sentada devido à fragilidade dos residentes. Assim, o exercício não foi suficientemente intenso para impactar nos sintomas depressivos.[100]

Ensaio clínico randomizado (n = 80)[101] foi desenhado para testar a eficácia antidepressiva de mudanças de estilo de vida instituídas por 6 meses. Nesse estudo, as recomendações foram restrição do sono (ir para a cama só depois de 23 h), caminhada, exposição à luz solar e dieta mediterrânea (peixe ao menos 3 vezes/semana, frutas, cereais, nozes, vegetais, evitar doces e bebidas açucaradas). Escalas de depressão identificaram melhora dos sintomas depressivos no grupo intervenção, mas, devido à pequena amostragem, nem todos os itens atingiram significância estatística. Mais pesquisas nesse campo se fazem necessárias para confirmar ou descartar esses resultados.

Intervenções psicológicas breves (16 a 20 sessões) incluem terapia cognitiva, aconselhamento, tratamento de resolução de problemas e terapia interpessoal. Essas intervenções se mostram eficazes na melhora de sintomas depressivos, às vezes subliminares, e na prevenção da deterioração consequente.

Abordagens psicológicas e intervenções educacionais foram avaliadas na prevenção de novos episódios de depressão a partir de revisão sistemática de 156 estudos de pequena duração (somente 34 deles excederam 12 meses). Os resultados foram variáveis. A maioria dos estudos assinalou eficácia, de pequeno a médio porte.[102]

Revisão sistemática[103] de dois estudos avaliou economicamente intervenções psicológicas e psicossociais de baixa intensidade na prevenção secundária de recorrência da depressão. As intervenções mostraram-se custo-efetivas em comparação ao cuidado usual. Todavia, dados adicionais são necessários devido às limitações metodológicas dos estudos.

Ensaio clínico randomizado (*CoBalt Trial*)[104] avaliou a eficácia de terapia cognitivo-comportamental (TCC) como adjuvante de cuidado usual (incluindo antidepressivos) em 234 pacientes com depressão resistente, vistos no âmbito da atenção primária e comparados com aqueles que só recebiam cuidado usual (n = 235). O desfecho primário foi redução de ao menos 50% nos sintomas depressivos em 6 meses, em relação à linha de base. Após 6 meses, 46% dos participantes no grupo intervenção atingiram os critérios de resposta comparativamente a 22% dos alocados no grupo de cuidado usual (*P* < 0,001), demonstrando que a associação das duas estratégias constituiu medida eficaz.

A partir dos dados obtidos com o estudo *CoBalt*, análise de custo-consequência e outra de custo-utilidade compararam custos do cuidado coadjuvado por TCC *versus* cuidado usual, medidos por QALYs. Entre os pacientes não responsivos a antidepressivos, o incremento do cuidado usual com TCC foi eficaz em reduzir sintomas depressivos, efeito que foi mantido por 12 meses. A intervenção foi custo-efetiva.[105]

Revisão Cochrane[106] de 25 ensaios clínicos randomizados (n = 955) avaliou a eficácia e a aceitabilidade de terapias comportamentais *versus* outras terapias psicológicas no tratamento da depressão aguda em adultos. Os estudos tinham amostras pequenas e eram sujeitos a vieses. Comparando com todas as outras terapias psicológicas em conjunto, as terapias comportamentais não diferiram significativamente na taxa de resposta ou de aceitabilidade. Em comparação com terapia cognitivo-comportamental (TCC), evidência de baixa qualidade mostrou melhor resposta com TCC. Terapias comportamentais mostraram melhor resposta do que terapias psicodinâmicas. Estudos com maiores amostras e melhor desenho experimental são requeridos para justificar uma escolha mais fidedigna de uma dada terapia.

Em âmbito de atenção primária, a eficácia da terapia de solução de problemas foi randomicamente comparada com instruções dietéticas na melhora de sintomas depressivos e na prevenção de novos episódios de depressão, em 247 participantes, por 2 anos. Os dois grupos não diferiram significativamente na duração dos episódios depressivos (9% e 13,8%, respectivamente, em negros e brancos), mas a incidência de depressão foi menor do que a relatada (20 a 25%) em pessoas que receberam cuidados usuais. A diminuição média de sintomas depressivos foi de quatro pontos, sendo sustentada por 2 anos. Ambas as estratégias protegeram os pacientes da recorrência da depressão em 2 anos.[107]

Considerando em conjunto várias intervenções (psicoterapia, aumento da dose de antidepressivo se necessário, monitoramento de sintomas, de efeitos adversos de fármacos e de adesão a tratamento), administradas por 2 anos a 599 pacientes idosos com depressão maior e menor em comparação a 627 participantes sem depressão do ensaio clínico randomizado PROSPECT (*Prevention of Suicide in Primary Care: Elderly Collaborative Trial*),[108] estudo de seguimento por 98 meses verificou que 405 pacientes morreram. Pacientes com depressão maior morreram significativamente mais do que os sem depressão. Pacientes com depressão maior em cuidados usuais tenderam a morrer mais do que os sem depressão. Entretanto, pacientes sob práticas de intervenção não diferiram no risco de morrer em relação àqueles sem depressão e apresentaram 24% menos risco de morrer do que os deprimidos em cuidados usuais. Em depressão menor, não houve efeito significativo em mortalidade.

Outra modalidade de tratamento é o extrato da erva-de-são-joão (*Hypericum perforatum*). Revisão Cochrane[109] de 29 estudos comparou erva-de-são-joão com placebo e antidepressivos usuais. O extrato se mostrou superior ao placebo em depressão leve e moderada e similar aos antidepressivos, porém com menos efeitos adversos do que esses.

No entanto, atribui-se a ele potencial de relevantes interações com outros fármacos, tais como ciclosporina, ISRS, contraceptivos orais, antirretrovirais (p. ex., indinavir, nevirapina) e antineoplásicos (p. ex., irinotecano, imatinibe).

Um estudo[110] mostrou que 28% dos pacientes que usaram o extrato também empregaram outros fármacos (ISRSs, benzodiazepinas, varfarina, digoxina, contraceptivos orais) com potencial interação perigosa.

Eletroconvulsoterapia (ECT) é intervenção para pacientes hospitalizados com depressão maior grave. Já há alternativas a ela, como a infusão intravenosa de quetamina (antagonista do receptor N-metil-d-aspartato), que demonstra mais rápidos efeitos antidepressivos do que ECT, sendo igualmente eficaz na melhora dos sintomas depressivos.[111]

ECT era vista com restrições no tratamento agudo de depressão em pacientes idosos, devido ao aumento de risco de perda cognitiva transitória. Essa perda foi associada com mudanças na substância branca e atrofia do lobo temporal médio. Em estudo[112] feito com 81 idosos, imagens de ressonância magnética mostraram que a continuidade da ECT melhorou o distúrbio cognitivo, significando que a terapia não deve ser suspensa em pacientes com perda cognitiva transitória durante o procedimento. Em idosos, a ECT deve ser indicada quando houver risco iminente de suicídio, necessidade de prevenir deterioração da saúde (recusa de alimentos e líquidos), depressão psicótica, inadequada resposta a dois tipos de medicamento e intolerância à terapia medicamentosa.

▶ Recomendações finais

Examinando em conjunto as evidências relativas ao tratamento medicamentoso e não medicamentoso da depressão nos diferentes cenários abordados, é possível fazer algumas recomendações. Entretanto, deve-se levar em conta a pobre qualidade metodológica dos estudos, particularmente quanto aos seguintes aspectos: comparação com placebo, duração de observação (geralmente de semanas), critério de arrolamento de pacientes (por vezes com depressão não grave), medida de benefício por escalas de depressão e financiamento pelos fabricantes, o que possibilita vieses no que tange a melhores resultados terapêuticos. Por vezes, mesmo que se encontrem diferenças estatisticamente significantes em ensaios clínicos e suas revisões sistemáticas, os resultados não permitem chegar a recomendações clínicas definitivas.

Recomendações para emprego de antidepressivos em transtornos depressivos.

Condição clínica	Grau de recomendação	Nível de evidência	Comentário
■ Depressão em adultos			
Antidepressivos tricíclicos (ADT)			
Amitriptilina	IIa	A	Eficácia similar à de outros ADs, mas com menor tolerabilidade
Inibidores seletivos de recaptação serotonina (ISRS)			
Fluoxetina	I	A	Eficácia similar à de outros ADTs, mas com maior tolerabilidade Menor eficácia do que dotiepina, sertralina, mirtazapina e venlafaxina Maior eficácia do que milnaciprana
Fluvoxamina	I	A	Eficácia similar à de outros ADs, mas menor tolerabilidade
Citalopram	IIb	A	Menor eficácia em relação a escitalopram, porém maior tolerabilidade
Escitalopram	I	A	Demonstrada eficácia em redução de sintomas e remissão
Sertralina	I	A	Demonstrada eficácia em redução de sintomas e remissão
Paroxetina	IIb	A	Demonstrada eficácia e tolerabilidade
Inibidores seletivos da recaptação de serotonina e norepinefrina (ISRSN)			
Duloxetina	I	A	Eficácia similar à de outros ADs e menor tolerabilidade
Milnaciprana	I	A	Eficácia similar à de outros ADs e maior tolerabilidade do que ADTs
Mirtazapina	I	A	Eficácia e taxa de desistência similares às de outros ADs
Inibidores da recaptação de serotonina, norepinefrina e dopamina			
Venlafaxina	IIa	B	Eficácia similar à de outros ADs
Desvenlafaxina	IIb	B	Menor resposta sintomática e menor tolerabilidade em comparação a escitalopram
Agonista de receptores de melatonina (MT1 e MT2) e de serotonina (5-HT2B e 5-HT2C)			
Agomelatina	I	A	Eficácia e tolerabilidade similares às dos outros ADs
■ Depressão perinatal			
Antidepressivos tricíclicos	IIa	C	Potencial teratogênico indeterminado, exceto para clomipramina (risco de defeitos cardíacos) Nortriptilina mais segura durante o aleitamento materno
ISRS	IIa	C	Nos neonatos: agitação, problemas de tônus e sucção, convulsões e hiponatremia Potencial teratogênico indeterminado, exceto risco de defeitos septais cardíacos
■ Depressão em crianças e adolescentes			
Antidepressivos	IIa	A	Menores escores de gravidade, maiores índices de resposta e remissão em comparação a placebo, com mais efeitos adversos
Antidepressivos tricíclicos	IIb	A	Sem diferença de resposta em relação a placebo no tratamento de crianças Em adolescentes, resposta parcial, com mais efeitos adversos
ISRS	III	A	Sem diferença de resposta em relação a placebo (fluoxetina) em crianças e adolescentes Maior incidência de excitação, hipermotricidade, desinibição social e ideação suicida
ISRSN	III	A	Sem diferença de resposta em relação a placebo (duloxetina) em crianças e adolescentes, mas com mais efeitos adversos
■ Depressão em idosos			
ADT	I	A	Eficácia similar à de ISRS, porém mais efeitos adversos e desistência de tratamento
ADs relacionados a ADTs	I	A	Taxas de suspensão de tratamento similares às dos ISRSs
ISRS	I	A	Eficácia maior que a de outros antidepressivos, mas similar à dos ADTs
IMAO	IIb	B	Eficácia de moclobemida similar à do placebo

ISRS: inibidor seletivo da recaptação de serotonina; ISRSN: inibidor seletivo da recaptação de serotonina e norepinefrina; IMAO: inibidores da monoamina oxidase; ADT: antidepressivos tricíclicos; ADs: antidepressivos.

Transtorno da oscilação disruptiva do humor

Este é diagnóstico novo na categoria de transtornos de humor, proposto no DSM-5. Apresentando irritabilidade crônica e acessos de raiva desproporcionais e recorrentes frente à frustração, com início antes dos 10 anos de vida, foi antes classificado como transtorno bipolar pediátrico, apesar da ausência de diferentes episódios de humor. É muito comum nos jovens, sendo considerado preditivo de psicopatologia crônica.[113]

A frequência das crises é, em média, de três ou mais vezes a cada semana por 1 ano ou mais. Entre os acessos de raiva, a criança permanece irritadiça na maior parte do dia e aproximadamente a cada dia, o que é observado por familiares, professores e colegas. Os sintomas são observáveis em pelo menos dois ambientes (lar, escola, com amigos) e devem ser intensos em pelo menos um deles. A criança não fica 3 ou mais meses consecutivos sem os sintomas.[114]

As metas de tratamentos farmacológicos e psicológicos consistem em controlar os sintomas, evitar novos episódios ou recorrência, melhorar o funcionamento emocional e prevenir suicídio.

Nos EUA, lítio e quatro antipsicóticos atípicos (risperidona, olanzapina, aripiprazol e quetiapina) foram aprovados pela FDA para crianças de 10 a 13 anos. Tratamentos psicológicos individuais e familiares estão em desenvolvimento.

Para a prescrição de uma intervenção, é necessário um diagnóstico diferencial acurado, já que este transtorno foi confundido com transtorno bipolar e transtorno desafiador opositor, pelo aparecimento de alguns sintomas similares. No entanto, estudos longitudinais que observaram as consequências dessa oscilação emocional não estabeleceram ligação com o espectro do transtorno bipolar. Ao contrário, estavam sob risco de apresentar transtorno depressivo na fase adulta.[115]

Referências bibliográficas

1. American Psychiatric Association. *Diagnostic and Statistical Manual of Mental Disorders- DSM 5*. Fifth Edition; 2013. 991 p.
2. Depression and Bipolar Support Alliance. Disponível em: *Bipolar Disorder Statistics*. In: www.dbsalliance.org [Acesso em 20-07-2015].
3. World Health Organization. Mental Health. Antipsychotics and mood stabilizers in individuals with bipolar mania. Disponível em: www.who.int [Acesso em 20-07-2015].
4. Merikangas KR, MA RJ, He J-P, Kessler RC, Lee S et al. Prevalence and Correlates of Bipolar Spectrum Disorder in the World Mental Health Survey Initiative. *Arch Gen Psychiatry*. 2011; 68 (3): 241-251.
5. Jeong JH, Lee JG, Kim MD, Sohn I, Shim SH, Wang HR et al. Korean Medication Algorithm for Bipolar Disorder 2014: comparisons with other treatment guidelines. *Neuropsychiatr Dis Treat*. 2015; 11: 1561-1571.
6. Severus E, Taylor MJ, Sauer C, Pfennig A, Ritter P, Bauer M, Geddes JR. Lithium for prevention of mood episodes in bipolar disorders: systematic review and meta-analysis. *Int J Bipolar Disord*. 2014; 2:15.
7. Cipriani A, Barbui C, Salanti G, Rendell J, Brown R, Stockton S, Purgato M, Spineli LM, Goodwin GM, Geddes JR. Comparative efficacy and acceptability of antimanic drugs in acute mania: a multiple-treatments meta-analysis. *Lancet*. 2011; 378 (9799): 1306-1315.
8. Macritchie K, Geddes J, Scott J, Haslam DR, Silva de Lima M, Goodwin G. Valproate for acute mood episodes in bipolar disorder. *Cochrane Database Syst Rev*. 2003; (1):CD004052.
9. Cipriani A, Rendell JM, Geddes J. Haloperidol alone or in combination for acute mania. *Cochrane Database Syst Rev* 2006 Jul 19; (3):CD004362.
10. Goikolea JM, Colom F, Capapey J, Torres I, Valenti M, Grande I, Undurraga J, Vieta E. Faster onset of antimanic action with haloperidol compared to second-generation antipsychotics. A meta-analysis of randomized clinical trials in acute mania. *Eur Neuropsychopharmacol*. 2013; 23 (4): 305-316.
11. Brown R, Taylor MJ, Geddes J. Aripiprazole alone or in combination for acute mania. *Cochrane Database Syst Rev*. 2013 Dec 17;12: CD005000.
12. Rendell JM, Gijsman HJ, Keck PK, Goodwin G, Geddes J. Olanzapine alone or in combination for acute mania. *Cochrane Database Syst Rev*. 2003; (3): CD004040.
13. Moosavi SM, Ahmadi M, Monajemi MB. Risperidone versus risperidone plus sodium valproate for treatment of bipolar disorders: a randomized, double-blind clinical-trial. *Glob J Health Sci*. 2014; 6 (6): 163-167.
14. Sachs GS, Vanderburg DG, Karayal ON, Kolluri S, Bachinsky M, Cavus I. Adjunctive oral ziprasidone in patients with acute mania treated with lithium or divalproex, part 1: results of a randomized, double-blind, placebo-controlled trial. *J Clin Psychiatry*. 2012; 73 (11): 1412-1419.
15. Pathak S, Findling RL, Earley WR, Acevedo LD, Stankowski J, Delbello MP. Efficacy and safety of quetiapine in children and adolescents with mania associated with bipolar I disorder: a 3-week, double-blind, placebo-controlled trial. *J Clin Psychiatry*. 2013; 74 (1): e100-109.
16. Sachs GS, Greenberg WM, Starace A, Lu K, Ruth A, Laszlovszky I, Németh G, Durgam S. Cariprazine in the treatment of acute mania in bipolar I disorder: A double-blind, placebo-controlled, Phase III trial. *J Affect Disorders*. 2015; 174: 296-302.
17. Calabrese JR, Keck PE Jr, Starace A, Lu K, Ruth A, Laszlovszky I, Németh G, Durgam S. Efficacy and safety of low- and high-dose cariprazine in acute and mixed mania associated with bipolar I disorder: a double-blind, placebo-controlled study. *J Clin Psychiatry*. 2015; 76 (3): 284-292.
18. Burgess SSA, Geddes J, Hawton KKE, Taylor MJ, Townsend E, Jamison K, Goodwin G. Lithium for maintenance treatment of mood disorders. *Cochrane Database Syst Rev*. 2001; (2): CD003013.
19. Findling RL, Kafantaris V, Pavuluri M, McNamara NK, Frazier JA, Sikich L et al. Post-acute effectiveness of lithium in pediatric bipolar I disorder. *J Child Adolesc Psychopharmacol*. 2013; 23 (2): 80-90.
20. Cipriani A, Reid K, Young AH, Macritchie K, Geddes J. Valproic acid, valproate and divalproex in the maintenance treatment of bipolar disorder. *Cochrane Database Syst Rev*. 2013 Oct 17; 10: CD003196.
21. Vieta E, Montgomery S, Sulaiman AH, Cordoba R, Huberlant B, Martinez L, Schreiner A. A randomized, double-blind, placebo-controlled trial to assess prevention of mood episodes with risperidone long-acting injectable in patients with bipolar I disorder. *Eur Neuropsychopharmacol*. 2012; 22 (11): 825-835.
22. Cutler AJ, Datto C, Nordenhem A, Minkwitz M, Acevedo L, Darko D. Extended-release quetiapine as monotherapy for the treatment of adults with acute mania: a randomized, double-blind, 3-week trial. *Clin Ther*. 2011; 33 (11):1643-1658.
23. Cipriani A, Rendell JM, Geddes J. Olanzapine in long-term treatment for bipolar disorder. *Cochrane Database Syst Rev*. 2009 Jan 21; (1): CD004367.
24. Yatham LN, Fountoulakis KN, Rahman Z, Ammerman D, Fyans P, Marler SV, Baker RA, Carlson BX. Efficacy of aripiprazol versus placebo as adjuncts to lithium or valproate in relapse prevention of manic or mixed episodes in bipolar I patients stratified by index manic or mixed episode. *J Affect Disord*. 2013; 147 (1-3): 365-372.
25. Zhang Y, Yang H, Yang S, Liang W, Dai P, Wang C, Zhang Y. Antidepressants for bipolar disorder: A meta-analysis of randomized, double-blind, controlled trials. *Neural Regen Res*. 2013; 8 (31): 2962-2974.
26. Sirijit Suttajit, Manit Srisurapanont, Narong Maneeton, Benchalak Maneeton. Quetiapine for acute bipolar depression: a systematic review and meta-analysis. *Drug, Design, Development and Therapy*. 2014: 8: 827-838.
27. Loebel A, Cucchiaro J, Silva R, Kroger H, Hsu J, Sarma K, Sachs G. Lurasidone monotherapy in the treatment of bipolar I depression: a randomized, double-blind, placebo-controlled study. *Am J Psychiatry*. 2014; 171 (2):160-168.
28. McIntyre RS, Cucchiaro J, Pikalov A, Kroger H, Loebel A. Lurasidone in the treatment of bipolar depression with mixed (subsyndromal hypomanic) features: post hoc analysis of a randomized placebo-controlled trial. *J Clin Psychiatry*. 2015; 76 (4): 398-405.
29. Lafer B, Soares MBM de. Tratamento da depressão bipolar. *Rev Psiq Clín*. 2005; 32 (supl 1); 49-55.
30. Matos e Souza FG de. Tratamento do transtorno bipolar – Eutimia. *Rev Psiq Clín*. 2005; 32 (supl.1): 63-70.
31. Vázquez GH, Holtzman JN, Tondo L, Baldessarini RJ. Efficacy and tolerability of treatments for bipolar depression. *J Affect Disord*. 2015; 183: 258-262.
32. Sachs GS, Nierenberg AA, Calabrese JR, Marangell LB, Wisniewski SR, Gyulai L et al. Effectiveness of adjunctive antidepressant treatment for bipolar depression. *N Engl J Med* 2007; 356 (17):1711-1722.
33. Young AH, McElroy SL, Olausson B, Paulsson B; Embolden I (D1447C00001); Embolden II (D1447C00134) Investigators. A randomised, placebo-controlled 52-week trial of continued quetiapine treatment in recently depressed patients with bipolar I and bipolar II disorder. *World J Biol Psychiatry*. 2014; 15 (2): 96-112.
34. See comment in PubMed Commons below Licht RW, Nielsen JN, Gram LF, Vestergaard P, Bendz H. Lamotrigine *versus* lithium as maintenance

35. Chang JS, Moon E, Cha B, Ha K. Adjunctive lamotrigine therapy for patients with bipolar II depression partially responsive to mood stabilizers. *Prog Neuropsychopharmacol Biol Psychiatry*. 2010; 34 (7):1322-1326.
36. Loebel A, Cucchiaro J, Silva R, Kroger H, Sarma K, Xu J, Calabrese JR. Lurasidone as adjunctive therapy with lithium or valproate for the treatment of bipolar I depression: a randomized, double-blind, placebo-controlled study. *Am J Psychiatry*. 2014; 171 (2): 169-177.
37. See comment in PubMed Commons belowLeon AC, Fiedorowicz JG, Solomon DA, Li C, Coryell WH, Endicott J, Fawcett J, Keller MB. Risk of suicidal behavior with antidepressants in bipolar and unipolar disorders. *J Clin Psychiatry*. 2014; 75 (7): 720-727.
38. Toffol E, Hätönen T, Tanskanen A, Lönnqvist J, Wahlbeck K, Joffe G, Tiihonen J, Haukka J, Partonen T. Lithium is associated with decrease in all-cause and suicide mortality in high-risk bipolar patients: A nationwide registry-based prospective cohort study. *J Affect Dis*. 2015; 183: 159-165.
39. Viktorin A, Lichtenstein P, Thase ME, Larsson H, Lundholm C, Magnusson PK, Landén M. The risk of switch to mania in patients with bipolar disorder during treatment with an antidepressant alone and in combination with a mood stabilizer. *Am J Psychiatry*. 2014; 171 (10): 1067-1073.
40. Perlis RH, Ostacher MJ, Goldberg JF, Miklowitz DJ, Friedman E, Calabrese J, Thase ME, Sachs GS. Transition to mania during treatment of bipolar depression. *Neuropsychopharmacology*. 2010; 35 (13): 2545-2552.
41. Justo L, Soares BGO, Calil H. Family interventions for bipolar disorder. *Cochrane Database Syst Rev*. 2007 Oct 17; (4): CD005167.
42. Miklowitz DJ, Schneck CD, George EL, Taylor DO, Sugar CA, Birmaher B et al. Pharmacotherapy and family-focused treatment for adolescents with bipolar I and II disorders: a 2-year randomized trial. *Am J Psychiatry*. 2014; 171(6): 658-667.
43. Morriss R, Faizal MA, Jones AP, Williamson PR, Bolton CA, McCarthy JP. Interventions for helping people recognise early signs of recurrence in bipolar disorder. *Cochrane Database Syst Rev Art*. 2007 Jan 24; (1): CD004854.
44. Sylvia LG, Thase ME, Reilly-Harrington NA, Salcedo S, Brody B, Kinrys G et al. Psychotherapy use in bipolar disorder: Association with functioning and illness severity. *Aust N Z J Psychiatry*. 2015; 49 (5): 453-461.
45. Schoeyen HK, Kessler U, Andreassen OA, Eide GE, Malt UF, Oedegaard KJ, Morken G, Sundet K, Vaaler AE. The effect of electroconvulsive therapy on neurocognitive function in treatment-resistant bipolar disorder depression. *J Clin Psychiatry*. 2014; 75 (11): e1306-1313.
46. Schoeyen HK, Kessler U, Andreassen OA, Eide GE, Malt UF, Oedegaard KJ, Morken G, Sundet K, Vaaler AE. The effect of electroconvulsive therapy on neurocognitive function in treatment-resistant bipolar disorder depression. *J Clin Psychiatry*. 2014; 75 (11): e1306-1313.
47. Sylvia LG, Friedman ES, Kocsis JH, Bernstein EE, Brody BD, Kinrys G et al. Association of exercise with quality of life and mood symptoms in a comparative effectiveness study of bipolar disorder. *J Affect Disord*. 2013; 151 (2): 722-727.
48. Vinçotte I, Huguelet P. Can we prescribe lithium during pregnancy? Summary of a controversy. *Rev Med Brux*. 2014; 35 (1): 17-21.
49. Mei-Dan E, Ray JG, Vigod SN. Perinatal outcomes among women with bipolar disorder: a population-based cohort study. *Am J Obstet Gynecol*. 2015; 212 (3): 367.e1-8.
50. Peveler R, Carson A, Rodin G. Depression in medical patients. *BMJ*. 2002; 325: 149-152.
51. Molina MRAL, Wiener CD, Branco JC, Jansen K, Mattos de Souza LD, Tomasi E et al. Prevalência de depressão em usuários de unidades de atenção primária. *Rev Psiq Clín*. 2012; 39 (6): 194-197.
52. WHO. Fact sheet on depression. Disponível em: http://www.who.int/mental_health/management/depression/en/ [Acesso em 28/07/15].
53. Ferrari AJ, Somerville AJ, Baxter AJ, Norman R, Patten SB, Vos T, Whiteford HA. Global variation in the prevalence and incidence of major depressive disorder: a systematic review of the epidemiological literature. *Psychological Medicine*. 2013; 43; 471-481.
54. See comment in PubMed Commons belowSeo HJ, Jung YE, Jeong S, Kim JB, Lee MS, Kim JM, Yim HW, Jun TY. Persistence and resolution of suicidal ideation during treatment of depression in patients with significant suicidality at the beginning of treatment: the CRESCEND study. *J Affect Disord*. 2014; 155:208-215.
55. Bares M, Novak T, Kopecek M, Stopkova P, Cermak J, Kozeny J, Höschl C. Antidepressant monotherapy compared with combinations of antidepressants in the treatment of resistant depressive patients: a randomized, open-label study. *Int J Psychiatry Clin Pract*. 2013; 17 (1): 35-43.
56. Arroll B, Elley CR, Fishman T, Goodyear-Smith FA, Kenealy T, Blashki G, Kerse N, MacGillivray S. Antidepressants *versus* placebo for depression in primary care. *Cochrane Database Syst Rev*. 2009 Jul 8; (3): CD007954.
57. Furukawa TA, McGuire H, Barbui C. Low dosage tricyclic antidepressants for depression. *Cochrane Database Syst Re.v* 2003; (3): CD003197.
58. Guaiana G, Barbui C, Hotopf M. Amitriptyline for depression. *Cochrane Database Syst Rev* 2007 Jul 18; (3):CD004186.
59. Magni LR, Purgato M, Gastaldon C, Papola D, Furukawa TA, Cipriani A, Barbui C. Fluoxetine versus other types of pharmacotherapy for depression *Cochrane Database Syst Rev*. 2013 Jul 17; 7: CD004185.
60. Omori IM, Watanabe N, Nakagawa A, Cipriani A, Barbui C., McGuire H, Churchill R, Furukawa TA. Fluvoxamine versus other anti-depressive agents for depression. *Cochrane Database Syst Rev*. 2010 Mar 17;(3): CD006114.
61. Cipriani A, Purgato M, Furukawa TA, Trespidi C, Imperadore G, Signoretti A, Churchill R, Watanabe N, Barbui C. Citalopram versus other antidepressive agents for depression. *Cochrane Database Syst Rev*. 2012 Jul 11;7: CD006534.
62. Cipriani A, Santilli C, Furukawa TA, Signoretti A, Nakagawa A, McGuire H, Churchill R, Barbui C. Escitalopram versus other antidepressive agents for depression. *Cochrane Database Syst Rev*. 2009 Apr 15; (2): CD006532.
63. Cipriani A, La Ferla T, Furukawa TA, Signoretti A, Nakagawa A, Churchill R, McGuire H, Barbui C. Sertraline versus other antidepressive agents for depression *Cochrane Database Syst Rev*. 2010 Apr 14; (4): CD006117.
64. Purgato M, Papola D, Gastaldon C, Trespidi C, Magni LR, Rizzo C, Furukawa TA, Watanabe N, Cipriani A, Barbui C. Paroxetine versus other anti-depressive agents for depression. *Cochrane Database Syst Rev. Art*. 2014 Apr 3; 4: CD006531.
65. Cipriani A, Koesters M, Furukawa TA, Nosè M, Purgato M, Omori IM, Trespidi C, Barbui C. Duloxetine versus other anti-depressive agents for depression. *Cochrane Database Syst Rev*. 2012 Oct 17; 10: CD006533.
66. Nakagawa A, Watanabe N, Omori IM, Barbui C, Cipriani A, McGuire H, Churchill R, Furukawa TA. Milnacipran versus other antidepressive agents for depression. *Cochrane Database Syst Rev*. 2009 Jul 8;(3): CD006529.
67. Watanabe N, Omori IM, Nakagawa A, Cipriani A, Barbui C, Churchill R, Furukawa TA. Mirtazapine versus other antidepressive agents for depression. *Cochrane Database Syst Rev*. No. CD006528.
68. Guaiana G, Gupta S, Chiodo D, Davies SJC, Haederle K, Koesters M. Agomelatine versus other antidepressive agents for major depression. *Cochrane Database Syst Rev*. 2011 Dec 7;(12): CD008851.
69. Chuang HY, Chang YH, Cheng LY, Wang YS, Chen SL, Chen SH et al. Venlafaxine, paroxetine and milnacipran for major depressive disorder: a pragmatic 24-week study. *Chin J Physiol*. 2014; 57 (5): 265-270.
70. Maity N, Ghosal MK, Gupta A, Sil A, Chakraborty S, Chatterjee S. Clinical effectiveness and safety of escitalopram and desvenlafaxine in patients of depression with anxiety: a randomized, open-label controlled trial. *Indian J Pharmacol*. 2014; 46 (4): 433-437.
71. Furukawa TA, Streiner D, Young T. Antidepressants and benzodiazepines for major depression. *Cochrane Database Syst Rev*. 2002; (1): CD001026.
72. van Marwijk H, Allick G, Wegman F, Bax A, Riphagen II. Alprazolam for depression. *Cochrane Database Syst Rev*. 2012 Jul 11; (7): CD007139.
73. Brunner E, Tohen M, Osuntokun O, Landry J, Thase ME. Efficacy and safety of olanzapine/fluoxetine combination vs fluoxetine monotherapy following successful combination therapy of treatment-resistant major depressive disorder. *Neuropsychopharmacology*. 2014; 39: 2549-2559.
74. Cipriani A, Smith KA, Burgess SSA, Carney SM, Goodwin G, Geddes J. Lithium versus antidepressants in the long-term treatment of unipolar affective disorder. *Cochrane Database Syst Rev*. 2006 Oct 18; (4): CD003492.
75. Candy B, Jones L, Williams R, Tookman A, King M. Psychostimulants for depression. *Cochrane Database Syst Rev*. 2008 Apr 16;(2): CD006722.
76. Tandon SD, Leis JA, Mendelson T, Perry DF, Kemp K. Six-month outcomes from a randomized controlled trial to prevent perinatal depression in low-income home visiting clients. *Matern Child Health J*. 2014; 18(4): 873-881.
77. Pearson RM, Evans J, Kounali D, Lewis G. Maternal depression during pregnancy and the postnatal period: risks and possible mechanisms for offspring depression at 18 year. *JAMA Psychiatry*. 2013; 70 (12): 1312-1319.
78. Hanley GE, Oberlander TF. The effect of perinatal exposures on the infant: antidepressants and depression. *Best Pract Res Clin Obstet Gynaecol*. 2014; 28(1): 37-48.
79. Yonkers KA, Blackwell KA, Glover J, Forray A. Antidepressant use in pregnant and postpartum women. *Annu Rev Clin Psychol*. 2014; 10: 369-392.
80. Gentile S. Tricyclic antidepressants in pregnancy and puerperium. *Expert Opin Drug Saf*. 2014; 13 (2):207-225.

81. Ornoy A, Koren G. Selective serotonin reuptake inhibitors in human pregnancy: on the way to resolving the controversy. *Semin Fetal Neonatal Med.* 2014; 19 (3):188-194.
82. Richardson LP, Ludman E, McCauley E, Lindenbaum J, Larison C, Zhou C, PhD *et al.* Collaborative care for adolescents with depression in primary care: a randomized clinical trial. *JAMA.* 2014; 312 (8): 809-816.
83. Cox GR, Fisher CA, De Silva S, Phelan M, Akinwale OP, Simmons MB, Hetrick SE. Interventions for preventing relapse and recurrence of a depressive disorder in children and adolescents. *Cochrane Database Syst Rev.* 2012 Nov 14; 11: CD007504.
84. Hazell P, Mirzaie M. Tricyclic drugs for depression in children and adolescents. *Cochrane Database Syst Rev.* 2013 Jun 18; (6): CD002317.
85. Emslie GJ, Apurva BA, Qi Zhang, Pangallo BA, Bangs ME, March JS. A double-blind efficacy and safety study of duloxetine fixed doses in children and adolescents with major depressive disorder. *J Child Adolescent Psychopharmacology.* 2014; 24 (4): 170-179.
86. Cooper WO, Callahan ST, Shintani A, Fuchs DC, Shelton RC, Dudley JA, Graves AJ, Ray WA. Antidepressants and suicide attempts in children. *Pediatrics.* 2014; 133: 204-210.
87. Hetrick SE, McKenzie JE, Cox GR, Simmons MB, Merry SN. Newer generation antidepressants for depressive disorders in children and adolescents. *Cochrane Database Syst Rev.* 2012 Nov 14; (11): CD004851.
88. Polyakova M, Sonnabend N, Sander C, Mergl R, Schroeter ML, Schroeder J, Schönknecht P. Prevalence of minor depression in elderly persons with and without mild cognitive impairment: a systematic review. *J Affect Disord.* 2014; 152-154:28-38.
89. Weyerer S, Eifflaender-Gorfer S, Wiese B, Luppa M, Pentzek M, Bickel H, Bachmann C, Scherer M, Maier W, Riedel-Heller SG. Incidence and predictors of depression in non-demented primary care attenders aged 75 years and older: results from a 3-year follow-up study. *Age Ageing.* 2013; 42(2): 173-180.
90. Kenneth W, Mottram PG, Sivananthan A, Nightingale A. Antidepressants versus placebo for the depressed elderly. *Cochrane Database Syst Rev.* 2001; (2): CD000561.
91. Mottram PG, Wilson K, Strobl JJ. Antidepressants for depressed elderly. *Cochrane Database Syst Rev.* 2006 Jan 25; (1): CD003491.
92. Geddes JR, Freemantle N, Mason J, Eccles MP, Boynton J. SSRIs *versus* other antidepressants for depressive disorder. *Cochrane Database Syst Rev.* 2000; (2): CD001851.
93. Opondo D, Eslami S, Visscher S, de Rooij SE, Verheij R, Korevaar JC, Abu-Hanna A. Inappropriateness of medication prescriptions to elderly patients in the primary care setting: a systematic review. *PLoS One.* 2012; 7 (8): e43617.
94. Baldwin DS, Green M, Montgomery SA. Lack of efficacy of moclobemide or imipramine in the treatment of recurrent brief depression: results from an exploratory randomized, double-blind, placebo-controlled treatment study. *Int Clin Psychopharmacol.* 2014; 29(6): 339-343.
95. Wilkinson P, Izmeth Z. Continuation and maintenance treatments for depression in older people. *Cochrane Database Syst Rev.* 2012 Nov 14; (11): CD006727.
96. Iglesias MB, Olaya VI, Gómez CMJ. Prevalence of performing and prescribing physical exercise in patients diagnosed with anxiety and depression. *Aten Primaria.* 2015; 47 (7): 428-437.
97. Cooney GM, Dwan K, Greig CA, Lawlor DA, Rimer J, Waugh FR, McMurdo M, Mead GE. Exercise for depression. *Cochrane Database Syst Rev.* 2013 Sep 12; (9): CD004366.
98. Underwood M, Lamb SE, Eldridge S, Sheehan B, Slowther A, Spencer A *et al.* Exercise for depression in older care home residents. A cluster randomised controlled trial. *Lancet.* 2013, 382: 41-49.
99. Underwood M, Lamb SE, Eldridge S, Sheehan B, Slowther A, Spencer A *et al.* Exercise for depression in care home residents: a randomised controlled trial with cost-effectiveness analysis (OPERA). *Health Technol Assess.* 2013; 17 (18): 1-281.
100. Ellard DR, Thorogood M, Underwood M, Seale C, Taylor SJC. Whole home exercise intervention for depression in older care home residents (the OPERA study): a process evaluation. *BMC Medicine.* 2014; 12: 1-11.
101. Garcia-Toro M, Gili M, Ibarra O, Monzón S, Vives M, Garcia-Campayo J, Gomez-Juanes R, iguel Roca M. Metabolic syndrome improvement in depression six months after prescribing simple hygienic-dietary recommendations. *BMC Research Notes.* 2014; 7: 339.
102. Bellón JA, Moreno-Peral P, Motrico E, Rodríguez-Morejón A, Fernández A, Serrano-Blanco A, Zabaleta-Del-Olmo E, Conejo-Cerón S. Effectiveness of psychological and/or educational interventions to prevent the onset of episodes of depression: A systematic review of systematic reviews and meta-analyses. *Prev Med.* 2015; 76 (Suppl): S22-S32.
103. Rodgers M, Asaria M, Walker S, McMillan D, Lucock M, Harden M, Palmer S, Eastwood A. The clinical effectiveness and cost-effectiveness of low-intensity psychological interventions for the secondary prevention of relapse after depression: a systematic review. *Health Technol Assess.* 2012; 16 (28): 1-130.
104. Wiles N, Thomas L, Abel A, Ridgway N, Turner N, Campbell J *et al.* Cognitive behavioural therapy as an adjunct to pharmacotherapy for primary care based patients with treatment resistant depression: results of the CoBalT randomised controlled trial. *Lancet.* 2013; 381 (9864): 375-384.
105. Wiles N, Thomas L, Abel A, Barnes M, Carroll F, Ridgway N *et al.* Clinical effectiveness and cost-effectiveness of cognitive behavioural therapy as an adjunct to pharmacotherapy for treatment-resistant depression in primary care: the CoBalT randomised controlled trial. *Health Technol Assess.* 2014; 18 (31): 1-167, vii-viii.
106. Shinohara K, Honyashiki M, Imai H, Hunot V, Caldwell DM, Davies P, Moore THM, Furukawa TA, Churchill R. Behavioural therapies versus other psychological therapies for depression. *Cochrane Database Syst Rev.* 2013 Oct 16; (10): CD008696.
107. Reynolds CF 3rd, Thomas SB, Morse JQ, Anderson SJ, Albert S, Dew MA, Begley A, Karp JF, Gildengers A, Butters MA, Stack JA, Kasckow J, Miller MD, Quinn SC. Early intervention to preempt major depression among older black and white adults. *Psychiatr Serv.* 2014; 65(6): 765-773.
108. Gallo JJ, Morales KH, Bogner HR, Raue PJ, Zee J, Bruce ML, Reynolds CF 3rd. Long term effect of depression care management on mortality in older adults: follow-up of cluster randomized clinical trial in primary care. *BMJ.* 2013; 346: f2570.
109. Linde K, Berner MM, Kriston L. St John's wort for major depression. *Cochrane Database Syst Rev.* 2008 Oct 8; (4): CD000448.
110. Davis SA, Feldman SR, Taylor SL. Use of St. John's Wort in potentially dangerous combinations. *J Altern Complement Med.* 2014; 20 (7): 578-579.
111. Ghasemi M, Kazemi MH, Yoosefi A, Ghasemi A, Paragomi P, Amini H, Afzali MH. Rapid antidepressant effects of repeated doses of ketamine compared with electroconvulsive therapy in hospitalized patients with major depressive disorder. *Psychiatry Res.* 2014; 215(2): 355-361.
112. Oudega ML, van Exel E, Wattjes MP, Comijs HC, Scheltens P, Barkhof F *et al.* White matter hyperintensities and cognitive impairment during electroconvulsive therapy in severely depressed elderly patients. *Am J Geriatr Psychiatry.* 2014; 22(2): 157-166.
113. Krieger FV, Leibenluft E, Stringaris A, Polanczyk GV. Irritability in children and adolescents: past concepts, current debates, and future opportunities. *Rev Bras Psiquiatr.* 2013; 35 (01): S32-S39.
114. Klein RG. Disruptive Mood Dysregulation Disorder: A New Diagnostic Approach to Chronic Irritability in Youth. *Amer J Psychiatry.* 2014; 171 (9): 918-924.
115. Lecardeur L, Benarous X, Milhiet V, Consoli A, Cohen D. Management of bipolar 1 disorder in children and adolescents. *Encephale.* 2014; 40 (2): 143-153.

CAPÍTULO 38

Transtornos Relacionados a Fármacos de Uso Não Médico

Flávio Danni Fuchs

▶ Introdução

Transtornos relacionados a substâncias e transtornos aditivos é a nova denominação proposta pela última classificação de doenças mentais da Sociedade Americana de Psiquiatria (DSM-5), em substituição aos conceitos de abuso de drogas e adição, anteriormente empregados.[1] Caracteriza-se pelo uso de fármacos em que há risco de promover anormalidades clínicas, psicológicas e sociais. Em geral, decorre do emprego de fármacos psicoativos com objetivos não médicos (não terapêuticos), com o intuito de produzir emoções e sensações gratificantes.

Em edições anteriores deste livro, esse grupo de fármacos era considerado de uso não médico. A denominação ora empregada mescla tal denominação com o conceito de transtorno, pois nem todo uso não médico de fármacos se associa a risco. Contrariamente, nem todos os transtornos decorrentes do uso de fármacos incluem os abordados neste capítulo, como os decorrentes de efeitos adversos de fármacos corretamente indicados como medicamentos. Os fármacos em questão incluem psicotrópicos, substâncias psicoativas ou de uso abusivo. Os principais representantes são apresentados no Quadro 38.1.

Quadro 38.1 ▪ Classificação de fármacos de uso não médico.

Depressores gerais do SNC
Estimulantes do SNC
Opioides
Psicodélicos ou psicotomiméticos
Canabinoides
Solventes voláteis
Nicotina
Álcool, barbitúricos, benzodiazepínicos
Cocaína, anfetamina e derivados
Heroína, morfina, meperidina
LSD, mescalina, DMT, MDMA*
Maconha, haxixe
Éter, benzina, tolueno, gasolina

SNC: sistema nervoso central; LSD: ácido lisérgico dietilamida; DMT: dimetiltriptamina. *Apesar de ser uma anfetamina, MDMA (3,4-metilenodioximetanfetamina, *ecstasy*) é classificado nesta seção devido a seu efeito predominante.

Alguns desses fármacos (benzodiazepínicos e opioides, entre outros) têm utilização medicamentosa corriqueira. Outros (álcool, anfetaminas, cocaína, maconha, ácido lisérgico dietilamida [LSD], solventes) são predominantemente de uso não médico, mas alguns têm eventual utilização terapêutica. Álcool tem emprego como antisséptico, em bloqueios anestésicos definitivos e em miocardiopatia hipertrófica. Canabinoides detêm efeito antiemético, estimulante do apetite, redutor de pressão intraocular e de espasticidade, todos de discutível utilidade clínica. Há, ainda, substâncias também empregadas com propósitos não terapêuticos que detêm várias propriedades das substâncias aqui discutidas, mas não induzem problemas comportamentais ou clínicos equiparáveis aos apresentados por esses agentes. Cafeína é um exemplo.

Uso recreativo de substâncias psicoativas, com problemas daí decorrentes, é tão antigo quanto a história das civilizações. Aceitação social e legal de seu emprego tem variado ao longo do tempo e em diferentes sociedades. Assim, uso de bebidas com álcool é aceito na maioria dos países, mas é ilegal em muitos outros. O inverso ocorre com cocaína e derivados do ópio, cujo uso representa contravenção na maior parte do mundo, sendo socialmente aceito somente em algumas culturas.

As consequências médicas e sociais de uso não médico de fármacos são incomensuráveis. Consumo de tabaco, por exemplo, é fator de risco maior para três entre as quatro causas líderes de mortalidade no mundo em 2015: cardiopatia isquêmica, acidente vascular cerebral (AVC) e doença pulmonar obstrutiva crônica (DPOC).[2]

Problemas médicos e comportamentais decorrentes do uso de álcool e outros fármacos têm igual dimensão. Em 2012, aproximadamente 3,3 milhões de mortes (5,9% do total) no mundo deveram-se ao consumo de bebidas alcoólicas.[3] Além dos problemas clínicos, grande proporção dos acidentes automobilísticos, afogamentos, mortes em incêndios, assassinatos e suicídios são fortemente influenciados por consumo de álcool.

Em 2012, em amostra populacional representativa brasileira com 14 anos ou mais, estimou-se que 62% dos homens consumiram alguma quantidade de álcool no ano anterior, comparativamente a 38% das mulheres. Entre os bebedores, 63% dos homens e 38% das mulheres bebiam pelo menos 1 vez/semana, muitas vezes em grandes quantidades. No total, 21,4% dos homens e 12,4% das mulheres declararam-se fumantes. No último ano, entre adolescentes o consumo de maconha foi de 3,4% e o de cocaína ou *crack*, 1,7%.[4]

Neste capítulo, revisam-se conceitos básicos de transtornos relacionados ao uso de fármacos e propriedades farmacológicas dos principais agentes empregados nesse contexto. Privilegia-se o enfoque terapêutico, com a revisão de evidências que visam à prevenção e ao tratamento dos transtornos decorrentes do uso não médico de fármacos.

▶ Conceituação

Seguem-se as principais definições relacionadas a uso não médico de fármacos.

▶ **Transtornos relacionados a fármacos.** Categorizam-se em quatro domínios: perda de controle, disfunções sociais, padrões de uso associados com risco físico e clínico e padrão farmacológico. Em cada um desses domínios há critérios específicos, apresentados no Quadro 38.2. A presença de pelo menos dois desses critérios caracteriza transtorno relacionado a fármacos. Dois, quatro e seis critérios caracterizam, respectivamente, transtornos leve, moderado e grave.

▶ **Intoxicação aguda.** Condição induzida pela administração de agente psicoativo, resultando em perturbações de nível de consciência, cognição, percepção, afeto, comportamento e também em outras complicações, como trauma, aspiração de vômito, delírio, coma, convulsões, entre outras. Sua natureza depende de classe e via do fármaco usado.

▶ **Dependência.** Conjunto de fenômenos comportamentais, cognitivos e fisiológicos que surge após uso repetido de fármaco psicoativo, incluindo forte desejo de emprego (*craving*), dificuldade para controlá-lo, persistência de uso mesmo com consequências nocivas, prioridade do uso sobre outras atividades e obrigações, tolerância aumentada e, às vezes, estado de abstinência física. Síndrome de dependência pode ser específica para certa substância psicoativa ou classe de substâncias ou ainda decorrer de uso continuado de substâncias farmacologicamente diferentes. No passado dividia-se dependência em psicológica e física. No primeiro caso, o usuário necessitaria da substância para atingir nível máximo de funcionamento ou sensação de bem-estar. Na dependência física, haveria estado de adaptação do organismo ao uso crônico do fármaco, tornando-o indispensável para não ocorrerem manifestações clínicas quando de sua retirada – síndrome de abstinência. Hoje se entende que dependências física e psicológica constituem extremos de um contínuo.

Quadro 38.2 ▪ Critérios diagnósticos de transtorno relacionado a fármacos.

Perda de controle
Uso em quantidade ou tempo superior ao desejado
Incapacidade de diminuir ou parar o consumo
Dispêndio de tempo excessivo para obter, usar ou recuperar-se do uso do fármaco
Incontrolável desejo (*craving*) de utilizar o fármaco
Disfunções sociais
Incapacidade repetitiva de cumprir obrigações em trabalho, escola e âmbito familiar
Uso continuado do fármaco a despeito da persistência de problemas sociais ou interpessoais
Suspensão ou redução importante de atividades sociais, ocupacionais ou recreacionais
Uso de risco
Uso recorrente em presença de riscos físicos (acidentes, por exemplo)
Uso recorrente a despeito do reconhecimento dos riscos clínicos e psicológicos
Indicadores farmacológicos (*ver texto*)
Tolerância
Abstinência

Dependência é explicada por neuroadaptação. Ação estimulante ou depressora de circuitos neuronais aciona compensação intrínseca que tenta contrapor-se aos efeitos causados e, assim, restabelecer a homeostasia. Aumento de síntese de neuromediadores ou de número ou sensibilidade de receptores e estabelecimento de circuitos paralelos são mecanismos de compensação propostos. Assim se forma novo patamar de equilíbrio, só rompido por aumento de doses do fármaco, o que é novamente antagonizado pelos processos descritos. Mecanismos de neuroadaptação começam a operar já na primeira utilização do fármaco. Do ponto de vista estritamente farmacológico, já há algum grau de dependência física nesse momento. A exteriorização clínica, no entanto, depende dos critérios utilizados para definir síndrome de abstinência.

▶ **Síndrome de abstinência.** Conjunto de sintomas de gravidade variável, ocorrendo em abstinência absoluta ou relativa de agente psicoativo após uso persistente. Ocorre por total suspensão da substância ou meramente por diminuição de seu consumo. Pode ser também desencadeada pelo uso inadvertido de antagonistas competitivos da substância empregada cronicamente (p. ex., administração de naloxona a usuários crônicos de opioides).

Quadros clínicos decorrentes de abstinência de opioides, álcool e outros depressores do sistema nervoso central (SNC) são síndromes de abstinência clássicas, explicadas pelo acentuado predomínio de manifestações clínicas provenientes de mecanismos de compensação. Tal predomínio se processa pela ausência de contraposição aos efeitos da neuroadaptação quando a substância se elimina do organismo, especialmente se ocorrer rápida diminuição de concentrações séricas e teciduais.

Síndromes de abstinência apresentam-se com manifestações opostas aos efeitos do fármaco, sendo mais intensas quando os fármacos são eliminados (curta meia-vida) ou antagonizados agudamente. A suspensão de fármacos com meia-vida mais longa permite reversão dos mecanismos de neuroadaptação antes que se exteriorize hiperatividade dos sistemas endógenos, reduzindo a probabilidade de ocorrer síndrome de abstinência.

▶ **Tolerância.** Consiste na necessidade de aumentar progressivamente a dose do fármaco para manter a intensidade de seus efeitos prévios. Clinicamente corresponde à sensação de perda de efeito da substância com o decorrer do tempo, se mantidas as mesmas doses. É claro sinal de adaptabilidade do organismo à exposição continuada ao fármaco. Pode ser farmacocinética ou farmacodinâmica. A primeira decorre da menor disponibilidade do fármaco junto ao órgão ou sistema suscetível, comumente por indução da própria biotransformação. Tolerância farmacodinâmica, em geral associada com indução de dependência física, é definida pela progressiva diminuição de efeito ante as mesmas concentrações de fármaco junto ao sítio de ação. A tolerância farmacodinâmica explica-se por neuroadaptação.

▶ **Uso abusivo.** Padrão de uso que resulta em consequências adversas de natureza médica, legal ou social. Pode ocorrer na ausência de dependência e não necessita haver padrão continuado de consumo. Por exemplo, o emprego único na vida de bebidas alcoólicas antes de dirigir pode ter implicações graves, dado ser o álcool ainda o fator de risco maior para acidentes em muitos países. Em muitos casos dependência e uso abusivo estão presentes concomitantemente, como no hábito de fumar.

▶ **Uso experimental.** Corresponde a uso eventual de fármaco para "experimentar" seus efeitos, sem recorrência sistemática ou ritmada. É frequente como padrão comportamental de determinados grupos, geralmente de jovens, no afã de vivenciar novas sensações, próprio dessa fase do desenvolvimento. É comum tal emprego associar-se a algum tipo de pressão do grupo social ou à necessidade de afirmação pessoal perante o meio. Fração significativa desses indivíduos não evolui para uso sistemático de substâncias psicoativas, fazendo da experimentação episódio isolado ou poucas vezes repetido durante a vida.

▶ **Uso ocasional ou recreativo.** Corresponde a uso intermitente de uma ou mais dessas substâncias, em quantidades e forma que não atingem padrões caracterizados como abusivo ou dependente.

Causas de uso não médico de fármacos

Sociedade, indivíduo e fármaco interagem na causação de uso não terapêutico de fármacos. A sociedade propicia forte estímulo para uso de fármacos legalmente aceitos, particularmente bebidas alcoólicas, por meio de mensagens de familiares, amigos e meios de comunicação. Tal estímulo provém, também, da interação interpares que ocorre principalmente durante a adolescência, em que experimentação de substâncias é mais frequente. Desafio, curiosidade e busca de identificação com modelos de conduta marcam essa fase da vida, em que se assumem comportamentos estereotipados, como vivência de novas sensações, preferentemente associadas a algum risco.

A mudança da condição de usuário experimental para a de dependente é determinada em parte por fatores intrínsecos à natureza humana, o que Aldous Huxley caracteriza em *As Portas da Percepção*: "parece improvável que a humanidade em geral seja, algum dia, capaz de dispensar os paraísos artificiais, isto é, a busca da autotranscendência por meio das drogas, ou umas férias químicas em si mesmo; a maioria de homens e mulheres leva vidas tão dolorosas – na pior das hipóteses – ou tão monótonas, pobres e limitadas – na melhor delas – que a tentação de transcender a si mesmos, ainda que por alguns momentos, é e sempre foi um dos principais apetites da alma."

Há predisposição genética para uso de certos fármacos, especialmente de álcool. Antes se acreditou com mais convicção nesse fator como "determinante" do uso compulsivo de bebidas alcoólicas, mas atualmente se entende que traços genéticos somente aumentam a probabilidade de um indivíduo tornar-se usuário contumaz.

Experiências prévias frequentemente condicionam a manutenção do hábito de utilizar fármacos com objetivos não médicos, por gerarem padrão de resposta já conhecido e até mesmo esperado pelo usuário. Adolescentes originários de famílias problemáticas ou em que há uso de drogas psicoativas, bem como os que têm menor autossatisfação em atividades formais, escolares ou esportivas, mais comumente empregam drogas cronicamente. Não é possível, entretanto, caracterizar perfil psicológico ou mesmo traço fundamental de personalidade que defina "estilo" ou "caráter" do usuário de drogas.

Fatores farmacológicos completam o triângulo de determinantes da utilização de fármacos neste contexto.

Os agentes listados no Quadro 38.1 são capazes de produzir efeitos gratificantes procurados pelo usuário – o denominado "reforço farmacológico". Seus efeitos não são obrigatoriamente estimulantes. Muitos indivíduos se gratificam com efeito sedativo, e não é incomum o usuário buscar e efetivamente encontrar no fármaco "tratamento" para sua depressão ou ansiedade. Além disso, nem sempre o efeito gratificante é obtido nas primeiras vezes em que se empregam fármacos. Muitas experiências são inicialmente desagradáveis, como as primeiras tragadas de cigarro e os primeiros goles de bebidas alcoólicas. Determinantes sociais e individuais prevalecem nesse momento, gerando tendência à repetição da experiência (frequentemente por pressão do grupo) até que se instalem gratificação e hábito de uso. Além disso, também operam nessa fase comportamentos típicos do processo geral de aprendizagem e condicionamento. Capacidade de induzir dependência física adiciona-se ao reforço, como componente farmacológico do uso extramédico de drogas. Muitos indivíduos passam a usar doses progressivas do fármaco para evitar síndrome de abstinência e seus sintomas desagradáveis.

Prevenção de transtornos associados ao uso de fármacos

A despeito de desejada pelo senso comum, a tentativa de prevenir transtornos associados a fármacos enfrenta problemas logísticos de difícil superação, tais como estudar a eficácia de algumas intervenções específicas, que não podem ser testadas mediante estudos randomizados adequadamente desenhados. Em intervenções implementadas isoladamente, deve-se pelo menos aferir mudanças de padrão de emprego de drogas comparativamente a controles históricos. Ensaios clínicos são, por outro lado, frequentemente utilizados na avaliação de eficácia de intervenções psicossociais e de medicamentos na prevenção e tratamento de transtornos associados a fármacos específicos.

Medidas de prevenção podem ser divididas em regulamentação legal e em programas dirigidos a indivíduos mais comumente expostos ao risco de apresentar transtornos associados a fármacos.

Regulamentação legal

Proibição e regulamentação de acesso a fármacos determinam que menos indivíduos os empreguem. Não impedem, entretanto, que muitos façam uso ilegal, criando problema secundário: o tráfico e a violência que cercam a forma de garantir suprimento.

Debate contemporâneo envolve a legalização de maconha, tida como fármaco de menor potencial lesivo. Países e estados nos EUA permitiram, inicialmente, o uso medicinal de maconha, que rapidamente se difundiu. Atualmente há progressiva liberação do uso recreacional. O objetivo de promover a liberação não é o de diminuir o consumo, mas diminuir a criminalidade que cerca o consumo ilegal, esperando-se que não aumente as consequências deletérias associadas ao emprego.

Essas políticas devem levar em conta potenciais problemas decorrentes do emprego, como riscos de acidentes, dependência e outras consequências médicas. Revisão sobre o tema aponta a necessidade de estudos mais bem desenhados para investigar esses aspectos, empregando indicadores confiáveis dos potenciais problemas.[5]

Nos primeiros estudos houve aumento de consumo entre adultos e redução do preço, mas há poucas conclusões em relação aos demais aspectos.

Programas de prevenção

Inúmeras estratégias educativas e programas dirigidos à prevenção de transtornos relacionados a fármacos foram descritos na literatura. São dirigidos predominantemente a fármacos específicos, como álcool, muitas vezes centrados em grupos de risco. A escola é ambiente propício para atingir potenciais usuários. Revisão sistemática de estratégias curriculares orientadas à prevenção de uso de drogas em geral, predominantemente pela inclusão do tema em currículos organizados por competências, identificou poucos estudos de razoável qualidade que falharam em demonstrar a eficácia das estratégias testadas.[6]

Múltiplas intervenções testadas em ambientes não escolares – utilizando técnicas motivacionais, treinamento e educação – falharam em demonstrar consistente benefício na prevenção do uso de substâncias de uso não médico.[7]

Programas de liderança por pares exemplos de adequado comportamento têm sido propostos e testados em ensaios clínicos. Dezessete deles, com amostras pequenas e de qualidade questionável, sugeriram que a intervenção possa ter eficácia na prevenção de uso de álcool, tabaco e outras drogas.[8]

Intervenções dirigidas à prevenção do uso de fármacos específicos são comentadas nos respectivos grupos.

Tratamento de problemas associados a uso não médico de fármacos

Planejamento de medidas terapêuticas deve ser orientado pela magnitude do problema, procurando-se diminuir risco de doença, intensidade de sintomas e desconforto por eles conferido. Medidas terapêuticas dividem-se em desintoxicação, controle do uso compulsivo e tratamento de complicações médicas.

Medidas de desintoxicação

São aplicáveis a indivíduos fisicamente dependentes ou com sintomas que interferem em sua conduta social ou desempenho normal. Podem ser feitas em regime ambulatorial – em consultas individuais ou em regime de hospital-dia – ou sob internação. Objetivam alcançar homeostasia na ausência absoluta de fármaco no organismo.

Medidas de controle de dependência

São de difícil implementação, pois exigem importante mudança comportamental. Diversas técnicas não medicamentosas têm sido empregadas, como psicoterapia, técnicas aversivas, grupos de autoajuda, medidas repressivas, intervenções motivacionais, identificação, breve intervenção precoce, entre outras. Essas medidas são reconhecidas, genericamente, como intervenções psicossociais. Tratamento medicamentoso está disponível para o manejo de intoxicação, abstinência e dependência de alguns grupos farmacológicos.

Tratamento de complicações médicas

Consiste no manejo de complicações clínicas, tais como endocardite bacteriana, hepatite e síndrome da imunodeficiência adquirida, provocadas por agulhas contaminadas, neoplasias e doenças cardiovasculares ocasionadas por fumo ou álcool, entre outras.

▶ Álcool

Transtornos decorrentes do uso de bebidas alcoólicas são os de maior magnitude na maioria das sociedades, incluindo o Brasil.

Quadros comportamentais associados a dependência e busca do suprimento, violências variadas, como acidentes e agressões, incluindo abusos contra mulheres, problemas clínicos diretamente causados pelo álcool, como cirrose e pancreatite, entre outras consequências, colocam o álcool na raiz da perda de qualidade de vida e de ameaça à sobrevida de milhões de indivíduos. Poderoso fármaco, com ação em múltiplos sistemas, requer adequado conhecimento de sua farmacologia para entendimento das consequências de seu uso e formas de controle do uso não médico.

Efeitos farmacológicos

▶ **Indutores de reforço farmacológico.** Apesar de ser depressor generalizado do SNC, álcool promove, inicialmente, efeitos estimulantes, em decorrência da depressão de circuitos inibitórios. Em concentrações sanguíneas baixas, produz euforia, sensação de bemestar, autoconfiança elevada, diminuição de timidez e facilitação na comunicação. Em alguns indivíduos pode predominar sedação que é também gratificante para algumas pessoas. Nesta fase ficam liberados comportamentos reprimidos na ausência de álcool. Reconhece-se facilmente o grau de intoxicação a partir das manifestações clínicas. Com concentrações sanguíneas de 20 a 30 mg%, iniciam-se efeitos reforçadores. A partir daí, há grande variação nas sensações individuais, dependendo de experiências prévias, estado emocional e tolerância farmacodinâmica. Com alcoolemia igual ou superior a 150 mg%, mais de 50% dos usuários estão embriagados.

▶ **Outros efeitos sobre SNC.** Mesmo em concentrações que não perturbam motricidade, há lentidão de reflexos sensório-motores que, somada a aumento de autoconfiança, propicia acidentes induzidos por indivíduos alcoolizados. Crescente alcoolemia altera motricidade, manifestando-se sequencialmente sobre atividade fina, perturbação da fala e distúrbio em marcha e equilíbrio. Em intensa intoxicação, o indivíduo deixa de perceber como agradáveis os efeitos etílicos sobre afeto e emoções. Com 400 mg% instala-se coma, que se assemelha à anestesia geral. Há risco de parada respiratória, que poucas vezes ocorre porque é suspensa a ingestão. Quadro 38.3 sumariza os principais efeitos da alcoolemia.

Exposição crônica do tecido nervoso – especialmente quando associada a desnutrição e deficiência vitamínica, como a de tiamina – pode produzir polineuropatia. Transtorno amnésico persistente induzido pelo álcool (antigamente chamado de encefalopatia de Wernicke) e psicose de Korsakoff correspondem a fases aguda e crônica da mesma anormalidade. Confusão mental, alteração oculomotora (nistagmo e alteração de motilidade extrínseca) e ataxia cerebelar constituem a tríade diagnóstica da síndrome que frequentemente também altera a memória recente. Apesar de razoavelmente frequentes, essas síndromes são pouco diagnosticadas por clínicos experientes, porém não treinados em dependência química. Como boa parte das complicações da síndrome pode ser minimizada pela administração de tiamina em altas doses logo no início da abstinência, é fundamental o reconhecimento precoce dos sintomas para que medidas adequadas sejam tomadas de imediato.

Quadro 38.3 ▪ Sinais clínicos de alcoolemia progressiva.

Alcoolemia (mg/100 mℓ)	Efeitos clínicos
0,15	Prejuízo definitivo de equilíbrio e movimento
0,20	Fala pastosa, descontrole emocional, andar cambaleante
0,30	Diminuição dos sentidos (visão, audição), confusão e perda de consciência
0,40	Inconsciência, pele fria e úmida
0,50	Depressão respiratória, coma e morte

▶ **Efeitos sobre os nervos periféricos.** São destruídos por injeção direta de altas concentrações de álcool (neurólise), promovendo bloqueio anestésico definitivo em pacientes com dor crônica. Sob uso crônico, produzem-se neuropatia alcoólica, com perda de força muscular associada a cãibras nas panturrilhas, parestesias frequentemente simétricas em membros superiores e inferiores e "anestesia em bota e luva", já que a perda de sensibilidade progride das partes distais para as proximais dos membros.

▶ **Efeitos cardiovasculares.** Variam com exposição aguda ou crônica. Agudamente, predomina vasodilatação, especialmente cutânea, originando rubor facial e sensação de pele quente, mais facilmente identificáveis nos indivíduos de origem asiática. Constituem um dos marcadores biológicos para diferentes efeitos farmacológicos de álcool nos indivíduos. Efeitos de exposição crônica dependem da quantidade empregada, sendo adiante comentados.

▶ **Efeitos digestivos.** Ingestão de pequenas quantidades de álcool estimula apetite, principalmente pelos efeitos psicológicos associados ao ritual de sua utilização. Aumenta secreções salivar e cloridopéptica por estimulação direta e reflexa decorrente de contato com papilas gustativas. Doses mais altas podem provocar gastrite erosiva e exacerbação de úlcera péptica. Exposição crônica induz alterações hepáticas que variam desde infiltração gordurosa subclínica até hepatites clinicamente identificáveis e esteatose, podendo evoluir para cirrose. Alterações hepáticas, mesmo subclínicas, podem ser detectadas laboratorialmente por elevação de gamaglutamil transferase (GGT), cuja dosagem se tornou teste de triagem diagnóstica. Também se elevam bilirrubinas, altera-se a relação entre transaminases e diminui a atividade de protrombina.

▶ **Efeitos cutâneos.** O álcool é empregado como antisséptico e desinfetante, tendo efeito bactericida contra muitos microrganismos (ver Capítulo 32, Uso de Antissépticos e Desinfetantes). Reduz sudorese e aumenta fluxo sanguíneo em certos territórios (efeito rubefaciente).

▶ **Efeitos sobre produção de calor.** Bebidas alcoólicas são frequentemente empregadas para provocar sensação de aumento da temperatura corporal, em decorrência de vasodilatação cutânea. No entanto, há diminuição de calor corporal total, pois aumenta sua dissipação. Por isso, usuários crônicos de bebidas alcoólicas, com baixas condições social e nutricional, apresentam hipotermia durante noites frias, já que têm sensação de aquecimento corporal imediato, não percebendo a forte dissipação de calor que se segue e que, eventualmente, pode levar à morte em condições climáticas extremas.

▶ **Predisposição a infecções.** Intoxicação alcoólica grave e repetida predispõe a infecções por desnutrição, exposição aumentada a riscos de infecções e perda de reflexos de deglutição (favorecedora da aspiração de vômitos e outras secreções). Muitos acreditam que utilizar bebida alcoólica durante tratamento com antimicrobianos prejudica sua eficácia. Em realidade, tal interferência não costuma ocorrer. Outras razões, no entanto, justificam recomendação de não ingerir bebidas alcoólicas durante o tratamento de infecções. A primeira é de que não parece lógico estar sob tratamento para doença infecciosa e utilizar álcool com objetivos recreativos, especialmente se houver risco de intoxicação alcoólica. Para alguns antibióticos ou quimioterápicos, como metronidazol, cloranfenicol e sulfas, há contraindicação específica, pois têm atividade similar a dissulfiram, interagindo com álcool.

▶ **Efeitos fetais.** Síndrome alcoólica fetal ocorre em até 30% dos filhos de mães que abusam de álcool, exteriorizando-se por disfunção cerebral, retardo de crescimento, microcefalia, alterações de coordenação motora e face característica (fendas palpebrais estreitas, maxilar e nariz diminuídos e lábio superior afinado). A síndrome completa associa-se a uso crônico de álcool (consumo de 48 g/dia ou mais) pela gestante no primeiro trimestre da gravidez, não se excluindo efeitos parciais com ingestão de menores doses ou em segundo e terceiro trimestres de gestação. Assim, emprego de bebidas alcoólicas está contraindicado durante a gestação, pois não se identificou limiar seguro para álcool nessa condição.

▶ **Efeitos sobre desempenho sexual.** Efeitos de desinibição facilitam aproximação e estimulam libido, sem influenciar a capacidade de manter ato sexual satisfatório. Altas concentrações provocam diminuição do desempenho sexual. Uso crônico induz impotência, esterilidade, atrofia testicular e ginecomastia, devido a anormalidades no metabolismo hepático de estrógenos e testosterona.

Farmacocinética do álcool

Várias bebidas contêm álcool em diferentes concentrações. Cervejas e fermentados de baixo teor alcoólico têm entre 3 e 6% de seu volume em álcool, vinho, entre 11 e 15% e as chamadas bebidas fortes ou destilados (cachaça, vodca e congêneres), entre 40 e 60%. Ingestão de 1.000 mℓ de cervejas com estômago vazio determina concentrações sanguíneas médias de 40 a 50 mg% de álcool. Presença de comida as reduz para 23 a 29%. Consumo de 120 mℓ de destilado leva a níveis séricos de 67 a 92 mg% e 30 a 53 mg%, respectivamente, com estômago vazio e cheio. Essas são algumas das estimativas apontadas na literatura e podem diferir acentuadamente entre indivíduos e também pela velocidade de consumo.

Costuma-se aferir o consumo de álcool pela quantidade padrão equivalente entre as bebidas.[9]

A Organização Mundial da Saúde propõe equivalência entre uma dose de 30 mℓ de destilados (40% de álcool), uma lata de cerveja ou equivalente, com 360 mℓ (em torno de 4% de álcool) e meio copo de vinho, com 100 mℓ (em torno de 12% de álcool), todas com aproximadamente 12 g de etanol. A Secretaria Nacional de Álcool e Drogas, no Brasil, propõe equivalência entre 340 mℓ de cerveja, 140 mℓ de vinho e 40 mℓ de destilado, valores próximos aos empregados nos EUA.

Álcool é absorvido em estômago e intestino delgado (predominantemente). Sua biodisponibilidade é de 100%. Existência de alimento no estômago retarda esvaziamento gástrico, diminuindo velocidade de absorção e produzindo menor intensidade de efeitos, crença popular sobejamente reconhecida. Seu volume de distribuição é de 0,6 ℓ/kg. Tem acesso a diversos territórios, atingindo concentrações cerebrais semelhantes às plasmáticas. Concentrações urinárias são 30% maiores, e as do ar expirado correspondem a 0,05% das séricas. Por meio de reações de oxidação, o álcool é biotransformado pela enzima álcool desidrogenase em acetaldeído e acetil-CoA, substrato para combustão no ciclo de Krebs. Isto explica o poder energético de sete calorias por grama de álcool. A maior parte do metabolismo, predominantemente extramicrossomal, ocorre no fígado. Mulheres têm menor atividade enzimática e, portanto, maiores níveis plasmáticos de etanol para a mesma dose utilizada por homens. A eliminação obedece à cinética de ordem zero. O fígado só consegue metabolizar uma quantidade fixa na unidade de tempo, aproximadamente 10 mℓ por hora, em média. Se o indivíduo ingeriu 40 mℓ, a meia-vida será de 2 h. Para 80 mℓ, a meia-vida será de 4 h.

Tolerância e dependência

Álcool pode induzir tolerância farmacocinética e farmacodinâmica. A segunda tem maior importância, pois está associada a desenvolvimento de dependência física. Na vigência de tolerância pode haver concentrações plasmáticas superiores a 100 mg% ou até 200 mg%, com mínima ou até nenhuma expressão clínica correspondente à intoxicação. Não há, entretanto, tolerância aos efeitos letais do álcool. Existe tolerância cruzada entre álcool e outros depressores do SNC, como barbitúricos e benzodiazepínicos, o que permite que nos processos de desintoxicação do álcool sejam utilizados fármacos similares do ponto de vista farmacodinâmico – habitualmente diazepam – que competem pelo mesmo sítio de ação e facilitam o processo controlado de abstinência sem sintomas exagerados.

O uso crônico de grandes quantidades de álcool provoca dependência física, não havendo consenso na literatura sobre a quantidade crítica capaz de iniciá-la. A ingestão diária de 350 mℓ de álcool (aproximadamente 700 mℓ de cachaça, por exemplo) induz inequívoca dependência física. A ingestão intermitente tem maior chance de produzi-la do que o uso contínuo das mesmas quantidades. A dependência física é classicamente medida pela existência de tolerância e sintomas repetidos de abstinência à retirada do fármaco.

Interações

O Quadro 38.4 apresenta as interações de álcool com outros fármacos. A interação com dissulfiram é descrita adiante. A interação de maior importância clínica ocorre com benzodiazepínicos, dada a alta frequência de seu emprego.

Quadro 38.4 ▪ Interações farmacológicas com álcool.

Fármacos	Efeito	Mecanismo provável
Benzodiazepínicos	Depressão aumentada do SNC	Soma de efeitos
Barbitúricos	Depressão aumentada do SNC	Soma de efeitos
Opioides	Depressão aumentada do SNC	Soma de efeitos
Antipsicóticos	Depressão aumentada do SNC	Soma de efeitos
Anti-histamínicos	Depressão aumentada do SNC	Soma de efeitos
Metronidazol	Efeito como o do dissulfiram leve	Como o do dissulfiram
Cloranfenicol	Efeito como o do dissulfiram leve	Como o do dissulfiram
Sulfonilureias	Diminuição* e aumento** de efeito. Efeito como o do dissulfiram leve	Indução do metabolismo Diminuição da gliconeogênese Como o do dissulfiram
Isoniazida	Diminuição de efeito Aumento da incidência de hepatite	Indução do metabolismo
Fenitoína	Diminuição/aumento de efeito	Indução do metabolismo Inibição do metabolismo
Paracetamol	Aumento de hepatotoxicidade	Aumento de síntese de metabólitos tóxicos
Anestésicos em geral	Diminuição de efeito	Tolerância farmacodinâmica cruzada

*Uso simultâneo de altas doses de álcool. **Uso crônico de altas doses de álcool; efeitos ocorrem mesmo quando os fármacos são usados na ausência de álcool.

Quadros clínicos associados ao uso de bebidas alcoólicas

A identificação de transtornos associados a consumo de bebidas alcoólicas permite definir populações-alvo para estratégias de intervenção específicas. Há inúmeras classificações de problemas relacionados ao álcool, mas hoje parece suficiente caracterizar os transtornos pelas condições listadas no Quadro 38.2. Pode associar-se aos componentes dos quatro domínios apresentados no quadro: perda de controle, disfunção social, consumo de risco e indicadores farmacológicos.

Consumo de álcool associa-se a riscos de acidentes e de doenças crônicas. As quantidades que predispõem a esses riscos podem ser tão baixas como um único consumo, na vida, de um ou dois drinques, quando associados a comportamentos de risco: dirigir veículos ou envolver-se em relação sexual sem proteção. Entretanto, estabelecem-se limites liberais de consumo seguro: para homens, dois drinques por dia (ou seus equivalentes em cerveja ou vinho), ou até quatro drinques em uma única ocasião, contanto que o usuário não dirija ou execute outras atividades motoras. Para mulheres, os limites são reduzidos a 50% dos aceitos para homens.

Problemas clínicos decorrentes do uso nocivo incluem ampla gama de possibilidades. O mais corriqueiro provém de ingestão de quantidades que levam a embotamento de reflexos ou verdadeiros estados de embriaguez. Mesmo na ausência de franca embriaguez, pode haver liberação de comportamentos indesejáveis, propiciando o envolvimento em incontáveis condições de risco. A mudança de percepção sobre riscos não é em geral reconhecida ou admitida pelo usuário que, tipicamente, se considera até mais capaz de certos atos, como o de dirigir e, nesse, em condições de maior risco. Acidentes de trânsito têm sua frequência aumentada em 7 a 25 vezes em vigência de alcoolemia. Apesar de haver disparidades entre países – e mesmo entre estados do mesmo país – sobre a concentração sérica de risco, é sabido que baixas doses já acarretam risco adicional para acidentes associados a consumo de álcool. Entretanto, o risco cresce exponencialmente a partir de alcoolemia de 0,08 mg/dℓ e, consequentemente, este tem sido um dos pontos de corte mais utilizados no mundo. No Brasil, o atual Código Nacional de Trânsito estabelece alcoolemia zero como única concentração aceitável, com pequena margem de segurança para a sensibilidade do aparelho. Nível sérico não repercute de forma idêntica em todos os indivíduos. Assim, outros aspectos legais que envolvem tipificação da transgressão são levados em conta, incluindo autorização voluntária do indivíduo para se submeter a testes e diagnóstico clínico de embriaguez. De qualquer forma, prevenção do ato de dirigir sob efeito de álcool é objetivo de todas as sociedades, com intuito de diminuir os acentuados riscos decorrentes, especialmente entre jovens.

Intoxicação alcoólica aguda é emergência médica. Depressão respiratória é pouco frequente, pois, ao dormir pelos efeitos do álcool, o paciente suspende sua ingestão, impedindo aumento de concentração plasmática. Coma e sono profundo produzem, entretanto, sérios riscos de aspiração de vômitos, hipoglicemia e anormalidades eletrolíticas. Desidratação é infrequente, pois o paciente vinha, de certa forma, ingerindo líquidos. Risco de hipotermia não é incomum em países frios, ocorrendo mortes por intensa perda térmica em alcoolistas. Dano de estrutura cerebral decorrente de hematomas sub e extradurais pode constituir intercorrência encoberta de intoxicação. Alguns serviços recomendam medir alcoolemia e obter radiografia ou tomografia computadorizada do crânio em todos os pacientes comatosos com "hálito alcoólico". Alguns indivíduos intoxicados apresentam-se em franca agitação psicomotora, muitas vezes com comportamentos agressivos.

Evidências observacionais sugerem que consumo moderado de álcool (1 a 2 drinques/dia) associa-se com redução de eventos cardíacos, especialmente a cardiopatia isquêmica. Esse entendimento ainda é majoritário na literatura[10] e na visão de muitos médicos. Estudos de coortes multiétnicos sugerem que a proteção identificada é enviesada pelo estilo de vida mais saudável de bebedores leves em muitas sociedades – o denominado *health cohort effect*.[11]

Consumo continuado de doses excessivas de álcool associa-se de forma consistente com indução de hipertensão arterial,[12] fibrilação atrial,[13] miocardiopatia alcoólica[14] e insuficiência cardíaca.[15] Consumo de bebidas alcoólicas, particularmente no padrão de *binge drinking* (consumo agudo de grandes quantidades), associa-se com aumento na incidência de acidente vascular cerebral.[16]

Álcool é fator de risco para muitas neoplasias. Análise conjunta de 20 estudos observacionais confirmou observações anteriores, demonstrando que o consumo de bebidas alcoólicas é importante fator de risco para câncer de mama, independentemente da presença de receptores estrogênicos.[17] Tal associação também foi vista com neoplasias de trato digestivo superior, cabeça e pescoço e fígado.[18] Câncer respiratório pode ser confundido pelo tabagismo concomitante.

Doenças neurológicas (Wernicke e Korsakoff), pancreatite, hepatite e cirrose e doenças psiquiátricas (ansiedade, depressão e ideação suicida) são algumas das inúmeras consequências do uso abusivo de bebidas alcoólicas.

Dependência caracteriza-se por conjunto de fenômenos fisiológicos, comportamentais e cognitivos decorrentes do uso de bebidas alcoólicas e predominantes sobre outros comportamentos. Forte desejo de consumir álcool (compulsão por beber) é característica central da síndrome, o qual se associa a dificuldade de controlar consumo ou manter abstinência. Diagnóstico de dependência se obtém mediante entrevista estruturada. Questionários simplificados, como CAGE, *Alcohol Use Disorders Identification Test* (AUDIT) e *Michigan Alcoholism Screening Test* (MAST) capturam este estado com razoável eficiência, porém precisam ser posteriormente corroborados por elementos clinicolaboratoriais. O questionário CAGE é considerado eficiente como rastreador de dependência. Tomando-se como ponto de corte duas respostas positivas (Quadro 38.5), a sensibilidade varia entre 77 e 94%, e a especificidade entre 79 e 97%.

Síndrome de abstinência em pacientes dependentes ocorre, com intensidades variáveis, sempre que a alcoolemia cai. Seu curso e gravidade são de difícil previsão, mas em casos recorrentes pode-se esperar padrão semelhante ao dos últimos episódios. Tremores, ansiedade, insônia, náuseas e inquietação geralmente aparecem cerca de 6 h após diminuição ou interrupção do uso de álcool. Manifestações mais graves ocorrem em aproximadamente 10% dos indivíduos e incluem febre baixa, taquipneia, tremores intensos e sudorese profusa. Convulsões desenvolvem-se 12 a 24 h depois de última ingestão ou importante diminuição de consumo em cerca de 5% dos pacientes não tratados. Outra complicação possível é *delirium tremens* que costuma manifestar-se mais frequentemente nas primeiras 72 h de abstinência e cuja mortalidade é de 5 a 25%. Muitas vezes, quadros de abstinência a álcool não são reconhecidos em serviços médicos. O diagnóstico não é feito ou é retardado porque os pacientes não informam ou não são indagados sobre seu padrão de consumo de álcool.

Manejo da intoxicação alcoólica aguda

Na intoxicação alcoólica moderada, distúrbios de motricidade e comportamento, com preservação da consciência, não têm tratamento específico. Deve-se manter o paciente em observação até haver desintoxicação espontânea que segue ritmo metabólico não modificável por medidas externas. Administração intravenosa de soluções

Quadro 38.5 ▪ Teste CAGE.

C	Alguma vez o senhor sentiu que deveria diminuir (*cut down*) a quantidade de bebida ou parar de beber?
A	As pessoas o aborrecem (*annoyed*) porque criticam seu modo de beber?
G	O senhor se sente culpado (*guilty*)/chateado consigo mesmo pela maneira como costuma beber?
E	O senhor costuma beber pela manhã (*eye-opener*) para diminuir nervosismo ou ressaca?

hipertônicas de glicose a paciente alcoolizado é muito difundida. Esse hábito procede, provavelmente, da observação de hipoglicemia em pacientes gravemente intoxicados. Não há evidência de sua utilidade em intoxicação moderada. Diagnóstico diferencial com outras causas de comportamento similar é crucial, tais como diabetes melito descompensado, traumatismo craniano etc. Muitas vezes se julga o grau de intoxicação alcoólica pela presença do chamado "hálito alcoólico". Esse achado serve pouco ao diagnóstico, por não se dever a álcool propriamente dito, mas a outros componentes da bebida. Ainda pode ser confundido com odores não provenientes de bebidas alcoólicas. Por outro lado, vodcas altamente destiladas (e, portanto, muito puras) não deixam praticamente qualquer odor alcoólico, apesar de seu altíssimo teor de etanol.

Pacientes com intoxicação grave devem ser manejados intensivamente. Institui-se tratamento de suporte, observando especialmente função respiratória, hipoglicemia e aspiração de vômitos. Não se indicam estimulantes do SNC. Alguns indivíduos intoxicados apresentam franca agitação psicomotora, muitas vezes com comportamentos agressivos. Seu manejo é difícil, pois sedativos potencializam efeitos do álcool, especialmente depressão respiratória. Contenção mecânica é traumática na maioria das vezes, devendo apenas ser utilizada por equipes treinadas e em ambientes que permitam cuidado posterior do paciente contido. Restam antipsicóticos que, pelo menos, não deprimem o centro respiratório. Não há, entretanto, estudos comparativos neste contexto, o que determina uso cauteloso desses medicamentos.

Manejo da síndrome de abstinência

Quadros menos intensos de síndrome de abstinência de álcool devem ser considerados potencialmente graves, pois pode haver rápida evolução, requerendo internação em unidades de cuidados intensivos. Monitoramento e manejo clínico de pacientes críticos devem ser iniciados. Quadros mais graves, particularmente *delirium tremens*, requerem manejo farmacológico, tradicionalmente feito com benzodiazepínicos. Outros medicamentos, como anticonvulsivantes e antipsicóticos, são eventualmente empregados.

Cinco revisões Cochrane, abrangendo 114 estudos, foram sintetizadas por nova publicação[19] dirigida à avaliação da efetividade de abordagens farmacológicas empregadas na síndrome de abstinência ao álcool. Benzodiazepínicos se mostraram superiores a antipsicóticos e outros anticonvulsivantes na prevenção de convulsões. Mais da metade dos estudos, entretanto, tinha baixa ou muito baixa qualidade.

Com base em estudos observacionais, advoga-se administrar benzodiazepínicos, orientando-se pela presença de sintomas e não em esquemas fixos.[20] Aparentemente, há necessidade de menores doses e redução do tempo de internação. Há divergências na recomendação de benzodiazepínicos específicos, advogando-se agentes de meia-vida mais curta, como lorazepam (pela mais rápida destoxificação), e mais longa meia-vida, como diazepam (por diminuir ocorrência de novas manifestações de abstinência). Não existem estudos comparativos diretos, havendo longa tradição de emprego de diazepam e clordiazepóxido. Para quadros com hiperatividade adrenérgica (tremor, náuseas, vômitos, sudorese, hipertensão e aumento de frequência cardíaca) indicam-se clonidina (ou a congênere dexmedetomidina) ou betabloqueadores, mas não há estudos comparativos.[21]

Suplementação de magnésio foi avaliada em revisão sistemática Cochrane de quatro pequenos ensaios clínicos, sem chegar a conclusão consistente.[22]

Abordagem de transtornos associados a uso de bebidas alcoólicas

Aqui se consideram medidas empregadas para manejo de transtornos associados a consumo crônico de etanol. Usuários crônicos de altas quantidades não têm, obrigatoriamente, disfunção social, como demonstram clássicas coortes revisadas em edições anteriores. Para subsistência e até para manter o padrão de consumo, indivíduos bebem em horas ou em padrões que não influenciam seu desempenho profissional. Mesmo para estes, entretanto, persistem os riscos clínicos do álcool anteriormente comentados. Quer por demanda externa, provinda de familiares, amigos ou empregadores, ou por decisão do próprio indivíduo, proporção de usuários crônicos busca auxílio para deixar de beber. Medidas não medicamentosas e medicamentosas estão indicadas para esse objetivo.

■ Manejo não farmacológico

▶ **Alcoólicos anônimos (AA)**. É o mais conhecido método de ajuda mútua, que se estendeu ao manejo de dependência a outros fármacos e até a comportamentos. Baseia-se no compartilhamento de experiências e apoio entre pares. Há décadas se debate sobre a eficácia do método, dada a dificuldade de avaliá-lo. Estudos observacionais são absolutamente inúteis, pois são intrinsicamente enviesados pela vontade dos pacientes de procurar o tratamento. Ensaios clínicos têm apresentado resultados controversos. Em reanálise de seis desses estudos,[23] identificou-se maior eficácia em promover abstinência em 3 meses naqueles participantes que não tinham experiência prévia com a abordagem. Assim, a abordagem por AA permanece como alternativa e pode ajudar a estabelecer redes de proteção social.

▶ **Intervenções breves**. Correspondem a sessões individualizadas (de 5 a 20 min) em que se abordam quatro etapas sequenciais: pré-contemplação (informação sobre os riscos do comportamento), contemplação (consideração de não usar ou suspender o uso da droga), ação (alguma ação concreta para evitar ou suspender o uso) e manutenção do novo comportamento. Houve grande entusiasmo com a técnica, mas metanálise de seis ensaios clínicos randomizados (n = 1.176 adolescentes em uso de álcool e maconha, principalmente)[24] não evidenciou consistente eficácia em promover mudança de comportamento, especialmente a longo prazo. Os estudos tinham moderada qualidade, deixando o tema em aberto.

▶ **Intervenções sociais**. Consistem em divulgação e implementação de adequadas normas sociais, em contraposição ao entendimento distorcido e predominante entre indivíduos de comunidades sobre determinados comportamentos (ignorância plural). No caso de transtornos relacionados ao álcool, visa corrigir a visão distorcida e generalizada de que uso de bebidas alcoólicas é comportamento esperado, especialmente entre estudantes universitários. Revisão Cochrane[25] de 70 ensaios clínicos randomizados (n = 44.958) testou várias estratégias para estabelecer normas sociais adequadas, tais como correspondência, divulgação em rede, abordagens individuais e de grupos e campanhas de marketing. Os estudos foram heterogêneos e sujeitos a vieses, observando-se efeitos de pequena magnitude, não suficientes para justificar condutas.

▶ **Entrevistas motivacionais**. Trata-se de sessões de aconselhamento que intentam ajudar indivíduos a explorar e resolver ambivalências. Metanálise Cochrane[26] de 66 ensaios clínicos randomizados heterogêneos e com risco de vieses (n = 17.901) detectou pequenas diferenças em alguns estudos, as quais não se traduziram em vantagem clinicamente relevante na prevenção do consumo problemático de álcool.

▶ **Terapia cognitivo-comportamental e outras técnicas psicoterápicas**. Ensaio clínico de terapia cognitivo-comportamental e quatro estudos de intervenção breve (n = 594) foram incluídos em revisão Cochrane.[27] Não foi possível compilar estimativas comuns entre os estudos, que foram analisados em separado. Pela baixa qualidade dos mesmos, não se estabeleceu a efetividade de quaisquer das intervenções na prevenção e diminuição de transtornos relacionados ao consumo de etanol.

Há outros relatos de ensaios clínicos com terapia cognitivo-comportamental e outras técnicas psicoterápicas empregadas no manejo de distúrbios crônicos associados ao álcool. Poucas vezes, no entanto, são comparadas diretamente com outra terapia, fazendo parte de intervenções múltiplas. Os estudos são pequenos ou mal interpretados. Ensaio clínico com psicoterapia foi negativo na análise por intenção de tratar, mas interpretado como positivo pelos autores na análise *on treatment*.[28]

Por fim, há estudos em que pacientes têm comorbidades psiquiátricas. A visão conjunta dos mesmos não sugere que terapias psiquiátricas isoladas tenham eficácia no controle de transtornos associados ao álcool.

▶ **Intervenções via internet.** Neste contexto, diversas intervenções foram propostas para prevenir transtornos associados a uso abusivo de álcool. Revisão sistemática de 14 estudos sugeriu que essas intervenções possam ter eficácia na prevenção de *binge drinking*, mas a qualidade da própria revisão é questionável.[29]

▶ **Redução ou banimento de propaganda de bebidas alcoólicas.** Trata-se de conduta usada em muitos países, incluindo o Brasil. Há entendimento difundido de que essas condutas reduzem o consumo de bebidas alcoólicas, mas a avaliação de sua efetividade em qualquer estudo bem conduzido não foi feita. Revisão Cochrane[30] incluiu somente pequeno ensaio clínico (n = 80) e três estudos observacionais, em que se testaram efeitos de muito curto prazo de exposição a filmes e comerciais com e sem bebidas alcoólicas. O ensaio clínico mostrou pequenas diferenças de comportamento em jovens expostos a filmes com conteúdos de baixo e alto teor alcoólico, bem como com comerciais com conteúdo neutro sobre álcool *versus* os que recomendavam beber menos. Os três estudos observacionais não identificaram modificação substancial na quantidade de álcool ingerido após se instituírem medidas de restrição de propaganda. Em um desses, a troca de política restritiva de propaganda de todas as bebidas pela de restrição de destilados somente aumentou substancialmente a ingestão de cerveja e vinho.

■ Manejo farmacológico

A baixa efetividade de intervenções não medicamentosas abre espaço para intervenções medicamentosas que visam remediar transtornos associados a uso de bebidas alcoólicas. São reservadas para pacientes com transtornos de moderados a graves, caracterizados por consumo de altas quantidades de álcool ou em padrão de dependência, com repercussões sociais. Requer-se motivação do paciente para o tratamento. Antigos e novos medicamentos foram testados no manejo desses quadros.

▶ **Dissulfiram.** É a intervenção medicamentosa mais antiga. É inibidor irreversível da enzima acetaldeído desidrogenase, levando à formação de acetaldeído, cujo acúmulo provoca cefaleia, náuseas, vômitos, taquicardia e intenso mal-estar. Como tal, é terapêutica aversiva, impedindo que o paciente tome qualquer quantidade de álcool. Só pode ser empregado em indivíduos que estejam abstinentes por tempo suficiente para depurar o álcool. Devem ser informados que até o contato com álcool presente em pequenas quantidades em alimentos, antissépticos e cosméticos pode desencadear efeitos indesejáveis.

Debate-se sobre a efetividade de dissulfiram há mais de 50 anos, pois pacientes frequentemente abandonam seu uso para voltar a beber. É difícil investigar a eficácia em ensaios clínicos duplos-cegos, pois o paciente deve ser previamente informado dos efeitos do medicamento antes de recebê-lo, por ter efeito aversivo. Se a mesma informação for dada ao grupo-controle, não há possibilidade de o medicamento se mostrar eficaz. Essa possibilidade foi explorada por metanálise[31] que avaliou estudos cegos e abertos. A eficácia se restringiu aos estudos abertos e aumentou naqueles em que a ingestão de dissulfiram era supervisionada de alguma forma. A qualidade dos estudos é em geral insuficiente, e houve relevante heterogeneidade.

Em um dos estudos abertos incluídos nessa metanálise, comparou-se dissulfiram com naltrexona e acamprosato em pacientes muito motivados a parar de beber. Os medicamentos foram administrados de forma supervisionada por 12 semanas e continuados por 52 semanas. O tratamento teve seguimento por 67 semanas. Houve discreta vantagem de dissulfiram sobre os outros medicamentos, quanto a tempo até a primeira ingestão de grandes quantidades de álcool e número de dias abstinentes.[32]

▶ **Naltrexona.** Antagonista opioide que diminui sensações prazerosas desencadeadas pelo uso de bebidas alcoólicas. Sua eficácia foi avaliada em revisão Cochrane[33] de 50 ensaios clínicos randomizados (n = 7.793). O fármaco mostrou-se eficaz, mas a magnitude de efeito foi muito discreta em bebedores intensos (risco relativo [RR] = 0,83; intervalo de confiança [IC] 95%: 0,76 a 0,90). Houve diminuição de 4% nos dias de uso de bebidas alcoólicas, à custa de efeitos adversos gastrointestinais e sedação.

▶ **Acamprosato.** Trata-se de bloqueador do receptor N-metil-D-aspartato. Em metanálise de 24 estudos,[34] observou-se redução moderada do risco de beber (14%; IC95%: 9 a 19). Diarreia foi o único efeito adverso que diferiu do placebo em frequência. A combinação de acamprosato com naltrexona não se mostrou superior a cada agente isoladamente.[35]

▶ **Anticonvulsivantes.** Revisão Cochrane[36] de 25 ensaios clínicos randomizados detectou pequena e não consistente magnitude de efeito. A heterogeneidade dos estudos impede que se recomendem esses medicamentos no manejo de transtornos associados a álcool.

Diversos medicamentos têm sido empregados em quadros de dependência ao álcool: baclofeno, antidepressivos e ondansetrona, entre outros. As evidências de eficácia provêm de estudos pequenos e são inconsistentes.

▶ **Tabaco**

Caracterização do problema

Cigarro, forma usual de consumo de tabaco (*Nicotiana tabacum*), é um dos principais determinantes de doença conhecidos. Exposição ativa e passiva à fumaça produzida pela combustão do tabaco resulta em massivo número de mortes devido a doenças pulmonares, cardiovasculares, cânceres e múltiplas outras consequências, como se exemplificou anteriormente.

É hoje possível ter perspectiva histórica de identificação e conscientização dos riscos do uso do tabaco e da lenta progressão da humanidade na tarefa de erradicar o hábito de consumir tabaco. O estudo de casos e controles[37] de Doll e Hill é reconhecidamente o marco na identificação dos riscos do tabaco. Os casos (pacientes com câncer de pulmão) e os controles (pacientes sem esse diagnóstico), internados em mesmos hospitais de Londres, foram pareados por idade e sexo. No total, 99,7% dos primeiros fumavam, comparativamente a 95,8% entre os sem câncer, propiciando razão de chance (não calculada pelos autores) superior a 10. Muitos dos pacientes controles deviam estar hospitalizados por outras doenças devidas ao cigarro (quase todos fumavam), como se demonstrou nas décadas seguintes.

A expansão de conhecimento e conscientização sobre os riscos do fumar foi relativamente lenta no início. Somente quando autoridades de saúde se posicionaram mais incisivamente, antepondo-se ao poderoso *lobby* da indústria do tabaco, é que se iniciou a diminuição na prevalência do consumo. Em 1964, pela primeira vez, o *Surgeon General* (autoridade máxima em questões de saúde pública nos EUA) reconheceu os graves danos de saúde causados pelo cigarro. Tal posicionamento repetiu-se ao correr dos anos, sendo que, em 2014, destacou haver ainda aumento de doenças decorrentes do cigarro, sem controle efetivo da exposição ao tabaco, especialmente entre as mulheres.[38]

Há indicadores de que o Brasil está entre as nações líderes na redução da prevalência do tabagismo.[39]

No início da década de 1990, um dos primeiros estudos de prevalência de base populacional realizados no Brasil verificou que 34,9% dos adultos eram fumantes, prevalência que certamente já estava em queda.[40] Em 2014, inquérito telefônico nacional estimou a prevalência geral em 10,8%, sendo 12,8% e 9% entre homens e mulheres, respectivamente.[41]

Atribui-se a queda à divulgação midiática intensa sobre os riscos de fumar, associada a aumento de impostos e políticas restritivas de consumo do cigarro.[39] É impossível identificar causa dominante, se existir, mas certamente a população se conscientizou sobre os malefícios do cigarro, com correspondente e progressivo abandono do hábito de fumar.

Efeitos farmacológicos

Mais de 4.000 produtos são liberados durante a combustão do cigarro, parte em fase gasosa e parte em partículas. Os componentes gasosos mais importantes são monóxido de carbono, gás carbônico, amônia, nitrosaminas, hidrocarbonetos voláteis, alcoóis, aldeídos e cetonas. Os principais componentes particulados são nicotina e alcatrão (constituído por hidrocarbonetos policíclicos, como nitrosaminas não voláteis, aminas aromáticas e benzopireno). Nicotina, produtora de reforço farmacológico, é a principal responsável pela dependência ao tabaco.

Efeitos gratificantes de nicotina caracterizam-se por excitação do SNC de menor intensidade e com diferenças qualitativas em relação a outros estimulantes. Há aumento de atenção e memória e diminuição de apetite e irritabilidade. Sua injeção intravenosa provoca efeito euforizante em indivíduos habituados a fumar. Relaxamento muscular e diminuição de reflexos tendinosos também podem ocorrer. Muitos fumantes referem diminuição de ansiedade e depressão, outros relatam aumento de aprendizado, atenção e capacidade de resolver problemas. Injeção intravenosa em não fumantes predominantemente provoca sensações desagradáveis, como náuseas, vômitos e tonturas, o que também pode ser observado em estágios iniciais do uso da nicotina.

Efeitos autonômicos da nicotina incluem aumento de pressão arterial e frequência cardíaca, responsáveis em parte pela toxicidade cardiovascular do cigarro. Em concentrações muito altas, que ocorrem somente em intoxicação, pode predominar bloqueio por dessensibilização, com consequente queda de pressão arterial. Ainda assim, fumantes têm pressão arterial igual ou menor que a de não fumantes, o que pode ser explicado por tolerância a efeitos agudos da nicotina e menor peso de fumantes (menos 2,7 a 4,5 kg, em média), possivelmente devido a diminuição de apetite e consumo energético aumentado. Aumento de peso que decorre da suspensão do hábito de fumar dificulta essa tomada de decisão, sobretudo em mulheres.

Nicotina é capaz de induzir tolerância farmacocinética leve, além de tolerância farmacodinâmica. Esta ocorre principalmente para efeitos adversos agudos. É parcial para aumento de frequência cardíaca e efeitos gratificantes. A maioria dos fumantes apresenta dependência, e a suspensão do fumo nos usuários de grandes quantidades de tabaco pode induzir síndrome de abstinência, caracterizada por irritabilidade, ansiedade, insônia, inquietude, dificuldade de concentração, cefaleia, aumento de apetite, queixas gastrointestinais e grande desejo de fumar.

Farmacocinética da nicotina

Um cigarro libera de 0,5 a 35 mg de alcatrão e de 0,05 a 2,0 mg de nicotina. Cigarros com baixo teor de alcatrão contêm menos de 15 mg, e os com muito baixo teor, entre 0 e 10 mg; nos com baixos teores de nicotina, a concentração é inferior a 1,2 mg. Essas quantidades são medidas em máquinas utilizadas para classificar as diversas apresentações. A forma de aspiração do fumante pode diferir da realizada pela máquina e fornecer maior ou menor disponibilidade dos produtos. Isso parece ocorrer especialmente com fumantes de cigarros com baixos teores de nicotina, os quais compensam essa diminuição por modificação da forma de fumar e aumento do número de cigarros por dia.

Nicotina contida nas partículas de alcatrão é prontamente absorvida pelo pulmão, atingindo o cérebro em 8 s. O fim de ação, determinado por distribuição, se dá em 5 a 10 min. No uso crônico predomina eliminação por biotransformação, sendo cotinina, metabólito parcialmente ativo, o principal derivado. Em fumantes e não fumantes, a meia-vida beta é de 0,8 h e 1,3 h, respectivamente, mas há grande variabilidade individual.

Quadros clínicos

Para mensuração da intensidade de dependência de nicotina recomenda-se a utilização de instrumento validado, a exemplo do teste de Fagerström (Quadro 38.6).

Quadro 38.6 ■ Teste de Fagerström para medir dependência da nicotina.

Perguntas	Respostas	Pontuação
1. Quanto tempo depois de acordar você fuma o seu primeiro cigarro?	Dentro dos 5 min Depois de 6 a 30 min Depois de 31 a 60 min Depois de 60 min	3 2 1 0
2. Você acha difícil deixar de fumar em lugares onde é proibido (p. ex., em igrejas, cinemas, bibliotecas etc.)?	Sim Não	1 0
3. Que cigarro você mais sofreria em deixar?	O primeiro da manhã Qualquer um	1 0
4. Quantos cigarros você fuma por dia?	31 ou mais 21 a 30 11 a 20 10 ou menos	3 2 1 0
5. Você fuma mais durante as primeiras horas após acordar do que durante o resto do dia?	Sim Não	1 0
6. Você fuma mesmo estando tão doente que precise ficar de cama quase todo um dia?	Sim Não	1 0

0 a 2: dependência muito baixa; 3 a 4: dependência baixa; 5: dependência média; 6 a 7: alta dependência; 8 a 10: dependência muito alta.

Efeitos adversos do cigarro

Diversos estudos de casos e controles e coortes e suas metanálises, revisados em edições anteriores deste livro, demonstraram forte associação entre tabagismo e mortalidade por todas as causas, diversas neoplasias, doenças respiratória e cardiovascular, entre outras morbidades. Mortalidade neonatal, prematuridade, diminuição de peso do concepto, doença periodontal, alteração de cor dos dentes, perda de tato e olfato são outras situações associadas ao hábito de fumar. Algumas coortes também demonstraram que abandono do hábito se acompanha de progressiva redução de risco.

Interações

O número de substâncias liberadas pelo cigarro proporciona grande potencial para interações medicamentosas, tanto farmacodinâmicas, quanto farmacocinéticas. O Quadro 38.7 apresenta fármacos que têm seus efeitos diminuídos à custa de indução do metabolismo hepático determinada pelo fumo.

Interação de importante relevância clínica ocorre entre cigarro e anticoncepcionais orais. O uso concomitante aumenta importantemente o risco de doenças aterotrombóticas, especialmente em mulheres com mais de 35 anos.

Medidas de controle do tabagismo

■ Abordagens não medicamentosas

▶ **Políticas de restrição do tabagismo.** Compararam-se taxas de iniciação do tabagismo em adolescentes e adultos jovens em estados com leis restritivas ao tabagismo e programas de restrição dirigidos a essa população ou em estados mais liberais em relação ao consumo

Quadro 38.7 ■ Fármacos com biotransformação induzida por nicotina.

Teofilina
Propranolol
Imipramina, amitriptilina, desipramina e nortriptilina
Cafeína
Heparina

de tabaco, mas com altos impostos. Trata-se de modelo ecológico de observação, factível para avaliar tendências de benefício, o que foi claramente demonstrado em dois estudos.[42,43]

▶ **Intervenções comportamentais.** Seguimento por 7 anos de ensaio clínico randomizado de grande porte (n = 2.151 adolescentes fumantes, arrolados em 50 escolas secundárias) demonstrou perda total da eficácia após submissão por 1 ano a intervenções como entrevista motivacional associada a treinamento em habilidades cognitivo-comportamentais.[44]

▶ **Aconselhamento por profissionais de saúde.** Revisão Cochrane[45] de 42 ensaios clínicos (n = 31.000 fumantes) revisou simples aconselhamento por médicos. Houve benefício muito discreto. Assumindo que 2 a 3% é a taxa de abandono do hábito de fumar sem assistência, o aconselhamento acrescentou 1 a 3% a essa proporção.

▶ **Aconselhamento comportamental individual.** Metanálise Cochrane[46] de 21 ensaios clínicos, com mais de 7.000 pacientes, avaliou o aconselhamento comportamental dado por profissionais de saúde não envolvidos no atendimento do paciente. Houve discreto benefício absoluto sobre as taxas de suspensão do tabaco em 6 meses.

▶ **Intervenções comportamentais para prevenir recaídas.** Variadas abordagens, testadas em 41 estudos randomizados e quase experimentais, não se mostraram consistentemente efetivas para prevenir a recaída de pacientes que tinham parado de fumar.[47]

▶ **Entrevistas motivacionais.** A maior parte das intervenções já comentadas aplica-se a fumantes que mostram vontade de parar de fumar. Entrevistas motivacionais, entre outras técnicas, são empregadas para indivíduos que não manifestaram tal intenção. Estudos dessa abordagem têm menor qualidade, mas demonstraram discreta tendência de eficácia em metanálise Cochrane (RR = 1,26; IC95%: 1,16 a 1,36).[48]

▶ **Aconselhamento telefônico.** Metanálise[49] de 77 ensaios clínicos randomizados demonstrou que aconselhamento telefônico proativo a partir de números disponíveis para apoio, especialmente se seguidos de telefonemas de reforço, aumenta a taxa de abandono entre 27 e 37%, dependendo da abordagem empregada. Há evidência de curva dose-resposta. O benefício foi menor quando associado a intervenções farmacológicas.

▶ **Mensagens de texto.** Doze ensaios clínicos randomizados de boa qualidade demonstraram boa eficácia dessas intervenções para promover abstinência do cigarro por 6 meses, particularmente em estudos com comprovação bioquímica de abstinência.[50]

▶ ***Sites* de apoio na internet.** Muitos estão disponíveis em diferentes países, com variadas orientações e interação com os internautas que buscam auxílio. Em português, são apresentados inúmeros endereços na busca de *sites* para deixar de fumar. Entre eles está o do Instituto Nacional do Câncer [http://www2.inca.gov.br/wps/wcm/connect/dia_mundial_sem_tabaco/site/2012/deixe_de_fumar]. A avaliação da utilidade dessa abordagem é logisticamente difícil.

▶ **Terapias alternativas.** Eficácia de hipnose e acupuntura foi avaliada em metanálise de seis ensaios clínicos de hipnose e quatro de acupuntura. Observou-se discreta tendência de benefício, mas qualidade e heterogeneidade dos estudos e intervalos de confiança muito amplos diminuem a confiabilidade nos resultados.[51]

■ **Abordagens medicamentosas**

Terapias medicamentosas para promover abandono do hábito do tabagismo são orientadas primariamente a diminuir os sintomas de retirada de nicotina. Incluem a administração da própria nicotina, diminuindo a exposição a outros produtos tóxicos do tabaco, vareniclina e bupropiona. Nicotina é administrada como goma de mascar, pastilha, adesivo, *spray* nasal e nebulizador. Vareniclina é agonista parcial de receptores nicotínicos. Citisina, não disponível no Brasil, é alcaloide com atividade similar à de vareniclina. Bupropiona é antidepressivo com atuação em múltiplos receptores, promovendo diminuição de recaptação e aumento de liberação de norepinefrina e dopamina.

▶ **Reposição de nicotina.** Metanálise Cochrane de 150 ensaios clínicos, com mais de 50.000 pacientes investigados, mostrou que todas as formas de administração mostraram-se eficazes em promover aumento das taxas de abstinência, com tendência de aumento do benefício na seguinte ordem: 49% para gomas de mascar, 64% para adesivos, 95% para pastilhas, 90% para inaladores e 102% para *spray* nasal.[52] Efeitos adversos restringiram-se a discreta irritação cutânea com os adesivos, oral com pastilhas e gomas de mascar e nasal com *sprays*. O efeito foi independente de outras terapias. O benefício absoluto foi menos chamativo. O número necessário de pacientes a serem tratados (NNT) dependeu da taxa de abstinência no grupo-controle, que variou entre estudos com pacientes mais ou menos dispostos a parar de fumar: NNT de 11 pacientes no primeiro grupo e 56 no segundo.

▶ **Vareniclina.** Ensaios clínicos iniciais não identificaram clara vantagem sobre outras opções. Revisão Cochrane[53] de 39 ensaios clínicos, geralmente de alta qualidade, avaliou sua eficácia. Em estudos *versus* placebo (27 ensaios clínicos, com 12.625 pacientes), houve substancial aumento na taxa de abstinência (RR = 2,24; IC95%: 2,06 a 2,43). Em cinco estudos, com 5.887 pacientes, mostrou-se discretamente superior à bupropiona (RR = 1,39; IC95%: 1,25 a 1,54). Foi também superior à reposição de nicotina em oito estudos (RR = 1,25; IC95%: 1,14 a 1,37). Em geral é bem tolerada, sendo náuseas o efeito adverso mais comum.

Houve preocupação inicial com possível associação entre vareniclina e humor deprimido, agitação e comportamento ou ideação suicida, motivo para alerta em bula. Essa preocupação foi em muito diminuída pelo ensaio clínico EAGLES,[54] de grande porte e adequadamente conduzido, que incluiu pacientes com e sem morbidade psiquiátrica, inexistindo diferenças de efeitos adversos neuropsiquiátricos em ambas as coortes. O estudo incluiu também comparação com bupropiona e reposição de nicotina, confirmando as vantagens de vareniclina anteriormente apontadas. Os benefícios absolutos foram maiores, pois todos os participantes eram motivados a parar de fumar. Náuseas ocorreram mais frequentemente com vareniclina, insônia com bupropiona, sonhos anormais com nicotina e cefaleia com placebo. A suspeita de que vareniclina se associe com aumento de incidência de eventos cardiovasculares está sendo especificamente investigada em ensaio clínico.

▶ **Bupropiona.** Em 44 ensaios clínicos (n = 13.728), bupropiona aumentou em 62% (IC95%: 49 a 76) a probabilidade de parar de fumar por 1 a 2 anos, correspondendo em geral à duração dos estudos. Comparativamente foi inferior a vareniclina. Foi bem tolerada. Relata-se risco para convulsão de um paciente entre 1.000 tratados. Muito discreta associação com suicídio tem discutível ação causal.[55]

▶ **Outros antidepressivos.** Nortriptilina reproduz os efeitos de bupropiona. Fluoxetina, paroxetina e sertralina, assim como outras terapias avaliadas, não se mostraram eficazes.[55] Ensaio clínico realizado em Passo Fundo-RS demonstrou eficácia da associação de sertralina (antidepressivo) e buspirona (ansiolítico não benzodiazepínico) em reduzir taxa de recaída em fumantes não deprimidos.[56]

▶ Maconha

Caracterização do problema

Maconha é o agente ilícito mais utilizado no Brasil e a mais difundida configuração de consumo sob a forma de cigarros da planta *Cannabis sativa*, correspondendo a macerado de folhas, brotos e talos. Haxixe é resina extraída das inflorescências. *Cannabis sativa* contém aproximadamente 400 substâncias químicas, dentre as quais se destacam pelo menos 60 alcaloides conhecidos como canabinoides. Delta-9-tetra-hidrocanabinol (THC) é o mais ativo e principal responsável pelos efeitos produzidos pela maconha.[4]

Efeitos farmacológicos

Os efeitos de THC são intermediados por receptores canabinoides endógenos (CB1 e CB2). Anandamida é o principal mediador endocanabinoide endógeno. CB1 é responsável principalmente pelos efeitos centrais, e CB2, pelos periféricos. CB1 é amplamente expresso em diversas regiões encefálicas: núcleos da base e cerebelo (controle motor), núcleo *accumbens* (efeito reforçador), hipocampo e córtex cerebral (memória, aprendizado e raciocínio), amígdala (alterações emocionais) e hipotálamo (hipotermia e hiperfagia). Localiza-se em membranas pré-sinápticas de diversos sistemas de neurotransmissão. Postula-se que seja modulador da secreção de neurotransmissores.

Efeitos indutores do reforço farmacológico são muito variados e dependem de dose, via de administração, experiências prévias do usuário e ambiente onde a maconha é inalada. Consumo usual de um cigarro (0,5 a 1,0 g), com 1 a 2% de canabinoides, produz sensação de bem-estar e relaxamento. Há também sensação de alentecimento, aumento da percepção de cores, sons, texturas e paladar, loquacidade e risos imotivados. Dentre os sintomas psíquicos mais comuns estão prejuízos de concentração, memória a curto prazo e capacidade de julgamento. Podem também ocorrer alucinações e ilusões, paranoia, ansiedade, irritabilidade e despersonalização. Alguns sintomas físicos acompanham frequentemente o consumo de maconha: taquicardia, hiperemia conjuntival, incoordenação motora, hipotensão ortostática, midríase e aumento do apetite. O usuário experiente busca reforço farmacológico com doses inferiores às que produzem sensações desagradáveis.

Advoga-se o uso terapêutico de maconha para diversas condições: náuseas e vômitos associados à quimioterapia de câncer, dor crônica, espasticidade devido à esclerose múltipla ou paraplegia, depressão, transtornos de ansiedade, doenças do sono, psicose, glaucoma e síndrome de Tourette. Os aspectos sociais que cercam a liberação da maconha influenciam importantemente a avaliação formal de sua utilidade. Ensaios clínicos para essas condições são relativamente poucos, predominantemente comparados com placebo e de baixa a moderada qualidade.

Metanálise[57] de estudos realizados para as condições anteriores evidenciou moderada qualidade de efeito no manejo de dor crônica e espasticidade e baixa qualidade em náuseas e vômitos decorrentes de quimioterapia, ganho de peso em pacientes infectados pelo HIV, transtornos do sono e síndrome de Tourette.

Efeitos adversos foram frequentes com o tratamento: tontura, boca seca, náuseas e vômitos, fadiga, sonolência, euforia, desorientação, confusão, desequilíbrio e alucinação. O balanço entre eficácia e riscos de seu emprego para as condições consideradas não sustenta a indicação terapêutica de maconha. Ademais, permanece proibida em muitos países e no Brasil. Dronabinol é congênere oral, mas também não legalizado e comercializado no Brasil.

Tolerância e dependência induzidas por maconha são consideradas leves. Efeitos euforizantes de pequenas doses em usuários ocasionais são aumentados com uso continuado, possivelmente devido a condicionamento. Usuários de grandes doses podem apresentar algum grau de tolerância a efeitos centrais e cardiovasculares. Síndrome de abstinência de maconha lembra a do tabaco, manifestando-se por irritabilidade, raiva, depressão, dificuldade de sono, fissura e diminuição do apetite. A maioria dos sintomas aparece em 24 a 48 h de abstinência, com pico em 4 a 6 dias e duração de 1 a 3 semanas, embora possa haver significativa variação individual.

Farmacocinética

Canabinoides por via inalatória têm biodisponibilidade de 60%. Cigarro de 1 grama com 2% de canabinoides propicia absorção de aproximadamente 12 mg de fármaco. Biodisponibilidade oral é de 6 a 20%, devido a metabolismo de primeira passagem. Tem cinética de dois compartimentos, com rápida queda da concentração plasmática devida à distribuição. Sua meia-vida de eliminação ocorre em aproximadamente 30 h. Mediante inalação, efeitos são máximos em 7 a 10 min e diminuem progressivamente em 2 a 3 h.

Efeitos adversos

Maconha pode ser deletéria para a saúde física e mental. Tem potencial de causar câncer de pulmão e de outras partes do trato respiratório, pois contém substâncias irritantes e carcinogênicas. A fumaça produzida pela maconha contém 50 a 70% mais hidrocarbonetos carcinogênicos que a do tabaco. Além disso, usuários de maconha costumam inalar mais profundamente e segurar mais tempo a respiração do que fumantes de tabaco, o que aumenta a exposição dos pulmões às substâncias carcinogênicas. Esses substratos ainda não se traduziram por evidência epidemiológica consistente de associação.[58] Número pequeno de expostos, uso episódico e menor risco intrínseco podem explicar esses achados, mas cabe considerar que o panorama pode se modificar com uso difundido.

A causação de síndrome de desmotivação – apatia, falta de ambição, dificuldade de concentração, diminuição do desempenho escolar, diminuição de memória e confusão mental intermitente – e outras repercussões neurocognitivas permanece controversa. Revisão sistemática[59] identificou a associação do uso de maconha com transtornos neurocognitivos.

Além de os estudos não terem a qualidade necessária, há sempre o questionamento sobre causalidade reversa, ou seja, a de que indivíduos com transtornos neurocognitivos e apatia sejam, por isso, usuários mais frequentes de maconha.

A associação de uso de maconha com esquizofrenia é outro ponto controverso, pois se postula que o agente simultaneamente seja risco para essa ocorrência e medida terapêutica. Revisão sistemática[60] identificou risco relativo para psicose de 1,41 (IC95%: 1,20 a 1,65) entre usuários de maconha. Outra revisão sistemática[61] identificou antecipação em 2 anos da ocorrência de esquizofrenia em usuários de maconha *versus* controles.

Revisão sistemática Cochrane[62] avaliou o efeito de maconha em pacientes com esquizofrenia, incluindo pequenos ensaios clínicos randomizados. Qualidade e heterogeneidade dos estudos impediram extrair qualquer tendência de associação entre emprego de maconha e melhora ou piora de sintomas da doença.

A associação entre uso de maconha e futuro desenvolvimento de transtornos psiquiátricos foi avaliada em coorte norte-americana de grande porte, identificando risco para transtornos por fármacos (para a própria maconha, álcool e nicotina), mas não para transtornos de ansiedade e de humor.[63]

Gestantes previamente usuárias de maconha mantêm frequentemente o hábito. Influência dessa exposição em desfechos materno-fetais não está claramente estabelecida. Há muitos estudos de coorte em gestação e seguimento dos recém-nascidos. Em geral se descrevem efeitos deletérios, mas há muitos fatores de confusão (nível socioeconômico, consumo de outras drogas, especialmente álcool, idade materna e outros). Os estudos carecem de qualidade, e não há revisões sistemáticas. Estudo internacional de melhor qualidade, com mais de 5.000 gestantes nulíparas, identificou risco de abortamento com uso de maconha.[64]

A despeito das limitações das pesquisas, recomenda-se fortemente suspender o uso de maconha durante a gestação.

Medidas de controle de emprego de maconha

O conjunto de consequências possíveis e demonstradas do consumo de maconha estabelece, acima de qualquer dúvida, sua associação com transtornos pelo menos leves ou moderados. Independentemente de sua passagem de condição ilícita para lícita, deverá ser abordada segundo perspectiva de risco, indicando-se medidas para prevenir emprego e tratar transtornos associados ao uso.

A repercussão de programas de liberação do emprego de maconha sobre a frequência de transtornos associados a esse uso está sob avaliação. O esperado aumento do consumo foi demonstrado em estudo com mais de 170.000 adolescentes de 34 países.[65]

Repercussão sobre criminalidade que cerca o consumo e incidência de transtornos associados à própria maconha e a outros fármacos são desfechos que aguardam avaliações consistentes.

Prevenção

▶ **Programas psicossociais.** Propõem-se a aumentar a competência social e foram aplicados a escolares, sendo avaliados por meta-análise Cochrane[66] de 51 ensaios clínicos randomizados, com mais de 120 mil participantes. Incluíram múltiplas facetas motivacionais, emocionais, cognitivas, sociais e comportamentais, promovidas por intervenções curriculares. Houve geralmente pequeno, mas consistente, efeito preventivo de emprego de maconha e outras drogas ilícitas. A qualidade dos estudos foi variável, mas muitos tinham qualidade pelo menos moderada.

▶ **Intervenções comportamentais em atenção básica.** Há poucos estudos randomizados, avaliando a eficácia de diferentes intervenções na prevenção de uso de drogas ilícitas em crianças e adolescentes, a maior parte daqueles envolvendo maconha.[67] Sua qualidade é insuficiente para extrair recomendações de aplicabilidade clínica.

Tratamento

Abordagens terapêuticas de transtornos associados a consumo de maconha só são feitas com medidas não medicamentosas, havendo poucos ensaios clínicos com medicamentos nesse contexto. Estudos com bupropiona e gabapentina, entre outros, foram negativos.[68]

Investigações com agonistas de receptores canabinoides estão em andamento. Pequeno ensaio clínico, de oito semanas de duração, demonstrou efeito de N-acetilcisteína na promoção de abstinência à maconha, demonstrada por dosagem de marcadores.[69]

▶ **Intervenções psicossociais.** Metanálise Cochrane[70] de 23 ensaios clínicos randomizados (n = 4.045) analisou diversas abordagens psicossociais. Muitos deles tinham moderada qualidade, mas o fato de serem estudos abertos diminuiu a confiabilidade das estimativas. No geral, identificou-se discreto benefício em número de dias sem uso de maconha (5,7; IC95%: 3,1 a 8,3) e taxa de abstinência (2,5; IC95%: 1,3 a 4,8). Terapias motivacional e cognitivo-comportamental mostraram-se mais eficazes do que outras intervenções (aconselhamento, apoio social, meditação), sendo sinérgicas. Aferição objetiva de adesão mediante testes urinários mostrou aumento dessa taxa em alguns estudos, mas não em todos. O benefício absoluto das intervenções foi pequeno, pois não mais do que ¼ dos pacientes tratados estava abstinente ao fim do estudo. Também não houve evidência de consistentes benefícios a longo prazo.

▶ Cocaína

Cocaína é o princípio ativo contido nas folhas de coca (*Erythroxylon coca*), mascadas por habitantes dos Andes para diminuir cansaço e fome e produzir euforia. A cocaína extraída das folhas é utilizada na forma de cloridrato de cocaína, que se apresenta como pó semelhante a talco. *Crack* é a forma sólida da cocaína, resultante da adição de bicarbonato de sódio. O segundo levantamento nacional de álcool e drogas[4] utilizou técnicas validadas para coleta de informações sobre as drogas ilícitas, pois constrangimento e aspectos legais poderiam levar a vieses de aferição do consumo. As respostas foram dadas em questionários autopreenchidos, sendo as respostas colocadas em envelope imediatamente lacrado pelo investigador. A prevalência do uso de cocaína nos últimos 12 meses na população adulta foi de 1,7% – representando mais de 2 milhões de brasileiros. Entre os adolescentes, foi de 1,6% nos últimos 12 meses – correspondendo a cerca de 225 mil adolescentes em todo país. A esses se somam 900 mil adultos e 18 mil adolescentes usuários de *crack* no último ano.

Efeitos farmacológicos

Cocaína é simpaticomético indireto, atuando por inibição da recaptação de catecolaminas, mecanismo que explica muitos de seus efeitos e riscos sistêmicos. Também inibe a recaptação de dopamina e serotonina, pelas quais estimula o SNC.

Efeitos que induzem reforço farmacológico podem ser agrupados em dois patamares. O primeiro é atingido com doses mais baixas, geralmente empregadas por via nasal, que induzem sensação de bem-estar, diminuição de ansiedade, aumento de capacidade física, autoestima e desejo sexual. Com incremento de dose ou utilização de vias que propiciam maior biodisponibilidade (intravenosa e respiratória), ocorrem acentuada euforia, agitação psicomotora e mais raramente sensação descrita como orgasmo continuado. Várias expressões são utilizadas em língua inglesa para descrever este estágio, tais como *high, rush e flash*. Algumas dessas expressões também são usadas no Brasil, não havendo correspondência uniforme de denominações em português.

Cocaína está dentre os mais potentes agentes reforçadores conhecidos. Provoca intensas sensações agradáveis que ficam gravadas na memória e estimulam o desejo de repetir a experiência. O uso controlado torna-se compulsivo, mas não há necessariamente um padrão de consumo diário. É característico o uso intenso, compulsivo (*binge*), alternando-se com pequenos períodos de redução do consumo ou de abstinência, sem a intenção de parar definitivamente o uso da droga.

Com aumento de dose, a percepção de efeitos do segundo patamar parece exercer importante papel para uso recorrente de cocaína. A disponibilidade de obtenção é crítica neste momento, pois permite a recorrência. Muitos usuários não chegam a esse estágio pela dificuldade de obter ou comprar o agente.

Cocaína é ímpar na produção de tolerância e dependência. Não induz tolerância farmacocinética, e há tolerância farmacodinâmica mínima somente para alguns efeitos. Essa não se verifica com os efeitos euforizantes que tendem a ser mais intensos na utilização subsequente do fármaco, podendo ocorrer o que se chama de sensibilização, ligada a adaptações nas vias dopaminérgicas do cérebro.

Farmacocinética e formas de administração

Cloridrato de cocaína é utilizado por vias nasal, oral e intravenosa. *Crack* é aquecido em pequenos cachimbos ou queimado em cima de latas de refrigerantes em conjunto com cinzas de cigarro que facilitam a combustão. A biodisponibilidade pelas vias nasal e oral é de 25%. Após absorção nasal, os efeitos duram, em média, 30 min. Muitos usuários preferem a via oral para evitar dano à mucosa nasal. Por via pulmonar, cocaína leva aproximadamente 8 a 10 s para acessar o cérebro. Logo, os efeitos são parecidos, porém mais rápidos. A via respiratória fornece picos plasmáticos e efeitos similares aos da injeção intravenosa. A cinética corresponde a modelo de um compartimento, com meia-vida de 1 h, dependente de biotransformação por esterases plasmáticas.

Transtornos decorrentes do uso de cocaína

■ Intoxicação aguda

Uso inadvertido de altas doses, especialmente pela mudança da via de administração, e de doses crescentes e repetitivas pode desencadear consequências em vários sistemas.

▶ **Sistema cardiovascular.** Vasoconstrição, aumento de pressão arterial e taquicardia são as manifestações centrais. Isquemia miocárdica, por vezes com infarto do miocárdio decorrente da vasoconstrição coronariana e trombose, e arritmias cardíacas, que podem levar a morte súbita, são complicações clínicas. Em concentrações muito altas pode deprimir a função miocárdica e induzir insuficiência cardíaca. Dissecção aórtica está descrita.

▶ **Sistema nervoso central.** Intoxicação aguda caracteriza-se por ansiedade, irritabilidade, cefaleia, agitação, paranoia, delírios, alucinações, pânico e convulsões. Por vezes é indistinguível de psicose orgânica aguda. Pode desencadear hemorragia intracerebral e subaracnóidea. Hipertermia, devida a vasoconstrição e excitação, associa-se a altas taxas de mortalidade.

▶ **Trato respiratório.** Alta temperatura de vapor e fumaça inalados provoca irritação e até queimadura de via respiratória. "Pulmão do *crack*" é decorrente de alveolite hemorrágica devida à inalação da droga, com tosse, dispneia e alterações radiológicas. Angioedema, broncospasmo e pneumotórax decorrente da retenção da fumaça são outras consequências.

▶ **Trato gastrointestinal.** Usuários de cocaína têm incidência aumentada de úlcera perfurada, possivelmente decorrente da vasoconstrição mesentérica. Colite isquêmica e infarto intestinal estão descritos.

▶ **Outros sistemas.** Infarto renal e esplênico, insuficiência hepática, dores musculares, incluindo síndrome compartimental e rabdomiólise, glaucoma agudo, perda de visão por vasoespasmo retiniano, lesões de córnea por fumaça e calor e discrasias sanguíneas são complicações relatadas.

▪ Síndrome de abstinência

Com a suspensão do emprego, especialmente em altas doses ou por vias respiratória e intravenosa, ocorrem várias manifestações de abstinência, algumas muito intensas. Por serem menos graves do que as observadas com opioides ou álcool, quantifica-se como leve a dependência física induzida por cocaína. A síndrome de abstinência se divide em três fases. A primeira – denominada de *crash* em língua inglesa ("deprê" no Rio Grande do Sul) – se caracteriza por extrema exaustão, às vezes acompanhada de ansiedade e depressão, que pode predispor ao suicídio. Há forte desejo de dormir, levando a consumo de depressores do SNC, como álcool e benzodiazepínicos. Segue-se longo período de sono, com aumento da fase REM, intercalado por períodos despertos em que se manifesta hiperfagia. A fase seguinte, denominada de retirada, caracteriza-se por falta de energia, interesse diminuído pelo ambiente e marcada incapacidade de sentir prazer (anedonia). Aumenta de intensidade durante as primeiras 96 h, mas pode durar até 18 semanas. Seguem-se episódios recorrentes de acentuado desejo de utilizar cocaína (*craving* ou fissura), os quais são despertados principalmente por fatos associados ao uso prévio, como pessoas, locais e objetos. Se o indivíduo não consumir a substância, intensidade e frequência desses episódios tendem a diminuir, caracterizando a extinção, terceira fase pós-suspensão de cocaína.

▪ Efeitos materno-fetais

Há muitos estudos associando emprego de cocaína a múltiplas complicações materno-fetais, em geral com desenho inadequado e sem ajuste para importantes vieses de confusão existentes em gestantes que fazem uso de cocaína. Estudos mais bem conduzidos, compilados em revisão sistemática,[71] identificaram risco de prematuridade, baixo peso ao nascer e menor idade gestacional. Efeitos teratogênicos, sugeridos em outros estudos, não foram confirmados.

Manejo de transtornos decorrentes do uso de cocaína

▪ Intoxicação aguda

Dada a multiplicidade de consequências, o manejo da intoxicação aguda pode necessitar medidas terapêuticas para manifestações em diversos sistemas. Em pacientes críticos, medidas gerais incluem monitoramento, cuidados respiratórios e hemodinâmicos e atenção particular para temperatura corporal.

Manejo de síndrome coronariana aguda decorrente de intoxicação por cocaína não difere da recomendada para pacientes sem intoxicação (ver Capítulo 40, Cardiopatia Isquêmica). Autores contraindicam betabloqueadores em manejo de dor anginosa e infarto para evitar que o bloqueio beta exacerbe os efeitos decorrentes da estimulação alfa-adrenérgica. Recomendam seu emprego após a depuração de cocaína. Não há estudos comparativos nesta condição, e com bloqueadores seletivos de receptores beta-1 não há, praticamente, efeitos coronarianos.

Autores recomendam encarar agudas elevações de pressão arterial como emergências hipertensivas, recomendando pronto emprego de fentolamina, alfabloqueador não disponível no Brasil. Não há quaisquer estudos comparativos de manejo dessa situação. O manejo de emergências hipertensivas, recomendado no Capítulo 41, Hipertensão Arterial Sistêmica, pode ser aplicado à elevação aguda de pressão arterial por cocaína.

Arritmias cardíacas são poucas vezes graves e desaparecem com a depuração da droga. Cocaína tem propriedades antiarrítmicas, mas pode associar-se a infrequente desencadeamento de efeitos pró-arrítmicos graves.

Agitação e síndromes psicóticas devem ser manejadas com benzodiazepínicos e, eventualmente, antipsicóticos.

▪ Manejo do uso crônico de cocaína

Não há necessidade de desintoxicação, pois não ocorre dependência física grave. A própria abstinência da droga é suficiente, exceto em casos graves de agitação motora, quando se recomendam benzodiazepínicos ou antipsicóticos para obter sedação.

Para controle da dependência, é necessário romper os ciclos de uso recorrente, especialmente em indivíduos com transtornos decorrentes de perda de controle e disfunções sociais (Quadro 38.2).

Tratamento não medicamentoso

Intervenções psicossociais – suporte, entrevistas motivacionais, abordagens psicodinâmicas e terapias cognitivas e comportamentais – mostraram, no máximo, discretos efeitos na prevenção de recorrência de emprego da droga. Ademais, estudos incluídos em metanálise Cochrane,[72] de curta duração e alta heterogeneidade, impediram extrair efeitos sumarizados. Atualização dessa metanálise foi retirada por não atender a procedimentos Cochrane. Apoio por pares, similar à estratégia dos alcoólicos anônimos, existe para cocaína. A avaliação de sua efetividade é ainda mais difícil do que no programa inspirador.

Outras abordagens, como acupuntura e plantas medicinais, não têm evidência de eficácia. A escassez de estudos contemporâneos sobre abordagens não medicamentosas para transtornos associados à cocaína denota a frustração que cerca tais medidas.

Tratamento medicamentoso

Muitos medicamentos com potencial para diminuir transtornos associados a cocaína foram testados, por vezes em ensaios clínicos, com frustrantes resultados. Algumas metanálises mostram discretos benefícios avaliados por breve tempo, mas a qualidade dos estudos não sustenta a recomendação clínica dos medicamentos.

Mostraram-se resultados negativos ou inconsistentes com anticonvulsivantes,[73] antipsicóticos,[74] antidepressivos,[75] agonistas dopaminérgicos[76] e dissulfiram.[77]

Vários outros medicamentos foram avaliados, sem evidência de eficácia, como vigabatrina, gabapentina e modafinila. Topiramato mostrou discreta eficácia na prevenção de emprego de cocaína em ensaio clínico de qualidade moderada.[78]

▶ Anfetamina e derivados

Em antigas civilizações, drogas estimulantes foram utilizadas com finalidades religiosas e médicas, por exemplo, para amenizar dores físicas e mentais. Na China, em 5000 a.C., encontram-se relatos do uso de plantas como Ma-huang, cuja mastigação produzia efeitos estimulantes. Posteriormente, nela se descobriu efedrina.

No final do século 19, anfetaminas foram sintetizadas como parte de programa sistemático para manufaturar aminas alifáticas. A partir de 1933, descreveram-se os efeitos psicoativos de anfetaminas, em seguida surgindo os primeiros relatos sobre seu abuso. A partir dessa época, cresceu o comércio de anfetaminas, especialmente nos EUA. Em seguida, surgiram no mercado formulações inalantes recomendadas para rinite, coriza e congestão nasal. No final da década de 1930, já era bastante difundida a ideia do uso de anfetaminas para controle de obesidade, assim como para obter efeitos euforizantes e antidepressivos.

Postula-se que efeitos de anfetaminas e derivados decorram do aumento de concentração de catecolaminas em fendas sinápticas, por estímulo de sua liberação. Esse é o mecanismo de ação dos simpaticomiméticos indiretos, cujo protótipo é anfetamina.

Vários derivados foram desenvolvidos com intuito de explorar o efeito anorexígeno. Dextroanfetamina é mais potente que seu isômero óptico. Metanfetamina, femetrazina, metilfenidato e dietilpropiona produzem, em doses equipotentes, efeitos similares aos de anfetamina. Fenfluramina, fenilpropanolamina e mazindol são representantes com menores efeitos subjetivos, tendo, portanto, menor potencial de abuso.

Derivados da anfetamina são administrados por vias oral e intravenosa. Tolerância farmacodinâmica a efeitos euforizantes e cardiovasculares é bem mais acentuada com anfetamínicos. Alguns deles têm sido utilizados como anorexígenos (ver Capítulo 57, Obesidade e Sobrepeso) e no tratamento de narcolepsia. Esses agentes são tradicionalmente empregados como estimulantes por motoristas, estudantes e, principalmente, atletas (*doping*).

Síndrome de dependência de anfetaminas está bastante definida e não difere muito da de outros estimulantes, porém avaliação de medidas para seu manejo ainda é limitada. Drogas com maior meia-vida, como metilfenidato, têm menor chance de causar dependência, principalmente em formas de longa ação e sistemas de liberação entérica retardada.

Incidência de psicose tóxica, muitas vezes indistinguível de surto de esquizofrenia, é bem mais frequente com anfetamínicos. Também causam danos cerebrais, expressos por piora de desempenho cognitivo e comportamental, e problemas familiares, sociais e profissionais. As consequências de uso de anfetamínicos demonstram que preenchem facilmente critérios para caracterizar transtorno associado a seu emprego.

Revisões sistemáticas com metanálise não identificaram medidas eficazes para controle do uso de anfetamínicos. Nesse contexto, antiga metanálise de alguns ensaios clínicos não identificou eficácia consistente de nenhum medicamento (antidepressivos, principalmente).[79] Em 2014, atualização da mesma revisão foi retirada do sistema Cochrane.

Outra revisão[80] chegou à mesma conclusão, o mesmo acontecendo com metanálise de estudos que empregaram estimulantes para controle do uso de anfetaminas.[81]

Especialistas recomendam aplicar a anfetamínicos as abordagens empregadas para estimulantes em geral, como cocaína.[82] A limitação consiste em que não há praticamente qualquer abordagem terapêutica efetiva para transtornos associados a cocaína.

▶ Sedativos

Barbitúricos deixaram de ser utilizados com objetivos não médicos, sendo substituídos por benzodiazepinas. Há indivíduos que usam cronicamente hipnossedativos, por indicação médica ou automedicação, para tratamento de insônia e ansiedade, mesmo com discutível eficácia a longo prazo. Outros, entretanto, os empregam para obter efeitos farmacológicos gratificantes, em padrão de consumo abusivo ou compulsivo, característicos do transtorno. Em alguns, é difícil classificar o consumo, não se distinguindo uso terapêutico do não médico. Estatísticas também não diferenciam os dois tipos de emprego.

Efeitos indutores de reforço farmacológico são qualitativamente similares aos do álcool. Representantes mais lipofílicos, como diazepam e flurazepam, tendem a ser mais empregados, devido a mais rápido acesso ao SNC. No entanto, lorazepam e alprazolam, mais hidrofílicos, são também usados.

Tolerância farmacocinética e farmacodinâmica e indução de dependência psicológica e física podem ocorrer com barbitúricos e benzodiazepinas, sendo mais intensas com os primeiros. Benzodiazepinas, além de menor potencial de abuso, têm janela terapêutica maior. Entretanto, podem induzir quadro de dependência física mesmo com doses terapêuticas. Representantes com meia-vida mais longa tendem a provocar manifestações de retirada menos intensas e mais tardias. Detecção de síndrome de abstinência requer observação atenta, podendo ser necessária hospitalização. Pode haver abstinência até na substituição de benzodiazepínico de t1/2 curto por outro de t1/2 longo. Irritabilidade, transtornos do sono, ansiedade, tremores, convulsões e quadro similar a *delirium tremens* são suas características clínicas, proporcionais à quantidade utilizada do sedativo.

A eficácia de intervenções psicossociais para transtornos associados a benzodiazepinas foi avaliada por metanálise Cochrane de 25 estudos (n = 1.666).[83] Múltiplas intervenções foram testadas. Abordagem cognitivo-comportamental associada à redução progressiva do fármaco mostrou-se efetiva somente a curto prazo. Intervenções motivacionais foram ineficazes, restando discreto efeito a curto prazo de correspondências personalizadas do clínico, entrevistas estruturadas e terapias de relaxamento.

Tratamento farmacológico da dependência foi avaliado em metanálise Cochrane da década passada, não mais atualizada por falta de novos estudos relevantes.[84] Incluiu oito estudos, com 458 participantes. Demonstrou eficácia com suspensão lenta *versus* abrupta do fármaco. Como medicamento suplementar, sugeriu alguma utilidade de carbamazepina, o que requer, no entanto, estudos de melhor qualidade.

▶ Opioides

A prevalência de transtornos associados a opioides é menor do que a dos fármacos anteriormente apresentados. Ainda assim, pelas projeções do último levantamento nacional de álcool e drogas,[4] mais de 1 milhão de adultos haviam usado morfina ou heroína no ano anterior. Nos EUA, observou-se progressivo aumento do consumo nas últimas décadas, gerando ações de forte contenção do hábito, que aparentemente se traduziram por discreta redução de consumo e mortalidade.[85]

Mesmo sendo menos utilizados, opioides também se associam a transtornos de maior gravidade. Além dos critérios de perda de controle, disfunção social e uso de risco, comuns a outros agentes, destacam-se pela ocorrência de dependência e abstinência de grande magnitude.

Emprego não terapêutico de opioides é suprido por três formas distintas. Na primeira, usuários utilizam opioides provenientes de fontes institucionais. Muitos são profissionais de saúde que passaram a empregá-los cronicamente por motivos recreativos, tornando-se, então, fisicamente dependentes. Raros indivíduos que os usaram por motivos médicos desenvolvem esse padrão de emprego. Na segunda forma, a obtenção de opioides se faz por fornecimento a terceiros de medicamentos obtidos por prescrição. Na terceira modalidade, a droga é obtida em círculos ilícitos, em padrão de uso similar ao de outros fármacos empregados com fins não terapêuticos. Dependentes dos três grupos podem tentar obter parte de seu suprimento com traficantes ou em farmácias e hospitais, geralmente mediante falsificação de receitas ou simulação de doença.

Todos os opioides, incluindo os antagonistas parciais, têm potencial de abuso e dependência. Heroína não é comercializada como medicamento, sendo a mais utilizada pelos usuários supridos por traficantes. Morfina, meperidina, fentanila e codeína são os principais representantes utilizados no Brasil.

Efeitos farmacológicos

Esses fármacos atuam em receptores opioides endógenos. O reforço farmacológico consiste em acentuado prazer, descrito pelos usuários como similar a um orgasmo, com duração de 45 s (denominado *rush*, *kick* e *thrill*). Com a repetição da dose, o indivíduo parece sonhar, indiferente ao mundo exterior. Alguns usuários neófitos podem predominantemente apresentar efeitos desagradáveis, como náuseas e vômitos, desestimulando a repetição da experiência.

Opioides praticamente não produzem tolerância farmacocinética. Entretanto, são os fármacos de uso médico e não médico que mais induzem tolerância farmacodinâmica e dependência física, fenômenos intimamente correlacionados. Tolerância farmacodinâmica desenvolve-se para todos os efeitos, com exceção de constipação intestinal. Relata-se ser necessário empregar mais de 1 g de morfina para obter os efeitos euforizantes que ocorriam com 10 mg ou menos inicialmente. Síndrome de abstinência pode ser muito intensa. Oito a 12 h após a última dose ocorrem rinorreia, lacrimejamento, bocejos e sudorese, seguidos de sono agitado. As pupilas se dilatam, e há desassossego, arrepios, irritabilidade e tremor. Em 48 a 72 h, atinge-se o pico de efeitos, com anorexia, insônia, bocejos, espirros, lacrimejamento, coriza, náuseas, vômitos, diarreia, cólicas, aumento de pressão arterial e frequência cardíaca e acentuada atividade pilomotora. Esta produz arrepios que tornam a pele similar à de um peru, origem da expressão *cold turkey*. Há espasmos musculares abruptos que mimetizam o ato de chutar (daí procedendo a expressão "chutar o hábito"), dor muscular e óssea, ejaculação espontânea e orgasmo. A fase aguda de retirada tende a aliviar em 7 a 10 dias, mas algumas manifestações subclínicas podem persistir por longo tempo, como a hipossensibilidade ao CO_2. Desequilíbrio hidreletrolítico da fase aguda pode ameaçar a vida.

Farmacocinética e formas de emprego

Morfina e heroína são utilizadas por via intravenosa para obter os efeitos agudos descritos. Heroína é mais eficaz em produzi-los, pois sua maior lipossolubilidade propicia mais rápida penetração no SNC. É transformada em morfina pelo próprio tecido suscetível à ação farmacológica. Por via oral, a biodisponibilidade de morfina e heroína (desacetilada a morfina) é de 20 a 30%. Mesmo opioides com maior disponibilidade por essa via produzem efeitos menos intensos, assim como por via intramuscular.

Efeitos adversos e intoxicação

Não são diferentes dos descritos quando do emprego terapêutico. Impureza das soluções e compartilhamento de seringas por diferentes usuários adicionam risco de endocardite bacteriana, septicemia, embolia e transmissão de HIV e hepatite. Mortalidade é muito maior do que a de indivíduos de mesma idade sem problemas de uso não médico de opioides. Na busca desesperada pela substância, dependentes praticam atos criminosos com maior frequência e morrem mais comumente por violência. Isto não se deve ao fármaco, que tende a diminuir o comportamento agressivo, mas sim ao próprio meio do usuário e à necessidade de sustentação do caro hábito. Como há tolerância à depressão do centro respiratório, usuários crônicos podem utilizar grandes doses sem comprometê-lo. Mesmo assim, há risco de depressão respiratória frente a emprego inadvertido de dose excessiva. Se aquela ocorrer, evita-se antagonizá-la com naloxona, pois uso de antagonista opioide pode gerar síndrome de abstinência grave.

Manejo de transtornos associados a opioides

■ Síndrome de abstinência

Manejo de síndrome de retirada deve ser realizado em hospital, pelos riscos clínicos descritos anteriormente. Além de monitoramento e medidas de controle necessárias em pacientes criticamente enfermos, empregam-se medicamentos. Metadona é o fármaco de eleição, por promover reposição dos efeitos do opioide suspenso. Em termos práticos, readministra-se opioide para antagonizar a abstinência, mantendo-se a dependência física. A vantagem de metadona é sua longa meia-vida, permitindo que com a lenta redução de dose não se crie nova síndrome de abstinência. Vários medicamentos complementares podem ser usados: clonidina, para diminuir ansiedade, disforia e controlar elevação de pressão arterial e frequência cardíaca; diazepam para inquietação e insônia; e prometazina para náuseas e vômitos, entre outros. Buprenorfina, agonista opioide parcial, não deve ser empregada, pois pode aumentar manifestações de retirada em pacientes ainda intoxicados pelo opioide. Além disso, ainda não há doses padronizadas para manejo de síndrome de abstinência instalada. A literatura indica consensualmente as medidas descritas, sem referir ensaios clínicos comparativos com alternativas terapêuticas.

Se a síndrome de abstinência for desencadeada pelo uso de antagonistas, não se pode empregar metadona, pois não teria atividade. Nesse caso, recomendam-se as demais medidas.

■ Desintoxicação

Antes de iniciar medidas de controle do uso crônico de opioides, são necessárias medidas de desintoxicação, para prevenir a ocorrência de síndrome de abstinência. Diferentemente do manuseio da síndrome instalada, pode-se empregar o agonista parcial buprenorfina ou metadona, como terapias substitutivas para posterior retirada progressiva. A faixa de meia-vida de metadona é muito ampla (entre 0,5 e 7 dias), além de exibir resposta farmacodinâmica variável. Por isso requer titulação fina de doses, para evitar intoxicação ou abstinência ao opioide. Agonistas alfa-adrenérgicos antagonizam manifestações de retirada.

Revisão sistemática Cochrane[86] de 26 ensaios clínicos randomizados demonstrou não haver diferença estatisticamente significativa entre regimes de tratamento baseados em agonistas alfa-adrenérgicos (clonidina, lofexidina, guanfacina, tizanidina) e redução progressiva de doses de metadona durante 10 dias. Adesão a tratamento com metadona foi superior, provavelmente por menor incidência de efeitos adversos, particularmente hipotensão arterial.

Em outra revisão sistemática Cochrane[87] de 22 estudos (n = 1.736), buprenorfina mostrou-se mais eficaz do que clonidina e lofexidina. Em relação à metadona, apresentou mais rápida resolução de sintomas de abstinência e mais altas taxas de desaparecimento da síndrome. A qualidade dos estudos revisados, entretanto, impede que se tomem essas evidências como definitivas.

Independentemente da opção, é necessário acompanhar cuidadosamente o manejo da retirada, utilizando escalas de manifestações de abstinência e monitoramento de efeitos adversos (delírio, miocardiopatia de estresse e suicídio).

■ Controle da dependência a opioides

Intervenções psicossociais são recomendadas por autores e diretrizes para o controle de dependência a opioides. Só são, entretanto, empregadas como coadjuvantes do tratamento farmacológico. Revisão sistemática Cochrane[87] analisou 11 ensaios clínicos que compararam alguma intervenção psicossocial associada à farmacológica com estratégia farmacológica isolada. O tratamento associado reduziu taxa de recaídas e uso de opioides durante o tratamento e melhorou abstinência e adesão durante o seguimento. Pequeno número de estudos e heterogeneidade de achados diminuem a confiabilidade nos resultados, o que não impede a recomendação de que intervenções psicossociais acompanhem o manejo farmacológico.

O manejo farmacológico, necessário para desintoxicação, diminui a recorrência. É principalmente feito com agonistas opioides, metadona e buprenorfina, que mantém a dependência, mas evitam os quadros comportamentais envolvidos com o suprimento do opioide. Há muitos anos metadona é o tratamento padrão, e buprenorfina também se mostrou superior a placebo. Revisão[89] de 31 ensaios clínicos (n = 5.430) que compararam buprenorfina a placebo ou metadona demonstrou superioridade de buprenorfina sobre placebo, mas foi inferior a metadona quanto à proporção de pacientes que permanecem abstinentes em esquemas de doses flexíveis (esquema preferível) ou baixas. Os dois medicamentos equivaleram-se quanto à prevenção do uso ilícito. Efeitos adversos foram similares entre eles, com exceção de maior sonolência com metadona.

Naltrexona, antagonista competitivo sem atividade agonista parcial, explora outra abordagem farmacológica, a de abolir os efeitos dos opioides. Se o indivíduo estiver em uso de opioides, naltrexona desencadeia manifestações de abstinência. Assim, é necessário que o paciente tenha plena desintoxicação e motivação para não recorrer ao emprego. Naltrexona não foi superior a placebo ou não tratamento em 13 estudos (n = 1.158) incluídos em revisão Cochrane.[90]

Em estudos isolados, foi equivalente a buprenorfina e benzodiazepínicos.

Ensaio clínico[91] de complexa estratégia comparou formulação de depósito de naltrexona (uma injeção mensal) a manejo padrão em criminosos. Durante as 24 semanas do estudo, houve menor recaída entre os tratados (RR = 0,43; IC95%: 0,28 a 0,65), além de outros efeitos positivos. Um ano após a suspensão do estudo, a proporção de participantes com testes de urina negativos para opioides foi similar nos dois grupos (em torno de 50%).

▶ Solventes e outros fármacos inalatórios

Caracterização do problema

No segundo levantamento nacional de álcool e drogas,[4] o uso de solventes no último ano foi referido por 1,2% dos adolescentes entrevistados (projetando-se 171.911 usuários no Brasil) e 0,5% dos adultos (projetando-se 614.861 usuários no Brasil). Essas são estimativas subestimadas, pois a amostragem foi domiciliar. Em levantamento mais antigo, 16% dos meninos e adolescentes de rua referiram uso diário.[92]

Exemplos de solventes e fármacos inalatórios são "loló", nome genérico dado à mistura de vários solventes (tolueno, clorofórmio e éter), esmalte, cola (de sapateiro, tipicamente), acetona e lança-perfume (éter). Anestésicos voláteis, gasolina, aditivos, aerossóis, tintas e removedores são outros produtos indutores de uso recreativo. Esses compostos liberam grande quantidade de hidrocarbonetos alifáticos e aromáticos, alguns deles halogenados. Benzeno, tolueno, xilol, n-hexano, acetato de etila, estireno, naftaleno, tricloroetano, entre outros, são exemplos desses solventes. Tolueno e acetato de etila são os componentes mais comuns das colas brasileiras.

Éter e óxido nitroso são anestésicos gerais utilizados com propósitos não médicos. O primeiro já não é mais usado como anestésico, mas tem uso difundido para obter efeitos euforizantes. Óxido nitroso é utilizado por médicos e outros profissionais de saúde que a ele têm acesso em hospitais. Há referência na literatura a seu uso em pequenas embalagens liberadoras do gás. Nitritos (de amila, principalmente) são congêneres de nitratos e foram também utilizados no tratamento da angina. Eram liberados pelo estouro de pequenas ampolas (*poppers*) e também utilizados com objetivos não médicos. Os efeitos centrais não eram reforçadores, até pelo contrário, mas seu efeito vasodilatador propiciava maior desempenho sexual. Foram, curiosamente, identificados como causa da AIDS no início da epidemia, devido ao largo emprego por homossexuais. Foram proibidos nos EUA e não estão disponíveis no Brasil.

Efeitos farmacológicos

Todos esses fármacos são depressores diretos do SNC, atuando por mecanismos não totalmente elucidados. Acredita-se que sistemas gabaérgico e glutamatérgico estejam envolvidos. Óxido nitroso exerce seu efeito por meio de dilatação dos vasos sanguíneos. Reforço farmacológico predomina na fase de bloqueio de circuitos inibitórios, tal como ocorre com álcool e sedativos. Inicialmente há euforia, desinibição, excitação, zumbidos, ataxia, risos imotivados e fala pastosa. Com aumento da dose aparece depressão do SNC, manifesta por confusão mental e desorientação, podendo ocorrer alucinações auditivas e visuais. Diplopia, nistagmo, reflexos deprimidos e fraqueza muscular também são manifestações comuns. Diminuição da consciência, convulsões, coma e morte podem ocorrer em intoxicações mais graves.

Solventes não induzem tolerância farmacocinética e dependência física e provocam pequeno grau de tolerância farmacodinâmica. Indução de dependência psicológica é apontada como moderada ou inexistente.

Há poucos estudos de toxicidade crônica de solventes voláteis e éter em indivíduos que os usam com propósitos não médicos. As informações disponíveis procedem de observações relacionadas à exposição crônica desses produtos em indústrias. Os efeitos variam bastante de acordo com a substância inalada. Uso de tolueno associa-se a danos cerebrais (atrofia cerebral, prejuízo cognitivo, alteração de coordenação, equilíbrio, audição e visão), danos hepáticos e renais. Já benzeno pode ocasionar lesão em medula óssea, prejuízo em função imunológica e aumento em risco de leucemia. Outros efeitos associados com inalantes são neuropatia periférica, morte súbita durante a inalação (*sudden sniffing death*), complicações cardíacas e infertilidade.

Farmacocinética

Solventes e anestésicos voláteis são absorvidos em forma gasosa pela superfície alveolar, à semelhança dos anestésicos gerais voláteis. Têm alta afinidade pela fase lipídica da membrana celular, sítio da ação farmacológica. A excreção se dá também por via respiratória.

■ Medidas de controle de transtornos associados a solventes e outros fármacos inalatórios

O manejo de intoxicações segue as recomendações universais para esses quadros. Dada sua condição gasosa, são também rapidamente depurados pelos pulmões, a partir da interrupção da administração. Nitritos podem gerar meta-hemoglobinemia, tratável com azul de metileno. Antídotos para chumbo são necessários para intoxicação por gasolina.

Não se identificaram ensaios clínicos randomizados ou revisões sistemáticas descrevendo intervenções para tratamento de usuários crônicos de solventes e inalatórios, cabendo empregar medidas preventivas e terapêuticas psicossociais.

▶ Outros fármacos

Psicodélicos

Estes fármacos se caracterizam por distorcer processos mentais, de forma diversa de estimulação e alucinações produzidas por outros fármacos. São também chamados de alucinógenos e psicotomiméticos. Alguns deles, como MMDA (3,4-metilenodioximetanfetamina – *ecstasy*), não são psicodélicos puros, pois também causam efeitos estimulantes. Fenciclidina é classificada como psicodélico por alguns autores, mas não produz efeitos característicos desse grupo. Uso de plantas com propriedades psicotomiméticas é tão antigo quanto a história da humanidade. Na década de 1960, houve surto de emprego, constituindo-se em uma das marcas da revolução de costumes então vivida. Inúmeros princípios ativos podem ser identificados em diferentes espécies, tais como muscarina (parassimpaticomimético), atropina e outros anticolinérgicos, mescalina, psilocibina e amatoxinas, de alta toxicidade. Os efeitos percebidos pelos usuários podem ser provocados tanto pelos psicodélicos, quanto pelos parassimpaticolíticos. Intoxicações exógenas induzidas por ingestão de cogumelos podem ocorrer, destacando-se efeitos adversos produzidos por anticolinérgicos.

A gratificação farmacológica é representada pela indução de "estado psicodélico" que consiste em marcada exacerbação sensorial. O indivíduo se sente como expectador de suas próprias emoções e pensamentos e percebe a realidade como agradável e harmoniosa. Usuários informam que o processo mental vivido não encontra paralelo no estado consciente, por isso esses fármacos são também denominados de "expansores da mente". Perda de limites dos objetos, euforia e francas alucinações podem ocorrer. Afirma-se ser possível "ver" o som e "ouvir" as cores. O tempo parece passar mais lentamente. A sequência de sensações é denominada "viagem". Essa não é sempre agradável, podendo predominar sensações indesejáveis, como fraqueza, tontura, náuseas, parestesias, depressão e pânico.

LSD (ácido lisérgico dietilamida) é um dos fármacos mais potentes, considerando-se todos os grupos farmacológicos conhecidos. Ingestão de somente 0,5 a 2 microgramas por quilograma de peso corporal já pode induzir os efeitos descritos. Esses aumentam de intensidade até doses de 16 microgramas/kg. Apesar de a meia-vida do LSD ser de somente 3 h, a "viagem" dura 12 h em média. Outros representantes são acentuadamente menos potentes que LSD e também menos eficazes em produzir o estado psicodélico completo. Alguns são usados por vias diversas da oral, como o DMT (dimetiltriptamina) que é injetado, fumado e aspirado. Duração de efeitos também é menor com outros psicodélicos.

Há moderada tolerância farmacodinâmica aos efeitos de LSD e congêneres. Não ocorre síndrome de abstinência na retirada. Dependência psicológica é leve ou moderada, mas a maior parte dos indivíduos é capaz de suspender o uso sem apresentar comportamento compulsivo. Não estão descritos acidentes fatais diretamente produzidos pelos efeitos psicodélicos. Risco à vida pode advir da ocorrência de "má viagem", na qual depressão e pânico se associam às alterações sensoriais. Quadros psicóticos, paranoides e depressivos são vistos no uso crônico de LSD, mas não se estabeleceu se há relação causal ou se sua ocorrência é exclusiva em indivíduos naturalmente predispostos. Após repetido emprego, reaparecem sensações visuais similares às obtidas durante uso corrente, mesmo na ausência do fármaco (*flashbacks*). Esses episódios são desagradáveis, podem persistir por anos e constituem distúrbio de percepção aparentemente permanente com pseudoalucinações, perturbação de campos visuais periféricos e *flash* de cores.

Ecstasy (MMDA, 3,4-metilenodioximetanfetamina)

É fenetilamina (derivado de anfetamina) caracterizada por combinação de efeitos psicoestimulantes e alucinógenos. Uso de *ecstasy* aumentou muito na última década, particularmente associado à cultura das festas *rave*. Um comprimido geralmente contém 50 a 150 mg de MDMA. Todavia, devido à sua produção ilegal, inúmeras substâncias são encontradas junto com MDMA, como anfetamina, LSD, opioides, quetamina, atropina, cafeína, efedrina, entre outras.

Efeitos agudos e dependentes de dose incluem euforia, aumento de autoestima, libido, energia, loquacidade, taquicardia, pressão arterial, náuseas, trismo e bruxismo e sensação de proximidade e confiança em relação às outras pessoas. Efeitos tardios (1 a 2 dias após uso) englobam depressão, ansiedade, dores musculares e dificuldade de concentração. Com uso repetido, efeitos tardios aumentam, e efeitos positivos agudos diminuem. Efeitos iniciam em cerca de 20 min e duram de 4 a 6 h. Desenvolve-se tolerância rapidamente, o que impede uso compulsivo e dependência. Mortes associadas a consumo de *ecstasy* devem-se a elevação de temperatura corporal e suas complicações.

Efeitos do uso crônico são difíceis de estabelecer, pois os usuários geralmente consomem outras drogas. Além disso, presença de outras substâncias nos comprimidos de *ecstasy* e quantidade variável da droga em cada comprimido também confundem a avaliação. Contudo, em revisão sistemática[93] sobre o tema, aponta-se ocorrência de déficits neurocognitivos com uso recreativo crônico, especialmente de memória, atenção e função executiva.

Fenciclidina

Fenciclidina (*angel dust* – pó de anjo) foi introduzida como anestésico geral injetável em 1963 nos EUA, sendo retirada 2 anos após, por induzir marcado delírio; ainda é utilizada em alguns países como anestésico veterinário. Quetamina é análogo de fenciclidina, ainda utilizada como anestésico em humanos, pois induz menos depressão respiratória do que outros anestésicos. Quetamina é considerada uma *clubber drug*, como *ecstasy* e GHB, devido ao consumo estar associado a festas. Fenciclidina tem ação prolongada, sendo utilizada por vias intravenosa, nasal e respiratória. Apresenta alto efeito reforçador e é bastante potente por qualquer via. Sintomas comuns de intoxicação são nistagmo, hipertensão, taquicardia, ataxia, disartria, rigidez muscular, convulsões e hiperacusia. Com aumento de doses, podem ocorrer alucinações, comportamentos agressivos, surtos psicóticos, catatonia e arritmias, podendo chegar a anestesia, coma e morte. Produz algum grau de tolerância farmacodinâmica, mas não ocorre síndrome de retirada.

Só há relatos de casos e artigos de opinião descrevendo medidas de prevenção de uso, manejo de intoxicação e uso compulsivo dos fármacos antes considerados. Intervenções psicossociais e medidas de manejo geral recomendadas para fármacos de uso não médico são indicadas, não havendo evidência de que alguma intervenção farmacológica seja útil.

Sumário da seleção de abordagens empregadas em transtornos associados a fármacos de uso não médico.			
Intervenções	Grau de recomendação	Nível de evidência	Comentários
▪ **Prevenção de transtornos associados a fármacos em geral**			
Currículos escolares orientados à prevenção	IIb	B	Os estudos disponíveis não cobrem todas as abordagens disponíveis, mas são negativos
Intervenções psicossociais*	IIb	B	Os estudos disponíveis não cobrem todas as abordagens disponíveis e foram feitos em países desenvolvidos, mas são negativos
Programas de liderança por pares	IIb	B	Essa abordagem mostrou-se superior às anteriores
▪ **Álcool**			
Intoxicação aguda			
Intoxicação leve a moderada	IIa	C	Não há evidência de que glicose ou outras intervenções tenham qualquer efeito. Observação e espera da depuração
Intoxicação grave	IIa	C	Cuidados com depressão respiratória, aspiração de vômitos e hipoglicemia; antipsicóticos para agitação psicomotora intensa; monitoramento intensivo
Síndrome de abstinência			
Benzodiazepínicos	IIa	B	Esquemas de administração orientados pela presença de sintomas podem reduzir o tempo de internação; diazepam e clordiazepóxido detêm tradição preferencial de emprego
Clonidina ou betabloqueadores	IIb	B	Sem estudos comparativos de qualidade
Sulfato de magnésio	III	B	Estudos de baixa qualidade inconclusivos

(continua)

Sumário da seleção de abordagens empregadas em transtornos associados a fármacos de uso não médico. (*continuação*)			
Intervenções	**Grau de recomendação**	**Nível de evidência**	**Comentários**
Transtornos crônicos – abordagens não medicamentosas			
Alcoólicos anônimos	IIa	B	Pode ser mais eficaz em pacientes sem experiência prévia com o método
Intervenções breves	IIb	B	Evidências ainda inconclusivas, mas abordagem isenta de riscos
Intervenções sociais	IIb	B	Múltiplas abordagens testadas, ainda sem evidência consistente de efetividade
Entrevistas motivacionais	IIb	B	Baixa qualidade dos estudos e ausência de evidência consistente
Psicoterapia (com diferentes técnicas)	IIb	B	Estudos de baixa qualidade geralmente associados a manejo farmacológico
Intervenção via internet	IIb	B	Talvez com algum efeito na prevenção de *binge drinking*, visto em estudos de baixa qualidade
Redução ou banimento de propaganda	IIb	C	Conduta universal contemporânea, com eficácia não avaliada por estudos de qualidade
Transtornos crônicos – abordagens medicamentosas			
Dissulfiram	IIa	B	Eficácia superior a placebo, naltrexona e acamprosato
Naltrexona	IIb	B	Pequena magnitude de efeito
Acamprosato	IIb	B	Pequena magnitude de efeito; associação com naltrexona não aumentou a eficácia
Anticonvulsivantes	III	B	Pequena magnitude de efeito. Não devem ser recomendados neste contexto
▪ Tabaco			
Abordagens não medicamentosas			
Políticas de restrição ao tabagismo	IIa	C	Evidências de comparações ecológicas
Intervenções comportamentais	IIb	B	Discreto efeito de algumas para prevenir início do hábito em adolescentes, mas com perda de efeito em 1 ano
Aconselhamento médico	IIa	A	Discreta magnitude de benefício
Aconselhamento comportamental individual	IIa	B	Dado por profissionais não envolvidos diretamente no atendimento dos pacientes, com discreta eficácia
Intervenções comportamentais para prevenir recaída	IIb	B	Discutível eficácia
Entrevistas motivacionais	IIb	B	Discreta eficácia
Aconselhamento telefônico	IIa	A	Com disponibilidade para orientação inicial e posterior seguimento proativo
Mensagens de texto	IIa	A	Especialmente se acompanhados de avaliação bioquímica de abstinência
Sites de apoio na internet	IIb	C	Difícil avaliação de eficácia
Hipnose e acupuntura	IIb	B	Discreto benefício, mas com baixa qualidade dos estudos
Abordagens medicamentosas			
Reposição de nicotina	I	A	Maior efeito com pastilhas, inaladores e *spray* nasal; benefício absoluto variável, com NNT de 11 e 56, respectivamente, em indivíduos com maior e menor disposição para cessar tabagismo
Vareniclina	I	A	Superior a nicotina e bupropiona; segurança neuropsiquiátrica demonstrada; aguarda-se estudo de segurança cardiovascular
Bupropiona	I	A	Efeito inferior ao de vareniclina
Outros antidepressivos	IIa	B	Eficácia demonstrada com nortriptilina e sertralina associada a buspirona
▪ Maconha			
Prevenção			
Liberação legal	III	C	Há evidência de que aumente discretamente o consumo; aguardam-se avaliações sobre repercussões sociais e individuais
Programas psicossociais	IIa	B	Discreto, mas consistente, efeito
Intervenções comportamentais em atenção básica	IIb	B	Poucos estudos de baixa qualidade
Tratamento			
Intervenções psicossociais*	IIa	B	Discreto benefício absoluto

(*continua*)

Sumário da seleção de abordagens empregadas em transtornos associados a fármacos de uso não médico. (*continuação*)			
Intervenções	Grau de recomendação	Nível de evidência	Comentários
■ **Cocaína**			
Intoxicação aguda			
Manejo de geral de pacientes críticos	I	C	Medidas gerais e monitoramento sistêmico equivalente ao da síndrome resultante de doença arterial coronariana
Manejo de síndrome coronariana aguda	I	C	Recomenda-se não empregar betabloqueadores pelo risco de aumentarem vasoconstrição
Manejo de elevação de pressão arterial	IIb	C	Abordagem similar ao controle de emergência hipertensiva de outras etiologias
Manejo de agitação e surto psicótico	IIa	C	Com benzodiazepínicos ou antipsicóticos
Tratamento não medicamentoso			
Intervenções psicossociais*	IIb	B	Múltiplas intervenções testadas, com insuficiente eficácia e baixa qualidade dos estudos
Tratamento medicamentoso			
Anticonvulsivantes	III	A	Estudos com resultados negativos ou inconsistentes
Antipsicóticos	III	A	Estudos com resultados negativos ou inconsistentes
Agonistas dopaminérgicos	III	A	Estudos com resultados negativos ou inconsistentes
Dissulfiram	III	A	Estudos com resultados negativos ou inconsistentes
Vigabatrina, gabapentina, modafinila	III	B	Sem evidência de eficácia
Topiramato	IIb	B	Discreta eficácia demonstrada em ensaio clínico único
■ **Anfetamina e derivados**			
Antidepressivos	III	B	Sem evidência de eficácia
Estimulantes	III	B	Sem evidência de eficácia
■ **Sedativos**			
Terapia cognitivo-comportamental associada a redução progressiva de dose	IIb	B	Eficácia a curto prazo
Intervenções motivacionais	III	B	Sem evidência de eficácia
Correspondência personalizada, entrevista estruturada e terapias de relaxamento	IIb	B	Eficácia discreta a curto prazo
■ **Opioides**			
Síndrome de abstinência			
Metadona	IIa	C	Menor chance de abstinência com redução lenta de doses de metadona
Clonidina	IIa	C	Diminui ansiedade e disforia e controla pressão arterial e frequência cardíaca
Desintoxicação			
Metadona	IIa	B	Terapia substitutiva para posterior retirada progressiva
Clonidina	IIa	B	Eficácia similar à de metadona, porém mais efeitos adversos
Buprenorfina	IIa	B	Possivelmente superior a metadona e clonidina
Controle de dependência			
Metadona	I	A	Superior a buprenorfina
Buprenorfina	IIa	A	Superior a placebo
Naltrexona	IIb	B	Abolição de efeitos opioides. Recomendada após plena desintoxicação; equivalente a buprenorfina
■ **Solventes e outros fármacos inalatórios**			
Intervenções psicossociais* e medidas preventivas	IIb	C	Sem eficácia comprovada
■ **Outros fármacos associados a transtornos**			
Intervenções psicossociais*	IIb	C	Sem eficácia comprovada

*Intervenções psicossociais incluem múltiplas abordagens não medicamentosas: educação, técnicas motivacionais, intervenções breves, terapias cognitivo-comportamentais, outras abordagens psicológicas e uso de mídia eletrônica, entre outras.

Referências bibliográficas

1. American Psychiatric Association. *Diagnostic and Statistical Manual of Mental Disorders*. Fifth Edition (DSM-5). Arlington, VA: American Psychiatric Association; 2013.
2. World Health Organizaton. Projections of mortality and causes of death, 2015 and 2030. Disponível em: www.who.int/healthinfo/global_burden_disease/projections/en [Acesso em 14/06/2016].
3. World Health Organization. Management of substance abuse. Disponível em http://www.who.int/substance_abuse/facts/alcohol/en [Acesso em 14/06/2016]
4. II Levantamento Nacional de Álcool e Drogas (LENAD) – 2012. Ronaldo Laranjeira et al. (Supervisão) São Paulo: Instituto Nacional de Ciência e Tecnologia para Políticas Públicas de Álcool e Outras Drogas (INPAD), UNIFESP. 2014.
5. Hall W, Lynskey M. Evaluating the public health impacts of legalizing recreational cannabis use in the USA. *Addiction*. 2016; 111(10):1764-1773.
6. Flynn AB, Falco M, Hocini S. Independent Evaluation of middle school-based drug prevention curricula: a systematic review. *JAMA Pediatr*. 2015; 169 (11):1046-1052.
7. Gates S, McCambridge J, Smith LA, Foxcroft DR. Interventions for prevention of drug use by young people delivered in non-school settings. *Cochrane Database Syst Rev*. 2006 Jan 25:(1): CD005030.
8. Georgie JM, Sean H, Deborah MC, Matthew H, Rona C. Peer-led interventions to prevent tobacco, alcohol and/or drug use among young people aged 11-21 years: a systematic review and meta-analysis. *Addiction*. 2016; 111(3): 391-407.
9. Centro de Informações sobre Saúde e Álcool (CISA). Definição de dose padrão. Disponível em: http://www.cisa.org.br/artigo/4503/definicao-dose-padrao.php [Acesso em 04/07/2016].
10. Fernández-Solà J. Cardiovascular risks and benefits of moderate and heavy alcohol consumption. *Nat Rev Cardiol*. 2015; 12(10):576-587.
11. Fuchs FD, Chambless LE. Is the cardioprotective effect of alcohol real? *Alcohol*. 2007; 41: 399-402.
12. Fuchs FD, Chambless LE, Whelton PK, Nieto FJ, Heiss G. Alcohol consumption and the incidence of hypertension: The Atherosclerosis Risk in Communities Study. *Hypertension*. 2001; 37(5): 1242-1250.
13. Kodama S, Saito K, Tanaka S, Horikawa C, Saito A, Heianza Y et al. Alcohol consumption and risk of atrial fibrillation: a meta-analysis. *J Am Coll Cardiol*. 2011; 57(4):427-436.
14. George A, Figueredo VM. Alcoholic cardiomyopathy: a review. *J Card Fail*. 2011; 17 (10): 844-849.
15. Laonigro I, Correale M, Di Biase M, Altomare E. Alcohol abuse and heart failure. *Eur J Heart Fail*. 2009; 11: 453-462.
16. Hillbom M, Saloheimo P, Juvela S. Alcohol consumption, blood pressure, and the risk of stroke. *Curr Hypertens Rep*. 2011; 13 (3): 208-213.
17. Jung S, Wang M, Anderson K, Baglietto L, Bergkvist L, Bernstein L et al. Alcohol consumption and breast cancer risk by estrogen receptor status: in a pooled analysis of 20 studies. *Int J Epidemiol*. 2015 Aug 28. pii: dyv156. [Epub ahead of print]
18. Jin M, Cai S, Guo J, Zhu Y, Li M, Yu Y, Zhang S, Chen K. Alcohol drinking and all cancer mortality: a meta-analysis. *Ann Oncol*. 2013; 24 (3): 807-816.
19. Amato L, Minozzi S, Davoli M. Efficacy and safety of pharmacological interventions for the treatment of the Alcohol Withdrawal Syndrome. *Cochrane Database Syst Rev*. 2011 Jun 15; (6): CD008537.
20. Müller UJ, Schuermann F, Dobrowolny H, Frodl T, Bogerts B, Mohr S, Steiner J. Assessment of pharmacological treatment quality: comparison of symptom-triggered vs. fixed-schedule alcohol withdrawal in clinical practice. *Pharmacopsychiatry*. 2016; 49(5):199-203.
21. Mirijello A, D'Angelo C, Ferrulli A, Vassallo G, Antonelli M, Caputo F et al. Identification and management of alcohol withdrawal syndrome. *Drugs*. 2015;75(4):353-365.
22. Sarai M, Tejani AM, Chan AH, Kuo IF, Li J. Magnesium for alcohol withdrawal. *Cochrane Database Syst Rev*. 2013 Jun 5; (6): CD008358.
23. Humphreys K, Blodgett JC, Wagner TH. Estimating the efficacy of Alcoholics Anonymous without self-selection bias: an instrumental variables re-analysis of randomized clinical trials. *Alcohol Clin Exp Res*. 2014; 38(11):2688-2694.
24. Carney T, Myers BJ, Louw J, Okwundu CI. Brief school-based interventions and behavioural outcomes for substance-using adolescents. *Cochrane Database Syst Rev*. 2016 Jan 20; (1): CD008969.
25. Foxcroft DR, Moreira MT, Almeida Santimano NM, Smith LA. Social norms information for alcohol misuse in university and college students. *Cochrane Database Syst Rev*. 2015 Dec 29; (12):CD006748.
26. Foxcroft DR, Coombes L, Wood S, Allen D, Almeida Santimano NM. Motivational interviewing for alcohol misuse in young adults. *Cochrane Database Syst Rev*. 2014 Aug 21; (8):CD007025.
27. Klimas J, Tobin H, Field CA, O'Gorman CS, Glynn LG, Keenan E et al. Psychosocial interventions to reduce alcohol consumption in concurrent problem alcohol and illicit drug users. *Cochrane Database Syst Rev*. 2014 Dec 3; (12):CD009269.
28. Berner MM, Wahl S, Brueck R, Frick K, Smolka R, Haug M et al. The place of additional individual psychotherapy in the treatment of alcoholism: a randomized controlled study in nonresponders to anticraving medication-results of the PREDICT study. *Alcohol Clin Exp Res* 2014; 38 (4):1118-1125.
29. Bhochhibhoya A, Hayes L, Branscum P, Taylor L. The use of the internet for prevention of binge drinking among the college population: a systematic review of evidence. *Alcohol Alcohol*. 2015; 50 (5):526-535.
30. Siegfried N, Pienaar DC, Ataguba JE, Volmink J, Kredo T, Jere M et al. Restricting or banning alcohol advertising to reduce alcohol consumption in adults and adolescents. *Cochrane Database Syst Rev*. 2014 Nov 4;(11):CD010704.
31. Skinner MD, Lahmek P, Pham H, Aubin HJ. Disulfiram efficacy in the treatment of alcohol dependence: a meta-analysis. *PLoS One*. 2014; 9 (2):e87366.
32. Laaksonen E, Koski-Jännes A, Salaspuro M, Ahtinen H, Alho H. A randomized, multicentre, open-label, comparative trial of disulfiram, naltrexone and acamprosate in the treatment of alcohol dependence. *Alcohol Alcohol*. 2008; 43 (1):53-61.
33. Srisurapanont M, Jarusuraisin N. Opioid antagonists for alcohol dependence. *Cochrane Database Syst Rev*. 2010; (12): CD001867.
34. Rösner S, Hackl-Herrwerth A, Leucht S, Lehert P, Vecchi S, Soyka M. Acamprosate for alcohol dependence. *Cochrane Database Syst Rev*. 2010; Sep 8; (9):CD004332.
35. Anton RF, O'Malley SS, Ciraulo DA, Cisler RA, Couper D, Donovan DM et al.; COMBINE Study Research Group. Combined pharmacotherapies and behavioral interventions for alcohol dependence: the COMBINE study: a randomized controlled trial. *JAMA*. 2006; 295 (17):2003.
36. Pani PP, Trogu E, Pacini M, Maremmani I. Anticonvulsants for alcohol dependence. *Cochrane Database Syst Rev*. 2014 Feb 13; (2):CD008544.
37. Doll R, Hill AB. Smoking and carcinoma of the lung; preliminary report. *Br Med J*. 1950; 2(4682):739-748.
38. National Center for Chronic Disease Prevention and Health Promotion (US) Office on Smoking and Health. The health consequences of smoking–50 years of progress: a report of the Surgeon General. Atlanta (GA): Centers for Disease Control and Prevention (US); 2014.
39. Levy D, de Almeida LM, Szklo A. The Brazil SimSmoke policy simulation model: the effect of strong tobacco control policies on smoking prevalence and smoking-attributable deaths in a middle income nation. *PLoS Med*. 2012; 9(11):e1001336.
40. Moreira LB, Fuchs FD, Moraes RS, Bredemeier M, Cardozo S. Prevalence of smoking and associated factors in a metropolitan area in the southern region of Brazil. *Rev Saúde Pública*. 1995; 29(1):46-51.
41. Brasil. Ministério da Saúde. Secretaria de Vigilância em Saúde. Departamento de Vigilância de Doenças e Agravos não Transmissíveis e Promoção da Saúde. Vigitel Brasil 2014: Vigilância de fatores de risco e proteção para doenças crônicas por inquérito telefônico. Brasília, DF: Ministério da Saúde, 2015. 152 p.
42. Farrelly MC, Loomis BR, Han B, Gfroerer J, Kuiper N, Couzens GL et al. A comprehensive examination of the influence of state tobacco control programs and policies on youth smoking. *Am J Public Health*. 2013; 103 (3): 549-555.
43. Song AV, Dutra LM, Neilands TB, Glantz SA. Association of smoke-free laws with lower percentages of new and current smokers among adolescents and young adults: an 11-year longitudinal study. *JAMA Pediatr*. 2015; 169 (9): e152285.
44. Peterson AV Jr., Marek PM, Kealey KA, Bricker JB, Ludman EJ, Heffner JL Does effectiveness of adolescent smoking-cessation intervention endure into young adulthood? 7-year follow-up results from a group-randomized trial. *PLoS One*. 2016; 11(2): e0146459.
45. Stead LF, Buitrago D, Preciado N, Sanchez G, Hartmann-Boyce J, Lancaster T. Physician advice for smoking cessation. *Cochrane Database Syst Rev*. 2013 May 31; (5): CD000165.
46. Lancaster T, Stead LF. Individual behavioural counselling for smoking cessation. *Cochrane Database Syst Rev*. 2005 Apr 18; (2): CD001292.
47. Hajek P, Stead LF, West R, Jarvis M, Hartmann-Boyce J, Lancaster T. Relapse prevention interventions for smoking cessation. *Cochrane Database Syst Rev*. 2013 Aug 20; (8):CD003999.

48. Lindson-Hawley N, Thompson TP, Begh R. Motivational interviewing for smoking cessation. *Cochrane Database Syst Rev.* 2015; Mar 2; (3): CD006936.
49. Stead LF, Hartmann-Boyce J, Perera R, Lancaster T. Telephone counselling for smoking cessation. *Cochrane Database Syst Rev.* 2013 Aug 12; (8): CD002850.
50. Whittaker R, McRobbie H, Bullen C, Rodgers A, Gu Y. Mobile phone-based interventions for smoking cessation. *Cochrane Database Syst Rev.* 2016 Apr; 4: CD006611.
51. Tahiri M, Mottillo S, Joseph L, Pilote L, Eisenberg MJ. Alternative smoking cessation aids: a meta-analysis of randomized controlled trials. *Am J Med.* 2012; 125 (6): 576-584.
52. Stead LF, Perera R, Bullen C, Mant D, Hartmann-Boyce J, Cahill K, Lancaster T. Nicotine replacement therapy for smoking cessation. *Cochrane Database Syst Rev.* 2012 Nov 14; 11: CD000146.
53. Cahill K, Lindson-Hawley N, Thomas KH, Fanshawe TR, Lancaster T. Nicotine receptor partial agonists for smoking cessation. *Cochrane Database Syst Rev.* 2016 May 9; 5: CD006103.
54. Anthenelli RM, Benowitz NL, West R, St Aubin L, McRae T, Lawrence D et al. Neuropsychiatric safety and efficacy of varenicline, bupropion, and nicotine patch in smokers with and without psychiatric disorders (EAGLES): a double-blind, randomised, placebo-controlled clinical trial. *Lancet.* 2016; 387 (10037): 2507-2520.
55. Hughes JR, Stead LF, Hartmann-Boyce J, Cahill K, Lancaster T. Antidepressants for smoking cessation. *Cochrane Database Syst Rev.* 2014 Jan 8; (1): CD000031.
56. Carrão JL, Moreira LB, Fuchs FD. The efficacy of the combination of sertraline with buspirone for smoking cessation. A randomized clinical trial in nondepressed smokers. *Eur Arch Psychiatry Clin Neurosci.* 2007; 257: 383-388.
57. Whiting PF, Wolff RF, Deshpande S, Di Nisio M, Duffy S, Hernandez AV et al. Cannabinoids for medical use: a systematic review and meta-analysis. *JAMA.* 2015; 313: 2456-2473.
58. Huang YH, Zhang ZF, Tashkin DP, Feng B, Straif K, Hashibe M. An epidemiologic review of marijuana and cancer: an update. *Cancer Epidemiol Biomarkers Prev.* 2015; 24 (1): 15-31.
59. Broyd SJ, van Hell HH, Beale C, Yücel M, Solowij N. Acute and chronic effects of cannabinoids on human cognition – a systematic review. *Biol Psychiatry.* 2016; 79 (7):557-567.
60. Moore TH, Zammit S, Lingford-Hughes A, Barnes TR, Jones PB, Burke M et al. Cannabis use and risk of psychotic or affective mental health outcomes: a systematic review. *Lancet.* 2007; 370: 319-328.
61. Large M, Sharma S, Compton MT, Slade T, Nielssen O. Cannabis use and earlier onset of psychosis: a systematic meta-analysis. *Arch Gen Psychiatry.* 2011; 68 (6): 555-561.
62. McLoughlin BC, Pushpa-Rajah JA, Gillies D, Rathbone J, Variend H, Kalakouti E et al. Cannabis and schizophrenia. *Cochrane Database Syst Rev.* 2014 Oct 14; (10): CD004837.
63. Blanco C, Hasin DS, Wall MM, Flórez Salamanca L, Hoertel N, Wang S et al. Cannabis Use and Risk of Psychiatric Disorders: Prospective Evidence From a US National Longitudinal Study. *JAMA Psychiatry.* 2016; 73 (4):388-395.
64. Leemaqz SY, Dekker GA, McCowan LM, Kenny LC, Myers JE, Simpson NA et al.; SCOPE Consortium. Maternal marijuana use has independent effects on risk for spontaneous preterm birth but not other common late pregnancy complications. *Reprod Toxicol.* 2016; 62:77-86.
65. Shi Y, Lenzi M, An R. Cannabis Liberalization and adolescent cannabis use: a cross-national study in 38 countries. *PLoS One.* 2015; 10 (11): e0143562.
66. Faggiano F, Minozzi S, Versino E, Buscemi D. Universal school-based prevention for illicit drug use. *Cochrane Database Syst Rev.* 2014; (12): CD003020.
67. Patnode CD, O'Connor E, Rowland M, Burda BU, Perdue LA, Whitlock EP. Primary care behavioral interventions to prevent or reduce illicit drug use and nonmedical pharmaceutical use in children and adolescents: a systematic evidence review for the U.S. Preventive Services Task Force. *Ann Intern Med.* 2014: 160 (9): 612-620.
68. Marshall K, Gowing L, Ali R, Le Foll B. Pharmacotherapies for Cannabis dependence. *Cochrane Database Syst Rev.* 2014; (12): CD008940.
69. Gray KM, Carpenter MJ, Baker NL, DeSantis SM, Kryway E, Hartwell KJ et al. A double-blind randomized controlled trial of N-acetylcysteine in cannabis-dependent adolescents. *Am J Psychiatry.* 2012; 169 (8): 805-812.
70. Gates PJ, Sabioni P, Copeland J, Le Foll B, Gowing L. Psychosocial interventions for cannabis use disorder. *Cochrane Database Syst Rev.* 2016 May 5; (5): CD005336.
71. Gouin K, Murphy K, Shah PS, Knowledge Synthesis Group on Determinants of Low Birth Weight and Preterm Births. Effects of cocaine use during pregnancy on low birthweight and preterm birth: systematic review and metaanalyses. *Am J Obstet Gynecol.* 2011; 204 (4): 340.e1.
72. Knapp WP, Soares B, Farrel M, de Lima MS. Psychosocial interventions for cocaine and psychostimulant amphetamines related disorders. *Cochrane Database Syst Rev.* 2007; 18 (3): CD003023.
73. Minozzi S, Cinquini M, Amato L, Davoli M, Farrell MF, Pani PP, Vecchi S. Anticonvulsants for cocaine dependence. *Cochrane Database Syst Rev.* 2015 Apr 17; (4): CD006754.
74. Indave BI, Minozzi S, Pani PP, Amato L. Antipsychotic medications for cocaine dependence. *Cochrane Database Syst Rev.* 2016 Mar 19; 3: CD006306.
75. Pani PP, Trogu E, Vecchi S, Amato L. Antidepressants for cocaine dependence and problematic cocaine use. *Cochrane Database Syst Rev.* 2011 Dec 7; (12): CD002950.
76. Minozzi S, Amato L, Pani PP, Solimini R, Vecchi S, De Crescenzo F, Zuccaro P, Davoli M. Dopamine agonists for the treatment of cocaine dependence. *Cochrane Database Syst Rev.* 2015 May 27; (5): CD003352.
77. Pani PP, Trogu E, Vacca R, Amato L, Vecchi S, Davoli M. Disulfiram for the treatment of cocaine dependence. *Cochrane Database Syst Rev.* 2010 Jan 20; (1): CD007024.
78. Johnson BA, Ait-Daoud N, Wang XQ, Penberthy JK, Javors MA, Seneviratne C, Liu L. Topiramate for the treatment of cocaine addiction: a randomized clinical trial. *JAMA Psychiatry.* 2013; 70 (12): 1338-1346.
79. Srisurapanont M, Jarusuraisin N, Kittirattanapaiboon P. Treatment for amphetamine dependence and abuse. *Cochrane Database Syst Rev.* 2001; (4): CD003022.
80. Brensilver M, Heinzerling KG, Shoptaw S. Pharmacotherapy of amphetamine-type stimulant dependence: an update. *Drug Alcohol Rev.* 2013; 32 (5): 449-460.
81. Pérez-Mañá C, Castells X, Torrens M, Capellà D, Farre M. Efficacy of psychostimulant drugs for amphetamine abuse or dependence. *Cochrane Database Syst Rev.* 2013 Sep 2; (9): CD009695.
82. Kampman K. Pharmacotherapy for stimulant use disorder in adults. Disponível em: https://www.uptodate.com/contents/pharmacotherapy-for-stimulant-use-disorder-in-adults [Acesso em: 30 de junho de 2016].
83. Darker CD, Sweeney BP, Barry JM, Farrell MF, Donnelly-Swift E. Psychosocial interventions for benzodiazepine harmful use, abuse or dependence. *Cochrane Database Syst Rev.* 2015; (5): CD009652.
84. Denis C, Fatseas M, Lavie E, Auriacombe M. Pharmacological interventions for benzodiazepine monodependence management in outpatient settings. *Cochrane Database Syst Rev.* 2006; 3: CD005194.
85. Dart RC, Surratt HL, Cicero TJ, Parrino MW, Severtson SG, Bucher-Bartelson B et al. Trends in Opioid Analgesic Abuse and Mortality in the United States. *N Engl J Med.* 2015; 372: 241-248.
86. Gowing L, Farrell M, Ali R, White JM. Alpha2-adrenergic agonists for the management of opioid withdrawal. *Cochrane Database Syst Rev.* 2016 May 3; (5): CD002024.
87. Gowing L, Ali R, White JM. Buprenorphine for the management of opioid withdrawal. *Cochrane Database Syst Rev.* 2009 Jul 8; (3): CD002025.
88. Amato L, Minozzi S, Davoli M, Vecchi S. Psychosocial and pharmacological treatments versus pharmacological treatments for opioid detoxification. *Cochrane Database Syst Rev.* 2011 Sep 7; (9): CD005031.
89. Mattick RP1, Breen C, Kimber J, Davoli M. Buprenorphine maintenance versus placebo or methadone maintenance for opioid dependence. *Cochrane Database Syst Rev.* 2014 Feb 6; (2):CD002207.
90. Minozzi S, Amato L, Vecchi S, Davoli M, Kirchmayer U, Verster A. Oral naltrexone maintenance treatment for opioid dependence. *Cochrane Database Syst Rev.* 2011 Apr 13; (4): CD001333.
91. Lee JD, Friedmann PD, Kinlock TW, Nunes EV, Boney TY, Hoskinson RA Jr et al. Extended-release naltrexone to prevent opioid relapse in criminal justice offenders. *N Engl J Med.* 2016; 374 (13): 1232-1242.
92. Carlini EA, Galduróz JCF, Noto AR, Fonseca AM, Carlini CMA, Oliveira LG et al. *II Levantamento domiciliar sobre o uso de drogas psicotrópicas no Brasil: estudo envolvendo as 108 maiores cidades do país – 2005.* Brasília: Secretaria Nacional Antidrogas; 2007.
93. Rogers G, Elston J, Garside R, Roome C, Taylor R, Younger P et al. The harmful health effects of recreational ecstasy: a systematic review of observational evidence. *Health Technol Assess.* 2009; 13: 1-315.

CAPÍTULO 39
Transtornos Neurocognitivos

Cassiano Mateus Forcelini

▶ Introdução

Os transtornos neurocognitivos representam um grupo heterogêneo de doenças neurológicas que afetam uma ou mais funções corticais superiores, como orientação, cálculo, planejamento, juízo crítico, memória e atenção, entre outras. Podem ser divididos em duas categorias etárias: distúrbios iniciados na infância e condições de surgimento na vida adulta. No primeiro grupo, destacam-se transtornos do espectro autista, déficit de atenção e hiperatividade (TDAH) e retardo mental. Já demências constituem os principais transtornos neurocognitivos da vida adulta, com destaque para doença de Alzheimer e demência vascular.

Demências

A demência constitui um transtorno neurocognitivo amplo, no qual não apenas a memória recente é afetada, mas também outras funções cognitivas e o ciclo sono-vigília, sendo comum a agitação vespertina ("síndrome do pôr do sol") e a fragmentação do sono. Diferencia-se do comprometimento cognitivo mínimo associado à idade, o qual se restringe à dificuldade de memória recente isolada em idosos, que se encontram cognitivamente normais no restante. Porém, reconhece-se que algumas perturbações sutis no sono podem surgir já no comprometimento cognitivo mínimo.[1] Esta condição está presente em 15 a 20% dos idosos e é fator de risco para demência,[2,3] com taxa de evolução entre 8 e 15% ao ano,[2] facilitada na presença de sintomas depressivos coexistentes.[4] O Quadro 39.1 traz os tipos mais comuns de demência.

Para se confirmar o diagnóstico de demência, é necessário excluir causas secundárias reversíveis de comprometimento cognitivo, como lesões estruturais (hematoma subdural crônico, hidrocefalia, tumores intracranianos), distúrbios metabólicos (anemia, hipotireoidismo, deficiência de vitamina B12, hipercalcemia, insuficiência hepática ou renal), infecções envolvendo o encéfalo (sífilis, vírus da imunodeficiência humana adquirida) e transtorno/episódio depressivo, cuja apresentação clínica em idosos frequentemente pode simular demência (pseudodemência).

Por conseguinte, em todo paciente com suspeita de demência é necessário solicitar exames laboratoriais e neuroimagem cerebral (tomografia computadorizada ou ressonância magnética de crânio), bem como realizar avaliação psicodiagnóstica ou teste terapêutico com antidepressivo em dose adequada por, pelo menos, 40 dias. Antidepressivos com propriedades anticolinérgicas, como tricíclicos (imipramina, amitriptilina e nortriptilina) e mirtazapina não devem ser utilizados em tais pacientes, pois podem agravar a demência.

Na mesma linha de raciocínio, pacientes em uso crônico de outros fármacos anticolinérgicos (biperideno, oxibutinina, entre outros) e hipnóticos (benzodiazepinas, como clonazepam, ou não benzodiazepínicos, como zolpidem) podem apresentar prejuízo cognitivo e de memória. A retirada gradual desses medicamentos deve ser empreendida, e o paciente, reavaliado posteriormente. Outra condição que pode simular demência em estágio inicial é apneia obstrutiva do sono, situação em que prejuízo de memória e cognitivo incipiente vem acompanhado de claros sintomas de sono não reparador, como fadiga matinal e sonolência diurna, além da frequente queixa de ronco.

A prevalência de demência na população ascende de 2 a 3% nas pessoas entre 70 e 75 anos de idade até 20 a 25% naquelas com 85 anos ou mais.[5] Há dados que apontam para aumento da frequência mundial,[5,6] provavelmente por conta do envelhecimento da população. No Brasil, estima-se que entre 7 e 8% da população com idade igual ou maior que 65 anos apresentem demência.[7] As principais causas são doença Alzheimer e demência vascular, sendo que em países em desenvolvimento aquela abarca cerca de 60% dos casos, enquanto esta corresponde a 30%.[8] Quanto melhor o controle de riscos cardiovasculares, menor a proporção de demência vascular, explicação para esta forma de demência representar 15 a 20% dos casos nos países desenvolvidos.[9-11]

Quadro 39.1 ■ Causas mais comuns de demência (e suas respectivas proporções).

Doença de Alzheimer (60%)
De início precoce (< 65 anos de idade)
De início tardio (≥ 65 anos de idade)
Demência vascular (15 a 30%)
Por apenas um acidente vascular cerebral (AVC) extenso
Por múltiplos AVCs
Doença de Binswanger
Demências associadas aos corpos de Lewy (5%)
Demência na doença de Parkinson
Demência de corpos de Lewy
Demências frontotemporais (5%)
Variante comportamental
Afasia progressiva primária com demência semântica
Afasia progressiva primária não fluente agramatical

■ Doença de Alzheimer

A doença de Alzheimer mostra-se, até agora, progressiva e fatal. Tem sido foco de intensa pesquisa nos últimos anos, seja em termos fisiopatológicos, seja no intuito de intervenções mais precoces, direcionadas a seu tratamento. A hipótese amiloide é a causa mais aceita, reconhecendo-se que o acúmulo cerebral das proteínas tau e beta-amiloide (Aβ) seja o evento precípuo para seu desenvolvimento.[12] No transcurso da sua história natural há perda marcada de neurônios colinérgicos do prosencéfalo basal (núcleo basal de Meynert), fato que ensejou o emprego de fármacos inibidores reversíveis da acetilcolinesterase para tratamento das fases inicial e intermediária (ver adiante). Outro elemento presente em algum grau é excitotoxicidade, fenômeno pelo qual a atividade relativamente alta de neurotransmissores excitatórios (glutamato, aspartato) levaria à morte de neurônios pós-sinápticos. Tal mecanismo também foi explorado como alvo terapêutico, sendo que o uso de agonista parcial de receptores NMDA do aspartato – memantina – trouxe pequeno benefício clínico (ver adiante) em doença intermediária a avançada.

O diagnóstico definitivo de doença de Alzheimer pode ser feito somente com a presença de achados patológicos *post-mortem* em pacientes com demência.[13] Na prática, pacientes com quadro clínico sugestivo, cuja investigação redundou negativa para outras causas, são classificados como portadores de *doença de Alzheimer provável*. A pesquisa sobre o desenvolvimento de biomarcadores sanguíneos e liquóricos tem sido intensa e prolífica em termos de possíveis candidatos: Aβ42; Aβ40; razão Aβ42:Aβ40; lipoproteínas; marcadores inflamatórios; α_1-antiquimotripsina; microarranjo de peptídeos plasmáticos.[13] Porém, no contexto de atenção primária, não houve validação ampla de tais marcadores em pacientes com suspeita diagnóstica, havendo incerteza sobre sensibilidade e especificidade de tais testes. Portanto, não são recomendados para o diagnóstico.

Embora queda dos níveis de proteínas beta-amiloide e aumento da proteína tau no liquor possam ser sugestivos da doença,[12] sua utilização em estágios pré-clínicos (pacientes com comprometimento cognitivo mínimo) não traz benefício significativo na previsão de quais pacientes evoluirão para a doença de Alzheimer.[14] Além disso, tal pesquisa não está amplamente disponível no nosso meio. Ainda envolve questões bioéticas sobre o papel de um teste positivo que mostra aumentada chance de desenvolvimento de doença degenerativa e fatal, mas não necessariamente indica que esta ocorrerá.[15]

A propedêutica diagnóstica em pacientes com suspeita de doença de Alzheimer requer parcimoniosa avaliação. Após excluir causas secundárias (ver anteriormente), a aplicação de instrumentos simples de mensuração cognitiva – miniexame do estado mental (*minimental*),[16] teste de fluência verbal e teste do relógio – pode contribuir para se estabelecer o prejuízo cognitivo, ainda que tais instrumentos possam exibir resultados normais em pessoas com alta escolaridade e demência inicial.

A utilidade da ressonância magnética de encéfalo (1,5 ou 3,0 teslas) ainda é limitada, visto que os achados típicos de atrofia temporal de predomínio hipocampal relacionados à doença de Alzheimer não costumam aparecer na fase inicial. Em certos casos, reavaliações clínicas seriadas no decorrer de alguns meses poderão ser necessárias, aliadas à aplicação de mensuração psicodiagnóstica por profissional habilitado e até mesmo emprego de teste terapêutico com antidepressivo sem propriedades anticolinérgicas.

■ Demência vascular

A *demência vascular* pode ser causada por três tipos de acometimentos: (1) múltiplos acidentes vasculares cerebrais (AVCs), ocorridos em momentos diferentes; (2) apenas um AVC extenso, envolvendo áreas cerebrais eloquentes, do ponto de vista cognitivo; (3) somatório de múltiplas isquemias lacunares decorrentes de doença cerebrovascular de pequenos vasos, geralmente silentes.[17,18] Nas duas primeiras formas, fica clara a deterioração cognitiva "em degraus", seguindo-se à ocorrência do evento vascular definido. Já na terceira modalidade, o paciente apresenta déficit cognitivo propriamente dito, em razão do acúmulo de pequenas lesões vasculares até então assintomáticas. Muitos pacientes com demência vascular têm maior comprometimento de algumas funções cognitivas do que propriamente da memória, dependendo das áreas afetadas.[18] No caso da variante determinada por múltiplas pequenas isquemias subcorticais e de profundidade (doença de Binswanger), é característico o quadro de alentecimento de raciocínio, humor deprimido e, em algumas vezes, liberação de reflexos relacionados à expressão de emoções (riso, choro), mesmo em situações em que o paciente não as está sentindo – o afeto pseudobulbar.

A demência vascular é passível de prevenção, pois decorre de fatores de risco cardiovasculares que, em teoria, são manejáveis. De fato, controles de hipertensão arterial, diabetes melito e hipercolesterolemia, suspensão de tabagismo, identificação de fontes embólicas cardíacas e de grandes vasos têm o potencial de reduzir a incidência de eventos vasculares cerebrais, sejam eles de pequenos ou grandes vasos arteriais, e, por conseguinte, a magnitude da demência vascular.[19] Estudo epidemiológico demonstrou que a incidência de demência diminuiu discretamente no Reino Unido ao longo de duas décadas, atribuindo-se o resultado, pelo menos em parte, a melhor controle de riscos cardiovasculares.[20] Quanto mais precoce a intervenção no decorrer da vida, mais significativo poderá ser o efeito protetor. Com efeito, a prescrição de estatinas em idosos com doença cardiovascular não previne declínio cognitivo ou demência,[21] provavelmente por constituir intervenção demasiadamente tardia.

A demência vascular não apresenta tratamento eficaz, diferentemente da doença de Alzheimer.[11] Estudos com problemas metodológicos falharam em demonstrar benefício significativo de pentoxifilina.[22] O uso de inibidores de acetilcolinesterase carece de comprovação de eficácia e ainda expõe pacientes idosos a efeitos adversos, predominantemente gastrointestinais, podendo ser não toleráveis. Apenas um estudo mostrou discretas respostas positivas a rivastigmina em testes psicométricos, sem tradução em melhora comportamental ou impressão global da performance dos pacientes e com significativo abandono de tratamento por conta dos efeitos adversos.[18]

■ Demência mista

Reconhece-se a possibilidade de alguns pacientes apresentarem ambas as condições anteriormente discutidas, a *demência mista*: quadro de prejuízo cognitivo estabelecido por lesões vasculares e estabilizado pelo controle otimizado dos fatores de risco, mas que passa a exibir curso progressivo. Esses pacientes podem beneficiar-se com tratamento medicamentoso da doença de Alzheimer.

■ Outras demências

As atualmente chamadas *demências associadas aos corpos de Lewy* englobam a *demência na doença de Parkinson* e a *demência de corpos de Lewy*.[23,24] Constituem a terceira maior causa de demência acima dos 65 anos, abarcando cerca de 5% dos casos.[9] Ambas as condições compartilham a mesma fisiopatologia,[23,24] a saber: depósitos de alfassinucleína em corpos e neuritos de Lewy e perda de neurônios dopaminérgicos do tegmento mesencefálico e colinérgicos do prosencéfalo basal, além de variável coexistência das alterações patológicas encontradas na doença de Alzheimer. Na doença de Parkinson, o declínio cognitivo pode iniciar-se tão cedo quanto 1 a 3 anos após o surgimento dos sintomas motores, porém o mais usual é ocorrer na doença avançada, quando está presente em até 80% dos casos.[25] Ao contrário, na demência de corpos de Lewy o prejuízo cognitivo é evidente desde o início da doença, paralelamente ao parkinsonismo e às frequentes alucinações visuais.

A *demência frontotemporal* representa um complexo heterogêneo de doenças caracterizadas por deterioração progressiva do comportamento, funções executivas e/ou da linguagem e associada a achados patológicos em lobos temporais e frontais.[26-28] Costuma afetar pacientes abaixo dos 60 anos e corresponde a 5% dos casos de demência.[9] Pode simular doenças psiquiátricas, em face da proeminente alteração comportamental (*variante comportamental*), mas também pode manifestar-se como distúrbio adquirido da linguagem (*variantes de afasia progressiva primária, demência semântica e afasia não fluente agramatical progressiva*). A demência frontotemporal não dispõe de tratamento específico.

Tem-se reconhecido cada vez mais o papel do consumo pesado de álcool como causa de demência, mesmo não associado a deficiências vitamínicas.[29-31]

Transtornos do espectro autista

A última classificação do manual diagnóstico de saúde mental – DSM-5[32] engloba como transtornos do espectro autista (TEA) as condições previamente chamadas de *transtorno autista, transtorno desintegrador da infância, transtorno generalizado do desenvolvimento não especificado e síndrome de Asperger*.[33]

Os TEA caracterizam-se por prejuízo em interação social e comunicação, bem como por padrões estereotipados, repetitivos e restritos de comportamento.[33] Pacientes com autismo frequentemente apresentam deficiência intelectual (70% dos casos), com prejuízo no desenvolvimento da linguagem, padrões muito repetitivos de comportamento e dificuldade significativa no convívio social. Por outro lado, pessoas com a síndrome de Asperger também fazem parte dessa categoria diagnóstica. Embora não apresentem deficiência intelectual ou de linguagem, exibem interação social estranha. Tiques ou movimentos repetitivos, se presentes, não são proeminentes.

Levantamentos internacionais estimam a prevalência dos TEA entre 0,6 e 1% das crianças no início da idade escolar.[34-37] A predominância no sexo masculino é clara.[37,38] Estudo multicêntrico americano mostrou que um em cada 54 meninos com 8 anos de idade apresentava TEA, ao passo que a proporção em meninas era de 1/252.[34]

A causa dos TEA ainda é desconhecida, mas se acredita que haja interação de fatores genéticos e ambientais.[39,40] Uma das hipóteses na causação de autismo consiste em que fatores genéticos alterariam a produção de algumas proteínas neuronais (neuroliginas e neurexinas) envolvidas na transmissão sináptica.[41] Alguns portadores de TEA apresentam doenças genéticas bem definidas, como a síndrome do X frágil.[41] Dentre os fatores ambientais, as seguintes condições estão associadas a maior chance de autismo:[42,43] diabetes melito gestacional; infecções cerebrais congênitas (citomegalovírus, toxoplasmose, sífilis, rubéola); uso de alguns medicamentos na gravidez (ácido valproico e antidepressivos inibidores seletivos da recaptação da serotonina); exposição gestacional pesada a álcool, cigarro, cocaína, agrotóxicos e poluição ambiental. Há indícios de que a suplementação de ácido fólico (5 mg/dia) desde 1 mês antes da concepção e no primeiro trimestre da gravidez possa diminuir a chance de o concepto desenvolver TEA.[43]

Em geral, características de TEA costumam ser notadas antes dos 2 anos de idade. O quadro clínico pode apresentar-se com combinação variável dos seguintes comprometimentos:[32] *alterações na linguagem* (exemplo: uso estereotipado e repetitivo de certas palavras ou frases); *alterações de comportamento com relação a objetos* (exemplo: ausência de atividade exploratória); *padrões restritos e repetitivos de comportamento* (exemplo: adoção de rotinas rígidas e padrões ritualizados); *comportamentos não verbais inadequados* (exemplo: não encarar as pessoas "olho no olho"); *prejuízo na sociabilidade* (exemplo: empatia pouco desenvolvida, com inadequação frente aos interesses e sentimentos das outras pessoas).

O diagnóstico de TEA é essencialmente clínico, podendo ser realizado por psicólogo ou médico experiente. Os demais profissionais da saúde e da educação, envolvidos no atendimento a crianças, podem detectar casos suspeitos e abordar a possibilidade com os familiares, a fim de haver encaminhamento para avaliação mais criteriosa. O Quadro 39.2 traz critérios diagnósticos para os TEA. A realização de exames visa buscar possíveis causas estruturais cerebrais e síndromes genéticas. Recomendam-se solicitação de cariótipo, pesquisa do sítio do X frágil (em meninos), triagem para erros inatos do metabolismo, sorologias para infecções congênitas (sífilis, rubéola, citomegalovirose e toxoplasmose) e ressonância magnética de encéfalo. Conforme o caso, outros exames podem ser necessários, como audiometria, eletroencefalograma e testes neuropsicológicos.

Quadro 39.2 ■ Critérios para o diagnóstico de TEA agrupados em quatro domínios.

Para confirmação do diagnóstico pelo menos seis dos critérios abaixo devem ser observados:

1. **Prejuízo na interação social e comunicação:** são necessárias dificuldades nas três áreas seguintes:
   – reciprocidade social e emocional
   – comunicação não verbal
   – criação e manutenção de relacionamentos
2. **Comportamentos, interesses e atividades repetitivos:** são necessários dois dos quatro elementos:
   – Linguagem e comportamento estereotipado
   – Resistência à mudança de rotina
   – Interesses fixos e restritos
   – Aumento ou diminuição da resposta a estímulos sensitivos ou sensoriais
3. **Apresentação dos sintomas no início da infância.**
4. **Limitação ou prejuízo às atividades diárias.**

TEA: transtornos do espectro autista.

Transtorno de déficit de atenção e hiperatividade

Segundo o Manual Diagnóstico de Saúde Mental – DSM-5,[32] transtorno de déficit de atenção e hiperatividade (TDAH) pode ser diagnosticado quando seis sintomas de desatenção e/ou seis sintomas de hiperatividade e impulsividade estão presentes desde antes dos 12 anos de idade, causando comprometimento do funcionamento acadêmico-profissional em pelo menos dois cenários (exemplo: escola e casa). TDAH pode apresentar-se com sintomas somente de desatenção, somente de hiperatividade/impulsividade ou com combinação de ambas as esferas.

A prevalência do TDAH é de 7 a 9% das crianças e de 2,5 a 4% dos adultos,[44-47] sendo mais comum no sexo masculino.[48] A origem desta condição é multifatorial, havendo forte peso da hereditariedade.[48] Sua persistência da infância para a vida adulta tem como preditivos gravidade do TDAH, tratamento para a condição e presença concomitante de transtorno de conduta e depressão maior.[49] Mesmo pacientes acima dos 50 anos de idade podem seguir manifestando o quadro clínico, embora a frequência nessa faixa etária seja desconhecida.[50] A prevalência de TDAH é maior que a esperada em crianças com epilepsia (20 a 40%).[51] Outra condição comportamental frequentemente concomitante com TDAH é o transtorno opositor desafiante.

Há considerável discussão acerca da quantidade de diagnósticos de TDAH.[52] Enquanto muitos leigos e mesmo profissionais da saúde acreditam que a condição seja superdiagnosticada e supertratada, especialistas indicam o contrário.[52] O reconhecimento de traços de hiperatividade e desatenção pode ser de fácil realização, mas o *transtorno* somente estará presente se houver *prejuízo* na *performance* acadêmica, profissional ou social por conta das referidas características. E, havendo tais dificuldades, o prognóstico de sucesso no estudo, trabalho e relacionamentos pode ser menos favorável. Estudos longitudinais demonstraram risco aumentado de comprometimento social e mental, bem como de morte prematura na vida adulta.[48]

▶ Seleção

Tratamento da doença de Alzheimer

Ácidos graxos ômega-3 não se mostraram úteis na doença de Alzheimer.[53] Embora houvesse sugestão de benefício do extrato de *Ginkgo biloba*, os poucos estudos usando tal fitoterápico abarcaram populações heterogêneas (doença de Alzheimer, demência vascular, demência mista) e tiveram desfechos de pequena magnitude.[54] Assim, não há evidência significativa que o recomende.

A classe farmacológica com maior eficácia nas fases inicial e intermediária da doença de Alzheimer é a dos inibidores reversíveis de acetilcolinesterase, que promovem aumento da transmissão colinérgica encefálica. Rivastigmina, galantamina e donepezila são os representantes deste grupo, com efeitos positivos sobre cognição e comportamento demonstrados por várias metanálises.[55-58] Tais efeitos acabam se perdendo na fase mais avançada da doença, quando não se justifica a manutenção do fármaco. A própria continuação do inibidor da acetilcolinesterase nas fases inicial ou intermediária da doença está condicionada à obtenção de melhora cognitivo-comportamental após sua introdução. Não existem tratamentos que possam impedir a progressão da doença de Alzheimer, não sendo correta a ideia muitas vezes propalada de que o inibidor da acetilcolinesterase, se não trouxe melhora, poderia retardar a piora.

Muitos pacientes desenvolvem efeitos adversos significativos com inibidores da acetilcolinesterase, especialmente náuseas, vômitos e diarreia decorrentes da atividade parassimpaticomimética no trato gastrointestinal, ocasionando abandono do tratamento.[55-57] A apresentação transdérmica de rivastigmina tem leve vantagem sobre a formulação oral em termos de efeitos adversos, sem diferença em eficácia.[55]

Nas fases intermediária e avançada da doença de Alzheimer, pode haver benefício com emprego de memantina, agonista parcial dos receptores NMDA do aspartato.[57,59] Determina estimulação do receptor menos intensa que a do ligante endógeno (neurotransmissor), abrandando o provável fenômeno de excitotoxicidade, que se acredita ocorrer com o agravamento da doença. Os efeitos benéficos comportamentais são menos proeminentes que o dos inibidores da acetilcolinesterase.[56] Memantina tem evidência de eficácia no período da doença em que os inibidores da acetilcolinesterase passam a perder efeito. Desse modo não há sinergismo com a combinação de donepezila e memantina.[60]

Tratamento das demências associadas a corpos de Lewy

Metanálise que incluiu quatro ensaios clínicos, inclusive um não publicado, demonstrou pequeno benefício cognitivo de inibidores da acetilcolinesterase *versus* placebo em pacientes com *demência causada pela doença de Parkinson*.[61]

Outra metanálise sugeriu que rivastigmina e donepezila melhoraram desfechos cognitivos e comportamentais na *demência de corpos de Lewy*.[62]

Tratamento de sintomas comportamentais em demências

Além do declínio cognitivo e da alteração do ritmo circadiano, os pacientes com demência frequentemente apresentam sintomas comportamentais como agitação, agressividade, paranoia e alucinações, de predomínio vespertino.

O manejo desses sintomas é difícil, mas deve sempre começar por medidas não medicamentosas tais como: ambiente adequadamente iluminado; adoção de rotinas de cuidados (alimentação, banho); manutenção do paciente em local familiar (domicílio) nos períodos mais propensos à agitação (entardecer e noite, em geral); sair de casa para passeio breve e retornar ao mesmo local quando o paciente insiste em "ir para casa".

Porém, as medidas supracitadas por vezes não são suficientes, havendo a necessidade de intervenções farmacológicas.[63] Antipsicóticos convencionais (bloqueadores de receptores dopaminérgicos D2), como fenotiazinas (p. ex., clorpromazina) e butirofenonas (p. ex., haloperidol), e atípicos (risperidona, olanzapina, clozapina, quetiapina, entre outros) têm eficácia pequena a moderada para os sintomas comportamentais, não sendo possível apontar superioridade de um ou outro agente.[63] Além disso, o uso de antipsicóticos está associado a aumento de risco de mortalidade, principalmente cardiovascular e traumática (quedas), embora talvez haja viés de confusão pelas doenças preexistentes.[63]

Os antipsicóticos convencionais agravam os sintomas motores parkinsonianos, sendo contraindicados nas demências que cursam com parkinsonismo. Nas outras demências, seu emprego deve ser o menos frequente possível, pois o uso prolongado também pode desencadear parkinsonismo.

Na doença de Alzheimer, antipsicóticos atípicos detêm alguma eficácia para controle de sintomas comportamentais, ainda que a incidência de efeitos adversos seja considerável, levando à descontinuação do fármaco em muitos casos.[56] Em pacientes idosos com parkinsonismo associado ou não à demência, o perfil de segurança dos antipsicóticos atípicos, como a quetiapina, mostra-se ainda menos favorável. Nesses casos, sua eficácia é questionável.[64,65]

Tratamento dos transtornos do espectro autista

O tratamento dos TEA inclui medidas medicamentosas e não medicamentosas. O manejo cognitivo-comportamental e psicopedagógico tem importância reconhecida, devendo ser implementado o mais precocemente possível. Porém, há variadas técnicas especificamente destinadas a auxiliar na superação de algumas das dificuldades que os portadores de TEA apresentam, como os obstáculos à expressão verbal e não verbal, relacionamento social, controle de ansiedade, entre outras.[66-73] O nível de evidência de tais terapias é pequeno a moderado, em face da heterogeneidade de abordagens empregadas e de desfechos medidos.

O tratamento medicamentoso das pessoas portadoras de TEA visa controlar sintomas de estereotipias, hiperatividade, irritabilidade e agressividade, seja contra si (automutilações), seja contra os demais. Não há medicamento que modifique o autismo em si.

Os antipsicóticos constituem a classe medicamentosa mais utilizada nos TEA. A risperidona e o aripiprazol são os representantes com maior evidência de eficácia no controle das manifestações.[74-77] Ensaio clínico comparando os dois agentes não mostrou diferença em termos de eficácia e segurança.[78] Tais medicamentos requerem um acompanhamento cuidadoso, tendo-se em vista que podem produzir efeitos adversos variados, como sonolência, ganho de peso e reações extrapiramidais (ver adiante).

Antidepressivos inibidores seletivos da recaptação da serotonina e tricíclicos não se mostraram claramente benéficos em crianças e adultos.[79,80] Há mínima evidência de efeito de medicamentos antiepilépticos no manejo da agressividade e instabilidade de humor dos pacientes com TEA.[81] Contudo, seu emprego é relativamente comum, pois a epilepsia ocorre em 8% dos autistas com inteligência normal e em 20% daqueles com retardo mental.[82,83] Estimulantes como o metilfenidato podem ser úteis quando da presença concomitante de sintomas de TDAH. Metanálise de ensaios clínicos de pequeno porte sugeriu benefício com o uso de melatonina à noite para melhora de parâmetros de sono e comportamento diurno, com mínimos efeitos adversos.[84]

Tratamento do transtorno de déficit de atenção e hiperatividade

A maioria das diretrizes de manejo do TDAH preconiza abordagem não medicamentosa inicial, evoluindo para tratamento farmacológico em caso de insucesso com a primeira estratégia.[48] Porém, metanálises de ensaios clínicos com medidas não farmacológicas não demonstraram sua eficácia.[48] A exceção é a recomendação de se evitar a restrição de sono, a qual pode aumentar o déficit de atenção em adolescentes.[85]

O tratamento farmacológico do TDAH com psicoestimulantes, como o metilfenidato, e com atomoxetina é baseado em resultados de ensaios clínicos mostrando benefício a curto prazo.[86-88] Metilfenidato é derivado de anfetaminas, com efeito imediato e grande eficácia. Atomoxetina, não disponível no Brasil, é inibidor seletivo da recaptação de norepinefrina, com latência de semanas até o efeito pleno. Em geral, tem intensidade de resposta menor que a dos psicoestimulantes, mas melhor perfil de segurança.[87] Parte dos pacientes com TDAH não responde adequadamente a psicoestimulantes e à atomoxetina.[89]

Antidepressivos que aumentam transmissão noradrenérgica e dopaminérgica, como tricíclicos e bupropiona, têm magnitude de efeito menor que a de psicoestimulantes e atomoxetina.[90,91]

Sumário da seleção de medicamentos disponíveis no Brasil para tratamento dos transtornos neurocognitivos.

Intervenção	Grau de recomendação	Nível de evidência	Comentários
■ Doença de Alzheimer			
Terapias não medicamentosas			
Ácidos graxos ômega 3	III	B	Sem evidência de eficácia em todos os desfechos pesquisados em demência
Gingko biloba	IIb	A	Melhora em pacientes ambulatoriais, com graus leve e moderado de demência
Terapias medicamentosas			
Inibidores da acetilcolinesterase	I	A	Efeitos positivos sobre cognição e comportamento nas fases inicial e intermediária.
Memantina	IIa	A	Benefício restrito à doença em fases intermediária e avançada
Antipsicóticos atípicos e inibidores da acetilcolinesterase	IIb	A	Melhoram sintomas neuropsiquiátricos, mas têm mau perfil de segurança. Quetiapina é menos favorável em idosos
■ Demência na doença de Parkinson			
Inibidores da acetilcolinesterase	IIa	A	Impacto positivo sobre função cognitiva, sintomas comportamentais e atividades diárias
Antipsicóticos atípicos	IIb	A	Perfil de efeitos adversos é desfavorável, principalmente com quetiapina
Antipsicóticos convencionais	III	A	Contraindicados, pois agravam sintomas motores parkinsonianos
■ Demência de corpos de Lewy			
Rivastigmina e donepezila	IIa	A	Pequeno benefício cognitivo e comportamental. Rivastigmina com mais efeitos adversos do que donepezila
■ Transtornos do espectro autista			
Terapias não medicamentosas			
Múltiplas intervenções psicossociais e comportamentais	IIa	B	Resultados variáveis e pouco conclusivos, devido à heterogeneidade dos estudos e dsfechos
Terapias medicamentosas			
Risperidona e aripiprazol	I	A	Eficazes no controle das manifestações clínicas, mas com efeitos adversos consideráveis
Outros antipsicóticos	IIa	B	Menor evidência de eficácia que risperidona e aripiprazol e com efeitos adversos consideráveis
Antidepressivos	III	A	Sem benefício claro e com efeitos adversos esperados
Antiepilépticos	IIb	B	Mínima evidência de efeito no manejo de agressividade e instabilidade de humor
■ Transtorno de déficit de atenção e hiperatividade			
Terapias não medicamentosas			
Várias intervenções	III/I	A	Sem eficácia, à exceção evitar restrição do sono, o que melhora a atenção, sem efeito sobre hiperatividade
Metilfenidato	I	A	Eficaz a curto prazo, com efeitos adversos significativos
Antidepressivos tricíclicos e bupropiona	IIa	B	Menos eficazes que metilfenidato e com efeitos adversos consideráveis

▶ Prescrição

Os *inibidores da acetilcolinesterase* utilizados para demência requerem incrementos lentos e graduais a cada 4 semanas, iniciando-se com dose baixa, por seus frequentes efeitos adversos parassimpaticomiméticos. O objetivo é atingir a dose máxima possível, desde que tolerada. A apresentação transdérmica de rivastigmina pode ser uma alternativa à via oral do mesmo medicamento, com eficácia similar e menos efeitos adversos,[55] mas não há comparação com os demais membros da classe.

A memantina também deve ser introduzida gradualmente a cada semana ou quinzena, a fim de se avaliar a tolerabilidade, até a dose máxima. O Quadro 39.3 traz os esquemas de doses preconizadas.

A prescrição de *antipsicóticos na demência* deve primar pelo emprego das menores doses possíveis (ver Capítulo 36, Esquizofrenia e Outros Transtornos Psicóticos), desde que eficazes, pois o perfil de segurança não é tão favorável na faixa etária que abarca a maioria dos pacientes com esta condição.

Em TEA, os *antipsicóticos* com maior evidência – risperidona e aripiprazol – têm esquemas de prescrição detalhados no Quadro 39.4, assim como as formulações de *metilfenidato* disponíveis para tratamento do TDAH.

Comparação direta entre *metilfenidato de liberação rápida* – mais acessível, mas pode requerer mais de uma dose diária (início da manhã e início da tarde) – e formulações de longa ação de dose única matinal desmentiu a noção de que as últimas pudessem ter menos

Quadro 39.3 ■ Esquemas de administração de inibidores reversíveis de acetilcolinesterase e memantina.

Agente	Apresentação	Dose diária do adulto (mg)		Vias	Intervalos (h)
		Inicial	Manutenção		
Donepezila*	Cp.: 5 mg e 10 mg	5	10	VO	24
Galantamina	Cáp.: 8 mg, 16 mg e 24 mg	8	16 a 24	VO	24
Rivastigmina	Cáp.: 1,5 mg, 3 mg, 4,5 mg e 6 mg	1,5	4,5 a 6	VO	12
	Solução oral 2 mg/mℓ	2	2 a 6	VO**	12
	Adesivo transdérmico de 9 mg, 18 mg e 27 mg (5, 10 e 15 cm^2, respectivamente)	9	18 a 27	Transdérmica	24
Memantina*	Cp.: 10 mg e 20 mg	5	10 a 20	VO	24

VO: via oral; Cp.: comprimidos; Cáp.: cápsula.*Há uma apresentação comercial com diversas combinações de donepezila e memantina no mesmo comprimido (respectivamente, 5/5 mg, 5/10 mg, 10/15 mg e 10/20 mg). **Para a administração, usa-se seringa dosadora; a ingestão se faz diretamente da seringa.

Quadro 39.4 ■ Posologia de fármacos para TEA (aripiprazol e risperidona) e TDAH (metilfenidato).

Agente	Apresentação	Dose diária (mg)		Vias	Intervalos (h)
		Inicial	Manutenção		
Aripiprazol	Cp.: 10 mg, 15 mg, 20 mg e 30 mg	2,5	5 a 15	VO	24
Risperidona	Cp.: 0,25 mg, 0,5 mg, 1 mg, 2 mg e 3 mg	0,25 a 0,5	1 a 6	VO	8 a 24
Metilfenidato:					
– de liberação rápida	Cp.: 10 mg	5 a 10	20 a 40	VO	6 (2 vezes/dia)
– de liberação prolongada	Cp.: 10 mg, 20 mg, 30 mg e 40 mg	20	Até 60	VO	24

VO: via oral; Cp.: comprimidos; Cáp.: cápsula.

efeitos adversos que o agente de liberação rápida.[92] Deve-se evitar o emprego de metilfenidato próximo ao final da tarde/noite, em face da grande chance de insônia com esta prática. A tomada deve ser sempre após uma refeição, pois pode haver diminuição do apetite depois.

Metilfenidato deve ser prescrito somente quando se antevê sua maior necessidade, ou seja, nos dias de estudo ou trabalho, durante o período escolar. Porém, alguns pacientes com quadros mais graves podem requerer a manutenção do medicamento mesmo nas férias e fins de semana. Para o metilfenidato de liberação rápida, preconiza-se a interrupção do tratamento por pelo menos 1 ou 2 dias por semana (exemplo: aos domingos).

Os *antidepressivos* propostos como alternativas aos estimulantes para o TDAH devem ser de uso diário, em doses antidepressivas, conforme a faixa etária (ver Capítulo 37, Transtornos do Humor).

▶ Seguimento

A manutenção do uso de um dos inibidores da acetilcolinesterase preconizados para doença de Alzheimer em fase inicial ou intermediária só se justifica se e enquanto houver benefício claro em termos de melhora cognitiva e comportamental. O mesmo se pode dizer acerca da utilização da memantina para a doença nas suas fases intermediária e avançada. A não obtenção de resposta com um inibidor da acetilcolinesterase não impede a tentativa terapêutica com outro representante da classe e, no caso da fase intermediária da doença, com memantina. A progressão inexorável da doença acaba levando os pacientes a estágios finais em que não há mais benefício da terapia farmacológica, justificando a descontinuação da mesma.

A apresentação transdérmica de rivastigmina pode, além dos efeitos sistêmicos, causar irritação cutânea no local da aplicação (eritema, edema, prurido). Preconiza-se a rotação de locais de aplicação, que deve ser feita em pele íntegra, limpa e seca, geralmente após o banho, retirando-se o adesivo no dia seguinte, aproximadamente no mesmo horário.

No TEA, se houver benefício de algum medicamento, este provavelmente deva ser mantido indefinidamente. O prognóstico de continuação de uso depende da gravidade do autismo e do manejo não farmacológico que o paciente recebe. A procura por entidades dedicadas aos portadores de TEA, como associações, pode auxiliar as famílias de crianças recém-diagnosticadas à compreensão da doença e à condução das terapias necessárias.

TDAH é condição da infância/adolescência que pode ter remissão antes da vida adulta, ou prosseguir durante esta. O tratamento medicamentoso, uma vez tendo trazido benefício, pode ser mantido conforme o contexto em que foi indicado. Se o maior prejuízo é acadêmico, a interrupção durante as férias pode ser cogitada. Caso se suspeite de remissão do quadro sintomático no decorrer dos anos, a observação do paciente por algumas semanas sem tratamento (p. ex., início do ano escolar) pode ajudar a definir a necessidade ou não da manutenção do medicamento.

Metilfenidato deve ser evitado em pacientes com psicose, uso de drogas, alcoolismo, doenças cardiovasculares, hipertensão arterial e epilepsia, pois pode piorar tais condições.

O Quadro 39.5 arrola os efeitos adversos e interações medicamentosas dos principais fármacos utilizados nos transtornos neurocognitivos.

Quadro 39.5 ■ Efeitos adversos e interações de medicamentos para transtornos neurocognitivos.

Medicamentos	Efeitos adversos	Interações
Inibidores da acetilcolinesterase	*Comuns*: náuseas, vômitos, diarreia, dor abdominal, diminuição do apetite, tonturas, mal-estar, hipotensão, cefaleia, insônia. *Raros*: sonhos anormais, cãibras, síncope, fadiga, bradicardia, arritmias cardíacas, crises epilépticas, exacerbação da asma, rabdomiólise, insuficiência renal aguda, tremores, hipopotassemia. Necessitam diminuição de dose em caso de insuficiência renal somente se a depuração da creatinina endógena for < 9 mℓ/min. Insuficiência hepática leve a moderada não requer diminuição de doses, mas se recomenda a suspensão da medicação na falência hepática.	O metabolismo desta classe pode ser inibido por itraconazol, cetoconazol, quinidina, fluoxetina, paroxetina e eritromicina. Já indutores enzimáticos como rifampicina, fenobarbital, fenitoína, carbamazepina e álcool podem reduzir os níveis séricos dos inibidores da acetilcolinesterase, os quais não provocam indução ou inibição enzimática significativa. Rivastigmina aumenta a chance de reação extrapiramidal da metoclopramida. Nicotina (tabagismo) induz depuração da rivastigmina. Inibidores da acetilcolinesterase podem potencializar bradicardia por betabloqueadores e o relaxamento muscular da succinilcolina. Fármacos com ação anticolinérgica central (p. ex., tricíclicos) antagonizam a ação promotora da transmissão colinérgica.
Memantina	*Comuns*: sonolência, cefaleia, tonturas, desequilíbrio, dispneia, aumento da pressão arterial, alteração da função hepática. *Raros*: reação de hipersensibilidade, diminuição da função cardíaca, fadiga, alucinações, confusão, náuseas e vômitos, aumento da incidência de infecções fúngicas, tromboembolismo venoso, crises epilépticas. Necessita diminuição de dose em caso de insuficiência renal somente se a depuração da creatinina endógena for < 50 mℓ/min (dose máxima neste caso: 10 mg/dia). Insuficiência hepática leve a moderada não requer diminuição de doses, mas se recomenda a suspensão da medicação na falência hepática.	Associação de memantina e amantadina aumenta o risco de psicose farmacotóxica. Há competição pelo mecanismo de transporte renal de memantina com outros fármacos, gerando o aumento dos seus níveis séricos: amantadina, cimetidina, ranitidina, procainamida, quinidina, quinina e nicotina. Pode levar à diminuição dos níveis séricos de hidroclorotiazida.
Aripiprazol	*Comuns*: náuseas, vômito, constipação intestinal, sonolência, cefaleia, vertigem, acatisia, ansiedade, insônia e inquietação. *Raros*: visão embaçada, tremores, distonia, ganho de peso. Aripiprazol tem metabolização hepática, não sendo necessária a diminuição da dose em caso de insuficiência renal. Se houver disfunção hepática grave deve-se diminuir a dose pela metade, por precaução. Deve ser evitado na gestação, por falta de dados de segurança.	Potencializa ação depressora do sistema nervoso central de barbitúricos, antidepressivos tricíclicos, opioides, outros antipsicóticos, anti-histamínicos e álcool. O seu metabolismo pode ser inibido por itraconazol, cetoconazol, quinidina, fluoxetina, paroxetina e eritromicina. Iindutores enzimáticos como rifampicina, fenobarbital, fenitoína e carbamazepina podem reduzir os níveis séricos de aripiprazol.
Risperidona	*Comuns*: sonolência, aumento do apetite e peso, confusão, constipação intestinal, fadiga, vertigens, taquicardia, tremor, vertigens. *Raros*: parkinsonismo, distonia, infecções do trato respiratório inferior, boca seca, leucopenia. O metabolismo é hepático, com posterior eliminação renal e pelas fezes. Deve ser evitada na gestação, por falta de dados de segurança.	Potencializa ação depressora do sistema nervoso central de barbitúricos, antidepressivos tricíclicos, opioides, outros antipsicóticos, anti-histamínicos e álcool. Antagonismo aos principais antiparkinsonianos, como levodopa e seus agonistas. Indutores enzimáticos como rifampicina, fenobarbital, fenitoína e carbamazepina podem reduzir os níveis séricos de risperidona. O seu metabolismo pode ser inibido por fluoxetina e paroxetina. Potencialização de hipotensão causada por anti-hipertensivos. Relato de mortalidade aumentada se uso concomitante com furosemida.
Metilfenidato	*Comuns*: anorexia, tontura, insônia, dor abdominal, cefaleia, náuseas, tremor, palpitações, hiperidrose, irritabilidade. *Raros*: vertigens, arritmias cardíacas, aumento da pressão arterial, constipação intestinal, fadiga, rigidez muscular, agressividade e confusão, psicose, exacerbação de tiques, priapismo, leucopenia, crises epilépticas. Deve ser evitado na gestação, por falta de dados de segurança.	Evitar uso concomitante com inibidores de monoaminoxidase, vasopressores e clonidina. Pode diminuir o metabolismo de cumarínicos, fenobarbital, fenitoína, antidepressivos tricíclicos e inibidores da recaptação da serotonina.

▶ Referências bibliográficas

1. da Silva RA. Sleep disturbances and mild cognitive impairment: A review. *Sleep Sci.* 2015;8 (1): 36-41.
2. Petersen RC. Mild Cognitive Impairment. *Continnuum (Minneap Minn)* 2016; 22 (2): 404-418.
3. César KG, Brucki SM, Takada LT, Nascimento LF, Gomes CM, Almeida MC et al. Prevalence of cognitive impairment without dementia and dementia in Tremembé, Brazil. *Alzheimer Dis Assoc Disord.* 2016 Jul-Sep; 30(3):264-271.
4. Mourão RJ, Mansur G, Malloy-Diniz LF, Castro Costa E, Dinis BS. Depressive symptoms increase the risk of progression to dementia in subjects with mild cognitive impairment: systematic review and meta-analysis. *Int J Geriatr Psychiatry.* 2016; 31(8):905-911.
5. Ferri C, Prince M, Brayne C, Brodaty H, Fratiglioni L, Ganguli M et al. Global prevalence of dementia: a Delphi consensus study. *Lancet* 2005; 366 (9503): 2112-2117.
6. Rizzi L, Rosset I, Roriz-Cruz M. Global epidemiology of dementia: Alzheimer's and vascular types. *Biomed Res Int.* 2014; 2014: 908915.
7. Chaimowicz F, Burdorf A. Reliability of Nationwide Prevalence Estimates of Dementia: A Critical Appraisal Based on Brazilian Surveys. *PLoS One.* 2015; 10 (7): e0131979.
8. Kalaria RN, Maestre GE, Arizaga R, Friedland RP, Galasko D, Hall K et al. Alzheimer's disease and vascular dementia in developing countries: prevalence, management, and risk factors. *Lancet Neurol.* 2008; 7 (9): 812-826.
9. Cunningham EL, McGuinness B, Herron B, Passmore AP. Dementia. *Ulster Med J.* 2015; 84 (2):79-87.
10. Cai Z, Wang C, He W, Tu H, Tang Z, Xiao M et al. Cerebral small vessel disease and Alzheimer's disease. *Clin Interv Aging.* 2015;10:1695-1704.
11. O'Brien JT, Thomas A. Vascular dementia. *Lancet.* 2015; 386 (10004):1698-1706.
12. Scheltens P, Blennow K, Breteler MM, de Strooper B, Frisoni GB, Salloway S et al. Alzheimer's disease. *Lancet.* 2016; Feb 23. pii: S0140-6736(15)01124-1.

13. Fletcher LC, Burke KE, Caine PL, Rinne NL, Braniff CA, Davis HR. et al. Diagnosing Alzheimer's disease: are we any nearer to useful biomarker-based, non-invasive tests? *GMS Health Techno Asses.* 2013; Apr 11; 9: Doc01.
14. Ritchie C, Smailagic N, Noel-Storr AH, Takwoingi Y, Flicker L, Mason SE et al. Plasma and cerebrospinal fluid amyloid beta for the diagnosis of Alzheimer's disease dementia and other dementias in people with mild cognitive impairment (MCI). *Cochrane Database Syst Rev.* 2014; Jun 10; 6: CD008782.
15. Dubois B, Hampel H, Feldman HH, Scheltens P, Aisen P, Andrieu S et al. Preclinical Alzheimer's disease: Definition, natural history, and diagnostic criteria. *Alzheimers Dement.* 2016;12 (3): 292-393.
16. Creavin ST, Wisniewski S, Noel-Storr AH, Trevelyan CM, Hampton T, Rayment D et al. Mini-Mental State Examination (MMSE) for the detection of dementia in clinically unevaluated people aged 65 and over in community and primary care populations. *Cochrane Database Syst Rev.* 2016; Jan 13;1: CD011145.
17. Smith E. Vascular Cognitive Impairment. *Continnuum (Minneap Minn).* 2016; 22 (2):490-509.
18. Birks J, McGuinness B, Craig D. Rivastigmine for vascular cognitive impairment. *Cochrane Database Syst Rev.* 2013; May 31;5: CD004744.
19. Deckers K, van Boxtel MP, Schiepers OJ, de Vugt M, Muñoz Sánchez JL, Anstey KJ et al. Target risk factors for dementia prevention: a systematic review and Delphi consensus study on the evidencefrom observational studies. *Int J Geriatr Psychiatry.* 2015; 30(3): 234-246.
20. Matthews FE, Arthur A, Barnes LE, Bond J, Jagger C, Robinson L et al. A two-decade comparison of prevalence of dementia in individuals aged 65 years and older from three geographical areas of England: Results of the cognitive function and ageing study I and II. *Lancet.* 2013; 382 (9902):1405-1412.
21. McGuinness B, Craig D, Bullock R, Passmore P. Statins for the prevention of dementia. *Cochrane Database Syst Rev.* 2016; Jan 4;1: CD003160.
22. Sha MC, Callahan CM. The efficacy of pentoxifylline in the treatment of vascular dementia: a systematic review. *Alzheimer Dis Assoc Disord.* 2003;17 (1): 46-54.
23. Walker Z, Possin KL, Boeve BF, Aarsland D. Lewy body dementias. *Lancet* 2015; 386 (10004):1683-1697.
24. Gomperts SN. Lewy Body Dementias: Dementia With Lewy Bodies and Parkinson Disease Dementia. *Continnuum (Minneap Minn).* 2016; 22 (2):435-463.
25. Vasconcellos LF, Pereira JS. Parkinson's disease dementia: Diagnostic criteria and risk factor review. *J Clin Exp Neuropsychol.* 2015; 37 (9):988-993.
26. Finger EC. Frontotemporal Dementias. *Continnuum (Minneap Minn).* 2016; 22 (2): 464-489.
27. Bang J, Spina S, Miller BL. Frontotemporal dementia. *Lancet.* 2015; 386 (10004): 1672-1682.
28. Waldö ML. The frontotemporal dementias. *Psychiatr Clin North Am.* 2015; 38 (2):193-209.
29. Anttila T, Helkala EL, Vitanen M, Kareholt I, Fratiglioni L, Winblad B et al. Alcohol drinking in middle age and subsequent risk of mild cognitive impairment and dementia in old age: a prospective population based study. *BMJ.* 2004; 329 (7465): 539.
30. Virtaa M, Järvenpää T, Heikkilä K, Perola M, Koskenvuo M, Räihä I et al. Midlife alcohol consumption and later risk of cognitive impairment: a twin follow-up study. *J Alzheimers Dis.* 2010; 22 (3): 939-948.
31. Chase-Lansdale PL, Cherlin AJ, Guttmannova K, Fomby P, Ribar DC, Coley RL. Long-term implications of welfare reform of the development of adolescents and young adults. *Child Youth Serv Res.* 2011; 33 (5): 678-688.
32. American Psychiatric Association. Manual Diagnóstico e Estatístico de Transtornos Mentais DSM-5. Porto Alegre: Artmed; 2014: 992 p.
33. American Psychiatric Association. *Diagnostic and Statistical Manual of Mental Disorders.* 4th ed. Washington, DC: Artmed, 2000.
34. Wingate M, Mulvihill B, Kirby RS, Pettygrove S, Cunniff C, Meaney F et al. Prevalence of autism spectrum disorders – autism and developmental disabilities monitoring network, 14 Sites, United States, 2008. *MMWR Surveill Summ.* 2012; 61 (3):1-19.
35. Baird G, Simonoff E, Pickles A, Chandler S, Loucas T, Meldrum D et al. Prevalence of disorders of the autism spectrum in a population cohort of children in South Thames: the Special Needs and Autism Project (SNAP). *Lancet.* 2006; 368 (9531): 210-215.
36. Randall M, Sciberras E, Brignell A, Ihsen E, Efron D, Dissanayake C et al. Autism spectrum disorder: Presentation and prevalence in a nationally representative Australian sample. *Aust N Z J Psychiatry.* 2016; 50 (3):243-253.
37. Elsabbagh M, Divan G, Koh YJ, Kim YS, Kauchali S, Marcín C et al. Global prevalence of autism and other pervasive developmental disorders. *Autism Res.* 2012; 5 (3): 160-179.
38. Paula CS, Ribeiro SH, Fombonne E, Mercadante MT. Brief report: prevalence of pervasive developmental disorder in Brazil: a pilot study. *J Autism Dev Disord.* 2011; 41(12):1738-1742.
39. Fakhoury M. Autistic spectrum disorders: A review of clinical features, theories and diagnosis. *Int J Dev Neurosci.* 2015; 43:70-77.
40. Bhat S, Acharya UR, Adeli H, Bairy GM, Adeli A. Autism: cause factors, early diagnosis and therapies. *Rev Neurosci.* 2014; 25(6): 841-850.
41. Talkowski ME, Minikel IV, Gusella JF. Autism spectrum disorder genetics: diverse genes with diverse clinical outcomes. *Harv Rev Psychiatry.* 2014; 22(2): 65-75.
42. Ornoy A, Weinstein-Fudim L, Ergaz Z. Prenatal factors associated with autism spectrum disorder (ASD). *Reprod Toxicol.* 2015; 56:155-169.
43. Lyall K, Schmidt RJ, Hertz-Picciotto I. Maternal lifestyle and environmental risk factors for autism spectrum disorders. *Int J Epidemiol.* 2014; 43 (2):443-464.
44. Froehlich TE, Lanphear BP, Epstein JN, Barbaresi WJ, Katusic SK, Khan RS. Prevalence, recognition, and treatment of attention-deficit/hyperactivity disorder in a national sample of US children. *Arch Pediatr Adolesc Med.* 2007; 161 (9): 857-864.
45. Kessler RC, Green JG, Adler LA, Barkley RA, Chatterji S, Faraone SV et al. The Structure and Diagnosis of Adult ADHD : An analysis of expanded symptom criteria from the adult ADHD Clinical Diagnostic Scale. *Arch Gen Psychiatry.* 2010; 67 (11):1168-1178.
46. Simon V, Czobor P, Balint S, Meszaros A, Bitter I. Prevalence and correlates of adult attention-deficit hyperactivity disorder: meta-analysis. *Br J Psychiatry.* 2009; 194 (3):204-211.
47. Polanczyk GV, Willcutt EG, Salum GA, Kieling C, Rohde LA. ADHD prevalence estimates across three decades: An updated systematic review and meta-regression analysis. *Int J Epidemiol.* 2014; 43 (2):434-442
48. Thapar A, Cooper M. Attention deficit hyperactivity disorder. *Lancet.* 2016; 387 (10024):1240-1250.
49. Caye A, Spadini AV, Karam RG, Grevet EH, Rovaris DL, Bau CH et al. Predictors of persistence of ADHD into adulthood: a systematic review of the literature and meta-analysis. *Eur Child Adolesc Psychiatry.* 2016; 25(11):1151-1159.
50. Torgersen T, Gjervan B, Lensing MB, Rasmussen K. Optimal management of ADHD in older adults. *Neuropsychiatr Dis Treat.* 2016;12:79-87.
51. Williams AE, GiustvvJM, Kronenberger WG, Dunn DW. Epilepsy and attention-deficit hyperactivity disorder: Links, risks, and challenges. *Neuropsychiatr Dis Treat.* 2016;12: 287-296.
52. Hamed AM, Kauer AJ, Stevens HE. Why the diagnosis of attention deficit hyperactivity disorder matters. *Front. Psychiatry.* 2015; 6:168.
53. Burckhardt M, Herke M, Wustmann T, Watzke S, Langer G, Fink A. Omega-3 fatty acids for the treatment of dementia. *Cochrane Database Syst Rev.* 2016 Apr 11; 4: CD009002.
54. von Gunten A, Schlaefke S, Überla K. Efficacy of Ginkgo biloba extract EGb 761® in dementia with behavioural and psychological symptoms: A systematic review. *World J Biol Psychiatry.* 2016; 17(8):622-633.
55. Birks JS, Grimley Evans J. Rivastigmine for Alzheimer's disease. *Cochrane Database Syst Rev.* 2015 Apr 10; 4: CD001191.
56. Wang J, Yu JT, Wang HF, Meng XF, Wang C, Tan CC et al. Pharmacological treatment of neuropsychiatric symptoms in Alzheimer's disease: a systematic review and meta-analysis. *J Neurol Neurosurg Psychiatry.* 2015; 86 (1):101-109.
57. Tan CC, Yu JT, Wang HF, Tan MS, Meng XF, Wang C et al. Efficacy and safety of donepezila, galantamine, rivastigmine, and memantine for the treatment of Alzheimer's disease: a systematic review and meta-analysis. *J Alzheimers Dis.* 2014; 41(2):615-631.
58. Di Santo SG, Prinelli F, Adorni F, Caltagirone C, Musicco M. A meta-analysis of the efficacy of donepezila, rivastigmine, galantamine, and memantine in relation to severity of Alzheimer's disease. *J Alzheimers Dis.* 2013; 35 (2): 349-361.
59. Rive B, Gauthier S, Costello S, Marre C, François C. Synthesis and comparison of the meta-analyses evaluating the efficacy of memantine in moderate to severe stages of alzheimer's disease. *CNS Drugs.* 2013; 27 (7): 573-582.
60. Molino I, Colucci L, Fasanaro AM, Traini E, Amenta F. Efficacy of memantine, donepezila, or their association in moderate-severe Alzheimer's disease: A review of clinical trials. *Sci World J.* 2013; 2013:925702.
61. Rolinski M, Fox C, Maidment I, McShane R. Cholinesterase inhibitors for dementia with Lewy bodies, Parkinson's disease dementia and cognitive impairment in Parkinson's disease. *Cochrane Database Syst Rev.* 2012 Mar 14; 3: CD006504.
62. Stinton C, McKeith I, Taylor JP, Lafortune L, Mioshi E, Mak E et al. Pharmacological management of lewy body dementia: a systematic review and meta-analysis. *Am J Psychiatry.* 2015; 172 (8):731-742.

63. Greenblatt HK, Greenblatt DJ. Use of antipsychotics for the treatment of behavioral symptoms of dementia. *J Clin Pharmacol.* 2016; 56(9):1048-1057.
64. El-Saifi N, Moyle W, Jones C, Tuffaha H. Quetiapine safety in older adults: a systematic literature review. *J Clin Pharm Ther.* 2016; 41(1):7-18.
65. Desmarais P, Massoud F, Filion J, Nguyen QD, Bajsarowicz P. Quetiapine for psychosis in parkinson disease and neurodegenerative parkinsonian disorders: a systematic review. *J Geriatr Psychiatry Neurol* 2016 April 6. [Epub ahead of print]
66. Murza KA, Schwartz JB, Hahs-Vaughn DL, Nye C. Joint attention interventions for children with autism spectrum disorder: a systematic review and meta-analysis. *Int J Lang Commun Disord.* 2016; 51 (3):236-251.
67. Whalon KJ, Conroy MA, Martinez JR, Werch BL. School-based peer-related social competence interventions for children with autism spectrum disorder: a meta-analysis and descriptive review of single case research design studies. *J Autism Dev Disord.* 2015; 45 (6):1513-1531.
68. Ganz JB, Mason RA, Goodwyn FD, Boles MB, Heath AK, Davis JL. Interaction of participant characteristics and type of AAC with individuals with ASD: a meta-analysis. *Am J Intellect Dev Disabil.* 2014; 119(6):516-535.
69. Ung D, Selles R, Small BJ, Storch EA. A systematic review and meta-analysis of cognitive-behavioral therapy for anxiety in youth with high-functioning autism spectrum disorders. *Child Psychiatry Hum Dev.* 2015; 46 (4): 533-547.
70. Kreslins A, Robertson AE, Melville C. The effectiveness of psychosocial interventions for anxiety in children and adolescents with autism spectrum disorder: a systematic review and meta-analysis. *Child Adolesc Psychiatry Ment Health.* 2015; 9: 22.
71. Heyvaert M, Saenen L, Campbell JM, Maes B, Onghena P. Efficacy of behavioral interventions for reducing problem behavior in persons with autism: an updated quantitative synthesis of single-subject research. *Res Dev Disabil.* 2014; 35 (10):2463-2476.
72. Geretsegger M, Elefant C, Mössler KA, Gold C. Music therapy for people with autism spectrum disorder. *Cochrane Database Syst Rev.* 2014 Jun 17; 6: CD004381.
73. Vanderkerken L, Heyvaert M, Maes B, Onghena P. Psychosocial interventions for reducing vocal challenging behavior in persons with autistic disorder: a multilevel meta-analysis of single-case experiments. *Res Dev Disabil.* 2013; 34 (12): 4515-4533.
74. Ching H, Pringsheim T. Aripiprazol for autism spectrum disorders (ASD). *Cochrane Database Syst Rev.* 2012 May 16; 5: CD009043.
75. Loy JH, Merry SN, Hetrick SE, Stasiak K. Atypical antipsychotics for disruptive behaviour disorders in children and youths. *Cochrane Database Syst Rev.* 2012 Sep 12; 9: CD008559.
76. Pringsheim T, Gorman D. Second-generation antipsychotics for the treatment of disruptive behaviour disorders in children: a systematic review. *Can J Psychiatry.* 2012; 57(12):722-727.
77. Fung LK, Mahajan R, Nozzolillo A, Bernal P, Krasner A, Jo B et al. Pharmacologic treatment of severe irritability and problem behaviors in autism: a systematic review and meta-analysis. *Pediatrics.* 2016;137:Suppl 2: S124-135.
78. Ghanizadeh A, Sahraeizadeh A, Berk M. A head-to-head comparison of aripiprazole and risperidone for safety and treating autistic disorders, a randomized double blind clinical trial. *Child Psychiatry Hum Dev.* 2014; 45 (2):185-192.
79. Williams K, Brignell A, Randall M, Silove N, Hazell P. Selective serotonin reuptake inhibitors (SSRIs) for autism spectrum disorders (ASD). *Cochrane Database Syst Rev.* 2013 Aug 20; 8: CD004677.
80. Hurwitz R, Blackmore R, Hazell P, Williams K, Woolfenden S. Tricyclic antidepressants for autism spectrum disorders (ASD) in children and adolescents. *Cochrane Database Syst Rev.* 2012 Mar 14; 3: CD008372.
81. Politte LC, Henry CA, Mac Dougle CJ. Psychopharmacological interventions in autism spectrum disorder. *Harv Rev Psychiatry.* 2014; 22(2): 76-92.
82. Amiet C, Gourfinkel-An I, Bouzamondo A, Tordjman S, Baulac M, Lechat P et al. Epilepsy in autism is associated with intellectual disability and gender: Evidence from a meta-analysis. *Biol Psychiatry.* 2008; 64 (7): 577-582.
83. Woolfenden S, Sarkozy V, Ridley G, Coory M, Williams K. A systematic review of two outcomes in autism spectrum disorder–Epilepsy and mortality. *Dev Med Child Neurol.* 2012; 54 (4): 306-312.
84. Rossignol DA, Frye RE. Melatonin in autism spectrum disorders: A systematic review and meta-analysis. *Dev Med Child Neurol.* 2011; 53 (9): 783-792.
85. Lundahl A, Kidwell KM, Van Dyk TR, Nelson TD. A meta-analysis of the effect of experimental sleep restriction on youth's attention and hyperactivity. *Dev Neuropsychol.* 2015; 40 (3):104-121.
86. Storebø OJ, Krogh HB, Ramstad E, Moreira-Maia CR, Holmskov M, Skoog M et al. Methylphenidate for attention-deficit/hyperactivity disorder in children and adolescents: Cochrane systematic review with meta-analyses and trial sequential analyses of randomised clinical trials. *BMJ.* 2015;351:h5203.
87. Childress AC. A critical appraisal of atomoxetine in the management of ADHD. *Ther Clin Risk Manag.* 2015;12: 27 a 39.
88. Maneeton N, Maneeton B, Woottiluk P, Suttajit P, Likhitsathian S, Charnsil C et al. Comparative efficacy, acceptability, and tolerability of dexmethylphenidate *versus* placebo in child and adolescent ADHD: A meta-analysis of randomized controlled trials. *Neuropsychiatr Dis Treat.* 2015; 11: 2943-2952.
89. Buoli M, Serati M, Cahn W. Alternative pharmacological strategies for adult ADHD treatment: a systematic review. *Expert Rev Neurother.* 2016; 16 (2): 131-144.
90. Otasowie J, Castells X, Ehimare UP, Smith CH. Tricyclic antidepressants for attention deficit hyperactivity disorder (ADHD) in children and adolescents. *Cochrane Database Syst Rev.* 2014 Sep 19; 9: CD006997.
91. Maneeton N, Maneeton B, Intaprasert S, Woottiluk P. A systematic review of randomized controlled trials of bupropion *versus* methylphenidate in the treatment of attention-deficit/hyperactivity disorder. *Neuropsychiatr Dis Treat.* 2014;10:1439-1449.
92. Punja S, Zorzela L, Hartling L, Urichuk L, Vohra S. Long-acting *versus* short-acting methylphenidate for paediatric ADHD: a systematic review and meta-analysis of comparative efficacy. *BMJ Open.* 2103; 3 (3): pii: e002312.

Seção 5
Tratamento de Doenças do Sistema Cardiovascular

CAPÍTULO 40
Cardiopatia Isquêmica

Flávio Danni Fuchs ▪ Felipe Costa Fuchs

▶ Introdução

Cardiopatia isquêmica é decorrente de inadequado balanço entre oferta e consumo de oxigênio pelo miocárdio. É causada por situações de diminuída oferta de oxigênio (aterosclerose, trombose e espasmo coronarianos) ou de excessivo consumo de oxigênio (hipertrofia miocárdica, tireotoxicose). Delas, a predominante é aterosclerose coronariana, associada ou não à trombose. Por isso, a cardiopatia delas decorrente é referida como doença arterial coronariana (DAC). Na prática médica, cardiopatia isquêmica é sinônimo de DAC.

Isquemia proveniente de outras etiologias (estenose aórtica, por exemplo) é reconhecida como manifestação dessas condições.

DAC é doença crônica de origem multifatorial que se manifesta em indivíduos adultos, em geral a partir dos 40 anos. No conjunto com doenças cerebrovasculares e arteriais de outros territórios, as cardiovasculares constituem a maior causa de morte nos países desenvolvidos e também no Brasil.[1]

Aterosclerose coronariana é o processo fisiopatológico central de DAC. Ateromas se desenvolvem por muitos anos, permanecendo assintomáticos em muitos indivíduos. Angina de peito é a manifestação clínica mais benigna de DAC. Nela, há resposta vasodilatadora insuficiente à demanda contrátil aumentada, geralmente por esforço físico (caminhar, correr, subir escadas). Decorre de doença endotelial em vasos com aterosclerose, devido à insuficiente liberação de óxido nítrico, determinando isquemia e dor, tipicamente aliviada pelo repouso.

Doença endotelial crítica se exterioriza por lesão vascular e promoção de trombose. Nessa situação, muitas vezes há oclusão trombótica de coronárias, com isquemia tecidual grave.

Suboclusões geralmente determinam angina instável, situação em que há dor em repouso, sem elevação de marcadores de lesão tecidual (idealmente troponina dosada por métodos ultrassensíveis). Suboclusões graves podem também se expressar por infarto do miocárdio, com elevação de marcadores, mas sem elevação do segmento ST no eletrocardiograma (ECG). Nesses casos há necrose subendocárdica. Por fim, oclusões coronarianas completas provocam infartos transmurais, reconhecidos por elevação do segmento ST no ECG. Angina instável e infarto sem elevação do segmento ST são classificadas como síndromes coronarianas agudas sem elevação do segmento ST, enquanto infarto transmural é reconhecido como síndrome coronariana aguda com elevação do segmento ST.

Além de angina e infarto, todas as demais síndromes cardiológicas podem decorrer de DAC: insuficiência cardíaca, arritmias, síncope, choque cardiogênico e morte súbita.

A intervenção sobre a história natural da cardiopatia isquêmica pode ser feita em três níveis.

Primeiramente, é possível empregar fármacos ou outras medidas em indivíduos livres da doença – prevenção primária – com intuito de evitar sua ocorrência. Para tanto, controlam-se seus fatores de risco.

Em segundo lugar, tratam-se manifestações clínicas de DAC, como angina estável e instável, infarto do miocárdio (IM), arritmias, insuficiência cardíaca, choque, síncope e manejo da morte súbita.

Por fim, tenta-se evitar recorrência dessas síndromes e morte por cardiopatia isquêmica – prevenção secundária.

Neste capítulo são apresentadas medidas indicadas para prevenção primária de DAC, manejo das síndromes clínicas e prevenção secundária. As síndromes clínicas contempladas são as mais diretamente decorrentes de DAC: angina e infarto. As demais manifestações são abordadas nos capítulos respectivos.

Medicamentos recomendados primariamente para manejo das condições anteriores e seus mecanismos de ação são apresentados a seguir. Aqueles empregados em condições associadas, como diabetes, hipertensão e obesidade, são abordados nos capítulos respectivos.

Estatinas inibem hidroximetilglutaril-coenzima A (HMG-CoA) – enzima que regula a velocidade de síntese de colesterol –, reduzindo seus níveis em maior proporção que os dos demais lipídios. Possivelmente, além do efeito hipocolesterolemiante, tenham ações anti-inflamatória (demonstrada por redução de concentrações séricas de proteína C reativa) e redutora de pressão arterial. Há vários representantes de estatinas, mas os de uso mais corriqueiro são sinvastatina, atorvastatina e rosuvastatina. Pravastatina, fluvastatina e lovastatina são outros representantes.

Ezetimiba inibe a absorção intestinal de colesterol por meio de ligação à proteína transportadora de colesterol na mucosa intestinal.

Niacina, clofibrato e *fenofibrato* são outros hipolipemiantes disponíveis no mercado, mas não têm evidência de eficácia clínica (prevenção de DCV). *Torcetrapib* e congêneres aumentam intensamente níveis séricos de HDL-C e reduzem LDL-C, mas se mostraram inertes ou deletérios em ensaios clínicos randomizados, não sendo comercializados.

Ácido acetilsalicílico é o protótipo dos antiplaquetários, inibindo síntese de tromboxano.

Clopidogrel, ticlopidina e *prasugrel*, agentes tienopiridínicos, e *ticagrelor*, congênere químico com atividade farmacológica similar, inibem receptores plaquetários de adenosina e outros nucleotídios, denominados $P2Y_{12}$.

Abciximabe, tirofibana e *eptifibatida* inibem diretamente receptores da glicoproteína plaquetária IIb/IIIa.

Nitratos (nitroglicerina, dinitrato e mononitrato de isossorbida e propatilnitrato) agem mediante formação de óxido nítrico, vasodilatador produzido no endotélio vascular, recompondo vasodilatação endógena deficiente. Venodilatação é mais consistente que vasodilatação arterial. Venodilatação sistêmica diminui pré-carga e consumo de oxigênio pelo miocárdio, efeito que mais bem explica a eficácia a longo prazo de nitratos. Dilatação coronariana, especialmente quando existe espasmo (associado ou não a ateroma ou trombose), prontamente reverte a crise de angina instalada. O efeito coronariano pode ocorrer também em coronárias de maior calibre e colaterais (vasos de condutância), redistribuindo fluxo para zonas isquêmicas.

Betabloqueadores (metoprolol, atenolol, carvedilol, bisoprolol) previnem crises de angina desencadeadas por aumento de consumo de oxigênio, como ocorre na clássica angina de esforço. Agem por efeitos cronotrópico e inotrópico negativos, diminuindo o consumo de oxigênio. Também diminuem pressão arterial, possivelmente por bloqueio de receptores beta pré-sinápticos na vasculatura periférica. Propranolol realiza bloqueio não seletivo de receptores beta-1 e beta-2 adrenérgicos. Metoprolol, bisoprolol e atenolol têm seletividade por receptores beta-1 adrenérgicos, tendo menos efeitos adversos respiratórios. Carvedilol bloqueia receptores beta-1 e beta-2, bem como receptores alfa-1 adrenérgicos, com efeito vasodilatador periférico.

Bloqueadores dos canais de cálcio inibem influxo lento de cálcio em células de nó AV, musculatura lisa arteriolar e miocárdio, produzindo, respectivamente, diminuição na velocidade de condução do estímulo, vasodilatação e efeito inotrópico negativo. Os representantes são muito heterogêneos. Di-hidropiridinas (nifedipino, isradipino, anlodipino, felodipino, nimodipino, nicardipino) têm efeito vasodilatador proeminente, com mínimos efeitos inotrópico e cronotópico intrínsecos, mas aumentam frequência cardíaca de forma reflexa. Diltiazem e verapamil têm efeitos vasodilatador coronariano e sistêmico, são bradicardizantes e reduzem contratilidade miocárdica.

Ranolazina, com mecanismo de ação ainda não completamente esclarecido, parece modificar o substrato energético do miocárdio de ácido graxo para glicose, atuando como agente metabólico.

Nicorandil atua sobre canais de potássio, exercendo vasodilatação arterial e coronariana e venodilatação.

Ivabradina é inibidor específico e seletivo dos canais iônicos "If", principais determinantes da atividade marca-passo do nó sinusal. Reduz frequência cardíaca, sem induzir efeito inotrópico negativo.

Trimetazidina é outro agente metabólico que altera o substrato energético do miocárdio, reduzindo a isquemia.

Trombolíticos – estreptoquinase, alteplase (rt-PA) e tenecteplase – ativam plasminogênio a plasmina, enzima que degrada fibrina, promovendo lise de trombos.

Heparina e *heparinas de baixo peso molecular* atuam por meio de antitrombina III, inativando fatores de coagulação XIIa, XIa, Xa, IXa e trombina (fator II).

Bivalirudina liga-se à trombina, bloqueando conversão de fibrinogênio em fibrina.

Fondaparinux inibe ativação de fator X e, portanto, ativação de trombina.

▶ Prevenção primária

Inúmeros estudos de coorte realizados em países desenvolvidos identificaram características associadas com probabilidade aumentada de desenvolver DAC. Clássico exemplo é o estudo de Framingham, conduzido há mais de 60 anos na cidade de mesmo nome, no estado de Massachusetts, EUA. Há convergência desses estudos na identificação de fatores de risco maiores, que em conjunto explicam mais de 90% da incidência de DAC (Quadro 40.1).

O escore de Framingham foi desenvolvido para predizer a incidência de DAC pelo conjunto de fatores de risco maiores. Mais recentemente desenvolveu-se escore de risco cardiovascular, baseado em diversas coortes norte-americanas,[2] que incluíram acidente vascular cerebral (AVC) como desfecho. Nesse escore identificou-se risco de raça negra. Aplicativos para computadores (http://tools.cardiosource.org/ASCVD-Risk-Estimator/) e *smartphones* calculam o risco de indivíduos apresentarem evento cardiovascular maior em 10 anos.

Prevenção primária de DAC e doença cardiovascular (DCV) como um todo passa pelo controle de seus fatores de risco maiores. Para tanto, são recomendadas mudanças de estilo de vida, principalmente dietas, exercícios físicos e abstenção do hábito de fumar. Não existem ensaios clínicos que investiguem exclusivamente o impacto de redução de fumo sobre incidência de DAC. Evidências obtidas em estudos de coorte demonstraram que o risco de desenvolver a doença diminui progressivamente após a cessação daquele hábito. Medidas de seu controle são apresentadas no Capítulo 38, Transtornos Relacionados a Fármacos de Uso Não Médico.

A seguir se apresentam medidas indicadas para prevenção primária de DAC e DCV em geral.

Seleção

■ Dieta e exercício

Abordagens nutricionais têm grande destaque entre as recomendações não medicamentosas para prevenir doenças em geral e, em particular, cardiovasculares. Dietas pobres em gorduras saturadas e colesterol se incorporaram à cultura de sociedades ocidentais. Diretrizes indicam dietas pobres em colesterol e gorduras saturadas para a prevenção de DAC.[3] A indicação é fundamentada em discreto efeito redutor do colesterol sérico e LDL-C. Metanálise não identificou redução de mortalidade total e cardiovascular em ensaios clínicos de restrição de gorduras saturadas.[4] Houve redução na incidência de eventos cardiovasculares, especialmente em dietas que substituíram gorduras saturadas por poli-insaturadas, as quais foram controles das dietas do Mediterrâneo, mostrando-se menos eficazes do que elas. Tais diretrizes também recomendam redução (ou até abolição) da ingestão de gorduras trans, nome dado a óleos vegetais hidrogenados. Na forma sólida, aumentam a eficiência na conservação de alimentos, estando presentes em sorvetes, margarinas, bolachas e outros. Apesar da evidência de associação com risco cardiovascular aumentado, não há ensaio clínico que demonstre a eficácia de dietas pobres nessas gorduras em prevenção de DCV.

Estudos randomizados evidenciaram que algumas dietas têm importante efeito sobre fatores causais de cardiopatia isquêmica, independentemente de seu efeito sobre lipídios séricos, como a dieta

Quadro 40.1 ■ Fatores de risco coronarianos.

Idade
História familiar
Hipertensão arterial sistêmica
Obesidade
Tabagismo
Diabetes
Dislipidemias

DASH para pacientes hipertensos. Dieta com restrição de carboidratos também se demonstrou mais eficaz do que dieta pobre em gordura para diminuir peso e adiposidade e melhorar o perfil lipídico em ensaio clínico randomizado.[5] Há duas recomendações baseadas na dieta do Mediterrâneo que se mostraram eficazes na prevenção de DAC em ensaios clínicos de boa qualidade.

O estudo Lyon demonstrou que a dieta do Mediterrâneo foi eficaz para prevenção secundária de cardiopatia isquêmica.[6] Componentes centrais dessa dieta foram óleo de oliva (usado para preparação da comida e tempero de saladas) e consumo frequente de frutas, verduras, legumes e peixe, em detrimento de carnes de porco, gado e cordeiro. Margarina à base de óleo de canola (com constituição aproximada à de óleo de oliva) foi fornecida gratuitamente ao grupo de dieta. O grupo-controle recebeu recomendação para seguir dieta restrita em gorduras saturadas. Ao fim de seguimento médio de 46 meses, houve redução de pelo menos 50% na incidência de diversos desfechos primordiais nos participantes alocados à dieta do Mediterrâneo, como infarto fatal e não fatal, AVC, insuficiência cardíaca e angina.

O estudo PREDIMED[7] comparou dieta do Mediterrâneo com dieta empobrecida em gorduras na prevenção primária de DCV. As dietas eram similares às testadas no estudo de Lyon. Adicionalmente, os alocados à dieta do Mediterrâneo foram randomizados para um grupo que recebia 50 g adicionais de óleo de oliva extravirgem por dia e outro que recebia 30 gramas de grãos (15 g de nozes, 7,5 g de amêndoas e 7,5 g de avelãs) por dia. Os dois grupos randomizados para dieta do Mediterrâneo, independentemente do tipo de suplementação, tiveram, ao fim de 4,8 anos em média, redução de aproximadamente 30% na incidência de desfecho composto por infarto do miocárdio, AVC e morte cardiovascular.

A prática regular de exercícios físicos é costumeiramente vista como saudável, particularmente para prevenir DCV. Não há, no entanto, qualquer ensaio clínico randomizado que tenha demonstrado a efetividade dessa medida na prevenção de DCV em pacientes sem diabetes. Em pacientes com diabetes, a prática de exercícios foi parte de intervenção multifatorial no estudo *Look Ahead*.[8] Os participantes foram instruídos a praticar pelo menos 175 min por semana de atividade física moderada. A despeito de ter ocorrido efeito favorável em indicador de condicionamento físico, não houve qualquer benefício na prevenção de eventos cardiovasculares. Esses achados também são contrários à ideia de que efeitos benéficos do exercício sobre fatores de risco, como obesidade, hipertensão arterial e lipídios, se traduziriam por prevenção de DCV. O próprio efeito sobre esses mediadores não está claramente demonstrado (ver Capítulos 41, Hipertensão Arterial Sistêmica, e 57, Obesidade e Sobrepeso). Por fim, em estudos observacionais, a associação entre prática de exercícios físicos e menor incidência de DCV é suscetível a incontornável viés de confusão, decorrente do fato de que indivíduos que se exercitam, o fazem por serem mais saudáveis.

■ Controle de obesidade

No ensaio clínico *Look Ahead*,[8] a efetividade de redução de peso com dieta na prevenção de DCV foi testada em indivíduos com diabetes e obesidade. Este estudo, muito bem planejado e conduzido, teve seguimento com mediana de 9,6 anos, sendo interrompido por futilidade. Houve redução de peso mais acentuada no grupo submetido à intervenção dietética (8% a mais do que o controle no primeiro ano, reduzindo-se progressivamente a 2,5% no nono ano). Não houve qualquer efeito na prevenção de eventos cardiovasculares mórbidos e fatais.

A eficácia de fármacos anorexígenos – sibutramina – para prevenção de doença cardiovascular foi testada em somente 1 ensaio clínico de boa qualidade.[9] Além de obesidade, os participantes tinham DCV prévia, diabetes ou ambos. A incidência de desfecho composto por infarto ou AVC não fatal, morte cardíaca reanimada ou morte cardiovascular foi de 11,4% nos tratados com sibutramina e de 10,0% nos tratados com placebo (risco relativo [RR] = 1,16; intervalo de confiança [IC]95%: 1,03 a 1,31). O tratamento da obesidade é visto com mais detalhes no Capítulo 57, Obesidade e Sobrepeso.

■ Controle de diabetes melito

A expectativa de que medidas não medicamentosas e medicamentosas para controle de diabetes se traduzissem em prevenção de desfechos micro e macrovasculares foi frustrante, particularmente na prevenção de DCV em pacientes com diabetes tipo 2. No diabetes tipo 1, há somente o ensaio clínico DCCT, que não demonstrou benefício com tratamento intensivo de insulina em prevenção de DCV. Em seguimento de 17 anos, no entanto, demonstrou-se que o controle metabólico intensivo por 6,5 anos em média promoveu redução de risco de infarto, AVC não fatais e mortalidade por DCV em 42% (P = 0,02).[10] Ao fim de 27 anos de seguimento, identificou-se discreta diminuição de mortalidade por qualquer causa nos pacientes que tinham sido tratados intensivamente.[11]

Entre os quatro grandes ensaios clínicos randomizados de melhor controle que avaliaram a efetividade do controle intensivo do diabetes para prevenir DCV em pacientes com diabetes tipo 2 – UKPDS,[12] VADT,[13] ADVANCE[14] e ACCORD,[15] houve evidência consistente na redução de DCV somente no UKPDS, particularmente em pacientes com obesidade tratados com metformina.[12] No estudo ACCORD, houve aumento de mortalidade por qualquer causa,[15] que se manteve em novo seguimento,[16] a despeito de prevenção de infarto identificada em mais recente seguimento.[17] Não obstante, identificou-se discreto benefício na prevenção de desfecho composto por múltiplos eventos cardiovasculares no seguimento a longo prazo do estudo VADT.[18] A maior mortalidade no grupo intervenção do estudo ACCORD foi associada à intensiva abordagem hipoglicemiante (reduzir hemoglobina glicada abaixo de 6%). Diversos estudos de fármacos isolados, incluindo novos agentes, avaliaram controle metabólico e não identificaram tendência consistente em prevenção de DCV. Empaglifozina, inibidor do cotransportador de sódio-glicose com efeito diurético osmótico, constituiu-se em exceção, pois diminuiu desfecho composto por morte cardiovascular, infarto do miocárdio não fatal e AVC não fatal, quando comparado a placebo em ensaio clínico bem conduzido.[19] Houve relevante redução de pressão arterial nos pacientes tratados com empaglifozina.

O controle do diabetes melito é visto em mais detalhes no Capítulo 52, Diabetes Melito.

■ Controle de hipertensão arterial

Tratamento medicamentoso de hipertensão arterial destaca-se como a mais eficaz das intervenções medicamentosas preventivas de DCV como um todo, incluindo DAC. O benefício foi demonstrado em mais de 70 ensaios clínicos randomizados. A intensidade do benefício – redução de 25% na incidência de DAC e 63% na incidência de AVC para cada 10 mmHg de PA sistólica ou 5 mmHg de PA diastólica reduzidos pelo tratamento – correspondeu à redução de risco estimada por estudos de coorte.[20] Hipertensão arterial é abordada em mais detalhes no Capítulo 41, Hipertensão Arterial Sistêmica.

■ Hipolipemiantes

Consistente associação entre colesterol total e LDL-C elevados e HDL-C baixo e incidência de DAC transformou-os em natural alvo terapêutico. Além de intervenções dietéticas, desenvolveram-se diversos grupos de fármacos com efeito hipolipemiante. Muitos foram incorporados a diretrizes e prática profissional, com a presunção de que o efeito favorável sobre lipídios se traduziria em redução na incidência de DCV. Mais do que recomendações técnicas, se transformaram em cultura popular, como o reconhecimento leigo da existência de bom e mau colesterol. Antigos ensaios clínicos com desfechos primordiais, revisados em edições anteriores deste livro, falharam em demonstrar a eficácia de diversos fármacos hipolipemiantes (ou capazes de elevar HDL) em prevenção de DAC ou DCV. Colestiramina, fármaco de difícil emprego devido a efeitos adversos, mostrou discutível eficácia em prevenção secundária. Fibratos, como clofibrato, foram inertes na prevenção de DAC, mesmo reduzindo colesterol total e triglicerídeos. Em alguns estudos, paradoxalmente, houve elevação na incidência de mortalidade por qualquer causa.

Estatinas

Em ensaios clínicos de qualidade (4S, WOSCOPS, AFCPS/TexCAPS, HPS), demonstrou-se que estatinas promoviam prevenção primária e secundária de DAC. Isso pareceu confirmar a hipótese de colesterol como fator de risco central para DAC. No entanto, mecanismos de ação que levam a essa eficácia podem ser outros – abrigados genericamente pela denominação de efeitos pleiotrópicos. Dois deles são destacados: efeito anti-inflamatório[21] e efeito anti-hipertensivo. Em ensaio clínico randomizado, duplo-cego e controlado por placebo, demonstrou-se que boa parte do efeito protetor de sinvastatina pode ser explicada pelo efeito hipotensor.[22] O estudo que pretendeu demonstrar o efeito anti-inflamatório[21] só incluiu pacientes com evidência de atividade inflamatória (proteína C reativa [PCR] superior a 2 mg/dℓ), faltando investigar a eficácia em indivíduos sem tal evidência.

Revisões sistemáticas restritas à prevenção primária demonstraram que estatinas reduziram em 30% (IC95%: 19 a 39) a mortalidade por DAC e em 12% (IC95%: 4 a 19), a mortalidade total, com similaridade entre gêneros, diferentes faixas etárias e presença de diabetes.[23,24] A despeito de consistente, o benefício relativo não se traduziu por relevante benefício absoluto em pacientes de baixo risco cardiovascular, resultando em números necessários de pacientes a serem tratados (NNTs) de grande magnitude. As mais recentes diretrizes norte-americanas de prevenção cardiovascular apresentaram importantes mudanças de recomendações em relação às anteriores.[25] Mantiveram a indicação de estatinas para adultos com doença cardiovascular (prevenção secundária), LDL-C superior a 190 mg/dℓ ou diabetes. Na ausência dessas condições, indicaram uso de estatinas para indivíduos com 40 a 75 anos, com risco cardiovascular de pelo menos 7,5% em 10 anos. Esse risco é calculado pelo escore anteriormente comentado. Essas diretrizes também deixaram de recomendar tanto alvos terapêuticos guiados por níveis séricos de colesterol e LDL-C como o objetivo de reduzi-los o mais intensamente possível. Recomendam doses altas ou moderadas de estatina para indivíduos em diferentes categorias de risco (ver Prescrição). Há poucos estudos comparativos entre estatinas quanto à eficácia em prevenção de DCV. Esses estudos compararam, em geral, diferentes doses dos representantes,[26] prática típica do viés corporativo. Em doses comparáveis, não há evidência de superioridade de qualquer representante, não se justificando a avassaladora preferência por representantes mais novos.

No ensaio clínico randomizado HOPE-2,[27] com mais de 12 mil indivíduos, administração de 10 mg de rosuvastatina por 5,6 anos associou-se a redução absoluta modesta, mas significativa, de desfecho composto por morte cardiovascular, infarto do miocárdio não fatal e AVC não fatal (3,7% *versus* 4,8%; P = 0,002). Esse estudo incluiu indivíduos com risco cardiovascular intermediário, e baixa taxa de eventos em quase 6 anos de seguimento.

Outros hipolipemiantes

Além dos ineficazes agentes anteriormente comentados, desenvolveram-se novos fármacos com potente efeito benéfico sobre lipídios. Em revisão sobre o tema,[20] demonstrou-se que *torcetrapib* e congêneres, fármacos capazes de aumentar em 50 a 100% os valores de HDL-C, foram inertes na prevenção de DAC em diversos ensaios clínicos de boa qualidade. Além do efeito sobre HDL-C, esses fármacos reduziam LDL-C adicionalmente ao efeito de estatinas, o que também não promoveu redução em incidência de DAC. Fenofibrato, novo representante dos fibratos, foi ineficaz na prevenção de DAC em pacientes com diabetes.[28] Ezetimiba, hipolipemiante mais recentemente introduzido, conquistou importante participação no mercado, associado a sinvastatina. A despeito disso, não foi avaliado em ensaio clínico randomizado quanto à sua capacidade de prevenir DAC. Foi testado somente em ensaio clínico de prevenção secundária (ver adiante).

Cabe comentar os efeitos de niacina, o mais antigo hipolipemiante. Em antigo e clássico estudo de prevenção secundária de DAC, o *Coronary Drug Project*, niacina foi a única entre diversos fármacos testados que reduziu discretamente a incidência de infarto não fatal[29] e mortalidade por qualquer causa.[30] Por ser medicamento mal tolerado (rubor facial, principalmente), desenvolveram-se duas apresentações de liberação lenta que promoviam redução de alguns efeitos adversos. Ambas foram comparadas a placebo em adequados ensaios clínicos.[31,32] A despeito de promoverem efeitos favoráveis sobre perfil lipídico (aumentando HDL-C e diminuindo colesterol e LDL-C), mostraram-se inertes na prevenção de desfechos cardiovasculares. Adicionalmente, provocaram efeitos adversos maiores. Com esses achados, niacina juntou-se ao grande grupo de fármacos hipolipemiantes desprovidos de efeito sobre desfechos primordiais. A ausência de eficácia no *Coronary Drug Project* e em ensaios clínicos mais recentes poderia ser eventualmente explicada por efeito diverso das apresentações farmacêuticas sobre pressão arterial, hipótese que dificilmente será testada.

■ Outros fármacos

Ácido acetilsalicílico

Inúmeros ensaios clínicos avaliaram eficácia de ácido acetilsalicílico em prevenção primária e secundária de cardiopatia isquêmica, AVC e doença cardiovascular.

Metanálise de seis estudos de prevenção primária[33] identificou eficácia em prevenção de DAC, mas com pequeno benefício absoluto: em indivíduos com risco absoluto basal menor do que 2,5% em 5 anos, o NNT foi de 2.500; com risco basal de 5 a 10% em 5 anos, o NNT caiu para 410. Por outro lado, o fármaco aumentou significativamente risco relativo de sangramento gastrointestinal e extracraniano em relação ao controle (0,10% *versus* 0,07% por ano).

Análises de seguimento de mais longo prazo de muitos desses estudos identificaram possível efeito protetor contra neoplasias, mais especificamente colorretal. Nova e extensa metanálise investigou sua eficácia em prevenção primária de doença cardiovascular e câncer e na incidência de sangramento em geral.[34] Benefício absoluto de prevenção de eventos primordiais e riscos para diferentes sangramentos são apresentados no Quadro 40.2. Benefícios na prevenção de câncer são marginalmente significativos. Há estudos em andamento, que deverão contribuir para avaliar a eficácia por faixa etária e na presença de diabetes. Sugere-se que a decisão de empregar ácido acetilsalicílico em indivíduos saudáveis deva considerar perfil de risco simultâneo para doença cardiovascular, câncer e sangramento.[35]

Vitaminas antioxidantes e ácido fólico

Nos anos 1990, sugeriu-se que vitaminas e ácido fólico preveniriam cardiopatia isquêmica por inibir oxidação da forma mais aterogênica de LDL-colesterol, bem como reduziriam níveis de homocisteína, além de preservar função endotelial. Posteriormente, ensaios clínicos randomizados com grande número de participantes falharam em demonstrar qualquer efeito preventivo de eventos cardiovasculares, podendo até aumentar a incidência em algumas situações.[35-37]

Terapia de reposição hormonal

Entre os objetivos de seu emprego estava a prevenção de DAC. A quase totalidade de mais de 30 estudos observacionais sobre esse tópico mostrou efeito protetor da intervenção, atribuído à modificação favorável no perfil lipídico. Porém, ensaios clínicos de prevenção secundária[38] e primária,[39] entre outros, demonstraram aumento na incidência de eventos cardiovasculares, a despeito de efeitos benéficos sobre lipoproteínas (ver Capítulo 53, Menopausa | Controle de Sintomas Vasomotores e Urogenitais).

Quadro 40.2 ■ Prevenção de desfechos e incidência de efeitos adversos de ácido acetilsalicílico em prevenção primária de cardiopatia isquêmica.*

Mortalidade total	DCV total	Morte por câncer colorretal	Sangramento total	Sangramento maior	Sangramento GI	AVC hemorrágico
33 a 46	60 a 84	34	99 a 178	46 a 49	68 a 117	8 a 10

*Número de pacientes com prevenção ou efeitos adversos por 100.000 tratados. (Adaptado da referência 34.)

Óleos de peixes

Estudos ecológicos e de coorte geraram a hipótese de que a ingestão de peixes marinhos ricos em gordura poli-insaturadas, em especial ácido eicosapentanoico (EPA), preveniria doença isquêmica coronariana. Ensaios clínicos iniciais reforçaram essa expectativa, mas logo foram seguidos por outros com resultados negativos. Metanálise de 48 ensaios clínicos e 41 estudos de coorte demonstrou ausência de benefício com a suplementação de ácido graxo ômega-3 em redução de morte, infarto do miocárdio não fatal e acidente vascular cerebral.[40] Ácido ômega-6 também foi ineficaz na prevenção de doença cardiovascular.[41]

Sumário de seleção de medidas de prevenção primária de DAC e DCV.			
Intervenção	Grau de recomendação	Nível de evidência	Comentários
Dieta com restrição de gorduras saturadas	IIb	B	–
Dieta do Mediterrâneo	IIa	B	Testada em prevenção secundária
Dieta PREDIMED	I	A	–
Tratamento não medicamentoso da obesidade	II	A	Um ensaio clínico em pacientes com diabetes
Tratamento medicamentoso da obesidade	III	B	Ensaio clínico com sibutramina; outros fármacos não testados com esse objetivo
Exercícios físicos	IIb	A	Um ensaio clínico em pacientes com diabetes
Abster-se do fumo	I	C	–
Tratar hipertensão arterial	I	A	–
Tratar intensivamente diabetes tipo 1	IIa	B	–
Tratar intensivamente diabetes tipo 2	IIb	A	–
Estatinas	I	A	Em pacientes com diabetes ou risco cardiovascular de pelo menos 7,5% em 10 anos
Ácido acetilsalicílico	IIb	B	Considerar risco conjunto para DCV, câncer e sangramento
Vitaminas e antioxidantes	III	A	–
Terapia de reposição hormonal	III	A	–
Óleos de peixe	III	B	–

Prescrição

■ Estatinas

Fluvastatina, lovastatina e sinvastatina, com menor meia-vida, são administradas em dose única ao deitar, recomendação que data do início de seu emprego, que visava maior efetividade na inibição da enzima HMG-CoA redutase. Atorvastatina e rosuvastatina, com meia-vida mais longa, podem ser empregadas em qualquer horário.

As doses de estatinas foram selecionadas por seu efeito sobre LDL-C: baixa intensidade, até 30%, moderada intensidade, de 30 a 50% e alta intensidade, mais 50%. No primeiro caso, estão fluvastatina 40 mg e sinvastatina 10 mg; no segundo, atorvastatina 10 mg, fluvastatina 60 a 80 mg, lovastatina 30 a 40 mg e sinvastatina 20 a 40 mg; no grupo de alta intensidade, atorvastatina 20 a 80 mg e rosuvastatina 20 mg. Na metanálise em que se comparou efeito de diferentes doses de estatinas na prevenção de eventos,[26] houve discreta superioridade dos regimes de alta intensidade. A maior parte do efeito terapêutico foi obtida com doses intermediárias, como sinvastatina 40 mg, não se justificando o emprego de representantes mais novos e mais potentes, devido ao alto custo Os regimes de altas doses associam-se com aumento mais frequente de enzimas hepáticas, mas não com maior incidência de mialgia.[26]

■ Ácido acetilsalicílico

Não há estudos comparativos entre doses sobre desfechos primordiais. Estudos mais antigos, especialmente de prevenção secundária, utilizaram doses altas, mas a maioria empregou baixas doses, entre 75 mg e 120 mg/dia. No Brasil, está consolidada a dose de 100 mg. Menores doses associam-se a menor probabilidade de irritação e sangramento gastrointestinal comparativamente a doses analgésicas. Há muitas apresentações do fármaco tamponado e de liberação entérica, propagandeadas como formas farmacêuticas que produzem menor irritação gastrointestinal. Parece ser menos importante retardar a absorção gástrica, pois os efeitos decorrem da inibição sistêmica de ciclo-oxigenase. Faltam, no entanto, estudos randomizados a longo prazo, comparando diferentes formas farmacêuticas quanto à eficácia protetora gástrica.

Esquemas de administração dos medicamentos empregados no controle de outros fatores de risco são apresentados nos capítulos respectivos.

Seguimento

■ Estatinas

Efeitos desejados de estatinas não são mais avaliados por níveis séricos de LDL-C e colesterol como alvos terapêuticos. Prescrevem-se as doses anteriormente recomendadas com o intuito de promover redução de eventos cardiovasculares.

Estatinas são normalmente bem toleradas. Nos grandes ensaios clínicos, a taxa de ocorrência de efeitos adversos foi similar à do placebo, o mesmo ocorrendo em estudos menores e observacionais. No estudo Jupiter, por exemplo, sintomas musculares ocorreram em 16% dos pacientes que receberam rosuvastatina e 15,6% dos que receberam placebo. E efeito adverso mais grave – rabdomiólise – ocorreu em 0,1% dos pacientes tratados com rosuvastatina ou placebo.[21] Taxas similares foram descritas no estudo HPS, que comparou sinvastatina 40 mg com placebo.[42] Afirma-se que efeitos adversos podem ser menos frequentes em ensaios clínicos devido à seleção dos pacientes que se dispõem a participar. Cabe, no entanto, considerar que, em estudos observacionais no mundo real, a frequência de eventos adversos pode ser devida a efeito nocebo. Estatinas associam-se a desenvolvimento de diabetes em pequena proporção de pacientes. Metanálise de 13 ensaios clínicos, com mais de 90.000 pacientes, identificou risco relativo de 1,09 (1,02 a 1,17) para desenvolvimento de diabetes com estatina.[43] O risco absoluto foi muito baixo (número necessário de pacientes a serem tratados para causar dano [NND] de 255 pacientes usando estatina por 4 anos). Mesmo havendo consequência clínica, essa é amplamente sobrepujada pelos benefícios demonstrados em ensaios clínicos randomizados.

Há muitas interações descritas com estatinas, mas poucos fármacos são usados conjuntamente. Recomenda-se maior cuidado com aqueles que podem potencializar risco de rabdomiólise, como colchicina, genfibrozila e rifampicina.

■ Ácido acetilsalicílico

Alguns efeitos indesejáveis, como salicilismo, não ocorrem em prevenção primária, pois dependem de doses anti-inflamatórias. Outros, tóxicos e irritativos, são menos frequentes, devido às baixas doses atualmente recomendadas, mas há aumento de sangramentos menores e extracranianos mesmo com essas doses, como comentado anteriormente.

▶ Angina estável

Angina estável caracteriza-se por dor no peito ou sintomas equivalentes (sufocação, aperto), desencadeados por esforço físico dinâmico (caminhar, subir escadas) ou outras condições que demandam maior consumo de oxigênio. Há alívio rápido frente à cessação da demanda. A condição estável requer que o quadro tenha alguns meses, sem acentuação. Início recente e desencadeamento com menores esforços caracterizam instabilidade.

Tratamento de angina de peito objetiva prevenção e alívio de crises. Adicionalmente, deseja-se evitar evolução para quadros mais graves de cardiopatia isquêmica e morte pela doença. Esse último objetivo também se aplica a pacientes que apresentam outras manifestações clínicas de cardiopatia isquêmica, como infarto, insuficiência cardíaca, morte súbita, arritmias, constituindo-se em intervenções de prevenção secundária. Tais medidas também se aplicam aos indivíduos que têm DAC conhecida, mas assintomática (ver adiante). Aqui se apresentam as medidas para alívio e prevenção de crises de angina estável.

Seleção

O manejo clínico consiste em controlar fatores predisponentes e possíveis desencadeantes de crises (exercício exagerado, anemia, estresse emocional, hipertensão arterial não controlada, taquiarritmias), além de administrar fármacos para alívio sintomático da crise anginosa e outros capazes de evitar recorrência de novos episódios de dor. Tratamento medicamentoso de angina de peito muito se beneficiou de investigações farmacológico-clínicas. Ensaios clínicos randomizados, duplos-cegos, controlados por placebo ou tratamento padrão demonstraram que grande número de fármacos considerados como antianginosos no passado tinha apenas efeito placebo, pois pelo menos 40% dos pacientes com angina apresentam remissão espontânea. Porém, o tratamento medicamentoso atual está consolidado.

A pesquisa contemporânea está predominantemente focada em tratamento cirúrgico ou percutâneo para casos refratários ou com disfunção ventricular.

■ Tratamento medicamentoso

Para alívio da crise anginosa, usam-se nitratos de rápido início de efeito. Para prevenir recorrência de crises, empregam-se basicamente betabloqueadores e antagonistas dos canais de cálcio. Nitratos por via oral e agentes mais novos, como ranolazina, nicorandil, ivabradina e trimetazidina, são indicados em casos refratários a betabloqueadores e antagonistas do cálcio e que não são passíveis de terapêutica cirúrgica ou percutânea.

Eficácia antianginosa de nitratos, betabloqueadores e antagonistas do cálcio foi demonstrada em antigos ensaios clínicos randomizados, citados em edições anteriores deste livro e em revisões recentes.[44,45]

Empregam-se nitratos por via sublingual para alívio imediato de crise anginosa. Nitroglicerina é o representante de escolha, pois alia eficácia a pronto início de ação. Dinitrato de isossorbida demora mais a atuar, por ser primeiramente biotransformado em mononitrato, seu metabólito ativo. Mononitrato de isossorbida tem início de ação mais rápido que dinitrato, mas não há evidências de que seja superior à nitroglicerina. Uso oral de nitratos tem discutível eficácia na prevenção de crises de angina. Antigos ensaios clínicos mostraram eficácia a curto prazo, mas há progressiva redução de efeito com uso prolongado, devido à indução de tolerância. O mesmo se aplica à apresentação transdérmica.

Eficácia preventiva de novas crises é similar com diferentes betabloqueadores adrenérgicos. Apesar de as contraindicações relativas a betabloqueadores serem frequentes, a maioria dos pacientes pode utilizá-los. Para os que não tiverem as crises controladas com esses fármacos ou não puderem tolerá-los, empregam-se nitratos orais ou antagonistas do cálcio. Ensaios clínicos randomizados demonstraram que antagonistas do cálcio têm eficácia semelhante à de betabloqueadores em alívio de angina e aumento da tolerância ao exercício. Verapamil ou diltiazem constituem a opção terapêutica, pois exercem efeito vasodilatador e controlam frequência cardíaca, mostrando-se eficazes na prevenção de crises. Anlodipino também se mostrou eficaz para controle de sintomas.

Associação entre betabloqueadores e antagonistas de cálcio di-hidropiridínicos (basicamente anlodipino) é empregada para prevenção de crises em pacientes que não respondem a betabloqueador isoladamente. A associação com verapamil ou diltiazem soma mecanismos de ação antianginosos, mas pode haver exacerbação de efeitos adversos, como hipotensão, fadiga, dispneia e bradiarritmias (incluindo bloqueio atrioventricular). Ensaios clínicos que avaliaram a eficácia de associações entre dois ou três fármacos têm mostrado resultados controversos, algumas vezes não superiores aos de cada agente isolado.

Nicorandil, ranolazina, trimetazidina e ivabradina mostraram-se superiores a placebo e geralmente equivalentes a betabloqueadores e anlodipino em controle de sintomas e aumento no tempo de exercício, mas os estudos são de curta duração. Esses fármacos antianginosos são considerados substitutivos dos agentes tradicionais quando esses não podem ser utilizados, com o intuito de promover melhora sintomática. São ocasionalmente adicionados a tratamento com betabloqueadores ou antagonistas do cálcio em pacientes com angina refratária e que não podem ser submetidos a terapia percutânea ou cirúrgica, visando ao controle de sintomas, mas não há ensaios clínicos que tenham focado essa condição.

Nicorandil não superou o placebo na prevenção de eventos cardiovasculares maiores.[46]

Ivabradina, que diminui frequência cardíaca, só está indicada para pacientes com frequência superior a 70 bpm. Avaliada em grande ensaio clínico randomizado quanto à eficácia em prevenir eventos cardiovasculares maiores em pacientes com cardiopatia isquêmica crônica, mostrou-se inerte na prevenção de infartos não fatais ou morte cardiovascular.[47] Em pacientes com angina classe II ou superior, houve aumento na incidência daqueles desfechos (RR = 1,18; IC95%: 1,03 a 1,35). Assim, deve ser contraindicada no manejo de angina de peito, mesmo com o intuito de prevenir crises de angina.

Angina de Prinzmetal é condição clínica infrequente, de difícil caracterização, atribuída a espasmo coronariano. Para alívio de crises, nitratos por via sublingual constituem o tratamento padrão. Para prevenção de crises, betabloqueadores não devem ser usados, pelo risco de potencializar vasoconstrição coronariana. Nessa circunstância, antagonistas do cálcio e nitrato por via oral são indicados.

■ Revascularização miocárdica

Há consenso na indicação de terapias de revascularização miocárdica, cirúrgica ou percutânea, em pacientes com sintomas limitantes a despeito do tratamento medicamentoso. A concomitância de insuficiência cardíaca também indica revascularização miocárdica.

Revascularização miocárdica pode ser feita por cirurgia ou por angioplastia coronariana percutânea. A cirurgia usa preferencialmente enxertos arteriais pediculados – artérias torácica interna (mamária) esquerda (rotineiramente feita) e direita – complementados por enxertos livres – pontes de veia safena e artéria radial. Angioplastia da lesão coronariana pode ser feita somente com dilatação por balão, mas é em geral acompanhada de implante de próteses intracoronarianas, os *stents*, que diminuem acentuadamente a probabilidade de reestenose. *Stents* podem ser classificados quanto a ausência ou presença de revestimento que visa reduzir proliferação neointimal: sem fármaco – *bare metal stents* (BMS) ou com fármaco antiproliferativo – *drug eluted stents* (DES). DES demonstraram superioridade sobre BMS na prevenção de reestenose, mas não foram superiores na prevenção de eventos cardiovasculares maiores. Também se associaram com maior probabilidade de trombose tardia do *stent*. DES de segunda geração, entretanto, contornaram essas limitações, mostrando discreta superioridade sobre BMS na prevenção de eventos cardiovasculares.[48]

Desenvolveram-se *stents* em que a estrutura de liberação do fármaco (polímero) é progressivamente absorvida. Metanálise de seis ensaios clínicos comparativos com DES de segunda geração não identificou vantagem desses novos dispositivos.[49] Pelo contrário, com eles houve maior incidência de infarto do miocárdio.

Na década de 1980, ensaios clínicos compararam cirurgia com tratamento clínico. A cirurgia superou na prevenção de eventos cardiovasculares maiores, exclusivamente em pacientes com disfunção ventricular e doença de três vasos, particularmente com acometimento de tronco ou de segmento proximal da artéria descendente anterior.

Abordagens cirúrgica e percutânea têm sido comparadas por ensaios clínicos contemporâneos de boa qualidade. Metanálise de seis ensaios clínicos – dois deles em pacientes com diabetes, incluindo pacientes com dois ou três vasos comprometidos e função ventricular majoritariamente preservada – mostrou inequívoca vantagem da abordagem cirúrgica.[50] Riscos relativos e intervalos de confiança de 95% para prevenção de mortalidade por qualquer causa e de infarto foram respectivamente 0,73 (0,62 a 0,86) e 0,58 (0,48 a 0,72). Também houve menor necessidade de revascularização entre os pacientes operados. Em seguimento de 5 anos do estudo SYNTAX, houve definida vantagem da cirurgia em pacientes com escore SYNTAX intermediário ou elevado (caracterizado por múltiplas lesões, lesões anatomicamente complexas ou oclusões crônicas). Em pacientes com lesões menos complexas, incluindo lesão isolada de tronco de coronária esquerda, mortalidade e infarto foram equivalentes nos dois tratamentos, mas houve necessidade de mais frequente revascularização nos submetidos à terapia percutânea.[51] DES de segunda geração também não se mostraram superiores à cirurgia em pacientes com doença em múltiplos vasos.[52]

Sumário de seleção de medidas de tratamento de angina estável.			
Intervenção	**Grau de recomendação**	**Nível de evidência**	**Comentários**
■ Tratamento de crises de angina			
Nitratos (nitroglicerina, dinitrato e mononitrato de isossorbida)	I	A	Por via sublingual ou intravenosa contínua (nitroglicerina)
■ Prevenção de crises de angina			
Betabloqueadores (propranolol, metoprolol, bisoprolol, atenolol, carvedilol)	I	A	–
Nitratos (dinitrato e mononitrato de isossorbida, propatilnitrato)	IIa	B	–
Verapamil e dilitiazem	I	B	–
Anlodipino	IIa	B	Menor número de estudos
Nicorandil	IIa	B	Ineficaz para prevenir eventos cardiovasculares maiores
Ranolazina	IIa	B	Um ensaio clínico em pacientes com diabetes
Trimetazidina	IIa	B	–
Ivabradina	III	A	Aumentou incidência de infarto e mortalidade
■ Terapias de revascularização em pacientes com sintomas não controlados			
Cirurgia de revascularização miocárdica	I	A	Em pacientes com comprometimento de três vasos e disfunção ventricular
Angioplastia coronariana	IIa	A	Inferior à cirurgia nas condições acima

Prescrição

■ Nitratos

São dos poucos medicamentos absorvidos por mucosa bucal e pele, devido à sua lipossolubilidade. Sofrem metabolismo de primeira passagem, o que explica as diferentes doses de dinitrato de isossorbida, empregadas por vias oral (altas doses) e sublingual. Induzem rápida tolerância farmacodinâmica, mas que também reverte rapidamente. Para alívio da dor, nitroglicerina por via sublingual é o agente de referência para o alívio das crises, mas não é comercializada no Brasil há décadas. Dinitrato e mononitrato de isossorbida são representantes para uso sublingual, estando disponíveis no Brasil. Propatilnitrato é registrado no Brasil para uso sublingual, mas o comprimido se dissolve muito lentamente.

Nitroglicerina injetável é opção recomendada para casos de angina instável, não responsivos à administração sublingual. Porém, tolerância requer aumento progressivo da velocidade de infusão. Pacientes sem dor, com infusão em velocidade constante de nitroglicerina a longo prazo, provavelmente não necessitam mais de nitratos.

Nitratos por via oral devem ter intervalos entre doses de pelo menos 8 h, para prevenir o desenvolvimento de tolerância. Para a apresentação transdérmica pode ser necessário, além do aumento da dose, o uso de mais de um disco por dia. Doses por diferentes vias e duração de efeito de nitratos estão apresentadas no Quadro 40.3.

Doses e intervalos de doses de antianginosos indicados para prevenção de crises de angina estão apresentados no Quadro 40.4.

Seguimento

Pacientes com angina de peito estável devem ser instruídos quanto ao controle de fatores de risco para cardiopatia (tabagismo, sedentarismo, dislipidemia) e fatores precipitantes de crises (anemia, exercício exagerado, hipertensão não controlada, taquiarritmias).

Alívio de dor é indicativo da eficácia de *nitratos* no manejo das crises de angina. É importante indagar o tempo em que se produziu o efeito. Se for superior a 10 min, deve-se questionar a procedência isquêmica do quadro doloroso. Quando prescritos a pacientes com

Quadro 40.3 ■ Vias de administração, doses e duração de efeito de nitratos.

Representantes	Vias de administração	Doses (mg)	Intervalo de doses
Nitroglicerina	Sublingual	0,3 a 1,5	Repetir a cada 5 min, SN
	Oral	2,5	8 a 12 h
	Intravenosa	0,1 em bolo	Proporcional à velocidade de infusão
	Transdérmica	5 a 10	24 h
Dinitrato de isossorbida	Sublingual	5 a 15	Repetir a cada 5 min, SN
	Oral	5 a 20	8 a 12 h
	Oral (liberação lenta)	40	8 a 12 h
Mononitrato de isossorbida	Oral	10 a 40	6 a 12 h
	Oral (liberação lenta)	30 a 240	8 a 12 h
	Intravenosa	0,8/kg, em infusão	Proporcional à velocidade de infusão
Propatilnitrato	Oral	15 a 40	6 a 12 h
	Sublingual	10 a 30	Repetir a cada 5 min, SN

SN: se necessário.

Quadro 40.4 ■ Doses e intervalos de doses de antianginosos.

Representantes	Dose diária (mg)	Intervalo (h)
Betabloqueadores		
Propranolol	120 a 360	12
Atenolol	50 a 200	24
Metoprolol (tartarato)	100 a 400	12
Metoprolol (succinato)	50 a 400	12
Bisoprolol	5 a 20	24
Carvedilol	6,25 a 25	12
Antagonistas do cálcio		
Verapamil*	80 a 120	6 a 12
Diltiazem*	30 a 120	6 a 24
Anlodipino	5 a 10	24
Nifedipino*	30 a 90	24
Felodipino	5 a 20	24
Outros agentes		
Ranolazina	500 a 1.000	12
Nicorandil	20	12
Trimetazidina	35	12

*Intervalos maiores em apresentações de liberação lenta.

dor torácica de etiologia duvidosa, deve ser recomendado emprego de primeiras doses em posição sentada, pois hipotensão postural e cefaleia são mais frequentes em indivíduos hemodinamicamente compensados e sem angina de peito.

Nitratos causam cefaleia e hipotensão postural no início do tratamento, efeitos que desaparecem devido à tolerância.

Correção de dosagem e adesão a *betabloqueadores* são avaliadas pela bradicardia consequente ao uso. Geralmente bradicardia acentuada contraindica uso de betabloqueadores ou determina diminuição de dose. A retirada desses fármacos deve ser gradual, pois a ausência de antagonismo sobre a atividade adrenérgica pode promover exacerbação da angina (efeito rebote) e ocorrência de quadros isquêmicos mais graves.

Seus efeitos adversos decorrem da ação em coração (ino e cronotropismo negativos), músculo liso (constrição de brônquios e arteríolas de músculo estriado) e sistema nervoso central (SNC). Podem induzir bradicardia acentuada e bloqueio de condução atrioventricular. Com ritmo sinusal e não havendo sintomas atribuíveis à bradicardia, pode-se manter o betabloqueador. Efeitos indesejáveis sobre músculo liso e SNC tendem a ser menos frequentes com betabloqueadores mais seletivos e menos lipossolúveis, respectivamente. Assim, mais pacientes se queixam de broncoespasmo, exacerbação de claudicação intermitente, extremidades frias e depressão quando do uso de propranolol, comparativamente ao emprego de metoprolol ou atenolol.

Dentre os *antagonistas do cálcio*, verapamil e diltiazem podem ocasionar constipação intestinal, dor gengival e facial. Ino e cronotropismo negativos exigem uso cuidadoso em pacientes com algum grau de insuficiência cardíaca. Para pacientes com insuficiência cardíaca, anlodipino se mostrou o agente mais seguro. Efeitos adversos de anlodipino e outras di-hidropiridinas incluem edema de membros inferiores, cefaleia, *flush* facial e palpitações.

Ranolazina associou-se a prolongamento do intervalo QT, tontura e sintomas gastrointestinais.

Nicorandil induz cefaleia, náuseas, *flush* facial e tontura, bem como úlceras de mucosa oral, trato digestivo e vulva, descritas em relatos de casos.

Trimetazidina tem sido bem tolerada nos ensaios clínicos, com efeitos adversos que não suplantam os do placebo. Porém, há relato de indução de parkinsonismo, distúrbios de equilíbrio e tremor, obrigando à suspensão do fármaco.

As seguintes *interações farmacológicas* estão descritas para os fármacos antianginosos.

▶ **Nitratos.** Álcool e antidepressivos tricíclicos podem aumentar o efeito hipotensor dos nitratos. Secura de boca determinada por fármacos de ação parassimpaticolítica pode dificultar a absorção sublingual de nitratos. A combinação de nitrato com sildenafila pode causar hipotensão prolongada, grave e potencialmente fatal, sendo contraindicação absoluta ao uso de qualquer apresentação de nitrato em intervalo inferior a 24 h.

▶ **Betabloqueadores.** Podem mascarar sinais de hipoglicemia induzida por antidiabéticos orais ou insulina. Tal efeito é menos acentuado com mais seletivos antagonistas de receptores beta-1. Cimetidina diminui a depuração de propranolol por redução do fluxo plasmático hepático. Propranolol aumenta efeito depressor miocárdico de anestésicos gerais halogenados e reduz a depuração de lidocaína por diminuição de fluxo plasmático hepático. Álcool aumenta a absorção de propranolol. Correção de hiper e hipotireoidismo aumenta as concentrações plasmáticas de propranolol.

▶ **Antagonistas do cálcio.** Verapamil e diltiazem podem aumentar o nível plasmático de digoxina. Outras interações são descritas, mas os fármacos são raramente empregados em conjunto.

Ranolazina pode potencializar o prolongamento de QT promovido por outros fármacos (antibióticos macrolídios e alguns antifúngicos).

▶ Síndromes coronarianas agudas | Infarto do miocárdio e angina instável

Manifestações agudas de cardiopatia isquêmica, angina instável e infarto do miocárdio, têm rotina diagnóstica e terapêutica inicial comum. A apresentação de típica dor no peito dessas condições deve ser diagnosticada como síndrome coronariana aguda (SCA), requerendo pronta realização de ECG. Elevação de ponto J e segmento ST em duas derivações contíguas caracteriza a síndrome coronariana aguda com elevação (supradesnível) do segmento ST. Na ausência de elevação do segmento ST, com ou sem infradesnível, se estabelece o diagnóstico de síndrome coronariana aguda sem supradesnível do segmento ST. Pacientes com síndrome coronariana aguda com supradesnível têm elevação sérica de biomarcadores cardíacos, e a maioria desenvolve subsequentemente onda Q patológica no ECG, duas condições que confirmam o diagnóstico de infarto transmural. Pacientes sem elevação do segmento ST podem ter marcadores elevados, diagnosticando-se infarto do miocárdio sem supradesnível. Poucos desses pacientes desenvolvem onda Q patológica no ECG. Na ausência de elevação dos marcadores, caracteriza-se angina instável.

Identificação de elevação do segmento ST é ponto crucial nesse fluxo diagnóstico, a qual requer imediata reperfusão coronariana, por trombolítico ou angioplastia coronariana. Na SCA sem supradesnível, a revascularização emergencial não se mostrou necessária em ensaios clínicos randomizados, podendo ser realizada nos dias subsequentes, exclusivamente com angioplastia, em pacientes de maior risco.

Seleção em síndrome coronariana aguda com supradesnível do segmento ST

■ **Medidas de reperfusão**

Ácido acetilsalicílico e trombólise

Clássicos estudos da literatura cardiológica demonstraram a eficácia da reperfusão miocárdica farmacológica no infarto do miocárdio. No estudo GISSI,[53] pacientes randomizados para receber o trombolítico estreptoquinase nas primeiras 12 h após o início da dor tiveram mortalidade 18% menor do que o grupo-controle (10,7% com estreptoquinase e 13% nos controles, NNT em torno de 37 pacientes).

Dois anos após, publicou-se o estudo ISIS-2,[54] demonstrando que a administração por 5 semanas de ácido acetilsalicílico (160 mg) e estreptoquinase reduziu significativamente mortalidade cardiovascular comparativamente a grupo que recebeu placebo (8% *versus* 13,2%, respectivamente; NNT de aproximadamente 19 pacientes).

Metanálises desses e de outros ensaios clínicos confirmaram a eficácia da terapêutica trombolítica acompanhada de ácido acetilsalicílico, além de afirmarem que o tamanho do benefício é inversamente proporcional ao tempo de tratamento após o início da dor.

A eficácia da intervenção se estende a outras complicações do infarto (insuficiência cardíaca, angina pós-infarto etc.) e é mais acentuada nas primeiras 6 h, mas persiste pelo menos até 12 h. Embora não pareça haver benefício sobre mortalidade com uso rotineiro de trombolítico entre 12 e 24 h de evolução, esse agente deve ser considerado em indivíduos mais jovens (< 65 anos) e com evidência de isquemia continuada, na impossibilidade de submeter o paciente à revascularização percutânea. Independentemente da forma de reperfusão, menor tempo decorrido entre início da dor e instalação do tratamento é fundamental, correspondendo a menores áreas de necrose miocárdica.

Vários trombolíticos mostraram-se eficazes neste contexto. Estreptoquinase, alteplase (rt-PA) e tenecteplase são os representantes disponíveis no Brasil. Alteplase e tenecteplase promoveram maiores graus de patência coronariana do que estreptoquinase em estudos comparativos, mas não se mostraram superiores quanto a desfechos clínicos.

No GISSI-2[55] e no ISIS-3,[56] estreptoquinase e alteplase tiveram eficácia similar. Nesses estudos, alteplase foi administrada em 3 h. Ensaio clínico com quase 50.000 pacientes demonstrou discreta superioridade de alteplase acelerada (em 1,5 h, com 2/3 administrados em 30 min) *versus* estreptoquinase em esquema usual[57] sobre desfecho composto por mortalidade e AVC. Trata-se de estudo com viés corporativo de planejamento do estudo. Compararam-se não somente os fármacos, mas também a forma de administração de um deles, diversa dos estudos anteriores. O estudo ideal deveria incluir um braço com estreptoquinase acelerada. Tenecteplase mostrou eficácia e riscos similares a alteplase em ensaio clínico de boa qualidade, explorando a forma de administração em dose única.[58] Entende-se, enfim, que os três trombolíticos disponíveis têm eficácia similar, havendo vantagem do esquema de administração de tecneteplase em dose única.

Contraindicações absolutas e relativas ao uso de trombolíticos são apresentadas no Quadro 40.5.[59] Essas contraindicações não se baseiam em estudos comparativos. Particularmente na presença de contraindicações relativas, parece mais adequado usar o trombolítico, pois seu benefício é provavelmente superior aos riscos, como o de sangramento. O risco de sangramento intracerebral é a contraindicação mais consistente, pois esses episódios são potencialmente devastadores.

Angioplastia primária

Em hospitais com laboratório de hemodinâmica disponível, angioplastia primária é superior à reperfusão farmacológica em prevenção de diversos desfechos clínicos. Revisão sistemática de 23 ensaios clínicos randomizados,[60] com 7.437 pacientes, mostrou diminuição de mortalidade em 30 dias (7 *versus* 9%), reinfarto não fatal (3 *versus* 7%), AVC (1 *versus* 2%) e desfechos maiores combinados (8% *versus* 14%). A vantagem foi maior em pacientes de alto risco, particularmente na presença de choque cardiogênico. Com a realização de angioplastia também se antecipa o conhecimento e a correção de outras lesões coronarianas, reduzindo, em geral, o tempo de internação. Angioplastia está indicada em pacientes que apresentam evidência de instabilidade após terem recebido trombolítico, como dor recorrente e insuficiência cardíaca (angioplastia de resgate). Em pacientes estáveis, realização rotineira de angioplastia pós-trombólise reduziu somente isquemia miocárdica, mas a maioria dos pacientes do grupo-controle terminou por fazer angioplastia nos meses subsequentes.[61]

A hipótese de que a administração de trombolítico imediatamente antes da angioplastia diminuísse desfechos primordiais (angioplastia facilitada) foi avaliada em diversos estudos. Em metanálise que incluiu 17 ensaios clínicos (n = 4.504), reinfarto não fatal, sangramentos maiores e mortalidade foram mais frequentes na angioplastia facilitada,[62] descartando essa prática.

Drug eluted stents (DES) se mostraram superiores a *stents* convencionais para prevenção de reintervenção, mas não para prevenção de desfechos cardiovasculares.[63] Infartos no segundo ano foram mais frequentes nos pacientes tratados com DES. Em ensaio clínico dinamarquês de boa qualidade,[64] mortalidade cardiovascular durante 5 anos de seguimento foi maior nos pacientes tratados com DES. DES de segunda geração, entretanto, se mostraram superiores a *stents* convencionais e DES de primeira geração na prevenção de diversos desfechos clínicos e trombose do *stent*.[48]

Em síntese, serviços habilitados para realização de angioplastia primária devem preferir essa estratégia no atendimento de pacientes com infarto e supradesnível do segmento ST. No entanto, a maioria deles é atendida em serviços sem condições de realizar o procedimento. Diversos ensaios clínicos realizados há mais de dez anos demonstraram que se o tempo de transferência for inferior a 120 min (desde o início do atendimento), há vantagem em transferir o paciente.[59] Nesses estudos, os hospitais participantes estavam preparados para transferência rápida em ambulâncias aparelhadas. Essa superioridade pode não ocorrer no mundo real, particularmente no Brasil. Assim, sem a segurança de transferência efetiva e angioplastia imediata no hospital de destino (em menos de 2 h), deve-se administrar trombolítico no hospital de origem, procedendo-se à transferência após, particularmente em pacientes de alto risco ou com evidência de persistência de isquemia.

■ Terapia farmacológica adjuvante

Anticoagulantes

Indicação e seleção de anticoagulante dependem da estratégia terapêutica adotada: angioplastia primária, terapia trombolítica com alteplase ou tenecteplase (referidas como fibrinoespecíficas) ou estreptoquinase (não fibrinoespecífica).

Quadro 40.5 ■ Contraindicações ao uso de trombolíticos.

Absolutas
Qualquer hemorragia cerebral no passado
Acidente vascular cerebral isquêmico nos últimos 3 meses (à exceção do ocorrido em menos de 4,5 h)
Lesão estrutural vascular cerebral conhecida
Tumor intracraniano
Suspeita de dissecção de aorta
Sangramento ativo ou diátese hemorrágica (excluindo menstruação)
Trauma facial significativo nos últimos 3 meses
Relativas
Cirurgia de grande porte nas 3 semanas precedentes
Sangramento interno recente (nas últimas 2 a 4 semanas)
Punções vasculares sem condições de hemostasia
AVC isquêmico há mais de 3 meses
Distúrbios de coagulação

Hipertensão grave
    Pressão arterial sistólica > 180 mmHg ou
    Pressão arterial diastólica > 110 mmHg

Reanimação cardiopulmonar prolongada (> 10 min)
Uso de anticoagulantes
Gestação
Úlcera péptica ativa
Para estreptoquinase: uso prévio

Heparina não fracionada não foi usada no estudo ISIS-2. Três grandes ensaios clínicos confirmaram que não precisa ser associada a estreptoquinase, mas aumenta a eficácia de alteplase.[55-57]

Heparina de baixo peso molecular (enoxaparina) foi comparada a heparina em associação com trombolíticos mais novos em diversos ensaios clínicos. Metanálise[65] identificou superioridade de enoxaparina na prevenção de morte ou novo infarto (NNT em torno de 50 pacientes), à custa de discreto aumento de sangramentos maiores não fatais (NND = 250).

Indicação consagrada de heparina intravenosa consiste em sua administração durante angioplastia primária. Ao servir de fármaco comparador em vários ensaios clínicos de novos anticoagulantes, não foi suplantada por nenhum deles.

Os anticoagulantes bivalirudina e fondaparinux têm sido avaliados em diversos ensaios clínicos no contexto da síndrome coronariana aguda com supradesnível de ST. Há estudos com evidente viés corporativo, cujas interpretações fogem dos achados. Bivalirudina não foi superior a heparina em eficácia e associou-se a menor sangramento e a maior frequência de trombose de *stent* em diferentes estudos.[66-68] Ensaio clínico de maior porte, adequadamente desenhado, mostrou equivalência entre bivalirudina e heparina quanto a eficácia e incidência de efeitos adversos.[69] Fondaparinux foi estudado em ensaios clínicos de pacientes com e sem supradesnível do segmento ST, avaliados em conjunto em um terceiro estudo.[70] Em geral, houve discreta vantagem do fármaco em desfechos clínicos e sangramento. Porém, associaram-se muitos fármacos, incluindo heparina, usada em proporção relevante no grupo intervenção. Em pacientes submetidos à angioplastia, fondaparinux associou-se a altas taxas de complicações decorrentes do procedimento, como trombose de cateter e de *stent*, entre outras. Fondaparinux é contraindicado por diretrizes norte-americanas, mas é usado na Europa e no Brasil. Bivaluridina não está presentemente registrada no Brasil.

Antiplaquetários

Fármacos antiplaquetários incluem ácido acetilsalicílico, tienopiridinas (ticlopidina, clopidogrel, prasugrel e ticagrelor, congênere químico), bloqueadores do receptor adenosina difosfato P2Y12 e inibidores diretos dos receptores glicoproteína IIb/IIIa (abciximabe, tirofibana e eptifibatida).

Ácido acetilsalicílico é a base da terapia de reperfusão em pacientes acometidos por infarto com supradesnível de ST, como visto no estudo ISIS-2.[54] Seu uso deve ser mantido na prevenção secundária indefinidamente (ver adiante).

Tienopiridinas se mostraram eficazes, quando adicionadas ao ácido acetilsalicílico, na prevenção de desfechos cardiovasculares, superando discretamente risco maior de sangramento. Essa associação é denominada terapia antiplaquetária dupla.

Duas questões contemporâneas são relevantes nesse contexto: efetividades dos diversos fármacos e duração da terapia antiplaquetária após infarto com supradesnível em pacientes submetidos à intervenção coronária percutânea com implante de *stents*.

Há mais de 15 anos, clopidogrel foi preferido à ticlopidina, apesar de não demonstrar maior eficácia em ensaios clínicos realizados àquela época. As vantagens consistiram em esquema de administração mais cômodo (1 vez/dia *versus* 2 vezes/dia) e menor incidência de anormalidades hematológicas (trombocitopenia e leucopenia). Novos agentes foram testados *versus* clopidogrel, mas não houve vantagem consistente de nenhum deles, apesar da aparente vantagem alardeada nos ensaios clínicos originais. Forte interesse comercial nessa área, aliado às limitações farmacocinéticas de clopidogrel (que não se mostraram relevantes para sua eficácia), levou ao desenvolvimento de diversos congêneres. Prasugrel mostrou discreta superioridade na redução de desfecho combinado (mortalidade cardiovascular, infarto do miocárdio (IM) não fatal e AVC não fatal).[71] Parte dessa vantagem pode ser devida ao uso de doses inadequadas de clopidogrel nesse estudo. Além disso, houve aumento do risco de hemorragia com prasugrel, contraindicando seu uso em pacientes com histórico de acidente vascular cerebral ou ataque isquêmico transitório. Também não se demonstrou benefício em pacientes com mais de 75 anos e naqueles com menos de 60 kg.

No estudo PLATO,[72] randomizaram-se pacientes com SCA (com e sem supradesnível de ST) para ticagrelor e clopidogrel. Os que receberam ticagrelor apresentaram menor incidência de desfecho combinado (morte de causa cardiovascular, infarto do miocárdio, acidente vascular cerebral) em relação aos tratados com clopidogrel (9,8% *versus* 11,7%, respectivamente). Esse estudo tem sido objeto de intensa controvérsia. A mais importante foi a maior eficácia de clopidogrel na América do Norte em comparação com outros continentes. Análises exploratórias sugeriram como explicação o uso de mais altas doses de ácido acetilsalicílico (300 mg) nos EUA.[73] Esse achado levou à recomendação de bula de não se empregar mais do que 100 mg desse antiplaquetário no manejo desses pacientes. Outras análises, entretanto, sugeriram que essa dissociação de eficácia poderia dever-se a riscos de ticagrelor em angioplastia precoce, mais comum nos EUA.[74] Houve também questionamento de adjudicação de casos e de outros riscos, como dispneia e arritmias. Na prática, a maior limitação para seu emprego é limitar dose de ácido acetilsalicílico, pois muitos pacientes recebem doses maiores no início do atendimento, ou as doses utilizadas por pacientes encaminhados são desconhecidas.

Riscos de eventos tardios, como trombose de *stent*, levaram à extensão do emprego de terapia dupla. Metanálise de dados individuais de quatro estudos não mostraram vantagem de estender essa terapia por mais de 6 meses em pacientes que receberam *stents* farmacológicos.[75] Houve incidência equivalente de eventos cardiovasculares maiores e maior incidência de sangramentos com tratamento prolongado por 1 ano.

Três ensaios clínicos de grande porte avaliaram o benefício de estender a dupla terapia por 2 anos, dois com clopidogrel e outro com ticagrelor. Não houve vantagem na extensão de clopidogrel pelo segundo ano em pacientes que receberam DES ou *stents* sem fármacos.[76,77]

No estudo com DES, houve menor incidência de trombose de *stent* e eventos cardiovasculares, mas não de mortalidade e sangramentos, sendo os últimos maiores com a extensão do tratamento por 2 anos. No estudo PEGASUS,[78] houve redução de desfecho composto (morte cardiovascular, infarto ou AVC não fatal) em pacientes randomizados a ticagrelor (empregado em 2 doses). Entretanto, o NNT foi de aproximadamente 250 pacientes por ano. Mais pacientes abandonaram ticagrelor, havendo maior incidência de sangramento com esse fármaco. NND para sangramento foi aproximadamente similar ao NNT. Análise conjunta dos estudos PLATO e PEGASUS identificou incidência de câncer 43% maior nos pacientes tratados com ticagrelor.[79]

Metanálise de 14 ensaios clínicos randomizados identificou que terapia antiplaquetária dupla estendida não se mostrou eficaz em reduzir mortalidade por qualquer causa ou por doença cardiovascular comparativamente ao ácido acetilsalicílico isoladamente.[80] Mostrou, igualmente, não haver vantagem daquela terapia por mais de 6 meses.

A avaliação conjunta dos estudos comentados sustenta a interpretação de não haver vantagem consistente de novos agentes em relação a clopidogrel e nem da extensão do emprego por mais de 6 meses.

Inibidores diretos dos receptores da glicoproteína IIb/IIIa foram predominantemente avaliados antes do emprego de terapia antiplaquetária dupla, e não foram diretamente comparados com essa terapia. Metanálise mostrou discreta eficácia de abciximabe na prevenção de mortalidade e reinfarto, particularmente em pacientes de mais alto risco, com evidência de trombo coronariano e lesão ulcerada.[81] Na vigência de dupla terapia, ensaio clínico não mostrou benefício sobre extensão do infarto e desfechos primordiais com administração de abciximabe.[82] Esse fármaco é empregado exclusivamente por hemodinamicistas, como terapia coadjuvante em pacientes com grande carga trombótica intracoronária.

Analgésicos opioides

Por serem medidas terapêuticas mais antigas, não há ensaios clínicos que avaliem sua eficácia, mas são evidentes seus benefícios na dor do infarto. Além de alívio doloroso, há redução de ansiedade e atividade simpática endógena, presumindo-se que haja diminuição de isquemia miocárdica. Esses analgésicos são indicados tendo em vista procedência visceral e intensidade da dor. Morfina é o agente de escolha. Em ensaio clínico cruzado, sugeriu-se que morfina pudesse diminuir a atividade antiplaquetária de clopidogrel.[83] Essa hipótese não encontrou repercussão clínica em grande registro francês.[84]

Oxigênio

Administração de oxigênio em pacientes com infarto com supradesnível sem hipoxemia mostrou-se deletéria em ensaio clínico randomizado.[85] Houve aumento em recorrência e tamanho do infarto e arritmias. Está indicado em pacientes que evoluem com insuficiência cardíaca e consequente insuficiência respiratória.

Betabloqueadores

Foram os primeiros medicamentos que modificaram a história natural do infarto do miocárdio. O benefício, entretanto, foi demonstrado em antigos ensaios clínicos que os empregaram após a fase aguda, certificando-se que não houvesse disfunção ventricular. O estudo COMMIT, com 45.852 pacientes, testou o efeito de metoprolol, inicialmente administrado por via intravenosa em bolo (5 a 15 mg) nas primeiras 24 h, seguido de metoprolol oral, 200 mg/dia. Os pacientes tratados tiveram menor incidência de reinfarto e episódios de fibrilação ventricular, mas houve aumento na incidência de choque cardiogênico.[86] Assim, o uso deve ser feito por via oral, em pacientes estáveis (ver prevenção secundária).

Inibidores da enzima de conversão da angiotensina

Inibidores da enzima de conversão da angiotensina (IECA) não são indicados rotineiramente na fase aguda do infarto do miocárdio, especialmente em pacientes com função ventricular normal, com base no resultado de ensaios clínicos revisados em edições anteriores. Podem ser úteis na vigência de disfunção ventricular, sendo o uso embasado por ensaios de insuficiência cardíaca. Uso na prevenção secundária é discutido adiante, podendo ser iniciado antes da alta hospitalar.

Nitratos

Nitratos por via sublingual ou nitroglicerina injetável podem ser usados para alívio da dor, mas muitas vezes são ineficazes para esse objetivo. Deve-se ter cuidado na presença de hipotensão arterial, especialmente em pacientes com infarto de ventrículo direito, pois a diminuição do retorno venoso sistêmico pode acentuar a falência ventricular direita. Foram empregados com o intuito de diminuir a área infartada, mostrando-se ineficazes em ensaios clínicos revisados em edições anteriores.

Outros fármacos

Diversos fármacos mostraram-se ineficazes em mudar a história natural do infarto do miocárdio: antiarrítmicos, sulfato de magnésio e bloqueadores de canais de cálcio.

Sumário de intervenções indicadas na SCA com supradesnível de ST.			
Intervenção	Grau de recomendação	Nível de evidência	Comentários
Ácido acetilsalicílico	I	A	–
Trombólise	I	A	Até a 12ª h
Angioplastia primária	I	A	Até a 12ª h
Heparina codjuvante de trombólise	I	C	Somente com alteplase e tenecteplase
Enoxaparina coadjuvante de trombólise	IIa	B	Somente com alteplase e tenectplase
Heparina codjuvante de angioplastia	I	C	–
Bivalirudina coadjuvante de angioplastia	IIa	B	Não é superior a heparina
Fondaparinux	III	B	–
Clopidogrel	I	B	–
Ticagrelor	IIa	B	Certificar-se de que o paciente não recebeu mais do que 100 mg de ácido acetilsalicílico
Prasugrel	IIa	B	Contraindicado em pacientes com mais de 75 anos, com história de acidente vascular cerebral prévio e peso inferior a 60 kg
Abciximabe	IIb	B	A cargo do hemodinamicista
Analgésicos opioides	I	C	Para alívio da dor*
Oxigênio	III I	B C	Em pacientes não hipoxêmicos Em pacientes hipoxêmicos
Nitratos	IIb	C	Para alívio da dor*

*Dor em geral cessa com trombólise ou angioplastia efetivas.

Seleção em síndrome coronariana aguda sem supradesnível do segmento ST

Síndrome coronariana aguda sem supradesnível do segmento ST no eletrocardiograma (SCASSST) engloba indivíduos com angina instável ou infarto do miocárdio que não se manifesta com elevação de ST. Essas duas entidades apresentam muitas semelhanças em fisiopatologia, manifestação clínica e resposta a tratamento, sendo abordadas de forma similar em sala de emergência.

Em muitos aspectos, seu manejo assemelha-se ao da SCA com supradesnível de segmento ST. Embora as medidas de reperfusão imediata não tenham mostrado claro benefício em reduzir mortalidade e eventos isquêmicos nos pacientes acometidos por SCA sem supradesnível, a terapia adjuvante tem eficácia aproximadamente similar.

▪ Medidas de reperfusão

Trombolíticos

Em análise de subgrupo do estudo ISIS-2, anteriormente comentado, não se identificou benefício do uso de trombolítico em pacientes com infarto sem supradesnível do segmento ST. Posteriormente, testou-se trombólise em angina instável, mostrando-se igualmente ineficaz. Assim, pacientes com síndrome coronariana aguda sem supradesnível não devem ser tratados com trombolíticos.

Reperfusão percutânea

▶ **Angioplastia imediata (até 2 h).** É indicada em pacientes com muito alto risco, caracterizado pela presença de instabilidade hemodinâmica, choque cardiogênico, dor recorrente refratária a tratamento medicamentoso, arritmias graves, parada cardíaca, complicações mecânicas e insuficiência cardíaca aguda.[87] Pacientes com essas condições não foram incluídos em ensaios clínicos. Na ausência dessas condições, ensaios clínicos randomizados não demonstraram vantagem da reperfusão invasiva imediata *versus* tardia.[88-90]

▶ **Angioplastia precoce (até 24 h).** Metanálise de sete ensaios clínicos[91] avaliou reperfusão invasiva precoce *versus* tardia. Não houve diferença consistente na prevenção de desfechos primordiais. Análise de subgrupos nos estudos originais sugere que possa haver benefício em pacientes com alto risco.

▶ **Angioplastia de rotina (entre 24 e 72 h).** Foi comparada com *angioplastia seletiva*, em pacientes com persistência de angina ou evidência de isquemia. Em metanálise de dados individuais de três estudos maiores e similares (um deles com até 5 dias após o evento), todos com seguimento de 5 anos, identificou-se superioridade da estratégia de angioplastia de rotina: 14,7% de morte cardiovascular ou infarto não fatal *versus* 17,9% na estratégia seletiva.[92] Essa estimativa de benefício (NNT de aproximadamente 30 pacientes em 5 anos) é provavelmente conservadora, pois mais de 70% dos pacientes do grupo seletivo terminaram por serem submetidos a avaliação e tratamento invasivo durante o seguimento. A vantagem da estratégia de rotina foi maior em pacientes de alto risco, sendo menor em pacientes com risco baixo e intermediário. A estratégia de tratamento percutâneo precoce também se traduz por mais efetiva estratificação de risco e diminuição do tempo de internação.

▪ Antiagregantes plaquetários

Antiagregantes plaquetários estão indicados para manejo clínico da SCASSST, independentemente da indicação de procedimento percutâneo. Para manejo exclusivamente medicamentoso, só ácido acetilsalicílico isoladamente e a associação de ácido acetilsalicílico com clopidogrel foram avaliados em ensaios clínicos. Quando da realização de angioplastia com colocação de *stent* (rotina contemporânea), são indicados como terapia coadjuvante mandatória. Nesse caso, a fundamentação de escolha dos agentes e da duração de emprego não difere relevantemente do apresentado para infarto com supradesnível do segmento ST.

Ácido acetilsalicílico

Diversos ensaios clínicos, revisados em edições anteriores deste livro, mostraram o benefício de ácido acetilsalicílico, especialmente quando administrado precocemente.

Clopidogrel

Demonstrou-se eficaz, quando associado ao ácido acetilsalicílico *versus* ácido acetilsalicílico isoladamente em reduzir em 20% o desfecho combinado de morte cardiovascular, infarto e acidente vascular cerebral (9,3% *versus* 11,5%).[93]

▪ Anticoagulantes

De forma similar aos antiplaquetários, podem ser usados exclusivamente no manejo clínico ou como coadjuvantes de terapia percutânea. No segundo caso, o embasamento para escolha de agentes não difere substancialmente do apresentado para SCA com supradesnível do segmento ST.

Heparinas e anticoagulantes orais

São os únicos medicamentos desse grupo avaliados na era pré-angioplastia. Anticoagulantes orais se mostraram marginalmente eficazes na prevenção de alguns desfechos, mas não são mais indicados na vigência de terapia antiplaquetária dupla. Heparina mostrou-se superior a placebo e ácido acetilsalicílico na prevenção de infarto durante a fase aguda de angina instável em antigo e clássico ensaio clínico.[94]

Enoxaparina

Foi a heparina de baixo peso molecular mais frequentemente comparada com heparina em ensaios clínicos randomizados. Revisão Cochrane[95] de sete ensaios clínicos que compararam alguma heparina de baixo peso molecular a heparina não fracionada em síndrome coronariana aguda sem supradesnível de ST demonstrou eficácia similar na prevenção de mortalidade, angina recorrente e sangramento menor e maior, com vantagem das heparinas de baixo peso molecular na prevenção de infarto, necessidade de revascularização e trombocitopenia. Revisão Cochrane mais recente sobre o mesmo tópico não encontrou novos ensaios clínicos randomizados.

▪ Antianginosos

Em angina instável, *nitratos,* administrados de forma intermitente por via sublingual, constituem o tratamento básico para controle da dor. Nitroglicerina em infusão intravenosa contínua tem-se mostrado mais eficaz do que por via sublingual. A velocidade de infusão deve ser titulada por controle de sintomas e resposta hemodinâmica. Antigo ensaio clínico da série ISIS (ISIS-4) demonstrou a inércia de nitratos para prevenção de eventos primordiais em pacientes com infarto. Assim como em angina estável, esperam-se os benefícios de *betabloqueadores,* tanto para controle de sintomas quanto para prevenção de desfechos primordiais. Devem ser usados precocemente, observando-se suas contraindicações de uso.

Pacientes que persistem com angina ou sintomas de isquemia após uso de betabloqueadores e nitratos e não podem ser submetidos à revascularização percutânea ou cirúrgica, podem receber *antagonistas do cálcio,* embora não haja superioridade desses agentes em relação a betabloqueadores e não se tenha observado redução de mortalidade ou eventos isquêmicos maiores. Verapamil e diltiazem são os agentes indicados.

Sumário de intervenções indicadas na SCA sem supradesnível de ST.			
Intervenção	Grau de recomendação	Nível de evidência	Comentários
Trombólise	III	B	–
Angioplastia imediata	I	C	Exclusivamente em presença de alto risco
Angioplastia precoce	IIb	B	Em pacientes de alto risco
Angioplastia de rotina	I	A	Supera angioplastia seletiva, em pacientes com persistência de sintomas ou evidência de isquemia
Ácido acetilsalicílico	I	A	–
Heparina	I	B	–
Enoxaparina	I	A	–
Clopidogrel	IIa	B	–
Nitratos	I	B	Efeito antianginoso
Betabloqueadores	I	B	Efeito antianginoso

Prescrição

■ Trombolíticos

▶ **Estreptoquinase**. Usa-se dose única de 1,5 milhão de unidades (diluídos em 100 mℓ de solução fisiológica), sendo administrada em 1 h.

▶ **Alteplase (tPA)**. Em esquema acelerado, dose de 100 mg é dividida em 15 mg iniciais, seguidos de 0,75 mg/kg infundidos em 30 min (não exceder 50 mg) e, após, 0,5 mg/kg (até 35 mg) em 1 h.

▶ **Tenecteplase**. Injeção única intravenosa, em bolo: 30 mg, se < 60 kg; 35 mg, se 60 a 69 kg; 40 mg, se 70 a 79 kg; 45 mg, se 80 a 89 kg; 50 mg, se ≥ 90 kg.

■ Anticoagulantes

▶ **Heparina**. Usa-se dose intravenosa de 5.000 U, em bolo, seguida de 1.000 U/h em infusão intravenosa contínua. Em pacientes com mais de 80 kg, utilizam-se 1.200 U/h. A dose é ajustada para manter TTPA entre 60 e 85 s. Durante o procedimento de intervenção coronariana o efeito pode ser controlado pelo tempo de coagulação, a ser mantido entre 250 e 350 s.

▶ **Enoxaparina**. Dose intravenosa de 30 mg, em bolo, é seguida, 15 min depois, de dose de 1 mg/kg (máximo de 100 mg), dividida em duas administrações diárias, por via subcutânea. Em pacientes com mais de 75 anos, não se deve administrar dose de ataque, sendo a primeira dose subcutânea de 0,75 mg/kg (máximo de 75 mg) fracionada a cada 12 h. Naqueles com depuração de creatinina inferior a 30 mℓ/min, independentemente da idade, a dose subcutânea deve ser repetida a cada 24 h.

■ Antiplaquetários

▶ **Ácido acetilsalicílico**. Há excessiva variabilidade de doses empregadas, não havendo ensaios clínicos de boa qualidade para discernir qual a mais adequada. Em revisão sobre o tema, identificou-se que a dose de 100 mg é suficiente.[96] Como no estudo ISIS-2 utilizaram-se 162 mg, parece também razoável empregar até 200 mg na primeira dose.

▶ **Clopidogrel**. Usa-se dose de ataque de 600 mg de clopidogrel assim que possível para pacientes em que se procederá à angioplastia primária, a qual é seguida de 75 mg/dia. Variações de biotransformação determinam que aproximadamente 20% dos pacientes sejam considerados resistentes a clopidogrel. Também se identificou interação antagônica com omeprazol. Estudos mais recentes demonstraram que essas condições não influenciam a eficácia clínica.[97,98]

▶ **Ticagrelor**. Dose de 180 mg assim que possível, seguida por 90 mg, 2 vezes/dia.

▶ **Prasugrel**. Dose de 60 mg assim que possível e, após, 10 mg/dia.

▶ **Abxicimabe**. Após dose inicial de 0,25 mg/kg em bolo, faz-se infusão contínua de 0,125 μg/kg/min, por 12 a 24 h.

■ Analgésicos opioides

Dose de 5 mg de morfina, por via subcutânea, deve ser administrada por duas vezes, a intervalos de 10 min, se não houver controle da dor. Três miligramas de morfina podem ser administrados a intervalos de 1 h, por via intravenosa, se houver recorrência da dor.

■ Inibidores da ECA

Devem ser prescritos inicialmente em doses baixas, com aumento progressivo conforme a tolerância.

▶ **Captopril**. Administrar 12,5 a 75 mg, 2 vezes/dia.

▶ **Enalapril**. Administrar 2,5 a 20 mg, 2 vezes/dia.

▶ **Ramipril**. Administrar 2,5 a 5 mg, em duas tomadas ao dia.

■ Betabloqueadores

▶ **Metoprolol**. Dose de 25 a 100 mg, 2 vezes/dia; a apresentação de tartarato de metoprolol é de 100 mg, permitindo somente doses de 50 mg 2 vezes/dia pela partição do comprimido. Succinato de metoprolol está disponível em concentrações de 25 e 50 mg. Pela absorção mais lenta, pode ser usado em dose única diária em pacientes controlados.

▶ **Carvedilol**. Dose de 6,25 a 25 mg, 2 vezes/dia.

Seguimento

■ Efeitos positivos

Considera-se sucesso terapêutico de *trombolítico* a redução de pelo menos 50% do supradesnível do segmento ST, em relação ao exame inicial, em ECG realizado 60 a 90 min após o início da infusão. O surgimento de arritmias é outro indicador de reperfusão. Sucesso terapêutico de fibrinólise farmacológica e de angioplastia coronariana é também percebido por alívio da dor. Adicionalmente, quantifica-se fluxo coronariano pós-angioplastia pelo escore TIMI: III – normal; II – opacificação por contraste, lenta, mas completa, da coronária; I – sem opacificação completa da coronária; 0 – sem sucesso – sem opacificação da coronária além da lesão.

Efeitos positivos de *nitratos* e *betabloqueadores* são avaliados por alívio e prevenção de angina.

Outras medidas medicamentosas adjuvantes têm eficácia demonstrada em ensaios clínicos randomizados.

■ Efeitos adversos

Sangramento

Entre os efeitos adversos, destaca-se sangramento, provocado por trombolíticos, anticoagulantes e antiplaquetários. Além de sangramento sistêmico, há riscos de sangramento associado à punção arterial em procedimentos percutâneos. Estimativas de sangramento estão entre 1 e 10%, variando entre diferentes medicamentos e associações. Além dos riscos próprios (anemia aguda, choque, hematomas intracavitários e retroperitoneais), sangramento aumenta risco para morte, infarto, AVC e trombose de *stent*, cujos mecanismos não são claramente definidos. Provavelmente se devam à suspensão de anticoagulantes e antiplaquetários após o sangramento, riscos de transfusão e maior risco basal de pacientes que sangram. Pela alta morbidade, sangramentos importantes fazem contraponto aos benefícios dos tratamentos em desfechos primordiais.

Identificaram-se diversos fatores de risco para sangramento, como idade > 75 anos, sexo feminino, insuficiência cardíaca, choque, diabetes melito, baixo peso corporal, história de sangramento prévio, insuficiência renal com taxa de filtração glomerular < 30 mℓ/min, leucocitose, anemia, procedimento intravascular (intervenção coronária percutânea ou procedimentos que incluem cateteres venosos centrais) e doses inadequadas.[59] A associação de antitrombóticos, especialmente de três agentes, aumenta o risco, de 1,5 a 4 vezes.

Entre estudos, há muita variabilidade na categorização de sangramentos, incluindo emprego de indicadores clínicos e laboratoriais. Escores de grandes estudos, como o TIMI (mais laboratoriais) e o GUSTO (mais clínicos), são os mais conhecidos, mas inúmeros outros foram propostos (CURE, ACUITY, GRACE, ISAR-REACT, entre outros). Proposta de padronização incluiu cinco categorias e diversas divisões,[99] mas não se difundiu. No dia a dia, prevalece a divisão entre sangramentos maiores e menores, classificação presente em diversas propostas. Entre os primeiros, estão sangramentos cerebral, ocular, retroperitoneal, com instabilidade hemodinâmica, com queda de mais de 5 g/dℓ na hemoglobina, o que requer intervenção (como gastrointestinal de maior monta) e o decorrente de punções vasculares. Sangramentos menores incluem os mais corriqueiros, como hematúria, gastrointestinal (quando autolimitado), epistaxe e quedas menores de hemoglobina.

Outros efeitos adversos

▶ **Heparina.** Além dos riscos de sangramento, 1 a 5% dos pacientes desenvolvem trombocitopenia e, entre esses, 25 a 50% apresentam complicações trombóticas. O risco aumenta muito após o quarto dia de emprego, sendo complicação muitas vezes negligenciada, mas que aumenta risco para morte, infarto e insuficiência cardíaca.[100]

▶ **Estreptoquinase.** Pode ser alergênica, especialmente se administrada pela segunda vez.

▶ **Clopidogrel e congêneres.** Estão implicados em alergia medicamentosa. Ticagrelor associa-se com dispneia (em até 15% dos pacientes).

Efeitos adversos de analgésicos, betabloqueadores e inibidores da ECA são apresentados nos capítulos específicos.

■ Interações

Interações relevantes ocorrem entre fármacos indutores de sangramento, já mencionados. Interação entre clopidogrel e omeprazol não se mostrou clinicamente importante.

▶ Prevenção secundária e DAC assintomática

Em torno de 10% dos pacientes que sobrevivem às primeiras horas após infarto do miocárdio morrem na fase aguda ou dentro do primeiro ano de seguimento. Após essa fase, a mortalidade é de 2 a 5% ao ano. Proporção adicional apresenta novo infarto ou outras manifestações de cardiopatia isquêmica, algumas vezes súbitas. A frequência dessas complicações e a falta de sinais prodrômicos em muitos pacientes reforçam a importância do emprego de medicamentos ou outros procedimentos com intuito de preveni-las, mesmo em pacientes assintomáticos. Isso se considera como prevenção secundária. Estende-se a pacientes que apresentaram outros eventos isquêmicos primários além de infarto, como angina instável ou estável, morte súbita reanimada, arritmia e insuficiência cardíaca. A esses se somam indivíduos que por algum motivo tiveram diagnósticos anatômico (lesão coronariana detectada por imagem) ou funcional (testes de isquemia) de cardiopatia isquêmica, identificados por busca ativa. Esses pacientes com DAC assintomática ou minimamente sintomática têm risco aumentado de apresentar seu primeiro evento.

Medidas dietéticas e farmacológicas indicadas para prevenção primária também o são para prevenção secundária. Muitos estudos de intervenções em prevenção primária foram realizados com pacientes com DAC conhecida, estabelecendo uso de dieta do Mediterrâneo, estatinas, ácido acetilsalicílico e outras medidas. Em prevenção secundária, benefícios relativos similares aos observados na prevenção primária se expressam por maior benefício absoluto (menores NNTs), pela maior incidência de eventos nesses pacientes. As grandes diferenças na prevenção secundária são os programas de reabilitação cardíaca e a possibilidade de usar dois antiplaquetários (dupla antiagregação plaquetária). Além disso, deve-se considerar a indicação de terapias de revascularização miocárdica, cirúrgica ou percutânea naqueles não tratados dessa forma na fase aguda da doença e nos indivíduos com DAC assintomática.

Seleção

■ Dietas

Dieta do Mediterrâneo foi testada na prevenção secundária, assim como dietas com restrição de gorduras saturadas, em alguns ensaios clínicos. Essas e a dieta PREDIMED, testada em pacientes de alto risco, mas sem doença cardiovascular prévia, estão indicadas em prevenção secundária.

■ Programas de reabilitação

Programas de reabilitação cardiovascular são indicados consensualmente para pacientes que apresentaram infarto do miocárdio. Baseiam-se principalmente em exercícios dinâmicos, mas incluem educação quanto a riscos, orientações dietéticas e outras intervenções, sendo muitas vezes aplicados a grupos de pacientes.

Muitos ensaios clínicos foram realizados para avaliar a eficácia desses programas, em sua maioria baseados em exercício e outras medidas associadas. Em geral, os ensaios clínicos são pequenos, e praticamente todos têm potencial de viés de cointervenção, ou seja, o benefício pode decorrer do ambiente de cuidados do grupo intervenção (levando a maior adesão a medicamentos, por exemplo), enquanto o grupo-controle recebe somente orientações genéricas ou nem isso. Mesmo com benefícios derivados de cointervenção, programas de reabilitação estão indicados por se mostrarem eficazes. Há dificuldade de isolar a eficácia de muitas medidas, sendo avaliados em conjunto por metanálises e revisões sistemáticas.

Revisão Cochrane de seis revisões sistemáticas prévias, incluindo 148 ensaios clínicos com 98.093 participantes, identificou que programas de reabilitação baseados em exercícios, em pacientes com infarto, intervenção percutânea prévia ou insuficiência cardíaca, promoveram redução de admissões hospitalares e melhora da qualidade de vida. Houve discreta redução de mortalidade em pacientes infartados após 1 ano.[101]

Revisão sistemática restrita a pacientes com DAC (infarto prévio, cirurgia ou angioplastia, angina ou diagnóstico angiográfico) avaliou programas de reabilitação baseados em exercícios, incluindo 47 estudos, com 10.794 pacientes.[102] Houve redução de mortalidade total e cardiovascular (em estudos de médio e longo prazo) e internações (em estudos com prazos mais curtos), mas não de infarto ou revascularização do miocárdio.

■ Hipolipemiantes

Evidências discutidas em prevenção primária de cardiopatia isquêmica quanto à eficácia de hipolipemiantes se aplicam à prevenção secundária. Os únicos medicamentos indicados nessa condição com evidência de nível A são estatinas. NNTs são menores nesse cenário, pelo maior risco basal dos pacientes. O estudo HPS randomizou mais de 20.000 pacientes com doença vascular ou diabetes melito prévios para receber 40 mg de sinvastatina ou placebo, promovendo a prevenção de um evento vascular maior a cada 10 a 14 pacientes tratados.[42]

Ezetimiba, hipocolesterolemiante, em uso há vários anos a despeito de falta de evidências em demonstrar redução de desfechos primordiais, foi testado no estudo IMPROVE-IT, que gerou grande controvérsia por ter longa duração (seis anos em média de seguimento, mas com longo tempo de arrolamento de pacientes) sem publicar resultados.[103] Incluiu 18.144 pacientes que haviam apresentado síndrome coronariana aguda há menos de dez dias, com colesterol sérico entre 50 e 125 mg/dℓ. O benefício foi marginal: redução relativa de risco de 6,4% (IC95%: 1,2 a 12,3) de desfecho composto por morte cardiovascular, infarto do miocárdio, AVC, admissão por angina e revascularização coronariana (NNT > 300 pacientes por ano). O resultado não corresponde ao previsto para redução do colesterol, reforçando a ideia de que este não é o principal mecanismo de benefício das estatinas. O pequeno tamanho de efeito de ezetimiba não justifica, portanto, sua incorporação rotineira à prevenção secundária de cardiopatia isquêmica.

▪ Antiplaquetários.

▶ **Ácido acetilsalicílico.** Avaliado pela metanálise dos *Trialists* de antitrombóticos em prevenção secundária de cardiopatia isquêmica, reduziu mortalidade em 17 a 30%, reoclusão pós-cirurgia de revascularização em aproximadamente 50% e complicações oclusivas agudas pós-angioplastia, com NNT de aproximadamente 100 pacientes.[33]

▶ **Clopidogrel.** É considerado substitutivo de ácido acetilsalicílico. Sua adição ao ácido acetilsalicílico (dupla terapia antiplaquetária) foi avaliada em síndrome coronariana aguda com e sem supradesnível de ST e em pacientes com doença cardiovascular crônica ou múltiplos fatores de risco. Nas síndromes coronarianas agudas, mostrou-se eficaz, justificando seu uso por 6 meses após o episódio (ver manejo das síndromes coronarianas agudas), ainda que o benefício se direcione principalmente à trombose de *stent* nos primeiros 30 dias.[93] Na ausência dessas, entretanto, mostrou-se ineficaz em prevenir desfecho composto por infarto, AVC ou morte por doença cardiovascular.[104]

▪ Betabloqueadores adrenérgicos

Betabloqueadores têm particular indicação em pacientes acometidos por infarto do miocárdio. A proteção é mediada principalmente pelo efeito anti-hipertensivo, mesmo em indivíduos com PA presumivelmente normal.[105] Destaca-se também seu efeito antiarrítmico como mecanismo protetor pós-infarto do miocárdio. Essa interpretação decorre de sua maior eficácia, comparativamente a outros anti-hipertensivos, quando usados após o infarto.[106] Como visto no manejo de síndromes coronarianas agudas, não devem ser usados de forma muito precoce por via intravenosa, em pacientes com disfunção ventricular, pois se mostraram deletérios em ensaio clínico de grande porte.[86]

▪ Inibidores da ECA

O tratamento da hipertensão arterial promove relevante prevenção de eventos cardiovasculares em pacientes recuperados de infarto ou com DAC conhecida. Inibidores da ECA foram avaliados nesse contexto, mesmo em indivíduos com pressão arterial em limites de pré-hipertensão. Seu benefício costuma ser atribuído a efeitos pleiotrópicos, mas pode ser totalmente explicado pela redução da pressão arterial.[105] O benefício absoluto é maior na vigência de disfunção ventricular.

▪ Anticoagulantes orais

Anticoagulantes orais cumarínicos foram avaliados por alguns ensaios clínicos menores e em metanálises, mostrando pequenos benefícios, obscurecidos por aumento do risco de sangramento, especialmente se associados a antiplaquetários (ver edições anteriores). Entre os novos anticoagulantes orais, *vorapaxar* (ainda não disponível no Brasil) foi testado na prevenção secundária de infarto do miocárdio.[107] Foi eficaz em reduzir desfecho composto por morte cardiovascular e infarto, mas aumentou sangramentos, particularmente intracerebrais. Rivaroxabana também foi testada nesse cenário, com resultado semelhante.[108]

Situação clínica progressivamente mais frequente (pelo aumento da longevidade) é a concomitância de fibrilação atrial (que requer anticoagulação) e prevenção secundária de cardiopatia isquêmica (que requer dupla antiagregação plaquetária por certo tempo). Não há ensaios clínicos randomizados que tenham comparado estratégias. Metanálise de 17 estudos observacionais identificou menor risco de AVC com a terapia tríplice, mas com aumento de sangramento e sem efeito sobre mortalidade total.[109]

▪ Revascularização miocárdica

Em pacientes com DAC assintomática ou angina estável com função ventricular preservada, não há indicação de revascularização cirúrgica ou percutânea. No estudo COURAGE,[110] houve discreta vantagem da revascularização quanto a controle da angina a curto prazo, efeito que se dissipou no seguimento de 3 anos.[111] Em análise observacional que não respeitou a divisão dos pacientes por randomização,[112] sugeriu-se que aqueles com isquemia miocárdica detectada por métodos complementares poderiam beneficiar-se de revascularização. Análise correta do subgrupo com isquemia do próprio COURAGE[113] e metanálise do COURAGE com quatro estudos adicionais demonstraram que a revascularização foi ineficaz em prevenir eventos em pacientes com DAC assintomática ou pouco sintomática.[114] ISCHEMIA, grande ensaio clínico internacional, pretende investigar essa questão em estudo único, presentemente em andamento.

Pacientes recuperados de infarto foram, em condições ideais, submetidos a alguma terapia de revascularização na fase aguda, com trombolítico ou angioplastia. A trombose aguda de *stent* é evento grave, que se apresenta como novo infarto ou morte súbita. *Stents* revestidos por fármacos são eficazes para prevenir reestenose. Cirurgia e novos procedimentos percutâneos estão indicados em pacientes com sintomas não controláveis, como angina instável, insuficiência cardíaca e arritmias. A comparação entre os procedimentos foi comentada na seção de manejo da angina. Não está indicada angioplastia de coronárias ocluídas há mais de 48 h em pacientes assintomáticos que receberam trombolíticos.[115]

▪ Outros medicamentos

De forma similar à prevenção primária, outras abordagens medicamentosas não se mostraram eficazes na prevenção secundária, tais como antiarrítmicos, vitaminas e antioxidantes e terapia de reposição hormonal.

Sumário de medidas indicadas em prevenção secundária de DAC.			
Intervenção	Grau de recomendação	Nível de evidência	Comentários
Dietas do Mediterrâneo e PREDIMED	I	A	–
Programas de reabilitação	IIa	B	Baseados principalmente em exercícios
Estatinas	I	A	–
Ezetimiba	IIb	A	Muito discreto benefício absoluto
Ácido acetilsalicílico	I	A	Menores NNTs do que na prevenção primária
Clopidogrel	IIa	A	Por doze meses em pacientes que tiveram síndrome coronariana aguda, especialmente se tratados por angioplastia com *stent*
Revascularização por qualquer método em pacientes assintomáticos ou pouco sintomáticos	III	B	–
Clopidogrel	III	B	Em pacientes que não apresentaram síndrome coronariana aguda
Betabloqueadores	I	A	
Inibidores da ECA	IIa	A	Especialmente em presença de disfunção ventricular
Cirurgia de revascularização miocárdica	I	A	Em pacientes trivasculares e com disfunção ventricular
Angioplastia coronariana	IIa	A	Inferior à cirurgia nas condições acima
Tratamento da hipertensão	I	A	Realizado com betabloqueadores e inibidores da ECA

Prescrição

Esquemas de administração de fármacos indicados em prevenção secundária já foram apresentados.

Seguimento

A eficácia preventiva de novos eventos pode ser verificada clinicamente, pela ausência de novos sintomas, nova síndrome coronariana ou morte súbita. A demonstração deste benefício só foi possível no contexto de grandes ensaios clínicos. Efeitos adversos dos fármacos empregados em prevenção secundária foram anteriormente apresentados.

▶ Referências bibliográficas

1. Schmidt MI, Duncan BB, Azevedo e Silva G, Menezes AM, Monteiro CA, Barreto SM et al. Chronic non-communicable diseases in Brazil: burden and current challenges. *Lancet.* 2011; 377: 1949-1961.
2. Goff DC Jr., Lloyd-Jones DM, Bennett G, Coady S, D'Agostino RB, Gibbons R et al. 2013 ACC/AHA guideline on the assessment of cardiovascular risk: a report of the American College of Cardiology/American Heart Association Task Force on Practice Guidelines. *Circulation.* 2014; 129 (25 Suppl 2): S49-73.
3. Eckel RH, Jakicic JM, Ard JD, de Jesus JM, Houston Miller N, Hubbard VS et al.; American College of Cardiology/American Heart Association Task Force on Practice Guidelines. AHA/ACC guideline on lifestyle management to reduce cardiovascular risk: a report of the American College of Cardiology/American Heart Association Task Force on Practice Guidelines. *Circulation.* 2014; 129 (25 Suppl 2): S76-99.
4. Hooper L, Martin N, Abdelhamid A, Smith George D. Reduction in saturated fat intake for cardiovascular disease. *Cochrane Database Syst Rev.* 2015 Jun 10; 6: CD011737.
5. Bazzano LA, Hu T, Reynolds K, Yao L, Bunol C, Liu Y et al. Effects of low-carbohydrate and low-fat diets: a randomized trial. *Ann Intern Med.* 2014; 161: 309-318.
6. de Lorgeril M, Salen P, Martin JL, Monjaud I, Delaye J, Mamelle N. Mediterranean diet, traditional risk factors, and the rate of cardiovascular complications after myocardial infarction: final report of the Lyon Diet Heart Study. *Circulation.* 1999; 99:779-785.
7. Estruch R, Ros E, Salas-Salvadó J, Covas MI, Corella D, Arós F et al. Primary prevention of cardiovascular disease with a Mediterranean diet. *N Engl J Med.* 2013; 368: 1279-1290.
8. Look AHEAD Research Group, Wing RR, Bolin P, Brancati FL, Bray GA, Clark JM, Coday M et al. Cardiovascular effects of intensive lifestyle intervention in type 2 diabetes. *N Engl J Med.* 2013; 369: 145-154.
9. James WP, Caterson ID, Coutinho W, Finer N, Van Gaal LF, Maggioni AP et al.; SCOUT Investigators. Effect of sibutramine on cardiovascular outcomes in overweight and obese subjects. *N Engl J Med.* 2010; 363: 905-917.
10. Nathan DM, Cleary PA, Backlund JY, Genuth SM, Lachin JM, Orchard TJ et al.; Diabetes Control and Complications Trial/Epidemiology of Diabetes Interventions and Complications (DCCT/EDIC) Study Research Group. Intensive diabetes treatment and cardiovascular disease in patients with type 1 diabetes. *N Engl J Med.* 2005; 353: 2643-2653.
11. Writing Group for the DCCT/EDIC Research Group, Orchard TJ, Nathan DM, Zinman B, Cleary P, Brillon D, Backlund JY et al. Association between 7 years of intensive treatment of type 1 diabetes and long-term mortality. *JAMA.* 2015; 313: 45-53.
12. UK Prospective Diabetes Study (UKPDS) Group. Intensive blood-glucose control with sulphonylureas or insulina compared with conventional treatment and risk of complications in patients with type 2 diabetes (UKPDS 33). *Lancet.* 1998; 352: 837-853. UK Prospective Diabetes Study (UKPDS) Group. Effect of intensive blood-glucose control with metformina on complications in overweight patients with type 2 diabetes (UKPDS 34). *Lancet.* 1998; 352: 854-865.
13. Duckworth W, Abraira C, Moritz T, Reda D, Emanuele N, Reaven PD et al. Glucose control and vascular complications in veterans with type 2 diabetes. *N Engl J Med.* 2009; 360: 129-139.
14. The ADVANCE Collaborative Group. Intensive blood glucose control and vascular outcomes in patients with type 2 diabetes. *N Engl J Med.* 2008; 358: 2560-2572.
15. Action to Control Cardiovascular Risk in Diabetes Study Group, Gerstein HC, Miller ME, Byington RP, Goff DC Jr., Bigger JT, Buse JB et al. Effects of intensive glucose lowering in type 2 diabetes. *N Engl J Med.* 2008; 358: 2545-2559.
16. ACCORD Study Group, Gerstein HC, Miller ME, Genuth S, Ismail-Beigi F, Buse JB, Goff DC Jr. et al. Long-term effects of intensive glucose lowering on cardiovascular outcomes. *N Engl J Med.* 2011; 364:818-828.
17. Gerstein HC, Miller ME, Ismail-Beigi F, Largay J, McDonald C, Lochnan HA et al. Effects of intensive glycaemic control on ischaemic heart disease: analysis of data from the randomised, controlled ACCORD trial. *Lancet.* 2014; 384: 1936-1941.
18. Hayward RA, Reaven PD, Wiitala WL, Bahn GD, Reda DJ, Ge L et al.; VADT Investigators. Follow-up of glycemic control and cardiovascular outcomes in type 2 diabetes. *N Engl J Med.* 2015; 372: 2197-2206.
19. Zinman B, Wanner C, Lachin JM, Fitchett D, Bluhmki E, Hantel S, EMPA-REG OUTCOME Investigators. Empagliflozin, cardiovascular outcomes, and mortality in type 2 diabetes. *N Engl J Med.* 2015; 373 (22): 2117-2128.
20. Fuchs FD, Fuchs SC, Moreira LB, Gus M. Proof of concept in cardiovascular risk: the paradoxical findings in blood pressure and lipid abnormalities. *Vasc Health Risk Manag.* 2012; 8: 437-442.
21. Ridker PM, Danielson E, Fonseca FA, Genest J, Gotto AM Jr., Kastelein JJ et al. Rosuvastatin to prevent vascular events in men and women with elevated c-reactive protein. *N Engl J Med.* 2008; 359: 2195-2207.
22. Correa V Jr., Fuchs FD, Moreira LB, Gerhardt M, Fuchs SC et al. Blood pressure-lowering effect of simvastatin: a placebo-controlled randomized clinical trial with 24-h ambulatory blood pressure monitoring. *J Hum Hypertens.* 2014; 28: 62-67.
23. Brugts JJ, Yetgin T, Hoeks SE, Gotto AM, Shepherd J, Westendorp RG et al. The benefits of statins in people without established cardiovascular disease but with cardiovascular risk factors: meta-analysis of randomised controlled trials. *BMJ.* 2009; 338: 2376-2384.
24. Mills EJ, Rachlis B, Wu P, Devereaux PJ, Arora P, Perri D. Primary prevention of cardiovascular mortality and events with statin treatments: a network meta-analysis involving more than 65,000 patients. *J Am Coll Cardiol.* 2008; 52: 1769-1781.
25. Stone NJ, Robinson J, Lichtenstein AH, Bairey Merz CN, Blum CB, Eckel RH et al. 2013 ACC/AHA guideline on the treatment of blood cholesterol to reduce atherosclerotic cardiovascular risk in adults: a report of the American College of Cardiology/American Heart Association Task Force on Practice Guidelines. *Circulation.* 2014; 129 (25 Suppl 2): S1-45.
26. Ribeiro RA, Ziegelmann PK, Duncan BB, Stella SF, da Costa Vieira JL, Restelatto LM et al. Impact of statin dose on major cardiovascular events: A mixed treatment comparison metaanalysis involving more than 175,000 patients, *Int J Cardiol.* 2013; 166:431-439.
27. Yusuf S, Bosch J, Dagenais G, Zhu J, Xavier D, Liu L et al.; HOPE-3 Investigators. Cholesterol lowering in intermediate-risk persons without cardiovascular disease. *N Engl J Med.* 2016 Apr 2. [Epub ahead of print]
28. ACCORD Study Group; Ginsberg HN, Elam MB, Lovato LC, Crouse JR 3rd, Leiter LA, Linz P, et al. Effects of combination lipid therapy in type 2 diabetes mellitus. *N Engl J Med.* 2010; 362 (17):1563-1574.
29. Coronary Drug Project. Clofibrate and niacin in coronary heart disease. *JAMA.* 1975; 231 (4): 360-381.
30. Canner PL, Berge KG, Wenger NK, Stamler J, Friedman L, Prineas RJ, Friedewald W. Fifteen year mortality in Coronary Drug Project patients: long-term benefit with niacin. *J Am Coll Cardiol.* 1986; 8:1245-1255.
31. AIM-HIGH Investigators, Boden WE, Probstfield JL, Anderson T, Chaitman BR, Desvignes-Nickens P, Koprowicz K, McBride R, Teo K, Weintraub W. Niacin in patients with low HDL cholesterol levels receiving intensive statin therapy. *N Engl J Med.* 2011; 365: 2255-2267.
32. HPS2-THRIVE Collaborative Group, Landray MJ, Haynes R, Hopewell JC, Parish S, Aung T, Tomson J et al. Effects of extended-release niacin with laropiprant in high-risk patients. *N Engl J Med.* 2014; 371: 203-212.
33. Antithrombotic Trialists' (ATT) Collaboration. Aspirin in the primary and secondary prevention of vascular disease: collaborative meta-analysis of individual participant data from randomised trials. *Lancet.* 2009; 373: 1849-1860.
34. Sutcliffe P, Connock M, Gurung T, Freeman K, Johnson S, Kandala NB et al. Aspirin for prophylactic use in the primary prevention of cardiovascular disease and cancer: a systematic review and overview of reviews. *Health Technol Assess.* 2013; 17:1-253.
35. Stegeman I, Bossuyt PM, Yu T, Boyd C, Puhan MA. Aspirin for primary prevention of cardiovascular disease and cancer. a benefit and harm analysis. *PLoS One.* 2015; 10 (7): e0127194.
35. The Heart Outcomes Prevention Evaluation (HOPE) 2. Homocysteine lowering with folic acid and B vitamins in vascular disease. *N Engl J Med.* 2006; 354:1567-1577.
36. Sesso HD, Buring JE, Christen WG, Kurth T, Belanger C, MacFadyen J et al. Vitamins E and C in the prevention of cardiovascular disease in men: the Physicians' Health Study II randomized controlled trial. *JAMA.* 2008; 300: 2123-2133.

37. Albert CM, Cook NR, Gaziano JM, Zaharris E, MacFadyen J, Danielson E et al. Effect of folic acid and B vitamins on risk of cardiovascular events and total mortality among women at high risk for cardiovascular disease: a randomized trial. *JAMA*. 2008; 299: 2027-2036.
38. Grady D, Herrington D, Bittner V, Blumenthal R, Davidson M, Hlatky M et al. Cardiovascular disease outcomes during 6.8 years of hormone therapy: Heart and estrogen/progestin replacement study follow-up (HERS II). *JAMA*. 2002; 288: 49-57.
39. Women's Health Initiative Investigators. Risks and benefits of estrogen plus progestin in healthy postmenopausal women: principal results from the Women's Health Initiative randomized controlled trial. *JAMA*. 2002; 288: 321-333.
40. Hooper L Harrison RA, Summerbell CD, Moore H, Worthington HV, Ness A et al. Omega 3 fatty acids for prevention and treatment of cardiovascular disease. *Cochrane Database Syst Rev.* 2004; (4): CD003177.
41. Al-Khudairy L, Hartley L, Clar C, Flowers N, Hooper L, Rees K. Omega 6 fatty acids for prevention and treatment of cardiovascular disease. *Cochrane Database Syst Rev.* 2015 Nov 16; 11: CD011094.
42. Heart Protection Study Collaborative Group. Heart Protection Study of cholesterol lowering with simvastatin in 20 536 high-risk individuals: a randomised placebo-controlled trial. *Lancet*. 2002; 360: 7-22.
43. Sattar N, Preiss D, Murray HM, Welsh P, Buckley BM, de Craen AJ et al. Statins and risk of incident diabetes: a collaborative meta-analysis of randomised statin trials. *Lancet*. 2010; 375:735-742.
44. Task Force Members, Montalescot G, Sechtem U, Achenbach S, Andreotti F, Arden C, Budaj A et al. 2013 ESC guidelines on the management of stable coronary artery disease: the Task Force on the management of stable coronary artery disease of the European Society of Cardiology. *Eur Heart J.* 2013; 34: 2949-3003.
45. Camm AJ, Manolis A, Ambrosio G, Daly C, Komajda M, Lopez de Sa E et al. Unresolved issues in the management of chronic stable angina. *Int J Cardiol.* 2015; 201: 200-207.
46. IONA Study Group. Effect of nicorandil on coronary events in patients with stable angina: the Impact Of Nicorandil in Angina (IONA) randomised trial. *Lancet*. 2002; 359: 1269-1275.
47. Fox K, Ford I, Steg PG, Jean-Claude Tardif JC, Tendera M, Ferrari R, for the SIGNIFY Investigators. Ivabradine in stable coronary artery disease without clinical heart failure, *N Engl J Med*. 2014; 371 1091-1099.
48. Palmerini T, Benedetto U, Biondi-Zoccai G, Della Riva D, Bacchi-Reggiani L, Smits PC et al. Long-term safety of drug-eluting and bare-metal stents: evidence from a comprehensive network meta-analysis. *J Am Coll Cardiol.* 2015; 65 (23): 2496-2507.
49. Bangalore S, Toklu B, Bhatt DL. Outcomes with bioabsorbable vascular scaffolds versus everolimus eluting stents: Insights from randomized trials. *Int J Cardiol.* 2016; 212: 214-222.
50. Sipahi I, Akay MH, Dagdelen S, Blitz A, Alhan C. Coronary artery bypass grafting vs percutaneous coronary intervention and long-term mortality and morbidity in multivessel disease: meta-analysis of randomized clinical trials of the arterial grafting and stenting era. *JAMA Intern Med.* 2014; 174:223-230.
51. Head SJ, Davierwala PM, Serruys PW, Redwood SR, Colombo A, Mack MJ, et al. Coronary artery bypass grafting vs. percutaneous coronary intervention for patients with three-vessel disease: final five-year follow-up of the SYNTAX trial. *Eur Heart J.* 2014; 35: 2821-2830.
52. Park SJ, Ahn JM, Kim YH, Park DW, Yun SC, Lee JY et al. Trial of everolimus-eluting stents or by-pass surgery for coronary disease. *N Engl J Med*. 2015; 372 (13): 1204-1212.
53. Gruppo Italiano per lo Studio della Streptochinasi nell'infarto miocardico (GISSI). Effectiveness of intravenous thrombolytic treatment in acute myocardial infarction. *Lancet*. 1986; I: 397-402.
54. ISIS-2 Collaborative Group. Randomized trial of intravenous streptokinase, oral aspirin, both, or neither among 17,187 cases of suspected acute myocardial infarction: ISIS-2. *Lancet*. 1988; 2:349-360.
55. Grupo Italiano per Lo Studio Della Sopravivenza Nell'infarto Miocardico. GISSI-2: a factorial randomized trial of alteplase versus streptokinase and heparin versus no heparin among 12.490 patients with myocardial infarction. *Lancet*. 1990; 336: 65-71.
56. ISIS-3 (Third International Study of Infarct Survival) Collaborative Group.ISIS-3: a randomised comparison of streptokinase vs tissue plasminogen activator vs anistreplase and of aspirin plus heparin vs aspirin alone among 41,299 cases of suspected acute myocardial infarction. *Lancet*. 1992; 339: 753-770.
57. The GUSTO investigators. An international randomized trial comparing four thrombolytic strategies for acute myocardial infarction. The GUSTO trial. *N Engl J Med*. 1993; 329: 673-680.
58. Assessment of the Safety and Efficacy of a New Thrombolytic (ASSENT-2) Investigators, Van De Werf F, Adgey J, Ardissino D, Armstrong PW, Aylward P, Barbash G et al. Single-bolus tenecteplase compared with front-loaded alteplase in acute myocardial infarction: the ASSENT-2 double-blind randomised trial. *Lancet*. 1999; 354: 716-722.
59. O'Gara PT, Kushner FG, Ascheim DD, Casey DE Jr, Chung MK, de Lemos JA et al. 2013 ACCF/AHA guideline for the management of ST-elevation myocardial infarction: a report of the American College of Cardiology Foundation/American Heart Association Task Force on Practice Guidelines. *Circulation*. 2013; 127: e362-425.
60. Keeley EC, Boura JA, Grines CL. Primary angioplasty *versus* intravenous thrombolytic therapy for acute myocardial infarction. A quantitative review of 23 randomised trials. *Lancet*. 2003; 361:13-21.
61. Cantor WJ, Fitchett D, Borgundvaag B, Ducas J, Heffernan M, Cohen EA et al.; TRANSFER-AMI Trial Investigators. Routine early angioplasty after fibrinolysis for acute myocardial infarction. *N Engl J Med*. 2009; 360: 2705-2718.
62. Keeley EC, Boura JA, Grines CL. Comparison of primary and facilitated percutaneous coronary interventions for ST-elevation myocardial infarction: quantitative review of randomised trials. *Lancet*. 2006; 367: 579-588.
63. De Luca G, Dirksen MT, Kelbæk H, Thuesen L, Vink MA, Kaiser C et al. Paclitaxel-eluting *versus* bare metal stents in primary PCI: a pooled patient-level meta-analysis of randomized trials. *J Thromb Thrombolysis*. 2015; 39 (1):101-112.
64. Holmvang L, Kelbæk H, Kaltoft A, Thuesen L, Lassen JF, Clemmensen P et al. Long-term outcome after drug-eluting *versus* bare-metal stent implantation in patients with ST-segment elevation myocardial infarction: 5 years follow-up from the randomized DEDICATION trial (Drug Elution and Distal Protection in Acute Myocardial Infarction). *JACC Cardiovasc Interv*. 2013; 6 (6): 548-553.
65. Murphy SA, Gibson CM, Morrow DA, Van de Werf F, Menown IB, Goodman SG et al. Efficacy and safety of the low-molecular weight heparin enoxaparin compared with unfractionated heparin across the acute coronary syndrome spectrum: a meta-analysis. *Eur Heart J.* 2007; 28: 2077-2086.
66. Shahzad A, Kemp I, Mars C, Wilson K, Roome C, Cooper R et al.; HEAT-PPCI trial investigators. Unfractionated heparin versus bivalirudin in primary percutaneous coronary intervention (HEAT-PPCI): an open-label, single centre, randomised controlled trial. *Lancet*. 2014; 384:1849-1858.
67. Navarese EP, Schulze V, Andreotti F, Kowalewski M, Kołodziejczak M, Kandzari DE et al. Comprehensive meta-analysis of safety and efficacy of bivalirudin versus heparin with or without routine glycoprotein IIb/IIIa inhibitors in patients with acute coronary syndrome. *JACC Cardiovasc Interv* 2015; 8 (1 Pt B): 201-213.
68. Han Y, Guo J, Zheng Y, Zang H, Su X, Wang Y, Chen S, *et al.*; the BRIGHT Investigators. Bivalirudin vs heparin with or without tirofibana during primary percutaneous coronary intervention in acute myocardial infarction: the BRIGHT randomized clinical trial. *JAMA*. 2015; 313:1336-1346.
69. Valgimigli M, Frigoli E, Leonardi S, Rothenbühler M, Gagnor A, Calabrò P et al. or unfractionated heparin in acute coronary syndromes. *N Engl J Med*. 2015; 373: 997-1009.
70. Yusuf S, Mehta SR, Chrolavicius S, Afzal R, Pogue J, Granger CB et al.; OASIS-6 Trial Group. Effects of fondaparinux on mortality and reinfarction in patients with acute ST-segment elevation myocardial infarction: the OASIS-6 randomized trial. *JAMA*. 2006; 295:1519-1530.
71. Wiviott SD, Braunwald E, McCabe CH, Montalescot G, Ruzyllo W, Gottlieb S et al. Prasugrel versus clopidogrel in patients with acute coronary syndromes TRITON-TIMI 38 Investigators. *N Engl J Med*. 2007; 357: 2001-2015.
72. Wallentin L, Becker R, Budaj A, Cannon CP, Emanuelsson H, Held C et al. for the PLATO Investigators. Ticagrelor versus clopidogrel in patients with acute coronary syndromes. *N Engl J Med*. 2009; 361: 1045-1057.
73. Mahaffey KW, Wojdyla DM, Carroll K et al. Ticagrelor compared with clopidogrel by geographic region in the Platelet Inhibition and Patient Outcomes (PLATO) Trial. *Circulation*. 2011; 124: 544-554.
74. DiNicolantonio JJ, Serebruany VL, Tomek A. Refuting the ticagrelor-aspirin black box warning: and proposing a ticagrelor early-PCI black box warning. *Int J Cardiol.* 2013; 168: 1721-1723.
75. Palmerini T, Sangiorgi D, Valgimigli M, Biondi-Zoccai G, Feres F, Abizaid A et al. Short- versus long-term dual antiplatelet therapy after drug-eluting stent implantation: an individual patient data pairwise and network meta-analysis. *J Am Coll Cardiol.* 2015; 65:1092-1102.
76. Kereiakes DJ, Yeh RW, Massaro JM, Driscoll-Shempp P, Cutlip DE, Steg PG et al. Antiplatelet therapy duration following bare metal or drug-eluting coronary stents: the dual antiplatelet therapy randomized clinical trial. *JAMA*. 2015; 313: 1113-1121.

77. Mauri L, Kereiakes DJ, Yeh RW, Driscoll-Shempp P, Cutlip DE, Steg PG et al. Twelve or 30 months of dual antiplatelet therapy after drug-eluting stents. *N Engl J Med.* 2014; 371: 2155-2166.
78. Bonaca MP, Bhatt DL, Cohen M, Steg PG, Storey RF, Jensen EC et al. Long-term use of ticagrelor in patients with prior myocardial infarction, *N Engl J Med.* 2015; 372: 1791-1800.
79. Serebruany VL. Ticagrelor shift from PLATO to PEGASUS: Vanished mortality benefit, excess cancer deaths, massive discontinuations, and overshooting target events. *Int J Cardiol.* 2015; 201:508-512.
80. Elmariah S, Mauri L, Doros G, Galper BZ, O'Neill KE, Steg PG et al. Extended duration dual antiplatelet therapy and mortality: a systematic review and meta-analysis. *Lancet.* 2015; 385: 792-798.
81. De Luca G, Suryapranata H, Stone GW, Antoniucci D, Tcheng JE, Neumann FJ et al. Abciximab as adjunctive therapy to reperfusion in acute ST-segment elevation myocardial infarction: a meta-analysis of randomized trials. *JAMA.* 2005; 293:1759-1765.
82. Mehilli J, Kastrati A, Schulz S, Früngel S, Nekolla SG, Moshage W et al.; Bavarian Reperfusion Alternatives Evaluation-3 (BRAVE-3) Study Investigators. Abciximab in patients with acute ST-segment-elevation myocardial infarction undergoing primary percutaneous coronary intervention after clopidogrel loading: a randomized double-blind trial. *Circulation.* 2009; 119: 1933-1940.
83. Hobl EL, Stimpfl T, Ebner J, Schoergenhofer C, Derhaschnig U, Sunder-Plassmann R et al. Morphine decreases clopidogrel concentrations and effects: a randomized, double-blind, placebo-controlled trial. *J Am Coll Cardiol.* 2014; 63 (7): 630-635.
84. Puymirat E, Lamhaut L, Bonnet N, Aissaoui N, Henry P, Cayla G et al. Correlates of pre-hospital morphine use in ST-elevation myocardial infarction patients and its association with in-hospital outcomes and long-term mortality: the FAST-MI (French Registry of Acute ST-elevation and non-ST-elevation Myocardial Infarction) programme. *Eur Heart J.* 2016; 37 (13):1063-1071.
85. Stub D, Smith K, Bernard S, Nehme Z, Stephenson M, Bray JE et al. Air versus oxygen in st-segment-elevation myocardial infarction. *Circulation.* 2015; 131: 2143-2150.
86. Chen ZM, Pan HC, Chen YP, Peto R, Collins R, Jiang LX et al. Early intravenous then oral metoprolol in 45,852 patients with acute myocardial infarction: randomised placebo-controlled trial. *Lancet.* 2005; 366: 1622-1632.
87. Roffi M, Patrono C, Collet JP, Mueller C, Valgimigli M, Andreotti F et al. 2015 ESC Guidelines for the management of acute coronary syndromes in patients presenting without persistent ST-segment elevation: Task Force for the Management of Acute Coronary Syndromes in Patients Presenting without Persistent ST-Segment Elevation of the European Society of Cardiology (ESC). *Eur Heart J.* 2016; 37 (3): 267-315.
88. Riezebos RK, Ronner E, Ter Bals E, Slagboom T, Smits PC, ten Berg JM et al. Immediate versus deferred coronary angioplasty in non-ST-segment elevation acute coronary syndromes. *Heart.* 2009; 95: 807-812.
89. Thiele H, Rach J, Klein N, Pfeiffer D, Hartmann A, Hambrecht R et al. Optimal timing of invasive angiography in stable non-ST-elevation myocardial infarction: the Leipzig immediate versus early and late PercutaneouS coronary intervention triAl in NSTEMI (LIPSIA-NSTEMI trial). *Eur Heart J.* 2012; 33:2035-2043.
90. Montalescot G, Cayla G, Collet JP, Elhadad S, Beygui F, Le Breton H et al. Immediate vs delayed intervention for acute coronary syndromes: a randomized clinical trial. *JAMA.* 2009; 302: 947-954.
91. Navarese EP, Gurbel PA, Andreotti F, Tantry U, Jeong YH, Kozinski M et al. Optimal timing of coronary invasive strategy in non-ST-segment elevation acute coronary syndromes: a systematic review and meta-analysis. *Ann Intern Med.* 2013; 158: 261-270.
92. Fox KA, Clayton TC, Damman P, Pocock SJ, de Winter RJ, Tijssen JG et al. Long-term outcome of a routine versus selective invasive strategy in patients with non-ST-segment elevation acute coronary syndrome a meta-analysis of individual patient data. *J Am Coll Cardiol.* 2010; 55: 2435-2445.
93. Yusuf S, Zhao F, Mehta SR, Chrolavicius S, Tognoni G, Fox KK. Effects of clopidogrel in addition to aspirin in patients with acute coronary syndromes without ST-segment elevation. *N Engl J Med.* 2001; 345: 494-502.
94. Théroux P, Waters D, Qiu S, McCans J, de Guise P, Juneau M. Aspirin *versus* heparina to prevent myocardial infarction during acute phase of unstable angina. *Circulation.* 1993; 88: 2045-2048.
95. Magee KD, Sevcik W, Moher D, Rowe BH. Low molecular weight heparins *versus* unfractionated heparin for acute coronary syndromes. *Cochrane Database Syst Rev.* 2003; (1): CD002132.
96. DiNicolantonio JJ, Norgard NB, Meier P, Lavie CJ, O'Keefe JH, Niazi AK et al. Optimal aspirin dose in acute coronary syndromes: an emerging consensus. *Future Cardiol.* 2014; 10: 291-300.
97. Paré G, Mehta SR, Yusuf S, Anand SS, Connolly SJ, Hirsh J et al. Effects of CYP2C19 genotype on outcomes of clopidogrel treatment. *N Engl J Med.* 2010; 363:1704-1714.
98. Bhatt DL, Cryer BL, Contant CF, Cohen M, Lanas A, Schnitzer TJ et al. Clopidogrel with or without omeprazole in coronary artery disease. *N Engl J Med.* 2010; 363:1909-1917.
99. Mehran R, Rao SV, Bhatt DL, Gibson CM, Caixeta A, Eikelboom J et al. Standardized bleeding definitions for cardiovascular clinical trials: a consensus report from the Bleeding Academic Research Consortium. *Circulation.* 2011; 123: 2736-2747.
100. Oliveira GB, Crespo EM, Becker RC, Honeycutt EF, Abrams CS, Anstrom KJ et al. Incidence and prognostic significance of thrombocytopenia in patients treated with prolonged heparin therapy.: the Complications After Thrombocytopenia Caused by Heparin (CATCH) Registry. *Arch Intern Med.* 2008; 168: 94-102.
101. Anderson L, Taylor RS. Cardiac rehabilitation for people with heart disease: an overview of Cochrane systematic reviews. *Cochrane Database Syst Rev.* 2014 Dec 12; 12: CD011273.
102. Heran BS, Chen JM, Ebrahim S, Moxham T, Oldridge N, Rees K et al. Exercise-based cardiac rehabilitation for coronary heart disease. *Cochrane Database Syst Rev.* 2011 Jul 6; (7): CD001800.
103. Cannon CP, Blazing MA, Giugliano RP, McCagg A, White JA, Theroux P et al. Ezetimibe added to statin therapy after acute coronary syndromes. *N Engl J Med.* 2015; 372: 2387-2397.
104. Bhatt DL, Fox KA, Hacke W, Berger PB, Black HR, Boden WE et al. Clopidogrel and aspirin versus aspirin alone for the prevention of atherothrombotic events. *N Engl J Med.* 2006; 354:1706-1717.
105. Fuchs FD. Blood pressure-lowering drugs: essential therapy for some patients with normal blood pressure. *Expert Rev Cardiovasc Ther.* 2004; 2: 771-775.
106. Law MR, Morris JK, Wald NJ. Use of blood pressure lowering drugs in the prevention of cardiovascular disease: meta-analysis of 147 randomised trials in the context of expectations from prospective epidemiological studies. *BMJ.* 2009; 338: b1665.
107. Morrow DA, Braunwald E, Bonaca MP, Ameriso SF, Dalby AJ, Fish MP, TRA 2 P–TIMI 50 Steering Committee and Investigators. Vorapaxar in the secondary prevention of atherothrombotic events. *N Engl J Med.* 2012; 366:1404-1413.
108. Mega JL, Braunwald E, Murphy SA, Plotnikov AN, Burton P, Kiss RG et al. Rivaroxaban in patients stabilized after a ST-segment elevation myocardial infarction: results from the ATLAS ACS-2-TIMI-51 trial (Anti-Xa Therapy to Lower Cardiovascular Events in Addition to Standard Therapy in Subjects with Acute Coronary Syndrome-Thrombolysis In Myocardial Infarction-51). *J Am Coll Cardiol.* 2013; 61(18):1853-1859.
109. Bavishi C, Koulova A, Bangalore S, Sawant A, Chatterjee S, Ather S et al. Evaluation of the efficacy and safety of dual antiplatelet therapy with or without warfarin in patients with a clinical indication for DAPT and chronic anticoagulation: A meta-analysis of observational studies. *Catheter Cardiovasc Interv.* 2015 Sep 10. [Epub ahead of print]
110. Boden WE, O'Rourke RA, Teo KK, Hartigan PM, Maron DJ, Kostuk WJ et al. for the COURAGE Trial Research Group. Optimal medical therapy with or without PCI for stable coronary disease. *N Engl J Med.* 2007; 356:1503-1516.
111. Weintraub WS, Spertus JA, Kolm P, Maron DJ, Zhang Z, Jurkovitz C et al.; COURAGE Trial Research Group Effect of PCI on quality of life in patients with stable coronary disease. *N Engl J Med.* 2008; 359: 677-687.
112. Shaw LJ, Berman DS, Maron DJ, Mancini GB, Hayes SW, Hartigan PM et al.; COURAGE Investigators. Optimal medical therapy with or without percutaneous coronary intervention to reduce ischemic burden: results from the Clinical Outcomes Utilizing Revascularization and Aggressive Drug Evaluation (COURAGE) trial nuclear substudy. *Circulation.* 2008; 117:1283-1291.
113. Shaw LJ, Weintraub WS, Maron DJ, Hartigan PM, Hachamovitch R, Min JK et al. Baseline stress myocardial perfusion imaging results and outcomes in patients with stable ischemic heart disease randomized to optimal medical therapy with or without percutaneous coronary intervention. *Am Heart J.* 2012; 164: 243-250.
114. Stergiopoulos K, Boden WE, Hartigan P, Mobius-Winkler S, Hambrecht R, Huebw et al. Percutaneous coronary intervention outcomes in patients with stable obstructive coronary artery disease and myocardial ischemia: a collaborative meta-analysis of contemporary randomized clinical trials. *JAMA Intern Med.* 2014; 174: 232-240.
115. Hochman JS, Reynolds HR, Dzavík V, Buller CE, Ruzyllo W, Sadowski ZP et al. Long-term effects of percutaneous coronary intervention of the totally occluded infarct-related artery in the subacute phase after myocardial infarction. *Circulation.* 2011; 124: 2320-2328.

CAPÍTULO 41

Hipertensão Arterial Sistêmica

Flávio Danni Fuchs

▶ Introdução

Hipertensão arterial sistêmica é causa ou fator de risco maior para grande parte das doenças cardiovasculares.

É causa de cardiopatia hipertensiva e de retinopatia hipertensiva (que só excepcionalmente se apresenta com déficits funcionais). Em cardiopatia isquêmica, pelo menos 50% dos casos são devidos à hipertensão arterial. Síndromes aórticas, como aneurisma e dissecção, têm na hipertensão sua maior causa.

Estenose aórtica, uma das cardiopatias valvares, progressivamente prevalente com o envelhecimento populacional, tem na hipertensão arterial seu fator de risco maior. Todas as síndromes cardiológicas – insuficiência cardíaca, arritmias (destacando-se fibrilação atrial), infarto do miocárdio e angina de peito – podem decorrer das cardiopatias associadas à hipertensão arterial.

Em torno de 60% dos acidentes vasculares cerebrais (AVC) isquêmicos são atribuíveis à hipertensão arterial, bem como boa parte dos acidentes hemorrágicos. É também fator de risco para déficits cognitivos, como doença de Alzheimer e demência senil.

Doença vascular periférica é outra consequência de hipertensão arterial, apesar da maior importância causal do tabaco.

Hipertensão arterial, após diabetes melito, é o segundo fator de risco para nefropatia com insuficiência renal. E, por fim, hipertensão constitui risco maior para maculopatia degenerativa da senilidade – causa frequente de cegueira em idosos.

Essa multiplicidade de doenças caracteriza hipertensão arterial como uma das maiores causas de redução de expectativa e qualidade de vida da população humana.

Hipertensão arterial, diagnosticada por valores iguais ou superiores a 140/90 mmHg, é altamente prevalente em todos os países. Em revisão sistemática de estudos populacionais realizados em adultos brasileiros, a prevalência sumarizada foi de 28,7% (intervalo de confiança [IC] 95%: 26,2 a 31,4)[1] e chegou a 75% em idosos.[2] Essa alta prevalência decorre da incidência de 80% de indivíduos com pré-hipertensão arterial em 10 anos.[3]

Patogênese e fisiopatologia da hipertensão arterial

Fatores associados ao estilo de vida de populações contemporâneas promovem aumento de pressão arterial à medida que aumenta a idade, fato que não ocorria em civilizações não aculturadas. O fator dominante é o uso de sais de sódio, especialmente cloreto de sódio, como conservante e condimento alimentar. O homem tem intenso apetite por sal, e há inúmeros mecanismos de poupança orgânica do mesmo. Essas características foram desenvolvidas ao correr da evolução, como forma de evitar perdas e repor aquelas incontroláveis (descamação de pele, mucosas, sudorese), na ordem de 2 g de sódio por dia em média (1 g de sal tem 0,4 g de sódio, correspondente a 17 mmol). Para tal, papilas gustativas identificam como prazerosos alimentos com algum conteúdo de sal. Rins são capazes de produzir diurese para excretar catabólitos orgânicos, sem perder nada de cloreto de sódio. Adicionalmente, atuam sobre o rim sistemas retentores de sódio, como o eixo renina-angiotensina e o sistema nervoso autônomo simpático.

A ampla disponibilidade de sal nos últimos milênios encontrou o organismo humano mal adaptado à sobrecarga alimentar de cloreto de sódio, da ordem de mais de 10 g diários em muitas populações. Isso ocorreu particularmente no rim, que precisou mudar sua função de primariamente retentora para excretora de cloreto de sódio. Nos indivíduos com rim mais competente em reter sódio, a excreção só se dá com aumento de perfusão, decorrente de aumento de volemia e pressão arterial (diurese pressórica). Há, em decorrência, sobrecargas cardíaca e de microcirculação, promotoras das consequências deletérias da hipertensão arterial, que se instalam ao correr de décadas. O próprio rim é vítima dessa sobrecarga de pressão e função, vindo a perder glomérulos por dano da membrana basal. Antes que isso se traduza por insuficiência renal, há adicional limitação à excreção de sódio, perpetuando o aumento da pressão arterial (PA).

Situações que promovem balanço de sódio positivo somam-se aos mecanismos descritos na patogênese da hipertensão arterial. A principal é a obesidade, que pelo estado anabólico aumentado, se acompanha de maior ingestão de cloreto de sódio. Dietas industrializadas têm, a par da adição de cloreto de sódio para atrair consumidores e conservar alimentos, menor quantidade de sais de potássio, sabidamente hipotensores.

Diabetes é outro fator de risco para hipertensão arterial, pelo efeito anabolizante de insulina e pelos efeitos deletérios renais. Apneia obstrutiva do sono promove aumento da atividade simpática e diminuição do descenso do sono da PA, sendo fator de risco especialmente para hipertensão resistente. Consumo abusivo de etanol e sedentarismo, entre outros fatores, contribuem para elevação de PA.

A síntese fisiopatológica apresentada é a base de intervenções não medicamentosas e medicamentosas que visam prevenir e tratar hipertensão arterial.

▶ Critérios diagnósticos e indicação para tratamento

O diagnóstico de hipertensão arterial tem-se baseado em diferentes valores de PA sistólica e diastólica nas últimas décadas. Diretrizes publicadas na presente década propuseram mudanças importantes, muito provavelmente inadequadas. Há evidências que provavelmente sustentarão novos limites diagnósticos, a serem incorporados por diretrizes em elaboração. A produção de novas evidências e sua interpretação requer análise antes de se discutirem estratégias de tratamento.

Evidência de estudos de coorte

A identificação de riscos para doenças cardiovasculares a partir da elevação da PA foi muito lentamente consolidada ao correr do século 20. Seguradoras foram as primeiras a verificar que clientes com pressão arterial mais elevada viviam menos. A despeito de já existirem observações muito consistentes, na década de 1940 ainda se questionava se a elevação da PA seria realmente causa de doenças. A partir de então acumularam-se evidências de estudos de coorte, como o de Framingham, demonstrando associação entre valores elevados de PA e incidência de doenças cardiovasculares.

Autores de boa parte desses estudos associaram-se para realizar metanálises de dados individuais. A mais importante foi publicada em 2002.[4] Pela análise conjunta de 61 grandes estudos de coorte, em que ocorreram 56.000 mortes por evento cardiovascular entre 1 milhão de indivíduos seguidos por 15 anos, delimitou-se com precisão que o risco de elevação da pressão arterial para eventos cardiovasculares aumenta de forma constante a partir de 75 mmHg e de 115 mmHg de pressões diastólica e sistólica, respectivamente, dobrando a cada 10 mmHg do primeiro valor e a cada 20 mmHg do segundo (Figura 41.1A). O risco basal, sobre o qual se sobrepõe o propiciado pelo aumento da PA, aumenta a cada dez anos. O maior risco basal de idosos explica por que são particularmente suscetíveis, em termos absolutos, ao aumento do risco cardiovascular.

Na Figura 41.1A, os riscos absolutos apontados no eixo vertical são log-transformados, procedimento que retifica a associação real. Na Figura 41.1B, com intervalos reais no eixo vertical, a associação entre elevação de PA e risco cardiovascular expressa-se por curvas exponenciais. A duplicação de riscos baixos tem menor repercussão absoluta, havendo aumento mais relevante (inflexão da curva) quando já há risco absoluto maior.

A decisão de transformar risco contínuo em limites diagnósticos foi sempre uma necessidade prática, pois não se poderia definir doença com base em risco contínuo. Nos estudos individuais, com menores amostras, identificaram-se pontos de inflexão mais acentuados nas curvas de PA sistólica e diastólica. Na Figura 41.1B, a inflexão de riscos associada à PA diastólica se situa entre 90 e 100 mmHg. Inicialmente as diretrizes definiram 95 mmHg como valores diagnósticos (100 mmHg para os ingleses), mas há mais de 40 anos foram delimitados em 90 mmHg.

Até o início da década de 1990, considerava-se somente PA diastólica como determinante de risco, presumindo-se que aumento de sistólica fosse decorrência natural da idade. Quando se demonstrou, por ensaios clínicos, que PA sistólica era risco independente, definiu-se que valores entre 160 mmHg (inicialmente) e 140 mmHg (mais recentemente) eram os limites diagnósticos, ponto em que há a maior inflexão dos riscos demonstrados na Figura 41.1B.

Diretrizes diagnósticas

Na década de 1970, publicaram-se as primeiras diretrizes para diagnóstico e tratamento de hipertensão arterial, elaboradas por comitê do National Institute of Health, EUA (Joint National Committee – JNC). Nos anos subsequentes, sete atualizações dessas diretrizes foram publicadas, além de terem produzido documentos similares em inúmeros países (a sétima diretriz brasileira estava em vias de ser publicada quando se escrevia este capítulo). Os europeus, exceto ingleses, têm diretrizes conjuntas, que se rivalizam com as norte-americanas em importância para orientar decisões diagnósticas e terapêuticas para hipertensão arterial.

Na diretriz de 2003 do JNC 7 propôs-se a classificação apresentada no Quadro 41.1, em que se estratificou o risco de hipertensão em dois estágios e se apresentou o conceito de pré-hipertensão arterial, com seus valores pressóricos correspondentes.[5] O conceito de pré-hipertensão derivava do risco cardiovascular identificado para a faixa de PA apontada no Quadro 41.1, além do fato de muitos indivíduos com essa condição evoluírem para hipertensão plena.

Na diretriz de 2014,[6] o JNC sequer discutiu o conceito de pré-hipertensão arterial, justificando a decisão por não haver ensaios clínicos randomizados demonstrativos da utilidade de tratar indivíduos nessa situação. Pela mesma razão, propôs a elevação do limite diagnóstico em pacientes com diabetes, insuficiência renal e idosos. A decisão tomada para pacientes com diabetes apoiou-se principalmente nos resultados do estudo ACCORD,[7] no qual pacientes com diabetes randomizados para reduzir a PA a valores inferiores a 120 mmHg de PA sistólica não tiveram redução significativa de infarto, comparativamente a pacientes randomizados para PA inferior a 140 mmHg. Ignoraram, entretanto, o intenso benefício propiciado pela redução mais intensa de PA na redução de AVC e a possibilidade de que a falta de significância da proteção de infarto decorresse de erro beta (falta de poder estatístico), entre outras limitações.

Diretrizes europeias trilharam o mesmo caminho errôneo das norte-americanas,[8] elevando o valor diagnóstico de hipertensão arterial em idosos, diabéticos e pacientes com insuficiência renal. As decisões tomadas pelos autores dessas diretrizes colocaram milhões de indivíduos sob risco,[9] como se demonstra a seguir. Esse foi também

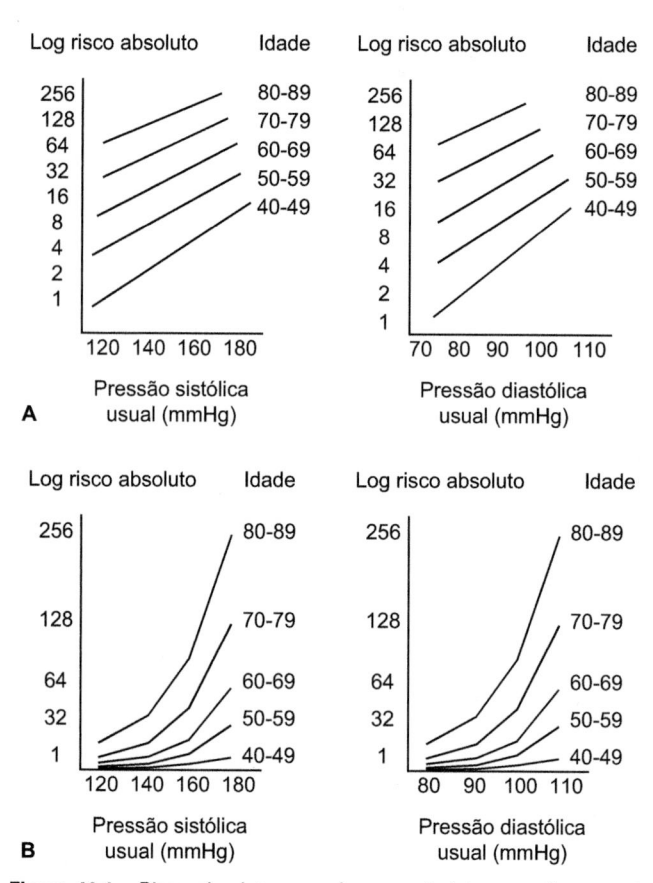

Figura 41.1 ■ Risco absoluto para doença arterial coronariana e acidente vascular cerebral (AVC) por níveis pressóricos, estratificado por faixas etárias: eixo vertical log-transformado (A); eixo real (B). (Adaptada da Referência 4.)

Quadro 41.1 ■ Classificação da pressão arterial.[5]

Classificação da pressão arterial	Sistólica (mmHg)		Diastólica (mmHg)
Normal	< 120	E	< 80
Pré-hipertensão	120 a 139	OU	80 a 89
Hipertensão			
Estágio 1	140 a 159	OU	90 a 99
Estágio 2	≥ 160		≥ 100

o entendimento das sociedades norte-americanas de Cardiologia (American Heart Association e American College of Cardiology), que decidiram elaborar diretriz conjunta. Importantes mudanças em relação às diretrizes comentadas devem ocorrer, e provavelmente serão propostos novos critérios diagnósticos.

Prova de conceito

A decisão das diretrizes mais recentes baseou-se em conceito teoricamente correto, qual seja, de que o diagnóstico (e alvo terapêutico) deveria ser estabelecido com valores de PA que demonstrassem o benefício do tratamento. O erro foi não reconhecer que já havia dezenas de ensaios clínicos randomizados em que se demonstrou inequívoco benefício de tratamento com medicamentos anti-hipertensivos em pacientes com PA em valores de pré-hipertensão. Esses estudos foram realizados em pacientes com doença cardiovascular, incluindo cardiopatia isquêmica (prevenção secundária de infarto do miocárdio, com betabloqueadores e inibidores da enzima conversora da angiotensiva [ECA]), insuficiência cardíaca (também com aqueles fármacos) e prevenção secundária de AVC (com inibidores da ECA associados a diurético), entre outros. A desconsideração partiu de errôneo pressuposto, em que o benefício desses medicamentos se devia a efeitos independentes do hipotensor, os denominados efeitos pleiotrópicos.

A interpretação de que o benefício naquelas condições clínicas eram plenamente explicáveis pelos efeitos hipotensores, mesmo em pacientes com PA dentro dos limites de pré-hipertensão arterial, foi apresentada em revisão descritiva publicada na década passada.[10] Duas metanálises corroboraram esse raciocínio, ao demonstrar que o benefício do tratamento em pacientes com doença cardiovascular devia-se à redução da PA.[11,12]

Aquelas metanálises comprovaram que elevação de PA é causa de cardiopatia isquêmica e doença cerebrovascular. No estudo de Law e colaboradores,[11] revisado em ensaio sobre o tema,[13] demonstrou-se que a redução daqueles eventos a cada 10 mmHg de redução da PA sistólica se deu em proporção similar à estimada na metanálise de coortes que estabeleceram o risco[4] (Figura 41.2). Tal redução ocorreu em pacientes com e sem doença cardiovascular prévia e naqueles com pré-hipertensão arterial.

Intensidade do tratamento

A par das interpretações divergentes, vigia o conceito de que redução de PA se associava a redução na incidência de eventos cardiovasculares até valores em torno de 80 a 85 mmHg de PA diastólica, particularmente em pacientes com cardiopatia isquêmica. A partir desses valores, a incidência de tais eventos começaria, paradoxalmente, a aumentar, presumivelmente devido a insuficiente pressão de perfusão de órgãos já acometidos por doença aterosclerótica. A projeção dessa tendência em gráfico de dois eixos se expressa pela forma da letra jota, origem da expressão "curva J", fenômeno reconhecido por diretrizes[8] e grande maioria dos especialistas.

Visão alternativa considerava que a curva J se devia a vieses de confusão decorrentes da natureza observacional dos estudos que a identificavam, mesmo quando provinham de análises *post-hoc* de ensaios clínicos randomizados.[14] O principal viés era de que se analisava

Doença arterial coronariana

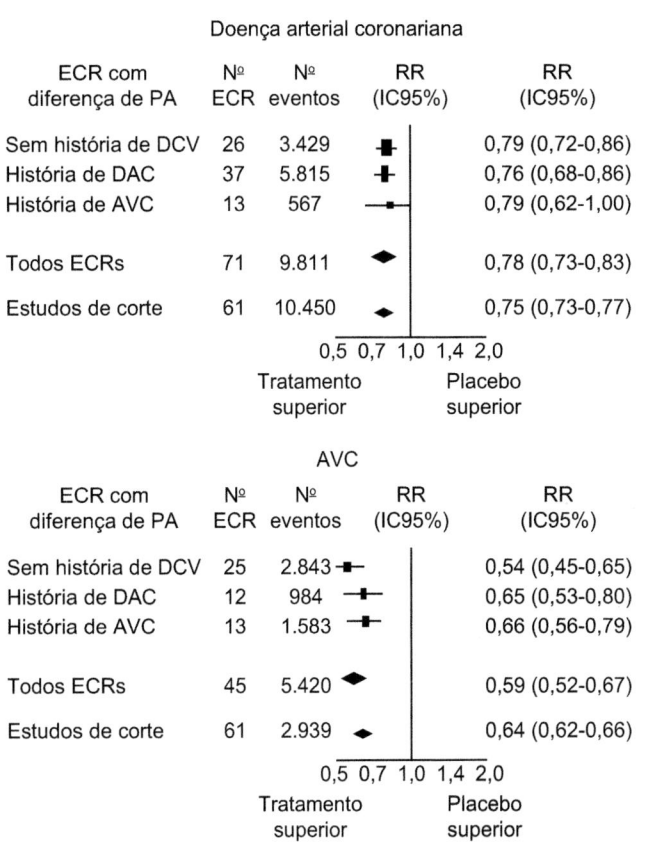

ECR com diferença de PA	Nº ECR	Nº eventos	RR (IC95%)	RR (IC95%)
Sem história de DCV	26	3.429		0,79 (0,72-0,86)
História de DAC	37	5.815		0,76 (0,68-0,86)
História de AVC	13	567		0,79 (0,62-1,00)
Todos ECRs	71	9.811		0,78 (0,73-0,83)
Estudos de corte	61	10.450		0,75 (0,73-0,77)

0,5 0,7 1,0 1,4 2,0
Tratamento superior | Placebo superior

AVC

ECR com diferença de PA	Nº ECR	Nº eventos	RR (IC95%)	RR (IC95%)
Sem história de DCV	25	2.843		0,54 (0,45-0,65)
História de DAC	12	984		0,65 (0,53-0,80)
História de AVC	13	1.583		0,66 (0,56-0,79)
Todos ECRs	45	5.420		0,59 (0,52-0,67)
Estudos de corte	61	2.939		0,64 (0,62-0,66)

0,5 0,7 1,0 1,4 2,0
Tratamento superior | Placebo superior

Figura 41.2 ■ Redução de risco de doença arterial coronariana (DAC) e acidente vascular cerebral (AVC) estimada pela redução de 10 mmHg na pressão sistólica na metanálise dos estudos de coorte[4] e observada em ensaios clínicos randomizados (ECR). DVC: doença cardiovascular; IC: índice de confiança; PA: pressão arterial; RR: risco relativo. (Adaptada da referência 11.)

o risco de eventos em pacientes com pressão arterial baixa, provenientes de diferentes grupos de randomização, constituindo-se, de fato, em estudo observacional. O aumento do risco nesses indivíduos poderia dever-se a fragilidade ou doenças, como insuficiência cardíaca subclínica, especialmente em idosos. Esses pacientes poderiam, inclusive, se beneficiar de redução adicional de PA.

Três metanálises com grande número de ensaios clínicos referendaram essa visão. Na primeira[15] incluíram-se 123 ensaios clínicos com 613.815 participantes. É análise muito similar à de Law e colaboradores,[11] mostrando redução de eventos a cada 10 mmHg de redução da pressão sistólica. Houve, como previsto pelos estudos de coorte, redução em torno de 20 a 30% de eventos cardiovasculares totais, AVC e infarto e de 13% de mortalidade por todas as causas. Os benefícios foram identificados em amplos valores de pressão arterial, incluindo pré-hipertensão arterial. Houve benefício em pacientes com diabetes e insuficiência renal, mas de menor magnitude.

A segunda metanálise inclui 19 estudos (n = 44.989 participantes) que testaram estratégias de reduzir mais ou menos intensamente a pressão arterial.[16] Houve redução na incidência de eventos cardiovasculares, infarto, AVE, retinopatia e albuminúria. Em mortalidade total e insuficiências cardíaca e renal não houve reduções de incidência significativas. O benefício foi demonstrado em pacientes com PA sistólica inferior a 140 mmHg, havendo maior benefício absoluto em pacientes com doença cardiovascular prévia, diabetes ou insuficiência renal. A terceira metanálise avaliou, separadamente, estudos de estratégia e de diferenças de PA entre braços de estudos randomizados, incluindo aqueles controlados por placebo.[17] Os resultados foram similares aos de outras metanálises, com a diferença de que o benefício absoluto foi menor em indivíduos com pressão arterial mais baixa no ingresso, pois excluíram ensaios clínicos em pacientes com doença cardiovascular. É a única metanálise que incluiu achados do estudo SPRINT (ver adiante), demonstrando com isso diminuição de mortalidade por todas as causas.

Uma quarta metanálise, realizada exclusivamente em pacientes com diabetes, apresentou resultados diversos dos anteriores.[18] Houve benefício similar em pacientes com PA > 140 mmHg, mas não naqueles com PA < 140 mmHg. Adicionalmente, estes participantes apresentaram tendência a maior mortalidade cardiovascular e por todas as causas. Os autores afirmaram ter respeitado a randomização para grupos de controle mais ou menos intensivo, mas a maioria dos estudos incluídos não tinha essa estratégia, sendo muitos de comparação entre fármacos. Com exceção do estudo ACCORD,[7] a análise aparentemente constituiu grupos por pressão atingida, independentemente da randomização, incorrendo nos vieses anteriormente comentados para a curva J.

Críticos observaram que nessa metanálise houve preponderância do achados negativos do ensaio clínico ONTARGET,[19] estudo em que se empregou duplo bloqueio do sistema renina-angiotensina.[20]

Estudo SPRINT

O estudo SPRINT é um marco na demonstração do benefício de redução mais intensiva da PA.[21] Nele, 9.361 indivíduos com mais de 50 anos, pressão arterial sistólica ≥ 130 mmHg e risco cardiovascular aumentado, mas sem diabetes, foram randomizados para duas estratégias-alvo: reduzir a PA sistólica a menos de 120 mmHg (tratamento intensivo) ou a menos de 140 mmHg (tratamento usual). O risco cardiovascular basal foi caracterizado pela presença de uma ou mais das seguintes condições: doença cardiovascular clínica ou subclínica, insuficiência renal crônica (filtração glomerular entre 20 e 60 mℓ/minuto), risco cardiovascular estimado pelo escore de Framingham superior a 15% ou idade superior a 75 anos. A escolha dos fármacos ficou a cargo dos pesquisadores dos centros, mas houve recomendação para uso de diuréticos como primeira opção, preferencialmente clortalidona. Os pacientes tratados mais intensivamente receberam em média 2,8 medicamentos, comparativamente a 1,8 medicamento usado pelo grupo de tratamento menos intensivo. As médias de PA sistólica foram 121,4 mmHg no grupo intensivo e 136,2 mmHg no controle (diferença média de 14,8 mmHg).

Houve redução de 25% no desfecho composto primário (infarto do miocárdio, outras síndromes coronarianas agudas, AVC, insuficiência cardíaca e mortalidade por doença cardiovascular) em pacientes randomizados para a primeira estratégia. Houve redução de 43% (IC95%: 15 a 62%) na mortalidade cardiovascular e de 27% (10 a 40%) na mortalidade por qualquer causa. O benefício foi similar em homens e mulheres, brancos e não brancos, diferentes faixas etárias, diferentes faixas de pressão sistólica de ingresso e presença ou ausência de doença renal ou cardiovascular prévia.

Ocorreram mais eventos adversos no grupo de tratamento intensivo: história de síncope (2,3% *versus* 1,7%), queixa de pressão baixa (2,4 *versus* 1,4%) e dano renal agudo (4,4% *versus* 2,6%). A incidência de trauma por queda, com ida à emergência, foi idêntica em ambos os grupos. Hipotensão postural objetivamente aferida foi menos frequente no grupo intensivo (16,6%) do que no grupo menos intensivo (18,3%, $P = 0,01$). O contraste entre a maior incidência de queixas no grupo intensivo e a menor ou equivalente incidência de efeitos adversos aferidos objetivamente sugere que a primeira deveu-se a efeito nocebo, dado ser estudo aberto. De qualquer forma, diferentemente do entendimento de muitos críticos do estudo, é melhor sentir tontura, mas estar vivo.

Análise restrita a participantes com 75 anos ou mais (aproximadamente 25% da amostra) confirmou, em geral, os achados do estudo global.[22] Houve maior redução na incidência do desfecho composto primário (34%) e na mortalidade por todas as causas (33%). Eventos adversos ocorreram na mesma proporção total entre os grupos, com maior incidência de algumas queixas notadas no estudo global entre os participantes randomizados para o tratamento mais intensivo (não significativo). Trauma por queda foi menos frequente no grupo intensivo (4,9% *versus* 5,5%), assim como hipotensão postural objetivamente aferida (não significativo). O achado mais importante dessa análise foi que o tratamento intensivo superou o menos intensivo em idosos frágeis, tanto quanto nos menos frágeis, desmentindo a impressão clínica de que idosos frágeis seriam mais suscetíveis a efeitos adversos de anti-hipertensivos e deveriam ser tratados com mais cautela.

Indicação de tratamento em pacientes com pré-hipertensão

O estudo SPRINT forneceu a primeira evidência indireta, provinda de somente um ensaio clínico, de que pacientes com pré-hipertensão livres de doença cardiovascular maior devem ser tratados com anti-hipertensivos. A despeito de o critério de arrolamento não ser pré-hipertensão, pacientes em que pré-hipertensão foi considerada alvo terapêutico tiveram maior mortalidade e eventos cardiovasculares do aqueles em que se buscou PA sistólica normal (menos de 120 mmHg). Esses achados se somam às evidências da metanálise de Ettehad e colaboradores,[15] demonstrando o benefício de reduzir PA sistólica a valores < 130 mmHg.

Em face do alto risco de desenvolvimento de hipertensão arterial em indivíduos com pré-hipertensão, associado à evidência de danos em órgãos-alvo e maior incidência de eventos cardiovasculares, postula-se que tratamento medicamentoso deva ser oferecido a pacientes com essa condição.[23] Em revisão mais recente, reafirma-se esse ponto de vista, apontando que tratar pré-hipertensão arterial fornece oportunidades para diminuir acentuadamente as consequências de hipertensão arterial.[24]

Dois ensaios clínicos demonstraram a eficácia de anti-hipertensivos para diminuir a incidência de hipertensão arterial em pacientes com PA sistólica entre 130 e 140 mmHg.[25,26] No estudo TROPHY, a prevenção daquela incidência chegou a 66,3% em 2 anos nos pacientes tratados com doses médias de candesartana. Esse desfecho se reduziu com a suspensão do tratamento. No estudo PHARAO, sob uso de ramipril, a redução de incidência foi de 34,4%.

No Brasil foi realizado o terceiro ensaio clínico randomizado para testar a eficácia de medicamentos na prevenção de hipertensão arterial.[27] Nele, avaliou-se a eficácia da associação de clortalidona com amilorida, em dose baixa. Os pacientes tinham pré-hipertensão arterial e, ainda assim, observou-se eficácia comparável à dos ensaios clínicos que arrolaram pacientes com PA sistólica na faixa mais alta de pré-hipertensão. A prevenção de incidência de hipertensão em 2 anos de seguimento foi de 42%. Adicionalmente, e de forma inédita, demonstrou-se que o tratamento ativo foi mais eficaz que placebo na prevenção de aumento da massa ventricular esquerda avaliada por eletrocardiograma. Eventos adversos (queixas musculoesqueléticas, zumbido, cefaleia, entre outros) ocorreram na mesma proporção nos grupos placebo e ativo. Disfunção sexual foi relatada por dois (0,5%) participantes alocados a diurético e sete (2,0%) ($P = 0,08$) nos alocados a placebo.

Recomendação para diagnóstico de hipertensão arterial e início de tratamento

O corpo de conhecimento sobre riscos de PA > 120/80 mmHg e benefícios do tratamento a partir desses níveis é muito consistente. Novas diretrizes deverão considerar essas evidências ao propor níveis diagnósticos e condutas, mas é impossível antecipar quais serão. Assim, há situação absolutamente inédita para os propósitos deste livro, qual seja, a de avaliar e recomendar condutas para doença que tem, presentemente, seu critério diagnóstico questionado. Por ora, é inquestionável a indicação de tratamento medicamentoso para pacientes com pré-hipertensão arterial e doença cardiovascular concomitante. Na ausência dessa, parece razoável propor a indivíduos saudáveis, com pré-hipertensão não controlada pelas recomendações de mudança de estilo de vida, tratamento medicamentoso.

▶ Seleção

As medidas terapêuticas avaliadas a seguir foram produzidas no contexto do diagnóstico de hipertensão baseado em valores iguais ou superiores a 140/90 mmHg na grande maioria dos estudos. Independentemente disso, são certamente aplicáveis à busca de alvos terapêuticos mais estritos.

A eficácia de tratamentos *versus* placebo e entre tratamentos na prevenção de eventos cardiovasculares é definida pela evidência de maior hierarquia. A prova de conceito demonstra que o efeito sobre PA pode ser adequado desfecho intermediário, avaliado em muitos estudos, especialmente quanto a terapias não medicamentosas. Muitos indivíduos, incluindo médicos, entendem que o controle de sintomas – cefaleia, epistaxe e outras queixas inespecíficas – pode ser objetivo terapêutico. A associação, no entanto, é fortuita na maior parte dos indivíduos, se não em todos.[28]

Medidas não medicamentosas

As estratégias não medicamentosas que visam prevenir e tratar hipertensão são também chamadas de mudanças de estilo de vida. Propõem, em síntese, o retorno a alimentação mais próxima da natural e a incorporação de comportamentos saudáveis.

■ Medidas nutricionais

Redução de ingestão de cloreto de sódio

Em populações

A redução de ingestão abusiva de sódio por populações preveniria a elevação da pressão arterial com a idade. A dificuldade é que, além do apetite por sal, sais de sódio são os conservantes mais custo-efetivos de alimentos. Indústrias de alimentos são reticentes em diminuir a quantidade de sal nos alimentos industrializados. Afirma-se, também, que boa parte do consumo de refrigerantes decorre da quantidade de sódio dos alimentos. Reduções intensas do consumo de sal reduziriam importantemente esse mercado.

Análise conjunta do tema por cientistas norte-americanos e líderes industriais identificou muitas barreiras para transformar a intenção em fato, tais como: indisponibilidade de substitutivos (o custo da refrigeração é muito alto), efeitos na saúde, investimentos em pesquisa e desenvolvimento, qualidade e sabor dos alimentos reformulados, gestão da cadeia de suprimentos, aceitação do consumidor e custo.[29]

Há ações cooperativas entre governos e indústria em andamento em muitos países, visando reduzir a quantidade de sal nos alimentos.[30] Aquelas estão mais avançadas em Canadá, Finlândia, França e Reino Unido, mas ainda não houve mudança substancial nas quantidades utilizadas, e não se avaliou a repercussão disso. No Brasil, firmou-se acordo entre governo e indústria com metas de redução da quantidade de sal adicionada aos alimentos até o ano de 2020.[31]

Em normotensos e hipertensos

Individualmente, a prescrição de dietas hipossódicas é central para prevenção e manejo não medicamentoso de hipertensão arterial.

Dezenas de ensaios clínicos randomizados de curta duração investigaram o efeito dessas dietas sobre a pressão arterial, com resultados de certa forma frustrantes, pois o benefício se reduzia acentuadamente a partir do sexto mês.[32] Metanálise incluiu 34 ensaios clínicos (n = 3.230) de variável duração e com moderada heterogeneidade.[33] Houve modesta redução global de PA, mas maior nos hipertensos (5,4 mmHg; IC95%: 3,2 a 6,6). Por fim, em outra metanálise restrita a seis estudos, houve substancial redução do sódio urinário.[34] Os estudos eram heterogêneos e tinham variada qualidade e duração. Houve redução de PA sistólica entre 4 e 7 mmHg. As estratégias nutricionais eram complexas, incluindo o fornecimento de refeições em alguns, de forma que não são factíveis para aplicação comunitária.

Estudo realizado em Porto Alegre investigou a efetividade de recomendações usuais dadas por médicos para promover a mudança de estilo de vida.[35] Em análise que incluiu mais de 800 pacientes, seguidos por 2 anos, identificou-se relevante efeito hipotensor nos que informaram seguir a recomendação de restringir a ingestão de cloreto de sódio, comparativamente aos que informaram não seguir tal recomendação (5,1 mmHg; IC95%: 1,7 a 8,6 na pressão sistólica).

O efeito de dietas hipossódicas também foi investigado em estudos com desfechos primordiais. Metanálise de sete estudos, com 6.489 participantes normotensos e hipertensos, demonstrou somente tendência de benefício.[36] Essa metanálise foi criticada por incluir ensaio clínico em que pacientes apresentavam insuficiência cardíaca, no qual houve tendência a aumento de mortalidade. Metanálise restrita a pacientes sem insuficiência cardíaca identificou redução significante de 20% na incidência de eventos cardiovasculares compostos.[37]

Nova revisão sistemática, incluindo também estudos de coorte, avaliou o efeito de dietas restritas em sódio sobre PA e desfechos primordiais.[38] Houve efeito hipotensor significativo em adultos (em torno de 3,4 mmHg na PA sistólica) e crianças (em torno de 0,8 mmHg). Nas coortes incluídas na metanálise, altas ingestões de sódio associaram-se a maior incidência de AVC e doença arterial coronariana.

Dieta hipocalórica

A redução de peso é outra medida anti-hipertensiva com indicação racional, pois a obesidade, especialmente abdominal,[39] é um dos maiores fatores de risco para o desenvolvimento de hipertensão arterial. Ensaios clínicos dirigidos à avaliação de eficácia de redução de peso com objetivo de redução de pressão arterial são poucos e muito heterogêneos. Revisão sistemática que incluiu oito ensaios clínicos, nove estudos quase experimentais e oito estudos de coorte não evidenciou associação entre perda de peso e redução de pressão arterial diastólica.[40] Confirmou interpretação vigente quanto à pressão sistólica, que tende a se reduzir em 1 mmHg para cada quilograma de peso perdido. Como muitos dos estudos não eram randomizados, as estimativas de benefício não são absolutamente confiáveis, podendo ser confundidas por outros fatores, como tratamento medicamentoso.

O estudo *Look Ahead* foi desenhado para avaliar a eficácia de dieta hipocalórica e prática de exercícios na prevenção de desfechos cardiovasculares em pacientes com diabetes melito.[41] Pacientes com PA sistólica superior a 160 mmHg ou diastólica superior a 100 mmHg foram excluídos. A média de PA sistólica na linha de base foi de aproximadamente 128 mmHg em todos os investigados. O estudo incluiu mais de 5.000 pacientes, seguidos por mais de 9 anos, quando foi interrompido por futilidade. O peso reduziu-se em 8,6% no grupo intervenção *versus* 0,7% no controle. A despeito desse importante efeito, não houve qualquer tendência de prevenção de eventos cardiovasculares. A PA sistólica reduziu-se em 1 mmHg a mais no grupo tratado intensivamente.

Entre fármacos usados no manejo da obesidade, sibutramina promoveu aumento de 3,2 mmHg (IC95%: 1,4 a 4,9) na pressão diastólica em metanálise Cochrane.[42] Provavelmente por isso aumentou a incidência de eventos primordiais. Cirurgia bariátrica (ver a seguir) associou-se a discreta diminuição de PA.

No estudo de efetividade de recomendações de mudança de estilo de vida realizado em Porto Alegre,[35] a redução de PA sistólica foi de 6,6 (2,9 a 10,2) mmHg a mais em pacientes que referiram adesão à dieta hipocalórica, comparativamente aos que não seguiram a recomendação.

Dieta DASH

A dieta DASH (*Dietary Approaches to Stop Hypertension*) – rica em vegetais e laticínios com parcas gorduras saturadas – mostrou-se hipotensora em normotensos e hipertensos em ensaio clínico que criou novas perspectivas para o manejo de hipertensão arterial.[43] Nesse estudo, a maior parte das refeições foi fornecida aos participantes. O efeito foi aumentado pela restrição de sal.[44] A dieta DASH tornou-se paradigma de dieta saudável para prevenir e tratar hipertensão arterial. Em condições mais próximas do mundo real, o ensaio clínico PREMIER demonstrou ser ela menos efetiva quando a recomendação para segui-la não se acompanhou de fornecimento de refeições.[45]

Dieta PREDIMED

O estudo PREDIMED comparou dieta do Mediterrâneo com dieta empobrecida em gorduras na prevenção primária de doença cardiovascular. Adicionalmente, os alocados à dieta do Mediterrâneo foram randomizados para um grupo que recebia 50 g adicionais de óleo de oliva extravirgem por dia e outro que recebia 30 gramas de grãos (15 g de nozes, 7,5 g de amêndoas e 7,5 g de avelãs) por dia. Em subestudo com 235 participantes, com 1 ano de duração, identificou-se efeito hipotensor de ambas as dietas ativas sobre PA aferida por monitoramento ambulatorial por 24 h em média (MAPA), com queda aproximada de 2,5 mmHg para a PA sistólica, bem como redução nas pressões diurna e noturna.[46]

Suplementação de potássio, cálcio e magnésio

Dietas enriquecidas em sódio, associadas à patogênese de hipertensão arterial, são paralelamente empobrecidas em potássio. Tanto déficits de ingestão de potássio, quanto altas relações sódio/potássio se associam a aumento na incidência de hipertensão. Entre os componentes da dieta DASH que podem explicar sua eficácia estão as maiores quantidades de potássio, cálcio e magnésio, procedentes do aumento da ingestão de laticínios, frutos e verduras.

Isoladamente, dietas com suplementação de potássio ou recomendação de aumentar sua ingestão foram avaliadas em diversos ensaios clínicos. Metanálise de 15 estudos, com moderado grau de heterogeneidade, em indivíduos normotensos e hipertensos, mostrou redução de 4,7 (2,4 a 7,0) mmHg na pressão sistólica.[47] Os efeitos foram maiores em pacientes hipertensos.

A ideia de substituir parte do cloreto de sódio por cloreto de potássio (25%, mais 10% de magnésio) no sal de cozinha, explorando o benefício de redução de sódio e aumento de potássio na dieta, foi investigada em dois ensaios clínicos conduzidos em comunidades rurais chinesas. O primeiro, com duração de 1 ano, incluiu pacientes com doença cardiovascular prévia ou pressão sistólica superior a 160 mmHg[48] e mostrou redução exclusiva da pressão sistólica (3,7 mmHg; IC95%: 1,6 a 5,9; $P < 0,001$). No segundo, com 2 anos de duração, houve redução de 2 (0 a 4) mmHg na PA sistólica em normotensos e de 4 (2 a 6) mmHg em hipertensos.[49] A quantidade de sódio excretada ao fim de ambos os estudos foi similar nos dois grupos experimentais. No primeiro, observou-se aumento na excreção de potássio no grupo de substituição, sugerindo que os participantes aumentaram a quantidade total de sal para obter saciedade de sódio.

Apresentações comerciais de sal com 50 a 60% de substituição de cloreto de sódio por cloreto e iodeto de potássio estão disponíveis no Brasil.

Manipulações isoladas em ingestão de cálcio e magnésio não têm efeitos claramente demonstrados sobre PA. Metanálises de estudos mais antigos, de menor qualidade e heterogêneos, não demonstraram efeitos substanciais.[50,51] Metanálise[52] de 16 ensaios clínicos (n = 3.048 participantes normotensos) demonstrou discreto efeito da suplementação de cálcio: redução de PA sistólica e diastólica de 1,4 mmHg (IC95%: 0,7 a 2,2) e 1,0 mmHg (IC95%: 0,5 a 1,5), respectivamente.

Outras medidas nutricionais

▶ **Consumo de bebidas alcoólicas.** Álcool é conhecido fator de risco para hipertensão arterial e pode dificultar o controle de doença instalada. Há diversos estudos randomizados demonstrando que álcool aumenta discreta e agudamente a pressão arterial. Isso foi visto em pacientes com diabetes.[53] Estudo realizado em normotensos comprovou efeito bifásico do álcool sobre a PA aferida por MAPA, com aumento diurno e queda noturna.[54] O efeito de suspensão ou redução do consumo de bebidas alcoólicas em 2.234 pacientes com hipertensão arterial foi avaliado em 15 antigos ensaios clínicos randomizados de variada qualidade, cuja metanálise demonstrou associação entre redução de ingestão de álcool e redução de 3,3 mmHg (IC95%: 2,5 a 4,1) em pressão sistólica e 2,0 mmHg (1,5 a 2,6) em diastólica.[55]

▶ **Ingestão de chocolate (e outros produtos do cacau).** Metanálise[56] de dez ensaios clínicos randomizados (n = 297) identificou redução de 4,5 mmHg (IC 95%: 3,3 a 5,9) e 2,5 mmHg (IC95%: 1,2 a 3,9) em pressões sistólica e diastólica, respectivamente, com uso daqueles produtos. Os estudos foram muito heterogêneos e as intervenções muito variadas, impedindo que se tenha alguma recomendação padronizada nesse contexto. Não há ensaios clínicos de qualidade publicados desde essa metanálise.

▶ **Outros nutracêuticos.** Termo que resulta da combinação das palavras "nutrição" e "farmacêutica", significando componentes fitoquímicos presentes em frutas, legumes, vegetais e cereais. Descrevem-se inúmeros nutracêuticos com presumível efeito hipotensor, como alho, arginina, vitamina C e suco de cenoura. Há poucos estudos comparativos com placebo, praticamente todos de baixa qualidade. O estudo de melhor qualidade, duplo-cego, controlado por placebo e com diferentes doses de alho envelhecido, demonstrou efeito hipotensor proporcional à dose.[57]

No Brasil há inúmeros relatos de plantas com presumível efeito hipotensor, mas as evidências provêm quase exclusivamente de estudos em animais de experimentação. Em antigo ensaio clínico randomizado, com voluntários normotensos, não se identificou qualquer efeito hipotensor do chá de chuchu, popularmente empregado para reduzir a pressão arterial.[58]

▶ **Probióticos.** Microrganismos com presumível efeito terapêutico, como os presentes em iogurtes, têm sido testados em múltiplas condições, incluindo hipertensão arterial. Metanálise de nove ensaios clínicos randomizados (n = 543), em paralelo, muitos com algum tipo de controle e duplos-cegos, identificou queda de 3,6 mmHg (IC95%: 0,7 a 6,5) na PA sistólica, predominantemente com iogurtes.[59]

▪ Medidas não nutricionais

Atividade física

Atividade física regular associa-se a múltiplos benefícios para a saúde, incluindo redução da incidência de doenças cardiovasculares. De forma similar, maior condicionamento físico ou prática de atividades físicas regulares se associam com níveis pressóricos mais baixos e menor incidência de hipertensão arterial. Essas associações podem dever-se a outras características saudáveis de indivíduos que se exercitam, e não obrigatoriamente ao exercício.

O estudo Look Ahead[41] avaliou a eficácia de prescrição de atividade física moderada, por no mínimo 175 min por semana, como parte de intervenção multifatorial, na prevenção de desfechos cardiovasculares em pacientes com diabetes. Os participantes eram predominantemente normotensos (pré-hipertensos em proporção não especificada). Não houve benefício da intervenção na prevenção de qualquer evento cardiovascular.

Muitos ensaios clínicos e suas metanálises avaliaram a eficácia de exercícios sobre a pressão arterial. Uma das mais recentes analisou diferentes modalidades de exercício, separadamente e em conjunto, em 93 estudos com mais de 5.000 participantes.[60] Na maioria dos estudos fizeram-se exercícios dinâmicos (caminhar, correr, andar de bicicleta, nadar, também chamados de aeróbicos); em 14, realizaram-se exercícios de resistência dinâmicos (exercícios de força com movimento, tipo levantar peso); e em quatro, utilizaram-se somente exercícios de resistência estáticos (exercícios de força mantidos por algum tempo, sem ou com pouco deslocamento). A PA sistólica reduziu-se 3,5 mmHg (IC95%: 2,3 a 4,6) após exercícios dinâmicos; 1,8 mmHg (zero-3,7) após exercícios de resistência dinâmicos; e 10,9 mmHg (7,4 a 14,5) após exercícios de resistência isométricos. Programas combinados tiveram efeito somente sobre PA diastólica. Predominantemente, nos grupos de intervenção desses estudos, não houve controle para efeito de cointervenção, representada pelo aparato que acompanha a prescrição de exercícios. Em Porto Alegre, ensaio clínico que controlou a cointervenção apresentou resultados negativos na PA avaliada por monitoramento ambulatorial.[61]

Há ensaios clínicos randomizados de grande porte e boa qualidade com resultados negativos. Um deles, conduzido em 464 mulheres em pós-menopausa, obesas e sedentárias, avaliou a eficácia de três intensidades de exercício comparativamente a grupo que não se exercitou por 6 meses. A capacidade funcional aumentou, mas a redução da pressão arterial não diferiu entre grupo-controle e grupos de intervenção.[62] No estudo ACTID, em 593 participantes com diabetes recém-diagnosticado, exercício documentado por pedômetro não se associou a redução de pressão arterial.[63]

No estudo de efetividade de recomendações de mudança de estilo de vida anteriormente referido,[35] não houve diferença na redução de PA entre pacientes que informaram seguir e não seguir a recomendação de realizar atividades físicas.

Outras abordagens com presumível efeito hipotensor têm sido propostas para manejo de hipertensão arterial. A American Heart Association avaliou grau de recomendação e nível de evidência de praticamente todas as intervenções não nutricionais.[64] Incluiu a avaliação de efeitos do exercício e terapêuticas intervencionistas, já abordados neste capítulo. Sobre outras estratégias, há poucos estudos publicados, que não acrescentam evidências relevantes.

Terapias comportamentais

Não há demonstração de qualidade de que quaisquer delas, incluindo diferentes técnicas de meditação, ioga, controle de estresse, *biofeedback* e relaxamento, tenham relevante efeito hipotensor.

Acupuntura

Há estudos de moderado porte com efeitos positivos, mas o de melhor qualidade e com maior número de participantes e intervenção *sham* foi negativo.[65]

Dispositivos indutores de ventilação lenta

Respiração lenta e profunda produz discreta queda da pressão arterial. Vários dispositivos para promover ventilação lenta foram desenvolvidos, sendo um aprovado para uso nos EUA. Basicamente produz consciência da ventilação por meio de sensores torácicos e emissão de som (música) para promover controle de frequência e amplitude respiratória. Revisão de intervenções não nutricionais[64] foi favorável ao método (conferiu grau de recomendação IIa), mas certamente a qualidade dos estudos não sustenta tal nível. De qualquer forma, o dispositivo não é comercialmente disponível no Brasil e tem alto custo.

■ Tratamento da apneia obstrutiva do sono

Metanálise[64] de 16 ensaios clínicos randomizados (n = 1.166) que avaliaram o efeito de pressão positiva contínua na via respiratória (*continuous positive airway pressure* – CPAP) comparativamente a placebo ou CPAP subterapêutica identificou discreto efeito hipotensor na PA sistólica de consultório (3,2 mmHg; IC95%: 1,7 a 4,7). O maior efeito foi observado no período noturno de MAPA (em torno de 5 mmHg para a PA sistólica).

Apneia obstrutiva do sono é fator de risco acentuado para hipertensão resistente.[67] Cinco ensaios clínicos randomizados avaliaram o efeito de CPAP nesta condição, sendo três deles brasileiros. Em um deles,[68] houve controle por CPAP placebo (aparelho programado para não fornecer pressões contínuas na via respiratória). Em MAPA de 24 h, a PA sistólica reduziu-se em 9,3 mmHg (IC95%: 0,4 a 17,9). Este efeito foi similar ao identificado em metanálise prévia (redução de 7,2 mmHg [5,4 a 9,0] na PA sistólica de 24 h), mas que incluía dados secundários de ensaio clínico e dois estudos observacionais.[69] Outro estudo brasileiro de boa qualidade (mas sem controle *sham*) não identificou benefício terapêutico, somente discreta tendência de queda da PA no período do sono.[70]

Revisão descritiva (erroneamente chamada de metanálise pelo autor) de cinco ensaios clínicos explorou razões para a discrepância entre os estudos.[71] Apontou que sonolência diurna, diferentes taxas de adesão a tratamento e modificação do tratamento medicamentoso ao correr do estudo poderiam ser razões para tal. A mais plausível explanação, no entanto, é a procedência dos pacientes. No estudo de Muxfeldt e colaboradores,[70] pacientes foram selecionados em coorte de hipertensos resistentes de longa data, mais vigorosamente tratados (metade em uso de espironolactona). Pela natureza aberta do estudo, também pode ter havido mudança de adesão à prescrição medicamentosa no grupo-controle.

Mesmo na específica associação entre apneia do sono e hipertensão resistente, persiste a falta de evidência definitiva de que CPAP, tratamento de difícil adesão, reduza PA via controle da apneia do sono.

■ Suspensão de uso de anticoncepcionais hormonais orais

Antigos estudos demonstraram associação entre uso de anticoncepcionais orais e elevação de pressão arterial. Com a diminuição da quantidade de estrógenos nas apresentações, houve diminuição daquele risco. No entanto, uso de anticoncepcionais determinou descompensação de pressão arterial em pacientes hipertensas, como descrito no ambulatório de hipertensão arterial do Hospital de Clínicas de Porto Alegre.[72] Pacientes que suspenderam aqueles fármacos sob supervisão, trocando-os por outros métodos contraceptivos, reduziram a pressão arterial comparativamente às que não o fizeram.[73] Essas observações são obviamente irreprodutíveis em ensaios clínicos randomizados.

Contrariamente ao entendimento de muitos médicos, a terapia de reposição hormonal na menopausa não se acompanha de elevação da PA.[74]

Medidas cirúrgicas

A ressecção de tumores de adrenal (adenomas) em pacientes com hiperaldosteronismo primário e feocromocitoma e a correção de coarctação de aorta podem ser curativas se diagnosticadas antes do desenvolvimento de alterações tróficas miocárdicas e vasculares, secundárias a hipertensão de longa data.

■ Tratamento de hipertensão renovascular

Pacientes jovens com hipertensão renovascular causada por fibrodisplasia da camada média respondem bem à revascularização percutânea, mas não há ensaios clínicos realizados exclusivamente com esses pacientes. Depositava-se muita expectativa de benefício em tratamento percutâneo ou cirúrgico de hipertensão renovascular secundária à aterosclerose de artérias renais, tanto para corrigir hipertensão arterial, quanto para preservar função renal. O ensaio clínico de maior envergadura e qualidade não demonstrou vantagem de revascularização sobre tratamento clínico isolado na prevenção de desfechos primordiais, incluindo insuficiência renal.[75] Houve discreta redução da PA sistólica. Metanálise desse e de outros sete ensaios clínicos de moderada qualidade identificou discreto efeito redutor de PA diastólica e do número de anti-hipertensivos em uso.[76]

■ Denervação simpática renal

Ablação da inervação renal mediante abordagem endovascular foi proposta há poucos anos como forma de tratar hipertensão arterial. Mesmo com pouca sustentação em estudos animais, particularmente sobre a capacidade de eliminar ou diminuir a ativação simpática, foi rapidamente submetida à investigação em pacientes com hipertensão resistente. A justificativa teórica é atraente, pois sendo a pressão arterial controlada cronicamente pelo rim, esperavam-se benefícios da denervação aferente, propiciando aumento da capacidade renal de eliminar a sobrecarga de sódio, e da denervação eferente, diminuindo a ativação simpática sistêmica.

Três estudos, em sequência, denominados *Symplicity*, investigaram a eficácia do método. No primeiro, série de casos, avaliou-se sua factibilidade, observando-se achados promissores.[77] O segundo, ensaio clínico randomizado aberto, aparentemente demonstrou grande eficácia do método, que rapidamente se disseminou como opção terapêutica para pacientes com hipertensão resistente em todo mundo.[78] Centenas de artigos de revisão e originais (séries de poucos casos e pequenos ensaios clínicos abertos) foram publicados, sugerindo que essa abordagem contribuísse até para controle de outras doenças, como diabetes e apneia obstrutiva do sono.

Autoridades reguladoras norte-americanas exigiram ensaio clínico com controle por intervenção *sham* para aprovar o emprego do método. O *Symplicity* 3, duplo-cego, com intervenção *sham* (cateterização arterial e arteriografia) e maior amostra não demonstrou efeito anti-hipertensivo da intervenção.[79] Estudo randomizado[80] que comparava denervação com espironolactona[78] foi interrompido após a publicação dos resultados do *Symplicity* 3.[77] Com os pacientes estudados, sugeriu-se superioridade de espironolactona.

A despeito desse sólido conjunto de evidências, ablação renal permanece sendo empregada como método terapêutico em muitos centros, aventando-se que novas abordagens técnicas possam ser eficazes. Até que estudos demonstrem que novas técnicas sejam realmente eficazes, deve-se proscrever o método.

■ Cirurgia bariátrica

Trata-se de método terapêutico não primariamente dirigido ao controle de hipertensão arterial. Pela redução da obesidade mórbida, com reversão pelo menos parcial dos altos regimes anabólicos, tem se observado melhora de fatores de risco cardiovascular, incluindo hipertensão arterial.[81] Há muitos ensaios clínicos realizados em pacientes diabéticos, descrevendo-se também o efeito sobre controle de hipertensão arterial. Por exemplo, em ensaio clínico randomizado que avaliou duas técnicas de redução gástrica com tratamento clínico,[82] o número de fármacos anti-hipertensivos se reduziu em mais de 50% ao cabo de 3 anos de seguimento nos pacientes tratados cirurgicamente, sem haver modificação da PA.

A visão predominante sobre essas terapêuticas é de que, mesmo ineficazes ou pouco efetivas, não têm efeitos deletérios, podendo propiciar outros benefícios, como melhora da qualidade de vida. Face à necessidade de reduzir eficazmente a PA para prevenir eventos cardiovasculares, é necessária visão mais crítica de intervenções com discutível ou discreto efeito hipotensor. Pacientes podem considerar-se tratados, descurando do emprego de medicamentos com inequívoco efeito terapêutico.

Medidas medicamentosas

Diretrizes recomendam aguardar o efeito de abordagens não medicamentosas por 3 meses antes de iniciar tratamento medicamentoso. Em pacientes com doença cardiovascular, o tratamento medicamentoso deve iniciar-se imediatamente, segundo as recomendações indicadas nos Capítulos 40, 42 e 44.

Poucas doenças têm à disposição conjunto de agentes eficazes e bem tolerados para seu tratamento como hipertensão arterial. Os medicamentos estão apresentados no Quadro 41.2.

Diuréticos exercem ação anti-hipertensiva por meio da excreção urinária de sódio. Autores postulam que também possam ter ação independente do efeito diurético. Entre argumentos lógicos e experimentais que contrariam essa ideia, destaca-se a perda de efeito anti-hipertensivo em pacientes com insuficiência renal, quando se reduz ou cessa a atividade diurética.

Antagonistas do sistema simpático diminuem a pressão, atuando em diferentes níveis. Agonistas alfa-adrenérgicos centrais inibem centros simpáticos no sistema nervoso, mas também podem inibir a transmissão adrenérgica periférica. Bloqueadores de receptores alfa e beta-adrenérgicos antagonizam competitivamente neurotransmissores simpáticos. Depletivos do terminal adrenérgico estão em desuso.

Vasodilatadores reduzem diretamente a resistência vascular periférica. Antagonistas dos canais de cálcio e do sistema renina-angiotensina são, na verdade, vasodilatadores. A classificação diferenciada decorre do conhecimento de seu mecanismo de ação subcelular e do fato de terem outros efeitos que lhes conferem indicação diversificada. O principal deles é a de não diminuírem a diurese, podendo até aumentá-la. Postula-se, também, que esses antagonistas apresentem outros benefícios – agrupados sob a denominação de efeitos pleiotrópicos – independentes da ação anti-hipertensiva. Boa parte da investigação experimental que os descreveu não controlava adequadamente para o efeito hipotensor. Ensaios clínicos afastaram por completo a possibilidade de tais medicamentos terem efeitos independentes do hipotensor. Notável exceção são os betabloqueadores, que podem atuar na prevenção secundária de infarto do miocárdio por sua ação antiarrítmica.

Bloqueadores dos canais de cálcio diferem entre si com respeito a muitas propriedades farmacológicas, sendo discutível classificá-los em um mesmo grupo. Verapamil e diltiazem apresentam atividade antiarrítmica, maior potencial depressor de contratilidade miocárdica e diminuição de frequência cardíaca. Agentes di-hidropiridínicos são vasodilatadores mais potentes, provocando aumento reflexo de frequência cardíaca, especialmente os de meia-vida mais curta, como nifedipino de pronta liberação. Nos de meia-vida mais longa, como anlodipino, aquele efeito é menos importante, pelo que é o representante mais utilizado atualmente.

Antagonistas do sistema renina-angiotensina atuam por inibição da enzima conversora de angiotensina I em II (IECA) ou bloqueio de receptores de angiotensina II (BRA). A enzima conversora também inativa bradicinina, autacoide com atividade hipotensora, que aumenta a liberação de prostaglandinas. Nunca foi claramente delimitada a contribuição da preservação de bradicinina e prostaglandinas para efeito hipotensor e outros efeitos cardiovasculares dos IECA.

Inibidores diretos de renina são representados por alisquireno, único representante ainda comercializado no Brasil, a despeito de produzir efeitos adversos renais. Não deve ser considerado como opção terapêutica.

■ Estudos pioneiros

Os primeiros ensaios clínicos randomizados com desfechos primordiais realizados em pacientes hipertensos moldaram a pesquisa de eficácia do tratamento comparativamente a placebo e entre diferentes opções medicamentosas.

Quadro 41.2 ■ Classificação de fármacos anti-hipertensivos.

Grupos	Representantes
Diuréticos	
Tiazídicos e congêneres	Hidroclorotiazida, clortalidona,[a] indapamida[a]
De alça	Furosemida
Poupadores de potássio	Espironolactona, triantereno, amilorida
Antagonistas adrenérgicos	
Bloqueador(es) beta	
Não seletivo	Propranolol
Seletivos	Metoprolol, atenolol, bisoprolol, esmolol, nebivolol
Bloqueadores beta e alfa	Carvedilol
Bloqueadores alfa	Prazosina, terazosina, doxazosina
Bloqueadores centrais	Metildopa, clonidina
Antiadrenérgico	Reserpina
Bloqueadores dos canais de cálcio	
Di-hidropiridínicos	Nifedipino, anlodipino, felodipino, isradipino, nicardipino
Outros	Verapamil, diltiazem
Vasodilatadores diretos	Hidralazina, minoxidil, diazóxido, nitroprusseto de sódio, nitroglicerina
Antagonistas do sistema renina-angiotensina	
Antagonistas da enzima de conversão da angiotensina	Captopril, enalapril, lisinopril, ramipril, fosinopril, perindopril
Bloqueadores de receptores da angiotensina	Losartana, ibesartana, candesartana, telmisartana, valsartana, olmesartana

[a]Quimicamente diversos, mas farmacologicamente equivalentes a tiazídicos.

Tratamento baseado em diurético foi o primeiro a ser testado em ensaio clínico randomizado e controlado por placebo.[83] Os cuidados com a realização desse estudo são exemplares, incluindo conferência de adesão, seleção de pacientes sob internação, cegamento e outros controles ímpares à época de sua realização. O tratamento ativo consistia em hidroclorotiazida, reserpina e hidralazina. Esse estudo foi nomeado como um dos clássicos ensaios clínicos,[84] reclassificando seus desfechos segundo paradigmas contemporâneos. Após 2 anos de seguimento, houve acentuado benefício em pacientes com pressão diastólica superior a 115 mmHg, com número necessário de pacientes a serem tratados (NNT) de somente 6 pacientes para prevenir um evento cardiovascular maior. Eficácia similar foi demonstrada em pacientes com diastólica entre 105 e 114 mmHg,[85] ainda que com menor benefício absoluto (NNT = 35 pacientes por ano). Em pacientes com pressão entre 90 e 104 mmHg, reconhecida como hipertensão leve naquela época, o tratamento ativo não foi superior a placebo. O restante da história invade os dias atuais e fundamenta a escolha da melhor opção anti-hipertensiva.

Primeira escolha

Em torno de 50% dos pacientes respondem a monoterapia, especialmente em estágios menos avançados de hipertensão. Para esses, e também para os que precisarão de dois ou mais medicamentos, é necessário escolher a primeira opção. Há sobejas evidências de que essa escolha deva recair em diuréticos, particularmente clortalidona, acompanhada de diurético poupador de potássio, como amilorida.

A expectativa de que agentes anti-hipertensivos, afora diuréticos e betabloqueadores, tivessem propriedades pleiotrópicas adicionais ao efeito hipotensor, associada ao interesse dos fabricantes de medicamentos em aproveitar um grande mercado, determinou a realização de inúmeros ensaios clínicos em que se comparavam novos agentes a placebo em diferentes condições clínicas. Esses estudos atenderam à exigência de organismos reguladores e ao interesse comercial da indústria farmacêutica, patrocinadora da maioria deles. Muitos incluíram comparações inadequadas, e outros apresentaram fortes vieses de apresentação e interpretação de resultados. Ao conjunto de influências sobre planejamento, apresentação e interpretação de estudos patrocinados pela indústria farmacêutica, visando favorecer seus produtos, denominou-se viés corporativo.[86] Nessa revisão, detalham-se inúmeras distorções presentes em muitos estudos, as quais são típicas do viés corporativo. Há, presentemente, preferência por bloqueadores de receptores da angiotensina em muitos países. Mesmo no Brasil, onde o custo seria limitante, losartana foi o fármaco de maior faturamento em anos recentes entre todos os medicamentos comercializados, fornecido que é a preços subsidiados pelo programa de Farmácia Popular.

A principal limitação dos ensaios clínicos randomizados que levaram a distorções da evidência foi a comparação de novos agentes com betabloqueadores, em particular atenolol, que se havia demonstrado menos ineficaz em pacientes idosos.[86,87] Além disso, muitos estudos tinham desenho aberto, com opção de escolha do fármaco comparador sem cegamento. Somente o estudo INSIGHT[88] comparou nifedipino de liberação lenta com hidroclorotiazida associada a amilorida. Em sua apresentação, os autores desse trabalho quase ocultaram o achado de maior incidência de infarto e insuficiência cardíaca nos tratados com nifedipino.

Nesse cenário, foi realizado o ensaio clínico ALLHAT,[89] divisor de águas na comparação de fármacos anti-hipertensivos para emprego como primeira opção. Mais de 40.000 participantes foram alocados para receber clortalidona (12,5 a 25 mg/dia), anlodipino (2,5 a 10 mg/dia), lisinopril (10 a 40 mg/dia) ou doxazosina (2 a 8 mg/dia), em condição duplo-cega. O braço de doxazosina foi encerrado prematuramente, pois os pacientes tratados com esse alfabloqueador apresentaram maior incidência de AVC, eventos cardiovasculares e insuficiência cardíaca do que os tratados com clortalidona. A incidência de infarto do miocárdio fatal e não fatal não diferiu entre participantes alocados a clortalidona, anlodipino ou lisinopril. A incidência de insuficiência cardíaca associada a hospitalização ou morte foi 35% mais frequente em pacientes tratados com anlodipino em comparação aos tratados com clortalidona. Vários desfechos foram mais frequentes nos pacientes tratados com lisinopril comparativamente a pacientes tratados com clortalidona: 15% a mais de AVCs, 10% a mais de doença cardiovascular, 19% mais casos de insuficiência cardíaca, entre outros. A pressão sistólica foi significativamente mais alta nos grupos tratados com anlodipino (0,8 mmHg) e lisinopril (2 mmHg) comparativamente a clortalidona. A pressão diastólica foi significativamente mais baixa com anlodipino (0,8 mmHg). Os níveis séricos de potássio ao final do estudo foram 4,1 mEq/ℓ, 4,5 mEq/ℓ e 4,4 mEq/ℓ para clortalidona, anlodipino e lisinopril, respectivamente.

Na Figura 41.3 sumarizam-se as comparações entre clortalidona, lisinopril e anlodipino.

Publicações subsequentes dos dados do ALLHAT apresentaram análises estratificadas por condições de interesse, persistindo as vantagens de clortalidona, particularmente em comparação a lisinopril. Notável exceção foi a incidência de AVC, similar para lisinopril e clortalidona em pacientes brancos.[90,91] Em pacientes com diabetes e filtração glomerular entre 60 e 90 mℓ/min, a incidência de doença renal terminal foi 70% maior em pacientes alocados a anlodipino e lisinopril do que nos tratados com clortalidona.[92] Participantes que desenvolveram diabetes durante o seguimento tiveram menor incidência de eventos cardiovasculares quando tratados com clortalidona em comparação aos outros tratamentos.[93]

Aos achados do ALLHAT somam-se os dos estudos SHEP[94] e HYVET.[95] No primeiro, pacientes idosos com hipertensão sistólica isolada tratados com clortalidona tiveram acentuada redução na incidência de AVC, infarto, insuficiência cardíaca e doença cardiovascular comparativamente aos tratados com placebo. Esses benefícios se reproduziram em pacientes com mais de 80 anos tratados com indapamida e perindopril no ensaio HYVET, o primeiro estudo que demonstrou, isoladamente, a redução de mortalidade por qualquer causa em pacientes tratados com anti-hipertensivos comparativamente a placebo.

Muitas metanálises foram publicadas, agregando estudos comparativos entre anti-hipertensivos e placebo e entre diferentes representantes de anti-hipertensivos. Diversas incorreram no erro de considerar

Eventos	RR	Risco por clortalidona	Risco por anlodipino
IM fatal e não fatal	0,98 (0,90-1,07)		
AVC	0,93 (0,82-1,06)		
Revascularização	1,09 (1,00-1,20)		
Insuficiência cardíaca	1,38 (1,25-1,52)		
CV combinado	1,04 (0,99-1,09)		

A

Eventos	RR	Risco por clortalidona	Risco por lisinopril
IM fatal e não fatal	0,99 (0,91-1,08)		
AVC	1,15 (1,02-1,30)		
Revascularização	1,10 (1,00-1,21)		
Insuficiência cardíaca	1,19 (1,07-1,31)		
CV combinado	1,10 (1,05-1,16)		

B

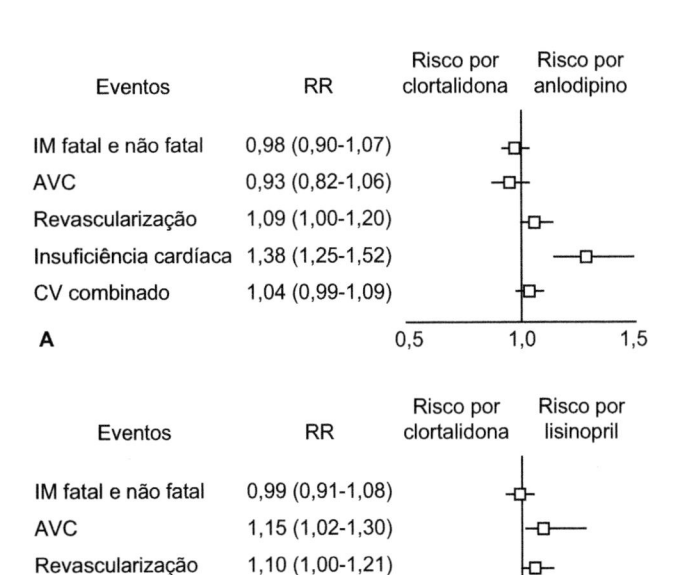

Figura 41.3 ■ Risco relativo (RR) para incidência de desfechos cardiovasculares (CV) em pacientes alocados a clortalidona e anlodipino (**A**) e clortalidona e lisinopril (**B**) no estudo ALLHAT. AVC: acidente vascular cerebral; IM: infarto do miocárdio. (Adaptada da referência 89.)

betabloqueadores e diuréticos como o mesmo tipo de tratamento (denominados de abordagens antigas) na comparação com novos representantes. Mais recentemente, entretanto, emergiu a inequívoca vantagem de diuréticos sobre outras opções em metanálise que incluiu praticamente todos os estudos.[96] Diuréticos foram superiores a outras classes na prevenção de diversos desfechos clínicos, sendo os únicos consistentemente superiores a placebo na prevenção de mortalidade cardiovascular e por todas as causas (Figura 41.4). Note-se que BRA não foram diretamente comparados com diuréticos quanto à prevenção de eventos cardiovasculares.

Escolha do diurético e associação com diuréticos poupadores de potássio

Não há comparação direta de diferentes diuréticos quanto à prevenção de eventos cardiovasculares. A extensa experiência com clortalidona nos estudos comentados a recomenda como opção preferencial. No estudo SPRINT,[21] o diurético preferencialmente empregado foi clortalidona. No estudo PREVER-Prevenção,[27] demonstrou-se que a associação de clortalidona com amilorida teve alta eficácia comparativamente a placebo para prevenir hipertensão arterial e progressão de hipertrofia de ventrículo esquerdo. No estudo PREVER-Tratamento,[97] clortalidona com amilorida foi superior a losartana na redução da pressão arterial ao cabo de 18 meses. Como visto pelos resultados do estudo INSIGHT,[88] hidroclorotiazida associada a amilorida pode ser outra opção, assim como indapamida, empregada nos estudos HYVET[95] e PROGRESS,[98] este sendo importante estudo de prevenção secundária de AVE.

Há antigas comparações não randomizadas entre diuréticos avaliando seu efeito hipotensor.[87] Ensaio clínico randomizado cruzado foi interrompido após a primeira etapa devido à definida superioridade de clortalidona (25 mg) sobre hidroclorotiazida (50 mg) na PA aferida por MAPA, especialmente no período do sono.[99] Metanálise[100] de ensaios clínicos de curta duração demonstrou que hidroclorotiazida tem efeito hipotensor equivalente ao de outros anti-hipertensivos somente quando usada na dose de 50 mg. Mais recente ensaio clínico randomizado e em paralelo demonstrou a superioridade de clortalidona (6,25 mg) sobre hidroclorotiazida (12,5 mg) em reduzir PA aferida por MAPA, particularmente no período do sono.[101]

O principal efeito adverso de diuréticos é hipopotassemia. Quando inferior a 3,5 mEq/ℓ, não houve benefício do tratamento.[102] A redução dos níveis séricos de potássio também promove discreta elevação de glicemia, observada em pacientes tratados com diuréticos tiazídicos.[103] Essas consequências podem ser evitadas com associação de diuréticos poupadores de potássio a diuréticos tiazídicos. Amilorida é eficaz para esse objetivo,[104] prevenindo a elevação da glicemia.[105]

Outras opções para primeira escolha

Nos estudos de prevenção secundária, em pacientes com doença cardiovascular, usaram-se outros anti-hipertensivos, mas se imaginava que a eficácia provinha de efeitos pleiotrópicos. O benefício pode ser explicado exclusivamente pelo efeito hipotensor.[10,12] Opções adicionais a diuréticos como primeira escolha estão indicadas em condições clínicas específicas. No estudo PROGRESS, em pacientes recuperados de AVC, empregou-se perindopril isolado e associado a indapamida, observando-se intenso benefício adstrito ao grupo que recebeu diurético: redução de 40% na recorrência de AVC, em pacientes hipertensos e normotensos após o evento.[98] Nos pacientes recuperados de infarto, utilizaram-se betabloqueadores que se mostraram altamente eficazes na prevenção de recorrência.[11] Inibidores da enzima de conversão de angiotensina (IECA) também o foram nesse contexto, assim como em pacientes com diabetes.[10] Em pacientes com insuficiência cardíaca, mostraram-se eficazes betabloqueadores e IECA.[10] Especialmente em pacientes com insuficiência cardíaca, betabloqueadores e IECA foram administrados em adição ao tratamento em curso, que incluía diuréticos.

Mundialmente, bloqueadores de receptores de angiotensina detêm a preferência de muitos médicos e pacientes como primeira opção para tratamento da hipertensão, decisão muito questionável. A popularidade decorre de sua boa tolerabilidade e da propaganda, que se baseia na presumível existência de efeitos protetores cardiovasculares independentes do efeito hipotensor. Boa parte dessa preferência deriva dos resultados do estudo LIFE[106] que, como no estudo ASCOT,[107] empregou inadequadamente atenolol como fármaco de comparação, medicamento que se mostrara inerte na prevenção de desfechos cardiovasculares em pacientes idosos.[108,109] A vantagem de losartana sobre atenolol no estudo LIFE também pode ser explicada pelo uso mais frequente de diuréticos pelos pacientes tratados com losartana.[110]

Mais recentemente, publicaram-se inúmeros ensaios clínicos com grandes amostras que visavam demonstrar o benefício dos BRA em diversas condições clínicas. Foram estudos eticamente inadequados, pois a maioria comparou representantes de BRA a placebo, em condições em que já havia evidência de benefício de outros anti-hipertensivos, como na prevenção secundária de AVC.[19,106,111–118] A presumível vantagem dos BRA sobre placebo não se confirmou, pois em praticamente todos os estudos esses fármacos foram equivalentes a placebo na prevenção de diversos desfechos cardiovasculares e, em dois estudos, associaram-se com maior mortalidade cardiovascular (Figura 41.5).

Esses resultados foram analisados conjuntamente em revisão descritiva, em que se questionou a efetividade de BRA na prevenção de eventos cardiovasculares.[119] Além disso, representantes dos BRA tiveram efeito deletério sobre função renal, condição em que são preferencialmente indicados por diretrizes. Nesse contexto cabe destacar estudo modelar,[120] realizado em pacientes com diabetes melito tipo I, que foram submetidos a duas biopsias renais no intervalo de 4 anos, a fim de comparar eficácia de losartana e enalapril a placebo na prevenção de nefropatia e retinopatia. Houve prevenção de retinopatia com os dois medicamentos, mas os mesmos foram ineficazes em diversos desfechos renais, incluindo proliferação de mesângio. A incidência de microalbuminúria foi de 17% nos pacientes tratados com losartana, comparativamente a 6% no grupo placebo e 4% nos tratados com enalapril ($P = 0,01$).

Diversas metanálises de estudos comparando BRA com placebo e outras opções medicamentosas foram publicadas, confirmando que esses fármacos são inertes na prevenção de mortalidade cardiovascular e infarto e aumentam o risco de dano renal em pacientes idosos. Essas metanálises são descritas em revisão descritiva.[121] A menor eficácia desses medicamentos nos ensaios clínicos comentados poderia decorrer do fato de terem sido testados como fármacos adicionais aos tratamentos em uso (incluindo outros anti-hipertensivos), podendo haver menor espaço para benefício. Os resultados do estudo

Diurético versus						
	BB	AC	IECA	BRA	BSRA	Todos	PL
AVC				NC	▓		▓
DAC				NC			▓
IC		▓		NC	▓		▓
Mortalidade total				NC			▓

Bloqueadores de receptores de angiotensina versus					
	D	BB	AC	IECA	Todos	PL
AVC	NC	▓				▓
DAC	NC		■		■	
IC	NC		▓			
Mortalidade total	NC					

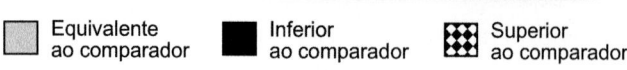

☐ Equivalente ao comparador   ■ Inferior ao comparador   ▓ Superior ao comparador

Figura 41.4 ▪ Comparação entre classes de anti-hipertensivos para prevenção de acidente vascular cerebral (AVC), doença arterial coronariana (DAC), insuficiência cardíaca (IC) e mortalidade total. BB: betabloqueadores; IECA: inibidores da enzima de conversão da angiotensina; BRA: bloqueadores de receptores de angiotensina; AC: antagonistas do cálcio; BSRA: bloqueadores do sistema renina-angiotensina; PL: placebo; NC: não comparado (Adaptada da referência 96.)

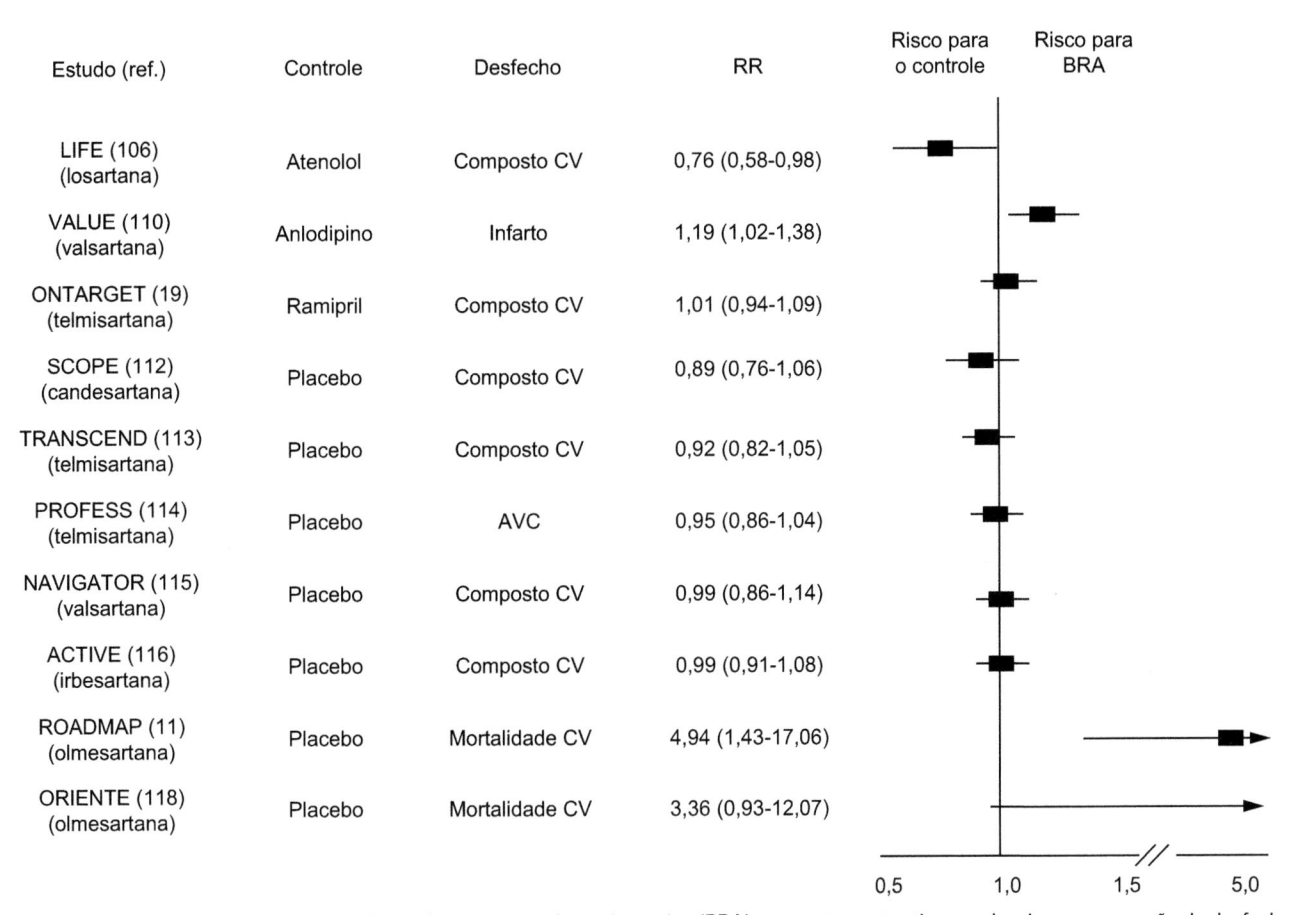

Estudo (ref.)	Controle	Desfecho	RR
LIFE (106) (losartana)	Atenolol	Composto CV	0,76 (0,58-0,98)
VALUE (110) (valsartana)	Anlodipino	Infarto	1,19 (1,02-1,38)
ONTARGET (19) (telmisartana)	Ramipril	Composto CV	1,01 (0,94-1,09)
SCOPE (112) (candesartana)	Placebo	Composto CV	0,89 (0,76-1,06)
TRANSCEND (113) (telmisartana)	Placebo	Composto CV	0,92 (0,82-1,05)
PROFESS (114) (telmisartana)	Placebo	AVC	0,95 (0,86-1,04)
NAVIGATOR (115) (valsartana)	Placebo	Composto CV	0,99 (0,86-1,14)
ACTIVE (116) (irbesartana)	Placebo	Composto CV	0,99 (0,91-1,08)
ROADMAP (11) (olmesartana)	Placebo	Mortalidade CV	4,94 (1,43-17,06)
ORIENTE (118) (olmesartana)	Placebo	Mortalidade CV	3,36 (0,93-12,07)

Figura 41.5 ▪ Comparação entre bloqueadores de receptores de angiotensina (BRA) com tratamento ativo ou placebo na prevenção de desfechos cardiovasculares (CV). AVC: acidente vascular cerebral; RR: risco relativo. (Adaptada da referência 119.)

PREVER-tratamento,[97] que mostraram inequívoca superioridade hipotensora de diuréticos sobre BRA, sugerem que esse possa ser fator importante para a baixa eficácia dos BRA nos ensaios clínicos comentados. Se o inverso acontecesse, ou seja, se fossem adicionados diuréticos a tratamentos baseados em BRA, provavelmente haveria benefício na prevenção de desfechos cardiovasculares

Outro fato que depõe contra a demonstração de evidência de benefício de BRA é a de basear-se, em parte, em estudos fraudados, e que foram retirados de revistas de primeira linha que os publicaram.[122-124]

Esse conjunto de estudos demonstra que o viés corporativo distorceu por anos a melhor evidência, terminando por moldar a preferência de prescritores por fármacos menos eficazes. É prudente, pelo menos, não considerar BRA como primeira escolha no manejo da hipertensão. A indicação como substitutivos de IECA em pacientes intolerantes a esses medicamentos tem sido reafirmada por diretrizes, mas é também discutível, particularmente pelos riscos renais identificados em estudos recentes.

▪ Segunda e terceira escolhas

Significativa proporção de pacientes hipertensos necessita de dois ou mais agentes para adequado controle de pressão arterial. No estudo ALLHAT[89] – que arrolou hipertensos em estágios I e II – aproximadamente 50% dos participantes utilizaram pelo menos dois fármacos para controlar a pressão arterial, proporção que se repete na maior parte dos estudos e na prática clínica.

O estudo ideal para fundamentar segunda (e terceira) escolha entre anti-hipertensivos deveria ter a primeira opção fixada, com alocação aleatória dos fármacos de segunda linha, para pacientes que não tiveram a PA controlada com a primeira opção.[125] Esse estudo não foi realizado. Encontram-se, no entanto, estudos comparativos entre duplas de medicamentos e, em um caso, de dois medicamentos com dois placebos. Trata-se do estudo ADVANCE,[126] exemplo maior de ensaios clínicos não éticos realizados nos últimos anos. Comparou-se associação de perindopril e indapamida a placebos de ambos em pacientes com diabetes e doença cardiovascular ou fatores de risco maiores. Grande parte dos participantes já usava esses medicamentos, indicados por diretrizes, com base em evidências originadas de diversos ensaios clínicos randomizados. Por força do protocolo, pacientes do grupo-controle suspenderam o tratamento prévio e tiveram 14% a mais de mortalidade por todas as causas. O caráter não ético desse estudo foi apontado em carta ao *Lancet*.[127]

O estudo INVEST[128] comparou verapamil e trandolapril *versus* atenolol e hidroclorotiazida na prevenção de desfechos primordiais, demonstrando eficácia similar. No entanto, foi impossível isolar a contribuição de cada agente. O mesmo aconteceu com o estudo ASCOT.[107]

Ensaios clínicos comparando efeito hipotensor de associações *versus* monoterapia e, ocasionalmente, de segundas opções, são mais frequentes. Law e colaboradores[129] identificaram que seis entre dez combinações, avaliadas em 119 ensaios clínicos, tinham efeito aditivo quanto à diminuição da pressão arterial.

O estudo ONTARGET investigou se a associação de ramipril e telmisartana era mais eficaz do que cada agente isolado na prevenção de desfechos primordiais.[19] Explorava a ideia de duplo bloqueio do eixo renina-angiotensina, atraente do ponto de vista experimental e comercial. No entanto, não houve qualquer benefício da associação comparativamente a cada agente isolado. Ambos os fármacos se equivaleram entre si. Além disso, sintomas de hipotensão foram mais comuns com a associação. Disfunção renal, supostamente prevenível com a associação, incidiu em 13,5% dos tratados com ela *versus* 10,2% ($P < 0,001$) nos tratados com ramipril. Esse estudo contraindica o uso de IECA e BRA para prevenção de desfechos cardiovasculares.

O estudo ACCOMPLISH[130] comparou a eficácia de anlodipino (até 10 mg/dia) versus hidroclorotiazida (até 25 mg/dia) como segundos agentes anti-hipertensivos na prevenção de desfechos primordiais. Ambos foram acompanhados por benazepril (IECA). A incidência do desfecho composto – morte de causa cardiovascular, infarto não fatal, AVC não fatal, hospitalização por angina, morte súbita ressuscitada e revascularização miocárdica – foi 19,6% menos frequente nos pacientes tratados com anlodipino ($P < 0,001$). Razões para vantagem de diurético sobre anlodipino como primeira opção no estudo ALLHAT e de anlodipino sobre o diurético no ACCOMPLISH foram escrutinadas,[87] incluindo características dos pacientes arrolados, desfechos avaliados (insuficiência cardíaca no ALLHAT e angina no ACCOMPLISH) e interação de benazepril com os demais medicamentos. A mais evidente foi o uso de diferentes diuréticos: clortalidona no ALLHAT e hidroclorotiazida no ACCOMPLISH. Diferenças farmacológicas entre esses agentes já eram evidentes no passado, mas só foram fortemente aventadas após a publicação desse estudo, passando a ter importância também na escolha da primeira opção anti-hipertensiva.

A decisão sobre o agente preferencial como segunda opção em pacientes sob tratamento inicial com diurético, particularmente clortalidona, continua sem evidência produzida por ensaios clínicos com desfechos primordiais. A exploração de mecanismos de ação complementares, na linha de recomendações clássicas, pode ser abordagem válida, associando-se betabloqueadores como segunda opção e vasodilatadores, como a terceira. Anlodipino é o vasodilatador preferencial, dado seu bom desempenho no ALLHAT. Hidralazina pode substituí-lo, particularmente quando houver intolerável edema de membros inferiores. Inibidores da ECA podem substituir o betabloqueador, aproveitando seu efeito poupador de potássio.[125]

Bloqueadores de receptores de angiotensina foram os únicos agentes comparados com placebo como segunda, terceira ou quarta opção, quando avaliados nos ensaios clínicos anteriormente comentados.[119] Não adicionaram proteção cardiovascular em diversas condições clínicas, como na fibrilação atrial e em pacientes recuperados de AVC.

▪ Hipertensão resistente

Pacientes que não têm a pressão arterial controlada com três medicamentos, incluindo entre eles um diurético, são categorizados como resistentes a tratamento. Publicações provindas de diferentes países apontam prevalência de 10 a 20% de hipertensos resistentes. Muitos casos, no entanto, são devidos a falta de adesão ao tratamento. Em análise de pacientes atendidos em ambulatório de referência – excluindo-se pacientes com má adesão, hipertensão secundária e fenômeno do jaleco branco (white coat) – estimou-se prevalência de 3% em adultos não idosos.[131] A prevalência é certamente maior entre idosos.

Muitos pacientes têm apneia do sono, para a qual se demonstrou eficácia de tratamento com CPAP. Medicamentos de 4ª opção foram comparados em somente um ensaio clínico randomizado, que demonstrou superioridade de espironolactona sobre bisoprolol e doxazosina.[132] Resultados preliminares de ensaio clínico brasileiro[133] demonstraram equivalência entre espironolactona e clonidina.

▪ Pressão elevada em pronto-socorro

Mundialmente, é corriqueira a busca de serviços de pronto-socorro por queixa de pressão elevada. Durante décadas, o manejo foi orientado pelo conceito de crise hipertensiva – situação a que se atribuíam riscos imediatos ante elevação súbita da pressão arterial. Derivou da constatação de acentuadas elevações de pressão arterial na vigência de catástrofes clínicas, como o AVC. Dessas observações derivaram rotinas de utilizar fármacos anti-hipertensivos emergencialmente frente a quaisquer elevações mais significativas de pressão arterial, prática que ainda persiste.

Posteriormente dividiu-se o quadro de crise hipertensiva em urgência e emergência hipertensivas. Na primeira condição, há elevação de pressão arterial acompanhada por variável lista de condições clínicas, tais como angina instável, anticoagulação, intoxicação por cocaína ou anfetamina, entre outros. Elevação isolada e acentuada de PA ($\geq 180/110$ mmHg) também costuma ser rotulada de urgência hipertensiva. Na emergência hipertensiva, as condições associadas à elevação da PA são mais graves, incluindo encefalopatia hipertensiva, edema agudo de pulmão, infarto do miocárdio, dissecção de aorta, hemorragia intracraniana, eclâmpsia, sangramento pós-operatório, queimaduras extensas, crises de feocromocitoma e hipertensão maligna.

Em muitas dessas situações clínicas há causalidade reversa, como na fase aguda do AVC, com elevação da pressão arterial decorrente de potentes estímulos pressores gerados no cérebro isquêmico. Isquemia em outros órgãos, como coração, também originam elevações intensas da pressão arterial em condições agudas. Situações menos graves, como cefaleia, também podem determinar elevação de PA, não sendo dela consequências.

O prognóstico dessas condições é predominantemente determinado pela doença de base, e não há ensaios clínicos que tenham avaliado a eficácia de redução da pressão arterial. A elevação acentuada de pressão arterial pode exacerbar condições clínicas, mesmo que possam ser essas a origem da elevação. Por exemplo, na vigência de infarto do miocárdio pode haver resposta adrenérgica decorrente de isquemia e dor, com consequente elevação da pressão arterial. Essa, por sua vez, exacerba o quadro de origem pelo aumento do trabalho cardíaco. O mesmo pode ocorrer em casos de edema agudo de pulmão acompanhados por elevação de pressão arterial.

Assim, reduzir a pressão arterial pode ser legítimo objetivo terapêutico, mas deve ser preferencialmente feito no contexto do protocolo de atendimento da doença de base, com fármacos tituláveis, como nitroprusseto de sódio ou nitroglicerina. Betabloqueadores podem ser particularmente úteis em dissecção aórtica. É mais importante, no entanto, instituir medidas dirigidas ao tratamento da condição clínica, por exemplo iniciando medidas de reperfusão miocárdica no infarto, com trombolítico e ácido acetilsalicílico ou com angioplastia. Efetiva analgesia pode também ser útil, como a determinada por morfina em presença de dissecção aórtica, ou para alívio da dispneia no edema agudo. A pressão arterial tende a normalizar-se ou pelo menos reduzir-se como resultado do tratamento da doença aguda, não necessitando tratamento anti-hipertensivo em algumas situações.

Elevação isolada de pressão arterial não requer tratamento imediato. Duas coortes de pacientes atendidos nesta condição demonstraram bom prognóstico, com raros eventos clínicos, com ou sem atendimento na emergência. A primeira coorte, de pequeno porte, foi acompanhada na Bahia.[134] Não houve qualquer complicação em pacientes com elevação isolada de pressão arterial (denominada de pseudocrise). A segunda comparou o curso clínico de pacientes com elevação isolada de pressão arterial detectada em consultório (PA $\geq 180/110$ mmHg) que foram encaminhados à emergência (426 casos) versus 58.109 pacientes que foram enviados para casa.[135] Eventos cardiovasculares maiores foram raros em ambas as coortes, porém mais frequentes nos manejados na emergência.

Em face do exposto, os diagnósticos de urgência e emergência hipertensivas podem ser abandonados. Frente a paciente com PA muito elevada, deve-se investigar se há, em paralelo ou como causa, alguma das condições clínicas que definem urgências e emergências. Estabelecido o diagnóstico, devem ser implementados protocolos de atendimento dirigidos a cada condição, nos quais o manejo de PA elevada pode estar incluído, eventualmente requerendo seu rápido controle. Pacientes com elevação isolada de pressão arterial devem ser encaminhados para manejo ambulatorial de hipertensão arterial. O início do tratamento durante o atendimento desses pacientes não tem justificativa evidente, mas pode ser útil para conforto do paciente, pois muitos estão até condicionados a se tratar neste contexto. A tradicional rotina de administrar um comprimido (25 mg) de captopril ou de clonidina (0,1 mg) mostra-se bastante segura, mas cabe lembrar que ambas só podem ser usadas por deglutição, pois a mucosa oral não absorve comprimidos desses medicamentos. A usual redução de PA após o tratamento decorre, em boa parte, de regressão à média.

Paciente criança ou adolescente

Critérios diagnósticos de hipertensão arterial em crianças e adolescentes, bem como benefício de tratamentos para preveni-la, não encontram sustentação em estudos de risco cardiovascular. Coortes demonstraram que crianças podem ter PA dentro de intervalos diferentes ao correr do crescimento, sugerindo que aquelas em faixas mais elevadas (*tracking*) tenham maior risco de desenvolver hipertensão arterial na vida adulta. Há, entretanto, importante mudança de PA na adolescência, em muito influenciada pela massa corporal. Em antigos estudos, a aferição de PA nesta faixa etária é também questionável. Estudos mais recentes mostram incipientes manifestações em órgão-alvo em crianças e adolescentes com PA mais elevada.

Independentemente dessas limitações, e em consonância com a patogênese da hipertensão, cabe indicar medidas não medicamentosas para prevenir elevação de PA com a idade. Evidência de que intervenção não medicamentosa muda o curso da PA ao correr da vida foi mostrada em ensaio clínico com 2 anos de duração, no qual lactentes foram randomizados para dietas hipossódica (menos de 1/3 da usual) e usual em sódio.[136] Ao fim do estudo, a PA sistólica era 2,1 mmHg menor nos randomizados para dieta hipossódica. Em seguimento de boa proporção dos neonatos, reavaliados 15 anos após, demonstrou-se que a PA sistólica continuava significativamente mais baixa nos submetidos à dieta hipossódica (3,6 mmHg; IC95%: 0,5 a 6,6).[137]

Diretrizes, relativamente incomuns para essa faixa etária, têm estabelecido limites diagnósticos arbitrários ao correr dos anos. Na mais recente[138] recomendam-se os seguintes critérios diagnósticos para hipertensão até os 15 anos e com 16 anos ou mais:

- Normal: < percentil 90% para a faixa etária entre 0 e 15 anos e menor que 135/85 mmHg com 16 anos ou mais
- Normal-alta: 90 a < 95% até os 15 anos ou 130 a 139/85 a 89 mmHg (16 anos ou mais)
- Hipertensão estágio 1: 95 a 99% mais 5 mmHg ou 140 a 159/90 a 99 (16 anos ou mais)
- Hipertensão estágio 2: > 99% mais 5 mmHg ou 160 a 179/100 a 109 se 16 anos ou mais.

Pelas considerações feitas no início deste capítulo quanto a critérios diagnósticos de hipertensão e alvos terapêuticos, é questionável a decisão de considerar normal PA entre 80 e 90 mmHg (diastólica) ou entre 120 e 135 mmHg (sistólica) em crianças e adolescentes. Medidas não medicamentosas estão claramente indicadas para reduzi-la a valores inferiores a 120/80 mmHg. Medicamentos não são considerados para tais valores nesta faixa etária, mas talvez venham a ser no futuro, pelo menos em adolescentes com forte história familiar de hipertensão arterial.

Recomenda-se estrita intervenção não medicamentosa como medida básica para prevenção e tratamento de crianças diagnosticadas como hipertensas, focando principalmente no peso. Medicamentos avaliados em ensaios clínicos quanto ao efeito anti-hipertensivo incluem principalmente BRAs, IECAs e antagonistas do cálcio. Diuréticos teriam especial justificativa para uso, por interferirem na retenção de sódio que leva à elevação da PA com a idade, mas praticamente não foram testados em crianças e adolescentes. Revisão Cochrane incluiu 21 ECR, predominantemente financiados pela indústria farmacêutica, com qualidade variável e muitos comparados a placebo.[139] Não houve evidente superioridade de algum agente na redução da PA.

Paciente gestante

Pressão elevada durante a gestação pode decorrer de hipertensão crônica, hipertensão gestacional e pré-eclâmpsia. A primeira está presente antes da gestação ou é diagnosticada até a vigésima semana em pacientes que anteriormente desconheciam seus valores de pressão arterial. Hipertensão gestacional inicia-se após a vigésima semana, tendo em geral bom prognóstico, mas pode ser a primeira manifestação de hipertensão crônica ou pré-eclâmpsia. Pré-eclâmpsia é síndrome específica da gestação que em geral ocorre após a vigésima semana, sendo constituída por pressão arterial igual ou superior a 140/90 mmHg e proteinúria. O desenvolvimento de convulsões sem outra causa aparente caracteriza a eclâmpsia. Síndrome HELLP é outra grave condição associada com gestação e expressa por hemólise, aumento de enzimas hepáticas e plaquetopenia.

Há objetivos terapêuticos específicos de tratamento de hipertensão arterial nesse contexto, incluindo sobrevida e bem-estar materno e fetal e prevenção de eclâmpsia.

▶ **Hipertensão crônica.** Inúmeros ensaios clínicos com diferentes fármacos e objetivos foram feitos nessa condição. Em revisão Cochrane[140] (n = 4.723 gestantes) de 41 ensaios clínicos comparativos com placebo ou não tratamento, houve tendência à redução de mortalidade fetal (RR = 0,71; IC95%: 0,49 a 1,02). Reduziu-se em 50% a incidência de hipertensão grave. Não se identificou tendência de prevenção de eclâmpsia e mortalidade materna. Na comparação entre fármacos, antagonistas do cálcio e betabloqueadores mostraram-se superiores a metildopa para reduzir a incidência de hipertensão grave, proteinúria e pré-eclâmpsia.

Ensaio clínico de alvos terapêuticos randomizou gestantes com hipertensão (na maioria prévia à gravidez) e sem proteinúria para controle mais estrito da PA (PA diastólica < 85 mmHg) ou menos estrito (< 100 mmHg).[141] Não houve diferença em incidência de abortos, necessidade de cuidados mais intensivos dos recém-nascidos e morbidade materna. Hipertensão grave ocorreu menos no grupo de controle estrito.

Inibidores da ECA estão contraindicados na gestação por serem teratogênicos. Diuréticos não são em geral empregados, devido a antigos relatos de efeitos indesejáveis em pré-eclâmpsia e a raciocínio fisiopatológico (diminuiriam volemia, já reduzida nestas pacientes), limitações incorporadas à prática assistencial. Aceita-se que pacientes em uso de diuréticos quando da concepção possam ou até devam mantê-los durante a gestação.

▶ **Hipertensão gestacional.** Corresponde à elevação de pressão arterial após a vigésima semana gestacional, sem evolução para pré-eclâmpsia. Se a pressão arterial persistir elevada após 12 semanas do parto, considera-se que ocorreu manifestação inicial de hipertensão crônica durante a gestação. A abordagem recomendada durante a gestação é não medicamentosa, com monitoramento de sinais de pré-eclâmpsia. Na ocorrência desses, o manejo é o de pré-eclâmpsia.

▶ **Pré-eclâmpsia.** O parto é curativo para a mãe, mas pode ser deletério para fetos ainda não desenvolvidos. O conjunto de medidas que visam equilibrar benefícios maternos e fetais foge ao escopo deste capítulo. Tratamento anti-hipertensivo está indicado ante valores acentuadamente elevados de pressão arterial, mas não há consenso sobre quais sejam eles. Níveis diastólicos superiores a 105 ou 110 mmHg de diastólica e 160 mmHg de sistólica são comumente referidos. O objetivo primário é prevenir AVC na mãe. Secundariamente, o tratamento visaria prevenir a evolução para eclâmpsia e HELLP. Não há estudos de qualidade que comparem tratamento a não tratamento e fármacos entre si, com vista à prevenção daqueles desfechos. Metanálise Cochrane de 35 ensaios clínicos (3.573 gestantes), cujo desfecho era controle de hipertensão grave, apontou equivalência entre hidralazina, labetalol e nimodipino.[142] Outra revisão sistemática adicionou nifedipino e metildopa às possibilidades terapêuticas.[143] Sulfato de magnésio, fármaco de eleição para o manejo da eclâmpsia, tem menor efeito anti-hipertensivo.

Ensaio clínico arrolou gestantes com distúrbios hipertensivos (hipertensão prévia, hipertensão gestacional ou pré-eclâmpsia), entre 34 e 37 semanas de gestação, para parto imediato ou monitoramento, domiciliar ou hospitalar, intensivo, até a 37ª semana.[144] Desenvolvimento de eclâmpsia, hipertensão grave ou outras complicações levavam à interrupção da gestação neste grupo. Desfechos maternos – doença tromboembólica, edema agudo de pulmão, eclâmpsia, síndrome HELLP, descolamento prematuro de placenta ou morte materna – ocorreram em 1,1% do grupo alocado a parto imediato (352 gestantes) e em 3,1% do grupo expectante (*P* = 0,069). Síndrome de angústia respiratória ocorreu em 5,7% dos neonatos do grupo de parto imediato e em 1,7% dos neonatos do grupo expectante (*P* = 0,005). Concluiu-se que benefício (ou menor malefício) ocorreu no grupo expectante, sugerindo que seja a conduta preferencial neste período da gestação.

Estratégias para aumentar a adesão ao tratamento

Conscientização sobre riscos de hipertensão arterial ainda não se traduziu em convencimento de muitos pacientes sobre a necessidade de seguir estritamente a prescrição. Há incontáveis relatos de insuficiente adesão a tratamento e, por consequência, de intervenções para melhorá-la. Hipertensão arterial é uma das condições clínicas em que se pode avaliar a eficácia dessas medidas pelo desfecho, ou seja, pelo controle da PA.

Hipertensão arterial evolui sem sintomas até que consequências clínicas se estabeleçam. Pacientes não sabem disso, e a cultura popular (em boa parte avalizada por profissionais de saúde) incute o entendimento de que pressão elevada causa cefaleia, epistaxe e outros sintomas. De forma similar, há percepção de que medicamentos anti-hipertensivos, como outros em geral, provocam efeitos adversos. Efeitos adversos propriamente ditos são infrequentes, sendo somente detectados em ensaios clínicos randomizados controlados por placebo. Ali se verifica a proporção de queixas referidas no grupo tratado ativamente em comparação com o grupo placebo. Em ambos os grupos, entretanto, há grande proporção de pacientes que atribuem sintomas ao tratamento.

No estudo PREVER prevenção,[27] em torno de 50% dos pacientes referiram pelo menos uma queixa atribuível ao tratamento durante os 2 anos de seguimento, estivessem eles usando o tratamento ativo ou seu placebo. No ambulatório de hipertensão arterial do Hospital de Clínicas de Porto Alegre, em torno de 1/3 dos pacientes referiu algum evento adverso, predominantemente devido a efeito nocebo.[145] Em estudo populacional, hipertensos em tratamento referiram pior qualidade de vida do que os que não se tratavam.[146]

As estratégias mais estudadas para melhorar a adesão a tratamento anti-hipertensivo, especialmente medicamentoso, são revisadas a seguir.

▶ **Automonitoramento da PA.** No estudo MONITOR, realizado em Porto Alegre, o fornecimento de monitor automático para pacientes do grupo intervenção promoveu maior redução de PA aferida por monitoramento ambulatorial (MAPA), especialmente no período do sono (10,9; IC95%: 2,9 a 18,9 mmHg), do que a do grupo-controle.[147] Nesse estudo, a prescrição não foi modificada pela PA aferida pelo paciente, sugerindo que o benefício tenha decorrido de melhor adesão ante constatação de falta de controle da PA.

▶ **Telemonitoramento.** Corresponde ao monitoramento a distância da PA, por vezes com auxílio de farmacêuticos. Metanálise de estudos com alguma similaridade demonstrou que essa intervenção se associou a aumento do grau de controle de hipertensão arterial, com aumento dos custos de cuidados.[148]

▶ **Atenção farmacêutica.** Em ensaio clínico realizado no Hospital de Clínicas de Porto Alegre, essa estratégia mostrou-se eficaz em aumentar o grau de controle da PA.[149] Dentre as várias metanálises que sintetizaram o benefício dessa intervenção, a de Santschi e colaboradores identificou redução de 7,6 (6,3 a 9,0) mmHg a mais da PA sistólica nos pacientes que receberam atenção farmacêutica comparativamente a diversos tipos de controle.[150]

▶ **Mensagens de texto.** Mensagens de texto por telefones móveis têm sido muito investigadas. Protocolos variam, por instituírem comunicação unilateral ou bilateral. Revisão sistemática aponta eficácia da abordagem.[151] Ensaio clínico de grande porte, monocego, empregando mensagens interativas mostrou discreto benefício sobre PA sistólica (2,2 mmHg; IC95%: 0,04 a 4,4) em 1 ano de seguimento.[152]

Revisão sistemática de um conjunto de diferentes intervenções sugeriu que automonitoramento, intervenções com *feedback*, embalagens para controle do uso de comprimidos e entrevistas motivacionais têm algum efeito.[153] Intervenções múltiplas são mais eficazes.

Sumário da seleção de abordagens empregadas no manejo de hipertensão arterial.			
Intervenções	Grau de recomendação	Nível de evidência	Comentários
■ **Alvo terapêutico inferior a 120/80 mmHg***			
Pacientes com DCV prévia*	I	A	Pacientes recuperados de AVC ou infarto do miocárdio e pacientes com insuficiência cardíaca
Pacientes com diabetes melito*	I	A	Talvez os benefícios tenham menor magnitude absoluta
Pacientes com insuficiência renal crônica*	I	A	Talvez os benefícios tenham menor magnitude absoluta
Adultos com mais de 50 anos, incluindo idosos, sem diabetes ou DCV prévia*	I	A	–
Adultos jovens sem DCV**	IIa	C	Presumíveis benefícios, primariamente com medidas de estilo de vida saudável, na prevenção de elevação de PA com a idade
Pré-hipertensos**	IIa	B	Benefício na prevenção de elevação de PA e de aumento da massa do ventrículo esquerdo
■ **Medidas não medicamentosas**			
Redução da ingestão de sódio	IIa	B	A maior limitação é obter-se efetividade em populações
Dieta hipocalórica	IIb	B	A despeito de acentuados riscos de obesidade para aumento de PA, há poucas evidências de que dietas promovam redução de PA
Dieta DASH	IIa	B	Menor efetividade no mundo real
Dieta PREDIMED	IIa	B	Discreto efeito no MAPA, em subestudo de grande ensaio clínico randomizado
Suplementação de potássio, cálcio e magnésio	IIa	B	Efeitos demonstrados com suplementação de potássio, mas ainda com qualidade de evidência insuficiente
Redução da ingestão de bebidas alcoólicas	IIb	B	Estudos antigos e heterogêneos, a despeito da forte racionalidade para diminuir o consumo
Chocolate e outros derivados do cacau	IIb	B	Insuficiente qualidade dos estudos
Outros nutracêuticos (alho, arginina, vitamina C, plantas medicinais, entre outros)	IIb	B	Poucos e heterogêneos estudos, com discutível qualidade

(continua)

Sumário da seleção de abordagens empregadas no manejo de hipertensão arterial. (continuação)

Intervenções	Grau de recomendação	Nível de evidência	Comentários
Probióticos	IIb	B	Evidências mais consistentes, mas ainda requerendo reprodutibilidade em grandes estudos
Atividade física	IIb	B	O consenso de benefício na literatura não se apoia em estudos de melhor qualidade, especialmente com controle para cointervenção
Tratamento da apneia obstrutiva do sono	IIb	B	Pode haver maior efeito em pacientes com hipertensão resistente
Suspensão de anticoncepcionais orais e reposição hormonal na menopausa	IIb	C	Ensaios clínicos não são factíveis; terapia de reposição hormonal não se associa a aumento de PA
Tratamento cirúrgico da hipertensão renovascular	IIb	A	Estudos de boa qualidade demonstram discreta eficácia anti-hipertensiva.
Denervação simpática renal	III	A	A despeito das expectativas de muitos médicos, não se produziu ainda evidência de eficácia
Cirurgia bariátrica	IIb	B	Evidência de benefício em análises secundárias de ensaios clínicos
Terapias comportamentais	III	B	Estudos de baixa qualidade não geraram evidência de benefício
Acupuntura	III	B	O estudo de melhor qualidade foi negativo
Dispositivos indutores de ventilação lenta	IIb	B	Não disponíveis no Brasil, de eficácia questionável
■ **Tratamento medicamentoso**			
Primeira escolha			
Diuréticos	I	A	Clortalidona tem evidências mais sólidas, seguida de indapamida e hidroclorotiazida; associação com poupador de potássio diminui hipopotassemia e elevação de glicemia
IECA	I	A	Para prevenção secundária em pacientes com insuficiência cardíaca ou cardiopatia isquêmica; menos eficaz que diuréticos na ausência de doença cardiovascular
IECA + diurético	I	A	Em pacientes recuperados de AVC
Betabloqueadores	I	A	Para prevenção secundária em pacientes com insuficiência cardíaca ou cardiopatia isquêmica; menos eficaz que diuréticos na ausência de doença cardiovascular
Anlodipino	IIa	A	Menos eficaz que clortalidona para a prevenção de insuficiência cardíaca
BRA	IIb	A	Não comparados com diuréticos; ineficazes em prevenção de infarto e mortalidade por qualquer causa
Segunda e terceira escolhas (considerando-se diurético como primeira)			
Betabloqueadores	IIa	C	Não há estudos comparativos entre fármacos de segunda e terceira escolhas
IECA	IIa	C	Pode antagonizar a hipotassemia induzida por diuréticos utilizados sem poupador de potássio
Anlodipino	IIa	C	Particularmente útil como terceiro fármaco para controle de PA em pacientes em uso de diurético e betaboqueador ou IECA
BRA	IIb	A	Foram particularmente ineficazes comparativamente a placebo quando adicionados a anti-hipertensivos em uso em pacientes com DCV prévia
Hipertensão resistente			
CPAP	IIa	B	–
Espironolactona	IIa	B	Superior a doxazosina e bisoprolol em único ECR cruzado
Clonidina	IIb	C	Estudo em andamento explora sua eficácia comparativamente a espironolactona
PA elevada em pronto-socorro			
Nitroprusseto de sódio, nitroglicerina ou betabloqueadores	IIa	C	Em pacientes com condições clínicas associadas, sendo a indicação orientada pelo protocolo da condição específica (infarto, AVC, síndromes aórticas etc.)
IECA ou clonidina	IIb	C	Em pacientes sem condições clínicas associadas; indicação pragmática para alta da emergência
Crianças e adolescentes			
IECAs, BRAs e antagonistas do cálcio	IIa	B	Estudos somente com PA como desfecho, sem haver evidência de superioridade de algum grupo farmacológico; diuréticos praticamente não foram avaliados
Gestantes			
Hipertensão crônica	IIa	B	Reduz incidência de hipertensão grave e tende a reduzir mortalidade fetal; antagonistas do cálcio e betabloqueadores são preferenciais; IECA estão contraindicados

(continua)

Sumário da seleção de abordagens empregadas no manejo de hipertensão arterial. (continuação)			
Intervenções	Grau de recomendação	Nível de evidência	Comentários
Hipertensão gestacional	III	C	Recomendam-se manejo não medicamentoso e monitoramento da incidência de pré-eclâmpsia
Pré-eclâmpsia	IIb	C	Indica-se para PA acentuadamente elevada (100 a 105 mmHg de PA diastólica ou 160 mmHg de sistólica. Hidralazina, labetalol, nifedipino, nimodipino e metildopa são opções
Estratégias para aumentar a adesão ao tratamento			
Automonitoramento da PA	IIa	B	–
Telemonitoramento	IIa	B	–
Atenção farmacêutica	IIa	B	–
Mensagens de texto	IIb	B	–
Automonitoramento com *feedback*, contagem de comprimidos, entrevistas motivacionais	IIa	B	Intervenções múltiplas são mais eficazes

*Tratamento medicamentoso. **Pode ser tentado tratamento não medicamentoso

▸ Prescrição

Com exceção de nitroprusseto de sódio e nitroglicerina, utilizados por via parenteral em emergências hipertensivas, todos os demais têm adequada biodisponibilidade oral. Mesmo com meias-vidas variáveis, o intervalo entre doses é geralmente de 12 a 24 h. Isso decorre da duração de efeito (meia-vida biológica) que frequentemente excede o t1/2 plasmático. Para fármacos sem efeito prolongado, como nifedipino, existem apresentações de absorção lenta que permitem espaçamento entre doses de pelo menos 12 h. Hidralazina era recomendada a intervalos de 8 h, mas no estudo ALLHAT foi utilizada, como terceiro agente, a cada 12 h.

A quantificação de dose orienta-se pelo efeito hipotensor e não por níveis plasmáticos, em função da grande variabilidade de resposta dos indivíduos às mesmas concentrações de anti-hipertensivos e seus metabólitos ativos. Doses dos depurados predominantemente pelo rim devem ser reduzidas em pacientes com insuficiência renal. O Quadro 41.3 apresenta doses e intervalos de administração da maioria dos agentes anti-hipertensivos de uso corrente.

▸ Seguimento

Efeitos positivos

A pressão-alvo está por ora indefinida. As propostas pelas diretrizes vigentes[6,8] estão inquestionavelmente inadequadas, particularmente para pacientes idosos e com diabetes. Pelas evidências discutidas neste capítulo, parece pertinente buscar PA inferior 120/80 mmHg para todos indivíduos, utilizando medidas não medicamentosas e medicamentos, ante falha das primeiras. Em hipertensos com níveis muito elevados, queda parcial de pressão arterial também reduz risco cardiovascular, devendo ser reconhecida como resultado terapêutico parcial.

Pacientes com doença cardiovascular devem ser tratados com os fármacos avaliados nos ensaios clínicos randomizados, nas doses neles empregadas. Esses estudos não se orientaram por pressão-alvo.

A questão da adesão ao tratamento é crucial. Além de dificuldades usuais – crenças e fantasias, efeitos adversos de fármacos, dificuldades econômicas, inadequação da relação médico-paciente – existem dois fatores para falta de adesão: usual inexistência de sintomas e cronicidade da doença. É compreensível a dificuldade de se utilizarem medidas terapêuticas crônicas que não produzem alívio de sintomas. Esclarecimento sobre consequências da doença pode aumentar a adesão, além das abordagens testadas e anteriormente descritas.

Quadro 41.3 ▪ Doses e intervalos de doses de fármacos anti-hipertensivos.

Representantes	Dose diária (mg)	Intervalo de dose (h)
Diuréticos		
Hidroclorotiazida[a]	12,5 a 50	24
Clortalidona[a]	12,5 a 50	24 a 48
Indapamida[a]	1,5 a 5,0	24
Furosemida	20 a 320	24
Espironolactona	12,5 a 100	24
Triantereno	50 a 150	24
Amilorida	2,5 a 5	24
Antagonistas adrenérgicos		
Propranolol	40 a 240	12
Metoprolol	100 a 400	12
Atenolol	25 a 100	24
Bisoprolol	2,5 a 20	24
Esmolol	1 mg de ataque e 150 µg/kg/min	Infusão IV contínua
Nebivolol	5 a 40	24
Carvedilol	6,25 a 25	12
Metildopa	500 a 2.000	12 a 24
Clonidina	0,1 a 1,2	12
Reserpina	0,05 a 0,25	12
Prazosina	1 a 20	12
Terazosina	1 a 20	4
Doxazosina	1 a 6	24
Bloqueadores dos canais de cálcio[b]		
Nifedipino de liberação lenta	20 a 60	24
Anlodipino	2,5 a 10	24
Felodipino	5 a 20	24
Nitrendipino	10 a 40	24
Isradipino	2,5 a 10	12

(continua)

Quadro 41.3 ■ Doses e intervalos de doses de fármacos anti-hipertensivos. *(continuação)*

Representantes	Dose diária (mg)	Intervalo de dose (h)
Verapamil	120 a 480	12 a 24
Diltiazem	120 a 360	12 a 24
Antagonistas do sistema renina-angiotensina		
Captopril	25 a 150	12
Enalapril	10 a 40	12
Lisinopril	5 a 40	24
Fosinopril	10 a 40	12 a 24
Ramipril	1,25 a 20	12 a 24
Perindopril	4 a 8	24
Losartana	100	12 a 24
Ibesartana	150 a 300	24
Candesartana	8 a 16	24
Telmisartana	40 a 80	24
Valsartana	80 a 160	24
Vasodilatadores diretos		
Hidralazina	50 a 200	8 a 12
Minoxidil	2,5 a 40	12 a 24
Nitroprusseto de sódio	0,5 a 1,0 µg/kg/min	Infusão IV contínua
Nitroglicerina	5 a 200 µg/kg/min	Infusão IV contínua

[a]Doses mais altas somente associadas a diurético poupador de potássio. [b]Exclusivamente apresentações de liberação retardada; os diferentes intervalos correspondem a diferentes apresentações comerciais. IV: intravenosa.

Pacientes em tratamento medicamentoso devem ser reavaliados pelo menos mensalmente até que a pressão arterial normalize e se ajustem os esquemas terapêuticos. Após, pode-se espaçar a revisão para intervalos de 3 ou 6 meses.

Nas reconsultas, é indispensável avaliar adesão dos pacientes a tratamento. Alguns não tomam os medicamentos no dia da consulta ou nos dias prévios para ver se já estão curados. Proporção desconhecida desses não informa ao médico tal suspensão. Outros param de tomar o diurético porque já não observam aumento de volume urinário. Sensibilidade do profissional, auxílio de familiares e ausência de efeitos paralelos de alguns fármacos, como bradicardia induzida por betabloqueadores, permitem diagnosticar falta de adesão. Pedir ao paciente para trazer à consulta os medicamentos em uso permite identificar evidente falta de adesão e eventual prescrição mal-entendida.

Antes de substituir o anti-hipertensivo que se mostra ineficaz, deve-se garantir o uso de doses adequadas. Ocorrência de efeitos adversos significativos ou continuada ineficácia indicam necessidade de substituição, em vez do uso de doses mais altas.

Efeitos adversos

Os fármacos anti-hipertensivos são geralmente bem tolerados, com taxa de incidência de efeitos adversos pouco diferente da do placebo em ensaios clínicos randomizados. O efeito nocebo (evento adverso), entretanto, é comum. Cerca de 1/3 dos doentes atribui sintomas a fármacos anti-hipertensivos em tratamento a longo prazo.[145] Reconhecimento dessas queixas e adequada orientação são necessários, pois eventos indesejáveis são causa frequente de falta de adesão a tratamento.

Os efeitos adversos dos diversos grupos farmacológicos, classificad,os por frequência, estão apresentados no Quadro 41.4. Betabloqueadores podem exacerbar doença pulmonar obstrutiva

Quadro 41.4 ■ Efeitos adversos de fármacos anti-hipertensivos.

Representantes	Efeitos adversos mais comuns	Efeitos adversos raros
Diuréticos		
Tiazídicos	Hiperuricemia e aumento de crises de gota, hipopotassemia	Intolerância aos carboidratos
De alça	Hipopotassemia, hipovolemia (com manifestações que podem incluir síncope)	Ototoxicidade; prováveis efeitos metabólicos similares aos de tiazídicos
Poupadores de potássio	Hiperpotassemia	Ginecomastia e diminuição da libido com espironolactona
Antagonistas adrenérgicos		
Bloqueadores beta[a]	Em pacientes predispostos: broncoespasmo, insuficiência circulatória periférica, bradiarritmias, mascaramento de hipoglicemia em diabéticos	Rebote em pacientes com cardiopatia isquêmica e também em hipertensos
Bloqueadores centrais	Sedação, boca seca, rebote na retirada com metildopa	Hepatite, anemia hemolítica e febre
Antiadrenérgicos	Reserpina: congestão nasal, cólicas, diarreia, depressão	
Bloqueadores alfa	Hipotensão, síncope e palpitações (especialmente na 1ª dose), fraqueza	
Bloqueadores dos canais de cálcio		
Di-hidropiridínicos	Palpitações, edema de membros inferiores, hipotensão, cefaleia, rubor facial	Necrólise epidérmica tóxica, síndrome de Stevens-Johnson, eritema
Verapamil e diltiazem	Constipação intestinal, rubor facial diminuição de contratilidade miocárdica	Eritema multiforme, hiperplasia gengival
Inibidores da convertase	Tosse; efeitos teratogênicos	Angioedema, proteinúria, neutropenia, eczemas de hipersensibilidade, erupção cutânea, modificação do paladar, hiperpotassemia, diminuição da função renal em presença de estenose bilateral de artéria renal ou unilateral em rim único
Bloqueadores de receptores de angiotensina 2		Hiperpotassemia, diminuição de função renal em presença de estenose bilateral de artéria renal ou unilateral em rim único

(continua)

Quadro 41.4 ■ Efeitos adversos de fármacos anti-hipertensivos. (*continuação*)

Representantes	Efeitos adversos mais comuns	Efeitos adversos raros
Vasodilatadores diretos		
Hidralazina, minoxidil	Hipotensão postural, palpitações, cefaleia, hipertricose com minoxidil; exacerbação de angina com hidralazina	Indução de lúpus eritematoso sistêmico
Nitroprusseto de sódio	Em administração prolongada (mais de 72 h) ou com insuficiência renal, pode acumular tiocianato: desorientação, delírio, psicose tóxica, contraturas musculares	–

a Betabloqueadores seletivos produzem efeitos menos intensos sobre brônquios e circulação periférica.

crônica (DPOC), especialmente em casos de asma, bem como induzir distúrbios de condução atrioventricular e insuficiência circulatória periférica. Sua contraindicação relativa em diabéticos do tipo 1 decorre de mascaramento dos sinais de hipoglicemia e bloqueio da glicogenólise. Diuréticos tiazídicos acentuam quadros de hiperuricemia e expoliam potássio, que leva a hiperglicemia. A prevenção de hipopotassemia foi abordada em seleção de medicamentos. Inibidores da ECA e antagonistas ARA-2 podem deteriorar acentuadamente a função renal de pacientes com obstrução de artérias renais, pois a dilatação que provocam em arteríolas eferentes não pode ser compensada por aumento de fluxo sanguíneo renal.

A indução de disfunção sexual é preocupação frequente durante tratamento anti-hipertensivo. Antagonistas do sistema adrenérgico, principalmente clonidina, metildopa e guanetidina, são os mais implicados, seguidos por betabloqueadores e diuréticos. Até 30% dos pacientes que os usam referem problemas de desempenho sexual. Há tendência a atribuí-los à terapia, mesmo porque existe conhecimento leigo de que anti-hipertensivos podem influenciar a potência sexual. Entretanto, impotência sexual é queixa referida em questionários anônimos por muitos pacientes, independentemente do uso de medicamentos. No estudo TOMHS,[154] 16,5% dos pacientes que receberam placebo por 4 anos referiram alguma disfunção sexual, contra somente 13,1% dos tratados com medicamentos, não havendo diferença substancial de incidência entre os fármacos dos cinco grupos testados. No estudo PREVER-prevenção,[27] pacientes que receberam diurético queixaram-se menos frequentemente de disfunção sexual do que aqueles que receberam placebo.

Interações medicamentosas

O Quadro 41.5 apresenta as interações clinicamente relevantes de anti-hipertensivos. Muitas têm menor importância, pois ocorrem com fármacos que poucas vezes são empregados simultaneamente. Destacam-se interações sinérgicas entre anti-hipertensivos, antagonismo de atividade anti-hipertensiva por anti-inflamatórios não esteroides e hiperpotassemia pelo uso simultâneo de qualquer combinação entre inibidores da convertase, bloqueadores de receptores de angiotensina, antagonistas da renina, diuréticos poupadores de potássio e suplementos de potássio. Interações com lítio aumentam sua toxicidade.

Quadro 41.5 ■ Interações medicamentosas de fármacos anti-hipertensivos.

Anti-hipertensivos	Fármacos	Efeitos
Diuréticos		
Tiazídicos e de alça	Digitálicos	Predisposição à intoxicação por hipopotassemia
	Anti-inflamatórios	Antagonismo do efeito diurético
	Lítio	Aumento dos níveis séricos do lítio
Poupadores de potássio	Inibidores da convertase e suplemento de potássio	Hiperpotassemia
Antagonistas adrenérgicos		
Bloqueadores beta	Insulina e hipoglicemiantes orais	Mascaramento de sinais de hipoglicemia e bloqueio da mobilização de glicose
	Cimetidina	Redução da depuração hepática do propranolol e metoprolol
	Lidocaína	Depuração diminuída por redução do fluxo plasmático hepático
	Vasoconstritores nasais	Aumento do efeito hipertensor por ausência de anteposição do bloqueio beta
	Diltiazem e verapamil	Depressão de atividade dos nós sinusal e atrioventricular
Bloqueadores centrais	Antidepressivos tricíclicos	Redução do efeito anti-hipertensivo
Bloqueadores alfa	Anti-inflamatórios	Antagonismo do efeito anti-hipertensivo
Antagonistas dos canais de cálcio		
Verapamil e diltiazem	Digoxina	Aumento de níveis plasmáticos de digoxina
	Bloqueadores H2	Aumento de níveis plasmáticos de antagonistas do cálcio
	Indutores microssomais (fenobarbital, rifampicina, carbamazepina)	Aumento da depuração dos antagonistas do cálcio
Verapamil	Teofilina, prazosina, ciclosporina	Aumento do nível sérico desses fármacos
Antagonistas do sistema renina-angiotensina		
	Diuréticos poupadores de potássio e suplementos de potássio	Hiperpotassemia
	Outros representantes do grupo	Hiperpotassemia
	Anti-inflamatórios não esteroides	Antagonismo do efeito anti-hipertensivo a curto prazo
	Antiácidos	Redução da biodisponibilidade
	Lítio	Diminuição da depuração do lítio

Referências bibliográficas

1. Picon RV, Fuchs FD, Moreira LB, Riegel G, Fuchs SC. Trends in prevalence of hypertension in Brazil: a systematic review with meta-analysis. *PLoS One*. 2012; 7(10): e48255.
2. Picon RV, Fuchs FD, Moreira LB, Fuchs SC. Prevalence of hypertension among elderly persons in urban Brazil: a systematic review with meta-analysis. *Am J Hypertens*. 2013; 26(4):541-548.
3. Moreira LB, Fuchs SC, Wiehe M, Gus M, Moraes RS, Fuchs FD. Incidence of hypertension in Porto Alegre, Brazil: a population-based study. *J Hum Hypertens*. 2008; 22(1): 48-50.
4. Prospective Studies Collaboration. Age-specific relevance of usual blood pressure to vascular mortality: a meta-analysis of individual data for one million adults in 61 prospective studies. *Lancet*. 2002; 360(9349): 1903-1913.
5. Chobanian AV, Bakris GL, Black HR, Cushman WC, Green LA, Izzo JL Jr et al. The Seventh Report of the Joint National Committee on Prevention, Detection, Evaluation, and Treatment of High Blood Pressure: The JNC 7 Report. *JAMA*. 2003; 289(19):2560-2571.
6. James PA, Oparil S, Carter BL, Cushman WC, Dennison-Himmelfarb C, Handler J et al. 2014 evidence-based guideline for the management of high blood pressure in adults: report from the panel members appointed to the Eighth Joint National Committee (JNC 8). *JAMA*. 2014; 311(5): 507-520.
7. ACCORD Study Group, Cushman WC, Evans GW, Byington RP, Goff DC Jr, Grimm RH Jr, Cutler JA et al. Effects of intensive blood-pressure control in type 2 diabetes mellitus. *N Engl J Med*. 2010; 362(17):1575-1585.
8. Mancia G, Fagard R, Narkiewicz K, Redon J, Zanchetti A, Böhm M et al. 2013 ESH/ESC Guidelines for the management of arterial hypertension. *J Hypertens*. 2013, 31(7):1281-1357.
9. Fuchs FD. Misleading guidelines for the diagnosis and management of hypertension. *Clin Biomed Res*. 2014; 34(3): 234-244.
10. Fuchs FD. Blood pressure-lowering drugs: essential therapy for some patients with normal blood pressure. *Expert Rev Cardiovasc Ther*. 2004; 2(5): 771-775.
11. Law MR, Morris JK, Wald NJ. Use of blood pressure lowering drugs in the prevention of cardiovascular disease: meta-analysis of 147 randomised trials in the context of expectations from prospective epidemiological studies. *BMJ*. 2009; 338: B1665.
12. Thompson AM, Hu T, Eshelbrenner CL, Reynolds K, He J, Bazzano LA. Antihypertensive treatment and secondary prevention of cardiovascular disease events among persons without hypertension: a meta-analysis. *JAMA*. 2011; 305(9): 913-922.
13. Fuchs FD, Fuchs SC, Moreira LB, Gus M. Proof of concept in cardiovascular risk: the paradoxical findings in blood pressure and lipid abnormalities. *Vasc Health Risk Manag*. 2012; 8(1):437-442.
14. Fuchs FD, Fuchs SC. Blood pressure targets in the treatment of high blood pressure: a reappraisal of the J-shaped phenomenon. *J Hum Hypertens*. 2014; 28(2):80-84.
15. Ettehad D, Emdin CA, Kiran A, Anderson SG, Callender T, Emberson J et al. Blood pressure lowering for prevention of cardiovascular disease and death: a systematic review and meta-analysis. *Lancet*. 2016; 387(10022):957-967.
16. Xie X, Atkins E, Lv J, Bennett A, Neal B, Ninomiya T et al. Effects of intensive blood pressure lowering on cardiovascular and renal outcomes: updated systematic review and meta-analysis. *Lancet*. 2016;387(10017):435-443.
17. Thomopoulos C1, Parati G, Zanchetti A. Effects of blood pressure lowering on outcome incidence in hypertension:7. Effects of more vs. less intensive blood pressure lowering and different achieved blood pressure levels updated overview and meta-analyses of randomized trials. *J Hypertens*. 2016; 34(4):613-622.
18. Brunström M, Carlberg B. Effect of antihypertensive treatment at different blood pressure levels in patients with diabetes mellitus: systematic review and meta-analyses. *BMJ*. 2016;352:i717.
19. ONTARGET Investigators, Yusuf S, Teo KK, Pogue J, Dyal L, Copland I, Schumacher H et al. Telmisartan, ramipril, or both in patients at high risk for vascular events. *N Engl J Med*. 2008; 358(15):1547-1559.
20. Rodgers A, Perkovic V. A randomized trial of intensive versus standard blood-pressure control. *N Engl J Med*. 2016; 374(23):2295.
21. SPRINT Research Group, Wright JT Jr, Williamson JD, Whelton PK, Snyder JK, Sink KM, Rocco MV et al. A randomized trial of intensive *versus* standard blood-pressure control. *N Engl J Med*. 2015; 373(22):2103-2116.
22. Williamson JD, Supiano MA, Applegate WB, Berlowitz DR, Campbell RC, Chertow GM et al. Intensive vs standard blood pressure control and cardiovascular disease outcomes in adults aged ≥ 75 years: a randomized clinical trial. *JAMA*. 2016; 315(24):2673-2682.
23. Fuchs FD. Prehypertension: the rationale for early drug therapy. *Cardiovasc Ther*. 2010; 28(6):339-343.
24. Fuchs FD, de Mello RB, Fuchs SC. Preventing the progression of prehypertension to hypertension: role of antihypertensives. *Curr Hypertens Rep*. 2015; 17(1): 505.
25. Julius S, Nesbitt SD, Egan BM, Weber MA, Michelson EL, Kaciroti N et al.; Trial of Preventing Hypertension (TROPHY) Study Investigators. Feasibility of treating prehypertension with an angiotensina-receptor blocker. *N Engl J Med*. 2006; 354(16): 1685-1697.
26. Lüders S, Schrader J, Berger J, Unger T, Zidek W, Böhm M et al.; PHARAO Study Group. The PHARAO study: prevention of hypertension with the angiotensina-converting enzyme inhibitor ramipril in patients with high-normal blood pressure – a prospective, randomized, controlled prevention trial of the German Hypertension League. *J Hypertens*. 2008; 26(7): 1487-1496.
27. Fuchs SC, Poli-de-Figueiredo Carlos E, Figueiredo-Neto JA, Scala LC, Whelton PK, Mosele F et al. Effectiveness of chlorthalidone plus amiloride for the prevention of hypertension: The PREVER PREVENTION Randomized Clinical Trial. (in press)
28. Fuchs FD. Hipertensão Arterial. In: Duncan BB, Schmidt MI, Giugliani ER, eds. *Medicina Ambulatorial: Condutas de Atenção Primária Baseada em Evidências*. 4ª ed. Porto Alegre: Artmed; 2013: 618-631.
29. Antman EM, Appel LJ, Balentine D, Johnson RK, Steffen LM, Miller EA et al. Stakeholder discussion to reduce population-wide sodium intake and decrease sodium in the food supply. A conference report from the American Heart Association Sodium Conference 2013 Planning Group. *Circulation*. 2014; 129 (25): e660-679.
30. World Health Organization: salt reduction. Disponível em http://www.who.int/mediacentre/factsheets/fs393/en/ [Acesso em 14 de julho de 2016]
31. Bannwart GC, Silva ME, Vidal G. Redução de sódio em alimentos: panorama atual e impactos tecnológicos, sensoriais e de saúde pública. *Nutrire*. 2014; 39(3):348-365.
32. Hooper L, Bartlett C, Davey SG, Ebrahim S. Advice to reduce dietary salt for prevention of cardiovascular disease. *Cochrane Database Syst Rev*. 2004; (1): CD003656.
33. He FJ, Li J, Macgregor GA. Effect of longer term modest salt reduction on blood pressure: Cochrane systematic review and meta-analysis of randomised trials. *BMJ*. 2013; 346: f1325.
34. Ruzicka M, Hiremath S, Steiner S, Helis E, Szczotka A, Baker P et al. What is the feasibility of implementing effective sodium reduction strategies to treat hypertension in primary care settings? A systematic review. *J Hypertens*. 2014; 32(7):1388-1394.
35. Riegel G, Moreira LB, Fuchs SC, Gus M, Nunes G, Correa V Jr et al. Long-term effectiveness of non-drug recommendations to treat hypertension in a clinical setting. *Am J Hypertens*. 2012; 25(11):1202-1208.
36. Taylor RS, Ashton KE, Moxham T, Hooper L, Ebrahim S. Reduced dietary salt for the prevention of cardiovascular disease. *Cochrane Database Syst Rev*. 2011 Jul 6;(7):CD009217.
37. He FJ, MacGregor GA. Salt reduction lowers cardiovascular risk: meta-analysis of outcome trials. *Lancet*. 2011; 378 (9789): 380-382.
38. Aburto NJ1, Ziolkovska A, Hooper L, Elliott P, Cappuccio FP, Meerpohl JJ. Effect of lower sodium intake on health: systematic review and meta-analyses. *BMJ*. 2013;346:f1326.
39. Fuchs FD, Gus M, Moreira LB, Moraes RS, Wiehe M, Pereira GM et al. Anthropometric indices and the incidence of hypertension: a comparative analysis. *Obes Res*. 2005; 13(9):1515-1517.
40. Aucott L, Rothnie H, McIntyre L, Thapa M, Waweru C, Gray D. Long-term weight loss from lifestyle intervention benefits blood pressure? A systematic review. *Hypertension*. 2009; 54(4): 756-762.
41. Look AHEAD Research Group, Wing RR, Bolin P, Brancati FL, Bray GA, Clark JM, Coday M et al. Cardiovascular effects of intensive lifestyle intervention in type 2 diabetes. *N Engl J Med*. 2013; 369 (2): 145-154.
42. Siebenhofer A, Horvath K, Jeitler K, Berghold A, Stich AK, Matyas E et al. Long-term effects of weight-reducing drugs in hypertensive patients. *Cochrane Database Syst Rev*. 2009; (3): CD007654.
43. Appel LJ, Moore TJ, Obarzanek E, Vollmer WM, Svetkey LP, Sacks FM et al. A clinical trial of the effects of dietary patterns on blood pressure. DASH Collaborative Research Group. *N Engl J Med*. 1997; 336 (16):1117-1124.
44. Sacks FM, Svetkey LP, Vollmer WM, Appel LJ, Bray GA, Harsha D et al. Effects on blood pressure of reduced dietary sodium and the Dietary Approaches to Stop Hypertension (DASH) diet. DASH-Sodium Collaborative Research Group. *N Engl J Med*. 2001; 344(1):3-10.
45. Elmer PJ, Obarzanek E, Vollmer WM, Simons-Morton D, Stevens VJ, Young DR et al.; PREMIER Collaborative Research Group. Effects of comprehensive lifestyle modification on diet, weight, physical fitness, and blood pressure control: 18-month results of a randomized trial. *Ann Intern Med*. 2006; 144(7):485-495.

46. Doménech M, Roman P, Lapetra J, García de la Corte FJ, Sala-Vila A, de la Torre R et al. Mediterranean diet reduces 24-hour ambulatory blood pressure, blood glucose, and lipids. *Hypertension*. 2014; 64(1):69-76.
47. Binia A, Jaeger J, Hu Y, Singh A, Zimmermann D. Daily potassium intake and sodium-to-potassium ratio in the reduction of blood pressure: a meta-analysis of randomized controlled trials. *J Hypertens*. 2015; 33(8):1509-1520.
48. China Salt Substitute Study Collaborative Group. Salt substitution: a low-cost strategy for blood pressure control among rural Chinese. A randomized, controlled trial. *J Hypertens*. 2007; 25(10):2011-2018.
49. Zhou B, Wang HL, Wang WL, Wu XM, Fu LY, Shi JP. Long-term effects of salt substitution on blood pressure in a rural north Chinese population. *J Hum Hypertens*. 2013; 27(7):427-433.
50. Dickinson HO, Nicolson DJ, Cook JV, Campbell F, Beyer FR, Ford GA et al. Calcium supplementation for the management of primary hypertension in adults. *Cochrane Database Syst Rev*. 2006;(2):CD004639.
51. Dickinson HO, Nicolson DJ, Campbell F, Cook JV, Beyer FR, Ford GA et al. Magnesium supplementation for the management of essential hypertension in adults. *Cochrane Database Syst Rev*. 2006;(3):CD004640.
52. Cormick G, Ciapponi A, Cafferata ML, Belizán JM. Calcium supplementation for prevention of primary hypertension. *Cochrane Database Syst Rev*. 2015; (6):CD010037.
53. Mori TA, Burke V, Zilkens RR, Hodgson JM, Beilin LJ, Puddey IB. The effects of alcohol on ambulatory blood pressure and other cardiovascular risk factors in type 2 diabetes: a randomized intervention. *J Hypertens*. 2016; 34(3):421-428.
54. Rosito GA, Fuchs FD, Duncan BB. Dose-dependent biphasic effect of ethanol on 24-h blood pressure in normotensive subjects. *Am J Hypertens*. 1999;12(2 Pt 1):236-240.
55. Xin X, He J, Frontini MG, Ogden LG, Motsamai OI, Whelton PK. Effects of alcohol reduction on blood pressure: a meta-analysis of randomized controlled trials. *Hypertension*. 2001;38(5):1112-1117.
56. Desch S, Schmidt J, Kobler D, Sonnabend M, Eitel I, Sareban M et al. Effect of cocoa products on blood pressure: systematic review and meta-analysis. *Am J Hypertens*. 2010; 23(1): 97-103.
57. Ried K, Frank OR, Stocks NP. Aged garlic extract reduces blood pressure in hypertensives: a dose-response trial. *Eur J Clin Nutr*. 2013;67(1):64-70.
58. Fuchs FD, Monte TL, Ferreira MB, Becker AL, Koening A, Rosito GA et al. O efeito do chá de chuchu (*Sechium edule*) sobre a pressão arterial e outros parâmetros em voluntários jovens normotensos. *Revista HCPA*. 1986; 6(2): 61-64.
59. Khalesi S, Sun J, Buys N, Jayasinghe R. Effect of probiotics on blood pressure: a systematic review and meta-analysis of randomized, controlled trials. *Hypertension*. 2014;64(4):897-903.
60. Cornelissen VA, Smart NA. Exercise training for blood pressure: a systematic review and meta-analysis. *J Am Heart Assoc*. 2013; 2(1):e004473.
61. Moreira WD, Fuchs FD, Ribeiro JP, Appel LJ. The effects of two aerobic training intensities on ambulatory blood pressure in hypertensive patients: results of a randomized trial. *J Clin Epidemiol*. 1999; 52(7): 637-642.
62. Church TS, Earnest CP, Skinner JS, Blair SN. Effects of different doses of physical activity on cardiorespiratory fitness among sedentary, overweight or obese postmenopausal women with elevated blood pressure: a randomized controlled trial. *JAMA*. 2007; 297(19):2081-2091.
63. Andrews RC, Cooper AR, Montgomery AA, Norcross AJ, Peters TJ, Sharp DJ et al. Diet or diet plus physical activity versus usual care in patients with newly diagnosed type 2 diabetes: the Early ACTID randomised controlled trial. *Lancet*. 2011;378(9786):129-139.
64. Brook RD, Appel LJ, Rubenfire M, Ogedegbe G, Bisognano JD, Elliott WJ et al.; American Heart Association Professional Education Committee of the Council for High Blood Pressure Research, Council on Cardiovascular and Stroke Nursing, Council on Epidemiology and Prevention, and Council on Nutrition, Physical Activity. Beyond medications and diet: alternative approaches to lowering blood pressure: a scientific statement from the American Heart Association. *Hypertension*. 2013; 61(6):1360-1383.
65. Macklin EA, Wayne PM, Kalish LA, Valaskatgis P, Thompson J, Pian-Smith MC et al. Stop Hypertension with the Acupuncture Research Program (SHARP): results of a randomized, controlled clinical trial. *Hypertension*. 2006; 48 (5):838-845.
66. Schein AS, Kerkhoff AC, Coronel CC, Plentz RD, Sbruzzi G. Continuous positive airway pressure reduces blood pressure in patients with obstructive sleep apnea; a systematic review and meta-analysis with1000 patients. *J Hypertens*. 2014; 32(9):1762-1773.
67. Gonçalves SC, Martinez D, Gus M, de Abreu-Silva EO, Bertoluci C, Dutra I et al. Obstructive sleep apnea and resistant hypertension: a case-control study. *Chest*. 2007;132(6):1858-1862.
68. Oliveira AC, Martinez D, Massierer D, Gus M, Gonçalves SC, Ghizzoni F et al. The antihypertensive effect of positive airway pressure on resistant hypertension of patients with obstructive sleep apnea: a randomized, double-blind, clinical trial. *Am J Respir Crit Care Med*. 2014;190(3):345-347.
69. Iftikhar IH, Valentine CW, Bittencourt LR, Cohen DL, Fedson AC, Gíslason T et al. Effects of continuous positive airway pressure on blood pressure in patients with resistant hypertension and obstructive sleep apnea: a meta-analysis. *J Hypertens*. 2014; 32 (12): 2341-2350.
70. Muxfeldt ES, Margallo V, Costa LM, Guimarães G, Cavalcante AH, Azevedo JC et al. Effects of continuous positive airway pressure treatment on clinic and ambulatory blood pressures in patients with obstructive sleep apnea and resistant hypertension: a randomized controlled trial. *Hypertension*. 2015; 65(4):736-742.
71. Feldstein CA. Blood pressure effects of CPAP in nonresistant and resistant hypertension associated with OSA: a systematic review of randomized clinical trials. *Clin Exp Hypertens*. 2016; 38(4): 337-346.
72. Lubianca JN, Faccin CS, Fuchs FD. Oral contraceptives: a risk factor for uncontrolled blood pressure among hypertensive women. *Contraception*. 2003; 67(1):19-24.
73. Lubianca JN, Moreira LB, Gus M, Fuchs FD. Stopping oral contraceptives: an effective blood pressure-lowering intervention in women with hypertension. *J Hum Hypertens*. 2005; 19(6): 451-455.
74. Casanova G, Bossardi Ramos R, Ziegelmann P, Spritzer PM. Effects of low-dose versus placebo or conventional-dose postmenopausal hormone therapy on variables related to cardiovascular risk: a systematic review and meta-analyses of randomized clinical trials. *J Clin Endocrinol Metab*. 2015; 100 (3):1028-1037.
75. Cooper CJ, Murphy TP, Cutlip DE, Jamerson K, Henrich W, Reid DM et al.; CORAL Investigators. Stenting and medical therapy for atherosclerotic renal-artery stenosis. *N Engl J Med*. 2014; 370(1):13-22.
76. Jenks S, Yeoh SE, Conway BR. Balloon angioplasty, with and without stenting, versus medical therapy for hypertensive patients with renal artery stenosis. *Cochrane Database Syst Rev*. 2014; (12): CD002944.
77. Symplicity HTN-1 Investigators. Catheter-based renal sympathetic denervation for resistant hypertension: durability of blood pressure reduction out to 24 months. *Hypertension*. 2011; 57(5):911-917.
78. Esler MD, Krum H, Schlaich M, Schmieder RE, Böhm M, Sobotka PA. Symplicity HTN-2 Investigators. Renal sympathetic denervation for treatment of drug-resistant hypertension: one-year results from the Symplicity HTN-2 randomized, controlled trial. *Circulation*. 2012;126 (25): 2976-2982.
79. Bhatt DL, Kandzari DE, O'Neill WW, D'Agostino R, Flack JM, Katzen BT et al.; Symplicity HTN-3 Investigators. A controlled trial of renal denervation for resistant hypertension. *N Engl J Med*. 2014; 370(15):1393-1401.
80. Rosa J, Widimský P, Waldauf P, Lambert L, Zelinka T, Táborský M et al. Role of adding spironolactone and renal denervation in true resistant hypertension. *Hypertension*. 2016; 67 (2): 397-403.
81. Schiavon CA, Drager LF, Bortolotto LA, Amodeo C, Ikeoka D, Berwanger O et al. Role of Metabolic Surgery on Blood Pressure Control. *Curr Atheroscler Rep*. 2016; 18(8):50.
82. Schauer PR, Bhatt DL, Kirwan JP, Wolski K, Brethauer SA, Navaneethan SD et al.; STAMPEDE Investigators. Bariatric surgery versus intensive medical therapy for diabetes--3-year outcomes. *N Engl J Med*. 2014; 370(21):2002-2013.
83. Veterans Administration Cooperative Study Group on Antihypertensive Agents. Effects of treatment on morbidity in hypertension. Results in patients with diastolic blood pressures averaging 115 through 129 mmHg. *JAMA*. 1967; 202(11):1028-1034.
84. Fuchs FD, Klag MJ, Whelton PK. The classics: a tribute to the fiftieth anniversary of the randomized clinical trial. *J Clin Epidem*. 2000; 53(4): 335-342.
85. Veterans Administration Cooperative Study Group on Antihypertensive Agents. Effects of treatment on morbidity in hypertension. II. Results in patients with diastolic blood pressures averaging 90 through 114 mmHg. *JAMA*. 1970; 213(7):1143-1152.
86. Fuchs FD. The corporate bias and the molding of prescription practices: the case of hypertension. *Braz J Med Biol Res*. 2009; 42(3): 224-228.
87. Fuchs FD. Diuretics: still essential drugs for the management of hypertension. *Expert Rev Cardiovasc Ther*. 2009; 7(6):591-598.
88. Brown MJ, Palmer CR, Castaigne A, Leew PW, Mancia G, Rosenthal T et al. Morbidity and mortality in patients randomised to double-blind treatment with a long-acting calcium-channel blocker or diuretic in the International Nifedipine GITS study (INSIGHT). *Lancet*. 2000; 356 (9227):366-372.
89. The Antihypertensive and Lipid-Lowering Treatment to Prevent Heart Attack Trial (ALLHAT). Major outcomes in high-risk hypertensive pa-

tients randomized to angiotensina-converting enzyme inhibitor or calcium channel blocker vs diuretic. *JAMA.* 2002; 288 (23):2981-2997.
90. Wright JT Jr, Dunn JK, Cutler JA, Davis BR, Cushman WC, Ford CE et al.; ALLHAT Collaborative Research Group. Outcomes in hypertensive black and nonblack patients treated with chlorthalidone, amlodipine, and lisinopril. *JAMA.* 2005; 293 (13): 1595-1608.
91. Wright JT Jr, Harris-Haywood S, Pressel S, Barzilay J, Baimbridge C, Bareis CJ et al. Clinical outcomes by race in hypertensive patients with and without the metabolic syndrome: Antihypertensive and Lipid-Lowering Treatment to Prevent Heart Attack Trial (ALLHAT). *Arch Intern Med.* 2008;168 (2): 207-217.
92. Rahman M, Pressel S, Davis BR, Nwachuku C, Wright JT, Whelton PK et al. Renal outcomes in high-risk hypertensive patients treated with an angiotensina converting enzyme inhibitor or a calcium channel blocker vs a diuretic: a report from the Antihypertensive and Lipid-Lowering Treatment to Prevent Heart Attack Trial (ALLHAT). *Arch Intern Med.* 2005; 165(8): 936-946.
93. Barzilay JI, Davis BR, Cutler JA, Pressel SL, Whelton PK, Basile J et al. Fasting glucose levels and incident diabetes mellitus in older nondiabetic adults randomized to receive 3 different classes of antihypertensive treatment: a report from the Antihypertensive and Lipid-Lowering Treatment to Prevent Heart Attack Trial (ALLHAT). *Arch Intern Med.* 2006; 166 (20): 2191-2101.
94. SHEP Cooperative Research Group. Prevention of stroke by antihypertensive drug treatment in older persons with isolated systolic hypertension. *JAMA.* 1991; 265 (24): 3255-3264.
95. Beckett NS, Peters R, Fletcher AE, Staessen JA, Liu L, Dumitrascu D et al.; HYVET Study Group. Treatment of hypertension in patients 80 years of age or older. *N Engl J Med.* 2008; 358 (18):1887-1898.
96. Thomopoulos C, Parati G, Zanchetti A. Effects of blood pressure lowering on outcome incidence in hypertension: 5. Head-to-head comparisons of various classes of antihypertensive drugs – overview and meta-analyses. *J Hypertens.* 2015; 33 (7):1321-1341.
97. Fuchs FD, Scala LC, Vilela-Martin JF, Bandeira-de-Mello R, Mosele F, Whelton PK et al. Effectiveness of chlorthalidone/amiloride *versus* losartana in patients with stage I hypertension: results from the PREVER-TREATMENT randomized trial. *J Hypertens.* 2016; 34 (4):798-806.
98. PROGRESS Collaborative Group. Randomised trial of a perindopril-based blood-pressure-lowering regimen among 6105 individuals with previous stroke or transient ischaemic attack. *Lancet.* 2001; 358 (9287): 1033-1041.
99. Ernst ME, Carter BL, Goerdt CJ, Steffensmeier JJ, Phillips BB, Zimmerman MB et al. Comparative antihypertensive effects of hydrochlorothiazide and chlorthalidone on ambulatory and office blood pressure. *Hypertension.* 2006; 47 (3):352-358.
100. Messerli FH, Makani H, Benjo A, Romero J, Alviar C, Bangalore S. Antihypertensive efficacy of hydrochlorothiazide as evaluated by ambulatory blood pressure monitoring: a meta-analysis of randomized trials. *J Am Coll Cardiol.* 2011; 57 (5):590-600.
101. Pareek AK, Messerli FH, Chandurkar NB, Dharmadhikari SK, Godbole AV, Kshirsagar PP et al. Efficacy of Low-Dose Chlorthalidone and Hydrochlorothiazide as Assessed by 24-h Ambulatory Blood Pressure Monitoring. *J Am Coll Cardiol.* 2016; 67 (4): 379-389.
102. Franse LV, Pahor M, Di Bari M, Somes GW, Cushman WC, Applegate WB. Hypokalemia associated with diuretic use and cardiovascular events in the Systolic Hypertension in the Elderly Program. *Hypertension.* 2000; 35(5):1025-1030.
103. Zillich AJ, Garg J, Basu S, Bakris GL, Carter BL. Thiazide diuretics, potassium, and the development of diabetes: a quantitative review. *Hypertension.* 2006; 48 (2): 1-6.
104. Guerrero P, Fuchs FD, Moreira LM, Martins VM, Bertoluci C, Fuchs SC et al. Blood pressure-lowering efficacy of amiloride *versus* enalapril as add-on drugs in patients with uncontrolled blood pressure receiving hydrochlorothiazide. *Clin Exp Hypertens.* 2008; 30 (7):553-564.
105. Brown MJ, Williams B, Morant SV, Webb DJ, Caulfield MJ, Cruickshank JK et al. Effect of amiloride, or amiloride plus hydrochlorothiazide, *versus* hydrochlorothiazide on glucose tolerance and blood pressure (PATHWAY-3): a parallel-group, double-blind randomised phase 4 trial. *Lancet Diabetes Endocrinol.* 2016; 4 (2):136-147.
106. Dahlöf B, Devereux RB, Kjeldsen SE, Julius S, Beevers G, Faire U et al.; for the LIFE study group. Cardiovascular morbidity and mortality in the Losartana Intervention For Endpoint reduction in hypertension study (LIFE): a randomised trial against atenolol. *Lancet.* 2002; 359 (9311): 995-1003.
107. Dahlöf B, Sever PS, Poulter NR, Wedel H, Beevers DG, Caulfield M et al. Prevention of cardiovascular events with an antihypertensive regimen of amlodipine adding perindopril as required *versus* atenolol adding bendroflumethiazide as required, in the Anglo-Scandinavian Cardiac Outcomes Trial-Blood Pressure Lowering Arm (ASCOT-BPLA). *Lancet.* 2005; 366 (9489): 895-906.
108. Fuchs FD. Losartana for cardiovascular disease in patients with and without diabetes in the LIFE study. *Lancet.* 2002; 359 (9324): 2203.
109. Fuchs FD, Gus M, Ribeiro JP. ASCOT-BPLA *Lancet* 2006; 367(9506): 205.
110. Kato J, Eto T. Diuretics in the LIFE study. *Lancet.* 2004; 364 (9432):413.
111. Julius S, Kjeldsen SE, Weber M, Brunner HR, Ekman S, Hansson L et al.; VALUE trial group. Outcomes in hypertensive patients at high cardiovascular risk treated with regimens based on valsartan or amlodipine: the VALUE randomised trial. *Lancet.* 2004; 363 (9426):2022-2031.
112. Lithell H, Hansson L, Skoog I, Elmfeldt D, Hofman A, Olofsson B et al.; SCOPE Study Group. The Study on Cognition and Prognosis in the Elderly (SCOPE): principal results of a randomized double-blind intervention trial. *J Hypertens.* 2003; 21(5):875-886.
113. Yusuf S, Sleight P, Anderson C, Teo K, Copland I, Ramos B et al.; TRANSCEND Investigators. Effects of the angiotensin-receptor blocker telmisartan on cardiovascular events in high-risk patients intolerant to angiotensina-converting enzyme inhibitors: a randomized controlled trial. *Lancet.* 2008; 372 (9644):1174-1183.
114. Yusuf S, Diener HC, Sacco RL, Cotton D, Ôunpuu S, Lawton WA et al.; PRoFESS Study Group. Telmisartan to prevent recurrent stroke and cardiovascular events. *N Engl J Med.* 2008; 359 (12):1225-1237.
115. McMurray JJ, Holman RR, Haffner SM, Bethel A, Holzhauer B, Hua TA et al.; NAVIGATOR Study Group. Effect of valsartan on the incidence of diabetes and cardiovascular events. *N Engl J Med.* 2010; 362 (16):1477-1490.
116. Yusuf S, Healey JS, Pogue J, Chrolavicius S, Flather M, Hart RG et al.; ACTIVE I Investigators. Irbesartan in patients with atrial fibrillation. *N Engl J Med.* 2011; 364 (10): 928-938.
117. Haller H, Ito S, Izzo JL Jr, Januszewicz A, Katayama S, Menne J et al.; ROADMAP Trial Investigators. Olmesartan for the delay or prevention of microalbuminuria in type 2 diabetes. *N Engl J Med.* 2011; 364 (10):907-917.
118. Imai E, Chan JC, Ito S, Yamasaki T, Kobayashi F, Haneda H et al.; ORIENT study investigators. Effects of olmesartan on renal and cardiovascular outcomes in type 2 diabetes with overt nephropathy: a multicentre, randomised, placebo-controlled study. *Diabetologia.* 2011; 54 (12): 2978-2986.
119. Fuchs FD. The role of angiotensin receptor blockers in the prevention of cardiovascular and renal disease: time for reassessment? *Evid Based Med.* 2013; 18 (2):44-47.
120. Mauer M, Zinman B, Gardiner R, Suissa S, Sinaiko A, Strand T et al. Renal and retinal effects of enalapril and losartan in Type 1 diabetes. *N Engl J Med.* 2009; 361(1): 40-51.
121. Fuchs FD, DiNicolantonio JJ. Angiotensin receptor blockers for prevention of cardiovascular disease: where does the evidence stand? *Open Heart.* 2015; 2 (1): e000236.
122. Retraction – Combination treatment of angiotensin-II receptor blocker and angiotensin-converting-enzyme inhibitor in non-diabetic renal disease (COOPERATE): a randomised controlled trial. *Lancet.* 2009; 374(9697):1226.
123. Retraction – Valsartan in a Japanese population with hypertension and other cardiovascular disease (JIKEI HEART STUDY): A randomised, open-label, blinded endpoint morbidity-mortality study. *Lancet.* 2013; 382 (9895):843.
124. Retraction – Effects of valsartan on morbidity and mortality in uncontrolled hypertensive patients with high cardiovascular risks: KYOTO HEART Study. *Eur Heart J.* 2013; 34(14):1023.
125. Fuchs FD, Guerrero P, Gus M. What is next when the first blood pressure-lowering drug is not sufficient? *Expert Rev Cardiovasc Ther.* 2007; 5 (3):435-439.
126. Patel A; ADVANCE Collaborative Group, MacMahon S, Chalmers J, Neal B, Woodward M, Billot L, Harrap S et al. Effects of a fixed combination of perindopril and indapamide on macrovascular and microvascular outcomes in patients with type 2 diabetes mellitus (the ADVANCE trial): a randomised controlled trial. *Lancet.* 2007; 370 (9590): 829-840.
127. Fuchs FD. The ADVANCE trial. *Lancet.* 2008; 371 (9606): 25.
128. Pepine CJ, Handberg EM, Cooper-DeHoff RM, Marks RG, Kowey P, Messerli FH et al.; for the INVEST Investigators. A calcium antagonist vs a non-calcium antagonist hypertension treatment strategy for patients with coronary artery disease. The International Verapamil-Trandolapril Study (INVEST): a randomized controlled trial. *JAMA.* 2003; 290 (21): 2805-2816.

129. Law MR, Morris JK, Wald NJ. Lowering blood pressure to prevent myocardial infarction and stroke: a new preventive strategy. *Health Technol Assess.* 2003; 7 (31): 1-94.
130. Jamerson K, Weber MA, Bakris GL, Dahlöf B, Pitt B, Shi V et al.; ACCOMPLISH Trial Investigators. Benazepril plus amlodipine or hydrochlorothiazide for hypertension in high-risk patients. *N Engl J Med.* 2008; 359 (23): 2417-2428.
131. Massierer D, Oliveira AC, Steinhorst AM, Gus M, Ascoli AM, Gonçalves SC et al. Prevalence of resistant hypertension in non-elderly adults: prospective study in a clinical setting. *Arq Bras Cardiol.* 2012; 99 (1): 630-635.
132. Williams B, MacDonald TM, Morant S, Webb DJ, Sever P, McInnes G et al. Spironolactone *versus* placebo, bisoprolol, and doxazosin to determine the optimal treatment for drug-resistant hypertension (PATHWAY-2): a randomised, double-blind, crossover trial. *Lancet.* 2015; 386 (10008): 2059-2068.
133. ReHOT Investigators, Krieger EM, Drager LF, Giorgi DM, Krieger JE, Pereira AC et al. Resistant hypertension optimal treatment trial: a randomized controlled trial. *Clin Cardiol.* 2014; 37 (1):1-6.
134. Sobrinho S, Correia LC, Cruz C, Santiago M, Paim AC, Meireles B et al. Occurrence Rate and Clinical Predictors of Hypertensive Pseudocrisis in Emergency Room Care. *Arq Bras Cardiol.* 2007; 88 (5):579-584.
135. Patel KK, Young L, Howell EH, Hu B, Rutecki G, Thomas G et al. Characteristics and outcomes of patients presenting with hypertensive urgency in the office setting. *JAMA Intern Med.* 2016; 176 (7): 981-988.
136. Hofman A, Hazebroek A, Valkenburg HA. A randomized trial of sodium intake and blood pressure in newborn infants. *JAMA.* 1983; 250 (3): 370-373.
137. Geleijnse JM, Hofman A, Witteman JC, Hazebroek AA, Valkenburg HA, Grobbee DE. Long-term effects of neonatal sodium restriction on blood pressure. *Hypertension.* 1997; 29 (4): 913-917.
138. Lurbe E, Agabiti-Rosei E, Cruickshank JK, Dominiczak A, Erdine S, Hirth A et al. 2016 European Society of Hypertension guidelines for the management of high blood pressure in children and adolescents. *J Hypertens.* 2016:34(10):1887-1920.
139. Chaturvedi S, Lipszyc DH, Licht C, Craig JC, Parekh R. Pharmacological interventions for hypertension in children. *Cochrane Database Syst Rev.* 2014; 2: CD008117.
140. Abalos E, Duley L, Steyn DW, Henderson-Smart DJ. Antihypertensive drug therapy for mild to moderate hypertension during pregnancy. *Cochrane Database Syst Rev.* 2014; 2: CD002252.
141. Magee LA, von Dadelszen P, Rey E, Ross S, Asztalos E, Murphy KE. Lesstight versus tight control of hypertension in pregnancy. *N Engl J Med.* 2015; 372 (5): 407-417.
142. Duley L, Meher S, Jones L. Drugs for treatment of very high blood pressure during pregnancy. *Cochrane Database Syst Rev.* 2013; (7): CD001449.
143. Firoz T, Magee LA, MacDonell K, Payne BA, Gordon R, Vidler M et al.; Community Level Interventions for Pre-eclampsia (CLIP) Working Group. Oral antihypertensive therapy for severe hypertension in pregnancy and postpartum: a systematic review. *SOBJOG.* 2014; 121(10):1210-1218.
144. Broekhuijsen K, van Baaren GJ, van Pampus MG, Ganzevoort W, Sikkema JM, Woiski MD et al. Immediate delivery *versus* expectant monitoring for hypertensive disorders of pregnancy between 34 and 37 weeks of gestation (HYPITAT-II): an open-label, randomised controlled trial. *Lancet.* 2015; 385 (9986): 2492-2501.
145. Gonçalves CB, Moreira LB, Gus M, Fuchs FD. Adverse events of bloodpressure-lowering drugs: evidence of high incidence in a clinical setting. *Eur J Clin Pharmacol.* 2007; 63 (10):973-978.
146. Trevisol DJ, Moreira LB, Fuchs FD, Fuchs SC. Health-related quality of life is worse in individuals with hypertension under drug treatment: results of population-based study. *J Hum Hypertens.* 2012; 26 (6): 374-380.
147. Fuchs SC, Ferreira-da-Silva AL, Moreira LB, Neyeloff JL, Fuchs FC, Gus M et al. Efficacy of isolated home blood pressure monitoring for blood pressure control: randomized controlled trial with ambulatory blood pressure monitoring – MONITOR study. *J Hypertens.* 2012; 30 (1):75-80.
148. Omboni S, Gazzola T, Carabelli G, Parati G. Clinical usefulness and cost effectiveness of home blood pressure telemonitoring: meta-analysis of randomized controlled studies. *J Hypertens.* 2013; 31 (3): 455-467.
149. Castro MS, Fuchs FD, Santos MC, Maximiliano P, Gus M, Moreira LB et al. Pharmaceutical care program for patients with uncontrolled hypertension. Report of a double-blind clinical trial with ambulatory blood pressure monitoring. *Am J Hypertens.* 2006; 19 (5):528-533.
150. Santschi V, Chiolero A, Colosimo AL, Platt RW, Taffé P, Burnier M et al. Improving blood pressure control through pharmacist interventions: a meta-analysis of randomized controlled trials. *J Am Heart Assoc.* 2014; 3 (2): e000718.
151. Vargas G, Cajita MI, Whitehouse E, Han HR. Use of short messaging service for hypertension management: a systematic review. *J Cardiovasc Nurs.* 2016 Apr 28. [Epub ahead of print]
152. Bobrow K, Farmer AJ, Springer D, Shanyinde M, Yu LM, Brennan T et al. Mobile phone text messages to support treatment adherence in adults with high blood pressure (SMS-Text Adherence Support [StAR]): a single-blind, randomized trial. *Circulation.* 2016; 133(6): 592-600.
153. Conn VS, Ruppar TM, Chase JA, Enriquez M, Cooper PS. Interventions to improve medication adherence in hypertensive patients: systematic review and meta-analysis. *Curr Hypertens Rep.* 2015; 17 (12): 94.
154. Neaton JD, Grimm Jr RH, Prineas RJ, Stamler J, Grandits GA, Elmer P et al. Treatment of Mild Hypertension Study (TOMHS): final results. *JAMA.* 1993; 270 (6): 713-724.

CAPÍTULO 42
Insuficiência Cardíaca

Flávio Danni Fuchs

▶ Introdução

Insuficiência cardíaca é manifestação sindrômica de cardiopatias hipertensiva, isquêmica, valvar, infecciosa, congênita e eventualmente neoplásica, além de miocardiopatias. Decorre da incapacidade de o coração manter débito cardíaco adequado às demandas metabólicas teciduais em condições fisiológicas e eventualmente patológicas. É líder entre as causas de internação hospitalar em todo mundo, tanto pelos casos incidentes como recorrentes, devido a sua condição crônica. No Brasil, entre as 881.131 internações hospitalares pelo SUS no mês de agosto de 2015, 18.375 foram devidas a insuficiência cardíaca, a causa mais frequente entre as cardiovasculares.[1]

Insuficiência cardíaca pode decorrer de cardiopatias que levam a redução da fração de ejeção (disfunção sistólica) ou diminuição de complacência diastólica (insuficiência cardíaca com função sistólica preservada). Estima-se que 50% dos pacientes que se internam por insuficiência cardíaca têm função sistólica preservada. Na cardiopatia isquêmica, particularmente com ocorrência de infarto, há redução da função contrátil de forma segmentar. Na miocardiopatia dilatada há redução de função ventricular de forma difusa. Em hipertensão arterial, estenose aórtica e miocardiopatia hipertrófica há, inicialmente, predomínio de disfunção diastólica, devido à hipertrofia ventricular decorrente de sobrecarga crônica de pressão ou volume. A redução do débito cardíaco promove ativação de eixo renina-angiotensina-aldosterona e sistema simpático e liberação de hormônio antidiurético. A hiperatividade desses sistemas promove compensação transitória do quadro, mas termina por somar-se às causas miocárdicas de disfunção, compondo quadro hemodinâmico e neuro-humoral típico de insuficiência cardíaca. Nela ocorrem aumento de pressões venosas (pré-carga), frequência cardíaca (FC) e consumo de oxigênio, dilatação de cavidades, predisposição a arritmias, vasoconstrição periférica (pós-carga), diminuição de perfusão renal e volume urinário e retenção hídrica.

Dispneia é sintoma cardinal de insuficiência cardíaca esquerda. Cansaço, tosse, sintomas digestivos, anorexia e achados objetivos, como terceira bulha, turgência jugular, estertores pulmonares e edema periférico, entre outros, completam a síndrome. Diversas escalas de sintomas, achados de exame físico e de exames complementares estabelecem a probabilidade de haver insuficiência cardíaca. São muito sensíveis e podem ser positivos em outras doenças, como doença pulmonar obstrutiva crônica (DPOC). Assim, recomendação pragmática para estabelecer o diagnóstico é identificar uma cardiopatia que explique o quadro clínico de insuficiência cardíaca. Detecção de anormalidades em testes funcionais de pacientes assintomáticos, especialmente depressão da fração de ejeção, caracteriza insuficiência cardíaca subclínica ou não manifesta. Essa condição pode anteceder a manifestação clínica e pode ter implicações prognósticas isoladamente.

Insuficiência cardíaca é situação clínica grave, de prognóstico similar ao de diversas neoplasias. Mesmo com os avanços farmacológicos alcançados nas últimas duas décadas, a mortalidade anual nos pacientes mais graves se situa aproximadamente em 10 a 15%. A intensidade da insuficiência cardíaca é clinicamente classificada pelo grau de limitação funcional, como as classes funcionais da New York Heart Association (Quadro 42.1). Apesar de não ter acurácia ideal para definir a gravidade da disfunção sistólica (alguns pacientes graves têm poucos sintomas e vice-versa), essa classificação consolidou-se na prática por sua razoável capacidade preditiva de sobrevida livre de eventos maiores. Muitos ensaios clínicos a utilizaram como critério de seleção de pacientes e avaliação de eficácia de intervenções. Insuficiência cardíaca pode ser também caracterizada como compensada, de manejo ambulatorial, e em quadros de descompensação aguda, que geralmente requerem manejo em salas de emergência e internação. Nesse quadro se inclui o edema agudo de pulmão, situação que se instala rapidamente, com grande repercussão sintomática e alto risco de mortalidade.

A abordagem de insuficiência cardíaca inicia-se com medidas preventivas, segue-se com controle de fatores precipitantes e termina com medidas terapêuticas propriamente ditas. Essas se dividem em medidas não medicamentosas, fundamentalmente a restrição salina e hídrica na dieta, tratamento medicamentoso e emprego de dispositivos de prevenção de morte súbita e de melhora da sincronia contrátil do ventrículo esquerdo. Pacientes que não respondem a esses tratamentos estão sendo hoje manejados com dispositivos de assistência circulatória, ainda encarados como medidas-ponte para transplante cardíaco, a medida terapêutica final.

Quadro 42.1 ■ Classificação funcional de insuficiência cardíaca.

Classe funcional	Intensidade dos sintomas
I	Sem sintomas em atividades habituais
II	Sintomas (fadiga, palpitações ou dispneia) durante atividades habituais, confortável em repouso
III	Sintomas em atividades a esforços menores do que os habituais, confortável em repouso
IV	Sintomas em repouso

Os medicamentos empregados no manejo da insuficiência cardíaca podem ser visualizados no Quadro 42.2. A seguir, se discutem os diferentes grupos, com seus respectivos mecanismos de ação farmacológica.

Diuréticos

Aumentam excreção de sódio e água, contrabalançando retenção hidrossalina secundária à diminuição de perfusão renal. Diminuem pré-carga e, portanto, pressões de enchimento ventricular. Tiazídicos diminuem reabsorção de sódio por bloqueio de cotransporte de sódio e cloreto nas porções proximais do túbulo distal. Sua potência diurética é intermediária. No Brasil, são utilizados hidroclorotiazida e clortalidona, representante que não é um tiazídico propriamente dito, mas atua como tal. Diuréticos de alça são muito potentes. Atuam na porção ascendente da alça de Henle, onde bloqueiam cotransporte de sódio, potássio e cloreto. Parte de sua ação diurética inicial também se deve a aumento de fluxo plasmático renal. Furosemida é o representante em uso no Brasil. Espironolactona e eplerenona antagonizam competitivamente aldosterona no túbulo distal, aumentando excreção de sódio e poupando potássio. Amilorida e triantereno produzem efeitos similares, mas atuam em receptores diversos de aldosterona (antagonistas fisiológicos). Esses diuréticos poupadores de potássio, menos potentes, são em geral empregados em associação com tiazídicos ou furosemida para diminuir espoliação daquele íon e aumentar eficácia diurética. Postula-se que espironolactona e eplerenona tenham atividade aditiva à diurética, antagonizando diretamente efeitos lesivos teciduais de aldosterona, mas seus benefícios terapêuticos são explicáveis pelos efeitos diurético e hipotensor.[2]

Fármacos inotrópicos

Digitálicos são derivados de uma planta com folhas em forma de dedos (dedaleira), de uso terapêutico milenar. Exercem efeito inotrópico por meio da inibição da enzima sódio-potássio ATPase, que fornece energia para a bomba de sódio. Há, em consequência, menor potencial de membrana e maior influxo de sódio e cálcio para o interior da célula miocárdica. Secundariamente, ou por ação direta em diversos níveis, digitálicos também aumentam tônus parassimpático. Diminuem frequência sinusal e prolongam condução atrioventricular. Digoxina e lanatosídeo C são os representantes de uso clínico atual, o segundo exclusivamente por via intravenosa.

Agonistas beta-adrenérgicos estimulam adenilciclase, aumentam AMP cíclico e promovem maior influxo de cálcio. Dobutamina é o protótipo dos agonistas beta-adrenérgicos de uso clínico; dopamina foi praticamente abandonada.

Inibidores da fosfodiesterase impedem degradação de AMP cíclico e têm efeito vasodilatador periférico. Postulavam-se diversos mecanismos de ação complementares ao inotrópico, mas certamente não são importantes, pois os benefícios clínicos desses medicamentos são discutíveis. Atualmente, só há milrinona em uso clínico.

Levosimendana é agente inotrópico positivo que sensibiliza troponina ao cálcio, aumentando contração miocárdica durante a sístole, sem aumentar consumo de oxigênio miocárdico. Também melhora função diastólica e tem efeito vasodilatador por aumentar sensibilidade de ATP em canais de potássio. Esses interessantes mecanismos de ação não se traduziram por eficácia clínica.

Vasodilatadores

Produzem predominantemente venodilatação (nitratos) e vasodilatação arteriolar (hidralazina) ou têm efeito misto (nitroprusseto de sódio e inibidores da convertase). Nitratos reduzem pré-carga e diminuem pressões de enchimento ventricular, por mecanismo vasodilatador relacionado à liberação de óxido nítrico, com consequente ativação da guanilil ciclase e aumento na síntese de GMP cíclico em musculatura lisa. Vasodilatadores arteriolares diminuem pós-carga e impedância de ventrículo esquerdo, aumentando rendimento cardíaco.

Vasodilatadores diretos agem similarmente, porém em diferentes territórios vasculares. Nitroprusseto de sódio, em contato com hemácias, decompõe-se em óxido nítrico, induzindo vasodilatação. O mecanismo de ação de hidralazina pode relacionar-se à formação de óxido nítrico.

Inibidores da enzima de conversão de angiotensina II (IECA) – captopril, enalapril, ramipril, lisinopril – impedem mecanismos compensatórios que tendem a perpetuar insuficiência cardíaca. Bloqueio de formação de angiotensina II diminui resistência vascular periférica (pós-carga) e antagoniza hiperaldosteronismo secundário, promovendo aumento de diurese e redução de pré-carga. Também reduzem níveis de catecolaminas e vasopressina circulantes. Por fim, há maior degradação de bradicinina e aumento de síntese de prostaglandinas, com conhecido efeito vasodilatador. Bloqueio do sistema também pode ser obtido com bloqueadores de receptores de angiotensina II (losartana, candesartana, valsartana, telmisartana, olmesartana).

Betabloqueadores adrenérgicos

Têm ações inotrópica e cronotrópica negativas, que teriam efeito hemodinâmico deletério, mas no uso crônico o antagonismo de estimulação simpática continuada, característica da insuficiência cardíaca, promove benefícios em sintomatologia e sobrevida. O efeito hipotensor pode explicar pelo menos parte de seu benefício, complementado por algum efeito antiarrítmico. Propranolol é bloqueador de receptores beta-1 e beta-2; metoprolol, atenolol, bisoprolol, esmolol e nebivolol têm graus variados de seletividade por receptores beta-1; carvedilol é bloqueador beta não seletivo e bloqueia também receptores alfa-1 adrenérgicos.

Outros medicamentos

Vários medicamentos têm sido investigados em insuficiência cardíaca, mas os resultados tem sido frustrantes. Entre eles, nesiritida, forma sintética do peptídio natriurético atrial humano do tipo B, e aquaréticos, que promovem perda de água livre por antagonismo do receptor V_2 de vasopressina (tolvaptana é o representante registrado

Quadro 42.2 ▪ Fármacos usados em tratamento de insuficiência cardíaca.

Grupos farmacológicos	Representantes
Diuréticos	
Tiazídicos	Hidroclorotiazida, clortalidona
De alça	Furosemida, ácido etacrínico
Poupador de potássio	Espironolactona
Fármacos inotrópicos	
Digitálicos	Digoxina, lanatosídeo C
Agonistas adrenérgicos	Dopamina, dobutamina
Inibidores da fosfodiesterase	Milrinona
Sensibilizadores ao cálcio	Levosimendana
Vasodilatadores	
Nitratos	Dinitrato de isossorbida, mononitrato de isossorbida, nitroglicerina
Inibidores da enzima de conversão de angiotensina II	Captopril, enalapril, lisinopril, ramipril, perindopril
Antagonistas dos receptores de AII	Losartana, valsartana, candesartana
Betabloqueadores	Carvedilol, bisoprolol, metoprolol, nebivolol, esmolol, atenolol
Vasodilatadores diretos	Hidralazina, nitroprusseto de sódio
Outros fármacos	
Antiarrítmicos	Amiodarona
Anticoagulantes	Varfarina, fencoprumona
Antiplaquetários	Ácido acetilsalicílico

no Brasil). Ácidos graxos poli-insaturados ômega-3 têm infinitos mecanismos de ação identificados em modelos experimentais, tais como efeito anti-inflamatório, antiplaquetário, hipotensor e bradicardizante. Ivabradina, inibidor específico de canais iônicos que leva à redução da frequência cardíaca, tem discutível benefício terapêutico. Sacubitril, inibidor de neprilisina, endopeptidase que degrada peptídios vasodilatadores, foi associado em dose fixa à valsartana, bloqueador de receptores de angiotensina, com intuito de somar efeitos benéficos.

Anticoagulantes são medicamentos indicados em insuficiência cardíaca avançada, especialmente em presença de fibrilação atrial (ver Capítulo 44, Doença Tromboembólica).

Antagonistas do cálcio são contraindicados, e estatinas mostram-se inertes em pacientes com insuficiência cardíaca.

▶ Seleção

Prevenção de insuficiência cardíaca

Deve ser feita por meio de prevenção e tratamento das cardiopatias que a determinam. Algumas, como cardiopatias infecciosas e congênitas, relativamente infrequentes, são de difícil prevenção. Entre as miocardiopatias, a alcoólica é teoricamente suscetível à prevenção pelo abandono do abuso de bebidas alcoólicas. Cardiopatia isquêmica é causa frequente e tem hipertensão arterial como fator de risco maior. Estenose aórtica é a cardiopatia valvar predominante atualmente. Seu principal fator de risco também é hipertensão arterial. E, por fim, a cardiopatia hipertensiva tem esse mesmo determinante, sendo a principal causa de insuficiência cardíaca com função sistólica preservada. Assim, o controle da hipertensão arterial é o alvo com maior potencial para prevenir insuficiência cardíaca. Ensaios clínicos de tratamento da hipertensão arterial confirmam a eficácia dessa estratégia. Por exemplo, no antigo e clássico ensaio clínico SHEP – realizado em pacientes idosos com hipertensão sistólica isolada, que foram tratados com clortalidona comparativamente a placebo – redução de 54% na incidência de insuficiência cardíaca foi o maior dentre os desfechos primordiais.[3] No ensaio clínico HYVET, com pacientes muito idosos, redução na incidência de insuficiência cardíaca foi de 64% nos tratados ativamente comparativamente a placebo.[4] Esse benefício é diretamente proporcional à intensidade da redução da pressão arterial (PA). No estudo SPRINT, houve redução de 38% na incidência de insuficiência cardíaca nos pacientes randomizados para a estratégia de reduzir a PA sistólica a menos de 120 mmHg comparativamente com à de reduzir a menos de 140 mmHg.[5] Medidas medicamentosas e não medicamentosas que visam à prevenção e ao tratamento de hipertensão arterial e cardiopatia isquêmica são apresentadas nos capítulos respectivos.

Tratamento de insuficiência cardíaca

Tratamento de insuficiência cardíaca objetiva diminuição de sintomas, promovendo melhora em qualidade de vida, redução de hospitalizações e aumento de sobrevida. Identificação e controle de fatores de descompensação, como anemia, hipertireoidismo, uso abusivo de álcool, hipertensão não controlada, arritmias, em particular fibrilação atrial, outras doenças agudas e insuficiência renal são medidas universais. O tratamento da cardiopatia de base também pode controlar a insuficiência cardíaca, como tratamento da cardiopatia isquêmica e de cardiopatias valvares.

▪ Restrição salina e de ingestão hídrica

▶ **Sintomas.** Restrição de ingestão de sódio e água é medida corriqueiramente empregada para manejo sintomático de insuficiência cardíaca, com intuito de reverter a retenção de sal e água característica da síndrome. Apesar de recomendada por diretrizes,[6,7] havia somente pequenos e não conclusivos estudos testando a eficácia dessa estratégia para promover alívio sintomático. Ensaio clínico randomizado e realizado no Hospital de Clínicas de Porto Alegre comparou estratégia de restrição de ingestão hídrica a menos de 800 mℓ/dia e de sódio a menos de 800 mg/dia com consumo praticamente livre de água e sódio.[8] Durante curta observação (até o sétimo dia de internação), não houve diferença no peso e em escore de gravidade da insuficiência cardíaca. Pacientes do grupo intervenção queixaram-se mais frequentemente de sede. Outro ensaio clínico, com amostra pequena e menor restrição de sódio e líquidos, demonstrou discreta vantagem da intervenção restritiva sobre classe funcional e edema de membros inferiores.[9] Apesar das limitações (estudos unicêntricos, de curta duração e com pequena amostra), esses resultados deram origem à recomendação de se fazerem estudos maiores para mais bem elucidar a eficácia dessa estratégia.

▶ **Sobrevida.** Não há estudo de qualidade que tenha avaliado o efeito da restrição salina sobre a incidência de desfechos primordiais. O estudo apontado como evidência de que restrição salina aumenta a mortalidade de pacientes com insuficiência cardíaca randomizou 410 pacientes para oito intervenções, resultado de combinações de diferentes intensidades de restrições salina e hídrica e doses de furosemida.[10] Não é possível extrair resultados consistentes desse estudo.

▪ Tratamento medicamentoso

Medicamentos empregados para tratamento de insuficiência cardíaca têm sua indicação consolidada há muitos anos e não divergem relevantemente dos apresentados em edições anteriores. As justificativas para seu emprego são, portanto, sumariamente apresentadas a seguir, com destaque para estudos clássicos que justificam sua indicação. Segue-se a avaliação de novas alternativas, que se mostraram, como regra, ineficazes em expandir os benefícios propiciados pelos medicamentos consolidados.

Diuréticos

Sua indicação foi primariamente fundamentada em mecanismo de ação e consequentes efeitos farmacológicos. Melhoram congestão circulatória determinada por retenção de sódio e água decorrente primariamente da diminuição do débito cardíaco. Situações de franca congestão decorrem mais comumente de IC com fração de ejeção reduzida, mas podem ocorrer em casos com fração de ejeção preservada. Diminuição do fluxo plasmático renal e ativação do sistema renina-angiotensina, entre outros, realimentam a congestão, que se exterioriza por edema pulmonar, gerando dispneia, e congestão sistêmica, manifesta desde edema de membros inferiores até anasarca, essa menos comum atualmente. Mesmo não comparados diretamente com outras opções em ensaios clínicos, diuréticos são certamente os fármacos de mais intenso efeito sintomático, particularmente em IC agudamente descompensada. Para controle de sintomas e redução de congestão, diuréticos, isoladamente e em associação, têm esquemas de administração e titulação de doses apropriados, sendo apresentados em prescrição.

Pacientes com insuficiência cardíaca leve podem ser adequadamente tratados com tiazídicos, desde que mantenham filtração glomerular superior a 30 mℓ/minuto, pois aqueles diuréticos não são eficazes frente a déficits mais acentuados de função renal. Diuréticos de alça, ao contrário, são eficazes com filtração glomerular de até 5 mℓ/minuto. Em outros países há uso mais frequente de outros diuréticos de alça, mas no Brasil furosemida predomina amplamente.

Somente espironolactona e eplerenona, antagonistas fisiológicos da aldosterona, foram especificamente testados em ensaios clínicos randomizados, desenhados para avaliar efeito de diuréticos sobre desfechos primordiais. RALES é o estudo de referência, no qual 25 mg/dia de espironolactona promoveram redução de diversos desfechos cardiovasculares comparativamente a placebo, incluindo mortalidade por qualquer causa (35% *versus* 46%; risco relativo [RR] = 0,70; intervalo de confiança [IC] 95%: 0,60 a 0,82) em pacientes com insuficiência cardíaca classes III ou IV.[11] Eplerenona é congênere de espironolactona, tendo sido desenvolvida por indústria farmacêutica, detentora da patente. Em ensaio clínico randomizado duplo-cego foi comparada com placebo em pacientes com insuficiência cardíaca classe II, decisão eticamente limítrofe, dada a existência da forte evidência em pacientes com classe III.[12] Houve redução de desfecho composto por mortalidade cardiovascular e hospitalização por insuficiência cardíaca de 25,9% com placebo para 18,3% com o tratamento ativo (RR = 0,63; IC95%: 0,54 a 0,74). Finalmente, espironolactona (15 a 45 mg/dia) foi comparada com placebo em pacientes com insuficiência cardíaca predominantemente em classe II e com fração de ejeção preservada.[13] Somente a hospitalização por insuficiência cardíaca foi significativamente reduzida pelo tratamento ativo. Houve inexplicável dissociação de benefício entre pacientes arrolados nos EUA, Canadá, Brasil e Argentina (benefício estatisticamente significativo em desfecho que incluía morte cardiovascular e parada cardíaca revertida) e na Rússia e Geórgia (ausência de benefício).

Postula-se que antagonistas de aldosterona promovam benefício por meio de prevenção de remodelamento ventricular, associado a antagonismo da hiperatividade do sistema renina-angiotensina. Efeito hipotensor, como observado no ensaio clínico com eplerenona, pode explicar boa parte do benefício.[2]

A despeito de não terem sido investigados em ensaios clínicos com desfechos primordiais, há fortes evidências indiretas de que diuréticos tiazídicos (e provavelmente diuréticos de alça e poupadores de potássio) reduzem esses eventos. A destacada efetividade desses medicamentos na prevenção de insuficiência cardíaca, como anteriormente comentado, é exemplo maior.

Fármacos inotrópicos

Por ser deficiência de contração miocárdica a causa primária de insuficiência cardíaca, a utilização de agentes inotrópicos é farmacodinamicamente racional em pacientes com insuficiência cardíaca sistólica.

Digitálicos

Digitálicos constituíram o tratamento básico da insuficiência cardíaca por muitas décadas, até a publicação do clássico *DIG trial*.[14] Esse estudo randomizou 6.800 pacientes com insuficiência cardíaca, fração de ejeção de ventrículo esquerdo de 45% ou menos e ritmo sinusal para receber digoxina ou placebo. O seguimento médio foi de 37 meses, e perto de 90% dos pacientes utilizavam diuréticos e IECA. Não houve qualquer efeito sobre mortalidade total ou cardiovascular. Ocorreu tendência a diminuir risco de morte atribuída a agravamento de insuficiência cardíaca. Houve 6% menos internações no grupo randomizado para digoxina e menos pacientes foram hospitalizados por piora de insuficiência cardíaca. Análise posterior desse estudo[15] demonstrou que pacientes com nível sérico de digoxina entre 0,5 μg/mℓ e 0,8 μg/mℓ tiveram redução significativa de 6,3% na mortalidade comparativamente a placebo. Pacientes com níveis acima de 1,2 μg/mℓ apresentaram aumento significativo de 11,8% na mortalidade por qualquer causa. Digoxina com níveis séricos intermediários não se associou a mortalidade. Esses achados levaram a drástica mudança das doses de digoxina empregadas clinicamente. Atualmente, digitálicos são medidas coadjuvantes no manejo de insuficiência cardíaca.

Fibrilação atrial é condição corriqueiramente associada com insuficiência cardíaca. Digitálicos poderiam ter eficácia maior nesse contexto, pois, além do efeito inotrópico, contribuiriam com controle da resposta ventricular (ver Capítulo 43, Arritmias Cardíacas), mas não há ensaios clínicos que tenham testado essa hipótese.

Outros agentes inotrópicos mostraram-se deletérios quanto à prevenção de mortalidade. Anrinona e milrinona associaram-se a aumento de mortalidade em ensaios clínicos antigos, revisados em edições anteriores. São hoje utilizados esporadicamente e por breves períodos em pacientes com grave falência ventricular.

Agonistas simpaticomiméticos também se associaram a aumento de mortalidade em ensaios clínicos. Ainda assim, são utilizados em pacientes criticamente enfermos, com intuito de resgatar disfunção ventricular muito grave e promover melhora sintomática em pacientes conscientes. Na década passada, promoveu-se fortemente novo agente inotrópico, levosimendana, com base em estudos eivados pelo viés corporativo. No maior deles,[16] esse fármaco não foi superior à dobutamina com respeito a mortalidade em 6 meses, associando-se a maior incidência de fibrilação atrial e hipopotassemia. Interessante notar que, a despeito de não se mostrar eficaz em ensaios clínicos de melhor qualidade, ganhou uso clínico no Brasil, com propaganda baseada em estudo[17] sem qualquer validade interna.[18]

Vasodilatadores

Inibidores da ECA

CONSENSUS foi o primeiro e clássico ensaio clínico que avaliou efeito de inibidores da ECA sobre mortalidade, tendo sido realizado em 253 pacientes em classe funcional IV.[19] Após 6 meses, mortalidade foi de 26% em pacientes tratados com enalapril *versus* 44% no grupo placebo, propiciando um dos maiores benefícios absolutos da terapêutica cardiológica contemporânea: sobrevida de 18 pacientes a cada 100 tratados, correspondendo a número necessário de pacientes a serem tratados (NNT) de somente 5 pacientes para evitar uma morte.

Em edições anteriores se revisam diversos ensaios clínicos subsequentes, realizados com pacientes em classes funcionais II e III. Esses estudos demonstraram a eficácia de diversos representantes (enalapril, captopril, ramipril, fosinopril) na redução de diversos desfechos primordiais. Demonstrou-se, igualmente, benefício em pacientes com insuficiência cardíaca subclínica e, em um dos estudos, a maior eficácia de doses plenas. NNTs são progressivamente maiores com a redução da gravidade da insuficiência cardíaca. IECA também promovem alívio de sintomas.

Bloqueadores dos receptores de angiotensina II (BRA)

Esses agentes recebem das diretrizes vigentes indicação "I" para manejo de insuficiência cardíaca, baseando-a em nível de evidência "A", como substitutivos de IECA.[6,7] O escrutínio dos artigos que sustentam essa evidência e novos dados a respeito desses medicamentos sugerem que BRA não são substitutivos com eficácia similar a IECA. ELITE II[20] foi o primeiro estudo realizado, comparando losartana com captopril. A literatura aponta-o como evidência de equivalência entre os dois fármacos, mas houve tendência de superioridade de captopril na prevenção de diversos desfechos primordiais. Por exemplo, mortalidade por qualquer causa ocorreu em 17,7% dos pacientes alocados a losartana e em 15,9% dos alocados a captopril. No estudo VAL-HeFT,[21] não houve efeito sobre mortalidade pela adição de valsartana a tratamento convencional *versus* placebo, demonstrando-se somente diminuição do número de internações por insuficiência cardíaca. Em pacientes em uso de IECA e betabloqueadores houve aumento da mortalidade. O estudo CHARM compreendeu três estudos randomizados que comparam candesartana com placebo: *CHARM-Added*, em pacientes já em uso de IECA,[22] *CHARM-Alternative*, em pacientes com intolerância aos IECA[23] e *CHARM-Preserved*, em pacientes com fração de ejeção maior de 40%.[24] O resultado primário – combinação de morte por causa cardiovascular e hospitalização por insuficiência cardíaca – ocorreu menos frequentemente em pacientes tratados com candesartana, principalmente devido à redução de hospitalizações por insuficiência cardíaca. Mais recentemente, irbesartana mostrou-se inerte comparativamente a placebo na prevenção de diversos desfechos cardiovasculares isolados ou combinados em pacientes com insuficiência cardíaca e função ventricular preservada.[25] Assim, conclui-se que esses medicamentos, comparativamente a placebo, são em geral eficazes para controle de sintomas, sem modificar a probabilidade de sobrevida. São em geral indicados como substitutivos de IECA em pacientes intolerantes, mas não reproduzem integralmente os efeitos do IECA.

Hidralazina e dinitrato de isossorbida

No pioneiro estudo VHeFT I,[26] associação de dinitrato de isossorbida (vasodilatador venoso) e hidralazina (vasodilatador arterial direto) reduziu mortalidade (NNT = 25) comparativamente a placebo. Posteriormente, mostraram-se menos eficazes do que enalapril sobre tolerância ao exercício, fração de ejeção e mortalidade.[27] Associação de altas doses de hidralazina (até 200 mg/dia) e dinitrato de isossorbida (até 160 mg/

dia), usada em vigência de IECA e betabloqueadores, reduziu mortalidade e taxas de re-hospitalização em pacientes negros.[28] Por analogia com os resultados observados em negros, sugere-se que esses vasodilatadores possam ser associados a IECA em pacientes não negros.

Betabloqueadores

Uso de betabloqueadores em insuficiência cardíaca representa um dos maiores exemplos da dissociação entre efeitos intermediários ou substitutos e desfechos primordiais. Por muito tempo esses fármacos estiveram absolutamente contraindicados em pacientes com insuficiência cardíaca, devido a seu efeito inotrópico negativo. Diversos ensaios clínicos duplos-cegos e controlados por placebo demonstraram efeitos benéficos de betabloqueadores em pacientes com insuficiência cardíaca em diversas classes funcionais, os quais mantinham seu tratamento com IECA e diuréticos. O estudo MERIT, com succinato de metoprolol, é o melhor exemplo desse benefício, com NNT para mortalidade de somente 26 pacientes em classes funcionais II e III.[29] Carvedilol e bisoprolol mostraram-se igualmente eficazes comparativamente a placebo. Carvedilol tornou-se preferencial em muitos serviços, com base em ensaio clínico com viés corporativo.[30] Nesse estudo, carvedilol foi superior a tartarato de metoprolol, em dose-alvo de 100 mg, a metade da dose de succinato de metoprolol empregada no estudo MERIT. Nebivolol, agente mais novo, mostrou-se marginalmente superior a placebo na prevenção de desfecho combinado em pacientes idosos.[31] Esse estudo incorreu em desvio ético, pois já havia evidência de eficácia de outros representantes do grupo.

Novos fármacos

Na última década, diversos fármacos foram apresentados para manejo de insuficiência cardíaca. Apesar de respaldados por interessantes mecanismos de ação e efeitos em modelos experimentais, em geral mostraram-se ineficazes para modificar a história natural da insuficiência cardíaca.

Nesiritida

Estudos mostraram discreto benefício de nesiritida comparativamente a placebo e dobutamina em desfechos sintomáticos, mas metanálises sugeriram que tivesse efeitos neutros ou deletérios em desfechos primordiais. Ensaio clínico de grande porte demonstrou sua absoluta ineficácia na prevenção de desfechos primordiais em pacientes hospitalizados por insuficiência cardíaca.[32]

Tolvaptana

É antagonista de vasopressina (aquarético) que chegou a ter uso clínico, com fundamento em resultados promissores de ensaios clínicos pequenos e de menor qualidade. No entanto, ensaio clínico com mais de 4.000 pacientes com insuficiência cardíaca descompensada não detectou benefício na prevenção de mortalidade e taxas de hospitalização por insuficiência cardíaca, limitando fortemente sua aplicabilidade clínica.[33]

Ácidos graxos poli-insaturados ômega-3

Em ensaio clínico de prevenção primária de cardiopatia isquêmica, o efeito preventivo desses ácidos graxos levou o grupo GISSI a pesquisá-los em pacientes com insuficiência cardíaca.[34] Foram arrolados pacientes em classes funcionais de II a IV. Houve redução de 9% na mortalidade por qualquer causa ($P = 0,041$) e na internação por causas cardiovasculares.

Ivabradina

Esse medicamento tem recebido vultosos investimentos da indústria fabricante para demonstrar sua utilidade em cardiopatia isquêmica e insuficiência cardíaca. BEATIFUL foi o primeiro estudo com grande tamanho amostral,[35] arrolando pacientes com cardiopatia isquêmica e disfunção ventricular (fração de ejeção inferior a 40%). Não houve qualquer efeito na prevenção de desfecho composto por mortalidade cardiovascular, admissões por infarto e insuficiência cardíaca (risco relativo de 1,0). Possíveis benefícios em pacientes com insuficiência cardíaca levaram à realização do estudo SHIFT,[36] que arrolou mais de 6.000 pacientes com fração de ejeção inferior a 35% e FC superior a 75 bpm, demonstrando eficácia de ivabradina em prevenir internação por insuficiência cardíaca. Não houve prevenção de mortalidade total e cardiovascular. Nesse estudo, muitos pacientes usavam betabloqueadores em baixa dose. Finalmente, em ensaio clínico realizado em pacientes com cardiopatia isquêmica crônica,[37] houve aumento da incidência de infartos não fatais ou morte cardiovascular em pacientes com angina classe II ou superior. O conjunto desses estudos demonstra que ivabradina tem, no máximo, indicação para alívio sintomático em pacientes tratados com doses adequadas de fármacos de primeira linha.

Sacubitril-valsartana

Trata-se da associação de sacubitril, inibidor da neprilisina (endopeptidase que degrada peptídios vasodilatadores, como bradicinina e outros), com valsartana, um BRA. Sacubitril isoladamente não se mostrou útil e não pode ser associado a IECA pelo risco de angioedema. A associação em tela foi testada no ensaio clínico PARADIGM,[38] que é de fato um exemplo paradigmático do viés corporativo. Em vez de identificar os fármacos pelo nome, apresentaram-nos como novo medicamento (LCZ696). A associação mostrou-se mais eficaz que o comparador, enalapril, na prevenção de desfecho composto por morte de causas cardiovasculares e hospitalização por insuficiência cardíaca (21,8% com a associação e 26,5% com enalapril). O benefício foi similar para mortalidade cardiovascular e hospitalização. O componente do viés corporativo mais importante foi o de comparar com enalapril na dose máxima de 20 mg/dia, utilizada no estudo SOLVD,[39] ignorando que no CONSENSUS a dose-alvo era de 40 mg/dia.[19] Independentemente disso, a dose de enalapril indicada para o tratamento de insuficiência cardíaca e hipertensão arterial é de 40 mg. A associação reduziu mais intensamente a PA sistólica (3,2 ± 0,4 mmHg), explicação plausível para a superioridade. Além dos custos, a associação terá dificuldade de uso corriqueiro, pela contraindicação absoluta à associação com IECA, frequentemente em uso por pacientes com insuficiência cardíaca.

▪ Tratamento com dispositivos e procedimentos

Ultrafiltração

Trata-se de procedimento dialítico que visa à retirada de volume, por diferenças de pressão entre sangue e dialisado. Foi indicada para eliminação de volume em pacientes refratários a tratamento. Sua eficácia em pacientes com síndrome cardiorrenal (perda de função renal por insuficiência cardíaca grave) foi avaliada em elegante ensaio clínico, em que o comparador foi meticuloso protocolo de titulação de diuréticos, vasodilatadores e inotrópicos.[40] O protocolo foi superior à ultrafiltração para preservar função renal, sem haver diferença em perda de peso. Mais pacientes submetidos à ultrafiltração tiveram efeitos adversos (insuficiência renal, sangramento e complicações no sítio de punção). Diretrizes ainda recomendam ultrafiltração em casos refratários,[6] mas a melhor evidência disponível não sustenta essa indicação.

Cardiodesfibrilador implantável

Pacientes com insuficiência cardíaca estão sob risco aumentado de morte súbita por arritmias ventriculares. Análises de subgrupos nos primeiros ensaios clínicos de desfibriladores implantáveis mostraram particular benefício em pacientes com disfunção ventricular, especialmente na prevenção secundária (pacientes com episódio prévio de parada cardíaca ou arritmia ventricular grave). A eficácia na prevenção primária foi demonstrada em ensaio clínico que arrolou pacientes em classes II ou III por cardiopatia isquêmica ou não isquêmica e fração de ejeção de 35% ou menos.[41] Amiodarona, o antiarrítmico testado, foi ineficaz. Em seguimento médio de 45 meses, houve redução na mortalidade de 29% no grupo placebo para 22% no grupo com desfibrilador, redução relativa de risco de 23% (IC95%: 4 a 38%) e NNT de aproximadamente 50 pacientes por ano. A despeito do benefício evidente, diretrizes recomendam selecionar pacientes candidatos a essa terapia,[7] não a indicando para aqueles muito fragilizados ou com pequena expectativa de vida. Pacientes devem ser alertados para a possibilidade de múltiplos choques, que terminam por deteriorar qualidade de vida. Emprego e riscos de desfibriladores implantáveis são discutidos no Capítulo 43, Arritmias Cardíacas.

Ressincronização cardíaca

Aproximadamente 1/3 dos pacientes com insuficiência cardíaca avançada desenvolvem alargamento do QRS (por bloqueio de ramo), condição que se associa com perda de sincronia da contração ventricular e pior prognóstico. A colocação de múltiplos marca-passos biventriculares melhora contração ventricular e diminui insuficiência mitral. Essa terapia foi avaliada em inúmeros ensaios clínicos randomizados, alguns de muito boa qualidade, com grupo-controle submetido à terapia *sham* (colocação do dispositivo, que foi mantido desligado). A eficácia foi testada em diferentes classes de insuficiência cardíaca, alargamento do QRS por bloqueio de ramos esquerdo ou não, cardiopatia de base e fração de ejeção. Metanálises convergem em identificar pacientes com maior benefício (redução de aproximadamente 40% na incidência de morte por qualquer causa ou hospitalização por insuficiência cardíaca): classe funcional III, ritmo sinusal, duração do QRS igual ou maior que 150 ms, por bloqueio de ramo esquerdo e com fração de ejeção inferior a 35%.[42-44] Benefício menor, com redução de hospitalizações, foi observado em pacientes em classe II.[45]

Pressão positiva contínua na via respiratória *(continuous airway positive pressure* – CPAP)

Apneia do sono, central ou obstrutiva, é frequente em pacientes com insuficiência cardíaca. O estudo de melhor qualidade randomizou 130 pacientes com apneia central para pressão positiva contínua na via respiratória *(continuous airway positive pressure* – CPAP) e 128 para controle (sem procedimento *sham*), seguidos por 2 anos em média.[46] Não houve efeito sobre desfechos primordiais, qualidade de vida e internação por insuficiência cardíaca, observando-se somente aumento do tempo de caminhada (teste de capacidade funcional) e efeitos sobre mediadores bioquímicos.

Cirurgia e procedimentos percutâneos

Procedimentos cirúrgicos e percutâneos dirigidos à correção da cardiopatia de base podem ser muito efetivos no controle de insuficiência cardíaca. Destaca-se a correção de valvulopatias e de lesões coronarianas na cardiopatia isquêmica. O momento de indicação dos procedimentos e a comparação entre abordagens cirúrgica e percutânea para múltiplas cardiopatias fogem ao escopo deste livro. Entretanto, há procedimento percutâneo de indicação específica no manejo de insuficiência cardíaca, indicado para válvula insuficiente por dilatação ventricular esquerda, o qual utiliza o dispositivo MitraClip®. Consiste em aproximação de folhetos da válvula mitral insuficiente com dispositivos assemelhados a clipes. O estudo EVEREST-II[47] comparou MitraClip® com cirurgia convencional. Em seguimento de 5 anos, mortalidade não foi estatisticamente diferente (20,8% no grupo MitraClip® e 26,8% com cirurgia). Mais pacientes tratados com MitraClip® precisaram de correção cirúrgica no seguimento, geralmente no primeiro ano, do que nova cirurgia no grupo cirúrgico (27,9% *versus* 8,9%, respectivamente, em 5 anos). Como todos os pacientes do grupo cirúrgico já haviam se submetido à cirurgia previamente, com eventos adversos bem mais frequentes, caracterizou-se a superioridade do MitraClip®, que terminou por poupar aproximadamente 75% das cirurgias para propiciar resultados similares quanto à mortalidade.

Suporte circulatório mecânico e transplante cardíaco

Corações artificiais integrais ainda estão em desenvolvimento, mas foram substituídos por dispositivos de assistência ventricular, que estão em franco aprimoramento. São implantados cirurgicamente, conectando o ventrículo esquerdo a bomba implantada no abdome, que gera fluxo de retorno por tubo implantado na aorta. Os dispositivos em uso promovem fluxo contínuo (rotores que giram até 2.500 vezes por minuto), eliminando os tradicionais batimentos cardíacos. Há dispositivos de mecânica similar implantados por via percutânea dentro do ventrículo esquerdo. A indicação usual é como ponte para outros procedimentos ou transplante cardíaco, mas há dispositivos aprovados para terapia de destino. Há inúmeros pacientes vivendo há anos com algum desses dispositivos, inclusive no domicílio. Os custos são ainda proibitivos e se acompanham de diversos eventos adversos, mas não é fantasioso imaginar a época de sua popularização.

Transplante cardíaco é a opção final para pacientes com insuficiência cardíaca terminal. Sua eficácia não foi avaliada por ensaios clínicos randomizados. A comparação da evolução de transplantados com a de não transplantados de similar gravidade sugere que a cirurgia modifique importantemente a evolução de pacientes nessa condição. O desempenho de serviços é importante para garantir a eficácia dos transplantes.

Tratamento do edema agudo de pulmão

Edema pulmonar decorrente de insuficiência cardíaca ocorre quando há transudação de líquido de capilares pulmonares para o interstício até o alvéolo, em decorrência de falência aguda do ventrículo esquerdo, determinando que o débito cardíaco supere em volume o débito esquerdo. Pequenas diferenças de débito, por exemplo, de meio mililitro por batimento, podem promover aguda congestão pulmonar: para paciente com frequência cardíaca de 100 bpm, haveria 500 mℓ no território pulmonar em somente 10 min. Trata-se de emergência médica, quer pelos riscos iminentes de morte, quer pela angustiante dispneia.

Associação de vários fármacos e outras medidas é altamente eficaz em reverter o quadro em pacientes atendidos em tempo. Porém, poucos e insuficientes estudos comparativos avaliaram diferentes fármacos e procedimentos para tratamento dessa situação, sendo as condutas baseadas predominantemente em experiência clínica acumulada.

Manejo clínico básico visa corrigir ou eliminar fator desencadeante e reduzir pré-carga. Pacientes são mantidos em posição sentada, com as pernas para fora da cama, para reduzir retorno venoso. Recebem oxigenoterapia e opioide intravenoso (2 a 5 mg de morfina). Melhora intensa com esse fármaco advém predominantemente de seu efeito antidispneia (percepção de hipoxemia), dado que os efeitos hemodinâmicos não são marcados. Com pressão arterial sistêmica mantida, nitratos por via sublingual rapidamente reduzem pré-carga. Em casos mais graves infunde-se nitroglicerina intravenosa. Furosemida intravenosa (40 a 100 mg) também reduz a pré-carga. Em pacientes hipertensos, pós-carga pode ser manejada vigorosamente com uso de nitroprusseto de sódio contínuo. Mesmo para pacientes com pressão mais baixa, com extremidades frias e baixo débito, nitroprusseto pode promover melhora hemodinâmica, diminuindo a pós-carga.

Digitálicos intravenosos são usados somente quando existe taquiarritmia supraventricular com alta resposta ventricular. Em taquiarritmias ventriculares é necessária cardioversão elétrica. Em hipotensão grave, agonistas beta-adrenérgicos podem ser úteis. O emprego de balão de contrapulsação intra-aórtico, considerado em pacientes refratários com perspectiva de manejo cirúrgico ou hemodinâmico, deve cair em desuso em face de evidências recentes (ver Capítulo 45, Choque).

Em pacientes que, apesar dessas medidas, permanecem com desconforto respiratório intenso, deve-se considerar intubação endotraqueal para ventilar mecanicamente com pressão inspiratória positiva. Ventilação não invasiva por BiPAP (*bilevel positive airway pressure*) e CPAP (*continuous positive airway pressure*) diminui mortalidade hospitalar e necessidade de intubação e promove melhora sintomática em pacientes com insuficiência respiratória grave.[48,49] Em revisão Cochrane,[48] benefício sobre mortalidade (RR = 0,66; IC95%: 0,48 a 0,89) se baseia em muitos estudos pequenos e requer confirmação em estudo de melhor qualidade.

Sumário de seleção de medidas de tratamento de insuficiência cardíaca.

Intervenção	Grau de recomendação	Nível de evidência	Comentários
Restrição salina	IIb	B	Prática consagrada, mas que aguarda ensaios clínicos de adequado poder, tanto para efeito sintomático, quanto para modificação de sobrevida
Diuréticos tiazídicos e de alça	I	C	Medicamentos tradicionais, não foram avaliados em ensaios clínicos quando de seu início de emprego; o marcado efeito preventivo de insuficiência cardíaca sugere que também modifiquem a sobrevida de pacientes com insuficiência cardíaca
Diuréticos antagonistas de aldosterona	I	A	Em pacientes com insuficiência cardíaca por disfunção sistólica
Digitálicos	IIa	B	Para alívio de sintomas e diminuição de internações, efeito neutro para mortalidade em pacientes em ritmo sinusal
Dobutamina e levosimendana	III	A	Para aumentar sobrevida; dobutamina pode ser indicada para alívio sintomático e melhora hemodinâmica transitória (IIb)
Inibidores da ECA	I	A	
Bloqueadores de receptores de angiotensina	IIa	B	Como substitutivos de IECA em pacientes definidamente intolerantes
Hidralazina com isossorbida	IIa	A	Menos eficazes que IECA, mas podem ser usados com esses, especialmente em pacientes da raça negra
Betabloqueadores	I	A	Metoprolol é o padrão, podendo ser empregados carvedilol e bisoprolol
Nesitirida	III	A	–
Tolvaptana (aquarético)	III	A	–
Ácidos graxos ômega-3	IIb	B	Discreto benefício sobre mortalidade e internações em um ensaio clínico randomizado
Ivabradina	IIb	B	Para alívio sintomático em pacientes com FC superior a 75 bpm; fármaco associado a aumento de mortalidade cardiovascular em pacientes com angina
Sacubitril-valsartana	IIb	B	Mostrou-se superior a enalapril (na metade de sua dose-alvo recomendada) e não pode ser associada a IECA
Ultrafiltração	III	A	Diretrizes ainda a indicam para síndrome cardiorrenal refratária
Cardiodesfibrilador implantável	IIa	A	Para prevenção primária em pacientes com fração de ejeção inferior a 35%; para prevenção secundária, ver Capítulo 43, Arritmias Cardíacas
Ressincronização cardíaca	I	A	Em pacientes em classe funcional III, ritmo sinusal, duração do QRS maior que 150 ms, por bloqueio de ramo esquerdo e com fração de ejeção inferior a 35%
CPAP	IIb	B	Estudo pequeno, com melhora somente do tempo de caminhada
MitraClip®	IIa	B	Somente um estudo de boa qualidade, com estrita definição de indicação
Suporte circulatório mecânico	IIa	C	Como ponte para outros procedimentos (transplante, cirurgias corretoras da cardiopatia de base)
Medidas indicadas no edema agudo de pulmão			
Furosemida e isossorbida	I	C	–
Nitroprusseto e nitroglicerina	IIa	C	–
Digitálicos	IIa	C	Em pacientes com fibrilação atrial e alta resposta ventricular
BiPAP	IIa	B	Evidência de que diminui mortalidade e necessidade de intubação

▶ Prescrição

Esquemas de administração de fármacos utilizados em insuficiência cardíaca são apresentados no Quadro 42.3. Destacam-se doses que, testadas em ensaios clínicos, mostraram diminuir mortalidade.

Diuréticos

Suas doses devem ser tituladas para adequado controle da congestão e alívio de sintomas sem ocasionar excessiva depleção de volume e suas consequências, particularmente insuficiência renal e depleção eletrolítica. Em pacientes com insuficiência cardíaca aguda grave, como em edema agudo de pulmão e casos avançados de insuficiência cardíaca classes III ou IV, há necessidade de empregar furosemida injetável. A prática consolidada consistia em utilizar altas doses (até 600 mg/dia), mas estudos observacionais sugeriram que poderiam ser deletérias, associando-se, inclusive, a maior mortalidade.[50] Administração de furosemida em infusão intravenosa contínua é outro aspecto controverso. Diversos ensaios clínicos pequenos, revisados pela Cochrane,[51] sugeriram que a administração contínua poderia ser mais eficaz em induzir a diurese, com menos efeitos adversos. Os estudos, no entanto, eram heterogêneos e não subsidiavam recomendações definitivas.

Ensaio clínico fatorial ofereceu a melhor evidência disponível sobre doses e via de administração de furosemida.[52] Apesar da complexidade de desenho, intervenções e desfechos, é estudo que deve ser escrutinado, pois fornece informações relevantes para a forma de administrar furosemida. Pacientes foram randomizados para a dose oral em uso administrada por via intravenosa ou uma dose 2,5 vezes maior. Além disso, foram randomizados para administrar essas doses de forma contínua ou intermitente (12 em 12 h). Ambas as administrações eram cegadas ("*double-dummy*"). A fase experimental foi de 72 h, mas nas 48 h as doses de furosemida ou placebo poderiam ser modificadas pelo clínico. No total, as doses em 72 h da infusão contínua foram de 480 mg e de 592 mg na infusão intermitente. No grupo

Quadro 42.3 ■ Esquemas de administração de fármacos utilizados em insuficiência cardíaca e reajustes em insuficiência renal.

Representantes	Dose diária (mg)	Intervalo de dose (h)	Ajuste em IR
Digitálicos			
Digoxina	0,125 a 0,25	24	a
Outros inotrópicos			
Dopamina	0,5 a 20 µg/kg/min	–	Nenhum
Dobutamina	2,5 a 10 µg/kg/min	–	Nenhum
Diuréticos			
Hidroclorotiazida	12,5 a 50	24	Evitar se DCE < 30
Clortalidona	12,5 a 50	24 a 48	Evitar se DCE < 30
Furosemida	40 a 80[b]	a	Nenhum
Espironolactona	25 a 50[c]	24	Diminuir dose
Nitratos			
Dinitrato de isossorbida oral	40 a 80	8	Nenhum
Dinitrato de isossorbida SL	5 a 15	B	Nenhum
Nitroglicerina IV	5 µg/min (com incrementos iguais, se necessário)	–	Nenhum
Inibidores da ECA			
Captopril	25 a 150[c]	8	50% da dose se DCE < 10
Enalapril	10 a 40[c]	12	50% da dose se DCE < 10
Ramipril	2,5 a 5[c]	24	50% da dose se DCE < 10
Lisinopril	2,5 a 5[c]	24	25% da dose se DCE < 10
Betabloqueadores			
Carvedilol	3,125 a 25[c,d]	12	Nenhum
Metoprolol (succinato)	12,5 a 200[c]	12 a 24	Nenhum
Metoprolol (tartarato)	50 a 200	12	Nenhum
Bisoprolol	1,25 a 10[c]	12	Nenhum
Nebivolol	1,25 a 10[c]	24	25 a 50% da dose
Esmolol[e]	1.000 µg/kg de ataque 50 a 200 µg/kg/min na manutenção	24 Dose única ou uso contínuo	Nenhum Nenhum
Inibidores dos receptores da angiotensina II			
Losartana	12,5 a 50[c]	24	Nenhum
Valsartana	40 a 160[c]	12	Nenhum se DCE > 10 mℓ/min
Candesartana	8 a 32[c]	24	Evitar se DCE < 30 mℓ/min
Outros vasodilatadores			
Hidralazina	50 a 200	12	Reduzir se DCE < 10 mℓ/min
Minoxidil	5 a 30	12 a 24	Nenhum
Nitroprusseto de sódio	0,5 a 1,0 µg/kg/min	Infusão IV contínua	Limitar o tempo de infusão

[a]Ver texto. [b]Uso em situações agudas, podendo ser repetido até de hora em hora na dependência de parâmetros hemodinâmicos e resposta clínica. [c]Doses testadas nos ensaios clínicos. [d]Iniciar com 3,125 mg, 2 vezes/dia, progredindo até 25 mg, 2 vezes/dia, de acordo com a resposta clínica até em 8 semanas. [e]Uso agudo, principalmente em arritmias. SL: sublingual; IV: intravenoso; IR: insuficiência renal; DCE: depuração de creatinina endógena.

de alta dose, as doses foram de 773 mg em 72 h *versus* 358 mg no grupo de baixa dose. Não houve diferença entre as formas de administração quanto a qualidade de vida (desfecho de eficácia primário) e aumento de creatinina (desfecho coprimário). As doses maiores foram limitrofemente superiores quanto à melhora da qualidade de vida ($P = 0,06$) e não diferiram das doses baixas quanto a aumento de creatinina. Entre múltiplos desfechos secundários, houve discreta superioridade de altas *versus* baixas doses no alívio de dispneia, aumento de diurese e diminuição de peso. Desfechos clínicos primordiais não diferiram entre os grupos comparados. Em conclusão, esse ensaio clínico demonstra que não é necessário infundir furosemida continuamente, e que não há vantagens maiores em usar altas doses para promover melhora sintomática. Por outro lado, afasta a possibilidade de que altas doses promovam aumento relevante de efeitos adversos ou aumentem a incidência de eventos primordiais.

Fármacos inotrópicos

Digoxina tem biodisponibilidade oral em torno de 75%. Em outros países existe solução de digoxina encapsulada para absorção entérica, propiciando biodisponibilidade de 100%. Em presença de função renal normal, sua meia-vida é de aproximadamente 36 h. Com intervalo de dose de 24 h, depura-se aproximadamente 1/3 da digoxina presente no organismo. Essa proporção explica a dose de manutenção usual (0,125 a 0,25 mg) que corresponde a 1/3 da dose de ataque média (0,75 mg). Esta só é necessária em situações de emergência, especialmente insuficiência ventricular esquerda aguda associada à fibrilação atrial com alta resposta ventricular. Na ausência de dose de ataque, ocorre equilíbrio entre o administrado e o excretado (platô) em torno do sexto dia (quarta meia-vida). Via intravenosa só se justifica em situações emergenciais e em pacientes com via oral indisponível. Nesse caso, doses podem ser discretamente menores do que as da via oral, devido à diferença de biodisponibilidade. Níveis plasmáticos terapêuticos de digoxina tradicionalmente se situam entre 0,5 e 2 nanogramas/mℓ, mas devem ser valorizados à luz de dados clínicos. Em alguns pacientes com níveis "terapêuticos", digoxina pode contribuir para gênese de arritmias, especialmente em presença de hipopotassemia. Outros pacientes apresentam níveis superiores a 2 nanogramas/mℓ sem qualquer manifestação de toxicidade. Determinação de níveis plasmáticos é especialmente útil em pacientes com déficit de função renal, pois digoxina é depurada em forma ativa pelo rim. Reanálise do DIG-trial[14] demonstrou que é importante manter níveis séricos inferiores a 1,2 nanograma/mℓ, porque valores mais altos se associam a aumento absoluto de mortalidade, em comparação a placebo. Já em pacientes com concentrações entre 0,5 e 0,8 nanogramas/mℓ, observou-se taxa de mortalidade menor (6,3%; IC95%: 2,1 a 10,5) em comparação aos do grupo placebo.

No Brasil, lanatosídeo C é o representante injetável comumente disponível. Para digitalização rápida, usam-se 0,8 a 1,6 mg, seguidos de manutenção oral com digoxina. Se o paciente não dispuser da via oral, manutenção pode ser feita com 0,2 a 0,4 mg de lanatosídeo C.

Vasodilatadores

Intervalo noturno de pelo menos 12 h entre doses impede tolerância de nitratos. Em pacientes gravemente descompensados, aumentam-se doses ou diminuem-se intervalos para contornar desenvolvimento de tolerância. Nitroglicerina injetável é opção útil em casos mais graves.

Doses iniciais de antagonistas do sistema renina-angiotensina devem ser baixas, pois induzem hipotensão. Intervalos usuais de captopril, enalapril e lisinopril são de 8, 12 e 24 h, respectivamente. Enalapril é profármaco, hidrolisada a enalaprilato, o fármaco ativo. Antagonistas dos receptores da angiotensina II são administrados em dose única diária.

Doses de dinitrato de isossorbida e hidralazina utilizadas em ensaios clínicos de mortalidade (160 e 300 mg, respectivamente), divididas em 4 tomadas, são mais altas do que as em geral recomendadas.

Betabloqueadores

Metoprolol testado no estudo MERIT-HF estava sob a forma de succinato de metoprolol de liberação prolongada e programada que permite administração única diária. Já tartarato de metoprolol é administrado a intervalos de 12 h. Recomenda-se iniciar com doses baixas e duplicá-las a cada 2 semanas, até atingir os valores preconizados em grandes ensaios clínicos, para evitar a deterioração da condição clínica em alguns pacientes.

▶ Seguimento

Efeitos desejados

Em primeiro lugar se observa melhora sintomática, que inicialmente costuma ser acentuada na maioria dos pacientes. Efeitos de alguns medicamentos podem ser individualizados. Digitálicos diminuem frequência cardíaca, especialmente se houver fibrilação atrial. Sua dosagem sérica propicia otimização de esquema de administração, sobretudo em pacientes com insuficiência renal. Aumento de volume urinário agudamente induzido por diuréticos é evidente em pacientes congestos. Com manutenção do tratamento, diurese tende a normalizar-se. Pulso venoso jugular, edema periférico, balanço hídrico e medida do peso corporal são indicadores objetivos dos efeitos desejados dos diuréticos, estimando pressão venosa central. Vasodilatadores também podem influenciar esses parâmetros. Sua utilidade funcional é maior nos pacientes que ainda têm pressões de enchimento ventricular elevadas.

Quando a pré-carga diminui, em função de intenso uso de diuréticos, vasodilatadores podem provocar hipotensão e comprometimento da função renal. No seguimento do efeito desejado de medicamentos intravenosos, também se utilizam os parâmetros previamente comentados.

Melhora da capacidade funcional em insuficiência cardíaca é lenta e progressiva, evidenciando-se em algumas semanas. Em certos pacientes, capacidade física pode ser objetivamente avaliada por meio de teste de caminhada de 6 min, teste de esforço em ergometria ou teste de função cardiopulmonar (ergoespirometria), sobretudo naqueles inseguros em retomar atividades físicas.

Dosagem de nível sérico de peptídio natriurético cerebral (BNP), aumentado em casos de descompensação, tem sido recomendada para facilitar diagnóstico diferencial de dispneia ou titulação terapêutica de pacientes com diagnóstico estabelecido de insuficiência cardíaca. Seu papel nesta última indicação ainda é controvertido.

Efeitos sobre mortalidade só puderam ser evidenciados em estudos de grande porte. A convicção gerada pelos resultados evidenciados sustenta manutenção de vasodilatadores e betabloqueadores, pilares do tratamento farmacológico da insuficiência cardíaca, mesmo na ausência de melhora funcional evidente. Entretanto, a maioria dos pacientes também apresenta benefícios sintomáticos com uso desses fármacos.

Efeitos adversos

Efeitos adversos de fármacos indicados para tratamento de insuficiência cardíaca estão listados no Quadro 42.4.

Digitálicos provocam efeitos adversos caracteristicamente dependentes de dose (tipo I). Podem induzir qualquer tipo de arritmia. Além das listadas no Quadro 42.5, raramente ocorrem *flutter* e fibrilação atrial. Ausência de reajuste de esquema de administração em presença de insuficiência renal causa intoxicação por digoxina. Alguns pacientes confundem-se com a prescrição, utilizando doses excessivas. Cardiopatia subjacente e hipopotassemia induzida por diurético contribuem para ocorrência de arritmias, especialmente taquiarritmias. Já indivíduos saudáveis que se intoxicam com digitálicos (tentativa de suicídio ou acidente) apresentam quase exclusivamente bradiarritmias. Muitas vezes é difícil discernir contribuição digitálica na ocorrência de arritmia, especialmente quando níveis plasmáticos estão moderadamente elevados. Mesmo em presença de altas concentrações de digitálicos, arritmia pode ser decorrente de cardiopatia.

Quadro 42.4 ■ Efeitos adversos de fármacos utilizados em insuficiência cardíaca.

Fármacos	Efeitos adversos
Digitálicos	*Cardíacos:* bradicardia sinusal, bloqueio atrioventricular, extrassistolia atrial, juncional ou ventricular, taquicardia atrial, juncional ou ventricular, fibrilação ventricular *Gastrointestinais:* anorexia, náuseas, vômitos, diarreia, desconforto abdominal *Neurológicos:* cefaleia, fadiga, tontura, neuralgia (especialmente do trigêmeo), desorientação, afasia, delírio *Visuais:* borramento, halos esbranquiçados nos objetos, cromatopsia (amarelo e verde, principalmente), diplopia, escotomas, neurite retrobulbar *Outros:* ginecomastia (raro)
Outros inotrópicos	
Dobutamina	Aumento de frequência cardíaca e pressão arterial, aumento da resposta ventricular em fibrilação atrial, arritmia ventricular
Diuréticos	
Tiazídicos	Letargia, náuseas, tontura, cefaleia, hipopotassemia, hiponatremia, alcalose, hiperuricemia (maior incidência de gota), intolerância aos glicídios, aumento transitório de colesterol e triglicerídeos; agravamento de insuficiência renal e hepática; hepatite colestática, pancreatite, púrpura, dermatite, vasculite
De alça	Hipopotassemia, hipovolemia (até com síncope), hiponatremia, alcalose, distúrbios gastrointestinais, ototoxicidade, frequentes efeitos metabólicos similares aos dos tiazídicos, distúrbios de crase sanguínea, exantema, parestesia, disfunção hepática
Poupadores de potássio	Hiperpotassemia, ginecomastia (com espironolactona), intolerância digestiva, cãibras, azotemia leve, anemia megaloblástica e nefrolitíase (trianteneno)
Inibidores da convertase	Hipotensão (especialmente na primeira dose e tratamento prévio com diuréticos), tosse, erupção cutânea, modificação do paladar, angioedema, proteinúria, neutropenia, exantema
Inibidores dos receptores da angiostensina	Tonturas, hipotensão, piora da função renal
Betabloqueadores	Broncoespasmo, piora inicial da insuficiência cardíaca, bradicardia, hipotensão
Outros vasodilatadores	
Hidralazina	Hipotensão postural, palpitações, cefaleia, exacerbação de angina, indução de lúpus eritematoso sistêmico
Nitratos	Cefaleia, hipotensão postural
Nitroprusseto de sódio	Em administração prolongada (mais de 48 h) ou com insuficiência renal, podem-se acumular cianeto e tiocianato, produzindo desorientação, delírio, psicose tóxica, contraturas musculares

Outros efeitos indesejáveis de digitálicos também dependem de concentrações tóxicas. Alguns se constituem em manifestações isoladas de intoxicação, como anorexia, desconforto abdominal, cefaleia, fadiga e neuralgia. Outros são muito raros e somente descritos em intoxicação maciça, como transtornos psiquiátricos e cromatopsia (visão amarelada principalmente). Efeitos adversos extracardíacos são tratados com retirada de digitálicos.

Ensaios clínicos permitiram avaliação precisa da incidência de efeitos adversos produzidos pelos principais fármacos. Em estudo controlado de pacientes com insuficiência cardíaca grave, somente diarreia foi mais frequente no grupo tratado com digoxina em comparação a placebo. No *DIG trial*[14] ocorreram 15% de óbitos atribuídos à arritmia em pacientes tratados com digoxina e 13% no grupo placebo durante 3 anos de seguimento (RR = 1,14; IC95%: 1,01 a 1,30). Hospitalizações por arritmias, entretanto, foram similares nos dois grupos.

Efeitos adversos usuais de diuréticos tiazídicos e de alça decorrem de mobilização de fluidos e eletrólitos (hipovolemia, hipopotassemia, hiponatremia), com sintomas daí decorrentes. Alcalose deve-se à aguda depleção de hidrogênio, causada por administração de diuréticos potentes em quadros de edema intenso ou por balanço negativo de cloreto em uso crônico, ou ainda, por expoliação de potássio. Sua repercussão clínica é pouco importante. Magnésio também tende a ser depletado, com consequência clínica ainda não esclarecida. Diuréticos mais potentes espoliam volume e eletrólitos mais frequentemente, mas tiazídicos também os depletam em uso crônico, especialmente potássio e sódio. Tiazídicos tendem a poupar cálcio por meio de aumento de reabsorção tubular. Diuréticos de alça aumentam calciúria. Esses efeitos são empregados terapeuticamente. Há discreto aumento de glicemia, que pode em alguns casos chegar a níveis diagnósticos de diabetes, mas sem se acompanhar das consequências dessa. É devido à hipopotassemia e pode ser prevenido com a associação de diuréticos poupadores de potássio, como amilorida.[53] Pacientes em uso de captopril ou congêneres podem prescindir da reposição de potássio e diuréticos específicos, pois aqueles poupam potássio. Intolerância digestiva, hiperpotassemia e ginecomastia são efeitos adversos de espironolactona.

Nitroprusseto de sódio pode determinar hipotensão. Conversão hepática de nitroprusseto a tiocianato acarreta risco de toxicidade, especialmente em insuficientes renais. Em pacientes com insuficiência cardíaca, intoxicação por tiocinato é pouco frequente.

Análise conjunta de estudos com betabloqueadores não mostra efeitos adversos significativamente maiores nos grupos que receberam o medicamento ativo, à exceção de bradicardia. Tradicionalmente, betabloqueadores se associam com risco de bloqueios atrioventriculares, bradicardia sinusal, hiper-reatividade brônquica e redução de limiar para claudicação intermitente. Betabloqueadores com efeito vasodilatador (carvedilol e nebivolol) se associam a maior risco de hipotensão.

No estudo CONSENSUS-I,[19] incidência total de efeitos adversos de enalapril foi semelhante à do placebo (14,2% *versus* 17,3%). Entretanto, mais pacientes suspenderam uso de enalapril por hipotensão. Alteração em função renal foi similar nos dois grupos. Hiperpotassemia foi mais frequente nos que receberam enalapril associado a diuréticos poupadores de potássio. No estudo RALES,[11] espironolactona causou ginecomastia em homens, e não ocorreu maior número de casos de hiperpotassemia, apesar da associação com inibidores da ECA. No estudo SOLVD houve excesso de 6% na queixa de tosse no grupo que usou enalapril.[39] No primeiro estudo do *Veterans*,[26] incidência de efeitos adversos (cefaleia, tontura, exantema e artralgia) durante seguimento médio de 2,3 anos foi de 19%, 11% e 4%, respectivamente nos tratados com hidralazina e isossorbida, prazosina e nos que receberam placebo. Três pacientes tratados com hidralazina e dois do grupo placebo apresentaram achados sugestivos de síndrome tipo lúpus eritematoso sistêmico.

Interações medicamentosas

Em insuficiência cardíaca, há interação positiva de vários fármacos, necessitando-se monitorar efeitos adversos surgidos pela simultaneidade de seu uso.

O Quadro 42.5 mostra interações de relevância clínica.

Quadro 42.5 ■ Interações medicamentosas com fármacos usados em insuficiência cardíaca.

Fármacos	Outros fármacos	Efeitos
Digitálicos	Tiazídicos e diuréticos de alça	Predispõem à intoxicação digitálica por hipopotassemia; é recomendada suplementação do potássio ou associação de diuréticos poupadores
	Espironolactona	Aumenta meia-vida de digitoxina
	Antagonistas do cálcio	Aumentam níveis plasmáticos de digoxina, especialmente verapamil; os níveis ficam elevados após a retirada de diltiazem, devendo ser monitorados até 2 semanas após
	Amiodarona	Aumenta níveis plasmáticos de digoxina, sobretudo em crianças; as doses de manutenção do digital devem ser reduzidas à metade
	Cimetidina	Inibe metabolismo de digitoxina, aumentando cardiotoxicidade
	Antiácidos	Afetam absorção de digoxina; se necessários, devem ser administrados longe dos horários de digoxina
	Propranolol	Induz bradicardia acentuada
	Anfotericina B	Induz hipopotassemia e facilita desenvolvimento de intoxicação digitálica
	Simpaticomiméticos	Aumentam possibilidade de arritmias
Outros inotrópicos		
Dopamina	Antidepressivos e inibidores da MAO	Exigem não uso ou redução de dosagem de dopamina
Diuréticos		
De alça	Salicilatos	Altas doses de furosemida inibem competitivamente a excreção de salicilatos, favorecendo salicilismo e zumbidos
Poupadores de potássio	IECA e BRA	Hiperpotassemia
Nitratos	Sildenafila	Potencializa a hipotensão
Betabloqueadores	Inibidores da recaptação de serotonina	Fluoxetina e paroxetina aumentam concentrações de betabloqueadores
Inibidores da convertase	Barbitúricos	Diminuem concentrações de betabloqueadores
	Diuréticos poupadores e suplementos de potássio	Hiperpotassemia
	Tiazídicos e diuréticos de alça (altas doses)	Potencializam a hipotensão
	AINE	Antagonizam o efeito anti-hipertensivo a curto prazo
	Hidralazina, procainamida	Predispõem à neutropenia
	Ácido acetilsalicílico	Diminui efeitos hemodinâmicos dos IECA

AINE: anti-inflamatórios não esteroides; BRA: bloqueadores dos receptores de angiotensina II; IECA: inibidores da enzima conversora da angiotensina; MAD: monoamina oxidase.

Referências bibliográficas

1. Ministério da Saúde. Datasus Brasil [Internet]. Brasília (DF); 2015: Morbidade hospitalar Disponível em: http://tabnet.datasus.gov.br/cgi/tabcgi.exe?sih/cnv/niuf.def Acesso em 02 de novembro 2015.
2. Gus M, Fuchs FD. Eplerenone in mild heart failure. *N Engl J Med*. 2011; 364(14):1370-1371.
3. SHEP Cooperative Research Group. Prevention of stroke by antihypertensive drug treatment in older persons with isolated systolic hypertension. *JAMA*. 1991; 265: 3255-3264.
4. Beckett NS, Peters R, Fletcher AE, Staessen JA, Liu L, Dumitrascu D et al.; HYVET Study Group. Treatment of hypertension in patients 80 years of age or older. *N Engl J Med*. 2008; 358:1887-1898.
5. SPRINT Research Group. A randomized trial of intensive *versus* standard blood-pressure control. *N Engl J Med*. 2015; 373(22):2103-2116.
6. Yancy CW, Jessup M, Bozkurt B, Butler J, Casey DE Jr, Drazner MH et al. 2013 ACCF/AHA guideline for the management of heart failure: a report of the American College of Cardiology Foundation/American Heart Association Task Force on Practice Guidelines. *Circulation*. 2013; 128:e240-e327.
7. McMurray JJ, Adamopoulos S, Anker SD, Auricchio A, Böhm M, Dickstein K et al.; ESC Committee for Practice Guidelines. ESC Guidelines for the diagnosis and treatment of acute and chronic heart failure 2012. Developed in collaboration with the Heart Failure Association (HFA) of the ESC. *Eur Heart J*. 2012; 33 (14):1787-1847.
8. Aliti GB, Rabelo ER, Clausell N, Rohde LE, Biolo A, Beck-da-Silva L. Aggressive fluid and sodium restriction in acute decompensated heart failure: a randomized clinical trial. *JAMA Intern Med* 2013; 173:1058-1064.
9. Philipson H, Ekman I, Forslund HB, Swedberg K, Schaufelberger M. Salt and fluid restriction is effective in patients with chronic heart failure. *Eur J Heart Fail*. 2013; 15:1304-1310.
10. Paterna S, Parrinello G, Cannizzaro S, Fasullo S, Torres D, Sarullo FM et al. Medium term effects of different dosage of diuretic, sodium, and fluid administration on neurohormonal and clinical outcome in patients with recently compensated heart failure. *Am J Cardiol*. 2009; 103: 93-102.
11. Pitt B, Zannad F, Remme WJ, Cody R, Castaigne A, Perez A et al. The effect of spironolactone on morbidity and mortality in patients with severe heart failure. Randomized Aldactone Evaluation Study Investigators. *N Engl J Med*. 1999; 341: 709-717.
12. Zannad F, McMurray JJ, Krum H, van Veldhuisen DJ, Swedberg K, Shi H et al. Eplerenone in patients with systolic heart failure and mild symptoms. *N Engl J Med*. 2011; 364:11-21.
13. Pitt B, Pfeffer MA, Assmann SF, Boineau R, Anand IS, Claggett B et al. Spironolactone for heart failure with preserved ejection fraction. *N Engl J Med*. 2014; 370:1383-1392.
14. The Digitalis Investigation Group. The effect of digoxin on mortality and morbidity in patients with heart failure. *N Engl J Med*. 1997; 336: 525-533.
15. Rathore SS, Curtis JP, Wang Y, Bristow MR, Krumholz HM. Association of serum digoxin concentration and outcomes in patients with heart failure. *JAMA*. 2003; 289: 871-878.
16. Mebazaa A, Nieminen MS, Packer M, Cohen-Solal A, Kleber FX, Pocock SJ et al.; Survive Investigators. Levosimendan vs dobutamine for patients with acute descompensated heart failure. The SURVIVE randomized trial. *JAMA*. 2007; 297: 1883-1891.
17. Bocchi EA, Vilas-Boas F, Moreira MC, Barretto AC, Lage S, Albuquerque D et al. Levosimendan in decompensated heart failure patients: efficacy in a Brazilian cohort. Results of the BELIEF Study. *Arq Bras Cardiol*. 2008; 90: 201-210.
18. Beck-da-Silva L, Fuchs FD. BELIEF: believe it or not. *Arq Bras Cardiol*. 2008; 91:119-121.
19. The CONSENSUS Trial Study Group. Effects of enalapril on mortality in severe congestive heart failure. *N Eng J Med*. 1987; 316: 1429-1435.
20. Pitt B, Poole-Wilson PA, Segal R, Martinez FA, Dickstein K, Camm AJ et al. Effect of losartan compared with captopril on mortality in patients with symptomatic heart failure: randomised trial. The Losartan Heart Failure Survival Study ELITE II. *Lancet*. 2000; 355: 1582-1587.
21. Cohn JN, Tognoni G. A randomized trial of the angiotensin-receptor blocker valsartan in chronic heart failure. *N Engl J Med*. 2001; 345: 1667-1675.
22. McMurray JJ, Ostergren J, Swedberg K, Granger CB, Held P, Michelson EL et al.; CHARM Investigators and Committees. Effects of candesartan in patients with chronic heart failure and reduced left-ventricular systolic function taking angiotensin-converting-enzyme inhibitors: the CHARM-Added trial. *Lancet*. 2003; 362: 767-771.
23. Granger CB, McMurray JJ, Yusuf S, Held P, Michelson EL, Olofsson B et al.; CHARM Investigators and Committees. Effects of candesartan in patients with chronic heart failure and reduced left-ventricular systolic function intolerant to angiotensin-converting-enzyme inhibitors: the CHARM-Alternative trial. *Lancet*. 2003; 362: 772-776.
24. Yusuf S, Pfeffer MA, Swedberg K, Granger CB, Held P, McMurray JJ et al.; CHARM Investigators and Committees. Effects of candesartan in patients with chronic heart failure and preserved left-ventricular ejection fraction: the CHARM-Preserved Trial. *Lancet*. 2003; 362: 777-781.
25. Massie BM, Carson PE, McMurray JJ, Komajda M, McKelvie R, Zile MR et al.; I-PRESERVE Investigators. Irbesartan in patients with heart failure and preserved ejection fraction. *N Engl J Med*. 2008; 359: 2456-2467.
26. Cohn JN, Archibald DG, Ziesche S, Franciosa JA, Harston WE, Tristani FE et al. Effect of vasodilatador therapy on mortality in chronic congestive heart failure. Results of a Veterans Administration Cooperative Study. *N Eng J Med*. 1986; 314: 1447-1452.
27. Cohn JN, Johnson G, Ziesche S, Cobb F, Francis G, Tristani F et al. A comparison of enalapril with hydralazine-isosorbide dinitrate in the treatment of chronic congestive heart failure. *N Eng J Med*. 1991; 325: 303-310.
28. Taylor AL, Ziesche S, Yancy C, Carson P, D'Agostino R Jr, Ferdinand K et al.; African-American Heart Failure Trial Investigators. Combination of isosorbide dinitrate and hydralazine in blacks with heart failure. *N Engl J Med*. 2004; 351: 2049-2057.
29. MERIT-HF Study Group. Effect of metoprolol CR/XL in chronic heart failure. Metoprolol CR/XL Randomised Intervention Trial in Congestive Heart Failure (MERIT-HF). *Lancet*. 1999; 353: 2001-2007.
30. Poole-Wilson PA, Swedberg K, Cleland JG, Di Lenarda A, Hanrath P, Komajda M et al. Comparison of carvedilol and metoprolol on clinical outcomes in patients with chronic heart failure in the Carvedilol Or Metoprolol European Trial (COMET): randomised controlled trial. *Lancet*. 2003; 362: 7-13.
31. Flather MD, Shibata MC, Coats AJ, Van Veldhuisen DJ, Parkhomenko A, Borbola J et al.; SENIORS Investigators. Randomized trial to determine the effect of nebivolol on mortality and cardiovascular hospital admission in elderly patients with heart failure (SENIORS). *Eur Heart J*. 2005; 26: 215-225.
32. O'Connor CM, Starling RC, Hernandez AF, Armstrong PW, Dickstein K, Hasselblad V et al. Effect of nesiritide in patients with acute decompensated heart failure. *N Engl J Med*. 2011; 365:32-43.
33. Konstam MA, Gheorghiade M, Burnett JC Jr, Grinfeld L, Maggioni AP, Swedberg K et al.; Efficacy of Vasopressin Antagonism in Heart Failure Outcome Study With Tolvaptan (EVEREST) Investigators. Effects of oral tolvaptan in patients hospitalized for worsening heart failure. *JAMA*. 2007; 297: 1319-1331.
34. GISSI-HF investigators. Effect of n-3 polyunsaturated fatty acids in patients with chronic heart failure (the GISSI-HF trial): a randomised, double-blind, placebo-controlled trial. *Lancet*. 2008; 372: 1223-1230.
35. Fox K, Ford I, Steg PG, Tendera M, Ferrari R; BEAUTIFUL Investigators. Ivabradine for patients with stable coronary artery disease and left ventricular systolic dysfunction (BEAUTIFUL): a randomized, double-blind, placebo controlled trial. *Lancet*. 2008; 372: 807-816.
36. Swedberg K, Komajda M, Bohm M, Borer JS, Ford I, Dubost-Brama A et al. Ivabradine and outcomes in chronic heart failure (SHIFT): a randomised placebo-controlled study. *Lancet*. 2010; 376: 875-885.
37. Fox K, Ford I, Steg PG, Jean-Claude Tardif JC, Tendera M, Ferrari R, for the SIGNIFY Investigators. Ivabradine in stable coronary artery disease without clinical heart failure. *N Engl J Med*. 2014; 371: 1091-1099.
38. McMurray JJV, Packer M, Desai AS, Desai AS, Gong J, Lefkowitz MP et al. Angiotensin–neprilysin inhibition versus enalapril in heart failure. *N Engl J Med*. 2014; 371: 993-1004.
39. The SOLVD Investigators. Effect of enalapril on survival in patients with reduced left ventricular ejection fractions and congestive heart failure. *N Engl J Med*. 1991;325: 293-302.
40. Bart BA, Goldsmith SR, Lee KL, Givertz MM, O'Connor CM, Bull DA et al. Ultrafiltration in decompensated heart failure with cardiorenal syndrome. *N Engl J Med* 2012; 367: 2296-2304.
41. Bardy GH, Lee KL, Mark DB, Poole JE, Packer DL, Boineau R et al. Amiodarone or an implantable cardioverter-defibrillator for congestive heart failure. *N Engl J Med*. 2005; 352: 225-237.
42. Stavrakis S, Lazzara R, Thadani U. The benefit of cardiac resynchronization therapy and QRS duration: a meta-analysis. *J Cardiovasc Electrophysiol*. 2012; 23:163-168.
43. Sipahi I, Carrigan TP, Rowland DY, Stambler BS, Fang JC. Impact of QRS duration on clinical event reduction with cardiac resynchronization therapy: meta-analysis of randomized controlled trials. *Arch Intern Med*. 2011; 171:1454-1462.

44. Sipahi I, Chou JC, Hyden M, Rowland DY, Simon DI, Fang JC. Effect of QRS morphology on clinical event reduction with cardiac resynchronization therapy: meta-analysis of randomized controlled trials. *Am Heart J.* 2012; 163: 260-267.
45. Santangeli P, Di Biase L, Pelargonio G et al. Cardiac resynchronization therapy in patients with mild heart failure: a systematic review and metaanalysis. *J Interv Card Electrophysiol.* 2011; 32: 125-135.
46. Bradley TD, Logan AG, Kimoff RJ et al. Continuous positive airway pressure for central sleep apnea and heart failure. *N Engl J Med.* 2005; 353:2025–2033.
47. Feldman T, Kar S, Elmariah S, Smart SC, Trento A, Siegel RJ et al. Randomized comparison of percutaneous repair and surgery for mitral regurgitation: 5-year results of EVEREST II. *J Am Coll Cardiol.* 2015; 66(25): 2844-2854.
48. Vital FM, Ladeira MT, Atallah AN. Non-invasive positive pressure ventilation (CPAP or bilevel NPPV) for cardiogenic pulmonary oedema. *Cochrane Database Syst Rev.* 2013 May 31; 5: CD005351.
49. Gray AJ, Goodacre S, Newby DE, Masson MA, Sampson F, Dixon S et al.; 3CPO Study Investigators. A multicentre randomised controlled trial of the use of continuous positive airway pressure and non-invasive positive pressure ventilation in the early treatment of patients presenting to the emergency department with severe acute cardiogenic pulmonary oedema: the 3CPO trial. *Health Technol Assess.* 2009; 13:1-106.
50. Hasselblad V, Stough WG, Shah MR, Lokhnygina Y, O'Connor CM, Califf RM et al. Relation between dose of loop diuretics and outcomes in a heart failure population: results of the ESCAPE trial. *Eur J Heart Fail.* 2007; 9:1064-1069.
51. Salvador DRK, Rey NR, Ramos GC, Punzalan FER. Continuous infusion *versus* bolus injection of loop diuretics in congestive heart failure. *Cochrane Syst Rev.* 2009; (3): CD003178.
52. Felker GM, Lee KL, Bull DA, Redfield MM, Stevenson LW, Goldsmith SR et al. Diuretic strategies in patients with acute decompensated heart failure. *N Engl J Med.* 2011; 364: 797-805.
53. Brown MJ, Williams B, Morant SV, Webb DJ, Caulfield MJ, Cruickshank JK et al. Effect of amiloride, or amiloride plus hydrochlorothiazide, versus hydrochlorothiazide on glucose tolerance and blood pressure (PATHWAY-3): a parallel-group, double-blind randomised phase 4 trial. *Lancet Diabetes Endocrinol.* 2015; 4 (2):136-147.

CAPÍTULO 43
Arritmias Cardíacas

Flávio Danni Fuchs

Introdução

Arritmias cardíacas não são, obrigatoriamente, doenças. Vários ritmos cardíacos irregulares são fisiológicos, como arritmias sinusais em crianças e adultos jovens, arritmia respiratória, correspondente à variação da frequência cardíaca durante a ventilação, bradicardias não associadas a sintomas ou mau prognóstico e até extrassístoles atriais e ventriculares, por vezes muito frequentes, em indivíduos sem cardiopatia estrutural. Como tal, essas arritmias não requerem tratamento.

Este capítulo aborda exclusivamente aquelas arritmias associadas a sintomas ou que consistem risco para eventos mórbidos e fatais. Em sua maioria, decorrem principalmente de cardiopatias estruturais (isquêmica, hipertensiva, valvar) e miocardiopatias, mas, em pequena proporção, são anormalidades arritmogênicas primárias. Classificam-se em taquiarritmias e bradiarritmias, apresentadas no Quadro 43.1.

Não há estudos populacionais sobre a frequência dessas alterações de ritmo, mas se depreende sua importância a partir das consequências. Por exemplo, fibrilação atrial é fator de risco maior para acidentes vasculares cerebrais. Em estudo de casos e controles realizado em Passo Fundo, RS, fibrilação atrial emergiu como o maior fator de risco para AVC (odds ratio [OR] = 27,3; intervalo de confiança [IC] 95%: 7,5 a 99,9), explicando aproximadamente 14% do risco para sua ocorrência.[1] Arritmias ventriculares são causa subjacente de morte súbita, forma de apresentação fatal de cardiopatias em 25% dos casos.[2]

Eletrofisiologia e mecanismos de geração de arritmias

O entendimento da eletrofisiologia cardíaca e de suas anormalidades é provocante objetivo de pesquisa, mas tem atualmente menor importância para sustentar a escolha de abordagens terapêuticas. Em edições anteriores deste livro, pode-se encontrar detalhamento de eletrofisiologia e mecanismos arritmogênicos. Tal abordagem se justificava para entender mecanismo de ação, fundamentar classificação e indicar fármacos antiarrítmicos. A ineficácia desses medicamentos, particularmente nas arritmias de maior risco (fibrilação atrial e arritmias ventriculares), tornou desnecessário aprofundar aquele conhecimento.

Taquicardias podem decorrer de anormalidade em formação do impulso, condução do impulso ou sua combinação. No primeiro caso, há despolarização espontânea de células cardíacas, geralmente associada à estimulação prévia. A anormalidade celular impede que a célula despolarizada estabilize seu potencial de repouso, podendo ocorrer pós-potencial gerador de estímulo ectópico. Esse mecanismo está presente em algumas condições de sofrimento celular, podendo desencadear arritmias ventriculares graves, como *torsade de pointes*, inclusive induzidas pelos próprios antiarrítmicos.

A anormalidade de condução que leva a taquiarritmias é a reentrada. Em condições fisiológicas, a velocidade de condução do estímulo é a mesma nos diferentes sítios do coração. Isso determina a ativação em um só sentido, pois as células, lateral e retrogradamente, estão no período refratário. Sob determinadas condições, como isquemia, necrose ou cicatrizes miocárdicas, o estímulo pode ser conduzido mais rapidamente por zonas sadias ou menos "doentes" e ativar novamente o sítio de origem (reentrar), por meio de células que não foram despolarizadas no território em que o estímulo se atrasou. Para que se forme uma reentrada, é necessário haver bloqueio unidirecional, condução lenta em via acessória e retorno do impulso pela via normal, após ter sido retomada sua excitabilidade.

Reentrada isolada pode gerar extrassístoles. A exacerbação desse fenômeno pode explicar a ocorrência de taquicardias supraventriculares, *flutter* e fibrilação. A maioria das crises de taquicardia supraventricular paroxística ocorre por reentrada no nó atrioventricular

Quadro 43.1 ■ Classificação das principais arritmias cardíacas.

Arritmias supraventriculares
Extrassístoles supraventriculares
Taquicardia supraventricular paroxística
Taquicardia atrial multifocal
Flutter atrial
Fibrilação atrial
Bradicardia/pausas sinusais
Distúrbios de condução: bloqueios atrioventriculares
Arritmias ventriculares
Extrassístoles ventriculares
Taquicardia ventricular
Flutter ventricular
Fibrilação ventricular

(AV), por meio de vias de condução lenta e rápida nesta região. Em síndromes de pré-excitação ventricular (Wolff-Parkinson-White) ou em presença de feixe anômalo de condução retrógrada única, há um ou mais feixes de condução do estímulo dos átrios aos ventrículos ou vice-versa, propiciando a ativação antes da chegada do potencial por vias normais. A anormalidade anatômica predispõe ao estabelecimento de movimento circular, regular e de alta frequência, através de nó AV e fibras anômalas, o qual assume o comando do coração. O início é geralmente paroxístico. Portadores de síndromes de pré-excitação são mais suscetíveis a apresentar taquicardia supraventricular paroxística, *flutter* e fibrilação atrial.

Bradiarritmias, como parada sinusal e bloqueios atrioventriculares, em geral decorrem de alterações anatômicas de sistemas de ativação e condução. Na "doença do nó sinusal", bradicardia é preponderante, mas pode haver taquiarritmia. Degenerações idiopáticas de nó AV, descritas por Lev e Lenègre, betabloqueadores e intoxicação digitálica também causam bradiarritmias.

Mecanismo de ação e classificação de antiarrítmicos

Antiarrítmicos tinham difundido emprego clínico no passado, imaginando-se que seu efeito em arritmias resultaria na prevenção de suas consequências. Tal não ocorreu quando se investigou a eficácia de antiarrítmicos em prevenir eventos primordiais nas duas arritmias associadas com maior morbidade: fibrilação atrial e arritmias ventriculares. A razão subjacente para a ineficácia e, até, para o aumento da incidência de eventos com a maioria deles, é o efeito pró-arrítmico, ou seja, a causação de arritmias por medicamentos que pretendiam aboli-las. Antiarrítmicos controlam a maior parte das arritmias, mas as induzem em pequena proporção. O problema é que as arritmias induzidas são mais graves, resultando em maior incidência de desfechos primordiais.

Houve intensa reversão de expectativas, tornando desnecessário aprofundar o estudo de seus mecanismos de ação para fins clínicos. Apesar de muitos ainda estarem no mercado, há poucas justificativas para emprego da maioria deles. Sua classificação, proposta por Vaughan-Williams com base em mecanismo de ação e imaginada como preditiva de eficácia clínica, perdeu importância, sendo proposto seu abandono. No entanto, longa tradição de emprego da mesma, associando fármacos a classes terapêuticas, ainda justifica seu uso (Quadro 43.2). Outro exemplo de sua utilidade é o fato de os representantes da classe I serem os mais comumente associados a efeito pró-arrítmico.

Quadro 43.2 ■ Classificação dos fármacos antiarrítmicos.

I. Bloqueadores dos canais de sódio	A. Quinidina, procainamida, disopiramida B. Lidocaína, mexiletina, fenitoína C. Flecainida, encainida, propafenona
II. Betabloqueadores	Propranolol e demais betabloqueadores
III. Inibidores da repolarização	Amiodarona, dronedarona, sotalol
IV. Bloqueadores dos canais de cálcio	Verapamil, diltiazem
Outros antiarrítmicos	Adenosina, glicosídeos cardíacos

Opções terapêuticas para arritmias

O manejo das arritmias deve iniciar com tratamento das causas e eliminação dos fatores precipitantes. Por exemplo, pode-se suspender administração ou corrigir doses de fármacos arritmogênicos (digitálicos, teofilina, eritromicina, pentamidina, tioridazina e antidepressivos tricíclicos), corrigir hipo e hiperpotassemia, tratar hipertireoidismo, compensar insuficiência cardíaca e *cor pulmonale* e melhorar perfusão miocárdica em cardiopatia isquêmica. Quando esses procedimentos não forem exequíveis ou eficazes, controlam-se as arritmias com métodos farmacológicos, físicos e cirúrgicos. Os últimos objetivam corrigir algumas causas de arritmias, como isquemia e aneurismas ventriculares. As cirurgias "primariamente" antiarrítmicas (cirurgia do labirinto para fibrilação atrial e interrupção dos feixes anômalos de condução atrioventricular em pacientes com taquiarritmias recorrentes e não controladas por outros métodos) são raramente utilizadas.

Em algumas situações, a eficácia é exclusiva dos métodos físicos, como marca-passos nos bloqueios AV com insuficiente frequência ventricular e cardioversão elétrica na fibrilação ventricular. Cardioversão é também utilizada em outras situações, sendo a primeira opção quando há instabilidade hemodinâmica. Cardioversor-desfibrilador implantável (CDI) é indicado para pacientes com risco à vida relacionado a taquiarritmias ventriculares. Ablação percutânea por cateter, habitualmente utilizando radiofrequência como forma de energia, é método curativo. Por sua alta taxa de sucesso e baixo risco, tornou-se a primeira escolha para várias taquiarritmias de repetição, particularmente aquelas com reentrada nodal. O método está em franco desenvolvimento e aplicação em fibrilação atrial e arritmias ventriculares, mas ainda persistem questionamentos quanto à sua eficácia em prevenir eventos primordiais.

Fármacos antiarrítmicos permanecem indicados em algumas condições específicas. Amiodarona destaca-se como agente desprovido de efeito pró-arrítmico relevante, tendo papel coadjuvante em controle agudo de fibrilação atrial e arritmias ventriculares. Betabloqueadores adrenérgicos só induzem bradiarritmias como efeito pró-arrítmico, condição previsível e geralmente sem maiores repercussões. Têm uso clínico para controlar arritmias atriais sintomáticas e bloquear a resposta ventricular em fibrilação atrial. Antagonistas do cálcio e adenosina são usados em tratamento de crises e prevenção de arritmias por reentrada nodal.

▶ Seleção

Em algumas arritmias, ensaios clínicos randomizados estabelecem com razoável precisão a eficácia de intervenções medicamentosas ou físicas para a prevenção de desfechos primordiais. Dada a existência de efeito pró-arrítmico, a erradicação de arritmias só é aceitável como desfecho para alívio de sintomas em arritmias benignas. A caracterização de mecanismos de arritmias por estudos eletrofisiológicos abre amplo leque de arritmias, por vezes clinicamente similares. A seguir aborda-se o tratamento das arritmias mais frequentes, visto que o manejo orientado por dados eletrofisiológicos fica restrito a especialistas da área.

Taquiarritmias

▶ **Taquicardia sinusal.** O manejo de taquicardia sinusal consiste no controle de suas causas básicas. Entre elas se incluem hipertireoidismo, anemia, insuficiência cardíaca, feocromocitoma e ansiedade. Na ausência dessas e de cardiopatias estruturais, taquicardia sinusal sustentada é reconhecida como taquicardia sinusal inapropriada. Tratamento é indicado quando há sintomas, sendo primariamente feito com betabloqueadores. Verapamil, diltiazem e ivabradina são alternativas. Não há ensaios clínicos que avaliem a eficácia dessas intervenções, mas a resposta tende a ser pobre. Ablação por radiofrequência perinodal demonstrou-se pouco eficaz em diversas séries de casos, acompanhando-se de muitos efeitos adversos.[3] Taquicardia postural é outra condição clínica, decorrente de alterações autonômicas, sendo de difícil manejo. Manutenção de volemia adequada é o tratamento indicado. Fludrocortisona (mineralocorticoide) tem sido também indicada, assim como betabloqueadores e outros antiarrítmicos. Não há, novamente, estudos comparativos entre as opções. Por fim, há taquicardias sinusais paroxísticas, decorrentes de reentrada pelo nó sinusal. Betabloqueadores, antagonistas do cálcio e ablação por radiofrequência nos casos resistentes são os tratamentos indicados.

▶ **Extrassístoles supraventriculares.** Em geral são arritmias benignas, que ocorrem na ausência de cardiopatia estrutural e só requerem tratamento quando sintomáticas. Betabloqueadores são os fármacos de escolha. Quando intermitentes, podem ser manejadas com uso de betabloqueador no momento da ocorrência (*pocket pill*). As decorrentes de cardiopatia estrutural beneficiam-se com tratamento da cardiopatia, indicando-se antiarrítmico (betabloqueador) quando sintomáticas.

▶ **Taquicardia atrial.** Pode ser unifocal ou multifocal. A primeira é infrequente e não requer tratamento se pouco sintomática e não devida a cardiopatia estrutural. A reversão de manifestações paroxísticas sintomáticas, especialmente em pacientes com cardiopatia anatômica, pode ser feita com adenosina, verapamil, amiodarona e, eventualmente, cardioversão em casos refratários. Para prevenção em casos recorrentes e sintomáticos, atualmente se prefere ablação. Betabloqueadores, antagonistas do cálcio, amiodarona e sotalol são considerados.

Frequentemente, taquicardia atrial multifocal acomete pacientes com doença pulmonar obstrutiva crônica (DPOC) grave e *cor pulmonale*, sendo secundária à dilatação atrial direita. O manejo deve ser dirigido à melhora da condição respiratória, pois a resposta a antiarrítmicos é pobre. Metoprolol e verapamil injetáveis são considerados em casos agudos e também para a manutenção. Ablação é ineficaz.

▶ **Taquicardia supraventricular paroxística.** Trata-se de arritmia relativamente comum, que predominantemente acomete indivíduos sem cardiopatia estrutural. Instala-se abruptamente, sendo percebida pelo paciente. Em casos sem cardiopatia, poucas vezes se associa a pré-síncope ou instabilidade hemodinâmica. Decorre, como visto, de reentrada nodal e por feixes anômalos atrioventriculares.

■ Tratamento de crises

A abordagem inicial visa promover liberação de acetilcolina endógena no nó atrioventricular, por meio de manobras vagais. Quando há crises recorrentes, o próprio paciente pode fazer a manobra de Valsalva, correspondente a esforço expiratório com glote fechada (similar ao esforço de evacuação). Massagem de seio carotídeo é a primeira medida médica, sendo necessário domínio de técnica e exame prévio da carótida, especialmente em pacientes idosos, para excluir sopros. Imersão do rosto em água fria é outra medida. Massagem do globo ocular caiu em desuso.

Não havendo resposta às manobras vagais, requer-se tratamento medicamentoso. Nos anos 1970, a introdução de verapamil, antagonista de cálcio não di-hidropiridínico, modificou radicalmente o manejo das crises, dada sua alta taxa de sucesso, sem apresentar praticamente efeitos adversos.

Mais recentemente demonstrou-se eficácia provavelmente similar de adenosina, que assumiu a preferência por sua curta ação e por efeitos hemodinâmicos e pró-arrítmicos indesejáveis de verapamil. Não há, entretanto, estudos comparativos entre eles. Pacientes tratados com adenosina podem apresentar recorrência da arritmia durante o atendimento, situação em que também se indica verapamil. Ressalte-se a contraindicação para emprego de adenosina em pacientes com asma. Diltiazem, com atividade farmacológica similar a verapamil, é indicado como alternativa. Amiodarona e sotalol são outras opções indicadas por diretrizes, sem haver estudos comparativos de qualidade.

Cardioversão elétrica está indicada em pacientes que apresentam instabilidade hemodinâmica. Em geral há QRS alargado por concomitante bloqueio de ramo ventricular, podendo criar dificuldade de diagnóstico diferencial com taquicardia ventricular. Mais comumente, essa condição acomete pacientes com cardiopatia estrutural. Cardioversão elétrica também está indicada em pacientes estáveis que não responderam aos medicamentos.

■ Prevenção de crises

A prevenção de crises está indicada em pacientes com episódios frequentes e mal tolerados. Betabloqueadores, verapamil e diltiazem mostram baixa eficácia para essa indicação. Propafenona e digoxina são apontados como alternativas. Nesse contexto, estudos comparativos são infrequentes, antigos e de baixa qualidade. Os melhores foram feitos com flecainida, antiarrítmico que caiu em desuso pelo seu efeito pró-arrítmico. Ablação de feixes anômalos por radiofrequência assumiu primazia absoluta para a prevenção de crises, particularmente na presença de síndrome de Wolff-Parkinson-White.[3]

Suas taxas de sucesso aproximam-se de 100% nos casos menos complexos, com vias anômalas claramente identificadas e acessíveis.[4] A recorrência se dá em 5 a 10% dos casos e pode ser contornada por novo procedimento. Efeitos adversos graves são raros, incluindo necessidade de marca-passo definitivo (0,3 a 0,7%), derrame pericárdico, eventualmente com tamponamento (menos de 0,5%) e mortalidade (não superior a 0,1%).

Taquicardia juncional

É arritmia incomum em adultos, confundindo-se por vezes com taquicardias supraventriculares paroxísticas. O diagnóstico é firmado pelo reconhecimento de dissociação atrioventricular. Betabloqueadores, verapamil, diltiazem e propafenona são indicados para o tratamento.

Fibrilação atrial

Trata-se de arritmia com grande potencial de morbidade. Decorre de cardiopatias estruturais, especialmente aquelas que levam à dilatação atrial, ou de anormalidades eletrofisiológicas primárias, incluindo síndromes de pré-excitação ventricular por feixes anômalos.

O tratamento da fibrilação atrial visa reduzir sintomas e prevenir embolia sistêmica (particularmente em território cerebral, por frequência e gravidade) e deterioração da doença cardíaca subjacente, como insuficiência cardíaca. Trombose no átrio esquerdo – mais especificamente no apêndice atrial, de onde se originam os êmbolos sistêmicos – é a consequência de maior morbidade dessa arritmia. Abordagem consensual de fibrilação atrial recomenda tratamento da doença de base e uso de antitrombóticos. A terapia com antitrombóticos está detalhadamente discutida no Capítulo 44, Doença Tromboembólica. A grande questão é se o tratamento da arritmia propriamente dita deve contemplar o objetivo de revertê-la (controle de ritmo) ou somente controlar a resposta ventricular em geral elevada que a acompanha (controle de frequência). A hipótese de que o controle de ritmo seja superior, por reverter a anormalidade associada com a formação de trombos, ainda não foi demonstrada, como se discute a seguir.

Fibrilação atrial é classificada em paroxística (em crises de até 7 dias, que cessam espontaneamente ou com tratamento), persistente (sustentada por mais de 7 dias), de longa duração (mais de 1 ano) e permanente.

Em cerca de 60% dos pacientes, fibrilação paroxística reverte espontaneamente em até 24 h. Em presença de sintomas, recomenda-se diminuir resposta ventricular com betabloqueador ou verapamil (digitálicos são alternativas). Pode-se antecipar a reversão com alguns antiarrítmicos eficazes nesse contexto. Entre os disponíveis no Brasil, destacam-se amiodarona e propafenona, testados em ensaios clínicos antigos e referendados por diretriz atual.[5] Deve-se ter segurança de que o episódio tenha menos de 48 h de duração, pelo risco de já haver trombose atrial e desencadear-se embolia sistêmica. Com mais de 48 h, é necessário fazer anticoagulação por 2 semanas ou realizar ecocardiograma transesofágico, para excluir trombos no apêndice atrial. Na ausência de resposta aos fármacos, pode-se proceder à cardioversão elétrica. Essa tem primazia na presença de instabilidade hemodinâmica.

Episódios paroxísticos tendem a repetir-se, evoluindo para quadros sustentados. Até a publicação do estudo AFFIRM,[6] tentava-se manter ritmo sinusal em grande parte dos pacientes, para evitar uso de anticoagulantes. Nesse estudo, compararam-se estratégias de controle de ritmo (com cardioversão elétrica quando necessário e uso de amiodarona, disopiramida, flecainida, moricizina, procainamida, propafenona, quinidina, sotalol, dofetilida ou combinação entre eles) às de controle de frequência (com betabloqueadores, verapamil ou diltiazem, digoxina ou a combinação entre eles). Houve tendência a maior mortalidade total (risco relativo estimado: 1,15; IC95%: 0,99 a 1,34; $P = 0,08$) e maior frequência de hospitalizações e efeitos adversos no grupo alocado ao controle de ritmo. Outros estudos publicados à época mostraram tendências similares. Ensaio clínico mais recente comparou estratégias de controle de ritmo e frequência em pacientes com fibrilação atrial após cirurgia cardíaca, frequente ocorrência.[7] A despeito das estratégias, mais de 90% dos pacientes em ambos os grupos estavam em ritmo sinusal após 60 dias. Não houve diferença no tempo de internação e taxas de complicações entre os dois grupos.

No estudo AFFIRM, o fato de 80% dos pacientes no grupo de controle de frequência usarem anticoagulantes, comparativamente a 70% no grupo de controle de ritmo, poderia explicar a vantagem da estratégia de frequência. Essa hipótese foi afastada com os ensaios clínicos de dronedarona, congênere de amiodarona. Fortemente promovida pelo fabricante, parecia eficaz em estudos menores. Dois ensaios clínicos de porte demonstraram que ela aumentava a incidência de desfechos primordiais, incluindo mortalidade de causa cardiovascular e total. A taxa de emprego de anticoagulantes era similar nos grupos tratamento e controle. O primeiro foi realizado em pacientes com insuficiência cardíaca,[8] e o segundo em pacientes com mais de 65 anos e alto risco cardiovascular.[9]

Em pacientes com fibrilação atrial, o conjunto de estudos comentados evidencia que a estratégia de controlar frequência com medicamentos é superior à de controlar ritmo na prevenção de eventos cardiovasculares maiores, desde que os pacientes sejam adequadamente anticoagulados. Especialistas[5] recomendam manter a estratégia de controlar ritmo com medicamentos em alguns pacientes, antes de a fibrilação tornar-se permanente, frente ao risco de promover cardiopatia. Isso também se aplicaria a pacientes com controle de sintomas que tolerarem o tratamento.

Em décadas recentes, desenvolveram-se estratégias eletrofisiológicas para o manejo de fibrilação atrial. Ablação do nó sinoatrial para promover bloqueio atrioventricular (acompanhada de colocação de marca-passo) tem sido indicada em pacientes altamente selecionados, nos quais não se consegue controlar frequência adequadamente. Outra estratégia é promover ablação de fibrilação atrial. São candidatos ao procedimento pacientes jovens, em geral sem cardiopatia estrutural, com fibrilação atrial paroxística recorrente e não responsivos a antiarrítmicos. Revisão sistemática de pequenos estudos demonstrou superioridade da ablação de fibrilação atrial sobre antiarrítmicos na prevenção de recorrência.[10] Dois estudos mais recentes não demonstraram vantagem acentuada com ablação. Em um deles,[11] a taxa de recorrência em 2 anos foi alta com as duas estratégias e não acentuadamente diferente entre os dois grupos quanto a episódios sintomáticos (59% com fármacos e 47% com ablação; $P=0,03$). No outro ensaio clínico, com maior amostra, no decorrer de 2 anos não se demonstrou superioridade da ablação na prevenção da carga de fibrilação atrial (13% na ablação e 19% com fármacos).[12] Ao fim de 2 anos, mais pacientes estavam livres de fibrilação com ablação (93%) do que com medicamentos (84%). Houve três casos de tamponamento cardíaco e um óbito em decorrência da ablação (em 294 pacientes tratados). Aproximadamente 20% dos pacientes que receberam medicamentos terminaram por fazer ablação durante o ensaio clínico.

Essas evidências demonstram que anticoagulação persiste como abordagem mais eficaz em pacientes com fibrilação atrial. Para controle sintomático, há primazia do controle de frequência. O controle do ritmo deve ser tentado em casos iniciais, considerando-se emprego de abordagem eletrofisiológica. O objetivo de controlar ritmo de forma a prescindir de anticoagulação ainda não foi atingido.

Flutter atrial

Flutter atrial decorre de reentrada por diferentes trajetos atriais, manifestando-se por taquiarritmia atrial regular (ondas F), de alta frequência, com resposta ventricular variada, mas geralmente alta.

Nos quadros agudos é bastante sintomático. Também se acompanha de maior risco de tromboembolismo sistêmico, mas a qualidade da evidência é pobre. Presume-se que o risco deva ser menor do que o de fibrilação atrial, mas *flutter* requer anticoagulação se for crônico. A maior parte dos casos, no entanto, é revertida agudamente e prevenida por ablação.

No manejo agudo, pode tentar-se abordagem medicamentosa em pacientes estáveis hemodinamicamente, seja para diminuir resposta ventricular (betabloqueador, diltiazem ou verapamil), seja para reverter arritmia. Para esse objetivo, diretrizes recomendam ibutilida ou dofetilida. Estudos que embasam essas indicações são antigos e de qualidade insuficiente, mas mostram que não mais do que 60% dos pacientes revertem. Além disso, esses medicamentos associam-se a efeito pró-arrítmico grave e não estão disponíveis no Brasil. Assim, a indicação preferencial consiste em cardioversão elétrica. Em pacientes instáveis, cardioversão elétrica é obrigatória.

No manejo crônico, alguns pacientes podem permanecer com estratégia de controle de frequência (betabloqueadores, diltiazem ou verapamil), mas a maioria deles termina por ser submetida à tentativa de controle de ritmo. Amiodarona e sotalol são as opções medicamentosas. Ablação é a terapia dominante nos dias atuais, a despeito de haver poucos e pequenos estudos comparativos com aquelas opções. A superioridade da ablação foi evidente nesses estudos. Em seguimento de 1 ano, *flutter* recorreu em 3,8% dos pacientes tratados com ablação *versus* 29,5% entre os tratados com amiodarona.[13] Efeitos adversos foram mais frequentes com amiodarona.

Taquiarritmias ventriculares

Em ausência de cardiopatia estrutural, extrassístoles ventriculares são comuns e, no máximo, levam a sintomas, sem constituir risco para eventos cardiovasculares maiores. Mesmo em pacientes com cardiopatia, geralmente não requerem tratamento específico, mas se deve afastar a ocorrência de arritmias mais graves, por vezes despercebidas pelo paciente, como períodos de taquicardia ventricular sustentada.

Fibrilação ventricular induz parada cardíaca. As manifestações clínicas mais graves são síncope/pré-síncope e morte súbita. Quando ocorrem, indicam-se monitoramento eletrocardiográfico contínuo (Holter e outros métodos) e caracterização da cardiopatia de base. Cardiopatia isquêmica é a mais frequente, especialmente se acompanhada por insuficiência cardíaca. Miocardiopatia hipertrófica também pode ocasionar morte súbita devida a fibrilação ventricular. Todas as demais cardiopatias, especialmente em estágios avançados, com disfunção ventricular, podem causar arritmias ventriculares graves e morte súbita. Morte súbita também pode acometer indivíduos sem cardiopatia estrutural, incluindo atletas. É evento raro e devido a anormalidades arritmogênicas primárias, geralmente associadas a traços genéticos.

Tratamento de arritmia ventricular grave é feito com cardioversão elétrica. Antiarrítmicos são usados para estabilização de ritmo após cardioversão, mas não há estudos comparativos entre opções. Lidocaína era o antiarrítmico indicado para esse objetivo, mas preocupação com seu efeito pró-arrítmico e presumível maior eficácia de amiodarona tornaram-na preferível. Em diversos ensaios clínicos e coortes comparativas, investigou-se terapia antiarrítmica coadjuvante em pacientes com parada cardíaca. Revisão sistemática de dez ensaios clínicos e sete estudos observacionais demonstrou que administração de antiarrítmicos foi superior a placebo, e amiodarona foi superior a lidocaína em estabilizar ritmo cardíaco após cardioversão. Isso aumentou a probabilidade de internação após atendimento de parada cardíaca fora do hospital, mas não houve diferença de sobrevida.[14] Magnésio foi inefetivo. Ensaio clínico de qualidade superior, com adequado poder e duplo-cegamento, comparou amiodarona, lidocaína e placebo em pacientes com parada cardíaca fora do hospital. Deviam estar em taquicardia ventricular sem pulso ou fibrilação ventricular, sem apresentar estabilização após cardioversão elétrica isoladamente.[15] A sobrevida foi de 24,4%, 23,7%, e 21,0%, respectivamente, em pacientes randomizados para amiodarona, lidocaína e placebo (não significativo). Déficit cognitivo também não foi diferente entre os grupos. Mais pacientes do grupo placebo foram submetidos a repetidas cardioversões e necessitaram suplementação de antiarrítmicos.

Prevenção de arritmias ventriculares graves e de morte súbita deve ser buscada inicialmente com controle de cardiopatia de base e fatores precipitantes, como anormalidades eletrolíticas. Correção de isquemia miocárdica em pacientes com cardiopatia isquêmica é a abordagem com maior potencial de eficácia. Quando essa abordagem não for factível ou eficaz, cabe empregar preferencialmente intervenções eletrofisiológicas dirigidas à prevenção de arritmias ou a seu imediato tratamento.

Nesse contexto, ensaios clínicos randomizados contribuíram acentuadamente para a valorização de desfechos primordiais em lugar de desfechos intermediários ou substitutos. Antiarrítmicos eficazes em reverter arritmias ventriculares (desfecho substituto) aumentaram a mortalidade de pacientes tratados, comparativamente aos que receberam placebo. Estudos CAST I e CAST II[16,17] randomizaram pacientes com arritmia ventricular pós-infarto do miocárdio, assintomáticos ou minimamente sintomáticos, para receber placebo ou antiarrítmicos (flecainida, encainida ou moricizina). Apesar de os antiarrítmicos diminuírem a ocorrência daquela arritmia, documentada pelo Holter, mortalidade aumentou em mais de 3 vezes entre os tratados, especialmente com flecainida e encainida. Este estudo foi um marco na terapêutica cardiovascular, por ter demonstrado que efeito sobre desfecho substituto (arritmia) não se traduzia por prevenção de desfecho primordial (mortalidade). Evidenciou a importância do efeito pró-arrítmico de antiarrítmicos. Essas evidências conduziram ao desenvolvimento de dispositivo implantável capaz de reconhecer e tratar prontamente arritmias ventriculares graves: o cardioversor-desfibrilador implantável (CDI).

À época, lidocaína era usada para prevenir arritmias ventriculares na fase aguda do infarto. A despeito de mostrar-se eficaz, também se associou com maior risco para mortalidade.[18] Com a demonstração de efeitos pró-arrítmicos de todos os representantes da classe I, restavam os efeitos de betabloqueadores (eficazes na prevenção secundária de infarto pelos efeitos anti-hipertensivo, anti-isquêmico e antiarrítmico) e amiodarona. Metanálise de 15 ensaios clínicos randomizados, com 8.522 pacientes, identificou que amiodarona foi eficaz em prevenir mortes súbitas (número necessário para tratar [NNT] de aproximadamente 40 pacientes).[19] Não há evidência de que sotalol, betabloqueador com propriedades similares às de amiodarona, tenha a mesma eficácia. Dronedarona, congênere de amiodarona, aumentou a mortalidade cardiovascular em pacientes com fibrilação atrial.[8,9]

O tratamento com CDI tornou-se dominante como método de prolongar a vida de pacientes com risco de arritmias ventriculares graves, como demonstraram diversos ensaios clínicos randomizados publicados nas décadas passadas. Mostrou-se eficaz em prevenção primária (pacientes de alto risco) e secundária (pacientes ressuscitados de morte súbita ou com documentação de arritmia ventricular grave).[20-24] O principal estudo de prevenção primária de morte súbita em pacientes com fração de ejeção < 35% e classe funcional II ou III da NYHA foi o SCD-HeFT, no qual os pacientes foram randomizados para tratamento com placebo, amiodarona ou CDI.[24] Em seguimento com mediana de 45,5 meses, houve mortalidade total de 29%, 28% e 22%, respectivamente nos grupos de placebo, amiodarona e CDI. Em termos absolutos, o NNT para desfecho morte foi de 14 pacientes. Não houve diferença estatisticamente significativa entre amiodarona e placebo. Em seguimento de 8 anos do estudo MADIT II, o NNT caiu de 17 (em 2 anos) para seis pacientes.[25]

CDI apresenta limitações para uso difundido, iniciando pelo custo, que mostra lenta diminuição. Também persistem efeitos adversos associados a seu emprego. Em seguimento de 3.000 pacientes por 12 anos, identificou-se incidência cumulativa de 20% de choques inapropriados, 6% de infecções relacionadas com o dispositivo e 17% de falha de eletrodos.[26] Pacientes devem ser claramente informados sobre esses riscos, particularmente a respeito de choques inapropriados, muito desagradáveis. Pacientes solicitam o desligamento do dispositivo, incluindo alguns com repetidos choques apropriados. Diretriz contemporânea recomenda especial atenção aos aspectos psicológicos que cercam o implante de CDI.[27]

Desenvolveram-se novas alternativas para desfibrilação automática. Dispositivos implantáveis no subcutâneo contornam dificuldades de acesso vascular e problemas recorrentes com eletrodos. Sua eficácia a curto prazo foi demonstrada. Sua limitação consiste em não poderem tratar algumas arritmias por *overdrive* (estímulos acelerados liberados pelos cateteres implantados).[27] Desfibriladores externos adaptados à veste têm-se mostrado úteis por breves períodos – sendo exemplo a instabilidade elétrica transitória pós-infarto – ou como ponte para procedimentos definitivos.[28] Programas de disponibilização de desfibriladores públicos, para serem utilizados em lugares de alta concentração de público, como estádios, estações, escolas e similares, têm sido propostos. Ensaio clínico demonstrou que houve mais sobreviventes à reanimação conduzida por voluntários treinados em manobras de reanimação e no uso de desfibrilador (30 entre 128 casos) do que na conduzida por voluntários treinados somente em manobras de reanimação (15 em 107 casos).[29]

Pacientes com CDI que recebem repetidos choques constituem-se em nova indicação para fármacos antiarrítmicos. Objetivam, pelo menos parcialmente, prevenir choques, apropriados ou não. Mesmo aqueles com efeito pró-arrítmico têm sido investigados, pois os pacientes estão protegidos de arritmias graves pelo próprio CDI. Estudo OPTIC demonstrou que associação de amiodarona a betabloqueador reduziu significativamente o número de choques em comparação a sotalol ou betabloqueador isolado. No grupo amiodarona + betabloqueador, a incidência de choques foi de 10,3%, comparada a 24,3% no grupo sotalol e 38,5% no grupo betabloqueador.[30] Revisão sistemática de oito ensaios clínicos demonstrou superioridade de amiodarona sobre sotalol, azimilida e dofetilida nesse contexto.[31]

Ablação por cateter de focos arritmogênicos ventriculares é medida eficaz para abolir arritmias ventriculares em muitos pacientes, diminuindo o disparo de CDIs. Três ensaios clínicos demonstraram sua eficácia em pacientes com cicatrizes de infarto do miocárdio.[32-34] Estima-se, com base nesses ensaios clínicos e coortes, que aproximadamente 50% dos pacientes submetidos à ablação tenham boa resposta clínica a médio prazo.[27]

Bradiarritmias

Bradicardia sinusal inapropriada pode decorrer do efeito de fármacos, como betabloqueadores, ou dever-se ao componente bradicárdico da doença do nó sinusal (que alterna períodos de taqui e bradiarritmias). No primeiro caso, deve-se suspender ou diminuir a dose do fármaco. Doença de nó sinusal é de difícil tratamento, muitas vezes evoluindo para outras arritmias, como fibrilação atrial. Preponderância de bradicardia pode ser manejada com atropina, sem haver qualquer estudo de eficácia, requerendo-se em alguns casos a colocação de marca-passo.

Bloqueio atrioventricular de III grau (dissociação atrioventricular) é a bradicardia de maior repercussão clínica, podendo ocasionar síncope e limitação funcional. Se secundária a fármacos (betabloqueadores, digitálicos), é tratada com sua remoção. Bloqueios transitórios durante infarto do miocárdio podem ser manejados com atropina ou simpaticomiméticos, mas a resposta é pobre. O tratamento, transitório ou definitivo, é feito com implante de marca-passo.

Sumário de seleção de medidas de tratamento de arritmias cardíacas.

Intervenção	Grau de recomendação	Nível de evidência	Comentários
▪ Taquicardia sinusal inapropriada			
Betabloqueadores	IIa	C	–
Diltiazem, verapamil, ivabradina	IIb	C	–
Ablação perinodal	III	C	Pode ser considerada nos casos de taquicardia paroxística por reentrada sinusal
▪ Extrassístoles supraventriculares			
Betabloqueadores	I	C	–
▪ Taquicardia atrial			
Adenosina, verapamil, amiodarona, cardioversão	IIa/IIb	C	Indicados em taquicardia unifocal e paroxística; taquicardia multifocal, geralmente devida a *cor pulmonale*, responde mal a medidas terapêuticas; ablação é inefetiva
▪ Taquicardia supraventricular paroxística – tratamento de crises			
Manobra de Valsalva e massagem do seio carotídeo	I	C	–
Cardioversão elétrica	I	C	Em instabilidade hemodinâmica, dúvida diagnóstica (QRS alargado) e resgate de falha medicamentosa
Adenosina	I	C	Contraindicada em pacientes com asma
Verapamil	IIa	C	Resgate de falha de adenosina ou contraindicação para uso de adenosina (asma)
Amiodarona e sotalol	IIb	C	–
▪ Taquicardia supraventricular paroxística – prevenção			
Betabloqueadores, verapamil, diltiazem, propafenona	IIb	C	Resultados pobres
Ablação	I	C	Múltiplas séries de casos e coortes controladas
▪ Taquicardia juncional			
Betabloqueadores, verapamil, diltiazem, propafenona	IIb	C	–
▪ Fibrilação atrial paroxística			
Amiodarona, propafenona	IIa	B	Para reversão; 60% dos pacientes revertem espontaneamente
Betabloqueadores	IIa	B	Para controlar resposta ventricular
Digitálicos	IIb	B	Para controlar a resposta ventricular
▪ Fibrilação atrial sustentada			
Anticoagulação oral	I	A	Para prevenir tromboembolismo (ver Capítulo 44)
Controle de frequência – betabloqueadores, digitálicos	I	A	Especialmente para pacientes com fibrilação crônica e átrio aumentado
Controle de frequência com ablação de nó AV	IIb	C	Para pacientes sem controle com medicamentos, com colocação de marca-passo
Controle de ritmo como estratégia	IIa	B	Exclusivamente em pacientes com fibrilação de início recente
Ablação para controle de ritmo	IIb	B	Discreta superioridade sobre medicamentos
▪ *Flutter* atrial: manejo da crise			
Cardioversão elétrica	I	C	Medicamentos têm baixa eficácia; podem ser usados para controlar resposta ventricular
▪ *Flutter* atrial: prevenção de crises			
Amiodarona/sotalol	IIb	B	–
Ablação	I	B	Definidamente superior a medicamentos
▪ Taquiarritmias ventriculares – tratamento			
Cardioversão	I	C	–
Medicamentos antiarrítmicos	IIa	C	Adjuvantes para estabilizar o ritmo após cardioversão efetiva; amiodarona e lidocaína são os mais usados
Amiodarona ou lidocaína em PCR	IIb	B	Aumentam probabilidade de internação e diminuem cardioversão repetida (amiodarona superior), sem efeito em sobrevida e déficit cognitivo comparativamente a placebo
▪ Taquiarritmias ventriculares – prevenção			
Antiarrítmicos do grupo I, sotalol e dronedarona	III	A	Associados com maior risco para desfechos primordiais pelo efeito pró-arrítmico
Betabloqueadores	I	A	Na prevenção secundária de infarto, com eficácia talvez em parte devida ao efeito antiarrítmico, além de anti-hipertensivo e anti-isquímico
Amiodarona	IIb	B	Desprovida de efeito pró-arrítmico relevante

(continua)

Sumário de seleção de medidas de tratamento de arritmias cardíacas. (*continuação*)			
Intervenção	Grau de recomendação	Nível de evidência	Comentários
Cardioversor-desfibrilador implantável (CDI)	I	A	Prevenção primária em pacientes de alto risco e prevenção secundária; alta taxa de eventos adversos a longo prazo, principalmente choques inapropriados e problemas psicológicos
Amiodarona + betabloqueador	IIa	B	Como adjuvantes para diminuir a frequência de choques pelo CDI
Desfibriladores externos aplicados em veste	IIa	B	Ponte para procedimentos positivos e curtos períodos de maior instabilidade elétrica, como no pós-infarto
Desfibriladores públicos	IIb	B	Programas de logística difícil para treinar voluntários, diminuindo a efetividade
Ablação de focos arritmogênicos	IIa	B	Superiores a antiarrítmicos para prevenir choques em pacientes com CDI
Bradiarritmias			
Marca-passo	I	C	Para bloqueio atrioventricular irreversível
Atropina e simpaticomiméticos	IIb	C	Para manejo transitório de bloqueio atrioventricular durante infarto do miocárdio

PCR: parada cardiorrespiratória.

▶ Prescrição

À época do emprego corriqueiro de muitos antiarrítmicos, buscava-se a precisão farmacocinética, com estabelecimento de níveis plasmáticos efetivos e detalhes de biodisponibilidade, meia-vida, depuração, entre outros. Atualmente, devem-se reconhecer esquemas de administração dos poucos antiarrítmicos em uso clínico, como se descreve a seguir.

Amiodarona

Tem absorção variável, incompleta e lenta (latência de 30 min a 3 h). Dose de ataque está indicada tanto por via oral, em indicações eletivas, quanto por via intravenosa, em urgências. No primeiro caso, recomendam-se 800 a 1.600 mg em tomada única diária por 1 a 3 semanas, com doses de manutenção de 200 a 600 mg/dia em tomada única. Em situações de emergência, administram-se 150 mg em pelo menos 3 min, repetidos a cada 20 min, até obter-se efeito ou atingir-se o máximo de 2,2 gramas em 24 h. Infusão intravenosa contínua de até 1.200 mg durante as primeiras 24 h também é cabível (1 mg/min por 6 h, seguido de 0,5 mg/min até completar 24 h). Apesar de recomendada por diretrizes e bula, não haveria necessidade teórica de infusão contínua, pois sua meia-vida é muito longa. Em parada cardíaca, a dose usada é de 300 mg ou de 5 mg/kg. Não é necessário modificar o esquema de manutenção em presença de insuficiência renal, devendo-se reduzir as doses em insuficiência hepática. A longa meia-vida determina persistência de efeito após a suspensão do uso e lenta destoxificação.

Lidocaína

Não pode ser usada por via oral devido a intenso metabolismo de primeira passagem, devendo ser administrada por via intravenosa. Em dificuldade de acesso venoso, via intramuscular pode ser empregada. É predominantemente biotransformada, podendo gerar metabólitos ativos e mais tóxicos. A dose de ataque é de 1 a 1,5 mg/kg. A dose de manutenção é de 1 a 4 mg/min. Doses devem ser diminuídas em idosos e pacientes com insuficiência cardíaca, choque cardiogênico e doença hepática avançada.

Propafenona

Tem absorção oral rápida e completa, mas biodisponibilidade variável (5 a 50%), por extenso metabolismo de primeira passagem dependente de dose. As doses orais são de 150 a 300 mg em três tomadas diárias. Por via intravenosa, a dose de ataque corresponde a 75 a 150 mg, com manutenção contínua de 10 a 20 mg/h.

Betabloqueadores

Tartarato de metoprolol pode ser usado por vias intravenosa ou oral. No primeiro caso, aplicam-se um a três *bolus* de 2,5 a 5 mg, separados por 10 min. As doses orais são de 25 a 100 mg, em duas tomadas. Succinato de metoprolol é de uso oral exclusivo, em dose de 25 a 400 mg em tomada única diária.

Doses de propranolol são de 10 a 80 mg, administradas em duas tomadas diárias.

Esmolol é betabloqueador de curta meia-vida, empregado exclusivamente por via intravenosa. É particularmente usado quando há risco de ocorrência de efeitos adversos de betabloqueadores, pois seu efeito se dissipa rapidamente. As doses são *bolus* de 0,5 mg/kg em 1 min, podendo ser repetidos três vezes, a intervalos de 10 min. A manutenção é feita com 50 a 300 µg/kg/min por via intravenosa.

Sotalol, betabloqueador com propriedades de classe III, é usado na dose de 40 a 160 mg, em duas tomadas diárias. Necessita diminuição de dose em presença de insuficiência renal.

Verapamil

A dose intravenosa para reversão de taquicardia supraventricular paroxística é de 5 a 10 mg, administrados em 2 a 5 min, podendo ser repetidos em 30 min. Doses de manutenção são de 180 a 480 mg, divididas em duas tomadas ou em dose única na apresentação de liberação retardada.

Diltiazem

Por via intravenosa, a dose em *bolus* é de 0,25 mg/kg, em 2 min, seguidos por 5 a 15 mg/h. A dose oral é de 120 a 360 mg, em duas tomadas, ou em dose única na apresentação de liberação retardada.

Digitálicos

A dose injetável de digoxina seria de 0,25 a 1,5 mg, mas há muitos anos não é comercializada no Brasil. A dose de manutenção oral é de 0,125 a 0,25 mg/dia, necessitando ajuste em presença de insuficiência renal. A alternativa injetável é lanatosídeo C (deslanosídeo), usado em *bolus* de 0,4 a 0,8 mg, que pode ser repetido em 1/2 h, se necessário.

Adenosina

Precisa de altas e rápidas concentrações para agir, sendo empregada na dose de 6 a 12 mg em *bolus* administrado em 2 min, podendo ser repetido.

▶ Seguimento

Efeitos desejados

A avaliação individual de eficácia dos antiarrítmicos depende do contexto de sua indicação. Se os fármacos visam aliviar sintomas em paciente sem cardiopatia estrutural, o controle daqueles indica sucesso terapêutico, mesmo que a arritmia seja ainda detectada no exame clínico ou no eletrocardiograma (ECG). A eficácia em reverter arritmia que esteja provocando repercussões hemodinâmicas (p. ex., durante infarto do miocárdio) é avaliada por monitoramento eletrocardiográfico contínuo à beira do leito. A reversão de taquicardia paroxística ventricular é um dos efeitos terapêuticos mais espetaculares, por se dar agudamente com clara percepção por parte do paciente. O controle de ritmo ou de frequência em fibrilação atrial é avaliado pelo retorno e manutenção de ritmo sinusal no primeiro caso e pela diminuição de frequência cardíaca no segundo. Preconiza-se obter frequência inferior a 80 bpm em repouso, mas metas menos ambiciosas podem ser aceitas, se houver dificuldade de resposta aos medicamentos e o paciente tolerar. A eficácia de antiarrítmicos na supressão crônica de arritmias ventriculares, especialmente em pacientes assintomáticos com cardiopatia estrutural, é mais difícil de ser determinada. A avaliação por exame físico e eletrocardiograma convencional é sem dúvida insatisfatória para quantificar efeitos positivos e pró-arrítmicos. A avaliação pode ser feita com monitoramento eletrocardiográfico prolongado (*loop monitor*) ou Holter. Os mesmos objetivos terapêuticos são buscados com as técnicas eletrofisiológicas.

Efeitos adversos

O efeito adverso mais importante é o pró-arrítmico, comum a todos os antiarrítmicos. Pode desencadear qualquer tipo de arritmia, mas taquiarritmias ventriculares são as mais preocupantes. O critério diagnóstico básico reside no surgimento de arritmia ou no agravamento de uma preexistente durante uso de antiarrítmico, especialmente se há desaparecimento com sua suspensão. Taquicardia ventricular tipo *torsade de pointes* (alternância de orientação espacial do ÂQRS), sobretudo se acompanhada de aumento do intervalo QT, é praticamente patognomônica de arritmia induzida por fármaco. Betabloqueadores têm o menor potencial arritmogênico. Representantes da classe I são frequentes indutores de arritmias.

Vários medicamentos de uso corrente têm possível ação pró-arrítmica, como imipramina, tioridazina, sulfametoxazol/trimetoprima, eritromicina. Entre os antiarrítmicos, estima-se que a incidência de pró-arritmia esteja entre 6 e 15% para taquicardia e 1,5 e 8% para fibrilação ventricular. Diferentemente das arritmias induzidas por digitálicos, consequentes a concentrações tóxicas, as aqui consideradas aparecem, geralmente, na vigência de níveis terapêuticos e como decorrência da ação primária do fármaco (efeitos secundários). Pacientes com doença cardíaca estrutural, principalmente os com disfunção ventricular ou em uso de digitálicos e diuréticos, têm maior propensão a apresentá-las. Ocorrência de pró-arritmia é rara em pacientes com coração normal em uso de antiarrítmicos para taquicardia supraventricular. É mais comum em mulheres do que em homens. Efeito pró-arrítmico ocorre predominantemente nos primeiros dias de tratamento, mas pode ser tardio. Preventivamente, corrigem-se possíveis fatores desencadeantes (distúrbio eletrolítico, isquemia, uso de outros arritmogênicos) e evitam-se combinações de fármacos que prolonguem QTc. No manejo da pró-arritmia, deve-se suspender o fármaco causador, iniciar monitoramento para diagnosticar o tipo de arritmia, corrigir fatores contribuintes e tratar o episódio.

Além do efeito pró-arrítmico, antiarrítmicos frequentemente causam outros efeitos adversos, descritos no Quadro 43.3.

Interações

As interações mais importantes dos antiarrítmicos estão apresentadas no Quadro 43.4.

Quadro 43.3 ▪ Efeitos adversos dos antiarrítmicos de uso corrente.

Lidocaína: parestesias, tontura, visão borrada e sonolência (raros); convulsões, coma e depressão respiratória (doses tóxicas)

Propafenona: depressão moderada da contratilidade miocárdica; gosto metálico, visão borrada, náuseas, constipação intestinal, tontura; agranulocitose (rara)

Propranolol e outros betabloqueadores: bradicardia, broncospasmo (em asmáticos), erupção cutânea, fadiga, depressão mental, pesadelos

Amiodarona: pneumonite (1 a 23%); neuropatia periférica, tremor, insônia e ataxia; fotossensibilização (90%); hipo- e hipertireoidismo (1 a 14%); depósitos na córnea, com repercussões visuais (3 a 13%); insuficiência cardíaca, bradicardia; intolerância digestiva, hepatite medicamentosa; coloração azulada da pele; exacerbação de asma brônquica; alterações no metabolismo dos glicídios e triglicerídeos; epididimite; disfunção renal; taxa de descontinuação de uso até 50% em 5 anos.

Sotalol: *torsade de pointes* (2,4%); bradicardia, fadiga, astenia, dispneia, tontura (2 a 4%)

Verapamil: assistolia, dissociação atrioventricular, depressão da contratilidade miocárdica; constipação intestinal, cefaleia, tontura, náuseas, edema, *rash* cutâneo

Diltiazem: hipotensão em uso intravenoso (7%); tontura, cefaleia, náuseas, edema, *rash* cutâneo

Adenosina: calor no rosto, palpitação, cefaleia, tontura, náuseas, dor torácica, dispneia, tosse, bradicardia (efeitos raros e transitórios)

Quadro 43.4 ▪ Principais interações medicamentosas dos fármacos antiarrítmicos.

Antiarrítmico	Fármaco	Mecanismos	Consequências
Lidocaína	Betabloqueadores e cimetidina	Diminuem a depuração	Aumenta concentração sérica de lidocaína
Propafenona	Inotrópicos negativos	Soma de efeitos	Insuficiência cardíaca
	Digoxina	Desconhecido	Aumenta concentração sérica de digoxina
Propranolol	Insulina e hipoglicemiantes orais	Bloqueio dos receptores beta	Mascaram sinais de hipoglicemia
	Cimetidina	Diminui a depuração	Aumenta nível plasmático de propranolol
	Lidocaína	Diminui a depuração	Aumenta nível plasmático de lidocaína
	Digoxina	Complexas interações farmacocinéticas	Aumenta nível plasmático de digoxina
Amiodarona	Cumarínicos	Inibição dos fatores de coagulação	Aumenta efeito dos cumarínicos
	Propranolol, diltiazem	Soma de efeitos	Bradiarritmias
Sotalol	Amiodarona	Soma de efeitos	Aumenta risco de *torsade de pointes*
Verapamil	Digoxina	Diminui volume de distribuição e depuração de digoxina	Aumenta níveis plasmáticos de digoxina

Referências bibliográficas

1. Mallmann AB, Fuchs SC, Gus M, Fuchs FD, Moreira LB. Population-attributable risks for ischemic stroke in a community in South Brazil: a case-control study. *PLoS One*. 2012; 7(4):e35680.
2. Mendis SPP, Norrving B. Global Atlas on Cardiovascular Disease Prevention and Control. Geneva: World Health Organization, 2011.
3. Page RL, Joglar JA, Caldwell MA, Calkins H, Conti JB, Deal BJ *et al.* 2015 ACC/AHA/HRS Guideline for the Management of Adult Patients With Supraventricular Tachycardia: A Report of the American College of Cardiology/American Heart Association Task Force on Clinical Practice Guidelines and the Heart Rhythm Society. *Circulation*. 2016; 133(14): e471-505.
4. Spector P, Reynolds MR, Calkins H, Sondhi M, Xu Y, Martin A *et al.* Meta-analysis of ablation of atrial flutter and supraventricular tachycardia. *Am J Cardiol*. 2009; 104: 671-677.
5. January CT, Wann LS, Alpert JS, Calkins H, Cigarroa JE, Cleveland JC Jr *et al*. 2014 AHA/ACC/HRS guideline for the management of patients with atrial fibrillation: a report of the American College of Cardiology/American Heart Association Task Force on Practice Guidelines and the Heart Rhythm Society. *J Am Coll Cardiol*. 2014;64:e1-76.
6. The Atrial Fibrillation Follow-up Investigation of Rhythm Management (AFFIRM) Investigators. A comparison of rate control and rhythm control in patients with atrial fibrillation. *New Engl J Med*. 2002; 347 (23):1825-1833.
7. Gillinov AM, Bagiella E, Moskowitz AJ, Raiten JM, Groh MA, Bowdish ME *et al*. Rate control versus rhythm control for atrial fibrillation after cardiac surgery. *N Engl J Med*. 2016; 374(20):1911-1921.
8. Køber L, Torp-Pedersen C, McMurray JJ, Gøtzsche O, Lévy S, Crijns H, Amlie J, Carlsen J; Dronedarone Study Group. Increased mortality after dronedarone therapy for severe heart failure. *N Engl J Med*. 2008; 358: 2678-2687.
9. Connolly SJ, Camm AJ, Halperin JL, Joyner C, Alings M, Amerena J *et al*. Dronedarone in high-risk permanent atrial fibrillation. *N Engl J Med*. 2011;365:2268-2276.
10. Noheria A, Kumar A, Wylie Jr JV, Josephson ME. Catheter ablation vs antiarrhythmic drug therapy for atrial fibrillation: a systematic review. *Arch Intern Med*. 2008; 168:581-586.
11. Morillo C, Verma A, Connolly SJ, Kuck KH, Nair GM, Champagne J *et al*. Radiofrequency ablation vs antiarrhythmic drugs as first-line treatment of paroxysmal atrial fibrillation (RAAFT 2): a randomized trial. *JAMA*. 2014; 311:692-700.
12. Cosedis NJ, Johannessen A, Raatikainen P *et al*. Radiofrequency ablation as initial therapy in paroxysmal atrial fibrillation. *N Engl J Med*. 2012; 367: 1587-1595.
13. Da Costa A, Thévenin J, Roche F, Romeyer-Bouchard C, Abdellaoui L, Messier M *et al*. Results from the Loire-Ardèche-Drôme-Isère-Puy-de-Dôme (LADIP) trial on atrial flutter, a multicentric prospective randomized study comparing amiodarone and radiofrequency ablation after the first episode of symptomatic atrial flutter. *Circulation*. 2006; 114:1676-1681.
14. Huang Y, He Q, Yang M, Zhan L. Antiarrhythmia drugs for cardiac arrest: a systemic review and meta-analysis. *Crit Care*. 2013; 17(4):R173.
15. Kudenchuk PJ, Brown SP, Daya M, Rea T, Nichol G, Morrison LJ, Leroux B *et al*. Amiodarone, lidocaine, or placebo in out-of-hospital cardiac arrest. *N Engl J Med*. 2016; 374(18):1711-1722.
16. Echt DS, Liebson PR, Mitchell LB, Peters RW, Obias-Manno D, Barker AH *et al*. The Cardiac Arrhythmia Supression Trial (CAST): Mortality and morbidity in patients receiving encainide, flecainide, or placebo. *N Engl J Med*. 1991; 324:781-788.
17. The Cardiac Arrhythmia Supression Trial II Investigators. Effect of the antiarrhythmic agent moricizine on survival after myocardial infarction. *N Engl J Med*. 1992; 327:227-233.
18. MacMahon S, Collins R, Peto R, Koster RW, Yusuf S. Effects of prophylactic lidocaine in suspected acute myocardial infarction. An overview of results from the randomized, controlled trials. *JAMA*. 1988; 260:1910-1916.
19. Piccini JP, Berger JS, O'Connor CM. Amiodarone for the prevention of sudden cardiac death: a meta-analysis of randomized controlled trials. *Eur Heart J*. 2009; 30:1245-1253.
20. Connolly S, Gent M, Roberts R, Dorian P, Roy D, Sheldon RS *et al*. Canadian implantable defibrillator study (CIDS): a randomized trial of the implantable cardioverter defibrillator against amiodarone. *Circulation*. 2000; 101: 1297-1302.
21. Kuck KH, Cappato R, Siebels J, Rüppel R, for the CASH Investigators. Randomized comparison of antiarrhythmic drug therapy with implantable defibrillators in patients resuscitated from cardiac arrest (CASH). *Circulation*. 2000; 102: 748-754.
22. Maron B, Shen W, Link M, Epstein AE, Almquist AK, Daubert JP *et al*. Efficacy of implantable cardioverter-defibrillators for the prevention of sudden death in patients with hypertrophic cardiomyopathy. *N Eng J Med*. 2000; 342:365-373.
23. Moss A, Zareba W, Hall W, Klein H, Wilber DJ, Cannom DS *et al*. Prophylactic implantation of a defibrillator in patients with myocardial infarction and reduced ejection fraction. *N Eng J Med*. 2002; 346: 877-883.
24. Bardy GH, Lee KL, Mark DB, Poole JE, Packer DL, Boineau R *et al*. Amiodarone or an implantable cardioverter-defibrillator for congestive heart failure. *N Engl J Med*. 2005; 352: 225-237.
25. Goldenberg I, Gillespie J, Moss AJ, Hall WJ, Klein H, McNitt S *et al*.; Executive Committee of the Multicenter Automatic Defibrillator Implantation Trial II. Long-term benefit of primary prevention with an implantable cardioverter-defibrillator: an extended 8-year follow-up study of the Multicenter Automatic Defibrillator Implantation Trial II. *Circulation*. 2010; 122: 1265-1271.
26. van der Heijden AC, Borleffs CJ, Buiten MS, Thijssen J, van Rees JB, Cannegieter SC *et al*. The clinical course of patients with implantable defibrillators: Extended experience on clinical outcome, device replacements, and device-related complications. *Heart Rhythm*. 2015; 12:1169-1176.
27. Priori SG, Blomström-Lundqvist C, Mazzanti A, Blom N, Borggrefe M, Camm J *et al*. 2015 ESC Guidelines for the management of patients with ventricular arrhythmias and the prevention of sudden cardiac death. *Eur Heart J*. 2015; 36(41):2793-2867.
28. Adler A, Halkin A, Viskin S. Wearable cardioverter-defibrillators. *Circulation*. 2013; 127:854-860.
29. Hallstrom AP, Ornato JP, Weisfeldt M, Travers A, Christenson J, McBurnie MA *et al*. Public-access defibrillation and survival after out-of-hospital cardiac arrest. *N Engl J Med*. 2004; 351:637-646.
30. Connolly SJ, Dorian P, Roberts RS, Gent M, Bailin S, Fain ES *et al*.; Optimal Pharmacological Therapy in Cardioverter Defibrillator Patients (OPTIC) Investigators. Comparison of β-blockers, amiodarona plus β-blockers, or sotalol for prevention of shocks from implantable cardioverter-defibrillators: the OPTIC Study. *JAMA*. 2006; 295:165-171.
31. Ferreira-González I, Dos-Subirá L, Guyatt GH. Adjunctive antiarrhythmic drug therapy in patients with implantable cardioverter defibrillators: a systematic review. *Eur Heart J*. 2007; 28: 469-477.
32. Reddy VY, Reynolds MR, Neuzil P, Richardson AW, Taborsky M, Jongnarangsin K,*et al*. Prophylactic catheter ablation for the prevention of defibrillator therapy. *N Engl J Med*. 2007; 357:2657-2665.
33. Kuck KH, Schaumann A, Eckardt L, Willems S, Ventura R, Delacretaz E *et al*. Catheter ablation of stable ventricular tachycardia before defibrillator implantation in patients with coronary heart disease (VTACH): a multicentre randomised controlled trial. *Lancet*. 2010; 375:31-40.
34. Sapp JL, Wells GA, Parkash R, Stevenson WG, Blier L, Sarrazin JF *et al*. Ventricular tachycardia ablation *versus* escalation of antiarrhythmic drugs. *N Engl J Med*. 2016; 375(2):111-121.

CAPÍTULO 44

Doença Tromboembólica

Miguel Gus ▪ Flávio Danni Fuchs

▶ Introdução

Anticoagulação, coagulação, fibrinólise e fibrinogênese interagem em complexo sistema para exercer hemostasia e manter fluxo sanguíneo. Doenças próprias desse sistema manifestam-se tanto por hipoatividade e redução da capacidade de estancar sangramentos quanto por hiperatividade e estados protrombóticos. Deficiências de produção de fatores da coagulação (hemofilia, cirrose hepática) e anormal ou baixa produção de plaquetas (púrpuras, hiperesplenismo) são exemplos de hipocoagulabilidade. Já hiperatividade deste sistema manifesta-se por trombose arterial ou venosa, da qual resultam diversas síndromes cardiovasculares, constituindo a principal causa de morte em países industrializados e em desenvolvimento.

Obstrução vascular pode decorrer diretamente da formação de trombo ou de sua liberação, parcial ou total, para outro território, com formação de êmbolos que ocluem vasos a jusante. Doenças ocasionadas por trombose e embolia são denominadas tromboembólicas. Sua repercussão depende de intensidade do fenômeno, acometimento arterial ou venoso, calibre do vaso afetado e função do órgão comprometido. Algumas manifestações de cardiopatia isquêmica (angina estável) e doença cerebrovascular (acidentes vasculares cerebrais hemorrágicos decorrentes de malformações vasculares) não são ocasionadas por trombose e embolia. Mas, na maioria das outras apresentações dessas doenças, o fenômeno tromboembólico é central.

Microtromboses consecutivas ao longo dos anos contribuem também para a evolução de vasculopatia periférica crônica aterosclerótica, sendo fibrinogênio constituinte importante da placa aterosclerótica. Trombose aguda sobre esta placa é responsável por manifestações agudas como infarto do miocárdio e angina instável. Embolização sistêmica de trombos intracavitários cardíacos é a consequência de maior morbidade de fibrilação atrial. Trombos formados em próteses valvares cardíacas podem causar disfunção da prótese e expressar-se clinicamente por embolia sistêmica, originando acidente vascular cerebral isquêmico.

Coagulação sanguínea e fisiopatogenia da trombose

Na maioria das doenças tromboembólicas, a principal anormalidade não está na coagulabilidade, mas sim no sítio onde ela se ativa. Tanto para executar hemostasia quanto para formar trombo, o mecanismo de coagulação segue os mesmos passos, cujo conhecimento permite reconhecer anormalidades geradoras de tromboses extrínsecas e intrínsecas ao sistema de coagulação.

Fator tecidual – glicoproteína produzida pela maior parte das células, exceto as do endotélio normal – é o principal ativador fisiológico da coagulação. A sequência de transformação de fibrinogênio em fibrina, via final comum da "cascata da coagulação", está representada na Figura 44.1, e os fatores envolvidos em coagulação e atividade fibrinolítica, no Quadro 44.1.

Trombina exerce papel central no sistema de coagulação proteica, estimulando diretamente a formação de fibrina e retroalimentando positivamente vias intrínseca e extrínseca.

Geralmente os fatores são ativados por clivagem proteolítica. Fatores XII e XI também contribuem para ativação de via extrínseca. Em trombos arteriais há predomínio de plaquetas, conferindo-lhes aspecto esbranquiçado (trombos brancos). Deposição de hemácias nos trombos venosos caracteriza-os como trombos vermelhos.

O processo de coagulação é antagonizado por sistemas anticoagulantes endógenos. Antitrombina III inativa fatores XIII, XII, XI, X e II ativados e calicreína. O sistema fibrinolítico pode ser ativado por vários estímulos, como estase sanguínea e isquemia. O endotélio sintetiza t-PA (fator tecidual ativador de plasminogênio) que, juntamente com uroquinase, são ativadores endógenos de plasminogênio. O t-PA armazena-se no endotélio e também circula em pequenas quantidades, sendo, no plasma, inibido por PAI (fator inibidor do ativador de plasminogênio). Uroquinase encontra-se exclusivamente no plasma, sob forma de pró-uroquinase. A formação de fibrina é o maior estímulo fisiológico à ligação de plasminogênio a receptores endoteliais, onde t-PA o transforma em plasmina. Da mesma forma, pró-uroquinase transforma-se em uroquinase, complementando a ação de t-PA. O fenômeno final comum é a formação de plasmina (a mais potente enzima proteolítica do organismo) que atua sobre fibrina, transformando-a em produtos de degradação (FDP), como D-dímeros, utilizados clinicamente como marcadores sanguíneos de fibrinólise ativada, seja por trombose, seja pela administração exógena de agentes fibrinolíticos.

▪ Papel do endotélio

O endotélio regula uma série de fenômenos bioquímicos e celulares responsáveis pela manutenção do fluxo sanguíneo, consistindo em verdadeira interface sensorial entre lúmen e parede vascular. Endotélio é a principal barreira biológica à adesão e migração celular do lúmen do vaso em direção ao interstício. Controla também crescimento de matriz extracelular e musculatura lisa do vaso e interfere no fenômeno de apoptose ou morte celular programada das células de outras camadas do vaso. Disfunção endotelial é estado de *doença*

Capítulo 44 ▪ Doença Tromboembólica

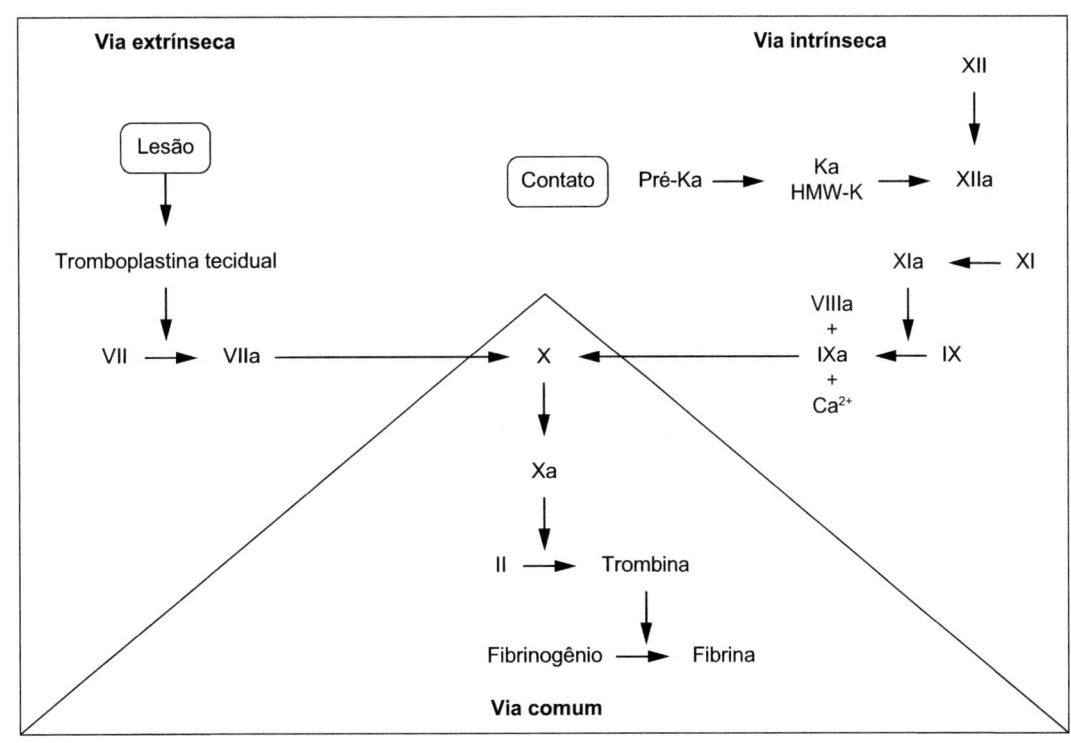

Figura 44.1 Cascata da coagulação.

Quadro 44.1 ▪ Fatores de coagulação proteica do plasma.

Fatores	Denominações
I	Fibrinogênio
II	Protrombina
III	Tromboplastina tecidual
IV	Cálcio
V	Fator lábil
VII	Pró-convertina
VIII	Globulina anti-hemofílica
IX	Fator Christmas
X	Fator Stuart
XI	Antecedente da tromboplastina plasmática
XII	Fator Hageman
XIII	Fator estabilizador da fibrina
HMW-K	Cininogênio de alto peso molecular
Pré-Ka	Pré-calicreína
Ka	Calicreína
P1	Fosfolipídio plaquetário
FT	Fator tecidual

endotelial, provocada por vários fatores: tabagismo, dislipidemias e hipertensão arterial sistêmica, entre outros. Esses fatores, por meio de diminuição de produção de óxido nítrico e de outros processos moleculares, criam no endotélio um *estado protrombótico*.

▪ Fatores hemostáticos e trombose

No sistema arterial, aterosclerose associa-se com sofrimento endotelial, ruptura de placa e ativação do processo trombótico. Ruptura da placa expõe o subendotélio, altamente trombogênico, a componentes do sangue, propiciando adesão e agregação plaquetárias, a que se segue a formação do coágulo. No sistema venoso, estase sanguínea é a principal ativadora patológica da coagulação. Anormalidades intrínsecas de coagulabilidade sanguínea e capacidade fibrinolítica do plasma também contribuem para trombose. Anormalidades em concentrações ou funções de fibrinogênio, fator VII, fator de von Willebrand, t-PA, PAI-1, lipoproteína(a), antitrombina III e agregação plaquetária têm-se associado a risco de eventos trombóticos. Atenção também tem sido dada a deficiência de proteínas S e C, fator V de Leiden (resistência à proteína C ativada) e síndrome dos anticorpos antifosfolipídios. Fatores de risco agudos para desencadeamento de processo trombótico são aumentos súbitos de pressão arterial e frequência cardíaca, vasoconstrição e estados de hipercoagulabilidade secundários a aumento de agregação plaquetária e diminuição de atividade fibrinolítica.

▪ Papel das plaquetas

Há evidências de que plaquetas e hiperlipidemia também participem de passos iniciais de aterogênese, por meio de liberação de fator de crescimento intimal (fator de crescimento derivado da plaqueta). Além disso, formação e incorporação de microtrombos sobre placas são aceitas como formas de crescimento de placas ateroscleróticas.

A ativação plaquetária se dá em três etapas: adesão, agregação e ativação (Figura 44.2). A adesão é ativada por lesão vascular. Plaquetas rapidamente aderem a elementos expostos da matriz subendotelial, levando à formação de tampão plaquetário. Esse processo inicial de adesão é mediado por receptores da superfície plaquetária. Colágeno é o principal componente da matriz subendotelial e exerce papel fundamental no processo de adesão. Condições de fluxo local igualmente são importantes para determinar o comportamento da adesão plaquetária. Esse processo é mediado pelo fator de von Willebrand que pode ligar-se a receptores plaquetários. Assim que a camada inicial de adesão plaquetária recobre a matriz subendotelial exposta, inicia-se o processo de agregação, primariamente mediado por receptores de glicoproteínas IIb/IIIa.

Fibrinogênio é o principal componente da ponte entre plaquetas, mas receptores igualmente têm afinidade pelo fator de von Willebrand. Na fase de agregação, recrutamento plaquetário é necessário para manutenção do estado de ativação a ser propragado a outras plaquetas. Plaquetas ativadas irão produzir ADP (adenosina difosfato) e ATP (adenosina trifosfato) que ativarão novas plaquetas via receptores P2Y1 e P2Y12 da superfície plaquetária. Seguindo a fase inicial da ativação plaquetária, a molécula sinalizadora produzida a partir de ácido araquidônico – tromboxano A2 (TXA_2) – é rapidamente sintetizada e liberada pelas plaquetas. Inibição de TXA_2 pode ser exercida por doses baixas de ácido acetilsalicílico (AAS). Durante a formação do trombo, há simultânea ativação da cascata de coagulação e formação de trombina. Esta tem duplo papel na homeostase. Além de formar a rede de fibrina que fixa e estabiliza o trombo, atua na ativação plaquetária, por meio de receptores ativados da protease. Tromboxano, fator plaquetário, fator de crescimento derivado das plaquetas e outros mediadores também estimulam vasoconstrição.

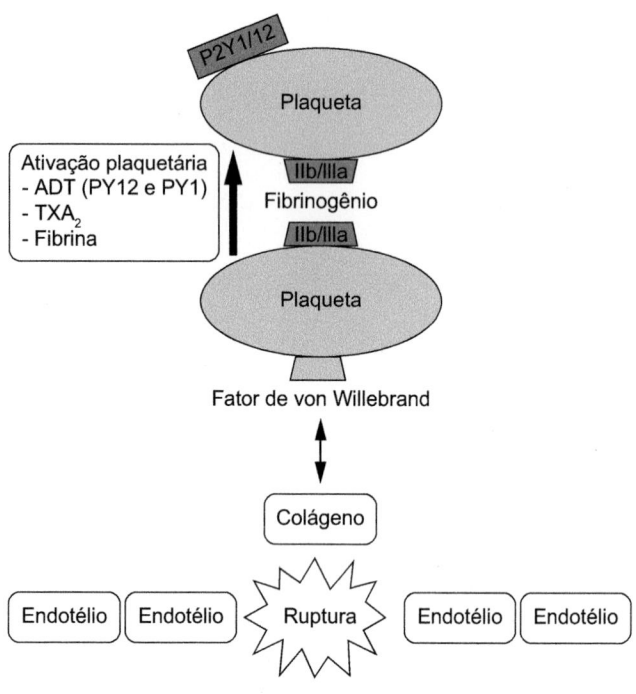

Figura 44.2 Ativação plaquetária.

Fármacos antitrombóticos

Os principais fármacos antitrombóticos e seus mecanismos de ação são apresentados no Quadro 44.2.

Esse grupo reúne fármacos antigos e ainda efetivos (como heparina não fracionada e anticoagulantes orais) a muitos agentes novos. Ensaios clínicos publicados nas quatro últimas décadas demonstraram eficácia de ácido acetilsalicílico em doenças tromboembólicas. Há intensa pressão para que novos representantes, particularmente os que pretendem substituir anticoagulantes orais, tenham primazia nessa indicação. Em algumas situações, novos agentes têm demonstrado eficácia similar à de antigos anticoagulantes, porém com maior facilidade de administração. Avaliação farmacológico-clínica é crucial para identificar agentes preferenciais nas diversas condições abordadas.

▶ Seleção

Discussão sobre medidas de prevenção primária e secundária e tratamento de síndromes clínicas decorrentes de cardiopatia isquêmica é apresentada em capítulo específico. Boa parte das medidas propostas aplica-se a outras doenças ocasionadas por tromboembolismo, especialmente no que tange à prevenção primária de aterosclerose. Intervenções medicamentosas específicas para as demais manifestações de doença tromboembólica serão apresentadas a seguir.

Trombose venosa e embolia pulmonar

Trombose venosa provoca consequências locais (dor, edema e alterações tróficas) ou à distância – embolia pulmonar, decorrente de embolização de ramo(s) da artéria pulmonar, a qual acarreta alta morbidade e mortalidade. Intervenções objetivam prevenir e tratar trombose venosa e embolia pulmonar.

Para desencadeamento do processo concorrem vários fatores de risco: imobilização no leito, paraplegia, insuficiência cardíaca, obstrução venosa de outra causa, história de tromboembolismo, infarto do miocárdio, acidente vascular cerebral (AVC), infecção grave, insuficiência respiratória, neoplasias, trauma, obesidade, idade superior a 40 anos, parto, uso de estrógenos e quimioterapia anticancerosa. Entre as cirurgias predisponentes, destacam-se ortopédicas de grande porte, neurológicas, urológicas e aquelas com mais de 30 min de anestesia geral, sobretudo em pacientes acima de 40 anos que apresentem algum fator de risco. O Quadro 44.3 mostra a incidência de trombose venosa e embolia pulmonar nas situações consideradas.

Quadro 44.2 ▪ Classificação e mecanismo de ação dos antitrombóticos.

Grupo	Representantes	Sítio de ação
Antiplaquetários	Ácido acetilsalicílico	Inibição da síntese de tromboxano
	Ticlopidina, clopidogrel, prasugrel e ticagrelor	Inibição de receptores plaquetários de adenosina e outros nucleotídios, denominados P2Y12
	Dipiridamol	Inibição de fosfodiesterase, aumentado AMP cíclico
Heparina e heparinas de baixo peso molecular	Heparina, enoxaparina, dalteparina	Ativação de antitrombina III, inativando fatores de coagulação XIIa, XIa, Xa, IXa e trombina (fator II)
Inibidores dos fatores dependentes de vitamina K	Varfarina, fencoprumona	Antagonismo da regeneração de vitamina K, indispensável para ativação dos fatores de coagulação II, VII, IX e X
Trombolíticos	Estreptoquinase Alteplase (rt-PA) Tenecteplase e reteplase	Ativa plasminogênio É o próprio ativador de plasminogênio Assemelhados a alteplase
Antagonistas da trombina	Dabigatrana, bivalirudina, argatrobana	Inibição do fator II
Antiplaquetários de uso intravenoso	Abciximabe, tirofibana, epifitibatida	Inibição de receptores IIb-IIIa plaquetários
Inibidores do fator Xa de uso intravenoso	Fondaparinux sódico	Inibição do fator Xa
Inibidores do fator Xa de uso oral	Rivaroxabana, apixabana, edoxabana	Inibição do fator Xa

Quadro 44.3 ■ Incidência de trombose venosa e embolia pulmonar.

Condição	Incidência de trombose (%)	Sítio de trombose	Incidência de embolia fatal (%)*
Fratura de quadril	40 a 70	Coxa e panturrilha	1 a 5
Prótese de quadril	40 a 70	Coxa e panturrilha	1 a 2
Prótese de joelho	40 a 70	Coxa e panturrilha	5
Cirurgia urológica	15 a 20	Panturrilha	5
Cirurgia geral e ginecológica	15 a 20	Panturrilha	1
Cirurgia neurológica	15 a 20	Panturrilha	1
Condições clínicas	15	Panturrilha	1

*Entre os pacientes que desenvolvem trombose venosa.

Quadro 44.4 ■ Estratificação de risco para tromboembolismo venoso.

Fatores de risco	Pontos
Câncer	3
Trombose venosa prévia	3
Mobilidade reduzida	3
Trombofilia conhecida	3
Trauma recente (≤ 1 mês) e/ou cirurgia	2
Idade ≥ 70 anos	1
Insuficiência cardíaca ou respiratória	1
Infarto do miocárdio ou acidente vascular cerebral	1
Infecção e/ou doença reumática inflamatória	1
Obesidade (índice de massa corporal ≥ 30 kg/m^2)	1
Tratamento hormonal ativo	1

■ Prevenção primária

Em viagens aéreas de longa distância

Devido à estase venosa, passageiros de voos longos estão sujeitos a maior risco de embolia pulmonar (risco relativo [RR] = 2,8; intervalo de confiança [IC] 95%: 2,2 a 3,7), mas o risco absoluto é muito baixo, correspondendo a um episódio a cada 4.600 voos acima de 4 h de duração. O risco aumenta para voos acima de 8 a 10 h e em indivíduos com fatores de risco para trombose, tais como episódios prévios de trombose venosa profunda ou embolia pulmonar, trauma ou cirurgias recentes, gestação, obesidade acentuada, idade avançada, doenças neoplásicas ou trombofilias.

Evidências provenientes do conjunto de pequenos estudos demonstram benefício com uso de meias elásticas até o joelho (com pressão de 15 a 30 mmHg no tornozelo) em prevenção de trombose venosa assintomática nos pacientes de alto risco.[1] O benefício absoluto é pequeno (16,2 casos a cada 10.000 indivíduos usuários de meias). Provavelmente efeito semelhante possa ser alcançado com recomendação de deambulação frequente durante o voo e hidratação adequada.[1]

Em pacientes não cirúrgicos

Inúmeros ensaios clínicos definiram a magnitude do efeito preventivo da heparina não fracionada em doses baixas (minidoses) na prevenção de trombose venosa e embolia pulmonar em pacientes submetidos a diversos tipos de procedimentos cirúrgicos. Essa extensa experiência não necessariamente se aplica a pacientes não cirúrgicos, admitidos em hospital devido a doenças clínicas agudas. Estes diferem daqueles com relação à saúde basal e à patogênese do tromboembolismo, devendo-se avaliar impacto das medidas preventivas em uns e outros.

Hospitalização por patologias agudas aumenta em oito vezes a probabilidade de ocorrência de tromboembolismo venoso (incluindo trombose venosa profunda e embolia pulmonar). O Quadro 44.4 indica a estratificação de risco para eventos tromboembólicos.[2] Indivíduos com escores ≥ 4 apresentam indicação para uso de anticoagulação profilática.[1]

Com respeito a pacientes acometidos por patologias não cirúrgicas agudas, revisão sistemática mostrou que heparina não fracionada reduz risco de trombose venosa profunda em 60% (RR = 0,40; IC95%: 0,31 a 0,53) e de embolia pulmonar em 42% (RR = 0,58; IC95%: 0,43 a 0,80) comparativamente a placebo ou não tratamento. Porém, heparina causa significativo aumento de hemorragias maiores. Heparinas de baixo peso molecular não diferem significativamente de heparina não fracionada em termos de eficácia, mas reduzem significativamente o risco de sangramento maior em 72% (RR = 0,28; IC95%: 0,10 a 0,78) quando comparadas à heparina não fracionada.[1]

Ensaio clínico randomizado, que incluiu 8.101 pacientes com mais de 40 anos e internados por patologias clínicas agudas, mostrou que uso de rivaroxabana é não inferior a enoxaparina na prevenção de tromboembolismo venoso após 10 dias de uso hospitalar.[3] Uso estendido por 35 dias mostrou benefício de rivaroxabana, com NNT (número necessário de pacientes a serem tratados) de 77 (P = 0,02). A vantagem principalmente ocorreu em prevenção de trombose venosa profunda (TVP) proximal assintomática. Com esse fármaco, observou-se aumento significativo no risco de sangramento maior ao final de 35 dias de tratamento (RR = 2,9; 1,60 a 5,15; P < 0,001; número necessário de pacientes a serem tratados para detectar dano [NND] de 142).[3]

Métodos mecânicos – uso de meias de baixa compressão abaixo do joelho ou dispositivos automáticos de compressão venosa – seriam opções atrativas de profilaxia, pois não apresentam risco de sangramento. No entanto, inexistem evidências claras de benefício no contexto de prevenção em pacientes clínicos.[1]

Prevenção em cirurgias ortopédicas | Prótese de joelho ou quadril

Sem profilaxia farmacológica, estima-se que a incidência de tromboembolismo venoso sintomático em 35 dias seja de 4,3% após cirurgias de prótese de quadril ou joelho. Tromboprofilaxia farmacológica reduz em 50% esse risco. Diretriz da American College of Chest Physicians recomenda preferencialmente a utilização de heparinas de baixo peso molecular (em especial enoxaparina) até 35 dias após o procedimento.[4] Em diversos ensaios das décadas de 1980 e 1990, a utilização do fármaco mostrou benefício (RR = 0,50; IC95%: 0,43 a 0,59) comparativamente a placebo. Heparinas de baixo peso molecular mostraram-se superiores a heparina em minidoses na prevenção de trombose venosa profunda assintomática.[5]

Dabigatrana, rivaroxabana e apixabana têm a vantagem do uso oral e não necessitam de monitoramento sérico para controle do nível de anticoagulação. Análise conjunta de revisões sistemáticas não demonstrou equivalência de dabigatrana, mas identificou benefício na prevenção de trombose venosa profunda sintomática com uso de inibidores do fator Xa (NNT = 250), sem ocorrer o mesmo em relação a mortalidade ou embolia pulmonar.[6] NND para sangramento maior corresponde a 500 pacientes tratados com os agentes orais comparativamente a enoxaparina. Propõe-se considerar a utilização de inibidores do fator Xa em pacientes com maior risco de evento tromboembólico e necessidade de profilaxia estendida por 35 dias, pois sua utilização por via oral teoricamente facilitaria adesão.

Em estudo com 778 pacientes, interrompido precocemente por dificuldades de recrutamento, ácido acetilsalicílico não foi inferior a heparina de baixo peso (utilizados por 28 dias) quanto à prevenção de eventos tromboembólicos em pacientes submetidos a cirurgia de prótese de quadril, inicialmente tratados com heparina de baixo peso molecular por 10 dias.[7]

Prevenção em cirurgias não ortopédicas

Ensaios clínicos e metanálises, realizados em pacientes submetidos à cirurgia não ortopédica, demonstraram que utilização de minidoses de heparina subcutânea diminui em 18% e 47% mortalidade por qualquer causa e por embolia pulmonar, respectivamente. Apesar de não haver escore completamente validado, o benefício se acentua em pacientes com maior perfil trombogênico (incluindo variáveis clínicas e do próprio procedimento). Ao mesmo tempo, há excesso de 57% na ocorrência de sangramento maior. Não se evidencia vantagem com uso de heparinas de baixo peso molecular.[8]

Algumas cirurgias merecem considerações específicas.

Em cirurgia bariátrica, embolia pulmonar é a principal causa de mortalidade pós-operatória, atingindo 30% dos casos. Revisão sistemática, avaliando diferentes estratégias de prevenção de eventos tromboembólicos, indicou que enoxaparina apresenta vantagens sobre heparina em minidoses na prevenção da incidência de tromboembolismo venoso (0,25% *versus* 0,68%; $P < 0,001$), e que seu uso estendido (aproximadamente 30 dias após a alta) poderia ser vantajoso.[9]

Em pacientes submetidos a neurocirurgias, há particular preocupação com sangramento intracraniano. Métodos mecânicos, já nomeados, têm-se mostrado eficazes em ensaios clínicos menores e com avaliação de desfecho menos precisa. Utilização de heparinas não fracionada ou de baixo peso reduz em 45% a probabilidade de eventos tromboembólicos. Nos pacientes com trauma, que incluem ou não traumatismo craniano, utilização de heparina ou heparina de baixo peso previne 4 mortes por embolia pulmonar a cada 1.000 pacientes tratados.[8]

■ Tratamento

Trombose venosa profunda

Poucos pacientes com TVP restrita às panturrilhas apresentam complicações. Só aqueles em que o trombo se estende para a circulação venosa das coxas (20%) estão sob risco de desenvolver embolia pulmonar. A extensão é mais frequente em pacientes sintomáticos. Como não é possível prever quaisquer dessas complicações, recomenda-se tratar todos os casos diagnosticados (por métodos clínicos ou complementares) com anticoagulação, em esquemas similares aos empregados em embolia pulmonar. Trombose venosa restrita à rede superficial não necessita ser tratada com anticoagulantes.

Embolia pulmonar

Nos EUA, estima-se a ocorrência de 300.000 a 600.000 casos de embolismo venoso (incluindo-se trombose venosa profunda e embolia pulmonar), sendo que mortalidade por embolia pulmonar em 30 dias excede 40%.[10] Há referência a emprego de heparina em embolia pulmonar desde 1937, mas até 1960 sua eficácia foi objeto de debate. Naquele ano publicaram-se resultados do único ensaio clínico randomizado e controlado por grupo de pacientes que não recebeu anticoagulante.[11] Trata-se de estudo clássico de Farmacologia Clínica. Entre os 16 pacientes sorteados para receber heparina (10.000 UI/via intravenosa, a cada 6 h) e anticoagulante oral, não ocorreu nenhum caso de recorrência (critérios clínicos) e morte por embolia pulmonar. Cinco dos 19 pacientes não anticoagulados faleceram por tromboembolismo confirmado por necropsia, e outros cinco apresentaram recorrência de embolia. Magnitude de resultados superou discretas falhas metodológicas da pesquisa, tornando desnecessário (e não ético) reestudo com grupo-controle sem anticoagulação. De fato, este é o único estudo de anticoagulante comparado com braço sem tratamento, e estabeleceu o padrão-ouro de emprego desses fármacos em embolia pulmonar.

Eficácia de heparina de baixo peso molecular para tratamento de embolia pulmonar aguda foi comparada com a de heparina não fracionada em diversos estudos, mostrando resultados similares. Considerando-se a facilidade de administração da heparina de baixo peso e o potencial risco de trombocitopenia induzida por heparina não fracionada, a primeira tem sido preconizada como tratamento de primeira linha de embolia pulmonar.[12]

Apenas um estudo comparou fondaparinux sódico subcutâneo com enoxaparina, mostrando equivalência em relação à ocorrência de desfechos clínicos e segurança. Assim, diretrizes têm considerado esses dois fármacos equivalentes por diretrizes.[12]

O início do tratamento parenteral deve ser concomitante com o emprego de anticoagulante oral (varfarina preferencialmente). Tratamento parenteral deve ser mantido pelo menos por 5 dias ou até que sejam atingidos níveis terapêuticos de INR (*International Normalized Ratio*) entre 2 e 3. O conjunto das evidências indica que o tratamento deve ser mantido pelo menos por 3 meses se for identificado algum fator precipitante do episódio. Caso contrário, recomenda-se manutenção de anticoagulação indefinidamente, a menos que o risco de sangramento seja muito elevado. Em ensaio clínico, 371 pacientes, no primeiro episódio de embolia pulmonar, foram tratados por 6 meses com varfarina. Após, foram randomizados para estender o tratamento por 18 meses ou receber placebo. Desfecho composto (episódio tromboembólico ou sangramento maior) ocorreu em 6 de 184 pacientes (3,3%) no grupo varfarina e 25 em 187 pacientes (13,5%) do grupo-controle (RR = 0,15; IC95%: 0,05 a 0,43).[13]

Apesar do apelo mecanístico, não se investigou a eficácia de trombolíticos *versus* heparinas em nenhum estudo com adequado delineamento e poder estatístico. Metanálise de 15 estudos (n = 1.247) identificou discreta vantagem do trombolítico na prevenção de recorrência de embolia ou mortalidade, mas os estudos apresentavam grande heterogeneidade.[14]

Existem evidências de que terapia trombolítica acelera resolução de trombos e induz mais rápida melhora no estado hemodinâmico. Na ausência de fatores de risco para sangramento, somente pacientes mais graves (pressão sistólica < 90 mmHg ou queda persistente superior a 40 mmHg na pressão sistólica) devem receber terapia trombolítica.

Ensaio clínico (n = 1.006 pacientes com embolia pulmonar e disfunção de ventrículo direito ou aumento de biomarcadores de dano miocárdico) mostrou que alteplase foi benéfica na melhora hemodinâmica em 7 dias, mas sem efeito sobre mortalidade. Houve excesso de sangramento maior, incluindo AVC hemorrágico no grupo que recebeu trombolítico.[15]

Dois ensaios clínicos randomizados e duplos-cegos (RECOVER e RECOVER-II) em conjunto alocaram 5.107 pacientes com diagnóstico de tromboembolismo venoso para receber dabigatrana ou varfarina ajustada (INR entre 2 e 3) por 6 meses após tratamento inicial com anticoagulação parenteral (média de 9 dias). Pacientes com embolia pulmonar correspondiam a 30%. Não se identificaram diferenças significativas na ocorrência de morte ou recorrência de tromboembolismo (RR = 1,09; IC95%: 0,76 a 1,57). Houve menos sangramentos menores no grupo que recebeu dabigatrana.[16]

Em ensaios clínicos randomizados abertos, rivaroxabana, inibidor do fator Xa, foi comparada com enoxaparina (tratamento padrão) seguida por varfarina para tratamento de trombose venosa profunda e embolia pulmonar. Os estudos EINSTEIN e EINSTEIN-PE incluíram 3.449 e 4.832 pacientes com trombose venosa sintomática e embolia pulmonar, respectivamente.[17,18] Após 12 meses, rivaroxabana (sem tratamento parenteral inicial) mostrou-se não inferior a tratamento padrão. Na avaliação da extensão do tratamento por mais 12 meses em 1.196 pacientes que receberam rivaroxabana ou placebo de forma cega, o tratamento ativo reduziu significativamente a recorrência de eventos tromboembólicos (1,3% *versus* 7,1%), sem aumentar significativamente a ocorrência de sangramentos.[17]

Outros dois inibidores do fator Xa, apixabana e edoxabana, foram avaliados em ensaios clínicos randomizados.

No estudo AMPLIFY, 5.395 pacientes com tromboembolismo venoso (25% e 65% com embolia pulmonar e trombose venosa profunda, respectivamente) foram randomizados para receber apixabana (sem tratamento parenteral inicial) ou tratamento padrão com enoxaparina por pelo menos 5 dias e varfarina. Após 6 meses, apixabana mostrou-se não inferior na prevenção de evento tromboembólico (RR = 0,84; IC95%: 0,60 a 1,18) e superior em relação ao desfecho de segurança (sangramento maior; NNT = 18).[19]

O ensaio clínico randomizado e duplo-cego Hokusai-VTE alocou 8.240 pacientes com tromboembolismo venoso (40% com embolia pulmonar) para receber edoxabana (após tratamento inicial com heparina) ou tratamento padrão com heparina ou heparina de baixo peso molecular seguida de varfarina. Após pelo menos 3 meses, edoxabana mostrou-se não inferior ao tratamento padrão em relação à recorrência de eventos tromboembólicos e superior no desfecho de segurança (sangramento de relevância clínica).[20]

AAS foi avaliado para prevenção secundária de eventos tromboembólicos em ensaio clínico duplo-cego que incluiu 403 pacientes tratados previamente por 6 a 18 meses com inibidores da vitamina K. Comparou-se AAS *versus* placebo por período médio adicional de 24 meses de acompanhamento. Aproximadamente 60% dos pacientes tinham história de trombose venosa profunda, e o restante, de embolia pulmonar. O tratamento com AAS trouxe benefício significativo na prevenção de novos eventos, principalmente de trombose venosa profunda (RR = 0,50; IC95%: 0,36 a 0,93; P = 0,02 e NNT = 12).[21]

Em pacientes com embolia pulmonar recorrente e alto risco de sangramento, tem-se recomendado implantação de filtros de veia cava para a prevenção de embolia pulmonar. Não há ensaio clínico de qualidade que demonstre a eficácia dessa conduta.

Sumário de seleção de medidas em prevenção e tratamento de tromboembolismo venoso.			
Intervenção	Grau de recomendação	Nível de evidência	Comentários
Meias elásticas em longas viagens	IIb	B	Prevenção de TVP em indivíduos de alto risco
Heparina em minidoses em pacientes não cirúrgicos	I	A	Prevenção de TVP
HBPM em pacientes cirúrgicos	I	A	Prevenção de TVP
Rivaroxabana em pacientes não cirúrgicos	IIa	B	Prevenção de TVP
HBPM em cirurgias ortopédicas (35 dias)	I	A	Prevenção de TVP
Dabigatrana em cirurgias ortopédicas	III	A	Sem equivalência com HBPM
Rivaroxabana ou apixabana	I	A	Eficácia discretamente superior a HBPM, mas com maior risco de sangramento
Heparina minidoses – outras cirurgias	I	A	–
HBPM em cirurgia bariátrica	I	A	–
Heparina em TVP ou embolia pulmonar	I	A	–
HBPM em TVP ou embolia pulmonar	I	A	Maior comodidade de administração
Fondaparinux em TVP ou embolia pulmonar	IIa	B	Apenas um estudo comparando com tratamento padrão
Varfarina por 3 meses após 5 dias de terapia parenteral	I	A	Quando há fator precipitante
Varfarina por 18 meses após 5 dias de terapia parenteral	IIa	B	Quando não há fator precipitante
Alteplase em embolia pulmonar com instabilidade grave	IIa	B	–
Dabigatrana em TVP ou embolia pulmonar	IIa	B	–
Rivaroxabana, apixabana e edoxabana em TVP ou embolia pulmonar	IIa	B	Equivalentes a HBPM, com maior comodidade posológica
AAS após evento tromboembólico por 18 meses após varfarina	IIa	B	Prevenção secundária de TVP

TVP: trombose venosa profunda; HBPM: heparina de baixo peso molecular; AAS: ácido acetilsalicílico.

Doença cerebrovascular

Acidente vascular cerebral (AVC) exterioriza-se por abruptas manifestações neurológicas focais, decorrentes de isquemia (85%) ou sangramento (15%) em territórios vasculares particularizados. Embolização por trombos cardíacos é responsável por 15 a 20% dos acidentes vasculares isquêmicos. Outros eventos devem-se à obstrução direta da circulação cerebral por aterotrombose ou à embolia por trombos formados em ramos mais calibrosos. Há também AVEs criptogênicos, sem evidência de embolia e de oclusão de artérias de grande calibre.

Clinicamente, AVCs isquêmicos apresentam-se sob várias formas: episódico ou acidente isquêmico transitório (AIT), caracterizado por desaparecimento dos sinais neurológicos em até 24 h (ou em até 1 h); *ictus* em evolução, em que há progressiva acentuação de sinais clínicos; e AVC isquêmico completo, caracterizado por estabilidade do déficit neurológico. AVCs de pequena extensão têm sido classificados junto com *ictus* transitórios em alguns estudos.

■ Episódio isquêmico transitório e completo | Prevenção primária

Para prevenção primária de doença cerebrovascular, há clara eficácia em controle dos clássicos fatores de risco para doença cardiovascular, particularmente hipertensão arterial. Fibrilação atrial é outro importante fator de risco, aumentando em 4 a 5 vezes o risco de AVC embólico. Representa boa oportunidade de prevenção, pois o diagnóstico da arritmia muitas vezes antecede a ocorrência de eventos cerebrais. Em casos de estenose de carótida assintomática, submetidos a endarterectomia ou implante de *stent* autoexpansivo, uso de AAS tem sido recomendado.[22]

Inúmeros ensaios clínicos avaliaram a eficácia do AAS na prevenção primária e secundária de cardiopatia isquêmica, AVC e doença cardiovascular. Na prevenção primária, metanálise[23] identificou eficácia, particularmente para prevenção de DAC, mas com pequeno benefício absoluto: para indivíduos com risco absoluto basal de 0,5%/ano, o NNT foi de 2.500, e para risco basal de 2%/ano, o NNT caiu para 410. Por outro lado, aumentou sangramento gastrointestinal e extracraniano (0,10% vs. 0,07% por ano). Análises de seguimento de mais longo prazo de muitos desses estudos identificaram provável efeito protetor contra neoplasias, mais especificamente colorretal. Nova e extensa metanálise investigou eficácia em prevenção primária de doença cardiovascular e câncer e na incidência de sangramento em geral.[24] O benefício absoluto de prevenção de eventos primordiais e de riscos para diferentes sangramentos estão apresentados no Quadro 44.5.

Benefícios em prevenção de câncer são marginalmente significativos. Há diversos estudos em andamento, que deverão contribuir para avaliar a eficácia por faixa etária e na presença de diabetes. Sugere-se que a decisão de empregar ácido acetilsalicílico em indivíduos saudáveis deveria considerar simultaneamente o perfil de risco para doença cardiovascular, câncer e sangramento.[25] O Quadro 44.5 resume vantagens e desvantagens do uso de AAS em prevenção primária.[24]

Episódio isquêmico transitório e completo | Prevenção secundária

Com base em evidências de metanálises que demonstraram diminuição de aproximadamente 22% na recorrência de AVC, infarto do miocárdio e morte, a diretriz norte-americana de prevenção secundária recomenda quatro opções de abordagem antiplaquetária: AAS, combinação de AAS/dipiridamol, clopidogrel e ticlopidina.[26] Apesar de alguns ensaios terem mostrado alguma vantagem com a associação, sua utilização neste contexto parece não se ter popularizado, provavelmente pelo efeito negativo em doença coronária, decorrente de ação vasodilatadora e roubo coronário. Não há evidência de benefícios com associação de AAS e clopidogrel. No entanto, em situações de AIT ou AVCs de pequena repercussão, pode haver vantagem da associação por período curto de tempo. Ensaio clínico duplo-cego e controlado por placebo randomizou 5.170 pacientes chineses para receber AAS isoladamente ou associado com clopidogrel. Em 90 dias de seguimento, a associação diminuiu significativamente a ocorrência de AVC (11,7% versus 8,2%; RR = 0,68; IC95%: 0,57 a 0,81).[27]

Apesar de não serem definidas como fármacos antitrombóticos, estatinas são recomendadas em prevenção secundária de AVC ou AIT, independentemente de valores séricos do LDL-colesterol, devido a seu benefício sobre recorrência de novo AVC ou eventos cardiovasculares (NNT = 150 ao ano).

Ictus em evolução

Pelo menos 40% dos pacientes que evoluem para ictus completo o fazem progressivamente. Utilização de trombolíticos nas primeiras horas de evolução constitui tratamento de escolha nesta situação.

Em pacientes com AVC agudo, com sintomas de no máximo 3 h de duração e tomografia negativa para hemorragia, ensaio clínico pioneiro demonstrou que administração de alteplase promoveu substancial prevenção de sequelas, mesmo com aumento da transformação hemorrágica, mas sem influenciar mortalidade.[28] A conduta empregada nesse estudo permanece como rotina básica de manejo medicamentoso de AVC agudo até os dias correntes.

Ensaios clínicos posteriores avaliaram a possibilidade da extensão da janela terapêutica até 6 h. Metanálise de 27 ensaios clínicos com 10.187 participantes (70% em uso de rt-PA) mostrou benefício da terapia trombolítica utilizada até 6 h na prevenção de dano neurológico grave (RR = 0,85; IC95%: 0,78 a 0,93). Porém, houve aumento de hemorragia cerebral sintomática (RR = 3,75; IC95%: 3,1 a 4.51) e mortalidade precoce (RR = 1,69; IC95%: 1,44 a 1,98) após 3 a 6 meses. Tratamento dentro das primeiras 3 h foi mais efetivo em reduzir morte ou dependência (RR = 0,66; IC95%: 0,56 a 0,79).[29] Diante do conjunto dos resultados, atualmente se recomenda terapia trombolítica dentro de 4,5 h do início dos sintomas.[30]

Alteplase não deve ser usada no tratamento de AVC em presença de qualquer das seguintes condições:

- Pressão arterial superior a 185/110 mmHg
- Tomografia cerebral com achados precoces de infarto recente, abrangendo 1/3 de hemisfério
- Uso concomitante de anticoagulantes orais ou tempo de protrombina com INR superior a 1,7
- Uso de heparina nas últimas 48 h
- Contagem de plaquetas menor que $100.000/mm^3$
- Uso de inibidores da trombina ou do fator Xa
- Outro acidente cerebral ou traumatismo craniano nos últimos 3 meses
- Déficits neurológicos fugazes
- Neoplasias ou malformações vasculares intracerebrais
- Hemorragia intracraniana prévia
- Hipoglicemia (< 50 mg/dℓ)
- Sintomas sugestivos de hemorragia subaracnoide
- História de hemorragia cerebral ou sangramentos ativo
- Cirurgia cerebral ou medular recentes

Associação de dispositivos endovasculares para trombectomia a trombolíticos constitui perspectiva animadora para melhorar o desempenho da reperfusão no ictus em evolução. Ensaio clínico controlado e aberto – Swift Prime[31] – randomizou 196 pacientes com AVC em evolução (a maioria com oclusão de artéria cerebral média) que receberam ou estavam recebendo rt-PA e tinham comprovação de oclusão arterial, para submeterem-se a trombectomia com o dispositivo denominado Solitaire versus grupo-controle. Tempo entre início dos sintomas e início da terapia trombolítica teve mediana aproximada de 110 minutos nos dois grupos. Após 3 meses, mais pacientes tinham falecido ou estavam acamados no grupo-controle (48% versus 27% no grupo tratado com o dispositivo). Não houve diferença estatística em relação a morte ou sangramento intracerebral. Os ensaios ESCAPE e MR CLEAN, que utilizaram diferentes abordagens intra-arteriais com trombectomia, mostraram igualmente resultados positivos.[32,33]

Para o manejo intra-arterial de AVC deve-se considerar que:[34]

- Trombectomia intra-arterial é tratamento efetivo quando há documentação de oclusão distal da carótida interna ou porção proximal da artéria cerebral média e quando pode ser realizada até 6 h do início dos sintomas
- Benefícios são claros em pacientes que receberam rt-PA antes da trombectomia intra-arterial
- Trombectomia deve ser realizada em centro especializado e anestesia geral deve ser evitada.

Diante dessas perspectivas de tratamento, os sistemas de encaminhamento de AVC nas comunidades devem organizar-se para que as novas terapias sejam estendidas a maior número de pacientes acometidos por esse devastador agravo. Ainda há poucos serviços no Brasil que disponibilizam terapia trombolítica, pela dificuldade de dispor de tomografia cerebral imediata.

Quadro 44.5 ■ Eficácia e riscos de ácido acetilsalicílico na prevenção primária (número de pacientes com prevenção ou risco por 100.000 tratados).

Mortalidade total	DCV total	Morte por câncer colorretal	Sangramento total	Sangramento maior	Sangramento gastrointestinal	AVC hemorrágico
33 a 46	60 a 84	34	99 a 178	46 a 49	68 a 117	8 a 10

AVC: acidente vascular cerebral; DCV: doença cardiovascular.

Sumário de seleção de medidas na prevenção e tratamento do AVC.			
Intervenção	Grau de recomendação	Nível de evidência	Comentários
AAS na prevenção primária	IIb	A	–
AAS na prevenção após evento tromboembólico por 18 meses	IIa	B	–
AAS ou clopidogrel ou ticlopidina na prevenção secundária de AVC	I	A	–
Associação de AAS e clopidogrel por 90 dias em AVC de pequena repercussão	IIa	B	–
Uso de alteplase até 4,5 h em *ictus* em evolução	I	A	–
Terapia intra-arterial até 6 h do início dos sintomas	I	A	Em pacientes que receberam rt-PA, para algumas topografias arteriais

AAS: ácido acetilsalicílico; AVC: acidente vascular cerebral, rt-PA: alteplase.

Fibrilação atrial sem doença valvar

Fibrilação atrial é a mais frequente causa cardíaca de embolia sistêmica, especialmente direcionada para território cerebral. É dos principais fatores de risco para AVCs mais graves. O tratamento mais racional seria reverter a fibrilação atrial com medidas medicamentosas ou não medicamentosas. Até hoje, no entanto, não se demonstrou inequívoca eficácia dessas intervenções (ver Capítulo 43, Arritmias Cardíacas) em prevenção da principal complicação de AVC e outras embolias arteriais em pacientes fibrilados. A terapia anticoagulante permanece como abordagem básica para prevenir complicações tromboembólicas nesses pacientes.

Diversos ensaios clínicos, revisados em edições anteriores, delimitaram com precisão o benefício de anticoagulantes orais *versus* placebo em prevenção primária e secundária de AVC embólico em pacientes fibrilados. Aquele correspondeu à redução de 68% (1,4% *vs.* 4,5% por ano) na incidência de AVC, com benefício absoluto de 3,1 pacientes a cada 100 tratados por 1 ano (NNT em torno de 30 pacientes por ano).

AAS tem eficácia de cerca de 50% do anticoagulante oral. Anticoagulantes orais devem elevar INR em 2 a 3 vezes o valor-controle. Não existe indicação de uso conjunto de anticoagulantes orais e AAS na prevenção de AVC associado à fibrilação atrial. Anticoagulantes orais estão indicados em presença de fatores de risco: idade avançada, história de hipertensão, doença vascular (infarto prévio, arteriopatia periférica ou calcificação aórtica), insuficiência cardíaca, diabetes, evento cerebrovascular prévio e gênero. Esses fatores foram incorporados em escores prognósticos, como o conhecido escore CHA_2DS_2VASc. Escores ≥ 2 indicam a utilização de anticoagulantes orais, reservando-se AAS para escore = 1. Essa decisão deve ser considerada diante do risco de sangramento, igualmente avaliado por diferentes escores (HAS-BLED, por exemplo).

Em pacientes com contraindicações absolutas ao uso de anticoagulantes orais, associação de clopidogrel + AAS *versus* AAS apresenta significativa vantagem na prevenção de AVC, com NNT de 100 pacientes tratados por ano para prevenir um evento. Por outro lado, eventos hemorrágicos, principalmente não fatais, ocorrem mais frequentemente com a associação (NND = 142/ano).

Anticoagulantes inibidores da vitamina K requerem controle estrito de INR, e pelo menos 1/3 dos pacientes permanece fora do alvo terapêutico nos diferentes ensaios clínicos. Por essas razões, surgiram alternativas terapêuticas testadas primariamente na fibrilação atrial não valvar, as quais não necessitam controle de INR, facilitando a anticoagulação.[35] Diversos ensaios clínicos foram publicados nos últimos anos, testando novas opções comparativamente a tratamento padrão.

Em ensaio clínico randomizado de não inferioridade (estudo RE-LY),[36] 18.113 pacientes com fibrilação atrial e risco para AVC foram randomizados para receber dabigatrana (110 mg ou 150 mg, 2 vezes/dia) ou varfarina (em dose ajustada). Após seguimento médio de 2 anos, a incidência de desfecho primário (AVC e embolia sistêmica) foi de 1,69/100 pacientes/ano, 1,53/100 pacientes/ano e 1,11/100 pacientes/ano nos grupos varfarina, dabigatrana 110 mg e dabigatrana 150 mg, respectivamente, sendo aceita a hipótese de não inferioridade. Sangramento no grupo varfarina foi semelhante ao do grupo dabigatrana 150 mg ($P = 0,31$), mas significativamente maior que o do grupo que recebeu dabigatrana 110 mg ($P = 0,003$). Houve tendência a menor mortalidade nos pacientes tratados com dabigatrana.

Ensaio clínico randomizado, duplo-cego e de não inferioridade (ROCKET-AF) comparou varfarina com rivaroxabana em 14.264 pacientes. Após 2,5 anos de acompanhamento, rivaroxabana mostrou-se não inferior à varfarina na prevenção de AVC ou embolismo sistêmico (RR = 0,88; IC95%: 0,74 a 1,03; $P < 0,001$ para não inferioridade), sem haver diferenças na incidência de sangramento.[37]

O estudo ARISTOTLE randomizou 18.201 pacientes para receber apixabana ou varfarina. Após 1,8 ano de seguimento, o inibidor do fator Xa mostrou-se superior a varfarina na prevenção de AVC (NNT = 312; $P = 0,01$), com menor incidência de sangramento (RR = 0,69; IC95%: 0,60 a 0,80; $P < 0,001$).[38]

No ensaio ENGAGE AF-TIMI 48, 21.105 pacientes com fibrilação atrial foram randomizados para receber edoxabana (30 mg ou 60 mg/dia) ou varfarina. Após 2,8 anos de seguimento, o inibidor do fator Xa (dose de 60 mg) foi não inferior com relação à ocorrência de morte (4,35%/ano no braço varfarina *vs.* 3,99%/ano no braço edoxabana; $P = 0,08$) e mostrou-se superior à varfarina com a menor dose (RR = 0,79; IC95%: 0,63 a 0,99; $P < 0,001$). Em relação à maior dose, a menor dose acarretou menos mortes (3,80%/ano, $P = 0,006$). Houve excesso de sangramento maior com varfarina, mesmo quando comparada com a maior dose de edoxabana (NND = 306/ano; $P < 0,001$).[39]

Equivalência ou discreta vantagem desses novos anticoagulantes (reconhecidos pela sigla NOACs – *new oral anticoagulants*) sobre varfarina, tanto em eficácia quanto em sangramento, são contrabalançadas por longo tempo de emprego de anticoagulantes orais tradicionais (garantindo não terem efeitos adversos ainda não descritos), menor custo e existência de antídoto para reverter a anticoagulação em caso de necessidade (vitamina K). Os fabricantes dos NOACs apressaram-se a desenvolver formas de reverter sua ação, basicamente com emprego de anticorpos monoclonais (ver efeitos adversos), mas aumentaram ainda mais o custo de tratamento com esses medicamentos.

Em situações em que se decide fazer cardioversão química ou elétrica para ritmo sinusal, recomenda-se realizar o procedimento sem anticoagulantes em pacientes agudamente fibrilados (até 2 dias). A partir desse prazo, indica-se anticoagulação nas 3 semanas anteriores e 4 posteriores à cardioversão. Estratégia alternativa consiste em utilizar ecocardiograma transesofágico, que pode abreviar o tempo de anticoagulação antes da cardioversão elétrica, apresentando efetividade clínica semelhante à das abordagens tradicionais. Em pacientes que necessitam cardioversão elétrica de urgência, recomenda-se imediata anticoagulação com heparina de baixo peso ou não fracionada, seguida de anticoagulação oral por 4 semanas se houver sucesso na reversão do ritmo.

Endocardite infecciosa provoca embolia cerebral em aproximadamente 20% dos pacientes. Esse risco é combatido pelo tratamento da infecção, não havendo indicação para antitrombóticos.

Sumário de seleção de antitrombóticos no tratamento da fibrilação atrial sem doença valvar.

Intervenção	Grau de recomendação	Nível de evidência	Comentários
Varfarina	I	A	–
Dabigatrana, rivaroxabana, apixabana, edoxabana	I	A	Eficácia similar à da varfarina e incidência de sangramento discretamente menor
Associação de AAS e clopidogrel nos pacientes com contraindicação à anticoagulação	IIb	B	–

Próteses valvares cardíacas

Ocorrência de trombose sobre valvas cardíacas artificiais (mecânicas), especialmente em posição mitral, ainda não foi evitada, embora seja menor com válvulas mais modernas. Na ausência de terapia preventiva, trombose nesse sítio tem incidência anual de 4 por 100 pacientes. Uso de anticoagulantes orais cumarínicos é indispensável em próteses mecânicas. Somente dabigatrana, entre os novos anticoagulantes, foi comparado com varfarina em pacientes submetidos à inserção cirúrgica de prótese valvar. Este estudo, RE-ALIGN, foi interrompido precocemente após randomizar 252 pacientes, pois os pacientes tratados com dabigatrana tiveram maior incidência de hemorragia e fenômenos tromboembólicos. Os inibidores do fator Xa não foram testados nessa condição.[40]

Em revisão sistemática Cochrane, a adição de antiplaquetários (dipiridamol ou ácido acetilsalicílico em baixa dose) a anticoagulantes orais diminuiu risco de embolia sistêmica e morte em pacientes com valvas cardíacas mecânicas e biológicas, porém aumentou risco de sangramento.[41] Portanto indicam-se anticoagulação oral e antiplaquetários ou sua associação, dependendo do tipo de prótese, posição em que se encontra e fatores de risco para episódios embólicos. Atuais recomendações para uso de antitrombóticos no contexto de troca valvar são mostradas no Quadro 44.6.[42]

Quadro 44.6 Esquema de anticoagulação proposto para próteses valvares.

	Ácido acetilsalicílico (75 a 100 mg)	Varfarina (INR 2,5)	Varfarina (INR 3,0)
Valva mecânica			
Aórtica	x	x	
Aórtica de alto risco*	x		x
Mitral	x		x
Válvula biológica			
Aórtica			
Até 3 meses	x	x	
Após 3 meses	x		
Mitral			
Até 3 meses	x	x	
Após 3 meses	x		
Biológica (alto risco)*	x	x	

*Fibrilação atrial, disfunção Ventricular, episódio embólico prévio, estado de hipercoagulabilidade, próteses metálicas mais antigas (tipo gaiola); INR: *International Normalized Ratio*. Fonte: Berkhemer et al., 2015.[33]

Implante percutâneo de valva aórtica é procedimento que se está difundindo internacionalmente, pois se mostra superior às próteses cirúrgicas em algumas situações e é pelo menos equivalente em outras. A associação de AAS e clopidogrel foi utilizada por 6 meses em ensaio clínico que avaliou a eficácia do procedimento.[43] No implante de clipe para correção de insuficiência mitral, outro procedimento inovador e eficaz, utilizou-se a associação de AAS e clopidogrel por 30 dias, e o AAS isolado por 6 meses.[44] Não há estudos comparativos entre antitrombóticos em implantes percutâneos de próteses valvares.

Sumário de seleção de antitrombóticos em próteses valvares.

Intervenção	Grau de recomendação	Nível de evidência	Comentários
Varfarina em próteses metálicas	I	C	–
Associação de AAS a varfarina em próteses metálicas	IIa	B	–
AAS em próteses cardíacas biológicas	I	C	–
Uso por 3 meses de varfarina após implante de prótese biológica	IIa	C	–
Dabigatrana	III	B	–

AAS: ácido acetilsalicílico.

Vasculopatia periférica

Doença vascular periférica acomete significativa proporção da população geral, e sua prevalência depende de critérios utilizados para diagnóstico e características da população. Utilizando-se apenas critérios clínicos de anamnese que caracterizam claudicação intermitente, estima-se incidência de 61/10.000 e 54/10.000 para homens e mulheres, respectivamente, na faixa etária de 65 a 75 anos. A maior parte dos casos é devida a doença aterotrombótica e, como tal, guarda similitude de riscos com as que acometem outros sítios do organismo. Destaca-se o risco do hábito de fumar, particularmente deletério para a circulação periférica. Há outras causas importantes não ateroscleróticas de doença vascular periférica, como tromboangiite obliterante (praticamente causada pelo hábito de fumar) e arterite de Takayasu, entre outras. O manejo dessas condições foge ao escopo deste livro.

Há escassos estudos isolados de prevenção secundária de vasculopatia periférica, pois antiplaquetários e outros medicamentos frequentemente já estão indicados por patologias vasculares concomitantes e alto risco dos pacientes. Não há evidências de que associação de antiplaquetários ou adição de anticoagulantes tenha benefício.[45]

Cilostazol, inibidor de fosfodiesterase que suprime agregação plaquetária e é vasodilatador direto, constitui o único tratamento recomendado para tratamento da claudicação, pois aumenta a distância máxima de caminhada.[45]

Eventos agudos são primariamente tratados com trombembolectomia, acompanhada de enxerto ou angioplastia. Utilização de agentes trombolíticos intra-arteriais em oclusões recentes (< 14 dias) tem eficácia limitada.

▶ Prescrição

Heparina e anticoagulantes orais cumarínicos têm peculiaridades farmacocinéticas e de avaliação de efeito que embasam seus esquemas de administração. Após revisão desses aspectos, que ajudam a entender a própria linguagem de prescrição, apresentam-se esquemas de administração dos antitrombóticos indicados nas diversas condições clínicas aqui abordadas.

Heparina e derivados

Heparina é produto natural, comumente extraída de mucosa intestinal suína ou pulmão bovino, gerando preparações comerciais heterogêneas, porém com atividade biológica similar. É quantificada em unidades internacionais (UI) com base no efeito exercido em ensaios biológicos.

Não tendo absorção oral, é administrada por vias parenterais em dois níveis de dosagem. O primeiro – esquema de doses plenas – utiliza de 24.000 a 32.000 UI em 24 h, administradas preferentemente por infusão intravenosa contínua, mas podendo ser utilizada injeção intravenosa intermitente. O segundo – esquema de minidoses – emprega de 10.000 a 15.000 UI ao dia/via subcutânea profunda. Usam-se doses plenas em tratamento de doenças tromboembólicas instaladas e em profilaxia de sua recorrência. Minidoses servem para prevenção primária de trombose venosa profunda.

Início de efeito é imediato. Meia-vida aumenta com dose administrada (cinética de ordem zero), variando de 30 min a 5 h. Heparina é degradada primariamente pelo sistema reticuloendotelial. Em presença de embolia pulmonar, a meia-vida pode ser encurtada, enquanto cirrose hepática e insuficiência renal terminal a aumentam.

Sua dosagem é monitorada por tempo de coagulação ou, preferentemente, por tempo de tromboplastina parcial ativado (TTPA), por meio da estimulação por caolim, daí se originando a sigla mais conhecida (KTTP). Seja em esquema intermitente ou infusão contínua, é indispensável manter TTPA em valores correspondentes a 1,5 a 2 vezes o valor normal médio (geralmente 50 a 80 segundos). No esquema intermitente, determina-se TTPA logo antes da próxima dose (se colhido no pico do efeito, o provável resultado será "incoagulável"). Em infusão contínua pode-se determinar TTPA a qualquer momento após estabilização dos níveis plasmáticos da heparina ou após administração da dose de ataque, modificando-se a velocidade de infusão de acordo com o resultado. Manutenção do nível terapêutico é conferida pelo menos 1 vez/dia.

Esquema de minidoses corresponde à administração subcutânea de 5.000 UI a cada 8 ou 12 h. Há cuidados de administração a serem observados:

- Selecionar solução de heparina com concentração adequada ao uso subcutâneo
- Retirar o volume desejado com agulha diversa da que será introduzida no paciente (essa deve ser curta para só atingir o subcutâneo), pois o filme de fármaco ao redor da primeira pode provocar sangramento no local da punção
- Usar seringa de tuberculina, preenchida com 0,1 mℓ de ar antes de aspirar heparina do frasco, o qual servirá para limpar a agulha de resquícios do fármaco, evitando seu contato com tecidos no momento da retirada e consequente sangramento local
- Introduzir a agulha perpendicularmente ao plano, após desinfecção da pele e feitura de prega subcutânea
- Desfazer a prega antes da injeção lenta da heparina, sem prévia aspiração
- Retirar a agulha rapidamente, pressionando moderadamente o local com algodão esterilizado por 5 a 10 segundos, sem massagear.

Os sítios preferenciais de injeção estão na região periumbilical, afastados uns dos outros por 5 cm, devendo-se fazer rodízio entre eles.

Heparinas de baixo peso molecular têm meias-vidas mais longas do que heparina não fracionada. Para emprego em anticoagulação plena, apresentam maior comodidade de administração, pois aliam frequência de uma ou duas doses diárias subcutâneas à ausência de necessidade de monitorar efeito por TTPA, já que não prolongam testes de coagulação *in vitro*.

Heparinas de baixo peso molecular englobam preparações de composição muito diversificada. Suas doses são muito variadas, de acordo com representante, objetivo de uso (profilático ou terapêutico) e estudo. Enoxaparina tem sido empregada em esquemas simplificados de 1 mg/kg, 2 vezes/dia, para indicações terapêuticas (basicamente trombose venosa ou embolia pulmonar, incluindo ensaio clínico de tratamento domiciliar). Para profilaxia, administra-se dose fixa de 40 mg, 1 vez/dia.

Anticoagulantes orais cumarínicos

Seu efeito leva até 3 dias para instalar-se completamente, pois depende do consumo dos fatores de coagulação já sintetizados. Por isso são administrados ainda na vigência de heparinização. Doses são monitoradas por tempo de protrombina (TP) que avalia funcionamento da via extrínseca. Mede-se o tempo de coagulação após exposição do plasma ao reagente preparado a partir de cérebro humano ou de coelho, o qual exerce atividade de tromboplastina tecidual. Laboratórios ainda apresentam resultados em tempo de coagulação e porcentagem, dados inúteis há muitos anos, desde a criação da *International Normalized Ratio* (INR ou RNI). Tromboplastina empregada em variados países e laboratórios difere na reatividade, impedindo a comparação direta dos TPs relatados. Para obviar esse problema, difundiu-se o INR, que tem o mesmo significado em qualquer laboratório, corrigindo o tempo de coagulação pelo tipo e atividade da tromboplastina empregada nos laboratórios. O INR tem o mesmo significado em todo mundo e deve ser o único método de monitoramento dos efeitos dos anticoagulantes orais cumarínicos (varfarina e femprocumona). Mais comumente utiliza-se varfarina, que, tendo meia-vida mais curta, permite, em caso de sobredose, mais rápido retorno à coagulação normal após sua interrupção.

Esquemas de administração dos antitrombóticos em suas diversas indicações são apresentados nos Quadros 44.7 a 44.11.

Quadro 44.7 ▪ Prescrição na prevenção de tromboembolismo venoso.

Tratamento	Pacientes não cirúrgicos	Cirurgia não ortopédica	Cirurgia ortopédica
Enoxaparina	40 mg SC, 1 vez/dia	40 mg SC, 1 vez/dia	30 mg SC, 12/12 h ou 40 mg 1 vez/dia, por 10 a 14 dias. Considerar a manutenção por 35 dias
Dalteparina	5.000 UI SC, 1 vez/dia	2.500 UI SC, 1 vez/dia em pacientes de baixo risco 2.500 UI SC, 12 h após a cirurgia. Após, 5.000 U, SC, 1 vez/dia	2.500 UI SC, 12 h após a cirurgia. Após 5.000 UI SC, 1 vez/dia, por 10 a 14 dias. Considerar manutenção por 35 dias
Heparina	5.000 UI SC, 2 vezes/dia. Considerar 3 vezes/dia em pacientes oncológicos	5.000 UI SC, 2 ou 3 vezes/dia	5.000 UI SC, 2 a 3 vezes/dia, por 10 a 14 dias. Considerar manutenção por 35 dias
Fondaparinux	2,5 mg SC, 1 vez/dia	2,5 mg SC, 1 vez/dia	2,5 mg SC, 1 vez/dia, por 10 a 14 dias. Considerar manutenção por 35 dias
Varfarina	Não recomendada	Não recomendada	Dose para manter INR entre 2 e 3 (10 a 14 dias). Considerar manutenção por 35 dias
Rivaroxabana	10 mg VO, 1 vez/dia	Não recomendada	10 mg VO, 1 vez/dia. Iniciar 6 a 10 h após a cirurgia
Apixabana	Não recomendado	Não recomendada	2,5 mg, VO, 2 vezes/dia – iniciar 12 a 24 h após a cirurgia

SC: subcutânea; VO: via oral; INR: *International Normalized Ratio*.

Quadro 44.8 ■ Prescrição no tratamento de trombose venosa profunda e embolia pulmonar.

Tratamento	Dose	Observação
Heparina	IV: 80 UI/kg e após infusão 18 UI/kg SC: 333 UI/kg e após 250 UI/kg, 2 vezes/dia	Manter níveis do tempo de tromboplastina parcial ativado (KTTP) entre 1,5 e 2,5 do controle
Enoxaparina	1 mg/kg SC, 2 vezes/dia ou 1,5 mg/kg, SC, 1 vez/dia	Não é recomendado em DCE < 30 ml/min
Dalteparina	200 UI/kg SC, 1 vez/dia	Não é recomendado em DCE < 30 ml/min
Fondaparinux	Uso SC baseado no peso: < 50 kg = 5 mg/dia 50 a 100 kg = 7,5 mg/dia > 100 kg =10 mg/dia	Não é recomendado em DCE < 30 ml/min
Varfarina	Iniciar com 5 mg/dia, VO, com ajuste para manter INR 2 a 3	Doses iniciais menores são recomendadas para idosos
Rivaroxabana	15 mg VO, 2 vezes/dia durante 21 dias e após 20 mg/dia VO	Não necessita uso inicial de terapia parenteral
Apixabana	10 mg VO, 2 vezes/dia durante 7 dias e após 5 mg VO, 2 vezes/dia	Não necessita uso inicial de terapia parenteral
Edoxabana	60 mg/dia VO 30 mg/dia VO (< 60 kg ou DCE 30 a 50 ml/min)	Necessita terapia parenteral inicial por pelo menos 5 dias
AAS	100 mg/dia VO	Após terapia antitrombótica para prevenção secundária
Alteplase (rt-PA)	100 mg IV, por 2 h	Para embolia pulmonar com repercussão hemodinâmica importante Iniciar com heparina após infusão

IV: intravenosa; SC: subcutânea; VO: via oral; INR: *International Normalized Ratio*; DCE: depuração de creatinina endógena.

Quadro 44.9 ■ Prescrição no tratamento da doença cerebrovascular.

Tratamento	Dose	Observação
AAS	75 a 325 mg/dia VO	–
Clopidogrel	75 mg/dia VO	–
Ticlopidina	250 mg/duas vezes/dia VO	–
Dipiridamol	75 a 100 mg/dia VO	Recomendado em associação com AAS
Alteplase (rt-PA)	0,9 mg/kg IV, infundido por 60 min	Não se usam outros anticoagulantes após infusão

AAS: ácido acetilsalicílico; VO: via oral; IV: via intravenosa.

Quadro 44.10 ■ Prescrição na fibrilação atrial.

Tratamento	Dose	Observação
AAS	75 a 325 mg/dia VO	–
Clopidogrel	75 mg/dia VO	–
Varfarina	Iniciar com 5 mg/dia VO com ajuste para manter INR 2 a 3	Doses iniciais menores são recomendadas para idosos
Dabigatrana	110 mg/2 vezes/dia VO 150 mg/2 vezes/dia VO	80% de excreção renal
Rivaroxabana	20 mg/dia VO	15 mg/dia se DCE < 50 ml/min (35% excreção renal)
Apixabana	5 mg/2 vezes/dia VO	2,5 mg em presença 2 desses critérios: idade ≥ 80 anos, peso ≤ 60 kg, DCE ≥ 1,5 mg/dl (25% excreção renal)
Edoxabana	60 mg/dia VO	30 mg se DCE 30 a 50 mg ou peso ≤ 60 kg (50% excreção renal)

AAS: ácido acetilsalicílico; VO: via oral; INR: *International Normalized Ratio*; DCE: depuração de creatinina endógena.

Quadro 44.11 ■ Prescrição nas próteses valvares e vasculopatia periférica.

Tratamento	Dose	Observação
AAS	75 a 325 mg/dia VO	Na prevenção secundária de DVP ou nas valvulopatias
Varfarina	Iniciar com 5 mg/dia VO, com ajuste para manter INR 2,5 a 3	Nível de INR dependerá da situação clínica do paciente com prótese valvar, ver Quadro 44.5
Cilostazol	100 mg/2 vezes/dia VO	Para claudicação intermitente

AAS: ácido acetilsalicílico; VO: via oral; INR: *International Normalized Ratio*; DVP: doença venosa profunda.

▶ Seguimento

Efeitos positivos

A maioria dos efeitos desejados dos antitrombóticos constitui exemplo ímpar da utilidade dos ensaios clínicos, pois dificilmente seria quantificada em pacientes isolados. Heparina não produz efeitos clínicos evidentes em cada paciente com embolia pulmonar, e tampouco nos candidatos à profilaxia de tromboembolismo. Da mesma forma, anticoagulantes orais em paciente com prótese artificial cardíaca e AAS em paciente recuperado de episódio isquêmico transitório não produzem efeitos terapêuticos diretamente mensuráveis. Benefícios dessas indicações só ficaram evidentes em ensaios clínicos randomizados.

Efeitos adversos

■ **Heparina e derivados**

Sangramento é o efeito adverso mais comum e de maior risco. Com heparina, ocorre em até 20% dos pacientes que utilizam esquema de doses plenas, sendo grave em aproximadamente 1/4 desses. Tratos digestivo e geniturinário sediam as hemorragias mais comuns, mas, algumas vezes, queda inexplicável do hematócrito é manifestação única. Sangramento de pequena monta em territórios críticos, como sistema nervoso central e adrenais, pode ter repercussão devastadora.

Risco de sangramento cresce paralelamente a aumento de TTPA. Idade avançada, doenças intercorrentes, especialmente insuficiência renal, e associação com antiplaquetários são fatores de risco para sangramento por heparina.

Sangramentos moderados controlam-se com suspensão do fármaco indutor. Quadros mais graves podem exigir transfusões e antagonismo da ação anticoagulante. Para heparina, isso é feito com administração de protamina, proteína fortemente básica que forma complexos iônicos inativos com ela. Cada miligrama de protamina antagoniza 100 UI de heparina, devendo ser aquela infundida à velocidade de 5 mg/min. Se heparina já foi administrada há algum tempo, tendo sido parcialmente depurada, deve-se diminuir a dose de protamina, pois seu excesso também tem efeito anticoagulante. Em esquema intermitente, a quantidade de heparina é estimada por dose dada e tempo decorrido desde a administração. Quando em infusão contínua, calcula-se a heparina dada na última hora de infusão, e administra-se a quantidade correspondente do antagonista.

Hemofilia, trombocitopenia, endocardite bacteriana, hipertensão grave não controlada e evidência de sangramento ativo são contraindicações ao uso de heparina.

Esquemas de minidoses associam-se a pequeno risco, primariamente hematoma local.

Heparinas de baixo peso molecular conferem menor risco de sangramento, o que tem sido atribuído a maior seletividade, constância de antagonismo de fatores de coagulação e menor efeito sobre plaquetas. Protamina só neutraliza parcialmente o efeito dessas heparinas.

Trombocitopenia induzida por heparina caracteriza-se por queda de 50% da contagem de plaquetas e ocorre em 1 a cada 5.000 pacientes internados com alta variabilidade entre as populações. Pacientes que recebem heparina não fracionada por 7 a 10 dias têm maior risco, ocorrendo em aproximadamente 1 a 3% dos casos. Ao contrário de outras situações, trombocitopenia imunológica induzida por heparina (HIT) causa efeito protrombótico paradoxal, e os eventos tromboembólicos ocorrem em 50% dos pacientes acometidos. O risco é 10 vezes menor com uso de heparina de baixo peso molecular. É reversível com a suspensão da administração de heparina. Uso de varfarina e transfusões de plaquetas devem ser evitadas. No Brasil, a opção para anticoagulação em pacientes com HIT é fondaparinux. Outros anticoagulantes como bivalirudina e argatrobana, ambos registrados no Brasil, são recomendados pela Food and Drug Administration (FDA), órgão de regulação americano.[46]

Reações de hipersensibilidade, hipopotassemia e osteoporose com uso prolongado são outros efeitos adversos potenciais de heparina. As primeiras são mais comuns, mas sua incidência não está descrita na literatura. Heparinas podem ser usadas em gestantes, pois não ultrapassam a barreira placentária e não produzem efeitos no feto.

Anticoagulantes orais

Sangramento é seu efeito adverso mais corriqueiro e grave, ocorrendo nos mesmos sítios descritos para heparina. Isso determina que contraindicações de emprego sejam as mesmas. Por vezes, têm uso limitado pela dificuldade de o paciente seguir correta e continuamente a prescrição, bem como fazer controles periódicos do tempo de protrombina no caso de uso de varfarina. O uso de inibidores da trombina e do fator Xa facilita o uso contínuo, pois não necessitam monitoramento do nível de anticoagulação.

Com uso de varfarina, a incidência de sangramento associa-se a prolongamento do tempo de protrombina. Sangramento maior se caracteriza por aquele que necessita reversão em 6 a 8 h. Nesta situação, uso intravenoso de complexo protrombínico (dose única de 25 a 50 U/kg, no máximo 5.000 U) é recomendado apesar de não haver claros efeitos benéficos sobre a mortalidade.[47] O uso de plasma fresco (15 a 30 mℓ/kg) também é indicado na ausência de complexo protrombínico. Em sangramentos menores, vitamina K_1 (fitonadiona ou filoquinona), na dose intravenosa de 5 a 10 mg (máximo 25 mg), é o antagonista recomendado. Sua latência de efeito é de 6 a 8 h. Em situações de INR acima de 5 sem sangramento, a suspensão de varfarina é suficiente. Se INR está acima de 8 sem sangramento, recomenda-se vitamina K_1 (1 a 5 mg) por via oral.[48]

Varfarina produz poucos e infrequentes efeitos adversos adicionais. Distúrbios gastrointestinais, elevação de transaminases, alopecia e lesões necróticas de pele independentes de hemorragia são descritos.

No estudo RE-LY os pacientes que utilizaram dabigatrana apresentaram 11% de sintomas dispépticos, o dobro dos referidos pelos pacientes do grupo placebo. Tal efeito adverso está relacionado à preparação do fármaco, que tem sua absorção melhorada com níveis mais baixos de pH.[36] Inexistem condutas padronizadas para antagonizar o sangramento causado por dabigatrana ou pelos antagonistas do fator Xa de uso oral.[28] O uso do anticorpo monoclonal idarucizumabe (5 g IV) para reversão dos efeitos de dabigatrana foi avaliado em série de casos com 90 pacientes, incluindo 51 com sangramento causando risco à vida. Os resultados mostraram reversão dos níveis de coagulação em minutos, o que ocorreu em até 98% dos casos.[49]

Dos pacientes que apresentam fibrilação atrial e necessitam anticoagulação crônica, 20 a 40% têm doença arterial coronária e muitos necessitarão de implantes de *stents* coronários. Nestes casos, recomenda-se, por um período, esquema "tríplice" de anticoagulação: dupla inibição plaquetária recomendada para o implante da prótese associada a anticoagulação oral. Ensaio clínico aberto randomizou 573 pacientes em anticoagulação oral para receber a associação de AAS e clopidogrel ou clopidogrel isoladamente. O desfecho primário foi sangramento em 1 ano. Houve vantagem significativa com uso isolado de clopidogrel. Não houve diferença em desfechos primordiais cardiovasculares, apesar de o estudo não ter tido poder para avaliar esses desfechos.[50]

Antiplaquetários

Além de aumento do risco de sangramento, intolerância digestiva é o efeito adverso mais comum de AAS. Resistência a antiplaquetários, associada a AAS e clopidogrel, varia entre 5,5% e 60%, demonstrando a dificuldade existente com relação à exata definição dessa condição. Ainda não existem formas práticas de identificar pacientes com risco de apresentar resistência antiplaquetária, mas também não há evidência de que influenciem relevantemente os resultados terapêuticos.

Cilostazol é contraindicado em pacientes com insuficiência cardíaca, pois pode causar hipotensão grave. Cefaleia, sintomas digestivos e palpitações são mais frequentes em comparação a placebo.

Neutropenia acentuada é o efeito adverso mais temido com uso de ticlopidina e ocorre em aproximadamente 0,9% dos usuários, sendo reversível, mas o medicamento caiu em desuso.

Dipiridamol em geral é bem tolerado. Distúrbios digestivos, cefaleia, vertigens e hipotensão são os efeitos adversos apontados. Esse é outro medicamento progressivamente menos usado.

Trombolíticos

Sangramento é, também, o mais frequente e grave efeito adverso. Nos ensaios clínicos mais antigos, até 20% dos pacientes apresentavam hemorragia grave. Uso intracoronariano também produziu até 15% de sangramento importante, incidência que se reduz a 1% com infusão intravenosa, sem procedimentos invasivos. Diversos representantes induzem similarmente esse efeito adverso. Hipotensão é frequente (até 10% dos pacientes), mas reversível. Ocorre durante a infusão ou logo após, provavelmente pela liberação sistêmica de plasmina. Alergia é restrita praticamente à estreptoquinase, mas é infrequente.

Interações

Interações de maior importância ocorrem entre os próprios antitrombóticos. Seu emprego simultâneo procura aumentar eficácia por somação de diferentes mecanismos de ação.

Ácido acetilsalicílico aumenta incidência de sangramento produzida por heparina e anticoagulantes orais. Em próteses valvares artificiais, associação de varfarina com ácido acetilsalicílico produz sangramentos maiores em 11,8% dos pacientes, contra 2,2% nos casos tratados somente com anticoagulante.

Em infarto do miocárdio, associação de ácido acetilsalicílico com estreptoquinase não aumenta incidência de sangramento.

Estudos observacionais indicaram que inibidores da bomba de prótons diminuiriam o efeito antiplaquetário de clopidogrel. Ensaio clínico duplo-cego randomizou 3.761 pacientes com indicação para inibição plaquetária para receber omeprazol 20 mg ou placebo. Após 6 meses de seguimento houve menor incidência de sangramento digestivo no grupo que recebeu omeprazol sem aumento na ocorrência de eventos cardiovasculares (1,1% *versus* 2,9%; RR = 0,34, IC95%: 0,18 a 0,63; $P < 0,001$).[51]

Outras interações relevantes ocorrem entre varfarina e grande número de fármacos. Os mecanismos são farmacocinéticos (inibição ou indução do metabolismo e competição por proteínas plasmáticas) e farmacodinâmicos (somação de efeitos). Destacam-se interações com analgésicos e anti-inflamatórios não esteroides (AINE). O principal mecanismo é soma de efeitos antitrombóticos, seguindo-se inibição de metabolismo. Competição por proteínas plasmáticas é mecanismo pouco importante em presença de depuração eficiente. Variação na ingestão de alimentos com conteúdo significativo de vitamina K pode influir no nível de anticoagulação.

Muitas interações com varfarina descritas na literatura foram observadas em poucos casos e têm relação causal discutível. Quadro 44.12 hierarquiza o potencial para ocorrência de interação relevante.

Quadro 44.12 ■ Interações com varfarina classificadas quanto a efeito anticoagulante e nível de evidência.

Probabilidade de ocorrência	Aumenta o efeito	Diminui o efeito	Sem interação
1	Álcool (com doença hepática), amiodarona, cimetidina, clofibrato, eritromicina, fluconazol, isoniazida, metronidazol, omeprazol, fenilbutazona, piroxicam, propafenona, propranolol, trimetoprima/sulfametoxazol	Barbituratos, carbamazepina, clordiazepóxido, colestiramina, griseofulvina, nafcilina, rifampicina, sucralfato, alimentos ricos em vitamina K (abacate, verdes e nutrição enteral)	Metoprolol, atenolol, bumetanida, felodipino, fluoxetina, naproxeno, nitrazepam
2	Paracetamol, andrógenos, ácido acetilsalicílico, ciprofloxacino, dissulfiram, itraconazol, quinidina, fenitoína, sinvastatina, tamoxifeno, tetraciclina, vacina da influenza	Dicloxacilina	Ibuprofeno, cetoconazol, cetoprofeno
3	Lovastatina, ácido nalidíxico, norfloxacino, ofloxacino, salicilato tópico	Azatioprina, ciclosporina, trazodona	–
4	Cefamandol, cefazolina, genfibrozila, heparina, indometacina	–	Diltiazem, tabaco, vancomicina

a: Interações descritas com varfarina; provavelmente a maioria delas ocorra com os demais anticoagulantes; 1: altamente provável; 2: provável; 3: possível; 4: duvidoso.

Quadro 44.13 ■ Interações com inibidores da trombina e fator Xa.

Fármaco	Dabigatrana	Apixabana	Edoxabana	Rivaroxabana
Atorvastatina	Aumenta níveis séricos	Sem evidências	Sem interação	Sem evidências
Verapamil	Aumenta níveis séricos	Sem evidências	Aumenta níveis séricos	Sem interação
Digoxina	Sem interação	Sem evidências	Sem interação	Sem interação
Diltiazem	Sem interação	Aumenta níveis séricos	Sem evidências	Sem interação
Quinidina	Aumenta níveis séricos	Sem evidências	Aumenta níveis séricos	Aumenta níveis séricos
Amiodarona	Aumenta níveis séricos	Sem evidências	Sem interação	Sem interação
Cetonazol, itraconazol	Aumenta níveis séricos*	Aumenta níveis séricos*	Sem evidências	Aumenta níveis séricos*
Fluconazol	Aumenta níveis séricos	Sem evidências	Sem interação	Aumenta níveis séricos
Antiácidos	Diminuem níveis séricos	Sem evidências	Sem interação	Sem interação
Ciclosporina e tacrolimo	Sem evidências	Sem evidências	Sem evidências	Aumenta níveis séricos
Eritromicina e claritromicina	Aumenta níveis séricos	Sem evidências	Sem evidências	Aumenta níveis séricos
Inibidores da protease	Sem evidências	Aumenta níveis séricos	Sem evidências	Aumenta níveis séricos*

*Contraindicado.

Ao contrário do que ocorre com varfarina, não há interação de inibidores da trombina e do fator Xa com alimentação. Fármacos que inibem CYO3A4 e glicoproteína-P aumentam os níveis séricos de anticoagulantes orais. Verapamil e quinidina são exemplos de inibidores da glicoproteína-P. O Quadro 44.13 mostra as principais interações desses fármacos. Ressalta-se o fato de que, por serem mais recentes, ainda não existem evidências claras sobre as consequências dessas interações.[52]

▶ Referências bibliográficas

1. Kahn SR, Lim W, Dunn AS, Cushman M, Dentali F, Akl EA et al. American College of Chest Physicians. Prevention of VTE in nonsurgical patients: Antithrombotic Therapy and Prevention of Thrombosis, 9th ed: American College of Chest Physicians Evidence-Based Clinical Practice Guidelines. Chest. 2012;141(2 Suppl):e195S-226S.
2. Barbar S, Noventa F, Rossetto V, Ferrari A, Brandolin B, Perlati M et al. A risk assessment model for the identification of hospitalized medical patients at risk for venous thromboembolism: the Padua Prediction Score. J Thromb Haemost. 2010;8 (11):2450-2457.
3. Cohen AT, Spiro TE, Spyropoulos AC; MAGELLAN Steering Committee. Rivaroxaban for thromboprophylaxis in acutely ill medical patients. N Engl J Med 2013;368 (20):1945-1946.
4. Falck-Ytter Y, Francis CW, Johanson NA, Curley C, Dahl OE, Schulman S et al.; American College of Chest Physicians. Prevention of VTE in orthopedic surgery patients: Antithrombotic Therapy and Prevention of Thrombosis, 9th ed: American College of Chest Physicians Evidence-Based Clinical Practice Guidelines. Chest. 2012;141(2 Suppl):e278S-325S.
5. Hill J, Treasure T; National Clinical Guideline Centre for Acute and Chronic Conditions. Reducing the risk of venous thromboembolism in patients admitted to hospital: summary of NICE guidance. BMJ. 2010;340:c95.
6. Adam SS, McDuffie JR, Lachiewicz PF, Ortel TL, Williams JW Jr. Comparative effectiveness of new oral anticoagulants and standard thromboprophylaxis in patients having total hip or knee replacement: a systematic review. Ann Intern Med. 2013;159(4):275-284.
7. Anderson DR, Dunbar MJ, Bohm ER, Belzile E, Kahn SR, Zukor D et al. Aspirin versus low molecular-weight heparin for extended venous thromboembolism prophylaxis after total hip arthroplasty: a randomized trial. Ann Intern Med. 2013;158(11):800-806.
8. Gould MK, Garcia DA, Wren SM, Karanicolas PJ, Arcelus JI, Heit JA, Samama CM; American College of Chest Physicians. Prevention of VTE in nonorthopedic surgical patients: Antithrombotic Therapy and Prevention of Thrombosis, 9th ed: American College of Chest Physicians Evidence-Based Clinical Practice Guidelines. Chest. 2012;141(2 Suppl): e227S-277S.
9. Brotman DJ, Shihab HM, Prakasa KR, Kebede S, Haut ER, Sharma R et al. Pharmacologic and mechanical strategies for preventing venous thromboembolism after bariatric surgery: a systematic review and meta-analysis. JAMA Surg. 2013;148(7):675-686.
10. Mozaffarian D, Benjamin EJ, Go AS, Arnett DK, Blaha MJ, Cushman M et al. American Heart Association Statistics Committee and Stroke Statistics Subcommittee. Executive Summary: Heart Disease and Stroke Statistics-2016 Update: A Report from the American Heart Association. Circulation. 2016; 133(4):447-454.
11. Barrit DW, Jordan SC. Anticoagulant drugs in the treatment of pulmonary embolism. A controlled trial. Lancet. 1960; (7138):1309-1312.
12. Kearon C, Akl EA, Comerota AJ, Prandoni P, Bounameaux H, Goldhaber SZ, et. al. American College of Chest Physicians. Antithrombotic therapy

for VTE disease: Antithrombotic Therapy and Prevention of Thrombosis, 9th ed: American College of Chest Physicians Evidence-Based Clinical Practice Guidelines. *Chest.* 2012;141(2 Suppl):e419S-494S.
13. Couturaud F, Sanchez O, Pernod G, Mismetti P, Jego P, Duhamel E, et. al. Six Months vs extended oral anticoagulation after a first episode of pulmonary embolism: The PADIS-PE Randomized Clinical Trial. *JAMA.* 2015;314(1):31-40.
14. Chen H, Ren C, Chen H. Thrombolysis versus anticoagulation for the initial treatment of moderate pulmonary embolism: a meta-analysis of randomized controlled trials. *Respir Care.* 2014;59(12):1880-1887.
15. Meyer G, Vicaut E, Danays T, Agnelli G, Becattini C, Beyer-Westendorf J et al.; PEITHO Investigators. Fibrinolysis for patients with intermediate-risk pulmonary embolism. *N Engl J Med.* 2014;370 (15):1402-1411.
16. Schulman S, Kakkar AK, Goldhaber SZ, Schellong S, Eriksson H, Mismetti P et al.; RE-COVER II Trial Investigators. Treatment of acute venous thromboembolism with dabigatran or warfarin and pooled analysis. *Circulation.* 2014;129(7):764-772.
17. EINSTEIN Investigators, Bauersachs R, Berkowitz SD, Brenner B, Buller HR, Decousus H, Gallus AS et al. Oral rivaroxaban for symptomatic venous thromboembolism. *N Engl J Med.* 2010;363:2499-2510.
18. EINSTEIN-PE Investigators, Büller HR, Prins MH, Lensin AW, Decousus H, Jacobson BF, Minar E et al. Oral rivaroxaban for the treatment of symptomatic pulmonary embolism. *N Engl J Med.* 2012;366 (14):1287-1297.
19. Agnelli G, Buller HR, Cohen A, Curto M, Gallus AS, Johnson M et al.; AMPLIFY Investigators. Oral apixaban for the treatment of acute venous thromboembolism. *N Engl J Med.* 2013;369(9):799-808.
20. Hokusai-VTE Investigators. Büller HR, Décousus H, Grosso MA, Mercuri M, Middeldorp S, Prins MH et al. Edoxaban versus warfarin for the treatment of symptomatic venous thromboembolism. *N Engl J. Med* 2013;369 (15):1406-1415.
21. Becattini C, Agnelli G, Schenone A, Eichinger S, Bucherini E, Silingardi M et al.; WARFASA Investigators. Aspirin for preventing the recurrence of venous thromboembolism. *N Engl J Med.* 2012;366(21):1959-1967.
22. Goldstein LB, Bushnell CD, Adams RJ, Appel LJ, Braun LT, Chaturvedi S, et. al. American Heart Association Stroke Council; Council on Cardiovascular Nursing; Council on Epidemiology and Prevention; Council for High Blood Pressure Research,; Council on Peripheral Vascular Disease, and Interdisciplinary Council on Quality of Care and Outcomes Research. Guidelines for the primary prevention of stroke: a guideline for healthcare professionals from the American Heart Association/American Stroke Association. *Stroke.* 2011;42(2):517-584.
23. Antithrombotic Trialists' (ATT) Collaboration, Baigent C, Blackwell L, Collins R, Emberson J, Godwin J, Peto R et al. Aspirin in the primary and secondary prevention of vascular disease: collaborative meta-analysis of individual participant data from randomised trials. *Lancet.* 2009; 373(9678):1849-1860.
24. Sutcliffe P, Connock M, Gurung T, Freeman K, Johnson S, Kandala NB et al. Aspirin for prophylactic use in the primary prevention of cardiovascular disease and cancer: a systematic review and overview of reviews. *Health Technol Assess.* 2013;17(43):1-253.
25. Stegeman I, Bossuyt PM, Yu T, Boyd C, Puhan MA. Aspirin for primary prevention of cardiovascular disease and cancer. a benefit and harm analysis. *PLoS One.* 2015;10(7):e0127194.
26. Kernan WN, Ovbiagele B, Black HR, Bravata DM, Chimowitz MI, Ezekowitz MD et al. American Heart Association, Stroke Council, Council on Cardiovascular and Stroke Nursing, Council on Clinical Cardiology, and Council on Peripheral Vascular Disease. Guidelines for the prevention of stroke in patients with stroke and transient ischemic attack: a guideline for healthcare professionals from the American Heart Association/American Stroke Association. *Stroke.* 2014; 4 (7):2160-2236.
27. Wang Y, Wang Y, Zhao X, Liu L, Wang D, Wang C et al. CHANCE Investigators. Clopidogrel with aspirin in acute minor stroke or transient ischemic attack. *N Engl J Med.* 2013;369(1):11-19.
28. [No authors listed]. Tissue plasminogen activator for acute ischemic stroke. The National Institute of Neurological Disorders and Stroke rt-PA Stroke Study Group. *N Engl J Med.* 1995; 333(24):1581-1587.
29. Wardlaw JM, Murray V, Berge E, del Zoppo GJ. Thrombolysis for acute ischaemic stroke. *Cochrane Database Syst Rev.* 2014;7:CD000213.
30. Jauch EC, Saver JL, Adams HP Jr, Bruno A, Connors JJ, Demaerschalk BM et al.; American Heart Association Stroke Council; Council on Cardiovascular Nursing; Council on Peripheral Vascular Disease; Council on Clinical Cardiology. Guidelines for the early management of patients with acute ischemic stroke: a guideline for healthcare professionals from the American Heart Association/American Stroke Association. *Stroke.* 2013;44 (3):870-947.
31. Saver JL, Goyal M, Bonafe A, Diener HC, Levy EI, Pereira VM et al.; SWIFT PRIME Investigators. Stent-retriever thrombectomy after intravenous t-PA vs. t-PA alone in stroke. *N Engl J Med.* 2015;372(24):2285-2295.
32. Goyal M, Demchuk AM, Menon BK, Eesa M, Rempel JL, Thornton J, et. al; ESCAPE Trial Investigators. Randomized assessment of rapid endovascular treatment of ischemic stroke. *N Engl J Med.* 2015;372(11):1019-1030.
33. Berkhemer OA, Fransen PS, Beumer D, van den Berg LA, Lingsma HF, Yoo AJ et al. MR CLEAN Investigators. A randomized trial of intraarterial treatment for acute ischemic stroke. *N Engl J Med.* 2015; 372 (1):11-20.
34. Smith EE, Schwamm LH. Endovascular clot retrieval therapy: implications for the organization of stroke systems of care in North America. *Stroke* 2015;46(6):1462-1467.
35. Verheugt FW, Granger CB. Oral anticoagulants for stroke prevention in atrial fibrillation: current status, special situations, and unmet needs. *Lancet.* 2015;386 (9990):303-310.
36. Connolly SJ, Ezekowitz MD, Yusuf S, Eikelboom J, Oldgren J, Parekh A et al.; RE-LY Steering Committee and Investigators. Dabigatran versus warfarin in patients with atrial fibrillation. *N Engl J Med.* 2009; 361(12):1139-1151.
37. Patel MR, Mahaffey KW, Garg J, Pan G, Singer DE, Hacke W et al.; ROCKET AF Investigators. Rivaroxaban versus warfarin in nonvalvular atrial fibrillation. *N Engl J Med.* 2011; 365 (10):883-891.
38. Granger CB, Alexander JH, McMurray JJ, Lopes RD, Hylek EM, Hanna M et al.; ARISTOTLE Committees and Investigators. Apixaban versus warfarin in patients with atrial fibrillation. *N Engl J Med.* 2011; 365(6):981-992.
39. Giugliano RP, Ruff CT, Braunwald E, Murphy SA, Wiviott SD, Halperin JL et al.; ENGAGE AF-TIMI 48 Investigators. Edoxaban versus warfarin in patients with atrial fibrillation. *N Engl J Med.* 2013;369(22):2093-2104.
40. Eikelboom JW, Connolly SJ, Brueckmann M, Granger CB, Kappetein AP, Mack MJ et al.; RE-ALIGN Investigators. Dabigatran versus warfarin in patients with mechanical heart valves. *N Engl J Med.* 2013;369 (13):1206-1214.
41. Massel DR, Little SH. Antiplatelet and anticoagulation for patients with prosthetic heart valves. *Cochrane Database Syst Rev.* 2013; 7:CD003464.
42. Nishimura RA, Otto CM, Bonow RO, Carabello BA, Erwin JP 3rd, Guyton RA, et. al; ACC/AHA Task Force Members. 2014 AHA/ACC Guideline for the Management of Patients with Valvular Heart Disease: a report of the American College of Cardiology/American Heart Association Task Force on Practice Guidelines. *Circulation.* 2014;129(23):e521-643.
43. Kodali SK, Williams MR, Smith CR, Svensson LG, Webb JG, Makkar RR et al.; PARTNER Trial Investigators. Two-year outcomes after transcatheter or surgical aortic-valve replacement. *N Engl J Med.* 2012;366(18):1686-1695.
44. Feldman T, Foster E, Glower DD, Kar S, Rinaldi MJ, Fail PS et al. EVEREST II Investigators. Percutaneous repair or surgery for mitral regurgitation. *N Engl J Med.* 2011; 364(15):1395-1406.
45. Alonso-Coello P, Bellmunt S, McGorrian C, Anand SS, Guzman R, Criqui MH et al.; American College of Chest Physicians. Antithrombotic therapy in peripheral artery disease: Antithrombotic Therapy and Prevention of Thrombosis, 9th ed: American College of Chest Physicians Evidence-Based Clinical Practice Guidelines. *Chest.* 2012;141(2 Suppl):e669S-690S.
46. Greinacher A. Heparin-induced thrombocytopenia. *N Engl J Med.* 2015;373(19):1883-1884.
47. Johansen M, Wikkelsø A, Lunde J, Wetterslev J, Afshari A. Prothrombin complex concentrate for reversal of vitamin K antagonist treatment in bleeding and non-bleeding patients. *Cochrane Database Syst Rev.* 2015;7:CD010555.
48. Keeling D, Baglin T, Tait C, Watson H, Perry D, Baglin C, Kitchen S, Makris M; British Committee for Standards in Haematology. Guidelines on oral anticoagulation with warfarin – fourth edition. *Br J Haematol.* 2011;154 (3):311-324.
49. Pollack CV Jr, Reilly PA, Eikelboom J, Glund S, Verhamme P, Bernstein RA, et. al. Idarucizumab for dabigatran reversal. *N Engl J Med* 2015; 373(6):511-520.
50. Dewilde WJ, Oirbans T, Verheugt FW, Kelder JC, De Smet BJ, Herrman JP et al.; WOEST study investigators. Use of clopidogrel with or without aspirin in patients taking oral anticoagulant therapy and undergoing percutaneous coronary intervention: an open-label, randomised, controlled trial. *Lancet.* 2013; 381(9872):1107-1115.
51. Bhatt DL, Cryer BL, Contant CF, Cohen M, Lanas A, Schnitzer TJ et al.; COGENT Investigators. Clopidogrel with or without omeprazole in coronary artery disease. *N Engl J Med.* 2010; 363(20):1909-1917.
52. Heidbuchel H, Verhamme P, Alings M, Antz M, Hacke W, Oldgren J et al.; European Heart Rhythm Association. European Heart Rhythm Association Practical Guide on the use of new oral anticoagulants in patients with non-valvular atrial fibrillation. *Europace.* 2013;15 (5):625-651.

45 Choque

Renan Stoll Moraes ■ Flávio Danni Fuchs

▶ Introdução

Choque é síndrome clínica aguda, decorrente de falência circulatória sistêmica, resultando em oxigenação tecidual inadequada. Afeta aproximadamente um terço dos pacientes internados em unidades de tratamento intensivo.[1] Sua ocorrência piora acentuadamente o prognóstico de condições clínicas por si só graves, como infarto do miocárdio, sepse, trauma e embolia pulmonar. Pesquisadores australianos e neozelandeses, em coorte de mais de um milhão de pacientes, conduzida por 13 anos em 171 unidades de tratamento intensivo, constataram redução na mortalidade por sepse grave (de 35% para 18,4%) e por choque séptico (de 40% para 22%), a despeito de não terem ocorrido relevantes avanços no manejo da sepse.[2]

Choque decorre de anormalidade em um ou mais dos três sustentáculos da circulação normal: volume sanguíneo, débito cardíaco e resistência vascular. Redução de volume e débito causa choque. Aumento ou diminuição de resistência vascular ocasiona inadequada perfusão tecidual, mesmo em presença de volume e débito adequados.

O diagnóstico de choque é suspeitado em presença de anormalidades clínicas, hemodinâmicas e bioquímicas. Em geral observa-se hipotensão arterial, que pode ser de magnitude moderada, principalmente em hipertensos. Hipotensão arterial não é pressuposto para diagnóstico de choque, apesar de estar geralmente presente nessa situação. Clinicamente se podem constatar sinais de má perfusão tecidual, tais como palidez cutânea, pele fria, hipotermia, cianose, diminuição do débito urinário e alterações do estado mental – confusão, desorientação ou obnubilação. Hiperlactatemia é tipicamente constatada nas situações de inadequado metabolismo do oxigênio celular. Há falência circulatória quando o lactato celular supera 1,5 mmol por litro.[1] O conhecimento de anormalidades da resistência também é útil para orientar o manejo do choque.

No Quadro 45.1 classifica-se choque segundo mecanismos de produção e principais causas específicas.

Apresentam-se no Quadro 45.2 as principais manifestações do choque. Além de auxílio diagnóstico, os indicadores ali contidos propiciam seguimento de efeitos positivos de tratamento.

O tratamento do choque visa, inicialmente, corrigir sua causa, como hipovolemia no choque hipovolêmico, isquemia miocárdica ou outra cardiopatia no choque cardiogênico e tratamento da infecção no choque séptico. Nem sempre é possível controlar as causas do choque, sendo necessárias medidas específicas para seu tratamento sindrômico, particularmente no choque séptico. A avaliação dessas medidas deveria privilegiar sua eficácia na prevenção de morte

Quadro 45.1 ■ Classificação do choque e suas principais causas.

Hipovolêmico	Cardiogênico	Outras causas
Hemorrágico	**Falência miocárdica**	**Sepse**
Sangramento gastrointestinal	Infarto do miocárdio	
Trauma	Miocardiopatia	**Choque tóxico**
Ferimento com arma branca e de fogo	**Oclusão da via de saída**	**Choque neurogênico**
Fraturas de ossos longos e pelve	*Intrínseca:* estenose aórtica, miocardiopatia hipertrófica obstrutiva	**Medicamentos**
Ruptura de aneurisma aórtico	*Extrínseca:* embolia pulmonar maciça, hipertensão pulmonar, dissecção aórtica	Efeitos tóxicos
Sangramento retroperitoneal		Anafilaxia
	Oclusão ao enchimento	Fármacos de uso não médico
Não hemorrágico	*Intrínseca:* estenose mitral, mixoma atrial, trombo atrial	**Trauma sem hipovolemia**
Perdas gastrointestinais	*Extrínseca:* tamponamento cardíaco, pericardite restritiva	
Vômito		
Diarreia	**Insuficiência valvular aguda**	
Perdas renais	Insuficiência mitral	
Sobrecarga de diuréticos	Insuficiência aórtica	
Diurese osmótica	**Arritmias cardíacas**	
Diabetes insípido	Taquiarritmias	
Queimaduras	Bradiarritmias	
Pancreatite		
Peritonite	**Trauma e ruptura miocárdica**	

e sequelas. No entanto, os escassos estudos iniciais avaliavam efeito de tratamentos sobre desfechos substitutos, tais como parâmetros hemodinâmicos, acreditando-se que fossem preditivos do desfecho clínico de interesse. Apesar de haver algumas condições ainda não adequadamente estudadas, há muitas publicações recentes que preencheram lacunas apontadas em edições anteriores deste livro.

▶ Seleção

Monitoramento hemodinâmico

Há tempo buscam-se métodos adicionais aos descritos no Quadro 45.2 para estratificar o prognóstico de pacientes e orientar medidas terapêuticas específicas, que de certa forma intermedeiam a

Quadro 45.2 ■ Sinais e sintomas de choque.

Sistema	Sinais e sintomas	Causas
SNC	Depressão do sensório, agitação, ansiedade	Diminuição da perfusão cerebral
Cardiovascular	Taquicardia	Liberação adrenérgica, depressão da contratilidade miocárdica
	Outras arritmias	Isquemia miocárdica
	Hipotensão	Depressão da contratilidade miocárdica, redução de resistência vascular sistêmica e retorno venoso
	Sopros cardíacos	Disfunção valvular, defeito septal ventricular
	Redução do pulso jugular	Hipovolemia, redução do retorno venoso
	Aumento do pulso jugular	Falência ventricular direita
Respiratório	Dispneia e taquipneia	Edema pulmonar, fadiga da musculatura respiratória, sepse e acidose
	Cianose	Hipoxemia
Renal	Oligúria	Diminuição da perfusão renal
Pele	Queda da temperatura, palidez	Vasoconstrição, estimulação simpática
Outros	Acidose láctica	Metabolismo anaeróbio, disfunção hepática
	Febre	Sepse, resposta inflamatória sistêmica

obtenção de benefícios terapêuticos. Método clássico, ainda empregado com esse objetivo, é o monitoramento de parâmetros hemodinâmicos com cateter de *Swan-Ganz*, posicionado na artéria pulmonar. Aferem-se pressão e resistência arterial sistêmica e pulmonar, pressões de enchimento ventricular direito e esquerdo, débito cardíaco, propiciando calcular oferta (D_{O_2}) e consumo sistêmico (V_{O_2}) de oxigênio, além de outros parâmetros.

Estudos observacionais e ensaios clínicos randomizados, revisados em edições anteriores, demonstravam a muito provável ineficácia desse método para mudar a história clínica de pacientes com choque. Revisão Cochrane que incluiu mais de 5.000 pacientes – estudados em diferentes condições clínicas, como preparação para cirurgia, manejo de sepse e infarto – não demonstrou qualquer benefício do método, comparativamente à rotina menos cruenta, em mortalidade total e tempo de permanência na UTI e no hospital.[3]

Defensores do método alegam que ele tem intuito diagnóstico e não terapêutico, mas certamente não há sentido em empregá-lo se as medidas terapêuticas derivadas de informações propiciadas por ele não modificarem o curso clínico. Até que se produzam evidências de que alguma terapia orientada por monitoramento hemodinâmico modifique o curso clínico de pacientes com choque, não há indicação de monitoramento hemodinâmico. Foge aos objetivos deste livro revisar todas as medidas empregadas nesse contexto, mas o monitoramento de pressão arterial por método intra-arterial é amplamente difundido em unidades de terapia intensiva, a despeito de inexistir estudo comparativo que demonstre a mudança de curso clínico com esse procedimento.

Balão de contrapulsação aórtica

Trata-se de dispositivo colocado na aorta ascendente, que infla durante a diástole, promovendo aumento de pressão a montante e melhorando perfusão coronariana, e desinfla na sístole, diminuindo pós-carga. É empregado no choque cardiogênico, por isquemia miocárdica ou falência ventricular grave, geralmente como ponte para outros procedimentos ou suporte transitório em pacientes instáveis. Não havia sido avaliado por ensaios clínicos até a publicação do estudo conhecido como "*shock trial-II*".[4] Não houve qualquer benefício ou tendência de benefício sobre taxas de mortalidade e outros desfechos positivos ou adversos.

Reposição volêmica (hídrica)

Déficit absoluto ou relativo de volume costuma causar ou manter estados de choque. Empregam-se soluções parenterais para aumentar o volume intravascular. Mesmo quando hipotensão não decorre primariamente de hipovolemia, instalam-se alterações neuro-hormonais, microcirculatórias e de membrana celular que terminam por influir na distribuição de volumes corporais. Há tendência a concentrar fluidos nos espaços intersticial e intracelular em detrimento do intravascular. Recuperação de choque por meio da administração de soluções parenterais tem sido denominada reanimação hídrica ou simplesmente reanimação. Nesta, a administração de fluidos pode ser feita em bolo. Em casos menos agudos, nos quais exista impossibilidade de utilização do trato digestivo, a reposição é feita por meio de infusões contínuas.[5]

Reposição de sangue total e de seus elementos (concentrado de hemácias, plasma, plaquetas, fatores de coagulação) está indicada em deficiências específicas. Não é obrigatório repor sangue total para corrigir choque acompanhado de anemia aguda, conseguindo-se resultados similares com administração de concentrado de hemácias e outras soluções. Tratamento de anemia em paciente crítico não precisa ser feito com reposição de concentrado de hemácias, a não ser que os valores de hemoglobina sejam consistentemente inferiores a 7 g/dℓ. Ensaio clínico pioneiro demonstrou que não houve superioridade da estratégia de manter hemoglobina acima de 9 *versus* 7 mg/dℓ em pacientes com sepse.[6] Tais achados foram reproduzidos por estudos similares em diversas condições clínicas.[7-9]

■ Em choque hemorrágico

A reanimação hídrica, de preferência com sangue (ou concentrado de hemácias) é conduta baseada em forte substrato fisiopatológico, e certamente está indicada para reposição de perda potencialmente fatal de sangue em trauma, rupturas vasculares, rupturas de órgãos ou por doença. Na ausência dessa situação, entretanto, o choque pode ser resposta homeostática que sustenta a vida, diminuindo sangramento pela diminuição da pressão arterial, poupando fatores de coagulação e orientando sistemas hemodinâmico e respiratório para atendimento de órgãos vitais com vista à preservação da vida. Apesar disso, costuma-se repor sangue ou substitutivos para aumentar a pressão arterial de imediato no atendimento desses pacientes.

Faz-se isso rotineiramente no atendimento de acidentados, incluindo imediata reposição de volume antes do transporte aos centros médicos, quando do atendimento por ambulâncias medicalizadas. Ensaio clínico pioneiro questionou essa conduta.[10] Pacientes com trauma penetrante de tronco, randomizados para reposição parenteral precoce, tiveram maior mortalidade (38%) do que os pacientes que foram transportados ao hospital sem reposição parenteral (30%). Revisão Cochrane[11] encontrou poucos ensaios clínicos avaliando a estratégia de reposição precoce ou de administração de grandes volumes nessa situação, sendo o estudo comentado o maior deles. Não foi possível fazer metanálise, devido à heterogeneidade. Não houve clara superioridade da estratégia de reposição hídrica imediata sobre a reposição em ambiente hospitalar.

■ Em choque séptico

Reanimação (ou ressuscitação) hídrica também se aplica à reposição de volume para o manejo do choque séptico. É em geral empregada como primeira medida, anteriormente ao uso de vasopressores, em volume orientado pela resposta clínica. Variação dessa rotina consiste em administração de grandes volumes nas primeiras horas de manejo do choque séptico, associado ao monitoramento intensivo e uso de vasopressores (*early, goal-directed therapy*). Essa estratégia foi presumivelmente mais eficaz do que a rotina usual em ensaio clínico randomizado publicado em 2001,[12] o qual fundamentou a conduta por muitos anos. Porém, magnitude do efeito e questionamentos metodológicos levaram à realização de diversos ensaios clínicos de reprodutibilidade. Todos foram negativos, com destaque para três grandes estudos adequadamente delineados.[13-15]

■ Em choque cardiogênico

Reperfusão coronariana, se possível por método percutâneo, é capaz de mudar o mau prognóstico do choque cardiogênico por infarto do miocárdio. Balão intra-aórtico é ineficaz, como anteriormente visto. A maior parte dos quadros de choque cardiogênico decorre de infarto do miocárdio, sendo tratados primariamente por revascularização miocárdica percutânea, como apresentado no Capítulo 40, Cardiopatia Isquêmica. Reposição de volume tem indicação precisa em choque ou hipotensão devida a infarto do miocárdio que acomete ventrículo direito. Aumento das pressões de enchimento do ventrículo incrementa o inotropismo, resultando em efeitos percebidos à beira do leito. Não há, e provavelmente nunca serão feitos, ensaios clínicos para avaliar a eficácia dessa intervenção.

Escolha de fluido de reposição

O fluido de reanimação ideal deveria ser aquele que produzisse expansão do volume intravascular de forma previsível e sustentada, com composição química a mais próxima possível dos fluidos intravasculares, fosse metabolizado e completamente excretado sem acumular-se nos tecidos, não produzisse efeitos adversos metabólicos ou sistêmicos e fosse custo-efetivo na melhora dos desfechos clínicos. Esta solução ainda não foi produzida.[16]

Soluções que aumentam volume intravascular classificam-se em cristaloides e coloides.

■ Cristaloides

Estas soluções procuram mimetizar condições eletrolíticas existentes no plasma. Solução salina a 0,9% (9 g de cloreto de sódio em 1.000 mℓ de água) é conhecida como solução fisiológica. Contém 154 mEq/ℓ de sódio e 154 mEq/ℓ de cloro, apresentando osmolalidade de 308 mOsm/ℓ e pH de aproximadamente 6,0. Tem utilização consagrada por baixo preço, fácil utilização e segurança. Um litro de solução fisiológica expande o intravascular em 300 mℓ.

Outra solução cristaloide para pronta utilização é solução de glicose a 5% ou soro glicosado. Não deve ser utilizado isoladamente para reposição por causar pouca alteração de volume plasmático (1 ℓ expande o intravascular em somente 75 a 100 mℓ) e provocar diurese osmótica. É usado como fonte energética ou base para preparação de soluções hidreletrolíticas.

Soluções de Ringer e lactato de Ringer aproximam-se mais da composição do plasma. A primeira contém 130 mEq/ℓ de sódio, 3 mEq/ℓ de cálcio, 4 mEq/ℓ de potássio e 109 mEq/ℓ de cloro, tendo a segunda mais 28 mEq/ℓ de lactato. Lactato de Ringer tem pH de 5,1 e osmolalidade de 273 mOsm/ℓ. Também pode ser administrado com solução glicosada a 5% (50 g de glicose), aumentando a osmolalidade para 525 mOsm/ℓ. Volumes obtidos com soluções de Ringer não diferem dos alcançados com NaCl 0,9%. Têm como vantagem menor conteúdo de cloreto, com menor risco de acidose hiperclorêmica. Lactato tem risco teórico em pacientes que já estão em acidose láctica, reduzindo a valia da medição de lactato.

■ Coloides

Coloides de origem natural, sintética ou semissintética são utilizados na reanimação hemodinâmica de pacientes graves. Incluem albumina, dextranas, poligelina (gelatina) e hidroxietilamido (*hydroxyethyl starch* – HES). Os diferentes coloides variam em peso molecular e, em consequência, no tempo de permanência no sistema circulatório. Revisão Cochrane de 86 ensaios clínicos (n = 5.484 participantes), em que diferentes soluções coloides foram usadas em pacientes que necessitavam reposição de volume, não encontrou evidência de que um fosse mais eficaz ou seguro do que o outro. Os autores concluíram que ensaios mais amplos seriam necessários para detectar ou excluir diferenças clinicamente significativas sobre mortalidade.[17]

Albumina é fisiologicamente responsável por 80% da pressão coloidosmótica, sendo empregada para manejo de choque e déficits orgânicos. Perda aguda de albumina (hemorragia, plasmaférese) ou inadequação de produção em relação à demanda (trauma grave, sepse, hipermetabolismo e desnutrição) levam a queda da pressão coloidosmótica e, por consequência, maiores morbidade e mortalidade. Uso de albumina nessas situações tornou-se atraente, pois parecia constituir-se em terapia de reposição ideal. Precocemente, estudos observacionais apontavam sua provável ineficácia para esse objetivo, sugerindo associação com risco de efeitos deletérios graves.

Ensaios clínicos foram realizados com intuito de documentar a eficácia da albumina. Revisão Cochrane[18] de 38 ensaios clínicos demonstrou que a administração de albumina com reposição salina, comparativamente à reposição salina isolada, não influenciou taxas de mortalidade em pacientes criticamente enfermos. Análises *post hoc* de alguns estudos sugeriram que pudesse haver eficácia em pacientes com sepse. Ensaio clínico randomizado realizado em 100 centros de terapia intensiva arrolou 1.818 pacientes com sepse grave para receber infusões de albumina e cristaloides ou apenas cristaloides, objetivando obter nível sérico de albumina maior ou igual a 30 g/ℓ. Não houve diferença ou qualquer tendência de diferença entre os tratamentos na mortalidade por qualquer causa em 28 e 90 dias.[19]

Dextranas são polímeros de glicose, solúveis em água, biossintetizados pela bactéria *Leuconostoc mesenteroides* a partir de substrato de sacarose, sendo disponível nos pesos moleculares de 40.000 e 70.000 dáltons. Mostraram-se atraentes para a reposição de volume por suas propriedades físicas, mas não há ensaios clínicos randomizados que demonstrem sua eficácia em prevenir desfechos primordiais em pacientes com choque, tendo caído em desuso.

Soluções de gelatina (poligelinas) são coloides sintéticos. Permanecem no plasma tanto quanto dextranas de baixo peso molecular, tendo eliminação primariamente renal. Produzem expansão do volume intravascular na mesma proporção da solução de albumina a 5%. Apesar do uso difundido, não há estudos de qualidade que justifiquem sua prescrição.

HES é composto semissintético, popularizado como alternativa entre os coloides. Ensaio clínico de qualidade não demonstrou sua superioridade em relação à solução salina na prevenção de mortalidade, aumentando a proporção de pacientes que necessitaram diálise.[20]

Metanálises compararam diversas soluções coloides com cristaloides. Em geral, incluíram estudos heterogêneos por sua qualidade metodológica, condição clínica dos pacientes e agentes avaliados. Revisão Cochrane[21] de 78 ensaios clínicos que compararam coloides com cristaloides concluiu não haver evidência sobre a superioridade dos diversos coloides em reduzir risco de morte em pacientes traumatizados, queimados ou em pós-operatório. Identificou-se que soluções contendo HES associaram-se com aumento de mortalidade. Os autores concluíram que, em face de inexistência de superioridade de coloides e do alto custo, é injustificável sua utilização como opção terapêutica na reanimação volêmica. Metanálise em rede (*network*)[22] incluiu 14 estudos com 18.916 pacientes em sepse, realizando comparações extraídas de subgrupos de diferentes estudos. Houve tendência a menor mortalidade em pacientes tratados com soluções cristaloides balanceadas e albumina comparativamente a soluções de amido, predominantemente HES. Os estudos eram heterogêneos em perfil dos pacientes, fluidos avaliados, duração do tratamento e risco de vieses.

A preocupação com sobrecarga de sódio e água na reposição com cristaloides levou à hipótese de que pequenos volumes com concentrações elevadas de sódio e cloreto (3%, 5% e 7,5%) fossem eficazes no manejo do choque, ideia originalmente desenvolvida por pesquisadores brasileiros. Também se postulou particular eficácia no trauma cerebral. Há muitas publicações sobre o tema, mas geralmente em modelos animais ou enfocando desfechos substitutos em humanos. No trauma cerebral, revisão sistemática não identificou superioridade da solução hipertônica comparativamente à solução de manitol.[23]

Fármacos vasoativos e inotrópicos

Fármacos estão indicados no manejo do choque quando não há resposta adequada à reanimação hídrica. Seus efeitos podem ser inotrópicos, vasodilatadores e vasoconstritores. Muitos produzem mais de um efeito, mas em algumas situações se utilizam dois agentes para obter soma de efeitos específicos.

Aminas simpaticomiméticas são agonistas de receptores adrenérgicos, incluindo epinefrina (adrenalina), norepinefrina (noradrenalina), dopamina e dobutamina. A farmacologia desses agentes é descrita no Capítulo 13, Farmacologia dos Sistemas Nervosos Central e Autônomo. Vasopressina, hormônio natural, e derivados sintéticos, como terlipressina, têm acentuados efeitos vasopressores. Levosimendana foi o último fármaco introduzido para manejo de insuficiência cardíaca grave e choque, supostamente atuando por meio de efeito sensibilizador à ação do cálcio.

Por muitos anos a utilização de fármacos no manejo do choque baseou-se em seu perfil farmacodinâmico e nos resultados de estudos experimentais e séries de casos. Muitas rotinas se incorporaram ao manejo de pacientes em choque sem adequada avaliação comparativa de eficácia sobre desfechos clínicos de interesse. Trabalhos realmente importantes só começaram a ser publicados na década de 1990, desmentindo muitas crenças vigentes.

Até os anos 1970, norepinefrina era utilizada corriqueiramente no manejo do choque de diferentes etiologias. Caiu em total desuso diante do pressuposto risco de provocar isquemia renal e de resultados de trabalhos experimentais, que sugeriam haver vantagens de novas aminas simpaticomiméticas, particularmente dopamina. Pequeno, antigo e audacioso ensaio clínico randomizado foi fundamental para a reabilitação da norepinefrina para o manejo do choque séptico.[24] Houve definida vantagem de norepinefrina sobre dopamina, particularmente quanto à melhora de parâmetros hemodinâmicos e débito urinário em pacientes com choque séptico, mas o estudo foi precocemente interrompido e não teve poder para avaliar mortalidade. Esse trabalho, em conjunto com a observação clínica de médicos intensivistas, que percebiam definida superioridade de norepinefrina em promover aumento da pressão arterial, transformou-a no vasopressor preferencial em UTIs.

Ensaio clínico randomizado de grande porte (mais de 1.600 pacientes randomizados) confirmou os achados do ensaio clínico pioneiro anteriormente comentado.[25] Pacientes com choque de diferentes etiologias tiveram tendência a menor mortalidade quando manejados com norepinefrina (48,5% versus 52,5% com dopamina), particularmente no choque cardiogênico. A incidência de arritmias cardíacas foi duas vezes maior entre pacientes randomizados para dopamina (24,1% versus 12,4%; $P < 0,001$).

Epinefrina tem intensa atividade farmacológica, que poderia traduzir-se em particular eficácia no manejo do choque, mas praticamente não foi investigada em ensaios clínicos randomizados de boa qualidade. Em alguns foi comparada com a associação de norepinefrina e dopamina, abordagem que praticamente não é utilizada no cenário clínico. Pequeno, mas bem conduzido ensaio clínico brasileiro com pacientes pediátricos, sugeriu haver superioridade de epinefrina sobre dopamina na prevenção de mortalidade hospitalar.[26] Atualmente epinefrina tem sido reservada para choque séptico refratário a outras aminas vasoativas.[1]

Ensaio clínico de pequeno porte[27] sugeriu que vasopressina pudesse ser mais eficaz do que norepinefrina na elevação da pressão arterial, mas o estudo carecia de validade interna, por graves erros de análise.[28] Ensaio clínico randomizado[29] comparou vasopressina com norepinefrina em pacientes com choque séptico refratário à reanimação hídrica e a baixas doses de norepinefrina. O desenho do estudo foi fatal para a comparação de eficácia dos fármacos, pois incluiu pacientes selecionados por não responderem adequadamente a doses baixas de norepinefrina e à reanimação hídrica. Os pacientes tinham probabilidade aumentada de não responder a norepinefrina, enviesando os resultados em favor de vasopressina. A despeito disso, não houve diferença significativa na mortalidade em 28 dias entre os dois grupos experimentais. Autoridades da área não perceberam esse viés e chegaram a conclusão estranha: a de que vasopressina pode ser usada para poupar doses mais altas de norepinefrina.[1,30] Análise *post hoc* desse estudo, não planejada *a priori*, sugeriu que vasopressina promoveria redução de mortalidade em pacientes em uso de corticoide.[31] Naturalmente a mortalidade foi maior em pacientes tratados com vasopressina que não estavam usando corticoides, mas a literatura de revisão tem salientado somente o primeiro efeito. As distorções desse estudo configuram-se por dois componentes do viés corporativo: de planejamento e de interpretação. A acrítica aceitação de seus resultados está levando à progressiva incorporação de vasopressina na prática clínica.

Terlipressina, análogo sintético de vasopressina, também tem sido promovida pela indústria, mas não há estudos adequadamente desenhados para demonstrar sua utilidade no manejo do choque. A longa meia-vida torna difícil seu emprego em situações agudas.

Metanálise de 23 ensaios clínicos randomizados (n = 3.212 pacientes) não identificou diferença de eficácia entre diferentes fármacos vasoativos com respeito à redução da morbimortalidade em pacientes com choque séptico. Pacientes que receberam dopamina apresentaram proporção mais elevada de arritmias cardíacas.[32]

Outra abordagem terapêutica instituída na prática clínica foi a de administrar dobutamina para elevar débito cardíaco, oferta (D_{O_2}) e consumo (V_{O_2}) de oxigênio a valores supraótimos em pacientes com choque séptico (terapia de otimização hemodinâmica). Inúmeros estudos, revisados em edições anteriores deste livro, contribuíram para o estabelecimento desta crença, incluindo ensaios clínicos com problemas de validade interna. Estudo realizado por Gattinoni e colaboradores[33] sepultou a expectativa de benefícios desta terapia, demonstrando que a otimização de parâmetros hemodinâmicos era absolutamente incapaz de aumentar sobrevida ou promover outros benefícios a pacientes em choque séptico.

Levosimendana é fármaco inotrópico que foi introduzido no mercado com forte campanha promocional. O estudo que sustenta sua indicação, entretanto, compara-o com dobutamina em pacientes com insuficiência cardíaca grave,[34] apesar de dobutamina estar associada com risco para mortalidade nessa condição (ver Capítulo 42, Insuficiência Cardíaca).

Terapia anti-inflamatória e anti-imunitária e outros fármacos

Terapias anti-inflamatória e anti-imunitária em sepse e choque séptico constituíram-se em outra abordagem repetidamente explorada em ensaios clínicos randomizados. Nenhuma delas se mostrou eficaz em diminuir a mortalidade.

Glicocorticoides têm longa história de prós e contras no manejo da sepse. Clássicos ensaios clínicos realizados na década de 1980, incluídos em tributo a estudos lapidares, demonstraram sua ineficácia na sepse,[35] levando a diminuição de seu uso sistemático nessa condição. Reabilitação de seu emprego ocorreu na década passada, baseada em estudos com desenho complexo e análises de subgrupos. Um deles, comentado anteriormente, é utilizado para justificar seu emprego em choque refratário a agentes vasoativos. Estudo mais bem desenhado demonstrou ineficácia de corticoides na prevenção de mortalidade, independentemente da integridade funcional do eixo hipófise-adrenal.[36] Houve melhor resposta ao vasopressor nos pacientes tratados com hidrocortisona, porém mais pacientes desenvolveram superinfecção, incluindo nova sepse. Novos ensaios clínicos estão em andamento,[37] mas por ora não há evidência que justifique o uso de corticoides em sepse e choque séptico.

Proteína C ativada recombinante humana (drotrecogina alfa), anticoagulante com efeitos anti-inflamatórios, foi apontada como o primeiro agente anti-inflamatório eficaz no manejo da sepse. Na edição anterior descreveu-se a extensa controvérsia que cercava a avaliação de eficácia desse medicamento. Novo estudo adequadamente desenhado resolveu a controvérsia, demonstrando ineficácia de drotrecogina na prevenção de mortalidade em pacientes com sepse, bem como sua associação a tendência de maior risco de hemorragia.[38] O medicamento foi retirado do mercado pelo fabricante.

Diversos agentes com múltiplos mecanismos de ação têm sido avaliados em sepse, com resultados negativos ou deletérios. Por exemplo, antioxidantes foram neutros, e glutamina aumentou a mortalidade em ensaio clínico fatorial.[39] A descrição de outros estudos negativos e de ensaios clínicos em andamento pode ser encontrada em revisão sobre o tema.[37]

Uso de betabloqueadores tem-se mostrado promissor em estudos observacionais e pequenos ensaios clínicos randomizados. A justificativa é de reduzir a estimulação cardíaca indesejada de norepinefrina, mas não se excluem efeitos hemodinâmicos. O medicamento testado foi esmolol, usado em infusão contínua. Em estudo aberto de fase II, com 77 pacientes em choque séptico, esmolol reduziu mortalidade em quase 50%.[40] Porém, mortalidade era desfecho secundário, e o intervalo de confiança foi muito amplo. Novos estudos são necessários.

Sumário de seleção de intervenções não medicamentosas e medicamentosas para tratamento de choque.			
Intervenção	Grau de recomendação	Nível de evidência	Comentários
Monitoramento hemodinâmico	III	B	Trata-se de medida diagnóstica complexa, que só se justificará se intervenções orientadas por ela vierem a modificar o curso clínico
Balão de contrapulsação aórtica	IIb	B	ECR de boa qualidade, mas único; cabe investigar situações específicas
■ Fluidos e estratégias			
Transfusão de sangue, visando hemoglobina superior a 7 g/dℓ	IIa	A	Comparativamente a 9 ou mais g/dℓ, em diferentes condições clínicas
Reanimação hídrica em politraumatizado	IIb	B	Sem evidência de benefício anteriormente à correção da causa do choque
Early, goal-directed therapy	III	A	Conjunto de medidas que inclui uso precoce de maior volume de reanimação hídrica; essa estratégia deve ser abandonada
Reanimação hídrica em choque secundário a infarto do miocárdio	IIa	C	Em pacientes com infarto de ventrículo direito
Cristaloides	I	A	Pelo menos não inferiores a diversas outros fluidos empregados em reanimação hídrica
Coloides	IIb	A	Como classe, não são superiores a cristaloides
Albumina	III	A	Comparativamente a cristaloides isolados
Soluções de gelatina	III	C	Sem estudos de qualidade
Hidroetilamido (hydroxylethi starch – HES)	III	A	Comparativamente a cristaloides, sem maior eficácia e com maior risco de diálise
Cristaloides concentrados	III	B	
■ Medicamentos			
Norepinefrina	I	B	Vasopressor que é padrão contemporâneo.
Dopamina	III	B	Inferior a norepinefrina
Epinefrina	IIb	B	Pouco estudada
Vasopressina	IIb	B	Sem evidência de superioridade sobre norepinefrina, com uso baseado em ECR sem validade interna
Dobutamina	IIb	B	Para uso transitório em choque cardiogênico ou insuficiência cardíaca terminal
Levosimendana	III	B	Não superior a dobutamina
Corticoides	III	A	Indicações específicas de diretrizes baseadas em ensaios clínicos sem validade interna
Drotrecogina alfa	III	A	Retirada do mercado
Outros agentes em investigação	III	A	Como antioxidantes e glutamina; há estudos em andamento com novas alternativas
Esmolol	IIb	B	Alternativa que ainda carece de investigação em ensaios clínicos de maior porte

ECR: ensaio clínico randomizado.

Prescrição

Cristaloides

A água orgânica corresponde a 45 a 65% do peso de um adulto. Dois terços desse volume encontram-se no espaço intracelular e um terço, no espaço extracelular, estando 1/4 no compartimento intravascular e o restante, no espaço intersticial. As membranas que separam esses compartimentos são livremente permeáveis à água, que se move de acordo com forças osmóticas até que o equilíbrio seja atingido. Com infusão de soluções isotônicas, não existindo diferenças de gradiente entre líquidos infundidos e fluidos corporais, não há difusão de água para o compartimento intracelular. Pequena proporção do volume de solução isotônica infundida (1/4 a 1/10) permanece no intravascular, transferindo-se rapidamente a interstício e espaço extracelular. O tempo de permanência de fluidos é igual em pacientes com e sem choque, restabelecendo-se a hemostasia em 3 a 4 dias.

O Quadro 45.3 apresenta a formulação de expansores plasmáticos.

Soluções hipertônicas produzem reanimação volêmica mais rápida com menor volume infundido. Consequentemente à infusão, deslocam-se fluidos do espaço intracelular para o extracelular. Administração de 200 mℓ de solução hipertônica resulta em aumento de 1.600 mℓ no volume extracelular (200 mℓ infundidos e 1.400 mℓ recrutados do espaço intracelular). Esse efeito é relativamente fugaz (aproximadamente 15 min).

Coloides

Albumina

Soluções de albumina humana são preparadas a partir de plasma humano aquecido a 60°C e precipitadas com etanol para evitar contaminação com vírus da hepatite B ou HIV. No Brasil, estão disponíveis soluções de albumina a 20% em frascos-ampola de 10, 50 e 100 mℓ. As soluções contêm sódio (até o máximo de 160 mmol/ℓ) e potássio (até o máximo de 2 mmol/ℓ).

Poligelinas

Sua administração intravenosa é orientada pela situação clínica do paciente, podendo ser infundidos 500 mℓ da solução em poucos minutos.

Hidroxietilamido

Prescreve-se volume variável, de 250 a 700 mℓ, na razão de 1:8 com sangue venoso. Dez repetições no curso de 5 semanas parecem seguras, mas pode ocorrer acúmulo. Está disponível em soluções a 10%, diluídas em solução salina a 0,9%, a serem infundidas intravenosamente. A dose total preconizada é de 20 mℓ/kg/dia. O volume total deve ser administrado em uma hora. Sua excreção é renal e tem meia-vida biológica de 1,4 h.

Fármacos vasoativos e inotrópicos

Esquemas de administração destes fármacos, para fins de orientar o tratamento inicial, estão apresentados no Quadro 45.4. Curta meia-vida dos fármacos e diversos fatores presentes em pacientes graves podem influir em volume de distribuição e depuração. As frequentes oscilações no quadro clínico exigem meticuloso ajuste de doses ante a resposta terapêutica.

Epinefrina

Infusões de epinefrina são mais frequentemente usadas em pacientes pediátricos, pois seus efeitos adversos potenciais em pacientes com doença arterial coronariana limitam uso em adultos. No tratamento do choque, usa-se exclusivamente a via intravenosa. Epinefrina é rapidamente eliminada do plasma, com meia-vida de aproximadamente 2 min. A eliminação se dá principalmente por fígado e rim, ricos em enzimas catecol-O-metiltransferase (COMT) e monoamina oxidase (MAO). Parte também é captada por terminais sinápticos simpáticos. Sua rápida eliminação deve ser contrabalançada por adequada infusão intravenosa para manutenção dos efeitos hemodinâmicos. Deve ser administrada preferencialmente em veias profundas, pois seu extravasamento para tecido subcutâneo pode resultar em isquemia tecidual.

Norepinefrina

Norepinefrina está disponível em ampolas de 4 mℓ com 1 mg/mℓ. Sua administração segue os mesmos princípios da epinefrina. Tem rápida meia-vida (em torno de 2 min), decorrente de biotransformação por COMT e MAO e recaptação por terminais sinápticos.

Dopamina

Está disponível em ampolas de 50 mg/10 mℓ. Doses de 0,5 a 2,0 µg/kg/min propiciam efeito seletivo em vasos renais e esplâncnicos. Com infusões de 5 a 10 µg/kg/min predominam efeitos beta-adrenérgicos; em doses entre 10 e 20 µg/kg/min preponderam efeitos alfa e beta-adrenérgicos; administrações acima de 20 µg/kg/min determinam efeitos alfa-adrenérgicos. É administrada por via intravenosa contínua, pela inexistência de biodisponibilidade oral e por ser rapidamente biotransformada pela COMT e recaptada por terminais, com meia-vida de 2 min.

Dobutamina

Disponível em ampolas de 250 mg/20 mℓ, é administrada por via intravenosa, sendo rapidamente biotransformada por COMT, com meia-vida de 2 min.

Quadro 45.3 ■ Composição de alguns expansores plasmáticos.

Solução	Componentes (mEq/ℓ)				
	Na$^+$	Cl$^-$	K$^+$	Ca^{++}	Lactato
Lactato de Ringer	130	109	4	3	28
Soro fisiológico (SF)	154	154	–	–	–
Albumina 20%	130 a 160	130 a 160	1	–	–
Dextrana 40 (10% em SF)	154	154	–	–	–
Dextrana 40 (10% em água)	154	154	–	–	–
Dextrana 70 (6% em SF)	154	154	–	–	–
Dextrana 40 (6% em água)	154	154	–	–	–
Hidroxietilamido	154	154	–	–	–

Quadro 45.4 ■ Esquemas de administração dos principais fármacos vasoativos.

Fármaco	Apresentação	Manutenção	Diluição	Concentração final
Dobutamina	Ampolas 250 mg	2 a 10 µg/kg/min	250 mg/230 mℓ SG 5%	1 mg/mℓ
Dopamina	Ampolas 50 mg	2 a 10 µg/kg/min	250 mg/210 mℓ SG 5%	1 mg/mℓ
Norepinefrina	Ampolas 4 mg	0,5 a 1,0 µg/kg/min	16 mg/84 mℓ SG 5%	160 µg/mℓ

SG: solução glicosada.

▶ Seguimento

O efeito terapêutico ideal no manejo do choque é a sobrevida sem sequelas. O manejo funcional objetiva manter funções vitais enquanto se instala o tratamento definitivo ou cursa a história natural da doença. Evolução favorável das manifestações clínicas do choque demonstra a eficácia das terapias implementadas. Assim, melhora do sensório, manutenção ou retorno do débito urinário, redução da frequência respiratória, melhora da perfusão cutânea e detecção da pressão arterial por métodos indiretos são sinais de adequação do tratamento.

Determinação da pressão venosa central é procedimento corriqueiramente empregado para acompanhar evolução do choque e efeitos do tratamento. Sua maior utilidade consiste na detecção de falência ventricular direita ou de infusão de volume excessivo para a reserva funcional cardíaca. Insuficiência cardíaca esquerda e significativo sequestro de volume na circulação pulmonar podem acontecer antes de haver repercussão na pressão venosa central.

Como comentado em Seleção, o registro de parâmetros hemodinâmicos com cateter de Swan-Ganz teria indicação para monitoramento do curso clínico e seleção de terapias. Na falta de mudança do curso clínico, não é racional utilizar o método somente para acompanhamento, pois se trata de medida cruenta e não isenta de riscos. Esta mesma ressalva é aplicável à medida intra-arterial da pressão sanguínea, muito utilizada em unidades de tratamento intensivo.

Monitoramento de parâmetros hemodinâmicos e metabólicos possivelmente seja mais útil no manejo de choque cardiogênico, mas seu real papel ainda está por ser estabelecido.

Biomarcadores, definidos pela Organização Mundial da Saúde como parâmetros capazes de identificar presença ou ausência de patologias, têm sido citados como indicadores de infecção e sepse, dentre os quais estão pró-calcitonina (PCT), proteína C reativa (PCR) e lactato sérico. Apesar de amplamente utilizados na prática clínica em unidades de tratamento intensivo, ainda carecem de resultados consistentes para que possam, de forma segura, ser incorporados como ferramentas auxiliares em diagnóstico de infecção e acompanhamento da resposta às medidas terapêuticas implementadas.[41,42]

O seguimento do tratamento do choque também deve considerar efeitos adversos das diversas opções terapêuticas.

Cristaloides

Soluções isotônicas produzem elevação não sustentada da pressão arterial à medida que se distribuem rapidamente para o espaço extracelular. Sua administração excessiva pode causar edema periférico e pulmonar e acidose metabólica hiperclorêmica, especialmente em pacientes com falência funcional cardíaca ou renal. Soluções hipertônicas elevam fugazmente a pressão arterial com menor volume infundido. Hipernatremia, hipercloremia, hipopotassemia, edema pulmonar e alterações na coagulação ocorrem mais frequentemente com soluções hipertônicas, por sua formulação.

Coloides

Efeitos adversos de albumina, em geral infrequentes, são febre, calafrios e reações alérgicas. Risco de transmissão de hepatite B parece não existir pelo tipo de preparo. HES pode provocar alterações na coagulação, edema pulmonar, anafilaxia e hiperamilasemia.

Fármacos vasoativos e inotrópicos

Os efeitos adversos desses fármacos estão descritos no Quadro 45.5.

Todos os fármacos vasoativos produzem elevação da pressão arterial. Epinefrina pode provocar taquiarritmias, incluindo fibrilação ventricular. Em pacientes com cardiopatia isquêmica, pode desencadear dor precordial e instabilidade da angina. Doses excessivas de norepinefrina produzem acentuadas elevações de pressão arterial com risco teórico de provocar infarto do miocárdio e hemorragia cerebral. Extravasamento subcutâneo pode necrosar e ulcerar a pele. Esses riscos, esperados em função dos efeitos hemodinâmicos dos fármacos, foram descritos em séries de casos antigas. Não existem estimativas sobre o risco proporcionado com uso de doses adequadamente tituladas.

Doses excessivas de dopamina produzem náuseas, vômitos, taquiarritmias, dor precordial e isquemia miocárdica. Arritmias cardíacas constituem o principal efeito adverso de dobutamina. Podem ocorrer também ansiedade, tremores e taquicardia.

As principais interações dos fármacos vasoativos são apresentadas no Quadro 45.6.

Quadro 45.5 ▪ Efeitos adversos de fármacos vasoativos.

Fármaco	Efeitos
Epinefrina	Taquiarritmias, taquicardia, fibrilação ventricular; dor precordial e instabilidade de angina estável
Dobutamina	Arritmias cardíacas; ansiedade, tremores e taquicardia
Dopamina	Náuseas e vômitos; taquiarritmias, dor precordial e isquemia miocárdica
Norepinefrina	Excessiva elevação da pressão arterial, com risco de isquemia miocárdica e hemorragia cerebral; necrose de pele e ulcerações em extravasamentos

Quadro 45.6 ▪ Principais interações medicamentosas dos fármacos vasoativos.

Fármaco	Associado a	Efeito
Epinefrina	Alcaloides do *ergot*	Reversão da resposta pressora
	Anestésicos gerais (ciclopropano ou hidrocarbonetos halogenados)	Arritmias cardíacas
	Insulina e hipoglicemiantes orais	Hiperglicemia
	Antidepressivos tricíclicos	Possível potencialização dos efeitos da epinefrina
	Bloqueadores alfa e beta-adrenérgicos	Antagonismo nos efeitos cardíacos e broncodilatadores
	Digitálicos	Arritmias cardíacas
	Fenotiazínicos	Em paciente hipotenso, uso concomitante provoca aumento da hipotensão (efeito inverso ao esperado)
	Hidralazina	Redução da resposta pressora da epinefrina
	Hormônio da tireoide	Pode potencializar os efeitos da epinefrina
Dobutamina	Anestésicos gerais (halotano, ciclopropano)	Arritmias ventriculares durante anestesia
	Betabloqueadores	Antagonismo em relação aos efeitos cardíacos da dobutamina, ocorrendo predominância dos efeitos alfa-adrenérgicos e aumento da resistência periférica

▶ Referências bibliográficas

1. Vincent JL and De Backer D. Circulatory shock. *N Engl J Med*. 2013; 369: 1726-1734.
2. Kaukonen KM, Bailey M, Suzuki S, Pilcher D, Bellomo R. Mortality related to severe sepsis and septic shock among critically ill patients in Australia and New Zealand, 2000-2012. *JAMA*. 2014; 311:1308-1316.

3. Rajaram SS Desai NK, Kalra A, Gajera M, Cavanaugh SK, Brampton W et al. Pulmonary artery catheters for adult patients in intensive care. Cochrane Database Syst Rev. 2013 Feb 28; 2: CD003408.
4. Thiele H, Zeymer U, Neumann FJ, Ferenc M, Olbrich HG, Hausleiter J et al. Intraaortic balloon support for myocardial infarction with cardiogenic shock. N Engl J Med. 2012; 367:1287-1296.
5. Moritz ML and Ayus JC. Maintenance intravenous fluids in acutely ill patients. N Engl J Med. 2015; 373:1350-1360.
6. Hébert PC, Wells G, Blajchman MA, Marshall J, Martin C, Pagliarello G et al. A multicenter, randomized, controlled clinical trial of transfusion requirements in critical care. N Engl J Med. 1999; 340: 409-417.
7. Carson JL, Terrin ML, Noveck H, Sanders DW, Chaitman BR, Rhoads GG et al., for the FOCUS investigators. Liberal or restrictive transfusion in high-risk patients after hip surgery. N Engl J Med. 2011; 365: 2453-2462.
8. Holst LB, Haase N, Wetterslev J, Wernerman J, Guttormsen AB, Karlsson S, J et al., for the TRISS Trial Group and the Scandinavian Critical Care Trials Group. Lower versus higher hemoglobin threshold for transfusion in septic shock. N Engl J Med. 2014; 371:1381-1391.
9. Murphy GJ, Pike K, Rogers CA, Wordsworth S, Stokes EA, Angelini GD et al. Liberal or restrictive transfusion after cardiac surgery. N Engl J Med. 2015; 372: 997-1008.
10. Bickell WH, Wall MJ, Pepe PE, Martin RR, Ginger VF, Allen MK et al. Immediate versus delayed fluid resuscitation for hypotensive patients with penetrating torso injuries. N Engl J Med. 1994; 331: 1105-1109.
11. Kwan I, Bunn F, Chinnock P, Roberts I. Timing and volume of fluid administration for patients with bleeding. Cochrane Database Syst Rev. 2014 Mar 5; 3: CD002245.
12. Rivers E, Nguyen B, Havstad S, Ressler J, Muzzin A, Knoblich B et al. Early goal-directed therapy in the treatment of severe sepsis and septic shock. N Engl J Med. 2001; 345:1368-1377.
13. The ProCESS investigators. A randomized trial of protocol-based care for early septic shock. N Engl J Med. 2014; 370:1683-1693.
14. The ARISE Investigators and the ANZICS Clinical Trials Group. Goal-directed resuscitation for patients with early septic shock. N Engl J Med. 2014; 371:1496-1506.
15. Mouncey PR, Osborn TM, Power GS, Harrison DA, Sadique MZ, Grieve RD et al. Trial of early, goal-directed resuscitation for septic shock. N Engl J Med. 2015; 372:1301-1311.
16. Myburgh JA, Mythen MG. Resuscitation fluids. N Engl J Med. 2013; 369: 1243-1251.
17. Bunn F, Trivedi D. Colloid solutions for fluid resuscitation. Cochrane Database Syst Rev. 2012 Jul 11; 7: CD001319.
18. Roberts I, Blackhall K, Alderson P, Bunn F, Schierhout G. Human albumin solution for resuscitation and volume expansion in critically ill patients. Cochrane Database Syst Rev. 2011 Nov 9; (11): CD001208.
19. Caironi P, Tognoni G, Masson S, Roberto Fumagalli R, Pesenti A, Romero R et al. Albumin replacement in patients with severe sepsis or septic shock. N Engl J Med. 2014; 370:1412-1421.
20. Myburgh JA, Finfer S, Bellomo R, Billot L, Cass A, Gattas D et al. Hydroxyethyl starch or saline for fluid resuscitation in intensive care. N Engl J Med. 2012; 367: 1901-1911.
21. Perel P, Roberts I, Ker K. Colloids versus crystalloids for fluid resuscitation in critically ill patients. Cochrane Database Syst Rev. 2013 Feb 28; 2: CD 000567.
22. Rochwerg B, Alhazzani W, Sindi A, Heels-Ansdell D, Thabane L, Fox-Robichaud A et al. Fluid resuscitation in sepsis: a systematic review and network meta-analysis. Ann Intern Med. 2014; 161(5):347-355.
23. Burgess S, Abu-Laban RB, Slavik RS, Vu EN, Zed PJ. A systematic review of randomized controlled trials comparing hypertonic sodium solutions and mannitol for traumatic brain injury: implications for emergency department management. Ann Pharmacother. 2016; 50(4):291-300.
24. Martin C, Papazian L, Perrin G, Saux P, Gouin F. Norepinephrine or dopamine for the treatment of hyperdynamic septic shock? Chest. 1993; 103:1826-1831.
25. De Backer D, Biston P, Devriendt J, Madl C, Chochrad D, Aldecoa C et al. Comparison of dopamine and norepinephrine in the treatment of shock. N Engl J Med. 2010; 362:779-789.
26. Ventura AM, Shieh HH, Bousso A, Góes PF, Cássia I, Fernandes FO et al. Double-blind prospective randomized controlled trial of dopamine versus epinephrine as first-line vasoactive drugs in pediatric septic shock. Critical Care Medicine. 2015; 43:2292-2302.
27. Dunser MW, Mayr AJ, Ulmer H, Knotzer H, Sumann G, Pajk W et al. Arginine vasopressin in advanced vasodilatory shock. A prospective randomized, controlled study. Circulation. 2003; 107: 2313-2319.
28. Fuchs FD, Franco F° JW. Arginine vasopressin in advanced vasodilatory shock (Letter). Circulation. 2003; 108 (19): e141.
29. Russell JA, Walley KR, Singer J, Gordon AC, Hébert PC, Cooper DJ et al. Vasopressin versus norepinephrine infusion in patients with septic shock. N Engl J Med. 2008; 358:877-887.
30. Seymour CW, Rosengart MR. Septic shock: advances in diagnosis and treatment. JAMA. 2015; 314:708-717.
31. Russell JA, Walley KR, Gordon AC, Cooper DJ, Hébert PC, Singer J et al. Interaction of vasopressin infusion, corticosteroid treatment, and mortality of septic shock. Crit Care Med. 2009; 37:811-818.
32. Havel C, Arrich J, Losert H, Gamper G, Müllner M, Herkner H. Vasopressors for hypotensive shock. Cochrane Database Syst Rev. 2011: May 11; (5): CD003709.
33. Gattinoni L, Brazzi L, Pelosi P, Latini R, Tognoni G, Pesenti A et al. A trial of goal-oriented hemodynamic therapy in critically ill patients. N Engl J Med. 1995; 333:1025-1032.
34. Follath F, Cleland JG, Just H, Papp JG, Scholz H, Peuhkurinen K et al. Efficacy and safety of intravenous levosimendan compared with dobutamine in severe low-output heart failure (the LIDO study): a randomised double-blind trial. Lancet. 2002; 360:196-202.
35. Fuchs FD, Klag MJ, Whelton PK. The classics: a tribute to the fiftieth anniversary of the randomized clinical trial. J Clin Epidemiol. 2000; 53: 335-342.
36. Sprung CL, Annane D, Keh D, Moreno R, Singer M, Freivogel K et al.; CORTICUS Study Group. Hydrocortisone therapy for patients with septic shock. N Engl J Med. 2008; 358: 111-124.
37. Angus DC, van der Poll T. Severe sepsis and septic shock. N Engl J Med. 2013; 369: 840-851.
38. Ranieri VM, Thompson T, Barie PS, Dhainaut JF, Douglas IS, Finfer S et al. Drotrecogin alfa (activated) in adults with septic shock. N Engl J Med. 2012; 366:2055-2064.
39. Heyland D, Muscedere J, Wischmeyer PE, Cook D, Jones G, Albert M et al. A randomized trial of glutamine and antioxidants in critically ill patients. N Engl J Med. 2013; 368:1489-1497.
40. Morelli A, Ertmer C, Westphal M, Rehberg S, Kampmeier T, Ligges S et al. Effect of heart rate control with esmolol on hemodynamic and clinical outcomes in patients with septic shock: a randomized clinical trial. JAMA. 2013; 310 (16):1683-1691.
41. Albrich WC, Harbarth S. Pros and cons of using biomarkers versus clinical decisions in start and stop decisions for antibiotics in the critical care setting. Intensive Care Med. 2015; 41:1739-1751.
42. Samraj RS, Zingarelli B, Wong HR. Role of biomarkers in sepsis care. Schock. 2013; 40(5):358-365.

Seção 6
Tratamento de Doenças do Sistema Respiratório

CAPÍTULO 46
Oxigenoterapia

Renan Stoll Moraes ■ Flávio Danni Fuchs

▶ Introdução

O oxigênio (O_2) executa funções oxidantes indispensáveis a muitas rotas metabólicas. Na respiração celular, constitui-se em aceptor de elétrons gerados por oxidação de substratos durante a produção de energia, reduzindo-se e combinando-se com prótons para formação de água. Na sua falta, há rápida evolução para morte celular.

É gás presente na atmosfera, em que exerce 20,9% da pressão barométrica total (20,9 volumes %), correspondendo à pressão parcial de 158,8 mmHg ao nível do mar. Seu transporte do ar ambiente até os tecidos, por meio de sistemas respiratório e circulatório competentes, depende de um gradiente contínuo de pressões, a cascata do oxigênio. A pressão de O_2 no ar inspirado (P_{O_2}) dilui-se com vapor d'água e CO_2, correspondendo a 105 mmHg no alvéolo. O gradiente de concentração determina sua passagem, por difusão simples, para o sangue arterial pulmonar. Rapidamente a pressão parcial no sangue se iguala à pressão alveolar, pois O_2 se dissolve pouco na fase líquida (0,003 vol.% para cada mmHg de P_{O_2}).

Absorção e transporte de maiores quantidades somente são possíveis devido à hemoglobina. O_2 liga-se ao componente heme em quantidade diretamente proporcional à pressão parcial de oxigênio no sangue arterial (Pa_{O_2}), como ilustra a Figura 46.1. Quando completamente saturada, hemoglobina é capaz de transportar 1,3 vol.%. Ao nível do mar, com Pa_{O_2} de 97 mmHg, hemoglobina está saturada em 98%. O gradiente de concentração determina, por fim, liberação de oxigênio para os tecidos. O sangue venoso sistêmico tem pressão de oxigênio de 40 mmHg, estando a hemoglobina saturada em 75%.

Alguns fatores, como acidose e hipertermia, tendem a deslocar a curva de dissociação da hemoglobina para a direita. A menor afinidade pelo O_2 nessas situações determina mais fácil liberação para os tecidos. Alcalose e hipotermia têm efeito oposto.

Fisiopatologia da deficiência de oxigênio

Deficiência de oxigenação tissular é denominada de *hipoxia*. Ausência absoluta de oxigenação é definida como *anoxia*. As principais causas de hipoxia estão apresentadas no Quadro 46.1.

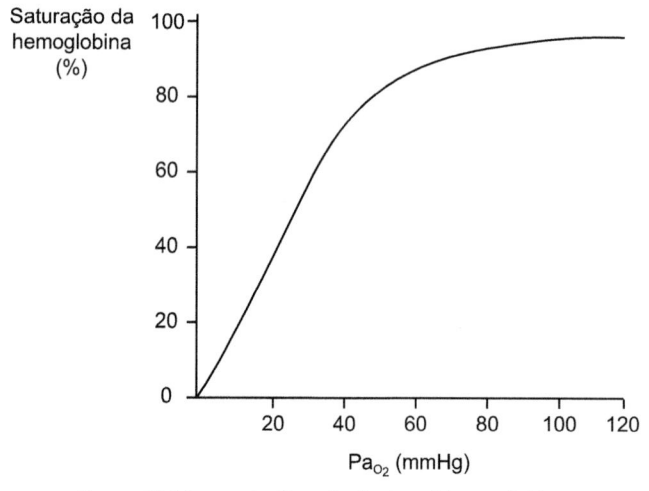

Figura 46.1 Curva de dissociação de oxi-hemoglobina.

Causas pré-pulmonares e pulmonares determinam *hipoxemia* (diminuição do conteúdo de oxigênio no sangue). Na hipoxia pós-pulmonar pura não há hipoxemia. O limite mínimo normal da pressão parcial de oxigênio no sangue arterial (Pa_{O_2}) é de 70 mmHg, observada durante o sono nos idosos.

Ausência de oxigenação tissular adequada, independentemente do nível de acometimento, caracteriza insuficiência respiratória. Essa expressão, no entanto, tem sido mais corriqueiramente utilizada para descrever a hipoxia decorrente de anormalidades de função pulmonar. Assim, deficiências de oxigênio no ar ambiente e causas pós-pulmonares de hipoxia não são incluídas nessa definição. Anormalidades de CO_2 e manifestações sistêmicas também fazem parte do diagnóstico sindrômico de insuficiência respiratória: conjunto de sinais e sintomas cardiovasculares, pulmonares, neurológicos, musculares e metabólicos resultantes de hipoxia e hipercapnia.

O Quadro 46.2 apresenta as principais manifestações sistêmicas de insuficiência respiratória.

Essas manifestações ocorrem mais comumente nos quadros agudos de insuficiência respiratória e não são específicas. Velocidade de instalação, capacidade de adaptação do organismo, sintomas próprios da doença básica e a anormalidade predominante propiciam apresentações clínicas muito variadas. Por exemplo, na hipoxemia o paciente está comumente agitado e confuso. Em quadros de acentuada hipercapnia, destacam-se depressão e sonolência, manifestações da depressão central produzida pelo CO_2 (narcose carbônica). Esses sintomas ocorrem mais comumente em quadros agudos de insuficiência.

Insuficiência respiratória com hipoxemia e sem hipercapnia é denominada de insuficiência respiratória hipoxêmica (tipo I ou não ventilatória). Hipoxemia e hipercapnia concomitantes caracterizam a insuficiência respiratória hipoxêmico-hipercápnica (tipo II ou ventilatória).

A medição dos gases arteriais (gasometria arterial) confirma o diagnóstico de insuficiência respiratória e discrimina o tipo e as repercussões sobre o equilíbrio acidobásico. O tipo I geralmente se acompanha de alcalose respiratória. O tipo II apresenta-se com acidose respiratória, compensada em maior ou menor grau por alcalose metabólica.

O uso de oxigênio tem sido, por muitos anos, parte importante do manejo terapêutico de diversas condições clínicas, muitas delas com potencial risco de morte. Sendo elemento natural e indispensável à vida, imaginou-se que teria utilidade não somente para repor déficits por rarefação ou por patologias que dificultam sua absorção ou difusão, mas também para auxiliar em condições clínicas em que não estão presentes aquelas condições. Estudos fisiológicos identificaram ação vasoconstritora da hiperóxia, efeito indesejado em situações em que coexistem redução de fluxo sanguíneo tecidual e hipotensão. Assim, em diversas condições, como infarto do miocárdio, isquemia cerebral, choque e intoxicação por monóxido de carbono sem hipoxemia, hiperóxia e a decorrente vasoconstrição podem ser deletérias. Muitos ensaios clínicos confirmaram que uso do oxigênio em condições normobáricas ou hiperbáricas (pressões superiores às atmosféricas) não promove benefícios e, em muitos casos, se associa a pior prognóstico. Essas evidências provocaram questionamentos sobre o uso universal do oxigênio, que atualmente se apoia em muitos estudos consistentes. Logo, existe necessidade de produzir evidência farmacológico-clínica adequada em diversos cenários clínicos, evitando o ainda indiscriminado emprego de oxigenoterapia.[1]

A avaliação de eficácia do emprego de oxigênio é feita segundo duas perspectivas: a indicação de oxigênio e sua forma de administração.

Quadro 46.1 ▪ Principais causas de hipoxia, classificadas pelo nível de acometimento.

Causas pré-pulmonares

Deficiência de O_2 no ambiente

Falência do controle central
Acidente vascular cerebral, intoxicação por depressores do SNC (opioides, anestésicos gerais, barbitúricos)

Bloqueio de condução e transmissão nervosas
Trauma, poliomielite, esclerose lateral amiotrófica, miastenia *gravis*, bloqueio farmacológico (anestésicos locais, bloqueadores neuromusculares, organofosforados)

Obstrução de vias respiratórias
Síndrome da apneia do sono (obstrutiva), edema de glote, tumores, asma brônquica, corpos estranhos

Causas pulmonares

Anormalidades de difusão
Fibrose e edema intersticial (por insuficiência cardíaca ou infecção)

Desigualdades na relação ventilação-perfusão
DPOC, embolia pulmonar, atelectasia, pneumonia extensa

Shunts direita-esquerda
Cardiopatias congênitas, SARA

Causas pós-pulmonares

Deficiência circulatória
Insuficiência cardíaca grave, choque, obstruções vasculares

Anormalidades de hemoglobina
Anemia grave, intoxicação por monóxido de carbono

DPOC: doença pulmonar obstrutiva crônica; SARA: síndrome da angústia respiratória do adulto.

Quadro 46.2 ▪ Manifestações clínicas de insuficiência respiratória.

Localização	Manifestações
Sistema respiratório	Dispneia, taquipneia, cianose
Sistema cardiovascular	Palpitações, taquicardia, arritmias, hipotensão, angina, sudorese, choque
Sistema nervoso central	Euforia, cefaleia, lassidão, perda do juízo crítico, alterações do comportamento, confusão mental, inquietação, papiledema, coma, hemorragia de retina
Sistema neuromuscular	Fraqueza, tremores, *asterixe*, hiper-reflexia, incoordenação motora
Metabolismo	Retenção de sódio e água, acidose láctica

▶ Indicações de emprego de oxigênio

As anormalidades da oxigenação tecidual devem ser tratadas pela correção da causa básica, sempre que possível. Assim, simples restabelecimento das concentrações de O_2 no ar inspirado (p. ex., ante a despressurização de um avião) e uso de trombolíticos em embolia pulmonar são medidas que prescindem do uso farmacológico de oxigênio. No último caso, entretanto, a administração de O_2 pode ser útil antes que operem terapias específicas. Na falta dessas, administração de oxigênio, por meio do aumento de sua concentração no ar inspirado, pode ser a terapêutica paliativa mais eficaz, especialmente quando a hipoxia se dever à hipoxemia. Nessas condições, a administração de oxigênio caracteriza-se como terapia substitutiva, não cabendo os questionamentos clássicos da farmacologia clínica, isto é, se determinado tratamento é justificável e, se o for, qual é a opção mais efetiva. Entretanto, avaliação farmacológico-clínica formal deve ser feita sobre momento e forma em que oxigênio deve ser administrado em doenças agudas e crônicas. Também se deve ter em mente que seu uso indiscriminado em salas de emergência, para quadros de dispneia não devida a hipoxemia, implica riscos mínimos, mas custos substanciais.

Oxigênio é administrado por médicos, enfermeiros e paramédicos em ambiente hospitalar e na comunidade. Porém, frequentemente o tratamento não é prescrito e não se orienta por um específico valor de saturação. No entanto, há indicações e contraindicações, e potenciais complicações podem ocorrer. Em situações de emergência, alto fluxo de oxigênio pode salvar vidas por evitar hipoxemia grave, mas também pode lesar órgãos e sistemas.[2]

Hipoxia de causa pré-pulmonar

Deficiências ambientais são eficazmente corrigidas com administração de oxigênio. Falência de centro respiratório, vias neurais ou musculatura respiratória necessita de respiração artificial. Nessa, pode-se planejar a concentração de O_2 a ser oferecida. Quadros parciais podem ser transitoriamente tratados por meio do emprego de oxigênio por outros métodos. Obstruções graves de via respiratória exigem correção imediata da causa, mas as parciais se beneficiam do aumento da oferta de O_2. Patologias que acometem o diafragma, uni ou bilaterais, podem ocorrer no contexto de doenças metabólicas ou inflamatórias, após trauma ou cirurgia, durante ventilação mecânica, tumores mediastinais, miopatias, neuropatias e doenças que causam hiperinsuflação pulmonar. Apesar de progressos no diagnóstico desta causa de hipoxemia, seu tratamento ainda é basicamente voltado ao controle de sua etiologia. Em algumas situações seu manejo é mais simples, como para correção de distúrbios metabólicos. Também se indica em situações crônicas e complexas, como as neuropatias.[3]

A Organização Mundial da Saúde define hipoxemia como a saturação de oxigênio inferior a 90%, mas não leva em conta as variações normais da saturação com a altitude. Revisão de 14 estudos,[4] realizados em crianças normais de 1 semana a 12 anos, estimou níveis de saturação de oxigênio em várias altitudes. A saturação foi de 90% na população de crianças sadias que vivia aproximadamente a 2.500 metros acima do nível do mar, mas foi de 85% à altitude aproximada de 3.200 metros. Dar oxigênio a todas as crianças com saturação inferior a 90% e que vivem em grandes altitudes pode constituir desperdício de recursos, sendo mais apropriado considerar o valor de saturação de 85% para identificar aquelas que necessitam de suplementação.

Hipoxia de causa pulmonar

Causas pulmonares de hipoxia, à semelhança das pré-pulmonares, provocam hipoxemia e correspondem à situação mais comumente denominada de insuficiência respiratória, constituindo-se na mais frequente indicação de oxigênio. Alterações na difusão alveolocapilar e distúrbios na relação ventilação/perfusão são as que melhor respondem à suplementação de O_2. *Shunts* arteriovenosos beneficiam-se menos. Poucas vezes, no entanto, se encontra anormalidade isolada, prevalecendo distúrbios mistos de hematose. As características aguda ou crônica da insuficiência respiratória definem os valores de Pa_{O_2} que indicam a necessidade de tratamento.

■ Insuficiência respiratória aguda

Necessita-se de oxigênio quando a Pa_{O_2} é inferior a 50 mmHg, pois se inicia dessaturação de hemoglobina. Valores mais elevados também podem ser tratados com oxigênio, especialmente se acompanhados das manifestações de insuficiência respiratória apontadas no Quadro 46.2. As situações clínicas mais comumente acompanhadas de insuficiência respiratória aguda são doença pulmonar obstrutiva crônica (DPOC) descompensada por intercorrência de infecção, edema agudo de pulmão, embolia pulmonar, pneumonias intersticiais e síndrome da angústia respiratória do adulto (SARA).

Hipoxemia é complicação comum das infecções infantis, particularmente das que comprometem trato respiratório inferior. Na pneumonia – doença que determina milhões de mortes em todo o mundo – hipoxemia é fator de risco para morte e correlaciona-se com gravidade da doença. Também ocorre em sepse grave, meningite, problemas neonatais comuns e outras condições que impedem ventilação e trocas gasosas e aumentam a demanda de oxigênio. Apesar disso, hipoxemia tem sido negligenciada nas estratégias de controle de pneumonia, principalmente em países em desenvolvimento, devido a baixa acurácia diagnóstica, pela falta de métodos adequados e limitada disponibilidade de oxigênio para tratamento. Em revisão,[5] a prevalência média de hipoxemia em pneumonia que exigiu hospitalização foi de 13%, correspondendo pelo menos a 1,5 a 2,7 milhões de casos anuais de pneumonias hipoxêmicas que se apresentam em serviços de saúde.

Comparação[6] feita em 11.000 crianças com pneumonia, internadas em cinco hospitais africanos antes e depois da instalação de concentradores de oxigênio, oxímetros de pulso e emprego de protocolo para detecção de hipoxemia e uso clínico de oxigênio, mostrou que na pós-intervenção (2005-2007) *versus* pré-intervenção (2001-2004) houve definido benefício relativo à mortalidade. Todas as crianças admitidas tiveram medida a saturação de oxigênio que, se inferior a 90%, determinava o recebimento por via nasal de oxigênio em fluxo inicial de 0,5 a 1 ℓ/minuto. Antes da melhoria do sistema, 356 de 7.161 crianças internadas morreram de pneumonia (4,97%; intervalo de confiança [IC] 95%: 4,5 a 5,5) *versus* 133 de 4.130 crianças nos 27 meses após a introdução do sistema (3,22%; IC95%: 2,7 a 3,8). Isso correspondeu à diminuição de 35% no risco de morte por pneumonia (risco relativo [RR]: 0,65; IC95%: 0,52 a 0,78; $P < 0,0001$). Os custos da intervenção foram favoravelmente comparativos a outras intervenções em saúde pública.

Síndrome da angústia respiratória do adulto (SARA) caracteriza-se pelo desenvolvimento agudo de hipoxemia associada a edema pulmonar bilateral sem evidência de falência ventricular esquerda e aumento da área cardíaca. É complicação frequente de inúmeros agravos clínicos, contribuindo, conjuntamente com as causas básicas, para altas taxas de mortalidade. A fisiopatologia de SARA inclui variados mecanismos que determinam lesão nas células basais da membrana alveolocapilar, provocando exsudação de fluido intersticial para os alvéolos pulmonares e redução em volume e função do surfactante produzido pelas células epiteliais da mucosa da árvore traqueobrônquica. O dano endotelial associa-se a inúmeros eventos inflamatórios locais e sistêmicos, que determinam lesão alveolopulmonar aguda, resultando em alveolite fibrosante de variada intensidade e podendo provocar desde desconforto respiratório leve até grave restrição funcional.

SARA é classificada como leve (relação $Pa_{O_2}/F_{IO_2} > 200$ mmHg e ≤ 300 mmHg), moderada (relação $Pa_{O_2}/F_{IO_2} > 100$ mmHg e ≤ 200 mmHg) e grave (relação $Pa_{O_2}/F_{IO_2} \leq 100$ mmHg).[7]

O manejo da SARA inclui controle da doença de base, suplementação de oxigênio e abordagens medicamentosas. Inúmeros medicamentos, como corticoides e outros anti-inflamatórios, imunomoduladores, vasodilatadores pulmonares, antioxidantes, surfactante e estatinas se mostraram inertes em redução das lesões pulmonares e mortalidade hospitalar precoce ou tardia.[8-10] Bloqueadores neuromusculares podem ser úteis, talvez por facilitar a ventilação mecânica.[11]

A ineficácia de medicamentos no manejo da SARA determina que o tratamento seja focado na reposição de oxigênio. As formas de administração são discutidas adiante.

Outra situação em que há grave insuficiência respiratória aguda é a síndrome da angústia respiratória do recém-nascido, que ocorre principalmente em prematuros como decorrência de déficit de produção do surfactante pulmonar. A par de medidas preventivas, como administração de corticoides e outras abordagens terapêuticas, a administração de oxigênio destaca-se como medida indispensável para a preservação da vida em muitos pacientes. Preocupação com toxicidade do oxigênio e, em especial, com retinopatia da prematuridade originou a proposta de empregar menores doses de oxigênio, aceitando-se saturação de hemoglobina inferior a 90%. O entusiasmo inicial, embasado por ensaios pequenos, foi consistentemente refutado pelo maior poder de estudos delineados para avaliar também outros desfechos, como desenvolvimento neurocognitivo e retinopatia, e outras intervenções. No entanto, se observou aumento da mortalidade com saturações entre 85 e 90% *versus* 91 e 95% em dois desses estudos.[12,13] Identificou-se, posteriormente, que o oxímetro empregado nesses e em outros estudos tinha erro na aferição de saturações baixas de hemoglobina, superestimando-as. Reanálise de dados de dois grandes estudos, corrigindo para o viés de aferição descrito, confirmaram o risco para aumento de mortalidade em saturações de oxigênio entre 85 e 89%.[14]

■ Insuficiência respiratória crônica

É frequente nos pacientes com DPOC grave. Alterações na relação ventilação/perfusão e outras anormalidades estruturais no pulmão determinam baixos níveis de Pa_{O_2}, mesmo na ausência de infecções ou outras intercorrências. Isso exige administração crônica de O_2 (mais de 30 dias). Os critérios para essa indicação são clínicos e gasométricos, compreendendo Pa_{O_2} inferior a 50 mmHg (em repouso ou durante atividade física) ou quadro de *cor pulmonale* refratário e acompanhado de policitemia grave ou manifestações neurológicas e cardíacas importantes (ver Quadro 46.2). Demonstraram-se efeitos benéficos da administração de O_2 nessas situações, subsidiando o consenso sobre sua adequação. Eles são preponderantes sobre policitemia, taquicardia e hipertensão pulmonar. Há, provavelmente, aumento de tolerância ao exercício, mas condicionamento físico pode ser mais eficaz. Em pacientes com DPOC leve, não hipoxêmicos, uso de oxigênio é preconizado para alívio sintomático, mas sem aumento na expectativa de vida.[15]

No contexto da reabilitação pulmonar, exercício aumenta condicionamento respiratório e melhora dispneia e qualidade de vida em pacientes com DPOC. Para comparar eficácia de suplementação de oxigênio à de ar comprimido e ar ambiente sobre capacidade de tolerar atividade física em programa de reabilitação, metanálise Cochrane[16] de dois ensaios clínicos randomizados identificou superioridade da suplementação de oxigênio na tolerância ao treinamento físico (aumento de 6 a 14 min). Não houve diferença significativa quanto a qualidade de vida, estado de oxigenação e desfechos funcionais, como alívio de sintomas e deambulação. A evidência ficou limitada pelo baixo número e baixa qualidade metodológica dos estudos.

Oxigênio é considerado como único agente terapêutico capaz de alterar a sobrevida de pacientes com DPOC e hipoxemia grave. Em ensaio clínico pioneiro, com período de seguimento de 5 anos, oxigenoterapia domiciliar por 15 h diárias diminuiu a mortalidade de 67% (grupo-controle) para 45%.[17] Em outro antigo ensaio clínico, uso contínuo de oxigênio, comparado à administração por 12 h predominantemente noturnas, foi mais eficaz, apontando maior redução de mortalidade durante o período do estudo (média de 19 meses).[18]

Evidências relativas à oxigenoterapia ambulatorial provêm de estudos a longo prazo com suplementação de oxigênio durante exercício e atividades comuns diárias ou de estudos que comparam desempenho em testes de exercício mediante uso de oxigênio ou ar como placebo. Nesse contexto, pacientes com DPOC e moderada hipoxemia apresentaram melhora na dispneia pós-exercício e nas atividades diárias, com melhora na qualidade de vida, mas sem revelar impacto em sobrevida e aumento de tolerância ao exercício.[19]

Insuficiência respiratória de tipos I e II pode ser aguda ou crônica. A administração de O_2 no segundo caso precisa ser muito cuidadosa, tanto na quantidade administrada quanto na velocidade de correção do desequilíbrio acidobásico, pelo risco de aumentar hipercapnia e provocar alcalose respiratória.

Hipoxia de causa pós-pulmonar

As situações que causam hipoxia tissular sem hipoxemia (hipoxia normoxêmica) estão listadas no Quadro 46.1. Naquelas circunstâncias, Pa_{O_2} não é bom parâmetro de orientação para a instituição da oxigenoterapia, devendo prevalecer critérios clínicos. Como regra, a eficácia do oxigênio é menor nesse contexto. Isquemia tecidual a jusante de oclusões vasculares (infarto do miocárdio, acidente vascular cerebral [AVC], isquemia crítica de membros) foram tradicionalmente alvo de uso de suplementação de oxigênio, apesar de a oclusão vascular impedir o acesso dessa suplementação. Algumas vezes, no entanto, as alterações são mistas, havendo algum grau de hipoxemia associada. Tal acontece em pacientes com infarto do miocárdio e insuficiência cardíaca associada, indicando-se a correção de hipoxemia. Alguns estudos antigos demonstraram a ineficácia da suplementação de oxigênio em infarto sem hipoxemia, mas o uso ainda é corriqueiro na prática clínica. Ensaio clínico, com adequada qualidade, demonstrou que a administração de oxigênio em pacientes com infarto com supraelevação do segmento ST e sem hipoxemia mostrou-se deletéria, aumentando indicadores de necrose miocárdica.[20]

Acentuadas reduções de hemoglobina, mesmo acompanhadas de Pa_{O_2} normal, beneficiam-se parcialmente com a administração de oxigênio até que medidas corretivas sejam tomadas. Intoxicação por monóxido de carbono, levando a aumentos da carboxi-hemoglobina, mesmo com Pa_{O_2} normal, deve ser tratada com administração de altas concentrações de oxigênio, se possível a 100%, no intuito de aumentar saturação da hemoglobina. É, de certa forma, terapia substitutiva, não avaliada por ensaios clínicos. A oxigenoterapia hiperbárica tem sido empregada na intoxicação por monóxido de carbono. A qualidade dos estudos, no entanto, não permite concluir sobre sua eficácia.[21]

Outros usos do oxigênio

▶ **Redução da pressão parcial de nitrogênio.** Em embolia gasosa, pneumotórax, obstrução intestinal ou íleo ocorre aumento da tensão parcial de nitrogênio que preenche os espaços gasosos. Administração de oxigênio reduz a concentração daquele, removendo-o e diminuindo o volume das bolhas gasosas. Isso também contribui para diminuição da hipoxia tissular a jusante da obstrução vascular por êmbolo gasoso.

▶ **Oxigenação hiperbárica.** Diz-se que se trata de terapêutica em busca de uma doença. Há notável ausência de estudos comparativos que tenham avaliado sua eficácia e, mesmo as séries de caso são de baixa qualidade. São exemplos: tratamento de neuropatia ótica isquêmica,[22] abscesso cerebral,[23] consolidação de fraturas[24] e lesão cerebral traumática.[25] A doença da descompressão aguda, que ocorre em emersões rápidas de mergulhadores em águas profundas, ainda é indicação para esse tratamento, apesar de não existir nenhum estudo adequadamente delineado, embasando sua utilização.[26]

▶ **Aceleração de cicatrização de feridas operatórias e traumáticas.** Revisão Cochrane demonstrou não existirem evidências que justifiquem uso peroperatório de altas concentrações de oxigênio com objetivo de reduzir incidência de infecção na ferida operatória e reduzir mortalidade.[27]

▶ **Oxigênio e exercícios físicos.** Suplementação de O_2 para aumentar desempenho em exercícios físicos carece de substrato mecanístico, pois não é possível administrá-lo durante a prática do exercício, particularmente em atletas. A suplementação prévia foi avaliada em antigos estudos de baixa qualidade, sem evidenciar benefício.

▶ **Oxigênio como veículo.** Serve como diluente para outros gases ou fármacos voláteis, como os anestésicos gerais. Administrado intermitentemente restaura a concentração necessária às demandas metabólicas em face de eventual depressão ventilatória.

▶ **Apneia obstrutiva do sono.** Trata-se de transtorno do sono comum, em que há colapso da via respiratória superior, com hipoxemia intermitente e decorrente ativação simpática. Os indivíduos nessas condições estão sob maior risco de hipertensão arterial, arritmias, hipertensão pulmonar, insuficiência cardíaca esquerda, infarto do miocárdio e AVC, entre outros. O tratamento com eficácia demonstrada para reduzir a magnitude da síndrome é a ventilação com pressão positiva contínua na via respiratória com máscaras faciais (CPAP). Há diversos outros tratamentos propostos para a síndrome, mas sua análise foge ao escopo deste livro. A ideia de que a simples suplementação noturna de O_2 pudesse reduzir a pressão arterial não se confirmou em ensaio clínico comparativo com CPAP e grupo-controle sem intervenção.[28]

▶ **Outros usos não fundamentados de oxigênio.** Apesar das expectativas provindas de estudos experimentais, uso de oxigênio em isquemia cerebral focal e lesão cerebral traumática não se mostrou eficaz em ensaios clínicos. Há evidência de que uso de oxigênio na reanimação cardiorrespiratória de neonatos pode ser deletério.[1] Seu emprego em reanimação cardiorrespiratória em adultos, cefaleia por *cluster*, fasciite necrosante e queimaduras, entre outras situações, requer adequados ensaios clínicos para demonstrar eficácia em condições normobáricas e hiperbáricas.

Sumário de indicações para suplementação de oxigênio.			
Condição	Grau de recomendação	Nível de evidência	Comentários
Hipoxia de causa pré-pulmonar	IIa	C	O tratamento visa remover a causa. Pode ser benéfico em obstruções parciais de via respiratória
Hipoxia de causa pulmonar	I ou IIa	A a C	Ver algumas condições específicas abaixo
Pneumonia grave em crianças	IIa	A	Há evidência de que possa reduzir o risco de morte por pneumonia
SARA	I	C	Ver formas de administração
Síndrome da angústia respiratória do recém-nascido	I	A	Medida indispensável para a preservação da vida, visando manter saturação superior a 90%
DPOC leve	IIa	B	Para alívio sintomático
DPOC grave	I	A	Para aumentar sobrevida
Dispneia em doenças terminais	IIb	C	–
Infarto do miocárdio sem hipoxemia	III	B	Em pacientes sem hipoxemia oxigenoterapia é deletéria; indicado, em presença de hipoxemia
Infarto do miocárdio com insuficiência respiratória	I	C	–
Insuficiência cardíaca aguda, com insuficiência respiratória	I	C	–
Outras hipoxias teciduais por oclusão vascular	IIb	C	Na ausência de insuficiência cardíaca ou choque
■ Oxigenação hiperbárica			
Doença da descompressão aguda	IIb	C	–
Intoxicação por monóxido de carbono	IIb	B	Ainda sem evidências inequívocas de benefício
Neuropatia óptica isquêmica	IIb	C	–
Consolidação de fraturas	III	A	–
Contusão cerebral	III	A	–
Abscesso cerebral	IIb	C	–
Cicatrização de feridas operatórias e traumáticas	III	A	–

SARA: síndrome da angústia respiratória do adulto; DPOC: doença pulmonar obstrutiva crônica.

▶ Formas de administração

O oxigênio pode ser administrado por meio de sistemas que aumentem sua concentração no ar inspirado e de aparelhos de respiração artificial. A dosagem de oxigênio é expressa em litros por minuto ou porcentagem. Deve ser ajustada às necessidades de cada paciente. Quando administração contínua for indicada, as menores concentrações possíveis devem ser empregadas. Em algumas situações há estudos comparativos entre diferentes formas de administração, mas para muitas a indicação se baseia em concentrações de O_2 no ar inspirado e em resultados gasométricos.

Sistemas de enriquecimento do ar inspirado

Os sistemas que prescindem de ventilação artificial estão classificados no Quadro 46.3, juntamente com a concentração de O_2 fornecida. Todos os métodos utilizam oxigênio em forma gasosa (contida em balas de metal) ou líquida, existente em sistemas portáteis para uso domiciliar.

▶ **Cateter e cânula nasal**. São os dispositivos mais utilizados, sendo relativamente confortáveis. A concentração de O_2 ofertada depende de padrão ventilatório do paciente, fluxo de O_2 e volume-minuto, variando de 25 a 50%. Cânula nasal, também denominada de óculos nasais, consiste em duas extremidades de plástico, inseridas nas narinas. Tem como vantagens baixo custo, maior liberdade de movimento e manutenção do fluxo de oxigênio, mesmo durante a alimentação. A umidificação é necessária. Deve ser trocada a cada 5 a 6 h devido a acúmulo de muco. A administração de fluxos maiores do que 5 ℓ/min provoca ressecamento da mucosa nasal e não aumenta, significativamente, o rendimento do método.

Quadro 46.3 ■ Dispositivos de oferta de O_2 e concentração aproximadamente ofertada (em vol.%) em diferentes fluxos.

Dispositivos	Fluxo de O_2 (ℓ/min)				
	1	3	6	8	10
De oferta controlada					
Máscara de Venturi		24 a 30	35 a 40		
De oferta não controlada					
Cateter e cânula nasal	24	32	40	44	44
Cateter nasofaríngeo	24	32	40	44	44
Cateter facial simples			40	60	
De oferta de altas concentrações					
Máscara com reservatório			50	80	99
Máscara com válvula unidirecional			60	80	99
Outros					
Tendas de oxigênio[a]					
Tubos em "T" ("Ayre")				35	100
Câmaras hiperbáricas de oxigênio[b]					

[a]Altas concentrações de O_2 são fornecidas à custa de alto fluxo (acima de 20 ℓ/min).
[b]Concentração de O_2 pode ser planejada.

▶ **Cateter nasofaríngeo**. É inserido pelo nariz até a nasofaringe. Pode fornecer concentração de O_2 entre 35 e 50%, dependendo da inspiração através da boca. Sua desvantagem é o desconforto, sendo a umidificação indispensável.

▶ **Máscara de Venturi.** O O_2, ao passar em alto fluxo por estreito orifício, gera zona de vácuo, aspirando o ar ambiental, que entra através de orifícios laterais em concentração dependente da intensidade do vácuo. O alto fluxo de oxigênio diminui a reutilização de ar inspirado, mantém a face do paciente fria e evita a coleção de ar condensado pela umidade. A umidificação do gás inspirado não se faz necessária. As desvantagens da máscara são a necessidade de retirá-la para alimentação e a inadaptação à face de alguns indivíduos. Indica-se principalmente para pacientes com hipoxemia hipercápnica, pois provoca menor retenção de CO_2.

▶ **Máscara facial simples.** Tem forma de cone, cobrindo boca e nariz. Fornece concentração de O_2 entre 40 e 60%, na dependência de fluxo de oxigênio e ventilação do paciente. Diferentemente da máscara de Venturi, não aspira ar ambiente. Para evitar acúmulo de CO_2 na máscara é necessário manter o fluxo em torno de 5 a 6 ℓ/min. Suas desvantagens são a interferência com alimentação e expectoração e o deslocamento da posição correta, particularmente durante o sono. Uma variante dessa máscara é a conectada a um nebulizador, com o objetivo de umidificar a mistura. Em ensaio clínico randomizado realizado em pacientes com exacerbação de DPOC, o uso pré-hospitalar de oxigênio por cateter nasal titulado para manter saturação de oxigênio entre 88 e 92% foi mais eficaz que a administração de oxigênio em altos fluxos por meio de máscaras faciais na redução de mortalidade hospitalar.[29] O estudo é pequeno, e não houve benefício em outros desfechos, como necessidade de intubação. A menor frequência de hipercapnia pode ter mediado o benefício sobre mortalidade, mas se requer replicação em outros centros e em estudos com amostras maiores.

▶ **Cânula nasal de alto fluxo.** Dispositivo que permite a oferta de oxigênio aquecido e umidificado com fluxo de até 60 ℓ/min, com concentração inspirada modificável de oxigênio de até 100%. Os elevados fluxos de oxigênio geram baixa pressão nas vias respiratórias superiores e reduzem o espaço morto funcional mediante aumento da expulsão do dióxido de carbono, processo que potencialmente explica a redução do trabalho respiratório. Ensaio clínico aberto comparou a administração de oxigênio por cânulas nasais de alto fluxo com ventilação não invasiva ou administração de oxigênio mediante máscaras faciais em pacientes com insuficiência respiratória hipoxêmica não hipercápnica.[30] A necessidade de intubação orotraqueal em 28 dias não diferiu significativamente entre os grupos, mas a mortalidade em 90 dias foi menor no grupo alocado a cânula nasal de alto fluxo. Cânula de alto fluxo foi comparada com BIPAP (ver a seguir) em pós-operatório de cirurgia cardiotorácica em ensaio clínico randomizado.[31] Não houve diferença na necessidade de intubação, tempo de internação e mortalidade, similaridade que favorece a cânula de alto fluxo por comodidade.

▶ **Máscara com reservatório.** É similar à máscara facial simples, com adição de reservatório de O_2 na linha inspiratória, tornando possível o fornecimento de altas concentrações de oxigênio (50 a 99%). Deve-se manter fluxo de O_2 constante, para que o reservatório não colabe, e não haja reutilização de gás expirado. Umidificação não é necessária. É desconfortável, servindo para curto uso.

▶ **Máscara com válvula unidirecional.** É a anterior com uma válvula unidirecional que evita a inspiração da mistura eliminada. Quando aplicada corretamente, fornece concentração entre 60 e 100%. Também é conhecida como "ambu", sendo muito utilizada em reanimação cardiorrespiratória e recuperação de anestesia.

▶ **Tenda de oxigênio.** Outrora popular, caiu em desuso por ser muito dispendiosa – requerendo fluxos de O_2 em torno de 20 ℓ/min – e fornecer concentração incerta de oxigênio. Incubadoras de berçários são variantes ainda utilizadas. Tendas para a cabeça também são eficazes, porém mal toleradas por pacientes conscientes.

▶ **Tubo em "T" ("Ayre").** É conectado por um dos ramos a cânulas de traqueostomia ou tubos endotraqueais. Outra extremidade é conectada à fonte de O_2 e a última fica livre, permitindo mistura com ar ambiental e expiração.

▶ **Câmara hiperbárica.** Tem por finalidade administrar O_2 com mais de 1 atmosfera de pressão (geralmente de 2 a 6 atmosferas). A tensão do O_2 inalado não excede 3 atmosferas. O aumento da pressão é feito com ar comprimido ou oxigênio pressurizado. No primeiro caso, a câmara comporta duas pessoas que inalam o oxigênio por máscara ou circuito especial. As câmaras pressurizadas com oxigênio são feitas para paciente que não precisa de máscara. A utilidade clínica desse método foi apresentada anteriormente.

Ventilação mecânica

A principal razão de admissão em centros de terapia intensiva é a necessidade de suporte ventilatório. Os objetivos primários da ventilação mecânica são diminuir trabalho respiratório, reverter hipoxemia que coloca em risco a vida do paciente e corrigir acidose respiratória aguda progressiva.

■ Ventilação mecânica não invasiva

Intubação endotraqueal e ventilação mecânica são procedimentos necessários em situações de evidente risco à vida, porém podem provocar infecção respiratória e lesões traqueais. Ventilação mecânica não invasiva (VMNI) é opção para reduzir ou evitar tais complicações. Há duas modalidades de VMNI: BIPAP (*bi-level inspiratory positive airway pressure*) e CPAP (*continuous positive airway pressure*). Na primeira, a pressão é mais alta na inspiração e mais baixa na expiração, comparativamente à pressão contínua na segunda modalidade. São utilizadas máscaras faciais e nasais. É necessário que o paciente permaneça com a boca ocluída para não ocorrer escape aéreo no caso das máscaras faciais. Pode ser administrado fluxo de até 35 ℓ/min para compensar fugas de gases. O equipamento é dotado de uma turbina e aspira ar ambiente. Pode ser usada uma adaptação, adicionando oxigênio em proporção titulada, para aumentar a fração inspirada de oxigênio (FI_{O_2}). Em caso de apneia, alguns equipamentos oferecem a opção "pressão-controlada", com frequência respiratória mínima estabelecida previamente. Um aspecto importante na utilização da ventilação não invasiva (VNI) é a necessidade de que o paciente apresente bom nível de consciência, devendo entender e colaborar em todas as etapas, desde a instalação até sua retirada.

VNI tem sido avaliada em diversas situações clínicas. Em coorte retrospectiva de mais de 25.000 pacientes com exacerbação da DPOC, seu uso foi associado a menor risco de morte de desenvolver pneumonia durante a internação e menores custos hospitalares.[32]

Ensaio clínico randomizado comparou administração de oxigênio com uso de VNI em pacientes imunossuprimidos. Não foram constatadas diferenças significativas em sobrevida de 28 dias e necessidade de intubação orotraqueal. Secundariamente, os autores também não observaram diferenças significativas na incidência de infecções adquiridas na UTI, tempo de permanência em ventilação mecânica, tempo de permanência na UTI e tempo de internação hospitalar.[33]

Revisão sistemática de ensaios clínicos randomizados sobre uso de VNI em pacientes com insuficiência respiratória aguda hipoxêmica evidenciou diminuição em proporção de indivíduos que necessitaram ser intubados, mortalidade e tempo de internação hospitalar, mas houve heterogeneidade entre os estudos.[34]

Edema pulmonar cardiogênico beneficia-se de VNI por qualquer modalidade. Metanálise de 32 estudos controlados (incluindo quase experimentos) identificou redução de mortalidade hospitalar (RR = 0,66; IC95%: 0,48 a 0,89) e intubação endotraqueal (RR = 0,52; IC95%: 0,36 a 0,75) em pacientes submetidos a VMNI *versus* pacientes atendidos de forma convencional.[35] O pequeno tamanho dos estudos individuais recomenda a realização de estudos de maior porte.

Revisão Cochrane identificou diversos ensaios clínicos de moderada a boa qualidade que investigaram mortalidade e incidência de pneumonia associada à ventilação mecânica em 994 participantes, sendo a maioria deles portadores de DPOC. Os autores concluíram que a aplicação imediata, após extubação, de uma estratégia que envolva o uso precoce de VNI pode reduzir taxas de mortalidade e de pneumonia associada à ventilação mecânica sem aumentar o risco de falhas em sua retirada ou reintubação.[36]

O emprego de VNI em pacientes com SARA ou dano pulmonar agudo foi pouco estudado. Metanálise de seis estudos, com somente 227 pacientes, identificou que VNI reduziu a taxa de intubação endotraqueal, sem ter efeito em sobrevida.[37]

Investigou-se a eficácia de VNI em recém-nascidos com síndrome do desconforto respiratório. Ensaio clínico feito com recém-nascidos entre 24 e 28 semanas comparou uso de intubação orotraqueal mais surfactante com CPAP administrado precocemente após o nascimento. Não houve diferença significativa em mortalidade e displasia broncopulmonar, mas pacientes manejados com CPAP precisaram menos frequentemente de intubação orotraqueal e uso de corticoide para manejo da fibrodisplasia broncopulmonar, necessitando menos dias de ventilação mecânica.[38]

A comparação entre diferentes métodos de administração da ventilação não invasiva (CPAP nasal *versus* ventilação por pressão positiva intermitente [VPPI] nasal) em recém-nascidos com idade gestacional abaixo de 30 semanas ou extremo baixo peso ao nascer não demonstrou diferenças significativas em sobrevida ou desenvolvimento de displasia broncopulmonar.[39]

■ **Respiradores e técnicas de respiração artificial**

Sistemas de respiração artificial podem ser classificados, pelo mecanismo de ciclagem, em dependentes de pressão, volume e fluxo. No primeiro tipo, o ciclo inspiratório cessa quando a pressão na via respiratória iguala-se com a programada. No segundo, planeja-se o volume de ar corrente (VAC), fornecido em regimes de pressão ditados pela resistência da via respiratória. No terceiro modelo, o volume de ar corrente depende da combinação de fluxo de O_2, relação entre tempos inspiratórios e expiratórios e frequência respiratória. O uso desses aparelhos passou por diversas fases. Inicialmente, diante de limitações tecnológicas, o modo pressão-controlada era mais utilizado. Com o advento dos respiradores microprocessados, o modo volume-controlado teve amplo emprego. Estudos experimentais apontaram desenvolvimento de lesões associadas à hiperdistensão alveolar quando se ventilava com grandes volumes-minuto, levando o retorno ao modo pressão-controlada, hoje predominante. Um bom respirador deve ter, além dos modos de ventilação já citados, ventilação com pressão de suporte (PSV) e ventilação com pressão positiva contínua na via respiratória (CPAP), podendo ou não realizar ventilação não invasiva com máscara nasobucal ou nasal. Altas pressões têm sido associadas a lesão pulmonar praticamente indistinguível das causadas pela SARA.

O conceito de ventilação protetiva derivou da constatação de dano alveolar decorrente de altas pressões inspiratórias. Consiste em ventilação com baixos volumes-minuto (< 6 mℓ/kg comparativamente a 12 mℓ/kg na ventilação mecânica convencional). Há natural tendência a hipercapnia, motivo pelo qual é também denominada ventilação com hipercapnia permissiva.

A eficácia desse modo ventilatório sobre mortalidade hospitalar e outros desfechos primordiais foi avaliada em diversos ensaios clínicos randomizados. O primeiro foi brasileiro,[40] em que se demonstrou menor mortalidade nos pacientes submetidos a presumível abordagem protetora da via respiratória: uso de pressão expiratória final positiva (PEEP) abaixo do ponto de inflexão na curva pressão-volume, volume-minuto abaixo de 6 mℓ/kg, pressão na via respiratória abaixo de 20 cmH$_2$O sobre a PEEP, hipercapnia permissiva e uso preferencial de modo "ventilatório" limitado por pressão. Outros estudos tiveram resultados negativos. Pelo baixo poder de estudos prévios, realizou-se ensaio clínico com grande número de pacientes, o *ARDS Network*.[41] Houve menor mortalidade (31% *vs.* 39%, $P = 0,007$) nos pacientes sob ventilação com baixos volumes de ar corrente (< 0,6 mℓ/kg) e pressão de platô na via respiratória inferior ou igual a 30 cmH$_2$O, comparativamente à ventilação convencional. Revisão Cochrane[42] de sete ensaios clínicos de ventilação com baixos volumes-minuto confirmou a redução de mortalidade em UTI (RR = 0,74; IC95%: 0,61 a 0,88) e hospital (RR = 0,80; IC95%: 0,69 a 0,92). Não ficou claro se havia vantagens da limitação da pressão de platô.

Nova metanálise de ensaios clínicos de ventilação protetiva *versus* ventilação convencional não identificou novos estudos desde a década passada. Os autores observaram elevada heterogeneidade entre os diversos ensaios clínicos, tornando difícil a comparação. Houve redução de mortalidade nos tratados com pequenos volumes em 28 dias, mas não se identificaram benefícios a longo prazo.[43]

Ventilação com baixos volumes em pacientes sem SARA ou dano pulmonar associou-se com menor incidência de dano pulmonar em metanálise de 20 estudos: 4,2% na ventilação em baixos volumes *versus* 12,7% na ventilação convencional (RR = 0,33; IC95%, 0,23 a 0,47; número necessário de pacientes a serem tratados [NNT] = 11). Houve superioridade também em mortalidade global (RR = 0,64; IC95%: 0,46 a 0,89; NNT = 23) e incidência de infecções pulmonares e atelectasias.[44]

Ventilação com altos níveis PEEP e manobras de recrutamento alveolar, inalação de óxido nítrico, ventilação oscilatória com alta frequência e membrana de oxigenação extracorpórea são úteis como terapia de resgate na hipoxemia, mas não melhoram a sobrevida de pacientes com SARA.[45] Técnica de aumento de recrutamento alveolar, exclusivamente baseada em altos níveis de PEEP, promoveu redução do tempo de internação e de disfunção orgânica, sem influenciar a mortalidade.[46]

Ventilação oscilatória de alta frequência consiste na oferta muito rápida de pequenos volumes de ar corrente, em uma velocidade que varia de 180 a 900 ciclos por minuto. Permite manutenção de pressão média da via respiratória mais constante, facilitando a reexpansão de alvéolos pulmonares colapsados. Revisão sistemática de oito ensaios clínicos comparando a ventilação oscilatória de alta frequência com modos ventilatórios convencionais em pacientes com SARA não demonstrou qualquer benefício em desfechos clínicos, incluindo mortalidade.[47]

Ensaio clínico randomizado foi precocemente interrompido pela observação de aumento de mortalidade no grupo exposto à ventilação oscilatória de alta frequência (mortalidade intra-hospitalar 47% *versus* 35% no grupo-controle; $P = 0,005$).[48]

Pacientes submetidos a intervenções cirúrgicas sob anestesia geral frequentemente são ventilados com volumes correntes elevados. Ensaio clínico randomizado comparou ventilação protetiva com ventilação convencional em pacientes submetidos a intervenções abdominais de médio e alto risco sob anestesia geral. Complicações pulmonares e extrapulmonares nos primeiros 7 dias de pós-operatório (o desfecho primário) ocorreram em 21 de 200 (10,5%) pacientes submetidos à ventilação protetiva e 55 de 200 (27,5%) submetidos à ventilação não protetiva (RR = 0,4; IC95%: 0,14 a 0,61; $P = 0,001$). Mais pacientes randomizados ao regime convencional necessitaram de intubação orotraqueal.[49]

A posição pronada no leito tem sido utilizada há vários anos no manejo avançado da SARA, promovendo melhora na oxigenação. Estudos menores não apresentaram resultados consistentes. Ensaio clínico de melhor qualidade demonstrou mortalidade de 16% em 28 dias no grupo submetido à pronação precoce, comparativamente a 32,8% nos pacientes mantidos em posição supina (RR = 0,36; IC95%: 0,25 a 0,63; $P < 0,001$).[50] O benefício se manteve por 90 dias e não foi influenciado por fatores de confusão.

Respiradores artificiais dispõem de mecanismo capaz de manter pressões positivas na via respiratória ao fim da expiração (PEEP, *positive end-expiratory pressure*). A melhora da oxigenação foi demonstrada há muitos anos, mas não está claro se há benefício em desfechos clínicos e mortalidade. Revisão sistemática e metanálise de dados individuais de três ensaios clínicos não demonstrou menor mortalidade hospitalar nos pacientes alocados a alta PEEP.[51] Houve discreta tendência de benefício em pacientes com SARA (RR = 0,90; IC95%: 0,81 a 1,00).

Há duas décadas, pequenos estudos relataram benefícios de modo ventilatório absolutamente inovador, a ventilação líquida parcial com perfluorcarbono, substância capaz de dissolver O_2 e CO_2.

As expectativas iniciais foram frustradas por diversos estudos realizados posteriormente. Revisão sistemática de estudos realizados em crianças não identificou qualquer benefício.[52] Em adultos, identificou-se maior incidência de eventos adversos entre aqueles que receberam ventilação parcial líquida.[53]

▪ Membrana de oxigenação extracorpórea venovenosa

Membrana de oxigenação extracorpórea venovenosa (ECMO) é método derivado da circulação extracorpórea empregada em cirurgias cardíacas. Pode ser feita com canulação venovenosa, empregada em insuficiência respiratória decorrente de falência pulmonar, ou venoarterial, empregada em pacientes com choque cardiogênico ou insuficiência cardíaca muito grave. O sangue passa por circuito extracorpóreo com oxigenador. Considera-se empregar ECMO quando a razão Pa_{O_2}/FI_{O_2} for menor que 150 e recomenda-se empregá-la quando esta razão for inferior a 80. O atrativo mecanístico é grande para esse dispositivo, pois substituiria a função pulmonar. Efeitos adversos, como hemorragia e dano vascular, são importantes.

Os estudos clínicos são esparsos. O primeiro estudo[54] demonstrou menor mortalidade em 6 meses em pacientes com insuficiência respiratória e alocados para tratamento com ECMO, mas o estudo era pequeno e não randomizou para tratamento e sim para a intenção de empregar o tratamento (somente 75% de 90 pacientes foram efetivamente tratados com o método).

Metanálise de quatro ensaios clínicos mostrou heterogeneidade entre os estudos e ausência de benefício sobre mortalidade.[55] Há novos ensaios clínicos em andamento, mas por ora o método se restringe a pacientes com hipoxemia refratária.[56] Em recém-nascidos com insuficiência respiratória grave potencialmente reversível, o método pode ser útil. Esta informação provém de limitados estudos avaliados em metanálise Cochrane.[57]

▪ Retirada de ventilação mecânica

A retirada de um paciente da ventilação mecânica é tão importante quanto sua instalação. Grande parte da tecnologia incorporada aos modernos ventiladores tem por objetivo facilitar a adaptação do paciente aos mesmos, bem como sua retirada ("desmame"). Quando a ventilação mecânica é descontinuada, mais de 25% dos pacientes apresentam desconforto respiratório grave, suficiente para determinar seu retorno à mesma, especialmente idosos, com falhas prévias, sensório rebaixado, internação prévia em UTI e pneumonia grave, entre outras.[58]

Muitos estudos comparativos entre métodos de desmame, revisados em edições anteriores, foram realizados, incluindo sistemas de ventilação oferecidos pelos respiradores e simples verificação se o paciente com regimes ventilatórios leves conseguia respirar sozinho, em tubo em T de Ayre. Nenhum método complexo mostrou-se superior ao teste de autonomia, uma forma de identificar pacientes menos graves e com autonomia ventilatória.

Ventilação não invasiva logo após extubação é outra técnica que pode reduzir o tempo de intubação traqueal e suas complicações. Revisão Cochrane de 16 ensaios clínicos (n = 994) demonstrou vantagem de ventilação não invasiva comparativamente ao desmame convencional da ventilação invasiva sobre a mortalidade, falhas de extubação, taxas de pneumonia associada a ventilação mecânica, tempo de permanência em UTI e hospital, duração da ventilação mecânica e intubação endotraqueal. Esta redução foi mais significativa em pacientes com DPOC e quando o método foi empregado precocemente.[59]

Sumário de indicações de diferentes métodos de administração de oxigênio.			
Método	Grau de recomendação	Nível de evidência	Comentários
Máscara de Venturi	I	C	Promove menor retenção de CO_2
Cateter e cânula nasal	I	C	Necessário umidificação
Cateter nasofaríngeo	I	C	Necessário umidificação
Máscara facial simples	I	C	Pode fornecer O_2 em concentrações de até 60%
Cânula nasal de alto fluxo	I	B	Fornece alto fluxo de O_2 em concentrações de até 100%. É equivalente a VNI em prevenção de intubação
Máscara com reservatório	I	C	Pode fornecer O_2 em concentrações de até 99%; desconfortável
Máscara com válvula unidirecional	I	C	Conhecida como ambu; usada em reanimação cardiorrespiratória e recuperação de anestesia
Tenda de oxigênio	IIb	C	Em desuso
Tubo em "T" ("Ayre")	I	C	Método de transição para extubação
▪ **Ventilação mecânica não invasiva**			
Em imunossuprimidos	IIb	B	–
Insuficiência respiratória aguda hipoxêmica	IIa	B	–
Edema pulmonar cardiogênico	IIa	B	–
SARA e dano pulmonar agudo	IIa	B	–
Facilitação de desmame	I	A	–
Síndrome do desconforto respiratório do recém-nascido	IIa	B	–
▪ **Técnicas de respiração artificial**			
Ventilação protetiva (com hipercapnia permissiva)	IIa	B	Possível diminuição de mortalidade, mas há heterogeneidade entre estudos
Ventilação oscilatória de alta frequência	III	A	–
Positive end-expiratory pressure	IIb	B	Há efeitos gasométricos imediatos, sem efeito sobre mortalidade
Pronação em pacientes com SARA	IIa	B	Estudo isolado, com diminuição de mortalidade
Ventilação líquida parcial com perfluorcarbono	III	A	–
Membrana de oxigenação extracorpórea venovenosa (ECMO)	IIa	B	–

▶Seguimento

Efeitos desejados

O monitoramento de efeitos positivos começa com observação clínica. Reversão das manifestações de insuficiência respiratória (ver Quadro 46.2) e controle de frequências respiratória e cardíaca indicam se a terapia está sendo eficiente. Avaliação mais precisa pode ser feita por técnicas que objetivam, fundamentalmente, medir oxigênio circulante ou tecidual. Níveis de Pa_{O_2} entre 60 e 80 mmHg e 55 e 60 mmHg (na retenção crônica de CO_2) são considerados suficientes terapeuticamente. Os principais métodos de monitoramento estão apresentados no Quadro 46.4.

▶**Gasometria arterial.** É o método mais corriqueiramente empregado. Fornece valores de Pa_{O_2}, Pa_{CO_2}, pH e reserva alcalina. Existem métodos de medição contínua que fornecem informações instantâneas sobre os parâmetros respiratórios. A maioria dos pacientes, entretanto, pode ser monitorada intermitentemente.

▶**Oximetria transcutânea.** Permite monitoramento transcutâneo contínuo de saturação de hemoglobina no sangue arterial. Medida em lóbulo da orelha ou extremidade dos dedos, baseia-se no princípio de que a transmissão de luz pela solução fluida de hemoglobina é diretamente proporcional à sua saturação. É método útil de monitoramento de parâmetros respiratórios, mas tem que se estar atento a limitações. Pa_{O_2} pode cair muito antes que haja dessaturação de hemoglobina (ver Figura 46.1). Além disso, concentrações de carboxi-hemoglobina e bilirrubina e alterações de pigmentação cutânea também influenciam a precisão da medida, e há dificuldade em manter os sensores presos ao lóbulo da orelha de alguns pacientes. Ainda assim, transformou-se em método muito útil em terapia intensiva e monitoramento de procedimentos anestésicos, detectando mais rapidamente quedas na saturação da hemoglobina. Mesmo que não avaliado por estudos controlados, a oximetria transcutânea deve ter sido fator protetor maior de mortalidade em pacientes críticos.

▶**P_{O_2} transcutânea.** É medida por meio de eletrodo polarográfico de oxigênio, aquecido e aplicado firmemente sobre a pele. Sendo fluxo sanguíneo suficientemente alto, e utilizando-se fatores de correção para compensar o desvio na curva de dissociação da hemoglobina, P_{O_2} transcutânea aproxima-se bastante da Pa_{O_2}. Em crianças ou recém-nascidos, medidas transcutâneas têm-se mostrado fidedignas. Em adultos, os resultados são menos consistentes, provavelmente por maior espessura da pele ou má perfusão periférica, como ocorre no choque. Instabilidade dos eletrodos e lenta resposta dos sensores dificultam a difusão do método.

▶**Medições de P_{O_2} tissular.** Pode ser feita com implantação de microeletrodos ou por meio de métodos não invasivos que utilizam refração de raios infravermelhos. O último processo está ainda sob investigação. Essas medidas forneceriam informação mais precisa sobre oxigenação tissular, mas, além de problemas técnicos, não se estabeleceram valores normais de P_{O_2} tissular e não se caracterizou tecido do organismo que fosse representativo do todo.

▶**P_{O_2} venosa mista (PV_{O_2}).** P_{O_2} medida na artéria pulmonar estima indiretamente a P_{O_2} tissular. O diferente consumo de oxigênio em diversos órgãos, especialmente em pacientes criticamente enfermos, pode comprometer a fidedignidade do dado. Valores baixos demonstram, inequivocamente, que oferta de O_2 aos tecidos ou seu consumo pelos mesmos não estão adequados. Resultados normais não afastam a possibilidade de perturbação naqueles parâmetros, especialmente em tecidos localizados. Pode haver sofrimento em órgãos nobres, como coração e cérebro, com PV_{O_2} "normal". Outros problemas do método consistem em necessidade de coletar sangue em artéria pulmonar ou átrio direito e falta de consenso sobre a escala de valores anormais, apesar de se aceitar que medidas inferiores a 30 mmHg sejam claramente patológicas.

Na busca de melhor determinação da oxigenação tissular, propuseram-se índices baseados nos valores de PV_{O_2} e Pa_{O_2}, obtidos simultaneamente.

A razão de extração de oxigênio corresponde à diferença do conteúdo arteriovenoso de O_2, dividida pelo conteúdo arterial de O_2, isto é,

$$\text{Razão de extração de } O_2 = \frac{C\,(a\text{-}v)\,O_2}{Ca\,O_2}$$

e representa o consumo real da fração de oxigênio distribuída.

Razão de extração superior a 0,25 sugere que a oferta de oxigênio para os tecidos não é suficiente para satisfazer suas necessidades metabólicas. Valores baixos podem dever-se a aumento exagerado de débito cardíaco, inadequada perfusão sanguínea ou existência de *shunts* arteriovenosos. O coeficiente de oferta de O_2 corresponde à expressão da razão de extração de oxigênio em ordem inversa. Seu significado é similar.

Esses índices contêm probabilidades de erro inerentes aos métodos de determinação das pressões parciais de oxigênio.

Efeitos adversos

Apesar de o oxigênio ser produto natural indispensável à existência do homem, não é isento de efeitos adversos. Evitam-se os mais graves com correto esquema de administração. Os menores podem ser tolerados em função de objetivos terapêuticos relevantes.

▶**Depressão respiratória.** Possivelmente seja o efeito adverso mais corriqueiro e grave em salas de emergência de hospitais brasileiros. O centro respiratório é estimulado fisiologicamente por aumento de CO_2, diminuição de pH e oxigênio, nessa ordem. Os dois primeiros atuam diretamente no centro respiratório, e a hipoxemia é reconhecida por quimiorreceptores aórticos e carotídeos. Ao administrar-se oxigênio a pacientes com insuficiência respiratória hipoxêmico-hipercápnica (tipo II), especialmente em altas concentrações, pode-se aumentar ainda mais a retenção de dióxido de carbono, pois a elevação da pressão parcial de O_2 no ar inspirado dificulta a difusão do CO_2. Níveis elevados de Pa_{CO_2}, em geral a partir de 70 mmHg, deixam de estimular o sistema nervoso central, instalando-se confusão mental, estupor e coma, no quadro reconhecido como *narcose carbônica*. Como se corrige também a hipoxemia com a administração de oxigênio, há forte possibilidade de ocorrer depressão respiratória grave, incluindo quadros de apneia. Esse efeito adverso não contraindica o emprego de oxigênio, porém, tem-se preconizado o uso das menores doses eficazes, para se corrigir hipoxemia sem induzir narcose carbônica. Se mesmo assim essa se instalar, emprega-se ventilação mecânica.

▶**Estimulantes respiratórios.** Niquetamida, doxapram, medroxiprogesterona, acetazolamida e outros) foram testados em antigos estudos de desenho inadequado, particularmente em pacientes com DPOC, mas caíram em desuso.

O quadro descrito ocorre em pacientes com DPOC grave, especialmente nos descompensados por infecção respiratória. Na intoxicação por barbitúricos e em quadros de lesões cerebrais orgânicas também pode haver depressão respiratória com administração de oxigênio.

Quadro 46.4 ▪ Métodos de monitoramento dos gases sanguíneos e arteriais.

Gasometria arterial
Oximetria transcutânea
P_{O_2} transcutânea
Medições de P_{O_2} tissular
PV_{O_2} (venosa mista)
Razão da extração de O_2

▶ **Alcalose metabólica.** Acidose respiratória decorrente de insuficiência respiratória crônica hipoxêmico-hipercápnica (tipo II) é compensada por alcalose metabólica. Quando se corrigem rapidamente hipoxemia e hipercapnia, especialmente por ventilação mecânica, ocorre eliminação de CO_2 (ácidos) sem eliminação proporcional de bicarbonato (álcalis), determinando rápida viragem de pH, com predomínio da alcalose metabólica. Marcadas elevações de pH podem desencadear arritmias cardíacas graves e convulsões. Essas alterações são prevenidas por lenta correção de acidose respiratória.

▶ **Retinopatia da prematuridade.** Em geral denominada de fibroplasia retrolental, é a manifestação mais acentuada das complexas alterações da retina observadas em prematuros, especialmente com menos de 1.200 gramas. Manutenção de Pa_{O_2} elevada por longo tempo é importante fator de risco para sua ocorrência. Manifesta-se em 3 a 4 semanas após o parto e pode ser reversível. Se persistirem alterações cicatriciais, entretanto, podem ocorrer descolamento de retina, catarata e glaucoma, com amaurose em alguns casos. Não há tratamento efetivo disponível, sendo crítica a prevenção. Manutenção de Pa_{O_2} abaixo de 70 mmHg e suspensão precoce de oxigenoterapia são as medidas mais eficazes na prevenção desse quadro. Para tratamento de casos mais graves têm sido utilizadas terapia com *laser* e reabilitação visual. Novas terapêuticas potenciais incluem agentes antioxidantes (vitamina E, N-acetilcisteína e luteína), eritropoetina e agentes antifatores de crescimento vascular endotelial. Embora investigados, nenhum se mostrou eficaz até o momento.[60]

▶ **Ressecamento da via respiratória superior.** A mucosa respiratória se desidrata, com espessamento das secreções, diminuição do movimento ciliar e desconforto respiratório. Isso pode ser corrigido com umidificação do oxigênio.

▶ **Indução de infecção.** A contaminação bacteriana em dispositivos de oxigenação e umidificação deve ser controlada por adequadas técnicas de esterilização e desinfecção.

▶ **Toxicidade do oxigênio.** Hiperóxia é deletéria para vários componentes celulares, em particular para síntese de DNA, RNA e proteínas. A toxicidade decorre da formação de metabólitos de oxigênio altamente reativos que, suplantando a atividade de sistemas antioxidantes celulares, promovem inativação de radicais sulfidrilas de enzimas, interrupção do DNA e peroxidação de fosfolipídios insaturados da membrana celular, levando à sua destruição. Pulmão é o órgão mais sensível à toxicidade do oxigênio. Na fase aguda, em decorrência de exsudação, pode haver edema perivascular, intersticial e intra-alveolar e, nos casos mais acentuados, hemorragia. Na fase subaguda ou crônica, há proliferação, com espessamento do septo alveolar. Altas concentrações de O_2 no ar inspirado parecem ser mais importantes para a produção da toxicidade do que elevação da Pa_{O_2}. Manifestações clínicas iniciam-se por irritação do trato respiratório, com tosse, obstrução nasal, dor de garganta e desconforto subesternal, e evoluem para progressiva diminuição de capacidade vital, congestão pulmonar, transudação, exsudação e atelectasias.

Os processos descritos se iniciam com inalação de O_2 a 80% por mais de 24 h, sendo proporcionais, a partir daí, a concentração e tempo de exposição. Não há tratamento disponível, sendo indispensável a profilaxia. Quando a necessidade de oxigenação for imperiosa, por exemplo em paciente com SARA, devem ser utilizados outros métodos para aumentar o rendimento da assistência ventilatória com concentrações mais baixas de oxigênio, como emprego de PEEP.

O cérebro é também suscetível à toxicidade do oxigênio, mas geralmente só em ventilação hiperbárica, podendo ocorrer alterações de comportamento, náuseas, vertigens, contrações musculares, convulsões generalizadas e perda de consciência. Ventilação hiperbárica, a par de suas discutíveis indicações, está associada a vários outros riscos, como aumento de toxicidade pulmonar e cerebral, embolia gasosa e acidentes com as câmaras. A toxicidade do SNC é rapidamente reversível com a redução da pressão parcial do O_2 inspirado, não deixando sequelas.

▶ Referências bibliográficas

1. Sjöberg F, Singer M. The medical use of oxygen: a time for critical reappraisal. *J Intern Med*. 2013; 274 (6):505-528.
2. Slutsky AS, Ranieri M. Ventilator-induced lung injury. *N Engl J Med*. 2013; 369 (22):2126-2136.
3. McCool FD, Tzelepis GE. Dysfunction of the diaphragm. *N Engl J Med*. 2012; 366 (10): 932-942.
4. Subhi R, Smith K, Duke T. When should oxygen be given to children at high altitude? A systematic review to define altitude-specific hypoxaemia. *Arch Dis Child*. 2009; 94 (1): 6-10.
5. Subhi R, Adamson M, Campbell H, Weber M, Smith K, Duke T. Hypoxaemia in Developing Countries Study Group. The prevalence of hypoxaemia among ill children in developing countries: a systematic review. *Lancet. Infect Dis* 2009; 9 (4): 219-227.
6. Duke T, Wandi F, Jonathan M, Matai S, Kaupa M, Saavu M *et al*. Improved oxygen systems for childhood pneumonia: a multihospital effectiveness study in Papua New Guinea. *The Lancet*. 2008; 372 (9646):1328-1333.
7. The ARDS Definition Task Force. Ranieri VM, Rubenfeld GD, Thompson BT, Ferguson ND, Caldwell E, Fan E *et al*. Acute respiratory distress syndrome the Berlin Definition. *JAMA*. 2012; 307 (23): 2526-2533.
8. Adhikari NKJ, Burns KEA, Meade MO, Ratnapalan M. Pharmacologic therapies for adults with acute lung injury and acute respiratory distress syndrome. *Cochrane Database Syst Rev*. 2004 Oct 18; (4): CD004477.
9. McAuley DF, Laffey JG, O' Kane C, Perkins GD, Mullan B, Trinder TJ *et al*.; HARP-2 Investigators; Irish Critical Care Trials Group. Simvastatin in the acute respiratory distress syndrome. *N Engl J Med*. 2014; 371 (18):1695-1703.
10. National Heart, Lung, and Blood Institute ARDS Clinical Trials Network; Truwit JD, Bernard GR, Steingrub J, Matthay MA, Liu KD, Albertson TE, Brower RG, Shanholtz C *et al*. Rosuvastatin for sepse-associated acute respiratory distress syndrome. *N Engl J Med*. 2014; 370 (23): 2191-2200.
11. Papazian L, Forel JM, Gacouin A, Penot-Ragon C, Perrin G, Loundou A *et al*.; ACURASYS Study Investigators. Neuromuscular blockers in early acute respiratory distress syndrome. *N Engl J Med*. 2010; 363 (12):1107-1116.
12. Vaucher YE, Peralta-Carcelen M, Finer NN, Carlo WA, Gantz MG, Walsh MC, *et al*. SUPPORT Study Group of the Eunice Kennedy Shriver NICHD Neonatal Research Network. Neurodevelopmental outcomes in the early CPAP and pulse oximetry trial. *N Engl J Med*. 2012; 367 (26): 2495-2504.
13. BOOST II United Kingdom Collaborative Group; BOOST II Australia Collaborative Group; BOOST II New Zealand Collaborative Group, Stenson BJ, Tarnow-Mordi WO, Darlow BA, Simes J, Juszczak E, Askie L *et al*. Oxygen saturation and outcomes in preterm infants. *N Engl J Med*. 2013; 368 (22): 2094-2104.
14. BOOST-II Australia and United Kingdom Collaborative Groups. Tarnow-Mordi W, Stenson B, Kirby A, Juszczak E, Donoghoe M, Deshpande S *et al*. Outcomes of two trials of oxygen-saturation targets in preterm infants. *N Engl J Med*. 2016; 374 (8): 749-760.
15. Uronis H, McCrory DC, Samsa G, Currow D, Abernethy A. Symptomatic oxygen for non-hypoxaemic chronic obstructive pulmonary disease. *Cochrane Database Syst Rev*. 2011 Jun 15;(6):CD006429.
16. Nonoyama ML, Brooks D, Lacasse Y, Guyatt GH, Goldstein RS. Oxygen therapy during exercise training in chronic obstructive pulmonary disease. *Cochrane Database Syst Rev*. 2007 Apr 18;(2):CD005372.
17. No authors listed. Long-term domiciliary oxygen therapy in chronic hypoxic *cor pulmonale* complicating chronic bronchitis and emphysema. Report of Medical Research Council Working Party. *Lancet*. 1981; 1 (8222): 681-686.
18. No authors listed. Continuous or nocturnal oxygen therapy in hypoxemic chronic obstructive lung disease: a clinical trial. Nocturnal Oxygen Therapy Trial Group *Ann Intern Med*. 1980; 93 (3): 391-398.
19. Ameer F, Carson KV, Usmani ZA, Smith BJ. Ambulatory oxygen for people with chronic obstructive pulmonary disease who are not hypoxaemic at rest. *Cochrane Database Syst Rev*. 2014 Jun 24; 6: CD000238.
20. Stub D, Smith K, Bernard S, Nehme Z, Stephenson M, Bray JE *et al*.; AVOID Investigators. Air versus oxygen in ST-segment-elevation myocardial infarction. *Circulation*. 2015; 131 (24): 2143-2150.
21. Buckley NA, Juurlink DN, Isbister G, Bennett MH, Lavonas EJ. Hyperbaric oxygen for carbon monoxide poisoning. *Cochrane Database Syst Rev*. 2011 Apr 13; (4): CD002041.
22. Atkins EJ, Bruce BB, Newman NJ, Biousse V. Treatment of nonarteritic anterior ischemic optic neuropathy. *Surv Ophthalmol* 2010; 55:47-63
23. Kurschel S, Mohia A, Weigl V, Eder HG. Hyperbaric oxygen thrapy for the treatment of brain abscess in children. *Childs Nerv Syst* 2006; 22(1): 38-42.

24. Bennett MH, Stanford RE, Turner R. Hyperbaric oxygen therapy for promoting fracture healing and treating fracture non-union. *Cochrane Database Syst Rev.* 2012 Nov 14; 11: CD004712.
25. Bennett MH, Trytko B, Jonker B. Hyperbaric oxygen therapy for the adjunctive treatment of traumatic brain injury. *Cochrane Database Syst Rev.* 2012 Dec 12; 12: CD004609.
26. Bove AA. Diving medicine. *Am J Respir Crit Care Med.* 2014; 189 (12): 1479-1486.
27. Wetterslev J, Meyhoff CS, Jorgensen LN, Gluud C, Lindschou J, Rasmussen LS. The effects of high perioperative inspiratory oxygen fraction for adult surgical patients. *Cochrane Database Syst Rev.* 2015 Jun 25; 6: CD008884.
28. Gottlieb DJ, Punjabi NM, Mehra R, Patel SR, Quan SF, Babineau DC et al. CPAP *versus* oxygen in obstructive sleep apnea. *N Engl J Med.* 2014;370:2276-2285.
29. Austin MA, Wills KE, Blizzard L, Walters EH, Wood-Baker R. Effect of high flow oxygen on mortality in chronic obstructive pulmonary disease patients in prehospital setting: randomised controlled Trial. *BMJ.* 2010; 341 (5462):1-8.
30. Frat JP, Thille AW, Mercat A, Girault C, Ragot S, Perbet S et al.; FLORALI Study Group; REVA Network. High-flow oxygen through nasal cannula in acute hypoxemic respiratory failure. *N Engl J Med.* 2015; 372 (23): 2185-2196.
31. Stéphan F, Barrucand B, Petit P, Rézaiguia-Delclaux S, Médard A, Delannoy B et al.; BiPOP Study Group. High flow nasal oxygen vs noninvasive positive airway pressure in hypoxemic patients after cardiothoracic surgery a randomized clinical trial. *JAMA.* 2015; 313 (23):2331-2339.
32. Lindenauer PK, Stefan MS, Shieh MS, Pekow PS, Rothberg MB, Hill NS. Outcomes Associated With Invasive and Noninvasive Ventilation Among Patients Hospitalized With Exacerbations of Chronic Obstructive Pulmonary Disease. *JAMA. Intern Med* 2014; 174(12):1982-1993.
33. Lemiale V, Mokart D, Resche-Rigon M, Pène F, Mayaux J, Faucher E et al. Effect of noninvasive ventilation vs oxygen therapy on mortality among immunocompromised patients with respiratory failure. A randomized clinical trial. *JAMA.* 2015; 314 (16):1711-1719.
34. Keenan SP, Sinuff T, Cook D J, Hill NS. Does noninvasive positive pressure ventilation improve outcome in acute hypoxemic respiratory failure: a systematic review. *Crit Care Med.* 2004; 32 (12):2516-2523.
35. Vital FM, Ladeira MT, Atallah AN. Non-invasive positive pressure ventilation (CPAP or bilevel NPPV) for cardiogenic pulmonary oedema. *Cochrane Database Syst Rev.* 2013 May 31; 5: CD005351.
36. Burns KE, Meade MO, Premji A, Adhikari NK. Noninvasive positive-pressure ventilation as a weaning strategy for intubated adults with respiratory failure. *Cochrane Database Syst Rev.* 2013 Dec 9;12: CD004127.
37. Luo J1, Wang MY, Zhu H, Liang BM, Liu D, Peng XY et al. Can noninvasive positive pressure ventilation prevent endotracheal intubation in acute lung injury/acute respiratory distress syndrome? A meta-analysis. *Respirology.* 2014; 19 (8):1149-1157.
38. SUPPORT Study Group of the Eunice Kennedy Shriver NICHD. Neonatal Research Network. Finer NN, Carlo WA, Walsh MC, Rich W, Gantz MG, Laptook AR, et al. Early CPAP versus surfactant in extremely preterm infants. *N Engl J Med.* 2010; 362 (21): 1970-1979.
39. Kirpalani H, Millar D, Lemyre B, Yoder BA, Chiu A, Roberts RS; NIPPV Study Group. A trial comparing noninvasive ventilation strategies in preterm infants. *N Engl J Med.* 2013; 369 (7):611-620.
40. Amato MBP, Barbas CSV, Medeiros DM, Magaldi RB, Schettino GP, Lorenzi-Filho G et al. Effect of a protective-ventilation strategy on mortality in the acute respiratory distress syndrome. *N Eng J Med.* 1998; 338 (6): 347-354.
41. No authors listed. Ventilation with lower tidal volumes as compared with traditional tidal volumes for acute lung injury and the acute respiratory distress syndrome. The Acute Respiratory Distress Syndrome Network. *N Eng J Med.* 2000; 342 (18):1301-1308.
42. Petrucci N, Iacovelli W. Lung protective ventilation strategy for the acute respiratory distress syndrome. *Cochrane Database Syst Rev.* 2007 Jul 18; (3): CD003844.
43. Petrucci N, De Feo C. Lung protective ventilation strategy for the acute respiratory distress syndrome. *Cochrane Database Syst Rev.* 2013 Feb 28;2:CD003844.
44. Serpa Neto A, Cardoso SO, Manetta JA, Pereira VG, Espósito DC, Pasqualucci MO et al. Association between use of lung-protective ventilation with lower tidal volumes and clinical outcomes among patients without acute respiratory distress syndrome. A meta-analysis. *JAMA.* 2012; 308 (16):1651-1659.
45. Pipeling MR, Fan E. Therapies for refractory hypoxemia in acute respiratory distress syndrome. *JAMA.* 2010; 304 (22): 2521-2527.
46. Mercat A, Richard JC, Vielle B, Jaber S, Osman D, Diehl JL et al., for the Expiratory Pressure (Express) Study Group. Positive end-expiratory pressure setting in adults with acute lung injury and acute respiratory distress syndrome: a randomized controlled trial. *JAMA.* 2008; 299 (6):646-655.
47. Sud S, Sud M, Friedrich JO, Wunsch H, Meade MO, Ferguson ND, Adhikari NKJ. High-frequency ventilation *versus* conventional ventilation for treatment of acute lung injury and acute respiratory distress syndrome. *Cochrane Database Syst Rev.* 2013 Feb 28; 2: CD004085.
48. Ferguson ND, Cook DJ, Guyatt GH, Mehta S, Hand L, Austin P et al.; OSCILLATE trial investigators; canadian critical care trials group. High-Frequency Oscillation in Early Acute Respiratory Distress Syndrome. *N Engl J Med.* 2013; 368 (9):795-805.
49. Futier E, Constantin JM, Paugam-Burtz C, Pascal J, Eurin M, Neuschwander A et al., IMPROVE Study Group. A trial of intraoperative low-tidal-volume ventilation in abdominal surgery. *N Engl J Med.* 2013; 369 (5): 428-437.
50. Guérin C, Reignier J, Richard JC, Beuret P, Gacouin A, Boulain T et al.; PROSEVA Study Group. Prone Positioning in Severe Acute Respiratory Distress Syndrome. *N Engl J Med.* 2013; 368 (23): 2159-2168.
51. Briel M, Meade M, Mercat A, Brower RG, Talmor D, Walter SD et al. Higher vs lower positive end-expiratory pressure in patients with acute lung injury and acute respiratory distress syndrome. Systematic review and meta-analysis. *JAMA* 2010; 303 (9): 865-873.
52. Kaushal A, McDonnell CG, DaviesMW. Partial liquid ventilation for the prevention of mortality and morbidity in paediatric acute lung injury and acute respiratory distress syndrome. *Cochrane Database Syst Rev.* 2013 Feb 28;2:CD003845.
53. Galvin IM, Steel A, Pinto R, Ferguson ND, Davies MW. Partial liquid ventilation for preventing death and morbidity in adults with acute lung injury and acute respiratory distress syndrome. *Cochrane Database Syst Rev.* 2013 Jul 23;7:CD003707.
54. Peek GJ, Mugford M, Tiruvoipati R, Wilson A, Allen E, Thalanany MM et al.; CESAR trial collaboration. Efficacy and economic assessment of conventional ventilatory support *versus* extracorporeal membrane oxygenation for severe adult respiratory failure (CESAR): a multicentre randomised controlled trial. *Lancet.* 2009; 374 (9698): 1351-1363.
55. Tramm R, Ilic D, Davies AR, Pellegrino VA, Romero L, Hodgson C. Extracorporeal membrane oxygenation for critically ill adults. *Cochrane Database Syst Rev.* 2015 Jan 22; 1: CD010381.
56. Brodie D, Bacchetta M. Extracorporeal membrane oxygenation for ARDS in Adults. *N Engl J Med.* 2011; 365 (20): 1905-1914.
57. Mugford M, Elbourne D, Field D. Extracorporeal membrane oxygenation for severe respiratory failure in newborn infants. *Cochrane Database Syst Rev.* 2008 Jul 16; (3): CD001340.
58. McConville JF, Kress JP. Weaning patients from the ventilator. *N Engl J Med.* 2012; 367 (23): 2233-2239.
59. Burns KE, Meade MO, Premji A, Adhikari NK. Noninvasive positive-pressure ventilation as a weaning strategy for intubated adults with respiratory failure. *Cochrane Database Syst Rev.* 2013 Dec 9; 12: CD004127.
60. Hartnett ME, Penn JS. Mechanisms and management of retinopathy of prematurity. *N Engl J Med.* 2012; 367 (26): 2515-2526.

CAPÍTULO 47
Asma Brônquica

Maria Angélica Pires Ferreira

▶ Introdução

Asma é doença respiratória crônica, caracterizada por episódios recorrentes e tipicamente reversíveis de estreitamento do lúmen brônquico, levando a sintomas de obstrução ao fluxo aéreo, como sibilância, tosse e dispneia. Caracteriza-se por exacerbação de resposta brônquica, definida como aumento em facilidade e grau de estreitamento das vias respiratórias ante estímulos broncoconstritores *in vivo*. Sinais e sintomas ocorrem predominantemente à noite e ao acordar pela manhã, bem como ao esforço físico. A doença cursa com exacerbações (crises) caracterizadas por piora clínica em curto período de tempo (horas ou dias), requerendo medidas terapêuticas específicas. Fatores desencadeantes de crises incluem infecções respiratórias, exposição a alergênios ou irritantes inalatórios, mudanças climáticas e estresse. Ao exame físico identificam-se sinais de obstrução das vias respiratórias, como sibilos expiratórios, hiperexpansão pulmonar e tiragem. São comuns sinais e sintomas de rinite alérgica e de dermatite atópica; entre as crises, entretanto, o exame físico pode ser normal.[1,2]

No Brasil, estima-se que a prevalência de asma esteja em torno de 10%.[3] É uma das principais causas de internação hospitalar pelo sistema público de saúde no país, principalmente entre crianças, respondendo por cerca de 400 mil hospitalizações ao ano.[3,4]

Mais comumente os sintomas iniciam na infância, tendendo a remitir no início da idade adulta na maioria dos casos. A asma com início na vida adulta costuma ter componente extrínseco (alérgico) menos evidente, e tem menor resposta à terapêutica usual e maior tendência à cronicidade.[5] O diagnóstico diferencial em adultos inclui doença pulmonar obstrutiva crônica (DPOC; especialmente em tabagistas), disfunção de prega vocal e bronquiectasias. Especificamente em relação a DPOC, recomenda-se a diferenciação diagnóstica sempre que possível, pois, apesar de similaridades quanto a manifestações clínicas e recursos terapêuticos utilizados, há importantes diferenças em termos de fisiopatologia, tratamento e prognóstico.[6]

Aproximadamente 25% da população asmática adulta é hipersensível a ácido acetilsalicílico (AAS) e outros anti-inflamatórios não hormonais (AINEs), apresentando a tríade de rinossinusite com pólipos nasais, asma e hipersensibilidade a AAS. Asma induzida por AAS é rara entre crianças.[7]

Asma continua sendo doença crônica incurável; entretanto, os recursos terapêuticos atuais permitem a obtenção de controle sintomático na maioria dos casos. O tratamento objetiva melhora da qualidade de vida, obtida pelo controle dos sintomas e redução das exacerbações, e estabilização da função pulmonar. Esses objetivos são em geral alcançados com medidas farmacológicas e não farmacológicas.[2,6,8]

Até o momento não há conclusão definitiva sobre a eficácia de intervenções com vista à prevenção primária da doença. Entretanto, considera-se provável que a melhora das condições ambientais, incluindo redução da exposição a alergênios e fumaça de tabaco no domicílio, bem como redução da poluição urbana, tenha efeito benéfico na redução da prevalência da doença.[2,6,9]

▶ Seleção

O tratamento inicial leva em consideração a gravidade da asma, definida a partir da avaliação de intensidade e frequência dos sinais e sintomas, bem como de achados de função pulmonar (espirometria) (Quadro 47.1).

Para pacientes em esquema de manutenção com ação anti-inflamatória (esquema "controlador"), ajustes no tratamento levam em conta a qualidade do controle obtido, definido a partir do alcance das metas terapêuticas, bem como do esquema em uso.[2, 6, 8)]

Tratamento não farmacológico

Medidas não farmacológicas visam principalmente à redução da exposição a fatores desencadeantes ou agravantes, tais como comorbidades, exposições a alergênios/irritantes respiratórios, uso de medicamentos ou drogas ilícitas, hábitos e estilo de vida. Obesidade associa-se a falta de controle da asma, devendo ser tratada.

Aconselhamento antitabagismo deve ser feito em todos os casos, pois tabagismo em asmáticos associa-se a obstrução persistente de vias respiratórias, perda acelerada de função pulmonar e redução de resposta a corticosteroides.[2,6,10]

A cada consulta, o paciente deve receber orientações de autocuidado e plano escrito caso ocorra piora dos sintomas, incluindo medicamentos e respectivos esquemas posológicos, bem como indicações para procurar atendimento médico de urgência.

Tratamento farmacológico

Nas últimas décadas, a evolução do tratamento da asma tem refletido o crescente entendimento da fisiopatologia da doença. Ainda na primeira metade do século 20, o tratamento era direcionado à redução

Quadro 47.1 ■ Classificação da gravidade da asma.

Manifestações clínicas	Gravidade*			
	Intermitente	Persistente leve	Persistente moderada	Persistente grave
Sintomas	Até 2 vezes/semana	> 2 vezes/semana, mas não diariamente	Diários	Diários ou contínuos
Despertares noturnos	Até 2 vezes/semana	3 a 4 vezes/mês	> 1 vez/semana	Quase diários
Necessidade de agonista beta-2 adrenérgico para alívio	2 vezes/semana ou menos	< 2 vezes/semana	Diária	Diária
Limitação de atividades	Nenhuma	Presente nas exacerbações	Presente nas exacerbações	Contínua
Exacerbações	≤ 1/ano	≥ 2/ano	≥ 2/ano	≥ 2/ano
VEF_1 ou PFE	≥ 80% previsto	≥ 80% previsto	60 a 80% previsto	≤ 60% previsto
Variação de VEF_1 ou PFE	< 20%	< 20 a 30%	> 30%	> 30%

*Classificar pelo critério de maior gravidade. VEF_1: volume expiratório forçado no primeiro segundo. PFE: pico de fluxo expiratório.[8,73]

do tônus da musculatura lisa dos brônquios, utilizando basicamente simpaticomiméticos (epinefrina, efedrina), parassimpaticolíticos (atropina) e xantinas (aminofilina). Epinefrina, já utilizada por via subcutânea no início do século 20, apresentava as desvantagens de curta duração de ação e efeitos adversos sistêmicos, principalmente hipertensão e taquicardia. Nos anos 1940, isoproterenol, beta-agonista adrenérgico não seletivo passou a ser usado; além de efeito broncodilatador curto, sua efetividade era também reduzida pela ativação dos receptores beta-1 cardíacos. Metaproterenol passou a ser usado nos anos 1960, também com limitações decorrentes da falta de seletividade.[11]

O tratamento era praticamente restrito ao manejo das crises, com pouco ou nenhum efeito na prevenção de recaídas. Isso passou a mudar a partir dos anos 1960, quando asma passou a ser entendida como doença inflamatória, verificando-se a importância dos eosinófilos nas alterações histológicas e funcionais observadas na doença, como descamação epitelial e constrição brônquica. Medicamentos com ação anti-inflamatória (cromonas e corticosteroides) passaram a ser testados, mostrando-se eficazes em redução de sintomas e prevenção de crises. Paralelamente, houve grande progresso no desenvolvimento de dispositivos inalatórios, permitindo a redução da administração oral ou intravenosa de fármacos, bem como o abandono de métodos como uso terapêutico de cigarros de ervas medicinais (p. ex., *Atropa belladona*), entre outros.[12,13]

Atualmente se sabe que também mastócitos, linfócitos T (particularmente linfócitos T *helper* tipo 2) e várias citocinas estão envolvidos na fisiopatologia da doença. Recentemente pesquisas têm-se voltado para o desenvolvimento de tratamentos mais seletivos para alvos celulares ou moleculares (terapias-alvo). Corticosteroides por via inalatória, entretanto, seguem sendo os agentes mais eficazes na terapêutica da asma.[2,12]

Na atualidade, a base do tratamento farmacológico da asma persistente é o uso de medicamentos com ação anti-inflamatória para controle sintomático e redução de exacerbações. Medicamentos com ação broncodilatadora são usados para alívio rápido dos sintomas, ou, no caso dos broncodilatadores de longa ação, como complementares aos anti-inflamatórios, quando não se obtém controle adequado com o uso destes. A via inalatória é sempre preferida, devido à redução do risco de toxicidade sistêmica.[2,8,14]

Na *asma intermitente*, em que os sintomas são infrequentes e leves, o tratamento medicamentoso é direcionado para alívio imediato de sintomas decorrentes de obstrução, indicando-se broncodilatadores de curta ação para uso conforme necessidade.[2,6]

Na *asma persistente*, o tratamento medicamentoso volta-se para a supressão da inflamação de base. Além do tratamento das exacerbações, em que há piora dos sinais e sintomas em curtos períodos de tempo (horas ou dias), nos casos de asma persistente se indica tratamento regular de manutenção ("controlador"). Aos controladores se associam medicamentos com efeito broncodilatador, a serem utilizados conforme necessidade para alívio de sintomas.[2,6,15]

A conduta terapêutica inicial tem por objetivo remissão dos sintomas e estabilização clínica, e a seleção de fármacos leva em conta características do paciente, como idade e fatores de risco para exacerbações, e características da doença, como gravidade e apresentação clínica (Quadro 47.2). A avaliação da gravidade é dinâmica, e um paciente que inicialmente se apresenta com asma intermitente pode passar a apresentar sintomas persistentes, requerendo adequação do esquema terapêutico.

A seguir serão descritos características farmacológicas mais relevantes e dados de eficácia e efetividade clínica comparativa dos principais grupos de fármacos utilizados no tratamento de manutenção e nas exacerbações da asma.

■ **Broncodilatadores**

Simpaticomiméticos

Fármacos simpaticomiméticos exercem efeito broncodilatador por meio de estimulação dos receptores beta-2 adrenérgicos no músculo liso da árvore brônquica. Em nível celular, a ativação de receptores beta-2 aumenta a atividade da adenilciclase; o consequente aumento de AMP cíclico promove relaxamento da musculatura lisa dos brônquios, independentemente do tipo de estímulo que levou à broncoconstrição.[11]

Agonistas beta-2 seletivos (fenoterol, salbutamol, terbutalina, formoterol, salmeterol) são caracterizados por menor estimulação de receptores adrenérgicos em músculo cardíaco e sistema nervoso central, sendo atualmente os broncodilatadores mais utilizados no tratamento da asma. Conforme a duração de efeito, classificam-se em *beta-2 agonistas de curta ação* (B2CA) e *beta-2 agonistas de longa ação* (B2LA). B2CA são considerados medicamentos de alívio, devido a início rápido e curta duração de ação. B2LA são usados no tratamento de manutenção, em associação com corticosteroides inalatórios.[6,8,11,16]

Epinefrina permanece como alternativa terapêutica apenas para tratamento de asma aguda grave refratária; postula-se que a estimulação de receptores alfa-adrenérgicos de vasos da mucosa respiratória leve à redução de edema nas vias respiratórias, contribuindo para melhora do fluxo aéreo.[16]

Agonistas beta-2 adrenérgicos de curta ação

Devido a grande corpo de evidências de eficácia e segurança e extensa experiência clínica, B2CA são os fármacos de escolha para a reversão rápida de broncoespasmo em adultos e crianças com asma. Quando administrados por aerossol ou nebulização, induzem broncodilatação de início rápido (2 a 5 min) e efeito terapêutico curto (2 a 6 h).[11]

Salbutamol é molécula hidrofílica que se acopla a receptores beta-2 diretamente no meio aquoso extracelular. Isto resulta em rápido início de ação (2 a 3 min), com pico de efeito em 15 a 20 min. A ligação com o receptor, entretanto, é fraca e reversível, de modo que a molécula se difunde de volta na microcirculação, determinando

Quadro 47.2 ■ Conduta inicial de tratamento segundo os quadros de asma em adultos e adolescentes sem tratamento regular prévio.

Categoria	Medidas farmacológicas	Medidas não farmacológicas
Intermitente	B2CA (Para alívio de sintomas, conforme a necessidade)	Identificar e combater fatores desencadeantes Treinar técnica inalatória e prescrever espaçadores/aerocâmaras conforme adequado Informar sinais de alerta para buscar atendimento médico de emergência (aumento na frequência/intensidade dos sintomas, aumento do uso de medicamento de alívio) Informar doses máximas diárias; alertar para possível ocorrência de efeitos adversos Fornecer programa escrito de autocuidado Monitorar função pulmonar[a] Avaliar controle pelo menos a cada 6 meses
Persistente	*Leve*	
	CI em dose baixa a média B2CA para alívio, conforme necessidade	Todas acima Reforçar necessidade de uso diário de medicamento controlador
	Moderada	
	CI em dose média B2CA para alívio, conforme necessidade	Todas acima Indicar acompanhamento com pneumologista
	Grave	
	CI em dose média ou alta Considerar B2LA B2CA para alívio, conforme necessidade	Todas acima Reavaliação médica em 3 a 4 semanas
Exacerbação	*Leve*	
	CI em dose médio-alta + B2CA para exacerbação	Indicar atendimento em emergência/internação hospitalar conforme gravidade
	Moderada e grave	
	Associar corticosteroide sistêmico, preferencialmente VO	Iniciar medicamento controlador (CI) em dose médio-alta logo que possível, reajustando conforme controle B2LA não deve ser usado para tratar crises graves

[a] A partir dos 5 anos, espirometria pelo menos anual. B2CA: agonista beta-2 adrenérgico de curta ação; B2LA: agonista beta-2 adrenérgico de longa ação; CI: corticoide inalatório; VO: via oral.

curta duração de ação (4 a 6 h).[11] Sua atividade em receptores alfa-adrenérgicos é desprezível; é o mais seletivo dos beta-agonistas de curta ação, tendo atividade nos receptores beta-2 mais de 500 vezes superior à alcançada nos beta-1.[11,17]

Em relação a salbutamol, fenoterol e terbutalina têm menor seletividade pelos receptores beta-2, sendo que a de fenoterol é possivelmente inferior à de terbutalina.[11,17] Atualmente no Brasil, terbutalina está apenas disponível em apresentação para usos oral e injetável.

Agonistas beta-2 adrenérgicos de longa ação

Salmeterol e formoterol são agonistas de receptores beta-2 adrenérgicos, com efeito broncodilatador persistente (até 12 h). Agonistas beta-2 adrenérgicos de longa ação (B2LA) diferem entre si quanto a início de ação e seletividade em receptores beta-2 adrenérgicos. O efeito broncodilatador se inicia em cerca de 3 e 20 min com formoterol e salmeterol, respectivamente. Salmeterol é mais seletivo do que formoterol e até do que salbutamol, com mínima ativação de receptores beta-1 cardíacos. Entretanto, não se observam diferenças em termos de frequência cardíaca ou aumento do intervalo QT quando são administradas doses terapêuticas usuais de formoterol e salmeterol (12 μg e 50 μg, respectivamente).[17,18]

O lento início de ação do salmeterol não permite seu uso para alívio de sintomas agudos. Quanto a formoterol, pode ser usado para resgate (alívio sintomático), em pacientes que fazem uso de corticoterapia inalatória.[2,17]

A principal aplicação clínica dos B2LA consiste no tratamento de manutenção de asma, como terapêutica de adição a pacientes ambulatoriais clinicamente estáveis, não controlados com corticoterapia inalatória.

Em adultos, a adição de B2 LA a 400 μg/dia de beclometasona se mostrou levemente superior a 1.000 μg/dia de beclometasona em monoterapia (risco relativo [RR] = 0,88; intervalo de confiança [IC] 95%: 0,78 a 0,98; 27 estudos, n = 10.578) quanto à redução de exacerbações.[19-21] A eficácia dessa estratégia pode ser considerada baixa, com número necessário de pacientes a serem tratados (NNT) = 73.

Ao se decidir pela combinação em vez de aumentar a dose do corticoide inalatório, aspectos como custo e tolerabilidade devem ser considerados. Apesar de revisão sistemática de ensaios clínicos ter mostrado bom perfil de segurança da combinação, indivíduos com doenças cardiovasculares são geralmente excluídos de estudos com beta-2 de longa ação. Outro aspecto a considerar é que resultados comparativos entre as duas estratégias não foram avaliados a longo prazo (mais de 6 meses).

Entretanto, em crianças, especialmente se menores de 6 anos, com asma não controlada com doses baixas, a duplicação da dose do corticoide inalatório deve ser a conduta inicial, uma vez que o benefício e a segurança do uso crônico dos B2LA nessa faixa etária não estão bem estabelecidos, observando-se tendência a aumento do risco de exacerbações.[20-22]

No tratamento inicial de adultos e crianças com asma leve ou moderada persistente sem corticoterapia inalatória prévia, B2LA mais corticoide inalatório não é superior à mesma dose de corticoide inalatório em monoterapia, e é inferior a dose maior de corticoide inalatório do que a usada em combinação; assim, a estratégia de escolha para indivíduos sem tratamento controlador regular prévio é corticoterapia inalatória (CI) em monoterapia, em doses baixas ou médias.[23]

Beta-2 adrenérgicos de longa ação não devem ser utilizados sem corticoterapia inalatória associada. Estudos apontam para maior risco de óbito com B2LA isolado na asma, sendo que agências internacionais de farmacovigilância têm lançado repetidos alertas na última década sobre risco aumentado de gravidade das crises em pacientes tratados com B2LA, especialmente naqueles sem corticoterapia inalatória associada.[24]

Revisões sistemáticas mostram aumento do risco de crises graves e maior mortalidade (7 casos/10.000 tratados em 26 semanas de tratamento) entre asmáticos usando B2LA em monoterapia. Em adultos, crianças e adolescentes, não é possível descartar aumento de risco de eventos fatais mesmo com terapia combinada com CI. Aumento no risco de eventos graves não fatais foi observado com salmeterol em monoterapia em adultos. Em crianças, estima-se que 3 casos a mais por 1.000 tratados com terapia combinada irão sofrer eventos adversos graves não fatais comparativamente a CI isolado em 3 meses.[24,25]

Recentemente foram desenvolvidos agonistas beta-2 adrenérgicos de ação ultralonga (vilanterol, indacaterol e outros), cujo efeito persiste por até 24 h e permitem dose única diária. Entretanto, seu uso clínico até o momento se restringe a tratamento da DPOC.

Parassimpaticolíticos

Brometo de ipratrópio é anticolinérgico derivado da atropina que, diferentemente desta, não tem efeitos sobre o sistema nervoso central. O efeito broncodilatador é decorrente de bloqueio de receptores muscarínicos (M1, M2 e M3) da musculatura lisa brônquica.

A ação anticolinérgica também reduz a produção de muco. Utilizado exclusivamente por via inalatória, o início de ação ocorre em 15 a 20 min, maior do que o dos B2CA. O pico de efeito se dá em torno de 90 min após a inalação, e a duração é de cerca de 6 h. A eficácia broncodilatadora é menor que a dos agonistas beta-2 adrenérgicos.[11] Ipratrópio mostra-se inferior a B2CA quando usado para alívio de sintomas.

Por outro lado, no tratamento de exacerbações moderadas e graves, revisões sistemáticas mostram benefício de brometo de ipratrópio em taxa de hospitalização e redução do tempo de permanência em emergência, quando administrado em conjunto com B2CA na primeira hora. O benefício mostrou-se maior nos casos com maior obstrução. Assim, atualmente o uso de ipratrópio na asma se restringe a tratamento de asma aguda grave, associado a B2CA.[11,26]

Broncodilatadores anticolinérgicos de longa ação (p. ex., brometo de tiotrópio) não são rotineiramente recomendados no tratamento de asma por faltarem evidências conclusivas de efetividade clínica; esses agentes são atualmente indicados no tratamento da DPOC.[2,6]

Metilxantinas

Teofilina é a principal xantina indicada no tratamento da asma; aminofilina (complexo teofilina-etilenodiamina) corresponde a 85% de teofilina anidra.

O mecanismo de ação em nível celular não é completamente entendido. Xantinas são inibidoras fracas não seletivas de isoenzimas do grupo das fosfodiesterases, as quais catalisam a quebra do AMP cíclico. Atualmente se sabe que isoenzimas III e IV são importantes em broncoespasmo e processo inflamatório da asma. Xantinas também antagonizam receptores de adenosina, a qual pode causar broncoespasmo e liberação de histamina nos mastócitos.[27-29]

Teofilina em dose baixa (nível sérico cerca de 5 mg/ℓ), administrada em associação com corticosteroides, tem efeitos imunomoduladores e anti-inflamatórios, e é possível que aumente a sensibilidade aos efeitos dos corticosteroides. Esses são atribuídos à reativação da histona desacetilase 2 (HDAC2), enzima nuclear envolvida em ações anti-inflamatórias dos glicocorticosteroides, cuja atividade é reduzida pelo estresse oxidativo celular.[28,30]

O efeito broncodilatador das xantinas é mais potente em doses altas, relacionadas a maior risco de toxicidade; além disso, é menos eficaz em relação ao dos beta-adrenérgicos, de modo que não são agentes de primeira linha para tratamento do broncoespasmo agudo. Também têm efeito inferior ao dos corticosteroides inalatórios na prevenção de exacerbações. Além da baixa eficácia comparativamente a outras opções atualmente disponíveis, xantinas apresentam risco significativo de interações medicamentosas e estreita janela terapêutica, exigindo monitoramento do nível sérico. Dessa forma, apenas constituem alternativa terapêutica para situações em que não há resposta adequada ou existe impossibilidade de uso de agentes de primeira linha.[2,6,31,32] Entre as vantagens, estão possibilidade de administração oral e custo, menor que o de broncodilatadores beta-2 adrenérgicos de longa duração.

Atualmente teofilina é alternativa de terapia oral de adição, em casos não adequadamente controlados por corticosteroides inalatórios em dose média ou alta e broncodilatadores de longa ação.[2,31] Embora menos efetiva, teofilina é também alternativa a broncodilatadores de longa ação, em pacientes com asma persistente moderada, quando não controlados com doses baixas ou médias de corticoides inalatórios (etapa 2).[33] Pode ainda ser útil em asma grave de difícil controle, como tentativa de redução de dose de corticosteroides orais.[32]

Xantinas não são recomendadas na terapêutica de exacerbações de asma, visto que sua adição ao tratamento farmacológico otimizado com broncodilatadores e corticosteroides não reduz desfechos clínicos de maneira significativa e adiciona risco de efeitos adversos graves.[31,34]

Sulfato de magnésio

Sulfato de magnésio relaxa o músculo liso dos brônquios de modo dose-dependente, por meio da inibição do influxo de cálcio para o citosol. Também reduz liberação de histamina pelos mastócitos, bem como liberação de acetilcolina em terminais nervosos colinérgicos. Há evidência de aumento da afinidade de receptores adrenérgicos em relação a beta-agonistas.

Revisão sistemática Cochrane, avaliando tratamento de asma aguda em adultos (infusão intravenosa única de 1,2 ou 2 g em 15 a 30 min), concluiu que há evidências de alta qualidade de que sulfato de magnésio reduz admissões hospitalares em asmáticos refratários a broncodilatadores beta-2 agonistas, corticoide intravenoso e oxigenoterapia (*odds ratio* [OR] = 0,75; IC95%: 0,60 a 0,92; *P* = 0,18; n = 972). Em termos absolutos, isso significa redução de 7 admissões em cada 100 pacientes tratados.[35] Em revisão sistemática de ensaios clínicos que incluíram crianças e adolescentes com asma aguda moderada e grave, houve benefício de sulfato de magnésio (25 a 75 mg/kg até 2 g), com NNT de 4, para evitar hospitalização. O fato de que a maioria dos estudos não usou brometo de ipratrópio em associação a simpaticomiméticos é visto com ressalvas por alguns autores.[36]

Eventos adversos são relatados de modo não uniforme entre os estudos; os mais frequentes são vermelhidão cutânea, fadiga, náuseas, cefaleia e hipotensão. Em geral, diretrizes médicas nacionais e internacionais recomendam uso de sulfato de magnésio apenas em casos de asma refratária.[2]

Anti-inflamatórios

Corticosteroides inalatórios

Corticosteroides inalatórios (CI) são os mais eficazes anti-inflamatórios para tratar asma persistente, em todas as idades. Seu uso diário regular reduz sintomas e exacerbações, além de hospitalizações e mortes.[2,37,38]

CI alteram a transcrição de genes que codificam numerosos mediadores envolvidos na reação inflamatória observada na asma, como interleucinas, fator de necrose tumoral, moléculas de adesão endotelial, óxido nítrico sintase induzível (iNOS), ciclo-oxigenase (COX), fosfolipase A2, endotelina-1 e receptor NK1-2. Além disso, induzem apoptose em diversas células inflamatórias, particularmente eosinófilos e linfócitos TH2. Assim, diminuem o aporte de células inflamatórias, bem como a lesão epitelial nas vias respiratórias. Permeabilidade vascular também é reduzida, com melhora do edema. Apesar de não afetarem diretamente a função contrátil do músculo liso das vias respiratórias, a redução da inflamação diminui a broncoconstrição.[29,39]

Apesar de diferirem em potência anti-inflamatória e outros aspectos farmacocinéticos, como metabolização e disponibilidade sistêmica, seu benefício na asma é considerado efeito de classe, e diferenças na potência tópica relativa (fluticasona > budesonida > beclometasona > triancinolona > flunisolida), apesar de serem usadas como diferencial mercadológico, não necessariamente se traduzem em maior eficácia clínica. Outro aspecto importante é que a curva dose-resposta dos CI na asma apresenta platô, acima do qual incremento na dose não se reflete em melhora clínica ou funcional. Tal platô não ocorre para efeitos adversos sistêmicos. O índice terapêutico começa a declinar a partir de limiar de doses equivalente a 400 µg/dia de budesonida em crianças e 800 a 1.000 µg/dia de budesonida ou beclometasona em adultos.[40,41]

A quantidade de fármaco disponível na circulação sistêmica depende de fração absorvida no trato gastrointestinal, inativação hepática e absorção pulmonar. Diferente do fármaco que é deglutido a partir da deposição oral, a quantidade absorvida a partir do tecido pulmonar não sofre metabolismo hepático de primeira passagem. Assim, a deposição pulmonar é o principal determinante não só da atividade anti-inflamatória, como também da biodisponibilidade sistêmica do fármaco. A deposição pulmonar dos corticosteroides é influenciada por dispositivo inalatório utilizado, técnica inalatória e tamanho das partículas do medicamento.[42,43]

Ciclesonida é profármaco, enzimaticamente convertido em metabólito ativo na mucosa brônquica. Sob alegação de perfil de segurança superior por suposta redução de deposição oral e biodisponibilidade sistêmica, foi lançada com maior custo em relação às alternativas.

Como anteriormente exposto, efeitos adversos sistêmicos são relacionados à quantidade de fármaco ativo absorvido pela circulação brônquica. Considerando-se os referidos aspectos farmacológicos, o principal benefício teórico seria a redução de efeitos adversos na cavidade oral. Entretanto, além de estudos clínicos não terem confirmado superioridade em termos de segurança, nem de eficácia, o uso de ciclesonida em aerossol não dispensa espaçadores.[44,45]

Corticosteroides sistêmicos

Há evidência de que corticosteroides inalatórios em alta dose são mais eficazes que placebo no tratamento de exacerbações, mas menos eficazes que corticosteroides sistêmicos (CS); deste modo, a administração sistêmica segue sendo o padrão de tratamento de exacerbações moderadas e graves.[46]

Pacientes com asma eventualmente necessitam de cursos de corticoterapia sistêmica de curto prazo (5 a 7 dias) para tratamento de exacerbações moderadas ou graves. Uso por via intravenosa ou intramuscular (não de depósito) deve ser reservado para situações em que a via oral não está disponível. Formulações parenterais de depósito não são recomendadas para o tratamento da asma.[6]

Em casos de asma grave refratária à corticoterapia inalatória em dose alta associada a outro medicamento controlador (em geral beta-agonista de longa ação), uso regular de corticoterapia sistêmica em baixa dose, preferencialmente em dias alternados, contribui para obtenção do controle. Corticosteroides por via oral, usados por curto período, podem também ser efetivos no tratamento de crises de rinite alérgica com intenso bloqueio nasal. Os corticosteroides sistêmicos mais usados são prednisona e prednisolona, que apresentam meia-vida intermediária e menor potencial para efeitos adversos. Em casos de uso crônico, na impossibilidade de suspensão, recomenda-se a mínima dose eficaz.[2,6]

Inibidores dos leucotrienos

Leucotrienos são mediadores inflamatórios derivados do metabolismo oxidativo do ácido araquidônico das membranas perinucleares, envolvidos na fisiopatogenia da asma. Grandes quantidades de cisteinil-leucotrienos são sintetizadas por mastócitos e eosinófilos. Diferentes de LTB_4, leucotrienos C_4, D_4 e E_4 contêm o aminoácido cisteína em sua molécula e, por isto, são chamados de cisteinil-leucotrienos. LTB4 tem ação quimiotática, atraindo células pró-inflamatórias (neutrófilos, eosinófilos) para os tecidos. LTC_4 e LTD_4 são potentes broncoconstritores, estando envolvidos em aumento da permeabilidade vascular, entre outras ações. Leucotrienos têm início de ação mais lento em relação à histamina; entretanto, seus efeitos fisiológicos são mais duradouros.[29]

Antagonistas do receptor dos cisteinil-leucotrienos (montelucaste, zafirlucaste e pranlucaste), bem como o inibidor da síntese de leucotrienos (zileutona), mostraram-se eficazes na inibição da broncoconstrição induzida pelo desafio alergênico, frio, exercício e ácido acetilsalicílico.[29]

Várias revisões sistemáticas avaliaram a eficácia dos inibidores dos leucócitos (IL) comparativamente com CI na asma crônica em adultos e crianças. Resultados apontam para superioridade dos CI, tanto em melhora da função pulmonar e da qualidade de vida, como na redução de sintomas e exacerbações.[47,48]

Revisão sistemática Cochrane de quatro ensaios clínicos (n = 559) avaliou eficácia de IL como terapia de adição em crianças e adolescentes com asma leve a moderada. Dos estudos, apenas dois tiveram baixo risco de vieses. Em todos, montelucaste foi usado por 4 a 16 semanas. Concluiu-se que, comparativamente a manutenção de mesma dose ou aumento de dose CI, a adição de IL não se associou a menor número de exacerbações nem à redução de hospitalizações. Nenhum estudo avaliou o efeito da adição de inibidor de leucotrienos na dose do corticoide inalatório.[48]

Em asmáticos adultos não controlados com corticosteroide inalatório, adição de B2LA mostrou-se mais eficaz do que adição de IL.[47,49]

Apesar da eficácia clínica inferior dos IL em relação aos CI, observa-se que aqueles agentes são frequentemente prescritos, principalmente para tratamento de asma em crianças. É possível que isso se relacione à facilidade do uso por via oral e ao perfil de segurança, bem como ao fato de se tratar de agente anti-inflamatório não esteroide, uma vez que a "corticofobia" é relativamente frequente entre os pais. Entretanto, o efeito poupador de corticosteroides orais ou inalatórios é pequeno, se existente, e os IL não se mostram custo-efetivos em avaliações econômicas. Seu uso não foi adequadamente avaliado do ponto de vista de eficácia e segurança no tratamento de asma grave. No tratamento da rinite alérgica sazonal são mais eficazes que placebo, mas menos que corticosteroides tópicos nasais. Não estão recomendados no tratamento de asma aguda.[49-52]

Para prevenção de broncoespasmo induzido pelo exercício, há evidências provenientes de ensaios clínicos randomizados de que antagonistas dos receptores de leucotrienos são tão eficazes quanto B2LA em monoterapia. Entretanto, estes não são considerados primeira escolha, e sim B2CA, associados a corticoide inalatório. Em ensaio clínico controlado por salmeterol, a superioridade pode ter-se devido à taquifilaxia, uma vez que foi observada perda de efeito protetor do salmeterol em monoterapia após 4 semanas de uso.[53]

■ Imunoterapia com alergênios

Imunoterapia com alergênios (ITCA) objetiva reduzir a sensibilização a alergênios envolvidos no desencadeamento de sintomas de asma e outras manifestações alérgicas, como rinite e conjuntivite. O tratamento consiste na aplicação do alergênio em doses crescentes por período de tempo variável (1 a 3 anos). Por induzir uma série de alterações na resposta imune, é considerado tratamento modificador de doença. Pode ser administrado por vias subcutânea ou sublingual.[54]

ITCA injetável ou subcutânea é o método com maior experiência de uso na asma. Há evidências de qualidade moderada que mostram benefício na redução da exacerbada constrição brônquica, bem como em sintomas de asma e rinoconjuntivite alérgica, comparativamente a placebo. A eficácia é maior em tratamentos envolvendo dessensibilização a alergênio único. Há poucos estudos comparando sua efetividade *versus* corticoide inalatório, a maioria deles avaliando ITCA em adição a tratamento usual. Reações no local da injeção (edema, vermelhidão, prurido) são os efeitos adversos mais comuns. Entretanto, pode ocorrer anafilaxia grave, inclusive fatal; asma grave é fator de risco para ocorrência de reações fatais ou quase fatais a ITCA.[54]

ITCA sublingual é método mais recente. Apesar de ser considerada mais segura que a injetável, não há evidências de boa qualidade mostrando benefício clinicamente relevante em asma moderada ou grave. Estudos que avaliaram esse método são na maioria de baixa qualidade, com amostras pequenas e incluindo indivíduos com rinoconjuntivite e asma leve. Desfechos como redução de exacerbações e qualidade de vida são relatados de modo variável e inconsistente. Efeitos adversos com a terapia sublingual são menos frequentes e graves do que com ITCA injetável, porém mais frequentes do que com placebo.[55,56]

Em consensos internacionais, ITCA é recomendada como opção de tratamento a partir dos 5 anos de idade, em casos nos quais há clara relação entre exposição a determinado alergênio e ocorrência de sintomas. À luz da evidência, é racional considerar que ITCA, especialmente a injetável, é opção quando há sensibilização a até dois alergênios específicos, e a redução da exposição associada à farmacoterapia não é eficaz. O tratamento deve ser realizado sob supervisão de um alergista, devem ser identificados adequadamente por meio de determinados testes, incluindo IgE específica. Uso de múltiplos alergênios em pacientes multissensibilizados parece não acrescentar benefício em relação ao tratamento farmacológico convencional. Não é recomendada como monoterapia, especialmente em casos de asma moderada ou grave, sendo o início do efeito mais lento do que com corticoterapia inalatória. Além disso, exige a administração em locais com estrutura para atendimento de reações alérgicas graves e supervisão médica. Dessa forma, ITCA não é considerada primeira escolha de tratamento na maioria dos casos de asma.[54]

Anticorpos monoclonais

Anticorpos monoclonais agem em alvos específicos. No tratamento da asma visam interromper a cascata imunológica subjacente à reação inflamatória e à constrição brônquica. Dois anticorpos monoclonais estão disponíveis para uso clínico: omalizumabe (anti-IgE) e mepolizumabe (anti-interleucina 5), apenas o primeiro estando disponível no mercado brasileiro.[57,58]

Omalizumabe (OMZ) é anticorpo monoclonal humanizado dirigido contra a imunoglobulina E circulante, impedindo-a de se ligar a receptores de alta afinidade na superfície de mastócitos e basófilos e prevenindo a liberação de mediadores pró-inflamatórios. É administrado por injeção subcutânea a cada 2 a 4 semanas. É aprovado pela Anvisa para tratamento de adultos e crianças (acima de 6 anos) com asma não adequadamente controlada com terapia padrão e que requeira cursos frequentes ou uso contínuo de corticosteroide oral.[2,6,59]

Revisão sistemática Cochrane avaliou a eficácia do OMZ como tratamento adjuvante de corticosteroides inalatórios em asma. Pacientes com asma moderada ou grave e não adequadamente controlados com CI, que receberam OMZ tiveram menor risco de experimentar exacerbação em relação ao grupo-controle (OR = 0,55; IC95%: 0,42 a 0,60; 10 estudos, 3.261 participantes). Isso representa redução absoluta do risco de exacerbar de 10% (de 26% no grupo-controle para 16% no grupo OMZ) em período de até 60 semanas. Em análise de subgrupo de pacientes dependentes de corticosteroide oral, não houve diferenças significativas entre os grupos omalizumabe e placebo no número de pacientes que puderam suspender o corticosteroide oral, nem na redução mediana das doses diárias desses medicamentos.[60]

Além de a magnitude do benefício ser relativamente pequena, persistem dúvidas sobre a eficácia do OMZ na redução de exacerbações em pacientes com asma grave e esquema controlador otimizado, incluindo dose alta de corticoide inalatório e beta-2 agonista de longa ação, bem como naqueles dependentes de corticoide oral, uma vez que vários estudos incluíram pacientes com asma moderada não controlada com doses variáveis de corticoide inalatório. Questões sobre custo-efetividade devem ser consideradas, dado o elevado custo desta tecnologia.[60]

Tratamento das exacerbações

As exacerbações da asma podem ser graves, moderadas ou leves.

Exacerbações leves são episódios de piora leve dos sintomas em relação ao período de estabilidade clínica, que geralmente não requerem visitas a emergências, obtendo-se melhora com tratamento sintomático à base de broncodilatadores por curto período de tempo, manejo dos fatores desencadeantes/agravantes (p. ex., exposição a alergênios, infecção viral de vias respiratórias, sinusite etc.) e ajuste de terapia controladora.

Exacerbações moderadas são situações em que há necessidade de alteração temporária do tratamento, a fim de que não evoluam para quadros graves.

Exacerbações graves são eventos que requerem intervenções urgentes do médico e do paciente para prevenir desfecho grave, como hospitalização ou morte. Nelas há sinais de obstrução das vias respiratórias inferiores e insuficiência ventilatória ao exame físico, como taquipneia, tiragem, retração intercostal, sibilância difusa (ou tórax silencioso, nas exacerbações muito graves) e redução da saturação arterial de oxigênio.[6]

Nas exacerbações de intensidade moderada ou grave, broncodilatadores de curta ação (simpaticomiméticos e brometo de ipratrópio) são a primeira escolha para o tratamento do broncoespasmo. A adição de corticoide sistêmico (sempre que possível, por via oral) leva a melhora clínica mais rápida e reduz hospitalizações. Nos casos sem terapia controladora prévia, a ocorrência de exacerbação moderada ou grave é indicação para tratamento de manutenção, conforme a gravidade. Pacientes em uso de corticoide inalatório devem mantê-lo durante as exacerbações. Oxigênio deve ser administrado por cateter ou óculos nasais para manter saturação arterial de oxigênio ≥ 90% em adultos e ≥ 95% em gestantes e crianças.[2,6]

Pacientes que persistirem com critérios clínicos de gravidade (Sp_{O_2} < 92%, valores de PFE ou VEF_1 ≤ 50% do previsto) após tratamento rotineiro pleno na emergência ou com complicações/comorbidades graves devem ser encaminhados para a internação hospitalar.[6]

Situações especiais

▶ **Asma em pré-escolares (2 a 5 anos).** Crianças com sibilância frequente (ao menos quatro episódios no ano anterior), e pelo menos um fator de risco maior (pais com asma ou criança com dermatite atópica) ou dois menores (rinite alérgica, eosinofilia ou sibilância na ausência de infecções virais), são consideradas de maior risco para o desenvolvimento de asma. Em pré-escolares de alto risco conforme esses critérios, corticosteroides inalatórios melhoram sintomas e reduzem exacerbações durante o tratamento, mas não há comprovação de que seu uso regular nesta faixa etária previna o desenvolvimento de asma no futuro. Sintomas agudos são tratados com broncodilatadores de curta ação. Agonistas beta-2 adrenérgicos de longa ação (B2LA) não são recomendados no tratamento de asma em menores de 5 anos, por faltarem evidências conclusivas de eficácia e segurança. Especial atenção deve ser dada à técnica inalatória, verificando-se a indicação de uso de máscaras acopladas a espaçadores.[2,6]

▶ **Asma ocupacional.** Caracterização das exposições e definição de medidas visando reduzir os riscos ocupacionais são componentes essenciais do tratamento. Tratamento medicamentoso com corticosteroides inalatórios é a primeira escolha em asma persistente relacionada à ocupação.[2]

▶ **Asma em gestantes.** Em cerca de um terço das mulheres asmáticas ocorre piora sintomática na gestação. O tratamento da asma na gravidez segue os mesmos princípios gerais, sendo os medicamentos convencionais (broncodilatadores e CI) considerados seguros. Corticosteroides inalatórios são a primeira escolha para tratamento de asma persistente em grávidas. Budesonida é classificada como categoria de risco gestacional B, e os demais corticoides inalatórios como categoria C. Corticosteroides sistêmicos devem ser evitados, principalmente no primeiro trimestre, por estarem associados a aumento do risco para malformações congênitas.[2]

Sumário da seleção de fármacos para tratamento de diferentes quadros de asma brônquica, com níveis de evidência e classes de recomendação.			
Intervenção	Classe de recomendação	Nível de evidência	Comentários
■ **Medidas não farmacológicas**			
Medidas de controle ambiental	IIb	A	Possivelmente mais eficazes quando abrangem prevenção de exposição a vários alergênios, poluentes e irritantes respiratórios
■ **Asma intermitente**			
B2CA	I	A	Para alívio imediato de crises infrequentes e leves, devido a terem início rápido e curta duração

(continua)

Sumário da seleção de fármacos para tratamento de diferentes quadros de asma brônquica, com níveis de evidência e classes de recomendação. (continuação)			
Intervenção	Classe de recomendação	Nível de evidência	Comentários
Asma persistente			
CI	I	A	Preferencial em todas as idades, reduz sintomas e exacerbações, hospitalizações e mortes
B2LA + CI (adultos)	I	A	Tratamento de manutenção como terapia de adição a corticoterapia inalatória em adultos ambulatoriais estáveis, mas não adequadamente controlados com CI
B2LA + CI (crianças)	III	A	Não há maior eficácia e aumenta o risco de admissão hospitalar e exacerbações
Omalizumabe (OMZ)	IIb	B	Potencial utilidade em asma moderada ou grave e sem controle com CI; há carência de ECR, cujos pacientes só tenham asma de difícil controle
	III	A	Mostram-se menos eficazes
Imunoterapia injetável com alergênios	IIa	B	Para crianças a partir dos 5 anos e adultos com crises claramente relacionadas à exposição e hipersensibilidade documentada a no máximo dois alergênios
Exacerbações de asma brônquica			
B2CA	I	A	Exacerbações de todos os níveis de gravidade
Brometo de ipratrópio	IIa	A	Em exacerbações moderadas e graves, uso conjunto com B2CA na primeira hora reduz a necessidade de hospitalização
Corticosteroides sistêmicos	I	A	Em exacerbações moderadas a graves, leva a melhora clínica mais rápida e reduz hospitalizações
Oxigenoterapia	I	C	Para manter saturação arterial de oxigênio ≥ 90% em adultos e ≥ 95% em gestantes e crianças
Xantinas	III	A	Adição de aminofilina IV a agonistas beta-2 inalatórios não reduz desfechos clínicos e adiciona risco de efeitos adversos
Asma aguda refratária			
Epinefrina	IIa	C	Em asma aguda grave refratária, observa-se eficácia clínica, embora não haja avaliação por ensaios clínicos
Sulfato de magnésio	IIb	A	Reduz admissão hospitalar e melhora função pulmonar em pacientes refratários ao manejo com oxigênio, B2CA e corticoides intravenosos

B2CA: beta-2 agonistas de curta ação; B2LA: beta-2 agonistas de longa ação; CI: corticoides inalatórios; ECR: ensaio clínico randomizado; IL: inibidores dos leucotrienos; IV: intravenosa.

Prescrição

Medicamentos controladores

Corticosteroides inalatórios

No tratamento inicial de indivíduos com *asma persistente leve ou moderada*, doses baixas a médias em duas administrações diárias devem ser empregadas, podendo budesonida ser administrada em dose única diária na asma leve. Todos os agentes devem ser usados ao menos 2 vezes/dia para tratamento de *asma moderada ou grave*.[6] São contraindicados em caso de hipersensibilidade aos componentes da fórmula.

No tratamento inicial da *asma persistente grave*, especialmente se houver evidência de intensa resposta brônquica, recomenda-se o uso de doses médias a altas, sendo em adultos o equivalente ou superior a 400 a 800 µg/dia de budesonida e, em menores de 12 anos, a metade disso.[61]

Em crianças, estudos que avaliaram administração intermitente de CI, isto é, cursos de tratamento apenas durante exacerbações, mostraram menor efeito deletério no crescimento. Entretanto, o uso diário regular se associa a maior benefício sobre desfechos clínicos e funcionais, em adultos e em crianças.[62]

Recomenda-se precaução quanto à administração de CI por aerossol dosimétrico, a qual deve ser realizada sempre com espaçador, a fim de reduzir deposição oral.[6]

Faixas de doses por medicamento estão listadas no Quadro 47.3.[2,6]

Agonistas beta-2 adrenérgicos de longa ação

Salmeterol é disponibilizado isoladamente e em associação com fluticasona, nas apresentações de aerossol dosimétrico e pó seco inalante. Formoterol existe isolado e em associação com corticoide inalatório (budesonida ou beclometasona) em apresentações similares ao anterior.

Para adultos, a posologia usual de formoterol é 12 µg, 2 vezes/dia (máximo de 48 µg/dia). Para crianças e adolescentes, administram-se 6 a 12 µg, 2 vezes/dia (máximo de 24 µg/dia). No Brasil, as apresentações comercializadas contêm 6 µg e 12 µg de formoterol por inalação, sendo que apenas a primeira é indicada para esquema de uso regular + alívio, em adultos com asma leve e moderada.[63]

A dose padrão de salmeterol para tratamento de manutenção em crianças e adultos é de 50 µg, por via inalatória, 2 vezes/dia (máximo de 100 µg/dia em crianças e adolescentes, e máximo de 200 µg/dia em adultos).[6,11]

Assim como ocorre com broncodilatador de curta ação, o uso frequente (mais de 2 vezes/semana) de formoterol para alívio indica falta de controle. Nessa situação deve ser considerada a possibilidade de dose insuficiente de medicamento anti-inflamatório (CI).[2,11]

Corticosteroides sistêmicos

Prednisona e prednisolona estão disponíveis em comprimidos e xarope. Para tratamento de exacerbações moderadas e graves, a dose de prednisona para adultos é de 1 a 2 mg/kg/dia (máximo de 80 mg), administrando-se precocemente a primeira dose no atendimento da exacerbação. Para crianças, a dose recomendada é de 1 a 2 mg/kg/dia de prednisolona. A partir de 40 kg, crianças recebem a mesma dose do adulto.[1,56] Recomenda-se o uso por até 7 dias após o início da exacerbação com vista à redução de recaídas. Não há necessidade de redução escalonada no uso por até 7 dias (ver Seguimento).[64]

Metilprednisolona, na dose de 1 a 2 mg/kg, IV, a cada 4 a 6 h (máximo de 60 mg), e hidrocortisona, na dose de 4 a 6 mg/kg, IV, a cada 6 h (máximo de 200 mg) são alternativas parenterais na impossibilidade de uso por via oral.

Quadro 47.3 ■ Doses diárias equipotentes de corticosteroides inalatórios em crianças (< 12 anos), adolescentes e adultos.[a]

Fármaco#	Dose baixa (µg)		Dose média (µg)		Dose alta (µg)	
	< 12 anos	> 12 anos	< 12 anos	> 12 anos	< 12 anos	> 12 anos
Beclometasona	50 a 100	100 a 250	> 100 a 300	> 250 a 500	> 300	> 500
Budesonida	100 a 200	200 a 400	> 200 a 400	> 400 a 800	> 400	> 800
Fluticasona	100 a 200	100 a 250	> 200 a 350	> 250 a 450	> 350	> 450
Ciclesonida	80 a 160	160 a 320	> 160 a 320	> 320 a 640	> 320	> 640
Mometasona	100 a 200	200 a 400	> 200 a 400	> 400 a 800	> 400	> 800

[a]Estimativas aproximadas baseadas em dados de estudos clínicos. #Dados para administração por aerossol dosimétrico livre de CFC. Administração por diferentes tipos de inaladores resulta em valores diferenciados por faixa de dose.[2,8]

■ Metilxantinas

Teofilina está disponível em comprimidos e cápsulas de liberação prolongada. Aminofilina está disponível em solução oral, comprimidos e solução injetável.

A dose deve ser calculada com base no peso corpóreo ideal, pois a teofilina não se distribui ao tecido adiposo. A eliminação da teofilina é comumente reduzida em pacientes com insuficiência cardíaca, insuficiência renal, hipoxemia grave, função hepática comprometida, pneumonia, infecção viral (especialmente influenza), em idosos e pacientes em uso de certos medicamentos (ver Interações medicamentosas). Portanto, esses pacientes requerem doses mais baixas. O tabagismo aumenta a depuração de teofilina, devido à indução do metabolismo hepático. Preferencialmente, deve ser usada em baixa dose, em associação com CI.[8]

Recomenda-se usar com cautela em pacientes com arritmias preexistentes (a situação pode ser exacerbada), insuficiência cardíaca (as xantinas são potencialmente cardiotóxicas), úlcera péptica ativa, lesão miocárdica aguda, hipertrofia prostática (risco de retenção urinária), doença hepática e hipertireoidismo.

Em adultos, a dose inicial habitual de teofilina é de 100 a 200 mg, a cada 6 h (cerca de 10 mg/kg/dia), e a de manutenção, de 100 a 400 mg, a cada 6 h. Fumantes podem necessitar de doses mais altas, até 16 mg/kg/dia. Crianças (> 5 anos) iniciam com 16 mg/kg/dia, em doses divididas a cada 6 h; adolescentes (12 a 18 anos) usam 13 mg/kg/dia. Em adultos, apresentações de liberação lenta permitem uso a cada 24 h. Dose deve ser ajustada individualmente conforme nível sérico, a ser mantido entre 5 e 15 µg/mℓ ou 5 a 10 µg/ℓ (esquema de baixa dose).

Para adultos, a dose de aminofilina é de 100 a 200 mg, 2 a 3 vezes/dia; crianças recebem 20 mg/kg/dia, divididos em 4 tomadas, junto às refeições.

■ Inibidores dos leucotrienos

Apenas montelucaste e zafirlucaste estão disponíveis no Brasil, sendo que o último somente em apresentação para tratamento de rinite alérgica (*spray* nasal). Montelucaste está disponível em comprimido mastigável de 4 e 5 mg, comprimido revestido de 10 mg e sachê (grânulos orais) com 4 mg.

A dose oral para maiores de 15 anos e adultos é de 10 mg/dia. Entre 6 e 14 anos, a dose é de 5 mg/dia; para 2 a 5 anos, administram-se 4 mg/dia; entre 6 meses e 2 anos, prescrevem-se 4 mg/dia (em grânulos orais).

O horário preferencial de administração é ao anoitecer. Não é necessário ajuste posológico para pacientes idosos, com insuficiência renal ou insuficiência hepática leve a moderada. Doses acima de 10 mg/dia de montelucaste não produzem efeitos maiores em adultos.

■ Omalizumabe

Disponível em pó para solução injetável. A dose empregada (150 a 375 mg, por via subcutânea, a cada 2 a 4 semanas) se baseia em peso corporal e nível sérico de IgE total. Pacientes acima de 150 kg ou com IgE sérica < 30 ou > 700 UI/mℓ não devem usar OMZ.[65]

Medicamentos de alívio

■ Agonistas beta-2 adrenérgicos de curta ação

Salbutamol, fenoterol e terbutalina estão disponíveis em solução oral e xarope (via oral), aerossol dosimétrico e solução para nebulização (via respiratória); salbutamol e terbutalina também estão disponíveis para uso injetável.

Em emergência, tratamento de exacerbações leves e moderadas pode ser feito com administração por aerossol dosimétrico com aerocâmara e nebulização, métodos igualmente efetivos. Casos graves geralmente são tratados com nebulização. A administração inalatória de fenoterol (100 µg/jato) e salbutamol (100 µg/jato) resulta em equivalência de efeito broncodilatador por jato.[6,11]

Beta-2 agonistas por vias intravenosa ou subcutânea não oferecem maior eficácia em relação à administração inalatória. A administração por aquelas vias caracteriza-se por perda de seletividade e maior risco de efeitos adversos sistêmicos. Desta forma, é indicada apenas em tratamento hospitalar de asma aguda grave ou refratariedade à inalação ou impossibilidade de uso por via respiratória.[6,11]

Doses para administração inalatória estão disponíveis no Quadro 47.4.

■ Sulfato de magnésio

Está disponível em solução injetável. A posologia recomendada é de 1 a 2 g por infusão intravenosa em adultos, e 25 a 75 mg/kg (dose máxima 2 g) em crianças até 12 anos. A infusão deve durar 20 min, e a resposta terapêutica, quando existente, é observada em 1 a 2 h após a infusão. Seu uso é *off-label* no Brasil (não registrado para esta indicação, com posologia para asma inexistente na bula).[6]

Dispositivos inalatórios

Medicamentos inalatórios para tratamento de asma são comercializados em várias apresentações, incluindo soluções para nebulização e dispositivos dosimétricos. Estes incluem aerossóis pressurizados e inaladores de pó seco. São considerados de escolha no tratamento da asma, dadas as vantagens sobre a nebulização, quanto ao potencial para efeitos adversos, facilidade de higienização e portabilidade, entre outros. Por outro lado, diferentemente da nebulização, inaladores dosimétricos exigem a colaboração do paciente no sentido de executar a manobra inalatória adequadamente.

A escolha do inalador deve levar em conta idade e adaptação do paciente, bem como custos. Em crianças com menos de 6 anos, nebulização e aerossóis pressurizados dosimétricos com máscara são os métodos de escolha.[6,29,66]

Aerossóis pressurizados (*sprays*) são os inaladores dosimétricos mais usados. Dificuldades na execução da técnica são muito comuns. Seu uso correto depende de coordenação da respiração com o disparo (inspiração lenta e profunda iniciada concomitantemente ou imediatamente após o disparo) e prevê período de apneia de cerca de 10 s após a inalação. Essas dificuldades, entretanto, podem ser sobrepujadas em praticamente todos os casos, acoplando-se ao dispositivo um espaçador (acessório de forma cilíndrica, não valvulado, com

Quadro 47.4 ■ Esquemas de administração de broncodilatadores beta-2 agonistas de curta ação.

Indicação	Medicamento/Dose	Observações
Alívio de broncoespasmo agudo em crianças e adultos (aerossol dosimétrico com aerocâmara)	Salbutamol ou fenoterol: 100 a 200 µg (1 a 2 jatos), uma ou duas doses com intervalo de 20 min	Uso ambulatorial Preferível com espaçador; pode-se prescindir do espaçador em broncoespasmo leve, com técnica inalatória correta para uso sem espaçador
Prevenção de broncoespasmo ao exercício ou ante exposição inevitável a alergênio	Salbutamol ou fenoterol: 200 µg antes da exposição (> 12 anos e adultos)	Crianças (5 a 11 anos): 100 a 200 µg com espaçador Tratamento regular de asma com CI costuma reduzir a magnitude de BI em 50%
Exacerbações moderadas ou graves	> 12 anos: 400 µg (4 jatos) de salbutamol ou equivalente a cada 10 min, ou 8 jatos a cada 20 min, na primeira hora; se necessário, repetir por até 4 h; alternativamente, nebulização (diluir em soro fisiológico à temperatura ambiente): 3 doses de 2,5 a 5 mg a cada 20 min; então 2,5 a 10 mg a cada 1 a 4 h, conforme evolução < 12 anos: aerossol com aerocâmara – 22,5 a 30 µg/kg (até 9 jatos por dose) ou nebulização – 0,15 mg/kg (máximo 5 mg), ambos a cada 20 min; depois, conforme reavaliação clínica	Após melhora clínica, administrar a cada 1 a 4 h conforme necessário. Usar aerocâmara. Dispositivos de pó seco não são recomendados para tratamento de exacerbações moderadas ou graves Esquemas de tratamento de crises moderadas e graves devem ser usados sob supervisão médica em locais com infraestrutura adequada[1,2]

CI: corticosteroide inalatório; BI: broncodilatador inalatório.

volumes variáveis entre 100 e 200 mℓ) ou, preferencialmente, uma aerocâmara de grande volume, valvulada ou não (de 150 a 250 mℓ para crianças entre 2 e 12 anos; de 250 a 500 mℓ para adolescentes; de 500 a 750 mℓ para adultos). Aerocâmaras de grande volume têm tamanho que permite acomodar o volume corrente, portanto permite inalação continuada no dispositivo, por vários movimentos respiratórios, sem necessidade de inspiração profunda, pausa ou esforço de ventilação. Para tal, recomenda-se inalação na aerocâmara por pelo menos dez segundos após cada jato.[67]

Conforme resoluções do Protocolo de Montreal para redução de danos à camada de ozônio, desde 2011 os aerossóis dosimétricos no Brasil contêm em sua formulação o propelente HFA (hidrofluoroalcano), em substituição ao CFC (clorofluorcarbono). Algumas formulações com HFA (solução) aumentam a deposição pulmonar do fármaco em relação às com CFC, o que repercutiu em alteração de posologias (redução de dose na transição). Apesar de o propelente HFA ter algumas vantagens, como maior número de partículas respiráveis e menor velocidade do jato, evitando o efeito *freon* (cessação involuntária da inspiração pelo jato gelado na orofaringe), os aerossóis dosimétricos com HFA também se beneficiam do uso de espaçadores/aerocâmaras, melhorando a coordenação e aumentando a deposição pulmonar.

Inaladores de pó seco são acionados pela inspiração, e exigem esforço de ventilação consciente. Não são recomendados para crianças menores de 6 anos, nem para indivíduos com insuficiência respiratória grave, pois exigem fluxo inspiratório mínimo (geralmente > 60 ℓ/min) para disparo do mecanismo e desagregação das partículas do fármaco. Não podem ser usados em indivíduos sonolentos ou com confusão mental. Também não são passíveis de utilização por traqueostomia ou em circuitos de ventilação mecânica. Proporcionam maior deposição pulmonar em relação a *sprays* sem aerocâmara, mas semelhante deposição pulmonar quando estes são usados com aerocâmara, de modo que equivalência de dose 1:1 pode ser utilizada na mudança de dispositivo, preservado o mesmo fármaco.

▶ Seguimento

Avaliação do controle

A cada retorno do paciente, devem-se avaliar adesão e tolerância ao tratamento, ocorrência de sintomas e função pulmonar. O conceito de *controle* leva em conta evolução clínica e tratamento necessário para remissão e estabilização de sinais e sintomas.[2,6]

A asma é dita *controlada* quando todos os seguintes itens são observados:

- Não há sintomas diários (ou dois ou menos/semana)
- Não há limitações para atividades diárias (inclusive exercícios)
- Não há sintomas noturnos ou despertares decorrentes de asma
- Não há necessidade de uso de medicamentos de alívio
- A função pulmonar (VEF_1) é normal ou quase normal
- Não ocorrem exacerbações.

O aumento do uso de medicamentos de alívio e a necessidade de cursos repetidos ou contínuos de corticoterapia oral indicam a falta de controle da asma, de modo que tais situações devem ser identificadas nas consultas de acompanhamento.

Na ausência de controle, devem-se considerar presença de fatores agravantes, falta de percepção/atenção a sintomas ou mesmo diagnóstico equivocado. Estudo brasileiro apontou má adesão como o principal fator contribuinte para a falta de controle em asmáticos graves, estando presente em 68% dos casos não controlados.[6,68]

Titulação para a menor dose efetiva deve ser realizada após alcançado o estado de controle e obtida estabilização por 3 a 6 meses. Geralmente, são necessárias de 4 a 6 semanas de uso contínuo para que se alcance o melhor efeito com determinada dose de corticosteroide inalatório. Na maioria dos casos de asma leve e moderada, doses baixas ou médias são suficientes para manutenção do controle.

Casos não adequadamente controlados com a terapêutica inicial podem necessitar de ajuste da terapia farmacológica para "um passo acima" (*step up*), envolvendo aumento de doses ou associações de medicamentos.[6,69]

Após a análise de causas da falta do controle, julgando-se adequado proceder ao incremento da terapêutica, deve-se fazê-lo considerando as recomendações constantes no Quadro 47.5.

Pacientes com asma grave que não obtêm controle com uso de pelo menos dois medicamentos controladores, sendo um deles alta dose de CI, e/ou que necessitam de corticoterapia oral prolongada (mais que 6 meses) são classificados como portadores de asma de difícil controle e devem ser encaminhados para atendimento especializado. A asma de difícil controle ocorre em cerca de 5% dos casos.[2,6]

Efeitos adversos

■ Corticosteroides inalatórios

Efeitos adversos locais de corticoterapia inalatória relacionam-se a doses, duração de uso e tipo de dispositivo inalatório. O Quadro 47.6 apresenta os principais efeitos adversos e as respectivas medidas preventivas.

Atenção especial para contato com portadores de infecções virais potencialmente graves, como varicela e sarampo. Devem-se monitorar rigorosamente pacientes com tuberculose ativa ou quiescente, catarata, glaucoma, cirrose hepática, osteoporose e úlcera péptica.

O risco de efeitos adversos sistêmicos (supressão do eixo hipotálamo-hipófise-adrenal, hiperglicemia, estrias, púrpura, acne, catarata, hipertensão arterial sistêmica, retardo de crescimento em crianças) aumenta com a dose e o tempo de uso. Dados disponíveis sugerem que doses de budesonida menores de 400 µg/dia em crianças e de 800 µg/dia em adultos são consideradas seguras ou de pouco risco

Quadro 47.5 ▪ Tratamento de manutenção baseado no grau de controle.*

Avaliação do controle	Conduta farmacológica
Asma controlada	Manter tratamento. Considerar redução gradual (*step down*) após estabilização clínica e funcional por pelo menos 3 a 6 meses (mínimo 6 meses de controle se asma moderada ou grave), iniciando-se pelos últimos medicamentos introduzidos; suspensão do B2LA deve ser cautelosa, pois pode induzir deterioração e perda do controle[74]
Parcialmente controlada ou não controlada	Excluídos fatores de descompensação potencialmente tratáveis com medidas específicas isoladas (má adesão/má técnica inalatória, iatrogenia, exposição a fatores desencadeantes etc.), aumentar medicamentos controladores da seguinte forma: *Se CI isolado prévio em dose baixa ou média:* – Crianças e adolescentes: aumentar dose até faixa médio-alta – Adultos: adicionar B2LA ou aumentar até dose alta. *Se CI com B2LA em uso regular:* Considerar as seguintes opções, que podem ser empregadas de maneira isolada ou em associação: – Aumento da dose de CI, levando em conta dose máxima diária – Utilizar B2LA também para alívio – Teofilina – Corticoterapia oral em dose mínima efetiva – Inibidores de leucotrienos – Omalizumabe em pacientes com evidência de asma predominantemente alérgica e que preencham critérios (IgE total) – Imunoterapia com alergênios
Exacerbação	Corticoterapia oral nos episódios moderados/graves; broncodilatador de curta ação Considerar como asma não controlada e fazer modificações no tratamento de manutenção conforme recomendações acima

*Adaptado da referência 2. B2LA: beta-2 agonista de longa ação; CI: corticosteroide inalatório; IgE: imunoglobulina E.

Quadro 47.6 ▪ Efeitos adversos locais de corticosteroides inalatórios.

Efeito adverso	Prevenção e cuidado	Observações
Candidíase oral	Usar aerocâmara; lavar a boca.	Placas esbranquiçadas dolorosas.
Rouquidão	Revisar a dose, usar inaladores de pó.	Decorrente de miopatia dos músculos da laringe; dependente de dose; não prevenível por espaçador.
Tosse	Usar aerocâmara, considerar inalador de pó.	Mais frequente com aerossol dosimétrico (propelente) ou inaladores com excipiente lactose. Avaliar broncoespasmo.
Irritação na garganta	Usar aerocâmara, considerar dispositivo de pó.	Avaliar possibilidade de candidíase.
Despigmentação cutânea	Lavar a área exposta após o uso.	Ocorre quando usado com máscara.

Recomenda-se suspensão ou diminuição para níveis fisiológicos em casos de psicose induzida por corticoide (a qual apresenta má resposta a antipsicóticos) e ulceração de córnea por herpes-vírus, que pode rapidamente levar a perfuração da córnea e cegueira permanente.

▪ **Broncodilatadores beta-2-agonistas de curta ação**

São comuns: tremores, cefaleia e taquicardia. Os mais incomuns incluem palpitações, cãibras, irritação na boca e garganta. Hipopotassemia é efeito raro. Os muito raros incluem arritmias cardíacas, broncoespasmo paradoxal, angioedema, urticária ou outras reações de hipersensibilidade. Salbutamol e fenoterol apresentam categoria C gestacional.[11,29]

▪ **Brometo de ipratrópio**

São comuns: cefaleia, náuseas e secura na boca. Incomumente ocorrem tosse, broncoespasmo paradoxal (devido a excipientes) e retenção urinária em pacientes com hipertrofia prostática. Se por manuseio indevido, o produto entrar em contato com os olhos de pacientes com glaucoma de ângulo fechado, poderá ocorrer aumento na pressão intraocular; nesses casos recomenda-se aplicar colírio com atividade miótica e buscar atendimento especializado com urgência. A categoria gestacional é B.[29]

▪ **Broncodilatadores beta-2 agonistas de longa ação**

Com salmeterol são comuns tremores, cefaleia, palpitações e cãibras. Os efeitos incomuns são *rash* e taquicardia. Muito raramente ocorrem reações anafiláticas, hiperglicemia, artralgias, arritmias cardíacas (fibrilação atrial, taquicardia ventricular e extrassístoles), irritação orofaríngea e broncoespasmo paradoxal. Tremor e cefaleia tendem a ser transitórios e melhorar com a continuidade do tratamento. O tremor, assim como a taquicardia, é mais comum com doses superiores a 50 µg, 2 vezes/dia. Na gestação, têm categoria C.[11,29]

Com formoterol são comuns tremores, cefaleia, palpitações e cãibras; e incomuns, broncoespasmo, irritação da garganta, taquicardia, edema periférico, tontura, alteração de paladar e transtornos psiquiátricos. Muito raramente ocorrem reações de hipersensibilidade, náuseas, hiperglicemia, artralgias, arritmias cardíacas, hipopotassemia.[2,36,63,65] A categoria gestacional é C.[29]

▪ **Inibidores de leucotrienos**

Montelucaste é geralmente bem tolerado, sendo cefaleia e infecções do trato respiratório superior os efeitos adversos mais frequentemente relatados em ensaios clínicos (menos que 10% dos casos). Após a comercialização, foram relatadas reações de hipersensibilidade

para supressão daquele eixo. Em mulheres pós-menopáusicas, se usadas doses altas, considerar medidas farmacológicas para prevenção de osteoporose. Há evidências de que, apesar de redução transitória na velocidade de crescimento, a altura final de crianças asmáticas tratadas por longos períodos com corticosteroide inalatório em doses terapêuticas usuais não é comprometida.[2,29]

▪ **Corticosteroides sistêmicos**

Efeitos adversos são proporcionais à dose e ao tempo de uso, e incluem hipertensão, hiperglicemia, ganho de peso, púrpura, alterações do estado mental, depressão, miopatia, supressão adrenal, osteoporose, estrias, fragilidade capilar, telangiectasias, acne, leucocitose, glaucoma, catarata subcapsular, tuberculose e estrongiloidíase sistêmica. Se indicada corticoterapia oral crônica, avaliar sequelas radiológicas de tuberculose e risco de reativação. Pacientes em uso crônico devem ser avaliados periodicamente para o risco de osteoporose.[29]

Suspensão abrupta após uso prolongado (mais de 3 semanas) de doses superiores às fisiológicas (7,5 mg de prednisolona ou equivalente) pode levar a insuficiência adrenal, caracterizada por fraqueza, hipopotassemia, hipotensão, dor abdominal e risco de morte. Em tratamentos de até 3 semanas, com doses máximas de 40 mg/dia (adultos), suspensão abrupta acarreta baixo risco de insuficiência adrenal. Entretanto, pacientes que recebem cursos repetidos de corticosteroides podem necessitar de esquema de suspensão lenta. Se a duração for superior a 3 semanas, a redução deve ser gradual até dose equivalente a 7,5 mg/dia de prednisolona. A partir daí, a redução de dose deve ser mais lenta a fim de permitir a recuperação da função adrenal. Em situações de doença aguda ou trauma grave, consideradas de risco para desenvolvimento do quadro, recomenda-se a administração de dose de estresse de corticosteroides.[6,29]

(anafilaxia, angioedema, erupção cutânea, prurido, urticária e, muito raramente, infiltração eosinofílica hepática), anormalidades no padrão de sonhos, alucinações, sonolência, irritabilidade, agitação, insônia e muito raramente convulsão; náuseas, vômitos, dispepsia, diarreia; mialgia, cãibras; propensão aumentada a sangramento, hematoma e edema.

Há relatos de síndrome de Churg-Strauss (vasculite eosinofílica sistêmica, insuficiência cardíaca e agranulomatose) em pacientes adultos com asma dependente de corticosteroide sistêmico que iniciam o uso de IL. É possível que o desencadeamento da síndrome se deva à suspensão do uso prévio de corticoide, e não diretamente aos inibidores de leucotrienos. Gestação: categoria B.[6,29]

■ Sulfato de magnésio

Os efeitos adversos geralmente ocorrem durante a infusão e são principalmente rubor cutâneo e náuseas. Fraqueza, arreflexia e depressão respiratória podem ocorrer com níveis séricos muito elevados (> 12 mg/dℓ). Usar com cautela em lactentes, crianças e idosos. Contraindicado em pacientes com comprometimento cardíaco e renal, e em estado de hipermagnesemia. Categoria na gestação: C.

■ Xantinas

Ocorrem comumente ansiedade, agitação, palpitações, náuseas, cefaleia, diarreia. Efeitos adversos são mais comuns com níveis séricos elevados (> 20 µg/mℓ). Quando o nível sérico está entre 25 e 35 µg/mℓ, podem aparecer taquicardia sinusal e extrassístoles ventriculares isoladas; quando a dose supera 35 µg/mℓ há risco de extrassístole ventricular, taquicardia ventricular, hemorragia gastrointestinal e crises convulsivas tipo grande mal. Atravessam a barreira placentária e são secretadas no leite materno, não devendo ser usadas em gestação e amamentação. Gestação: categoria C.[6,29]

■ Omalizumabe

Em estudos clínicos, os efeitos adversos mais comuns foram cefaleia e nasofaringite, ocorrendo em menos de 10% dos casos. Reações locais são geralmente leves, entretanto existe risco de anafilaxia, relatado em aproximadamente 0,1% dos casos. Pacientes devem ser monitorados para risco de infecções por helmintos. Estudos clínicos mostraram possível aumento na ocorrência de malignidade (aumento absoluto de 0,3% em relação aos controles) e doença cerebrovascular. Efeitos adversos a longo prazo (mais de 1 ano de uso) são pouco conhecidos. Categoria na gestação: B.[70]

Interações medicamentosas

▶ **Broncodilatadores beta-2 agonistas.** Betabloqueadores não seletivos, como propranolol, não devem ser prescritos conjuntamente. Administração concomitante de outros simpaticomiméticos pode potencializar efeitos como taquicardia e risco de arritmias. Há estudos mostrando que o efeito broncodilatador do salbutamol é reduzido pela administração prévia de salmeterol e formoterol; redução da sensibilidade dos receptores ao salbutamol parece ser o mecanismo mais relevante para esse efeito antagônico, que parece ser revertido, ao menos parcialmente, com administração concomitante de corticosteroides inalatórios.[71,72]

▶ **Brometo de ipratrópio.** Sua baixa absorção sistêmica reduz o risco de interações. Medicamentos com ação anticolinérgica podem aumentar o risco de retenção urinária e secura na boca.

▶ **Montelucaste.** Não interfere na farmacocinética da teofilina, varfarina, digoxina, terfenadina ou anticoncepcionais orais, mas se recomenda prudência na prescrição simultânea de fármacos metabolizados pelo sistema citocromo P450 hepático, tais como fenobarbital, fenitoína e rifampicina.

▶ **Xantinas.** Podem ter seus níveis séricos elevados por cimetidina, troleandomicina, eritromicina, alopurinol ou contraceptivos orais, e diminuídos por fenobarbital, fenitoína, carbamazepina ou rifampicina. Podem antagonizar os efeitos do propranolol. Fumantes podem necessitar de doses 50 a 100% maiores para manutenção do nível sérico terapêutico.

▶ **Omalizumabe.** Nenhum estudo de interação com fármaco ou vacina foi realizado.

▶ **Corticosteroides sistêmicos.** Algumas vacinas podem ter seus efeitos reduzidos pela administração prévia ou concomitante de corticosteroides sistêmicos, devendo ser avaliadas caso a caso. Interações medicamentosas são referidas no Quadro 47.7.

Quadro 47.7 ■ Principais interações medicamentosas de corticosteroides sistêmicos.

Fármaco	Possíveis efeitos da interação
Fenobarbital, fenitoína, rifampicina, efedrina	Aumento do metabolismo hepático dos corticosteroides, reduzindo seus efeitos terapêuticos
Estrógenos	Redução do metabolismo hepático e ligação às proteínas, com aumento dos efeitos do corticosteroide
Diuréticos depletivos de potássio, anfotericina B	Maior risco de hipopotassemia
Glicosídeos cardíacos	Risco de arritmias ou de intoxicação digitálica associada à hipopotassemia
Anticoagulantes cumarínicos	Aumento ou redução dos efeitos anticoagulantes
Anti-inflamatórios não esteroides	Aumento do risco de úlceras gastrointestinais
Ácido acetilsalicílico	Redução das concentrações plasmáticas de salicilato
Somatotropina	Inibição da resposta à somatotropina
Antidiabéticos orais e insulina	Redução do efeito hipoglicemiante

▶ Referências bibliográficas

1. Reddel HK, Bateman ED, Becker A, Boulet LP, Cruz AA, Drazen JM et al. A summary of the new GINA strategy: a roadmap to asthma control. *Eur Respir J.* 2015;46(3):622-639.
2. *From the Global Strategy for Asthma Management and Prevention.* Global Initiative for Asthma (GINA) 2015. Available from: http://www.ginasthma.org/
3. Ministério da Saúde do Brasil. DATASUS [homepage internet]: Ministerio da Saúde – BR.; Disponível em: www.datasus.gov.br.
4. Solé D, Wandalsen GF, Camelo-Nunes IC, Naspitz CK, ISAAC – Brazilian Group. Prevalence of symptoms of asthma, rhinitis, and atopic eczema among Brazilian children and adolescents identified by the International Study of Asthma and Allergies in Childhood (ISAAC) – Phase 3. *J Pediatr.* 2006; 82 (5):341-346.
5. de Nijs SB, Venekamp LN, Bel EH. Adult-onset asthma: is it really different? *Eur Respir Rev.* 2013; 22: 44-52.
6. Sociedade Brasileira de Pneumologia e Tisiologia. Diretrizes da Sociedade Brasileira de Pneumologia e Tisiologia para o Manejo da Asma. *J Bras Pneumol.* 2012; 38 (1): S1-S46.
7. Mascia K, Haselkorn T, Deniz YM, Miller DP, Bleecker ER, Borish L. Aspirin sensitivity and severity of asthma: evidence for irreversible airway obstruction in patients with severe or difficult-to-treat asthma. *J Allergy Clin Immunol.* 2005;116 (5): 970-975.
8. Expert Panel Report 3 (EPR-3): Guidelines for the Diagnosis and Management of Asthma-Summary Report 2007. *J Allergy Clin Immunol.* 2007;120 (5 Suppl): S94-138.
9. Maas T, Kaper J, Sheikh A, Knottnerus JA, Wesseling G, Dompeling E et al. Mono and multifaceted inhalant and/or food allergen reduction interventions for preventing asthma in children at high risk of developing asthma. *Cochrane Database Syst Rev.* 2009 (3): CD006480.

10. Zheng X, Guan W, Zheng J, Ye P, Liu S, Zhou J et al. Smoking influences response to inhaled corticosteroids in patients with asthma: a meta-analysis. *Curr Med Res Opin.* 2012; 28 (11): 1791-1798.
11. Cazzola M, Page CP, Calzetta L, Matera MG. Pharmacology and therapeutics of bronchodilators. *Pharmacol Rev.* 2012; 64 (3): 450-504.
12. Makino S, Sagara H. Evolution of asthma concept and effect of current asthma management guidelines. *Allergy Asthma Immunol Res.* 2010; 2 (3):172-176.
13. Holgate ST. A brief history of asthma and its mechanisms to modern concepts of disease pathogenesis. *Allergy Asthma Immunol Res.* 2010; 2 (3):165-171.
14. Dinakar C. Update on asthma step-therapy. *Allergy Asthma Proc.* 2010; 31(6): 444-451.
15. National Asthma Council Australia. Australian Asthma Handbook Melbourne2015 Disponível em: http://www.asthmahandbook.org.au.
16. Holley AD, Boots RJ. Review article: management of acute severe and near-fatal asthma. *Emerg Med Australas.* 2009; 21 (4): 259-268.
17. Sears MR, Lötvall J. Past, present and future--beta2-adrenorreceptor agonists in asthma management. *Respir Med.* 2005; 99 (2):152-170.
18. Cazzola M, Imperatore F, Salzillo A, Di Perna F, Calderaro F, Imperatore A et al. Cardiac effects of formoterol and salmeterol in patients suffering from COPD with preexisting cardiac arrhythmias and hypoxemia. *Chest.* 1998;114 (2): 411-415.
19. Hartling L, Bond K, Vandermeer B, Seida J, Dryden DM, Rowe BH. Applying the risk of bias tool in a systematic review of combination long-acting beta-agonists and inhaled corticosteroids for persistent asthma. *PLoS One.* 2011; 6 (2): e17242.
20. Ducharme FM, Ni Chroinin M, Greenstone I, Lasserson Toby J. Addition of long-acting beta2-agonists to inhaled corticosteroids versus same dose inhaled corticosteroids for chronic asthma in adults and children. *Cochrane Database of Systematic Reviews.* 2010; (5). May 12; (5): CD005535.
21. Ducharme FM, Ni Chroinin M, Greenstone I, Lasserson Toby J. Addition of long-acting beta2-agonists to inhaled steroids versus higher dose inhaled steroids in adults and children with persistent asthma. *Cochrane Database of Systematic Reviews.* 2010; (4) Apr 14; (4): CD005533.
22. Boluyt N, Rottier BL, de Jongste JC, Riemsma R, Vrijlandt EJ, Brand PL. Assessment of controversial pediatric asthma management options using GRADE. *Pediatrics.* 2012; 130 (3): e658-68.
23. Ni Chroinin M, Greenstone I, Lasserson TJ, Ducharme FM. Addition of inhaled long-acting beta2-agonists to inhaled steroids as first line therapy for persistent asthma in steroid-naive adults and children. *Cochrane Database Syst Rev.* 2009 (4): CD005307.
24. Cates CJ, Wieland LS, Oleszczuk M, Kew KM. Safety of regular formoterol or salmeterol in adults with asthma: an overview of Cochrane reviews. *Cochrane Database Syst Rev.* 2014; 2: CD010314.
25. Cates CJ, Oleszczuk M, Stovold E, Wieland LS. Safety of regular formoterol or salmeterol in children with asthma: an overview of Cochrane reviews. *Cochrane Database Syst Rev.* 2012;10:CD010005.
26. Griffiths B, Ducharme Francine M. Combined inhaled anticholinergics and short-acting beta2-agonists for initial treatment of acute asthma in children. *Cochrane Database of Systematic Reviews.* 2013 Aug 21; 8: CD000060.
27. Kankaanranta H, Lahdensuo A, Moilanen E, Barnes PJ. Add-on therapy options in asthma not adequately controlled by inhaled corticosteroids: a comprehensive review. *Respir Res.* 2004;5:17.
28. Ito K, Lim S, Caramori G, Cosio B, Chung KF, Adcock IM et al. A molecular mechanism of action of theophylline: Induction of histone deacetylase activity to decrease inflammatory gene expression. *Proc Natl Acad Sci U S A.* 2002; 99 (13): 8921-8926.
29. Barnes PJ. Pulmonary pharmacology. In: Brunton LL, Chabner B, Knollman B. *Goodman & Gilman's The Pharmacological Basis of Therapeutics.* 12 ed. New York: MacGraw Hill; 2011: 1031-1066.
30. Spears M, Donnelly I, Jolly L, Brannigan M, Ito K, McSharry C et al. Effect of low-dose theophylline plus beclometasone on lung function in smokers with asthma: a pilot study. *Eur Respir J.* 2009; 33 (5): 1010-1017.
31. Barnes PJ. Theophylline. *Am J Respir Crit Care Med.* 2013; 188 (8): 901-906.
32. Barnes PJ. Corticosteroid resistance in patients with asthma and chronic obstructive pulmonary disease. *J Allergy Clin Immunol.* 2013;131(3):636-645.
33. Tee A, Koh MS, Gibson PG, Lasserson TJ, Wilson A, Irving LB. Long-acting beta2-agonists versus theophylline for maintenance treatment of asthma. *Cochrane Database Syst Rev.* 2007 Jul 18; (3): CD001281.
34. Nair P, Milan SJ, Rowe BH. Addition of intravenous aminophylline to inhaled beta2-agonists in adults with acute asthma. *Cochrane Database Syst Rev.* 2012 Dec 12;12:CD002742.
35. Kew KM, Kirtchuk L, Michell CI. Intravenous magnesium sulfate for treating adults with acute asthma in the emergency department. *Cochrane Database Syst Rev.* 2014 May 28; 5: CD010909.
36. Cheuk DK, Chau TC, Lee SL. A meta-analysis on intravenous magnesium sulphate for treating acute asthma. *Arch Dis Child.* 2005;90 (1):74-77.
37. Adams NP, Bestall JB, Malouf R, Lasserson TJ, Jones PW. Inhaled beclomethasone versus placebo for chronic asthma. *Cochrane Database Syst Rev.* 2005 Jan 25; (1): CD002738.
38. Pauwels RA, Pedersen S, Busse WW, Tan WC, Chen YZ, Ohlsson SV et al. Early intervention with budesonide in mild persistent asthma: a randomised, double-blind trial. *Lancet.* 2003; 361 (9363):1071-1076.
39. van der Velden VH. Glucocorticoids: mechanisms of action and anti-inflammatory potential in asthma. *Mediators Inflamm.* 1998; 7(4): 229-237.
40. Masoli M, Weatherall M, Holt S, Beasley R. Clinical dose-response relationship of fluticasone propionate in adults with asthma. *Thorax.* 2004; 59 (1):16-20.
41. Nielsen LP, Dahl R. Therapeutic ratio of inhaled corticosteroids in adult asthma. A dose-range comparison between fluticasone propionate and budesonide, measuring their effect on bronchial hyperresponsiveness and adrenal cortex function. *Am J Respir Crit Care Med.* 2000; 162 (6): 2053-2057.
42. Toogood JH, White FA, Baskerville JC, Fraher LJ, Jennings B. Comparison of the antiasthmatic, oropharyngeal, and systemic glucocorticoid effects of budesonide administered through a pressurized aerossol plus spacer or the Turbuhaler dry powder inhaler. *J Allergy Clin Immunol.* 1997; 99 (2): 186-193.
43. Lipworth BJ. Systemic adverse effects of inhaled corticosteroid therapy: A systematic review and meta-analysis. *Arch Intern Med.* 1999;159 (9): 941-955.
44. Manning P, Gibson PG, Lasserson TJ. Ciclesonide versus other inhaled steroids for chronic asthma in children and adults. *Cochrane Database Syst Rev.* 2008 Apr 16; (2): CD007031.
45. Winkler J, Hochhaus G, Derendorf H. How the lung handles drugs: pharmacokinetics and pharmacodynamics of inhaled corticosteroids. *Proc Am Thorac Soc.* 2004; 1(4): 356-363.
46. Rowe BH, Spooner CH, Ducharme FM, Bretzlaff JA, Bota GW. Corticosteroids for preventing relapse following acute exacerbations of asthma. *Cochrane Database Syst Rev.* 2007 Jul 18 (3): CD000195.
47. Chauhan BF, Ducharme FM. Antileukotriene agents compared to inhaled corticosteroids in the management of recurrent and/or chronic asthma in adults and children. *Cochrane Database Syst Rev.* 2012 May 16; 5: CD002314.
48. Chauhan BF, Ben Salah R, Ducharme FM. Addition of antileukotriene agents to inhaled corticosteroids in children with persistent asthma. *Cochrane Database Syst Rev.* 2013 Oct 2; 10: CD00958549.
49. Chauhan BF, Ducharme FM. Addition to inhaled corticosteroids of long-acting beta2-agonists versus antileukotrienes for chronic asthma. *Cochrane Database Syst Rev.* 2014 Jan 24; 1: CD003137.
50. Bisgaard H, Zielen S, Garcia-Garcia ML, Johnston SL, Gilles L, Menten J et al. Montelucaste reduces asthma exacerbations in 2- to 5-year-old children with intermittent asthma. *Am J Respir Crit Care Med.* 2005; 171 (4): 315-322.
51. Pullerits T, Praks L, Ristioja V, Lötvall J. Comparison of a nasal glucocorticoid, antileukotriene, and a combination of antileukotriene and antihistamine in the treatment of seasonal allergic rhinitis. *J Allergy Clin Immunol.* 2002; 109 (6): 949-955.
52. Brodlie M, Gupta A, Rodriguez-Martinez CE, Castro-Rodriguez JA, Ducharme FM, McKean MC. Leukotriene receptor antagonists as maintenance and intermittent therapy for episodic viral wheeze in children. *Cochrane Database Syst Rev.* 2015 Oct 19; 10: CD008202.
53. Edelman JM, Turpin JA, Bronsky EA, Grossman J, Kemp JP, Ghannam AF et al. Oral montelucaste compared with inhaled salmeterol to prevent exercise-induced bronchoconstriction. A randomized, double-blind trial. Exercise Study Group. *Ann Intern Med.* 2000; 132 (2): 97-104.
54. Pfaar O, Bachert C, Bufe A, Buhl R, Ebner C, Eng P et al. Guideline on allergen-specific immunotherapy in IgE-mediated allergic diseases: S2 k Guideline of the German Society for Allergology and Clinical Immunology (DGAKI), the Society for Pediatric Allergy and Environmental Medicine (GPA), the Medical Association of German Allergologists (AeDA), the Austrian Society for Allergy and Immunology (ÖGAI), the Swiss Society for Allergy and Immunology (SGAI), the German Society of Dermatology (DDG), the German Society of Oto- Rhino-Laryngology, Head and Neck Surgery (DGHNO-KHC), the German Society of Pediatrics and Adolescent Medicine (DGKJ), the Society for Pediatric Pneumology (GPP), the German Respiratory Society (DGP), the German Association of ENT Surgeons (BV-HNO), the Professional Federation of Paediatricians and

Youth Doctors (BVKJ), the Federal Association of Pulmonologists (BDP) and the German Dermatologists Association (BVDD). *Allergo J Int.* 2014; 23 (8): 282-319.

55. Chelladurai Y, Suarez-Cuervo C, Erekosima N, Kim JM, Ramanathan M, Segal JB et al. Effectiveness of subcutaneous versus sublingual immunotherapy for the treatment of allergic rhinoconjunctivitis and asthma: a systematic review. *J Allergy Clin Immunol Pract.* 2013; 1 (4): 361-369.
56. Normansell R, Kew KM, Bridgman AL. Sublingual immunotherapy for asthma. *Cochrane Database Syst Rev.* 2015 Aug 28; 8: CD011293.
57. Catley MC, Coote J, Bari M, Tomlinson KL. Monoclonal antibodies for the treatment of asthma. *Pharmacol Ther.* 2011; 132 (3): 333-351.
58. Powell C, Milan SJ, Dwan K, Bax L, Walters N. Mepolizumabe *versus* placebo for asthma. *Cochrane Database Syst Rev.* 2015 Jul 27; 7: CD010834.
59. Rodrigo GJ, Neffen H, Castro-Rodriguez JA. Efficacy and safety of subcutaneous omalizumabe vs placebo as add-on therapy to corticosteroids for children and adults with asthma: a systematic review. *Chest.* 2011; 139 (1): 28-35.
60. Normansell R, Walker S, Milan SJ, Walters EH, Nair P. Omalizumabe for asthma in adults and children. *Cochrane Database Syst Rev.* 2014 Jan 13;1:CD003559.
61. Powell H, Gibson PG. High dose *versus* low dose inhaled corticosteroid as initial starting dose for asthma in adults and children. *Cochrane Database Syst Rev.* 2004; (2): CD004109
62. Chauhan BF, Chartrand C, Ducharme FM. Intermittent *versus* daily inhaled corticosteroids for persistent asthma in children and adults. *Cochrane Database Syst Rev.* 2013 Feb 28; 2: CD009611.
63. Chapman KR, Barnes NC, Greening AP, Jones PW, Pedersen S. Single maintenance and reliever therapy (SMART) of asthma: a critical appraisal. *Thorax.* 2010; 65 (8):747-752.
64. Alangari A. Corticosteroids in the treatment of acute asthma. *Ann Thorac Med.* 2014; 9 (4): 187-192.
65. Walker S, Burch J, McKenna C, Wright K, Griffin S, Woolacott N. Omalizumabe for the treatment of severe persistent allergic asthma in children aged 6 a 11 years. *Health Technol Assess.* 2011;15 (Suppl 1):13-21.
66. Araújo ACS, Ferraz E, Borges MC, Terra Filho J, Vianna EO. Investigação de fatores relacionados à asma de difícil controle. *J Brasil Pneumol.* 2007; 33 (5): 495-501.
67. Lohia S, Schlosser RJ, Soler ZM. Impact of intranasal corticosteroids on asthma outcomes in allergic rhinitis: a meta-analysis. *Allergy.* 2013; 68 (5): 569-579.
68. Busse W, Buhl R, Fernandez Vidaurre C, Blogg M, Zhu J, Eisner MD et al. Omalizumabe and the risk of malignancy: results from a pooled analysis. *J Allergy Clin Immunol.* 2012; 129 (4): 983-989.e6.
69. Palmqvist M, Ibsen T, Mellén A, Lötvall J. Comparison of the relative efficacy of formoterol and salmeterol in asthmatic patients. *Am J Respir Crit Care Med.* 1999; 160 (1): 244-249.
70. van der Woude HJ, Winter TH, Aalbers R. Decreased bronchodilating effect of salbutamol in relieving methacholine induced moderate to severe bronchoconstriction during high dose treatment with long acting beta2 agonists. *Thorax.* 2001; 56 (7): 529-535.
71. Lougheed MD, Lemiere C, Ducharme FM, Licskai C, Dell SD, Rowe BH et al. Canadian Thoracic Society 2012 guideline update: diagnosis and management of asthma in preschoolers, children and adults. *Can Respir J.* 2012; 19 (2):127-1264.
72. Rodriguez-Martinez CE, Sossa-Briceno MP, Castro-Rodriguez JA. Comparison of the bronchodilating effects of albuterol delivered by valved vs. non-valved spacers in pediatric asthma. *Pediatr Allergy Immunol.* 2012; 23 (7): 629-635.
73. Sociedade Brasileira de Pneumologia e Tisiologia. IV Diretrizes Brasileiras no Manejo da Asma. *J Bras Pneumol.* 2006; 32(Suppl 7): S447-S474.
74. Brozek JL, Kraft M, Krishnam JA, Cloutier MM, Lazarus SC, Li JT et al., Long-acting beta 2-agonist slep-off in patients with controlled asthma.

Seção 7

Tratamento de Doenças do Sistema Digestivo

CAPÍTULO 48
Doenças Ulcerosa Péptica e do Refluxo Gastroesofágico

Ajácio Bandeira de Mello Brandão ▪ Fernando Herz Wolff

▶ Introdução

Úlcera péptica

Define-se úlcera péptica (UP) como solução de continuidade circunscrita à mucosa, com ≥ 5 mm, ultrapassando a camada muscular e atingindo a submucosa. Lesões menores e mais superficiais são chamadas de erosões. Doença ulcerosa péptica tem localização gástrica e duodenal.[1]

Doença ulcerosa péptica ocorre quando fatores protetores da mucosa gastrointestinal – constituídos principalmente por secreções contendo muco e bicarbonato – são sobrepujados pela ação de ácido clorídrico e pepsina, também presentes no lúmen gastrointestinal. Esse desequilíbrio é favorecido por agentes externos, como infecção por Helicobacter pylori (H. pylori) ou uso de anti-inflamatórios não esteroides (AINEs) ou ácido acetilsalicílico (AAS).[1]

Pacientes com UP duodenal produzem mais ácido gástrico que os controles, particularmente à noite (secreção basal), enquanto pacientes com UP gástrica têm produção de ácido normal ou mesmo reduzida. Nesses últimos, provavelmente maior fragilidade da mucosa e menor produção de bicarbonato contribuem para o desenvolvimento de úlcera, mesmo com níveis menores de acidez gástrica.

A doença ulcerosa péptica é comum. Nos EUA, anualmente, estima-se que 4 milhões de pessoas (novos casos e recorrências) sejam afetadas, e 15.000 morrem por complicações da doença.[1] Em estudos de base populacional, observou-se incidência anual de UP entre 0,10 e 0,19% e entre 0,03 e 0,17%, respectivamente, quando baseados em diagnósticos firmados pelos médicos e quando avaliados por registros de internação hospitalar. Séries que avaliam a tendência temporal de incidência de UP apontam diminuição de sua incidência em geral, quando comparadas a décadas anteriores.[2] Entretanto, internações e complicações relacionadas à doença permanecem estáveis ou sofreram mesmo pequeno aumento. Tal variação é atribuída à diminuição de prevalência de infecção por H. pylori e ao aumento de UP associada a uso de AINE em adultos e idosos, em quem há maiores riscos de complicações e necessidade de internação.[3]

No Brasil, em 2008, partindo de dados de internação por UP complicada, a prevalência estimada de úlcera em homens e mulheres foi de 0,2% e 0,1%, respectivamente; a taxa de mortalidade nacional, de 3,0/100 mil habitantes (3,6/100 mil em homens; 2,3/100 mil em mulheres); as prevalências e taxas de mortalidade aumentaram com a idade, independentemente do sexo, com maiores valores entre homens.[4]

Duas são as principais etiologias da UP: infecção por H. pylori e o uso de AINE ou de compostos contendo AAS. Menos de 5 a 10% das UP têm outras causas, como síndrome de Zollinger-Ellison ou mastocitose sistêmica.

■ Helicobacter pylori e úlcera péptica

Aproximadamente 50% da população mundial estão infectados por H. pylori, com maior prevalência em regiões mais pobres.[5-7]

No Brasil, a prevalência da infecção em adultos é estimada em 82%.[5]

A bactéria causa inflamação crônica da mucosa gástrica em praticamente todas as pessoas infectadas, mas a maioria delas não desenvolve a doença. Contudo, 1 a 10% apresentarão úlcera gástrica ou duodenal, 0,1 a 3%, carcinoma gástrico e menos de 0,01%, linfoma gástrico tipo MALT (mucosa-associated lymphoid tissue lymphoma).[8]

As razões de só algumas pessoas desenvolverem doença clinicamente evidente estão relacionadas à combinação de vários fatores: diferentes cepas da bactéria, suscetibilidade do hospedeiro à doença e fatores ambientais. A prevalência de H. pylori em pacientes com úlceras gastroduodenais é de 36 a 73%, variando com situação geográfica, etnia e fatores socioeconômicos.[9]

■ Anti-inflamatórios não esteroides/ácido acetilsalicílico e úlcera péptica

Cerca de 4 a 5% dos pacientes desenvolvem UP sintomática dentro de 1 ano de uso de AINE. A maioria que se apresenta com complicações sérias não refere sintomas dispépticos precedentes, sendo importante identificar os indivíduos que apresentam maior risco de morbimortalidade associada ao uso de AINE. Fatores de risco já demonstrados são: idade avançada, história de UP, uso concomitante de corticoides, AINE em altas doses, associação de vários tipos de AINEs, uso concomitante de anticoagulantes ou clopidogrel e doenças graves associadas. São considerados possíveis fatores de risco: infecção concomitante por *H. pylori*, fumar cigarros ou ingerir bebidas alcoólicas. Infecção por *H. pylori* parece aumentar o risco de sangramento por úlcera péptica duodenal em pacientes que usam AAS em baixas doses.[1,10]

Análise de séries de casos concluiu que a associação de AINE não seletivos e AAS em baixa dose com inibidores seletivos da recaptação de serotonina aumenta o risco de sangramento gastrointestinal alto.[11]

Ações local e sistêmicas determinam lesões do trato gastrointestinal associadas a AINE, sendo as últimas as principais responsáveis pela produção de úlcera. O elemento crítico na fisiopatogenia das lesões gastrointestinais induzidas pelos AINEs é a supressão da síntese de prostaglandinas, elementos-chave na proteção da mucosa gastrointestinal. A síntese de prostaglandinas ocorre, preferencialmente, via expressão da COX-1. AINEs que inibem seletivamente COX-2 (coxibes) determinariam menor agressão gastrointestinal, quando comparados a AINEs não seletivos.[13,14] Contudo, a ampla utilização de coxibes mostrou que podiam determinar eventos adversos cardiovasculares graves, incluindo infarto do miocárdio, sendo que alguns deles foram retirados do mercado. Por isso, a eventual vantagem não compensa o risco demonstrado.

Infecção pelo *H. pylori*, AAS em pequenas doses e AINEs são fatores de risco independentes para o aparecimento de UP. Contudo, não está estabelecido se o uso de AAS ou de AINE em pessoas infectadas pelo *H. pylori* potencializa o risco atribuível a cada um destes fatores, sendo necessários estudos com desenhos adequados para o estabelecimento de condutas baseadas em evidências e custo-efetivas.[15]

Doença do refluxo gastroesofágico

Refluxo do conteúdo gástrico para o esôfago é fenômeno fisiológico, reservando-se a denominação doença do refluxo gastroesofágico (DRGE) para o aumento da exposição ou da percepção do refluente, determinando sintomas e/ou complicações.[16]

DRGE é doença crônica, complexa e multifatorial, sendo inúmeros os fatores que contribuem em sua fisiopatologia: redução da pressão do esfíncter esofágico inferior (EEI), aumento do refluxo ácido durante o relaxamento transitório do EEI, presença de hérnia hiatal, redução do clareamento esofágico, hipersensibilidade visceral e alteração da integridade da mucosa esofágica.[17]

A sequência de eventos que leva às manifestações da DRGE pode incluir:[18]

- Disfunção frequente da barreira antirrefluxo, em consequência de relaxamento transitório do EEI, menor pressão do EEI ou alteração anatômica da junção esofagogástrica (p. ex., em casos de hérnia hiatal)
- Episódios de refluxo com características físico-químicas específicas, como acidez e extensão do refluente no esôfago
- Perda, micro ou macroscópica, da integridade da mucosa esofágica, quando a exposição ao conteúdo gástrico supera os mecanismos de defesa do esôfago
- Ativação de nociceptores da mucosa esofágica
- Ativação das vias aferentes de sinalização
- Processamento desses sinais em nível cortical, levando à percepção de pirose ou outras manifestações da DRGE.

Nos EUA, DRGE é o diagnóstico mais comumente feito pelos gastroenterologistas em pacientes atendidos em ambulatórios, a indicação mais frequente para endoscopia digestiva alta e, anualmente, responsável por 9 milhões de visitas hospitalares e gasto de 10 bilhões de dólares, em custos diretos e indiretos.[19]

Revisão sistemática[20] de 28 estudos de base populacional (n = 65.000) investigou prevalência e incidência de DRGE, definida pela presença de pirose e/ou regurgitação no mínimo 1 vez/semana ou de acordo com a definição do consenso de Montreal ou, ainda, quando diagnosticada por clínico. A pesquisa apontou que a prevalência estimada de DRGE é variável entre as regiões do mundo: 18,1% e 27,8% na América do Norte, 8,8% e 25,9% na Europa, 2,5% e 7,8% na Ásia, 8,7% e 33,1% no Oriente Médio, 11,6% na Austrália e 23% na América do Sul. Também identificou que a incidência de DRGE em Reino Unido e EUA foi aproximadamente de 5 por 1.000 pessoas-ano e que vem aumentando desde os anos 1990. Uma crítica aos resultados é que vários dos estudos incluídos na revisão não consideraram o eventual uso de medicamentos que reduzem a secreção ácida, o que poderia mascarar os sintomas de DRGE e, assim, subestimar o real aumento na incidência de DRGE.

Estudo de base populacional[21] (n = 3.050) apontou que 22,7% dos respondentes informaram ter pirose, ao menos uma vez por mês em 18,2% dos casos.

Reunião de consenso categorizou as manifestações da DRGE em dois grupos de síndromes: esofágicas e extraesofágicas. As síndromes esofágicas foram classificadas em síndromes sintomáticas, quando o paciente apresentava sintomas típicos de refluxo, como pirose ou regurgitação; e síndromes com lesões do esôfago, quando os exames identificavam, por exemplo, esofagite de refluxo, estenose esofágica ou esôfago de Barrett. As síndromes extraesofágicas foram subdivididas em duas categorias: as com comprovada associação (p. ex., tosse ou asma secundárias ao refluxo) e as com associação proposta, mas ainda não comprovada (faringites ou sinusites, entre outras).[16]

DRGE continua sendo importante doença em termos de custo e saúde pública. O ônus que acarreta, seu impacto econômico e o mercado potencial para novos medicamentos e dispositivos explicam o continuado interesse na doença e estimulam o desenvolvimento de abordagens custo-efetivas para diagnóstico e tratamento. Para o manejo dessa condição, há opções medicamentosas, cirúrgicas e endoscópicas, sem que se tenha ainda definido a melhor abordagem. Por isso, revisão sistemática de 166 estudos comparou diferentes opções em adultos com DRGE.[22]

▶ Seleção

Úlcera péptica

O tratamento da UP objetiva alívio de dor, promoção de cicatrização da lesão e prevenção de recorrência e complicações. Manejo de dor e aceleração de cicatrização são obtidos com uso de agentes antissecretores. Havendo infecção por *H. pylori*, usam-se combinações de antimicrobianos e antissecretores, independentemente de consumo crônico de AINE. Nos usuários de AINE, estes devem ser suspensos, sempre que possível, paralelamente ao tratamento com antiulcerosos.[23]

Medidas não medicamentosas, especialmente as dietéticas, não se mostraram úteis em prevenir ou acelerar a cura da UP. Entretanto, habitualmente, a fim de diminuir sintomas, sugere-se que pacientes reduzam ou suspendam o consumo de álcool, não fumem e evitem alimentos que habitualmente lhes causem sintomas dispépticos.

Medicamentos de uso corrente no tratamento de UP, bem como seus mecanismos de ação, podem ser vistos no Quadro 48.1.

■ Medicamentos usados em úlcera associada à infecção por *Helicobacter pylori*

A demonstração da participação etiopatogênica do *H. pylori* na UP da maioria dos pacientes foi demonstrada em clássicos ensaios clínicos, revisados em edições anteriores, que apresentavam taxas de cura e prevenção de recorrência superiores a 80%. Diferentes esquemas de antimicrobianos foram posteriormente testados quanto

Quadro 48.1 ■ Fármacos usados em úlcera péptica e seus mecanismos de ação.

Classificação	Representantes	Mecanismo de Ação
Antissecretores		
Antagonistas H_2	Cimetidina	Inibição da secreção ácida por bloqueio competitivo com histamina em receptores H_2 da célula parietal gástrica
	Ranitidina	
	Famotidina	
	Nizatidina	
Inibidores da bomba de prótons	Omeprazol	Redução da secreção ácida, por inibição irreversível da H^+, K^+-ATPase da célula parietal gástrica
	Lansoprazol	
	Pantoprazol	
	Esomeprazol	
	Rabeprazol	
	Tenatoprazol	
Protetor da mucosa	Bismuto coloidal*	Aumento de secreção de muco e bicarbonato; inibição de pepsina; acúmulo em nicho ulceroso
Antibióticos	Amoxicilina	Erradicação de *H. pylori* restaurando defesas da mucosa
	Claritromicina	
	Metronidazol	
	Tetraciclina	

*Usado em combinação com esquemas antimicrobianos para erradicação de *H. pylori*.

a esse objetivo, mostrando eficácia similar e discretas vantagens posológicas ou de efeitos adversos. O tratamento antimicrobiano objetiva eficácia microbiológica (taxas de erradicação), sem que isso se traduza necessariamente em maiores taxas de cura clínica.

Os tratamentos usados baseiam-se em consensos publicados em várias regiões do globo e envolvem a combinação de vários fármacos. A terapia padrão consiste em inibidor da bomba de prótons (IBP), amoxicilina e claritromicina, embora muitos esquemas acrescentem metronidazol ou levofloxacino. Entretanto, a erradicação do *H. pylori* está sendo mais dificilmente obtida, entre outros motivos pela baixa adesão a tratamento e surgimento de resistência aos antibióticos comumente prescritos, sendo esta devida à degradação desses agentes no ambiente ácido do estômago. Terapia quádrupla com subcitrato de bismuto e potássio, metronidazol, tetraciclina e IBP tem sido sugerida em regiões com alta (> 20%) incidência de resistência à claritromicina. Entretanto, alguns estudos apontam para taxas de erradicação menores do que 80% com esta terapia, o que se associa à resistência aumentada a metronidazol.

Em vista disso, novas terapias estão em desenvolvimento para erradicação do *H. pylori*: suplementação com probióticos – *Lactobacillus, Saccharomyces boulardii, Bifidobacterium* sp.; escolha de esomeprazol e rabeprazol, menos suscetíveis à ação do genótipo CYP2C19 em comparação a outros IBP; novas classes de antimicrobianos – piloricidinas, derivados benzimidazólicos, catelicidinas, defensinas, peptídios oligo-acil-lisil – OAK; piridodiazepinas, sulfonamidas e sulfamatos; extrato de raiz de gengibre, capsaicina; suplementação com vitaminas C e E. Investigação com nanotecnologia tem sido direcionada contra *H. pylori*, como a nanoformulação de lipossomas com ácido linolênico.[24]

Novas estratégias de erradicação ainda precisam ter seus benefícios amplamente comprovados.

Antimicrobianos

Os antimicrobianos mais comumente prescritos para erradicação de *H. pylori* são amoxicilina, claritromicina, metronidazol, tetraciclina, tinidazol e bismuto coloidal. O tratamento de primeira linha, de acordo com vários consensos, consiste na associação de IBP 2 vezes/dia (consenso brasileiro sugere 1 vez/dia), claritromicina (500 mg, 2 vezes/dia) e amoxicilina (1.000 mg, 2 vezes/dia), que pode ser substituída por metronidazol (400 a 500 mg, 2 vezes/dia) naqueles com história de alergia a penicilinas. A duração do tratamento recomendada por consenso brasileiro é de 7 dias, considerando principalmente os custos envolvidos, mas a extensão do período de tratamento para 10 a 14 dias é mais considerada.[25-27]

Revisão Cochrane[28] concluiu que a erradicação do *H. pylori* é consistentemente maior quando a duração dos tratamentos com IBP + claritromicina + amoxicilina ou IBP+ amoxicilina + metronidazol/tinidazol é de 14 dias (risco relativo [RR] para persistência de *H. pylori* = 0,66; intervalo de confiança [IC]95%: 0,60 a 0,74; NNT = 11 (IC95%: 9 a 14), só se admitindo tratamento mais curto quando a experiência local tenha mostrado que é igualmente eficaz.

Graham e Fischbach[29] recomendam 14 dias para tratamento quádruplo concomitante com IBP, amoxicilina, claritromicina e um nitroimidazol; 10 dias de tratamento sequencial (IBP + amoxicilina por 5 dias); seguidos por IBP + claritromicina e um nitroimidazol por 5 dias) ou 14 dias de esquema quádruplo contendo bismuto. O esquema sequencial alcança taxas de erradicação similares ou pouco mais baixas do que esquema quádruplo.[26]

Recomenda-se não prescrever claritromicina quando a frequência de resistência local superar 15 a 20%, sendo então sugerido associar IBP + bismuto coloidal + metronidazol + tetraciclina por 14 dias.[26] Tratamento concomitante é recomendado para regiões com taxas de resistência à claritromicina > 20% e onde bismuto coloidal esteja indisponível. Consiste na associação de metronidazol (500 mg, 2 vezes/dia), claritromicina (500 mg, 2 vezes/dia), amoxicilina (1 g, 2 vezes/dia) e IBP (2 vezes/dia) por 10 dias, sendo suas taxas de erradicação similares às obtidas com o tratamento sequencial.[30]

Resistência à claritromicina não parece ser problema no Brasil, não havendo restrições a seu uso.[31,32]

Em caso de falha com o primeiro tratamento, novo esquema deve ser tentado, contendo a menor sobreposição possível de medicamentos. Para países em desenvolvimento, constituem alternativas o esquema quádruplo ou a associação de IBP + amoxicilina (ambos em 2 vezes/dia) + levofloxacino (500 mg, 1 vez/dia), por dez dias.[25,26]

O esquema tríplice incluindo levofloxacino ofereceria vantagens em relação ao esquema quádruplo, contendo bismuto.[33]

Antagonistas H_2

Antagonistas H_2 têm eficácia similar em doses equipotentes. Diminuem eficazmente sintomas relacionados à úlcera péptica, especialmente dor, e aceleram a cicatrização de lesões gástricas e duodenais. Os antagonistas H_2 são bem tolerados e apresentam baixa incidência de efeitos adversos relevantes. Reuniões de consenso ou diretrizes internacionais para erradicação de *H. pylori* não incluem antagonistas H_2 como adjuvantes do esquema antimicrobiano.[25-27]

Inibidores da bomba de prótons

Representantes dessa classe são similares entre si quando utilizados em doses equipotentes, reduzindo em 95% a produção diária de ácido. Têm benefício definido como adjuvantes no tratamento de úlcera associada a *H. pylori*, sendo os mais frequentemente testados e preconizados.[25-27]

Tratamentos de segunda e terceira linhas

Depois de falha com a terapia tríplice padrão, terapia de segunda linha que inclui levofloxacino é eficaz e mais bem tolerada do que a terapia quádrupla com bismuto. A terapia quádrupla, constituída por IBP, bismuto, levofloxacino e amoxicilina é 90% eficaz na erradicação do *H. pylori*. Novas fluoroquinolonas, como moxifloxacino e sitafloxacino, poderiam ser usadas em terapias de segunda e terceira linhas. Mesmo após falha com três tratamentos diferentes, a erradicação pode ser tentada com rifabutina ou furazolidona. Há muita discordância entre especialistas sobre a melhor alternativa para erradicação.[34,35]

Medicamentos usados em úlcera associada a uso de AINEs e ácido acetilsalicílico

Pacientes que desenvolvem UP durante tratamento com AINE devem suspender seu uso sempre que possível e iniciar tratamento com IBP ou bloqueador H_2. Quando for impraticável suspender o uso de AINE, deve-se adicionar IBP em doses convencionais durante 4 a 8 semanas que, nesse cenário, supera antagonistas H_2 e misoprostol. Em ensaio clínico randomizado (ECR)[36] que comparou omeprazol e ranitidina em pacientes que não puderam suspender os AINE, após 8 semanas os resultados terapêuticos foram da ordem de 80% no grupo omeprazol de 20 mg/dia, 79% no grupo omeprazol de 40 mg/dia e 63% no grupo de ranitidina ($P < 0,001$ na comparação com 20 mg/dia de omeprazol e $P = 0,001$ no grupo que usou 40 mg/dia). Após cicatrização das lesões, terapia de manutenção (6 meses) determinou remissão em 72% do grupo omeprazol e em 59% do grupo ranitidina. Em pacientes infectados por *H. pylori*, deve-se também erradicar a bactéria.[37]

Prevenção secundária de lesões gastrointestinais induzidas por AINE e ácido acetilsalicílico

Em prevenção de fenômenos cardiovasculares ou cerebrovasculares, usuários de AAS podem desenvolver úlcera péptica, sem poder suspender o *antiplaquetário*. Para reduzir o risco de sangramento gastrointestinal alto, devem ser eliminados outros fatores de risco, como infecção por *H. pylori*, uso concomitante de outros AINEs, corticoides e fumo. Em pacientes com úlceras não complicadas, AAS pode continuar a ser usado junto com IBP em dose usual.[38]

Em pacientes com doença ulcerosa prévia induzida por AINE com *finalidade anti-inflamatória*, indica-se tratamento de manutenção com IBP, por 4 a 8 semanas após a cicatrização da úlcera.

Prevenção secundária de lesões gastrointestinais induzidas por AINEs tem sido avaliada em pacientes que necessitam usá-los de forma contínua ou intermitente, para tanto empregando-se misoprostol, IBP ou antagonistas H_2.

Em revisão Cochrane[39] de 41 ECR, todas as doses de *misoprostol* reduziram significativamente o risco de úlceras gástricas, o maior efeito preventivo sendo associado a doses de 800 μg/dia. A mesma relação dose-resposta não foi observada em úlceras duodenais. Misoprostol causou diarreia com todas as doses testadas. Na prevenção de úlceras gástricas e duodenais induzidas por uso crônico de AINEs, podem também ser usados IBPs e doses duplas de antagonistas H_2.

No Brasil, misoprostol só está liberado para uso obstétrico hospitalar.

Yeomans[40] comenta o aumento de dores ligadas a sistema osteoarticular, assim como a incidência de doenças inflamatórias do mesmo território, com a crescente longevidade. Consequentemente, usam-se mais AINEs, o que justifica que úlceras e as complicações por eles induzidas sejam prevalentes em idosos. Embora as maiores complicações do uso de AINE (incluindo baixas doses de AAS) sejam úlceras gástricas e duodenais, também ocorre ulceração de intestino delgado, o que pode levar desde anemia ferropriva até franca hemorragia gastrointestinal. Há boa evidência de que IBPs reduzem substancialmente o risco desses efeitos adversos.

Metanálise[41] mostrou que o risco de sangramento gastrointestinal em pacientes que usam AAS em baixas doses é maior que o de controles que recebem placebo (*odds ratio* [OR] = 1,55; IC95%: 1,27 a 1,90), risco que aumentou quando os pacientes usavam concomitantemente clopidogrel (OR = 1,86; IC95%: 1,49 a 2,31). IBP reduziu o risco de sangramento gastrointestinal nesses pacientes (OR = 0,34; IC95%: 0,21 a 0,57).

A prescrição conjunta de antiplaquetários (clopidogrel e AAS) aumenta em duas vezes o risco de sangramento gastrointestinal, quando comparada a apenas uso de AAS (RR = 1,57; IC95%: 1,29 a 1,92; $P < 0,001$).[42]

Uso de IBP ou antagonista de receptor H_2 reduz o risco de sangramento digestivo alto (SDA) comparativamente a não tratamento. IBP supera antagonista H_2. IBPs são recomendados para reduzir risco de SDA em pacientes com SDA prévio. IBPs são recomendados em pacientes com múltiplos fatores de risco para sangramento e que requerem terapia antiplaquetária. Não se recomenda uso rotineiro de IBP ou antagonista H_2 naqueles com baixo risco de sangramento, por evidenciarem menor benefício potencial com a terapia profilática. Quanto à possível interação de clopidogrel e IBP, não há evidências de que isso se reflita em desfechos clínicos.[43]

Medicamentos usados em úlcera péptica idiopática e de estresse

A prevalência de úlcera gastroduodenal idiopática, ou seja, sem fator desencadeante evidente, parece estar em ascensão.[44,45]

Nesses pacientes, o primeiro passo é revisar a história clínica para descartar o uso, certas vezes desconhecido do próprio paciente, de AINE em compostos antigripais, analgésicos, "digestivos", entre outros. Também deve ser considerada a hipótese de teste falso-negativo para *H. pylori*, mais frequente em usuários de IBP, antagonistas H_2 ou antibióticos. Estresse psicológico, antes muito considerado na etiologia da UP, tem sido mencionado como um dos fatores etiológicos da UP idiopática.[46]

Quando se confirma úlcera péptica idiopática, sugere-se prescrição de antagonistas H_2 por 4 a 8 semanas para pacientes com úlcera não complicada e manutenção (por tempo ainda não determinado) naqueles com úlcera complicada. IBP seriam reservados para casos em que a cicatrização não ocorre ou se faz lentamente.[47]

Úlcera de estresse é a que surge em pacientes criticamente doentes, internados em unidades de tratamento intensivo (UTI), ocasionando sangramento digestivo que se associa a maior mortalidade e maior tempo de permanência em UTI. Em pacientes com sepse grave ou choque séptico com risco de sangramento (ventilação mecânica por, no mínimo, 48 h, coagulopatia e, possivelmente, hipotensão), há a recomendação de se fazer profilaxia com IBP, não havendo necessidade de fazê-la naqueles sem fatores de risco.[48]

Revisão sistemática[49] de 14 estudos comparou IBP a antagonista H_2 em doentes críticos. IBPs mostraram-se mais eficazes do que antagonistas H_2 em prevenir sangramento digestivo alto. Não houve diferença entre eles com respeito a risco de pneumonia, morte ou permanência na UTI. No entanto, posterior revisão sistemática com metanálise,[50] comparando IBP ou antagonista H_2 *versus* placebo ou não profilaxia, não evidenciou que profilaxia de úlcera de estresse trouxesse benefício estatisticamente significativo sobre mortalidade e pneumonia nosocomial.

Pacientes sem fatores de risco não devem receber profilaxia.

Sumário de seleção de medidas empregadas em úlcera péptica.			
Intervenção clínica	Grau de recomendação	Nível de evidência	Comentários
Úlcera associada à infecção pelo *Helicobater pylori*			
Medidas não medicamentosas (evitar alimentos ácidos e irritantes e restringir álcool e fumo)	IIb	C	Embora diminuam sintomas, não se mostraram úteis em prevenir ou acelerar cicatrização
IBP, amoxicilina (ou metronidazol) e claritromicina	I	A	Constituem a terapia padrão, com metronidazol substituindo amoxicilina em pacientes alérgicos às penicilinas Visam erradicar *H. pylori* (eficácia microbiológica)

(continua)

Sumário de seleção de medidas empregadas em úlcera péptica. (continuação)			
Intervenção clínica	Grau de recomendação	Nível de evidência	Comentários
IBP, amoxicilina e claritromicina associadas a metronidazol ou levofloxacino	IIa	C	Terapia quádrupla para erradicar *H. pylori* resistente (eficácia microbiológica)
Outras terapias quádruplas, incluindo bismuto e tetraciclinas	IIa	C	Sugeridas quando há > 20% de resistência à claritromicina. Taxas de erradicação podem ser < 80%, associadas à resistência a metronidazol
Novos antimicrobianos e associações	IIb	C	Terapias de resgate na falha de primeira linha, sem evidência de superioridade clínica
14 dias *versus* 7 dias de tratamento	IIa	A	Maior erradicação de *H. pylori*, só se admitindo tratamento mais curto quando a experiência local mostrar igual eficácia
IBP *versus* antagonistas H_2	IIa	B	IBP reduzem em 95% a produção diária de ácido. Antagonistas H_2 também são eficazes. As recomendações de uso provêm de consensos, sem ECR que tenha cicatrização como desfecho
■ **Úlcera associada a uso de AINE**			
Medidas não medicamentosas. Suspender AAS e AINE sempre que possível, corticoides e fumo	I	C	Medidas que coadjuvam os tratamentos específicos
Antagonistas H_2	IIa	B	Diminuem sintomas e aceleram a cicatrização de lesões gástricas e duodenais em pacientes que logram suspender os AINEs
IBP	IIa	B	Idem quanto aos desfechos acima. IBP por 4 a 8 semanas são indicados em pacientes que não podem suspender AINEs
IBP por prazo mais prolongado	IIa	B	Em pacientes em uso permanente de AINE, uso de IBP por 4 a 8 semanas após a cicatrização da úlcera, com finalidade preventiva
Ranitidina *versus* omeprazol	I	B	Em pacientes que não suspenderam AINE, as taxas de cicatrização de todas as lesões (úlceras e erosões) foram mais altas com omeprazol
Misoprostol	IIb	B	Reduziu risco de úlceras gástricas, em doses de 800 μg/dia
■ **Úlcera de outro tipo**			
Antagonistas H_2	IIb	C	Em *úlcera péptica idiopática*, indicam-se antagonistas H_2 por 4 a 8 semanas para pacientes com úlcera não complicada e manutenção (por tempo ainda não determinado) nos com úlcera complicada
IBP	IIb	C	Em *úlcera péptica idiopática*, IBP são reservados para casos em que a cicatrização não ocorre ou se faz lentamente
	I	A	Em pacientes criticamente doentes, *úlcera de estresse* acarreta risco de sangramento digestivo, a ser prevenido com uso de IBP. Não há necessidade de profilaxia se não houver fator de risco

AAS: ácido acetilsalicílico; AINE: anti-inflamatórios não esteroides; ECR: ensaio clínico randomizado; IBP: inibidor da bomba de prótons.

Doença do refluxo gastroesofágico

Para o tratamento da DRGE, pode-se intervir em qualquer das etapas da sequência fisiopatológica da doença, como reconhecida atualmente, ou seja:

- Alterando o conteúdo gástrico pela neutralização do ácido
- Melhorando a barreira antirrefluxo
- Melhorando os mecanismos de defesa da mucosa
- Bloqueando nociceptores da mucosa esofágica
- Modulando sinais aferentes e sua interpretação pelo córtex cerebral.

Para atingir tais objetivos, utilizam-se medidas não medicamentosas e medicamentosas.

■ Medidas não medicamentosas

Medidas não medicamentosas que envolvem *mudanças comportamentais* podem ser agrupadas, esquematicamente, em três categorias:

- Evitar alimentos que reduzam a pressão do EEI e facilitem o refluxo gastroesofágico: café, álcool, chocolate, alimentos gordurosos
- Evitar alimentos ácidos e irritantes da mucosa esofágica: cítricos, alimentos "picantes"
- Adotar comportamentos que evitem ou minimizem o refluxo gastroesofágico: emagrecer, cessar o hábito de fumar, elevar a cabeceira da cama (15 cm), evitar refeições volumosas e não deitar nas 2 h seguintes às refeições.

Apesar de comumente recomendadas, não há evidências de sua eficácia. Contudo, há subgrupos de pacientes que se beneficiarão com mudanças de certos comportamentos, sendo importante fazer recomendações baseadas na história do paciente. Por exemplo: em pacientes com sono interrompido por pirose ou regurgitação, a elevação da cabeceira da cama pode ser de auxílio; naqueles que sistematicamente se queixam de pirose após a ingestão de determinados alimentos ou bebidas, a suspensão dos mesmos pode determinar alívio dos sintomas. Pacientes obesos ou com sobrepeso devem ser orientados a emagrecer e tabagistas, estimulados a cessar o hábito.[51-54]

Outra abordagem é a fundoplicatura laparoscópica em pacientes com DRGE, cujos sintomas foram controlados com medicamentos. Nela, a parte alta do estômago é preguada em torno do EEI, fortalecendo o esfíncter e prevenindo o refluxo de ácido. Revisão norte-americana[22] aponta moderada evidência de eficácia similar entre a abordagem cirúrgica e o tratamento medicamentoso de longa duração (1 a 3 anos). Porém, a primeira induz mais efeitos adversos do que a estratégia medicamentosa. Não houve suficiente evidência para concluir qual das abordagens é mais eficaz em evitar as complicações da DRGE, tais como esôfago de Barrett e adenocarcinoma de esôfago. Os estudos que diretamente comparam procedimentos cirúrgicos com tratamento medicamentoso geralmente falham em acompanhamento a longo prazo, são muito variáveis no rigor metodológico e na avaliação de desfechos, especialmente nos desfechos subjetivos.

Estudo[55] avaliou por 2 anos 46 pacientes submetidos à fundoplicatura laparoscópica de Nissen, mostrando que 42 deles manifestavam satisfatória qualidade de vida, e somente 8 ainda necessitavam usar antiácidos. Disfagia para sólidos e líquidos ocasionalmente apareceu em 12 e 8 pacientes, respectivamente.

A terapia com IBP e a cirurgia antirrefluxo foram comparadas em pacientes com esôfago de Barrett, mostrando que ambas as abordagens reduzem o risco de desenvolvimento e progressão dessa condição, sendo, porém, incapazes de completa prevenção. Em tratamento de manutenção, os pacientes recebiam o IBP 1 vez/dia, em doses guiadas pelo alívio dos sintomas. A cirurgia antirrefluxo foi indicada como alternativa do tratamento medicamentoso para aqueles com sintomas frequentes e que não queriam submeter-se a uso continuo de fármacos. A conduta cirúrgica não protege do risco de câncer.[56]

Não foi encontrada evidência com relação à eficácia de procedimentos endoscópicos, tais como a introdução no esôfago de dispositivos que contribuem para a diminuição do EEI ou de implante que consiste em substância gelatinosa que é injetada entre esôfago e estômago, fortalecendo o EEI para manter o ácido no estômago e a não extravasar para o esôfago. Os efeitos a longo prazo destes procedimentos são desconhecidos.[22]

Medidas medicamentosas

Várias abordagens medicamentosas são utilizadas, incluindo, dentre outras, uso intermitente, periódico ou contínuo de antiácidos, antagonistas H_2 e IBPs.

A intervenção medicamentosa predominante objetiva reduzir acidez gástrica e tempo total de exposição do lúmen esofágico ao conteúdo gástrico com pH inferior a 4.[53]

Antiácidos

Os antiácidos, tais como hidróxido de alumínio, carbonato de cálcio, sais de magnésio e bicarbonato de sódio, são amplamente utilizados em sintomas leves de pirose. Todos têm propriedades alcalinas e aliviam a dispepsia pela neutralização química transitória do ácido gástrico. Embora compartilhem esse mecanismo de ação, variam consideravelmente em capacidade de neutralização, velocidade de eliminação e incidência de efeitos adversos. Muitos deles são associações de medicamentos com efeitos oponentes, destinados a corrigir efeitos indesejáveis. Há pouca evidência que indique sua eficácia na DRGE, já que neutralizam transitoriamente o ácido no esôfago, mas não afetam significativamente o pH gástrico, nem evitam subsequentes episódios de pirose.[57]

Antagonistas H_2

Foram os mais utilizados no manejo da DRGE até a disseminação dos IBP, que se mostraram superiores no controle de manifestações esofágicas clássicas: pirose e cicatrização de esofagite.[22]

Revisão Cochrane,[58] em 26 ECRs, avaliou os efeitos de IBP versus antagonistas H_2 ou versus a associação desses com procinéticos em 4.032 participantes. IBP foram mais eficazes do que os comparadores na cicatrização de esofagite de refluxo (RR = 0,51; IC95%: 0,44 a 0,59).

Inibidores da bomba de prótons

Em DRGE com sintomas moderados ou graves, IBPs são considerados tratamento de primeira linha, apresentando definido benefício clínico e endoscópico.[22] À endoscopia, há definido benefício sobre as manifestações esofágicas, como pirose e esofagite.

Quando o tratamento da DRGE objetivava apenas a cicatrização da esofagite, o alvo foi atingido com o uso de IBP.[58] À medida que o entendimento da fisiopatologia da doença evoluiu, ficou claro que a persistência de sintomas de refluxo, mesmo na ausência de esofagite, ocorria na maioria dos casos de falha terapêutica.[17] Em estudos randomizados e controlados, a comparação da eficácia de IBP em tratar potenciais manifestações da DRGE identificou que o maior ganho terapêutico – aproximadamente 75% – foi o de cicatrizar esofagites de menor gravidade, chegando a praticamente zero no manejo de tosse crônica, rouquidão e asma.[53]

Metanálise (10 estudos, n = 15.316)[59] comparou a eficácia de esomeprazol versus omeprazol, lansoprazol e pantoprazol no tratamento de pacientes com esofagite erosiva. Em 8 semanas, esomeprazol determinou aumento relativo de 5% na probabilidade de cicatrizar esofagite, com redução de risco absoluto de 4% e NNT de 25. O NNT foi de 50 em casos de esofagite de menor gravidade (grau A, classificação de Los Angeles) e de 8 nos casos mais graves (grau D, classificação de Los Angeles). Em 4 semanas, esomeprazol conferiu aumento relativo de 8% na probabilidade de alívio dos sintomas de DRGE. Assim, o benefício foi estatisticamente comprovado, embora clinicamente modesto, em alívio de sintomas e cicatrização de esofagite. O benefício é menor em pacientes com esofagite de pouca gravidade e maior em casos de esofagites mais graves.

Revisão Cochrane[60] apontou que a administração de IBPs a longo prazo é eficaz em evitar recorrência de esofagite, tanto endoscópica quanto sintomaticamente. Em doses usuais, IBP foram mais eficazes do que as demais terapias. Em comparação a antagonistas H_2, ocorreu mais cefaleia no grupo que recebeu IBP. Antagonistas H_2, mais eficazes do que placebo, podem ser prescritos a pacientes intolerantes a IBP.

Apesar da alta frequência de DRGE, sabe-se que medicamentos usados em seu tratamento (especialmente IBP) são prescritos em excesso. Além dos gastos advindos, eventuais efeitos adversos não podem ser menosprezados.[61]

Estimar longo prazo de uso de IBP em DRGE, assim como segurança dessa terapia, passou a ser investigado com relação ao aparecimento e à progressão de lesões gástricas pré-malignas, como gastrite atrófica, metaplasia intestinal, hiperplasia de células enterocromafínicas e displasia. Revisão Cochrane[62] de 7 ensaios clínicos randomizados de baixa qualidade não chegou a conclusões definitivas sobre a associação de uso crônico de IBP e aparecimento e progressão de atrofia de corpo gástrico (aumento não significativo) e de metaplasia intestinal (resultado incerto). Porém, houve diferença em aumento de hiperplasia de células enterocromafínicas, difusa ($P = 0,007$) ou focal ($P = 0,02$) em relação aos controles. Nenhum participante mostrou alteração displásica ou neoplásica nos estudos incluídos. Como os resultados foram incertos, a importância clínica desses achados não impede, no momento, o emprego desses fármacos, mas a cautela se impõe.[62]

Em estudo de base populacional, mostrou-se associação entre exposição a IBP e risco de infarto do miocárdio na população em geral.[63]

Aumento da competência da barreira antirrefluxo

Intervenção medicamentosa para inibir relaxamento transitório do EEI tem sido tentada. Baclofeno, agonista do ácido gama-aminobutírico, reduz a incidência de relaxamentos transitórios do EEI e dos episódios de refluxo, mas efeitos adversos (sonolência, náuseas, fadiga e tonturas) limitam seu uso no tratamento da DRGE.[64]

Reforço nos mecanismos de defesa da mucosa esofágica e de seu reparo

Tratamento medicamentoso para aumentar os mecanismos de defesa da mucosa esofágica pode ser feito de duas maneiras: acelerando o trânsito esofágico e estimulando os mecanismos de reparo da mucosa. Os procinéticos serão descritos no Capítulo 49, *Êmese*. Esses medicamentos poderiam ser de auxílio por aumentar a pressão do EEI, melhorar a peristalse esofágica, acelerar o clareamento ácido do esôfago e facilitar o esvaziamento gástrico. Contudo, benefícios de seu uso nesse cenário são modestos, não existindo evidências que sejam de auxílio no tratamento da DRGE.[65-67]

Pacientes com DRGE apresentam dilatação do diâmetro do espaço intercelular da mucosa esofágica, razão pela qual rebamipida, que estimula a produção de prostaglandinas endógenas e atua como agente antiúlcera, tem sido estudada nesse cenário. A administração de rebamipida não controlou os sintomas de refluxo em pacientes com DRGE refratários a IBP.[68,69]

Modulação de sensações

No final da cascata de eventos que levam a sintomas causados pelo refluxo, estão a ativação de nociceptores da mucosa esofágica, o disparo de sinalização aferente e a interpretação desses sinais em nível cortical. Medidas medicamentosas e não medicamentosas têm sido investigadas nesse cenário.[18]

Os nociceptores esofágicos são cadeias iônicas sensíveis a ácido. Amilorida, um diurético, inibe aqueles nociceptores, mas sem ter efeito significativo sobre a frequência e a intensidade da doença do refluxo não erosiva. Houve apenas uma tendência a prolongar o tempo para início dos sintomas.[70]

Sumário de seleção de medidas empregadas em doença do refluxo gastroesofágico.			
Intervenção clínica	Grau de recomendação	Nível de evidência	Comentários
Medidas não medicamentosas			
Evitar alimentos relaxantes do EEI	I	C	Aparentam efetividade clínica, embora não testada por ECR
Evitar alimentos irritantes da mucosa esofágica	I	C	Idem
Emagrecer, cessar tabagismo, evitar refeições volumosas, elevar cabeceira da cama, não deitar após refeição	I	C	Implantar medida de acordo com a história do paciente
Fundoplicatura laparoscópica	IIb	B	Para casos resistentes, mas os estudos têm baixo rigor metodológico
Novas terapias endoscópicas	III	C	Sem estudos comparativos
Medidas medicamentosas			
Antiácidos	IIb	C	Para alívio sintomático transitório, sem afetar pH gástrico, nem evitar episódios de pirose subsequentes
Procinéticos	III	B	Não há evidências de eficácia em manejo de DRGE
Bloqueadores H_2	I	A	Benefício significativo em cicatrização da esofagite
IBP	I	A	Benefício clínico e endoscópico, por isso considerado tratamento de primeira linha, mas sem efeito sobre sintomas extraesofágicos
Esomeprazol vs. outros IBPs	IIa	B	Superioridade clínica modesta
Uso de IBP a longo prazo	IIb	B	Sem conclusões definitivas sobre associação de uso crônico de IBP e atrofia de corpo gástrico (aumento não significativo) e metaplasia intestinal (resultado incerto)
Baclofeno	III	B	Efeito de relaxamento transitório do EEI, mas seu uso é limitado em DRGE devido a efeitos adversos
Rebamipida	III	B	Não controla sintomas de refluxo em pacientes com DRGE refratários a IBP
Amilorida	III	B	Apesar de atuar em nociceptores esofágicos sensíveis a ácido, não tem efeito sobre sintomas da DRGE

EEI: esfíncter esofágico inferior; ECR: ensaio clínico randomizado; IBP: inibidores da bomba de prótons; DRGE: doença do refluxo gastroesofágico.

▶ Prescrição

No Quadro 48.2 listam-se os esquemas mais frequentemente citados e avaliados nos estudos descritos para tratamento de UP associada a *H. pylori*. A duração mínima do tratamento é de 7 dias, mas, preferentemente, deve ser de 10 a 14 dias. Em pacientes com úlcera não complicada, nos quais *H. pylori* foi erradicado, não é necessário tratamento de manutenção com antissecretores. Contudo, naqueles com história de sangramento ou perfuração, é indicado comprovar erradicação de *H. pylori* antes da suspensão dos medicamentos adjuvantes. Na úlcera gástrica, essa testagem se faz por meio de biopsias endoscópicas, pela necessidade de acompanhar a cicatrização completa da úlcera a fim de excluir neoplasia. Já nas úlceras duodenais, a verificação da erradicação da infecção pode ser feita mediante métodos não invasivos (teste respiratório ou fecal, por exemplo).

No Quadro 48.3 especificam-se as recomendações sobre uso de antissecretores no tratamento de úlceras pépticas de qualquer etiologia ou doença do refluxo gastroesofágico, sendo todos administrados oralmente. IBPs devem ser tomados em jejum, e a inobservância dessa conduta associa-se à falha terapêutica.[71] IBPs têm meias-vidas plasmáticas curtas, mas a duração da inibição ácida é superior a 24 h. Em regimes de dose diária única, número significativo de bombas (70%) só é irreversivelmente inibido em 2 a 5 dias. Isto justifica a não indicação de IBP como sintomático (uso por demanda), sendo preferíveis, nesse caso, antiácidos comuns ou antagonistas H_2.

Antagonistas H_2 têm meias-vidas plasmáticas curtas, mesmo assim podendo ser administrados em doses únicas à noite, o que facilita a adesão a tratamento.

▶ Seguimento

Muitas vezes, a adesão ao tratamento da infecção pelo *H. pylori* é baixa por determinar efeitos adversos em até 50% dos casos e requerer uso de três ou quatro fármacos. O abandono do tratamento é uma das causas de insucesso (apresentações que associam as doses diárias em embalagem única aumentam a adesão). Portanto, é importante que os pacientes sejam devidamente esclarecidos sobre os eventuais efeitos adversos e a necessidade de seguir rigorosamente o esquema proposto, sob pena de falha terapêutica. Antagonistas H_2, IBP e bismuto são associados a poucos efeitos adversos, listados no Quadro 48.4. Comumente, não requerem suspensão de uso.

Antagonistas H_2 e IBP são usados por longos períodos de tempo em pacientes com DRGE ou em uso crônico de AINEs ou AAS.

Tolerância a efeitos da supressão ácida por antagonistas H_2 pode determinar redução de seu efeito terapêutico com o passar do tempo. Usuários de doses elevadas de cimetidina, raros hoje em dia, podem desenvolver ginecomastia e impotência.[72]

Tratamento crônico com IBP, principalmente omeprazol, diminui a absorção de vitamina B_{12}, mas a relevância clínica desse efeito não é clara. Revisão[73] de duas coortes de pacientes com DRGE que usavam omeprazol (em média 12 anos) ou esomeprazol (em média 5 anos) não foi capaz de identificar alterações relevantes nos níveis de vitamina B_{12} com o passar do tempo.

Administração de IBP por longos períodos tem sido consistentemente associada a fraturas em adultos com osteoporose ou risco para osteoporose[74] e em adultos jovens, mesmo sem fatores de risco para fraturas.[75]

Quadro 48.2 ■ Esquemas propostos para erradicação do *Helicobacter pylori*.

Associação antimicrobiana	Dose (mg)	Via	Intervalo (h)	Duração (dias)	Taxa de erradicação (%)	Comentários
Claritromicina + Amoxicilina + IBP em dose usual*	500 1.000	Oral	12 12 12	10 a 14	< 80	Resistência crescente da claritromicina
Claritromicina + Metronidazol + IBP em dose usual*	500 500	Oral	12 12 12	10 a 14	70 a 85	Opção para alérgicos a penicilinas
Claritromicina + Metronidazol + Amoxicilina + IBP em doses usuais*	500 500 1.000	Oral	12 12 12	10	90	Esquema com resistência variável em cada região do globo; amoxicilina em geral apresenta baixa taxa de resistência
Subsalicilato de bismuto + Metronidazol + Tetraciclina + IBP em doses usuais*	525 250 500	Oral	6 6 6 12	10 a 14	80 a 90	Opção para alérgicos a penicilinas Tratamento de 1ª linha em regiões com alta taxa de resistência a claritromicina
Amoxicilina + IBP em dose usual* Seguido por: Claritromicina + Tinidazol + IBP em dose usual*	1.000 500 500	Oral	12 12 12 12 12	5 dias + 5 dias	75 a 80	Esquema sequencial Em estudos comparativos esse esquema se mostrou igual ou pouco menos efetivo do que a terapia concomitante

IBP: inibidor da bomba de prótons; *Omeprazol 20 mg; lansoprazol 30 mg; pantoprazol 40 mg; rabeprazol 20 mg; esomeprazol 40 mg. Fonte: Kim *et al.*, 2015.[24]

Quadro 48.3 ■ Esquemas de administração de antissecretores para tratamento de úlcera péptica e doença do refluxo gastroesofágico.

Agente	Dose (mg)	Intervalo (h)	Via	Horário	Duração (semanas)
Cimetidina	800	24	Oral	Noturno	4 a 8
	400	12	Oral	Levantar/deitar	4 a 8
Ranitidina	300	24	Oral	Noturno	4 a 8
Famotidina	40	24	Oral	Noturno	4 a 8
Nizatidina	300	24	Oral	Noturno	4 a 8
	150	12	Oral	Levantar/deitar	4 a 8
Omeprazol	20	24	Oral	Antes do café	4 a 8
Pantoprazol	40	24	Oral	Antes do café	4 a 8
Lansoprazol	30	24	Oral	Antes do café	4 a 8
Rabeprazol	20	24	Oral	Antes do café	4 a 8
Esomeprazol	40	24	Oral	Antes do café	4 a 8

Quadro 48.4 ■ Efeitos adversos mais frequentes dos fármacos de uso corrente em doenças ulcerosa péptica e do refluxo gastroesofágico.*

Grupos/agente	Efeitos adversos mais comuns
Antagonistas H$_2$	Diarreia, cefaleia, tontura, fadiga, dor muscular, constipação intestinal (< 3%)
IBP	Diarreia, náuseas, vômito, dor abdominal, constipação intestinal, flatulência, distúrbio do paladar
Bismuto coloidal	Escurecimento de língua e fezes

*Efeitos adversos de antibióticos são discutidos em capítulos correspondentes. IBP: inibidor da bomba de prótons.

Adicionalmente, metanálise[76] sugere haver interação de IBP e bisfosfonatos, com maior risco de fratura em pacientes que usam esses dois medicamentos.

O uso crônico de IBP tem-se associado a maior risco de algumas infecções. Em anos precedentes, foi levantada a hipótese de que IBP seria fator de risco independente para infecção por *Clostridium difficile*, mas essa associação é atualmente contestada.[77] Da mesma forma, não se mostrou relação de IBP como outras infecções, como candidíase esofágica ou diverticulite. Entretanto, evidências mais atuais sugerem sua associação com surgimento de peritonite bacteriana em cirróticos, razão pela qual seu uso deve ser cuidadosamente analisado nesses pacientes.[78,79]

Outra interação discutida é entre IBP e clopidogrel, usado cronicamente como antiplaquetário.

Em 2009, FDA lançou um alerta de que omeprazol reduzia o efeito antitrombótico de clopidogrel pela metade, quando usado concomitantemente. Estudo[80] analisou este aspecto em 157.248 pacientes que usavam a combinação, dividindo os IBP em inibidores (omeprazol e esomeprazol) e não inibidores (pantoprazol, lansoprazol, dexlansoprazol e rabeprazol) do sistema enzimático CYP2C19. Entre usuários de clopidogrel em combinação com inibidores de CYP2C19 a prescrição decaiu em torno 53% (OR = 0,47; $P < 0,001$); porém, 31,5% dos pacientes mantiveram aquele emprego.

Essas interações medicamentosas têm implicações prognósticas, associadas à redução de metabolismo de clopidogrel, com potencial aumento do risco de isquemia. Novas evidências imputaram a pantoprazol e lansoprazol interação de efeito similar.[81]

Interações medicamentosas frequentes constituem inconvenientes ao uso de antiulcerosos. No Quadro 48.5 listam-se interações clinicamente relevantes desses fármacos.

Quadro 48.5 ■ Interações medicamentosas de antissecretores e protetores da mucosa gástrica.

Grupos/agentes	Modificação de efeito em outros fármacos	Modificação de efeito gerada por outros fármacos
Antagonistas H_2 (sobretudo cimetidina)	Inibição de metabolismo de estradiol, varfarina, fenitoína, quinidina, cafeína, carbamazepina, teofilina, benzodiazepinas, antidepressivos tricíclicos, metronidazol, sulfonilureias, antagonistas dos canais de cálcio Inibição da secreção renal de procainamida	Absorção diminuída por antiácidos
Inibidores da bomba de prótons (IBPs)	Inibição de metabolismo de varfarina (esomeprazol, lansoprazol, omeprazol e rabeprazol), diazepam (esomeprazol e omeprazol), ciclosporina (omeprazol e rabeprazol), fenitoína (omeprazol) e dissulfiram (omeprazol) Aumento da depuração de imipramina, tacrina e teofilina (omeprazol) Antagonismo com clopidogrel (omeprazol) Inibição da absorção de vitamina B_{12} Diminuição de efeito de cetoconazol e itraconazol	Antagonistas H_2 diminuem a eficácia de IBPs Dissulfiram aumenta a toxicidade de IBPs

▶ Referências bibliográficas

1. Del Valle J. Peptic Ulcer Disease and Related Disorders. In: Kasper D, Fauci A, Hauser S, Longo D, Jameson J, Loscalzo J. eds. *Harrison's Principles of Internal Medicine*. 19 ed. New York, NY: McGraw-Hill; 2015. Disponível em: http://accessmedicine.mhmedical.com/content.aspx?bookid=1130&Sectionid=79747602 [Acesso em 10/9/2015]
2. Sung JJ, Kuipers EJ, El-Serag HB. Systematic review: update on the global incidence and prevalence of peptic ulcer disease. *Aliment Pharmacol Ther.* 2009;(9):938-946.
3. Musumba C, Jorgensen A, Sutton L, Van Eker D, Moorcroft J, Hopkins M et al. The relative contribution of NSAIDs and Helicobacter pylori to the aetiology of endoscopically-diagnosed peptic ulcer disease: observations from a tertiary referral hospital in the UK between 2005 and 2010. *Aliment Pharmacol Ther.* 2012;36 (1):48-56.
4. Oliveira AF, Carvalho JR, Santos Costa MF, Lobato LCP, Silva RS, Schramm JMA. Estimativa da prevalência e da mortalidade por complicações da úlcera péptica, Brasil, 2008: uma proposta metodológica. *Epidemiol Serv Saúde.* 2015;24(1):145-154.
5. Hunt RH, Xiao SD, Megraud F, Leon-Barua R, Bazzoli F, van der Merwe S et al. Helicobacter pylori in developing countries. World Gastroenterology Organization Global Guidelines; World Gastroenterology Organization. *J Gastrointestin Liver Dis.* 2011;20(3):299-304.
6. Peleteiro B, Bastos A, Ferro A, Lunet N. Prevalence of Helicobacter pylori worldwide: a systematic review of studies with national coverage. *Dig Dis Sci.* 2014;59(8):1698-1709.
7. Malnick SDH, Melzer E, Attali M, Duek G, Yahav J. Helicobacter pylori: Friend or foe? *World J Gastroenterol.* 2014;20(27):8979-8985.
8. McColl KE. Clinical practice. Helicobacter pylori infection. *N Engl J Med.* 2010; 362(17):1597-1604.
9. Wang AY, Peura DA. The prevalence and incidence of helicobacter pylori-associated peptic ulcer disease and upper gastrointestinal bleeding throughout the world. *Gastrointest Endoscopy Clin N Am.* 2011; 21(4):613-635.
10. Tielleman T, Bujanda D, Cryer B. Epidemiology and risk factors for upper gastrointestinal bleeding. *Gastrointest Endoscopy Clin N Am.* 2015; 25(3):415-428.
11. Masclee GM, Valkholf VE, Coloma PM, de Ridder M, Romio S, Schuemie MJ et al. Risk of upper gastrointestinal bleeendig from different combinations. *Gastroenterology* 2014; 147(4):784-792.
12. Coxib and Traditional NSAIDs Trialists' (CNT) Collaboration. Vascular and upper gastrointestinal effects of non-steroidal drugs: meta-analyses of individual participant data from randomized trials. *Lancet.* 2013;382:769-779.
13. Gotzsche PC. NSAIDs. *BMJ Clin Evid.* 2010;2010:1108.
14. Chan FK, Lanas A, Scheiman J, Berger MF, Nguyen H, Goldstein JL. Celecoxib versus omeprazole and diclofenac in patients with osteoarthritis and rheumatoid arthritis (CONDOR): a randomised trial. *Lancet.* 2010;376:173-179.
15. Sostres C, Gargallo CJ, Lanas A. Interaction between Helicobacter pylori infection, nonsteroidal anti-inflammatory drugs and/or low-dose aspirin use: Old question new insights. *World J Gastroenterol.* 2014;20:9439-9450.
16. Vakil N, van Zanten SV, Kahrilas P, Dent J, Jones R. The Montreal definition and classification of gastroesophageal reflux disease: a global evidence-based consensus. *Am J Gastroenterol.* 2006;101:1900-1920.
17. Boeckxtaens GE, Rohof WO. Pathophysiology of gastroesophageal reflux disease. *Gastroenterolol Clin N Am.* 2014;43(1):15-25.
18. Vela MF. Medical treatments of GERD. The old and new. *Gastroenterolol Clin N Am.* 2014;43(1):121-133.
19. Peery AF, Dellon ES, Lund J Crockett SD, Mcgowan CE, Bulsiewicz WJ et al. Burden of gastroenterological disease in the United States: 2012 update. *Gastroenterolgy.* 2012;143(5):1179-1187.
20. Rubenstein JH, Chen JW. Epidemiology of gastroesophageal reflux disease. *Gastroenterolol Clin N Am.* 2014;43(1):1-14.
21. Latorre MRDO, Silva AM, Chinzon D, Eisig JN, Dias-Bastos TRP. Epidemiology of upper gastrointestinal symptoms in Brazil (EpiGastro): a population-based study according to sex and age group. *World J Gastroenterol.* 2014;20:46:17388-17398.
22. Ip S, Chung M, Moorthy D, Yu WW, Lee J, Chan JA, Bonis PA, Lau J. Comparative effectiveness of management strategies for gastroesophageal reflux disease: update. *Comparative Effectiveness Reviews.* No. 29. Rockville (MD): Agency for Healthcare Research and Quality (US); 2011 Sep. Report No.: 11-EHC049-EF Disponível em: http://www.ncbi.nlm.nih.gov/pubmedhealth/PMH0016461/pdf/PubMedHealth_PMH0016461.pdf [Acesso em 04/08/2015]
23. Kitagawa Y, Dempsey DT. Stomach. In: Brunicardi F, Andersen DK, Billiar TR, Dunn DL, Hunter JG, Matthews JB, Pollock RE, eds. *Schwartz's Principles of Surgery*. 10e. New York, NY: McGraw-Hill; 2014. Disponível em: http://accessmedicine.mhmedical.com/content.aspx?bookid=980&Sectionid=59610868 [Acesso em 13/10/2015]
24. Kim SY, Choi DJ, Chung JW. Antibiotic treatment for Helicobacter pylori: Is the end coming? *World J Gastrointest Pharmacol Ther.* 2015;6(4):183-198.
25. Hunt RH, Xiao SD, Megraud F, Leon-Barua R, Bazzoli F, van der Merwe S et al.; World Gastroenterology Organization. Helicobacter pylori in developing countries. World Gastroenterology Organisation. Global Guideline. *Gastrointestin Liver Dis.* 2011;20(3):299-304.
26. Malfertheiner,P, Megraud F, O'Morain CA, Atherton J, Axon AT, Bazzoli F et al.; European Helicobacter Study Group. Management of Helicobacter pylori infection the Maastricht IV/Florence Consensus Report. *Gut.* 2012; 61(5):646-664.
27. Coelho LC, Maguinilk I, Zaterka S, Parente JM, Passos MCF, Moraes-Filho JP. 3rd Brazilian Consensus on Helicobacter pylori. *Arq Gastroenterol.* 2013;50(2):81-96.
28. Yuan Y, Ford AC, Khan KJ, Gisbert JP, Forman D, Leontiadis GI et al. Optimum duration of regimens for Helicobacter pylori eradication. *Cochrane Database Syst Rev.* 2013; 12:CD008337.
29. Graham DY, Fischbach L. Helicobacter pylori treatment in the era of increasing antibiotic resistance. *Gut.* 2010;59:1143-1153.
30. McNicholl AG, Marin AC, Molina-Infante J, Castro M, Ducons J, Calvet X et al. Randomized clinical trial comparing sequential and concomitant therapies for Helicobacter pylori eradication in routine clinical practice. *Gut.* 2014;63(2):244-249.
31. Eising JN, Silva FM, Barbuti RC, Navarro-Rodriguez T, Moraes-Filho JP, Pedrazzoli Jr J. Helicobacter pylori antibiotic resistance in Brazil: clarithromycin is still a good option. *Arq Gastroenterol.* 2011;48(4):261-264.
32. Picoli SU, Mazzoleni LE, Fernández H, De Bona LR, Neuhauss E, Longo L, Prolla JC. Resistance to amoxicillin, clarithromycin and ciprofloxacin of Helicobacter pylori isolated from southern Brazil patients. *Rev. Inst. Med. Trop. São Paulo.* 2014;56(3):197-200.
33. Song M, Ang TL. Second and third line treatments options for *Helicobacter Pylori* eradication. *World J Gastroenterol.* 2014;20:1517-1528.
34. Gisbert JP. Helicobacter pylori-associated diseases. *Gastroenterol Hepatol.* 2015;38 (Suppl 1):39-48.

35. Molina-Infante J, Shiotani A. Practical aspects in choosing a Helicobacter pylori Therapy. *Gastroenterol Clin North Am.* 2015;44(3):519-535.
36. Yeomans ND, Tulassay Z, Juhász L, Rácz I, Howard JM, van Rensburg CJ et al. A comparison of omeprazol with ranitidine for ulcers associated with nonsteroidal anti-inflammatory drugs. Acid Suppression Trial: Ranitidine versus Omeprazol for NSAID-associated Ulcer Treatment (ASTRONAUT) Study Group. *N Engl J Med.* 1998;338(11):719-726.
37. Scheiman JM. The use of proton pump inhibitors in treating and preventing NSAID-induced mucosal damage. *Arthritis Res Ther.* 2013;15(Suppl 3):S5.
38. Hsu P-I. New look at antiplatelet agent-related peptic ulcer: An update of prevention and treatment. *J Gastroenterol Hepatol.* 2012;27(4):654-661.
39. Rostom A, Dube C, Wells GA, Tugwell P, Welch V, Jolicoeur E, McGowan J. Prevention of NSAID-induced gastroduodenal ulcers. *Cochrane Database Syst Rev.* 2002;(4):CD002296.
40. Yeomans ND. Consensus about managing gastrointestinal and cardiovascular risks of nonsteroidal anti-inflammatory drugs? *BMC Med.* 2015;13:56.
41. Lanas A, Wu P, Medin J, Mills EJ. Low doses of acetylsalicylic acid increase risk of gastrointestinal bleeding in a meta-analysis. *Clin Gastroenterol Hepatol.* 2011;9:762-768.
42. ACTIVE Investigators: Conolly SL, Pogue J, Hart RG, Honloser SH, Pfeffer M, Chrolavicius S, Yusuf S. Effect of clopidogrel added to aspirin in patients with atrial fibrillation. *New Engl J Med.* 2009;360:2066-2078.
43. Writing Committee Members; Abraham NS, Hlatky MA, Antman EM, Bhatt DL, Bjorkman DJ, Clark CB et al. ACCF/ACG/AHA 2010 Expert Consensus Document on the Concomitant Use of Proton Pump Inhibitors and Thienopyridines: a focused Update of the ACCF/ACG/AHA 2008 Expert Consensus Document in Reducing the Gastrointestinal Risks of Antiplatelet Therapy and NSAID Use. *Circulation.* 2010;122:2619-2633.
44. Charpignon C, Lesgourges B, Pariente A, Nahon S, Pelaquier A, Gatineau-Saillant G et al. Peptic ulcer disease: one in five is related to neither Helicobacter pylori nor aspirin/NSAID intake. *Aliment Pharmacol Ther.* 2013;38:946-954.
45. Kanno T, Iijima K, Abe Y, Yagi M, Asonuma S, Ohyauchi M et al. A multicenter prospective study on the prevalence of Helicobacter pylori-negative and nonsteroidal anti-inflammatory drugs-negative idiopathic peptic ulcers in Japan. *J Gastroenterol Hepatol.* 2015;30:842-848.
46. Kanno T, Iijima K, Abe Y, Koike T, Shimada N, Hoshi et al. Peptic ulcers after the Great East Japan earthquake and tsunami: possible existence of psychosocial stress ulcers in humans. *J Gastroenterol.* 2013;48:483-490.
47. Chung C-S, Chiang T-H, Lee Y-C. A systematic approach for the diagnosis and treatment of idiopathic peptic ulcers. *Korean J Intern Med.* 2015;30:559-570.
48. Dellinger RP, Levy MM, Rhodes A, Annane D, Gerlach H, Opal SM et al. Surviving Sepsis Campaign: International Guidelines for Management of Severe Sepsis and Septic Shock, 2012. *Intensive Care Med.* 2013;39:165-228.
49. Alhazzani W, Alenezi F, Jaeschke RZ, Moayyedi P, Cook DJ. Proton pump inhibitors *versus* histamine 2 receptor antagonists for stress ulcer prophylaxis in critically ill patients: a systematic review and meta-analysis. *Crit Care Med.* 2013;41(3):693-705.
50. Krag M, Perner A, Wetterslev J, Wise MP, Hylander Møller M. Stress ulcer prophylaxis *versus* placebo or no prophylaxis in critically ill patients. A systematic review of randomised clinical trials with meta-analysis and trial sequential analysis. *Intensive Care Med.* 2014;40(1):11-22.
51. Kahrilas PJ, Shaheen NJ, Vaezi MF, Hiltz SW, Black E, Modlin IM et al.; American Gastroenterological Association. American Gastroenterological Association Medical Position Statement on the management of gastroesophageal reflux disease. Gastroenterology. 2008;135(4):1383-1391.
52. Bredenoord AJ, John E, Pandolfino JE, Smout AJPM. Gastro-oesophageal reflux disease. *Lancet.* 2013;381(9981):1933-1942.
53. Boeckxstaens G, El-Serag HB, Smout AJPM, Peter Kahrilas J. Symptomatic reflux disease: the present, the past and the future. *Gut.* 2014;63(7):1185-1193.
54. Ness-Jensen E, Hveem K, El-Serag H, Lagergren J. Lifestyle intervention in gastroesophageal reflux disease. *Clin Gastroenterol Hepatol.* 2016; 14(2):175-182. e1-3.
55. Korkolis DP, Kapritsou M, Konstantinou EA, Giannakopoulou M, Chrysi MS, Tsakiridou M et al. The impact of laparoscopic Nissen fundoplication on the long-term quality of life in patients with gastroesophageal reflux disease. *Gastroenterol Nurs.* 2015;38(2):111-115.
56. de Jonge PJ, Spaander MC, Bruno MJ, Kuipers EJ. Acid suppression and surgical therapy for Barrett's oesophagus. *Best Pract Res Clin Gastroenterol.* 2015;29(1):139-150.
57. McRorie JW Jr, Gibb RD, Miner PB Jr. Evidence-based treatment of frequent heartburn: the benefits and limitations of over-the-counter medications. *J Am Assoc Nurse Pract.* 2014;26(6):330-339.
58. Khan M, Santana J, Donnellan C, Preston C, Moayyedi P. Medical treatments in the short term management of reflux oesophagitis. *Cochrane Database Syst Rev.* 2007;(2):CD003244.
59. Gralnek IM, Dulai GS, Fennerty MB, Spiegel BMR. Esomeprazole versus other próton pump inhibitors im erosive esophagitis: a meta-analysis of randomized clinical trials. *Clin Gastroenterol Hepatol.* 2006;4(12):1452-1458.
60. Donnellan C, Sharma N, Preston C, Moayyedi P. Medical treatments for the maintenance therapy of reflux oesophagitis and endoscopic negative reflux disease. *Cochrane Database Syst Rev.* 2005; (2):CD003245.
61. Forgacs I, Loganayagam A. Overprescribing proton pump inhibitors. *Brit Med J.* 2008;336(7634): 2-3.
62. Song H, Zhu J, Lu D. Long-term proton pump inhibitor (PPI) use and the development of gastric pre-malignant lesions. *Cochrane Database Syst Rev.* 2014; 12: CD010623.
63. Shah NH, LePendu P, Bauer-Mehren A, Ghebremariam YT, Iyer SV, Marcus J et al. Proton pump inhibitor usage and the risk of myocardial infarction in the general population. *PLoS ONE.* 2015;10(6):e0124653.
64. Cossentino MJ, Mann K, Armbruster SP, Lake JM, Maydonovitch C, Wong RK. Randomised clinical trial: the effect of baclofen in patients with gastro-oesophageal reflux – a randomised prospective study. *Aliment Pharmacol Ther.* 2012;35:1036-1044.
65. Hershcovici T, Bass R, Gastro-esophageal reflux disease. Beyond proton pump inhibitor therapy. *Drugs.* 2011;71(18):2381-2389.
66. Liu Q, Feng C-C, Wang E-M, Yan X-J, Chen S-L. Efficacy of mosapride plus proton pump inhibitors for treatment of gastroesophageal reflux disease: A systematic review. *World J Gastroenterol.* 2013;19(47):9111-9118.
67. Ren L-H, Chen W-X, Qian L-J, Li S, Gu M, Shi R-H. Addition of prokinetics to PPI therapy in gastroesophageal reflux disease: a meta-analysis. *World J Gastroenterol* 2014;20(9):2412-2419.
68. Yoshida N, Kamada K, Totmatsuri N, Suzuki T, Takagi T, Ichikawa H et al. Management of recurrence of symptoms of gastroesophageal reflux disease: synergistic effect of rebamipide with lansoprazole. *Dig Dis Sci.* 2010;55:3393-3398.
69. Adachi K, Furuta K, Miwa H, Oshima T, Miki M, Komazawa Y et al. A study on the efficacy of rebamipide for patients with proton pump inhibitor-refractory non-erosive reflux disease. *Dig Dis Sci.* 2012;57:1609-1617.
70. Bulsiewicz WJ, Shaheen NJ, Hansen MB, Pruitt A, Orlando RC. Effect of amiloride on experimental acid-induced heartburn in non-erosive reflux disease. *Dig Dis Sci.* 2013; 58 (7):1955-1959.
71. Freigofas J, Haefeli WE, Schöttker B, Brenner H, Quinzler R. Indirect evidence for proton pump inhibitor failure in patients taking them independent of meals. *Pharmacoepidemiol Drug Saf.* 2014;23:768-772.
72. Wallace JL, Sharkey KA. Pharmacotherapy of Gastric Acidity, Peptic Ulcers, and Gastroesophageal Reflux. In: Brunton L, Chabner B, Knollman B (eds.) *Goodman and Gilman's The Pharmacological Basis of Therapeutics.* 12 ed. New York: McGraw-Hill; 2011. p. 1309-1322.
73. Attwood SE, Ell C, Galmiche JP, Fiocca R, Hatlebakk JG, Hasselgren B et al. Long-term safety of proton pump inhibitor therapy assessed under controlled, randomised clinical trial conditions: data from the SOPRAN and LOTUS studies. *Aliment Pharmacol Ther.* 2015;41(11):1162-1174.
74. Moberg LM, Nilsson PM, Samsioe G, Borgfeldt C. Use of proton pump inhibitors (PPI) and history of earlier fracture are independent risk factors for fracture in postmenopausal women. The WHILA study. *Maturitas.* 2014;78:310-315.
75. Freedberg DE, Haynes K, Denburg MR, Zemel BS, Leonard MB, Abrams JA, Yang Y-X. Use of proton pump inhibitors is associated with fractures in young adults: a population-based study. *Osteoporosis Int.* 2015;26: 2501-2507.
76. Yang SD, Chen Q, Wei HK, Zhang F, Yang DL, Shen Y, Ding WY. Bone fracture and the interaction between bisphosphonates and proton pump inhibitors: a meta-analysis. *Int J Clin Exp Med.* 2015;8(4):4899-4910.
77. Novak L, Kogan S, Gimpelevich L, Howell M, Borer A, Kelly CP et al. Acid suppression therapy does not predispose to Clostridium difficile infection: the case of the potential bias. *PLoS ONE.* 2014;9:e110790.
78. Trikudanathan G, Israel J, Cappa J. O'Sullivan DM. Association between proton pump inhibitors and spontaneous bacterial peritonitis in cirrhotic patients: a systematic review and meta-analysis. *Int J Clin.* 2011;65: 674-678.
79. Deshpande A, Pasupuleti V, Thota P, Pant C, Mapara S, Hassan S et al. Acid-suppressive therapy is associated with spontaneous bacterial peritonitis in cirrhotic patients: a meta-analysis. *J Gastroenterol.* 2013;28:235-242.
80. Guérin A, Mody R, Carter V, Ayas C, Patel H, Lasch K, Wu E. Changes in practice patterns of clopidogrel in combination with proton pump inhibitors after an FDA safety communication. *PLoS One.* 2016; 11(1):e0145504.
81. Pelliccia F, Rollini F, Marazzi G, Greco C, Gaudio C, Angiolillo DJ. Drug-drug interactions between clopidogrel and novel cardiovascular drugs. *Eur J Pharmacol.* 2015;765:332-336.

49 Êmese

Ajácio Bandeira de Mello Brandão ■ Fernando Herz Wolff

▶ Introdução

Náuseas, arcadas e vômitos podem ocorrer separadamente ou, mais frequentemente, serem parte de sequência única integrada, o reflexo do vômito. O processo inicia-se geralmente por náuseas, sensação subjetiva de "vontade" de vomitar. Arcadas constituem-se em movimentos espasmódicos de diafragma e musculatura torácica e abdominal, com a glote fechada, ocorrendo em vigência de intensa náusea. Durante a arcada, antro gástrico contrai-se, e cárdia e fundo relaxam. Êmese, um ato parcialmente voluntário, consiste em expulsão abrupta pela boca de conteúdo gastrointestinal que passa ao longo do esôfago relaxado. Esse ato se associa a contrações sustentadas de diafragma e músculos abdominais, com aumento da pressão intra-abdominal. Vômito deve ser diferenciado de regurgitação, na qual também ocorre refluxo de conteúdo gástrico para o esôfago, alcançando, por vezes, a boca, porém sem as contrações abdominais e diafragmáticas características do reflexo do vômito.[1]

Êmese é integrada no centro bulbar do vômito, localizado na formação reticular lateral e estimulado por duas vias. Na primeira, o estímulo provém de outro centro – zona do gatilho – localizado na área postrema do quarto ventrículo, sendo estimulado por substâncias endógenas e exógenas que se ligam a receptores adrenérgicos, colinérgicos, histaminérgicos, serotoninérgicos, dopaminérgicos e opioides, razão pela qual antagonistas desses receptores têm efeito antiemético. Estímulos periféricos, tais como alterações em aparelho vestibular e substâncias não identificadas por receptor específico (quimioterápicos, por exemplo) que desencadeiam vômitos, provavelmente atuam por meio de estimulação dessa zona. A segunda via de estimulação do centro do vômito tem origem em sinais provenientes de faringe, trato gastrointestinal, mediastino e áreas do cérebro relacionadas à visão e ao olfato. Vias eferentes incluem núcleos dorsal do vago e ambíguo, nervos frênico, espinais e viscerais que inervam, respectivamente, diafragma, musculatura abdominal, esôfago e estômago.

Náuseas e vômito também podem ser manifestações secundárias a uso de fármacos. Dentre as substâncias eméticas, apomorfina e sulfato cúprico são protótipos das que atuam em zona do gatilho e periferia, respectivamente. Analgésicos opioides, glicosídeos cardíacos, estrogênios, anticoncepcionais hormonais, anestésicos e agentes citotóxicos são agentes emetizantes que sensibilizam a zona do gatilho. Não se conhece, até o momento, emético que aja diretamente no centro do vômito.[2,3]

Outra situação clínica de interesse é vertigem, manifesta por alucinação de movimento, geralmente giratório, acompanhada de náuseas e, eventualmente, vômitos. Comumente descrita pelos pacientes como tonturas, deve ser dessa distinguida. Vertigem pode ser fisiológica, ocorrendo durante ou logo após rotação da cabeça, ou patológica, secundária à disfunção vestibular. Em distúrbios vestibulares – série de entidades com manifestações clínicas parecidas e definições não bem estabelecidas – náuseas, principalmente, mas também vômitos podem ter papel preponderante.[4,5]

Cinetose (ou doença do movimento) é síndrome comum que ocorre ante certos tipos de movimentos. Pensa-se que seja causada pelo conflito entre sistemas vestibular, visual e proprioceptivos. Acomete pessoas muito sensíveis a alterações de equilíbrio determinadas por viagens de carro, avião ou barco. Embora náusea seja o sintoma predominante, acompanha-se de hipersalivação, palidez, suor frio, desconforto epigástrico, mal-estar e irritabilidade. Tolerância se desenvolve em 2 a 3 dias. Uso profilático de agentes que reduzem náuseas é mais eficaz que o tratamento.[6]

Náuseas e vômito

Antieméticos têm indicação fundamental, com algumas especificidades, em situações indutoras de náuseas e vômito.

■ Quimioterapia antineoplásica e radioterapia

Antineoplásicos induzem aparecimento de náuseas e vômito por mecanismos centrais e periféricos, que abrangem neurotransmissores (substância P, dopamina e, principalmente, serotonina) e receptores (p. ex., 5-HT$_3$, NK-1) e envolvem inúmeras áreas – neurônios de centro do vômito, zona do gatilho e células cromafínicas do trato gastrointestinal.[7]

Esses agentes têm diversificado potencial emetogênico, de modo que, na ausência de antiemético, náuseas e vômito ocorrem em menos de 10% dos pacientes usando vincristina e em torno de 90% dos que recebem cisplatina. Assim, risco emetogênico de antineoplásicos injetáveis e orais é categorizado em quatro níveis: alto (> 90%), moderado (30 a 90%), baixo (10 a 30%) e mínimo (< 10%).[8,9]

Como quimioterápicos orais costumam ser administrados diariamente, por vários dias ou semanas, a emetogenicidade considerada é aquela de todo período de uso do fármaco. Náuseas e vômitos ocorrendo nas primeiras 24 h da administração são chamados de agudos (intensidade maior dentro de 5 a 6 h após), reservando-se a denominação de tardios para náuseas e vômitos que ocorrem 24 h depois da administração da quimioterapia (pico sendo registrado 48 a 72 h após). Fatores preditivos dessa situação são a presença ou não de vômitos nas primeiras 24 h, o tipo de quimioterápico (p. ex., pacientes que desenvolvem náuseas e vômitos precoces após cisplatina têm grande chance de apresentarem vômitos tardios), vômitos em ciclos anteriores, gênero e idade.[10,11] Vômitos antecipatórios ocorrem previamente à administração da quimioterapia e em geral acontecem em pacientes com experiências negativas prévias com quimioterápicos. Atualmente, as taxas de náuseas e vômitos antecipatórios são menores que as observadas anteriormente, quando os tratamentos profiláticos eram menos eficazes. Uma vez desenvolvidos, náuseas e vômitos são difíceis de controlar com medidas farmacológicas.

Exemplos de antineoplásicos intravenosos e orais com diferentes níveis de emetogenicidade são apresentados nos Quadros 49.1 e 49.2.

Além do potencial emetogênico, frequência e gravidade de náuseas e vômitos também se relacionam com dose e velocidade de administração do quimioterápico e características predisponentes do paciente, tais como idade (jovens), sexo (mulheres), história de cinetose, vômito na gravidez, quimioterapia prévia ou uso de álcool.

Estima-se que 40 a 80% dos pacientes submetidos à radioterapia apresentem náuseas ou êmese, queixas frequentemente subestimadas pelos oncologistas. Incidência e gravidade dependem de fatores relacionados à radioterapia (dose total, fracionamento ou técnica empregada) e ao paciente (sexo, estado geral e psicológico, idade, estágio do tumor, quimioterapia concomitante e experiência prévia com radioterapia).[10,11] Local irradiado, campo de irradiação (< 400 cm^2), experiência prévia de vômitos induzidos por quimioterapia prévia/concomitante aparentemente são os fatores de risco mais relevantes.[12]

Risco emetogênico de radioterapia também é categorizado em 4 categorias (alto, moderado, baixo e mínimo), conforme mostrado no Quadro 49.3.

Quadro 49.1 ■ Emetogenicidade de agentes quimioterápicos administrados por via intravenosa.

Nível	Incidência estimada de êmese sem profilaxia	Fármacos
1 – Risco mínimo	< 10%	Bevacizumabe, bleomicina, vincristina, vinorelbina
2 – Risco baixo	10 a 30%	Cetuximabe, docetaxel, etoposídeo, metotrexato, mitoxantrona, paclitaxel, topotecana
3 – Risco moderado	31 a 90%	Carboplatina, ciclofosfamida ≤ 1,5 g/m^2, daunorrubicina, doxorrubicina, epirrubicina, oxaliplatina
4 – Risco alto	> 90%	Carmustina, cisplatina, ciclofosfamida > 1,5 g/m^2, dacarbazina, estreptozocina

Fonte: Basch et al., 2011;[8] Johnson et al., 2012.[29]

Quadro 49.2 ■ Emetogenicidade de agentes quimioterápicos administrados por via oral.

Nível	Incidência estimada de êmese sem profilaxia	Fármacos
1 – Risco mínimo	< 10%	Clorambucila, hidroxiureia, metotrexato, gefitinibe, erlotinibe, tioguanina
2 – Risco baixo	10 a 30%	Capecitabina, fludarabina
3 – Risco moderado	31 a 90%	Ciclofosfamida, etoposídeo, temozolomida, vinorelbina

Fonte: Basch et al., 2011;[8] Jordan et al., 2014.[9]

Quadro 49.3 ■ Risco de êmese segundo área irradiada.

Nível	Incidência estimada de êmese	Área irradiada
1 – Risco mínimo	< 30%	Extremidades, crânio, mamas
2 – Risco baixo	30 a 59%	Parte inferior do tórax, pélvis, crânio, cranioespinal, cabeça e pescoço
3 – Risco moderado	60 a 90%	Abdome superior, irradiação de metade do corpo ou parte superior do corpo
4 – Risco alto	> 90%	Radiação de corpo inteiro e nodal total

Fonte: Roila et al., 2010;[10] Feyer et al., 2014.[11]

■ Gastroparesia diabética

É distúrbio caracterizado por retardo de esvaziamento gástrico, sem evidência de obstrução mecânica. Sua fisiopatogenia é complexa, envolvendo neuropatia visceral, mas também há alteração na secreção hormonal – motilina, entre outros hormônios. Em aproximadamente 29% dos casos relaciona-se a diabetes melito, mas comumente a etiologia é indeterminada. Nos EUA, a prevalência estimada é de aproximadamente 5% em pacientes com diabetes melito tipo 1 e 1% em pacientes com diabetes tipo 2. Esvaziamento de líquidos pode ser normal, mas o de sólidos é mais demorado. Manifesta-se por náuseas, vômito, saciedade precoce, eructação, dor abdominal e perda de peso. Medidas de suporte, como hidratação e nutrição (enteral ou parenteral, se necessário) e adaptação dietética (aumento de frequência e redução de volume das refeições, modificação em consistência e composição da alimentação), auxiliam no manejo da condição. Também são opções de tratamento controle de diabetes (se for o caso) e medidas para acelerar o esvaziamento gástrico, por meio de procinéticos e antieméticos. Em casos selecionados, estimulação elétrica do estômago por meio de geradores implantáveis tem mostrado resultados em casos refratários, assim como cirurgia.

Para vômitos associados à gastroparesia diabética, controle da glicemia e uso preventivo de fármacos com atividade gastrocinética pode ajudar mais do que emprego de antieméticos propriamente ditos.[13]

■ Pós-operatório

Náuseas e vômitos pós-operatórios (NVPO) ocorrem em parcela significativa de pacientes submetidos à cirurgia. Em adultos, a incidência geral de vômitos e náuseas é de aproximadamente 30% e 50%, respectivamente. Em pacientes de alto risco, NVPO pode ocorrer em até 80% dos casos.[14] Em crianças, estima-se prevalência entre 33,2 e 82%.[15] Para diminuir a ocorrência de NVPO, implementam-se medidas para redução de risco, tais como: fazer anestesia regional sempre que possível, usar propofol, evitar anestésicos voláteis e óxido nitroso, minimizar uso de opioides em intra- e pós-operatório, fazer hidratação cuidadosa.

A seguir, são listados os fatores de risco conhecidos e associados a pós-operatório para cada grupo/situação:[16]

- Pacientes: idade (maior risco em crianças, principalmente entre 11 e 14 anos), mulheres pós-púberes, não tabagismo, história prévia de NVPO ou cinetose, comorbidades (mais frequente em obesos ou em pessoas extremamente ansiosas)
- Anestesia: anestesia geral, uso de anestésicos inalantes ou óxido nitroso, opioides no trans ou pós-operatório
- Cirurgias: plástica de mamas, otorrinolaringológicas e com invasão da cavidade abdominal
- Duração: mais de 3 h.

Revisão sistemática de 22 estudos prospectivos (n = 95.154) avaliou fatores de risco independentes para NVPO. Sexo feminino foi o mais importante fator relacionado ao paciente (*odds ratio* [OR] =

2,57; intervalo de confiança [IC] 95%: 2,32 a 2,84), seguido por história de NVPO/cinetose (OR = 2,09; IC95%: 1,90 a 2,29), não tabagismo (OR = 1,82; IC95%: 1,68 a 1,98), cinetose (OR = 1,77; IC95%: 1,55 a 2,04) e idade (OR = 0,88 por década; IC95%: 0,84 a 0,92). Uso de anestésicos inalantes foi o mais importante fator preditivo relacionado à anestesia: (OR = 1,82; IC95%: 1,56 a 2,13), seguido pela duração da anestesia (OR = 1,46; IC95%: 1,30 a 1,63), uso de opioides no pós-operatório (OR = 1,39; IC95%: 1,20 a 1,60) e uso de óxido nítrico (OR = 1,45; IC95%: 1,06 a 1,98). Os autores não identificaram evidências robustas de fatores preditivos relacionados ao tipo de cirurgia.[17] Esses fatores de risco em crianças são similares aos dos adultos, mas os estudos têm-se limitado a avaliar risco de êmese pela dificuldade de se identificarem náuseas nesse grupo etário. Há quatros fatores independentes para risco de êmese pós-operatória em crianças: duração da cirurgia ≥ 30 min, idade ≥ 3 anos, cirurgia para correção de estrabismo e história de êmese pós-operatória no paciente ou em familiar.[18]

Estando presentes 0, 1, 2, 3 ou 4 dos fatores preditivos de NVPO, o risco é de aproximadamente 10%, 10%, 30%, 55% e 70%.

Em geral, procedimentos cirúrgicos ambulatoriais têm menor duração e são menos invasivos e associados a menor risco de NVPO. Entretanto, também representam risco ao paciente que, fora do hospital, não tem acesso fácil a tratamentos. Em adultos, o risco está entre 10 e 80%, dependendo do número de fatores de risco independentes (sexo feminino, idade superior ou inferior a 50 anos, náuseas ou uso de opioides na unidade pós-anestésica).[19] Em crianças, o risco é altamente dependente do tipo de cirurgia (após tonsilectomia, 8% das crianças podem apresentar náuseas ou vômitos ainda no dia 7 pós-cirurgia).[20]

Para avaliar a necessidade de profilaxia de NVPO, utilizam-se escores baseados em fatores de risco independentes. Os mais empregados e validados são: escore de Koivuranta et al.[21] (variáveis: sexo feminino, não fumante, história de NVPO, história de cinetose e duração da cirurgia > 60 min) e escore de Apfel et al.[22] (variáveis: sexo feminino, não fumante, história de NVPO ou de cinetose e uso de opioides no pós-operatório). Para cada variável é atribuído um ponto; assim, esses escores variam entre 0 e 5 ou 0 e 4, respectivamente. Para pacientes com até 1, 2, 3 ou 4 e 5 variáveis presentes, o risco de NVPO é baixo (10 a 20%), moderado (40%), alto (60%) ou muito alto (> 80%), respectivamente. Embora os escores permitam uma previsão objetiva dos riscos de NVPO, têm sensibilidade e especificidade de 65% e 70%, respectivamente. Portanto, a decisão de administrar profilaticamente agente antiemético no período pré-operatório deve basear-se na presença de fatores de risco para desenvolver náuseas e vômitos pós-operatórios e nas potenciais complicações advindas do ato de vomitar (como, por exemplo, as que ocorrem em cirurgias de cabeça e pescoço).[14]

Para o manejo de náuseas e vômitos, nessas e em outras circunstâncias, usam-se antieméticos e agentes procinéticos.

Êmese requer controle porque, além do desconforto, pode causar complicações sistêmicas, como desidratação, alcalose hipoclorêmica, pneumonia aspirativa, sangramento por laceração de Mallory-Weiss, dentre outras. Sempre que possível, a abordagem terapêutica deve ser direcionada ao fator causal, pois a correção do mesmo pode ser suficiente para a reversão do quadro, prescindindo-se dos antieméticos. Isso adquire importância quando se considera que esses agentes são apenas sintomáticos, e sua toxicidade pode ser acentuada.

Antieméticos comumente usados na prática clínica encontram-se classificados no Quadro 49.4. São, em sua maioria, antagonistas dos receptores envolvidos na êmese.

Agentes procinéticos têm como principal característica o aumento da motilidade gastrointestinal. Alguns também exercem atividade antiemética, como metoclopramida e domperidona, antagonistas de receptores D_2. Outros previnem vômito indiretamente pelo efeito procinético. Betanecol é agonista de receptores muscarínicos M_2. Agonistas de receptores de motilina (peptídio gastrointestinal com efeito procinético), como macrolídios, agem no trato gastrointestinal superior, aumentando pressão do esfíncter esofágico inferior e estimulando contratilidade de estômago e intestino delgado. Devido à pequena janela terapêutica, eritromicina frequentemente se associa a dor abdominal e náuseas. Assim, apesar de efetivamente acelerar esvaziamento gástrico na gastroparesia, melhora sintomas em menos de 50% dos pacientes. A classificação dos agentes procinéticos pode ser vista no Quadro 49.5.

Vômitos na gestação

Náuseas e vômitos ocorrem em cerca de 80% das gestantes no primeiro trimestre da gravidez e, adicionalmente, 25% apresentam apenas náuseas. As manifestações são autolimitadas e podem ser manejadas com dieta (mudanças na qualidade e quantidade dos alimentos, como evitar alimentos picantes e gordurosos, além de modificar o horário das refeições), tranquilização e repouso.

Em aproximadamente 35% dos casos, os sintomas são suficientemente desagradáveis, resultando em perda de dias de trabalho, interferindo nas atividades sociais, causando perturbação do sono e comprometendo a qualidade de vida. Náuseas ocorrem, em geral, 4 semanas após o último ciclo menstrual, com pico na semana 9. O problema tipicamente se resolve no final do primeiro trimestre em 60% das vezes. Reserva-se o termo hiperêmese gravídica para pacientes que, além de náuseas e vômitos, apresentam desequilíbrio hidreletrolítico ou nutricional. Comumente os sintomas se iniciam entre as semanas 3 e 5, desaparecendo, em 80% dos casos, na semana

Quadro 49.4 ▪ Classificação dos antieméticos de uso corrente.

Agentes	Locais de ação	Mecanismos de ação
Anticolinérgicos Escopolamina (hioscina)	Zona do gatilho + núcleo do trato solitário + aparelho vestibular + trato digestivo (receptores M1 e M2)	Diminuição da captação de estímulos na zona do gatilho Diminuição de estimulação e condução nas vias vestibulares Inibição da motilidade gastrointestinal
Anti-histamínicos H_1 Buclizina, meclizina, dimenidrinato, ciclizina, hidroxizina, prometazina difenidramina	Centro do vômito + núcleo do trato solitário + aparelho vestibular (receptores H1)	Alteração das vias neurais originadas em labirinto
Antidopaminérgicos Fenotiazinas (clorpromazina) Butirofenonas (droperidol, haloperidol) Metoclopramida, bromoprida e domperidona	Zona do gatilho + núcleo do trato solitário (D_2) Zona do gatilho + periferia (receptores dopaminérgicos)	Bloqueio dopaminérgico Bloqueio direto da zona do gatilho Aceleração do esvaziamento gástrico Contração do esfíncter esofágico inferior
Antisserotoninérgicos Ondansetrona, granisetrona, tropisetrona, dolasetrona, palonosetrona, ramosetrona	Zona do gatilho + núcleo do trato solitário + estômago e intestino delgado (receptores 5-HT_3)	Bloqueio direto da zona do gatilho. Interferência na transmissão de estímulos por vias aferentes que partem de estômago e intestino delgado. Ação anticolinérgica Outra
Antineurocinina-1 Aprepitanto, fosaprepitanto dimeglumina	–	Inibição dos receptores da substância P/ neurocinina 1 (NK1) Aumento da atividade antiemética dos antagonistas 5-HT_3 e corticoides
Outros Antidepressivos tricíclicos Benzodiazepínicos	Estruturas centrais Córtex cerebral	Desconhecido Inibição de estímulos aferentes centrais
Canabinoides Corticosteroides	Córtex cerebral Estruturas periféricas e centrais	Desconhecido Possível ação antiprostaglandinas

Quadro 49.5 ■ Classificação dos agentes procinéticos.

Agentes	Locais de ação	Efeitos/ações
Benzamidas		
Metoclopramida e trimetoxibenzamida	Esôfago até intestino delgado proximal	Aumento de motilidade e esvaziamento gástricos Diminuição de relaxamento no estômago superior Aumento de contrações antrais e resposta à acetilcolina
Cisaprida	Esôfago até cólon	Aumento e liberação de acetilcolina mioentérica
Benzimidazólicos Domperidona	Esôfago até intestino delgado proximal	Similares aos de metoclopramida
Motilina e análogos Eritromicina	Antro gástrico e duodeno	Estímulo de esvaziamento e contração gástricos pós-prandiais

Fonte: *Roila et al.*, 2010.

20. Sua real prevalência é desconhecida, mas estima-se afetar 0,3 a 1% de todas as gestantes. Embora as causas das náuseas e vômitos na gestação sejam pouco conhecidas, há evidências de que o estímulo seja produzido pela placenta, não pelo feto. São mais frequentes em primíparas, jovens e não fumantes. Intervenções objetivam reduzir incidência e gravidade de náuseas e êmese no início da gestação, bem como de hiperêmese gravídica, minimizar efeitos adversos maternos com o tratamento e evitar possível efeito teratogênico no feto. Antieméticos só devem ser usados se medidas não farmacológicas não forem suficientes para controlar os sintomas.[23-25]

Vertigem

Vertigem é ilusão de movimento corporal ou do ambiente. Pode ser associada a outros sintomas, como impulsão (sensação de que o corpo está sendo arremessado no espaço), oscilopsia (ilusão visual de estar se movendo para frente e para trás), náuseas e vômitos. O primeiro passo para seu tratamento é o correto diagnóstico de vertigem, seguido da definição de sua causa e tratamento direcionado a etiologia específica.[26]

Vertigem posicional benigna esporádica, caracterizada por episódios de curta duração associados a mudanças bruscas de posição da cabeça, é a causa mais comum de vertigem e reconhece várias etiologias. Proclorperazina ou beta-histina são comumente prescritas e podem ser de auxílio no tratamento de náuseas que podem acompanhar o quadro. Contudo, o tratamento mais eficaz é realizar determinadas manobras, como a de Epley, que se mostra superior a exercícios.[27] A doença de Ménière é caracterizada por episódios de vertigem, perda temporária de audição e *tinnitus*. O tratamento básico é restrição de sódio e diuréticos. Alguns pacientes se beneficiam com restrição de cafeína, álcool, nicotina e alimentos que contenham teofilina (chocolate, por exemplo). Em crises agudas, objetiva-se fazer supressão labiríntica com benzodiazepínicos, anti-histamínicos ou anticolinérgicos. Contudo, não existe tratamento específico para a doença de Ménière.[28] Em vertigem induzida por fármacos, é preferível suspender o agente responsável ou diminuir sua dosagem a usar antinauseosos.[29]

Cinetose

Pode desencadear-se com movimento de meio de transporte (marítimo, aéreo ou terrestre), sendo a mais frequente causa de procura de atendimento médico por passageiros de navios. Se o estímulo persistir na mesma intensidade, desenvolve-se tolerância ao fenômeno em 2 a 3 dias. Indução de cinetose pela visualização de filmes em terceira dimensão ou, menos comumente, por sinais auditivos, uso de *smartphones* ou *tablets*, reproduzindo ambientes virtuais, tem-se tornado queixa bastante comum. Todas as pessoas, salvo aquelas com perda total das funções do labirinto, são suscetíveis à cinetose. Sexo feminino, idade entre 2 e 12 anos, doença de Ménière e enxaqueca são fatores associados a maior risco de cinetose.[30]

Uso profilático de fármacos, 1 a 2 h antes da instalação do estímulo, mostra melhor resultado do que o tratamento da condição já instalada.[31]

▶ Seleção

Antieméticos e antinauseosos

Conhecimento de fisiopatologia da êmese, principalmente de receptores e neurotransmissores envolvidos, pode auxiliar na escolha dos antieméticos, isolados ou em combinação, mesmo na ausência de estudos farmacológico-clínicos, pois o grau de afinidade com receptores M_1 (muscarínico), D_2 (dopaminérgico), H_1 (histaminérgico) e $5\text{-}HT_3$ (serotoninérgico) de motilina seria preditivo da eficácia. Para outros autores, no entanto, a classificação farmacodinâmica permite menos definir eficácia do que antecipar efeitos adversos, já que há numerosos representantes dessas mesmas classes farmacológicas que não apresentam efeito antiemético ou antivertiginoso.

Diferentes antieméticos e antinauseosos têm variadas respostas clínicas ante manifestações decorrentes de estímulos ou causas diversas.

Associação de antieméticos de diferentes grupos pode ser eficaz por atuar em mais de um sítio receptor ou via de transmissão. É preciso cautela, entretanto, para não associar fármacos com toxicidade aditiva.

■ Em vômitos por quimioterapia antineoplásica

Náuseas e vômitos induzidos por *quimioterapia* (NVIQ) continuam a ser problema crítico, gerando complicações como desidratação, desequilíbrio eletrolítico, alcalose metabólica, desnutrição, deficiências vitamínicas e fraturas patológicas. Afetam principalmente qualidade de vida e capacidade funcional, aumentam necessidade de busca por serviços de saúde e, por vezes, podem comprometer adesão a tratamento. Ainda que geralmente autolimitados e raramente trazendo risco à vida, náuseas e vômito seguem como um dos principais receios de pacientes submetidos à quimioterapia.

Medidas gerais são importantes, sobretudo em êmese relacionada à quimioterapia do câncer. Sugere-se minimizar qualquer estímulo desencadeante de náuseas e vômito, sobretudo quando houver antecipação dos sintomas. Ambiente confortável, livre de odores e com distrações (música e televisão), assim como lavar a boca com soluções refrescantes após episódios de vômito, mascar chicletes e chupar balas para mascarar o gosto de agentes como ciclofosfamida podem ajudar. Entretanto, evidências relativas a essas recomendações são exíguas. Tipo de medicamento e associação de medicamentos são os principais determinantes da ocorrência de náuseas.

Atualmente não há evidências suficientes que justifiquem tratamentos comportamentais (incluindo hipnose) ou acupuntura/acupressão no tratamento de náuseas antecipatórias em pacientes submetidos à quimioterapia.[7]

Desenvolvimento de meios de prevenção efetivos constitui um dos mais importantes progressos na terapia do câncer nas últimas décadas, estimando-se que, atualmente, vômitos possam ser prevenidos em 70 a 80% dos pacientes.[9]

Apesar da crescente racionalidade das medidas de controle, o problema persiste, provavelmente por ser o tratamento ainda bastante empírico. Não há protocolo antiemético que seja eficaz e seguro para todas as situações. Seleção de agente ou esquema antiemético condiciona-se a potencial emetogênico e doses do antineoplásico, presença de doenças concomitantes, idade e sexo do paciente, grau de toxicidade do antiemético, local onde se desenvolve a quimioterapia (hospitalar ou domiciliar), familiaridade do profissional com o fármaco e custo do medicamento. De todos esses fatores, potencial emetogênico é determinante ao considerar-se o esquema antiemético a ser administrado.¹⁰ Como premissa para a maioria dos antieméticos, sua administração deve preceder a quimioterapia por 1 a 12 h, perdurando por 24 a 36 h.

Diretrizes da Multinational Association of Supportive Care in Cancer (MASCC), da European Society of Medical Oncology (ESMO) e da American Society of Clinical Oncology (ASCO) foram atualizadas.⁹,¹⁰ Recomendam a mesma profilaxia de náuseas/vômitos em quimioterapia com alto risco de êmese (> 90%): associar fármacos de diferentes classes (antagonista 5-HT$_3$, dexametasona e aprepitanto, bloqueador seletivo da neurocinina-1 [NK1] como esquema padrão). Para regimes quimioterápicos com risco moderado (30 a 90%), a indicação é usar corticoide + antagonista 5-HT$_3$ (considerar o uso de palonosetrona), enquanto em pacientes usando quimioterapia de baixo risco (10 a 30%) a sugestão é usar fármaco único (antagonista 5-HT$_3$ ou dexametasona ou fenotiazina). Para pacientes em vigência de quimioterapia de baixo risco, não é necessário usar profilaxia.

Antisserotoninérgicos têm sido preconizados na êmese decorrente de quimioterapia antineoplásica. Quando combinados com corticosteroides, representantes de primeira geração dessa classe de medicamentos (ondansetrona, granisetrona, dolasetrona, tropisetrona) são eficazes na prevenção de NVIQ – em quimioterapia com *alto risco de êmese*. A escolha do fármaco deve levar em consideração segurança, conveniência e custos do tratamento. Debate-se sobre a conveniência de usar preferencialmente antisserotoninérgico de segunda geração palonosetrona (meia-vida de cerca de 40 h) no lugar dos de primeira geração. Em dois estudos de uma revisão sistemática com metanálise, palonosetrona mais dexametasona foi comparada a antisserotoninérgicos de primeira geração mais dexametasona em quimioterapia de alto risco emetogênico. Metanálise com 1.561 pacientes mostrou tendência a favorecer o primeiro esquema na prevenção de êmese aguda (OR = 0,84; IC95%: 0,67 a 1,05; P = 0,36). Para a prevenção de êmese tardia ou êmese em qualquer fase, a metanálise mostrou que palonosetrona mais dexametasona significativamente reduziu o risco de êmese em 40% e 38% ($P < 0,00001$), respectivamente. Em outros estudos dessa metanálise, a dose intravenosa de 0,25 mg de palonosetrona mostrou-se tão eficaz quanto a de 0,75 mg, mostrando, esta, maior ocorrência de constipação intestinal ($P = 0,04$).³²

Em razão desse estudo, diretriz da ASCO favorece o uso de palonosetrona, em detrimento dos antagonistas 5-HT$_3$ de primeira geração. Contudo, diretrizes de outras associações (MASCC/ESMO), citando a mesma metanálise, não ficaram convencidas das vantagens de usar palonosetrona.

Outra revisão sistemática com metanálise³³ analisou 16 ensaios randomizados e controlados (2.896 pacientes no grupo palonosetrona e 3.187, usando outros antagonistas 5-HT$_3$). Palonosetrona foi consistentemente superior em atingir resposta completa (ausência de vômitos e sem necessidade de medicamentos de resgate), controle completo (aparecimento apenas de leve náuseas) e não ocorrência de êmese, náuseas ou necessidade de medicamentos de resgate. Para vômitos na fase aguda, palonosetrona foi estatisticamente superior em ensaios que não permitiram administração de dexametasona. Ao contrário, quando dexametasona foi administrada concomitantemente a todos os pacientes, os resultados foram não significantes. Análise de subgrupos de estudos de coorte apontou que palonosetrona foi similarmente eficaz quando quimioterápicos com alto ou médio potencial emetogênico foram usados. Em relação a efeitos adversos (constipação intestinal, cefaleia e diarreia), apresentou similaridade com outros antagonistas de receptores 5-HT$_3$.

No manejo de pacientes com êmese tardia decorrente de quimioterapia com alto e moderado potencial emetogênico, palonosetrona é opção vantajosa por ser efetiva (devido à longa meia-vida), reduzir a dose total da corticoterapia, não causar toxicidade cardíaca e não apresentar interações farmacológicas clinicamente relevantes.³⁴

Antagonistas dos receptores da neurocinina-1 (aprepitanto, netupitanto – administrados por via oral – e fosaprepitanto, de uso intravenoso) também são indicados na prevenção de vômitos em pacientes recebendo quimioterapia com alto poder emetogênico (incluindo cisplatina). Aprepitanto, em associação com antagonistas 5-HT$_3$ e dexametasona, mostrou eficácia nessa condição, vista em metanálise de 23 ensaios randomizados e controlados (n = 11.814), mas apresentou menor efeito na prevenção de náuseas. Para pacientes recebendo quimioterapia de moderado potencial emetogênico, aprepitanto não determinou benefício estatisticamente significativo.³⁵

Em 2014, nos EUA, foi liberada a combinação em dose fixa de netupitanto (300 mg) + palonosetrona (0,50 mg) para prevenção de NVIQ. Estudo de fase III comparou essa associação com palonosetrona em pacientes recebendo antraciclina + ciclosfamida, juntamente com dexametasona apenas no dia 1. Comparativamente à palonosetrona, a combinação resultou em maiores taxas de resposta completa (ausência de vômitos ou necessidade de medicamentos de resgate) nas fases aguda e tardia. A associação apresentou segurança similar à de palonosetrona isolada: cefaleia (3,3% *versus* 3,0%, respectivamente) e constipação intestinal (2,1% em ambos os braços).³⁶

Outro estudo³⁷ incluiu pacientes em uso de antineoplásicos com alto ou moderado risco de emetogenicidade (excluindo pacientes com câncer de mama que utilizavam antraciclina + ciclofosfamida). Comparam-se as associações netupitanto + palonosetrona *versus* aprepitanto + palonosetrona, com ambos os grupos recebendo dexametasona. A taxa de resposta completa com a primeira associação permaneceu alta durante todos os ciclos. Efeitos adversos ocorreram em 10,1% *versus* 5,8%, respectivamente.

Segundo a atualização da diretriz da ASCO,³⁸ no manejo de pacientes que recebem regimes quimioterápicos altamente emetogênicos (incluindo antraciclina e ciclofosfamida) devem ser administrados antagonista de receptor NK1 + antagonista de receptor 5-HT$_3$ + dexametasona. A associação oral de netupitanto + palonosetrona pode ser opção adicional de tratamento.

Dentre os *antidopaminérgicos*, metoclopramida não tem sido prescrita como agente profilático de NVIQ, podendo ser usada em pacientes intolerantes ou refratários aos antagonistas de receptores 5-HT$_3$. Para sintomas já estabelecidos, metoclopramida é tão eficaz quanto outros antieméticos. Na dose recomendada (2 mg/kg IV, a cada 2 a 4 h, por no máximo quatro ou cinco administrações diárias) é bem tolerada. Efeitos adversos são observados mais frequentemente em crianças e adultos jovens. Neste grupo prefere-se utilizar outro antiemético.

Fenotiazinas mostram-se eficazes em prevenção de êmese associada a antineoplásicos com baixo risco de êmese.⁷

Corticosteroides são usados na prevenção de vômitos precoces ou tardios associados à quimioterapia e fazem parte de quase todos os esquemas de antieméticos. Dexametasona é o representante mais comumente usado, embora não existam estudos que apontem a superioridade de um corticosteroide sobre outro. Em monoterapia, são úteis na êmese associada a antineoplásicos de baixo potencial emetogênico. Entretanto, mostram-se mais eficazes em combinação com antagonistas 5-HT$_3$ ou de receptores da neurocinina-1, para prevenção de êmese aguda e tardia. Seu mecanismo de ação antiemética é pouco conhecido.

Olanzapina, antipsicótico atípico, apresenta propriedades antieméticas, atuando em vários receptores implicados no controle de náuseas e vômitos. Revisão sistemática apontou que é medicamento útil no tratamento de NVIQ.³⁹

Na diretriz da ASCO,⁸ olanzapina é recomendada como adjuvante para pacientes que experimentam náuseas/vômitos a despeito de profilaxia adequada, sendo superior à metoclopramida em êmese decorrente de quimioterapia altamente emetogênica.⁴⁰

Diretrizes não endossam o uso de *canabinoides* no manejo de NVIQ.⁸,¹⁰ Metanálises publicadas posteriormente também não encontraram evidências que justifiquem seu uso no tratamento de pacientes submetidos à quimioterapia.⁴¹,⁴²

O Quadro 49.6 apresenta a recomendação para manejo de náuseas e vômitos proposta pela ASCO, estratificada pelo potencial emetogênico da quimioterapia.

Quadro 49.6 ■ Esquemas antieméticos utilizados em quimioterapia antineoplásica.

Nível emetogênico	Esquema antiemético	
	Antes da quimioterapia	Depois da quimioterapia
Mínimo	Nenhum	Nenhum
Baixo	Dexametasona ou antagonista 5-HT$_3$ ou antidopaminérgico	Nenhum
Moderado Antraciclina + ciclosfamida	Antagonista 5-HT$_3$ + dexametasona + aprepitanto	Aprepitanto nos dias 2 e 3
Outros quimioterápicos	Palonosetrona + dexametasona	Dexametasona nos dias 2 e 3
Alto Cisplatina e outros fármacos	Antagonista 5-HT$_3$ + dexametasona + aprepitanto	Dexametasona + aprepitanto nos dias 2 e 3 e dexametasona no dia 4

■ **Em vômitos por radioterapia antineoplásica**

Diretrizes de MASCC/ESMO[10] para uso de antieméticos em *radioterapia* levam em consideração a área irradiada – o fator de risco mais estudado – e dividem as áreas em quatro níveis de risco: mínimo (< 30%), baixo (30 a 60%), moderado (60 a 90%) e alto (> 90%).

Antisserotoninérgicos são comumente prescritos para profilaxia de náuseas e vômitos em pacientes submetidos à radioterapia. Diretriz recomenda seu uso em radioterapia com risco emetogênico maior do que mínimo, associando dexametasona nos casos de irradiação do corpo inteiro ou irradiação nodal total. Corticosteroide é opcional em tratamentos com risco moderado. Em radioterapia com risco emetogênico mínimo, é sugerido somente tratamento de resgate, caso necessário.[10]

Metanálise de 9 estudos de qualidade metodológica moderada mostrou significativo benefício de antagonistas 5-HT$_3$ *versus* placebo (risco relativo [RR] = 0,70; IC95%: 0,57 a 0,86 para êmese; RR = 0,84; IC95%: 0,73 a 0,96 para náuseas).[43]

Antagonistas dos receptores da neurocinina-1 foram pouco estudados na profilaxia de náuseas/vômitos induzidos por *radioterapia*. Sua associação com antagonista de receptor 5-HT$_3$ parece ser útil em pacientes de alto risco.[12]

Fenotiazinas têm pouca utilidade no tratamento de pacientes submetidos à radioterapia.[12]

Corticosteroides têm sido recomendados para pacientes em tratamento radioterápico com risco alto ou moderado de êmese, em associação com antagonistas de receptores 5-HT$_3$.[11]

Olanzapina pode ser considerada no tratamento de resgate de pacientes submetidos à radioterapia.[12]

No Quadro 49.7 apresentam-se as indicações de profilaxia em diferentes cenários de radioterapia.

Quadro 49.7 ■ Esquemas antieméticos utilizados em radioterapia.

Nível emetogênico	Área irradiada	Profilaxia recomendada
Mínimo	Extremidades, mamas	Resgate com antidopaminérgicos ou antagonistas do receptor 5-HT$_3$
Baixo	Crânio, pelve, cabeça e pescoço	Profilaxia ou resgate com antagonistas do receptor 5-HT$_3$
Moderado	Abdome superior, metade do corpo, porção superior do corpo	Profilaxia com antagonistas do receptor 5-HT$_3$ + dexametasona (opcional)
Alto	Irradiação de corpo inteiro, irradiação nodal total	Profilaxia com antagonistas do receptor 5-HT$_3$ + dexametasona

■ **Em gastroparesia**

Tratamentos medicamentosos incluem agentes procinéticos e antieméticos. Dois agentes *antidopaminérgicos*, metoclopramida e domperidona, estão indicados em gastroparesia. Metoclopramida é o único medicamento liberado nos EUA para tratamento de gastroparesia, por período não superior a 12 semanas (a não ser que benefício terapêutico supere eventuais riscos do uso prolongado do medicamento). Estudos que justificam seu uso nessa situação foram realizados nos anos 1980 e 1990 e embasam as recomendações de diretriz norte-americana de 2013. Antieméticos não foram testados especificamente em gastroparesia, mas aliviam náuseas e vômito. Domperidona, eritromicina e antidepressivos têm sido usados como indicação *off-label*. Eletroestimulação gástrica alivia os sintomas, inclusive a frequência semanal de vômitos, segundo estudos abertos.[44]

Metoclopramida deve ser dada em dose de 5 mg, 3 vezes/dia, antes das principais refeições, reduzindo-se, logo que possível, para 2 vezes/dia (de preferência em formulação líquida). É importante estar atento a efeitos adversos, principalmente discinesia tardia.[45]

Domperidona é opção nos casos não responsivos à metoclopramida, com dose recomendada de 10 mg, 3 vezes/dia, e 20 mg ao deitar. Domperidona pode prolongar intervalo QT; assim, é sugerido realizar eletrocardiograma antes de iniciar o tratamento.[44]

Eritromicina, e provavelmente outros macrolídios como azitromicina e claritromicina, é agonista de motilina e apresenta ação procinética quando utilizada em baixas doses. Eritromicina por via intravenosa acelera esvaziamento gástrico em indivíduos hígidos, diabéticos e pacientes pós-cirúrgicos, especialmente submetidos a vagotomia ou antrectomia. Contudo, evidências de sua ação por via oral em pacientes com gastroparesia são bastante limitadas e restritas, a maioria constituída por estudos abertos. *Rash* cutâneo, náuseas, dor abdominal e cólicas são descritos com uso de macrolídios. Estima-se que riscos sejam menores com baixas doses utilizadas em tratamento de gastroparesia. Desenvolvimento de taquifilaxia também é limitante do tratamento. Recomenda-se iniciar com 1,5 a 3 mg/kg, em infusão IV por 45 min, a cada 6 h para pacientes internados e 125 mg, 2 vezes/dia (formulação líquida, que é mais bem absorvida) para pacientes ambulatoriais. O regime oral propicia benefício por apenas algumas semanas.[46]

■ **Em pós-operatório**

Profilaxia

Antisserotoninérgicos são igualmente eficazes em *profilaxia* de náuseas e vômitos que ocorrem em pós-operatório (NVPO) e mais úteis quando administrados ao final da cirurgia. Doses profiláticas, comumente recomendadas para administração intravenosa, são: ondansetrona (4 mg), dolasetrona (12,5 mg), palonosetrona (0,075 mg) granisetrona (0,35 a 3 mg), tropisetrona (2 mg) e ramosetrona (0,3 mg). O número necessário de pacientes a serem tratados (NNT) para evitar náuseas ou vômitos com ondansetrona é respectivamente 4,6 e 6,4.[47]

Palonosetrona parece ser mais eficaz que antisserotoninérgicos de primeira geração ou placebo na prevenção de NVPO.[48]

Antidopaminérgicos incluem droperidol e haloperidol. A eficácia clínica de droperidol (0,625 a 1,25 mg IV) antes do término da cirurgia é bem estabelecida. Em razão de eventuais efeitos adversos de droperidol, haloperidol começou a ser usado mais frequentemente com finalidade de prevenir NVPO. Apresenta atividade antiemética em baixas doses (0,5 a 2,0 mg, por vias intramuscular e intravenosa) e reduz efetivamente risco de NVPO (NNT de 4 a 6). Sua eficácia aumenta quando administrado concomitantemente com dexametasona ou ondansetrona.[49]

Corticosteroides são usados na prevenção de NVPO. Eficácia de dexametasona está estabelecida, sendo recomendado administrar dose profilática de 4 a 5 mg IV, na indução da anestesia para pacientes com risco de NVPO. Dose de 8 mg no pré-operatório melhora a qualidade da recuperação.[50]

Dados referentes à segurança são inconclusivos, mas a maioria dos estudos sugere que dexametasona não aumenta as taxas de infecção da ferida operatória. Contudo, há estudos que apontam haver esse risco. Porém dose de 4 a 8 mg parece ser segura quando usada para profilaxia de NVPO.[51]

Dentre os *anticolinérgicos*, escopolamina transdérmica, em adição a outros antieméticos, é eficaz na profilaxia de NVPO. Adesivos de escopolamina efetivamente reduzem incidência de NVPO (NNT = 4), quando aplicados na noite anterior à cirurgia ou 4 h antes do final do procedimento.[52]

Evidências sobre eficácia de prometazina, proclorperazina, dimenidrinato, efedrina, naloxona e aprepitanto são menos robustas, sendo necessários mais estudos antes de se recomendar esses fármacos para profilaxia de NVPO. Já metoclopramida (10 mg IV), raiz de gengibre e canabinoides se mostraram ineficazes na prevenção de NVPO.

Em conclusão, não está estabelecida a necessidade universal de profilaxia de NVPO. Identificação de indivíduos com risco moderado ou alto para essa condição pode selecionar potenciais candidatos à profilaxia antiemética, nos quais a relação risco/benefício fica mais favorável. Assim, é o risco basal para NVPO que determinará indicação de profilaxia. Optando-se por fazê-la, considerando tratar-se de profilaxia (sem certeza de que o evento ocorrerá) e havendo similar eficácia entre os vários agentes, parece lógico utilizar os de maior segurança e menor custo. Terapia combinada com fármacos de diferentes classes, superior à monoterapia, é indicada para adultos com risco moderado ou alto. Antisserotoninérgicos, apresentando maior eficácia em prevenção de êmese do que de náuseas, são recomendados preferencialmente na prevenção de NVPO em crianças.[14]

Tratamento

Náuseas e vômito que ocorrem no pós-operatório devem ser tratados com medicamento de classe diferente do empregado em profilaxia. Caso não tenha sido feita profilaxia, utilizam-se antisserotoninérgicos em doses menores do que as da profilaxia: ondansetrona (1,0 mg), dolasetrona (12,5 mg: não foi avaliada a eficácia de doses menores), granisetrona (0,1 mg) e tropisetrona (0,5 mg) (NNT = 4 a 5). Outros medicamentos com eficácia comprovada são dexametasona, droperidol e prometazina.

▪ Em vômitos na gestação

Cerca de 10% das gestantes com náuseas e vômitos requerem medicamentos. Comumente são prescritos piridoxina (vitamina B_6), anti-histamínicos, procinéticos e outros fármacos. Adota-se a seguinte sequência de intervenções, caso não haja resposta com a primeira intervenção: vitamina B_6, adicionar doxilamina (anti-histamínico) e, no caso de persistência dos sintomas, para pacientes não desidratadas, adicionar metoclopramida ou trimetobenzamida (antidopaminérgico) ou ondansetrona. No caso de pacientes com sinais de desidratação, é necessário hidratar intravenosamente e administrar medicamentos por vias intravenosa (metoclopramida ou ondansetrona) ou intramuscular (prometazina). Em casos resistentes, metilprednisolona pode ser prescrita, depois da semana 10.[23] Revisão Cochrane[53] de 41 estudos (n = 5.449) avaliou a eficácia de múltiplas intervenções: acupressão, acupuntura, acuestimulação, gengibre, camomila, óleo de limão, óleo de hortelã, vitamina B_6 e vários medicamentos antieméticos. Produtos com gengibre mostraram benefício, mas a eficácia foi limitada e não consistente em relação a placebo. As justificativas para emprego de vitamina B_6, doxilamina-piridoxina e outros antieméticos também foram pouco evidenciadas. Em resumo, nenhuma intervenção para tratamento de náuseas e vômitos da gestação parece ter bases sólidas.

Revisão[54] para avaliar especificamente eficácia e segurança da administração oral de gengibre no tratamento de náuseas e vômitos da gestação também concluiu que gengibre pode ser de auxílio, reduzindo náuseas, mas não o número de episódios de vômitos (houve apenas tendência) em relação a placebo. Adicionalmente, a revisão mostrou que gengibre se mostrou seguro nesse cenário.

▪ Em cinetose

Os pacientes devem aprender a identificar situações desencadeantes de cinetose para evitar expor-se a elas ou a minorar os sintomas. Exposição intermitente pode reduzir os sintomas. Estratégias comportamentais incluem colocar-se na parte mais estável do veículo, olhar a linha do horizonte ou permanecer de olhos fechados.

Escopolamina é frequentemente utilizada para tratamento de cinetose. Revisão sistemática[55] (n = 1.025 pacientes) concluiu que escopolamina é superior a placebo em prevenção de cinetose. Entretanto, nenhum estudo avaliou adequadamente sua eficácia no tratamento da síndrome já estabelecida. Da mesma forma, evidências comparativas de escopolamina em relação a outros agentes são inadequadas e controversas. Incidência de sonolência, borramento de visão e tonturas foi similar entre pacientes que receberam tratamento ou placebo.

Anti-histamínicos sedativos provavelmente agem sobre cinetose devido a seu efeito anticolinérgico, sendo que seus principais efeitos adversos (sedação, visão borrada, boca seca, confusão mental e retenção urinária) também se relacionam àquele efeito. Dimenidrato, difenidramina, clorfeniramina, meclizina e ciclizina podem ser utilizados. Anti-histamínicos não sedativos, como ondansetrona e raiz de gengibre, parecem não ter efeito em prevenção e tratamento de cinetose.

Entre os agentes dopaminérgicos, prometazina é o agente mais estudado e utilizado, tendo moderada eficácia. Mostrou-se menos eficaz do que escopolamina, porém superior a meclizina e lorazepam. Sonolência é o principal limitante de uso.

Artigos originais e metanálises realizados para identificar eficácia de medidas de prevenção e tratamento de náuseas e vômitos nas condições apresentadas não têm a qualidade necessária. É impossível, portanto, sumarizar graus de recomendação consistentes. Deve-se estar atento para a forte disputa de mercado, com demonstração de vantagens limítrofes de alguns agentes, divulgadas em revistas de menor qualidade. Parece razoável preferir tratamentos consolidados, em geral recomendados por sociedades científicas, como se apontou nas diversas indicações consideradas.

▶ Prescrição

Prescrição de fármacos antieméticos e procinéticos, em uso isolado ou em associações, tem sido confirmada em ensaios clínicos.

Prefere-se via oral em *prevenção* de náuseas e vômito. Preferencialmente medicamentos devem ser administrados antes de surgirem os sintomas. Já tratamento requer emprego de vias parenterais e retal, especialmente se vômitos forem intensos. Doses devem ser tão pequenas quanto possível. Monitoramento de níveis séricos traz pouca ou nenhuma vantagem. Intervalos entre doses devem ser obedecidos a fim de evitar acúmulo e maior incidência de efeitos adversos.

Dependendo do antiemético usado, a administração se inicia 1 a 2 h antes da quimioterapia e perdura por 24 a 36 h após, ou enquanto o paciente dela necessitar. Em cinetose, adesivos transdérmicos de escopolamina devem ser aplicados 4 h antes da viagem.

Alguns elementos da prescrição de antieméticos e procinéticos podem ser vistos no Quadro 49.8.

▶ Seguimento

Seguimento da terapêutica com fármacos antieméticos e procinéticos é feito por meio de monitoramento clínico. Eficácia é mensurada por diminuição de frequência e intensidade de episódios de náuseas, vômitos e vertigem. Medidas mais objetivas utilizadas em ensaios clínicos, como volume e tempo de duração de êmese, podem ser úteis para cálculo de balanço hídrico.

Aparecimento de efeitos adversos é muitas vezes previsível e pode condicionar a escolha de um ou outro representante antiemético. Os mais comuns dentre aqueles efeitos estão listados no Quadro 49.9.

Quadro 49.8 ■ Parâmetros da prescrição de agentes antieméticos e procinéticos.

Agentes	Vias	Doses (mg)	Intervalos (h)
Metoclopramida	VO	10 a 30	6 a 8
	IM	10 a 30	6 a 8
	IV	10 a 30	6 a 8
Domperidona	VO	20 a 40	6 a 8
	VR	60	8
Clorpromazina	VO	10 a 50	8 a 12
	IM	12,5 a 50	8 a 12
	VR	50 a 100	8 a 12
Haloperidol	VO, IM	1,5 a 10	8 a 12
Droperidol	VO	2,5 a 5	2
	IM	2,5 a 10	Pré-medicação
Prometazina	VO	25 a 50	12
	VR, IM	12,5 a 25	4 a 6
Ciclizina	VO	50	4 a 6
	IM	25 a 50	4 a 6
Difenidramina	VO	50	6
	IM	10 a 50	2 a 3
Dimenidrato	VO, IM	50	4 a 6
	VR	100	12 a 24
Ondansetrona	VO	4 a 8	6 a 8
	IV contínua	32/dia	–
	IV intermitente	0,10 a 0,15/kg	6 a 8
Granisetrona	VO	1	12
	IV contínua	10 a 40 µg/kg	Infusão única
Aprepitanto	VO	125 no dia 1 da quimioterapia	24
		80 nos dias 2 e 3 da quimioterapia	
		40 antes da indução anestésica	
Fosaprepitanto	IV	115, 30 min antes do dia 1 da quimioterapia	24
Escopolamina	VO	0,6 a 1	4 a 8
	IM	0,2 a 0,6	6
	SC	0,3 a 0,6	6
Amitriptilina	VO	25 a 400	12 a 24
Imipramina	VO	50 a 100	12 a 24
Diazepam	VO, IV	5 a 20	24
Lorazepam	SL	1	2 a 3
THC (dronabinol)	VO	2,5 a 10	4 a 6
Dexametasona	IV	10 a 20	6
	VO	8	24
Eritromicina	VO	100 a 250	8

VO: via oral; VR: via retal; IM: intramuscular; IV: intravenosa; SL: sublingual; SC: subcutânea.

Quadro 49.9 ■ Efeitos adversos e contraindicações de antieméticos e procinéticos.

Fármaco	Comuns	Ocasionais	Contraindicações
Metoclopramida	Sedação (10%)	Reação extrapiramidal (1%), agitação, irritabilidade, constipação intestinal, diarreia, boca seca, edema orbitário, dor e rigidez muscular	Epilepsia, síndromes extrapiramidais
Bromoprida	Sedação	Diarreia, reação cutânea	–
Domperidona	Boca seca, cefaleia	Mastodinia, ginecomastia, galactorreia, amenorreia	–
Fenotiazinas	Sedação	Hipotensão, reação extrapiramidal	Síndrome de Reye, insuficiência cardíaca e hepática
Butirofenonas	–	Reação extrapiramidal	Sintomas parkinsonianos
Anti-histamínicos H_1	Sedação	Efeitos anticolinérgicos	–
Antagonistas 5-HT_3	Cefaleia, constipação intestinal, tonturas, sonolência, diarreia (granisetrona)	–	–
Antagonistas da neurocinina-1	Fadiga, náuseas, constipação intestinal, fraqueza, soluços	Hipotensão, bradicardia, diarreia, dor abdominal, neutropenia, anemia, elevação de transaminases e ureia	Uso de cisaprida e pimozida
Anticolinérgicos	Efeitos atropínicos	Retenção urinária, sedação, psicose tóxica	Prostatismo, glaucoma
Canabinoides	Sedação	Hipotensão ortostática, disforia, boca seca, alucinações	Angina de peito, arritmias cardíacas, dependência farmacológica
Corticoides	Letargia, fraqueza, euforia	Edema generalizado	Diabetes melito instável
Cisaprida	Diarreia e cólica abdominal	Convulsões e efeito arritmogênico	–

Sonolência é o efeito indesejável mais comum e talvez contribua para a atividade antiemética. Pacientes que exercem atividades que requerem atenção e coordenação motora devem ser alertados.

Efeitos anticolinérgicos (boca seca, visão borrada, constipação intestinal, retenção urinária) são previsíveis e limitam uso de escopolamina e outros antimuscarínicos.

Efeitos habituais aos fenotiazínicos não costumam ocorrer quando são usados como antieméticos, devido à pequena duração do tratamento. Idosos são predispostos à hipotensão induzida por fenotiazínicos.

Efeitos extrapiramidais dos agentes antidopaminérgicos podem surgir em tratamentos agudos com doses terapêuticas, sendo mais evidentes em crianças e adultos jovens, o que exige adequação de doses e seguimento durante a terapia. Domperidona é isenta desses efeitos, provavelmente porque se distribui pouco a outros segmentos do sistema nervoso central. Droperidol, por seus efeitos de prolongamento do segmento QT e indução de *torsade de pointes* – teve seu emprego reduzido. Nos EUA, a recomendação de manter pacientes que fizeram uso de droperidol com monitoramento cardíaco por 2 a 3 h depois de sua administração limitou seu uso em procedimentos ambulatoriais.

Canabinoides apresentam sérios efeitos adversos, como disforia, alucinações, sedação, vertigem, boca seca e desorientação.

Efeitos adversos de antagonistas 5-HT$_3$ são pouco intensos e transitórios, incluindo cefaleia e sintomas gastrointestinais, especialmente constipação intestinal. Manifestações de hipersensibilidade são raras, de tipo anafilático, e ocorrem com mais de um representante (hipersensibilidade cruzada). Há preocupação de que antisserotoninérgicos determinem prolongamento do intervalo QT (dolasetrona foi retirada do mercado norte-americano por essa razão), mas essa alteração parece não ter significado clínico.[3]

Quando forem necessárias combinações de antieméticos, esses devem pertencer a diferentes grupos farmacológicos, para evitar somação de mesmos efeitos adversos. Assim, não se associam metoclopramida, fenotiazinas e butirofenonas.

Interações farmacológicas podem ocorrer entre anti-histamínicos, fenotiazínicos e outros depressores do sistema nervoso central, potencializando a sedação. Fenotiazínicos podem aumentar depressão respiratória produzida por analgésicos opioides.

Metoclopramida diminui concentração sérica de digoxina por acelerar trânsito através de trato digestivo alto. Aumenta a absorção de ampicilina, paracetamol, etanol, ácido acetilsalicílico e tetraciclinas. Seu uso concomitante com levodopa ou carbidopa pode gerar crise hipertensiva.

▶ Referências bibliográficas

1. Hasler WL. Nausea, vomiting, and indigestion. In: Kasper D, Fauci A, Hauser S, Longo D, Jameson J, Loscalzo J. eds. *Harrison's Principles of Internal Medicine*. 19 ed. New York, NY: McGraw-Hill; 2015. Disponível em: http://accessmedicine.mhmedical.com/content.aspx?bookid=1130&Sectionid=79726154 [Acesso em 25/11/2015]
2. Andrews PLR, Sanger GJ. Nausea and the quest for the perfect anti-emetic. *Eur J Pharmacol*. 2014;722:108-121.
3. Sharkey KA, Wallace JL. Treatment of disorders of bowel motility and water flux; anti-emetics; agents used in biliary and pancreatic disease. In: Brunton LL, Chabner BA, Knollmann BC, eds. *Goodman & Gilman's The Pharmacological Basis of Therapeutics*. 12 ed. New York, NY: McGraw-Hill; 2011. http://accessmedicine.mhmedical.com/content.aspx?bookid=374&Sectionid=41266256 [Acesso em 25/11/2015]
4. Bisdorff AR, Staab JP, Newman-Toker DE. Overview of the International Classification of Vestibular Disorders. *Neurol Clin*. 2015;33:541-550.
5. Walker MF, Daroff RB. Dizziness and vertigo. In: Kasper D, Fauci A, Hauser S, Longo D, Jameson J, Loscalzo J, eds. *Harrison's Principles of Internal Medicine*, 19 ed. New York, NY: McGraw-Hill; 2015. Disponível em: http://accessmedicine.mhmedical.com/content.aspx?bookid=1130&Sectionid=79724668 [Acesso em 28/11/2015]
6. Goldfing JF, Gresty MA. Pathophysiology and treatment of motion sickness. *Curr Opin Neurol*. 2015;28 (1):83-88.
7. Tageja N, Groninger H. Chemotherapy-induced nausea and vomiting: an overview and comparison of three consensus guidelines. *Postgrad Med J*. 2016;92(1083):34-40.
8. Basch E, Prestrud AA, Hesketh PJ, Kris MG, Feyer PC, Somerfield MR et al.; American Society of Clinical Oncology. Antiemetics: American Society of Clinical Oncology clinical practice guideline update. *J Clin Oncol*. 2011;29(31):4189-4198.
9. Jordan B, Gralla R, Jahn F, Molassiotis A. International antiemetic guidelines on chemotherapy induced nausea and vomiting (CINV): content and implementation in daily routine practice. *Eur J Pharmacol*. 2014;722:197-202.
10. Roila F. Herrstedt JM, Aapro M, Gralla RJ, Einhorn LH, Ballatori E et al.; ESMO/MASCC Guidelines Working Group. Guideline update for MASCC and ESMO in the prevention of chemotherapy- and radiotherapy-induced nausea and vomiting: results of the Perugia consensus conference. *Ann Oncol*. 2010:21(Suppl 5):232-243.
11. Feyer P, Jahn F, Jordan K. Radiation induced nausea and vomiting. *Eur J Pharmacol*. 2014;722:165171.
12. Feyer P, Jahn F, Jordan K. Prophylactic management of radiation-induced nausea and vomiting. *Biomed Res Int*. 2015;2015:893013.
13. Powers AC. Diabetes mellitus: complications. In: Kasper D, Fauci A, Hauser S, Longo D, Jameson J, Loscalzo J, eds. *Harrison's Principles of Internal Medicine*. 19 Ed. New York, NY: McGraw-Hill; 2015. Disponível em: http://accessmedicine.mhmedical.com/content.aspx?bookid=1130&Sectionid=79753119 [Acesso em 28/11/2015]
14. Gan TJ, Diemunsch P, Habib AS, Kovac A, Kranke P, Meyer TA et al. Consensus Guidelines for the management of postoperative nausea and vomiting. *Anesth Analg*. 2014;118 (1):85-113.
15. Höhne C. Postoperative nausea and vomiting in pediatric anestesia. *Curr Opin Anesthesiol*. 2014;27(3):303-308.
16. Sweis I, Yegiyants SS, Cohen MN. The management of postoperative nausea and vomiting: current thoughts and protocols. *Anesth Plast Sur*. 2013;37(3):625-633.
17. Apfel CC, Heidrich FM, Jukar-Rao S, Jalota L, Hornuss C, Whelan RP et al. Evidence-based analysis of risk factors for postoperative nausea and vomiting. *Br J Anaesth*. 2012;109(5):742-753.
18. Eberhart LH, Geldner G, Kranke P, Morin AM, Schäuffelen A, Treiber H et al. The development and validation of a risk factor to predict the probability of postoperative vomiting in pediatrics patients. *Anesth Anal*. 2004;99(6):1630-1637.
19. Apfel CC, Philip BK, Cakmakkaya OS, Shilling A, Shi YY, Leslie JB et al. Who is at risk for postdischarge nausea and vomiting after ambulatory surgery? *Anesthesiology*. 2012;117(3):475-486.
20. Stanko D, Bergesio R, Davis K, Hegarty M, von Ungern-Sternberg BS. Postoperative pain, nausea and vomiting following adeno-tonsillectomy – a long term follow up. *Pediatr Anesth*. 2013;23(8):690-696.
21. Koivuranta M, Laara E, Snare E, Alahuhta S. A survey of a post-operative nausea and vomiting. *Anesthesia*. 1997;52:443-449.
22. Apfel CC, Laara E, Koivuranta M, Greim CA, Roewer N. A simplified risk score for predicting postoperative nausea and vomiting: conclusions from cross-validations between two centers. *Anesthesiology*. 1999;91: 693-700.
23. Niebyl JR. Nausea and vomiting im pregnancy. *New Engl J Med*. 2010; 363(16):1544-1550.
24. No authors. Practice Bulletin No. 153: Nausea and vomiting of pregnancy. *Obstet Gynecol*. 2015;126(3):e12-24.
25. Fantasia HC. A new pharmacologic treatment for nausea and vomiting of pregnancy. *Nurs Womens Health*. 2014;18(1):73-77.
26. Aminoff MJ, Greenberg DA, Simon RP. Disorders of equilibrium. In: Aminoff MJ, Greenberg DA, Simon RP, eds. *Clinical Neurology*. 9 ed. New York, NY: McGraw-Hill; 2015. Disponível em: http://accessmedicine.mhmedical.com/content.aspx?bookid=1194&Sectionid=68656660 [Acesso em 19/12/2015]
27. Hilton MP, Pinder DK. The Epley (canalith repositioning) manoeuvre for benign paroxysmal positional vertigo. *Cochrane Database Syst Rev*. 2014;12:CD003162.
28. Tassinari M, Mandrioli D, Gaggioli, Sarsina PR. Ménière's disease treatment: a patient-centered systematic review. *Audiol Neurotol*. 2015; 20:153-165.
29. Johnson J, Lalwani AK. Chapter 56. Vestibular Disorders. In: Lalwani AK, ed. *Current Diagnosis & Treatment in Otolaryngology Head & Neck Surgery*. 3 ed. New York, NY: McGraw-Hill; 2012. Disponível em: http://accessmedicine.mhmedical.com/content.aspx?bookid=386&Sectionid=39944099 [Acesso em 19/12/2015]
30. Golding JF, Gresty MA. Pathophisiology and treatment of motions sickness. *Curr Opin Neurol*. 2015;28:83-88.
31. Brainard A, Gresham C. Prevention and treatment of motion sickness. *Am Fam Physician*. 2014;90(1):41-46.
32. Likun Z, Xiang J, Yi B, Xin D, Tao ZL. A systematic review and meta-analysis of intravenous palonosetron in the prevention of chemoteherapy-induced nausea and vomiting in adults. *Oncology*. 2011;16(2):207-216.
33. Popovic M, Warr DG, DeAngelis C, Tsao M, Chan KKW, Poon M et al. Efficacy and safety of palonosetron for the prophylaxis of chemotherapy-induced nausea and vomiting (CINV): a systematic review and meta-analysis of randomized controlled trials. *Support Care Cancer*. 2014;22(6):1685-1697.

34. Celio L, Niger M, Ricchini F, Agustoni F. Palonosetron in the prevention of chemotherapy-induced nausea and vomiting: an evidence-based review of safety, efficacy, and place in therapy. *Core Evidence*. 2015; 10:75-87.
35. Jordan K, Warr DG, Hinke A, Sun L, Hesketh PJ. Defining the efficacy of neurokinin-1 receptor antagonists in controlling chemotherapy-induced nausea and vomiting in different emetogenic settings – a meta-analysis. *Suport Care Cancer*. 2015. 2016; 24(5):1941-1954.
36. Aapro M, Rugo H, Rossi G, Risi G, Borroni NE, Sarosiek T et al. A randomized phase III study evaluating the efficacy and safety of NEPA, a fixed-dose combination of netupitant and palonosetron, for prevention of chemotherapy-induced nausea and vomiting following moderately emetogenic chemotherapy. *Ann Oncol*. 2014;25:1328-1333.
37. Gralla RJ, Bosnjak SM, Hontsa A, Balser C, Rizzi G, Boroni ME et al. A phase III study evaluating the safety and efficacy of NEPA, a fixed-dose combination of netupitant and palonosetron, for prevention of chemotherapy-induced nausea and vomiting over repeated cycles of chemotherapy. *Ann Oncol*. 2014;25 (7):1333-1339.
38. Hesketh PJ, Bohlke K, Lyman GH, Basch E, Chesney M, Clark-Snow RA et al. Antiemetics: American Society of Clinical Oncology Focused Guideline Update. *J Clin Oncol*. 2016; 34(4):381-386.
39. Chow R, Chiu L, Navari R, Passik S, Chiul N, Popovic M et al. Efficacy and safety of olanzapine for the prophylaxis of chemotherapy-induced nausea and vomiting (CINV) as reported in phase I and II studies: a systematic review. *Support Care Cancer*. 2016; 24(2):1001-1008.
40. Navari RM, Nagy CK, Gray SE. The use of olanzapine versus metoclopramide for the treatment of breakthrough chemotherapy-induced nausea and vomiting in patients receiving highly emetogenic chemotherapy. *Support Care Cancer*. 2013;21:1655-1663.
41. Whiting PF, Wolff RF, Deshpande S, Di Nisio M, Duffy S, Hernandez AV et al. Cannabinoids for medical use: a systematic review and meta-analysis. *JAMA*. 2015;313:2456-2473.
42. Smith LA, Azariah F, Lavender VTC, Stoner NS, Bettiol S. Cannabinoids for nausea and vomiting in adults with cancer receiving chemotherapy. *Cochrane Database of Systematic Reviews*. 2015; 11:CD009464.
43. Salvo N, Doble B, Khan L, Amirthevasar G, Dennis K, Pasetka M et al. Prophylaxis of radiation-induced nausea and vomiting using 5-hydroxytryptamine-3 serotonin receptor antagonists: a systematic review of randomized trials. *Int J Radiat Oncol Biol Phys*. 2012;82 (1):408-417.
44. Camilleri M, Parkman HP, Shafi MA, Abell TL, Gerson L; American College of Gastroenterology. Clinical Guideline: management of gastroparesis. *Am J Gastrol*. 2013;108(1):18-37.
45. Rao AS, Camilleri M. Review article: metoclopramide and tardive dyskinesia. *Aliment Pharmacol Ther*. 2010;31(1):11-19.
46. Acosta A. Camilleri M. Prokinetics in gastroparesis. *Gastroenterol Clin North Am*. 2015;44:97-111.
47. Le TP, Gan TJ. Update on the management of postoperative nausea and vomiting and postdischarge nausea and vomiting in ambulatory surgery. *Anesthesiol Clin*. 2010;28(2):225-249.
48. Li Y, Wei X, Zhang S, Zhou L, Zhang J. A meta-analysis of palonosetron for the prevention of postoperative nausea and vomiting in adults. *J Perianesth Nurs*. 2015;30(5):398-405.
49. Sweis I, Yegiyants SS, Cohen MN. The management of postoperative nausea and vomiting: current thoughts and protocols. *Aesthetic Plast Sur*. 2013; 37(3):625-633.
50. Murphy GS, Szokol JW, Greenberg SB, Avram MJ, Vender JS, Nisman M, Vaughn J. Preoperative dexamethasone enhances quality of recovery after laparoscopic cholecystectomy effect on in-hospital and postdischarge recovery outcomes. *Anesthesiology*. 2011;114 (4):882-890.
51. Ali Khan S, McDonagh DL, Gan TJ. Wound complications with dexamethasone for postoperative nausea and vomiting prophylaxis: a moot point? *Anesth Analg*. 2013;116(5):966-968.
52. Apfel CC, Zhang K, George E, Shi S, Jalota L, Hornuss C et al. Transdermal scopolamine for the prevention of postoperative nausea and vomiting: a systematic review and meta-analysis. *Clin Ther*. 2010; 32(12):1987-2002.
53. Matthews A, Haas DM, O'Mathúna DP, Dowswell T. Interventions for nausea and vomiting in early pregnancy. *Cochrane Database Syst Rev*. 2015;9:CD007575.
54. Viljoen E, Visser J, Koen N, Musekiwa A. A systematic review and meta-analysis of the effect and safety of ginger in the treatment of pregnancy-associated nausea and vomiting. *Nutr J*. 2014;13:20.
55. Brainard A, Gresham C. Prevention and treatment of motion sickness. *Am Fam Physician*. 2014;90(1):41-46.

CAPÍTULO 50
Constipação Intestinal e Diarreia

Fernando Herz Wolff ▪ Ajácio Bandeira de Mello Brandão

Constipação intestinal

▶ Introdução

A maioria das pessoas hígidas evacua de 3 vezes/dia a 3 vezes/semana. Apesar de comumente definida como frequência de evacuações inferior a 3 vezes/semana, *constipação intestinal* também pode envolver outras queixas como esforço evacuatório aumentado e fezes muito endurecidas. Constipação intestinal funcional é diagnosticada quando causas secundárias não são identificadas. A subjetividade da definição de constipação intestinal funcional e de outros distúrbios funcionais do aparelho digestivo levou à proposição de critérios diagnósticos que ficaram conhecidos como Critérios de Roma, tendo sido a última versão, Roma III, publicada em 2006.[1] Assim, define-se constipação intestinal como a presença de dois ou mais dos seguintes achados, com início há mais de 6 meses e manutenção por pelo menos 3 meses: esforço evacuatório aumentado, fezes ressequidas ou muito duras, sensação de evacuação incompleta, sensação de obstrução ou bloqueio anorretal, necessidade de manobras manuais (p. ex., evacuação digital ou sustentação do assoalho pélvico), todos em no mínimo 25% das vezes, e menos de três evacuações por semana. Além disso, o paciente não deve apresentar evacuações amolecidas, exceto associadas a uso de laxativos, e não deve haver critérios para diagnóstico de síndrome do intestino irritável (SII).

Em razão da subjetividade envolvida e dos diferentes conceitos de constipação intestinal já utilizados em estudos, é difícil estabelecer sua frequência de maneira precisa. Em revisão sistemática[2] foi observada mediana de prevalência de 16% (variação de 0,7 a 79%) em adultos e de 33,5% em indivíduos de 60 a 101 anos. Estiveram associados a maior prevalência de constipação intestinal raça não branca, sexo feminino, maior idade e menor nível socioeconômico. Outros fatores associados à constipação intestinal, mas não necessariamente com nexo causal, são baixo nível de atividade física, depressão, abuso físico e sexual e estresse emocional intenso. O baixo consumo de fibras aparece como fator associado em alguns, mas não em todos estudos.[3]

Classificação e diferentes condições associadas à constipação intestinal podem ser vistas no Quadro 50.1.

Constipação intestinal também pode ser desencadeada por fármacos que interferem com motilidade intestinal, principalmente aqueles com atividade anticolinérgica (Quadro 50.2).

Quadro 50.1 ▪ Classificação e causas de constipação intestinal.

Idiopáticas
Trânsito intestinal normal
Trânsito intestinal lento
Defecação dissinérgica
Neurogênicas
Medicamentosas (ver Quadro 50.2)
• Uso de fármacos depressores da motilidade intestinal
• Uso crônico de laxativos estimulantes (cólon catártico)
Periféricas
• Diabetes melito
• Neuropatia autonômica
• Doença de Hirschsprung
• Doença de Chagas
• Pseudo-obstrução intestinal
Centrais
• Esclerose múltipla
• Lesão medular
• Doença de Parkinson
Síndrome do intestino irritável
Não neurogênicas
• Hipotireoidismo
• Hipopotassemia
• Anorexia nervosa
• Gestação e puerpério
• Pan-hipopituitarismo
• Esclerose sistêmica
• Distrofia miotônica
Proctológicas
• Espasmo do esfíncter anal externo
• Patologias orgânicas anorretais (fissura anal, tumores)
Obstrução mecânica ao trânsito colônico

Quadro 50.2 ▪ Fármacos associados a constipação intestinal.

Analgésicos opioides e não opioides
Anticolinérgicos
Anti-histamínicos
Antiespasmódicos
Antidepressivos (especialmente tricíclicos)
Antipsicóticos (fenotiazinas)
Agentes contendo cátions
Antiácidos com sais de alumínio ou sucralfato
Suplementos de ferro
Bário
Agentes com ação neurológica
Opioides (incluindo alguns antidiarreicos)
Anti-hipertensivos (clonidina, propranolol)
Bloqueadores dos canais de cálcio
Bloqueadores ganglionares
Alcaloides da vinca
Bloqueadores dos canais de cálcio
Antagonistas 5-HT$_3$
Antiparkinsonianos
Laxativos em uso crônico (síndrome catártica)
Carbonato de lítio

Nessa condição clínica, na maioria das vezes há trânsito normal do bolo fecal em trato digestivo superior e intestino delgado até o cólon, observando-se retardo distalmente à válvula ileocecal.

Dois mecanismos fisiopatológicos são descritos para constipação intestinal:

- Diminuição na velocidade de trânsito colônico (inércia colônica)
- Dificuldade em eliminar as fezes (geralmente por incoordenação da musculatura de assoalho pélvico, reto ou ânus).

No primeiro, disfunção de plexos nervosos entéricos, possivelmente por diminuição da coordenação dos músculos de assoalho pélvico, abdominais e retoanais no momento de defecar, reduzindo descenso do períneo e mudança do ângulo anorretal, movimentos fisiológicos facilitadores da emissão de fezes.

A abordagem inicial de paciente com queixa de constipação intestinal deve objetivar definição e caracterização clara do sintoma, identificação de sua associação com distúrbios funcionais (SII, por exemplo) ou doenças orgânicas que mereçam tratamento específico e análise detalhada de medicamentos em uso. A investigação rotineira por meio de exames laboratoriais, radiológicos ou endoscópicos não está indicada em pacientes com menos de 50 anos e sem os chamados sinais de alarme: emagrecimento, história familiar de neoplasia colorretal ou doença inflamatória intestinal, febre, dor abdominal, presença de sangue, muco ou pus nas fezes, sintomas de longa duração (possibilidade de megacólon ou megarreto), refratariedade a tratamento e exame físico anormal.

Excetuando-se casos passíveis de tratamentos específicos, manejo sintomático de constipação intestinal prioriza medidas não farmacológicas apresentadas no Quadro 50.3. Não há evidências sólidas que embasem sua recomendação. Entretanto, devido a custo e risco baixos, além de potencial benefício à saúde geral, são geralmente indicadas. Não há evidência de que constipação intestinal melhore com aumento da ingestão hídrica, exceto em pacientes desidratados. Em relação à atividade física, há evidência de menos distensão abdominal por gases com atividade física leve, e melhora na qualidade de vida de pacientes com SII com atividade moderada a intensa.[3]

Quadro 50.3 ▪ Medidas não farmacológicas no manejo sintomático da constipação intestinal.

Dieta rica em fibras (25 a 30 g/dia) associada à ingestão adequada de líquidos
Atividade física sistemática
Desenvolvimento de reflexo condicionado (mesmo horário diário para evacuação, aproveitando reflexo gastrocólico, preferencialmente pela manhã, após o desjejum)

Aumento do consumo de fibras ou uso de suplemento de fibras e agentes formadores do bolo fecal constituem recomendação frequentemente utilizada. Apesar da baixa qualidade de muitos estudos nesse tópico, o conjunto das evidências sugere benefício do aumento de consumo de fibras solúveis (*psyllium*, por exemplo).[3,4] Em ensaio clínico randomizado e cruzado, ameixa seca foi comparada com *psyllium* em pacientes com constipação intestinal crônica. Durante o tratamento com ameixa houve mais evacuações espontâneas comparativamente ao período com *psyllium* (3,5 *versus* 2,8 evacuações por semana; $P < 0,05$).[5]

É também fundamental esclarecer os pacientes sobre o funcionamento normal do intestino, desmistificando conceitos, por vezes bastante arraigados. Algumas pessoas acreditam que uma evacuação diária é essencial para manutenção da saúde, evitando a retenção de "toxinas". Para usuários de laxativos, é importante desestimular seu uso, enfatizando os riscos do uso prolongado e a possibilidade de sua substituição por medidas de reeducação. O paciente deve ser alertado para possível persistência da irregularidade do hábito intestinal por 1 a 2 semanas, período necessário aos ajustes funcionais.

Para a maioria dos pacientes com constipação intestinal leve, medidas não farmacológicas mostram-se eficazes. Quando não há resposta, indicam-se alguns laxativos com propriedade comum de acumular água e eletrólitos no lúmen intestinal, favorecendo assim o peristaltismo. Evitam-se laxativos com mecanismo de ação irritante da mucosa colônica.

Os termos laxativo e catártico dizem respeito à intensidade e à latência do efeito. Ação catártica produz fezes líquidas, tendo rápido início. Os mesmos agentes, dependendo de dose administrada e sensibilidade do paciente, podem ser laxativos ou catárticos.

No Quadro 50.4, apresentam-se os principais grupos de laxativos utilizados e seus mecanismos de ação.

▶ Seleção

Quando existe indicação, o uso apropriado de laxativo único (monoterapia) é suficiente na maioria dos pacientes. Muitas apresentações, no entanto, privilegiam associações desses fármacos.

Seleção de laxativos tem sido, em grande parte, empírica, pois poucos ensaios clínicos foram conduzidos com certos fármacos ou preparações de uso disseminado na população e disponíveis no mercado, por vezes há décadas.

Revisões sistemáticas mais antigas sobre eficácia dos diversos laxativos no tratamento de adultos com constipação intestinal crônica mostraram superioridade de vários fármacos sobre placebo, porém não conseguiram mostrar diferença entre representantes de distintas classes.

- Polietilenoglicol (PEG) comparado a placebo (5 ensaios clínicos randomizados [ECR]) e lactulose (3 ECRs) mostrou-se eficaz e seguro em relação a placebo e modestamente superior à lactulose
- Tegaserode comparado a placebo (1 ECR) apresentou maior frequência de evacuações espontâneas, sem eventos adversos significativos
- Lactulose comparada a placebo (3 ECRs) e outros laxantes (8 ECRs) mostrou-se eficaz e segura, sendo observado aumento em distensão abdominal, flatulência e fezes amolecidas. Comparativamente

Quadro 50.4 ■ Classificação dos laxativos de uso corrente.

Agentes	Mecanismo
Expansores do bolo fecal Farelo Preparações de *psyllium* Goma caraia Fibras dietéticas Resinas poliacrílicas hidrofílicas Derivados da celulose	Efeito hidrofílico, acúmulo de líquido no lúmen intestinal, aumento de volume e amolecimento do bolo fecal, aumento de peristaltismo
Amolecedores do bolo fecal Docusato de sódio, cálcio ou potássio	Alteração de permeabilidade celular, inibição de absorção ou aumento de secreção de água/eletrólitos em jejuno e cólon
Lubrificante Óleo mineral	Interferência com absorção intestinal de água, ação emoliente
Salinos e osmóticos Lactulose Hidróxido de magnésio Citrato de magnésio Sorbitol Manitol Glicerina Polietilenoglicol (PEG), Macrogol	Retenção osmótica de água no lúmen intestinal, estimulação de secreção de fluido e motilidade, induzida por aumento luminal de colecistocinina
Irritantes ou estimulantes Óleo de rícino Derivados de difenilmetano: fenolftaleína, bisacodil Derivados antracênicos: sene, cáscara-sagrada, ruibarbo, dantrona	Retenção de água no lúmen intestinal, aumento de motilidade, estimulação de secreção de água/eletrólitos para o lúmen intestinal
Agonistas seletivos dos receptores 5-HT$_4$ Tegaserode Prucaloprida	Agonistas seletivos de receptores serotoninérgicos de subtipo 4. Aumento de motilidade gastrointestinal
Ativadores dos canais de cloro Lubiprostona	Ativação local de canais de cloro em porção proximal do intestino, aumentando secreção intestinal de fluidos e motilidade intestinal
Agonista dos receptores da guanilato ciclase-C Linaclotida	Estímulo do trânsito intestinal e da secreção de líquido para o lúmen intestinal

às soluções de PEG, lactulose foi menos efetiva e apresentou mais efeitos adversos. Seu desempenho foi similar ao de *psyllium*. Em relação a sorbitol, mostrou eficácia e eventos adversos semelhantes, com exceção de náuseas, mais frequentes com lactulose
- *Psyllium* (derivado da semente de *Plantago ovata*) comparado a placebo (2 ECRs) mostrou evidente melhora na frequência de evacuações; comparação aberta com lactulose e sulfato de magnésio mostrou superioridade e melhor tolerabilidade do *psyllium*; comparação de combinação de *psyllium* + sene *versus psyllium* mostrou maior eficácia e mais efeitos adversos com a primeira; *psyllium* superou docusato em aumento de número de evacuações e melhora em sua consistência; em comparação com metilcelulose, teve semelhante eficácia
- Sorbitol foi comparado a lactulose (1 ECR). Conclusões quanto à sua eficácia em relação a placebo e demais agentes foram feitas indiretamente
- Hidróxido de magnésio comparado a expansores do bolo fecal (1 ECR) mostrou aumento em número de evacuações e diminuição da necessidade de uso de outros laxantes
- Laxativos estimulantes (nenhum estudo controlado por placebo, 11 estudos com comparações diversas); associação de sene + *psyllium* comparada a lactulose (3 ECRs) mostrou maior eficácia e melhor custo-efetividade da combinação; agentes com sene, antraquinonas ou bisacodil foram comparados a lactulose (1 ECR), tendo sido esta mais efetiva do que qualquer um dos três agentes irritativos; sene, em comparação a picossulfato de sódio, mostrou eficácia similar, porém com mais efeitos adversos
- Metilcelulose (nenhum estudo controlado por placebo, um estudo considerado metodologicamente insatisfatório, comparando diferentes doses *vs. psyllium*) não obteve resultados concludentes
- Suplementos com farelo de trigo ou milho mais dieta rica em fibras comparados à não suplementação de fibras (5 ECRs) aumentaram frequência das evacuações, sem efeitos adversos significativos. Em idosos, um estudo mostrou necessidade de mais supositórios ou enemas. Um estudo comparando farelo com sene não mostrou diferença em frequência ou consistência das evacuações
- Docusato de sódio ou de cálcio comparado a *psyllium* foi menos eficaz e, comparativamente a placebo, mostrou ausência de efeito estatisticamente significativo.

Em conclusão, polietilenoglicol, macrogol, tegaserode, lactulose e *psyllium* foram considerados opções para tratamento de constipação intestinal crônica. Entretanto, diversos desses estudos apresentaram significativas limitações metodológicas.

Revisão sistemática com metanálise[6] avaliou tegaserode, agonista seletivo dos receptores 5-HT$_4$, no tratamento da SII e constipação intestinal. Em relação a placebo, tesaregode aumentou modestamente (< 1) evacuação semanal espontânea e completa (risco relativo [RR] = 1,54; intervalo de confiança [IC] 95%: 1,35 a 1,75). O risco de diarreia foi maior entre os pacientes tratados (RR = 2,80; IC95%: 2,1 a 3,7; número necessário de pacientes a serem tratados para detectar dano [NND] = 20). O eventual impacto clínico das diferenças encontradas não está bem estabelecido, já que há poucas informações sobre qualidade de vida e eficácia desse medicamento.

Ensaios clínicos randomizados (ECRs) e controlados por placebo mostraram que prucaloprida, agonista seletivo dos receptores 5-HT$_4$, aumentou número de evacuações semanais, satisfação dos pacientes com o funcionamento intestinal e qualidade de vida, tanto em mulheres quanto em homens.[7,8] Pacientes de dois dos ensaios clínicos foram acompanhados por até 2 anos, observando-se manutenção na melhora de qualidade de vida alcançada durante o período inicial de tratamento. No acompanhamento, os principais eventos adversos relatados foram sintomas gastrointestinais, incluindo diarreia (3,3%) e cefaleia (1,0%).[9]

Lubiprostona, ativadora local dos canais de cloro, foi avaliada em pacientes com síndrome do cólon irritável e predomínio de constipação intestinal. Análise conjunta de dois ECRs (n = 1.171) comparou lubiprostona 8 μg a placebo por 12 semanas. Observou-se melhora sintomática em 17,9% *versus* 10,1%, respectivamente. Não houve diferença significativa em eventos adversos.[10] Outro estudo[11] randomizou 242 pacientes constipados para tratamento com 24 μg de lubiprostona ou placebo, 2 vezes/dia, por 4 semanas. Número de evacuações espontâneas no grupo intervenção foi significativamente maior desde a primeira semana de tratamento (5,7 *vs.* 3,5 evacuações; P = 0,0001), mantendo-se a superioridade até o término do estudo. Náuseas e cefaleia foram relatadas em 31,7% e 11,7% dos pacientes tratados, levando à suspensão de tratamento em 5% deles.

A linaclotida é peptídio agonista de receptores da guanilato ciclase-C que estimula o trânsito intestinal e a secreção de líquido para o interior do lúmen. Em dois ECRs publicados conjuntamente, mais pacientes tratados com linaclotida (145 ou 290 μg) alcançaram 3 ou mais evacuações espontâneas semanais em relação a placebo (16 a 21% *versus* 3 a 6%). O principal evento adverso foi diarreia.[12]

Efeitos adversos dos lubrificantes (p. ex., dificultar absorção de substâncias solúveis em gorduras) e o fato de muitas vezes o próprio laxativo ser eliminado pelo reto de maneira incontrolável contraindicam seu uso regular. Devem ser evitados particularmente em idosos e lactentes pelo risco de pneumonia lipoide.

Salinos e osmóticos são íons ou moléculas pobremente absorvidas pelo intestino, as quais determinam retenção de água no lúmen intestinal. Sua eficácia depende da quantidade do fármaco que permanece no lúmen intestinal. Por exemplo, em condições habituais lactulose não é absorvida no intestino delgado e, chegando ao cólon, sofre metabolismo pelas bactérias existentes no lúmen intestinal, dando origem a ácidos graxos de cadeias curtas. Esses, não sendo absorvidos, exercem sua própria atividade osmótica.

Salinos e agentes irritantes são utilizados desde longa data. Têm indicação exclusiva em casos de constipação intestinal refratária a outros tratamentos. Por apresentarem ação rápida, são úteis em casos de constipação intestinal temporária de qualquer etiologia ou para limpeza intestinal antes de investigação radiológica, endoscópica ou pré-operatória.

Para tratamento de pacientes com constipação intestinal crônica refratária foram avaliados misoprostol e colchicina, já que diarreia é efeito adverso desses fármacos. Apresentam, porém, outros efeitos indesejáveis graves que contraindicam tratamento de problema crônico, como constipação intestinal.

O melhor tratamento da constipação intestinal em certos cenários, como gestação[13] ou pacientes recebendo cuidados paliativos,[14] ainda carece de estudos mais consistentes.

Laxativos também são empregados *preventivamente* em situações predisponentes à constipação intestinal, como gestação, puerpério, imobilização prolongada, afecções dolorosas agudas anorretais, pacientes geriátricos com diminuição de tônus muscular abdominal e naqueles em que o esforço evacuatório é indesejável. Há carência de estudos bem delineados com esse enfoque, tornando empírico o uso preventivo.

Enemas fragmentam, lubrificam ou liquefazem fezes e distendem o lúmen intestinal, desencadeando reflexo evacuatório. São comumente indicados para aliviar impactação fecal (fecaloma), esvaziar reto e cólon antes de procedimentos radiológicos ou endoscópicos e limpar intestino grosso previamente a cirurgias ou durante o parto. A tendência atual é fazer preparo de cólon para procedimentos diagnósticos com administração de fármacos orais. No caso de pacientes submetidos à cirurgia colorretal eletiva não há evidências de que a preparação mecânica reduza morbimortalidade. Metanálise[15] concluiu não haver benefício na realização de enemas durante trabalho de parto, com objetivo de evitar complicações, como taxa de infecção materna ou do recém-nascido.

O conjunto de informações revisadas demonstra a impossibilidade de estabelecer sumário de graus de recomendação baseados em níveis de evidência para a escolha de medidas não medicamentosas e de laxativos para pacientes com constipação intestinal. Erros de desenho experimental e diversidade de condições clínicas impedem avaliação de superioridade de opções. Há muitos ensaios clínicos, mas muitas vezes com desenho inadequado ou tendo como comparador o placebo, quando existem agentes ativos. Esses estudos avaliam predominantemente novos agentes, promovidos pela indústria farmacêutica. Fica também difícil comparar a taxa de incidência de efeitos adversos, tanto no uso agudo como no uso crônico, situação raramente avaliada em ensaios clínicos. Assim, propõem-se as seguintes abordagens não medicamentosas e medicamentosas para o manejo de constipação intestinal em algumas condições clínicas, baseadas na avaliação dos autores.

Boa parte das condutas adotadas na prática clínica para manejo da constipação intestinal, ainda que se baseie no melhor nível de evidência disponível, está mesclada com opinião pessoal, já que faltam evidências sólidas em inúmeras situações práticas. Aqui se faz, portanto, uma síntese das recomendações de conduta.

Quando a investigação inicial – muitas vezes utilizando apenas história clínica e exame físico – leva ao diagnóstico de constipação intestinal sem fator obstrutivo ou distúrbio da mecânica da evacuação, o manejo inicial engloba estímulo a *consumo de líquidos* (cerca de 1,5 ℓ por dia) e *alimentos com fibras*, além de *atividade física*. São medidas gerais, amplamente utilizadas, mas não estão embasadas em evidências científicas fortes, sendo, fundamentalmente, resultado da experiência clínica.

Mesmo com dificuldade de isolar a eficácia de cada medida, o conjunto de recomendações não medicamentosas para manejo de constipação intestinal é efetivo em boa parte dos pacientes.

Em caso de insucesso das medidas não farmacológicas, opta-se pela prescrição de agentes que, em primeiro lugar, apresentem a menor taxa de eventos adversos em curto e longo prazo. São *agentes de primeira linha*: formadores do bolo fecal e compostos com fibras, incluindo *psyllium*, *Plantago ovata*, fibras naturais, goma guar/inulina e *policarbofila cálcica*. Esses compostos podem ser usados crônica ou temporariamente, quando o paciente percebe que sua ingestão de fibras é menor. Por não serem "laxantes", não se deve esperar efeito imediato. O uso "se necessário" deve ser evitado quando o paciente já está constipado.

A *segunda linha de tratamento*, por baixa frequência de eventos adversos e pouco custo são: *lactulose, hidróxido de magnésio* e *óleo mineral*. Alternativamente, ou em associação para casos sem boa resposta, podem-se utilizar *macrogol* ou *tegaserode*. Dificilmente esses medicamentos precisam ser usados diariamente, já que evacuações a cada 2 a 3 dias também são consideradas normais, desde que não estejam associadas a desconforto ou dor.

▶ Prescrição

Doses de laxativos devem ser individualizadas, em esquema de ensaio e erro, pois altas dosagens provocam efeito catártico e alteram período de latência. *Frequência de administrações* é ditada pela resposta clínica. *Vias de administração* são oral e retal. O tratamento deve ser temporário, prevendo-se gradativa substituição de fármacos pela reeducação mencionada anteriormente.

Compostos com fibras estão disponíveis em sachês ou latas. Geralmente se usa 1 sachê ao dia ou 1 colher das de sopa, 1 a 2 vezes/dia. Doses orais diárias de 2 a 6 g de farelo, 3,6 a 10,8 g de *psyllium*, 4 a 6 g de celulose e 5 a 10 g de goma caraia são consideradas suficientes para obtenção de resposta em 1 a 3 dias (com reajustes semanais). Esses laxativos devem ser bem diluídos em 250 mℓ de água ou suco de frutas, ingeridos após uma ou mais refeições e seguidos da ingestão adicional de 250 mℓ de líquido. Policarbofila cálcica apresenta-se em comprimidos revestidos de 625 mg; a dose usual é de 1 a 2 comprimidos a cada 12 h, devendo ser ingeridos com 200 mℓ de água, preferencialmente após as refeições.

Pela variável resposta individual, diferentes doses de agentes de segunda linha podem ser usadas, sendo geralmente necessários ajustes para mais ou para menos da dose inicial. Após algum tempo é frequente que os próprios pacientes aprendam a ajustar a dose, a fim de alcançar hábito intestinal confortável. É importante, portanto, reforçar quais são as doses máximas e os sinais de alerta que indicam a necessidade de revisão médica.

Dose tão baixa quanto 1 g de metilcelulose produz efeito laxativo equivalente ao induzido por 3,4 g de *psyllium*. Dose oral de docusato para adultos varia de 50 a 300 mg/dia, em administração única ou fracionada. Também induz resposta em 1 a 3 dias do início do tratamento.

Parâmetros de prescrição de laxativos podem ser vistos no Quadro 50.5.

Quadro 50.5 ■ Parâmetros de prescrição dos laxativos.

Agente	Via	Forma farmacêutica	Dose diária	Latência
Fibras	Oral	Grãos	6 g	1 a 3 dias
Farelo	Oral	Grãos, cápsulas	6 g	1 a 3 dias
Psyllium	Oral	Pó	3,6 a 10,8 g	1 a 3 dias
Metilcelulose	Oral	Solução, cápsulas	4 a 6 g	1 a 3 dias
Óleo mineral	Oral	Óleo	30 a 90 ml	1 a 2 dias
Sulfato de magnésio	Oral	Solução, comprimidos	5 a 15 g	3 a 8 h
Hidróxido de magnésio	Oral	Comprimidos	1,8 a 3,6 g	
Citrato de magnésio	Oral	Solução	240 ml	
Lactulose	Oral	Xarope	7 a 10 g	1 a 3 dias
Sorbitol	Oral	Solução a 70%	30 a 60 ml	1 a 3 dias
	Retal	Solução a 25 a 30%	120 ml	30 min
Polietilenoglicol	Oral	Pó	125 a 250 g	12 h
Macrogol 3.350	Oral	Pó	14 a 112 g	4 a 12 h
Manitol	Oral	Solução a 20%	125 a 750 ml	15 a 30 min
Glicerina	Retal	Supositórios	3 unidades	0 a 30 min
		Enemas	120 a 500 ml	0 a 30 min
Bisacodil	Oral	Soluções, drágeas	10 a 15 mg	6 a 12 h
Docusato	Oral	Drágeas	50 a 500 mg	1 a 3 dias
	Retal	Enemas	3 unidades	0 a 30 min
Tegaserode	Oral	Comprimidos	12 mg	1 a 7 dias
Prucaloprida	Oral	Comprimidos	2 a 4 mg	1 a 7 dias
Lubiprostona	Oral	Cápsulas	24 a 48 µg	1 a 7 dias
Linaclotida	Oral	Cápsulas	145 µg	1 a 7 dias

▶ Seguimento

O objetivo terapêutico consiste em manter ou restabelecer frequência das evacuações e consistência normal das fezes, evitando dificuldade no ato evacuatório. Na maioria dos pacientes há melhora da função entre 1 e 2 semanas após o início do retreinamento.

Efeitos indesejáveis de expansores do bolo fecal são poucos, incluindo dificuldade de deglutição, flatulência, borborigmo, distensão abdominal, cólicas temporárias e reações de hipersensibilidade. Uso sem acompanhamento de líquido pode acarretar obstrução esofágica e impactação intestinal. Preparações de *psyllium* contêm açúcar, o que assume importância em diabéticos ou outros pacientes que necessitem de restrição glicídica. Amolecedores do bolo fecal podem induzir náuseas e vômitos.

Lactulose e similares produzem hidrogênio no lúmen intestinal, não devendo ser usados em preparo de cólon para procedimentos endoscópicos, pelo risco de explosão quando da necessidade de procedimentos com uso de corrente elétrica.

Celulose diminui absorção intestinal de glicosídeos cardíacos, salicilatos e nitrofurantoína.

Agentes estimulantes (sene, bisacodil e fenolftaleína, por exemplo) têm uso desaconselhado, pois trabalhos publicados nos anos 1960 e 1970 sugeriram que, usados por longos períodos, poderiam causar danos em mucosa e plexo nervoso intramural, talvez irreversivelmente. Estudos posteriores, usando microscopia eletrônica ou imuno-histoquímica, não confirmaram esses achados.

Abuso catártico pode induzir acidose metabólica e hipopotassemia.

No Brasil, são comuns associações de laxativos estimulantes (cáscara-sagrada, dantrona, derivados antracênicos), sob a designação de "laxantes naturais". Sua inocuidade é ilusória, ocorrendo efeitos adversos, tais como diarreia com perda eletrolítica, cólicas abdominais, fraqueza, hipotensão ortostática e alteração da coloração de urina e mucosa do cólon.

Discute-se, também, maior risco de câncer colorretal em usuários crônicos de laxativos (fenolftaleína e dantrona foram retiradas do mercado norte-americano pelo risco de carcinogênese). Não há relatos consistentes da associação de outros laxativos com carcinogênese.

Laxativos antracênicos associam-se a *melanosis coli*, afecção benigna que se caracteriza por pigmentação marrom ou negra na mucosa colônica determinada pela deposição de lipofuscina. Não há relação entre *melanosis coli* e neoplasia colônica.

Tegaserode teve sua comercialização suspensa em março de 2007 nos EUA e Canadá pela maior incidência de eventos adversos cardiovasculares (infarto do miocárdio, acidente vascular cerebral e angina instável) em comparação a placebo. Em julho do mesmo ano, foi reintroduzido naqueles países com indicação restrita a mulheres, menores de 55 anos e indivíduos com constipação intestinal ou síndrome de cólon irritável sem alternativa de tratamento. Seu uso foi proibido em pessoas com fatores de risco, tais como história prévia de doença cardíaca isquêmica ou acidente vascular cerebral, angina instável, hipertensão, hiperlipidemia, diabetes, tabagismo, obesidade, depressão, ansiedade, ideação suicida e idade acima de 55 anos. Em metanálise sobre uso de antagonistas 5-HT_3 e agonistas 5-HT_4 no tratamento de síndrome de intestino irritável, foram raros eventos adversos sérios nos 29 estudos incluídos.[16]

Diarreia

▶ Introdução

Diarreia caracteriza-se por aumento de fluidez e volume das fezes ou do número de evacuações diárias em relação ao hábito intestinal usual. Do ponto de vista prático, constitui-se na eliminação de fezes líquidas ou semilíquidas mais de 3 vezes/dia ou com volume superior a 200 g/dia (adultos). Entretanto, utilizar apenas peso de fezes como seu indicativo pode gerar alguma confusão, pois certas pessoas costumam evacuar fezes volumosas por ingerirem dieta rica em fibras e não se queixam de diarreia, já que a consistência das fezes é normal. Outras eliminam fezes com volume normal, mas dizem ter diarreia pelo fato de as fezes serem amolecidas.

Frequentemente esse sintoma constitui resposta fisiológica de proteção a uma série de agentes (organismos ou toxinas, por exemplo) que lesam o trato intestinal. Pode ser protetora em situações agudas, mas, quando crônica, é inapropriada e deletéria. De acordo com a gravidade do quadro, pode depletar o organismo de sais e água, causando desidratação e distúrbios hidreletrolíticos e de equilíbrio acidobásico (como hipopotassemia e acidose), além de comprometer significativamente a qualidade de vida.

Classicamente classifica-se temporalmente a diarreia em:

- Aguda: até 2 semanas
- Persistente ou prolongada: de 15 a 30 dias
- Crônica: mais de 30 dias.

Diarreia é uma das cinco principais causas de morte no mundo, e a segunda causa de morte em crianças menores de 5 anos.[17] Em adultos que vivem em países industrializados, a incidência estimada de diarreia aguda é de 0,5 a 2 episódios/ano, com maior taxa de mortalidade registrada em pessoas com mais de 65 anos.

As causas e os mecanismos de diarreia são múltiplos e podem atuar de forma sinérgica ou sequencial (Quadros 50.6 e 50.7).

Quadro 50.6 ■ Causas de diarreia aguda e crônica.

Diarreia aguda
Infecção viral
Infecção bacteriana
Infecção parasitária
Infecção fúngica
Intoxicação alimentar
Alergia, excesso ou intolerância alimentares
Fármacos
Diarreia crônica
Doenças inflamatórias intestinais (doença de Crohn e retocolite ulcerativa)
Infecção parasitária ou bacteriana
Doença celíaca
Intolerância a lactose
Insuficiência pancreática
Isquemia mesentérica crônica
Má absorção de sais biliares
Colite microscópica (linfocítica e colagênica)
Ressecção intestinal (síndrome do intestino curto)
Síndrome do intestino irritável
Neoplasia colônica
Fármacos (uso de laxativos)
Colite actínica (pós-radioterapia)
Hipertireoidismo
Incontinência fecal (disfunção do esfíncter anal)

Diarreias com duração de até 2 semanas são comumente causadas por agentes infecciosos, toxinas bacterianas (ingeridas pré-formadas ou formadas no lúmen intestinal) ou fármacos. Algumas situações de diarreia infecciosa podem estender-se por até 1 mês. É importante considerar que entidades que cursam com diarreia crônica iniciam sua apresentação como diarreia aguda.

Além das causas infecciosas, fármacos são causas frequentes de diarreia. Em idosos é comum a ocorrência de diarreia pelo uso inadvertido ou excessivo de laxantes ou de outros medicamentos que têm diarreia como efeito adverso. No Quadro 50.8 estão listados medicamentos associados à diarreia.

Em geral diarreia crônica é secundária a causas não infecciosas, embora alguns agentes (*Giardia lamblia*, por exemplo) possam causar diarreia prolongada em adultos imunocompetentes. Entretanto, causas infecciosas de diarreia crônica (*Cryptosporidium* e *Isospora belli*, por exemplo) são mais frequentes em imunodeprimidos.

A maioria dos quadros diarreicos deve ser manejada com medidas de suporte e sintomáticas, mesmo antes do estabelecimento de sua causa. Entretanto, investigação causal, muitas vezes somente com história clínica e exame físico minuciosos, é apropriada para, identificado o diagnóstico, utilizar medidas terapêuticas específicas associadas às de suporte e sintomáticas.

Diarreia crônica pode exigir extensa investigação para que, além do tratamento sintomático, possa ser estabelecida terapia direcionada à etiologia específica (p. ex., doença inflamatória intestinal, síndromes de má absorção, neoplasias, síndrome do intestino irritável) (Quadro 50.9).

Quadro 50.7 ■ Mecanismos de produção de diarreia.

Mecanismos	Exemplos
Inibição da absorção de íons e água ou estimulação de sua secreção	Enterotoxinas bacterianas, uso abusivo de laxativos irritantes, má absorção de ácidos biliares, neoplasias
Ação osmótica	Laxativos osmóticos, síndrome de má absorção, excesso alimentar, intolerância à lactose
Alteração da motilidade intestinal	Motilidade reduzida, levando a crescimento bacteriano e diarreia secundária, trânsito intestinal rápido, esvaziamento prematuro do cólon em neuropatia diabética, síndrome do intestino irritável, síndrome carcinoide, pós-gastrectomias e vagectomias
Lesão da mucosa	Doença intestinal inflamatória, colite pseudomembranosa, colite infecciosa, parasitoses, neoplasias

Quadro 50.8 ■ Fármacos indutores de diarreia.

Laxativos estimulantes e osmóticos
Antibióticos
Anti-hipertensivos
Antiácidos com magnésio
Agentes procinéticos
Antineoplásicos
Tiroxina
Digitálicos
Quinidina
Prostaglandinas

Quadro 50.9 ■ Formas de tratamento das diarreias.

Tratamento de suporte

Reposição oral de água e eletrólitos, por meio de soluções orais de cloreto de sódio e glicose; higienização de mãos e utensílios; manutenção da alimentação

Tratamento sintomático

Fármacos que diminuem volume das fezes e melhoram sua consistência (codeína, loperamida, difenoxilato associado à atropina, subsalicilato de bismuto)

Tratamento específico (direcionado à causa subjacente da diarreia)

Suspensão de fármacos causadores de diarreia; tratamento de doenças metabólicas; cirurgia; antibióticos; corticosteroides e imunossupressores

▸ Seleção

Abordagem medicamentosa de diarreia aguda infecciosa inclui fármacos específicos (antimicrobianos), que eliminam o agente causal da doença, e sintomáticos, que não interferem com a doença de base. Os primeiros têm indicações precisas. Os sintomáticos só estão justificados em condições não infecciosas ou quando, em adultos, é necessário diminuir o número de evacuações.

Reidratação oral deve ser priorizada nos casos de diarreia aguda, especialmente em crianças. A implementação de terapia de hidratação oral e suplementação de zinco propiciou acentuada redução de mortalidade infantil por essa causa em países pobres.

De acordo com grau de desidratação ou presença de vômitos, prioriza-se reposição oral ou intravenosa de líquidos (solução de cloreto de sódio e glicose). Sais de hidratação oral, tanto na fórmula recomendada pela Organização Mundial da Saúde (OMS) quanto nas modificadas, repõem fluidos e eletrólitos perdidos no processo diarreico e aumentam a absorção intestinal de nutrientes. Esse procedimento se baseia em que, mesmo na vigência de quadros diarreicos agudos, absorção intestinal de glicose via cotransporte de sódio-glicose permanece intacta. Portanto, o intestino também é capaz de absorver água, desde que seja fornecido substrato de sódio e glicose para manter a absorção ativa de água desde o lúmen intestinal.

A OMS[18] recomenda fórmula com menor osmolalidade comparativamente a fórmulas utilizadas previamente. A composição da fórmula para reidratação oral recomendada pela OMS atualmente deve apresentar: 200 a 310 mOsm/ℓ, concentrações equimolares de glicose e sódio, menos de 20 g/ℓ de glicose, sódio entre 60 e 90 mEq/ℓ, potássio entre 15 e 25 mEq/ℓ, citrato entre 8 e 12 mEq/ℓ e cloreto entre 50 e 80 mEq/ℓ. Soluções contendo eletrólitos (p. ex., refrigerante, suco de frutas diluído) não são equivalentes àquela solução e, ainda que possam ser úteis em indivíduos não desidratados, não devem ser usadas em crianças ou adultos como terapia de reidratação oral. A OMS também recomenda suplementação de zinco (10 mg/dia para menores de 6 meses e 20 mg/dia entre 6 meses e 5 anos, por 14 dias) em crianças com diarreia aguda, a qual mostrou reduzir duração e intensidade do quadro agudo e diminuir incidência de novos episódios nos 2 a 3 meses seguintes.[19] Dietas específicas não têm benefício demonstrado, devendo-se manter alimentação habitual conforme a tolerância do enfermo, que pode preferir alimentos menos gordurosos ou líquidos devido às náuseas que frequentemente acompanham o quadro. Restrição de alimentos contendo lactose se justifica, devido à intolerância secundária a esta substância, frequentemente presente na diarreia infecciosa aguda, e que pode durar semanas ou poucos meses.

O uso de probióticos no tratamento de diarreia aguda mostrou diminuir duração e número de evacuações quando acompanha terapia de reidratação oral. Entretanto, a heterogeneidade dos estudos que sugerem esse benefício impede que se conclua sobre a utilização de algum probiótico específico em determinada população.[20] Em diarreia persistente (com duração superior a 14 dias), houve insuficiente evidência para recomendar o uso de probióticos em crianças com essa condição.[21]

Por outro lado, diretrizes[22] das Sociedades Europeias de Gastroenterologia Pediátrica, Hepatologia e Nutrição e da Sociedade Europeia de Infectologia Pediátrica sugerem que a administração de *Lactobacillus rhamnosus* ou *Saccharomyces boulardii* seja medida efetiva no tratamento da diarreia aguda em crianças.

Em razão de as diarreias agudas serem comumente de origem infecciosa, frequente e erroneamente são prescritos antibióticos. Poucas diarreias infecciosas têm curso clínico favoravelmente modificado por tratamento antimicrobiano específico. Apesar disso, seu uso é generalizado, imprudente e não racional, não tendo indicação na maioria dos casos. Eles próprios podem provocar diarreia, induzir estado de portador assintomático ou aparecimento de cepas resistentes. Em crianças com infecção por *Escherichia coli* 0157:H7, aumenta o risco de aparecimento de síndrome hemolítico-urêmica.[23] Em casos de diarreia por *Salmonella*, que não *Salmonella typhi*, não há evidência de benefício com uso de antibióticos em pessoas sem outra doença. Os resultados são incertos em crianças muito pequenas e idosos ou pessoas com doenças graves extraintestinais. Efeitos adversos não graves foram mais comuns nos pacientes que receberam antibióticos.[24] Antibióticos devem ser reservados para casos de diarreia causada por *Clostridium difficile, Shigella, Campylobacter* e *Salmonella* (em crianças com menos de 3 meses) ou *Vibrio cholerae*, mesmo que clínica ou epidemiologicamente suspeitos. Antibióticos também devem ser considerados para pacientes com quadros intensos, de duração superior a 5 a 7 dias, com sinais de diarreia invasiva (p. ex., febre e diarreia com sangue) e em imunocomprometidos. Antimicrobianos de escolha em diferentes situações constam do Quadro 50.10. No caso de tratamento empírico, a escolha recai em sulfametoxazol/trimetoprima ou fluoroquinolona (p. ex., norfloxacino). Via oral é preferida sempre que o paciente tolerar.

No tratamento da colite por *Clostridium difficile*, também conhecida por colite pseudomembranosa devido ao aspecto endoscópico do cólon acometido, o transplante de microbiota fecal mostrou-se eficaz e seguro. Ensaio clínico em pacientes com colite recorrente por *C. difficile* mostrou resolução dos sintomas em 81% dos pacientes submetidos a transplante de microbiota fecal *versus* 23 a 31% em pacientes tratados com esquemas à base de vancomicina oral ($P < 0,001$).[25] A infusão do preparado obtido a partir de fezes de doador pode ser feita por sonda nasoenteral, endoscopia ou colonoscopia. Ainda que metanálise corrobore eficácia e segurança do método, não estão completamente estabelecidos papel do doador (familiar ou não familiar), forma de preparo e via de infusão na eficácia do método, assim como seu uso em colites refratárias ou como primeira opção terapêutica nestes casos.[26]

Opioides têm ação constipante por aumento de tônus intestinal, diminuição de propulsão do bolo fecal e esvaziamento gástrico. Codeína e tintura canforada de ópio (elixir paregórico) foram suplantadas por agonistas sintéticos – difenoxilato e loperamida –

Quadro 50.10 ■ Antimicrobianos utilizados em algumas formas de diarreia infecciosa.

Agente causal	Antimicrobiano
E. coli	Sulfametoxazol/trimetoprima, fluoroquinolonas, aztreonam
V. cholerae	Tetraciclinas, sulfametoxazol/trimetoprima (em idade inferior a 8 anos)
Shigella sp.	Ácido nalidíxico, sulfametoxazol/trimetoprima, fluoroquinolonas
Salmonella sp.	Cloranfenicol (em febre tifoide), ampicilina, sulfametoxazol/trimetoprima
Campylobacter jejuni	Eritromicina, fluoroquinolonas
Clostridium difficile	Metronidazol, vancomicina (oral)
Giardia lamblia	Metronidazol, quinacrina, furazolidona, albendazol
Entamoeba histolytica	Metronidazol

que têm menos efeitos centrais nas doses consideradas terapêuticas. O primeiro diminui frequência das evacuações e volume das fezes, sem alterar tônus esfincteriano em pacientes com diarreia crônica e incontinência fecal. Loperamida aumenta tempo de trânsito intestinal, propiciando maior absorção epitelial de água e solutos. Também produz inibição sustentada do peristaltismo. É agente sintomático de escolha nas diarreias agudas e persistentes de adultos que não apresentam manifestações de toxemia, por ser mais seletivo e seguro, além de ter efeito mais rápido e duradouro. No controle da diarreia crônica de variada etiologia, mostrou-se mais eficaz que difenoxilato, mesmo em doses menores.

Em crianças menores de 3 anos, associa-se a eventos adversos raros, porém graves, devendo ser evitado.

Revisão sistemática[27] de ensaios clínicos randomizados e realizados em crianças menores de 12 anos com diarreia aguda (n = 927) observou que as tratadas com loperamida tiveram menos diarreia ao final de 24 h do que as que receberam placebo, com taxa de prevalência de 0, 66 (IC95%: 0,57 a 0,78), e duração mais curta da diarreia em 0,8 dia (IC95%: 0,7 a 0,9). Eventos adversos sérios, como íleo adinâmico, letargia ou morte, ocorreram em oito crianças menores de 3 anos tratadas com loperamida (0,9%) e em nenhum caso tratado com placebo. Os autores concluíram que somente em menores de 3 anos os riscos de loperamida superam seus benefícios. O Ministério da Saúde do Brasil contraindica uso de antidiarreicos (opioides, carvão ativado, sulfato de neomicina, sulfato de estreptomicina, sais de cálcio e alumínio, anticolinérgicos, colestiramina) em crianças com diarreia aguda ou persistente. Dada a gravidade dos efeitos adversos e a possibilidade de a metanálise ter potencial para erro beta (pequeno número de casos para estudar efeitos adversos infrequentes), requer-se cautela no emprego desse agente em crianças, especialmente nas menores de 3 anos.

Em diarreias agudas em que não cabem medidas específicas, tratamento sintomático de curta duração pode ser utilizado para permitir ao paciente a manutenção de suas atividades habituais. Loperamida mostrou reduzir a duração da diarreia em adultos com diarreia aguda.[28] Contudo, persiste o consenso de que antidiarreicos não são recomendados no tratamento de diarreias agudas em pacientes toxêmicos ou com colite grave, com diarreia sanguinolenta ou suspeita de diarreia por *Shigella*, com desidratação moderada a grave e por prudência, em crianças.

Em pacientes com colite ulcerativa grave, opioides (e demais agentes que inibem motilidade intestinal) têm sido implicados no aparecimento de megacólon tóxico, pelo que seu uso deve ser evitado. Em diarreias crônicas sem causa definida ou quando a terapia específica não pode ser administrada, loperamida, difenoxilato e sulfato de codeína são opções com eficácia similar.

Racecadotrila é inibidor da encefalinase, sendo usada no tratamento de diarreia aguda. Prevenindo degradação de encefalinas endógenas, reduz hipersecreção de água e eletrólitos no lúmen intestinal. Racecadotrila parece tão eficaz quanto loperamida em reduzir a duração de diarreia e quantidade de fezes até a recuperação, entretanto está associada a menor incidência de constipação intestinal relacionada ao tratamento.[29,30]

Anticolinérgicos e adsorventes, como caolim coloidal, pectina, carvão ativado e atapulgita ativada, componentes de muitas associações medicamentosas, não se mostram igualmente eficazes. Carvão ativado tem uso restrito às intoxicações exógenas. Anticolinérgicos são mais úteis no controle de cólica intestinal do que em diminuir número de evacuações ou alterar consistência das fezes. Diminuem tônus, contratilidade e secreção intestinais. Adsorventes revestem a mucosa e se ligam a toxinas, bactérias e outros produtos do lúmen intestinal, aumentando a consistência das fezes. São menos eficazes que opioides e antimuscarínicos.

Especula-se sobre efeito antissecretor de antagonistas de prostaglandinas (ácido acetilsalisílico, indometacina) e salicilato de bismuto monofásico, mas as doses necessárias são significativamente maiores que as anti-inflamatórias. Salicilato de bismuto monofásico estimula a absorção de água e eletrólitos pela parede intestinal. Mostrou-se superior a placebo no controle de diarreia inespecífica, diarreia dos viajantes e algumas diarreias agudas infecciosas, entretanto foi inferior a loperamida nas situações já testadas. Outros agentes antissecretores incluem fenotiazinas, somatostatina, sulfato de berberina (alcaloide da planta *Berberis anistata*), lindamidina e colestiramina. Adicionalmente berberina tem propriedades antimicrobianas contra *Vibrio cholerae*, *Entamoeba histolytica*, *Giardia lamblia* e fungos. Lindamidina associa efeitos antissecretores, espasmolíticos e absortivos, mas tem disponibilidade comercial limitada. Octreotida e lanreotida, análogos de somatostatina, inibem liberação de hormônios gastropancreáticos (gastrina, motilina, neurotensina, secretina, peptídio intestinal vasoativo, insulina, glucagon), diminuindo secreção intestinal de fluido e bicarbonato e sendo especificamente indicados para tratamento de diarreia secretora associada a síndrome carcinoide. Colestiramina quela sais biliares (inibindo diarreia colerética) e toxinas do *Clostridium difficile*, porém, nessa última situação, é útil somente como terapia combinada a antibióticos, não devendo ser usada em monoterapia.

O manejo da diarreia aguda carece de embasamento científico robusto, já que são raros os ensaios clínicos randomizados. Quando realizados, populações estudadas e elementos comparativos foram suficientes para responder às dúvidas de forma adequada. Portanto, as condutas adotadas na prática clínica seguem o melhor nível de evidência existente, mas estão mescladas com a experiência clínica para suprir as lacunas existentes.

Nas diarreias, a medida não medicamentosa mais importante é a adequada *hidratação*, geralmente por reposição oral de líquidos e, eventualmente, com reidratação parenteral. Extremos de idades podem mais rapidamente desidratar em consequência de diarreia aguda, devendo-se atentar para a necessidade de hidratação parenteral mais precoce.

Antibióticos não devem ser prescritos de rotina, reservando-se o uso desses agentes para quadros intensos, acompanhados de febre ou sangramento anal, com duração superior a 5 a 7 dias e em imunocomprometidos.

Entre os agentes para manejo sintomático, *loperamida* é agente de escolha por sua segurança, baixo custo e praticidade de uso. Como os quadros de diarreia aguda frequentemente são acompanhados por náuseas e dor abdominal, é frequente a necessidade de prescrição associada de antieméticos e analgésicos (antiespasmódicos).

▶ Prescrição

Doses de antidiarreicos devem ser individualizadas. As efetivas para a maioria dos pacientes estão listadas no Quadro 50.11. Via oral é preferida. Apenas 1% de loperamida entra na circulação sistêmica, pois é pouco absorvida pelo trato gastrointestinal. Isso favorece efeito local e seletividade. Difenoxilato é absorvido eficazmente por via oral e pode produzir efeitos sistêmicos quando as doses ultrapassam as terapêuticas.

▶ Seguimento

A maioria dos pacientes responde às medidas de suporte, havendo melhora clínica em 48 h e cessando a diarreia em 1 semana ou menos. Nos casos de persistência do sintoma, outras causas devem ser pesquisadas a fim de que se instale tratamento específico.

Durante emprego de antidiarreicos, é necessário monitorar seus efeitos adversos. Pode haver perda de líquido no lúmen intestinal, apesar da diminuição do número de evacuações, acarretando desidratação. Também se atribui evolução mais arrastada nas diarreias bacterianas.

Dentre os efeitos indesejáveis de difenoxilato, encontram-se cólicas, náuseas, vômitos e sonolência em pacientes sensíveis. Doses altas podem provocar sintomas anticolinérgicos, devido à presença de atropina na mistura. Superdosagem condiciona depressão do sistema nervoso central. Com uso continuado, podem ocorrer tolerância e dependência.

Quadro 50.11 ■ Classificação dos antidiarreicos e seus esquemas de administração.

Agentes	Dose	Via	Intervalo
Opioides			
Elixir paregórico	2,5 a 5 mℓ	Oral	4/4 h
Codeína	15 mg	Oral	6/6 h
Difenoxilato/ atropina	5 mg 2,5 mg	Oral	Dose inicial após cada evacuação diarreica (até 20 mg/dia)
Loperamida	2 a 4 mg 2 mg	Oral	Dose inicial após cada evacuação diarreica (até 16 mg/dia)
Antissecretor			
Salicilato de bismuto monofásico	30 mℓ	Oral	A cada 30 min (8 doses)
Anticolinérgico			
Diciclomina	10 a 20 mg	Oral	6/6 h
Hormônios			
Octreotida	50 a 100 mg	Subcutânea	8/8 h
Antisserotoninérgico			
Alosetrona	1 mg	Oral	12/12 h
Inibidor da encefalinase			
Racecadotrila	100 mg	Oral	8/8 h

Loperamida pode induzir sonolência, tontura, cansaço e boca seca. Não estão descritas tolerância ou dependência física com uso crônico. Suas reações de hipersensibilidade incluem erupções cutâneas.

Antimuscarínicos induzem midríase e outros efeitos adversos nas doses necessárias para conferir proteção antidiarreica por 2 h.

Poucos e leves efeitos adversos estão relacionados ao uso do racecadotrila.

▶ Referências bibliográficas

1. Mearin F, Spiller RC. Functional Bowel Disorders. *Gastroenterology.* 2006;130(5):1480-1491.
2. Mugie SM, Benninga MA, Di Lorenzo C. Epidemiology of constipation in children and adults: a systematic review. *Best Pract Res Clin Gastroenterol.* 2011;25(1):3-18.
3. Bharucha AE, Pemberton JH, Locke GR. American Gastroenterological Association Technical Review on Constipation. *Gastroenterology.* 2013;144(1):218-238.
4. Wald A, Talley NJ, Grover S. Management of chronic constipation in adults. In: *UpToDate* [Internet]. Wolters Kluwer; 2015. Topic 2636.
5. Attaluri A, Donahoe R, Valestin J, Brown K, Rao SSC. Randomized clinical trial: dried plums (prunes) vs. psyllium for constipation. *Aliment Pharmacol Ther.* 2011;33(7):822-828.
6. Evans BW, Clark WK, Moore DJ, Whorwell PJ. Tegaserod for the treatment of irritable bowel syndrome and chronic constipation. *Cochrane Database Syst Rev.* 2007;(4):CD003960.
7. Müller-Lissner S, Rykx A, Kerstens R, Vandeplassche L. A double-blind, placebo-controlled study of prucalopride in elderly patients with chronic constipation. *Neurogastroenterol Motil.* 2010;22(9):991-998.
8. Yiannakou Y, Piessevaux H, Bouchoucha M, Schiefke I, Filip R, Gabalec L et al. A randomized, double-blind, placebo-controlled, phase 3 trial to evaluate the efficacy, safety, and tolerability of prucalopride in men with chronic constipation. *Am J Gastroenterol.* 2015; 110(5):741-748.
9. Camilleri M, Van Outryve MJ, Beyens G, Kerstens R, Robinson P, Vandeplassche L. Clinical trial: the efficacy of open-label prucalopride treatment in patients with chronic constipation – follow-up of patients from the pivotal studies. *Aliment Pharmacol Ther.* 2010;32(9):1113-1123.
10. Drossman DA, Chey WD, Johanson JF, Fass R, Scott C, Panas R et al. Clinical trial: lubiprostone in patients with constipation-associated irritable bowel syndrome--results of two randomized, placebo-controlled studies. *Aliment Pharmacol Ther.* 2009;29(3):329-341.
11. Johanson JF, Morton D, Geenen J, Ueno R. Multicenter, 4-week, double-blind, randomized, placebo-controlled trial of lubiprostone, a locally-acting type-2 chloride channel activator, in patients with chronic constipation. *Am J Gastroenterol.* 2008;103(1):170-177.
12. Lembo AJ, Schneier HA, Shiff SJ, Kurtz CB, MacDougall JE, Jia XD et al. Two randomized trials of linaclotide for chronic constipation. *N Engl J Med.* 2011;11;365(6):527-536.
13. Rungsiprakarn P, Laopaiboon M, Sangkomkamhang US, Lumbiganon P, Pratt JJ. Interventions for treating constipation in pregnancy. *Cochrane Database Syst Rev.* 2015:CD011448.
14. Candy B, Jones L, Larkin PJ, Vickerstaff V, Tookman A, Stone P. Laxatives for the management of constipation in people receiving palliative care. *Cochrane Database Syst Rev.* 2015;5:CD003448.
15. Reveiz L, Gaitán HG, Cuervo LG. Enemas during labour. *Cochrane Database Syst Rev.* 2013;7:CD000330.
16. Ford AC, Brandt LJ, Young C, Chey WD, Foxx-Orenstein AE, Moayyedi P. Efficacy of 5-HT3 antagonists and 5-HT4 agonists in irritable bowel syndrome: systematic review and meta-analysis. *Am J Gastroenterol.* 2009;104(7):1831-1843.
17. Lozano R, Naghavi M, Foreman K, Lim S, Shibuya K, Aboyans V et al. Global and regional mortality from 235 causes of death for 20 age groups in 1990 and 2010: a systematic analysis for the Global Burden of Disease Study 2010. *Lancet.* 2012;380(9859):2095-2128.
18. World Health Organization (WHO). The treatment of diarrhoea: a manual for physicians and other senior health workers. Geneva: WHO; 2005.
19. Lazzerini M, Ronfani L. Oral zinc for treating diarrhoea in children. *Cochrane Database Syst Rev.* 2013;1:CD005436.
20. Allen SJ, Martinez EG, Gregorio GV, Dans LF. Probiotics for treating acute infectious diarrhoea. Probiotics for treating persistent diarrhoea in children. *Cochrane Database Syst Rev.* 2013;8:CD007401.
21. Bernaola AG, Bada MCA, Carrazo NY, Rojas GRA. Probiotics for treating persistent diarrhoea in children. Cochrane Database Syst Rev. 2013 Aug 20; (8):CD007401.
22. Guarino A, Ashkenazi S, Gendrel D, Lo Vecchio A, Shamir R, Szajewska H. European Society for Pediatric Gastroenterology, Hepatology, and Nutrition/European Society for Pediatric Infectious Diseases evidence-based guidelines for the management of acute gastroenteritis in children in Europe: update 2014. *J Pediatr Gastroenterol Nutr.* 2014;59(1):132-152.
23. Wong CS, Jelacic S, Habeeb RL, Watkins SL, Tarr PI. The risk of the hemolytic uremic syndrome after antibiotic treatment of Escherichia coli O157:H7 infections. *N Engl J Med.* 2000;342(26):1930-1936.
24. Onwuezobe IA, Oshun PO, Odigwe CC. Antimicrobials for treating symptomatic non-typhoidal Salmonella infection. *Cochrane Database Syst Rev.* 2012;11:CD001167.
25. Duodenal infusion of donor feces for recurrent Clostridium difficile. *N Engl J Med.* 2013;368(5):407-415.
26. Drekonja D, Reich J, Gezahegn S, Greer N, Shaukat A, MacDonald R et al. Fecal Microbiota Transplantation for Clostridium difficile infection: a systematic review. *Ann Intern Med.* 2015;162(9):630-638.
27. Li S-TT, Grossman DC, Cummings P. Loperamide therapy for acute diarrhea in children: systematic review and meta-analysis. *PLoS Med.* 2007;4(3):e98.
28. de Bruyn G. Diarrhoea in adults (acute). *BMJ Clin Evid.* 2008: 0901.
29. Wang H-H, Shieh M-J, Liao K-F. A blind, randomized comparison of racecadotril and loperamide for stopping acute diarrhea in adults. *World J Gastroenterol.* 2005;11(10):1540-1543.
30. Gallelli L, Colosimo M, Tolotta GA, Falcone D, Luberto L, Curto LS et al. Prospective randomized double-blind trial of racecadotril compared with loperamide in elderly people with gastroenteritis living in nursing homes. *Eur J Clin Pharmacol.* 2010;66(2):137-144.

CAPÍTULO 51
Hemorragia Digestiva Alta

Fernando Herz Wolff ■ Ajácio Bandeira de Mello Brandão

▶ Introdução

Hemorragia digestiva alta (HDA) é definida como o sangramento que ocorre desde a boca até o duodeno, acima do ângulo de Treitz. A incidência estimada de HDA aguda nos EUA tem diminuído, porém ainda é causa de cerca de 300.000 hospitalizações por ano, com mortalidade estimada em 5%.[1]

Geralmente, divide-se HDA em varicosa (associada a hipertensão portal e varizes esofagogástricas) e não varicosa. As causas mais comuns de hemorragia não varicosa estão associadas a úlcera péptica induzida por *H. pylori*, uso de anti-inflamatórios não esteroides, antiplaquetários e anticoagulantes.[2,3]

Clinicamente manifesta-se por: *hematêmese* – vômito com sangue vivo, coágulos ou escuro (em borra de café); *melena* – fezes de cor enegrecida, com odor característico; e *enterorragia* – presença de sangue vivo ou coágulos nas fezes. Em geral sangramentos digestivos altos apresentam-se nas fezes como melena, enquanto enterorragia sugere, na maioria dos casos, sangramento gastrointestinal distal ao ângulo de Treitz. Dados de metanálise mostram que relato de melena pelo paciente (*razão de verossimilhança* – RV = 5,1 a 5,9), presença de melena ao toque retal (RV = 25,0), lavado gástrico com sangue ou aspecto em borra de café (RV = 9,6) e relação ureia/creatinina maior de 30 (RV = 7,5) são fatores preditivos de que o sangramento tenha origem no trato digestivo superior.[4]

Todavia, algumas vezes, sangramentos altos volumosos podem apresentar-se como enterorragia, e sangramentos de menor volume provenientes do intestino delgado ou cólon direito podem apresentar-se com melena, especialmente em indivíduos com trânsito intestinal lento.

A etiologia da HDA varia entre os estudos, dependendo da população avaliada. Detectou-se doença ulcerosa gastroduodenal em 21 a 33% dos pacientes que realizam endoscopia por HDA aguda, mantendo-se como a causa mais frequente.[5]

No Quadro 51.1 estão as principais causas de HDA, com suas prevalências, mostradas em diferentes estudos.

A avaliação inicial de pacientes com HDA visa determinar a gravidade do sangramento e instituir precocemente as medidas de reanimação cabíveis. São sinais de gravidade, sugerindo maior perda volêmica, hipotensão postural (queda ≥ 20 mmHg na pressão sistólica entre as posições supina e ortostática), hipotensão e choque, especialmente se associados a alteração do estado mental (letargia, torpor, confusão ou agitação). A presença de hematêmese ou enterorragia também é sinal de gravidade, pois elas podem ocorrer em pacientes que evoluem com rápida deterioração dos sinais vitais. A instabilidade hemodinâmica (pressão arterial sistólica < 100 mmHg ou frequência cardíaca > 100 bpm) são também preditivos clínicos do risco de ressangramento.[6]

Casos com esses sinais de gravidade devem ser admitidos em unidades de tratamento intensivo para monitoramento cardiorrespiratório, reanimação volêmica e instituição do tratamento definitivo. É importante destacar que valores iniciais de hematócrito e hemoglobina são fracos preditivos da quantidade de sangue perdida, pois a concentração sanguínea não é alterada até haver reposição do volume circulante perdido. Esses parâmetros podem demorar de 24 a 48 h para, depois da reposição volêmica e consequente hemodiluição, demonstrar o volume de sangue realmente perdido.[7]

▶ Seleção

Tratamento da hemorragia digestiva alta aguda

■ **Medidas não farmacológicas**

O manejo inicial de pacientes com HDA exige a suspensão da ingestão por via oral, monitoramento cardiovascular contínuo, suplementação de oxigênio por cânula nasal, obtenção de dois acessos venosos periféricos calibrosos (16 *gauge*) e, conforme gravidade e comorbidades, obtenção de acesso venoso central e sondagem vesical para controle de diurese. A estabilização hemodinâmica é buscada inicialmente por meio da reposição de cristaloides (cloreto de sódio 0,9% ou lactato de Ringer) em uma velocidade de 1.000 mℓ/h. A resposta hemodinâmica e a tolerância do paciente ao volume administrado determinarão a velocidade de infusão de fluidos nas horas subsequentes.

A transfusão de concentrado de hemácias pode ser necessária em pacientes com HDA volumosa. Os valores laboratoriais ou limiares clínicos para transfusão não estão totalmente estabelecidos. Entretanto, diretrizes recomendam que estratégias liberais de transfusão em vez de restritivas não estão associadas a melhora de desfechos clínicos e podem até aumentar a incidência de ressangramento.[8,9]

Ensaio clínico randomizado[10] com 921 pacientes comparou estratégia "liberal" de hemoglobina < 9,0 g/dℓ como limiar para transfusão e alvo entre 9 e 11 g/dℓ *versus* estratégia "restritiva" (hemoglobina < 7,0 g/dℓ como limiar para transfusão e alvo entre 7 e 9 g/dℓ).

Quadro 51.1 ■ Causas de hemorragia digestiva alta.

Causa	Prevalência (%)
Doença ulcerosa péptica	20 a 67
Doença erosiva (lesão aguda da mucosa gastroduodenal, gastrite, duodenite)	4 a 31
Varizes esofagogástricas	4 a 20
Esofagite	4 a 20
Lacerações de Mallory-Weiss	4 a 12
Neoplasias	2 a 8
Lesões vasculares (angiodisplasia, lesão de Dieulafoy, doença de Osler-Weber-Rendu)	2 a 8
Úlceras esofágicas	2 a 6
Etiologia não identificada	3 a 19
Causas menos comuns (trauma, pólipos, doença de Crohn, úlceras anastomóticas, sangramento biliar ou pancreático)	< 1

Fonte: Tielleman et al., 2015;[3] Rotondano, 2014;[30] Hreinsson et al., 2013.[31]

A mortalidade após 45 dias foi menor no grupo submetido à estratégia restritiva (9% versus 5%, P = 0,02). Após análise multivariada para fatores da linha de base, a estratégia restritiva apresentou, comparativamente à estratégia liberal de transfusão, redução de 45% no risco de morte (hazard ratio [HR] = 0,55; intervalo de confiança [IC] 95%: 0,33 a 0,92). Este estudo excluiu pacientes com hemorragias maciças, cardiopatas ou vasculopatas e também casos com hemorragia sem nenhum sinal de gravidade (escore de Rockall 0).[10]

Há convergência sobre o menor risco da estratégia de transfusão restritiva na hemorragia digestiva e em diversas outras condições clínicas (ver Capítulo 45, Choque). Não se exclui, entretanto, a transfusão precoce em presença de hemorragia maciça, mesmo antes de haver repercussão sobre as concentrações de hemoglobina.[11]

A endoscopia digestiva alta (EDA) é o exame de escolha para diagnóstico de hemorragia digestiva alta, tanto por sua alta acurácia na identificação da causa do sangramento, como também pela possibilidade de tratamento endoscópico na maioria dos casos. A realização da EDA nas primeiras 24 h de internação hospitalar reduz tempo de internação, probabilidade de ressangramento ou intervenção cirúrgica em pacientes de alto risco.[11,12]

Entretanto, o melhor momento para realização do exame não está estabelecido e vai depender do caso específico e sua gravidade. Obtenção de acessos venosos calibrosos, estabilização hemodinâmica mediante reposição de cristaloides, transfusões de sangue quando indicado e proteção das vias respiratórias (intubação endotraqueal) em caso de hematêmese ou alteração do sensório são etapas fundamentais que devem preceder o exame endoscópico. Casos de hemorragia maciça, nos quais não se alcança a estabilização hemodinâmica com as medidas citadas, são excepcionais, e somente nesses casos a endoscopia mais precoce, mesmo em paciente instável, está justificada.[11]

Fatores clínicos, laboratoriais e endoscópicos combinados podem ser utilizados para estratificação de risco de ressangramento em pacientes com HDA aguda. Instabilidade hemodinâmica (pressão arterial sistólica < 100 mmHg, frequência cardíaca > 100 bpm), hemoglobina < 10 g/ℓ, sangramento ativo no momento da endoscopia, úlceras grandes (> 1 a 3 cm) e localização da úlcera na parede posterior do bulbo duodenal ou porção alta da pequena curvatura gástrica estão associados a maior risco de ressangramento. Pacientes sem esses fatores são candidatos a alta hospitalar precoce.[6]

Durante a EDA, uma vez localizado o ponto de sangramento, vários métodos podem ser usados para controle do sangramento. A escolha dependerá de etiologia do sangramento e disponibilidade e experiência do examinador com o método. Resumo de terapêutica endoscópica da HDA aguda é apresentado no Quadro 51.2.

Quadro 51.2 ■ Terapêutica endoscópica na hemorragia digestiva alta aguda.

Método	Indicação	Observações
Injeção local de substâncias hemostáticas Epinefrina Álcool 99% Glicose 50%	Sangramento não varicoso (especialmente úlceras)	Método mais simples e de menor custo (epinefrina) Injeção de epinefrina é eficaz no controle inicial do sangramento, porém não deve ser utilizada como método isolado pelo alto risco de ressangramento
Injeção intra ou perivaricosa de esclerosante Etanolamida Cianoacrilato	Sangramento varicoso esofágico ou gástrico	Determina irritação e trombose do vaso Injeção de cianoacrilato (espécie de cola instantânea) é o método de escolha no sangramento por varizes gástricas O principal risco da injeção é a embolização do material injetado
Métodos mecânicos Clipes metálicos Ligadura elástica	Sangramento não varicoso Sangramento varicoso	Clipe ou banda elástica são aplicados precisamente sobre o local do sangramento. Exigem, portanto, visualização exata do ponto sangrante Clipes têm a vantagem de não causar dano adicional no local do sangramento
Métodos térmicos Plasma de argônio Coagulação por calor Eletrocoagulação	Sangramento não varicoso (Úlcera, lesões vasculares)	Causam desnaturação proteica, retração colágena e obstrução arterial

■ Medidas farmacológicas

Úlcera péptica

A supressão ácida tem papel central no controle da HDA por acelerar a cicatrização da lesão sangrante (úlcera, por exemplo), mas também por permitir melhor hemostasia pela neutralização do ácido gástrico e, consequentemente, melhor estabilização do coágulo.[7]

Nos casos de HDA, usam-se predominantemente *inibidores da bomba de prótons* (IBPs). IBPs inibem irreversivelmente a bomba H$^+$ATPase-dependente. Apesar de terem meia-vida curta, sua ação prolongada explica-se pela necessidade de síntese e inserção na membrana celular de novas moléculas da bomba antes de haver novamente capacidade de produção de ácido.

Metanálise de 21 ensaios clínicos randomizados demonstrou superioridade dos IBPs em relação a antagonistas H$_2$ ou outros controles, com redução do risco de ressangramento (*odds ratio* [OR] = 0,46; IC95%: 0,33 a 0,64; número necessário de pacientes a serem tratados [NNT] = 12) ou cirurgia (OR = 0,59; IC95%: 0,46 a 0,76; NNT = 20).[13]

Já entre os IBPs (omeprazol, lansoprazol, pantoprazol, rabeprazol, esomeprazol), não foi demonstrada diferença em desfechos clinicamente significativos, quando utilizados em doses equipotentes.

O uso de IBP intravenoso ou oral em pacientes com diagnóstico de úlcera péptica está associado a menor risco de ressangramento por úlcera, menor tempo de internação e menor necessidade de transfusão de sangue.

O momento do início do uso de IBP na hemorragia digestiva suspeita de etiologia não varicosa é controverso. A maioria dos serviços indica início precoce de IBP intravenoso,[7] enquanto algumas diretrizes recomendam aplicação de IBP somente após a identificação endoscópica de úlcera como causa do sangramento.[8]

Metanálise mostrou que pacientes que iniciaram uso de IBP intravenoso antes mesmo do diagnóstico endoscópico não tiveram diferença em taxa de mortalidade, ressangramento ou necessidade de cirurgia. Entretanto, apresentaram menos lesões com estigmas de alto risco de ressangramento e, consequentemente, menor necessidade de tratamento endoscópico de lesões (OR = 0,68; IC95%: 0,5 a 0,9).[14]

Uso de *antagonistas* H_2 (p. ex., ranitidina) apresenta benefício mínimo em úlceras gástricas sangrantes, porém ausência de benefício em úlceras duodenais. A superioridade relativa de eficácia dos IBPs deve-se à sua maior capacidade de manter pH gástrico sustentadamente acima de 6,0, protegendo o coágulo que se forma sobre a úlcera sangrante.

Emprego de *análogos de somatostatina* (octreotida ou terlipressina) não está indicado em pacientes com HDA não varicosa.

Varizes esofágicas e/ou gástricas

Sangramento por varizes esofágicas ou gástricas decorrentes de hipertensão portal associa-se a mortalidade elevada, alta taxa de recorrência do sangramento e complicações associadas. Pacientes com cirrose e hemorragia digestiva apresentam morbidade e mortalidade não só diretamente relacionada ao sangramento, como a complicações decorrentes deste: peritonite bacteriana espontânea, insuficiência renal, encefalopatia hepática, entre outros. Por isso, o tratamento envolve tanto controle farmacológico e endoscópico do sangramento, como prevenção ou detecção precoce destas complicações.

Uso de fármacos vasoativos, como vasopressina, somatostatina ou seus análogos (octreotida e terlipressina), provoca vasoconstrição esplâncnica, diminuição de fluxo portal e, consequentemente, diminuição de pressão na veia porta. Tal uso se associa a diminuição da mortalidade em 7 dias (risco relativo [RR] = 0,74; IC95%: 0,57 a 0,95), melhora na hemostasia (RR = 1,21; IC95%: 1,13 a 1,3), menos necessidade de transfusão de sangue e menor tempo de hospitalização.[15]

Terlipressina foi superior a placebo, mas não a outros fármacos vasoativos, na prevenção de mortalidade geral em pacientes com hemorragia digestiva por varizes esofágicas.[16] A equivalência entre esses agentes foi adicionalmente demonstrada em ensaio clínico randomizado (n = 780) que comparou sua eficácia em concomitância a tratamento endoscópico, no controle de sangramento sem terapêutica de resgate ou mortalidade.[17]

A associação entre terlipressina por 2 dias e ligadura elástica de varizes por endoscopia mostrou-se superior ao fármaco dado isoladamente por 5 dias em 93 pacientes sem sangramento ativo à endoscopia. O tratamento combinado foi superior à terlipressina isoladamente, com taxa de ressangramento em até 5 dias de 24% no grupo terlipressina e de 2% no grupo combinado ($P = 0,006$).[18]

Devido à potencial gravidade do sangramento por varizes, o início da administração do fármaco vasoconstritor escolhido não deve aguardar a confirmação endoscópica da etiologia da hemorragia. Portanto, pacientes com história ou suspeita de sangramento varicoso devem iniciar precocemente o uso do medicamento.

Antimicrobianos fazem parte do tratamento de pacientes cirróticos com sangramento por varizes esofagogástricas devido à alta incidência de infecção bacteriana nestes casos. Diretrizes internacionais, como a da American Society of Gastroenterology, recomendam a administração de antibiótico para todo paciente cirrótico com hemorragia digestiva, desde o diagnóstico do sangramento até 7 dias após.[12,19] Entre os antimicrobianos, norfloxacino oral é a primeira escolha. Quando a via oral estiver indisponível, podem-se utilizar fluoroquinolonas intravenosas.

■ Profilaxia de sangramento digestivo agudo

Úlcera de estresse

Úlceras de estresse são lesões na mucosa digestiva, mais frequentemente em fundo ou corpo gástricos, secundárias a estresse grave em outros órgãos ou sistemas. Menos frequentemente acometem antro gástrico, duodeno ou esôfago terminal. Constituem-se em erosões difusas e superficiais da mucosa, com transudação de pequenas quantidades de sangue provenientes de lesão de capilares superficiais. Entretanto, podem ocorrer lesões mais profundas, com ulceração e acometimento de vasos calibrosos da submucosa. Tais lesões podem gerar sangramento e instabilidade hemodinâmica, surgindo, na maioria dos casos, nos primeiros dias (especialmente nas primeiras 24 h) do acometimento de doença crítica. Decorrem de hipoperfusão esplâncnica e da mucosa gástrica, acarretando hipomotilidade gástrica e diminuição de secreção de bicarbonato.

A profilaxia medicamentosa do sangramento por úlceras de estresse vem sendo indicada para pacientes com alto risco deste tipo de lesão. Ainda que não exista consenso, são considerados pacientes de alto risco os que apresentam:

- Coagulopatia (plaquetas < 50.000/mℓ; relação internacional normalizada (INR) > 1,5; tempo de tromboplastina parcial ativada (TTPA) > 2 vezes o controle)
- Ventilação mecânica há mais de 48 h
- História de úlcera ou sangramento gastroduodenal no último ano, internação por trauma cranioencefálico ou medular, ou grande queimado
- Dois ou mais dos seguintes eventos: internação em centro de tratamento intensivo (CTI) há mais de uma semana, sangramento digestivo oculto há mais de 6 dias e tratamento com corticosteroides.

Em pacientes não considerados de alto risco, a indicação deve ser individualizada.[20]

Diversos fármacos foram estudados como potenciais agentes para prevenção de sangramento por úlceras de estresse. IBPs, antagonistas H_2 e antiácidos foram superiores a placebo ou não tratamento em pacientes críticos com alto risco de sangramento. Metanálise[21] de oito estudos objetivou avaliar riscos e benefícios da profilaxia de úlcera de estresse em pacientes neurológicos. Mostrou que profilaxia com IBP ou antagonista H_2 reduziu risco de sangramento (RR = 0,31; IC95%: 0,2 a 0,47) e mortalidade geral (RR = 0,7; IC95%: 0,50 a 0,98), sem aumento no risco de pneumonia nosocomial. No entanto, a insuficiente qualidade metodológica de parte dos estudos incluídos impede conclusão definitiva.

Outra metanálise[22] sugere a superioridade dos IBPs sobre antagonistas H_2, com diminuição da incidência de sangramento (OR = 0,3; IC95%: 0,17 a 0,54; NNT = 39). Nela não foi observada diferença na taxa de pneumonia nosocomial ou mortalidade geral entre os grupos.

Dois efeitos adversos se associam à profilaxia das úlceras de estresse por diminuição da acidez gástrica: pneumonia nosocomial e infecção por *Clostridium difficile* (colite pseudomembranosa). Pela importância dessas complicações, a inibição da secreção ácida para prevenção das úlceras de estresse não deve ser universal, e sim restrita a pacientes considerados de alto risco ou casos selecionados de pacientes sem critérios de alto risco.

Diretrizes internacionais recomendam, com base na melhor evidência disponível, o uso de IBPs ou antagonistas H_2 em pacientes admitidos em CTI com critérios de alto risco de sangramento por úlceras de estresse. Vias oral ou enteral devem ser escolhidas sempre que possível em detrimento da via intravenosa. À medida que houver progressão do quadro clínico, a necessidade de manutenção da supressão ácida deve ser reavaliada, e o tratamento suspenso quando o paciente não tiver mais critérios de alto risco.[23]

Úlcera associada a uso de AINE ou ácido acetilsalicílico

Uso de ácido acetilsalicílico (AAS) em baixas doses para prevenção primária e secundária de doença cardiovascular e de AINE em manejo crônico (doenças reumáticas) ou agudo (quadros álgicos e inflamatórios), especialmente se concomitante à infecção por *Helicobacter pylori*, aumenta a incidência de úlcera péptica e sangramento digestivo.

Ainda que uso de AAS ou AINE esteja associado a toxicidade gastrointestinal em qualquer paciente, são considerados de maior risco os indivíduos com história de úlcera péptica, idade > 65 anos, usuários de dose alta de AINE, uso concomitante de AINE e AAS, glicocorticoides ou anticoagulantes.

Misoprostol, IBP e inibidores seletivos de ciclo-oxigenase 2 (COX-2), coxibes, mostraram diminuir o risco de úlcera e sangramento por úlcera comparativamente a placebo ou uso de AINE.

Inibidores seletivos de COX-2 são menos utilizados devido à preocupação com eventos adversos cardiovasculares. Uso de antagonistas H_2 não previne complicações gastrointestinais associadas a uso de AINE ou AAS.

Formulações tamponadas ou de liberação entérica de AAS, assim como uso parenteral de AINE, não diminuem o risco de complicações clinicamente significativas, como ocorrência de úlceras sintomáticas ou sangramento digestivo, já que estes eventos adversos se associam ao efeito sistêmico de AINEs e AAS sobre prostaglandinas, não a efeito "tópico" na mucosa gástrica.

IBPs diminuem risco de úlcera associada a AINE ou AAS. Em análise endoscópica de 150 pacientes assintomáticos, usuários de AAS em baixa dose para profilaxia cardiovascular há pelo menos 3 meses, a incidência de úlcera foi 4% e a de erosões, 34%. Análise multivariada mostrou que uso de IBP associou-se a redução de 65% no risco de erosões ou úlceras (RR = 0,35; IC95%: 0,17 a 0,75). Nenhum dos 53 usuários de IBP concomitante apresentou úlcera. Esse estudo, no entanto, foca apenas desfechos endoscópicos, o que não permite concluir sobre o impacto clínico do uso de IBP nessa situação.[24]

Ainda que, comparativamente a misoprostol em dose plena (200 μg, 4 vezes/dia), IBPs tenham-se mostrado pouco menos eficazes, sua melhor tolerabilidade e cômoda posologia os tornam a primeira escolha para prevenção de complicações gastrointestinais relacionadas ao uso de AINE ou AAS. Não há evidências que permitam afirmar a superioridade de algum IBP sobre outro nesse contexto clínico.

Em varizes esofágicas e gástricas em pacientes com hepatopatia crônica

Cerca de metade dos pacientes com cirrose desenvolve varizes esofágicas, cuja incidência anual de sangramento varia de 5 a 15%, sendo maior nas varizes de grande calibre.

A profilaxia de hemorragia digestiva por varizes está indicada na dependência de calibre das varizes, presença de sinais endoscópicos de risco de ruptura e gravidade da hepatopatia baseada na classificação de Child-Pugh. Devem realizar profilaxia:

- Pacientes com varizes de pequeno calibre, porém com sinais vermelhos ou Child-Pugh C
- Pacientes com varizes de médio e grande calibre
- Pacientes com episódio prévio de hemorragia digestiva por varizes.

Não há tratamento indicado para prevenção do surgimento de varizes esofágicas. Em pacientes com varizes de médio e grande calibre, a profilaxia primária de sangramento pode ser tanto endoscópica, mediante ligadura elástica, quanto farmacológica. Experiência de cada centro, protocolos locais e custo podem ser definidores da escolha entre as duas estratégias. Em pacientes com varizes de fundo gástrico, tanto betabloqueadores quanto injeção de cianoacrilato nas varizes são opções para profilaxia primária.[19]

Adição de tratamento farmacológico à ligadura endoscópica não reduziu incidência de sangramento inicial, havendo taxas de sobrevida similares entre as duas estratégias.

Em pacientes que já apresentaram episódio de sangramento por varizes esofagogástricas, a combinação de tratamentos endoscópico (ligadura elástica ou injeção de cianoacrilato) e farmacológico (betabloqueadores não seletivos) deve ser instituída.

Betabloqueadores adrenérgicos não seletivos (propranolol, nadolol e carvedilol) constituem a opção farmacológica para profilaxia da hemorragia por varizes esofágicas.

Metanálise[25] mostrou que carvedilol superou propranolol em diminuir o gradiente de pressão venosa portal. Entretanto, os estudos nela incluídos não avaliaram desfechos clínicos que permitissem concluir sobre a superioridade prática de um betabloqueador sobre outro.

Como carvedilol não foi estudado em profilaxia secundária, os fármacos de escolha nesta situação são propranolol ou nadolol.

A dose a ser utilizada é variável para cada paciente. Tendo em vista que pacientes com cirrose tendem a ser hipotensos, inicia-se com doses baixas, aumentando-se progressivamente conforme a tolerância, até alcançar redução de 25% na frequência cardíaca (FC) ou FC entre 55 e 60 bpm.

Intervenção	Grau de recomendação	Nível de evidência	Comentários
Sumário de seleção de intervenções não medicamentosas e medicamentosas empregadas em tratamento e prevenção de hemorragia digestiva alta.			
■ Tratamento			
Transfusão de sangue visando hemoglobina superior a 7 g/dℓ	IIa	B	Comparativamente a 9 g/dℓ ou mais, excluindo-se hemorragias maciças
Terapêutica endoscópica	I	C	Mudou radicalmente a história da doença, comparativamente a controles históricos tratados medicamentosamente; a escolha do método depende da anatomia e da experiência do especialista
■ Medicamentos adjuvantes no tratamento de úlcera péptica sangrante			
IBPs	I	A	Comparativamente a bloqueadores H_2, sem diferença entre os representantes
■ Medicamentos adjuvantes no tratamento de sangramento por varizes esofágicas/gástricas			
Vasopressina, somatostatina, octreotida e terlipressina	I	A	Medicamentos vasoativos, com efeito sobre mortalidade, sem diferença entre os representantes
■ Profilaxia de sangramento digestivo agudo			
IBPs e bloqueadores H_2	IIa	B	Somente em pacientes de alto risco; discutível superioridade de IBPs
■ Profilaxia de úlcera em usuários de AINE ou AAS			
IBPs e misoprostol	IIa	B	Bloqueadores H_2 não são eficazes
■ Profilaxia medicamentosa de sangramento em varizes por hepatopatia crônica			
Betabloqueadores (propranolol, carvedilol, nadolol)	IIa	B	Opção farmacológica por diminuição do gradiente de pressão venosa portal

IBPs: inibidores de bomba de prótons; AINEs: anti-inflamatórios não esteroides; AAS: ácido acetilsalicílico.

Prescrição

Esquemas medicamentosos preconizados para profilaxia e tratamento de sangramento digestivo alto são mostrados no Quadro 51.3.

Inibidores da bomba de prótons

IBPs têm apresentações comerciais formuladas em comprimidos revestidos de dissolução entérica (pH elevado) ou cápsulas com grânulos de dissolução entérica. São utilizados por via oral. Recomenda-se sua ingestão pouco antes da primeira refeição do dia. Podem ser administrados em dose única diária; entretanto, a utilização de duas doses diárias no início do tratamento permite atingir mais rapidamente a inibição ácida máxima. Quando uma segunda dose diária for indicada, deve ser tomada antes da refeição noturna. Quando do uso concomitante de IBP com antagonista H_2, prostaglandina, somatostatina ou seus análogos, deve-se deixar o maior intervalo possível entre os medicamentos, a fim de não reduzir a atividade do IBP. Ao se suspender o uso de IBP, a produção ácida retorna ao normal em 24 a 48 h.

No tratamento da hemorragia por doença péptica, inicia-se com IBP, por via oral, dentro das primeiras 24 h do diagnóstico endoscópico. Preconizam-se doses de 20 mg de omeprazol, a cada 12 h, por 5 dias, seguidas de dose única diária de 20 mg. No tratamento do sangramento por úlcera péptica, metanálise[26] de ensaios clínicos randomizados mostrou equivalência entre formulações orais e intravenosas de IBP em desfechos como recorrência de sangramento, necessidade de transfusão ou cirurgia e mortalidade geral. Portanto, só se deve optar pela via intravenosa em pacientes sem condições de ingestão oral e naqueles em que se suspeita clinicamente de que a absorção oral estará prejudicada.

Antagonistas H_2

Para injeção intravenosa em bolo de ranitidina, a solução deve ser diluída até o máximo de 2,5 mg/mℓ; para infusão intermitente, a diluição máxima é de 0,5 mg/mℓ. Também pode ser administrada por vias oral e intramuscular. Não penetra no sistema nervoso central, mas aparece no leite materno. Tem metabolismo hepático e excreta-se na urina em forma ativa (30% e 70% após administração oral e intravenosa, respectivamente). Famotidina é absorvida em 30 a 50% pelo trato gastrointestinal, com início de ação em 1 a 3 h. Pico de efeito se dá em 3 h após absorção oral. Excreta-se em forma ativa pelo rim. Sua meia-vida é de 2,5 a 3,5 h em indivíduos com função renal normal, alongando-se até 20 h em presença de oligúria.

Análogo de vasopressina

Terlipressina tem meia-vida mais longa que a de vasopressina, o que permite administração de injeções intravenosas em bolo (2 mg) a cada 4 a 6 h por 2 a 5 dias.

Análogos de somatostatina

Devido à meia-vida de 1 a 2 min, somatostatina só pode ser usada em infusão intravenosa (250 μg/h), após injeção em bolo de 250 μg. Por isso, foi substituída por octreotida.

Octreotida tem rápida e completa absorção e extenso metabolismo hepático. Sua meia-vida é de 1,7 a 1,9 h, aumentando até 3,7 h em paciente com cirrose. Excreta-se em 32% na urina. Para manter estabilidade deve ser estocada sob refrigeração e protegida da luz. Antes da diluição, pode ser guardada à temperatura ambiente por 30 a 60 min. Após diluição, a preparação deve ser utilizada imediatamente, em infusão intravenosa contínua (25 a 50 μg/h), depois de injeção em bolo de 100 μg). Também pode ser administrada por via subcutânea (100 μg, a cada 6 a 8 h, por 72 h).

Seguimento

Efeitos positivos

A eficácia dos agentes aqui preconizados pode ser medida por cessação e não reaparecimento do sangramento. A alta taxa de resolução espontânea determina que a atribuição de resultados à intervenção deva ser confirmada por meio de estudos comparados.

Quadro 51.3 ■ Fármacos utilizados em tratamento e prevenção do sangramento digestivo.

Fármaco	Via	Dose	Frequência (vezes/dia)	Duração
IBP				
Omeprazol	Oral	20 mg	1 ou 2 por 5 dias em hemorragia digestiva aguda	Hemorragia digestiva: manter conforme a patologia que originou o sangramento. Úlcera de estresse: manter enquanto o risco permanecer
	Intravenosa	40 mg		
Lansoprazol	Oral	30 mg		
Pantoprazol	Oral	40 mg		
	Intravenosa	40 mg		
Rabeprazol	Oral	20 mg		
Esomeprazol	Oral	40 mg		
	Intravenosa	40 mg		
Antagonistas H_2				
Ranitidina	Intravenosa	50 mg	3	Úlcera de estresse: manter enquanto permanecer o risco elevado
	Oral	150 mg		
Famotidina	Oral	20 mg	2	
Cimetidina	Oral	400 mg	2	
Somatostatina e análogos*				
Somatostatina	Intravenosa	500 μg, seguidos de 500 μg/h	Em bolo, infusão contínua	2 a 5 dias
Octreotida	Intravenosa	50 μg, seguidos de 50 μg/h	Em bolo, infusão contínua	2 a 5 dias
Terlipressina	Intravenosa	2 mg, a cada 4 a 6 h, nas primeiras 48 h; após, 1 mg, a cada 4 a 6 h	4 a 6	2 a 5 dias

*Indicação somente nos casos de hemorragia relacionada a hipertensão portal (ruptura de varizes esofágicas ou gástricas).

Efeitos adversos

Em geral, *IBPs* são bem tolerados, com pequeno número de efeitos adversos, geralmente de fraca intensidade, tais como cefaleia, náuseas, diarreia, dor abdominal, fadiga e tonturas. *Rash* cutâneo, flatulência e constipação intestinal também podem ocorrer, porém menos frequentemente. Segurança a longo prazo (maior que 20 anos) é questionada no que tange a efeitos de hipergastrinemia prolongada na mucosa intestinal, possível associação entre IBP e atrofia gástrica (especialmente em pacientes infectados por *Helicobacter pylori*) e hipocloridria crônica sobre proliferação bacteriana, aumentando risco de pneumonia comunitária e colite por *Clostridium difficile*. A Associação Gastroenterológica Americana considerou insuficientes as evidências para definir se existe risco aumentado de alteração da densidade óssea, assim como afirmou não existirem evidências que suportem suplementação de cálcio, erradicação do *H. pylori* pré-tratamento ou adoção de qualquer outra medida preventiva em usuários crônicos de IBP.

Em coorte prospectiva,[27] o risco de fraturas de quadril aumentou em cerca de 30% entre usuários de IBP comparativamente a placebo (HR = 1,36; IC95%: 1,13 a 1,63). Em pacientes com história prévia ou atual de tabagismo, o uso de IBP aumentou o risco de fratura para 50%. Entretanto, metanálise desses resultados com outros 10 estudos mostrou que particularmente mulheres com história de tabagismo tiveram risco maior de fratura associada a uso crônico de IBP.

Metanálise[28] de 11 estudos observacionais realizados em idosos mostrou modesto aumento de risco de fratura de quadril nos que tomavam IBP (RR = 1,30; IC95%: 1,19 a 1,43), o que também apareceu em fraturas vertebrais e de qualquer sítio. Já antagonistas H_2 não se associaram ao mesmo risco (RR = 1,12; IC95%: 0,97 a 1,30).

Antagonistas H_2 são relativamente seguros, com taxas de efeitos adversos semelhantes às do placebo. Ginecomastia (0,2%) e impotência são efeitos raros de cimetidina. O primeiro é efeito específico da cimetidina, não de classe. Outros efeitos raros da classe são reações idiossincrásicas de mielossupressão, hepatite medicamentosa, arritmias, inotropismo negativo, broncoconstrição e manifestações de sistema nervoso central (confusão, agitação, sonolência, cefaleias e tontura). Também podem estar envolvidos em estímulo à rejeição de transplantes, doenças alérgicas e autoimunes. Especialmente cimetidina tem-se associado a poliomiosite e nefrite intersticial. Taquifilaxia foi observada nos primeiros 2 dias de uso. Antagonistas H_2 (especialmente ranitidina) têm-se associado a plaquetopenia, sem que se tenha definido claro nexo causal entre eles. Absorção de vitamina B_{12} depende de acidez gástrica, e, embora estudos apropriados ainda sejam necessários, deficiência dessa vitamina pode ocorrer em pacientes cronicamente tratados com supressores de secreção ácida. Seguimento[29] de duas coortes de pacientes com DRGE que usavam omeprazol (em média 12 anos) ou esomeprazol (em média 5 anos) não foi capaz de identificar alterações relevantes nos níveis de vitamina B_{12} com o passar do tempo.

Dentre representantes dessa classe, cimetidina apresenta o maior potencial de interações medicamentosas, pois inibe enzimas do sistema citocromo P450, aumentando toxicidade de inúmeros medicamentos e inibindo efeitos de outros tantos. Também apresenta incompatibilidade com cefalosporinas, anfotericina B e barbitúricos. Por isso foi substituída por outros antagonistas H_2.

Terlipressina acarreta importante vasoconstrição venosa e arteriolar, podendo levar a isquemia miocárdica ou infarto, além de isquemia vascular periférica, efeitos que podem agravar-se em pacientes em choque hipovolêmico decorrente da hemorragia. Mortalidade e suspensão de uso por efeitos adversos ocorrem em menos de 1% dos casos. Efeitos adversos menos graves ocorrem em 10 a 20% dos pacientes.

Somatostatina raramente apresenta efeitos adversos maiores. Efeitos menores incluem náuseas, vômito e hiperglicemia, ocorrendo em 30% dos pacientes.

Octreotida não apresenta efeito rebote sobre secreção do hormônio do crescimento. Seus efeitos adversos mais comuns referem-se à supressão da motilidade gastrointestinal, incluindo incontinência fecal, má absorção, náuseas e flatulência. Monoterapia com octreotida para tratamento de sangramento de varizes é controversa porque rapidamente desenvolve taquifilaxia. Uso concomitante com codeína pode reduzir os efeitos do opioide.

▶ Referências bibliográficas

1. Abougergi MS, Travis AC, Saltzman JR. The in-hospital mortality rate for upper GI hemorrhage has decreased over 2 decades in the United States: a nationwide analysis. *Gastrointest Endosc*. 2015;81(4):882-888.e1.
2. Nagata N, Niikura R, Sekine K, Sakurai T, Shimbo T, Kishida Y et al. Risk of peptic ulcer bleeding associated with Helicobacter pylori infection, nonsteroidal anti-inflammatory drugs, low-dose aspirin, and antihypertensive drugs: a case-control study. *J Gastroenterol Hepatol*. 2015;30(2):292-298.
3. Tielleman T, Bujanda D, Cryer B. Epidemiology and risk factors for upper gastrointestinal bleeding. *Clin N Am*. 2015;25(3):415-428.
4. Srygley FD, Gerardo CJ, Tran T, Fisher DA. Does this patient have a severe upper gastrointestinal bleed? *JAMA*. 2012;307(10):1072-1079.
5. Enestvedt BK, Gralnek IM, Mattek N, Lieberman DA, Eisen G. An evaluation of endoscopic indications and findings related to nonvariceal upper-GI hemorrhage in a large multicenter consortium. *Gastrointest Endosc*. 2008;67(3):422-429.
6. García-Iglesias P, Villoria A, Suarez D, Brullet E, Gallach M, Feu F et al. Meta-analysis: predictors of rebleeding after endoscopic treatment for bleeding peptic ulcer. *Aliment Pharmacol Ther*. 2011;34(8):888-900.
7. Saltzman JR. Approach to acute upper gastrointestinal bleeding in adults. In: UpToDate [Internet]. 2015 [cited 2015 Sep 20]. Disponível em: http://189.51.5.204/contents/approach-to-acute-upper-gastrointestinal-bleeding-in-adults?topicKey=GAST%2F2548&elapsedTimeMs=2&source=search_result&searchTerm=upper+gastrointestinal+bleeding&selectedTitle=1%7E150&view=print&displayedView=full) [Acesso em 05/12/2015]
8. National Institute for Health and Clinical Excellence. Acute upper gastrointestinal bleeding – Evidence Update 63 [Internet]. National Clinical Guideline Centre; 2014 [cited 2015 Sep 20]. Disponível em: http://www.nice.org.uk/guidance/cg141/evidence/cg141-acute-upper-gi-bleeding-evidence-update2
9. Gralnek I, Dumonceau J-M, Kuipers E, Lanas A, Sanders D, Kurien M et al. Diagnosis and management of nonvariceal upper gastrointestinal hemorrhage: European Society of Gastrointestinal Endoscopy (ESGE) Guideline. *Endoscopy*. 2015;47(10):a1-a46.
10. Villanueva C, Colomo A, Bosch A. Transfusion for acute upper gastrointestinal bleeding. *N Engl J Med*. 2013;368(14):1362-1363.
11. National Institute for Health and Care Excellence. Acute upper gastrointestinal bleeding – Evidence Update 63 [Internet]. National Clinical Guideline Centre; 2014 [cited 2015 Sep 20]. Disponível em: http://www.nice.org.uk/guidance/cg141/evidence/cg141-acute-upper-gi-bleeding-evidence-update2) [Acesso em 05/12/2015]
12. Hwang JH, Fisher DA, Ben-Menachem T, Chandrasekhara V, Chathadi K, Decker GA et al. The role of endoscopy in the management of acute non-variceal upper GI bleeding. *Gastrointest Endosc*. 2012;75(6):1132-1138.
13. Leontiadis GI, Sharma VK, Howden CW. Systematic review and meta-analysis of proton pump inhibitor therapy in peptic ulcer bleeding. *BMJ*. 2005;330(7491):568.
14. Sreedharan A, Martin J, Leontiadis GI, Dorward S, Howden CW, Forman D, Moayyedi P. Proton pump inhibitor treatment initiated prior to endoscopic diagnosis in upper gastrointestinal bleeding. *Cochrane Database Syst Rev*. 2010;(7):CD005415.
15. Wells M, Chande N, Adams P, Beaton M, Levstik M, Boyce E et al. Meta-analysis: vasoactive medications for the management of acute variceal bleeds. *Aliment Pharmacol Ther*. 2012;35(11):1267-1278.
16. Ioannou G, Doust J, Rockey DC. Terlipressin for acute esophageal variceal hemorrhage. *Cochrane Database Syst Rev*. 2003;(1):CD002147.
17. Seo YS, Park SY, Kim MY, Kim JH, Park JY, Yim HJ et al. Lack of difference among terlipressin, somatostatin, and octreotide in the control of acute gastroesophageal variceal hemorrhage. *Hepatology*. 2014;60 (3):954-963.
18. Lo GH, Chen WC, Wang HM, Lin CK, Chan H-H, Tsai WL et al. Low-dose terlipressin plus banding ligation versus low-dose terlipressin alone in the prevention of very early rebleeding of oesophageal varices. *Gut*. 2009;58(9):1275-1280.
19. de Franchis R. Expanding consensus in portal hypertension. *J Hepatol*. 2015;63(3):743-752.

20. Weinhouse GL, Manaker S, Finlay G. Stress ulcer prophylaxis in the intensive care unit. In: UpToDate [Internet]. Versão 30.0. Wolters Kluwer; 2015 [cited 2015 Nov 21]. p. Topic 1611. Disponível em: http://189.51.5.204/contents/stress-ulcer-prophylaxis-in-the-intensive-care-unit?source=machine Learning&search=stress+ulcer+prophylaxis& selectedTitle=1~40&sectionRank=1&anchor=H7#H1) [Acesso em 05/12/2015]
21. Liu B, Liu S, Yin A, Siddiqi J. Risks and benefits of stress ulcer prophylaxis in adult neurocritical care patients: a systematic review and meta-analysis of randomized controlled trials. *Crit Care.* 2015;19:409.
22. Barkun AN, Bardou M, Pham CQD, Martel M. Proton pump inhibitors vs. histamine 2 receptor antagonists for stress-related mucosal bleeding prophylaxis in critically ill patients: a meta-analysis. *Am J Gastroenterol.* 2012;107(4):507-520.
23. National Institute for Health and Clinical Excellence. Acute upper gastrointestinal bleeding in over 16 s: management [Internet]. NICE; 2012. Disponível em: http://www.nice.org.uk/guidance/cg141[Acesso em 05/12/2015]
24. Tamura A, Murakami K, Kadota J; OITA-GF Study Investigators. Prevalence and independent factors for gastroduodenal ulcers/erosions in asymptomatic patients taking low-dose aspirin and gastroprotective agents: the OITA-GF study. *QJM Mon J Assoc Physicians.* 2011; 104(2):133-139.
25. Sinagra E, Perricone G, D'Amico M, Tinè F, D'Amico G. Systematic review with meta-analysis: the haemodynamic effects of carvedilol compared with propranolol for portal hypertension in cirrhosis. *Aliment Pharmacol Ther.* 2014;39(6):557-568.
26. Tsoi KKF, Hirai HW, Sung JJY. Meta-analysis: comparison of oral vs. intravenous proton pump inhibitors in patients with peptic ulcer bleeding. *Aliment Pharmacol Ther.* 2013;38(7):721-728.
27. Khalili H, Huang ES, Jacobson BC, Camargo CA, Feskanich D, Chan AT. Use of proton pump inhibitors and risk of hip fracture in relation to dietary and lifestyle factors: a prospective cohort study. *BMJ.* 2012;344:e372.
28. Yu EW, Bauer SR, Bain PA, Bauer DC. Proton pump inhibitors and risk of fractures: a meta-analysis of 11 international studies. *Am J Med.* 2011;124(6):519-526.
29. Attwood SE, Ell C, Galmiche JP, Fiocca R, Hatlebakk JG, Hasselgren B et al. Long-term safety of proton pump inhibitor therapy assessed under controlled, randomised clinical trial conditions: data from the SOPRAN and LOTUS studies. *Aliment Pharmacol Ther.* 2015; 41(11):1162-1174.
30. Rotondano G. Epidemiology and diagnosis of acute nonvariceal upper gastrointestinal bleeding. *Gastroenterol Clin North Am.* 2014; 43(4):643-663.
31. Hreinsson JP, Kalaitzakis E, Gudmundsson S, Björnsson ES. Upper gastrointestinal bleeding: incidence, etiology and outcomes in a population-based setting. *Scand J Gastroenterol.* 2013;48(4):439-447.

Seção 8
Tratamento de Doenças do Sistema Endócrino e Anticoncepção Hormonal Oral

CAPÍTULO 52
Diabetes Melito

Lenita Wannmacher

▶ Introdução

Diabetes melito (DM) é doença crônica que ocorre quando o pâncreas não produz suficiente insulina ou quando o organismo não usa eficazmente a insulina produzida, resultando em hiperglicemia e outras alterações metabólicas. Promove dano microvascular (retinopatia, nefropatia e neuropatia) e se associa com redução em qualidade de vida, significante morbidade e aumento do risco de complicações macrovasculares, como cardiopatia isquêmica, doença cerebrovascular e doença vascular periférica.[1]

Na ausência de marcador biológico específico, a glicemia permanece como base para o diagnóstico de DM. Alterações de glicemia em jejum e teste de tolerância à glicose são condições intermediárias entre a normalidade e o diabetes. Com níveis mais elevados, há risco de progressão para diabetes melito tipo 2 (DM2), embora isso não seja inevitável.[1]

Segundo diretrizes da Organização Mundial da Saúde (OMS), níveis de glicemia em jejum de ≥ 7,0 mmol/ℓ (126 mg/dℓ) e após 2 h de sobrecarga com glicose de ≥ 11,1 mmol/ℓ (200 mg/dℓ) são aceitos como critério diagnóstico. Apesar das limitações dos dados de onde derivam esses valores, eles distinguem um grupo com aumento significativo de morte prematura e de risco de complicações microvasculares e cardiovasculares.[1]

Outro indicativo diagnóstico de diabetes é hemoglobina glicada (HbA1c) igual ou maior do que 6,5%. HbA é a hemoglobina dominante nos eritrócitos humanos, útil na identificação de altos níveis de glicemia durante períodos prolongados. A glicação é processo espontâneo, não enzimático e não controlado, em que ocorre acoplamento dos açúcares a grupamentos amino das proteínas, servindo de marcador em casos de hiperglicemia. Quanto maior a exposição da hemoglobina a concentrações elevadas de glicose no sangue, maior é a formação dessa hemoglobina glicada.

A American Diabetes Association (ADA)[2,3] sugere que os níveis desejáveis de hemoglobina glicada sejam de < 7,5% em jovens com menos de 18 anos, < 7,0% em adultos, < 7,5% em idosos sadios, < 8,0% em idosos com complicações e < 8,5% em idosos com doenças complexas e saúde precária. Também recomenda a individualização de níveis de HbA1c, que podem ser mais baixos em pacientes com início recente da doença, longa expectativa de vida, sem doença cardiovascular significativa e somente quando não acompanhados de hipoglicemia significativa ou outros efeitos adversos do tratamento.

O termo pré-diabetes corresponde a níveis de glicemia maiores do que o normal, mas não suficientemente altos para configurar diabetes. Nessa condição, também chamada de intolerância à glicose, glicemia em jejum varia de 110 mg/dℓ a 125 mg/dℓ, glicemia 2 h após sobrecarga varia de 140 mg/dℓ a 199 mg/dℓ e hemoglobina glicada tem níveis de 5,7 a 6,4%.

Em 2015, a Organização Mundial da Saúde (OMS), com dados de 2014, estimou a prevalência global de diabetes em 9% entre indivíduos com mais de 18 anos de idade, sendo diabetes tipo 2 em 90% dos casos. Em 2012, 1,5 milhão de pessoas morreram, tendo como causa direta o diabetes. Mais de 80% dessas mortes ocorreram em países de baixa ou média renda. A OMS projeta que diabetes seja a sétima causa de morte em 2030.[1]

Estima-se que 171 milhões de pessoas apresentavam diabetes melito no mundo no ano 2000. Há projeção de aumento para 366 milhões em 2030. Cerca de dois terços desses indivíduos vivem em países em desenvolvimento, onde a doença tem maior intensidade.[4]

Nos EUA há grande número de diabéticos e pré-diabéticos. Em levantamento de 2011-2012, estimou-se que a prevalência de diabetes era de 12 a 14% entre adultos. Comparando com dados de 1988-1994, houve aumento do diabetes na população em geral.[5]

No Brasil, dados do Ministério da Saúde, divulgados em novembro de 2013, revelaram que o número de casos está crescendo no país.[6] A pesquisa Vigilância de Fatores de Risco e Proteção para Doenças Crônicas por Inquérito Telefônico (Vigitel 2012)[7] mostrou aumento de 40% entre 2006 e 2012. O percentual de pessoas que se declararam diabéticas passou de 5,3% para 7,4% no período. Na faixa etária de 35 a 44 anos, o aumento foi mais significativo: 26,6% de 2006 a 2012. A faixa etária de 65 anos ou mais passou de 19,2% para 22,9%, de 2006 a 2012, respectivamente. O relato de diabetes foi mais comum em mulheres (8,1%) do que em homens (6,5%). No entanto, o número de internações por diabetes decaiu em 19% nos hospitais que atendem pelo Sistema Único de Saúde (de 90,26 internações para cada 100 mil habitantes para 73,3 atendimentos hospitalares a cada 100 mil habitantes), respectivamente em 2010 e 2012, fato atribuído à expansão do acesso aos medicamentos. Dados brasileiros de 2010 registraram 52.104 mortes causadas por diabetes. Entre 2008 e 2010 houve desaceleração, caindo o percentual de morte para 7,5%.[7]

A ocorrência epidêmica da doença é largamente associada a sedentarismo e a sobrepeso e obesidade, que contribuem para o desenvolvimento de diabetes tipo 2. Isso leva a complicações a longo prazo, causando morbidade grave e mortalidade.

A ADA estimou o custo nacional com a doença em 2012 como sendo da ordem de US$245 bilhões. Isso significou aumento de 41% em relação à estimativa de 2007.[8]

Estimativas de custo anual total do tratamento ambulatorial de pacientes diabéticos pelo Sistema Único de Saúde brasileiro são da ordem de US$2.108,00 por paciente, dos quais US$1.335,00 são relativos a custos diretos e US$773,00 por paciente correspondem a custos indiretos. A maior proporção dos custos diretos é atribuída à medicação. Duração da doença, nível de cuidado e presença de complicações crônicas elevam aqueles custos.[9]

Diabetes melito apresenta quadros clínicos diferenciados e outras condições relacionadas. Breve descrição das principais características dos diversos tipos de diabetes e de suas complicações ensejará a melhor compreensão das medidas terapêuticas que serão detalhadas em Seleção.

Diabetes tipo 1

Este tipo de diabetes corresponde a 5 a 10% de todos os casos de diabetes melito. Antes designado como diabetes insulinodependente ou juvenil, é causado por destruição autoimune das células beta pancreáticas e caracterizado por deficiência total de produção de insulina, de causa desconhecida e sem prevenção até conhecimento atual. Acomete crianças, adolescentes e adultos jovens, raramente se iniciando após os 40 anos de idade. Seus sintomas, que podem ocorrer subitamente, incluem poliúria, polidipsia, fome constante, perda de peso, alterações visuais e fadiga.

O aparecimento clínico de diabetes melito tipo 1 (DM1) decorre de assintomática e complexa interação de fatores genéticos e ambientais. O aumento global na incidência de DM1 exige a identificação de fatores ambientais, a fim de evitar sua participação no processo imune que leva à doença.

Aos fatores genéticos são atribuídos 88% das variações fenotípicas no DM1. As demais características dizem respeito a fatores de risco ambientais, que podem ser iniciadores ou aceleradores da autoimunidade das células beta ou precipitantes dos sintomas que correspondem à destruição celular pancreática. Infecções virais (enterovírus, vírus Coxsackie B, sarampo, rubéola, citomegalovírus etc.) podem contribuir para a patogênese de DM1.

A forte associação entre hiperglicemia e outras anormalidades metabólicas com mortalidade precoce em pacientes como diabetes tipo 1 embasou a hipótese de que o controle da hiperglicemia se traduziria por prevenção daqueles desfechos.

Prevenção de mortalidade de pacientes com diabetes tipo I mediante reposição de insulina, demonstrada na década de 1920, foi um dos maiores avanços da humanidade, e comprovou, definitivamente, a hipótese mencionada. Pacientes com diabetes tipo 1 morriam inexoravelmente em poucos anos após o diagnóstico, geralmente antes dos 20 anos de idade.[10]

Diabetes tipo 2

Diabetes melito tipo 2 (DM2), antes designado como diabetes não insulinodependente ou da maturidade, resulta do ineficiente uso da insulina pelo organismo (resistência à ação da insulina), sendo largamente associado a obesidade e inatividade física; até recentemente era visto somente em adultos, mas agora também se sabe ocorrer em crianças; seus sintomas são similares aos do diabetes tipo 1, mas menos marcados, pelo que o diagnóstico pode ser tardio, quando as complicações já se instalaram.

Em diabetes tipo 2, as expectativas de que terapêuticas hipoglicemiantes, incluindo insulina, promovessem prevenção de desfechos microvasculares e macrovasculares (principalmente) não foram claramente demonstradas. Inúmeras abordagens terapêuticas medicamentosas, incluídas no controle metabólico estrito, e não medicamentosas falharam em demonstrar a redução de eventos macrovasculares. Ainda assim, inúmeros agentes antidiabéticos foram desenvolvidos e incorporados à prática clínica, pressupondo-se que seu efeito hipoglicemiante se traduziria por redução de eventos. Essa expectativa não se confirmou com muitos representantes, que, em alguns casos, se associaram a maior risco cardiovascular.

Apesar dos precisos critérios que diferenciam DM1 e DM2, há superposições nas duas classes. Adultos de 20 a 40 anos estão particularmente sob risco de apresentar um tipo intermediário. Mesmo assim, é importante a distinção para a tomada de decisão terapêutica.

Diabetes gestacional

Esta condição corresponde à hiperglicemia diagnosticada durante a gravidez, por meio de exames pré-natais e não pela presença de sintomas; aumenta o risco de complicações durante a gestação e no parto e também o risco de diabetes tipo 2 no futuro. Nela ocorre diminuição fisiológica da sensibilidade à ação da insulina que resulta em hiperglicemia reconhecida pela primeira vez durante a gestação, incidindo em cerca de 4% de todas as gravidezes. Geralmente se desenvolve durante a segunda metade da gravidez e desaparece logo após o parto.

Fisiologicamente, fatores placentários (progesterona e estrogênio) aumentam os níveis glicêmicos, que são compensados pelo aumento da secreção de insulina, o que mantém a homeostasia da glicose. Em diabetes melito gestacional (DMG), as células beta do pâncreas são incapazes de aumentar a insulina frente à demanda gestacional. A glicemia é superior ou igual a 140 mg/dℓ, 2 h após sobrecarga oral com 75 g de glicose. O diagnóstico é fundamental para evitar riscos para o feto (macrossomia, icterícia, hipoglicemia, hipocalcemia, disfunção respiratória e morte) e a gestante (maior frequência de cesariana). Essa situação exige controle posterior porque constitui risco para desenvolvimento de diabetes tipo 2 no futuro.

Diabetes induzido por fármacos

Diabetes induzido por fármacos ocorre em associação a hiperinsulinemia e, eventualmente, hiperglicemia. Terapias de câncer com glicorticoides, quimioterápicos, hormônios e fármacos-alvo induzem resistência à insulina, o que pode interferir no tratamento antineoplásico. Há evidências de que isso possa ter consequências sobre progressão de doença e sobrevida dos pacientes.[11]

Agentes antilipêmicos, particularmente estatinas, associam-se a aumento de risco de incidência de diabetes melito em alguns pacientes.[12] No entanto, o risco é pequeno, correspondendo a um caso adicional para 255 indivíduos em uso de estatinas em um período de 4 anos.[13]

Glicocorticoides, usados em doenças inflamatórias e autoimunes, acarretam efeitos adversos metabólicos, tais como resistência à insulina, intolerância à glicose, diabetes melito, adiposidade visceral, dislipidemia e atrofia muscular esquelética. Nem todos os pacientes em corticoterapia desenvolvem diabetes. Para tanto, idade, peso, história familiar de diabetes e história pessoal de diabetes gestacional são fatores preditivos. Pacientes com reserva secretora de insulina diminuída são mais propensos a desenvolver diabetes. Corticoides tópicos raramente induzem diabetes, salvo em altas doses, quando pode ocorrer hiperglicemia, inclusive com desenvolvimento de síndrome hiperglicêmica hiperosmolar e até cetoacidose diabética em pacientes com DM1. Vários mecanismos contribuem para o desenvolvimento de diabetes induzido por corticoides: diminuição da sensibilidade periférica à insulina, aumento da produção de glicose hepática e inibição de produção e secreção pancreática de insulina. Terapia com insulina pode ser considerada em pacientes em corticoterapia.[14]

O desafio de manejar diabetes induzido por corticoides se deve a flutuações da hiperglicemia pós-prandial e falta de protocolos de tratamento claramente definidos. A administração de insulina junto às refeições principais é a principal medida de tratamento.[15]

Maturity onset diabetes of the young

Maturity onset diabetes of the young (MODY) é uma condição heterogênea que, por meio de mutações genéticas, resulta em disfunção das células beta. Corresponde a somente 1 a 2% de todos os quadros de diabetes. É muitas vezes diagnosticada como DM1 ou DM2. Como tem etiologia genética, pode ser vista em mais de um membro da mesma família. Comumente ocorre antes dos 25 anos de idade. A doença é progressiva, necessitando de tratamento que é realizado com baixas doses de sulfonilureias.[16]

Latent autoimmune diabetes of the adult

Esta forma parece ser uma intersecção entre DM1 e DM2. A identificação de autoanticorpos em pacientes idosos com manifestações de diabetes lentamente progressivas introduziu o conceito de *latent autoimmune diabetes of the adult* (LADA), que combina aspectos dos dois tipos mais comuns de DM. Os autoanticorpos levam à morte das células beta e à subsequente necessidade de insulina, como em DM1. O envolvimento autoimune visto em DM2 aparece em LADA, com especial papel da inflamação crônica permeada por linfócitos B e T.[17] Em LADA, os sinais genéticos de DM1 e DM2 aparecem, com efeitos mais complexos do que a simples mistura dos dois tipos mencionados.[18]

Complicações do diabetes

Igualmente importantes são as complicações crônicas do diabetes, muitas delas resultantes de microangiopatias. Neuropatia diabética produz lesões estruturais no cérebro, como perda de massa cinzenta. Risco de retinopatia diabética, outra complicação, se reduz com tratamento intensivo de DM1 por 6,5 anos em média. Lesões periféricas, como pé diabético, levam à necessidade de amputações. Cerca de 80% dos indivíduos consideram seus pés normais, apesar do sério comprometimento.[19]

As complicações crônicas macrovasculares são abordadas em capítulos específicos.

Duas graves ocorrências agudas associadas a diabetes melito são cetoacidose metabólica e estado hiperosmolar hiperglicêmico.

■ Cetoacidose diabética

É complicação metabólica aguda de diabetes não controlado. Típica emergência de DM1, acometendo principalmente crianças e jovens, ocorre também em pacientes com DM2. Considerada como resultado de deficiência absoluta ou relativa de insulina, é caracterizada por hiperglicemia (glicose sérica > 250 mg/dℓ), cetonemia e acidose metabólica (pH arterial < 7,3 e bicarbonato sérico < 18 mEq/ℓ).

Hoje se relata outra modalidade de cetoacidose diabética (CAD): a euglicêmica (CADe), em que a glicose sérica é inferior a 200 mg/dℓ.[20] Tem como causas uso recente de insulina, diminuição de ingestão calórica, consumo pesado de álcool, hepatopatia crônica, pancreatite aguda, uso recente de glifozinas (inibidores do cotransportador de sódio-glicose tipo 2) e gestação. O diagnóstico pode ser mascarado pela presença de pseudonormoglicemia. No entanto, permanece sendo uma emergência médica, necessitando ser tratada rápida e apropriadamente.

Relatos de caso apontam ocorrência de CADe em pacientes em uso de empagliflozina e canagliflozina. Análise de um programa clínico afirmou haver comparável incidência de CADe em pacientes em uso dessas glifozinas e na população em geral. A polêmica continua, e mais dados são necessários para definitivamente imputar ou não a ocorrência de cetoacidose diabética euglicêmica à classe desses inibidores.[21]

Raramente se encontra CAD em gestantes, podendo comprometer a mãe e o feto. Decorre de alterações próprias da gravidez, desenvolvendo-se mesmo na vigência de normoglicemia. Casos graves de CAD (pH ≤ 7,00, nível de bicarbonato ≤ 10,0, *anion gap* > 12, cetonúria e estado mental alterado) são mais comumente encontrados em DM1. Mais de um terço de pacientes pediátricos com DM1 apresentam essa complicação, que pode levar à morte, fundamentalmente por edema cerebral, mas também por acidente vascular cerebral e trombose venosa profunda.[22]

Os mais comuns desencadeantes de cetoacidose diabética são insuficiente adesão a tratamento ou falta de acesso à insulina, infecções, doenças intercorrentes e DM não diagnosticado. Poliúria, polidipsia, náuseas, vômitos, desidratação, hálito cetônico, taquipneia e alteração do sensório são as principais manifestações clínicas.

A maior recorrência dessa complicação, motivando reinternações repetidas, deve-se a gravidade do quadro, pobre controle da glicemia, omissão de doses de insulina e pouca frequência na revisão médica.

■ Estado hiperosmolar hiperglicêmico

Esta condição é a mais séria emergência em pacientes com DM2 descompensado, caracterizando-se por crítico prognóstico. Manifesta-se por hiperglicemia (> 600 mg/dℓ), osmolalidade sérica total > 320 mOsm/kg, pH sérico ≥ 7,3, glicosúria, insuficiência renal aguda e ausência de cetoacidose. Os sintomas mais comuns são mal-estar geral, dispneia, dor abdominal e alteração do sensório. Tem incidência estimada de menos de 1% nas internações hospitalares de diabéticos. A taxa de mortalidade oscila entre 10 e 20%. As manifestações clínicas incluem frequentes alterações do sensório, desidratação importante e sintomas relacionados ao fator desencadeante.[23]

Os fatores causais são doenças cardiovasculares graves, acidente vascular cerebral, infecções respiratórias e geniturinárias, privação de água durante diurese osmótica, terapia medicamentosa inapropriada e condições socioeconômicas desfavoráveis.

O controle de diabetes melito pode ser feito com medidas preventivas e de tratamento, consideradas a seguir para cada tipo de diabetes e para as situações correlatas.

▶ Seleção

Prevenção

Medidas preventivas devem ser empregadas em pessoas que apresentem fatores de risco para o aparecimento da doença e também no pré-diabetes.

■ Pré-diabetes

Indivíduos com pré-diabetes (PD) têm risco aumentado de desenvolver diabetes e maior prevalência de doença cardiovascular do que pessoas normoglicêmicas. Todavia, isso também pode acontecer com indivíduos com menores níveis glicêmicos do que os de pré-diabéticos. Mesmo assim, o foco terapêutico é minimizar o risco de desenvolver uma condição passível de ser prevenida.[24]

O diagnóstico de PD é essencial para identificar aqueles que se beneficiarão de programas preventivos de diabetes. Glicemia em jejum e teste de tolerância à glicose (TTG) são similarmente capazes na identificação do risco de diabetes ou doença cardiovascular. Porém, identificam diferentes segmentos de populações sob risco. Por isso, é importante realizar TTG para assegurar-se do diagnóstico.[25]

Revisão sistemática[26] de 18 estudos populacionais sobre a epidemiologia da intolerância à glicose (IG) na infância identificou que a prevalência variou entre 3,1 a 44%, o que é em parte explicado pelas diferentes definições dessa condição. Crianças obesas e com sobrepeso tiveram maiores taxas de IG do que aquelas com peso normal. As meninas foram mais afetadas do que os meninos.

O primeiro passo concernente à prevenção é a detecção de PD (*screening*). Muitas vezes, a condição é desconhecida pelos próprios pacientes. Em estudo desenvolvido em população de origem asiática, o teste de tolerância à glicose foi menos eficiente do que hemoglobina glicada em detectar pacientes pré-diabéticos.[27]

Em PD, é primordial a mudança de estilo de vida, com a aplicação de dieta e exercício físico na rotina do paciente. De acordo com a Associação Americana de Diabetes (ADA), é necessário perda de 7% do peso. Dentre os fatores de risco de PD corrigíveis com mudança do estilo de vida estão obesidade e sobrepeso, excesso de gordura abdominal e sedentarismo.

Um programa de mudança de estilo de vida[28] foi desenvolvido por 12 semanas em 50 mulheres com PD, em sequência a diabetes gestacional, as quais foram randomizadas para a intervenção ou somente controle de peso. Após 1 ano, o grupo intervenção mostrou significativa melhora em autocontrole de dieta, estresse e qualidade de vida, porém sem evidência de mudanças em parâmetros bioquímicos e antropométricos. Os efeitos sobre comportamento para a saúde e adesão à dieta tenderam à significância estatística.

Diabetes tipo 1

Ensaios de prevenção primária em indivíduos sem sinais de resposta autoimune e anormalidades metabólicas não esclareceram sobre potencial benefício. A correlação entre mês do nascimento e DM1 implica patógenos infecciosos sazonais (vírus) que dariam início ao processo autoimune. Esse poderia ser o início do desenvolvimento de vacinas pré-gestacionais que diminuiriam a incidência de DM1 em crianças.[29]

A prevenção primária se destina a lactentes com risco genético aumentado, mas sem alterações metabólicas. Consiste em manipulação dietética, com fórmulas lácteas livres de insulina bovina, não exposição a alimentos que contenham glúten e suplementação de vitamina D. O benefício dessas modificações dietéticas é controverso.

Ensaio clínico randomizado e duplo-cego[30] arrolou 2.159 lactentes suscetíveis a doença autoimune, que tinham um familiar em primeiro grau com DM1. Desses, 1.078 foram alimentados com fórmula de caseína altamente hidrolisada e 1.081 receberam fórmula convencional com leite de vaca suplementada em 20% com hidrolisado de caseína. Após 7 anos, não houve diferença entre os grupos com relação à incidência de diabetes associado à presença de autoanticorpos. Esses achados não confirmaram o benefício de fórmula hidrolisada.

Em diabetes tipo 1, outra perspectiva de se considerar prevenção não é a de evitar a doença, mas sim reduzir as complicações inerentes a ela. De um lado, objetiva-se prevenir hipoglicemia acentuada, proveniente de terapia insulínica intensificada, para o que se requer monitoramento permanente; de outro, minorar o risco de complicações da doença, advindas de mau controle da mesma.

Pacientes com maior sensibilização à hipoglicemia têm aumento de 3 a 6 vezes no risco de apresentar hipoglicemia grave. Nesses pacientes, pareceria lógico que o monitoramento contínuo dos níveis glicêmicos permitisse adequado controle da glicose com menos episódios hipoglicêmicos. Para testar essa hipótese, ensaio clínico randomizado e cruzado (n = 52 pacientes)[31] comparou o monitoramento glicêmico contínuo em tempo real (a cada 5 min, 24 h por dia, com dispositivo mais sensível) *versus* monitoramento glicêmico contínuo com dispositivo convencional (sem suspensão automática de insulina) por 16 semanas. Não se identificou diferença sobre euglicemia nos dois períodos com uso de diferentes dispositivos de controle, não havendo conclusão sobre o real benefício do monitoramento contínuo da glicose em tempo real.

Estudos epidemiológicos e mais limitados estudos de intervenção sugeriram que menor nível glicêmico aferido por HbA1c associava-se a reduzido risco de complicações. Dados mais definitivos provieram do ensaio DCCT (*diabetes control and complications trial*), descrito quando da discussão de tratamento de DM1.

Diabetes tipo 2

Desde que medidas de prevenção foram adotadas nos EUA, a incidência anual de diabetes tipo 2 começou a decrescer pela primeira vez em três décadas. Houve redução de doenças microvasculares e cardiovascular, a qual se deveu a melhores controle glicêmico e manejo de outros fatores de risco para complicações de diabetes melito.[32]

Medidas preventivas devem ser empregadas em pessoas que apresentam fatores de risco para o aparecimento da doença, tais como dieta rica em carboidratos, vida sedentária, uso de estatinas e diabetes gestacional. Nelas, mudanças de estilo de vida são eficazes para evitar ou retardar o aparecimento de DM2, objetivando: atingir ou manter peso corporal adequado, manter atividade física regular, utilizar dieta com mais frutas e vegetais e menos açúcar e gorduras saturadas e evitar o fumo.

Em ensaio clínico,[33] 522 indivíduos com sobrepeso e intolerância à glicose foram randomizados para grupos-controle ou intervenção (aconselhamento dietético, dieta rica em fibras e aumento da atividade física) e acompanhados por 3,2 anos em média. Houve significativa redução de peso no grupo intervenção, o que se associou com 58% de redução no risco de diabetes ($P < 0,001$).

Medidas de controle de obesidade e sobrepeso estão descritas no Capítulo 57, Obesidade e Sobrepeso, e têm a finalidade de prevenir DM2. Excesso de gordura central também traz mais risco de resistência à insulina e diabetes tipo 2, o qual se beneficia de medidas dietéticas. O sedentarismo promove ganho de peso e aumento no risco de diabetes tipo 2. Comportamentos sedentários estão comprovadamente associados com o desenvolvimento de obesidade e diabetes.

Programa de modificação em estilo de vida (MEV) e uso metformina *versus* placebo foi avaliado em mulheres com (n = 350) e sem (n = 1.416) história de diabetes gestacional (DMG), com respeito à evolução para DM2 em um período de seguimento de 10 anos. Ao iniciar o estudo, todas tinham elevado IMC e alterações em glicemia em jejum e teste de tolerância à glicose. Ao final de 10 anos, mulheres com história de DMG se beneficiaram de MEV e metformina em comparação a placebo, respectivamente em 35% e 40%. Em mulheres sem história de DMG, MEV reduziu a progressão ao diabetes em 30%, o que não ocorreu com metformina.[34]

Diabetes gestacional

Dentre as medidas preventivas não medicamentosas, salientam-se dieta e exercício físico. Essas intervenções em conjunto foram avaliadas em revisão sistemática Cochrane[35] de 13 ensaios clínicos randomizados (4.983 mulheres e seus conceptos), que as compararam a não intervenção (cuidado usual). Não se observou clara diferença entre os dois grupos quanto ao risco de desenvolvimento de diabetes gestacional (risco relativo [RR] = 0,92; intervalo de confiança [IC] 95%: 0,68 a 1,23), parto cesáreo, mortalidade perinatal (1 estudo) ou idade gestacional maior. No entanto, houve reduzido risco de parto prematuro nas gestantes submetidas à intervenção conjunta e tendência a menor ganho de peso durante a gravidez. Os autores da revisão salientam que, devido à heterogeneidade dos estudos, as conclusões não foram suficientemente fortes para estabelecer recomendações.

Metanálise[36] de 20 ensaios clínicos randomizados (n = 6.444) avaliou a intervenção nutricional para prevenir DMG. Seis estudos analisaram os efeitos de dieta, 13 fizeram abordagem mista (dieta + mudanças de estilo de vida) e 1 avaliou o papel de suplementos nutricionais. Dieta isolada reduziu o risco de DMG em 33%. Abordagem mista não logrou resultados sobre o DMG. Suplementos com probióticos combinados com dieta mostraram benefício, com redução de risco em mulheres obesas ou com sobrepeso (RR = 0,40; IC95%: 0,18 a 0,86).

O papel dos probióticos parece estar ligado à sua capacidade de alterar a composição da flora bacteriana intestinal, que influencia, presumivelmente, vias inflamatórias e metabolismo dos lipídios e glicídios. Revisão Cochrane[37] incluiu seis ensaios clínicos (n = 256) com três braços de intervenção: probióticos com dieta, placebo e dieta e somente dieta. Um só estudo mostrou redução da taxa de DMG em mulheres que usaram probióticos precocemente na gestação. Não houve evidência de qualquer efeito sobre abortamento, parto prétermo ou morte neonatal. Nenhum estudo referiu macrossomia.

Ensaio clínico randomizado[38] arrolou 251 mulheres com DMG para comparar efeito de exercício físico (n = 124) com cuidados para saúde e bem-estar (n = 127) por 12 semanas no segundo trimestre da gestação. Não houve diferença significativa entre os grupos intervenção e comparador. A intervenção não mostrou efeito nos desfechos neonatais.

Revisão Cochrane[39] de cinco estudos (n = 922 mulheres e seus filhos) que compararam exercício a cuidado usual não encontrou significativa diferença em incidência de DMG, parto cesáreo ou parto vaginal. Os bebês nascidos de mães submetidas à intervenção de exercício mostraram tendência não significativa a menor peso ao nascer. Assim, houve limitada evidência de efeito do exercício na prevenção de intolerância à glicose ou DMG.

Tratamento

Sejam quais forem os tratamentos, eles devem servir para retardar progressão da doença, maximizar qualidade de vida, prevenir emergências diabéticas, reduzir risco de complicações micro e macrovasculares e minimizar episódios de hipoglicemia (desfechos primordiais). Também devem conseguir controlar níveis glicêmicos e manter aceitáveis valores de fração específica de hemoglobina glicada (HbA1c), considerados como desfechos intermediários.

Aqui serão consideradas as alternativas de tratamento para os dois tipos clássicos de diabetes e suas principais emergências diabéticas (cetoacidose diabética e síndrome hiperosmolar hiperglicêmica).

■ Diabetes tipo 1

Intenso déficit de insulina, queixas de poliúria, polidipsia, perda de peso e ausência de história familiar de DM são características chamativas no DM1. Crianças com DM1 estão sob risco de outras condições autoimunes, particularmente tireoidite de Hashimoto e doença celíaca. O tratamento deve ser precocemente instalado, de tal forma que leve a melhor controle do diabetes e da saúde em geral.[40]

Até o momento, não há cura para a doença, e o tratamento consiste em controle da glicemia por toda a vida, mediante substituição com insulina, objetivando reduzir o risco de complicações a longo prazo (neuropatia, nefropatia, retinopatia e doença cardiovascular). Ao mesmo tempo, deve minimizar complicações agudas, como hipoglicemia e cetoacidose metabólica.

No ensaio DCCT (*diabetes control and complications trial*),[41] participantes com DM1 foram randomizados para tratamento intensivo ou convencional com insulina, ambos associados a medidas não medicamentosas. A terapia intensiva consistiu em administração de insulina por bomba ou mediante 3 ou mais injeções de insulina ao dia, tendo como objetivo HbA1c ≤ 6,05%. A terapia convencional consistiu em uma ou duas injeções de insulina NPH ou regular associadas a dieta e exercício, tendo como alvo prevenção de sintomas hiperglicêmicos, cetonúria, perda de peso e hipoglicemia frequente e grave. No referido estudo, o grupo de tratamento intensivo (HbA1c próxima a 7%) mostrou reduzido risco de desenvolvimento e progressão de retinopatia, microalbuminúria e proteinúria e de aparecimento de neuropatia. Porém, houve tendência não significativa de redução de doença macrovascular. Nesse estudo, o regime intensivo associou-se a hipoglicemia que exigiu atendimento, 33% de risco aumentado de sobrepeso (de aproximadamente 5 kg em média) e manifestações de síndrome metabólica.

Em seguimento de 17 anos,[42] o tratamento intensivo por 6,5 anos reduziu em 42% a incidência de infarto de miocárdio não fatal e acidente vascular cerebral e em 57% o risco morte cardiovascular.

Coorte do mesmo estudo,[43] em seguimento de 27 anos em média, analisou os efeitos do tratamento sobre mortalidade em 1.441 participantes submetidos a tratamento intensivo (n = 711) ou convencional (n = 730) por 6,5 anos, em média. Houve 107 mortes, 64 no grupo convencional e 43 no grupo de tratamento intensivo (*hazard ratio* [HR] = 0,67; IC95%: 0,46 a 0,99; P = 0,045), modesta vantagem para o tratamento intensivo.

Discute-se ainda sobre os níveis de glicemia e hemoglobina glicada a serem alcançados pelo tratamento insulínico, a fim de evitar as complicações a longo prazo. Revisão Cochrane[44] de 12 ensaios clínicos randomizados e não cegados para a condição experimental (n = 2.230) comparou tratamento intensivo *versus* tratamento convencional. Com o primeiro, houve redução significativamente maior de complicações microvasculares (retinopatia, nefropatia, neuropatia) em comparação ao tratamento convencional, principalmente em pacientes mais jovens em fase inicial da doença. Os efeitos foram menos consistentes sobre a progressão dessas complicações quando já instaladas. As complicações macrovasculares (infarto do miocárdio e acidente vascular cerebral) ocorreram raramente, não podendo ser mensuradas. O tratamento intensivo aumentou o risco de hipoglicemia grave. Análise de subgrupo sugeriu que o risco de hipoglicemia aumentou somente em pacientes que iniciaram o tratamento intensivo com níveis baixos de HbA1c (< 9,0%). A incidência de cetoacidose aumentou em estudos que utilizaram bomba de infusão de insulina para o tratamento intensivo. Houve maior ganho de peso com controle intensivo da glicose. Mortalidade de todas as causas foi muito baixa em todos os estudos. Não se demonstrou diferença entre os grupos com relação à qualidade de vida. No estudo DCCT, tratamento intensivo mostrou-se altamente custo-efetivo, ao se considerar a redução de potenciais complicações do diabetes. Contrabalançando benefícios e riscos, os objetivos e alvos de tratamento devem ser individualizados, levando em conta idade, progressão da doença, risco macrovascular, estilo de vida e capacidade de manejo da doença.

Como já salientado, insulina é a pedra basilar do tratamento do DM1, pelo que se discutem os diferentes tipos desse hormônio, procurando dimensionar seus reais benefícios comparativos.

Insulinas

O panorama atual se caracteriza por crescimento no uso de novas insulinas. Múltiplas revisões sistemáticas têm encontrado vantagens marginais entre análogos de insulina e insulina humana. Os análogos de longa ação oferecem poucos benefícios, a menos que os pacientes tenham hipoglicemia sintomática, particularmente à noite.[45]

A chamada terapia basal utiliza uma ou duas injeções diárias de insulinas de ação intermediária ou prolongada. A terapia de bolo constitui-se de múltiplas injeções diárias de insulinas de ação rápida, geralmente administradas junto às refeições. A terapia bifásica combina insulinas de diferentes durações em pré-misturas. O objetivo é manter o controle glicêmico, sem oscilações entre hiper- e hipoglicemias.

No Quadro 52.1, visualizam-se as diferentes insulinas existentes no mercado, com suas peculiaridades.

Comparação entre insulinas convencionais e análogas em DM1

Revisão sistemática e metanálise[46] de 27 ensaios clínicos randomizados (n = 7.496) investigaram a eficácia de glargina e detemir (insulinas análogas de ação prolongada e intermediária, respectivamente) *versus* NPH e lenta (insulinas humanas de ação intermediária) em adultos com DM1. Glargina 1 vez/dia e detemir 1 ou 2 vezes/dia superaram significativamente, embora com pequena diferença, NPH 1 vez/dia na redução de hemoglobina glicada (desfecho secundário). Detemir e glargina tiveram maior custo, mas foram mais efetivas do que NPH.

Revisão sistemática brasileira[47] de oito estudos não encontrou diferente benefício terapêutico de insulina glargina *versus* outras formulações de insulina no que se refere a controle glicêmico e frequência e gravidade de hipoglicemia em pacientes com DM1. No entanto, refere que no estado de Minas Gerais, no período do estudo, glargina custava 536% mais do que NPH e motivava acatadas demandas judiciais.

Quadro 52.1 ■ Classificação de insulinas.

Categorias	Tipos	Ação	Uso
Convencionais			
Humanas	Regular	Rápida	Bolo/infusão
	NPH ou isófana	Intermediária	Terapia basal
	Lenta	Intermediária	Terapia basal
	Ultralenta	Prolongada	Terapia basal
	Protamina zíncica (IPZ)	Prolongada	Terapia basal
Novas insulinas			
Análogas	Glargina	Prolongada	Terapia basal
	Degludeca	Ultra prolongada	Terapia basal
	Detemir	Intermediária	Terapia basal
	Lispro	Rápida	Bolo/infusão
	Asparte	Rápida	Bolo/infusão
	Glulisina	Rápida	Bolo/infusão
	Insulina inalada	Rápida	Bolo
Pré-misturas	–	–	Terapia bifásica

Revisão Cochrane[48] de 49 ensaios clínicos randomizados (n = 8.274 participantes) avaliou a eficácia de insulinas análogas de curta ação comparativamente a insulina humana regular. Em pacientes com DM1, a diferença média de HbA1c foi –0,1% (IC95%: –0,2 a –0,1) em favor da insulina análoga. Em relação a episódios hipoglicêmicos, a diferença média por paciente e por mês foi –0,2 (IC95%: –1,1 a 0,7). Hipoglicemia grave ocorreu mais frequentemente com insulina análoga.

Em 2012, publicaram-se resultados de ensaio clínico aberto, multinacional e de fase III[49] que comparou insulina degludeca (já registrada no Brasil) a insulina glargina, administradas 1 vez/dia, junto com insulina asparte às refeições, em DM1. Em 1 ano de seguimento, HbA1c reduziu-se de modo similar entre os dois análogos de ação prolongada, atestando a não inferioridade. A ocorrência de hipoglicemia foi similar entre as duas insulinas. Hipoglicemia noturna foi 25% menor com degludeca em relação à glargina (P = 0,021). Esses dados se confirmaram em extensão desse estudo por mais 1 ano.[49]

Focando tratamento de diabetes melito tipo 1, relatório da Comissão Nacional de Incorporação de Tecnologias no SUS (Conitec)[50] analisou insulinas análogas de ação intermediária e prolongada (detemir e glargina) e curta ação (lispro, asparte e glulisina) em comparação às insulinas NPH (ação intermediária) e regular (curta ação), quanto a parâmetros de eficácia, segurança, custo-efetividade e impacto orçamentário para o SUS. As evidências não foram suficientes para garantir que insulinas análogas de ação rápida e longa fossem inferiores, equivalentes ou superiores à terapia padrão. Isso, acrescido do alto custo das insulinas análogas, contraindicou sua incorporação para pacientes com diabetes tipo 1 no sistema de saúde público brasileiro.

Medidas não medicamentosas

Em DM1, espera-se que medidas não medicamentosas corroborem os efeitos da insulina no controle glicêmico e metabólico.

Estudo transversal[51] pesquisou a adesão à dieta em 3.180 pacientes com diabetes tipo 1, em atendimento de rotina em 20 cidades brasileiras. Desses, 1.722 (54,2%) declararam-se aderentes à dieta e com menos dificuldade para um plano nutricional, tendo mostrado menores níveis de índice de massa corporal (IMC), HbA1c, triglicerídeos, LDL-colesterol, HDL-colesterol, pressão arterial diastólica, obesidade e sobrepeso.

Esses resultados enfatizam a necessidade de educação nutricional dos pacientes com diabetes tipo 1, principalmente crianças e adolescentes, para que se estabeleça um equilíbrio entre a correta ingestão de nutrientes, qualitativa e quantitativamente, e o controle pós-prandial de insulina.

Já atividade física deve ser ajuizada com mais cuidado, já que o exercício em indivíduos com DM1 pode produzir alterações hipo- e hiperglicêmicas, antes e após sua realização. Modalidade, intensidade e duração da atividade podem ter diferentes efeitos no controle da glicemia.[52] Apesar dos benefícios físicos e psicológicos do exercício, os efeitos hipo- e hiperglicêmicos desencorajam os diabéticos de participar de jogos e esportes em geral.

Há inúmeras publicações sobre exercício em DM1, mas com pequenas amostras e ampla variabilidade de desenhos experimentais e conclusões, o que impede contemporaneamente recomendação mais fundamentada com relação à atividade física nesses pacientes.

■ Diabetes tipo 2

Pacientes com DM2 são em geral diagnosticados após os 40 anos de idade e frequentemente apresentam história familiar de DM2. Sobrepeso e obesidade são fatores desencadeantes e associados à resistência à insulina. DM2 relaciona-se ainda a hipertensão arterial sistêmica e doença cardiovascular isquêmica. Por isso a abordagem terapêutica é ampla, envolvendo mudanças de estilo de vida e terapia medicamentosa. Mesmo havendo adesão a tais medidas de tratamento, nem sempre a deterioração tecidual cessa sua progressão.

No estudo ACCORD,[53] pacientes com diabetes tipo 2 (n = 10.251, idade média de 62,2 anos, 10 de duração média da doença, HbA1c de 8,1% em média) foram randomizados para receber regime de tratamento intensivo (alvo: HbA1c < 6,0%) ou regime padrão (alvo: HbA1c de 7,0 a 7,9%). Desses pacientes, 35% tinham evento cardiovascular prévio. Durante o seguimento médio de 3,5 anos, o desfecho primário composto (infarto do miocárdio não fatal, doença cerebrovascular não fatal ou morte de causa vascular) correu similarmente nos dois grupos (HR = 0,90; IC95%: 0,78 a 1,04; P = 0,16). Ao mesmo tempo, 257 e 203 pacientes morreram, respectivamente, nos grupos de tratamento intensivo e convencional (HR = 1,22; IC95%: 1,01 a 1,46; P = 0,04). Hipoglicemia que exigiu atendimento e ganho de peso acima de 10 kg foram mais frequentes no grupo da terapia intensiva (P < 0,001). O estudo foi interrompido, devido a excesso de mortalidade com o regime intensivo (aumento de 22% na mortalidade total).

Reanálise desse estudo identificou redução de infarto do miocárdio no grupo de tratamento intensivo durante o tratamento ativo (HR = 0,80: IC95%: 0,67 a 0,96; P = 0,015). Já os resultados foram similares nos dois grupos quanto a desfecho combinado (infarto do miocárdio, revascularização coronária e angina instável) e angina instável ou revascularização coronária isoladas, durante o seguimento.[54]

Duas análises *post hoc* do estudo ACCORD trouxeram novas interpretações sobre o excesso de mortalidade associado ao tratamento intensivo. Uma delas foi que os pacientes com pequena ou nenhuma redução de HbA1c no primeiro ano de tratamento sofreram maior mortalidade. Além disso, em pacientes do grupo de tratamento intensivo, o risco de morte aumentou linearmente nos que tinham HbA1c de 6% para os com HbA1c de 9%. Adicionalmente, a mortalidade só aumentou nos pacientes do grupo de terapia intensiva que apresentavam em média HbA1c > 7%. Dessa forma, a meta do tratamento intensivo de HbA1c < 6% não se associou a aumento de mortalidade.[55]

Nos pacientes do estudo ACCORD identificaram-se subpopulações que se diferenciavam pelo índice de hemoglobina glicada (IHG = HbA1c observada – HbA1c prevista), o que poderia complicar o uso de medida de HbA1c como parâmetro de avaliação no manejo do diabetes. A mortalidade total do grupo de terapia intensiva se restringiu ao subgrupo com alto IHG, que se associou a maior risco de hipoglicemia em ambos os regimes.[56]

Já no estudo VADT (*veterans affairs diabetes trial*),[57] o controle intensivo da glicose (HbA1c média de 6,9%) por 5,6 anos em média não teve efeitos significativos sobre eventos cardiovasculares maiores ou complicações microvasculares (exceto sobre progressão de albuminúria) comparativamente ao tratamento convencional. Nesse estudo, houve numericamente mais mortes no grupo de terapia intensiva (HR = 1,07).

No seguimento[58] de quase 10 anos desse estudo, os pacientes arrolados para tratamento intensivo por 5,6 anos tiveram redução absoluta de risco de 8,6 eventos cardiovasculares maiores por 1.000 pessoas-ano em comparação aos alocados para tratamento convencional, mas não foi identificada melhora quanto à taxa de sobrevida global.

O tratamento medicamentoso de DM2 se faz com insulinas e antidiabéticos orais, algumas vezes em associações.

Insulinas

Insulinas humanas de longa ação, em injeção diária, têm sido adicionadas a hipoglicemiantes orais, reduzindo em média HbA1c de 0,7% a 2,5%. Porém acarretam ganho de peso e aumentam o risco de hipoglicemia.

Insulinas humanas e análogas, de ação rápida e prolongada, têm sido usadas em DM2, em diferentes esquemas. Insulina NPH é o padrão no tratamento basal dessa condição, sendo a preferida no DM2 e devendo ser administrada de modo a não ocorrer hipoglicemia noturna, nem hiperglicemia matinal. A despeito de estudos epidemiológicos indicarem que altas concentrações de glicose plasmática se associam a maior risco de complicações micro e macrovasculares, a evidência do efeito benéfico da terapia anti-hiperglicêmica em pacientes com DM2 é conflitante.

Insulinas de longa ação (glargina e detemir) somente apresentam discretas vantagens clínicas, mas com maior preço, o que não as torna custo-efetivas como insulinas de primeira linha em DM2.

A visualização das insulinas disponíveis encontra-se no Quadro 52.1.

Comparação entre insulinas convencionais e análogas em DM2

Inúmeros ensaios clínicos têm testado a eficácia das novas insulinas, principalmente quanto a desfechos secundários e com seguimento entre 24 e 52 semanas. Os resultados são marginalmente diferentes dos evidenciados com insulina NPH. Parece haver maior benefício em relação a episódios hipoglicêmicos noturnos. Não há informação conclusiva sobre complicações tardias ou mortalidade. Isso também ocorre quanto a qualidade de vida e custo-efetividade. Assim, apregoa-se uma atitude de cautela concernente à substituição de insulina NPH por glargina ou detemir. Detemir, usada 1 vez/dia, parece determinar menos ganho de peso em comparação a glargina.

Revisão Sistemática Cochrane[59] analisou os resultados de seis e dois ensaios clínicos que, respectivamente, compararam glargina a NPH e detemir a NPH por 24 a 52 semanas em pacientes com DM2. HbA1c, como desfecho secundário, e efeitos adversos não diferiram entre os grupos. Houve diferença significativamente menor nas taxas de hipoglicemia noturna nos pacientes tratados com as insulinas análogas. Não se demonstrou benefício sobre mortalidade, morbidade, qualidade de vida e custos.

Outra revisão sistemática[60] incluiu 26 estudos (n = 12.699) que compararam insulina glargina, adicionada a antidiabéticos orais (AO) ou insulina em bolo, com insulina NPH ou insulina pré-mistura (MIX) ou detemir, no mesmo esquema, por 12 a 52 semanas em DM2. Quanto à redução de HbA1c, glargina + AO superaram NPH + AO e MIX isolada, porém tiveram efeito similar ao de detemir + AO e MIX + AO. Em relação à hipoglicemia sintomática, glargina + AO demonstraram menor risco comparativamente a NPH + AO, MIX + AO e MIX isolada, mas não a detemir + AO. Glargina + AO tiveram perfil de efeitos adversos comparável ao de NPH.

Degludeca,[61] nova insulina de ação prolongada, foi comparada a glargina em pacientes com DM2 avançado por 78 semanas. Ambas foram administradas em dose única diária, em adição a insulina asparte ou metformina ou pioglitazona, administradas às refeições. Ao fim das 78 semanas, degludeca mostrou taxa de hipoglicemia 24% mais baixa ($P = 0,011$) e hipoglicemia noturna 31% menor ($P = 0,016$), embora os pacientes de ambos os grupos tivessem atingido controle glicêmico similar.

Antidiabéticos orais e injetáveis | Comparação entre antidiabéticos de uso corrente em DM2

Em anos mais recentes, diferentes classes de antidiabéticos se agregaram a sulfonilureias e biguanidas, as quais podem ser vistas no Quadro 52.2.

Em comum, esses fármacos têm a propriedade de reduzir a glicose circulante. Mas por atuarem mediante mecanismos diferentes, seus benefícios clínicos podem ser diversos.

Biguanidas e sulfonilureias

No UKPDS 34,[62] 342 diabéticos obesos receberam metformina para controle intensivo de glicose em DM2 *versus* 951 pacientes alocados para clorpropamida, glibenclamida ou insulina. O controle glicêmico foi similar: HbA1c de 7,4% no grupo metformina e 8,0% no grupo convencional. Mas metformina superou os demais antidiabéticos investigados na redução de risco de desfechos relacionados ao diabetes (32%; IC95%: 13 a 47; $P = 0,002$), morte relacionada a diabetes (42%; IC95%: 9 a 63; $P = 0,017$) e morte de todas as causas (36%; IC95%: 9 a 55; $P = 0,011$). Também se associou a menor ganho de peso e menos episódios de hipoglicemia em comparação a insulina e sulfonilureias, por isso sendo considerada primeira escolha nesses pacientes.

Em 2015, revisão descritiva da Revue Prescrire[63] identificou seis ensaios clínicos randomizados e controlados por placebo ou não tratamento que avaliaram a eficácia de mais antidiabéticos em reduzir complicações da doença. Detectou que tolbutamida se associou a aumentada mortalidade cardiovascular e glibenclamida reduziu a incidência de complicações do diabetes, mas sem impacto sobre mortalidade.

Quadro 52.2 ■ Classificação de antidiabéticos de uso corrente.

Classe	Representante	Desfechos clínicos
Biguanidas	Metformina	Reduz mortalidade e previne complicações crônicas do diabetes
Tiazolidinedionas ou glitazonas	Pioglitazona Rosiglitazona	Não previnem complicações clínicas do diabetes
Metiglinidas	Repaglinida Nateglinida	Efeitos similares aos de sulfonilureias
Inibidores da α-glicosidase	Acarbose	Reduz HbA1c em 0,7%
Inibidores da DPP-4*	Alogliptina Vildagliptina Sitagliptina Saxagliptina	Não previnem complicações clínicas do diabetes. Reduzem HbA1c em 0,7%
Inibidores do cotransportador de sódio-glicose tipo 2 ou gliflozinas**	Canagliflozina, Empagliflozina Dapagliflozina	Reduzem em média níveis de HbA1c em 0,6 a 0,7%. São usados em monoterapia ou combinados com outros antidiabéticos
Injetáveis		
Agonistas do receptor do GLP-1*** (incretinas)	Exenatida Liraglutida Dulaglutida Albiglutida	Efeito hipoglicemiante similar ao de uma a duas injeções diárias de insulina. Induzem perda de peso e não aumentam risco de hipoglicemia
Amilinomiméticos	Pranlintida	Discreto efeito adicional nos níveis de HbA1c

*Inibidores de dipeptidil peptidase-4. **Interferência no processo de reabsorção de glicose nos túbulos proximais. ***Receptor do *glucagon-like peptide-1*.

Agonistas do receptor do GLP-1 ou incretinas

Agonistas do receptor do *glucagon-like peptide-1* (GLP-1) são antidiabéticos injetáveis indutores de perda de peso (5 a 10%) que beneficia pacientes com DM2. Ensaio clínico randomizado de 56 semanas de duração comparou 1 injeção diária subcutânea (3,0 mg ou 1,8 mg) de liraglutida com placebo em 846 pacientes que também recebiam dieta de 500 kcal/dia e tinham atividade física aumentada (≥ 150 min/semana). Houve perda significativa de peso com as duas doses de liraglutida (6,4 kg e 5,0 kg) *versus* o placebo (2,2 kg) ($P < 0,001$ para ambas as doses).[64]

Ensaio clínico randomizado[65] de 52 semanas de duração comparou dulaglutida com insulina glargina, ambas combinadas com insulina lispro prandial em 884 pacientes com DM2. Dulaglutida foi administrada 1 vez/semana, em doses de 1,5 mg e 0,75 mg. Glargina foi administrada 1 vez/dia, ao deitar. Em 26 semanas, a maior mudança na HbA1c ocorreu com a maior dose de dulaglutida.

Estudo de desenho similar[66] investigou albiglutida (30 mg, 1 vez/semana) *versus* insulina glargina (10 UI, 1 vez/dia) em 779 pacientes com DM2, mal controlados com terapia anterior. Após 52 semanas, o grupo de albiglutida mostrou declínio em HbA1c similar ao obtido no grupo de glargina. O peso corporal aumentou no grupo de glargina e diminuiu no grupo de albiglutida (diferença média de –2,61 kg; IC95%: –3,20 a –2,02). Hipoglicemia sintomática foi mais presente no grupo de glargina.

Em estudo de extensão, não controlado e aberto, avaliou-se eficácia e segurança de exenatida após 5 anos de administração semanal a 153 pacientes com DM2. Houve queda significativa e durável de HbA1c em relação aos níveis basais, com 43,9% de 148 pacientes alcançando níveis inferiores a 7,0%. Significativas melhoras ocorreram em glicemia em jejum, peso, lipídios e pressão arterial diastólica, com mínimo aumento da frequência cardíaca.[67]

Amilinomiméticos

Pranlintida é análogo de amilina, pequeno hormônio peptídico liberado por células beta do pâncreas na corrente sanguínea junto com insulina, depois de uma refeição. Assim como insulina, amilina está completamente ausente em pacientes com DM1.[68] Pranlintida pode ser usada como adjuvante da terapia usual em DM1 e DM2.

Em revisão[69] de ensaios clínicos randomizados (3 em DM1 e 4 em DM2), pranlintida foi mais eficaz do que placebo na redução discreta de HbA1c em pacientes com DM1 sob uso de terapia convencional com insulina. Em DM2, pranlintida foi mais eficaz do que placebo na redução de HbA1c quando adicionada a doses flexíveis de glargina. Foi observada perda de peso em DM1 e DM2. A adição desse fármaco só se justifica quando há inadequado controle glicêmico com as terapias usuais. Mais pesquisa é necessária para determinar a durabilidade do efeito hipoglicêmico e seu real benefício sobre desfechos primordiais.

Tiazolidinedionas ou glitazonas

Glitazonas apresentam eficácia similar no controle de hiperglicemia, mas causam insuficiência cardíaca e fraturas. Pioglitazona não evitou complicações em diabéticos com altos níveis de glicemia.[63] Ensaio clínico randomizado[70] de 1 ano de duração (n = 57 pacientes diabéticos tipo 2, com diagnóstico recente) comparou os efeitos de pioglitazona, metformina e glicazida em monoterapia sobre controle glicêmico e fatores de risco cardiovascular. Os três antidiabéticos foram similares no controle glicêmico, mas pioglitazona protegeu mais dos fatores de risco cardiovasculares em comparação a glicazida e metformina.

Metiglinidas

Em metanálise em rede que comparou oito combinações de antidiabéticos com metformina *versus* metformina isolada (referência), a associação de metiglinidas com metformina foi superior no controle glicêmico, mas mostrou maior risco de hipoglicemia.[71]

Inibidores da dipeptidil peptidase-4 ou gliptinas

Demonstraram controlar hiperglicemia sem induzir hipoglicemia, bem como reduzir ganho de peso. Alogliptina e saxagliptina não evitaram complicações clínicas do diabetes em pacientes com níveis de glicose relativamente altos.[63]

Comparados a metformina em monoterapia, inibidores dipeptidil peptidase-4 (DPP-4) associaram-se a menor declínio de HbA1c (DMM = 0,20; IC95%: 0,08 a 0,32) e de peso corporal. Aumento significativo de custo unitário e incerteza sobre segurança a longo prazo devem ser considerados.[72]

Inibidores do cotransportador de sódio-glicose tipo 2 ou gliflozinas

De introdução recente no mercado, as gliflozinas têm como alvo uma proteína existente nos túbulos proximais – o cotransportador sódio-glicose – responsável pela reabsorção da glicose filtrada pelos rins. Com o bloqueio efetuado pelas gliflozinas, a glicose é excretada na urina, independente da ação de insulina. Canagliflozina foi o primeiro representante a ser aprovado para tratamento de DM2, seguido de dapagliflozina.

Comparativamente a placebo, gliflozinas diminuem a glicemia, possivelmente por aumentar glicosúria. Acarretam hiperglucagonemia, expressa em células alfa do pâncreas. Cogita-se se isso resulta em problema, especialmente em uma população de pacientes já afetados por essa manifestação.

Análise *post hoc* de ensaios clínicos randomizados e controlados por placebo que investigaram dapagliflozina como monoterapia, em associação com outros antidiabéticos orais ou insulina e em combinação inicial com metformina, verificou que em 24 semanas o fármaco significativamente diminuiu HbA1c, em 1 semana reduziu glicemia em jejum e diminuiu o peso corporal. Dapagliflozina (10 mg/dia) diminuiu a pressão arterial. A hipoglicemia não requereu atendimento.[73]

Depois de fazer o balanço entre resultados – muitas vezes marginais e sobre desfechos secundários – e efeitos adversos dos inúmeros novos agentes antidiabéticos, vê-se que o panorama não varia grandemente entre eles.

Medidas não medicamentosas

A dieta mediterrânea (vegetais, cereais integrais, mais peixe e aves e azeite de oliva) mostrou retardar a necessidade de tratamento medicamentoso em indivíduos com diagnóstico recente de DM2 e ainda não tratados com hipoglicemiantes em comparação à dieta com baixo teor de gorduras e açúcares (30% das calorias totais e menos de 10% de gorduras saturadas). Após 4 anos de seguimento, 70% dos que receberam dieta pobre em gorduras necessitaram um antidiabético *versus* 44% dos que utilizaram dieta mediterrânea. Esta também reduziu risco cardiovascular e não apresentou efeitos adversos.[74]

No estudo *Look AHEAD* (n = 5.145),[75] comparou-se intervenção intensiva no estilo de vida *versus* controle usual + educação em pacientes com DM2. A primeira abordagem favoreceu significativamente peso corporal, capacidade física, controle glicêmico, qualidade de vida e custos com a saúde. Apesar da eficácia sobre desfechos intermediários, não reduziu morbidade (risco de eventos cardiovasculares) e mortalidade após 10 anos de seguimento.

Outra abordagem reservada a pacientes obesos com DM2 é a cirurgia bariátrica com fins metabólicos. Seguimento[76] de 5 anos de ensaio clínico randomizado e aberto que comparou cirurgia *versus* tratamento médico convencional em 60 pacientes obesos e diabéticos obteve informações sobre desfechos em 53 (88%) dos participantes. Dos 38 submetidos à cirurgia, 19 (50%) mantiveram a remissão do diabetes em 5 anos comparativamente a nenhum dos 15 tratados clinicamente ($P = 0,0007$). A perda de peso foi maior nos pacientes submetidos à cirurgia, mas isso não predisse remissão ou recaída após a cirurgia. Esse procedimento associou-se significativamente à redução de lipídios plasmáticos, risco cardiovascular, necessidade de medicamentos e desenvolvimento de complicações, como infarto do miocárdio. Houve necessidade de monitoramento contínuo de glicose pela potencial recaída da hiperglicemia.

Cetoacidose diabética

Como situação de emergência que é, exige imediato tratamento com fluidos intravenosos, infusão de insulina regular e potássio e bicarbonato. Essa abordagem é comum a pacientes com DM1 e DM2. O monitoramento é contínuo para evitar hipoglicemia e hipopotassemia. Todos os pacientes devem continuar em tratamento com insulina depois da hospitalização. A internação hospitalar não costuma exceder 1 semana.[77]

Protocolo canadense estipulou o tratamento de CAD em crianças, constando de insulina intravenosa, reposição de potássio, monitoramento e ajustes da glicose sanguínea, administração de bicarbonato e tratamento do edema cerebral.[78]

No sentido de estandardizar doses pediátricas de infusão de insulina, ensaio clínico randomizado[79] comparou a dose recomendada (0,1 UI/kg/h) com dose mais baixa (0,05 UI/kg/h) em 50 crianças com CAD. O descenso da glicemia a ≤ 250 mg/dℓ, o tempo despendido para atingir esse alvo e a taxa de resolução da acidose foram similares entre os dois grupos. Já hipoglicemia e hipopotassemia foram significativamente mais incidentes nas crianças que receberam a dose mais alta. A falha de tratamento foi comparável. Somente uma criança desenvolveu edema cerebral no grupo de dose mais alta e nenhuma morte ocorreu. Assim, doses mais baixas são convenientes no início da terapia para diminuir gradualmente a glicose e resultar em osmolalidade e resolução de acidose desejadas.

Embora CAD seja considerada uma complicação de DM1, é também comum em DM2. Mais de 75% dos pacientes apresentam diabetes recentemente diagnosticado e não têm causa precipitante conhecida para a descompensação. Os parâmetros clínicos e laboratoriais são similares aos dos pacientes com DM1. Pacientes com DM2 adultos, obesos e com cetoacidose espontânea têm fatores imunogenéticos favorecedores dessa ocorrência.

A sequência de manejo aqui apresentada é preconizada na ampla revisão de Smiley et al.:[80]

- Admissão: hemograma completo, perfil metabólico completo, pH venoso e β-hidroxibutirato sérico. Monitoramento permanente de perfil metabólico, pH venoso, fósforo e potássio a cada 2 h até 4 h, depois a cada 4 h até a resolução da CAD
- Confirmação do diagnóstico: o paciente deve ser transferido para centro de tratamento intensivo, com monitoramento de sinais vitais, diurese e sensório. Nada deve ser ingerido durante a fase inicial do tratamento, até haver cessação de vômitos
- Início do tratamento:
  o Glicose a cada 2 h e reposição de potássio (a menos que o potássio sérico seja de 5,2 mmol/ℓ)
  o Infusão intravenosa contínua de soro fisiológico 0,9%, a fim de repor líquidos na proporção de 1 ℓ nos primeiros 30 min, 1 ℓ na hora seguinte, mais 1 ℓ em 2 h e mais 1 ℓ em 3 h. Se a osmolalidade sérica for > 320 mOsm/kg ou sódio > 165 mEq/ℓ, deve-se substituir soro fisiológico 0,9% para a concentração de 0,45%
  o Insulina regular administrada por meio de bomba de infusão ou por via intravenosa em bolo na dose de 0,1 a 0,2 UI/kg, seguida de 0,1 UI/kg/h em infusão contínua. Prepara-se a solução com 25 UI de insulina regular e 250 mℓ de soro fisiológico. Quando a glicemia capilar estiver < 250 mg/dℓ, iniciar soro glicosado para evitar hipoglicemia e reduzir a velocidade de infusão de insulina para 0,05 U/kg/h para manter glicose em torno de 200 mg/dℓ até a resolução da CAD. Não se pode suspender a infusão contínua até que acidose e cetose sejam corrigidas (bicarbonato > 18 mEq/ℓ e pH > 7,3)
  o Reposição de potássio que visa corrigir depleção corporal, já que hidratação e insulinoterapia promovem redução de potássio sérico. Se potássio sérico for < 3 mEq/ℓ, deve-se repor à velocidade de 39 mEq/h; se entre 3 e 4 mEq/ℓ, 26 mEq/h; se entre 4 e 5 mEq/ℓ, 13 mEq/h; se entre 5 e 6 mEq/ℓ, 6 mEq/h; se > 6 mEq/ℓ, não fazer reposição. Reposição de fósforo é recomendada apenas quando nível sérico for inferior a 1 mg/dℓ. Utilização de bicarbonato pode ser deletéria em cetoacidose diabética

- Após a resolução do quadro: passar a insulina subcutânea, na dose de 0,7 a 0,8 UI/kg de peso corporal, dando metade da dose total como insulina de longa ação (NPH) e o restante em doses fracionadas pré-prandiais, 3 vezes/dia. A dose de insulina deve ser mantida ou reduzida, Após, pode-se trocar insulina intravenosa por subcutânea: aplica-se a primeira dose de insulina basal, com suspensão da bomba de infusão 2 h após. Se o paciente já utilizava insulina previamente, administra-se a dose usual prévia. No caso de diagnóstico recente de DM, a dose é calculada em 0,5 a 0,7 UI/kg/dia ou média da dose de insulina utilizada nas últimas 24 h de infusão intravenosa, divididas em insulina basal e prandial. Ajustar a dose de insulina até alcançar níveis de glicose em jejum e pré-prandial de 70 a 130 mg/dℓ
- Após a saída do hospital: monitorar o paciente a cada 2 semanas até completar 2 meses, ajustando a terapia insulínica; após, a cada 2 ou 3 meses, dependendo do controle glicêmico. A necessidade usual para chegar à glicemia-alvo é de 1 a 1,2 UI/kg de peso corporal. Diminuir a dose total de insulina na ordem de 25% a cada consulta
- Após descontinuar a terapia insulínica: iniciar sulfonilureia em baixa dose (gliburida 1,25 a 2,5 mg/dia) ou metformina (500 mg, 2 vezes/dia). Pacientes com ácido glutâmico descarboxilase positiva ou inadequada secreção de insulina devem permanecer com terapia insulínica, pois têm maior predisposição à recorrência. A maioria dos pacientes que descontinua a insulinoterapia durante o seguimento mantém a remissão com normoglicemia por meses ou anos.

Estado hiperosmolar hiperglicêmico

O tratamento de estado hiperosmolar hiperglicêmico (EEH) se faz em unidade de tratamento intensivo, com enfermagem treinada no manejo da situação. Inclui alguns procedimentos imediatos: reidratação, infusão de insulina e reposição iônica, dado o reservado prognóstico dessa emergência médica. A etapa terapêutica mais importante é a reposição de fluidos, com uso de SF isotônico para reinstituir a estabilidade hemodinâmica e o fluxo urinário. O déficit de líquido desse estado é mais grave do que o da cetoacidose diabética, podendo chegar até 10 ℓ ou mais. A presença de graus extremos de hipernatremia requer utilização de solução salina hipotônica a 0,45%.

Os pontos-chave do manejo são orientados pelo monitoramento da resposta a tratamento:[81]

- Medida e cálculo da osmolalidade sérica, tendo por alvo sua redução a 3 a 8 mOsm/kg/h
- Administração intravenosa de solução de cloreto de sódio a 0,9% para reverter a desidratação e restaurar o volume circulante
- Retenção da administração de insulina até que os níveis glicêmicos tenham caído com a reposição de fluidos (a menos que haja cetonemia)
- Não administração de fluidos hipotônicos porque aumento inicial da natremia é esperado, não havendo indicação deles
- Não administrar insulina antes da reposição de fluidos.

A alta incidência de mortalidade se deve às complicações que incluem infarto do miocárdio, acidente vascular cerebral, convulsões, edema cerebral e mielinose central bulbar, esta podendo ser desencadeada por mudanças rápidas na osmolalidade.

Diabetes melito gestacional

Mudanças de estilo de vida (dieta e exercícios), monitoramento do feto e eventualmente uso de insulina ou antidiabético oral são essenciais para evitar potenciais complicações de curto e longo prazo para mãe e concepto.[82] Medidas preventivas já foram abordadas. Educação dietética é a base do manejo do DMG, devendo a paciente receber orientação de nutricionistas e enfermeiras. A dieta segue os mesmos princípios adotados em outros tipos de diabetes.

Se com modificações de estilo de vida os alvos terapêuticos não são alcançados, terapia insulínica deve ser instituída, com vista a diminuir complicações perinatais. Eficácia e segurança de insulina justificam que seja o tratamento padrão em DMG. A decisão de usar insulinoterapia é baseada em medidas de glicemia materna e de crescimento fetal.[83]

Por seu elevado peso molecular, não cruza a barreira placentária, conferindo segurança fetal. Insulinas humanas (NPH e regular) são preferidas por apresentar menor imunogenicidade, eficácia e segurança comprovadas.

Ensaio clínico[84] randomizou mulheres entre 24 e 34 semanas de gestação para receber insulinoterapia (intervenção) *versus* tratamento usual, adicionados a medidas dietéticas e controle da glicose em ambos os grupos. Complicações perinatais foram significativamente menores nos recém-nascidos de mães que receberam a intervenção em comparação aos de gestantes sob cuidado rotineiro (1% *versus* 4%; RR = 0,33; IC95%: 0,14 a 0,75; P = 0,01). As gestantes do grupo intervenção tiveram maior necessidade de indução de parto, embora a taxa de partos cesáreos fosse similar em ambos os grupos. Três meses após o parto, essas apresentaram menores escores de depressão e melhor estado de saúde.

Outra revisão sistemática[85] de 11 estudos comparou os efeitos de metformina *versus* insulina em desfechos maternos e neonatais no DMG. Não houve diferença entre os grupos quanto a hemoglobina glicada, glicemia em jejum e incidência de pré-eclâmpsia. Já metformina diminuiu a incidência de hipertensão gestacional, ganho médio de peso e idade gestacional no momento do parto. Sob uso de metformina, ocorreu menor peso médio ao nascer, menos hipoglicemia neonatal e menor necessidade de atendimento em UTI neonatal.

Metformina (categoria B na gestação) mostra-se fármaco seguro para uso em DMG, com base na observação de pacientes com síndrome dos ovários policísticos que utilizaram o fármaco na indução de ovulação, sem ser observado aumento da taxa de malformações congênitas, mesmo quando usado no primeiro trimestre. Considerando-se o controle glicêmico materno e os desfechos adversos perinatais, o uso de metformina no DMG é tão eficaz e seguro quanto o de insulina. Gliburida, dentre as sulfonilureias, foi comparada à insulina, não havendo diferença estatisticamente significativa em relação a desfechos maternos e neonatais entre os dois grupos.[86]

Em revisão sistemática[87] de 15 artigos (n = 2.509 gestantes com DMG), glibenclamida foi inferior tanto a insulina quanto a metformina. Esta, adicionada a insulina, comportou-se discretamente melhor do que insulina isolada. Para DMG, glibenclamida não deve ser usada quando insulina ou metformina estiverem disponíveis.

Sumário da seleção de medidas não medicamentosas e de regimes e medidas medicamentosas em diferentes tipos de diabetes melito e suas principais complicações.

Intervenção	Grau de recomendação	Nível de evidência	Comentários
■ Prevenção			
Pré-diabetes			
Programa de mudança em estilo de vida	IIa	B	Melhora em autocontrole de dieta, estresse e qualidade de vida
Diabetes tipo 1			
Fórmula de caseína altamente hidrolisada em lactentes	III	A	Sem benefício confirmado em comparação à formula convencional após 7 anos de seguimento
Monitoramento glicêmico contínuo em pacientes com maior sensibilização à hipoglicemia	III	B	Sem diferença sobre euglicemia em relação ao monitoramento convencional
Diabetes tipo 2			
Mudanças em estilo de vida (dieta rica em fibras e aumento da atividade física)	I	A	Significativa redução em peso e risco de DM2. Isso também foi visto em mulheres com e sem história de diabetes gestacional (DMG)
Uso de metformina	IIb	B	Sem efeito preventivo em mulheres sem DMG
Diabetes gestacional			
Dieta e exercício físico	IIb	A	Sem evidência de benefício na prevenção de DMG
Dieta isolada	I	A	Redução de risco de DMG em 33%, especialmente em presença de obesidade e sobrepeso
Probióticos	IIb	B	Somente um estudo positivo em metanálise de 6 estudos
Exercício	III	A	Sem diferença na incidência de DMG; menor peso do concepto
■ Tratamento			
Diabetes tipo 1			
Regime medicamentoso intensivo	I/IIa	A	Redução de complicações microvasculares, infarto do miocárdio e acidente vascular cerebral não fatais e de mortalidade (57%), com maior incidência de hipoglicemia e sobrepeso
Insulinas humanas regular e NPH	I	A	Adequado controle de DM1
Insulinas análogas de ações prolongada e intermediária (glargina e detemir)	IIb	A	Pequena diferença sobre HbA1c em comparação a insulina NPH, mas com resultados não consistentes
Insulinas análogas de curta ação	IIb	B	Discretamente mais eficaz do que insulina regular na redução de HbA1c, mas com maior ocorrência de hipoglicemia grave
Insulina análoga de ação prolongada (degludeca)	IIa	B	Similar eficácia com glargina, porém menos hipoglicemia noturna
Pranlintida + insulina	IIa	A	Redução discreta de HbA1c *versus* placebo
Educação nutricional	I	B	Principalmente em crianças e adolescentes
Atividade física	IIb	C	Evidências inconclusivas

(continua)

Sumário da seleção de medidas não medicamentosas e de regimes e medidas medicamentosas em diferentes tipos de diabetes melito e suas principais complicações. (continuação)

Intervenção	Grau de recomendação	Nível de evidência	Comentários
Diabetes tipo 2			
Regime medicamentoso intensivo	IIb	A	O controle intensivo aumentou mortalidade e não reduziu significativamente eventos cardiovasculares maiores
Insulina glargina	IIa	A	Menor taxa de hipoglicemia noturna versus NPH
Insulina determir	IIa	A	Menor taxa de hipoglicemia noturna versus NPH
Glargina + AO* ou glargina + insulina em bolo	I	A	Superou NPH + AO e MIX** isolada em redução de HbA1c e causou menos hipoglicemia sintomática
Detemir + AO	I	A	Similares efeitos aos de glargina + AO sobre HbA1c e hipoglicemia sintomática
Insulina degludeca#	IIa	B	Similar controle glicêmico e menores taxas de hipoglicemia e hipoglicemia noturna versus glargina***
Metformina	I	A	Redução de mortalidade e complicações de DM2
Liraglutida	IIb	A	Perda de peso em diabéticos tipo 2 obesos versus placebo
Dulaglutida + lispro	IIa	B	Mudança em HbA1c com dose de 1,5 mg versus glargina + lispro
Albiglutida	IIa	B	Não inferior a glargina em redução de HbA1c, com modesta perda de peso e menos hipoglicemia sintomática
Exenatida	IIb	B	Melhores e sustentados desfechos em glicemia em jejum, peso corporal e pressão arterial diastólica
Pranlintida&	IIb	B	Redução discreta de HbA1c e perda de peso versus placebo
Pioglitazona	IIb	B	Similar controle glicêmico, mas maior proteção contra fatores de risco cardiovascular versus glicazida e metformina
Metiglinidas + metformina	IIb	A	Melhor controle glicêmico, porém maior risco de hipoglicemia versus metformina em monoterapia
Gliptinas	IIb/III	A	Menor declínio de HbA1c e peso corporal versus metformina
Gliflozinas	IIb	B	Redução em HbA1c, glicemia em jejum e peso em 24 semanas versus outros AOs
Dieta mediterrânea	I	A	Retardo na necessidade de terapia medicamentosa versus dieta pobre em gorduras
Intervenção intensiva em estilo de vida	III	A	Não houve redução de eventos cardiovasculares versus suporte e educação em DM2
Cirurgia bariátrica	IIa	B	Maior remissão do diabetes em 5 anos versus. tratamento médico
Cetoacidose diabética			
Insulina regular, reposição de líquidos e eletrólitos e monitoramento na emergência	I	B	Em crianças, doses baixas foram eficazes e diminuíram hipoglicemia e hipopotassemia
Estado hiperosmolar hiperglicêmico			
Reidratação, reposição iônica e posterior administração de insulina	I	C	Manejo atualizado
Diabetes melito gestacional			
Mudanças de estilo de vida	I	A	Redução de morbidade perinatal grave e melhora da qualidade de vida relacionada à saúde em mulheres
Uso de metformina	I	A	Metformina reduz desfechos adversos maternos e neonatais, podendo substituir ou ser adicionada à insulina em DMG

*Antidiabéticos orais. **Insulinas pré-mistura; #Adição a insulina asparte ou metformina ou pioglitazona. &Adição a doses flexíveis de glargina.

▶ Prescrição

Insulinas

Insulinas são necessárias no manejo do DM1, mas também constam do controle de DM2. As necessidades diárias de insulina variam de acordo com idade, rotina diária, padrão alimentar e presença ou não de alguma secreção residual de insulina pelas células beta pancreáticas. Em geral, a necessidade diária inicial oscila entre 0,3 e 0,6 UI/kg, podendo chegar a 1 UI/kg no final do primeiro ano de doença e nos indivíduos obesos.

Atualmente, as inúmeras preparações insulínicas isoladas têm origem humana e variam quanto ao tempo de ação (ultrarrápida, rápida, ultralenta, lenta e intermediária). Há também preparações mistas (pré-misturas), com insulinas de ação curta e prolongada. Essas preparações, juntamente com parâmetros que auxiliam a prescrição, podem ser vistos no Quadro 52.3.

Os esquemas utilizados envolvem 1 a 2 doses de NPH (ou NPH + insulina rápida ou ultrarrápida pela manhã e início da noite) ou múltiplas doses pré-prandiais de insulina rápida ou ultrarrápida + 1 a 2 doses de NPH com intervalo de 12 h. As diferentes modalidades de esquemas de administração de insulinas estão exemplificadas no Quadro 52.4.

Quadro 52.3 ■ Dados para prescrição de insulinas.

Nomes	Apresentação	Vias	Doses (UI/kg/dia)*		Intervalos		
			Mínima	Máxima	Início (min)	Pico (h)	Duração (h)
Regular	Solução cristalina 100 UI/mℓ; fr. 10 mℓ 500 UI/mℓ; fr. 20 mℓ	IV, IM, SC	0,15	0,5 a 1,2	10 a 30 Imediato (IV)	1 a 3	5 a 8 (SC, IM)
Isófana (NPH)**	Suspensão turva 100 UI/mℓ; fr. 3 mℓ	SC	0,3 a 0,5		60 a 120	4 a 8	16 a 24
IPZ***	Suspensão de cor leitosa	SC	4 a 10 UI/dia	30 UI/dia	60 a 180	2 a 8	> 24
Lispro	Solução cristalina 100 UI/mℓ; fr. 10 mℓ	SC	–		15	0,5 a 1,5	5 a 8
Asparte	Solução cristalina 100 U/mℓ; fr. 3 mℓ	SC	0,5 a 1		10 a 20	0,5 a 1,5	3 a 5
Glulisina	Solução cristalina 100 UI/mℓ; fr. 10 mℓ	SC	1 UI	80 UI	10 a 15	0,5 a 1,0	4 a 5
Detemir	Solução cristalina	SC	0,1 a 0,2		60 a 120	3 a 9	Até 24
Glargina	Solução cristalina 100 UI/mℓ; fr. 3 mℓ	SC	0,4 a 0,6		120 a 180	Sem pico	24
Degludeca	Solução cristalina 100 UI/mℓ; fr. 3 mℓ 200 UI/mℓ; fr. 3 mℓ	SC	10 UI/d		30 a 90	Sem pico	> 24
Insulinas pré-misturas	NPH + regular Lenta + lispro Lenta + asparte	SC	–		30 a 60 10 a 15 10 a 15	5 a 7 5 a 7 5 a 7	13 a 16 13 a 16 13 a 16
Insulina inalada	Pó Blisters de 1 mg e 3 mg	Inalação oral	3 UI/aplicação de 1 mg 8 UI/aplicação de 3 mg		10 a 20	2	6

*Doses guiadas pelo monitoramento da glicose; **insulina *Neutral Protamine Hagedorn*; ***insulina protamina zíncica. IV: intravenosa; SC: subcutânea; IM: intramuscular.

Quadro 52.4 ■ Esquemas de aplicações múltiplas de insulinas.

Antes do desjejum	Antes do almoço	Antes do jantar	À noite, antes de deitar
Bolo	Bolo	Bolo	Basal
Bolo + basal	Bolo	Bolo	Basal
Bolo + basal	–	Bolo	Basal
Bolo + basal	Bolo + basal	Bolo	Basal
Bolo + basal	Bolo + basal	Bolo + basal	–

Bolo: insulina regular, lispro, asparte; basal: insulina NPH, glargina e detemir.

O chamado esquema convencional utiliza doses de 0,2 a 0,5 UI/kg de peso, na proporção de 2/3 pela manhã e 1/3 à noite, em injeções geralmente subcutâneas. Há maior comodidade de administração, mas dificilmente atinge metas de bom controle e protege menos de complicações macro e microvasculares.

O esquema de múltiplas doses de insulina (esquema intensivo) apresenta como desvantagens hipoglicemias mais frequentes, custos mais elevados, mais frequente necessidade de automonitoramento e autogerenciamento do próprio tratamento. Em compensação, reproduz o padrão fisiológico de secreção pancreática e se associa com diminuição do risco de complicações macro e microvasculares.

A via de administração de insulinas tradicionais (exceto pela regular que admite as vias IV e IM) e atuais (exceto pela inalada) é em geral subcutânea. Hoje, o modo de administração inclui o uso de seringas convencionais, seringas pré-cheias, canetas injetoras e bombas para administração subcutânea contínua. As soluções são aplicadas profundamente sob a pele, em abdome, coxa, região glútea e membro superior (deltoide). Esses dispositivos são de uso estritamente individual. Algumas canetas injetoras são de uso único, não devendo ser reaproveitadas. Quando mais de um antidiabético é utilizado, deve ser injetado em separado, ainda que na mesma região do corpo. Os locais de injeção deverão ser sempre alternados dentro da mesma área, para reduzir o risco de lipodistrofia.

No Brasil, todas as preparações insulínicas são apresentadas como U-100, ou seja, 100 unidades por mililitro, devendo-se usar seringa apropriada para sua aplicação, com escala U-100, ou fazer uso das canetas injetoras, nas quais o cartucho de insulina já está acoplado ao injetor, facilitando a aplicação. Com bomba de infusão subcutânea, só se usam insulinas de ação rápida.

A velocidade de absorção varia conforme o local de aplicação, sendo mais rápido no abdome, intermediário nos braços e mais lento em coxas e nádegas, com exceção da glargina, cuja absorção independe do sítio de aplicação.

O uso da insulina inalada é feito por pequeno dispositivo especial que libera a insulina (pó) por via oral, com posterior inalação e absorção via pulmonar.[88] O pico de ação e a duração ficam entre os conseguidos pela insulina rápida e ultrarrápida. Foi liberada para comercialização nos EUA em fevereiro de 2015 para tratamento de DM1 e DM2, não tendo ainda chegado ao Brasil. Deve ser usada pouco antes das refeições.

Revisão sistemática e metanálise[89] de 13 ensaios (n = 5.273) mostraram que o decréscimo da hemoglobina glicada foi menor com a insulina inalada *versus* a insulina subcutânea. Porém, a insulina inalada associou-se a menor ganho de peso e menor risco de hipoglicemia grave. Como efeitos adversos, observaram-se aumento na incidência de tosse leve e transitória e diminuição do volume expiratório forçado em 1 s. Benefícios e riscos ainda precisam ser mais bem definidos. Sua indicação é para indivíduos sem doença respiratória e incapazes de usar insulina injetável.

Revisão Cochrane[90] de 6 ensaios clínicos randomizados (n = 1.191) que arrolaram pacientes com DM1 e DM2 verificou resultados similares entre insulina inalada e insulina subcutânea no controle de hemoglobina glicada e no total de episódios hipoglicêmicos. Apenas em um estudo houve aumento estatisticamente significativo de hipoglicemia grave no grupo da insulina inalada. Não se observaram efeitos adversos respiratórios. Os participantes tiveram mais satisfação e qualidade de vida com a insulina inalada, provavelmente por conta de não precisarem do regime de múltiplas injeções diárias de insulina.

A bomba de infusão, equipamento pequeno e portátil, libera insulina de ação rápida 24 h por dia, por meio de pequeno tubo e cânula colocados sob a pele. A bomba libera insulina automaticamente durante 24 h (índice basal) e dose extra (bolo) antes das refeições. O conjunto de infusão deve ser substituído a cada 2 a 3 dias. É preciso monitoramento contínuo dos níveis de glicose, por meio de glicosímetro, a fim de fazer os reajustes necessários ante as demandas.

Revisão sistemática Cochrane[91] de 23 estudos (n = 976) avaliou o efeito da bomba de insulina em comparação a múltiplas injeções diárias no controle do diabetes tipo 1. Houve discreta diferença, mas significante estatisticamente, relativa à redução de hemoglobina glicada favorecendo a bomba de infusão (diferença média aferida = 0,3% (IC95%: 0,1 a 0,4), bem como redução de hipoglicemia grave. Não houve diferença no peso, nem em eventos hipoglicêmicos de menor gravidade. Medidas de qualidade de vida sugeriram preferência pela bomba de insulina. Não houve informação sobre mortalidade, morbidade e custos.

Não há ainda dados que avaliem adequadamente o custo-benefício da intervenção.

Outra abordagem é o sistema de liberação de insulina direto no peritônio, acoplado ao sistema de infusão de insulina (bomba). Isso constitui o chamado Sistema Sensor a longo prazo. O sistema é instalado sob a pele mediante anestesia geral; o cateter se prolonga até o interior da cavidade abdominal, de modo a que a insulina atinja o espaço entre as vísceras abdominais – o cateter não atravessa nenhum órgão. Esta rota permite menor variação na absorção da insulina e maior ação desta sobre o fígado, com ajuste mais rápido da glicemia. Comparada com o sistema subcutâneo, só há melhora no número de hipoglicemias graves. Hemoglobina glicada e glicemia média estimada são praticamente semelhantes.

Uma alternativa a injeção ou bomba de infusão subcutâneas de insulina em DM1 foi sua liberação intradérmica por microagulhas. As vantagens aventadas foram não haver necessidade de treinamento prévio, ter inserção indolor e poderem ser acopladas a sensores e dispositivos de liberação a fim de criar um pâncreas artificial. Estudos estão em andamento.[92]

Os frascos e refis de insulinas devem ser armazenados em temperaturas de 2 a 8°C, mas não congeladas. Se a refrigeração não for possível, o frasco em uso pode ficar fora da geladeira por até 28 dias, desde que mantido em local fresco (abaixo de 30°C) e longe do calor direto e luz. As canetas injetoras devem ser mantidas fora da geladeira, em local fresco (abaixo de 30°C), longe do calor e da luz direta.

Antidiabéticos orais

Dados que podem ser usados para prescrição de antidiabéticos orais são apresentados no Quadro 52.5.

Quadro 52.5 ■ Dados para prescrição de antidiabéticos orais e injetáveis.

Nomes	Vias	Doses (mg/dia)* Mínima/máxima	Intervalo (vezes/dia)	Com refeições	Duração de efeito (h)
Metformina	Oral	500/2.500	2 a 3	Sim	7 a 12
Tolbutamida	Oral	250 a 500/2.000	1 a 3	Sim	6 a 10
Clorpropamida	Oral	125/500	1	Antes do desjejum	36 a 60
Gliburida	Oral	1,5 a 2,5/20	1	Sim	24
Glicazida	Oral	80 a 160/320** 30**/120**	1 a 2	Sim	24
Glimepirida	Oral	1 a 2/8	1	Sim	24
Glipizida	Oral	2,5/20	1 a 2	Sim	14 a 24
Glibenclamida	Oral	2,5 a 5/15	1 a 2	Sim, antes do desjejum e ao jantar	14 a 24
Pioglitazona	Oral	15/45	1	Não	16 a 24
Rosiglitazona	Oral	4/8	1 a 2	Não	3 a 4
Repaglinida	Oral	0,5/16	3	Sim (15 a 30 min antes)	4 a 6
Nateglinida	Oral	120/360	3	Sim (1 a 30 min antes)	4
Acarbose	Oral	25/300	3	Sim (1 min antes)	4
Alogliptina	Oral	25/100	1	Não	24
Vildagliptina	Oral	50/100	2	Não	12
Saxagliptina	Oral	2,5 a 5,0	1	Não	24
Sitagliptina	Oral	100/100	1	Não	24
Linagliptina	Oral	5	1	Não	24
Canagliflozina	Oral	100/300	1	Antes do desjejum	24
Empagliflozina	Oral	10/25	1	Não	24
Dapagliflozina	Oral	5/10	1	Não	24
Exenatida	Subcutânea	5 µg/10 µg	2	1 h antes do desjejum e jantar	12
Liraglutida	Subcutânea	0,6/1,8	1	Não	24
Dulaglutida	Subcutânea	0,75/1,5	1 vez/semana	Não	4 a 7 dias
Albiglutida	Subcutânea	30	1 vez/semana	Não	4 a 7 dias
Pranlintida	Subcutânea	DM1: 15 µg/60 µg DM2: 60 µg/120 µg	3	Antes das refeições	3 a 4

*Não há dosagem fixa; as doses são individualizadas, com base em frequente monitoramento dos níveis glicêmicos; em idosos as doses devem ser menores. **Esta dose de glicazida deve ser administrada em duas tomadas; as menores concentrações referem-se às preparações de liberação sustentada.

▶ Seguimento

Monitoramento

A eficácia do tratamento do diabetes melito se mede por *parâmetros clínicos* (cessação dos sintomas típicos da doença e redução ou desaparecimento das complicações) e pelo *controle metabólico*, monitorado por glicemia capilar (automonitoramento), dosagens de glicemia em jejum e de hemoglobina glicada (ou outros compostos glicosilados). A escolha das medidas e a frequência de monitoramento dependem de tipo de diabetes, instabilidade do controle glicêmico, fase do tratamento (ajuste ou manutenção de dose) e fatores como interesse do paciente, experiência do clínico e disponibilidade do exame.

O automonitoramento deve ser realizado antes das refeições principais e às 22 h para pacientes com DM1 e DM2 em uso de esquema intensivo de insulina ou em bomba de insulina. Para aqueles com bom controle da glicemia pré-prandial, porém com glicemia pós-prandial, a glicemia capilar 2 h após as refeições pode ser útil. Em pacientes que usam antidiabéticos orais ou esquema não intensivo de insulina, o monitoramento capilar não é recomendado de rotina.

A avaliação da hemoglobina glicada deve ser feita no início do tratamento e a cada 3 meses. A cetonúria deve ser aferida se a glicemia for maior do que 300 mg/dℓ, houver estresse agudo ou sintomas de hiperglicemia/cetose no DM1. No DM2, a determinação da cetonúria não é necessária.

O seguimento também abrange o controle sobre *efeitos adversos* dos tratamentos e das possíveis interações medicamentosas que se faça necessário para comorbidades nos pacientes diabéticos.

Hipoglicemia

É bastante importante a avaliação de hipoglicemia, complicação frequente nos tratamentos do diabetes melito. Caracteriza-se por taquicardia, tremores, sudorese, palidez, leve alteração do sensório ou do comportamento até convulsões ou coma. Pode ser precipitada por erro na dosagem do antidiabético, omissão ou atraso de refeições, exercício físico prolongado ou uso concomitante de álcool.

Hipoglicemia se associa ao aumento de risco para eventos cardiovasculares e mortalidade de todas as causas. Em coorte[93] pacientes com DM1 que sofreram hipoglicemia, ocorreram eventos cardíacos naqueles com e sem história de doença cardiovascular (HR = 1,51; IC95%: 0,83 a 2,75 e HR = 1,61; IC95%: 1,17 a 2,22, respectivamente). Em diabéticos do tipo 2, com as mesmas condições, os resultados foram: HR = 1,60; IC95%: 1,21 a 2,12 e HR = 1,49; IC95%: 1,23 a 1,82. O tempo médio entre o primeiro evento hipoglicêmico e o primeiro evento cardiovascular foi de 1,5 ano e 1,5 ano, respectivamente, para DM1 e DM2. Mortalidade de todas as causas se associou significativamente com todos os diabéticos, quer tivessem ou não história prévia de doença cardiovascular. Todas as sulfonilureias podem causar hipoglicemia relacionada à dose.

Os investigadores do *DCCT/EDIC Research Group*, na coorte que acompanhou pacientes com DM1 por 27 anos, analisaram se mortalidade ocorrera diferentemente entre os que receberam por 6,5 anos em média *terapia intensiva* (n = 711, com objetivo de alcançar glicemia o mais próximo do normal) e os que receberam *terapia convencional* (n = 730, com objetivo de evitar hipo e hiperglicemia sintomáticas). Os diabéticos de tipo 1 mostraram taxa modestamente *menor* em mortalidade de todas as causas em comparação com os que receberam terapia convencional.[43]

A inferência que poderia ser feita entre terapia intensiva e mais chance de episódios de hipoglicemia, com consequente maior mortalidade, não se confirmou. Isto leva a cogitar que as razões para aumento de mortalidade nos diabéticos sejam multifatoriais.

Uma das estratégias para controlar adequadamente o diabetes sem causar as complicações pretensamente associadas à hipoglicemia é tratar com fármacos que tenham menor potencial para causá-la. Em um estudo,[94] realizado em 12.537 diabéticos com risco cardiovascular e uso ou não de antidiabéticos, comparou-se a adição de glargina (titulada para nível glicêmico de ≤ 95 mg/dℓ) com uso de terapias usuais. Em seguimento de 6,2 anos, houve hipoglicemia não grave em 28% dos pacientes, e grave hipoglicemia em 3,8% deles. Hipoglicemia foi mais frequente em pacientes que usavam sulfonilureia, ocorrendo o contrário com os que receberam glargina. O maior risco foi visto nos pacientes em cuidados usuais. Os eventos mais graves ainda se associaram a idade avançada, hipertensão, alto nível sérico de creatinina e baixa função cognitiva, mas não com o nível glicêmico basal.

Em vários estudos, entretanto, não se observam diferenças inequívocas entre os diversos antidiabéticos com respeito ao risco de hipoglicemia.

Em hipoglicemia noturna, insulina degludeca foi comparada à insulina glargina em diabéticos tipo 2 e tipo 1. A primeira significativamente reduziu o risco de hipoglicemia noturna em DM2 e foi similar ou menos eficaz em DM1.[95]

Em pacientes conscientes, o tratamento agudo da hipoglicemia é realizado com a administração de 10 a 15 g de glicose (ou alimentos que contenham carboidratos de absorção rápida), e pode ser repetido se, após 15 min, a glicemia capilar se mantiver baixa. Resolvida a hipoglicemia, o paciente deve ingerir um lanche para evitar recorrência. Se houver diminuição do nível de consciência, o uso de açúcar ou mel sob a língua ou entre a bochecha e a gengiva é medida alternativa. Glucagon, 1 mg IM, deve estar disponível para pacientes com risco de hipoglicemias graves, e seus familiares devem ser instruídos quanto ao uso. Em pacientes internados, glicose hipertônica intravenosa deve ser utilizada em paciente inconsciente.

Outros efeitos adversos de antidiabéticos

No Quadro 52.6 apresentam-se os efeitos adversos mais frequentes associados ao uso de diferentes antidiabéticos orais e injetáveis. Comentários adicionais serão acrescentados no texto, quando pertinentes.

Em revisão publicada na *Prescrire International*,[96] comparações relacionadas a efeitos adversos dos antidiabéticos de introdução posterior à metformina mostraram:

Tiazolidinedionas ou glitazonas têm perfil de segurança desfavorável, pois causam fraturas, insuficiência cardíaca, outros eventos cardíacos e câncer de bexiga.

Inibidores da dipeptidil peptidase-4 (DPP-4) ou gliptinas demonstraram controlar hiperglicemia (sem induzir hipoglicemia) e reduzir ganho de peso, mas provocaram reações anafiláticas, síndrome de Stevens-Johnson, infecções e risco aumentado de câncer de pâncreas com uso prolongado. Saxagliptina pode aumentar o risco de fraturas. Uma das mais recentes preocupações tem sido o desenvolvimento de desfechos cardiovasculares associados ao uso de alogliptina e saxagliptina, em pacientes com diabetes tipo 2 e recentes síndromes coronárias agudas.[97]

Em relação à alogliptina, o ensaio EXAMINE[98] randomizou 5.380 pacientes com DM2 e síndrome coronariana aguda para receber alogliptina ou placebo mais o tratamento *standard* para diabetes e prevenção de doença cardiovascular por 533 dias em média. Admissão hospitalar por insuficiência cardíaca foi o primeiro evento em 85 (3,1%) pacientes em uso de alogliptina comparados com 79 (2,9%) recebendo placebo (HR = 1,07; IC95%: 0,79 a 1,46). Portanto, o fármaco não aumentou o risco de insuficiência cardíaca.

Em 2011, o ensaio clínico randomizado, duplo-cego e controlado por placebo SAVOR-TIMI 53[99] arrolou 16.500 pacientes com DM2 tratados com saxagliptina e tendo história de doença cardiovascular estabelecida ou múltiplos fatores de risco cardiovascular. O desfecho composto de morte cardiovascular, infarto de miocárdio não fatal e acidente cerebrovascular não fatal não diferiu entre o fármaco e o placebo. No entanto, mais pacientes no grupo de saxagliptina (27%) foram hospitalizados por insuficiência cardíaca em relação ao grupo placebo (2,8%).[100]

Outro estudo *Trial Evaluating Cardiovascular Outcomes with Sitagliptin* (TECOS), realizado em pacientes com DM2 e doença cardiovascular estabelecida, comparou *sitagliptina* a placebo, sendo mantida a terapia usual. Demonstrou a segurança do fármaco com relação a desfecho composto cardiovascular e hospitalização por insuficiência cardíaca.[101]

Linagliptina adicionada à insulina foi comparada a placebo, demonstrando segurança em relação a hipoglicemia e não associação com aumento de risco cardiovascular (HR = 1,07; IC95%: 0,62 a 1,85).[102]

Gliflozinas apresentam graves efeitos adversos a longo prazo. Pacientes não deveriam ser submetidos a esses riscos. Dentre os efeitos adversos importantes, salienta-se cetoacidose diabética.[96]

Efeitos adversos presentemente divulgados com uso de *canagliflozina* em pacientes com DM2 incluem cetoacidose metabólica, acidose metabólica e acidose, relatados em 12 pacientes, sendo 4 com uso de dose de 100 mg, 6 com 300 mg e 2 com um comparador. As respectivas taxas de incidência foram de 0,522, 0,763 e 0,238 por 1.000 pacientes-ano. Fatores desencadeantes foram níveis de glicemia > 300 mg/dℓ, uso de insulina e presença de diabetes tipo 1 autoimune latente na fase adulta.[103]

Análogos GLP-1 ou incretinas não induziram ganho de peso e não aumentaram risco de hipoglicemia, mas apresentaram frequentes náuseas no início do tratamento e associaram-se a possível aumento de risco de pancreatite, câncer pancreático e de tireoide.[96] Apesar desses diversos relatos sugerindo essas associações, várias metanálises não confirmaram esta relação causal.

Relatos de casos apontaram ocorrência de lesão renal aguda com uso de *exenatida*, primariamente devida a distúrbio hemodinâmico decorrente de náuseas, vômito e diarreia.[104]

As agências reguladoras norte-americana (FDA) e europeia (EMA) revisaram dados experimentais e epidemiológicos de pancreatite e câncer pancreático em pacientes em uso de exenatida e sitagliptina. Três desses estudos se completaram sem encontrar relação causal entre o tratamento e eventos adversos pancreáticos. Análise conjunta de 25 estudos (n = 14.611) de diabéticos tipo 2 que usaram sitagliptina não encontrou evidência do aumento de risco de pancreatite e câncer pancreático. Apesar desses resultados, FDA e EMA não chegaram a uma conclusão final sobre a segurança desses fármacos, e a consideração de risco de pancreatite continua vigente até que novas evidências estejam disponíveis.[105]

Como diabetes tipo 2 incide em pessoas de mais idade, são frequentes as comorbidades e a necessidade de múltiplos fármacos. É preciso atentar para potenciais interações medicamentosas, principalmente as que afetam a capacidade de controlar a glicemia e as que reforçam hipoglicemia. Alguns exemplos são apresentados no Quadro 52.7.

Amilinomiméticos, representados por pranlintida, podem causar náuseas, vômito, anorexia e cefaleia.

Quadro 52.6 ■ Efeitos adversos de antidiabéticos de uso corrente.

Classe	Representante	Efeitos adversos e contraindicações
Sulfonilureias	Tolbutamida Glibenclamida	Aumenta mortalidade cardiovascular Não afeta mortalidade cardiovascular Hipoglicemia relacionada à dose Aumento de peso Contraindicação: insuficiências renal e hepática
Biguanida	Metformina	Náuseas, diarreia, dor abdominal Em combinação com sulfonilureias, aumenta a mortalidade cardiovascular. Contraindicação em pacientes com insuficiências renal (< 30 mℓ/min/1,73 m²) e hepática
Inibidor da α-glicosidase	Acarbose	Distúrbios gastrointestinais: flatulência, diarreia e dor abdominal Hipoglicemia Contraindicação: cirrose, doença inflamatória intestinal, má absorção, obstrução intestinal, insuficiência renal (DCE < 25 mℓ/min/1,73 m²)
Tiazolidinedionas ou glitazonas	Pioglitazona Rosiglitazona	Potenciais indutores de fraturas, ganho de peso, anemia, retenção hídrica, edema, insuficiência cardíaca, outros eventos cardiovasculares, câncer de bexiga Contraindicação: doença hepática ativa e insuficiência cardíaca classes III e IV
Metiglinidas	Repaglinida Nateglinida	Hipoglicemia, aumento de peso Contraindicação: insuficiência hepática
Inibidores da DPP-4 ou gliptinas	Saxagliptina Alogliptina Sitagliptina Linagliptina	Reações anafiláticas, síndrome de Stevens-Johnson, infecções, risco aumentado de câncer de pâncreas, insuficiência cardíaca
Inibidor do cotransportador de sódio-glicose tipo 2 ou gliflozina	Canagliflozina	Cetoacidose metabólica, acidose metabólica e acidose
Agonista do receptor do GLP-1 ou incretinas	Exenatida	Náuseas, vômito e diarreia, risco de pancreatite
Amilinomimético	Pranlintida	Náuseas, vômito, anorexia e cefaleia

Quadro 52.7 ■ Interações medicamentosas com antidiabéticos de uso corrente.

Classe	Representante	Interações
Biguanida	Metformina	Trimetoprima inibe moderadamente o transporte renal de metformina, mas a interação pode ser clinicamente relevante em pacientes com função renal afetada ou em uso de alta dose de metformina
Tiazolidinedionas ou glitazonas	Pioglitazona Rosiglitazona	A combinação de rosiglitazona e exenatida reduz o risco de infarto do miocárdio associado a rosiglitazona
Metiglinidas	Repaglinida Nateglinida	Clopidogrel afeta a farmacocinética de repaglinida. Genfibrozila aumenta a concentração de repaglinida. Coadministração de inibidores de isoenzimas do citocromo P450 aumenta o potencial de hipoglicemia de repaglinida
Inibidores da DPP-4 ou gliptinas	Alogliptina Vildagliptina Sitagliptina Linagliptina Saxagliptina	Não há relato de interações com outros antidiabéticos, estatinas, anti-hipertensivos, cetoconazol, diltiazem, rifampicina, ciclosporina, varfarina, digoxina. Qualquer gliptina pode ser combinada com metformina, pioglitazona e rosiglitazona, com aumento de eficácia Metabolismo modificado por cetoconazol, diltiazem, rifampicina; sulfonilureia em uso conjunto aumenta o risco de hipoglicemia
Inibidor do cotransportador de sódio-glicose tipo 2 ou gliflozina	Canagliflozina	Aumenta as concentrações séricas de digoxina e anticoncepcionais orais. Não altera parâmetros de varfarina. Não há necessidade de ajustes de doses e todos os tratamentos são bem tolerados. É bem tolerada no uso conjunto com hidroclorotiazida
Agonistas do receptor do GLP-1	Exenatida Liraglutida Dulaglutida Albiglutida	Não se observaram interações clinicamente significativas em ensaios clínicos

Referências bibliográficas

1. World Health Organization (WHO). Diabetes. Fact sheet No. 312. Updated January 2015. Disponível em: http://www.who.int/mediacentre/factsheets/fs312/en/ [Acesso em 15/11/2015]
2. Chiang JL, Kirkman MS, Laffel LM, Peters AL; Type 1 Diabetes Sourcebook Authors. Type 1 diabetes through the life span: a position statement of the American Diabetes Association. *Diabetes Care*. 2014;37:2034-2054.
3. American Diabetes Association. Standards of medical care in diabetes – 2015. *Diabetes Care*. 2015;38(Suppl):s1-s93.
4. Wild S, Roglic G, Green A, Sicree R, King H. Global Prevalence of Diabetes: Estimates for the year 2000 and projections for 2030. *Diabetes Care*. 2004;27:1047-1053.
5. Menke A, Casagrande S, Geiss L, Cowie CC. Prevalence of and Trends in Diabetes among Adults in the United States, 1988-2012. *JAMA*. 2015;314(10):1021-1929.
6. Portal Brasil. Número de pessoas com diabetes aumenta 40% em seis anos. Disponível em: http://www.brasil.gov.br/saude/2013/11/numero-de-pessoas-com-diabetes-aumenta-40-em-seis-anos [Acesso em 20/09/2015]
7. Sociedade Brasileira de Endocrinologia e Metabologia. Vigitel 2011: Diabetes. Disponível em: http://www.endocrino.org.br/vigitel-2011-diabetes/ [Acesso em 20/09/2015]
8. American Diabetes Association (ADA). Economic costs of diabetes in the U.S. in 2012. *Diabetes Care*. 2013;36(4):1033-1046.
9. Bahia LR, Araujo DV, Schaan BD, Dib SA, Negrato CA, Leão MPS et al. The costs of type 2 diabetes mellitus outpatient care in the Brazilian Public Health System. *Value in Health*. 2011;14(5 Suppl 1):S137-140.
10. Banting FG, Best CH, Collip JB, Campbell WR, Fletcher AA. Pancreatic extracts in the treatment of diabetes mellitus: preliminary report. *CAMJ*. 1922;12(3):141-146.
11. Ariaans G, de Jong S, Gietema JA, Lefrandt JD, de Vries EG, Jalving M. Cancer-drug induced insulin resistance: innocent bystander or unusual suspect. *Cancer Treat Rev*. 2015;41(4):376-384.
12. Wilkinson MJ, Laffin LJ, Davidson MH. Overcoming toxicity and side-effects of lipid-lowering therapies. *Best Pract Res Clin Endocrinol Metab*. 2014;28(3):439-452.
13. Parker K, Dohr K, Neher JO, Kelsberg G, St Anna L. Clinical Inquiry: Do statins increase the risk of developing diabetes? *J Fam Pract*. 2015; 64(4):245-246.
14. Kurir TT, Bozić J, Markotić A, Novak A. New insights in steroid diabetes. *Acta Med Croatica*. 2012;66(4):303-310.
15. Hwang JL, Weiss RE. Steroid-induced diabetes: a clinical and molecular approach to understanding and treatment. *Diabetes Metab Res Rev*. 2014;30(2):96-102.
16. Gardner DSL, E Shyong Tai. Clinical features and treatment of maturity onset diabetes of the young (MODY). *Diabetes, Metabolic Syndrome and Obesity: Targets and Therapy*. 2012;5:101-108.
17. Itariu BK, Stulnig TM. Autoimmune aspects of type 2 diabetes mellitus – a mini-review. *Gerontology*. 2014;60(3):189-196.
18. Basile KJ, Guy VC, Schwartz S, Grant SF. Overlap of genetic susceptibility to type 1 diabetes, type 2 diabetes, and latent autoimmune diabetes in adults. *Curr Diab Rep*. 2014;14(11):550.
19. Henzen C. Diabetic retinopathy and neuropathy: new in 2015. *Praxis (Bern 1994)*. 2015; 104(12):631-634.
20. Modi A, Agrawal A, Morgan F. Euglycemic diabetic ketoacidosis. *Curr Diabetes Re*. 2016. [Epub ahead of print]
21. Handelsman Y, Henry RR, Bloomgarden ZT, Dagogo-Jack S, DeFronzo RA, Einhorn D et al. American Association of Clinical Endocrinologists and American College of Endocrinology position statement on the association of SGLT-2 inhibitors and diabetic ketoacidosis. *Endocr Pract*. 2016; 22(6):753-762.
22. Bialo SR, Agrawal S, Boney CM, Quintos JB. Rare complications of pediatric diabetic ketoacidosis. *World J Diabetes*.2015;6 (1):167-174.
23. Pasquel FJ, Umpierrez GE. Hyperosmolar hyperglycemic state: a historic review of the clinical presentation, diagnosis, and treatment. *Diabetes Care*. 2014; 37(11):3124-3131.
24. Buysschaert M, Bergman M. Definition of prediabetes. *Med Clin North Am*. 2011;95(2):289-297.
25. Shaw J. Diagnosis of prediabetes. *Med Clin North Am*. 2011;95(2):341-352.
26. van der Aa MP, Fazeli Farsani S, Knibbe CA, de Boer A, van der Vorst MM. Population-based studies on the epidemiology of insulin resistance in children. *J Diabetes Res*. 2015;2015:362-375.
27. van Valkengoed IG, Vlaar EM, Nierkens V, Middelkoop BJ, Stronks K. The uptake of screening for type 2 diabetes and prediabetes by means of glycated hemoglobin versus the oral glucose tolerance test among 18 to 60-year-old people of south asian origin: a comparative study. *PLoS One*. 2015;10(8):e0136734.
28. O'Dea A, Tierney M, McGuire BE, Newell J, Glynn LG, Gibson I et al. Can the onset of type 2 diabetes be delayed by a group-based lifestyle intervention in women with pre-diabetes following gestational diabetes melito (GDM)? Findings from a randomized control mixed methods trial. *J Diabetes Res*. 2015;2015:798460.
29. Laron Z, Hampe CS, Shulman LM. The urgent need to prevent type 1 autoimmune childhood diabetes. *Pediatr Endocrinol Rev*. 2015;12(3):266-282.
30. Knip M, Åkerblom HK, Becker D, Dosch HM, Dupre J, Fraser W et al.; TRIGR Study Group. Hydrolyzed infant formula and early β-cell autoimmunity: a randomized clinical trial. *JAMA*. 2014; 311(22):2279-2287.
31. van Beers CAJ, Kleijer SJ, Serné EH, Geelhoed-Duijvestijn PH, Snoek FJ, Kramer MHH, Diamant M. Design and rationale of the IN CONTROL trial: the effects of real-time continuous glucose monitoring on glycemia and quality of life in patients with type 1 diabetes mellitus and impaired awareness of hypoglycemia. *BMC Endocr Disord*. 2015;15:42.
32. Nathan DM. Diabetes: Advances in diagnosis and treatment. *JAMA*. 2015;314(10):1052-1062.
33. Tuomilehto J, Lindström J, Eriksson JG, Valle TT, Hämäläinen H, Ilanne-Parikka P et al.; Finnish Diabetes Prevention Study Group. Prevention of type 2 diabetes melitus by changes in lifestyle among subjects with impaired glucose tolerance. *N Engl J Med*. 2001;344(18):1343-2001-;344(18):1343-1350.
34. Aroda VR, Christophi CA, Edelstein SL, Zhang P, Herman WH, Barrett-Connor E et al.; Diabetes Prevention Program Research Group. The effect of lifestyle intervention and metformin on preventing or delaying diabetes among women with and without gestational diabetes: the Diabetes Prevention Program outcomes study 10-year follow-up. *J Clin Endocrinol Metab*. 2015; 100(4):1646-1653.
35. Bain E, Crane M, Tieu J, Han S, Crowther CA, Middleton P. Diet and exercise interventions for preventing gestational diabetes mellitus. *Cochrane Database Syst Rev*. 2015;4:CD010443.
36. Rogozińska E, Chamillard M, Hitman GA, Khan KS, Thangaratinam S. Nutritional manipulation for the primary prevention of gestational diabetes mellitus: a meta-analysis of randosed studies. *PLoS One*. 2015;10(2):e0115526.
37. Barrett HL, Dekker NM, Conwell LS, Callaway LK. Probiotics for preventing gestational diabetes. *Cochrane Database Syst Rev*. 2014;2:CD009951.
38. Nobles C, Marcus BH, Stanek EJ 3rd, Braun B, Whitcomb BW, Solomon CG et al. Effect of an exercise intervention on gestational diabetes melitus: a randomized controlled trial. *Obstet Gynecol*. 2015;125(5):1195-1204.
39. Han S, Middleton P, Crowther CA. Exercise for pregnant women for preventing gestational diabetes mellitus. *Cochrane Database Syst Rev*. 2012;7:CD009021.
40. Doyle EA. Autoimmune conditions associated with type 1 diabetes. *Pediatr Nurs*. 2015;41(2):89-91.
41. The DCCT Research Group. The effect of intensive treatment of diabetes on the development and progression of long-term complications in insulin-dependent diabetes mellitus. The Diabetes Control and Complications Trial Research Group. *N Engl J Med*. 1993;329:977-986.
42. The Diabetes Control and Complications Trial/Epidemiology of Diabetes Interventions and Complications (DCCT/EDIC) Study Research Group. Intensive diabetes treatment and cardiovascular disease in patients with type 1 diabetes. *N Engl J Med*. 2005;353:2643-2653.
43. Writing Group for the DCCT/EDIC Research Group, Orchard TJ, Nathan DM, Zinman B, Cleary P, Brillon D, Backlund JY, Lachin JM. Association between 7 years of intensive treatment of type 1 diabetes and long-term mortality. *JAMA*. 2015;313(1):45-53.
44. Fullerton B, Jeitler K, Seitz M, Horvath K, Berghold A, Siebenhofer A. Intensive glucose control versus conventional glucose control for type 1 diabetes mellitus. *Cochrane Database Syst Rev*. 2014;2:CD009122.
45. Beran D, Yudkin JS, Atkinson MA. Global reality of type 1 diabetes care in 2013. *Diabetes Care* 2013; 36 (9): e144.
46. Tricco AC, Ashoor HM, Antony J, Beyene J, Veroniki AA, Isaranuwatchai W et al. Safety, effectiveness, and cost effectiveness of long acting versus intermediate acting insulin for patients with type 1 diabetes: systematic review and network meta-analysis. *BMJ*. 2014; 349: g5459.
47. Caires de Souza AL, de Assis Acurcio F, Guerra Júnior AA, Rezende Macedo do Nascimento RC, Godman B, Diniz LM. Insulin glargine in a Brazilian state: should the government disinvest? An assessment based on a systematic review. *Appl Health Econ Health Policy*. 2014;12(1):19-32.
48. Siebenhofer A, Plank J, Berghold A, Jeitler K, Horvath K, Narath M, Gfrerer R, Pieber TR. Short acting insulin analogues versus regular

human insulin in patients with diabetes mellitus. *Cochrane Database Syst Rev*. 2006;(2):CD003287.
49. Heller S, Buse J, Fisher M, Garg S, Marre M, Merker L et al., on behalf of the BEGIN Basal-Bolus Type 1 Trial Investigators. Insulin degludec, an ultra-longacting basal insulin, versus insulin glargine in basal-bolus treatment with mealtime insulin aspart in type 1 diabetes (BEGIN Basal-Bolus Type 1): a phase 3, randomised, open-label, treat-to-target non-inferiority trial. *Lancet*. 2012; 379(9825):1489-1497.
50. Brasil. Ministério da Saúde. Secretaria de Ciência, Tecnologia e Insumos Estratégicos Departamento de Gestão e Incorporação de Tecnologias em Saúde. Insulinas análogas para diabetes mellitus tipo 1. Relatório de Recomendação da Comissão Nacional de Incorporação de Tecnologias no SUS – CONITEC – 114. Setembro de 2014.
51. Davison KA, Negrato CA, Cobas R, Matheus A, Tannus L, Palma CS et al.; Brazilian Type 1 Diabetes Study Group (BrazDiab1SG). Relationship between adherence to diet, glycemic control and cardiovascular risk factors in patients with type 1 diabetes: a nationwide survey in Brazil. *Nutr J*. 2014;13:19.
52. Gallen IW. Exercise for people with type 1 diabetes. *Med Sport Sci*. 2014;60:141-153.
53. Action to Control Cardiovascular Risk in Diabetes Study Group, Gerstein HC, Miller ME, Byington RP, Goff DC Jr, Bigger JT, Buse JB et al. Effects of intensive glucose lowering in type 2 diabetes. *N Engl J Med*. 2008; 358(24):2545-2559.
54. Gerstein HC, Miller ME, Ismail-Beigi F, Largay J, McDonald C, Lochnan HA et al. Effects of intensive glycaemic control on ischaemic heart disease: analysis of data from the randomised, controlled ACCORD trial. *Lancet*. 2014; 384(9958):1936-1941.
55. Buse JB. Glycemic targets in diabetes care: emerging clarity after ACCORD. *Trans Am Clin Climatol Assoc*. 2015;126:62-76.
56. Hempe JM, Liu S, Myers L, McCarter RJ, Buse JB, Fonseca V. The hemoglobin glycation index identifies subpopulations with harms or benefits from intensive treatment in the ACCORD trial. *Diabetes Care*. 2015;38(6):1067-1074.
57. Duckworth W, Abraira C, Moritz T, Reda D, Emanuele N, Reaven PD et al.; VADT Investigators. Glucose control and vascular complications in veterans with type 2 diabetes. *N Engl J Med*. 2009; 360(2):129-139.
58. Hayward RA, Reaven PD, Wiitala WL, Bahn GD, Reda DJ, Ge L et al.; VADT Investigators. Follow-up of glycemic control and cardiovascular outcomes in type 2 diabetes. *N Engl J Med*. 2015;372(23):2197-2206.
59. Horvath K, Jeitler K, Berghold A, Ebrahim SH, Gratzer TW, Plank J et al. Long-acting insulin analogues versus NPH insulin (human isophane insulin) for type 2 diabetes mellitus. *Cochrane Database Syst Rev*. 2007;(2):CD005613.
60. Rys P, Wojciechowski P, Rogoz-Sitek A, Niesyczyński G, Lis J, Syta A, Malecki MT. Systematic review and meta-analysis of randomized clinical trials comparing efficacy and safety outcomes of insulin glargine with NPH insulin, premixed insulin preparations or with detemir in type 2 diabetes mellitus. *Acta Diabetol*. 2015; 52(4):649-662.
61. Hollander P, King AB, Del Prato S, Sreenan S, Balci MK, Muñoz-Torres M et al. Insulin degludec improves long-term glycaemic control similarly to insulina glargine but with fewer hypoglycaemic episodes in patients with advanced type 2 diabetes on basal-bolus insulin therapy. *Diabetes Obes Metab*. 2015;17(2):202-206.
62. No authors listed. Effect of intensive blood-glucose control with metformin on complications in overweight patients with type 2 diabetes (UKPDS 34). UK Prospective Diabetes Study (UKPDS) Group. *Lancet*. 1998;352(9131):854-865.
63. No authors listed. Hypoglycaemic therapy in type 2 diabetes. Part I. Metformin is the only glucose-lowering drug known to prevent complications of diabetes. *Prescrire Int*. 2015;24(159):103-106.
64. Davies MJ, Bergenstal R, Bode B, Kushner RF, Lewin A, Skjøth TV et al.; NN8022-1922 Study Group. Efficacy of liraglutide for weight loss among patients with type 2 diabetes: The SCALE Diabetes Randomized Clinical Trial. *JAMA*. 2015; 314(7):687-699.
65. Blonde L, Jendle J, Gross J, Woo V, Jiang H, Fahrbach JL, Milicevic Z. Once-weekly dulaglutide versus bedtime insulin glargine, both in combination with prandial insulin lispro, in patients with type 2 diabetes (AWARD-4): a randomised, open-label, phase 3, non-inferiority study. *Lancet*. 2015;385(9982):2057-2066.
66. Weissman PN, Carr MC, Ye J, Cirkel DT, Stewart M, Perry C, Pratley R. HARMONY 4: randomised clinical trial comparing once-weekly albiglutide and insulin glargine in patients with type 2 diabetes inadequately controlled with metformin with or without sulfonylurea. *Diabetologia*. 2014;57(12):2475-2484.
67. Wysham CH, MacConell LA, Maggs DG, Zhou M, Griffin PS, Trautmann ME. Five-year efficacy and safety data of exenatide once weekly: long-term results from the DURATION-1 randomized clinical trial. *Mayo Clin Proc*. 2015; 90(3):356-365.
68. Hieronymus L, Griffin S. Role of amylin in type 1 and type 2 diabetes. *Diabetes Educ*. 2015;41(1 Suppl):47S-56S.
69. Lee NJ, Norris SL, Thakurta S. Efficacy and harms of the hypoglycemic agent pramlintide in diabetes mellitus. *Ann Fam Med*. 2010;8(6):542-549.
70. Erem C, Ozbas HM, Nuhoglu I, Deger O, Civan N, Ersoz HO. Comparison of effects of gliclazide, metformin and pioglitazone monotherapies on glycemic control and cardiovascular risk factors in patients with newly diagnosed uncontrolled type 2 diabetes melitus. *Exp Clin Endocrinol Diabetes*.2014; 122(5):295-302.
71. Zintzaras E, Miligkos M, Ziakas P, Balk EM, Mademtzoglou D, Doxani C et al. Assessment of the relative effectiveness and tolerability of treatments of type 2 diabetes mellitus: a network metnalysis. *Clin Ther*. 2014;36(10):1443-1453.e9.
72. Karagiannis T, Paschos P, Paletas K, Matthews DR, Tsapas A. Dipeptidyl peptidase-4 inhibitors for treatment of type 2 diabetes mellitus in the clinical setting: systematic review and meta-analysis. *BMJ*. 2012;344:e1369.
73. Skolnik N, Bonnes H, Yeh H, Katz A. Dapagliflozin in the treatment of patients with type 2 diabetes presenting with high baseline A1C. *Postgrad Med*. 2016;128(4):356-363.
74. Esposito K, Maiorino MI, Petrizzo M, Bellastella G, Giugliano D. The effects of a Mediterranean diet on the need for diabetes drugs and remission of newly diagnosed type 2 diabetes: follow-up of a randomized trial. *Diabetes Care*. 2014;37(7):1824-1830.
75. Look AHEAD Research Group, Wing RR, Bolin P, Brancati FL, Bray GA, Clark JM, Coday M et al. Cardiovascular effects of intensive lifestyle intervention in type 2 diabetes. *N Engl J Med*.2013;369 (2):145-154.
76. Mingrone G, Panunzi S, De Gaetano A, Guidone C, Iaconelli A, Nanni G et al. Bariatric-metabolic surgery versus conventional medical treatment in obese patients with type 2 diabetes: 5 year follow-up of an open-label, single-centre, randomised controlled trial. *Lancet*. 2015; 386 (9997):964-973.
77. Rodríguez-Gutiérrez R, Cámara-Lemarroy CR, Quintanilla-Flores DL, González-Moreno EI, González-Chávez JM, Lavalle-González FJ et al. Severe ketoacidosis (pH ≤ 6.9) in type 2 diabetes: more frequent and less ominous than previously thought. *Biomed Res Int*. 2015; 2015:134780.
78. Skitch SA, Valani R. Treatment of pediatric diabetic ketoacidosis in canada: a review of treatment protocols from canadian pediatric emergency departments. *CJEM*. 2015; 17(6):656-661.
79. Nallasamy K, Jayashree M, Singhi S, Bansal A. Low-dose vs standard-dose insulin in pediatric diabetic ketoacidosis: a randomized clinical trial. *JAMA Pediatr*. 2014;168(11):999-1005.
80. Smiley D, Chandra P, Umpierrez GE. Update on diagnosis, pathogenesis and management of ketosis-prone type 2 diabetes mellitus. *Diabetes Manag (Lond)*. 2011;1(6):589-600.
81. Scott AR; Joint British Diabetes Societies (JBDS) for Inpatient Care; JBDS hyperosmolar hyperglycaemic guidelines group. Management of hyperosmolar hyperglycaemic state in adults with diabetes. *Diabet Med*. 2015;32(6):714-724.
82. Baz B, Riveline JP, Gautier JF. Endocrinology of pregnancy: gestational diabetes mellitus – definition, aetiological and clinical aspects. *Eur J Endocrinol*. 2016;174(2):R43-51.
83. American Diabetes Association. Gestational diabetes mellitus. *Diabetes Care*. 2002;25(Suppl 1):s94-s96.
84. Crowther CA, Hiller JE, Moss JR, McPhee AJ, Jeffries WS, Robinson JS; Australian Carbohydrate Intolerance Study in Pregnant Women (ACHOIS) Trial Group. Effect of treatment of gestational diabetes melitus on pregnancy outcomes. *N Engl J Med*. 2005; 352(24):2477-2486.
85. Li G, Zhao S, Cui S, Li L, Xu Y, Li Y. Effect comparison of metformin with insulin treatment for gestatational diabetes: a meta-analysis based on RCTs. *Arch Gynecol Obstet*. 2015;292(1):111-120.
86. Mirzamoradi M, Heidar Z, Faalpoor Z, Naeiji Z, Jamali R. Comparison of glyburide and insulin in women with gestational diabetes mellitus and associated perinatal outcome: a randomized clincal trial. *Acta Med Iran*. 2015;53(2):97-103.
87. Balsells M, García-Patterson A, Solà I, Roqué M, Gich I, Corcoy R. Glibenclamide, metformina, and insulina for the treatment of gestational diabetes: a systematic review and meta-analysis. *BMJ*. 2015;350:h102.
88. Segal AR, Vootla T, Beaser RS. Insulin: making sense of current options. *Endocrinol Metab Clin North Am* 2016; 45(4):845-874.
89. Pittas AG, Westcott GP, Balk EM. Efficacy, safety, and patient acceptability of Technosphere inhaled insulin for people with diabetes: a systematic review and meta-analysis. *Lancet Diabetes Endocrinol*. 2015; 3(11):886-894.

90. Royle P, Waugh N, Deakin M, Philip S. Inhaled insulin in diabetes mellitus. Cochrane Database of Systematic Reviews. In: *The Cochrane Library.* 2015;10:CD003890.
91. Misso ML, Egberts KJ, Page M, O'Connor D, Shaw J. Continuous subcutaneous insulin infusion (CSII) versus multiple insulin injections for type 1 diabetes mellitus. *Cochrane Database Syst Rev.* 2010;(1):CD005103.
92. Narayan RJ. Transdermal delivery of insulin via microneedles. *J Biomed Nanotechnol.* 2014;10(9):2244-2260.
93. Khunti K, Davies M, Majeed A, Thorsted BL, Wolden ML, Paul SK. Hypoglycemia and risk of cardiovascular disease and all-cause mortality in insulina-treated people with type 1 and type 2 diabetes: a cohort study. *Diabetes Care.* 2015;38(2):316-322.
94. ORIGIN Trial Investigators. Predictors of nonsevere and severe hypoglycemia during glucose-lowering treatment with insulin glargine or standard drugs in the ORIGIN trial. *Diabetes Care.* 2015;38(1):22-28.
95. Heller S, Mathieu C, Kapur R, Wolden ML, Zinman B. A meta-analysis of rate ratios for nocturnal confirmed hypoglycaemia with insulin degludec vs. insulin glargine using different definitions foror hypoglycaemia. *Diabet Med.* 2016;33(4):478-487.
96. No authors listed. Glucose-lowering treatment of type 2 diabetes. Part II--Glucose-lowering drugs after metformin: a choice based largely on adverse effects. *Prescrire Int.* 2015;24(160):130-135.
97. Son JW, Kim S. Dipeptidyl peptidase 4 inhibitors and the risk of cardiovascular disease in patients with type 2 diabetes: a tale of three studies. *Diabetes Metab J.* 2015;39(5):373-383.
98. Zannad F, Cannon CP, Cushman WC, Bakris GL, Menon V, Perez AT, EXAMINE Investigators. Heart failure and mortality outcomes in patients with type 2 diabetes taking alogliptin *versus* placebo in EXAMINE: a multicentre, randomised, double-blind trial. *Lancet.* 2015;385(9982):2067-2076.
99. Scirica BM, Bhatt DL, Braunwald E, Steg PG, Davidson J, Hirshberg B et al. The design and rationale of the saxagliptin assessment of vascular outcomes recorded in patients with diabetes melitus-thrombolysis in myocardial infarction (SAVOR-TIMI) 53 study. *Am Heart J.* 2011;162(5):818-825.e6.
100. Jain R. Utility of saxagliptin in the treatment of type 2 diabetes: review of efficacy and safety. *Adv Ther.* 2015; 32(11):1065-1084.
101. Green JB, Bethel MA, Paul SK, Ring A, Kaufman KD, Shapiro DR et al. Rationale, design, and organization of a randomized, controlled Trial Evaluating Cardiovascular Outcomes with Sitagliptin (TECOS) in patients with type 2 diabetes and established cardiovascular disease. *Am Heart J.* 2013;166(6):983-989.e7.
102. Zinman B, Ahrén B, Neubacher D, Patel S, Woerle HJ, Johansen OE. Efficacy and cardiovascular safety of linagliptin as an add-on to insulin in type 2 diabetes: a pooled comprehensive post hoc analysis. *Can J Diabetes.* 2016;40(1):50-57.
103. Erondu N, Desai M, Ways K, Meininger G. Diabetic Ketoacidosis and related events in the canagliflozin type 2 diabetes clinical program. *Diabetes Care.* 2015;38(9):1680-1686.
104. Filippatos TD, Panagiotopoulou TV, Elisaf MS. Adverse effects of GLP-1 receptor agonists. *Rev Diabet Stud.* 2014; Fall-Winter;11(3-4):202-230.
105. Egan AG, Blind E, Dunder K, de Graeff PA, Hummer BT, Bourcier T, Rosebraugh C. Pancreatic safety of incretin-based drugs-FDA and EMA assessment. *N Engl J Med.* 2014;370(9):794-797.

53 Menopausa | Controle de Sintomas Vasomotores e Urogenitais

Jaqueline Neves Lubianca ▪ Lenita Wannmacher

▶ Introdução

A falência ovariana fisiológica desenvolve-se de maneira insidiosa, iniciando 1 a 2 anos antes da ocorrência da menopausa. É estágio conhecido como transição menopáusica, conforme descrito pelo *Stages of Reproductive Aging Workshop* (STRAW) em sua versão reformulada de 2011 (STRAW+10). Esse modelo identifica sete prioridades no envelhecimento reprodutivo, simplificando critérios da transição menopáusica precoce e tardia. Esses critérios são aplicáveis às mulheres, independentemente de idade, etnia, constituição física e estilo de vida. A menopausa é diagnosticada após 12 meses de amenorreia e ocorre em média aos 50 a 51 anos (Quadro 53.1).[1]

Uma variedade de sinais e sintomas decorrentes da menor produção de esteroides ovarianos, como irregularidade menstrual, fogachos, ressecamento vaginal, alterações de humor (depressão) e padrões de sono, aparece nesses anos de transição. Terapia hormonal da menopausa, especialmente com uso de estrógenos, é a mais efetiva no alívio de sintomas vasomotores e outras manifestações dessa fase. Pode ser realizada, por curto período de tempo, baseada em fatores clínicos, quando os benefícios excedem os riscos, geralmente em mulheres antes dos 60 anos. Excluem-se aquelas com expressivo risco cardiovascular e de câncer de mama. Para essas pacientes, há outras opções de manejo sintomático. Todas as mulheres em fase menopáusica beneficiam-se de apropriadas medidas de estilo de vida, embora haja dados controversos na literatura.[2]

Uso de terapia hormonal (TH) a longo prazo para prevenção de doenças crônicas (doença cardiovascular, osteoporose, demência) não é mais recomendado, desde a publicação dos resultados dos ensaios clínicos randomizados *Women's Health Initiative* (WHI),[3] e *Heart and Estrogen-Progestin Replacement Study* (HERS I e II),[4,5] o que modificou a fundamentação para o uso racional da reposição hormonal na menopausa.

Retomando esse tema em 2015, revisão Cochrane[6] de 19 estudos (n = 40.410 mulheres em pós-menopausa) não evidenciou efeito protetor de prevenção primária ou secundária com reposição hormonal sobre mortalidade de todas as causas, morte cardiovascular, infarto do miocárdio não fatal, angina ou revascularização. Ao contrário, o uso por cerca de 4 anos aumentou risco de acidente vascular cerebral (risco relativo [RR] = 1,24; intervalo de confiança [IC] 95%: 1,10 a 1,41; número necessário de pacientes a serem tratados para detectar dano [NND] = 165), eventos tromboembólicos venosos (RR = 1,92; IC95%: 1,36 a 2,69; NND = 118) e embolia pulmonar (RR = 1,81; IC95%: 1,32 a 2,48; NND = 242). Em análises de subgrupos, verificou-se

Quadro 53.1 ▪ Estrógenos indicados no controle dos sintomas da menopausa.

Fármaco	Doses usuais diárias	Vias	Formas farmacêuticas
Estrógenos equinos conjugados (EEC)	0,3 mg a 0,625 mg 0,5 a 2 g (creme)	Oral Vaginal	Drágea (0,3, 0,625 e 1,25 mg) Creme (0,625 mg/g)
Estriol	1,0 mg	Oral Vaginal	Comprimido (1 e 2 mg) Creme (1 mg/g)
Estradiol micronizado	1,0 mg	Oral	Comprimidos (0,5, 1 e 2 mg)
Valerato de estradiol	1,0 mg	Oral Vaginal	Comprimidos (1 e 2 mg) Comprimido vaginal: 25 µg Anel vaginal: 2 mg Creme vaginal: 0,1 mg/g
Estradiol	25 µg	Transdérmica Vaginal	Adesivo (25, 50 e 100 µg) Creme (1 mg/g)
17β-estradiol	0,5 mg 1 mg 150 µg (1 aplicação nasal)	Transdérmica Oral Nasal Implante subcutâneo	Gel (1 jato = 0,5 g gel = 0,5 mg de estradiol; 1 sachê = 0,5 ou 1 mg de estradiol) Comprimidos (1 mg, 1,5 mg e 2 mg) Aerossol nasal 25 mg/implante
Promestrieno	10 mg 1 g de creme	Vaginal	Cápsula vaginal (10 mg) Creme vaginal (1 aplicador)

Equivalência de doses: 0,625 mg EEC oral = 1 mg 17β-estradiol micronizado oral = 50 µg estradiol transdérmico (adesivo).

que o risco das diversas manifestações cardiovasculares variou com o tempo de início da TH, estratificado em menos ou mais de 10 anos após a menopausa, com menores mortalidade e incidência de doença coronariana na primeira circunstância, embora perdurasse aumentado o risco de tromboembolismo venoso em comparação a placebo ou não tratamento. Em conclusão, prevenção primária ou secundária de doença cardiovascular com TH em mulheres pós-menopáusicas não apresenta benefício e causa risco de acidente vascular cerebral (AVC) e tromboembolismo venoso (TEV).

Anteriormente, revisão Cochrane[7] de 23 estudos que avaliaram 42.830 mulheres em pós-menopausa, com mais de 60 anos e relativamente sadias, identificou que terapia hormonal prolongada e contínua aumentava o risco de evento coronário, TEV, AVC, demência, doenças da vesícula biliar, câncer de mama e morte por câncer pulmonar. Terapia exclusiva com estrógenos não aumentou significativamente o risco de câncer de mama. O único benefício evidenciado com TH prolongada foi diminuição na incidência de fraturas. Nenhum estudo incluiu mulheres em perimenopausa ou em pós-menopausa antes de 50 anos de idade.

Na menopausa, a deficiência estrogênica determina diminuição de fluxo sanguíneo e secreção glandular no trato geniturinário, podendo causar sintomas urogenitais, como atrofia e ressecamento da mucosa vaginal, prurido, dispareunia, urgência e incontinência urinária, com facilidade para contrair infecções urinárias. Para controlar esses sintomas, baixas doses de preparados estrogênicos de uso local (principalmente estriol) e ospemifeno (modulador seletivo de receptores estrogênicos, aprovado pela Food and Drug Administration [FDA] em fevereiro de 2013 para melhorar atrofia vaginal e dispaurenia de moderada a grave)[8] constituem terapia efetiva, bem como lubrificantes e hidratantes para aquelas que não desejam usar hormônios.[2]

Em resumo, a escolha sobre instituição ou não de TH deve ser tomada em conjunto com as pacientes, após serem informadas consistentemente da melhor evidência disponível.[9]

▶ Seleção

Em sintomas vasomotores

Sintomas vasomotores (fogachos) atingem aproximadamente 75% das mulheres no climatério. Têm grau variável de intensidade, duração e frequência na menopausa espontânea, mas costumam ser mais acentuados na menopausa induzida. Associam-se a suores noturnos e perturbação do sono. Sem tratamento, podem desaparecer em 1 a 2 anos, o que justifica terapia a curto prazo. Esses sintomas têm sido manejados com estrógenos, associação de estrógenos/progestógenos, inibidores seletivos da recaptação de serotonina e serotonina/norepinefrina (citalopram, escitalopram, fluoxetina, paroxetina, sertralina e venlafaxina, desvenlafaxina e duloxetina), análogos do ácido gama-aminobutírico – GABA (gabapentina e pregabalina), fitoestrógenos, fitoterápicos (*Cimicifuga* sp., gênero *Oenothera*), vitamina E e medidas não farmacológicas (ioga, exercício aeróbico, acupuntura, técnicas de relaxamento, mudanças de estilo de vida).

É importante observar o grande percentual de efeito placebo no alívio dos sintomas vasomotores (até 33% na oitava semana de emprego), benefício que se mostrou duradouro e similar ao obtido com tratamento ativo.[10]

■ Tratamento medicamentoso não hormonal[11]

Vários medicamentos têm sido empregados *off-label* para tratamento de sintomas vasomotores em mulheres com contraindicação de TH, ou que não a desejam.[12,13]

Análogos do GABA

▶ **Gabapentina**. Reduz frequência e intensidade de sintomas vasomotores na proporção de 50% em comparação a placebo. As doses nos estudos variaram de 300 mg/dia a 900 mg/dia, porém em dose titulada até 2.400 mg/dia, sua eficácia foi comparável à da terapia estrogênica.

▶ **Pregabalina**. Administrada em doses de 75 mg, 2 vezes/dia ou 150 mg/dia, por 6 semanas, a mulheres pós-menopáusicas reduziu os escores de fogachos em 65% e 71%, respectivamente, comparativamente a 50% observados no grupo placebo.

Inibidores seletivos da recaptação de serotonina ou serotonina/norepinefrina

Revisão sistemática com metanálise[14] de 11 ensaios clínicos randomizados (ECRs) e controlados por placebo arrolou 2.069 mulheres sadias, menopáusicas e pós-menopáusicas, que receberam inibidores seletivos da recaptação de serotonina (ISRS) por apresentarem fogachos. Houve modesta, porém significativa diminuição de frequência desse sintoma (diferença média: – 0,93; IC95%: –1,46 a –0,37) e intensidade (diferença mínima significativa [DMS]: –0,34; IC95%: –0,59 a –0,10) – redução, em média de um fogacho ao dia. Houve, entretanto, alta heterogeneidade entre os estudos. Os efeitos adversos não diferiram dos do grupo placebo. Escitalopram foi superior aos demais ISRS em termos de eficácia.

Em revisão[15] de três ECRs e controlados por placebo, encontraram-se similares efeitos entre escitalopram, baixa dose de 17β-estradiol e venlafaxina em redução da frequência dos fogachos, mas não se identificou benefício com exercício aeróbico, ioga ou suplemento com ômega-3.

▶ **Venlafaxina**. Reduz fogachos em aproximadamente 55% quando comparada a placebo. A dose usual varia de 37,5 mg/dia a 150 mg/dia. Aquela redução é proporcional à dose. Porém a maior dosagem se associa a xerostomia, diminuição do apetite, náuseas e constipação intestinal. Contraindicações à venlafaxina incluem uso concomitante de inibidores da monoamina oxidase (IMAO).

▶ **Desvenlafaxina**. É o maior metabólito ativo de venlafaxina. Em ensaios clínicos, o fármaco reduziu em 55 a 69% a frequência de fogachos, com bom perfil de tolerabilidade e segurança. Inicia-se com 50 mg/dia durante 3 dias e titula-se até 100 mg/dia, considerada dose ótima. Os efeitos adversos descritos são náuseas, xerostomia, fadiga, constipação intestinal, diarreia e sonolência.[16]

▶ **Paroxetina**. A dose inicial recomendada é de 10 a 20 mg/dia. Na liberação controlada, doses variam entre 12,5 e 25 mg/dia. Embora a redução dos fogachos seja dose-dependente, as menores doses já apresentam desempenho significativamente superior ao placebo. Formulação com baixa dosagem representa a única terapia não hormonal aprovada pela FDA para controle dos sintomas vasomotores.[17] Contraindica-se uso concomitante de IMAOs ou tioridazina. Deve-se ter cautela no uso concomitante com varfarina. Efeitos adversos incluem fraqueza, sudorese, náuseas, diminuição do apetite, insônia, sonolência e tontura. A paroxetina reduz o metabolismo do tamoxifeno em seu metabólito ativo, endoxifeno, por isso deve ser usada com cautela em mulheres com câncer de mama, que recebem terapia adjuvante com esse medicamento.

▶ **Fluoxetina**. Fluoxetina reduz frequência de fogachos, com doses de 20 mg/dia. Efeitos adversos e contraindicações são os mesmos da paroxetina.

▶ **Citalopram**. Citalopram, em dose diária de 10 mg, reduziu frequência e intensidade dos fogachos em 65%, atuando já na primeira semana de tratamento. Apresentou poucos efeitos adversos e, com paroxetina, mostrou-se mais custo-efetiva.[18]

▶ **Sertralina**. Também mostrou eficácia no tratamento de sintomas climatéricos. Em dose de 50 mg, dada por 6 semanas, evidenciou menor frequência de queixas somáticas e psicológicas comparativamente a placebo, porém não houve diferença quanto à intensidade dos fogachos.[19]

Outros

Vários fitoterápicos e suplementos vitamínicos têm sido testados no tratamento dos sintomas vasomotores da menopausa. As terapias incluem a planta *Actaea racemosa* (antes chamada *Cimicifuga racemosa*), óleo de prímula (obtido das sementes de *Oenothera biennis*), fitoestrógeno e vitamina E. Os efeitos terapêuticos desses compostos são inconsistentes.

Fitoestrógenos[20] também têm sido avaliados quanto à eficácia em reduzir frequência de fogachos em mulheres pós-menopáusicas. Metanálise de 10 ECRs controlados por placebo demonstrou sua eficácia em reduzir a menos de um fogacho ao dia (diferença média = 0,89; $P < 0,005$). Efeitos adversos não diferiram entre os dois grupos ($P = 0,175$).

Uma planta[21] – *Actaea racemosa* (ou *Cimicifuga racemosa*) – foi avaliada na melhora de sintomas vasomotores em mulheres perimenopáusicas e pós-menopáusicas. Em revisão Cochrane de 16 estudos (n = 2.027), a administração de 40 mg/dia da preparação da planta por 23 semanas, comparando-a a placebo, terapia hormonal, fitoestrógeno e fluoxetina, não mostrou diferença entre ela e placebo. Quanto a efeitos adversos, os resultados foram inconclusivos.

▪ Tratamento medicamentoso hormonal

Para pacientes pós-menopáusicas com sintomas moderados ou graves e sem contraindicações para tratamento medicamentoso hormonal (TH), a terapia estrogênica é o tratamento de escolha. A menor dose eficaz deve ser utilizada e administrada por 2 ou 3 anos (curto prazo) e não mais do que 5 anos. Somente uma minoria das mulheres não consegue suspender a TH com sucesso devido a sintomas persistentes. Nesses casos, deve-se considerar substituição por terapia não hormonal.

Efeitos de estrógenos em fogachos são dose-dependentes. Revisão comparou administração oral e transdérmica de 17β-estradiol (E_2), postulando que o estrógeno transdérmico tinha menor potencial de riscos para a saúde do que a formulação oral.[22] Revisão de dois estudos comparou estados de equilíbrio após liberação de E_2 por vias oral e transdérmica, mostrando que aquele já foi alcançado com a aplicação do primeiro adesivo e mantido continuamente. Não houve diferença entre as duas vias quanto aos efeitos sobre os fogachos, com comportamento similar em mulheres menopáusicas não tratadas e mulheres em pré-menopausa. Diferentes sintomas da menopausa requerem diferentes níveis plasmáticos de E_2, sendo necessárias concentrações de 41 pg/mℓ para suprimir 50% dos fogachos.[23]

Revisão sistemática[24] de 9 ECRs – duplos-cegos, controlados por placebo, realizados em mulheres pós-menopáusicas com ao menos 7 fogachos/dia e em uso de formulações estrogênicas em doses inferiores ao equivalente a 0,05 mg de 17β-estradiol – identificou que baixa dose de estrógeno transdérmico (faixa média de 0,020 a 0,029 mg) superou significativamente o placebo na redução do número diário de fogachos (7,91 *vs.* 5,07, respectivamente; $P < 0,05$).

Metanálise[25] de 24 ensaios clínicos randomizados (n = 3.329, duração entre 3 meses e 3 anos) mostrou 75% de redução na frequência semanal de fogachos e suores noturnos com TH combinada em comparação a placebo. A intensidade dos sintomas também se reduziu (*odds ratio* [OR] = 0,13; IC95%: 0,07 a 0,23). A saída do estudo por falta de resposta (melhora dos fogachos) foi maior no grupo placebo (OR = 10,51; IC95%: 5,00 a 22,09). Já a saída do estudo por efeitos adversos foi similar nos dois grupos, apesar de maior ocorrência desses eventos no grupo com terapia hormonal (OR = 1,41; IC95%: 1,00 a 1,99). É importante considerar que no grupo placebo também houve importante redução de redução dos fogachos (57,7%) no final do estudo, em comparação à medida basal.

O progestógeno drosperinona (2 mg/dia) combinado a 17β-estradiol (1 mg/dia) reduziu significativamente frequência de sintomas vasomotores de moderados a intensos em comparação a placebo (frequência semanal: −80,4% *versus* −51,9%, respectivamente; diferença de tratamento: −28,5%; $P < 0,0001$), quando administrado por 16 semanas a mulheres pós-menopáusicas. Houve tendência a redução da intensidade dos sintomas com a intervenção. A associação drosperinona/17β-estradiol também diminuiu episódios de sudorese e secura vaginal. Efeitos adversos de leves a moderados pouco ocasionaram desistência do tratamento.[26]

Estrogenoterapia isolada também tem mostrado eficácia no manejo desses sintomas, sem diferir significativamente da terapia combinada, sendo opção para pacientes histerectomizadas ou usuárias de DIU com levonorgestrel.[25] Em metanálise de 14 estudos,[27] estrógenos equinos conjugados (0,625 mg/dia) e 17β-estradiol (oral 1 mg/dia ou transdérmico 0,05 mg/dia) foram igualmente eficazes em comparação com placebo no tratamento de fogachos na menopausa. Sensibilidade mamária e sangramento vaginal atípico foram os efeitos adversos relatados nas usuárias dos estrógenos.

▪ Tratamento não medicamentoso

Múltiplos tratamentos não farmacológicos têm sido propostos no manejo dos sintomas vasomotores da menopausa. Incluem acupuntura, hipnose e mudanças de estilo de vida.

Revisão Cochrane[28] de 8 estudos (n = 1.155) que compararam acupuntura com acupuntura simulada (*sham*) não encontrou diferença entre os grupos com relação à frequência dos fogachos por dia, mas houve pequena melhora na intensidade dos episódios. Em 3 estudos que compararam acupuntura com terapia hormonal, a última foi superior na redução de frequência, mas a intensidade foi similar entre os dois grupos. Estudo comparou eletroacupuntura a relaxamento, sem detectar significativa diferença entre as intervenções. Quatro estudos compararam acupuntura a espera em lista ou não intervenção: a primeira se mostrou mais eficaz nos desfechos pesquisados. As evidências ainda são controversas, apontando para possível redução de frequência, mas não de intensidade dos sintomas vasomotores com a acupuntura. Além disso, devem-se considerar praticidade e custo dessa medida, para permitir recomendar acupuntura no controle de sintomas vasomotores na menopausa.

Com respeito a *hipnose*, não há estudos que forneçam resultados conclusivos sobre a eficácia em sintomas vasomotores.

Ensaio clínico randomizado[29] alocou 174 mulheres perimenopáusicas e pós-menopáusicas com ao menos 5 fogachos ou suores noturnos/dia para realizar duas modalidades de *exercício* regular por 6 meses, a fim de avaliar o benefício da intervenção nesses sintomas vasomotores. Nenhum grupo detectou mudança sobre a frequência dos sintomas em relação aos controles.

Outra revisão Cochrane[30] identificou haver insuficiente evidência sobre a eficácia do exercício no tratamento de sintomas vasomotores na menopausa em comparação a ioga e não tratamento.

Outra alternativa estudada foi a *técnica de relaxamento*. Revisão Cochrane[31] de quatro estudos (281 participantes) comparou-a a eletroacupuntura, agulhamento superficial, respiração compassada, placebo e não tratamento. Houve insuficiente evidência para demonstrar eficácia da técnica em estudo, bem como as eventuais diferenças entre ela e as demais abordagens comparativas.

Em atrofia vaginal

Os epitélios de vagina e uretra são muito sensíveis ao estrogênio, e a deficiência desse hormônio causa redução da espessura daqueles. O resultado é atrofia vulvovaginal (vaginite atrófica), causando ressecamento vaginal, prurido e dispareunia. Ao contrário dos sintomas vasomotores, ressecamento vaginal e dispareunia pioram na ausência de tratamento, podendo impactar qualidade de vida em mulheres pós-menopáusicas.

Estrógenos sistêmico e tópico são efetivos no tratamento desses sintomas, mas o segundo apresenta pronunciado efeito local sem atingir níveis sistêmicos elevados.

A terapia estrogênica restaura flora e pH ácido vaginal, aumenta espessura de epitélio, aumenta secreções fisiológicas e reduz ressecamento vaginal. Também atua no trato urinário, causando redução em incidência de infecção urinária e sintomas de bexiga hiperativa. Em função da elevada resposta à terapia hormonal, é necessário investigar outras causas para os sintomas de atrofia urogenital apenas se resultado positivo não for observado.

▪ Estrógeno tópico (vaginal)

O tratamento inicial idealmente emprega doses baixas de estrógeno tópico vaginal (equivalente a ≤ 0,3 mg de estrógenos equinos conjugados/≤ 0,5 g creme) em vez de terapia sistêmica ou altas doses vaginais, para pacientes que estão tratando apenas sintomas urogenitais. Para mulheres em tratamento sistêmico para outros sintomas da menopausa, baixa dose de estrógeno tópico poderá ser acrescida, se o alívio dos sintomas for insuficiente.

Algumas apresentações vaginais liberam doses maiores de estrógeno, e outras utilizam a via vaginal para entregar doses sistêmicas (50 a 100 μg/dia), como anel vaginal disponível apenas nos EUA.

A preferência por baixas doses fundamenta-se no fato de serem eficazes sem causar efeitos/riscos sistêmicos. Além disso, a via vaginal é mais eficaz que a sistêmica para tratamento da atrofia vaginal.

A Sociedade Norte-Americana de Menopausa indica uso de terapia estrogênica local na presença de atrofia urogenital isolada e complementação com terapia local para pacientes em terapia sistêmica que ainda apresentem queixas vulvovaginais.[32]

Coorte comparada, quase experimento,[33] envolvendo 68 mulheres no grupo intervenção (tratadas com gel vaginal contendo 50 μg de estriol, diariamente por 3 semanas e após 2 vezes na semana até 12 semanas) e 42 mulheres no grupo-controle (sem tratamento), avaliou muito baixa concentração (0,005%) de gel vaginal sobre função sexual e qualidade de vida. Houve significativas melhoras em trofismo da mucosa vaginal, pH vaginal, função sexual e qualidade de vida (todos com $P < 0,05$) nas mulheres pós-menopáusicas tratadas. No grupo-controle, não se observaram mudanças em relação à avaliação basal.

Além disso, estudou-se o efeito da estrogenoterapia em incontinência urinária. Revisão sistemática Cochrane[34] de 34 ensaios clínicos randomizados ou quase experimentais, envolvendo 19.676 mulheres incontinentes, das quais 9.599 receberam estrogenoterapia, evidenciou que tratamento estrogênico tópico (cremes e pessários vaginais) pode melhorar a incontinência em comparação a placebo (RR = 0,74; IC95%: 0,64 a 0,86). Simultaneamente ocorreram menores frequência e urgência urinárias em 24 h. Nenhum estudo avaliou efeitos a longo prazo ou após suspensão do tratamento. Obviamente, o uso de estrógenos é limitado, até instituição do tratamento cirúrgico definitivo, se assim for necessário. Contrariamente, o uso sistêmico de estrógenos equinos (em 6 estudos) piorou a incontinência em comparação ao placebo (RR = 1,32; IC95%: 1,17 a 1,48), o mesmo ocorrendo com o uso da combinação estrógeno/progestógeno (RR = 1,11; IC95%: 1,04 a 1,18).

Outras estratégias, como *exercícios musculares* ou *estimulação elétrica do assoalho pélvico*, também se associam à melhora da incontinência urinária, quando comparadas a não tratamento.

Revisão Cochrane[35] comparou estrógenos por vias oral e vaginal com placebo na prevenção de infecção urinária recorrente em 3.345 mulheres pós-menopáusicas. Estrógenos vaginais reduziram significativamente as infecções recorrentes, mas o uso por via oral não produziu efeito superior ao placebo.

Modulador seletivo de receptores estrogênicos

Ospemifeno é modulador seletivo de receptor estrogênico (MSRE), agindo como agonista estrogênico não hormonal em epitélio vaginal, sem efeito clinicamente significativo em tecidos mamário e endometrial. Seu uso para tratamento de dispareunia por atrofia vulvovaginal foi aprovado em 2013 nos EUA, e o fármaco consta da Denominação Comum Brasileira de 2015.

Estudos de fase III comparativos com placebo mostraram que ospemifeno significativamente melhorou índice de maturação vaginal (diminuição de células parabasais e aumento de células superficiais), diminuiu pH vaginal e intensidade de sintomas autorrelatados (dispareunia e ressecamento vaginal).

Para mulheres com dispareunia decorrente de atrofia vulvovaginal grave, sintomática, que não conseguem empregar cremes vaginais (artrite, obesidade, vulvodinia) ou preferem não usar produto vaginal, o uso desse agente pode ser uma opção. As desvantagens em relação ao estrógeno vaginal são necessidade de uso diário e efeitos adversos sistêmicos como fogachos (podendo agravar os preexistentes) e risco potencial de tromboembolismo. Estudos de segurança de longo termo revelaram que 60 mg/dia de ospemifeno, administrados por 52 semanas, foram bem tolerados, não se relacionando com efeitos preocupantes sobre endométrio e mama.[36]

Sua segurança ainda não foi demonstrada em pacientes com história prévia ou alto risco para tromboembolismo.[37]

No tratamento de dispareunia e ressecamento vaginal em mulheres na menopausa, a eficácia do ospemifeno foi demonstrada em ensaios clínicos randomizados *versus* placebo. Não existem até o momento estudos comparando-o com estrogenoterapia tópica, que é o tratamento de escolha.[38]

Em função sexual

Em peri e pós-menopausa, há muitas queixas ligadas à função sexual. Revisão de 27 ECRs (16.393 mulheres), envolvendo a comparação de múltiplas terapias, detectou 5 estudos que avaliaram função sexual como desfecho primário. Terapia hormonal com estrógenos isolados ou combinados a progestógenos associou-se a pequeno ou moderado benefício sobre a função sexual, particularmente dispareunia, em mulheres com sintomas menopáusicos ou em pós-menopausa até 5 anos. Em pós-menopáusicas não selecionadas, não se demonstrou efeito. MSRE e tibolona, isolados ou associados a estrógenos, têm efeitos inconclusivos sobre função sexual.[39]

Sumário das indicações de terapias utilizadas em menopausa.			
Intervenção	Grau de recomendação	Nível de evidência	Comentário
Terapias medicamentosas não hormonais			
Sintomas vasomotores			
Análogos do GABA	–	–	Aparente benefício
Antidepressivos	IIa	A	Modesta redução de intensidade e frequência
Fitoestrógenos	IIa	A	Modesta redução de frequência
Fitoterápicos e suplementos vitamínicos	III	C/A	Resultados inconsistentes ou nulos
Atrofia vulvovaginal			
Ospemifeno	IIb	B	Redução de sintomas relacionados
Terapias medicamentosas hormonais			
Sintomas vasomotores			
Estrogenoterapia isolada oral ou transdérmica	I	A	Efeitos dose-dependentes. Redução significativa de intensidade e frequência dos fogachos
TH combinada	I	A	Redução significativa de intensidade e frequência dos fogachos e suores noturnos

(continua)

Sumário das indicações de terapias utilizadas em menopausa. (continuação)			
Intervenção	Grau de recomendação	Nível de evidência	Comentário
Atrofia vulvovaginal			
Estrogenoterapia oral	IIa	A	Pode necessitar tratamento complementar com estrogenoterapia vaginal
Estrogenoterapia vaginal	I	B	Uso de baixas doses nas formulações vaginais
Incontinência urinária			
Estrogenoterapia isolada oral ou TH combinada	III	A	Piora dos sintomas de incontinência nas pacientes tratadas
Estrogenoterapia vaginal	I	A	Reduz frequência e urgência urinárias
Infecção urinária			
Estrogenoterapia isolada oral ou TH combinada	III	A	Não difere do placebo
Estrogenoterapia vaginal	I	A	Reduz frequência de IUs recorrentes
Função sexual			
Estrogenoterapia isolada ou TH combinada	IIa	A	Pequeno ou moderado benefício sobre dispareunia
Estrogenoterapia + tibolona ou ospemifeno	III	A	Efeito inconclusivo
Prevenção primária ou secundária de doenças crônicas (doença cardiovascular, demência, osteoporose)			
TH combinada	III	A	TH combinada está contraindicada para esse fim e associada a maior risco de DCV, AVC e câncer de mama
Estrogenoterapia isolada	III	A	Estrogenoterapia isolada está contraindicada para esse fim e associada a maior risco de AVC
■ Terapias não medicamentosas			
Sintomas vasomotores			
Acupuntura	III	A	Evidência controversa
Hipnose	–	–	Sem estudos conclusivos sobre eficácia
Exercício regular	III	A	Sem evidência de eficácia
Técnica de relaxamento	III	A	Sem evidência de eficácia
Incontinência urinária			
Exercícios musculares e estimulação elétrica do assoalho pélvico	–	–	Aparente benefício

▸ Prescrição

Os diferentes representantes estrogênicos e progestogênicos podem ser vistos nos Quadros 53.1 e 53.2.

Estrógenos

Na TH comumente se utilizam estradiol e estrógenos equinos conjugados. Existem em várias formas farmacêuticas, sendo administrados por diferentes vias, em doses equipotentes (Quadro 53.1). Seu uso oral isolado só se justifica em pacientes histerectomizadas. Existem várias preparações, com mínima diferença em termos de eficácia, apesar de as doses poderem diferir.

Efeitos de estrógenos em fogachos são *dose-dependentes*. Há redução progressiva dos sintomas vasomotores com o aumento da dose. Dose de 200 µg promove níveis de estradiol de 100 pg/mℓ, e estima-se que, com concentração sérica de 120 pg/mℓ, as mulheres experimentarão 100% de redução daqueles sintomas.

Quadro 53.2 ■ Progestógenos indicados no controle dos sintomas da menopausa.

Fármacos	Vias	Doses	Formas farmacêuticas
Derivados da 17-hidroxiprogesterona			
Acetato de medroxiprogesterona	Oral	2,5 a 5 mg	Comprimidos (2,5, 5 e 10 mg)
Acetato de nomegestrol	Oral	5 mg	Comprimidos (5 mg)
Derivados da 19-nortestosterona			
Acetato de noretisterona	Oral* Oral Transdérmica*	0,5 mg	Comprimidos (0,5, 0,7, 1 e 2 mg) Comprimidos (10 mg) Adesivo (140 µg, 170 µg e 250 µg)
Acetato de noretindrona	Oral	140 µg	Comprimidos 0,25 mg
Gestodeno*	Oral	0,25 mg	Comprimidos 0,25 mg
Norgestimato* (em minipulsos)	Oral	90 µg	Comprimidos (90 µg)
Progesterona natural micronizada	Oral e vaginal	200 mg	Cápsula de 100 mg
Drosperinona*	Oral	2 mg	Comprimidos de 2 mg

*Em associação a estrógeno.

Estrógenos podem ser administrados sob diferentes *formas farmacêuticas*: gel, pessário, creme, *spray*, adesivo transdérmico, anel vaginal e comprimidos vaginais.

Sob forma de adesivo cutâneo, estradiol pode ser aplicado duas vezes na semana, em regime contínuo. Para proteção endometrial, o estrógeno deve ser associado a progestógeno oral, administrado em regime cíclico. Outra opção é o uso de adesivos que contêm a combinação de estrógeno com progestógeno. Aplica-se preferencialmente em abdome ou nádegas, fazendo-se rodízio entre os locais de aplicação. Os adesivos não devem ser colocados nas mamas.

Em princípio, a primeira escolha recai sobre adesivo transdérmico de estradiol, na dose de 25 µg. Se os fogachos persistirem após 1 mês, a recomendação é aumentar a dose para 37,5 µg e reavaliar em 1 mês. Se os sintomas não aliviarem, pode-se aumentar para 50 µg. A única exceção desse aumento progressivo é a presença de sintomas intensos, para os quais a dose de 50 µg produz alívio mais rápido.

Para pacientes com sintomas urogenitais exclusivamente, o uso tópico – *creme vaginal, óvulos vaginais, anel vaginal* – é a melhor opção. Dois tipos de cremes estão disponíveis no Brasil:

- Estrógenos equinos conjugados (EEC): 0,625 mg em 1 g creme; doses variam de 0,5 a 2,0 g de creme para tratamento de sintomas de atrofia urogenital, equivalendo a 0,3 a 1,25 mg de EEC
- Estriol: 1 mg de estriol por grama de creme; o aplicador cheio até a marca equivale a 0,5 g de creme, o que é igual a 0,5 mg de estriol. Apresenta-se também como comprimidos vaginais com 1 mg ou 2 mg.

Revisão sistemática[40] de 19 ensaios clínicos randomizados incluindo 4.000 mulheres demonstrou que cremes, óvulos e anel vaginais têm a mesma eficácia em aliviar os sintomas de atrofia.

Grau de absorção sistêmica, preferência do paciente, conveniência e custo devem nortear a escolha da preparação.

Na prática, para pacientes com sintomas vulvares (fissuras), o creme é a melhor opção, pois permite também a aplicação externa. Quando houver melhora dos sintomas vulvares, pode-se substituir pelo óvulo. Para pacientes sem essa queixa, pode-se iniciar diretamente com óvulo ou anel vaginal, nos países onde este esteja disponível.

Inicialmente indica-se o uso do creme ou óvulo diariamente por 2 semanas e após 2 vezes/semana na manutenção.

Anel vaginal é um anel de silástico que libera 7,5 µg de estradiol na vagina, diariamente, por período de 90 dias, momento em que deverá ser feita a substituição. Em estudos prospectivos, a melhora sintomática com o anel vaginal é comparável à da administração oral, e a citologia vaginal torna-se semelhante à da pré-menopausa. É bem tolerado e não interfere na relação sexual. Há outro anel vaginal que libera doses muito maiores de estradiol (50 a 100 µg por dia) e está disponível para tratamento de sintomas geniturinários e vasomotores; sua dose é considerada sistêmica e não local.

Nesta revisão, um estudo que enfocou segurança, mostrou mais efeitos adversos (sangramento uterino, dor mamária e dor perineal) com creme de estrógenos conjugados em comparação a comprimidos de estradiol (OR = 0,18; IC95%: 0,07 a 0,50). Em 11 estudos, as participantes manifestaram preferência por anel vaginal, devido a facilidade de uso, conforto e satisfação global com o produto.

Adicionalmente a essas vias, encontram-se preparações de estrógeno na forma de gel ou *spray* para uso transdérmico (17β-estradiol), que representa alternativa, principalmente para pacientes histerectomizadas ou em uso de sistema intrauterino de levonorgestrel.

Estrógenos e sua vias de administração

▶ **Via oral**. Estrógenos equinos conjugados (EEC) são administrados por via oral, em dose diária suficiente para reduzir frequência e intensidade dos sintomas em 75%, quando comparada a placebo. Em revisão sistemática sobre tratamento de fogachos, EEC e 17β-estradiol transdérmico foram igualmente eficazes no alívio dos sintomas.[41]

Sua ingestão com, ou imediatamente após, refeições reduz as náuseas. Começa-se a terapia com menores doses, como estradiol oral 0,5 mg, e aumenta-se apenas se o alívio dos sintomas não for obtido. Menores doses associam-se a menor sangramento vaginal e menor desconforto mamário. Ainda se desconhece se doses menores estarão associadas a menores riscos cardiovasculares ou mamários. Estrógeno deve ser usado de forma contínua, para evitar o retorno dos sintomas de hipoestrogenismo durante sua interrupção.

▶ **Via vaginal**. Para uso vaginal, estão disponíveis: creme de estrógenos equinos conjugados, creme e óvulos de estradiol e creme de estriol. Estrógenos são assim administrados para obtenção de efeito local (melhora de sintomas urogenitais); têm mínima absorção sistêmica, à exceção de promestrieno. Estriol tem pequena absorção sistêmica e curta meia-vida. Em dose única diária por tempo curto, não acarreta proliferação endometrial, não sendo necessário uso de progestógeno, nem avaliação endometrial de rotina em mulheres assintomáticas. Entretanto, cuidado adicional deve ser dado a pacientes com câncer de mama, nas quais qualquer absorção pode ser relevante. Já para emprego de estradiol por via vaginal (anel) e de estrógenos equinos conjugados em creme vaginal, proteção progestogênica deve ser realizada em mulheres com útero. O promestrieno não tem absorção sistêmica. As formas vaginais devem ser aplicadas profundamente, uma vez à noite, por 2 semanas; na manutenção, usam-se 1 a 2 g do creme ou 1 comprimido vaginal, à noite, 2 vezes na semana. Os efeitos adversos da terapia local são irritação vaginal, sangramento vaginal e sensibilidade mamária.

O *início* da TH costuma ser após a menopausa, na menor dose estrogênica eficaz. Sintomas vasomotores mais frequentemente ocorrem no final da transição menopáusica e no início da pós-menopausa.

A *duração* é geralmente de 2 a 3 anos, não ultrapassando 5 anos. O tratamento deve ser descontinuado tão logo seja possível, pois os sintomas diminuem com o tempo, enquanto o risco de câncer de mama e de outros eventos mórbidos aumenta com a duração da TH.

Apenas minoria de pacientes vai precisar de terapia a longo prazo para sintomas intensos e persistentes após suspensão de TH. Para essas pacientes, deverão ser priorizadas alternativas não hormonais. Para pacientes com predomínio de sintomas urogenitais, o uso tópico de estrógeno em baixas doses será eficaz, sem impor riscos sistêmicos ou de hiperplasia endometrial.

Dose e duração do tratamento devem ser individualizadas pelo grau de atrofia vulvovaginal. Baixa dose pode ser usada indefinidamente, pelo baixo risco de eventos adversos.[42]

Progestógenos

Na TH, todas as mulheres com útero devem receber progestógenos associados aos estrógenos para evitar hiperplasia/carcinoma de endométrio (que pode ocorrer com apenas 6 meses de tratamento sem oposição). Essa é a única indicação para uso desses compostos na menopausa.

A formulação mais extensamente estudada para esse fim é o progestógeno sintético acetato de medroxiprogesterona (MPA), na dose de 2,5 mg/dia (uso contínuo ou cíclico – 10 a 14 dias no mês). Apesar de proteger o endométrio, MPA associou-se a excesso de risco de doença coronariana e câncer de mama quando administrado com estrógenos equinos conjugados. Adicionalmente, regimes utilizando MPA cíclico *versus* contínuo demonstrou maior risco de câncer de mama para o primeiro. Por isso, e pela atenuação de alguns benefícios da terapia estrogênica, deve-se empregar a menor dose possível de progestógeno. MPA tem metabolismo hepático, sendo necessário ajuste de dose em caso de cirrose hepática.

Como progestógeno alternativo, existe a progesterona natural micronizada: administram-se 200 mg/dia ou 100 mg/dia durante 12 dias no mês, por vias oral ou vaginal, de preferência à noite, para evitar tontura e sonolência.

A primeira opção de progestógeno para TH é a forma micronizada, pelo raciocínio fisiopatológico ser favorável ao uso de uma progesterona natural em relação à segurança cardiovascular, apesar de ainda não existirem evidências que comprovem essa diferença. Para mulheres em perimenopausa ou menopausa recente, inicia-se com uso cíclico. Nesse subgrupo, uso contínuo se associa a sangramento irregular e imprevisível, devido a uso de estrogénos exógenos e produção endógena ovariana residual. O uso cíclico pode provocar alterações de humor e edema, além de causar sangramento de privação mensal. Quando a menopausa tiver ocorrido há mais de 2 anos, o regime contínuo é preferencial, pois vai manter a paciente sem sangramento uterino. Pacientes que não toleram os efeitos do uso cíclico também se beneficiam do uso contínuo. Pacientes que não toleram ou não desejam o progestógeno oral podem fazer uso do sistema intrauterino de levonorgestrel para proteção do endométrio.

Existem algumas associações hormonais: estrógenos conjugados a acetato de medroxiprogesterona, etinilestradiol a noretisterona e valerato de estradiol a noretisterona, a serem usadas por via oral. Também há adesivos transdérmicos com estradiol associado à noretisterona.

▶ Seguimento

Riscos potenciais de estrógeno local de baixa dose não têm sido relatados. Mulheres que utilizam estrogenoterapia local podem apresentar níveis séricos de estradiol demonstráveis laboratorialmente. Assim, riscos sistêmicos são possíveis, apesar de improváveis. Os riscos associados ao emprego de altas dosagens de estrógeno tópico são incertos e, é necessária a adição de progestógeno para prevenir hiperplasia endometrial.

Após a prescrição, a primeira revisão deverá ocorrer em aproximadamente 30 dias, investigando-se adesão a tratamento, presença de efeitos adversos menores, ocorrência de sangramento de privação no esquema cíclico e de amenorreia no contínuo.

Efeitos adversos menores incluem desconforto mamário (que pode ser minimizado com redução da dose), alterações de humor e edema pela progesterona. Sangramento uterino irregular ocorre em quase todas as mulheres que recebem esquemas cíclicos de hormônios associados e é comum nos primeiros meses do esquema contínuo.

A cada 6 meses, far-se-á exame físico completo. Anualmente serão realizadas mamografia e ultrassonografia transvaginal com medida de espessura do endométrio, nos casos de sangramento irregular. Frente ao achado de endométrio espesso na ultrassonografia transvaginal, deve-se proceder à avaliação anatomopatológica do mesmo.

Os principais efeitos adversos menores dos fármacos utilizados em TH estão apresentados no Quadro 53.3.

Algumas situações podem alterar o metabolismo dos estrógenos exógenos, resultando em maiores (menor metabolismo) ou menores (maior metabolismo) concentrações do fármaco. Uso de anticonvulsivantes (fenitoína, carbamazepina) acelera o metabolismo do estrógeno, podendo necessitar aumento da dose ou uso de via não oral. Já o consumo de álcool aumenta a concentração sérica do estrógeno em até 3 vezes, pelo que existe a recomendação de limitar o uso de álcool durante o tratamento.

Quadro 53.3 ▪ Reações adversas menores dos fármacos usados em TH segundo sua prevalência.

Fármacos	Prevalência		
	> 10%	1 a 10%	< 1%
Estradiol	Náuseas, anorexia, flatulência, aumento de tamanho e sensibilidade da mama, edema periférico	Cefaleia, alteração da libido, vômito, diarreia Reações no local do adesivo transdérmico (prurido, eritema, queimor)	Amenorreia, redução da tolerância à glicose, alteração de peso, cloasma, depressão, tontura, ansiedade, intolerância a lentes de contato, aumento da pressão sanguínea
Estrógenos equinos conjugados	Edema periférico, dor mamária, hipercalcemia, hipertrofia mamária, náuseas, anorexia	Cefaleia, aumento da libido, vômito, diarreia	Ansiedade, cloasma, icterícia colestática, diminuição da tolerância à glicose, depressão, vertigem, edema, aumento da pressão sanguínea
Medroxiprogesterona	Edema, anorexia, fraqueza muscular, amenorreia, sangramento	Depressão, febre, insônia, cloasma, *rash* com ou sem prurido, aumento da sensibilidade mamária, ganho ou perda de peso, icterícia colestática	–

▶ Referências bibliográficas

1. Harlow SD, Gass M, Hall JE, Lobo R, Maki P, Rebar RW et al.; STRAW + 10 Collaborative Group. Executive Summary of the Stages of Reproductive Aging Workshop + 10: Addressing the Unfinished Agenda of Staging Reproductive Aging. *J Clin Endocrinol Metab.* 2012; 97 (4): 1159-1168.
2. Stuenkel CA, Davis SR, Gompel A, Lumsden MA, Murad MH, Pinkerton JV, Santen RJ. Treatment of symptoms of the menopause: an Endocrine Society Clinical Practice Guideline. *J Clin Endocrinol Metab.* 2015; 100 (11): 3975-4011.
3. Writing Group for the Women's Health Initiative Investigators. Risks and benefits of oestrogen plus progestin in health postmenopausal women: principal results from the Women's Health Initiative randomized controlled trial. *JAMA.* 2002; 288 (3):321-333.
4. Hulley S, Grady D, Bush T, Furberg C, Herrington D, Riggs B, Vittinghoff E. Randomized trial of estrogen plus progestin for secondary prevention of coronary heart disease in postmenopausal women – HERS Study. *JAMA.* 1998; 280 (7): 605-613.
5. Grady D, Herrington D, Bittner V, Blumenthal R, Davidson M, Hlatky M et al. Cardiovascular disease outcomes during 6.8 years of hormone therapy: Heart and estrogen/progestin replacement study follow-up (HERS II). *JAMA.* 2002; 288 (1): 49-57.
6. Boardman HM, Hartley L, Eisinga A, Main C, Roqué i Figuls M, Bonfill Cosp X, Gabriel Sanchez R, Knight B. Hormone therapy for preventing cardiovascular disease in post-menopausal women. *Cochrane Database Syst Rev.* 2015 Mar 10; 3: CD002229.
7. Marjoribanks J, Farquhar C, Roberts H, Lethaby A. Long term hormone therapy for perimenopausal and postmenopausal women. *Cochrane Database Syst Rev* 2012 Jul 11; 7: CD004143.
8. Bruyniks N, Nappi RE, Castelo-Branco C, de Villiers TJ, Simon J. Effect of ospemifene on moderate or severe symptoms of vulvar and vaginal atrophy. *Climacteric.* 2016; 19: 60-65.
9. Lubianca JN. Terapia de reposição hormonal. In: Ministério da Saúde. ANVISA. ENSP/FIOCRUZ. *Fundamentos Farmacológico-clínicos dos Medicamentos de Uso Corrente.* Rio de Janeiro: ENSP/FIOCRUZ; 2002. [CD-ROM]
10. Freeman EW, Ensrud KE, Larson JC, Guthrie KA, Carpenter JS, Joffe H et al. Placebo improvement in pharmacologic treatment of menopausal hot flashes: time course, duration, and predictors. *Psychosom Med.* 2015; 77 (2): 167-175.
11. Umland EM, Falconieri L. Treatment options for vasomotor symptoms in menopause: focus on desvenlafaxine. *Int J Womens Health.* 2012; 4:305-319.
12. Imai A, Matsunami K, Takagi H, Ichigo S. New generation nonhormonal management for hot flashes. *Gynecol Endocrinol.* 2013; 29 (1): 63-66.
13. Krause MS, Nakajima ST. Hormonal and nonhormonal treatment of vasomotor symptoms. *Obstet Gynecol Clin North Am.* 2015; 42 (1):163-179.
14. Shams T, Firwana B, Habib F, Alshahrani A, Alnouh B, Murad MH, Ferwana M. SSRIs for hot flashes: a systematic review and meta-analysis of randomized trials. *J Gen Intern Med.* 2014; 29 (1): 204-213.

15. Guthrie KA, LaCroix AZ, Ensrud KE, Joffe H, Newton KM, Reed SD et al. Pooled Analysis of Six Pharmacologic and Nonpharmacologic Interventions for Vasomotor Symptoms. *Obstet Gynecol.* 2015; 126 (2): 413-422.
16. Tella SH, Gallagher JC. Efficacy of desvenlafaxine succinate for menopausal hot flashes. *Expert Opin Pharmacother* 2014; 15 (16): 2407-2418.
17. Kaunitz AM, Manson JE. Management of menopausal symptoms. *Obstet Gynecol.* 2015; 126 (4): 859-876.
18. Handley AP, Williams M. The efficacy and tolerability of SSRI/SNRIS in the treatment of vasomotor symptoms in menopausal women: a systematic review. *J Am Assoc Nurse Pract.* 2015; 27(1): 54-61.
19. Aedo S, Cavada G, Campodonico I, Porcile A, Irribarra C. Sertraline improves the somatic and psychological symptoms of the climacteric syndrome. *Climacteric.* 2011; 14 (5):590-595.
20. Chen MN, Lin CC, Liu CF. Efficacy of phytoestrogens for menopausal symptoms: a meta-analysis and systematic review. *Climacteric.* 2015; 18 (2): 260-269.
21. Leach MJ, Moore V. Black cohosh (Cimicifuga spp.) for menopausal symptoms. *Cochrane Database Syst Rev.* 2012 Sep 12; 9: CD007244.
22. Carroll N. A review of transdermal nonpatch estrogen therapy for the management of menopausal symptoms. *J Womens Health (Larchmt).* 2010; 19 (1): 47-55.
23. Rohr UD, Volko CD, Schindler AE. Comparison of steady state development and reduction of menopausal symptoms after oral or transdermal delivery of 17-β-estradiol in young healthy symptomatic menopausal women. *Horm Mol Biol Clin Investig.* 2014; 18 (3):123-136.
24. Corbelli J, Shaikh N, Wessel C, Hess R. Low-dose transdermal estradiol for vasomotor symptoms: a systematic review. *Menopause* 2015; 22 (1): 114-121.
25. Maclennan AH, Broadbent JL, Lester S, Moore V. Oral oestrogen and combined oestrogen/progestogen therapy versus placebo for hot flushes. *Cochrane Database Syst Rev.* 2004 Oct 18; (4):CD002978.
26. Lin SQ, Sun LZ, Lin JF, Yang X, Zhang LJ, Qiao J et al. Estradiol 1 mg and drospirenone 2 mg as hormone replacement therapy in postmenopausal Chinese women. *Climacteric.* 2011; 14 (4): 472-481.
27. Nelson HD. Commonly used types of postmenopausal estrogen for treatment of hot flashes: scientific review. *JAMA* 2004; 291 (13):1610-1620.
28. Dodin S, Blanchet C, Marc I, Ernst E, Wu T, Vaillancourt C et al. Acupuncture for menopausal hot flushes. *Cochrane Database Syst Rev.* 2013 Jul 30; 7: CD007410.
29. Daley AJ, Thomas A, Roalfe AK, Stokes-Lampard H, Coleman S, Rees M et al. The effectiveness of exercise as treatment for vasomotor menopausal symptoms: randomised controlled trial. *BJOG.* 2015; 122 (4): 565-575.
30. Daley A, Stokes-Lampard H, Thomas A, MacArthur C. Exercise for vasomotor menopausal symptoms. *Cochrane Database Syst Rev.* 2014 Nov 28; 11: CD006108.
31. Saensak S, Vutyavanich T, Somboonporn W, Srisurapanont M. Relaxation for perimenopausal and postmenopausal symptoms. *Cochrane Database Syst Rev.* 2014 Jul 20; 7: CD008582.
32. North American Menopause Society. Estrogen and progestogen use in postmenopausal women: 2010 position statement of The North American Menopause Society. *Menopause.* 2010; 17(2): 242-255.
33. Caruso S, Cianci S, Amore FF, Ventura B, Bambili E, Spadola S, Cianci A. Quality of life and sexual function of naturally postmenopausal women on an ultralow-concentration estriol vaginal gel. *Menopause.* 2016; 23 (1): 47-54.
34. Cody JD, Jacobs ML, Richardson K, Moehrer B, Hextall A. Oestrogen therapy for urinary incontinence in post-menopausal women. *Cochrane Database of Syst Rev.* 2012 Oct 17; 10; CD001405.
35. Perrotta C, Aznar M, Mejia R, Albert X, Ng Cheen W. Oestrogens for preventing recurrent urinary tract infection in postmenopausal women. Cochrane Database of Systematic Reviews. 2008; 16(2):CD005131.
36. Wurz GT, Kao CJ, DeGregorio MW. Safety and efficacy of ospemifene for the treatment of dyspareunia associated with vulvar and vaginal atrophy due to menopause. *Clin Interv Aging.* 2014; 9: 1939-1950.
37. Burich RA, Mehta NR, Wurz GT. Ospemifene and 4-hydroxyospemifene effectively prevent and treat breast cancer in the transgenic mouse model. *Menopause.* 2012; 19: 96.
38. Portman DJ, Bachmann GA, Simon JA; Ospemifene Study Group. Ospemifene, a novel selective estrogen receptor modulator for treating dyspareunia associated with postmenopausal vulvar and vaginal atrophy. *Menopause.* 2013; 20 (6):623-630.
39. Nastri CO, Lara LA, Ferriani RA, Rosa-E-Silva AC, Figueiredo JB, Martins WP. Hormone therapy for sexual function in perimenopausal and postmenopausal women. *Cochrane Database Syst Rev.* 2013 Jun 5; 6: CD009672.
40. Suckling J, Lethaby A, Kennedy R. Local oestrogen for vaginal atrophy in postmenopausal women. *Cochrane Database Syst Rev.* 2006; Oct 18; (4): CD001500.
41. Maclennan AH, Broadbent JL, Lester S, Moore V. Oral oestrogen and combined oestrogen/progestogen therapy versus placebo for hot flushes. *Cochrane Database Syst Rev.* 2004 Oct 18; (4): CD002978.
42. Utian WH, Bachmann GA, Cahill EB, Gallagher JC, Grodstein F, Heiman JR et al. Estrogen and progestogen use in postmenopausal women: 2010 position statement of the North American Menopause Society. *Menopause.* 2010; 17 (2): 242-255.

CAPÍTULO 54
Anticoncepção Hormonal Oral

Jaqueline Neves Lubianca

▶ Introdução

Anticoncepção é ampla e universalmente realizada. Revisão sistemática[1] avaliou a prevalência do emprego de contraceptivos em mulheres em idade reprodutiva, casadas ou em união estável, e encontrou prevalência de uso de 63% em todo o mundo e de 77% nos EUA. Em projeção, estimou crescimento no número absoluto de mulheres que potencialmente utilizariam contracepção em 2015, como sendo da ordem de 962 milhões, com expansão na maioria dos países.

No entanto, gravidez indesejada ainda é problema comum. Estudo[2] que monitorou frequência e consequências dessas gravidezes entre 2001 e 2008 mostrou que 51% das gestações nos EUA não foram planejadas, com tendência a aumentar. Porém, a porcentagem de gravidezes indesejadas que terminaram em abortamento diminuiu, e a taxa das mesmas que redundou em nascimentos cresceu, correspondendo a 27 por 1.000 mulheres.

A alta taxa de gravidez indesejada, apesar da disponibilidade de contracepção, destaca a importância de se avaliar adequadamente o método ideal para cada paciente.

Nas faixas etárias mais jovens, o controle da natalidade ainda segue sendo problema. Em 2005, do total de nascidos vivos no Brasil, 21,82% correspondiam a mães com idade entre 15 e 19 anos de idade, comprovando a falta de orientação e adesão aos métodos anticoncepcionais entre adolescentes. A maior incidência ocorre nas regiões Norte, Nordeste e Centro-Oeste, em adolescentes com menor escolaridade.[3]

No estudo transversal ERICA,[4] incluindo 74.589 adolescentes provenientes de 32 estratos geográficos do Brasil, observou-se que 28,1% tinham iniciado vida sexual, com maior prevalência naqueles com 17 anos que habitavam a região Norte. Dentre eles, 82,3% referiram uso de métodos contraceptivos na última relação sexual, sendo a maior prevalência de uso entre adolescentes com 17 anos de idade, mulheres e residentes na região Sul. Dessas, 13,4% usaram anticoncepcional oral (AO). Adolescentes mais novos e residentes na região Norte mostraram-se mais vulneráveis às consequências das práticas sexuais não protegidas.

Algumas mulheres optam por não fazer uso de contraceptivos. As razões para a não utilização foram abordadas em relatório do Sistema de Monitoramento de Avaliação de Risco de Gravidez (PRAMS),[5] que entrevistou quase 8.000 mulheres. Para justificar relação sexual desprotegida, as respondentes acharam que não poderiam engravidar no momento do intercurso (33%), disseram não se importar se engravidassem, afirmaram que o parceiro não queria usar métodos contraceptivos, citaram efeitos colaterais, afirmaram que elas ou seus parceiros eram estéreis, citaram problemas de acesso e selecionaram a opção "outro". Considerando-se que um terço dessas mulheres acreditava que poderia não engravidar no momento da relação sexual, a necessidade de mais educação sobre esse tema parece fundamental.

A eficácia da contracepção (resultado obtido quando o uso ocorre em condições ideais) e sua efetividade (resultado do uso corrente, tanto correto como incorreto) podem ser expressas por meio do índice de Pearl, correspondente à razão entre o número de gestações (falha) ocorridas em 100 mulheres que utilizaram sistematicamente o método durante 1 ano (numerador) e o número de meses de exposição (denominador).

Uma vez que a eficácia do método contraceptivo depende de correta administração, admite-se que a maioria das gestações indesejadas resulte de uso incorreto ou inconsistente daquele, mais do que à sua falha.[6]

Apesar de o uso correto dos anticoncepcionais orais combinados (AOC) apresentar taxa de falha de 0,01%, no uso típico, essa falha sobe para 8% em mulheres adultas e até 24% em adolescentes.

Atentando para esse último dado, já em programas pré-natais, há a preocupação de conscientizar as adolescentes para anticoncepção pós-parto.

Outro estudo[7] sobre concepção pós-parto verificou que 304 participantes já haviam tido um primeiro intercurso entre 6 e 12 semanas após o parto. Em 6 semanas (42 dias pós-parto), 132 (43%) já haviam retomado vida sexual, com apenas 65 (49%) em uso de algum método anticoncepcional. Os autores preconizam planejamento anticoncepcional durante o cuidado pré-natal, e a realização da primeira visita pós-parto antes de 6 semanas.

Para a escolha da anticoncepção é fundamental conhecer os diferentes métodos contraceptivos, comparar seus resultados, avaliar continuidade de uso (Quadro 54.1) e seus principais riscos (Quadro 54.2). Este último parâmetro é importante, pois contracepção geralmente é necessária durante tempo mais ou menos prolongado, sendo a adesão condicionada, entre outros fatores, por maior facilidade de uso. Dados de eficácia, efetividade e falha são variáveis nos diferentes estudos, o que se explica pela influência exercida por diversos fatores sobre a adesão a determinado método. Falha existe em todos os métodos, mas é maior naqueles usados durante a relação sexual. Já métodos naturais apresentam como causa de descontinuidade e falha a necessidade de abstinência do ato sexual durante muitos dias do ciclo menstrual. A maior variação entre eficácia e efetividade ocorre com método do ritmo; e a menor, com AO.

Quadro 54.1 ■ Diferentes métodos contraceptivos: falha teórica e de uso e descontinuidade de uso.

Métodos	Falha teórica[a]	Falha de uso[a]	Descontinuidade[b] em 1 ano (%)
Irreversíveis			
Esterilização			
Ligadura tubária	0,04	0,13	–
Vasectomia	0,01	0,02	–
Reversíveis			
Contracepção hormonal			
Combinados	0,01	2,0	–
Minipílula[c]	1,0	2,5	–
Injetáveis	0,25	–	10 a 50
"Norplant"	< 1,0	–	5 a 40
Dispositivo intrauterino (DIU)	0,5 a 1,0	2,0	–
Métodos de barreira			
Condom	2,0	9,6	40
Diafragma	2,0	14,4	–
Capuz cervical	2,0	13	–
Espermicida	3,0	18	–
Métodos naturais			
Ritmo (Ogino-Knaus)	2,0	30	–
Muco cervical	3,5	20 a 24	72 a 74
Sintotérmico	10 a 19	50	–
Coito interrompido	16,0	23	–
Ducha vaginal	–	40	–

[a]Número de gestações/100 mulheres/ano. [b]Desistência de uso do método após 1 ano. [c]AO só com progestógeno.

Quadro 54.2 ■ Comparação dos riscos potenciais de diferentes métodos contraceptivos.

Métodos	Riscos*
Irreversíveis	
Esterilização	Cirúrgicos; infertilidade permanente
Reversíveis	
Contracepção hormonal parenteral	
Progestógenos injetáveis Implante subcutâneo Anel vaginal	Sangramento intermenstrual; amenorreia; edema; ganho de peso, cefaleia, depressão
Contracepção hormonal oral	
Estrógenos + progestógenos	Náuseas e vômito; cefaleia; enxaqueca; acne; cloasma; amenorreia pós-pílula; aumento da pressão arterial e da coagulabilidade sanguínea; icterícia colestática; aumento de incidência de adenoma hepático
Só progestógenos	Sangramento irregular; amenorreia; redução do HDL-colesterol; retardo no retorno da fecundidade (média: 5,5 meses)
Dispositivo intrauterino	Perfuração (rara); dismenorreia; menorragia; expulsão
Métodos de barreira	
Condom	Ausentes, exceto gravidez (falha)
Diafragma	Infecção urinária
Capuz cervical	Lesão do tecido cervical
Espermicida	Síndrome do choque tóxico (rara), desconforto vaginal e peniano, irritação, prurido, disúria, inflamação local, ulcerações de vulva, facilitação da transmissão homem-mulher de AIDS e outras DSTs
Métodos naturais	Ausentes, exceto gravidez (falha)

*Avaliados em estudos clínicos metodologicamente adequados.

A escolha do método contraceptivo deve adequar-se às necessidades e condições das pacientes. Leva-se em conta se a gravidez é proibitiva ou opcional para o casal, se o relacionamento sexual é eventual ou sistemático, estável ou não, com um ou mais parceiros. Idade, condição socioeconômica e cultural, paridade, estado de saúde são fatores que interessam no aconselhamento.

AO têm sido objeto de contínua investigação, pois constituem o mais efetivo dos métodos reversíveis e o de maior prevalência de uso dentre as medidas medicamentosas. Compreendem combinações de estrógenos e progestógenos (AO combinados) e aqueles que só contêm progestógenos (AO progestogênicos). Eficácia e continuidade de uso, verificadas em ensaios clínicos controlados, costumam ser maiores que as observadas na prática diária. Isso se deve a que os estudos se processam em locais escolhidos, com pacientes selecionadas e em condições de vigilância rigorosas.

Contemporaneamente não mais se discute a eficácia desses fármacos, mas ainda se polemiza a respeito de efeitos adversos (como tromboembolismo venoso) e sobre as "novas gerações" de contraceptivos orais.

Anticoncepcionais orais combinados

Anticoncepcionais orais combinados (AOC) incluem etinilestradiol (EE), valerato de estradiol ou 17β-estradiol associados a diversos progestógenos. Se a concentração dos dois hormônios for a mesma em todos os comprimidos da cartela eles são monofásicos, do contrário serão bifásicos (2 concentrações) ou trifásicos (3 concentrações). Em associações com etinilestradiol, o fato de serem bi/trifásicos não apresenta nenhuma vantagem em relação aos monofásicos, não havendo justificativas plausíveis para seu emprego.[8,9]

Nas combinações com valerato de estradiol, as diferentes concentrações garantem estabilidade endometrial. A eficácia dos AOC é de 99,9% e sua efetividade varia entre 97 e 98%.

A classificação dos AO em gerações, frequentemente adotada, parece variar substancialmente, não havendo consenso entre diferentes publicações. Essa classificação parece ter razões puramente cronológicas e comerciais (momento do lançamento do produto no mercado farmacêutico), referindo-se a dose de EE e tipo de progestógeno ou a tipo de progestógeno unicamente ou, ainda, não apresentando definição clara.

Todos os progestógenos contraceptivos usados na combinação têm anel esteroide tetracíclico similar, mas variam em suas cadeias laterais:

- Estranas (agentes similares a 19-nortestosterona): noretisterona, noretindrona, linestrol, noretinodrel, dienogeste (1ª geração)
- Gonanas: levonorgestrel, norgestrel (2ª geração), desogestrel, gestodeno, norgestimato (3ª geração)
- Pregnanas (agentes similares a progesterona): acetato de medroxiprogesterona, acetato de ciproterona, acetato de clormadinona, nomegestrol
- Derivado de 17α-espironolactona: drospirenona.

Pela discordância de informações, é preferível conhecer as diferentes combinações e suas respectivas dosagens hormonais. Progestógenos presentes em novas combinações serão discutidos a seguir, em seleção.

AOC inibem secreção de gonadotrofinas, impedindo a ovulação. O componente progestogênico inibe predominantemente secreção de hormônio luteinizante (LH), bloqueando o pico desse hormônio necessário para ovulação. Já o componente estrogênico age predominantemente sobre hormônio foliculoestimulante (FSH), impedindo desenvolvimento folicular e emergência do folículo dominante. Mesmo havendo algum recrutamento folicular, a ação sobre LH garantirá a eficácia contraceptiva. Estrógenos apresentam duas outras funções: estabilizar o endométrio, evitando descamação irregular (*spotting*), e potencializar a ação do progestógeno, por meio de aumento de receptores intracelulares para esse hormônio. Assim, apenas mínima dose de estrógeno é necessária para manter a eficácia da pílula combinada.

Como o efeito progestacional é predominante nas pílulas combinadas, endométrio, muco cervical e função tubária refletem esse estímulo: endométrio torna-se atrófico, não receptivo à nidação; muco cervical fica espesso e hostil à ascensão dos espermatozoides; transporte tubário do óvulo é prejudicado. Todas essas ações aumentam a eficácia contraceptiva.

Anticoncepcionais só progestogênicos

Progestógenos usados isoladamente (minipílulas) são acetato de noretindrona e levonorgestrel. Enquete nacional inglesa mostrou que 3/4 das mulheres até 49 anos faziam anticoncepção, 1/3 delas com pílulas contraceptivas, das quais 6% usavam anticoncepcionais só progestogênicos.[10]

Esse menor uso se justifica por minipílulas terem maior índice de falha (índice de Pearl de 0,5 em 100 mulheres/ano). A eficácia contraceptiva pode ser perdida em 27 h após a última dose. Sua ação envolve espessamento do muco cervical e inibição da implantação do embrião no endométrio. As concentrações de progestógenos encontradas em minipílulas são insuficientes para bloquear a ovulação.

Minipílulas estão indicadas quando há intolerância, contraindicação formal ao uso de estrógenos e durante a amamentação, pois não inibem a produção de leite. Nessa circunstância também se admitem anticoncepcionais combinados de baixas concentrações estrogênicas, desde que se mantenha alta frequência de mamadas (aleitamento materno exclusivo).

Além das minipílulas, dispõe-se de outro contraceptivo só com progestógeno, que emprega 75 μg de desogestrel e que, diferentemente das minipílulas, é capaz de bloquear o eixo hipotálamo-hipófise-ovário. Sua eficácia contraceptiva é expressa por índice de Pearl de 0,4. Anticonvulsivantes, rifampicina e griseofulvina podem comprometer sua eficácia. Está indicado nas mesmas situações que as minipílulas ou em pacientes com desejo de oligomenorreia ou amenorreia.

No Quadro 54.3 listam-se indicações para uso de contraceptivos só progestogênicos.

Todos os anticoncepcionais, combinados ou isolados, em uso no Brasil encontram-se no Quadro 54.4.

A contracepção ainda pode ser realizada com contraceptivos injetáveis ou implantes, altamente eficazes e de longa ação. Englobam agentes só progestogênicos ou associações de estrógenos e progestógenos.

Quadro 54.3 ■ Condições preferenciais de uso de contraceptivo só progestogênico.

Enxaquecas, especialmente na presença de sinais focais
Mulheres > 35 anos, tabagistas ou obesas
História de doença tromboembólica
HAS em mulheres > 35 anos ou com doença vascular
Lúpus eritematoso sistêmico com doença vascular, nefrite ou anticorpos antifosfolipídios
Doença cerebrovascular
Contracepção de emergência

HAS: hipertensão arterial sistêmica.

Quadro 54.4 ■ Anticoncepcionais orais disponíveis no Brasil.

Estrógeno (mg)	Progestógeno (mg)		
Orais monofásicos com 50 μg			
EE 0,05	Linestrenol	1	Combinado 21 cp. ativos 7 cap. placebo
EE 0,05	Nogestrel	0,50	Combinado 21 cp.
EE 0,05	Noretindrona	0,25	Combinado 21 cp.
EE 0,05	Norgestrel	0,25	Combinado 21 cp.
EE 0,05	Nogestrel	0,50	Combinado 21 cp.
Orais monofásicos com 37,5 ou 35 μg			
EE 0,0375	Linestrenol	0,25	Combinado 22 cp.
EE 0,035	Ac. ciproterona	2	Combinado 21 cp.
Orais monofásicos com 30 μg			
EE 0,03	Levonorgestrel	0,25	Combinado 21 cp.
EE 0,03	Gestodeno	0,075	Combinado 21 cp.
EE 0,03	Desogestrel	0,150	Combinado 21 cp.
EE 0,03	Levonorgestrel	0,15	Combinado 21 cp.
EE 0,03	Drospirenona	3	Combinado 21 cp.
Orais monofásicos com 20 μg			
EE 0,02	Gestodeno	0,075	Combinado 21 cp.
EE 0,02	Desogestrel	0,150	Combinado 21 cp.
Orais monofásicos com 15 μg			
EE 0,015	Gestodeno	0,06	Combinado 24 cp. **(28 cp.)**
Orais só progestogênicos (minipílulas)			
	Desogestrel	0,075	Uso contínuo
	Linestrenol	0,5	Uso contínuo
	Noretisterona	0,35	Microdose 35 cp.
Orais bifásicos			
7 cp. EE 0,04	Desogestrel	0,025	Combinado 22 cp.
15 cp. EE 0,03	Desogestrel	0,125	
Orais trifásicos			
6 cp. EE 0,03	Levonorgestrel	0,05	Combinado 21 cp. ativos
5 cp. EE 0,04	Levonorgestrel	0,075	
10 cp. EE 0,03	Levonorgestrel	0,125	
7 cp. EE 0,035	Noretisterona	0,5	Combinado 21 cp. ativos
7 cp. EE 0,035	Noretisterona	0,75	
7 cp. EE 0,035	Noretisterona	1	
6 cp. EE 0,03	Levonorgestrel	0,05	Combinado 21 cp. ativos
5 cp. EE 0,04	Levonorgestrel	0,075	
10 cp. EE 0,03	Levonorgestrel	0,125	

▶ Seleção

Anticoncepcionais orais combinados

Ao se escolher o AOC é preciso avaliar as vantagens potenciais das combinações existentes.

■ **Quanto à concentração dos estrógenos**

Atualmente não existe justificativa para emprego de AOC de concentração estrogênica alta, pois estudos epidemiológicos demonstraram que aqueles com menos de 50 μg de etinilestradiol (inclusive os com 15 μg de EE) têm a mesma eficácia contraceptiva, com definida redução de risco de fenômenos tromboembólicos (trombose venosa profunda [TVP] e embolia pulmonar [EP]) e cardiovasculares.

Em estudo de casos e controles (MEGA Study),[11] AOC aumentaram o risco de trombose venosa em cinco vezes comparativamente ao não uso (*odds ratio* [OR] = 5,0; intervalo de confiança [IC] 95%: 4,2 a 5,8). Durante os primeiros meses de uso, AOC aumentaram esse risco independentemente do tipo de hormônios incluídos. No estudo, todas as usuárias tomaram etnilestradiol (EE) em doses de 20, 30 e 50 µg em combinações monofásicas com três progestógenos: levonorgestrel, gestodeno e desogestrel. O risco foi positivamente associado à concentração de estrógeno em AOC. Restringindo a análise a combinações monofásicas de 30 µg de EE como referência com os três progestógenos, o risco de trombose não diferiu significativamente entre 30 µg e 20 µg (OR = 0,8; IC95%: 0,5 a 1,2), mas foi superior na concentração de 50 µg (OR = 1,9; IC95%: 1,1 a 3,4). O fato de se utilizarem diferentes progestógenos pode explicar parcialmente as diferenças encontradas nas combinações de baixa dose.

As progressivas reduções nas concentrações estrogênicas (35 µg, 30 µg, 20 µg, 15 µg de etinilestradiol) deveram-se à preocupação com efeitos adversos associados ao estrógeno. A propalada vantagem da redução hormonal seria uma provável redução de risco cardiovascular, mas inexistem estudos comparativos avaliando a superioridade de compostos de dose baixa (20 µg EE) ou ultrabaixa (15 µg EE) em desfechos relevantes. Em estudo aberto,[12] comparou-se a combinação 60 µg de gestodeno/15 µg de etinilestradiol à que contém 150 µg de desogestrel/20 µg de etinilestradiol. Houve tendência a menor frequência de náuseas e vômito (P = 0,05) e menos pacientes suspenderam o uso por dor mamária (P = 0,03) com dose estrogênica ultrabaixa, mas as amostras analisadas foram pequenas, e os progestógenos, diferentes. Como desvantagens da concentração menor, houve menor percentual de ciclos normais (65% *versus* 78% respectivamente), maior ocorrência de sangramento de escape (29% *versus* 20%; P = 0,06) e de ausência de sangramento de retirada (6% *versus* 1%). Essa ausência de sangramento de retirada pode preocupar as usuárias, pois levanta a possibilidade de gravidez, principalmente naquelas que esqueceram ou atrasaram alguns comprimidos da cartela. Sendo assim, será necessário reforçar para paciente que o efeito é esperado, e a eficácia está garantida se o uso for regular.

Outro estudo[13] demonstrou que a incidência de ciclos normais pode aumentar com a duração de uso, mas após 1 ano aproximadamente 16% ainda apresentavam escape.

Em revisão sistemática Cochrane[14] que comparou 13 pares de AOC (com 20 µg EE *versus* > 20 µg EE), não se encontraram diferenças em relação à eficácia contraceptiva. Em comparação com as de mais alta concentração, as combinações contendo 20 µg EE resultaram em mais irregularidades menstruais (sangramento frequente ou prolongado, amenorreia, *spotting*). Como nas combinações havia diferentes tipos de progestógenos, fica difícil atribuir as alterações descritas a eles ou à concentração estrogênica.

Até que se disponha de mais dados, a escolha do contraceptivo oral combinado deve ser norteada pelo conhecimento atual de que todos os de baixa concentração estrogênica (≤ 30 µg EE) apresentam eficácia e perfil de efeitos adversos similares, havendo menor controle de ciclo com os de dose ultrabaixa.

▪ Quanto ao tipo dos progestógenos

Inúmeros têm sido os progestógenos contidos em AOC. Diferentes progestógenos, como se viu, podem ser classificados de acordo com sua estrutura esteroide, bem como pelo momento de sua introdução no mercado.

De todos os progestógenos já estudados, levonorgestrel continua sendo o agente de escolha nos AOC.

No estudo de casos e controles já citado,[12] diferentes tipos de progestógenos foram analisados com relação ao risco de trombose venosa profunda de perna. Em relação a não usuárias, o aumento desse risco com AOC contendo levonorgestrel, gestodeno e desogestrel foi, respectivamente, de 5,0 vezes (3,8 a 6,5), 8,1 vezes (5,2 a 12,7) e 8,7 (6,1 a 12,4). O risco relativo para embolia pulmonar foi menor, mas mostrou similar diferença com os diversos tipos de progestógenos investigados.

Em 2011, grande coorte populacional[15] – realizada entre 2001 e 2009 e envolvendo 8.010.290 mulheres/ano, usuárias e não usuárias de AOC – confirmou 4.246 casos de tromboembolismo. Levonorgestrel combinado a 30 a 40 µg de etinilestradiol demonstrou risco de tromboembolismo venoso de 2,92 (OR = 2,92; IC95%: 2,23 a 3,81) comparativamente a não uso de AOC. Os demais progestógenos (gestodeno, desogestrel, drospirenona, ciproterona) associaram-se a múltiplos desse valor. Mesmo nas combinações de gestodeno, desogestrel e drospirenona com 20 µg de etinilestradiol, o risco foi superior ao de levonorgestrel com 30 a 40 µg de etinilestradiol. Progestógenos isolados não apresentaram risco de tromboembolismo venoso.

Estudo de casos e controles[16] de base populacional encontrou resultados similares, analisando casos documentados de tromboembolismo venoso entre os anos de 2001 e 2013. Drospirenona e ciproterona apresentaram o dobro do risco em comparação a levonorgestrel. O maior risco ocorreu entre 25 e 49 anos.

Metanálise Cochrane[17] de 26 estudos encontrou resultados semelhantes. A incidência de trombose venosa em não usuárias foi de 0,19 a 0,37 por 1.000 pessoas-ano. Triplicou o risco de trombose venosa com AOC comparado a não uso. O risco relativo da associação de etinilestradiol a gestodeno, desogestrel, ciproterona ou drospirenona foi similar e cerca de 50 a 80% maior do que o encontrado em AOC com levonorgestrel. O tamanho do efeito dependeu tanto da dose de etinilestradiol quanto do progestógeno presente na composição. A recomendação final foi usar a associação de 30 µg de etinilestradiol com levonorgestrel.

Assim, não parece haver nenhuma indicação para a prescrição de AOC que incluam esses progestógenos na associação, como fármacos de referência.

Dienogeste e acetato de nomegestrol também foram associados a valerato de estradiol e 17β-estradiol, mas ainda não existem dados objetivos sobre a incidência de tromboembolismo com essas combinações.

▪ Quanto ao tipo dos estrógenos

Mesmo que se considere a enorme contribuição do surgimento do primeiro contraceptivo hormonal no mercado há 50 anos, o processo anticoncepcional continua restrito em relação a sua composição, custo e segurança. Como a principal preocupação com os AOC é o risco de trombose venosa profunda, têm-se buscado novas formulações com melhor perfil de tolerabilidade e efeitos adversos. Nesse sentido, um dos esforços da pesquisa se relaciona à substituição de EE por estradiol, hormônio natural.[18]

Às novas formulações que empregam formas de estrógeno mais "fisiológicas", 17β-estradiol (E) ou valerato de estradiol (VE), adicionaram-se novos progestógenos.

A maior dificuldade no emprego do estradiol é garantir a estabilidade endometrial, evitando, assim, sangramentos de escape, o que é bastante difícil em regimes monofásicos. Em função disso, uma das formulações atualmente disponíveis emprega valerato de estradiol combinado ao progestógeno dienogeste, em regime de quatro fases, com queda de concentração de estradiol e aumento das concentrações de dienogeste. Seu índice de Pearl (IP) ajustado é de 0,34. Mais estudos ainda são necessários para determinar a relevância clínica das diferenças entre esta associação e outros AOC já disponíveis.[19]

Na comparação de valerato de estradiol/dienogeste *versus* etinilestradiol/levonorgestrel, a primeira combinação associou-se significativamente a menos dias de sangramento/*spotting*. Houve menor ocorrência de sangramento de privação entre as usuárias de VE/DNG. Amenorreia foi mais comum em usuárias de VE/DNG e efeitos adversos ocorreram em ambos os grupos em 9% das pacientes.[20]

Ainda não existem dados sobre trombose venosa profunda com a combinação VE/DNG, somente estudos que avaliam desfechos intermediários.[21]

Esse contraceptivo também recebeu aval de FDA para tratamento do sangramento uterino excessivo, pois em estudo clínico foi demonstrado que o mesmo resolveu sangramento uterino excessivo em 43,8% versus 4,2% no grupo placebo.[22] Ressalta-se, no entanto, que a comparação é feita com placebo e não com outro contraceptivo, e que sabidamente todos os contraceptivos reduzem o volume menstrual.

Há também outra formulação com 17β-estradiol associado a acetato de nomegestrol. Ensaio clínico[23] comparou-a com EE/drospirenona. O índice de Pearl para mulheres entre 18 e 35 anos foi de 1,3 (IC95%: 0,66 a 2.2) e 1,9 (IC95%: 0,69 a 4,11) com o medicamento em estudo e o controle, respectivamente. As taxas cumulativas de gestação em 1 ano foram de 1,2 (IC95%: 0,69 a 2,16) e 1,8 (IC95%: 0,81 a 4,05), respectivamente. Ao fim do estudo, no grupo de investigação ocorreu sangramento menstrual mais curto, mais leve ou ausente com maior frequência (32,9%). Sangramento de escape ou intermenstrual não diferiu nos dois grupos. Efeitos adversos relatados com a combinação com 17β-estradiol foram acne (16,4%), ganho de peso (9,5%) e sangramento de retirada irregular (9,1%). Outro estudo mostrou resultados similares.[24]

Para esse também ainda não existem relatos da incidência de trombose venosa profunda e embolia pulmonar.[25]

■ Quanto a condições próprias das usuárias

Para pacientes com perfil de risco para *trombose venosa profunda* (sedentarismo, história familiar de TVP/EP, obesidade), combinações com levonorgestrel devem ser preferidas.

Outro aspecto frequentemente considerado na tomada de decisão é *mudança de peso corporal*, principalmente em mulheres com *obesidade e sobrepeso*. A maioria dos estudos em contracepção oral não demonstra diferença significativa no peso corporal entre usuárias e não usuárias ou entre usuárias ao longo do tempo. Apesar disso, o receio de aumento de peso corporal é fator limitante para iniciar uso de contracepção hormonal e causa abandono precoce em muitas usuárias. Revisão sistemática Cochrane[26] encontrou 49 ensaios clínicos randomizados. Em quatro, controlados por placebo ou não intervenção, não se evidenciou associação causal entre AOC e aumento de peso. A maioria das diferentes combinações estudadas não mostrou substancial diferença no peso, bem como na taxa de descontinuação de uso devido a mudança de peso.

Portanto, evidências contemporâneas permitem informar às pacientes que anticoncepcionais orais atualmente comercializados não determinam variações significativas no peso corporal, principalmente em mulheres jovens com atividade física regular.[27]

Outras condições clínicas próprias das usuárias podem condicionar mudanças na escolha do método anticoncepcional. São consideradas no Quadro 54.5, refletindo categorizações de risco da Organização Mundial da Saúde (OMS) e do Center for Disease Control and Prevention (CDC) dos EUA.[28,29]

Nesse quadro não se indicam os anticoncepcionais mais adequados para cada situação, mas, pelo menos, se alerta para o cuidado em categorizar riscos de determinadas condições de doença, os quais podem influenciar escolha ou suspensão de contracepção para as mulheres que as apresentem.

Quadro 54.5 ■ Diretrizes para uso de AOC em condições especiais.[28,29]

Condição	U.S. MEC- CDC		OMS	
Tabagista com < 35 anos		U.S. MEC 2	Benefício > risco	cat. 2
Tabagista com > 35 anos	< 15 cigarros/dia	U.S. MEC 3	Risco > benefício	cat. 3
	> 15 cigarros/dia	U.S. MEC 4	Risco inaceitável	cat. 4
			Risco aumentado para AVC e IAM	
História de hipertensão, quando PA não pode ser aferida	PAS = 140 a 159 mmHg e PAD = 90 a 99 mmHg	U.S. MEC 3	Risco > benefício	cat.3
PA controlada, onde PA pode ser avaliada	Risco inaceitável se PAS ≥ 160 e PAD ≥ 100 mmHg	U.S. MEC 4	Risco > benefício	cat. 3
PA não controlada			Risco inaceitável	cat. 4
			Risco aumentado para AVC e IAM	
História de acidente vascular cerebral isquêmico, doença cardíaca isquêmica (ou atual), história ou episódio agudo (mesmo sob anticoagulação) de trombose venosa profunda, embolia pulmonar Atenção: História familiar de TVP/EP (1 grau) Veias varicosas	História de TVP/EP com alto risco de recorrência (com ou sem anticoagulação) ou episódio agudo	U.S. MEC 4		cat. 4
	História de TVP/EP com baixo risco de recorrência (com ou sem anticoagulação)	U.S. MEC 3 U.S. MEC 2		cat. 2 cat. 1
Hipercoagulabilidade: trombofilias familiares (mutação fator V de Leiden, mutação de protrombina G2010A, deficiência de proteína C, proteína S ou protrombina)	Contraindicado, pois há oito vezes mais risco de trombose venosa profunda/embolia pulmonar nessas pacientes, 30 vezes mais na vigência de AO	U.S. MEC 4		cat. 4
Diabetes	AO de baixa dose pode ser empregado em pacientes com diabetes melito de tipo 1, < 35 anos, sem retino/nefropatia ou outra doençavascular, sem fatores de risco CV. DM complicado	U.S. MEC 3 ou 4	Sem doença vascular: DM II cat. 2 DM I cat. 2 Para início cat. 3 Para continuação cat. 4 Vasculopatias ou diabetes > 20 anos Para início cat. 3 Para continuação cat. 4	
Hipercolesterolemia	Dependendo de gravidade e presença de fatores de risco cardiovasculares	U.S. MEC 2 ou 3	Razão benefício/risco depende de presença ou ausência de outros fatores de risco cardiovasculares	cat. 2 ou 3
Múltiplos fatores de risco cardiovasculares*		U.S. MEC 4	Risco > benefício ou risco inaceitável, dependendo do fator de risco	cat. 3 ou 4

(continua)

Quadro 54.5 ■ Diretrizes para uso de AOC em condições especiais.[28,29] (continuação)

Condição	U.S. MEC- CDC		OMS	
Enxaqueca			Benefício > risco	
Sem aura** e < 35 anos	Início de uso	U.S. MEC 2	Para início:	cat. 2
	Continuação de uso	U.S. MEC 3	Para continuação:	cat. 3
	Início de uso	U.S. MEC 3	Risco > benefício	
Sem aura e > 35 anos	Continuação de uso	U.S. MEC 4	Para início:	cat. 3
Com aura, em qualquer idade		U.S. MEC 4	Para continuação:	cat. 4
	Maior risco de AVC isquêmico, apesar de risco absoluto pequeno na ausência de outros fatores de risco.		Risco inaceitável	cat. 4
Câncer de mama				
Doença atual		U.S. MEC 4	Risco inaceitável	cat. 4
Doença passada, inativa por 5 anos		U.S. MEC 3	Risco > benefício	cat. 3
História familiar de câncer de mama		U.S. MEC 1	Sem restrições ao uso	cat. 1
	Não contraindica AO, mesmo em portadoras da mutação *BRCA1*; pode haver benefício por efeito protetor do ovário.		Pequeno aumento de risco em portadoras mutação *BRCA1*	

ACOG recomenda o uso de formulações contendo menos de 50 μg de EE como a "menor dose de progestógeno", sem mencionar o tipo de progestógeno. OMS recomenda formulações com ≤ 35 μg de EE e não menciona dose ou tipo de progestógeno. * Fatores de risco cardiovascular: fumo, diabetes, obesidade, HAS, história familiar de doença arterial coronariana precoce, HDL-colesterol < 35 mg/dℓ e triglicerídeos > 250 mg/dℓ. ** Aura: sintomas visuais, reversíveis, que duram 5 a 60 min antes da cefaleia, manifestando-se como linha em zigue-zague na periferia do campo visual, escotomas cintilantes com perda parcial ou total campo visual.
Categorias da OMS: (1) Condição em que não há restrição ao uso do método contraceptivo; (2) condição em que as vantagens ao uso do método contraceptivo superam os riscos teóricos ou comprovados; (3) condição em que riscos teóricos ou comprovados superam vantagens do uso do método contraceptivo; (4) Condição em que uso do método representa risco inaceitável à saúde.
AVC: acidente vascular cerebral; EP: embolia pulmonar; IAM: infarto agudo do miocárdio; PA: pressão arterial; TVP: trombose venosa profunda.

Anticoncepção de emergência

A *anticoncepção de emergência* é empregada para prevenir gravidez após relação sexual que ocorreu na ausência de contracepção. Tem sido subutilizada em todo o mundo, contribuindo para a manutenção das taxas de abortamentos provocados.

Nos dias atuais, com início da vida sexual cada vez mais precoce, esta estratégia assume caráter de política de saúde. Em 2012, o Comitê de Adolescência da American Academy of Pediatrics afirmava que, apesar de um descenso nos últimos 20 anos, a taxa de gravidez em adolescentes ainda era demasiado alta em comparação a outros países industrializados. Por isso preconizava a prescrição médica antecipada de contracepção de emergência para adolescentes menores de 17 anos, o que mostrava aumentar a adesão ao uso dessa estratégia. Esta política focava em métodos farmacológicos eficazes em contrapor-se à concepção dentro de 120 h de coito desprotegido ou não suficientemente protegido.[30]

As indicações para uso de contracepção de emergência incluem casos de violência sexual, relações sexuais na ausência de qualquer método contraceptivo, na vigência de uso de métodos de eficácia limitada ou no uso incorreto de métodos contraceptivos (acidentes com condom antes e durante o intercurso, má colocação ou expulsão de diafragma, prática de coito interrompido, cálculo incorreto do período fértil, erro no período de abstinência ou interpretação equivocada da temperatura basal, esquecimento de ingestão de contraceptivos orais ou de colocação de adesivo contraceptivo ou de contraceptivo injetável).

Para contracepção de emergência, a recomendação norte-americana foi de uso de levonorgestrel isolado ou de acetato de ulipristal (modulador seletivo dos receptores da progesterona, ainda não comercializado no Brasil) e ainda do uso *off-label* de combinação de AO.[31]

No entanto, seu acesso não é amplo e irrestrito, embora se tenha evidenciado segurança de levonorgestrel em todas as idades e, desde 2003, tenha sido liberado o uso sem prescrição médica (*over the counter*).

Anticoncepção de emergência antes empregava contraceptivos orais combinados em altas doses (etinilestradiol e levonorgestrel), segundo o método de Yuzpe. Sua eficácia variava de 90 a 98%, quando o uso se fazia dentro de 72 h após o coito.

Posteriormente, evidenciou-se que uso de levonorgestrel isolado é mais eficaz do que o método de Yuzpe.

Não existem contraindicações para uso da pílula de emergência com levonorgestrel (categoria 1 ou 2 da OMS), e a mesma pode ser empregada quantas vezes forem necessárias sem perda da eficácia.

Obviamente o uso repetido de contracepção de emergência sinaliza para a necessidade de instituir-se uma forma permanente de contracepção, com índices superiores de eficácia.[32]

Uma alternativa foi estudada em mulheres que procuraram atendimento para obter contracepção de emergência. Avaliou-se inserção de DIU de cobre (CuT380A) (36% das participantes) ou emprego de 1,5 mg de levonorgestrel (LNG) oral mais a inserção do DIU-LNG (sistema intrauterino liberador de levonorgestrel) (64%), tendo como desfecho primário o resultado do ato sexual sem contracepção, 5 dias antes da inserção do DIU ou da tomada do progestógeno oral. Não houve falhas (gestações) em nenhum dos grupos. Mais mulheres optaram pela estratégia conjunta, alegando desejarem contracepção de emergência, mas já iniciando contracepção altamente eficaz a partir deste momento.[33]

▶ Prescrição

Anticoncepcionais orais combinados

Doses de AOC monofásicos são as convencionadas nas preparações comerciais. Costumam conter concentrações variáveis de progestógenos. Etinilestradiol tem concentrações entre 15 e 35 μg (Quadro 54.4).

Algumas regras de uso dos anticoncepcionais orais combinados são imprescindíveis ao sucesso terapêutico e devem ser referidas às usuárias.

■ Orientações para uso de AOC com 35, 30 e 20 μg de EE

1. Iniciar no 1º dia do ciclo menstrual
2. Tomar ininterruptamente, no mesmo horário do dia, por 21 dias
3. Parar por 7 dias para que haja menstruação, o que geralmente ocorre entre o 2º e o 4º dia da pausa
4. Reiniciar no 8º dia de pausa, mesmo na vigência de fluxo menstrual
5. Não reiniciar o uso se não houver fluxo menstrual, pela possibilidade de gestação em curso, cujo diagnóstico deve ser estabelecido
6. Em caso de esquecimento, a pílula deve ser tomada no momento em que for lembrada, e a próxima, na hora habitual; se período < 12 h, não há perda da eficácia; se o período > 12 h, utilizar método de barreira como anticoncepção auxiliar por 3 dias; se > 24 h, suspender, aguardar fluxo menstrual e reiniciar uso de nova cartela. Utilizar método de barreira no primeiros 7 dias da cartela

7. Procurar aconselhamento médico em caso de aumento de pressão arterial, surgimento de enxaqueca importante, dores ou edema em membros inferiores ou outras manifestações importantes de doença
8. Não suspender AOC ante aparecimento de sintomas menores no início do uso, pois há tolerância a esses efeitos após 3 ciclos
9. Não fazer pausa anual para preservar a ovulação, pois mesmo em uso prolongado a pílula é medida reversível
10. Suspender o uso apenas quando houver desejo de engravidar.

■ **Orientações para uso de AOC com 15 µg de EE e 60 µg de gestodeno**

1. Iniciar no 1º dia do ciclo menstrual; se estiver trocando de contraceptivo, iniciar no dia posterior ao término da cartela anterior (*não fazer pausa*)
2. Tomar ininterruptamente, no mesmo horário do dia, por 24 dias
3. Parar por 4 dias para que haja menstruação, o que geralmente ocorre no 2º dia da pausa
4. Reiniciar no 5º dia de pausa, mesmo na vigência de fluxo menstrual
5. Se não houver fluxo menstrual, procurar atendimento para excluir gestação em curso, cujo diagnóstico deve ser estabelecido; lembrar que pode ser apenas efeito da supressão endometrial, se houve uso regular
6. Ao esquecer um comprimido por < 12 h, tomá-lo assim que lembrar (inclui a possibilidade de tomar 2 comprimidos de uma só vez), e o seguinte no horário habitual – não há perda de eficácia
7. Se esquecer 1 comprimido > 12 h, a proteção contraceptiva pode ser reduzida. Para casos de esquecimento de contraceptivos por mais de 12 h, deve-se ter em mente duas regras básicas: (a) a ingestão de comprimidos nunca deve ser esquecida por mais de 7 dias nas cartelas de 21 comprimidos e por mais de 4 dias nas cartelas de 24 comprimidos; (b) são necessários 7 dias de ingestão contínua de comprimidos para que haja supressão do eixo hipotálamo-hipófise-ovário.

Se mais de um comprimido de uma mesma cartela for esquecido, menor será o efeito do anticoncepcional oral.

Na vigência de sangramento intermenstrual (*spotting*), não está indicado usar mais de um comprimido de AOC, pois a dose de progestógeno também será dobrada, mantendo a preponderância desse último. O problema pode desaparecer com a continuidade de uso ou ser corrigido com o uso de estrógenos equinos conjugados por alguns ciclos. Lembrar que AOC de dose ultrabaixa (15 µg de EE) tem menor controle de ciclo.

■ **Orientações para uso de AOC com valerato de estradiol e dienogeste**

1. Iniciar no 1º dia do ciclo menstrual
2. Tomar ininterruptamente, no mesmo horário do dia, por 28 dias
3. O sangramento de privação geralmente ocorre entre o 27º e o 28º comprimido da cartela, que são comprimidos inativos (placebo)
4. Reiniciar nova cartela por 28 dias, mesmo na vigência de fluxo menstrual; *não existe pausa nessa formulação*
5. Não reiniciar uso se não houver fluxo menstrual, pela possibilidade de gestação em curso, cujo diagnóstico deve ser estabelecido
6. Em caso de esquecimento, consultar as informações que constam em bula, conforme a semana em que houve o esquecimento
7. Procurar aconselhamento médico em caso de aumento de pressão arterial, surgimento de enxaqueca importante, dores ou edema em membros inferiores ou outras manifestações importantes de doença.

■ **Orientações para uso de AOC com 17β-estradiol e nomegestrol**

1. Iniciar no 1º dia do ciclo menstrual
2. Tomar ininterruptamente, no mesmo horário do dia, por 28 dias
3. O sangramento de privação ocorre a partir do 25º comprimido, pois os comprimidos 25, 26, 27 e 28 são inativos (placebo)
4. Reiniciar nova cartela por 28 dias, mesmo na vigência de fluxo menstrual; *não existe pausa nessa formulação*
5. Não reiniciar o uso se não houver fluxo menstrual, pela possibilidade de gestação em curso, cujo diagnóstico deve ser estabelecido
6. Em caso de esquecimento dos comprimidos ativos (brancos): *proteção anticonceptiva não fica reduzida*. Informar a paciente que a meia-vida do nomegestrol é de 46 h e, portanto, a paciente estaria protegida por até 2 dias de esquecimento. Nesses casos, tomar o comprimido branco esquecido assim que lembrar, mesmo que isso signifique tomar dois comprimidos ao mesmo tempo. Continuar a tomar os comprimidos seguintes no horário habitual. Não é necessário utilizar proteção anticonceptiva adicional
7. Procurar aconselhamento médico em caso de aumento de pressão arterial, surgimento de enxaqueca importante, dores ou edema em membros inferiores ou outras manifestações importantes de doença.

Anticoncepcionais orais só progestogênicos

O uso de minipílulas é contínuo. Quando prescritas no puerpério de mulheres que amamentam, podem ser iniciadas logo após o parto ou no mínimo 14 dias antes do retorno da atividade sexual. O uso deve ser bastante regular, respeitando rigidamente o horário de tomada. Se a paciente esquecer 1 ou 2 comprimidos, tomar um assim que lembrar e outro no horário habitual, utilizando métodos adicionais até que 14 comprimidos tenham sido tomados. Se esquecer mais de 2 comprimidos, iniciar outro método de contracepção até que ocorra fluxo menstrual.

Os anticoncepcionais orais com 75 µg de desogestrel isolado são iniciados no primeiro dia do ciclo menstrual e empregados sempre no mesmo horário, por 28 dias, quando é iniciada nova cartela, sem realização de pausa.

Na contracepção de emergência, deve-se tomar 1 comprimido de 1,5 mg VO ou 2 comprimidos de 0,75 mg de uma só vez, até 5 dias após a relação sexual. Uma segunda opção é: 1 comprimido de 0,75 mg VO, de 12/12 h, no total de 2 comprimidos, até 5 dias após a relação sexual.

▶ Seguimento

O efeito esperado dos AOs é ausência de gravidez. Das gestações que ocorrem durante o uso, muito poucas podem ser atribuídas à falha do método. Na maioria dos casos a concepção ocorreu por irregularidade na tomada ou má absorção do fármaco (vômitos, gastrenterite, colite ulcerativa, doença de Crohn, alterações na flora intestinal devidas a antibióticos, interações com indutores enzimáticos que reduzem a concentração plasmática dos anticoncepcionais orais).

Considerando-se que gravidez e parto são situações que acarretam algum grau de morbidade (complicações pós-parto em 20% das gestantes) e mortalidade (20 em cada 100.000 nascimentos em mulheres com menos de 35 anos, em países desenvolvidos) e para o recém-nascido, sobretudo em países menos desenvolvidos, o uso de anticoncepcionais hormonais é comparativamente mais seguro.[34]

Contracepção hormonal pode ser seguramente oferecida depois de adequada anamnese e medida da pressão arterial para excluir contraindicações, como hipertensão.[35] Rastreamento de hipertensão é recomendado, pois é importante fator de risco para o desenvolvimento de doença cardiovascular, ocorre em mulheres em idade reprodutiva e é assintomática e frequentemente não diagnosticada.

Exame mamário e pélvico e rastreamento para câncer de colo uterino e de doenças sexualmente transmissíveis são importantes, mas para a maioria dos comitês internacionais, Organização Mundial da Saúde (OMS) e Center for Disease Control and Prevention, esses procedimentos são desnecessários antes da primeira prescrição ou da renovação de contraceptivos hormonais.

Revisão sistemática[36] identificou apenas dois estudos de casos e controles de média qualidade que compararam mulheres submetidas ou não a exame pélvico antes de iniciar COs ou DMPA de depósito, sem encontrar diferenças entre elas com relação a fatores de risco ou desfechos clínicos.

Alguns órgãos recomendam documentação de peso e IMC no início de uso de contraceptivos para monitorar alterações ao longo do tempo e para conscientizar a paciente de que ganho de peso não está associado ao uso do contraceptivo.[37]

Anticoncepcionais orais combinados (AOC) são preferentemente indicados em mulheres sadias, não fumantes, com menos de 35 anos de idade. Isso porque muitos dos efeitos nocivos desses fármacos se expressam predominantemente quando há condições adicionais de risco, como fumo, idade além de 35 anos, obesidade e hipertensão.

Segundo a publicação do ACOG, uso de AOC com menos de 50 µg de etinilestradiol em mulheres com mais de 35 anos, saudáveis e não fumantes não se associa a aumento de risco de infarto de miocárdio ou acidente vascular cerebral. Mulheres em perimenopausa poderiam secundariamente apresentar redução de sintomas vasomotores e de risco para câncer de endométrio e ovário com emprego de AO.[38]

No entanto, sabendo-se que idade e obesidade são fatores de risco independentes para eventos cardiovasculares e tromboembolismo venoso (marcadamente em usuárias de AO com mais de 39 anos), a razão risco-benefício deverá ser individualizada, particularmente em mulheres com sobrepeso. Outro ponto a se considerar seria o desconhecido excesso de risco de câncer de mama em mulheres entre 45 e 50 anos imposto pelo uso de AO, uma vez que ainda são escassas as publicações sobre o assunto. ACOG sugere que, na ausência de melhor evidência, se assuma que risco de câncer de mama decorrente do uso de contraceptivos em mulheres ao redor dos 50 anos seja semelhante ao encontrado com a terapia hormonal na menopausa.

Nas mulheres jovens e sem fatores de risco cardiovasculares, grupo no qual os AO são mais frequentemente prescritos, deve-se considerar que, afora o efeito contraceptivo, esses medicamentos também apresentam efeitos benéficos, descritos no final desta seção. Demais indicações e contraindicações podem ser consultadas nos critérios de elegibilidade da Organização Mundial da Saúde.[28]

Usuárias de AO devem ser vistas após os primeiros 3 meses de uso e, subsequentemente, a cada 6 a 12 meses, na busca de efeitos adversos menores, controle de pressão arterial e peso. As pacientes devem ser alertadas para sinais e sintomas dos efeitos adversos maiores, basicamente para trombose venosa profunda e embolia pulmonar, quando se faz necessário atendimento médico imediato. Em cada consulta deve ser reforçada a adesão da paciente ao tratamento.

Atendidas as precauções e feito adequado seguimento das pacientes em uso de contracepção, evidencia-se prevalecerem benefícios sobre riscos e efeitos adversos dos contraceptivos. No que se refere à mortalidade, a contracepção aprimorou o planejamento familiar e evitou morte materna associada a abortamento, gestação e parto em condições desfavoráveis, com repercussão também sobre vida e saúde do concepto.

Outro aspecto a considerar são gestações rapidamente repetidas, que podem associar-se a morbidade materna e neonatal. Isso ocorre prevalentemente em mulheres com comorbidades preexistentes. Em levantamento retrospectivo,[39] observou-se que 84 mulheres (85,7%) tiveram alta hospitalar sem prescrição de contracepção. Não haver planejamento de anticoncepção pós-parto potencialmente acarreta maior morbidade futura para mulheres com história de gravidezes repetidas, frequentemente não planejadas.

Assim, no balanço entre risco e benefício, uso de AOC resulta em benefício final para as mulheres, especialmente devido a alta eficácia em evitar gravidez.

Uso de AOC é causa de hipertensão arterial secundária, risco que pode ser atenuado com pílulas com baixa concentração de estrógeno. Em usuárias de AOC que se apresentam hipertensas, ocorre pobre controle da pressão, independentemente de idade, peso e tratamento anti-hipertensivo.[40] Coorte[41] mostrou que a suspensão daquele uso diminuiu níveis pressóricos sistólicos ($P = 0,004$) e diastólicos ($P = 0,008$), com OR ajustada de 0,28 (IC95%: 0,08 a 0,90) em pacientes que pararam o uso de AOC. Logo, monitoramento de pressão arterial e recomendação de suspensão de uso de AOC em mulheres que apresentam níveis pressóricos elevados são intervenções eficazes para evitar os riscos decorrentes de hipertensão arterial.

Os riscos maiores associados ao uso dos anticoncepcionais são apresentados no Quadro 54.6, conforme o tipo de evidência disponível.[42-45]

Em relação a contraceptivos orais só progestogênicos, particularmente os mais androgênicos, sugere-se que possam alterar a tolerância à glicose nas usuárias. Em estudo de casos (n = 356) e controles (n = 368), aninhado em coorte de 14.235 mulheres avaliadas após o

Quadro 54.6 ■ Riscos maiores associados ao uso de anticoncepcionais

Risco	Tipo de evidência	Nível de evidência	Intervenção	Comentário
Câncer de mama	Revisão sistemática, 6 estudos, 2000 to 2015		AOC vs. AO só progestogênicos	Sem associação com noretindrona oral, DMPA injetável, sistemas com LNG, implantes e DIU
Tromboembolismo venoso/ embolia pulmonar/ tromboembolismo arterial	Coorte dinamarquesa, 2001-2009	I	AOC com diferentes progestógenos vs. AOC com LNG	AOC com desogestrel, gestodeno ou drospirenona associaram-se a 2 vezes mais TEV
	Coorte, em 7 países europeus, por 10 anos	II	AOC com drospirenona vs. AOC com LNG ou AOC com outros progestógenos	Efeito similar em TEV e menor efeito em ETA
Infarto do miocárdio (IM) e AVE isquêmico	Metanálise em rede Cochrane, 24 estudos		Usuárias de AOC vs. não usuárias	Similares resultados para IM e AVC isquêmico em separado Riscos não variam com tipo de progestógeno. Riscos aumentam com maiores doses de estrógenos
Hipertensão arterial sistêmica	Coorte, em 7 países europeus, por 10 anos		AOC com drospirenona vs. AOC com LNG ou AOC com outros progestógenos	AOC com drospirenona diminuiu a necessidade de iniciar tratamento anti-hipertensivo, com menor risco do que AOC com LNG e outros progestógenos
	Transversal		ACO em hipertensas vs. hipertensas não usuárias	PAD maior em usuárias de AO vs. usuárias de outros métodos contraceptivos ou não usuárias Pobre controle de PA em usuárias de AO Uso de AO > 8 anos associou-se a níveis mais elevados de PA do que uso por menor tempo
	Coorte		Suspensão do AO em mulheres hipertensas vs. não suspensão	A suspensão determinou menores níveis pressóricos sistólicos e diastólicos

AOC: anticoncepcionais orais combinados; DIU: dispositivo intrauterino; TEV: tromboembolismo venoso; CO: contraceptivos orais; ETA: eventos tromboembólicos arteriais; PAD: pressão arterial diastólica; DMPA: acetato de medroxiprogesterona *depot* injetável.

parto, sugeriu-se que o uso de contraceptivo hormonal com menor androgenicidade antes da gestação associou-se a discreta redução no risco de diabetes melito gestacional (DMG) (OR = 0,84; IC95%: 0,58 a 1,22), enquanto o contraceptivo hormonal com alta androgenicidade associou-se a modesto aumento no risco de DMG (1,43; 0,92 a 2,22) em comparação a não usuárias de contracepção hormonal. Logo, o risco variou de acordo com a androgenicidade do progestógeno.[46]

A anticoncepção pós-parto é crítica em mulheres com DMG. Em análise durante 12 meses pós-parto, avaliou-se o efeito de sistema intrauterino com levonorgestrel (SIU-LNG), DIU de cobre e esterilização pó-parto, encontrando-se pré-diabetes em 3 de 13 mulheres em uso de SIU-LNG e 1 em 6 em uso de contraceptivo não hormonal. Nenhuma mulher desenvolveu diabetes. Estudos clínicos com mais poder são necessários para definir o papel de contraceptivos na tolerância à glicose.[47]

Levantamento[48] realizado em 2.741 mulheres que completaram a enquete PRAMS (*Pregnancy Risk Assessment Monitoring System*) em 2007-2008 analisou o tipo e contracepção antes da gravidez e sua influência no risco materno de DMG. Dentre as respondentes, 17,9% haviam usado contraceptivos hormonais. Foi diagnosticado DMG em 8,3%. As usuárias de métodos contraceptivos hormonais tiveram maior probabilidade de adquirir DMG (OR ajustada = 1,43; IC95%: 1,32 a 1,55) comparativamente às que usaram métodos de barreira (OR ajustada = 0,79; IC95%: 0,72 a 0,86).

Em função dos riscos potenciais, há contraindicações absolutas e relativas ao uso de AOC (Quadro 54.7).

O Quadro 54.8 apresenta algumas interações medicamentosas que ocorrem com contraceptivos. Para fármacos que comprometem sua eficácia, pode ser necessário substituir medicamentos (se possível) ou reforçar e mesmo substituir as medidas contraceptivas nas mulheres submetidas a tratamentos com aqueles fármacos, especialmente se prolongados e sem possibilidade de retirada.

Em relação à concentração dos antirretrovirais na vigência de uso de anticoncepcionais, a maioria não se altera ou não há dados publicados, com exceção de amprenavir, que sofre redução de concentração.

▶ Indicações não contraceptivas para anticoncepcionais

Anticoncepcionais hormonais são usados para controle sintomático ou preventivo de outras condições clínicas. Os estudos relativos corroboram ou negam a utilidade desses usos.

Menorragia é condição benigna, apesar de ser debilitante do ponto de vista de saúde e social. Medicamentos para reduzir sangramento excessivo incluem inibidores de prostaglandinas, antifibrinolíticos, AOC e outros hormônios. AOC supostamente ofereceriam o benefício de produzir descamação regular, tornando o endométrio mais fino, e assim tratando a menorragia.

Ensaio clínico[49] comparou associação de valerato de estradiol/dienogeste (VE/DNG) a placebo, evidenciando redução significativa de sangramento menstrual abundante e aumento dos níveis de hemoglobina e ferritina sérica após 6 meses de tratamento. Sugere-se benefício também em relação à dismenorreia quando comparado a outros AOC.

Ressalta-se que essa comparação é contra placebo, não existindo comparações desse contraceptivo com os já tradicionalmente empregados, com efeito clínico evidente na vigência de uso.

A concentração hormonal presente no AOC bloqueia a produção de hormônios pelo ovário, suprimindo o crescimento do endométrio. Assim, a diminuição da quantidade e duração do sangramento uterino é sempre previsível. Concentrações muito baixas de estrógeno são incapazes de gerar qualquer estímulo sobre o endométrio que, ao longo do tempo, vai demonstrar o efeito progestogênico predominante do AOC que é atrofia. Combinações com pequena concentração de estrógeno frequentemente não induzem sangramento de retirada.

Quadro 54.7 ■ Contraindicações a AOC.

Uso não recomendado	Cautela ou monitoramento no uso
Doença tromboembólica ou embolia pulmonar atual ou prévia	Doença biliar e icterícia obstrutiva relacionada a uso prévio de contraceptivos
Hipertensão arterial (PS ≥ 160 e PD ≥ 100 mmHg)	Hipertensão arterial leve
Acidente vascular cerebral	Doença hipertensiva própria da gestação prévia
Infarto de miocárdio	Uso de anticonvulsivantes
Doença cardíaca isquêmica	Diabetes melito
Amamentação < 6 semanas pós-parto	Amamentação (de 6 semanas a 6 meses pós-parto)
Excesso de peso acima de 50% do peso ideal	Pós-parto (< 21 dias)
Enxaqueca com sintomas neurológicos > 35 anos	Enxaqueca sem sintomas neurológicos < 35 anos
Hepatite viral ativa	Cirrose leve e compensada
Cirrose e câncer de fígado	Doença do trato biliar
Câncer de mama corrente	História de câncer de mama > 5 anos sem doença
Neoplasias dependentes ou responsivas a hormônios	História de colestase relacionada a uso de AOC
Sangramento vaginal anormal não diagnosticado	Uso concomitante de fármacos que afetam enzimas hepáticas
Idade ≥ 35 anos e fumante pesada (≥ 15 cigarros/dia)	Idade ≥ 35 anos e fumante leve (< 15 cigarros/dia)
Vasculopatia	
Diabetes há mais de 20 anos ou com lesão de órgão	
Cirurgia extensa com imobilização prolongada	
Suspeita de gravidez	

Fonte: World Health Organization recommendations for combined oral contraceptive usage eligibility 2015.

Quadro 54.8 ■ Interações medicamentosas com contraceptivos.

Diminuição da concentração do contraceptivo
Rifampicina
Fenobarbital, carbamazepina, oxcarbamazepina, felbamato, fenitoína, topiramato, vigabatrina, lamotrigina
Sem alteração na concentração do contraceptivo
Antibióticos de amplo espectro: ampicilina, doxiciclina, tetraciclina, metronidazol, fluoroquinolonas
Antifúngicos: fluconazol, miconazol*
Antiparasitários
Antivirais: nelfinavir, lopinavir, ritonavir, nevirapina
Gabapentina
Ácido valproico

*Administração vaginal reduz a concentração hormonal em usuárias de anel vaginal contraceptivo.

Emprego de AOC reduz a produção de andrógenos pelas células da teca interna e, consequentemente, seus níveis circulantes. O componente estrogênico eleva os níveis da proteína carreadora de hormônios sexuais (SHBG), aumentando sua ligação com testosterona e resultando em menos hormônio livre na circulação. Progestógenos também inibem a atividade da enzima 5α-redutase no folículo piloso, reduzindo a conversão da testosterona em di-hidrotestosterona, andrógeno mais potente. Dessa forma, AOC produzem melhora significativa de acne e hirsutismo em usuárias.

Hirsutismo ocorre em 5 a 10% das mulheres em idade reprodutiva, com impacto na qualidade de vida. Entre várias intervenções analisadas por revisão sistemática Cochrane,[50] a combinação de EE + acetato de ciproterona foi comparada a EE + desogestrel, tendo ambos os tratamentos reduzido o hirsutismo, sem diferença significativa entre eles.

Mulheres diagnosticadas com hirsutismo foram randomizadas para receber a combinação EE/desogestrel (n = 24) ou EE/levonorgestrel (n = 23) por 9 meses. O resultado, medido por escores Ferriman-Gallwey, foi similar nos dois grupos. Como apenas metade das participantes em cada grupo terminou o estudo, o poder foi insuficiente para definir a real utilidade dos AOC. Níveis de testosterona livre e androstenediona foram significativamente reduzidos com EE/desogestrel, mas não com a outra combinação.[51]

Revisão Cochrane[52] de 31 estudos (n = 12.579) realizou 24 comparações de tratamentos para *acne*. Em seis, AOC foram comparados a placebo, 17 compararam diferentes AOC e um comparou AOC a antibiótico. Todos os ensaios controlados por placebo mostraram que AOC reduziram número e gravidade de lesões de acne. Comparações entre diferentes tipos de progestógenos e diferentes concentrações mostraram que AOC contendo LNG chegou ao menor número total de lesões, mas todas as combinações tiveram resultados clinicamente positivos (noretindrona, norgestimato, drospirenona, dienogeste), melhorando a acne facial na maioria das mulheres. AOC contendo clormadinona e ciproterona superaram levonorgestrel no tratamento da acne. Ciproterona superou desogestrel nos desfechos de acne, mas os estudos mostraram resultados conflitantes.

Dismenorreia é queixa ginecológica comum. Postula-se que a mesma responda favoravelmente à inibição da ovulação, por afinamento do endométrio e menor produção de prostaglandinas, com redução de contratilidade uterina e cólica. Estudos epidemiológicos sugeriram que AOC poderiam tratar efetivamente dismenorreia.

Em 410 mulheres com dismenorreia (com ou sem doenças orgânicas coexistentes), foi usada combinação de EE/drospirenona por 16 semanas ou 52 semanas (regime estendido). Em ambos os estudos o escore de dismenorreia decresceu significativamente, bem como sintomas, como dor abdominal, dor lombar, cefaleia, náuseas e vômito. O perfil de segurança do AOC foi o mesmo, independente da presença ou não de comorbidades.[53]

Revisão Cochrane[54] de dez estudos investigou efeitos de diferentes medicamentos no tratamento de dismenorreia. Seis compararam AOC a placebo e quatro, diferentes concentrações de AOC. Análise conjunta de sete estudos (n = 497) mostrou benefício com uso de concentrações baixa e médias de AOC na redução das cólicas (Peto OR = 2,01; IC95%: 1,32 a 3,08). Análise de sensibilidade manteve a significância do benefício do tratamento (OR: 2,99; IC95%: 1,76 a 5,07). Não se evidenciou diferença entre as várias preparações pesquisadas. Concluiu-se pela limitada evidência de que uso de AOC de baixa e média concentração estrogênica deva servir de tratamento de dismenorreia.

Tem-se referido o uso de AO em vários tipos de câncer. Revisões sistemáticas e uma coorte objetivaram avaliação conjunta dos mesmos.

A primeira delas[55] revisou 55 estudos referentes a câncer de ovário e 66, a outros tipos de câncer. Quanto a *câncer de ovário*, verificou que a incidência diminuiu com uso dos hormônios (OR = 0,73; IC95%: 0,66 a 0,81), sendo o efeito proporcional ao tempo de uso. O poder dessa evidência foi considerado baixo a moderado, devido à falta de ensaios clínicos randomizados e da inconsistência dos relatos quanto a características desse uso, como sua duração. Portanto, não há suficiente evidência para recomendar a favor ou contra o uso de AO na prevenção primária de câncer de ovário.

AO reduziram as incidências de *câncer colorretal* (OR = 0,86; IC95%: 0,79 a 0,95) e câncer endometrial (OR = 0,57; IC95%: 0,43 a 0,76).

Estudo de coorte,[56] com seguimento médio de 36 anos, objetivou comparar a incidência de diferentes tipos câncer em usuárias (744.000 mulheres-anos de observação; duração média de uso de 44 meses) e não usuárias (339.000 mulheres-anos de observação) de AO. Houve significativa redução de risco de *câncer de endométrio* associada a uso corrente e recente (< 5 anos de suspensão) de AO.

Uso prolongado de AO diminui risco de câncer de endométrio por ter efeito predominante de atrofia endometrial. Redução de inflamação no endométrio pode também explicar a menor incidência de carcinoma endometrial em usuárias de AOC.[57]

Na coorte mencionada anteriormente,[56] AO associou-se significativamente à redução de 28% (RR = 0,72; IC95%: 0,58 a 0,90) no risco de *câncer de cólon/reto*, mesmo após ajuste para idade, paridade, fumo, nível social e uso de terapia de reposição hormonal. Ainda encontrou-se redução de 12% no risco de *qualquer câncer* entre usuárias de AO (risco relativo [RR] = 0,88; IC95%: 0,83 a 0,94) e de 29% nos *tumores ginecológicos* principais (RR = 0,71; IC95%: 0,60 a 0,85).

Esse estudo concluiu que contracepção *não* se associa a aumento geral de câncer, ao contrário, reduz a incidência de muitos deles, representando um ganho na saúde pública.

Revisão sistemática[58] analisou a influência de AO em incidência de cânceres de mama (44 estudos), cérvice uterina (12 estudos), endométrio (9 estudos) e colo/reto (11 estudos). A incidência de *câncer de mama* aumentou discretamente em usuárias de AO (OR = 1,08; IC95%: 1,00 a 1,17), associando-se a uso mais recente de AO. Embora esse risco seja pequeno, o crescente uso de AO pode contribuir para substancial número de casos desse câncer.

Dados sobre massa óssea em usuárias de AO são controversos. Alguns estudos sugeriram que usuárias por longos períodos de AO de primeira geração apresentavam maior densidade mineral óssea (DMO), com menor incidência de osteoporose. Outros estudos sugeriram que usuárias de AO de baixa dosagem poderiam reduzir densidade mineral óssea, principalmente em mulheres muito jovens, em fase de aquisição da massa óssea. Outro questionamento referia-se à possibilidade de aumento do risco de fraturas em usuárias de AO em comparação a não usuárias.

Adolescência é o período crucial para a aquisição de massa óssea mediada por estradiol endógeno, o que ocorre 1 ano antes da menarca e nos 3 anos subsequentes. Não alcançar pico máximo de densidade óssea é fator de risco para osteoporose. AO interferem com a produção do hormônio endógeno por supressão do eixo hipotálamo-hipófise-ovário. A maioria dos estudos que analisa uso de AO em adolescentes emprega preparações com 20 a 30 μg de EE, mas diferem no componente progestogênico, o que, por si só, pode também afetar a mineralização óssea.[59]

Estudo não randomizado, em paralelo e controlado[60] comparou o efeito de AOC de baixa dosagem (20 μg EE/150 μg desogestrel) *versus* não uso de AOC sobre DMO em 67 adolescentes sadias, entre 12 e 19 anos, por 1 ano. Em relação às densitometrias aferidas no início do estudo, as usuárias de AOC apresentaram menor aquisição de massa óssea na coluna lombar, com variação de 2,07% nos valores de DMO entre avaliações basal e final. O grupo-controle apresentou variação média de +12,16% na DMO durante o mesmo período. A diferença foi estatisticamente significativa ($P = 0,056$).

Em relação à *osteoporose*, estudo transversal[61] conduzido em 135 mulheres pré-menopáusicas dividiu-as em três grupos: (A) usuárias atuais de AO; (B) nunca foram usuárias; (C) usuárias no passado. Todos os três grupos mostraram similares valores totais (medidos em vários sítios) de DMO. As que usaram AO no passado e as que nunca usaram tiveram impacto mais favorável sobre DMO em comparação com as usuárias atuais, o que sugere que suspender o uso confere o mesmo benefício das que nunca usaram sobre a mineralização óssea.

Revisão Cochrane de 19 ensaios clínicos randomizados[62] pesquisou o risco de *fraturas* em mulheres pré-menopáusicas com alterações de DMO associadas a uso de contracepção hormonal (AOC, em variados esquemas: contraceptivos injetáveis, implantes, adesivo transdérmico), comparando-o a DIU e anel vaginal. Nenhum estudo evidenciou fratura. AOC não afetaram negativamente DMO, à exceção da combinação gestodeno/EE 30 μg. DMPA associou-se a diminuição de DMO, minorada com a suplementação de estrógeno. Análise de sensibilidade que incluiu 11 estudos detectou evidência de moderada a alta qualidade: informações atuais não podem definir se contraceptivos esteroidais influenciam o risco de fraturas.

O uso de AO em fase reprodutiva tardia (transição para a menopausa) vem aumentando. Estudo de casos e controles de base populacional[63] (1.204 casos e 2.275 controles, com idades entre 45 e 59 anos), investigou a associação entre uso de AO e risco de fraturas. O risco ajustado de fraturas não diferiu entre casos e controles em uso de AO por 10 anos antes da menopausa (OR = 0,90; IC95%: 0,74 a 1,11), levando em conta idade > 38 anos (OR = 0,94; IC95%: 0,78 a 1,14) e duração de uso.

Pelos dados apresentados nos estudos atuais, não há definitivas conclusões sobre riscos de osteoporose e fraturas. Em menor grau, o mesmo pode ser dito em relação à diminuição de massa óssea. Apesar disso, há alguns indícios de que:

- Jovens usuárias de AO, em fase de aquisição de massa óssea, poderão ter menor pico de massa óssea do que não usuárias, principalmente se empregaram combinações com 20 μg de EE (não perdem massa óssea, mas deixam de adquiri-la)
- Jovens, entre 18 e 33 anos, usuárias de AO com 30 ou 35 μg de EE não parecem diferir de usuárias de métodos não hormonais em relação à DMO, sugerindo que doses maiores de etinilestradiol possam proteger da perda de massa óssea (evidência a partir de estudo não randomizado)
- Usuárias de DMPA injetável por 24 meses apresentaram redução de 5,7% na DMO quando comparadas a não usuárias de contracepção hormonal
- Usuárias de AO com baixa ingestão de cálcio podem perder DMO quando comparadas a não usuárias também com baixa ingestão
- Ingestão de cálcio nos valores diários recomendados (1.000 a 1.300 mg/dia) pode proteger da perda de DMO observada em usuárias de AO com baixa ingestão de cálcio
- Progestógenos presentes nas combinações dos AO podem ter diferentes efeitos sobre a massa óssea.

Referências bibliográficas

1. Alkema L, Kantorova V, Menozzi C, Biddlecom A. National, regional, and global rates and trends in contraceptive prevalence and unmet need for family planning between 1990 and 2015: a systematic and comprehensive analysis. *Lancet*. 2013; 381 (9878):1642-1652.
2. Finer LB, Zolna MR. Shifts in intended and unintended pregnancies in the United States, 2001-2008. *Am J Public Health*. 2014; 104 (Suppl. 1):S43-S48.
3. Brasil. Ministério da Saúde. Secretaria de Atenção em Saúde. Departamento de Ações Programáticas Estratégicas. Diretrizes nacionais para a atenção integral à saúde de adolescentes e jovens na promoção, proteção e recuperação da saúde./Ministério da Saúde, Secretaria de Atenção em Saúde, Departamento de Ações Programáticas Estratégicas, Área Técnica de Saúde do Adolescente e do Jovem. – Brasília: Ministério da Saúde, 2010. 132 p.: il. – (Série A. Normas e Manuais Técnicos.)
4. Borges AL, Fujimori E, Kuschnir MC, Chofakian CB, Moraes AJ, Azevedo GD et al.; ERICA: sexual initiation and contraception in Brazilian adolescents. *Rev Saude Publica* 2016 Feb; 50 Suppl 1. pii: S0034-89102016000200307.
5. Nettleman MD, Chung H, Brewer J, Ayoola A, Reed PL. Reasons for unprotected intercourse: analysis of the PRAMS survey. *Contraception*. 2007; 75 (5): 361-366.
6. Frost JJ, Darroch JE. Factors associated with contraceptive choice and inconsistent method use, United States, 2004. *Perspect Sex Reprod Health* 2008; 40 (2): 94-104.
7. Sok C, Sanders JN, Saltzman HM, Turok DK. Sexual Behavior, Satisfaction, and Contraceptive Use Among Postpartum Women. *J Midwifery Womens Health*. 2016; 61(2):158-165.
8. Van Vliet HA, Grimes DA, Helmerhorst FM, Schulz KF. Biphasic versus monophasic oral contraceptives for contraception. *Cochrane Database Syst Rev*. 2006 Jul 19; (3): CD002032.
9. van Vliet HA, Grimes DA, Lopez LM, Schulz KF, Helmerhorst FM. Triphasic versus monophasic oral contraceptives for contraception. *Cochrane Database Syst Rev*. 2006 Jul 19; (3): CD003553.
10. [No authors listed]. Progestogen-only pills. *Nurs Stand*. 2015; 29 (39): 17.
11. van Hylckama Vlieg A, Helmerhorst FM, Vandenbroucke JP, Doggen CJ, Rosendaal FR. The venous thrombotic risk of oral contraceptives, effects of oestrogen dose and progestogen type: results of the MEGA case-control study. *BMJ*. 2009; 339: b2921.
12. Gestodene Study Group 324. Cycle control, safety and efficacy of a 24-day regimen of gestodene 60 microg/ethinylestradiol 15 microg and a 21-day regimen of desogestrel 150 microg/ethinylestradiol 20 microg. *Eur J Contracept Reprod Health Care*. 1999; 4: 17-25.
13. Gestodene Study Group 322. The safety and contraceptive efficacy of a 24-day low-dose oral contraceptive regimen containing gestodene 60 μg and ethinylestradiol 15 μg. *Eur J Contraception Reproductive Health Care*. 1999, 4: 9-15.
14. Gallo MF, Nanda K, Grimes DA, Lopez LM, Schulz KF. 20 mg versus > 20 mg estrogen combined oral contraceptives for contraception. *Cochrane Database Syst Rev*. 2013 Aug 1; 8: CD003989.
15. Lidegaard O, Nielsen LH, Skovlund CW, Skjeldestad FE, Løkkegaard E. Risk of venous thromboembolism from use of oral contraceptives containing different progestogens and oestrogen doses: Danish cohort study, 2001-9. *BMJ*. 2011; 343: d6423.
16. Vinogradova Y, Coupland C, Hippisley-Cox J. Use of combined oral contraceptives and risk of venous thromboembolism: nested case-control studies using the QResearch and CPRD databases. *BMJ*. 2015; 350: h2135
17. de Bastos M, Stegeman BH, Rosendaal FR, Van Hylckama VA, Helmerhorst FM, Stijnen T, Dekkers OM. Combined oral contraceptives: venous thrombosis. *Cochrane Database Syst Rev*. 2014 Mar 3;3: CD010813.
18. Bahamondes L, Bahamondes MV. New and emerging contraceptives: a state-of-the-art review. *Int J Womens Health*. 2014; 6: 221-234.
19. Borgelt LM, Martell CW. Estradiol valerate/dienogest: a novel combined oral contraceptive. *Clin Ther*. 2012; 34 (1): 37-55.
20. Ahrendt HJ, Makalová D, Parke S, Mellinger U, Mansour D. Bleeding pattern and cycle control with an estradiol-based oral contraceptive: a seven-cycle, randomized comparative trial of estradiol valerate/dienogest and ethinyl estradiol/levonorgestrel. *Contraception*. 2009; 80 (5): 436-444.
21. Junge W, Mellinger U, Parke S, Serrani M. Metabolic and haemostatic effects of estradiol valerate/dienogest, a novel oral contraceptive: a randomized, open-label, single-centre study. *Clin Drug Investig*. 2011; 31(8): 573-584.
22. Jensen J, Parke S, Mellinger U, Fraser IS. Effective treatment of heavy menstrual bleeding with estradiol valerate and dienogest: a randomized controlled trial. *Obstet Gynecol*. 2011; 117 (4):777-787.
23. Westhoff C, Kaunitz AM, Korver T et al. Efficacy, safety, and toler- ability of a monophasic oral contraceptive containing nomegestrol acetate and 17β-estradiol: a randomized controlled trial. *Obstet Gynecol*. 2012; 119 (5): 989-999.
24. Mansour D, Verhoeven C, Sommer W, Weisberg E, Taneepanichskul S, Melis GB et al. Efficacy and tolerability of a monophasic combined oral contraceptive containing nomegestrol acetate and 17β-oestradiol in a 24/4 regimen, in comparison to an oral contraceptive containing ethinylestradiol and drospirenone in a 21/7 regimen. *Eur J Contracept Reprod Health Care*. 2011; 16 (6): 430-443.
25. Dinger J, Assmann A, Möhner S, Minh TD. Risk of venous thromboembolism and the use of dienogest- and drospirenone-containing oral contraceptives: results from a German case-control study. *J Fam Plann Reprod Health Care*. 2010; 36 (3): 123-129.
26. Gallo MF, Lopez LM, Grimes DA, Carayon F, Schulz KF, Helmerhorst FM. Combination contraceptives: effects on weight. *Cochrane Database Syst Rev*. 2014 Jan 29; 1: CD003987.
27. Procter-Gray E, Cobb KL, Crawford SL, Bachrach LK, Chirra A, Sowers M et al. Effect of oral contraceptives on weight and body composition in young female runners. *Med Sci Sports Exerc*. 2008: 40: 1205-1212.
28. World Health Organization. *Medical eligibility criteria for contraceptive use*. 5th ed. Geneva: World Health Organization; 2015: 268 p. Disponível em: http://www.who.int/reproductivehealth/publications/family_planning/Ex-Summ-MEC-5/en/ [Acesso em: 13/03/2016]
29. Center for Disease Control and Prevention. United States Medical Eligibility Criteria (US MEC) for Contraceptive Use, 2010. Disponível em: http://www.cdc.gov/reproductivehealth/unintendedpregnancy/usmec.htm [Acesso em: 13/3/2016]
30. Committee On Adolescence. Emergency contraception. *Pediatrics*. 2012; 130 (6):1174-1182.
31. Johnson J. Emergency Contraception for Adolescents: A Political Battle. *J Pediatr Adolesc Gynecol*. 2016; 29 (2): 95-96.

32. Lubianca JN, Cioba C, Martins DE, Fischer F, Cunha VT, Capp E, Wender MCO. Knowledge about emergency contraception among women referred for treatment at a university hospital in Brazil. *Clin Biomed Res.* 2014; 34 (1): 60-66.
33. Turok DK, Sanders JN, Thompson IS[2], Royer PA, Eggebroten J, Gawron LM. Preference for and efficacy of oral levonorgestrel for emergency contraception with concomitant placement of a levonorgestrel IUD: a prospective cohort study. *Contraception.* 2016 Mar 2. pii: S0010-7824-(15)30144-X. [Epub ahead of print]
34. Mwaniki MK, Baya EJ, Mwangi-Powell F, Sidebotham P. 'Tweaking' the model for understanding and preventing maternal and neonatal morbidity and mortality in Low Income Countries: "inserting new ideas into a timeless wine skin". *BMC Pregnancy Childbirth.* 2016;16 (1):14.
35. National Center for Chronic Disease Prevention and Health Promotion. U.S. Selected Practice Recommendations for Contraceptive Use, 2013: Adapted from the World Health Organization Selected Practice Recommendations for Contraceptive Use, 2nd Edition. Disponível em: http://www.cdc.gov/mmwr/preview/mmwrhtml/rr6205a1.htm [Acesso em: 04/03/2016].
36. Tepper NK, Curtis KM, Steenland MW, Marchbanks PA. Physical examination prior to initiating hormonal contraception: a systematic review. *Contraception.* 2013; 87(5): 650-654.
37. Clinical Effectiveness Unit. Combined hormonal contraception. London (UK): Faculty of Sexual and Reproductive Healthcare; 2011 Oct. 28 http://guideline.gov/content.aspx?f=rss&id=36071 [Accesso em: 25/06/2012].
38. Committee Opinion No. 577. American College of Obstetricians and Gynecologists. Understanding and using the U.S. Selected Practice Recommendations for Contraceptive Use, 2013. *Obstet Gynecol.* 2013; 122: 1132-1133.
39. MacDonald EJ, Lawton B, Geller SE. Contraception post severe maternal morbidity: a retrospective audit. *Contraception.* 2015; 92 (4): 308-312.
40. Lubianca JN, Faccin CS, Fuchs FD. Oral contraceptives: a risk factor for uncontrolled blood pressure among hypertensive women. *Contraception.* 2003; 67:19-24.
41. Lubianca JN, Moreira LB, Gus M, Fuchs FD. Stopping oral contraceptives: an effective blood pressure lowering intervention in women with hypertension. *J Human Hypert.* 2005; 19: 451-455.
42. Øjvind Lidegaard O, Løkkegaard E, Svendsen AL, Agger C. Hormonal contraception and risk of venous thromboembolism: national follow-up study. *BMJ.* 2009; 339: b2890.
43. Dinger J, Möhner S, Heinemann K. Cardiovascular risks associated with the use of drospirenone-containing combined oral contraceptives. *Contraception.* 2016; Contraception 2016; 93(5):378-385.
44. Samson M, Porter N, Orekoya O, Hebert JR, Adams SA, Bennett CL, Steck SE. Progestin and breast cancer risk: a systematic review. *Breast Cancer Res Treat.* 2016; 155 (1): 3-12.
45. Roach RE, Helmerhorst FM, Lijfering WM, Stijnen T, Algra A, Dekkers OM. Combined oral contraceptives: the risk of myocardial infarction and ischemic stroke. *Cochrane Database Syst Rev.* 2015 Aug 27; 8: CD011054.
46. Hedderson MM, Ferrara A, Williams MA, Holt VL, Weiss NS. Androgenicity of progestins in hormonal contraceptives and the risk of gestational diabetes melito. *Diabetes Care.* 2007; 30:1062-1068.
47. Kiley JW, Hammond C, Niznik C, Rademaker A, Liu D, Shulman LP. Postpartum glucose tolerance in women with gestational diabetes using levonorgestrel intrauterine contraception. *Contraception.* 2015; 91 (1): 67-70.
48. Kramer BA, Kintzel J, Garikapaty V. Association between contraceptive use and gestational diabetes: Missouri Pregnancy Risk Assessment Monitoring System, 2007-2008. *Prev Chronic Dis.* 2014; 11: E121.
49. Nappi RE, Serrani M, Jensen JT. Noncontraceptive benefits of the estradiol valerate/dienogest combined oral contraceptive: a review of the literature. *Int J Womens Health.* 2014; 6: 711-718.
50. van Zuuren EJ, Fedorowicz Z, Carter B, Pandis N. Interventions for hirsutism (excluding laser and photoepilation therapy alone). *Cochrane Database Syst Rev.* 2015 Apr 28; 4: CD010334.
51. Breitkopf DM, Rosen MP, Young SL, Nagamani M. Efficacy of second *versus* third generation oral contraceptives in the treatment of hirsutism. *Contraception.* 2003; 67: 349-353.
52. Arowojolu AO, Gallo MF, Lopez LM, Grimes DA. Combined oral contraceptive pills for treatment of acne. *Cochrane Database Syst Rev.* 2012 Jul 11;7:CD004425.
53. Momoeda M, Hayakawa M, Shimazaki Y, Mizunuma H, Taketani Y. Does the presence of coexisting diseases modulate the effectiveness of a low-dose estrogen/progestin, ethinylestradiol/drospirenone combination tablet in dysmenorrhea? Reanalysis of two randomized studies in Japanese women. *Int J Womens Health.* 2014; 6: 989-998.
54. Wong CL, Farquhar C, Roberts H, Proctor M. Oral contraceptive pill for primary dysmenorrhoea. *Cochrane Database Syst Rev.* 2009 Oct 7; (4): CD002120.
55. Havrilesky LJ, Gierisch JM, Moorman PG, Coeytaux RR, Urrutia RP, Lowery WJ et al. Oral contraceptive use for the primary prevention of ovarian cancer. *Evid Rep Technol Assess (Full Rep).* 2013; (212): 1-514.
56. Hannaford PC, Selvaraj S, Elliott AM, Angus V, Iversen L, Lee AJ. Cancer Risk among users of oral contraceptives: cohort data from the Royal College of General Practitioner's oral contraception study. *BMJ.* 2007; 335 (7621): 651.
57. Maia HJ, Casoy J. Non-contraceptive health benefits of oral contraceptives. *Eur J Contracept Reprod Health Care.* 2008; 13: 17-24.
58. Gierisch JM, Coeytaux RR, Urrutia RP, Havrilesky LJ, Moorman PG, Lowery WJ et al. Oral contraceptive use and risk of breast, cervical, colorectal, and endometrial cancers: a systematic review. *Cancer Epidemiol Biomarkers Prev.* 2013; 22 (11):1931-1943.
59. Ziglar S, Hunter TS. The effect of hormonal oral contraception on acquisition of peak bone mineral density of adolescents and young women. *J Pharm Pract.* 2012; 25(3): 331-340.
60. Biason TP, Goldberg TB, Kurokawa CS, Moretto MR, Teixeira AS, Nunes HR. Low-dose combined oral contraceptive use is associated with lower bone mineral content variation is adolescents over a 1-year period. *BMC Endocrine Disorders.* 2015; 15: 15.
61. Elkazaz AY, Salama K. The effect of oral contraceptive different patterns of use on circulating IGF-1 and bone mineral density in healthy premenopausal women. *Endocrine.* 2015; 48 (1): 272-278.
62. Lopez LM, Grimes DA, Schulz KF, Curtis KM, Chen M. Steroidal contraceptives: effect on bone fractures in women. *Cochrane Database Syst Rev.* 2014 Jun 24; 6: CD006033.
63. Scholes D, LaCroix AZ, Hubbard RA, Ichikawa LE, Spangler L, Operskalski BH, Gell N, Ott SM. Oral contraceptive use and fracture risk around the menopausal transition. *Menopause.* 2016; 23 (2):166-174.

CAPÍTULO 55
Osteoporose

Lenita Wannmacher

▶ Introdução

Osteoporose caracteriza-se por diminuição global da massa óssea e deterioração estrutural do tecido ósseo, levando a fragilização dos ossos e aumento da suscetibilidade a fraturas, especialmente de quadril, espinha dorsal e punho. Osteoporose é doença silenciosa, sem sintomas, até que a fratura sobrevenha.

Devido às fraturas, tem subsequentes implicações em termos de sobrevida e custos sociais. Com essa perspectiva, há nova definição de osteoporose, deslocando a atenção de "diminuição de massa óssea" para os vários elementos globalmente definidos como "qualidade óssea". Há vários fatores de risco afetando a homeostasia do osso que são coincidentes com fatores de risco para osteoporose.[1]

Duas são as formas de osteoporose: a *primária*, decorrente de idade e associada a atividade osteoblástica diminuída (osteoporose senil) ou de atividade osteoclástica acelerada, como ocorre na pós-menopausa; e *secundária*, geralmente causada por outras doenças (tireoidopatias, hipogonadismo, hipopituitarismo, síndrome de Cushing, diabetes, hiperparatireoidismo, câncer metastático, mieloma múltiplo, doenças inflamatórias crônicas intestinais, cirurgias gástricas, síndrome de má absorção), sedentarismo, desnutrição ou uso crônico de medicamentos (corticosteroides, compostos de alumínio, tiroxina em excesso, anticonvulsivantes, inibidores seletivos da recaptação de serotonina, agentes citotóxicos, heparina, lítio, retinoides e tamoxifeno na pré-menopausa).

Dentre os fatores predisponentes de osteoporose (idade, uso crônico de corticoides, história de queda e história de fratura), destaca-se a idade, em que há o risco de fraturas por fragilidade. Um fator acessório neste contexto é a residência por longo tempo em clínicas geriátricas. Apesar do conhecido risco de fratura nesta população, não são comuns as medidas de prevenção. Em levantamento efetuado entre 347 médicos canadenses, 87% consideraram importante a prevenção de fraturas de fragilidade, 34% referiram uso de ferramentas de validação de risco de fratura e 33% não as usavam. Perceberam-se barreiras à pesquisa da avaliação de risco de fratura e ao tratamento da osteoporose.[2]

Dependendo da localização, a osteoporose não gera sintomas por longos períodos, como é o caso de fraturas de coluna vertebral, só identificadas quando diminuem a estatura ou geram deformidades. As primeiras manifestações clínicas ocorrem quando já houve perda de 30 a 40% da massa óssea.

A suspeita diagnóstica pode vir de anamnese (história de sedentarismo, polifarmácia, fraturas ou quedas), medidas de peso, altura, dosagem de hormônio tireoestimulante (TSH) e creatinina, acrescidas de densitometria mineral óssea (DMO) realizada por absorciometria de raios X de dupla energia (DXA) em fêmur proximal. Por definição, baixa DMO corresponde a escore T maior do que 2,5 desvios padrão abaixo do valor médio de pico para adultos jovens.

A importância médica das fraturas está amplamente relacionada às complicações associadas. O tipo de fratura influencia a sobrevida. As de colo do fêmur são as mais graves, ocorrendo excesso de morte em 10 a 20% das mulheres pós-menopáusicas durante o primeiro ano após a fratura. O risco de morte é maior imediatamente após a fratura e diminui com o tempo. Poucas mortes podem ser atribuídas à fratura do quadril *per se*. Sua morbidade é principalmente associada à incapacidade de deambulação de forma independente. Cerca de 1/3 dos pacientes ficará impossibilitado de reaver esse movimento. Logo, é importante identificar tratamentos eficazes que reduzam a incidência de fraturas osteoporóticas.

Com o aumento da longevidade, há o consequente aumento da osteoporose. No Brasil, a prevalência de osteoporose em mulheres pós-menopáusicas varia de 15 a 33%, com base em DMO medida por absorciometria de raios X de dupla energia (DXA).[3]

Em homens, fraturas osteoporóticas, principalmente de quadril, resultam em significativa morbidade e mortalidade. A cada ano, cerca de 80.000 homens apresentam fratura de quadril, dos quais um em três morre no primeiro ano após a fratura, e outro um terço fratura novamente. Apesar disso, a osteoporose masculina continua a ser subdiagnosticada e subtratada.[4]

O manejo da osteoporose abrange prevenção e tratamento. Qualquer intervenção só estará justificada quando mostrar eficácia comprovada em reduzir a incidência de fraturas.

▶ Seleção

Prevenção

A correta *detecção de fatores de risco* para osteoporose pode ser a primeira medida eficaz para evitar suas complicações, dentre as quais se salientam as fraturas. Uma dessas situações é conhecida como a "tríade da mulher atleta".[5] Trata-se de um conjunto de condições fisiopatológicas inter-relacionadas, como baixa disponibilidade energética, disfunção menstrual e baixa densidade mineral óssea. Esses componentes não só afetam o desempenho atlético, como levam a desfechos de saúde negativos ao correr do tempo. A detecção precoce é fundamental para prevenir consequências sobre a saúde óssea dessas atletas.

Costumeiramente, estratégias de prevenção de fraturas após trauma de baixa intensidade em idosos se baseiam em três pilares: fisiopatologia (que sejam causadas principalmente por osteoporose), detecção de risco (categorias de pacientes com alto risco) e abordagem terapêutica para amenizar o risco (mudança de estilo de vida e farmacoterapia). Contudo, essas três noções podem ser questionáveis ou, pelo menos, não produzir o esperado resultado. Quando caem, a maioria dos idosos sofre fraturas, mas *não* tem osteoporose, sendo a queda atribuída a declínio do funcionamento físico e fragilidade geral da velhice. Detecção de risco mediante densitometria e outras ferramentas não identifica uma proporção de pacientes potencialmente suscetíveis a quedas e, ao contrário, aponta alguns com alto risco de fraturas, em quem essas nunca acontecem. Quanto ao uso de medicamentos, a eficácia é limitada a mulheres entre 65 e 80 anos *com* osteoporose, enquanto é restrita ou ausente na prevenção em mulheres acima de 80 anos e homens de todas as idades. Acresce que muitos desses fármacos se associam a riscos aumentados de efeitos adversos. Há incertezas em relação à sua capacidade de prevenir fraturas vertebrais e, em fraturas de outras localizações, a redução de risco relativo é moderada, da ordem de 20 a 25%.[6]

Portanto, a prevenção deve ser feita com medidas não medicamentosas. Exercício físico regular, dieta bem balanceada e cessação de tabagismo mantêm a saúde óssea em mulheres idosas, benefício que provavelmente se estende a outros segmentos de pacientes.

No entanto, há dificuldade para avaliar a efetividade de hábitos saudáveis de vida na prevenção de osteoporose em ensaios clínicos. A impossibilidade ética de alocar randomizadamente certas recomendações e a dificuldade logística de investigar por muitos anos a eficácia de algumas intervenções, como as nutricionais, determinam que as evidências tenham menor hierarquia, pois são baseadas em estudos observacionais. A eficácia da atividade física foi avaliada em ensaios clínicos, mas que são de curta duração e avaliam desfechos intermediários. Apesar dessas limitações, são medidas que têm baixo risco potencial, sustentando maior liberalidade em sua recomendação desde fases precoces da vida.

Atividade física iniciada precocemente na vida contribui para maior pico de massa óssea. Caminhadas e outros exercícios regulares, aeróbicos e com sobrecarga, induzem pequeno aumento na DMO (1 a 2%) e ajudam a manter mobilidade, força muscular, equilíbrio e, portanto, a prevenir quedas e fraturas entre idosos.

Revisão Cochrane[8] de 43 ensaios clínicos randomizados (n = 4.320), investigando a eficácia do exercício em prevenir perda óssea e fraturas em mulheres pós-menopáusicas, verificou que exercícios de força e resistência progressivos de membros inferiores aumentaram a DMO de colo do fêmur, enquanto uma combinação de exercícios beneficiou a DMO da coluna vertebral, em comparação aos controles. No entanto, não se verificou efeito no número de fraturas. Segundo os autores, exercício pode ser medida eficaz e segura para prevenir perda óssea em mulheres pós-menopáusicas.

Revisão sistemática com metanálise de ensaios com diversas metodologias[9] verificou que exercícios de resistência de diferentes impactos aumentaram a DMO em coluna lombar e colo do fêmur em mulheres pré-menopáusicas. Protocolos de alto impacto foram eficazes somente em osteoprose de quadril.

Outro estudo,[10] de mesma metodologia e com os mesmos objetivos, mostrou que diferentes modalidades de exercícios aumentaram DMO em coluna lombar em adultos idosos, mas não em colo do fêmur.

Além disso, em estudo de extensão com 16 anos de duração,[11] foi estudada a frequência com que o exercício necessita ser realizado para ter efeito preventivo em osteoporose. Frequência do exercício mostrou ter efeito independente em mudanças na densidade mineral óssea de coluna lombar ($P < 0,001$) e quadril ($P = 0,005$). Para esse objetivo, mostrou-se eficaz a frequência entre duas e três sessões semanais durante o período do seguimento.

Dieta, por sua composição, pode influenciar densidade mineral óssea e osteoporose.

Em coortes prospectivas realizadas em 25 países, índice de massa corporal (IMC) foi mensurado em 398.610 mulheres com idade média de 63 anos, das quais 30.280 tiveram fraturas osteoporóticas (6.457 em quadril). A maioria dessas (81%) e fraturas de quadril (87%) ocorreram em pessoas não obesas. Obesidade (≥ 30 kg/m^2) estava presente em 22%. Baixo IMC foi fator de risco para fraturas de quadril e osteoporóticas em geral, mas constituiu fator de proteção para fratura de perna. Alto IMC foi fator de risco para fraturas de membro superior. Quando ajustado para DMO, IMC baixo permaneceu como fator de risco para fratura de quadril, mas protegeu de fratura osteoporótica, de tíbia e fíbula e de braço. IMC alto permaneceu como fator de risco de todas as fraturas osteoporóticas. Logo, a associação entre IMC e risco de fratura é complexa, diferindo segundo o sítio esquelético e se modificando com a interação de IMC e DMO.[12]

Investigadores do *Women's Health Initiative* avaliaram os efeitos de dieta com baixo teor de gorduras e rica em frutas, vegetais e grãos sobre DMO e incidência de fraturas em 48.835 mulheres pós-menopáusicas, com idade entre 50 e 79 anos e comparável risco para fraturas. Após seguimento médio de 8,1 anos, 215 mulheres no grupo intervenção (em uso da já citada dieta) e 285 mulheres no grupo de comparação (dieta usual) apresentaram fratura de quadril (*hazard ratio* [HR] = 1,12; IC95%: 0,94 a 1,34; $P = 0,21$). Porém, houve pequeno, mas estatisticamente significante decréscimo da densidade mineral óssea em quadril no grupo intervenção *versus* grupo-controle, o qual persistiu ao longo do seguimento.[13]

Cálcio é elemento essencial da dieta, mas há pobre evidência sobre a relação entre sua ingestão e DMO. O *Auckland Calcium Study* foi ensaio clínico randomizado e controlado com 5 anos de duração, em que 1.471 mulheres pós-menopáusicas receberam 1 g/dia de citrato de cálcio. A intervenção não reduziu a incidência de fraturas (total, vertebral e de antebraço), aumentou essa incidência em quadril e mostrou benefício em DMO. Uma análise secundária mostrou preocupação com a segurança cardiovascular de cálcio. Cinco anos após o término desse estudo, seguimento feito em 1.408 participantes, completando um período total de 10 anos, não mostrou efeito sobre incidência de fraturas totais ou de quadril, mas significativas reduções em fraturas vertebrais e de antebraço nas alocadas para cálcio. Benefício sobre DMO não persistiu quando o suplemento foi suspenso. Os efeitos cardiovasculares não foram observados no seguimento.[14]

Suplementos de cálcio não são necessários para compensar deficiência dietética, porém atuam como agentes antirressortivos via efeitos em paratormônio e calcitonina, *sem* produzir benefício cumulativo sobre densidade óssea. Consequentemente, a eficácia sobre prevenção de fraturas não está comprovada. Acresce o aparecimento de efeitos indesejáveis, tais como distúrbios gastrointestinais, 17% de aumento de cálculos renais e 20 a 40% de aumento do risco de infarto do miocárdio.

Revisão sistemática com metanálise[15] de ensaios clínicos randomizados (ECR) e estudos de coorte que avaliaram a ingestão de cálcio (mediante dieta, leite, laticínios ou suplementos) sobre a prevenção de fraturas em indivíduos com mais de 50 anos não confirmou a associação com dieta, leite e laticínios. Suplementos com cálcio mostraram resultado positivo em fratura vertebral, mas não de quadril ou braço. No entanto, os estudos tinham vieses. Quando 4 estudos sem risco de vieses foram analisados, não se observou efeito sobre risco de fratura em nenhum sítio. Os resultados foram similares com cálcio em monoterapia ou coadministrado com vitamina D. Não se recomendam suplementos de cálcio para prevenir fraturas, já que as evidências são fracas e inconsistentes.

Vitamina D existe em mínimas quantidades na dieta das brasileiras, mas sua suplementação só seria necessária em mulheres e idosos que não se expõem à luz solar.[3] Vitamina D endógena permite a eficiente absorção de cálcio proveniente da dieta, exercendo papel na homeostasia do cálcio. A luz solar prove adequadas quantidades de vitamina D a partir da síntese cutânea.

São conflitantes os resultados relacionados a alimentos e suplementos ricos em cálcio e vitamina D. Apesar de pouco onerosos, essa abordagem vem sendo substituída por medicamentos com mais definida eficácia.

Revisão Cochrane de 53 ensaios (n = 91.791) examinou o papel de vitamina D na prevenção de fratura em idosos na comunidade. Houve evidência de alta qualidade de que vitamina D isolada, nas doses e formulações testadas, não preveniu fraturas de quadril (11 ECR; 27.693 participantes; risco relativo [RR] = 1,12; IC95%: 0,98 a 1,29) ou qualquer nova fratura (15 ECR; 28.271 participantes; RR = 1,03; 0,96 a 1,11). No entanto, a suplementação de vitamina D + cálcio resultou em pequena redução de risco de fratura de quadril (9 ECR; 49.853 participantes; RR = 0,84; 0,74 a 0,96; P = 0,01). Em populações de baixo risco, isso significa menos 1 fratura/1.000 idosos/ano. Em populações de alto risco (pessoas institucionalizadas), isso corresponde a menos 9 fraturas/1.000 idosos/ano. A combinação também se associou a significativa redução de novas fraturas não vertebrais, o que não ocorreu com fraturas vertebrais.[16]

Face ao não expressivo benefício em populações de idosos com baixo risco e aos conhecidos danos, é questionável a persistência em generalizadamente recomendar aumento da suplementação de cálcio + vitamina D para prevenir osteoporose.

Estudos mostram que *tabagismo* e *consumo excessivo de álcool* exercem efeitos adversos na saúde óssea e aumentam o risco de fraturas.[17]

Em 925 mulheres pós-menopáusicas não tabagistas, a exposição passiva ao fumo associou-se a osteoporose de colo de fêmur comparativamente a não expostas (*odds ratio* [OR] = 3,68; IC95%: 1,23 a 10,92). Quando os fumantes que coabitavam com essas mulheres consumiam ≥ 20 cigarros por dia, houve positiva associação com osteoporose lombar (OR = 5,40; IC95%: 1,04 a 28,04) e de colo de fêmur (OR = 4,35; IC95%: 1,07 a 17,68).[18]

Cuidados com ambiente doméstico e de trabalho, evitando pisos deslizantes, tapetes soltos, fios de aparelhos elétricos à mostra, iluminação insuficiente e posição inadequada dos móveis, mostram-se eficazes na prevenção de quedas, principalmente quando os ambientes são usados por idosos. Além disso, corrimão em escadas e barras de apoio em banheiros são medidas contemporizadoras que evitam principalmente quedas de idosos, com consequente benefício sobre saúde óssea e em geral.

Tratamento

Diferentes tratamentos de osteoporose estão disponíveis, objetivando manter a saúde óssea e diminuir o risco de fraturas. Aqui também têm lugar manutenção de atividade física e medidas dietéticas. Além disso, há inúmeras classes de fármacos com capacidade antirressortiva, que diminuem a atividade osteoclástica do osso e logram preservar sua estrutura. Só há real benefício com agentes que mostram eficácia em diminuir o alto risco de fraturas.[19]

▪ Medidas não medicamentosas

Exercício terapêutico é medida frequentemente recomendada no tratamento conservador de pacientes com fraturas vertebrais para reduzir dor óssea, corrigir postura, evitar quedas por melhoria do equilíbrio e da coordenação motora e produzir sensação de bem-estar.

No entanto, revisão Cochrane[20] de sete estudos (n = 488) alerta para a realização de exercícios em indivíduos com alto risco de fraturas vertebrais devidas à osteoporose, para quem não há conclusão definitiva sobre o benefício do exercício. Estudos individuais não detectaram diferenças significativas entre grupos com relação a postura e densidade mineral óssea. Análise conjunta de dois estudos apontou benefício do exercício. As disparidades entre resultados podem dever-se à diferença de adesão ao exercício. É possível que este, se feito incorretamente, aumente o risco de fratura. Não há conclusões definitivas sobre benefícios dessa abordagem em indivíduos com fraturas vertebrais.

Dieta deve ser feita, nos mesmos padrões já explicitados pelos investigadores do *Women's Health Initiative*.[13] Além disso, dentre propostas nutricionais, preconiza-se a ingestão de ameixas secas (*Prunus domestica* L.) para a reversão da perda óssea em mulheres pós-menopáusicas osteopênicas. A amostra constou de 48 mulheres (65 a 79 anos), randomizadas para receber por 6 meses 50 g/dia de ameixas secas, 100 g/dia de ameixas secas ou controle. Ambas as doses aumentaram significativamente a DMO ulnar, vertebral, de quadril e total em comparação ao grupo-controle. Em relação aos valores basais, ameixas secas diminuíram níveis séricos de marcador de ressorção óssea.[21]

A *suplementação de cálcio e vitamina D* tem sido cogitada para preservação de massa óssea e diminuição do risco de fraturas em mulheres com osteoporose ou baixa DMO. Como já discutido anteriormente, o benefício desta conduta é controverso.[16]

Também se advoga a *cessação do tabagismo* e a *proibição de álcool em excesso* no tratamento de osteoporose.

▪ Medidas medicamentosas

Os medicamentos utilizados em tratamento são também preventivos, já que os desfechos primordiais englobam prevenção de fraturas e suas complicações. Idosos institucionalizados com osteoporose (85%) apresentam taxas de fraturas 8 a 9 vezes mais altas do que aqueles que vivem na comunidade. A decisão de tratamento, importante neste contexto, deve basear-se em fortes evidências de que a intervenção realmente evite fraturas e suas consequências, o potencial benefício suplante riscos e efeitos adversos e o tratamento mostre-se custo-efetivo.

O armamentário contra osteoporose tradicionalmente inclui agentes antirressortivos (bisfosfonatos, moduladores seletivos de receptor estrogênico, denosumabe e inibidores de catepsina K), agentes osteoanabólicos (família do hormônio da paratireoide) e um agente com mecanismo de ação dual (ranelato de estrôncio e anticorpos contra esclerostina).

No momento atual, mudou bastante o cenário de medicamentos utilizados no tratamento de osteoporose. Alguns foram substituídos, devido a riscos apresentados com uso prolongado.

Novos agentes antirressortivos ou estimuladores da formação óssea surgiram. Uns objetivam diminuição da ressorção óssea (p. ex., denosumabe e *odanacatib*) ou formação óssea (p. ex., *abaloparatide*, peptídio análogo a hormônio da paratireoide) ou têm ambas as funções (*romosozumab* e *blosozumab*, anticorpos monoclonais antiesclerositina, ainda inexistentes no Brasil).

O progresso, em paralelo com os avanços da biotecnologia, tornou possível o desenvolvimento de novos agentes com diferenciados mecanismos de ação. Esses e outros fármacos estão em diferentes estágios de avaliação pré-clínica e clínica.[22,23]

Os diferentes fármacos utilizados neste contexto podem ser vistos no Quadro 55.1.

Agentes antirressortivos

Bisfosfonatos (alendronato, risedronato, etidronato, clodronato, tiludronato, pamidronato, ibandronato e ácido zoledrônico) são considerados fármacos de primeira linha para pacientes com osteoporose estabelecida e risco de fratura. Têm alta afinidade pela superfície óssea e papel no remodelamento ósseo por inibição direta do processo de ressorção por osteoclastos. Reduzem o risco de fraturas, bem como a consequente morbidade. No entanto, apresentam riscos que devem ser levados em conta em relação à duração do tratamento e ao monitoramento necessário na vigência de seu uso.[24] Observaram-se graves efeitos adversos gastrointestinais, como esofagite e úlcera de esôfago, motivados pela pobre absorção em trato gastrointestinal. Além disso, associam-se a osteonecrose mandibular. A baixa tolerabilidade determina pobre adesão ao tratamento crônico. Por isso propõem-se novas alternativas de apresentação, como nanopartículas, lipossomas, sistemas transdérmicos, implantes, microesferas e cimentos de fosfato de cálcio, dentre outras. As publicações confirmam a minimização de efeitos adversos e o aumento da biodisponibilidade oral.[25]

Habitualmente pensa-se em osteoporose associada a adultos (em pós-menopausa, por exemplo) e idosos. No entanto, crianças e adolescentes podem apresentar osteoporose secundária a doenças crônicas, quer pelo risco sobre o desenvolvimento do esqueleto (diminuição de densidade mineral óssea ou fraturas) inerente à doença basal

Quadro 55.1 ■ Medicamentos para tratamento de osteoporose.

Grupos farmacológicos	Representantes
Bisfosfonatos	Etidronato, alendronato, risedronato, clodronato, tiludronato, pamidronato, ibandronato, ácido zoledrônico
Moduladores seletivos dos receptores de estrogênio (MSRE)	Raloxifeno
	Bazedoxifeno
Anticorpo monoclonal	Denosumabe
Agentes osteoanabólicos	Teriparatida (paratormônio recombinante humano)
	Abaloparatide
	Calcitonina
Inibidores da catepsina K	*Odanacatib*
Anticorpos antiesclerostina	*Romosozumab*
	Blosozumab
Esteroide sintético	Tibolona
Complexo de ácido ranélico com estrôncio	Ranelato de estrôncio

Nota: representantes ainda não registrados no Brasil figuram em itálico.

ou devido ao efeito osteotóxico dos medicamentos em uso (p. ex., corticosteroides). Os resultados do emprego de bisfosfonatos é incerto. Em revisão Cochrane,[26] os autores desaconselham bisfosfomatos como terapia padrão por mais de 3 anos.

Ensaio clínico randomizado, duplo-cego, controlado por placebo e com duração de 2 anos avaliou eficácia e segurança de *ácido zoledrônico* (dose única intravenosa de 5 mg) mais suplementação diária de cálcio e vitamina D no tratamento de osteoporose em 181 mulheres (≥ 65 anos) residentes em clínica geriátrica. Houve significativo benefício sobre DMO avaliada em quadril e espinha dorsal aos 12 e 24 meses no grupo tratado ($P < 0,01$ para todas as comparações) *versus* o grupo placebo. Porém ocorreram maiores proporções de fratura e mortalidade nas idosas sob tratamento, embora não significativas.[27]

Em ensaio clínico randomizado, aberto e em paralelo,[28] duas doses intramusculares de *clodronato* foram comparadas – 100 mg semanalmente (grupo A) ou duas doses de 100 mg por semana (grupo B) – em 60 mulheres com osteoporose pós-menopáusica há mais de 5 anos. Comparativamente, as participantes do grupo B aumentaram a DMO em coluna lombar e colo do fêmur ao longo dos anos 1 e 2 de seguimento. Ao contrário, no grupo A, a DMO apresentou um platô, sem mudanças significativas entre os anos 1 e 2. Três fraturas não traumáticas ocorreram no grupo A *versus* uma no grupo B. Embora com diferenças estatisticamente significativas em desfecho secundário, a relevância clínica dos achados foi aproximadamente similar.

Clodronato mostrou efeito analgésico que aumenta com a duplicação das doses. Esse efeito ocorre não só em pacientes com fraturas, mas também naqueles que sofrem de síndrome da dor regional complexa (menores doses intravenosas), doença de Paget, osteoartrite erosiva de mãos, osteoartrite de joelhos, no tratamento de calcificações extra-articulares e na prevenção de mobilização de próteses de joelho e quadril.[29]

Moduladores seletivos de receptores de estrogênio (MSRE), *raloxifeno* e *bazedoxifeno*, reduzem o *turnover* ósseo e mantêm e aumentam DMO em vértebras e fêmur em comparação a placebo, reduzindo o risco de fraturas nessas localizações. Esses fármacos não têm a estrutura esteroide dos estrógenos, mas interagem com receptores estrogênicos, como agonistas ou antagonistas, dependendo do tecido-alvo. Raloxifeno mostra-se eficaz no tratamento da osteoporose e reduz o risco de câncer invasivo de mama. Bazedoxifeno tem maior efeito antifratura do que raloxifeno. Porém, ambos se associam a risco aumentado de eventos tromboembólicos venosos.[30]

Em ensaio clínico randomizado, duplo-cego e controlado por placebo (n = 7.492) com 3 anos de duração, bazedoxifeno (20 e 40 mg) reduziu significativamente o risco de novas fraturas vertebrais em mulheres pós-menopáusicas com osteoporose. Estudo de extensão[31] por mais 2 anos (n = 4.216) manteve a eficácia inicial em mulheres com alto risco. Bazedoxifeno significativamente aumentou DMO e reduziu o *turnover* ósseo em comparação ao placebo, sendo geralmente bem tolerado e seguro. Dois anos após, em novo estudo de extensão[32] (anos 6 e 7; n = 1.530), todas as mulheres tratadas receberam 20 mg de bazedoxifeno. As incidências cumulativas de novas fraturas vertebrais foram de 6,4% (40 mg), 7,6% (20 mg) e 9,9% para bazedoxifeno e placebo, respectivamente. Em 7 anos, o decréscimo da DMO em coluna lombar foi menor com bazedoxifeno comparativamente ao placebo (–1,19% *versus* –2,53%; $P < 0,002$).

Em revisão sistemática com metanálise em rede,[33] comparou-se a eficácia de bazedoxifeno (1 ECR de fase III) à de bisfosfonatos orais (alendronato, ibandronato, risedronato; 9 ECR controlados por placebo) sobre prevenção de fraturas não vertebrais em subgrupo de pacientes com alto risco de fraturas por osteoporose pós-menopáusica (escore FRAX ≥ 20%). A partir dessa comparação indireta entre ensaios clínicos, bazedoxifeno mostrou similar eficácia à dos bisfosfonatos na redução de fraturas osteoporóticas.

Denosumabe (Dmab) é anticorpo monoclonal que também faz parte dos agentes antirressortivos. Como resultado desta ação, significativamente aumenta DMO e reduz risco de fraturas vertebrais, não vertebrais e de quadril.

Em comparação a bisfosfonatos no tratamento para osteoporose, revisão de nove estudos (n = 4.890 mulheres pós-menopáusicas) mostrou que denosumabe não apresenta diferenças significativas em relação ao risco de fraturas, eventos adversos ou mortes, porém aumenta mais a DMO em diferentes sítios.[34]

Em ensaio clínico randomizado, 7.868 mulheres idosas com baixa DMO receberam 60 mg de denosumabe ou placebo, por via subcutânea, a cada 6 meses por 3 anos. O fármaco reduziu o risco de novas fraturas vertebrais, com incidência cumulativa de 2,3% *versus* 7,2% no grupo placebo (RR = 0,32; IC95%: 0,26 a 0,41; $P < 0,001$). Significativa redução de risco também foi vista em fraturas de quadril e de outras localizações não vertebrais. Não houve risco de câncer, infecção, doença cardiovascular, hipocalcemia, osteonecrose mandibular e reações em sítio de injeção.[35]

Denosumabe, no esquema já descrito, foi avaliado em 219 homens com baixa DMO. Estudo de fase III foi desenhado em duas fases: 12 meses de ensaio clínico randomizado, duplo-cego e controlado por placebo e 12 meses de estudo aberto, no qual os pacientes continuaram recebendo denosumabe (longo termo) ou trocaram de bisfosfonatos para denosumabe (grupo *crossover*). Observou-se ganho contínuo e cumulativo de DMO no tratamento a longo prazo ($P < 0,01$ para todas as comparações). No grupo *crossover*, os resultados do tratamento com denosumabe foram similares aos dos pacientes que o receberam por 24 meses. Os efeitos adversos foram similares nos dois grupos.[36]

Em ensaio clínico randomizado e controlado por placebo,[37] realizado em homens e mulheres pós-menopáusicas com osteoporose, verificaram-se menores taxas de fraturas acompanhadas de redução persistente de *turnover* ósseo e aumento contínuo da DMO com denosumabe.

Outros medicamentos antirressortivos são os inibidores de catepsina K, enzima-chave envolvida na degradação de colágeno ósseo tipo I mediada por osteoclastos. Esses medicamentos inibem ressorção óssea, só interferindo temporariamente com osteoblastos, o que permite a continuação do complexo acoplamento entre ressorção e formação do osso.[38] *Odanacatib,* inibidor seletivo e reversível da catepsina, ainda não registrado no Brasil, bloqueia a ressorção óssea, sem interferir em outras vias, aumentando a DMO.[39]

Mulheres pós-menopáusicas com baixa DMO foram randomizadas para receber 4 doses semanais de *odanacatib* ou placebo em ensaio clínico de 2 anos de duração. Todas receberam vitamina D e cálcio, se necessário. Ao longo do estudo, houve progressivo aumento de DMO, o qual se mostrou relacionado à dose. Com administração de 50 mg, o aumento de DMO foi de 5,5% e 3,2% em coluna lombar e quadril, respectivamente, enquanto o placebo não mostrou efeito. O fármaco foi bem tolerado.[40]

A extensão desse estudo objetivou avaliação do fármaco sobre incidência de fraturas. Análise interina por comitê independente recomendou sua suspensão, tendo em vista a eficácia demonstrada e o favorável perfil de risco/benefício.[41]

Ensaio clínico randomizado e controlado por placebo,[42] de 24 meses de duração, avaliou 243 mulheres, com mais de 60 anos e baixa DMO, apesar do uso prévio de alendronato por mais de 3 anos. Pacientes que receberam 50 mg de *odanacatib* por semana tiveram aumento significativo de DMO em vários sítios comparativamente a placebo. O perfil de segurança foi similar nos dois grupos.

Agentes osteoanabólicos

Teriparatida (PTH 1-34) corresponde ao paratormônio recombinante humano, cuja cadeia de 34 aminoácidos tem sequência idêntica à do segmento biologicamente ativo do hormônio da paratireoide. Tem propriedade osteoanabólica, aumentando a massa óssea e o diâmetro dos ossos e restaurando a microarquitetura óssea em homens e mulheres. Esses mecanismos contribuem para aumentar a força do osso e reduzir o risco de fraturas relacionadas à osteoporose. Teriparatida aumenta a DMO em 8,1% na coluna lombar e reduz em 80% o risco relativo de nova fratura vertebral, quando comparada a placebo. Seu uso é limitado a casos selecionados de osteoporose grave (idade avançada, significativo risco de fratura vertebral, DMO muito baixa), devido a estocagem sob refrigeração, alto custo e monopólio comercial. Teriparatida também melhora parâmetros de osso cortical no fêmur proximal, tendo o potencial de reduzir fratura nesta localização. Como a duração de tratamento com teriparatida é limitada, costumam-se usar bisfosfonatos no tratamento subsequente.[43]

Metanálise[44] de 8 ensaios clínicos randomizados e controlados (n = 2.388) avaliou a eficácia de administração diária subcutânea de teriparatida em osteoporose pós-menopáusica. Houve aumento de massa óssea, medido em localização vertebral (8,1%) e de quadril (2,5%), bem como redução do risco de fraturas vertebrais (70%) e não vertebrais (38%). Ingestão total de cálcio de mais de 1.500 mg aumentou significativamente o ganho de DMO em quadril.

Ensaio clínico randomizado, duplo-cego e controlado por placebo avaliou o efeito de *abaloparatide*, peptídeo sintético análogo de PTH, sobre a DMO de mulheres pós-menopáusicas com osteoporose. Por 24 semanas, as 222 participantes receberam injeções subcutâneas diárias de placebo, 20, 40 ou 80 µg de *abaloparatide* e 20 µg de teriparatida. A DMO lombar aumentou em 2,9, 5,2 e 6,7% com as doses crescentes de *abaloparatide*, respectivamente, e em 5,5% no grupo de teriparatida. Os aumentos obtidos com doses de 40 e 80 µg de *abaloparatide* e 20 µg de teriparatida foram significativamente superiores aos do placebo. *Abaloparatide*, em dose de 80 µg, superou o placebo na DMO do colo do fêmur, e em doses de 40 e 80 µg superou placebo e teriparatida em aumento de DMO no quadril.[45]

Agentes com ação dual

Ranelato de estrôncio tem efeito duplo no metabolismo ósseo, aumentando a formação e reduzindo a ressorção. Tem afinidade por cálcio e influencia a microestrutura do osso. Seu uso visa aumentar força óssea e reduzir risco de fratura. Em estudo[46] que comparou ranelato de estrôncio (2 g/dia) *versus* alendronato (70 mg/semana) por 2 anos, a espessura cortical da tíbia distal e a DMO aumentaram com o primeiro, mas não com alendronato ($P < 0,005$). As medidas em rádio distal não foram diferentes entre os tratamentos, exceto densidade cortical ($P < 0,05$). Embora ranelato pareça influenciar microestrutura óssea e parâmetros biomecânicos mais do que alendronato, a magnitude das diferenças não foi irrefutável, exigindo confirmação com outro método.

Na administração feita por 2 anos em 261 homens com osteoporose primária, ranelato de estrôncio (2 g/dia) aumentou significativamente DMO em coluna lombar, colo do fêmur e quadril total em comparação ao placebo. As alterações médias em fosfatase alcalina óssea, um marcador de formação óssea, foram maiores no grupo tratamento. O fármaco foi bem tolerado. Os resultados vistos em homens osteoporóticos foram similares aos vistos em mulheres pós-menopáusicas osteoporóticas.[47]

Anticorpos contra esclerostina (*romosozumab, blosozumab*), ainda não registrados no Brasil, estimulam a formação óssea e diminuem a ressorção. Estudos de fase II demonstraram marcado aumento de DMO após 1 ano de tratamento. No entanto, mais evidências são necessárias.

Esclerotina é derivado de osteócito que inibe a atividade osteoblástica. O anticorpo monoclonal *romosozumab* liga-se à esclerostina e aumenta a formação óssea. Estudo de fase II, randomizado, em paralelo e controlado por placebo avaliou eficácia e segurança desse fármaco em 419 mulheres pós-menopáusicas com baixa DMO em três sítios durante 12 meses. *Romosozumab* foi administrado mensalmente, por via subcutânea (70 mg, 140 mg ou 210 mg) ou a cada 3 meses (140 mg ou 210 mg). Os comparadores, em aberto, foram placebo subcutâneo, alendronato oral (70 mg/semana) e teriparatida sucutânea (20 µg/dia). Todas as doses do monoclonal associaram-se a aumento de DMO (11,3% com a maior dose) em coluna lombar, comparativamente a decréscimo com placebo e menor aumento com alendronato e teriparatida. Também aumentou DMO em colo de fêmur e quadril. Eventos adversos foram similares entre os grupos.[48]

Blosozumab foi testado em ensaio clínico randomizado de fase II, duplo-cego e controlado por placebo, realizado com 120 mulheres pós-menopáusicas com baixa DMO, que receberam o fármaco (180 mg, por via subcutânea, a cada 4 semanas ou 180 mg a cada 2 semanas ou 270 mg a cada 2 semanas) ou placebo, adicionados de cálcio e vitamina D por 1 ano. *Blosozumab* aumentou significativamente DMO em coluna vertebral, colo de fêmur e quadril comparativamente a placebo.

Também aumentaram marcadores bioquímicos de formação óssea em relação aos níveis pré-tratamento. Um marcador de ressorção óssea diminuiu rapidamente com o tratamento. Reações no sítio de injeção foram os efeitos adversos observados com o tratamento.[49]

Por constituírem terapia nova e ainda pouco testada, esses anticorpos necessitam de mais evidências comprovadoras de eficácia e segurança.

Fármacos mais antigos neste cenário, como calcitonina e tibolona, têm menos publicações no momento atual.

Calcitonina para uso clínico foi obtida por técnicas recombinantes a partir da calcitonina de salmão. Ensaio clínico randomizado e controlado por placebo,[50] com 1 ano de duração, avaliou a eficácia da preparação oral de *calcitonina* sobre DMO em coluna lombar de 129 mulheres pós-menopáusicas com baixa massa óssea, aumentado risco de fratura, mas sem diagnóstico de osteoporose. As que receberam comprimidos diários de calcitonina mostraram aumento significativo da DMO lombar. Efeitos gastrointestinais foram frequentes, mas o perfil global de segurança foi similar entre os grupos.

Calcitonina por via nasal diminuiu o risco de fratura vertebral em 33%, mas aumentou a DMO em apenas 1,5% em sítio espinal. Mulheres pós-menopáusicas sadias podem ter degradação da microestrutura em rádio distal e osso tibial minorada por calcitonina nasal. Em ensaio clínico randomizado, duplo-cego, controlado por placebo e com 2 anos de duração,[51] 200 UI/dia de calcitonina nasal reduziu à metade a perda de densidade total em rádio distal em comparação ao placebo ($P < 0,05$) e evitou redução da espessura da cortical de tíbia e rádio distal ($P < 0,05$). Calcitonina foi bem tolerada, com menos altralgia do que no grupo placebo (14 *vs.* 26; $P < 0,05$).

Ensaio clínico randomizado, duplo-cego, duplo simulado e controlado por placebo,[52] 290 mulheres com > 70 anos foram alocadas para placebo, raloxifeno (60 mg) e tibolona (1,25 mg). O grupo que recebeu tibolona interrompeu o tratamento mais cedo, pela sugestão de aumento do risco de acidente cerebrovascular. Os resultados de aumento de DMO foram similares entre os dois fármacos.

Sumário da seleção de medidas não medicamentosas e medicamentosas em osteoporose.

Intervenção	Grau de recomendação	Nível de evidência	Comentários
Prevenção			
Medidas não medicamentosas			
Atividade física regular (2 a 3 vezes/semana	IIa	A	Prevenção de perda óssea, mas sem efeito sobre incidência de fraturas
Dieta com baixo teor de gorduras e rica em frutas, vegetais e grãos	IIb	A	Pequeno decréscimo de DMO, mas sem efeito sobre fratura de quadril
Alimentos ricos em cálcio e suplementos de cálcio	III	A	Sem benefício sobre DMO e fraturas totais; sem efeitos cardiovasculares
Suplementos de vitamina D isolada	III	A	Sem prevenção de fraturas em idosos
Suplementos de vitamina D + cálcio	IIb	A	Prevenção de qualquer fratura e de quadril em idosos com alto risco de fraturas, mas com efeitos gastrointestinais e renais
Evitar tabagismo, inclusive passivo, e abuso de álcool	IIa	C	Em mulheres pós-menopáusicas não fumantes, associação com osteoporose
Cuidados antiqueda nos ambientes doméstico e de trabalho	I	C	Prevenção de quedas
Tratamento			
Medidas não medicamentosas			
Exercício terapêutico	III/IIb	B	Sem benefício confirmado sobre redução de fraturas vertebrais; disparidade de resultados sobre postura e DMO
Dieta com baixo teor de gorduras e rica em frutas, vegetais e grãos	IIb	A	Benefícios genéricos à saúde
Ingestão de ameixas secas	IIb	B	Aumento de DMO
Medidas medicamentosas			
Bisfosfonatos	IIa	B	Redução no risco de fraturas em adultos, com importantes efeitos adversos
Ácido zoledrônico	IIb	B	Aumento de DMO
Bazedoxifeno	I	A	Redução na incidência de fraturas vertebrais e não vertebrais em mulheres com alto risco
Denosumabe	I	A	Redução na incidência de fraturas e boa tolerabilidade
Odanacatib	I	A	Aumento de DMO e redução de fraturas, com boa tolerabilidade
Teriparatida	I	A	Aumento de DMO e redução de fraturas
Abaloparatide	IIb	B	Aumento de DMO, maior do que teriparatida
Ranelato de estrôncio	IIb	B	Maior influência em microestrutura de osso tibial vs. alendronato
Romosozumab	IIb	B	Aumento de DMO; necessário mais estudos
Blosozumab	IIb	B	Aumento de DMO; necessário mais estudos
Calcitonina oral	IIb	B	Aumento de DMO
Calcitonina nasal	IIb	B	Proteção da microestrutura de rádio distal e tíbia vs. placebo
Raloxifeno	IIb	B	Aumento de DMO, sem aumentar força muscular
Tibolona	IIb	B	Aumento de DMO, sem aumentar força muscular

▶ Prescrição

Os esquemas de administração visualizados no Quadro 55.2 correspondem aos usados nos ensaios clínicos citados e têm comprovação de eficácia.

Bisfosfonatos exigem certos cuidados na administração oral, que é diminuída pela ingestão de alimentos, cálcio, ferro, café, chá e suco de laranja. Recomenda-se sua ingestão em jejum, com um copo de água, não devendo o paciente deitar-se ou fazer desjejum nos próximos 30 min.

Diferentes doses e vias de administração de ibandronato foram comparadas em metanálise de 34 estudos (13.639 pacientes)[53] para testar seus efeitos quanto à eficácia do tratamento. Não houve significativa diferença em eficácia de ibandronato oral ou intravenoso, com doses orais de 2,5 mg/dia ou 150 mg/mês e doses intravenosas de 1 a 3 mg/3 meses. Com essas doses alcançou-se significativo aumento de DMO em quadril total e reduziram-se marcadores séricos de ressorção óssea.

▶ Seguimento

O Quadro 55.3 resume os principais efeitos adversos que devem ser monitorados ao se fazer prevenção ou tratamento de osteoporose com os fármacos considerados.

Efeitos adversos com uso crônico devem sempre ser monitorados, uma vez que o emprego é de pelo menos 2 anos, chegando a 5 anos nos estudos de extensão dos ensaios clínicos. Na maioria dos estudos se fala em boa tolerabilidade e perfil de segurança que não difere dos controles.

Quadro 55.2 ■ Esquemas de administração dos fármacos antiosteoporose.

Fármaco	Dose	Via de administração	Intervalo entre administrações
Alendronato	5 a 10 mg 35 a 70 mg	Oral	24 h Semanal
Etidronato	400 mg	Oral	24 h
Risedronato	5 mg 35 mg	Oral	24 h Semanal
Raloxifeno	60 mg	Oral	24 h
Bazedoxifeno	20 mg	Oral	24 h
Bazedoxifeno + estrógenos conjugados	20 mg/0,45 mg	Oral	24 h
Odanacatib	50 mg	Oral	Semanal
Ranelato de estrôncio	2 g	Oral	24 h
Tibolona	1,25 a 2,5 mg/dia	Oral	24 h
Odanacatib	50 mg	Oral	Semanal
Ranelato de estrôncio	2 g	Oral	24 h
Denosumabe	60 mg	Subcutânea	6 meses
Teriparatida (Rh PTH [1-34])	56,4 µg 20 µg	Subcutânea (abdome)	Semanal 24 h
Calcitonina	100 UI 200 UI	Subcutânea; intramuscular Intranasal	3 vezes/semana 24 h
Clodronato	800 mg 100 mg 200 mg	Oral Intramuscular Intramuscular	24 h Semanal Bissemanal
Ibandronato	2,5 mg 150 mg 1 a 3 mg	Oral Oral Intravenosa, em bolo	24 h Mensal Trimestral
Ácido zoledrônico	5 mg	Infusão intravenosa (15 min)	Dose única

No entanto, algumas classes de fármacos vêm sendo substituídas devido à incidência de efeitos adversos.

Em revisão descritiva,[54] foi avaliada a segurança a longo prazo de bisfosfonatos, MSRE, denosumabe, calcitonina e ranelato de estrôncio, a partir dos dados de ensaios clínicos randomizados e estudos observacionais com 3 anos ou mais de duração. Foram raras as descrições de eventos adversos, o que faz pender a balança para o benefício dessas terapias, principalmente quando direcionadas à prevenção de fraturas (desfecho primordial).

Uso prolongado de *bisfosfonatos* pode associar-se a fraturas atípicas subtrocantéricas e femorais axiais e osteonecrose de mandíbula. Esta pode resultar de acúmulo da supressão do *turnover* ósseo em indivíduos suscetíveis. Debate-se se é possível realizar implantes em indivíduos em uso desses fármacos. Além disso, dor óssea é a queixa mais comum com uso de agentes intravenosos. Sintomas de tipo gripal também aumentam em pacientes em uso de bisfosfonatos.[55,56]

Osteonecrose de mandíbula caracteriza-se por progressiva destruição óssea na região maxilofacial dos pacientes. Seu mecanismo não está completamente elucidado. A escolha entre tratamento conservador ou cirurgia depende da avaliação caso a caso e da gravidade do quadro clínico. O primeiro, sempre inicialmente preferido, consta de controle de infecção e dor e do impedimento da progressão da necrose. Isso é feito com bochechos diários e irrigações semanais feitas por profissional com 4 mg/ℓ de soluções aquosas com ozônio, antibióticos e desbridamento de sequestros ósseos. Propriedades antibacterianas e antifúngicas de água ozonificada têm importante papel no tratamento.[57,58]

Para propiciar menor risco quanto ao surgimento desses efeitos adversos em pessoas que necessitam do uso crônico dos bisfosfonatos, propõem-se estratégias alternativas. A primeira é a *substituição* por outros agentes antiosteoporose. A segunda opção é o que se convencionou chamar de *"férias do medicamento"*, isto é, suspensão do bisfosfonato após razoável período de tratamento. Teoricamente, bisfosfonatos incorporados ao esqueleto continuariam a exercer efeito antirressortivo por um período de tempo após a descontinuação, o que não prejudicaria o paciente e permitiria manutenção e reparo da estrutura óssea. No entanto, não há boa evidência de que essa estratégia reduza o risco de efeitos adversos. Os dados existentes provêm de estudos em que alendronato e ácido zoledrônico foram empregados

Quadro 55.3 ■ Principais efeitos adversos/riscos e cosiderações sobre fármacos usados em osteoporose.

Fármaco	Efeitos adversos/riscos	Considerações
Denosumabe	Efeitos cutâneos Osteonecrose mandibular	> 90% dos casos ocorrem em pacientes oncológicos sob altas doses de denosumabe
Moduladores seletivos de receptor estrogênico	Fogachos, cãibras Tromboembolismo venoso Acidente cerebrovascular	Efeitos graves são raros
Bazedoxifeno + estrógenos conjugados	Boa tolerabilidade	Taxas de doença coronariana, tromboembolismo venoso e amenorreia não diferiram das do placebo
Inibidores de catepsina K	Segurança e tolerabilidade similares às de grupos placebo	Efeitos não relacionados a doses
Tibolona	Risco de acidente cerebrovascular Baixa incidência de sangramento vaginal e dor mamária	Motivou sua suspensão em estudo
Ranelato de estrôncio	Efeitos gastrointestinais leves Não há evidência de aumento de risco cardíaco	O perfil de segurança foi similar ao do placebo
Bisfosfonatos	Efeitos gastrointestinais Dor musculoesquelética Fibrilação atrial Fraturas atípicas subtrocantéricas Osteonecrose mandibular Reações de hipersensibilidade Insuficiência renal	Muitos dos efeitos são decorrentes de uso prolongado Há variabilidade individual, dependendo dos fatores de risco adicionais presentes nos pacientes > 90% dos casos de osteonecrose mandibular ocorrem em pacientes oncológicos sob altas doses de bisfosfonatos intravenosos
Calcitonina de salmão recombinante	Efeitos gastrointestinais	Calcitonina oral foi igualmente segura e bem tolerada que calcitonina nasal e placebo
Teriparatida	Náuseas transitórias, cefaleia, tontura, dor em membros	Os efeitos adversos são dependentes de dose

por 3 a 5 anos. Não se estabeleceu a duração ótima do período de suspensão, mas sugere-se que seja de 5 anos para alendronato, 3 anos para ácido zoledrônico e 1 ano para risedronato.[59,60]

A Task Force of the American Society for Bone and Mineral Research[61] comprova o maior benefício do uso prolongado de alendronato (10 anos em vez de 5 anos) e de ácido zoledrônico (6 anos em vez de 3 anos) a partir de dois estudos de extensão (FLEX e HORIZON). Então, sugere que se faça reavaliação do risco após uso de bisfosfonatos orais e injetáveis, respectivamente por 5 e 3 anos. Em idosas com história de fraturas prévias ou durante terapia continuada por mais de 10 anos (oral) e 6 anos (intravenoso), deve-se considerar a avaliação periódica. Fraturas atípicas femorais, mas não osteonecrose de mandíbula, claramente aumentam com a duração de tratamento, mas os raros eventos são suplantados pela redução de risco de fraturas vertebrais advinda da terapia.

Desaconselhados em prevenção e tratamento da osteoporose, em função de seus efeitos adversos, *suplementos de cálcio e vitamina D* continuam a constar de diretrizes (em 63 a 71% delas eles são recomendados)[62] e são coadjuvantes de outros agentes em ensaios clínicos. Em metanálise,[63] forte e prolongadamente contestada por erros e inconsistências,[64] a associação de cálcio e vitamina D foi preconizada para diminuição de quedas em idosos.

Assim, vale comentar sobre os riscos que são descritos. Eventos adversos com suplementação de cálcio incluem cálculos renais, hipercalcemia, infarto do miocárdio, acidentes cerebrovasculares e hospitalização por efeitos gastrointestinais agudos. Esses eventos – aliados a efeitos menores como constipação intestinal – provavelmente superam os benefícios de cálcio sobre fraturas. A evidência sobre a associação de cálcio a vitamina D em suplementos é muito limitada no que tange a prevenção de fraturas,[65] mas determina hipercalcemia (especialmente com calcitriol), aumento de risco de sintomas gastrointestinais e aumento significativo de doença renal.[17]

Como agentes antiosteoporose frequentemente são administrados a idosos, há preocupação com polifarmácia e eventuais interações com outros fármacos. No entanto, as interações fármaco-fármaco são raras, com algumas exceções.

Uso concomitante de bisfosfonatos com fármacos que influenciam o metabolismo ósseo potencialmente diminui sua eficácia antifratura. Em revisão de 4 estudos epidemiológicos, houve significativo aumento dose-dependente no risco de fraturas quando bisfosfonatos e fármacos supressores de ácidos (inibidores seletivos da recaptação de serotonina) foram usados concomitantemente. Já com levotiroxina e tiazolidinas tal efeito não foi descrito na literatura.[66]

▶ Referências bibliográficas

1. Del Puente A, Esposito A, Del Puente A, Costa L, Caso F, Scarpa R. Physiopathology of osteoporosis: from risk factors analysis to treatment. *J Biol Regul Homeost Agents*. 2015; 29 (3): 527-531.
2. Wall M, Lohfeld L, Giangregorio L, Ioannidis G, Kennedy CC, Moser A et al. Fracture risk assessment in long-term care: a survey of long-term care physicians. *BMC Geriatr*. 2013; 13: 109.
3. Baccaro LF, Conde DM, Costa-Paiva L, Pinto-Neto AM. The epidemiology and management of postmenopausal osteoporosis: a viewpoint from Brazil. *Clin Interv Aging*. 2015; 10: 583-591.
4. Willson T, Nelson SD, Newbold J, Nelson RE, LaFleur J. The clinical epidemiology of male osteoporosis: a review of the recent literature. *Clin Epidemiol*. 2015; 7: 65-76.
5. Horn E, Gergen N, McGarry KA. The female athlete triad. *R I Med J*. 2014; 97 (11): 18-21.
6. Järvinen TL; Michaëlsson K; Aspenberg P; Sievänen H. Osteoporosis: the emperor has no clothes. *J Intern Med*. 2015; 277 (6): 662-673.
7. Lupsa BC, Insogna K. Bone health and osteoporosis. *Endocrinol Metab Clin North Am*. 2015; 44 (3): 517-530.
8. Howe TE, Shea B, Dawson LJ, Downie F, Murray A, Ross C et al. Exercise for preventing and treating osteoporosis in postmenopausal women. *Cochrane Database Syst Rev*. 2011 Jul 6; (7): CD000333.
9. Martyn-St James M, Carroll S. Effects of different impact exercise modalities on bone mineral density in premenopausal women: a meta-analysis. *J Bone Miner Metab*. 2010; 28 (3): 251-267.
10. Marques EA, Mota J, Carvalho J. Exercise effects on bone mineral density in older adults: a meta-analysis of randomized controlled trials. *Age (Dordr)*. 2012; 34 (6):1493-1515.
11. Kemmler W, von Stengel S, Kohl M. Exercise frequency and bone mineral density development in exercising postmenopausal osteopenic women. Is there a critical dose of exercise for affecting bone? Results of the Erlangen Fitness and Osteoporosis Prevention Study. *Bone*. 2016; 89: 1-6.
12. Johansson H, Kanis JA, Odén A, McCloskey E, Chapurlat RD, Christiansen C et al. A meta-analysis of the association of fracture risk and body mass index in women. *J Bone Miner Res*. 2014; 29 (1): 223-233.
13. McTiernan A, Wactawski-Wende J, Wu L, Rodabough RJ, Watts NB, Tylavsky F et al.; Women's Health Initiative Investigators. Low-fat, increased fruit, vegetable, and grain dietary pattern, fractures, and bone mineral density: the Women's Health Initiative Dietary Modification Trial. *Am J Clin Nutr*. 2009; 89 (6):1864-1876.
14. Radford LT, Bolland MJ, Mason B, Horne A, Gamble GD, Grey A, Reid IR. The Auckland calcium study: 5-year post-trial follow-up. *Osteoporos Int*. 2014; 25 (1): 297-2304.
15. Bolland MJ, Leung W, Tai V, Bastin S, Gamble GD, Grey A, Reid IR. Calcium intake and risk of fracture: systematic review. *BMJ* 2015; 351: h4580.
16. Avenell A, Mak JC, O' Connell D. Vitamin D and vitamin D analogues for preventing fractures in post-menopausal women and older men. *Cochrane Database Syst Rev*. 2014 Apr 14; (4): CD000227.
17. Zhu K, Prince RL. Lifestyle and osteoporosis. *Curr Osteoporos Rep*. 2015; 13 (1): 52-59.
18. Kim KH, Lee CM, Park SM, Cho B, Chang Y, Park SG, Lee K. Secondhand smoke exposure and osteoporosis in never-smoking postmenopausal women: the Fourth Korea National Health and Nutrition Examination Survey. *Osteoporos Int*. 2013; 24 (2): 523-532.
19. Gambacciani M, Levancini M. Management of postmenopausal osteoporosis and the prevention of fractures. *Panminerva Med*. 2014; 56 (2): 115-131.
20. Giangregorio LM, MacIntyre NJ, Thabane L, Skidmore CJ, Papaioannou A. Exercise for improving outcomes after osteoporotic vertebral fracture. *Cochrane Database Syst Rev*. 2013 Jan 31; 1: CD008618.
21. Hooshmand S, Kern M, Metti D, Shamloufard P, Chai SC, Johnson SA et al. The effect of two doses of dried plum on bone density and bone biomarkers in osteopenic postmenopausal women: a randomized, controlled trial. *Osteoporos Int*. 2016 Feb 22. [Epub ahead of print]
22. Geusens P. New insights into treatment of osteoporosis in postmenopausal women. *RMD Open* 2015; 1: e000051.
23. Makras P, Delaroudis S, Anastasilakis AD. Novel therapies for osteoporosis. *Metabolism*. 2015; 64 (10): 1199-1214.
24. Maraka S, Kennel KA. Bisphosphonates for the prevention and treatment of osteoporosis. *BMJ*. 2015; 351: h3783.
25. Fazil M, Baboota S, Sahni JK, Ameeduzzafar AJ. Bisphosphonates: therapeutics potential and recent advances in drug delivery. *Drug Deliv*. 2015; 22 (1):1-9.
26. Ward L, Tricco AC, Phuong P-N, Cranney A, Barrowman N, Gaboury I et al. Bisphosphonate therapy for children and adolescents with secondary osteoporosis. *Cochrane Database Syst Rev*. 2007 Oct 17; (4):CD005324.
27. Greenspan SL, Perera S, Ferchak MA, Nace DA, Resnick NM. Efficacy and safety of single-dose zoledronic acid for osteoporosis in frail elderly women: a randomized clinical trial. *JAMA Intern Med*. 2015; 175 (6): 913-921.
28. Frediani B, Bertoldi I, Pierguidi S, Nicosia A, Picerno V, Filippou G et al. Improved efficacy of intramuscular weekly administration of clodronate 200 mg (100 mg twice weekly) compared with 100 mg (once weekly) for increasing bone mineral density in postmenopausal osteoporosis. *Clin Drug Investig*. 2013; 33 (3):193-198.
29. Saviola G, Abdi-Ali L, Povino MR. Clodronate: old drug, new uses. *J Biol Regul Homeost Agents*. 2015; 29 (3): 719-722.
30. Gambaccianni M. Selective estrogen modulators in menopause. *Minerva Ginecol* 2013; 65 (6): 621-630.
31. Silverman SL, Chines AA, Kendler DL, Kung AW, Teglbjærg CS, Felsenberg D et al.; Bazedoxifene Study Group. Sustained efficacy and safety of bazedoxifene in preventing fractures in postmenopausal women with osteoporosis: results of a 5-year, randomized, placebo-controlled study. *Osteoporos Int*. 2012; 23 (1): 351-363.
32. Palacios S, Silverman SL, de Villiers TJ, Levine AB, Goemaere S, Brown JP et al.; Bazedoxifene Study Group. A 7-year randomized, placebo-controlled trial assessing the long-term efficacy and safety of bazedoxifene in postmenopausal women with osteoporosis: effects on bone density and fracture. *Menopause*. 2015; 22 (8): 806-813.
33. Ellis AG, Reginster JY, Luo X, Cappelleri JC, Chines A, Sutradhar S, Jansen JP. Bazedoxifene versus oral bisphosphonates for the prevention of nonvertebral fractures in postmenopausal women with osteoporosis at higher risk of fracture: a network meta-analysis. *Value Health*. 2014; 17(4): 424-432.

34. Beaudoin C, Jean S, Bessette L, Ste-Marie LG, Moore L, Brown JP. Denosumab compared to other treatments to prevent or treat osteoporosis in individuals at risk of fracture: a systematic review and meta-analysis. *Osteoporos Int.* 2016 Apr 27. [Epub ahead of print]
35. Cummings SR, San Martin J, McClung MR, Siris ES, Eastell R, Reid IR et al.; FREEDOM Trial. Denosumab for prevention of fractures in postmenopausal women with osteoporosis. *N Engl J Med.* 2009; 361 (8):756-765.
36. Langdahl BL, Teglbjærg CS, Ho PR, Chapurlat R, Czerwinski E, Kendler DL et al. A 24-month study evaluating the efficacy and safety of denosumab for the treatment of men with low bone mineral density: results from the ADAMO trial. *J Clin Endocrinol Metab.* 2015; 100 (4): 1335-1342.
37. Sugimoto T, Matsumoto T, Hosoi T, Miki T, Gorai I, Yoshikawa H et al. Three-year denosumab treatment in postmenopausal Japanese women and men with osteoporosis: results from a 1-year open-label extension of the Denosumab Fracture Intervention Randomized Placebo Controlled Trial (DIRECT). *Osteoporos Int.* 2015; 26 (2): 765-774.
38. Boggild MK, Gajic-Veljanoski O, McDonald-Blumer H, Ridout R, Tile L, Josse R, Cheung AM. Odanacatib for the treatment of osteoporosis. *Expert Opin Pharmacother.* 2015; 16 (11): 1717-1726.
39. Panwar P, Søe K, Guido RV, Bueno RV, Delaisse JM, Brömme D. A novel approach to inhibit bone resorption: exosite inhibitors against cathepsin K. *Br J Pharmacol.* 2016; 173 (2): 396-410.
40. Bone HG, McClung MR, Roux C, Recker RR, Eisman JA, Verbruggen N et al. Odanacatib, a cathepsin-K inhibitor for osteoporosis: a two-year study in postmenopausal women with low bone density. *J Bone Miner Res.* 2010; 25 (5): 937-947.
41. Bone HG, Dempster DW, Eisman JA, Greenspan SL, McClung MR, Nakamura T et al. Odanacatib for the treatment of postmenopausal osteoporosis: development history and design and participant characteristics of LOFT, the Long-Term Odanacatib Fracture Trial. *Osteoporos Int.* 2015; 26 (2): 699-712.
42. Bonnick S, De Villiers T, Odio A, Palacios S, Chapurlat R, DaSilva C et al. Effects of odanacatib on BMD and safety in the treatment of osteoporosis in postmenopausal women previously treated with alendronate: a randomized placebo-controlled trial. *J Clin Endocrinol Metab.* 2013; 98 (12): 4727-4735.
43. Nakano T. Once-weekly teriparatide treatment on osteoporosis. *Clin Calcium.* 2014; 24 (1): 100-105.
44. Han SL, Wan SL. Effect of teriparatide on bone mineral density and fracture in postmenopausal osteoporosis: meta-analysis of randomised controlled trials. *Int J Clin Pract.* 2012; 66 (2):199-209.
45. Leder BZ, O'Dea LS, Zanchetta JR, Kumar P, Banks K, McKay K et al. Effects of abaloparatide, a human parathyroid hormone-related peptide analog, on bone mineral density in postmenopausal women with osteoporosis. *J Clin Endocrinol Metab.* 2015; 100 (2): 697-706.
46. Rizzoli R, Chapurlat RD, Laroche JM, Krieg MA, Thomas T, Frieling I et al. Effects of strontium ranelate and alendronate on bone microstructure in women with osteoporosis. Results of a 2-year study. *Osteoporos Int.* 2012; 23 (1): 305-315.
47. Kaufman JM, Audran M, Bianchi G, Braga V, Diaz-Curiel M, Francis RM et al. Efficacy and safety of strontium ranelate in the treatment of osteoporosis in men. *J Clin Endocrinol Metab* 2013; 98 (2): 592-601.
48. McClung MR, Grauer A, Boonen S, Bolognese MA, Brown JP, Diez-Perez A et al. Romosozumab in postmenopausal women with low bone mineral density. *N Engl J Med.* 2014; 370: 412-420.
49. Recker RR, Benson CT, Matsumoto T, Bolognese MA, Robins DA, Alam J et al. A randomized, double-blind phase 2 clinical trial of blosozumab, a sclerostin antibody, in postmenopausal women with low bone mineral density. *J Bone Miner Res.* 2015; 30 (2): 216-224.
50. Binkley N, Bone H, Gilligan JP, Krause DS. Efficacy and safety of oral recombinant calcitonin tablets in postmenopausal women with low bone mass and increased fracture risk: a randomized, placebo-controlled trial. *Osteoporos Int.* 2014; 25 (11): 2649-2656.
51. Rizzoli R, Sigaud A, Azria M, Herrmann FR. Nasal salmon calcitonin blunts bone microstructure alterations in healthy postmenopausal women. *Osteoporos Int.* 2015; 26 (1): 383-393.
52. Jacobsen DE, Melis RJ, Verhaar HJ, Olde Rikkert MG. Raloxifene and tibolone in elderly women: a randomized, double-blind, double-dummy, placebo-controlled trial. *J Am Med Dir Assoc.* 2012; 13 (2): 189.e1-7.
53. Hou Y, Gu K, Xu C, Ding H, Liu C, Tuoheti Y. Dose-effectiveness relationships determining the efficacy of ibandronate for management of osteoporosis: a meta-analysis. *Medicine (Baltimore).* 2015; 94 (26): e1007.
54. See comment in PubMed Commons belowReginster JY, Pelousse F, Bruyère O. Safety concerns with the long-term management of osteoporosis. *Expert Opin Drug Saf.* 2013; 12 (4): 507-522.
55. Thirunavukarasu A, Pinto HG, Seymour KG. Bisphosphonate and Implant Dentistry – Is it Safe? *Prim Dent J.* 2015; 4 (3): 30-33.
56. Yue B, Ng A, Tang H, Joseph S, Richardson M. Delayed healing of lower limb fractures with bisphosphonate therapy. *Ann R Coll Surg Engl.* 2015; 97 (5): 333-338.
57. Rosella D, Papi P, Giardino R, Cicalini E, Piccoli L, Pompa G. Medication-related osteonecrosis of the jaw: Clinical and practical guidelines. *J Int Soc Prev Community Dent.* 2016; 6 (2): 97-104.
58. Brozoski MA, Lemos CA, Da Graça Naclério-Homem M, Deboni MC. Adjuvant aqueous ozone in the treatment of bisphosphonate induced necrosis of the jaws: report of two cases and long-term follow-up. *Minerva Stomatol.* 2014; 63 (1-2): 35-41.
59. Anagnostis P, Stevenson JC. Bisphosphonate drug holidays – when, why and for how long? *Climacteric.* 2015; 18 (Suppl 2): 32-38.
60. Lee SH, Gong HS, Kim TH, Park SY, Shin JH, Cho SW, Byun DW. Position statement: drug holiday in osteoporosis treatment with bisphosphonates in South Korea. *J Bone Metab.* 2015; 22 (4): 167-174.
61. Adler RA, Fuleihan GE-H, Bauer DC, Camacho PM, Clarke BL, Clines GA et al. Managing osteoporosis in patients on long-term bisphosphonate treatment: report of a task force of the American Society for Bone and Mineral Research. *J Bone Miner Res.* 2016; 31 (1): 16-35.
62. Wang M, Bolland M, Grey A. Management recommendations for osteoporosis in clinical guidelines. *Clin Endocrinol (Oxf).* 2016; 84 (5): 687-692.
63. Pfeifer M, Begerow B, Minne HW, Suppan K, Fahrleitner-Pammer A, Dobnig H. Effects of a long-term vitamin D and calcium supplementation on falls and parameters of muscle function in community-dwelling older individuals. *Osteoporos Int.* 2009; 20 (2): 315-322.
64. Bolland MJ, Grey A, Reid IR. Differences in overlapping meta-analyses of vitamin D supplements and falls. *J Clin Endocrinol Metab.* 2014; 99 (11): 4265-4272.
65. Bolland MJ, Grey A, Reid IR. Should we prescribe calcium or vitamin D supplements to treat or prevent osteoporosis? *Climacteric.* 2015; 18 (Suppl 2): 22-31.
66. Nyandege AN, Slattum PW, Harpe SE. Risk of fracture and the concomitant use of bisphosphonates with osteoporosis-inducing medications. *Ann Pharmacother.* 2015; 49 (4): 437-447.

CAPÍTULO 56
Doenças da Tireoide

Leandro Branchtein ▪ Maria Cristina Gomes Matos ▪ Rafael Selbach Scheffel

▶ Introdução

Tireoide está entre as maiores glândulas endócrinas, pesando aproximadamente 15 g no indivíduo adulto. Suas células foliculares sintetizam tireoglobulina que, a partir de passos sequenciais – captação, oxidação e acoplamento de iodo em moléculas de tirosina – forma os hormônios tireoidianos. A produção desses hormônios é regulada pela hipófise por meio do hormônio estimulador da tireoide (TSH).

O principal hormônio produzido pela tireoide é tiroxina (T4) (80 a 100 g/dia), mas o hormônio metabolicamente ativo é tri-iodotironina (T3). Apenas 20% da produção de T3 (30 a 40 g/dia) são provenientes da tireoide, sendo os restantes 80% produzidos em tecidos periféricos mediante desiodação de T4. A meia-vida do T4 é de 6 a 7 dias, contra 1 dia de T3. Esses hormônios têm importante função em crescimento, desenvolvimento e controle metabólico, bem como efeitos sobre sistemas nervoso, cardiovascular e ósseo, além de inibirem a secreção hipofisária de TSH. Sua ação é mediada por receptores nucleares, modulando a transcrição gênica e, portanto, a síntese proteica.

As doenças da tireoide podem ser divididas em anatômicas (alterações de tamanho e forma da glândula, como ocorrem em bócio, nódulos e carcinoma de tireoide) e funcionais (hipo e hipertireoidismo). Doenças de tireoide passíveis de tratamento farmacológico são: hipotireoidismo (diminuição da função tireoidiana), hipertireoidismo (aumento da função tireoidiana) e tireotoxicose (síndrome clínica decorrente de exposição a altas doses de hormônios tireoidianos circulantes, originada em hipertireoidismo ou não).

Hipotireoidismo é tratado por meio de reposição hormonal com T4 e hipertireoidismo, pelo emprego de medicamentos antitireoidianos (propiltiouracila e metimazol) e terapias ablativas (iodo radioativo e cirurgia). O tratamento dessas duas condições é importante, uma vez que ambas causam sintomas limitantes para os pacientes, podem levar a complicações em outros órgãos e sistemas (doença cardiovascular, osteoporose) ou descompensar doenças preexistentes. Nas doenças anatômicas tratadas com procedimentos cirúrgicos ou ablação com iodo radioativo, pode ser necessária reposição hormonal com T4 em caso de destruição ou remoção do tecido tireoidiano.

▶ Seleção

Hipotireoidismo

Hipotireoidismo é o mais frequente distúrbio funcional da tireoide, em que há diminuição ou ausência da secreção hormonal. A causa mais comum é a destruição autoimune da tireoide (tireoidite de Hashimoto). Outras causas são: remoção cirúrgica ou ablação com iodo radioativo para tratamento de outras doenças tireoidianas; tireoidites; uso de medicamentos (antitireoidianos, amiodarona, lítio, interferons, talidomida e rifampicina). Hipotireoidismo de causa hipofisária ou hipotalâmica é raro, devendo-se geralmente a tumores ou cirurgias nessas regiões.

Na maioria dos pacientes o tratamento do hipotireoidismo é feito por toda vida e consiste em reposição hormonal com levotiroxina, que tem meia-vida de 7 dias e biodisponibilidade de cerca de 80%. Depois de absorvida, levotiroxina é extensamente ligada a proteínas, principalmente *thyroid binding globulin* (TBG). Uso de hormônio tireóideo no hipotireoidismo é exemplo de tratamento que não precisa ser fundamentado por ensaios clínicos, pois visa à reposição do não secretado pelo organismo.

Tri-iodotironina (T3), apesar de apresentar características farmacodinâmicas potencialmente vantajosas (mais rápidos início e término de ação), não deve ser empregada rotineiramente em pacientes com hipotireoidismo. Em casos selecionados (coma mixedematoso ou doenças genéticas que determinam resistência aos hormônios tireoidianos), este medicamento pode ser considerado. Suas desvantagens consistem em maior número de tomadas diárias, custo mais elevado, indução mais frequentemente de hipertireoidismo e não disponibilidade no Brasil. Da mesma forma, uso de levotiroxina em associação com tri-iodotironina não é recomendado. Metanálise de 11 ensaios clínicos randomizados (n = 1.216)[1] não encontrou diferença de eficácia entre a combinação *versus* monoterapia com relação a fadiga, dor no corpo, ansiedade, depressão e qualidade de vida, peso corporal e perfil lipídico. Eventos adversos não diferiram entre os dois fármacos. Para os autores, monoterapia com T4 permanece o tratamento de escolha para hipotireoidismo.[1]

▪ Hipotireoidismo subclínico

Pacientes que apresentam elevação moderada de TSH, com níveis de T3 e T4 normais, são considerados portadores de hipotireoidismo subclínico. A incidência dessa condição é de 4 a 10% na população geral, podendo chegar a 19% em mulheres com mais de 70 anos. Nesses casos, a taxa de progressão para hipotireoidismo clínico é de aproximadamente 5% ao ano, e os fatores de risco associados são sexo feminino, autoimunidade tireoidiana, níveis mais elevados de TSH sérico e ingestão aumentada de iodo. Em consenso brasileiro, o tratamento com levotiroxina foi recomendado para todos os pacientes com quadro persistente e níveis séricos de TSH > 10 mUI/ℓ.[2]

A decisão de tratar indivíduos com níveis de TSH entre 5 e 10 mU/ℓ não é consensual. Estudos de coorte mostram resultados controversos em relação ao risco. Em coorte de 4 anos (n = 2.730), hipotireoidismo subclínico não se associou a risco aumentado de doença coronária, acidente vascular cerebral, doença arterial periférica e mortalidade total e de causas cardiovasculares. Por isso a necessidade de tratamento foi questionada.[3] Em outra coorte[4] de 20 anos de seguimento, hipotireoidismo subclínico associou-se a doença cardíaca isquêmica (*hazard ratio* [HR] = 1,76; intervalo de confiança [IC] 95%: 1,15 a 2,71; *P* = 0,01) e mortalidade a ela devida (HR = 1,79; 1,02 a 3,56; *P* = 0,05). Em seguimento[5] de 8 anos de 3.093 (40 a 70 anos) e 1.642 (mais de 70 anos) indivíduos, identificou-se que tratamento com levotiroxina associou-se a menos eventos de doença cardíaca isquêmica nos mais jovens, sem paralelo nos mais idosos. Em revisão Cochrane[6] de 12 ensaios clínicos randomizados, mas com somente 350 pacientes no total, a reposição de levotiroxina em pacientes com hipotireoidismo subclínico não resultou em melhora de sobrevida ou diminuição de morbidade cardiovascular, mas não havia poder estatístico para tanto. Houve somente melhora de perfil lipídico e função ventricular. Na comparação entre 69 pacientes com sintomas de hipotireoidismo e TSH = 3,5 a 10,0 mUI/ℓ *versus* controles sadios, não se evidenciaram disfunção neurológica em diferenças nos sintomas relacionados a hipotireoidismo.[7]

▪ Hipotireoidismo na gestação

Hipotireoidismo pode ser diagnosticado em até 2,5% das gestações, sendo que os sintomas são facilmente mascarados pelo estado de hipermetabolismo dessas pacientes. O tratamento deve ser iniciado tão logo seja feito o diagnóstico, devendo ser ajustado a cada 4 semanas, com o objetivo de manter níveis de TSH no limite inferior da normalidade em pacientes com hipotireoidismo clínico. Estudos sugerem que hipotireoidismo na gravidez, mesmo leve, pode acarretar comprometimento do desenvolvimento cognitivo do concepto.

Há consenso de que mães com níveis de TSH > 10 mUI/ℓ devem ser imediatamente tratadas. No entanto, no hipotireoidismo subclínico, tais níveis podem ser afetados por muitos fatores, como idade gestacional, imunidade materna, etnia, método analítico, iodo nutricional e momento do dia em que ocorre a coleta do sangue. Por isso, algumas diretrizes clínicas aceitam níveis de 3 a 4 mUI/ℓ como limite máximo da normalidade no início da gestação.[8]

Em amplo rastreamento realizado em mulheres com idade gestacional média de 12 semanas e 3 dias, 390 gestantes no grupo *screening* e 404 no grupo-controle tiveram testes compatíveis com hipotireoidismo subclínico. O tratamento com levotiroxina não trouxe benefício no desenvolvimento intelectual das crianças aos 3 anos de idade.[9]

Apesar de não haver estudos comparativos que delimitem os valores de corte para tratamento e nem o benefício do tratamento, especialistas concordam em indicar a reposição de levotiroxina.[10]

Mulheres eutireóideas com doença autoimune da tireoide mostram comprometimento da função da glândula durante a gestação, apresentando mais alta incidência de complicações obstétricas. A 57 dessas pacientes, foi administrada levotiroxina, que diminuiu os riscos de abortamento e parto prematuro, mas a qualidade da evidência foi considerada baixa por se tratar de estudo não randomizado.[11]

Revisão Cochrane de 4 ensaios clínicos randomizados (n = 362)[12] não encontrou diferença entre terapia com levotiroxina e controle como intervenção em gestantes eutireóideas com anticorpos para tireoide em relação a pré-eclâmpsia. Porém houve redução de prematuridade e tendência a reduzir abortamento. Devido à fragilidade metodológica dos estudos, não houve suficiente evidência para recomendar o uso da intervenção em hipotireoidismo clínico e subclínico na gestação.

▪ Hipotireoidismo congênito

Rastreamento de recém-nascidos para hipotireoidismo congênito deve ser rotineiro, devendo ser realizado depois de 48 h do nascimento até o quarto dia, com dosagens de TSH, T4 livre e T4 total no soro. A prevalência dessa condição é de aproximadamente 1 caso em 2.000 a 4.000 nascimentos, e a causa mais comum é disgenesia de tireoide. Precoce tratamento (dentro de 14 dias) com tiroxina sódica oral (10 a 15 μg/kg/dia), mesmo na ausência de sintomas, é essencial para garantir desenvolvimento neurológico normal, prevenindo retardo mental.[13]

Sumário de seleção de intervenções indicadas no tratamento do hipotireoidismo.

Intervenção	Grau de recomendação	Nível de evidência	Comentários
Reposição com levotiroxina em hipotireoidismo clínico	I	C	Tratamento que não precisa ser fundamentado por ensaios clínicos, pois visa à reposição do hormônio não secretado pelo organismo
Reposição com levotiroxina associada a tri-iodotironina	III	B	Não há vantagem com a associação
Reposição com levotiroxina em hipotireoidismo subclínico	IIa	C	Se TSH ≥ 10 mUI/ℓ; se TSH entre 4,5 e 10 mUI/ℓ, somente na presença de sintomas
Reposição com levotiroxina em hipotireoidismo na gestação	I	C	Para gestantes com manifestações clínicas; na ausência dessas, as evidências são pobres, mas especialistas recomendam reposição
Reposição com levotiroxina em hipotireoidismo congênito	I	C	Reposição indispensável para garantir desenvolvimento neurológico normal

Hipertireoidismo

Tireotoxicose é definida como excesso de hormônios tireoidianos, e seu tratamento depende da etiologia. Nos casos de hipertireoidismo, em que há aumento de produção hormonal pela glândula tireoide, o tratamento visa restabelecer os níveis normais de hormônios tireoidianos. Isto pode ser feito com a diminuição da síntese desses hormônios, utilizando-se medicamentos antitireoidianos, destruição de tecido tireoidiano com ^{131}I ou tireoidectomia total. Os três tratamentos apresentam vantagens e desvantagens, sendo que os dois últimos são considerados tratamentos definitivos. Revisam-se a seguir as modalidades, e ao fim fundamenta-se a escolha entre elas.

▪ Agentes antitireoidianos

Medicamentos antitireoidianos pertencem ao grupo das tionamidas, sendo seus representantes propiltiouracila (PTU), metimazol e carbimazol. Carbimazol age por meio da conversão virtualmente completa para metimazol, sendo seus efeitos e doses equivalentes.

Estes medicamentos inibem a síntese de hormônios da tireoide por meio de interferência na organificação do iodeto e na reação de acoplamento, reações catalisadas pela peroxidase tireoidiana, também conhecida como tireoperoxidase. PTU apresenta ainda ação inibitória sobre a enzima iodotironina 5'-desiodinase, conversora intratireoidiana e periférica do T4 para T3. Esta conversão fica, pois, inibida. Ambos reduzem as concentrações séricas de anticorpos antirreceptores de TSH e aumentam a atividade de linfócitos T supressores, sugerindo ação imunodepressora.

Antitireoidianos são efetivos no controle do hipertireoidismo. Metimazol é o medicamento de eleição na maioria dos pacientes, ficando PTU como medicamento de escolha para gestantes no primeiro trimestre. Além disso, PTU é preferido na tempestade tireotóxica, pois reduz em 35 a 40% a concentração de T3 em 24 h, por interferência na conversão de T4 em T3.

Em doença de Graves, revisão sistemática de 8 estudos e metanálise em rede (n = 1.402) compararam fármacos antitireoidianos, iodo radioativo e cirurgia. Houve maiores taxas de recaída com fármacos do que com as outras duas estratégias (50 a 60%). O exame de 31 coortes mostrou que 13% dos pacientes apresentaram efeitos adversos, mais comumente reações dermatológicas com metimazol e complicações hepáticas com PTU.[14]

Ampla revisão descritiva,[15] realizada em pacientes com doença de Graves, mostrou que a melhor abordagem terapêutica depende de fatores como idade, história de arritmia ou doença isquêmica cardíaca, tamanho do bócio e gravidade da tireotoxicose.

Curso de 12 a 18 meses com medicamentos antitireoidianos leva à remissão em aproximadamente 50% dos pacientes, mas com potenciais e significativos reações adversas, incluindo agranulocitose e hepatotoxicidade. Administração de iodo radioativo e cirurgia resultam em destruição ou remoção da glândula, exigindo reposição de levotiroxina por toda a vida. Iodo radioativo associa-se à piora da oftalmopatia tireoidiana em aproximadamente 15 a 20% dos pacientes. A cirurgia favorece a quem tem, concomitantemente a hipertireoidismo, suspeita de nódulos malignos de tireoide ou grandes bócios ou doença moderada a grave que não responde a antitireoidianos. Na gravidez, se privilegiam medicamentos. Bócio de pequeno volume e níveis de T3 não muito elevados têm maiores chances de atingir remissão.

Antitireoidianos constituem a primeira escolha em *crianças e adolescentes*, mas com eles o índice de remissão da doença foi baixo em 10 anos, segundo levantamento feito em 113 crianças: nas que receberam medicamento, remissão ocorreu em 38 e em 23 persistiu o hipertireoidismo; 38 receberam iodo radioativo; 1 submeteu-se à cirurgia; 13 não completaram o seguimento. A proporção cumulativa com hipertireoidismo persistente em 10 anos foi 31%.[16]

Em um estudo, doença de Graves e tireoidite de Hashimoto foram responsáveis por 84% e 12%, respectivamente, de todos os casos de doença da tireoide em crianças. Nódulos hiperfuncionantes de tireoide, adenomas secretores de TSH e síndrome de McCune-Albright foram entidades menos comuns. Nessas crianças, o resultado da terapia depende muito da etiologia do hipertireoidismo, não sendo o mesmo para as várias condições.[17] Em série de casos de crianças com doença de Graves,[18] curso longo com antitireoidianos, seguido de monitoramento após a remissão, mostrou ser opção adequada, permitindo cura sem uso de terapias radicais e com controle dos riscos potenciais desse tratamento.

Revisão Cochrane[19] de 26 ensaios (n = 3.388) concluiu que uso continuado de tiroxina em sequência à terapia inicial com tionamidas não trouxe nenhum benefício com relação à recorrência da doença.

Além de utilizadas como tratamento primário do hipertireoidismo, tionamidas já foram avaliadas com pré-tratamento antes da terapia definitiva com ^{131}I com o objetivo de reduzir risco de exacerbação aguda de tireotoxicose. Dois ensaios clínicos avaliaram este uso e demonstraram que a chance de ocorrer esta complicação é pequena (10 a 20%), e o uso dos medicamentos não foi capaz de diminuí-la.[20,21] Desta forma, o uso de tionamidas antes da terapia definitiva com [131]I não deve ser empregado de rotina, podendo ser considerado em pacientes idosos ou com comorbidades (apesar de não haver estudos controlados nessas condições). Naqueles pacientes que utilizarem esta estratégia, os medicamentos devem ser suspensos 2 a 3 dias antes da dose de [131]I.

Em casos de bócio nodular tóxico, não ocorre remissão definitiva com o uso de tionamidas. Assim, a preferência recai sobre iodo radioativo, já que não tem os riscos associados à cirurgia (hipoparatireoidismo, paralisia de cordas vocais, hemorragia ou mesmo morte). Essa última opção fica restrita a pacientes com sintomas compressivos que não respondem a ^{131}I, ou por motivos estéticos. Uso de tionamidas previamente a radioiodo em bócio nodular tóxico não oferece benefício.[22]

Nos casos de tireotoxicose não associados a hipertireoidismo, a causa é o definidor do tratamento a ser adotado. Nesses casos não é recomendado uso de fármacos antitireoidianos, uma vez que a tireotoxicose não é decorrente do aumento da produção dos hormônios. A tireotoxicose por ingestão de hormônios tireoidianos é solucionada com restrição da administração do fármaco. Tireoidites podem ser tratadas apenas com betabloqueadores (e anti-inflamatórios, no caso de tireoidite subaguda), devido à duração relativamente curta e autolimitada de seu quadro clínico. Na tireoidite por amiodarona, pode ser indicado glicocorticoide. Em todos os casos de tireotoxicose, podem-se utilizar betabloqueadores como tratamento direcionado ao rápido controle dos sintomas.[23]

A principal causa de hipertireoidismo durante a *gestação* é a doença de Graves, estando associada a um aumento de mortalidade fetal. A doença tende a melhorar durante o curso da gestação, mas pode se exacerbar após o parto. Tionamidas constituem o tratamento de escolha na gestação. Anteriormente PTU era considerado primeira escolha durante a gestação, em função dos efeitos teratogênicos do metimazol. Essa recomendação foi modificada a partir de relatos de insuficiência hepática durante o uso do PTU, inclusive na gestação.[24] Atualmente se recomenda uso de PTU somente no primeiro trimestre da gestação, com troca para metimazol depois desse período. As doses de ambos os medicamentos devem ser as menores possíveis, capazes de manter T4 livre no limite superior da normalidade (dose requerida para controlar a doença é geralmente menor do que a usada fora da gestação). Iodo radioativo está contraindicado durante gestação e amamentação pelo risco de ablação da tireoide do feto.

■ Iodo radioativo

Iodo radioativo tem sido utilizado terapeuticamente há mais de meio século. Seu uso objetiva destruir parcial ou totalmente a glândula, reduzindo sua função ou seu tamanho, para tratamento de hipertireoidismo ou ablação de restos e metástases de carcinoma diferenciado de tireoide após tireoidectomia. Iodo radioativo é extremamente útil no tratamento de hipertireoidismo, podendo ser a primeira escolha em muitas situações.

Embora o iodo tenha diversos isótopos radioativos, o de maior uso é ^{131}I, que tem meia-vida de 8 dias e emissões radioativas que incluem raios gama e partículas beta. É rapidamente captado pela tireoide, organificado e depositado no coloide folicular. Assim, partículas beta – com penetração tecidual de poucos milímetros – agem quase exclusivamente sobre células do parênquima tireoidiano, com pouco ou nenhum dano aos tecidos circunjacentes. Ocorrem picnose e necrose das células foliculares atingidas, seguindo-se desaparecimento do coloide e fibrose da glândula. Efeitos citotóxicos podem perdurar por meses a anos, sendo responsáveis pelo aparecimento tardio de hipotireoidismo. A radiação gama passa através dos tecidos e pode ser detectada externamente.[15] A comparação entre os tratamentos é comentada a seguir. Há preferência por iodo radioativo em hipertireoidismo secundário a bócio nodular tóxico.

■ Tireoidectomia

Cirurgia é o tratamento mais antigo empregado no hipertireoidismo, objetivando principalmente controle rápido e definitivo dos efeitos do excesso dos hormônios tireoidianos. Isso é conseguido pela remoção de todo ou quase todo o tecido funcionante da glândula tireoide. As indicações de cirurgia não estão bem estabelecidas na literatura. Esta modalidade terapêutica pode ser considerada nas seguintes situações: bócio volumoso com sintomas compressivos, oftalmopatia, nódulo suspeito ou maligno e não resposta ou contraindicação as outras duas modalidades terapêuticas.[25] Em estudo observacional[26] que avaliou 58 pacientes tratados cirurgicamente por doença de Graves, as principais indicações foram persistência da doença após tratamento clínico (47%), preferência do paciente (21%), doença multinodular ou nódulo frio (20%), falha do tratamento com I¹³¹ (16%) e oftalmopatia (12%). As vantagens da tireoidectomia sobre as demais formas de tratamento incluem rápida normalização da disfunção hormonal e maior efetividade nos casos com sintomas compressivos. As desvantagens são custo, necessidade de internação hospitalar, risco anestésico e riscos inerentes ao ato cirúrgico (hipoparatireoidismo, lesão do nervo recorrente, sangramento, infecção, cicatriz e hipotireoidismo).

Apesar de a tireoidectomia parcial ou subtotal ter sido o tratamento cirúrgico de escolha durante décadas, não é possível determinar a quantidade de tecido remanescente da glândula para manter o estado eutireóideo. A chance de recorrência da doença por permanência de tecido residual varia de 5 a 20%, enquanto o risco de recorrência é praticamente zero na tireoidectomia total.

Em relação às complicações, o risco de paralisia permanente do nervo recorrente é de cerca de 1%. Em 844 tireoidectomias para excisão de nódulos benignos de tireoide, a completa ressecção de lóbulo da glândula e a reintervenção por sangramento foram os maiores fatores de risco para a paralisia pós-operatória do nervo recorrente. Na doença de Graves, pequena quantidade de tecido tireóideo residual contribui para a ocorrência da paralisia. Esta se resolve espontaneamente dentro de 12 meses após a cirurgia. Nesse estudo, a paralisia persistiu em 1,3% (11/844) dos pacientes.[27] Hipocalcemia após tireoidectomia é causada por trauma de paratireoide. Em 32 crianças submetidas à tireoidectomia total, 47% desenvolveram hipocalcemia (em 15%, sintomática). Propõe-se a dosagem intra e pós-operatória de hormônio da paratireoide para prever o risco de hipocalcemia pós-tireoidectomia.[28] Risco de hipoparatireoidismo definitivo é de cerca de 1%.

Um dos inconvenientes atribuídos à cirurgia para a doença de Graves é a recorrência. Revisão retrospectiva analisou pacientes submetidos a tireoidectomia total (TT), subtotal (TS) e próxima de total (PT) para comparar o controle a longo prazo com cada tipo de intervenção. TS resultou em 30% de falha a longo prazo para corrigir hipertireoidismo. TS mostrou maior taxa de recorrência do que PT. Não houve recorrência nem complicações pós-operatórias com TT, que foi considerada como a melhor opção.[29] Essa opinião foi compartilhada em outro estudo, que considerou haver critérios baseados em evidência para indicar TT como a técnica cirúrgica de escolha para a correção da doença de Graves, inclusive em crianças.[30]

Tratamento paliativo

Betabloqueadores são empregados paliativamente no tratamento de hipertireoidismo, visando melhorar mais rapidamente sintomas adrenérgicos, como taquicardia, tremor e ansiedade.[31,32] Sem efeito sobre secreção de hormônios tireoidianos, tamanho do bócio ou atividade imunológica, não devem ser usados como única escolha, a não ser por curtos períodos até emprego de iodo radioativo ou cirurgia. Em casos de hipertireoidismo com taquicardia associada à insuficiência cardíaca, determinam melhora do quadro hemodinâmico. Propranolol, atenolol e metoprolol podem diminuir a conversão periférica de T4 em T3 e, por isso, são os agentes preferidos nesta condição.

Em crise tireotóxica, betabloqueador pode coadjuvar o tratamento feito com fluidos intravenosos e metimazol, com a finalidade de melhorar taquicardia e acidose láctica.[33]

Escolha da modalidade terapêutica

A escolha de uma modalidade em detrimento de outras é muito variável e deve ser baseada em características clínicas, socioeconômicas e preferências do médico assistente e do paciente. Esses critérios de decisão sobre as modalidades terapêuticas são pragmáticos, mas deveriam ser agrandados com evidências objetivas, tais como taxas de recorrência, eventos adversos, necessidade de reposição hormonal, idealmente provindas de ensaios clínicos randomizados. Metanálise em rede (*network*), na qual os grupos de comparações provêm de diferentes estudos, encontrou somente oito estudos para análise, sendo sete deles coortes.[15] Além disso, os estudos são pequenos, têm alta heterogeneidade e alto risco de vieses. Ainda assim é a melhor evidência disponível para os propósitos comentados. Em relação à recorrência do hipotireoidismo, os tratamentos definitivos (cirurgia e iodo radioativo) foram superiores em relação aos medicamentos: recorrência foi em torno de nove vezes mais frequente com agentes antitireoidianos do que com cirurgia e em torno de seis vezes mais frequente com esses fármacos do que com iodo radioativo. Quando avaliada a incidência de hipotireoidismo, estes não são descritos para o uso dos medicamentos, enquanto ocorrem em cerca de 50 a 80% com uso de iodo radioativo e em todos os pacientes submetidos ao tratamento cirúrgico. As diferenças descritas são inerentes às características dos tratamentos, uma vez que agentes antitireoidianos não são tratamentos definitivos e, portanto, apresentam maior risco de recorrência. Os tratamentos definitivos, ao contrário, são mais eficazes em prevenir recorrências, porém levam ao hipotireoidismo mais frequentemente.

Qualidade de vida seria outro bom indicador da eficácia dos tratamentos. Foi avaliada em estudo de longa duração, mas em amostra com somente 179 pacientes. Não houve diferença de qualidade de vida entre pacientes submetidos às três modalidades de tratamento.[34] Em relação ao custo, um estudo demonstrou que o tratamento com ¹³¹I é o de menor custo, sendo a cirurgia o mais caro.[35] Em outro, realizado em pacientes com doença de Graves que não lograram eutireoidismo sob tratamento com antitireoidianos em 6 meses, tireoidectomia total se mostrou estratégia mais custo-efetiva do que ablação com iodo radioativo ou terapia medicamentosa a longo prazo.[36]

Sumário de seleção de intervenções indicadas no tratamento do hipertireoidismo.			
Intervenção	Grau de recomendação	Nível de evidência	Comentários
Antitireoidianos	IIa	B	Estudos comparativos de baixa qualidade
Iodo radioativo	I	B	Iodo tem preferência pelo menos no bócio nodular tóxico
Tireoidectomia	IIa	B	A escolha do tratamento deve ser discutida com o paciente
Betabloqueadores	IIa	B	Exclusivamente para o controle transitório de sintomas

Doenças anatômicas

Bócios e nódulos de tireoide

Em geral, não são tratados com agentes farmacológicos. Na maioria dos casos de bócio, a conduta consta apenas de acompanhamento clínico. Terapia supressiva com tiroxina, com o objetivo de diminuir a estimulação tireoidiana, era indicada no passado para reduzir o tamanho de bócios difusos benignos. Metanálise de 6 ensaios clínicos (n = 346 pacientes) não demonstrou benefício com a reposição.[37] Heterogeneidade e baixa qualidade de alguns estudos levaram os autores a recomendar a realização de estudos mais bem desenhados, o que ainda não aconteceu. A administração de tiroxina também se associa a aumento de risco de osteoporose e cardiopatia, especialmente em idosos e mulheres pós-menopáusicas.

Os nódulos de tireoide, por sua vez, quando negativos para malignidade em exame citopatológico, podem ser apenas seguidos por meio de observação clínica periódica, incluindo dosagens hormonais e controle ecográfico. Terapia com doses elevadas de ¹³¹I é alternativa efetiva para redução do bócio em pacientes idosos com sintomas compressivos, especialmente naqueles com aumentado risco cirúrgico.[38] Havendo autonomia funcional, o tratamento de escolha é iodo radioativo para nódulos a partir de 2,5 cm e para pacientes com risco aumentado de osteoporose ou doença cardíaca.

Neoplasias de tireoide

À semelhança de outros sistemas, não se detalham aqui abordagens cirúrgica, radioterápica e medicamentosa das neoplasias de tireoide, com vista a estabelecer recomendações e graus de evidência. À guisa de ilustração, descrevem-se tratamentos já há muito utilizados no manejo de certas neoplasias, como iodo radioativo, e novos desenvolvimentos medicamentosos nessa área.

Carcinoma de tireoide clinicamente significativo é doença relativamente rara, correspondendo a cerca de 1% da incidência total dos cânceres invasivos. O tratamento do carcinoma diferenciado de tireoide compreende, na maioria dos casos, tireoidectomia, administração de ^{131}I após a cirurgia e seguimento com terapia supressiva com T4.

Iodo radioativo

Em carcinoma diferenciado de tireoide, terapia com ^{131}I objetiva tratar restos tumorais que não tenham sido retirados pela cirurgia (finalidade ablativa) ou tratar metástases cervicais (finalidade terapêutica). A indicação de terapia ablativa é controversa na literatura, com visões divergentes em atuais consensos de câncer de tireoide.[39] Geralmente se aceita que terapia com ^{131}I está indicada para pacientes com alto risco de recorrência/doença persistente ou ressecção tumoral incompleta e para tratamento de metástases a distância. De forma semelhante, a maioria dos consensos concorda que, em pacientes de baixo risco (tumores inferiores a 1 cm, únicos e com ressecção completa), a terapia com ^{131}I não é recomendada.

Em estudo prospectivo brasileiro,[40] avaliou-se a taxa de recorrência tumoral após tireoidectomia em 53 pacientes com câncer papilar de tireoide de baixo risco, que apresentaram discreta elevação de tireoglobulina (> 1 ng/mℓ, mas ≤ 5 ng/mℓ depois de supressão com levotiroxina ou ≤ 2 ng/mℓ depois de TRHr humano) e não se haviam submetido à ablação com iodo radioativo. Após seguimento de até 96 meses, metástases ocorreram em somente 1 paciente, e nenhum dos demais apresentou aumento de tireoglobulina. Concluiu-se não ser necessário ablação com ^{131}I pós-tireoidectomia em pacientes com câncer papilar de tireoide de baixo risco.

Já em ensaio clínico randomizado e multicêntrico de não inferioridade, em que se fez a ablação, compararam-se baixa e alta doses de ^{131}I, ambas em combinação com tireotrofina alfa ou suspensão de hormônio da tireoide antes da ablação. Baixa dose de ^{131}I mais tireotrofina alfa foi tão eficaz quanto alta dose de ^{131}I, com menor taxa de efeitos adversos.[41]

Tiroxina

Administração de tiroxina objetiva corrigir o hipotireoidismo decorrente dos tratamentos anteriores e suprimir o estímulo de TSH ao crescimento de eventuais restos ou metástases do tumor, naqueles pacientes em que isso estiver indicado. Mostrou resultado discretamente inferior ao de TSH recombinante humano.[40]

TSH recombinante

No câncer diferenciado de tireoide, a estimulação com TSH consiste em importante ferramenta de tratamento (antes do uso de iodo radioativo) e de seguimento (para dosagem de tireoglobulina estimulada). Esta estimulação pode ser atingida por suspensão da reposição com tiroxina por cerca de 4 semanas ou por uso de TSH humano recombinante (TSHrh). A vantagem do uso desse medicamento é a permanência do estado de eutireoidismo, evitando, assim, períodos de hipotireoidismo. Estudos clínicos já demonstraram equivalência entre os dois tipos de preparo (TSHrh *versus* suspensão da reposição de tiroxina) para tratamento de câncer de tireoide com iodo radioativo. Em ensaio clínico randomizado, duplo-cego e controlado por placebo (n = 40), dose única de 0,03 mg de TSHrh aumentou significativamente os valores captação de ^{131}I pela tireoide, aumentando a eficácia da ablação com o iodo radioativo e diminuindo a exposição dos pacientes a doses de radiação ionizante.[42]

Inibidores de tirosinoquinase

Nos últimos anos, o conhecimento cumulativo de mecanismos moleculares e vias de sinalização intracelulares envolvidos na patogênese das neoplasias tem possibilitado o desenvolvimento de novas terapias alvo-dirigidas. A ativação descontrolada de receptores de tirosinoquinases corresponde a um dos principais mecanismos envolvidos em desenvolvimento e progressão do câncer. Sua inibição representa novo enfoque para a terapia contra o câncer.

O crescimento tumoral está diretamente relacionado com neovascularização, a qual decorre do desequilíbrio entre fatores pró-angiogênicos e antiangiogênicos, secretados pelas células neoplásicas. O *fator de crescimento endotelial vascular* (VEGF) desempenha papel-chave na angiogênese tumoral, estimulando proliferação, migração e sobrevivência das células endoteliais. O aumento da expressão do VEGF e de seus receptores tem sido associado a progressão, metastatização e pior prognóstico em diversos tumores malignos. Em neoplasias de tireoide, a utilização de inibidores do VEGF ou de seus receptores pode constituir importante recurso terapêutico. Em câncer diferenciado de tireoide, novos fármacos que exercem essa ação têm demonstrado bons resultados. Além do VEGF, a patogênese do câncer diferenciado de tireoide envolve também a presença de mutações em genes que codificam proteínas participantes da via RAS/RAF/MAPK, como o BRAF (V600E) – a mutação mais prevalente, descrita em 29 a 83% dos casos de carcinoma papilífero de tireoide.

Desse modo, a utilização de fármacos inibidores de tirosinoquinase se apresenta como nova opção terapêutica no manejo do câncer diferenciado de tireoide avançado, principalmente em casos refratários a iodo. Diversos medicamentos desta classe já foram estudados no tratamento do câncer de tireoide e demonstraram eficácia em aumentar a sobrevida livre de progressão da doença, mas não a sobrevida total. São eles: vandetanibe (indicado para câncer medular da tireoide), sorafenibe, *cabozantinib* e *lenvatinib*, os dois primeiros registrados no Brasil.

Em ensaio clínico randomizado de fase III,[43] duplo-cego, controlado por placebo, multicêntrico (DECISION) e subvencionado pelo produtor, sorafenibe (400 mg VO, 2 vezes/dia) foi administrado a 416 pacientes com câncer diferenciado de tireoide, refratários a iodo radioativo e com progressão nos 14 meses prévios. Observou-se melhora no tempo de sobrevida livre de doença no grupo intervenção.

Em estudo de similar desenho experimental,[44] 261 pacientes receberam lenvatinibe (24 mg/dia, em ciclos de 28 dias). Igualmente, houve significativa melhora no tempo de sobrevida livre de doença nos pacientes com câncer refratário a ^{131}I, com mais efeitos adversos.

Sumário de seleção de intervenções indicadas no tratamento de doenças anatômicas benignas da tireoide.			
Intervenção	Grau de recomendação	Nível de evidência	Comentários
Acompanhamento clínico em bócios ou nódulos benignos	IIa	C	Somente observação clínica periódica, incluindo dosagens hormonais e controle ecográfico Cirurgia apenas em bócios compressivos ou por motivos estéticos
Iodo radioativo em nódulos autônomos	IIa	C	Para nódulos > 2,5 cm, em pacientes com risco de osteoporose e cardiopatia
Terapia supressiva com tiroxina	III	B	Estudos de baixa qualidade, sem evidência de benefício

Prescrição

Hormônios tireoidianos

A dose inicial a ser prescrita depende de peso corporal, grau de hipotireoidismo, idade e estado geral de saúde do paciente. Nos pacientes que necessitam de reposição plena – em que 100% do aporte hormonal dependem da ingestão de levotiroxina – a dose inicial costuma variar entre 1,3 e 1,8 µg/kg de peso/dia. Pacientes jovens e saudáveis, sem doença cardiovascular e com hipotireoidismo franco (TSH > 10 mU/ℓ) podem iniciar tratamento com dose plena de reposição. Pacientes idosos com doença cardíaca devem iniciar a reposição com doses pequenas (25 a 50 µg/dia). Em crianças e adolescentes, a dose de manutenção é proporcionalmente maior do que a de adultos, ficando ao redor de 100 µg/m²/dia (Quadro 56.1).[13]

Em hipotireoidismo congênito, o tratamento objetiva elevar concentração sérica de tiroxina até a faixa superior da normalidade, tão rápido quanto possível. A dose inicial recomendada é de 10 a 15 µg/kg/dia, sendo reavaliada a cada 4 a 6 semanas nos primeiros 6 meses e, após, a cada 2 meses, de modo a manter T4 e TSH dentro de limites normais.

Levotiroxina é comercializada no Brasil na forma de comprimidos com diversas dosagens (12,5 µg; 25 µg; 37,5 µg; 50 µg; 62,5 µg; 75 µg; 88 µg; 100 µg; 112 µg; 125 µg; 137 µg; 150 µg; 175 µg; 200 µg; 300 µg). No Brasil, a forma farmacêutica de solução oral não está disponível. Por isso, o comprimido deve ser esmagado e dissolvido em pequena quantidade de água, sendo idealmente administrado em jejum, pela manhã, 1 vez/dia. Devem-se esperar 30 min para ingerir alimentos. Em caso de vômito imediato, a dose pode ser repetida. O fármaco tem boa absorção oral e sua meia-vida é de aproximadamente 7 dias.[13]

Administração alternativa é entre refeições, quando não for possível fazer o esquema descrito. Horário de administração[45] e suas repercussões sobre concentração sérica de tireotrofina[46,47] foram avaliados em dois estudos. Outra opção, especialmente em pacientes com má adesão ao tratamento, é dose semanal de tiroxina. Dois estudos demonstraram que pacientes em uso de tiroxina semanal apresentavam TSH levemente mais alto e T4 mais baixo, mas com diferenças clinicamente pouco significativas.[48] A qualidade desses estudos, no entanto, é muito fraca, tanto pelo desenho cruzado, como pelo tamanho da amostra, 12 e 14 pacientes, respectivamente. Dessa forma, se requer cautela no emprego eventual dessa posologia.

As diversas marcas disponíveis, bem como os medicamentos genéricos, não parecem apresentar diferenças clinicamente significativas e podem ser usados de forma intercambiável.

Nas mulheres com diagnóstico de hipotireoidismo prévio a gestação, em uso de reposição com levotiroxina, é necessário aumento de 30 a 50% na dose do hormônio. TSH deve ser medido assim que confirmada a gravidez, mantendo-se controle periódico dos níveis de TSH e T4.

Hormônios (T4 e TSH) só atingem estado de equilíbrio a partir de 6 semanas. Por esta razão, após iniciado o tratamento, o controle hormonal deve ser feito em 6 a 8 semanas. Se o paciente ainda estiver com o TSH elevado, a dose deve ser aumentada em 25 µg/dia, e nova medida de TSH será realizada no mesmo intervalo de tempo.

Quadro 56.1 ■ Doses de tiroxina para tratamento de hipotireoidismo em infância e adolescência.

Idade	Doses de tiroxina	
1 a 12 meses	25 a 50 g/dia	7 a 15 g/kg/dia
1 a 5 anos	50 a 100 g/dia	5 a 7 g/kg/dia
5 a 10 anos	100 a 150 g/dia	3 a 5 g/kg/dia
10 a 20 anos	100 a 300 g/dia	2 a 4 g/kg/dia

Fonte: Maciel et al., 2013.[13]

Agentes antitireoidianos

Tratamento de hipertireoidismo com tionamidas geralmente se inicia com metimazol em tomada diária, com doses iniciais de 5 a 10 mg/dia para os casos leves, podendo chegar até 40 mg/dia para os casos graves. A dose inicial de propiltiouracila é de 300 a 600 mg/dia, em 2 a 3 tomadas por via oral. Essa dose é ajustada a cada 4 ou 6 semanas, de acordo com evolução clinicolaboratorial, até atingir a de manutenção em aproximadamente 3 meses (em geral 5 a 10 mg/dia de metimazol e 50 a 100 mg/dia de PTU). Em raros casos de hiperfunção tireoidiana grave, pode-se chegar a doses superiores a 60 mg/dia de metimazol ou 600 mg/dia de PTU. Apesar de meias-vidas plasmáticas de, respectivamente, 1 a 2 h e 3 a 6 h, propiltiouracila e metimazol são eficazes por muito mais tempo por se acumularem em células do parênquima tireoidiano. Dessa forma, organificação de iodeto pela tireoide pode permanecer inibida por até 8 h após a administração de PTU e por 24 h após dose usual de metimazol. Ambos os medicamentos são bem absorvidos por via oral. A maior parte da propiltiouracila circula ligada a proteínas plasmáticas, ao contrário do metimazol, o que explica sua menor passagem através da barreira placentária.

A duração do tratamento com objetivo de diminuir recidiva variou de 12 a 18 meses em estudos incluídos em revisão sistemática Cochrane.[49]

No tratamento do hipertireoidismo durante a gestação as doses iniciais de tionamidas são as mesmas prescritas para não gestantes. O hipertireoidismo tende a melhorar espontaneamente no decorrer da gestação, podendo-se diminuir a dose progressivamente e, em alguns casos, até suspendê-lo. A paciente deve ser reavaliada a cada 4 a 6 semanas, utilizando-se a menor dose capaz de manter o nível de T4 livre no limite superior da normalidade.

Iodeto pode ser utilizado previamente à tireoidectomia (reduz a vascularização e torna a glândula menos friável) e no tratamento de crise tireotóxica (em associação com tionamidas e betabloqueadores). Antes da cirurgia, iodeto pode ser empregado isoladamente ou, mais frequentemente, após o hipertireoidismo ter sido controlado com tionamidas. É administrado nos 7 a 10 dias que precedem a cirurgia, sob forma de 3 a 5 gotas de solução de Lugol (iodo a 5% e iodeto de potássio a 10% em água) ou 1 a 3 gotas de solução saturada de iodeto de potássio, 2 a 3 vezes/dia.

Iodo radioativo

O ^{131}I é administrado por via oral. Em doença de Graves, não há consenso sobre o melhor esquema para atingir eutireoidismo. Os regimes utilizados incluem doses únicas fixas entre 4 e 15 mCi e doses únicas calculadas – a partir do tamanho da tireoide e de sua captação de ^{131}I em 24 h. Não há evidências de que dose calculada tenha vantagem sobre dose fixa, tendo ônus de maior custo (pela realização do exame de captação) e maior número de visitas médicas.[50]

Quando utilizada dose calculada para tratamento de hipertireoidismo, existem diversos esquemas propostos com variação da dose dependendo da indicação (80 a 250 µCi/g de tecido tireoidiano para doença de Graves e doses maiores para tratamento de bócios). Se o hipertireoidismo não estiver controlado em 6 a 12 meses, dose igual ou maior pode ser readministrada. Doses adicionais são raramente necessárias. Valores mais baixos (80 µCi/g) são defendidos por reduzirem a incidência de hipotireoidismo subsequente. Apesar de isso ocorrer nos primeiros anos, sua incidência tardia é provavelmente a mesma condicionada por doses maiores, fazendo com que grande número de pacientes tenha hipofunção não detectada. Hipotireoidismo após uso de ^{131}I é considerado consequência aceitável do tratamento, sendo facilmente tratado com tiroxina. Além disso, recorrência de hipertireoidismo ou falha inicial em controlar o estado hipertireóideo é maior com baixas doses. Não há evidência de que aumento de doses melhore os índices de cura em doença de Graves.[51]

Em pacientes com carcinoma diferenciado de tireoide e risco baixo a moderado de recorrência/doença persistente, dois ensaios clínicos demonstraram equivalência entre as doses de 30 e 100 mCi, devendo ser utilizada a dose mais baixa nestes pacientes.[52,53] As doses de 100 mCi são reservadas para o tratamento de pacientes com doença cervical volumosa sem condições de tratamento cirúrgico e para aqueles com metástases a distância. A dose de ^{131}I pode ser repetida, se necessário.

▶ Seguimento

Hormônios tireoidianos

Quando a dose é ajustada de forma a manter o paciente eutireóideo, os efeitos adversos decorrentes de tratamento com levotiroxina são raros. As alergias aos excipientes são muito pouco frequentes.

Após início do tratamento, sintomas de hipotireoidismo começam a melhorar em 2 a 4 semanas. Redução de peso e edema, aumento de frequência cardíaca, apetite e disposição física, melhora de sensação de bem-estar geral e hábito intestinal ocorrem precocemente, ao passo que rouquidão, anemia e alterações de pele e fâneros podem levar vários meses para normalizar-se.

O objetivo do tratamento é a resolução do quadro clínico e a normalização dos níveis de TSH. Monitoramento periódico é necessário para avaliar resposta a tratamento, adesão do paciente e eventuais interações medicamentosas, bem como para ajustar dose de manutenção, devido a alterações em peso e idade. Após ser atingida a dose de manutenção, o paciente pode ser acompanhado em consultas anuais com dosagem de TSH (podendo este espaço ser diminuído em alguns casos). A medida do T4 não é necessária no monitoramento da maioria dos pacientes com hipotireoidismo. Se for necessário ajustar dose de tiroxina, o paciente deve retornar também em 6 a 8 semanas com nova medida de TSH que avalia a resposta ao ajuste. A exceção a esta regra é apresentada por raros pacientes com hipotireoidismo central, nos quais o controle deve ser feito pela medida dos níveis de T4, mantendo seus níveis no limite superior da normalidade. Pode não ser possível administrar T4 oralmente a paciente em pós-operatório imediato ou agudamente doente. Não há qualquer risco importante se, nesse caso, o tratamento for suspenso por 1 semana. Sintomas de hipotireoidismo não surgirão antes de 2 semanas de interrupção.

Excesso de tiroxina no tratamento do hipotireoidismo pode levar a hipertireoidismo, muitas vezes subclínico (níveis normais de hormônios tireoidianos, diminuição de TSH, em indivíduo assintomático). Hipertireoidismo subclínico leve (TSH entre 0,1 e 0,4 mUI/ℓ) não se associa com sintomas de tireotoxicose, metabolismo ósseo alterado ou alta prevalência de fibrilação atrial oculta em mulheres com mais de 65 anos.[54] A relação destas complicações com o hipertireoidismo iatrogênico é menos estabelecida, porém pela plausibilidade biológica, este deve ser evitado.

Agentes antitireoidianos

Melhora clínica de hipertireoidismo é perceptível a partir de 2 semanas de tratamento, com diminuição de fraqueza, palpitações, tremores e nervosismo, além de melhor tolerância ao calor e ganho de peso. Posteriormente, o tamanho da tireoide diminui em um terço ou metade dos pacientes tratados. Nos demais, permanece inalterado ou, menos frequentemente, aumenta. Crescimento pode significar exacerbação da doença, com necessidade de aumento da dose, ou aparecimento de hipotireoidismo devido a dose excessiva.

Reavaliações devem ser realizadas a cada 4 a 6 semanas até se atingir eutireoidismo, em cerca de 3 meses. A frequência pode passar, então, para trimestral. Exame físico periódico deve incluir peso, pressão arterial, ausculta cardíaca, palpação da tireoide e avaliação ocular, no caso de doença de Graves. Avaliação laboratorial deve incluir dosagem de T4 livre e, se manifestações clínicas de hipertireoidismo estiverem presentes, determinação de T3. Concentração sérica de TSH pode manter-se diminuída por meses após a normalização de T4 e T3, levando a possíveis interpretações equivocadas. O tempo de tratamento é de 12 a 18 meses. Após este período o medicamento pode ser suspenso, e o paciente avaliado a cada 4 a 6 semanas nos primeiros 3 a 4 meses e, após, a intervalos crescentes durante o primeiro ano. Se não houver recorrência do hipertireoidismo nesse período, pode-se reavaliar anualmente pelos próximos 2 a 3 anos, e a intervalos ainda maiores a partir daí. Recorrência aparece mais comumente nos primeiros 6 meses após a suspensão do antitireoidiano, mas pode surgir depois de vários anos. Deve-se então optar entre novo curso de agentes antitireoidianos ou tratamento definitivo com iodo radioativo ou tireoidectomia. Terapia com tionamidas por períodos maiores parece ser segura, mas necessita de monitoramento regular e leva a pior adesão pelos pacientes.

Efeitos adversos de antitireoidianos ocorrem em menos de 5% dos casos. Os pacientes devem ser orientados a respeito dos riscos antes do início da terapia. Algumas reações são autolimitadas e não requerem suspensão do fármaco, como gosto amargo na boca, náuseas, lesões cutâneas menores, prurido e leucopenia leve. Erupções cutâneas graves (urticária e eritema difuso), artralgia, artrite e hipertermia podem exigir interrupção de tratamento. Necrose hepática causada por PTU e icterícia colestática associada a metimazol são raras, não sendo necessário monitoramento rotineiro de função hepática. Outras reações raras são trombocitopenia, anemia aplásica, síndrome semelhante a lúpus e hipoglicemia.

A reação adversa mais grave de ambos os fármacos é agranulocitose (menos de 500 granulócitos/mm^3) que ocorre em 0,3% dos casos, sendo rara com uso de menos de 30 mg/dia de metimazol. Embora mais comum acima dos 40 anos, pode ocorrer em diferentes doses, idade e duração de tratamento ou durante novo curso do medicamento. Esse efeito idiossincrásico se desenvolve abruptamente, não havendo utilidade na realização rotineira de hemogramas periódicos. Aparecimento de febre, dor de garganta, *rash* cutâneo, icterícia ou artralgias determinam pronta suspensão do fármaco, contato com o médico assistente e realização de hemograma.

Iodo radioativo

Sintomas de hipertireoidismo melhoram em 4 a 6 semanas, e as dosagens hormonais séricas tendem a normalizar-se em 2 a 3 meses após administração de ^{131}I.

Eficácia terapêutica é evidenciada clinicamente por redução de tamanho da glândula, diminuição de sintomas, ganho de peso e menores níveis de T4 e T3 séricos. Se, após 6 a 12 meses, essas manifestações não ocorrerem, dose igual ou maior do que a primeira pode ser empregada. Durante esse período, podem ser utilizados antitireoidianos ou betabloqueadores, conforme a necessidade. Depois de atingida a resposta terapêutica (eutireoidismo ou hipotireoidismo), o hipertireoidismo raramente recorre. Hipotireoidismo desenvolvido nos primeiros 6 meses após o tratamento pode ser transitório, devido à supressão do eixo hipotálamo-hipófise-tireoide.

Hipotireoidismo permanente ocorre em 50 a 80% dos pacientes com doença de Graves. Como se desenvolve na maioria dos pacientes tratados, independentemente da terapêutica empregada, pode-se considerar esse efeito como resultado tardio aceitável do tratamento, e os pacientes devem estar preparados para receber reposição de tiroxina por toda a vida. O hipotireoidismo é dose-dependente, chegando a mais de 50% no primeiro ano com emprego de altas doses. Sua incidência anual se mantém em torno de 2 a 3%, perdurando muitos anos após o tratamento. Por isso, acompanhamento a longo prazo é essencial.

Iodo radioativo administrado inadvertidamente na gestação associa-se com ablação da tireoide fetal e consequente hipotireoidismo congênito. Assim, mulheres em idade reprodutiva devem receber ^{131}I nos 10 dias após início da menstruação ou, se os ciclos forem irregulares, após teste de gravidez negativo. Gestação deve ser também evitada nos 4 a 12 meses seguintes ao tratamento.[53]

Em pacientes com oftalmopatia de Graves, o uso de iodo radioativo pode causar piora desta complicação. Este risco é maior em pacientes tabagistas e pode ser prevenido com o uso de glicocorticoides (indicados naqueles pacientes com oftalmopatia moderada a grave).[55] Doses de ^{131}I utilizadas em tratamento do carcinoma de tireoide podem associar-se a náuseas, gosto metálico e boca seca por algumas semanas. Doses repetidas podem reduzir fluxo salivar e produzir problemas dentários. Dano testicular significativo com diminuição da espermatogênese foi encontrado com doses acima de 100 mCi, mas o efeito pode ser reversível. Leucopenia transitória pode ser observada após cada dose. Leucemia é complicação infrequente, observada com doses repetidas muito elevadas.

▶ Referências bibliográficas

1. Grozinsky-Glasberg S, Fraser A, Nahshoni E, Weizman A, Leibovici L. Thyroxine-triiodothyronine combination therapy versus thyroxine monotherapy for clinical hypothyroidism: meta-analysis of randomized controlled trials. *J Clin Endocrinol Metab.* 2006;91(7):2592-2599.
2. Sgarbi JA, Teixeira PF, Maciel LM, Mazeto GM, Vaisman M, Montenegro Junior RM, Ward LS; Brazilian Society of Endocrinology and Metabolism. The Brazilian consensus for the clinical approach and treatment of subclinical hypothyroidism in adults: recommendations of the thyroid Department of the Brazilian Society of Endocrinology and Metabolism. *Arq Bras Endocrinol Metab.* 2013;57(3):166-183.
3. Rodondi N, Newman AB, Vittinghoff E, de Rekeneire N, Satterfield S, Harris TB, Bauer DC. Subclinical hypothyroidism and the risk of heart failure, other cardiovascular events, and death. *Arch Intern Med.* 2005;165(21):2460-2466.
4. Razvi S, Weaver JU, Vanderpump MP, Pearce SH. The incidence of ischemic heart disease and mortality in people with subclinical hypothyroidism: reanalysis of the Whickham Survey Cohort. *J Clin Endocrinol Metab.* 2010;95(4):1734-1740.
5. Razvi S, Weaver JU, Butler TJ, Pearce SH. Levothyroxine treatment of subclinical hypothyroidism, fatal and nonfatal cardiovascular events, and mortality. *Arch Intern Med.* 2012;172(10):811-817.
6. Villar HC, Saconato H, Valente O, Atallah AN. Thyroid hormone replacement for subclinical hypothyroidism. *Cochrane Database Syst Rev.* 2007;(3):CD003419.
7. Jorde R, Waterloo K, Storhaug H, Nyrnes A, Sundsfjord J, Jenssen TG. Neuropsychological function and symptoms in subjects with subclinical hypothyroidism and the effect of thyroxine treatment. *J Clin Endocrinol Metab.* 2006;91(1):145-153.
8. McNeil AR, Stanford PE. Reporting thyroid function tests in pregnancy. *Clin Biochem Rev.* 2015;36(4):109-126.
9. Lazarus JH, Bestwick JP, Channon S, Paradice R, Maina A, Rees R et al. Antenatal thyroid screening and childhood cognitive function. *N Engl J Med.* 2012;366(6):493-501.
10. De Groot L, Abalovich M, Alexander EK, Amino N, Barbour L, Cobin RH et al. Management of thyroid dysfunction during pregnancy and postpartum: an Endocrine Society Clinical Practice Guideline. *J Clin Endocrinol Metab.* 2012;97(8):2543-2565.
11. Negro R, Formoso G, Mangieri T, Pezzarossa A, Dazzi D, Hassan H. Levothyroxine treatment in euthyroid pregnant women with autoimmune thyroid disease: effects on obstetrical complications. *J Clin Endocrinol Metab.* 2006;91(7):2587-2591.
12. Reid SM, Middleton P, Cossich MC, Crowther CA, Bain E. Interventions for clinical and subclinical hypothyroidism pre-pregnancy and during pregnancy. *Cochrane Database Syst Rev.* 2013;5:CD007752.
13. Maciel LM, Kimura ET, Nogueira CR, Mazeto GM, Magalhães PK, Nascimento ML et al., Brazilian Society of Endocrinology and Metabolism. Congenital hypothyroidism: recommendations of the Thyroid Department of the Brazilian Society of Endocrinology and Metabolism. *Arq Bras Endocrinol Metab.* 2013; 57(3):184-192.
14. Sundaresh V, Brito JP, Wang Z, Prokop LJ, Stan MN, Murad MH et al. Comparative effectiveness of therapies for Graves' hyperthyroidism: a systematic review and network meta-analysis. *J Clin Endocrinol Metab.* 2013;98(9):3671-3677.
15. Burch HB, Cooper DS. Management of graves disease: a review. *JAMA.* 2015;314(23):2544-2554.
16. Gruñeiro-Papendieck L, Chiesa A, Finkielstain G, Heinrich JJ. Pediatric Graves' disease: outcome and treatment. *J Pediatr Endocrinol Metab.* 2003;16(9):1249-1255.
17. Zirilli G, Velletri MR, Porcaro F, Di Giovine G, Maisano P, La Monica G. Hyperthyroidism in childhood: peculiarities of the different clinical pictures. *Acta Biomed.* 2015;86(3):220-225.
18. Smyczńyska J, Cyniak-Magierska A, Stasiak M, Karbownik-Lewińska M, Lewiński A. Persistent remission of Graves, disease or evolution from Graves' disease to Hashimoto's thyroiditis in childhood – a report of 6 cases and clinical implications. *Neuro Endocrinol Lett.* 2014;35(5):335-341.
19. Abraham P, Avenell A, McGeoch SC, Clark LF, Bevan JS. Antithyroid drug regimen for treating Graves' hyperthyroidism. *Cochrane Database Syst Rev.* 2010;(1):CD003420.
20. Burch HB, Solomon BL, Cooper DS, Ferguson P, Walpert N, Howard R. The effect of antithyroid drug pretreatment on acute changes in thyroid hormone levels after 131I ablation for Graves' disease. *J Clin Endocrinol Metab.* 2001;86(7):3016-3021.
21. Andrade VA, Gross JL, Maia AL. The effect of methimazole pretreatment on the efficacy of radioactive iodine therapy in Graves' hyperthyroidism: one-year follow-up of a prospective randomized study. *J Clin Endocrinol Metab.* 2001;86(8):3488-3493.
22. Korber C, Schneider P, Korber-Hafner N, Hanscheid H, Reiners C. Antithyroid drugs as a factor influencing the outcome of radioiodine therapy in Graves' disease and toxic nodular goitre? *Eur J Nucl Med.* 2001; 28(9):1360-1364.
23. Bahn RS, Burch HB, Cooper DS, Garber JR, Greenlee MC, Klein I et al. American Thyroid Association; American Association of Clinical Endocrinologists. Hyperthyroidism and other causes of thyrotoxicosis: management guidelines of the American Thyroid Association and American Association of Clinical Endocrinologists. *Thyroid.* 2011;21:593-646.
24. Maia AL, Scheffel RS, Meyer EL, Mazeto GM, Carvalho GA, Graf H et al.; Brazilian Society of Endocrinology and Metabolism. The Brazilian consensus for the diagnosis and treatment of hyperthyroidism: recommendations by the Thyroid Department of the Brazilian Society of Endocrinology and Metabolism. *Arq Bras Endocrinol Metabol.* 2013;57(3):205-232.
25. Hegedus L. Treatment of Graves' hyperthyroidism: evidence-based and emerging modalities. *Endocrinol Metab Clin North Am.* 2009;38(2):355-371.
26. Liu J, Bargren A, Schaefer S, Chen H, Sippel RS. Total thyroidectomy: a safe and effective treatment for Graves' disease. *J Surg Res.* 2011;168(1):1-4.
27. Enomoto K, Uchino S, Watanabe S, Enomoto Y, Noguchi S. Recurrent laryngeal nerve palsy during surgery for benign thyroid diseases: risk factors and outcome analysis. *Surgery.* 2014; 155(3):522-528.
28. Freire AV, Ropelato MG, Ballerini MG, Acha O, Bergadá I, de Papendieck LG, Chiesa A. Predicting hypocalcemia after thyroidectomy in children. *Surgery.* 2014;156(1):130-136.
29. Wilhelm SM, McHenry CR. Total thyroidectomy is superior to subtotal thyroidectomy for management of Graves' disease in the United States. *World J Surg.* 2010;34 (6):1261-1264.
30. Stalberg P, Svensson A, Hessman O, Akerstrom G, Hellman P. Surgical treatment of Graves' disease: evidence-based approach. *World J Surg.* 2008;32(7):1269-1277.
31. Maji D. Hyperthyroidism. *J Indian Med Assoc.* 2006; 104(10):563-564, 566-567.
32. Perrild H, Hansen JM, Skovsted L, Christensen LK. Different effects of propranolol, alprenolol, sotalol, atenolol and metoprolol on serum T3 and serum rT3 in hyperthyroidism. *Clin Endocrinol (Oxf).* 1983;18:139-142.
33. Prosser JS, Quan DK. Trauma triggering thyrotoxic crisis with lactic acidosis. *J Emerg Trauma Shock.* 2015; 8(4):232-234.
34. Abraham-Nordling M, Törring O, Hamberger B, Lundell G, Tallstedt L, Calissendorff J et al. Graves' disease: a long-term quality-of-life follow up of patients randomized to treatment with antithyroid drugs, radioiodine, or surgery. *Thyroid.* 2005;15(11):1279-1286.
35. Patel NN, Abraham P, Buscombe J, Vanderpump MP. The cost effectiveness of treatment modalities for thyrotoxicosis in a U.K. center. *Thyroid.* 2006;16(6):593-598.
36. In H, Pearce EN, Wong AK, Burgess JF, McAneny DB, Rosen JE. Treatment options for Graves disease: a cost-effectiveness analysis. *J Am Coll Surg.* 2009;209(2):170-179.
37. Castro MR, Caraballo PJ, Morris JC. Effectiveness of thyroid hormone suppressive therapy in benign solitary thyroid nodules: a meta-analysis. *J Clin Endocrinol Metab.* 2002;87(9):4154-4159.
38. Kaniuka S, Lass P, Sworczak K. Radioiodine – an attractive alternative to surgery in large non-toxic multinodular goiters. *Nucl Med Rev Cent East Eur.* 2009;12(1):23-29.
39. Rosario PW, Ward LS, Carvalho GA, Graf H, Maciel RM, Maciel LM et al. Sociedade Brasileira de Endocrinologia e Metabologia. Thyroid nodules and differentiated thyroid cancer: update on the Brazilian consensus. *Arq Bras Endocrinol Metabol.* 2013;57(4):240-264.
40. Rosario PW, Mourão GF. Is 131I ablation necessary for patients with low-risk papillary thyroid carcinoma and slightly elevated stimulated thyroglobulin after thyroidectomy? *Arch Endocrinol Metab.* 2016;60(1):5-8.

41. Mallick U, Harmer C, Yap B, Wadsley J, Clarke S, Moss L et al. Ablation with low-dose radioiodine and thyrotropin alpha in thyroid cancer. *N Engl J Med*. 2012;366(18):1674-1685.
42. Mojsak MN, Abdelrazek S, Szumowski P, Rogowski F, Sykała M, Kostecki J et al. Single, very low dose (0.03 mg) of recombinant human thyrotropin (rhTSH) effectively increases radioiodine uptake in the I-131 treatment of large nontoxic multinodular goiter. *Nucl Med Rev Cent East Eur*. 2016; 19(1):3-11.
43. Brose MS, Nutting CM, Jarzab B, Elisei R, Siena S, Bastholt L et al.; DECISION investigators. Sorafenibe in radioactive iodine-refractory, locally advanced or metastatic differentiated thyroid cancer: a randomised, double-blind, phase 3 trial. *Lancet*. 2014;384(9940):319-328.
44. Schlumberger M, Tahara M, Wirth LJ, Robinson B, Brose MS, Elisei R et al. Lenvatinib versus placebo in radioiodine-refractory thyroid cancer. *N Engl J Med*. 2015; 372 (7):621-630.
45. Bolk N, Visser TJ, Nijman J, Jongste IJ, Tijssen JG, Berghout A. Effects of evening *vs* morning levothyroxine intake: a randomized double-blind crossover trial. *Arch Intern Med*. 2010;170(22):1996-2003.
46. Bach-Huynh TG, Nayak B, Loh J, Soldin S, Jonklaas J. Timing of levothyroxine administration affects serum thyrotropin concentration. *J Clin Endocrinol Metab*. 2009; 94(10):3905-3912.
47. Perez CL, Araki FS, Graf H, de Carvalho GA. Serum thyrotropin levels following levothyroxine administration at breakfast. *Thyroid*. 2013;23(7):779-784.
48. Bornschein A, Paz-Filho G, Graf H, Carvalho GA. Treating primary hypothyroidism with weekly doses of levothyroxine: a randomized, single-blind, crossover study. *Arq Bras Endocrinol Metabol*. 2012;56(4):250-258.
49. Abraham P, Avenell A, McGeoch SC, Clark LF, Bevan JS. Antithyroid drug regimen for treating Graves' hyperthyroidism. *Cochrane Database Syst Rev* 2010;(1):CD003420.
50. Leslie WD, Ward L, Salamon EA, Ludwig, Rowe RC, Cowden EA. A randomized comparison of radioiodine doses in Graves' hyperthyroidism. *J Clin Endocrinol Metab*. 2003;88(3):978-983.
51. Dora JM, Escouto WM, Andrade VA, Scheffel RS, Maia AL. Increasing the radioiodine dose does not improve cure rates in severe Graves' hyperthyroidism: a clinical trial with historical control. *J Thyroid Res*. 2013;ID 958276.
52. Schlumberger M, Catargi B, Borget I, Deandreis D, Zerdoud S, Bridji B et al.; Tumeurs de la Thyroïde Refractaires Network for the Essai Stimulation Ablation Equivalence T. Strategies of radioiodine ablation in patients with low-risk thyroid cancer. *N Engl J Med*. 2012; 366(18): 1663-1673.
53. American Thyroid Association Taskforce On Radioiodine Safety, Sisson JC, Freitas J, McDougall IR, Dauer LT, Hurley JR, Brierley JD et al. Radiation safety in the treatment of patient with thyroid diseases by radioiodine ^{131}I: practice recommendations of the American Thyroid Association. *Thyroid*. 2011;21(4):335-346.
54. Rosario PW, Carvalho M, Calsolari MR. Symptoms of thyrotoxicosis, bone metabolism, and occult atrial fibrillation in older women with mild endogenous subclinical hyperthyroidism. *Clin Endocrinol (Oxf)*. 2016; 85(1):132-136.
55. Acharya SH, Avenell A, Philip S, Burr J, Bevan JS, Abraham P. Radioiodine therapy (RAI) for Graves' disease (GD) and the effect on ophthalmopathy: a systematic review. *Clin Endocrinol (Oxf)*. 2008;69(6):943-950.

57 Obesidade e Sobrepeso

Lenita Wannmacher

▶ Introdução

Nos últimos 40 anos, a prevalência de obesidade cresceu rápida e globalmente. No estudo de mais fôlego sobre o tema (coortes somando mais de 19 milhões de indivíduos), e que inclui dados brasileiros, identificou-se que o índice de massa corporal (IMC) aumentou de 21,7 kg/m^2 (intervalo de confiança [IC] 95%: 21,3 a 22,1) em 1975 para 24,2 kg/m^2 (IC95%: 24 a 24,4) em 2014 em homens. Nas mulheres, o aumento foi de 22,1 kg/m^2 (21,7 a 22,5) em 1975 para 24,4 kg/m^2 (24,2 a 24,6) em 2014. A taxa de desnutrição diminuiu acentuadamente e restringiu-se a bolsões de pobreza, enquanto obesidade aumentou em todas as latitudes e países: de 3,2% (2,4 a 4,1) em 1975 para 10,8% (9,7 a 12) em 2014 em homens, e de 6,4% (5,1 a 7,8) para 14,9% (13,6 a 16,1) em mulheres.[1]

Obesidade e sobrepeso são definidos pela Organização Mundial da Saúde (OMS) como acúmulo anormal ou excessivo de gordura corporal que origina risco para a saúde.[2]

Obesidade e sobrepeso são aferidos pelo IMC, expresso pelo peso (em quilogramas) dividido pelo quadrado da altura em metros (kg/m^2). Adultos com IMC igual ou superior a 30 são geralmente considerados obesos. Valores de IMC iguais ou superiores a 25 configuram sobrepeso.[2]

Entretanto, o IMC não permite aferir diferenciadamente o peso de músculos e gordura. Para diagnóstico mais preciso, é indicado medir circunferência de cintura e quadril, e estabelecer a relação cintura-quadril. Medidas da circunferência da cintura acima de 102 cm para homens e de 88 cm para mulheres são indicativas de alto risco para múltiplas doenças associadas à obesidade. Estudos sugerem que essas aferições sejam utilizadas em conjunto para avaliação de fatores de risco de mortalidade. Porém a utilidade da aferição conjunta não está perfeitamente estabelecida.

Em estudo transversal,[3] compararam-se os perfis metabólicos e antropométricos de 1.856 indivíduos definidos como obesos ou com sobrepeso pelos dois parâmetros em conjunto. Essa combinação identificou consistentemente as diferenças das variáveis metabólicas em comparação com aquelas caracterizadas por um índice apenas. O risco cardiometabólico também se mostrou maior quando os indivíduos classificados como obesos ou com sobrepeso foram categorizados por ambos os índices em comparação com somente um deles. Somente as pessoas com níveis mais elevados nos dois índices mostraram associação positiva significante com pré-diabetes. Assim, o uso dos dois parâmetros para classificar a gordura corporal se mostrou mais acurado na identificação de pessoas com risco maior ou menor cardiometabólico.

Em metanálise[4] de oito estudos observacionais norte-americanos (5,8 milhões de participantes), as razões de risco para mortalidade geral tenderam a ser menores na faixa de peso normal alto (IMC de aproximadamente 23,0 a 24,9) do que na de baixo sobrepeso (IMC de 25,0 a 27,4). O grau de risco varia de acordo com os valores referenciais do IMC para a categorização de peso.

No Brasil, em 2014, dados da Vigilância de Fatores de Risco e Proteção para Doenças Crônicas por Inquérito Telefônico (Vigitel) indicaram que cresceu o número de pessoas com excesso de peso no país (52,5% *versus* 43% em 2006) segundo pesquisa desenvolvida em capitais de 26 estados e Distrito Federal, abrangendo 4.853 adultos com mais de 18 anos. Destes, 17,9% apresentavam obesidade. A maior prevalência ocorreu em mulheres e associou-se a menor escolaridade.[5]

Obesidade é considerada doença multifatorial, ocorrendo pela interação de fatores genéticos e condições do ambiente. Muitos dos mecanismos fisiopatológicos centrais que levam à obesidade são ainda desconhecidos. Outros incluem circuito de regulação cerebral defeituoso e disfunção neuroendócrina. Mutações gênicas têm sido identificadas em obesos, muitas vezes associadas ao "comer compulsivo" (*binge eating*). Esse transtorno tem curso crônico e recidivante, ocorrendo em 2% dos homens e 3,5% das mulheres e afetando a saúde física e mental dos acometidos.[6]

Avaliando a influência social na incidência de obesidade, estudo examinou as associações entre *status* socioeconômico e estilo de vida com IMC e circunferência da cintura (CC) em 3.319 homens europeus com idade de 40 a 79 anos. A prevalência de IMC ≥ 30 kg/m^2 e CC ≥ 102 cm aumentou linearmente com a idade. Fatores que contribuíram para maiores índices de sobrepeso e obesidade foram tabagismo, inatividade física e ausência de emprego, especialmente em homens de meia-idade. Os dois primeiros foram os mais fortes fatores preditivos para aumento da medida da cintura, o que provê um foco para a promoção de saúde nessa faixa etária.[7]

A causa fundamental de obesidade e sobrepeso é o desequilíbrio entre gasto calórico e consumo de calorias. Para isso têm contribuído a ingestão aumentada de alimentos ricos em carboidratos e gorduras e o crescente sedentarismo.[7]

Obesidade e sobrepeso constituem-se em risco maior para diabetes tipo 2, doenças cardiovasculares, osteoartrite, dislipidemias e câncer (endometrial, de mama e de cólon). A obesidade, principalmente em níveis mais altos de IMC, e a obesidade abdominal, medida pela circunferência da cintura, associam-se significativamente a maior mortalidade de todas as causas em comparação a peso normal.

Contribuem, também significativamente, para inúmeras outras comorbidades, como apneia do sono, hipoventilação crônica (síndrome de Pickwick), trombose venosa, colelitíase, esteatose, refluxo gastroesofágico, transtornos psicossociais etc.

Em revisão[8] de vários estudos sobre o ônus da obesidade para a saúde, as estimativas variam de 5 a 15% para mortalidade de todas as causas, −0,2 a 8% sobre a incidência de todos os cânceres, 7 a 44% sobre a incidência de doença cardiovascular e 3 a 83% sobre a incidência de diabetes melito.

Observou-se que maior obesidade (IMC ≥ 35) associa-se significativamente a maior mortalidade de todas as causas do que peso normal. Obesidade de menor grau (IMC de 30 a 35) não se associa com aumento de mortalidade, e sobrepeso associa-se significativamente com menor mortalidade de todas as causas.[9]

A obesidade infantil é grande problema de saúde pública nos EUA, onde uma em cada três crianças tem sobrepeso, e uma em cada 5 é obesa. Por isso, medidas de prevenção são importantes. As evidências apontam que programas que envolvem colaboração comunidade/escola, motivação familiar e atenção primária à saúde, associados a intervenções sobre dieta e atividade física, são eficazes na prevenção a longo prazo e devem ser iniciados precocemente no período escolar.[10]

A obesidade infantil associa-se a maior probabilidade de obesidade, morte prematura e incapacidade funcional na fase adulta. Em relação aos riscos já presentes na infância, relatam-se dificuldades respiratórias, aumento no risco de fraturas, hipertensão, resistência à insulina e efeitos psicológicos. As crianças podem ser motivo de chacota e de isolamento social.

Em países mais pobres, as crianças são mais vulneráveis à obesidade, o que é motivado por insuficiente cuidado pré-natal, ingestão de alimentos inadequados, porém de mais baixo custo, e menores níveis de atividade física. Paradoxalmente, apesar de obesas, essas crianças são malnutridas. Em países com economias emergentes, o aumento de sobrepeso e obesidade na infância foi 30% maior do que em países desenvolvidos.[10]

Como um dos alvos para o quinquênio 2015-2020, a OMS estipulou a prevenção da obesidade infantil, a ser atingida por meio de estratégias de base populacional, focando áreas prioritárias e disponibilizando informações como ferramentas a serem utilizadas no setor público de saúde. Ainda estimulou a criação de programas de nutrição mais sadia em escolas, além de um observatório global de saúde visando a obesidade e sobrepeso e de uma ferramenta global referente a índice de massa corporal.[11]

Obesidade e sobrepeso são problemas contornáveis, mas de difícil resolução. Para que redução de peso seja alcançada e permaneça por tempo mais prolongado, as medidas de correção devem ser de fácil acesso e economicamente suportáveis.

Em nível individual, deve-se limitar a ingestão de gorduras e carboidratos, aumentar o consumo de frutas, vegetais e grãos e realizar atividade física regular (60 min ao dia para crianças e 150 min por semana para adultos).

Em nível social, é importante organizar programas que visem ao estilo de vida mais saudável; regular e monitorar produção e venda de alimentos mais adequados; e disseminar recomendações que objetivem prevenção e controle da obesidade.

O manejo da obesidade é um dos desafios da modernidade devido à rápida disseminação de desfavoráveis estilos de vida e à inexistência de tratamentos seguros e aplicáveis à maioria dos indivíduos obesos ou com sobrepeso.

Obesidade e comorbidades associadas representam importante fardo econômico. Estima-se que o custo médico anual das doenças relacionadas com obesidade seja da ordem de 209,7 bilhões de dólares. O impacto nos gastos farmacêuticos somente com antidiabéticos é 13 vezes maior. O custo do absenteísmo ao trabalho excede 4,3 bilhões de dólares.[12]

As modalidades disponíveis para o tratamento da obesidade em adultos incluem aconselhamento clínico, técnicas de mudança de comportamento, farmacoterapia e cirurgia bariátrica.[13]

Estratégias não medicamentosas, com mudança de estilo de vida, são desejáveis para promover a redução de peso, mas se mostram pouco efetivas. Medicamentos têm maior eficácia a curto prazo, porém se acompanham de efeitos adversos e também perdem eficácia em médio prazo.

Cirurgias bariátricas estão indicadas em obesos mórbidos para reduzir volume do estômago e consequente absorção de nutrientes.

▶ Seleção

Mudanças de estilo de vida

Revisão sistemática[14] de 48 ensaios clínicos randomizados e controlados (5.025 participantes) mostrou que tratamentos conservadores para perda de peso em crianças e adolescentes lograram modesto resultado na diminuição do IMC.

■ **Aconselhamento clínico**

Levantamento[15] avaliou a associação da discussão entre profissional e paciente sobre estado do peso e perda de peso autorrelatada. Perguntas diretas sobre sobrepeso e obesidade associaram-se com significativa perda de peso em pacientes adultos, podendo o aconselhamento clínico constituir-se em intervenção-alvo, se houver confirmação em outros estudos.

O estímulo a que profissionais da saúde se aprimorem nos cuidados de pessoas com sobrepeso e obesidade parece constituir-se em fator positivo no controle dessas manifestações. Observa-se que aqueles são escassamente preparados para manejar a obesidade. Há ausência de treinamento em estratégias de mudança de comportamento e escassa experiência em trabalhar em equipe multiprofissional com pacientes obesos.[13]

Revisão sistemática[16] de 37 ensaios clínicos (16.000 participantes) avaliou a eficácia de programas comportamentais de manejo de peso em pacientes obesos e com sobrepeso. Após 12 meses, a perda média de peso foi de 2,8 kg (IC95%: −3,6 a −2,1; $P < 0,001$). Metanálise não evidenciou que sessões supervisionadas de atividade física, contato mais frequente ou contato pessoal estivessem relacionados aos resultados em 12 meses. As estratégias associadas a sucesso foram: contagem de calorias (−3,3 kg; IC95%: −4,6 a −2,0; $P = 0,027$), contato com nutricionista (−1,5 kg; IC95%: −2,9 a −0,2; $P < 0,001$) e uso de técnicas de trocas que comparavam comportamentos de participantes com os de outros (−1,5 kg; IC95%: −2,9 a −0,1; $P = 0,032$).

■ **Abordagem dietética**

Em adultos

A composição da dieta pode afetar a secreção de insulina, e altos níveis de insulina podem, por sua vez, aumentar o risco de obesidade e doença cardiovascular.

Em levantamento sistemático,[17] realizado entre 1990 e 2010, o uso de dietas baseadas em itens saudáveis aumentou globalmente, enquanto o consumo das baseadas em itens não saudáveis diminuiu, com grande heterogeneidade entre regiões e países. Em média, o consumo de itens mais saudáveis prevaleceu em adultos mais velhos comparativamente aos mais jovens e em mulheres em comparação a homens ($P < 0,0001$, para ambas as comparações). Comparativamente a nações mais pobres, as mais ricas utilizaram mais as dietas saudáveis, mas também consumiram alimentos menos saudáveis.

Estudo avaliou a influência do consumo de alimentos e bebidas industrializados sobre aumento de sobrepeso e obesidade no Brasil, a partir de amostra aleatória em 55.970 domicílios. A contribuição média de produtos industrializados (sobretudo os ultraprocessados) na dieta total variou de 15,4 a 39,4%, associando-se positiva e independentemente com a prevalência de excesso de peso e obesidade em todas as faixas etárias. As pessoas com o maior consumo, comparativamente com às de menor consumo, mostraram 37% mais chance de se tornarem obesas.[18]

Ensaio clínico[19] randomizou 148 homens e mulheres sem diabetes ou doença cardiovascular para consumir dietas pobres em carboidratos (dieta 1) ou gordura (dieta 2) por 1 ano. Ambos os grupos receberam aconselhamento durante o estudo. Ao fim de 1 ano, pacientes do grupo de dieta 1 tiveram maior decréscimo de peso (DM = –3,5 kg; IC95%: –5,6 a –1,4; $P = 0,002$), massa de gordura (DM = –1,5% IC95%: –2,6 a –0,4%; $P = 0,011$) e lipídios (DM = –0,44; IC95%: –0,71 a –0,16; $P = 0,002$), em comparação ao grupo da dieta 2. Essa maior eficácia parece ser justificativa para emprego de dietas com baixo teor de carboidratos (*low carb*), hoje tão populares.

Estratégia muito investigada tem sido a dieta mediterrânea (alto consumo de frutas, verduras, legumes, cereais, leguminosas, oleaginosas como amêndoas, azeitonas e nozes, peixes, leite e derivados como iogurte e queijos, vinho, azeite de oliva e ervas de cheiro; baixo consumo de carnes vermelhas, gorduras de origem animal, produtos industrializados e doces, alimentos ricos em gordura e açúcar), inicialmente testada na chamada síndrome metabólica.

Os primeiros estudos publicados pelo grupo de investigadores PREDMED tinham como meta verificar efeitos da dieta mediterrânea sobre desfechos cardiovasculares. Em pacientes com alto risco cardiovascular, mas sem correspondente doença, essa dieta, suplementada com azeite de oliva extravirgem e nozes, reduziu a incidência de eventos cardiovasculares maiores (infarto do miocárdio, acidente cerebrovascular ou morte de causa cardiovascular).[20]

Em análise *post-hoc*, avaliou-se o efeito das intervenções-controle (educação dietética e dieta pobre em gorduras) e ativas (dieta mediterrânea: alimentos livres com adição de azeite extravirgem ou nozes) sobre a pressão arterial. Ao fim de 4 anos, pacientes alocados para os dois grupos com dieta mediterrânea diminuíram a pressão diastólica em comparação aos participantes do grupo-controle, sem diferenças em pressão sistólica entre os grupos.[21]

A seguir, verificou-se o efeito da dieta mediterrânea acrescida de azeite de oliva extravirgem sobre a incidência de fibrilação atrial em pacientes sem tal condição no início do estudo.[22] Aqueles submetidos à modalidade da dieta mediterrânea com azeite de oliva reduziram o risco de fibrilação atrial em comparação aos alocados nos grupos-controle e da dieta com suplementação de nozes.

O mesmo ensaio clínico também avaliou o efeito das três modalidades de dietas em síndrome metabólica. Não houve diferença significativa entre os três regimes sobre o desenvolvimento da síndrome em participantes que não a tinham previamente. A reversão ocorreu em participantes que apresentavam a síndrome no início do estudo, predominantemente com ambos os regimes de dieta mediterrânea. Com ambos houve significativa redução da obesidade central.[23]

Estes investigadores também avaliaram a prevenção primária de diabetes melito sob uso das duas modalidades de dieta mediterrânea e de dieta-controle, em 3.541 homens e mulheres sem a doença, mas com alto risco cardiovascular. A dieta suplementada com azeite de oliva extravirgem foi a única a significativamente demonstrar o efeito preventivo.[24]

Ensaio controlado e monocego (n = 120)[25] testou dois tipos de dieta hipocalórica em indivíduos com sobrepeso (IMC = 29,98 kg/m²). O grupo-controle recebeu porção em dobro de vegetais. Ao término de 12 meses, houve perda de peso de 6,5 ± 5,2 kg, sem diferença entre os grupos. Participantes de ambos os grupos aumentaram a ingestão de vegetais e a perda de peso nos primeiros 3 meses, e a alteração de peso correlacionou-se significativamente com a maior proporção de energia consumida como vegetais ($P = 0,024$). Níveis de glicose, insulina, triglicerídeos e HDL-colesterol não foram diferentes entre os grupos. A perda de peso foi sustentada durante 12 meses, mas o grupo-controle referiu maior satisfação da fome ($P = 0,005$). Logo, a ênfase na ingestão de vegetais não influenciou os resultados em termos de redução de peso e alteração de parâmetros ligados a fatores de risco de doenças ligadas ao aumento de peso.

Ensaio clínico randomizado, cruzado, duplo-cego e controlado[26] testou o impacto do consumo de produtos com menor teor de açúcar sobre peso e indicadores de risco de doença cardiovascular. Cinquenta indivíduos sadios, com peso normal ou sobrepeso, receberam alimentos e bebidas com teor usual de açúcar *versus* conteúdo reduzido de açúcar por períodos de 8 semanas, separados por *washout* de 4 semanas. No período de ingestão reduzida de açúcar, houve redução no teor de carboidratos, açúcares totais e açúcares extrínsecos e aumento na ingestão de gorduras e proteínas. Não se observaram efeitos sobre peso, pressão arterial, glicemia em jejum ou lipemia.

Ensaio clínico randomizado[27] comparou o efeito emagrecedor de uma dieta escolhida (duas opções: com baixo teor de carboidratos [DBC] ou baixo teor de gorduras [DBG]) *versus* dieta única imposta por 48 semanas (comparador) em homens obesos. No primeiro grupo, os participantes podiam trocar de dieta a cada 12 semanas. Ambos os grupos recebiam aconselhamento telefônico. Ao fim do estudo, o grupo da livre escolha perdeu 5,7 kg *versus* 6,7 kg no grupo de comparação (DM = –1,1 kg; IC95%: –2,9 a –0,8 kg; $P = 0,26$). Adesão à dieta, atividade física e qualidade de vida associada ao peso foram similares entre os dois grupos em 48 semanas.

Em crianças

Um dos problemas atuais na alimentação infantil é a presença cotidiana de produtos industrializados, de fácil consumo e intenso apelo propagandístico. Em enquete feita a pais e cuidadores de crianças de 6 a 7 anos (n = 72.900, em 17 países) e a adolescentes (n = 199.135, em 34 países), verificou-se que no ano precedente o consumo frequente e muito frequente de *fast-food* foi referido em 22,6% e 4,2% das crianças e em 38,7% e 12,6% dos adolescentes, respectivamente. Essas crianças apresentaram maior IMC do que o grupo de consumo infrequente ($P < 0,001$). Resultado oposto ocorreu com adolescentes de ambos os sexos, que tiveram valores significativamente menores de IMC quando comparados aos do grupo de uso infrequente. A associação reversa nos adolescentes deve ser interpretada com cautela, podendo dever-se a insuficiência de relatos.[28]

Há crianças que comem como compensação a frustrações ou moderado estresse, muitas vezes usando modelos parentais. Estudo longitudinal, realizado com 41 duplas pais/filhos, submeteu crianças de 5 a 7 anos a leve estresse induzido ou procedimento-controle e observou o consumo de salgadinhos após o estímulo emocional. As crianças sob estresse consumiram significativamente mais calorias na ausência de fome do que as crianças do grupo-controle. Os pais que referiram o uso de mais alimento como recompensa ou a restrição alimentar por motivos de saúde quando os filhos tinham entre 3 e 5 anos corresponderam aos filhos que comeram mais sob estresse aos 5 a 7 anos. Esses pais, não intencionalmente, ensinaram as crianças a confiar na ingestão de alimentos palatáveis para lidar com emoções negativas.[29]

Revisão sistemática Cochrane[30] de seis estudos (674 crianças e adolescentes com sobrepeso e obesidade), quatro com avaliação de estratégia conjunta de dieta e exercício e dois com intervenção exclusiva de atividade física, avaliou o benefício de modificação de estilo de vida em aproveitamento escolar, função cognitiva e sucesso futuro em comparação a cuidado usual ou não intervenção. Intervenções de estilo de vida mostraram modesta melhora em aproveitamento escolar e função cognitiva e nenhuma influência em sucesso futuro.

Em crianças prevalecem os estudos que avaliam dieta associada à atividade física em prevenção e controle de obesidade/sobrepeso.

■ Exercício físico

Comparou-se a influência de exercícios de diferentes intensidades (baixa, com número e duração de sessões diferentes, e alta) aplicados por 24 semanas com não exercício (controle) sobre redução da obesidade abdominal e tolerância à glicose em 217 adultos com obesidade abdominal. A atividade não supervisionada e o tempo de inatividade não variaram em nenhum grupo de exercício *versus* o controle. A redução da circunferência abdominal foi significativamente maior nos três grupos de exercício em relação ao grupo-controle, mas não diferiu entre os grupos de exercício. A redução no nível de glicose em 2 h ficou restrita ao grupo de alta intensidade de exercício *versus* o controle. A redução de peso foi significativamente maior do que o controle nos três grupos de exercício, sem diferença entre eles.[31]

Ensaio clínico randomizado[32] de 12 semanas de duração avaliou o efeito de diferentes modalidades de exercício (em sessões de 30 min, de moderada intensidade, 5 vezes na semana) sobre fatores de risco cardiovasculares, tais como teores de lipídios, glicose e insulina em jejum, além de peso corporal, massa gorda e ingestão diária, em adultos obesos e com sobrepeso. Os participantes foram alocados em 4 grupos: 1 (controle), 2 (exercício aeróbico), 3 (exercício de resistência) e 4 (a combinação de ambos). Houve redução de peso (1,6%, $P = 0,044$) nos grupos combinação e de resistência *versus* o controle. Porcentagem de gordura corporal, porcentagem de gordura abdominal e desempenho cardiorrespiratório melhoraram significativamente no grupo combinação *versus* o controle. A combinação de exercícios aeróbicos e de resistência induziu maior benefício nos desfechos analisados.

Estudo de características metodológicas similares,[33] realizado com 304 adolescentes, mostrou que exercícios de resistência foram os mais eficazes em reduzir a porcentagem de massa gorda em comparação ao controle ao fim de 22 semanas. Quando comparado às outras modalidades de exercício, o grupo combinado não diferiu significativamente. Com relação à circunferência de cintura, a maior redução também ocorreu no grupo combinado.

Medidas medicamentosas

Embora a obesidade esteja em constante expansão, a farmacoterapia desta doença é limitada, em geral apresentando pobre eficácia, principalmente a longo prazo, e perfil de efeitos adversos desfavorável. Ao lado de fármacos tradicionais, surgiram novos medicamentos para atingir outros alvos fisiopatogênicos. No entanto, uma das razões para que haja escasso armamentário terapêutico é a complexidade de mecanismos envolvidos na obesidade. A interferência nos intrincados processos bioquímicos que governam a alimentação pode gerar efeitos adversos. Isso motivou a retirada de sibutramina e rimonabanto do mercado em vários países em 2010. Então, na Europa, orlistate permaneceu como único fármaco aprovado para tratamento de obesidade. Apesar dos efeitos adversos, novos medicamentos, isolados ou em associação, têm sido liberados para uso. Outros componentes, previamente aprovados, passaram a ser indicados no tratamento da obesidade. Candidatos a medicamentos antiobesidade estão em fase de desenvolvimento, apregoando perfis de efeitos adversos mais favoráveis.[34]

Balanço entre potenciais benefícios e riscos deve ser feito antes da indicação de medicamentos com objetivo de diminuir apetite e peso. Até hoje há limitada evidência sobre sua eficácia e segurança a longo prazo, já que preponderam estudos de curta duração. Assim, esses fármacos são considerados como medidas coadjuvantes das modificações de estilo de vida, sendo indicados para pacientes selecionados obesos ou com sobrepeso com doenças associadas à obesidade. A maioria dos estudos que avaliam os medicamentos usados no controle da obesidade mantém os pacientes em dieta e exercício físico. Esses medicamentos não são indicados em gestantes e nutrizes, pois há insuficiente evidência de segurança nessas condições.[35]

■ Anfetamina e congêneres

Apesar de terem questionável indicação clínica, anorexígenos anfetamínicos são muito empregados no Brasil. Licenciados para esta indicação, anfetaminas e correlatos se incluem dentre as substâncias psicotrópicas de uso controlado, requerendo formulários de receita específicos, conforme dita a Portaria nº 344 de 12 de maio de 1998 da Secretaria de Vigilância Sanitária do Ministério da Saúde.

Anfetamina, simpaticomimético indireto, foi o primeiro anorexígeno utilizado no manejo da obesidade, inibindo, por meio de ação noradrenérgica, o centro da fome no hipotálamo lateral. Vários derivados ou congêneres de anfetamina foram desenvolvidos com o intuito de explorar o efeito anorético. Dextroanfetamina é mais potente, tem maior duração de efeito e menor ação periférica que anfetamina. Metanfetamina, benzfetamina, fendimetrazina, femetrazina, femproporex, anfepramona e dietilpropiona produzem, em doses equipotentes, efeitos similares aos da anfetamina. Fenfluramina, fenilpropanolamina, fentermina e mazindol são representantes com menores efeitos subjetivos, tendo menor potencial de abuso. Como anorexígenos, apresentam eficácia aguda (até 20 semanas), mas não respostas a longo prazo, pois se desenvolve tolerância ao efeito desejado. Além disso, o surgimento de reações adversas (estimulação central e efeitos simpáticos periféricos, como aumento da pressão arterial e indução de arritmias cardíacas em pacientes suscetíveis) limita o emprego terapêutico. A partir de estudo que recomendou a associação de fenfluramina e fentermina ("fen-fen") para controle da obesidade, viu-se que o uso por mais de 3 meses induziu hipertensão pulmonar, com alto risco letal. Também se descreveu doença valvular cardíaca com a associação.

Levando em conta eficácia e riscos dessas substâncias, a RDC nº 52 da Anvisa proibiu o uso das substâncias anfepramona, femproporex e mazindol, seus sais e isômeros, bem como decidiu controlar prescrição e dispensação de medicamentos que contivessem a substância sibutramina, seus sais e isômeros.

Em 4 de fevereiro de 2014, o Plenário da Comissão Científica em Vigilância Sanitária ratificou a posição anterior da Anvisa, ao considerar não haver dados científicos comprobatórios, provenientes de estudos com desfechos clinicamente relevantes, que garantam a segurança e a eficácia necessárias à proteção da saúde dos usuários e justifiquem a mudança do entendimento técnico da Anvisa. Apesar disso, em 30/06/2015 foi aprovada a Redação Final do Projeto de Lei nº 2.431/2011, do Congresso Nacional, que, em 02/09/2015, foi sancionada pelo Senado (Projeto de Lei da Câmara nº 61, de 2015), revogando a proibição estabelecida pela Agência Nacional de Vigilância Sanitária.[36]

Compostos anfetamínicos e congêneres, em uso ilícito ou por prescrição médica, têm importantes efeitos estimulantes em sistema cardiovascular e sistema nervoso central. Seu emprego no controle da obesidade é muito controverso.[37]

Lisdexanfetamina, profármaco de dextroanfetamina, tem uso *off-label* em obesidade, já que a indicação em bula é para tratamento do transtorno de déficit de atenção/hiperatividade (TDAH) em crianças a partir de 6 anos e em adolescentes de 13 a 17 anos de idade. Ensaio clínico randomizado, duplo-cego, em paralelo e controlado por placebo avaliou o efeito de diferentes doses de lisdexanfetamina no tratamento do transtorno de comer compulsivo (*binge-eating disorder*) em pacientes não suscetíveis a outras terapias. A porcentagem de pacientes que obteve cessação do comer compulsivo em 4 semanas foi menor no grupo placebo, diferindo significativamente das dos grupos que receberam 50 e 70 mg/dia do fármaco. A diferença média (DM) na redução de peso foi de –0,1 (3,09), –3,1 (3,64), –4,9 (4,43) e –4,9 (3,93) para os grupos placebo, 30 mg/dia, 50 mg/dia e 70 mg/dia, respectivamente ($P < 0,001$ para cada dose *versus* placebo). A incidência de efeitos adversos foi de 58,7% com o placebo e de 84,7% com as diferentes doses do fármaco. Sérios efeitos adversos ocorreram em 1,5% dos participantes, predominantemente sobre frequência cardíaca.[38]

Quanto à prevalência de efeitos estimulantes sobre sistema nervoso central (SNC), incluindo dependência, anfetamina e metanfetamina só perdem para a *Cannabis*. Grande preocupação decorre de não haver fármacos que efetivamente se contraponham a esses efeitos. Algumas tentativas foram feitas com uso de metilfenidato, naltrexona, bupropiona e mirtazapina em pacientes com menos grave dependência, não havendo indubitável e reprodutível sinal de eficácia. Tratamentos comportamentais parecem ser eficazes.[39]

Revisão Cochrane[40] sobre o mesmo tema incluiu 11 estudos (n = 791) que investigaram os efeitos psicoestimulantes de dexanfetamina, bupropiona, metilfenidato e modafinila, sem encontrar diferenças comparativamente ao placebo em relação a redução de uso e compulsão de anfetamina, bem como não lograram sustentada abstinência (risco relativo [RR] = 1,12; IC95%: 0,84 a 1,49). A proporção de efeitos adversos indutores de desistência foi similar entre os fármacos e o placebo.

■ Sibutramina

Sibutramina foi retirada da maioria dos países por seu risco cardiovascular, expresso como alteração de pressão arterial e taquicardia.

Revisão sistemática[41] de seis ensaios clínicos randomizados e controlados por placebo, realizados em adolescentes obesos, mostrou que sibutramina reduziu significativamente o IMC e o peso corporal a curto prazo, sem diferir do placebo em relação aos efeitos adversos, exceto quanto à taquicardia. O fármaco foi administrado em conjunto com dieta hipocalórica e mudanças em estilo de vida.

Ensaio clínico randomizado, duplo-cego, controlado por placebo e com duração de 12 meses foi realizado em 498 adolescentes, entre 12 e 16 anos, com IMC de 2,1 a 46,3 kg/m². Os participantes foram alocados para receber terapia comportamental mais 10 mg de sibutramina ou terapia comportamental mais placebo. Ao fim do estudo, o grupo tratamento reduziu o IMC em 2,6 kg/m². Houve pequenos decréscimos em pressão arterial e frequência cardíaca em ambos os grupos.[42]

O ensaio clínico duplo-cego SCOUT[43] randomizou 9.804 indivíduos obesos ou com sobrepeso, com 55 anos ou mais e doença cardiovascular ou diabetes melito tipo 2 ou ambos para receber sibutramina ou placebo, com o objetivo de avaliar o aparecimento de eventos cardiovasculares no período médio de 3,4 anos. Houve perda de peso (1,7 kg em média na manutenção) no grupo da sibutramina. A pressão arterial decresceu em ambos os grupos, mas preponderantemente no grupo placebo. O risco relativo de eventos cardíacos foi de 11,4% com sibutramina versus 10,0% com placebo (hazard ratio [HR] = 1,16; IC95%: 1,03 a 1,31; $P = 0,02$). Infarto do miocárdio e acidente cerebrovascular não fatais foram significativamente mais presentes no grupo sibutramina, mas não aumentou mortalidade cardiovascular ou de qualquer causa.

Subanálise[44] desse estudo incluiu 9.804 indivíduos, com 55 anos ou mais e IMC de 27 a 45 kg/m², que tinham história de doença cardiovascular ou diabetes melito tipo 2 e ao menos um fator de risco cardiovascular (hipertensão, dislipidemia, nefropatia diabética ou tabagismo). Todos os pacientes receberam 6 semanas de sibutramina, sendo, então, alocados randomicamente para receber placebo ou continuar com sibutramina até 12 meses. Durante as primeiras 6 semanas, a pressão sistólica diminuiu modesta e progressivamente com a queda do peso em pacientes hipertensos. O desfecho composto (infarto do miocárdio não fatal, acidente vascular cerebral não fatal, ressuscitamento de parada cardíaca ou morte cardiovascular) teve maior incidência em participantes que aumentaram o peso e a pressão arterial. No tratamento a longo prazo, a marcada queda da pressão arterial tendeu a aumentar o desfecho composto.

Ainda com a população do estudo SCOUT, novo estudo[45] alocou 10.744 adultos obesos ou com sobrepeso, com 55 anos ou mais e doença cardiovascular e/ou diabetes melito tipo 2 para receber sibutramina mais manejo do peso por 6 semanas, sendo então randomizados para receber placebo (n = 4.898) ou continuar com sibutramina (n = 4.906) por 6 a 12 meses. O desfecho primário foi o tempo transcorrido desde a randomização até a primeira ocorrência do desfecho composto já citado. Nas primeiras 6 semanas, a perda de peso de toda a população foi de 2,54 kg. Após a randomização, o grupo sibutramina perdeu em média 4,8 kg e o placebo, 1,87 kg. Nesse período, o grupo sibutramina apresentou mais desfechos primários do que o grupo placebo. A maior queda de peso (3 a 10 kg) reduziu progressivamente risco de eventos e subsequente mortalidade cardiovasculares ao longo de 4 a 5 anos, o que foi observado em ambos os grupos.

Orlistate

Orlistate, inibidor da lipase intestinal, inibe a lipólise intestinal de gorduras. Reduz modestamente o peso e a incidência de diabetes. Associado a dieta hipocalórica, reduz o peso em aproximadamente 3 kg em 1 ano. Cerca de 20% dos pacientes alcançam redução de 5% ou mais do peso inicial. Orlistate confere modesta melhora em pressão arterial, LDL-colesterol, níveis glicêmicos e progressão a diabetes em pessoas com intolerância à glicose. Efeitos gastrointestinais são os mais comumente observados.[46]

A 60 adolescentes obesos, orlistate foi administrado isoladamente (grupo 1), associado a dieta (grupo 2) ou a dieta e exercício (grupo 3) durante 10 semanas. A função endotelial aumentou significativamente nos grupos 2 e 3, mas não no grupo 1. Orlistate reduziu peso, IMC, circunferência da cintura, LDL-colesterol e colesterol total. O HDL-colesterol não se modificou. Níveis de triglicerídeos e insulina se reduziram nos três grupos. A redução dos níveis de colesterol não se correlacionou à diminuição de peso e IMC. A pressão arterial não se alterou. A adição de exercício não alterou nenhum parâmetro, quando se compararam grupos 2 e 3.[47]

Em ensaio clínico randomizado, duplo-cego, controlado por placebo,[48] com 24 semanas de duração e realizado em 123 indivíduos obesos, observou-se maior redução em tecido visceral adiposo mensurado por tomografia computadorizada com uso de 60 mg de orlistate em comparação ao placebo (−15,7% versus −9,4%; $P < 0,05$), o mesmo acontecendo com peso corporal (−5,93 kg versus −3,94 kg; $P < 0,05$) e massa gorda total (−4,65 kg versus −3,01 kg; $P < 0,05$).

Revisão sistemática[49] de 12 ensaios clínicos randomizados, controlados e realizados em obesos diabéticos de tipo 2 identificou redução significativa de peso com orlistate (−4,25 kg; IC95%: −4,5 a −3,9 kg) versus o controle (−2,10 kg; IC95%: −2,3 a −1,8 kg; $P < 0,001$). Também houve redução da hemoglobina glicosilada (−6,12 mmol/mol; IC95%: −10,3 a −1,9 mmol/mol; $P < 0,004$) e da glicemia em jejum, cuja diferença foi de −1,16 mmol/ℓ (IC95%: −1,4 a −0,8 mmol/ℓ; $P < 0,001$). Orlistate mais intervenção em mudança de estilo de vida obteve melhores resultados do que somente essa intervenção no controle glicêmico de pacientes com diabetes tipo 2.

Rimonabanto

Este antagonista seletivo dos receptores canabinoides de tipo 1 (CB1) foi retirado do mercado por induzir sérios problemas psiquiátricos, tais como ansiedade, depressão e suicídios fatais e não fatais. Tendo a agência reguladora europeia (EMEA) recomendado a retirada do medicamento nos países da União Europeia, o laboratório produtor suspendeu a distribuição do medicamento em todo o mundo. Em 2008, a Anvisa suspendeu a manipulação e a importação do princípio ativo, bem como a distribuição do produto comercial, e determinou o recolhimento do medicamento em todo o país (RE 4.086/2008).

Revisão Cochrane[50] de 4 estudos avaliou o efeito de duas doses de rimonabanto (20 mg e 5 mg) versus placebo em indivíduos obesos que já recebiam dieta hipocalórica por ao menos 1 ano. Comparativamente ao placebo, rimonabanto 20 mg reduziu mais significativamente o peso corporal (4,9 kg), além de melhorar circunferência de cintura, HDL-colesterol, triglicerídeos e pressão sistólica e diastólica. Com a dose de 5 mg, a redução de peso foi somente de 1,3 kg em comparação a placebo, sem influir nos outros parâmetros. Os efeitos adversos correspondentes à dose de 20 mg foram psiquiátricos e gastrointestinais.

O pequeno benefício ajuntado a considerável risco justificou a retirada do fármaco do mercado.

Outros

A modesta eficácia adicional dos anorexígenos mais antigos, aliada a seus efeitos adversos, motivou o surgimento de novos compostos, muitos dos quais não estão liberados para uso universalmente. Tais descobertas assumem importância clínica quando se afirma que obesidade é a mais importante causa de morte que pode ser prevenida. Mesmo a perda de peso de apenas 5% pode reduzir a morbidade. Como existem mais de 60 comorbidades relacionadas, há custo e complexidade no manejo médico dessa condição.

Assim tem sido investigada a associação de fármacos noradrenérgicos e serotoninérgicos (orlistate, fentermina/topiramato e lorcaserina), sendo observada perda de peso adicional. Leptina produzida em células de gordura, peptídio 1 glucagon-símile (GLP-1) e agentes que atuam no sistema melanocortina cerebral têm sido investigados no tratamento da obesidade, com variável sucesso. Lorcaserina e fentermina/topiramato receberam aprovação para manejo crônico do peso em pacientes obesos, embora os efeitos adversos cardiovasculares de fentermina e lorcaserina não estejam esclarecidos. A associação bupropiona/naltrexona ainda está em avaliação.[51]

Para pacientes com diabetes tipo 2, foram aprovados análogos de GLP-1 e metformina, que causam moderada perda de peso e têm perfil aceitável de efeitos cardiovasculares. Também está em investigação o efeito antiobesidade de inibidores tipo 2 do cotransporte sódio-glicose.

O potencial antiobesidade de nebivolol, bloqueador beta-adrenérgico com função anti-hipertensiva, está em investigação. Ativação de sirtuínas, enzimas que regulam certos processos metabólicos em situações de baixa quantidade de calorias, uso de inibidores 1 e 2 da acetil-CoA carboxilase, desacoplamento de ativadores proteicos, ácidos biliares, crotonina (diterpeno isolado da casca de *Croton cajucara*) e antagonistas CB1 são vias em investigação, mas seus efeitos cardiovasculares não são ainda conhecidos.[52]

Os novos fármacos propostos como antiobesidade compartilham mecanismos noradrenérgicos e serotoninérgicos que se provaram nocivos nos casos de fen-fen e sibutramina, respectivamente. Em face dos riscos prévios, é importante estabelecer a segurança e o potencial benefício dessas novas opções em estudos a longo prazo que avaliem desfechos cardiovasculares.[53]

Fentermina/topiramato

Em 2012, a formulação em dose fixa da associação de fentermina de liberação imediata e topiramato de liberação protendida foi aprovada pela agência reguladora norte-americana para manejo a longo prazo de obesidade. Foi proposta como adjuvante de dieta e modificação de estilo de vida em indivíduos obesos ou com sobrepeso e dois ou mais fatores de risco para doenças associadas.[54]

Ensaio clínico[55] de fase III e duração de 56 semanas randomizou 2.487 adultos obesos ou com sobrepeso e duas ou mais comorbidades (hipertensão, diabetes, pré-diabetes, dislipidemia, obesidade abdominal) para receber placebo ou fentermina/topiramato (7,5 mg/46 mg) 1 vez/dia ou fentermina/topiramato 1 vez/dia (15 mg/92 mg) via oral. Ao fim do estudo, a redução de peso foi de 1,4 kg, 8,1 kg ($P < 0,0001$) e 10,2 kg ($P < 0,0001$) nos grupos placebo e experimentais em concentrações crescentes, respectivamente. Os mais comuns efeitos adversos foram boca seca, disgeusia, constipação intestinal, parestesia, insônia, tontura, ansiedade e depressão.

Ensaio clínico[56] com metodologia similar investigou os efeitos de duas concentrações de fentermina/topiramato *versus* placebo sobre redução de peso e melhoras metabólicas em 1.267 homens e mulheres obesos. Todos receberam dieta hipocalórica. Ao fim de 56 semanas, a redução de peso foi de 1,6%, 5,1% e 10,9% dos pesos basais, respectivamente, nos grupos placebo, experimental com menor concentração (3,75 mg/23 mg) e experimental com maior concentração (15 mg/92 mg). Neste último ocorreram as maiores mudanças em circunferência de cintura, pressão arterial, glicemia em jejum, triglicerídeos, colesterol total, LDL-colesterol e HDL-colesterol, mostrando que foram benefícios dependentes de dose. Os efeitos adversos mais comuns foram parestesia, boca seca, constipação intestinal, disgeusia e insônia.

O estudo SEQUEL,[57] extensão de 2 anos do ensaio Conquer, confirmou a redução sustentada do peso e a melhora do perfil cardiometabólico. Este ensaio clínico, duplo-cego, controlado por placebo e com 108 semanas de duração arrolou 676 voluntários para continuar o estudo prévio, os quais haviam sido originalmente randomizados para receber placebo ou duas concentrações da associação. Todos os participantes realizaram programa de modificação de estilo de vida. Ao término do estudo, a associação apresentou sustentada e significativa perda de peso em relação ao placebo ($P < 0,0001$). Pacientes tratados alcançaram reduções de peso que variaram de 5 a 20% dos valores iniciais. A associação melhorou variáveis metabólicas e cardiovasculares e diminuiu a incidência de diabetes em comparação ao placebo. As taxas de efeitos adversos diminuíram entre as semanas 56 e 108, em comparação às semanas 0 a 56. Os efeitos adversos mais frequentes foram parestesias, tontura, disgeusia, insônia, constipação intestinal e xerostomia.

A nova opção medicamentosa combinada a modificações de estilo de vida mostrou-se eficaz e bem tolerada no tratamento de obesidade e de variáveis a ela relacionadas. Sua eficácia e, sobretudo, segurança a longo prazo foram satisfatórias.

Lorcaserina

Lorcaserina, ainda não aprovada no Brasil, é agonista seletivo do receptor de serotonina 5-HT2c, com propriedade de aumentar saciedade, diminuir o consumo de alimentos e reduzir peso e fatores de risco cardiovascular. Em 2012, foi aprovada pela FDA para manejo a longo prazo de obesidade e comorbidades associadas (hipertensão, dislipidemia ou diabetes melito tipo 2), em conjunto com dieta hipocalórica e exercício físico. Lorcaserina parece induzir menos efeitos adversos do que outros agonistas serotoninérgicos, como fenfluramina. No entanto, foram descritos valvulopatia, prejuízo cognitivo, transtornos psiquiátricos e hipoglicemia.[58]

A inexistência de estudos de longo seguimento é um entrave à sua liberação. A eficácia e a segurança de 10 mg de lorcaserina, administrados 2 vezes/dia durante 52 semanas, foram avaliadas em três ensaios clínicos de fase III, que demonstraram perda de peso e boa tolerabilidade.

Ensaio clínico randomizado,[59] duplo-cego, em paralelo e controlado por placebo incluiu 4.008 adultos com obesidade ou sobrepeso alto e ao menos uma comorbidade, que receberam 10 mg do fármaco, 1 ou 2 vezes/dia, ou placebo. Todos os pacientes faziam dieta e exercício físico. As duas doses de lorcaserina superaram o placebo na redução de peso, e a porcentagem de pacientes que atingiram redução de ao menos 5% do peso foi de 47,2% (20 mg), 40,2% (10 mg) e 25% (placebo). A perda de ao menos 10% foi atingida por 22,6% e 17,4% nos pacientes com 20 e 10 mg, respectivamente, e por 9,7% no grupo placebo ($P < 0,001$ *versus* lorcaserina 20 mg). Cefaleia, náuseas e tontura foram os efeitos adversos mais relatados. A incidência de valvulopatia não diferiu entre o placebo e a dose de 10 mg/dia de locarserina.

Estudo de desenho similar (BLOOM-DM),[60] com 1 ano de duração, foi desenvolvido pelo mesmo grupo de investigadores, desta vez examinando o emprego de lorcaserina em 604 adultos obesos ou com sobrepeso e diabetes melito. As mesmas doses de lorcaserina foram usadas. Os pacientes recebiam metformina, sulfonilureia ou ambas. Todos recebiam aconselhamento para dieta e exercício físico. A porcentagem de pacientes com redução de peso de ao menos 5% foi de 44,7% (20 mg), 37,5% (10 mg) e 16,1% (placebo). Ambas as doses foram significativamente melhores do que o placebo ($P < 0,001$). Glicemia em jejum e hemoglobina glicosilada foram reduzidas com locarserina. Hipoglicemia sintomática ocorreu em 7,4%, 10,5% e 6,3% dos pacientes, respectivamente com 20 mg, 10 mg e placebo. Os efeitos adversos foram cefaleia, dor lombar, nasofaringite e náuseas.

Análise conjunta desses estudos[61] evidenciou o dobro de efeito na redução de peso de 5% com locarserina (47,1%) *versus* placebo (22,6%) em 52 semanas. Maior proporção de pacientes também chegou à perda de ao menos 10% do peso (lorcaserina, 22,4%; placebo, 8,7%). Houve melhoras significativas em lipídios, marcadores glicêmicos, medidas de qualidade de vida e sinais vitais nos que usaram o fármaco comparativamente ao placebo. Os efeitos adversos mais comuns foram cefaleia, infecção respiratória alta e nasofaringite. A taxa de valvulopatia foi similar à do placebo. A análise conjunta dos ensaios BLOOM e BLOSSOM mostrou que 10 mg, 2 vezes/dia, de locarserina, em combinação com dieta e exercício, é tratamento seguro e tolerável, além de eficaz em redução de peso e melhora de parâmetros cardiometabólicos.

Bupropiona/naltrexona

Naltrexona é antagonista opioide e bupropiona inibe a recaptação de norepinefrina e dopamina, ambas usadas com outras finalidades quando isoladas. Em combinação, reduzem peso e melhoram o perfil metabólico de adultos obesos. A associação não foi testada em crianças e adolescentes.

Ensaio clínico randomizado[62] de fase III, duplo-cego, controlado por placebo e financiado pelo fabricante arrolou 1.742 adultos obesos não complicados ou obesos com dislipidemia ou hipertensão para receber dieta hipocalórica, exercício e a associação 360/32 mg/dia ou 360/16 mg/dia *versus* placebo, 2 vezes/dia, por 56 semanas. Completaram o estudo 870 (50%) participantes. As mudanças de peso foram de −1,3% (placebo), −6,1% (associação com naltrexona 32 mg; $P < 0,0001$ *versus* placebo) e −5,0% (associação com naltrexona 16 mg; $P < 0,0001$ *versus*. placebo). A proporção de participantes com queda de peso de 5% foi de 16% (placebo), 48% (associação com naltrexona 32 mg; $P < 0,0001$ *versus* placebo) e 39% (associação com naltrexona 16 mg; $P < 0,0001$ *versus* placebo). Os mais comuns efeitos adversos foram náuseas, cefaleia, constipação intestinal, vômito, tontura, e boca seca. Houve aumento transitório da pressão arterial. Não se observou aumento de depressão ou de ideação suicida.

Ensaio clínico randomizado, duplo-cego, controlado por placebo[63] e com duração de 56 semanas investigou os efeitos da naltrexona/bupropiona (32 mg/dia e 360 mg/dia) sobre peso e fatores de risco relacionados a peso (dislipidemia e/ou hipertensão) em 1.496 pacientes obesos ou com sobrepeso. Em comparação ao placebo, a associação reduziu significativamente o peso ($P < 0,001$) nas semanas 28 e 56. Também produziu melhoras em marcadores de risco cardiovascular. Os participantes referiram melhora na qualidade de vida e maior controle sobre a ingestão de alimentos. O efeito adverso mais comum foi náusea, geralmente de leve a moderada e temporária. Não se evidenciaram eventos de depressão ou ideação suicida.

Análise conjunta[64] de três ensaios clínicos randomizados avaliou o impacto da perda de peso na qualidade de vida ao fim de 56 semanas, medido por questionário específico. O número total de respondentes foi de 3.362, equivalendo ao uso da associação (n = 2.043) ou do placebo (n = 1.319). As melhoras referidas pelos tratados foram significativamente maiores do que as referidas pelos participantes do grupo placebo, correspondendo à redução de peso de 7% e 2,3%, respectivamente.

Liraglutida

Liraglutida é peptídio 1 similar a glucagon (GLP-1), aprovada em vários países e no Brasil (2010) para ser mais uma opção no tratamento de diabetes tipo 2, quando o tratamento anterior não logrou controle glicêmico adequado. Como induz perda de peso, por retardar o esvaziamento gástrico e ter efeitos centrais indutores de anorexia, tem sido utilizada como emagrecedor em não portadores de diabetes tipo 2. Isso é uso *off-label* (uso não aprovado e que não consta da bula).

Liraglutida reduz o peso de pacientes com obesidade ou sobrepeso de maneira dose-dependente quando administrada em doses de 1,2 a 3 mg, 1 vez/dia, em associação com mudanças de estilo de vida. Mais alta proporção de pacientes alcança redução de ao menos 5% ou 10% em comparação a placebo ou orlistate. As indicações ainda abrangem indivíduos com pré-diabetes, mulheres com a síndrome de ovários policísticos e pacientes com inadequada resposta a metformina. Não há estudos que generalizem esses resultados para outras populações de obesos. Os eventos adversos associados são predominantemente gastrointestinais e em geral dose-dependentes.[65]

Em estudo cruzado e duplo-cego,[66] realizado em 40 obesos não diabéticos, durante 5 semanas, duas concentrações de liraglutida (1,8 mg e 3 mg, administradas 1 vez/dia por via subcutânea) foram comparadas a placebo. Esvaziamento gástrico em 5 h foi similar entre as 3 intervenções, mas esvaziamento gástrico em 1 h foi 23% menor com liraglutida 3 mg do que com placebo. Ambas as doses reduziram glucagon e insulina, aumentaram a saciedade, reduzindo a ingestão de alimentos em 16%.

Ensaio clínico randomizado,[67] duplo-cego, em paralelo, controlado por placebo e com 56 semanas de duração investigou eficácia e segurança de liraglutida em 846 pacientes com obesidade/sobrepeso e diabetes tipo 2, em uso ou não de antidiabéticos, com peso estável e hemoglobina glicosilada entre 7 e 10%. Duas doses de liraglutida (1,8 mg e 3 mg) foram administradas 1 vez/dia por via subcutânea. Todos os participantes se mantiveram em dieta hipocalórica e atividade física regular (≥ 150 min/semana). Em relação aos pesos basais nos 3 grupos, liraglutida 3 mg, liraglutida 1,8 mg e placebo alcançaram redução de 6%, 4,7% e 2% no peso, respectivamente ($P < 0,001$ para ambas). A perda de 5% ou mais ocorreu em 54,3%, 40,4% e 21,4% dos participantes recebendo doses de 3 mg, 1,8 mg e placebo, respectivamente. A perda maior de 10% ocorreu em 25,2%, 15,9% e 6,7% dos participantes recebendo doses de 3 mg, 1,8 mg e placebo, respectivamente. As diferenças também foram significativas *versus* o placebo. Efeitos adversos foram dose-dependentes, ocorrendo mais efeitos gastrointestinais com liraglutida 3 mg em relação aos demais grupos. Pancreatite não foi referida.

Outro estudo de metodologia similar,[68] realizado em 3.731 pacientes sem diabetes, mas com obesidade, sobrepeso, dislipidemia ou hipertensão, comparou liraglutida (3 mg, 1 vez/dia por via subcutânea) a placebo. Um total de 61,2% dos pacientes tinha pré-diabetes. Ambos os grupos receberam aconselhamento e estímulo para modificações de estilo de vida. Ao fim de 56 semanas, o grupo liraglutida perdeu em média 8,4 ± 7,3 kg de peso corporal *versus* 2,8 ± 6,5 kg no grupo placebo (diferença de −5,6 kg; IC95%: −6,0 a −5,1; $P < 0,001$). A proporção de pacientes que perdeu ao menos 5% de seu peso foi de 63,2% *versus* 27,1% nos grupos liraglutida e placebo ($P < 0,001$), e de 33,1% e 10,6%, respectivamente, nos que perderam ao menos 10% de peso corporal ($P < 0,001$). Os efeitos adversos mais comuns foram náusea de leve a moderada e diarreia. Eventos graves ocorreram em 6,2% e 5% dos que receberam o fármaco e o placebo.

Abordagem cirúrgica

A abordagem cirúrgica da obesidade é considerada quando outras medidas falham. Os efeitos da cirurgia bariátrica comparados aos do manejo conservador são promissores, mas aguardam consolidação.

Revisão Cochrane[69] de sete estudos identificou que cirurgia resultou em maior redução de peso e de comorbidades associadas em comparação a procedimentos não cirúrgicos. Melhora em qualidade de vida (evidência de baixa qualidade) e diabetes também foi encontrada. Nenhuma morte foi relatada. A qualidade da evidência foi, em geral, moderada. Eventos adversos graves ocorreram em 0 a 37% nos grupos cirúrgicos e 0 a 25% nos grupos não cirúrgicos. Entre 2 e 13% dos participantes necessitaram reintervenção cirúrgica (5 estudos). Nas comparações entre grupos cirúrgicos, 3 ensaios identificaram maior redução de peso e de IMC em 5 anos sob a técnica laparoscópica de *bypass* gástrico em X *versus* bandagem gástrica laparoscópica ajustável. Porém, a primeira técnica resultou em maior duração de hospitalização, maior taxa de complicações tardias (26,1% *versus* 11,6%) e de efeitos adversos (4,5% *versus* 0,9% no grupo da bandagem), sobressaindo-se refluxo gastroesofágico. Em obesos mórbidos, a técnica de derivação bileopancreática resultou em maior redução de peso do que o *bypass* gástrico em X. Em um estudo, 82 a 100% dos participantes com diabetes reduziram a hemoglobina glicada em menos de 5% após 3 anos da cirurgia. Outra abordagem laparoscópica é a cirurgia de Sleeve, também conhecida como gastrectomia tubular ou cirurgia da manga gástrica, que mostrou resultado similar ao do *bypass* em X, sendo ambas mais efetivas do que a bandagem gástrica. Como a maioria dos estudos acompanha o paciente por somente 1 ou 2 anos, faltam resultados concernentes a efeitos a longo prazo.

Revisão sistemática[70] de 10 estudos avaliou os resultados das cirurgias utilizadas como tratamento de obesidade. Um estudo sueco acompanhou por 10 anos os desfechos em pacientes com IMC de 40 kg/m² ou de 35 kg/m² com comorbidades (diabetes, dislipidemia e hipertensão) submetidos à cirurgia bariátrica *versus* os que não receberam cirurgia. Com respeito às técnicas cirúrgicas, lograram maior benefício as que visaram má absorção (retirando partes do trato gastrointestinal para limitar a absorção do alimento, como o *bypass* em X) *versus* as restritivas (diminuindo o tamanho do estômago, de modo a saciar a fome com menos alimento, como a bandagem). Todas podem ser realizadas laparoscopicamente ou a céu aberto. Em análise de decisão, a cirurgia bariátrica aumentou a expectativa de vida em obesos mórbidos comparativamente a dieta e exercício. A cirurgia bariátrica mostrou ser medida custo-efetiva relativamente a procedimentos não cirúrgicos.

Revisão[71] comparou os efeitos benéficos e as alterações fisiológicas decorrentes de cirurgias laparoscópicas (*bypass* gástrico, gastrectomia *sleeve* e bandagem gástrica) *versus* aqueles obtidos com intervenções menos invasivas (dieta, medicamentos novos, *bypass* gastrojejunal linear, marca-passos e balões gástricos). Os procedimentos cirúrgicos não podem ser mimetizados, embora os resultados se aproximem. Isso se deve a modificações específicas na dieta, novos fármacos que se mostram quantitativamente mais efetivos do que os precedentes e novos dispositivos médicos. Também contribuirá para um futuro cenário o maior conhecimento dos mecanismos envolvidos com a obesidade, permitindo ações em novos alvos terapêuticos.

Sumário da seleção de medidas não medicamentosas, medicamentosas e cirúrgicas em obesidade e sobrepeso.			
Intervenção	Grau de recomendação	Nível de evidência	Comentários
Mudanças de estilo de vida			
■ **Aconselhamento clínico**			
Contagem de calorias	IIa	A	Modesta redução de peso
Contato com nutricionista	IIa	A	Modesta redução de peso
Comparação de comportamentos entre participantes	IIa	A	Modesta redução de peso
■ **Dieta**			
Dieta pobre em carboidratos	IIa	B	Maior decréscimo de peso, massa de gordura e lipídios
Dieta pobre em gorduras	IIb	B	Menor decréscimo de peso
Dieta mediterrânea com azeite de oliva extravirgem ou nozes	I	A	Ambas as dietas reduziram obesidade central
Dieta hipocalórica com mais vegetais	IIa	B	Ingestão de vegetais não influenciou a redução de peso
Dieta hipocalórica com mais frutas	IIb	B	Menor risco de apresentar obesidade e sobrepeso
Dieta + exercício em crianças	IIb	A	Modesta melhora em aproveitamento escolar
■ **Exercício**			
Exercícios de intensidade e duração diferentes	IIa	B	Redução de obesidade abdominal nos grupos de exercício, independentemente de sua intensidade
Exercício aeróbico, de resistência e combinação de ambos	IIa	B	Redução de peso nos grupos de exercício de resistência e combinado
■ **Medicamentos**			
Derivados anfetamínicos	III	B	Devem ser evitados pelos riscos cardiovasculares e de sistema nervoso central
Lisdexanfetamina	IIa	B	Eficácia no controle do "comer compulsivo"
Sibutramina	III	A	Redução de IMC e peso corporal, mas aumento de eventos cardíacos não fatais
Orlistate	IIa	B	Redução modesta de peso e parâmetros de risco para doenças cardíacas e diabetes melito
Rimonabanto	III	A	Risco maior que benefício
Fentermina/topiramato	I	A	Eficácia na redução de peso e melhora de parâmetros associados a obesidade e comorbidades
Lorcaserina	I	A	Manejo de obesidade e comorbidades associadas
Bupropiona/naltrexona	IIa	A	Eficácia na redução de peso e melhora de fatores de risco relacionados com peso
Liraglutida	IIa	A	Eficácia na redução de peso, com eventos adversos graves não diferentes do placebo
■ **Abordagem cirúrgica**			
Cirurgia *versus* não cirurgia	I	A	Eficácia em pacientes sem resposta a outras medidas e em obesos mórbidos
Cirurgias ablativas *versus* restritivas	IIb	A	Resultados semelhantes, por influência de fatores não cirúrgicos

▶ Prescrição

Os esquemas de administração mais comumente utilizados nos estudos já referidos são apresentados no Quadro 57.1.

▶ Seguimento

Os resultados benéficos devem ser monitorados por modificações de peso, índice de massa corporal, circunferência de cintura e comorbidades relacionadas à obesidade. Como o índice de massa corporal não caracteriza a distribuição de gordura, recomenda-se preferencialmente a medida da cintura. É preciso enfatizar a necessidade de modificar conjuntamente o estilo de vida, por meio de dieta e atividade física.

Não só os fármacos convencionais apresentam toxicidade. Isso também pode acontecer com várias substâncias vendidas como agentes dietéticos: xarope de ipeca, catárticos, goma de guar, fenilpropanolamina, cafeína, hormônio da tireoide e antagonistas canabinoides. Como as pessoas podem obtê-los sem prescrição, bem como usá-los sem monitoramento, há um potencial de risco com esses agentes supostamente redutores de peso.[72]

Efeitos adversos mais sérios e mais raros também motivam cautela com os anorexígenos em uso. É o caso de *sibutramina*, associada a aumento de eventos cerebrovasculares e infarto de miocárdio não fatal em pessoas com doença cardiovascular preexistente. É preciso avaliar se o mesmo ocorre naqueles sem comprometimento cardíaco prévio.

Uma coorte[73] comparou pacientes aos quais havia sido prescrita sibutramina (n = 23.927 *versus* outros a quem tinha sido prescrito orlistate (n = 77.047) como redutores de peso corporal, em relação a infarto do miocárdio, eventos cerebrovasculares e mortalidade de todas as causas. Os que receberam sibutramina apresentaram elevada taxa de infarto do miocárdio e de eventos cerebrovasculares (HR = 1,69; IC95%: 1,12 a 2,56). Porém análise de subgrupo identificou que a taxa era mais elevada nos que tinham doença cardiovascular prévia (HR = 4,37; IC95%: 2,21 a 8,64), comparativamente aos sem doença (HR = 1,52; IC95%: 0,92 a 2,48; *P*-interação = 0,0076). Mortalidade de todas as causas não aumentou naqueles a quem sibutramina foi prescrita (HR = 0,67; IC95%: 0,34 a 1,32).

Sibutramina é contraindicada em gestantes, nutrizes, crianças (< 18 anos), idosos (> 65 anos), indivíduos com IMC < 27 e hipertensos não controlados. A terapia deve ser interrompida se a pressão arterial subir 10 mmHg em 2 leituras ou o pulso subir 10 bpm.

Orlistate é geralmente bem tolerado. Porém, lesão hepática grave tem sido relatada, podendo levar a insuficiência hepática. Os pacientes sob uso desse fármaco devem ter função hepática monitorada.[74]

Os efeitos adversos e interações clinicamente relevantes podem ser vistos no Quadro 57.2.

Quadro 57.1 ▪ Esquemas de prescrição dos fármacos antiobesidade empregados em ensaios clínicos.

Fármacos	Dose (mg/dia)	Apresentação	Via de administração	Intervalo
Lisdexanfetamina (dimesilato)	30 a 70	Cápsulas de 30, 50 e 70 mg	Oral	24 h
Sibutramina	10 a 15	Cápsulas de 10 e 15 mg	Oral	24 h, em tomada única matinal
Orlistate	60 a 120	Cápsulas de 120 mg	Oral	8 h, nas refeições principais
Fentermina/topiramato	3,75/23, 7,5/46 e 15/92	Cápsulas com todas as concentrações	Oral	24 h
Lorcaserina	10	Comprimidos de 10 mg	Oral	12 h
Naltrexona/bupropiona	8/90	Comprimidos de 8 mg/90 mg	Oral	12 h, manhã e fim da tarde
Liraglutida	1,2 a 3	Solução injetável 6 mg/mℓ	Subcutânea	24 h

Quadro 57.2 ▪ Efeitos adversos e potenciais interações dos fármacos antiobesidade.

Fármacos	Efeitos adversos	Interações
Anorexígenos anfetamínicos	Estimulação do SNC (insônia, ansiedade, agitação, alucinação, delírio, quadro psicótico), baixo potencial de abuso (dependência psicológica) Aumento de pressão arterial, taquicardia, outras arritmias cardíacas, midríase, hipertermia Náuseas, vômito, dor abdominal, constipação intestinal, piloereção, diminuição de libido e potência sexual	Fentermina com fenfluramina (fen-fen) determina hipertensão pulmonar e doença valvar cardíaca Bupropiona (inibidor do GABA) aumenta a concentração de anfetamina Dissulfiram aumenta efeitos subjetivos de dextroanfetamina
Lisdexanfetamina	Aumento moderado em pressão arterial média e frequência cardíaca. Morte súbita, acidente vascular cerebral e infarto do miocárdio. Potencial de abuso	Ácido ascórbico (aumento da excreção urinária do fármaco) Venlafaxina (aumento da concentração)
Sibutramina	Risco cardiovascular, com queda de pressão arterial sistólica e taquicardia Aumento de eventos cardíacos não fatais (infarto do miocárdio não fatal, acidente vascular cerebral não fatal, ressuscitamento de parada cardíaca) sem influir sobre mortalidade Cefaleia, dificuldades de sono, irritabilidade, impaciência, excitação, tontura, depressão, fadiga, ataques de pânico e alterações de sensibilidade em mãos e pés Boca seca, constipação intestinal, náuseas, *rash* cutâneo	Clopidogrel aumenta a meia-vida de sibutramina, por diminuição da depuração desta IMAO (contraindicação) Antidepressivos ISRS (síndrome serotoninérgica) Cetoconazol, eritromicina e cimetidina (inibição de citocromo P450) – aumento das concentrações plasmáticas de sibutramina
Orlistate	Emissão de fezes oleosas, incontinência fecal, urgência fecal, flatulência e aumento da defecação após refeição rica em gorduras Ansiedade, depressão, transtornos do sono, cefaleia, tontura, mialgias, erupção cutânea, pele seca e manifestações em vias respiratórias superiores	Ciclosporinas Acarbose Anticoagulantes orais Vitaminas lipossolúveis Amiodarona

(continua)

Quadro 57.2 ■ Efeitos adversos e potenciais interações dos fármacos antiobesidade. (*continuação*)

Fármacos	Efeitos adversos	Interações
Fentermina/topiramato	Eventos adversos cardiovasculares Xerostomia, disgeusia, constipação intestinal, parestesia, insônia, tontura, ansiedade e depressão	Descongestionantes (midodrina, fenilefrina), IMAO, furosemida, amitriptilina, acetazolamida, lítio, hidroclorotiazida, insulina, outros antidiabéticos, ipratrópio, ácido valproico, fenitoína, carbamazepina, sedativos e tranquilizantes
Lorcaserina	Eventos adversos cardiovasculares: taquicardia (valvulopatia?) Prejuízo cognitivo, depressão, ansiedade, ideação suicida, cefaleia, náuseas, tontura, dor lombar, nasofaringite, sinusite, hipoglicemia, priapismo	ISRS, IMAO, triptanos, bupropiona, erva-de-são-joão
Bupropiona/naltrexona	Potencial para depressão e suicídio, insônia, ansiedade A pressão arterial não se altera Náuseas, urticária, ansiedade, cefaleia, constipação intestinal, colecistite	IMAO Opioides, antidepressivos, antipsicóticos Antidiarreicos Betabloqueadores, antiarrítmicos, ticlopidina, clopidogrel Corticosteroides Ritonavir, lopinavir, efavirenz, Teofilina, levodopa, amantadina e álcool
Liraglutida	Náusea leve ou moderada, vômito, diarreia Tosse, rouquidão, dor de garganta, sangramento nasal Dor vesical, urina sanguinolenta, disúria, urgência urinária Febre, dores, desconforto, cefaleia, artralgias, fraqueza, tremor Pancreatite	Sulfonilureias Betabloqueadores (atenolol, propranolol, metoprolol) Bloqueadores dos canais de cálcio (verapamil, diltiazem) Corticosteroides (budesonida, hidrocortisona, prednisona) Corticosteroides inalados Digoxina Inibidores de protease (ritonavir, lopinavir, saquinavir) Diuréticos tiazídicos

GABA: ácido gama-aminobutírico; IMAO: inibidor da monoamina oxidase; ISRS: inibidor seletivo da recaptação de serotonina.

▶ Referências bibliográficas

1. NCD Risk Factor Collaboration (NCD-RisC). Trends in adult body-mass index in 200 countries from 1975 to 2014: a pooled analysis of 1698 population-based measurement studies with 19.2 million participants. *Lancet*. 2016; 387(10026):1377-1396.
2. World Health Organization. Obesity and overweight. Fact sheet N. 311. Updated January 2015. In: http://www.who.int/mediacentre/factsheets/fs311/en/[Acesso em 10/09/2015]
3. Millar SR, Perry IJ, Phillips CM. Assessing cardiometabolic risk in middle-aged adults using body mass index and waist-weight ratio: are two indices better than one? A cross-sectional study. *Diabetol Metab Syndr*. 2015; 7:73.
4. Flegal KM, Kit BK, Graubard BI. Body mass index categories in observational studies of weight and risk of death. *Am J Epidemiol*. 2014; 180(3):288-296.
5. Brasil. Ministério da Saúde. VIGITEL 2014. Brasília: Vigilância de Fatores de Risco e Proteção para Doenças Crônicas por Inquérito Telefônico. In: http://portalsaude.saude.gov.br/images/pdf/2015/abril/15/PPT-Vigitel-2014. pdf [Acesso em 10/09/2015].
6. Yi Zhang, Ju Liu, Jianliang Y, Gang J, Long Q, Jing Wang et al. Obesity: Pathophysiology and Intervention. *Nutrients*. 2014; 6:5153-5183.
7. Roberto CA, Swinburn B, Hawkes C, Huang TT, Costa SA, Ashe M et al. Patchy progress on obesity prevention: emerging examples, entrenched barriers, and new thinking. *Lancet*. 2015; 385(9985):2400-2409.
8. Flegal KM, Panagiotou OA, Graubard BI. Estimating population attributable fractions to quantify the health burden of obesity. *Ann Epidemiol*. 2015; 25(3):201-207.
9. Flegal KM, Kit BK, Orpana H, Graubard BI. Association of all-cause mortality with overweight and obesity using standard body mass index categories: a systematic review and meta-analysis. *JAMA*. 2013; 309(1):71-82.
10. Thury C, de Matos CV. Prevention of childhood obesity: a review of the current guidelines and supporting evidence. *S Med*. 2015; Spec No. 18-23.
11. World Health Organization. Prioritizing areas for action in the field of population-based prevention of childhood obesity: a set of tools for Member States to determine and identify priority areas for action. 2012. (NLM classification: WD 210).
12. Apovian CM. The clinical and economic consequences of obesity. *Am J Manag Care*. 2013; 19(11 Suppl):s219-228.
13. Dietz WH, Baur LA, Hall K, Puhl RM, Taveras EM, Uauy R, Kopelman P. Management of obesity: improvement of health-care training and systems for prevention and care. *Lancet*. 2015; 385(9986):2521-2533.
14. Mühlig Y, Wabitsch M, Moss A, Hebebrand J. Weight loss in children and adolescents a systematic review and evaluation of conservative, non-pharmacological obesity treatment programs. *Dtsch Arztebl Int*. 2014; 111:818-824.
15. Pool AC, Kraschnewski JL, Cover LA, Lehman EB, Stuckey HL, Hwang KO et al. The impact of physician weight discussion on weight loss in US adults. *Obes Res Clin Pract*. 2014; 8(2):e131-139.
16. Hartmann-Boyce J, Johns DJ, Jebb SA, Aveyard P; Behavioural Weight Management Review Group. Effect of behavioural techniques and delivery mode on effectiveness of weight management: systematic review, meta-analysis and meta-regression. *Obes Rev*. 2014; 15(7):598-609.
17. Imamura F, Micha R, Khatibzadeh S et al., on behalf of the Global Burden of Diseases Nutrition and Chronic Diseases Expert Group (NutriCoDE). Dietary quality among men and women in 187 countries in 1990 and 2010: a systematic assessment. *Lancet Global Health*. 2015; 3(3):e132-e142.
18. Canella DS, Levy RB, Martins AP, Claro RM, Moubarac JC, Baraldi LG et al. Ultraprocessed food products and obesity in Brazilian households (2008-2009). *PLoS One*. 2014; 9(3):e92752.
19. Bazzano LA, Hu T, Reynolds K, Yao L, Bunol C, Liu Y et al. Effects of low-carbohydrate and low-fat diets: a randomized trial. *Ann Intern Med*. 2014; 161(5):309-318.
20. Estruch R, Ros E, Salas-Salvadó J, Corella D, Arós F, Gómez-Gracia E et al.; PREDIMED Study Investigators. Primary prevention of cardiovascular disease with a Mediterranean diet. *N Engl J Med*. 2013; 368(14):1279-1290.
21. Toledo E, Hu FB, Estruch R, Buil-Cosiales P, Corella D, Salas-Salvadó J et al.; PREDIMED Study Investigators. Effect of the Mediterranean diet on blood pressure in the PREDIMED trial: results from a randomized controlled trial. *BMC Med*. 2013; 11:207.
22. Martínez-González MÁ, Toledo E, Arós F, Fiol M, Corella D, Salas-Salvadó J et al.; PREDIMED Study Investigators. Extravirgin olive oil consumption reduces risk of atrial fibrillation: the PREDIMED (Prevención con Dieta Mediterránea) trial. *Circulation*. 2014; 130(1):18-26.
23. Babio N, Toledo E, Estruch R et al.; PREDIMED Study Investigators. Mediterranean diets and metabolic syndrome status in the PREDIMED randomized trial. *CMAJ*. 2014; 186(17):E649-657.
24. Salas-Salvadó J, Bulló M, Estruch R, Ros E, Covas MI, Ibarrola-Jurado N et al. Prevention of diabetes with Mediterranean diets: a subgroup analysis of a randomized trial. *Ann Intern Med*. 2014; 160 (1):1-10.
25. Tapsell LC, Batterham MJ, Thorne RL, O'Shea JE, Grafenauer SJ, Probst YC. Weight loss effects from vegetable intake: a 12-month randomised controlled trial. *Eur J Clin Nutr*. 2014; 68(7):778-785.
26. Markey O, Le Jeune J, Lovegrove JA. Energy compensation following consumption of sugar-reduced products: a randomized controlled trial. *Eur J Nutr*. 2015. [Epub ahead of print]
27. Yancy WS Jr, Mayer SB, Coffman CJ, Smith VA, Kolotkin RL, Geiselman PJ et al. Effect of allowing choice of diet on weight loss: a randomized trial. *Ann Intern Med*. 2015; 162(12):805-814.
28. Braithwaite I, Stewart AW, Hancox RJ, Beasley R, Murphy R, EA Mitchell, the ISAAC Phase Three Study Group. Fast-food consumption and body

28. mass index in children and adolescents: an international cross-sectional study. *BMJ Open*. 2014; 4(12):e005813.
29. Farrow CV, Haycraft E, Blissett JM. Teaching our children when to eat: how parental feeding practices inform the development of emotional eating a longitudinal experimental design. *Am J Clin Nutr*. 2015; 101(5):908-913.
30. Martin A, Saunders DH, Shenkin SD, Sproule J. Lifestyle intervention for improving school achievement in overweight or obese children and adolescents. *Cochrane Database Syst Rev*. 2014; 3:CD009728.
31. Ross R, Hudson R, Stotz PJ, Lam M. Effects of exercise amount and intensity on abdominal obesity and glucose tolerance in obese adults: a randomized trial. *Ann Intern Med*. 2015; 162(5):325-334.
32. Ho SS, Dhaliwal SS, Hills AP, Pal S. The effect of 12 weeks of aerobic, resistance or combination exercise training on cardiovascular risk factors in the overweight and obese in a randomized trial. *BMC Public Health*. 2012; 12:704.
33. Sigal RJ, Alberga AS, Goldfield GS, Prud'homme D, Hadjiyannakis S, Gougeon R et al. Effects of aerobic training, resistance training, or both on percentage body fat and cardiometabolic risk markers in obese adolescents: the healthy eating aerobic and resistance training in youth randomized clinical trial. *JAMA Pediatr*. 2014; 168(11):1006-1014.
34. Budai KA, Mirzahosseini A, Noszál Béla, Tóth G. The pharmacotherapy of obesity. *Acta Pharm Hung*. 2015; 85(1):3-17.
35. Gouni-Berthold I, Brüning JC, Berthold HK. Novel approaches to the pharmacotherapy of obesity. *Curr Pharm Des*. 2013; 19(27):4938-4952.
36. Projeto de Lei da Câmara nº 61, de 2015. Disponível em: http://www.senado.gov.br/atividade/materia/getPDF.asp?t=170613&tp=1 [Acesso em 13/09/2015]
37. Mariotti KC, Rossato LG, Fröehlich PE, Limberger RP. Amphetamine-type medicines: a review of pharmacokinetics, pharmacodynamics, and toxicological aspects. *Curr Clin Pharmacol*. 2013; 8(4):350-357.
38. McElroy SL, Hudson JI, Mitchell JE, Wilfley D, Ferreira-Cornwell MC, Gao J et al. Efficacy and safety of lisdexamfetamine for treatment of adults with moderate to severe binge-eating disorder: a randomized clinical trial. *JAMA Psychiatry*. 2015; 72(3):235-246.
39. Brensilver M, Heinzerling KG, Shoptaw S. Pharmacotherapy of amphetamine-type stimulant dependence: an update. *Drug Alcohol Rev*. 2013; 32(5):449-460.
40. Pérez-Mañá C, Castells X, Torrens M, Capellà D, Farre M. Efficacy of psychostimulant drugs for amphetamine abuse or dependence. *Cochrane Database Syst Rev*. 2013; Sep 2(9):CD009695.
41. García Díaz E, Martín Folgueras T. Systematic review of the clinical efficacy of sibutramine and orlistat in weight loss, quality of life and its adverse effects in obese adolescents. *Nutr Hosp*. 2011; 26(3):451-457.
42. Daniels SR, Long B, Crow S, Styne D, Sothern M, Vargas-Rodriguez I, Harris L, Walch J, Jasinsky O, Cwik K, Hewkin A, Blakesley V; Sibutramine Adolescent Study Group. Cardiovascular effects of sibutramine in the treatment of obese adolescents: results of a randomized, double-blind, placebo-controlled study. *Pediatrics*. 2007; 120(1):e147-157.
43. James WPT, Caterson ID, Coutinho C, Finer N, Van Gaal LF, Maggioni AP et al., for the SCOUT Investigators. Effect of sibutramine on cardiovascular outcomes in overweight and obese subjects. *N Engl J Med*. 2010; 363:905-917.
44. Seimon RV, Espinoza D, Ivers L, Gebski V, Finer N, Legler UF et al. Changes in body weight and blood pressure: paradoxical outcome events in overweight and obese subjects with cardiovascular disease. *Int J Obes (Lond)*. 2014; 38(9):1165-1171.
45. Caterson ID, Finer N, Coutinho W, Van Gaal LF, Maggioni AP, Torp-Pedersen C et al.; SCOUT Investigators. Maintained intentional weight loss reduces cardiovascular outcomes: results from the Sibutramine Cardiovascular OUTcomes (SCOUT) trial. *Diabetes Obes Metab*. 2012; 14(6):523-530.
46. Sumithran P, Proietto J. Benefit-risk assessment of orlistat in the treatment of obesity. *Drug Saf*. 2014; 37(8):597-608.
47. Yu CC, Li AM, Chan KO, Chook P, Kam JT, Au CT, So RC, Sung RY, McManus AM. Orlistat improves endothelial function in obese adolescents: a randomised trial. *J Paediatr Child Health*. 2013; 49(11):969-975.
48. Smith SR, Stenlof KS, Greenway FL, McHutchison J, Schwartz SM, Dev VB, Berk ES, Kapikian R. Orlistate 60 mg reduces visceral adipose tissue: a 24-week randomized, placebo-controlled, multicenter trial. *Obesity (Silver Spring)*. 2011; 19(9):1796-1803.
49. Aldekhail NM, Logue J, McLoone P, Morrison DS. Effect of orlistat on glycaemic control in overweight and obese patients with type 2 diabetes mellitus: a systematic review and meta-analysis of randomized controlled trials. *Obes Rev*. 2015; 16(12):1071-1080.
50. Curioni C, Charles A. Rimonabant for overweight or obesity. *Cochrane Database Syst Rev*. 2006; Oct 18(4):CD006162.
51. Bray GA. Medical treatment of obesity: the past, the present and the future. *Best Pract Res Clin Gastroenterol*. 2014; 28(4):665-684.
52. Comerma-Steffensen S, Grann M, Andersen CU, Rungby J, Simonsen U. Cardiovascular effects of current and future anti-obesity drugs. *Curr Vasc Pharmacol*. 2014; 12(3):493-504.
53. Cunningham JW, Wiviott SD. Modern obesity pharmacotherapy: weighing cardiovascular risk and benefit. *Clin Cardiol*. 2014; 37(11):693-699.
54. Singh J, Kumar R. Phentermine-topiramate: First combination drug for obesity. *Int J Appl Basic Med Res*. 2015; 5(2):157-158.
55. Gadde KM, Allison DB, Ryan DH, Peterson CA, Troupin B, Schwiers ML, Day WW. Effects of low-dose, controlled-release, phentermine plus topiramate combination on weight and associated comorbidities in overweight and obese adults (CONQUER): a randomised, placebo-controlled, phase 3 trial. *Lancet*. 2011; 377(9774):1341-1352.
56. Allison DB, Gadde KM, Garvey WT, Peterson CA, Schwiers ML, Najarian T et al. Controlled-release phentermine/topiramate in severely obese adults: a randomized controlled trial (EQUIP). *Obesity (Silver Spring)*. 2012; 20(2):330-342.
57. Garvey WT, Ryan DH, Look M, Gadde KM, Allison DB, Peterson CA et al. Two-year sustained weight loss and metabolic benefits with controlled-release phentermine/topiramate in obese and overweight adults (SEQUEL): a randomized, placebo-controlled, phase 3 extension study. *Am J Clin Nutr*. 2012; 95(2):297-308.
58. Hainer V, Aldhoon-Hainerová I. Tolerability and safety of the new anti-obesity medications. *Drug Saf*. 2014; 37(9):693-702.
59. Fidler MC, Sanchez M, Raether B, Weissman NJ, Smith SR, Shanahan WR, Anderson CM; BLOSSOM Clinical Trial Group. A one-year randomized trial of lorcaserin for weight loss in obese and overweight adults: the BLOSSOM trial. *J Clin Endocrinol Metab*. 2011; 96(10):3067-3077.
60. O'Neil PM, Smith SR, Weissman NJ, Fidler MC, Sanchez M, Zhang J, Raether B, Anderson CM, Shanahan WR. Randomized placebo-controlled clinical trial of lorcaserin for weight loss in type 2 diabetes melito: the BLOOM-DM study. *Obesity (Silver Spring)*. 2012; 20(7):1426-1436.
61. Aronne L, Shanahan W, Fain R, Glicklich A, Soliman W, Li Y, Smith S. Safety and efficacy of lorcaserin: a combined analysis of the BLOOM and BLOSSOM trials. *Postgrad Med*. 2014; 126(6):7-18.
62. Fujioka K, Plodkowski RA, Mudaliar S, Guttadauria M, Erickson J et al.; for the COR-I Study Group. Effect of naltrexone plus bupropion on weight loss in overweight and obese adults (COR-I): a multicentre, randomised, double-blind, placebo-controlled, phase 3 trial. *Lancet*. 2010; 376(9741):595-605.
63. Apovian CM, Aronne L, Rubino D, Still C, Wyatt H, Burns C, Kim D, Dunayevich E; COR-II Study Group. A randomized, phase 3 trial of naltrexone SR/bupropion SR on weight and obesity-related risk factors (COR-II). *Obesity (Silver Spring)*. 2013; 21(5):935-943.
64. Kolotkin RL, Chen S, Klassen P, Gilder K, Greenway FL. Patient-reported quality of life in a randomized placebo-controlled trial of naltrexone/bupropion for obesity. *Clin Obes*. 2015; 5(5):237-244.
65. Clements JN, Shealy KM. Liraglutide: an injectable option for the management of obesity. *Ann Pharmacother*. 2015; 49(8):938-944.
66. van Can J, Sloth B, Jensen CB, Flint A, Blaak EE, Saris WH. Effects of the once-daily GLP-1 analog liraglutide on gastric emptying, glycemic parameters, appetite and energy metabolism in obese, non-diabetic adults. *Int J Obes (Lond)*. 2014; 38(6):784-793.
67. Davies MJ, Bergenstal R, Bode B, Kushner RF, Lewin A, Skjøth TV et al.; NN8022-1922 Study Group. Efficacy of liraglutide for weight loss among patients with type 2 diabetes: The SCALE diabetes randomized clinical trial. *JAMA*. 2015; 314(7):687-699.
68. Pi-Sunyer X, Astrup A, Fujioka K, Greenway F, Halpern A, Krempf M et al. SCALE Obesity and pre-diabetes NN8022-1839 study group. A randomized, controlled trial of 3.0 mg of liraglutide in weight management. *N Engl J Med*. 2015; 373 (1):11-22.
69. Colquitt JL, Pickett K, Loveman E, Frampton GK. Surgery for weight loss in adults. *Cochrane Database Syst Rev*. 2014; Aug 8(8):CD003641.
70. Health Quality Ontario. Bariatric surgery: an evidence-based analysis. *Ont Health Technol Assess Ser*. 2005; 5(1):1-148.
71. Miras AD, le Roux CW. Can medical therapy mimic the clinical efficacy or physiological effects of bariatric surgery? *Int J Obes (Lond)*. 2014; 38(3):325-333.
72. Yen M, Ewald MB. Toxicity of weight loss agents. *J Med Toxicol*. 2012; 8(2):145-152.
73. Hayes JF, Bhaskaran K, Batterham R, Smeeth L, Douglas I. The effect of sibutramine prescribing in routine clinical practice on cardiovascular outcomes: a cohort study in the United Kingdom. *Int J Obes (Lond)*. 2015; 39(9):1359-1364.
74. Sall D, Wang J, Rashkin M, Welch M, Droege C, Schauer D. Orlistat-induced fulminant hepatic failure. *Clin Obes*. 2014; 4(6):342-347.

Seção 9
Tratamento de Distúrbios do Sistema Geniturinário

CAPÍTULO 58 — Indução do Parto

Jaqueline Neves Lubianca

▶ Introdução

A indução do trabalho de parto está indicada em situações nas quais aguardar o trabalho de parto espontâneo resultará em riscos maternos ou fetais. Nessas situações, o obstetra precisa decidir a melhor via de parto, cotejando indução do colo e cesariana eletiva quanto a possíveis riscos de uma e potenciais complicações da outra.

Depois de quase 20 anos de aumentos consecutivos (23,8% em 2010), a indução de parto declinou nos EUA a 23,7% (2011) e 23,3% (2012). De 2006 até 2012, as taxas de indução com 38 semanas gestacionais decresceram em todas as idades maternas até 40 anos. Esse descenso foi atribuído a maior uso de parto cesáreo e indução prévia ao termo da gestação. Em anos mais recentes, porém, observou-se tendência inversa, com aumento de nascimentos (> 9%) com 39 ou mais semanas.[1]

Como a indução do trabalho de parto é realizada, na maior parte das vezes, com cérvice não modificada ou desfavorável, a duração da indução poderá ser prolongada e resultar em maior taxa de cesariana. A maioria dos obstetras, nesses casos, opta por administrar agentes modificadores do colo antes de iniciar a infusão de ocitocina, na tentativa de melhorar as taxas de sucesso da indução.

O referido aumento nas taxas de indução corresponde não só a maior indicação médica e obstétrica, mas também à decisão de induções eletivas ou marginalmente indicadas próximas ao termo. Essa postura mais permissiva em relação à indução advém do fato de existirem atualmente melhores agentes para modificação cervical (pré-indução).

O presente capítulo aborda os métodos farmacológicos disponíveis para modificação cervical e indução do trabalho de parto quando o término da gestação for necessário ou desejável.

▶ Seleção

Há grande preocupação em relação a eficácia e segurança dos medicamentos que promovem modificação cervical e indução do trabalho de parto. Pequena eficácia do método e contratilidade uterina excessiva aumentam as chances de parto cesáreo, sendo que esse pode determinar danos materno (ruptura uterina e suas consequências) e fetal (condição fetal não tranquilizadora).

Ocitocina

Ocitocina é hormônio hipotalâmico, liberado pela hipófise posterior em resposta a distensão cervical (reflexo de Ferguson) e manipulação do mamilo. Induz produção de ácido araquidônico pela decídua, o qual se transforma em prostaglandina F2 alfa, potencializadora do efeito contrátil da ocitocina. Pode ser usada isoladamente, em combinação com amniotomia ou depois do amadurecimento cervical com outro agente.

Até hoje, ocitocina é o único agente liberado pela Food and Drug Administration (FDA) para indução do trabalho de parto com feto vivo.

O miométrio inicia sua resposta à ocitocina ao redor de 20 semanas de gestação, aumenta gradativamente até 34 semanas, momento no qual essa resposta se reduz, voltando a alcançar seu máximo no início espontâneo do trabalho de parto. Essa maior sensibilidade coincide com aumento no número de receptores em miométrio e decídua. Existem poucos receptores de ocitocina no colo uterino, portanto resposta uterina adequada não determina necessariamente dilatação cervical.

Escore de Bishop é o principal determinante de sucesso na indução do parto. Para seu cálculo são considerados apagamento, consistência, dilatação e posição do colo e altura da apresentação. Revisões sistemáticas de estudos controlados concluíram que o escore de Bishop é tão, ou mais, preditivo do resultado da indução do parto quanto a fibronectina fetal e o comprimento cervical por ultrassonografia. Dilatação é o elemento mais importante desse escore.[2]

Escores de Bishop mais altos (> 8) estão relacionados a maior taxa de sucesso; escores inferores a 6 (colos desfavoráveis), a maior falha de indução.[3]

Nesses casos, há necessidade de preparação do colo antes da indução, utilizando-se modificadores do colo, como baixas doses de ocitocina, gel ou supositórios de prostaglandina E2, misoprostol, mifepristona ou procedimentos mecânicos (cateter de Foley).

Na *pré-indução*, baixas doses de ocitocina, usadas por períodos prolongados, determinam apagamento e amolecimento do colo e promovem aumento do número de seus receptores no miométrio. Ocitocina ocasiona mínima percepção de contrações pela paciente, permitindo o descanso nesta fase inicial. Após 12 a 18 h, reavaliam-se as condições do colo. Se houve aumento no escore de Bishop, infunde-se ocitocina em doses progressivamente maiores para realizar a indução. Ocitocina é a alternativa considerada menos conveniente dentre os agentes modificadores do colo, porque demanda muitas horas para produzir apagamento do colo.

Em *colos favoráveis*, as vantagens de prostaglandinas sobre ocitocina, com ou sem amniotomia, são menos claras. Revisão sistemática Cochrane[4] de 61 estudos (n = 12.819) comparou ocitocina intravenosa em uso isolado com conduta expectante. Parto vaginal dentro de 24 h não ocorreu em 54% no grupo de conduta expectante, contra apenas 8,3% no grupo da ocitocina (risco relativo [RR] = 0,16; intervalo de confiança [IC] 95%: 0,10 a 0,25), com aumento significativo na frequência de cesarianas no grupo que recebeu ocitocina. Ao se comparar uso isolado de ocitocina *versus* prostaglandina por vias vaginal e intracervical, aquela esteve associada a maior insucesso na obtenção do parto vaginal dentro de 24 h, quando não se considerou o estado de integridade das membranas. Os autores relatam que mulheres com bolsa rota previamente à indução e que utilizaram PG intravaginal tiveram maior risco de infecção materna e do recém-nascido. Até que dados sobre eficácia e segurança estejam disponíveis, deve-se evitar fazer alguma recomendação específica para os casos de indução em colos favoráveis. As vantagens de prostaglandinas sobre a infusão de ocitocina necessitam de maior investigação.

Prostaglandinas

Prostaglandinas (PGE2 e PGF2) têm sido empregadas para indução do parto desde 1970, quando se tornaram disponíveis por via vaginal. Têm por objetivo modificar o colo uterino antes do início das contrações no processo de indução do parto. Vários ensaios clínicos randomizados (ECRs) e controlados por placebo demonstraram menor falha de indução no grupo tratado com prostaglandina intracervical, principalmente em pacientes com baixos escores Bishop. Porém, na via intracervical, PGs são menos fáceis de administrar, e há necessidade de exposição do colo uterino, com desconforto para a gestante. Revisão Cochrane[5] de 56 ECRs (n = 7.738 mulheres) mostrou que PGs intracervicais, apesar de superiores ao placebo, foram inferiores quando comparadas a PGs intravaginais.

Outra revisão sistemática Cochrane[6] que incluiu 70 ECRs (n = 11.487 mulheres) avaliou a eficácia de PGs (PGE2 e PGF2) intravaginais na modificação do colo uterino e indução do parto. PGE2 aumentou a chance de parto vaginal em 24 h, mas também aumentou a hiperestimulação uterina, com alteração dos batimentos fetais, e não reduziu a taxa de parto cesáreo. As várias formulações intravaginais de PGE2 (comprimido, gel, pessário) mostraram comportamento similar.

Apesar de serem aprovadas nos EUA para pré-indução, seu alto custo, instabilidade em temperatura ambiente e forma de administração limitam de modo importante o uso. Além disso, boa parte das pacientes que as utilizam necessita também da ocitocina para desencadear trabalho de parto efetivo. No Brasil, somente dinoprostona, derivado da prostaglandina E2, está registrada na Anvisa,[7] sob forma de dispositivo vaginal de liberação programada por 12 h, para indução em parto a termo ou pós-termo, quando as condições do colo uterino forem desfavoráveis. No entanto, é pouco utilizada no Brasil, devido a disponibilidade, superioridade e baixo custo de misoprostol.

Misoprostol

Misosprostol, análogo da PGE1, tem sido empregado tanto para modificação cervical quanto para indução do trabalho de parto, principalmente em países nos quais PGE2 e PGF2 alfa não estão disponíveis.

Misoprostol está disponível em 80 países, ainda tendo como indicações prevenção e tratamento de hemorragia pós-parto e manejo de aborto espontâneo ou induzido. Vários ensaios clínicos demonstraram sua aplicabilidade em gestações com feto vivo (pré-termo e a termo) e em gestações interrompidas no segundo trimestre.

Em 2001, a Agência Nacional de Vigilância Sanitária (Anvisa)[7] licenciou misoprostol para uso obstétrico em ambiente hospitalar, na apresentação de comprimidos de 25 μg por via vaginal. O fármaco se mantém na Lista da Demonstração Comum Brasileira (DCB) atualizada em fevereiro de 2015 e na Lista de Medicamentos Essenciais da OMS de 2015,[8] como comprimido vaginal de 25 μg para uso em indução de parto em locais com apropriadas condições de controle.

Misoprostol tem como vantagens principais: facilidade de uso e armazenamento (pode ser estocado à temperatura ambiente), elevada eficácia em promover contratilidade uterina, poucos efeitos adversos sistêmicos e baixo custo em relação às prostaglandinas. Nos EUA, seu uso para indicações obstétricas é considerado *off label*, experimental, e ainda não foi aprovado pela FDA,[9] apesar de evidências suficientes de sua segurança como alternativa à prostaglandina E2 em pré-indução e indução do trabalho de parto.

Em revisão Cochrane[10] de 76 ECRs, dos quais 37 (6.417 mulheres) envolveram a comparação de misoprostol oral *versus* vaginal na indução do parto, a formulação oral foi igualmente eficaz e segura em relação à vaginal (sem diferença na morbimortalidade neonatal e materna), com menor incidência de bebês com baixo Apgar (RR = 0,6, IC95%: 0,4 a 0,8; 19 estudos; 4.009 recém-nascidos) e menor hemorragia pós-parto (RR = 0,6; IC95%: 0,3 a 0,9; 10 estudos; 1.478 mulheres) (desfechos secundários). Em 9 ensaios (1.282 mulheres), em comparação a ocitocina intravenosa, a administração de misoprostol oral resultou em menor taxa de cesarianas, entretanto houve maior passagem de mecônio para o líquido amniótico. Logo, misoprostol oral como agente indutor do parto é eficaz em alcançar parto vaginal, sendo mais eficaz do que placebo, igualmente eficaz do que misoprostol vaginal e resulta em menos cesarianas do que dinoprostona vaginal e ocitocina.

Para mulheres com ruptura prematura de membranas, misoprostol tem a mesma eficácia de ocitocina e resulta em menos cesarianas, o que é particularmente interessante, pois até o momento pacientes com bolsa rota eram candidatas apenas à ocitocina. Na decisão de troca de dinoprostona vaginal para misoprostol oral há vantagens com baixa dose deste (redução de cesarianas, baixo custo, estabilidade ao calor e administração oral). No emprego da via oral, as doses sugeridas são de 20 a 25 μg em solução oral (obtida a partir de comprimidos de 200 μg), quando não se dispõe de dosagem adequada para uso. O intervalo preconizado é a cada 2 h, até atingir-se 3 contrações adequadas em 10 min ou no máximo 3 ou 4 doses. Se as contrações não forem adequadas, alguns autores sugerem aumento da dose para 40 μg ou 60 μg, a cada 2 h, com máximo de 4 doses. Outros regimes utilizam 20 μg de solução a cada hora até atingir 40 a 60 μg (duas ou três doses) e outros ainda recomendam 20 μg a cada 2 h (2 doses) e 40 μg a cada 2 h (10 doses), até atingir um máximo de 475 μg de misoprostol. Vários outros esquemas são descritos, não havendo nenhuma uniformidade nos estudos.[11]

Estudos que usaram 20 a 25 μg na indução do parto geralmente dissolveram um comprimido de 200 μg em 200 ml de água e administraram 20 ml. Aparentemente, misoprostol se mantém ativo por pelo menos 24 h nessa solução.

No Brasil, misoprostol está disponível em comprimidos de 25, 100 e 200 μg, para usos oral, sublingual e intravaginal. Após a absorção oral, o fármaco é rapidamente transformado no seu princípio ativo, o ácido misoprostólico, sendo primordialmente metabolizado no fígado, com menos de 1% do metabólito ativo sendo excretado na urina. O estudo da farmacocinética do medicamento mostra muitas variações quanto à via de administração no que se refere a absorção e eliminação. No uso oral, misoprostol é rapidamente absorvido, atinge níveis plasmáticos máximos em 30 min e declina rapidamente a cerca de 20% do pico após 60 a 80 min, restando níveis detectáveis até 4 h após a ingestão.[12]

Comprimidos de misoprostol para uso vaginal, em doses de 25 μg a cada 4 h, parecem ser a melhor opção no momento (maior probabilidade de parto em 24 h), em locais onde monitoramento maternofetal intensivo possa ser adequadamente realizado. Evita-se assim hiperestimulação com frequência cardíaca fetal alterada. Em comparação com ocitocina, o emprego de misoprostol vaginal reduziu a taxa de cesarianas, perdendo apenas para a solução oral de misoprostol em baixa dose. No Brasil, a solução oral de misoprostol ainda não está disponível.

Em revisão sistemática[13] de 280 ECRs (48.068 mulheres), doses inferiores a 50 μg da solução titulada de *misoprostol oral* mostraram menor probabilidade de necessitar cesarianas, enquanto *misoprostol vaginal* (≥ 50 μg) apresentou maior probabilidade de parto vaginal em 24 h. Em comparação a placebo, a chance de falha em atingir o trabalho de parto em 24 h foi menor com *misoprostol vaginal* (≥ 50 μg) (*odds ratio* [OR] = 0,06; IC95%: 0,02 a 0,12), com probabilidade absoluta de 39% para o evento (IC95%: 1 a 94). Comparativamente a placebo, a probabilidade de parto cesáreo foi menor com solução titulada de *misoprostol oral* em baixa dose (< 50 μg) (OR = 0,6; 0,5 a 0,8), com probabilidade absoluta de evento de 15% (3 a 40%). Os números necessários de pacientes a serem tratados (NNTs) para evitar uma cesariana foram de 18 e 28 para tratamento com solução titulada de misoprostol oral e comprimido de misoprostol vaginal (< 50 μg), respectivamente. Com uso de via vaginal, a probabilidade absoluta de cesariana foi 17% (IC95%: 0,04 a 0,44). Logo, baixa dose (< 50 μg) de solução titulada de misoprostol oral tem menor probabilidade de cesariana, enquanto a via vaginal (≥ 50 μg) tem maior probabilidade de alcançar parto vaginal em 24 h.

A Organização Mundial da Saúde (OMS), em publicação de 2015, considera misoprostol oral, na dose de 20 a 25 μg a cada 2 h, a mais segura e eficaz opção em comparação a misoprostol vaginal para indução do trabalho de parto. Este último, em doses de 25 μg a cada 4 h por via vaginal, é mais eficaz do que outros métodos convencionais de indução do parto, mas se associa a maior risco de hiperestimulação uterina.[14]

Segundo a informação contemporânea, uso de misoprostol oral na indução pode ser opção de eficácia similar a misoprostol vaginal em atingir o parto. Isso é especialmente importante em situações nas quais o risco de infecção ascendente é alto, como na bolsa rota, ou quando a paciente submetida à indução não puder ser intensivamente monitorada (sem cuidado de um paciente para um atendente e monitoramento eletrônico fetal).

O American College of Obstetricians and Gynecologists (ACOG)[15] ratifica que o uso do misoprostol parece ser eficaz e seguro quando utilizado conforme as orientações das diretrizes internacionais.

Revisão Cochrane[16] de 121 ECRs avaliou o uso de misoprostol vaginal em pré-indução e indução de gestantes a termo, com membranas íntegras e cérvice desfavorável. Em doses de 25 μg, administradas a cada 4 h ou menos, eficácia e riscos foram similares aos dos métodos convencionais. Em doses superiores a 25 μg, a cada 4 h, foi mais eficaz do que os métodos convencionais, mas com mais hiperestimulação uterina. Os autores comentam que, face aos resultados vistos com misoprostol oral, a via oral é preferível à via vaginal. Profissionais, governos e diretrizes devem adaptar-se às melhores evidências e às circunstâncias locais, conforme já mencionado.

Em 2015, já citada revisão sistemática com metanálise[13] incluiu 12 estudos que compararam 12 diferentes tipos de prostaglandinas e análogos de prostaglandinas utilizados em preparação do colo ou indução do parto de fetos vivos a termo *versus* placebo, não tratamento, doses, vias ou diferentes preparações de prostaglandinas ou diferentes vias e apresentações de misoprostol. Mortalidade materna e neonatal foi raramente observada. Nesse estudo, misoprostol foi superior a dinoprostona (prostaglandina E2) para indução do parto. Se forem considerados segurança no trabalho de parto e nascimento de bebê saudável no menor tempo possível, misoprostol é superior às demais prostaglandinas.

Cateter de Foley

Metanálise[17] de 9 estudos (1.603 pacientes) comparou misoprostol intravaginal a cateter de Foley transcervical, demonstrando tempos similares de ambos para indução do parto ($P = 0,23$), similares taxas de cesariana e risco de corioamnionite, com o triplo de taquissistolia (RR = 2,8; IC95%: 1,4 a 5,8) para misoprostol. Assim, cateter de Foley é outra opção muito adequada para a modificação cervical.

Sumário da seleção de intervenções em modificação cervical (pré-indução) e indução do parto.			
Intervenção	**Grau de recomendação**	**Nível de evidência**	**Comentário**
■ Modificação cervical em colos desfavoráveis			
Prostaglandinas			
Intracervical	IIb	A	Menor falha de indução em pacientes com baixos escores Bishop. Maior desconforto para a paciente. Inferior à PG vaginal. Alto custo
Intravaginal (dinoprostona)	IIb	A	Aumenta a taxa de parto em 24 h, mas não reduz taxa de cesariana. Hiperestímulo uterino e alteração de frequência cardíaca fetal. Maior risco de infecção materna e do recém-nascido em mulheres com bolsa rota
Misoprostol			
Oral	I	A	Facilidade de uso, estocado à temperatura ambiente, baixo custo, maior segurança e menor número de cesarianas comparativo ao vaginal. Em solução oral constitui a melhor opção para indução do parto (maior frequência de parto vaginal em 24 h e menor necessidade de cesariana)
Vaginal	I	A	Aumenta a chance de parto vaginal em 24 h
Ocitocina			
Baixas doses	II	A	Apagamento e amolecimento do colo requerem uso por períodos prolongados. Mínima percepção das contrações pela paciente. Aumenta a frequência de cesarianas. É a menos conveniente opção dentre os modificadores do colo
Cateter de Foley			
Transcervical	IIa	A	Similaridade de efeito com misoprostol, mas com menos taquissistolia. É recomendado para pré-indução em colos desfavoráveis

(continua)

Sumário da seleção de intervenções em modificação cervical (pré-indução) e indução do parto. (*continuação*)			
Intervenção	Grau de recomendação	Nível de evidência	Comentário
Indução do parto			
Misoprostol			
Oral	I	A	Com dose de 25 μg em solução oral obtém-se favorável desfecho combinado de parto vaginal em 24 h e menor taxa de cesariana. É a opção mais eficaz. Sob forma de comprimidos, é recomendado em locais sem disponibilidade de monitoramento intensivo
Vaginal	I	A	Menores doses causam menos taquissistolia, hiperestimulação, cesariana, admissão em UTI neonatal e liberação de mecônio. Alta dose (≥ 50 μg) resulta em maior hiperestímulo
Ocitocina			
Protocolo de infusão intravenosa	I	A	Protocolos por instituição. Baixas doses são eficazes e altas doses aumentam a hiperestimulação uterina. Administrar até o parto. Descontinuação associa-se a prolongamento do trabalho de parto e maior taxa de corioaminionite

UTI: unidade de terapia intensiva.

▶ Prescrição

Ocitocina

Ocitocina é administrada por via intravenosa contínua, a fim de permitir manutenção de níveis sanguíneos constantes e rápido controle da dinâmica uterina com o ajuste de dose. Sua meia-vida plasmática é curta, estimada em 3 a 6 min. A depuração da ocitocina é renal e hepática, decorrente da ação da ocitoquinase, enzima produzida pela placenta e com alta atividade durante a gestação. Concentrações séricas estáveis são obtidas em 40 min do início da infusão ou da mudança de dose.

Na pré-indução, preconiza-se infusão contínua, por meio de bomba de infusão. A solução é obtida a partir de 10 UI de ocitocina sintética diluídas em 1.000 mℓ de soro fisiológico (concentração final de 10 mUI/mℓ). Após o uso de doses iniciais, faz-se aumento gradual de dose a cada 30 min, não ultrapassando 4 mUI/min, durante 12 a 18 h (geralmente à noite), e mantendo contrações uterinas e frequência cardíaca fetal (FCF) sob monitoramento eletrônico contínuo.

Quando na pré-indução, após uso de ocitocina, misoprostol ou outros agentes modificadores de colo, se atingir escore de Bishop igual ou superior a 6, inicia-se a indução do trabalho de parto com ocitocina.

Sugere-se que cada hospital tenha seu protocolo de infusão de ocitocina para minimizar erros de administração e suas potenciais complicações. Para indução, podem-se empregar 500 mℓ de soro fisiológico com 10 UI/mℓ de ocitocina, colocados em bomba de infusão contínua, conforme o Quadro 58.1. Uma linha venosa secundária, contendo solução fisiológica e eletrólitos, é conectada à linha principal para garantir rápida administração de fluidos em casos de hiperestimulação uterina ou sofrimento fetal.

Outros protocolos preconizam o emprego de 60 UI/mℓ de ocitocina em 1.000 mℓ de cristaloide (o que corresponde a 60 mUI/mℓ), permitindo ajuste de 1 mUI/min na bomba de infusão.

Ainda existe muita controvérsia com relação às doses empregadas na indução do trabalho de parto. O American College of Obstetricians and Gynecologists (ACOG)[3] preconiza esquemas de baixas ou altas doses para indução do parto (Quadro 58.2).

Para alguns especialistas, o uso de doses "fisiológicas" parece ser suficiente para provocar contrações uterinas sem riscos de hiperestimulação e sofrimento fetal. Aqueles que utilizam doses mais altas justificam que o objetivo principal é desencadear dinâmica uterina regular (três contrações em 10 min) em curto período de tempo, evitando aumentar o risco de partos cesáreos, distocia e corioamnionite. A complicação mais frequente é taquissistolia uterina.

Porém, os limites máximos referidos na literatura, variáveis entre 20 e 400 mUI/min, parecem ser puramente arbitrários. Assim, a dose sempre deverá ajustar-se a resposta uterina e condições fetais, com tendência atual para emprego de doses não superiores a 40 mUI/min. Pacientes com menores dilatação cervical, paridade e idade gestacional, bem como aquelas com maior superfície corporal, podem necessitar de doses maiores.

A taxa de sucesso é similar entre os protocolos atuais.

Em 2015, revisão atualizada Cochrane[18] de 9 estudos (n = 2.391 mulheres) não encontrou evidência de que alta dose de ocitocina aumente o parto vaginal em 24 h ou a taxa de cesarianas. Por outro lado, alta dose de ocitocina aumentou a hiperestimulação uterina. A definição mais clara desses achados necessita mais estudos.

Os intervalos dos incrementos de dose também são discutíveis. Rotineiramente recomendam-se ajustes a cada 20 a 30 min, tendo-se demonstrado menores tempos de indução e índices de falhas com esse intervalo. Outros estudos, porém, apontam eficácia semelhante com ajustes a intervalos de 40 a 60 min.

Quadro 58.1 ■ Administração de ocitocina em bomba de infusão contínua.

Vazão (mℓ/h)	Volume (mℓ)	Concentração (mUI/min)
30	500	5
60	500	10
90	500	15
120	500	20
150	500	25
180	500	30
210	500	35
240	500	40

Quadro 58.2 ■ Protocolos de indução do trabalho de parto com ocitocina.

Regime de administração	Dose inicial (mUI/min)	Graduação do aumento (mUI/min)	Intervalo para aumento de doses (min)
Dose baixa	0,5 a 1	1	30 a 40
Dose baixa (alternativa)	1 a 2	2	15 a 30
Dose alta	6	6	15 a 40
Dose alta (alternativa)	4	4	15

Fonte: ACOG, 2009.[3]

A dose de ocitocina é aumentada até desencadear fase ativa de trabalho de parto (3 contrações fortes em 10 min). Não há benefício em aumentar a dose após esse desfecho ser atingido, mas também não se deve suspendê-la. Ensaio clínico randomizado (n = 252 pacientes) comparou um grupo que continuou recebendo ocitocina até o parto (rotina) com outro grupo que descontinuou esse uso, ao ser atingida a fase ativa do parto. A taxa de cesariana foi similar nos dois grupos. Porém a descontinuação resultou em maior taxa de corioaminionite e prolongou o trabalho de parto.[19]

Misoprostol

Misoprostol admite vias oral, sublingual, bucal, oral e retal. As doses utilizadas para modificação cervical e indução de parto variam de acordo com idade gestacional e viabilidade do concepto.

Dose ótima e intervalo entre doses de misoprostol intravaginal ainda são discutíveis. Metanálise[20] concluiu que 50 μg são mais eficazes do que 25 μg, determinando maiores taxas de parto em 24 h e menor uso complementar de ocitocina. Mas a dose de 25 μg foi mais segura, associando-se a menores taxas de taquissistolia, hiperestimulação, cesariana por condição fetal não tranquilizadora, admissão em UTI neonatal e liberação de mecônio.

Assim, a dose de 25 μg deve ser usada inicialmente, com as doses seguintes sendo administradas a intervalos de 3 a 6 h. A OMS sugere, para via vaginal, 25 μg a cada 6 h.

A administração é suspensa ao se atingirem 3 contrações fortes em 10 min ou se alcançarem as doses máximas descritas (150 e 300 μg para gestações a termo ou pré-termo, respectivamente) ou no máximo 3 doses.

Ocitocina poderá ser iniciada, se necessário, 4 h após a última dose de misoprostol.

O dispositivo vaginal que insere misoprostol consiste em polímero com liberação controlada, para dispensação gradual de 200 μg em 24 h. Está disponível em alguns países, mas não nos EUA e nem no Brasil. Ensaio clínico randomizado[21] comparou mulheres que receberam o dispositivo vaginal de misoprostol (200 μg) *versus* o dispositivo vaginal de dinoprostona (10 mg) para indução. O emprego de misoprostol reduziu o tempo até o parto vaginal (21,5 *versus* 32,8 h), o tempo até o início de fase ativa do trabalho de parto (12,1 *versus* 18,6 h) e a necessidade de ocitocina (48,1 *versus* 74,1%) comparativamente a dinoprostona. Entretanto, o uso de misoprostol resultou em mais taquissistolia que necessitou intervenção (13,3 *versus* 4,0%). As taxas de cesariana foram similares em ambos os grupos.

Para indução no segundo trimestre, com feto morto, misoprostol é empregado em doses maiores, preferentemente por via vaginal, para evitar os efeitos adversos sistêmicos. A dose recomendada é de 400 μg a cada 4 h até a eliminação do feto.

A umidificação dos comprimidos com 1 mℓ de ácido acético a 3% não conferiu melhor resposta.[22]

▶ Seguimento

Os efeitos desejados consistem na evolução positiva de indicadores de progressão do trabalho de parto, que deve culminar com neonato saudável e sem dano materno. A habilidade do profissional consiste em acompanhar a evolução do parto promovida pelos contratores, identificando prontamente seus potenciais efeitos adversos.

Os efeitos adversos podem ser vários e dependentes de diferentes fatores.

Há temor em realizar indução de parto em mulheres com cesarianas prévias. Estudo[23] que incluiu 12.676 mulheres com gestação única, idade gestacional ≥ 39 semanas e cesariana prévia (histerotomia transversa) comparou os desfechos obstétricos naquelas que se submeteram a indução do parto em 39 semanas *versus* as que aguardaram o parto. A taxa de parto vaginal foi comparativamente maior nas mulheres que se submeteram à indução de parto (73,8% *versus* 61,3%; P < 0,001), mas o risco de ruptura uterina nessas mulheres foi maior (1,4% *versus* 0,5%; P = 0,006, respectivamente). Em análise multivariada, a indução nessas mulheres associou-se a maior chance de parto vaginal (OR = 1,31; IC95%: 1,03 a 1,67) e ao dobro do risco de ruptura uterina (OR = 2,73; IC95%: 1,22 a 6,12).

Devido ao risco de ruptura uterina, obstetras optam, na maioria das vezes, por realizar nova cesariana em vez de induzir o parto quando já houve cesárea prévia. Autores de revisão sistemática Cochrane[24] não encontraram ensaios clínicos randomizados e controlados que consubstanciassem a evidência sobre a melhor decisão a tomar. As práticas se baseiam em estudos não randomizados com potenciais vieses associados. Assim, conclusões devem ser interpretadas com cautela.

Revisão Cochrane[25] de dois estudos (n = 80) que compararam dispositivo intravaginal com PGE2 *versus* ocitocina e misoprostol *versus* ocitocina não foi capaz de se posicionar, devido ao potencial de vieses dos estudos analisados. A informação contemporânea não fornece base para a tomada de decisão clínica.

Nos casos de cesariana prévia, uma opção é o emprego de sonda de Foley, que promove dilatação e apagamento mecânico do colo, sem riscos de hiperestimulação e ruptura uterina.[26]

Os riscos associados à infusão de ocitocina incluem intoxicação hídrica, hipotensão, hiperestimulação uterina com ou sem sofrimento fetal agudo, ruptura uterina, descolamento de placenta e possivelmente hiperbilirrubinemia neonatal. O uso prolongado também está relacionado com hipotonia uterina pós-parto.

Quando usada em altas doses, ocitocina apresenta efeitos vasodilatador e antidiurético, decorrentes de sua similaridade estrutural com vasopressina, outro hormônio liberado pela neuro-hipófise. Administração intravenosa em bolo pode resultar em hipotensão grave, hipoperfusão coronariana e parada cardíaca, efeitos ainda mais pronunciados em pacientes sob anestesia. Intoxicação hídrica e hiponatremia podem ser evitadas com infusão criteriosa de líquidos e eletrólitos.

Hipercontratilidade uterina compromete a perfusão uteroplacentária, podendo ocasionar sofrimento fetal. Deve ser manejada prontamente, com diminuição ou suspensão da infusão. Isso causará rápido relaxamento uterino, devido à pequena meia-vida da ocitocina. Se ainda assim persistir o hiperestímulo e houver sinais de sofrimento fetal, medidas de reanimação intraútero (mudança para decúbito lateral esquerdo, oxigênio, hidratação, terbutalina intravenosa) devem ser iniciadas. As medidas preventivas dessa situação incluem diminuição de dose ou até descontinuação do fármaco quando a paciente atingir a fase ativa do trabalho de parto. Há igual necessidade de redução temporária de dose ao ocorrer amniorrexe ou proceder-se à amniotomia.

Ruptura uterina é evento bastante grave, porém raro, incidindo em aproximadamente 0,2 ou 0,5% dos trabalhos de parto. São fatores de risco: multiparidade, sobredistensão uterina (polidrâmnio, gestação gemelar) e apresentações fetais anômalas. Apesar de muitos autores contraindicarem uso de ocitocina em pacientes com cesariana prévia, não existe fundamentação adequada para essa recomendação. A maior parte dos estudos disponíveis não encontrou aumento na incidência de ruptura ou na morbimortalidade materna e perinatal entre pacientes com cicatriz uterina prévia que evoluíram espontânea ou farmacologicamente (com prostaglandinas ou ocitocina) para trabalho de parto. Uso judicioso de ocitocina, evitando-se doses excessivas ou períodos prolongados sem evidência de progressão, parece ser capaz de diminuir os índices elevados de cesariana, um dos maiores desafios da obstetrícia atual.

Usos intravaginal ou intracervical de prostaglandinas não produzem efeitos adversos significativos. Já a utilização de vias oral e intravenosa relaciona-se a náuseas, vômitos, diarreia, dor abdominal e febre, sem nenhuma vantagem em termos de eficácia, não se justificando, pois, esse emprego.

Frequentemente há necessidade de associar ocitocina na indução do trabalho de parto quando prostaglandinas são empregadas como modificadores cervicais em colos desfavoráveis. Recomenda-se, então, intervalo mínimo de 4 h para se iniciar a infusão de ocitocina, a fim de evitar somação de efeitos e hiperestímulo uterino.

Prognóstico neonatal medido pelo índice de Apgar, necessidade de reanimação, número de internações em unidades de tratamento intensivo e morte perinatal não são afetados pelo emprego local de prostaglandinas.

Misoprostol raramente induz náuseas, vômitos, dor abdominal, diarreia e febre, efeitos adversos que parecem relacionar-se a doses e vias empregadas. A principal preocupação durante seu emprego é a estimulação uterina excessiva. Taquissistolia (6 contrações em 10 min, por 2 períodos consecutivos), hipersistolia (contração única com duração superior a 2 min) ou síndrome de hiperestimulação uterina (taqui- ou hipersistolia associadas a sinais de sofrimento fetal no monitoramento cardiofetal) são dependentes de dose. Nessa circunstância, recomenda-se lavagem da vagina com soro fisiológico, quando tal via foi empregada, associada a medidas de reanimação intraútero se houver sofrimento fetal. O prognóstico neonatal não parece ser alterado pelo uso de misoprostol, porém nenhum dos estudos disponíveis até o momento foi delineado para verificar esse desfecho, o que exige cautela na avaliação desse resultado.

Ruptura uterina é mais frequente em casos de indução, independentemente do método, também ocorrendo com misoprostol.

▶ Conclusão

A melhor opção para indução do parto em termos de segurança e redução de cesarianas é o emprego de *solução titulada de misoprostol oral de baixa dose*, infelizmente ainda não disponível no Brasil e em vários outros países. Uma possibilidade é a diluição de comprimidos de 200 µg em água e emprego de 25 µg de 2/2 h ou escalonado (conforme descrito anteriormente), embora não existam muitos dados sobre o uso nessa última forma.

Na indisponibilidade de solução oral de misoprostol de baixa dose, recomenda-se o uso de *misoprostol vaginal na dose de 25 µg de 4/4 h* por sua eficácia e segurança, desde que seja possível monitoramento maternofetal intensivo.

A OMS, em 2015, recomendava o emprego de comprimidos de 25 µg de misoprostol por via oral a cada 2 h como a melhor alternativa de indução em colos desfavoráveis, principalmente em cenários onde não exista possibilidade de vigilância cuidadosa da mãe e do feto, apesar de apresentar o pior resultado em metanálise.[13]

▶ Referências bibliográficas

1. Osterman MJ, Martin JA. Recent declines in induction of labor by gestational age. *NCHS Data Brief*. 2014;155:1-8.
2. Crane JM. Factors predicting labor induction success: a critical analysis. *Clin Obstet Gynecol*. 2006;49(3):573-584.
3. ACOG Committee on Practice Bulletins – Obstetrics. ACOG Practice Bulletin No. 107: Induction of labor. *Obstet Gynecol*. 2009;114:386-397.
4. Alfirevic Z, Kelly AJ, Dowswell T. Intravenous oxytocin alone for cervical ripening and induction of labour. *Cochrane Database Syst Rev*. 2009;(4):CD003246.
5. Boulvain M, Kelly AJ, Irion O. Intracervical prostaglandins for induction of labour. *Cochrane Database Syst Rev*. 2008;(1):CD006971.
6. Thomas J, Fairclough A, Kavanagh J, Kelly AJ. Vaginal prostaglandin (PGE2 and PGF2a) for induction of labour at term. *Cochrane Database Syst Rev*. 2014;6:CD003101.
7. Anvisa. Lista das Denominações Comuns Brasileiras – DCB – 2015. Disponível em: http://bibliofarma.com/lista-das-denominacoes-comuns-brasileiras-dcb-2015/[Acesso em 25/10/2015]
8. World Health Organization (WHO). 19th WHO Model List of Essential Medicines (April 2015). Geneva: World Health Organization; 2015. Disponível em: http://www.who.int/medicines/publications/essentialmedicines/EML2015_8-May-15.pdf [Acesso em 25/10/2015]
9. U.S. Food and Drug Administration. Misoprostol (marketed as Cytotec) Information. FDA ALERT – Risks of Use in Labor and Delivery. Disponível em: http://www.fda.gov/Drugs/DrugSafety/PostmarketDrugSafetyInformationforPatientsandProviders/ucm111315.htm [Acesso em 28/10/2015]
10. Alfirevic Z, Aflaifel N, Weeks A. Oral misoprostol for induction of labour. *Cochrane Database Syst Rev*. 2014;6:CD001338.
11. Kundodyiwa TW, Alfirevic Z, Weeks AD. Low-dose oral misoprostol for induction of labor a systematic review. *Obstet Gynecol*. 2009;113(2):374-383.
12. Brasil. Ministério da Saúde. Secretaria de Atenção à Saúde. Departamento de Ações Programáticas Estratégicas. *Protocolo Misoprostol*. Brasília, DF: Secretaria de Atenção à Saúde. Departamento de Ações Programáticas Estratégicas; 2012;1-11.
13. Alfirevic Z, Keeney E, Dowswell T, Welton NJ, Dias S, Jones LV, Navaratnam K, Caldwell DM. Labour induction with prostaglandins: a systematic review and network meta-analysis. *BMJ*. 2015;350:217.
14. Abdel-Aleem H. Misoprostol for cervical ripening and induction of labour. Disponível em: http://apps.who.int/rhl/pregnancy_childbirth/induction/CD000941_abdel-aleemh_com/en/[Acesso em 02/12/2015]
15. American College of Obstetricians and Gynecologists (ACOG). ACOG Issues Revision of Labor Induction Guidelines. Disponível em: http://www.acog.org/About-ACOG/News-Room/News-Releases/2009/ACOG-Issues-Revision-of-Labor-Induction-Guidelines [Acesso em 25/10/2015]
16. Hofmeyr GJ, Gülmezoglu AM, Pileggi C. Vaginal misoprostol for cervical ripening and induction of labour. *Cochrane Database Syst Rev*. 2010;(10):CD000941.
17. Fox NS, Saltzman DH, Roman AS, Klauser CK, Moshier E, Rebarber A. Intravaginal misoprostol *versus* Foley catheter for labour induction: a meta-analysis. *BJOG*. 2011;118(6):647-654.
18. Budden A, Chen LJ, Henry A. High-dose versus low-dose oxytocin infusion regimens for induction of labour at term. *Cochrane Database Syst Rev*. 2014;10:CD009701.
19. Diven LC, Rochon ML, Gogle J, Eid S, Smulian JC, Quiñones JN. Oxytocin discontinuation during active labor in women who undergo labor induction. *Am J Obstet Gynecol*. 2012;207(6):471.e1-8.
20. McMaster K, Sanchez-Ramos L, Kaunitz AM. Balancing the efficacy and safety of misoprostol: a meta-analysis comparing 25 versus 50 micrograms of intravaginal misoprostol for the induction of labour. *BJOG*. 2015;122(4):468.
21. Wing DA, Brown R, Plante LA, Miller H, Rugarn O, Powers BL. Misoprostol vaginal insert and time to vaginal delivery: a randomized controlled trial. *Obstet Gynecol*. 2013;122(2 Pt 1):201-209.
22. Sanchez-Ramos L, Danner CJ, Delke I, Kaunitz AM. The effect of tablet moistening on labour induction with intravaginal misoprostol: a randomized trial. *Obstet Gynecol*. 2002;99:1080-1084.
23. Palatnik A, Grobman WA. Induction of labor versus expectant management for women with a prior cesarean delivery. *Arch Gynecol Obstet*. 2015;212 (3):358.e1-6.
24. Dodd JM, Crowther CA, Grivell RM, Deussen AR. Elective repeat caesarean section *versus* induction of labour for women with a previous caesarean birth. *Cochrane Database Syst Rev*. 2014;12:CD004906.
25. Jozwiak M, Dodd JM. Methods of term labour induction for women with a previous caesarean section. *Cochrane Database Syst Rev*. 2013; 3:CD009792.
26. Souza AS, Medeiros Junior W de M, de Araújo BB, Coelho IC, Guerra GV. Mechanical method of induction of labor in high-risk pregnant women with previous cesarean section. *Rev Bras Ginecol Obstet*. 2015;37(3):127-132.

CAPÍTULO 59

Disfunção Erétil

Eduardo Franco Carvalhal ■ Gustavo Franco Carvalhal

▶ Introdução

Disfunção erétil (DE) é definida como a incapacidade persistente ou recorrente de obter ou manter ereção peniana suficiente para atividade sexual satisfatória.[1] O termo – mais adequado do que a palavra *impotência*, com conotação negativa – representa o distúrbio sexual masculino mais comum, classificado de acordo com a etiologia em psicogênica, orgânica e mista. Embora a maioria dos pacientes apresente fatores psicológicos e orgânicos associados (DE mista), pode haver predomínio de uns ou outros. Quanto à intensidade, pode ser categorizada em leve, moderada ou grave. Embora não constitua ameaça à vida dos pacientes, essa condição gera profundo impacto na qualidade de vida dos homens e casais afetados.[2,3]

Aproximadamente 25 milhões de homens no Brasil sofrem de DE em algum grau, sendo moderada ou grave em cerca de 11 milhões deles. Em estudo brasileiro de base populacional, abrangendo 1.286 homens entre 40 e 70 anos de idade, a prevalência de DE foi de 48%, sendo mínima em 26%, moderada em 18% e completa em 4%.[4]

Em coorte brasileira, que analisou homens de 40 a 69 anos, a incidência de DE foi de 65,6 casos por 1.000 pessoas-ano (intervalo de confiança [IC] 95%: 49,6 a 85,2). Projeções populacionais para homens nesta faixa etária sugerem que aproximadamente 1.025.600 novos casos de DE possam ser esperados anualmente, caracterizando essa disfunção como importante problema de saúde pública.[5]

Em estudo sobre envelhecimento no Brasil, foram entrevistados mais de 5.000 homens acima de 40 anos em todo o país. Observou-se que 14,9% deles haviam utilizado (ou utilizavam) algum tipo de medicamento para melhorar ou manter ereção.[6]

Tais dados são semelhantes aos observados em outros países. Em levantamento realizado entre 2001 e 2002 nos EUA (n = 742 homens, entre 40 e 80 anos), observou-se que ejaculação precoce (26,2%) e dificuldades de ereção (22,5%) eram os problemas mais comuns.[7] No Reino Unido, levantamento (n = 1.500) assinalou ejaculação precoce (20%) e disfunção erétil (18%) como os mais comuns problemas masculinos.[8]

Hoje a população está mais conscientizada em relação ao distúrbio, o que tem tornado o diagnóstico cada vez mais frequente. Novos medicamentos orais, já incorporados à prática clínica diária, reformularam a abordagem diagnóstica e terapêutica de pacientes que antes eram tratados somente por especialista mediante farmacoterapia intracavernosa (FIC) ou prótese peniana.

Fisiologia da ereção

As estruturas eréteis do pênis são constituídas por dois corpos cavernosos, comunicantes entre si, e corpo esponjoso. Os corpos cavernosos apresentam uma trama de espaços sinusoidais de músculo liso e endotélio – os espaços lacunares – que são preenchidos, durante a ereção, por sangue proveniente dos ramos helicinais das artérias cavernosas. A drenagem venosa dos espaços lacunares se dá pelas veias emissárias, que formam o plexo subalbugíneo e se comunicam com a veia dorsal profunda do pênis. A inervação peniana abrange nervos sensório-motores (somáticos) e fibras de sistema nervoso autônomo (SNA). Raízes simpáticas (T11-L2) e parassimpáticas (S2-S4) são responsáveis, respectivamente, por inibição e facilitação da ereção.

Em situação de repouso, o tônus muscular liso dos corpos cavernosos é mantido por atividade miogênica intrínseca, ação de mediadores endoteliais e neurotransmissão adrenérgica, evitando enchimento de espaços lacunares e facilitando drenagem de veias emissárias e plexo subalbugíneo. Neurotransmissores periféricos responsáveis por esse tônus são norepinefrina (ação alfa-adrenérgica) e endotelina. Em nível central, norepinefrina parece ter papel facilitador da ereção; porém, perifericamente, promove flacidez peniana, por vasoconstrição direta dos corpos cavernosos e inibição da liberação de óxido nítrico (potente vasodilatador) por fibras não colinérgicas e não adrenérgicas e endotélio.[2]

Aparentemente, uma das principais áreas do sistema nervoso central (SNC) relacionada à ereção é a dos núcleos paraventriculares (NPV) localizados no hipotálamo. Ali são recebidos estímulos eretogênicos ou eretolíticos provenientes do córtex cerebral. Na fase de excitação sexual, dopamina (atuando em receptores D_2) exerce o principal papel facilitador da ereção em nível de NPV, secundada por outros mediadores centrais como ocitocina, acetilcolina, serotonina e peptídio intestinal vasoativo. É reconhecida a importância da homeostase hormonal (níveis androgênicos) em preservação de libido e desencadeamento desses estímulos excitatórios centrais. A partir daí, são estimuladas fibras parassimpáticas autônomas, com liberação de acetilcolina em nível periférico. Acetilcolina, assim como prostaglandina E1, reduz a produção de norepinefrina por fibras simpáticas nos corpos cavernosos e estimula diretamente a liberação de óxido nítrico por endotélio dos espaços lacunares e fibras neuronais não autonômicas. Óxido nítrico é o principal mediador periférico da ereção peniana.[2] Ativando a enzima guanilil ciclase, estimula a produção de monofosfato de guanosina cíclico (GMPc), responsável pelo relaxamento das células musculares lisas dos corpos cavernosos. Esse relaxamento ocorre de forma sincronizada, por meio de informações transmitidas por *gap junctions* (canais iônicos intercelulares). No entanto, a ação vasodilatadora do óxido nítrico é limitada, já que GMPc, seu segundo mensageiro, é continuamente hidrolisado a GMP pela enzima fosfodiesterase de tipo 5. Dentre as 11 famílias conhecidas de fosfodiesterases (PDE), as que hidrolisam GMPc com alta afinidade são PDE5, expressa em músculo liso, incluindo pênis e pulmões, e PDE6, expressa em retina. PDE5 predomina nos corpos cavernosos, sendo objeto de intensas pesquisas com finalidade terapêutica em DE.[2]

Assim, ereção resulta de relaxamento da musculatura lisa dos espaços lacunares, o que permite aumento de fluxo sanguíneo pelas artérias cavernosas, simultaneamente vasodilatadas. O aumento de volume e pressão intracavernosos é responsável pela oclusão do plexo venoso subalbugíneo, com redução de drenagem venosa e consequente aumento da rigidez peniana (mecanismo de veno-oclusão).[9]

A detumescência peniana que se segue à ereção parece resultar não só de inativação do GMPc pela fosfodiesterase 5, mas também de diminuição da liberação de óxido nítrico por endotélio e terminações nervosas não autonômicas, inibida por estímulos adrenérgicos durante a ejaculação.[2]

Os mecanismos centrais e periféricos de ereção e detumescência previamente descritos constituem a base da ação farmacológica dos medicamentos disponíveis ou em desenvolvimento.

Causas de disfunção erétil

Disfunção erétil psicogênica, também referida como "ansiedade de desempenho", em geral tem início abrupto, após período de atividade sexual normal. Relaciona-se muitas vezes a fatos ou contextos específicos, associados a estímulo adrenérgico exacerbado ou inibição do estímulo sexual cortical. Ocorre, por exemplo, ante problemas de relacionamento, ambiente inadequado, troca de parceira, estresse emocional, humor depressivo e falta de autoestima, identificados na anamnese na maioria das vezes.[10] Repetidamente se verificou que mitos influenciam o desempenho sexual masculino. Comparando pacientes com disfunção orgânica e psicogênica, não se verificou diferença em seu nível de crença em mitos, porém ambos os grupos diferiram significativamente dos controles, mostrando que mitos constituem resultado em vez de causa de disfunção erétil psicogênica.[11]

Em disfunção erétil psicogênica, relatam-se ereções noturnas e masturbação, o que sugere ausência de etiologia orgânica. É a principal causa de DE em jovens. Obtêm-se significativos resultados com abordagem multidisciplinar (intervenções cognitivo-comportamentais, técnicas de estimulação sexual, aconselhamento do casal) e emprego de psicoterapia especializada, quando bem indicada. Situações especiais requerem a combinação de intervenções psicológicas e farmacoterapia.[2,10,12]

Disfunção erétil orgânica pode ter etiologias vasculares, endócrinas, neurogênicas e medicamentosas. Entre as causas vasculares mais frequentes estão obstruções ateroscleróticas crônicas, oclusões traumáticas do leito arterial hipogástrico-pudendo-cavernoso (insuficiência arterial) e disfunção veno-oclusiva dos corpos cavernosos (também conhecida como "fuga venosa"). Oclusões arteriais traumáticas e, com menor frequência, obstruções ateroscleróticas segmentares talvez sejam as únicas e raras indicações de procedimentos cirúrgicos de revascularização peniana no tratamento da DE. Investigações invasivas, como realização de arteriografia, não são justificadas, exceto em casos selecionados. Disfunção veno-oclusiva, por sua vez, decorre da persistência da drenagem venosa subalbugínea, secundariamente a alterações teciduais degenerativas de túnica albugínea e microestrutura elástica dos corpos cavernosos, como as que ocorrem em virtude de idade, diabetes melito ou doença de Peyronie (fibrose segmentar idiopática da túnica albugínea, com curvatura peniana variável). Essas alterações impedem adequada expansão dos espaços lacunares e oclusão de plexo venoso subalbugíneo e veias emissárias.[2] Resultados da ligadura venosa (veia dorsal profunda do pênis e tributárias), realizada no passado, são insatisfatórios, recomendando-se abandono daquela cirurgia em Consenso da Sociedade Brasileira de Urologia e em diretrizes das Associações Europeia e Americana de Urologia.[1,3,13]

Devido à estreita relação com doença aterosclerótica e causas vasculares, DE tem sido considerada importante marcador precoce de risco cardiovascular.[14,15] Com base em dados epidemiológicos, metanálise e revisão sistemática recomendam que todo paciente com DE de causa incerta seja submetido à avaliação cardiovascular e de parâmetros metabólicos. Nessa circunstância, risco cardiovascular deve considerado, mesmo na ausência de doença cardíaca conhecida.[16] Montorsi e colaboradores detectaram que a quase totalidade de indivíduos com doença coronariana sintomática havia apresentado, em média 3 anos antes, sintomas de DE.[17] O III Consenso de Princeton, promovido pela Associação Americana de Cardiologia para otimização e diretrizes de tratamento da DE em pacientes com risco cardiovascular, recomenda que indivíduos com risco baixo ou intermediário (estes últimos, após avaliação com teste de esforço) possam realizar atividade sexual ou receber tratamento medicamentoso para DE com segurança. Em média, considera-se o esforço produzido pela atividade sexual comparável a percorrer cerca de 1,5 km em 20 min, subir dois andares de escada em 10 s ou realizar 4 min do protocolo de Bruce no teste ergométrico.[18]

Entre as causas endócrinas, salientam-se hipo e hipertireoidismo, hipogonadismo e diabetes melito. Estima-se que 35 a 75% dos homens diabéticos apresentem algum grau de DE durante a vida. Diabetes é fator predisponente de DE a partir de complicações vasculares, neurológicas e psicológicas. A chamada síndrome metabólica – condição envolvendo fatores como obesidade, resistência à insulina ou diabetes, hipertensão arterial e alterações do perfil lipídico – tem sido associada a maior risco de DE.

Quadros de hipogonadismo têm em comum diminuição da libido e alterações físicas características. São causados por prolactinomas, outros tumores ou lesões hipofisárias (ocasionando hipogonadismo hipogonadotrófico) e patologias testiculares (tumores, orquite viral, trauma ou cirurgia, com hipogonadismo hipergonadotrófico).

Muito se tem discutido sobre as alterações hormonais decorrentes da idade, os chamados "distúrbios androgênicos do envelhecimento masculino" (DAEM). Excluídas outras causas, estima-se que cerca de 20% dos homens acima de 75 anos apresentem quadro de hipogonadismo secundário ao envelhecimento, com níveis significativamente baixos de testosterona.[1] Reposição de testosterona parece melhorar sintomas da idade, mas não há prova definitiva de seu benefício nas manifestações de hipogonadismo. Há ainda a considerar efeitos adversos do tratamento com testosterona, como policitemia e aumento da mortalidade cardiovascular.[19]

Conjunto de manifestações físicas e psicológicas (perda de pelos, alterações tróficas, irritabilidade, aumento da gordura visceral etc.) estaria associado à redução progressiva não só de testosterona a partir dos 45 a 50 anos, mas de hormônio do crescimento, melatonina e outras substâncias. Os termos "andropausa" ou "climatério masculino" são inadequados para caracterizar esse quadro, já que não há alterações fisiológicas bem definidas, como ocorre na menopausa da mulher. Além disso, em situações de normalidade, o homem mantém sua fertilidade até o final da vida.[1] A real repercussão dessas alterações sobre qualidade de ereção e desejo sexual, bem como a necessidade de reposição hormonal masculina, são ainda hoje controversas.

Disfunção erétil neurogênica decorre de alteração que afeta córtex cerebral (acidente vascular cerebral, doença de Parkinson etc.), medula espinal (trauma ou compressão raquimedular) ou inervação periférica peniana (doenças degenerativas, diabetes melito). Cirurgias pélvicas radicais (ressecção de tumores malignos intestinais e geniturinários, aneurismectomia de aorta abdominal etc.) e radioterapia pélvica podem ocasionar lesões do plexo nervoso autonômico responsável pela ereção.

Disfunção erétil medicamentosa pode ocorrer por efeito de fármacos que atuam sobre sistemas nervoso central, endócrino e nervoso autônomo, os quais são apresentados no Quadro 59.1.

Anti-hipertensivos apresentam-se como causa frequente de DE. Vieses de confusão decorrentes do diagnóstico de hipertensão arterial e difusão sociocultural daquela concepção podem estar na raiz dessa queixa. Em ensaios clínicos randomizados e duplos-cegos, a taxa de disfunção referida pelos pacientes tratados com diversos fármacos anti-hipertensivos, incluindo diuréticos, não excede a referida pelos pacientes que receberam placebo (ver Capítulo 41, *Hipertensão Arterial Sistêmica*).

Possivelmente álcool, quando ingerido agudamente, possa estimular a aproximação e aumentar a libido pelo efeito inicial de desinibição, mas prejudica a ereção pela ação sedativa central, quando utilizado em altas doses.[2] O consumo frequente pode levar a hepatopatia crônica – com aumento dos níveis de estrógenos e diminuição de testosterona circulante – e neuropatia periférica.

Os principais fatores de risco para disfunção erétil, baseados no entendimento de sua fisiopatologia, estão listados no Quadro 59.2.

Quadro 59.1 ■ Medicamentos indutores de disfunção erétil e alternativas para tratamento das doenças a que se destinam.

Grupo farmacológico	Fármacos indutores	Alternativas não indutoras*
Anti-hipertensivos	Betabloqueadores adrenérgicos Hidralazina Diuréticos tiazídicos Espironolactona	Alfabloqueadores adrenérgicos Inibidores da ECA Inibidores de receptores de angiotensina II Bloqueadores de canais de cálcio
Antidepressivos	Antidepressivos tricíclicos Inibidores da MAO Fluoxetina Paroxetina	Trazodona
Hipolipemiantes	Genfibrozila Clofibrato	Estatinas (sinvastatina, pravastatina)
Antissecretores gástricos	Cimetidina Ranitidina	Omeprazol
Antiandrogênicos	Acetato de ciproterona Flutamida Análogos do GnH-RH Finasterida (p/calvície)	Dependente das opções disponíveis Minoxidil Alfabloqueadores adrenérgicos
Outros	Anti-histamínicos Alopurinol Dissulfiram	–

ECA: enzima conversora da angiotensina; MAO: monoamina oxidase; GnH-RH: hormônio liberador de gonadotrofinas. *As alternativas listadas são sugestões de fármacos substitutivos, com menor ou nenhum efeito sobre a ereção. No entanto, só se recomenda a troca se os medicamentos alternativos constituírem opção de igual eficácia no tratamento das condições a que se destinam. Adaptado da referência 1.

Quadro 59.2 ■ Fatores de risco definidos para disfunção erétil.

Características e hábitos de vida
Idade
Alcoolismo
Sedentarismo
Tabagismo
Condições médicas
Diabetes melito
Hipertensão arterial sistêmica
Doença aterosclerótica
Depressão
Obesidade
Síndrome metabólica*

*Síndrome metabólica, hoje considerada fator de risco independente para DE, compreende simultaneamente fatores de risco isolados dessa condição.

A terapêutica da DE abrange medidas não medicamentosas (psicoterapia, terapia a vácuo, tratamento cirúrgico, inserção de prótese peniana) e medicamentosas. Fármacos são usados por vias oral e intracavernosa e sob forma de reposição hormonal. Ainda podem ser empregados como ferramenta diagnóstica.

O tratamento do paciente com DE baseia-se em determinação da causa do distúrbio (psicogênica, orgânica ou mista) e resultados do teste terapêutico realizado inicialmente. Pode ser específico ou não específico.

O primeiro direciona-se à causa da DE, identificada por meio de anamnese cuidadosa, além de exame físico e avaliação laboratorial mínima (glicemia de jejum, perfil lipídico e dosagens de testosterona total e prolactina). Objetiva tratar determinada condição potencialmente reversível. Consiste em troca ou suspensão de fármacos em DE medicamentosa, realização de reposição hormonal, correção da causa no hipogonadismo e psicoterapia ou orientação sexual na DE psicogênica.

Tratamento não específico é independente da causa. Inclui uso de medicamentos orais (primeira linha), instilação intrauretral, FIC e dispositivo a vácuo (medidas de segunda linha), além de tratamento cirúrgico, basicamente restrito à prótese peniana quando há falha terapêutica ou contraindicação aos tratamentos anteriores ou por opção do paciente (medida de terceira linha) (ver Quadro 59.3).

A preferência do paciente e sua capacidade de adaptação às diferentes alternativas de tratamento têm papel fundamental na decisão terapêutica. O Segundo Consenso Internacional enfatiza a abordagem centrada no paciente, que deve ser amplamente informado sobre as opções existentes e participar da decisão, conforme o algoritmo proposto na Figura 59.1.[12]

▶ Seleção

Teste diagnóstico para fins terapêuticos

O teste com fármacos é considerado parte integrante da avaliação básica, simplificando a investigação.[20] Inicialmente é feito com medicamentos orais, sendo recomendado tentar mais de um representante dentre os inibidores da fosfodiesterase 5 (PDE5), na ausência de contraindicações. Na falha desses (ou quando o teste oral não for realizado), pode-se utilizar o teste de ereção fármaco-induzida (TEFI), com ou sem auxílio de ecografia Doppler.[9] Nele, injeta-se, por via intracavernosa, substâncias vasodilatadoras (papaverina, prostaglandina E1, fentolamina), isoladas ou em combinação. Boa resposta ao TEFI (ereção adequada) significa integridade do mecanismo veno-oclusivo. Nesse caso, pode-se oferecer ao paciente a alternativa da FIC, sobretudo em falha ou contraindicação do tratamento oral. A ausência de ereção (teste negativo), porém, não é conclusiva de disfunção orgânica, já que vários fatores – desde a ansiedade do paciente durante o teste (atividade adrenérgica

Quadro 59.3 ■ Tipos de tratamento de disfunção erétil.

Específico
Disfunção psicogênica: intervenções psicológicas e comportamentais
Disfunção orgânica: terapia de reposição hormonal e procedimentos cirúrgicos
Disfunção medicamentosa: suspensão ou substituição de medicamentos indutores de disfunção erétil
Inespecífico
Farmacoterapia: oral (primeira linha), intrauretral, intracavernosa (segunda linha)
Dispositivo a vácuo (segunda linha)
Cirurgia (terceira linha)

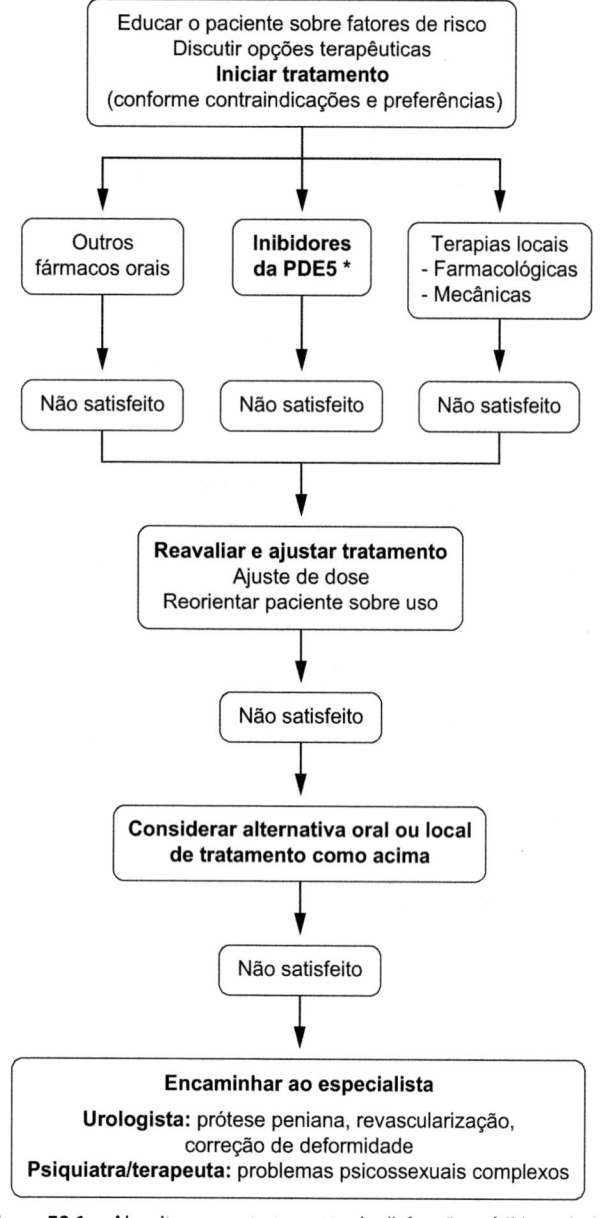

```
┌─────────────────────────────────────┐
│ Educar o paciente sobre fatores de risco │
│ Discutir opções terapêuticas         │
│ **Iniciar tratamento**               │
│ (conforme contraindicações e preferências) │
└─────────────────────────────────────┘
         │         │         │
    ┌────▼───┐ ┌───▼────┐ ┌──▼─────┐
    │ Outros │ │Inibidores│ │Terapias locais│
    │fármacos│ │ da PDE5*│ │- Farmacológicas│
    │ orais  │ │         │ │- Mecânicas│
    └────┬───┘ └────┬────┘ └────┬───┘
    Não satisfeito  Não satisfeito  Não satisfeito
         └─────────►▼◄─────────┘
         Reavaliar e ajustar tratamento
              Ajuste de dose
         Reorientar paciente sobre uso
                    │
             Não satisfeito
                    ▼
         Considerar alternativa oral ou local
              de tratamento como acima
                    │
             Não satisfeito
                    ▼
            Encaminhar ao especialista
         Urologista: prótese peniana, revascularização,
                 correção de deformidade
         Psiquiatra/terapeuta: problemas psicossexuais complexos
```

Figura 59.1 ▪ Algoritmo para tratamento de disfunção erétil (restabelecimento de atividade sexual satisfatória, não somente de ereções rígidas). *Inibidores da PDE5 constituem tratamento de primeira linha na maioria dos pacientes.

exacerbada) até a validade dos medicamentos – podem ocasionar resultados falsamente negativos. Recomenda-se repetir o teste em outra ocasião no consultório ou orientar o paciente a realizá-lo no domicílio. Em casos de disfunção veno-oclusiva e insuficiência arterial significativas, não se alcançará ereção satisfatória. Teste definidamente negativo faz considerar alternativas cirúrgicas (p. ex., prótese peniana).[12,20]

▪ Terapia não medicamentosa

Dentre as estratégias não medicamentosas, encontram-se intervenções cirúrgicas e não cirúrgicas. As primeiras são reservadas a indivíduos com contraindicações, refratariedade ou reações adversas a medidas clínicas medicamentosas ou naqueles com fibrose ou insuficiência vascular penianas. As estratégias não cirúrgicas e não medicamentosas abrangem terapias psicológicas (especialmente para DE psicogênica), dispositivos a vácuo para ereção e mudanças de estilo de vida.

Hoje se acumulam evidências de que modificações no estilo de vida (atividade física regular e suspensão do consumo de fumo e álcool), assim como controle de fatores de risco cardiovascular (hipertensão, diabetes melito e dislipidemias) previnem e melhoram os resultados do tratamento de DE.[21,22]

Em metanálise de quatro ensaios clínicos randomizados (n = 597 pacientes), mudanças em estilo de vida causaram melhora de 2,4 pontos no índice internacional de função erétil-5 (amplitude de 10 pontos).[21] Em estudo multicêntrico, randomizado e controlado, comparou-se grupo de obesos submetido a 2 anos de atividade física intensa, dieta e perda de peso a grupo-controle. Houve melhora significativa em escores de atividade física, índice de massa corporal e função erétil no grupo intervenção, altamente correlacionada com perda de peso. Outros estudos são necessários para comprovar efeito de mudanças de estilo de vida em prevenção ou tratamento de DE.[23]

▪ Terapia medicamentosa

As principais opções farmacológicas atuais são apresentadas no Quadro 59.4.[24-35]

Quadro 59.4 ▪ Opções farmacológicas atuais em disfunção erétil multifatorial.

Classe e representantes	Eficácia Fármaco *versus* placebo, outro fármaco ou situação basal[a]
Farmacoterapia oral e sublingual	
Inibidores da fosfodiesterase 5	
Sildenafila (50 a 100 mg)	DE de todas as etiologias (n = 532) 69% *versus* 22% ($P < 0,001$) DE orgânica (11 ECR; n = 974)[b] 62% *versus* 18% ($P < 0,0001$) DE psicogênica (n = 266) ($P = 0,08$) DE medicamentosa[c] (n = 90) 54,5% *versus* 4,4% ($P < 0,001$)
Tadalafila (5 mg e 10 mg)	(n = 268) 28,3% *versus* 8,3%[d] ($P < 0,001$ para todas as comparações)
Vardenafila (10 mg e 20 mg)	(n = 194) Superior a placebo ($P < 0,001$)
Agonistas dopaminérgicos	
Apomorfina[e] (4 mg)	Ereções: 54,4% *versus* 33,8% (placebo)
Farmacoterapia intracavernosa (FIC)[f]	
Papaverina *versus* sildenafila oral	(n = 50) Papaverina e sildenafila *versus* valores basais ($P < 0,001$, respectivamente)
PGE1 (alprostadil) *versus* sildenafila oral[g]	(n = 176) 63,9% *versus* 73,8%, respectivamente ($P < 0,001$)
PGE1 20 μg + sildenafila 50 mg	(n = 40) Combinação > sildenafila isolada 50 a 100 mg ($P < 0.001$)
Farmacoterapia intrauretral	
PGE1 (alprostadil) MUSE[h]	(n = 306) 64,9% *versus* 18,6% ($P < 0,001$)
Creme	(n = 161, estudo 1) e (n = 142, estudo 2) Diferentes doses > placebo ($P < 0,01$, estudo 1 e $P < 0,001$, estudo 2)

[a]Em disfunção psicogênica. [b]Em disfunção de pacientes diabéticos e com fatores de risco cardiovasculares. [c]Em disfunção de pacientes em uso de antidepressivos (ISRS). [d]Melhoria de ereções. [e]Via sublingual. [f]Estudos não controlados por placebo. [g]Grau de satisfação de pacientes que trocaram PGE1 por sildenafila. Alprostadil causa mais dor peniana. [h]MUSE: *medicated urethral system for erection*; ECR: ensaio clínico randomizado.

Farmacoterapia oral e sublingual

Há décadas, vários medicamentos orais não hormonais eram utilizados no tratamento de DE, com respostas parciais ou muito pobres. A revolucionária descoberta dos inibidores da fosfodiesterase 5 (PDE5) permitiu a introdução de sildenafila na prática clínica em 1998. A partir daí, novos inibidores dessa enzima têm sido utilizados, como tadalafila e vardenafila, também disponíveis no Brasil. O uso de apomorfina sublingual, de eficácia bastante inferior à dos inibidores da PDE5, pode ser alternativa para pacientes com contraindicações aos anteriores, tendo sido aprovada na Europa desde 2001.[36] Outros fármacos orais, como trazodona, ioimbina e fentolamina, previamente empregados no tratamento de DE, não apresentam evidências consistentes de eficácia, não sendo atualmente recomendados.[36]

Inibidores da enzima fosfodiesterase 5

A descoberta de substâncias orais vasoativas eficazes no tratamento de DE e o melhor entendimento dos mecanismos de ereção peniana propiciaram nova abordagem no manejo desse distúrbio. A maioria dos ensaios que avaliam eficácia e segurança desses fármacos é controlada por placebo, apresenta baixa qualidade metodológica e seguimento a curto prazo (até 12 semanas), não explicita claramente os processos de randomização e cegamento e é patrocinada pelos fabricantes. Em razão desses aspectos metodológicos e de potencial conflito de interesses, benefícios e riscos das terapias medicamentosas em DE ainda são incertos e, por vezes, controversos.[37] Desfechos primários e secundários são medidos por escores provenientes de instrumentos que avaliam capacidade de iniciar e manter a ereção, satisfação e preferência do paciente e da parceira, qualidade de vida etc. Dentre eles, empregam-se *International Index of Erectile Function* (IIEF15) – questionário autoaplicável de 15 itens, *Clinical Global Impression-Sexual Function* (CGI-SF), *Sexual Experience Questionnaire* (SEX-Q), *International Index of Erectile Function, Global Efficacy Question* (GEQ), *Erectile Dysfunction Inventory of Treatment Satisfaction Questionnaire*, entre outros.

Em 2009, revisão sistemática e metanálise de 130 ensaios clínicos randomizados foi publicada, avaliando inibidores da PDE5 (principalmente sildenafila).[37] Esses fármacos superaram o placebo em melhorar o desempenho sexual (69% *versus* 35%). A proporção de homens com melhora nas ereções foi significativamente maior nos tratados (de 67 a 89%) do que nos que receberam placebo (27 a 35%). Inibidores de PDE5 associaram-se a maior risco de efeitos adversos comparativamente a placebo. Quatro ensaios que compararam diretamente sildenafila, vardenafila e tadalafila mostraram similar eficácia e segurança entre os representantes. Os cinco agentes analisados (sildenafila, vardenafila, tadalafila, *mirodenafil* e udenafila) consistentemente aumentaram a proporção de homens com melhores ereções (73 a 88%) em relação ao placebo (26 a 32%). O percentual médio ponderado de "atividade sexual bem-sucedida" foi 69% (52 a 85%) *versus* 35,5% (19 a 68%), 68% (50 a 88%) *versus* 35% (20 a 40%) e 69% (50 a 85%) *versus* 33% (23 a 52%) para sildenafila, vardenafila e tadalafila *versus* placebo, respectivamente.

Estudos com populações específicas apresentando DE foram também realizados para avaliação dos três inibidores de PDE5 disponíveis, que "melhoraram as ereções" de 56% de diabéticos, 70% de hipertensos, 80% dos pacientes com trauma raquimedular e 42% dos pacientes submetidos a prostatectomia radical por câncer de próstata.[2]

Com base em resultados contemporâneos sobre inibidores de PDE5, a diretriz do American College of Physicians recomendou iniciar a terapia de DE com esses fármacos, desde que não haja contraindicações. A seleção de um agente específico deve levar em conta preferência do paciente, facilidade de uso, custo e perfil de efeitos adversos.[38]

Em vigência de falha terapêutica com inibidores da PDE5, a sequência proposta é o tratamento de segunda linha, como FIC, mais invasivo, mas de alta eficácia. Para pacientes que preferem alternativa de segunda linha menos invasiva, ainda que menos eficaz, alprostadil intrauretral é opção aceitável.[3,36]

Citrato de sildenafila, o primeiro representante aprovado para tratamento de DE, vem sendo indicado para homens com DE de qualquer etiologia, desde que tenham libido preservada. É empregado com base na necessidade do efeito (por demanda), não se justificando uso diário contínuo. Apesar de significativa melhora da qualidade erétil, com resultante satisfação sexual, não foi relatado aumento de desejo sexual (libido) pelos participantes dos ensaios, reafirmando seu efeito periférico sobre o órgão-alvo, sem apresentar ação estimulante central.

Em 1998, Goldstein e colaboradores[27] publicaram os resultados de duas partes do estudo que veio a revolucionar o manejo da disfunção erétil. Tratou-se de ensaio clínico randomizado, duplo-cego e controlado por placebo (n = 532 homens com DE orgânica, psicogênica e mista) em que sildenafila oral em doses fixas (25, 50 e 100 mg) foi comparada a placebo durante 6 meses de seguimento. Houve significativa melhora (IIEF de 2 para 4 pontos em possível escore de 5) no grupo de 100 mg. O efeito foi dependente de dose. Grupos que receberam 25, 50 e 100 mg do fármaco mostraram, respectivamente, 75%, 80% e 85% de ereções "suficientes para penetração vaginal" ou "plenas e rígidas" *versus* 50% no grupo placebo ($P < 0,001$). Por meio de diário graduado preenchido pelos pacientes, detectou-se a ocorrência de 49 a 64% de ereções "plenas e rígidas" nos grupos de sildenafila *versus* 22% no grupo placebo, sem alteração do perfil de efeitos adversos. Nas 4 últimas semanas do estudo, houve ereção em 69% dos intercursos sexuais em homens tomando sildenafila em comparação com 22% dos que receberam placebo ($P < 0,001$). O benefício atribuído à exposição foi de 47%, isto é, em metade dos casos o sucesso deveu-se ao fármaco. A frequência de tentativas bem-sucedidas a cada mês foi 4 vezes maior no grupo de sildenafila (5,9 episódios *versus* 1,5 episódio no grupo placebo; $P < 0,001$). Os principais efeitos adversos (cefaleia, rubor facial, dispepsia e congestão nasal) ocorreram em 6 a 18% dos pacientes, sendo de grau leve e geralmente bem tolerados. Na segunda parte desse ensaio clínico, com duração de 3 meses, 329 homens foram randomizados em grupos placebo e tratamento, sendo que no último foi feito escalonamento flexível da dose, ou seja, esta foi aumentada ou reduzida durante o estudo, de acordo com o resultado observado e a tolerância. Tentativas de relação sexual com sucesso ocorreram em 65% dos pacientes no grupo de sildenafila, em comparação com 20% no grupo placebo. Ao final do estudo, a dose de 100 mg era usada por 75% dos homens, 50 mg por 23% dos participantes e 25 mg por apenas 2% dos pacientes. Não houve diferença nas taxas de abandono de tratamento entre os grupos sildenafila (2,5%) e placebo (2,3%).

A utilização em larga escala de citrato de sildenafila é comprovada por estatísticas de saúde. Cerca de 250 mil médicos americanos o prescreveram para 10 milhões de homens durante os três primeiros anos de comercialização. A eficácia de sildenafila impulsionou a pesquisa por novos inibidores de PDE5 (tadalafila e vardenafila) e para a terapia oral no tratamento da DE.

Tadalafila é inibidor altamente seletivo da PDE5, que, pela maior meia-vida, mantém janela terapêutica até 24 a 36 h. A maior flexibilidade de horário de tomada antes da atividade sexual pode ser fator diferencial na seleção deste medicamento.[39] Tem eficácia e perfil de efeitos adversos similares aos de sildenafila.[40] Ensaios clínicos comprovaram sua eficácia e segurança em DE de diferentes etiologias e graus.[41] Esse fármaco foi o primeiro inibidor da PDE5 a disponibilizar apresentação para uso diário, na dose usual de 5 mg, com o objetivo de não impor ao paciente/casal a necessidade de programar o horário da tomada do medicamento em relação à atividade sexual. Análise integrada[42] de dois estudos mostrou que os escores médios do *International Index of Erectile Function* (IIEF) aumentaram a partir dos valores basais e em comparação ao placebo. O alcance médio de intercursos bem-sucedidos – SEP3 foram 50% e 62% para 2,5 mg e 5 mg de tadalafila, 1 vez/dia, respectivamente, *versus* 33% para placebo ($P < 0,01$). O perfil de efeitos adversos da administração única diária foi similar ao do referido com uso por demanda.

Em estudos abertos com 1 e 2 anos de duração, a eficácia de tadalafila se manteve. Nos diabéticos, os escores subiram de 4,8 para 18,3 e de 4,5 para 17,2 com doses de 2,5 mg e 5 mg, respectivamente, versus 1,3 para 14,7 com placebo ($P < 0,01$). Em outros subgrupos de risco (tabagistas, hipertensos, cardiopatas e obesos), o uso diário nas duas dosagens foi bem tolerado e resultou em importante melhora em diferentes graus de DE (leve, moderada e grave).[43]

O uso diário de tadalafila também parece ter benefício adicional em pacientes com sintomas urinários do trato inferior ocasionados por hiperplasia prostática, devido a potencial relaxamento da musculatura lisa prostática e efeito sinérgico ao uso de alfabloqueadores.[44]

Cloridrato de vardenafila tem características muito similares às de sildenafila.[40] Ensaio clínico randomizado, duplo-cego, em paralelo e controlado por placebo[29] avaliou eficácia e segurança de 3 doses (5, 10 e 20 mg) de vardenafila por 26 semanas em homens acima de 18 anos com DE. Todos os grupos do tratamento ativo superaram o placebo nas taxas de penetração peniana e manutenção da ereção. A melhora ocorreu cedo e aumentou até o fim do período de estudo. Houve boa tolerabilidade.

Análise retrospectiva[45] de 13 ensaios clínicos randomizados, duplos-cegos e controlados por placebo avaliou eficácia e segurança de vardenafila em 4.326 homens com DE e condições subjacentes (diabetes, hipertensão, dislipidemia, síndrome metabólica e uso de medicamentos indutores de DE). Vardenafila foi administrada em doses flexíveis de 5, 10 e 20 mg. Ao fim de 12 semanas, vardenafila associou-se a melhora estatisticamente significativa em relação aos valores basais dos escores de IIEF-EF, em pacientes incluindo todas as comorbidades. Os efeitos adversos foram os já descritos em estudos com vardenafila, não havendo piora do perfil de segurança em função das comorbidades.

Udenafila é novo inibidor disponível para uso oral diário, nas doses de 50, 75, 100 e 200 mg. Caracteriza-se por relativamente rápido início de efeito e longa duração de ação (9 a 12 h). Sua molécula é semelhante à da sildenafila.[46] Em ensaio clínico randomizado e controlado com placebo, o medicamento foi empregado por 24 semanas em 346 pacientes. Com doses de 50 e 75 mg, houve normalização da função erétil avaliada pelo IIEF em 39% e 47% respectivamente, comparados a 11% do grupo placebo. Pacientes com DE grave responderam somente com dosagem de 75 mg. O novo inibidor mostrou resultados comparáveis aos estudos realizados com sildenafila (50 e 100 mg) e tadalafila (20 mg) em relação à resposta erétil.[47]

Carbonato de lodenafila, com molécula semelhante à de sildenafila, também está disponível no Brasil na dose de 80 mg. É inibidor da PDE5 de curta ação, com meia-vida de 5 h, por isso é efeito mais rápido.[48]

Avanafil é novo inibidor da PDE5, altamente seletivo, liberado para uso em EUA e Europa em 2012 e 2013, respectivamente. Ainda não está disponível no Brasil. Tem início de ação entre 15 e 30 min, mais rapidamente que sildenafila e os demais inibidores. A dose usual é de 100 mg (existe em apresentações de 50, 100 e 200 mg). Apresenta perfil de efeitos adversos devido à alta seletividade, com eficácia similar à dos outros inibidores.[49-51]

A única contraindicação relevante de inibidores da PDE5 é uso concomitante de nitratos.[27,37] Por potencializarem seu efeito hipotensor (ação sobre o sistema de óxido nítrico–GMPc), não devem ser selecionados para pacientes que usam nitratos, em uso regular ou intermitente, por vias sublingual, oral ou cutânea (transdérmica), para fins terapêuticos ou recreacionais (nitrito de amila ou "*poppers*"). A segurança cardiovascular de citrato de sildenafila, isoladamente ou em associação com anti-hipertensivos, tem sido comprovada em vários ensaios clínicos.[52] Estudos hemodinâmicos de pacientes em tratamento têm sugerido benefício de sildenafila sobre fluxo coronariano e circulação pulmonar, daí seu uso no tratamento de hipertensão pulmonar primária.

Não há evidência definida de superioridade de eficácia entre os inibidores da PDE5, embora a preferência por tadalafila seja identificada em alguns estudos cruzados, por seu efeito mais prolongado.[39]

Agonistas dopaminérgicos

Cloridrato de apomorfina é agonista dopaminérgico com ação predominante sobre receptores D_2 do SNC, sobretudo em núcleos paraventriculares do hipotálamo. Produz sinais ocitocinérgicos que estimulam vias parassimpáticas periféricas que emergem da medula sacral, determinando relaxamento de corpos cavernosos e aumento de fluxo sanguíneo peniano. Tem a vantagem de rápido início de ação quando administrado por via sublingual (ver Prescrição). Também necessita de estímulo sexual para desencadear a resposta erétil fisiológica. Não apresenta contraindicação ao uso de nitratos.[2,36]

Em estudo de fase III, ereções ocorreram em 10 a 25 min e foram satisfatórias em 54,4% com uso de 4 mg versus 33,8% com placebo.[53]

Em 107 pacientes que se consultaram por DE, a eficácia (ereções permitindo intercurso) foi de 23,5% e 28,5%, respectivamente, com 2 mg e 3 mg.[54] Efeitos adversos ocorreram em 8,4% de todos os pacientes, sendo náuseas o sintoma prevalente.

Sua eficácia e taxa de satisfação são inferiores às de sildenafila,[36] pelo que tem sido indicado a pacientes com DE leve ou moderada ou de causa psicogênica. Quando disponível, pode ser usado como alternativa à terapia oral em pacientes sob uso de nitratos. Foi aprovado na Europa em apresentação de 2 e 3 mg, mas não nos EUA.[36] No Brasil, seu uso foi interrompido por motivos comerciais.

Outros medicamentos orais

Diretrizes contemporâneas[36,38] não mais recomendam medicamentos orais que precederam a utilização dos inibidores da PDE5, por apresentarem evidências inconclusivas de eficácia no tratamento da DE.

Trazodona, antidepressivo inibidor da recaptação de serotonina, induz priapismo, o que estimulou seu emprego em pacientes com DE. Relatos de casos e pequenos estudos mostraram algum efeito positivo como facilitador da ereção peniana, mas o fármaco não demonstrou superioridade em comparação a placebo.[55] Em paciente com depressão associada, a melhora da função sexual pode ocorrer simplesmente pelo controle do quadro depressivo e não por efeito direto do medicamento.

Ioimbina, alcaloide conhecido por suas propriedades afrodisíacas, foi usada empiricamente por muitos anos no tratamento de DE. Com ação antagonista alfa$_2$-adrenérgica central, modula atividades dopaminérgica e serotoninérgica, com potencial ação estimulante sobre o desejo sexual. Porém, ensaios clínicos não evidenciaram sua eficácia em DE orgânica.[56] Não é mais recomendada no tratamento da DE.[12,36]

Fentolamina é antagonista alfa$_1$ e alfa$_2$-adrenérgico que age principalmente na periferia (órgão-alvo), bloqueando os efeitos de catecolaminas plasmáticas sobre a musculatura lisa dos corpos cavernosos no pênis. Pode ser empregada por vias intracavernosa (FIC) e oral. A formulação oral da fentolamina foi inicialmente empregada em DE, com pressuposto efeito protetor da atividade erétil quando da utilização de alfabloqueadores. Em 2002, ensaio clínico aberto (n = 242) comparou eficácia e segurança de sildenafila (25 a 100 mg) versus fentolamina (40 mg), administradas oralmente, durante 8 semanas.[57] Os escores médios para função erétil no IIEF foram significativamente maiores com sildenafila do que com fentolamina (27,23 versus 19,35, respectivamente; $P = 0,0001$). Sildenafila foi aproximadamente duas vezes mais eficaz em obtenção de relação sexual (88% versus 42%), melhora de ereções (95% versus 51,1%) e de habilidade para ter relação sexual (94,4% versus 46,4%) comparativamente à fentolamina. A suspeita de carcinogênese em modelo animal suspendeu o interesse na fentolamina oral, que não é mais recomendada como alternativa para DE.[36]

Farmacoterapia intracavernosa e transuretral

Farmacoterapia intracavernosa foi a abordagem farmacológica mais empregada no tratamento de DE antes do surgimento de medicamentos orais eficientes. Continua sendo o tratamento medicamentoso mais eficaz (85% de resposta), porém mais invasivo.[36] É opção terapêutica de segunda linha aconselhável para pacientes que não respondem ou têm contraindicação ao tratamento oral, podendo sua eficácia ser prevista pelo TEFI durante a avaliação diagnóstica.

Consiste na injeção intracavernosa de substâncias vasoativas minutos antes do coito. Ao contrário dos medicamentos orais, o efeito vasodilatador direto dos corpos cavernosos produz resposta erétil não vinculada à excitação sexual, com duração média de até 2 h. Pode ser indicada para qualquer tipo de DE. Apenas em pacientes com grave disfunção veno-oclusiva – uma das principais indicações de prótese peniana – ou raros quadros de obstrução arterial grave, antecipa-se a falha terapêutica da FIC. É alternativa segura quando o paciente é bem selecionado e orientado sobre técnica e riscos da aplicação. Pode não ser boa opção em pacientes com pouca destreza manual, obesos ou sem parceira disposta a ajudá-lo com as injeções em caso de necessidade. Apesar da eficácia, apresenta significativo índice de abandono, por ser mais invasiva.

O método com *papaverina* isolada apresentou respostas variáveis e elevado número (15%) de casos de priapismo – ereção prolongada por mais de 6 h após a injeção, que pode ser dolorosa, necessitando intervenção para provocar a detumescência e evitar dano isquêmico aos corpos cavernosos. A FIC com *prostaglandina E1 (alprostadil)* – derivado do metabolismo do ácido araquidônico, com efeito relaxante sobre a musculatura lisa – mostrou eficácia terapêutica e mínima ocorrência de priapismo (< 1%). Esta substância tornou-se a mais utilizada em monoterapia, apesar de apresentar maior índice de dor peniana após as aplicações (10 a 15%) em comparação com as demais opções.[26] Uso conjunto de alprostadil e sildenafila mostrou-se significativamente mais eficaz do que placebo ou sildenafila isolada.[28]

Na tentativa de administrar substâncias vasoativas em corpos cavernosos sem a necessidade de injeções e agulhas, foi desenvolvida a técnica de instilação transuretral, sendo PGE1 (alprostadil) o agente mais utilizado.[30] PGE1 alcança o interior dos corpos cavernosos através de comunicações vasculares entre esses e o corpo esponjoso. Metabolizada nos corpos cavernosos, promove relaxamento muscular liso e vasodilatação por aumento do AMP cíclico intracelular, com consequente ereção peniana, a exemplo do que ocorre com GMPc, ainda que em menor grau. Deformidades uretrais (hipospadia grave), uretrites ou incapacidade de aplicação adequada do fármaco são contraindicações ao uso de aplicações transuretrais.

Farmacoterapia transdérmica e tópica

A terapia transdérmica e tópica para melhoria da disfunção sexual masculina parece ser área promissora, em virtude do aumento de adesão proveniente da facilidade de administração.[58]

Dois estudos randomizados de fase 2 avaliaram o uso tópico de diferentes doses de *alprostadil (creme)* em comparação a placebo em 303 pacientes com DE leve e moderada. Os resultados, em relação à situação basal, sugerem que essa formulação possa ser benéfica, ainda que em níveis inferiores ao tratamento intracavernoso.[32]

Em ensaio clínico aberto (n = 1.161 pacientes com DE), oito doses de 200 μg de *alprostadil* sob forma de creme foram introduzidas no meato uretral antes do intercurso sexual durante 4 semanas. A dose tornou-se, então, flexível, de acordo com a resposta do paciente, que continuou a usar o creme, na frequência de 2 vezes/semana, até 9 meses. Apesar da facilidade de administração, aproximadamente 33% dos pacientes suspenderam o uso. A maioria (73%) selecionou 300 μg de alprostadil como dose final. Ocorreu melhora da função erétil em 74% dos pacientes. A maioria dos efeitos adversos foi de natureza local.[59]

Análise integrada de dois ensaios em paralelo, duplos-cegos, controlados por placebo (n = 1.732) e com 12 semanas de duração mostrou que pacientes em uso de creme de alprostadil (100, 200, ou 300 μg) obtiveram significativa melhora em comparação aos que receberam placebo ($P < 0,001$). Em sua maioria, efeitos adversos foram transitórios e localizados. No entanto, alprostadil transuretral é menos eficaz do que alprostadil intracavernoso no tratamento de DE, e seu uso tem sido abandonado em prol de outras alternativas mais eficazes.[60]

Farmacoterapia de reposição hormonal

Reposição hormonal, ao contrário das terapias antes discutidas, é tratamento específico para causa definida de DE: o hipogonadismo. Sabe-se que hipogonadismo clínico associa-se a redução da libido, disfunção erétil e redução de qualidade e quantidade de ereções matinais. A real prevalência do hipogonadismo masculino é discutida na literatura. Dados do *Baltimore Longitudinal Study on Aging* sugerem que cerca de 20% dos homens com mais de 65 anos apresentam níveis séricos subnormais de testosterona total.[61] Outro estudo populacional relatou que 38,7% dos homens com mais de 45 anos de idade apresentam níveis séricos de testosterona inferiores a 300 ng/dℓ.[62] No entanto, diagnóstico de hipogonadismo requer presença da síndrome clínica, com sinais e sintomas, aliada a baixos níveis de testosterona sérica. A utilização rotineira de hormônios masculinos é recomendada principalmente quando a deficiência hormonal for documentada laboratorialmente, em associação com quadro clínico compatível ou achados teticulares e hipofisários característicos. Nesse caso, o paciente é candidato à terapia de reposição.[63]

A prevalência de hipogonadismo em homens com DE é baixa. Redução significativa de testosterona biodisponível (avaliada por medidas de testosterona total e testosterona livre, preferencialmente pela manhã) deve ser confirmada em nova dosagem. Nesta ocasião, também devem ser avaliados níveis de hormônio luteinizante (LH) (elevados em casos de hipogonadismo testicular e baixos nos casos de disfunção hipofisária); e prolactina (para pesquisa de prolactinomas). Caso haja identificação de prolactinoma, à exceção dos macroadenomas com indicação de tratamento cirúrgico, o uso de bromocriptina controla a hiperprolactinemia e normaliza, na maioria das vezes, os níveis de testosterona sem necessidade de reposição adicional.

O resultado da reposição hormonal masculina no tratamento da DE apresenta algumas limitações.[12,63] Muitas vezes, a melhora da libido não se acompanha de efeito similar na qualidade da ereção, provavelmente pela associação de várias causas orgânicas de DE (como aterosclerose e diabetes melito). Em situações específicas de hipogonadismo, porém, a terapia de reposição hormonal pode ser o único tratamento adequado.

Riscos e benefícios das terapias de reposição hormonal são motivo de discussões acadêmicas e clínicas. Em estudo realizado em 1.031 homens com testosterona sérica < 250 ng/dℓ, houve redução significativa da mortalidade em 48 meses no grupo tratado com reposição hormonal.[64]

Outro estudo sobre reposição hormonal em pacientes diabéticos hipogonádicos mostrou mortalidade 2,3 vezes maior no grupo de pacientes não tratados.[65]

Novo ensaio clínico randomizado, realizado em homens hipogonádicos (> 65 anos) tratados com testosterona gel ou placebo, revelou ganhos significativos em libido, ereções, humor e atividade física no grupo tratado, sem diferenças em eventos cardiovasculares.[66]

Metanálise de 75 estudos randomizados não evidenciou aumento da mortalidade cardiovascular em homens que receberam reposição de testosterona.[67] No entanto, dois outros estudos relataram aumento de até 29% no risco de eventos cardiovasculares (infarto e acidentes vasculares cerebrais) em homens tratados com a reposição hormonal.[68,69]

Quanto a risco de câncer de próstata, reposição hormonal é aparentemente segura, desde que se afaste a presença de doença ativa em pacientes hipogonádicos.[70] Análise colaborativa de dados epidemiológicos de 18 estudos prospectivos corroborou a não associação entre risco de câncer de próstata e concentrações básicas de testosterona.

Tantas controvérsias levaram a FDA norte-americano a publicar diretriz, sugerindo cautela na prescrição de reposição hormonal masculina, uma vez que evidências relacionando reposição de testosterona a aumento de risco cardiovascular ainda são inconclusivas.[72]

Farmacoterapia com associações medicamentosas

A combinação de medicamentos orais com diferentes mecanismos de ação tem o potencial teórico de incrementar a resposta isolada dos fármacos em uso na DE. Porém, pouco ainda existe na literatura a respeito dessas associações, não se recomendando seu emprego.

Ensaio clínico cruzado[73] arrolou 44 pacientes com DE de moderada a grave para, após 4 semanas de período *run-in* com placebo, receber os seguintes tratamentos: sildenafila (100 mg); fentolamina (40 mg) + apomorfina (6 mg); fentolamina (40 mg) + papaverina (150 mg); fentolamina (40 mg) + apomorfina (6 mg) + papaverina (150 mg). Exceto pelos comprimidos de sildenafila, o estudo era duplo-cego para todas as associações de medicamentos. Embora todos os tratamentos se mostrassem superiores às medidas basais, não houve diferença significativa de eficácia entre os grupos. Porém, como a amostra foi de apenas 36 indivíduos que completaram o estudo, não se pode avaliar adequadamente a relevância dos dados.

Ensaios clínicos bem delineados, combinando sildenafila e apomorfina, associação cuja eficácia já foi sugerida em estudo experimental, são desejáveis em países onde ambos estejam disponíveis.

Emprego combinado de sildenafila oral e alprostadil intrauretral em casos de falha da monoterapia e recusa da FIC mostrou bons resultados iniciais.[74]

Associações em farmacoterapia intracavernosa (FIC) também foram testadas.[75] Em estudo cruzado, 91 homens com DE foram randomizados para receber injeção intracavernosa de PGE1 20 mg (esquema A); papaverina 30 mg + fentolamina 1 mg (esquema B); e PGE1 10 mg + papaverina 15 mg + fentolamina 0,5 mg (esquema C), a intervalos de 7 a 10 dias entre as injeções. Rigidez peniana com uso do tratamento C (66 +/− 15%) foi significativamente superior às resultantes dos esquemas B (59 +/− 15%) e A (60 +/− 13%). Não houve diferença entre A e B ($P = 0,46$). A ordem de aplicação dos fármacos não afetou a resposta.

O desenvolvimento de novas alternativas orais é busca constante. Medicamentos que atuem em qualquer nível (central ou periférico) do mecanismo de ereção podem ter papel no tratamento de DE. Exemplos são L-arginina (substrato para produção de óxido nítrico pela enzima óxido nítrico sintetase), limaprosta (formulação oral de PGE1) e *melanotan II* (agonista da melanocortina, aparente modulador central das vias da ereção).[2] Novos inibidores da PDE5 (udenafila e *mirodenafil*) estão sendo desenvolvidos na área clínica, com objetivo de alcançar melhores parâmetros farmacodinâmicos.[40]

Por fim, terapia gênica vem sendo estudada com resultados promissores, como os que se observam em estudos experimentais de transferência do gene da enzima óxido nítrico sintetase, por meio de vetores virais, para corpos cavernosos de animais, aumentando a ereção. Em 2009, foi iniciado o primeiro ensaio clinico de fase 1 utilizando terapia gênica, com resultados iniciais promissores.[76]

Considerando disfunção erétil como sério problema que compromete a qualidade de vida de muitos homens e de suas parceiras, é preciso que os interessados recebam aconselhamento a respeito da terapia, sendo com eles discutidas as várias alternativas e respeitadas suas preferências.

Sumário de seleção de medidas terapêuticas para disfunção erétil.

Intervenção	Grau de recomendação	Nível de evidência	Comentários
Tratamento não medicamentoso			
Abordagens psicoterapêuticas e comportamentais	IIb	C	Para DE por disfunção psicogênica
Dispositivo a vácuo	IIa	C	Segunda linha, ante falha medicamentosa
Prótese peniana	IIa	C	Terceira linha, ante falha medicamentosa; em pacientes com grave disfunção veno-oclusiva
Mudanças de estilo de vida (atividade física, suspensão de fumo e álcool, perda de peso)	I	A	Para prevenção e tratamento de DE, particularmente em obesos
Tratamento medicamentoso			
De uso oral			
Inibidores da fosfodiesterase 5	I	A	Sem evidência de superioridade de algum representante; tadalafila é eficaz em uso contínuo
Apomorfina	IIa	B	Menos eficaz que inibidores da PDE5; em pacientes refratários a esses; sem contraindicação a nitratos
Trazodona	III	B	Discreta eficácia decorrente do efeito antidepressivo em pacientes com depressão associada
Ioimbina	III	B	–
Fentolamina	III	B	Carcinogênese experimental motivou o desuso
Associações medicamentosas	IIb	B	Muitas associações testadas, carecendo de estudos de melhor qualidade
De uso não oral			
Farmacoterapia intracavernosa (FIC)	IIa	B	Opção de segunda linha em falha ou contraindicação de agentes orais; preferência por alprostadil (PGE1)
Associações medicamentosas em FIC	IIb	B	–
Farmacoterapia para instilação transuretral	IIa	B	Menos eficaz que a via intracavernosa; com alprostadil preferencialmente
Farmacoterapia transdérmica e tópica	IIb	B	Alprostadil creme, menos eficaz que o intracavernoso, teve uso abandonado
Terapia de reposição hormonal (testosterona gel)	IIb	A	Eficácia funcional discreta em pacientes com hipogonadismo; controverso risco cardiovascular potencial

Obs.: Detalhes dos principais estudos comparativos estão apresentados no texto.

▶ Prescrição

Alguns cuidados específicos devem ser observados ao prescrever cada classe medicamentosa no tratamento da DE. Orientação adequada ao paciente quanto a administração, ajuste domiciliar de doses e expectativas de resultado é fundamental para a eficácia terapêutica.

Dentre os inibidores da PDE5, administrados por demanda, *citrato de sildenafila* deve ser ingerido cerca de 1 a 2 h antes da relação sexual, em dose de 50 mg, podendo chegar a 100 mg, conforme a resposta clínica. Preferencialmente, orienta-se a tomada em jejum, distante de alimentos gordurosos, que podem reduzir sua absorção.[12] Tem biodisponibilidade ao redor de 40% e meia-vida de 3 a 5 h. O início de ação ocorre 30 min após a ingestão. Por ser metabolizado pelo sistema citocromo P-450 no fígado. Inibidores desse sistema (cimetidina, cetoconazol, eritromicina e inibidores de protease) podem retardar sua eliminação. Sendo assim, em indivíduos que usam esses medicamentos, têm hepatopatia ou insuficiência renal grave, ou cuja idade é superior a 65 anos, sugere-se dose inicial menor, de 25 mg. Recomenda-se não mais que uma tomada a cada 24 h. Imprescindível para o efeito desejado é a necessidade de estímulo sexual, não sendo iniciador da ereção, mas sim facilitador da mesma. A falta dessa orientação ao paciente é causa comum de falha terapêutica.

Tadalafila difere de sildenafila por apresentar meia-vida mais prolongada (17 h), com efeito terapêutico que se mantém por até 24 a 36 h e pico de ação após 2 h. A dose usual é de 20 mg.[36] A apresentação oral diária, disponível nas doses de 2,5 mg e 5 mg, de eficácia similar ao tratamento sob demanda, deve ser sempre administrada em horários similares, 1 vez/dia. A absorção da tadalafila não é influenciada pela proximidade com a alimentação.

Cloridrato de vardenafila é eliminado predominantemente por biotransformação, com metabólitos excretados nas fezes. O início de ação se dá em 1 h: a meia-vida é de 4 a 5 h. As doses são de 10 a 20 mg, mas 5 mg já podem fazer efeito. As doses não precisam ser modificadas em presença de insuficiência renal, mas devem ser diminuídas em presença de insuficiência hepática e uso de inibidores de biotransformação, como ritonavir, indinavir, cetoconazol, itraconazol e eritromicina.[36] Recentemente, formulação de dispersão oral foi desenvolvida para uso por demanda. A farmacocinética dessa formulação não é equivalente à de comprimidos revestidos dados por via oral. Portanto, as duas formas não são intercambiáveis.[77]

Segundo estudos randomizados, a formulação orodispersível superou o placebo (taxas de sucesso de 62,5% *versus* 29,4%, respectivamente), e mostrou rápido início de ação em comparação a comprimidos revestidos de vardenafila.[78]

Udenafila apresenta prescrição similar à de sildenafila, com início de ação em torno de 1 a 1,5 h e duração mais prolongada, chegando a 9 a 12 h.

Apomorfina apresenta ação rápida após administração sublingual e boa tolerabilidade. Por via subcutânea (usada tradicionalmente para obtenção de efeito emético em animais), provoca resultado erétil adequado, mas com índice significativo de náuseas em homens.[12] A administração de 2 ou 3 mg, por via sublingual, permite rápido início de efeito (15 a 25 min) e evita o importante metabolismo de primeira passagem do fármaco no fígado, empecilho para seu uso oral. Deve-se orientar o paciente a não ingerir o medicamento, a fim de preservar sua eficácia, e a tomar pequena quantidade de água, para facilitar a absorção pela mucosa oral. A dose pode ser repetida após 8 h.[2]

Formulações orais de *trazodona*, *ioimbina* e *fentolamina* estão em desuso no tratamento da DE.[3]

A aplicação intracavernosa, independentemente de agente ou associação utilizados, deve obedecer a orientações gerais de assepsia, técnica de injeção adequada com agulha fina (tipo insulina) e compressão do local puncionado por breve período, para evitar a ocorrência de hematoma. Como o início de ação dos fármacos intracavernosos é quase imediato (5 a 15 min), devem ser empregados por demanda, momentos antes do coito. Pacientes que apresentem dor peniana durante a ereção, normalmente por uso de PGE1, podem beneficiar-se da injeção combinada com bicarbonato de sódio ou lidocaína.

A aplicação transuretral de *alprostadil* requer técnica adequada, a exemplo da FIC, exceto por dispensar a injeção com agulha. Conhecido por *MUSE (medicated transurethral system for erection)*,[30] o sistema com aplicador intrauretral é adquirido em conjunto com o medicamento sob forma de *pellet*. A dose escolhida é aquela capaz de determinar ereção. A duração de efeito é de 30 a 60 min. Devem-se usar somente dois sistemas no decorrer de 24 h. Recomenda-se, para aumentar a permanência do fármaco nos corpos cavernosos e seu resultado erétil, o uso de um anel constritor na base do pênis antes da administração. Durante a gestação, essa via é desencorajada ou deve ser utilizada com preservativo, devido à presença de prostaglandina na uretra masculina.

Reposição hormonal com *testosterona* pode ser feita por vias oral, intramuscular ou transdérmica, cada qual apresentando vantagens e desvantagens. A esterificação da testosterona no carbono 17 a torna menos suscetível ao metabolismo hepático e aumenta o efeito terapêutico. Ésteres de testosterona para uso intramuscular apresentam baixo custo e restauram eficazmente os níveis hormonais no hipogonadismo. *Cipionato* e *enantato de testosterona*, ésteres de longa ação, atingem níveis suprafisiológicos nas primeiras 72 h, com declínio gradual dentro de 2 a 3 semanas, quando devem ser então readministrados. *Propionato de testosterona*, de curta ação, necessita administração parenteral diária e, por isso, é pouco utilizado. Entre as desvantagens da reposição parenteral, está a falta de reprodução das variações circadianas normais. Níveis elevados de testosterona logo após a aplicação provocam o chamado efeito "montanha-russa", com potenciais variações de humor e libido em fase inicial, incômodas para muitos pacientes.[23] Elevações intermitentes podem provocar ainda mastalgia e ginecomastia em algum grau. Se persistentes, níveis hormonais suprafisiológicos podem levar à infertilidade por supressão de LH e hormônio foliculoestimulante (FSH). Tendo baixo custo e longo intervalo de administração, ésteres de testosterona administrados por via intramuscular a cada 2 a 3 semanas constituem a forma de reposição mais utilizada.

Undecanoato de testosterona de longa ação é administrado por via intramuscular, trimestralmente. Determina níveis mais fisiológicos de testosterona ao longo do tempo, evitando picos suprafisiológicos observados com as outras formulações intramusculares. Apesar de maior custo, a comodidade posológica e a eficácia terapêutica tornam essa opção atraente.[79]

Metiltestosterona e *fluoximesterona* são formulações orais de testosterona. Apesar de modificadas para suplantar o elevado metabolismo de primeira passagem da testosterona, apresentam absorção errática (sem reproduzir o ritmo circadiano hormonal) e significativo potencial de hepatotoxicidade (hepatite colestática, adenomas hepatocelulares e cistos hemorrágicos de fígado). Apenas undecanoato de testosterona (éster), formulação lipossolúvel de testosterona, é considerado efetivo por via oral. Não apresenta metabolismo de primeira passagem, nem hepatotoxicidade. Necessita ser administrado junto com as refeições. Apesar da comodidade da via, exige administração diária. Usado em vários países (exceto nos EUA, onde não está disponível), seu custo mais elevado limita o emprego em larga escala no Brasil.[12]

Testosterona transdérmica, se aplicada pela manhã, é a que melhor reproduz as variações circadianas dos níveis hormonais.[12] A apresentação como adesivo escrotal implica maiores cuidados com a pele da região e apresenta alguma dificuldade de manutenção no local. Pelos elevados níveis da enzima 5-alfarredutase (enzima que transforma testosterona em di-hidrotestosterona [DHT]) na pele escrotal, os níveis de DHT elevam-se desproporcionalmente com o uso transdérmico, tendo repercussões ainda não bem definidas, especialmente quanto a risco de câncer de próstata. Os adesivos cutâneos não escrotais (braço, dorso e pernas) evitam aqueles problemas, embora também possam ocasionar prurido, dermatite crônica e de contato. Recomenda-se a variação dos locais de aplicação para minimizar esses efeitos adversos. O uso de adesivo transdérmico determina efeitos sistêmicos inferiores aos observados com as preparações injetáveis, sobretudo no que se refere a alterações de eritropoese e supressão de gonadotrofinas.

Testosterona pode ainda ser administrada sob a forma de gel a 1%. Nesta formulação, é menos visível, e há redução dos efeitos adversos locais observados com os adesivos, embora irritação cutânea possa ocorrer. Pode elevar os níveis androgênicos da parceira, se houver contato prolongado (> 15 min) com a pele.

As diferentes alternativas de reposição hormonal devem ser individualizadas para cada paciente, estando sumarizadas no Quadro 59.5.

▶ Seguimento

A melhora da qualidade de ereção é o principal objetivo do tratamento da disfunção erétil. Além da avaliação subjetiva do paciente, o uso de questionários pode ser útil na avaliação da resposta terapêutica. Consultas médicas periódicas são importantes para a orientação continuada do paciente quanto a administração, expectativas, efeitos adversos e aceitação do tratamento.

Questionários autoaplicáveis, validados e preenchidos pelo paciente podem ajudar a quantificar a intensidade dos sintomas e monitorar a resposta ao tratamento. Indispensáveis em pesquisa clínica, seu uso pode ser limitado na prática diária pelo tempo despendido em seu preenchimento. Nesse sentido, alguns questionários, já validados em vários idiomas, são extremamente úteis no consultório. Assim são o Índice Internacional de Função Erétil (IIEF), proposto originalmente com 15 questões, e sua versão em 5 questões (IIEF-5).[12] Entretanto, tais instrumentos em nenhum momento substituem a anamnese bem realizada.

Nos pacientes em tratamento oral com inibidores da PDE5, reavaliação de forma e momento da administração, estímulo sexual adequado e titulação da dose podem tornar bem-sucedidos casos de falha terapêutica inicial. Recomenda-se, no mínimo, de 6 a 8 tentativas de uso de medicamento oral antes de caracterizar a falha e optar-se por outro inibidor da PDE5. Na primeira administração, em pacientes responsivos, sildenafila apresenta bons resultados em 55% das vezes. A resposta aumenta para 65% na segunda tomada e 86%, na oitava. Baixa resposta com dose usual (50 mg) pode ser corrigida com seu incremento para 100 mg.

Inibidores da PDE5 são bem tolerados, apresentando baixo índice de abandono. Embora haja relatos isolados de ereção prolongada e priapismo com uso de sildenafila, nenhum caso comprovado de priapismo em estudos de avaliação de segurança ou em ensaios clínicos controlados por placebo foi observado. Resultados de 18 dos 21 ensaios clínicos feitos com sildenafila em 3.700 homens (equivalentes a 1.631 anos de exposição) não evidenciaram efeitos graves atribuíveis ao fármaco.

Análise multivariada não revelou aumento de risco cardiovascular em pacientes utilizando inibidores de PDE5 em estudos de fase 3, em relação ao risco ajustado para idade nos pacientes em uso de placebo. Entretanto, um caso fatal com superdosagem de sildenafila foi registrado, mostrando à necropsia cardiomegalia com cardiomiopatia dilatada e coronariopatia difusa. O paciente tinha várias condições de risco favorecedoras desse desfecho.[80]

Em consenso, houve recomendações no sentido de avaliar condições cardiovasculares e de saúde em geral em pacientes previamente ao uso de inibidores de PDE5.[81]

Cloridrato de vardenafila, associado a leve alargamento de onda Q, é o único inibidor que alerta em sua bula quanto à possível interferência em pacientes com arritmias prévias.

Necessidade de iniciar terapia contínua ou intermitente com nitratos é contraindicação absoluta do uso de inibidores da PDE5. Recomenda-se preferência por outros fármacos antianginosos se houver dor torácica dentro de 24 h após uso dos inibidores da PDE5.[12]

Tadalafila, por sua maior seletividade, parece ter perfil de efeitos adversos discretamente melhor. Não são observadas, por exemplo, alterações visuais. Mialgias podem ser mais frequentes com tadalafila do que com os demais inibidores (2 a 4 % *versus* 0,2%).[12,36]

Quadro 59.5 ▪ Reposição hormonal androgênica.

Compostos	Forma farmacêutica	Vantagens de uso	Desvantagens de uso
Via intramuscular			
Enantato de testosterona	Solução oleosa para injeção	Baixo custo	Picos suprafisiológicos
Cipionato de testosterona	Solução oleosa para injeção	Comodidade posológica (a cada 2 ou 3 semanas)	Ausência de reprodução do ciclo circadiano
Undecanoato de testosterona	Solução oleosa para injeção	Maior comodidade posológica (trimestral) Níveis fisiológicos	Custo elevado
Via oral			
Metiltestosterona	–	VO	Absorção irregular
Fluoximesterona	–	VO	Uso diário Ausência de reprodução do ciclo circadiano Hepatotoxicidade
Undecanoato de testosterona	Formulação lipossolúvel	VO S/metabolismo de 1ª passagem S/hepatotoxicidade Reprodução do ciclo circadiano	Absorção irregular Custo elevado Administração diária
Via cutânea			
Testosterona			
Aplicação não escrotal	Adesivo transdérmico	Menos efeitos sistêmicos	Alto custo Dermatite Adesivo aparente
Aplicação escrotal	Adesivo transdérmico	Menos efeitos sistêmicos	Dermatite Necessidade de tricotomia escrotal
	Gel a 1%	Menor frequência de dermatite	Exposição da parceira ao contato Custo elevado

Adaptado da referência 1.

A presença significativa de PDE6 na retina parece ser responsável pelo aparecimento de efeitos adversos visuais transitórios com sildenafila ou vardenafila. Desencoraja-se a prescrição para pacientes com retinite pigmentosa. Neuropatia óptica anterior não arterítica (NAION), outra condição definida como neuropatia óptica isquêmica na ausência de arterite temporal e polimialgia reumática, foi descrita com uso de inibidores da PDE5 em cerca de 10 relatos de caso. No entanto, revisão sistemática[82] de 67 ensaios clínicos, duplos-cegos e controlados por placebo (mais de 14.000 homens) não revelou a presença de NAION com uso de 50 e 100 mg de sildenafila. O medicamento também não se associou a eventos cardiovasculares, priapismo e perda auditiva. Em pacientes com sintomas visuais após o uso de sildenafila, a troca por tadalafila ou avanafila pode ser tentada.

Aspecto relevante no acompanhamento de pacientes com DE é o uso comum de alfabloqueadores para tratamento de hiperplasia prostática benigna (HPB), frequente após 50 anos de idade. Inibidores da PDE5 podem interagir com esses fármacos, desencadeando hipotensão postural. Este risco é menos importante com tansulosina, alfabloqueador mais seletivo.[83,84] Recomenda-se não usar inibidores da PDE5 até 4 h após a ingestão de alfabloqueadores. Por outro lado, inibidores PDE5 melhoram HPB, por provável relaxamento da musculatura lisa prostática, devido a aumento de GMPc. Seu uso isolado ou combinado com alfabloqueadores para tratamento de HPB constitui foco atual de pesquisa clínica.[85]

No seguimento de pacientes em uso de FIC deve-se atentar para ocorrência tardia de nódulos ou fibrose dos corpos cavernosos e necessidade de troca de medicamento ou associação medicamentosa. Pacientes apresentando falha terapêutica com FIC ou alprostadil transuretral podem responder a uso oral de sildenafila, quando ainda não tiver sido testada. Orientação ao paciente sobre a conduta frente a priapismo, possível complicação da FIC, é aspecto essencial. Em casos de ereção persistente, por mais de 4 a 6 h, o paciente deve procurar o médico ou encaminhar-se a atendimento de emergência para tratamento imediato. Normalmente é boa a resposta à aspiração dos corpos cavernosos ou à injeção intracavernosa de agonistas adrenérgicos (fenilefrina ou epinefrina).

No tratamento do hipogonadismo associado à DE, deve-se empregar reposição androgênica por pelo menos 3 meses. Melhora clínica é o principal evento de interesse, embora a normalização dos níveis hormonais possa ser documentada. Em caso de resposta clínica favorável, cria-se um compromisso bilateral entre médico e paciente, a longo prazo, para monitoramento de benefício e efeitos adversos.

Embora a reposição hormonal seja razoavelmente segura, não é isenta de riscos. Potenciais efeitos adversos relacionados a próstata, função hepática, sistemas cardiovascular e hematopoético devem ser controlados de forma atenta e continuada. Devem ser avaliados perfil lipídico, função hepática, hemograma e antígeno prostático específico (PSA), além da realização de toque retal, a cada 4 meses no primeiro ano e, após, semestralmente. Eritrocitose é efeito comumente observado em tratamento a longo prazo, por ser testosterona um fator de crescimento. Recomenda-se suspensão do tratamento se o hematócrito alcançar 50%. Aumento dos níveis de androgênios (testosterona e DHT) pode, em tese, estimular o crescimento de hiperplasia benigna ou carcinoma oculto de próstata, sendo necessária avaliação periódica semestral, a partir dos 40 anos, na vigência de tratamento.[36]

Reposição de testosterona tem contraindicação absoluta em homens com diagnóstico de carcinoma de próstata não tratado ou em progressão.[36] Atualmente, porém, tem-se proposto emprego de reposição hormonal em indivíduos previamente tratados para câncer de próstata e sem evidência de doença residual, mas com hipogonadismo sintomático, desde que com estreito monitoramento clínico e do PSA.[86] Presença de hiperplasia prostática benigna sintomática é contraindicação relativa, pelo risco de exacerbar o quadro urinário obstrutivo devido ao crescimento prostático.[12] Nos casos de falha terapêutica com respeito à qualidade de ereção, investiga-se comorbidade associada, muitas vezes a principal causa de DE, mesmo na presença de hipogonadismo. Deve-se, nesse caso, avaliar a continuação ou não da reposição androgênica, conforme seus efeitos sobre outros sistemas que compõem o quadro de DAEM. Não havendo benefício evidente, suspende-se o tratamento pelos potenciais efeitos adversos a longo prazo.

Efeitos adversos e interações medicamentosas clinicamente relevantes dos fármacos abordados são vistos no Quadro 59.6.

Quadro 59.6 ▪ Efeitos adversos e interações relevantes de medicamentos em DE.

Tratamento e representantes	Efeitos adversos	Interações
Farmacoterapia oral e sublingual		
Sildenafila	Cefaleia, rubor facial, congestão nasal, dispepsia, distúrbio transitório de discriminação das cores azul e verde	Nitratos Alfabloqueadores Alimentos gordurosos e álcool reduzem a absorção Cimetidina, eritromicina, cetoconazol e inibidores de protease retardam a eliminação hepática
Tadalafila	Cefaleia, rubor facial, congestão nasal, dor lombar, dispepsia	Nitratos Alfabloqueadores Pode ser ingerido junto a alimentos ou álcool
Vardenafila	Cefaleia, rubor facial, dispepsia, rinite	Nitratos Alfabloqueadores Pode ser ingerido junto a alimentos ou álcool
Apomorfina	Náuseas, cefaleia, tontura, sudorese, rubor facial, tosse, sudorese, rinite, faringite, distúrbio do gosto, sonolência, síncope vasovagal (rara), cautela ao dirigir e manipular máquinas	Antipsicóticos, entacapona, nitratos
Farmacoterapia intracavernosa (FIC)		
Papaverina	Síncope vasovagal, priapismo, pequenos hematomas, equimoses, fibrose peniana, formação de nódulos	
Papaverina + fentolamina	Menos efeitos que os dos fármacos isolados	
PGE1 (alprostadil)	Rubor facial, febre, dor peniana, priapismo (menos comum), cefaleia, fibrose peniana	Anti-hipertensivos
Papaverina + fentolamina + PGE1	Menos efeitos que os dos fármacos isolados	
Farmacoterapia transuretral		
PGE1 (alprostadil)	Ardência e sangramento uretrais, sintomas vasovagais, dor peniana	Anti-hipertensivos
Farmacoterapia de reposição hormonal		
Testosterona	Eritrocitose, mastalgia, ginecomastia, níveis hormonais suprafisiológicos, infertilidade, hepatotoxicidade, dermatite, retenção urinária (predisposição), progressão de câncer prostático oculto	Anticoagulantes orais Antidiabéticos

Pacientes com DE orgânica em acompanhamento adequado, mas refratários a medicamentos orais, farmacoterapia intracavernosa, instilação transuretral de PGE1 e uso da bomba a vácuo, devem ser considerados candidatos à colocação de prótese peniana ou, em raros casos selecionados, cirurgia de revascularização peniana. Nessa circunstância, se faz necessário encaminhamento a serviços de referência no manejo de DE.

Apesar dos grandes avanços terapêuticos dos últimos anos, ainda muitos pacientes não têm acesso ou resposta adequada a tratamentos pouco invasivos para DE. O esforço continuado futuro se concentrará na busca de alternativas farmacológicas mais eficazes, de baixo custo e ampla aceitação entre as diversas populações de indivíduos acometidos.

▶ Referências bibliográficas

1. Wroclawski ER, Torres LO. *Reunião de diretrizes básicas em disfunção erétil e sexualidade da Sociedade Brasileira de Urologia – II Consenso Brasileiro de Disfunção Erétil*. São Paulo: BG Cultural; 2002. 111 p.
2. Lue TF. Physiology of penile erection and pathophysiology of erectile dysfunction. In: Wein AJ, Kavoussi LR, editors. *Campbell-Walsh Urology*. 10th Ed. Philadelphia: Elsevier; 2012: 687-720.
3. Montague DK, Jarow JP, Broderick GA, Dmochowski RR, Heaton JP, Lue TF et al.; Erectile Dysfunction Guideline Update Panel. Chapter 1: The management of erectile dysfunction: an AUA update. *J Urol*. 2005; 174 (1):230-239.
4. Moreira ED, Jr., Abdo CH, Torres EB, Lobo CF, Fittipaldi JA. Prevalence and correlates of erectile dysfunction: results of the Brazilian study of sexual behavior. *Urology*. 2001; 58 (4):583-588.
5. Moreira ED, Jr., Lbo CF, Diament A, Nicolosi A, Glasser DB. Incidence of erectile dysfunction in men 40 to 69 years old: results from a population-based cohort study in Brazil. *Urology* .2003; 61(2):431-436.
6. Abdo CH, Afif-Abdo JM. Estudo populacional do envelhecimento (EPE): primeiros resultados masculinos. *Rev Bras Med*. 2007; 64: 379-383.
7. Laumann EO, Glasser DB, Neves RC, Moreira ED, Jr., Group GI. A population-based survey of sexual activity, sexual problems and associated help-seeking behavior patterns in mature adults in the United States of America. *Int J Impot Res*. 2009; 21(3):171-178.
8. Moreira ED, Glasser DB, Nicolosi A, Duarte FG, Gingell C, Group GI. Sexual problems and help-seeking behaviour in adults in the United Kingdom and continental Europe. *BJU Int*. 2008;101(8):1005-1011.
9. Glina S. *Disfunção erétil*. Material didático Programa da Escola Superior de Urologia/Pfizer de Educação Continuada, São Paulo: Sociedade Brasileira de Urologia. 2002.
10. Rosen RC. Psychogenic erectile dysfunction. Classification and management. *Urol Clin North Am*. 2001; 28(2):269-278.
11. Beckwith AC, Green J, Goldmeier D, Hetherton J. Dysfunctional ideas ('male myths') are a result of, rather than the cause of, psychogenic erectile dysfunction in heterosexual men. *Int J STD AIDS*. 2009; 20(9):638-641.
12. Burnett AL. Evaluation and management of erectile dysfunction. In: Wein AJ, Kavoussi LR, editors. *Campbells-Walsh Urology*. 10th ed. Philadelphia: Elsevier; 2012: 721-748.
13. Hatzimouratidis K, Eardley I, Giuliano F, Moncada I, Salonia A. *Guidelines on male sexual dysfunction: erectile dysfunction and premature ejaculation*. Updated 2015. European Association of Urology. Disponível em: http://uroweb.org/guideline/male-sexual-dysfunction [Acesso em 20/03/2016]
14. Dong JY, Zhang YH, Qin LQ. Erectile dysfunction and risk of cardiovascular disease: meta-analysis of prospective cohort studies. *J Am Coll Cardiol*. 2011;58(13):1378-1385.
15. Gandaglia G, Briganti A, Jackson G, Kloner RA, Montorsi F, Montorsi P et al. A systematic review of the association between erectile dysfunction and cardiovascular disease. *Eur Urol*. 2014;65(5):968-978.
16. Brock G. Diagnosing erectile dysfunction could save your patient's life. *Can Urol Assoc J* 2014; 8(7-8 Suppl 5):S151-152.
17. Montorsi P, Ravagnani PM, Galli S, Rotatori F, Veglia F, Briganti A et al. Association between erectile dysfunction and coronary artery disease. Role of coronary clinical presentation and extent of coronary vessels involvement: the COBRA trial. *Eur Heart J*. 2006; 27(22):2632-2639.
18. Nehra A, Jackson G, Miner M, Billups KL, Burnett AL, Buvat J et al. The Princeton III Consensus recommendations for the management of erectile dysfunction and cardiovascular disease. *Mayo Clin Proc*. 2012; 87(8):766-778.
19. Gooren LJ. Androgens and male aging: Current evidence of safety and efficacy. *Asian J Androl*. 2010;12(2):136-151.
20. Telöken C. Disfunção erétil – tratamento. Material didático Programa da Escola Superior de Urologia/Pfizer de Educação Continuada, São Paulo: Sociedade Brasileira de Urologia. 2002.
21. Gupta BP, Murad MH, Clifton MM, Prokop L, Nehra A, Kopecky SL. The effect of lifestyle modification and cardiovascular risk factor reduction on erectile dysfunction: a systematic review and meta-analysis. *Arch Intern Med*. 2011;171(20):1797-1803.
22. Glina S, Sharlip ID, Hellstrom WJ. Modifying risk factors to prevent and treat erectile dysfunction. *J Sex Med*. 2013;10(1):115-119.
23. Esposito K, Giugliano F, Di Palo C, Giugliano G, Marfella R, D'Andrea F et al. Effect of lifestyle changes on erectile dysfunction in obese men: a randomized controlled trial. *JAMA*. 2004; 291(24):2978-2984.
24. Blonde L. Sildenafil citrate for erectile dysfunction in men with diabetes and cardiovascular risk factors: a retrospective analysis of pooled data from placebo-controlled trials. *Curr Med Res Opin*. 2006; 22 (11):2111-2120.
25. Dula E, Bukofzer S, Perdok R, George M, Apomorphine SLSG. Double-blind, crossover comparison of 3 mg apomorphine SL with placebo and with 4 mg apomorphine SL in male erectile dysfunction. *Eur Urol*. 2001; 39 (5):558-563.
26. Giuliano F, Montorsi F, Mirone V, Rossi D, Sweeney M. Switching from intracavernous prostaglandin E1 injections to oral sildenafil citrate in patients with erectile dysfunction: results of a multicenter European study. The Sildenafil Multicenter Study Group. *J Urol*. 2000; 164 (3 Pt 1): 708-711.
27. Goldstein I, Lue TF, Padma-Nathan H, Rosen RC, Steers WD, Wicker PA. Oral sildenafil in the treatment of erectile dysfunction. Sildenafil Study Group. *N Engl J Med*. 1998; 338 (20): 1397-1404.
28. Gutierrez P, Hernandez P, Mas M. Combining programmed intracavernous PGE1 injections and sildenafil on demand to salvage sildenafil nonresponders. *Int J Impot Res*. 2005;17(4):354-358.
29. Hellstrom WJ, Gittelman M, Karlin G, Segerson T, Thibonnier M, Taylor T et al. Sustained efficacy and tolerability of vardenafil, a highly potent selective phosphodiesterase type 5 inhibitor, in men with erectile dysfunction: results of a randomized, double-blind, 26-week placebo-controlled pivotal trial. *Urology*. 2003;61(4 Suppl 1):8-14.
30. Mulhall JP, Jahoda AE, Ahmed A, Parker M. Analysis of the consistency of intraurethral prostaglandin E(1) (MUSE) during at-home use. *Urology*. 2001; 58 (2):262-266.
31. Nurnberg HG, Hensley PL, Gelenberg AJ, Fava M, Lauriello J, Paine S. Treatment of antidepressant-associated sexual dysfunction with sildenafil: a randomized controlled trial. *JAMA*. 2003; 289(1): 56-64.
32. Padma-Nathan H, Steidle C, Salem S, Tayse N, Yeager J, Harning R. The efficacy and safety of a topical alprostadil cream, Alprox-TD, for the treatment of erectile dysfunction: two phase 2 studies in mild-to-moderate and severe ED. *Int J Impot Res*. 2003;15 (1):10-17.
33. Porst H, Giuliano F, Glina S, Ralph D, Casabe AR, Elion-Mboussa A et al. Evaluation of the efficacy and safety of once-a-day dosing of tadalafil 5 mg and 10 mg in the treatment of erectile dysfunction: results of a multicenter, randomized, double-blind, placebo-controlled trial. *Eur Urol*. 2006; 50 (2):351-359.
34. Safarinejad MR, Kolahi AA, Ghaedi G. Safety and efficacy of sildenafila citrate in treating erectile dysfunction in patients with combat-related post-traumatic stress disorder: a double-blind, randomized and placebo-controlled study. *BJU Int* 2009;104 (3):376-383.
35. Viswaroop B, B A, Gopalakrishnan G. Evaluating erectile dysfunction: oral sildenafil versus intracavernosal injection of papaverine. *Natl Med J India*. 2005;18 (6):299-301.
36. Wespes E, Amar E, Hatzichristou D, Hatzimouratidis K, Montorsi F, Pryor J et al. EAU Guidelines on erectile dysfunction: an update. *Eur Urol*. 2006; 49 (5): 806-815.
37. Tsertsvadze A, Fink HA, Yazdi F, MacDonald R, Bella AJ, Ansari MT et al. Oral phosphodiesterase-5 inhibitors and hormonal treatments for erectile dysfunction: a systematic review and meta-analysis. *Ann Intern Med*. 2009; 151(9): 650-661.
38. Qaseem A, Snow V, Denberg TD, Casey DE, Jr., Forciea MA, Owens DK et al. Hormonal testing and pharmacologic treatment of erectile dysfunction: a clinical practice guideline from the American College of Physicians. *Ann Intern Med*. 2009;151(9):639-649.
39. Smith WB, 2nd, McCaslin IR, Gokce A, Mandava SH, Trost L, Hellstrom WJ. PDE5 inhibitors: considerations for preference and long-term adherence. *Int J Clin Pract*. 2013; 67 (8):768-780.
40. Carson CC, 3rd. Phosphodiesterase type 5 inhibitors: state of the therapeutic class. *Urol Clin North Am*. 2007; 34 (4): 507-515.
41. Coward RM, Carson CC. Tadalafil in the treatment of erectile dysfunction. *Ther Clin Risk Manag*. 2008; 4 (6):1315-1330.

42. Donatucci CF, Wong DG, Giuliano F, Glina S, Dowsett SA, Watts S et al. Efficacy and safety of tadalafil once daily: considerations for the practical application of a daily dosing option. Curr Med Res Opin. 2008; 24 (12):3383-3392.
43. Porst H, Gacci M, Buttner H, Henneges C, Boess F. Tadalafil once daily in men with erectile dysfunction: an integrated analysis of data obtained from 1913 patients from six randomized, double-blind, placebo-controlled, clinical studies. Eur Urol. 2014; 65 (2): 455-464.
44. Kaplan SA. Tadalafil for the treatment of benign prostatic hyperplasia: when the moment does not add up. Eur Urol. 2013; 63 (3): 517-518.
45. Eardley I, Lee JC, Shabsigh R, Dean J, Maggi M, Neuser D et al. Vardenafil improves erectile function in men with erectile dysfunction and associated underlying conditions, irrespective of the use of concomitant medications. J Sex Med. 2010; 7(1 Pt 1):244-255.
46. Cho MC, Paick JS. Udenafil for the treatment of erectile dysfunction. Ther Clin Risk Manag. 2014;10:341-354.
47. Moon KH, Ko YH, Kim SW, Moon du G, Kim JJ, Park NC et al. Efficacy of once-daily administration of udenafil for 24 weeks on erectile dysfunction: results from a randomized multicenter placebo-controlled clinical trial. J Sex Med. 2015;12(5):1194-1201.
48. Glina S, Fonseca GN, Bertero EB, Damiao R, Rocha LC, Jardim CR et al. Efficacy and tolerability of lodenafil carbonate for oral therapy of erectile dysfunction: a phase III clinical trial. J Sex Med. 2010;7(5):1928-1936.
49. Wang R, Burnett AL, Heller WH, Omori K, Kotera J, Kikkawa K et al. Selectivity of avanafil, a PDE5 inhibitor for the treatment of erectile dysfunction: implications for clinical safety and improved tolerability. J Sex Med. 2012; 9 (8):2122-2129.
50. Kyle JA, Brown DA, Hill JK. Avanafil for erectile dysfunction. Ann Pharmacother. 2013; 47 (10):1312-1320.
51. Goldstein I, McCullough AR, Jones LA, Hellstrom WJ, Bowden CH, Didonato K et al. A randomized, double-blind, placebo-controlled evaluation of the safety and efficacy of avanafil in subjects with erectile dysfunction. J Sex Med. 2012; 9 (4):1122-1133.
52. Gillies HC, Roblin D, Jackson G. Coronary and systemic hemodynamic effects of sildenafil citrate: from basic science to clinical studies in patients with cardiovascular disease. Int J Cardiol. 2002; 86 (2-3):131-141.
53. Heaton JP. Apomorphine: an update of clinical trial results. Int J Impot Res 2000;12 Suppl 4:S67-73.
54. Martinez R, Puigvert A, Pomerol JM, Rodriguez-Villalba R. Clinical experience with apomorphine hydrochloride: the first 107 patients. J Urol. 2003;170 (6 Pt 1):2352-2355.
55. Costabile RA, Spevak M. Oral trazodone is not effective therapy for erectile dysfunction: a double-blind, placebo controlled trial. J Urol. 1999;161(6):1819-1822.
56. Guay AT, Spark RF, Jacobson J, Murray FT, Geisser ME. Yohimbine treatment of organic erectile dysfunction in a dose-escalation trial. Int J Impot Res. 2002;14 (1):25-31.
57. Ugarte F, Hurtado-Coll A. Comparison of the efficacy and safety of sildenafila citrate (Viagra) and oral phentolamine for the treatment of erectile dysfunction. Int J Impot Res. 2002;14 Suppl 2:S48-53.
58. Ohebshalom M, Mulhall JP. Transdermal and topical pharmacotherapy for male sexual dysfunction. Expert Opin Drug Deliv. 2005; 2 (1):115-120.
59. Rooney M, Pfister W, Mahoney M, Nelson M, Yeager J, Steidle C. Longterm, multicenter study of the safety and efficacy of topical alprostadil cream in male patients with erectile dysfunction. J Sex Med. 2009;6(2):520-534.
60. Eardley I, Donatucci C, Corbin J, El-Meliegy A, Hatzimouratidis K, McVary K et al. Pharmacotherapy for erectile dysfunction. J Sex Med. 2010;7(1 Pt 2):524-540.
61. Harman SM, Metter EJ, Tobin JD, Pearson J, Blackman MR, Baltimore Longitudinal Study of A. Longitudinal effects of aging on serum total and free testosterone levels in healthy men. Baltimore Longitudinal Study of Aging. J Clin Endocrinol Metab. 2001;86(2):724-731.
62. Mulligan T, Frick MF, Zuraw QC, Stemhagen A, McWhirter C. Prevalence of hypogonadism in males aged at least 45 years: the HIM study. Int J Clin Pract. 2006; 60(7):762-769.
63. Morales A, Heaton JP. Hormonal erectile dysfunction. Evaluation and management. Urol Clin North Am. 2001; 28 (2):279-288.
64. Shores MM, Smith NL, Forsberg CW, Anawalt BD, Matsumoto AM. Testosterone treatment and mortality in men with low testosterone levels. J Clin Endocrinol Metab. 2012;97(6):2050-2058.
65. Muraleedharan V, Marsh H, Kapoor D, Channer KS, Jones TH. Testosterone deficiency is associated with increased risk of mortality and testosterone replacement improves survival in men with type 2 diabetes. Eur J Endocrinol. 2013;169 (6):725-733.
66. Snyder PJ, Bhasin S, Cunningham GR, Matsumoto AM, Stephens-Shields AJ, Cauley JA et al. Effects of testosterone treatment in older men. N Engl J Med. 2016;374(7):611-624.
67. Corona G, Maseroli E, Rastrelli G, Isidori AM, Sforza A, Mannucci E et al. Cardiovascular risk associated with testosterone-boosting medications: a systematic review and meta-analysis. Expert Opin Drug Saf. 2014;13(10):1327-1351.
68. Finkle WD, Greenland S, Ridgeway GK, Adams JL, Frasco MA, Cook MB et al. Increased risk of non-fatal myocardial infarction following testosterone therapy prescription in men. PloS One. 2014; 9 (1):e85805.
69. Vigen R, O'Donnell CI, Baron AE, Grunwald GK, Maddox TM, Bradley SM et al. Association of testosterone therapy with mortality, myocardial infarction, and stroke in men with low testosterone levels. JAMA. 2013; 310 (17):1829-1836.
70. Morgentaler A. Testosterone and prostate cancer: an historical perspective on a modern myth. Eur Urol. 2006; 50 (5):935-939.
71. Endogenous Hormones and Prostate Cancer Collaborative Group, Roddam AW, Allen NE, Appleby P, Key TJ. Endogenous sex hormones and prostate cancer: a collaborative analysis of 18 prospective studies. J Natl Cancer Inst. 2008;100 (3):170-183.
72. FDA Drug Safety Communication: FDA cautions about using testosterone products for low testosterone due to aging: requires labeling change to inform of possible increased risk of heart attack and stroke with use: U.S. Food and Drug Administration; 2015. Disponível em: http://www.fda.gov. [Acesso em 10 de maio de 2016]
73. Lammers PI, Rubio-Auriooles E, Castell R, Castaneda J, Ponce de Leon R, Hurley D et al. Combination therapy for erectile dysfunction: a randomized, double blind, unblinded active-controlled, cross-over study of the pharmacodynamics and safety of combined oral formulations of apomorphine hydrochloride, phentolamine mesylate and papaverine hydrochloride in men with moderate to severe erectile dysfunction. Int J Impot Res. 2002;14 (1): 54-59.
74. Nehra A, Blute ML, Barrett DM, Moreland RB. Rationale for combination therapy of intraurethral prostaglandin E(1) and sildenafil in the salvage of erectile dysfunction patients desiring noninvasive therapy. Int J Impot Res. 2002;14 Suppl 1:S38-42.
75. Ribe N, Rajmil O, Bassas L, Jurado C, Pomerol JM. Response to intracavernous administration of 3 different drugs in the same group of patients with erectile dysfunction. Arch Esp Urol. 2001; 54 (4): 355-359.
76. Melman A, Rojas L, Christ G. Gene transfer for erectile dysfunction: will this novel therapy be accepted by urologists? Curr Opin Urol. 2009;19 (6):595-600.
77. Debruyne FM, Gittelman M, Sperling H, Borner M, Beneke M. Time to onset of action of vardenafil: a retrospective analysis of the pivotal trials for the orodispersible and film-coated tablet formulations. J Sex Med. 2011;8(10):2912-2923.
78. Sanford M. Vardenafil orodispersible tablet. Drugs. 2012;72(1):87-98.
79. Minnemann T, Schubert M, Freude S, Hubler D, Gouni-Berthold I, Schumann C et al. Comparison of a new long-acting testosterone undecanoate formulation vs testosterone enanthate for intramuscular androgen therapy in male hypogonadism. J Endocrinol Invest. 2008; 31 (8): 718-723.
80. Tracqui A, Miras A, Tabib A, Raul JS, Ludes B, Malicier D. Fatal overdosage with sildenafil citrate (Viagra): first report and review of the literature. Hum Exp Toxicol. 2002;21(11):623-629.
81. Kostis JB, Jackson G, Rosen R, Barrett-Connor E, Billups K, Burnett AL et al. Sexual dysfunction and cardiac risk (the Second Princeton Consensus Conference). Am J Cardiol. 2005;96(2):313-321.
82. Giuliano F, Jackson G, Montorsi F, Martin-Morales A, Raillard P. Safety of sildenafila citrate: review of 67 double-blind placebo-controlled trials and the postmarketing safety database. Int J Clin Pract. 2010;64(2):240-255.
83. Auerbach SM, Gittelman M, Mazzu A, Cihon F, Sundaresan P, White WB. Simultaneous administration of vardenafil and tamsulosin does not induce clinically significant hypotension in patients with benign prostatic hyperplasia. Urology. 2004; 64 (5): 998-1003.
84. Kloner RA, Jackson G, Emmick JT, Mitchell MI, Bedding A, Warner MR et al. Interaction between the phosphodiesterase 5 inhibitor, tadalafil and 2 alpha-blockers, doxazosin and tamsulosin in healthy normotensive men. J Urol. 2004;172 (5 Pt 1):1935-1940.
85. Roumeguere T, Zouaoui Boudjeltia K, Hauzeur C, Schulman C, Vanhaeverbeek M, Wespes E. Is there a rationale for the chronic use of phosphodiesterase-5 inhibitors for lower urinary tract symptoms secondary to benign prostatic hyperplasia? BJU Int. 2009; 104 (4): 511-517.
86. Morgentaler A. Testosterone therapy in men with prostate cancer: scientific and ethical considerations. J Urol. 2009; 181(3): 972-979.

CAPÍTULO 60
Hiperplasia Benigna de Próstata

Ernani Luis Rhoden ▪ Charles Edison Riedner ▪ Rodrigo Blaya

▶ Introdução

Hiperplasia benigna da próstata (HBP) é condição frequente que relaciona a hipertrofia da glândula prostática à presença de sintomas urinários.[1] A exata prevalência dessa entidade nosológica varia de acordo com população estudada e definição utilizada para sua caracterização. Por exemplo, em estudo seminal,[2] que sumariza dados oriundos de cinco estudos, demonstrou-se que homens com idades inferiores a 30 anos apresentavam evidências histológicas de HBP. A prevalência dessa nosologia foi de 8% na quarta década e de 50% entre idades de 50 a 60 anos. Segundo o estudo americano *The Olmsted County Study*, estima-se taxa de crescimento anual da próstata de 1,6%.[3] Estes dados demonstram, inequivocamente, relação de crescimento de próstata com envelhecimento, sendo este decorrente e influenciado por características individuais.

Em estudo morfológico,[4] a próstata é classicamente dividida em três zonas: periférica, de transição (periuretral) e central. A zona de transição é o sítio principal onde se desencadeia o processo hiperplásico e a partir do qual HBP se desenvolve.[5] A etiologia de HBP não é precisamente entendida. Entretanto, elevada proliferação de células estromais e epiteliais da zona de transição, suplantando a diminuição da morte celular programada (apoptose), levam a acúmulo de tecido hiperplásico. Embora com mecanismos não inteiramente conhecidos, fatores hormonais androgênicos, mediados pela conversão de testosterona em di-hidrotestosterona (DHT) pela enzima 5-alfarredutase, parecem ter papel central neste processo, assim como fatores de crescimento liberados em processo denominado interação estroma-epitelial em nível do tecido prostático.[6] Entre os fatores de risco comumente citados, destacam-se idade, raça, obesidade, síndrome metabólica, sedentarismo, processos inflamatórios e fatores genéticos.[7]

Localização infravesical da próstata e, mais especificamente, de sua zona de transição (envolvendo uretra prostática) justificam as manifestações clínicas decorrentes de HBP. Não se sabe se há relação direta entre volume da glândula prostática, ou mesmo da hiperplasia histologicamente demonstrada, e manifestações clínicas. Observa-se que sintomas relacionados ao trato urinário inferior (LUTS – *lower urinary tract symptoms*) são proporcionais à idade, ocorrendo em 50% dos homens com 60 ou mais anos. A proporção aumenta a 80% em homens com mais de 80 anos de idade.[3]

Em HBP, sintomas obstrutivos miccionais ou relacionados a dificuldades de esvaziamento vesical compreendem: esforço miccional, hesitação, jato urinário fraco, jato urinário interrompido, incontinência paradoxal, retenção urinária, urgência urinária, polaciúria, nictúria, incontinência de urgência, capacidade vesical reduzida e dor suprapúbica. Sintomas pós-miccionais englobam micção incompleta e gotejamento pós-miccional. Infecção urinária de repetição, retenção urinária, hematúria e insuficiência renal são complicações que podem ocorrer na história natural da doença. Obstrução é o elo causal entre HBP e sintomas do trato urinário inferior, sendo representada pela resistência ao fluxo urinário. Essa resistência possui componentes estático e dinâmico. O componente estático decorre da compressão mecânica causada pelo aumento volumétrico da glândula prostática, enquanto o dinâmico tem origem no aumento da atividade muscular lisa no tecido prostático (componente estromal).

A gravidade destes sintomas pode ser medida pelo Índice Internacional de Sintomas Prostáticos (*International Prostate Symptom Score* [IPSS]), preconizado por American Urological Association e Organização Mundial da Saúde (OMS). Consiste em questionário de sete perguntas, cada uma com valor estimado de até 5 pontos. Sua soma constitui o escore que varia de 0 a 35 pontos. Os valores totais permitem classificar os indivíduos como sendo portadores de sintomas leves (0 a 7), moderados (8 a 18) e graves (19 a 35).

Entretanto, a conceituação de HBP envolve aspectos anatomoclínicos e funcionais. Nesse ponto, não infrequentemente, verifica-se que distintas condições patológicas do trato urinário inferior acarretam sintomas semelhantes. Por isso é necessário fazer diagnóstico diferencial, no sentido de identificar se as manifestações clínicas presentes são ou não relacionadas a HBP, já que demandam condutas terapêuticas distintas. Assim, o *diagnóstico histológico* diz que HBP é proliferação não controlada de estroma (tecido conjuntivo e músculo liso) e epitélio glandulares; *diagnóstico anatômico* a define como aumento benigno do volume glandular prostático, sintomático ou não; *diagnóstico funcional* (obstrução infravesical) caracteriza-a por aumento da pressão intravesical para suplantar a resistência uretral a jusante, resultando em redução do fluxo urinário, podendo ser da origem prostática ou não; *diagnóstico sintomático* refere-se a LUTS, divididos em: de armazenamento, miccionais e pós-miccionais. Os sintomas podem ser englobados em síndromes.

A *síndrome da bexiga hiperativa* caracteriza-se por manifestações de urgência, com ou sem incontinência, frequência urinária e nictúria, Decorre de disfunção vesical intrínseca ao detrusor. Relacionada à idade, afeta 12 a 15% dos homens.

A *síndrome da hiperatividade vesical* caracteriza-se por contrações involuntárias do detrusor, com prevalência aproximada de 50% em homens com LUTS ou obstrução infravesical.

Não é incomum que essas condições se inter-relacionem, podendo ou não estar presentes no mesmo indivíduo. Também não necessariamente são decorrentes de uma afecção isolada (Figura 60.1).

O tratamento de HBP objetiva melhora de sintomas do trato urinário inferior e qualidade de vida, procurando evitar progressão clínica, cirurgia e retenção urinária aguda. A abordagem pode ser observacional (somente acompanhamento), cirúrgica ou medicamentosa.

As alternativas medicamentosas incluem bloqueadores alfa-adrenérgicos, hormônios, inibidores da fosfodiesterase tipo 5, anticolinérgicos (antimuscarínicos) e fitoterápicos (Quadro 60.1), isolados ou combinados entre si ou com outras substâncias farmacológicas.

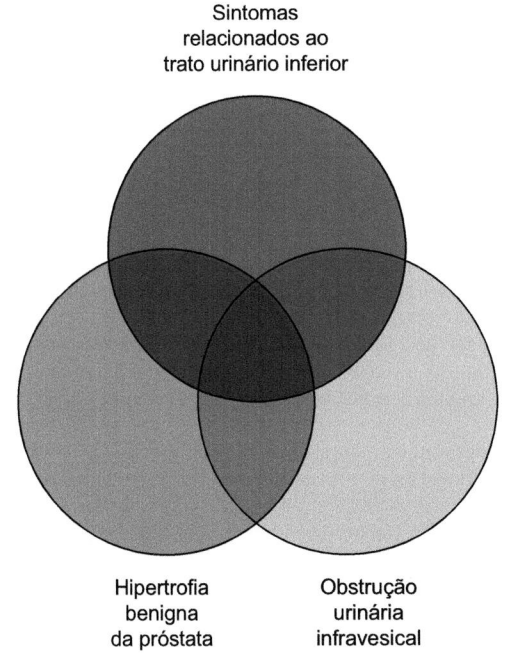

Figura 60.1 ▪ Relação entre sintomas do trato urinário inferior (LUTS), HBP e obstrução urinária infravesical secundária a HBP.

Quadro 60.1 ▪ Fármacos utilizados no tratamento medicamentoso da HBP.

Classe	Medicamento
Alfabloqueadores	Terazosina, doxazosina, tansulosina, alfuzosina, silodosina
Inibidores da 5-alfarredutase	Finasterida, dutasterida
Inibidores da fosfodiesterase tipo 5	Tadalafila
Anticolinérgicos/antimuscarínicos	Tolterodina, solifenacina, darifenacina, oxibutinina, tróspio
Terapias combinadas	Alfabloqueador + inibidor da 5-alfarredutase, alfabloqueadores + anticolinérgicos
Fitoterápicos	*Pygeum africanum*, *Serenoa repens*, *Urtica dioica*
Análogos da vasopressina	Desmopressina
Agonistas seletivos beta 3	Mirabegrona

▸ Seleção

Abordagem cirúrgica | Ressecção prostática a céu aberto ou endoscópica

Anteriormente à década de 1990, o tratamento cirúrgico (prostatectomia a céu aberto ou por ressecção transuretral) era a única alternativa terapêutica com bons resultados. Como revisado em edições anteriores deste livro, esse tratamento se mostrou mais eficaz que abordagem observacional, tanto na melhora sintomática quanto nos padrões urodinâmicos. O mesmo ocorreu ao ser comparado com tratamento medicamentoso.

Posteriormente, inúmeros ensaios clínicos randomizados comprovaram a eficácia de medicamentos alfabloqueadores e de tratamento hormonal no manejo dos sintomas de HBP,[8] os quais foram logo recomendados como conduta padrão inicial de tratamento dos casos de HBP sintomática não complicada, até mesmo com LUTS graves. Assim, a conduta cirúrgica passou a restringir-se a pacientes que apresentavam inadequada resposta sintomática à abordagem medicamentosa ou complicações da HBP, tais como infecção urinária recorrente, retenção urinária, insuficiência renal pós-renal, litíase vesical e hematúria macroscópica recorrente.

A despeito da melhora sintomática obtida com esses medicamentos, o tratamento farmacológico da HBP tem-se mostrado ineficaz em aliviar obstrução infravesical identificada em exames urodinâmicos, como demonstrado na Figura 60.2 e previamente revisado em edições anteriores deste livro. Essa obstrução continuada durante o tratamento medicamentoso, a despeito de melhora inicial de sintomas, acarreta várias alterações musculares e neurais na musculatura vesical (músculo detrusor), responsáveis por muitos dos sintomas irritativos do trato urinário inferior relacionados à HBP e que persistem em até um terço dos homens operados tardiamente. Isto explica a melhora dos sintomas irritativos vesicais em 75% dos homens operados e em apenas 15% daqueles tratados medicamentosamente. Assim, atualmente a cirurgia também se configura como opção para tratamento inicial de casos não complicados. Obviamente o paciente participa da decisão, devendo ser informado sobre as expectativas de benefício, riscos e vantagens das diferentes abordagens terapêuticas.

O principal fator para definir a via de abordagem cirúrgica é o volume da próstata, visto que as complicações da ressecção transuretral aumentam quando aquele volume é grande. Portanto, a prostatectomia a céu aberto é normalmente realizada em pacientes com volume prostático maior que 80 mℓ.

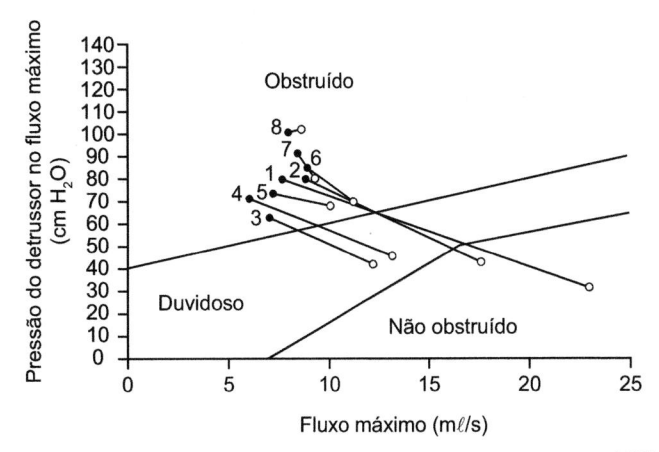

Figura 60.2 ▪ Efeitos de várias modalidades de tratamento para HBP na resistência uretral. Linhas representam: (1) prostatectomia aberta; (2) ressecção transuretral; (3) incisão transuretral; (4) prostatectomia por *laser*; (5) termoterapia transuretral; (6) tratamento medicamentoso com agentes bloqueadores alfa-adrenérgicos; (7) agentes bloqueadores de ação da testosterona; (8) placebo. (*Fonte*: Bosch JL. Urodynamic effects of various treatment modalities for benign prostatic hyperplasia. *J Urol*. 1997;158:2034-2044.)

Abordagem medicamentosa

■ Bloqueadores alfa-adrenérgicos

Atuam no componente estromal da HBP, sendo empregados para antagonizar a atividade contrátil da musculatura lisa da próstata e de sua cápsula. Bloqueiam competitivamente receptores alfa-adrenérgicos. Na próstata humana encontram-se receptores alfa-1 (subdivididos em alfa-1a [70%], alfa-1b [5%] e alfa-1d [25%]), alfa-2 e beta-adrenérgicos. Sub-receptores do tipo alfa-1a são encontrados em estroma normal e HBP. Sub-receptor alfa-1b existe em epitélio normal, sem HBP, e vasos sanguíneos. Sub-receptores alfa-1d, encontrados em partes do estroma prostático, produzem poucos efeitos na próstata. A possibilidade de haver ação seletiva em alguns destes sítios (alfa-1a) consiste na urosseletividade atribuída a alguns fármacos, a qual foi revisada em edições anteriores deste livro. Receptores alfa-1d (66%) e alfa-1a (34%) são também encontrados na bexiga, o que explica parte do alívio sintomático induzido por medicamentos não seletivos.

Bloqueadores alfa-adrenérgicos foram comparados a placebo em grande número de ensaios clínicos randomizados, demonstrando sua eficácia terapêutica sintomática e no pico de fluxo urinário.

Estudos comparativos entre bloqueadores alfa-adrenérgicos em geral demonstram efeitos terapêuticos equivalentes.[9] Assim, tansulosina não apresenta diferenças nos escores de sintomas quando comparada a alfusozina, prazosina e terazosina. Semelhantemente, esses fármacos não apresentam diferença em eficácia clínica, não havendo benefício com uso de um inibidor no caso de ausência de resposta a outro. Metanálise evidenciou que silodosina e tansulosina não apresentam diferença sintomática.[10]

Entretanto, em metanálise de 89 ensaios clínicos que avaliaram modificação de sintomas em 48.854 pacientes com HBP tratados medicamentosamente, evidenciou-se redução do escore de sintomas (IPSS) de –3,69 a –7,06 pontos, com diferenças entre agentes. Todos os bloqueadores alfa-adrenérgicos se mostraram superiores a placebo, e doxazosina e terazosina superaram os demais representantes do grupo na melhora sintomática quando comparados entre si.[8]

A mesma metanálise[8] – por meio de 105 ensaios clínicos que descreveram as modificações do pico de fluxo miccional (parâmetro urodinâmico) de 45.955 pacientes com HBP tratados medicamentosamente – verificou que doxazosina teve o melhor desempenho entre os alfabloqueadores. Terazosina, alfusozina, tansulosina e silodosina também se mostraram eficazes na melhora do pico de fluxo miccional (em relação a placebo). Todavia, a magnitude do incremento do pico de fluxo com esses medicamentos oscilou apenas entre 0,95 e 2,91 mℓ/s.

Apesar da melhora de sintomas e fluxo miccional, bloqueadores alfa-adrenérgicos não promovem diminuição em taxa de retenção urinária aguda ou necessidade de intervenções cirúrgicas nos homens com HBP.[9] Entretanto, aumentam a probabilidade de haver micção espontânea após período de sondagem vesical por retenção urinária aguda. Com esse intento, tem-se enfatizado o emprego de fármacos que não necessitam de titulação de dose, com vista a encurtar o tempo de uso da sonda vesical. Neste sentido, mostram-se particularmente úteis tansulosina (48% de micções espontâneas versus 26% no grupo placebo) e alfusozina (55% versus 29% com placebo).

A eficácia dos bloqueadores alfa-adrenérgicos independe do volume da glândula prostática. Promovem mais rápido efeito terapêutico (algumas semanas) em comparação a tratamento hormonal (6 meses), não acarretam disfunção erétil ou diminuição da libido e não modificam níveis séricos do antígeno prostático específico (PSA), não interferindo no rastreamento do câncer de próstata. Ainda, não modificam volume prostático, nem evitam incremento de volume decorrente do processo de envelhecimento.

■ Tratamento hormonal (inibidores da 5-alfarredutase)

Terapia hormonal visa à redução do volume prostático com subsequente diminuição da obstrução mecânica da uretra, por atuação no componente adenomatoso da HBP. O tecido prostático normal e hiperplásico mostra-se sensível a andrógeno. Em seu interior, testosterona é convertida em di-hidrotestosterona (DHT) por ação da enzima 5-alfarredutase. DHT constitui 90% do andrógeno intratecidual prostático, ligando-se com maior afinidade a receptor hormonal intracelular e induzindo síntese proteica. Supressão androgênica acarreta não apenas queda deste processo anabólico, como também expressão de genes específicos envolvidos em morte celular (apoptose). Tal supressão induz redução máxima do volume prostático em cerca de 6 meses. A redução volumétrica chega a 80% com a orquiectomia bilateral, a qual constitui terapia desaconselhada pelo hipoandrogenismo dela decorrente.[11]

Como alternativa, desenvolveram-se fármacos que bloqueiam a ação androgênica prostática por atuação na 5-alfarredutase, cujos estudos principais foram revisados em edições anteriores deste livro. Dois tipos desta enzima foram identificados, sendo ambos superexpressos na HBP. O primeiro (tipo 1) predomina em tecidos extraprostáticos (pele e fígado), sendo inibido por dutasterida e muito pouco por finasterida. O segundo (tipo 2) predomina na próstata e é inibido por finasterida e dutasterida. O duplo bloqueio enzimático tem promovido mais consistente redução da DHT intraprostática, chegando a 93% em 4 meses, a qual é seguida por redução de DHT sérica e incremento do nível sérico de testosterona. Tratamentos contínuos por 6 a 12 meses com inibidores da 5-alfarredutase têm promovido reduções médias de 25% no volume prostático, em próstatas de volumes pequenos (< 25 g), moderados (25 a 40 g) e grandes (> 40 g). Estritamente, essa abordagem medicamentosa não é tratamento hormonal, mas de antagonismo à atividade hormonal endógena. No entanto, a denominação "tratamento hormonal" consolidou-se, sendo empregada ao correr deste capítulo.

Em metanálise já citada,[8] a ação terapêutica de tansulosina e de dutasterida tem-se mostrado inferior ao efeito de bloqueadores alfa-adrenérgicos sobre sintomas e parâmetros miccionais de HBP. Todavia, essa conclusão envolve a análise de estudos que empregaram essas classes medicamentosas de forma intercambiável e indistinta. Evidências favorecem o manejo mais seletivo dos pacientes, promovendo melhores respostas terapêuticas. Nesse sentido, verifica-se que a resposta clínica aos inibidores da 5-alfarredutase é dependente de volume da próstata e nível do PSA. Assim, quanto maiores os valores desses parâmetros, maior será o benefício clínico desses medicamentos em comparação a placebo.

Ainda que doxazosina tenha demonstrado melhora do IPSS (evitando a progressão clínica sintomática) em indivíduos com variados volumes de glândula prostática, finasterida atua moderadamente no grupo intermediário e promove resultados melhores do que os observados com o bloqueador alfa-adrenérgico no grupo com próstatas volumosas e PSA elevados.[12] Da mesma forma, a opção por dutasterida nos casos de próstatas volumosas (≥ 40 g) tem levado a resultados sintomáticos mais satisfatórios do que os obtidos com tansulosina, ambas em monoterapia.[13]

O estudo PLESS (Proscar Long Term Efficacy and Safety Study Group) avaliou o efeito de finasterida em homens com próstatas de grande volume, constatando redução média de 2 pontos no IPSS e incremento médio de 1,7 mℓ/s no fluxo urinário em comparação a placebo. Este foi o primeiro estudo a demonstrar que a história natural da HBP pode ser alterada por tratamento medicamentoso, prevenindo a ocorrência de retenção urinária aguda (redução do risco relativo de 51%).[14]

Posteriormente, verificou-se redução de risco de retenção urinária aguda da ordem de 70% com uso de finasterida, assim como diminuição significativa das taxas de tratamento cirúrgico da HBP e de deterioração sintomática, mas apenas nos indivíduos com maior volume prostático (≥ 25 g).[12]

Tansulosina, de modo semelhante, também reduziu significativamente taxas de retenção urinária aguda e de tratamento cirúrgico para HBP em indivíduos com próstatas maiores (≥ 30 g).[13]

O ensaio clínico randomizado, duplo-cego e multicêntrico EPICS (Enlarged Prostate International Comparator Study) avaliou eficácia de finasterida (n = 817) versus dutasterida (n = 813) sobre HBP sintomática. Nesse estudo não foram verificadas diferenças significativas em diminuição do volume prostático, diminuição do escore de sintomas, pico de fluxo e efeitos adversos entre os medicamentos.[15]

Dois estudos abordaram a utilização de tratamento hormonal em profilaxia de neoplasia prostática. O primeiro deles foi o PCPT (*Prostate Cancer Prevention Trial*),[16] no qual 18.882 homens > 55 anos e com PSA < 3 ng/ml foram randomizados para placebo ou finasterida e seguidos por 7 anos. No grupo que recebeu finasterida, evidenciou-se diminuição de 25% na incidência de neoplasia de próstata. O segundo foi o estudo REDUCE (*Reduction by Dutasteride of prostate Cancer Events*),[17] no qual 6.729 homens entre 50 e 75 anos, com PSA de 2,5 a 10 ng/ml e biopsia prostática benigna (realizada em até 6 meses antes da entrada no estudo) foram randomizados para placebo ou dutasterida. Biopsias aos 2 e 4 anos evidenciaram redução de risco relativo de neoplasia de 22,8%. Contudo, em ambos os estudos, a redução de diagnósticos de câncer de próstata se restringiu a neoplasias de risco intermediário e, especialmente, de baixo risco. Por outro lado, houve maior taxa de diagnósticos de neoplasias de alto risco no grupo que usou dutasterida. Posteriormente, inúmeros vieses foram identificados nos dois estudos, sendo publicados modelos matemáticos que, ao corrigi-los, contestaram o incremento na incidência de tumores de alto risco.[18] Neste cenário, há necessidade de estudos de custo-efetividade sobre a quimioprofilaxia da neoplasia de próstata, enfocando a apropriada seleção dos pacientes para tal propósito.

■ Tratamento combinado (bloqueadores alfa-adrenérgicos e inibidores da 5-alfarredutase)

O tratamento combinado de inibidores da 5-alfarredutase (ver adiante) e bloqueadores alfa-adrenérgicos objetiva sobrepujar as limitações dos agentes individuais por selecionar alvos diversos de ação terapêutica, aumentando sua eficácia. Essa abordagem foi realçada pelos resultados do clássico estudo do grupo de pesquisa MTOPS (*Medical Therapy of Prostatic Symptoms*).[12] Este ensaio clínico randomizado, controlado por placebo e com seguimento de 5 anos demonstrou que a combinação de doxazosina e finasterida superou a eficácia de cada fármaco, isoladamente, em retardar a progressão clínica comparativamente a placebo. Após 5 anos, o número necessário de pacientes a serem tratados [NNT] para evitar uma progressão clínica (definida como incremento de 4 ou mais pontos no IPSS, infecção ou retenção urinárias ou necessidade de intervenção cirúrgica) foi de 12.[14] Ainda se verificou benefício mais acentuado do tratamento combinado justamente no subgrupo mais suscetível à progressão da HBP: pacientes com próstatas grandes e maiores níveis séricos de PSA.

A eficácia da combinação de fármacos no subgrupo de pacientes com HBP e maior risco de progressão clínica foi a base racional para o desenho do estudo CombAT (*Combination of Avodart and Tamsulosin trial*),[13] que selecionou homens mais idosos com próstatas ≥ 30 g, PSA ≥ 1,5 ng/ml e IPSS > 12, portanto apresentando maior risco potencial de progressão. Os pacientes foram randomizados para receber tansulosina, dutasterida ou ambos. A terapia combinada reduziu risco relativo de deterioração de sintomas em comparação a tansulosina e dutasterida. Demonstrou, também, que o tratamento combinado é superior aos dois tratamentos individualizados em relação a aumento do fluxo urinário a partir dos 9 meses de tratamento e superior a monoterapia com tansulosina em relação a redução de risco de retenção urinária aguda e necessidade de cirurgia a partir de 8 meses de tratamento. Aos 48 meses, os autores do estudo CombAT concluíram que terapia combinada pode ser usada por longo tempo em homens com sintomas LUTS de HBP de moderados a graves devidos a próstata levemente aumentada.[19]

Por fim, o estudo CONDUCT[20] evidenciou diminuição da taxa de progressão de HBP com uso em combinação fixa de dutasterida e tansulosina *versus* tansulosina em monoterapia, em indivíduos sem antecedentes de tratamento prévio, com sintomas moderados (IPSS de 8 a 19 pontos), idade ≥ 50 anos, próstata ≥ 30 g e PSA ≥ 1,5. Após 24 meses, o risco de progressão sintomática reduziu-se em 43,1%, bem como houve melhora significativa de qualidade de vida. O perfil de segurança da combinação foi consistente com os conhecidos perfis de dutasterida e tansulosina.

A descontinuação do bloqueador alfa-adrenérgico após terapia combinada foi investigada em estudo clínico multicêntrico e aberto.[21] Em pacientes com LUTS moderados a graves e secundários a HBP, avaliou-se o efeito de monoterapia com 5 mg de finasterida por 3 a 9 meses após suspensão da combinação de finasterida com um bloqueador alfa-adrenérgico. Ambos os cursos de monoterapia mostraram resultados equivalentes aos da combinação no controle sintomático (LUTS) avaliado por escore IPSS, e também com relação a perfis de segurança. A manutenção da monoterapia por ao menos 9 meses após a terapia combinada reduziu custo e o inconveniente de um segundo medicamento.

Nos casos de HBP com próstatas ≥ 30 g e níveis de PSA ≥ 1,5 ng/ml, a melhor estratégia clínica disponível parece ser o tratamento combinado, mas as vantagens não são de grande magnitude ou de indiscutível utilidade clínica. Nesta modalidade de tratamento não se deve retirar o inibidor da 5-alfarredutase após ser obtida melhora sintomática, em decorrência do retorno do crescimento prostático e paralelo incremento dos sintomas miccionais. Já a suspensão do bloqueador alfa-adrenérgico após estabilização clínica e período mínimo de 9 meses de tratamento combinado tem mostrado resultados semelhantes aos do grupo em tratamento combinado contínuo.

■ Inibidores da fosfodiesterase tipo 5

Estes fármacos foram inicialmente aprovados para tratamento de disfunção erétil. O mecanismo de ação envolve ação combinada de óxido nítrico que se liga a receptores da guanilato ciclase, estimulando a cascata de eventos que leva à formação de guanosina monofosfatada cíclica (GMPc). Tadalafila é inibidor seletivo e reversível da fosfodiesterase tipo 5 (PDE5), especificamente envolvida na degradação de GMPc. Elevadas concentrações celulares de GMPc associam-se a relaxamento da musculatura lisa, inicialmente observado em corpos cavernosos, o que facilita a ereção peniana.

Estudos posteriores descreveram ação semelhante em outros órgãos, entre os quais o colo vesical e o estroma prostático, interferindo favoravelmente na micção.[9,11,22]

Tadalafila em uso diário foi aprovada para tratamento da disfunção erétil. Estudos apontam que a via do óxido nítrico é responsável, ao menos em parte, pelos sintomas do trato urinário inferior associados com HBP.[23] Diversos ensaios clínicos randomizados demonstraram que medicamentos desta classe (tadalafila, sildenafila e vardenafila) reduzem escore IPSS, melhoram sintomas de armazenamento e de esvaziamento e qualidade de vida, apesar de questionável melhora no fluxo urinário máximo.[24] Apesar de demonstrada superioridade em relação a placebo, tadalafila não foi adequadamente comparada com a terapia padrão (bloqueador alfa-adrenérgico).[25]

■ Anticolinérgicos

A justificativa para emprego de medicamentos antimuscarínicos no tratamento de HBP se situa no contexto de que frequentemente seus sintomas de armazenamento urinário se relacionam à disfunção do detrusor (bexiga hiperativa), resultando em sintomas de hiperatividade vesical (frequência, urgência e urgência–incontinência). Contrações vesicais são mediadas pela ação de acetilcolina em receptores muscarínicos presentes no músculo liso da bexiga. Anticolinérgicos, especialmente combinados a bloqueadores alfa-adrenérgicos, têm sido empregados em HBP sintomática.[8,26]

No passado, antagonistas dos receptores muscarínicos foram principalmente testados em mulheres, porque se acreditava que sintomas do trato urinário inferior em homens fossem causados exclusivamente pela próstata, devendo, pois, ser tratados com medicamentos com ação específica na próstata.

Diversos estudos avaliaram uso isolado dos anticolinérgicos em homens com sintomas de bexiga hiperativa e sem obstrução infravesical.[27] Demonstraram que a solifenacina reduz significativamente urgência, urgência–incontinência e frequência urinária. Tolterodina tem as mesmas indicações.

Tratamento combinado (bloqueadores alfa-adrenérgicos e anticolinérgicos)

Em estudo randomizado, duplo-cego e controlado por placebo, testou-se fesoterodina (4 mg, com a possibilidade de flexibilizar doses na semana 4) em pacientes com sintomas urinários de armazenamento, persistentes mesmo após uso de bloqueadores alfa-adrenérgicos por 6 semanas ou mais. Após 12 semanas de tratamento, mudança nos episódios de urgência (desfecho primário) e em vários desfechos secundários não diferiu significativamente entre o fármaco e o placebo. Porém, houve melhora na frequência de sintomas de bexiga hiperativa com fesoterodina. Retenção urinária foi observada em 2% dos pacientes que receberam fesoterodina e em < 1% dos que receberam placebo.[28]

Diversos outros ensaios clínicos randomizados avaliaram a terapia combinada, concluindo-se que sintomas de armazenamento persistentes após tratamento inicial com bloqueador alfa-adrenérgico podem ser eficazmente reduzidos com a associação de um anticolinérgico, especialmente nos pacientes com hiperatividade detrusora demonstrada.[29]

Agentes fitoterápicos

Fitoterápicos têm uso controverso em HBP, embora façam parte do arsenal terapêutico dessa afecção desde 1990. Explora-se a ideia de que promovam melhora genérica de função prostática e de que, como "produtos naturais", sejam seguros e, por isso, de aquisição sem receita médica. São compostos complexos de extratos de plantas, com grande variedade de componentes químicos, incluindo fitosteróis, óleos vegetais, ácidos graxos e fitoestrógenos. Presume-se que ácidos graxos e fitosteróis sejam os componentes ativos. Postula-se que tenham efeitos anti-inflamatórios, inibam 5-alfarredutase e alguns fatores de crescimento prostático, principalmente de fibroblastos, além de atuarem como antagonistas de receptores alfa-adrenérgicos e muscarínicos e dos canais de cálcio. A avaliação objetiva de fitoterápicos é prejudicada pela falta de padronização dos princípios ativos, doses e formulação composta dos produtos. Não há evidências suficientes para recomendar o uso desta classe de medicamentos. Apesar da escassez de evidência que embase seu uso, fitoterápicos são largamente usados.

Para "controle" de HBP, anuncia-se para compra livre *Saw Palmetto* (*Serenoa repens*), que é fitoterápico aprovado pela FDA como medicamento alternativo. Ensaio clínico randomizado, duplo-cego e controlado por placebo empregou o fitoterápico em 225 homens com mais de 49 anos e sintomas moderados a graves de HBP. Não houve diferença entre os grupos, com relação a fluxo urinário máximo, tamanho da próstata, volume urinário residual após micção, qualidade de vida e níveis de antígeno prostático específico. A incidência de efeitos adversos foi similar entre os grupos.[30]

Ainda com respeito a *Serenoa repens*, metanálise Cochrane avaliou 5.666 pacientes tratados em 32 ensaios clínicos randomizados, 27 dos quais duplos-cegos, sem demonstrar benefícios sintomáticos, em fluxo miccional ou volume prostático comparativamente a placebo.[31]

Nesse sentido, não se observou diferença entre *Pygeum africanum* comparativamente a placebo sobre sintomas e fluxo miccional após 6 meses de tratamento. Ainda que estudos tenham eventualmente ressaltado a utilidade deste fitoterápico, todos são metodologicamente falhos, com pequeno número de pacientes e seguimento curto. Da mesma forma, formulações de *Pygeum africanum* associado a *Urtica dioica* e de *Secale cereal* mostraram-se similares ao placebo, com respeito a sintomas e achados urodinâmicos.[32]

Análogos da vasopressina

Desmopressina é hormônio com ação antidiurética, podendo ser empregado quando se objetiva reduzir noctúria, sintoma relacionado a HBP e que pode interferir significativamente na qualidade do sono e da vida do indivíduo. Neste contexto, paciente muito sintomático em relação ao número de micções à noite pode beneficiar-se desta intervenção farmacológica.[11] A noctúria também pode ser manifestação de poliúria noturna.

Como ferramenta no diagnóstico diferencial entre essas situações, utiliza-se o diário miccional, que vem a ser o registro de horário e volume de cada micção e de ingestão hídrica ao longo do dia, realizado pelo paciente. A caracterização de volume miccional superior a 30% do volume de 24 h à noite caracteriza a poliúria noturna. Os pacientes com esta condição podem ser tratados com desmopressina (análogo do hormônio antidiurético).[33]

Novos medicamentos

Agonista seletivo β3 é nova classe de medicamentos, cujo mecanismo de ação reside na ligação a receptores beta 3 localizados no detrusor, reduzindo sua atividade aferente vesical, causando relaxamento do músculo e inibindo as contrações espontâneas da bexiga.[34] O representante é mirabegrona, existente no Brasil. Evidências no campo experimental sugerem que esta classe medicamentosa exerça ativação pré-juncional dos receptores beta 3, resultando em decréscimo da liberação de acetilcolina das terminações colinérgicas e exercendo atividade inibitória adicional.[35] Esta nova alternativa para tratamento de sintomas de armazenamento vem sendo utilizada. O estímulo dos receptores β3 adrenérgicos induz o relaxamento do músculo detrusor.

Parâmetros urodinâmicos foram investigados em homens com sintomas de infecção urinária e obstrução vesical, os quais receberam mirabegrona (50 mg ou 100 mg) ou placebo por 12 semanas. Não houve diferença em relação ao placebo a fluxo urinário máximo ou pressão do detrusor sob esse fluxo. Os efeitos adversos também foram similares entre os grupos.[36]

Em ensaio clínico de fase III, unicego e com duração de 2 semanas, eficácia e segurança de mirabegrona (25 mg e 50 mg, 1 vez/dia) foi comparada a placebo em pacientes com bexiga hiperativa. Com mirabegrona 50 mg, observou-se melhora significativa *versus* placebo em volume médio urinário por micção e número de episódios de incontinência e micções em 24 h após 4 semanas de uso. Na visita final, houve mudança no nível médio de urgência, número de episódios de incontinência por urgência e episódios de urgência em 24 h. O fármaco foi bem tolerado.[37]

Sumário de seleção de intervenções não medicamentosas e medicamentosas empregadas no tratamento da hiperplasia prostática benigna.			
Intervenção	Grau de recomendação	Nível de evidência	Comentários
Ressecção transuretral de próstata	I	A	Comparativamente a conduta expectante e medicamentos. Indicada em casos resistentes a medicamentos ou com complicações
Prostatectomia a céu aberto	I	B	Indicada em pacientes com volume prostático > 80 a 100 mℓ
Bloqueadores alfa-adrenérgicos	I	A	Para HBP sintomática não complicada; possivelmente doxazosina detenha maior eficácia
Tratamento hormonal (inibidores da 5-alfarredutase)	I	A	Para HBP sintomática não complicada; possivelmente superiores a bloqueadores alfa em pacientes com grandes volumes prostáticos; sem vantagem entre representantes do grupo

(continua)

Sumário de seleção de intervenções não medicamentosas e medicamentosas empregadas no tratamento da hiperplasia prostática benigna. *(continuação)*

Intervenção	Grau de recomendação	Nível de evidência	Comentários
Inibidores da 5-alfarredutase em prevenção de câncer de próstata	IIb	B	Indicação ainda não está estabelecida com precisão
Bloqueadores alfa-adrenérgicos + tratamento hormonal	I	A	Superiores aos fármacos isolados, particularmente em pacientes com grandes volumes prostáticos
Anticolinérgicos	IIa	B	Para sintomas de bexiga hiperativa
Bloqueadores alfa-adrenérgicos + anticolinérgicos	IIa	B	Para redução de sintomas de armazenamento persistente após tratamento inicial com alfabloqueador isolado
Inibidores da fosfodiesterase tipo 5	IIa	B	Ainda não comparados com outros grupos farmacológicos
Fitoterápicos	III	A	Sem demonstração de eficácia
Desmopressina	IIa	B	Para pacientes com poliúria noturna
Agonista seletivo beta 3	IIb	B	Para pacientes com bexiga hiperativa

HBP: hiperplasia benigna prostática

▶ Prescrição

Os esquemas de administração dos fármacos em HBP são apresentados no Quadro 60.2.

Bloqueadores alfa-adrenérgicos

Terazosina é alfabloqueador altamente seletivo com absorção de 90% após ingestão oral. Sua ação se inicia 1 a 2 h após a administração. Tem meia-vida longa (cerca de 8 h), o que permite uso de dose única diária. A dose recomendada é de 5 a 10 mg, à noite, ao deitar. As doses iniciais devem ser aumentadas gradualmente para evitar efeitos adversos, especialmente hipotensão.

Doxazosina apresenta absorção de 95% por via oral, e sua ação inicia-se cerca de 1 a 2 s após a administração, com duração de 18 a 36 h. Tem meia-vida em torno de 22 h, permitindo dose única diária. A dose recomendada é de 2 a 8 mg, ao deitar. Também requer titulação de doses. Formulação de liberação prolongada (com 4 mg) foi desenvolvida para dispensar a titulação de doses, promovendo níveis séricos estáveis nas 24 h.

Tansulosina é antagonista adrenérgico de longa duração, disponibilizado para o uso terapêutico da HBP em 1997. A dose de 0,8 mg não apresenta vantagens substanciais sobre a dose usual de 0,4 mg, estando também associada a maiores efeitos adversos. Baixa dose de tansulosina (0,2 mg/dia) é comparável à dose de 0,4 mg/dia quanto a resultados satisfatórios em escores de sintomas, qualidade de vida e fluxo miccional. O horário de administração parece não afetar sua tolerabilidade ou eficácia.

Alfuzosina foi introduzida na Europa no início dos anos 1990, mas sua meia-vida curta requeria doses repetidas. A formulação de liberação lenta, com 10 mg, permite empregar dose única diária, tornando-se preferencial para tratamento de HBP.

Tratamento hormonal (inibidores da 5-alfarredutase)

Finasterida, em cápsula de 5 mg, admite tomada única diária. Quando ingerida junto com alimento, tem absorção retardada, sem alterar a biodisponibilidade (80%). Apresenta metabolismo hepático, sendo eliminada por bile (57%) e urina (39%) como metabólitos inativos. Sua meia-vida, de 4,7 a 7,1 h, é maior nos idosos, porém não há necessidade de ajuste de doses, nem em insuficiência renal.

Dutasterida é administrada em tomada única diária de 0,5 mg, estando disponível no mercado brasileiro desde 2003. Sua biodisponibilidade não é afetada pela alimentação. A concentração sérica atinge 65% da concentração de estado de equilíbrio após 1 mês, e 90% após 3 meses, sendo estabelecida ao final de 6 meses na dose de 0,5 mg/dia. Em concentrações séricas terapêuticas, sua meia-vida é de 3 a

Quadro 60.2 ■ Esquema de administração de fármacos usados em HBP.

Medicamento	Dose (mg)	Intervalo de doses (h)	Observações
Terazosina	5 a 10	24	Tomar à noite
Doxazosina	2 a 8	24	Tomar à noite
Tansulosina	0,4	24	Qualquer horário
Alfuzosina	10	24	Qualquer horário
Silodosina	4 a 8	24	Tomar à noite
Finasterida	5	24	Qualquer horário
Dutasterida	0,5	24	Qualquer horário
Tadalafila	5	24	Tomar à noite
Tolterodina	2	12	Qualquer horário
Solifenacina	5 a 10	24	Qualquer horário
Darifenacina	7,5 a 15	24	Qualquer horário
Oxibutinina	5 a 20	6 a 24	Qualquer horário
Fesoterodina	4 a 8	24	Qualquer horário
Tróspio	20 a 40	12 a 24	Qualquer horário
Pygeum africanum	25	12	Associado a *Urtica dioica* (dose de 300 mg)
	50	8 ou 12	Qualquer horário
	100	24	Qualquer horário
Serenoa repens	160	12	Qualquer horário
Desmopressina ODT*	0,4	24	Ao deitar
Mirabegrona	25 a 50	24	Qualquer horário

Orally disintegrating tablet.

5 semanas, porém qualquer diferença farmacocinética ou farmacodinâmica entre ela e finasterida é destituída de importância clínica. É metabolizada pelo fígado em 4 metabólitos principais e 6 secundários, tendo apenas 5,4% e 0,1% eliminados em forma inalterada em fezes e urina, respectivamente.

Fitoterápicos

Serenoa repens está disponível em cápsulas de 160 mg, devendo ser ingerido em duas tomadas diárias.

Pygeum africanum está disponível em doses de 50 mg, sendo administrado 2 a 3 vezes/dia. Formulação de 100 mg está comercialmente disponível para tomada única. Formulação de *Pygeum africanum* associado a *Urtica dioica*, na dose de 25 mg e 300 mg, respectivamente, é administrado a cada 12 h.

Anticolinérgicos

No Brasil, anticolinérgicos estão disponíveis para tratamento de bexiga hiperativa e sintomas de armazenamento. São eles: oxibutinina, solifenacina, tolterodina e darifenacina. Para HBP, o anticolinérgico mais testado em estudos clínicos randomizados foi tolterodina, na dose de 4 mg, 1 vez/dia.

Inibidores da fosfodiesterase tipo 5

Apenas tadalafila, na dose de 5 mg/dia, foi oficialmente licenciada para tratamento de LUTS em homens com ou sem disfunção erétil na Europa, embora sildenafila e vardenafila tenham apresentado resultados semelhantes em ensaios clínicos randomizados.

Análogos da vasopressina

Desmopressina deve ser utilizada diariamente antes de dormir. A dose inicial de 0,1 mg/dia pode ser aumentada gradualmente até a dose de 0,4 mg/dia, conforme a resposta clínica do paciente.[38]

Bloqueadores seletivos beta 3

Mirabegrona existe em comprimidos de liberação prolongada, de 25 e 50 mg, o que permite uma administração diária. Deve ser ingerido sem mastigar, acompanhado de líquidos.

▶ Seguimento

Efeitos desejados

O tratamento clínico da HBP objetiva principalmente melhora sintomática. Diversos instrumentos foram validados no intuito de definir e quantificar a resposta terapêutica, incluindo escores para medir melhora de qualidade de vida, sintomas (IPSS) e fluxo urinário. A despeito disto, não há padronização de valores e metas a serem alcançados após o tratamento. A melhora subjetiva referida pelo paciente ainda é o instrumento mais utilizado na prática clínica diária.

Bloqueadores alfa-adrenérgicos provocam resposta máxima após 6 semanas de uso. Os principais efeitos benéficos são melhora em sintomas e qualidade de vida, diminuição de dificuldade ao esvaziamento da bexiga e redução na pressão arterial em pacientes hipertensos.

Tratamento hormonal apresenta resposta sintomática em cerca de 6 meses, sendo os melhores resultados observados em pacientes com próstatas de maior volume. A documentada modificação da história natural da HBP é verificada como redução nas taxas de retenção urinária aguda, infecção urinária, procedimentos cirúrgicos e chance de piora do IPSS.

Efeitos adversos

O tratamento farmacológico da HBP é normalmente seguro e bem tolerado. Todavia, quando comparados a placebo, os seguintes medicamentos demonstraram aumento significativo na incidência de efeitos adversos: doxazosina (risco relativo [RR] = 1,3; intervalo de confiança [IC] 95%: 1,1 a 1,6), terazosina (RR = 2,10; IC95%: 1,3 a 3,2), silodosina (RR = 1,8; IC95%: 1,3 a 2,6), fesoterodina (RR = 1,86; IC95%: 1,3 a 2,9) e tadalafila (RR = 1,34; IC95%: 1,1 a 1,7). Ainda, apresentaram maior taxa de abandono de tratamento por efeitos adversos os seguintes medicamentos, quando comparados a placebo: alfuzosina (RR = 1,5; IC95%: 1,3 a 1,6), terazosina (RR = 2,30; IC95%: 1,9 a 2,9), dutasterida (RR = 1,2; IC95%: 1,1 a 1,2), tolterodina (RR = 1,4; IC95%: 1,1 a 2,0), tadalafila (RR = 2,6; IC95%: 1,5 a 4,5), sildenafila (RR = 3,8; IC95%: 1,4 a 8,5) e vardenafila (RR = 5,1; IC95%: 2,5 a 8,3).[8]

Efeitos adversos diferenciam representantes de bloqueadores alfa-adrenérgicos, já que sua ação terapêutica é similar. Dentre eles, os principais são tontura, cefaleia e astenia.[8] Em metanálise de 25 artigos sobre segurança de bloqueadores alfa-adrenérgicos, verificou-se que a razão de chances para a ocorrência de um evento cardiovascular era de 2,5 (IC95%: 2,0 a 3,3). A avaliação desta taxa, considerando cada agente em particular, foi significativamente superior a placebo com terazosina (razão de chances [RC] = 3,7), doxazosina (RC = 3,3) e alfuzosina (RC = 1,6), enquanto tansulosina não elevou significativamente a razão de chances de eventos cardiovasculares em relação a placebo.[39]

Ainda que indivíduos com HBP sintomática frequentemente apresentem idades mais avançadas, eventualmente as alterações ejaculatórias induzidas pelos bloqueadores alfa-adrenérgicos podem tornar-se empecilho à aderência terapêutica. Assim, 82,6% dos homens tratados com qualquer bloqueador alfa-adrenérgico têm algum grau de disfunção ejaculatória. Em metanálise abordando alterações ejaculatórias, bloqueadores alfa-adrenérgicos, como classe, aumentaram em mais de 5 vezes esse efeito (*odds ratio* [OR] = 5,8), predominantemente com silodosina (OR = 32,5) e tansulosina (OR = 8,5). Doxazosina e terazosina apresentaram taxas equivalentes às do placebo.[40] Com alfuzosina, as alterações ejaculatórias são raras, referindo-se, inclusive, melhorias na função erétil, o que a torna o fármaco mais seguro no aspecto sexual.[41]

À tansulosina tem sido atribuída a capacidade de dificultar cirurgia de catarata e aumentar o risco dessa cirurgia, promovendo específica complicação intraoperatória (*floppy-iris syndrome*). Além de tansulosina, alfuzosina tem sido associada a esta alteração oftalmológica, ainda que com menor gravidade.[42] Mesmo doxazosina tem sido associada a essa intercorrência.[43] Todos os indivíduos em uso de bloqueadores alfa-adrenérgicos devem ser adequadamente avaliados, preparados e monitorados durante cirurgia oftalmológica.

Inibidores da 5-alfarredutase apresentam efeitos adversos mais expressivos na área sexual, os quais diminuem com a continuidade de uso. O estudo REDUCE[44] evidenciou 22% de efeitos indesejáveis com uso de dutasterida, comparados a 15% com o placebo ($P < 0,001$), levando a suspender o tratamento em 4,3% no grupo tratado e em 2,0% no grupo placebo ($P < 0,001$). As proporções de efeitos adversos do fármaco em comparação ao placebo foram, respectivamente, 3,3% *versus* 1,6% para diminuição da libido, 1,9% *versus* 1,3% para perda da libido, 9,0% *versus* 5,7% para disfunção erétil, 1,4% *versus* 0,2% para diminuição do volume seminal e 1,9% *versus* 1,0% para ginecomastia. A ocorrência dessas queixas pode não ser devida exclusivamente à sua ação farmacológica. A informação dada aos pacientes sobre possíveis efeitos sexuais de finasterida influenciou significativamente a incidência de disfunção erétil (30,9% *versus* 9,6% nos não informados), o mesmo ocorrendo com diminuição de libido (23,6% *versus* 7,7% nos não informados) e alterações ejaculatórias (16,3% *versus* 5,7% nos não informados).[45] Configura-se, portanto, a ocorrência de evento adverso dissociado do real efeito do fármaco.

A ação dos inibidores da 5-alfarredutase sobre o PSA foi outrora tida como efeito indesejável. Hoje se sabe que esses medicamentos beneficiam o diagnóstico de eventuais neoplasias de próstata intercorrentes, pois o PSA é reduzido à metade após 6 meses de tratamento contínuo. Tendo-se o cuidado de multiplicar por dois o valor do PSA aferido, obtêm-se melhores sensibilidades no diagnóstico de neoplasia de próstata em indivíduos tratados com essa classe de medicamentos.[16]

No tratamento combinado de inibidores da 5-alfarredutase com bloqueadores alfa-adrenérgicos, verifica-se incremento na taxa de efeitos adversos, com incidência triplicada em disfunções ejaculatórias.[40]

Como efeitos indesejáveis raros, descreveu-se a ocorrência reversível de miopatia e aumento de creatinoquinase com uso de finasterida e de insuficiência hepática aguda com uso de alfuzosina.

Aparentemente fitoterápicos causam efeitos adversos mínimos. Em estudo randomizado e duplo-cego, *Serenoa repens* não apresentou diferença em relação ao placebo em termos de ocorrência de efeitos adversos de qualquer ordem.[30] Cita-se, contudo, a possibilidade de o uso indiscriminado acarretar risco de hepatite colestática, pancreatite aguda e *floppy-iris syndrome*.

Antimuscarínicos podem diminuir a força de contração vesical e, portanto, associar-se a aumento do volume residual pós-miccional e retenção urinária. Estudo de segurança em homens com obstrução infravesical leve a moderada evidenciou que a tolterodina aumenta o volume urinário residual (49 mℓ versus 16 mℓ), mas não retenção urinária aguda (3% em ambos os braços).[46] Portanto, sugerem-se reavaliação clínica e controle do volume urinário residual após a introdução dessa terapia e restrição de uso em pacientes com resíduo urinário elevado. Os efeitos adversos mais relacionados com o uso de anticolinérgicos são constipação intestinal, xerostomia e tonturas.[8]

Inibidores da fosfodiesterase tipo 5 causam rubor facial, dispepsia, cefaleia, dor lombar e congestão nasal.[24] Pacientes em uso de desmopressina devem dosar frequentemente a concentração sérica do sódio, pelo risco de desenvolver hiponatremia.[33] Os efeitos adversos mais comumente apresentados pelos pacientes que utilizaram mirabegrona foram hipertensão, infecção do trato urinário, cefaleia e nasofaringite. Com este medicamento, constipação intestinal e boca seca são menos comuns.[47]

Interações medicamentosas

Administração de doxazosina a pacientes em uso de um ou mais anti-hipertensivos mostra-se eficaz em reduzir a pressão arterial, com baixos índices de efeitos adversos. Esta ação decorre de melhora no controle autonômico cardiovascular. Assim, não está contraindicada em hipertensos, se houver indicação para tratamento de doença de próstata, a despeito de não ser opção contemporânea para tratamento da hipertensão arterial.

Doxazosina não interage com enalapril, tanto farmacocinética quanto farmacodinamicamente. Em presença de bloqueadores dos canais de cálcio, ocasiona queda da pressão arterial de magnitude maior que a soma do efeito de cada fármaco em separado. Em análise multivariada, verificou-se que betabloqueadores, inibidores da enzima de conversão da angiotensina e diuréticos não elevaram a probabilidade de ocorrerem efeitos adversos quando associados a alfabloqueadores, o que acontece com o uso concomitante de verapamil.

Doxazosina melhora a sensibilidade à insulina, aparentemente por acelerar a disponibilidade desta por meio de vasodilatação dos músculos esqueléticos. Promove ainda melhora da função endotelial e induz aumento dos níveis séricos de HDL-colesterol e redução dos níveis de triglicerídeos.

Em estudos animais, verificou-se que finasterida potencializa o efeito antinociceptivo da morfina, prevenindo sua tolerância e atenuando a abstinência. Outras ações encefálicas da finasterida sugerem que possa ter utilidade na manipulação endógena da atividade de neurosteroides, com subsequente diminuição da ação dos receptores GABA tipo A, o que pode vir a ser útil até mesmo para inibir consumo abusivo de álcool. Estas observações carecem de comprovação clínica.

Ainda que fitoterápicos sejam consumidos com a pretensão de ausência de risco, sabe-se que *Serenoa rapens* inibe a ciclo-oxigenase e aumenta o risco de sangramento em indivíduos tratados concomitantemente com cumarínicos.[30]

Inibidores de fosfodiestersase tipo 5 são contraindicados em pacientes em uso de nitratos e nicorandil, pelo risco de potencializar o efeito hipotensor. Estudo randomizado, duplo-cego e controlado por placebo[48] verificou que combinação de tadalafila com bloqueadores alfa-adrenérgicos aumentou a incidência de tontura e hipotensão postural, porém sem diferir do plcebo em relação à taxa de descontinuidade de uso. Observou-se tendência a aumento na ocorrência desses efeitos hemodinâmicos em pacientes sob uso de alfabloqueadores não seletivos, em especial doxazosina. Já a associação de tansulosina com tadalafila mostra-se segura do ponto de vista hemodinâmico.[49]

▶ Referências bibliográficas

1. Vuichoud C, Loughlin KR. Benign prostatic hyperplasia: epidemiology, economics and evaluation. *Can J Urol.* 2015;22(5 Suppl 1):1-6.
2. Berry SJ, Coffey DS, Walsh PC, Ewing LL. The development of human benign prostatic hyperplasia with age. *J Urol.* 1984;132(3):474-479.
3. Rhodes T, Girman CJ, Jacobsen SJ, Roberts RO, Guess HA, Lieber MM. Longitudinal prostate growth rates during 5 years in randomly selected community men 40 to 79 years old. *J Urol.* 1999;161(4):1174-1179.
4. McNeal JE. The zonal anatomy of the prostate. *Prostate.* 1981;2(1):35-49.
5. Roehrborn CG. Pathology of benign prostatic hyperplasia. *Int J Impot Res.* 2008;20(Suppl 3):S11-18.
6. Jarvis TR, Chughtai B, Kaplan SA. Testosterone and benign prostatic hyperplasia. *Asian J Androl.* 2015;17(2):212-216.
7. Grosman H, Fabre B, Lopez M, Scorticati C, Lopez Silva M, Mesch V et al. Complex relationship between sex hormones, insulin resistance and leptin in men with and without prostatic disease. *Aging Male.* 2015;1-6.
8. Yuan JQ, Mao C, Wong SY, Yang ZY, Fu XH, Dai XY et al. Comparative effectiveness and safety of monodrug therapies for lower urinary tract symptoms associated with benign prostatic hyperplasia: a network meta-analysis. *Medicine (Baltimore).* 2015;94(27):e974.
9. McVary KT, Roehrborn CG, Avins AL, Barry MJ, Bruskewitz RC, Donnell RF et al. Update on AUA guideline on the management of benign prostatic hyperplasia. *J Urol.* 2011;185 (5):1793-1803.
10. Novara G, Tubaro A, Sanseverino R, Spatafora S, Artibani W, Zattoni F et al. Systematic review and meta-analysis of randomized controlled trials evaluating silodosin in the treatment of non-neurogenic male lower urinary tract symptoms suggestive of benign prostatic enlargement. *World J Urol.* 2013;31(4):997-1008.
11. Van Asseldonk B, Barkin J, Elterman DS. Medical therapy for benign prostatic hyperplasia: a review. *Can J Urol.* 2015;22(Suppl 1):7-17.
12. McConnell JD, Roehrborn CG, Bautista OM, Andriole GL Jr., Dixon CM, Kusek JW et al.; Medical Therapy of Prostatic Symptoms (MTOPS) Research Group. The long-term effect of doxazosin, finasteride, and combination therapy on the clinical progression of benign prostatic hyperplasia. *N Engl J Med.* 2003;349(25):2387-2398.
13. Roehrborn CG, Barkin J, Siami P, Tubaro A, Wilson TH, Morrill BB et al. Clinical outcomes after combined therapy with dutasteride plus tamsulosin or either monotherapy in men with benign prostatic hyperplasia (BPH) by baseline characteristics: 4-year results from the randomized, double-blind Combination of Avodart and Tamsulosin (CombAT) trial. *BJU Int.* 2011;107(6):946-954.
14. Jewett MA, Klotz LH; University of Toronto Uro-Oncology Program. Advances in the medical management of benign prostatic hyperplasia. *CMAJ.* 2007; 176(13):1850-1851.
15. Nickel JC, Gilling P, Tammela TL, Morrill B, Wilson TH, Rittmaster RS. Comparison of dutasteride and finasteride for treating benign prostatic hyperplasia: the Enlarged Prostate International Comparator Study (EPICS). *BJU Int.* 2011;108(3):388-394.
16. Thompson IM, Chi C, Ankerst DP, Goodman PJ, Tangen CM, Lippman SM et al. Effect of finasteride on the sensitivity of PSA for detecting prostate cancer. *J Natl Cancer Inst.* 2006;98(16):1128-1133.
17. Andriole GL, Bostwick DG, Brawley OW, Gomella LG, Marberger M, Montorsi F et al. Effect of dutasteride on the risk of prostate cancer. *N Engl J Med.* 2010;362(13):1192-1202.
18. Lacy JM, Kyprianou N. A tale of two trials: The impact of 5 alpha-reductase inhibition on prostate cancer (Review). *Oncol Lett.* 2014;8(4):1391-1396.
19. Roehrborn CG, Siami P, Barkin J, Damiao R, Major-Walker K, Nandy I et al. The effects of combination therapy with dutasteride and tamsulosin on clinical outcomes in men with symptomatic benign prostatic hyperplasia: 4-year results from the CombAT study. *Eur Urol.* 2010;57(1):123-131.
20. Roehrborn CG, Oyarzabal Perez I, Roos EP, Calomfirescu N, Brotherton B, Wang F et al. Efficacy and safety of a fixed-dose combination of dutasteride and tamsulosin treatment (Duodart) compared with watchful waiting with initiation of tamsulosin therapy if symptoms do not improve, both provided with lifestyle advice, in the management of treatment-naive men with moderately symptomatic benign prostatic hyperplasia: 2-year CONDUCT study results. *BJU Int.* 2015;116(3):450-459.
21. Nickel JC, Barkin J, Koch C, Dupont C, Elhilali M. Finasteride monotherapy maintains stable lower urinary tract symptoms in men with benign prostatic hyperplasia following cessation of alpha blockers. *Can Urol Assoc J.* 2008;2(1):16-21.
22. Auffenberg GB, Gonzalez CM, Wolf JS Jr., Clemens JQ, Meeks W, McVary KT. An observational analysis of provider adherence to AUA guidelines on the management of benign prostatic hyperplasia. *J Urol.* 2014;192(5):1483-1488.
23. Andersson KE, de Groat WC, McVary KT, Lue TF, Maggi M, Roehrborn CG et al. Tadalafil for the treatment of lower urinary tract symptoms secondary to benign prostatic hyperplasia: pathophysiology and mechanism(s) of action. *Neurourol Urodyn.* 2011;30(3):292-301.

24. Gacci M, Corona G, Salvi M, Vignozzi L, McVary KT, Kaplan SA et al. A systematic review and meta-analysis on the use of phosphodiesterase 5 inhibitors alone or in combination with alpha-blockers for lower urinary tract symptoms due to benign prostatic hyperplasia. Eur Urol. 2012;61(5):994-1003.
25. Oelke M, Giuliano F, Mirone V, Xu L, Cox D, Viktrup L. Monotherapy with tadalafil or tamsulosin similarly improved lower urinary tract symptoms suggestive of benign prostatic hyperplasia in an international, randomised, parallel, placebo-controlled clinical trial. Eur Urol. 2012;61(5):917-925.
26. De Nunzio C, Tubaro A. Benign prostatic hyperplasia in 2014: Innovations in medical and surgical treatment. Nat Rev Urol. 2015;12(2):76-78.
27. Kaplan SA, Goldfischer ER, Steers WD, Gittelman M, Andoh M, Forero-Schwanhaeuser S. Solifenacin treatment in men with overactive bladder: effects on symptoms and patient-reported outcomes. Aging Male. 2010;13(2):100-107.
28. Kaplan SA, Roehrborn CG, Gong J, Sun F, Guan Z. Add-on fesoterodine for residual storage symptoms suggestive of overactive bladder in men receiving alpha-blocker treatment for lower urinary tract symptoms. BJU Int. 2012;109(12):1831-1840.
29. Athanasopoulos A, Chapple C, Fowler C, Gratzke C, Kaplan S, Stief C et al. The role of antimuscarinics in the management of men with symptoms of overactive bladder associated with concomitant bladder outlet obstruction: an update. Eur Urol. 2011;60(1):94-105.
30. Bent S, Kane C, Shinohara K, Neuhaus J, Hudes ES, Goldberg H et al. Saw palmetto for benign prostatic hyperplasia. N Engl J Med. 2006; 354(6):557-566.
31. Tacklind J, Macdonald R, Rutks I, Stanke JU, Wilt TJ. Serenoa repens for benign prostatic hyperplasia. Cochrane Database Syst Rev. 2012;12: CD001423.
32. Keehn A, Lowe FC. Complementary and alternative medications for benign prostatic hyperplasia. Can J Urol. 2015;22(Suppl 1):18-23.
33. Wang CJ, Lin YN, Huang SW, Chang CH. Low dose oral desmopressin for nocturnal polyuria in patients with benign prostatic hyperplasia: a double-blind, placebo controlled, randomized study. J Urol. 2011;18 (1):219-223.
34. Andersson KE. Drug therapy of overactive bladder--what is coming next? Korean J Urol. 2015;56(10):673-679.
35. D'Agostino G, Maria Condino A, Calvi P. Involvement of beta3-adrenoceptors in the inhibitory control of cholinergic activity in human bladder: Direct evidence by [(3)H]-acetylcholine release experiments in the isolated detrusor. Eur J Pharmacol. 2015;758:115-122.
36. Nitti VW, Rosenberg S, Mitcheson DH, He W, Fakhoury A, Martin NE. Urodynamics and safety of the beta(3)-adrenoceptor agonist mirabegron in males with lower urinary tract symptoms and bladder outlet obstruction. J Urol. 2013; 190(4):1320-1327.
37. Herschorn S, Barkin J, Castro-Diaz D, Frankel JM, Espuna-Pons M, Gousse AE et al. A phase III, randomized, double-blind, parallel-group, placebo-controlled, multicentre study to assess the efficacy and safety of the β3 adrenoceptor agonist, mirabegron, in patients with symptoms of overactive bladder. Urology. 2013;82(2):313-320.
38. Gratzke C, Bachmann A, Descazeaud A, Drake MJ, Madersbacher S, Mamoulakis C et al. EAU guidelines on the assessment of non-neurogenic male lower urinary tract symptoms including benign prostatic obstruction. Eur Urol. 2015;67(6):1099-1109.
39. Nickel JC, Sander S, Moon TD. A meta-analysis of the vascular-related safety profile and efficacy of alpha-adrenergic blockers for symptoms related to benign prostatic hyperplasia. Int J Clin Pract. 2008;62(10):1547-1559.
40. Gacci M, Ficarra V, Sebastianelli A, Corona G, Serni S, Shariat SF et al. Impact of medical treatments for male lower urinary tract symptoms due to benign prostatic hyperplasia on ejaculatory function: a systematic review and meta-analysis. J Sex Med. 2014;11(6):1554-1566.
41. Martin-Morales A, Meyer G, Ramirez E. [Prevalence of ejaculatory dysfunction secondary to alpha-blocker therapy in patients with benign prostatic hyperplasia]. Actas Urol Esp. 2008;32(7):705-712.
42. Chang DF, Campbell JR, Colin J, Schweitzer C, Study Surgeon G. Prospective masked comparison of intraoperative floppy iris syndrome severity with tamsulosin versus alfuzosin. Ophthalmology. 2014;121(4):829-834.
43. Haridas A, Syrimi M, Al-Ahmar B, Hingorani M. Intraoperative floppy iris syndrome (IFIS) in patients receiving tamsulosin or doxazosin-a UK-based comparison of incidence and complication rates. Graefes Arch Clin Exp Ophthalmol. 2013;251(6):1541-1545.
44. Andriole GL, editor Headline Results from the REduction by DUtasteride of Prostate Cancer (REDUCE) Study. Late Breaking News; 2009 25-30 April 2009; Chicago, Illinois, EUA: Webcasts from the AUA, 2009.
45. Mondaini N, Gontero P, Giubilei G, Lombardi G, Cai T, Gavazzi A et al. Finasteride 5 mg and sexual side effects: how many of these are related to a nocebo phenomenon? J Sex Med. 2007;4(6):1708-1712.
46. Abrams P, Kaplan S, De Koning Gans HJ, Millard R. Safety and tolerability of tolterodine for the treatment of overactive bladder in men with bladder outlet obstruction. J Urol. 2006;175(3 Pt 1):999-1004.
47. Chapple CR, Kaplan SA, Mitcheson D, Klecka J, Cummings J, Drogendijk T et al. Randomized double-blind, active-controlled phase 3 study to assess 12-month safety and efficacy of mirabegron, a beta(3)-adrenoceptor agonist, in overactive bladder. Eur Urol. 2013;6 (2):296-305.
48. Goldfischer E, Kowalczyk JJ, Clark WR, Brady E, Shane MA, Dgetluck N et al. Hemodynamic effects of once-daily tadalafil in men with signs and symptoms of benign prostatic hyperplasia on concomitant alpha1-adrenergic antagonist therapy: results of a multicenter randomized, double-blind, placebo-controlled trial. Urology. 2012;79(4):875-882.
49. Guillaume M, Lonsdale F, Darstein C, Jimenez MC, Mitchell MI. Hemodynamic interaction between a daily dosed phosphodiesterase 5 inhibitor, tadalafil, and the alpha-adrenergic blockers, doxazosin and tamsulosin, in middle-aged healthy male subjects. J Clin Pharmacol. 2007;47(10):1303-1310.

UNIDADE 5
Situações Especiais em Farmacologia

CAPÍTULO 61
Prescrição de Vitaminas e Antianêmicos em Situações Carenciais e Não Carenciais e Anemias

Leila Beltrami Moreira

▶ Introdução

Vitaminas

Vitaminas, compostos orgânicos essenciais para algumas funções metabólicas, são provenientes da dieta em sua quase totalidade. Por serem aminas, denominaram-se "aminas vitais", daí a designação que se consagrou. São classificadas de acordo com seu grau de afinidade por água ou lipídios (Quadro 61.1).

Quadro 61.1 ▪ Classificação das vitaminas.

Hidrossolúveis
Tiamina (B_1)
Riboflavina (B_2)
Niacina (B_3)
Ácido pantotênico (B_5)
Piridoxina (B_6)
Cianocobalamina (B_{12})
Ácido fólico (B_9 ou M)
Ácido ascórbico (C)
Lipossolúveis
Retinol (A)
Colecalciferol (D)
Tocoferol (E)
Fitonadiona (K)

Vitaminas são usadas em prevenção e tratamento de carências nutricionais e na terapêutica de doenças não relacionadas à deficiência. No Brasil, os produtos à base de vitaminas ou minerais são classificados como suplementos vitamínicos ou minerais, que podem conter até 100% da ingestão diária recomendada (IDR). Já os medicamentos à base de vitaminas têm esquemas posológicos diários acima de 100% da IDR (Portaria nº 32/1998 da Secretaria de Vigilância Sanitária do Ministério da Saúde (SVS/MS).[1]

É comum o uso de vitaminas e suplementos vitamínicos em indivíduos que deles não necessitam ou em condições clínicas para as quais não estão indicados. Em levantamento norte-americano de visitas às emergências hospitalares, de 2004 a 2013, constatou-se que 23.000 a cada ano foram atribuídas a eventos adversos de suplementos nutricionais, contendo produtos complementares e micronutrientes (vitaminas e minerais). Essas visitas resultaram em 2.154 hospitalizações por ano. As queixas centraram-se fundamentalmente em manifestações cardíacas (taquicardia, dor no peito e palpitações) com produtos para perda de peso e energéticos em jovens e problemas de deglutição (disfagia e plenitude gástrica) associados a micronutrientes em idosos.[2]

Vitaminas hidrossolúveis agem como coenzimas e inibidores da oxidação. Vitaminas lipossolúveis afetam permeabilidade ou transporte em várias membranas celulares e atuam como agentes oxirredutores, coenzimas ou inibidores enzimáticos. As pequenas necessidades diárias são amplamente satisfeitas por dieta bem balanceada. Todas as vitaminas são absorvidas no intestino delgado; as lipossolúveis por meio de processos complexos, paralelos à absorção de gorduras.

Não há impedimento farmacocinético para que vitaminas se distribuam pelos diversos compartimentos orgânicos. As lipossolúveis, ao contrário das hidrossolúveis, acumulam-se no organismo, especialmente no fígado. Isso explica a mais rápida instalação de quadros carenciais das últimas. A eliminação das vitaminas hidrossolúveis ingeridas em quantidades fisiológicas é feita por biotransformação e excreção renal na forma ativa, em proporções variáveis para cada agente. Excesso proporcionado por doses farmacológicas é eliminado pelo rim na forma ativa. As lipossolúveis, mesmo em altas doses, são quase exclusivamente biotransformadas. Com a saturação das enzimas inativadoras, tendem a acumular-se, uma das razões de sua maior toxicidade. O Quadro 61.2 apresenta os principais efeitos adversos dessas vitaminas.

Identificam-se por letras derivadas da sequência de descobrimento e das propriedades de algumas delas (vitamina K = *koagulation*). A aparente facilidade dessa denominação é, às vezes, motivo de confusão e desinformação. A expressão *vitaminas do complexo B*, frequentemente utilizada, dá a entender que essas detêm mais características e indicações comuns do que na realidade acontece. O reconhecimento das vitaminas pelos nomes apresentados no Quadro 61.1 contribui para a racionalização de seu emprego.

▪ Retinol (vitamina A)

É formado a partir de carotenos, pigmentos presentes em frutas e verduras, inclusive nas verdes. Análogos naturais e derivados sintéticos compõem a família dos retinóis. O próprio retinol existe em ovos, leite e fígado. É precursor de rodopsina – pigmento

Quadro 61.2 ■ Efeitos adversos das vitaminas.

Vitaminas	Efeitos adversos
Retinol	Intoxicação aguda após 1.500.000 UI no adulto e 300.000 UI em crianças: vertigens, náuseas, vômitos, eritema com descamação eventualmente; intoxicação crônica (hipervitaminose A): pele e mucosas secas, unhas quebradiças, dermatite esfoliativa, estomatite angular, prurido, alopecia, anorexia, vômitos, cefaleia, hipomenorreia, fraqueza, mialgia, dores ósseas, articulares e abdominais, hepatoesplenomegalia, anemia e leucopenia, hipercalcemia, ascite, transtornos psiquiátricos, aumento da pressão intracraniana, cegueira, aborto, teratogenicidade, hiperlipidemia
Colecalciferol	Efeitos decorrentes de hipercalcemia (aguda ou crônica): fraqueza, anorexia, vômitos, diarreia, polidipsia, poliúria, retardo do crescimento e mental, calcificação tecidual, nefrotoxicidade, incluindo insuficiência renal; durante a gestação, a hipercalcemia secundária é potencialmente teratogênica, podendo provocar estenose supravalvar aórtica, dano vascular e supressão da paratireoide no recém-nascido
Tocoferol	Náuseas, flatulência, diarreia, fraqueza muscular, fadiga, cefaleia e visão borrada com doses de 270 a 540 mg, por tempo prolongado; doses maiores (1,3 a 8 g/dia) podem diminuir função gonadal e produzir creatininúria; em recém-nascidos, altas doses (níveis séricos maiores que 3,5 mg/dℓ) podem aumentar o risco de enterocolite necrosante e sepse
Fitonadiona	Hipotensão, dor torácica, dispneia e rubor após administração intravenosa
Ácido ascórbico	Com megadoses, diarreia por irritação da mucosa intestinal, uretrite inespecífica, hematúria, aumento da frequência de cálculos renais (de oxalato e talvez ácido úrico), embora pouco frequente; hemólise; relatos de nefrotoxicidade em administração parenteral
Niacina	Doses maiores que 3 g/dia podem provocar prurido, rubor, cefaleia, parestesias, sintomas gastrointestinais, dor abdominal e, mais raramente, ativação de úlcera péptica, intolerância à glicose, dano hepático (reversível) e hiperuricemia; raramente anafilaxia com uso intravenoso
Piridoxina	Neuropatia periférica sensorial ou síndromes neurológicas com doses maiores que 100 mg a 2 g/dia, por longos períodos; reações anafilactoides são raras com uso intravenoso de altas doses
Tiamina	Reações semelhantes a choque anafilático são raras com doses altas intravenosas

fotossensível indispensável à visão noturna – e coenzima em inúmeros passos do desenvolvimento de tecidos germinativos e na embriogênese. Sua presença equilibra queratinização e secreção em tecidos epiteliais.

■ Ácido ascórbico (vitamina C)

Em forma ionizada, recebe a designação de ascorbato; é molécula usada na hidroxilação de várias reações bioquímicas nas células. A sua principal função é a hidroxilação do colágeno, que dá resistência a ossos, dentes, tendões e paredes dos vasos sanguíneos. Além disso, é poderoso antioxidante, sendo usado para transformar radicais livres de oxigênio em formas inertes. Exerce papel antioxidante na síntese de inúmeras substâncias e na proteção de enzimas. É também usado na síntese de algumas moléculas, que servem como hormônios ou neurotransmissores. Frutas cítricas e vários outros vegetais, como tomates, batatas e verduras folhosas, têm altas concentrações de ascorbato. O escorbuto é a síndrome decorrente da deficiência nutricional.

■ Colecalciferol (vitamina D)

Também denominado vitamina D_3, é o componente de maior atividade biológica entre as diversas formas da vitamina D. Não é nutriente essencial se houver suficiente exposição aos raios ultravioleta solares que estimulam sua formação na pele a partir do 7-desidrocolesterol (provitamina D_3). É adicionado a leite e margarina em países de longos invernos, sendo também abundante em óleos de fígado de peixes. Sua forma ativa é o 1,25-colecalciferol – calcitriol – considerado um hormônio que provém de hidroxilação hepática (posição 25) e renal (posição 1). A atividade da hidroxilase renal é estimulada por hipocalcemia e hipofosfatemia, diretamente ou por meio da secreção de paratormônio. A principal função do calcitriol é aumentar a absorção intestinal de cálcio e fósforo para promover mineralização óssea. Paradoxalmente, pode estimular ressorção desses elementos a partir do osso. As manifestações de deficiência são raquitismo na infância e osteomalacia no adulto.

■ Tocoferol (vitamina E)

Está presente em muitas plantas, especialmente em sementes e óleos de gérmen de trigo, oliva extravirgem, girassol e milho. As diversas isoformas incluídas sob o nome genérico de vitamina E são absorvidas no intestino delgado e transportadas pelo sistema linfático até os hepatócitos, onde são incorporadas às membranas dos endossomos. A forma RRR-alfatocoferol é a preferida no organismo humano. É reconhecida e extraída da membrana pela proteína transportadora de alfatocoferol, permitindo sua transferência para a membrana plasmática e para o sangue. É um dos mais importantes antioxidantes, que protege ácidos graxos poli-insaturados nas membranas e lipoproteínas. Além disso, tem sido relatado que vitamina E aumenta a resposta imune e modula o sistema de reparação do DNA e vias de sinalização de transdução. Níveis adequados de vitamina E em indivíduos centenários, associados a atividade antioxidante e resposta imune satisfatórias, têm sido relacionados a envelhecimento saudável e longevidade.[3]

■ Vitamina K

Esta designação engloba as substâncias naturais fitonadiona (filoquinona ou vitamina K_1), menaquinona (ou vitamina K_2) e a vitamina sintética menadiona (vitamina K_3). Vitamina K exerce efeito no processo de coagulação, não sendo aqui discutida.

■ Tiamina (vitamina B_1)

Vitamina hidrossolúvel que tem como fontes nutricionais carne de porco, vísceras, cereais e legumes. É absorvida no jejuno proximal, por transporte ativo. É transformada no organismo em tiamina pirofosfato (TPP), coenzima no metabolismo dos glicídios. Sua deficiência resulta em defeitos na síntese, reparação e replicação celular. Beribéri é a síndrome carencial clássica. Encefalopatia de Wernicke – emergência médica que ocorre na desintoxicação alcoólica –, síndrome de Korsakoff e polineuropatia são manifestações de deficiência acentuada em dependentes de álcool. O álcool interfere nos mecanismos de transporte ativo da tiamina no trato gastrointestinal e pode inibir a biotransformação para a forma ativa, o pirofosfato de tiamina.

■ Riboflavina (vitamina B_2)

Está presente em grandes quantidades em carne e produtos vegetais. É componente de flavina adenina dinucleotídio (FAD), outra coenzima da cadeia respiratória. A arriboflavinose é rara isoladamente e se caracteriza por estomatite angular, glossite, dermatite seborreica, vascularização da córnea, entre outros.

■ Niacina (vitamina B_3 ou ácido nicotínico)

É abundante em carnes, legumes e cereais. A forma ativa, niacinamida, é componente do niacinamida adenina dinucleotídio (NAD), coenzima da cadeia respiratória e de outras reações de oxirredução celular. Em sua deficiência ocorre pelagra.

■ Ácido pantotênico (vitamina B_5)

É precursor da coenzima A. Está presente em carne e gema de ovo. Fadiga, cefaleia, transtornos do sono, cólicas, vômitos e flatulência foram experimentalmente produzidos no homem por dietas pobres nessa vitamina. Não está descrita a ocorrência natural dessa síndrome.

■ Piridoxina (vitamina B_6)

Abundante nas mesmas fontes da niacina, ela opera como coenzima (piridoxal fosfato) no metabolismo de aminoácidos. Não se conhece manifestação de deficiência isolada.

■ Ácido fólico (vitamina B_9 ou vitamina M)

É vitamina hidrossolúvel pertencente ao complexo B, necessária para a formação de proteínas estruturais e hemoglobina. É sintetizado em plantas e alguns microrganismos, estando amplamente disponível em produtos animais e vegetais. Sua deficiência é rara, e está associada a anemia, neurite e malformação congênita (anencefalia, espinha bífida).

■ Cianocobalamina (vitamina B_{12})

É vitamina hidrossolúvel, não sintetizada pelo organismo e presente em alimentos de origem animal (fígado, músculos, ovos, leite e queijo). É composta de substâncias com estrutura química complexa e cobalto (cobalamina). É coenzima indispensável à síntese de ácidos nucleicos e bainha de mielina. Quando deficiente ocasiona anemia megaloblástica.

Antianêmicos

Antianêmicos são fármacos capazes de corrigir anemias. Constam de ferro, cianocobalamina, ácido fólico e eritropoetina (alfaepoetina).

Anemia é definida pela diminuição do número de eritrócitos circulantes. Qualquer condição que resulte em deficiência funcional da medula óssea, anormalidade primária no eritrócito e destruição ou perda aumentada, pode levar à anemia. Neste capítulo serão abordadas as anemias relacionadas a ferro e vitaminas.

Deficiência na síntese da heme e diferenciação das células eritroides originam *anemia microcítica* ou anemia ferropriva. Sua correção se faz com suplementação de *ferro*.

Inibição de síntese de DNA e divisão celular de precursores eritroides induz *anemia megaloblástica* ou *anemia macrocítica*, corrigida por vitamina B_{12} e/ou ácido fólico. Quando não causada por hipovitaminose, a anemia megaloblástica pode dever-se a antimetabólitos que interferem diretamente na produção de DNA, como alguns agentes quimioterápicos ou antibióticos (p. ex., azatioprina ou trimetoprima). Essa anemia é caracterizada por glóbulos vermelhos grandes, imaturos e disfuncionais (megaloblastos) na medula óssea e também por neutrófilos hipersegmentados.

As manifestações clínicas dependem fundamentalmente de intensidade e velocidade do desenvolvimento da anemia, mas também de idade, estado físico do paciente e comorbidades. Nas anemias crônica e aguda, os sintomas relacionam-se principalmente à hipoxemia de tecidos e órgãos. As manifestações mais precoces de anemia moderada são cansaço, fraqueza generalizada seguida de palpitação e dispneia aos esforços.

■ Ferro

É substância inorgânica, necessária em pequenas quantidades e amplamente disponível na dieta. Encontra-se principalmente em vegetais verdes, trigo, coração, fígado, gema de ovo e carne. Cerca de 5 a 10% do ferro ingerido são absorvidos em condições normais, chegando a 25% nas situações de deficiência. A absorção ocorre principalmente em duodeno e jejuno. Parte do ferro ingerido permanece na própria ferritina das células mucosas, e o restante tem acesso ao plasma. O sistema de regulação da quantidade absorvida pode variar de 1 mg em indivíduos normais a 3 a 4 mg nos depletados. A absorção depende da forma de ferro. Absorvem-se 20 a 40% do ferro contido no pigmento heme e 5% do não heme (grãos e vegetais). O ferro não heme tem sua absorção diminuída por constituintes de dietas vegetarianas, especialmente o fosfato. Ácido ascórbico e carne aumentam a absorção, ao passo que inflamações gastrointestinais crônicas e agudas a diminuem. O transporte de ferro no plasma é feito por transferrina. A quantidade total de ferro do organismo (50 mg/kg em homens e 35 mg/kg em mulheres) distribui-se entre hemoglobina (65%), ferritina e hemossiderina (30%), mioglobina e enzimas (5%). Como constituinte da heme e pela facilidade com que sofre reações de oxirredução, o ferro exerce seu papel fisiológico fundamental, o transporte de oxigênio. O ferro é rigidamente conservado pelo organismo. Não há sistemas de depuração, perdendo-se por dia somente o contido em células descamadas de pele e condutos gastrointestinal e urinário (em torno de 1 mg/dia). As mulheres podem perder mais 0,006 mg/kg/dia, em média, durante a menstruação. Gestantes perdem 3,5 vezes mais ferro que um homem normal. A grande causa de deficiência de ferro é a perda de sangue. Cada grama de hemoglobina contém 3,4 mg de ferro, ou seja, em 100 mℓ de sangue há aproximadamente 50 mg, correspondentes a 50 dias de *turnover* fisiológico. As indicações médicas para a administração de ferro podem ser profiláticas e terapêuticas. As primeiras incluem condições etárias ou fisiológicas em que há aumento da demanda, como gestação, lactação, fases de crescimento rápido, recém-nascidos com baixo peso e lactentes alimentados com fórmulas.

■ Vitamina B_{12} ou cianocobalamina

Na sua falta ocorre anemia megaloblástica acompanhada de neuropatia. Sua deficiência é muito frequente em vegetarianos, idosos ou pessoas com problemas de absorção gastrointestinal. Esta vitamina pode ser destruída facilmente por ação de luz, ácidos, bases e agentes oxidantes e redutores. Logo, o processamento dos alimentos leva a perdas significativas da mesma. A interação ácido fólico-cobalamina é fundamental para a síntese normal de DNA e fornece base comum para o desenvolvimento de anemia megaloblástica por deficiência de uma ou outra vitamina. A necessidade diária de cianocobalamina varia de 0,3 a 1,2 µg, e a ingestão diária média oferece de 5 a 15 µg. Para absorção no íleo, é necessária sua ligação com proteína secretada no estômago, o *fator intrínseco*. Uma vez absorvida, é transportada por transcobalamina II, betaglobulina plasmática, sendo levada aos tecidos. O maior sítio de armazenamento é o fígado.

■ Ácido fólico ou ácido pteroilglutâmico

Para adultos, recomenda-se ingestão de 50 µg/dia de ácido fólico e, durante a gestação, 100 a 200 µg/dia. Dieta com carnes e vegetais frescos fornece 2 mg/dia. É absorvido principalmente em jejuno. Seus níveis séricos variam de 6 a 21 µg/ℓ. Há pequenas reservas no organismo. Em adulto normal, redução plasmática começa a ser detectada após 3 semanas da parada de ingestão do mesmo.

■ Eritropoetina (alfaepoetina)

É hormônio natural de natureza glicoproteica, sintetizado principalmente em células epiteliais específicas que revestem os capilares peritubulares renais. Os rins apresentam função preponderante em sua síntese, sendo responsáveis por secretar 90% da eritropoetina circulante. O fígado contribui com cerca de 10% da produção total deste hormônio. No Brasil, a proteína utilizada como medicamento é denominada alfaepoetina, de acordo com a Denominação Comum Brasileira (DCB). A alfaepoetina contém 165 aminoácidos e é obtida por tecnologia de DNA recombinante. Tem peso molecular de 34 mil dáltons e é produzida em células CHO (células de ovário de hamster chinês), nas quais o gene da eritropoetina foi inserido. O produto contém idêntica sequência de aminoácidos natural. A eritropoetina é o principal regulador da eritropoese, que é o processo de formação das hemácias ou células vermelhas do sangue. Ela age estimulando a mitose e a diferenciação celular das células progenitoras das hemácias, conhecidas como eritroides. A produção das hemácias é estimulada por hipoxia (baixo nível de oxigênio nas células) que também estimula a produção de eritropoetina. Outra forma de eritropoetina, a *darbepoetina alfa*, é originalmente uma molécula de eritropoetina com duas cadeias adicionais de carboidratos contendo ácido siálico. Em relação à eritropoetina, apresenta atividade biológica similar e meia-vida mais longa (cerca de 40 h), podendo ser administrada a intervalos de 1 a 2 semanas. Também está disponível a *eritropoetina betametoxipolietilenoglicol*, que é a associação de uma molécula de eritropoetina beta com polietilenoglicol, o que viabiliza a extensão da meia-vida para além de 130 h, possibilitando o seu uso a cada 2 a 4 semanas. Por vias subcutânea ou intravenosa, produz níveis séricos similares.

Administração intravenosa de eritropoetina proporciona pico sérico aos 30 minutos, com meia-vida em torno de 5 h, a qual se reduz para 4 h após sucessivas doses e se prolonga em pacientes com insuficiência renal. Via subcutânea vem sendo usada com mais frequência, pela possibilidade de administração no domicílio, além de permitir o emprego de dose 30% menor que a administrada intravenosamente, com resultados similares. Uso subcutâneo determina pico sérico em 12 a 24 h, concentração 20 vezes menor e meia-vida superior a 20 h. Usam-se 150 a 450 UI/kg/semana de alfaepoetina, por via subcutânea ou intravenosa. Estas doses devem ser divididas e administradas em 3 dias não consecutivos. Inicia-se pela dose mais baixa, aumentando-se progressivamente até atingir resposta ou limite máximo. Associação de sulfato ferroso é recomendada, pois eritropoetina depleta depósitos de ferro rapidamente, podendo ser causa de não resposta à terapia.

A resposta ao tratamento não é imediata, pois leva tempo para que haja diferenciação de progenitores hematopoéticos em reticulócitos, então liberados para a circulação. Eritropoetina é utilizada em dose plena até que se obtenha hemoglobina entre 11 e 12 g/dℓ, sendo então reduzida a fim de manter esta resposta. Não existe benefício clínico na normalização dos índices hematimétricos.

Eritropoetina é relativamente segura. Os efeitos adversos mais comuns são hipertensão, deficiência de ferro, *rash* cutâneo, quadro similar a gripe (no uso intravenoso), cefaleia, náuseas e convulsões. Hipertensão e convulsões estão associadas a rápido aumento no hematócrito, recomendando-se utilizar a dose eficaz mais baixa possível para reduzir o risco. Eritropoetina aumenta a viscosidade sanguínea nos pacientes renais crônicos, podendo ocasionar eventos trombóticos, principalmente no local da fístula. Administração subcutânea está associada a dor no local da injeção. Quando há elevação rápida de hematócrito, ácido úrico e fósforo séricos aumentam. Pode ocorrer resistência à eritropoetina em pacientes portadores de deficiência de ferro, ácido fólico ou vitamina B_{12}, intoxicados por alumínio e em presença de quadros infecciosos ou inflamatórios crônicos. Descreveram-se casos de aplasia pura de série vermelha em pacientes utilizando eritropoetina, decorrente da indução de anticorpos antieritropoetina. O uso de eritropoetina para normalizar a hemoglobina associa-se a aumento de eventos cardiovasculares e mortalidade em diversos subgrupos.

▶Usos

Condições carenciais de vitaminas e ferro

Carências nutricionais levam a síndromes clínicas que vão desde manifestações específicas até desnutrição proteico-calórica e morte. Nas situações carenciais, vitaminas exercem sua atividade fisiológica, prevenindo ou revertendo síndromes clínicas ocasionadas pelo déficit. Hipovitaminoses decorrem mais frequentemente de carência nutricional. Podem também derivar de problemas de absorção intestinal, transporte plasmático, armazenamento tecidual, conversão à forma ativa e depuração.

Recém-nascidos prematuros, lactentes (principalmente em dieta artificial), gestantes, nutrizes, idosos, pacientes com doenças do trato digestivo e dependentes de álcool estão mais sujeitos à deficiência de vitaminas. Essas condições etárias, fisiológicas ou de outra natureza, associadas a riscos ante baixo suprimento vitamínico, justificam a suplementação de vitaminas e minerais, apesar de, em muitas das situações, inexistirem estudos controlados corroborativos.

▶**Recém-nascidos.** Em ensaio clínico randomizado, recém-nascidos com menos de 1.500 mg e em risco para displasia broncopulmonar, que receberam oxigênio ou foram entubados em menos de 24 h do nascimento, suplementados com 5.000 UI de vitamina A, por via intramuscular, 3 vezes/semana, foram beneficiados com redução no tempo de intubação, dias em oxigenoterapia e tempo de hospitalização.[4] Suplementação com vitamina A também é benéfica e segura em crianças com infecção pelo HIV.[5]

▶**Gestantes.** Durante a gravidez, mulheres necessitam ferro e ácido fólico para suprir as próprias necessidades e as do concepto. Deficiência desses nutrientes pode associar-se a risco de defeitos do tubo neural no recém-nascido e a anemia e aumento do risco de infecção na mãe.

Embora a suplementação sistemática de *ferro*, especialmente na segunda metade da gestação, seja recomendada, dieta adequada pode ser suficiente. Em revisão sistemática Cochrane[6] de 17 ensaios (n = 137.791 mulheres), dos quais 15 compararam suplementos de *micronutrientes com ferro e ácido fólico* versus *ferro*, com ou sem ácido fólico, os micronutrientes diminuíram significativamente número de recém-nascidos com baixo peso, pequeno tamanho para a idade gestacional e taxa de natimortos. A necessidade de suplementação ficou mais evidente nos países em desenvolvimento, onde a deficiência de micronutrientes é mais comum em mulheres em idade reprodutiva.

Em outra revisão Cochrane[7] de 44 estudos, comparou-se a ingestão diária de suplementos contendo ferro *versus* sem ferro ou placebo. A suplementação reduziu o risco materno de anemia, mas o benefício sobre outros desfechos maternos ou do nascituro foi menos claro.

A administração de vitamina D com e sem cálcio na gestante é prática comum, mas a qualidade da evidência é baixa. Revisão Cochrane[8] de 15 ensaios clínicos randomizados (ECR), com 2.833 gestantes, não identificou claro benefício das intervenções. Houve tendência a redução da incidência de pré-eclâmpsia, baixo peso ao nascer e prematuridade. A adição de cálcio associou-se com maior incidência de prematuridade.

Revisão Cochrane[9] de 5 ensaios clínicos randomizados (n = 7.528 mulheres infectadas pelo HIV) avaliou os efeitos da suplementação de *vitamina A* durante a gravidez ou o período de amamentação, com respeito ao risco de transmissão vertical da infecção. Secundariamente objetivou definir os efeitos dessa suplementação sobre o lactente e a morbimortalidade materna. Contudo, a suplementação de vitamina A antenatal ou no pós-parto pareceu ter pequeno ou nenhum efeito sobre transmissão vertical do HIV. No entanto, os autores alertaram que, devido à moderada qualidade da evidência, os reais efeitos possam ser substancialmente diferentes.

▶**Idosos.** Pacientes geriátricos com dieta inadequada e baixo consumo calórico (menos de 1.200 cal/dia) devem receber complexos vitamínicos. Entretanto, revisão sistemática Cochrane[10] que avaliou a suplementação de vitamina D_3 (colecalciferol) ou vitamina D_2 (ergocalciferol) ou alfacalcidol ou calcitriol para prevenção primária e secundária de mortalidade em adultos sadios ou com doença estável concluiu que vitamina D_3 aparentemente diminuiu a mortalidade em idosos, enquanto vitamina D_2, alfacalcidol e calcitriol não mostraram benefícios significativos sobre mortalidade. Vitamina D_3 combinada com cálcio aumentou nefrolitíase. Alfacalcidol e calcitriol aumentaram hipercalcemia.

▶**Adultos.** Em vegetarianos, se a dieta for lacto-ovovegetariana, há suprimento de vitamina B_{12}, pois está presente nesses alimentos, desde que ingeridos regularmente. Com relação ao ferro, a ingestão por vegetarianos (especialmente veganos) costuma ser maior do que a de onívoros, associada a ingestão de, geralmente, o dobro de vitamina

C. Estudos demonstram que populações vegetarianas apresentam a mesma prevalência de anemia ferropriva que as populações onívoras.[11] Se mantidas por tempo prolongado, dietas hipocalóricas (800 a 1.000 kcal/dia) podem levar à inadequada ingestão de vitaminas, recomendando-se suplementação.

Uso de *ácido fólico, piridoxina* e *ácido ascórbico* tem sido recomendado para pacientes em diálise, mas não há consenso.[12] Alguns estudos sugerem que *vitamina E* possa ser útil para reduzir estresse oxidativo, estado inflamatório e cãibras nestes pacientes.[13]

Há situações clínicas específicas de carência para várias vitaminas.

Retinol (vitamina A)

As principais manifestações de deficiência de retinol são cegueira noturna e ceratomalacia. Esta consiste em queratinização e predisposição para perfuração de córnea, causando cegueira. São problemas frequentes em países subdesenvolvidos e em desenvolvimento, em consequência à desnutrição crônica. Séries de casos documentam a resposta ao tratamento com vitamina A, sendo que o diagnóstico precoce evita a cegueira.

Carência de vitamina A também acomete indivíduos portadores de doença celíaca, obstrução biliar, fibrose cística, doença hepática, doença intestinal inflamatória e pacientes submetidos a cirurgia bariátrica. Sintomas oftalmológicos podem aparecer anos após a cirurgia.

Diretriz da OMS[14] de 2011 faz recomendações globais e baseadas em evidências sobre uso de suplementos de vitamina A em gestantes para prevenir morbidade, mortalidade e cegueira noturna em populações nas quais a deficiência de vitamina A possa ser um problema de saúde pública.

Estudos mais antigos associaram a deficiência de vitamina A com aumento de mortalidade. Isso balizou a recomendação da OMS de fazer suplementação com altas doses da vitamina em crianças entre 6 meses e 5 anos em todos os países onde se identificasse tal deficiência. Ensaios clínicos mais recentes não mostraram redução de mortalidade, e outros apresentaram resultados controversos, inclusive com aumento de mortalidade em alguns grupos: a suplementação dobrou a mortalidade em meninos e reduziu à metade a mortalidade em meninas. Assim, aquela recomendação não é mais consensual, necessitando de novas evidências para sua definição.[15]

Por outro lado, ensaio clínico realizado na Índia mostrou pequeno benefício sobre mortalidade em 6 meses com a suplementação de 50.000 UI de palmitato de retinol nas primeiras 72 h do nascimento.[16]

Ácido ascórbico (vitamina C)

Escorbuto é a doença nutricional mais antiga conhecida, rara nos dias de hoje. Manifestações iniciais são inespecíficas, incluindo irritabilidade, perda de apetite, febrícula e as mais tardias são petéquias, equimoses, hiperqueratose, cabelos secos, edema, sangramento gengival e doença óssea. Podem surgir já com 2 a 3 meses de aporte insuficiente de vitamina C. Deficiência de vitamina C resulta em pobre formação de osso osteoide e endocondral, tornando os ossos friáveis e facilmente sujeitos a fraturas, com edema das pernas e articulações, artralgia e mialgia. Anemia ferropriva é característica devido a hemorragias e má absorção de ferro. Na doença avançada ocorrem alterações psicológicas, deficiência de cicatrização e morte por infecção, hemorragia cerebral ou hemopericárdio geralmente.

Crianças com hábitos alimentares anormais, síndrome de má absorção, doença mental ou incapacidades físicas podem desenvolver esta doença. Havendo suspeita clínica, uma história detalhada e radiografias bilaterais dos membros permitem o diagnóstico. O controle da deficiência passa por ingestão de alimentos ricos em vitamina C, tais como frutas cítricas e vegetais (tomate, batata, brócolis, espinafre, alface, pepino, couve-de-bruxelas e pimenta-vermelha). O leite humano é mais rico em vitamina C do que leite de vaca. Crianças são tratadas com 100 a 300 mg/dia de vitamina C e adultos com 500 a 1.000 mg/dia, por 1 mês ou até desaparecimento dos sinais e sintomas.[17]

Colecalciferol (vitamina D)

Carência de vitamina D traduz-se em raquitismo e osteomalacia.

No raquitismo ocorre diminuição da mineralização da placa epifisária de crescimento e na osteomalacia há diminuição da mineralização do osso cortical e trabecular, com acúmulo de tecido osteoide pouco ou não mineralizado. Os primeiros sintomas de raquitismo podem surgir no primeiro ano de vida, progredindo com a idade. Há atraso em fechamento das fontanelas cranianas, crescimento e desenvolvimento motor e na erupção dos dentes, até deformidades em ossos longos e coluna vertebral, mas fraturas não são frequentes. Os adultos apresentam osteomalacia com fraqueza muscular, dores e deformidades progressivas em coluna vertebral e membros inferiores. O tratamento é feito com correção da dieta e exposição diária à luz solar, podendo ser auxiliado com lâmpadas de raios ultravioleta. As quantidades diárias recomendadas na dieta são: vitamina D 400 UI (10 mg); Ca – 1.000 a 1.500 mg; e P – 400 a 1.000 mg. Nas síndromes de má absorção de gorduras, com deficiência de vitamina D, é indicado o tratamento parenteral com 25(OH)D, 20 a 30 mg ou 1,25(OH)$_2$D, na dose de 0,15 a 0,5 mg/s, intramuscular (IM). Também pode ser utilizado calciferol 100 UI/dia (IM) ou 1.500 a 2.000/dia associados ao Ca – 1,0 g, por via oral.

Vitamina D$_3$ parece ser útil para diminuir perda de massa óssea somente em pacientes com baixa ingestão de cálcio. Suplementos de vitamina D e cálcio podem prevenir fraturas em homens idosos e mulheres pós-menopausa, à custa de efeitos adversos gastrointestinais e renais. Já em portadores de fibrose cística recebendo suplementação, os níveis séricos de 25-hidroxivitamina D estão aumentados, mas as evidências de benefício clínico são limitadas.

Na revisão Cochrane[10] já citada, vitamina D$_3$ pareceu reduzir mortalidade em idosos e vitaminas D$_2$, alfacalcidol e calcitriol não mostraram benefícios estatisticamente significativos sobre mortalidade.

Tocoferol (vitamina E)

Deficiência franca de vitamina E é rara, mas ingestão inadequada tem sido relacionada a doença cardíaca, deficiência de imunidade, infertilidade e até mortalidade. Mutações na proteína transportadora de alfatocoferol levam à deficiência grave que se manifesta por doença degenerativa (ataxia espinocerebelar). A baixa ingestão de vitamina E causa agregação plaquetária, anemia hemolítica, degeneração neuronal (pois causa lesão na bainha de mielina) e redução de creatinina sérica. A depleção prolongada causa lesões musculares, incluindo miocárdio, esqueléticas e hepáticas. Crianças com deficiência grave morrem por insuficiência cardíaca e hepática. A deficiência pode ser provocada por distúrbios como má absorção de gorduras (fibrose cística, síndrome do intestino curto e colestase). Tem sido relatado que a deficiência é mais comum quando a única fonte de vitamina E é a dieta. Dieta rica em antioxidantes (amêndoas, óleos, grãos ou suplementos alimentares) eleva os níveis plasmáticos de vitamina E (ótimo acima de 30 µmol/ℓ). Deficiência nutricional é frequente em idosos. Revisão sistemática Cochrane[18] refere que pacientes com fibrose cística têm deficiência de vitaminas lipossolúveis, incluindo vitamina E, o que pode causar anemia hemolítica, ataxia cerebelar e dificuldades cognitivas. Há sugestão de que a suplementação melhora os níveis de vitamina E nesses indivíduos, mas não há estudos avaliando benefícios clínicos de interesse.

Tiamina (vitamina B$_1$)

Beribéri e encefalopatia de Wernicke-Korsakoff são decorrentes de carência de vitamina B$_1$.

Beribéri úmido cursa com sintomas respiratórios e de insuficiência cardíaca direita, edema e hipertensão. A forma de beribéri seco é mais frequente, com sintomas de neurite, principalmente em membros inferiores e dor muscular com atrofia e paraplegia. Beribéri cerebral é uma apresentação do beribéri seco, relacionada a deficiência aguda de tiamina, com ataxia e distúrbio oculomotor, que caracterizam a encefalopatia de Wernicke-Korsakoff. É mais frequente em dependentes de álcool e desencadeada pela administração de glicose parenteral. Pode evoluir com coma e morte. Beribéri tratado precocemente tem bom prognóstico, mas é relatada mortalidade de 10 a 20%, e as alterações cognitivas são irreversíveis na maioria dos casos. Na encefalopatia são necessários 100 mg/dia, intravenosamente, por alguns dias, seguidos de reposição enteral em dose alta. Em estágio inicial de neuropatia, 20 a 30 mg/dia são necessários. Também se deve suplementar as outras vitaminas do complexo B.[19]

Beribéri tem sido relatado no pós-operatório de aproximadamente 15% dos pacientes obesos submetidos à cirurgia bariátrica. O risco é maior em mulheres e se correlaciona com a idade. A maioria dos pacientes tem a forma seca do beribéri, com neurite periférica, ataxia e paraplegia, mostrando grau avançado da doença em aproximadamente 4 a 12 semanas pós-operatórias. Em pacientes de cirurgia bariátrica, reposição diária de 1,1 mg para mulheres e 1,2 a 1,5 mg para homens evita a deficiência de tiamina.[20]

■ Niacina (ácido nicotínico ou vitamina B_3)

Pelagra é doença sistêmica resultante de marcada deficiência celular de niacina e seu precursor, triptofano, que leva a sintomas de diarreia, dermatite, demência e morte em cerca de 4 a 5 anos. Dermatite é a manifestação mais característica e de fácil identificação, que se inicia como eritema, exacerbado pela exposição solar. Está associada a abuso de álcool, má absorção gastrointestinal, pobreza e alguns medicamentos (5-fluoruracila, 6-mercaptopurina, isoniazida, etionamida, pirazinamida, hidantoína, fenobarbital, cloranfenicol).

Agudamente, a correção se faz com 100 mg de nicotinamida por via oral, a cada 6 h até resolução dos principais sintomas, com redução progressiva da dose posteriormente. Também devem ser administradas riboflavina e piridoxina, necessárias para síntese de niacina a partir do triptofano.

■ Ácido fólico (vitamina B_9)

A necessidade de ácido fólico durante a *gestação* é aumentada, sendo recomendada suplementação para evitar defeitos do tubo neural se existir história de anemia megaloblástica em gestações anteriores, gravidez múltipla, condições associadas a alto *turnover* de eritrócitos, dieta inadequada (hiperêmese gravídica, por exemplo) e uso de fenitoína. Deficiência de ácido fólico pode induzir redução no peso da placenta, prematuridade e baixo peso ao nascimento. Além disso, suplementação com ácido fólico no período da periconcepção relaciona-se a significativa redução de defeitos do tubo neural (espinha bífida, meningocele e anencefalia). Para prevenir esses defeitos, a suplementação periconcepcional tem sido recomendada com doses de 400 a 800 µg/dia de ácido fólico. No entanto, inexistem dados que estabeleçam fortemente esta relação. Uma informação é de que, para evitar o risco de defeitos do tubo neural, a concentração de folato nas hemácias deva ser ≥ 1.000 nmol/ℓ.[21]

Ácido fólico é essencial para hematopoese eficaz. Assim, em estados de hematopoese aumentada (como em anemias hemolíticas), recomenda-se sua suplementação, bem como em várias síndromes de má absorção (*sprue* tropical, enterite regional, doença celíaca) e em pacientes com nutrição parenteral total. Recomendam-se doses de ácido fólico acima de 0,4 mg/dia para mulheres em idade fértil planejando gestação e 4 mg/dia para mulheres com filho com defeito de fechamento de tubo neural. Essa suplementação deve iniciar-se 1 mês antes da concepção e estender-se até o final do terceiro mês de gestação.

■ Anemia megaloblástica

O uso de vitamina B_{12} restringe-se à correção da anemia megaloblástica. A forma mais frequente é a anemia perniciosa, decorrente da não produção do fator intrínseco no estômago, o que, em consequência, determina não absorção da vitamina. Outra possível forma de apresentação é a anemia megaloblástica após gastrectomia ou cirurgia bariátrica.

A reposição de cianocobalamina na anemia perniciosa compreende doses diárias intramusculares de 100 µg durante 1 semana; após, aquela dose é repetida semanalmente; por fim, é espaçada mensalmente, pelo resto da vida. Também pode ser administrada por via subcutânea profunda, mas não intravenosamente. Para outras situações de deficiência, em que não há falta de fator intrínseco, pode-se usar vitamina B_{12} oral, em baixa dose; mesmo na anemia perniciosa, formulação oral (em altas doses) pode ser uma alternativa, pois pequenas quantidades de cianocobalamina (1 a 3%) são absorvidas sem necessidade de fator intrínseco. Recomenda-se uso associado de ácido fólico, pois, caso ocorra deficiência concomitante deste, o quadro neurológico pode deteriorar-se. Por outro lado, administração isolada de ácido fólico pode levar à correção parcial da anemia, sem normalização dos níveis de cianocobalamina, o que permite progressão da lesão neurológica, que pode ser irreversível.

No tratamento de anemia megaloblástica secundária à deficiência de ácido fólico e em diversas indicações de reposição (inclusive nas síndromes de má absorção intestinal), a dose empregada é de 1 a 5 mg/dia via oral. Mantém-se o uso até a correção da alteração hematológica ou, quando a doença de base leva a uma deficiência crônica, utiliza-se o ácido fólico indefinidamente.

Nas anemias tratadas com cianocobalamina e ácido fólico, alterações na medula óssea revertem em 24 a 48 h, e reticulócitos aparecem na circulação em 2 a 3 dias, atingindo pico em 6 a 8 dias. O nível da hemoglobina eleva-se lentamente (6 a 8 semanas). Caso não ocorra melhora nesse período, outras causas de anemia devem ser investigadas. Aumento transitório do volume corpuscular médio, trombocitose, leucocitose e aparecimento de leucócitos imaturos na circulação podem ocorrer. Contagens sanguíneas devem repetir-se a intervalos de 3 a 6 meses, por toda a vida, já que a refratariedade à terapia pode desenvolver-se a qualquer momento. Alterações neurológicas, na dependência de sua intensidade e duração, revertem de maneira mais lenta, em geral em prazo de 6 meses a 1 ano. A recuperação pode ser completa ou parcial.

Uso de cianocobalamina e de ácido fólico não se associa a maiores efeitos adversos. A absorção intestinal da primeira é diminuída por aminoglicosídeos, ácido aminossalicílico, cloranfenicol, colchicina, anticonvulsivantes, omeprazol, preparados de liberação lenta de potássio e uso prolongado e excessivo de álcool. Alguns medicamentos interferem no metabolismo do ácido fólico. Consumo de álcool determina queda rápida nos níveis séricos de ácido fólico, podendo desencadear quadro de anemia megaloblástica se a ingestão de ácido fólico não for adequada. Pacientes em uso de metotrexato, trimetoprima e pirimetamina (inibidores da redutase do ácido di-hidrofólico) que apresentem algum grau de deficiência de ácido fólico podem também exibir quadro de anemia megaloblástica. Ácido fólico antagoniza a ação anticonvulsivante da fenitoína e tem sua absorção diminuída por sulfassalazina. Anticoncepcionais orais também interferem com absorção e armazenamento de ácido fólico nos tecidos.

■ Anemia ferropriva

Pode ser consequente a sangramentos agudos ou crônicos, como hipermenorreia, metrorragia, hematúria, hemoglobinúria, hemossiderose, hemoptise, epistaxes recorrentes, traumatismos e sangramento secundário a esofagite de refluxo, úlcera péptica, gastrite, neoplasias e parasitoses. Também pode dever-se à má absorção que ocorre em doença celíaca, gastrectomia, anemia perniciosa com atrofia gástrica, doença inflamatória crônica e, menos frequentemente, por déficit dietético.

Há evidências de que baixas reservas orgânicas de ferro (ferritina sérica inferior a 12 µg/ℓ), independentemente da ocorrência de anemia, estejam associadas a diminuição de aprendizado/crescimento e aumento de morbidade em crianças. O ferro é essencial para neurogênese apropriada e diferenciação de alguns grupos de células do sistema nervoso central no primeiro ano de vida. Mulheres em idade fértil, especialmente com menstruações copiosas, e habitantes de países subdesenvolvidos são mais suscetíveis à anemia ferropriva. Mesmo inexistindo estudos demonstrativos de que a reposição de ferro corrija as anormalidades descritas, costuma-se suplementá-lo naquelas condições. Em crianças discute-se a propriedade dessa indicação, pois se aventou que a deficiência de ferro poderia ter efeitos benéficos – prevenindo crescimento bacteriano – e deletérios – diminuindo a imunidade celular – na defesa contra infecções. Além disso, pode gerar radicais livres e interferir na absorção de outros nutrientes essenciais.

O tratamento de anemias ferroprivas deve ser inicialmente dirigido à eliminação da causa básica. Se persistir, cabe escolher entre reposição de sangue ou ferro. Algumas vezes a decisão é evidente, como em hemorragia aguda e intensa, em que se repõe sangue. Nesse caso, além de repor elementos figurados, corrige-se a volemia. Quando não há acentuados comprometimentos hemodinâmico e sintomático, deve-se corrigir a anemia por meio da reposição das reservas de ferro. Isso pode ser feito mais rapidamente com uso farmacológico de compostos de ferro ou com dietas ricas nesse mineral. Não estão definidos os valores de hematócrito ou hemoglobina que suportam uma ou outra conduta.

Sais ferrosos são preferíveis aos férricos por serem mais bem absorvidos por via oral. Entre os primeiros, nenhum apresenta melhor biodisponibilidade ou tolerabilidade. Assim, por extensa experiência de emprego e menor custo, prefere-se *sulfato ferroso*. Apresentações mais recentes, na forma de ferro aminoácido quelato ou associado à inulina, não mostraram benefícios em relação ao sulfato ferroso. É mais bem absorvido se tomado entre as refeições, mas é em geral prescrito com alimentos para amenizar efeitos adversos gastrointestinais. O intervalo entre as doses é em geral de 8 h para permitir o pronto aproveitamento do ferro absorvido na síntese da hemoglobina e diminuir a irritação gastrointestinal de dose única. Preparados de liberação entérica podem não ser absorvidos adequadamente. Para aumentar a tolerância a sais ferrosos, pode-se iniciar o tratamento com doses baixas, aumentando-as progressivamente. O Quadro 61.3 apresenta diversos sais de ferro e seus conteúdos em elemento ferro.

A resposta hematológica a doses adequadas de ferro oral aparece em 2 semanas e aumenta a produção de hemoglobina em torno de 0,1 a 0,2 g/dℓ/dia ou 2 g/dℓ nas primeiras 3 semanas de tratamento. Se não houver persistência da causa da anemia, a hemoglobina normaliza-se em 2 meses. Reticulócitos aumentam a partir do terceiro ou quarto dia, com pico entre o quinto e o décimo dia. A frequência de realização de eritrogramas de controle deve ser individualizada para cada paciente. Aqueles que não apresentam mais perdas e não têm outras complicações podem ser seguidos clinicamente, realizando exame mensal. Caso contrário, recomenda-se a realização de eritrograma semanal. O tratamento normalmente dura de 3 a 6 meses.

Efeitos adversos de ferro oral são, geralmente, dependentes de dose e se devem ao elemento ferro. Incluem distúrbios gastrointestinais, particularmente náuseas, dor epigástrica e diarreia ou constipação intestinal, diminuídos pela ingestão junto às refeições. Também o ferro pode agravar doenças gastrointestinais preexistentes (colite ulcerativa crônica, enterite regional). Soluções de ferro oral tingem os dentes por contato direto, o que pode ser prevenido pela administração com conta-gotas na base da língua. O escurecimento das fezes confunde-se por vezes com melena.

Uso parenteral está indicado em ausência de resposta à terapia oral, falta de adesão ou indisponibilidade da via oral. Utiliza-se classicamente *ferrodextrana* (complexo oxi-hidroxiférrico com dextrana) ou *ferro coloidal*, contendo 50 mg/mℓ de ferro. Administra-se por via intravenosa, pois a intramuscular não garante adequada biodisponibilidade. Novas apresentações (*sacarato de hidróxido de ferro III* e *gliconato férrico de sódio*) têm melhor perfil de segurança, com redução importante nas reações infusionais agudas. A forma sacarato apresenta 20 mg/mℓ de ferro, enquanto a forma gliconato apresenta 12,5 mg/mℓ de ferro. Doses orais profiláticas e terapêuticas, recomendadas em diferentes situações clínicas, são mostradas no Quadro 61.4.

Doses diárias costumam ser fracionadas em 3 a 4 tomadas. Em adultos, incrementos de dose são graduais (geralmente de 30 mg por vez) até atingir um máximo de 180 mg/dia de elemento ferro. A du-

Quadro 61.3 ▪ Sais de ferro.

Sal de ferro	Elemento ferro/mg de sal
Sulfato ferroso	60 mg/300 mg
Gliconato ferroso	36 mg/300 mg
Succinato ferroso	70 mg/300 mg
Fumarato ferroso	65 mg/200 mg
Ferro quelato	30 mg/150 mg
Complexo polissacarídeo-ferro	40 mg/330 mg*

*Sal férrico.

Quadro 61.4 ▪ Doses orais profiláticas e terapêuticas de elemento ferro em várias condições clínicas.

Condição	Profilaxia	Terapia
Recém-nascido (baixo peso)	2 mg/kg/dia, após 1 mg/kg/dia	–
Lactente	1 mg/kg/dia (máximo: 15 mg/dia)	10 a 25 mg/dia
Criança 1 a 2 anos	–	5 a 6 mg/kg/dia
Criança 2 a 5 anos	–	15 a 45 mg/dia
Criança 6 a 12 anos	–	24 a 120 mg/dia
Mulheres (idade fértil)	10 a 20 mg/dia	–
Gestantes e nutrizes	25 mg/dia	–
Adultos	–	30 a 180 mg/dia

ração do tratamento é orientada pelos níveis de hemoglobina. Com doses de 180 mg/dia, há aumento médio de 0,2 g/dℓ/dia. Paciente com hemoglobina de 8 g/dℓ levará aproximadamente 30 dias para repor níveis até 14 g/dℓ. Biodisponibilidade variável e diferente velocidade de aproveitamento do ferro podem produzir resposta aquém da prevista. Após correção da anemia, mantém-se a administração por mais 3 a 6 meses (ou até a ferritina atingir o nível de 50 μg/ℓ) para repor reservas, processo mais lento devido à diminuição da absorção intestinal.

Quando se usa ferrodextrana por via intravenosa, inicia-se com dose-teste de 25 mg (0,5 mℓ da apresentação comercial), injetada lentamente, observando-se o paciente por 1 h. Se não houver reação (sinais e sintomas anafilactoides), completa-se a dose de 100 mg, que pode ser repetida diariamente em função da carência calculada. O valor da dose-teste é duvidoso, pois a anafilaxia, não dependente de dose, podendo ocorrer no teste. Assim, essa administração só deve ser feita em locais capacitados para o manejo da anafilaxia. É indispensável a administração lenta. Uma alternativa é diluir toda a quantidade necessária em solução fisiológica ou glicosada, infundindo-a ao correr de algumas horas. Antes da administração da primeira dose de sacarato de hidróxido férrico, uma dose teste é opcional. Estudos clínicos que avaliaram a segurança do sacarato de hidróxido de ferro demonstraram que o seu uso é seguro e que a utilização de dose teste, apesar de recomendada pelo fabricante, pode ser dispensada. Quando se opta por utilizá-la, a dose teste em adultos consiste na administração de 1 mℓ (20 mg de ferro), durante 1 a 2 min. Sacarato de hidróxido de ferro III e gliconato férrico de sódio podem ser infundidos de maneira mais rápida por via intravenosa em relação a ferrodextrana. A dose total parenteral necessária para reconstituir hemoglobina e reservas de ferro pode ser calculada por meio da seguinte fórmula:

$$\text{Ferro (g)} = [15 - \text{Hb paciente (g/d}\ell\text{)}] \times \text{peso paciente (kg)} \times 3$$

A dose total estimada não deve ser ultrapassada. Se a perda de ferro não persistir, limita-se a reposição a um total de 2 g em adulto. Ferro parenteral, principalmente a forma ferrodextrana, pode induzir febre, linfadenopatia, náuseas e vômitos, artralgias, urticária, hemossiderose com dano tecidual e reação anafilactoide fatal. O sacarato de hidróxido de ferro III induz reações adversas como cefaleia, parestesias, distúrbios gastrointestinais, dores musculares, febre, hipotensão, rubor e reação anafilática.

Para o manejo de anemia da doença renal crônica, em Protocolos Clínicos e Diretrizes Terapêuticas do Ministério da Saúde é recomendada a solução injetável de *sacarato de hidróxido de ferro III*, de uso intravenoso. Deve ser diluído em 100 mℓ de solução fisiológica e infundido em 15 min. Quando utilizada, a dose-teste deve ser realizada na primeira administração. Consiste em diluir 25 mg de ferro elementar em 100 mℓ de solução salina e administrar por via intravenosa, em no mínimo 15 min. Aguardam-se 15 min antes de administrar o restante da primeira dose ou repor as doses necessárias nos dias subsequentes, caso não ocorram reações adversas como cefaleia, náuseas, vômitos, parestesias, distúrbios gastrointestinais, dores musculares, febre, hipotensão, urticária, rubor e reação anafilática. Dose de ataque é indicada quando o nível de ferritina sérica for inferior a 200 ng/dℓ ou a saturação de transferrina for inferior a 20%. Administram-se 1.000 mg de ferro, divididos em 10 sessões de hemodiálise ou em 10 dias diferentes (2 ou 3 vezes/semana) nos pacientes em diálise peritoneal ou em tratamento conservador. Para manutenção de estoques adequados de ferro em pacientes com níveis de ferritina superiores a 200 ng/dℓ e saturação da transferrina superior a 20%, administram-se 100 mg de ferro por via intravenosa, em dose única, a cada 15 dias.

Doses tóxicas de ferro são próximas das terapêuticas. Intoxicação acidental grave é frequente em crianças. Compostos de ferro estão contraindicados em pacientes com hemocromatose, talassemia maior e siderose por transfusão. Podem ocorrer excesso de ferro e siderose durante sua administração a pacientes com inflamação ou doença renal crônicas. Também não deve ser prescrito a pacientes que recebam transfusões sanguíneas repetidas, pois os glóbulos transfundidos contêm 0,5 mg de ferro por mililitro de sangue. Ferro acumula-se com administração continuada em pacientes com anemia de outra causa. Ferro diminui a absorção de tetraciclinas. Ele próprio tem sua absorção aumentada por ácido ascórbico e diminuída por antiácidos.

Condições não carenciais beneficiadas com vitaminas

Os acentuados efeitos de vitaminas e ferro observados no tratamento de situações carenciais conduziram à ideia de que fossem genericamente eficazes em propiciar e recuperar a saúde, o que, juntamente com interesses comerciais, determinou difusão irracional de seu uso. Enquanto em muitos países a deficiência nutricional grave é marca de subdesenvolvimento, em outros há problemas decorrentes do emprego de doses excessivas de vitaminas e suplementos alimentares.

Ensaios clínicos apontam vários usos, mas poucos satisfazem corretos preceitos metodológicos. Séries de casos, franca literatura promocional e até hábitos de prescrição de origem desconhecida determinam extensa gama de usos não carenciais de vitaminas, alguns definidamente irracionais. A visão conjunta desses estudos sugere que os efeitos de vitaminas em doenças não carenciais é discreto e restrito a situações muito específicas.

Alguns exemplos ilustram as controvérsias em torno da indicação de vitaminas. A maioria dos estudos analisa uso conjunto de diferentes vitaminas.

Insuficiência de ácido fólico e vitamina B_{12} associa-se com aumento de risco de depressão. Revisão sistemática[22] de 11 ensaios clínicos randomizados que compararam tratamento com esses agentes *versus* placebo concluiu que uso de vitaminas a curto prazo (dias a semanas) não contribuiu para melhoria dos sintomas depressivos, porém consumo mais prolongado pode diminuir o risco de recidiva e o início dos sintomas em indivíduos com risco da doença. Todavia, o número de estudos foi pequeno e houve heterogeneidade entre eles, dificultando uma recomendação.

Revisão Cochrane[23] não identificou benefício da administração de altas doses de vitaminas antioxidantes (betacarotenos, vitamina C e vitamina E) na redução de risco de catarata relacionada com idade, progressão da doença e retardo na perda da acuidade visual. A proporção de participantes que desenvolveram hipercarotenodermia (amarelidão da pele) sob uso de betacarotenos variou de 7,4 a 15,8%.

Outra revisão Cochrane[24] avaliou se a suplementação de vitaminas antioxidantes e minerais pode reduzir o risco de degeneração macular relacionada à idade. O maior estudo incluído (3.640 participantes) mostrou efeito benéfico de antioxidantes (betacaroteno, vitamina C e vitamina E) e suplementação de zinco sobre progressão de degeneração macular avançada por em média 6,3 anos. Pequenos estudos de curta duração não evidenciaram nenhum efeito da suplementação de antioxidantes. Os efeitos adversos relatados foram hospitalização por problemas geniturinários associados ao zinco e amarelidão da pele com antioxidantes.

■ Retinol (vitamina A)

Retinóis são empregados no tratamento de doenças inflamatórias da pele, como psoríase e acne, neoplasias de pele, distúrbios hiperproliferativos e fotoenvelhecimento.

Acentuadas consequências de hipovitaminose A sobre crescimento e mortalidade infantis sugeriram que sua suplementação em situações de provável carência pudesse ser benéfica. Alguns estudos iniciais mostraram resultados promissores, mas incorriam em problemas metodológicos. Em outros, houve significativa evidência favorável ao uso de vitamina A em crianças desnutridas. A deficiência de vitamina A é reconhecida como fator de risco em sarampo grave. A OMS recomenda dose oral diária por 2 dias em áreas com reconhecida deficiência de vitamina A. Contudo, revisão sistemática não confirmou benefício sobre mortalidade em crianças com sarampo, a não ser no subgrupo das com menos de 2 anos, em que houve redução da mortalidade geral e por pneumonia.[25]

O estudo DEVTA,[26] que randomizou pré-escolares para suplementação de vitamina A, mostrou modesta redução nos riscos absolutos de morte (2,5% retinol *versus* 2,6% controle). Metanálise do DEVTA, mais 8 ensaios clínicos randomizados de suplementação, mostrou redução média de mortalidade de 11% (intervalo de confiança [IC] 95%: 5 a 16; P = 0,00015), contradizendo a hipótese de não efeito.

Prematuros apresentam baixo nível de vitamina A ao nascer, o que se associa a risco aumentado de desenvolvimento de doença pulmonar crônica. Revisão Cochrane[27] de 8 ensaios clínicos randomizados que compararam suplementação de vitamina A *versus* placebo ou não suplementação em 1.291 lactentes com peso ≤ 1.500 g ou < 32 semanas de gestação mostrou benefício significativo de vitamina A em reduzir morte e necessidade de oxigênio até 1 mês de idade (1.165 nascituros) e em necessidade de oxigênio às 36 semanas pós-menstruais (824 nascituros). A recomendação de usar repetidas doses intramusculares de vitamina A para prevenir doença pulmonar crônica em prematuros vai depender da incidência local desse desfecho e do valor atribuído à modesta redução observada. Informação sobre desenvolvimento neurológico a longo prazo não evidencia benefício ou risco da intervenção.

Diversos ensaios clínicos randomizados de boa qualidade, apresentados em edições anteriores, demonstraram a inércia de vitamina A na prevenção de cardiopatia isquêmica.

■ Ácido ascórbico (vitamina C)

Seu uso é preconizado para inúmeras situações, como acidificação da urina em infecções urinárias, prevenção e tratamento do resfriado comum, prevenção e tratamento do câncer de cólon, asma, infertilidade masculina por espermaglutinação inespecífica, osteogênese imperfeita, retirada de opioides, aterosclerose, cicatrização e esquizofrenia. No entanto, apenas algumas dessas indicações clínicas foram testadas em ensaios clínicos. Apesar de o uso no resfriado comum ter sido há muitos anos recomendado por Linus Pauling, há escassas evidências de redução, de pequena magnitude, na intensidade e duração dos sintomas, sem redução na incidência de resfriados.[28] As evidências também são fracas para recomendar vitamina C no tratamento da asma[29] ou na prevenção de pneumonia na população geral. Todavia, no tratamento de pneumonia, a suplementação pode ser razoável em pacientes com baixo nível plasmático de vitamina C.[30]

▪ Colecalciferol (vitamina D)

Osteoporose e subsequente fratura causam morbidade e mortalidade. Corticoterapia sistêmica contribui para o desenvolvimento de osteoporose. Revisão sistemática Cochrane[31] de 5 estudos que compararam os efeitos de cálcio + vitamina D *versus* cálcio somente ou placebo na prevenção de perda de massa óssea induzida por corticoterapia demonstrou haver significativa prevenção de perda de massa óssea em coluna lombar e antebraço, o que justifica a terapia profilática com cálcio e vitamina D em pacientes em uso de corticoides.

Outra revisão Cochrane[32] analisou o papel de vitamina D, com ou sem cálcio, na prevenção de fraturas em idosos. Vitamina D isolada não preveniu a incidência de fraturas, mas associada a cálcio preveniu fraturas de quadril e outras localizações. A suplementação associou-se a pequeno, mas significativo, aumento de sintomas gastrointestinais e doença renal.

Revisão sistemática[33] de 76 estudos heterogêneos analisou os efeitos de vitamina D na gravidez. A evidência atual é insuficiente para que seja feita recomendação de suplementação de vitamina D para qualquer indicação na gestação.

Essa afirmação é referendada por ampla análise das revisões sistemáticas e metanálises existentes.[34]

▪ Tocoferol (vitamina E)

Suplementação de vitamina E em recém-nascidos prematuros reduziu o risco de hemorragia intracraniana, mas aumentou risco de sepse. Naqueles com muito baixo peso, reduziu o risco de retinopatia grave e cegueira. Evidências não suportam sua suplementação por via intravenosa rotineira em altas doses ou para atingir níveis de tocoferol acima de 3,5 mg/dℓ.[35]

Em estudos experimentais, sugeriu-se que alfatocoferol pudesse prevenir deterioração funcional em pacientes com doença de Alzheimer. Revisão Cochrane[36] de 3 estudos não encontrou evidência de benefício de vitamina E no tratamento de doença de Alzheimer ou déficits cognitivos leves. Futuros ensaios clínicos de vitamina E neste contexto são necessários e deverão incluir outras isoformas, além de alfatocoferol.

Vitamina E tem sido testada no tratamento de discinesia tardia induzida por antipsicóticos. Revisão Cochrane[37] de pequenos estudos de limitada qualidade sugeriu que vitamina E possa proteger contra a deterioração da discinesia de até 5 a 6 anos de duração. Não houve informação sobre o efeito da vitamina E em pacientes em fase inicial da doença.

Revisão Cochrane[38] de 5 pequenos estudos de pobre qualidade não identificou nenhum estudo que evidenciasse a utilidade de vitamina E no tratamento de claudicação intermitente.

Também não se evidenciou qualquer benefício de vitamina E em pacientes com asma.[39]

O efeito de vitamina E na prevenção primária e secundária de cardiopatia isquêmica foi investigado em diversos ensaios clínicos randomizados de boa qualidade, apresentados em edições anteriores, demonstrando-se sua inércia.

▪ Tiamina (vitamina B$_1$)

Neuropatia alcoólica tem sido reconhecida como um processo multifatorial primariamente mediado por efeito tóxico do álcool modulado por outros fatores, incluindo deficiência de tiamina. Apesar de semelhanças na apresentação, apresenta características clínicas e fisiológicas diferentes da neuropatia encontrada em beribéri, e o tratamento com tiamina não tem tido sucesso em reverter a neuropatia alcoólica.

▪ Niacina (vitamina B$_3$ ou ácido nicotínico)

Niacina é empregada para tratamento de dislipidemias, particularmente hipertrigliceridemia. Seu papel em desenvolvimento de esquizofrenia e potencial para tratamento tem sido investigado.

▪ Piridoxina (vitamina B$_6$)

Revisão sistemática[40] de 12 estudos (n = 3.448) avaliou os efeitos da suplementação de ácido fólico, vitamina B$_6$ e vitamina B$_{12}$ comparativamente a placebo sobre nível plasmático de homocisteína e risco cardiovascular. Níveis médios de homocisteína foram significativamente mais baixos com as três intervenções em relação ao placebo. Comparativamente ao placebo, riscos relativos (RR) à suplementação com ácido fólico, vitamina B$_6$ e vitamina B$_{12}$ foram de 0,98 para evento cardiovascular, 0,97 para doença arterial coronariana, 1,00 para infarto do miocárdio e 0,92 para morte cardiovascular. Portanto, o uso dessas vitaminas não afeta o risco da doença cardiovascular, não devendo ser recomendado como prevenção secundária dessas manifestações clínicas.

Para testar a eficácia de piridoxina no tratamento de discinesia tardia associada ao uso de antipsicóticos, revisão[41] de 3 pequenos estudos (n = 80) comprovou melhora dos sintomas em relação ao placebo, bem como do agravamento da doença medido por escala. Porém, assinala-se a baixa qualidade da evidência contemporânea para permitir efetiva recomendação.

Também não há evidência suficiente para detectar benefícios clínicos relevantes de piridoxina em gestação e trabalho de parto. São limitadas as evidências para suportar o uso de vitamina B$_6$ e doxilamina-piridoxina para náuseas e vômitos na gestação.[42]

▪ Ácido fólico (vitamina B$_9$ ou vitamina M)

Vitaminas do complexo B têm sido empregadas na prevenção de acidente vascular encefálico (AVE), mas os estudos são controversos acerca da eficácia das diferentes combinações.

Metanálise[43] com desenho *network* (17 estudos, com 86.383 pacientes) comparou diversas combinações de vitaminas na prevenção de AVC. As vitaminas testadas (ácido fólico, vitamina B$_6$, vitamina B$_{12}$, geralmente em combinação) visavam reduzir os níveis séricos de homocisteína, presumivelmente associados com risco para AVC. A combinação de ácido fólico com vitamina B$_6$ demonstrou-se mais eficaz que as outras combinações. Em metanálise formal, no entanto, não se identificou eficácia de vitaminas para esse objetivo.[44]

Ensaio clínico randomizado e duplo-cego de prevenção primária avaliou o efeito de ácido fólico em 20.702 adultos com hipertensão sem história de AVC e infarto do miocárdio (IAM). O uso combinado por em média 4,5 anos de enalapril e ácido fólico, comparado a enalapril sozinho, significativamente reduziu os riscos de primeiro AVC (*hazard ratio* [HR] = 0,79; IC95%: 0,68 a 0,93), primeiro acidente isquêmico (HR = 0,76; IC95%: 0,64 a 0,91) e eventos cardiovasculares (morte cardiovascular, infarto do miocárdio e AVC) (HR = 0,80; IC95%: 0,69 a 0,92). Os riscos de AVC hemorrágico, morte de todas as causas e frequência de efeitos adversos não diferiram entre os grupos.[45]

▪ Anemias beneficiadas por eritropoetina

Estimulantes da eritropoese são usados no tratamento de *anemia* nos estágios três a cinco da doença renal crônica, tendo em vista a deficiência de produção de eritropoetina pelo rim. Em metanálise em rede Cochrane,[46] houve moderada a baixa evidência de que epoetina alfa, epoetina beta, darbepoetina alfa e metoxipolietileno glicol-epoetina beta evitaram transfusões sanguíneas comparativamente a placebo. Evidência de baixa qualidade referiu que biossimilares desses agentes possivelmente não são melhores do que placebo em prevenir transfusão de sangue. Comparativamente a placebo, efeitos de diferentes estimulantes da eritropoese sobre desfechos clínicos primordiais (sobrevida, infarto do miocárdio, acidente vascular cerebral, dispneia e fadiga) são incertos.

Na anemia associada a *doença renal crônica*, pacientes em hemodiálise receberam agentes estabilizadores de eritropoese de longa ação (darbepoetina e ativador contínuo do receptor de eritropoetina – CERA), administrados a intervalos de 1 a 4 semanas ou eritropoetina humana recombinante, dada 1 a 3 vezes/semana. Esses agentes não mostraram significativas diferenças em relação a eventos adversos e níveis de hemoglobina.[47]

Agentes estimulantes da eritropoese têm sido usados em anemia, uma das manifestações extra-articulares de *artrite reumatoide*. Revisão sistemática Cochrane[48] de 3 ensaios clínicos randomizados (n = 133) compararam *eritropoetina humana recombinante* com placebo, verificando haver conflitante evidência de que esse agente aumente qualidade de vida e nível de hemoglobina em pacientes com artrite reumatoide.

A anemia associada a câncer e terapia do câncer é importante fator clínico no tratamento de pacientes com neoplasias malignas. Revisão sistemática[49] de 91 estudos (20.102 participantes) mostrou que agentes estimulantes de eritropoese (eritropoetina e darbepoetina) reduziram a necessidade de transfusões sanguíneas, mas aumentaram o risco de eventos tromboembólicos, hipertensão, trombocitopenia/hemorragia e morte (evidência forte). Houve sugestiva evidência de que aqueles agentes podem melhorar qualidade de vida.

Na *prematuridade*, anemia secundária à deficiência de produção de eritropoetina deve-se à imaturidade renal. Revisão Cochrane[50] de dois ensaios clínicos randomizados (n = 262) não identificou redução significativa na necessidade de transfusões que favorecesse administração precoce de eritropoetina em comparação a administração tardia. Tal procedimento levou a aumento de risco de retinopatia da prematuridade de qualquer grau, havendo alta heterogeneidade de resultados quanto a esse desfecho. Ambos os estudos apresentaram risco aumentado de retinopatia em estágio superior a 3. Não se observaram outros desfechos neonatais importantes, favoráveis ou adversos, e efeitos indesejáveis não foram relatados.

Em ensaio clínico e duplo-cego de fase II,[51] alta dose de eritropoetina recombinante humana (ERH) foi precocemente administrada por via intravenosa a prematuros após o parto e, subsequentemente, nos primeiros 2 dias do nascimento, com o objetivo de neuroproteção. Comparativamente a solução fisiológica (usada como controle), não mostrou diferença com respeito a mortalidade, retinopatia da prematuridade, hemorragia intraventricular, sepse, enterocolite necrosante e displasia broncopulmonar. Em cerca de 1 semana, aumentaram os níveis de hematócrito, reticulócitos e leucócitos e diminuiu a contagem de plaquetas no grupo da intervenção.

Para anemia não relacionada à quimioterapia, somente nos diagnósticos de *síndromes mielodisplásicas* existe indicação de se utilizar rotineiramente a eritropoetina ou seus derivados.[52] A elevação na hemoglobina não deve superar o nível de 12 g/dℓ. A taxa de resposta varia de um a dois terços dos pacientes, dependendo de fatores prognósticos individuais.

Vitamina B_{12} (cianocobalamina)

Cianocobalamina, junto com ácido fólico e piridoxina, reduz níveis séricos de homocisteína, aminoácido associado com aumento de risco cardiovascular, mas metanálise[39] já citada não mostrou redução do risco cardiovascular. A redução de homocisteína não se traduziu em redução de mortalidade e de novos eventos em estudos de prevenção secundária de doença coronariana.

Exposição prolongada a altas altitudes aumenta risco de eventos trombóticos. A redução dos níveis de homocisteína associa-se a menor risco de trombose venosa. Ensaio clínico randomizado[53] avaliou suplementação com vitamina B_{12}, vitamina B_6 e ácido fólico em indivíduos vivendo em grandes altitudes, mostrando benefício na redução de eventos no período de 2 anos de tratamento (RR = 0,29; IC95%: 0,11 a 0,80). A associação mostrou-se segura e eficaz em reduzir morbidade e mortalidade causadas pela coagulopatia induzida pela permanência prolongada em alta altitude.

A diversidade de condições em que se indicavam vitaminas resultou em centenas (talvez milhares) de ensaios clínicos que investigaram sua eficácia. Neste capítulo se faz revisão de ensaios clínicos e metanálises, sendo que a maioria das situações investigadas não se beneficiou de vitaminas. Há, entretanto, baixa qualidade de muitos estudos originais, que não permite estabelecer estimativas de benefício (ou até malefício) mais precisas. Os Quadros 61.5 e 61.6 sumarizam as principais situações em que a suplementação de vitaminas tem algum benefício ou é ineficaz.

Quadro 61.5 ■ Situações clínicas beneficiadas com administração de vitaminas.

Situações clínicas	Vitaminas
Aumento do crescimento em lactentes	Múltiplas
Acne, psoríase, distúrbios de queratinização, fotoenvelhecimento, sarampo, prevenção de displasia broncopulmonar em prematuros, melhora do desenvolvimento em crianças desnutridas	A
Melhora de psicose e depressão graves	Ácido fólico
Eventos isquêmicos	B_{12} + ácido fólico + B_6
Eventos coronarianos em pacientes submetidos a angioplastia	B_{12}
Benefício em crianças com HIV desnutridas	A + zinco
Efeito antipsoriásico, hipocalcemia por hipoparatireoidismo, doença renal final	D
Osteoporose induzida por corticoterapia	D + cálcio
Retinopatia da prematuridade (fibrodisplasia retrolental)	E
Neurite periférica por isoniazida, ciclosserina, hidralazina e penicilamina; queilose, dermatite seborreica, glossite, estomatite; síndrome pré-menstrual	B_6

Quadro 61.6 ■ Usos de vitaminas não fundamentados por evidências adequadas.

Situações clínicas	Vitaminas
Prevenção primária e secundária de cardiopatia isquêmica	A + E
Prevenção de mortalidade e morbidade em prematuros de baixo peso, redução de mortalidade infantil por sarampo	A
Resfriado comum, asma, pneumonia, fibrose cística, prevenção de eventos nocivos fetais e maternos, câncer de cólon	C
Doença das montanhas, fumantes, prevenção de câncer colorretal, progressão de catarata relacionada à idade	E + C
Discinesia tardia, doença de Alzheimer, eventos cardíacos, degeneração macular, claudicação intermitente, mortalidade e morbidade em prematuros	E
Desfechos maternos e fetais (suplementação na gestação e no parto)	B_6
Prevenção de fraturas em idosos	D

▶ Prescrição

O Quadro 61.7 apresenta doses de vitaminas utilizadas em indicações profiláticas e terapêuticas.

Quadro 61.7 ■ Doses e vias de administração de vitaminas utilizadas em profilaxia e tratamento das hipovitaminoses.

Vitamina	Uso	Via	Doses e comentários
Retinol	Profilático	VO	250 a 2.500 UI/dia
	Terapêutico	VO	Crianças maiores de 8 anos e adultos: 5.000 a 10.000 UI/dia, por 1 a 2 semanas; em deficiência grave: 100.000 UI/dia durante 3 dias, seguidos de 50.000 UI/dia durante 2 semanas e 10.000 a 20.000 UI/dia durante 2 meses[a]
		IM[b]	Crianças maiores de 8 anos e adultos: 50.000 a 100.000 UI/dia, por 3 dias e depois 50.000 UI/dia durante 2 semanas Crianças de 1 a 8 anos: 5.000 a 15.000 UI/dia durante 10 dias Lactentes: 5.000 a 10.000 UI/dia durante 10 dias
Calciferol (colecalciferol)	Profilático	IV	Prematuros ou lactentes: 400 UI/dia Lactentes predispostos a raquitismo: 30.000 UI/dia durante curto período Adultos: complementar a partir da dieta e exposição solar para 400 UI/dia
	Terapêutico	VO	Crianças maiores de 8 anos e adultos: no hipoparatireoidismo, 50.000 a 200.000 UI/dia,[c] e manutenção com 25.000 a 100.000 UI/dia; em osteomalacia ou raquitismo, 1.000 a 2.000 UI/dia e manutenção com 400 UI/dia; em doença hepatobiliar, 10.000 a 40.000 UI/dia; quando associada a anticonvulsivante, 1.000 UI/dia Crianças de 1 a 8 anos: em hipoparatireoidismo 10.000 a 25.000 UI/dia;[c] em osteomalacia, 1.000 a 4.000 UI/dia e manutenção com 400 UI/dia; se de origem genética, 5.000 a 50.000 UI/dia; em má absorção ou doença hepatobiliar, 10.000 a 25.000 UI/dia; quando associada a anticonvulsivante, 1.000 UI/dia; na hipofosfatemia familiar, 25.000 a 100.000 UI/dia, além de ingestão elevada de fosfato e suplementação de cálcio
Tocoferol	Profilático	VO	Retinopatia da prematuridade: 100 mg/kg/dia até haver maturidade dos olhos ou enquanto houver neovascularização Prematuros ou recém-nascidos com baixo peso: suplementação de 3,3 mg (5 UI/dia) de alfatocoferol aquoso, por dia
	Terapêutico	VO ou IM	Crianças e adultos: nas deficiências, 4 a 5 vezes a RDA[d] 1 a 4 anos: 5 mg/dia de alfatocoferol; maiores de 4 anos: 6 mg/dia; mulheres: 8 mg/dia; homens: 10 mg/dia; lactação: 11 mg/dia; na claudicação intermitente: 4.000 UI/dia durante vários meses, associadas a exercício
Fitonadiona	Profilático	IM	Recém-nascidos: 0,5 a 1 mg em dose única; os com baixo peso podem necessitar de segunda dose, cerca de 1 semana após
	Terapêutico	VO ou IM	Hipoprotrombinemia por anticoagulante oral: 10 mg VO ou 2 mg IM Obstrução ou fístula biliar: 10 mg/dia VO (com sais biliares) ou IM
Ácido ascórbico[e]	Profilático	VO ou IM	Lactentes com fórmulas: 35 mg/dia[f] Lactentes maiores, crianças e adultos: 50 a 100 mg/dia Gestação e lactação: adicional de 20 a 40 mg Períodos de aumento das necessidades (infecção, trauma): 150 mg/dia
	Terapêutico[g]	VO ou IM	Crianças e adultos: 100 mg, 3 vezes/dia, durante 1 semana, seguidos por 100 mg/dia durante várias semanas; queimaduras graves: 200 a 500 mg/dia até cicatrização completa
Ácido fólico	Profilático	VO	Crianças e adultos (aumento das necessidades por doença hemolítica, alcoolismo ou infecção): 1 mg/dia Gestação: 0,8 a 1 mg/dia e 4 mg/dia na prevenção de defeitos do tubo neural Lactação: 0,6 a 1 mg/dia; recém-nascido de baixo peso (alimentado com leite de cabra): 0,05 mg/dia Terapia com metotrexato: 15 mg/m^2 de ácido folínico a cada 6 h, 7 doses
	Terapêutico	IV, IM, SC, VO	Crianças e adultos, para a maioria das deficiências, 0,5 a 1 mg/dia, manutenção após correção dos sintomas e normalização dos testes sanguíneos: 0,1 a 25 mg/dia, por via oral, se possível; anemias graves: 15 mg de ácido fólico com 1.000 μg de vitamina B$_{12}$ ao dia, seguidos de 5 mg de ácido fólico e 1.000 μg de vitamina B$_{12}$, por via oral, por semana
Cianocobalamina	Terapêutico[h]	IM ou SC	Lactentes: com deficiência congênita de transcobalamina, 1.000 μg, 2 vezes/semana Crianças de 1 a 8 anos: dose total de 1.000 a 5.000 μg, em doses divididas de 30 a 50 μg/dia, por 2 semanas ou mais, depois 100 μg a cada 4 semanas Crianças maiores de 8 anos e adultos: na anemia perniciosa não complicada ou má absorção, 100 μg/dia, por 5 a 10 dias, seguidos de 100 a 200 μg/mês Em anemia graves: igual ao descrito em ácido fólico
Niacina	Profilático	VO	10 a 20 mg/dia
	Terapêutico	VO	Crianças: nas deficiências menos graves, 50 a 100 mg/dia; na pelagra, 100 a 300 mg/dia em doses divididas[i] Adultos: em deficiências menos graves, 50 a 100 mg/dia; na pelagra, 300 a 500 mg/dia em doses divididas[i]; nas hiperlipidemias, 2 a 6 g/dia Crianças e adultos: na pelagra 50 a 100 mg/dia em 5 doses ou mais
		IM	Adultos: na pelagra, 25 a 100 mg de niacina, a cada 2 ou 3 h, até 1 g/dia, administrada lentamente, em concentração não maior que 10 mg/mℓ
Piridoxina	Profilático	VO, IV, IM	Pacientes que recebem fármacos indutores de neurite periférica: 25 a 50 mg/dia por VO Gravidez e lactação: 1,5 a 2,5 mg/dia
	Terapêutico	VO, IV, IM	Síndrome de dependência a piridoxina: lactentes, 50 a 200 mg/dia; crianças e adultos, 10 a 250 mg/dia Neurite periférica por fármacos: crianças e adultos, 50 a 200 mg/dia Crianças e adultos com deficiência: 5 a 25 mg/dia, por 3 semanas, seguidos de 1,5 a 2,5 mg/dia (preparado multivitamínico)
Riboflavina	Terapêutico	VO	Para deficiência: 5 a 25 mg/dia (preparado com outras vitaminas do complexo B)
Tiamina	Terapêutico	VO, IV, IM	Para deficiência: crianças: 10 mg/dia, e adultos, 5 a 30 mg, 3 vezes/dia; após correção da dieta ou suplementação com complexo B, conforme RDA[d]
		IV	Para Wernicke-Korsakoff: 100 mg[j]
Ácido pantotênico	Coadjuvante	VO	Incluído nos preparados multivitamínicos em doses de 5 a 20 mg

VO: via oral; IV: intravenosa; IM: intramuscular; SC: subcutânea.
[a]Não se ultrapassam 25.000 UI/dia, a menos que haja deficiência muito grave. [b]Nas deficiências graves. [c]Tão logo a tetania seja controlada com cálcio IV. [d]RDA: *recommended dietary allowances*/Food and Nutrition Board of the National Academy of Sciences – Nat. Research Council – EUA. [e]Pode ser administrado como suco de laranja (0,5 mg de ácido ascórbico/mℓ). [f]Se a fórmula contém 2 ou 3 vezes mais proteínas que o leite materno, 50 mg/dia. [g]A dieta deve ser corrigida para ingerir pelo menos 60 a 120 mℓ de suco de laranja/dia ou outra fonte de vitamina C. [h]Em pacientes com anemia megaloblástica, deve ser excluída deficiência de cobalamina antes de se iniciar tratamento com ácido fólico.
[i]Manutenção com preparados com as doses recomendadas por dia (RDA) de niacinamida, tiamina, riboflavina e piridoxina diariamente; anemia associada pode requerer o uso de ferro, ácido fólico e cobalamina. [j]Pode ser diluída em 500 mℓ de soro fisiológico e administrada na velocidade de 2 mg/min.

Seguimento

Interações medicamentosas e influência sobre testes laboratoriais

Vitaminas apresentam inúmeras interações medicamentosas, bem como interferem nos resultados de exames laboratoriais. A possibilidade de serem usadas em conjunto com outros fármacos é relativamente frequente, dado o hábito de sua utilização em pessoas adoentadas (por prescrição ou automedicação).

- Tocoferol: em altas doses pode suprimir resposta hematológica ao ferro parenteral em crianças anêmicas, depletar reservas de vitamina A e inibir absorção de vitamina K
- Vitamina K: diminui atividade de anticoagulantes orais; antimicrobianos podem reduzir sua disponibilidade, por inibição de flora gastrointestinal
- Ácido ascórbico: aumenta absorção intestinal de ferro; eleva nível plasmático de etinilestradiol; se suspenso bruscamente, pode provocar falha no anticoncepcional hormonal; em megadoses, interfere com testes laboratoriais, originando falso-positivos para glicosúria e falso-negativos para proteinúria e sangue oculto nas fezes em pacientes com carcinoma de cólon
- Niacina: tem sua incorporação ao NAD competitivamente inibida por isoniazida
- Piridoxina: tem sua atividade antagonizada por isoniazida, cloranfenicol, ciclosserina, hidralazina, penicilamina e imunossupressores; aumenta biotransformação de levodopa em dopamina na periferia, diminuindo a atividade antiparkinsoniana; em doses de 80 a 400 mg/dia, aumenta metabolismo hepático de fenobarbital
- Ácido fólico: antagoniza ação anticonvulsivante de fenitoína e tem sua absorção diminuída por sulfassalazina
- Cianocobalamina: apresenta absorção intestinal diminuída por aminoglicosídeos, ácido aminossalicílico, cloranfenicol, colchicina, anticonvulsivantes, preparados de liberação lenta de potássio e uso prolongado e excessivo de álcool
- Colecalciferol: tem seu metabolismo aumentado por anticonvulsivantes (primidona, fenitoína, barbituratos), rifampicina e glutetimida; deve ser usado com cautela em pacientes que recebem digital, devido à eventual hipercalcemia.

Além das interações específicas, cabe destacar que laxativos de óleos minerais e colestiramina podem reduzir a absorção de vitaminas lipossolúveis.

Referências bibliográficas

1. Brasil. Ministério da Saúde (MS). Portaria nº 32/13 de janeiro de 1998 da Secretaria de Vigilância Sanitária (SVS/MS). Disponível em: http://portal.anvisa.gov.br/wps/wcm/connect/23b38 c80400 ce15aa869ee6 d6e8afaaa/Portaria+n%C2%BA+32 a 1998+(vers%C3%A3o+DOU+15-01-98).pdf?MOD=AJPERES?- [Acesso em 14/11/2015]
2. Geller AI, Shehab N, Weidle NJ, Lovegrove MC, Wolpert BJ, Timbo BB et al. Emergency department visits for adverse events related to dietary supplements. *N Engl J Med.* 2015;373:1531-1540.
3. Rondanelli M, Faliva MA, Peroni G, Moncaglieri F, Infantino V, Naso M, Perna S. Focus on pivotal role of dietary intake (diet and supplement) and blood levels of tocopherols and tocotrienols in obtaining successful aging. *Int J Mol Sci.* 2015;16:23227-23249.
4. Kiatchoosakun P, Jirapradittha J, Panthongviriyakul MC, Khampitak T, Yongvanit P, Boonsiri P. Vitamin A supplementation for prevention of bronchopulmonary dysplasia in very-low-birth-weight premature Thai infants: a randomized trial. *J Med Assoc Thai.* 2014;97(Suppl 10):S82-S88.
5. Irlam JH, Siegfried N, Visser ME, Rollins N. Micronutrient supplementation for children with HIV infection. *Cochrane Database Syst Rev.* 2013;10:CD010666.
6. Haider BA, Bhutta ZA. Multiple-micronutrient supplementation for women during pregnancy. *Cochrane Database Syst Rev.* 2015;11:CD004905.
7. Peña-Rosas JP, De-Regil LM, Garcia-Casal MN, Dowswell T. Daily oral iron supplementation during pregnancy. *Cochrane Database Syst Rev.* 2015;7:CD004736.
8. Regil LM, Palacios C, Lombardo LK, Peña-Rosas JP. Vitamin D supplementation for women during pregnancy. *Cochrane Database Syst. Rev* 2016;1:CD008873.
9. Wiysonge CS, Shey M, Sterne JA, Brocklehurst P. Vitamin A supplementation for reducing the risk of mother-to-child transmission of HIV infection. *Cochrane Database. Sys Rev.* 2005; (4):CD003648.
10. Bjelakovic G, Gluud LL, Nikolova D, Whitfield K, Wetterslev J, Simonetti RG, Bjelakovic M, Gluud C. Vitamin D supplementation for prevention of mortality in adults. *Cochrane Database Syst Rev.* 2014;1:CD007470.
11. Couceiro P, Slywitch E, Lenz F. Padrão alimentar da dieta vegetariana. *Einstein.* 2008;6(3):365-373.
12. Yang SK, Xiao L, Xu B, Xu XX, Liu FY, Sun L. Effects of vitamin E-coated dialyzer on oxidative stress and inflammation status in hemodialysis patients: a systematic review and meta-analysis. *Ren Fail.* 2014;36(5):722-731.
13. Daud ZA, Tubie B, Sheyman M, Osia R, Adams J, Tubie S, Khosla P. Vitamin E tocotrienol supplementation improves lipid profiles in chronic hemodialysis patients. *Vascular Health and Risk Management.* 2013:9; 747-761.
14. World Health Organization. *Vitamin A supplementation in pregnant women guideline.* Geneva: World Health Organization; 2011.
15. Benn CS, Aaby P, Arts RJW, Jensen KJ, Netea MG, Fisker AB. An enigma: why vitamin A supplementation does not always reduce mortality even though vitamin A deficiency is associated with increased mortality. *Int J Epidemiol.* 2015;44(3):906-918.
16. Mazumder S, Taneja S, Bhatia K, Yoshida S, Kaur J, Dube B et al.; Neovita India Study Group. Efficacy of early neonatal supplementation with vitamin A to reduce mortality in infancy in Haryana, India (Neovita): a randomised, double-blind, placebo-controlled trial. *Lancet.* 2015;385(9975):1333-1342.
17. Agarwal A, Shaharyar A, Kumar A, Bhat MS, Mishra M. Scurvy in pediatric age group – A disease often forgotten? *J Clin Orthop Trauma.* 2015;6(2):101-107.
18. Okebukola PO, Kansra S, Barrett J. Vitamin E supplementation in people with cystic fibrosis. *Cochrane Database Syst Rev.* 2014;12:CD009422.
19. Isenberg-Grzeda E, Kutner HE, Nicholson SE. Wernicke-Korsakoff-syndrome: under-recognized and under-treated. *Psychosomatics.* 2012;53(6): 507-516.
20. Stroh C, Meyer F, Manger T. Beriberi, a Severe Complication after Metabolic Surgery – Review of the Literature. *Obes Facts.* 2014;7:246-252.
21. Ströhle A, Bohn T. Folate and Prevention of Neural Tube Defects: New Insights from a Bayesian Model. *Int J Vitam Nutr Res.* 2015;85(3-4):109-111.
22. Almeida OP, Ford AH, Flicker L. Systematic review and meta-analysis of randomized placebo-controlled trials of folate and vitamin B12 for depression. *Int Psychogeriatr.* 2015;27(5):727-737.
23. Milan MC, Ervin AM, Tao J, Davis RM. Antioxidant vitamin supplementation for preventing and slowing the progression of age-related cataract. *Cochrane Database Syst Rev.* 2012;6:CD004567.
24. Evans JR, Lawrenson JG. Antioxidant vitamin and mineral supplements for slowing the progression of age-related macular degeneration. *Cochrane Database Syst Rev.* 2012;11:CD000254.
25. Huiming Y, Chaomin W, Meng M. Vitamin A for treating measles in children. *Cochrane Database Syst Rev.* 2005;(4):CD001479.
26. Awasthi S, Peto R, Read S, Clark S, Pande V, Bundy D; DEVTA (Deworming and Enhanced Vitamin A) team. Vitamin A supplementation every 6 months with retinol in 1 million pre-school children in north India: DEVTA, a cluster-randomised trial. *Lancet.* 2013;381(9876):1469-1477.
27. Darlow BA, Graham PJ. Vitamin A supplementation to prevent mortality and short and long-term morbidity in very low birthweight infants. *Cochrane Database Syst Rev.* 2011;(10):CD000501.
28. Hemilä H, Chalker E. Vitamin C for preventing and treating the common cold. *Cochrane Database Syst Rev.* 2013; 1:CD000980.
29. Milan SJ, Hart A, Wilkinson M. Vitamin C for asthma and exercise-induced bronchoconstriction. *Cochrane Database of Systematic Reviews.* 2013;10:CD010391.
30. Hemilä H, LouhialaP. Vitamin C for preventing and treating pneumonia. *Cochrane Database Syst Rev.* 2013;8:CD005532.
31. Homik J, Suarez-Almazor ME, Shea B, Cranney A, Wells GA, Tugwell P. Calcium and vitamin D for corticosteroid-induced osteoporosis. *Cochrane Database Syst Rev.* 2000;(4):CD000959.

32. Avenell A, Mak JC, O'Connell D. Vitamin D and vitamin D analogues for preventing fractures in post-menopausal women and older men. *Cochrane Database Syst Rev*. 2014;4:CD000227.
33. Harvey NC, Holroyd C, Ntani G, Javaid K, Cooper P, Moon R et al. Vitamin D supplementation in pregnancy: a systematic review. *Health Technol Assess*. 2014;18(45):1-190.
34. Theodoratou E, Tzoulaki I, Zgaga L, Ioannidis JP. Vitamin D and multiple health outcomes: umbrella review of systematic reviews and meta-analyses of observational studies and randomised trials *BMJ*. 2014; 348:g2035
35. Brion LP, Bell EF, Raghuveer TS. Vitamin E supplementation for prevention of morbidity and mortality in preterm infants. *Cochrane Database Syst Rev*. 2003;(4):CD003665.
36. Farina N, Isaac MG, Clark AR, Rusted J, Tabet N. Vitamin E for Alzheimer's dementia and mild cognitive impairment. *Cochrane Database Syst Rev*. 2012;11:CD002854.
37. Soares-Weiser K, Maayan N, McGrath J. Vitamin E for neuroleptic-induced tardive dyskinesia. *Cochrane Database Syst Rev*. 2011;(2):CD000209.
38. Kleijnen J, Mackerras D. Vitamin E for intermittent claudication. *Cochrane Database Syst Rev*. 2000;(2):CD000987.
39. Wilkinson M1, Hart A, Milan SJ, Sugumar K. Vitamins C and E for asthma and exercise-induced bronchoconstriction. *Cochrane Database Syst Rev*. 2014;6:CD010749.
40. Li J, Li B, Qi J, Shen B. Meta-analysis of clinical trials of folic acid, vitamin B12 and B6 supplementation on plasma homocysteine level and risk of cardiovascular disease. *Zhonghua Xin Xue Guan Bing Za Zhi*. 2015; 43(6):554-561.
41. Adelufosi AO, Abayomi O, Ojo TM-F. Pyridoxal 5 phosphate for neuroleptic-induced tardive dyskinesia. *Cochrane Database Syst Rev*. 2015; 4:CD010501.
42. Salam RA, Zuberi NF, Bhutta ZA. Pyridoxine (vitamin B_6) supplementation during pregnancy or labour for maternal and neonatal outcomes. *Cochrane Database Syst Rev*. 2015;6:CD000179.
43. Dong H, Pi F, Ding Z, Chen W, Pang S, Dong W, Zhang Q. Efficacy of supplementation with b vitamins for stroke prevention: a network meta-analysis of randomized controlled trials. *PLoS One*. 2015;10(9): e0137533.
44. Zhang C, Chi FL, Xie TH, Zhou YH. Effect of B-vitamin supplementation on stroke: a meta-analysis of randomized controlled trials. *PLoS One*. 2013;8(11):e81577.
45. Huo Y, Li J, Qin X, Huang Y, Wang X, Gottesman RF et al.; CSPPT Investigators. Efficacy of folic acid therapy in primary prevention of stroke among adults with hypertension in China: the CSPPT randomized clinical trial. *JAMA*. 2015;313(13):1325-1335.
46. Palmer SC, Saglimbene V, Mavridis D, Salanti G, Craig JC, Tonelli M, Wiebe N, Strippoli GFM. Erythropoiesis-stimulating agents for anaemia in adults with chronic kidney disease: a network meta-analysis. *Cochrane Database Syst Rev*. 2014;12:CD010590.
47. Hahn D, Cody JD, Hodson EM. Frequency of administration of erythropoiesis-stimulating agents for the anaemia of end-stage kidney disease in dialysis patients. *Cochrane Database Syst Rev*. 2014;5:CD003895.
48. Martí-Carvajal AJ, Agreda-Pérez LH, Solà I. Erythropoiesis-stimulating agents for anemia in rheumatoid arthritis. *Cochrane Database Syst Rev*. 2013;2:CD000332.
49. Tonia T, Mettler A, Nadège R, Schwarzer G, Seidenfeld J, Weingart O et al. Erythropoietin or darbepoetin for patients with cancer. *Cochrane Database Syst Rev*. 2012;12:CD003407.
50. Aher SM, Ohlsson A. Early versus late erythropoietin for preventing red blood cell transfusion in preterm and/or low birth weight infants. *Cochrane Database Syst Rev*. 2014;4:CD004863.
51. Fauchère JC, Koller M, Tschopp A, Dame C, Ruegger C, Bucher HU. Swiss erythropoietin neuroprotection Trial Group. Safety of early high-dose recombinant erythropoietin for neuroprotection in very preterm infants. *J Pediatr*. 2015;167(1):52-57.
52. Santini V. Clinical use of erythropoietic stimulating agents in myelodysplastic syndromes. *The Oncologist*. 2011;16(Suppl 3):35-42.
53. Kotwal J, Kotwal A, Bhalla S, Singh PK, Nair V. Effectiveness of homocysteine lowering vitamins in prevention of thrombotic tendency at high altitude area: a randomized field trial. *Thromb Res*. 2015;136(4):758-762.

CAPÍTULO 62
Uso de Fármacos em Gestação e Lactação

Lenita Wannmacher

▶ Introdução

Quase todas as mulheres estão expostas a algum tipo de medicamento durante a gestação e a amamentação, seja por prescrição ou automedicação. No entanto, poucos são os fármacos especificamente testados quanto a eficácia e segurança naqueles períodos. A investigação nesta área da Farmacologia apresenta limitações éticas e metodológicas que fizeram com que até hoje predominem estudos pré-clínicos *in vitro* e *in vivo* e farmacológico-clínicos observacionais (levantamentos epidemiológicos, coortes, estudos de casos e controles, séries e relatos de casos). Os primeiros não necessariamente mimetizam os potenciais riscos em humanos. Os segundos têm menor poder metodológico para definir condutas. Neste contexto, ensaios clínicos randomizados e controlados por placebo ou tratamentos convencionais têm sido considerados não éticos pelo potencial risco proveniente da exposição em fetos e neonatos. No entanto, com vista ao benefício materno e do feto, o princípio de justiça dita que a pesquisa médica se estenda a gestantes, desde que suficientemente informadas, sendo respeitada sua autonomia de decisão.[1]

Nova proposta[2] para atendimento a gestantes, bem como para pesquisas clínicas tendo-as como sujeitos, considera o feto como paciente, renovando eticamente os conceitos nesta área e pretendendo que haja transição da investigação para a prática clínica.

É importante conceber alternativas éticas, legais e operacionais para que médicos e outros profissionais da saúde, que conduzem pesquisa em gestantes e lactentes, possam estender o crescente e vertiginoso aparecimento de novos fármacos a áreas de obstetrícia e neonatologia, gerando informações completas e totalmente confiáveis no que se refere à segurança da gestante e do concepto. Isso lhes permitirá adequado acesso a novas terapias potencialmente benéficas.

Em ampla revisão,[3] foram identificados seis mecanismos teratogênicos associados ao uso de medicamentos: antagonismo de ácido fólico, lesão de células de crista neural, lesão endócrina, estresse oxidativo, lesão vascular e teratogênese dependente de interação receptor-enzima. Muitos medicamentos contraindicados na gestação associam-se a pelo menos um desses mecanismos. Sua identificação pode ter implicações no desenvolvimento de novos fármacos e no padrão de prescrição para mulheres em idade reprodutiva, objetivando reduzir os riscos de defeitos congênitos.

Em mais de 90% dos medicamentos aprovados nos EUA, não se determinaram os riscos de teratogenia humana, cuja expressão depende de fatores como idade embrionária quando da exposição, duração e dose da exposição e suscetibilidade genética.

A atitude do prescritor, por consequência, deve ser criteriosa, evitando, se possível, uso de medicamentos em grávidas e nutrizes e priorizando medidas não medicamentosas para controle de suas manifestações clínicas. Automedicação também deve ser fortemente desestimulada. Apesar desses preceitos, o uso de medicamentos durante a gestação é prevalente.

A cautela se justifica porque medicamentos administrados durante a gravidez podem determinar respostas farmacológicas diferentes das previstas, em função de particularidades farmacocinéticas e farmacodinâmicas da *gestante* e do *feto*. Alterações fisiológicas (retardo de esvaziamento gástrico, diminuição de motilidade intestinal, aumentos em volemia, débito cardíaco e fluxo plasmático renal, diminuição relativa de proteínas plasmáticas, alterações de metabolismo hepático e aumento de perfusão renal, filtração glomerular e diurese) modificam a farmacocinética na gestante. Daí a potencial diferença em intensidade e duração de efeito dos fármacos na gravidez. Da mãe, os medicamentos chegam ao feto através da *placenta*, geralmente a partir da terceira semana embrionária, rapidamente equilibrando níveis de medicamentos nas circulações materna e fetal. O *feto*, em função da imaturidade dos sistemas de depuração e da distribuição diferenciada, mostra peculiar disposição de fármacos. Nele os medicamentos podem exercer efeitos diretos em órgãos ou tecidos onde se processe a interação fármaco-receptor, bem como influenciar circulação placentária ou sistemas enzimáticos responsáveis por processos vitais. A farmacoterapia pré-natal é única devido à existência da unidade maternoplacentário fetal.

As expressões clínicas de efeitos farmacológicos no feto incluem: defeitos letais (abortivos); defeitos teratológicos (morfológicos, bioquímicos, fisiológicos e comportamentais); defeitos não teratológicos, de natureza diversa e aparecimento precoce ou tardio.

Qualquer classificação de risco dos fármacos na gestação é incompleta, porque os critérios não abrangem todas as condições de exposição (natureza do agente, dose, via, tempo de exposição e idade gestacional em que ocorre), nem controlam fatores como exposições concomitantes, estado de saúde da gestante e história familiar.

Se for considerada a classificação de risco gestacional da Food and Drug Administration (FDA) mostrada no Quadro 62.1, selecionam-se preferentemente fármacos pertencentes às categorias A e B. Os da categoria C só devem ser administrados à gestante se os benefícios esperados suplantarem os riscos potenciais. Fármacos categorizados como D podem ser administrados à gestante em condições em que sejam absolutamente necessários. Finalmente, os agentes da categoria X apresentam definido risco que suplanta qualquer benefício que possa advir de sua prescrição.[4] Na atualização (ver o quadro a seguir), as letras foram suprimidas.

Quadro 62.1 ■ Categorias de risco para a indução de defeitos congênitos.

Categoria A	Estudos controlados em mulheres não demonstraram risco para o feto no primeiro trimestre de gestação, e não há evidência de risco em trimestres posteriores. A possibilidade de dano fetal parece remota
Categoria B	Estudos de reprodução animal não demonstraram risco fetal, mas inexiste estudo controlado em mulheres grávidas; ou estudos de reprodução animal mostraram algum efeito adverso no feto (que não seja diminuição de fertilidade), não confirmado em estudos controlados em mulheres durante o primeiro trimestre (e não há evidência de risco em trimestres posteriores)
Categoria C	Estudos em animais demonstraram efeitos adversos no feto (teratogenia, morte fetal ou outro) e não há estudos controlados em mulheres; ou estudos em mulheres e animais não estão disponíveis. Esses fármacos só devem ser administrados se o benefício justificar o risco potencial para o feto
Categoria D	Há evidência positiva de risco fetal humano, mas os benefícios de uso em mulheres grávidas podem justificar o uso a despeito do risco (p. ex., se o fármaco é necessário em uma situação de risco à vida para uma doença grave, para a qual medicamentos mais seguros não podem ser usados ou não são eficazes)
Categoria X	Estudos em animais e seres humanos demonstraram anomalias fetais ou há evidência de risco fetal baseada em experiências em humanos, ou ambos, e o risco de uso do fármaco em mulheres grávidas está claramente acima do possível benefício. O fármaco é contraindicado em mulheres que estejam ou possam ficar grávidas

Observação: na atualização desta categorização (2014), as letras foram suprimidas. No entanto, na maioria dos artigos que a contêm, as letras permanecem.
Fonte: Briggs e Freeman, 2014.[4]

Em abril de 2014, a FDA atualizou a regra de rotulagem comercial de fármacos, referida como *Pregnancy and Lactation Labeling Rule* (PLLR),[5] que informa a gestantes e nutrizes sobre benefício *versus* risco, aconselha sobre a necessidade de uso e propicia a que tomem decisões informadas sobre si próprias e seus conceptos.

Há dois aspectos a considerar na questão dos fármacos administrados durante a gestação. O primeiro diz respeito a danos acarretados à gestante e ao feto, decorrentes da exposição. O segundo preocupa-se com a possibilidade de corrigir doenças ou defeitos no feto pela administração sistêmica de fármacos à gestante ou sua colocação direta no líquido amniótico.

Neste capítulo, somente o primeiro aspecto será abordado, enfocando uso prevalente de alguns grupos farmacológicos em diferentes etapas da gestação e durante a amamentação. Esses medicamentos podem: ter efeito sintomático sobre manifestações comuns da gravidez, abrangendo os prescritos e os de automedicação (uso isento de prescrição); ser administrados para controle de comorbidades maternas, induzindo efeitos deletérios no feto; e ser de uso não médico.

▶ Uso de fármacos em manifestações próprias da gestação

Náuseas, êmese, pirose, refluxo gastroesofágico, constipação intestinal, dores posicionais, dificuldades de sono, ansiedade, anemias ferropriva e megaloblástica, deficiência de vitaminas e sintomas urinários constituem algumas das alterações próprias da gestação. Muitas delas são autolimitadas, e outras podem ser manejadas apenas com medidas não medicamentosas. Dentre essas medidas, citam-se elevação da cabeceira da cama (para pirose e refluxo noturnos); fracionamento alimentar, menor ingestão de álcool, café, sucos cítricos, alimentos condimentados ou gordurosos (para pirose); aumento de ingestão de fibras e alimentos ricos em ferro (para as anemias carenciais), uso de sapatos e roupas apropriados (para diminuir cansaço), posicionamento adequado ao deitar e sentar, repouso, exercício moderado (para dores posicionais), suspensão de fumo e álcool e outras substâncias de uso não médico. Abordagens fisioterápicas, psicológicas, acupuntura e boa relação médico-paciente são úteis na manutenção de adequado estado emocional.

A informação sobre a natureza autolimitada dos sintomas reforça na gestante a opção por tratamentos não farmacológicos.

Os medicamentos só devem ser usados na gravidez se medidas não farmacológicas forem insuficientes para controlar as manifestações clínicas próprias desse período.

Pirose e *refluxo gastroesofágico* são queixas frequentes que podem ser minoradas com uso de antiácidos, antagonistas H2 e inibidores da bomba de prótons. Esses medicamentos podem ser usados com segurança na gestação, não aumentando risco de abortamento espontâneo, parto prematuro ou baixo peso para a idade gestacional.[6] No entanto, estudo observacional referiu que a exposição pré-natal a esses fármacos parece associar-se a risco aumentado de desenvolvimento de dermatite atópica, asma e rinite alérgica na prole.[7]

A prevalência de *refluxo gastroesofágico* sintomático na gestação é da ordem de 80%, com pico no terceiro trimestre. Pelos potenciais riscos de inibidores da bomba de prótons e antagonistas de receptor H2 de histamina, modificações de estilo de vida são prescritas. Uma alternativa é alginato de sódio, supressor do refluxo por formar uma barreira física no topo do conteúdo gástrico, o que impede o refluxo do conteúdo ácido para o esôfago. De rápida ação, tem efeito calmante, proporcionando alívio por até 4 h. Não são descritas restrições na gestação.[8]

Náuseas matinais, por *arcadas* e *vômitos* ocorrem em 50 a 90% das gestantes no primeiro trimestre da gravidez, podendo ser manejados com adequação alimentar, gengibre e medidas farmacológicas. Revisão Cochrane[9] de 41 ensaios avaliou a eficácia de acupressão em pontos P6, acuestimulação auricular (P6), acupuntura, gengibre, camomila, óleo de limão, óleo de menta, vitamina B_6 e vários medicamentos antieméticos. As três primeiras abordagens não surtiram efeito. O uso de produtos com gengibre mostrou algum benefício, conforme três estudos recentes, mas a eficácia foi limitada e inconsistente. As demais alternativas não medicamentosas não mostraram eficácia. Antieméticos aliviaram náuseas e vômito leves e moderados, com pouca informação de efeitos adversos maternos e fetais. A combinação de doxilamina e piridoxina,[10] reintroduzida nos EUA após aprovação da FDA em 2013, tem sido recomendada por apresentar segurança de grau A.

Em *hiperêmese gravídica*, ensaio clínico randomizado (n = 83)[11] comparou metoclopramida a ondansetrona por 2 semanas. Ondansetrona mostrou-se melhor no controle do vômito intenso (P = 0,042), mas não houve diferença com relação a náuseas.

Para *dores musculoesqueléticas posicionais*, paracetamol pode ser usado durante toda a gestação. Anti-inflamatórios não esteroides (AINEs) são seguros até 32 semanas da gravidez. Para controle de dores pélvica e lombar na gravidez, pode haver alívio com exercícios específicos, fisioterapia ou acupuntura, mas os efeitos são pequenos. Hidroginástica parece ajudar, e acupuntura mostrou mais benefício do que fisioterapia.

Paracetamol constitui primeira linha no tratamento de dor e febre em gestantes. Em estudos epidemiológicos, sugeriu-se a possível associação entre paracetamol dado à gestante e desenvolvimento de transtorno de déficit de atenção e hiperatividade (TDAH) no concepto. Não há, porém, evidência conclusiva, pelo que paracetamol ainda é considerado seguro na gravidez.[12]

Em revisão sistemática e metanálise de 11 coortes,[13] mostrou-se que a exposição intraútero de paracetamol no primeiro trimestre levou a aumento do risco de desenvolvimento de asma nas crianças com menos de 5 anos (5 estudos, *odds ratio* [OR] = 1,39; intervalo de confiança [IC] 95%: 1,01 a 1,91), mas com grande heterogeneidade entre os estudos. O uso de paracetamol nos primeiros anos de vida aumentou a probabilidade de asma (3 estudos; OR = 1,15; IC95%: 1,00 a 1,31). Quando os resultados se ajustaram para presença de infecções respiratórias, reduziu-se a associação. Até o momento se considera haver insuficiente evidência de dano de paracetamol, devendo ser mantido como fármaco utilizável na gravidez.

Em dores de maior intensidade, opioides seriam indicados, mas em doses altas e em uso crônico trazem problemas para a mãe e o concepto. Na primeira, há o risco de mau uso, dependência e morte por superdosagem. Podem ser teratogênicos, devendo ser evitados na periconcepção.[14]

Para *dificuldades de sono e ansiedade*, a melhor estratégia é o uso de medidas não medicamentosas (medidas de higiene do sono, leite quente ao deitar, posição cômoda no leito). No caso de uso de fármacos, benzodiazepínicos não são considerados teratogênicos, embora haja sugestão de associação com lábio leporino e fenda palatina quando a exposição ocorreu em primeiro e segundo trimestres da gestação. Também se descreve aumento em taxas de prematuridade, baixo peso ao nascer e recém-nascidos pequenos para a idade gestacional. Antidepressivos e anti-histamínicos também são mencionados, não parecendo haver correlação com aumento de risco de malformações congênitas. A insuficiente qualidade metodológica dos estudos sobre o tema não permite definitiva conclusão sobre a segurança de hipnóticos e sedativos na gravidez.[15]

Anemia ferropriva pode ocorrer em virtude da maior demanda de ferro. Gestantes perdem 3,5 vezes mais ferro que um homem normal. A profilaxia é feita com alimentos ricos em ferro (vegetais verdes, trigo, coração, fígado, gema de ovo e carne) e suplementação com sais ferrosos que não demonstram efeitos adversos fetais. Os mesmos sais são usados para tratamento de anemia. Quando grave, a anemia pode trazer sérias consequências para a mãe e o concepto. Na gestação também há déficit de ácido fólico, que deve ser preventivamente suplementado por via oral.

O estado do ácido fólico durante a gestação influencia o risco materno de ter um concepto com malformações congênitas do tubo neural (espinha bífida, encefalocele e anencefalia). Para prevenir este risco, recomenda-se à mulher suplementar o ácido fólico no período periconcepcional (1 mês antes até 3 meses da gestação). Mas, na realidade, há insuficientes estudos que comprovem fortemente a relação entre o estado do folato e o risco dos defeitos do tubo neural. Diz-se que há baixo risco de ter uma criança com defeitos do tubo neural quando as concentrações de ácido fólico nas hemácias são ≥ 1.000 nmol/ℓ.

A suplementação preconizada com ácido fólico é de 0,4 a 0,8 mg/dia no período de periconcepção. Em mulher que apresentou defeito do tubo neural em gestação prévia o risco é maior, necessitando, ao planejar nova gravidez, suplementação de 4 mg/dia, desde 4 semanas antes da concepção até completar 12 semanas de gestação. Ácido fólico não mostrou efeitos adversos fetais.[16]

Gestantes e nutrizes estão mais sujeitas à *deficiência de vitaminas*. Essa condição justifica a suplementação de vitaminas, apesar de, em muitas das situações, inexistirem estudos controlados corroborantes. Em gestantes com reduzida ingestão de nutrientes, as deficiências nutricionais podem prejudicar o desenvolvimento fetal. Estudos contemporâneos versam sobre suplementação de vitaminas D, A e B_{12}. Suplementação conjunta de 30 mg de sulfato de zinco e multivitaminas (B_1, B_6, D_3, C e E) em gestantes com carência de zinco mostrou redução significativa em complicações no segundo e terceiro estágios do parto, bem como na incidência de natimortos, infecção neonatal e partos prematuros.[17]

A administração de cálcio durante a gravidez e logo depois do parto a mulheres com nutrição adequada associa-se a reduzida ressorção óssea, o que pode prevenir a perda óssea transitória que se segue ao parto.[18]

Ansiedade, estresse e *insônia* na gestante conduzem a significativos efeitos no concepto. Medidas não farmacológicas são a melhor forma de contornar esses estados. Acompanhamento psicológico e técnicas de relaxamento têm efeitos benéficos sobre a percepção do estresse e aumentam o sentimento de controle nas grávidas.

Também ocorrem situações patológicas inerentes à gravidez, como contrações uterinas prematuras, trabalho de parto prematuro e risco de imaturidade pulmonar fetal, ruptura prematura de membranas, doença hipertensiva da gravidez, diabetes melito gestacional, depressão perinatal, infecção urinária, ruptura prematura de membranas, descolamento prematuro de placenta e retardo de crescimento intrauterino. O controle de algumas condições – hipertensão, diabetes, depressão, infecção urinária – está descrito nos capítulos correspondentes.

Em *prevenção de trabalho de parto pré-termo* em gestantes de alto risco, usam-se progesterona e congêneres, não se identificando efeitos adversos nas crianças expostas intraútero ao uso do fármaco. Agentes tocolíticos (ver Capítulo 58, *Indução do Parto*) são usados no *tratamento de trabalho de parto prematuro*, sem mostrar efeitos adversos fetais. Sulfato de magnésio, administrado antes do parto a mulheres sob risco de prematuridade, mostrou substancial efeito neuroprotetor no feto, reduzindo o risco de *paralisia cerebral* (número necessário de pacientes a serem tratados [NNT] = 63; IC95%: 43 a 155) e *disfunção motora importante* em crianças tratadas anteparto.[19] Sulfato de magnésio deve ser administrado intravenosamente em *bolus* (4 g), seguido de infusão contínua de 1 g/h. Não ocorrendo o parto depois de 12 h, a infusão deve ser suspensa. Não se relataram efeitos adversos neonatais com esse esquema.[20]

Outra forma de prevenir parto prematuro consiste em administração antenatal de glicocorticoides para reduzir a morbidade neonatal. Revisão Cochrane[21] de 10 ensaios realizados em mulheres que permaneciam em risco de parto prematuro após curso inicial de corticoides comparou dois esquemas subsequentes: 7 ou mais dias de tratamento pré-natal com doses repetidas *versus* nenhum tratamento repetido. O primeiro esquema reduziu o risco de síndrome da angústia respiratória e de outros desfechos graves nas primeiras semanas após o nascimento. Também se observou pequena redução em tamanho ao nascimento. Não houve evidência de risco significativo logo após o nascimento.

Descrevem-se efeitos adversos a longo prazo sobre a saúde cardiometabólica do recém-nascido. Ensaio clínico randomizado[22] comparou betametasona a placebo, em curso único ou doses repetidas. Os nascituros foram acompanhados por 6 a 8 anos. Betametasona não influenciou os fatores de risco cardiometabólico até a idade escolar.

▶ Tratamento de comorbidades maternas com fármacos que acarretam risco para a gestante e o feto

Na gestação podem ocorrer doenças agudas ou crônicas que requerem controle farmacológico para suas manifestações. Se houver inequívoca indicação de tratamento medicamentoso, devem-se escolher os agentes mais pesquisados dentro de cada grupo farmacológico e os que mostraram menores riscos para a mãe e o feto.

Alguns exemplos serão aqui considerados, outros serão abordados nos capítulos respectivos.

Infecções

Toxoplasmose congênita é considerada infecção parasitária rara, mas potencialmente grave. Prevenção primária da transmissão vertical incluindo educação das gestantes seria intervenção desejável e de menos risco comparativamente à prevenção secundária. No entanto, revisão Cochrane[23] não encontrou evidência de que a educação pré-natal modifique o comportamento materno e, por isso, não detectou a efetividade do procedimento na redução da toxoplasmose congênita.

A infecção primária na grávida pode resultar em abortamento espontâneo, feto morto, prematuridade, redução do desenvolvimento intraútero e morte fetal pós-parto. Espiramicina é considerada fármaco de eleição na prevenção da transmissão vertical de toxoplasmose, quando esta é detectada antes de 18 semanas de gestação. Em um estudo, de seis mães que se negaram a receber o antibiótico, 4 mostraram teste da reação em cadeia de polimerase (PCR) positivo no líquido amniótico obtido por amniocentese nas semanas gestacionais 19 a 21.[24] Sendo confirmada a infecção no feto após 18 semanas de gestação, pirimetamina, sulfadiazina e ácido fólico devem ser logo administrados. Pirimetamina não pode ser administrada no primeiro trimestre da gestação.[25]

No controle de *HIV/AIDS* em gestantes, as recomendações são: uso de antirretrovirais combinados na grávida e no recém-nascido, parto cesáreo e não amamentação. A testagem para HIV é recomendada no primeiro trimestre.[26] As taxas de transmissão vertical do HIV, sem qualquer intervenção durante a gestação, situam-se entre 25 e 30%. Desse percentual, 25% referem-se à transmissão intraútero e 75%, à transmissão intraparto. Prematuridade e baixo peso ao nascer são fatores de risco associados à transmissão vertical do HIV. As gestantes que souberem da infecção durante o pré-natal têm indicação de tratamento com 3 medicamentos – zidovudina (AZT), lamivudina (3TC) e nevirapina (NVP) para prevenir a transmissão para o feto. A incidência de reações adversas em gestantes e crianças expostas a medicamentos antirretrovirais (ARV) para profilaxia da transmissão vertical do HIV é baixa. Além de pouco frequentes, os efeitos adversos geralmente são transitórios e de intensidade leve a moderada, tanto nas gestantes quanto nas crianças. Também são recomendados consumo de 2 ℓ de água por dia e de fibras alimentares (alimentos integrais, leguminosas, frutas, legumes e verduras). A Organização Mundial da Saúde (OMS) recomenda a suplementação de 30 a 40 mg de ferro elementar por dia (1 comprimido de sulfato ferroso = 40 mg) durante o terceiro trimestre. Pode ser necessária a suplementação com ácido fólico até a 14ª semana. A mãe que tem o vírus não deve amamentar o bebê, porque também há risco de transmissão vertical. Sempre que houver indicação de tratamento antirretroviral na gestação, este deverá ser mantido (e readequado, se necessário) após o parto. Antirretrovirais não recomendados na infecção gestacional são: associação de didanosina com estavudina (ddI/d4T), devido à acidose láctica fatal, e efavirenz (EFZ), pelo potencial teratogênico.[27]

Infecções fúngicas na gravidez impõem um desafio, pelas incertezas relativas à toxicidade fetal e materna de antimicóticos. Anfotericina B permanece como primeira escolha parenteral, a despeito de sua conhecida toxicidade. Antifúngicos tópicos não apresentam risco, devido à limitada absorção. Fluconazol em dose única baixa no primeiro trimestre, itraconazol e derivados lipídicos de anfotericina B têm suficiente segurança. Novos antifúngicos (posaconazol e equinocandinas) carecem de estudos que justifiquem sua prescrição na gestação.[28]

Em *doenças autoimunes e inflamatórias* que comprometam gestantes, as evidências sobre eficácia e segurança advêm de relatos e séries de casos. Grande número desses sugere que azatioprina, ciclosporina, hidroxicloroquina e corticoides sejam relativamente seguros durante a gestação, enquanto metotrexato, ciclofosfamida, micofenolato de mofetila e leflunomida são contraindicados. Dados sobre a segurança de agentes biológicos são escassos, mas número crescente de publicações sugere que ao menos os inibidores de fator de necrose tumoral (TNF) possam ser prescritos quando os benefícios excederem os riscos potenciais.[29] Não se demonstraram malformações congênitas com infliximabe e adalimumabe, mas os resultados clínicos são limitados e não conferem segurança para sua indicação em gestantes.

As doenças crônicas que podem ocorrer em gestantes constituem problema especial. Algumas são aqui brevemente discutidas, havendo maiores detalhes nos capítulos específicos. É preciso definir se os riscos do não tratamento suplantam os efeitos farmacológicos potencialmente lesivos para a mãe e o concepto. Preferencialmente, descartam-se fármacos de comercialização recente, com os quais ainda não há suficiente experiência. Deverão ser prescritas as menores doses eficazes, pelo menor tempo viável.

Diabetes

Diabetes gestacional está discutido no Capítulo 52, *Diabetes Melito*. Insulina tem sido o tratamento de escolha quando modificações do estilo de vida não controlam o nível glicêmico durante a gestação. Antidiabéticos orais que podem ser suficientemente seguros e aceitos como alternativas são metformina e glibenclamida. Metformina não se associa a malformações e parece reduzir abortamento espontâneo, pré-eclâmpsia, subsequente diabetes gestacional, hipoglicemia materna e neonatal e ganho de peso. Glibenclamida mostra um perfil menos favorável, alguns estudos referindo pré-eclâmpsia, icterícia neonatal, macrossomia e hipoglicemia neonatal. Não há estudos que avaliem efeitos a longo prazo.[30]

Hipertensão arterial sistêmica

Hipertensão na gravidez constitui a maior causa de morbidade e mortalidade materna, fetal e neonatal. Na mãe pode induzir complicações como placenta prévia, eventos cerebrovasculares, disfunção orgânica e coagulação intravascular disseminada. No feto, pode causar retardo de crescimento intrauterino, morte intrauterina e prematuridade. O controle desta situação pode ser visto no Capítulo 41, *Hipertensão Arterial Sistêmica*.[31]

Epilepsia

Epilepsia e seu tratamento em grávidas ocasionam efeitos deletérios para o feto.

Estudo de coorte internacional (registro EURAP)[32] comparou o risco de aborto espontâneo e natimortalidade associados ao uso materno de antiepilépticos. Em 7.055 gravidezes, mono e politerapia com lamotrigina, carbamazepina, ácido valproico, levetiracetam, oxcarbazepina ou fenobarbital induziram 632 mortes intrauterinas, 592 abortos espontâneos e 40 natimortos. O risco foi maior com politerapia, história parental, idade materna e número de mortes intrauterinas prévias.

Além desses desfechos e de anomalias físicas, pode haver interferência no neurodesenvolvimento, em áreas cognitiva, motora e de interação social. Revisão Cochrane[33] de 22 estudos de coorte observou que o quociente intelectual (QI) era menor em crianças expostas a carbamazepina (CBZ) em comparação a crianças nascidas de mulheres sem epilepsia e dos filhos de epilépticas não tratadas. Análise posterior concluiu que esses resultados se deviam à variabilidade entre os estudos, não havendo real associação com CBZ. O QI de crianças expostas a ácido valproico (AVP) foi *menor* do que o de crianças cujas mães não estavam em tratamento ou não eram epilépticas. Na comparação entre CBZ e lamotrigina (LTG) e CBZ e fenitoína (FNT), não houve diferença entre QIs das crianças expostas. Menor QI foi visto em crianças expostas a AVP *versus* LTG. Em algumas mulheres, ácido valproico é o agente mais eficaz no controle das convulsões. No entanto, foi o que mais reduziu o QI das crianças expostas, afetando educação e desfechos ocupacionais mais tardiamente. Assim, a decisão de tratamento deve ser discutida com mulheres no período pré-concepção, levando em conta riscos maternos (convulsões incontroláveis) *versus* repercussões nos conceptos.

Asma brônquica

Asma brônquica materna aumenta o risco de complicações na gestação, associando-se a desfechos maternos, perinatais e outros mais tardios (bronquiolite no primeiro ano de vida e menos episódios de crupe). Porém, adequado controle da asma pode melhorar esses desfechos. Apesar disso, ampla proporção de mulheres tem controle subótimo, pelo medo dos riscos dos medicamentos e a incerteza da segurança dos diferentes procedimentos. Revisão Cochrane[34] de 8 ensaios avaliou os efeitos de intervenções medicamentosas e não medicamentosas. Cinco estudos que descreveram resultados de medicamentos não chegaram a conclusões firmes sobre intervenções ótimas na gestação, pela insuficiente evidência sobre benefícios e riscos. Somente em pequeno estudo *sulfato de magnésio inalado* reduziu as exacerbações em asma aguda. Três estudos que descreveram estratégias não farmacológicas não detectaram diferenças importantes sobre desfechos maternos e perinatais que permitissem sua recomendação. Pela moderada qualidade metodológica da informação, os revisores não chegaram a conclusões definitivas sobre o melhor manejo da asma na gravidez.

Problemas psiquiátricos

Diferentes manifestações psiquiátricas podem ocorrer, e mesmo se exacerbar, na gestação. A prescrição farmacológica (com antidepressivos, ansiolíticos, sedativos, neurolépticos, estabilizadores do humor) deve levar em conta o risco potencial de malformações fetais e síndrome de abstinência no recém-nascido. No entanto, há poucos estudos que investiguem esses fármacos em mulheres, o que faz com que um alerta seja dado: "o uso seguro de psicofármacos não está estabelecido na gestação." Para evitar os efeitos adversos dos medicamentos, intervenções psicológicas e educacionais têm sido propostas, tais como terapia interpessoal, terapia cognitivo-comportamental e terapia de solução de problemas.

Depressão pós-parto é discutida no Capítulo 37, *Transtornos do Humor*. Observou-se haver menor uso de *antidepressivos na gestação* em comparação ao período pré-gestacional. Não tratar as gestantes deprimidas associa-se a risco aumentado de hipertensão, pré-eclâmpsia e sangramento. Antidepressivos dados à grávida (tricíclicos, inibidores seletivos da recaptação de serotonina e inibidores da recaptação de norepinefrina) acarretam riscos para o feto, como malformações cardíacas, hipertensão pulmonar primária do recém-nascido e síndrome de pobre adaptação neonatal. O objetivo terapêutico no tratamento da depressão durante a gestação é alcançar estabilidade emocional da mãe sem causar dano ao feto. Por isso se favorece a abordagem não farmacológica.[35]

No entanto, há controvérsias a respeito do uso de antidepressivos na gestação. Estudos epidemiológicos e observacionais não evidenciaram associação de antidepressivos tricíclicos (ADT) e inibidores seletivos da recaptação de serotonina (ISRS) com malformações congênitas e efeitos sobre QI, linguagem, temperamento e desenvolvimento comportamental nas crianças expostas *in utero* até 4 anos de idade. Porém, outros estudos mostraram o risco de sintomas transitórios de abstinência neonatal (irritabilidade, choro excessivo, tremor, dificuldades para comer e dormir e convulsões) em expostos a paroxetina, citalopram e fluoxetina no terceiro trimestre gestacional.[36]

Antipsicóticos têm sido usados crescentemente em mulheres em idade reprodutiva. Entretanto, não está estabelecida sua segurança na gravidez. Revisão sistemática de estudos de casos e controles e de coortes associou a exposição a esses fármacos com aumento do risco de malformações maiores, defeitos cardíacos, prematuridade, pequeno peso para a idade gestacional e pequeno peso ao nascer. Esta associação não implica necessariamente uma relação causal.[37]

▶ Uso não médico de fármacos durante a gestação

Mulheres adictas a psicotrópicos geralmente se expõem a múltiplas substâncias usadas com finalidades não médicas. Esse comportamento, principalmente com drogas injetáveis, também se associa a dietas inadequadas, estresse psicológico, trauma físico, doenças infecciosas (AIDS, sífilis, tuberculose, hepatite B, doenças sexualmente transmissíveis etc.), más condições socioeconômicas e insuficiente assistência pré-natal. Isso dificulta o controle dos vários fatores intervenientes na pesquisa médica com essa população, comprometendo os resultados. Drogas de uso não médico podem ser empregadas isoladamente ou em conjunto na gravidez, trazendo riscos para a mãe (abortamento, reduzida duração da gestação, placenta prévia, parto prematuro) e o feto (distúrbios de desenvolvimento, motores, cognitivos, de linguagem, de memória e síndrome de déficit de atenção e hiperatividade). As consequências na criança dependem de dose e tempo de uso durante a gestação.

A combinação de diferentes substâncias aumenta o risco de consequências danosas à criança. O National Institute of Drug Abuse refere que 75% dos neonatos expostos *in utero* a uma ou mais substâncias apresentarão problemas na infância comparativamente a 27% dos não expostos. Porém, essas consequências ainda são motivo de controvérsias.[38]

Uso de nicotina e maconha sabidamente acarreta menor crescimento intrauterino e mais baixo peso ao nascer. Os neonatos de mães fumantes pesam em média 170 g menos que os nascituros de não fumantes. Esse efeito decorre provavelmente de insuficiência da circulação uteroplacentária. *Tabagismo ativo* materno e *tabagismo ambiental* trazem consequências para as crianças expostas *in utero*.

Metanálise de 17 artigos mostrou que a idade da menarca decresce em aproximadamente 1 mês em meninas expostas ao tabaco *in utero*. Em cinco estudos, o tabagismo materno durante a gestação aumentou em 15% o risco de suas filhas terem menarca antes de 11 anos de idade.[39]

Em relação ao uso de *álcool* na gravidez, estudo foi feito com mulheres que procuraram serviço médico para interrupção da gestação devido ao uso de álcool antes de se saberem grávidas. Nas que permaneceram gestando, 71% deixaram o álcool e 14% reduziram seu uso. Fatores que predisseram maior gravidade do alcoolismo foram maior instrução, tabagismo e violência física recente, enquanto mulheres mais jovens, multiparidade, gestação tardia, abuso físico na infância e uso de maconha e outras drogas associaram-se a menor gravidade.[40]

Exposição pré-natal a quantidades exageradas de álcool associa-se à *síndrome fetal do álcool* (anomalias faciais, retardo de crescimento e déficits no desenvolvimento do sistema nervoso central) e a outros efeitos não incluídos naquela síndrome, que podem perdurar na fase adulta ou diminuir com o passar do tempo. A ingestão de pequenas doses de álcool já afeta crescimento e desenvolvimento fetais. Crianças e jovens com síndrome fetal do álcool apresentam problemas cognitivos (absenteísmo escolar), neuropsicológicos e comportamentais (maiores problemas com a lei). Dentre outras alterações vistas, estão depressão e ansiedade.[41]

O uso continuado de *cocaína* durante a gravidez implica vários prejuízos tanto para a gestante quanto para o feto. Os mais comuns são parto prematuro, aborto espontâneo, ruptura prematura das membranas, placenta prévia, gravidez ectópica, hipertensão gestacional, retardo mental, anomalias congênitas (malformações cardíacas e geniturinárias) e acidentes cerebrovasculares. Poucos efeitos do uso agudo de cocaína durante a gravidez têm sido relatados. Uso único de cocaína no primeiro trimestre de gestação pode provocar alterações neurocomportamentais relacionadas a comportamentos motores, estado de controle e orientação, prejuízo na atenção e aprendizagem. Mesmo exposição única de cocaína durante o período fetal (a partir da 9ª semana de gestação) pode produzir infarto (insuficiência de suprimento sanguíneo arterial ou venoso), edema e necrose (morte) tecidual, provocando dano ao feto por prejuízo de seu suprimento sanguíneo.

Uso de cocaína em gravidez e lactação induz taquicardia e excessiva irritabilidade nos nascituros. O efeito de cocaína é duradouro. Cocaína passa ao leite materno e à urina. Lactentes expostos à cocaína através do leite materno podem permanecer com a substância por mais de 60 h. A inalação passiva de *crack* resulta em lactentes com indícios de toxicidade.[42]

No sistema nervoso fetal o sistema endocanabinoide regula o desenvolvimento cerebral. Os receptores canabinoides servem de alvo para o Δ^9-tetra-hidrocanabinol (Δ^9-THC), constituinte psicotrópico da planta *Cannabis sativa*. A exposição à *maconha* durante a gestação induz alterações neurofuncionais no concepto.[43]

Com a legalização de usos médico e recreativo de maconha em muitos locais, a divulgação de eventuais consequências desse uso por gestantes deve ser disseminada. Em estudos que utilizaram o autorrelato, maconha é usada em 2 a 5% das gestantes. Levando em conta os efeitos sobre o desenvolvimento cerebral, maconha deve ser suspensa durante pré-concepção, gestação e lactação.[44]

Cafeína é livre e comumente consumida durante a gestação, porém há poucos relatos de associação entre exposição em útero e desfechos sobre cognição e comportamento nos nascituros. Mediram-se níveis séricos de paraxantina, principal metabólito da cafeína, em gestantes com < 20 e ≥ 26 semanas de gestação e procurou-se associá-los com quociente de inteligência (QI) e problemas comportamentais de crianças com idades de 4 e 7 anos, em 2.197 pares mãe-criança. Não se identificou associação entre diferentes concentrações maternas de paraxantina e os investigados desfechos nas crianças.[45]

Revisão Cochrane[46] de dois estudos comparou café instantâneo (588 mulheres) com café instantâneo descafeinado (629 mulheres), mostrando que a ingestão do café usual na quantidade de 3 taças ao dia (em média 182 mg/dia) durante o segundo e o terceiro trimestres da gestação não afetou peso ao nascer, parto prematuro ou pequeno tamanho para a idade gestacional.

▶ Uso de fármacos durante a lactação

O aleitamento natural tem sido constantemente enfatizado em função das vantagens orgânicas e emocionais que traz ao lactente, principalmente em condições socioeconômicas desfavoráveis. Assim, há todo o empenho em manter a amamentação. Para as nutrizes que necessitam de tratamento medicamentoso, é importante saber se o medicamento é secretado no leite e absorvido pelo lactente. Se for esse o caso, se haverá potenciais riscos para o lactente.

A exposição do lactente a medicamentos durante a amamentação natural se dá por transferência de fármacos ao leite materno, com potenciais consequências sobre produção e composição desse leite e sobre o lactente. Poucos são os fármacos que, mesmo passando ao leite materno, acarretam danos evidentes no lactente. Fatores que influenciam a passagem de fármacos e efeitos consequentes no lactente incluem concentração e características dos fármacos que chegam ao leite materno, momento do aleitamento, frequência das mamadas e idade do lactente. Nas primeiras semanas após o nascimento, há menor habilidade em absorver, metabolizar e excretar fármacos.

Os fármacos usados pelas nutrizes que exigem suspensão da lactação podem ser vistos no Quadro 62.2.

A investigação farmacológica durante o aleitamento natural é insuficiente. Há alguns procedimentos que minimizam eventuais prejuízos ao lactente: menores doses cabíveis, menor duração de tratamento, maior espaçamento entre doses, ingestão dos medicamentos maternos logo após o término da mamada, objetivando a que o pico sérico materno ocorra enquanto a criança não está sendo amamentada.

No contexto do aleitamento materno, algumas situações merecem ser discutidas. Uma delas diz respeito a *mães HIV-positivas*, em que amamentação acarreta risco de transmissão vertical do vírus através do leite, enquanto uso de fórmula láctea aumenta a taxa de mortalidade por doença diarreica, pneumonia e outras doenças, principalmente em países pobres. Na ausência de terapia antirretroviral (TARV) e dependendo da duração da amamentação, aproximadamente 10 a 15% dos lactentes serão infectados. A amamentação é responsável por 40% da transmissão vertical de HIV. Frente a essa situação, deve-se levar em conta o balanço de risco e benefício. Em 2010, a OMS desaconselhava o aleitamento natural nessa circunstância. Em 2015, a OMS determinou o fornecimento de TARV contínua a todas as mulheres grávidas ou nutrizes, independente de contagem CD4 ou estadiamento clínico da doença, a qual deve ser mantida após o parto até se completar a amamentação. Nessa nova perspectiva, as mães infectadas devem amamentar exclusivamente por 6 meses e o lactente deve receber nevirapina por 6 semanas.

Outro aspecto importante é o manejo farmacológico da *depressão perinatal* que exige uso de antidepressivos. Em revisão Cochrane,[47] são propostas intervenções psicológicas e psicossociais para reduzir o desenvolvimento de depressão pós-parto. Em comparação com cuidado usual, houve definido benefício com visitas domiciliares regulares, suporte telefônico e psicoterapia interpessoal. As intervenções que se iniciaram no período pós-parto reduziram significativamente o risco do desenvolvimento de sintomas depressivos.

▶ Referências bibliográficas

1. Matsui D. Ethics of studies of drugs in pregnancy. *Paediatr Drugs*. 2015; 17(1):31-35.
2. Chervenak FA, McCullough LB. An ethically justified framework for clinical investigation to benefit pregnant and fetal patients. *Am J Bioeth*. 2011; 11(5):39-49.
3. van Gelder MM, van Rooij IA, de Jong-van den Berg LT, Roeleveld N. Teratogenic mechanisms associated with prenatal medication exposure. *Therapie*. 2014; 69(1):13-24.
4. Briggs GG, Freeman RK. Drugs in pregnancy and lactation: a reference guide to fetal and neonatal risk. 10th ed. Walters Kluwer Health, 2014.
5. U.S. Food and Drug Administration. Pregnancy and Lactation Labeling Final Rule. Disponível em: http://www.fda.gov/Drugs/DevelopmentApprovalProcess/DevelopmentResources/Labeling/ucm093307.htm [Acesso em 08/11/2015]
6. Law R, Maltepe C, Bozzo P, Einarson A. Treatment of heartburn and acid reflux associated with nausea and vomiting during pregnancy. *Can Fam Physician*. 2010; 56(2):143-144.
7. Mulder B, Schuiling-Veninga CC, Bos HJ, De Vries TW, Jick SS, Hak E. Prenatal exposure to acid-suppressive drugs and the risk of allergic diseases in the offspring: a cohort study. *Clin Exp Allergy*. 2014; 44(2):261-269.
8. Quartarone G. Gastroesophageal reflux in pregnancy: a systematic review on the benefit of raft forming agents. *Minerva Ginecol*. 2013; 65(5):541-549.
9. Matthews A, Haas DM, O'Mathúna DP, Dowswell T. Interventions for nausea and vomiting in early pregnancy. *Cochrane Database Syst Rev*. 2015; 9:CD007575.
10. Niebyl JR, Briggs GG. The pharmacologic management of nausea and vomiting of pregnancy. *J Fam Pract*. 2014; 63(2 Suppl):S31-37.
11. Kashifard M, Basirat Z, Kashifard M, Golsorkhtabar-Amiri M, Moghaddamnia A. Ondansetrone or metoclopramide? Which is more effective in severe nausea and vomiting of pregnancy? A randomized trial double-blind study. *Clin Exp Obstet Gynecol*. 2013; 40(1):127-130.
12. de Fays L, Van Malderen K, De Smet K, Sawchik J, Verlinden V, Hamdani J et al. Use of paracetamol during pregnancy and child neurological development. *Dev Med Child Neurol*. 2015:57(8):718-724.
13. Cheelo M, Lodge CJ, Dharmage SC, Simpson JA, Matheson M, Heinrich J, Lowe AJ. Paracetamol exposure in pregnancy and early childhood and development of childhood asthma: a systematic review and meta-analysis. *Arch Dis Child*. 2015; 100(1):81-89.
14. Meyer M. The perils of opioid prescribing during pregnancy. *Obstet Gynecol Clin North Am*. 2014; 41(2):297-306.
15. Okun ML, Ebert R, Saini B. A review of sleep-promoting medications used in pregnancy. *Am J Obstet Gynecol*. 2015; 212(4):428-441.
16. Ströhle A, Bohn T. Folate and prevention of neural tube defects: new insights from a bayesian model. *Int J Vitam Nutr Res*. 2015; 85(3-4):109-111.
17. Tinker S, Moore C, Canfield M, Agopian A, Reefhuis J; Centers for Disease Control and Prevention. Supplement use and other characteristics among pregnant women with a previous pregnancy affected by a neural tube defect – United States, 1997-2009. *MMWR Morb Mortal Wkly Rep*. 2015; 64(1):6-9.
18. Nossier SA, Naeim NE, El-Sayed NA, Abu Zeid AA. The effect of zinc supplementation on pregnancy outcomes: a double-blind, randomised controlled trial, Egypt. *Br J Nutr*. 2015; 114(2):274-285.
19. Ettinger AS, Lamadrid-Figueroa H, Mercado-García A, Kordas K, Wood RJ, Peterson KE et al. Effect of calcium supplementation on bone resorption in pregnancy and the early postpartum: a randomized controlled trial in Mexican women. *Nutr J*. 2014; 1(1):116.
20. Doyle LW, Crowther CA, Middleton P, Marret S, Rouse D. Magnesium sulphate for women at risk of preterm birth for neuroprotection of the fetus. *Cochrane Database Syst Rev*. 2009; Jan 21(1):CD004661.
21. Bouet PE, Brun S, Madar H, Baisson AL, Courtay V, Gascoin-Lachambre G et al. Implementation of an antenatal magnesium sulfate protocol for fetal neuroprotection in preterm infants. *Sci Rep*. 2015; 5:14732.

Quadro 62.2 ▪ Fármacos que exigem suspensão temporária da amamentação.

Artéméter + lumefantrina	Suspender durante e até 1 semana após uso
Fármacos radioativos	Evitar contato próximo com o lactente
Metronidazol	12 a 24 h após dose única
Mifepristona	Até 14 dias após uso
Praziquantel	72 h após uso
Tinidazol	12 a 24 h após dose única

22. Crowther CA, McKinlay CJD, Middleton P, Harding JE. Repeat doses of prenatal corticosteroids for women at risk of preterm birth for improving neonatal health outcomes. *Cochrane Database Syst Rev*. 2015; Jul 5(7):CD003935.
23. McKinlay CJ, Cutfield WS, Battin MR, Dalziel SR, Crowther CA, Harding JE; ACTORDS Study Group. Cardiovascular risk factors in children after repeat doses of antenatal glucocorticoids: an RCT. *Pediatrics*. 2015; 135(2):e405-e415.
24. Di Mario S, Basevi V, Gagliotti C, Spettoli D, Gori G, D'Amico R, Magrini N. Prenatal education for congenital toxoplasmosis. *Cochrane Database Syst Rev*. 2015; 10:CD006171.
25. Avci ME, Arslan F, Çiftçi Ş, Ekiz A, Tüten A, Yildirim G, Madazli R. Role of spiramycin in prevention of fetal toxoplasmosis. *J Matern Fetal Neonatal Med*. 2015; 12:1-4.
26. Milewska-Bobula B, Lipka B, Gołąb E, Dębski R, Marczyńska M, Paul M et al. Recommended management of Toxoplasma gondii infection in pregnant women and their children. *Przegl Epidemiol*. 2015; 69(2):291-298.
27. Sem autor. Uso de antirretrovirais em gestantes. Disponível em: www.aids.gov.br/pagina/uso-de-antirretrovirais-em-gestantes [Acesso em: 09/11/2015]
28. Brasil. Ministério da Saúde (MS). Secretaria de Vigilância em Saúde. Programa Nacional de DST e Aids. Recomendações para Profilaxia da Transmisão Vertical do HIV e Terapia Antirretroviral em Gestantes: manual de bolso/Ministério da Saúde, Secretaria de Vigilância em Saúde, Programa Nacional de DST e Aids. Brasília: MS; 2010.
29. Pilmis B, Jullien V, Sobel J, Lecuit M, Lortholary O, Charlier C. Antifungal drugs during pregnancy: an updated review. *J Antimicrob Chemother*. 2015; 70(1):14-22.
30. Gerosa M, Meroni PL, Cimaz R. Safety considerations when prescribing immunosuppression medication to pregnant women. *Expert Opin Drug Saf*. 2014; 13(12):1591-1599.
31. Holt RI, Lambert KD. The use of oral hypoglycaemic agents in pregnancy. *Diabet Med*. 2014; 31(3):282-291.
32. Zezza L, Ralli E, Conti E, Passerini J, Autore C, Caserta D. Hypertension in pregnancy: the most recent findings in pathophysiology, diagnosis and therapy. *Minerva Ginecol*. 2014; 66(1):103-126.
33. Tomson T, Battino D, Bonizzoni E, Craig JJ, Lindhout D, Perucca E *et al*.; EURAP Study Group. Antiepileptic drugs and intrauterine death: A prospective observational study from EURAP. *Neurology*. 2015; 85(7):580-588.
34. Bromley R, Weston J, Adab N, Greenhalgh J, Sanniti A, McKay AJ, Tudur SC, Marson AG. Treatment for epilepsy in pregnancy: neurodevelopmental outcomes in the child. *Cochrane Database Syst Rev*. 2014; Oct 30(10):CD010236.
35. Bain E, Pierides KL, Clifton VL, Hodyl NA, Stark MJ, Crowther CA, Middleton P. Interventions for managing asthma in pregnancy. *Cochrane Database of Syst Rev*. 2014; Oct 2(10):CD010660.
36. Gadot Y, Koren G. The use of antidepressants in pregnancy: focus on maternal risks. *J Obstet Gynaecol Can*. 2015; 37(1):56-63.
37. Robinson GE. Controversies about the use of antidepressants in pregnancy. *J Nerv Ment Dis*. 2015; 203(3):159-163.
38. Coughlin CG, Blackwell KA, Bartley C, Hay M, Yonkers KA, Bloch MH. Obstetric and neonatal outcomes after antipsychotic medication exposure in pregnancy. *Obstet Gynecol*. 2015; 125(5):1224-1235.
39. Lamy S, Laqueille X, Thibaut F. Consequences of tobacco, cocaine and cannabis consumption during pregnancy on the pregnancy itself. *Encephale*. 2015; 41(Suppl 1):S13-S20.
40. Yermachenko A, Dvornyk V. A meta-analysis provides evidence that prenatal smoking exposure decreases age at menarche. *Reprod Toxicol*. 2015; 58:222-228.
41. Roberts SC, Wilsnack SC, Foster DG, Delucchi KL. Alcohol use before and during unwanted pregnancy. *Alcohol Clin Exp Res*. 2014; 38(11):2844-2852.
42. Moore EM, Riley EP. What happens when children with fetal alcohol spectrum disorders become adults? *Curr Dev Disord Rep*. 2015; 2(3):219-227.
43. Alpár A, Di Marzo V, Harkany T. At the tip of an iceberg: prenatal marijuana and its possible relation to neuropsychiatric outcome in the offspring. *Biol Psychiatry*. 2015; pii: S0006-3223(15)00769-6.
44. American College of Obstetricians and Gynecologists Committee on Obstetric Practice. Committee Opinion No. 637: Marijuana use during pregnancy and lactation. *Obstet Gynecol*. 2015; 126(1):234-238.
45. Klebanoff MA, Keim SA. Maternal caffeine intake during pregnancy and child cognition and behavior at 4 and 7 years of age. *Am J Epidemiol*. 2015; 182(12):1023-1032.
46. Jahanfar S, Jaafar SH. Effects of restricted caffeine intake by mother on fetal, neonatal and pregnancy outcomes. *Cochrane Database Syst Rev*. 2015; 6:CD006965.
47. Cindy-Lee D, Dowswell T. Psychosocial and psychological interventions for preventing postpartum depression. *Cochrane Database of Syst Rev*. 2013; Feb 28(2):CD001134.

CAPÍTULO 63
Prescrição de Medicamentos em Pediatria

Elza Daniel de Mello

▶ Introdução

A prescrição de medicamentos em Pediatria segue os mesmos princípios da que é feita para os adultos, embora existam mais particularidades e muitas vezes menos dados sistemáticos de comprovação científica. Em Pediatria, uso hospitalar ou ambulatorial de medicamentos ainda não licenciados (prescrição *off-label*) constitui prática comum, podendo expor as crianças a riscos. No entanto, o prolongado tempo para que haja licenciamento – muitas vezes não do interesse da indústria farmacêutica – exigiria a omissão do tratamento.

A falta de aprovação para uso pediátrico não implica que o medicamento seja contraindicado, apenas que há evidências insuficientes para garantir benefícios e permitir identificação de riscos de seu uso naquela faixa etária.

Assim sendo, embora não haja proibição de uso de medicamento não licenciado para uso pediátrico, é necessário ter cautela, recomendando-se que o mesmo não seja primeira opção terapêutica do pediatra.

A investigação farmacológico-clínica em crianças tem critérios próprios e mais específicos. Problemas éticos, dificuldades logísticas e consentimentos legais dificultam ou mesmo impedem a realização de pesquisas na infância. Há ainda muita resistência da indústria farmacêutica em conduzir estudos em paralelo em crianças, indicar precisamente as doses pediátricas e desenvolver novos fármacos cujo uso em adultos não seria indicado.[1]

A American Academy of Pediatrics (AAP)[2] afirma que – apesar de a introdução do *Best Pharmaceuticals for Children Act* e do *Pediatric Research Equity Act* ter melhorado a prescrição racional em crianças, com mais de 500 modificações de bulas – o uso *off-label* permanece na prescrição para lactentes, crianças e adolescentes nos EUA.

Dentre diferentes seleções de medicamentos para crianças, salienta-se a Lista Modelo de Medicamentos Essenciais da Organização Mundial da Saúde, atualizada em 2015.[3]

Habitualmente, informações sobre dosagem, parâmetros farmacocinéticos pediátricos e efeitos adversos em crianças não estão disponíveis quando o fármaco é liberado para a comercialização.

O órgão norte-americano Food and Drug Administration (FDA) está investindo fortemente para normatizar os estudos farmacológico-clínicos em crianças. Assim se pretende que, ao ser liberado, o agente já tenha um mínimo de confiabilidade e segurança para uso pediátrico. E, se um fármaco está sendo muito usado de forma *off-label* em crianças, a FDA pode solicitar à indústria farmacêutica que faça estudos específicos.[4]

Em levantamento[5] feito em 2.313 crianças com idade média de 5,6 anos e atendidas ambulatorialmente, 1.960 receberam prescrição de ≥ 1 medicamento. Dessas, 37,6% (n = 736) ficaram expostas a ≥ 1 prescrição *off-label* e 6,7% (n = 132) a ≥ 1 fármaco não licenciado. Houve indicação não aprovada em 56,4% dos casos (n = 416). Vinte e três efeitos adversos foram registrados em 1,5% das crianças que receberam prescrições *off-label*, não significativamente relacionados a essas prescrições. Logo, a prescrição *off-label* continua alta apesar das inúmeras iniciativas de promoção do uso racional de medicamentos em crianças.

Efeitos terapêuticos e adversos dos medicamentos são muito similares em adultos e crianças, ressalvando as características farmacocinéticas próprias da infância. Essas podem ocasionar modificações nos efeitos esperados dos medicamentos. Por isso as legislações norte-americana e europeia enfatizaram o problema, exigindo novas pesquisas e recomendações de bula específicas para a população pediátrica. Mesmo assim, a infância permanece um grupo subestudado, especialmente prematuros, crianças obesas e crianças que recebem suporte de vida extracorpóreo. Embora a pesquisa em crianças permaneça um desafio, já se fazem ensaios clínicos que propiciam inovações na farmacocinética pediátrica.[6]

Processos fisiológicos que influenciam variáveis farmacocinéticas no lactente modificam-se significativamente durante o primeiro ano de vida, sobretudo nos meses iniciais. A *absorção* de fármacos nos lactentes de menos de 6 meses pode variar devido à velocidade do esvaziamento gástrico, que é menor no prematuro e maior em neonato e lactente. Até os 4 dias de vida, prematuros podem não apresentar secreção gástrica. Desta forma, fármacos que devem ser parcialmente inativados pelo baixo pH estomacal não devem ser utilizados. A velocidade do trânsito intestinal é maior no lactente, atingindo níveis do adulto ao redor dos 2 anos de idade. Esse fato pode diminuir a absorção entérica de determinado fármaco. O Quadro 63.1 compara a variabilidade da absorção oral (biodisponibilidade) de certos fármacos em crianças em relação aos adultos. Se a via de administração for intramuscular, o prematuro pode ter absorção errática, devido à diminuída massa muscular.

A *distribuição* dos fármacos também é diferente, já que a criança apresenta relativamente maior quantidade de água em relação à superfície corporal. Aquela é tanto maior, quanto menor for a idade e mais desnutrida a criança estiver. À medida que a composição corporal se modifica com o desenvolvimento, o volume de distribuição dos fármacos também sofre mudanças. O peso corporal do recém-nascido é constituído por maior porcentagem de água (70 a 75%)

Quadro 63.1 ■ Absorção oral de certos fármacos no recém-nascido em comparação a crianças maiores e adultos.

Fármaco	Absorção oral
Ampicilina	Aumentada
Diazepam	Normal
Digoxina	Normal
Fenitoína	Diminuída
Fenobarbital	Diminuída
Paracetamol	Diminuída
Penicilina G	Aumentada
Sulfonamidas	Normal

Quadro 63.2 ■ Meias-vidas de eliminação de alguns fármacos em recém-nascidos e adultos.

Fármaco	t1/2 neonato (h)	t1/2 adulto (h)
Diazepam	25 a 100	40 a 50
Digoxina	60 a 70	30 a 60
Fenitoína	0 a 2 dias:* 80 3 a 14 dias:* 18 14 a 50 dias:* 6	12 a 18
Fenobarbital	0 a 5 dias:* 200 5 a 15 dias:* 100 1 a 30 meses:* 50	64 a 140
Paracetamol	2 a 2,5	0,9 a 2,2
Salicilatos	4,5 a 11	10 a 15
Teofilina	13 a 26	5 a 10

*Idade.

do que o do adulto (50 a 60%). O recém-nascido a termo apresenta 70% de água corporal, enquanto o prematuro tem 85%. Como muitos fármacos se distribuem através do espaço extravascular, o tamanho do compartimento de água extravascular pode ser importante para determinar a concentração do fármaco nos sítios receptores, especialmente para fármacos hidrossolúveis. Os prematuros também têm menor quantidade de gordura corporal que os recém-nascidos a termo, 1 e 15%, respectivamente; assim, têm dificuldades em concentrar fármacos lipossolúveis. A ligação às proteínas séricas, especialmente albumina, é diminuída na infância, podendo-se encontrar níveis plasmáticos aumentados de fármacos que habitualmente se ligam a essas proteínas, como diazepam, fenitoína, ampicilina e fenobarbital. Em recém-nascidos, alguns fármacos (sulfonamidas, por exemplo) também competem com a bilirrubina na ligação à albumina. A bilirrubina deslocada pode ultrapassar a barreira hematoencefálica imatura e determinar *kernicterus*. Mas, o aumento da bilirrubina sérica também pode deslocar o fármaco de sua ligação com albumina, aumentando a concentração sérica da forma livre do fármaco, contribuindo para aumento de toxicidade (mais chegada de fármaco ativo nos sítios-alvo) e acelerando a eliminação (a forma ativa se desloca mais rapidamente aos emunctórios). Isso pode ocorrer com fenitoína em neonatos ictéricos.

A *biotransformação* é dificultada pela imaturidade dos sistemas enzimáticos hepáticos, principalmente no recém-nascido prematuro. Porém, esses sistemas já atingem níveis de eficácia significativa no primeiro mês de vida da criança. O metabolismo da maioria dos fármacos ocorre no fígado. As atividades de oxidases de função mista dependentes do citocromo P450 e de enzimas de conjugação são significativamente menores (50 a 70% dos valores dos adultos) no início da vida neonatal. O momento da atividade máxima depende do estado de maturação e do sistema enzimático específico. Devido à capacidade reduzida do recém-nascido em metabolizar os fármacos, muitos deles apresentam taxas de depuração lentas e prolongadas meias-vidas de eliminação. Para isso também contribui a *excreção*, retardada pela imaturidade da função renal. A taxa de filtração glomerular passa a assemelhar-se à do adulto em torno dos 7 meses de vida.

O Quadro 63.2 mostra a diferença das meias-vidas de alguns fármacos na dependência da faixa etária. Deve-se considerar o estado de maturação quando se administram fármacos no período neonatal, especialmente se o uso for prolongado.

As *diferenças farmacodinâmicas* entre pacientes pediátricos e adultos ainda não foram exploradas, mesmo nos dias atuais, de modo detalhado. Crianças, devido ao seu próprio desenvolvimento e crescimento, acabam sendo mais suscetíveis a certos medicamentos. Pode-se citar o efeito danoso de tetraciclinas clássicas na formação dentária (proibidas antes dos 8 anos de idade) e de fluoroquinolonas na cartilagem de crescimento.

Em função dessas restrições, outros representantes têm sido estudados quanto a seu uso na gravidez e na infância. Revisão sistemática encontrou que crianças têm perfil de segurança de doxiciclina diferente do apresentado por tetraciclina, sem correlação com coloração anômala dos dentes.[7]

A maioria das fluoroquinolonas tem perfil farmacocinético favorável, embora haja diferenças entre adultos e crianças. Somente com alguns desses antimicrobianos houve adequados estudos para serem aprovados para uso por crianças em limitado número de situações clínicas, devido ao risco sobre desenvolvimento e distúrbios musculoesqueléticos demonstrados em animais jovens. Novas avaliações, de curto e longo prazos, parecem indicar que, ao menos com levofloxacino, esse risco, se presente, é marginal. Como tais estudos não estão disponíveis para outros representantes, os resultados não podem ser generalizados. Na presença de doenças que constituem indicação formal para essa classe de antimicrobianos, particular atenção deve ser dada à escolha do representante, bem como à sua dosagem e à duração de tratamento.[8]

A *posologia* deve ser criteriosamente calculada, em relação ao peso ou à superfície corporal da criança. Não existem doses infantis padronizadas, como nos adultos. Deve-se optar *sempre* pelo cálculo individualizado, embora em muitas bulas de medicamentos o fabricante coloque doses de acordo com peso ou faixa etária. O problema é que na bula pode ser colocada uma quantidade por peso da criança para ser usada de 8/8 h, mas como se sabe que a administração pode ser também de 6/6 h, quando não se calcula de forma individual, pode-se prescrever dose excessiva. Esse cuidado é tanto mais importante quanto menor for a idade da criança. Os prescritores, algumas vezes, acabam preferindo as tabelas que os laboratórios fornecem para que os mililitros dos medicamentos sejam rapidamente obtidos pelo peso da criança, mas certamente esta não é a forma correta de prescrição, pois muitas vezes há uma amplitude na dose para ser prescrita.

A forma de apresentação de um fármaco e o modo pelo qual os responsáveis a oferecem à criança determinam a verdadeira dose administrada. É importante indagar sobre a adesão das crianças ao tratamento, muitas vezes dificultada pela palatabilidade ou pela existência de formas farmacêuticas não adequadas à idade do paciente. O autorrelato ou o relato dos familiares podem não constituir medidas muito confiáveis, mas podem dimensionar os aparentes insucessos de uma dada terapia.[9]

As *formas farmacêuticas* a serem prescritas devem ser selecionadas de acordo com idade e desenvolvimento da criança. Avalia-se sua capacidade de deglutir formas sólidas. As fórmulas sólidas são as mais eficazes, no entanto, de pouco aceitação pelas crianças. Assim, dever-se-iam priorizar formulações em forma de tabletes, que poderiam ser dissolvidos no leite materno (caso não haja interação), melhorando a palatabilidade. Formas líquidas são mais utilizadas em crianças pequenas, devendo-se atentar ao sabor das preparações para que sejam mais bem aceitas. Menor volume também deve ser priorizado. Xaropes são amplamente difundidos e aceitos por crianças, pelo sabor adocicado e flavorizado. No entanto, é a preparação que mais contém açúcar, podendo limitar o uso em pacientes com diabetes melito, além de favorecer a ocorrência de cáries e a possibilidade de uso inadvertido pela criança, pois vai querer tomar "algo" doce. A forma elixir não deveria ser utilizada em crianças, pois contém álcool. Mesmo que esse ali esteja em pequena quantidade, não se sabe o quanto o fígado ainda imaturo pode metabolizá-lo. Outro aspecto importante é que muitas suspensões e xaropes têm partículas sólidas não dissolvidas do fármaco, que precisam ser ressuspensas por meio de agitação. Se esta não for adequada, podem estar sendo oferecidas doses inferiores ou superiores em um mesmo volume. Também muitas vezes deve-se completar o vidro que contém o pó do medicamento com água, depois agitar bem e oferecer. Este aspecto deve ser adequadamente orientado aos cuidadores, pois muitas vezes não leem as instruções ou não entendem e dão o fármaco concentrado. As formulações administradas por via retal também poderiam ser indicadas nas crianças, no entanto, em climas quentes poderia haver alteração da forma e também se deve sempre atentar que pode haver biodisponibilidade errática.

Outro aspecto a considerar é a *medição da posologia* de medicamentos por meio de utensílios domésticos. Há variabilidade de quantidade e volume contidos em diferentes colheres, copos e outros recipientes. Assim, é preferível escolher preparados comerciais que contenham suas próprias medidas com calibragem visível e clara, ou prescrever em mililitros e orientar para que seja medido diretamente em uma seringa.

O *horário* de tomada do medicamento deve ser ajustado à conveniência da criança. Muitas vezes há dificuldade de administração durante o período de sono ou o horário escolar. Também cuidar no fracionamento dos medicamentos, quando o paciente pediátrico faz uso de vários deles. Sabe-se da interação medicamentosa, mas também se sabe que os cuidadores não têm condições de dar a cada 2 h, por exemplo, especialmente medicamentos de uso crônico em criança com doença crônica, pois entre cada oferta deve fazer higiene da criança, dar alimentação e mesmo estimulá-la. Deve-se atentar que a teoria é necessária e existe para que se evite interação que possa potencializar efeitos adversos e menor eficácia do medicamento. Mas orientar sobre horários factíveis ajuda o cuidador a se organizar, dessa forma conseguindo medicar de forma adequada. Caso contrário, há o risco de ele suspender o tratamento, por não estar conseguindo agir conforme a prescrição médica.

A *duração* de tratamento deve ser bem esclarecida, pois aquele pode ser interrompido logo que cessem os sintomas, pela dificuldade de se administrarem medicamentos em crianças, especialmente se a posologia for complexa (intervalos pequenos ou necessidade de usar com alimentação específica).

Ainda há fármacos com menor *estabilidade* em solução e à temperatura ambiente, ou mais suscetíveis ao prazo em que expira a validade, com óbvias repercussões nos benefícios terapêuticos. Logo, é necessário recomendar a conservação em geladeira após a feitura da diluição (comum em antibióticos) e desaconselhar a estocagem de medicamentos a serem usados em situação futura, no mesmo paciente ou em familiares e vizinhos.

É crucial avaliar a *interação* de medicamentos e nutrientes, especialmente relevante na criança, quando a aceitação do medicamento é por vezes dificultosa, obrigando os responsáveis a ministrar o fármaco com alimentos para otimizar a aceitação. A interação pode anular ou potencializar o efeito do medicamento em uso, sendo aspecto de fundamental importância. Algumas interações medicamentosas, de relevância clínica demonstrada em Pediatria, estão mostradas no Quadro 63.3.[10]

Costuma ser mais difícil obter *adesão a tratamento* no paciente pediátrico. Ela depende de compreensão e esforço de pais e cuidadores. Além disso, perdas são frequentes quando a criança não deglute adequadamente, está com seu estado de saúde muito comprometido e associado com náuseas e vômitos ou tem comportamento difícil.

Algumas estratégias são propostas para aumentar a adesão a tratamento. Revisão sistemática Cochrane[11] de 75 revisões de variada qualidade metodológica incluiu intervenções que intentaram dar suporte comportamental, minimizar riscos e estimular a aquisição de habilidades. Em geral, programas voltados para automonitoramento e automanejo foram eficazes para uso, adesão, controle de efeitos adversos e desfechos clínicos. Evidentemente, no caso de crianças, isso vale para os cuidadores. Simplificação dos esquemas, desenvolvimento de plano de cuidado e seguimento e habilidades para efetuar a administração sem traumas excessivos também se mostraram eficazes. Todavia, todas as intervenções estudadas mostraram variáveis resultados em diferentes populações e situações clínicas.

A partir do panorama descrito, a prescrição em Pediatria deve obedecer a indicação precisa, seleção de fármaco eficaz e seguro nesta faixa etária, dosagem específica, forma farmacêutica adequada e esquema de administração que atenda às peculiaridades farmacocinéticas em crianças, e, preferencialmente, evitar o uso de medicamentos de introdução recente no mercado.

Quadro 63.3 ■ Interações de medicamentos e nutrientes.

Fármaco	Mecanismo	Efeito
Hidróxido de alumínio	Quelação de fósforo, ferro e ácido fólico	Constipação intestinal
Astemizol	Absorção reduzida em até 70% com ingestão concomitante de nutrientes	Diminuição de eficácia
Carbonato de cálcio	Quelação de fósforo encontrado em nutrientes Potencial quelação de ferro	Deficiência dos elementos na dieta
Cefuroxima	Aumento de absorção com alimentos	Aumento de eficácia antimicrobiana
Claritromicina	Absorção retardada por alimentos	Diminuição da eficácia antimicrobiana
Colestiramina	Redução na absorção de gorduras e vitaminas lipossolúveis	Deficiência de nutrientes
Digoxina	Redução de absorção por alimentos ricos em fibras	Diminuição da eficácia
Fenobarbital	Indução de metabolismo de vitaminas D e B_{12}	Deficiência de vitaminas
Metronidazol	Alteração do paladar	Diminuição do apetite
Omeprazol	Redução da absorção de ferro e vitamina B_{12}	Deficiência de nutrientes
Trimetoprima/ sulfametoxazol	Indução de deficiência de folato	Deficiência do nutriente

▶ Cálculo de doses de medicamentos em crianças

Medicamentos pediátricos avaliados por estudos clínicos amplos e consolidados já apresentam a dose ajustada em função de peso ou superfície corporal. Reajustes são necessários até o peso máximo de 25 a 30 kg. Além desse peso, utiliza-se a dose preconizada para adultos, pelo risco de calcular e administrar doses excessivas. Portanto, a dose máxima calculada não deve superar a do adulto. Em algumas situações, especialmente quando o medicamento é novo, pode-se calcular a dose da criança em função da do adulto, utilizando-se as fórmulas que se seguem. Mas, deve-se considerar que, se ainda não há doses para crianças, muito provavelmente esse medicamento ainda não foi testado suficientemente, necessitando indicação e monitoramento ainda mais criteriosos.[12] Desde 2007 (Plano de Investigação Pediátrica – PIP), a legislação pediátrica europeia vem exigindo pesquisa clínica de alta qualidade para autorizar medicamentos que sejam apropriados para crianças, explicitando não só resultados clínicos, como esquemas de administração mais precisos e adequados.[13] Nos EUA, similar regulamentação mudou o campo de desenvolvimento de medicamentos para crianças e foi incorporada pela indústria

782 Unidade 5 ▪ Situações Especiais em Farmacologia

farmacêutica ao considerar a implementação de novo fármaco. Faz parte disso a necessidade de estabelecer adequada dosagem para o candidato a agente terapêutico pediátrico.[14]

A utilização da superfície corporal baseia-se no fato de que, na criança, ela é maior em relação ao peso do que nos adultos. A razão superfície corporal/peso varia inversamente com a altura. Prefere-se a utilização da superfície corporal quando o peso da criança for superior a 10 kg. Quando for inferior a esse valor, o próprio peso é utilizado. Assim, a dose do medicamento é apresentada em mg/kg/dia ou mg/m²/dia.

Cálculo da dose pediátrica por superfície corporal

Para cálculo da superfície corporal, podem-se utilizar a fórmula que se segue, o nomograma apresentado na Figura 63.1 ou a estimativa que usa os fatores de correção mostrados nos Quadros 63.4 e 63.5.

$$\text{Dose} = \frac{\text{Superfície corporal da criança}}{\text{Superfície corporal do adulto } (1{,}73\ m^2)} \times \text{dose do adulto}$$

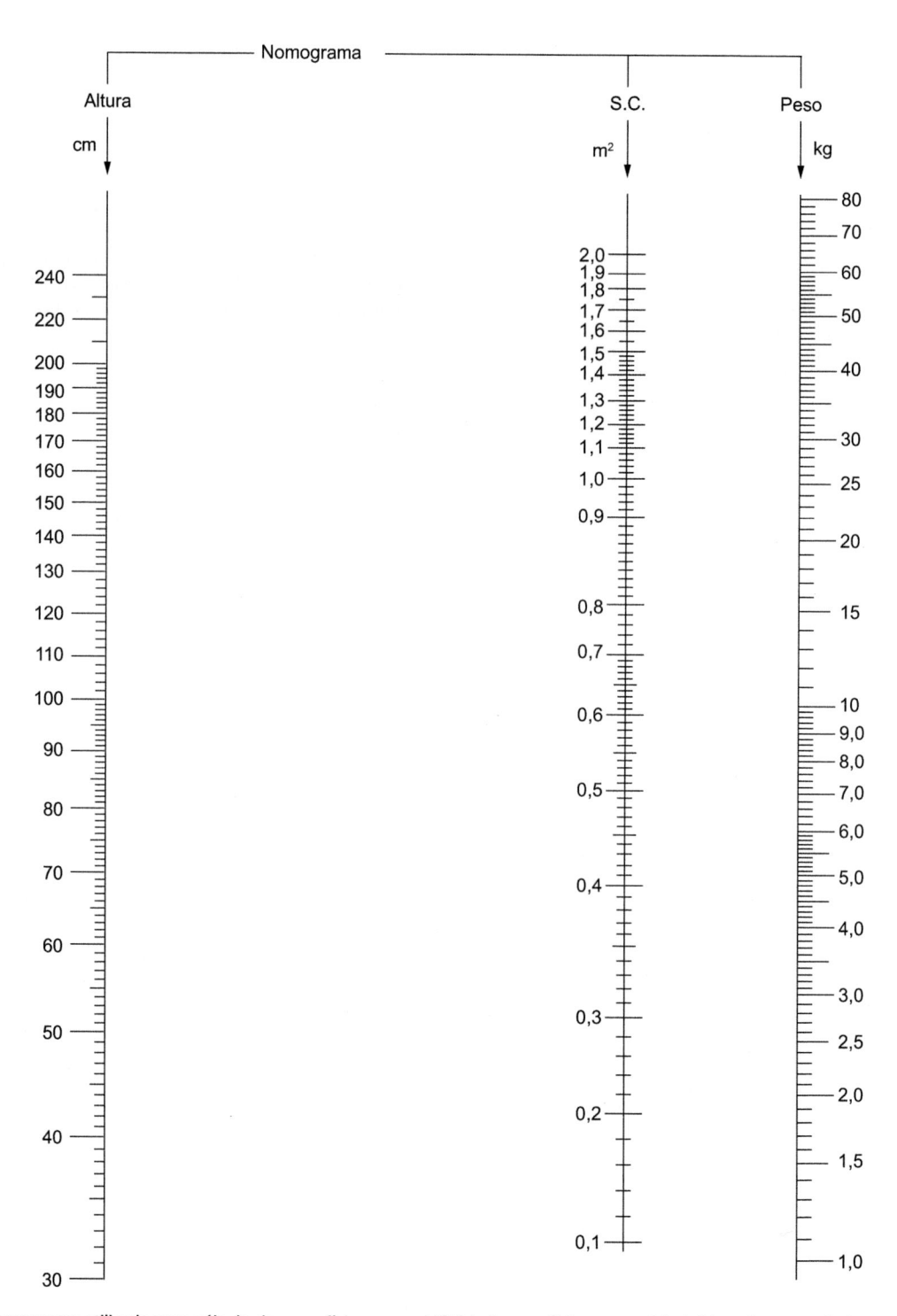

Figura 63.1 ▪ Nomograma utilizado para cálculo de superfície corporal (S.C.). A superfície corporal é obtida pelo ponto de intersecção entre estatura e peso da criança.

A vantagem da utilização do nomograma é que ele é mais preciso, uma vez que, além do peso, utiliza também a estatura. No entanto, em algumas situações (paciente com comprometimento neurológico ou ortopédico ou com instabilidade clínica) é difícil a aferição da estatura.

Fórmula prática:

$$\text{Superfície corporal da criança} = \frac{\text{Peso} \times 4 + 7}{\text{Peso} + 90}$$

Quadro 63.4 ■ Fatores para cálculo estimado da superfície corporal em crianças.

Peso (kg)	Fator 1	Fator 2
0 a 5	0,05	0,05
5 a 10	0,04	0,10
10 a 20	0,03	0,20
20 a 40	0,02	0,40

Superfície corporal: peso × fator 1 × fator 2.

Quadro 63.5 ■ Determinação da posologia com base na área de superfície corporal.

Peso (kg)	Idade aproximada	Área de superfície corporal (m²)	Porcentagem da dose do adulto
3	Recém-nascido	0,20	12
6	3 meses	0,30	18
10	1 ano	0,45	28
20	5,5 anos	0,80	48
30	9 anos	1,00	60
40	12 anos	1,30	78
50	14 anos	1,50	90
60	Adulto	1,70	102
70	Adulto	1,73	103

Exemplo: se a dose de um adulto de 70 kg for 1 mg/kg, a dose para lactente de 3 meses deve ser de aproximadamente 2 mg/kg (18% de 70 mg/6 kg).

Cálculo da dose pediátrica por peso corporal

Existem algumas regras e fórmulas, representadas no Quadro 63.6, que permitem o cálculo da dose de um medicamento com base no peso corporal.

Quadro 63.6 ■ Regras e fórmulas para cálculo de dose com base no peso do paciente.

Nome da regra ou fórmula	Particularidade da regra	Fórmula
Regra de Clark	Peso corporal < 30 kg	$DP = \dfrac{DA \times \text{peso da criança (kg)}}{70 \text{ kg}}$
Regra de Law	< 1 ano de idade	$DP = \dfrac{\text{Idade da criança (meses)} \times DA}{150}$
Fórmula de Young	1 a 12 anos de idade	$DP = \dfrac{\text{Idade da criança (anos)} \times DA}{(\text{Idade da criança} + 12)}$

DP: dose pediátrica; DA: dose do adulto já estabelecida.

▸ Medicamentos orais de uso comum em crianças

A seguir, nos Quadros 63.7 a 63.13, apresentam-se alguns dos fármacos frequentemente utilizados em Pediatria, com doses, apresentações e intervalos entre administrações. Sua indicação embasada em evidências já foi descrita em capítulos anteriores. O Quadro 63.14 mostra os medicamentos que têm restrição de uso segundo a idade e/ou peso.[15-17]

Quadro 63.7 ■ Analgésicos e antitérmicos.

Agente	Forma farmacêutica	Dose diária	Dose máxima	Intervalo (horas)
Paracetamol	Solução oral 200 mg/mℓ[a] Comprimido 500 e 750 mg[b]	10 a 15 mg/kg/dia	60 mg/kg/dia	4 a 6
Ibuprofeno	Solução oral 20 mg/mℓ[a] Comprimido 300 e 600 mg[b]	10 mg/kg/dose	800 mg/dia	4 a 8

[a]Criança menor de 6 anos; [b]criança maior de 6 anos.

Quadro 63.8 ■ Antimicrobianos.

Agente	Forma farmacêutica	Dose diária	Dose máxima	Intervalo (horas)
Ácido nalidíxico	Suspensão oral 250 mg/5 mℓ	55 mg/kg 33 mg/kg[a]	–	6
Amoxicilina*	Suspensão oral 125, 250 e 500 mg/5 mℓ	20 a 40 mg/kg	2,4 g/dia	8
Amoxicilina/ácido clavulânico*	Suspensão oral 125, 250 e 500 mg/5 mℓ Comprimido mastigável 125 mg + 31,25 mg	20 a 50 mg/kg	2 g/dia	8
Azitromicina[b]	Suspensão oral 200 e 250 mg/5 mℓ	10 mg/kg por 3 dias	0,5 g	24
Cefaclor	Suspenção oral 250 e 375 mg/5 mℓ	20 a 40 mg/kg	2 g/dia	8 a 12
Cefalexina	Suspensão oral 250 mg/5 mℓ	25 a 50 mg/kg	4 g/dia	6
Claritromicina[b]	Suspensão oral 125 e 250 mg/5 mℓ	15 mg/kg/dose	1 g	12
Eritromicina, estolato[c]	Suspensão oral 125 e 250 mg/5 mℓ	30 a 50 mg/kg 20 a 40 mg/kg[d]	1 g	6
Mebendazol[e]	Suspensão oral 100 mg/5 mℓ Comprimido mastigável 100 mg	100 mg	–	12
Metronidazol	Suspensão oral 200 mg/5 mℓ	30 mg/kg	4 g	6 a 8
Nistatina	Suspensão oral 100.000 UI/mℓ	400.000 a 600.000 UI	–	6 a 8
Nitrofurantoína[f]	Suspensão oral 5 mg/mℓ	5 a 7 mg/kg/dia	400 mg	6
Penicilina V	Suspensão oral 400.000 UI/5 mℓ	25.000 a 50.000 UI/kg	2 g	6
Sulfametoxazol/trimetoprima	Suspensão oral 200 mg + 40 mg/5 mℓ	40 mg + 8 mg/kg	3 g[g]	12

[a]Tratamento supressivo; [b]crianças acima de 6 meses; [c]o sal estolato tem melhor biodisponibilidade em crianças; [d]dose diária para lactentes com menos de 4 meses; [e]crianças acima de 2 anos; [f]crianças acima de 1 mês; [g]sulfametoxazol.
*Ambos têm apresentação BD (200 e 400 mg/5 mℓ), que pode ser oferecida de 12/12 h, para crianças acima de 2 meses de idade.

Quadro 63.9 ■ Anti-histamínicos.

Agente	Forma farmacêutica	Dose diária	Intervalo (horas)
Dextroclorfeniramina	Elixir 2,0 mg/5 mℓ Comprimido 2 mg	0,15 mg/kg	4
Hidroxizina	Xarope 2 mg/mℓ Comprimido 10 e 25 mg	1 a 2 mg/kg	6 a 8
Cetirizina	Elixir 1 mg/mℓ Comprimido 10 mg	5 a 10 mg/dose	12 a 24
Loratadina	Xarope 1 mg/mℓ Comprimido 10 mg	5 a 10 mg/dose	12 a 24

Quadro 63.10 ■ Antieméticos.

Agente	Forma farmacêutica	Dose diária	Dose máxima	Intervalo (horas)
Bromoprida	Gotas 4 mg/mℓ Comprimido 10 mg	0,5 a 1 mg/kg	–	6 a 8
Dimenidranato	Solução oral 12,5 mg/5 mℓ Gotas 25 mg/mℓ	1,25 mg/kg	300 mg	6
Domperidona	Suspensão oral 1 mg/mℓ Comprimido 10 mg	2,5 mg para cada 10 kg	–	8
Metoclopramida	Solução oral 4 mg/mℓ	0,5 mg/kg	15 mg	8
Ondansetrona	Comprimido 4 e 8 mg	0,1 mg/kg	32 mg	4 a 8

Quadro 63.11 ■ Antiasmáticos.

Agente	Forma farmacêutica	Dose diária	Dose máxima	Intervalo (horas)
Salbutamol	Aerossol 100 µg/dose Solução para nebulização 5 mg/mℓ	0,1 a 0,15 mg/kg/dose 0,1 a 0,3 mg/kg	2 mg/dose	6 a 12 por 1 h
Beclometasona	Aerossol 50 µg/dose	1 a 2 inalações	250 µg	12
Prednisolona	Solução oral 3 mg/mℓ	1 a 2 mg/kg	–	12 a 24

Quadro 63.12 ■ Anticonvulsivantes.

Agente	Forma farmacêutica	Dose diária	Dose máxima	Intervalo (horas)
Ácido valproico[a]	Xarope 250 mg/5 mℓ	10 a 15 mg/kg 30 a 60 mg/kg[b]	–	8, 12 ou 24
Carbamazepina[c]	Xarope 100 mg/5 mℓ	5 mg/kg[d] 10 a 20 mg/kg[e]	35 mg/kg	6 a 12 6 a 12
Fenitoína	Suspensão oral 25 mg/mℓ	15 a 20 mg/kg[f] 5 a 6 mg/kg[e]	300 mg/dia	2 a 4 8
Fenobarbital	Solução oral 40 mg/mℓ	3,5 a 5 mg/kg	20 mg/kg	12 a 24

[a]Crianças acima de 10 anos; [b]doses de manutenção; [c]crianças com menos de 6 anos; [d]dose inicial; [e]dose de manutenção; [f]dose de ataque.

Quadro 63.13 ■ Outros.

Agente	Forma farmacêutica	Dose diária	Dose máxima	Intervalo (horas)
Sulfato ferroso	Solução oral 25 mg/mℓ Fe(II)	6 mg/kg[a] 1 a 2 mg/kg[b]	100 mg 15 mg	6 a 8
Codeína	Solução oral 2 mg/mℓ	1 a 1,5 mg/kg[c] 0,5 a 1 mg/kg[d]	30 mg 60 mg	6
Albendazol	Solução oral 40 mg/mℓ Comprimido mastigável 400 mg	400 mg	400 g	–
Nitazoxamida	Solução oral 20 mg/mℓ Comprimido 500 mg	75 mg/kg/dose	1 g	12

[a]Dose terapêutica; [b]dose profilática; [c]dose antitussígena; [d]dose analgésica.

Quadro 63.14 ▪ Fármacos com uso restrito, dependendo de idade ou peso da criança.

Fármaco	Restrição
Atazanavir	25 kg
Atropina	3 meses
Benzoato de benzila	2 anos
Preparações tópicas de betametasona	Neonatos
Cefazolina	1 mês
Ceftriaxona	41 semanas corrigidas para idade gestacional
Clorfeniramina	1 ano
Diloxanida	25 kg
Doxiciclina	8 anos (exceto para infecções graves como cólera)
Efavirenz	3 anos ou > 10 kg de peso
Entricitabina	3 meses
Fluoxetina	8 anos
Ibuprofeno	3 meses (exceto por via intravenosa para ducto arterioso patente)
Mefloquina	5 kg ou > 3 meses
Metoclopramida	Não em neonatos
Ondansetrona	1 mês
Saquinavir	25 kg
Sulfadiazina de prata	2 meses
Tetracaína	Não em prematuros
Trimetoprima	6 meses
Xilometazolina	3 meses

▶ Referências bibliográficas

1. Cuzzolin L, Zaccaron A, Fanos V. Unlicensed and off-label uses of drugs in paediatrics: a review of the literature. *Fundam Clin Pharmacol.* 2003: 17(1):125-131.
2. Frattarelli DA, Galinkin JL, Green TP, Johnson TD, Neville KA, Paul IM, Van Den Anker JN; American Academy of Pediatrics Committee on Drugs. Off-Label Use of Drugs in Children. *Pediatrics.* 2014;133(3):563-567.
3. WHO Model List of Essential Medicines for Children 5th List (April 2015) (Last amended August 2015). Disponível em: http://www.who.int/medicines/publications/essentialmedicines/EMLc_2015_FINAL_amended_AUG2015.pdf [Acesso em: 12/01/2016]
4. US Food and Drug Administration (FDA). Disponível em: http://www.accessdata.fda.gov [Acesso em: 13 de janeiro de 2015]
5. Palmaro A, Bissuel R, Renaud N, Durrieu G, Escourrou B, Oustric S, Montastruc JL, Lapeyre-Mestre M. Off-label prescribing in pediatric outpatients. *Pediatrics.* 2015; 135(1):49-58.
6. Laughon MM, Benjamin DK Jr, Capparelli EV, Kearns GL, Berezny K, Paul IM et al. Innovative clinical trial design for pediatric therapeutics. *Expert Rev Clin Pharmacol.* 2011;4(5):643-652.
7. Cross R, Ling C, Day NP, McGready R, Paris DH. Revisiting doxycycline in pregnancy and early childhood – time to rebuild its reputation? *Expert Opin Drug Saf.* 2016;15(3):364-382.
8. Principi N, Esposito S. Appropriate use of fluoroquinolones in children. Appropriate use of fluoroquinolones in children. *Int J Antimicrob Agents.* 2015;45(4):341-346.
9. Stirratt MJ, Dunbar-Jacob J, Crane HM, Simoni JM, Czajkowski S, Hilliard ME et al. Self-report measures of medication adherence behavior: recommendations on optimal use. *Transl Behav Med.* 2015;5(4):470-482.
10. Mattos LC de. Drogas e Nutrição. In: Teixeira Neto F. *Nutrição Clínica.* Rio de Janeiro: Guanabara Koogan; 2003:93-97.
11. Ryan R, Santesso N, Lowe D, Hill S, Grimshaw J, Prictor M et al. Interventions to improve safe and effective medicines use by consumers: an overview of systematic reviews. *Cochrane Database Syst Rev.* 2014; 4:CD007768.
12. Watson R. Drugs industry urged to develop medicines for children. *BMJ.* 2002(7337):324:563.
13. Winzenburg G. More than 5 years of European Paediatric Regulation: statistics and industrial experience. *Int J Pharm.* 2014;469(2):260-262.
14. Mentzer D. Progress review of the European Paediatric Regulatory Framework after six years of implementation. *Int J Pharm.* 2014;469(2): 40-243.
15. Taketomo CK, Hodding JH, Kraus DM. *Pediatric Dosage Handbook.* 17 ed. Hudson (Ohio): Lexi-Comp; 2010.
16. Betts RF, Chapman SW, Penn RL. *Reese and Betts' A Practical Approach to Infectious Diseases.* 5 ed. Philadelphia: Lippincott Williams & Wilkins; 2003.
17. Lacy CF, Armstrong LL, Goldman MP, Lance LL. *Drug Information Handbook International.* 14 ed. Hudson (Ohio): Lexi-Comp; 2006.

64 Prescrição de Medicamentos em Geriatria

Renato Gorga Bandeira de Mello

▶ Introdução

"Todo novo sintoma em um paciente idoso deve ser considerado como um evento adverso por medicamento até que se prove o contrário."[1]

Os processos de transição demográfica rapidamente se solidificam em todo o mundo, sobretudo em países de média renda como o Brasil. Na atualidade, a população brasileira já é constituída por 12,5% de pessoas com mais de 60 anos de idade, segundo projeções do Instituto Brasileiro de Geografia e Estatística.[2] A velocidade de envelhecimento é elevada, permitindo estimativas de que em 2030 o número proporcional de idosos será superior ao de indivíduos com menos de 14 anos de idade, com completa inversão da pirâmide etária em 2050.[3]

Tal realidade permite estimar o processo de transição epidemiológica com potencial impacto sobre as ações de saúde, visto que diversas são as peculiaridades fisiológicas e patológicas associadas ao envelhecimento. Isso coloca o indivíduo idoso sob maior risco de desenvolver doenças, maior demanda de tratamentos e maior risco de complicações não intencionais associadas a esses tratamentos, ou seja, iatrogenia. A iatrogenia, em virtude de seu significativo impacto clínico sobre a saúde do idoso, é considerada uma das síndromes geriátricas ou "gigantes da geriatria".

Diversos são os fatores que tornam o indivíduo idoso especialmente exposto ao risco de eventos adversos relacionados a fármacos e suas consequências, sobretudo ao ocorrerem concomitantemente ou interagirem entre si. São eles: alterações farmacocinéticas e farmacodinâmicas associadas ao envelhecimento; maior vulnerabilidade individual – menor reserva funcional e concomitância de doenças; elevada prevalência de polifarmácia; e maior exposição a fármacos com elevado potencial iatrogênico.

Portanto, abordagens de prescrição que contemplem alterações da farmacocinética e farmacodinâmica, vulnerabilidade individual, avaliações de risco iatrogênico, assim como uso racional de medicamentos associado a supervisão e reavaliação frequentes de tratamentos tornam-se parte essencial dos cuidados apropriados a essa população peculiar.

▶ Envelhecimento e iatrogenia medicamentosa

Idosos são especialmente suscetíveis à iatrogenia medicamentosa. Apesar de o risco ser até 3,5 vezes maior entre os muito idosos (maiores de 80 anos) quando comparados àqueles entre 65 e 79 anos,[4] a idade isoladamente não costuma ser bom marcador de risco. Em muito isso se explica por variabilidade do processo de envelhecimento e da vulnerabilidade individual. A iatrogenia decorre das interações dos medicamentos com as doenças comuns ao idoso e as modificações fisiológicas daí decorrentes, o que pode alterar o metabolismo dos medicamentos. O entendimento dessa relação entre envelhecimento e iatrogenia é fundamental para minimizá-la.

Heterogeneidade do envelhecimento e vulnerabilidade individual

O mundo passa por rápido processo de envelhecimento.[5] A expectativa de vida ao nascer elevou-se consideravelmente nas últimas quatro décadas. Destaca-se o incremento na expectativa de vida residual entre aqueles que já atingiram 60 anos de idade, o qual, atualmente, já é de 22 anos. Em 40% desse tempo, tal incremento se associa a limitações e incapacidades, sobretudo causadas por doenças crônicas não transmissíveis (DCNT).[6] Essas limitações, por sua vez, relacionam-se à redução da capacidade funcional total e das reservas funcionais orgânicas, tornando esses indivíduos mais vulneráveis a complicações secundárias às doenças estabelecidas e desenvolvimento de outras doenças, assim como à interação desses processos.

As interações levam a um fenômeno chamado de *síndromes geriátricas*.[7] Em geral, uma alteração patológica leva a um conjunto de sinais e sintomas que em distintas combinações caracterizam múltiplas apresentações clínicas. Uma síndrome geriátrica, por sua vez, caracteriza-se por múltiplas situações clínicas que podem (de modo isolado ou em interação com outras) levar a fenômeno clínico único. Essas síndromes ocorrem com frequência em idosos frágeis e resultam não só de doenças específicas, mas também de cumulativos déficits que causam declínio funcional dos sistemas e, em linha final, dependências. As principais síndromes geriátricas são: insuficiência cognitiva, insuficiência postural, incontinência esfincteriana, imobilidade e *iatrogenia*.[8]

De forma relevante, alterações próprias do envelhecimento (senescentes), em conjunto com as alterações patológicas (senis), reduzem a reserva funcional orgânica e têm consequências clínicas que se traduzem em menor resiliência e maior vulnerabilidade a distintos estímulos. Entretanto, não se trata de tradução de um processo dicotômico: ser ou não ser vulnerável. Há um espectro que parte de idosos plenamente robustos, passando por fenótipos intermediários de fragilização, até aqueles com dependências totais em situação de fragilidade plena; o que caracteriza a *heterogeneidade do envelhecimento*. Cabe destacar que esse fator independe da idade. Entre as diferentes categorias de vulnerabilidade, um mesmo estímulo nocivo poderá tanto ser inerte – naqueles mais robustos – como acarretar distintos graus de gravidade de complicações nos mais frágeis. Por outro lado, diferentes graus de estímulos nocivos podem causar uma mesma complicação (p. ex., hospitalização por evento adverso de fármaco), dependendo do perfil de vulnerabilidade do paciente exposto. Ou seja, pequeno estímulo nocivo (p. ex., diurético de alça em baixa dose) pode ter repercussão danosa em idoso frágil; porém, exposição a fármaco com alto potencial iatrogênico (p. ex., quimioterápico em alta dose) será necessária para desencadear evento clínico adverso de igual magnitude em idoso robusto. A Figura 64.1, adaptada de Inouye e Charpentier,[9] ilustra tal fenômeno de interação de fatores tendo iatrogenia como desfecho. Portanto, identificar idosos de alto risco é fundamental ao adequado planejamento de prescrição e supervisão dos tratamentos.

Além de distinguir os diferentes fenótipos de envelhecimento e seus riscos agregados, é importante conhecer as alterações fisiológicas produzidas nessa faixa etária, as quais exercem impacto relevante sobre a farmacocinética e a farmacodinâmica. Isso auxilia no entendimento dos maiores riscos associados a determinados tratamentos farmacológicos.

Alterações farmacocinéticas e farmacodinâmicas no envelhecimento

Modificações de funções fisiológicas decorrentes do processo de envelhecimento alteram tanto a farmacocinética como a farmacodinâmica nos idosos, mesmo na ausência de doenças,[10] contribuindo significativamente para maior suscetibilidade à iatrogenia, assim como para menor efetividade dos tratamentos.[11]

Alterações farmacocinéticas relacionadas ao envelhecimento ocorrem nas distintas fases do processamento medicamentoso: absorção, distribuição, metabolismo e excreção.

A absorção dos fármacos não se altera de forma clinicamente relevante em condições usuais de envelhecimento, mesmo diante de menor superfície de absorção intestinal e motilidade do trato gastrointestinal, já que ocorre um balanço entre alterações que promovem ou retardam a absorção medicamentosa. Contudo, situações clínicas frequentemente observadas em idosos acabam contribuindo significativamente para alterações da absorção: problemas de deglutição, desnutrição proteica, alimentação por sondas e utilização de outros fármacos que atuam sobre pH e fluxo sanguíneo gástricos podem interferir na absorção de medicamentos.[12]

A distribuição dos fármacos é o processo farmacocinético de maior modificação com o envelhecimento, motivada, por exemplo, por alterações de constituição corporal e níveis plasmáticos de albumina.

À medida que o corpo envelhece, há contínua redução de massa magra (muscular) e aumento da massa adiposa, também associada à lipossubstituição dos tecidos. Fármacos lipofílicos têm seu volume de distribuição elevado, o que justifica o aumento de sua meia-vida. Exemplo muito destacado em geriatria é o comportamento farmacocinético de diazepam nos idosos, fármaco altamente lipofílico, cuja meia-vida pode chegar a 96 h,[13] aumentando o risco de complicações iatrogênicas.[14]

Níveis plasmáticos de albumina podem estar reduzidos, sobretudo em idosos com doenças crônicas, havendo consequente maior disponibilidade de frações livres de medicamentos. Sendo assim, a distribuição pode estar alterada de forma a tanto interferir na eficácia dos fármacos como elevar seu potencial tóxico.

O metabolismo hepático de fármacos também se altera na senectude. À medida que um indivíduo envelhece, há redução de fluxo sanguíneo hepático e de parênquima funcionante do órgão, observando-se redução de 30 a 40% na depuração de alguns medicamentos. As alterações mais proeminentes ocorrem sobre as reações de fase I (oxidação, redução, hidrólise) e sobre o metabolismo de primeira passagem. Por conseguinte, maiores níveis circulantes dos fármacos que se destoxificam pelo fígado são encontrados em idosos.[15]

A excreção renal de fármacos também se altera. No envelhecimento, o rim reduz massa total e fluxo sanguíneo renal. As alterações mais significativas estão relacionadas a redução do fluxo (cerca de 50% menor em octogenários em comparação a adultos jovens), esclerose glomerular e progressiva diminuição da taxa de filtração glomerular após a quarta década de vida.[16] Consequentemente, há menor reserva funcional renal e maior acúmulo dos fármacos eliminados por essa via.

Postula-se que o produto final do somatório dessas alterações farmacocinéticas seja maior acúmulo de fármacos e potencial aumento na toxicidade dos medicamentos em idosos. As principais alterações farmacocinéticas e suas implicações clínicas estão descritas no Quadro 64.1.

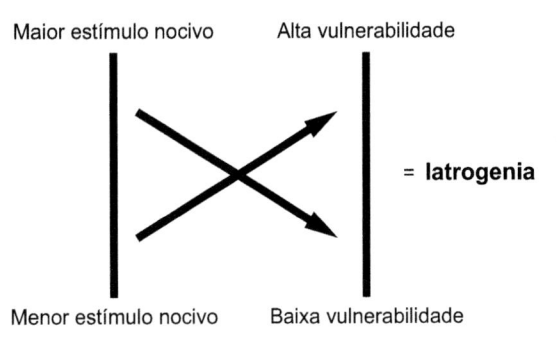

Figura 64.1 ▪ Interação de estímulos nocivos e vulnerabilidade causando iatrogenia. Adaptada de Inouye e Charpentier.[9]

Quadro 64.1 ▪ Alterações farmacocinéticas relacionadas ao envelhecimento e suas implicações clínicas.[15]

Parâmetro farmacocinético	Alterações associadas ao envelhecimento	Comentário	Implicação clínica
Absorção	↓ Secreção gástrica ↓ Motilidade do TGI ↓ FS do TGI ↑ pH gástrico	Alteração menos relevante. Em associação com doenças e outros fármacos, pode tornar-se significativamente alterada Em suma: retarda o tempo de ação	Avaliar fármacos que alteram pH gástrico e motilidade do TGI (p. ex., omeprazol, ranitidina, domperidona, metoclopramida)
Distribuição	↓ Água corporal ↓ Massa magra ↓ Albumina ↑ Lipossubstituição	Aumenta o volume de distribuição de fármacos lipofílicos Aumenta a fração livre de fármacos	Evitar fármacos lipofílicos de meia-vida elevada (p. ex., benzodiazepínicos) Ajustar dose de fármacos que se ligam à albumina (p. ex., fenitoína)
Metabolismo	↓ Indução enzimática ↓ Massa hepática ↓ FS hepático ↑ Metabolismo	Redução da depuração hepática de medicamentos Aumento de interações medicamentosas	Atentar para uso concomitante de medicamentos com metabolismo predominante via CYP450 (p. ex., fluoxetina, sinvastatina, antidepressivos tricíclicos, varfarina etc.)
Excreção	↓ FS renal ↓ TFG	Acúmulo de metabólitos ativos	Atentar para uso de fármacos com predominante excreção renal e ajustar as doses quando indicado (p. ex., varfarina, antibióticos, opioides)

TGI: trato gastrointestinal; FS: fluxo sanguíneo; TFG: taxa de filtração glomerular.

Há também alterações farmacodinâmicas que podem influenciar a eficácia dos fármacos durante o envelhecimento, principalmente relacionadas aos efeitos em sistema cardiovascular e sistema nervoso central (SNC). Em grande parte, tais modificações de comportamento farmacológico se explicam por alteração no número de receptores celulares ou em suas afinidades. É muito difícil prever as respostas individuais dos idosos a diferentes medicamentos, porém, partindo-se das evidências de alterações de ação de alguns fármacos, deve-se ter maior precaução mediante prescrição de medicamentos com resposta hipotensora, efeitos inotrópicos negativos e ação no SNC.[8]

▶ Risco de iatrogenia medicamentosa em idosos

Eventos adversos de fármacos, importante forma de iatrogenia, ocorrem em cerca de 20% de todos os tratamentos prescritos e já constituem a sexta causa de morte entre idosos dos EUA.[17] Quando graves, EAFs exigem hospitalização e são mais comuns em idosos. E grande parte das vezes, são evitados com simples prevenção. Metanálise[15] de estudos observacionais evidenciou que esses eventos são responsáveis por até 16% das internações hospitalares e, de forma alarmante, demonstrou que 88% delas poderiam ter sido evitadas.

Falhas em prescrição e uso de medicamentos associam-se a desfechos negativos relacionados a fármacos em considerável monta, principalmente quando há superdosagem.[2] Contudo, recente publicação[15] evidenciou que tratamentos em si são causa desses eventos em cerca de 90% das vezes, mesmo quando adequadamente prescritos.[18] Porém, em análises de sensibilidade desse estudo – quando na definição de "erro de tratamento" se incluíram quesitos como "ausência de ou inapropriada indicação" e "contraindicação não valorizada" – os erros de tratamento associaram-se a mais de 23% desses eventos clinicamente significativos em idosos atendidos em uma emergência terciária na Alemanha, permitindo inferir que falhas de prescrição também exercem papel relevante no cenário de iatrogenia.[19]

Portanto, há risco iatrogênico significativo mesmo quando os fármacos são adequadamente prescritos e consumidos. E, como já comentado, parte do que ocorre se deve a vulnerabilidade individual e alterações fisiopatológicas que acompanham o envelhecimento. Todavia, isso não explica a totalidade do fenômeno, com outra parte do problema residindo no emprego dos fármacos. Nesse cenário, dois fatores se destacam: a polifarmácia e o potencial iatrogênico de cada medicamento.

Diante disso, este tópico objetiva discutir os riscos associados à polifarmácia e formas sistematizadas de avaliar o potencial iatrogênico de medicamentos em idosos.

Polifarmácia

Caracteriza-se pelo uso concomitante de 5 ou mais medicamentos, definição respaldada por maior frequência de mortalidade, fragilidade, quedas e incapacidades.[20] Tem prevalência elevada. Estudo brasileiro de base populacional evidenciou que 91% dos idosos utilizavam pelo menos 1 medicamento, e que 27% deles recebiam diariamente 5 ou mais fármacos.[21] Nos EUA, a prevalência foi de 50% para 5 ou mais medicamentos e de 12% para uso regular de pelo menos 10 fármacos.[22]

Contudo, a coocorrência de DCNT é fator de risco robusto para a polifarmácia, podendo corresponder a potencial viés na associação entre essa condição e desfechos. Em coorte norte-americana, 20% dos usuários do sistema de saúde *Medicare* eram portadores de cinco ou mais doenças crônicas, sendo que 50% deles utilizavam polifarmácia.[23] Entretanto, recente metanálise[21] de 50 estudos observacionais de boa qualidade metodológica foi capaz de demonstrar associação entre polifarmácia e desfechos negativos de forma independente das comorbidades. Os medicamentos mais frequentemente prescritos e associados à polifarmácia são justamente os com maior potencial de alterações farmacodinâmicas e responsáveis pela maior frequência de eventos adversos em idosos, tendo ação sobre sistemas nervoso central e cardiovascular.[19]

Portanto, polifarmácia constitui fator de risco em pacientes com 60 anos ou mais, impondo revisões constantes da prescrição farmacológica e abordagens de uso racional de medicamentos.

Ferramentas de avaliação de potencial iatrogênico dos medicamentos

Tão ou mais importante do que o número de fármacos prescritos, o potencial iatrogênico individual de certos medicamentos pode agregar maior risco ainda a essa suscetível população. Isso decorre de sua maior permanência e disponibilidade na corrente sanguínea, seu comportamento farmacodinâmico e seu potencial de interação farmacológica.

Diversos fármacos com alto potencial iatrogênico individual costumam ser rotulados de "Medicamentos Potencialmente Inapropriados para Uso em Idosos" ou "PIMs" (sigla oriunda da expressão em inglês). Esse termo foi difundido na comunidade científica a partir de consenso de especialistas publicado pela primeira vez em 1991, conhecido como "Critérios ou Lista de Beers",[24] sobrenome do primeiro autor. Esse consenso, posteriormente adotado e frequentemente revisado pela American Geriatrics Society (AGS), tornou-se norteador da prescrição farmacológica adequada ao idoso. A versão atual baseia-se em revisão sistemática da literatura, e suas recomendações são apresentadas conforme os níveis de evidência que as sustentam.[25] De forma prática, PIMs são separados por classes ou ações farmacológicas, com seus respectivos racionais teóricos e níveis de evidência para fazer adequadas recomendações. Além disso, há uma tabela de PIMs, categorizados pela potencial interação de um fármaco com uma doença ou síndrome, descrevendo as possíveis complicações iatrogênicas da citada interação. O Quadro 64.2, no mesmo formato dos Critérios de Beers, traz exemplos de fármacos frequentemente utilizados e potencialmente inapropriados para idosos. O Quadro 64.3, igualmente adaptado da mesma publicação, apresenta exemplos de interação fármaco-doença.

Além do racional teórico (que descreve ação/efeito dos fármacos), a ferramenta de avaliação de potencial iatrogênico deve ser capaz de predizer eventos negativos. Nesse contexto, os Critérios de Beers se mostraram úteis. Ao avaliar o impacto da identificação de PIMs ou de interações fármaco-doença, evidenciou-se como importante marcador de risco para hospitalização e de maior mortalidade em idosos institucionalizados.[26] Em idosos da comunidade, é marcador de risco para internação, assim como para quedas, fragilização e incidência de incapacidades.[27] Contudo, há críticas ao conteúdo desse documento. Apesar de ser amplamente utilizada como referência na avaliação de risco para eventos adversos de fármacos em idosos, a categorização de *Beers* contém medicamentos usados pela minoria deles (12 a 21% e perto de 35% das populações idosas norte-americana[28] e brasileira,[29] respectivamente). Adicionalmente, a maior parte dos eventos graves é causada por medicamentos não contemplados por essa diretriz, o que caracteriza a maior limitação do método.

Cerca de 70% das internações hospitalares decorrentes de eventos graves são causadas por varfarina (33%), insulinas (14%), antiagregantes plaquetários (13%) e hipoglicemiantes orais (10%).[2] Diante disso, outras formas de avaliação de potencial iatrogênico individual de fármacos em formato de PIMs foram publicadas e têm seu espaço tanto na clínica diária como em cenários de pesquisa. Por exemplo, o STOPP/START (*Screening tool of older people's prescriptions/Screening tool to alert to right treatment*) traz, além dos PIMs, uma lista de omissões frequentes de prescrição de medicamentos com benefício claro e sustentado por evidências científicas, equívoco tão potencialmente danoso como prescrições inapropriadas.[30] Exemplos são mostrados no Quadro 64.4.

Existem ainda outras avaliações de risco que priorizam identificação de prescrição e uso de medicamentos com ação anticolinérgica e sedativa, e suas consequências sobre sistema nervoso central. Dentre elas, destaca-se a *escala de risco anticolinérgico*. A partir de escore de potencial anticolinérgico individual de diversos fármacos (de 1 a 3 pontos), soma-se a pontuação total conferida pelos fármacos em

Quadro 64.2 ■ Exemplos de medicamentos potencialmente inapropriados para idosos.

Classe farmacológica ou medicamento	Ação ou efeito potenciais	Recomendação	Qualidade da evidência	Grau de recomendação
Anti-histamínicos Dexclorfeniramina Prometazina Hidroxizina Dimenidrato Meclizina	Alto potencial de ação anticolinérgico. Pode causar confusão, risco de quedas e outros efeitos anticolinérgicos Uso crônico como hipnótico causa tolerância	Evitar	Moderada	Forte
Benzodiazepínicos de longa ação Diazepam Flunitrazepam Clonazepam	Redução do metabolismo aumenta a meia-vida. Alto risco de prejuízo cognitivo, quedas, delírio. Uso crônico ineficaz para insônia	Evitar	Moderada	Forte
Antidepressivos Amitriptilina Imipramina Paroxetina Nortriptilina	Efeitos anticolinérgicos proeminentes; risco de hipotensão postural	Evitar	Elevada	Forte
AINEs Diclofenaco Ibuprofeno Ácido acetilsalicílico (> 325 mg/d) Meloxicam Naproxeno Cetoprofeno	Aumento do risco de sangramento gastrointestinal (subgrupo de alto risco: > 75 anos, uso de corticosteroide, anticoagulante e antiagregante plaquetário) Risco de dano renal Aumento do risco cardiovascular	Evitar	Moderada	Forte
Antipsicóticos típicos e atípicos	Aumento do risco de AVC, piora cognitiva e mortalidade em pacientes com demência. Para sintomas comportamentais ou delírio, somente se medidas não farmacológicas falharem ou o paciente colocar a si e a outros em risco	Evitar, exceto para esquizofrenia	Moderada	Forte
Digoxina	Fibrilação atrial, pois pode aumentar risco de morte Outras opções mais efetivas estão disponíveis	Evitar como primeira escolha em fibrilação atrial	Moderada	Forte

AINEs: anti-inflamatórios não esteroides; AVC: acidente vascular cerebral. Adaptado de Critérios de Beers.[24]

Quadro 64.3 ■ Exemplos de medicamentos potencialmente inapropriados para idosos por interação fármaco-doença ou fármaco-síndrome.

Doença ou síndrome	Fármaco	Ação ou efeito potenciais	Recomendação
Insuficiência cardíaca	AINEs Inibidores COX-2 Cilostazol Dronedarona Pioglitazona	Potencial para reter fluidos e descompensar insuficiência cardíaca	Evitar
Delírio	Anticolinérgicos Benzodiazepínicos Clorpromazina Sedativos hipnóticos	Potencial de desencadear ou piorar quadro de delírio	Evitar
História de quedas	Anticolinérgicos Antipsicóticos Benzodiazepínicos ISRS Zolpidem	Podem causar ataxia de marcha, alteração da função motora, síncope. Evitar sempre que possível uso concomitante. Se iniciar um deles, reduzir dose ou suspender o outro, quando possível	Evitar
Doença renal crônica	AINEs	Podem aumentar o risco de dano renal agudo e piorar função renal	Evitar

AINEs: anti-inflamatórios não esteroides; COX-2: ciclo-oxigenase 2; ISRS: antidepressivos inibidores seletivos da recaptação da serotonina. Adaptado de Critérios de Beers.[24]

Quadro 64.4 ■ Alerta em tratamentos apropriados ao idoso* – exemplos lista START.[29]

1. Sistema cardiovascular	A. Varfarina na presença de fibrilação atrial e alto risco de AVC B. AAS na doença arterial coronariana ou doença cerebrovascular ou arterial periférica documentadas C. Tratamento anti-hipertensivo na HAS D. IECA na insuficiência cardíaca E. Estatinas na doença arterial coronariana ou doença cerebrovascular ou arterial periférica documentadas F. Betabloqueadores na angina estável
2. Sistema nervoso central	A. Levodopa na doença de Parkinson com prejuízo funcional B. Antidepressivos na depressão moderada a grave por pelo menos 3 meses
3. Sistema endócrino	A. Metformina no diabetes melito (TFG > 50 mℓ/min/1,73 m^2) B. AAS para prevenção primária de DCV no diabetes melito C. Estatinas para prevenção primária de DCV no diabetes melito
4. Sistema respiratório	A. β_2-agonista ou agente anticolinérgico inalatório em asma e DPOC de leve a moderadas B. Corticosteroide inalado para asma moderada-grave e DPOC com VEF$_1$ < 50% C. Oxigenoterapia contínua na presença de falência respiratória do tipo 1 ou 2

*Idade NÃO deve ser fator ÚNICO de não indicação de tratamento apropriado. Considerar espectros de fragilidade e contraindicações específicas para cada fármaco. AVC: acidente vascular cerebral; HAS: hipertensão arterial sistêmica; DCV: doença cardiovascular; TFG: taxa de filtração glomerular; DPOC: doença pulmonar obstrutiva crônica; VEF$_1$: volume expiratório forçado no primeiro segundo; AAS: ácido acetilsalicílico; IECA: inibidores da enzima de conversão de angiotensina.

uso. Quanto maior a pontuação, maior o risco de EAFs anticolinérgicos, tanto centrais como periféricos.[27] O papel fundamental da escala é chamar a atenção para o tópico e educar quanto ao potencial iatrogênico de fármacos comumente prescritos.

Em conclusão, aspectos relacionados ao indivíduo (alterações fisiopatológicas e vulnerabilidade relacionadas ao envelhecimento) e aos fármacos (polifarmácia e potencial iatrogênico) são os principais fatores de risco para iatrogenia em idosos.

▶ Uso racional de medicamentos e otimização da prescrição farmacológica no idoso

As inadequações na prescrição e o uso incorreto de medicamentos têm relevante papel causal nesse cenário. Diante disso, estratégias de uso racional de medicamentos e otimização da prescrição farmacológica são fundamentais para minimizar a frequência de desfechos iatrogênicos.

Caracterizado o problema, sua qualificação de risco e seu impacto clínico na iatrogenia em idosos, cabe destacar ações para preveni-lo e/ou minimizá-lo.

Apesar de quase intuitivo e básico, é fundamental destacar que grande parte da prevenção da iatrogenia se inicia pelo *uso racional de medicamentos*. Há 30 anos, na Conferência da Organização Mundial da Saúde em Nairobi (1985), cunhou-se a definição: "entende-se por uso racional de medicamentos quando pacientes recebem medicamentos apropriados para suas condições clínicas, em doses adequadas às suas necessidades individuais, por período adequado e ao menor custo para si e para a comunidade". À luz do paradigma atual da medicina – *Medicina Baseada em Evidências* – entende-se como medicamento apropriado aquele cuja efetividade foi demonstrada cientificamente para dose (ou doses), posologia e tempo de tratamento testados para determinada doença, síndrome, sintoma ou condição de saúde. Esse é o cenário ideal. Entretanto, idosos costumam ser subrepresentados em estudos clínicos de intervenção, gerando, assim, carência de evidências sólidas oriundas de ensaios clínicos randomizados.[31] Adicionalmente, mesmo quando incluídos, não costumam representar boa parte da população idosa da "vida real", posto que se excluem pacientes frágeis, com múltiplas comorbidades crônicas, dificuldade de comunicação ou uso de vários medicamentos. Portanto, além de buscar a melhor evidência científica disponível para a condição a ser tratada, o prescritor deve usar de bom senso e individualizar o tratamento (no que se refere a seleção e prescrição do medicamento), para efetivamente contribuir ao *uso racional de medicamentos*.

A escolha do medicamento não é o primeiro passo; nem o segundo. O primeiro passo é diagnosticar corretamente e só usar medicamento quando realmente se faz necessário (*evitar medicalização*); o segundo é avaliar o paciente de forma ampla para identificar vulnerabilidade e eventual redução de suas reservas funcionais; o terceiro é avaliar se são cabíveis *medidas não farmacológicas*, respeitando o preceito de efetividade demonstrada cientificamente. Em sequência, procede-se à escolha apropriada do medicamento, de sua dose e tempo de intervenção para a determinada condição de saúde no paciente específico. Considerar comorbidades, medicamentos já em uso (potenciais interações) e fármacos classificados como potencialmente inapropriados para idosos faz parte desse processo de escolha.[32]

Entretanto, tratamentos podem ser iatrogênicos mesmo quando bem escolhidos e prescritos, principalmente em idosos. Diante disso, a prevenção da iatrogenia vai além da escolha do fármaco. Envolve diagnóstico correto, tratamento direcionado a diagnósticos documentados, escolha do medicamento e dose, escalonamento gradual da dose, educação dos pacientes (e familiares) e contínua reavaliação, preferencialmente de forma sistematizada para permitir aferição de qualidade de cuidado. Esse tipo de processo é parte relevante da boa prática clínica em todas as faixas etárias. Porém estima-se que nos pacientes com maior vulnerabilidade, tais processos devem ser agregados a itens pontuais que, por sua frequência e impacto na prática clínica, podem evitar tanto eventos iatrogênicos como a subprescrição de fármacos com potencial benefício. Baseando-se nisso, um projeto denominado *Assessing Care of Vulnerable Elders* (ACOVE), promovido por organização sem fins lucrativos com sede nos EUA, elencou indicadores de qualidade do uso de medicamentos,[33] além das demais ferramentas de avaliação de qualidade no cuidado do idoso vulnerável. Esse instrumento, publicado originalmente em 2001[34] e revisado em 2007,[32] contempla atualmente 21 indicadores. Apesar de o propósito inicial ser avaliar a qualidade de serviços prestados, tem sido utilizado como guia prático para a instituição de tratamentos medicamentosos em idosos vulneráveis. Dentre seus diversos itens, destacam-se alguns no Quadro 64.5.

Quadro 64.5 ▪ Exemplos de recomendações do *ACOVE Project*.[31,32]

Listar de medicamentos sempre disponível
Reavaliar periodicamente os tratamentos vigentes
Monitorar função renal e potássio quando prescrito inibidor da enzima de conversão da angiotensina
Monitorar tratamento com diuréticos: checar eletrólitos em 2 semanas e anualmente (quando sem alteração no primeiro exame)
Evitar uso crônico e alta dose de benzodiazepínicos
Evitar medicamentos com forte ação anticolinérgica sempre que possível
Evitar barbitúricos
Evitar ticlopidina – menos efetiva que clopidogrel e maior frequência de eventos adversos hematológicos
Evitar relaxantes musculares (ciclobenzaprina, carisoprodol) por mais do que 1 semana. Risco de efeitos anticolinérgicos
Evitar antipsicóticos

▶ Conclusão

A prescrição farmacológica ao paciente idoso traz desafios consideráveis à prática clínica. Múltiplas variáveis, isoladas ou combinadas, tornam os pacientes nessa faixa etária mais suscetíveis à iatrogenia dos tratamentos medicamentosos. A combinação de aspectos intrínsecos (menor reserva funcional orgânica e vulnerabilidade) com características próprias dos tratamentos (potencial iatrogênico individual dos fármacos e polifarmácia) é o principal fator teórico-explicativo para a maior suscetibilidade descrita. Para minimizá-la são propostas distintas abordagens: avaliações amplas identificadoras de vulnerabilidade, listas de fármacos potencialmente inapropriados e priorização do uso racional de medicamentos. Pela análise dos distintos tópicos apresentados neste capítulo, propõe-se uma sequência sistematizada para otimizar a prescrição farmacológica no paciente idoso:

1. Diagnosticar corretamente e, quando necessário, fazer intervenção terapêutica (evitar medicalização de situações que não carecem de tratamento). Documentar em uma "lista de problemas".
2. Avaliar o paciente de forma ampla, buscando evidências de vulnerabilidade e reduzida reserva funcional (maior risco de iatrogenia).
3. Avaliar a possibilidade inicial de medidas não farmacológicas como abordagem única de tratamento, quando cabível.
4. Quando tratamento medicamentoso for indicado, escolher fármaco e esquema de uso firmemente embasados na melhor evidência científica disponível. Não deixar de prescrever tratamentos com potencial benefício tendo "idade" como justificativa única.
5. Lembrar de PIMs e fármacos que requerem atenção especial como a varfarina, hipoglicemiantes etc.
6. Escalonar lentamente doses, sobretudo em idosos frágeis. Usar a menor dose efetiva possível.
7. Estabelecer metas para cada tratamento proposto e reavaliar eficácia e efeitos adversos com regularidade.

8. Manter lista atualizada de medicamentos em uso.
9. Para todo novo sintoma, considerar possível efeito adverso de fármaco como causação. Reduzir doses, descontinuar ou substituir o medicamento. Evitar cascatas de prescrição, ou seja, prescrever outro medicamento para tratar efeito indesejável de um primeiro.
10. Reavaliar a necessidade de cada medicamento nas consultas. Suspender terapias desnecessárias. Lembrar que cada tratamento deve ser justificado por diagnóstico documentado na "lista de problemas".
11. Prestar esclarecimentos e educar o paciente e seus familiares (se for o caso) sobre cada um dos diagnósticos e tratamentos. Promover adesão.
12. Checar adesão, reorientar e reeducar em todas as avaliações.

▶ Referências bibliográficas

1. Rochon PA, Gurwitz JH. Optimising drug treatment for elderly people: the prescribing cascade. *BMJ.* 2007; 315:1096-1099. [Tradução livre]
2. Instituto Brasileiro de Geografia e Estatística – IBGE. Censo Demográfico 2010 – Características da População e dos Domicílios. Resultados do Universo. ISSN – 0104-3145;3 Rio de Janeiro, 2011.
3. Instituto Brasileiro de Geografia e Estatística – IBGE. Estudos e Pesquisas Informação Demográfica e Socioeconômica número 24:Projeção da população do Brasil por sexo e idade 1980-2050. Rio de Janeiro, 2008. Disponível em: http://www.ibge.gov.br/home/estatistica/populacao/projecao_da_populacao/2008/projecao.pdf [Acesso em: 20/10/2012]
4. Budnitz DS, Lovegrove MC, Shehab N, Richards CL. Emergency hospitalizations for adverse drug events in older Americans. *N Engl J Med.* 2011; 365 (21): 2002-2012.
5. US Census Bureau. An Aging World: 2008. U.S. Government Printing Office. 2009. Disponível em: https://www.census.gov/prod/2009 pubs/p95-09 a 1.pdf. [Acesso em: 15 de abril de 2015]
6. Campolina AG, Adami F, Santos JLF, Lebrão ML. A transição de saúde e as mudanças na expectativa de vida saudável da população idosa: possíveis impactos da prevenção de doenças crônicas. *Cadernos de Saúde Pública.* 2013; 29: 1217-1229.
7. Halter JB, Ouslander JG, Tinetti ME, Studenski S, High KP, Asthana S, Hazzard WR. Part III: Geriatric Syndromes. In: *Hazzard's Geriatric Medicine and Gerontology.* 6 ed. New York: McGraw Hill; 2009: 621-630.
8. Freitas EV, Py L, Cançado FA, Doll J, Gorzoni ML. *Tratado de Geriatria e Gerontologia.* 3 ed. Rio de Janeiro: Guanabara Koogan; 2011. 1750 p.
9. Inouye SK, Charpentier PA. Precipitating factors for delirium in hospitalized elderly persons. Predictive model and interrelationship with baseline vulnerability. *JAMA.* 1996; 275: 852-857.
10. Hutchison LC, O'Brien CE. Changes in pharmacokinetics and pharmacodynamics in the elderly patient. *J Pharm Prac.* 2007; 20:4-12.
11. Wooten JM. Pharmacotherapy considerations in elderly adults. *South Med J.* 2012; 105 (8): 437-445.
12. Ferrario CG. Geropharmacology: a primer for advanced practice acute care and critical care nurses. Part I. *AACN Adv Crit Care.* 2008; 19: 23-37.
13. Salzman C, Shader RI, Greenblatt DJ, Harmatz JS. Long v short half-life benzodiazepines in the elderly. Kinetics and clinical effects of diazepam and oxazepam. *Arch Gen Psychiatry.* 1983; 40 (3): 293-297.
14. Woolcott JC, Richardson KJ, Wiens MO, Patel B, Marin J, Khan KM et al. Meta-analysis of the impact of 9 medication classes on falls in elderly persons. *Arch Intern Med.* 2009; 169 (21):1952-1960.
15. Ruscin JM, Linnebur SA. Pharmacokinetics in the Elderly. In: *Merck Manual Professional Version.* Disponível em: http://www.merckmanuals.com/professional/geriatrics/drug-therapy-in-the-elderly/pharmacokinetics-in-the-elderly. [Acesso em 25 de outubro de 2015]
16. Abdel-Kader K, Palevsky P. Acute Kidney Injury in the Elderly. *Clin Geriatr Med.* 2009; 25 (3): 331-358.
17. Routledge PA, O'Mahony MS, Woodhouse KW. Adverse drug reactions in elderly patients. *Br J Clin Pharmacol.* 2004; 57:121-126.
18. Wallis KA. Learning From No-Fault Treatment injury claims to improve the safety of older patients. *Ann Fam Med.* 2015; 13 (5): 472-474.
19. Dormann H, Sonst A, Müller F, Vogler R. Adverse drug events in older patients admitted as an emergency. *Dtsch Arztebl Int.* 2013; 110 (13): 213-219.
20. Gnjidic D, Hilmer SN, Blyth FM, Naganathan V, Waite L, Seibel MJ et al. Polypharmacy cutoff and outcomes: five or more medicines were used to identify community-dwelling older men at risk of different adverse outcomes. *J Clin Epidemiol.* 2012; 65 (9): 989-995.
21. Flores LM, Mengue SS. Uso de medicamentos por idosos em região do sul do Brasil. *Rev Saúde Pública.* 2005; 39 (6): 924-929.
22. Kaufman DW, Kelly JP, Rosenberg L, Anderson TE, Mitchell AA. Recent patterns of medication use in the ambulatory adult population of the United States: The Slone Survey. *JAMA.* 2002; 287 (3): 337-344.
23. Tinetti ME, Bogardus ST Jr, Agostini JV. Potential pitfalls of disease-specific guidelines for patients with multiple conditions. *N Engl J Med.* 2004; 351 (27): 2870-2874.
24. Beers MH, Ouslander JG, Rollingher I, Reuben DB, Brooks J, Beck JC. Explicit criteria for determining inappropriate medication use in nursing home residents. UCLA Division of Geriatric Medicine. *Arch Intern Med.* 1991; 151(9):1825-1832.
25. American Geriatrics Society 2015 Beers Criteria Update Expert Panel. American Geriatrics Society 2015 Updated Beers Criteria for Potentially Inappropriate Medication Use in Older Adults. *J Am Geriatr Soc.* 2015 Oct 8. [Epub ahead of print]. Disponível em: http://www.ncbi.nlm.nih.gov/pubmed/26446832 [Acesso em 20 de outubro de 2015]
26. Lau DT, Kasper JD, Potter DE, Lyles A, Bennett RG. Hospitalization and death associated with potentially inappropriate medication prescriptions among elderly nursing home residents. *Arch Intern Med.* 2005; 165 (1): 68-74.
27. Jano E, Aparasu RR. Healthcare outcomes associated with Beers' criteria: a systematic review. *Ann Pharmacother.* 2007; 41: 438-447.
28. Rudolph JL, Salow MJ, Angelini MC, McGlinchey RE. The anticholinergic risk scale and anticholinergic adverse effects in older persons. *Arch Intern Med.* 2008; 168 (5): 508-513.
29. Oliveira MG, Amorim WW, de Jesus SR, Rodrigues VA, Passos LC. Factors associated with potentially inappropriate medication use by the elderly in the Brazilian primary care setting. *Int J Clin Pharm.* 2012; 34 (4): 626-632.
30. O'Mahony D, O'Sullivan D, Byrne S, O'Connor MN, Ryan C, Gallagher P. STOPP/START criteria for potentially inappropriate prescribing in older people: version 2. *Age and Ageing.* 2015; 44: 213-218.
31. Herrera AP, Snipes AS, King DH, Torres-Vigil I, Goldberg DS, Weinberg AD. Disparate inclusion of older adults in clinical trials: priorities and opportunities for policy and practice change. *Am J Public Health.* 2010; 100 (Suppl 1): S105-S112.
32. Spinewine A, Schmader KE, Barber N, Hughes C, Lapane KL, Swine C, Hanlon JT. Appropriate prescribing in elderly people: how well can it be measured and optimised? *Lancet.* 2007; 370 (9582):173-184.
33. Shrank WH, Polinski JM, Avorn J. Quality indicators for medication use in vulnerable elders. *JAGS.* 2007; 55: S373-S382.
34. Knight EL, Avorn J. Quality indicators for appropriate medication use in vulnerable elders. *Ann Intern Med.* 2001;135(8 Pt 2):703-710.

65 Repercussão do Uso de Medicamentos sobre Funções Renais

Gerson Luiz da Silva Nunes

▶ Introdução

Uma das importantes funções renais é a eliminação de substâncias exógenas. Dentre essas, incluem-se fármacos utilizados em diagnóstico e tratamento de doenças, bem como agentes causadores de intoxicações. O interesse médico é suscitado para o modo como o rim manipula fármacos, em função dos seguintes aspectos:

- Obtenção de efeito terapêutico no próprio rim. Nesse caso, o fármaco tem como sítio de ação esse órgão, produzindo modificações em suas funções ou sobre condições do parênquima renal, com consequências terapêuticas. Exemplos: diuréticos, uricosúricos, antimicrobianos. A capacidade do rim de concentrar determinados fármacos favorece a ação terapêutica
- Excreção renal de substâncias exógenas (principalmente em intoxicações) por meio, por exemplo, de manobras de alcalinização urinária
- Emprego de fármacos em insuficiente renal crônico. Deficiência de função renal pode afetar características farmacocinéticas da maioria dos fármacos, facilitando aparecimento de níveis séricos tóxicos nos pacientes afetados por essa condição
- Excreção renal de fármacos durante diálise. Tal tópico compreende dois aspectos: utilização de fármacos em pacientes submetidos a tratamento dialítico crônico e aproveitamento do procedimento de diálise para tratamento de intoxicações exógenas
- Alterações renais produzidas por fármacos. Incluem as reações nefrotóxicas e aquelas que influenciam, direta ou indiretamente, o fluxo plasmático renal.

O primeiro item não será aqui abordado. Serão comentadas influências do déficit de função renal e dos procedimentos dialíticos na farmacocinética de diferentes agentes, bem como propriedades nefrotóxicas de fármacos comumente usados.

▶ Emprego de fármacos em insuficiência renal crônica

Insuficiência renal crônica (IRC) é processo de perda inexorável da função renal, a qual pode ser agravada por fatores controláveis, tais como uso inapropriado de fármacos. O curso evolutivo da doença depende de etiologia e resposta a tratamentos específicos.

Pacientes com IRC em tratamento dialítico frequentemente utilizam diferentes classes de medicamentos para tratamento de comorbidades. São prescritos concomitantemente quelantes de fósforo, suplementação de ferro, anti-hipertensivos, hipolipemiantes, fármacos cardiovasculares e outros. Assim, interação medicamentosa é problema comum, adicionando-se a ele alterações farmacocinéticas determinadas pela IRC.

IRC altera vários parâmetros farmacocinéticos. Absorção pode sofrer influência de vômitos, edema gastrointestinal e, em pacientes diabéticos, retardo de motilidade intestinal e esvaziamento gástrico. Alcalinização gástrica, consequente à ureia salivar que é convertida em amônia, pode diminuir a absorção de fármacos mais bem absorvidos em meio ácido. Pacientes urêmicos podem apresentar diminuição de função absortiva intestinal.[1,2]

Distribuição é afetada pela modificação da fixação de fármacos a sítios teciduais e proteínas, seja por alteração de concentração plasmática das mesmas – geralmente diminuição de albumina que se liga a substâncias ácidas e aumento da glicoproteína α_1-ácida que se liga a substâncias básicas – ou alteração estrutural dos sítios de ligação ou ainda deslocamento dos fármacos desses sítios, em presença de outros compostos que se acumulam na IRC. Em decorrência de modificações em sítios de ligação plasmática e de retenção de sódio e água, volumes de distribuição alteram-se significativamente para muitos fármacos. Essas alterações podem ser marcantes em pacientes anúricos em diálise, nos quais muitas vezes se observa aumento de até 10% do peso corporal por retenção hídrica, entre uma e outra sessão de diálise.[2,3]

IRC altera biotransformação de fármacos. Há evidências de alterações na depuração não renal de muitos medicamentos, resultantes de mudança na atividade de captação e em transportadores de efluxo, bem como no citocromo P450 (enzimas CYP) no fígado. Embora o fígado seja o principal órgão metabolizador de fármacos, a contribuição renal pode ser relevante em algumas circunstâncias. Em geral, reações de redução e hidrólise estão diminuídas. As de conjugação e oxidação microssomais permanecem com taxas normais em pacientes urêmicos. A maior quantidade de fármaco livre nos sítios de metabolismo hepático também pode alterar a velocidade de biotransformação de fármacos. Interação de absorção e metabolismo hepático de primeira passagem é complexa, e não surpreende que biodisponibilidade de fármacos varie mais em pacientes com IRC do que naqueles com função renal estável.[1,3,4]

O rim também é sítio de metabolização de fármacos, permitindo reações de oxidação e conjugação. Exemplifica-se esta propriedade com furosemida, vitamina D e insulina.

Também propriedades farmacodinâmicas podem estar alteradas em IRC, causando efeito diferente daquele que ocorre em paciente com função renal normal. Assim, furosemida necessita de concentrações séricas mais elevadas para proporcionar o mesmo efeito diurético. Pelo menor número de néfrons existentes, há menor ultrafiltrado glomerular, prejudicando o mecanismo de ação tubular do diurético.

Em insuficientes renais, fármacos causadores de toxicidade são os excretados predominantemente pelo rim em forma ativa (como gentamicina e digoxina) ou aqueles (procainamida, meperidina, sulfadiazina, alopurinol, nitrofurantoína) cujos metabólitos são ainda ativos. Sua meia-vida está aumentada proporcionalmente ao déficit de função renal. Tal não ocorre quando há excreção predominante de metabólitos inativos, como os de diazepam e os demais hipnossedativos. Nesse caso, não é necessário modificar o esquema usual de administração (Quadro 65.1).[1]

Fármacos depurados em forma original ou como metabólitos ativos devem ter seus esquemas terapêuticos modificados. Isso pode ser feito por meio de redução de doses em geral empregadas, aumento de intervalo entre administrações ou combinação das duas possibilidades.

Quando o potencial tóxico é muito alto ou ocorre perda de eficácia com função renal muito baixa, é preferível evitar o uso desses fármacos, em vez de reajustar seus esquemas de emprego, como exemplificado no Quadro 65.2.[1]

Aumento de intervalos entre doses serve para ajuste de fármacos com ampla margem de segurança e daqueles em que a ação terapêutica ocorre com concentrações efetivas intermitentes.

Outra possibilidade é redução de dose, permanecendo a frequência usual de administração. Nesse esquema, mantém-se concentração sérica do fármaco dentro de limites estreitos, com menores oscilações entre níveis tóxicos e subterapêuticos. Isso é desejável para fármacos cujo efeito, terapêutico ou tóxico, é proporcional àquela concentração.

Em quaisquer dos ajustes, o tempo requerido para atingir concentração de equilíbrio é de quatro meias-vidas, aqui aumentadas pelo déficit de depuração, independentemente de dose ou frequência de administração. No caso de ser necessária dose de ataque, essa, como regra, não precisa ser modificada em pacientes com insuficiência renal. Entretanto, se o volume de distribuição (Vd) é significativamente diferente, pode ser necessário o ajuste da dose administrada.[2,3]

$$\text{Dose de ataque} = \text{dose de ataque usual} \times (\text{Vd do paciente}/\text{Vd normal})$$

Por fim, é possível utilizar esquema que combine redução de dose e aumento do intervalo de administração, de modo a manter concentração sérica mais uniforme.

Não há estudos controlados que evidenciem maior eficácia e segurança de um método em relação a outro.

Esses ajustes objetivam manter a mesma concentração plasmática média do fármaco e fazer com que o platô seja alcançado após intervalo de tempo similar ao observado em pacientes com função renal normal. A seguir, exemplificam-se suas diferentes formas.

Esquemas de ajuste de dose

Em administração intermitente

Para reajuste de doses, assume-se que a depuração extrarrenal do fármaco não está afetada e que a redução de sua depuração renal é proporcional ao déficit da taxa de filtração glomerular (TFG). Tais suposições estimam a dose inicial requerida. No entanto, depuração não renal de fármacos está sujeita a variações individuais e pode ser afetada pela doença renal.

Determinação de depuração de creatinina endógena (DCE), que se correlaciona a TFG, e conhecimento das frações do fármaco eliminadas por vias renais e não renais permitem cálculo do ajuste de doses.

Quadro 65.1 ■ Fármacos administrados em esquemas habituais a pacientes com qualquer grau de IRC.

Analgésicos e anti-inflamatórios

Opioides e antagonista: alfentanila, sufentanila e naloxona

Anti-inflamatórios não esteroides: ácido mefenâmico, cetoprofeno, fenilbutazona, fenoprofeno, ibuprofeno, indometacina, naproxeno, piroxicam, tolmetina

Anti-inflamatórios esteroides

Agentes cardiovasculares

Antianginosos: dinitrato de isossorbida, nitroglicerina

Antiarrítmicos: adenosina, amiodarona, lidocaína, propafenona

Anticoagulantes: heparina, varfarina

Anti-hipertensivos: clonidina, carvedilol, esmolol, labetalol, losartana, metoprolol, pindolol, propranolol, timolol

Antiplaquetários: dipiridamol, ticlopidina

Bloqueadores do cálcio: anlodipino, diltiazem, felodipino, isradipino, nicardipino, nifedipino, nimodipino, nitrendipino, verapamil

Diuréticos: bumetanida, furosemida

Fibrinolíticos: alteplase, anistreplase, estreptoquinase

Vasopressor: dobutamina

Antimicrobianos

Antifúngicos: cetoconazol, griseofulvina, miconazol

Antituberculoso: isoniazida

Cefalosporinas: cefoperazona, ceftriaxona, cefuroxima

Clindamicina

Cloranfenicol

Espectinomicina

Fluoroquinolona: pefloxacino

Macrolídio: azitromicina

Penicilinas: cloxacilina, dicloxacilina, nafcilina, oxacilina, penicilina V

Pirimetamina

Tetraciclinas: doxiciclina, minociclina

Antineoplásicos e imunodepressores

Bussulfana, citarabina, ciclosporina, daunorrubicina, doxorrubicina, epirrubicina, 5-fluoruracila, flutamida, paclitaxel, tamoxifeno, teniposida, vimblastina, vincristina, vinorelbina

Psicofármacos

Hipnossedativos e antagonista: alprazolam, clonazepam, diazepam, flurazepam, lorazepam, nitrazepam, oxazepam, prazepam, temazepam, triazolam, buspirona, flumazenil (antagonista)

Antidepressivos: amitriptilina, bupropiona, desipramina, doxepina, fluoxetina, imipramina, maprotilina, nortriptilina, protriptilina, sertralina

Antipsicóticos: amoxapina, clorpromazina, haloperidol

Barbitúricos: pentobarbital, secobarbital

IMAO: fenelzina

Miscelânea

Anticonvulsivantes: ácido valproico, carbamazepina, etossuximida, fenitoína, oxcarbazepina

Anti-histamínicos: clorfeniramina, difenidramina, flunarizina, orfenadrina, prometazina

Antiparkinsonianos: bromocriptina, carbidopa, levodopa

Antitireoidianos: metimazol, propiltiouracila

Bloqueadores neuromusculares: atracúrio, succinilcolina

Broncodilatadores: brometo de ipratrópio, metaproterenol, zafirlucaste

Hipoglicemiante: tolbutamida

Hipolipiemiantes: colestiramina, colestipol, fluvastatina, genfibrozila, lovastatina, pravastatina, probucol, sinvastatina

Inibidores da bomba de prótons: lansoprazol, omeprazol

IMAO: inibidor de monoamina oxidase.

Quadro 65.2 ■ Fármacos que devem ser evitados em pacientes com IRC grave (DCE < 10 mℓ/min).

Analgésicos e anti-inflamatórios
Ácido acetilsalicílico,* propoxifeno
Agentes cardiovasculares
Diuréticos: acetazolamida, ácido etacrínico, amilorida, clortalidona, espironolactona, indapamida, manitol, tiazidas, triantereno
Antimicrobianos
Antissépticos urinários: ácido nalidíxico, mandelato de metenamina, nitrofurantoína
Tetraciclinas
Antineoplásicos e imunodepressores
Metotrexato, carmustina
Miscelânea
Broncodilatador: terbutalina
Hipoglicemiantes: acarbose, glicazida, metformina
Hipolipemiantes: bezafibrato, clofibrato
Bloqueadores neuromusculares: alcurônio, galamina, pancurônio

*Em doses anti-inflamatórias.

A DCE pode ser determinada diretamente em urina de 24 h ou estimada pelo nível da creatinina sérica, por meio de equações, que são estimativas da TFG, dosando-se creatinina sérica dos pacientes e comparando-a com material de referência.

No entanto, a falta de dados quantitativos e a inconsistência das informações disponíveis pode aumentar o problema de erros de dosagem, fazendo com que doses farmacológicas inapropriadas sejam administradas a pacientes com doença renal. As discrepâncias encontradas nos estudos se tornam mais críticas quando se usam fármacos considerados problemáticos em insuficientes renais. Assim, cinco fontes de informação revisaram 61 medicamentos com os quais se recomenda cautela frente à insuficiência renal. Observou-se falta de consistência em dados qualitativos e quantitativos, bem como diferenças na definição de insuficiência renal. Enquanto uma fonte não requeria ajuste de dosagem, outras explicitamente recomendavam tais ajustes. Por isso, estes devem ser baseados em evidência e regularmente revisados.[5]

A estimativa da taxa de filtração glomerular é essencial na prática médica, bem como em pesquisa e saúde pública. Para tanto, têm-se preconizado equações, baseadas em princípios de fisiologia, medicina laboratorial, epidemiologia e bioestatística. É importante a validação dessas equações. As que são desenvolvidas para diversas populações (*Chronic Kidney Disease Epidemiology Collaboration*) são mais acuradas e menos sujeitas a erro em níveis mais altos de filtração glomerular e mais apropriadas para uso geral. As que incluem múltiplos marcadores endógenos de filtração são mais precisas do que as que incluem um só marcador. A equação 2009 CKD-EPI creatinina é mais acurada na estimativa de TFG e prognóstico do que a equação 2006 MDRD (*Modification of Diet in Renal Disease*), mas menos sensível em pacientes com baixos níveis de filtração glomerular. É considerada como "primeiro teste", sendo depois substituída pela equação MDRD em medidas de rotina quando as creatininas séricas são medidas por laboratórios clínicos. Em 2012, novas equações foram apresentadas, com novas abrangências, mas que requerem estudos complementares em populações amplamente representativas, incluindo diversos grupos raciais e étnicos. Também deverão ser submetidas à avaliação de múltiplos marcadores de filtração e à comparação da TFG estimada com a "verdadeira" TFG.[6]

Revisão sistemática[7] de estudos transversais em adultos, os quais compararam diferentes equações para realizar a referida estimativa, demonstrou que nenhuma equação atende a todas as populações e faixas de filtração glomerular. A comparação envolveu as equações provenientes dos estudos MDRD (*Modification of Diet in Renal Disease*) e CKD-EPI (*Chronic Kidney Disease Epidemiology Collaboration*). Em 12 estudos realizados na América do Norte, Europa e Austrália, a equação CKD-EPI mostrou-se melhor com mais altas TFG (aproximadamente > 60 mℓ/min/1,73 m^2), e a equação MDRD desempenhou-se melhor em níveis menores de filtração glomerular. Em 5 de 8 estudos em Ásia e África, as equações foram modificadas para melhorar a *performance*. A heterogeneidade das populações e dos métodos de medida constituíram limitantes da avaliação. Os autores concluíram que uma perspectiva de saúde pública favorece a equação CKD-EPI.

Novas equações têm usado a concentração de cistatina C isoladamente [CKD-EPI (cys)] ou em conjunto com a concentração de creatinina [CKD-EPI (cr-cys)].

Nenhuma das equações citadas foi adequadamente validada em idosos.

Em coorte prospectiva,[8] mediu-se a acurácia dessas equações comparativamente à medida da TFG por método de referência em 394 idosos (74 anos ou mais). A média da TFG foi 53,4 (de 7,2 a 100,9) mℓ/min/1,73 m^2. As equações MDRD, CKD-EPI (cr) e CKD-EPI (cr-cys) superestimaram as TFGs (diferenças médias de 3,5 [$P < 0,001$]. A equação CKD-EPI (cys) não apresentou diferença. A acurácia (porcentagem de estimativa dentro de 30% da medida de TFG [P(30)]) foi 81%, 83%, 86% e 86% para equações MDRD, CKD-EPI (cr), CKD-EPI (cys) e CKD-EPI (cr-cys), respectivamente. A acurácia da equação MDRD foi inferior ($P = 0,004$) à da equação CKD-EPI (cr) com TFG > 60 mℓ/min/1,73 m^2. Nenhuma das equações alcançou a porcentagem ideal de P(30) em todos os pacientes.

Ainda com 108 pacientes de 80 anos ou mais, estudo transversal concluiu que equações baseadas em creatinina tiveram estimativa menor e mais alta necessidade de ajuste de dose do que as equações baseadas em cistatina C. As informações da literatura tiveram maior impacto no manejo das doses dos medicamentos para os pacientes do que a escolha de uma determinada equação que estimasse a TFG.[9]

Para estimar a função renal de 269 idosos, nova comparação foi feita com relação às equações Cockcroft-Gault (CG), MDRD e CKD-EPI, envolvendo 10 fármacos que exigem ajustes de dosagem para evitar toxicidade em presença de déficit de função renal. As duas últimas superestimaram a depuração de creatinina em relação a medidas pelo método padrão (mClcr: diferença média de 29 ± 47% e 18 ± 40%, respectivamente; $P < 0,001$) e pela CG (diferença média de 34 ± 20% e 22 ± 15%, respectivamente; $P < 0,001$). Isso leva a erros de cálculo de muitos fármacos, especialmente em indivíduos com déficit grave da função renal. Por isso, os autores opinam que as equações MDRD e CKD-EP não deveriam substituir o lugar da equação CG em idosos quando se objetiva ajuste de dosagem. Também a substituição de valores baixos de creatinina sérica por um valor arbitrário de 1,0 mg/dℓ na equação CG deveria ser evitada.[10]

As diversas equações comentadas incluem variáveis comuns, como creatinina, idade, sexo, e outras complementares, como albumina, ureia, raça e diferentes fatores de correção. Todas estão disponíveis em diversos aplicativos de *smartphones* e computadores.

Atualmente, a equação CKD-EPI tem sido considerada o método de escolha no estadiamento da IRC. Apesar de a documentação relativa ao ajuste de dose de medicamentos ser limitada, sua *performance* é similar à da equação do MDRD para níveis diminuídos de DCE, em que justamente se faz necessário o ajuste das doses.[10]

A concentração sérica da creatinina não deve ser usada como parâmetro estimativo quando a produção da creatinina endógena for anormal ou quando seu valor variar com o tempo, como ocorre em doença renal instável ou aguda, em pacientes idosos ou sob diálise, em presença de uremia grave ou de anormalidades musculares (caquexia, doença sistêmica muscular, amputações de membros inferiores).

Na prática, se a depuração de creatinina for maior ou igual a 100 mℓ/min, ajuste não se faz necessário. Sendo inferior a esse valor, faz-se estimativa da função renal restante para ajustar doses do fármaco. Em paciente anéfrico, considera-se a depuração de creatinina como sendo zero.

Com relação às frações eliminadas por vias renal e não renal, há tabelas que relacionam valores de depuração (Cl) e constante de eliminação (K) de fármacos. Assim, por exemplo, para a gentamicina: Cl renal = 78; K renal = 0,29; Cl não renal = 3,00; K não renal = 0,01.

Com esses dados, pode-se calcular a dose em presença de insuficiência renal ($Dose_{IR}$):

$$Dose_{IR} = Dose_N \times Cl_{IR}/Cl_N$$

Em que: $Dose_N$ = dose de manutenção usual na vigência de função normal; Cl_N = depuração do fármaco na vigência de função renal normal; Cl_N = Cl renal + Cl não renal; Cl_{IR} = depuração do fármaco na vigência de insuficiência renal; Cl_{IR} = Cl renal estimado + Cl não renal normal.

Sendo:

$$Cl\ renal\ estimado = Cl\ renal\ normal \times DCE/100\ m\ell/min$$

Exemplificando com gentamicina, usada em paciente de 60 kg, com DCE igual a 50 mℓ/minuto.

$Dose_N$ = 1,5 mg/kg a cada 8 h
Cl_N = 78 mℓ/min + 3 mℓ/min = 81 mℓ/min
Cl renal estimado = 78 mℓ/min × 50 mℓ/min/100 mℓ/min = 39 mℓ/min
Cl_{IR} = 39 mℓ/min + 3 mℓ/min = 42 mℓ/min
$Dose_{IR}$ = 1,5 mg/kg/8 h × 42 mℓ/min/81 mℓ/min = 0,78 mg/kg/8 h ou 46,8 mg/8 h ou 140 mg/dia

O cálculo é mais apurado quando se baseia na depuração do fármaco, por ser medida direta da eliminação eficiente da substância. Porém, não estando esse dado disponível, pode-se lançar mão da constante de eliminação K, que representa a fração do fármaco eliminada do organismo por hora (ou por dia). Se o volume de distribuição permanecer inalterado na vigência de doença renal, K e Cl serão proporcionais, e a alteração de K pode ser usada para estabelecer o esquema de dosagem. Determinação do ajuste de dose é idêntica à realizada com os dados da depuração:

$$Dose_{IR} = Dose_N \times K_{IR}/K_N$$

Em que: K_N = K renal + K não renal; K_{IR} = K renal × DCE/100 mℓ/min + K não renal.

Usando ainda o exemplo de gentamicina:

K_N = 0,29 + 0,01 = 0,30
K_{IR} = 0,29 × 50/100 + 0,01 = 0,155
$Dose_{IR}$ = 1,5 mg/kg/8 h × 0,155/0,30 = 0,78 mg/kg/8 h ou 46,8 mg/8 h ou 140 mg/dia

Em cálculo simplificado, leva-se em conta apenas a eliminação renal, expressando-se assim:

$$Dose_{IR} = Dose_N \times DCE/100$$

Retomando o exemplo anterior, a dose ajustada será:

$$Dose_{IR} = 1,5\ mg/kg/8\ h \times 50/100 = 0,75\ mg/kg/8\ h$$

■ Em administração contínua

Em caso de administração intravenosa contínua de medicamento a paciente com IR, o nível sérico desejado corresponde à concentração plasmática média obtida em indivíduo com função renal normal. Para tanto, calcula-se:

$$\frac{Dose_{IR}}{(quantidade/tempo)} = \frac{Cl_{IR}}{(volume/tempo)} \times \frac{Concentração\ plasmática\ desejada}{(quantidade/volume)}$$

Desejando-se obter concentração plasmática de gentamicina de 4 µg/mℓ em paciente com DCE de 50 mℓ/min, a infusão será:

Cl_{IR} = 39 mℓ/min + 3 mℓ/min = 42 mℓ/min
$Dose_{IR}$ = 42 mℓ/min × 4 µg/mℓ = 168 µg/min (10 mg/hora)

Esquemas de ajuste de intervalo entre doses

Adequado intervalo entre doses propicia que a concentração plasmática oscile em faixa terapêutica, sem picos tóxicos ou níveis subterapêuticos. Em presença de insuficiência renal, ajuste de intervalos pode ser feito utilizando a seguinte equação:

$$T_{IR} = T_N \times (K_N/K_{IR})$$

Em que: T = intervalo entre doses; K = constante de eliminação.
Utilizando valores já vistos para a gentamicina, calcula-se:

$$T_{IR} = 8\ h\ (0,3/0,155) = 15,5\ h$$

Neste caso, a dose se mantém dentro de valores usuais e o intervalo é prolongado de 8 para 15,5 h.

Podem-se ajustar intervalos com base na creatinina sérica (Cr sérica). Sendo esta de 2 mg%, no exemplo de gentamicina, o cálculo será:

$$T_{IR} = Cr\ sérica \times T\ usual$$
$$T_{IR} = 2\ mg\% \times 8\ h = 16\ h$$

Prolongamento de intervalo além de 24 h pode comprometer a eficácia de alguns fármacos, como os antimicrobianos.

Outra forma de ajustar doses ou intervalos entre administrações para diversos níveis de DCE consiste na consulta a tabelas de correção (Quadro 65.3). Na prática clínica diária, este é o método mais difundido pela facilidade de aplicação.[1]

Dados referentes a ajuste de dose em insuficiência renal aguda (IRA) são muito mais escassos do que em IRC. Parâmetros farmacocinéticos podem diferir daqueles obtidos na vigência de doença renal estável. Especificamente, depuração não renal não se altera em IRA, e volumes de distribuição dos fármacos variam mais nesta situação. Entretanto, recomendações de doses são frequentemente extrapoladas dos dados encontrados para IRC.

É importante observar que as várias maneiras de cálculo produzem resultados similares. Sua diversidade se prende aos dados disponíveis para compor as diferentes fórmulas. De qualquer modo, fórmulas e tabelas são aproximações da realidade, objetivando evitar erros grosseiros de administração. Observa-se na literatura heterogeneidade de orientações e dados. Ajustes mais fidedignos e individualizados podem ser feitos a partir da determinação dos níveis plasmáticos de fármacos no paciente que está sendo tratado, bem como pelas observações clínicas dos efeitos conhecidos.

▶ Emprego de fármacos em pacientes dialisados

Métodos de diálise podem substituir o rim no processo de eliminação de muitos fármacos. Nesse caso, doses e intervalos calculados para o insuficiente renal devem ser novamente ajustados. Hemodiálise convencional pode afetar concentrações dos fármacos de pequeno peso molecular (< 500 a 1.000 dáltons), pouco ligados a proteínas plasmáticas e hidrossolúveis. Fármacos com maiores volumes de distribuição, por terem características opostas, são dialisados com maior dificuldade por hemodiálise convencional. Moléculas com pesos moleculares maiores também não se equilibram rapidamente entre compartimentos intra e extracelulares durante a diálise. Fatores relacionados à hemodiálise também interferem com depuração dos fármacos. Sua remoção depende de fluxo de sangue e fluxo da solução de diálise quando é substancialmente influenciada por difusão. Também é afetada por tipo, tamanho de poros, carga e área de superfície da membrana usada na diálise. A todo momento são introduzidos novos dialisadores no mercado, com especificações diferentes, tipos de membranas diferentes e diversificados parâmetros de prescrição de diálise. Fármacos se comportam diferentemente com cada novo processo dialisador. Por exemplo, vancomicina não é importantemente removida por hemodiálise convencional, mas marcadamente removida em hemodiálise de alto fluxo (maiores fluxos de sangue e solução de diálise e capilares com maior permeabilidade). Isso provavelmente pode gerar subdoses de medicamentos.[2,3]

Quadro 65.3 ■ Porcentagem da dose usual a ser utilizada em insuficiência renal.

Fármaco	Percentagem da dose usual em depuração da creatinina endógena (mℓ/min)			Fármaco	Percentagem da dose usual em depuração da creatinina endógena (mℓ/min)		
	50	50 a 10	10		50	50 a 10	10
Ácido clavulânico	100	100	50 a 75	Etambutol	100	50	30 a 50
Aciclovir	100	100	50	Etossuximida	100	100	75
Alopurinol	100	75	50	Fentanila	100	75	50
Amicacina	60 a 90	30 a 70	20 a 30	Flucitosina	50	30 a 50	20 a 30
Amilorida	100	50	Evitar	Gentamicina	60 a 90	30 a 70	20 a 30
Atenolol	100	50	25	Imipeném	100	50	25
Azatioprina	100	75	50	Insulina	100	75	50
Aztreonam	100	50 a 75	25	Isoniazida	100	100	50
Bleomicina	100	75	50	Itraconazol	100	100	50 a 100
Captopril	100	75	50	Lisinopril	100	50 a 75	25 a 50
Carbamazepina	100	100	75	Lítio	100	50 a 75	25 a 50
Cefaclor	100	50 a 100	50	Meperidina	100	75	50
Cefalotina	100	100	50	Metimazol	100	75	50
Cefazolina	100	50	50	Metoclopramida	100	75	50
Cefotetam	100	50	25	Metotrexato	100	50	Evitar
Cefoxitina	100	75	50	Metronidazol	100	100	50
Cefradina	100	50	25	Midazolam	100	100	50
Ceftazidima	100	50	25	Morfina	100	75	50
Cetorolaco	100	50	50	Nadolol	100	50	25
Ciclofosfamida	100	100	50 a 75	Ofloxacino	100	50	25 a 50
Cilastina	100	50	Evitar	Oxazepam	100	100	75
Cimetidina	100	50	25	Penicilina G	100	75	25 a 50
Ciprofloxacino	100	50 a 75	50	Quinidina	100	100	75
Cisplatina	100	75	50	Quinina	100	75	30 a 50
Claritromicina	100	75	50 a 75	Ranitidina	75	50	25
Clonidina	100	100	50 a 75	Rifampicina	100	50 a 100	50 a 100
Cloroquina	100	100	50	Sotalol	100	30	15 a 30
Colchicina	100	100	50	Tianfenicol	50	50 a 30	30 a 10
Codeína	100	75	50	Tiazidas	100	100	Evitar
Diflunisal	100	50	50	Tiopental	100	100	75
Digoxina	100	25 a 75	10 a 25	Tobramicina	60 a 90	30 a 70	20 a 30
Enalapril	100	75 a 100	50	Vidarabina	100	100	75
Eritromicina	100	100	50 a 75	Zidovudina	100	100	50

Técnicas de diálise contínua (hemofiltração e hemodiafiltração) para tratamento de IR em pacientes criticamente enfermos utilizam filtros de alta permeabilidade, que produzem grande quantidade de ultrafiltrado, influenciando concentração de fármacos com maior peso molecular pelo mecanismo de convecção.[2,3]

Diálise peritoneal não remove significativamente fármacos, sendo as doses recomendadas conforme a função renal residual do paciente.

Levando-se em conta o comportamento farmacocinético dos medicamentos em pacientes submetidos à hemodiálise, podem-se adotar diferentes esquemas de administração:

- Sem ajustes no esquema usual do paciente (p. ex., clindamicina)
- Sem ajustes no esquema usual, porém com suplementação que pode ser feita por administração de uma das doses logo após a hemodiálise (p. ex., teofilina)
- Com ajustes no esquema usual e suplementação pós-hemodiálise (p. ex., cefalotina)
- Administração exclusiva pós-hemodiálise (p. ex., gentamicina).

Hemodiálise ou hemoperfusão aceleram eliminação de fármacos, considerados intoxicantes exógenos, quando há superdosagem absoluta ou relativa, mesmo em indivíduos com função renal normal. Métodos dialíticos podem complementar outras medidas que incluem suporte cardiorrespiratório, lavagem gástrica, administração de carvão ativado e antídotos específicos. Somente a concentração do fármaco não é indicador único e absoluto dessa indicação que também leva em conta o quadro clínico associado a intoxicação, reserva funcional e função renal do paciente.[11] (Maior detalhamento no Capítulo 66, *Intoxicações Agudas por Medicamentos*).

▶ Nefrotoxicidade

Nefrotoxicidade abrange alterações renais, funcionais ou estruturais, decorrentes da ação de produtos químicos ingeridos, injetados ou inalados que exercem toxicidade seletiva no parênquima renal, seja por aí atingirem alta concentração ou porque o tecido tem características fisiológicas ou bioquímicas que o tornam mais sensível à substância.

A exposição a fármacos com frequência resulta em toxicidade renal por ser o rim o maior sistema de controle da homeostasia corporal e ser especialmente suscetível a xenobióticos.

Os mecanismos da nefrotoxicidade induzida por fármacos incluem mudanças na hemodinâmica glomerular, toxicidade em células tubulares, inflamação, cristalúria, nefropatia, rabdomiólise e microangiopatia trombótica.

O diagnóstico de nefrotoxicidade se faz por dosagens séricas de nitrogênio ureico e creatinina e depuração da creatinina endógena. Essas alterações laboratoriais são visíveis quando a maior parte da função renal está comprometida. Portanto, a descoberta de biomarcadores auxilia na descoberta precoce de dano renal e na efetiva prevenção da nefrotoxicidade induzida por fármacos. Podem ser identificados na urina, em quantidades consideráveis. Alguns falham em conferir especificidade e sensibilidade, mas muitos identificam nefrotoxicidade em diferentes segmentos do néfron. Alguns exemplos podem ser vistos no Quadro 65.4.[12]

Fatores que favorecem nefrotoxicidade são: (1) rico suprimento sanguíneo renal que conduz toxinas circulantes até o rim; (2) múltiplos sítios onde toxinas podem interagir; (3) possibilidade de concentrar as substâncias filtradas no lúmen tubular, graças à reabsorção de sódio e água, atingindo concentrações urinárias até 500 vezes maiores que as plasmáticas; (4) mecanismos especializados de transporte tubular renal para fármacos que são ácidos ou bases orgânicos fracos, determinando maior concentração no parênquima renal; (5) rim como principal emunctório para a maioria dos fármacos; (6) suscetibilidade de células tubulares renais a alterações metabólicas; (7) capacidade de biotransformação renal de alguns fármacos, originando produtos tóxicos.[13,14]

Toxinas mais comumente indutoras de nefrotoxicidade são contrastes radiológicos, metais (mercúrio, ouro, lítio etc.), solventes orgânicos (tetracloreto de carbono, etilenoglicol, tolueno, tricloroetileno etc.), vancomicina, cisplatina, ciclosporina, aminoglicosídeos, anfotericina B, colistina, polimixinas, sulfonamidas, anti-inflamatórios não esteroides, antirretrovirais e bisfosfonatos, que constituem os agentes mais frequentemente citados em 154 publicações listadas no PubMed somente no ano de 2015.

Envolvimento simultâneo de vários mecanismos acarreta nefrotoxicidade. O grau de lesão depende de intensidade da substância indutora, duração de contato com tecido renal e potencialidade do rim em captar e secretar essas toxinas. Também há fatores adicionais de risco como idade avançada, depleção de volume, insuficiência hepática, insuficiência renal preexistente, associações medicamentosas de agentes nefrotóxicos (aminoglicosídeos + cefalotina, anti-inflamatórios + diuréticos, misturas de analgésicos, ciclosporina + anfotericina B) e isquemia pós-transplante com ciclosporina.

Nefrotoxicidade manifesta-se por diversas síndromes: insuficiência renal aguda (IRA), insuficiência renal crônica (IRC), síndrome nefrótica, distúrbios de concentração/diluição, distúrbios de equilíbrio acidobásico e tubulopatias. Nos Quadros 65.5 a 65.10 apresentam-se essas síndromes e os agentes capazes de induzi-las. Além dessas, há cristalúria, determinada por sulfas de baixa solubilidade, aciclovir e indinavir e nefrolitíase associada a alopurinol (cálculos de xantina) e indinavir.[13,14]

Quadro 65.5 ▪ Agentes nefrotóxicos indutores de insuficiência renal aguda.

Devido a necrose tubular aguda
Antibióticos: aminoglicosídeos; anfotericina B; cefalotina e cefaloridina; tetraciclinas; sulfonamidas; polimixina B; vancomicina; nitrofurantoína
Analgésico não opioide: paracetamol (superdosagem)
Antineoplásicos: cisplatina, nitrosureia, metotrexato, azatioprina, estreptozocina
Contrastes radiológicos
Metais: mercúrio; ouro; chumbo; ferro; bismuto; cobre; lítio
Devido a glomerulonefrite
Lítio
Solventes orgânicos
Devido a nefrite intersticial aguda e crônica
Aminoglicosídeos
Analgésicos anti-inflamatórios não esteroides: indometacina, ácido mefenâmico, diflunisal
Anestésicos fluorados
Cefalosporinas
Ciclosporina
Contrastes radiológicos
Diuréticos: furosemida, tiazídicos, trianfereno, amilorida, acetazolamida
Interferon
Lítio
Penicilinas
Sulfas

Quadro 65.4 ▪ Marcadores biológicos para avaliação de nefrotoxicidade.

Segmento do néfron	Fármacos indutores de nefrotoxicidade	Biomarcadores
Glomérulo	IECA, AINEs, bloqueadores de receptores da angiotensina II, mitomicina C	Proteinúria
	Antiplaquetários, ciclosporina, quinona	Albumina, transferrina, IgG, cistatina C, citosina, retinol ligado a proteína, microglobulinas, TNF, interleucina, interferon, colágeno tipo IV
Túbulo proximal	Aminoglicosídeos, anfotericina B, cisplatina, adefovir, foscarnet, contraste, metadona, cocaína, heroína, metanfetamina	Albumina, transferrina, IgG, cistatina C, citocinas, retinol ligado a proteína, microglobulinas, TNF, interleucina, interferon, colágeno tipo IV Proteínas urinárias com atividade enzimática, proteinúria, N-acetil-D-glicosaminidase
Túbulo distal	Anfotericina B, lítio, aciclovir, indinavir, sulfonamidas	Osteopontina, clusterina

AINE: anti-inflamatório não esteroide; IECA: inibidor da enzima conversora da angiotensina; IgG: imunoglobulina G; TNF: fator de necrose tumoral.

Quadro 65.6 ▪ Agentes nefrotóxicos indutores de insuficiência renal crônica.

Devido a nefrite tubulointersticial
Aminoglicosídeos
Analgésicos não opioides: paracetamol, sobretudo em associações
Antineoplásicos: cisplatina, nitrosureia, mitomicina C
Ciclosporina
Lítio
Solventes orgânicos
Devido a nefroesclerose arteriolar
Chumbo
Mercúrio
Devido a glomerulonefrite crônica
Heroína
Sulfas

O manejo clínico de nefrotoxicidade passa por medidas preventivas e de contraposição aos efeitos já instalados.

Adequada seleção de medicamentos potencialmente nefrotóxicos, com especial cuidado em pacientes portadores de fatores de risco adicionais (Quadro 65.11), é forma de evitar o problema. Também é crucial prescrever segundo corretos esquemas de administração e usar os fármacos por tempo de uso tão curto quanto possível, principalmente em idosos.

Quadro 65.7 ■ Agentes nefrotóxicos que causam síndrome nefrótica.

Anticonvulsivante: trimetadiona
Anti-inflamatórios não esteroides: fenoprofeno, sulindaco
Antineoplásicos
Heroína
Lítio

Quadro 65.8 ■ Agentes nefrotóxicos que alteram mecanismos de concentração/diluição.

Anfotericina B
Aminoglicosídeos
Antineoplásicos: ciclofosfamida, vincristina, vimblastina
Demeclociclina
Lítio

Quadro 65.9 ■ Agentes nefrotóxicos que alteram equilíbrio acidobásico.

Aminoglicosídeos
Anfotericina B
Carbenicilina
Penicilina G

Quadro 65.10 ■ Agentes nefrotóxicos indutores de tubulopatias.

Aminoglicosídeos
Anfotericina B
Ciclosporina
Metais
6-Mercaptopurina

Quadro 65.11 ■ Fatores que aumentam risco de nefrotoxicidade.

Idade avançada
Doença renal preexistente
Depleção de volume
Hipotensão
Disfunção hepática
Hipopotassemia
Hipomagnesemia
Acidose metabólica
Uso de doses elevadas
Tratamento prolongado
Intervalo de dose incorreto
Uso concomitante de fármacos com perfil nefrotóxico

Apesar de nefrotoxicidade, mecanismos indutores e estratégias de prevenção serem bem conhecidos, a frequência de lesão renal aguda associada a uso de fármacos está substancialmente maior, com consequente aumento de morbidade e mortalidade. Como as terapias não se modificaram significativamente em várias décadas, a prevenção é a única forma de evitar os agravos. Em análise retrospectiva[15] de prontuários hospitalares de 492 pacientes, 170 destes tiveram insuficiência renal aguda durante a internação, evidenciada por elevação sustentada da creatinina sérica. Em 51 casos, a lesão renal poderia ter sido prevenida. Dezesseis pacientes não receberam profilaxia com solução salina ao fazerem procedimentos que exigiam contraste intravenoso; 15 não foram tratados apropriadamente para instabilidade hemodinâmica ou hipertensão; 9 usaram incorretamente os medicamentos e 11 receberam múltiplos agentes nefrotóxicos. Portanto, 30% dos episódios poderiam ter sido evitados se os médicos adotassem as corretas medidas preventivas.

Chama a atenção que o maior número de casos se deveu à ausência de administração intravenosa de fluidos durante procedimentos que exigiam administração de contraste, apesar de esta ser medida fundamental na prevenção da lesão renal aguda induzida por contraste.

Suspensão de agentes nefrotóxicos leva, em geral, à reversão das lesões observadas. No entanto, algumas medidas são preconizadas para minorar seus efeitos, como hidratação prévia adequada, emprego de quelantes em lesões provocadas por metais pesados, aceleração da excreção com uso de diuréticos ou acidificação/alcalinização urinárias.

Ensaio clínico randomizado e controlado, unicego, testou a eficácia de novo protocolo de hidratação para prevenção da nefrotoxicidade induzida por contraste em 396 pacientes adultos submetidos a cateterismo cardíaco e com TFG ≤ 60 mℓ/min/1,73 m^2 e um ou mais fatores de risco. Os pacientes (n = 196) foram alocados para receber expansão de volume guiada pela pressão diastólica final do ventrículo esquerdo ou administração de fluido segundo protocolo padrão (grupo-controle, n = 200). Ambos os grupos receberam cloreto de sódio a 0,9%, na dose de 3 mℓ/kg, por 1 h antes do cateterismo. Nefrotoxicidade ocorreu com menor frequência nos pacientes com expansão de volume guiada em comparação ao grupo-controle (6,7% *versus* 16,3%; risco relativo [RR] = 0,41; intervalo de confiança [IC] 95%: 0,22 a 0,79; *P* = 0,005).[16]

Um dos fluidos propostos para a hidratação preventiva de lesão renal é bicarbonato de sódio. Ensaio clínico randomizado e duplo-cego arrolou 391 pacientes com TFG estimada < 45 mℓ/min/1,73 m^2 e submetidos a angiografia coronária ou periférica eletiva para receber infusão de alta dose de bicarbonato de sódio isotônico (alvo 2,0 mEq/kg) ou cloreto de sódio isotônico de similar osmolalidade. O desfecho primário composto foi mortalidade, diálise ou sustentada redução de 20% da TFG estimada em 6 meses, que ocorreu em 14,9% no grupo do bicarbonato e 16,3% no grupo-controle (*P* = 0,78).[17]

Demais exemplos de correção de lesões renais induzidas por medicamentos serão abordadas em capítulos específicos de diferentes grupos farmacológicos.

▶ Referências bibliográficas

1. Brier ME, Aronoff GR, eds. *Drug prescribing in renal failure*. 5 ed. Philadelphia; American College of Physicians; 2007. 272 p.
2. Matzke GR, Nolin TD. Principles of drug therapy in patients with reduced kidney function. In: Gilbert S. *National Kidney Foundation Primer on Kidney Diseases*. 6 ed. Philadelphia: Elsevier; 2014: 337-345.
3. Matzke GR, Aronoff GR, Atkinson Jr AJ, Bennet WM, Decker BS, Eckardt K-U *et al*. Drug dosing consideration in patients with acute and chronic kidney disease – a clinical update from Kidney Disease: Improving Global Outcomes (KDIGO). *Kidney International*. 2011; 80 (11): 1122-1137.

4. Nolin TD, Naud J, Leblond FA, Pichette V. Emerging evidence of the impact of kidney disease on drug metabolism and transport. *Clin Pharmacol Ther.* 2008; 83 (6):898-903.
5. Khanal A, Castelino RL, Peterson GM, Jose MD. Dose adjustment guidelines for medications in patients with renal impairment: how consistent are drug information sources? *Intern Med J.* 2014; 44 (1): 77-85.
6. Levey AS, Inker LA, Coresh J. GFR estimation: from physiology to public health. *Am J Kidney Dis.* 2014; 63 (5): 820-834.
7. Earley A, Miskulin D, Lamb EJ, Levey AS, Uhlig K. Estimating equations for glomerular filtration rate in the era of creatinine standardization: a systematic review. *Ann Intern Med.* 2012; 156 (11): 785-795.
8. Kilbride HS, Stevens PE, Eaglestone G, Knight S, Carter JL, Delaney MP et al. Accuracy of the MDRD (Modification of Diet in Renal Disease) study and CKD-EPI (CKD Epidemiology Collaboration) equations for estimation of GFR in the elderly. *Am J Kidney Dis.* 2013; 61 (1): 57-66.
9. Karsch-Völk M, Schmid E, Wagenpfeil S, Linde K, Heemann U, Schneider A. Kidney function and clinical recommendations of drug dose adjustment in geriatric patients. *BMC Geriatr.* 2013; 13: 92.
10. Dowling TC, Wang ES, Ferrucci L, Sorkin JD. Glomerular filtration rate equations overestimate creatinine clearance in older individuals enrolled in the Baltimore Longitudinal Study on Aging: impact on renal drug dosing. *Pharmacotherapy.* 2013; 33 (9): 912-921.
11. Winchester JF, Harbord NB, Charen E, Ghannoum. Use of dialysis and hemoperfusion in the treatment of poisoning. In: Daugirdas JT, Blake PG, Ing TS. *Handbook of dialysis.* 5 ed. Philadelphia: Wolters Kluwer; 2014: 368-390.
12. Kim SY, Moon A. Drug-induced nephrotoxicity and its biomarkers. *Biomol Ther.* (Seoul). 2012; 20 (3): 268-272.
13. Perazella MA, Shirali A. Kidney disease caused by therapeutic agents. In: Gilbert S. *National Kidney Foundation Primer on Kidney Diseases.* 6 ed. Philadelphia: Elsevier; 2014: 326-336.
14. Balda CA. Nefrotoxicidade por drogas. In: Homsi E, Palomba H. *Injúria renal aguda no paciente crítico.* São Paulo: Atheneu; 2010: 295- 08.
15. Yamout H, Levin ML, Rosa RM, Myrie K, Westergaard S. Physician prevention of acute kidney injury. *Am J Med.* 2015; 128 (9):1001-1006.
16. Brar SS, Aharonian V, Mansukhani P, Moore N, Shen AY, Jorgensen M et al. Haemodynamic-guided fluid administration for the prevention of contrast-induced acute kidney injury: the POSEIDON randomised controlled trial. *Lancet.* 2014; 383 (9931): 1814-1823.
17. Solomon R, Gordon P, Manoukian SV, Abbott JD, Kereiakes DJ, Jeremias A et al.; BOSS Trial Investigators. Randomized trial of bicarbonate or saline study for the prevention of contrast-induced nephropathy in patients with CKD. *Clin J Am Soc Nephrol.* 2015; 10 (9):1519-1524.

CAPÍTULO 66
Intoxicações Agudas por Medicamentos

Rogério Hoefler

▶ Introdução

Segundo Paracelsus (1493-1541), a dose faz o veneno, ou seja, substâncias em geral inócuas, quando em doses excessivas, podem produzir efeitos tóxicos.

Intoxicação é o desenvolvimento de efeitos adversos em um indivíduo exposto a doses relativamente elevadas de um agente tóxico. Além dos efeitos previsíveis conforme a dose da exposição, deve ser considerada a resposta de cada indivíduo a determinada dose, em razão de polimorfismo genético, indução ou inibição enzimática na presença de outros xenobióticos (agentes estranhos ao organismo, com atividade deletéria) ou tolerância adquirida. Dependendo de via de exposição, propriedades químicas e físicas e mecanismo de ação do agente tóxico, a intoxicação pode ser local ou sistêmica. Sua gravidade e reversibilidade também dependem da reserva funcional do indivíduo ou do órgão-alvo, o que pode ser influenciado por idade ou disfunção orgânica prévia.[1]

Substâncias sem atividade terapêutica humana e com efeito indesejável sobre funções orgânicas são definidas como tóxicos. Inseticidas organofosforados, metanol, hidrocarbonetos de gasolina, agentes de guerra química, entre outros, são exemplos de tóxicos. Medicamentos diferenciam-se desses por terem atividade terapêutica até determinada concentração plasmática (nível terapêutico). Concentrações que excederem esse nível podem produzir efeitos tóxicos. Fármacos são mais ou menos seguros nesse aspecto pela diferença entre seus níveis terapêuticos e tóxicos. Este capítulo restringe-se à avaliação de intoxicações agudas por medicamentos.

Em 2013, 57 centros toxicológicos dos EUA registraram 2.188.013 notificações de intoxicações em humanos. Entre os medicamentos envolvidos nas exposições destacaram-se analgésicos, anti-inflamatórios, sedativos, hipnóticos, antipsicóticos, antidepressivos, anticonvulsivantes, estimulantes, agentes cardiovasculares e anti-histamínicos.[2]

As intoxicações por medicamentos representam cerca de 50% das exposições e mais de 80% dos casos graves ou fatais. Observa-se predomínio de exposição aguda, acidental ou não intencional, e com agente tóxico único. Em geral, ocorrem em casa e envolvem crianças com idade abaixo de 6 anos.[1]

▶ Prevenção

As intoxicações não intencionais por medicamentos podem resultar de uso inadequado, não observância às orientações da bula, bula imprópria, confusão na identificação de produtos sem embalagem ou rótulo, automedicação sem orientação, erros de profissionais da saúde e cuidadores, uso por pacientes idosos e uso para fim recreativo. Suicídio é a principal motivação para intoxicação intencional.[1]

As intoxicações por medicamentos são passíveis de prevenção, e as populações mais suscetíveis são adultos com retardo mental, pacientes geriátricos em polifarmácia, adolescentes e adultos jovens em uso recreativo de medicamentos e crianças em idade pré-escolar.[1]

Os adultos sujeitos a exposições não intencionais devem ser instruídos quanto ao uso seguro de medicamentos. Pacientes confusos podem requerer assistência na administração de seus medicamentos. Profissionais da saúde requerem educação continuada. Pacientes devem ser orientados para que evitem circunstâncias que resultem em intoxicações.[1]

A melhor abordagem para crianças pré-escolares e pacientes sujeitos a intoxicação intencional é limitar o acesso aos medicamentos, mantendo-os fora do alcance ou em armários devidamente fechados.[3,4] Já estão disponíveis medicamentos em embalagens de difícil abertura por crianças pequenas, especialmente em países desenvolvidos. Pacientes deprimidos ou com quadros psicóticos devem ser avaliados por psiquiatra para identificação de tendência suicida, receber prescrições com quantidade limitada de medicamentos e ser monitorados quanto a observância e resposta à terapia.[1]

Intervenções educativas em domicílio são efetivas para aumentar a proporção de famílias que armazenam medicamentos fora do alcance de crianças (*odds ratio* [OR] = 1,53; intervalo de confiança [IC] 95%: 1,27 a 1,84) e mantém acessível um número de telefone de centro de informação toxicológica (OR = 3,30; IC95%: 1,70 a 6,39).[3] Em metanálise[5] que incluiu 28 estudos primários, a intervenção que consistiu em educação associada a uso de equipamentos de baixo custo ou gratuitos foi mais efetiva em promover armazenamento seguro de medicamentos do que intervenções usuais (OR = 2,51; IC95%: 1,01 a 6,00).

▶ Tratamento

A realização de ensaios clínicos controlados para avaliar eficácia e segurança de tratamentos de intoxicações é dificultada por questões éticas, legais e políticas, considerando as condições em que se encontram os pacientes intoxicados (tentativa de suicídio, forte estresse, inconsciência, doença mental e impossibilidade de assinar termo de consentimento livre e esclarecido). Além disso, a maioria dos antídotos são medicamentos órfãos ou estão livres de patentes, por isso não despertam o interesse de companhias privadas para o financiamento de estudos robustos e onerosos. Por estas razões, em geral, as diretrizes sobre intoxicações são fundamentadas em limitadas evidências científicas provenientes de estudos observacionais retrospectivos, relatos de casos, séries de casos e opiniões de especialistas,[6] ou seja, evidências de níveis B e C.

Frequentemente, o tratamento de um paciente intoxicado ocorre antes que o diagnóstico seja estabelecido. As medidas de suporte padrão devem ser iniciadas a partir de avaliação e manutenção de via respiratória pérvia, respiração e circulação, seguindo-se o diagnóstico diferencial e a descontaminação. Paralelamente, sucedem-se os esforços para confirmar a intoxicação a fim de iniciar terapia específica.[7]

Abordagem e avaliação inicial do paciente

Pacientes intoxicados podem não apresentar sinais ou sintomas ou podem ter variados graus de evidente intoxicação.

Pacientes assintomáticos podem ter sido expostos a dose letal, sem ainda exibirem qualquer manifestação de toxicidade. Por isso, recomenda-se:[8]

- Avaliar rapidamente os riscos potenciais
- Considerar descontaminação gastrointestinal para prevenir absorção
- Tratar complicações se elas ocorrerem
- Observar o paciente assintomático por período apropriado.

Se o medicamento for conhecido, o risco pode ser avaliado por consulta a fontes de informação especializadas ou a centro de informação toxicológica (CIT). Em geral, a avaliação leva em conta: dose ingerida, tempo transcorrido desde a ingestão, presença de sintomas ou sinais clínicos, existência prévia de doença cardíaca, respiratória, renal ou hepática e, ocasionalmente, níveis séricos específicos do fármaco.[7,8]

Medidas iniciais de suporte

As diretrizes gerais de manutenção da vida devem ser seguidas como em qualquer paciente clinicamente instável, embora os pacientes intoxicados em estado crítico sejam considerados especiais. Nas Guidelines for Cardiopulmonary Resuscitation and Emergency Cardiovascular Care, da American Heart Association (AHA), de 2015,[9] são recomendados planos para manejo de hipoxemia, manifestações cardiovasculares (bradicardia, taquicardia, arritmias, hipotensão e hipertensão), neurológicas (coma, convulsão, agitação, hipotermia e hipertermia) e metabólicas (hipoglicemia e hiperglicemia).

Pacientes com as vias respiratórias desimpedidas e reflexos protetores intactos podem não requerer intubação (mesmo se estiverem letárgicos), particularmente se o tratamento melhorar o estado mental. A intubação é indicada quando o paciente não for capaz de proteger a via respiratória e de manter troca gasosa ou adequada pressão arterial.[7,9]

Diagnóstico das intoxicações por medicamentos

O clínico deve buscar informações relativas a medicamentos prescritos ou isentos de prescrição, fitoterápicos, suplementos dietéticos e substâncias ilícitas. Amigos, parentes e qualquer pessoa envolvida no atendimento devem ser consultados, e os medicamentos que estavam disponíveis ao paciente ou próximos a ele devem ser identificados. Se necessário, a farmácia que dispensou o(s) medicamento(s) deve ser acionada para identificar o(s) utilizado(s). As informações recolhidas podem ser incompletas ou de baixa confiabilidade, particularmente em casos de tentativa de suicídio ou de abuso de droga ilícita, mas podem também impactar favoravelmente o cuidado.[7]

O exame físico busca avaliar vias respiratórias, respiração, circulação, estado mental, temperatura, tamanho da pupila, tônus muscular, reflexos, pele e atividade peristáltica. Em casos de exposição única ou dominante, o exame pode revelar sinais de síndrome tóxica (padrão de sinais e sintomas que sugere uma classe específica de intoxicação); contudo, devem ainda ser consideradas eventuais exposições concomitantes.[7,8]

Quando sinais e sintomas iniciais são menos específicos, pode ser útil categorizar os pacientes como funcionalmente deprimido, agitado ou hiperadrenérgico. Isso estreita a lista de possíveis exposições e impacta nas estratégias de tratamento inicial. No entanto, certos fármacos, como os anticolinérgicos, variavelmente apresentam estupor, coma, agitação, confusão ou delírio, dependendo de tempo, dose e fatores do paciente.[7]

Fármacos que afetam o sistema nervoso autônomo (SNA) alteram o tamanho da pupila. A combinação do estado funcional do paciente (agitado ou deprimido) com o tamanho da pupila fornece rápida avaliação da exposição dominante. Por exemplo, a combinação de letargia, pupilas em constrição e respiração lenta e profunda é sugestiva de intoxicação por opioide. Em intoxicação anticolinérgica, as pupilas dilatam e, geralmente, não reagem à luz.[7]

Agentes colinérgicos, lítio e carbamazepina causam nistagmo horizontal do olhar. Fenitoína e barbituratos causam nistagmo horizontal, vertical ou rotatório.[7]

Reações distônicas, caracterizadas por torcicolo, movimentos da língua e trismo, são clássicas em intoxicações por haloperidol, fenotiazina ou metoclopramida. Discinesias (mioclonia, atividade hipercinética e atividade repetitiva) são observadas com anticolinérgicos. Rigidez muscular com hipertermia é característica da síndrome neuroléptica maligna e hipertermia maligna.[7]

Medidas gerais para tratamento de intoxicações agudas

■ Descontaminação gastrointestinal

A decisão sobre a aplicação de descontaminação gastrointestinal e o método a ser usado depende de tempo transcorrido desde a exposição, toxicidade do agente, disponibilidade, eficácia e contraindicações do procedimento e natureza, gravidade e risco de complicações.

A efetividade de todos os procedimentos de descontaminação gastrointestinal se reduz com o tempo. Os dados disponíveis são insuficientes para apoiar ou excluir efeito benéfico de quaisquer procedimentos quando são usados mais de 1 h depois da ingestão. A maioria dos pacientes se recupera da intoxicação apenas com bom cuidado de suporte, mas as complicações da descontaminação gastrointestinal, particularmente a aspiração, podem prolongar este processo. Dessa forma, a descontaminação gastrointestinal deve ser realizada de forma criteriosa, não como rotina, pois é claramente desnecessária quando a toxicidade prevista é mínima ou o prazo para toxicidade máxima esperada tenha passado sem a ocorrência de efeito significativo.[1]

Lavagem gástrica pode ser tentada em algumas intoxicações muito específicas, pois a relação benefício-risco é desfavorável em muitas situações. A indicação de lavagem gástrica pode ser justificada quando: a ingestão é recente (menos de 60 min), ou seja, há razoável convicção de que o agente tóxico ainda esteja no estômago; a substância ingerida é altamente tóxica; e não há terapia alternativa confiável (p. ex., antídoto). Os danos associados à lavagem gástrica (aspiração, arritmias e perfuração do estômago) limitam seu uso na maioria dos pacientes.[7,10]

Lavagem gástrica deve ser descartada, por exemplo, em pacientes que tenham vomitado extensivamente antes da admissão, ou que se apresentem muitas horas depois da ingestão de agente que não diminui a motilidade intestinal, ou cujo agente ingerido seja facilmente absorvido pelo trato gastrointestinal.[7,10]

Pacientes não intubados devem estar conscientes e ter adequados reflexos protetores da faringe e laringe. Em pacientes semicomatosos, a lavagem gástrica deve ser realizada depois da intubação, e apenas se houver elevada probabilidade de que agente altamente letal esteja no estômago.[7,10]

No paciente adulto, a lavagem é realizada pela instilação de alíquotas de 200 mℓ de água aquecida ou soro fisiológico até que o fluido aspirado se torne límpido. Em crianças, o uso de soro fisiológico é preferido porque a água está associada à ocorrência de hiponatremia grave. Depois da limpeza, o tubo de Ewald pode ser substituído por tubo nasogástrico para permitir procedimentos intermitentes de sucção e/ou administração de carvão ativado.[7]

A American Academy of Clinical Toxicology (AACT) e a European Association of Poisons Centres and Clinical Toxicologists (EAPCCT) publicaram recomendação oficial conjunta sobre a utilidade de lavagem gástrica no tratamento de pacientes intoxicados, com base em revisão sistemática de estudos publicados de janeiro de 2003 a março de 2011. Segundo o documento, poucos ensaios clínicos mostraram desfechos benéficos, todos com significantes limitações metodológicas. Nesse sentido, concluíram que *até o momento não há evidência que apoie o uso de lavagem gástrica como rotina no manejo de pacientes intoxicados*. Nas raras situações em que o procedimento é indicado, ele deve ser realizado apenas por profissionais adequadamente treinados e experientes,[10] em local que disponha de recursos para controlar eventuais complicações.

Carvão ativado é um subproduto da combustão de vários compostos orgânicos, como madeira, partes do coco, osso, sacarose, arroz e amido. Sua ativação, ou aumento da superfície disponível para adsorção, ocorre pela remoção de materiais previamente adsorvidos por meio de processo que envolve aquecimento a vapor e tratamento químico. O resultado é um potente adsorvente inespecífico que sequestra fármacos presentes no estômago e interfere com sua absorção.[7]

O uso de carvão ativado em intoxicação aguda tem gerado debates acalorados nos últimos anos. Ensaio clínico controlado, aberto, em paralelo (n = 4.632)[11] comparou tratamento de rotina com múltiplas doses de carvão ativado *versus* o não uso do mesmo em pacientes intoxicados por ingestão de pesticidas ou sementes de *Thevetia peruviana* (planta tóxica, conhecida popularmente como chapéu-de-napoleão, que contém glicosídeos cardiotóxicos). Os pacientes intoxicados foram submetidos a tratamento com carvão ativado (6 doses de 50 g, administradas a intervalos de 4 h ou dose única de 50 g) ou não foram tratados com carvão ativado. O desfecho primário foi mortalidade, e as análises foram por intenção de tratar. A mortalidade não foi estatisticamente diferente entre os grupos [97/1.531 (6,3%) para múltiplas doses de carvão ativado *versus* 105/1.554 (6,8%) para os que não usaram carvão ativado; OR ajustada = 0,96; IC95%: 0,70 a 1,33]. Não houve diferença nas análises estratificadas por agente tóxico, gravidade da intoxicação ou tempo entre a ingestão e a admissão no hospital. Este estudo foi criticado em razão do longo tempo médio transcorrido entre exposição e admissão em hospital (mediana acima de 4 h) e pelo uso de êmese forçada antes do atendimento em mais de 50% dos pacientes. Outros estudos prospectivos e metanálises, contudo, mostram efetiva adsorção de fármacos e melhora em medidas de desfecho clínico.[7]

À luz das conflitantes evidências, *não é recomendado o uso de carvão ativado, como rotina, em todo paciente intoxicado*. Seu uso se justifica naqueles sem contraindicação e que tenham ingerido fármaco potencialmente letal que seja adsorvido pelo carvão ativado.[7]

A administração de carvão ativado deve ser feita em tempo hábil após a ingestão do agente tóxico, pois sua eficácia se reduz com o tempo. Classicamente, é recomendada a administração no prazo de 1 h a partir da ingestão; contudo, há evidência de algum benefício por até 4 h. Seu uso deve ser evitado em pacientes entorpecidos, comatosos ou com convulsão, a menos que haja tubo endotraqueal para proteger a via respiratória e tubo gástrico esteja posicionado para a administração. A aspiração de suas partículas está associada à ocorrência de pneumonia, bronquiolite obliterante, síndrome de angústia respiratória aguda e morte.[7]

Geralmente, carvão ativado é administrado em dose única, determinada pelo peso do paciente (1 g/kg). A mistura de carvão ativado com suco, refrigerante ou leite com chocolate pode melhorar a aceitação pelo paciente.[7]

Em doses múltiplas, carvão ativado pode aumentar a eliminação de alguns fármacos já absorvidos, por interferência na circulação êntero-hepática/enterogástrica dos mesmos ou pela adsorção de fármacos que se difundam da circulação para dentro do lúmen intestinal.

Carvão ativado em doses múltiplas tem uso limitado porque o fármaco a ser adsorvido deve ter baixo volume de distribuição, baixa ligação a proteínas, longa meia-vida de eliminação e baixo pKa. A AACT e a EAPCCT recomendam esta conduta somente nos casos de intoxicações graves por fármacos específicos, como carbamazepina, dapsona, fenobarbital, quinina e teofilina. Nesses casos, depois da dose inicial de 1 g/kg, carvão ativado pode ser readministrado em doses de 0,5 g/kg, a cada 2 a 4 h, por pelo menos três doses. *Carvão ativado em doses múltiplas deve ser usado com cuidado em pacientes com ruídos intestinais reduzidos, distensão abdominal e êmese.*[7]

A adição de catártico (p. ex., sorbitol ou sulfato de magnésio) a carvão ativado pode facilitar a evacuação da toxina e evitar constipação intestinal. Todavia, seu benefício é incerto, pois não há demonstração de que reduza morbidade, mortalidade ou tempo de permanência em hospital. Por isso, não é recomendada pela AACT.[7]

▶ **Xarope de ipeca.** Em ambiente hospitalar, o uso de xarope de ipeca não é recomendado por sua eficácia não estar comprovada, associar-se a múltiplos danos e retardar ou reduzir a efetividade de outros métodos de descontaminação. Em contexto extra-hospitalar, seu uso é recomendado apenas nos seguintes casos: ausência de contraindicação para ipeca (p. ex., substância ingerida não é corrosiva ou não causa alteração do estado mental); o agente tóxico é real ameaça à vida; não há disponibilidade de terapia alternativa; o paciente não será capaz de chegar a um hospital em menos de 1 h. Ipeca pode ser administrada em até 90 min após a ingestão do tóxico e não prejudica a terapia definitiva.[7,12]

■ Aumento da eliminação

Irrigação intestinal total

Seu uso não é recomendado como rotina, pois sua eficácia não foi estabelecida em ensaios clínicos controlados. Considerando evidências provenientes de relatos de casos, esse procedimento pode ser justificado quando houver ingestão potencialmente letal ou altamente tóxica de medicamento de liberação prolongada ou com revestimento entérico ou em ingestão de grande quantidade de ferro. A irrigação intestinal total é realizada com solução eletrolítica e polietilenoglicol, 1 a 2 ℓ/h por via oral ou por tubo nasogástrico. Geralmente, a irrigação prossegue até que o efluente retal se torne límpido ou haja evidência radiográfica de depuração. As contraindicações para este procedimento incluem íleo, hemorragia gastrointestinal e perfuração intestinal.[7,13]

Diurese forçada

É obtida por carga de volume e administração de diurético, que visam aumentar a eliminação de toxinas excretadas pelos rins por meio da inibição da reabsorção tubular. *Este regime não é recomendado em razão da ausência de comprovação de benefício*, do potencial em comprometer a homeostase de fluidos e eletrólitos e da sobrecarga de fluido que pode produzir edema pulmonar ou cerebral.[7]

Manipulações do pH da urina

A manipulação terapêutica do pH da urina pode aumentar a eliminação de algumas substâncias tóxicas. Em sua maioria, fármacos são ácidos fracos ou bases fracas e estão presentes no soro e no filtrado glomerular em frações ionizadas e não ionizadas. Normalmente, a reabsorção passiva nos túbulos renais da fração lipossolúvel não ionizada de tais fármacos ocorre por difusão reversa não iônica. Com alguns fármacos ácidos e básicos, a difusão reversa do lúmen tubular renal para o fluido peritubular e capilares pode ser diminuída por meio da manipulação do pH da urina, aumentando a proporção da forma ionizada do fármaco (menos lipossolúvel).[7]

A alcalinização da urina (pH > 7) é frequentemente recomendada em intoxicação moderada por salicilato que não tenha indicação para hemodiálise; também é útil para potencializar a eliminação de clorpropamida, diflunisal, fluoreto, metotrexato e fenobarbital. Em geral o pH alcalino é alcançado pela administração de solução intravenosa de bicarbonato de sódio (1 a 2 mEq/kg, cada 3 a 4 h). A dose pode ser obtida a partir de duas ampolas com 50 mℓ de bicarbonato de sódio 8,4% (100 mEq de NaHCO$_3$), por litro de glicose 5% em água, e infundida a 250 mℓ/h.[7]

Entre as complicações da alcalinização da urina incluem-se alcalemia, sobrecarga de volume, hipernatremia e hipopotassemia. A administração de bicarbonato na presença de significante hipopotassemia não alcaliniza a urina, mas aumenta o risco de alcalemia. A adição de cloreto de potássio à infusão de bicarbonato pode ser requerida como profilaxia para minimizar a perda do cátion.[7]

A acidificação da urina, com a intenção de aumentar a eliminação de bases fracas, como as anfetaminas, não é técnica efetiva de eliminação e oferece risco real de aumento de dano renal e de acidose metabólica. Por isso, *acidificação da urina não é recomendada*.[7]

Remoção extracorpórea

Em alguns pacientes intoxicados, o tratamento com medidas de suporte, descontaminação e aceleração da eliminação renal não altera o curso de eventos para melhorar o desfecho.[7] A aplicação de técnicas de remoção extracorpórea pode salvar a vida de tais pacientes, embora sejam geralmente limitadas as evidências de ensaios clínicos controlados de que altere o curso das intoxicações. Sua indicação requer análise criteriosa do estado clínico do paciente e informações disponíveis sobre prognóstico e tratamento da intoxicação. Em geral, a remoção extracorpórea deve ser considerada quando:

- Os cuidados de suporte forem insuficientes para estabilizar o estado clínico do paciente
- Houver previsão de retardo ou insuficiência da eliminação em razão de disfunção renal, hepática ou cardíaca
- O agente tóxico produzir metabólitos também tóxicos
- Houver possibilidade de toxicidade tardia. As manifestações clínicas individuais ou os níveis séricos do fármaco também podem indicar a remoção extracorpórea. Finalmente, as propriedades físico-químicas da substância intoxicante e seu comportamento toxicocinético (o qual pode diferir do perfil farmacocinético quando em dose terapêutica) também determinam a viabilidade da remoção extracorpórea e a escolha do método.

Basicamente, há três métodos de remoção extracorpórea: diálise (principalmente hemodiálise), hemoperfusão e hemofiltração. Raramente, podem também ser consideradas outras técnicas, como plasmaférese e exsanguinotransfusão, em intoxicações específicas, as quais não serão abordadas neste texto.

▶ **Hemodiálise**.[7] É técnica preferida, em comparação à hemoperfusão, para remover substâncias dialisáveis, especialmente na presença de acidose metabólica, disfunção renal, metabólitos tóxicos dialisáveis ou outras indicações para hemodiálise. As características necessárias para que uma substância seja facilmente eliminada por hemodiálise são: baixo peso molecular (< 500 dáltons [Da]; membranas de alto fluxo permitem remover moléculas de até 5.000 Da), solubilidade em água, baixa ligação a proteínas (< 90%) e baixo volume de distribuição (Vd < 250 ℓ; cerca de 3 a 4 ℓ/kg).

A hemodiálise está associada a complicações do acesso venoso (pneumotórax, lesão de vaso periférico ou central, ou arritmia induzida por cateter), hipofosfatemia, alcalemia, síndrome de desequilíbrio da osmolalidade, saturação do sistema (cartucho do dialisador), hipotensão e embolismo aéreo.[7]

▶ **Diálise peritoneal**. Tem eficiência correspondente a 1/8 a 1/4 da conferida por hemodiálise. Em geral, é empregada apenas como medida auxiliar ou se hemodiálise ou hemoperfusão não estiverem disponíveis.[7]

▶ **Hemoperfusão**.[7] O agente tóxico é extraído a partir do contato direto do sangue com um sistema adsorvente (cartucho contendo carvão ativado). O carvão ativado adsorve substâncias hidrossolúveis e lipossolúveis. Pode alcançar depurações de fármacos de 200 a 400 mℓ/min, particularmente no início do tratamento, antes da saturação do cartucho. Uma cobertura de polímero reduz a adsorção de compostos grandes (> 3.500 Da).

A maioria dos fármacos pode ser removida por hemoperfusão, especialmente toxinas com elevado peso molecular, que se ligam fortemente a proteínas, ou que sejam lipossolúveis. Fármacos pouco extraídos por hemoperfusão incluem o lítio. A eficácia da remoção é menor para substâncias com grande volume de distribuição, altamente lipossolúveis e/ou extensivamente ligadas a tecidos. Estas podem ser mais bem removidas por hemofiltração.

Entre as complicações da hemoperfusão, citam-se: saturação do cartucho, problemas hematológicos (trombocitopenia, leucopenia e depleção de fator de coagulação), problemas metabólicos (hipoglicemia e hipocalcemia), complicações no acesso, hipotermia, embolização de partícula e desenvolvimento de reações pirogênicas.

▶ **Hemofiltração**.[7] Remove fármacos e outros solutos através de uma membrana altamente porosa, pelo fluxo de massa com a água plasmática filtrada. Geralmente, tais membranas são permeáveis a substâncias com peso molecular de até 6.000 Da, incluindo virtualmente todos os fármacos. Em alguns casos, as membranas da hemofiltração são permeáveis a substâncias de até 20.000 Da. A hemofiltração é potencialmente útil para remoção de substâncias com elevado volume de distribuição, lenta transferência intercompartimental, ou com ávida ligação a tecidos. Cartuchos de hemofiltração específicos altamente porosos também são úteis para remoção de complexos de alto peso molecular, tais como digoxina-Fab e complexos de deferoxamina com ferro ou com alumínio.

■ Antídotos

Antídoto é qualquer substância capaz de aumentar a dose média letal de uma toxina, ou de reverter seus efeitos danosos.[7] No Quadro 66.1, apresentam-se os principais antídotos utilizados na clínica.

Atualmente, o avanço da biotecnologia permite o desenvolvimento de anticorpos que agem como antídotos para intoxicações por certos fármacos. *Idarucizumab*, por exemplo, é fragmento de anticorpo monoclonal humanizado, ainda não registrado no Brasil, que se liga a dabigatrana (livre ou ligada à trombina) e neutraliza sua atividade anticoagulante, com potencial utilidade em casos de intoxicação.[14]

A decisão sobre realizar qualquer dessas técnicas deve ser individualizada. A Figura 66.1 apresenta algoritmo para orientar a decisão.

Quadro 66.1 ■ Principais antídotos empregados em intoxicações por medicamentos.

Agente tóxico	Antídoto
Paracetamol	Acetilcisteína
Anticolinérgicos	Fisostigmina
Anticolinesterásicos	Atropina
Benzodiazepínicos	Flumazenil
Betabloqueadores	Glucagon
Bloqueadores dos canais de cálcio	Cloreto de cálcio, glucagon
Digoxina	Anticorpos específicos para digoxina
Hipoglicemiantes	Dextrose, glucagon
Ferro	Mesilato de deferoxamina
Isoniazida	Piridoxina
Opioides	Naloxona

Fonte: Lank *et al.*, 2015.[7]

Medidas para tratamento de intoxicações agudas específicas

■ Intoxicações mais frequentes

As intoxicações agudas por medicamentos requerem condutas terapêuticas específicas conforme as características toxicocinéticas e toxicológicas de cada agente, além de aspectos relacionados ao paciente,

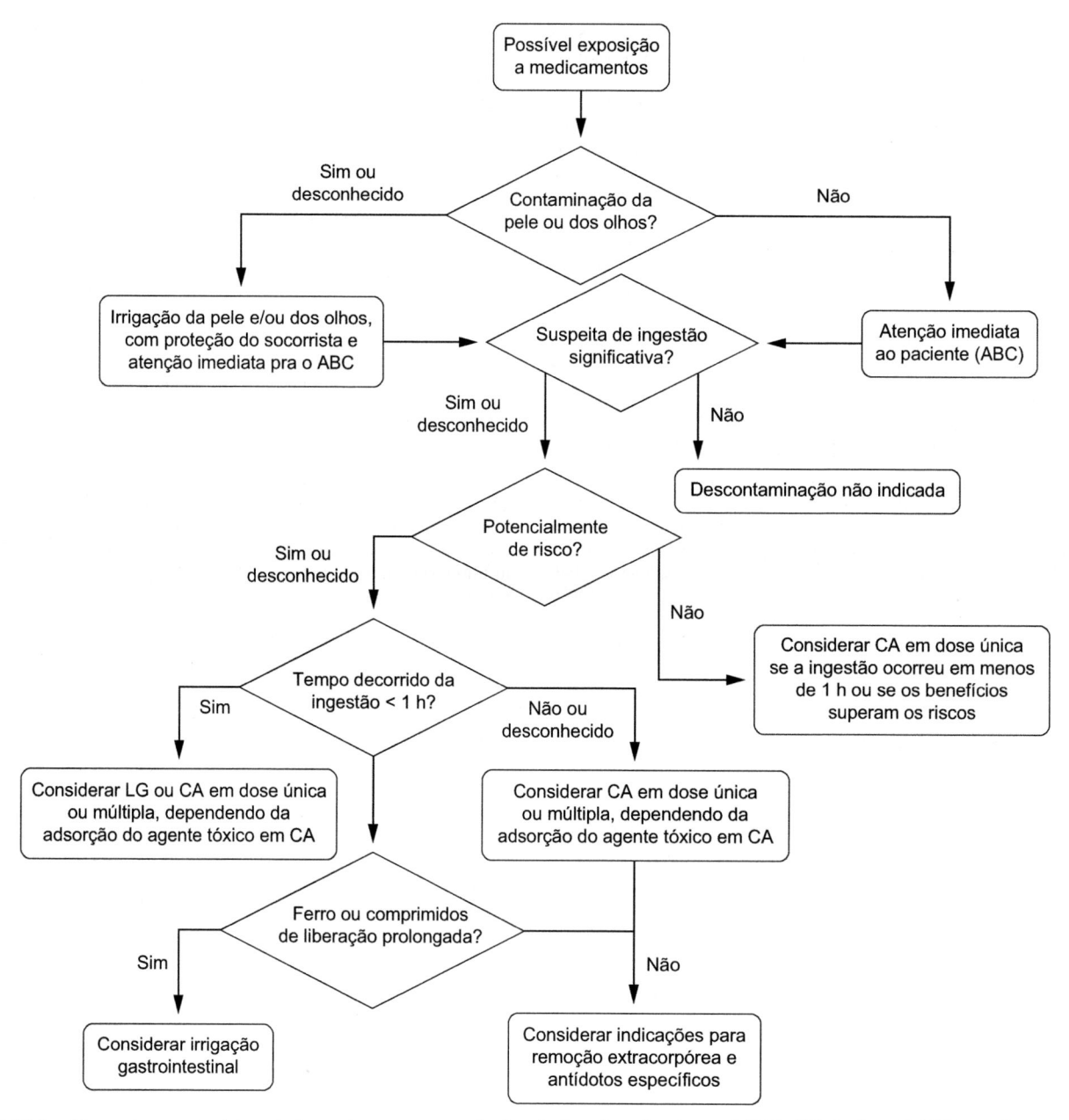

Figura 66.1 ■ Fluxograma essencialmente baseado nas recomendações da American Academy of Clinical Toxicology (AACT) e da European Association of Poison Centres and Clinical Toxicologists (EAPCCT). ABC: iniciais mnemônicas para os passos essenciais de primeiros socorros. A: via respiratória (*airway*); B: respiração (*breathing*); C: circulação (*circulation*); CA: carvão ativado; LG: lavagem gástrica. (Fonte: Hoefler e Galvão, 2010.)[6]

mas não necessariamente envolvem o uso de antídoto. A manutenção da vida deve ser priorizada em qualquer caso, por meio de suporte contínuo, indo ao encontro da máxima em toxicologia clínica: "cuidar do intoxicado e não do agente tóxico".[6]

A seguir, serão apresentadas as características das intoxicações agudas por medicamentos mais prevalentes e as condutas terapêuticas internacionalmente recomendadas para manejo dos pacientes, ao que pese a limitação das evidências científicas disponíveis para muitos dos casos.

Analgésicos e antipiréticos

Salicilatos

Representados principalmente por ácido acetilsalicílico, referem-se também a salicilato de metila, salicilato de sódio e subsalicilato de bismuto. Em geral, a ingestão de ácido acetilsalicílico oferece risco de intoxicação aguda com doses a partir de 150 mg/kg ou 6,5 g.[15] Muitos sistemas orgânicos são sujeitos a dano em pacientes com intoxicação grave. A morte é tipicamente associada com edema cerebral que resulta da entrada de salicilato no sistema nervoso central (SNC), processo fortemente influenciado pelo pH sistêmico.[16] As manifestações clínicas das intoxicações leves a moderadas por salicilato incluem náuseas, vômito, zumbido, taquipneia, desidratação, hipopotassemia, prolongamento do tempo de protrombina e alcalose respiratória. Em casos graves, são observadas acidose metabólica (especialmente em crianças), hipoglicemia (com ou sem hipoglicorraquia), hiperpneia, diaforese, febre, agitação, confusão e alteração do estado mental, letargia, convulsões, coma, edema cerebral, edema pulmonar, lesão renal aguda, taquicardia, hipotensão e morte. Trombocitopenia, perfuração gastrointestinal, pancreatite, dano hepático, rabdomiólise e disritmias são complicações raras da intoxicação grave.[7,15,16] No diagnóstico diferencial devem ser consideradas outras intoxicações que apresentem acidose metabólica com *gap* de ânion (ferro, metanol, isopropanol, sepse e cetoacidose alcoólica).[15]

As bases da terapia incluem bom cuidado de suporte, descontaminação gastrointestinal com carvão ativado e lavagem gástrica em pacientes selecionados, reposição de volume intravascular e administração de bicarbonato. O bicarbonato produz alcalemia, que reduz a passagem de salicilato para o SNC, e alcalúria, que reduz a reabsorção tubular e promove excreção renal de salicilato (pH urinário de 7,5 a 8,7).[7,15]

Os principais parâmetros que requerem monitoramento nesses pacientes são sinais vitais, estado mental, salicilato sérico (doseado a intervalos de 1 a 2 h, até que os níveis estejam declinando), gasometria arterial ou venosa (intoxicação moderada a grave e pacientes submetidos à alcalinização da urina), contagem das células sanguíneas, enzimas hepáticas, testes renais, relação internacional normalizada (INR) e tempo de tromboplastina parcial (PTT). Tomografia computadorizada da cabeça é recomendada no caso de estado mental alterado.[16]

O *Extracorporeal Treatments in Poisoning* (EXTRIP) *Workgroup** conduziu revisão sistemática[15] de 84 artigos com baixa qualidade metodológica, concluindo que salicilatos são dialisáveis por hemodiálise e hemoperfusão e recomendando tratamento extracórporeo em pacientes com intoxicação grave, estado mental alterado, síndrome de angústia respiratória aguda ou edema cerebral e naqueles que não responderam à terapia padrão, independentemente da concentração de salicilato sérico. Elevadas concentrações de salicilato requerem remoção extracorpórea, independentemente de sinais e sintomas [> 7,2 mmol/ℓ (100 mg/dℓ), sem disfunção renal; e > 6,5 mmol/ℓ (90 mg/dℓ) com disfunção renal].[15,16] Hemodiálise intermitente é a modalidade preferida, embora a hemoperfusão seja alternativa aceitável se a hemodiálise não estiver disponível.[15]

Paracetamol

É fármaco com potencial toxicidade hepática; em doses excessivas pode levar à falência hepática aguda irreversível. Nos casos de superdosagem, por alteração da via de biotransformação, produz-se um metabólito tóxico, N-acetil-p-benzoquinona (NAPQI), o qual se liga à glutationa. Com a depleção de glutationa, NAPQI se acumula e se liga a células hepáticas, causando necrose dos hepatócitos. Mesmo em doses terapêuticas, paracetamol pode causar elevações transitórias das enzimas hepáticas e possivelmente hepatotoxicidade, particularmente em pessoas malnutridas (ocorre redução da glutationa) e entre usuários de indutores de enzimas hepáticas (p. ex., álcool em doses altas e regulares, rifampicina, fenitoína, carbamazepina e barbituratos), por desviarem a biotransformação para a via de produção de NAPQI.[16,17] Doses de paracetamol de 200 mg/kg ou 10 g são consideradas potencialmente tóxicas.[16] A ingestão de doses elevadas e o uso concomitante de medicamentos que reduzem a motilidade gastrointestinal podem retardar em muitas horas o pico de sua concentração plasmática.

No primeiro dia após a ingestão, os pacientes podem estar assintomáticos ou apresentar apenas náuseas, vômito e dor abdominal. Elevações das transaminases séricas (ALT, AST) ocorrem em aproximadamente 24 h após a ingestão, com pico em 2 a 3 dias. Em intoxicações graves, ocorrem insuficiência hepática (com coagulopatia e encefalopatia) e insuficiência renal. Superdose massiva (concentração sérica inicial acima de 500 μg/mℓ) produz coma, hiperglicemia e acidose láctica. Em pacientes que sobrevivem, as funções hepática e renal retornam à normalidade. No diagnóstico diferencial podem ser consideradas intoxicações por tetracloreto de carbono, cogumelos hepatotóxicos, halotano, ferro e reações idiossincrásicas por fármacos.[16]

Carvão ativado pode ser considerado em ingestões consideráveis e recentes, o que pode reduzir a necessidade de uso de acetilcisteína, o antídoto específico.[16] Pacientes atendidos dentro de 8 h após a ingestão requerem determinação de paracetamol sérico. Naqueles que necessitam de tratamento com acetilcisteína, monitoram-se enzimas hepáticas, eletrólitos séricos e função renal. Naqueles que os apresentam alterados logo após ingestão massiva, mas com transaminases séricas normais, a recuperação se dá com cuidados de suporte (manejo da via respiratória e infusão de fluido) e imediata terapia com acetilcisteína. Os que os apresentam mais de 36 h após a ingestão podem ter significante dano hepático e até falência hepática (INR acima de 1,5, acidose ou encefalopatia). Pacientes com estado mental alterado devem ser intubados. Soluções cristaloides e vasopressores adrenérgicos devem ser instituídos se houver hipotensão. Aqueles com coagulopatia que apresentam sangramento devem receber plasma fresco congelado. Insuficiência renal pode requerer diálise. Todos com dano hepático devem receber acetilcisteína. Se houver encefalopatia hepática, acidose ou significante coagulopatia (INR acima de 5), cogita-se transplante hepático.[16]

A acetilcisteína deve ser iniciada no prazo de 8 h, a partir da ingestão, para reduzir o risco de hepatotoxicidade.[7] A dose oral de ataque é de 140 mg/kg, seguida de 70 mg/kg, a intervalos de 4 h, até o total de 17 doses. A dose de ataque intravenosa é de 150 mg/kg, infundida em 15 a 60 min, seguida de novas infusões: 12,5 mg/kg/h, por 4 h e 6,25 mg/kg/h, por 16 h (se a ingestão tiver ocorrido menos de 10 h antes do tratamento). Crianças devem receber doses de acetilcisteína, oral e intravenosa, similares às empregadas em adultos, exceto quando for usada a via intravenosa em crianças com menos de 40 kg. A acetilcisteína deve ser diluída para uma concentração de 40 mg/mℓ, com glicose 5% em água.[18]

O grupo de trabalho EXTRIP conduziu revisão sistemática[19] de 24 artigos de baixa qualidade metodológica, concluindo que acetilcisteína é o principal tratamento, e a remoção extracorpórea não é requerida na maioria dos casos. Contudo, considerando que paracetamol é dialisável, a terapia extracorpórea pode ser empregada em pacientes com superdose extrema que manifestem disfunção mitocondrial (alteração no estado mental e acidose metabólica grave) antes do início da falência hepática. Recomendações específicas para terapia extracorpórea incluem: concentração de paracetamol acima de 1.000 mg/ℓ após uso da acetilcisteína; sinais de disfunção mitocondrial e concentração de paracetamol acima de 700 mg/ℓ (4.630 mmol/ℓ) sem uso da acetilcisteína; e sinais de disfunção mitocondrial e concentração de paracetamol acima de 900 mg/ℓ (5.960 mmol/ℓ) se a acetilcisteína for administrada. Hemodiálise intermitente é a modalidade preferida.[18]

Anti-inflamatórios não esteroides[16,17]

Anti-inflamatórios não esteroides (AINEs) causam irritação na mucosa gastrointestinal por ação direta e por inibição da ciclo-oxigenase 1 (COX-1), a qual é necessária para a formação de prostaglandinas. A redução dessas resulta em diminuição da secreção de muco e de bicarbonato no tecido, aumento da secreção de ácido clorídrico e diminuição do fluxo sanguíneo gástrico. A acidose associada à intoxicação grave por AINEs parece resultar da formação de metabólitos acídicos e de hipotensão leve. A inibição das prostaglandinas também causa constrição de arteríolas e redução de fluxo sanguíneo renal, que leva a insuficiência renal em pacientes com condições caracterizadas por elevação da angiotensina e baixo volume intravascular (insuficiência cardíaca congestiva, cirrose, hipovolemia). A inibição da COX-1 também reduz a formação de tromboxano A_2, o qual é necessário para a agregação plaquetária, predispondo a sangramento.

A maioria dos pacientes com intoxicação leve e moderada é assintomática ou apresenta leve desconforto gastrointestinal (náuseas, vômito, dor abdominal) e, algumas vezes, hematêmese. Podem também ocorrer sonolência, tontura, letargia, zumbido, desorientação, perda da consciência, cefaleia, alucinações, encefalopatia, esofagite erosiva, pancreatite, sangramento gastrointestinal, estenose intestinal, hepatotoxicidade, desequilíbrio de fluido e eletrolítico, hipopotassemia, granulocitose, pancitopenia e coagulopatia. Bradicardia, hipotensão,

---

*O *Extracorporeal Treatments in Poisoning* (EXTRIP) *Workgroup* consiste em comitê internacional de especialistas, cuja missão básica é desenvolver recomendações fundamentadas em evidências para uso de tratamentos de remoção extracorpórea (ECTRs) no manejo de intoxicações. Os membros do grupo de trabalho EXTRIP detêm *expertise* de várias especialidades médicas e representam sociedades profissionais de diversos países.

taquicardia, acidose metabólica e parada respiratória são manifestações raras. Superdose massiva pode causar convulsões, delírio, coma, hipotensão, disfunção renal, disfunção hepática, hipoprotrombinemia, sangramento gastrointestinal, hiperpotassemia e acidose metabólica. Idosos e pacientes com insuficiência cardíaca congestiva, cirrose, desidratação ou insuficiência renal prévias têm maior risco de desenvolver insuficiência renal. Usuários de anticoagulantes têm maior risco de graves sangramentos gastrointestinais.

Monitoram-se eletrólitos séricos, creatinina e nitrogênio ureico no sangue. Avalia-se estado acidobásico se houver significantes manifestações respiratórias e de SNC.

A maioria das intoxicações por AINE se resolve com cuidados de suporte. Quando não, geralmente requerem apenas descontaminação gastrointestinal com carvão ativado e reposição de fluido e eletrólitos. Carvão ativado adsorve AINEs, sendo empregado em intoxicações maciças. Lavagem gástrica não é indicada porque intoxicações graves são muito raras. AINEs são altamente ligados às proteínas e extensivamente biotransformados, por isso, é improvável a efetividade da hemodiálise.

Analgésicos opioides[7,16,19]

Uso prolongado de morfina, codeína, hidrocodona, hidromorfona, oxicodona, metadona e fentanila determina tolerância a efeitos analgésico e euforizante, mas não a depressão respiratória.

A síndrome tóxica clássica consiste em miose associada a depressão respiratória e coma. Embora miose esteja frequentemente associada com intoxicação por opioide, não se deve confiar exclusivamente neste sinal para fazer o diagnóstico. A motilidade gastrointestinal é reduzida, resultando em diminuição ou ausência de sons intestinais ao exame físico. As depressões respiratória e do SNC podem levar a efeitos secundários potencialmente graves, incluindo dano cerebral por anoxia, pneumonia por aspiração e rabdomiólise.

Intoxicações leves e moderadas expressam-se por euforia, sonolência, constipação intestinal, náuseas, vômito e miose. Bradicardia leve ou hipotensão podem estar presentes. Nos casos graves, ocorre depressão respiratória que leva a apneia, hipoxia, bradicardia ou dano pulmonar agudo. Necrose tubular aguda secundária à rabdomiólise e mioglobinúria podem desenvolver-se em pacientes comatosos ou com convulsões prolongadas.

Muitos opioides causam sinais e sintomas adicionais não clássicos que podem confundir o diagnóstico clínico. Por exemplo, tramadol, propoxifeno e meperidina podem causar convulsões. Propoxifeno causa anormalidades da condução cardíaca (prolongamento do intervalo QRS) e disritmias. Metadona é conhecida pelo prolongamento do intervalo QT. Transtornos do movimento podem ser observados com fentanila, incluindo rigidez grave da parede torácica. Diagnóstico diferencial deve considerar intoxicação por etanol, benzodiazepínico/barbiturato, antipsicóticos, clonidina, tizanidina, descongestionantes imidazolínicos, bem como infecção no SNC, hemorragia intracraniana, hipoglicemia ou hipoxia. Intoxicações por opioides são potencialmente fatais.

Recomenda-se contínuo monitoramento de sinais vitais, oximetria de pulso, função cardíaca, depressão respiratória e do SNC. Os níveis plasmáticos de opioides não têm utilidade clínica e triagens podem confirmar exposição, mas raramente são úteis para orientar terapia.

Carvão ativado deve ser considerado em ingestões recentes, porém, não deve ser utilizado se o paciente apresentar significantes sinais de toxicidade, em razão do risco de aspiração. Lavagem gástrica não é recomendada porque em geral os pacientes melhoram com o cuidado de suporte. Hemodiálise e hemoperfusão não são benéficas em razão do elevado volume de distribuição dos opioides.

Em caso de depressão respiratória, recomendam-se administração de oxigênio e ventilação assistida. Naloxona é antídoto específico, indicado para intoxicação grave (depressão respiratória ou do SNC) por ser antagonista opioide. Intubação orotraqueal para proteção aérea deve ser realizada imediatamente em casos de embotamento mental e/ou depressão respiratória que não responda à naloxona. Naloxona admite vias intravenosa, intramuscular, intranasal e endotraqueal.

A dose inicial intravenosa é de 0,4 mg a 2,0 mg. Em pacientes suspeitos de dependência de opioides, pode ser necessária repetição de 0,2 mg, por via intravenosa, a cada 2 a 3 min até 20 mg, titulando para que haja a reversão da depressão respiratória e do coma, sem precipitar síndrome aguda de abstinência. Ausência de resposta para 6 a 10 mg de naloxona geralmente exclui intoxicação por opioide. Naloxona reverte sedação, hipotensão e depressão respiratória. A duração do efeito é em geral de 1 a 2 h.

Naloxona pode precipitar sintomas de abstinência em pacientes dependentes de opioides, incluindo agitação, vômito, diarreia, piloereção, diaforese e bocejos. Como a eficácia clínica da naloxona é curta, há risco de recorrência da sedação, particularmente em pacientes expostos a metadona ou produtos opioides de liberação prolongada. Por isso os intoxicados devem ser observados por pelo menos 4 h depois da reversão com naloxona. Também se monitoram pacientes com comprometimento renal em relação a nova sedação. Se esta ocorrer, administram-se dois terços da dose efetiva na reversão inicial, repetidos a cada hora, ajustando conforme a necessidade. Infusão intravenosa contínua pode ser necessária em pacientes que tenham ingerido opioide de longa ação.

Falha terapêutica de naloxona pode ocorrer em casos de dose insuficiente, ausência de exposição a opioide, intoxicação mista com outros depressores respiratórios e do SNC ou por motivos clínicos ou traumáticos.

■ Fármacos que agem sobre o SNC

Excitantes do SNC

Anfetaminas, derivados e análogos

O mercado global para drogas sintéticas continua a ser dominado por metanfetamina. Em comparação com a população em geral, usuários têm elevado risco de morte, uma das causas sendo a intoxicação com doses fatais.[20]

Intoxicações acidentais, intencionais ou por abuso ocorrem com efedrina, pseudoefedrina, metilfenidato, lisdexanfetamina, metanfetamina e 3,4-metilenodioxi-N-metilanfetamina (MDMA ou *ecstasy*). Frequentemente, os pacientes chegam ao hospital, necessitando de tratamento para agitação, psicose e sintomas hiperadrenérgicos, que levam a sequelas e morte.[21]

Em revisão sistemática[21] de 81 artigos (n = 835), houve limitada evidência que apoiou o uso de antipsicóticos, benzodiazepínicos, betabloqueadores e butirofenona no controle de agitação aguda, psicose, taquicardia e hipertensão relacionadas à intoxicação por anfetaminas, derivados e análogos. Para manejo de taquicardia e hipertensão, utilizaram-se betabloqueadores, bloqueadores dos canais de cálcio, alfabloqueadores e vasodilatadores mediados por óxido nítrico. Os autores concluíram que, apesar de pouca evidência, o tratamento farmacológico desta intoxicação pode ter alguma utilidade.

Antiepilépticos

Barbituratos[7,16,22]

A despeito do declínio mundial no uso de barbituratos, ainda são observados casos de intoxicação aguda grave, particularmente em países em desenvolvimento. Muitas intoxicações frequentemente requerem a admissão prolongada a uma unidade de cuidado intensivo.

O principal efeito tóxico dos barbituratos é a depressão do SNC, em razão do aumento da atividade do ácido gama-aminobutírico (GABA), podendo ser acompanhado por hipotensão secundária à depressão direta sobre o miocárdio.

Intoxicação leve a moderada está associada a sonolência, fala arrastada, nistagmo, confusão e ataxia. Nos casos graves, podem ocorrer coma, hipotensão, redução da contratilidade cardíaca, bradicardia, hipotermia e insuficiência respiratória. Os pacientes apresentam pupilas pequenas ou médias e redução dos reflexos. Morte é principalmente causada por depressão respiratória e colapso cardiovascular. Com coma prolongado, há risco de pneumonia por aspiração, rabdomiólise e insuficiência renal. O diagnóstico diferencial deve considerar intoxicação por etanol, benzodiazepínico, opioide, outro hipnossedativo ou anticonvulsivante, monóxido de carbono ou cianeto, hipoglicemia, infecção, hipotermia ambiental, desarranjo metabólico, síndrome de amina biogênica, acidente vascular cerebral (AVC) e hipotireoidismo.

Revisão sistemática de 94 estudos avaliou a efetividade do aumento da eliminação no tratamento de intoxicações por barbituratos. Com relação à intoxicação aguda por fenobarbital, o uso de carvão ativado em doses múltiplas reduziu a meia-vida de eliminação de 80 h para 40 h, mas somente um estudo relatou benefício clínico. Modalidades de remoção extracorpórea parecem aumentar a depuração direta de muitos barbituratos, porém, quando cotejados a seus potenciais custos e complicações, os benefícios clínicos se tornam pouco definidos. Portanto, há limitada evidência para apoiar o aumento da eliminação no tratamento de intoxicação com a maioria dos barbituratos. Também não há utilidade na alcalinização da urina. Hemodiálise e hemoperfusão podem ser consideradas para pacientes com intoxicação por barbiturato sob elevado risco de morte, como ao haver hipotensão refratária.

Monitoram-se sinais vitais, estado mental, eletrólitos, função renal, glicose, oximetria de pulso e gases sanguíneos. Concentrações de fenobarbital de 3 a 40 mg/ℓ associam-se a letargia e ataxia, as superiores a 60 a 80 mg/ℓ, a coma e as acima de 150 a 200 mg/ℓ, à hipotensão. A creatinofosfoquinase (CPK) deve ser monitorada nos casos de coma prolongado. Função renal e débito urinário devem ser monitorados em pacientes com rabdomiólise. Intoxicações moderadas e graves requerem monitoramento contínuo de eletrocardiograma (ECG).

Intubação orotraqueal para proteção da via respiratória deve ser realizada se o paciente estiver em estado progressivo de sonolência ou coma. Carvão ativado pode ser empregado em intoxicação recente, em pacientes acordados e capazes de proteger a via respiratória. O tratamento de hipotensão e hipotermia graves inclui reaquecimento passivo, infusão intravenosa de solução salina e, se necessário, vasopressores.

Ácido valproico[16,23]

Na intoxicação, a manifestação clínica mais comum é depressão do SNC. Ataxia, sedação e letargia ocorrem comumente em intoxicação branda com ingestões ao redor de 200 mg/kg. Nas intoxicações graves, com ingestões a partir de 400 mg/kg, podem ocorrer coma e depressão respiratória (requer ventilação mecânica), edema cerebral, instabilidade hemodinâmica e choque que podem levar a desfecho fatal. Anormalidades laboratoriais relatadas durante intoxicação grave incluem hipernatremia, hipocalcemia, trombocitopenia, evidência de comprometimento da função mitocondrial (acidose metabólica e hiperlactatemia) e hiperamonemia. Esta pode ter papel na patogenia do edema cerebral. Segundo série de casos, concentração sérica de ácido valproico acima de 450 mg/ℓ (3.125 µmol/ℓ) teve maior probabilidade de associação com desfecho moderado ou maior e permanência hospitalar superior a 48 h. Concentrações acima de 850 mg/ℓ (5.900 µmol/ℓ) teve maior probabilidade de associação com coma e acidose metabólica.

A atenção inicial deve ser dirigida à proteção da via respiratória e à estabilização cardiovascular. Pacientes com recente ingestão de ácido valproico podem se beneficiar da descontaminação gastrointestinal com dose única de carvão ativado,[16,23] não sendo recomendado em doses múltiplas.

Em revisão sistemática do grupo EXTRIP,[23] foram identificados 79 artigos que produziram evidência de qualidade muito baixa. O grupo concluiu que ácido valproico é moderadamente dialisável e recomendou remoção extracorpórea em intoxicação grave (> 1.300 mg/ℓ ou 9.000 µmol/ℓ de ácido valproico) com edema cerebral ou choque. O procedimento foi sugerido quando houver concentração de ácido valproico > 900 mg/ℓ (6.250 µmol/ℓ), coma, depressão respiratória que requeira ventilação mecânica, hiperamonemia aguda ou pH ≤ 7,1. A cessação da remoção extracorpórea é indicada quando for observada melhora clínica ou a concentração de ácido valproico sérico estiver entre 50 e 100 mg/ℓ (350 a 700 µmol/ℓ). Hemodiálise intermitente é o método preferido de remoção extracorpórea em intoxicação por ácido valproico. Se não estiver disponível, hemoperfusão intermitente é alternativa aceitável.

L-carnitina é o antídoto para intoxicação por ácido valproico. Sua suplementação pode aumentar a betaoxidação mitocondrial, assim limitando oxidação citosólica e produção de metabólitos tóxicos. Deve ser recomendada a pacientes com intoxicação e encefalopatia hiperamonêmica. Contudo, a evidência que apoia seu uso como antídoto para intoxicação por ácido valproico é limitada.

Carbamazepina[24]

Sua toxicidade significante ocorre com doses acima de 40 mg/ℓ (169 µmol/ℓ), mas também pode ser vista com concentrações mais baixas. Metabólitos ativos contribuem para a toxicidade. A meia-vida de eliminação é prolongada na intoxicação (30 h).

A intoxicação caracteriza-se por sintomas neurológicos (distúrbios do movimento, alteração do estado mental e convulsões). Depressão respiratória é comum em intoxicação grave e pode ser complicada pela aspiração. Os efeitos cardiovasculares incluem taquicardia sinusal, hipotensão, depressão do miocárdio e distúrbios da condução cardíaca; em raros casos, são relatados: prolongamento do complexo QRS, bloqueio de ramo, padrões tipo síndrome de Brugada (caracterizada por bloqueio do ramo direito do feixe de His e supradesnivelamento do segmento ST nas derivações precordiais direitas, ao qual se associa predisposição aumentada para arritmias ventriculares malignas e morte súbita em indivíduos sem cardiopatia estrutural), bloqueio atrioventricular e contrações ventriculares prematuras. Há relato de morte em razão da toxicidade cardiovascular refratária ao tratamento. Em concentrações elevadas, carbamazepina exibe propriedades anticolinérgicas, que retardam a motilidade gastrointestinal, com consequente prolongamento da absorção e pico sérico, que pode passar de 100 h após a ingestão. Os sintomas neurológicos incluem distúrbios do movimento, alteração do estado mental e convulsões.

A descontaminação gastrointestinal (dose única de carvão ativado) está indicada nos pacientes que se apresentam dentro de 1 a 2 h após a ingestão e que não tenham contraindicações. Uso de carvão ativado em doses múltiplas aumenta a eliminação do fármaco e melhora desfecho clínico em pacientes intoxicados, sendo recomendado para casos graves. Contudo, esse uso pode ser limitado pela redução da motilidade intestinal ou por questões relativas à proteção da via respiratória. Embora não haja antídoto para reverter os efeitos da carbamazepina, relatos de casos têm descrito tratamento bem-sucedido de toxicidade cardiovascular com terapia lipídica. Suporte de vida extracorpóreo também é usado, mas é tecnicamente complicado e não prontamente disponível em muitos contextos hospitalares.

Revisão sistemática[24] de 74 artigos encontrou evidência de qualidade muito baixa, sugerindo as seguintes recomendações: remoção extracorpórea em intoxicação grave, múltiplas convulsões, disritmias graves, paciente refratário a tratamento, coma, depressão respiratória prolongada que requeira ventilação mecânica ou se persistir significante toxicidade, particularmente quando as concentrações de carbamazepina aumentarem ou permanecerem elevadas, a despeito do uso de carvão ativado em doses múltiplas e medidas de suporte. A remoção extracorpórea deve ser mantida até que se observe melhora clínica ou que a concentração sérica de carbamazepina esteja abaixo de 10 mg/ℓ (42 µmol/ℓ). Hemodiálise intermitente é o método preferido, mas a hemoperfusão intermitente é alternativa se a primeira não estiver disponível. A terapia de carvão ativado em doses múltiplas deve ser mantida durante a remoção extracorpórea.

Fatalidades são extremamente incomuns, mas em uma coorte (n = 427 pacientes) observou-se mortalidade geral de 13%; a dose média de carbamazepina ingerida nos casos fatais foi de 23,6 g. A maioria dos casos de intoxicação pode ser bem controlada se houver cuidado de suporte apropriado, incluindo proteção da via respiratória com intubação endotraqueal, tratamento de convulsões com benzodiazepínicos e correção de hipotensão com fluidos e vasopressores, se necessário. Bicarbonato de sódio hipertônico pode ser usado se houver evidência de bloqueio do canal de sódio na eletrocardiografia.

Antidepressivos

Aqui se consideram os fármacos em geral prescritos para depressão unipolar e bipolar.

Antidepressivos tricíclicos[16,25]

Antidepressivos tricíclicos (ADTs) ainda são a principal causa de mortalidade e morbidade em pacientes intoxicados, sendo responsáveis por quase metade de todas as fatalidades relatadas por uso de antidepressivo.

Para a maioria dos ADTs, ingestão de 10 a 20 mg/kg, considerada exposição de moderada a grave, pode produzir coma e sintomas cardiovasculares.

As características clínicas da intoxicação incluem efeitos anti-histamínicos e anticolinérgicos, tais como agitação ou delírio, convulsões, depressão do SNC, coma, vasodilatação periférica, pele ruborizada e seca, hipotensão, taquicardia, íleo, midríase, retenção urinária e hipertermia. Bloqueio do canal de sódio e retardo da despolarização podem causar amplas e complexas arritmias, distúrbios de condução AV e depressão do miocárdio, os quais são as causas primárias de morte nessa intoxicação.

Em intoxicações leves a moderadas, ocorrem sonolência, sedação, taquicardia, alucinações e outros efeitos anticolinérgicos. Os casos graves se manifestam com coma, convulsões, prolongamento do intervalo QRS com disritmias cardíacas, insuficiência respiratória e hipotensão.

Hipotensão pode ser consequência de redução da resistência vascular ou secundária a depressão do miocárdio e arritmias. Pode ser tratada inicialmente com administração de fluidos. Bicarbonato de sódio melhora os distúrbios de condução do miocárdio, presumivelmente por criar sobrecarga de sódio e também pela indução de alcalose. Alcalose sistêmica, consequente a hiperventilação, também melhora a hipotensão e os distúrbios da condução cardíaca. O efeito benéfico da alcalose deve-se a aumento da ligação proteica, que reduz a disponibilidade do fármaco livre e altera a carga do complexo ADT-receptor. Sódio hipertônico também tem demonstrado benefício em casos isolados.

Deterioração neurológica é frequentemente abrupta e se associa a prolongamento do intervalo QRS > 0,1 s. Acidemia potencializa a toxicidade, e alcalemia terapêutica com bicarbonato de sódio é benéfica.[7] Lidocaína deve ser usada para arritmias ventriculares resistentes a bicarbonato de sódio. Procainamida é contraindicada. Fisostigmina, para antagonizar efeitos anticolinérgicos, deve ser evitada, pois seu uso está associado à morte.

Muitas exposições a ADTs resultam em cursos benignos que requerem pouco ou nenhum tratamento.

Cuidado agressivo sintomático e de suporte é essencial, incluindo controle de comportamento e temperatura, proteção da via respiratória, suporte para pressão arterial, monitoramento do ritmo cardíaco e controle de convulsões.

O monitoramento deve incluir eletrocardiogramas repetidos (avaliação do QRS), eletrólitos séricos, estado acidobásico, função renal (em casos de risco de rabdomiólise), enzimas hepáticas e CPK.

Carvão ativado deve ser considerado em pacientes com menos de 2 h pós-ingestão, mediante proteção da via respiratória. Bicarbonato de sódio permanece a terapia de escolha. O tratamento de convulsões é feito com benzodiazepínico. Hiperventilação induzida pode ser considerada em pacientes com ventilação mecânica que não possam tolerar grandes volumes de fluido. O efeito combinado de bicarbonato de sódio e hiperventilação pode resultar em alcalose profunda. A hipotensão que não responde à associação de fluido e bicarbonato deve ser tratada com vasopressores de ação direta como norepinefrina.

Em limitado número de casos críticos, sem resposta às medidas precedentes, tratamentos experimentais de resgate incluem glucagon, lidocaína, sulfato de magnésio, balão intra-aórtico, suporte de vida extracorpóreo e terapia com emulsão lipídica. Há também relatos de sucesso com massagem cardíaca prolongada após parada cardíaca.

Revisão sistemática[25] de 77 artigos concluiu que ADTs não são dialisáveis e, por isso, a remoção extracorpórea não é recomendada nos casos de intoxicação.

Inibidores seletivos da recaptação de serotonina[7,16]

Intoxicação grave por antidepressivos inibidores seletivos da recaptação de serotonina (ISRS) é incomum, mas podem ocorrer efeitos serotoninérgicos excessivos, particularmente quando aquele é associado a outro agente que aumenta a serotonina no SNC.

Nas intoxicações leves a moderadas é comum ocorrer sonolência, tontura, náuseas e vômito. Intoxicações graves podem produzir significante depressão do SNC, convulsões e prolongamento do intervalo QT. Arritmias ventriculares são raramente relatadas. Pode ocorrer síndrome serotoninérgica (instabilidade autonômica, alteração do estado mental, convulsões, rigidez muscular, hiper-reflexia e hipertermia) com uso de associações de agentes serotoninérgicos.

O diagnóstico diferencial é amplo, em razão dos sinais e sintomas inespecíficos da intoxicação por ISRS. Devem ser consideradas intoxicações por outros depressores do SNC, agentes serotoninérgicos e infecção do SNC.

Os pacientes devem receber monitoramento de sinais vitais, estado mental, ECG, eletrólitos séricos e CPK (havendo convulsões ou prolongada depressão do SNC).

O tratamento de suporte inclui benzodiazepínicos para controle sintomático. Carvão ativado em dose única pode ser útil, se a ingestão for recente (até 2 h) e o paciente estiver acordado e capaz de proteger a via respiratória. Em caso de depressão significativa do SNC, faz-se intubação orotraqueal antes de administrar carvão ativado. Em caso de instabilidade autonômica, rigidez muscular grave e hipertermia, deve-se considerar intubação e paralisia muscular. Não há utilidade em repetir a dose de carvão ativado, nem se justifica hemodiálise ou hemoperfusão.

Lítio[7,16,26]

A maioria dos casos de intoxicação por lítio, associada a níveis acima de 1,5 mEq/ℓ, tem causa acidental durante terapia prolongada. Intoxicações agudas são tipicamente menos graves que intoxicações crônicas.

Manifestam-se com desconforto gastrointestinal. Efeitos sobre o SNC são menos comuns, em razão da lenta passagem para o cérebro. Efeitos graves são raros em exposições agudas.

Intoxicação grave causa coma, convulsões e instabilidade cardiovascular.

Monitoram-se sinais vitais, estado mental, débito urinário, eletrólitos (particularmente sódio), creatinina sérica, função tireoidiana, gases do sangue arterial, eletroencefalograma (EEG), radiografia de tórax (edema pulmonar), oximetria de pulso e capnografia.

O diagnóstico diferencial requer consideração de efeitos extrapiramidais de outros medicamentos, síndrome neuroléptica maligna, síndrome serotoninérgica por outros agentes, sepse, infecções do SNC, acidentes intracranianos (AVE isquêmico ou hemorrágico).

O manejo de pacientes com intoxicação grave começa com cuidados de suporte, incluindo descontinuação do lítio e reposição de volume com solução salina isotônica intravenosa. Para controle de hipotensão refratária a fluidos, usam-se vasopressores. Carvão ativado não deve ser usado porque não adsorve lítio. Se necessário, pode ser feita lavagem gástrica ou irrigação intestinal total com solução de polietilenoglicol e eletrólitos, embora não haja dados que mostrem melhora de desfecho com qualquer procedimento de descontaminação.

Lítio é dialisável. A remoção extracorpórea, preferentemente por hemodiálise, deve ser mantida até que seja observada melhora clínica ou até que a concentração de lítio chegue a < 1,0 mEq/ℓ. Se o doseamento da concentração de lítio não for acessível, a hemodiálise deve ser mantida pelo prazo mínimo de 6 h.

O grupo de trabalho *EXTRIP* recomendou remoção extracorpórea em intoxicação grave por lítio, se a função renal estiver comprometida e a concentração de lítio for > 4 a 5 mEq/ℓ, ou se houver redução no nível de consciência, convulsões ou arritmias graves, independentemente da concentração de lítio, ou o tempo esperado para reduzir o lítio para < 1,0 mEq/ℓ for > 36 h.

Antipsicóticos

Antipsicóticos atípicos[16,27]

Nas intoxicações agudas, ocorre sedação, que pode progredir para coma. Também há potencial toxicidade cardiovascular, manifesta por taquicardia, hipotensão (normalmente branda) e prolongamento do intervalo QT, o qual pode evoluir raramente para *torsade de pointes*. Olanzapina age como antagonista de receptores alfa-adrenérgicos, podendo causar hipotensão.

Em intoxicações leves e moderadas ocorrem sonolência, ataxia, efeitos extrapiramidais, taquicardia, miose e nistagmo. Intoxicações graves associam-se a convulsões, depressão respiratória, crises de oculogiria, diabetes insípido central, síndrome neuroléptica maligna e depressão do SNC, que pode progredir para coma ou delírio e hipotensão.

Diagnóstico diferencial deve considerar infecção em SNC, distúrbios metabólicos, trauma, intoxicação por outro antipsicótico, antidepressivo ou benzodiazepínico.

Monitoram-se sinais vitais, estado mental, CK (em agitação ou coma prolongado) e ECG.

Carvão ativado pode ser administrado a pacientes acordados, com ingestão recente e capazes de proteger a via respiratória. Lavagem gástrica não é recomendada porque a intoxicação raramente é grave. Hipotensão normalmente responde a fluidos intravenosos; não havendo resposta, pode-se tratar com agente simpatomimético, preferentemente norepinefrina ou fenilefrina. Convulsões são tratadas com benzodiazepínicos intravenosos; se refratárias ou recorrentes, usam-se barbituratos ou propofol. Terapia intravenosa com lipídios pode ser considerada para pacientes com disritmias ventriculares ou hipotensão.

Revisão sistemática descreveu os efeitos cardiovasculares decorrentes de intoxicação com aripiprazol, olanzapina, quetiapina, risperidona e ziprasidona, administrados a crianças, adolescentes e adultos. Nenhuma criança apresentou disritmia ventricular ou morte cardiovascular. Nos casos envolvendo adolescentes e adultos, foram relatados prolongamento do intervalo QT e hipotensão. Entretanto, houve três casos de arritmia ventricular e três mortes que podem ter sido atribuídas à toxicidade cardiovascular direta. Esta revisão sugere ser improvável que superdosagem de antipsicótico atípico seja causa de significante toxicidade cardiovascular.

Antipsicóticos típicos

Fenotiazinas[16]

Seus efeitos tóxicos resultam de propriedades anticolinérgicas (sedação), efeitos alfabloqueadores (hipotensão) e bloqueio do canal de sódio (prolongamento do intervalo QRS e arritmias). Também diminuem o limiar de convulsão.

Intoxicações leves e moderadas manifestam-se com sedação, taquicardia, ressecamento de mucosas, midríase, retenção urinária e constipação intestinal.

Intoxicações graves podem incluir depressão do SNC, coma, depressão respiratória, edema pulmonar, disfunção dos reflexos aéreos, agitação, convulsões, hipo ou hipertermia, hipertensão ou hipotensão, taquicardia ventricular, *torsade de pointes*, fibrilação ventricular, parada cardíaca e morte súbita, doença hepática, anemia e agranulocitose. Síndrome neuroléptica maligna é evento raro, mas grave.

Diagnóstico diferencial inclui intoxicações por anti-histamínicos ou de outras etiologias que possam causar alteração ou depressão do estado mental.

Monitoram-se sinais vitais, estado mental, ECG, eletrólitos séricos, função renal, enzimas hepáticas, débito urinário e gases no sangue arterial.

Em intoxicações leves a moderadas, o tratamento é de suporte. Efeitos extrapiramidais podem ser tratados com anticolinérgicos (difenidramina ou benztropina) ou benzodiazepínicos (diazepam ou lorazepam). A agitação também pode ser tratada com benzodiazepínico. Cateter de Foley pode ser empregado se houver retenção urinária grave.

Pacientes com grave depressão do SNC requerem intubação endotraqueal. Hipotensão pode ser tratada com solução intravenosa de NaCl 0,9%, com adição de vasopressores se necessário (norepinefrina é preferida). Convulsões podem ser controladas com benzodiazepínicos, adicionando-se propofol ou barbiturato se necessário. O prolongamento do intervalo QRS é tratado com bicarbonato de sódio (1 a 2 mEq/kg intravenosa, em bolo), em dose única ou repetida, se necessário. Arritmias ventriculares instáveis requerem cardioversão, e *torsade de pointes* é tratada com magnésio e estimulação rápida. Síndrome neuroléptica maligna requer tratamento inicial com benzodiazepínicos. Outros tratamentos potenciais incluem resfriamento externo, dantroleno intravenoso e bromocriptina oral. Paralisia neuromuscular e intubação endotraqueal podem ser necessárias em casos graves. Rabdomiólise deve ser tratada com reposição agressiva de fluido.

Fenotiazinas têm amplos volumes de distribuição e significante ligação a proteínas, por isso hemodiálise e hemoperfusão não têm utilidade nas intoxicações.

Butirofenonas[16]

Em intoxicações, droperidol e haloperidol causam depressão do SNC e sedação. Hipotensão pode desenvolver-se em razão do bloqueio alfa-adrenérgico. Intoxicações leves e moderadas manifestam-se por depressão do SNC, sedação e distonia. Casos graves incluem depressão profunda do SNC, coma, depressão respiratória (incomum), delírio, agitação, psicose, alucinações, hipertermia, convulsões, hipotensão, *torsade de pointes* e síndrome neuroléptica maligna.

Monitoram-se sinais vitais, estado mental, ECG e eletrólitos séricos.

Cuidado de suporte é a base do tratamento. Deve ser avaliado o uso concomitante de outros fármacos, e deve ser considerada infusão intravenosa de fluidos para expansão do volume. Carvão ativado pode ser administrado a paciente acordado e capaz de tomá-lo voluntariamente. Lavagem gástrica não tem utilidade. Em agitação e delírio, usam-se benzodiazepínicos; e benztropina ou difenidramina, para distonia aguda. Em depressão grave do SNC, podem ser requeridas intubação e ventilação para proteger a via respiratória. Vasopressores podem ser empregados se houver hipotensão persistente. Se ocorrer agitação psicomotora grave e hipertermia ou outros sinais de síndrome neuroléptica maligna, são indicados sedação, intubação e resfriamento externo. Para corrigir prolongamento do intervalo QT, deve ser garantida a correção eletrolítica. Deve-se monitorar o aparecimento de *torsade de pointes*.

Na intoxicação por butirofenonas, carvão ativado em doses múltiplas, hemodiálise e hemoperfusão não são clinicamente úteis.

Benzodiazepínicos[7,16]

Nas intoxicações, o aumento da atividade do GABA causa depressão do SNC. Embora raros, coma e depressão respiratória podem ocorrer com superdoses ou combinações com outros depressores.

Em geral, os benzodiazepínicos são considerados seguros porque sua margem terapêutica é ampla. A ingestão de até 2.000 mg de diazepam resulta em baixa toxicidade.

Intoxicações leves e moderadas manifestam-se com depressão respiratória e de SNC. Casos graves incluem depressão/parada respiratória, coma, hipotensão, hipotermia e rabdomiólise.

Diagnóstico diferencial deve considerar outros hipnossedativos, incluindo etanol, antidepressivos, anticonvulsivantes, antipsicóticos, barbituratos e opioides. Monitoram-se glicemia, gases do sangue venoso, ECG e oximetria de pulso.

Os cuidados básicos de suporte são atenção à via respiratória, respiração e circulação. Intoxicação isolada por benzodiazepínico pode causar coma, mas geralmente não produz perda dos reflexos aéreos. Mesmo com altas doses, os pacientes geralmente se mantêm hemodinamicamente estáveis.

Coma e depressão respiratória requerem intubação. Hipotensão responde a fluidos e raramente requer vasopressores. Em geral, carvão ativado não é necessário, a menos que o paciente tenha perigosa ingestão simultânea de outro tóxico, devendo ser evitado se o paciente estiver muito sedado. Em geral, lavagem gástrica e irrigação intestinal total não são indicadas porque intoxicação grave é muito rara. Não há utilidade em promover diurese, diálise ou hemoperfusão.

Flumazenil é o antagonista específico do receptor de benzodiazepínicos, podendo reverter rapidamente o quadro de intoxicação. Contudo, raramente é indicado, exceto para supersedação iatrogênica ou depressão respiratória. A dose inicial é de 0,1 a 0,2 mg, administrada em bolo (15 a 30 s) intravenosa e repetida conforme necessidade até o máximo de 1 mg. Pode também ser usada infusão contínua, intravenosa, de 0,1 a 1 mg/h, em NaCl 0,9% ou glicose 5%.

■ **Fármacos que agem sobre o sistema cardiovascular**

Betabloqueadores[7,16,19]

Em intoxicações leves e moderadas, causam redução da frequência cardíaca e hipotensão. Em intoxicações graves, podem ocorrer bloqueio atrioventricular, retardo da condução intraventricular e insuficiência cardíaca congestiva. Coma e parada cardiopulmonar podem decorrer de hipotensão e bradicardia graves. Causam broncospasmo, especialmente em pacientes com asma ou doença pulmonar obstrutiva crônica (DPOC), e depressão respiratória em pacientes com hipotensão grave. Propranolol, altamente lipossolúvel, pode atravessar a barreira hematoencefálica e causar convulsões. Além disso, pode causar ampliação do intervalo QRS, resultando em arritmias ventriculares devido ao bloqueio do canal de sódio. Insuficiência renal e edema pulmonar podem ser consequentes à hipotensão prolongada. Pode ainda ocorrer hipoglicemia em diabéticos ou naqueles com reservas reduzidas de glicogênio (crianças, jejum e prática de exercícios), cujas manifestações (tremor e taquicardia) podem ser mascaradas pelos efeitos clínicos da intoxicação por betabloqueador. Há também relatos de acidose, hiperglicemia e hiperpotassemia.

Diagnóstico diferencial deve considerar outros anti-hipertensivos ou antiarrítmicos, bloqueadores do canal de cálcio, digoxina, clonidina, infecções/sepse e alguns antipsicóticos.

Monitoram-se sinais vitais, estado mental, ECG, eletrólitos séricos, função renal e glicemia.

Carvão ativado pode ser empregado se a exposição for recente e o paciente for capaz de proteger a via respiratória. Pode também ser considerada lavagem gástrica ou a irrigação intestinal total.

Hemodiálise e hemoperfusão podem ser úteis em intoxicações por betabloqueadores com pequeno volume de distribuição (atenolol, sotalol e nadolol), mas não para aqueles com grande volume de distribuição.

O manejo de pacientes intoxicados por betabloqueadores também inclui o uso de monitor cardíaco, administração de fluidos para hipotensão e atropina para bradicardia. Em casos graves, deve ser feita imediata intubação orotraqueal para proteção da via respiratória se o paciente tiver alteração do estado mental. Glucagon deve ser considerado se não houver resposta com fluidos e catecolaminas. Nenhuma das catecolaminas é consistentemente efetiva, não obstante serem empregadas dopamina, norepinefrina e epinefrina. Institui-se então terapia com insulina para restaurar a glicemia [1 UI/kg de insulina regular + 25 g de glicose, em bolo, seguido de infusão de insulina regular (0,5 UI/kg/h), com glicose (0,5 g/kg/h) e ajuste para manter nível de glicose sérica de 100 a 250 mg/dℓ (5,55 a 13,88 mmol/ℓ)]. A dose de catecolamina deve ser reduzida ao se iniciar o efeito da insulina. Emulsão lipídica intravenosa deve ser considerada em pacientes com hipotensão refratária. Outras terapias não farmacológicas incluem: estimulação cardíaca, colocação de balão intra-aórtico, circulação extracorpórea e oxigenação extracorpórea por membrana (ECMO). Convulsões podem requerer uso agressivo de benzodiazepínicos (1 mg a 2 mg de lorazepam, intravenoso, ajustado se necessário) e/ou propofol. Arritmias devem ser monitoradas e tratadas se necessário

Bloqueadores dos canais de cálcio[7,16,19,28]

Os bloqueadores dos canais de cálcio (BCCs) são comprimidos de liberação modificada, mastigados ou esmagados; têm rápida absorção da dose total, com subsequente intoxicação. Já a superdosagem de produtos de liberação regular determina hipotensão e bradicardia no prazo de 6 h após ingestão. A intoxicação pode ser retardada com superdoses de preparações de liberação prolongada, ocorrendo em 15 a 22 h após a ingestão.

Pacientes com intoxicação leve e moderada podem ter bradicardia assintomática, leve hipotensão, tontura e fadiga. Intoxicações graves manifestam-se com bradicardia, arritmias (incluindo completo bloqueio cardíaco) e hipotensão, resultando em choque cardiogênico e disfunção de órgãos-alvo. Ainda pode haver letargia, síncope, alteração do estado mental, convulsões, isquemia cerebral, isquemia intestinal, insuficiência renal, acidose metabólica, coma e morte. Hiperglicemia geralmente se desenvolve em pacientes com intoxicação grave.

Diagnóstico diferencial deve considerar ingestão de outros fármacos cardioativos, especialmente betabloqueadores e digoxina, em pacientes com bradicardia e hipotensão.

Monitoram-se sinais vitais, ECG, eletrólitos séricos, função renal, gasometria no sangue venoso e débito urinário. O nível de digoxina deve ser obtido em pacientes com acesso a esse fármaco. Recomenda-se também o monitoramento de enzimas cardíacas em pacientes com dor torácica.

Em razão da gravidade das intoxicações por BCC, todos os pacientes com significativa ingestão devem receber carvão ativado. Se o estado mental estiver alterado, o paciente deve ser intubado antes da administração. Lavagem gástrica deve ser considerada naqueles com grandes e recentes ingestões, se a via respiratória estiver protegida. Lavagem gástrica tardia pode ser efetiva nos casos de produtos de liberação prolongada. A irrigação intestinal total deve ser considerada para pacientes que tenham ingerido formulações de liberação prolongada e possam proteger a via respiratória ou estejam intubados, mas não deve ser realizada se houver instabilidade hemodinâmica. Hemodiálise não tem indicação em razão do alto grau de ligação a proteínas plasmáticas e do grande volume de distribuição dos BCCs.

Revisão sistemática[28] avaliou os efeitos dos tratamentos na intoxicação por BCCs. Os desfechos primários de interesse foram mortalidade e parâmetros hemodinâmicos. Os desfechos secundários incluíram tempo de permanência em hospital ou em unidade de terapia intensiva, duração do uso de vasopressor, desfechos funcionais e concentrações séricas do BCC. O risco de viés nos estudos foi alto para todas as intervenções, e moderado a alto para suporte extracorpóreo. Dose elevada de insulina (bolo de 1 UI/kg, seguido por infusão de 0,5 a 2,0 UI/kg/h) associou-se a melhora de parâmetros hemodinâmicos e mais baixa mortalidade, mesmo sob risco de hipoglicemia e hipopotassemia. Suporte extracorpóreo associou-se a melhora da sobrevida em pacientes com choque ou parada cardíaca grave, à custa de isquemia de membros, trombose e sangramento. Cálcio, dopamina e norepinefrina melhoraram os parâmetros hemodinâmicos e a sobrevida sem efeitos adversos documentados. Estudos sobre descontaminação, usos de atropina, glucagon e levosimendana, marca-passos e troca de plasma apresentaram resultados variados e usaram metodologias que limitaram a interpretação.

Os tratamentos empregados em intoxicações por BCCs incluem glucagon, gliconato de cálcio, epinefrina, restauração da glicemia com insulina ou bicarbonato de sódio, em esquemas semelhantes para adultos e crianças e similares aos empregados para intoxicações por betabloqueadores. Emulsão lipídica intravenosa pode ser considerada em paciente intoxicado que apresente parada cardíaca, arritmia terminal ou hipotensão grave refratária.

Digitálicos[29]

A intoxicação digitálica é mais comumente de causa acidental, devida à associação do cardiotônico com diuréticos que provocam perda de potássio. Manifesta-se por arritmias, bloqueio cardíaco e vômitos. Adultos podem desenvolver sintomas após ingestão aguda de mais de 2 a 3 mg, mas raramente correm risco de morte com ingestão menor do que 5 mg. Ingestão que causa parada cardíaca é da ordem de 10 mg ou mais. Em crianças hígidas, provavelmente ingestão aguda de 2 mg de digoxina não causa intoxicação grave, o que ocorre com ingestão aguda de 0,1 mg/kg. Ingestão aguda de 4 mg ou mais pode ser fatal.

O diagnóstico diferencial deve considerar causas de bradicardia, bloqueio cardíaco, estado mental alterado e hipotensão, potencialmente atribuídos a antagonistas dos canais de cálcio, betabloqueadores adrenérgicos e clonidina ou a causas clínicas, como infarto do miocárdio e hipoxia.

Monitoram-se concentração sérica de digoxina (> 2 ng/mℓ), eletrólitos, ECG e funções cardíacas em modo contínuo.

Se o paciente tem somente sintomas gastrointestinais e está em descenso de sua concentração sérica de digoxina, poderá ter alta após 8 h de observação. Em caso de manifestações cardíacas graves (arritmias ventriculares, bradiarritmias progressivas, bloqueio cardíaco graus 2 e 3), hipotensão refratária, hiperpotassemia (> 5 mEq/ℓ), risco de parada cardíaca e não declínio da concentração de digoxina, o paciente segue internado em UTI para receber o antídoto fragmentos imunes Fab de anticorpo de digoxina que rapidamente reverte os efeitos de digoxina. A dose apropriada do antídoto é calculada a partir da dose ingerida de digoxina ou de sua concentração sérica.

Fab antidigoxina encontra-se disponível em frascos de 38 mg ou 40 mg, cujo conteúdo ligará 0,5 mg de digoxina ou digitoxina, quando administrado por via intravenosa.

Efeitos adversos do antídoto são raros, mas ocorrem em pacientes com história de asma ou alergia a antibióticos. Hipopotassemia, piora da insuficiência cardíaca e perda do controle da função ventricular podem ocorrer.

Hemodiálise não aumenta a depuração de digoxina, por não ser essa dialisável. Múltiplas doses de carvão ativado aumentam a depuração de digoxina e podem ser consideradas em locais que não dispõem de Fab, desde que o paciente possa proteger a via respiratória.

Fármacos que agem sobre o sistema respiratório

Broncodilatadores

Salbutamol[16]

Agonistas beta-2-adrenérgicos seletivos causam basicamente relaxamento da musculatura lisa. Em intoxicações por esses fármacos, ocorre superestimulação da atividade beta-adrenérgica, com perda da seletividade e aparecimento de efeitos sobre os receptores beta-1-adrenérgicos.

Nas intoxicações leves a moderadas, ocorrem taquicardia, hipertensão, taquipneia, tremor, agitação, náuseas, vômito, hipopotassemia e hiperglicemia. Efeitos das intoxicações graves incluem hipotensão, disritmias, convulsões e acidose.

Diagnóstico diferencial deve considerar intoxicações por metilxantina ou outros simpatomiméticos.

Monitoram-se sinais vitais, estado mental, potássio sérico, ECG (pacientes com dor torácica ou taquicardia grave), CK (pacientes muito agitados).

A maioria das intoxicações por salbutamol requer apenas cuidado de suporte. Carvão ativado pode ser usado para ingestões recentes. Sintomas leves raramente necessitam de tratamento, mas um antiemético pode ser empregado. Embora possa ocorrer hipopotassemia, esta normalmente não requer tratamento porque não se deve à depleção de potássio. Taquicardia sinusal e hipertensão raramente requerem tratamento. Se ocorrer hipotensão, deve-se inicialmente administrar fluido intravenoso e, se não houver resposta, pode-se empregar um bloqueador beta-adrenérgico (propranolol ou esmolol). Como alternativa, pode ser usado um vasopressor com atividade alfa-adrenérgica, como fenilefrina. Taquicardia também pode ser tratada com betabloqueador, mas isso é raramente necessário.

Teofilina[16]

Teofilina inibe a fosfodiesterase, aumentando a liberação de AMPc e catecolaminas (epinefrina e norepinefrina). Além disso, é antagonista do receptor de adenosina. O aumento dos níveis de catecolaminas causa taquicardia, hipotensão, ansiedade e hiperglicemia. O antagonismo ao receptor de adenosina pode causar convulsões.

Intoxicações agudas por teofilina, leves e moderadas, produzem náuseas, vômito, dor abdominal, taquicardia sinusal, manutenção de complexo atrial ou ventrículo ectópico, tremor, agitação, hipopotassemia, hipocalcemia, hiperglicemia, hipofosfatemia. Intoxicações graves podem produzir convulsões, rabdomiólise, hipotensão e disritmias ventriculares.

Monitoram-se sinais vitais, estado mental, concentração sérica de teofilina, glicemia, eletrólitos, ECG, CPK e função renal (em pacientes com convulsões).

Pacientes com intoxicação leve e moderada devem receber acesso venoso e monitoramento cardíaco. Náuseas podem ser tratadas com antiemético. Fluidos devem ser infundidos. O principal efeito da teofilina em intoxicações graves é o aumento dos efeitos simpatomiméticos. O tratamento primário é a sedação com benzodiazepínicos. Taquicardia hemodinamicamente significante deve ser tratada com esmolol. Hipotensão deve ser tratada com fluidos IV ou vasopressores. Vasopressina é teoricamente útil. A administração de lidocaína pode ser útil para tratar fibrilação ventricular. Hemodiálise deve ser realizada em pacientes com intoxicação grave e naqueles com concentrações séricas elevadas de teofilina (80 a 100 µg/mℓ).

Em ambiente hospitalar, carvão ativado deve ser administrado a pacientes que tenham ingerido significante quantidade de teofilina. Como a teofilina causa convulsões e vômito, a maioria dos pacientes deve ser intubada antes da administração do carvão. Irrigação intestinal total pode ser útil no caso de superdose com formulação de liberação prolongada. Hemodiálise é o tratamento de escolha, pois aumenta a taxa de eliminação, devendo ser considerada se a concentração de teofilina for de 80 a 100 µg/mℓ e/ou estiverem presentes sinais como comprometimento hemodinâmico, convulsões e alteração no estado mental.

Em revisão sistemática do grupo de trabalho EXTRIP sobre intoxicações por teofilina,[30] a qualidade metodológica dos estudos variou de baixa a muito baixa. Logo a evidência permite somente sugerir que a remoção extracorpórea é recomendada em intoxicações agudas graves por teofilina, quando sua concentração está > 100 mg/ℓ (555 µmol/ℓ), em presença de convulsões, disritmias graves ou choque, ao haver aumento da concentração de teofilina a despeito de terapia apropriada e deterioração clínica a despeito de cuidado adequado. A remoção extracorpórea também é sugerida se a descontaminação gastrointestinal não puder ser realizada. A remoção extracorpórea deve ser mantida até que se observe melhora clínica ou a concentração de teofilina seja < 15 mg/ℓ (83 µmol/ℓ). Hemodiálise intermitente é o método preferido. Caso esta modalidade não esteja disponível, pode ser considerada a hemoperfusão. O tratamento com carvão ativado deve ser mantido durante a remoção extracorpórea.

Outros

Sais de ferro[16]

Ferro é necessário ao funcionamento de diversas proteínas essenciais e complexos enzimáticos, incluindo hemoglobina, mioglobina e citocromos. Apesar disso, é tóxico para células e apresenta ação corrosiva direta sobre a mucosa gastrointestinal.

Intoxicações leves a moderadas se caracterizam por vômito e diarreia, que se manifestam dentro de 6 h após a ingestão. Intoxicações graves incluem vômito e diarreia mais intensos, letargia, acidose metabólica, choque, hemorragia gastrointestinal, coma, convulsões, hepatotoxicidade e estenoses gastrointestinais tardias.

Ingestões inferiores a 40 mg/kg geralmente não causam intoxicação significante, embora possam desenvolver leve irritação gastrointestinal. Sintomas leves são provavelmente observados com picos plasmáticos de ferro acima de 300 µg/dℓ, e sintomas graves estão geralmente associados a picos acima de 500 µg/dℓ.

De modo geral, as manifestações clínicas da intoxicação por ferro são divididas em cinco fases:

- Fase I (0,5 a 2 h): inclui vômito, hematêmese, dor abdominal, diarreia, hematoquezia, letargia, choque, acidose e coagulopatia. Necrose do trato gastrointestinal ocorre por efeito direto do ferro sobre sua mucosa. Necrose gastrointestinal hemorrágica com grande perda de fluido e sangue contribui para o choque
- Fase II: inclui aparente recuperação, mas requer observação cuidadosa do paciente
- Fase III (2 a 12 h após a fase I): são observados eventos que incluem choque profundo, acidose grave, cianose, febre, aumento da resistência periférica total, redução do volume plasmático, hemoconcentração, redução do volume sanguíneo total, hipotensão, depressão do SNC e acidose metabólica
- Fase IV (2 a 4 dias): inclui possível hepatotoxicidade, por ação direta do ferro sobre a mitocôndria. Deve ser monitorada com testes de função hepática e bilirrubina. Pode também ocorrer lesão pulmonar aguda
- Fase V (dias a semanas): inclui cicatrizes e estenoses gastrointestinais. Pode ocorrer obstrução gastrointestinal secundária a cicatrização gástrica ou pilórica em razão dos efeitos corrosivos do ferro.

O diagnóstico diferencial de intoxicação aguda por ferro é muito amplo e deve considerar qualquer processo que cause vômito e dor abdominal. Hemorragia não é necessariamente observada no início da intoxicação.

Pacientes com intoxicação por ferro devem receber monitoramento de sinais vitais, estado mental, níveis de ferro sérico, indicadores metabólicos, contagem sanguínea completa, gases sanguíneos arteriais ou venosos (pacientes com intoxicação grave) e radiografia abdominal (para avaliar comprimidos retidos).

Cuidado de suporte com aplicação de fluido para hidratação intravenosa é em geral suficiente para intoxicações leves. Carvão ativado não é efetivo. Pacientes sintomáticos devem ser observados para possível deterioração clínica e desenvolvimento de acidose. Irrigação intestinal total pode ser considerada se for visualizada grande quantidade de comprimidos por meio de radiografia. A concentração sérica de ferro deve ser obtida 4 a 6 h após a ingestão inicial e repetida em 2 a 4 h. Pacientes que desenvolvem acidose metabólica ou piora clínica após a hidratação devem ser tratados com agente quelante – deferoxamina. Esta é necessária em pacientes com sinais de intoxicação grave, incluindo choque, acidose, hemorragia gastrointestinal e letargia ou coma. Este procedimento é considerado para concentrações séricas de ferro acima de 500 µg/dℓ. Deferoxamina é administrada por infusão intravenosa (15 a 40 mg/kg/h), por 12 a 24 h. Doses mais elevadas podem produzir hipotensão, e tratamento por mais de 24 h está associado a lesão pulmonar aguda, devendo por isso ser evitado. Hemorragia gastrointestinal significante pode requerer transfusões sanguíneas. Convulsões podem ser tratadas com benzodiazepínicos ou barbituratos IV. Hipotensão requer infusão intravenosa de NaCl 0,9% ou dopamina ou norepinefrina. Hemodiálise não é efetiva para remoção de ferro, mas pode ser necessária para remover complexos deferoxamina-ferro em pacientes com insuficiência renal.

Anticolinérgicos[16,19]

Anticolinérgicos aqui abordados são antagonistas competitivos dos receptores colinérgicos muscarínicos M1 e M2. Em geral, os efeitos farmacológicos de interesse ocorrem por ação nos receptores muscarínicos periféricos. Os efeitos tóxicos ocorrem pelo antagonismo extensivo sobre os receptores colinérgicos muscarínicos centrais e periféricos.

A síndrome anticolinérgica caracteriza-se por delírio, hipertermia, íleo, midríase, taquicardia, retenção urinária, calor e pele seca. A causa mais comum é uso de anti-histamínicos, atropina, fármacos psicoativos, escopolamina e antidepressivos tricíclicos.

Intoxicações leves e moderadas produzem sonolência, midríase, rubor, febre, boca seca, diminuição dos sons intestinais e taquicardia. Hipertensão leve, náuseas e vômito também são comuns. Agitação, confusão e alucinações podem ocorrer com intoxicação moderada. Em casos graves, podem ocorrer delírio com agitação, psicose, alucinações, convulsões, hipertermia e coma. Alguns fármacos que causam a toxíndrome anticolinérgica (difenidramina) podem causar alargamento do intervalo QRS e arritmias ventriculares em razão do antagonismo ao canal de sódio, mas isso não se deve aos efeitos anticolinérgicos. Rabdomiólise e insuficiência renal podem raramente ocorrer em pacientes com agitação, coma ou convulsões prolongadas.

Monitoram-se sinais vitais, estado mental, CPK, função renal, débito urinário e ECG.

A maioria das intoxicações por anticolinérgicos requer apenas cuidado de suporte. Carvão ativado deve ser administrado se a ingestão for recente; pacientes com agitação e delírio devem ser sedados com benzodiazepínicos. Lavagem gástrica pode ser benéfica se a ingestão for significante e recente.

Intoxicações graves requerem intubação orotraqueal para proteção da via respiratória. Convulsões podem progredir para estado epiléptico, sendo controladas com uso agressivo de benzodiazepínicos, propofol e/ou barbituratos. Hipertermia deve ser tratada com benzodiazepínico e resfriamento externo. Hemodiálise e hemoperfusão não são úteis em razão do grande volume de distribuição desses fármacos.

Fisostigmina é indicada para reverter os efeitos anticolinérgicos sobre o SNC. Contudo, sua ação é curta (45 a 60 min). Por isso é mais frequentemente usada como agente diagnóstico para distinguir delírio anticolinérgico de outras causas de estado mental alterado. Caso haja exposição a antidepressivo tricíclico, o uso da fisostigmina não é recomendado porque pode precipitar convulsões e disritmias.

▶ Referências bibliográficas

1. Mycyk MB. Poisoning and drug overdose. In: Kasper DL, Fauci AS, Hauser SL, Longo DL, Jameson JL, Loscalzo J (Eds.). *Harrison's principles of internal medicine*. 19th ed: McGraw-Hill Education; 2015. Disponível em: http://accessmedicine.mhmedical.com/content.aspx?bookid=1130&Sectionid=79757581 [Acesso em 5 Novembro 2015]
2. Mowry JB, Spyker DA, Cantilena LR, Jr., McMillan N, Ford M. 2013 Annual Report of the American Association of Poison Control Centers' National Poison Data System (NPDS): 31st Annual Report. *Clin Toxicol (Phila)*. 2014; 52(10):1032-1283.
3. Kendrick D, Young B, Mason-Jones AJ, Ilyas N, Achana FA, Cooper NJ et al. Home safety education and provision of safety equipment for injury prevention (Review). *Evidence-Based Child Health: a Cochrane Review Journal*. 2013;8(3):761-939.
4. Kendrick D, Mulvaney CA, Ye L, Stevens T, Mytton JA, Stewart-Brown S. Parenting interventions for the prevention of unintentional injuries in childhood. *Cochrane Database Syst Rev*. 2013;3:CD 006020.
5. Achana FA, Sutton AJ, Kendrick D, Wynn P, Young B, Jones DR et al. The effectiveness of different interventions to promote poison prevention behaviours in households with children: a network meta-analysis. *PLoS One*. 2015;10(3):e0121122.
6. Hoefler R, Galvão T. Intoxicações agudas por medicamentos In: Fuchs FD, Wannmacher L (Eds.). Farmacologia clínica: fundamentos da terapêutica racional. 4 ed. Rio de Janeiro: Guanabara Koogan; 2010. p. 1206-1218.
7. Lank PM, Corbridge T, Murray PT. Toxicology in adults. In: Hall JB, Schmidt GA, Kress JP, editors. *Principles of critical care*. 4 ed. New York: McGraw-Hill Education; 2015. Disponível em: http://accessmedicine.mhmedical.com/content.aspx?bookid=1340&Sectionid=80027807 [Acesso em 5 Novembro 2015]

8. Olson KR. Poisoning. In: Papadakis MA, McPhee SJ, Rabow MW (Eds.). *Current medical diagnosis & treatment* 2015: New York; McGraw-Hill; 2015. Disponível em: http://accessmedicine.mhmedical.com/content.aspx?bookid=1585&Sectionid=98107176 [Acesso em 5 Novembro 2015]
9. Neumar RW, Shuster M, Callaway CW, Gent LM, Atkins DL, Bhanji F et al. Part 1: Executive Summary. 2015 American Heart Association Guidelines Update for Cardiopulmonary Resuscitation and Emergency Cardiovascular Care. *Circulation*. 2015;132(Suppl 2):S315-S367.
10. Benson BE, Hoppu K, Troutman WG, Bedry R, Erdman A, Höjer J et al. Position paper update: gastric lavage for gastrointestinal decontamination. *Clin Toxicol (Phila)*. 2013;51:140-146.
11. Eddleston M, Juszczak E, Buckley NA, Senarathna L, Mohamed F, Dissanayake W et al. Multiple-dose activated charcoal in acute self-poisoning: a randomised controlled trial. *Lancet*. 2008;371(9612):579-587.
12. Höjer J, Troutman WG, Hoppu K, Erdman A, Benson BE, Mégarbane B et al. Position paper update: ipecac syrup for gastrointestinal decontamination. *Clin Toxicol (Phila)*. 2013;51:134-139.
13. Thanacoody R, Caravati EM, Troutman B, Hojer J, Benson B, Hoppu K et al. Position paper update: whole bowel irrigation for gastrointestinal decontamination of overdose patients. *Clin Toxicol (Phila)*. 2015;53(1):5-12.
14. Pollack CV, Reilly PA, Eikelboom J, Glund S, Verhamme P, Bernstein RA et al. Idarucizumab for dabigatran reversal. *N Engl J Med*. 2015;373(6):511-520.
15. Juurlink DN, Gosselin S, Kielstein JT, Ghannoum M, Lavergne V, Nolin TD et al. Extracorporeal treatment for salicylate poisoning: systematic review and recommendations from the EXTRIP workgroup. *Ann Emerg Med*. 2015;66(2):165-181.
16. POISINDEX® System [Internet]. Truven Health Analytics. 2015. Disponível em: http://www.micromedexsolutions.com/[Acesso em 6 Novembro 2015]
17. O'Neil CK, Hanlon JT, Marcum ZA. Adverse effects of analgesics commonly used by older adults with osteoarthritis: focus on non-opioid and opioid analgesics. *Am J Geriatr Pharmacother*. 2012;10(6):331-342.
18. Frithsen IL, Simpson Jr. WM. Recognition and management of acute medication poisoning. *American Family Physician*. 2010; 81(3):316-323.
19. Gosselin S, Juurlink DN, Kielstein JT, Ghannoum M, Lavergne V, Nolin TD et al. Extracorporeal treatment for acetaminophen poisoning: recommendations from the EXTRIP workgroup. *Clin Toxicol (Phila)*. 2014; 52(8):856-867.
20. Gibsons J. World Drug Report 2015. New York: United Nations, Crime UNODa; 2015.
21. Richards JR, Albertson TE, Derlet RW, Lange RA, Olson KR, Horowitz BZ. Treatment of toxicity from amphetamines, related derivatives, and analogues: a systematic clinical review. *Drug Alcohol Depend*. 2015;150:1-13.
22. Roberts DM, Buckley NA. Enhanced elimination in acute barbiturate poisoning – a systematic review. *Clin Toxicol (Phila)*. 2011;49(1):2-12.
23. Ghannoum M, Laliberte M, Nolin TD, MacTier R, Lavergne V, Hoffman RS et al. Extracorporeal treatment for valproic acid poisoning: systematic review and recommendations from the EXTRIP workgroup. *Clin Toxicol (Phila)*. 2015;53(5):454-465.
24. Ghannoum M, Yates C, Galvao TF, Sowinski KM, Vo TH, Coogan A et al. Extracorporeal treatment for carbamazepine poisoning: systematic review and recommendations from the EXTRIP workgroup. *Clin Toxicol (Phila)*. 2014;52(10):993-1004.
25. Yates C, Galvao T, Sowinski KM, Mardini K, Botnaru T, Gosselin S et al. Extracorporeal treatment for tricyclic antidepressant poisoning: recommendations from the EXTRIP workgroup. *Semin Dial*. 2014; 27(4):381-389.
26. Decker BS, Goldfarb DS, Dargan PI, Friesen M, Gosselin S, Hoffman RS et al. Extracorporeal treatment for lithium poisoning: systematic review and recommendations from the EXTRIP workgroup. *Clin J Am Soc Nephrol*. 2015;10(5):875-887.
27. Tan HH, Hoppe J, Heard K. A systematic review of cardiovascular effects after atypical antipsychotic medication overdose. *Am J Emerg Med*. 2009;27(5):607-616.
28. St-Onge M, Dube PA, Gosselin S, Guimont C, Godwin J, Archambault PM et al. Treatment for calcium channel blocker poisoning: a systematic review. *Clin Toxicol (Phila)*. 2014; 52(9):926-944.
29. Fonte: POISINDEX® System [Internet]. Truven health analytics. 2015. Disponível em: http://www.micromedexsolutions.com/[Acesso em 17 Novembro 2015]
30. Ghannoum M, Wiegand TJ, Liu KD, Calello DP, Godin M, Lavergne V et al. Extracorporeal treatment for theophylline poisoning: systematic review and recommendations from the EXTRIP workgroup. *Clin Toxicol (Phila)*. 2015; 53(4):215-229.

Índice Alfabético

A
Abaloparatide, 702, 704
Abatacepte, 158, 269, 270
Abciximabe, 158, 520, 528
Ablação, 573
- de fibrilação atrial, 574
- do nódulo sinoatrial, 574
- percutânea por cateter, 572
- por radiofrequência perinodal, 572
Abordagem Bayesiana, 102
Absorção, 63, 92, 792
- dos fármacos, 787
Absorciometria de raios X de dupla energia (DXA), 700
Abstinência alcoólica, 117
Abuso, 490
- catártico, 650
Ação(ões)
- catártica, 647
- preventiva, 89
- substitutivas, 89
Acatisia, 463
Acebutolol, 135
Acemetacina, 239
Aceptores, 84
Acesso, 39
Acetato
- de etila, 504
- de glatirâmer, 273
- de medroxiprogesterona, 685
- de nomegestrol, 691, 692
- de noretindrona, 690
Acetazolamida, 132, 610
Acetilação, 73
Acetilcisteína, 805
Acetilcolina, 116, 123, 128, 129, 438, 735
Acetilcolinesterase, 123
Acetona, 504
Aciclovir, 377
Acidente(s)
- vascular(es) cerebral(is), 571
- - encefálico, 585
- - isquêmico, 580, 585
- - transitório, 585
Ácido(s)
- 3-metoxi-4-hidroximandélico, 129
- acetilsalicílico, 236, 268, 520, 548, 583, 626
- - em baixas doses, 629
- araquidônico, 119, 126, 154, 236
- ascórbico, 760
- caínico, 119
- cinurênico, 118
- fólico, 277, 761, 774
- - suplementação de, 512
- folínico, 277, 774
- gama-aminobutírico (GABA), 116
- graxo ômega-3, 457, 512, 563
- homovanílico, 129
- lisérgico dietilamida, 504
- misoprostólico, 730
- nalidíxico, 179, 183
- nicotínico, 760
- pantotênico, 761
- para-aminobenzoico (PABA), 232, 316
- peracético, 402, 406

- pteroilglutâmico, 761
- tiaprofênico, 239
- valproico, 251, 413, 459, 512, 775, 807
- vanilmandélico, 129
- zoledrônico, 702, 703
Acidose respiratória, 603
Acne, 697
Aconselhamento
- antitabagismo, 613
- clínico, 719
Actaea racemosa, 681
Acupuntura, 149, 223, 268, 288, 440
Adalimumabe, 156, 269, 775
Adeno-hipófise, 140
Adenoidectomia, 297
Adenosina, 126, 572, 573
Adenotonsilectomia, 442
Adenovírus, 379
Adesão, 581
- a tratamento, conceito de, 53
- do paciente, 39
- falta de, 53
- grau de, 49
Adesinas, 151
Adesivo
- cutâneo, 685
- transdérmico, 685
Aditivos, 504
Administração de medicamentos, 43
- enteral, 67
- oral, 67
- parenteral, 69
- por infusão intravenosa contínua, 79
Adrenalina, 119
Adrenérgicos, 524
- agentes, 225
Adsorventes, 653
Aerocâmara de grande volume, 621
Aerossóis, 504
- dosimétrico, 619
- pressurizados, 620
- - dosimétricos com máscara, 620
Afasia
- não fluente agramatical progressiva, 512
- progressiva primária, variantes de, 512
Afelimomabe, 158
Afeto pseudobulbar, 511
Afímeros, 156
Afinidade, 82
Agentes, 638
- antilipêmicos, 663
- antirressortivos, 702
- betalactâmicos, 304
- biocidas, 396
- biológicos, 267, 269, 270, 271, 274
- competitivos, 193
- despolarizantes, 193
- di-hidropiridínicos, 544
- irritantes, 649
- modificadores do colo, 729
- não adrenérgico, 225
- não competitivos, 193
- não despolarizantes, 193
- osteoanabólicos, 702
- pró-cinéticos, 638
- tocolíticos, 774

- voláteis, 191
Agitação, 196, 513
- psicomotora, 457
Agomelatina, 126, 446, 477
Agonista(s), 88
- α2-adrenérgicos, 134, 192, 193, 283
- - centrais, 544
- - de ação central, 134
- β2-adrenérgicos, 134, 560
- - de curta ação, 614
- - de longa ação, 614
- - inalatórios, 439
- - seletivos, 614
- do receptor do GLP-1 ou incretinas, 669
- dopaminérgicos, 121, 122, 428, 429, 441
- inversos, 88
- melatoninérgicos, 441
- nicotínicos, 124
- parciais, 88
- - de receptores NMDA, 511
- plenos, 88
- seletivo B3, 752
- totais, 88
Agouti-relacionado (AgRP), 125
Agranulocitose, 459, 465
Agregação, 581
- plaquetária, 581
Agressividade, 513
Agrotóxicos, 512
Água
- eletrolítica ácida, 402
- superoxidada, 402
AIDS, 363
Ajuizamento clínico, 102
Alarme, sinais de, 647
Albendazol, 327, 328
Albiglutida, 669
Albumina, 596
Alcalose, 568
- metabólica, 603, 611
- respiratória, 603
Álcool, 116, 117, 125, 396, 401, 405, 512
- 70%, 398
- consumo excessivo de, 702
- proibição de, 702
Alcoólicos anônimos, 495
Aldosterona, 143
Aleitamento materno, 218
Alendronato, 702
Alentuzumabe, 274
Alergia, 281
Alfaepoetina, 761
Alfainterferon, 380
Alfassinucleína, 511
Alfaxalona, 117
Alfentanila, 193
Alfusozina, 135, 750
Alginato de sódio, 773
Algoritmo de Naranjo, 103
Alirocumabe, 157, 158
Alisquireno, 545
Alocação sigilosa, 11
Alogliptina, 675
Alopurinol, 333
Alprazolam, 446, 481, 502
Alprostadil, 741

Alteplase(rt-PA), 520, 527, 584, 586
- acelerada, 527
Alterações
- articulares, 250
- farmacocinéticas, 787
- farmacodinâmicas, 788
- musculoesqueléticas, 250
- renais produzidas por fármacos, 792
Alucinações, 456, 457, 460, 513
Alucinógenos, 504
Amamentação natural, 777
Amantadina, 122, 379, 429
Amatoxinas, 504
Amaurose, 611
Amicacina, 178, 316
Amígdala, 114
Amigdalectomia, 297
Amilina, 669
Amilocaína, 218
Amilorida, 540, 560, 631
Aminas simpaticomiméticas, 597
Aminoácidos excitatórios, 118
Aminofilina, 614
Aminoglicosídeo, 114, 178, 311
Amiodarona, 380, 563, 572, 573
Amissulpirida, 121, 459
Amitriptilina, 121, 252, 480, 510
Amniotomia, 729
Amorolfina, 346, 347
Amostra(s)
- dependentes, 29
- estatística, 23
- independentes, 29
- não pareadas, 29
- pareadas, 29
- tamanho da, 28
Amostragem, 22
Amoxicilina, 171, 297, 312
- + clavulanato, 319
AMPA, 118
Ampicilina, 171, 311
Amplitude, 24, 25
Anacinra, 154, 158
Anafilaxia, 282, 287
Analgesia, 191
- balanceada, 245
- controlada pelo paciente, 238, 245
- multimodal, 245
- neuroaxial, 238, 245
- opioide central, 245
- placebo, 146
- preemptiva, 148
Analgésico(s), 267, 268, 295
- adjuvantes, 237
- não convencionais, 237
- não opioides, 236
- opioide(s), 124, 192, 193, 236, 254, 255, 806
Análise
- da informação, 39
- de variância, 30
Análogos
- das prostaglandinas, 132
- de somatostatina, 657
- estruturais, 89
- GLP-1, 676
Anandamida, 126, 498
Ancylostoma spp., 328
Andrógenios, 143
Andropausa, 736
Anedonia, 457, 501
Anel vaginal, 685
Anemia(s), 510, 572, 761
- falciforme, 232
- ferropriva, 761

- hemolíticas, 764
- macrocítica, 761
- megaloblástica, 761, 764
- microcítica, 761
- perniciosa, 764
Anestesia
- de nervos periféricos, 220
- dissociativa, 192
- geral, 191
- manutenção da, 191
- tópica, 218
Anestésicos
- gasosos, 191
- inalatórios, 191
- intravenosos, 192
- locais, 115, 216
- - mistura eutética de, 218
- - tipo amida, 216
- - tipo éster, 216
- voláteis, 117, 504
Anfepramona, 721
Anfetamina(s), 120, 134, 501, 721
- derivados e análogos de, 806
- e congêneres, 721
Anfotericina B, 114, 775
- complexo lipídico, 333
- derivados lipídicos de, 775
- desoxicolato (ABD), 333, 345
- liposomal, 333
Angina
- de peito, 519, 524
- de Prinzmetal, 524
- estável, 524
- instável, 519, 580
Angioedema, 286
Angioplastia
- de resgate, 527
- facilitada, 527
- primária, 527
Anidulafungina, 346
Anlodipino, 520, 524, 544
Anosmia, 426
ANOVA, 30
Anóxia, 602
Anrinona, 562
Ansiedade, 572
- generalizada, 440
- ocasional, 440
- patológica, 440
Ansiolíticos, 113
- benzodiazepínicos, 444
Ansoprazol, 656
Antagonismo, 93
- farmacocinético, 93
- farmacodinâmico, 93
Antagonista(s), 88
- CCR5, 363
- centrais, 134
- competitivos, 88
- CXCR4, 363
- da orexina/hipocretina, 441
- de receptor(es), 88
- - de citoquinas, 363
- - glutamatérgicos NMDA, 253
- do cálcio, 572
- do CGRP, 125
- do sistema simpático, 544
- dos canais de cálcio, 524, 544
- fisiológicos, 88
- H_2, 287, 631, 656, 657, 773
- irreversíveis, 88
- muscarínicos, 124
- não competitivos, 88
- parciais, 88

- químicos, 88
- reversíveis, 88
- sem receptores, 88
Anti-helmínticos, 161
Anti-histamínicos, 124, 282, 441
Anti-inflamatórios, 268, 295
- não esteroides, 236, 255, 267, 270, 271, 626, 805
- - em crianças de diferentes idades, 244
- - e paracetamol, 254
Antiácidos, 631, 773
Antiagregantes plaquetários, 274
Antianêmicos, 761
Antibacterianos, 161
Antibióticos, 40, 161
Anticardiolipina, 274
Anticoagulação, 580
Anticoagulante(s), 274, 275, 561
- lúpico, 274
Anticolinérgicos, 124, 133, 284, 428, 653, 749, 812
Anticolinesterásicos, 205
Anticoncepção, 688
- de emergência, 693
Anticoncepcionais orais, 543, 689
- combinados, 689
- - bifásicos, 689
- - monofásicos, 689
- - trifásicos, 689
- progestogênicos, 689
Anticonvulsivantes, 113, 237, 250, 444, 447
Anticorpo(s), 152
- antifosfolípides (AAF), 274
- antinuclear (FAN), 270
- contra esclerostina, 702, 704
- miméticos de, 156
- monoclonais, 618
- - totalmente humanos, 155
- recombinantes policlonais, 156
Antidepressivos, 113, 116, 237, 252, 253, 425, 441, 471, 477, 513, 808
- inibidores
- - da recaptação de serotonina, 439
- - seletivos, 512, 513
- tricíclicos, 121, 124, 232, 250, 441, 480, 572, 808
Antidotismo, 93
Antídotos, 803
Antieméticos, 123, 125, 429, 638, 639, 773
Antiepilépticos, 425, 513
Antifúngicos, 161
- tópicos, 775
Antígeno, 152
- viral HBeAg, 379
Antileucotrienos, 284
Antimaláricos, 270
Antimicrobianos, 89, 161
Antimoniais pentavalentes, 333
Antimoniato de meglumina, 333
Antimuscarínicos, 133
Antinauseosos, 639
Antineoplásicos, 636
Antiparkinsonianos, 113
Antiprotozoários, 161
Antipsicóticos, 113, 426, 439, 444, 457, 470, 513, 514, 809
- atípicos, 121, 446, 457, 809
- convencionais, 513
- de segunda geração, 457
- na demência, 514
- típicos, 121, 429, 809
α_1-antiquimotripsina, 511
Antirretrovirais, 114, 363, 775
- "reforçados" por ritonavir (IP/r), 363
Antissepsia, 396
- da pele do paciente para procedimentos cirúrgicos e invasivos, 398

- do coto umbilical em recém-nascidos, 399
- ocular, 399
- oral, 399
- pré-operatória das mãos, 398
Antissépticos, 161, 396
- urinários, 183
Antitrombina III, 520, 580, 581
Antivertiginosos, 429
Antivirais, 161
- diretos, 377
Antraquinona, 648
Aparelho
- de avanço mandibular, 442
- de pressão positiva contínua nas vias aéreas (CPAP), 442
- nasal de pressão expiratória positiva, 443
Apixabana, 583, 584
Aplicabilidade, 20
Apneia obstrutiva do sono, 439, 442, 510, 543
Apomorfina, 121, 739
Apoptose, 152, 580
Apraclonidina, 132, 135
Apraxia, 426
Aprepitanto, 125
Aquaréticos, 560, 563
2-araquidonoilglicerol, 126
Arcadas, 636
Área
- de Broca, 114
- de Wernicke, 114
- postrema, 123
- septal, 114
Argatrobana, 591
Aripiprazol, 121, 429, 446, 471, 513, 514, 809
Aromaterapia, 223
β-arrestina, 86
Arriboflavinose, 760
Arritmia(s)
- cardíacas, 571
- respiratória, 571
- sinusais, 571
Arteméter, 331
Artemisinina, 331
Artemisinina-naftoquina, 331
Arterite de Takayasu, 588
Artesunato, 329, 331
Articaína, 218
Artrite reumatoide, 268
- estabelecida, 268
- recente, 268
Ascaris lumbricoides, 324, 328
Ascorbato, 760
Asma, 281, 613
- aguda grave refratária, 614
- brônquica, 133
- - extrínseca, 282
- de difícil controle, 621
- em gestantes, 618
- em pré-escolares, 618
- intermitente, 614
- ocupacional, 618
- persistente, 614
Aspartato, 116, 118, 511
Asparte, 667
Aspergilose, 344, 346
- invasiva, 344
Assessing Care of Vulnerable Elders (ACOVE), 790
Assimetria, 426
Assistência farmacêutica, 43
Associações medicamentosas, 255
Astemizol, 282
Atapulgita ativada, 653
Ataxia(s) espinocerebelar(es), 426, 763
Atenolol, 135, 520, 546, 560, 712

Atetose, 427
Ativação, 581
Atividade
- antiemética, 121
- física, 440, 442, 542, 667, 701
- intrínseca, 82
Ativina, 143
Atomoxetina, 120, 513
Atopia, 281
Atorvastatina, 519
Atrofia, 681
- cerebral, 426
- de múltiplos sistemas, 426
- vulvovaginal, 683
Atropina, 131, 133, 205, 504, 575, 614
- intranasal, 286
Ausências, 413
Australian Prescriber, 36
Autismo, 427
Autocuidado, 48
Autogestão, 48
Automedicação, 44
- responsável, 103
Automutilações, 513
Autonomia de decisão do paciente, 38
Autorreceptores, 128
Autorregulação, 85
Avanafil, 740
Azatioprina, 270, 775
Azimilida, 575
Azitromicina, 174, 297, 312
Aztreonam, 172
Azul de metileno, 504
Aβ40, 511
Aβ42, 511

B

Bacilo de Calmette-Guérin, 333
Baclofeno, 118, 631
Bacteriofagia, 164
Bacterioscopia, 165
Bacteriúria assintomática, 303
Balão de contrapulsação aórtica, 595
Balismo, 427
Banco de dados, utilização de, 106
Bandagem gástrica, 725
Bandolier, 36
Banhos
- com antissépticos, 399
- de recém-nascidos a termo, 399
Barbituratos, 806
Barbitúricos, 117, 192
Barreira
- antirrefluxo, aumento da competência da, 631
- hematoencefálica, 72, 114
- hematoliquórica, 114
Barro biliar, 311
Base(s)
- de dados, 34
- teórica, 10
Bazedoxifeno, 703
Beclometasona, 285, 290, 615, 616
Bedaquilina, 316
Belatacepte, 158
Belimumabe, 158, 270
Benazepril, 548
Benefício, 90
- atribuível à exposição, 17
- da intervenção, 10
Benserazida, 122, 428
Benzeno, 504
Benzetônio, 397
Benzfetamina, 721
Benzilpenicilina, 171, 297

Benznidazol, 333
Benzocaína, 218
Benzodiazepinas, 117, 481, 510
Benzodiazepínicos, 116, 192, 193, 253, 774, 809
Beribéri, 760, 763
- cerebral, 763
- seco, 763
- úmido, 763
Beta-endorfina, 124
Beta-interferon, 114
Betabloqueadores, 120, 135, 520, 524, 563, 572, 712, 810
- adrenérgicos, 232, 572
17β-estradiol, 691
Betaistina, 429
Betalactamase, 164
Betalactâmicos, 171, 299
Betanecol, 131, 638
Betaxolol, 132
Biblioteca
- Cochrane, 35
- Virtual em Saúde, 36
Bicuculina, 117
Biguanidas, 668
Bilastina, 287
Bimatoprosta, 132
Binge eating, 718
Binômio de pessoa-tempo, 13
Biocidas, 161
Biodisponibilidade, 70, 92
Bioestatística, 22
Biofeedback, 149, 223, 442
Biológicos monoclonais, 155
Biomarcadores, 796
Biossimilares, 157
Biotransformação, 63, 73, 92, 93, 792
BiPAP, 442
Biperideno, 122, 133, 428, 510
- intravenoso, 427, 433
Bisacodil, 648
Bisfosfonatos, 702
Bisoprolol, 520, 560, 563
Bissulfito de sódio, 227
Bivalirudina, 520
Bloqueadores
- alfa-adrenérgicos, 135, 749
- de receptores
- - α1 e β, 135, 544
- - β não seletivos, 135, 233
- - β1 seletivos, 135
- - de angiotensina II (BRA), 562
- dopaminérgicos, 121
- dos canais de cálcio (BCCs), 520, 810
- ganglionares, 128
- neuromusculares periféricos, 193
- rápidos de canal de sódio, 412
Bloqueio(s)
- anestésicos praticados sobre a raque, 220
- atrioventriculares, 572
- de nervo peniano dorsal, 219
- de respostas neuro-humorais, 191
- muscular, reversão do, 132
- neuroaxial central, 399
Blosozumab, 702, 704
BMJ Clinical Evidence, 36
Boceprevir, 380
Bococizumab, 157
Boletim Brasileiro de Avaliação de Tecnologias em Saúde (BRATS), 36
Boletins científicos, 36
Bomba de infusão, 673
- subcutânea, 671
Bradiarritmias, 571, 572
Bradicardias, 571

Bradicinesia, 122, 426
Bradicinina, 154, 544
Bradizoítos, 332
Brimonidina, 132, 135
Brinzolamida, 132
British Medical Journal, 36
Brivaracetam, 413
Brometo
- de ipratrópio, 284, 286, 615, 618, 622, 623
- de tiotrópio, 616
Bromocriptina, 121, 122, 429
Bromoprida, 427, 429
Broncodilatadores, 425
- beta-2 agonistas, 623
- - de curta ação, 614, 618, 622
- - de longa ação, 622
Broncoespasmo, 282
Bronquite aguda, 298
Bruxismo relacionado ao sono, 439, 442
Budesonida, 290, 616
Bulbo, 113
Bupivacaína, 115, 216
Buprenorfina, 248, 254, 503
Bupropiona, 124, 232, 480, 513, 721
Bupropiona/naltrexona, 722, 723
Buspirona, 122
Butambeno, 218
Butenafina, 346
Butirilcolinesterase, 123, 124
Butirofenonas, 121, 463, 513, 809
Butoconazol, 346
Butorfanol, 124
Buttletí Groc, 36
Bypass
- gástrico, 725
- gastrojejunal linear, 725

C

Cabergolina, 429, 441
Caderinas, 154
Cafeína, 126
Cãibras noturnas de pernas, 439, 442
Cainato, 118
Calazar, 333
Cálcio, 701
Calcitonina, 140, 704
Calicreína, 580
Calmodulina, 115
Câmara hiperbárica, 607
Campos plásticos aderentes, 399
Canabidiol, 126
Canabinoides, 126, 417, 498
Canagliflozina, 664, 669, 676
Canais
- de cálcio, modificadores dos, 412
- iônicos, 116
Canamicina, 178, 316
Candesartana, 540, 560
Candidíase
- invasiva grave, 344
- orofaríngea, 344
- vulvovaginal, 346
Cannabis sativa, 126, 498
Cânula nasal, 606
- de alto fluxo, 607
Caolim coloidal, 653
Capacidade vesical reduzida, 748
Capreomicina, 316
Capsaicina, 250, 255
Captopril, 548, 560
Carbacol, 132
Carbamazepina, 115, 126, 250, 412, 413, 414, 775, 807
Carbegolina, 121

Carbidopa, 122, 428
Carbimazol, 710
Carbonato
- de lítio, 470
- de lodenafila, 740
Carboxiemoglobina, 605
Carcinoma
- de tireoide, 713
- hepatocelular, 380
Cardiodesfibrilador implantável, 563
Cardiopatia(s), 559
- hipertensiva, 537
- isquêmica, 519, 574
Cardioversão
- elétrica, 572, 587
- química, 587
Cardioversor-desfibrilador implantável, 572, 575
Carências nutricionais, 762
Carga viral, 379
Cariprazine, 471
Carreadores, 74
Carvão ativado, 653, 802
Carvedilol, 135, 520, 560, 563
Casais sorodiscordantes, 364
Cascata
- da coagulação, 580
- de prescrição, 98
- do oxigênio, 602
Caspases, 152
Caspofungina, 346
Cataplexia, 440
Catarata, 611
Catártico, 647
Catecol-O-metil transferase (COMT), 120, 129
Catecolaminas, 119, 128
Cateter(es)
- de Foley, 729, 731
- epidurais
- - inserção, 399
- - manutenção, 399
- intravasculares centrais, 399
- nasal, 606
- nasofaríngeo, 606
- venosos periféricos, 399
Causalgia, 224
Causalidade reversa, 499
Cefaclor, 172
Cefalexina, 172, 312
Cefalosporinas, 117, 312
Cefalotina, 172
Cefamandol, 172
Cefazolina, 172, 312
Cefepima, 172, 310, 311
Cefoperazona, 172
Cefotaxima, 172, 311
Cefoxitina, 172
Ceftarolina, 172
Ceftazidima, 172
Ceftazidima-avibactam, 306
Ceftobiprol, 172
Ceftolozane-tazobactam, 306
Ceftriaxona, 172, 311, 312
Cefuroxima, 172, 297
Cegueira noturna, 763
Celecoxibe, 236
Células
- B, 152
- de Kupffer, 151
- dendríticas, 151
- inatas, 151
- T, 152
- - auxiliares, 152
- - citotóxicas, 152
- - reguladoras, 152

Centre for Reviews and Dissemination, 35
Centro de informação toxicológica, 801
Ceratomalácia, 763
Cerebelo, 113
Cérebro, 113
Certolizumabe pegol, 269
Cesariana eletiva, 729
Cetamina, 118, 192
Cetirizina, 285
Cetoacidose diabética (CAD), 664, 670
Cetoconazol, 333, 346
Cetoprofeno, 249
Cetorolaco, 236, 238, 244, 249
Cetotifeno, 285
Cetreferoconazol, 352
Chaperonas moleculares, 152
Choque, 134, 594, 603, 655
- anafilático, 133
- cardiogênico, 134, 594
- hemorrágico, 595
- hipovolêmico, 594
- séptico, 310, 594
Cianocobalamina, 761
Ciclesonida, 290, 616
Ciclo-oxigenase, 616
Ciclo(s)
- da assistência farmacêutica, 43
- de sono, 438
- sono-vigília, 125, 438, 510
Ciclobenzaprina, 232
Ciclofosfamida, 270, 275
Ciclopentolato, 133
Ciclopirox, 346, 347
Ciclopiroxolamina, 346, 347
Cicloserina, 316
Ciclosporidíase, 325
Ciclosporina, 775
Cicloxigenases, 154, 236
Cidofovir, 379
Ciência clínica, 9
Cigarro, 512
Cilastatina, 173
Cilostazol, 588, 591
Cimetidina, 526
Cimicifuga sp., 681
Cinacalcete, 141
Cinarizina, 426, 429
Cinchocaína, 218
Cinética
- de dois compartimentos, 76
- de ordem zero, 76
- de primeira ordem, 76
Cinetose, 636, 639
Cipionato de testosterona, 743
Ciproeptadina, 287
Ciprofloxacino, 179, 312, 326
Ciproterona, 691
Circuncisão neonatal, 219
Circunvoluções cerebrais, 114
Cirrose, 380, 492
- hepática, 580
Cirurgia(s), 288, 709
- abdominal recente, 344
- bariátrica, 544, 584, 669, 724
- com radiofrequência, 443
- de avanço maxilomandibular, 442
- de prótese de quadril ou joelho, 583
- não ortopédica, 584
- nasal, 442
- para epilepsia, 417
- simuladas ("sham"), 11
Cistatina C, 794
Cisteína, 205
Cisteinil-leucotrienos, 617

Cisticercose, 324, 330
Citalopram, 116, 232, 253, 480, 681
Citocinas, 151, 154
Citocromo CYP450, 93
Citomegalovírus humano, 377, 512
CKD-EPI (cr-cys), 794
CKD-EPI (cys), 794
Claritromicina, 174, 384
Classes funcionais da New York Heart Association, 559
Claudicação intermitente, 588
Clindamicina, 175, 312
Clobazam, 413, 414
Clodronato, 702, 703
Clofazimina, 319
Clofibrato, 520, 521
Clomipramina, 121
Clonazepam, 414, 427, 430, 441, 510
Clonidina, 120, 134, 192, 193, 429, 548
Clopidogrel, 520, 528, 586, 629
Cloranfenicol, 177
Cloreto(s)
- de benzalcônio, 397
- de metilbenzetônio, 333
- de sódio, ingestão de, 541
Clorexidina, 399, 401
Cloro, 402
Clorofórmio, 504
Cloroquina, 270
Cloroxilenol, 401
Clorpromazina, 121, 457, 513
Clortalidona, 540, 560
Clortetraciclina, 176
Clostridium difficile, 312
Clozapina, 121, 429, 459, 513
Clusters, 12
Coagulação, 580
Cobicistat, 364
Cocaína, 114, 120, 134, 232, 233, 427, 500, 512, 776
- *binge*, 500
- *flash*, 500
- *high*, 500
- *rush*, 500
Codeína, 124, 238, 254, 502
Coeficiente
- de correlação, 31
- de variação, 24
Cogumelos, 131
Cointervenção, 12
Cola, 504
Colaboração Cochrane, 35
Colchicina, 523, 649
Cold turkey, 503
Colecalciferol, 760
Colecistocinina, 125
Colesteatoma, 297
Colestiramina, 521, 653
Colistina, 187
Colite
- actínica, 646
- pseudomembranosa, 652, 657
Coloides, 596
Colonização, 170
Colos favoráveis, 730
Coma, 492
Comer compulsivo, 718
Compartilhamento na decisão terapêutica, 39
Complacência diastólica, 559
Complexo
- fármaco-proteína, 72
- lipídico (ABCL), 345
- lipossomal (ABL), 345

Comportamento(s)
- de adesão a tratamento, 56
- suicida, 472
- toxicocinético, 803
Compostos
- iodados, 397
- quaternários de amônio, 397
Comprometimento cognitivo mínimo, 510
COMPT, 121
Concentração
- alveolar mínima (CAM), 207
- antimicrobiana mínima, 163
- bactericida mínima, 162
- do fármaco ou ligando, aumento de, 86
- inibitória mínima, 162
Conciliação medicamentosa, 56
Conflito de interesses, 39
Congelamentos, 429
Conjugações, 73
Consentimento informado, 39
Constante
- de afinidade, 87
- de dissociação (pKa), 65
- de dissociação, 87
- fracional de eliminação, 78
Constelação, 411
Constipação, 646
- funcional, 646
Contaminação, 401
Contracepção, 688
- morbidade materna e neonatal, 695
- mortalidade, 695
- riscos maiores, 695
Controlador(es), 614
- de elite, 364
Controle(s)
- ambiental, 287
- contemporâneos, 12
- de fatores precipitantes, 559
- de frequência, 574
- de ritmo, 574
- históricos, 12
Conversão
- maníaca, 472
- tuberculínica, 315
Coortes de monitoramento de eventos, 106
Cor pulmonale, 604
Corações artificiais, 564
Corbadrina, 226
Coreia, 427
Coronavírus, 379
Corpo(s)
- de Lewy, 426
- pineal, 114
Corticoides, 775
- nasais tópicos, 285
Corticosteroides, 113, 116, 270, 271, 272, 284, 614
- nasais, 442
- sistêmicos, 617, 622, 623
Corticosterona, 143
Cortisol, 143, 445
Cotransmissão, 115
Cotransportador sódio-glicose, 669
Cotrimoxazol, 325, 332
Coxibes, 236
CPAP automático, 442
Crack, 500
Craniossacro, 128
Craving, 501
Crise(s)
- anginosa, 524
- colinérgica, 132
- convulsivas febris, 416

- epiléptica, 410
- focais, 410
- generalizadas, 410
- hipertensiva, 548
- oculogíricas, 427
- tireotóxica, 712
- tônico-clônicas, 413
- - generalizadas, 413
- - mioclônicas, 413
Cristaloides, 596
Critério(s)
- Centor, 296
- de Beers, 100, 788
- de Roma, 646
Cromatopsia, 567
Cromoblastomicose, 346
Cromoglicato dissódico, 284, 285
Cromonas, 614
Crotonina, 723
Cryptosporidium spp., 324
- *neoformans*, 346
- *hominis*, 325
- *parvum*, 325
Cuidados com ambiente doméstico e de trabalho, 702
Cumarínicos, 275
Curva(s)
- de Gauss, 25
- de sobrevida, 26
- dose-resposta, 86
- J, 539
Custo adicional, 99
CYP450, 91, 93

D

D-cicloserina, 445, 447
D-dímeros, 580
Dabigatrana, 158, 583, 584, 803
Daclatasvir, 380
Daclizumabe, 274
Dados estatísticos, 23
Dalfopristina, 186
Dalteparina, 275
Dapagliflozina, 669
Daptomicina, 187
Darbepoetina alfa, 762
Dasabuvir, 380
Débito cardíaco, 559
Declínio cognitivo, 427, 511
Decúbito dorsal, 442
Defeitos
- do tubo neural, 764
- letais, 772
- não teratológicos, 772
- teratológicos, 772
Deferoxamina, 803, 812
Déficit
- de atenção e hiperatividade, 510
- de autocuidado, 48
Degenerações idiopáticas de nódulo AV, 572
Degludeca, 667
Deidroepiandrosterona, 116
Delamanid, 318
Delineamento
- observacional, 12
- transversal, 14
Delírio(s), 196, 456, 457
Delirium, 460
- hiperativo, 460
- *tremens*, 117, 461, 494
Delta-9-tetra-hidrocanabinol (THC), 498
Demandas metabólicas teciduais, 559

Demência(s), 510, 511
- de corpos de Lewy, 511
- - tratamento das, 513
- frontotemporal, 511
- mista, 511
- na doença de Parkinson, 511
- semântica, 512
- tratamento de sintomas comportamentais em, 513
- vascular, 510, 511
Denosumabe, 702, 703
Densidade mineral óssea, 697
Densitometria mineral óssea (DMO), 700
Dependência, 116, 490
- física, 490
Depletivos de terminais adrenérgicos, 135
Depressão, 469
- de longo prazo, 119, 126
- maior, 476
- perinatal, 777
- respiratória, 610
Depressoras, 89
Depuração, 74, 77
- de creatinina endógena, 793
Dermatofitoses, 346
Descognitivas, 410
Descolamento de retina, 611
Descongestionantes nasais, 283
Descontaminação gastrointestinal, 801
Desfecho(s)
- clinicamente relevantes, 38
- clínico, 9, 10
- composto, 15
- intermediário, 5, 15
- primário, 15
- primordial, 5, 15, 90
- secundário, 15
- substituto, 5, 15
Desfibriladores externos, 575
Desflurano, 191
Desinfecção, 396
- de ambiente, superfícies e equipamentos fixos, 405
- de endoscópios, 405
- de materiais termossensíveis, 405
Desinfetantes, 161, 396, 401
Desipramina, 253
Desloratadina, 285, 287
Desmame, 609
Desmopressina, 752
Desogestrel, 690, 691
Despolarização, 115
Dessensibilização, 85, 287
- heteróloga, 86
- homóloga, 86
Desvenlafaxina, 681
Desvio-padrão, 16, 24
Detecção de PD (screening), 665
Detemir, 666
Detumescência peniana, 736
Dexametasona, 290, 311, 640
Dexcetoprofeno, 240, 249
Dexmedetomidina, 192, 193
Dextranas, 596
Dextroanfetamina, 502, 721
Dextrometorfano, 253
Di-hidroartemisinina, 331
Di-hidroartemisinina-piperaquina, 331
Di-hidropiridinas, 520
Di-hidrotestosterona, 750
Di-iodoidroxiquinolina, 326
Diabetes melito, 662, 720, 736
- diagnóstico, 662
- gestacional (DMG), 512, 663, 665, 670

- induzido por fármacos, 663
- insulinodependente, 663
- LADA, 664
- não insulinodependente, 663
- prevalência, 662
- prevenção, 664
- tipo 1 (DM1), 663, 665, 666
- tipo 2 (DM2), 663, 665, 667
- tratamento, 666
Diálise
- contínua, técnicas de, 796
- peritoneal, 796, 803
Diário miccional, 752
Diarreia(s), 651
- agudas, 652
- colerética, 653
- crônica, 651
- dos viajantes, 653
Diazepam, 193, 502
Diclofenaco, 236, 238
- potássico, 260
- sódico, 260
Diencéfalo, 113
Dienogeste, 691
Dieta(s), 665, 667, 701
- balanceada, 268
- cetogênica, 414, 417
- com baixo teor
- - de carboidratos, 720
- - de gorduras e rica em frutas, vegetais e grãos, 701
- DASH, 521, 541
- do Mediterrâneo, 521, 542, 669, 720
- empobrecida em gorduras, 542
- hipocalórica, 541
- rica em fibras, 648
Dietilamida do ácido lisérgico (LSD), 123
Dietilpropiona, 502, 721
Difenidramina, 286, 441
Difenoxilato, 652
Diferença mínima clinicamente importante, 33, 147
Dificuldade respiratória, 295
Difusão simples, 64, 74
Digitálicos, 560, 572, 811
Digoxina, 560
Digoxina-Fab, 803
Diloxanida, 326
Diltiazem, 442, 520, 524, 544, 572, 573
Dimenidrinato, 429
Dimetiltriptamina (DMT), 505
Dinitrato, 520
- de isossorbida, 524, 562
Dinoprostona, 730
Dinorfina, 124
Dipiridamol, 586
Dipirona, 236, 249
Dipropionato de fluticasona, 290
Direcionalidade dos estudos observacionais, 13
- anterógrado, 13
- não direcional, 13
- retrógrado, 13
Diretrizes clínicas, 34, 35
Diritromicina, 174
Disautonomia, 426
Discinesia(s), 429, 459
- tardia, 427, 464, 767
Discrasias sanguíneas, 99
Disforia, 194
Disfunção
- erétil, 121, 735
- - medicamentosa, 736
- - neurogênica, 736
- - orgânica, 735, 736
- - psicogênica, 736

- vesical, 426
Dismenorreia, 697
Dismetria, 426
Disopiramida, 573
Dispareunia, 681, 683
Dispensação, 43
- de medicamentos, 47
Dispersão coloidal (ABDC), 345
Displasia broncopulmonar, 100
- em prematuros, 379
Dispneia, 559
Dispositivos
- automáticos de compressão venosa, 583
- de assistência circulatória, 559
- dosimétricos, 620
- endovasculares para trombectomia, 586
- inalatórios, 620
Dissecção aórtica, 548
Dissociação atrioventricular, 575
Distensão cervical, 729
Distimia, 469, 476
Distonia(s), 427, 430
- levodopa-responsiva, 430
- tardia, 459
Distribuição, 63, 70, 92, 99, 792
- de frequências, 25
- dos fármacos, 787
- gaussiana, 25
- não paramétrica, 26
- paramétrica, 26
- t1/2 de, 77
Distúrbios
- afetivos, 469
- androgênicos do envelhecimento masculino (DAEM), 736
- do movimento
- - induzidos por medicamentos, 427
- - relacionados ao sono, 439
- - respiratórios relacionados ao sono, 439
- - sensitivos corticais, 426
- - vestibulares, 636
Diurese forçada, 802
Diuréticos, 439, 544, 560
- de alça, 560
- poupadores de potássio, 560
Divalproato, 413
Dobutamina, 134, 560, 597
Docusato de sódio, 648
Doença(s)
- arterial coronariana (DAC), 519
- ativa, 315
- autoinflamatórias, 154
- bipolar, 469
- de Alzheimer, 510, 511
- - tratamento da, 512
- de Binswanger, 511
- de Chagas, 324, 327
- de Crohn, 651
- de Graves, 711
- de Hirschsprung, 128
- de Huntington, 427
- de Parkinson, 122, 425, 511
- de Peyronie, 736
- de Wilson, 426
- do nó sinusal, 572, 575
- do pânico, 445
- do refluxo gastroesofágico, 627
- endotelial, 580
- progressiva primária, 315
- pulmonar obstrutiva crônica, 604
- - exacerbações de causa infecciosa, 298
- ulcerosa péptica, 626
- vascular periférica, 588

Dofetilida, 573, 574
Dolutegravir, 367
Domínio
- de ligação, 82
- efetor, 82
Domperidona, 121, 429
Donepezila, 124, 512
Dopamina, 121, 134, 457, 476, 597, 735
Doping, 502
Dor(es), 145, 236, 748
- aguda, 146, 236
- ansiedade e depressão, 148
- após acidente vascular cerebral, 251
- crônicas, 146, 236, 245
- - não oncológicas, 246, 250
- - oncológicas, 246
- - profilaxia de, 223
- - tratamento, 223
- de garganta, 295
- do membro fantasma, 145
- e cognição, 148
- em idosos, 149
- incapacidade funcional, 148
- intensa, 148, 238
- interferência no sono, 148
- leve, 148, 237
- lombar, 232, 254
- medidas medicamentosas, 148
- memória da, 145
- moderada, 148, 238
- neuropática, 147, 236, 250, 252
- nociceptiva, 145
- oncológica, 149
- pós-operatória, 149, 221, 238
- psicogênica, 147
- reatividade emocional à, 146
- regional complexa, 149
- somática profunda, 146
- suprapúbica, 748
- tegumentar, 146
- visceral, 146
Doripeném, 172, 306
Dorzolamida, 132
Dose(s), 86
- de ataque, 79, 793
- efetiva média (DE50), 87
- inferiores, 86
- letal média (DL50), 87
- limiar, 86
- *priming*, 203
- reajuste de, 793
- redução de, 793
- resposta gradual e quantal, 87
- subliminares, 86
- supramáximas, 87
- terapêutica, 64
- tóxica, 64
- - média (DT50), 87
Dotiepina, 480
DoTS, 99
Doxapram, 610
Doxazosina, 120, 135, 545, 750
Doxiciclina, 176
Doxorrubicina, 380
Dronabinol, 499
Dronedarona, 574
Droperidol, 121
Drosperinona, 682, 691, 692
Drotrecogina alfa, 598
Drug and Therapeutics Bulletin, 36
Dulaglutida, 669
Duloxetina, 116, 232, 250, 253, 480, 681
Dupla simulação dos tratamentos (*double-dummy*), 11
Dutasterida, 750

E

Echinococcus
- *granulosus*, 329
- *multilocularis*, 329
Eclâmpsia, 549
Ecocardiograma transesofágico, 587
Ecstasy, 120, 504, 505
Eculizumabe, 158, 275
Eczema atópico, 281
Edema
- agudo de pulmão, 548, 559, 604
- de Quincke, 287
Edoxabana, 584, 585
Edrofônio, 205
Efavirenz, 367, 384
Efedrina, 120, 134, 614
Efeito(s)
- adverso, 98
- anorexígeno, 502
- antiemético, 636
- bactericida, 162
- - avaliação do, 162
- bacteriostático, 162
- *carry-over*, 11
- corretivo, 82
- curativo, 82
- duração de, 76, 88
- farmacológicos, 82, 90
- nocebo, 4, 102, 105
- parácrinos, 142
- paradoxal, 163
- placebo, 4, 11
- pleiotrópicos, 522, 539
- pós-antibiótico, 163, 179
- poupador opioide, 244
- preventivo, 82
- pró-arrítmico, 572
- protrombótico paradoxal, 591
- sintomático, 82
Efetividade, 5
Efetor, 86
Eficácia, 6, 82, 87
- clínica, 162
- farmacológico-clínica, 162
- microbiológica, 162
Efinaconazol, 347
EIDOS, 99
Eletriptana, 123
Eletroconvulsoterapia, 473, 484
Eliminação, 72
- aumento da, 802
- de Hoffmann, 204
- t1/2 de, 77
Elipressina, 225
Embolia, 580
- gasosa, 605
- pulmonar, 582, 604
- sistêmica, 580
Êmbolos, 580
Embotamento afetivo, 457
Êmese, 636
Emetina, 326
EMLA, 218
Empagliflozina, 521, 664
Emparelhamento, 18
Emulsão lipídica, 232
Emunctórios, 70
Enalapril, 546, 560
Enantato de testosterona, 743
Encainida, 575
Encefalina, 124
Encefalite herpética, 378
Encéfalo, 113
- ressonância magnética de, 511

Encefalopatia
- de Wernicke, 760
- de Wernicke-Korsakoff, 7, 63
Endarterectomia, 585
Endocardite infecciosa, 587
Endomorfinas, 124
Endonucleases, 152
Endotelina-1, 616
Endotélio, 580
Enemas, 649
Enflurano, 191
Enofibrato, 520
Enoxaparina, 275, 528, 583, 584, 589
Ensaio(s)
- clínico, 10
- - duplo-cego, 11
- - não randomizado, 12
- - randomizado, 5, 11, 34
- - - cruzado, 11
- - - em *clusters*, 12
- - - em paralelo, 11
- - - na comunidade, 12
- - de equivalência, 12
- - de superioridade, 12
- - sem cegamento, 11
Entacapona, 122, 232, 233, 429
Entamoeba histolytica, 312, 324
Enterobíase, 329
Enterobius vermicularis, 329
Enterorragia, 655
Enterovírus, 379
Entidade clínico-radiológica, 411
Envelhecimento, heterogeneidade do, 786
Enzima(s)
- 5-alfarredutase, 750
- acetilcolinesterase, 129
- catabólicas, inibição de, 89
EPAP nasal, 443
Epibatidina, 124
Epilepsia(s), 410
- ausência
- - da infância, 414
- - juvenil, 413, 414
- com crises mioclônicas-atônicas, 414
- do lobo temporal, 411
- generalizadas genéticas inespecíficas, 413
- mioclônica
- - benigna da infância, 414
- - juvenil, 413, 414
- refratária, 411
- resolvida, 411
- rolândica benigna, 413
Epinastina, 286
Epinefrina, 119, 128, 143, 225, 283, 286, 290, 597, 614, 745
Episódio
- depressivo bipolar, 471
- maníaco bipolar, 470
Epítopos, 151, 152
Epitumomabe, 156
Eplerenona, 560
Epratuzumabe, 156, 158
Eptifibatide, 150, 528
Equações Cockcroft-Gault (CG), 794
Equilíbrio ácido-básico, 603
Equinocandinas, 775
Equinococose, 329
Equivalência entre tratamentos, 12
Equivalentes farmacêuticos, 70
Ereção, 736
Ergoespirometria, 567
Ergóticos, 429
Eritroides, 762
Eritromicina, 174, 312, 572, 578, 638

Eritropoese, 761
Eritropoetina, 611, 761
- betametoxipolietilenoglicol, 762
Erro(s)
- aleatório, 18, 22
- alfa, 18, 27
- amostral, 22
- beta, 18, 27
- de medicação, 43
- de tipo I, 27
- de tipo II, 27
- de tratamento, 788
- sistemáticos, 18, 22
Erro-padrão, 16
Ertapeném, 172
Erva-de-são-joão, 484
Erythroxylon coca, 500
Escabiose, 336
- crostosa, 336
Escada analgésica, 246
Escala
- de razões, 23
- de risco anticolinérgico, 788
- intervalar, 23
- nominal, 23
- ordinal, 23
Escitalopram, 253, 446, 480, 681
Escherichia coli, 324
Esclerodermia sistêmica, 271
Esclerose
- lateral amiotrófica, 119
- mesial hipocampal, 411
- múltipla, 272
- - primariamente progressiva, 272
- - progressiva com surto, 272
- - remitente-recorrente, 272
- - secundariamente progressiva, 272
Esclerotina, 704
Escopolamina, 133
- transdérmica, 642
Escorbuto, 760
Escore de Bishop, 729
Esforço miccional, 748
Eslicarbazepina, 413, 415
Esmalte, 504
Esmolol, 560, 598
Esofagite de refluxo, 627
Esôfago de Barret, 627
Esomeprazol, 656
Espaçador, 619, 620
Espasmos infantis, 410
Espécie(s)
- química
- - extrínseca, 99
- - intrínseca, 99
- reativas de oxigênio, 119
Especificidade, 82
Espectro antimicrobiano, 166
Espera monitorada, 297
Espiramicina, 174, 325, 332, 774
Espironolactona, 548, 560
Espondilite anquilosante, 271
Espondiloartrites axiais, 271
Esporotricose
- cutânea, 346
- extracutânea, 346
- linfocutânea, 346
Esquema
- convencional, 673
- de demanda, 148, 149, 258
- de minidoses, 589
- intensivo, 673
Esquistossomíase, 329
Esquizofrenia, 456, 457

Estabilidade, 92
Estabilizadores
- de humor, 470
- de membrana, 284
Estado
- ativo, 84
- de catalepsia, 192
- de mal epiléptico, 416
- dessensibilizado, 84
- hiperosmolar hiperglicêmico, 664, 670
- inativo, 84
- mental, alteração do, 594, 655
- protrombótico, 580, 581
- psicodélico, 504
Estatinas, 439, 511, 519, 532, 586
Estatística, 22
- analítica, 22, 26
- descritiva, 22, 23
- inferencial, 22, 26
Esteatose, 492
Estenose
- de carótida assintomática, 585
- esofágica, 627
Estereoisomerismo, 89
Estereotipias, 513
Esterilização, 161
Esteroides, 267
Estibogliconato de sódio, 333
Estimulação
- do nervo
- - hipoglosso, 443
- - vago, 417
- elétrica cortical, 417
Estimuladores cognitivos, 445
Estimulantes, 89
Estireno, naftaleno, 504
Estiripentol, 415
Estradiol, 116
- 17β-estradiol, 681, 682, 689
Estratégia pico, 34
Estratificação, 18
Estreptococo do grupo A, 296
Estreptograminas, 186
Estreptomicina, 178, 316
Estreptoquinase, 520, 526, 527
Estresse oxidativo, 119
Estriol, 681
Estrogênios, 143
Estrógeno(s), 689
- transdérmico, 682
Estudo(s)
- abertos, 11
- agregado, 14
- aninhado, 14
- CKD-EPI (*Chronic Kidney Disease Epidemiology Collaboration*), 794
- de avaliação de tecnologias em saúde, 35
- de caso-coorte, 13
- de casos e controles, 13
- de coorte, 13
- de farmacovigilância, 12
- de incidência, 13
- de prevalência, 14
- de série de casos, 15
- ecológico, 14
- MDRD (*Modification of Diet in Renal Disease*), 794
- observacionais, 5, 12
- - analíticos, 12
- - descritivos, 12
- - sentido temporal dos
- - - contemporâneo, 13
- - - histórico, 13
- - - prospectivo, 13
- - - retrospectivo, 13

- primários, 34
- quase experimentais, 5, 12
- transversal não comparado, 14
- unicego, 11
Esvaziamento vesical, dificuldades de, 748
Eszopiclona, 441
Etambutol, 316
Etanercepte, 156, 269
Éter, 504
- tricloro-hidroxidifenol, 398
Ética
- da informação, 38
- global em saúde, conceito de, 38
Etidronato, 702
Etinilestradiol, 689
Etionamida, 316
Etodolaco, 236, 268
Etomidato, 117, 192
Etossuximida, 115, 414
Eutimia, 472
Evento(s)
- adverso, 98, 105, 788
- cardíacos agudos recentes, 447
- incidentes, 13
- mistos
- - depressivos, 472
- - hipomaníacos, 472
Evidência(s)
- contemporâneas, 38
- grau de, 9
- sínteses da, 34
Evolocumabe, 157, 158
Exacerbações
- graves, 618
- leves, 618
- moderadas, 618
Excitotoxicidade, 119, 511
Excitoxicidade, 115
Excreção, 63, 73, 92, 93
- renal
- - de fármacos durante diálise, 792
- - de substâncias exógenas, 792
Exenatida, 669
Exercício(s) físico(s), 268, 473, 483, 521, 665, 666, 682
- aeróbicos, 701
- com sobrecarga, 701
- de força e resistência, 701
- dinâmicos, 532
- modalidades de, 701
- prática de, 541
- regulares, 701
- terapêutico, 702
Exocitose, 115
Éxons, 155
Expansão monoclonal, 152
Expansores
- da mente, 504
- do bolo fecal, 648
Expectativas de dor violadas, 146
Experimentação, 10
Extrassístole(s), 571
- atriais, 571
- ventriculares, 571, 574
Extrato leucocitário bovino, 3, 25
Ezetimiba, 520, 522

F

Face hipomímica, 426
Fadiga matinal, 510
Falácia ecológica, 14
Falha(s)
- terapêuticas, 367
- virológica, 367

Família S100 de proteínas ligantes de cálcio, 154
Fanciclovir, 377, 378
Farelo de trigo, 648
Faringoamigdalite, 296
Fármaco(s), 5, 91, 430
- ação, 82
- anti-IgE, 284
- antiarrítmicos, 572
- anticolinérgicos, 427, 510
- arritmogênicos, 572
- de uso tópico, 255
- dosagens plasmáticas de, 80
- efeito, 82
- excreção renal de, 787
- hipolipemiantes, 521
- inotrópicos, 560
- modificadores do curso da doença, 153
- que agem sobre o sistema
- - cardiovascular, 810
- - nervoso central, 806
- - respiratório, 811
Farmacocinética, 5, 64
- clínica, 76
- de ordem zero, 72
- de primeira ordem, 72
Farmacodinâmica, 5, 82
Farmacologia
- clínica, 6
- experimental, 5
Farmacoterapia intracavernosa, 735, 740
Farmacovigilância, 6
Fasciola hepatica, 329
Fascioliáse, 329
Fase
- 1, 6
- 2, 6
- 3, 6
- alfa, 77
- beta, 77
- de distribuição, 77
- de eliminação, 77
- de imunotolerância, 379
- de portador inativo, 379
- depressiva do transtorno bipolar, 472
- II, 73
- imunoativa, 379
- inicial, 268
- maníaca do transtorno bipolar, 471
- motora, 426
- pré-motora, 426
- sintéticas, 73
Fator(es)
- de confusão, 12
- de crescimento, 748
- - endotelial vascular, 713
- - intimal, 581
- de detecção, 16
- de Hageman, 154
- de necrose tumoral (TNF), 115, 616
- de risco, 16, 344
- de von Willebrand, 581
- diagnóstico, 16
- em estudo, 10
- etiológicos, 16
- farmacogenéticos, 93
- hormonais androgênicos, 748
- inibidor do ativador de plasminogênio, 580
- intrínseco, 761
- prognóstico, 16
- relacionados com a adesão, 55
- tecidual, 580
- - ativador de plasminogênio, 580
- trófico(s), 115
- - derivado do cérebro (BDNF), 116

- V de Leiden, 581
- VII, 581
Febre
- familial do mediterrâneo, 154
- tifoide, 312
Fecaloma, 649
Feedback, 116
Felbamato, 413
Felodipino, 520
Femetrazina, 502, 721
Femprocumona, 589
Femproporex, 721
Fenciclidina, 118, 504
Fenda sináptica, 115
Fendimetrazina, 721
Fenelzina, 120
Fenfluramina, 502, 721
Fenilefrina, 120, 134, 225, 283, 285, 290, 745
Fenilpropanolamina, 120, 283, 290, 502, 721
Fenitoína, 115, 412, 413, 414
Fenobarbital, 413, 775
Fenofibrato, 522
Fenol(óis), 325
- sintéticos, 402, 406
Fenômeno(s)
- de Eagle, 163
- de emergência, 211
Fenoterol, 614
Fenotiazinas, 121, 233, 513, 653, 809
Fenotiazínicos, 232
Fenótipo acetilador, 73
Fenoximetilpenicilina, 171, 297
Fentanila, 124, 193, 247, 502
Fentermina, 721, 722, 723
Fentolamina, 737, 739
Feocromocitoma, 129, 572
Férias do medicamento, 706
Ferramentas
- de busca de informação, 34
- de gatilho, 105
Ferro, 761
- coloidal, 765
Ferrodextrana, 765
Fesoterodina, 752
Festinação, 426
Fexofenadina, 124, 285, 286
Fibras
- pós-ganglionares, 128, 129
- pré-ganglionares, 128
- solúveis, 647
Fibratos, 521
Fibrilação
- atrial, 567, 571, 585
- paroxística, 573
- ventricular, 574
Fibrina, 580
Fibrinogênese, 580
Fibrinogênio, 581
Fibrinólise, 580
Fibromialgia, 252, 253
Fibronectina, 729
Fibroplasia retrolental, 611
Filoquinona, 591
Finalidade
- ablativa, 713
- terapêutica, 713
Finasterida, 750
Fingolimode, 114, 273
Fisioterapia, 149, 268
Fissura, 501
Fitoestrógenos, 681
Fitonadiona, 591, 760
Fitoterapia, 445
Fitoterápicos, 441, 681, 749, 752

Flashbacks, 505
Flecainida, 573, 575
Flora
- residente, 398
- transitória, 398
Flucitosina, 346
Fluconazol, 384, 775
Fludrocortisona, 572
Flumazenil, 118, 199, 441, 810
Flunarizina, 426, 429
Flunisolida, 290, 616
Fluoroquinolonas, 179, 304, 312, 652
Fluoxetina, 116, 123, 232, 253, 480, 681
Fluoximesterona, 743
Flurazepam, 502
Fluticasona, 285, 286, 616
Flutter, 567, 571
- atrial, 574
Fluvastatina, 519
Fluvoxamina, 123, 232, 253, 450, 480
Fluxo plasmático renal, 74
Fobia social, 445
Fogachos, 681
Fomivirseno, 156
Fondaparinux, 520, 584
Fontes
- de evidências, 34
- eletrônicas, 34
Formação
- de conjugados, 73
- óssea, 702
Formaldeído, 402, 406
Formas farmacêuticas, 66
Formoterol, 614, 615
Fosaprepitanto, 125
Foscarnet, 379
Fosfodiesterases
- PDE5, 736
- PDE6, 736
Fosfolipase A2, 616
Fosfomicina, 304
Fosforilação, 73
Fração
- de ejeção, 559
- de risco atribuível na população, 17
- livre, 74
Fragmentos imunes Fab, 811
Fraturas de fragilidade, 700
Frequência, 16, 701
Fricção das mãos, 398
Fuga venosa, 736
Fumo, abstenção do, 268
Fundoplicatura laparoscópica, 630
Fungos
- endêmicos, 344
- oportunistas, 344
Furoato
- de fluticasona, 290
- de mometasona, 290
Furosemida, 560
Futilidade médica, 39

G

Gabapentina, 116, 250, 255, 412, 441, 681
- enacarbila, 441
Galactomanana, 345
Galantamina, 124, 512
Gama-glutamil transferase (GGT), 492
Gama-hidroxibutirato, 443
Ganciclovir, 377, 378
Gânglio(s)
- autonômicos, 127
- celíaco, 128

- mesentérico
- - inferior, 128
- - superior, 128
- simpáticos, 128
Ganho de peso, 465
Gantacúrio, 204
Gap junctions, 736
Garenoxacino, 179
Gás(es), 191
- hilariante, 191
- tóxicos, 124
Gasolina, 504
Gasometria arterial, 603, 610
Gastrectomia *sleeve*, 725
Gastrite erosiva, 492
Gastroparesia diabética, 637
Gatifloxacino, 179
Gel, 685
Gemifloxacino, 179
Gênero, 681
Genética, 411
Genfibrozila, 523
Gengivoestomatite herpética, 377
Genótipo
- 1, 381
- 2, 381
- 3, 381
Gentamicina, 178
Gestodeno, 691
Giardia lamblia, 324
Ginecomastia, 568
Ginkgo biloba, 512
Giro(s)
- do cíngulo, 114
- para-hipocampal, 114
Glândula(s)
- adrenal, 143
- paratireoides, 141
- salivares, 131
- sudoríparas, 131
Glargina, 666
Glaucoma, 132, 611
- de ângulo fechado agudo, 132
Glibenclamida, 775
Glicação, 662
Glicemia
- aumento de, 568
- em jejum, 662
Glicilciclinas, 176
Glicina, 116, 118, 427
Glicocorticoides, 143, 597, 663, 774
Gliconato
- de clorexidina, 396
- férrico de sódio, 765
Glicopeptídeos, 184
Glicopirrolato, 205
Glicoproteína P, 93
Glicose, intolerância à, 662
Gliptinas, 669
Glitazonas, 669
Glossectomia parcial, 442
Glucagon, 142
Glucoprotamina, 403, 406
Glucoronosil, 415
Glulisina, 667
Glutamato, 116, 118, 511
Glutaral, 325
Glutaraldeído, 401, 406
Golimumabe, 269
Gordura central, 665
Gotejamento pós-miccional, 748
Gradiente de concentração, 602
Granisetrona, 123
Granulomas, 152

Gravidez indesejada, 688
Griseofulvina, 346
Grupo(s)
- controle, 5, 11
- e Indicações Terapêuticas Especificadas (GITE), 45
- intervenção, 11
Guanabenzo, 120, 134
Guanetidina, 554
Guanfacina, 134, 503
Guia de prática clínica, 35
Guidelines International Network, 35

H

Habilidades sociais, treinamento de, 445
Hábito de fumar, 588
Habituação à dor, 146
Haloperidol, 121, 427, 429, 457, 471, 513
- -midazolam, 457
- -prometazina, 457
Haloprogina, 346
Halotano, 191
Haxixe, 498
Helicobacter pylori, 655
Helmintos, 324
Hematêmese, 655
Hematoma subdural, 510
Hematúria, 748
Hemidistonia, 427
Hemocromatose, 766
Hemodiafiltração, 796
Hemodiálise, 803
- convencional, 795
- de alto fluxo, 795
Hemofilia, 580
Hemofiltração, 796, 803
Hemoglobina, 602
- curva de dissociação da, 602
- glicada (HbA1c), 662
Hemoperfusão, 803
Hemorragia
- digestiva alta, 655
- intracraniana, 767
Hemostasia, 580
Heparina(s), 275, 520
- de baixo peso molecular, 520, 528, 583, 589
- não fracionada, 528, 583, 589
Hepatite(s)
- C, 380
- virais, 379
Hepatotoxicidade, 805
Heroína, 502
Herpes
- genital, 378
- ocular, 378
- oral, 377
- simplex 1 e 2, 377
- zóster, 378
Herpesvírus, família, 377
- humano
- - 6, 377
- - 7, 377
- - 8, 377
HES (*Hydroxyethyl Starch*), 596
Hesitação, 748
Hexaclorofeno, 397
Hexametônio, 128
Hidatidose, 329
Hidralazina, 545, 560, 562
Hidrato de cloral, 192, 194
Hidrocarbonetos alifáticos e aromáticos, 504
Hidrocefalia, 510
Hidroclorotiazida, 545, 560
Hidrofluoralcano, 621

Hidrólises, 73
Hidromorfona, 247
Hidroxicloroquina, 157, 270, 275, 775
Hidróxido de magnésio, 648
Hidroxietilamido, 596
Hidroximetilglutaril-coenzima A (HMG-CoA), 519
5-hidroxitriptamina, 122
Hidroxizina, 124, 286
Higienização das mãos, 398
Hiper-homocisteinemia, 118
Hiperalgesia
- nocebo, 146
- primária, 145
- secundária, 145
Hiperatividade, 513
Hipercalcemia, 510
Hipercapnia, 602
Hipercorticismo medicamentoso, 143
Hiperecplecsia, 427
Hiperecplexia, 118
Hiperêmese gravídica, 638, 773
Hiperemia rebote, 225
Hiperesplenismo, 580
Hiperestimulação uterina, 730
Hiperidrose
- axilar, 131
- craniofacial, 131
- palmar, 131
- plantar, 131
Hiperlactatemia, 594
Hiperóxia, 603
Hiperparatireoidismo
- primário, 141
- secundário, 141
Hiperplasia benigna da próstata, 748
- abordagem
- - cirúrgica, 749
- - medicamentosa, 749
- - observacional, 749
Hiperpolarização, 115
Hiperpotassemia, 568
Hiperprolactinemia, 464
Hiperreatividade, 282
Hiperreflexia, 426
Hipersensibilidade, 90, 232
- a sulfitos, 227
- cruzada, 417
Hipertensão
- arterial, 585
- - sistêmica, 537
- gestacional, 549
- pulmonar primária, 740
Hipertireoidismo, 425, 572, 709
Hipertrofia da glândula prostática, 748
Hipnose, 191, 223, 682
Hipnossedativos, 113
Hipnóticos, 510
- benzodiazepínicos, 440
- não benzodiazepínicos, 440
Hipoacusia, 295
Hipocalcemia, 712
Hipocampo, 114
Hipocinesia, 122
Hipoclorito de sódio, 406
Hipocretina, 124, 125
- A e B, 438
Hipófise, 140
Hipoglicemia, 665, 675
- maior sensibilização à, 665
- noturna, 675
Hipogonadismo, 736
- hipergonadotrófico, 736
- hipogonadotrófico, 736

Hipomania, 469
Hiponatremia, 568
Hipopotassemia, 568
Hiporreatividade, 90
Hipotálamo, 114
Hipotensão, 655
- arterial, 594
- postural, 655
Hipotermia, 492
Hipótese
- alternativa, 27
- amiloide, 511
- conceitual, 10
- de nulidade, 10, 27
- operacional, 10
Hipotireoidismo, 510, 709
- subclínico, 709
Hipovitaminoses, 762
Hipoxemia, 602
Hipóxia, 602
- causa(s), 602
- - pós-pulmonar, 605
- - pré-pulmonar, 603
- - pulmonar, 604
- difusional, 199
Hipsarritmia, 415
Hirsutismo, 697
Histamina, 124, 151, 438
Histiócitos, 151
Holter, método, 574
Homatropina, 133
Homeopatia, 288
Homeostase, 126
Homocisteína, 118
Hormônio(s), 749
- adrenais, 143
- adrenocorticotrópico (ACTH), 414
- esteroides, 143
- estimulador da tireoide (TSH), 709
- hipofisários, 140
- intestinais, 143
- paratireoideo, 141, 702
- tireoidianos, 140, 709
Hospitalização, tempo de, 99
5-HT, 122
Hymenolepis nana, 329
Hypericum perforatum, 484

I

Iatrogenia, 786
Ibandronato, 702
Ibuprofeno, 236, 238
- + cafeína, 240
- + paracetamol, 240
Ibutilida, 574
Icatibanto, 156
Ictus em evolução, 585
Idarucizumab, 803
Ideação suicida, 477
Idiossincrasia, 90
Idoxuridina, 378
Ignorância plural, 495
Íleo, 605
- adinâmico, 653
Ilusões, 460
Imatinibe, 156, 380
Imersão em água, 223
Imidazopiridinas, 118, 440
Imipeném, 172
Imipramina, 121, 252, 510, 578
Imobilidade, 786
Implante percutâneo, 588
Imunidade adaptativa, 151

Imunoglobulina(s), 275
- E, 281
Imunomoduladores, 153
Imunossupressão prolongada, 344
Imunossupressores, 270, 271
Imunoterapia, 287
- passiva, 161
Inaladores de pó seco, 620
Incidência, 16
- cumulativa, 16
- de densidade, 16
Incompatibilidades, 92
Incontinência
- de urgência, 748
- esfincteriana, 786
- paradoxal, 748
- urinária, 681, 683
Incretinas, 676
Indacaterol, 615
Indapamida, 546
Índice
- de massa corporal, 718
- de maturação vaginal, 683
- de Pearl, 688
- internacional de sintomas prostáticos, 748
- terapêutico, 88
Indiferentismo farmacológico, 91
Indivíduos em expostos ou não expostos, 13
Indução
- anestésica, 191
- do colo, 729
- do trabalho de parto, 729
Indutores
- endógenos, 154
- exógenos, 153
Ineficácia microbiológica, 170
Inércia colônica, 647
Infarto(s)
- do miocárdio, 519, 548, 580, 603
- transmurais, 519
Infecção(ões)
- cerebrais congênitas, 512
- do trato urinário, 303
- - complicada, 303
- - não complicada, 303
- invasivas, 344
- latente, 319
- por citomegalovírus, 378
- por *Helicobacter pylori*, 626
- por HIV
- - aguda, 364
- - crônica, 364
- - profilaxia
- - - pós-exposição ao, 369
- - - pré-exposição ao, 368
- - tratamento da
- - - em adultos e adolescentes, 365
- - - - estágio assintomático, 365
- - - - estágio sintomático, 365
- - - em crianças, 366
- - - em estágio assintomático, 364
- - - em gestantes, 366
- - - inicial da, 363
- por vírus
- - herpes simples, 377
- - respiratórios, 379
- - varicela-zóster, 378
- respiratórias, 295
- - agudas, 295
- - altas, 295
- - baixas, 295
- - crônicas, 295
- urinária de repetição, 748
Inferência, 26

Inflamação, 151
Inflamassoma, 154
Infliximabe, 269, 319, 380, 775
Influenza, 296
Inibidor(es)
- biológicos de TNFα, 271
- da acetilcolinesterase, 132, 513
- - para demência, 514
- da bomba de prótons, 631, 656, 773
- da catecol-orto-metil transferase (COMT), 429
- da COMT, 122
- da convertase, 560
- da dipeptidil peptidase 4 (DPP4), 669
- da dopadescaboxilase, 431
- da enzima de conversão de angiotensina, 560, 562
- da fosfodiesterase, 560
- - tipo 5, 749
- da fusão (IF), 363
- da integrase (IIn), 363
- da monoamina oxidase, 232, 480
- - B (IMAO B), 428
- da protease (IP), 363
- da recaptação
- - de norepinefrina, 776
- - de serotonina e norepinefrina, 444
- da transcriptase reversa
- - análogos de nucleosídeos e nucleotídeos (ITRN), 363
- - não análogos de nucleosídeos (ITRNN), 363
- de acetilcolinesterase, 124, 205, 511
- de betalactamases, 171
- de catepsina K, 702, 703
- de leucotrienos, 622
- de neuraminidase, 379
- de polimerase viral, 377
- de TNFα, 275
- diretos de renina, 544
- do cotransportador de sódio-glicose tipo 2 ou glifozinas, 669
- do fator de necrose tumoral (TNFα), 269
- do fator Xa, 583
- não seletivos de COX, 236
- reversíveis da acetilcolinesterase, 511
- seletivos
- - da monoamina oxidase A, 477
- - da recaptação de serotonina, 253, 444, 480, 681, 776, 808
- - - e noradrenalina, 480
- - - e norepinefrina, 253
- - de COX-2, 236
Inibina, 143
Inseticidas organofosforados, 124
Insônia, 438, 440
- de manutenção, 439
- terminal, 439
Insuficiência
- cardíaca, 559, 572
- - esquerda, 559
- - subclínica, 559
- cognitiva, 786
- hepática, 510
- postural, 786
- renal, 510, 748
- - crônica, 792
- respiratória, 602
- - aguda, 604
- - crônica, 604
- - hipoxêmica-hipercápnica, 603
- - hipoxêmica, 603
Insuficiente renal crônico, 792
Ínsula, 114
Insulina, 142, 663, 775
- humana regular, 667

- inalada, 673
- lenta, 666
- NPH, 666
Integrinas, 154
Interação(ões)
- de ação, 93
- de efeito, 93
- farmacêuticas, 92
- fármaco-receptor, 86
- farmacocinéticas, 92
- farmacodinâmicas, 93
- farmacológica, 91
- medicamentosas, 322
Interferons, 151, 377, 379
Interferon beta-1a, 272, 273
Interleucinas, 151, 616
International Normalized Ratio, 589
International Society of Drug Bulletins (ISDB), 39
Intervalo(s), 25
- de confiança, 16, 18, 26
- entre doses, aumento de, 793
Intervenção(ões)
- breves, 495
- educacionais, 484
- fator em estudo, 10
- intensiva no estilo de vida, 669
- por equipes multiprofissionais, 58
- psicológicas, 218, 268, 484
- psicossociais, 503
- sociais, 58, 495
Intolerância digestiva, 568
Intoxicação(ões), 800
- aguda, 490
- alcoólica
- - aguda, 494
- - moderada, 494
- digitálica, 572, 811
- grave, 495
- intencional, 800
- mais frequentes, 804
- não intencionais, 800
- por lítio, 475
- por medicamentos, diagnóstico das, 801
- por monóxido de carbono, 605
- por tiocianato, 568
Intubação, 801
- endotraqueal, 203
- sequência rápida de, 203
Investigação científica, etapas da, 9
Iodeto, 714
- de potássio, 346
Iodo radioativo, 709
Iodopovidona, 325, 397
- 10%, 399
Ioimbina, 135, 445, 739
Ipratrópio, 133
Irrigação intestinal total, 802
Irritabilidade, 513
Isavuconazol, 351
Isoflurano, 191
Isoforma(s), 85
- CYP3A4, 93
Isoniazida, 316
Isoprenalina, 134
Isoproterenol, 134, 614
Isquemia cerebral, 603
Isradipino, 520
Itraconazol, 775
Ivabradina, 520, 524, 561, 563, 572
Ivermectina, 329

J
Janela
- de oportunidade, 369
- terapêutica, 63, 88

Jato urinário
- fraco, 748
- interrompido, 748
Julgamento prejudicado da realidade, 456

K
Kick, 502

L
L-arginina, 742
L-carnitina, 807
L-DOPA, 445
Labetalol, 135, 549
Lacosamida, 115, 251, 415
Lactulose, 647, 648
Lamotrigina, 115, 126, 251, 412, 413, 775
Lanatosídeo C, 560
Lança-perfume, 504
Lanreotida, 142, 653
Laquinimod, 273
Laringite, 297
Latanoprosta, 132
Latência, 76, 88, 116
- do fármaco, 64
Latent Autoimmune Diabetes of the Adult, 664
Lavagem
- das mãos, 398
- gástrica, 801
"Laxantes naturais", 650
Laxativo(s), 647
- estimulantes, 648
Ledipasvir, 380
Leflunomida, 269
Leishmania, 324
- *chagasi*, 333
Leishmaníase, 333
- do Novo Mundo, 333
- do Velho Mundo, 333
- visceral, 324, 333
Lembretes eletrônicos, 57
Leucemia mieloide aguda, 344
Leucoencefalopatia multifocal progressiva, 274
Leucotrienos, 154
Levamisol, 328
Levetiracetam, 250, 251, 412, 413, 414, 775
Levobunolol, 132
Levobupivacaína, 216
Levocetirizina, 285, 287
Levodopa, 121, 122, 428, 441
Levofloxacino, 179, 316
Levomepromazina, 121
Levonordefrina, 225
Levonorgestrel, 690, 691, 693
Levorfanol, 124
Levosimendana, 560, 562
Levosimendano, 597
Levotiroxina, 425, 709
Liberação intradérmica por microagulhas, 674
Libido, 735
Lidocaína, 115, 216, 255, 574
Limaprosta, 742
Limeciclina, 176
Linaclotida, 648
Linagliptina, 675
Lincomicina, 175
Lindamidina, 653
Linezolida, 186, 319
Linfadenite aguda, 332
Linfadenopatias cervicais, 295
Linfócito(s), 152
- autorreativos, 152
- CD4, 363
Linfonodos, 151

Lipocortina, 284
Lipodistrofia, 673
Lipopeptídeos, 186
Lipoproteínas, 511, 581
Lipoxinas, 154, 155
Líquido cefalorraquidiano, 114
Líquor, 114
Liraglutida, 669, 724
Lisdexanfetamina, 721
Lisinopril, 545, 560
Lispro, 667
Lista de Beers, 788
Lisurida, 429
Literatura Latino-Americana e do Caribe em Ciências da Saúde, 36
Lítio, 121, 126, 425, 459, 481, 808
Lobo
- frontal, 114
- occipital, 114
- parietal, 114
- temporal, 114
Locus ceruleus, 119, 438
Lofexidina, 503
Lógica booleana, 35
"Loló", 504
Loperamida, 114, 652
Loratadina, 124, 282
Lorazepam, 193, 416, 502
Lorcaserina, 722, 723
Losartana, 545, 560
Lovastatina, 519
LSD, 504
Lubiprostona, 648
Lubrificantes, 649
Luliconazol, 347
Lúpus eritematoso sistêmico (LES), 269
Luteína, 611

M
Má perfusão tecidual, sinais de, 594
Maconha, 126, 498, 776
Macrocortina, 284
Macrófagos, 151
Macrolídeos, 174, 299, 638
Maduromicose, 345
Magnésio, 442
Malária, 324, 331
- complicada, 331
- grave, 331
- não complicada, 331
- prevenção de, 331
Malformações congênitas, 415
Mandélico, 183
Manejo farmacológico, 503
Mania, 469
Manifestações oculares, 322
Manipulação do mamilo, 729
Manobra de Valsalva, 573
Maraviroque, 367
Marcadores inflamatórios, 511
Marcapassos, 572
Margem
- de equivalência, 12
- de segurança, 64
Máscara
- com reservatório, 607
- de Venturi, 607
- facial simples, 607
Massa fecal, 324
Massagem, 223
- de seio carotídeo, 573
Mastocitose sistêmica, 626
Mastoidite, 297

Maturity Onset Diabetes of the Young
  (MODY), 664
Mazindol, 502, 721
Mebendazol, 328
Mecamilamina, 128
Mecanismo(s)
- da nefrotoxicidade, 797
- de ação, 86
- de transporte, 64, 114
- teratogênicos, 772
Meclizina, 429
Média, 16, 24
Mediana, 16, 24
Medicação pré-anestésica, 191
Medicalização, 790
Medicamento(s), 5, 91
- acesso a, 56
- administração de, 43
- antitireoidianos, 709
- características intrínsecas do, 91
- com retenção de receita, 45
- de ação antiviral direta, 380
- de referência, 44
- desprescrição de, 101
- dinamizados, 45
- dispensação de, 43
- fitoterápico, 45
- genérico, 44
- homeopáticos, 45
- imunossupressor, 273
- isento de prescrição, 45
- modificadores do curso da doença, 267
- monitoração de, 105
- na gravidez, 512
- pesquisa sobre, 40
- potencialmente inapropriados para
  uso em idosos, 788
- prescrição de, 43
- rastreadores, 105
- sem retenção de receita, 45
- similar, 44
- simplificação das tomadas dos, 57
- transcrição de, 43
Medicina baseada em evidência, 20, 34
Medicines Transparency Alliance (MeTA), 39
Medida(s)
- da adesão, 53
- de dispersão, 24
- de reeducação, 647
- de tendência central, 23
- de variabilidade, 24
- iniciais de suporte, 801
- medicamentosas, 246
- multicomponentes, 58
- não farmacológicas, 223, 271, 613, 681
- não medicamentosas, 148, 218, 246, 268,
  270, 513, 559, 667
- preventivas, 559
- terapêuticas, 559
Medo de cirurgias, 447
Medrisona, 286
Medroxiprogesterona, 610
Medula
- da glândula adrenal, 128
- espinhal, 113, 114
Megacólon, 647
- tóxico, 653
Megaloblastos, 761
Megarreto, 647
Meglumina, antimoniato de, 333
Meia-vida
- alfa, 77
- beta, 76, 77
Meias de baixa compressão, 583

Melanocortina, 742
Melanosis coli, 650
Melatonina, 126, 438, 441, 447, 513
Melena, 655
Meloxicam, 236, 239
Memantina, 119, 253, 511, 513
Membrana
- celular, 64
- de oxigenação extracorpórea venovenosa
  (ECMO), 609
- interferências nos processos de transporte, 89
Memória recente, 510
Menadiona, 760
Menaquinona, 760
Meningite(s), 604
- bacterianas, 311
- tuberculosa, 317
Meningoencefalite toxoplásmica, 332
Menopausa, 680
Menorragia, 696
Mensageiros, 82
Meperidina, 502
Mepivacaína, 218
Mepolizumabe, 158, 618
Meropeném, 172, 310, 311
Mescalina, 123, 504
Mesencéfalo, 113
Mesilato de imatinibe, 272
Meta-hemoglobinemia, 232
Metabissulfito
- de potássio, 227
- de sódio, 227
Metabolismo
- de primeira passagem, 70
- hepático de fármacos, 787
Metabotrópicos, 118
Metacolina, 131
Metadona, 124, 247, 254, 503
Metanálise, 6, 20, 34
- em rede, 20
Metanefrina, 129
Metanfetamina, 114, 502, 721
Metaproterenol, 614
Metaraminol, 134
Metenamina, 183
Metformina, 521, 665, 775
Meticilina, 310
Metiglinidas, 669
Metilação, 73
Metilcelulose, 648
Metildopa, 120, 134, 554
Metilfenidato, 120, 134, 502, 513, 721
Metilparabeno, 232
Metilprednisolona oral, 272
Metiltestosterona, 743
Metilxantinas, 126
Metimazol, 709, 710, 714
Metisergida, 123
Metoclopramida, 121, 427, 429
Método(s)
- automatizados, 162
- científico, 10
- cirúrgicos, 572
- clínico, 48
- de administração, 66
- de aferição da adesão, 54
- de diálise, 795
- de Yuzpe, 693
- diretos, 54
- epidemiológico, 9
- farmacológico, 9, 572
- físicos, 572
- mecânicos, 583
Metoexital, 192

Metoprolol, 520, 560, 573, 712
Metotrexato, 114, 157, 268
Metronidazol, 184, 312, 326
Miastenia gravis, 132
Micafungina, 346
Micção incompleta, 748
Micofenolato de mofetila, 270
Micro-RNA, 156
Micrografia, 426
Microtromboses, 580
Midazolam, 193, 416, 441
Mifepristona, 729
Milnaciprana, 253
Milrinona, 560, 562
Miltefosina, 325, 333
Minidoses, 583
Miniexame do estado mental, 511
Minipílulas, 690
Minociclina, 176
Miocardiopatia hipertrófica, 574
Mioclonia interictal, 415
Mipomerseno, 157
Mirabegrona, 752
Mirodenafil, 739
Mirtazapina, 446, 480, 510, 721
Misoprostol, 649, 729, 730
- oral, 730
- vaginal, 731
Mitoxantrona, 273
Mitraclip®, 564
Mivacúrio, 203
MMDA, 3,4 metilenodioximetanfetamina, 505
Moda, 16, 24
Modafinila, 120, 443, 482, 721
Modelo
- de dois compartimentos, 76
- de um compartimento, 76
- transteórico, 57
Modulação de sensações, 631
Modulador(es), 115
- seletivos de receptor estrogênico, 702, 703
Molécula(s)
- BLyS, 158
- de adesão, 154
- - endotelial, 616
- de coestímulo, 158
- quimérica, 155
- receptoras, 116
- transmissoras, 116
Mometasona, 285
Monitorização
- de resposta, 367
- hemodinâmica, 594
- terapêutica, 49
Monoamina oxidase (MAO), 120, 121,129
Monócitos, 151
Monoclonal humanizado, 155
Mononitrato de isossorbida, 520, 524
Monorresistência, 315
Monoterapia
- com MTX, 268
- funcional, 368
Monóxido de carbono, 126
Montelucaste, 248, 286, 291, 617
Morfina, 124, 193, 238, 246, 254, 502
Moricizina, 573, 575
Mortalidade, 99
- aumento de risco de, 513
Morte súbita, 574
Motilina, 638
Motivação, falta de, 457
MOTT (*Mycobacterium Other Than
  Tuberculosis*), 319
Movimentação, limitação à, 426

Movimentos
- automáticos, perda de, 426
- transmembranas, 64
Moxifloxacino, 179, 316
MRSA, 310
Mucosa vaginal, ressecamento da, 681
Mudanças
- comportamentais, 630
- de estilo de vida, 483, 520, 665, 719
Muscarina, 124, 504
Muscinol, 117
Mycobacterium
- *africanum*, 315
- *avium complex* (MAC), 319
- *bovis*, 315
- *canetti*, 315
- *microti*, 315
- *tuberculosis*, 315

N

N-acetilcisteína, 611
N-hexano, 504
Nabumetona, 239
Nafazolina, 120, 134, 283, 285
Nalmefene, 124
Naloxona, 124, 199, 503, 806
Naltrexona, 124, 503, 721
Nanopartículas, 114
Não adesão
- formas básicas de, 54
- intencional, 54
- não intencional, 54
- primária, 54
- secundária, 54
Não inferioridade entre tratamentos, 12
Naproxeno, 236, 238
Naratriptana, 123
Narcolepsia, 120, 125, 440, 443
Narcose carbônica, 603, 610
Natalizumabe, 114, 156, 158, 274
National Guidelines Clearinghouse, 35
Nature, 36
Náusea(s), 636
- pós-operatórios, 637
Nebivolol, 135, 560, 563, 723
Necator americanus, 328
Necrólise epidérmica tóxica, 99, 100
Necrose subendocárdica, 519
Nedocromila, 284, 285
Nefopam, 239
Nefrotoxicidade, 796
Neomicina, 178
Neoplasias
- de tireoide, 713
- hematológicas, 344
Neostigmina, 131, 205
Neprilisina, 561
Nervo
- facial, 128
- glossofaríngeo, 128
- oculomotor, 128
- vago, 128
Nesiritida, 560, 563
NET (*Neutrophyl Extracelular Traps*), 151
Netilmicina, 178
Netupitanto, 640
Neuralgia
- de trigêmeo, 250, 251
- pós-herpética, 250, 252, 378
Neuramidase, 377
Neuraminidase, 296
Neurexinas, 512
Neuro-hipófise, 140
Neurocirurgias, 584

Neurocisticercose, 330
Neuroesteroides, 117
Neuroleptoanalgesia, 198
Neuroliginas, 512
Neurólise, 492
Neuromoduladores, 116
Neuropatia
- alcoólica, 492
- diabética, 251, 252, 664
Neurotransmissores, 115
- excitatórios, 511
Neutrófilo, 151
Neutropenia, 344
Nevirapina, 367
New England Journal of Medicine, 36
Niacina, 520, 522, 760
Nicardipino, 520
NICE/NHS – Guidelines, 35
Nicorandil, 520, 524
Nicotina, 116, 123
Nicotinamida, 764
Nictúria, 748
Nifedipino, 520, 544
Nifurtimox, 333
Nimesulida, 236
Nimodipino, 520, 549
Niquetamida, 610
Nistagmo, 426
Nistatina, 345
Nitazoxanida, 325
Nitratos, 520, 524, 560, 740
Nitrofurantoína, 183, 304
Nitroglicerina, 520, 524, 548
Nitroprusseto de sódio, 548, 560
Nível de significância, 27
NMDA, 118
Nó atrioventricular, 571
Nociceptores, 145
Noctúria, 752
Nódulos de tireoide, 712
Noradrenalina, 119
Norepinefrina, 116, 119, 128, 134, 225, 438, 476, 597
Norfloxacino, 179, 312
Nortriptilina, 121, 124, 250, 252, 510
Notificação de receita, 46
Núcleo(s)
- *accumbens*, 114
- basal de Meynert, 511
- da base, 113
- tuberomamilares, 124
Number-needed-to-harm (NND), 147
Number-needed-to-treat (NNT), 147
Número
- de pacientes que é necessário tratar, 18
- - para detectar dano, 18
- suficiente de receptores, 86
Nutracêuticos, 542

O

Obesidade, 465, 692, 718
- abordagem cirúrgica, 724
- central, 720
- exercício físico e, 720
- infantil, 719
- medidas medicamentosas, 721
Obidoxina, 132
Obinutuzumabe, 158
Objetivo
- da busca, 34
- terapêutico, 82
Observação controlada, 10
Obstrução
- intestinal, 605

- nasal, 285, 295
- vascular, 580
Ocitocina, 729, 735
Octreotida, 142, 653
Odanacatib, 702, 703
Oenothera, 681
Ofatumumabe, 158, 274
Off label, 40, 100
Ofloxacino, 179, 312, 316
Olanzapina, 121, 429, 446, 457, 471, 481, 513, 640, 809
Óleo de prímula, 681
Olmesartana, 560
Olopatadina, 285
Omalizumabe, 158, 284, 286, 291, 618, 623
Ombitasvir, 380
Omeprazol, 656
Ondansetrona, 123, 429
Onicomicoses, 346, 347
Opioides, 116, 441
- endógenos, 124
Opsonização, 152
Orexina(s), 125, 438
Orfanina/nociceptina, 124
Órfãos, 85
Organofosforados, 132
Órgãos efetores, 128
Órgãos-alvo, 72
Orientação farmacêutica, 48
Orlistate, 721, 722
Ornidazol, 184, 326
Ortoftaldeído, 402, 406
Osaprepitanto, 640
Oseltamivir, 296, 377
Osmóticos, 649
Ospemifeno, 681, 683
Osteomalácia, 760
Osteonecrose mandibular, 702, 706
Osteoporose, 697, 700
- complicações, 700
- definição de, 700
- detecção de fatores de risco, 700
- fatores predisponentes, 700
- medidas não medicamentosas, 701
- prevenção, 700
- primária, 700
- secundária, 700
- senil, 700
- tratamento, 702
Otalgia, 295
Otite
- crônica, 297
- externa, 297
- média, 297
- - aguda, 297
- - com efusão, 297
Oxacilina, 171, 310
Oxamniquina, 329
Oxazolidinonas, 186
Oxcarbamazepina, 413
Oxcarbazepina, 115, 250, 412, 414, 775
Oxetacaína, 218
Oxibato de sódio, 443
Oxibuprocaína, 218
Oxibutinina, 133, 510
Oxicodona, 243, 247, 254
Oxidações, 73
Óxido
- nítrico, 119, 126, 520, 735
- - sintase induzível, 616
- nitroso, 191, 504
Oxigênio (O_2), 602, 618
- concentradores de, 604
- suplementação de, 442
- tenda de, 607

Oxigenoterapia hiperbárica, 605
Oximas, 132
Oximetazolina, 134, 283, 290
Oximetria transcutânea, 610
Oxímetros, 604
Oxitetraciclina, 176
Oxolínico, 183
Oxoplasmose, 512
Oxoplasmose congênita, 324
Ozanimod, 273

P

P2Y12, 582
PAI, 580
PAI-1, 581
Palivizumabe, 377, 379
Palonosetrona, 123
Pamidronato, 702
Pamoato
- de oxantel, 329
- de pirantel, 328
Pâncreas, 142
Pancurônio, 193
Pantoprazol, 656
Papaverina, 737, 741
Paracetamol, 236, 244, 773, 805
- e codeína, associação de, 238
- + oxicodona, 240
Paraclorometaxilenol, 397
Paracoccidioidomicose, 346
Parada(s)
- cardíacas, 133
- sinusal, 572
Paralisia
- de Bell, 378
- de Todd, 416
- permanente do nervo recorrente, 712
- supranuclear progressiva, 426
Parâmetros, 26
Paramomicina, 325, 333
Paranoia, 456, 513
Parassimpaticolíticos, 133
Parassimpaticomiméticos, 131
- diretos, 131
- indiretos, 132
Parassonia, 426
Paritaprevir, 380
Parkinsonismo, 425, 463
- atípico, 426
- iatrogênico, 426
- secundário, 426
- vascular, 426
Paromomicina, 326, 333
Paroxetina, 232, 253, 480, 681
Patógeno, 153
Pé diabético, 664
Pectina, 653
Pefloxacino, 179
Pelagra, 760
Pemolina, 120
Pempidina, 128
Penicilina(s), 114, 117
- G, 297
- V, 297
Pentamidina, 572
Pentazocina, 124
Pentolínio, 128
Pentoxifilina, 333, 511
Peptídeo(s), 125
- intestinal vasoativo, 735
- pancreáticos, 142
- plasmáticos, microarranjo de, 511
- relacionado ao gene da calcitonina, 123
- Y, 125

Peramivir, 296, 379
Perampanel, 415
Percepção dolorosa, 145
Perforinas, 151
Perfusão renal, 74
Pergolida, 122, 429
Perindopril, 547
Periódicos
- CAPES, 36
- revisados por pares, 36
Permetrina tópica, 336
Peróxido de hidrogênio, 402, 406
Peroxinitrito, 119
Persistência bacteriana, 163
Peso, perda de, 442
Pesticidas, exposição a, 426
Petidina, 238
PHARMO, 106
Phycomycetes, 346
Pico
- de efeito, 76
- máximo de densidade óssea, 697
- sérico, 64
Picrotoxina, 117
Pielonefrite, 303
Pigmentação em sequência, 465
Pilocarpina, 132
Pimozida, 429
Pindolol, 135
Pioglitazona, 669
Pipemídico, 183
Piperacilina-tazobactam, 310
Piperazínicos, 463
Piracetam, 119
Pirâmide etária, 786
Pirazinamida, 316
Piribedil, 429
Piridostigmina, 132, 205
Piridoxina, 321, 642, 761, 764
Pirimetamina, 326, 332, 774
Piroxicam, 268
Pitiríase versicolor, 346
Placa aterosclerótica, 580
Placebo, 11
Plasmaférese, 596
Plasmídeos, 164
Plasmina, 580
Plasminogênio, 580
Plasmócitos, 152
Plasmodium spp., 324, 331
- *falciparum*, 324, 331
- *knowlesi*, 331
- *malariae*, 324, 331
- *ovale*, 331
- *vivax*, 324, 331
Plasticidade, 121, 146
- neuronal, 115
- sináptica, 115
Plataformas de microarranjo, 156
Platô da curva, 86
Plexo(s)
- coroide, 114
- intramurais, 128
Pneumocystis jirovecii, 346
Pneumonia(s), 298
- adquirida na comunidade, 298
- intersticiais, 604
- lipoide, 649
- nosocomial, 298, 657
Pneumotórax, 605
Pó de celulose inerte, 288
PO_2
- tissular, 610
- transcutânea, 610

- venosa mista, 610
Poder estatístico, 18, 28
Polaciúria, 748
Polietilenoglicol, 647
Polifarmácia, 788, 800
Polifarmacologia, 92
Poligelina, 596
Polimixinas, 187
- B, 187
- E, 187
Polimorfismo genético, 90, 93
Polineuropatia, 252, 492, 760
- dolorosa relacionada a HIV, 250
Polipeptídeo
- intestinal vasoativo (VIP), 125
- pancreático, 142
Polirresistência, 315
Política Nacional de Atenção Básica, 46
Poliúria noturna, 752
Polivinilpirrolidona-iodo, 397
Poluição ambiental, 512
Ponte, 113
Ponto de corte (*breakpoint*), 164
População em estudo, 23
Pós-anestésica, 196
Pós-menopausa, 700
Pós-operatório neurocirúrgico, 416
Pós-potencial de ação, 115
Posaconazol, 334, 346, 351, 775
Potássio, expoliação de, 568
Potência, 87
Potenciação de longo prazo, 119
Potencial(is)
- de ação, 114
- de membrana ou de repouso, 115
- emetogênico, 639
- excitatório pós-sináptico, 115
- iatrogênico, 788
- inibitório pós-sináptico (PIPS), 115
Pralidoxima, 132
Pramipexol, 122, 428, 429, 441
Pranlintida, 669
Pranlucaste, 617
Prasugrel, 520, 528
Pravastatina, 519
Praziquantel, 329
Prazosina, 120, 135, 750
Pré-diabetes, 662, 664
Pré-eclâmpsia, 549
Pré-hipertensão arterial, 538
Pré-indução, 729
Precipitantes, 94
Prednisolona, 617
Prednisona, 269, 270, 275, 380, 617
Pregabalina, 116, 250, 412, 441, 447, 681
Pregnancy and Lactation Labeling Rule, 773
Pregnenolona, 116
Prejuízo cognitivo, 457
Prescrição, 43
- busca de acontecimentos relacionados à, 105
- farmacêutica de MIP, 46
- medicamentosa, 39, 45
Prescrire, 36
Preservação, 396
Pressão coloidosmótica, 596
Pressão parcial de oxigênio, 602
Prevalência, 16
Prevenção, 161
- adicional, 368
- combinada, 368
- primária, 519, 665
- secundária, 519, 532
Priapismo, 740
Prilocaína, 218

Primeiro mensageiro, 83
Primidona, 428
Pró-cinéticos, 638
Pró-fármacos, 89
Pró-inflamatórios, 154
Pró-opiomelanocortina, 124, 125
Pró-uroquinase, 580
Probabilidade, 22, 28
Probe design, 11
Probenecida, 173
Probióticos, 288, 542, 652, 665
Procaína, 218
Procedimentos
- cirúrgicos, 398
- endoscópicos gastrintestinais, 202
- invasivos, 398
- rápidos, 398
Processo
- de elaboração, 44
- de investigação, 9
Produtos alcoólicos, 398
Progesterona, 116, 143, 774
- natural micronizada, 685
Progestógenos, 689
Programa(s)
- de modificação em estilo de vida, 665
- de reabilitação cardiovascular, 532
Prolactina, 121
Prometazina, 124, 457
Propatilnitrato, 520
Propiltiouracil, 709, 710, 714
Propionato de testosterona, 743
Propofol, 117, 192
Proporção, 16
Propranolol, 135, 427, 560, 712
Propriedades farmacodinâmicas, 793
Prosencéfalo, 113
- basal, 511
Prostaciclina, 154
Prostaglandina(s), 151, 154, 236, 730
- análogos das, 132
- E1, 735, 737, 741
- E2, 729
Protamina, 590
Protease(s), 151
- viral, 377
Proteção de patente, 44
Protectinas, 154, 155
Proteína(s)
- beta-amiloide, 511
- C, 581
- da cápsula viral, 377
- neuronal Homer 1c, 119
- recombinante, 156
- S, 581
- tau, 511
Proteinoquinases C e A, 119
Prótese peniana, 735
Protocolos Clínicos e Diretrizes Terapêuticas do Ministério da Saúde, 35
Protóxido de azoto, 191
Protozoários, 324, 325
Proximetacaína, 218
Prucaloprida, 648
Pseudodemência, 510
Pseudoefedrina, 120, 134, 283, 285, 290
Pseudonormoglicemia, 664
Psicilocibina, 504
Psicodélicos, 504
Psicoeducação, 473
Psicoestimulantes, 481, 513
Psicofármacos, 40
Psicogênica, 735
Psicoses, 456

Psicoterapia, 473
- de suporte, 445
Psicotomiméticos, 504
Psyllium, 647, 648
Publicações de saúde, 39
PubMed/MEDLINE, 35
Purinas, 125
Púrpuras, 580

Q

Quadro(s)
- carenciais, 759
- hiperaminérgico, 121
Quantis, 25
Quartis, 25
Quarto mensageiro, 83
Quase-experimento, 12
Quaternários de amônio, 406
Quetiapina, 121, 429, 441, 446, 459, 513, 809
Quimiocinas, 154
Quimioterápicos, 161, 425
Quinidina, 573
Quinino, 442
Quinolonas, 179, 299
Quinupristina, 186
Quiralidade, 89
Quisqualato, 119

R

Rabeprazol, 656
Racecadotrila, 653
Raciocínio clínico, 9
Radioterapia, 637
Raloxifeno, 703
Ramelteon, 441
Ramelteona, 126
Ramipril, 540, 547, 560
Randomização, 10, 18
Ranelato de estrôncio, 702, 704
Ranolazina, 520, 524
Raquitismo, 760
Rasagilina, 122, 428
Razão, 16
- Aβ42:Aβ40, 511
- de chances, 17
- de prevalência, 17
- de verossimilhança, 655
Reabilitação
- multidisciplinar biopsicossocial, 149
- pulmonar, 605
Reabsorção, 93
- óssea, diminuição da, 702
- tubular renal, 74
Reação(ões), 92
- adversas, 82, 90, 98
- - hepáticas, 100
- - tipo A, 99
- - tipo B, 99
- - tipo C, 99
- - tipo D, 99
- - tipo E, 99
- - tipo F, 99
- de fase
- - I, 73, 93
- - II, 93
- de hipersensibilidade, 282
- - de tipo I, 281
- de Jarich-Herxheimer, 171
- distônica aguda, 463
- extrapiramidais, 464
- imediatas, 92, 282
- retardadas, 92
Rebamipida, 631

Reboxetina, 480
Recém-nascidos, 244
- prematuros extremos, 399
Receptor(es), 118
- acoplados a proteínas G, 82, 116
- adenosina difosfato P2Y12, 528
- adrenérgicos, 129
- AMPA, 119
- com atividade enzimática, 83
- da cinina-1, 125
- de cainato, 119
- de citocinas, 84
- de reserva, 85
- disfarçados, 155
- glicoproteína IIb/IIIa, 528
- H_1, 282
- intracelulares, 84
- metabotrópicos, 83, 119
- muscarínicos, 124, 129
- nicotínicos, 123, 128
- NK1-2, 616
- NMDA, 118
- opioides, 124
- P2Y1, 582
- silenciosos, 84
- subtipos de, 85
Reconciliação medicamentosa, 103
Recorrência, 712
- de crises, 524
Recuperação
- anestésica, 191
- pós-anestésica, 191
Reduções, 73
Reentrada, 571
Reflexo(s)
- cutaneoplantar extensor, 426
- de Ferguson, 729
- do vômito, 636
- posturais, 426
Reforço farmacológico, 500
Refratariedade, 85, 459
Regurgitação, 636
Reidratação oral, 652
Relação
- de causa e efeito, 11
- risco/benefício, 64
- sexual desprotegida, 688
Relato de casos, 15
Relaxamento, 223
- muscular, 191, 204, 255
- técnica de, 682
Relevância clínica, 9
Relógio biológico, 438
Remifentanila, 124, 193
Remoção extracorpórea, 803
Remodelamento, 152
Removedores, 504
Replicação viral, 379
Reposição volêmica, 595
Reserpina, 120, 545
Resfriado comum, 295
Resistência, 90
- adquirida, 164
- extensiva, 315
- fisiológica, 163
- microbiana, 161
- por mutação, 164
- por transferência, 164
- primária, 163
- viral aos ARV, 368
Reslizumabe, 158
Resolvinas, 154, 155
Respiração artificial, 603
- técnicas de, 608

Respiradores, 608
Resposta(s)
- emocionais inadequadas, 457
- policlonal, 152
- Th1, 152
- Th17, 152
- Th2, 152
- vagal, 128
Ressincronização cardíaca, 564
Ressuscitação hídrica, 595
Restrição, 18
- salina e hídrica, 559
Resultado, 99
Retardo mental, 510
Retenção urinária, 748
Retigabina, 115, 413, 415
Retinite, 379
- pigmentosa, 745
Retinocoroidite toxoplásmica, 332
Retinol, 327, 759
Retinopatia
- da prematuridade, 100, 611
- diabética, 664
- hipertensiva, 537
Retocolite ulcerativa, 651
Retroalimentação negativa, 116
Reversibilidade, 86
Revisão
- narrativa, 20
- sistemática, 6, 20
- - de ensaios clínicos, 34
- - qualitativa, 20
- - quantitativa, 20
Riantereno, 560
Ribavirina, 380
Riboflavina, 760, 764
Rifabutina, 316
Rifampicina, 316, 317, 523
Rifapentina, 316
Rigidez, 426
- de nuca, 416
Riluzol, 119
Rimantadina, 379
Rimonabanto, 126, 721, 722
Ringer lactato, 596
Rinite
- alérgica, 281
- - sazonal, 286
- de rebote, 285
- medicamentosa, 285, 290
- perene, 282, 284
- vasomotora, 134
Rinofístula liquórica, 442
Rinorreia, 295
Rinossinusite, 296
Rinovírus, 379
Risco
- atribuível, 17
- - na população, 17
- cardiovascular, 736, 767
- de fraturas, 697
- emetogênico, 636
- gestacional, classificação de, 772
- iatrogênico, 788
- redução
- - absoluta de, 17
- - relativa de, 17
- reduzido de complicações, 665
- relativo, 16
- substancial, 368
Risedronato, 702
Risperidona, 121, 429, 446, 471, 513, 514, 809
Rituximabe, 156, 158, 269, 270, 272, 274, 275, 380

Rivaroxabana, 533, 583, 584
Rivastigmina, 124, 511, 512
Rizatriptana, 123
RNA
- *antisense*, 156
- de interferência, 156
Rocurônio, 193, 203
Rofecoxibe, 236
Rombencéfalo, 113
Romosozumab, 702, 704
Ronco, queixa de, 510
Ropinirol, 122, 429
Ropivacaína, 218
Rosuvastatina, 519
Rotigotina, 122, 429, 441
Rotulagem, 92
Roxitromicina, 174
Rozrolimupab, 156
Rubéola, 512
Rufinamida, 415
Ruptura uterina, 733
Rush, 502

S

Sabonetes
- associados a antissépticos, 398
- neutros, 398
Sacarato de hidróxido de ferro III, 765
Sacubitril, 561
Sacubitril-valsartana, 563
Safinamida, 122
Sais ferrosos, 774, 811
Salbutamol, 614, 811
Salicilato(s), 804
- de bismuto monofásico, 653
Salinos, 649
Salmeterol, 614, 615
Salmonella enterica, 312
Salmonelose, 312
Sangramentos maiores, 532
Sarcoptes scabiei, 336
Sarin, 124, 132
Sarna norueguesa, 336
Saúde pública, problema de, 99
Schistosoma mansoni, 329
Science, 36
Secnidazol, 326
Secreção
- neurócrina, 115
- parácrina, 115
Sedação, 463
Segmento ST, 519
- elevação do, 526
Segundo mensageiro, 82, 83, 116
Segurança, 6, 87
- do fármaco, 5
- do paciente, 43
Seleção racional, 38
Selectinas, 154
Selegilina, 122, 233, 428
Sena, 648
Senescentes, 786
Senis, 786
Sensibilidade e resistência bacterianas, 162
Sensibilização
- à dor, 146
- central, 145
Sepse, 310
- grave, 604
Sequela, 99
Serotonina, 116, 122, 151, 476, 735
Sertralina, 123, 232, 253, 480, 681
Sevoflurano, 191

Sibutramina, 121, 521, 541, 721
Siderose, 766
Sífilis, 510, 512
SIGN-Guidelines, 35
Significância
- clínica, 32
- estatística, 12, 32
- farmacológico-clínica, 20
Sildenafila, 526, 739, 751
Silodosina, 750
Simeprevir, 377, 380
Simpatectomia
- lombar, 131
- torácica, 131
Simpaticomiméticos, 133
Sinal(is)
- da roda denteada, 425
- de Brudzinski, 416
- de Myerson, 426
- motores, 426
Sinalização retrógrada, 126
Sinapses, 114
- elétricas, 115
- químicas, 115
Síncope
- cardiogênica, 131
- pré-síncope, 574
- vasovagal, 131
Síndrome(s)
- alcoólica fetal, 493
- antifosfolípide, 274
- - catastrófica, 274
- carcinoide, 653
- com lesões do esôfago, 627
- coronariana aguda com elevação do segmento ST, 519
- da angústia respiratória
- - do adulto, 604
- - do recém-nascido, 604
- da dor regional complexa, 224
- das pernas inquietas, 122, 439, 441
- de abstinência, 116, 490, 495
- de Asperger, 512
- de Cushing, 143
- de desmotivação, 499
- de Doose, 414
- de Dravet, 411, 414, 415
- de *gasping*, 100
- de imunorreconstituição, 317
- de intestino irritável, 650
- de Korsakoff, 760
- de Lennox-Gastaut, 415
- de má-absorção, 764
- de pré-excitação ventricular, 572
- de Stevens-Johnson, 100
- de Tourette, 124, 426, 429
- de West, 411, 415
- de Wolff-Parkinson-White, 572
- de Zollinger-Ellison, 626
- do bebê cinzento, 100
- do homem do pescoço vermelho, 186
- do intestino
- - curto, 651
- - irritável, 646, 651
- do pôr do sol, 510
- do susto, 427
- do X frágil, 427, 512
- dos anticorpos antifosfolipídeos, 581
- eletroclínicas, 411
- epilépticas, 410
- - catastróficas, 412, 415
- - da infância, 413, 415
- esofágicas, 627
- extraesofágicas, 627

- fetal do álcool, 776
- geriátricas, 786
- HELLP, 549
- hemolítico-urêmica, 652
- inflamatória de reconstituição imune, 277, 317, 368, 370
- metabólica, 720, 736
- mielodisplásica, 344
- mononucleose-símile, 332
- neuroléptica maligna, 464, 809
- serotoninérgica, 808
- sintomáticas, 627
- tóxica, 801

Sinergia
- de ação, 93
- de efeito, 93

Sinergismo, 93

Sintomas
- comportamentais, 513
- extrapiramidais, 457, 463
- motores, 426
- não motores, 426
- negativos, 457
- neurológicos transitórios, 232
- obstrutivos miccionais, 748
- pós-miccionais, 748
- positivos, 457
- urinários, 748
- urogenitais, 681
- vasomotores, 680, 681

Sinusites, 295
Sinvastatina, 519
Sirtuínas, 723

Sistema(s)
- BIREME, 36
- complemento, 152
- de classificação tridimensional, 99
- de medicação, 43
- de monitoração intensiva
- - em ambiente hospitalar, 105
- - na comunidade, 105
- de notificação espontânea, 106
- do citocromo P450, 73
- extrapiramidal, 121
- imune
- - adaptativo, 152
- - inato, 151
- límbico, 114
- monocítico-macrofágico, 151
- nervoso
- - autônomo, 127
- - entérico, 128
- - parassimpático, 127
- renina-angiotensina, 544
- sensor de longo prazo, 674
- simpático, 127
- VigiBase®, 106

Sitagliptina, 675
Sítio-alvo, 63

Sítio(s)
- CYP2C9, 93
- de eliminação, 72
- de ligação, 82

Sobrepeso, 692, 718
Sofosbuvir, 380
Solifenacina, 751

Solução(ões)
- antissépticas aquosas, 398
- de Burow, 286
- de gelatina, 596
- de Lugol, 714
- de manitol, 132
- de Ringer, 596

- de sabor doce, 218
- fisiológica, 596
- oral, 730
- salinas intranasais, 295

Soman, 124, 132
Somatostatina, 142, 653
- análogos de, 657

Sono, 438
- educação para higiene do, 440
- não REM, 120, 438
- REM, 120, 123, 438

Sonolência diurna, 510
Sorbitol, 648
Soro glicosado, 596
Sotalol, 573, 575
Sporothrix, 346
Spray, 685
START (*Screening Tool to Alert Doctors to Right Treatment*), 100
Stent autoexpansivo, 585
STOPP (*Screening Tool of Older Person's Prescriptions*), 100
Strongyloides stercoralis, 328
Substância P, 125, 154
Substratos suicidas, 86
Succinato de metoprolol, 563
Succinilcolina, 193
Sufentanila, 193
Sugamadex, 132, 205
Suicídio, 477
Sulfadiazina, 774
Sulfametoxazol-trimetoprima, 297, 304, 310, 325, 346, 578, 652
Sulfassalazina, 269

Sulfato
- de berberina, 653
- de magnésio, 616, 623, 774
- - inalado, 775

Sulfonamida, 332
Sulfoniluréias, 664, 668
Sulindaco, 239
Sulpirida, 121
Sultiame, 414
Sumatriptana, 123
Superdosagem, 90
Superinfecção, 169, 311
Superóxido, 119
Suplementos vitamínicos, 681
Suprarregulação, 85, 86
Surfactante pulmonar, 604
Suvorexanto, 441
Suxametônio, 193
Syndrome of irreversible lithium-effectuated neurotoxicity (SILENT), 476

T

t-PA, 580, 581
Tabagismo, 702
- ambiental, 776
- ativo, 776
- cessação do, 702

Tabela de contingência, 31
Tabun, 124, 132
Tacrina, 124
Tadalafila, 739, 751

Taenia
- *saginata*, 324, 330
- *solium*, 324, 330

Tálamo, 114
Talassemia maior, 766
Tansulosina, 135, 745, 750
Tapentadol, 238, 255
Taquiarritmias, 567, 571

Taquicardia(s)
- juncional, 573
- postural, 572
- sinusal(is)
- - inapropriada, 572
- - paroxísticas, 572
- supraventricular paroxística, 571

Taquicininas, 125
Taquifilaxia, 86
Taquizoítos, 332
Tartarato de metoprolol, 563
Tasimelteon, 126, 441
Tavaborol, 347

Taxa, 16
- de difusão, 70
- de filtração glomerular, 793
- de mortalidade, 16
- de perfusão, 70

Tecnologia em saúde, 35
Tegaserode, 648
Tegmento mesencefálico, 511
Teicoplanina, 184
Telaprevir, 380
Telencéfalo, 113
Telmisartana, 547, 560
Tempestade tireotóxica, 711

Tempo
- de protrombina, 589
- de tromboplastina parcial ativado (TTPA), 589

Tendenciosidades, 18
Tenecteplase, 520, 527
Teníase, 324, 330
Tenofovir, 377
- alafenamida, 370
- disoproxil fumarato, 370

Tenoxicam, 239
TENS, 223
Tensina, 125
Teofilina, 126, 572, 616, 811

Terapia(s)
- ablativas, 709
- alvo-específicas, 270
- antiplaquetária dupla, 528
- basal, 666
- bifásica, 666
- biológicas, 155
- cognitiva comportamental, 149, 440, 444, 457, 473, 484
- comportamental, 429
- convencional, 666
- de bolos, 666
- de câncer, 663
- de efetividade social, 445
- de exposição, 445
- de família, 473
- de otimização hemodinâmica, 597
- de reposição hormonal, 543
- de resgate, 368
- de solução de problemas, 484
- do ritmo social, 473
- duplas, 269
- empírica, 165
- específica, 165
- estrogênica, 682
- gênica, 742
- insulínica, 665
- intensiva, 666
- interpessoal, 473
- miofacial, 442
- motivacional, 149
- ocupacional, 268
- psicodinâmica, 445
- psicológicas, 148, 445

- quádrupla, 628
- substitutiva, 603
- tripla, 269
- tríplice, 628
- trombolítica, 584
Terapias-alvo, 614
Terazosina, 135, 750
Terbinafina, 346, 614
Terceiro mensageiro, 83
Terconazol, 351
Terfenadina, 282
Teriflunomida, 273
Teriparatida, 704
Terlipressina, 597
Terminal sináptico, 115
Termos padronizados (*MeSH terms*), 35
Termoterapia, 333
TES (terapia de efetividade social), 445
Teste(s)
- da mínima diferença significativa, 30
- de biodisponibilidade, 45
- de comparações múltiplas, 30
- - Bonferroni, 30
- - de Duncan, 30
- - de Dunnett, 30
- - de Newman-Keuls, 30
- - de Scheffé, 30
- - de Tukey, 30
- de correlação, 31
- de difusão em ágar (Kirby-Bauer), 162
- de diluição
- - em meio líquido de cultura, 162
- - em placas de ágar, 162
- de ereção fármaco-induzida (TEFI), 737
- de fluência verbal, 511
- de Friedman, 30
- de genotipagem, 368
- de hipóteses, 27
- de McNemar, 31
- de qui-quadrado, 31
- de regressão linear, 31
- de tolerância à glicose, 662
- do relógio, 511
- estatísticos, 29
- exato de Fischer, 31
- Kruskal-Wallis, 30
- miastênico, 132
- t de Student, 30
- T de Wilcoxon, 30
- terapêutico com levodopa, 426
- tuberculínico, 315
- U de Mann-Whitney, 30
- urinários rápidos (TUR), 304
Testosterona, 116, 143, 750
- transdérmica, 743
Δ9-tetra-hidrocanabinol, 776
Tetra-hidrozolina, 134
Tetrabenazina, 429, 430
Tetracaína, 218
Tetraciclinas, 176
Tetraetilamônio, 128
Tetraidrocanabinol, 126
Tetraidrozolina, 283
Tetrizolina, 134
The Journal of the American Medical Association (JAMA), 36
The Lancet, 36
Thrill, 502
Tiagabina, 116, 413
Tiamilal, 192
Tiamina, 492, 760
Tianeptina, 446
Tianfenicol, 177
Tiazídicos, 560

Tiazolidinedionas, 669
Ticagrelor, 520, 528
Ticlopidina, 520, 528, 586
Tigeciclina, 176
Tiludronato, 702
Timolol, 132
Tinea
- *capitis*, 346, 347
- *corporis*, 346
- *cruris*, 346
- *pedis*, 346
Tinidazol, 184, 326
Tintas, 504
Tiopental sódico, 192
Tioridazina, 463, 572, 578
Tiques, 426
- motores, 426
- vocais, 426
Tiramina, 121
Tireoglobulina, 709
Tireoide
- câncer diferenciado de, 713
- carcinoma de, 713
- neoplasias de, 713
- nódulos de, 712
Tireoidite de Hashimoto, 709
Tireoperoxidase, 710
Tireotoxicose, 709
Tireotrofina, 140
Tirofibano, 520, 528
Tirosina quinase, 119
Tiroxina (T4), 140, 709
Tizanidina, 503
Tobramicina, 178
Tocilizumabe, 158, 269
Tocoferol, 760
Tofacitinibe, 156
Tolcapona, 122, 232, 233
Tolerância, 90, 116, 163, 490
- farmacodinâmica, 85, 490
Tolnaftato, 346
Tolterodina, 751
Tolueno, 504
Tolvaptana, 560, 563
Tomada de decisão farmacológica, 38
Topiramato, 115, 250, 251, 413, 414, 428
Torcetrapib, 520
Torsades de pointes, 100
Toxina
- botulínica, 115, 131, 250, 427, 429
- tetânica, 118
Toxoplasma gondii, 324, 332
Toxoplasmíase, 324
Toxoplasmose, 332
- congênita, 332
- gestacional, 332
Tramadol, 238, 254
Trandolapril, 547
Tranilcipromina, 233
Transcrição de medicamentos, 43
Transcriptase reversa, 363
Transferase, 415
Transição menopáusica, 680
Transmissão vertical, 366
Transmissores, 115
Transparência, 39
Transplante(s), 416
- cardíaco, 559, 564
- de células-tronco hematopoéticas, 344
- de fígado, 380, 416
- de órgãos sólidos, 344
Transpossomas, 164
Transtorno(s)
- autista, 512

- bipolar, 469
- - I, 469
- - II, 469
- centrais de hipersonolência, 440
- da oscilação disruptiva do humor, 476
- de ansiedade, 440
- - generalizada, 447
- - social, 445, 447
- de déficit de atenção com hiperatividade, 120, 427, 512
- - tratamento do, 513
- - - farmacológico do, 513
- de movimentos periódicos de membros, 122, 439, 441
- desintegrador da infância, 512
- do espectro autista, 510, 512
- - tratamento dos, 513
- generalizado do desenvolvimento não especificado, 512
- neurocognitivos, 510
- - efeitos adversos e interações medicamentosas, 515
- obsessivo-compulsivo, 427
- opositor desafiante, 512
Traqueostomia, 442
Tratamento, 161
- convencional, 11
- quádruplo, 628
- regular de manutenção, 614
- sequencial, 628
Travoprosta, 132
Trazodona, 232, 441, 739
Tremor
- essencial, 425
- fisiológico exacerbado, 425
- parkinsoniano, 425
- postural, 425
Triancinolona, 290, 616
Trichomonas vaginalis, 324
Trichuris trichiura, 328
Tricíclicos, 513, 776
Triclabendazol, 329
Tricloroetanol, 194, 504
Triclosana, 398, 401
Triexifenidil, 122, 133, 428
Trifluridina, 378
Trifosfato de adenosina (ATP), 125
Tri-iodotironina (T3), 140, 709
Trimetafano, 128
Trimetazidina, 520, 524
Trimetoprima, 183
Trimetoprima/sulfametoxazol, 182
Triplo cegamento, 11
Triptofano, 122, 764
Trombembolectomia, 588
Trombina, 580
Trombo, 580
Tromboangeíte obliterante, 588
Trombolíticos, 520, 548
Trombos
- arteriais, 580
- brancos, 580
- intracavitários cardíacos, 580
- venosos, 580
- vermelhos, 580
Trombose, 580
- arterial, 580
- do *stent*, 527
- venosa, 580, 582
- - profunda, 583, 692
Tromboxanos, 154, 582
Trompetas nasais, 442
Tronco
- encefálico, 113
- simpático, 128

Tropicamida, 133
Trypanossoma cruzi, 324, 327
TSH humano recombinante, 713
Tuberculose, 315
- multirresistente, 315
- pulmonar crônica, 315
- tratamento antirretroviral, 366
Tubo em "T" ("Ayre"), 607
Tumor(es)
- carcinoide, 129
- intracranianos, 510
Turbinectomias parciais, 288
Turbinoplastias, 288

U

Udenafila, 739
Úlcera(s)
- de estresse, 629
- gastroduodenal idiopática, 629
- péptica, 626
Ulipristal, 693
Ultrafiltração, 563
Undecanoato de testosterona, 743
Unidade materno-placentário-fetal, 72
Up To Date®, 36
Urgência urinária, 748
Urina
- alcalinização da, 802
- manipulações do pH da, 802
Uroquinase, 580
Urticária, 286
- gigante, 287
Uso
- experimental, 490
- ocasional ou recreativo, 490
- racional de medicamentos, 38
Ustekinumabe, 380

V

Vacinação, 161
- anual, 296
Vaginite atrófica, 682
Valaciclovir, 377, 378
Valdecoxibe, 236
Valerato de estradiol, 689, 691
Valeriana, 441
Valganciclovir, 379
Validade
- externa, 19
- interna, 19
Valor P, 12, 22, 27
Valproato, 115, 116, 126, 413, 414
- de sódio, 250, 251
Valsartana, 560
Vancomicina, 114, 184, 310, 312
Vardenafila, 739, 751
Vareniclina, 124
Varfarina, 584, 589
Variabilidade
- biológica, 86
- individual, 90
Variância, 16, 24
Variante comportamental, 511
Variáveis, 23
- categóricas, 23
- nominais, 23
- polinomiais, 23
- politômicas, 23
- qualitativas, 23
- quantitativas, 23
- - contínuas, 23
- - discretas, 23
Varicela, 378
Varicela-zóster, 377
Vasoconstritores, 216, 225
- tópicos, 283
Vasodilatadores, 544, 560
Vasopressina, 597
Vecurônio, 193
Vedolizumabe, 154, 158
Venlafaxina, 253, 446, 480, 681
Ventilação
- mecânica, 607
- - não invasiva, 607
- protetiva, 608
Verapamil, 520, 524, 544, 547, 572, 573
Vertigem, 295, 636, 639
Veruprevir, 380
Vesículas sinápticas, 115
Via(s)
- bucal, 68
- conjuntival, 69
- cutânea, 69
- de administração, 66, 70
- geniturinária, 69
- intra-arterial, 70
- intra-articular, 70
- intracardíaca, 70
- intradérmica, 70
- intramuscular, 69
- intraperitoneal, 70
- intratecal, 70, 72
- intravenosa, 69
- orofaríngea, 69
- peridural, 70
- respiratória, 69
- rinofaríngea, 69
- subcutânea, 69
- submucosa, 69
Vidarabina, 378
Viés(es), 18, 22
- cognitivo, 19
- corporativo, 7, 19
- de aferição, 19, 22
- de análise, 19
- de atenção para a dor, 146
- de cointervenção, 532
- de confusão, 19, 22
- de interpretação, 19
- de migração, 19
- de publicação, 19
- de seguimento, 19
- de seleção, 18, 22
Vigabatrina, 116, 414
Vigilância pós-comercialização, 104
Vilanterol, 615
Vilazodona, 446
Vírus
- da imunodeficiência humana adquirida, 363, 510
- da influenza, 296, 379
- Epstein-Barr, 377
- parainfluenza, 379
- sincicial respiratório, 379
Visões
- dedutiva, 10
- indutiva, 10
Vitamina(s), 759
- A, 759
- B, 761
- B_1, 760
- B_2, 760
- B_3, 760
- B_6, 321, 642, 761
- B_9, 761
- B_{12}, 761
- - deficiência de, 510
- C, 760
- D, 701, 760
- do complexo B, 442, 759
- E, 611, 681, 760
- hidrossolúveis, 759
- K, 760
- K_1, 591, 760
- K_2, 760
- K_3, 760
- lipossolúveis, 759
- M, 761
Volume
- de distribuição, 71
- - aparente, 77
- - central, 77
- - de equilíbrio, 77
Vômitos, 636
- centro bulbar do, 636
- pós-operatórios, 637
Vorapaxar, 533
Voriconazol, 346, 351
Vortioxetina, 446
Voz monótona, 426
Vulnerabilidade individual, 786

W

Wash-out, período de, 11

X

Xantinas, 623
Xarope de ipeca, 802
Xenônio, 191
Xerostomia, 252
Xilol, 504
Xilometazolina, 134, 283

Z

Zafirlucaste, 284, 291, 617
Zaleplona, 118, 440
Zanamivir, 296, 379
Zigomicetos, 345
Zileutona, 617
Zinco, suplementação de, 652
Ziprasidona, 457, 471, 809
Zolmitriptana, 123
Zolpidem, 118, 440, 510
Zona do gatilho, 636
Zonisamida, 122, 413, 415
Zopiclona, 118, 440, 446
Zuclopentixol, 457

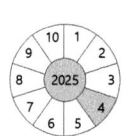